DICCIONARIO MÉDICO ILUSTRADO

DE MELLONI

Ida Dox

Technical Lexicographer
Expert in Medical Communication

Biagio John Melloni, Ph.D.

Expert in Medical Communication
National Library of Medicine
National Institutes of Health
Co-Director of The Archives of Medical Visual Resources
The Francis A. Countway Library of Medicine
Harvard University

Gilbert M. Eisner, M.D., F.A.C.P.

Adjunct Professor of Physiology and Biophysics
Georgetown University School of Medicine
Clinical Professor of Medicine
Georgetown University Hospital
Senior Attending Physician
Washington Hospital Center

DICCIONARIO MÉDICO ILUSTRADO

DE MELLONI

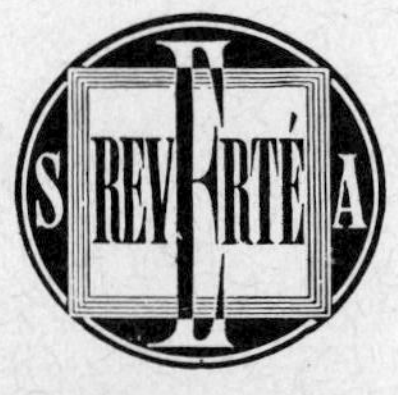

EDITORIAL REVERTÉ, S. A.

Barcelona - Bogotá - Buenos Aires - Caracas - México - Río de Janeiro

Título de la obra original
Melloni's
Illustrated Medical Dictionary

First published in the United States by
The Williams & Wilkins Company, Baltimore

Edición original en lengua inglesa publicada por
The Williams & Wilkins Company, Baltimore

Versión española por

Dr. Rafael Echevarría Ramos
Dr. Miguel Renart Pita
Dr. Juan A. Durán Otero
de **DIORKI**, Traductores

Revisada por el
Dr. Alfonso Balcells Gorina
Cátedra de Patología General de la Facultad de Medicina de la Universidad de Barcelona

Propiedad de EDITORIAL REVERTÉ, S. A. Encarnación, 86. Barcelona (24)

ISBN: 84-291-5548-1
Depósito Legal: M. 40.453-1982
Impreso en Mateu Cromo-Artes Gráficas, S. A.
Pinto (Madrid) - Barcelona
Impreso en España   Printed in Spain

PRÓLOGO

La rápida expansión y acumulación de conocimientos que han experimentado las ciencias de la salud, junto con la disminución del tiempo de que se dispone para adquirirlos, crea la necesidad de un nuevo diccionario de terminología médico-sanitaria que sirva para asimilar esta terminología con prontitud y facilidad. En la actualidad se puede elegir entre los volúmenes extensos que requieren una sólida base profesional y científica, o sus versiones resumidas, y el tipo de glosario que limita sus fines a una disciplina concreta. El Diccionario médico ilustrado de Melloni *constituye otra opción.*

Esta nueva obra es una compilación de aproximadamente 25 000 términos que abarcan la información habitual de todas las ciencias de la salud y gran cantidad de vocablos de uso frecuente en el léxico propio de determinadas subespecialidades. Va destinado especialmente a los estudiantes de ciencias sanitarias, aunque también es útil como obra de consulta para el público en general que se interese por una explicación breve y atinada de los términos médicos.

Nos hemos apartado algo de los formatos de otros diccionarios con objeto de presentar de manera concisa una información abundante. En un aspecto concreto este diccionario es único: es el primero de su tamaño y finalidad que reúne aproximadamente 2500 ilustraciones como componentes visuales de las definiciones textuales de sus términos.

Se ha procurado expresamente que las ilustraciones sean sencillas y específicas, para que produzcan un impacto visual inicial que acreciente la comprensión del significado de la definición y mejore la retentiva de su contenido. Cada una de ellas forma una unidad con el término correspondiente y con su definición, con el doble propósito de dilucidar mejor aquél y de evitar al mismo tiempo la necesidad de una definición más prolija «completándolo» visualmente. Esta integración de la parte gráfica con la parte textual se refuerza con el uso del color, que permite identificar, resaltar y correlacionar cada ilustración con el término correspondiente y con su definición.

Para facilitar la localización de un término deseado, están impresas en color, en el lateral del margen inferior de cada página, la primera y última entrada de las alfabetizadas en ella. Las entradas van en negrita y con un tipo de letra algo mayor que el usado en las definiciones. Cuando un término tiene varias acepciones, cada una de ellas va distinguida claramente con un número.

Las entradas y subentradas grandes, formadas por agrupaciones de terminología anatómica, como arterias, huesos, músculos, nervios y venas, han sido sustituidas por tablas ilustradas alfabetizadas dentro del texto. Los términos que comprenden ciertas agrupaciones arbitrarias, como enfermedades, síndromes, signos, síntomas, ácidos, etc., se han alfabetizado por separado como entradas distintas. Las tablas de medidas, conversiones, dosificaciones, etc., figuran gráficamente en las páginas en que están localizados los términos objeto de los respectivos cálculos.

Los compuestos químicos y medicamentos más importantes y más frecuentemente empleados se han incluido como entradas independientes. Algunos de los nombres comerciales más usados se citan al final de las definiciones, pero no figuran como voces guía.

Los sinónimos de los términos incluidos se citan en las definiciones respectivas: el sinónimo más frecuente, al comienzo de la definición, y los demás al final de la misma. Se incluyen además como voces de remisión independientes.

Todos los términos se han seleccionado pensando en el público al que va destinada la obra. Se han evitado, pues, las inclusiones y exclusiones arbitrarias, revisando detenidamente la bibliografía profesional actual y consultando constantemente con especialistas de las ciencias sanitarias. Para reflejar los avances contemporáneos, se han incluido términos de reciente formación que van ganando aceptación. Se han conservado algunos términos anticuados, para mantener una perspectiva histórica. Se incluyen asimismo vulgarismos que, mediante el uso generoso de remisiones, están íntimamente correlacionadas con sus equivalentes científicos.

Se ha prestado especial atención al vocabulario usado en las definiciones. Éstas están redactadas de forma simple, clara y concisa, y por lo general no comienzan por una amplia exposición conceptual. Cuando ha sido posible, se ha evitado el uso de palabras que necesiten una remisión adicional. Cuando la comprensión de una entrada se complementa con la de otra, las oportunas remisiones proporcionan la necesaria correlación.

Si este diccionario capacita al lector para comprender claramente el significado de los términos del vocabulario médico en el menor tiempo posible, mediante el texto y las figuras, habrá cumplido sus fines.

PRÓLOGO A LA EDICIÓN EN ESPAÑOL

La edición española del Diccionario Médico Ilustrado de Melloni *no es una simple traducción de la edición en inglés, sino una versión aumentada y puesta al día que contiene muchos términos nuevos, así como gran número de ilustraciones hechas específicamente para esta edición.*

A sugerencia del editor se ha añadido una peculiaridad única. La palabra que tiene ilustración se ha impreso a color en la parte de texto de la página correspondiente. Es de esperar que esta clave en color proporcione una más rápida correlación de ilustraciones y definiciones.

A las ilustraciones se les ha añadido gran número de rótulos para facilitar la orientación y reconocimiento de los motivos representados.

La traducción de un diccionario médico es una tarea ardua. Requiere la capacidad de personas que no sólo tengan el don de un lenguaje fluido y un profundo conocimiento de medicina, sino también la idea constante de la exactitud de los datos y los matices del estilo lingüístico. Y así ha sido la traducción del Diccionario Médico Ilustrado de Melloni. *A ese equipo de competentes profesionales formado por los doctores Rafael Echevarría Ramos, Miguel Renart Pita y Juan A. Durán Otero de DIORKI, Traductores, expresamos nuestro sincero agradecimiento por su dedicación y paciencia.*

Expresamos en especial nuestra gratitud al Doctor D. Alfonso Balcells Gorina, director y revisor de la traducción. Como Catedrático Jefe del Departamento de Patología General de la Facultad de Medicina de la Universidad de Barcelona, el Dr. Balcells goza de excelente reputación como científico, catedrático y experto en lenguas. Su intervención asegura al lector que el propósito de la obra original de claridad, orden y concisión en las definiciones no se ha perdido en la traducción.

Finalmente, nos es grato dar las gracias a D. Felipe Reverté Planells, y a D. Amado Juan Sala, por su activa cooperación y orientación profesional.

Esperamos que esta versión del diccionario satisfará las necesidades del lector interesado. Se agradecerá cualquier comentario dirigido a los autores. Por favor, envíen sus consultas o comentarios a 9308 Renshan Drive, Bethesda, Maryland 20817, Estados Unidos de América.

I. D., B. J. M. y G. M. E.

AGRADECIMIENTOS

Aunque han sido docenas de colegas de diversas instituciones los que nos han ofrecido generosamente su tiempo y sus conocimientos para configurar las definiciones de la obra, estamos especialmente reconocidos a los doctores Rona Eisner, Wesley Norman, Joseph Bellanti, Melvin Blecher, Mortimer Lorber, Jacques Quen y Charles Sneiderman.

Un libro de esta naturaleza no habría llegado a buen fin sin la colaboración especial de la editorial. Estamos particularmente agradecidos al Sr. Dick M. Hoover por su estímulo y apoyo desde las primeras etapas de proyecto y al Sr. William R. Hensyl, redactor jefe, por la revisión del manuscrito. Manifestamos asimismo nuestro reconocimiento expreso a los señores Robert C. Och, Wayne J. Hubbel y Norman W. Och, y señoras Joanne Janowiak y Anne G. Stewart por su ayuda en el campo de la preparación y la producción editorial.

ORIGEN DE LAS ILUSTRACIONES

Los autores expresan su agradecimiento a las publicaciones siguientes, de las que han obtenido mediante permiso las ilustraciones de este diccionario que a continuación se relacionan.

American Family Physician, American Academy of Family Physicians, Kansas City, Mo.
Glándulas suprarrenales, ampolla, anestesia, anticuerpo, cemento óseo, tabla de huesos (semilunar), músculos constrictores de la faringe, descenso de los testículos, diálisis, divertículo, garrapata del perro, ductus arteriosus, membranas fetales, flexión, glaucoma, Necatur americanus, himenópteros, dren de Jackson-Pratt (intersticial y ventricular), quiste onfalomesentérico, ovario, páncreas, pleura, proglótide, masaje prostático, pyemotes ventricosus, artritis reumatoide, espolón, torcedura y nombre de los dientes.

Bellanti, J. A. *Immunology* (II), 2.ª ed., W. B. Saunders Co., Philadelphia, 1978.
Aferente.

Dorland's Illustrated Medical Dictionary, 25.ª ed., W. B. Saunders Co., Philadelphia, 1974.
Oreja.

Grollman, S.: *The Human Body: Its Structure and Physiology,* 3.ª ed., MacMillan Publishing Co., Inc., New York, 1974.
Nervio (vestibular y coclear), laberinto membranoso, área auditiva y retina.

Kruger, G. O.: *Textbook of Oral Surgery,* 4.ª ed., The C. V. Mosby Co., St. Louis, 1974.
Alveolectomía.

Langley, L., Telford, I., Christian, J.: *Dynamic Anatomy and Physiology,* 4.ª ed., McGraw-Hill Book Co., New York, 1974.
Acromion, sección sagital a través de las fosas nasales, tabla de huesos (fémur), cráneo, ojo, infundíbulo etmoidal, escafoides, sacro y arco vertebral.

Melloni, B. J. y cols.: *Anatomy and Physiology* (I y III), McGraw-Hill Book Co., New York, 1971.
Celdas aéreas, base del cráneo, tabla de huesos (etmoides), conducto nasolagrimal, índice cefálico, conducto coclear, concha, crista ampullaris, glándula lagrimal, saco lagrimal, órbita, huesecillos del oído medio, ganglio espiral de la cóclea y tracto óptico.

Smith, D. R.: *General Urology,* 9.ª ed., Lange Medical Publishers, Los Altos (en prensa).
Benigno.

Vidić, B., Melloni, B. J.: «Applied Anatomy of the Oral Cavity and Related Structures», *The Otolaryngological Clinics of North America,* W. B. Saunders Co., Philadelphia, 1978.

CÓMO USAR ESTE DICCIONARIO

Cada ilustración corresponde a un término específico, incluido, con su correspondiente definición, en la misma página. El color correlaciona la ilustración respectiva (o una de sus partes) con la entrada correspondiente del texto, también en color.

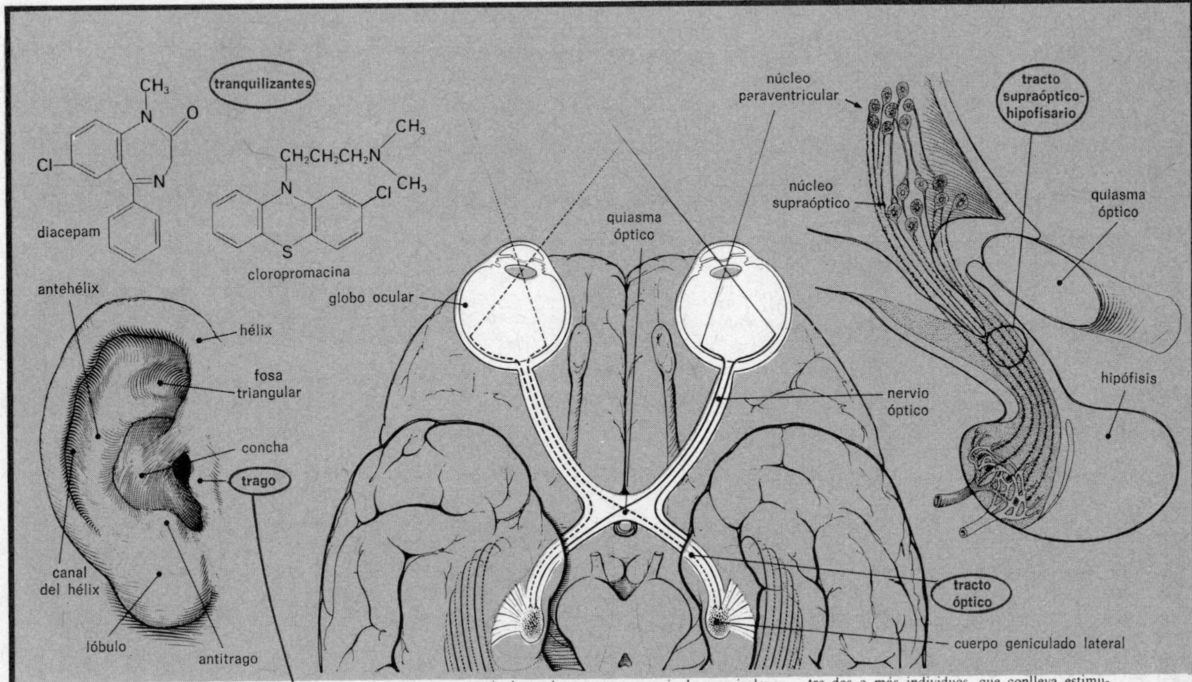

tracto urogenital.

t. iliotibial, porción engrosada, fuerte y ancha de la fascia lata del muslo que se extiende desde la cresta iliaca hasta el cóndilo lateral de la tibia; recibe la mayor parte de la inserción del músculo glúteo mayor.

t. intestinal, porción del tracto digestivo comprendida entre el píloro y el ano.

t. de Lissauer, fibras nerviosas pobres en mielina presentes en la punta del cuerno dorsal, entre el núcleo posteromarginal y la superficie de la medula espinal, en posición interna respecto a las raíces dorsales; son continuación de las fibras dorsales que ascienden y descienden sobre dos segmentos antes de terminar en la sustancia gelatinosa; también denominado fascículo dorsolateral.

t. mamilotegmental, fibras nerviosas que salen del núcleo mamilar, descienden por la formación reticular del tronco del encéfalo y terminan en los núcleos tegmentales dorsal y ventral.

t. mamilotalámico, haz de fibras nerviosas que conecta el cuerpo mamilar (núcleo mamilar interno) con el complejo nuclear talámico anterior.

t. olfatorio, banda estrecha en la superficie inferior del lóbulo frontal del cerebro que conecta el bulbo olfatorio con los hemisferios cerebrales.

t. óptico, banda de fibras nerviosas que se extiende desde el quiasma óptico hasta el cuerpo geniculado lateral, con algunas fibras reflejas que van a la medula espinal.

t. piramidal, término utilizado para designar las proyecciones corticospinales motoras que salen de la corteza cerebral y descienden por la cápsula interna, pedúnculos cerebrales y puente de Varolio hasta el bulbo raquídeo; el término está limitado a las fibras que atraviesan la pirámide.

t. respiratorio, vías que conducen el aire, formadas por la nariz, boca, faringe, laringe, tráquea, bronquios, bronquiolos y alvéolos.

t. rubrospinal, banda de fibras nerviosas que salen del núcleo rojo (masa de células ovoidales en la parte central del tegmento del mesencéfalo); las fibras se cruzan (decusan) y descienden a lo largo de la medula espinal; también llamado fascículo prepiramidal.

t. supraopticohipofisario, haz de fibras nerviosas que salen de los núcleos supraóptico y paraventricular del hipotálamo y desciende al lóbulo posterior de la hipófisis (neurohipófisis), donde estas fibras se ramifican profusamente y forman el grueso del lóbulo.

t. trigeminospinal, fibras aferentes del trigémino que se extienden desde la mitad de la protuberancia hasta los segmentos espinales cervicales más altos, donde terminan en el núcleo trigeminospinal adyacente, que forma una larga columna de células interna al tracto.

t. tuberohipofisario, haz de fibras nerviosas que surge de células pequeñas (núcleo arcuato) situadas en torno al suelo del tercer ventrículo y se proyecta en el infundíbulo de la hipófisis; también llamado tracto tuberoinfundibular.

t. urinario, las vías urinarias, desde la pelvis renal hasta el meato uretral, pasando por los uréteres, vejiga y uretra.

t. urogenital, véase tracto genitourinario.

t. uveal, véase úvea.

tractotomía *(tractotomy).* Sección quirúrgica de un tracto nervioso en el tronco del encéfalo o en la medula espinal.

t. espinal, cordotomía.

t. del trigémino, sección de la raíz descendente del nervio trigémino.

tragacanto *(tragacanth).* Exudado gomoso seco de los arbustos espinosos del género *Astragalus,* en especial *Astragalus gummifer;* se utiliza en farmacia para suspensiones y jaleas.

trago *(tragus).* Pequeña eminencia de cartílago delante del orificio externo del oído.

traje *(suit).* Vestimenta externa ideada para ser llevada en condiciones ambientales concretas.

t. antidesmayo, véase traje anti-G.

t. anti-G, ropa de vuelo usada por los pilotos para aumentar su capacidad de resistencia a los efectos de la aceleración elevada (fuerza gravitatoria o G) ejerciendo presión sobre partes del cuerpo situadas por debajo del tórax; las vejigas (balones) del traje se expanden para aplicar presión externa sobre el abdomen y las extremidades inferiores durante maniobras con G positiva en vuelo, evitando con ello la acumulación de sangre en tales zonas.

t. G, traje anti-G.

trance *(trance).* Estado de alejamiento del entorno físico que se caracteriza por disminución de la consciencia y la actividad y se asemeja al sueño; p. ej., el estado hinóptico.

t. de muerte, inconsciencia y respiración débil; también llamada muerte aparente.

tranquilizante *(tranquilizer).* Fármaco que alivia la ansiedad y calma al paciente.

trans- *(trans-).* Prefijo que denota (a) a través de, más allá de, (b) situado en lados opuestos de una molécula, (c) transferencia de un grupo químico de un compuesto a otro.

transacción *(transaction).* Acción recíproca entre dos o más individuos, que conlleva estimulación y respuesta simultáneas.

transacetilación *(transacetylation).* Reacción metabólica que comprende la transferencia de un grupo acetilo.

transaminación *(transamination).* Proceso reversible de transferencia de un grupo amino, catalizado por las enzimas denominadas transaminasas, aminoferasas y aminotransferasas.

transaminasa *(transaminase).* Enzima que cataliza la transferencia de grupos amino (reacción reversible); presente en los tejidos y suero sanguíneo; se libera en mayor cantidad en el suero con lesiones hísticas; también denominada aminoferasa y aminotransferasa.

t. glutamicooxalacética (GOT), enzima que cataliza la transferencia del grupo amino del ácido aspártico al ácido α-cetoglutárico, dando los ácidos glutámico y oxalacético; está presente en todos los tejidos del cuerpo, especialmente en el corazón, hígado y músculo esquelético; los niveles séricos pueden elevarse en el infarto agudo de miocardio, la hepatopatía aguda o ciertos trastornos musculares; también conocida como aminotransferasa aspártica y transaminasa glutamicoaspártica.

t. glutamicooxalacética sérica (SGOT), transaminasa glutamicooxalacética presente en suero sanguíneo; véase transaminasa glutamicooxalacética.

t. glutamicopirúvica (GPT), enzima que cataliza la transferencia de un grupo amino de la alanina al ácido α-cetoglutárico, dando los ácidos glutámico y pirúvico; existe en el hígado y, en menor cuantía, en el riñón y músculo esquelético; los niveles séricos se elevan en algunas enfermedades hepáticas; también denominada alanina aminotransferasa y transaminasa glutamicoalanínica.

t. glutamicopirúvica sérica (SGPT), transaminasa glutamicopirúvica presente en el suero sanguíneo; véase transaminasa glutamicopirúvica.

transcripción *(transcription).* **1.** Proceso de transcribir, como en la transferencia de la información genética codificada del DNA al RNA mensajero. **2.** Véase signatura.

transdiafragmático *(transdiaphragmatic).* A través del diafragma.

transducción *(transduction).* **1.** Cambio en el genoma de una célula por transferencia de DNA de un virus a la célula. **2.** Conversión de energía de una forma en otra.

transductor *(transducer).* Aparato que convierte una forma de energía en otra.

547

tracto | transductor

abreviatura o símbolo de término definido

los números en negrita distinguen las distintas acepciones

sinónimo de término definido

remisión de sinónimo a término definido

primera y última entrada de la página para facilitar la búsqueda del término deseado

DICCIONARIO MÉDICO ILUSTRADO

DE MELLONI

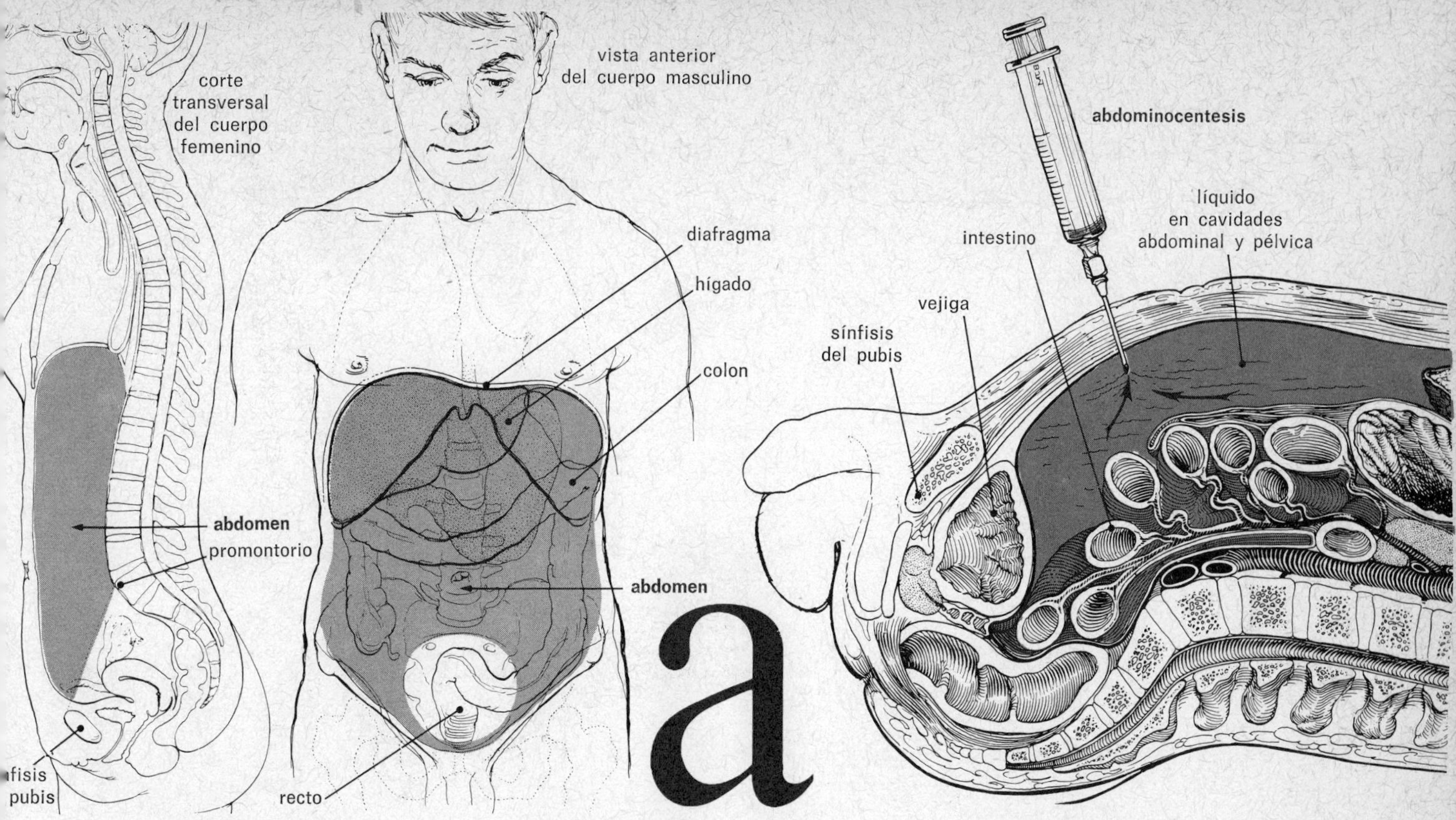

α. Alfa. Para los términos que empiecen con α, véase el término en cuestión.

A *(A).* Símbolo de (a) número de masa, (b) tipo de sangre humana, (c) argón.

a *(a).* Abreviatura de (a) acomodación, (b) ánodo, (c) área, (d) arteria, (e) tipo de sangre humana.

Å *(Å).* Símbolo del Ångström.

°A *(°A).* Símbolo de los grados absolutos.

a–, an– *(a–, an–).* Prefijos que significan carencia, separación o negación.

ab– *(ab–).* Prefijo que significa separación.

abaissement. En francés, decaimiento o depresión.

abarognosis *(abarognosis).* Pérdida del sentido de percepción del peso.

abarticulación *(abarticulation).* **1.** Luxación. **2.** Diartrosis.

abarticular *(abarticular).* Que no afecta una articulación o está lejos de ella.

abartrosis *(abarthrosis).* Véase diartrosis.

abasia *(abasia).* Imposibilidad para la marcha debida a un defecto de coordinación motora.

abásico *(abasic).* Relativo a la abasia o afecto de ella.

abaxial, abaxil *(abaxial, abaxile).* Que no está situado en el eje del cuerpo u otra estructura.

abdomen *(abdomen).* Parte del cuerpo entre el tórax y la pelvis que contiene las vísceras; vientre.

a. agudo, estado incapacitante caracterizado por dolor abdominal intenso que puede o no ir asociado a fiebre, náuseas, vómitos y shock.

abdominal *(abdominal).* Perteneciente al abdomen.

abdominalgia *(abdominalgia).* Dolor en el abdomen.

a. periódica, fiebre mediterránea familiar (1): poliserositis paroxística benigna; alteración de causa desconocida caracterizada por dolor abdominal que recidiva a intervalos regulares y va acompañada de fiebre, inflamación del peritoneo y a veces púrpura.

abdomino– *(abdomino–).* Forma prefija que indica una relación de cualquier tipo con el abdomen.

abdominocentesis *(abdominocentesis).* Punción de la pared abdominal con fines de drenaje.

abdominoposterior *(abdominoposterior).* Indica la posición del feto en el útero en la que su abdomen está vuelto hacia la espalda de la madre.

abdominoscopia *(abdominoscopy).* Examen del abdomen, especialmente el examen visual de los órganos abdominales.

abdominotorácico *(abdominothoracic).* Relativo al abdomen y el tórax.

abdominovaginal *(abdominovaginal).* Relativo al abdomen y la vagina.

abdominovesical *(abdominovesical).* Relativo al abdomen y la vejiga urinaria.

abducción *(abduction).* Movimiento de separación de una parte de la línea media; acto de volver hacia afuera.

abducens *(abducens).* **1.** Sexto par craneal. **2.** Músculo recto externo del ojo.

abducir *(abduct).* Alejar de la línea media del cuerpo o de un miembro o parte adyacente.

abductor *(abductor, abducent).* Cualquier estructura, como un músculo, que separa una parte del eje del cuerpo; opuesto a aductor.

abeja *(bee).* Insecto del género *Apis* que produce picadura; deja su aguijón dentro de la víctima.

abembrionario *(abembryonic).* Situado fuera del embrión.

aberración *(aberration).* **1.** Desviación de lo normal. **2.** Refracción imperfecta de los rayos de luz al atravesar una lente que produce una imagen desigual.

aberrante *(aberrant).* Que se desvía del curso normal o esperado, como un conducto que sigue una dirección no habitual.

abertura *(aperture).* **1.** Agujero, orificio. **2.** Orificio, generalmente ajustable, en un instrumento óptico que limita la cantidad de luz que pasa a través de la lente.

a. del seno esfenoidal, orificio de la pared anterior del seno esfenoidal a través del cual se abre en la cavidad nasal.

a. del seno maxilar, abertura irregular ancha a través de la que el seno maxilar se comunica con la cavidad nasal.

abierto *(open).* Expuesto al aire, que ofrece una entrada sin obstáculos; dícese de una herida o de una fractura.

abiogénesis, abiogenesia, abiogenia *(abiogenesis).* Origen de la materia viva a partir de materia inerte; teoría de la generación espontánea.

abiogenético *(abiogenetic).* Perteneciente o relativo a la generación espontánea.

abiología *(abiology).* Estudio de la materia inorgánica o inerte.

abiosis *(abiosis).* Estado en el que no hay vida.

abiotrofia *(abiotrophy).* Término general que indica cambios degenerativos en los tejidos debidos a causas genéticas.

abirritante *(abirritant).* **1.** Que atenúa la irritación. **2.** Sustancia con dicha propiedad.

ablación *(ablation).* **1.** Separación. **2.** Extirpación o amputación quirúrgica.

ablatio. *(ablatio).* Extirpación, desprendimiento.

a. placentae, abruptio placentae, véase abruptio; desprendimiento prematuro de la placenta.

ablefaria, abléfaron *(ablepharia, ablepharon).* Ausencia congénita total o parcial de los párpados.

ablepsia *(ablepsia, ablepsy).* Ceguera.

ablución *(ablution).* Operación de limpiar.

abluente *(abluent).* Sustancia que lava o limpia.

ablutomanía *(ablutomania).* Preocupación excesiva por la limpieza.

aboclusión *(aboclusion).* Ausencia de contacto entre dos o más dientes opuestos.

aboral *(aboral).* Distante u opuesto a la boca.

abortante *(abortient).* **1.** Que aborta. **2.** Medicamento que produce el aborto.

abortar *(abort).* **1.** Poner término al embarazo antes de que el feto sea viable. **2.** Detener el curso habitual de una enfermedad. **3.** Cesar el crecimiento o desarrollo; hacer que quede rudimentario.

abortifaciente *(abortifacient).* Cualquier cosa que produce el aborto.

abortivo *(abortive).* **1.** Que causa el aborto. **2.** Que abrevia, que detiene, dícese de una enfermedad. **3.** Que no llega a completarse; parcialmente desarrollado.

aborto *(abortion).* **1.** Interrupción del embarazo antes de que el feto haya llegado a un estado en que sea viable, generalmente antes de las 28 semanas de gestación; los síntomas característicos son hemorragia vaginal y contracciones uterinas expulsivas. **2.** Detención de una enfermedad o proceso natural antes de que se complete.

a. accidental, aborto debido a una lesión.

a. completo, eliminación de todo el contenido del útero (feto, placenta y membranas).

a. diferido, aborto en el que el feto muere y queda retenido en el útero durante dos o más meses.

a. electivo, aborto provocado sin indicación médica específica.

a. espontáneo, terminación de una concepción viable sin causa aparente.

a. habitual, véase aborto recurrente.

a. incompleto, expulsión del feto con permanencia en el útero de toda o parte de la placenta.

a. inducido, aborto provocado intencionadamente.

a. inevitable, estado que se caracteriza por hemorragia vaginal intensa y contracciones uterinas, acompañadas de dilatación cervical de tal grado que impide toda esperanza de evitar la expulsión

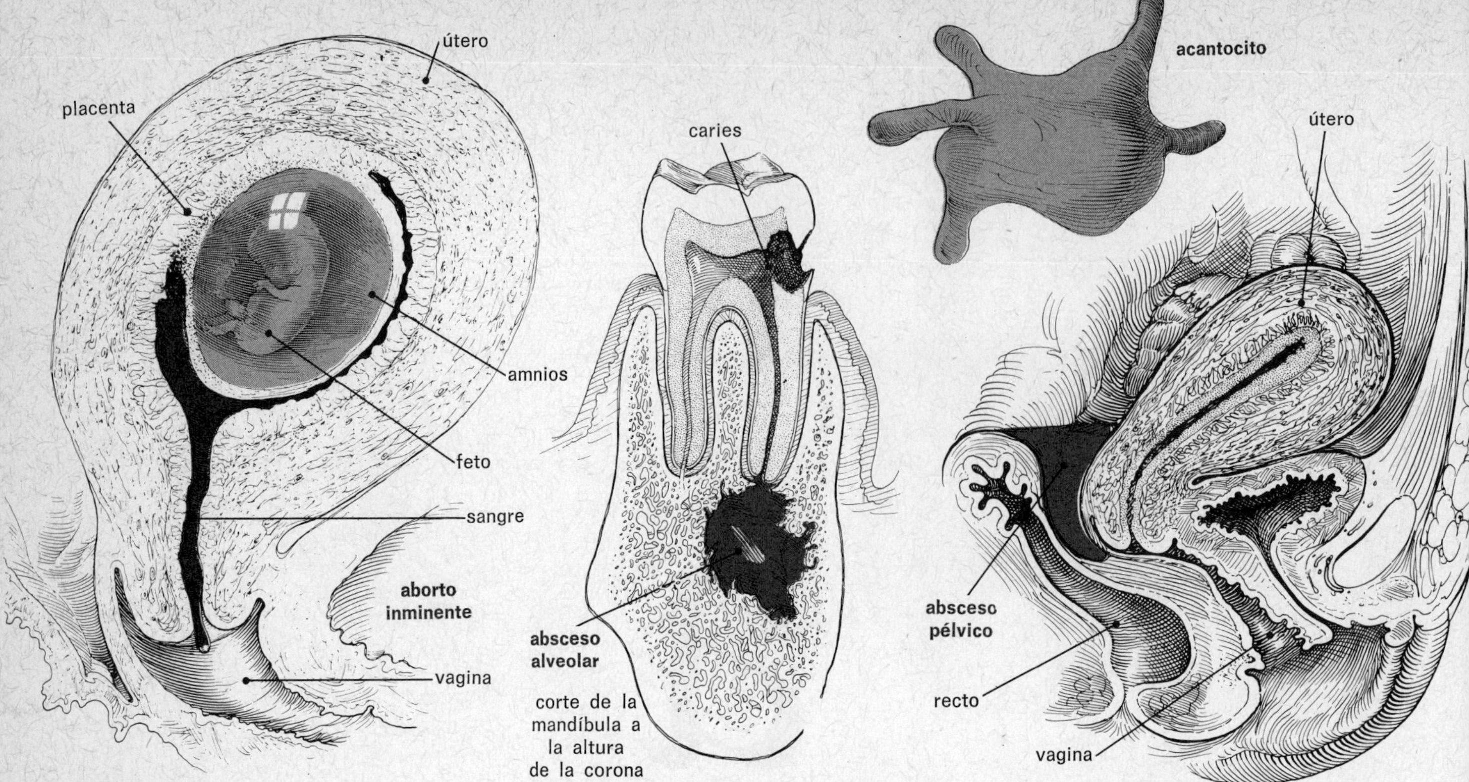

del contenido uterino.

a. inminente, amenaza de aborto; hemorragia vaginal leve con o sin contracciones uterinas débiles y en ausencia de dilatación cervical.

a. recurrente, fracaso de 3 o más embarazos; también llamado aborto habitual.

a. séptico, aborto en el que el embrión y el tracto genital de la madre están infectados.

a. terapéutico, terminación del embarazo por motivos médicos o psiquiátricos.

abraquia *(abrachia).* Ausencia de brazos.

abrasión *(abrasion).* **1.** Herida superficial en la que la piel o mucosas han desaparecido por un roce. **2.** Proceso de desgaste de un diente por fricción; generalmente se aplica a un desgaste excesivo, como el producido por un dentífrico abrasivo.

abrasivo *(abrasive).* **1.** Que produce abrasión. **2.** Material utilizado en odontología para pulir o dar lustre.

abreacción *(abreaction).* Forma de psicoterapia, llamada catarsis por Freud, en la que se llega a la liberación emocional recordando una experiencia dolorosa olvidada (reprimida).

abruptio *(abruptio).* Desgarro.

a. placentae, separación prematura de la placenta, normalmente implantada tras la vigésima semana de gestación; también llamada ablatio placentae.

absceso *(abscess).* Acumulación localizada de pus.

a. agudo, el que produce dolor pulsátil y fiebre y es de corta duración; también denominado absceso caliente.

a. alveolar, acumulación de pus en el alveolo dentario por causa de caries dental; produce hinchazón y dolor pulsátil intenso y constante.

a. apendicular, el que está en el área del apéndice vermiforme.

a. caliente, véase absceso agudo.

a. crónico, acumulación de pus de larga duración sin inflamación; también llamado absceso frío.

a. extradural, el situado entre el cráneo y la cubierta externa del cerebro (duramadre); suele ser una extensión de una infección del oído medio o seno frontal.

a. frío, véase absceso crónico.

a. gingival, lesión inflamatoria dolorosa y localizada de la encía que suele tener su origen en un saco periodontal.

a. mamario, absceso en la mama observado generalmente durante la lactancia o en el destete.

a. orbitario, absceso en la órbita ocular, con frecuencia extensión de una sinusitis purulenta.

a. palmar, acumulación de pus en la palma de la mano como consecuencia de una herida punzante.

a. pélvico, absceso localizado en la cavidad pélvica, generalmente en el fondo de saco de Douglas.

a. periapical, absceso del alveolo, cerca del vértice de una raíz dentaria, debido generalmente a muerte de la pulpa dentaria.

a. periodontario, inflamación purulenta y localizada del corion gingival, sacos infraóseos o membrana periodontaria; puede ser agudo o crónico.

a. periuretral, el que afecta los tejidos que rodean la uretra y produce micción dolorosa y con esfuerzo.

a. subdiafragmático, el situado en el diafragma y el bazo y estómago; también llamado absceso subfrénico.

a. subfrénico, véase absceso subdiafragmático.

abscisa *(abscissa).* Coordenada horizontal que, junto con la vertical (ordenada), forma un marco de referencia para la representación gráfica de datos.

absoluto *(absolute).* Completo; ilimitado; sin adulterar.

absorbente *(absorbent).* Cualquier cosa que puede incorporar a sí misma una sustancia.

absorber *(absorb).* **1.** Captar por poros o intersticios. **2.** Incorporar gases, líquidos, rayos de luz o calor. **3.** Neutralizar un ácido.

absorbible *(absorbable).* Capaz de ser absorbido.

absorciómetro *(absorptiometer).* **1.** Instrumento utilizado para medir la solubilidad de un gas en un líquido. **2.** Instrumento para medir la capa de líquido entre dos láminas de vidrio; se utiliza como hematoscopio en el análisis de sangre.

absorción *(absorption).* **1.** Captación de sustancias por parte de la piel u otros tejidos. **2.** Captación por el medio de parte o toda la energía incidente sobre ese medio, con la consiguiente reducción de la intensidad de la radiación.

abstergente *(abstergent).* **1.** Detergente o purgante. **2.** Agente con dichas propiedades.

abstinencia *(abstinence).* Privación voluntaria de algo, como de la satisfacción del apetito sexual o estimulantes; también llamada negativa voluntaria.

a., síndrome de, alteraciones fisiológicas intensas experimentadas al interrumpirse bruscamente la administración de un fármaco que, por su uso prolongado, producía dependencia física.

abulia *(abulia).* Disminución pronunciada de la fuerza de voluntad; incapacidad para tomar decisiones.

abuso *(abuse).* Uso inapropiado y excesivo de algo; malos tratos.

a. de drogas, uso excesivo, generalmente con administración a uno mismo, de cualquier fármaco, casi siempre un agente que actúa sobre el sistema nervioso central, con menosprecio de la práctica médica aceptada.

Ac *(Ac).* Símbolo químico del elemento actinio.

a.c. *(a.c.)* Abreviatura del latín *ante cibum*, antes de las comidas.

acacia *(acacia).* Nombre dado al exudado seco gomoso de un árbol tropical del género *Acacia*; utilizado para la preparación de medicamentos; también conocido por goma arábiga.

acalasia *(achalasia).* Imposibilidad de relajación; dícese en especial de los músculos del esfínter esofágico.

acalcicosis *(acalcerosis).* Deficiencia de calcio en el organismo.

acalculia *(acalculia).* Forma de afasia caracterizada por la incapacidad para hacer cálculos aritméticos simples.

acantestesia *(acanthesthesia).* Estado en el que se tiene la sensación de ser presionado con un instrumento punzante.

Acanthia lectularia. Insecto plano hematófago de olor desagradable; también llamado chinche y *Cimex lectularius.*

Acanthocheilonema. Género de gusanos parásitos llamados comúnmente filarias; los adultos viven principalmente en las cavidades del cuerpo o en el tejido subcutáneo, mientras que las larvas están en la sangre periférica.

acantión *(acanthion).* Proyección en la espina nasal anterior.

acanto– *(acantho–).* Forma prefija que significa pincho o espina.

acanto *(acantha).* **1.** Columna vertebral. **2.** Apófisis espinosa de una vértebra.

acantoadenocarcinoma *(acanthoadenocarcinoma).* Adenoacantoma.

acantocefaliasis *(acanthocephaliasis).* Infestación por acantocéfalos.

acantocefálido *(acanthocephalid).* Cualquier gusano del orden de los acantocéfalos.

acantocéfalos. Filo de gusanos parásitos nematodos *(Acanthocephala)* que tienen una probóscide con espinas en forma de gancho para fijarse al huésped.

acantocito *(acanthocyte).* Eritrocito anormal que

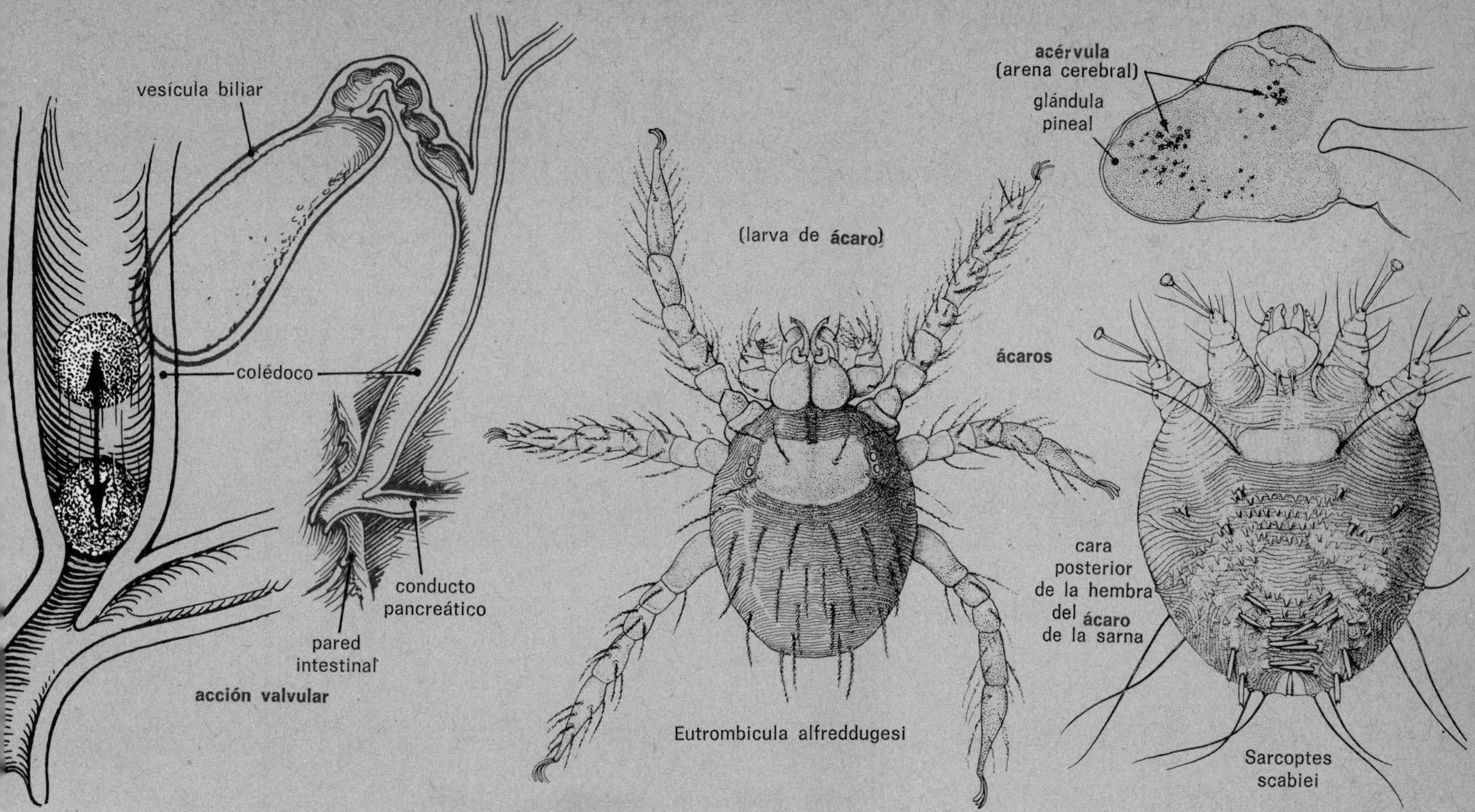

tiene varias proyecciones citoplasmáticas que le dan un aspecto espinoso.

acantocitosis *(acanthocytosis).* Trastorno familiar caracterizado por la presencia en la sangre de muchos acantocitos.

acantoide *(acanthoid).* Que tiene forma de espina; espinoso.

acantólisis *(acantholysis).* Desintegración de las capas de la piel.

acantoma *(acanthoma).* Carcinoma epidérmico.

acantoqueratodermia *(acanthokeratodermia).* Véase hiperqueratosis.

acantoquilonemiasis *(acanthocheilonemiasis).* Infestación por *Acanthocheilonema perstans.*

acantosis *(acanthosis).* Engrosamiento de la capa de la epidermis llamada cuerpo mucoso.

acapnia *(acapnia).* Véase hipocapnia.

acariasis *(acariasis).* **1.** Cualquier enfermedad producida por ácaros. **2.** Infestación por ácaros.

a. sarcóptica, véase sarna.

acaricida *(acaricide).* Cualquier agente que destruye ácaros.

acáridos *(Acaridae).* Familia de ácaros pequeños del orden acarinos *(Acarina)*, algunos de los cuales producen erupciones cutáneas en el hombre.

acarinos *(Acarina).* Orden de la clase de los arácnidos que comprende los ácaros y las garrapatas.

acarinosis *(acarinosis).* Acariasis.

acariocito *(akaryocyte).* Cualquier célula sin núcleo, como un hematíe maduro; también denominado acariote.

ácaro *(mite).* Cualquiera de los pequeños arácnidos que son a menudo parásitos del hombre y animales; puede infestar los alimentos y ser portador de enfermedades.

acarodermatitis *(acarodermatitis).* Erupción cutánea producida por ácaros.

acarofobia *(acarophobia).* Temor excesivo a los ácaros o partículas pequeñas.

acaroide *(acaroid).* En forma de ácaro.

acarología *(acarology).* Ciencia que trata del estudio de los ácaros y garrapatas.

acatafasia *(acataphasia).* Pérdida de la capacidad de expresar correctamente los pensamientos.

acatalepsia *(acatalepsia, acatalepsy).* **1.** Falta de comprensión, como la de los deficientes mentales. **2.** Imposibilidad de llegar a un conocimiento cierto o definido.

acatamatesia *(acathamathesia).* Pérdida de la facultad de comprensión.

acáudeo *(acaudal, acaudate).* Carente de cola.

acaulino *(acauline).* Término aplicado a un grupo de hongos sin raíces.

acceso *(twinge).* Dolor físico o mental agudo, breve y repentino.

accesorio *(accesory).* Suplementario; que tiene una función subordinada a otra parecida pero más importante.

accidente *(accident).* Suceso inesperado, indeseable y no intencionado o complicación imprevista en el curso de una enfermedad.

a. cerebrovascular, oclusión o rotura de un vaso sanguíneo del cerebro; también llamado ictus y apoplejía.

acción *(action).* **1.** Realización de un acto, movimiento o función. **2.** Transmisión de energía.

a. acumulativa, intensidad aumentada repentinamente, como el efecto de un medicamento que se había administrado previamente con un efecto nulo o moderado.

a. de ahorro, disminución de las necesidades de un factor alimentario esencial de la dieta producida por la presencia de otro factor alimentario que por sí mismo no es esencial.

a. dinamicoespecífica, aumento en la producción de calor durante la digestión; del 4-6 % para carbohidratos al 30 % para las proteínas.

a. valvular, bloqueo periódico o intermitente de una estructura tubular por un cuerpo extraño.

accouchement. En francés, parto, alumbramiento.

accretio cordis *(accretocordis).* Adherencia del pericardio a estructuras adyacentes, como la pared torácica, pleura o diafragma.

acedia *(water brash).* Reflujo esofágico generalmente acompañado de pirosis.

acefalia. Carencia total o parcial de la cabeza.

acefalocisto *(acephalocyst).* Quiste lleno de líquido; uno de los estadios del desarrollo de la tenia estéril; no origina quistes hijos que contengan cabezas de tenia (escólices).

aceite *(oil).* Cualquiera de las varias sustancias viscosas, untuosas e inflamables, no miscibles en agua pero sí en diversos disolventes orgánicos; se clasifican de acuerdo a su origen en aceites animales, minerales o vegetales.

a. de arachis, aceite de cacahuete.

a. de cacahuete, aceite extraído de cacahuetes; usado como vehículo en preparaciones farmacéuticas; también llamado aceite de arachis.

a. de cártamo, aceite obtenido de las flores del azafrán bastardo *(Carthamus tinctorius)*; rico en grasas poliinsaturadas; se utiliza como suplemento dietario y en la fabricación de cosméticos.

a. de gaulteria, aceite volátil de olor agradable, rico en salicilato de metilo, obtenido de las hojas maceradas de la gaulteria; también llamado aceite de pirola.

a. de germen de trigo, aceite obtenido del germen del trigo; fuente rica en vitamina E.

a. de hígado de bacalao, aceite obtenido de hígados frescos de balaco; fuente rica en vitaminas A y D.

a. mineral, petrolato líquido, mezcla de hidrocarburos líquidos extraídos del petróleo; también llamado vaselina y parafina líquida.

a. de pino, aceite volátil (trementina cruda) producido por destilación destructiva de madera de pino; usado como desodorante y desinfectante.

a. de pirola, aceite de gualteria.

a. de resina rectificado, aceite obtenido de resina de pino; usado en el tratamiento de ciertas alteraciones cutáneas.

a. de ricino, aceite obtenido de las semillas del ricino *(Ricinus communis)*: se emplea como laxante y también externamente como emoliente en trastornos cutáneos.

a. rojo, véase ácido oleico.

aceleración *(acceleration).* Aumento de la velocidad de acción, como ocurre con el pulso o la respiración.

acelerador *(accelerator).* Cualquier cosa (fármaco, aparato, nervio o músculo) que aumenta la velocidad de una acción o función.

acelerante *(accelerant).* Acelerador.

acelerina *(accelerin).* Globulina aceleradora; véase globulina.

acelular *(acellular).* Que no tiene células.

acenestesia *(acenesthesia).* Pérdida de la sensación normal de existencia física.

acéntrico *(acentric).* **1.** Que no está situado en el centro. **2.** Fragmento de cromosoma que carece de centrómero.

acentuación *(accentuation).* Intensificación.

acentuador *(accentuator).* Sustancia que aumenta la acción de un colorante de tejidos.

aceptor *(acceptor).* Sustancia que se une con un grupo químico o ion de otra sustancia (donante), permitiendo así la producción de una reacción química.

acérvula *(acervulus).* Arena cerebral; sustancia arenosa que se halla en la glándula pineal y cerca del plexo coroides; compuesta principalmente por carbonato cálcico.

acervuloma *(acervuloma).* Tumor intracraneal o meningioma que contiene acérvula.

acescencia *(acescence).* **1.** Acidez ligera. **2.** Proceso de acidificación.

acetabular *(acetabular).* Perteneciente o relativo

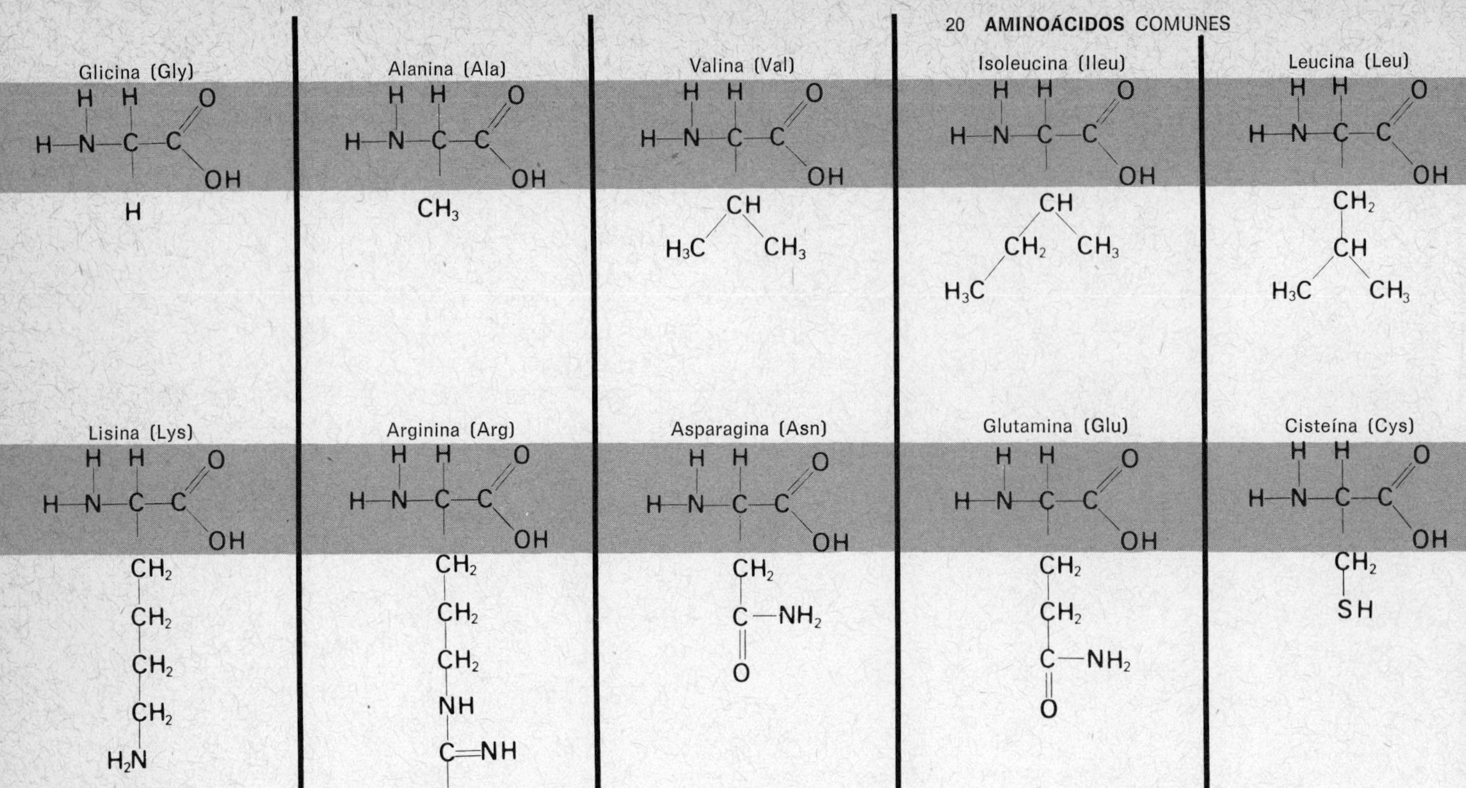

al acetábulo.

Acetabularia. Género de algas unicelulares del filo clorofitos *(Chlorophyta)* que pueden alcanzar hasta 10 cm y tienen una cápsula; utilizadas en el estudio de la biología molecular.

acetabulectomía *(acetabulectomy).* Escisión quirúrgica del acetábulo.

acetábulo *(acetabulum).* Cavidad en forma de copa situada en la superficie lateral del hueso ilíaco en la que encaja la cabeza del fémur.

acetabuloplastia *(acetabuloplasty).* Restauración quirúrgica de la cavidad cotiloidea o acetábulo.

acetaldehído *(acetaldehyde).* Líquido incoloro, CH_3CHO, de olor acre; intermediario en la fermentación por levaduras de los carbohidratos y en el metabolismo del alcohol en el hombre; también llamado aldehído acético.

acetamida *(acetamide).* Sustancia cristalina incolora, CH_3CONH_2; amina del ácido acético; se utiliza como disolvente.

acetaminofeno *(acetaminophen).* *N*-acetil-*p*-aminofenol; polvo blanco y cristalino que se utiliza para disminuir el dolor y la fiebre.

acetanilida *(acetanilide).* Sustancia cristalina blanca obtenida por la acción del ácido acético sobre la anilina; usada en otra época para aliviar el dolor y la fiebre.

acetato *(acetate).* Sal de ácido acético.

acetazolamida *(acetazolamide).* Diurético que inhibe la anhidrasa carbónica en el riñón, facilitando la pérdida de bicarbonato y sodio; el efecto sirve para producir una acidosis leve y alcalinizar la orina; Edemox®.

acético *(acetic).* Relativo al vinagre o que lo contiene.

a., ácido ácido orgánico incoloro de olor acre.

a. glacial, ácido, líquido cáustico que contiene un 99,5 % de ácido acético; utilizado para eliminar callos y verrugas.

acetificar *(acetify).* Convertir en vinagre o ácido acético.

acetilación *(acetylation).* Introducción de un grupo radical de ácido acético (acetilo) en un compuesto orgánico.

acetilcisteína *(acetylcysteine).* Agente que se utiliza en el tratamiento de algunas afecciones broncopulmonares para reducir la viscosidad del moco; Mucomist®.

acetilcoenzima A *(acetylcoenzime A).* Producto de condensación de la coenzima A y el ácido acético.

acetilcolina (Ach) *(acetylcholine (Ach)).* Nombre químico del éster acético de la colina, CH_3. $CO\text{-}OCH_2CH_2\text{-}N(CH_3)_3OH$; transmisor químico del impulso nervioso en una sinapsis; también es liberado por las terminaciones de los nervios parasimpáticos (nervios colinérgicos) sometidas a estimulación; produce bradicardia, vasodilatación, aumento de la actividad gastrointestinal y otros efectos parasimpaticomiméticos; es hidrolizada e inactivada por la enzima colinesterasa; disponible como bromuro de acetilcolina y cloruro de acetilcolina.

acetilcolinesterasa *(acetylcholinesterase).* Véase colinesterasa.

acetileno *(acetylene).* Gas incoloro, inflamable y explosivo, C_2H_2, con olor a ajo; producido por la acción del agua sobre carburo de calcio; antiguamente usado como anestésico.

acetilestrofantidina *(acetylstrophantidin).* Glucósido cardiactivo sintético cuyo comienzo de acción es el más rápido de todos los preparados digitálicos.

acetilfosfato *(acetylphosphate).* Fosfato de gran energía que interviene en el metabolismo de las bacterias.

acetilo *(acetyl).* Radical o forma combinante del ácido acético, CH_3CO.

acetilsalicílico, ácido *(acetylsalicylic acid).* Aspirina; agente analgésico y antipirético, utilizado en el tratamiento de la artritis y otras dolencias inflamatorias.

acetoacético, ácido *(acetoacetic acid).* Acido incoloro siruposo, $CH_3COCH_2.COOH$; cuerpo cetónico que se encuentra en exceso en la orina de los diabéticos.

Acetobacter. Género de bacterias de la familia seudomonadáceas *(Pseudomonadaceae)*, con forma alargada o bacilar y a veces flageladas; importantes en la producción de vinagre.

acetofenetidina *(acetophenetidin).* Véase fenacetina.

acetólisis *(acetolysis).* Desdoblamiento de un componente orgánico por la introducción de los elementos del ácido acético.

acetomorfina *(acetomorphine).* Heroína.

acetona *(acetone).* Líquido volátil incoloro, extremadamente inflamable y con olor a éter, CH_3COCH_3; se utiliza generalmente como disolvente orgánico.

acetonaftona *(acetonaphthone).* Naftilmetilcetona, $C_{10}H_7COCH_3$; derivado del naftaleno, de forma acicular.

acetonemia *(acetonemia).* Presencia de cantidades relativamente grandes de acetona o cuerpos cetónicos en la sangre, como sucede cuando hay una oxidación incompleta de cantidades notables de grasa, como en la acidosis diabética o la desnutrición.

acetonémico *(acetonemic).* Que se caracteriza por acetonemia.

acetonuria *(acetonuria).* Presencia de acetona en orina; se da en la diabetes mellitus mal controlada y en la desnutrición, por la oxidación incompleta de las grasas.

acetum 1. En latín, vinagre. **2.** Solución de un medicamento hecha con ácido acético.

acianoblepsia, acianopsia *(acyanoblepsia).* Imposibilidad de ver el color azul; también llamada ceguera para el azul.

acianótico *(acyanotic).* Que no tiene cianosis.

acicular *(acicular).* En forma de aguja; dícese de algunos cristales u hojas.

acidemia *(acidemia).* Aumento de la concentración de hidrogeniones en la sangre; disminución del pH por debajo de lo normal (en el hombre, un valor inferior a pH = 7,4). Véase acidosis.

acidez *(acidity).* **1.** Calidad o estado de una sustancia ácida. **2.** Contenido ácido de un líquido.

acidificable *(acidifiable).* Capaz de convertirse en ácido.

acidificar *(acidify).* **1.** Hacer ácido. **2.** Convertir en ácido.

acidilo *(acidyl).* Término utilizado para designar cualquier radical ácido.

ácido *(acid).* Compuesto capaz de dar hidrogeniones (protones) a una base; cualquier sustancia que vira a rojo los indicadores de tornasol y se combina con una base para formar una sal. Para los distintos ácidos, véanse los nombres específicos.

aminoácido, cualquier ácido orgánico que contiene uno o más grupos amino (NH_2) y un grupo carboxilo (CO_2H); son los componentes esenciales de las proteínas.

a. dibásico, ácido que contiene moléculas con dos hidrogeniones desplazables.

a. graso, miembro de un gran grupo de ácidos orgánicos compuestos por moléculas que contienen un grupo carboxilo en el extremo de una cadena hidrocarbonada larga; el número de carbonos varía desde C_2 hasta C_{34}.

a. graso esencial, ácido graso poliinsaturado indispensable para la nutrición; su ausencia es la causa de un estado deficitario específico y no se puede elaborar en el cuerpo (debe obtenerse de la dieta); p. ej. los ácidos linoleico y linolénico; originariamente llamados vitamina F.

a. graso insaturado, ácido graso en el que la ca-

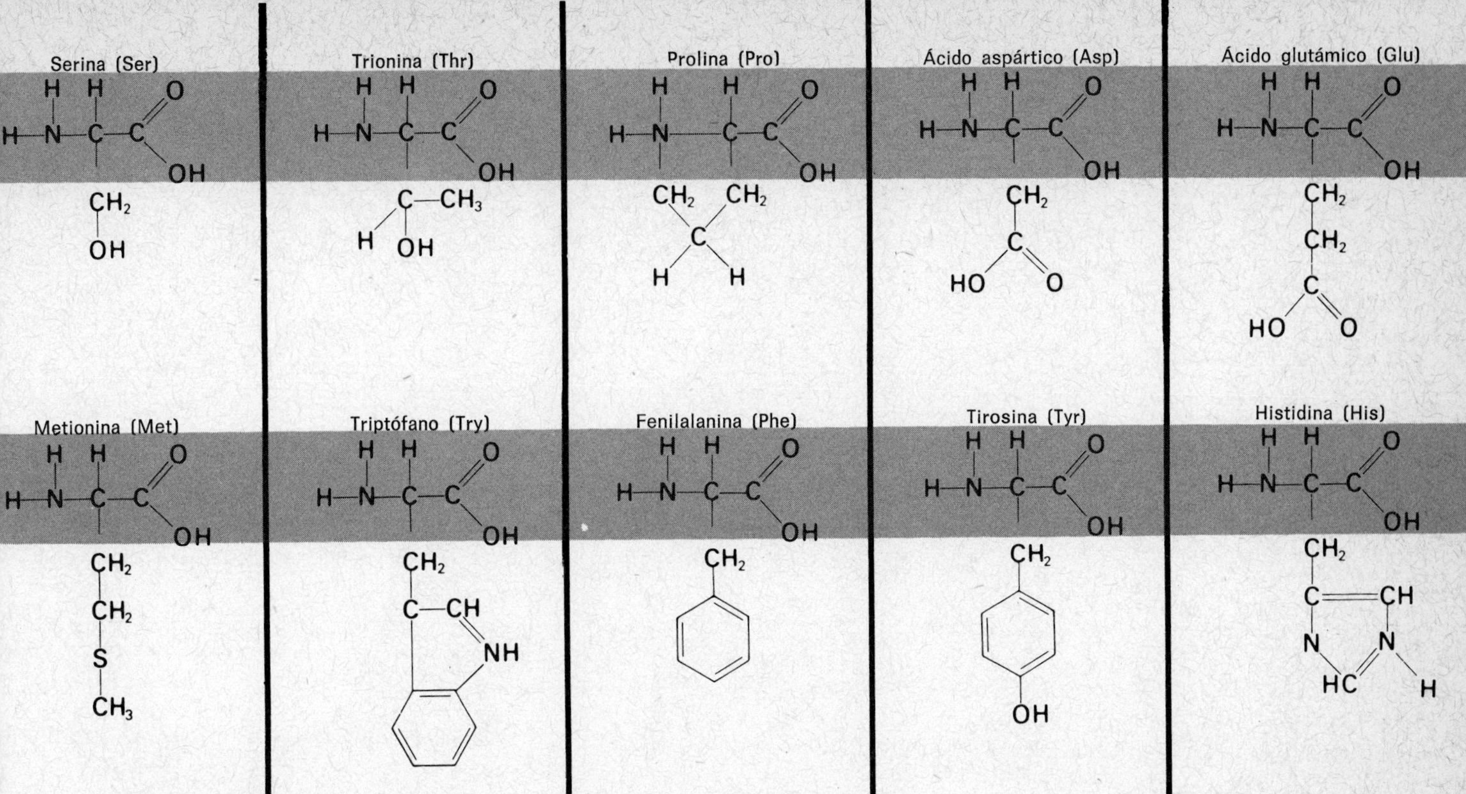

dena de carbonos tiene al menos un enlace doble y es capaz de aceptar átomos de hidrógeno; p. ej. ácido oleico.

a. graso no esencial, forma principal de lípidos circulantes.

a. graso no esterificado («NEFA»), forma principal de los ácidos grasos circulantes utilizada como fuente de energía.

a. graso poliinsaturado, cualquier ácido graso insaturado con dos o más enlaces dobles; p. ej. ácidos linoleico (dos enlaces dobles) y araquidónico (cuatro enlaces dobles).

a. graso saturado, ácido graso en el que la cadena de carbonos está unida por enlaces simples y es incapaz de aceptar ningún otro hidrógeno, es decir, todas las valencias disponibles de la cadena de carbonos están ocupadas por átomos de hidrógeno; p. ej., ácidos esteárico y palmítico.

a. inorgánico, ácido formado por moléculas que no contienen átomos de carbono; p. ej. ácido clorhídrico, ácido bórico, etc.

a. monobásico, ácido que contiene moléculas con un hidrogenión desplazable.

a. orgánico, ácido compuesto por moléculas que contienen átomos de carbono; p. ej. ácido ascórbico, aminoácido, etc.

a. polibásico, ácido que contiene moléculas con 3 o más hidrogeniones desplazables.

a. quenodesoxicólico, ácido biliar natural del hombre; reduce la tendencia de la bilis a formar cálculos y disuelve los cálculos biliares de colesterol, al disminuir la secreción hepática de éste.

resinácidos, clase de compuestos orgánicos derivados de algunas resinas; p. ej. ácidos abiético y pimárico.

ácido-alcohol, resistentes al (AAR) *(acid-fast).* Designa bacterias que, una vez teñidas con ácidos como la fucsina básica, no se decoloran con ácido-alcohol.

acidófilo *(acidophil).* Leucocito eosinófilo; véase leucocito.

acidosis *(acidosis).* Proceso que tiende a producir un aumento en la concentración de hidrogeniones en los líquidos corporales; si no es compensada, produce una disminución del pH; se utiliza comúnmente como sinónimo de acidemia.

a. metabólica, acidosis causada por producción excesiva o ingestión de un ácido distinto del ácido carbónico (H_2CO_3), o por pérdida de bases.

a. renal, acidosis causada por eliminación defectuosa de ácidos o pérdida excesiva de bicarbonato por el riñón.

a. respiratoria, acidosis causada por eliminación defectuosa del dióxido de carbono (CO_2); el CO_2 retenido en la sangre produce ácido carbónico (H_2CO_3) y su disociación aumenta la concentración de hidrogeniones; la retención de CO_2 puede deberse a un problema ventilatorio (p. ej. un enfisema avanzado), a un problema muscular o a un trastorno del sistema nervioso central.

acidosteofito *(acidosteophyte).* Excrecencia puntiaguda del hueso.

acidótico *(acidotic).* Relativo a la acidosis o que la padece.

acidulado *(acidulous).* Ligeramente ácido.

aciduria *(aciduria).* Ácido en la orina.

a. metilmalónica, excreción de una cantidad excesiva de ácido metilmalónico en la orina.

acidúrico *(aciduric).* Capaz de vivir en condiciones de acidez; dícese de algunas bacterias.

aciesis *(acyesis).* **1.** Esterilidad femenina. **2.** Falta de embarazo.

ácigos *(azygos).* Estructura anatómica única o impar.

acilia. Falta de pestañas.

acinar *(acinar).* Perteneciente o relativo a un ácino.

acinesia *(akinesia).* Pérdida o deterioro de la acción muscular voluntaria.

aciniforme *(acinous).* En forma de racimo de uvas o constituido por sacos diminutos (ácinos).

acinitis *(acinitis).* Inflamación de un ácino.

ácino *(acinus).* **1.** Dilatación sacciforme diminuta. **2.** División más pequeña de una glándula.

acistia *(acystia).* Ausencia congénita de vejiga urinaria.

acistosporidios *(Acystosporidia).* Orden de esporozoos parásitos que incluye el género *Plasmodium,* causante del paludismo.

aclarador *(clarificant).* Agente que aclara un líquido turbio.

aclaramiento *(clearance).* Depuración de una sustancia de la sangre por un órgano excretor como el riñón, generalmente expresada como los mililitros de sangre que contendrían la cantidad de sustancia depurada por minuto; volumen virtual por unidad de tiempo; la fórmula estándar de aclaramiento es $C = UV/P$; C = aclaramiento en mililitros por minuto; U = concentración urinaria de la sustancia; V = flujo urinario en mililitros por minuto; P = concentración plasmática de la sustancia.

a. de creatinina, el aclaramiento renal de creatinina se usa clínicamente como indicador del filtrado glomerular, y se basa por lo general en el aclaramiento de la creatinina endógena; en algunas situaciones experimentales puede agregarse creatinina exógena para aumentar los niveles de creatinina y obtener una mayor exactitud en la determinación.

a. inmunitario, aclaramiento de un antígeno de la sangre debido a la formación de complejos con anticuerpos.

a. de inulina, la más precisa de las determinaciones usuales para medir el volumen del filtrado glomerular, ya que la inulina es totalmente filtrada pero no es secretada ni absorbida por los túbulos; es necesaria la infusión de inulina, ya que esta sustancia sólo aparece naturalmente en las plantas.

a. oclusal, en odontología, afección en la que los dientes superiores e inferiores se entrecruzan horizontalmente sin contacto ni interferencia.

a. osmolar, volumen de sangre que contendría el número de partículas osmolares excretadas por el riñón en un minuto.

a. del PAH (paraaminohipúrico), medida aproximada del flujo sanguíneo renal; cuando se combina con la proporción de extracción se obtiene un valor más preciso.

a. de urea, volumen de sangre que sería desprovisto de urea por un minuto de excreción urinaria; antiguamente, un procedimiento estándar para evaluar la función renal; el aclaramiento máximo de urea es aproximadamente el 60 % del aclaramiento de inulina.

aclasia *(aclasis).* Continuidad estructural originada por tejido patológico que surge de tejido normal y continúa con él.

acleistocardia *(acleistocardia).* Abertura u oclusión imperfecta del agujero oval del corazón.

aclimatación *(acclimatization, acclimation).* Adaptación de un individuo o planta a un nuevo entorno.

aclorhidria *(achlorhydria).* Ausencia de ácido clorhídrico en el estómago; también llamada anacidez gástrica.

acloropsia *(achloropsia).* Forma de ceguera para los colores limitada al verde.

acluofobia *(achluphobia).* Temor morboso a la oscuridad.

acmé *(climax).* Etapa de intensidad máxima de una enfermedad; cota máxima de temperatura en los estados febriles.

acmestesia *(acmesthesia).* Sensación de pinchazos en la piel.

acné *(acne).* Erupción producida por inflamación de las glándulas sebáceas.

a. ciliar, acné en los bordes libres de los párpados.

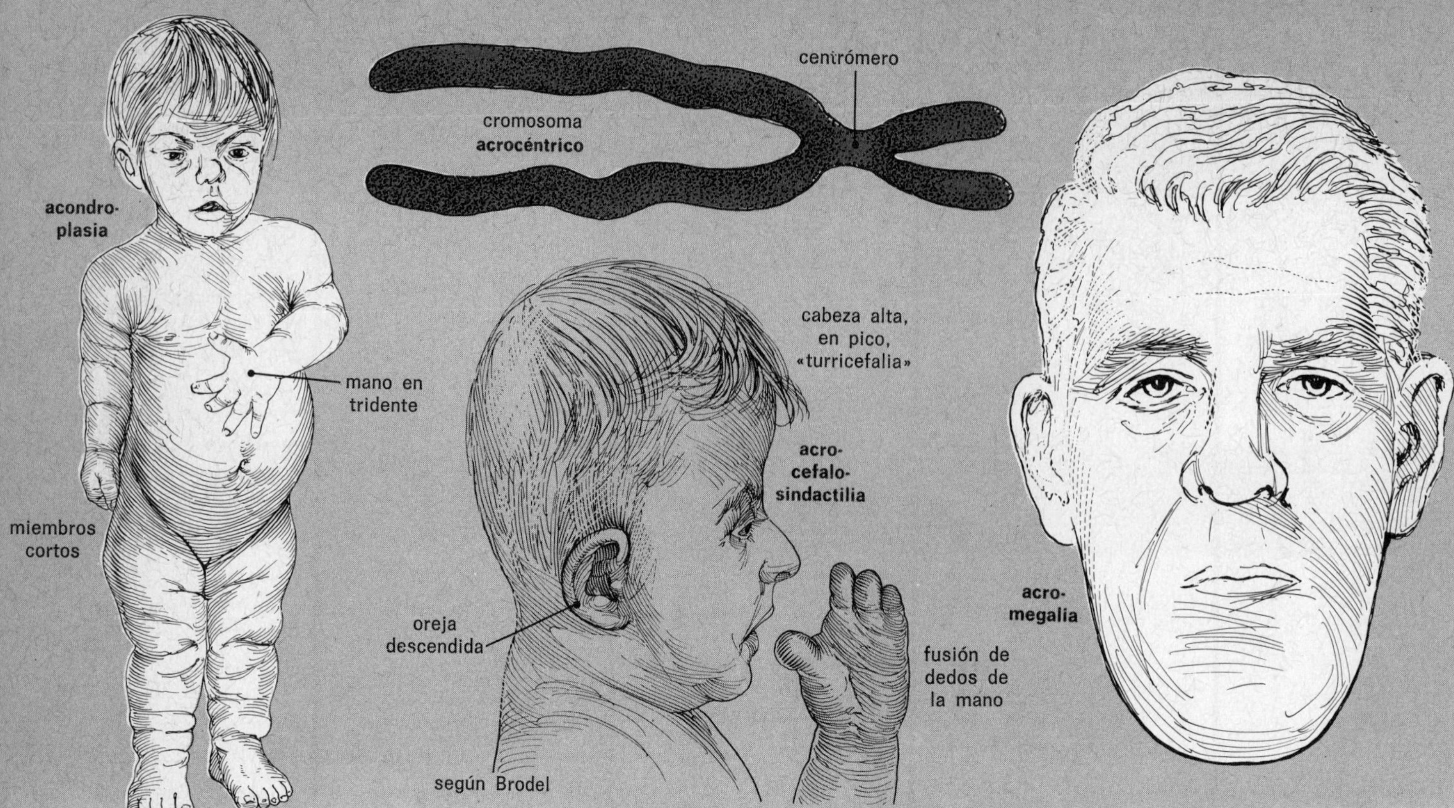

a. rosácea, véase rosácea.

a. vulgar, acné crónico, generalmente localizado en la cara, pecho y espalda de adolescentes y adultos jóvenes.

acneiforme *(acneform, acneiform).* Semejante al acné.

acocanterina *(aconcanthera).* Sustancia venenosa extraída de las hojas y raíces de *Acocanthera venenata*, utilizada por algunos indígenas de Africa como veneno para las flechas.

acognosia *(acognosia, acognosy).* Estudio o conocimiento de los remedios.

acolia *(acholia).* Deficiencia de bilis; suele referirse a las heces.

acología *(acology).* Terapéutica.

acoluria *(acholuria).* Ausencia de pigmentos biliares en la orina.

acomodación *(accommodation).* Alteración de la convexidad del cristalino del ojo para obtener la agudeza máxima en la imagen retiniana de un objeto, ya sea distante o cercano.

acomodativo *(accommodative).* Relativo a la acomodación.

aconativo *(aconative).* Sin voluntad.

acondroplasia *(achondroplasia, achondroplasty).* Anomalía congénita del proceso de osificación del cartílago, que produce enanismo y deformidad; también llamada condrodistrofia.

Cis-**aconíto, ácido** *(cis-aconitic acid).* Producto de la deshidratación del ácido cítrico; intermediario en el ciclo de los ácidos tricarboxílicos.

acoplamiento *(coupling).* Ritmo bigémino; latidos cardiacos que aparecen a pares; latido sinusal normal seguido de un latido prematuro (extrasístole).

a. constante, véase acoplamiento fijo.

a. fijo, aparición de muchas contracciones prematuras con un intervalo constante entre cada una de ellas y el latido normal precedente; también llamado acoplamiento constante.

a. variable, aparición de muchas contracciones prematuras con intervalos diferentes entre cada una de ellas y el latido normal precedente.

acoprosis *(acoprosis).* Ausencia o disminución extrema de la materia fecal en el intestino.

acordado *(achordate, achordal).* Sin notocordio; animal inferior a los cordados.

acorea *(acorea).* Ausencia congénita del iris.

acoresis *(achoresis).* Reducción de la capacidad de un órgano hueco, como la vejiga, producida por contracción permanente.

acoria *(acoria).* Falta de la sensación de saciedad después de comer.

acral *(acral).* Relativo a las extremidades o partes periféricas del cuerpo.

acrania *(acrania).* Ausencia congénita del cráneo o una porción del mismo.

acre *(acrid).* **1.** Picante, cáustico o fuerte para el gusto o el olfato. **2.** Que produce irritación.

acreción *(accretion).* Acumulación lenta de depósitos, como en la superficie de un diente.

acrementición *(accrementition).* **1.** Reproducción por gemación. **2.** Crecimiento por adición de tejido similar.

acridina *(acridine).* Dibenzopiridina; derivado de la brea de hulla, $C_{13}H_9N$; se presenta en cristales incoloros y tiene un olor fuerte e irritante.

acrílico *(acrylic).* Dícese de cualquier derivado del ácido acrílico, utilizado en la construcción de prótesis dentales y médicas. Véase también resina.

acrisia *(acrisia).* Curso incierto de una enfermedad.

acrítico *(acritical).* Sin crisis.

acro– *(acro–).* Forma prefija que significa extremidad, fin o cima.

acroagnosis *(acroagnosis).* Ausencia de reconocimiento sensorial de un miembro.

acroanestesia *(acroanesthesia).* Falta de sensibilidad en las extremidades.

acroataxia *(acroataxia).* Falta de coordinación muscular de los dedos de los pies y las manos.

acrocefalia *(acrocephaly).* Malformación congénita caracterizada por cráneo de forma cónica.

acrocefálico *(acrocephalic).* Relativo a la acrocefalia o que la padece.

acrocefalosindactilia *(acrocephalosyndactyly, acrocephalosyndactylism).* Malformación congénita que consiste en un cráneo en forma cónica y sindactilia completa o parcial de las extremidades; también denominada síndrome de Apert.

acrocéntrico *(acrocentric).* Dícese de un cromosoma cuyo centrómero está situado en proximidad a uno de los extremos.

acrocianosis *(acrocyanosis).* Alteración crónica circulatoria caracterizada por manos y pies fríos, sudorosos y cianóticos; la piel está moteada de azul y rojo; la afección se intensifica con el calor y las emociones.

acrocordón *(acrochordon).* Excrecencia pedunculada, pequeña y blanda, que suele presentarse en el cuello o los párpados.

acrodermatitis *(acrodermatitis).* Inflamación de la piel de los pies o manos.

a. crónica atrófica, dermatitis de las extremidades acompañada de atrofia de la piel.

a. vesiculosa tropical, dermatitis de los dedos que se presenta en climas calurosos, en la que la piel se vuelve lustrosa y presenta muchas vesículas pequeñas.

acrodinia *(acrodynia).* Trastorno observado en niños y jóvenes caracterizado por irritabilidad, estomatitis, pérdida de los dientes, insomnio y enrojecimiento de los dedos de pies y manos, mejillas, nariz y nalgas; también denominada enfermedad rosa y eritredema.

acrodolicomelia *(acrodolichomelia).* Longitud excesiva de pies y manos.

acroestesia *(acroesthesia).* **1.** Sensibilidad anormalmente aumentada. **2.** Dolor en las extremidades.

acrofobia *(acrophobia).* Temor morboso a los lugares altos.

acrogeria *(acrogeria).* Envejecimiento prematuro de la piel de las manos y los pies.

acrognosis *(acrognosis).* Percepción sensorial de los miembros y sus partes y de la relación entre ellos.

acrohiperhidrosis *(acrohyperhidrosis).* Aumento anómalo de la sudoración de las manos y los pies.

acromasia *(achromasia).* **1.** Ausencia de la pigmentación normal de la piel. **2.** Falta de tinción en una célula. **3.** Acromatopsia.

acromatiáceas *(Achromatiaceae).* Familia de bacterias (orden *Beggiatoales*) incoloras, móviles, que tienen forma esférica, ovoidal o bacilar, contienen glóbulos de azufre o cristales de carbonato cálcico y existen en agua salada y dulce.

acromático *(achromatic).* **1.** Incoloro. **2.** Que refracta la luz sin descomponerla. **3.** Que se tiñe poco. **4.** Que se caracteriza por ceguera para los colores.

acromatina *(achromatin).* Parte del núcleo celular que sólo se tiñe débilmente por colorantes.

acromatofilia *(achromatophilia).* Estado de resistencia a la acción de los colorantes.

acromatopsia *(achromatopsia).* Ceguera total para los colores; también llamada acromatopía.

acromatosis *(achromatosis).* Falta de pigmentación natural, como en el iris o la piel.

acromegalia *(acromegaly).* Enfermedad caracterizada por un aumento de tamaño progresivo de la cabeza, cara, manos, pies y órganos internos, debido a una alteración de la hipófisis que origina una producción excesiva de hormona del crecimiento después de finalizado el período normal de crecimiento; también denominada enfermedad de Marie.

acromegálico *(acromegalic).* Relativo a la acro-

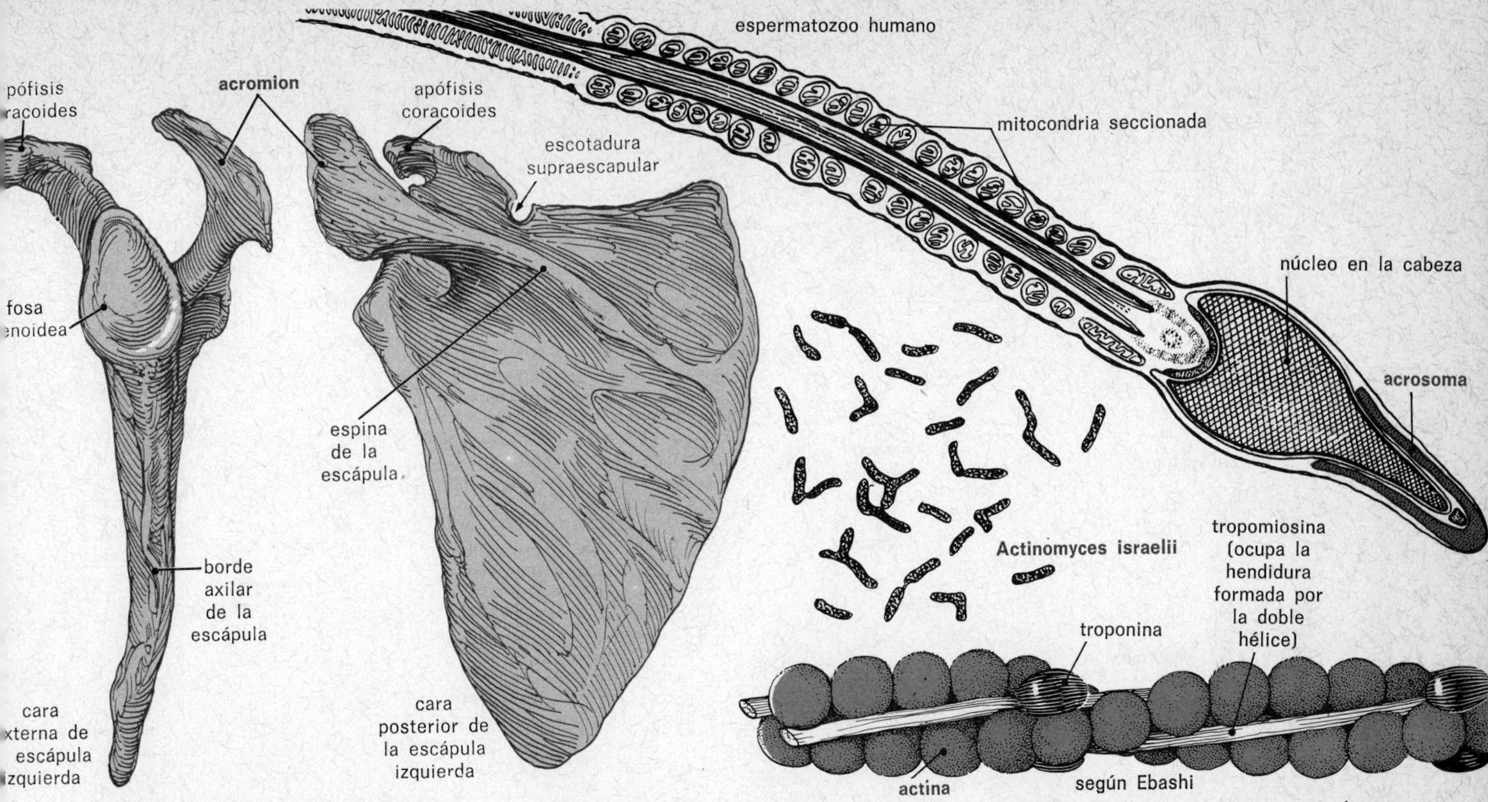

megalia o que la padece.

acromelalgia *(acromelalgia).* Enfermedad que afecta a las extremidades, especialmente los pies, caracterizada por dilatación de los vasos sanguíneos, cefaleas, vómitos y enrojecimiento, dolor e hinchazón de los dedos de los pies y las manos.

acrometagénesis *(acrometagenesis).* Deformidad congénita de las extremidades.

acromía *(achromia).* Véase leucodermia.

acromial *(acromial).* Perteneciente o relativo al acromion.

acromicosis *(acromycosis).* Cualquier enfermedad de las extremidades producida por hongos.

acromicria *(acromicria).* Pequeñez anormal de los huesos de la cabeza, manos y pies; lo contrario de acromegalia.

acromioclavicular *(acromioclavicular).* Perteneciente o relativo al acromion y la clavícula.

acromiocoracoideo *(acromiocoracoid).* Perteneciente o relativo al acromion y la apófisis coracoides.

acromiohumeral *(acromiohumeral).* Perteneciente o relativo al acromion y el húmero.

acromion *(acromion).* Apófisis aplanada que se extiende lateralmente desde la espina de la escápula y constituye el punto más prominente del hombro; también llamada apófisis acromial.

acromioscapular *(acromioscapular).* Perteneciente al acromion y al cuerpo de la escápula.

acromiotonía *(acromyotonia).* Rigidez de manos o pies que da lugar a deformidad espasmódica.

acromiotorácico *(acromiothoracic).* Relativo al acromion de la escápula y el tórax; también llamado toracicoacromial.

acromocito *(achromocyte).* Corpúsculo fantasma; veáse corpúsculo.

acromógenos *(nonchromogens).* Micobacterias del grupo III que son incoloras o producen un pigmento amarillo claro cuando crecen en presencia de luz.

acromotriquia *(achromotrichia).* Falta o pérdida de color en el cabello.

acrónfalo *(acromphalus).* Abultamiento excesivo del ombligo.

acropaquía *(acropachy).* Engrosamiento de las yemas de los dedos de manos y pies con proliferación de tejido óseo e hinchazón; también denominada paquiacria o dedos en palillo de tambor.

acroparestesia *(acroparesthesia).* Alteración troficovasomotora caracterizada por ataques de entumecimiento y sensación de hormigueo y pinchazos en las extremidades, principalmente en la punta de los dedos de pies y manos.

acropostitis *(acroposthitis).* Inflamación del prepucio.

acroqueratosis verruciforme *(acrokeratosis verruciformis).* Alteración caracterizada por verrugas en las manos y los pies.

acrosclerodermia *(acroscleroderma).* Endurecimiento de la piel de los dedos de manos y pies; también llamada esclerodactilia.

acrosclerosis *(acrosclerosis).* Engrosamiento de la piel y tejido celular subcutáneo de manos y pies debido a hichazón y engrosamiento del tejido fibroso; esclerodermia de manos y pies.

acrosoma *(acrosome).* Estructura densa que recubre la parte anterior de la cabeza del espermatozoide; contiene la enzima hialuronidasa, que ayuda a la penetración del huevo durante la fertilización.

acrótico *(acrotic).* **1.** Perteneciente a, que afecta o que se localiza en, la superficie del cuerpo. **2.** Sin pulso.

acrotrofodinia *(acrotrophodynia).* Neuritis de las extremidades producida por exposición prolongada al frío y la humedad.

ACTH *(ACTH).* Abreviatura de la hormona adrenocorticotrópica.

actina *(actin).* Proteína muscular que, junto con la miosina, es responsable de la contracción muscular.

actinicidad, actinismo *(actinism).* Propiedad de la radiación que produce cambios o actividad químicos.

actinio *(actinium).* Elemento radiactivo; símbolo Ac, número atómico 89, peso atómico 227; encontrado en el mineral de uranio y carente de isótopos estables.

actino- *(actino-).* Forma prefija que significa (a) radiación o radiactividad; (b) de forma radial o de rayo.

Actinobacillus. Género de bacterias aerobias gramnegativas pequeñas de la familia bruceláceas *(Brucellaceae)* que producen enfermedades en el ganado y los cerdos; algunas especies atacan al hombre.

A. mallei, véase *Pseudomonas mallei.*

A. pseudomallei, véase *Pseudomonas pseudomallei.*

actinodermatitis *(actinodermatitis).* Inflamación de la piel producida por radiación.

actinófago *(actinophage).* Cualquier virus que destruye los actinomicetos.

actinogénesis *(actinogenesis).* Véase radiogénesis.

actinógeno *(actinogen).* Elemento radiactivo.

actinolito *(actinolite).* Cualquier sustancia que experimenta cambios característicos en presencia de luz.

actinómetro *(actinometer).* Cualquiera de varios instrumentos para medir la intensidad y efectos químicos de los rayos actínicos.

actinomicetáceas *(Actinomycetaceae).* Familia de bacterias del orden actinomicetales, en forma de filamentos, con tendencia a formar ramas y que se parecen tanto a bacterias como a hongos; algunas variedades son patógenas.

actinomicina *(actinomycin).* Sustancia antibacteriana que se encuentra en las bacterias del suelo.

actinomicosis *(actinomycosis).* Enfermedad de ganados vacuno y porcino, que se presenta a veces en el hombre, producida por *Actinomyces bovis* y caracterizada por la formación de granulomas crónicos, que dan lugar a abscesos con formación de pus; la infección afecta fundamentalmente al cuello y los maxilares, extendiéndose a veces a los pulmones y tracto alimentario.

Actinomyces. Género de bacterias inmóviles, no resistentes al ácido-alcohol, de la familia actinomicetáceas *(Actinomicetaceae)*, que se presentan en grupos de bastones en forma de maza radiantes, que superficialmente parecen hongos; algunas variedades se utilizan en la producción de anticuerpos; también llamados hongos radiados.

A. bovis, especie que produce actinomicosis o hinchazón mandibular en las vacas.

A. griseus, *Streptomyces griseus.*

A. israelii, agente causal de la actinomicosis humana.

actinoneuritis *(actinoneuritis).* Neuritis producida por exposición prolongada a cualquier sustancia radiactiva.

actitud *(attitude).* **1.** Postura o posición del cuerpo; en obstetricia, relación de las partes fetales entre sí. **2.** Tipo de comportamiento.

activación *(activation).* **1.** Estimulación. **2.** Acción de volver radiactivo.

activador *(activator).* **1.** Sustancia que estimula la acción de otra. **2.** Agente que acelera una reacción.

a. alostérico, el que acrecienta la actividad enzimática cuando se une a un lugar diferente al lugar activo de la molécula enzimática.

actividad *(activity).* **1.** Estado de ser activo. **2.** Intensidad de un elemento radiactivo. **3.** Liberación de energía eléctrica por el tejido nervioso.

activo *(active).* Capaz de funcionar o cambiar: que necesita energía, en contraposición a pasivo.

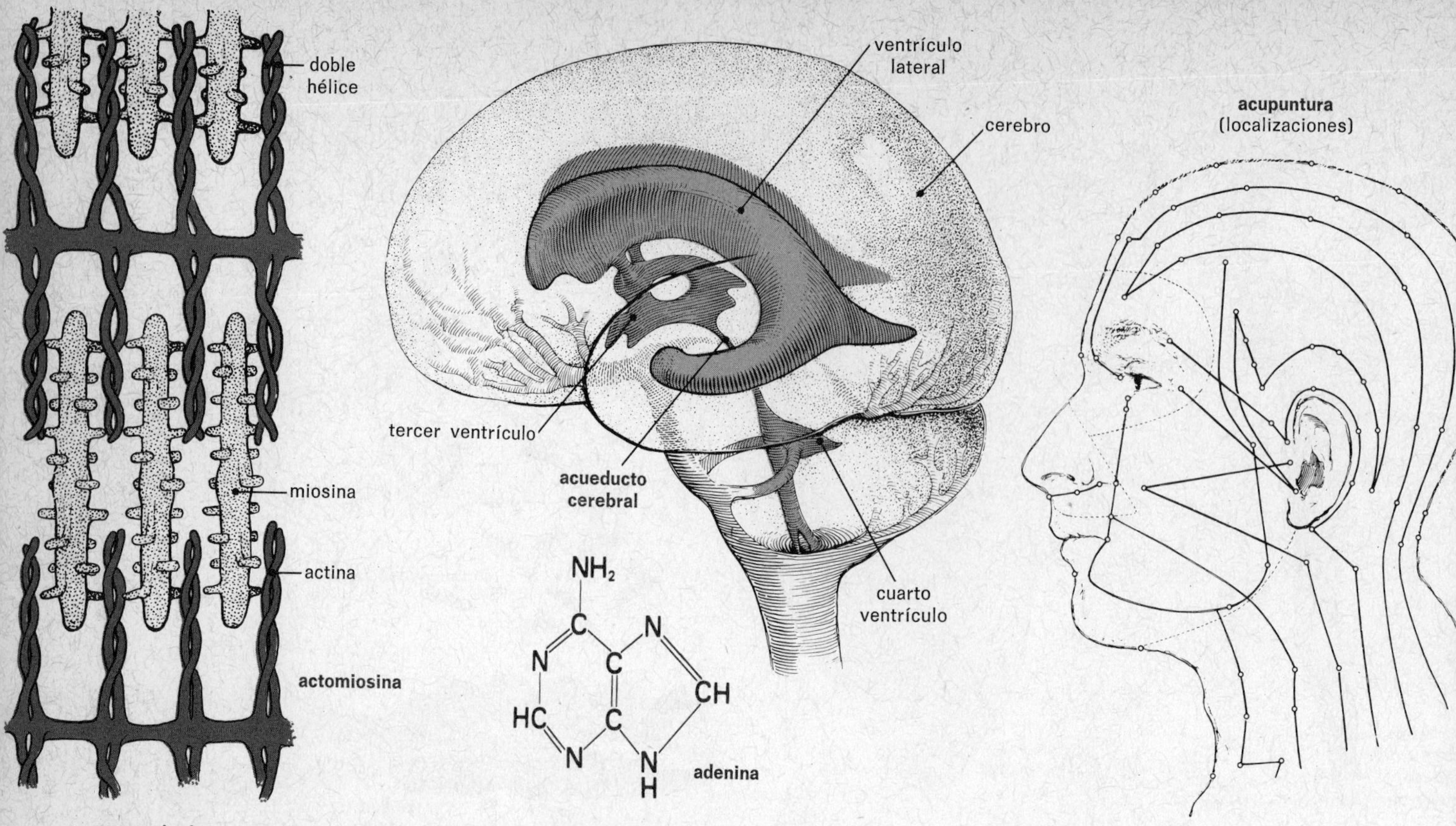

actomiosina *(actomyosin).* Proteína contráctil de estructura molecular lineal formada por la unión de actina y miosina; es responsable de la contracción de las fibras musculares.

acuático *(aquatic).* Relativo al agua o que vive en ella.

acueducto *(aqueduct).* Conducto.

a. cerebral, pequeño conducto que comunica los ventrículos tercero y cuarto del cerebro; también llamado acueducto de Silvio.

a. coclear, acueducto perilinfático.

a. perilinfático, conducto óseo delgado que va desde el tímpano (cerca de la ventana redonda) del oído interno hasta el espacio subaracnoideo de las meninges, permitiendo un contacto directo de la perilinfa del oído interno con el líquido cefalorraquídeo; también denominado acueducto coclear.

a. de Silvio, véase acueducto cerebral.

a. vestibular, conducto óseo estrecho que va desde la pared interna del vestíbulo del oído interno hasta la cara posterior de la porción petrosa del hueso temporal, donde se comunica con el espacio cefalorraquídeo; alberga el conducto endolinfático.

acúleo *(aculeate).* Espinoso; cubierto de espinas.

acupresión *(acupressure).* Compresión de un vaso sanguíneo insertando agujas en los tejidos circundantes.

acupuntura *(acupunture).* Modalidad desarrollada en China de ciertos tipos de anestesia y tratamiento de diversas afecciones; se insertan agujas finas de acero en la piel a una profundidad de algunos milímetros y se dejan unos 5 ó 10 minutos (en algunos casos, hasta el día siguiente); se basa en la teoría de que la estimulación de la piel influye sobre los órganos internos y sobre otras partes del cuerpo; también denominada neuronixis.

acusia *(acusis).* Sensibilidad auditiva normal.

acusma *(acousma).* Sensación de oír sonidos imaginarios.

acusmatagnosia *(acousmatagnosia).* Incapacidad para reconocer los sonidos; también llamada sordera mental.

acusmatamnesia *(acousmatamnesia).* Incapacidad para recordar sonidos.

acústica *(acoustics).* Rama de la ciencia que estudia el sonido, su generación, propagación y percepción.

acústico *(acoustic).* Perteneciente o relativo al sonido o al sentido del oído.

acusticofobia *(acousticophobia).* Temor morboso a los sonidos.

ACh *(ACh).* Abreviatura de acetilcolina.

Achromobacter. Género de bacterias no pigmentadas en forma de bacilos, que se encuentran en el agua dulce y en el suelo; pertenece a la familia acromobacteriáceas *(Acromobacteriaceae).*

A.D. Abreviatura del latín *auris dextra.*

ad– *(ad–).*Prefijo que significa aumento, movimiento hacia, proximidad, dependencia y acción intensificada.

ad. Preposición latina que significa hacia; se utiliza en la redacción de prescripciones.

adactilia *(adactyly).* Ausencia congénita de los dedos de la mano o el pie.

adamantinoma *(adamantinoma).* Véase ameloblastoma.

Adams-Stokes, síndrome de *(Adams-Stokes syndrome).* Síndrome caracterizado por desvanecimientos y a veces convulsiones, debidos a asistolia prolongada; se ve generalmente cuando hay una contracción efectiva insuficiente en el curso de un bloqueo cardiaco completo o cuando el bloqueo cardiaco se superpone a un ritmo sinusal; a veces puede presentarse respiración de Cheyne-Stokes; también se denomina síndrome de Stokes-Adams o de Morgagni-Adams-Stokes.

adaptación *(adaptation).* **1.** Acomodación de la pupila del ojo a las variaciones en la intensidad de la luz. **2.** Alteración por la que un organismo se amolda a un nuevo entorno. **3.** Respuesta disminuida de un órgano sensitivo ante estímulos repetidos.

a. a la luz, acomodación del ojo a un aumento de luz (disminuye la sensibilidad a la luz).

a. a la oscuridad, acomodación del ojo a una iluminación menor (aumenta en gran medida la sensibilidad a la luz).

Addison, anemia de *(Addison's anemia).*Véase anemia perniciosa.

Addison, enfermedad de *(Addison's disease).* Insuficiencia suprarrenal primaria; insuficiencia suprarrenal producida por destrucción de la corteza suprarrenal, enfermedad que se caracteriza por la deficiencia crónica de las hormonas que se ocupan del metabolismo mineral y la glucostasis; entre los hallazgos se encuentran pigmentación de la piel, anemia, hipotensión con corazón pequeño, caries dentales graves y rigidez del cartílago de las orejas; existe hiponatremia y, más tarde, puede haber azoemia e hipercalcemia; también llamada addisonismo.

addisoniano *(addisonian).* **1.** Caracterizado por rasgos de la enfermedad de Addison. **2.** El que padece la enfermedad de Addison.

ademán *(cue).* Estímulo percibido al cual responde una persona.

adenasa *(adenase).* Enzima que convierte la adenina en hipoxantina; se encuentra en hígado, páncreas y bazo.

adenastenia *(adenasthenia).* Reducción anómala de la actividad de una glándula.

adendrítico *(adendritic).* Dícese de la célula nerviosa sin dendritas, como ciertas células de los ganglios espinales.

adenectomía *(adenectomy).* Resección quirúrgica de una glándula.

adenectopia *(adenectopia).* Presencia de una glándula en algún lugar diferente a su posición normal.

adenilciclasa *(adenyl cyclase)* enzima que cataliza la producción de AMP cíclico a partir de ATP.

adenílico, ácido *(adenylic acid).* Uno de los productos de hidrólisis de los ácidos nucleicos, existente en todos los tejidos y que participa en la transferencia de fosfato de alta energía; también llamado monofosfato de adenosina (AMP) y adenin-nucleótido.

adenilo *(adenyl).* Radical $C_5H_4N_4$; componente de la adenina.

adenilsuccínico, ácido *(adenylosuccinic acid).* Intermediario en la biosíntesis del ácido adenílico.

adenina *(adenine).* Derivado blanco y cristalino de las purinas,$C_5H_5N_5$; uno de los constituyentes de los ácidos ribonucleico (RNA) y desoxirribonucleico (DNA).

a. arabinósido (Ara-A), sustancia que actúa intracelularmente inhibiendo la replicación de los virus; se utiliza en el tratamiento de algunas infecciones víricas, como las producidas por citomegalovirus.

a. nucleótido, véase ácido adenílico.

adenitis *(adenitis).* Inflamación de un ganglio linfático o glándula.

adeno– *(adeno–).* Forma prefija que significa glándula o glándulas.

adenoacantoma *(adenoacanthoma).* Tumor maligno de tejido glandular.

adenoblasto *(adenoblast).* Célula embrionaria a partir de la cual se desarrolla el tejido glandular.

adenocarcinoma *(adenocarcinoma).* Tumor maligno de células dispuestas siguiendo un patrón glandular.

adenocele *(adenocele).* Tumor quístico benigno derivado de tejido glandular.

adenocistoma *(adenocystoma).* Tumor epitelial

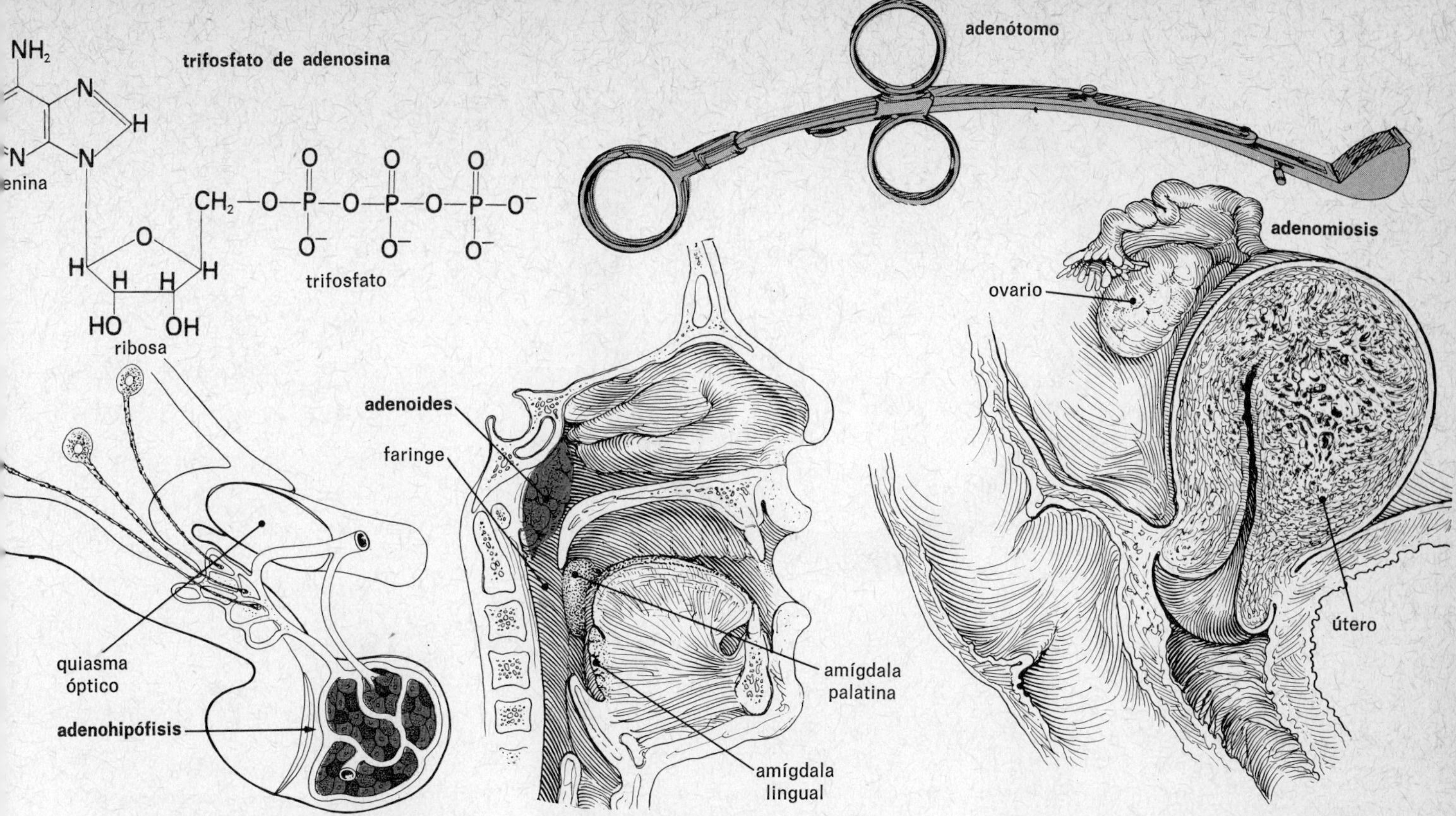

benigno, del tipo glandular asociado a quistes.

adenodiastasis *(adenodiastasis).* Presencia de glándulas o tejido glandular en un lugar diferente al habitual.

adenoepitelioma *(adenoepithelioma).* Tumor formado por tejidos glandular y epitelial.

adenofibroma *(adenofibroma).* Tumor benigno de tejido conjuntivo y con algunos elementos glandulares.

adenofibrosis *(adenofibrosis).* Formación de tejido conjuntivo en una glándula.

adenohipofisario *(adenohypophyseal, adenohypophysial).* Perteneciente o relativo a la porción anterior de la hipófisis.

adenohipófisis *(adenohypophysis).* Porción anterior o glandular de la hipófisis.

adenoide *(adenoid).* **1.** Semejante a una glándula. **2.** Amígdala faríngea.

adenoidectomía *(adenoidectomy).* Extirpación quirúrgica de las adenoides.

adenoides *(adenoids).* Hipertrofia de la amígdala faríngea.

adenoiditis *(adenoiditis).* Inflamación de la amígdala faríngea.

adenolinfocele *(adenolymphocele).* Hipertrofia quística de un ganglio linfático.

adenolinfoma *(adenolymphoma).* Cistadenoma papilar linfadenomatoso; véase cistadenoma.

adenolipoma *(adenolipoma).* Tumor benigno de tejido adiposo que contiene algunos elementos glandulares.

adenolipomatosis *(adenolipomatosis).* Afección caracterizada por la presencia de varios adenolipomas subcutáneos, en especial en el cuello, axilas e ingle.

adenoma *(adenoma).* Tumor benigno de tejido epitelial con estructura glandular.

a. acidófilo, adenoma de la porción anterior de la hipófisis; compuesto por células acidófilas, produce acromegalia y gigantismo.

a. basófilo, tumor del lóbulo anterior de la hipófisis; compuesto por células basófilas, va asociado al síndrome de Cushing.

a. de células insulares, tumor del páncreas formado por un tejido de estructura similar a la de los islotes de Langerhans.

a. cromófilo adenoma acidófilo o basófilo.

a. cromófobo, tumor formado por células cromófobas en la parte anterior de la hipófisis asociado a hipopituitarismo.

a. eosinófilo, tumor de células eosinófilas de la hipófisis anterior que ocasiona gigantismo y acromegalia.

a. maligno, adenocarcinoma.

a. oxífilo, adenoma acidófilo.

a. oxífilo granular, tumor de la glándula parótida compuesto por células granulares oxífilas.

a. psamomatoso, el que se presenta en el lóbulo anterior de la hipófisis y contiene muchas calcificaciones.

a. sebáceo, tumor de glándulas sebáceas en la cara; aparece como una agrupación de pápulas rojizas y amarillentas y se asocia con deficiencia mental.

adenomatoide *(adenomatoid).* Semejante a un adenoma.

adenomatosis *(adenomatosis).* Alteración caracterizada por la formación de numerosos tumores glandulares.

a. poliendocrina familiar, presencia de tumores en varias glándulas endocrinas.

a. pulmonar, presencia de moco abundante y células epiteliales mucosecretoras de origen neoplásico en los alveolos y bronquios distales; se caracteriza por la producción de gran cantidad de esputo.

adenomatoso *(adenomatous).* Relativo al adenoma o crecimiento glandular.

adenomioma *(adenomyoma).* Tumor benigno compuesto por tejido muscular que se encuentra en el útero y ligamentos uterinos.

adenomiosis *(adenomyosis).* Presencia de excrecencias adenomatosas en el músculo liso, como la invasión de la musculatura uterina por endometrio.

adenomixoma *(adenomyxoma).* Tumor benigno formado por tejido glandular y mucoide.

adenopatía *(adenopathy).* Enfermedad de las glándulas, en especial los ganglios linfáticos.

adenosarcoma *(adenosarcoma).* Tumor maligno que contiene tejido glandular.

adenosclerosis *(adenosclerosis).* Endurecimiento de una glándula o ganglio linfático.

adenosina *(adenosine).* Compuesto orgánico, derivado de ácidos nucleicos; compuesto de adenina y pentosa.

a. trifosfatasa (ATPasa), enzima presente en el tejido muscular que facilita la salida de un grupo fosfato del trifosfato de adenosina.

a., difosfato de (ADP), producto de la hidrólisis, y sustrato para la biosíntesis, del trifosfato de adenosina (ATP).

a., monofosfato de (AMP), véase ácido adenílico.

a., trifosfato de (ATP), compuesto orgánico presente en todas las células; por hidrólisis, proporciona la energía necesaria para multitud de procesos biológicos.

adenosis *(adenosis).* Cualquier enfermedad de las glándulas, especialmente la que afecta a los ganglios linfáticos.

adenótomo *(adenotome).* Instrumento quirúrgico para la extirpación de las adenoides.

adenotonsilectomía *(adenotonsillectomy).* Extirpación quirúrgica de las adenoides y las amígdalas palatinas.

adenovirus *(adenoviruses).* Grupo de virus DNA que se multiplican en el núcleo de las células; algunos producen infecciones en las vías respiratorias y en ocasiones en los ojos; otros se han utilizado en estudios experimentales sobre el cáncer.

ADH *(ADH).* Abreviatura de: (a) hormona antidiurética; (b) alcohol deshidrogenasa.

adherencia *(adhesion).* **1.** Unión de dos superficies. **2.** Banda fibrosa que produce la unión anormal de dos partes.

a. fibrinosa, adherencia constituida por filamentos delgados de fibrina.

a. fibrosa, la compuesta por un grupo de adherencias fibrinosas.

a. primaria, adherencia o cicatrización de una herida sin supuración ni formación de tejido de granulación; también denominada cicatrización por primera intención.

adhesiotomía *(adhesiotomy).* Sección quirúrgica de adherencias.

adiadococinesia *(adiadochocinesia, adiadochocinesis).* Incapacidad para realizar movimientos alternantes rápidos (p. ej. pronación y supinación).

adiaforesis *(adiaphoresis).* Deficiencia de transpiración.

adiaforético *(adiaphoretic).* Caracterizado por adiaforesis o que la produce.

adicción *(addiction).* Habituación intensa a alguna práctica que escapa al control voluntario.

adición *(addition).* En farmacología, la cualidad de dos fármacos (p. ej. adrenalina y noradrenalina) que actúan en los mismos receptores por la que las dosis de uno de ellos pueden sustituir a las del otro, proporcionalmente a su potencia relativa.

adicto *(addict).* El que tiene una dependencia acusada de algún tipo de práctica que ha escapado al control voluntario.

adinamia *(adynamia).* Debilidad; astenia.

adipectomía *(adipectomy).* Véase lipectomía.

adípico, ácido *(adipic acid).* Acido formado por la oxidación de las grasas.

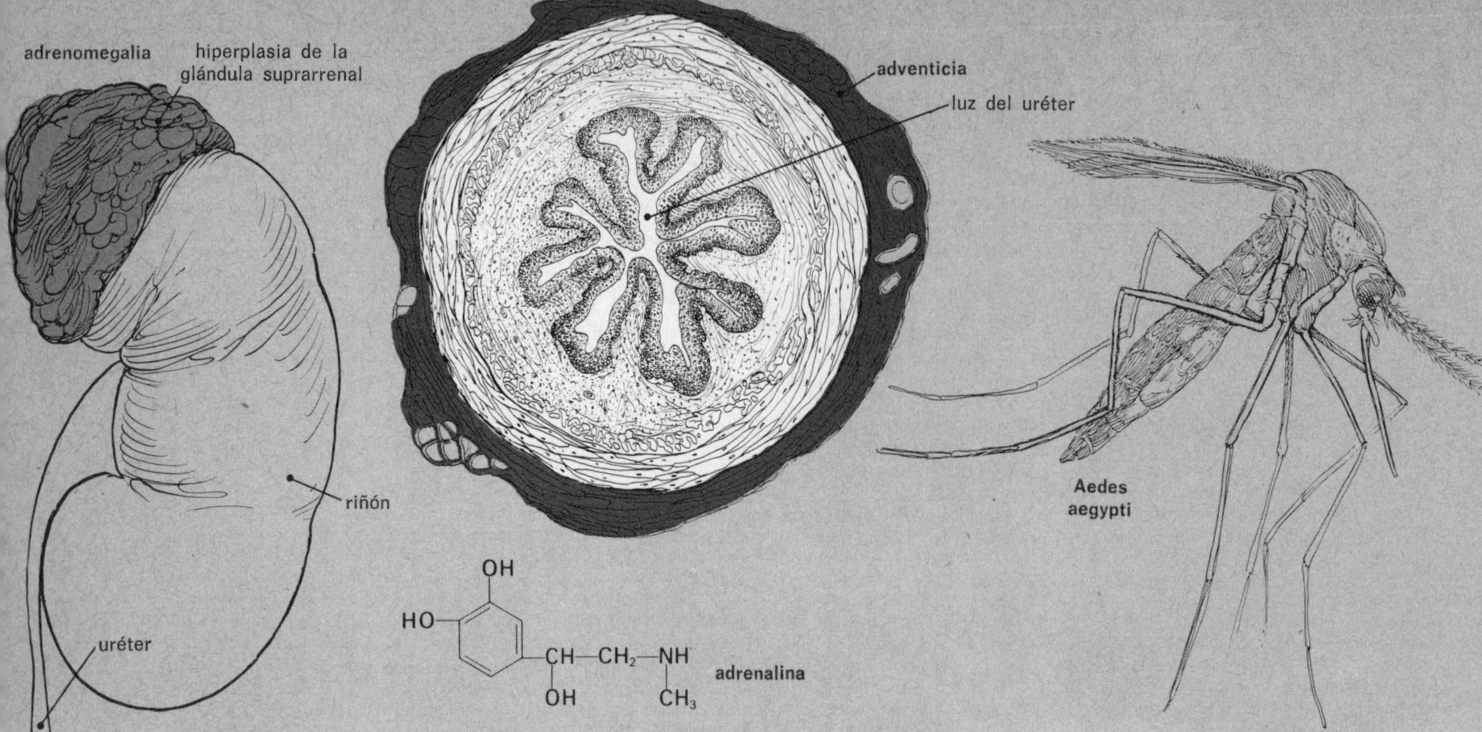

adipo- *(adip-, adipo-).* Forma prefija que significa grasa.
adipocele *(adipocele).* Véase lipocele.
adipocera *(adipocere).* Sustancia cérea que se forma en cadáveres en descomposición en condiciones húmedas.
adipógeno *(adipogenic).* Véase lipógeno.
adiponecrosis *(adiponecrosis).* Necrosis grasa.
adipoquinina *(adipokinin).* Hormona de la hipófisis anterior importante en el metabolismo de los lípidos.
adiposidad *(adiposity).* Estado corporal en el que la proporción de grasa en el peso es excesiva; el peso del cuerpo puede ser normal (rasgo que la distingue de la obesidad).
adiposis *(adiposis).* Acúmulo excesivo de grasa en el cuerpo, ya sea local o generalizado.
adiposo *(adipose).* Perteneciente o relativo a la grasa; obeso, graso.
adisyunción *(nondisjunction).* Falta de separación de los pares de cromosomas en la metafase, de forma que ambos cromosomas pasan a una célula hija y ninguno a la otra.
aditivo *(additive).* Cualquier sustancia que se añade a otro material para cumplir una finalidad específica, es decir, mejorarlo, fortalecerlo, etc.
aditus *(aditus).* Término anatómico general que significa acercamiento o entrada a un órgano.
ad lib. Abreviatura del latín *ad libitum,* tanto como se desee.
ADN. Véase DNA.
adolescencia *(adolescence).* Fase del desarrollo humano que va del comienzo de la pubertad hasta la consecución de un desarrollo físico completo.
adolescente *(adolescent).* **1.** Perteneciente o relativo a la adolescencia. **2.** Persona que atraviesa el período de la adolescencia.
adoral *(adoral).* Próximo a la boca o hacia ella.
ADP *(ADP).* Abreviatura de difosfato de adenosina.
adquirido *(acquired).* Que se desarrolla después del nacimiento, en contraste con lo congénito o hereditario.
adrenal *(adrenal).* Situado en proximidad al riñón; suprarrenal.
adrenalina *(epinephrine, adrenaline).* **1.** Hormona producida por la medula de la glándula suprarrenal; estimula el sistema nervioso simpático. **2.** Compuesto cristalino $C_9H_{13}NO_3$, extraído de las glándulas suprarrenales de algunos mamíferos o producido sintéticamente; produce estimulación cardiaca, constricción o dilatación de los vasos sanguíneos y relajación bronquial; se usa como estimulante cardiaco, en el tratamiento del asma bronquial y de los trastornos alérgicos agudos y como vasoconstrictor local; también llamada epinefrina.
adrenarquía *(adrenarch).* **1.** Pubertad inducida por hiperactividad de la corteza suprarrenal. **2.** Cambio fisiológico en el que aumenta la función de la corteza suprarrenal; se presenta aproximadamente a la edad de nueve años.
adrenérgico *(adrenergic).* Término aplicado a fibras nerviosas del sistema nervioso simpático que, bajo estimulación, liberan el quimiotransmisor noradrenalina (y posiblemente pequeñas cantidades de adrenalina) en las terminaciones posganglionares.
alfa a., funciones del sistema adrenérgico mediadas por receptores causantes de vasoconstricción, dilatación del iris y contracción pilomotora.
beta a., funciones del sistema adrenérgico mediadas por receptores causantes de taquicardia (beta 1) y broncodilatación (beta 2).
adrenocortical *(adrenocortical).* Relativo a la corteza suprarrenal.
adrenocorticomimético *(adrenocorticomimetic).* Que tiene una función similar a la de la corteza suprarrenal.
adrenocorticotrópico *(adrenocorticotrophic, adrenocorticotropic).* Que estimula la función o el desarrollo de la corteza de las suprarrenales.
adrenocorticotropina *(adrenocorticotrophin, adrenocorticotropin).* Hormona adrenocorticotrópica; véase hormona.
adrenogenital, síndrome *(adrenogenital syndrome).* Trastorno metabólico producido por hiperfunción de la corteza suprarrenal, generalmente asociada con virilización prematura y, en la mujer, con seudohermafroditismo e infantilismo sexual; está producido por una deficiencia congénita en la formación de cortisol con aumento compensador de la ACTH que origina hipersecreción de otros esteroides suprarrenales.
adrenógeno *(adrenogenic).* Producido en las glándulas suprarrenales.
adrenografía *(adrenogram).* Radiografía de la glándula suprarrenal.
adrenolítico *(adrenolytic).* **1.** Que inhibe la acción del sistema simpático (adrenérgico). **2.** Que tiene una influencia inhibidora en la acción de, o la respuesta a, la adrenalina.
adrenomegalia *(adrenomegaly).* Aumento de volumen de las glándulas suprarrenales.
adrenoprivo *(adrenoprival).* Carente de función suprarrenal.
adrenosterona *(adrenosterone).* Hormona sexual masculina (andrógeno), $C_{19}H_{24}O_3$, presente en la corteza suprarrenal.
adrenotoxina *(adrenotoxin).* Cualquier sustancia tóxica para las suprarrenales.
adrenotropina *(adrenotropin, adrenotrophin).* Hormona adrenocorticotrópica; véase hormona.
adrenotropismo *(adrenotropism).* Predominio de las suprarrenales en la función endocrina.
adsorbente *(adsorbent).* Sustancia que atrae y mantiene en su superficie otra sustancia.
adsorber *(adsorb).* Fijarse una sustancia a la superficie de otra.
adsorción *(adsorption).* Proceso por el que moléculas de gas o partículas pequeñas en solución son atraídas por, y fijadas a, la superficie de otra sustancia.
aducción *(adduction).* Movimiento de una parte hacia la línea media del cuerpo; aproximación.
aducir *(adduct).* Traer hacia la línea media del cuerpo; aproximar.
aductor *(adductor).* Estructura, como un músculo, que aproxima una parte hacia el eje del cuerpo; lo contrario de abductor.
adulteración *(adulteration).* **1.** Adición de sustancias extrañas a un producto. **2.** Alteración de una sustancia mediante la adición de material más barato y de calidad inferior.
adulterante *(adulterant).* **1.** Cualquier cosa que se añade a una sustancia que la hace impura o inferior. **2.** Cualquiera de las sustancias añadidas a las drogas alucinógenas con la esperanza de aumentar su potencia.
adulto *(adult).* Individuo totalmente desarrollado.
adventicia *(adventitia).* Capa externa de tejido conjuntivo laxo de una estructura como un vaso sanguíneo, conducto torácico o uréter; también denominada extima.
adventicio *(adventitial).* Relativo a la túnica externa de un vaso sanguíneo.
Aedes aegypti. Especie importante de mosquito portadora de la fiebre amarilla y el dengue; puede transmitir también filariasis y encefalitis; se reproduce generalmente cerca de las casas; también denominado mosquito tigre.
aerobio *(aerobe).* Dícese del organismo capaz de crecer en presencia de aire.
a. facultativo, microorganismo que normalmente no crece en medios oxigenados, pero que en ciertas circunstancias puede hacerlo.
a. obligado, estricto, microorganismo que sólo crece en presencia de oxígeno.
aerobiosis *(aerobiosis).* Vida en un medio con oxígeno.
aerocele *(aerocele).* Distensión de una pequeña cavidad del cuerpo por gas.
aerofagia *(aerophagia, aerophagy).* Deglución de aire, generalmente acompañante de alteraciones

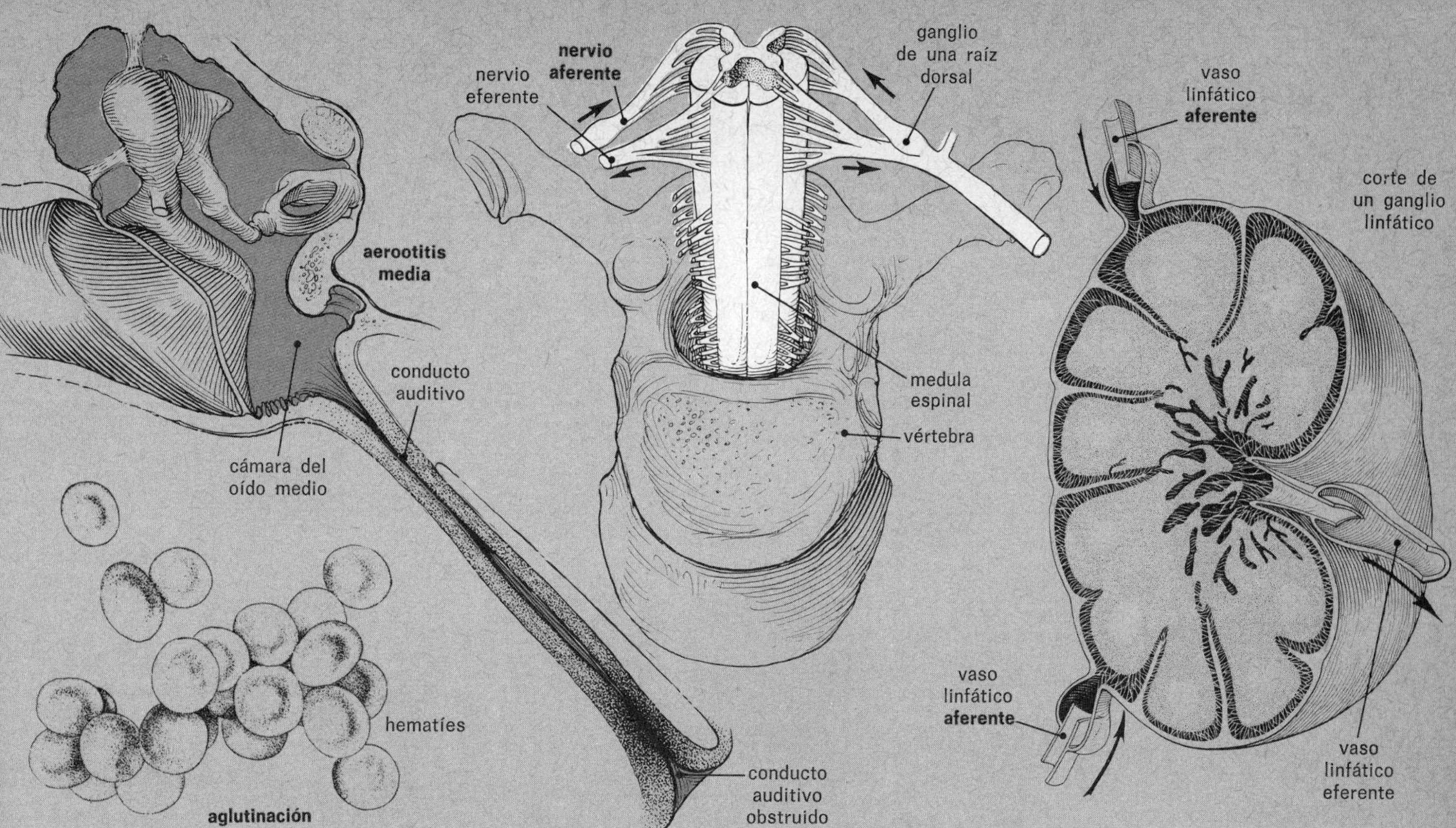

emocionales.

aerófilo *(aerophil, aerophilic).* Organismo que precisa aire para un desarrollo adecuado.

aerofobia *(aerophobia).* Temor excesivo a las corrientes o al aire fresco.

aerogénesis *(aerogenesis).* Producción de gas.

aerógeno *(aerogen).* **1.** Microorganismo productor de gas. **2.** Que produce gas.

aerootitis media *(aerotitis media).* Inflamación del oído medio producida por un aumento repentino de la presión atmosférica, como al descender en un avión desde una gran altitud, cuando la obstrucción del conducto auditivo no permite el equilibrio entre las presiones de dentro y fuera del oído medio; también denominada oído del aviador.

aerosinusitis *(aerosinusitis).* Afección inflamatoria de los senos paranasales producida por la diferencia de presión entre los senos y la atmósfera; también denominada barosinusitis.

aerosol *(aerosol).* Suspensión relativamente estable de líquidos o sólidos en aire, oxígeno o gases inertes que se dispersa en forma de niebla, generalmente con fines terapéuticos.

afagia *(aphagia).* Véase disfagia.

afalangia *(aphalangia).* Ausencia de los dedos de las manos y los pies.

afaquia *(aphakia).* Ausencia del cristalino.

afasia *(aphasia).* Término general aplicado a las alteraciones del lenguaje (lectura, escritura, expresión hablada o comprensión de palabras escritas o habladas) debidas a una disfunción cerebral y no consecutivas a una enfermedad de los órganos vocales o deficiencia intelectual.

a. amnésica, incapacidad para recordar palabras.

a. atáxica, afasia motora.

a. auditiva, sordera a las palabras; el individuo distingue las palabras de otros sonidos, pero no las entiende.

a. central, afasia producida por una lesión en la corteza cerebral.

a. global, pérdida completa del poder de comunicación.

a. mixta, mezcla de afasia sensitiva y motora.

a. motora, pérdida de la capacidad para comunicarse por expresión escrita, hablada o signos.

a. óptica, anomia; incapacidad para llamar por su nombre a un objeto que se reconoce con la vista.

a. receptiva, afasia sensitiva.

a. sensitiva, incapacidad para entender palabras, gestos o signos escritos o hablados.

a. visual, alexia; incapacidad para comprender palabras escritas; también llamada ceguera verbal.

afásico *(aphasic, aphasiac).* Relativo a la afasia o que la padece.

afebril *(afebrile).* Sin fiebre; apirético.

afecto *(affect).* **1.** Sentimiento o emoción; variedad emotiva asociada a reacciones orgánicas. **2.** Componente dinámico de las emociones.

aferente *(afferent).* Que transporta un líquido o un impulso nervioso hacia un órgano o región.

afibrinogenemia *(afibrinogenemia).* Deficiencia acusada de fibrinógeno en la sangre.

afinidad *(affinity).* En química, fuerza de atracción mutua de dos sustancias.

afonía *(aphonia).* Pérdida de la voz.

a. histérica, incapacidad para hablar debido a histeria.

afónico *(aphonic).* Relativo a la afonía o que la padece.

afrodisia *(aphrodisia).* Deseo sexual.

afrodisíaco *(aphrodisiac).* Cualquier agente que intensifica el deseo sexual.

afta *(aphtha).* Llaga blanca y pequeña en una mucosa, observada con frecuencia en la boca.

aftoso *(aphthous).* Relativo a las aftas o que las padece.

Ag *(Ag).* **1.** Abreviatura de antígeno. **2.** Símbolo de la plata.

agalactia *(agalactia).* Estado de ausencia de la leche en la glándula mamaria tras el parto.

agammaglobulinemia *(agammaglobulinemia).* Alteración caracterizada por ausencia virtual de gammaglobulinas en sangre, incapacidad para formar anticuerpos y ataques frecuentes de enfermedades infecciosas.

agamogénesis, agamogonia *(agamogenesis).* Reproducción asexual, como por gemación, división celular, etc.

aganglionosis *(aganglionosis).* Ausencia congénita de ganglios.

agar *(agar).* Sustancia gelatinosa que se obtiene de las algas; se utiliza como medio de cultivo de bacterias, ya que no se ve afectada por la mayoría de las enzimas bacterianas, y como laxante porque su volumen aumenta en gran medida con la reabsorción de agua.

a. chocolate, agar mezclado con sangre fresca y calentado posteriormente, lo que le da un color marrón achocolatado; se utiliza como medio de cultivo de *Neisseria.*

a. de Sabouraud, caldo solidificado con un 1 % de agar mezclado con un 1 % de peptona de Chassaing y 4 % de maltosa o manita; utilizado para el cultivo de hongos; también denominado agar francés.

a. sangre, caldo solidificado con un 1 % de agar y mezclado con sangre.

agenesia, agénesis *(agenesis, agenesia).* Ausencia o desarrollo anormal de una parte.

agenitalismo *(agenitalism).* Síntomas que se presentan por la ausencia de secreciones ováricas o testiculares.

agenosomía *(agenosomia).* Ausencia congénita o desarrollo defectuoso de los genitales y protrusión de los órganos abdominales a través de la pared abdominal incompleta.

agente *(agent).* Cualquier cosa capaz de producir un efecto en un organismo.

a. bloqueador, fármaco que bloquea la transmisión de un impulso nervioso en una sinapsis.

a. de Eaton, *Mycoplasma pneumoniae;* una de las causas principales de neumonía atípica primaria.

a. esclerosante, cualquier compuesto utilizado en el tratamiento de las varices.

a. quelante, compuesto que se combina con metales para formar un complejo (quelato); utilizado en medicina para volver innocuos los compuestos metálicos venenosos.

ageusia *(ageusia).* Ausencia del sentido del gusto.

agit. Abreviatura del latín *agita,* agítese; se utiliza en la redacción de prescripciones.

aglaucopsia *(aglaucopsia).* Incapacidad para distinguir el color verde; también denominada ceguera para el verde.

aglicona *(aglycone, aglucone).* Grupo no carbohidrato de un glucósido.

aglomerular *(aglomerular).* Carente de glomérulos.

aglutinación *(agglutination).* **1.** Aglomeración de células o microorganismos al exponerse a un suero inmunitario específico. **2.** Proceso de unión de los bordes en la cicatrización de una herida.

a. por grupos, arracimamiento de diversas variedades afines de bacterias en presencia de un suero específico para uno de los componentes del grupo.

aglutinina *(agglutinin).* Anticuerpo que frente a antígenos particulados, como bacterias u otras células, hace que se adhieran entre sí.

a. fría, aglutinina que ocasiona arracimamiento de los hematíes humanos del grupo O a una temperatura de cero a 5° C; también llamada crioaglutinina.

aglutinógeno *(agglutinogen).* **1.** Sustancia antigénica que estimula la formación de un anticuerpo específico (aglutinina) que produce conglome-

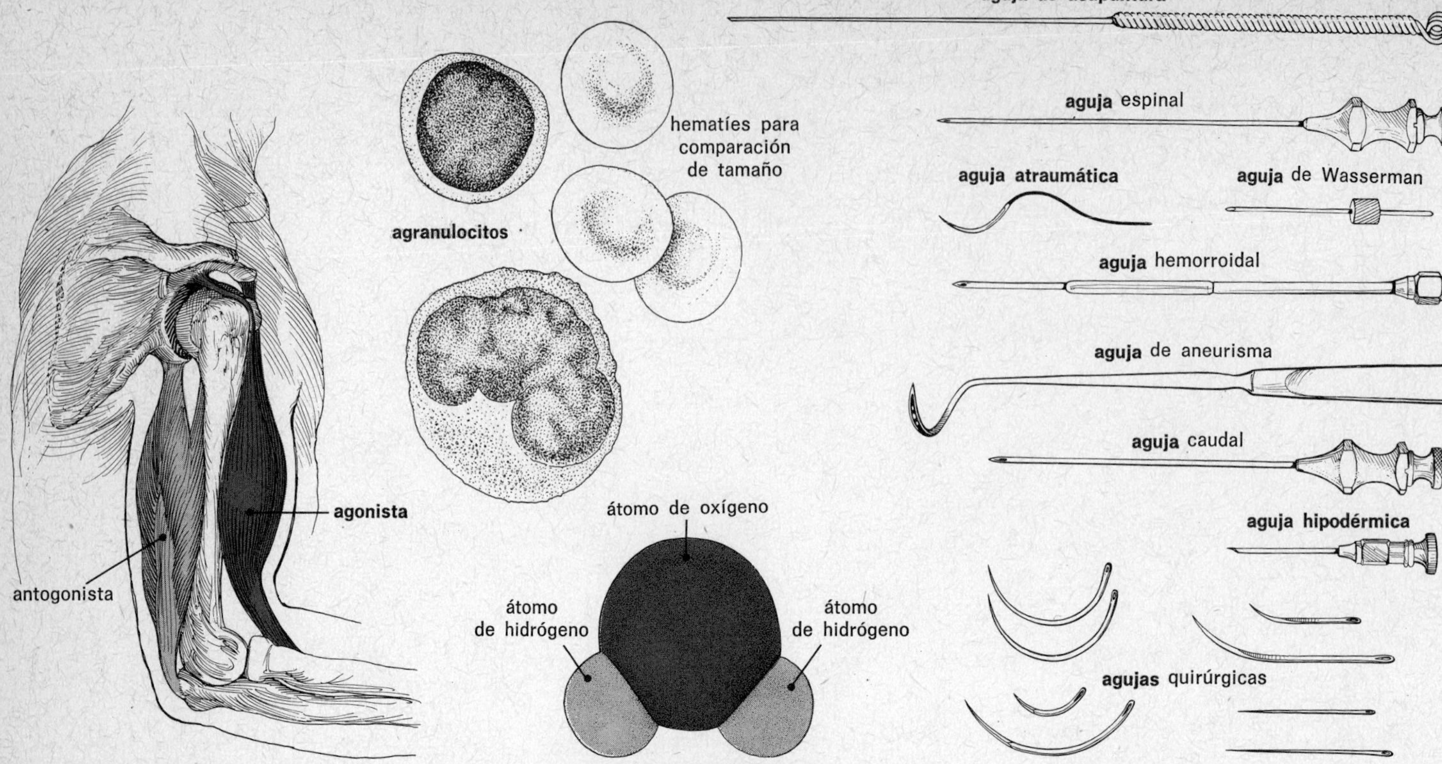

ración de las células que contienen el antígeno. **2.** Que provoca la formación de una aglutinina.

aglutinoide *(agglutinoid).* Aglutinina que ha perdido su capacidad de producir aglutinación pero aún puede combinarse con su aglutinógeno correspondiente.

agnógeno *(agnogenic).* De causa desconocida; idiopático.

agnosia *(agnosia).* Pérdida de la capacidad de comprensión del significado de una estimulación sensorial, como las sensaciones auditiva, visual, olfatoria, táctil y gustatoria.

agonía *(throe).* Angustia grande o acceso de dolor, como el del parto.

agonista *(agonist).* **1.** Músculo contraído que se opone a la acción de otro músculo, su antagonista, que se relaja simultáneamente. **2.** Fármaco que puede interaccionar con receptores (lugares específicos en algunas células) e iniciar una respuesta farmacológica, p. ej. la acetilcolina.

agorafobia *(agoraphobia).* Temor morboso a los espacios abiertos.

agotamiento *(exhaustion).* **1.** Fatiga extrema. **2.** Extracción de contenidos. **3.** Eliminación de los ingredientes activos de un fármaco.

a. por calor, estado caracterizado por postración y debilidad, causado por la exposición prolongada a temperaturas elevadas.

a. nervioso, denominación anticuada de la neurosis funcional (neurastenia) o de un trastorno mental.

agrafía *(agraphia).* Pérdida de la capacidad para comunicar ideas por medio de la escritura, debido a lesión cerebral.

agranulocitopenia *(agranulocytopenia).* Véase agranulocitosis.

agranulocitos *(agranulocytes).* Leucocitos agranulares; grupo de células blancas de la sangre que contienen gránulos inespecíficos (azurófilos) en el que se incluyen el linfocito y el monocito; normalmente suponen del 37 % al 42 % del recuento leucocítico total.

agranulocitosis *(agranulocytosis).* Afección que se caracteriza por una gran disminución de las células blancas sanguíneas granulares (leucocitos polimorfonucleares); a menudo describe un síndrome que comprende el cambio hematológico más síntomas generales y el desarrollo de úlceras infectadas en la boca (angina agranulocítica), garganta, tracto intestinal y, a veces, piel; la forma aguda es casi siempre de origen farmacológico, pero puede verse en la leucemia aguda; la forma crónica es de etiología desconocida y se observa con más frecuencia en mujeres; también denominada agranulocitopenia.

agregado *(aggregate).* Masa formada por la reunión de diversos cuerpos.

agregar *(aggregate).* Amontonar unidos diversos cuerpos.

agrietar *(chap).* Producir grietas o hendiduras en piel.

agua *(water).* Líquido claro incoloro, H_2O, que está presente en todos los tejidos orgánicos y es esencial para la vida.

a. alcalina, la que contiene cantidades apreciables de bicarbonato cálcico, litio, potasio o sodio.

a. blanda, agua que contiene pocos o ningún ion formador de sales insolubles con los ácidos grasos, especialmente la que contiene menos de 80 partes por millón de carbonato cálcico; el jabón corriente hace espuma con facilidad en este agua.

a. caliza, solución de hidróxido de calcio.

a. en el cerebro, denominación vulgar de la hidrocefalia.

a. de combustión, véase agua de metabolismo.

a. corporal total, contenido total de agua del cuerpo de un adulto; equivale a un 50-70 % del peso del cuerpo.

a. de cristalización, agua en combinación química con un cristal, necesaria para el mantenimiento de las propiedades cristalinas, pero que puede separarse por medio del calor adecuado.

a. destilada, agua purificada por el proceso dependiente del calor llamado destilación.

a. dura, la que contiene iones, como Mg^{++} y Ca^{++}, que forman sales insolubles con los ácidos grasos, especialmente el agua que tiene más de 90 partes por millón de carbonato cálcico; generalmente resiste la acción del jabón para hacer espuma.

a. de hidratación, agua unida químicamente a una sustancia para formar un hidrato, que puede ser separada, por calor p. ej., sin que cambie en esencia la composición de la sustancia.

a. de inyección, agua purificada por destilación para uso parenteral.

a. libre, (1) agua corporal que no está unida a los coloides; puede separarse por ultrafiltración; (2) cantidad de orina diluida formada en un minuto que puede considerarse libre de solutos presumiendo que el resto de la orina es isotónica; C_{H_2O} (aclaramiento de agua libre) = V (flujo de orina en ml/min) − C_{osm} (aclaramiento osmolar).

a. ligada, agua del organismo que está tenazmente unida a los coloides.

a. metabólica, véase agua de metabolismo.

a. de metabolismo, agua del organismo derivada de la oxidación del hidrógeno de un elemento alimenticio, como almidón, glucosa o grasa; la mayor cantidad se produce en el metabolismo de las grasas, aproximadamente 117 g por cada 100 g de grasa; también llamada agua de combustión. Suele importar de 250 a 300 ml/día en un adulto.

a. mineral, la que posee cantidades apreciables de sales en solución.

a. pesada, (D_2O) compuesto análogo al agua en el que la mayoría de los átomos de hidrógeno son deuterio (hidrógeno pesado); se diferencia de la normal en que tiene puntos de ebullición y congelación más altos.

a. potable, agua que se puede beber, libre de contaminación.

a. salina, la que contiene sales neutras (cloruros, bromuros, yoduros, sulfatos) en cantidades apreciables.

aguas *(waters).* Término coloquial utilizado para designar el líquido amniótico que rodea al feto.

a., bolsa de las, nombre vulgar utilizado para designar el saco cerrado de membranas fetales que contiene el líquido amniótico.

agudeza *(acuity).* Claridad de percepción de los sentidos.

a. visual, claridad de visión; depende del tamaño y nitidez de la imagen de la retina, la sensibilidad de los nervios y la capacidad de interpretación del cerebro.

agudo *(acute).* Dícese de una enfermedad o síntomas de comienzo brusco o que persisten un período de tiempo relativamente corto; lo contrario de crónico.

aguja *(needle).* Instrumento fino y puntiagudo para coser o puncionar.

a. de acupuntura, aguja fina, por lo general de 7 a 10 cm de longitud, utilizada para practicar la acupuntura.

a. atraumática, aguja quirúrgica sin ojo.

a. exploratoria, aguja hueca que se introduce en un tumor o cavidad para determinar la presencia o ausencia de un líquido.

a. hipodérmica, aguja hueca para inyectar líquidos por vía subcutánea.

a. de Menghini, la diseñada para obtener tejido, especialmente hepático, para biopsia; la muestra de tejido se obtiene con ayuda de una succión aplicada a la extremidad de la aguja.

a. de punción lumbar, la diseñada para penetrar en el conducto raquídeo para extraer líquido cefalorraquídeo o introducir medicación.

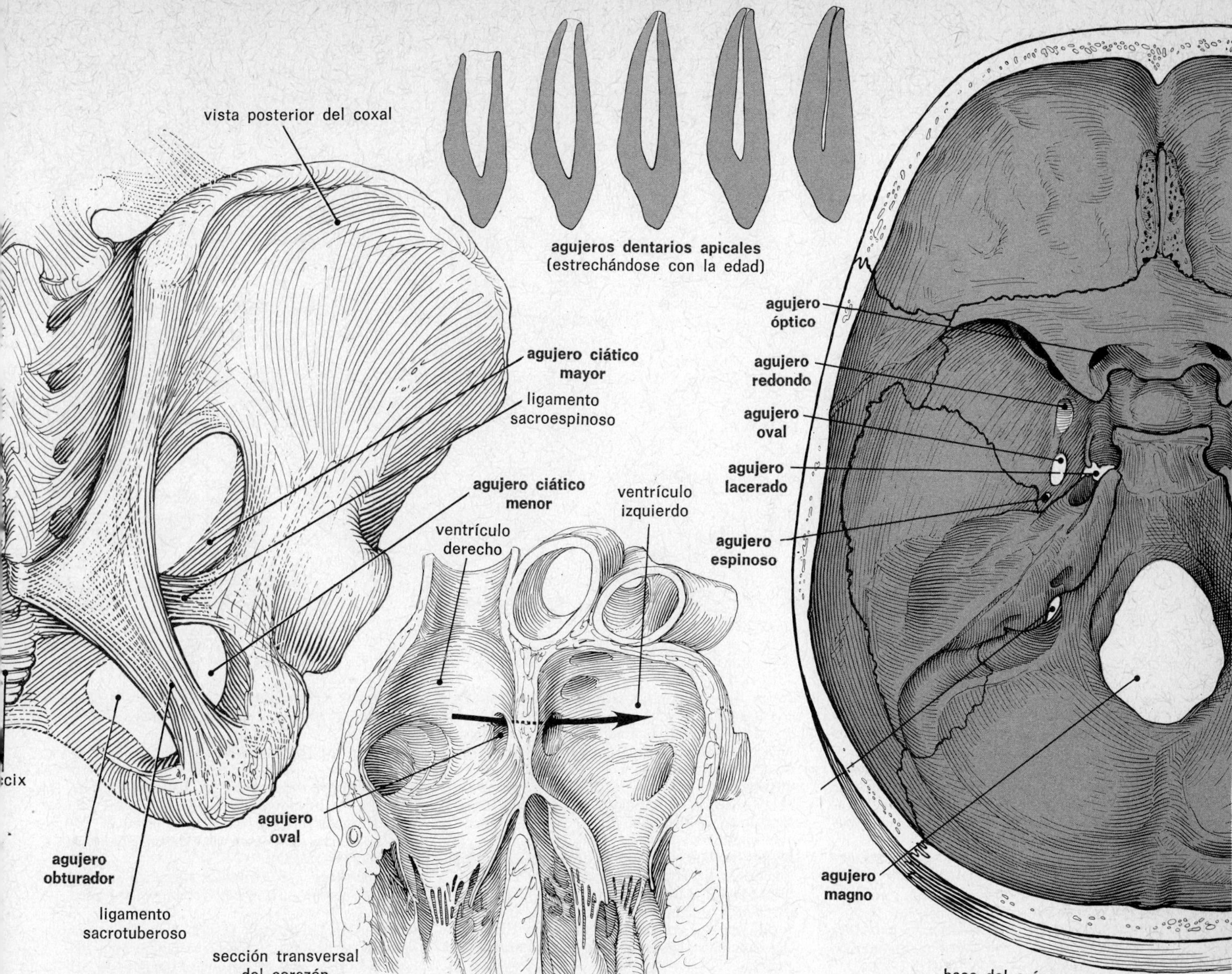

sección transversal del corazón

base del cráneo

a. de Vim-Silverman, la provista de un estilete y cuchillas para obtener tejido para biopsia.

agujero *(foramen).* Abertura natural a través de un hueso o estructura membranosa; conducto corto.

a. aórtico, véase hiato aórtico.

a. auditivo externo, véase meato auditivo externo.

a. carotídeo, abertura inferior del canal carotídeo por la que pasa la arteria carótida interna.

a. ciático mayor, gran abertura limitada por el sacro, la escotadura ciática mayor del ilion y los ligamentos sacrotuberal y sacroespinoso.

a. ciático menor, agujero limitado por la escotadura ciática menor y los ligamentos sacrotuberoso y sacroespinoso.

a. ciego, pocillo sobre la cara dorsal de la lengua que representa los restos de la parte superior del conducto tirogloso embrionario.

a. cuadrado, véase agujero de la vena cava.

a. dentario apical, abertura en la punta de la raíz de los dientes por la que pasan los nervios y vasos que se dirigen a la pulpa.

a. dentario inferior, véase agujero mandibular.

a. epiploico, abertura que conecta los dos sacos del peritoneo, es decir, el saco mayor y el menor (bolsa omental); también llamado agujero de Winslow.

a. espinoso, agujero del ala mayor del esfenoides por el que pasa la arteria meníngea media.

a. estilomastoideo, abertura sobre la porción petrosa del hueso temporal, entre las apófisis estiloides y mastoides; permite el paso del nervio facial y de la arteria estilomastoidea.

a. etmoidal, cada una de las dos aberturas (anterior y posterior) existentes en las órbitas que permiten el paso de vasos y nervios.

a. incisivo, agujero relativamente grande en la línea media del paladar duro, inmediatamente detrás de los incisivos centrales; abertura del canal nasopalatino.

a. infraorbitario, abertura externa del canal infraorbitario en la cara anterior del maxilar superior.

a. interauricular primario, (1) abertura temporal del corazón embrionario entre las aurículas derecha e izquierda; también llamado ostium primum; (2) persistencia anormal de dicha abertura en el corazón adulto.

a. interauricular secundario, abertura secundaria que aparece en el corazón embrionario entre las aurículas derecha e izquierda, inmediatamente antes de que se cierre el agujero interauricular primario; también llamado ostium secundum.

a. interventricular, a. de Monro, abertura oval entre el tercer ventrículo cerebral y los laterales.

a. intervertebral, cada una de las aberturas formadas por vértebras adyacentes y que dan al canal medular.

a. lacerado, abertura entre el vértice de la porción petrosa del temporal y el cuerpo del esfenoides; normalmente está ocluido por tejido fibroso, dejando paso tan sólo al pequeño nervio del canal pterigoideo y a una rama meníngea pequeña de la arteria faríngea ascendente.

a. de Luschka, abertura externa del cuarto ventrículo.

a. de Magendi, abertura central del cuarto ventrículo.

a. magno, gran abertura en la base del cráneo por la que pasa la medula espinal; también llamado agujero mayor.

a. mandibular, abertura situada en la cara interna de las ramas del maxilar inferior; también llamado agujero dentario inferior.

a. mentoniano, cada uno de los dos agujeros laterales del maxilar inferior, generalmente bajo el segundo diente bicúspide; también denominado canal mentoniano.

a. de Monro, véase agujero interventricular.

a. obturador, gran abertura del hueso de la cadera limitada por el pubis y el isquion; está cerrada casi por completo por la membrana obturadora, excepto en un pequeño hueco (canal obturador) a través del cual pasan el nervio y los vasos obturadores al salir de la pelvis y entrar en el muslo.

a. óptico, canal óptico; canal corto a través del hueso esfenoides en el vértice de la órbita, que transmite el nervio óptico y la arteria oftálmica hacia la cavidad orbitaria.

a. oval, (1) abertura oval que comunica las aurículas fetales; (2) gran abertura del ala mayor del esfenoides a través de la cual pasan la rama tercera del trigémino y la arteria meníngea menor.

a. palatino, cada una de las aberturas anterior y posterior a ambos lados del paladar duro.

a. redondo, el existente en el ala mayor del esfenoides por el que pasa el nervio maxilar.

a. supraorbitario, escotadura supraorbitaria; canal o surco en el borde supraorbitario del hueso frontal que permite el paso del nervio y vasos supraorbitarios.

a. de la vena cava, abertura diafragmática por la que pasa la vena cava inferior; también llamado agujero cuadrado.

a. vertebral, espacio entre el arco y el cuerpo de las vértebras.

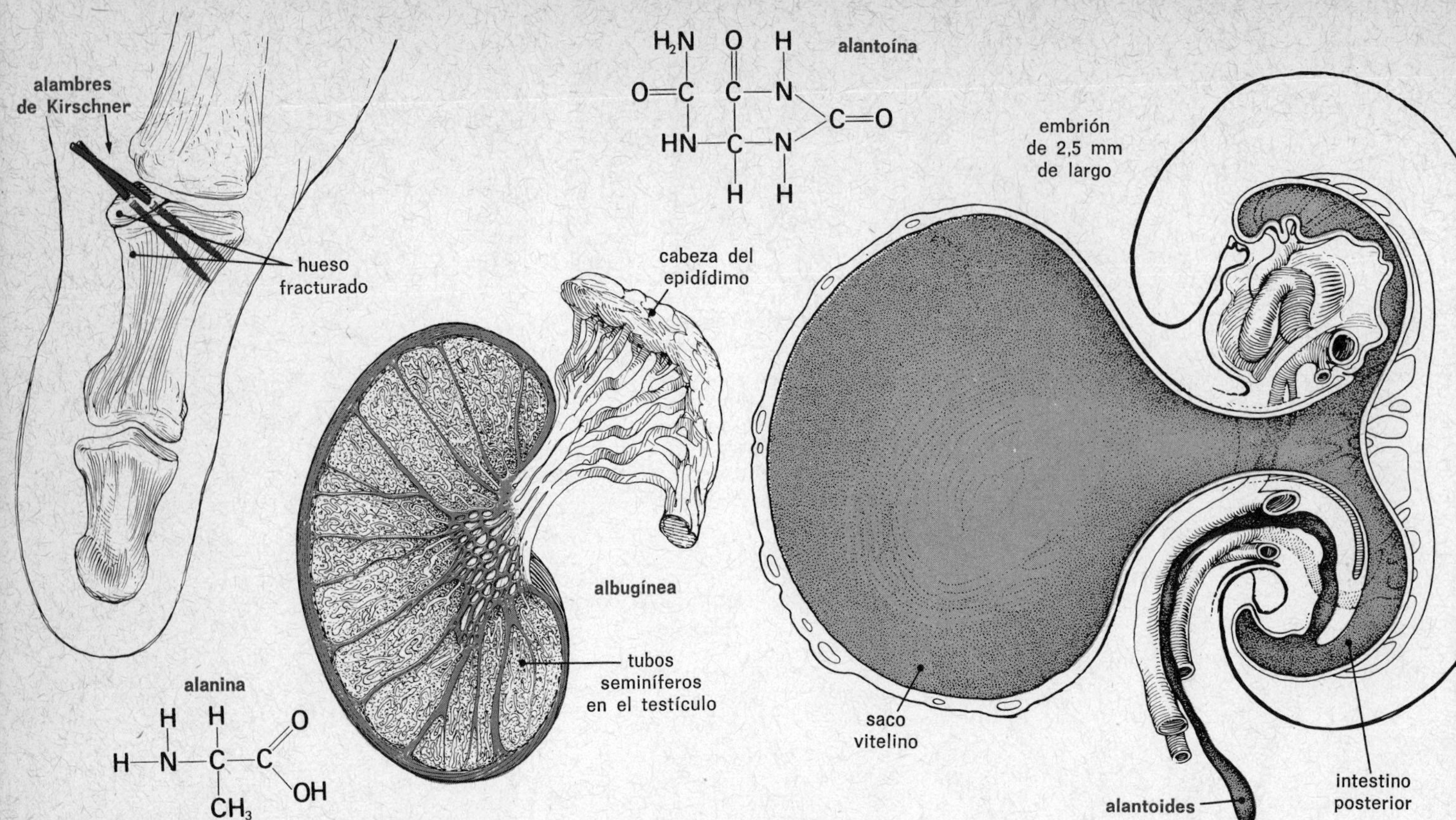

a. de Winslow, véase agujero epiploico.

a. yugular, abertura localizada entre la porción lateral del hueso occipital y la porción petrosa del temporal.

aire *(air).* Mezcla de gases que forman la atmósfera terrestre, compuesta aproximadamente por un 78 % de nitrógeno, 21 % de oxígeno y cantidades menores de dióxido de carbono, argón, amoniaco, neón, helio y materia orgánica.

a. alveolar, aire que queda en los pulmones después de una espiración normal en la que las presiones de O_2 y CO_2 están en equilibrio con las de la sangre arterial.

a. funcional, el que entra y sale de los pulmones en la respiración normal; también denominado volumen corriente.

a. líquido, aire en estado líquido; aire que se ha transformado en líquido mediante la aplicación de presión intensa y frío, utilizado como fuente de oxígeno y nitrógeno y como refrigerante.

a. residual, denominación antigua del volumen residual; véase volumen.

aireación *(aeration).* **1.** Acción de airear. **2.** Saturación de un líquido por un gas. **3.** Oxigenación de la sangre en los pulmones.

aireado *(aerated).* Que contiene aire, dióxido de carbono u oxígeno.

aislamiento *(insulation).* **1.** Acción de aislar. **2.**Estado de encontrarse aislado.

aislante *(insulator).* Material no conductor usado para aislar.

aislar 1 *(isolate).* Separar de un grupo; poner aparte, como la colocación de un individuo en cuarentena. **2.** Liberar o separar (una sustancia) de una forma combinada. **3.** En psicoanálisis, disociar experiencias o recuerdos de efectos que les pertenecen, con el propósito de hacerlos indiferentes; mecanismo de defensa frente a la ansiedad. **4***(insulate).* Impedir el paso de calor, sonido o electricidad de un cuerpo o región a otro interponiendo un material de propiedades no conductoras.

ala *(wing).* Cualquier estructura anatómica semejante al ala de un ave.

alambre *(wire).* Filamento metálico delgado y flexible que se utiliza en cirugía y odontología.

a. arqueado, alambre de ortodoncia unido a bandas molares colocado alrededor del arco dental; se utiliza para obtener estabilidad en los dientes y/o mantener una presión controlada sobre el movimiento de los mismos.

a. de Kirschner alambre de acero de grueso calibre que se utiliza para traccionar en las fracturas de huesos largos y para transfixión de huesos fracturados.

a. de ligadura, alambre delgado usado para enlazar un alambre arqueado a la fijación en banda en torno a un diente.

alanina *(alanine).* Aminoácido de la familia del ácido pirúvico; se encuentra ampliamente representado en las proteínas.

a. aminotransferasa, enzima que transfiere grupos amino de un α-aminoácido a un 2-cetoácido (generalmente); también denominada transaminasa glutamicopirúvica (GPT).

alantiasis *(allantiasis).* Botulismo, envenenamiento producido por la ingestión de conservas que contienen las toxinas de *Clostridium botulinum.*

alantoides *(allantois).* Divertículo que se extiende desde el intestino posterior del embrión y aparece aproximadamente sobre el día 16 de desarrollo.

alantoína *(allantoin).* Sustancia nitrogenada cristalina, $C_4H_6N_4O_3$; está presente en el líquido alantoico, la orina fetal y algunas plantas.

alar *(alar).* Perteneciente o relativo a cualquier estructura en forma de ala.

alastrim *(alastrim).* Enfermedad eruptiva contagiosa parecida a una forma leve de viruela.

Albers-Schönberg, enfermedad de *(Albers-Schönberg disease).* Véase osteopetrosis.

albinismo *(albinism).* Ausencia de pigmentos en la piel, pelo e iris; puede ser parcial o completo; también denominado leucodermia congénita.

albino *(albino).* Persona afecta de albinismo.

albo *(alba).* Blanco; término utilizado para describir ciertas estructuras anatómicas de aspecto blanquecino, como la línea alba.

Albright, síndrome de *(Albright's syndrome).* Displasia fibrosa poliostótica del hueso que se caracteriza por crecimiento óseo denso y transformación quística que afecta casi siempre varias zonas del esqueleto; se acompaña de manchas pigmentadas en la piel y precocidad sexual (sobre todo en mujeres).

albugínea *(albuginea).* Cápsula gruesa de tejido conjuntivo que rodea al testículo.

albúmina *(albumin, albumen).* Proteína presente en muchos tejidos animales y vegetales, entre ellos el plasma humano, soluble en agua y que se coagula con el calor; principal constituyente de la clara del huevo.

a. sérica radioyodada, a. sérica yodada I^{131} (RISA), albúmina sérica humana yodada con I^{131} que emite radiaciones β y γ; se usa para determinar el volumen sanguíneo y plasmático y el gasto cardiaco y para la detección de tumores cerebrales.

albuminífero *(albuminiferous).* Que produce albúmina.

albuminoide *(albuminoid).* **1.** Semejante a la albúmina. **2.** Escleroproteína.

albuminoscopio *(horismascope).* Tubo de ensayo en forma de U para la determinación de la albúmina en orina.

albuminuria *(albuminuria).* Excreción excesiva de albúmina en la orina; véase también proteinuria.

alcalemia *(alkalemia).* Disminución de la concentración de iones hidrógeno en sangre; aumento superior al normal del pH (en el hombre, un pH mayor de 7,43); véase alcalosis.

alcalescente *(alkalescent).* Que se vuelve alcalino.

álcali *(alkali).* Cualquiera de los compuestos básicos capaces de combinarse con ácidos grasos para formar jabones.

alcalimetría *(alkalimetry).* Determinación del grado de alcalinidad de una sustancia.

alcalinidad *(alkalinity).* Condición de alcalino.

alcalinizar *(alkalize, alkalinize).* Hacer alcalino.

alcalino *(alkaline).* Relativo a un álcali (base), que lo contiene o que muestra una reacción igual.

alcaloide *(alkaloid).* Grupo de compuestos presentes en algunas plantas que afectan en gran medida la fisiología humana, p. ej. morfina (opio), quinina (corteza de quina), reserpina (raíz de rauwolfia), cafeína (hojas de té y granos de café), cocaína (hojas de coca), LSD (cornezuelo de centeno), nicotina (hojas de tabaco), etc.

alcalosis *(alkalosis).* Proceso que tiende a producir una disminución en la concentración de hidrogeniones en los líquidos corporales; si no se compensa, origina un aumento del pH; se utiliza normalmente como sinónimo de alcalemia.

a. hipocaliémica, alcalosis caracterizada por una concentración baja de potasio sérico; es característica de la forma más frecuente de alcalosis metabólica.

a. metabólica, estado que resulta de una retención excesiva de álcalis o pérdida excesiva de ácidos; entre las causas más comunes están los vómitos prolongados o drenaje gástrico, la terapéutica con diuréticos y una secreción o administración excesivas de corticoides suprarrenales; se caracteriza por una elevación de la concentración de bicarbonato en plasma y una tendencia a pH arte-

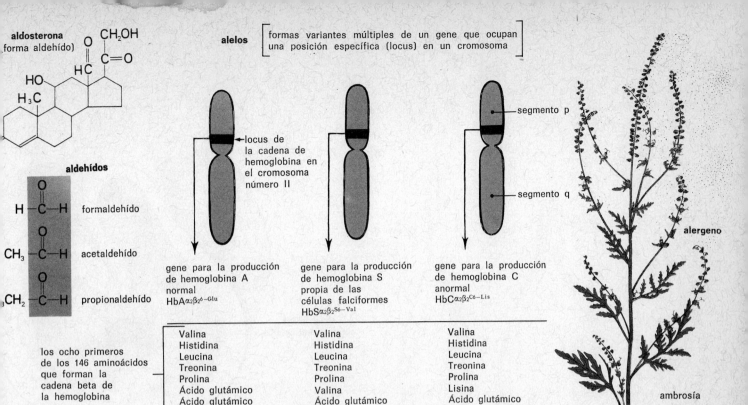

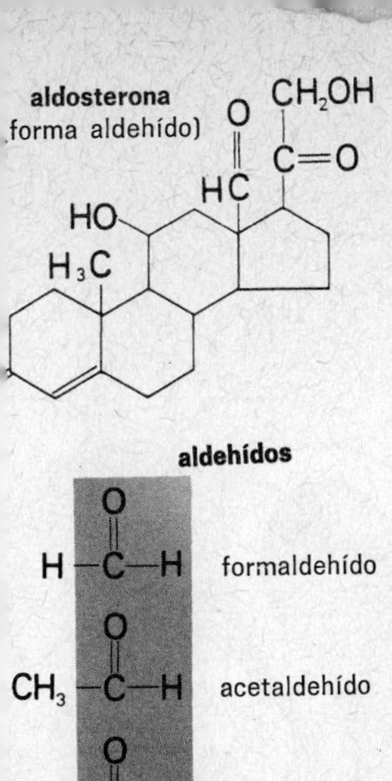

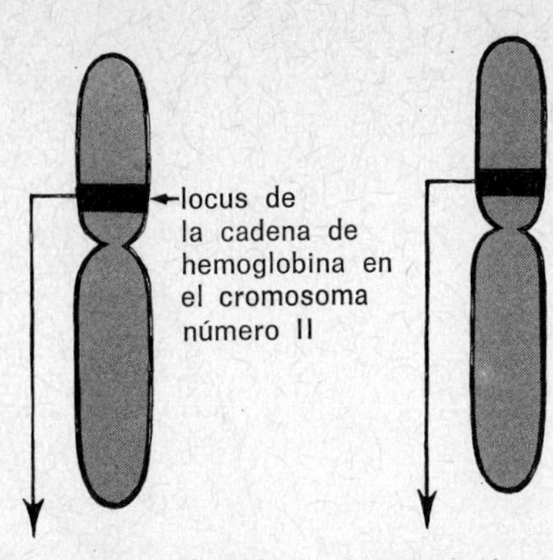

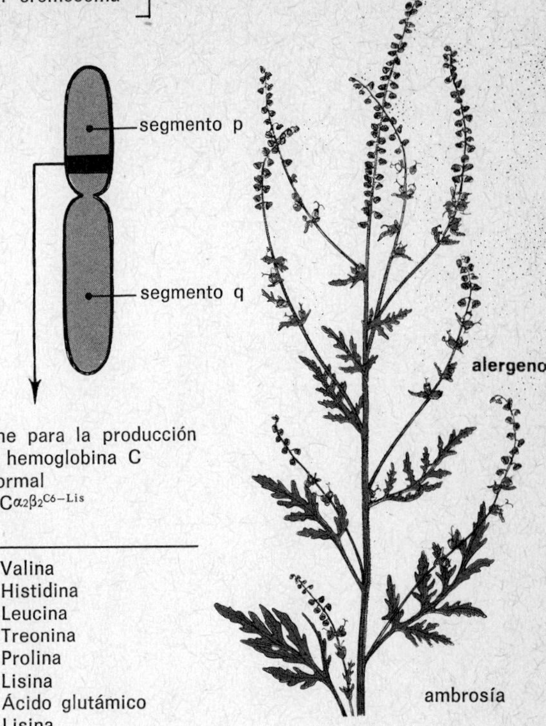

rial alcalino; cuando el pH arterial es realmente más alcalino de lo normal, el estado debería denominarse alcalemia, para hablar con propiedad.

a. respiratoria, estado que resulta de hiperventilación y reducción de la pCO_2 en los líquidos corporales.

alcalótico *(alkalotic).* Relativo a la alcalosis o caracterizado por ella.

alcanfor *(camphor).* Sustancia volátil sólida y cristalina extraída de un árbol de hoja perenne, *Cinnamomum camphora,* o preparada sintéticamente; usada en medicina como expectorante, estimulante y diaforético.

alcaptona *(alkapton).* Véase ácido homogentísico.

alcaptonuria *(alkaptonuria).* Enfermedad hereditaria en la que el ácido homogentísico (alcaptona) no se desdobla en sus componentes más simples, sino que se excreta en la orina, dando a ésta un color marrón cuando entra en contacto con el aire; también denominada homogentisuria.

alcohol *(alcohol).* **1.** Líquido incoloro inflamable, ROH; se obtiene de la fermentación del azúcar y el almidón; se utiliza como disolvente, antiséptico, conservante de especímenes y en la preparación de fármacos y bebidas tóxicas. **2.** CH_3CH_2OH; alcohol de vino, whisky, etc.; producido por varios microorganismos que fermentan diferentes sustratos; también denominado etanol y alcohol etílico o de grano.

a. absoluto, alcohol que no contiene más del 1 % de agua (en peso).

a. ácido, 70 % de alcohol etílico con 1 % de ácido clorhídrico.

a. deshidrogenasa (ADH), enzima hepática que produce la deshidrogenación del alcohol etílico, que pasa a acetaldehído.

a. desnaturalizado, alcohol que no sirve para beber porque se le han añadido otros productos químicos.

a. de madera, véase alcohol metílico.

a. metílico, CH_3OH; líquido incoloro inflamable, soluble en agua o éter; se usa como disolvente industrial y en la producción del formaldehído; también denominado metanol, alcohol de madera y licor piroxílico.

a. rubefaciente, mezcla de un 70 % de alcohol absoluto y cantidades variables de agua, desnaturalizadores y aceites perfumados; se utiliza como rubefaciente.

alcohólico *(alcoholic).* **1.** Relativo al alcohol o que lo contiene. **2.** Persona adicta al alcohol.

alcoholismo *(alcoholism).* Estado patológico, principalmente de los sistemas nervioso y gastrointestinal, producido por el consumo excesivo de alcohol.

a. agudo, estado producido por la ingestión excesiva de bebidas alcohólicas; también denominado embriaguez e intoxicación.

a. crónico, adicción al alcohol, acompañada a menudo de daño a la salud del individuo.

aldehído *(aldehyde).* **1.** Cualquiera de un grupo de compuestos orgánicos obtenidos por oxidación de alcoholes primarios y que contiene el grupo CHO. **2.** Acetaldehído.

a. deshidrogenasa, enzima importante en el metabolismo del alcohol etílico que facilita la oxidación del acetaldehído a ácido acético.

aldolasa *(aldolase).* Enzima de extracto muscular que cataliza el desdoblamiento reversible de la fructosa 1,6-difosfato en fosfato de dihidroxiacetona y gliceraldehído.

aldopentosa *(aldopentose).* Azúcar que contiene cinco átomos de carbono y el grupo aldehído-CHO.

aldosterona *(aldosterone).* Hormona potente que regula los electrólitos y es secretada por la zona glomerulosa de las glándulas suprarrenales; produce retención de sodio en el cuerpo, acrecentando la reabsorción de aquél por las células del túbulo distal del riñón, además de las células del tracto gastrointestinal, y las glándulas sudoríparas y salivales; la reabsorción de sodio se acompaña generalmente de un aumento de la secreción de iones de potasio.

aldosteronismo *(aldosteronism).* Secreción excesiva de aldosterona por la corteza suprarrenal; también denominado hiperaldosteronismo.

a. primario, síndrome en el que (1) un tumor de la corteza (síndrome de Conn) o (2) una hiperplasia de las suprarrenales sin causa aparente origina un exceso de secreción de aldosterona; el síndrome se caracteriza por hipertensión, alcalosis hipocaliémica y debilidad.

a. secundario, aldosteronismo producido por estimulación excesiva de la glándula suprarrenal, frecuentemente asociado a estados con retención de líquidos.

Aldrich, síndrome de *(Aldrich syndrome).* Véase síndrome de Wiskott-Aldrich.

aleación *(alloy).* Mezcla de dos o más metales.

alelia *(allelism).* Alelomorfismo; existencia de dos o más genes opuestos que ocupan la misma posición en cromosomas homólogos.

alélico *(allellic).* Relativo a dos o más genes diferentes que ocupan la misma posición en cromosomas homólogos.

alelo *(allele).* Miembro de una serie de dos o más genes opuestos que ocupan la misma posición en cromosomas homólogos y determinan la herencia de algún rasgo determinado; el término es la forma apocopada de alelomorfo.

alelomorfo *(allelomorph).* Véase alelo.

alergénico *(allergenic).* Capaz de estimular una reacción alérgica.

alergeno *(allergen).* Sustancia que estimula una reacción alérgica.

alergia *(allergy).* Hipersensibilidad (1); reactividad alterada ante una sustancia que puede traducirse en reacciones patológicas tras exposición posterior a dicha sustancia concreta.

a. bronquial, asma.

a. de contacto, reacción cutánea producida por contacto directo con una sustancia a la que la persona es hipersensible.

a. medicamentosa, sensibilidad anormal a un medicamento o producto químico.

alérgica, enfermedad *(allergic disease).* Enfermedad producida por alergia o por cualquier respuesta estimulada por un alergeno; consiste en lesiones superficiales, como urticaria, hasta lesiones profundas como la poliarteritis nudosa.

alergoides *(allergoids).* Sustancias (alergenos) debilitadas por procesos químicos que pueden producir una reacción alérgica.

aleteo. Véase flutter.

aleteo nasal *(flaring of the alae nasi).* Aumento de tamaño de las ventanas nasales durante la inspiración debido a la contracción de los músculos dilatadores anterior y posterior de la nariz; signo de disnea, puesto que señala que se necesita para respirar un esfuerzo superior al normal.

aleucemia *(aleukemia).* Deficiencia de leucocitos en sangre; dícese de enfermedades leucémicas en las que el recuento leucocítico en sangre periférica es normal o bajo; también denominada leucemia aleucémica.

aleucémico *(aleukemic).* Relativo a la aleucemia o caracterizado por ella.

alexia *(alexia).* Forma de afasia en la que el daño cerebral produce incapacidad para entender el significado de palabras escritas o impresas; también denominada afasia visual y ceguera para las palabras.

alexina *(alexin).* Véase complemento.

alfa *(alpha).* **1.** Primera letra del alfabeto griego, α; utilizada para indicar primero en orden de importancia. **2.** En química, indica una localización inmediatamente adyacente al grupo funcional de

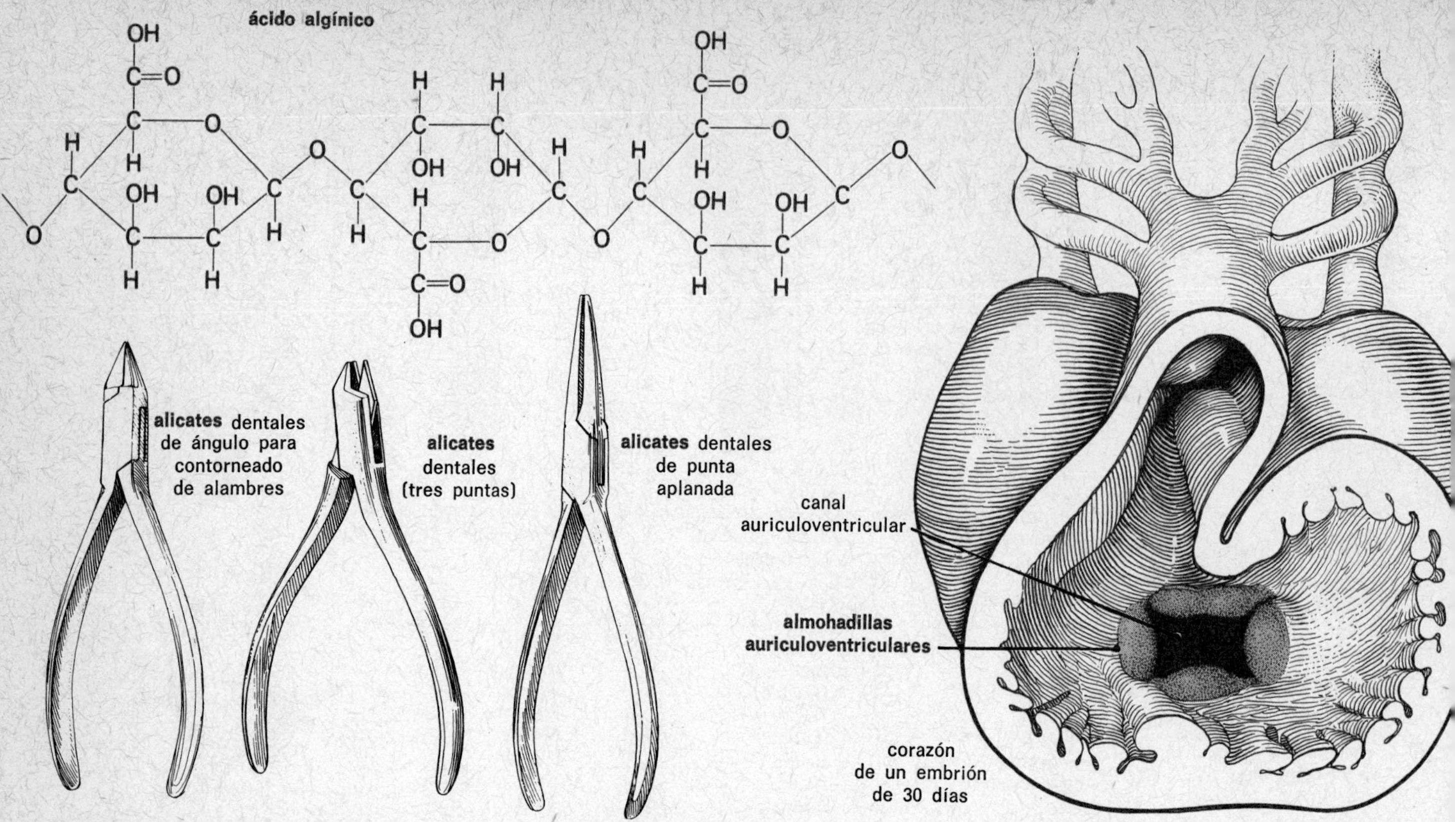

átomos de una molécula. Para los términos que empiecen con alfa, véase el término en cuestión.
algesia *(algesia).* Sensibilidad al dolor.
algesímetro *(algesiometer).* Véase odinómetro.
algestesia *(algesthesia).* Percepción del dolor.
alginato *(alginate).* Sal hidrocoloide irreversible del ácido algínico que se extrae de algas marinas; se utiliza sobre todo para hacer impresiones dentarias, especialmente para prótesis parciales.
algínico, ácido *(alginic acid).* Polisacárido coloide obtenido de algas marinas; se utiliza para hacer alginato.
algodón *(cotton).* **1.** Una de las numerosas plantas del género *Gossypium.* **2.** Fibra blanca y suave que cubre las semillas de la planta de algodón.
a. absorbente, algodón al que se le han extraído las impurezas y las materias grasas.
algofobia *(algophobia).* Temor morboso al dolor.
algoritmo *(algorithm).* Cualquier procedimiento (ya sea mecánico o con instrucciones por pasos) ideado para resolver un tipo de problema determinado.
alicates *(pliers).* Cualquiera de las diferentes herramientas de formas variadas utilizadas en odontología y cirugía ortopédica para doblar, cortar, contornear, etc.
aliento *(breath).* **1.** Aire que se inhala y exhala en la respiración. **2.** El aire exhalado, evidenciado por vapor.
a. analizador del, dispositivo para detectar si una persona está intoxicada o no. El individuo sopla un balón y, si la proporción de alcohol en el aliento es lo suficientemente alta, el reactivo químico del dispositivo cambia de color.
alifático *(aliphatic).* Relativo a o que indica la serie grasa de compuestos hidrocarbonados en los que los átomos de carbono van en cadenas abiertas y no en anillos cerrados; también denominado graso y oleoso.
aliforme *(aloform).* Que tiene forma de ala, como la apófisis pterigoides del hueso esfenoides.
alimentación *(feeding).* Administración de alimentos.
a. forzada, administración de alimentos líquidos a través de un tubo lubricado (nasal u oral) directamente al estomago.
alimentario *(alimentary).* Perteneciente o relativo al alimento o la nutrición.
alimenticio *(nutritional).* Que alimenta.
alimento *(food).* Sustancias nutritivas de origen animal o vegetal.
a. convencional, alimento habitual que no se ha sometido a procesos no usuales.
a. enriquecido, alimento al que se han añadido vitaminas (tiamina, niacina, riboflavina) y hierro, dentro de ciertos límites; también llamado alimento fortificado.
a. formulado, imitación de alimentos comunes, como derivados lácteos, o nuevos tipos de alimento; las mezclas de cereales, raíces, tubérculos o legumbres y fuentes de proteínas y calorías sirven frecuentemente de base de los mismos.
a. fortificado, véase alimento enriquecido.
a. precocinado, el preparado parcialmente de forma que se acorte el tiempo de preparación casera.
a. preparado, alimento hecho a base de sustancias vegetales o sintéticas.
alineamiento *(alignment).* En odontología, línea en la que se disponen los dientes, ya sean naturales o artificiales.
aliviar *(relieve).* Liberar total o parcialmente de dolor, incomodidad, angustia, temor o algo parecido.
alivio *(relief).* **1.** Reducción del dolor o sufrimiento físicos o mentales; disminución de la incomodidad. **2.** En odontología, supresión de la presión de una zona concreta bajo la base de una dentadura postiza.
almidón *(starch).* **1.** Hidrato de carbono con la fórmula general $(C_6H_{10}O_5)_n$; presente en abundancia en el reino vegetal, se convierte en dextrinas y glucosa por la acción enzimática de la amilasa de la saliva y el jugo pancreático. **2.** Sustancia formada por gránulos separados del grano maduro del maíz *(Zea mays)* que se utiliza en farmacia como polvo tópico.
almohadilla *(cushion).* **1.** Toda estructura anatómica semejante a un cojín. **2** *(pad).* Cojín de material blando.
a. abdominal, almohadilla grande utilizada para absorber las secreciones de las heridas quirúrgicas abdominales.
a. del canal auriculoventricular, véase almohadilla endocárdica auriculoventricular.
a. endocárdica auriculoventricular, una de un par de masas yuxtapuestas de tejido mesenquimatoso del corazón embrionario; aparecen en los bordes superior e inferior del canal auriculoventricular en un embrión de 6 meses; crecen conjuntamente y se fusionan, dividiendo el canal en dos orificios auriculoventriculares, derecho e izquierdo; también llamadas almohadillas del canal auriculoventricular.
a. metatarsiana, una de varias almohadillas que se colocan dentro del zapato, debajo de los huesos metatarsianos, para proteger de la presión zonas dolorosas que soportan el peso del cuerpo.
a. de Passavant, reborde de Passavant; véase reborde.
alo- *(allo-).* Forma prefija que significa otro o que indica un estado diferente al normal o habitual.
aloanticuerpo *(alloantibody).* Anticuerpo de un individuo que reacciona con un antígeno presente en otro individuo de la misma especie.
aloantígeno *(alloantigen).* Antígeno homólogo; antígeno producido por un individuo que suscita la producción de anticuerpos en otro individuo de la misma especie; también denominado isoantígeno.
alocorteza *(allocortex).* Porción primitiva de la corteza cerebral, como la corteza olfatoria, que no está laminada.
alocromasia *(allochromasia).* Cambio de color de la piel o el cabello.
áloe *(aloes).* Polvo purgante de color amarillo parduzco extraído de plantas del género *Aloe.*
alogamia *(allogamy).* Fertilización cruzada; fertilización por la unión del óvulo de un organismo con el espermatozoide de otro.
alogénico *(allogeneic, allogenic).* Relativo a individuos de una misma especie genéticamente diferentes.
a. enfermedad, enfermedad aguda o crónica que resulta primariamente de una reacción ante un injerto.
aloinjerto *(allograft).* Injerto procedente de un individuo genéticamente diferente pero de la misma especie; también denominado injerto homoplástico y homoinjerto.
aloinmune *(alloimmune).* Estado de ser inmune a un antígeno alogénico.
alomerismo *(allomerism).* Estado de tener diferente composición química pero la misma forma cristalina.
alomorfismo *(allomorphism).* Cambio en la forma de las células por factores mecánicos.
alopecia *(alopecia).* Calvicie.
a. areata, a. circunscrita, pérdida completa del pelo en forma parcelar, principalmente en el cuero cabelludo.
a. congénita, ausencia de vello al nacer.
a. furfurácea, pérdida del cabello asociada a la caspa; también se denomina alopecia pityroidea.
a. hereditaria, caída prematura del pelo, rasgo heredado; también denominado alopecia simple.
a. senil, pérdida del pelo que se presenta con la edad avanzada.
a. total de la cabeza, pérdida completa del pelo

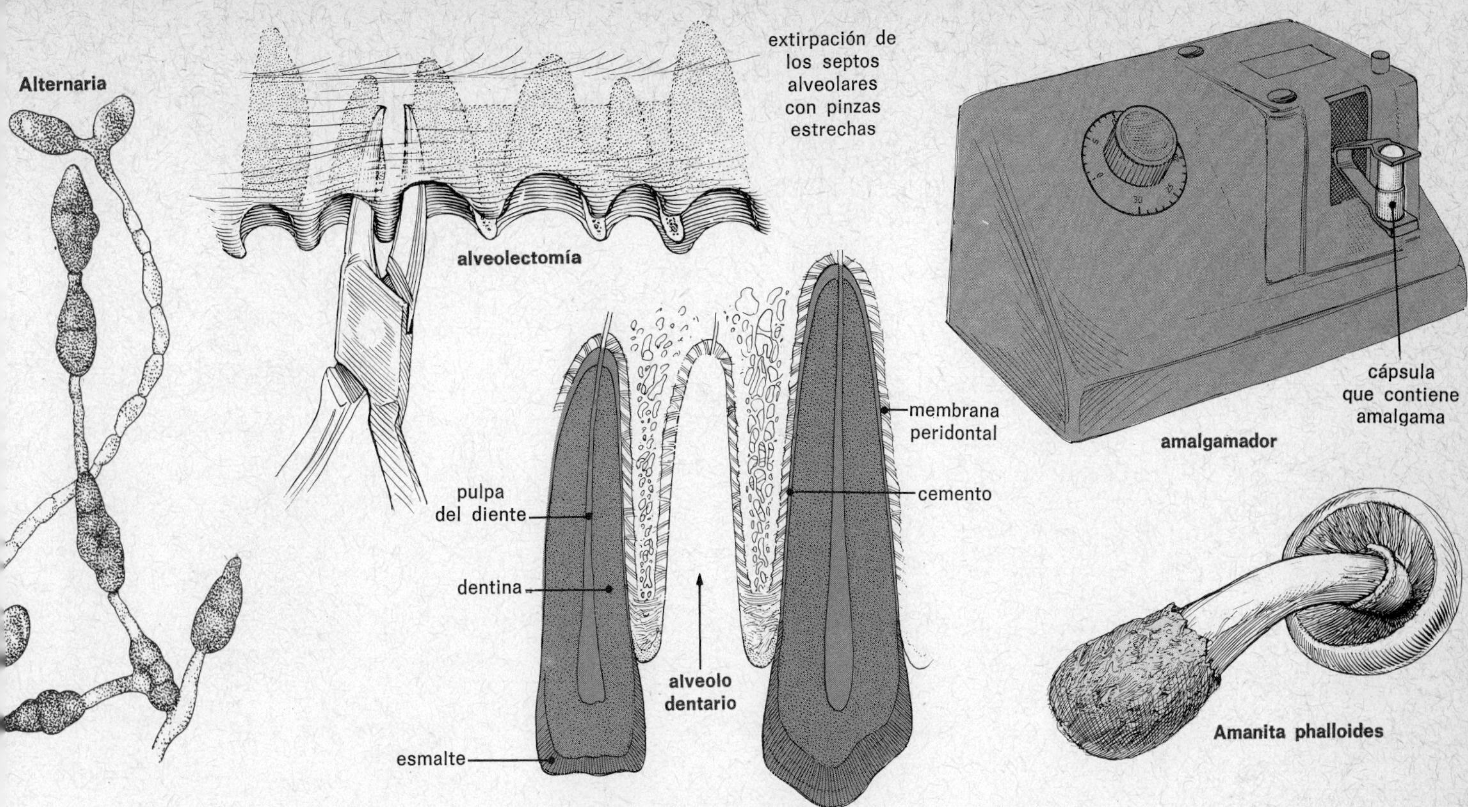

del cuero cabelludo.

a. universal, pérdida total del pelo de todas las partes del cuerpo.

aloplastia *(alloplasia).* Véase heteroplastia.

aloplasto *(alloplast).* Implante de un cuerpo extraño inerte.

alopoliploide *(allopIoid).* Organismo surgido de la combinación de dos o más conjuntos de cromosomas de especies diferentes; también denominado híbrido y aloploide.

aloquecia *(allochetia, allochezia).* Eliminación de heces a través de una abertura anormal.

aloquia *(alochia).* Falta de loquios después de un parto.

alosoma *(allosome).* Cromosoma que difiere del cromosoma ordinario (autosoma); cromosoma sexual.

alosterismo *(allosterism).* Alteración de la actividad de una enzima por medio de moléculas reguladoras que se unen de forma no competitiva a lugares no activos o catalíticos de la molécula enzimática.

alotrasplante *(allotransplantation).* Trasplante de tejido de un individuo a otro de la misma especie pero que no tiene una dotación genética idéntica.

aloxán *(alloxan).* Sustancia rojiza cristalina, $C_4H_2N_2O$; producto de oxidación del ácido úrico; capaz de destruir los islotes de Langerhans y, por tanto, de provocar una diabetes experimental.

Alport, síndrome de *(Alport's syndrome).* Nefritis hereditaria asociada a sordera.

alquilación *(alkylation).* Reacción empleada en el laboratorio para transferir un grupo hidrocarbonado de una molécula a otra.

alquitrán *(tar).* Sustancia oscura semisólida que se obtiene de la destilación destructiva de algunas sustancias orgánicas, como la madera o el carbón.

a. de hulla, alquitrán obtenido de hulla grasa; se utiliza en fármacos y colorantes.

a. de pino, jarabe oscuro y viscoso producido por la destilación destructiva de la madera de pino; contiene resinas, trementina y aceites y se utiliza como desinfectante y antiséptico en el tratamiento de alteraciones cutáneas, como el eccema; también denominado alquitrán de madera y brea líquida.

alternante *(alternans).* Que alterna.

Alternaria. Género de hongos con conidios oscuros; son frecuentes en el aire y generalmente se consideran contaminantes comunes en el laboratorio; alergeno frecuente en el asma bronquial.

alucinación *(hallucination).* Percepción de objetos y acontecimientos que no existen.

a. hipnagógica, experiencias sensoriales vividas, a modo de sueños, que ocurren durante el período entre la vigilia y el sueño.

alucinatorio *(hallucinatory).* **1.** Caracterizado por alucinaciones. **2.** Que alucina.

alucinógeno *(hallucinogen).* Agente inductor de alucinaciones.

alucinosis *(hallucinosis).* Estado psicótico en que el individuo está más o menos permanentemente alucinado; p. ej. alucinaciones alcohólicas crónicas.

alumbramiento *(third stage of labor).* **1.** Tercer período del parto; expulsión de la placenta y de las membranas ovulares. **2.** Fig. parto, acción de nacer.

alumbre *(alum).* Cualquier sulfato doble de un metal trivalente (aluminio, hierro, etc.) y un metal univalente (sodio, potasio, etc.); se utiliza en medicina como astringente y estíptico.

aluminio *(aluminum).* Elemento metálico blanco plateado de peso extremadamente ligero; símbolo Al, número atómico 13, peso atómico 26,97; sus compuestos se utilizan en terapéutica como antiácidos y astringentes.

a., cloruro de, polvo blanco o blanco amarillento, $AlCl_3 \cdot 6H_2O$; se utiliza en solución al 10-25 % como antiperspirante, desodorante o astringente.

a., gel de hidróxido de, preparado que contiene del 3,6 % al 4,4 % de óxido de aluminio (AlO_3) en forma de hidróxido de aluminio; utilizado para disminuir la acidez gástrica; también se prepara en forma de comprimido, que es el gel seco de hidróxido de aluminio.

a., hidróxido de, polvo insípido, $Al(OH)_3$; se utiliza externamente como polvo secante porque absorbe el agua, e interiormente como antiácido; también denominado aluminio hidratado.

alveolar *(alveolar).* Perteneciente o relativo a un alveolo.

alveolectomía *(alveolectomy).* Resección quirúrgica del tejido enfermo de una apófisis alveolar, tras la extirpación de un diente, como preparación para la inserción de una prótesis dental.

alveolitis *(alveolitis).* Inflamación de un alveolo.

alveolo *(socket).* Cavidad en la que encaja otra parte.

a. dentario, cavidad en los maxilares en la que encajan las piezas dentarias.

a. seco, trastorno que se produce en ocasiones tras la extracción de una pieza dentaria en el que se desintegra el coágulo sanguíneo del alveolo, dando lugar a exposición del hueso e infección secundaria.

alveololingual *(alveolingual).* Relativo a la superfice de la apófisis alveolar adyacente a la lengua.

alveolotomía *(alveolotomy).* Incisión quirúrgica de un saco dentario con fines de drenaje y tratamiento.

Alzheimer, enfermedad de *(Alzheimer's disease).* Enfermedad cerebral progresiva que se presenta en personas de 40 a 60 años, caracterizada por atrofia cerebral generalizada; entre los síntomas principales están desorientación, dificultad para la marcha y alteraciones del lenguaje; también denominada demencia presenil.

ama de leche *(wet nurse).* Mujer que amamanta niños ajenos.

amalgama *(amalgam).* Aleación de mercurio con otros metales, como mezcla de plata, estaño y mercurio, utilizada en odontología para empastar las caries dentales.

amalgamador *(amalgamator).* En odontología, aparato que mezcla la amalgama mecánicamente.

amalgamar *(amalgamate).* Hacer una amalgama disolviendo un metal en mercurio.

amamantamiento *(nursing).* Acción de dar de mamar.

Amanita. Género de hongos.

A. phalloides, seta venenosa que al ingerirla produce síntomas gastrointestinales graves, seguidos de lesión renal, hepática y del sistema nervioso central; también denominada oronja verde.

amantadina, clorhidrato de *(amantadine hydrochloride).* Agente antivírico utilizado para prevenir la enfermedad en individuos expuestos a infecciones respiratorias producidas por el virus de la gripe; usado también en el tratamiento de la enfermedad de Parkinson; Symmetrel®.

amarillo *(yellow).* **1.** Color del espectro que se encuentra entre el verde y el anaranjado; evocado en el observador normal por estimulación con una energía radiante de una longitud de onda de unos 580 nanómetros, aproximadamente.

a. brillante, colorante indicador que vira de amarillo a naranja o rojo a un pH de 6,4 a 8,0.

a. visual, *trans*-retinal total; véase retinal.

amaurosis *(amaurosis).* Pérdida completa de visión.

a. central, ceguera producida por una enfermedad del sistema nervioso central.

a. fugaz, ceguera temporal que dura unos minutos.

a. tóxica, ceguera debida a inflamación del nervio óptico producida por la presencia en el siste-

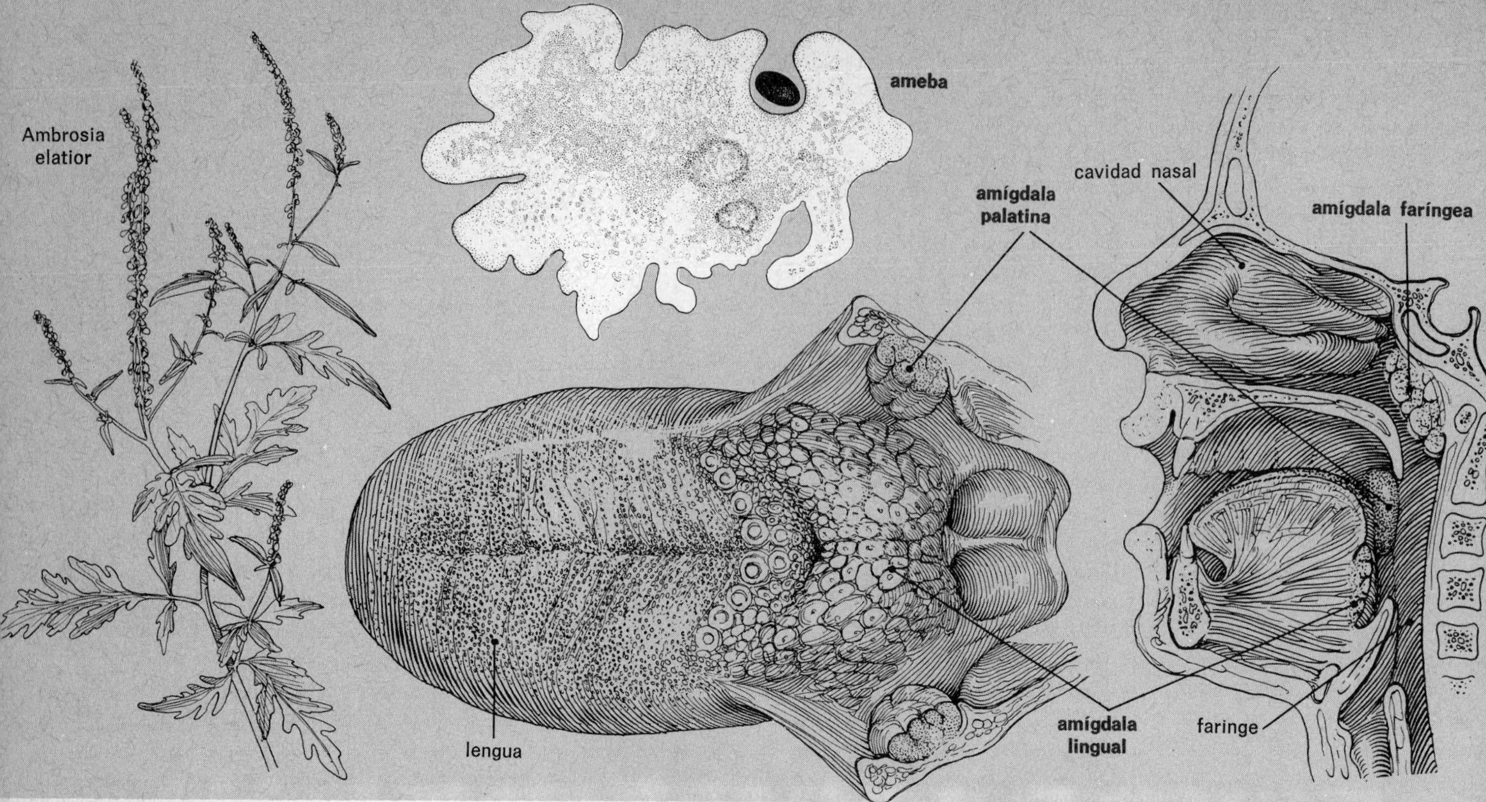

ma de un tóxico como el alcohol, tabaco, plomo, etc.

amaurótico *(amaurotic).* Relativo a la ceguera o que la padece.

ambenonio, cloruro de *(ambenonium chloride).* Compuesto químico que inhibe la producción de la enzima colinesterasa; se utiliza en el tratamiento de la debilidad muscular crónica progresiva (miastenia gravis); Mystelase Chloride®.

ambidextro *(ambidextrous).* Que tiene igual destreza con las dos manos.

ambisexual *(ambisexual).* Perteneciente o relativo a ambos sexos o que los afecta.

ambisexualidad *(ambisexuality).* Posesión de características de los dos sexos.

ambivalencia *(ambivalence).* Existencia de sentimientos emocionales contradictorios, como amor y odio, frente a una persona u objeto.

ambliacusia *(amblyacosia).* Disminución auditiva de grado leve.

ambliopía *(amblyopia).* Disminución de la agudeza visual sin lesión ni enfermedad oculares aparentes.

amblioscopio *(amblyoscope).* Aparato que consta primordialmente de dos tubos angulados que pueden hacerse girar a diferentes grados de convergencia o divergencia; se utilizan para ejercitar el ojo ambliópico para que, junto con el otro, tenga una visión binocular.

amboceptor *(amboceptor).* Término arcaico que designa los anticuerpos del conejo antihematíes de carnero; actualmente denominado hemolisina.

ambrosía *(ragweed).* Planta del género *Ambrosia*, especialmente las especies *A. artemisiifolia* (ambrosía común), *A. trifida* (ambrosía gigante) o *A. psilostachya* (ambrosía occidental), cuyo abundante polen es un peligro para muchas personas afectas de fiebre del heno; algunas veces llamada hierba amarga y la *A. elatior*, cuyo polen produce en algunos individuos fiebre del heno y asma; su período de fecundación es de agosto a octubre.

ambulatorio, ambulante *(ambulatory, ambulant).* Capaz de deambular; dícese del paciente que no está confinado en cama.

ameba *(ameba).* Protozoo del género *Amoeba.*

amebiásico *(amebic).* Perteneciente o semejante a las amebas o producido por ellas.

amebiasis *(amebiasis).* Estado de infección por *Amoeba histolytica.*

amebicida *(amebicide).* Cualquier cosa que destruye las amebas.

ameboide *(ameboid).* Semejante a una ameba.

ameboma *(ameboma).* Masa tumoral que se forma en ocasiones en la pared del colon, debida a una infestación crónica de amebas.

ameiosis *(ameiosis).* Tipo de división celular en la que se forman gametos sin reducción del número de cromosomas.

amelanótico *(amelanotic).* Dícese de cierto tipo de tumoraciones cutáneas no pigmentadas.

amelia *(amelia).* Ausencia congénita de un miembro o miembros.

amelificación *(amelification).* Desarrollo del esmalte dentario.

ameloblasto *(ameloblast).* Célula epitelial del diente en desarrollo que produce capas de matriz que se calcifican para formar bastones de esmalte dentario; cuando completa su función de formación del esmalte, pasa a formar parte de la cutícula de esmalte (membrana de Nasmyth); también se denomina adamantoblasto y ganoblasto.

ameloblastofibroma *(ameloblastofibroma).* Tumor benigno compuesto de células epiteliales de un diente en desarrollo (ameloblastos) y tejido conjuntivo denso.

ameloblastoma *(ameloblastoma).* Tumor derivado del tejido epitelial característico del órgano del esmalte y que se presenta fundamentalmente en la región molar del maxilar inferior; también denominado adamantinoma.

ameloblastosarcoma *(ameloblastosarcoma).* Neoplasia maligna derivada del tejido odontógeno que contiene un gran número de ameloblastos.

amelogénesis *(amelogenesis).* Formación del esmalte.

amenorrea *(amenorrhea).* Ausencia de menstruación.

amenorreico *(amenorrheal, amenorrheic).* Relativo a la ausencia de menstruación o acompañado de ella.

ametropía *(ametropia).* Alteración de la refracción del ojo en la que los rayos de luz paralelos no se enfocan en la retina, sino delante (miopía) o detrás (hipermetropía) de ella.

a. axial, la ocasionada por la elongación del globo ocular en el eje óptico.

amianto *(asbestos).* Forma de mineral fibroso incombustible de silicato de calcio y magnesio.

amida *(amide).* Compuesto orgánico derivado del amoniaco mediante sustitución de un radical acilo por hidrógeno.

amido- *(amido-).* Forma prefija que indica la presencia en un compuesto del radical NH_2 en unión del CO.

amielencefalia *(amyelencephalia).* Ausencia congénita del cerebro y la medula.

amielínico *(unmyelinated).* Que no tiene vaina de mielina; característica de algunas fibras nerviosas.

amígdala *(tonsil).* **1.** Masa pequeña de tejido linfoide, en especial la amígdala palatina. **2.** Estructura semejante a una amígdala palatina.

a. cerebeiosa, lóbulo en la superficie inferior de cada hemisferio cerebeloso.

a. faríngea, colección de tejido linfoide en la pared posterior de la nasofaringe; cuando se hipertrofia se conoce con el nombre de adenoides; también denominada amígdala de Luschka.

a. lingual, agregación de tejido linfoide en la parte posterior de la lengua.

a. de Luschka, véase amígdala faríngea.

a. palatina, una de las dos masas ovoidales de tejido linfoide situadas a cada uno de los lados de la orofaringe, entre los pilares del istmo de las fauces.

a. tubárica, acumulación de tejido linfoide cerca del orificio faríngeo de la trompa de Eustaquio; también llamada amígdala de Gerlach.

amigdalasa *(amygdalase).* Enzima que desdobla glucósidos.

amigdalectomía *(tonsillectomy).* Escisión quirúrgica de las amígdalas.

amigdalitis *(tonsillitis).* Inflamación de una amígdala o amígdalas.

amigdaloide *(amygdaloid).* De forma de almendra.

amigdalotomía *(tonsillotomy).* Escisión quirúrgica de una porción de una amígdala hipertrofiada.

amigdalótomo *(tonsillotome).* Instrumento para la escisión quirúrgica de una porción de una amígdala hipertrofiada.

amilasa *(amylase).* Enzima que promueve el desdoblamiento del almidón.

a. pancreática, la que está presente en el jugo pancreático; también denominada amilopsina.

a. salival, amilasa presente en la saliva; también denominada ptialina.

α-amilasa *(α-amylase).* Véase 4-glucanohidrolasa de α-1,4-glucano.

β-amilasa *(β-amylase).* Véase maltohidrolasa de α-1,4-glucano.

amilina *(amylin).* Componente insoluble, o celulosa, del almidón.

amilo *(amyl).* Radical orgánico univalente (C_5H_{11}).

a., nitrato de, líquido amarillo inflamable y volátil, $C_5H_{11}NO_3$; se utiliza como depresor motor y, en inhalaciones, para aliviar el dolor en la angina de pecho.

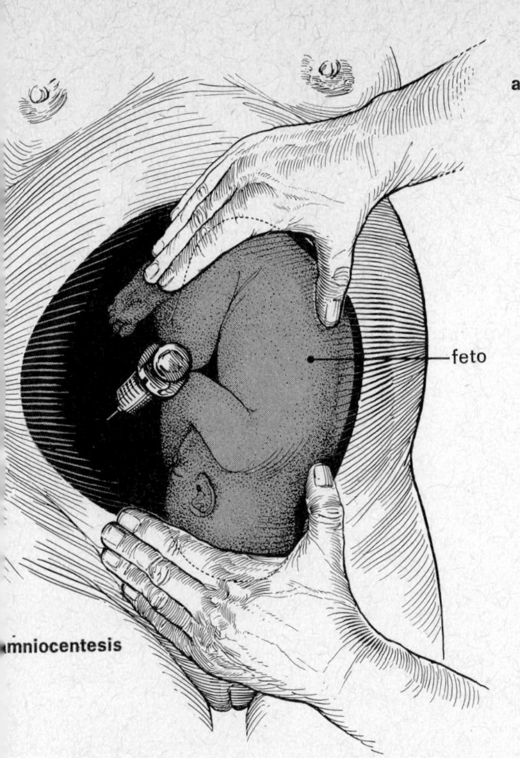

amnios
cordón umbilical
embrión

amplitud
onda sonora

conductos semicirculares
ampolla lateral
ampolla superior
ampolla posterior
estribo en la ventana oval

amilofagia *(amylophagia).* Alimentación anormal con almidón; apetito exagerado por el almidón.

amilogenia *(amylogenesis).* Formación de almidón.

amiloide *(amyloid).* **1.** Semejante al almidón. **2.** Complejo proteína-polisacárido anormal depositado en algunos órganos y tejidos.

amiloidosis *(amyloidosis).* Acúmulo de proteína anormal, amiloide, en algunos tejidos del cuerpo.

a. primaria, amiloidosis que no está producida por otra enfermedad y afecta generalmente la lengua, tracto intestinal, pulmones, piel y músculos esqueléticos y cardiaco.

a. secundaria, la consecutiva a una enfermedad crónica como tuberculosis, artritis reumatoide, osteomielitis, etc.; suele afectar hígado, riñones y bazo.

amilopectina *(amylopectin).* Polisacárido que se encuentra en el componente insoluble del almidón.

amilopsina *(amylopsin).* Amilasa pancreática, véase amilasa.

amilosa *(amylose).* Componente relativamente soluble del almidón.

amina *(amine).* Miembro de un grupo de compuestos orgánicos derivados del amoniaco por sustitución de uno o más átomos de hidrógeno por radicales de hidrocarburo.

aminación *(amination).* Formación de una amina.

amino- *(amino-).* Forma prefija que indica la presencia de un radical NH_2 en un compuesto.

aminoacético, ácido *(aminoacetic acid).* Véase glicina.

aminoacidemia *(aminoacidemia).* Presencia de aminoácidos en la sangre como resultado de una enfermedad metabólica congénita.

aminoácido *(amino acid).* Véase ácido.

aminoaciduria *(aminoaciduria).* Presencia de una cantidad excesiva de aminoácidos en orina, o presencia en orina de aminoácidos que no están normalmente presentes.

***p*-aminobenzoico, ácido** (PABA) *(p-aminobenzoic acid (PABA)).* Acido paraaminobenzoico; factor del complejo vitamínico B; es un factor esencial de crecimiento de las bacterias, por lo que anula los efectos bacteriostáticos de las sulfonamidas utilizadas en el tratamiento de algunas enfermedades del colágeno.

γ-aminobutírico, ácido (GABA) *(γ-aminobutyric acid (GABA)).* Acido gammaaminobutírico; sustancia presente en el cerebro, especialmente en los ganglios basales y el neocórtex, que tiene una función en la transmisión cortical.

aminofilina *(aminophylline).* Derivado de las xantinas que contiene un 85 % de teofilina anhidra y un 15 % de etilendiamina; aumenta el gasto cardiaco y el flujo sanguíneo coronario y ejerce una acción diurética suave; cuando se administra en inyección intravenosa lenta, a menudo alivia el broncospasmo agudo, el edema agudo de pulmón y la disnea paroxística nocturna.

***p*-aminohipúrico, ácido** (PAH) *(p-aminohippuric acid (PAH)).* Acido paraaminohipúrico; sustancia que se utiliza en estudios de aclaramiento para determinar la cantidad total de plasma que fluye por los riñones; en un solo paso por el riñón desaparece casi por completo del plasma; también denominada *p*-aminobenzoilglicina.

δ-aminolevulínico, ácido (ALA) *(δ-aminolevulinic acid (ALA)).* Acido deltaaminolevulínico; COOH; intermediario importante en la biosíntesis de porfirinas; en la porfiria intermitente aguda se encuentran niveles excesivamente altos en orina.

aminopirina *(aminopyrine).* Compuesto blanco cristalino e inodoro, $C_{13}H_{17}N_3O$, que se utiliza para disminuir la fiebre y el dolor en reumatismos, neuritis y tuberculosis pulmonar; también denominada amidopirina y piramidón.

***p*-aminosalicílico, ácido** (PAS) *(p-aminosalicylic acid (PAS, PASA)).* Acido paraaminosalicílico; compuesto cristalino que retrasa el crecimiento de las bacterias; se utiliza como coadyuvante en el tratamiento de la tuberculosis.

amiotonía *(amyotonia).* Falta de tono muscular.

a. congénita, amiotonía que se presenta en niños y afecta solamente la musculatura inervada por los nervios espinales; también denominada síndrome de Oppenheim.

amiotrofia *(amyotrophy).* Atrofia o degeneración muscular.

amiotrófico *(amyotrophic).* Relativo a la degeneración o atrofia muscular.

amitosis *(amitosis).* División directa de una célula por mera elongación y división del núcleo y citoplasma en dos nuevas células, a diferencia del proceso ordinario de reproducción celular (mitosis).

amnesia *(amnesia).* Deterioro o pérdida de la memoria.

a. anterógrada, incapacidad para recordar los acontecimientos posteriores a una lesión o enfermedad.

a. retrógrada, amnesia para los acontecimientos precedentes a la lesión o enfermedad.

amnésico *(amnesiac).* Individuo que sufre pérdida de memoria.

amniocentesis *(amniocentesis).* Extracción de líquido amniótico, realizada generalmente a través de la pared abdominal mediante punción.

amniografía *(amniography).* Radiografía del útero grávido previa inyección de una solución opaca dentro del líquido amniótico.

amniorrea *(amniorrhea).* Escape prematuro de líquido amniótico (liquor amnii).

amnios *(amnion).* Capa interna delgada y resistente del saco membranoso que rodea al feto; también denominada «bolsa de las aguas».

amniositis *(amnionitis).* Inflamación del amnios.

amniotomía *(amniotomy).* Rotura quirúrgica de las membranas fetales con el propósito de inducir el parto.

Amoeba. Género de protozoos unicelulares que existen en el agua, el suelo o como parásitos, de forma variable y que se mueven por medio de seudópodos; algunas especies producen enfermedades en el hombre.

amoldamiento *(molding).* **1.** Proceso de moldear. **2.** Cambio en la forma de la cabeza del feto cuando pasa a través del canal del parto; también denominado configuración.

amoniacal *(ammoniacal).* Perteneciente o relativo al amoniaco.

amoniaco *(ammonia).* Gas alcalino volátil e incoloro de olor acre, NH_3, soluble en agua, dando agua amoniacal; se forma en el cuerpo como producto del metabolismo proteico; generalmente se convierte en urea en el hígado o se excreta por el riñón para facilitar la excreción de H^+.

amonio *(ammonium).* Ion químico (NH_4).

a., cloruro de, compuesto blanco cristalino, NH_4Cl; se utiliza como expectorante y agente acidificante; también denominado sal amoniacal.

amorfia, amorfismo *(amorphia, amorphism).* Estado o condición de carecer de forma definida.

amorfo *(amorphous).* Que carece de forma o estructura definida.

AMP *(AMP).* Abreviatura de monofosfato de adenosina; del inglés, *adenosine monophosphate;* véase ácido adenílico.

amperio *(ampere).* Unidad de intensidad eléctrica, igual a la corriente producida por un voltio de fuerza electromotriz contra un ohmio de resistencia.

amplitud *(amplitude).* Una de las tres medidas de la vibración de una onda sonora (las otras son la frecuencia y la longitud de onda); vibraciones verticales que reflejan la intensidad del sonido.

ampolla *(ampule, ampoule, ampul, ampulla).* **1.**

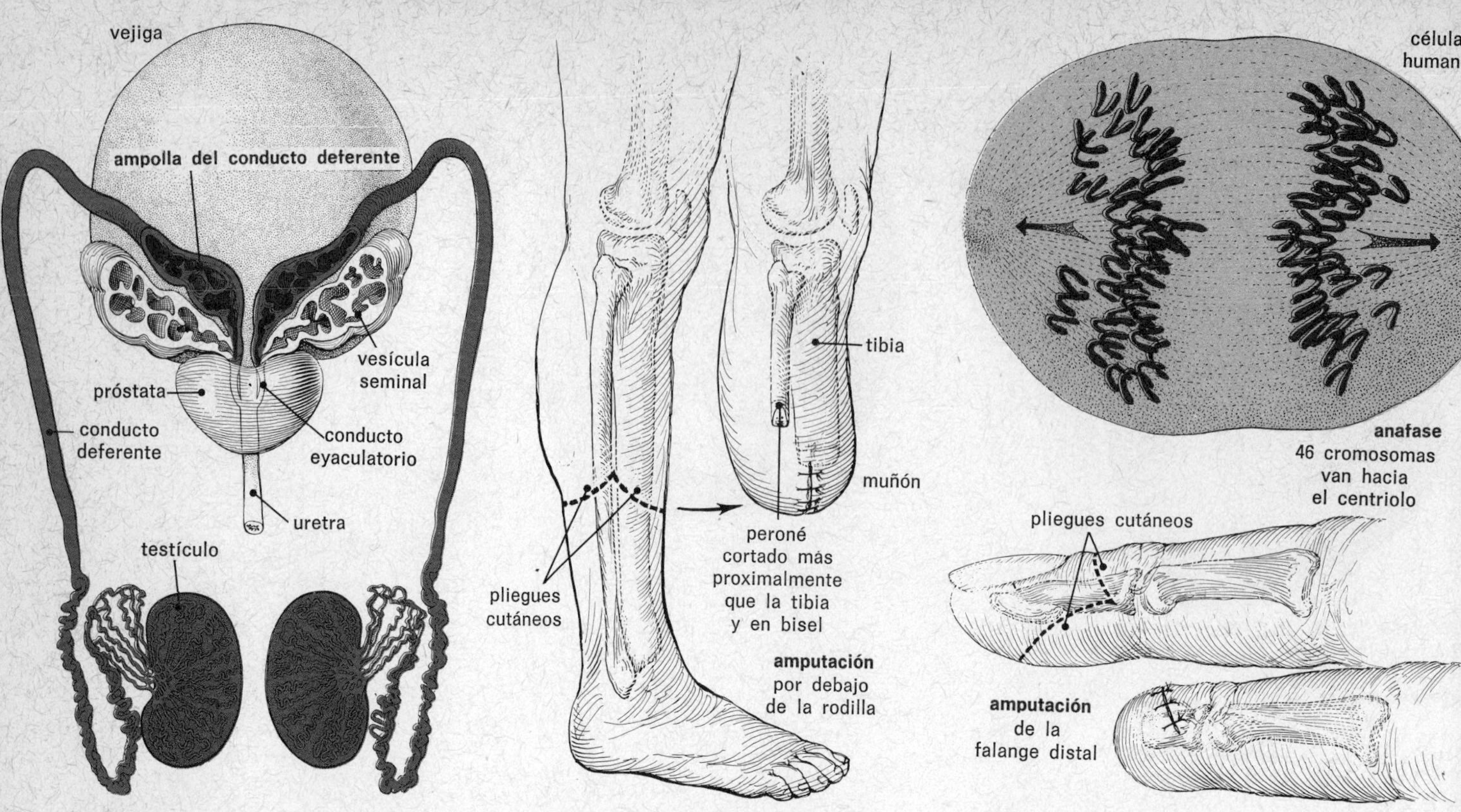

Recipiente de vidrio pequeño cerrado herméticamente para conservar su contenido estéril, que se utiliza principalmente para inyecciones subcutáneas, intramusculares o intravenosas. **2.** Dilatación sacciforme de un conducto, como la de los conductos semicirculares del oído interno. **3** *(blister)*. Nombre vulgar de la vesícula (2) y la bulla.

a. del conducto deferente dilatación del conducto justo antes de que se le una el conducto de las vesículas seminales.

a. frénica, expansión normal del extremo inferior del esófago.

a. de Vater, conducto corto dilatado formado por la unión del conducto pancreático y el colédoco, justo antes de su terminación duodenal.

ampullitis *(ampullitis)*. Inflamación de una ampolla, especialmente del extremo dilatado del conducto deferente del testículo.

amputación *(amputation)*. Resección de un miembro o cualquier apéndice del cuerpo.

a. de la raíz, extirpación quirúrgica de la porción apical de la raíz de un diente.

anábasis *(anabasis)*. Progresión o aumento de la gravedad de una enfermedad.

anabólico *(anabolic)*. Que fomenta el anabolismo o lo exhibe.

anabolismo *(anabolism)*. Proceso por el que los tejidos vivos forman compuestos complejos a partir de sustancias simples; proceso metabólico constructivo consumidor de energía; lo contrario de catabolismo.

anabolizante *(anabolistic)*. Que tiene propiedades metabólicas constructivas, como la capacidad de construir moléculas complejas a partir de otras simples.

anacidez *(anacidity)*. Falta de acidez; especialmente, falta de ácido clorhídrico en el jugo gástrico.

anaclítico *(anaclitic)*. Que tiene dependencia psicológica de otros, como la dependencia normal de un niño de su madre o sustituto.

a., depresión, véase depresión.

anacrótico *(anacrotic)*. Que tiene un pulso anormal, revelado por un trazado en el que la línea ascendente de la curva tiene una onda pequeña adicional, como en la estenosis aórtica; también denominado anadicrótico.

anadeo *(waddle)*. Marcha a pasos cortos que produce un balanceo del cuerpo de un lado a otro, como el de un pato; se da en la distrofia muscular seudohipertrófica y otras alteraciones nerviosas.

anadicrótico *(anadicrotic)*. Véase anacrótico.

anaerobio *(anaerobe)*. Dícese del organismo que no crece cuando queda expuesto al aire libre.

a. facultativo, microorganismo que puede crecer tanto en presencia como en ausencia de oxígeno libre.

anaerógeno *(anaerogenic)*. Que no produce gas.

anafase *(anaphase)*. Tercera etapa de la división celular por mitosis, durante la cual las dos cromátides de cada cromosoma se separan y migran a lo largo de las fibras del huso hacia polos opuestos.

anafiláctico *(anaphylactic)*. Que se caracteriza por una sensibilidad extrema o anormal a una proteína biológicamente extraña.

anafilactógeno *(anaphylactogenic)*. **1.** Sustancia que produce una reacción exagerada ante la presencia de una proteína extraña. **2.** Cualquier cosa que reduce la inmunidad.

anafilactoide *(anaphylactoid)*. Semejante a la anafilaxia.

anafilaxia *(anaphylaxis)*. Reacción de hipersensibilidad grave e inmediata, a veces fatal, provocada por una segunda inyección de un antígeno.

a., sustancia de reacción lenta de la (SRSA), broncoconstrictor potente liberado por los pulmones de individuos alérgicos en respuesta a pólenes específicos.

anaforesis *(anaphoresis)*. **1.** Movimiento de partículas con carga eléctrica en solución hacia el polo positivo o ánodo. **2.** Reducción de la secreción de sudor.

anagénesis *(anagenesis)*. Regeneración de un tejido o una estructura.

anal *(anal)*. Relativo al ano o próximo a él.

analéptico *(analeptic)*. Estimulante del sistema nervioso central; medicación tónica.

analgesia *(analgesia)*. Falta de sensibilidad al dolor; durante el parto, la analgesia puede inducirse por la administración intermitente de algunos anestésicos inhalatorios en concentraciones inferiores a las precisas para la anestesia quirúrgica.

analgésico *(analgesic)*. **1.** Que alivia el dolor. **2.** Medicación que alivia el dolor sin afectar la consciencia; el analgésico más utilizado es la aspirina (ácido acetilsalicílico).

analgia *(analgia)*. Estado de no experimentar dolor.

análisis *(analysis)*. **1.** Separación de una sustancia en sus componentes simples. **2.** Psicoanálisis.

a. de adsorción, véase cromatografía.

a. cromatográfico, véase cromatografía.

a. cualitativo, determinación de la naturaleza de los componentes de una sustancia.

a. cuantitativo, determinación de la cantidad, así como de la naturaleza, de los componentes de una sustancia.

a. dermatoglífico, análisis de los diferentes patrones de configuración de los surcos epidérmicos en busca de características anómalas.

a. espectral, determinación de los componentes de un gas por medio de un espectroscopio.

a. gástrico, aspiración y estudio del contenido del estómago. Puede hacerse en estado basal, tras ingestión de una comida de prueba o tras administración de un agente que promueva las secreciones.

a. gravimétrico, determinación por el peso de las proporciones exactas de los componentes de una sustancia.

a. volumétrico, análisis por volumen.

analizador *(analyzer, analyzor)*. **1.** Filtro polarizante utilizado para determinar la dirección de polarización de un haz de luz. **2.** Uno de dos filtros de un instrumento utilizado para el estudio de un haz de luz polarizada (polaroscopio).

a. de ondas, aparato por medio del cual se separan formas de ondas complejas en sus frecuencias.

analizar *(assay)*. Examinar.

análogo *(analogous)*. **1.** Similar en apariencia o función, pero no en origen o desarrollo. **2.** Organo o parte similar en cuanto a la función a otro de otro organismo de una especie distinta, pero diferente en su estructura o desarrollo. **3.** Compuesto químico con estructura similar a otro pero diferente en su composición.

anamnesis *(anamnesis)*. **1.** Acción de traer a la memoria, recordar. **2.** Historia de la enfermedad de un paciente.

anaplasia *(anaplasia)*. **1.** Falta de la diferenciación normal de las células, como ocurre en las células tumorales. **2.** Vuelta de las células a un estado embrionario en el que la actividad reproductora es muy pronunciada.

anaplastia *(anaplasty)*. Cirugía plástica o restauradora.

anaplástico *(anaplastic)*. **1.** Perteneciente o relativo a la cirugía plástica. **2.** Que presenta anaplasia.

anartria *(anarthria)*. Pérdida de la capacidad de articular adecuadamente.

anasarca *(anasarca)*. Edema generalizado masivo del tejido celular subcutáneo; puede ser debido a enfermedades cardiacas, renales o hepáticas y a la desnutrición.

anástole *(anastole)*. Retracción de los bordes de una herida.

anastomosar *(anastomose)*. **1.** Desembocar uno

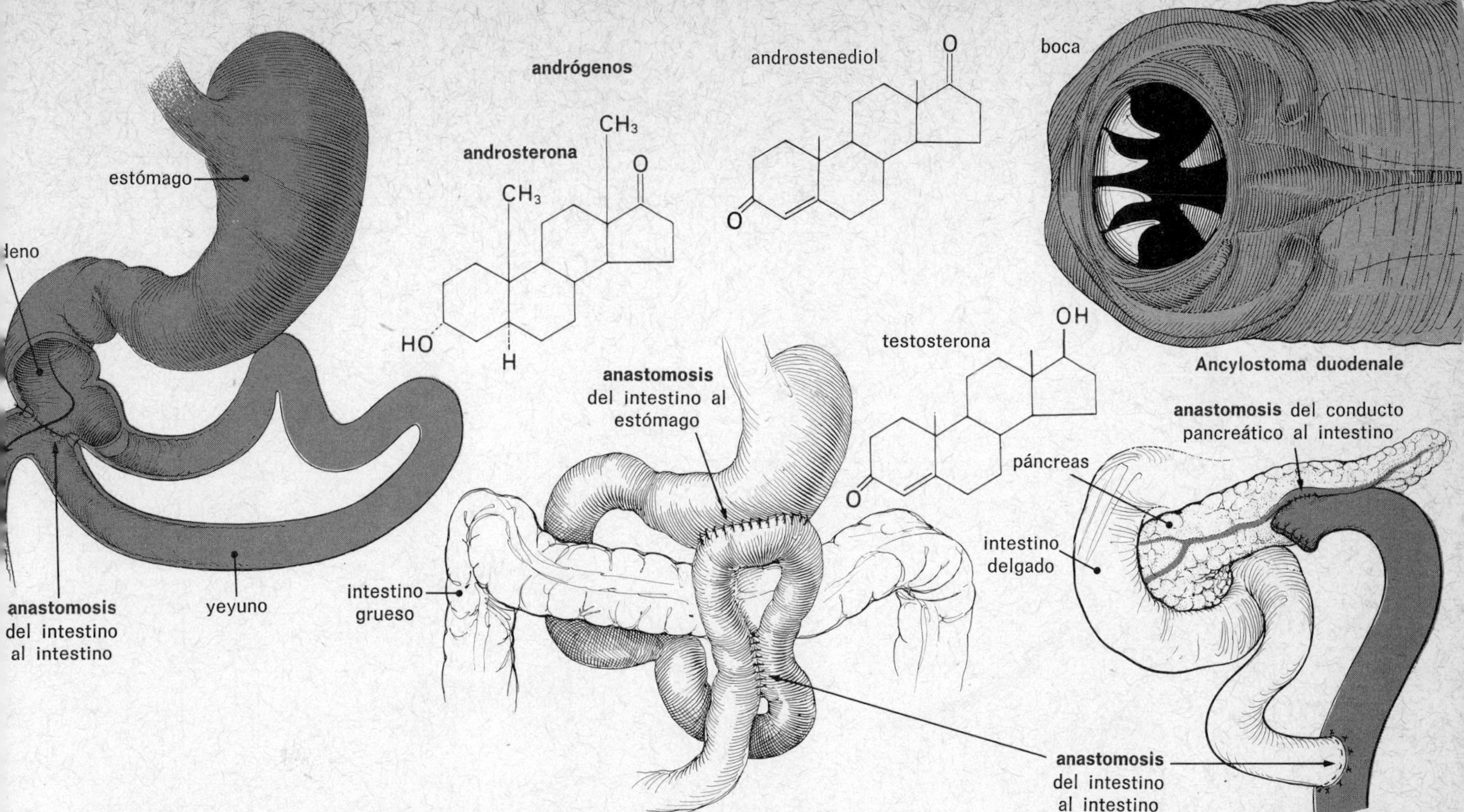

dentro de otro; dícese de los vasos sanguíneos. **2.** Crear mediante cirugía una comunicación entre estructuras tubulares, como el intestino o los vasos sanguíneos.

anastomosis *(anastomosis)*. **1.** Comunicación entre estructuras tubulares. **2.** Formación patológica o quirúrgica de un conducto entre estructuras tubulares, como los vasos sanguíneos o el intestino.

anastomótico *(anastomotic)*. Relativo a una anastomosis.

anatomía *(anatomy)*. Ciencia de la estructura corporal de un organismo y sus partes.

a. comparada, estudio de los cuerpos de diferentes animales y las relaciones existentes entre ellos.

a. dentaria, rama de la anatomía que estudia la estructura interna y externa de los dientes y los tejidos circundantes.

a. del desarrollo, véase embriología.

a. macroscópica, estudio de las estructuras observadas sin la ayuda de un microscopio.

a. microscópica, véase histología.

a. patológica, estudio de los tejidos lesionados o enfermos.

a. topográfica, estudio de la localización de los órganos y partes del cuerpo y las relaciones existentes entre sí y con la superficie corporal.

anatómico *(anatomic, anatomical)*. **1.** Relativo a la anatomía. **2.** Relativo a estructura en contraposición a función.

anatomista *(anatomist)*. Especialista en anatomía.

anclaje *(anchorage)*. **1.** Fijación quirúrgica de un órgano prolapsado. **2.** En odontología, diente o parte de un diente al que se le une un puente, corona, empaste, etc.; en ortodoncia, los dientes utilizados como soporte de un aparato.

anconitis *(anconitis)*. Inflamación de la articulación del codo.

Ancylostoma. Género de parásitos nematodos que se fijan a la mucosa del duodeno, en la que absorben la sangre del huésped, produciendo anemia; penetran en el cuerpo humano en el estadio de larva generalmente a través de la piel de los pies y tobillos.

A. duodenale, gusano caracterizado por la presencia de dos pares de dientes; las especies predominan en el sur de Europa, la costa del norte de Africa, el norte de la India y Japón; también denominado anquilostoma del Viejo Mundo y *Uncinaria duodenalis.*

andar *(walk)*. **1.** Moverse por medio de los pies. **2.** La manera en la que uno se mueve cuando va a pie; véase también marcha.

andro- *(andro-)*. Forma prefija que significa sexo masculino.

androgénico *(androgenic)*. Relativo a un andrógeno o que produce caracteres masculinos.

andrógeno *(androgen)*. Sustancia (generalmente una hormona) que estimula el desarrollo de las características sexuales masculinas.

andrógino *(androgynous)*. Relativo al seudohermafroditismo femenino (mujer con caracteres masculinos).

androide *(android)*. Semejante al hombre.

andropatía *(andropathy)*. Cualquier enfermedad propia del sexo masculino.

andropausia *(male climateric)*. Climaterio masculino; cese de la función gonadal en el varón.

androsterona *(androsterone)*. Andrógeno (hormona sexual masculina) derivado del metabolismo de la testosterona.

anelectrólito *(nonelectrolyte)*. Sustancia que, cuando está en solución, no conduce la corriente eléctrica.

anemia *(anemia)*. Estado en el que la concentración de hemoglobina en sangre es inferior a la normal para la edad y sexo del paciente; también suele haber una disminución del número de hematíes por mm^3 y del hematócrito.

a. de Addison, véase anemia perniciosa.

a. aplásica, a. aplástica, anemia que se caracteriza por insuficiencia medular o incapacidad para producir un número normal de células para su paso a la circulación sanguínea; generalmente, pero no siempre, se asocia a una medula ósea hipocelular, y con frecuencia a una reducción de todos los elementos formes de la sangre (pancitopenia).

a. de Cooley, a. mediterránea, véase talasemia.

a. por deficiencia de hierro, anemia microcítica hipocrómica.

a. esferocítica congénita, véase esferocitosis.

a. hemolítica, anemia producida por destrucción anormal de los hematíes del cuerpo.

a. hipocrómica, anemia caracterizada por disminución de la hemoglobina contenida en los hematíes, es decir, disminución de la concentración de hemoglobina corpuscular media (CHCM).

a. hipoplásica congénita, aplasia crónica de hematíes exclusivamente; forma que se presenta en niños pequeños y se caracteriza por depleción del tejido eritropoyético de la medula ósea que da lugar a palidez, estado de indiferencia y anorexia: a menudo se observan otras anomalías congénitas asociadas de menor cuantía; también conocida como hipoplasia eritroide.

a. macrocítica, cualquier anemia en la que el tamaño medio de los hematíes circulantes es superior al normal, es decir, en la que está aumentado el volumen corpuscular medio (VCM); véase también anemia megaloblástica.

a. de Marchiafava-Micheli, hemoglobinuria paroxística nocturna; véase hemoglobinuria.

a. megaloblástica, cualquier anemia causada por deficiencia de vitamina B_{12} o ácido fólico; se caracteriza por eritrocitos macrocíticos y un aumento del número de megaloblastos en la medula ósea; son ejemplos la anemia perniciosa y las anemias producidas por deficiencia de ácido fólico, como en el esprue, síndrome del asa ciega y anemia megaloblástica del embarazo.

a. microcítica hipocrómica, anemia caracterizada por una disminución de la concentración de hemoglobina de los hematíes y por células de tamaño inferior al normal, es decir, por un volumen corpuscular medio menor (VCM); generalmente causada por deficiencia de hierro.

a. mielopática, anemia que resulta de la destrucción del tejido hematopoyético por lesiones expansivas.

a. normocrómica, anemia en la que la concentración de hemoglobina en los hematíes está dentro de límites normales, es decir, la concentración de hemoglobina corpuscular media (CHCM) oscila entre el 32 y 36 %.

a. nutricional, anemia consecutiva a la falta de sustancias esenciales en la dieta, como el hierro o las vitaminas.

a. perniciosa, a. de Addison, anemia megaloblástica crónica y progresiva que se encuentra casi siempre en individuos en la quinta década de la vida o mayores; se produce por falta del factor intrínseco (de tipo enzimático) presente en el jugo gástrico normal, que es necesario para una absorción adecuada de vitamina B_{12}; se asocia con frecuencia a lesión neurológica.

a. refractaria, anemia aplásica.

a. refractaria primaria, cualquiera de varias anemias avanzadas y persistentes que no son resultado de otra enfermedad primaria (p. ej. enfermedad crónica del riñón o hígado) y que no responden a ningún tratamiento, salvo las transfusiones sanguíneas; también denominada anemia hipoplásica o arregenerativa e hipocitemia progresiva.

a. de células falciformes, anemia crónica here-

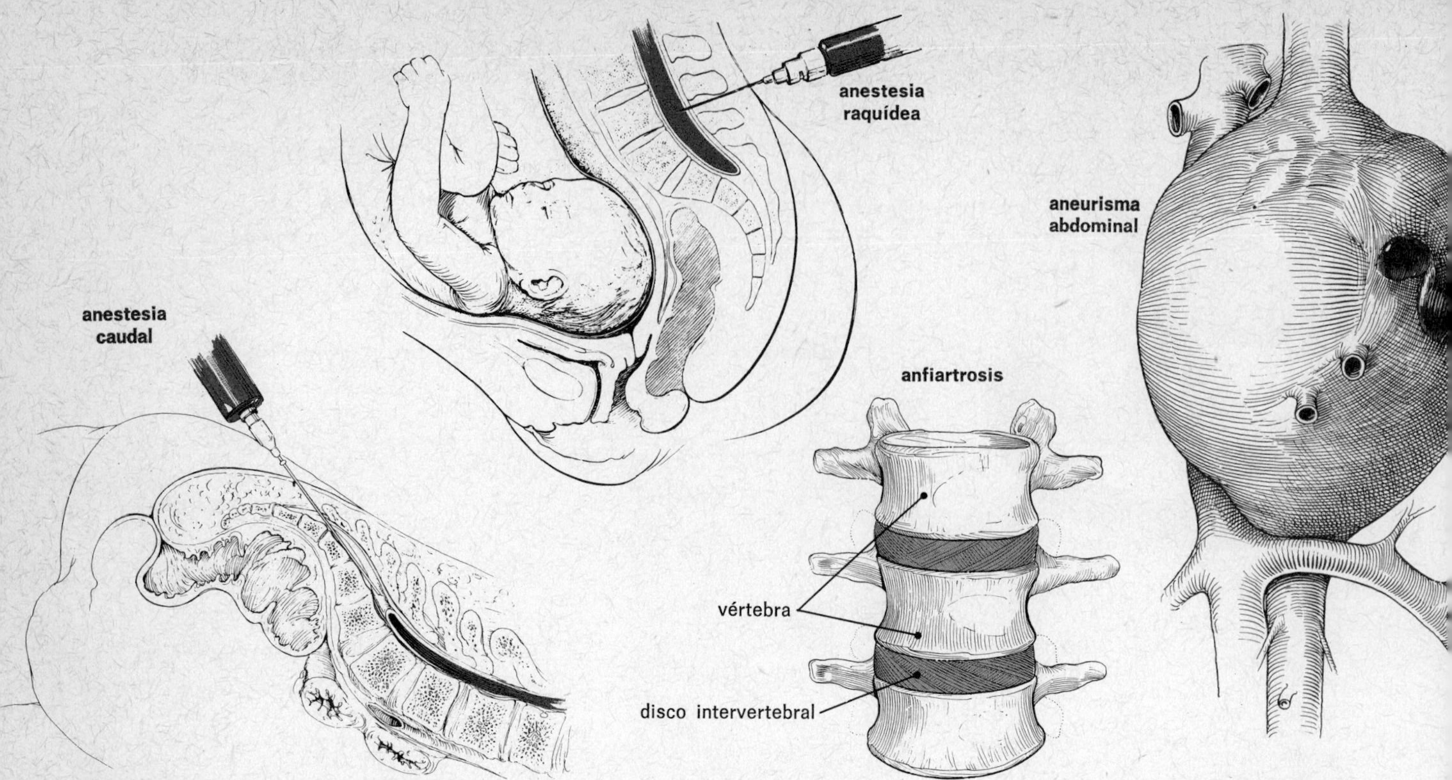

ditaria, propia de la raza negra, en la que una gran parte de los hematíes tienen forma de hoz o media luna, debido a la presencia de una hemoglobina anormal (hemoglobina S); también conocida como drepanocitosis.

anémico *(anemic).* Perteneciente o relativo a la anemia.

anencefalia *(anencephaly).* Defecto congénito del desarrollo consistente en la ausencia de la bóveda craneal, con un cerebro degenerado, pobremente desarrollado y visible, que se produce por la falta de cierre del tubo neural en la región cefálica; el niño afectado muere generalmente pocos días después de nacer.

anergia *(anergy).* **1.** Falta de respuesta a la inyección de un antígeno. **2.** Incapacidad para reaccionar.

anérgico *(anergic).* **1.** Relativo a una respuesta disminuida o nula a antígenos específicos. **2.** Caracterizado por falta anormal de energía.

anestesia *(anesthesia).* Pérdida total o parcial de la sensibilidad, con o sin pérdida de consciencia, debida a una lesión o enfermedad o inducida por la administración de un fármaco.

a. de bloqueo de campo, la producida por la inyección de la solución anestésica de forma que se cree un cerco alrededor del campo operatorio.

a. por bloqueo nervioso, anestesia producida por la inyección de un anestésico alrededor de y en proximidad a un nervio.

a. caudal, anestesia producida por la inyección de una solución anestésica en la porción caudal del conducto raquídeo.

a. cruzada, anestesia de una parte del cuerpo producida por una lesión en la parte contraria del cerebro o del tronco del encéfalo.

a. epidural, la producida por la inyección de un agente anestésico en el espacio extradural.

a. general, estado de inconsciencia y pérdida completa de sensibilidad producido por la administración de un anestésico por inhalación, o por vía intravenosa o intramuscular; también denominada anestesia quirúrgica.

a. intraneural, anestesia local producida por la inyección de un anestésico en un tronco nervioso.

a. local, anestesia en una zona limitada del cuerpo.

a. raquídea, (1) anestesia de la parte inferior del cuerpo producida por la inyección de un agente anestésico en el espacio subaracnoideo de la medula espinal; (2) anestesia debida a lesión o enfermedad de la medula espinal.

a. rectal, anestesia general producida por la introducción de un anestésico en el recto.

a. en silla de montar, anestesia de la zona de las nalgas, perineo y parte interna del muslo producida por la inyección del agente anestésico en el saco dural caudal.

anestésico *(anesthetic).* Medicamento que produce anestesia.

anestesiología *(anesthesiology).* Rama de la ciencia que trata del estudio y administración de la anestesia.

anestesiólogo *(anesthesiologist).* Médico especializado en anestesiología.

anestesiar *(anesthetize).* Dejar insensible con anestesia.

anestesista *(anesthesist).* Persona preparada para la administración de anestésicos.

anestro *(anestrus).* Intervalo de quiescencia sexual entre dos ciclos estruales en mamíferos o insuficiencia prolongada del estro en un animal maduro.

aneumático *(apneumatic).* Dícese del pulmón colapsado.

aneumatosis *(apneumatosis).* Estado congénito de falta de aire en los pulmones (atelectasia).

aneuploide *(aneuploid).* Organismo que tiene un número anormal de cromosomas.

aneuploidia *(aneuploidy).* Estado de posesión de un número anormal de cromosomas.

aneurisma *(aneurysm).* Dilatación sacular circunscrita de un vaso sanguíneo, generalmente una arteria.

a. abdominal aneurisma de la aorta abdominal.

a. disecante, aneurisma en el que la sangre va forzando su paso entre las capas de una pared arterial, haciendo que se separen; la sangre puede entrar por un desgarro de la íntima o por hemorragia intersticial.

a. exógeno, a. traumático, el debido a un traumatismo en el vaso afecto.

a. falso, coágulo sanguíneo en la pared de una arteria.

a. fusiforme, dilatación en forma de huso de una arteria.

a. micótico, el causado por el crecimiento de microorganismos dentro de la pared vascular.

a. ventricular, dilatación de la pared ventricular del corazón.

aneurismático *(aneurysmal).* Perteneciente o relativo a un aneurisma.

aneurismectomía *(aneurysmectomy).* Extirpación de un aneurisma.

anexos *(adnexa).* Partes accesorias de un órgano.

anfetamina *(amphetamine).* Miembro de un grupo de productos químicos sintéticos que estimulan el sistema nervioso central; en farmacología, se clasifican entre las aminas simpaticomiméticas.

anfiartrosis *(amphiarthrosis).* Articulación que permite una movilidad muy escasa; p. ej. entre los cuerpos vertebrales; también denominada articulación anfiartrodial.

anfibólico *(amphibolic).* **1.** Dudoso. **2.** En un sistema generador de energía, solapamiento funcional entre intermediarios metabólicos y compuestos adenilados.

anfipático *(amphipathic).* Relativo a moléculas que poseen grupos con propiedades diferentes, p. ej. moléculas que son hidrófobas en un extremo e hidrófilas en el otro.

anfítrico *(amphitrichous, amphitrichate).* Que tiene flagelos o un flagelo en ambos extremos, como algunos microorganismos.

anfixenosis *(amphixenosis).* Enfermedad transmisible de los vertebrados producida por el microorganismo *Trypanosoma cruzi,* que puede aposentarse tanto en el hombre como en los animales. Véanse antropozoonosis y zooantroponosis.

anfo- *(ampho-).* Forma prefija que significa dos o doble.

anfófilo *(amphophil).* Dícese de ciertas células que se tiñen tanto con colorantes ácidos como básicos.

anfórico *(amphoric).* Cualidad de un sonido que se oye a veces en la auscultación, descrito como el que se produce al soplar sobre el cuello de una botella.

angiectasia *(angiectasia, angiectasis).* Dilatación de un vaso sanguíneo o linfático.

angiedema *(angioedema).* Edema angioneurótico; urticaria gigante, una reacción alérgica de la piel o tejidos subyacentes.

angiitis *(angiitis, angitis).* Inflamación de un vaso sanguíneo o linfático.

a. por hipersensibilidad, inflamación de un vaso como manifestación de una reacción alérgica ante una sustancia específica.

angina *(angina).* Dolor fuerte constrictivo.

a. abdominal, dolor padecido en la región abdominal como consecuencia de isquemia intestinal.

a. de decúbito, ataque de angina de pecho precipitado por la posición horizontal que suele producirse por la noche.

a. de Ludwig, inflamación dolorosa y formación de pus en la zona de la glándula submaxilar como

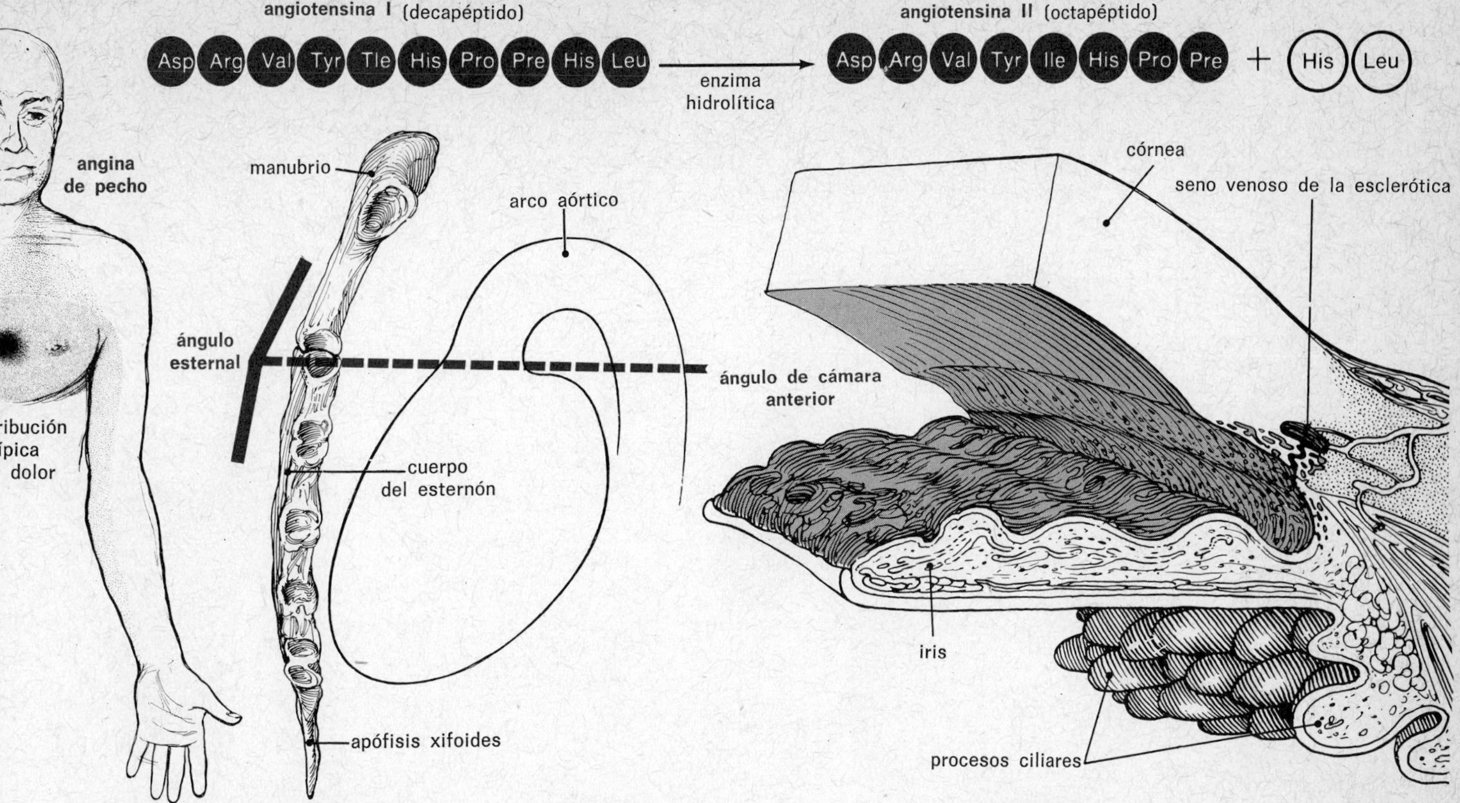

resultado de una infección dentaria.

a. de pecho, dolor constrictivo en el tórax debido a un aporte insuficiente de sangre al músculo cardiaco y generalmente precipitado por un esfuerzo, que se alivia rápidamente con el reposo o los nitritos; el dolor suele ser retrosternal y con frecuencia se irradia a la región precordial, hombro y brazo izquierdos y cuello.

a. de Vincent, faringitis por espiroquetas; véase faringitis.

anginoso *(anginal).* Relativo a la angina o de su naturaleza.

angioblasto *(angioblast).* **1.** Tejido embrionario del que se forman las células y vasos sanguíneos. **2.** Célula formadora de los vasos.

angioblastoma *(angioblastoma).* Véase hemangioblastoma.

angiocardiografía *(angiocardiography).* Examen radiológico del corazón y grandes vasos previa inyección intravenosa de una sustancia radiopaca.

angiocardiopatía *(angiocardiopathy).* Cualquier enfermedad del corazón y los vasos sanguíneos.

angiogénesis *(angiogenesis).* Formación de vasos sanguíneos.

angiografía *(angiography).* **1.** Descripción de vasos. **2.** Examen radiológico de los vasos sanguíneos tras inyección de una sustancia radiopaca.

a. selectiva, inyección de una solución radiopaca a través de un catéter en los vasos de la zona concreta del organismo que se pretende estudiar.

angiograma *(angiogram).* Radiografía de un vaso obtenida resaltando la estructura con una sustancia radiopaca.

angioide *(angioid).* Semejante a un vaso sanguíneo.

angiología *(angiology).* Estudio de los vasos sanguíneos y linfáticos del cuerpo.

angioma *(angioma).* Tumor compuesto de vasos sanguíneos (hemangioma) o linfáticos (linfangioma) dilatados.

a. cavernoso, hemangioma cavernoso; véase hemangioma.

angiomatosis *(angiomatosis).* Alteración caracterizada por la presencia de numerosos angiomas.

a. retinocerebral, véase enfermedad de Von Hippel-Lindau.

angiomatoso *(angiomatous).* Semejante a un tumor compuesto por vasos dilatados (angioma).

angioneurosis *(angioneurosis).* Parálisis o espasmo de los vasos sanguíneos producida por una enfermedad o lesión del sistema nervioso vasomotor.

angiopatía *(angiopathy).* Enfermedad de los vasos sanguíneos o linfáticos.

angioplastia *(angioplasty).* Reconstrucción quirúrgica de un vaso sanguíneo.

angiopoyético *(angiopoietic).* Que origina la formación de vasos sanguíneos.

angioqueratoma *(angiokeratoma).* Afección de la piel consistente en un número variable de lesiones violáceas (violetas o moradas) múltiples; también llamada verruga telangiectásica.

angioqueratosis *(angiokeratosis).* Presencia de angioqueratomas.

angiospasmo *(angiospasm).* Vasospasmo; contracción espasmódica de un vaso sanguíneo.

angiostenosis *(angiostenosis).* Constricción o estrechamiento de uno o más vasos sanguíneos.

angiotensina *(angiotensin).* Péptido presente en la sangre, formado por la acción de la renina sobre una globulina plasmática; la renina escinde y separa de su sustrato un decapéptido conocido como angiotensina I, que luego, por medio de una enzima conversora, se convierte en un octapéptido, angiotensina II, potente vasoconstrictor y estimulador de la síntesis y liberación de aldosterona; conocida anteriormente como hipertensina. Se conoce también un heptapéptido, la angiotensina III, estimulante de la síntesis y liberación de aldosterona, pero de poca o nula actividad vasoconstrictora.

angiotensinógeno *(angiotensinogen).* Alfa$_2$ globulina, también denominado sustrato de la renina; no tiene actividad vasopresora en su forma intacta, pero sobre él actúa la renina que escinde un decapéptido, angiotensina I: antes conocido como hipertensinógeno.

angiotomo *(angiotome).* Segmento del sistema vascular del embrión.

angiotonina *(angiotonin).* Véase angiotensina.

angiotrófico *(angiotrophic).* Relativo a la nutrición de los vasos sanguíneos y linfáticos; también llamado vasotrófico.

angostura *(strait).* Espacio o paso estrecho.

a. pélvica inferior, plano pélvico inferior; véase plano.

a. pélvica superior, plano pélvico superior; véase plano.

angström (Å) *(angström, Angström (Å, A)).* Unidad de longitud igual a la diezmilésima parte de una micra; 10^{-7}mm; se utiliza especialmente para medir la longitud de las ondas de luz u otras radiaciones electromagnéticas y ultraestructuras citológicas.

Anguillula. Véase *Strongyloides.*

ángulo *(angle).* Figura formada por dos rectas o planos que divergen desde un punto común; espacio entre dos rectas o planos divergentes desde un punto común.

a. acromial, punto palpable donde el borde externo del acromion se une a y se continúa con la espina de la escápula.

a. de la cámara anterior, ángulo formado en la unión del iris y la córnea; también llamado ángulo iridocorneal o de filtración y ángulo del iris.

a. de convergencia, ángulo entre la línea de visión y la línea media.

a. crítico, ángulo de incidencia (ángulo formado con la normal por un rayo de luz que pasa de un medio a otro) y que da lugar a un rayo refractado; si el ángulo de incidencia es superior al crítico, el rayo se refleja totalmente.

a. esternal, ángulo o borde de la cara anterior del esternón en la unión del cuerpo y el manubrio; también llamado ángulo de Louis.

a. de filtración, ángulo de la cámara anterior.

a. inferior de la escápula, ángulo formado por la unión de los bordes externo e interno de la escápula.

a. lineal, ángulo formado por la unión de dos superficies cualesquiera de un diente.

a. de Louis, véase ángulo esternal.

a. de la mandíbula, el ángulo formado por el borde inferior del cuerpo mandibular y el borde posterior de la rama.

a. pontino, ángulo pontocerebeloso.

a. pontocerebeloso, espacio en la unión del cerebelo y el puente de Varolio.

a. superior de la escápula, ángulo formado por la unión de los bordes superior e interno de la escápula; antes denominado ángulo interno.

angustia *(anxiety).* Estado de aprensión, intranquilidad y temor desproporcionados a la amenaza real; la principal característica de las neurosis, acompañada de síntomas somáticos.

a. de castración, miedo a perder los órganos o las funciones genitales, como castigo por sentimientos sexuales prohibidos o agresivos; también llamada complejo de castración.

a. por separación, sensación de peligro, aprensión y angustia ante la separación de una persona necesaria.

a. síndrome de, taquicardia, dificultad respiratoria y sudoración, acompañadas de pánico.

anhidrasa *(anhydrase).* Enzima que favorece la eliminación del agua de un compuesto.

anhídrido *(anhydride).* Compuesto (óxido) deri-

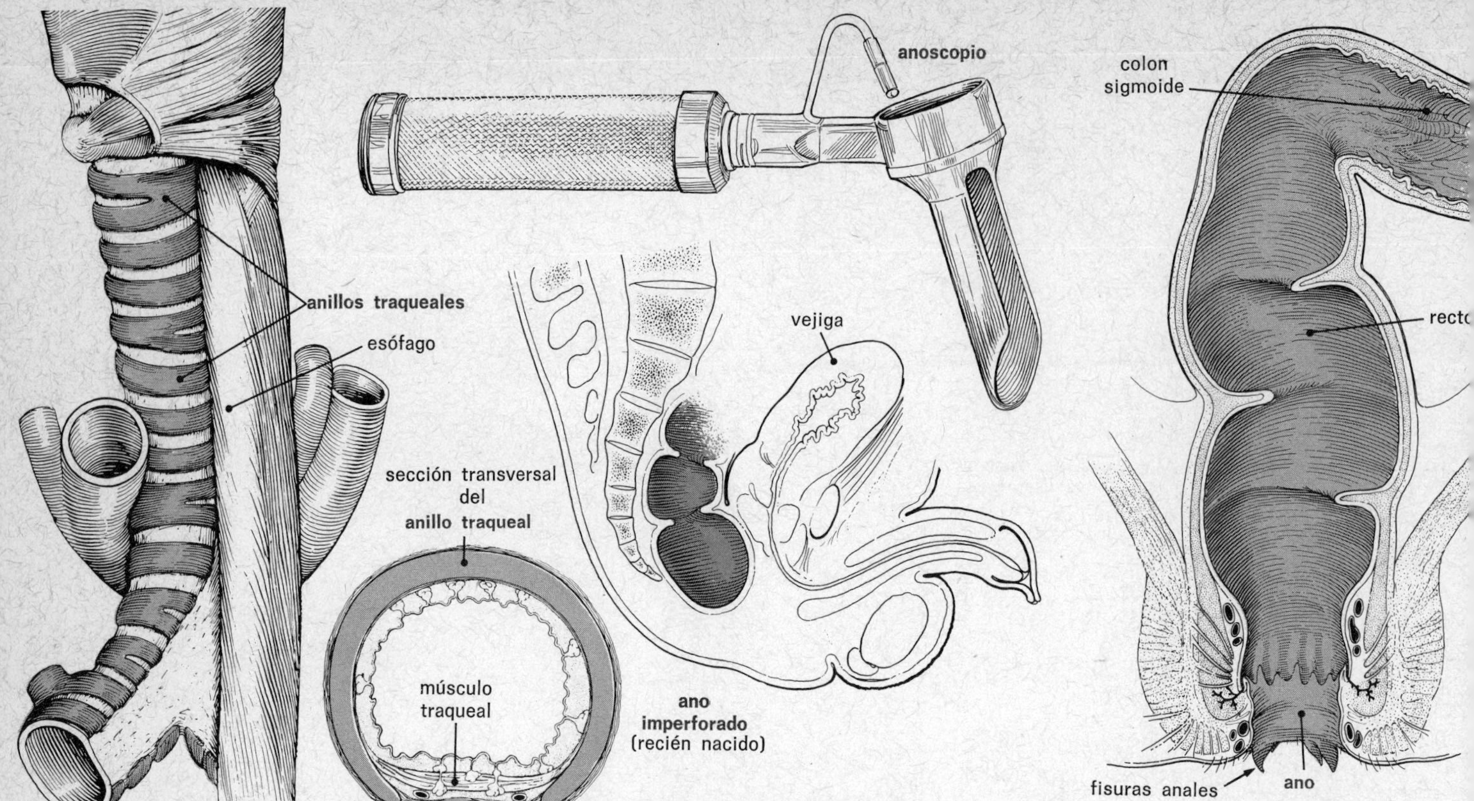

vado de un ácido por la sustracción de agua.

anhidro *(anhydrous).* Carente de agua.

anhidrosis *(anhidrosis).* Déficit pronunciado de sudoración.

anhidrótico *(anhidrotic, anidrotic).* Cualquier cosa que disminuye la secreción de sudor.

anilina *(aniline).* Compuesto oleoso incoloro o pardo, derivado del benceno; se utiliza en la preparación de colorantes.

anillo *(ring).* **1.** Objeto circular u oval con el centro hueco. **2.** En anatomía, cualquier banda circular que rodea una abertura. **3.** En química, grupo de átomos enlazados de un modo gráficamente representable como un círculo.

a. amigdalar, anillo linfoide.

a. abdominal externo, orificio en la aponeurosis del músculo oblicuo externo que forma la abertura externa del conducto inguinal; también llamado anillo inguinal externo o anillo inguinal superficial.

a. abdominal interno, orificio en la aponeurosis transversal que forma la abertura interna del conducto inguinal; también llamado anillo inguinal profundo o anillo inguinal abdominal.

a. de benceno, disposición en anillo hexagonal de átomos de carbono e hidrógeno en la molécula de benceno; también denominado núcleo de benceno.

a. de dentición, aro generalmente de plástico o goma duros, pensado para que lo muerda un niño pequeño al que le están brotando los dientes.

a. inguinal, una de las dos aberturas (superficial o subcutánea y profunda o abdominal) del conducto inguinal, a través de las cuales pasa el cordón espermático en los varones o el ligamento redondo en las hembras. Véase también anillo abdominal interno y externo.

a. de Kayser-Fleischer, anillo pigmentado verdoso, de alrededor de 1 a 3 mm de anchura, en la periferia de la córnea; se observa en la enfermedad de Wilson.

a. linfoide, masa de tejido linfoide que rodea la entrada de la faringe e incluye las amígdalas palatinas, faríngeas y linguales y los pequeños folículos de linfa de la pared orofaríngea posterior; también denominado anillo de Waldeyer.

a. tendinoso común, anillo fibroso en la órbita ocular que rodea al agujero óptico y parte de la fisura orbitaria superior; sirve de origen a cuatro músculos oculares; también llamado ligamento de Zinn.

a. traqueal, uno de los cartílagos que forman la tráquea; también denominado cartílago traqueal.

a. de vaciado, tubo o anillo de metal en el que se hace un molde para vaciar restauraciones dentarias o prótesis dentales de metal; también denominado mufla refractaria.

a. umbilical, abertura en la línea alba del feto a través de la cual pasan los vasos umbilicales.

a. de Waldeyer, véase anillo linfoide.

anión *(anion).* Ion con carga negativa que es atraído al ánodo cargado positivamente; se indica con un signo menos, p. ej. Cl^-.

aniónico *(anionic).* Relativo a un ion con carga negativa o que lo contiene; que es atraído hacia el ánodo o polo cargado positivamente cuando se hace pasar una corriente por una solución.

aniridia *(aniridria).* Ausencia completa o parcial del iris; también denominada irideremia.

aniseiconía *(aniseikonia).* Defecto de la visión en el que la imagen de un objeto vista con un ojo es de diferente tamaño a la que se ve con el otro ojo.

anisocitosis *(anisocytosis).* Variación anormal del tamaño de los hematíes.

anisocoria *(anisocoria).* Estado en el que las pupilas de los dos ojos tienen un tamaño diferente.

anisocromía *(anisochromasia).* Estado en el que sólo está coloreada la periferia de los hematíes, mientras que la parte central es casi incolora, como en ciertos tipos de anemias producidas por deficiencia de hierro.

anisocrómico *(anisochromatic).* De diferente color.

anisometropía *(anisometropia).* Diferencia en el poder de refracción de los dos ojos.

anitrogenado *(anitrogenous).* No nitrogenado.

anlage *(anlage).* Primordio (2); estructura embrionaria a partir de la cual se desarrolla el órgano adulto.

annulus. En latín, anillo.

ano *(anus).* Abertura inferior del aparato digestivo.

a. imperforado, ausencia congénita de orificio anal.

anoclusión *(nonocclusion).* Situación en la que el diente de un arco no llega a ponerse en contacto con su oponente del otro arco.

anodino *(anodyne).* Agente que tiene propiedades analgésicas.

ánodo *(anode).* Polo positivo de una batería eléctrica; también llamado electrodo positivo.

anodoncia *(anodontia).* Ausencia congénita de uno o todos los dientes.

anoftalmía *(anophthalmos).* Ausencia congénita de un globo ocular verdadero.

anogenital *(anogenital).* Relativo al ano y los genitales.

anomalía *(anomaly).* Cualquier cosa que se caracteriza por una desviación considerable de la normalidad.

a. de Ebstein, distorsión y desplazamiento hacia abajo de la válvula tricúspide que se traducen en un deterioro de la función ventricular derecha.

a. nuclear de Pelger-Huët, anomalía hereditaria de los leucocitos neutrófilos caracterizada por ausencia de lóbulos en sus núcleos.

anomalopía, anomalopsia *(anomalopia).* Ceguera parcial a los colores en la que la percepción del rojo y verde es inferior a la normal.

anomia *(anomia).* Incapacidad para nombrar o recordar los nombres de los objetos; también llamada afasia óptica.

Anopheles. Género de mosquitos de la familia culícidos *(Culicidae),* algunos de cuyos miembros transmiten el paludismo al hombre.

anopsia *(anopsia).* **1.** Imposibilidad de utilizar un ojo, como en el estrabismo. **2.** Hipertropía.

anorético *(anoretic).* **1.** Que no tiene apetito. **2.** Agente que tiende a disminuir el apetito.

anorexia *(anorexia).* Pérdida del apetito.

a. nerviosa, trastorno que se caracteriza por una gran pérdida de apetito que da lugar a emaciación y alteraciones metabólicas, acompañadas de síntomas neuróticos graves; se presenta predominantemente en mujeres de raza blanca, clase media, adolescentes y con tendencia a ligera obesidad.

anormal *(abnormal).* No normal; que difiere de la posición, estructura o estado habitual.

anormalidad *(abnormality).* Estado de ser anormal.

anorquidia, anorquia *(anorchidism, anorchism).* Ausencia congénita de testículo uni o bilateral.

anoscopio *(anoscope).* Instrumento para examinar el ano y recto.

anosigmoidoscopia *(anosigmoidoscopy).* Examen visual del ano, recto y colon sigmoide con la ayuda de un instrumento.

anosmia *(anosmia).* Ausencia del sentido del olfato.

anosognosia *(anosognosia).* Ignorancia real o fingida de una enfermedad o defecto físico.

anovulatorio *(anovular, anovulatory).* Designa un período menstrual que no se acompaña de ovulación; también denominado período anovular.

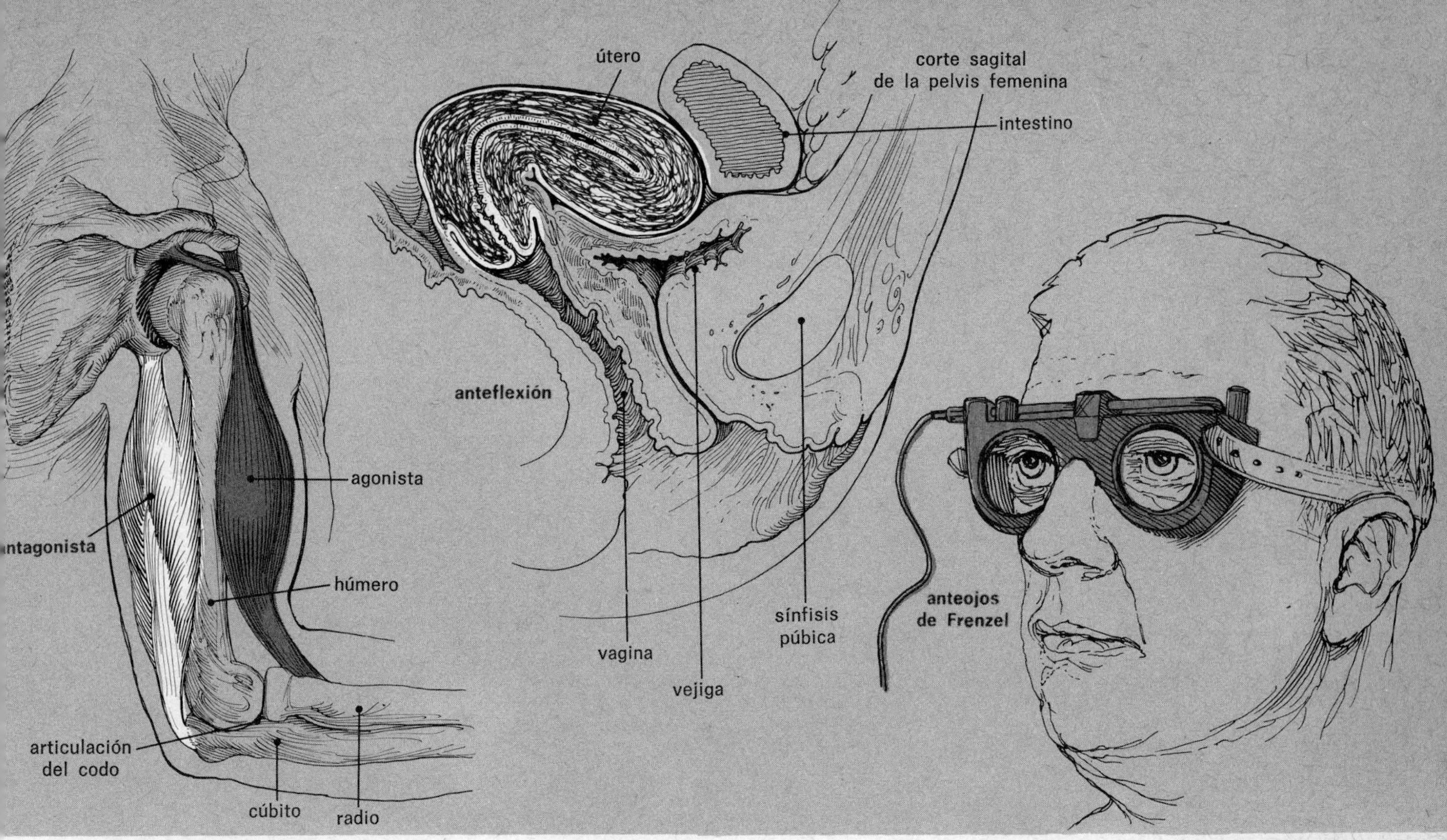

anoxemia *(anoxemia).* Hipoxemia; deficiencia de oxígeno en la sangre arterial.

anoxia *(anoxia).* Disminución anormal del oxígeno presente en los tejidos; también denominada deficiencia de oxígeno e hipoxia.

anquilobléfaron *(ankyloblepharon).* Adherencia de los párpados superior e inferior.

anquiloglosia *(tongue-tie).* Estado en el que los movimientos de la lengua están restringidos debido a un frenillo excesivamente corto.

anquilosado *(ankylosed).* Dícese de una articulación con inmovilización excesiva.

anquilosis *(ankylosis).* Inmovilidad y fijación anómalas de una articulación.

a. artificial, véase artrodesis.

a. dental, fijación de un diente a su alveolo como resultado de la osificación de las membranas circundantes.

a. fibrosa, la originada por la presencia de bandas fibrosas entre los huesos que forman la articulación.

a. ósea, fusión anormal de los huesos que forman una articulación; también denominada anquilosis verdadera.

a. verdadera, véase anquilosis ósea.

anquilostomiasis *(ancylostomiasis).* Infestación por el parásito *Ancylostoma duodenale* o *Necator americanus* que produce anemia por destrucción de hematíes; en niños, la infección puede producir retraso mental y físico; también denominada uncinariasis o anemia de los mineros, alfareros o de las montañas.

a. cutánea, aparición de pequeñas vesículas en el lugar de entrada de las larvas de *Ancylostoma,* generalmente en los pies, antes de la aparición de síntomas intestinales; también denominada dermatitis de la anquilostomiasis.

anquilótico *(ankylotic).* Caracterizado por anquilosis o relacionado con ella.

ansiedad *(anxiety).* Angustia, desasosiego que acompaña a las enfermedades agudas.

antagonismo *(antagonism).* Resistencia u oposición mutuas, como las existentes entre músculos, fármacos, bacterias, etc.

antagonista *(antagonist).* Que actúa en oposición a, o tiende a anular, la acción de otro; dícese de músculos, fármacos, etc.

a. competitivo, véase antimetabolito.

antebraquial *(antebrachial).* Perteneciente o relativo al antebrazo.

antebrazo *(forearm).* Parte de la extremidad superior entre el codo y la muñeca.

antecardium *(antecardium).* Véase precordio o región precordial.

ante cibum, (a.c.). En latín, antes de las comidas.

antecubital *(antecubital).* Situado delante del codo.

anteflexión *(anteflexion).* Tipo de desplazamiento caracterizado por un acodamiento anómalo hacia adelante de la parte superior de un órgano.

antehélix *(anthelix, antihelix).* Prominencia curva en el oído externo situada en paralelo al hélix y por delante de él.

antemortem. En latín, antes de la muerte.

antenatal *(antenatal).* Que ocurre antes del nacimiento; también llamado prenatal.

anteojeras *(goggles).* Gafas grandes, generalmente sombreadas, que se usan como escudo de protección de los ojos.

anteojos *(spectacles).* Par de lentes dispuestas en una montura que las mantiene frente a los ojos; también llamados gafas.

a. estenopeicos, los que tienen, en lugar de lentes, discos opacos con hendiduras estrechas o perforaciones circulares que permiten el paso de una cantidad de luz mínima.

a. de Frenzel, anteojos planos con iluminación incorporada y lentes de 20 dioptrías ideados para deslumbrar el ojo y evitar su fijación en un objeto externo; se emplean en una habitación oscura para observar y registrar el nistagmo.

a. de horquilla, anteojos que llevan adaptada una horquilla de ptosis (laminillas de metal liso que encajan debajo del párpado superior para mantenerlo elevado por encima de la pupila); también llamados anteojos de Masselon.

a. de Masselon, véase anteojos de horquilla.

a. de medio cristal, véase anteojos pantoscópicos.

a. pantoscópicos, los utilizados para leer en los que se suprimen las mitades superiores de las lentes para no afectar a la visión a distancia; también llamados anteojos de medio cristal.

antepartum. En latín, antes del parto.

anterior *(anterior).* Situado delante; ventral.

antero- *(antero-).* Forma prefija que significa delante.

anteroexterno *(anterolateral).* Situado delante y hacia afuera.

anteroinferior *(anteroinferior).* Que está situado delante y debajo.

anterointerno *(anteromedial).* Situado delante y hacia adentro.

anteroposterior *(anteroposterior).* **1.** Relativo a las partes de delante y de atrás. **2.** Dirigido de delante a atrás.

anterosuperior *(anterosuperior).* Situado delante y arriba.

anteversión *(antelocation, anteversion).* Desplazamiento hacia adelante de un órgano, p. ej. el útero.

anti- *(anti-).* Forma prefija que significa en contra de.

antiácido *(antacid).* Agente que reduce la acidez del jugo gástrico u otras secreciones; entre los agentes más utilizados están el hidróxido de aluminio, hidróxido de magnesio y carbonato cálcico.

antialérgico *(antiallergic).* Dícese de cualquier cosa que evita o alivia una reacción alérgica.

antiangiogénesis *(anti-angiogenesis).* Prevención de la penetración de nuevas yemas vasculares en una implantación tumoral precoz; técnica, experimental por el momento, para prevenir el crecimiento tumoral.

antibacteriano *(antibacterial).* Que destruye o evita el crecimiento de las bacterias, p. ej. espermina, el principio del factor autoesterilizante en el semen.

antibiosis *(antibiosis).* Asociación de dos organismos por la que uno de ellos se ve afectado en sentido negativo.

antibiótico *(antibiotic).* Cualquier sustancia, como la penicilina o estreptomicina, derivada de hongos o bacterias, que destruye o inhibe el crecimiento de microorganismos.

a. de amplio espectro, antibiótico que es eficaz contra muchos microorganismos diferentes, en particular frente a bacterias tanto gramnegativas como grampositivas.

anticoagulante *(anticoagulant).* Cualquier sustancia que evita la coagulación de la sangre.

anticodon *(anticodon).* La secuencia de tres bases del RNA de transferencia que se empareja con un codon en el RNA mensajero.

anticolagogo *(anticholagogue).* Agente que reduce la secreción de bilis.

anticolinérgico *(anticholinergic).* Que inhibe la acción de un nervio parasimpático.

anticolinesterasa *(anticholinesterase).* Agente que inhibe la acción de la colinesterasa.

anticomplemento *(anticomplement).* Sustancia que neutraliza la acción del complemento (sustancia del suero normal que ayuda a destruir los patógenos).

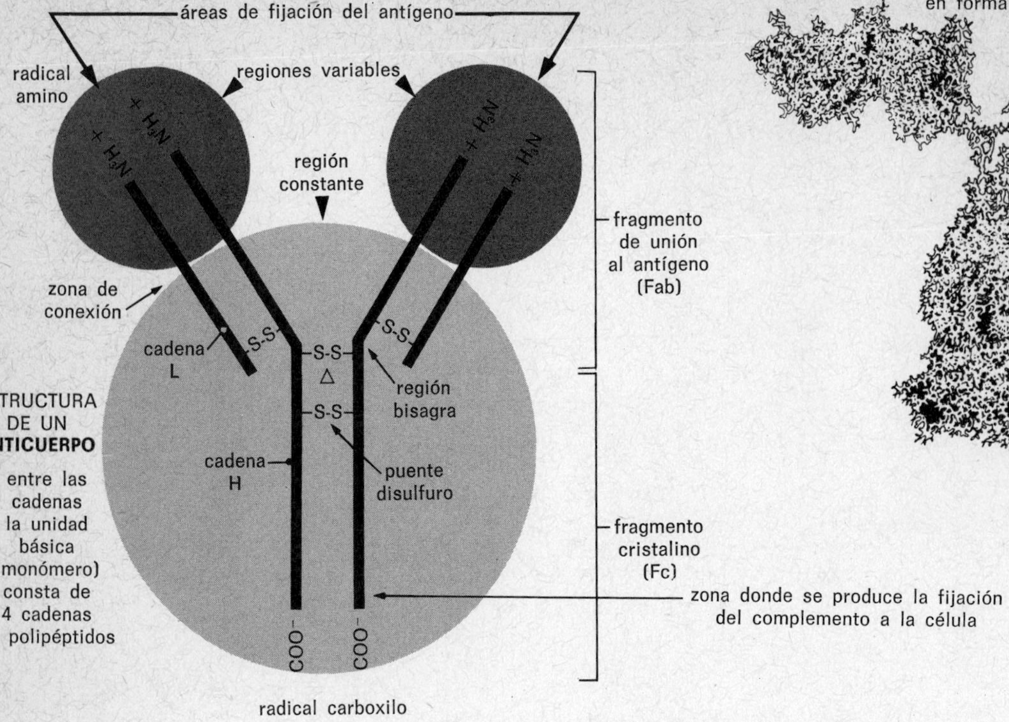

áreas de fijación del antígeno
radical amino
regiones variables
región constante
zona de conexión
cadena L
S-S
S-S
S-S
S-S
región bisagra
cadena H
puente disulfuro
fragmento de unión al antígeno (Fab)
fragmento cristalino (Fc)
zona donde se produce la fijación del complemento a la célula
radical carboxilo

ESTRUCTURA DE UN **ANTICUERPO**

entre las cadenas la unidad básica (monómero) consta de 4 cadenas de polipéptidos

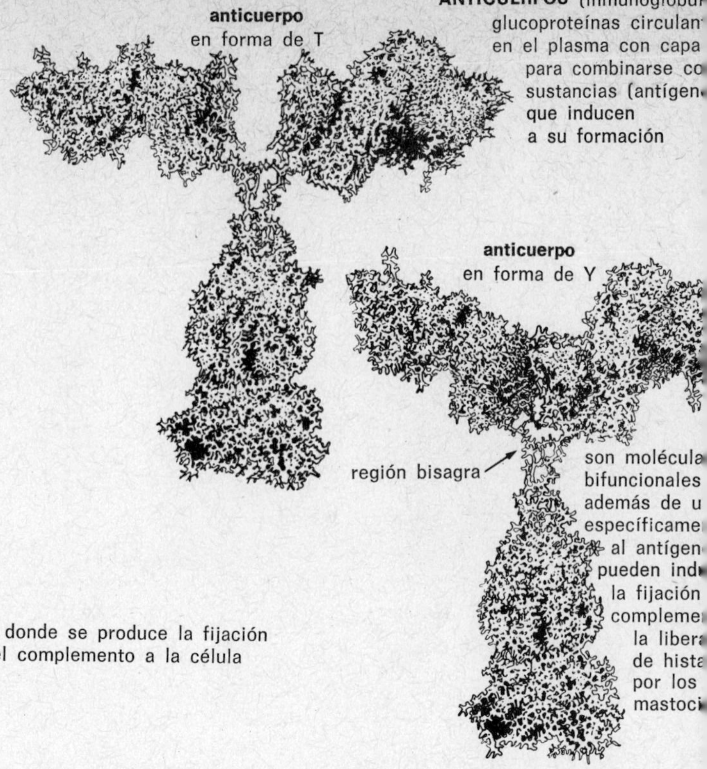

anticuerpo en forma de T

anticuerpo en forma de Y

región bisagra

ANTICUERPOS (inmunoglobu glucoproteínas circulan en el plasma con capa para combinarse co sustancias (antígen que inducen a su formación

son molécula bifuncionales además de u específicame al antígen pueden ind la fijación compleme la liber de hista por los mastoci

REPRESENTACIÓN ESQUEMÁTICA DE LAS ESTRUCTURAS COMPARADAS DE 5 CLASES DE ANTICUERPOS

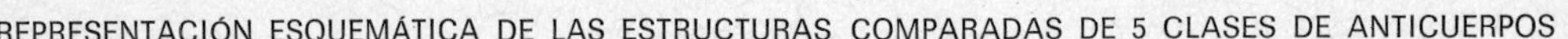

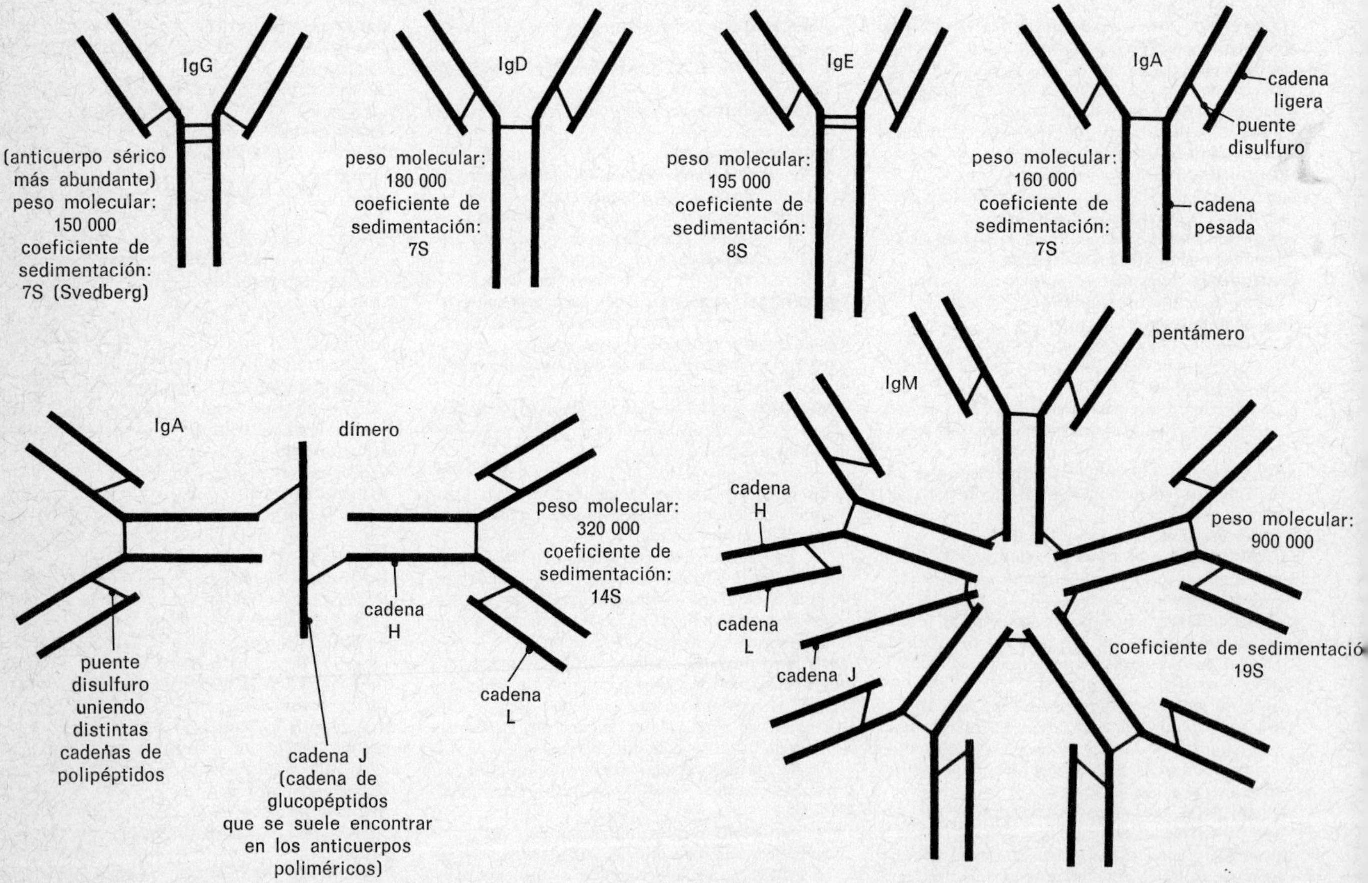

IgG
(anticuerpo sérico más abundante) peso molecular: 150 000 coeficiente de sedimentación: 7S (Svedberg)

IgD
peso molecular: 180 000 coeficiente de sedimentación: 7S

IgE
peso molecular: 195 000 coeficiente de sedimentación: 8S

IgA
peso molecular: 160 000 coeficiente de sedimentación: 7S
cadena ligera
puente disulfuro
cadena pesada

IgA dímero
peso molecular: 320 000 coeficiente de sedimentación: 14S
cadena H
cadena L
puente disulfuro uniendo distintas cadeñas de polipéptidos
cadena J (cadena de glucopéptidos que se suele encontrar en los anticuerpos poliméricos)

IgM pentámero
peso molecular: 900 000
coeficiente de sedimentació 19S
cadena H
cadena L
cadena J

anticonvulsivo *(anticonvulsive).* Cualquier sustancia que sirve para evitar o detener las convulsiones.

anticuerpo *(antibody).* Globulina trilobulada que contiene dos cadenas cortas y dos largas de proteínas; se encuentra en la sangre y otros líquidos corporales y puede ser incitada por la presencia de un antígeno (microorganismos, proteínas extrañas, etc.); tiene una influencia destructora en el antígeno que estimula su formación, produciendo así inmunidad; la estructura tiene una flexibilidad considerable y unas zonas «bisagra» para poder cambiar de forma de T a forma de Y; llámase también antisustancia.

a. natural, cada uno de los existentes naturalmente en el cuerpo sin una estimulación antigénica conocida.

antidepresivo *(antidepressant).* **1.** Que contrarresta la depresión. **2.** Cualquier agente que se utiliza en el tratamiento de estados depresivos patológicos; también llamado timoléptico.

antidiarreico *(antidiarrheal, antidiarrhetic).* Agente que alivia la diarrea.

antidiuresis *(antidiuresis).* Reducción de la excreción urinaria.

antidiurético *(antidiuretic).* Agente que produce reducción de la formación de orina.

Tóxico	Antídoto	Tóxico	Antídoto	Tóxico	Antídoto
o, corrosivo	alcalino, débil	escopolamina	fisostigmina	metadona	antinarcóticos
li, cáustico	ácidos, débiles	estrignina	permanganato potásico	metales pesados	penicilamina
loides	permanganato potásico	estrignina	yodo	morfina	antinarcóticos
loides del opio	antinarcóticos	etilenglicol	alcohol etílico	morfina	tintura de yodo
etamina	clorpromazina	etilmorfina ácida	antinarcóticos	nicotina	permanganato potásico
ina, pintura	azul de metileno	fisostigmina	permanganato potásico	nitrato de plata	cloruro sódico
coagulantes orales	fitonadiol	fluoruro	lactato cálcico	oxalatos	lactato cálcico
monio	BAL (dimercaprol)	formol	acetato amónico	paratión	sulfato de atropina
énico	BAL (dimercaprol)	fósforo	sulfato de cobre	plata	yodo
pina	fisostigmina	glicoles	alcohol etílico	plomo	BAL (dimercaprol)
pina	pilocarpina	glution	sulfato de atropina	plomo	EDTA
bitúricos	sin antídoto específico	heparina	sulfato de protamina	plomo	sulfato magnésico
o	sulfato de magnesio	heroína	antinarcóticos	plomo	yodo
nuto	BAL (dimercaprol)	hierro	deferroxamina	quinina	permanganato potásico
muros	cloruro sódico	hipercalcemia	sulfato sódico	quinina	yodo
mio	EDTA	hipervitaminosis D	sulfato sódico	selenio	bromobenceno
uro	tiosulfato sódico	malatión	sulfato de atropina	setas	sulfato de atropina
re	EDTA	meperidina	antinarcóticos	talio	ditizona
eína	antinarcóticos	mercurio	BAL (dimercaprol)	yodo	almidón
vados cumarínicos	filonadiol	mercurio	penicilamina	yodo	deferroxamina
epam	fisostigmina	mercurio	yodo		(según Arena)

antídoto *(antidote).* Agente que contrarresta los efectos de un veneno ingerido, bien por inactivación o por oponerse a su acción una vez absorbido.

antidrómico *(antidromic).* Que conduce un impulso en dirección contraria a la normal.

antiemético *(antiemetic).* **1.** Que evita o detiene las náuseas. **2.** Medicamento que evita o alivia las náuseas y vómitos ejerciendo su efecto en el aparato vestibular del oído, los quimiorreceptores, la corteza cerebral o el centro del vómito del cerebro.

antienzima *(antienzyme).* Sustancia que neutraliza la acción de una enzima.

antiepiléptico *(antiepileptic).* Agente que tiende a prevenir una convulsión epiléptica.

antiescorbútico *(antiscorbutic).* Que cura o previene el escorbuto.

antiespasmódico *(antispasmodic).* Agente que evita o alivia la contracción muscular involuntaria.

antifagocítico *(antiphagocytic).* Que inhibe la ingestión y digestión por las células (fagocitosis).

antifibrinolisina *(antifibrinolysin).* Sustancia que retarda la desintegración de la fibrina presente en los coágulos sanguíneos.

antifúngico *(antifungal).* Que destruye los hongos.

antigenicidad *(antigenicity).* Propiedad de ser antigénico.

antigénico *(antigenic).* Perteneciente a un antígeno o que posee sus propiedades, en especial la de estimulación de la formación de anticuerpos.

antígeno *(antigen).* Sustancia extraña que estimula una respuesta inmunitaria; esta respuesta puede consistir en la formación de anticuerpos y/o en inmunidad mediada por células.

a. asociado a la hepatitis (HAA), antígeno que se encuentra en el suero de los pacientes afectos de hepatitis y que se cree asociado con el virus B de la hepatitis; hallado por primera vez en el suero de un aborigen australiano; también llamado antígeno de la hepatitis B o antígeno Australia.

a. Australia, antígeno asociado a la hepatitis.

a. endógeno, cualquier antígeno que se encuentra dentro de un individuo.

a. exógeno, cualquier antígeno originado en el entorno del invididuo, p. ej. el polen.

a. de la hepatitis B (HBAg), antígeno asociado a la hepatitis.

a. heterólogo, antígeno común a más de una especie.

a. homólogo, antígeno producido por un individuo que estimula la producción de anticuerpos en otro individuo de la misma especie; más específicamente, determinante antigénico genéticamente controlado que distingue a un individuo de una especie dada de otro; también llamado isoantígeno y aloantígeno.

a. T, antígeno presente en los núcleos de células infectadas con ciertos virus tumorales; se piensa que es una proteína primitiva específica del virus.

antihelmíntico *(anthelminthic, anthelmintic, antihelminthic).* Capaz de destruir o expulsar gusanos intestinales.

antihemaglutinina *(antihemagglutinin).* Sustancia que contrarresta la acción de la hemaglutinina.

antihemolisina *(antihemolysin).* Agente que inhibe la acción de una hemolisina.

antihidrótico *(antihidrotic).* Véase anhidrótico.

antihistamina *(antihistamine).* Cualquier fármaco utilizado para contrarrestar la acción de la histamina en el tratamiento de los síntomas alérgicos.

antihistamínico *(antihistaminic).* Que tiende a neutralizar la acción de la histamina; dícese del agente que tiene este efecto y se utiliza para aliviar los síntomas de alergia.

antihipertensivo *(antihypertensive).* Que reduce la presión sanguínea.

antiinflamatorio *(anti-inflammatory).* Que alivia la inflamación.

antilewisita (British antilewisite (BAL)). Dimercaprol.

antimetabolito *(antimetabolite).* En general, sustancia que es químicamente similar a un metabolito esencial pero que interfiere o impide su utilización efectiva; también llamado antagonista competitivo.

antimiasténico *(antimyasthenic).* Que tiende a aliviar los síntomas de la miastenia (debilidad muscular).

antimicótico *(antimycotic).* Fungicida.

antimitótico *(antimitotic).* Que detiene la mitosis.

antimonial *(antimonic).* Relativo al antimonio o que lo contiene.

antimonio *(antimony).* Elemento metálico tóxico, grisáceo e irritante; símbolo Sb, número atómico 51, peso atómico 121,77.

antinauseoso *(antinauseant).* **1.** Que evita las náuseas. **2.** Agente con tal propiedad.

antioxidante *(antioxidant).* Sustancia que impide de la oxidación.

antipalúdico *(antimalarial).* Dícese de un agente que evita o cura el paludismo.

antiperistalsis *(antiperistalsis).* Acción peristáltica inversa del intestino, por la que se impulsa en sentido retrógrado el contenido de éste.

antiperspirante *(antiperspirant).* Agente que inhibe la secreción del sudor.

antipirético *(antipyretic).* **1.** Que disminuye la fiebre. **2.** Medicamento que reduce o alivia la fiebre.

antipirina *(antipyrine).* Sustancia incolora ligeramente amarga derivada del alquitrán; se utiliza para aliviar el dolor y la fiebre.

antiprotrombina *(antiprothrombin).* Sustancia que inhibe la conversión de protrombina en trombina, impidiendo así la coagulación de la sangre.

antipruriginoso *(antipruritic).* Que alivia el picor o prurito.

antirraquítico *(antirachitic).* Que cura o corrige el raquitismo.

antirreumático *(antirheumatic).* Que previene o cura el reumatismo.

antisecretorio *(antisecretory).* Que inhibe las secreciones.

antiséptico *(antiseptic).* Germicida, o bacteriostático en condiciones especiales; se utiliza generalmente en tejidos vivos.

antisudorífico *(antisudorific).* Antihidrótico; que detiene la secreción de sudor.

antisuero *(antiserum).* Suero humano o animal que contiene anticuerpos específicos.

antitoxina *(antitoxin).* Anticuerpo producido en la sangre y otros líquidos del cuerpo como respuesta al componente tóxico de un microorganismo, que generalmente es una exotoxina bacteriana.

antitrago *(antitragus).* Proyección del oído externo frente al trago, situada detrás de la abertura del conducto auditivo externo.

antitreponémico *(antitreponemal).* Que destruye treponemas (bacterias del género *Treponema).*

antitrombina *(antithrombin).* Sustancia que contrarresta la acción de la trombina, evitando por tanto la coagulación de la sangre.

antivitamina *(antivitamin).* Cualquier sustancia que evita la función biológica de una vitamina.

antiviviseccción *(antivivisection).* Oposición a la experimentación con animales vivos.

antiviviseccionista *(antivivisectionist).* El que se opone a la experimentación con animales

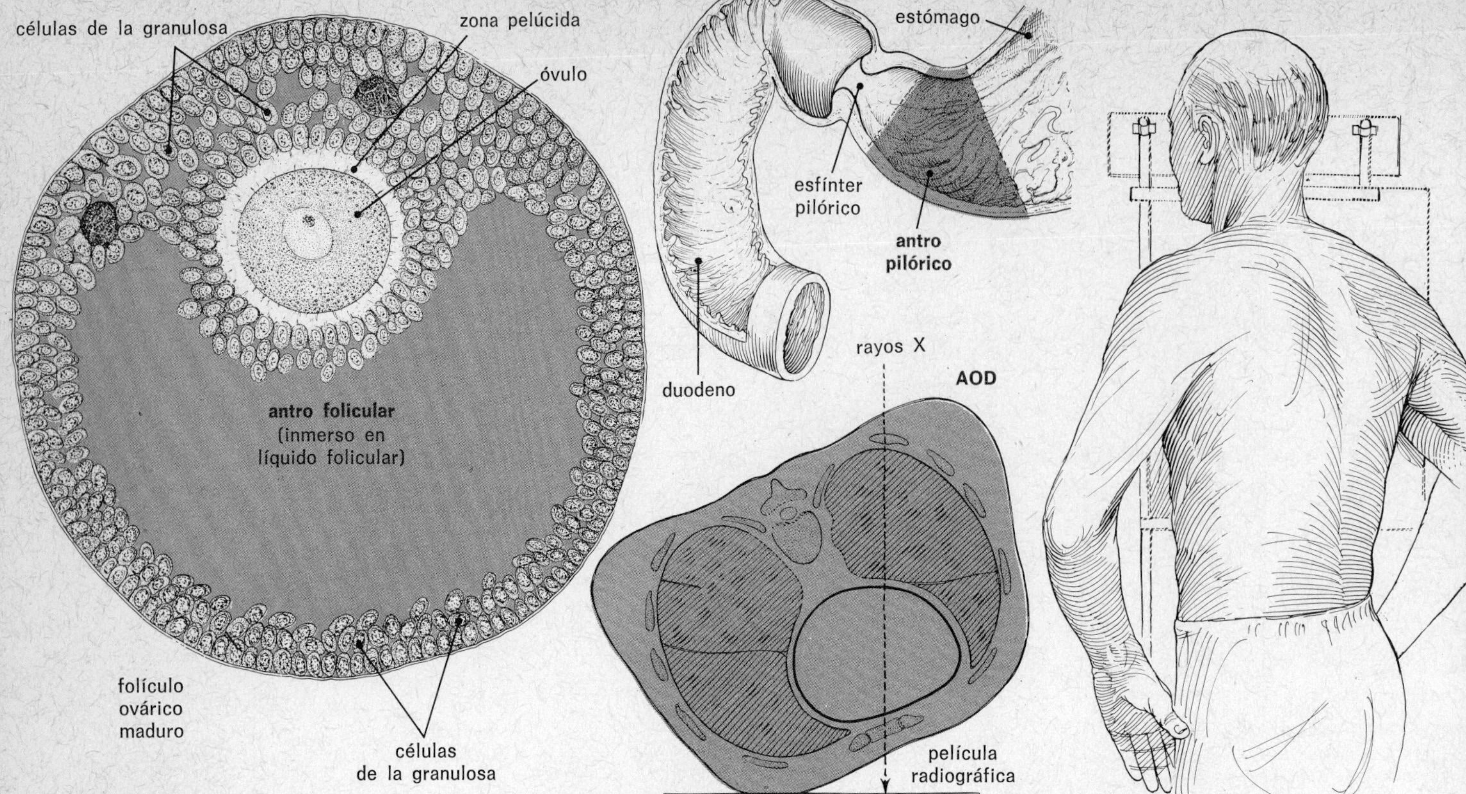

vivos.

antracemia *(anthracemia).* Presencia de *Bacillus anthracis* en la sangre.

antraconecrosis *(anthraconecrosis).* Degeneración y transformación del tejido en una masa negra y seca; también denominada gangrena negra.

antracosilicosis *(anthracosilicosis).* Endurecimiento fibroso de los pulmones debido a inhalación continua de carbón y polvo de sílice.

antracosis *(anthracosis).* Enfermedad producida por la acumulación de carbón en los pulmones.

antracótico *(anthracotic).* Relativo a la antracosis.

antral *(antral).* Relativo a un antro (cavidad del cuerpo).

ántrax *(carbuncle).* Infección dolorosa de la piel y los tejidos subcutáneos con producción y descarga de pus y tejido muerto, similar a un furúnculo pero más grave y con formación de senos múltiples; habitualmente causado por *Staphylococcus aureus.*

a. renal, absceso en la corteza renal, por lo general resultante de la unión de varios más pequeños; en ocasiones puede romperse dentro del sistema colector o a través de la cápsula renal, produciendo un absceso perinefrítico.

antrectomía *(antrectomy).* Escisión quirúrgica de las paredes de un antro, especialmente del antro mastoideo.

antro *(antrum).* Compartimiento o cavidad en el cuerpo.

a. folicular cavidad llena de líquido dentro del folículo ovárico en desarrollo.

a. pilórico, extremo dilatado del estómago que está cercano al píloro; marca el comienzo del conducto pilórico.

a. timpánico, cavidad en la porción mastoidea del hueso temporal que se extiende desde la cámara del oído medio y se comunica con las celdillas aéreas mastoideas.

antropo- *(anthropo-).* Forma prefija que significa hombre o humano.

antropofobia *(anthropophobia).* Aversión anormal a la compañía humana.

antropogenia *(anthropogeny, anthropogenesis).* Estudio científico del origen y desarrollo del hombre, tanto individual como racial.

antropología *(anthropology).* Rama de la ciencia que trata del origen, desarrollo y comportamiento del hombre.

antropometría *(anthropometry).* Estudio de medidas comparativas del cuerpo humano para su uso en la clasificación antropológica.

antropomorfismo *(anthropomorphism).* Atribución de cualidades humanas a objetos inanimados, animales o fenómenos naturales.

antropozoonosis *(anthropozoonosis).* Enfermedad del hombre adquirida de vertebrados inferiores que albergan organismos patógenos, p. ej. triquinosis, rabia, etc.; véanse zooantroponosis y anfixenosis.

antroscopio *(antroscope).* Instrumento para examinar antros o espacios huecos, en especial el antro maxilar.

antrostomía *(antrostomy).* Formación de un orificio o estoma, a veces permanente, en un antro con fines de drenaje.

antrotomía *(antrotomy).* Incisión en un antro.

anucleado *(non-nucleated).* Sin núcleo.

anular *(annular).* Circular o en forma de anillo.

anuresis *(anuresis).* Retención total de orina en la vejiga; falta de micción.

anurético *(anuretic).* Relativo a la anuresis.

anuria *(anuria).* Supresión completa de la orina eliminada por el riñón; en la clínica, dícese de una cantidad inferior a 100 ml diarios de orina en un adulto de tamaño medio; a distinguir de retención vesical de la orina.

anúrico *(anuric).* Relativo a la anuria.

AOD *(RAO).* En radiología, abreviatura de proyección anterior oblicua derecha.

aorta *(aorta).* El vaso sanguíneo de mayor tamaño del organismo; tronco principal de la circulación arterial sistémica, que sale de la parte superior del ventrículo izquierdo, del que recibe sangre que distribuye por todos los tejidos del cuerpo, salvo los pulmones.

a. abdominal, porción terminal de la aorta, que va desde el diafragma hasta la pelvis, donde se divide en las dos arterias iliacas primitivas.

a. ascendente, primera parte de la aorta, que comprende el trozo entre su origen en el corazón y el cayado aórtico; tiene unos 3 cm de diámetro.

a., cayado de la, curvatura por la que la aorta cambia su trayecto de cefálico a caudal y de donde nacen el tronco braquiocefálico, la carótida primitiva izquierda y la arteria subclavia izquierda.

a. descendente, porción de la aorta comprendida entre el cayado aórtico y la bifurcación de las iliacas.

a. retorcida, seudocoartación.

aórtico *(aortic).* Relativo a la aorta.

aortitis *(aortitis).* Inflamación de una o varias capas de la pared aórtica.

a. reumatoide, aortitis asociada a la artritis reumatoide.

aortografía *(aortography).* Radiografía de la aorta previa inyección de una sustancia radiopaca.

a. retrógrada, aortografía tras inyección de la sustancia radiopaca en una de las ramas aórticas, en dirección contraria al torrente circulatorio.

a. translumbar, radiografía tras inyección de material radiopaco en la aorta abdominal.

aortograma *(aortogram).* Estudio radiológico de la aorta en el que se utiliza una sustancia de contraste.

aortopatía *(aortopathy).* Enfermedad de la aorta.

aortotomía *(aortotomy).* Incisión en la aorta.

AP *(PA).* Abreviatura de: (a) arteria pulmonar; (b) anteroposterior.

aparato *(apparatus).* **1.** Grupo de instrumentos o dispositivos que se utilizan juntos, o uno detrás de otro, para realizar una tarea específica. **2.** Grupo de órganos o estructuras que realizan en conjunto una función común.

a. de Benedict-Roth, el que se utiliza en la estimación cuantitativa del metabolismo basal, midiendo la cantidad de oxígeno utilizado durante la respiración en reposo; también llamado calorímetro de Benedict-Roth.

a. central, el centrosoma y la centrosfera.

a. de Golgi, organela heterogénea de una célula que consta de una red de sáculos, vesículas y vacuolas en forma de cuenco; en la mayoría de las células está situado alrededor o cerca del núcleo, pero en algunas (p. ej. células de un ganglio espinal) está fragmentado y distribuido por todo el citoplasma; almacena y empaqueta temporalmente productos de secreción; también denominado cuerpo de Golgi y complejo de Golgi.

a. lagrimal sistema de producción y conducción de lágrimas, formado por la glándula lagrimal y los conductos y estructuras asociadas.

a. de Tiselius, instrumento utilizado para separar proteínas de una solución y determinar el peso molecular y el punto isoeléctrico.

a. de Van Slyke, aparato utilizado para medir la cantidad de gases respiratorios en sangre.

a. de Warburg, aparato utilizado para medir el consumo de oxígeno de tejido incubado.

a. yuxtaglomerular, cuerpo yuxtaglomerular (células epiteliales granulares en la porción terminal de la arteriola aferente del riñón) en unión de la mácula densa (células epiteliales engrosadas de la pared del túbulo contorneado distal en su lugar

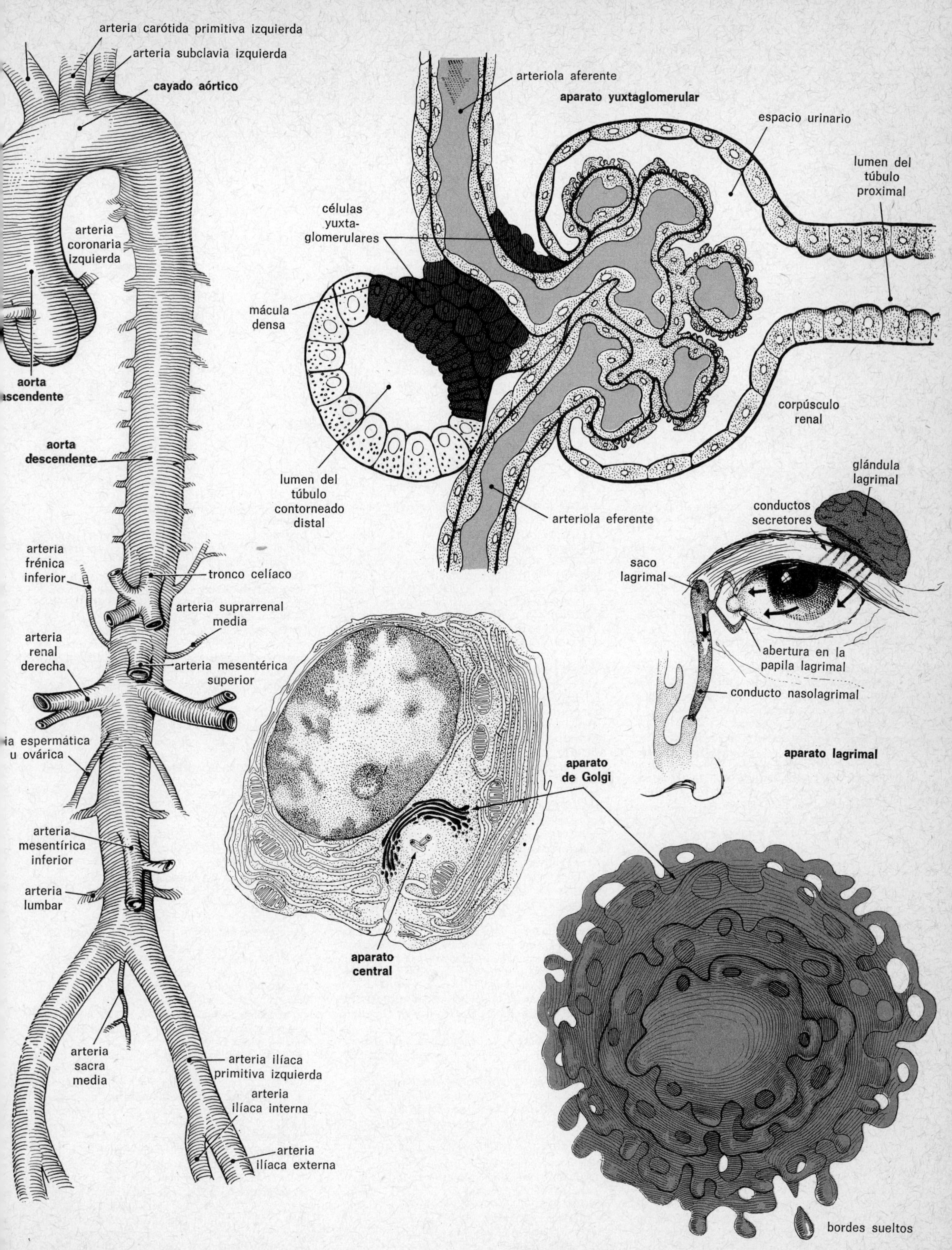
arteria carótida primitiva izquierda
arteria subclavia izquierda
cayado aórtico
arteria coronaria izquierda
aorta ascendente
aorta descendente
arteria frénica inferior
tronco celíaco
arteria suprarrenal media
arteria renal derecha
arteria mesentérica superior
ia espermática u ovárica
arteria mesentírica inferior
arteria lumbar
arteria sacra media
arteria ilíaca primitiva izquierda
arteria ilíaca interna
arteria ilíaca externa
arteriola aferente
aparato yuxtaglomerular
espacio urinario
lumen del túbulo proximal
células yuxta-glomerulares
mácula densa
lumen del túbulo contorneado distal
arteriola eferente
corpúsculo renal
glándula lagrimal
conductos secretores
saco lagrimal
abertura en la papila lagrimal
conducto nasolagrimal
aparato lagrimal
aparato de Golgi
aparato central
bordes sueltos

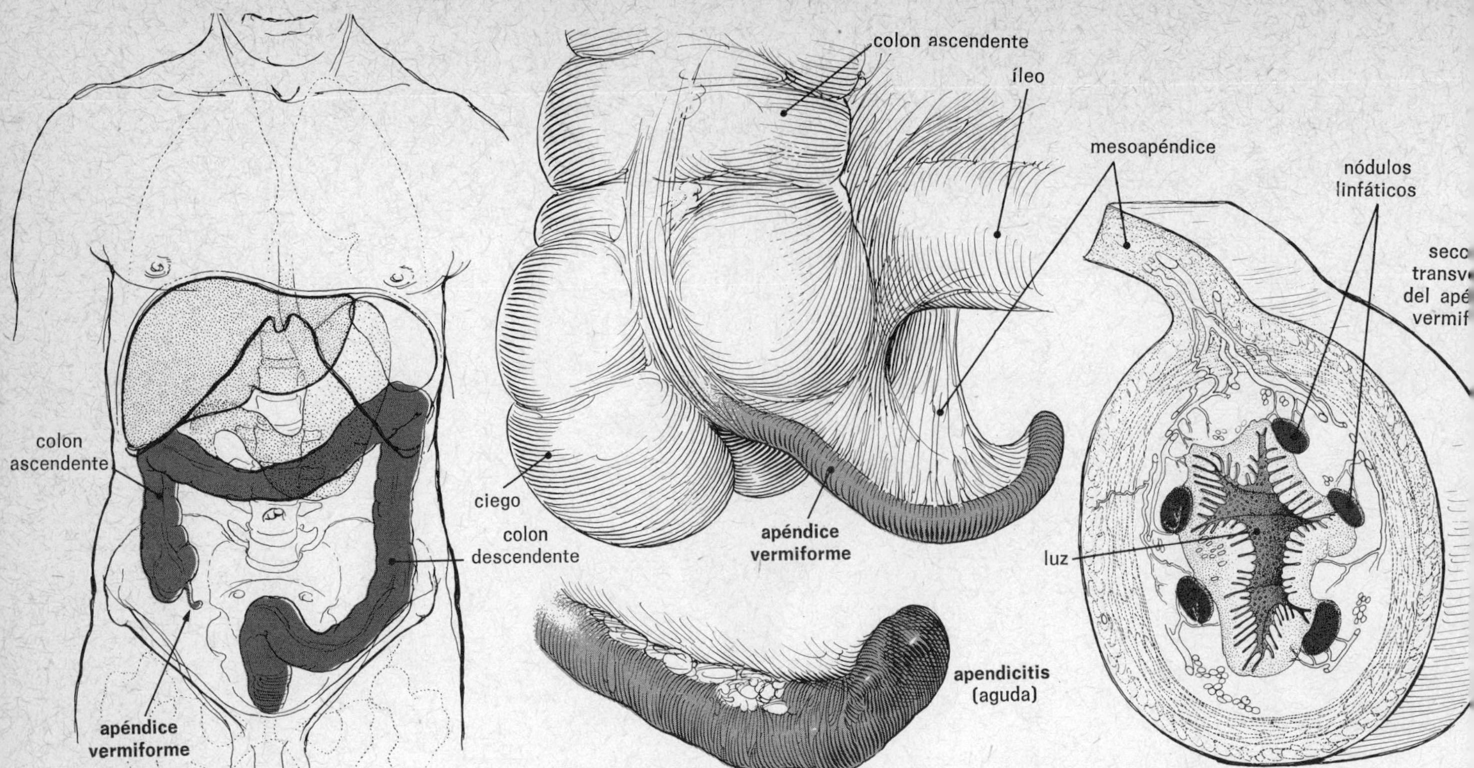

de reunión con la arteriola aferente).

apareamiento *(mating).* Unión de individuos de sexo contrario para la reproducción.

a. al azar, el que no tiene en cuenta la constitución genética de los individuos.

a. concordante, el que no se debe al azar pero afecta a individuos de características específicas; puede ser similar (positivo) u opuesto (negativo).

aparear *(couple).* Copular; dícese de animales inferiores.

apatía *(apathy).* Indiferencia; falta de emoción.

apatito *(apatite).* Fosfato de flúor y calcio, $Ca_5F(PO_4)_3$.

apéndice *(appendage, appendix).* Cualquier parte que tiene una relación estrecha pero subordinada con una estructura principal.

a. cecal, apéndice vermiforme.

a. epiploico, una de las pequeñas bolsas peritoneales que se originan en la capa serosa del intestino grueso, excepto el recto.

a. de Morgagni, (1) apéndice testicular; (2) apéndice vesicular.

a. testicular, cuerpo diminuto oval y quístico situado en el extremo superior del testículo, remanente del conducto de Müller embrionario; también llamado hidátide de Morgagni y apéndice de Morgagni.

a. vermiforme, estructura tubular con aspecto de lombriz que sale del extremo cerrado del ciego.

a. vesicular, estructura quística llena de líquido, fijada al extremo franjeado de las trompas, remanente del conducto de Müller embrionario; también llamado hidátide o apéndice de Morgagni.

apendicitis *(appendicitis).* Inflamación del apéndice vermiforme.

apendicolitiasis *(appendicolithiasis).* Presencia de cálculos en el apéndice vermiforme.

apenetrancia *(nonpenetrance).* Incapacidad de un rasgo genético para manifestarse aunque se encuentren presentes los elementos genéticos que producen habitualmente el rasgo.

apercepción *(apperception).* Comprensión basada en el conocimiento previo o en la memoria de experiencias pasadas.

aperiódico *(aperiodic).* Que se presenta irregularmente.

aperistalsis *(aperistalsis).* Ausencia de las contracciones normales del intestino.

apersonificación *(appersonation, appersonification).* Identificación ilusoria de sí mismo con otra persona.

apetito *(appetite).* Deseo natural de alimento.

ápex *(apex).* Vértice; extremo puntiagudo de una estructura cónica, como el corazón o el pulmón.

a. orbitario, parte trasera de la órbita.

apexcardiograma *(apexcardiogram).* Registro gráfico de los movimientos de la pared torácica producidos por el latido de la punta del corazón.

apical *(apical).* Relativo al ápex o vértice de una estructura, como el vértice del pulmón, el extremo de la raíz dental o la punta cardiaca.

apicectomía *(apicoectomy).* Resección quirúrgica de la porción apical de la raíz de un diente.

apicnomorfo *(apyknomorphous).* Dícese de la célula que no tiene elementos cromatófilos agrupados de un modo compacto y que, por consiguiente, no se tiñe de modo intenso.

apicostomía *(apicostomy).* Formación quirúrgica de una abertura a través del hueso alveolar hasta la punta de la raíz de un diente.

apirético *(apyretic).* Sin fiebre; perteneciente o relativo a la apirexia.

apirexia *(apyrexia).* Ausencia de fiebre.

apituitarismo *(apituitarism).* Estado en que la hipófisis carece de función.

aplanático *(aplanatic).* Dícese de un sistema óptico o lente libre de aberración esférica o monocromática.

aplanatismo *(aplanasia).* Ausencia de aberración esférica o monocromática.

aplasia *(aplasia).* Falta completa o parcial de desarrollo de un tejido u órgano.

a. congénita del timo, síndrome caracterizado por numerosos rasgos clínicos, todos ellos relacionados con una falta de desarrollo de las tercera y cuarta bolsas faríngeas; las paratiroides están ausentes o poco desarrolladas, produciéndose a menudo tetania por insuficiencia paratiroidea; el timo está igualmente poco desarrollado o ausente, lo que origina una mayor vulnerabilidad ante las infecciones, que generalmente son afrontadas mediante la respuesta inmunitaria mediada por células; también denominado síndrome de DiGeorge y alinfoplasia tímica.

aplásico *(aplastic).* **1.** Perteneciente a un desarrollo defectuoso. **2.** Relativo a procesos regenerativos defectuosos.

aplastamiento, síndrome de *(crush syndrome).* Choque e insuficiencia renal consecutivos a una herida grave por aplastamiento causante de traumatismo de los tejidos blandos; se supone que la necrosis tubular aguda es producida por la mioglobina liberada de los músculos dañados; también llamado síndrome de compresión.

aplastar *(crush).* Presionar entre dos cuerpos como para causar heridas.

aplicador *(applicator).* Varilla delgada de madera u otro material con una torunda de algodón fijada en un extremo; se utiliza para aplicaciones locales de medicamentos.

apnea *(apnea).* Cese de la respiración.

apocrino *(apocrine).* Relativo a una glándula en la que parte de la porción apical se elimina junto con el producto de secreción; se ve en las glándulas sudoríparas axilares.

apodia *(apodia).* Ausencia congénita de pies.

apoenzima *(apoenzyme).* Proteína que precisa una coenzima para funcionar como enzima; porción proteica de una enzima.

apoferritina *(apoferritin).* Proteína del intestino delgado; se combina con el hierro para formar ferritina, sustancia que se piensa regula la absorción de hierro en el tracto gastrointestinal.

apófisis *(process).* Prominencia acusada que surge de una estructura anatómica, generalmente para la inserción de músculos y ligamentos.

a. acromial, acromion; el extremo exterior de la espina de la escápula que pende sobre la fosa glenoidea.

a. articular de la vértebra, una de las pequeñas proyecciones sobre las superficies superior e inferior de la vértebra, que forman la articulación vertebral; la superficie está cubierta con cartílago hialino.

a. cigomática del hueso maxilar, eminencia triangular del maxilar que se articula con el hueso cigomático.

a. cigomática del hueso temporal largo arco que se proyecta desde el hueso temporal y se articula con la apófisis temporal del hueso cigomático para formar el arco cigomático.

a. ciliares, prominencias pigmentadas radiales (de 60 a 80) de la superficie interna del cuerpo ciliar del ojo; formada por los endopliegues de las diversas capas de la coroides.

a. clinoides, uno de los tres pares de prominencias del hueso esfenoides del cráneo.

a. condilea, la apófisis articular de la rama del maxilar inferior y la porción estrechada (cuello) que la sostiene.

a. coracoides, proyección ósea gruesa y curvada de la escápula que sobresale de la fosa glenoidea; sirve para la fijación de músculos y ligamentos.

a. coronoides del maxilar inferior, parte anterosuperior donde se inserta el músculo temporal.

a. dendrítica, véase dendrita.

a. espinosa, proyección dorsal de la vértebra desde la unión de las láminas que forma, con las de las otras vértebras, el espinazo.

a. estiloides proyección delgada y en punta que se extiende hacia abajo y ligeramente hacia adelante desde la porción petrosa del hueso temporal; da un punto de fijación a los músculos estilogloso, estilohioideo y estilofaríngeo, y a los liga-

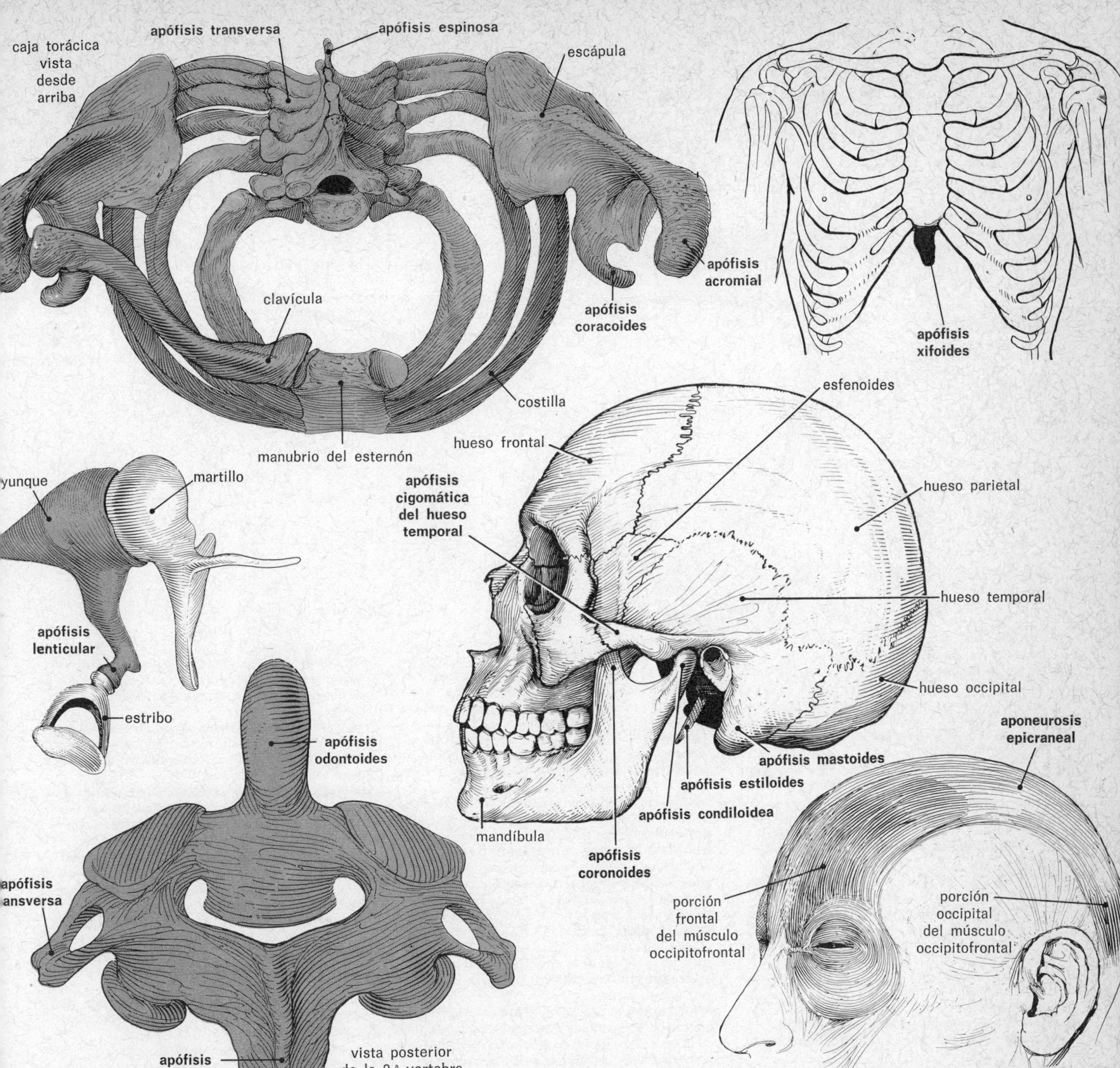

mentos estilohioideo y estilomandibular.

a. hamular, hamulus.

a. lenticular, extensión en ángulo recto de la rama larga del yunque del oído medio; se articula con el estribo.

a. mastoides, proyección cónica hacia abajo de la porción mastoidea del hueso temporal del cráneo; está situada detrás de la oreja, y su vértice al nivel del lóbulo de la aurícula; sirve para la fijación del músculo esternocleidomastoideo, el músculo esplenio de la cabeza y el músculo recto anterior mayor de la cabeza.

a. odontoides, apófisis parecida a un diente de la segunda vértebra cervical (axis) que se articula con la primera vértebra cervical (atlas).

a. pterigoides, larga apófisis que se extiende hacia abajo desde la articulación del cuerpo y el ala mayor del hueso esfenoides en cada lado; consiste en una placa interna y lateral, cuyas partes superiores están fusionadas.

a. transversa, proyección lateral presente a ambos lados de una vértebra.

a. troclear, proyección de la cara externa del hueso calcáneo del pie, entre los tendones de los músculos peroneos largo y corto.

a. xifoides, cartílago xifoides, en el extremo inferior del esternón.

apolar *(apolar).* Sin polos ni prolongaciones, como ciertas células nerviosas.

apomorfina, clorhidrato de *(apomorphine hydrochloride).* Derivado cristalino de la morfina de color blanco; se utiliza como emético, expectorante e hipnótico.

aponeurorrafia *(aponeurorrhaphy).* Véase fasciorrafia.

aponeurosis *(aponeurosis).* Lámina fibrosa iridiscente de color blanco nacarado, compuesta por fibras colágenas paralelas estrechamente agrupadas; sirve de conexión entre un músculo y su inserción.

a. epicraneal, aponeurosis del cuero cabelludo; cubre la parte superior del cráneo y une las porciones frontal con la occipital del músculo occipitofrontal; también llamada galea aponeurótica.

aponeurótico *(aponeurotic).* Relativo a una aponeurosis.

apoplejía *(apoplexy).* Rotura de un vaso dentro de un órgano; suele designar un accidente cerebral vascular con pérdida repentina de consciencia; también llamada ataque apoplético.

aposición *(apposition).* Puesta en contacto de dos superficies adyacentes y opuestas.

apoyo *(rest).* En odontología, extensión de una prótesis que ayuda a sostener una restauración.

apraxia *(apraxia).* Incapacidad para ejecutar movimientos intencionados en ausencia de parálisis, debido a un defecto de integración cortical.

apráxico *(apraxic, apractic).* Relativo a la apraxia.

aptialia, aptialismo *(aptyalism, aptyalia).* Ausencia o deficiencia de saliva; también llamada asialia.

APUD *(APUD).* Abreviatura inglesa de captación y descarboxilación de precursores de aminas; se refiere a células epiteliales del tracto gastrointestinal, páncreas, conductos biliares y bronquios que sintetizan hormonas polipeptídicas como gastrina, secretina y glucagón.

aqua. En latín, agua.

a. pluvialis, agua de lluvia.

a. regia, mezcla de ácido nítrico y ácido clorhídrico.

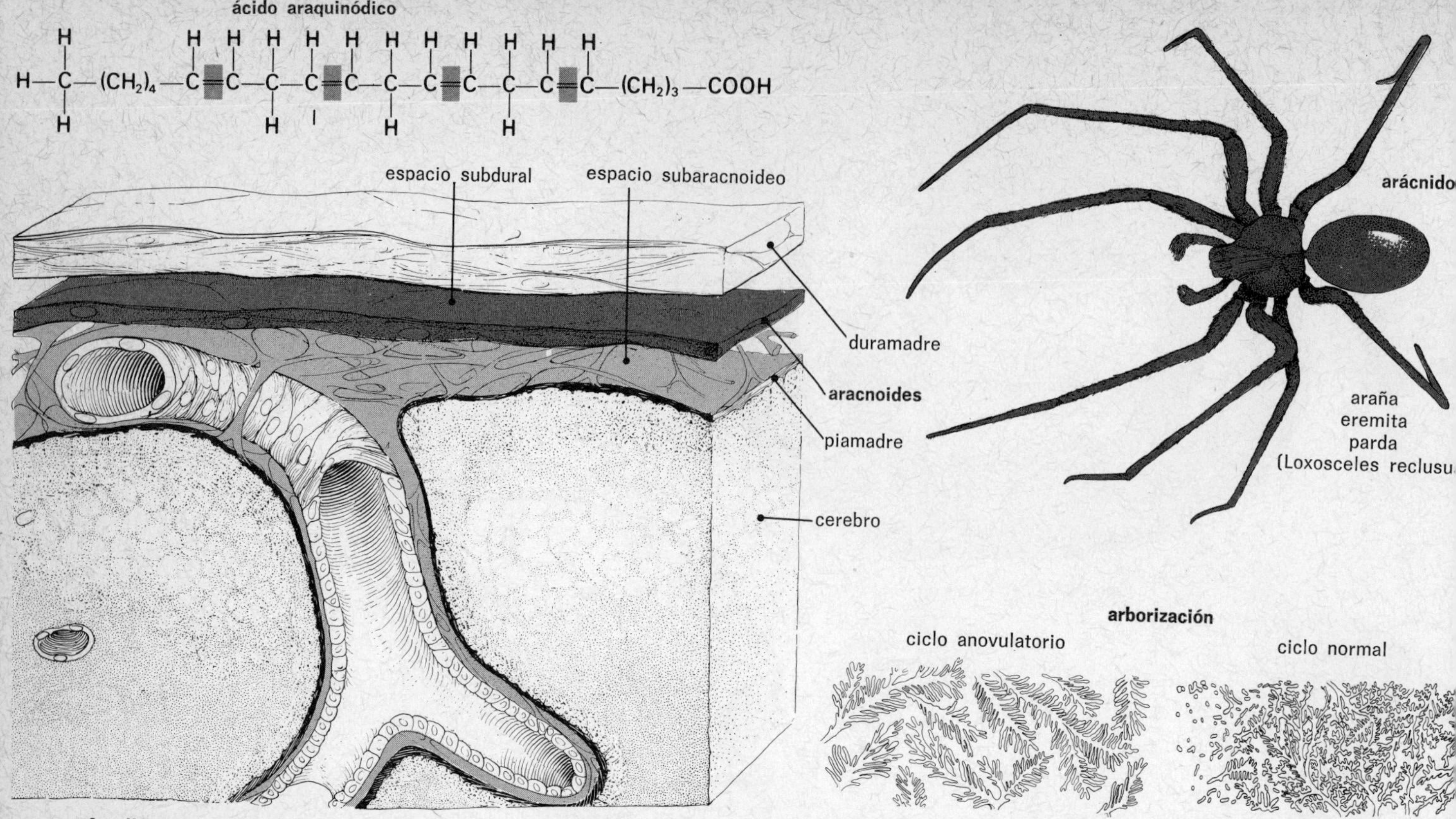

Aquiles *(Achilles).* Héroe griego mitológico que era invulnerable, excepto en el talón.

A., bolsa serosa de, véase bolsa del tendón calcáneo.

A., tendón de, véase tendón calcáneo.

aquilia *(achylia).* Alteración caracterizada por la ausencia de jugo gástrico (quilo) u otras secreciones digestivas.

aquilodinia *(achillodynia).* Dolor en o alrededor del tendón calcáneo (tendón de Aquiles); también llamada aquiloburistis.

aquilorrafia *(achillorrhapy).* Reparación de un tendón calcáneo desgarrado (tendón de Aquiles).

aquilotenotomía *(achillotenotomia).* Aquilotomía.

aquilotomía *(achillotomy).* Sección quirúrgica del tendón calcáneo (tendón de Aquiles).

a. plástica, elongación del tendón calcáneo por cirugía plástica.

aquimia *(achymia).* Formación imperfecta o deficiente de quimo.

arabinosa *(arabinose).* Azúcar, $C_5H_{10}O_5$, que se utiliza en medios de cultivo.

arácnido *(arachnid).* Cualquier miembro de los arácnidos *(Arachnida)*, clase de los artrópodos.

aracnofobia *(arachnophobia).* Temor exagerado a las arañas.

aracnoideo *(arachnoidal).* Relativo a la capa media de las tres que cubren el encéfalo y la medula espinal (aracnoides).

aracnoides *(arachnoid).* **1.** Que tiene aspecto de telaraña. **2.** Capa media de las tres membranas que cubren el encéfalo y la medula espinal, situada entre la duramadre y la piamadre; está fijada a la duramadre, pero separada de la piamadre por el espacio subaracnoideo.

aracnoidismo *(arachnidism).* Intoxicación sistémica consecutiva a la picadura de una araña, especialmente de la viuda negra y *Loxosceles reclusa.*

aracnoiditis *(arachnoiditis).* Inflamación de la aracnoides.

a. adhesiva, inflamación de la aracnoides y la piamadre adyacente que origina a veces obliteración del espacio subaracnoideo.

Arachnida. Clase de artrópodos del subfilo quelíceros *(Chelicerata)*, en la que se incluyen la araña, el escorpión, el arador y la garrapata, que presentan característicamente cuatro pares de patas.

araña *(spider).* **1.** Cualquiera de los muchos arácnidos que poseen ocho patas, normalmente ocho ojos, un cuerpo dividido en un cefalotórax y un abdomen y un complejo de órganos hilanderos que producen seda; algunas arañas venenosas son la viuda negra *(Latrodectus mactans)*, la eremita parda *(Loxosceles reclusus)*, la chilena parda *(Loxosceles laeta)* y la viuda de patas rojas *(Latrodectus bishopi)*. **2.** Que exhibe un patrón que recuerda a una araña o tela de araña.

a. arterial, arteriola dilatada en la piel con ramas capilares dirigidas radialmente semejantes a las piernas de una araña; característica de un trastorno hepático parenquimatoso, pero también observada en la gestación, y en ocasiones en individuos normales; también llamado nevo aracnoideo y hemangioma o telangiectasia aracnoidea.

arañazo de gato, enfermedad por *(cat-scratch disease).* Inflamación regional de los ganglios linfáticos de origen desconocido que sigue frecuentemente al arañazo o la mordedura de un gato; también llamada fiebre del arañazo del gato.

araquidónico, ácido *(arachidonic acid).* Acido graso poliinsaturado, $C_{20}H_{32}O_2$, esencial en la nutricción; precursor de la prostaglandina.

arborescente *(arborescent).* Semejante a un árbol; que se ramifica.

arborización *(arborization).* Dícese: (a) de la ramificación de las fibras nerviosas y capilares: (b) de la imagen en forma de árbol que se produce a veces en una preparación seca de moco cervical.

arbovirus *(arboviruses).* Virus transmitidos por artrópodos que se multiplican en sus tejidos y se transmiten por mordedura a los vertebrados.

arcada *(retching).* Esfuerzo involuntario pero ineficaz para vomitar.

arcadas *(heave, dry heave).* Término popular que designa las contracciones abdominales que preceden al vómito.

arco *(arc, arch).* **1.** Cualquiera de varias estructuras curvilíneas del cuerpo. **2.** Línea luminosa formada por la corriente eléctrica al cruzar el espacio que separa dos electrodos.

a. aórtico, cayado de la aorta, porción curvada de la aorta entre las porciones ascendente y descendente de la aorta torácica.

a. aórtico del embrión, uno de una serie de 6 conductos arteriales que rodean la faringe embrionaria (intestino) en el mesénquima de los arcos faríngeos; nunca están presentes todos a la vez.

a. branquial, arco faríngeo.

a. cigomático, arco formado por la apófisis cigomática del hueso temporal y la apófisis temporal del hueso cigomático.

a. cortical del riñón, porción de sustancia renal (corteza) situada entre las bases de las pirámides y la cápsula renal.

a. costal arcada formada por los bordes de la abertura inferior del tórax y que comprende los cartílagos costales de las costillas séptima a décima.

a. dentario, (1) estructura de los dientes y el reborde alveolar; (2) contorno curvado de los restos del reborde alveolar tras la pérdida de alguno o todos los dientes naturales.

a. faríngeo, uno de cinco arcos mesodérmicos de la región cervical del embrión a partir de los cuales se desarrollan varias estructuras de la cabeza y el cuello; antes denominado arco branquial.

a. faringopalatino, pilares posteriores del istmo de las fauces; véase pilar.

a. glosopalatino, pilar anterior del istmo de las fauces;véase pilar.

a. juvenil, anillo blanco grisáceo que circunda la córnea, observado en personas jóvenes.

a. longitudinal, arco anteroposterior del pie, formado por los siete huesos tarsianos y los cinco metatarsianos y los ligamentos de unión.

a. de mercurio, descarga eléctrica a través de vapor de mercurio en un tubo de vacío; produce rayos ultravioletas.

a. neural, véase arco vertebral.

a. palatogloso, uno de dos pliegues de mucosa que van desde el borde posterior del paladar blando hasta la pared lateral de la faringe, por detrás de las amígdalas palatinas.

a. del pie, uno de los dos arcos (longitudinal y transverso) formados por los huesos del pie.

a. pubiano, arco pelviano formado por la convergencia de la rama inferior del isquion y el hueso púbico de cada lado.

a. reflejo, camino que sigue un impulso nervioso para producir un acto reflejo.

a. senil, anillo grisáceo opaco en torno a la córnea observado en personas de edad avanzada; también llamado gerontoxon.

a. superciliar, prominencia arqueada sobre el margen superior de la órbita.

a. tendinoso de la pelvis, condensación de la aponeurosis pelviana parietal que se arquea desde la superficie posterior del pubis hasta la espina del isquion.

a. transverso, arco del pie formado por las porciones proximales de los huesos metatarsianos y la fila distal de los huesos del tarso.

a. vertebral, a. neural, arco en la parte dorsal de una vértebra que, junto con el cuerpo vertebral, forma el agujero en que se aloja la medula espinal.

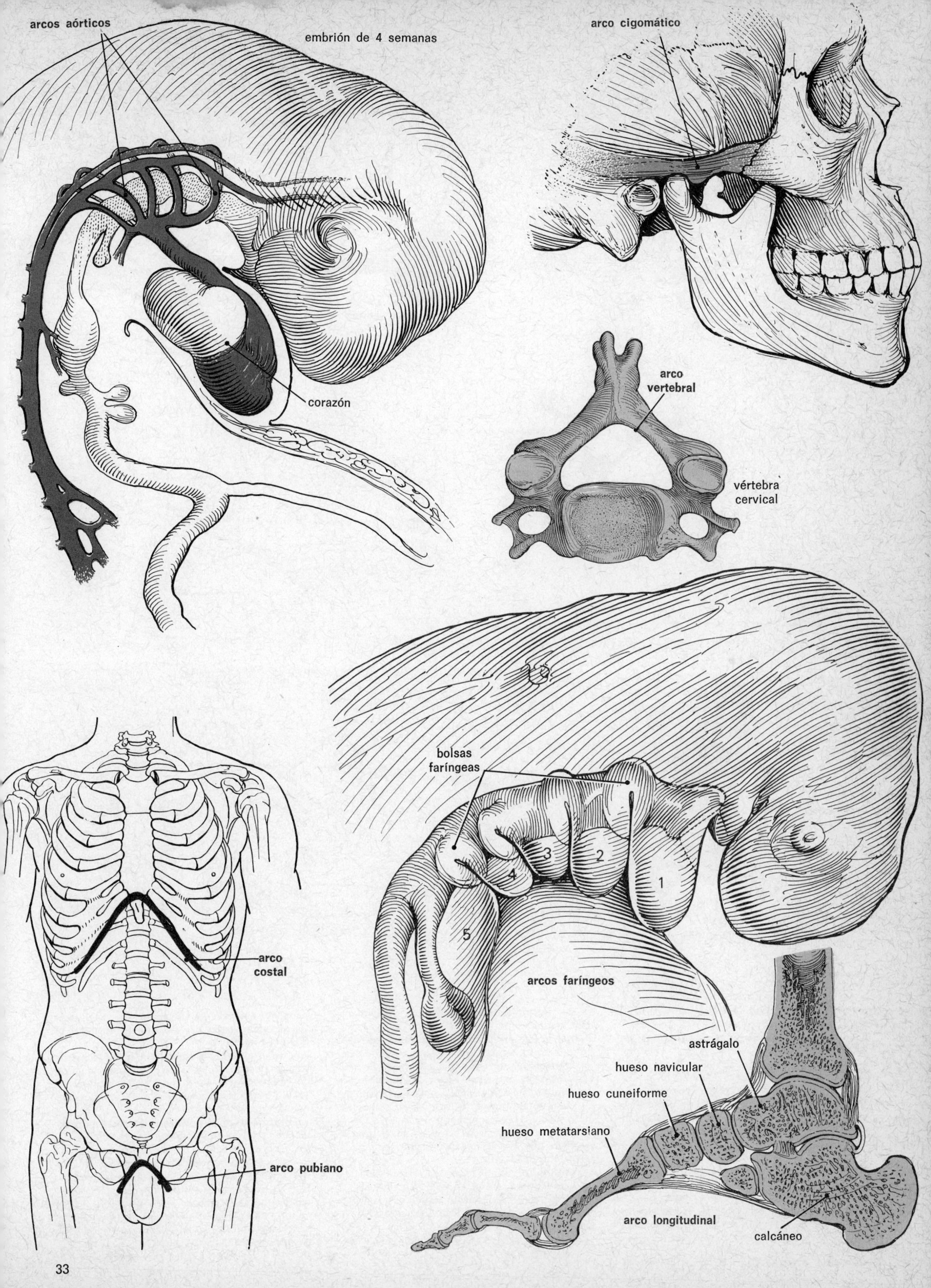
arcos aórticos
embrión de 4 semanas
corazón
arco cigomático
arco
vertebral
vértebra
cervical
bolsas
faríngeas
3
2
4
1
5
arcos faríngeos
arco
costal
arco pubiano
astrágalo
hueso navicular
hueso cuneiforme
hueso metatarsiano
arco longitudinal
calcáneo

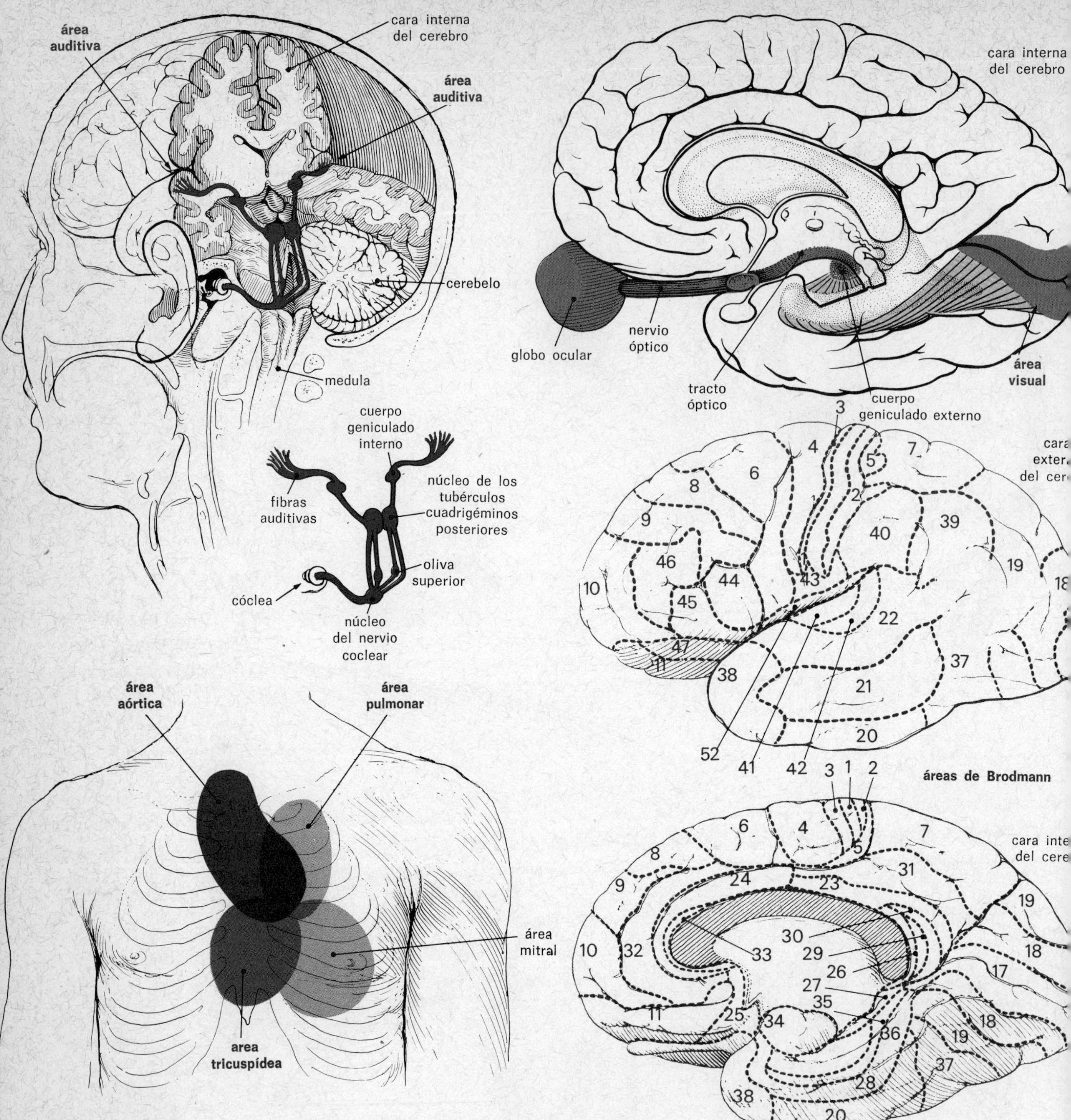

área *(area).* Parte delimitada de una superficie o espacio.

a. aórtica, área torácica sobre el cartílago de la segunda costilla derecha.

a. apical, área alrededor de: (a) la punta de la raíz de un diente, (b) el vértice del pulmón.

a. auditiva, región de la corteza cerebral relacionada con la audición, que ocupa las circunvoluciones temporales transversas y la circunvolución temporal superior.

a. de Broca, área que abarca las porciones triangular y opercular de la circunvolución frontal inferior; gobierna los aspectos motores del habla y está más desarrollada en el hemisferio izquierdo de las personas diestras.

a. de Brodmann, cada una de las 47 áreas de la corteza cerebral plasmadas en un mapa según la disposición de sus componentes celulares.

a. de cierre del paladar posterior, tejido blando a lo largo de la unión del paladar blando con el duro al que se puede aplicar presión por una dentadura postiza para ayudar a que no se mueva.

a. controlada, en radiografía, el espacio de una habitación que contiene la fuente de radiación.

a. cribosa, área de la papila renal que contiene 20 o más poros, a través de los cuales la orina discurre hacia los cálices menores.

a. especular, superficie del cristalino del ojo y la córnea que se refleja cuando se ilumina con la lámpara de hendidura.

a. frontal, porción de la corteza cerebral por delante de la cisura central (cisura de Rolando).

a. de Little, área altamente vascular de la parte anterior del tabique nasal, lugar frecuente de epistaxis (hemorragia nasal).

a. macular, parte de la retina que contiene un pigmento amarillo, se utiliza para la visión central y parece carecer de vasos cuando se ve con el oftalmoscopio.

a. de matidez cardiaca, normalmente, área triangular pequeña en la parte inferior izquierda del esternón que, al percutir el tórax, produce un sonido mate; corresponde a la parte del corazón no cubierta por tejido pulmonar.

a. motora, a. de la corteza precentral, porción de la corteza cerebral formada por la pared anterior de la cisura central (cisura de Rolando) y partes adyacentes de la circunvolución precentral; su estimulación con electrodos produce la contracción de los músculos voluntarios; también llamada área motora primaria.

a. no controlada, en radiografía, parte del consultorio, pasillos y salas adyacentes al área que contiene la fuente de radiación.

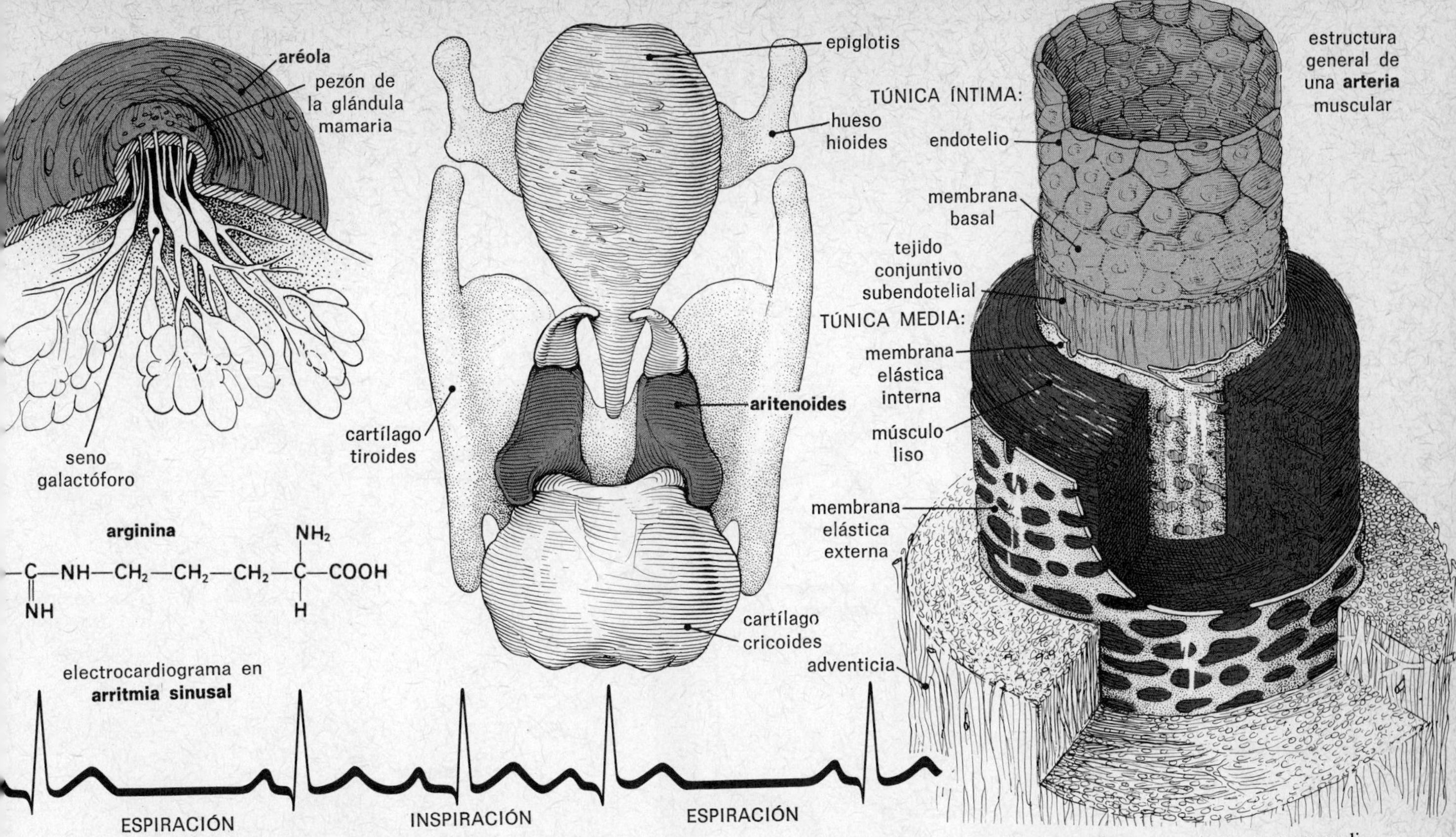

a. poscentral, a. posrolándica, área sensitiva de la corteza cerebral posterior a la cisura central (cisura de Rolando); recibe estímulos sensoriales de todo el cuerpo.

a. precentral de la corteza, véase área motora.

a. premotora, área situada inmediatamente delante del área motora que se ocupa de los movimientos integrados.

a. pulmonar, zona del tórax situada en el segundo espacio intercostal izquierdo, en la que el sonido del flujo sanguíneo a través de la válvula pulmonar suele oírse mejor que en ninguna otra.

a. subcallosa, área de la corteza situada en la cara interna de cada uno de los hemisferios cerebrales, inmediatamente delante de la lámina terminal y caudoventral respecto de la circunvolución subcallosa; también denominada área paraolfatoria de Broca.

a. tricuspídea, zona del tórax situada sobre la parte inferior del cuerpo del esternón, en la que se oyen con máxima claridad los sonidos cardiacos producidos en la válvula auriculoventricular derecha (tricúspide).

a. visual, zona del lóbulo occipital de la corteza cerebral que se ocupa de la visión; consta de (a) una parte estriada o sensorial, que ocupa las paredes de la cisura calcarina (extendiéndose en ocasiones hasta la superficie lateral del hemisferio, rodeando el polo occipital); se encarga del reconocimiento del tamaño, forma, movimiento, color, iluminación y transparencia; (b) una parte paraestriada o psíquica que rodea a la porción sensitiva; asocia impresiones visuales y experiencias pasadas para su reconocimiento e identificación.

arena *(sand).* Gránulos de roca desintegrada.

a. cerebral, cristales diminutos, formados principalmente de carbonato cálcico, presentes en la glándula pineal; también se denomina acérvula.

aréola *(areola).* **1.** Uno de los espacios diminutos de un tejido. **2.** Zona anular pigmentada alrededor de un punto central, como el área pigmentada que rodea al pezón de la glándula mamaria.

areolar *(areolar).* Relativo a una aréola.

argentación *(argentation).* Tinción con una sal de plata, como el nitrato de plata.

argentafín *(argentaffin, argentaffine).* Dícese de las células que tienen afinidad por las sales de plata.

argentafinoma *(argentaffinoma).* Tumor de la mucosa gastrointestinal que se cree procedente de las glándulas de Kulchitsky; se encuentra casi siempre en el apéndice, pero también en el intestino delgado, estómago y recto; también llamado carcinoide.

argénteo *(argentous).* Relativo a la plata o que la contiene.

argentoso *(argentous).* Dícese del compuesto que contiene plata en su valencia mínima.

argentum. En latín, plata.

arginasa *(arginase).* Enzima hepática que descompone al aminoácido arginina en urea y ornitina.

arginina *(arginine).* Aminoácido esencial, $C_6H_{14}N_4O_2$, derivado de la digestión o hidrólisis de las proteínas.

argiria *(argyria).* Intoxicación crónica por plata que produce una coloración grisácea permanente de la piel, conjuntiva, córnea y órganos internos, debida al uso prolongado de preparados que contienen compuestos de plata.

argiriasis *(argyrosis).* Argiria.

argón *(argon).* Elemento gaseoso incoloro e inodoro que constituye alrededor del 1 % de la atmósfera terrestre; símbolo A, número atómico 18, peso atómico 39,6.

Argyll-Robertson, pupila de; Argyll-Robertson, síndrome de *(Argyll-Robertson pupil, Argyll-Robertson symptom).* Véase pupila.

aritenoideo *(arytenoid).* Relativo a los cartílagos aritenoides.

aritenoidectomía *(arytenoidectomy).* Escisión quirúrgica de un cartílago aritenoides de la laringe.

aritenoides *(arytenoid).* Uno del par de pequeños cartílagos triangulares situados en la parte posterior de la laringe.

A.R.J. *(J.R.A.).* Abreviatura de artritis reumatoide juvenil.

armazón *(framework).* **1.** Estroma. **2.** En odontología, parte esquelética de una prótesis parcial sobre la que se asientan las partes restantes.

armonía *(rapport).* Relación, especialmente una de comprensión mutua; también llamada concordancia.

ARN. Véase RNA.

arpón *(harpoon).* Instrumento de cabeza barbada usado para recoger pequeñas piezas de tejido para el examen microscópico.

arquenterón *(archenteron).* Cavidad digestiva primitiva del embrión en el estadio de gástrula; también denominado intestino primario.

arreflexia *(areflexia).* Estado en que los reflejos están ausentes.

arrenoblastoma *(arrhenoblastoma).* Tumor del ovario, extremadamente raro, que causa masculinización.

arriboflavinosis *(ariboflavinosis).* Véase hiporriboflavinosis.

arritmia *(arrhythmia).* Irregularidad, en especial del latido cardiaco.

a. sinusal, variación en el ritmo cardiaco, generalmente relacionada con la respiración (más lenta durante la espiración, más rápida durante la inspiración); también se denomina arritmia juvenil porque se encuentra con frecuencia en los niños.

arrítmico *(arrhythmic).* Sin ritmo.

arrosariado *(beaded).* Que tiene la apariencia de una sarta de cuentas, como el rosario raquítico.

arruga *(ruga, rugae).* Pliegue.

a. gástrica, uno de los pliegues del recubrimiento del estómago.

a. palatina, uno de varios rebordes transversos en la posición anterior del paladar.

a. de la vagina, uno de varios pliegues transversos de la mucosa vaginal.

arsénico *(arsenic).* Elemento metálico sumamente tóxico; símbolo As, número atómico 33, peso atómico 74,9; algunos de sus compuestos se utilizan en medicina.

arsenioso *(arsenous).* Relativo al arsénico o que lo contiene; compuesto de arsénico con valencia baja.

arsfenamina, arsenofenilamina *(arsphenamine).* Compuesto orgánico de tipo arsenical; su descubrimiento por Ehrlich en 1907 representó un gran avance en el tratamiento de la sífilis; también llamado Salvarsan® y diarsenol.

artefacto *(artifact).* Cualquier cosa cambiada artificialmente de su estado normal, como un tejido histológico alterado mecánicamente.

arteria *(artery).* Vaso que transporta la sangre desde el corazón hasta las diferentes partes del cuerpo; en estado normal, después del nacimiento todas las arterias conducen sangre oxígenada, excepto las arterias pulmonares, que transportan sangre sin oxigenar desde el corazón a los pulmones.

a. cerebelosa superior, síndrome de la, síndrome que aparece en la oclusión de la arteria cerebelosa superior; consiste en pérdida de dolor y sensaciones de temperatura en el lado de la cara y cuerpo opuesto al de la lesión, con falta de coordinación al ejecutar movimientos precisos.

a. innominada, tronco braquiocefálico; véase tronco.

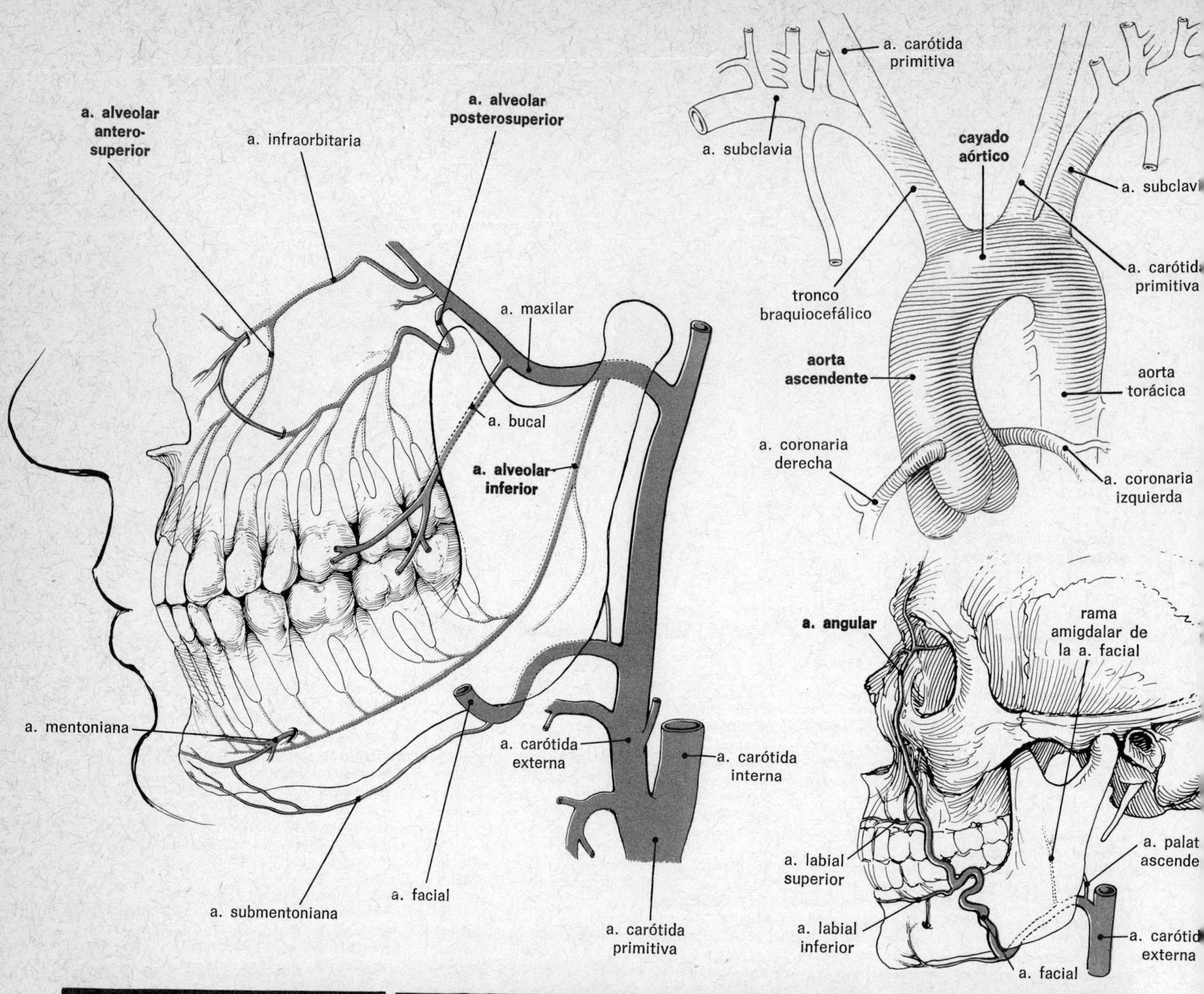

ARTERIA	ORIGEN	RAMAS	DISTRIBUCIÓN
a. alveolar anterosuperior a. dentaria anterior *a. alveolaris superior anterior*	a. infraorbitaria	dentaria	incisivos y caninos del maxilar superior, mucosa del seno maxilar
a. alveolar inferior a. dentaria inferior a. mandibular *a. alveolaris inferior*	a. maxilar	mentoniana, incisiva, lingual, milohioidea	mandíbula y dientes del maxilar inferior, encías, mucosa de la boca, labio inferior, barbilla, músculo milohioideo
a. alveolar posterosuperior a. dentaria posterior *a. alveolaris superior posterior*	a. maxilar	dental, antral, alveolar, muscular	molares y bicúspides del maxilar superior, mucosa del seno maxilar, encías
a. anastomótica magna	véase a. genicular descendente		
a. angular *a. angularis*	a. facial	muscular, lagrimal	músculos y piel de los lados de la nariz, saco lagrimal
a. aorta *aorta*	ventrículo izquierdo en la válvula aórtica		ver cada rama específica
aorta ascendente *aorta ascendens*	válvula aórtica del ventrículo izquierdo	coronaria derecha y coronaria izquierda	
cayado aórtico *arcus aortae*	continuación de la aorta ascendente a nivel del borde superior de la segunda articulación esternocostal derecha	tr. braquiocefálico, carótida primitiva izquierda, subclavia izquierda; continúa como aorta torácica desde la cuarta vértebra torácica.	

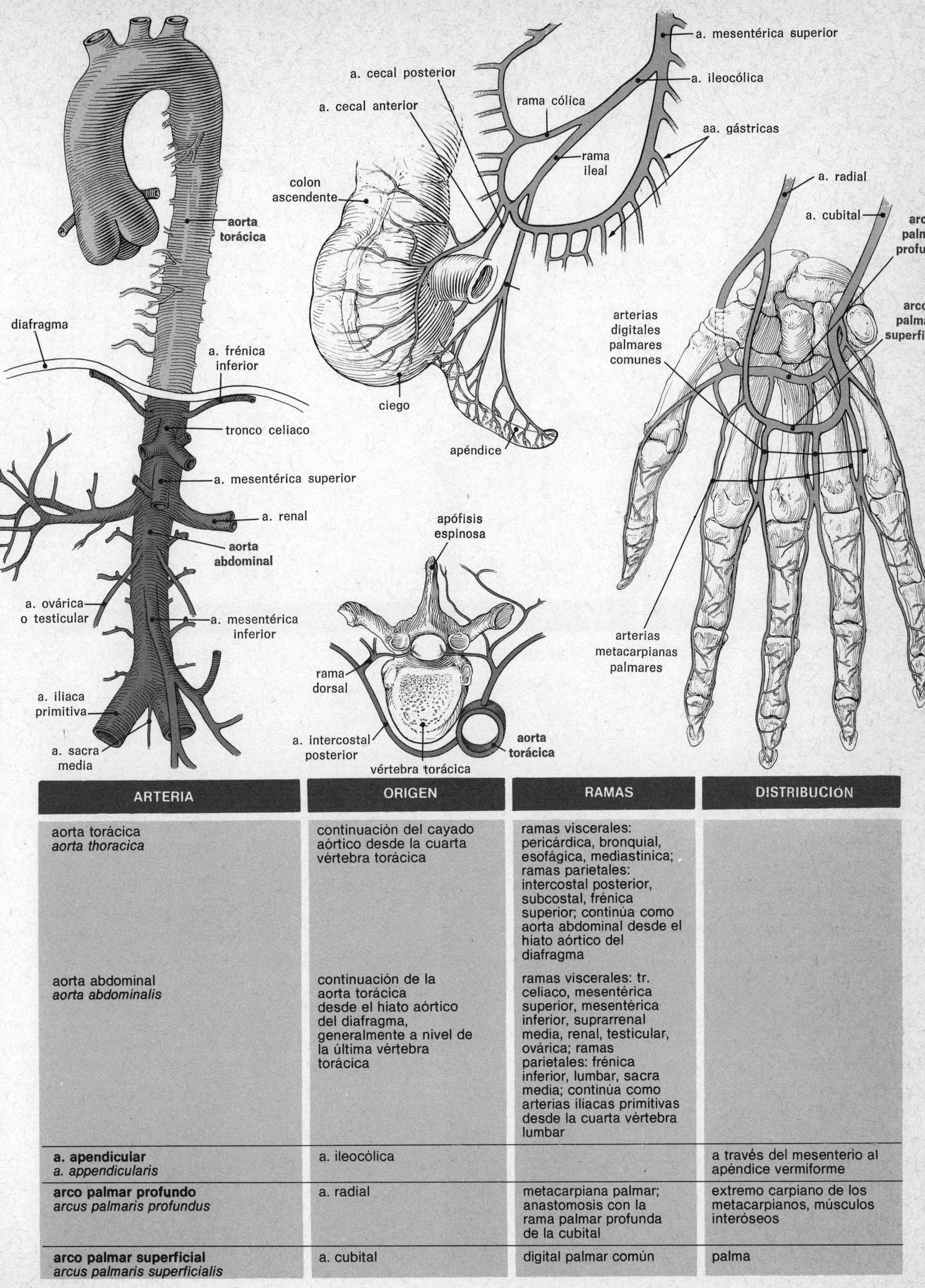

ARTERIA	ORIGEN	RAMAS	DISTRIBUCIÓN
aorta torácica *aorta thoracica*	continuación del cayado aórtico desde la cuarta vértebra torácica	ramas viscerales: pericárdica, bronquial, esofágica, mediastínica; ramas parietales: intercostal posterior, subcostal, frénica superior; continúa como aorta abdominal desde el hiato aórtico del diafragma	
aorta abdominal *aorta abdominalis*	continuación de la aorta torácica desde el hiato aórtico del diafragma, generalmente a nivel de la última vértebra torácica	ramas viscerales: tr. celiaco, mesentérica superior, mesentérica inferior, suprarrenal media, renal, testicular, ovárica; ramas parietales: frénica inferior, lumbar, sacra media; continúa como arterias ilíacas primitivas desde la cuarta vértebra lumbar	
a. apendicular *a. appendicularis*	a. ileocólica		a través del mesenterio al apéndice vermiforme
arco palmar profundo *arcus palmaris profundus*	a. radial	metacarpiana palmar; anastomosis con la rama palmar profunda de la cubital	extremo carpiano de los metacarpianos, músculos interóseos
arco palmar superficial *arcus palmaris superficialis*	a. cubital	digital palmar común	palma

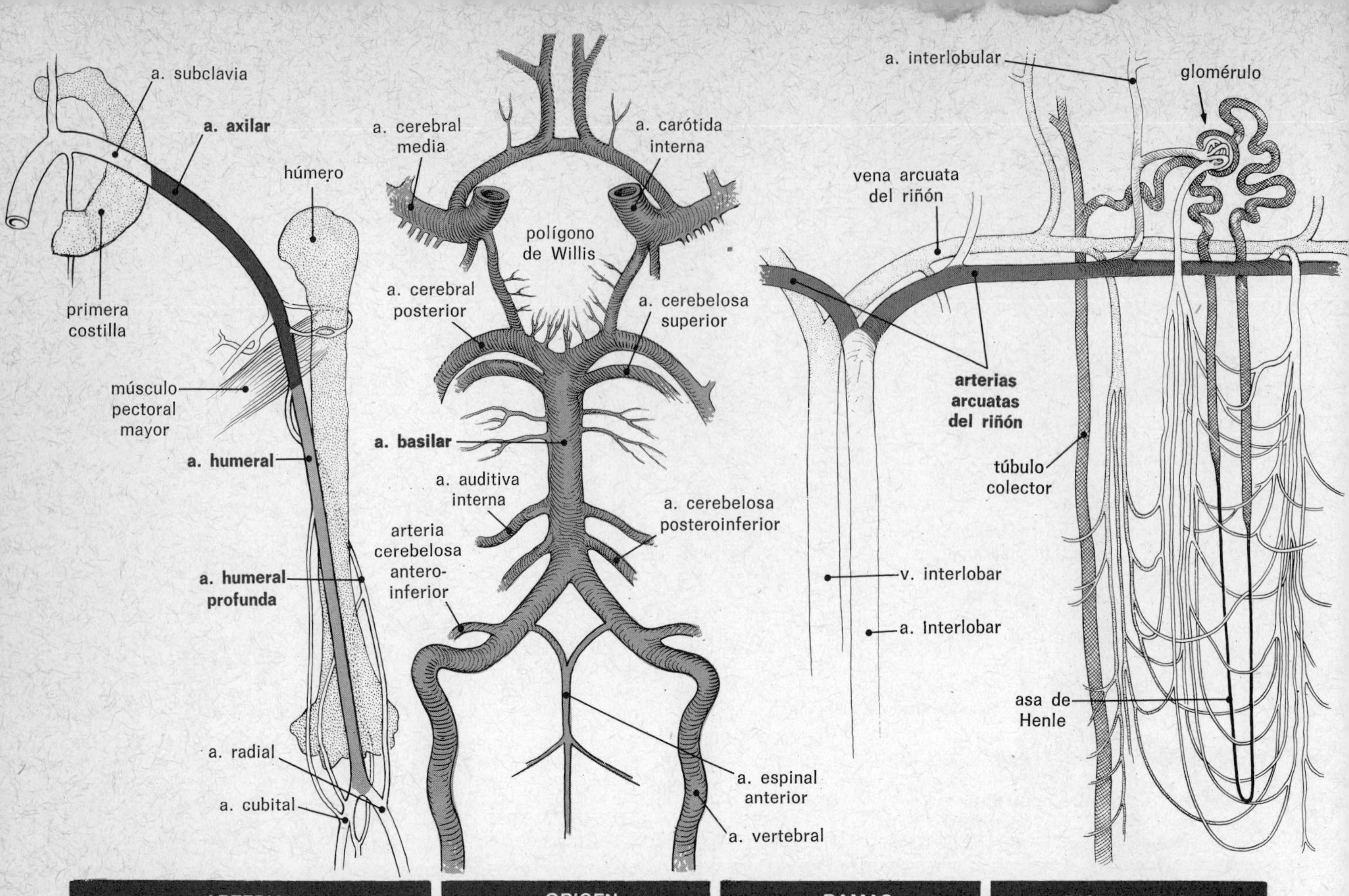

ARTERIA	ORIGEN	RAMAS	DISTRIBUCIÓN
arco plantar *a. arcus plantaris*	a. plantar lateral	perforantes, metatarsianas, plantares	músculos interóseos, dedos del pie
a. arcuata del pie a. metatarsiana *a. arcuata pedis*	a. dorsal del pie	segunda, tercera y cuarta arterias metatarsianas	empeine del pie
aa. arcuatas del riñón *aa. arcuatae renis*	a. interlobar	interlobular, aferente, arteriolas	parénquima renal
a. auditiva interna		véase a. laberintica	
a. auricular posterior *a. auricularis posterior*	a. carótida externa	estilomastoidea, auricular, occipital, parotidea	oido medio, celdas mastoideas, oreja, glándula parótida, digástrico, estapedio y músculos del cuello
a. auricular profunda *a. auricularis profunda*	a. maxilar interna	temporomandibular	revestimiento del meato auditivo externo, superficie externa de la membrana del timpano, articulación temporomaxilar
a. axilar *a. axillaris*	continuación de la subclavia en la axila, llega a ser la a. humeral en el brazo	primera parte: torácica superior; segunda parte: toracoacromial, torácica lateral tercera parte: subescapular, humeral circunfleja posterior, humeral circunfleja anterior	músculos pectorales, músculos del hombro y brazo en su parte superior
a. basilar *a. basilaris*	de la unión de las dos arterias vertebrales	pontina, laberintica, cerebelosa anteroinferior, cerebelosa superior cerebral posterior	protuberancia, oido interno, cerebelo, cuerpo pineal, ventriculos, parte posterior del cerebro
a. bronquiales *aa. bronchiales*	lado derecho: primera intercostal; lado izquierdo: aorta torácica		bronquios, tejido alveolar de los pulmones, ganglios linfáticos bronquiales, esófago
a. bucal *a. buccis* *a. buccalis*	a. maxilar	musculares	músculo bucinador, mucosa del maxilar, piel y mucosa de las mejillas

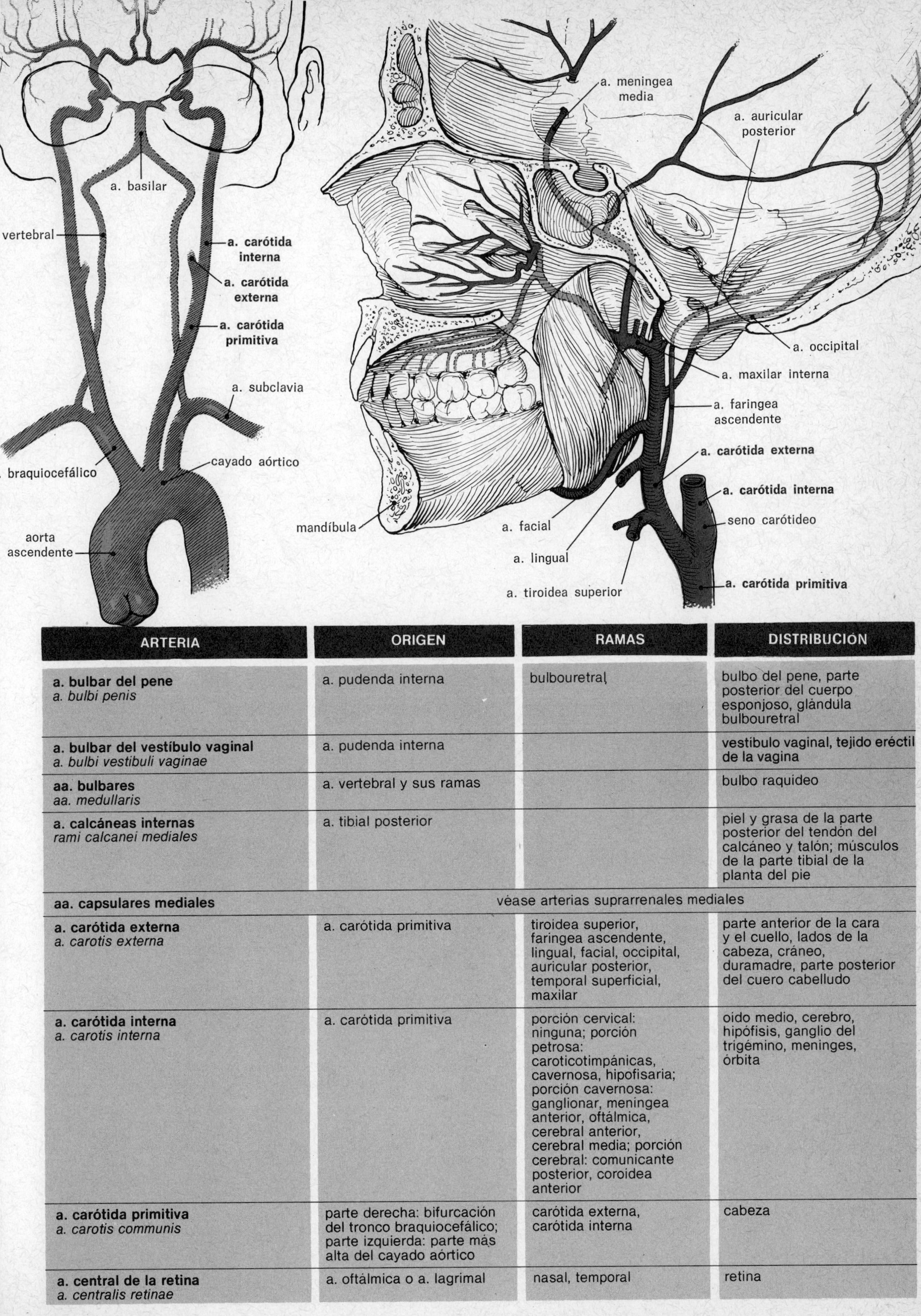

ARTERIA	ORIGEN	RAMAS	DISTRIBUCIÓN
a. bulbar del pene *a. bulbi penis*	a. pudenda interna	bulbouretral	bulbo del pene, parte posterior del cuerpo esponjoso, glándula bulbouretral
a. bulbar del vestíbulo vaginal *a. bulbi vestibuli vaginae*	a. pudenda interna		vestíbulo vaginal, tejido eréctil de la vagina
aa. bulbares *aa. medullaris*	a. vertebral y sus ramas		bulbo raquideo
a. calcáneas internas *rami calcanei mediales*	a. tibial posterior		piel y grasa de la parte posterior del tendón del calcáneo y talón; músculos de la parte tibial de la planta del pie
aa. capsulares mediales	véase arterias suprarrenales mediales		
a. carótida externa *a. carotis externa*	a. carótida primitiva	tiroidea superior, faringea ascendente, lingual, facial, occipital, auricular posterior, temporal superficial, maxilar	parte anterior de la cara y el cuello, lados de la cabeza, cráneo, duramadre, parte posterior del cuero cabelludo
a. carótida interna *a. carotis interna*	a. carótida primitiva	porción cervical: ninguna; porción petrosa: caroticotimpánicas, cavernosa, hipofisaria; porción cavernosa: ganglionar, meningea anterior, oftálmica, cerebral anterior, cerebral media; porción cerebral: comunicante posterior, coroidea anterior	oído medio, cerebro, hipófisis, ganglio del trigémino, meninges, órbita
a. carótida primitiva *a. carotis communis*	parte derecha: bifurcación del tronco braquiocefálico; parte izquierda: parte más alta del cayado aórtico	carótida externa, carótida interna	cabeza
a. central de la retina *a. centralis retinae*	a. oftálmica o a. lagrimal	nasal, temporal	retina

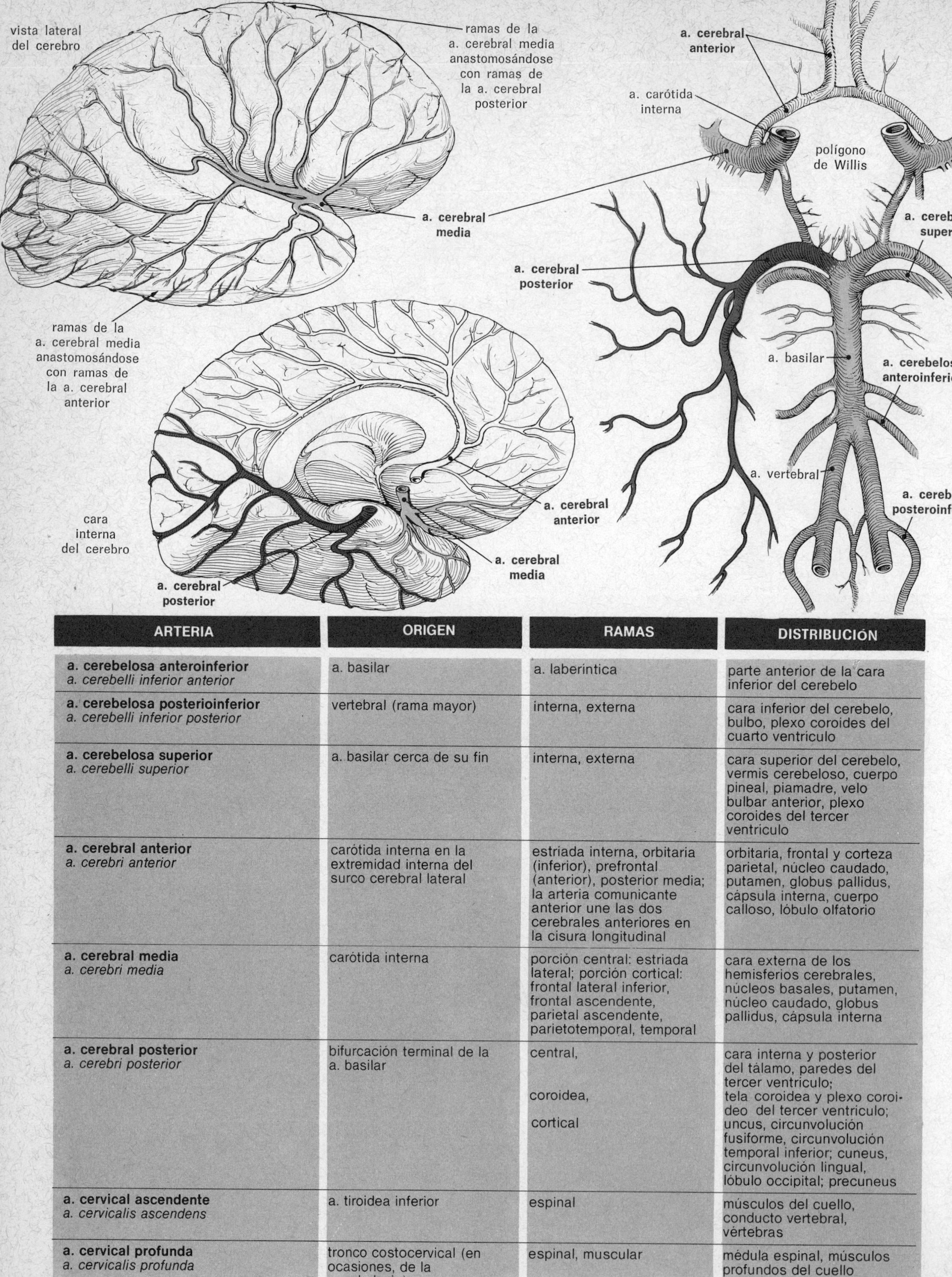

ARTERIA	ORIGEN	RAMAS	DISTRIBUCIÓN
a. cerebelosa anteroinferior *a. cerebelli inferior anterior*	a. basilar	a. laberintica	parte anterior de la cara inferior del cerebelo
a. cerebelosa posterioinferior *a. cerebelli inferior posterior*	vertebral (rama mayor)	interna, externa	cara inferior del cerebelo, bulbo, plexo coroides del cuarto ventriculo
a. cerebelosa superior *a. cerebelli superior*	a. basilar cerca de su fin	interna, externa	cara superior del cerebelo, vermis cerebeloso, cuerpo pineal, piamadre, velo bulbar anterior, plexo coroides del tercer ventriculo
a. cerebral anterior *a. cerebri anterior*	carótida interna en la extremidad interna del surco cerebral lateral	estriada interna, orbitaria (inferior), prefrontal (anterior), posterior media; la arteria comunicante anterior une las dos cerebrales anteriores en la cisura longitudinal	orbitaria, frontal y corteza parietal, núcleo caudado, putamen, globus pallidus, cápsula interna, cuerpo calloso, lóbulo olfatorio
a. cerebral media *a. cerebri media*	carótida interna	porción central: estriada lateral; porción cortical: frontal lateral inferior, frontal ascendente, parietal ascendente, parietotemporal, temporal	cara externa de los hemisferios cerebrales, núcleos basales, putamen, núcleo caudado, globus pallidus, cápsula interna
a. cerebral posterior *a. cerebri posterior*	bifurcación terminal de la a. basilar	central, coroidea, cortical	cara interna y posterior del tálamo, paredes del tercer ventriculo; tela coroidea y plexo coroideo del tercer ventriculo; uncus, circunvolución fusiforme, circunvolución temporal inferior; cuneus, circunvolución lingual, lóbulo occipital; precuneus
a. cervical ascendente *a. cervicalis ascendens*	a. tiroidea inferior	espinal	músculos del cuello, conducto vertebral, vértebras
a. cervical profunda *a. cervicalis profunda*	tronco costocervical (en ocasiones, de la a. subclavia)	espinal, muscular	médula espinal, músculos profundos del cuello

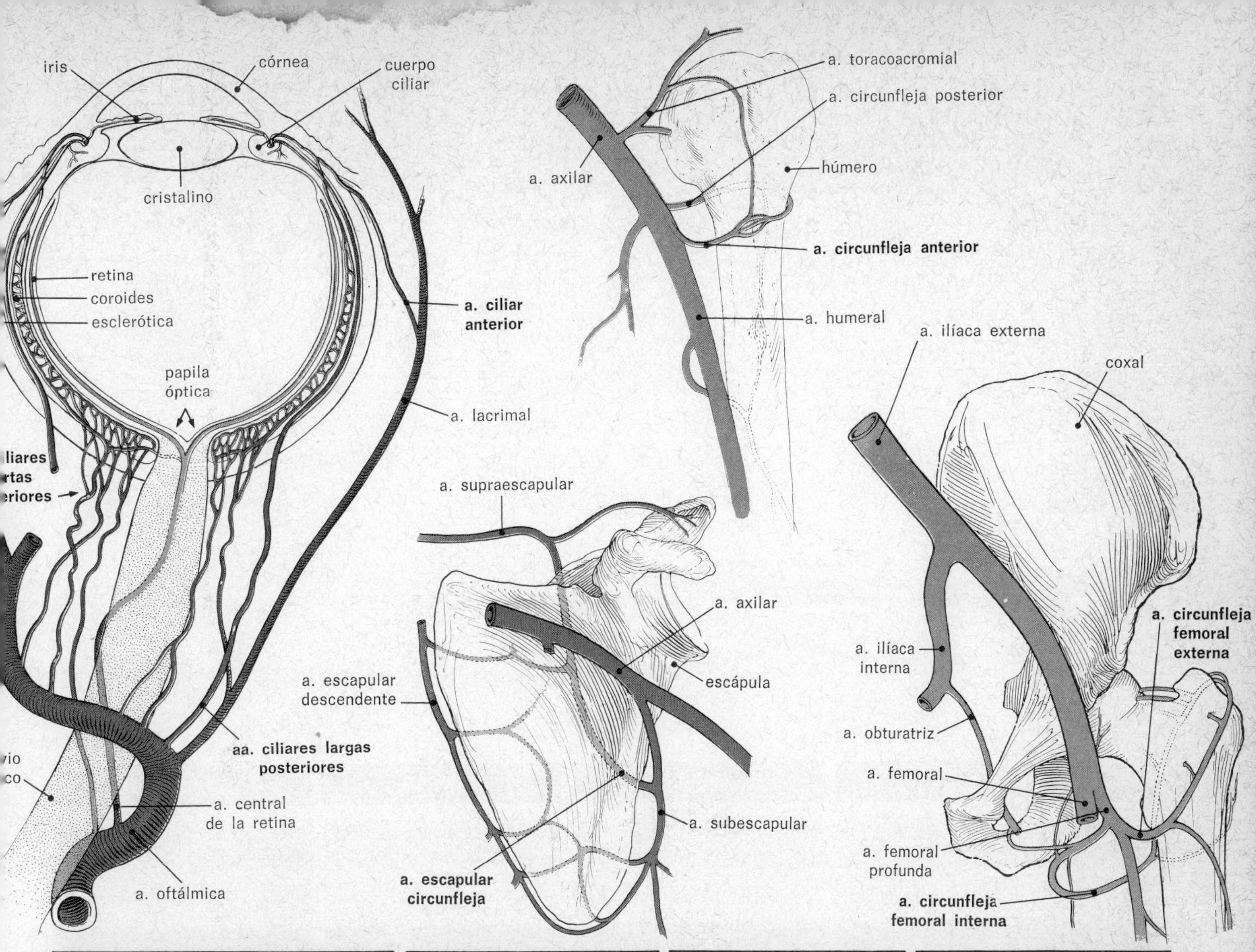

ARTERIA	ORIGEN	RAMAS	DISTRIBUCIÓN
a. cervical superficial *a. cervicalis superficialis*	transversa cervical	ascendente, descendente	trapecio y músculos vecinos
a. cervical transversa *a. transversa colli*	tronco tirocervical	superficial, profunda (escapular descendiente)	músculo angular de la escápula, trapecio, romboides y dorsal ancho
a. ciática		véase a. glútea inferior	
a. cigomaticoorbitaria *a. zygomatico-orbitalis*	a. temporal superficial (en ocasiones nace de la a. temporal media)		músculo orbicular del ojo
aa. ciliares anteriores *aa. ciliares anterior*	a. oftálmica o a. lagrimal	epiescleral, conjuntival	iris, conjuntiva
aa. ciliares cortas posteriores (6-12) *aa. ciliares posterior breves*	a. oftálmica o sus ramas		coroides y procesos ciliares del globo ocular
aa. ciliares largas posteriores (2) *aa. ciliares posterior longae*	a. oftálmica	iris, muscular	iris, músculo ciliar
a. circunfleja anterior *a. circumflexa humeri anterior*	a. axilar	pectoral, muscular, ascendente	cabeza del húmero, hombro, cabeza larga del bíceps, deltoides, coracobraquial, tendón del músculo pectoral mayor
a. circunfleja escapular *a. circumflexa scapulae*	a. subescapular		subescapular, redondo mayor, redondo menor, deltoides; articulación del hombro, cabeza larga del tríceps
a. circunfleja femoral externa *a. circumflexa femoris lateral*	a. femoral profunda	ascendente, descendente, transversa	articulación de la cadera, músculos del muslo
a. circunfleja femoral interna *a. circumflexa femoris medial*	a. femoral profunda	profunda, ascendente, transversa, acetabular	articulación de la cadera, músculos de los muslos

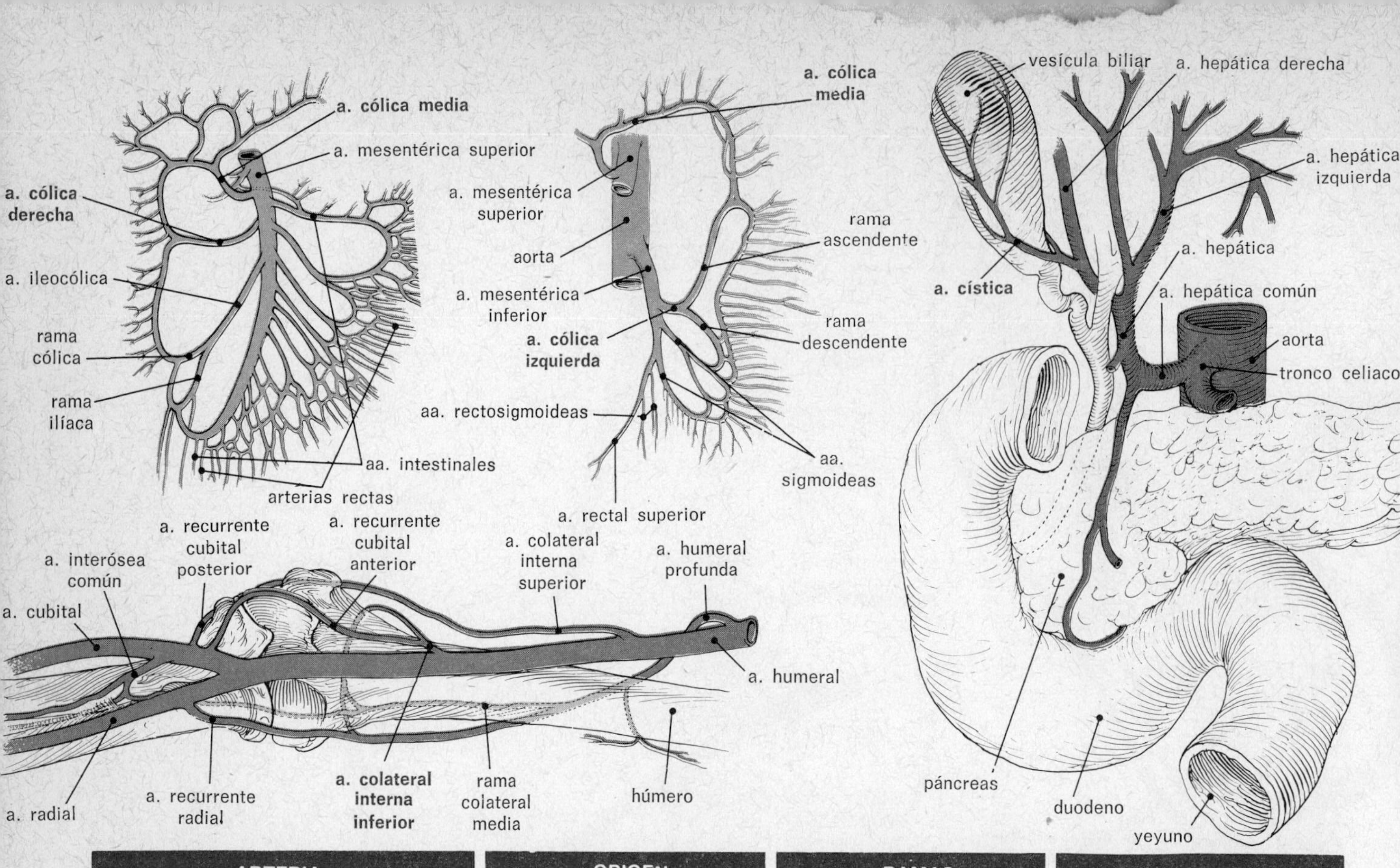

ARTERIA	ORIGEN	RAMAS	DISTRIBUCIÓN
a. circunfleja ilíaca profunda *a. circumflexa ilium profunda*	a. iliaca externa	muscular, cutánea	psoas, iliaco, sartorio y músculos vecinos; piel de la zona, músculos transverso y oblicuo abdominales
a. circunfleja ilíaca superficial *a. circumflexa ilium superficialis*	femoral		piel de la ingle, ganglios linfáticos inguinales superficiales
a. circunfleja posterior *a. circumflexa humeri posterior*	a. axilar en el borde distal del músculo subescapular	muscular, articular, nutricia	articulaciones del hombro, cuello del húmero, deltoides, redondo menor y triceps
a. cística *a. cystica*	a. hepática derecha	superficial, profunda	vesicula biliar
a. colateral interna inferior *a. collateralis ulnaris inferior*	a. humeral, alrededor de 5 cm. proximal al codo	posterior, anterior, anastomótica	triceps, articulación del codo, músculo pronador redondo
a. colateral interna superior *a. collateralis ulnaris superior*	a. humeral distal a la mitad del brazo	muscular, articular, anastomótica	articulación del codo, músculo triceps
a. colateral media *a. collateralis media*	a. humeral profunda	anastomótica, muscular	articulación del codo, músculo triceps
a. colateral radial *a. collateralis radialis*	a. humeral profunda	muscular, anastomótica	triceps, articulación del codo, músculo supinador largo y braquial anterior
a. cólica derecha *a. colica dextra*	a. mesentérica superior o a. iliocólica	descendente, ascendente	colon ascendente
a. cólica izquierda *a. cólica sinistra*	a. mesentérica inferior	ascendente, descendente; la rama ascendente se anastomosa con la **a. cólica media**; la descendente se anastomosa con la sigmoidea primera	colon descendente, parte izquierda del colon transverso
a. cólica media *a. colica media*	a. mesentérica superior, caudal al páncreas	derecha, izquierda	colon transverso
a. comunicante anterior *a. communicans anterior cerebri*	a. cerebral anterior (une las dos arterias cerebrales anteriores en la cisura longitudinal del cerebro)	anterointerna	sustancia perforada anterior del cerebro

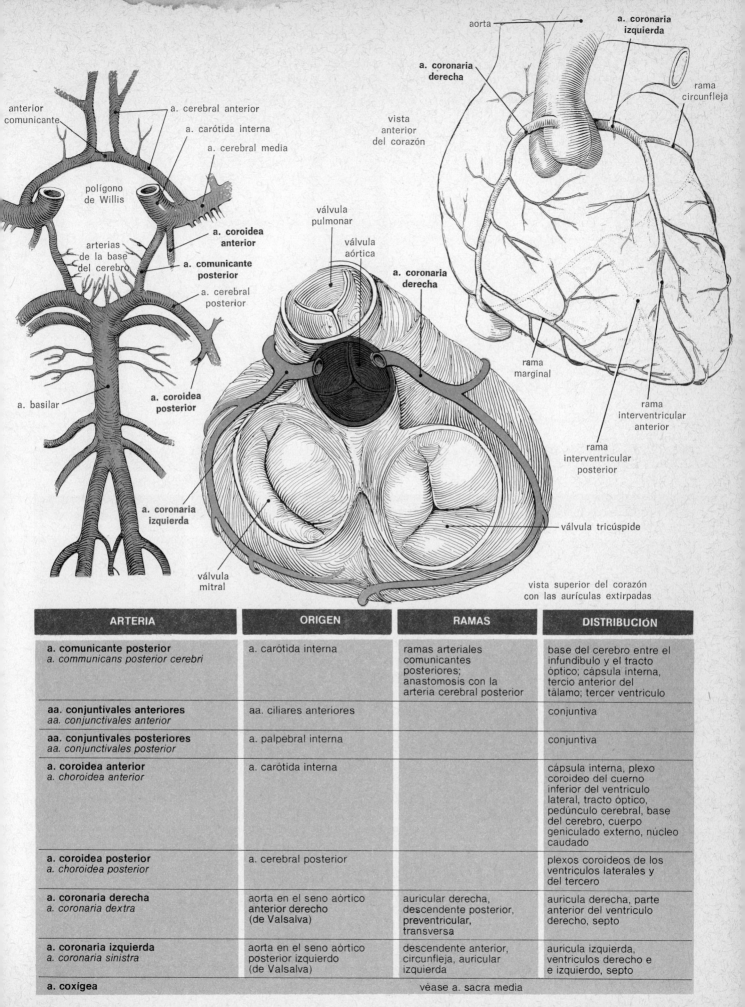

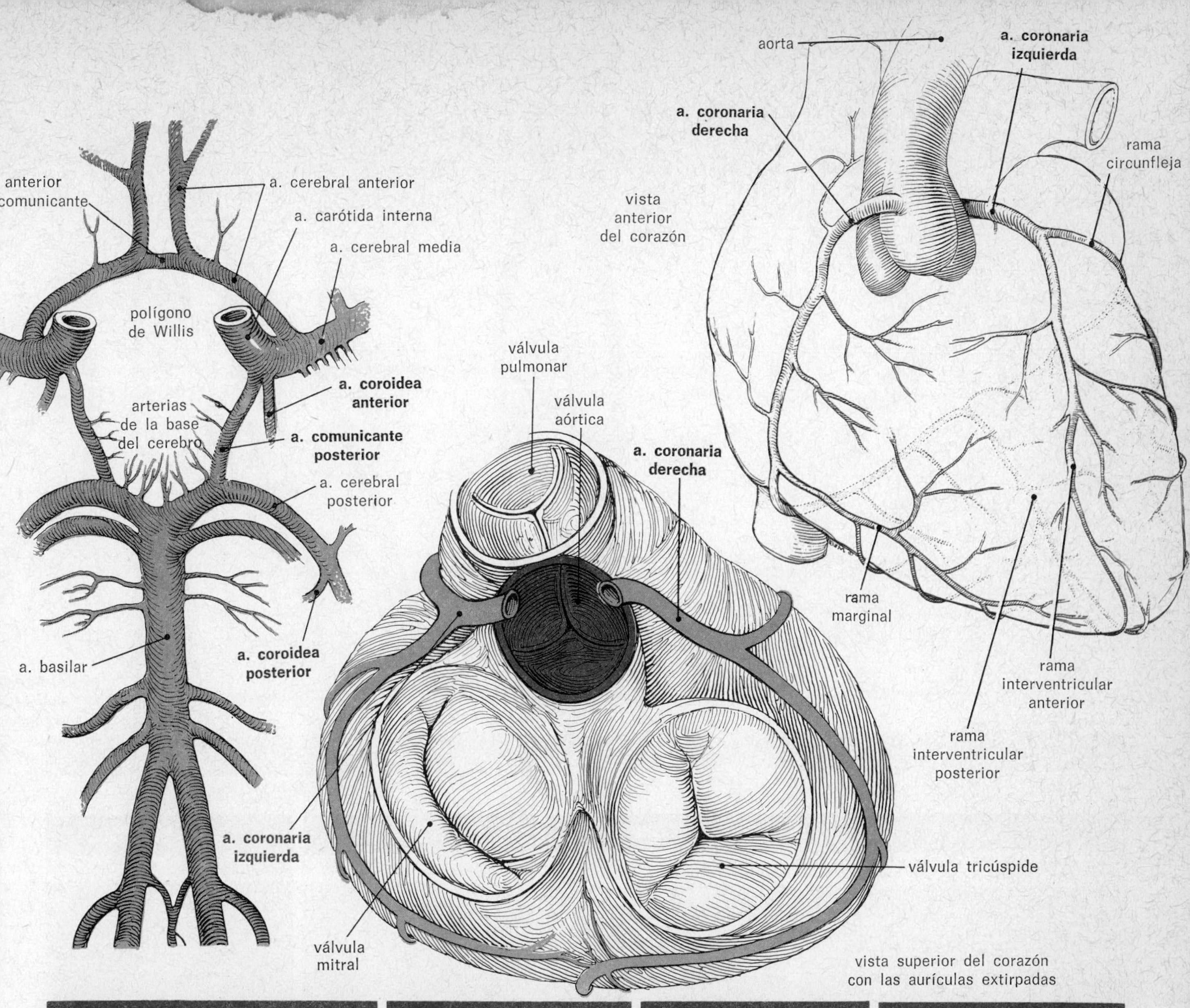

ARTERIA	ORIGEN	RAMAS	DISTRIBUCIÓN
a. comunicante posterior *a. communicans posterior cerebri*	a. carótida interna	ramas arteriales comunicantes posteriores; anastomosis con la arteria cerebral posterior	base del cerebro entre el infundíbulo y el tracto óptico; cápsula interna, tercio anterior del tálamo; tercer ventrículo
aa. conjuntivales anteriores *aa. conjunctivales anterior*	aa. ciliares anteriores		conjuntiva
aa. conjuntivales posteriores *aa. conjunctivales posterior*	a. palpebral interna		conjuntiva
a. coroidea anterior *a. choroidea anterior*	a. carótida interna		cápsula interna, plexo coroideo del cuerno inferior del ventrículo lateral, tracto óptico, pedúnculo cerebral, base del cerebro, cuerpo geniculado externo, núcleo caudado
a. coroidea posterior *a. choroidea posterior*	a. cerebral posterior		plexos coroideos de los ventrículos laterales y del tercero
a. coronaria derecha *a. coronaria dextra*	aorta en el seno aórtico anterior derecho (de Valsalva)	auricular derecha, descendente posterior, preventricular, transversa	aurícula derecha, parte anterior del ventrículo derecho, septo
a. coronaria izquierda *a. coronaria sinistra*	aorta en el seno aórtico posterior izquierdo (de Valsalva)	descendente anterior, circunfleja, auricular izquierda	aurícula izquierda, ventrículos derecho e e izquierdo, septo
a. coxígea		véase a. sacra media	

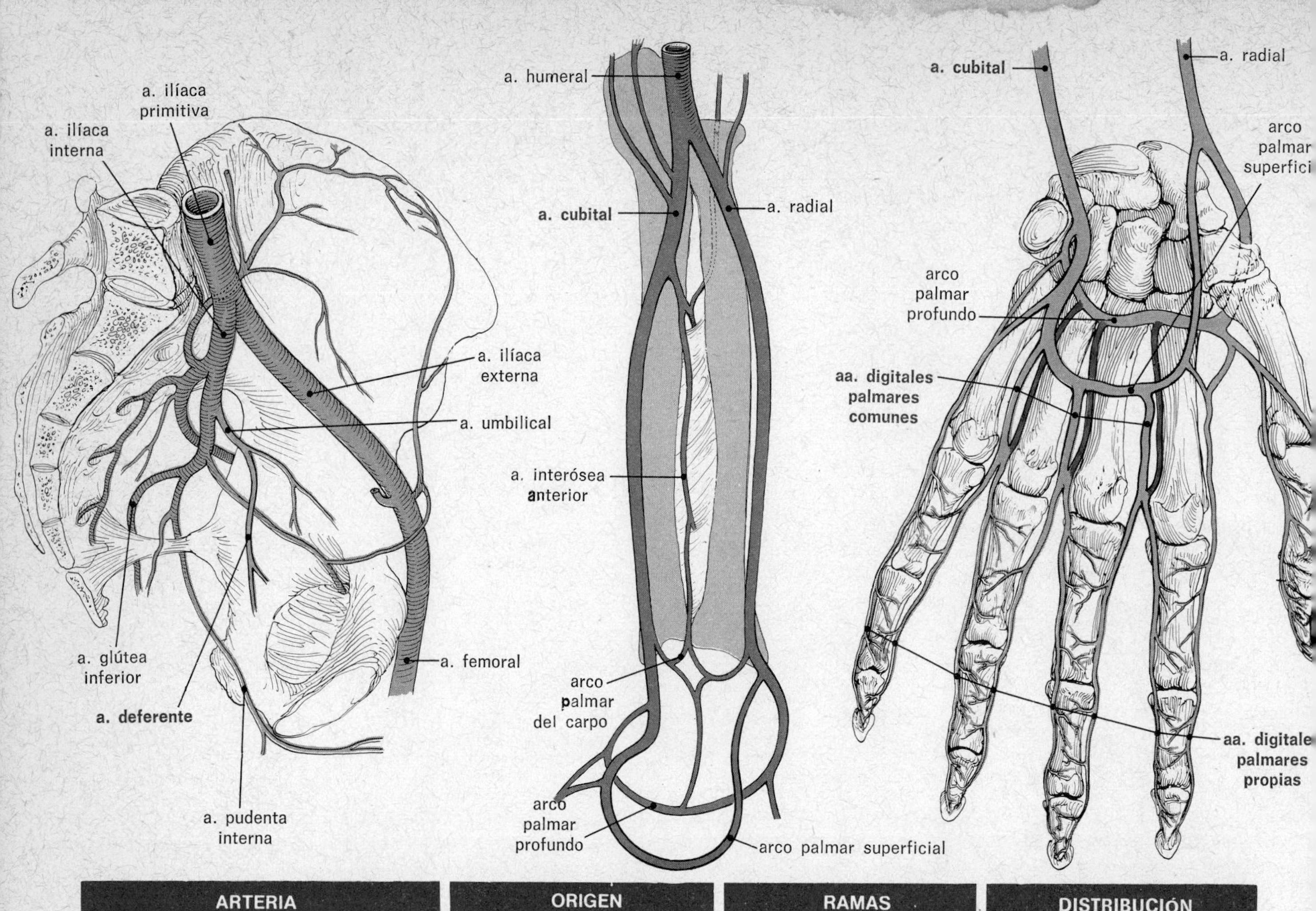

ARTERIA	ORIGEN	RAMAS	DISTRIBUCIÓN
a. cremastérica a. espermática externa *a. cremasterica*	a. epigástrica inferior		músculo cremáster, cubiertas del cordón espermático
a. cubital *a. ulnaris*	a. humeral un poco distal al pliegue del codo	porción antebraquial: recurrente cubital anterior, recurrente cubital posterior, interósea común, muscular; porción carpiana: carpiana palmar, carpiana dorsal; porción de la mano: palmar profunda, arco palmar superficial, digital palmar común	mano, muñeca, antebrazo
a. deferente a. deferencial *a. ductus deferentis*	a. umbilical (embrionaria), vesical superior	ureterina	conducto deferente, vejiga, vesiculas seminales, uréter, testiculo
a. dentaria anterior	véase a. alveolar anterosuperior		
a. dentaria inferior	véase a. alveolar inferior		
a. dentaria posterior	véase a. alveolar posterosuperior		
a. diafragmática inferior	véase a. frénica		
a. diafragmática superior	véase a. pericardiocofrénica		
a. digitales colaterales	véase a. digitales palmares propias		
a. digitales comunes del pie	véase a. metatarsianas plantares		
aa. digitales palmares comunes (3) *aa. digitales palmares communes*	arco palmar superficial	digital palmar propia	dedos y uñas
aa. digitales palmares propias aa. digitales colaterales *aa. digitales palmares propiae*	aa. digitales palmares comunes		lado de los dedos, matriz de uñas
aa. digitales plantares comunes *aa. digitales plantares communes*	aa. metatarsianas plantares	digital plantar propia	dedos de los pies
aa. digitales plantares propias *aa. digitales plantares propiae*	aa. digitales plantares comunes		dedos del pie

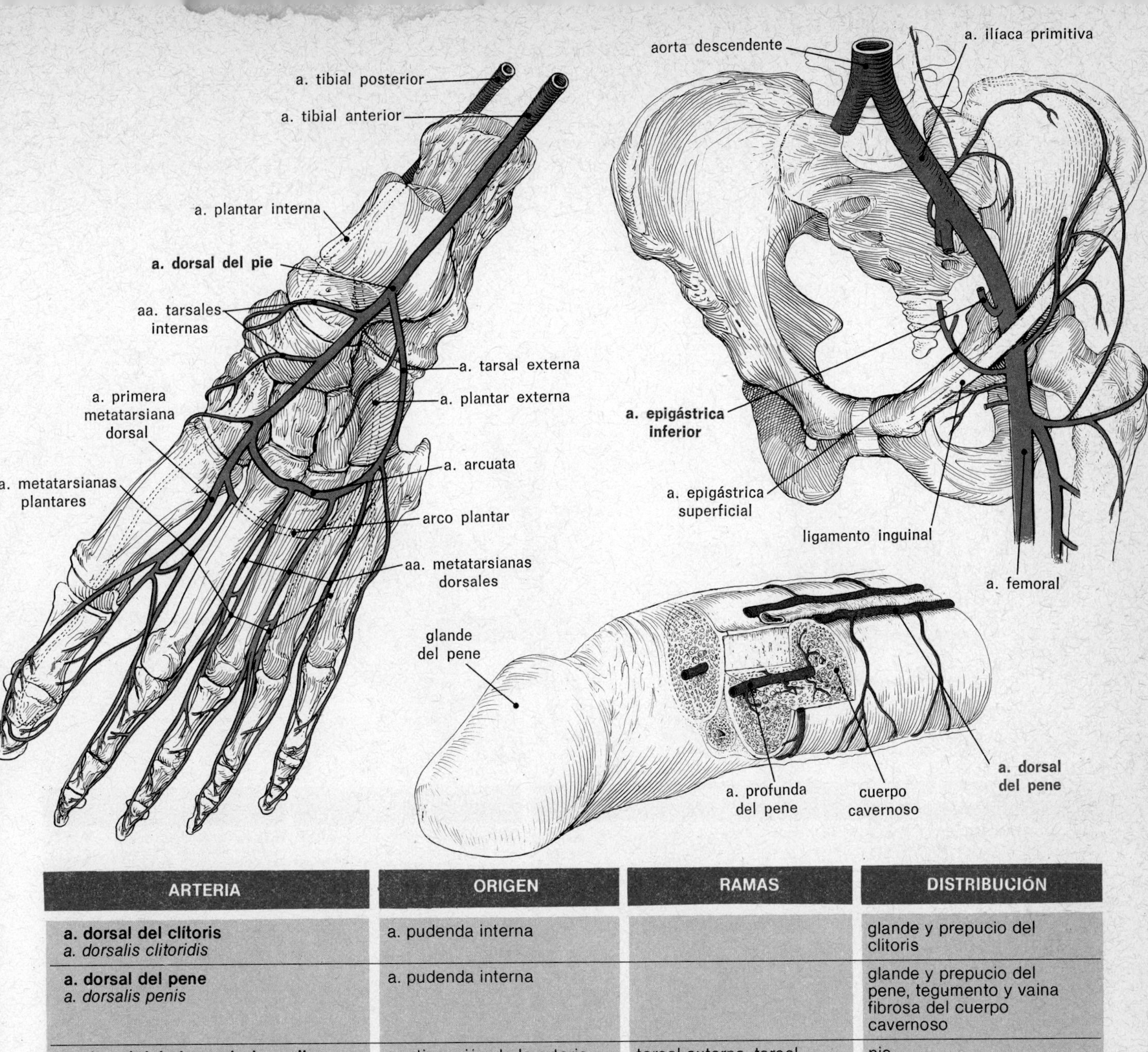

ARTERIA	ORIGEN	RAMAS	DISTRIBUCIÓN
a. dorsal del clítoris *a. dorsalis clitoridis*	a. pudenda interna		glande y prepucio del clítoris
a. dorsal del pene *a. dorsalis penis*	a. pudenda interna		glande y prepucio del pene, tegumento y vaina fibrosa del cuerpo cavernoso
a. dorsal del pie o arteria pedia *a. dorsalis pedis* (se anastomosa con la a. plantar lateral para formar el arco arterial plantar)	continuación de la arteria tibial anterior en la articulación del tobillo	tarsal externa, tarsal interna, arcuata, primera metatarsiana dorsal, plantar profunda; continúa hasta el primer espacio intermetatarsiano donde se divide en la a. primera metatarsiana dorsal y a. plantar profunda	pie
a. dorsal nasal *a. dorsalis nasi*	a. oftálmica	lagrimal	piel de la nariz, saco lagrimal
aa. dorsales de la lengua *aa. dorsales linguae*	a. lingual		mucosa de la parte posterior de la lengua, arco glosopalatino, amígdalas, paladar blando, epiglotis
a. 12.ª torácica	véase a. subcostal		
a. duodenal	véase a. pancreaticoduodenal inferior		
a. epiescleral *a. episcleralis*	a. ciliar anterior		iris, cuerpo ciliar
a. epigástrica inferior a. epigástrica profunda *a. epigastrica inferior*	ilíaca externa, inmediatamente por encima del ligamento inguinal	cremastérica, púbica, muscular	cremáster y músculos abdominales, peritoneo
a. epigástrica profunda	véase a. epigástrica inferior		

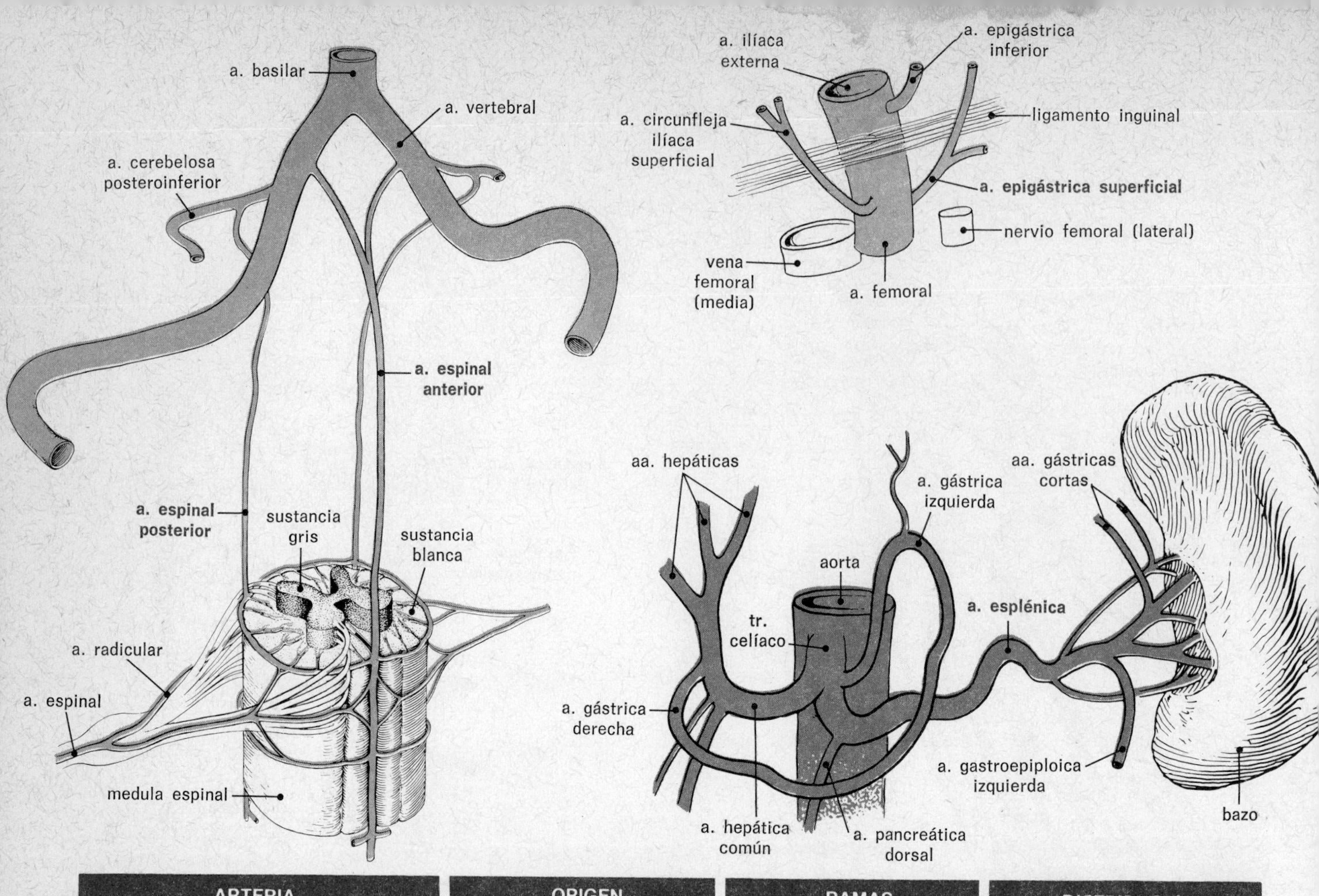

ARTERIA	ORIGEN	RAMAS	DISTRIBUCIÓN
a. epigástrica superficial *a. epigastrica superficialis*	a. femoral alrededor de 1 cm. por debajo del ligamento inguinal		parte inferior de la pared abdominal, ganglios linfáticos inguinales superficiales
a. epigástrica superior *a. epigastrica superior*	a. mamaria interna	cutánea, muscular, peritoneal, frénica, hepática	piel, músculos y aponeurosis de la parte superior de la pared abdominal; diafragma, peritoneo, ligamento falciforme del higado
a. escapular descendente a. escapular dorsal *a. scapularis descendens*	a. cervical transversa	muscular	músculo angular de la escápula
a. escapular transversa	véase a. supraescapular		
a. esfenopalatina a. nasopalatina *a. sphenopalatina*	a. maxilar	nasal lateral posterior, septal posterior	senos frontal, maxilar, etmoidal, esfenoidal, tabique nasal
aa. esofágicas (4-5) *aa. esophagei*	aorta torácica, tiroidea inferior y aa. gástricas izquierdas		esófago
a. espermática externa	véase a. cremastérica		
aa. espermáticas internas	véase aa. testiculares		
a. espinal anterior *a. spinalis anterior*	a. vertebral cerca del final		parte anterior del bulbo raquideo y médula espinal, filum terminale, meninges
a. espinal posterior *a. spinalis posterior*	a. cerebelosa posteroinferior o a. vertebral a nivel del bulbo raquideo	ascendente	bulbo raquideo, parte posterior de la médula espinal y cola de caballo, meninges, cuarto ventriculo
a. esplénica *a. lienalis*	tr. celiaco	pancreática, gastroepiploica izquierda, gástricas cortas, esplénica, pancreática dorsal, pancreática caudal, pancreática magna	bazo, páncreas, estómago, epiplón mayor

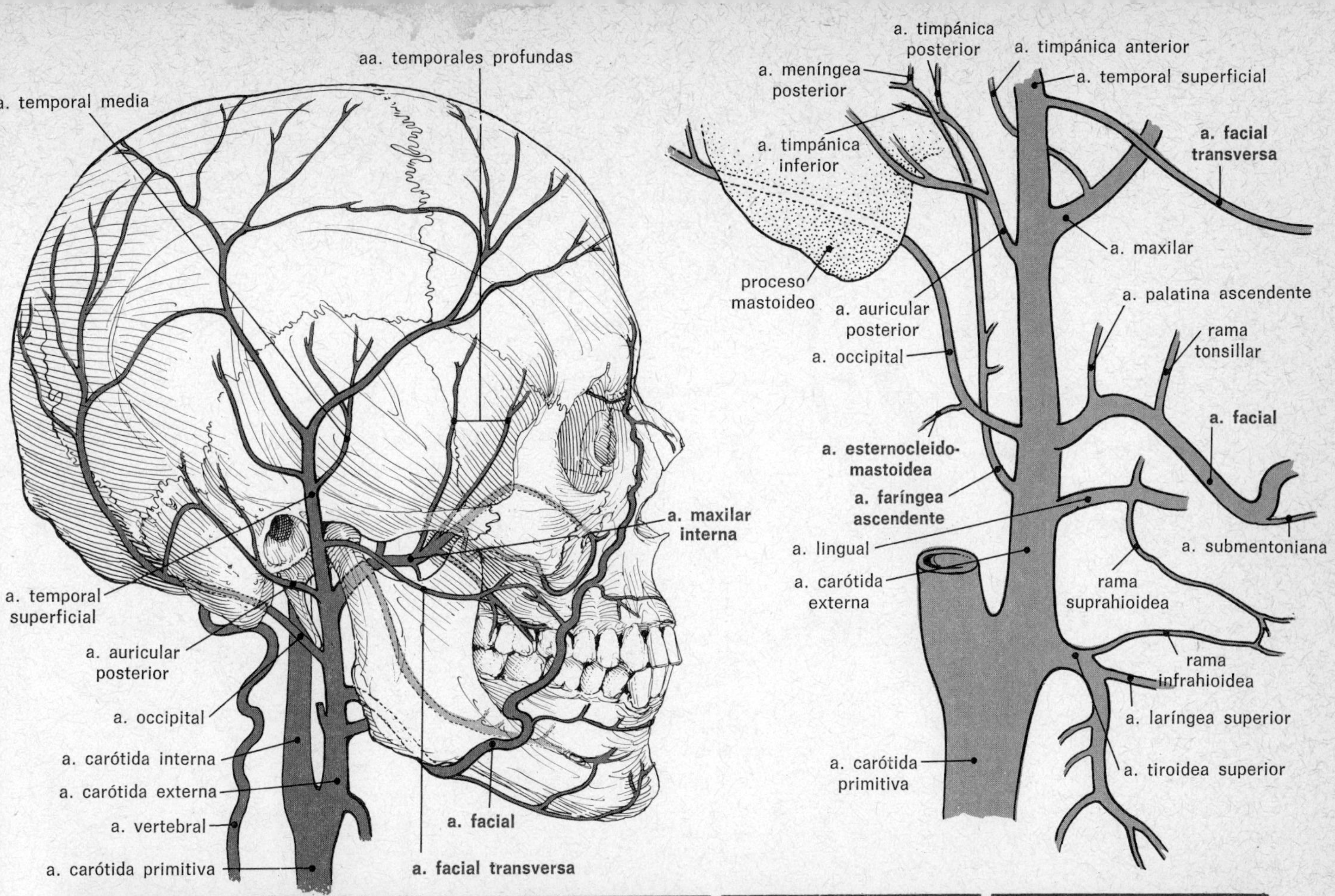

ARTERIA	ORIGEN	RAMAS	DISTRIBUCIÓN
a. esternocleidomastoidea *a. sternocleidomastoidea*	a. occipital cerca de su comienzo, en ocasiones nace de la a. carótida externa		músculo esternocleidomastoideo
a. estilomastoidea *a. stylomastoidea*	a. auricular posterior	mastoidea, del músculo del estribo, timpánica posterior	caja del oido medio, estribo, músculo del estribo, celdas mastoideas, canales semicirculares
a. etmoidal anterior *a. ethmoidalis anterior*	a. oftálmica	meningea, nasal	celdas etmoidales anteriores y medias, seno frontal, duramadre, cavidad nasal
a. etmoidal posterior *a. ethmoidalis posterior*	a. oftálmica	meningea, nasal	celdas etmoidales posteriores, duramadre, cavidad nasal
a. facial a. maxilar externa *a. facialis*	a. carótida externa	porción cervical: palatina ascendente, amigdalina, glandular, submentoniana; porción facial: labial inferior, labial superior, nasal lateral, angular, muscular	cara, amigdalas, paladar, glándulas y músculos de los labios, glándula submaxilar, ala y dorso de la nariz, músculos de la expresión
a. facial profunda		véase a. maxilar interna	
a. facial transversa *a. transverse faciei*	a. temporal superficial mientras está en la glándula parótida	glandular, muscular, cutánea	glándula y conducto de la parótida, músculo masetero, piel de la cara
a. faríngea ascendente *a. pharyngea ascendens*	a. carótida externa	faríngea, palatina, prevertebral, timpánica inferior, meningea posterior	paredes de la faringe, paladar blando, amigdalas, oido, meninges, músculos posteriores de la cabeza y cuello
a. femoral *a. femoralis*	continuación de la a. iliaca externa inmediatamente después del ligamento inguinal	epigástrica superficial, circunfleja iliaca superficial, pudenda externa superficial, pudenda externa profunda, muscular, anastomótica magna femoral profunda	tegumento de la pared abdominal, ingle y periné; músculos del muslo, genitales externos, ganglios linfáticos inguinales

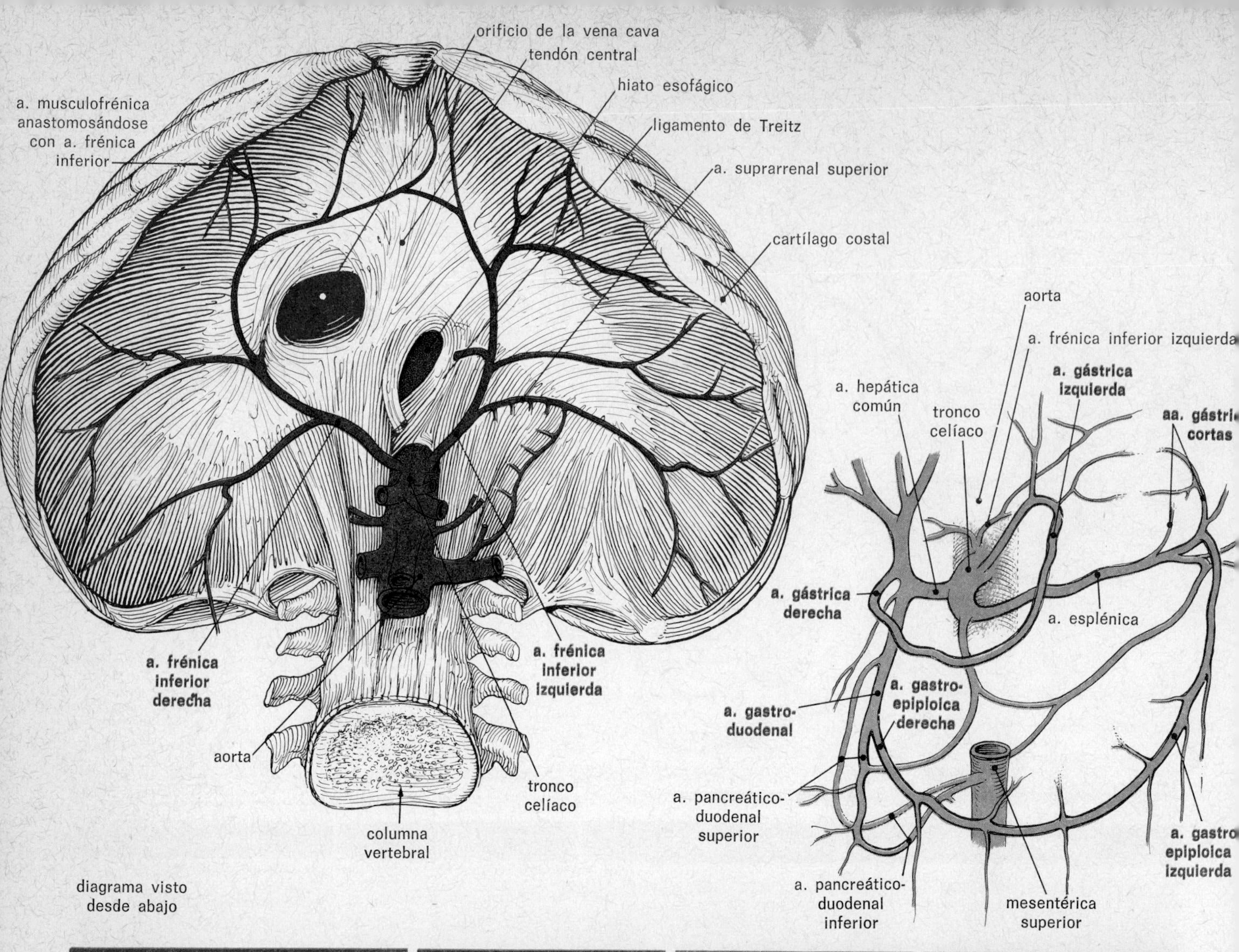

ARTERIA	ORIGEN	RAMAS	DISTRIBUCIÓN
a. femoral profunda *a. profunda femoris*	a. femoral	circunfleja femoral interna, circunfleja femoral externa, perforante, muscular	músculos del muslo, articulación de la cadera, cabeza y cuello del fémur, músculos glúteos
a. fibular	véase a. peronea		
aa. frénicas aa. frénicas inferiores aa. diafragmáticas inferiores *aa. phrenicae inferior*	aorta abdominal o tr. celiaco	medial, lateral, suprarrenal	diafragma, suprarrenal
aa. frénicas superiores *aa. phrenicae superior*	aorta torácica		diafragma
a. frontal externa	véase a. supraorbitaria		
a. gástrica derecha *a. gástrica dextra*	a. hepática común		extremo pilórico del estómago
a. gástrica izquierda *a. gastrica sinistra*	tr. celiaco	esofágica, hepática (a veces) y gástrica	curvatura menor del estómago, parte abdominal del esófago; lóbulo izquierdo del higado (a veces)
aa. gástricas cortas *aa. gastricae breves*	a. esplénica		curvatura mayor del estómago
a. gastroduodenal *a. gastroduodenalis*	a. hepática común	gastroepiploica derecha, pancreaticoduodenal superior, retroduodenal	estómago, duodeno, páncreas, epiplón
a. gastroepiploica derecha *a. gastroepiploica dextra*	a. gastroduodenal	pilórica, ascendente, descendente, epiploicas ventrales largas	estómago, epiplón
a. gastroepiploica izquierda *a. gastroepiploica sinistra*	a. esplénica	gástrica, epiploica	estómago, epiplón
aa. gemelas	véase aa. surales		

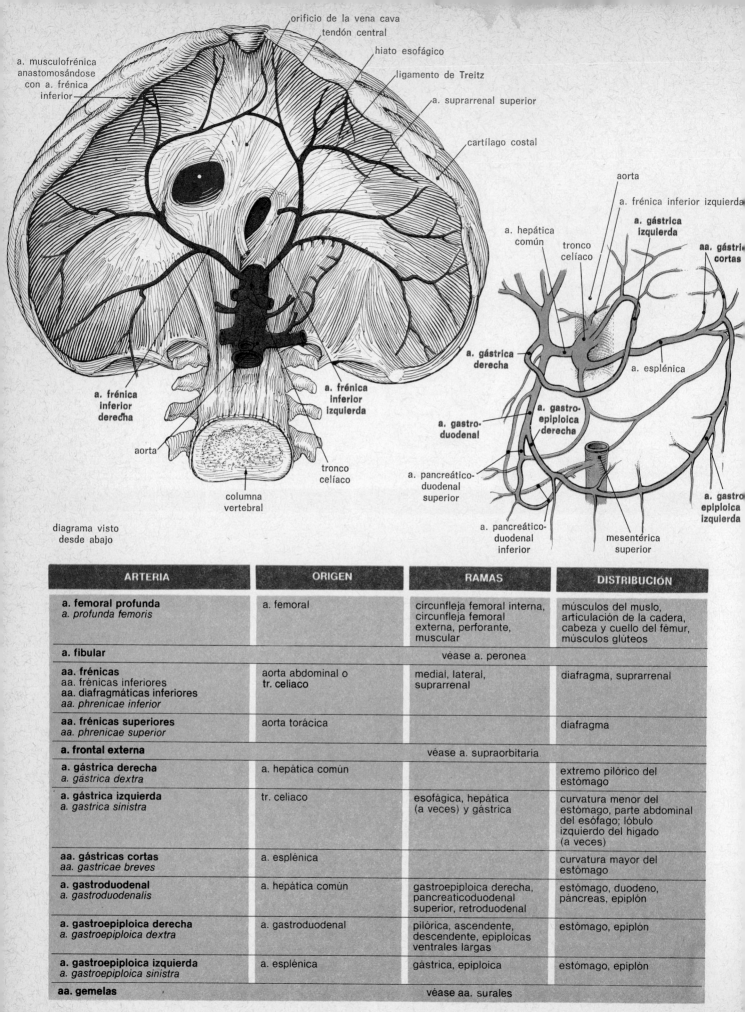

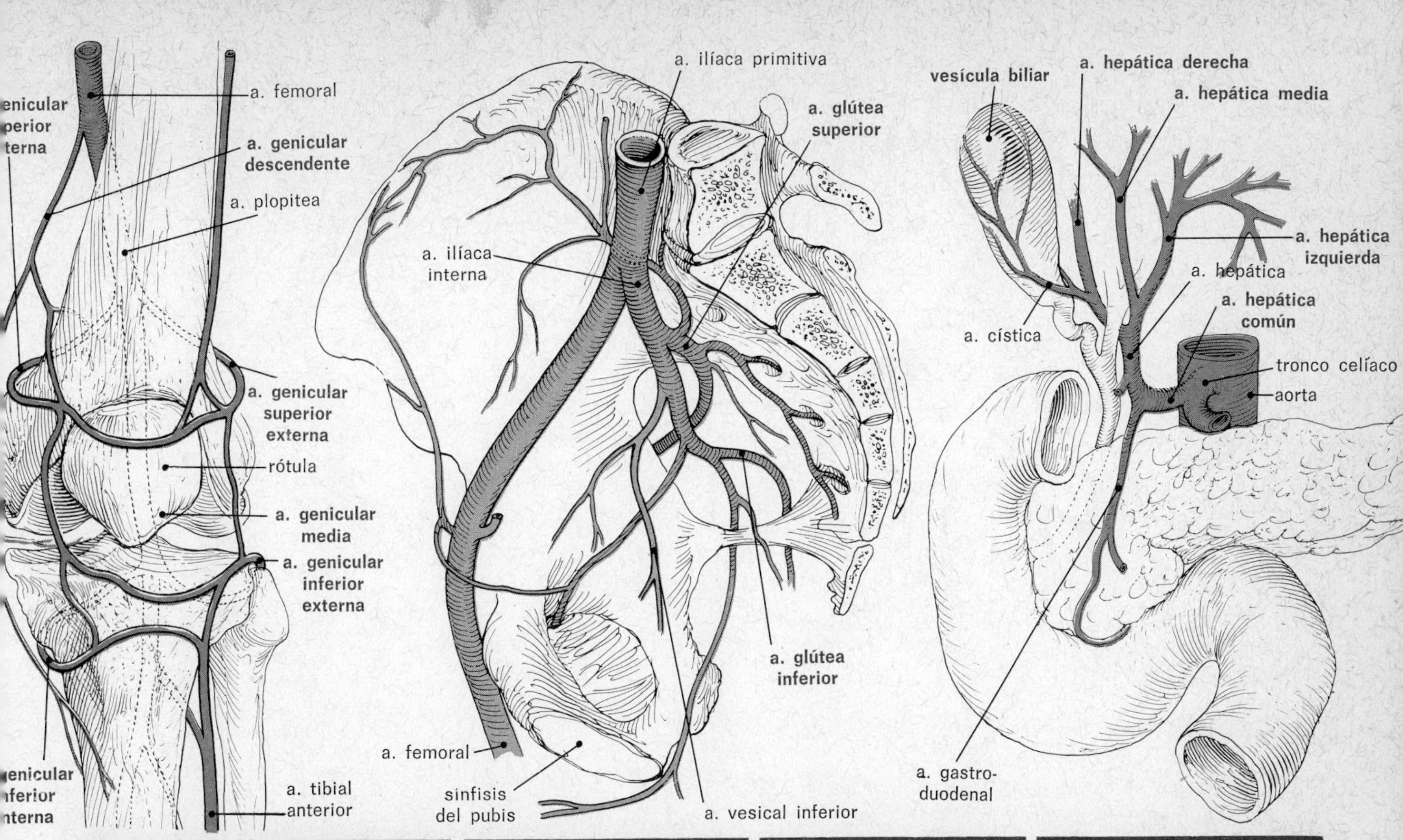

ARTERIA	ORIGEN	RAMAS	DISTRIBUCIÓN
a. genicular descendente a. anastomótica magna *a. genus descendens*	a. femoral	safena, articular	articulación de la rodilla y partes adyacentes
a. genicular inferior externa *a. genus lateralis inferior*	a. poplitea		articulación de la rodilla, músculos gemelos
a. genicular inferior interna *a. genus medialis inferior*	a. poplitea		extremo proximal de la tibia, articulación de la rodilla
a. genicular media *a. genus media*	a. poplitea		ligamentos y sinovial de la articulación de la rodilla
a. genicular superior externa *a. genus lateralis superior*	a. poplitea		parte inferior del fémur, articulación de la rodilla, rótula, músculos contiguos
a. genicular superior interna *a. genus medialis superior*	a. poplitea		fémur, articulación de la rodilla, rótula, músculos contiguos
a. glútea inferior *a. glutea inferior*	a. iliaca interna	muscular, coxigea, del nervio ciático anastomótica, articular cutánea	nalgas y parte posterior del muslo.
a. glútea superior *a. glutea superior*	a. iliaca interna	superficial, profunda, nutricia	músculos de la cadera y nalgas, hueso iliaco, piel sobre la cara dorsal del sacro, articulación de la cadera
a. hemorroidal inferior	véase a. rectal inferior		
a. hemorroidal media	véase a. rectal media		
a. hemorroidal superior	véase a. rectal superior		
a. hepática común *a. hepatica communis*	tr. celiaco	gastroduodenal; hepática propia; gástrica derecha	estómago, epiplón, páncreas, duodeno, hígado, vesícula biliar
a. hepática derecha *a. hepatica propria, ramus dextra*	a. hepática propia	cistica, derecha, izquierda	hígado, vesícula biliar
a. hepática izquierda *a. hepatica propria, ramus sinistra*	a. hepática propia	superior, inferior	cápsula del hígado, lóbulo izquierdo y caudado del hígado
a. hepática media *a. hepatica medial*	a. hepática derecha o izquierda		lóbulo cuadrado del hígado, ligamento redondo
a. hepática propia *a. hepatica propria*	a. hepática común	derecha, izquierda (media)	hígado, vesícula biliar

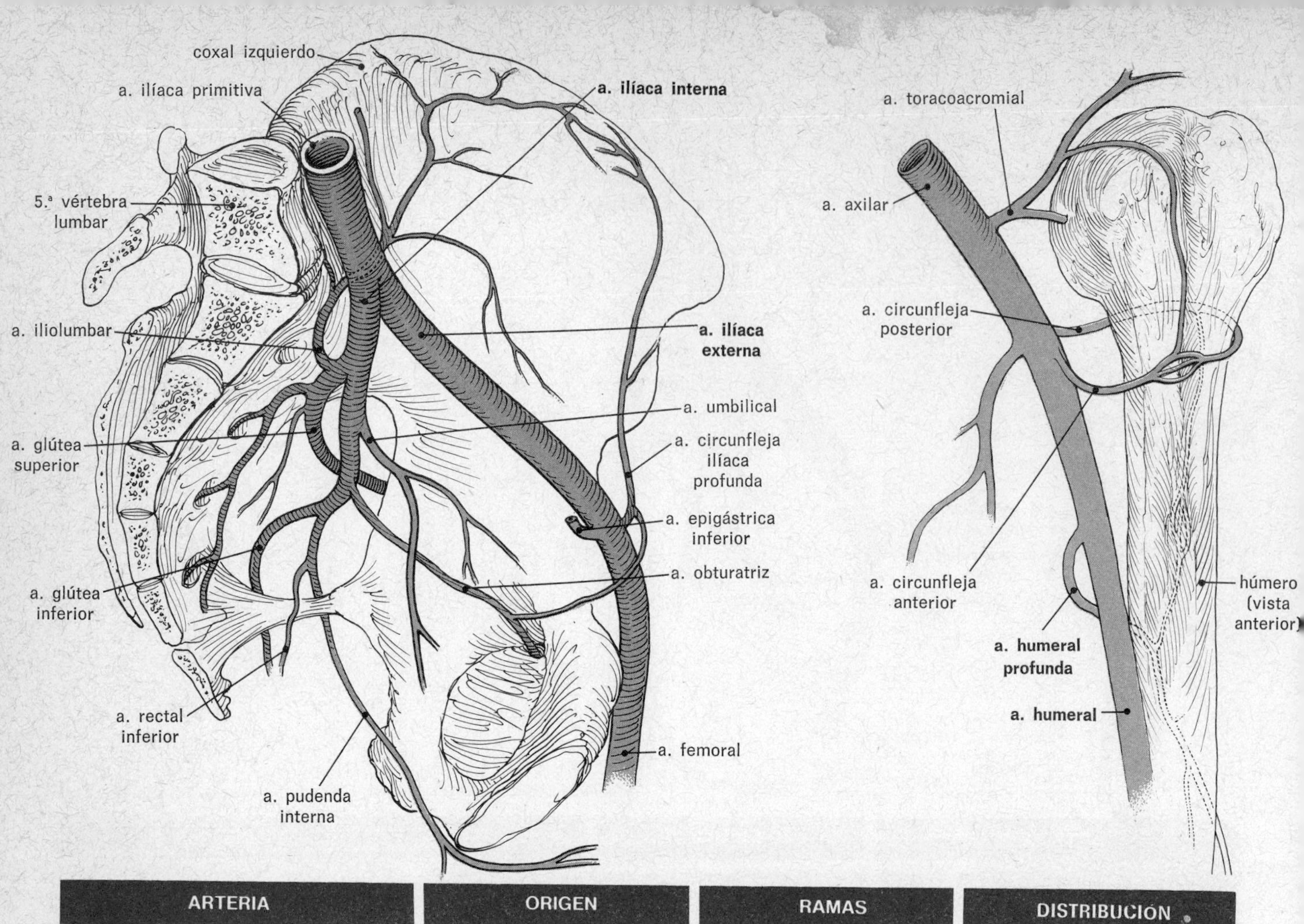

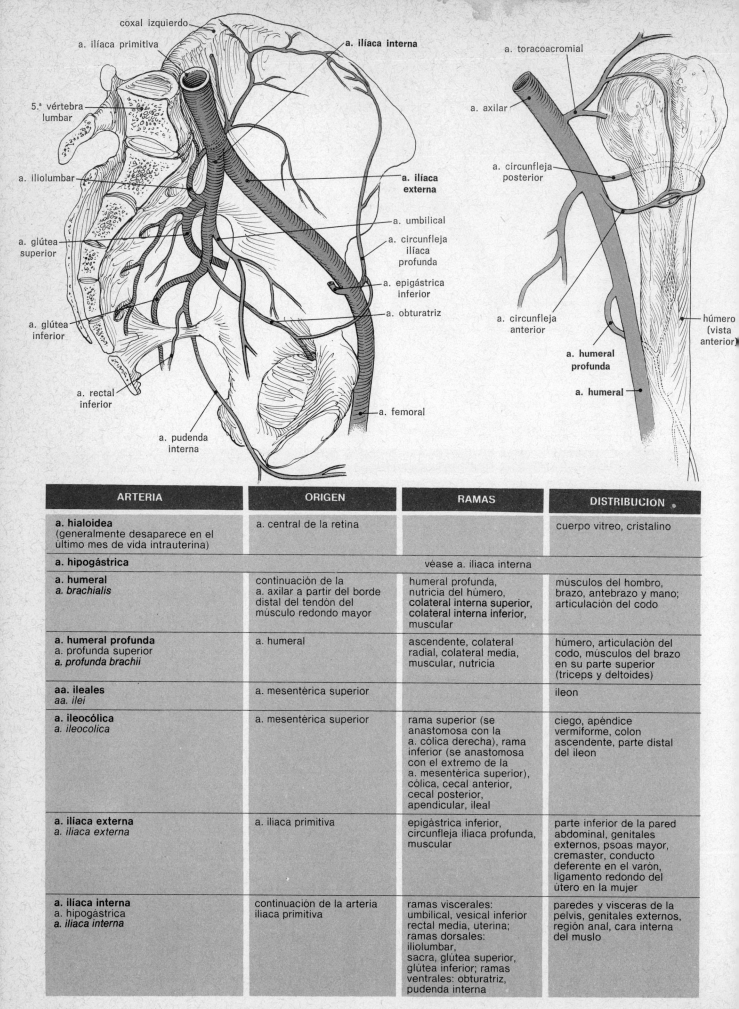

ARTERIA	ORIGEN	RAMAS	DISTRIBUCIÓN
a. hialoidea (generalmente desaparece en el último mes de vida intrauterina)	a. central de la retina		cuerpo vítreo, cristalino
a. hipogástrica		véase a. ilíaca interna	
a. humeral *a. brachialis*	continuación de la a. axilar a partir del borde distal del tendón del músculo redondo mayor	humeral profunda, nutricia del húmero, **colateral interna superior, colateral interna inferior,** muscular	músculos del hombro, brazo, antebrazo y mano; articulación del codo
a. humeral profunda a. profunda superior ***a. profunda brachii***	a. humeral	ascendente, colateral radial, colateral media, muscular, nutricia	húmero, articulación del codo, músculos del brazo en su parte superior (tríceps y deltoides)
aa. ileales *aa. ilei*	a. mesentérica superior		íleon
a. ileocólica *a. ileocolica*	a. mesentérica superior	rama superior (se anastomosa con la a. cólica derecha), rama inferior (se anastomosa con el extremo de la a. mesentérica superior), cólica, cecal anterior, cecal posterior, apendicular, ileal	ciego, apéndice vermiforme, colon ascendente, parte distal del íleon
a. ilíaca externa *a. iliaca externa*	a. ilíaca primitiva	epigástrica inferior, circunfleja ilíaca profunda, muscular	parte inferior de la pared abdominal, genitales externos, psoas mayor, cremaster, conducto deferente en el varón, ligamento redondo del útero en la mujer
a. ilíaca interna a. hipogástrica ***a. iliaca interna***	continuación de la arteria ilíaca primitiva	ramas viscerales: umbilical, vesical inferior rectal media, uterina; ramas dorsales: iliolumbar, sacra, glútea superior, glútea inferior; ramas ventrales: obturatriz, pudenda interna	paredes y vísceras de la pelvis, genitales externos, región anal, cara interna del muslo

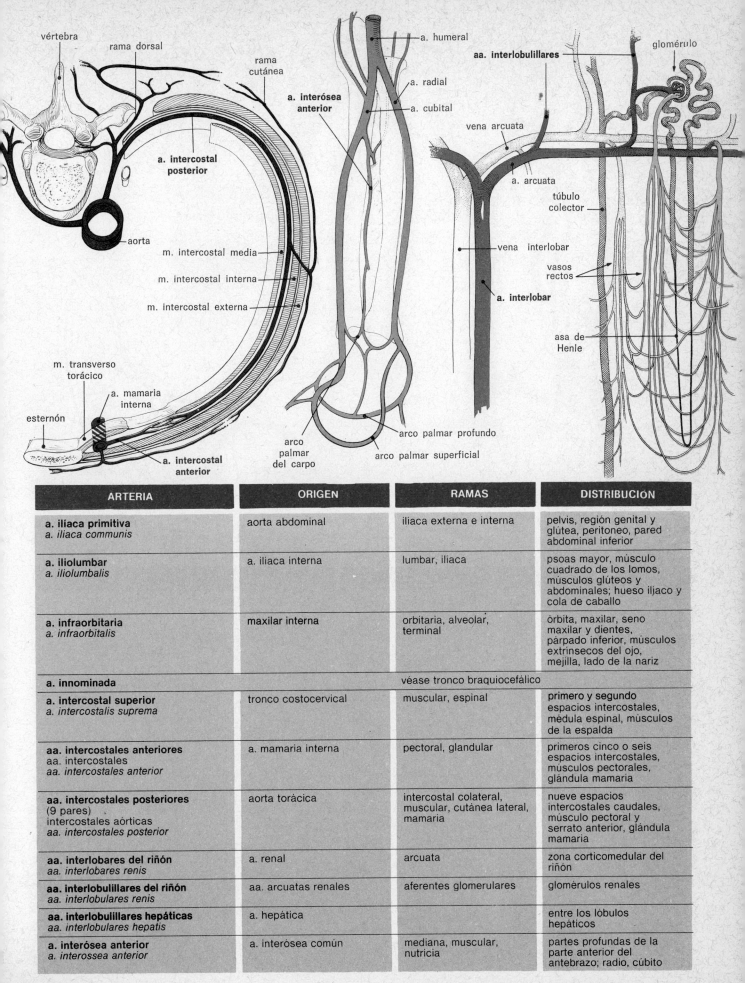

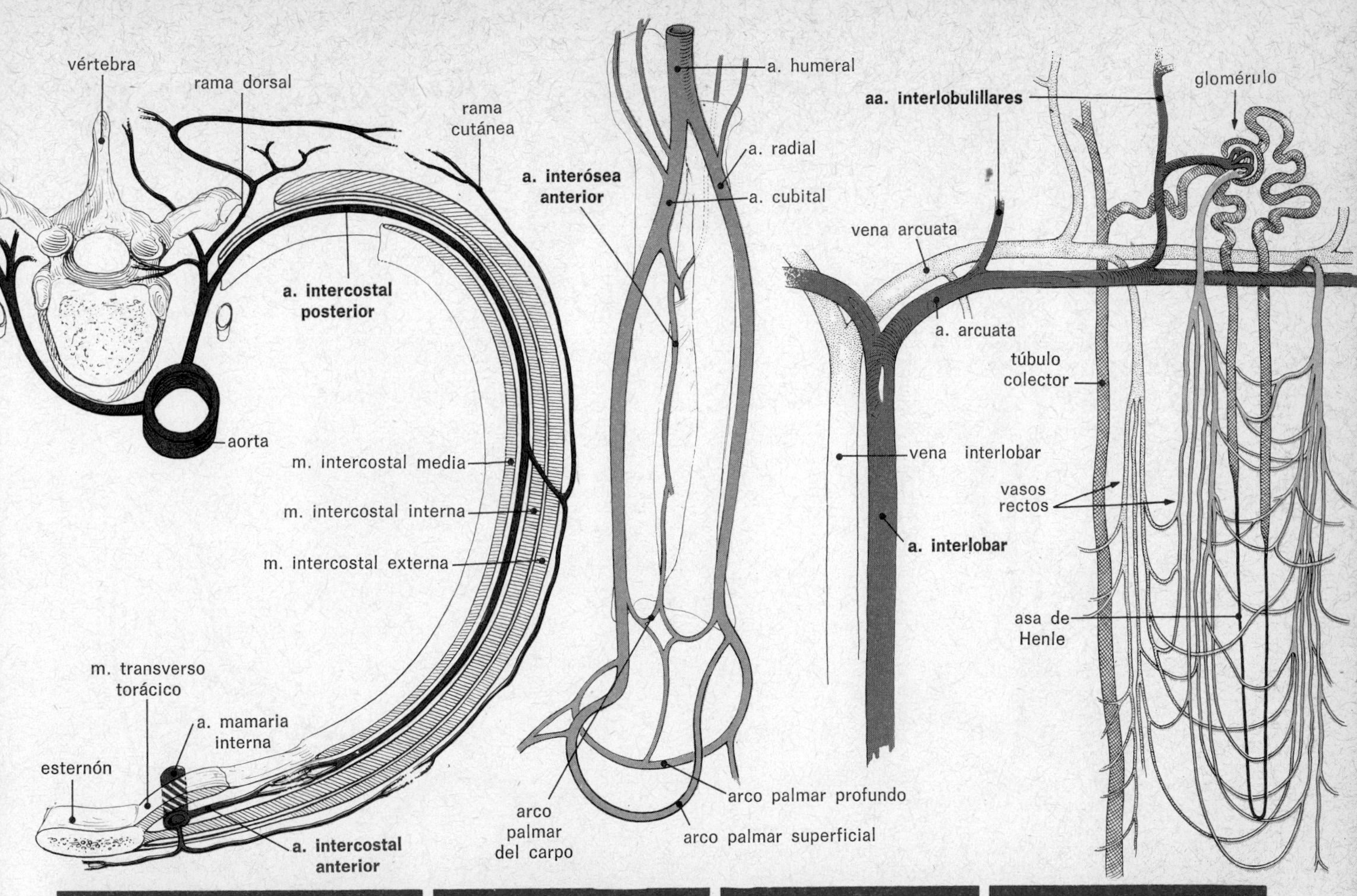

ARTERIA	ORIGEN	RAMAS	DISTRIBUCIÓN
a. ilíaca primitiva *a. iliaca communis*	aorta abdominal	iliaca externa e interna	pelvis, región genital y glútea, peritoneo, pared abdominal inferior
a. iliolumbar *a. iliolumbalis*	a. iliaca interna	lumbar, iliaca	psoas mayor, músculo cuadrado de los lomos, músculos glúteos y abdominales; hueso iljaco y cola de caballo
a. infraorbitaria *a. infraorbitalis*	maxilar interna	orbitaria, alveolar, terminal	órbita, maxilar, seno maxilar y dientes, párpado inferior, músculos extrínsecos del ojo, mejilla, lado de la nariz
a. innominada		véase tronco braquiocefálico	
a. intercostal superior *a. intercostalis suprema*	tronco costocervical	muscular, espinal	primero y segundo espacios intercostales, médula espinal, músculos de la espalda
aa. intercostales anteriores aa. intercostales *aa. intercostales anterior*	a. mamaria interna	pectoral, glandular	primeros cinco o seis espacios intercostales, músculos pectorales, glándula mamaria
aa. intercostales posteriores (9 pares) intercostales aórticas *aa. intercostales posterior*	aorta torácica	intercostal colateral, muscular, cutánea lateral, mamaria	nueve espacios intercostales caudales, músculo pectoral y serrato anterior, glándula mamaria
aa. interlobares del riñón *aa. interlobares renis*	a. renal	arcuata	zona corticomedular del riñón
aa. interlobulillares del riñón *aa. interlobulares renis*	aa. arcuatas renales	aferentes glomerulares	glomérulos renales
aa. interlobulillares hepáticas *aa. interlobulares hepatis*	a. hepática		entre los lóbulos hepáticos
a. interósea anterior *a. interossea anterior*	a. interósea común	mediana, muscular, nutricia	partes profundas de la parte anterior del antebrazo; radio, cúbito

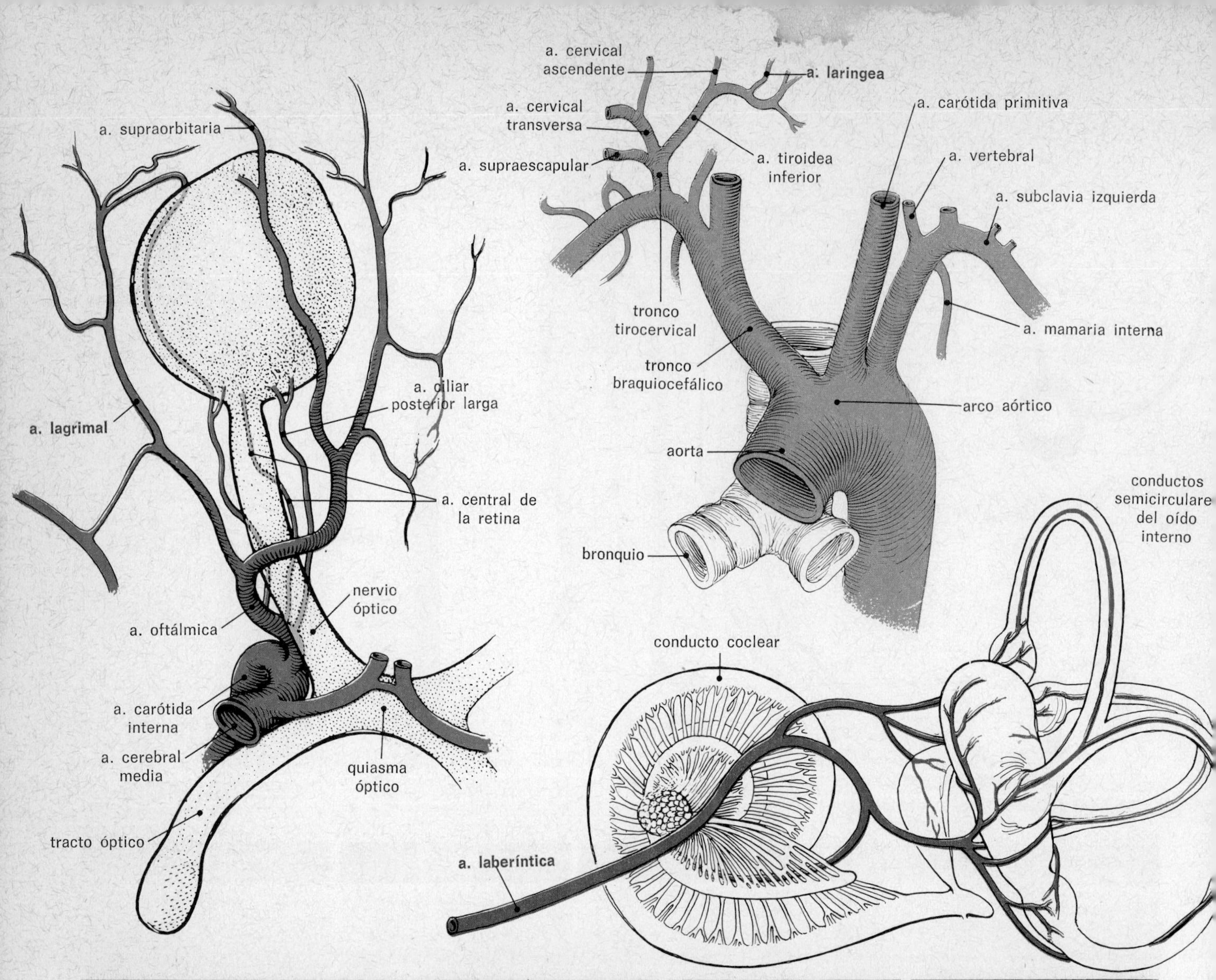

ARTERIA	ORIGEN	RAMAS	DISTRIBUCIÓN
a. interósea común *a. interossea communis*	a. cubital, inmediatamente distal a la apófisis estiloides del radio	interóseas dorsales,	antebrazo, radio, cúbito
a. interósea dorsal a. interósea posterior *a. interossea dorsalis*	a. interósea común	interóseas recurrentes	parte profunda posterior del antebrazo
a. interósea recurrente *a. interossea recurrens*	a. interósea posterior		parte posterior de la articulación del codo
aa. interóseas palmares	véase aa. metacarpianas palmares		
aa. interóseas plantares	véase aa. metatarsianas plantares		
aa. intestinales (12-15) *aa. yeyunales et ilei* *aa. intestinales*	a. mesentérica superior		yeyuno, ileon
a. laberintica a. auditiva interna *a. labyrinthi*	a. basilar o a. cerebelosa anteroinferior	vestibular, coclear	oido interno
a. labial inferior *a. labialis inferior*	a. facial cerca del ángulo de la boca		glándulas labiales, mucosa y músculos del labio inferior
a. labial superior *a. labialis superior*	a. facial	septal, del ala	labio superior, tabique nasal, ala de la nariz
a. lagrimal *a. lacrimalis*	a. oftálmica cerca del agujero óptico	palpebral lateral, **cigomática, recurrente,** muscular, ciliar anterior	glándula lagrimal, párpado superior e inferior, conjuntiva, músculos rectos superior y lateral, mejilla, procesos ciliares
a. laríngea inferior *a. laryngea inferior*	a. tiroidea inferior		músculos de la faringe, mucosa laringea

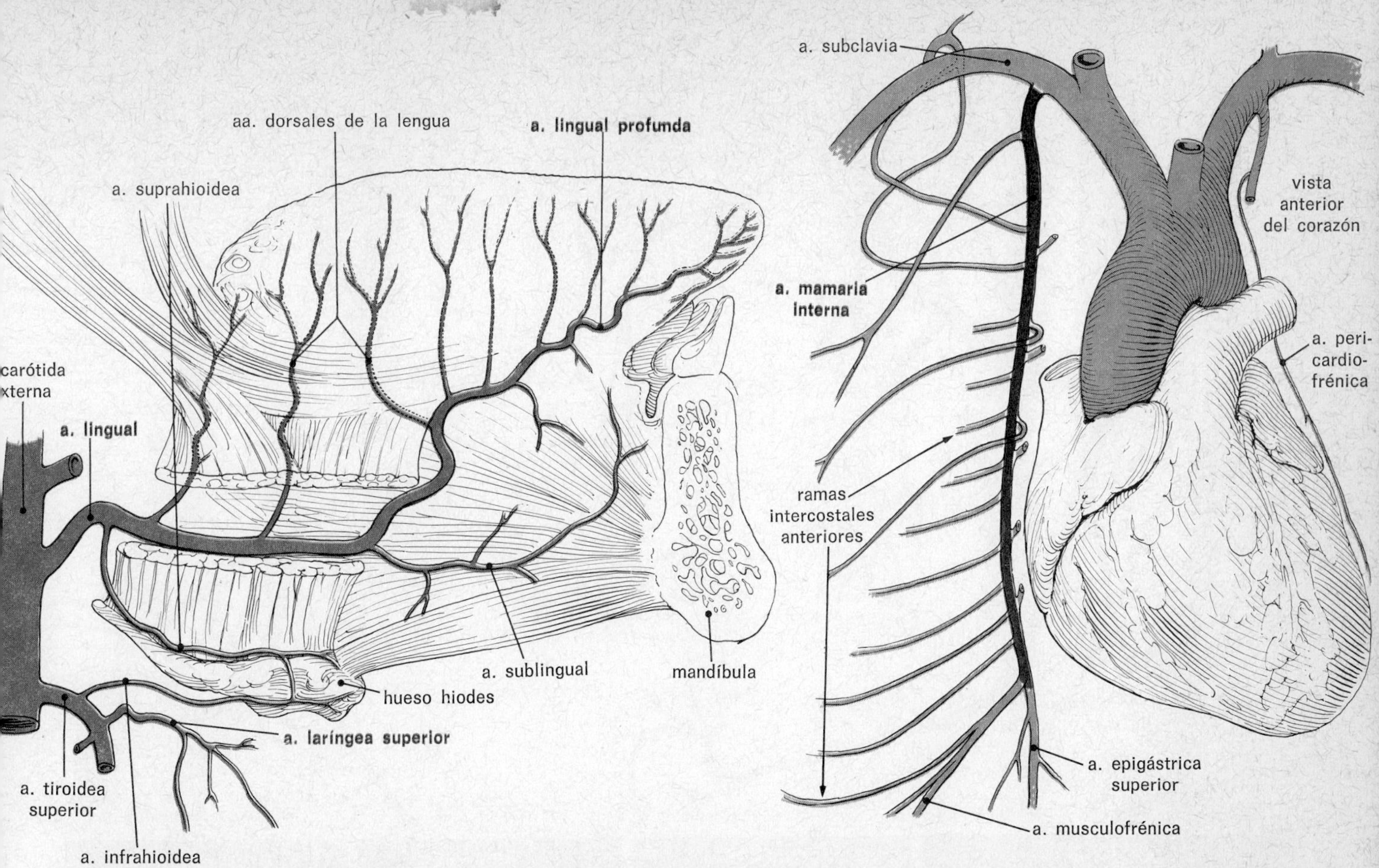

ARTERIA	ORIGEN	RAMAS	DISTRIBUCION
a. laríngea superior *a. laryngea superior*	a. tiroidea superior (ocasionalmente sale de la carótida externa)		músculos, mucosa y glándulas de la laringe
a. lingual *a. lingualis*	a. carótida externa	suprahioidea, lingual dorsal, sublingual, lingual profunda	músculos y mucosa de la lengua, glándula sublingual, encías, paladar blando, amígdalas, epiglotis
a. lingual profunda a. ranina *a. profunda lingualis*	a. lingual (porción terminal)		músculos intrínsecos de la lengua, músculos genioglosos, mucosa de la lengua
a. lumbar inferior *a. lumbalis ima*	**a. sacra media**		sacro, músculo iliaco
aa. lumbares (4-5) *aa. lumbalis*	aorta abdominal	dorsal, espinal	vértebras lumbares, músculos de la espalda, pared abdominal
a. maleolar anterior externa a. maleolar externa *a. malleolaris anterior lateral*	a. tibial anterior		lado externo del tobillo
a. maleolar anterior interna a. maleolar interna *a. malleolaris anterior medial*	a. tibial anterior		lado interno del tobillo
a. maleolar posterior interna a. maleolar interna *a. malleolaris posterior medial*	tibial posterior		lado interno del tobillo
a. mamaria externa		véase a. torácica inferior	
a. mamaria interna a. torácica interna *a. thoracica interna*	a. subclavia	pericardicofrénica, mediastínica, tímica, esternal, intercostal anterior, perforantes, musculofrénica, epigástrica superior	pared torácica anterior, diafragma, estructuras mediastínicas como el pericardio y el timo
a. mandibular		véase a. alveolar inferior	
a. maseterina *a. masseterica*	maxilar		músculos maseteros

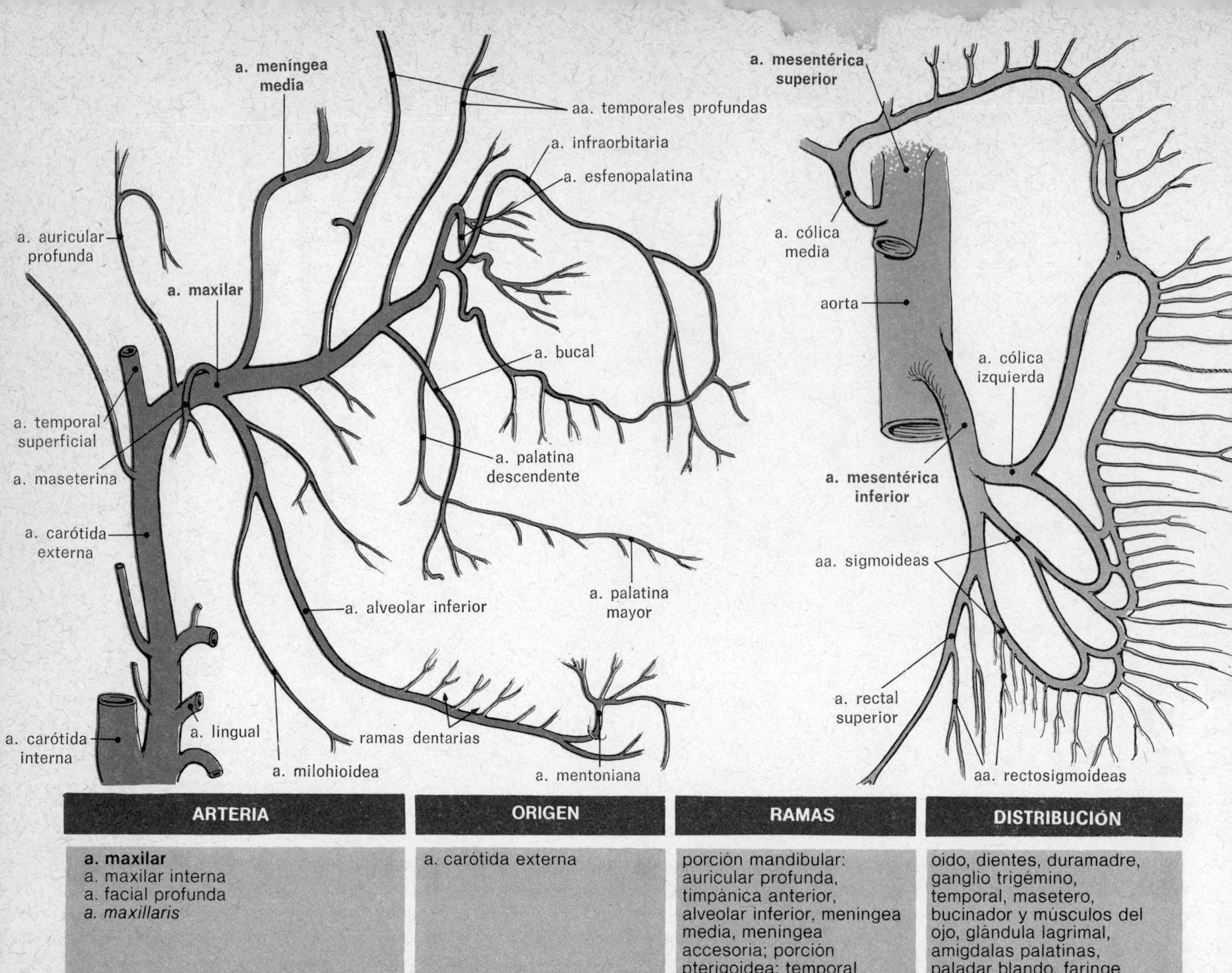

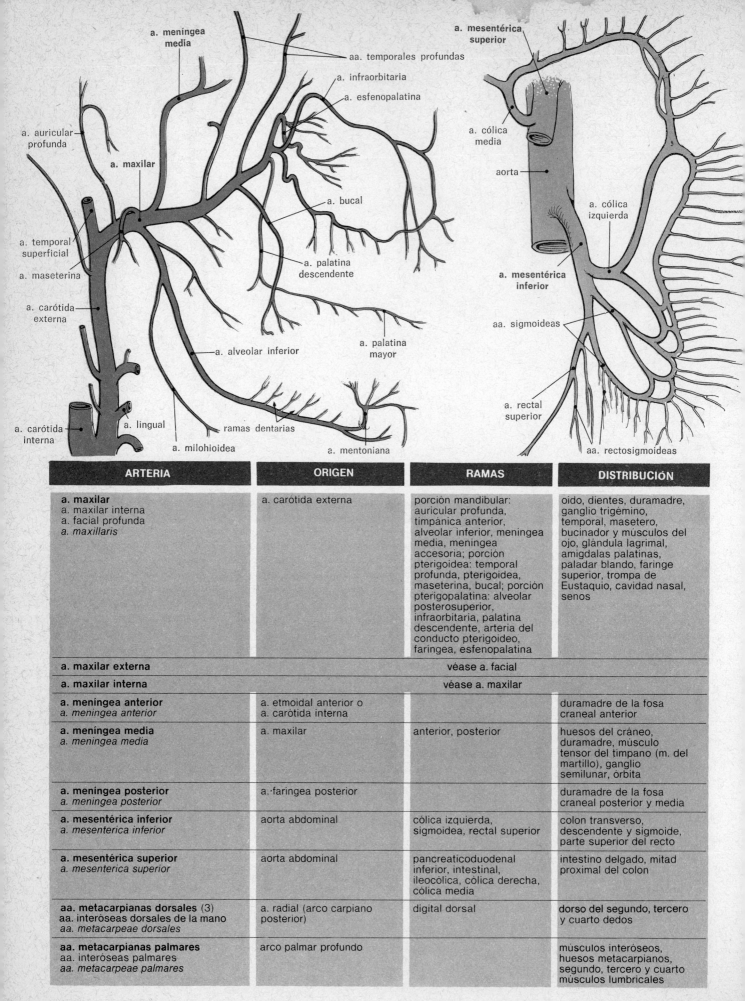

ARTERIA	ORIGEN	RAMAS	DISTRIBUCIÓN
a. maxilar a. maxilar interna a. facial profunda *a. maxillaris*	a. carótida externa	porción mandibular: auricular profunda, timpánica anterior, alveolar inferior, meningea media, meningea accesoria; porción pterigoidea: temporal profunda, pterigoidea, maseterina, bucal; porción pterigopalatina: alveolar posterosuperior, infraorbitaria, palatina descendente, arteria del conducto pterigoideo, faringea, esfenopalatina	oido, dientes, duramadre, ganglio trigémino, temporal, masetero, bucinador y músculos del ojo, glándula lagrimal, amigdalas palatinas, paladar blando, faringe superior, trompa de Eustaquio, cavidad nasal, senos
a. maxilar externa	véase a. facial		
a. maxilar interna	véase a. maxilar		
a. meningea anterior *a. meningea anterior*	a. etmoidal anterior o a. carótida interna		duramadre de la fosa craneal anterior
a. meníngea media *a. meningea media*	a. maxilar	anterior, posterior	huesos del cráneo, duramadre, músculo tensor del timpano (m. del martillo), ganglio semilunar, órbita
a. meningea posterior *a. meningea posterior*	a. faringea posterior		duramadre de la fosa craneal posterior y media
a. mesentérica inferior *a. mesenterica inferior*	aorta abdominal	cólica izquierda, sigmoidea, rectal superior	colon transverso, descendente y sigmoide, parte superior del recto
a. mesentérica superior *a. mesenterica superior*	aorta abdominal	pancreaticoduodenal inferior, intestinal, ileocólica, cólica derecha, cólica media	intestino delgado, mitad proximal del colon
aa. metacarpianas dorsales (3) aa. interóseas dorsales de la mano *aa. metacarpeae dorsales*	a. radial (arco carpiano posterior)	digital dorsal	dorso del segundo, tercero y cuarto dedos
aa. metacarpianas palmares aa. interóseas palmares *aa. metacarpeae palmares*	arco palmar profundo		músculos interóseos, huesos metacarpianos, segundo, tercero y cuarto músculos lumbricales

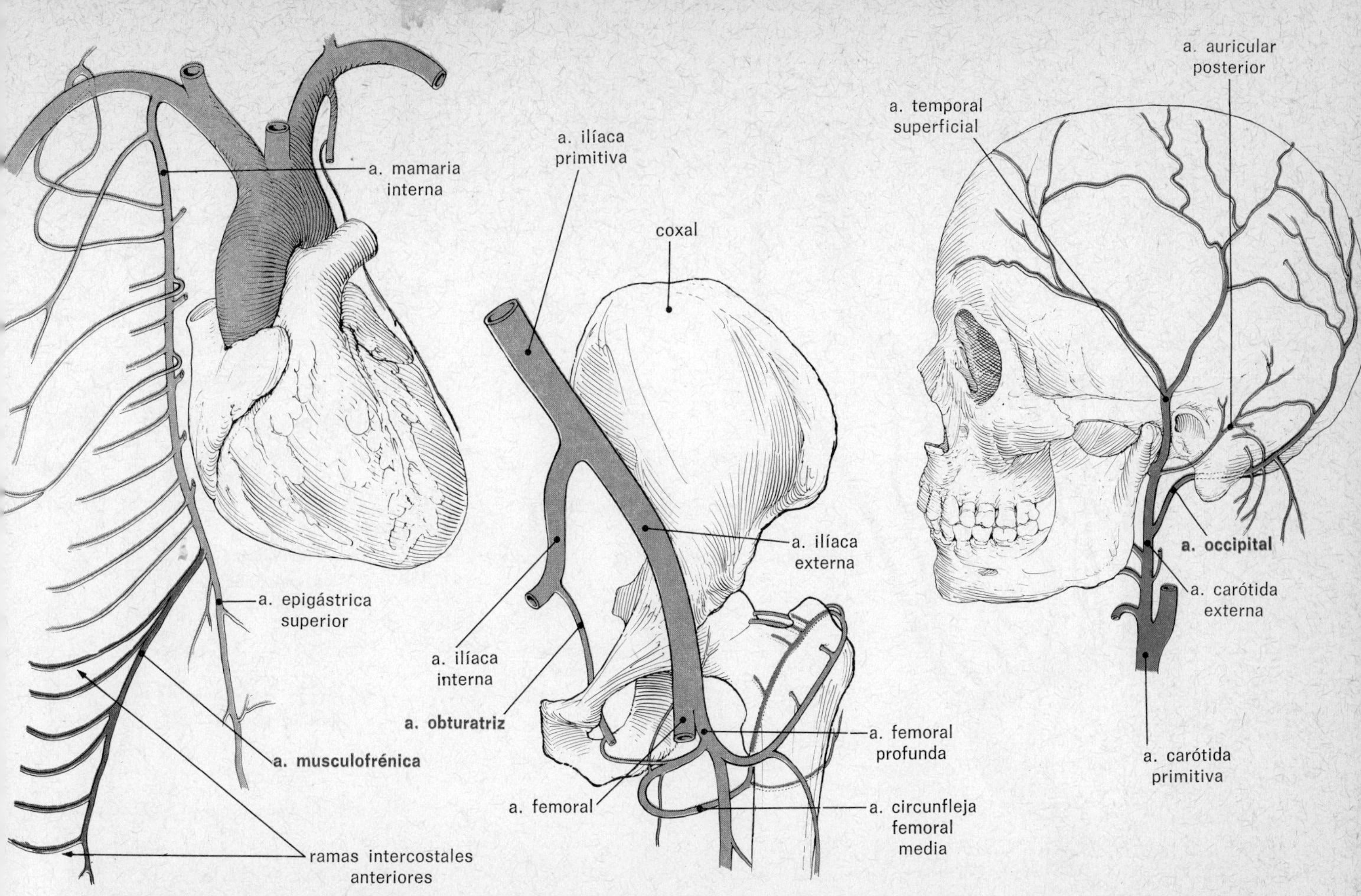

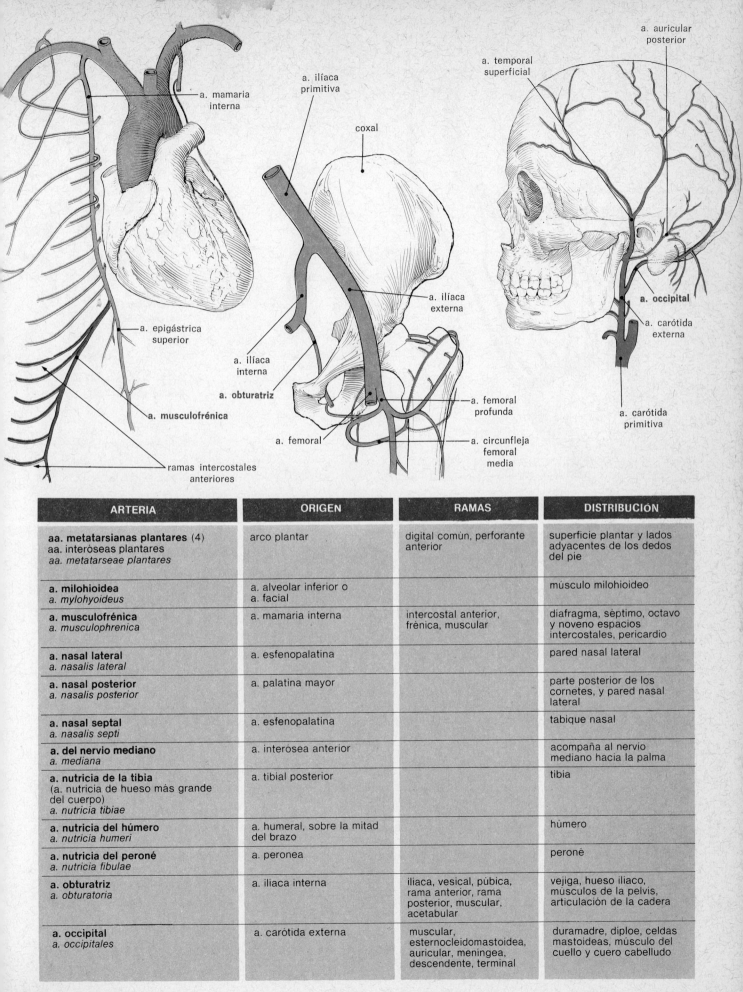

ARTERIA	ORIGEN	RAMAS	DISTRIBUCIÓN
aa. metatarsianas plantares (4) aa. interòseas plantares *aa. metatarseae plantares*	arco plantar	digital común, perforante anterior	superficie plantar y lados adyacentes de los dedos del pie
a. milohioidea *a. mylohyoideus*	a. alveolar inferior o a. facial		músculo milohioideo
a. musculofrénica *a. musculophrenica*	a. mamaria interna	intercostal anterior, frénica, muscular	diafragma, séptimo, octavo y noveno espacios intercostales, pericardio
a. nasal lateral *a. nasalis lateral*	a. esfenopalatina		pared nasal lateral
a. nasal posterior *a. nasalis posterior*	a. palatina mayor		parte posterior de los cornetes, y pared nasal lateral
a. nasal septal *a. nasalis septi*	a. esfenopalatina		tabique nasal
a. del nervio mediano *a. mediana*	a. interósea anterior		acompaña al nervio mediano hacia la palma
a. nutricia de la tibia (a. nutricia de hueso más grande del cuerpo) *a. nutricia tibiae*	a. tibial posterior		tibia
a. nutricia del húmero *a. nutricia humeri*	a. humeral, sobre la mitad del brazo		húmero
a. nutricia del peroné *a. nutricia fibulae*	a. peronea		peroné
a. obturatriz *a. obturatoria*	a. iliaca interna	iliaca, vesical, púbica, rama anterior, rama posterior, muscular, acetabular	vejiga, hueso iliaco, músculos de la pelvis, articulación de la cadera
a. occipital *a. occipitales*	a. carótida externa	muscular, esternocleidomastoidea, auricular, meningea, descendente, terminal	duramadre, diploe, celdas mastoideas, músculo del cuello y cuero cabelludo

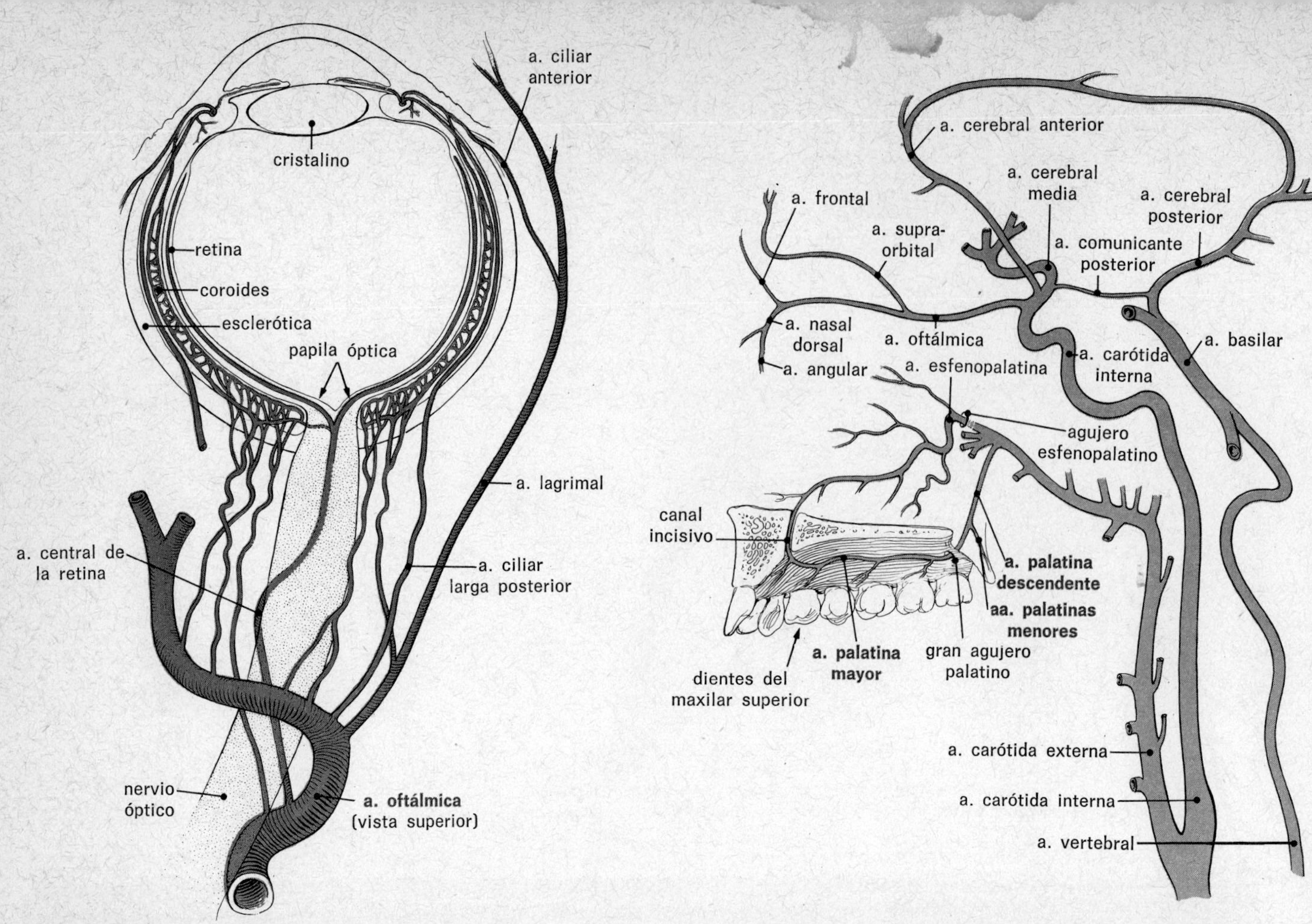

ARTERIA	ORIGEN	RAMAS	DISTRIBUCIÓN
a. oftálmica *a. ophthalmica*	a. carótida interna	porción orbitaria: lagrimal, supraorbitaria, etmoidal posterior, etmoidal anterior, frontal interna, palpebral medial, dorsal nasal; porción ocular: arteria central de la retina, ciliares cortas posteriores, ciliares largas posteriores, ciliares anteriores, muscular	órbita y alrededores músculos del ojo y globo ocular
aa. ováricas *aa. ovaricae*	cara ventral de la aorta abdominal poco después de las aa. renales	uretérica, uterina, ovárica; anastomosis con la a. uterina	ovario, uréter, útero, ligamento redondo, piel de los labios mayores y de la ingle
a. palatina ascendente *a. palatina ascendens*	facial		paladar blando, glándulas palatinas, trompa de Eustaquio
a. palatina descendente *a. palatina descendens*	a. maxilar	palatina mayor, palatina menor	paladar blando, paladar duro, amigdalas, encías
a. palatina mayor *a. palatina major*	a. palatina descendente		paladar duro, glándulas palatinas, encias
aa. palatinas menores *aa. palatinae minores*	a. palatina descendente		paladar blando, amigdalas palatinas
aa. palpebrales externas *aa. palpebrales laterales*	a. oftálmica o a. lagrimal	superior, inferior	párpados, conjuntiva
aa. palpebrales internas *aa. palpebrales mediales*	a. oftálmica cerca de la tróclea del músculo oblicuo superior	superior, inferior	párpados, conjuntiva, conducto nasolacrimal
a. pancreática dorsal *a. pancreatica dorsalis*	a. esplénica	derecha, izquierda (se convierte en a. pancreática transversa)	páncreas
a. pancreática mayor *a. pancreatica magna*	a. esplénica		páncreas

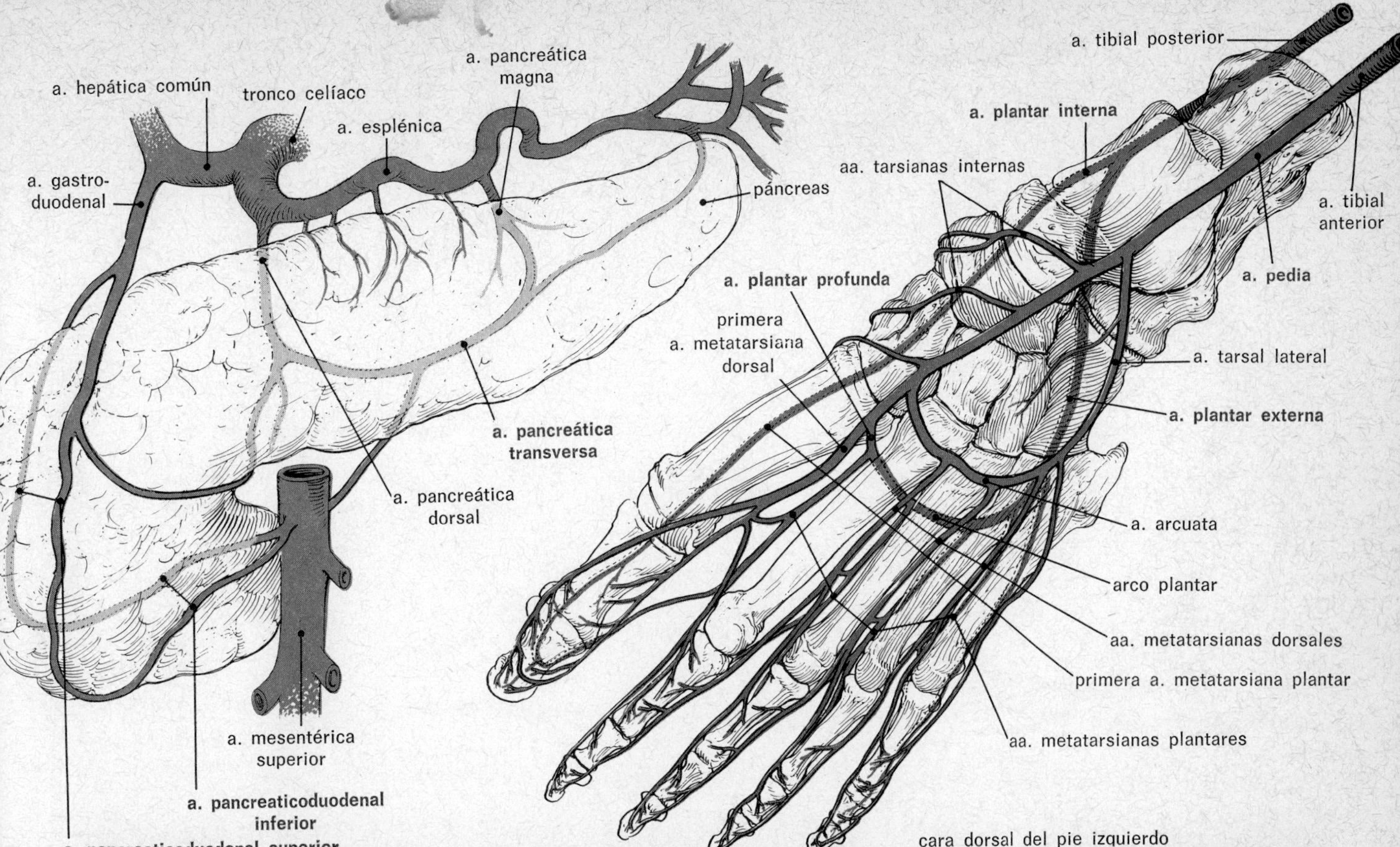

ARTERIA	ORIGEN	RAMAS	DISTRIBUCIÓN
a. pancreática transversa *a. pancreatica transversalis*	a. pancreática dorsal	larga, corta	páncreas, epiplón mayor
a. pancreaticoduodenal inferior a. duodenal *a. pancreaticoduodenalis inferior*	a. mesentérica superior o su primera rama intestinal		cabeza del páncreas, partes inferior y y descendente del duodeno
a. pancreaticoduodenal superior *a. pancreaticoduodenalis superior*	a. gastroduodenal	arcada pancreaticoduodenal ventral	páncreas, tres porciones del duodeno
a. pedia		véase a. dorsal del pie	
aa. perforantes *aa. perforantes*	a. femoral profunda	primera perforante, segunda perforante, tercera perforante	parte posterior del muslo, fémur
a. pericardiocofrénica a. diagramática superior *a. pericardiacophrenica*	a. mamaria interna		diafragma, pericardio, pleura
a. perineal a. perineal superficial *a. perinei*	a. pudenda interna	perineal transversa	periné, genitales externos
a. perineal superficial		véase a. perineal	
a. peronea a. fibular *a. peronea*	a. tibial posterior	muscular, nutricia del peroné, perforantes, comunicantes, maleolar posterolateral, calcánea lateral	sóleo y otros músculos profundos de la pantorrilla, parte lateral y posterior del tobillo y talón
a. plantar externa *a. plantaris lateral*	a. tibial posterior	calcánea, muscular, cutánea; continúa para formar el arco plantar junto con la rama plantar profunda de la arteria dorsal del pie	músculos del pie, piel de los dedos y parte lateral del pie
a. plantar interna *a. plantaris medial*	a. tibial posterior	profunda, superficial	músculo flexor de los dedos del pie, abductor del dedo gordo, piel de la parte interna de la planta
a. plantar profunda a. comunicante *ramus plantaris profundus*	a. dorsal del pie	primera metatarsiana plantar; junto con la **a. plantar externa** forma el arco plantar	superficie plantar y partes adyacentes del primero y segundo dedos del pie

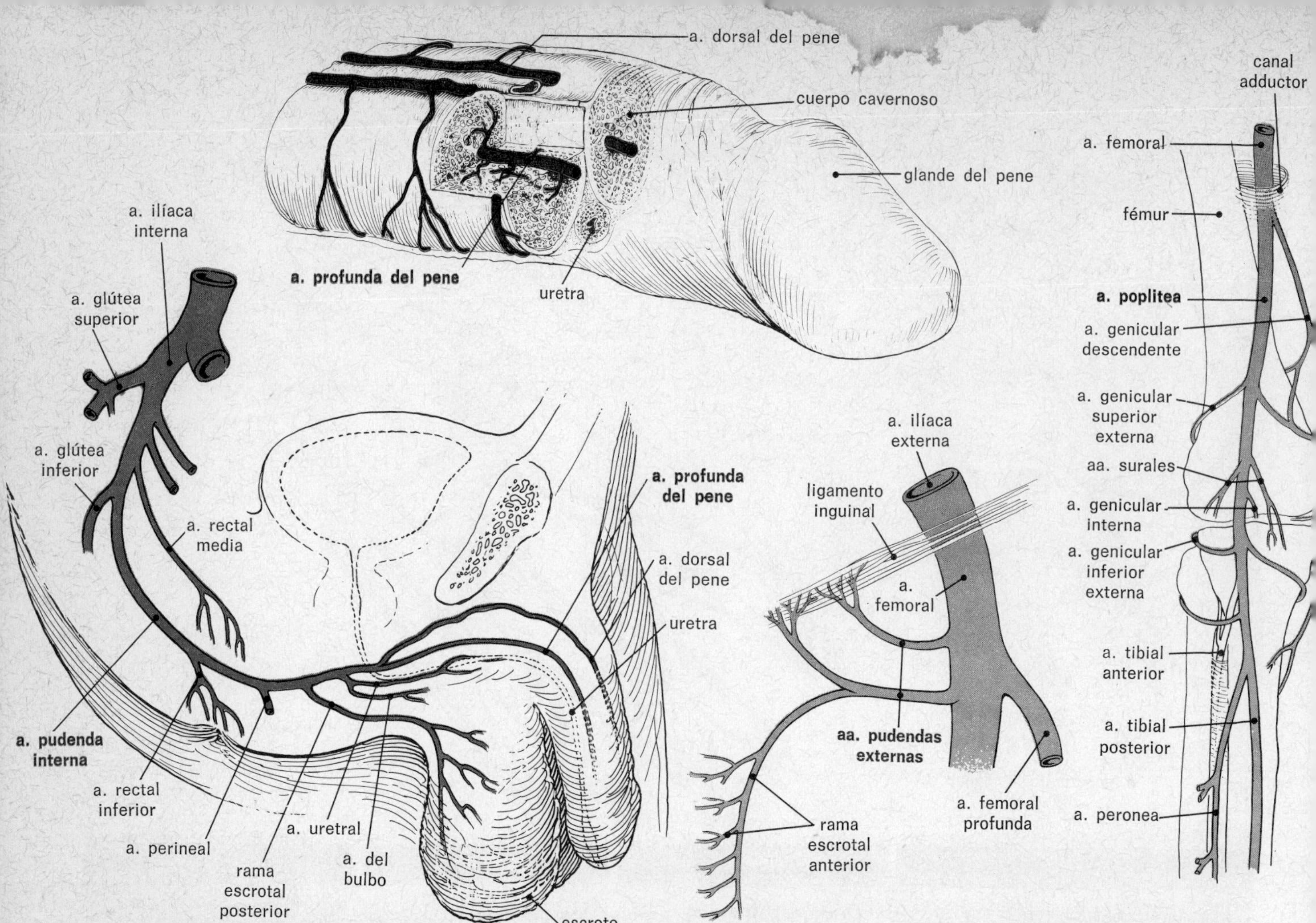

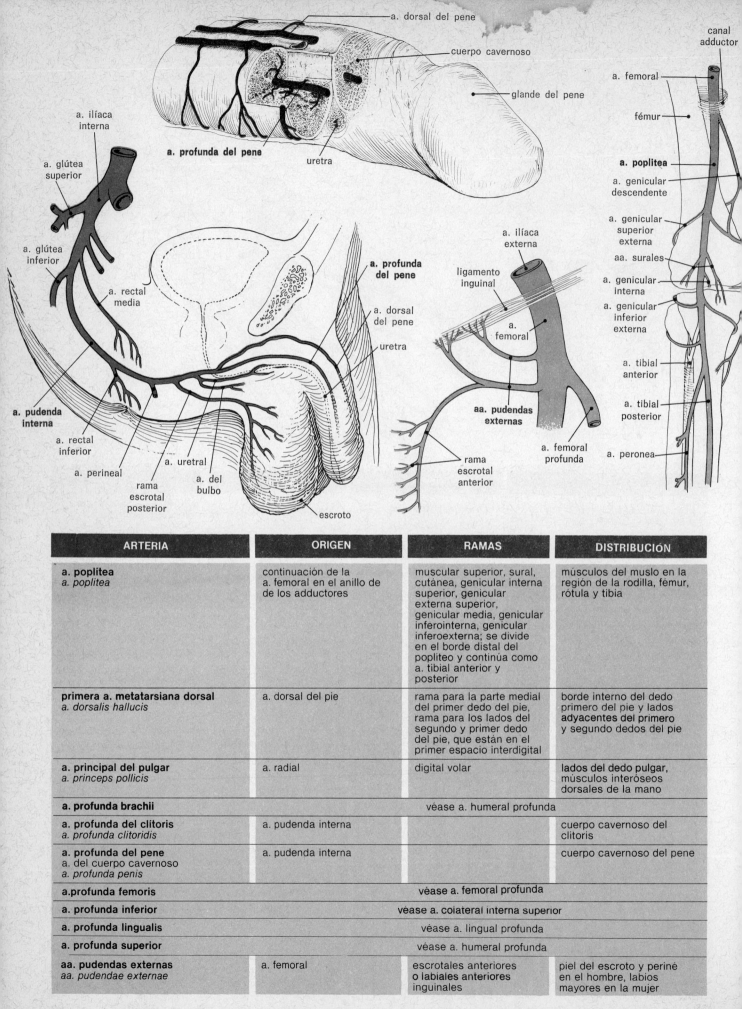

ARTERIA	ORIGEN	RAMAS	DISTRIBUCIÓN
a. poplitea *a. poplitea*	continuación de la a. femoral en el anillo de de los adductores	muscular superior, sural, cutánea, genicular interna superior, genicular externa superior, genicular media, genicular inferointerna, genicular inferoexterna; se divide en el borde distal del popliteo y continúa como a. tibial anterior y posterior	músculos del muslo en la región de la rodilla, fémur, rótula y tibia
primera a. metatarsiana dorsal *a. dorsalis hallucis*	a. dorsal del pie	rama para la parte medial del primer dedo del pie, rama para los lados del segundo y primer dedo del pie, que están en el primer espacio interdigital	borde interno del dedo primero del pie y lados adyacentes del primero y segundo dedos del pie
a. principal del pulgar *a. princeps pollicis*	a. radial	digital volar	lados del dedo pulgar, músculos interóseos dorsales de la mano
a. profunda brachii	véase a. humeral profunda		
a. profunda del clítoris *a. profunda clitoridis*	a. pudenda interna		cuerpo cavernoso del clitoris
a. profunda del pene a. del cuerpo cavernoso *a. profunda penis*	a. pudenda interna		cuerpo cavernoso del pene
a.profunda femoris	véase a. femoral profunda		
a. profunda inferior	véase a. colateral interna superior		
a. profunda lingualis	véase a. lingual profunda		
a. profunda superior	véase a. humeral profunda		
aa. pudendas externas *aa. pudendae externae*	a. femoral	escrotales anteriores o labiales anteriores inguinales	piel del escroto y periné en el hombre, labios mayores en la mujer

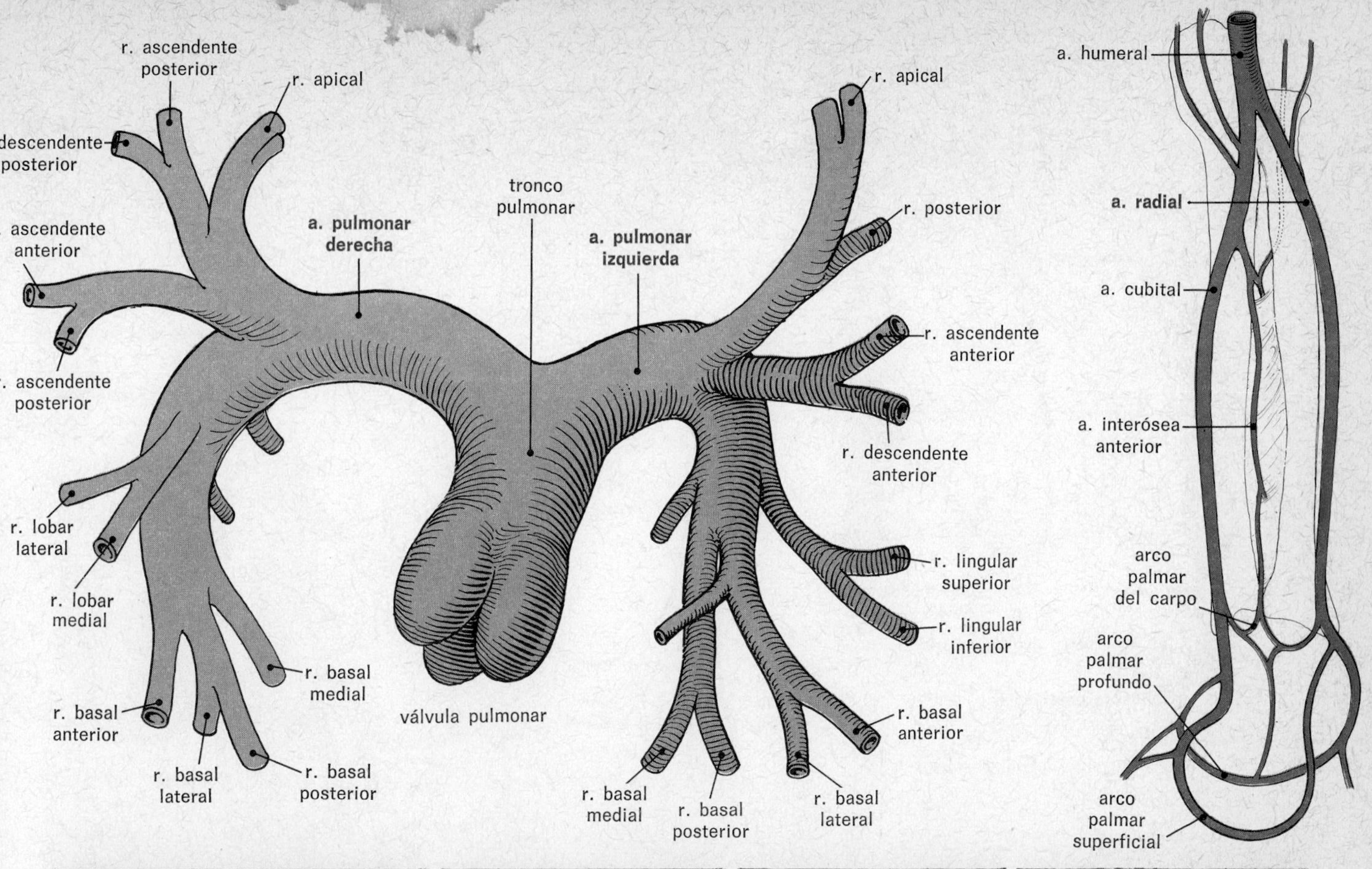

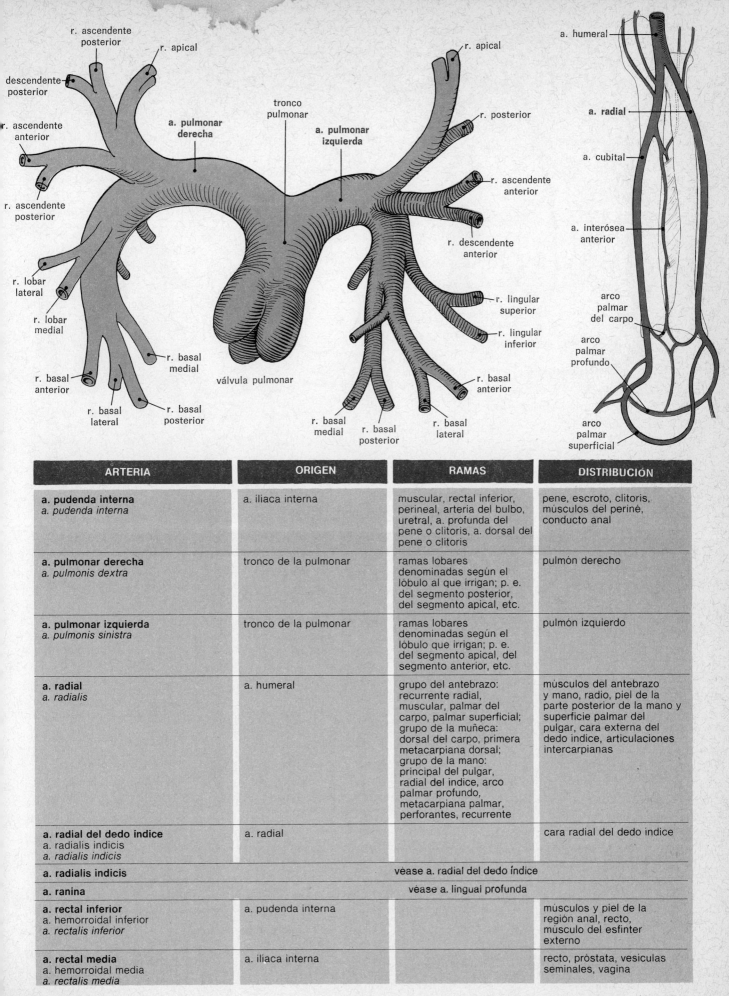

ARTERIA	ORIGEN	RAMAS	DISTRIBUCIÓN
a. pudenda interna *a. pudenda interna*	a. iliaca interna	muscular, rectal inferior, perineal, arteria del bulbo, uretral, a. profunda del pene o clitoris, a. dorsal del pene o clitoris	pene, escroto, clitoris, músculos del periné, conducto anal
a. pulmonar derecha *a. pulmonis dextra*	tronco de la pulmonar	ramas lobares denominadas según el lóbulo al que irrigan; p. e. del segmento posterior, del segmento apical, etc.	pulmón derecho
a. pulmonar izquierda *a. pulmonis sinistra*	tronco de la pulmonar	ramas lobares denominadas según el lóbulo que irrigan; p. e. del segmento apical, del segmento anterior, etc.	pulmón izquierdo
a. radial *a. radialis*	a. humeral	grupo del antebrazo: recurrente radial, muscular, palmar del carpo, palmar superficial; grupo de la muñeca: dorsal del carpo, primera metacarpiana dorsal; grupo de la mano: principal del pulgar, radial del indice, arco palmar profundo, metacarpiana palmar, perforantes, recurrente	músculos del antebrazo y mano, radio, piel de la parte posterior de la mano y superficie palmar del pulgar, cara externa del dedo indice, articulaciones intercarpianas
a. radial del dedo indice a. radialis indicis *a. radialis indicis*	a. radial		cara radial del dedo indice
a. radialis indicis	véase a. radial del dedo índice		
a. ranina	véase a. lingual profunda		
a. rectal inferior a. hemorroidal inferior *a. rectalis inferior*	a. pudenda interna		músculos y piel de la región anal, recto, músculo del esfinter externo
a. rectal media a. hemorroidal media *a. rectalis media*	a. iliaca interna		recto, próstata, vesiculas seminales, vagina

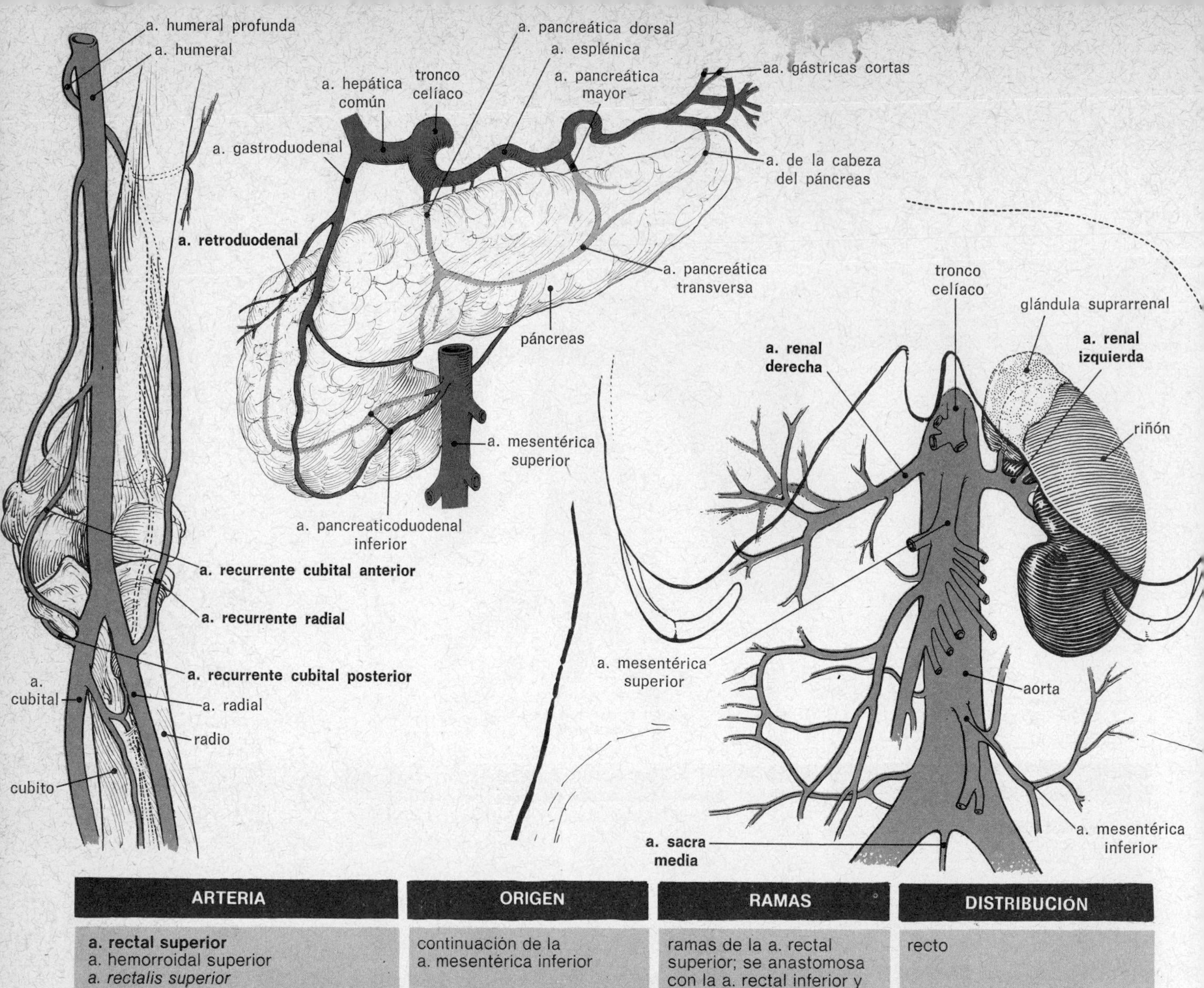

ARTERIA	ORIGEN	RAMAS	DISTRIBUCIÓN
a. rectal superior a. hemorroidal superior *a. rectalis superior*	continuación de la a. mesentérica inferior	ramas de la a. rectal superior; se anastomosa con la a. rectal inferior y con la media	recto
a. recurrente cubital anterior *a. recurrens ulnaris, ramus anterior*	a. cubital inmediatamente después de la articulación del codo		músculo braquial anterior y pronador redondo
a. recurrente cubital posterior *a. recurrens ulnaris, ramus posterior*	a. cubital		articulación del codo y músculos y piel vecinos
a. recurrente radial *a. recurrens radialis*	a. radial inmediatamente por debajo del codo		articulación del codo, músculos supinador corto, supinador largo y braquial anterior
a. recurrente tibial anterior *a. recurrens tibialis anterior*	a. tibial anterior		parte anterior y lateral de la articulación de la rodilla, músculo tibial anterior
a. recurrente tibial posterior *a. recurrens tibialis posterior*	a. tibial posterior		articulación tibioperonea, articulación de la rodilla, músculo poplíteo
a. renal *a. renalis*	aorta abdominal	suprarrenal inferior, uretérica, perineal glandular	riñón, glándula suprarrenal, uréter
a. retroduodenal *a. retroduodenalis*	a. gastroduodenal justo encima del duodeno	pancreáticas y duodenales	las cuatro porciones del duodeno cabeza del páncreas, vías biliares
a. sacra media *a. sacralis mediana*	cara dorsal de la aorta, poco antes de su bifurcación	ramas de la a. sacra media; anastomosis con la rama lumbar de las arterias iliolumbar y aa. sacras laterales	recto, sacro, cóccix
aa. sacras laterales *aa. sacrales laterales*	a. iliaca interna	ramas espinales superior e inferior	músculos y piel sobre la cara dorsal del sacro; conducto sacro

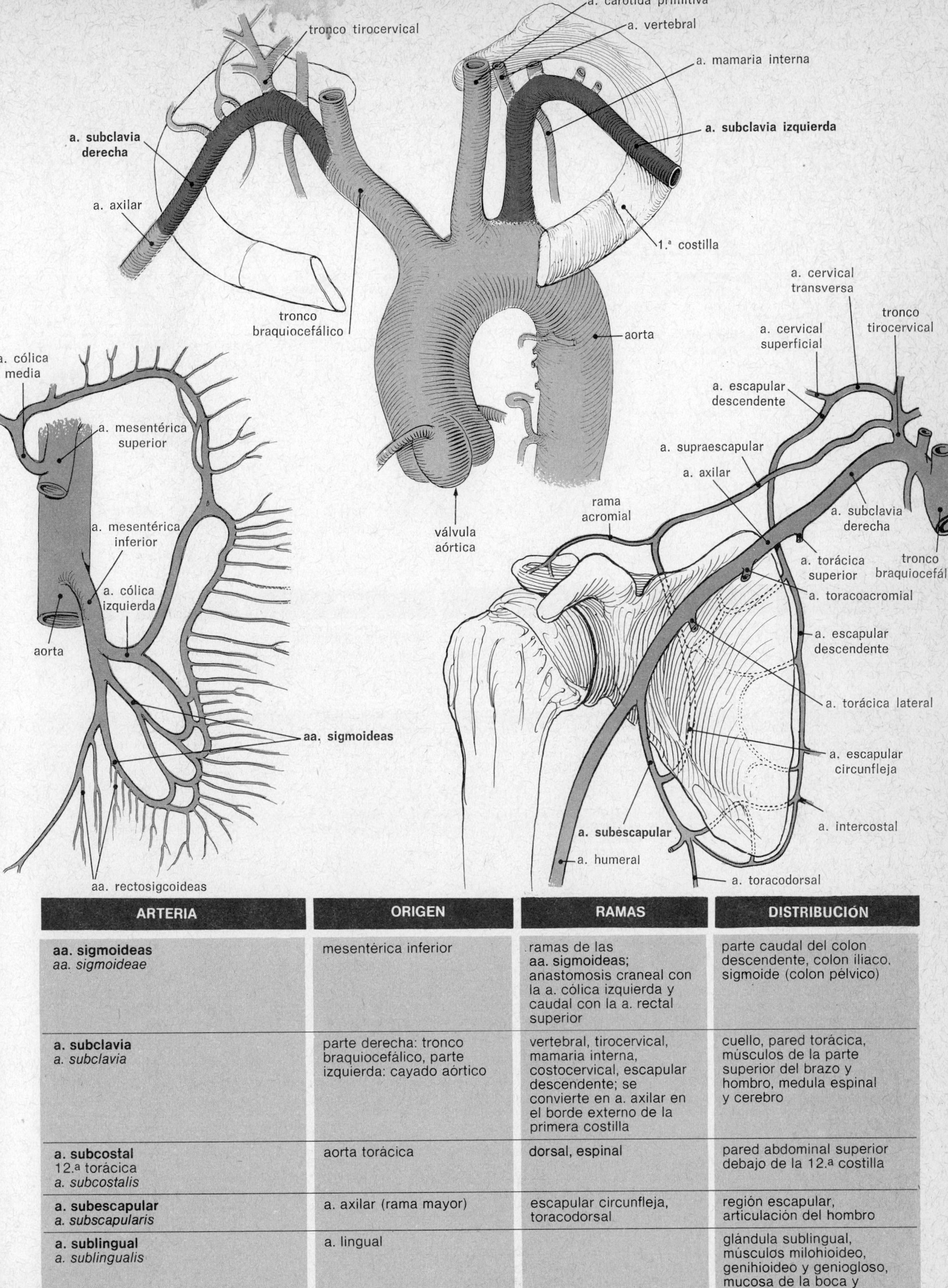

ARTERIA	ORIGEN	RAMAS	DISTRIBUCIÓN
aa. sigmoideas *aa. sigmoideae*	mesentérica inferior	ramas de las aa. sigmoideas; anastomosis craneal con la a. cólica izquierda y caudal con la a. rectal superior	parte caudal del colon descendente, colon iliaco, sigmoide (colon pélvico)
a. subclavia *a. subclavia*	parte derecha: tronco braquiocefálico, parte izquierda: cayado aórtico	vertebral, tirocervical, mamaria interna, costocervical, escapular descendente; se convierte en a. axilar en el borde externo de la primera costilla	cuello, pared torácica, músculos de la parte superior del brazo y hombro, medula espinal y cerebro
a. subcostal 12.ª torácica *a. subcostalis*	aorta torácica	dorsal, espinal	pared abdominal superior debajo de la 12.ª costilla
a. subescapular *a. subscapularis*	a. axilar (rama mayor)	escapular circunfleja, toracodorsal	región escapular, articulación del hombro
a. sublingual *a. sublingualis*	a. lingual		glándula sublingual, músculos milohioideo, genihioideo y geniogloso, mucosa de la boca y encias

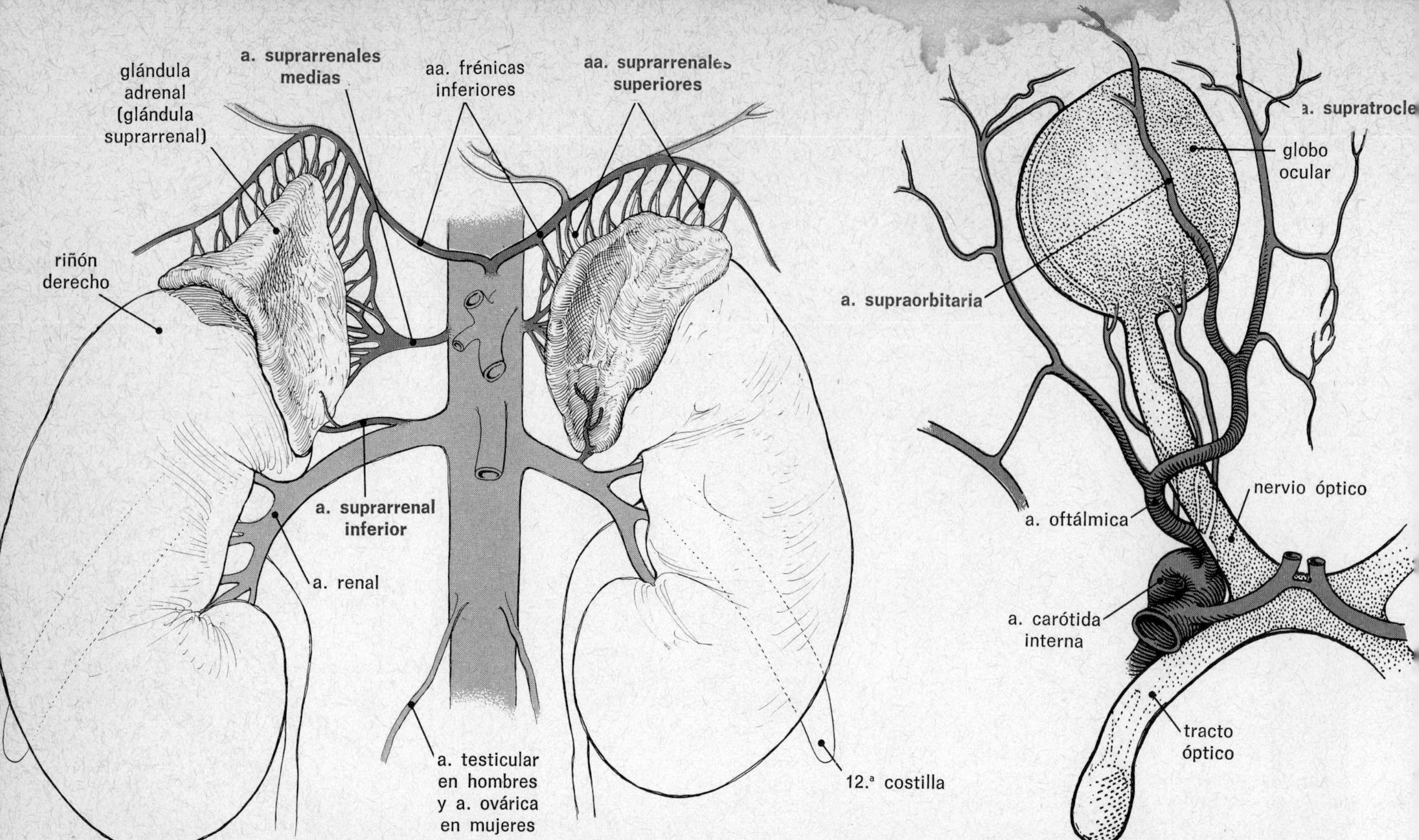

ARTERIA	ORIGEN	RAMAS	DISTRIBUCIÓN
a. submentoniana *a. submentalis*	a. facial	superficial, profunda	músculos milohioideo, digástrico y cutáneo del cuello, glándula salival sublingual, piel de la barbilla, labio
a. supraescapular a. escapular transversa *a. suprascapularis*	tronco tirocervical	acromial, supraesternal, articular, nutricia	clavícula, escápula, piel del pecho, piel del acromion, articulación del hombro y acromioclavicular, músculos supraespinoso e infraespinoso
a. supraorbitaria *a. supraorbitalis*	a. oftálmica al cruzar el nervio óptico	superficial, profunda	piel, músculos y cuero cabelludo de la frente; músculo recto superior del ojo, elevador del párpado superior, diploe
a. suprarrenal inferior a. capsular inferior *a. suprarenalis inferior*	a. renal		glándula suprarrenal
a. suprarrenal superior a. capsular superior *a. suprarenalis superior*	a. frénica		glándula suprarrenal
aa. suprarrenales medias aa. capsulares medias *aa. suprarenales mediae*	aorta abdominal a nivel de la a. mesentérica superior	anastomosis con ramas suprarrenales de la a. frénica inferior y a. renal	glándula suprarrenal
a. supratroclear *a. frontal interna* *a. supratrochlearis*	a. oftálmica		piel, músculos y cuero cabelludo de la región frontal
aa. surales aa. gemelas aa. musculares inferiores *aa. surales*	a. poplítea en el lado opuesto a la rótula		gemelos, sóleo y músculos plantares, piel de alrededor
a. tarsal lateral *a. tarsea lateralis*	a. dorsal del pie		músculos y articulaciones del tarso
aa. tarsianas internas *aa. tarseae mediales*	a. dorsal del pie		piel y articulaciones de la cara interna del pie
a. temporal media *a. temporalis media*	a. temporal superficial inmediatamente por encima del arco cigomático		músculo temporal

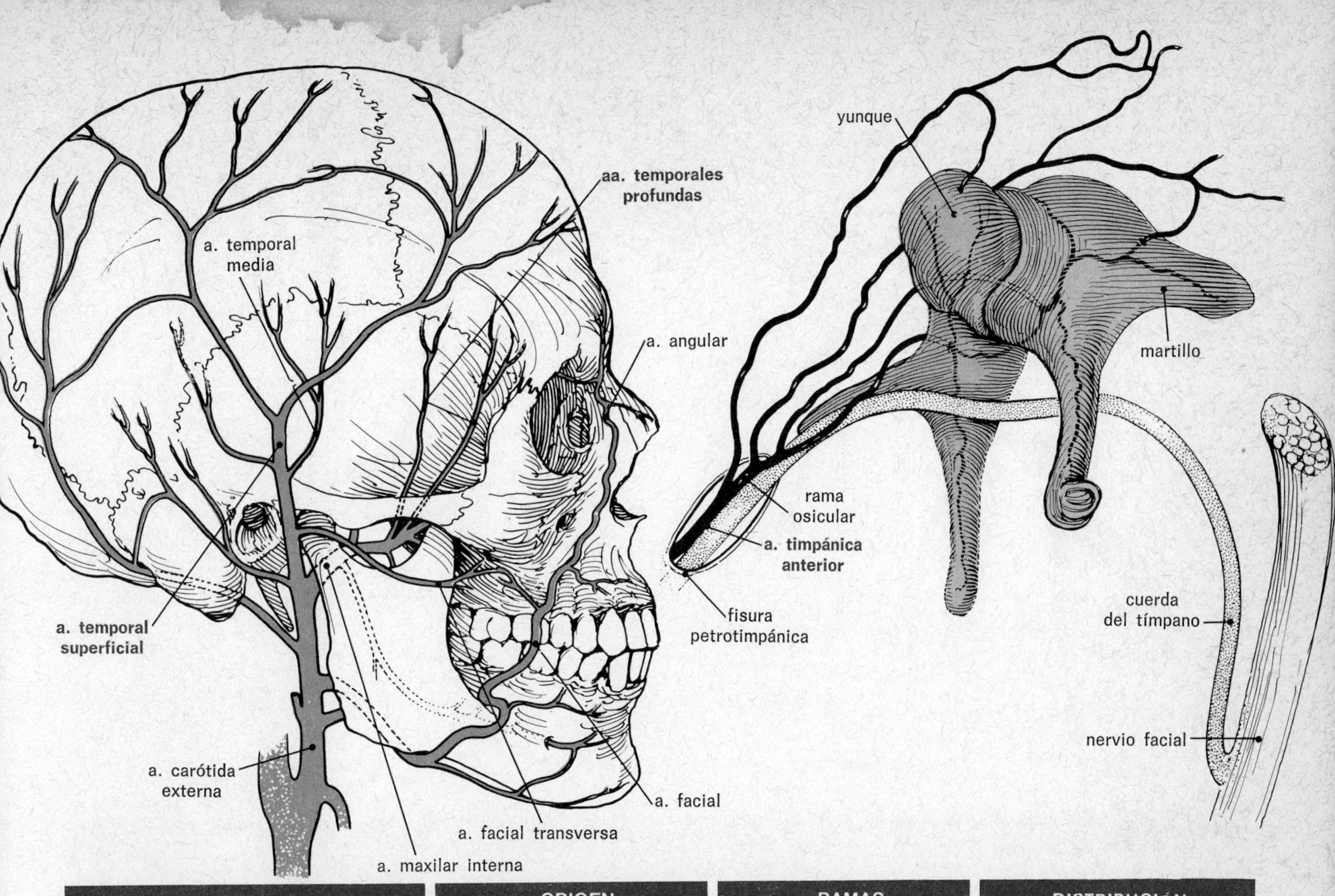

ARTERIA	ORIGEN	RAMAS	DISTRIBUCIÓN
a. temporal superficial *a. temporalis superficialis*	a. carótida externa	facial transversa, temporal media, cigomáticoorbitaria, auricular anterior, frontal, parietal, parotidea	músculos temporal, masetero, frontal y orbicular, meato auditivo externo, oreja, piel de la cara y cuero cabelludo, glándula parótida, articulación temporomaxilar
aa. temporales profundas (2) *aa. temporales profundae*	a. maxilar interna		músculo temporal
aa. testiculares aa. espermáticas internas *aa. testiculares*	cara ventral de la aorta abdominal, un poco caudal a las aa. renales	ramas de las aa. testiculares; anastomosis con la a. del conducto deferente	epidídimo, testículo, uréter, músculo cremáster
a. tibial anterior *a. tibialis anterior*	a. poplitea en la bifurcación	recurrente tibial posterior, peronea, recurrente tibial anterior, muscular, maleolar anteromedial, maleolar anterolateral; continúa como a. dorsal del pie (a. pedia) a partir del tobillo	músculos de la pierna; articulación de la rodilla, tobillo, pie, piel de la parte anterior de la pierna
a. tibial posterior *a. tibialis posterior*	a. poplitea	peronea, nutricia de la tibia, muscular, maleolar posteromedial, comunicantes, calcánea medial, plantar interna, plantar externa	músculos y huesos de la pierna, articulación del tobillo, pie
a. timpánica anterior a. timpánica *a. tympanica anterior*	a. maxilar	posterior, superior, osicular	tímpano, caja del oído medio, huesecillos
a. timpánica inferior *a. tympanica inferior*	a. faringea ascendente		pared interna de la caja del oído medio
a. timpánica posterior *a. tympanica posterior*	a. estilomastoidea	mastoidea, del músculo del estribo	caja del oído medio, parte posterior de la membrana timpánica
a. timpánica superior *a. tympanica superior*	a. meningea media	frontal, parietal	caja del oído medio, músculo tensor del tímpano

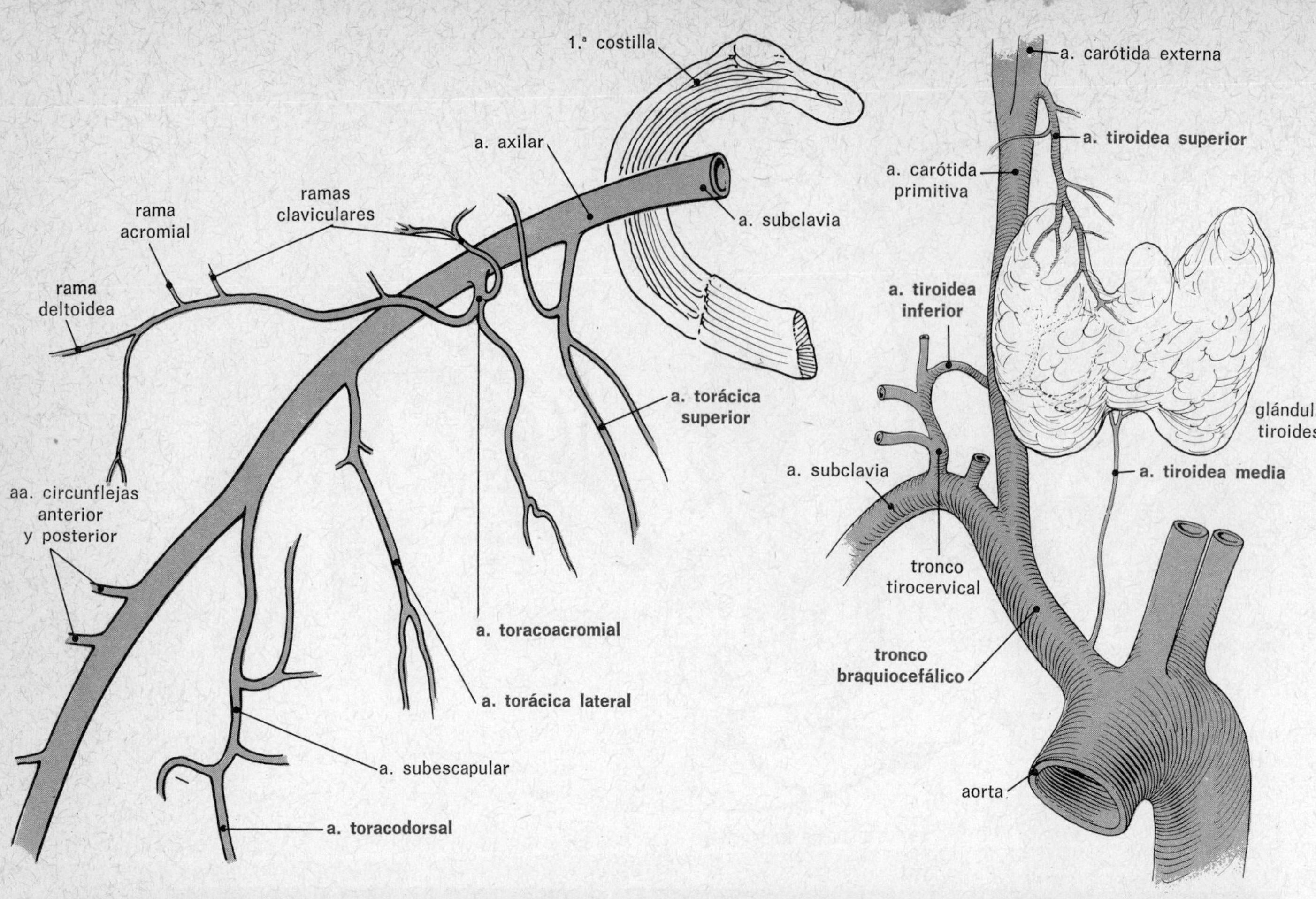

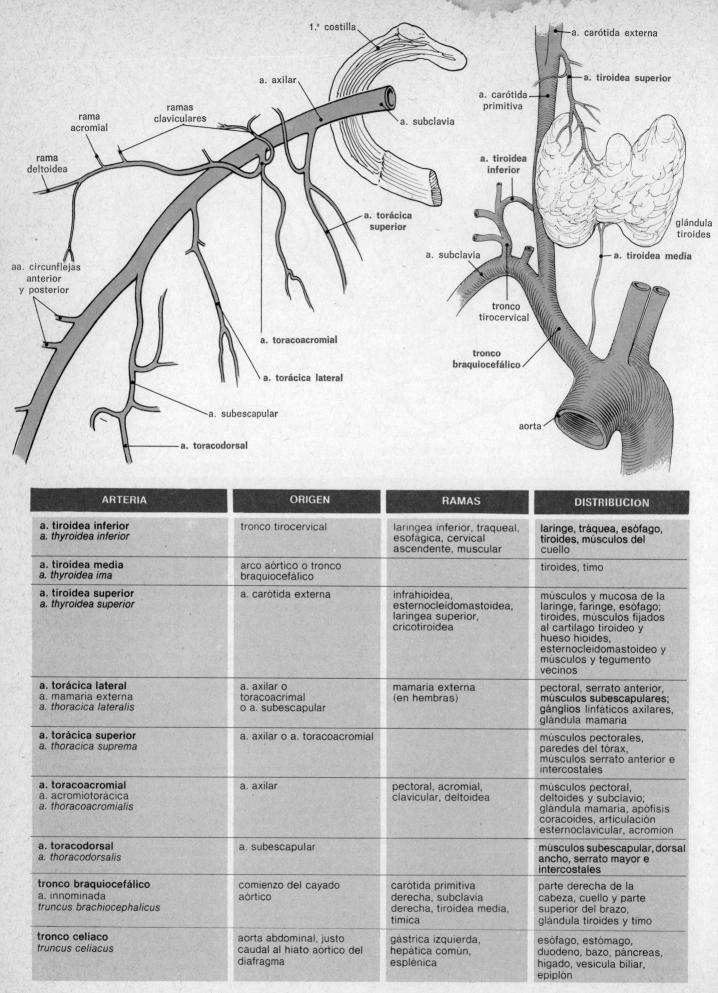

ARTERIA	ORIGEN	RAMAS	DISTRIBUCIÓN
a. tiroidea inferior *a. thyroidea inferior*	tronco tirocervical	laringea inferior, traqueal, esofágica, cervical ascendente, muscular	laringe, tráquea, esófago, tiroides, músculos del cuello
a. tiroidea media *a. thyroidea ima*	arco aórtico o tronco braquiocefálico		tiroides, timo
a. tiroidea superior *a. thyroidea superior*	a. carótida externa	infrahioidea, esternocleidomastoidea, laringea superior, cricotiroidea	músculos y mucosa de la laringe, faringe, esófago; tiroides, músculos fijados al cartilago tiroideo y hueso hioides, esternocleidomastoideo y músculos y tegumento vecinos
a. torácica lateral a. mamaria externa *a. thoracica lateralis*	a. axilar o toracoacrimal o a. subescapular	mamaria externa (en hembras)	pectoral, serrato anterior, músculos subescapulares; gánglios linfáticos axilares, glándula mamaria
a. torácica superior *a. thoracica suprema*	a. axilar o a. toracoacromial		músculos pectorales, paredes del tórax, músculos serrato anterior e intercostales
a. toracoacromial a. acromiotorácica *a. thoracoacromialis*	a. axilar	pectoral, acromial, clavicular, deltoidea	músculos pectoral, deltoides y subclavio; glándula mamaria, apófisis coracoides, articulación esternoclavicular, acromion
a. toracodorsal *a. thoracodorsalis*	a. subescapular		músculos subescapular, dorsal ancho, serrato mayor e intercostales
tronco braquiocefálico a. innominada *truncus brachiocephalicus*	comienzo del cayado aórtico	carótida primitiva derecha, subclavia derecha, tiroidea media, timica	parte derecha de la cabeza, cuello y parte superior del brazo, glándula tiroides y timo
tronco celiaco *truncus celiacus*	aorta abdominal, justo caudal al hiato aórtico del diafragma	gástrica izquierda, hepática común, esplénica	esófago, estómago, duodeno, bazo, páncreas, higado, vesicula biliar, epiplón

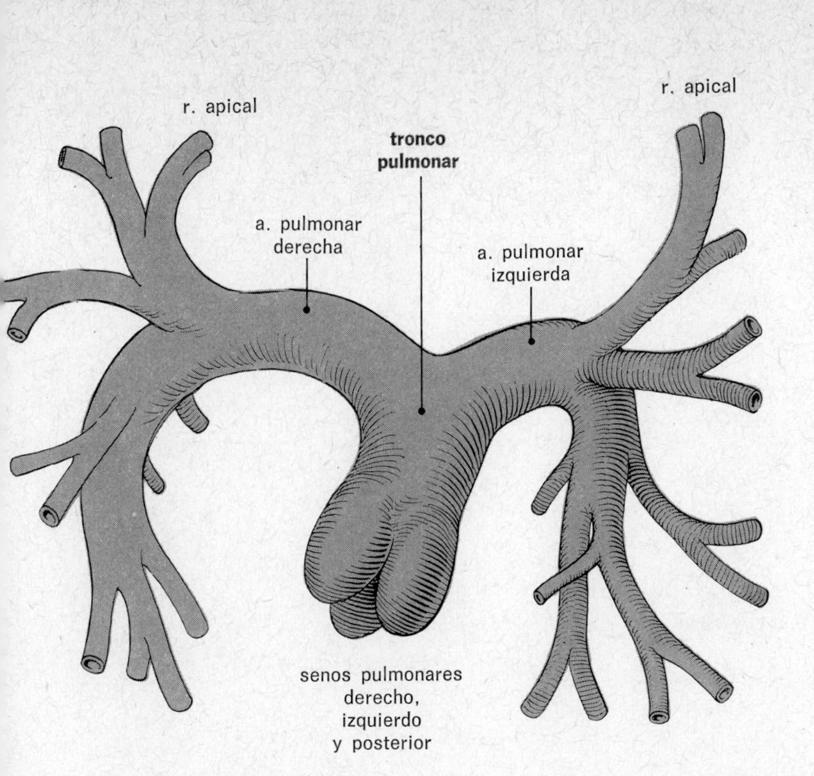

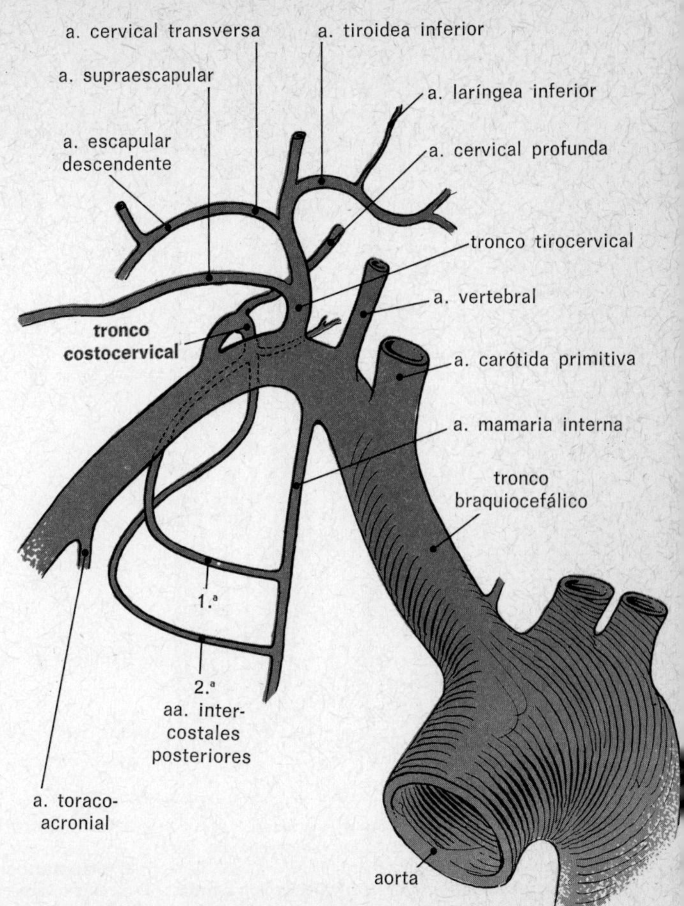

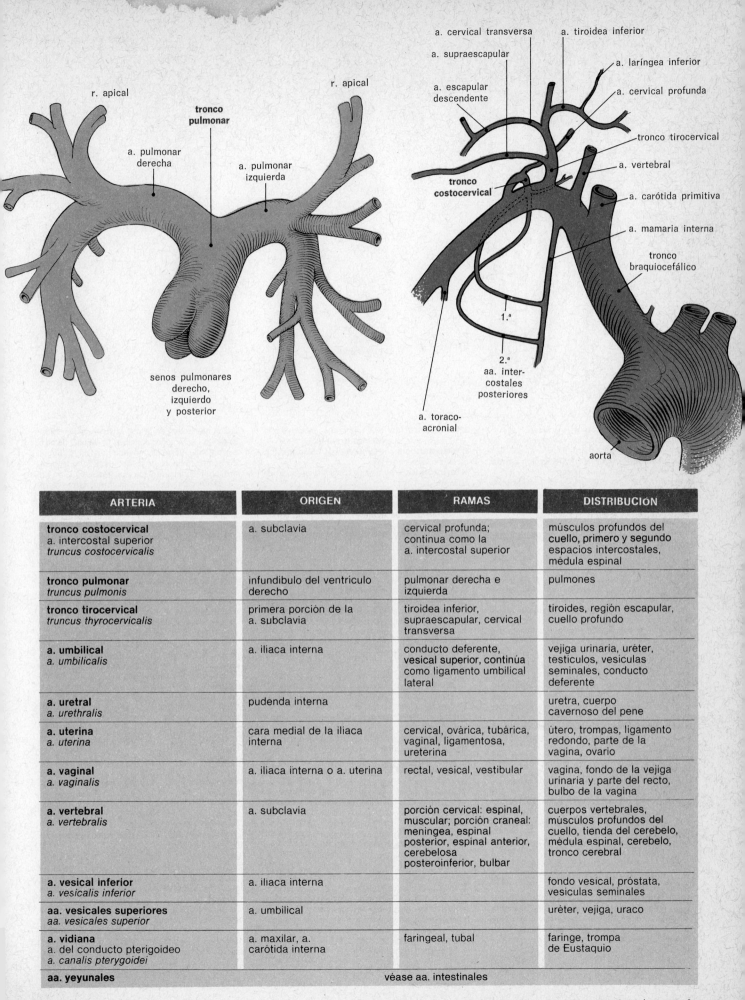

ARTERIA	ORIGEN	RAMAS	DISTRIBUCIÓN
tronco costocervical a. intercostal superior *truncus costocervicalis*	a. subclavia	cervical profunda; continua como la a. intercostal superior	músculos profundos del cuello, primero y segundo espacios intercostales, médula espinal
tronco pulmonar *truncus pulmonis*	infundíbulo del ventrículo derecho	pulmonar derecha e izquierda	pulmones
tronco tirocervical *truncus thyrocervicalis*	primera porción de la a. subclavia	tiroidea inferior, supraescapular, cervical transversa	tiroides, región escapular, cuello profundo
a. umbilical *a. umbilicalis*	a. ilíaca interna	conducto deferente, vesical superior, continúa como ligamento umbilical lateral	vejiga urinaria, uréter, testículos, vesículas seminales, conducto deferente
a. uretral *a. urethralis*	pudenda interna		uretra, cuerpo cavernoso del pene
a. uterina *a. uterina*	cara medial de la ilíaca interna	cervical, ovárica, tubárica, vaginal, ligamentosa, ureterina	útero, trompas, ligamento redondo, parte de la vagina, ovario
a. vaginal *a. vaginalis*	a. ilíaca interna o a. uterina	rectal, vesical, vestibular	vagina, fondo de la vejiga urinaria y parte del recto, bulbo de la vagina
a. vertebral *a. vertebralis*	a. subclavia	porción cervical: espinal, muscular; porción craneal: meníngea, espinal posterior, espinal anterior, cerebelosa posteroinferior, bulbar	cuerpos vertebrales, músculos profundos del cuello, tienda del cerebelo, médula espinal, cerebelo, tronco cerebral
a. vesical inferior *a. vesicalis inferior*	a. ilíaca interna		fondo vesical, próstata, vesículas seminales
aa. vesicales superiores *aa. vesicales superior*	a. umbilical		uréter, vejiga, uraco
a. vidiana a. del conducto pterigoideo *a. canalis pterygoidei*	a. maxilar, a. carótida interna	faríngeal, tubal	faringe, trompa de Eustaquio
aa. yeyunales	véase aa. intestinales		

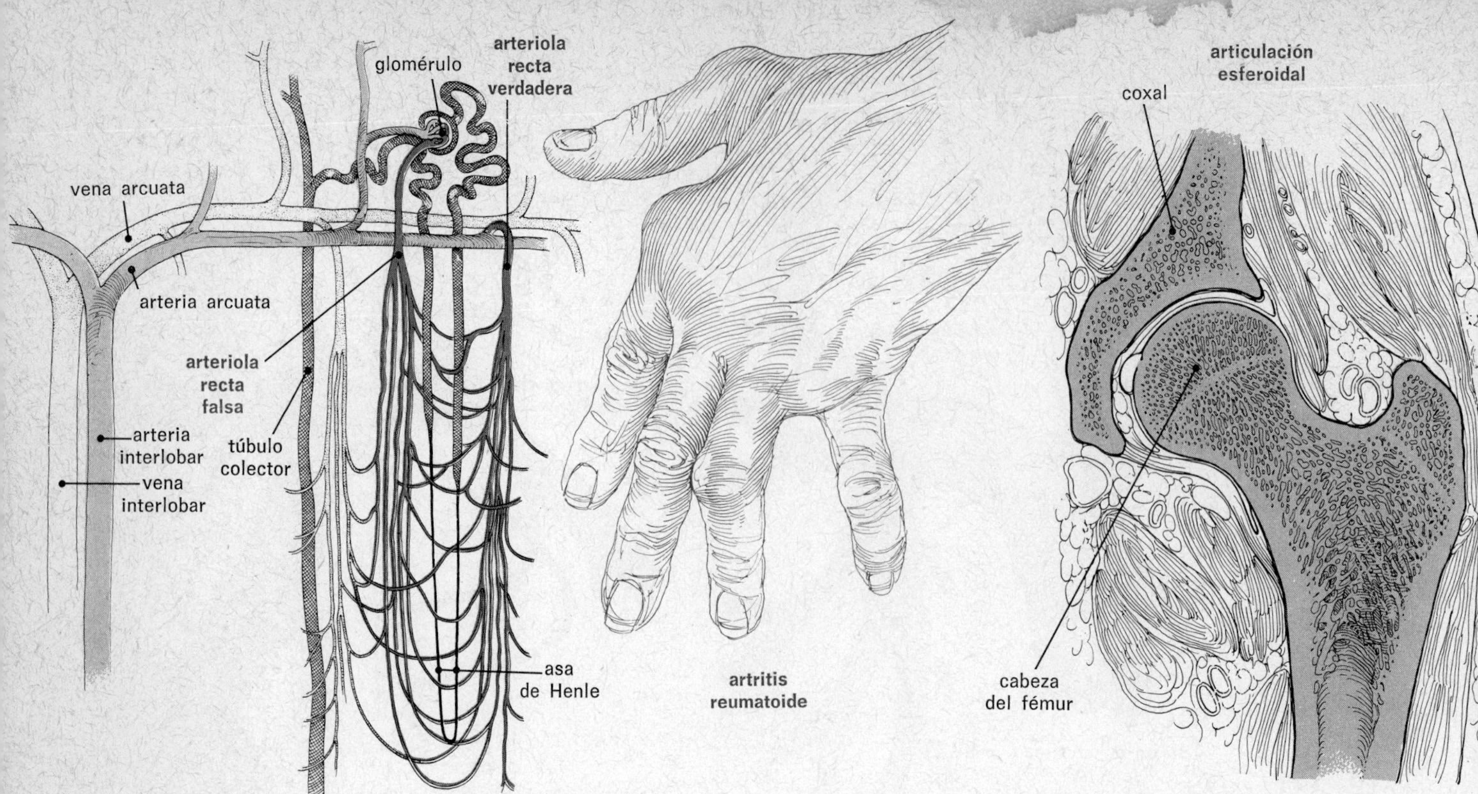

arterial *(arterial).* Relativo a las arterias.

arteriectasia *(arteriectasia).* Dilatación de las arterias.

arteriectomía *(arteriectomy).* Resección quirúrgica de un segmento de una arteria.

arteriografía *(arteriography).* **1.** Visualización radiológica de una arteria o arterias previa inyección de una sustancia radiopaca. **2.** Tratado o descripción de las arterias. **3.** Esfigmografía.

arteriograma *(arteriogram).* Imagen radiológica de una arteria en la que se ha introducido una sustancia radiopaca.

arteriola *(arteriola).* Subdivisión más pequeña del árbol arterial que precede a los capilares; posee paredes musculares que, por contracción y relajación, pueden alterar el flujo de sangre a los tejidos corporales.

a. recta falsa, vaso recto que procede de las arteriolas eferentes yuxtaglomerulares del riñón y va paralelo al asa de Henle; también llamada vaso recto falso.

a. recta verdadera, vaso recto verdadero; vasos rectos que provienen directamente de las arterias arcuatas del riñón y van paralelos al asa de Henle.

arteriolar *(arteriolar).* Relativo a una arteriola o arteriolas.

arteriolitis *(arteriolitis).* Inflamación de las arteriolas.

arteriolonecrosis *(arteriolonecrosis).* Degeneración o destrucción de las arteriolas, como las producidas en la hipertensión maligna.

arteriomotor *(arteriomotor).* Que produce contracción o dilatación de las arterias.

arterionecrosis *(arterionecrosis).* Muerte de los tejidos arteriales.

arterioplastia *(arterioplasty).* Reposición de un segmento de una arteria.

arteriorrafia *(arteriorrhaphy).* Sutura de una arteria.

arteriosclerosis *(arteriosclerosis).* Esclerosis arterial; enfermedad de las arterias que origina engrosamiento y pérdida de la elasticidad de las paredes arteriales; comúnmente conocida como endurecimiento de las arterias.

a. de Mönckeberg, forma de arteriosclerosis caracterizada por la formación de calcificaciones anulares en la capa media de la pared arterial, especialmente de las arterias pequeñas; también llamada esclerosis calcificante de la media y calcinosis de la media.

a. obliterante, estrechamiento arteriosclerótico de la luz de las arterias que irrigan las extremidades.

arteriosclerótico *(arteriosclerotic).* Relativo a la arteriosclerosis o caracterizado por ella.

arteriostenosis *(arteriostenosis).* Constricción de una o varias arterias.

arteriotomía *(arteriotomy).* Incisión en la luz de una arteria.

arteriovenoso *(arteriovenous).* Relativo a un tiempo a arterias y venas.

a., diferencia de oxígeno, diferencia en contenido de oxígeno entre la sangre arterial y la venosa.

arteritis *(arteritis).* Inflamación de una arteria.

a. deformante, inflamación crónica de la íntima de una arteria.

a. obliterante, inflamación de la íntima de una arteria que produce oclusión de la luz.

a. temporal, enfermedad de personas de edad avanzada que afecta a las arterias temporales y con frecuencia conduce a la ceguera por afectación de las arterias oftálmica y retiniana.

articulación. 1 *(joint).* Unión entre dos huesos. 2 *(articulation).* Proceso por el que se produce un sonido del habla.

a. anfiartrodial, articulación en la que las superficies están unidas por discos de fibrocartílago que no permiten sino movimientos muy limitados, como la existente entre los cuerpos vertebrales. Denominada también articulación cartilaginosa y anfiartrosis.

a. en bisagra, variedad de articulación diartrodial que sólo permite movimientos hacia atrás y hacia adelante, como la bisagra de una puerta; p. ej., la articulación interfalángica.

a. condílea, tipo de articulación diartrodial en la que la superficie articular ovoide de un hueso encaja en la cavidad elíptica de otro, permitiendo toda clase de movimientos, excepto la rotación axial.

a. deslizante, tipo de articulación diartrodial en la que las superficies yuxtapuestas son más o menos planas, permitiendo un movimiento deslizante, como el existente entre las apófisis articulares de las vértebras; también llamada articulación plana o articulación artrodial.

a. diartrodial, a. sinovial, articulación que permite movimientos relativamente libres y se caracteriza por la presencia de (a) una capa de cartílago que envuelve las superficies articulares de los huesos, (b) una cavidad entre los huesos rodeada totalmente por una cápsula que está revestida de membrana sinovial; también se denomina articulación sinovial o movible y diartrosis.

a. de esfera en cavidad, a. esferoidal, articulación diartrodial en la que la terminación esférica de un hueso se introduce en la cavidad de otro, permitiendo amplios movimientos en cualquier dirección, como se ve en la cadera y en el hombro; también denominada enartrosis.

a. esferoidal, véase articulación de esfera en cavidad.

a. rotatoria, tipo de articulación diartrodial en la que un pivote encaja y rota en el interior de un anillo que está formado en parte por hueso y en parte por ligamentos, como la articulación radiocubital proximal; también llamada pivote o articulación trocoide.

a. en silla de montar, tipo de articulación sinovial en la que las superficies articulares concavoconvexas de un hueso se corresponden recíprocamente, como la articulación carpometacarpiana del pulgar.

a. sinartrodial, articulación en la que dos huesos están unidos por tejido fibroso que permite una movilidad escasa o nula entre ellos, como la de los huesos del cráneo; también denominada articulación fibrosa o inamovible y sinartrosis.

a. sinovial, véase articulación diartrodial.

articular. 1. *(articulate).* Unir o conectar por medio de una articulación. **2.** Proferir sonidos con significado claros. **3.** Que tiene articulaciones; articulado. **4** *(articular).* Relativo a una articulación.

artralgia *(arthralgia).* Dolor articular; también llamada artrodinia.

artrectomía *(arthrectomy).* Resección de una articulación.

artrítico *(arthritic).* Relativo a la artritis o que la padece.

artritis *(arthritis).* Inflamación de las articulaciones.

a. atrófica, artritis reumatoide.

a. degenerativa, véase enfermedad degenerativa de las articulaciones.

a. gonocócica, forma de artritis asociada a la blenorragia que afecta a una o varias articulaciones, principalmente las rodillas, tobillos y muñecas; puede aislarse *Neisseria gonorrhoeae* del líquido articular.

a. hipertrófica, véase enfermedad degenerativa de las articulaciones.

a. reumatoide, enfermedad crónica de etiología desconocida que afecta al tejido conjuntivo del cuerpo con predilección por las articulaciones pequeñas, especialmente las de los dedos; se caracteriza por una inflamación proliferativa de la membrana sinovial que da lugar a deformidad, anqui-

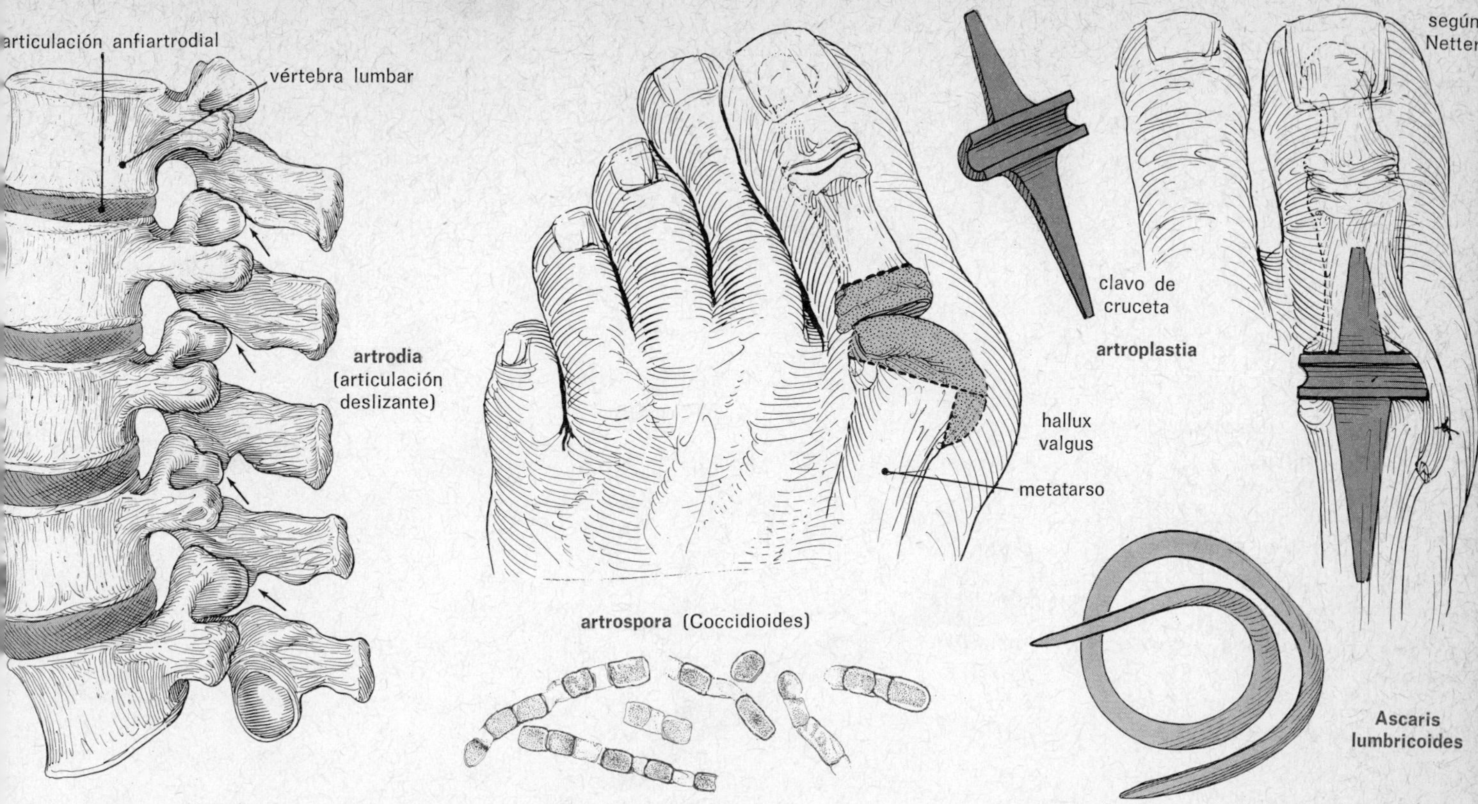

losis e invalidez; también se denomina artritis atrófica, artritis proliferativa crónica o poliartritis crónica primaria.

a. reumatoide juvenil, enfermedad infantil rara, invalidante, que afecta a las grandes articulaciones y columna cervical con hipertrofia de ganglios linfáticos, hígado y bazo; también denominada enfermedad de Still.

a. sifilítica, estado caracterizado por (a) un derrame crónico pequeño en las articulaciones de la rodilla (articulaciones de Clutton) que se presenta durante la pubertad en la sífilis congénita; (b) articulaciones dolorosas rígidas, con hinchazón transitoria, observadas en la sífilis secundaria; suele aparecer inflamación del periostio adyacente.

a. supurada, infección purulenta que afecta por lo general a una sola articulación grande; producida por varios microorganismos, especialmente estreptococo hemolítico, estafilococo dorado, neumococo y meningococo; suele ser consecuencia de una herida en la articulación afectada; también se denomina artritis piógena.

a. tuberculosa, artritis producida por el bacilo tuberculoso; por lo general monoarticular, afecta a cualquier articulación del cuerpo, y en especial la rodilla, cadera y columna vertebral, con destrucción del hueso contiguo.

artrocentesis *(arthrocentesis).* Punción de una articulación y extracción de líquido, generalmente mediante succión con la aguja de punción.

artrodesis *(arthrodesis).* Fijación quirúrgica de una articulación; también denominada anquilosis artificial.

artrodia *(arthrodia).* Articulación de deslizamiento; la que permite un movimiento de deslizamiento, como entre las apófisis articulares de las vértebras.

artrodial *(arthrodial).* Relativo a la artrodia.

artrodinia *(arthrodynia).* Artralgia; dolor en una articulación.

artrodisplasia *(arthrodysplasia).* Malformación de una articulación o articulaciones.

artrografía *(arthrography).* **1.** Radiografía de una articulación. **2.** Tratado sobre las articulaciones.

artrograma *(arthrogram).* Imagen radiológica de una articulación.

artrogriposis *(arthrogryposis).* Flexión persistente o permanente de una articulación.

a. congénita múltiple, contracción congénita de varias articulaciones de las extremidades.

artropatía *(arthropathy).* Cualquier enfermedad de las articulaciones.

a. diabética, artrosis que aparece en la diabetes como resultado de enfermedad de los nervios tróficos que inervan la articulación.

a. neuropática, cualquier enfermedad articular de origen nervioso.

a. tabética, enfermedad de Charcot; forma de enfermedad articular neuropática caracterizada por degeneración crónica progresiva y aumento de tamaño de la articulación, con derrame sinovial.

artropiosis *(arthropyosis).* Producción de pus dentro de una articulación; también llamada artroempiesis.

artroplastia *(arthroplasty).* Restauración quirúrgica de la función articular mediante reparación de superficies articulares dañadas o colocación de una articulación artificial.

artrópodo *(arthropod).* Animal invertebrado del filo artrópodos *(Arthropoda)* que tiene una cubierta externa segmentada y miembros articulados; p. ej. escorpiones, cangrejos, ciempiés, etc.

artrosinovitis *(arthrosynovitis).* Inflamación de la membrana sinovial de una articulación.

artrosis *(arthrosis).* **1.** Articulación. **2.** Alteración degenerativa de una articulación.

artrospora *(arthrospore).* Célula semejante a una espora producida por la fragmentación de una parte del micelio filamentoso, como en *Coccidioides immitis.*

artrotomía *(arthrotomy).* Incisión en una articulación.

-asa *(-ase).* Forma sufija que significa enzima; p. ej. lactasa.

asa 1 *(loop).* Curvatura en un cordón o estructura cordonal. **2.** Alambre de platino unido a un mango; se utiliza para transferir cultivos bacterianos. **3** *(ansa).* Nombre dado a cualquier estructura curvada en forma de asa.

a. aferente, síndrome del, obstrucción parcial crónica del duodeno y yeyuno tras una gastroyeyunostomía que origina distensión y dolor después de las comidas.

a. cervical, asa nerviosa en el plexo cervical formada por fibras de los tres primeros nervios cervicales, algunas de las cuales acompañan al nervio hipogloso durante un trayecto corto.

a. ciega, síndrome del, síndrome que puede presentarse tras operaciones del intestino delgado que forman un asa ciega; el estancamiento del contenido intestinal produce un aumento en el crecimiento bacteriano con malabsorción de vitamina B, grasas y otros nutrientes.

a. de Henle, véase asa renal.

a. del hipogloso, asa cervical.

a. renal, porción en forma de U del túbulo renal entre las porciones contorneadas proximal y distal; también denominada asa de Henle.

asadura *(offal).* Despojos de reses muertas.

asbestosis *(asbestosis).* Fibrosis pulmonar producida por la inhalación prolongada de partículas de amianto y que causa disnea crónica; una neumoconiosis.

ascariasis, ascaridiasis, ascaridiosis *(ascariasis).* Infestación con el gusano *Ascaris lumbricalis,* que se caracteriza por un estadio larvario pulmonar y otro adulto intestinal.

Ascaris. Género de gusanos redondos del orden nematodos *(Nematoda)* que son parásitos intestinales.

A. lumbricoides, especie rojiza y afilada en sus extremos que se encuentra en el intestino delgado, en especial en los niños.

ascítico *(ascitic).* Relativo a la ascitis.

ascitis *(ascites).* Acumulación de líquido seroso libre en cantidad detectable clínicamente en la cavidad abdominal, observada a veces como consecuencia de cirrosis hepática, enfermedad renal, cáncer intraabdominal e insuficiencia cardiaca congestiva grave; también llamada hidroperitoneo e hidropesía abdominal.

ascomiceto *(ascomycete).* Cualquiera de los numerosos hongos que contienen estructuras saculares productoras de esporas (ascas).

ascórbico, ácido *(ascorbic acid).* Sustancia blanca cristalina, $C_6H_8O_6$; se encuentra en los cítricos, verduras y tomates; se utiliza en el tratamiento y prevención del escorbuto; también llamado vitamina C.

asecretor *(nonsecretor).* Persona cuyas secreciones corporales no contienen antígenos del grupo sanguíneo ABO.

asepsia *(asepsis).* Ausencia de microorganismos causantes de enfermedades.

aséptico *(aseptic).* No séptico; libre de contaminación.

asesoramiento *(counseling).* Servicio profesional que proporciona al individuo una mejor comprensión de sus problemas y sus posibilidades.

a. genético, servicio proporcionado por individuos expertos en genética humana, que facilita información acerca de las alteraciones hereditarias para que la gente pueda realizar, en base a la información, su planificación familiar.

asexual *(asexual).* Sin sexo.

asexualización *(unsex).* Privación de las gónadas o atributos sexuales; castración.

asfigmia *(asphygmia).* Ausencia temporal del

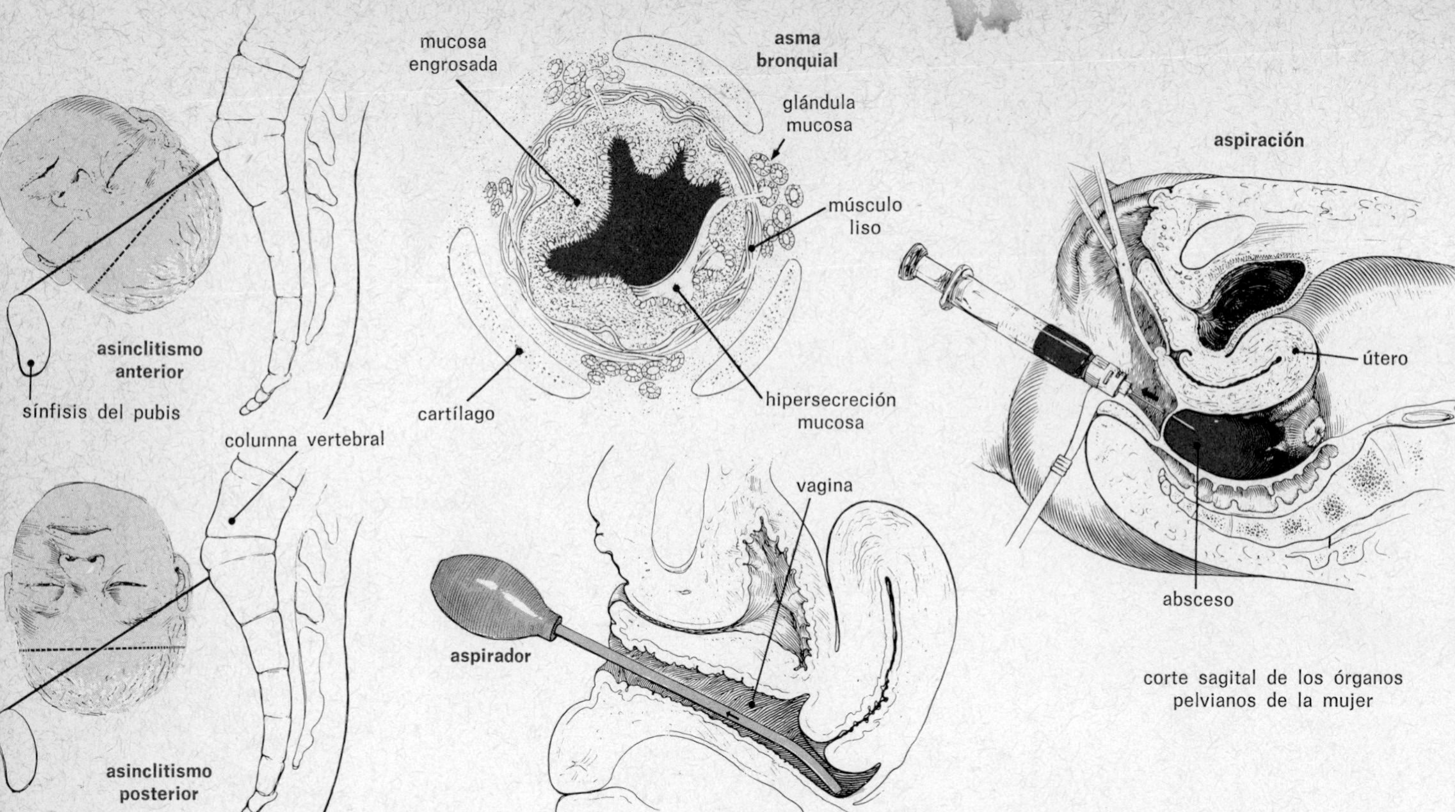

corte sagital de los órganos pelvianos de la mujer

pulso.

asfixia *(asphyxia).* Estado debido a dificultades en el suministro de oxígeno de la sangre; sofocación.

a. neonatorum, asfixia que se presenta en el recién nacido.

asfixiante *(asphyxiant).* Cualquier cosa que ocasiona asfixia o sofocación.

asfixiar *(asphyxiate).* Producir asfixia.

asialia *(asiadia).* Falta o deficiencia de secreción salival; aptialismo.

asimetría *(asymmetry).* Disimilitud en partes correspondientes.

asimilación *(assimilation).* Proceso de conversión de sustancias alimenticias en tejidos.

asimilar *(assimilate).* Consumir e incorporar a los tejidos.

asinclitismo *(asynclitism).* En obstetricia, estado en el que la cabeza fetal no yace exactamente entre el promontorio del sacro y la sínfisis del pubis, sino que está deflexionada hacia adelante, cerca de la sínfisis, o hacia atrás, cerca del promontorio, con el plano occipitofrontal oblicuo a cualquier plano pélvico materno; antes conocido como oblicuidad.

a. anterior, deflexión posterior de la cabeza fetal; la sutura sagital se aproxima al promontorio del sacro y el hueso parietal anterior se presenta a los dedos del examinador; también llamado oblicuidad de Nägele.

a. posterior, deflexión anterior de la cabeza fetal; la sutura sagital se acerca a la sínfisis y el hueso parietal posterior se presenta a los dedos del examinador; también denominado oblicuidad de Litzmann.

asinergia *(asynergia, asynergy).* Falta de coordinación entre las partes que normalmente funcionan de forma conjunta.

asintomático *(asymptomatic).* Libre de síntomas.

asistolia *(asystole).* Ausencia de contracciones musculares cardiacas.

asma *(asthma).* Enfermedad caracterizada por una respuesta aumentada de la tráquea y los bronquios a diversos estímulos y que se manifiesta con ataques recurrentes de estrechamiento generalizado de las vías respiratorias, dificultad respiratoria, sibilancia y tos; en la mayoría de los casos es una reacción alérgica a algún alergeno extrínseco, o puede estar desencadenada por una infección (asma infecciosa) o asociada al estrés emocional.

a. atópica, asma bronquial.

a. bronquial, forma común del asma, caracterizada por espasmo de las paredes musculares de los bronquios de pequeño calibre, con hinchazón y edema de mucosa; se cree que es una reacción alérgica.

a. cardiaca, ataque que simula una crisis asmática, producido por congestión pulmonar secundaria a insuficiencia cardiaca izquierda.

a. espasmódica, forma producida por espasmo de los bronquiolos.

asociación *(association).* Relación entre personas o ideas.

asparagina *(asparagine).* Aminoácido no esencial que se encuentra en los tallos de espárragos y otras plantas.

asparaginasa *(asparaginase).* Enzima que convierte la asparagina en ácido aspártico y amoniaco.

aspartasa *(aspartase).* Enzima que convierte el ácido aspártico en ácido fumárico.

aspártico, ácido *(aspartic acid).* Aminoácido no esencial que se encuentra en la caña de azúcar y la melaza de la remolacha azucarera.

aspergiloma *(aspergilloma).* Masa formada a base de micelio de hongos en una cavidad pulmonar (bola fúngica intercavitaria) producida por hongos del género *Aspergillus.*

aspergilosis *(aspergillosis).* Presencia de hongos del género *Aspergillus* en los tejidos.

a. pulmonar, infección producida por hongos en el pulmón, desde el que puede extenderse a otros órganos; causada por *Aspergillus fumigatus.*

Aspergillus. Género de hongos ascomicetos *(Ascomycetes);* contiene algunas especies patógenas.

aspermatógeno *(aspermatogenic).* Que no produce espermatozoides.

aspidium *(aspidium).* El rizoma y la hoja del helecho macho *(Dryopteris filix-mas);* usado antiguamente en el tratamiento de la infestación con platelmintos.

aspiración *(aspiration).* **1.** Penetración de un material extraño en los pulmones durante la respiración. **2.** Extracción por succión, con un aspirador, de líquido o gases de una cavidad corporal.

aspirador *(aspirator).* Instrumento para extraer líquidos de una cavidad corporal por succión.

aspirar *(aspirate).* Extraer líquido de una cavidad corporal por medio de un aparato de succión.

aspirina *(aspirin).* Nombre vulgar del ácido acetilsalicílico.

asporógeno *(asporogenous).* Que no se propaga por esporas.

astasia *(astasia).* Imposibilidad para mantenerse en pie en ausencia de patología orgánica.

asteatosis *(asteatosis).* Estado morboso caracterizado por actividad deficiente de las glándulas sebáceas.

a. del cutis, piel seca y escamosa con secreción sebácea escasa.

astenia *(asthenia).* Pérdida de fuerza; debilidad.

a. neurocirculatoria, estado morboso caracterizado por hipopnea, palpitaciones, dolor torácico, vértigo y fatiga, en ausencia de patología cardiaca orgánica.

astenocoria *(asthenocoria).* Reacción débil de la pupila ante un estímulo luminoso.

astenopía *(asthenopia).* Término general que indica cansancio por el uso de los ojos.

astenospermia *(asthenospermia).* Reducción de la movilidad de los espermatozoides.

áster *(aster).* Véase astrosfera.

astereognosia *(astereognosis).* Estereoanestesia; falta de reconocimiento de objetos o de apreciación de su forma por el tacto.

asterión *(asterion).* Punto craneométrico de convergencia a cada lado del cráneo, en la unión de las suturas lambdoidea, occipitomastoidea y parietomastoidea.

asterixis *(asterixis).* Movimiento de aleteo o temblor, que se ve mejor en las manos extendidas hacia adelante, característico de algunas alteraciones metabólicas, en particular el coma hepático; también llamado "flapping".

astigmático *(astigmatic).* Relativo al astigmatismo o caracterizado por él.

astigmatismo *(astigmatism).* **1.** Visión borrosa producida por imperfecciones de la curvatura de la córnea que impiden que los rayos luminosos se enfoquen en un punto único de la retina; en vez de ello, se enfocan en puntos separados, en ocasiones debido a defectos en la curvatura del cristalino; puede acompañar a la miopía o la hipermetropía. **2.** En un tubo de electrones, defecto de foco en el que los electrones de una única fuente puntual de una preparación se enfocan en distintos puntos; principal causa del deterioro de la imagen en el microscopio electrónico. **3.** Defecto de refracción de un sistema óptico, como una lente o espejo, que no permite el enfoque nítido.

astigmómetro *(astigmometer, astigmatometer).* Instrumento para medir el grado de astigmatismo.

astrágalo *(talus).* Hueso que se articula con la tibia y el peroné para formar la articulación del tobillo; también llamado hueso del tobillo.

astrapefobia *(astrapophobia).* Temor morboso a los rayos y truenos.

astringente *(astringent).* **1.** Que produce con-

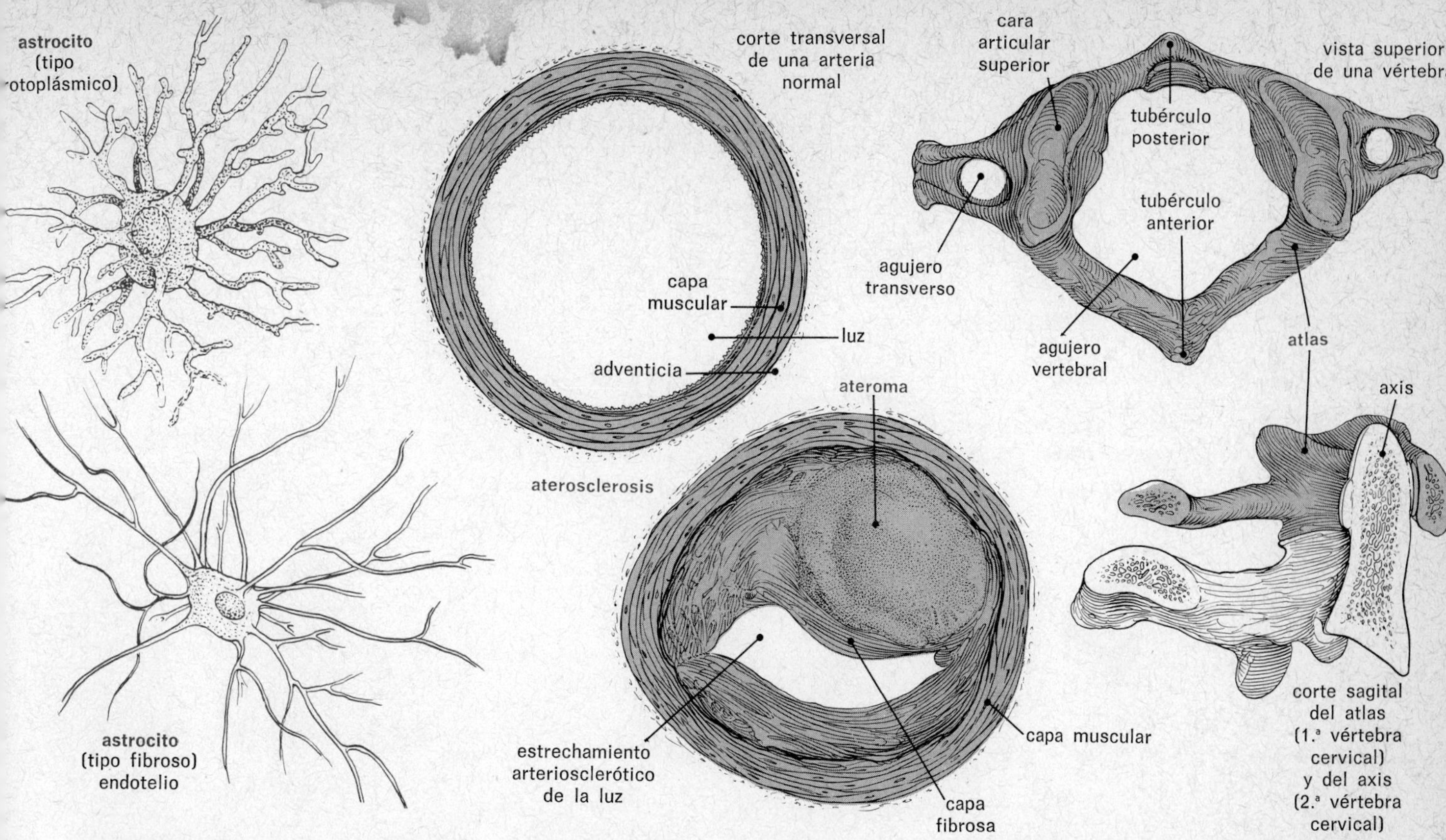

tracción de los tejidos y detiene los derrames. **2.** Agente que produce dicho efecto.

astroblasto *(astroblast).* Astrocito inmaduro.

astroblastoma *(astroblastoma).* Tumor cerebral de crecimiento rápido, relativamente raro, formado por astroblastos; dos tercios de los casos se presentan en el cerebro de adultos de mediana edad; el cerebelo es el segundo lugar en frecuencia.

astrocele *(astrocele).* Centrosfera.

astrocinético *(astrokinetic).* Relativo a los movimientos del centrosoma en una célula en división.

astrocito *(astrocyte).* Célula de mayor tamaño de la neuroglia que tiene un cuerpo celular en forma de estrella con numerosas prolongaciones hacia afuera; muchas de estas prolongaciones terminan en los vasos sanguíneos como pies perivasculares.

astrocitoma *(astrocytoma).* Tumor cerebral no encapsulado compuesto por astrocitos.

astrocitosis *(astrocytosis).* Aumento del número de astrocitos; suele observarse en proximidad a lesiones degenerativas, abscesos o tumores cerebrales.

astroglia *(astroglia).* Célula de tejido no neuronal (célula de neuroglia) que consta de un soma pequeño y varias prolongaciones largas y rectas.

astrosfera *(astrosphere).* Grupo de rayos citoplasmáticos fibrilares que se proyectan hacia el exterior desde el centrosoma y la centrosfera de una célula en división; también llamada áster y esfera de atracción.

atactilia *(atactilia).* Falta del sentido del tacto.

ataque 1 *(stroke).* Cualquier crisis o acceso grave y repentino. **2** *(attack).* Aparición o establecimiento de un proceso repentino.

a. apoplético, véase apoplejía.

a. de calor, trastorno causado por exposición excesiva a temperaturas elevadas y caracterizado por fiebre alta, piel seca y, en casos graves, coma («golpe de calor»).

a. cardiaco, oclusión de una arteria que suministra sangre al corazón, generalmente acompañada de dolor y, con frecuencia, de irritación del miocardio y/o insuficiencia cardiaca congestiva. Véase también infarto de miocardio y trombosis coronaria.

a. paralítico, parálisis repentina causada por una lesión al cerebro.

a. repentino, convulsiones repentinas que se presentan sin previo aviso.

a. vasovagal, estado caracterizado por pulso lento, respiración trabajosa, hipotensión y, a veces, convulsiones.

atar *(bind).* Asegurar con una ligadura o una banda.

ataraxia *(ataraxia).* Tranquilidad emocional.

ataráxico *(ataractic).* Tranquilizante; dícese de algunos fármacos.

atavismo *(atavism).* Reaparición en un individuo de un rasgo o carácter que ha permanecido ausente durante varias generaciones.

ataxia *(ataxia).* Falta de coordinación muscular.

a. cerebelosa, ataxia consecutiva a una enfermedad del cerebelo.

a. de Friedreich, a. espinal hereditaria, enfermedad hereditaria que se presenta en los niños y se caracteriza por una degeneración de las columnas lateral y dorsal de la medula espinal, ataxia progresiva, nistagmo y ausencia o disminución de los reflejos tendinosos o profundos.

a. telangiectasia, ataxia cerebelosa progresiva, hereditaria, asociada a infecciones pulmonares recurrentes y telangiectasias oculares y cutáneas (dilatación permanente de capilares y pequeñas arterias).

a. vasomotora, alteración de los centros vasomotores que origina espasmo de los vasos sanguíneos pequeños.

atelectasia *(atelectasis).* Ausencia de dilatación y, por tanto, de aire en el pulmón o una parte de él como consecuencia de falta de expansión o por reabsorción de aire de los alveolos; puede ser aguda o crónica, completa o incompleta.

a. primaria, incapacidad de los pulmones para expandirse adecuadamente después del nacimiento; puede deberse a hipoxia fetal, prematuridad, exceso de secreciones intrapulmonares o neumonía intercurrente; la falta de surfactante (tensoactivo), especialmente en los niños prematuros, es una causa primordial.

a. secundaria, colapso pulmonar, especialmente de los lactantes, debido esencialmente a la enfermedad de la membrana hialina.

atelia *(ateliosis).* Desarrollo incompleto; también llamado infantilismo.

atelocardia *(atelocardia).* Desarrollo incompleto del corazón.

atelognatia *(atelognathia).* Desarrollo defectuoso del maxilar inferior.

ateloquilia *(atelochilia).* Desarrollo incompleto o defectuoso del labio; también llamada labio leporino.

atenuación *(attenuation).* **1.** Dilución o debilitamiento. **2.** Reducción de la virulencia de un microorganismo.

atenuante *(attenuant).* Cualquier agente que: (a) diluye un líquido, (b) rarifica un gas, (c) reduce la virulencia de un microorganismo patógeno o (d) reduce la potencia de un fármaco.

aterogénesis *(atherogenesis).* Formación de placas de ateroma en las paredes arteriales.

aterogénico, aterógeno *(atherogenic).* Que tiene la capacidad de contribuir a la formación de placas de ateroma.

ateroma *(atheroma).* Placa degenerativa que contiene colesterol en la íntima de las arterias.

ateromatoso *(atheromatous).* Relativo al ateroma.

aterosclerosis *(atherosclerosis).* Forma de arteriosclerosis caracterizada por la fijación de lípidos en la íntima de las paredes arteriales, dando como resultado la formación de placas lipofibrosas (ateroma); el proceso empieza generalmente durante las dos primeras décadas de la vida y aumenta de gravedad con la edad.

atetoide *(athetoid).* Semejante a la atetosis.

atetosis *(athetosis).* Trastorno caracterizado por movimientos constantes, lentos e involuntarios de las manos, dedos y a veces pies.

atimia *(athymia).* **1.** Falta de emociones. **2.** Ausencia del timo.

atípico *(atypical).* Que difiere del tipo normal; no típico.

atireosis, atiria *(athyrosis).* Atiroidismo.

atiroidismo, atiroidia *(athyroidism).* Estado producido por ausencia o déficit funcional del tiroides.

atlantoaxil *(atlantoaxial).* Relativo al atlas y al axis, como la articulación entre estas dos vértebras.

atlantooccipital *(atlanto-occipital).* Relativo al atlas y el hueso occipital.

atlantoodontoideo *(atlanto-odontoid).* Relativo al atlas (primera vértebra cervical) y la apófisis odontoides del axis (segunda vértebra cervical).

atlas *(atlas).* Primera vértebra cervical, que se articula con el hueso occipital por arriba y con la segunda vértebra (axis) por debajo.

atmos *(atmos).* Abreviatura de atmósfera; unidad de presión igual a una dina por cm^2.

atmósfera *(atmosphere).* **1.** Capa gaseosa que rodea a la Tierra; está compuesta de un 20,94 % de oxígeno, 0,04 % de dióxido de carbono, 78,03 % de nitrógeno y 0,99 % de gases inertes. **2.** Unidad de presión.

atocia *(atocia).* Esterilidad en la mujer.

atomicidad *(atomicity).* **1.** Estado de lo que está

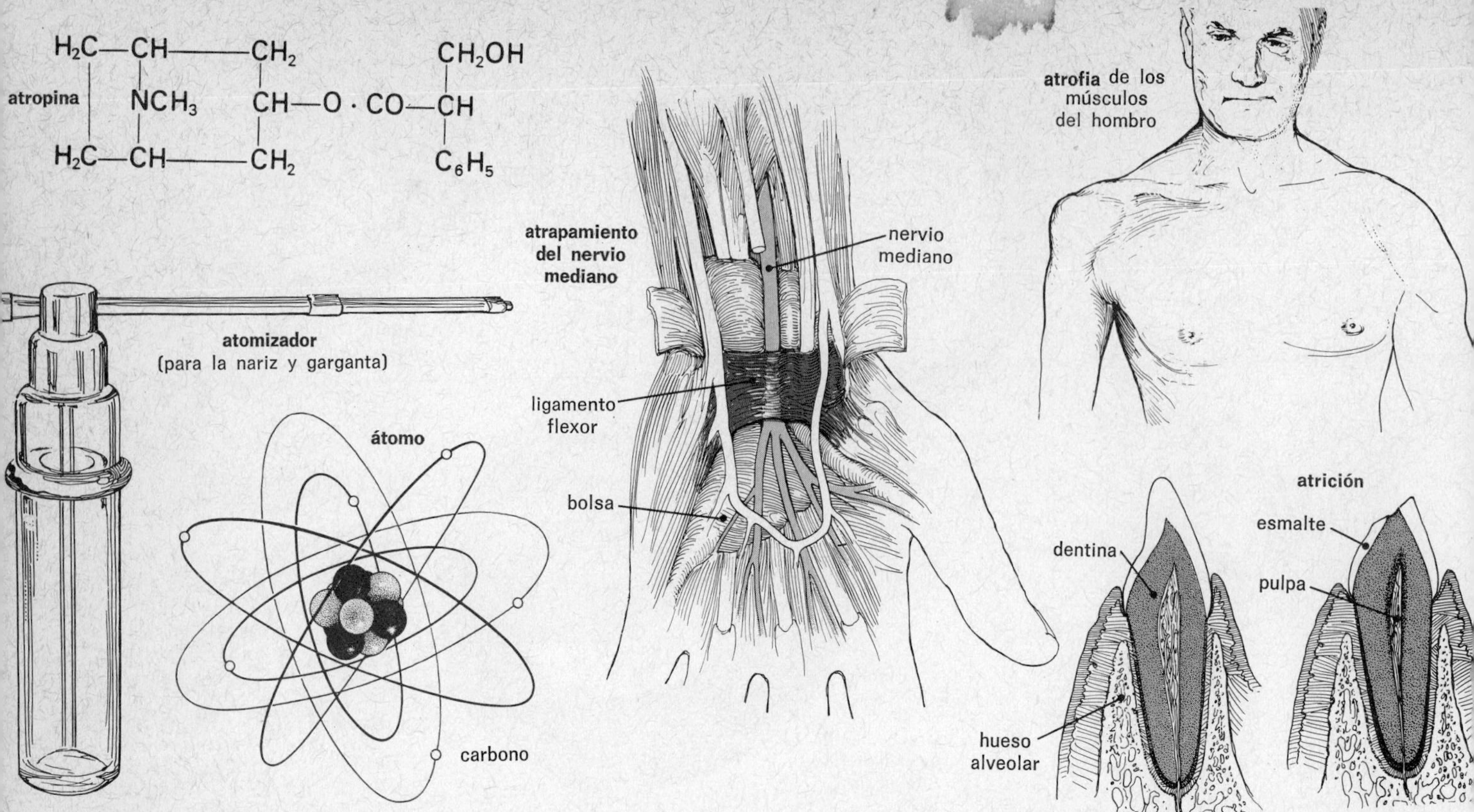

compuesto por átomos. **2.** Número de átomos o grupos reemplazables en la molécula de una sustancia (valencia química).

atomización *(atomization).* Proceso de reducción de un líquido a un pulverizado.

atomizador *(atomizer).* Dispositivo que deja salir líquido en forma de niebla.

átomo *(atom).* Unidad química más pequeña, consistente en una nube de electrones que se mueven rápidamente alrededor de un núcleo central denso dotado de carga positiva, formado por protones y neutrones; el átomo se clasifica según el número de protones (protón o número atómico, Z) y el número de neutrones (número de neutrones, N) que contiene el núcleo.

atonía *(atonia, atony).* Falta del tono normal.

a. uterina, pérdida del tono muscular del útero, que puede originar un retraso del parto o una hemorragia posparto.

atónico *(atonic).* Que carece del tono o fuerza normales; dícese de un músculo.

atopia *(atopy).* Dícese de una alergia característica de los seres humanos y que se suele heredar, p. ej. fiebre del heno y asma.

atópico *(atopic).* **1.** Que no está en su lugar normal. **2.** Referente a la atopia.

atopognosia *(atopognosis, atopognosia).* Incapacidad para localizar estímulos táctiles; pérdida de la capacidad de localizar correctamente una sensación.

ATP *(ATP).* Abreviatura de trifosfato de adenosina; del inglés, *adenosine triphosphate.*

ATPasa *(ATPase).* Abreviatura de adenosina trifosfatasa.

atracción *(attraction).* Fuerza que actúa entre dos cuerpos haciendo que se unan.

a. capilar, fuerza que hace que un líquido se desplace hacia arriba y a lo largo de un tubo fino semejante a un cabello.

a. magnética, fuerza que tiende a llevar al hierro y acero hacia un imán y se resiste a su separación.

a. neurotrópica, tendencia de un axón en regeneración a dirigirse hacia la placa motora terminal.

a. química, fuerza que hace que se unan átomos de diferentes elementos.

atrapamiento *(entrapment).* Acción o proceso de capturar como si fuese en una trampa.

a. del femorocutáneo externo, compresión del nervio femorocutáneo externo en la fascia lata, que produce una neuropatía sensitiva (meralgia parestésica) caracterizada por dolor y entumecimiento en la cara externa del muslo.

a. del nervio mediano, compresión del nervio mediano en la muñeca, debajo del ligamento carpiano transversal, que causa dolor y entumecimiento de la superficie palmar de la mano y de los tres primeros dedos (síndrome del túnel carpiano).

a. del nervio cutáneo abdominal, síndrome de, compresión de los nervios cutáneos cuando pasan a través de los músculos abdominales camino a la piel, que resulta en daño neuromuscular y dolor.

atrepsia *(athrepsia).* Véase marasmo.

atresia *(atresia).* Ausencia o cierre de una abertura o conducto del cuerpo.

a. anal, ano imperforado.

a. biliar, alteración de los niños que nacen con vías biliares afuncionales; estos niños suelen morir al cabo de algunos años por la cirrosis resultante.

a. esofágica, falta congénita de desarrollo de la luz esofágica.

a. tricuspídea, falta de comunicación entre la aurícula y el ventrículo derechos.

atrésico *(atresic).* Imperforado; que carece de una abertura.

atreto- *(atreto-).* Forma prefija que significa imperforación; sin abertura.

atretoblefaria *(atretoblepharia).* Simbléfaron.

atrial, auricular *(atrial).* Relativo a una aurícula.

atrición *(attrition).* Excoriación superficial producida por fricción; en odontología, la erosión normal de las superficies cortantes de los dientes debida a la masticación.

atricosis *(atrichosis).* Atriquia.

atriomegalia *(atriomegaly).* Aumento de tamaño del atrio o aurícula.

atrioseptopexia *(atrioseptopexy).* Auriculoseptopexia; operación del corazón para corregir un defecto en el tabique interauricular.

atriotomía *(atriotomy).* Incisión quirúrgica de una aurícula.

atrioventricular *(auriculoventricular).* Auriculoventricular.

atriquia *(atrichia).* Ausencia congénita o adquirida de pelo.

atrofia *(atrophia, atrophy).* Degeneración progresiva y pérdida de función de cualquier parte del cuerpo.

a. muscular peronea, trastorno hereditario que aparece en la adolescencia o período adulto de la vida; se caracteriza por degeneración de las raíces y nervios periféricos que da lugar a debilidad y atrofia de los músculos distales de las extremidades, especialmente las piernas; la atrofia no se extiende por encima de los codos o del tercio medio de los muslos; también denominada enfermedad de Charcot-Marie-Tooth.

a. muscular progresiva, enfermedad hereditaria, transmitida de manera autosómica recesiva, con comienzo temprano y curso progresivo; se caracteriza por degeneración de las células del asta anterior de la medula espinal que da como resultado una parálisis de los músculos de las extremidades y el tronco; también llamada enfermedad de Aran-Duchenne.

a. óptica hereditaria de Leber, enfermedad hereditaria de comienzo rápido que afecta principalmente a varones jóvenes; se caracteriza por degeneración bilateral de la papila óptica, que en ocasiones sólo afecta a la zona papilomacular; también llamada enfermedad de Leber.

a. de Pick, atrofia localizada de la corteza cerebral.

atrofiado *(atrophied).* Afectado de atrofia.

atrófico *(atrophic).* Que se caracteriza por atrofia.

atrofoderma *(atrophoderma).* Atrofia de la piel; también llamada atrofia del cutis.

a. pigmentoso, véase xerodermia pigmentosa.

a. senil, estado de sequedad de la piel característico de la edad avanzada.

Atropa. Género de plantas de la familia solanáceas *(Solanaceae).*

A. belladonna, planta venenosa, de la que se obtienen la belladona y la atropina.

atropina *(atropine).* Alcaloide con acción antimuscarínica obtenido de *Atropa belladonna;* se utiliza para dilatar la pupila, como antiespasmódico y para inhibir la secreción gástrica; entre otros efectos están la inhibición de la secreción salival, bronquial y sudorípara, el aumento de la frecuencia cardiaca y la inhibición de la vejiga urinaria.

atropinismo, atropismo *(atropinism).* Intoxicación producida por una sobredosis de derivados de la belladona (atropina y escopolamina) o por ingestión accidental de plantas que la contengan.

aturdir *(stun).* Ofuscar, dejar estupefacto o privado de los sentidos, como por un golpe u otra fuerza.

A.U. Abreviatura del latín *aures unitas.*

Au *(Au).* Símbolo químico del elemento oro.

audición *(hearing).* **1.** Capacidad para percibir sonidos. **2.** Acción de oír.

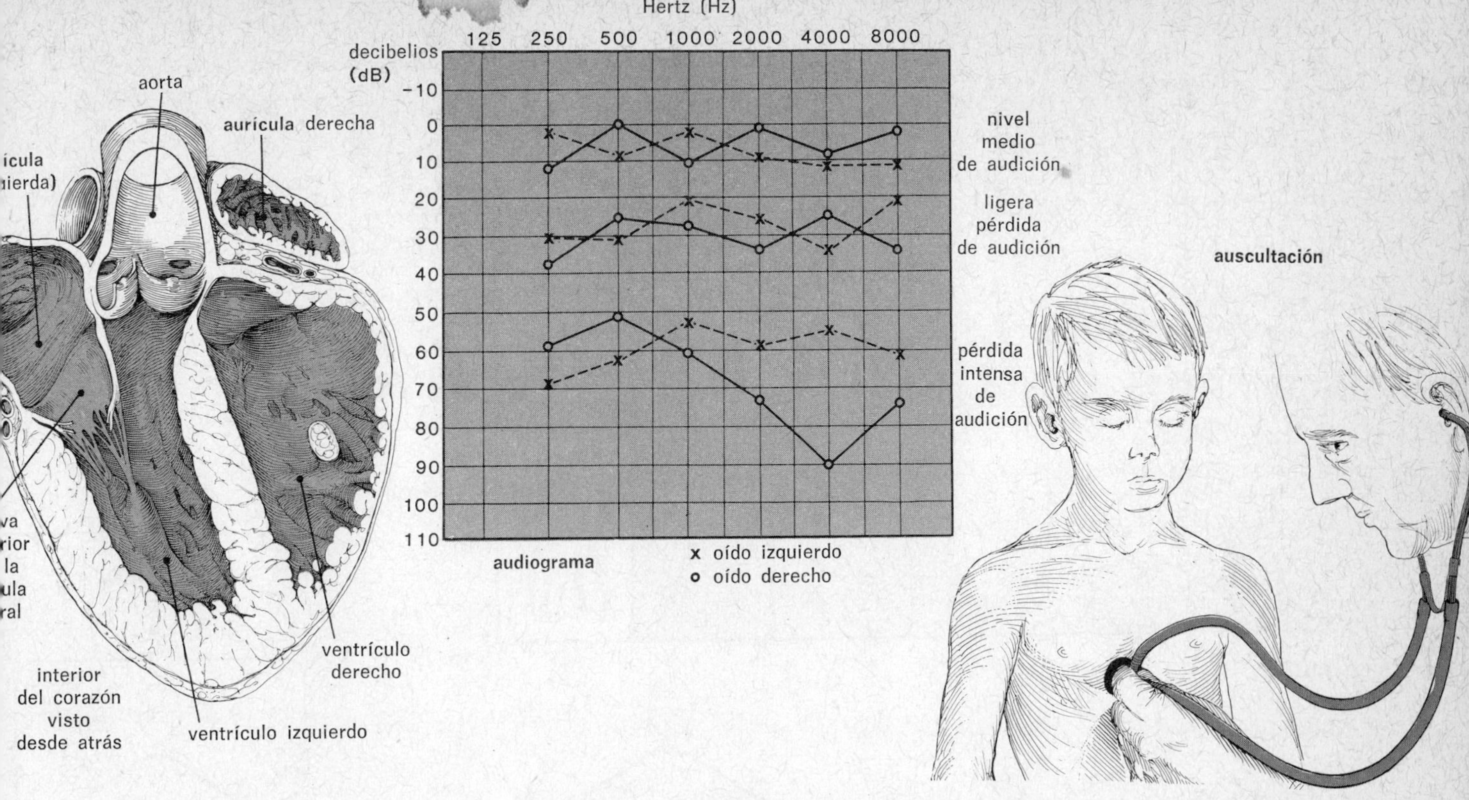

a. cromática, sensación subjetiva de color producida por ciertas ondas sonoras; también llamada seudocromestesia.

a. monoaural, la realizada por un solo oído.

a., nivel de, capacidad de audición leída en la escala de pérdida auditiva del audiómetro.

a., pérdida de, disminución de la sensibilidad auditiva.

a., pérdida neurosensorial de, pérdida de audición debida a disfunción del órgano terminal, de las fibras nerviosas o de ambos.

a., trastorno de la, reducción de la capacidad auditiva debida a funcionamiento anormal de los elementos nerviosos o a interferencia en la conducción del sonido al órgano terminal.

a., trastorno de conducción de la, reducción de la capacidad auditiva causada por interferencia en la conducción del sonido al órgano terminal.

audiógeno *(audiogenic).* **1.** Que produce sonidos. **2.** Causado por el sonido.

audiograma *(audiogram).* Representación gráfica de los resultados de pruebas de audición realizadas con el audiómetro.

audiología *(audiology).* Estudio y determinación de la audición y tratamiento de la sordera.

audiometría *(audiometry).* Determinación de la agudeza auditiva con el audiómetro.

a. de Békésy, pruebas de audición con el audiómetro mientras el paciente controla la intensidad del tono.

audiómetro *(audiometer).* Instrumento para determinar la agudeza auditiva.

auditivo *(auditory).* Relativo al sentido especial de la audición.

aura *(aura).* Sensación peculiar que precede a un ataque epiléptico y que el individuo reconoce.

a. auditiva, ruidos o zumbidos en los oídos que oyen a veces los pacientes antes de un ataque epiléptico.

a. olfatoria, sensación olfatoria que precede a veces a un ataque epiléptico.

a. visual, destellos de luz observados a veces por un individuo inmediatamente antes de un ataque epiléptico.

aural *(aural).* **1.** Relativo al oído. **2.** Relativo al aura.

aurícula *(atrium).* **1.** Una de las dos (derecha e izquierda) cavidades superiores del corazón; después del nacimiento, en el sujeto normal la aurícula derecha recibe sangre de la vena cava y la aurícula izquierda de las venas pulmonares; la sangre pasa de la aurícula a su ventrículo respectivo. **2.** Depresión poco profunda en la cavidad nasal; extensión anterior del meato medio, situada encima del vestíbulo. **3.** Pabellón de la oreja.

auricular *(auricular).* **1.** Relativo a la oreja. **2.** Relativo a una aurícula del corazón.

auriculoventricular *(atrioventricular).* Relativo a la aurícula y el ventrículo del corazón.

auris. En latín, oreja u oído.

a. dextra (A.D.), oído derecho.

a. sinistra (A.S.), oído izquierdo.

aures unitas (A.U.), ambos oídos.

auscultación *(auscultation).* Acción de escuchar los sonidos emitidos por los órganos con fines diagnósticos.

auscultar *(auscult, auscultate).* Examinar el pecho o abdomen escuchando los sonidos que emiten.

auscultatorio *(auscultatory).* Perteneciente o relativo a la auscultación.

autismo *(autism).* Trastorno emocional caracterizado por ensimismamiento patológico e incapacidad para relacionarse con otras personas; generalmente se diagnostica en la niñez temprana (autismo infantil precoz).

autista *(autistic).* Encerrado en sí mismo.

autoacusación *(self-accusation).* Condena de uno mismo al sufrimiento, a menudo por causa de algún error trivial; síntoma psiquiátrico observado con frecuencia en la fase depresiva de la psicosis maniacodepresiva.

autoaglutinación *(autoagglutination).* Aglomeración espontánea o aglutinación de hematíes.

autoaglutinina *(autoagglutinin).* Factor sérico que causa la aglutinación de las células propias de cada individuo (hematíes, plaquetas, etc.).

autoanálisis *(autoanalysis).* Análisis de uno mismo, intento de análisis o psicoanálisis de uno mismo.

autoanticuerpo *(autoantibody).* Anticuerpo producido frente a células y estructuras del propio organismo que se han convertido en antígenos.

a. caliente, el que reacciona mejor a una temperatura de 37° C.

a. frío, anticuerpo que reacciona a una temperatura de 0 a 5° C.

autoanticuerpos, enfermedad de los *(autoantibody disease).* Enfermedad autoinmune.

autoantígeno *(autoantigen).* Antígeno que estimula la producción de autoanticuerpos.

autocatálisis *(autocatalysis).* Reacción que se acelera gradualmente debido a la propiedad catalítica de uno de los productos de la misma.

autoclave *(autoclave).* Recipiente utilizado para esterilización por vapor a presión.

autóctono *(autochthonous).* Que se encuentra en el lugar del cuerpo donde se ha originado; que no se ha trasladado a un nuevo lugar.

autodigestión *(autodigestion).* Degeneración de los tejidos por isquemia; se aplica especialmente a la digestión espontánea de las paredes del estómago después de la muerte; también denominada autólisis.

autoerotismo *(autoerotism, autoeroticism).* Autogratificación del deseo sexual.

autogamia *(autogamy).* Proceso de fertilización dentro de la célula, como en algunos protozoos; el núcleo se divide, dando lugar a dos pronúcleos que se unen inmediatamente.

autógeno *(autogenous).* **1.** Que se origina en el mismo organismo. **2.** Que tiene su origen dentro del cuerpo (se aplica a vacunas bacterianas, etc.)

autohemolisina *(autohemolysin).* Anticuerpo que actúa sobre los hematíes del individuo en cuya sangre se ha formado.

autohemólisis *(autohemolysis).* Destrucción de los hematíes de un individuo producida por la acción de agentes hemolíticos de su sangre.

autohemoterapia *(autohemotherapy).* Tratamiento consistente en extracción e inyección posterior de la sangre de la persona en cuestión.

autohipnosis *(autohypnosis).* Hipnosis inducida por uno mismo.

autoinfección *(autoinfection).* Infección con gérmenes ya presentes en el organismo.

autoinjerto *(autograft).* Injerto autógeno; véase injerto.

autoinmune, enfermedad *(autoimmune disease).* Cualquier enfermedad caracterizada por lesión hística, producida por una reacción inmunológica aparente del huésped con sus propios tejidos; se distingue de la respuesta autoinmune, con la que puede o no asociarse.

autoinmunizar *(autoimmunize).* Inmunizar a un individuo contra sus propios antígenos.

autoinoculación *(autoinoculation).* Propagación de una enfermedad o infección desde un lugar del cuerpo a otro.

autointoxicación *(autointoxication).* Estado producido por la absorción de productos de desecho o de cualquier toxina producida por el organismo.

autolimitado *(self-limited).* Indica una enfermedad que sigue un curso definido en un período de tiempo concreto, limitada por sus propias características más que por factores externos.

autolisar *(autolyze).* Producir la desintegración de los tejidos o células dentro del organismo en el

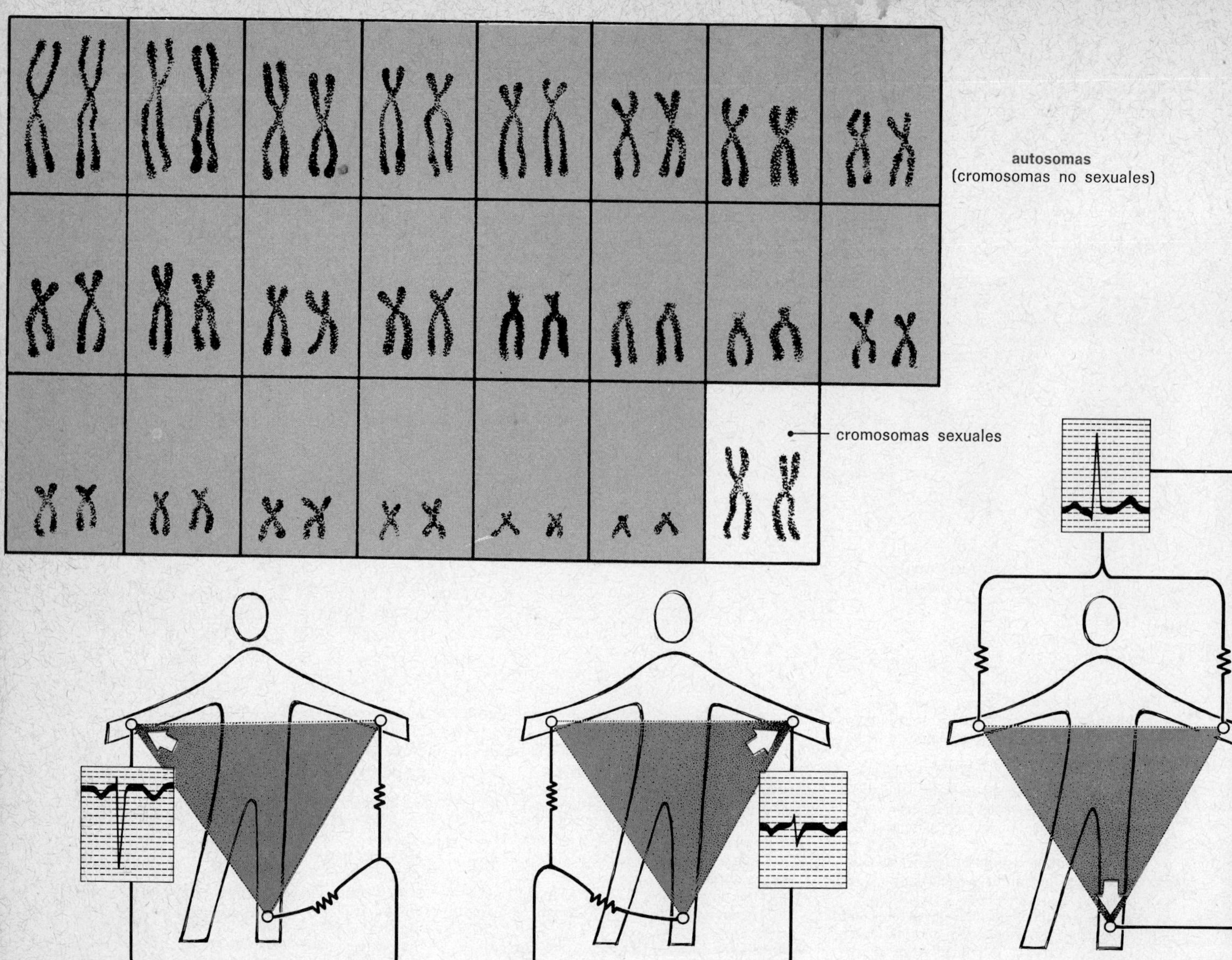

que se produce el agente autolítico.

autólisis *(autolysis).* **1.** Véase autodigestión. **2.** Suicidio.

autología *(autology).* Estudio de uno mismo.

autólogo *(autologous).* Relacionado con el yo; derivado del sujeto mismo.

automatismo *(automatism).* **1.** Acción automática o involuntaria. **2.** Estado en el que el paciente realiza sin conocimiento consciente una actividad, a menudo inapropiada para las circunstancias.

autónomo *(autonomic).* Independiente; que se controla por sí mismo.

a., sistema nervioso, véase sistema.

autooxidación *(autoxidation, auto-oxidation).* Combinación espontánea de una sustancia con oxígeno a temperatura ordinaria y sin catalizador, como en la oxidación del hierro.

autopepsia *(autopepsia).* Autodigestión, como la de la mucosa gástrica por sus propias secreciones.

autopsia *(autopsy).* Examen de un cuerpo muerto, generalmente para determinar las causas de la muerte; también llamada necropsia y diagnóstico o examen postmortem.

autorradiografía *(autoradiograph).* Imagen en una película fotográfica obtenida por la emisión de sustancias radiactivas en los tejidos que muestra la localización y concentración relativa de estas sustancias; se hace colocando la estructura en contacto directo con la emulsión fotográfica; también denominada radioautografía.

autosensibilizar *(autosensitize).* Desarrollar sensibilidad ante el suero o los tejidos propios.

autosoma *(autosome).* Cualquier integrante de los 22 pares de cromosomas no sexuales.

autotopagnosia *(autotopagnosia).* Dificultad para reconocer cualquier parte del cuerpo; puede presentarse con lesiones de la porción posteroinferior del lóbulo parietal.

autotóxico *(autotoxic).* Caracterizado por autointoxicación.

autotoxina *(autotoxin).* Cualquier tóxico que actúa sobre el cuerpo del que se origina.

autotransfusión *(autotransfusion).* Transfusión de la propia sangre del paciente.

autotrasplante *(autotransplantation).* Transferencia de tejido de una parte del cuerpo del paciente a otra.

autovacunación *(autovaccination).* Vacunación con vacunas preparadas del propio paciente.

auxotrofo *(auxotroph).* Microorganismo mutante que puede cultivarse solamente con suplementar un medio mínimo con factores de crecimiento o aminoácidos, que no son precisos para cepas silvestres.

A.V. *(V.A.).* Abreviatura de agudeza visual.

AV *(A-V).* Abreviatura de (a) auriculoventricular, como en válvula AV del corazón; (b) arteriovenoso, como en fístula AV.

avanzamiento *(advancement).* Procedimiento quirúrgico en el que el tendón de un músculo es desinsertado y vuelto a insertar en un punto más avanzado; se utiliza para corregir el estrabismo.

avascular *(avascular).* Sin vasos sanguíneos, normalmente o no.

aVF *(aVF).* Una de las tres derivaciones unipolares aumentadas de los miembros. Véase derivación.

avirulento *(avirulent).* Sin virulencia; que no produce enfermedad.

avispa *(hornet).* Insecto picador, principalmente de los géneros *Vespa* y *Vespula,* de cuerpo delgado, en forma de huso, con cintura elongada; generalmente construyen nidos de cartón piedra; los antígenos responsables de la hipersensibilidad están presentes en el saco venenoso y el cuerpo del insecto.

a. amarilla, una de varias avispas pequeñas de la familia véspidos *(Vespidae)* que tiene marcas amarillas y negras y suele construir nidos redondos como de papel en el suelo, bajo troncos o rocas; es el insecto picador más frecuente después de la abeja.

avitaminosis *(avitaminosis).* Cualquier estado producido por deficiencia en la dieta de una o más vitaminas.

aVL *(aVL).* Una de las tres derivaciones unipolares aumentadas de los miembros. Véase derivación.

avoirdupois *(avoirdupois).* Sistema de medidas de peso en el cual 16 onzas hacen una libra; una onza tiene 16 dracmas y cada dracma aproximadamente 27,3 gramos. En este sistema una libra tiene 7 000 troys o 453,6 gramos; usado en la farmacopea británica antes de la adopción de los pesos métricos.

aVR *(aVR).* Una de las tres derivaciones unipolares aumentadas de los miembros. Véase derivación.

avulsión *(avulsion).* Extracción o arrancamiento; separación por la fuerza.

axénico *(axenic).* Libre de gérmenes, dícese de los animales criados en un ambiente libre de bacterias; designa un cultivo puro.

axial *(axial).* **1.** Relativo a un eje o que lo forma. **2.** En odontología, relativo al eje longitudinal

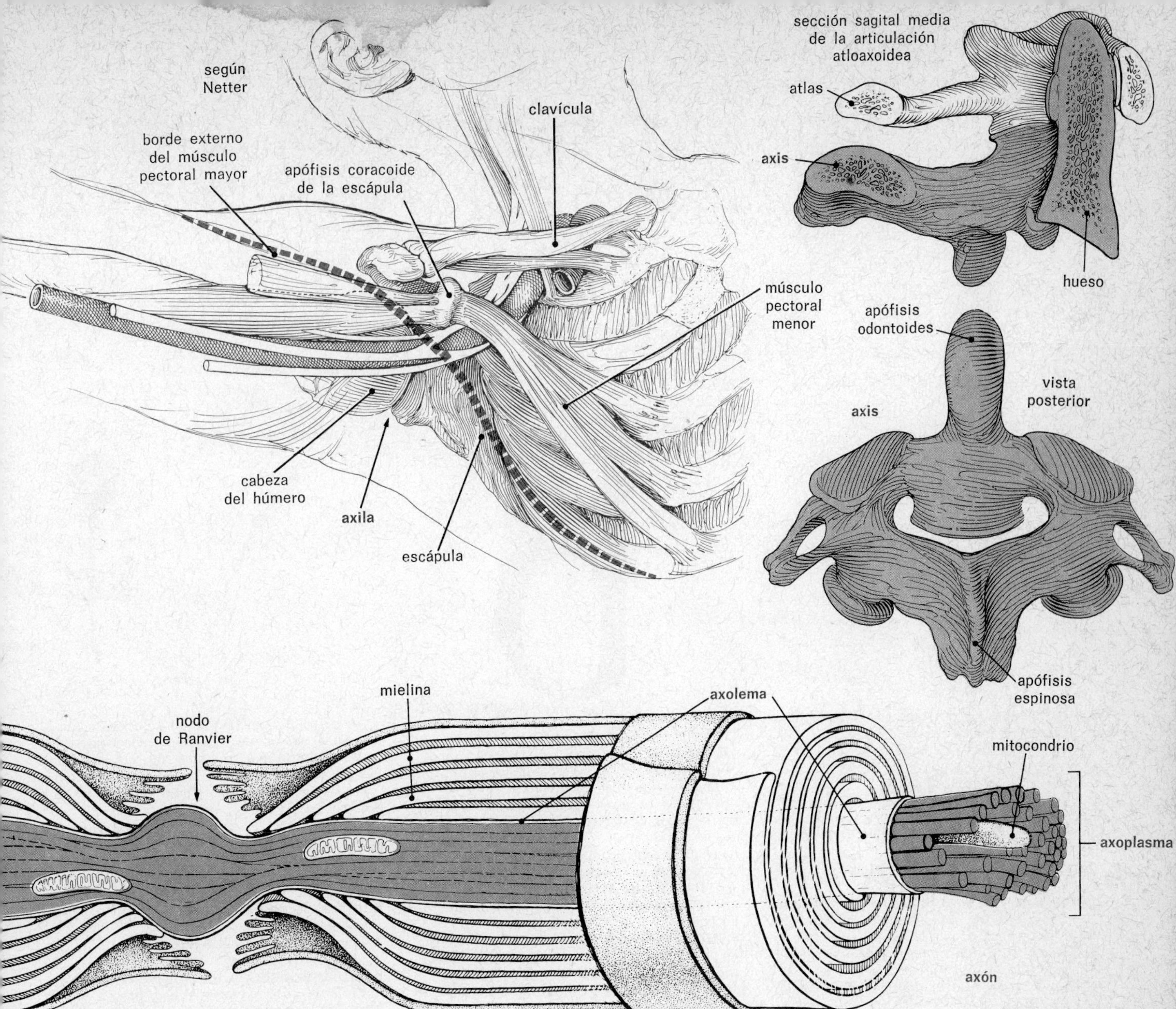

de un diente. **3.** Relativo a o situado en la parte central de cabeza, cuello y tronco. **4.** Dícese de la región del cuerpo que incluye la cabeza, el cuello y el tronco.

axila *(axilla).* Región piramidal entre la unión del brazo y el tórax; contiene los vasos axilares, linfáticos, plexo braquial y músculos; también llamada sobaco.

axilar *(axillary).* Perteneciente o relativo a la axila.

axis *(axis).* Segunda vértebra cervical; también llamada epistrófeo.

axófugo *(axofugal).* Que se aparta de un axón.

axolema, axilema *(axolemma, axilemma).* Vaina delgada que rodea el axón de una fibra nerviosa.

axón *(axon).* Neuraxón; prolongación citoplasmática larga de una neurona (célula nerviosa), cilindroeje.

axonal *(axonal).* Perteneciente o relativo a un axón.

axoplasma *(axoplasm).* Citoplasma de un axón que contiene mitocondrias, microtúbulos, neurofilamentos, retículo endoplasmático agranular y algunos cuerpos multivesiculares.

azo- *(azo-).* Forma prefija que indica la presencia de un grupo nitrogenado –N:N– en una molécula.

azobilirrubina *(azobilirubin).* Pigmento rojo violáceo que resulta de la condensación del ácido diazótido sulfanílico y la bilirrubina en la reacción de Van den Bergh para la determinación de bilirrubina.

azoemia *(azotemia).* Exceso de urea y otras sustancias nitrogenadas en sangre.

a. prerrenal, elevación del nitrógeno ureico en sangre por alteraciones ajenas al riñón, como una reducción del flujo sanguíneo renal debida a insuficiencia cardiaca congestiva o hipotensión, más que por una enfermedad renal.

azogue *(quick silver).* Véase mercurio.

azoificación *(azotification).* Acción de las bacterias sobre la materia nitrogenada de la tierra; también llamada nitrificación.

azoospermia *(azoospermia).* Ausencia de espermatozoides en el semen, que da lugar a esterilidad.

azúcar *(sugar).* Hidrato de carbono que posee un sabor dulce.

a. amínica, hexosamina; azúcar que contiene un grupo de aminoácido; p. ej. glucosamina.

a. de caña, véase sacarosa.

a. desoxi, la que contiene menos átomos de oxígeno que de carbono; por ej. desoxirribosa.

a. de fruta, véase fructosa.

a. de hexosa, azúcar simple que tiene seis átomos de carbono por molécula.

a. invertido, mezcla de partes iguales de glucosa y fructosa que se emplea en solución como nutriente parenteral; también llamado invertosa.

a. de leche, véase lactosa.

a. de malta, véase maltosa.

a. de pentosa, el que tiene cinco átomos de carbono por molécula.

a. sanguínea, glucosa.

a.de uva, glucosa.

azufre *(sulfur).* Elemento no metálico de color amarillo claro, símbolo S, número atómico 16, peso atómico 32,06; se emplea en la preparación de productos farmacéuticos e insecticidas.

azufre 35 (S^{35}) *(sulfur-35).* Isótopo radiactivo del azufre; emisor β con una vida media de 87,1 días; se emplea como marcador en el estudio de sistemas proteicos, ya que puede ser captado por las proteínas por medio de los aminoácidos que contienen azufre.

azul *(blue).* Uno de los colores primarios, evocado por una energía radiante de longitudes de onda de entre 455 y 475 nanometros.

a. de cresilo, colorante de oxacina con una gran afinidad por los ácidos nucleicos, que se utiliza principalmente para teñir la sangre, poniendo de manifiesto los reticulocitos y las plaquetas.

a. de Evans, azul diazoico que se inyecta por vía intravenosa para determinar el volumen sanguíneo o plasmático por el método de dilución (el colorante se adhiere a las proteínas plasmáticas).

a. de metileno, cloruro de metiltionina, tinte de anilina que cuando se disuelve en agua forma un líquido azul intenso; antiguamente usado como antiséptico urinario; en la actualidad se utiliza en el tratamiento de la metahemoglobinemia, como antídoto de la intoxicación por cianuro y como agente colorante, en especial para demostrar sustancias basófilas y metacromáticas; también denominado azul de toluidina.

a. de toluidina, azul de metileno.

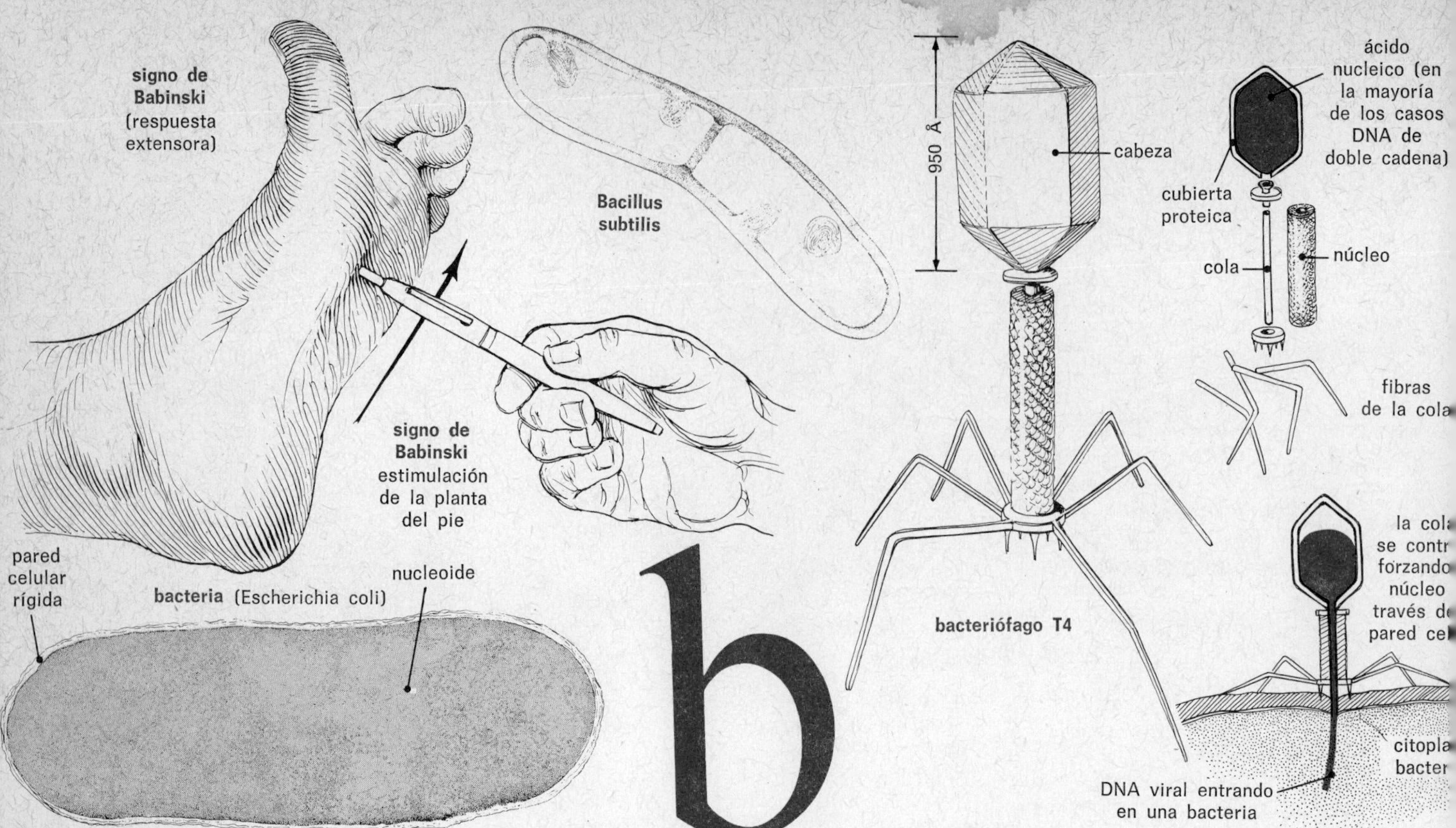

b

β *(β).* Beta. Para los términos que empiecen con β, véase el término en cuestión.

B *(B).* **1.** Abreviatura de base (de un prisma). **2.** Símbolo de: (a) el elemento boro; (b) *Bacillus.*

b *(b).* Abreviatura de bucal.

Ba *(Ba).* Símbolo químico del elemento bario.

Babesia. Género de parásitos de la familia babésidos *(Babesidae)*, orden hemosporidios *(Haemosporidia)*, de forma irregular, que afectan a los hematíes y producen babesiosis en la mayoría de los animales domésticos.

babesiosis *(babesiosis).* Enfermedad producida por una especie de *Babesia* que se contagia por garrapatas y afecta a muchos animales domésticos.

Babinski, signo de *(Babinski's sign).* Extensión del dedo gordo del pie y separación en abanico de los demás dedos bajo estimulación de la planta del pie, respuesta normal hasta los seis meses de edad, pero anormal a partir de entonces; la respuesta positiva es patognomónica de afectación motora corticospinal; aunque Babinski también describió signos en la cabeza y extremidad superior, el término suele aplicarse al signo de los dedos del pie; también se denomina reflejo o fenómeno de Babinski y respuesta extensora plantar.

bacilar *(bacillary, bacillar).* Relativo a o producido por un bacilo.

bacilemia *(bacillemia).* Presencia de bacterias en forma de bastón (bacilos) en la sangre.

baciliforme *(bacilliform).* Con forma de bacilo; en forma de bastón.

bacilo *(bacillus).* Bacteria en forma de bastón.

b. de Bang, véase *Brucella abortus.*

b. de Ducrey, véase *Haemophilus ducreyi.*

b. de Friedländer, véase *Klebsiella pneumoniae.*

b. del gas, véase *Clostridium perfringens.*

b. de Hansen, véase *Mycobacterium leprae.*

b. de la hierba, véase *Bacillus subtilis.*

b. de Koch-Weeks, véase *Haemophilus influenzae.*

b. de Pfeiffer, véase *Hemophilus influenzae.*

b. tuberculoso, *Mycobacterium tuberculosis.*

b. de Weeks, véase *Haemophilus influenzae.*

b. de Welch, véase *Clostridium perfringens.*

baciluria *(bacilluria).* Emisión de orina con bacterias en forma de bastón (bacilos).

Bacillus. Género de bacterias con forma de bastón de la familia baciláceas *(Bacillaceae).*

B. anthracis, agente causal del carbunco.

B. botulinus, véase *Clostridium botulinum.*

B. cereus, bacilo saprofito formador de esporas con flagelos peritricos; se piensa que es responsable de algunos casos de intoxicación alimentaria.

B. coli, véase *Escherichia coli.*

B. leprae, véase *Mycobacterium leprae.*

B. polymyxa, bacilo saprofito gramnegativo que produce el antibiótico polimixina.

B. subtilis, bacilo saprofito grampositivo formador de esporas, ampliamente distribuido, que se encuentra en la tierra y materia orgánica en descomposición; de él se obtienen antibióticos; también llamado bacilo de la yerba o del heno.

B. tetani, véase *Clostridium tetani.*

B. tuberculosis, véase *Mycobacterium tuberculosis.*

bacitracina *(bacitracin).* Antibiótico obtenido de un microorganismo perteneciente al grupo de *Bacillus subtilis*; se utiliza en aplicación tópica.

bacteria *(bacterium,* pl. *bacteria).* Cualquiera de los microorganismos unicelulares del reino vegetal, presentes en forma de organismos libres o parásitos, que se multiplican por subdivisión y tienen una amplia gama de propiedades bioquímicas (incluso patógenas); se clasifican según la forma en: (a) bacilos (en forma de bastón), (b) cocos (esféricos), (c) espirilos (en forma de espiral) y (d) vibrios (en forma de coma); también se clasifican según las características tintoriales, morfología de las colonias y comportamiento metabólico.

b. entérica, bacteria saprofita del intestino, generalmente un bacilo gramnegativo no patógeno.

b., formas L de, formas bacterianas pequeñas, filtrables, con la pared ausente o defectuosa (como consecuencia de antibióticos, anticuerpos específicos o enzimas lisosómicas), que todavía tienen capacidad para multiplicarse.

bacteriano *(bacterial).* Relativo a las bacterias.

bactericida *(bactericidal, bactericide).* **1.** Sustancia que destruye las bacterias. **2.** Capaz de destruir bacterias.

bacteriemia *(bacteremia).* Presencia de bacterias viables en el torrente sanguíneo.

bacteriforme *(bacteriform).* Semejante a las bacterias; bacteroide.

bacteriofagia *(bacteriophagia, bacteriophagy).* Destrucción de una bacteria por un agente que produce su desintegración.

bacteriófago *(bacteriophage).* Virus bacteriano muy delicado, con una estructura que varía considerablemente, que puede atacar y destruir células bacterianas bajo ciertas condiciones; contiene un ácido nucleico central (DNA por lo general, pero también puede ser RNA) y una cubierta proteica; es la estructura más simple con capacidad de duplicación que se conoce; también llamado fago.

bacteriolisina *(bacteriolysin).* Anticuerpo que se combina con las células bacterianas (antígeno) causantes de su formación y las cuales destruye más tarde.

bacteriolítico *(bacteriolytic).* Capaz de disolver bacterias.

bacteriología *(bacteriology).* Rama de la microbiología que estudia las bacterias, especialmente en relación con la medicina y la agricultura.

bacteriológico *(bacteriologic).* Relativo a la bacteriología.

bacteriólogo *(bacteriologist).* Especialista en bacteriología.

bacteriopsonina *(bacteriopsonin).* Opsonina o anticuerpo que actúa sobre las bacterias.

bacteriostasis *(bacteriostasis).* Retraso del crecimiento y reproducción de las bacterias.

bacteriostático *(bacteriostat, bacteriostatic).* **1.** Que inhibe el crecimiento y la reproducción de las bacterias. Véase bactericida. **2.** Agente químico que posee tales propiedades.

bacterioterapia *(bacteriotherapy).* Tratamiento de enfermedades por medio de bacterias.

Bacterium. Grupo de bacterias antes clasificado como un género de la familia bacteriáceas *(Bacteriaceae)*, y más tarde como *Acetobacter.*

bacteriuria *(bacteriuria).* Presencia de bacterias en la orina.

Bacteroides. Género de bacterias de la familia bacteroidáceas *(Bacteroidaceae)*, compuesto por bacilos gramnegativos anaerobios inmóviles que normalmente se encuentran en la boca, tracto intestinal y órganos genitales del hombre; algunas especies son patógenas.

B. fragilis, la especie que más se observa de todos los anaerobios; patógeno potencial para el hombre.

B. melaninogenicus, especie caracterizada por la producción de pigmento oscuro; ocasionalmente, patógeno para el hombre.

bagazosis *(bagassosis).* Enfermedad respiratoria crónica producida por la inhalación continua del polvo de bagazo (residuo seco y machacado de la caña de azúcar).

baile de San Vito *(St. Vitus' dance).* Corea aguda, véase corea.

BAL *(BAL).* Dimercaprol; las siglas proceden de la denominación inglesa, *British antilewisite.*

balanitis *(balanitis).* Inflamación del glande del pene.

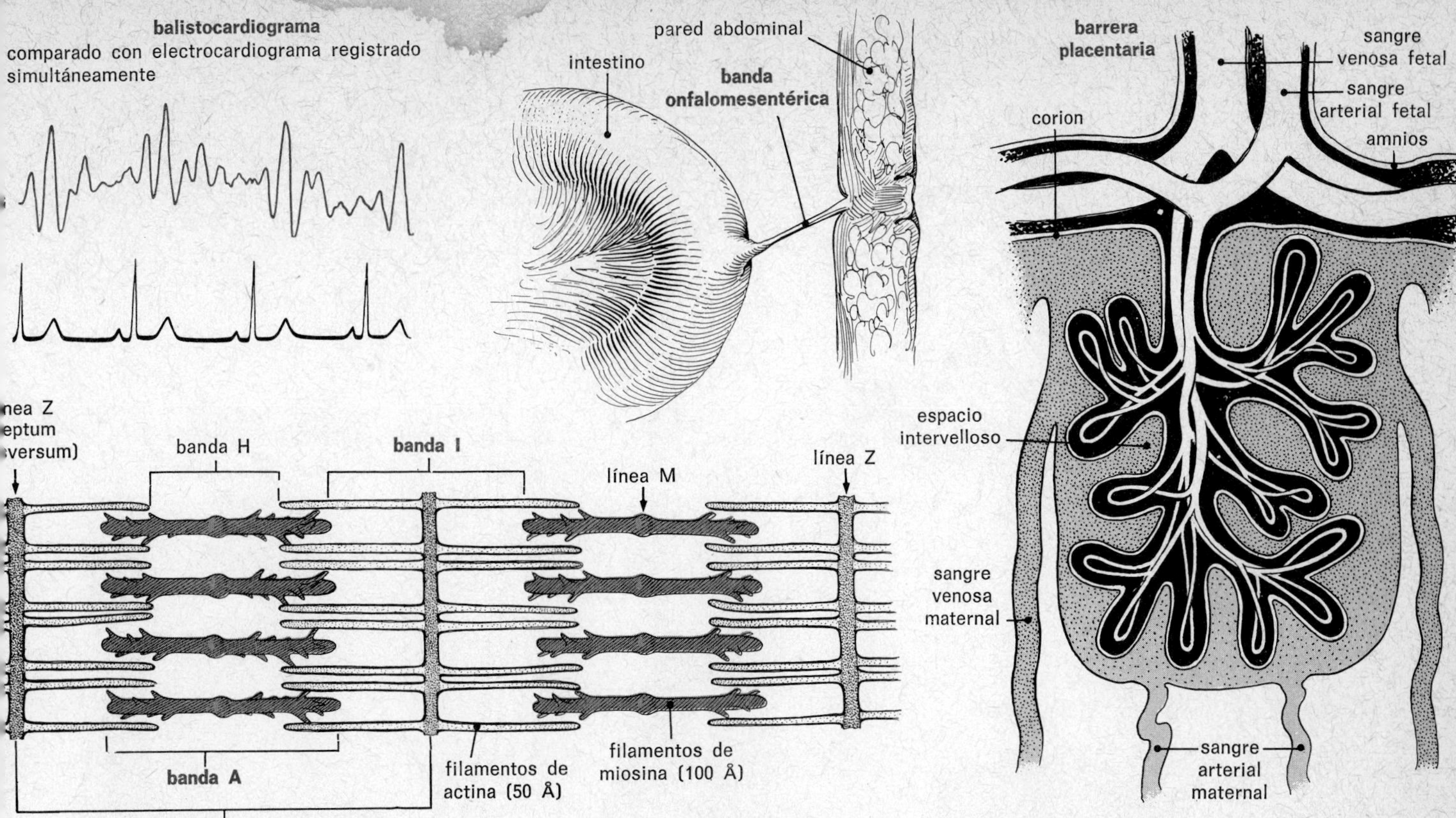

balanoblenorrea *(balanoblennorrhea).* Inflamación del glande del pene debido a blenorragia.

balanoplastia *(balanoplasty).* Operación reconstructora del glande del pene.

balanopostitis *(balanoposthitis).* Inflamación del glande del pene y la superficie adyacente del prepucio.

balanoprepucial *(balanopreputial).* Relativo al glande del pene y el prepucio.

balanza *(balance).* Aparato para pesar.

balbuceo *(stammering).* Forma vacilante de hablar distinguida por pausas involuntarias y repeticiones silábicas; a distinguir del tartamudeo.

balismo *(ballism, ballismus).* **1.** Movimientos violentos, como los que se observan en la corea. **2.** Parálisis agitante.

balistocardiografía *(ballistocardiography).* Confección, estudio e interpretación de balistocardiogramas.

balistocardiógrafo *(ballistocardiograph).* Aparato para obtener un balistocardiograma, consistente en un sistema de registro y una mesa suspendida del techo o de un aparato que descansa sobre el cuerpo del paciente.

balistocardiograma *(ballistocardiogram).* Registro gráfico de los movimientos del cuerpo con cada contracción cardiaca y eyección de la sangre de los ventrículos; utilizado como medio no invasivo para calcular el gasto cardiaco y examinar el dinamismo cardiaco.

balneología *(balneology).* Rama de la ciencia médica que estudia las aguas minerales y su uso terapéutico, sobre todo en baños.

balneoterapia *(balneotherapeutics, balneotherapy).* Tratamiento de las enfermedades por medio de baños de aguas minerales.

balón *(balloon).* Saco esférico hinchable carente de poros, como el del catéter de Foley.

bálsamo *(balm, balsam).* **1.** Ungüento o aplicación suave. **2.** Exudado gomoso de algunos árboles y arbustos, utilizado en preparaciones farmacológicas.

banco óptico *(optical bench).* Aparato para evaluar las propiedades físicas y las aberraciones de una lente o un sistema de lentes.

banda *(band).* **1.** Estructura que rodea o ata a otra. **2.** Estructura anatómica en forma de lazo.

b. A, banda ancha y oscura producida por los filamentos gruesos de miosina (100 Å) que atraviesan la parte central del sarcómero.

b. I, banda clara que va hacia el centro del sarcómero desde cada línea Z de las fibras de músculo estriado, formada por filamentos finos de actina (50 Å) orientados longitudinalmente.

b. de Maissiati, tracto iliotibial; véase tracto.

b. onfalomesentérica, banda persistente anómala que va desde el intestino al ombligo, residuo de un conducto onfalomesentérico (vitelino) embrionario no obliterado; en ocasiones produce obstrucción del intestino delgado cuando las asas intestinales lo rodean.

b. ortodóntica, tira metálica delgada que rodea la corona de un diente en sentido horizontal.

b. Z, véase línea Z.

bandeja *(tray).* Receptáculo plano y poco profundo, con bordes elevados, que se utiliza para trasladar o contener diversos artículos.

bandera amarilla *(yellow jack).* La que se pone en un barco para avisar que tiene enfermos.

Banti, síndrome de *(Banti's syndrome).* Esplenomegalia congestiva crónica; véase esplenomegalia.

baño *(bath).* **1.** Inmersión del cuerpo o una parte de él en agua o cualquier otro medio. **2.** Recipiente en el que se sumerge el cuerpo.

b. de agua, (1) inmersión del cuerpo o una parte de él en agua; (2) inmersión de agua en un recipiente con líquido con el propósito de calentar o enfriar el líquido.

b. de asiento, baño en el que sólo las caderas y nalgas del paciente están inmersas.

b. de contraste, inmersión alternativa de una parte del cuerpo en agua caliente y fría (generalmente a intervalos de media hora) con el propósito de aumentar el aporte sanguíneo y mejorar la circulación a dicha parte.

b. de ducha, aplicación local de una corriente de agua.

b. finlandés, sauna.

b. templado, baño con el agua a una temperatura aproximada de 25º C.

bar *(bar).* Unidad internacional de presión: una megadina (10^6 dinas) por cm^2, ó 0,987 ats.

baragnosia *(baragnosis).* Falta de la facultad de apreciar el peso de objetos sostenidos en la mano.

barbital *(barbital).* Polvo cristalino incoloro o blanco, $C_8H_{12}N_2O_3$; derivado del ácido barbitúrico utilizado como sedante.

barbitúrico *(barbiturate).* **1.** Sal del ácido barbitúrico. **2.** Cualquier derivado del ácido barbitúrico que se usa como sedante.

barbitúrico, ácido *(barbituric acid).* Sustancia cristalina, $CH_2(CONH)_2CO$, que por sí sola no es sedante, pero de la que derivan los barbitúricos (medicamentos sedantes).

barbiturismo *(barbiturism).* Intoxicación (aguda o crónica) por derivados del ácido barbitúrico.

bariátra *(bariatrician).* Médico especializado en reducir el peso de pacientes obesos, generalmente mediante el uso de fármacos supresores del apetito.

bariatría *(bariatrics).* Rama de la medicina que se ocupa de la asistencia y tratamiento de las personas con exceso de peso.

bario *(barium).* Elemento metálico de color blanco plateado, símbolo Ba, número atómico 56, peso atómico 137,36.

b., sulfato de, polvo blanco fino casi insoluble, $BaSO_4$; se utiliza como medio de contraste radiopaco cuando se da vía oral, o como enema para visualizar por rayos X el tracto gastrointestinal.

barniz *(varnish).* Solución de una resina, un disolvente adecuado y un endurecedeor evaporizante que, al aplicarse en una capa delgada, forma una película dura, brillante y fina.

b. dental, solución de resinas y gomas naturales con un disolvente orgánico; se aplica sobre las paredes y suelo de las cavidades dentarias preparadas; cuando se evapora el disolvente, queda una fina película que protege al diente contra los constituyentes del material de restauración y el calor.

baroceptor *(baroceptor).* Véase barorreceptor.

barorreceptor *(baroreceptor).* Terminal nerviosa sensitiva que responde a cambios de presión; también se denomina presorreceptor y baroceptor.

barosinusitis *(barosinusitis).* Véase aerosinusitis.

barotrauma *(barotrauma).* Lesión causada por presión, generalmente al oído medio o senos paranasales, debida a la diferencia entre la presión atmosférica y la de la cavidad afecta.

barra *(bar).* Trozo de metal que une dos o más partes de una dentadura parcial movible.

b. de Passavant, véase reborde de Passavant.

barrera *(barrier).* Impedimento u obstáculo.

b. hematoencefálica, barrera de tejidos que se interpone entre la sangre y las neuronas del cerebro; consta de la pared de los capilares, las capas de la vaina perivascular, la neuroglia y la sustancia de sostén cerebral.

b. placentaria, capa epitelial semipermeable de la placenta que separa la sangre materna de la fetal.

b. protectora, en radiología, material como el plomo u hormigón que se utiliza para absorber radiaciones ionizantes con fines de protección.

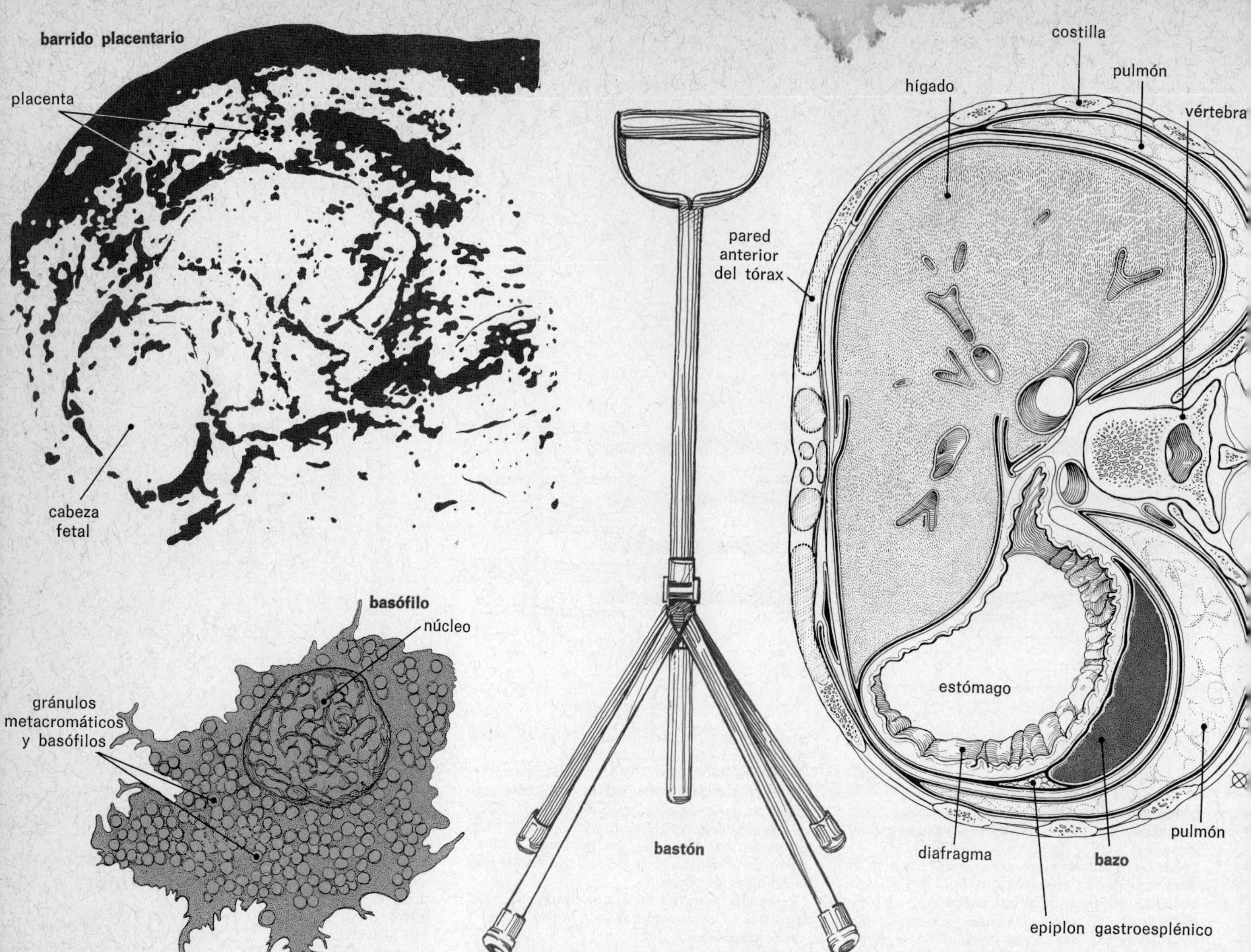

b. sangre-aire, los tejidos del pulmón, de unos 0,2 μm de espesor, que separan la sangre del aire y a cuyo través se produce el intercambio de gases; comprenden un endotelio escamoso, una membrana basal y una célula (neumocito tipo I) escamosa alveolar que es la que está en contacto con el aire.

b. sangre-cerebro, barrera hematoencefálica.

b. sangre-testículo, barrera hermética, formada por la unión de las células de Sertoli de los tubos seminíferos del testículo, que impide el paso de sustancias a la luz en la que se desarrollan los espermatozoides, protegiéndolos, especialmente del aporte vascular.

barrido placentario *placentascan).* Determinación de la localización de la placenta mediante el uso de ultrasonidos o por medio de un detector gammagráfico previa inyección de una sustancia radiactiva.

bartolinitis *(bartholinitis).* Inflamación de las glándulas vestibulares mayores (glándulas de Bartholin).

bartoneliasis *(bartonellosis).* Enfermedad que se produce principalmente en Perú, ocasionada por un bacilo transmitido por artrópodos *(Bartonella bacilliformis)* y caracterizada generalmente por un estadio febril con anemia (fiebre Oroya) seguido varias semanas más tarde de una erupción cutánea nodular (verruga peruana); en ocasiones aparece uno de los estadios de la enfermedad sin el otro; también llamada enfermedad de Carrión. Véase también fiebre Oroya y verruga peruana.

Bartonella bacilliformis. Bacilo gramnegativo encapsulado que produce bartoneliasis; se transmite al hombre por la mordedura de artrópodos.

Bartter, síndrome de *(Bartter's syndrome).* Alteración caracterizada por hiperplasia yuxtaglomerular, hiperaldosteronismo secundario, alcalosis hipocaliémica y gran aumento de los niveles de renina en plasma en ausencia de hipertensión.

base *(base).* **1.** Fundamento o soporte de cualquier cosa. **2.** Principal ingrediente de una mezcla. **3.** Sustancia que vuelve azules los indicadores de tornasol y se combina con un ácido para formar una sal.

b. de cemento, revestimiento colocado en el fondo de cavidades profundas para proteger la pulpa dentaria del shock térmico y para servir de asiento a un empaste permanente.

b. de resina acrílica, base para una dentadura postiza hecha con dicho material.

Basedow, enfermedad de *(Basedow's disease).* Trastorno causado por la producción excesiva de hormonas tiroideas; también llamada tirotoxicosis con bocio exoftálmico y enfermedad de Graves.

básico *(basic).* Perteneciente o relativo a una base; también llamado basilar.

basicraneal *(basicranial).* Perteneciente o relativo a la base del cráneo.

basilar *(basilar).* Perteneciente o relativo a una base, como la membrana basilar del conducto coclear.

basilateral *(basilateral).* Relativo a la base y al lado o lados de una estructura.

Basilea, Nomenclatura Anatómica de *(Basle Nomina Anatomica (BNA)).* Sistema de nomenclatura anatómica adoptado por la Sociedad Anatómica; se ha reemplazado por la *Nomenclatura Anatómica.*

basión *(basion).* Punto medio del borde anterior del agujero magno (agujero occipital).

basis *(basis).* En latín, base.

b. cordi, base del corazón.

b. cranii, base del cráneo; la superficie interior se llama basis cranii interna; la exterior se denomina basis cranii externa.

basocitosis *(basocytosis).* Aumento anormal del número de basófilos en sangre; también denominada leucocitosis basófila.

basofilia *(basophilia).* **1.** Aumento anormal de los leucocitos basófilos en sangre. **2.** Presencia de hematíes basófilos en sangre.

basófilo *(basophil).* **1.** Que se tiñe fácilmente con colorantes básicos. **2.** Glóbulo blanco de la sangre (leucocito basófilo) que contiene gránulos grandes que se tiñen con colorantes básicos.

bastón 1 *(cane).* Recurso utilizado principalmente para mantener el equilibrio al caminar. **2.** *(rod).* Cualquier formación o estructura delgada y cilíndrica. **3.** Una de las células que forman con los conos la capa de bastones y conos de la retina.

Batten-Mayou, enfermedad de *(Batten-Mayou disease).* Esfingolipidosis cerebral; véase esfingolipidosis.

Battle, signo de *(Battle's sign).* Coloración detrás de la oreja observada en la fractura de la base del cráneo.

bazo *(spleen).* Organo linfático vascular de gran tamaño situado en la cavidad abdominal por debajo del diafragma y en el lado izquierdo; es el único tejido linfático especializado en la filtración de sangre; retira de la circulación las células gastadas, transforma la hemoglobina en bilirrubina y libera hierro en la sangre para su reutilización.

b. accesorio, masa de tejido esplénico presente a veces en uno de los pliegues del peritoneo.

b. lardáceo, bazo que contiene depósitos amiloideos.

BCG *(BCG).* Abreviatura del bacilo de Calmette-Guèrin; véase vacuna.

Be *(Be).* Símbolo químico del elemento berilio.

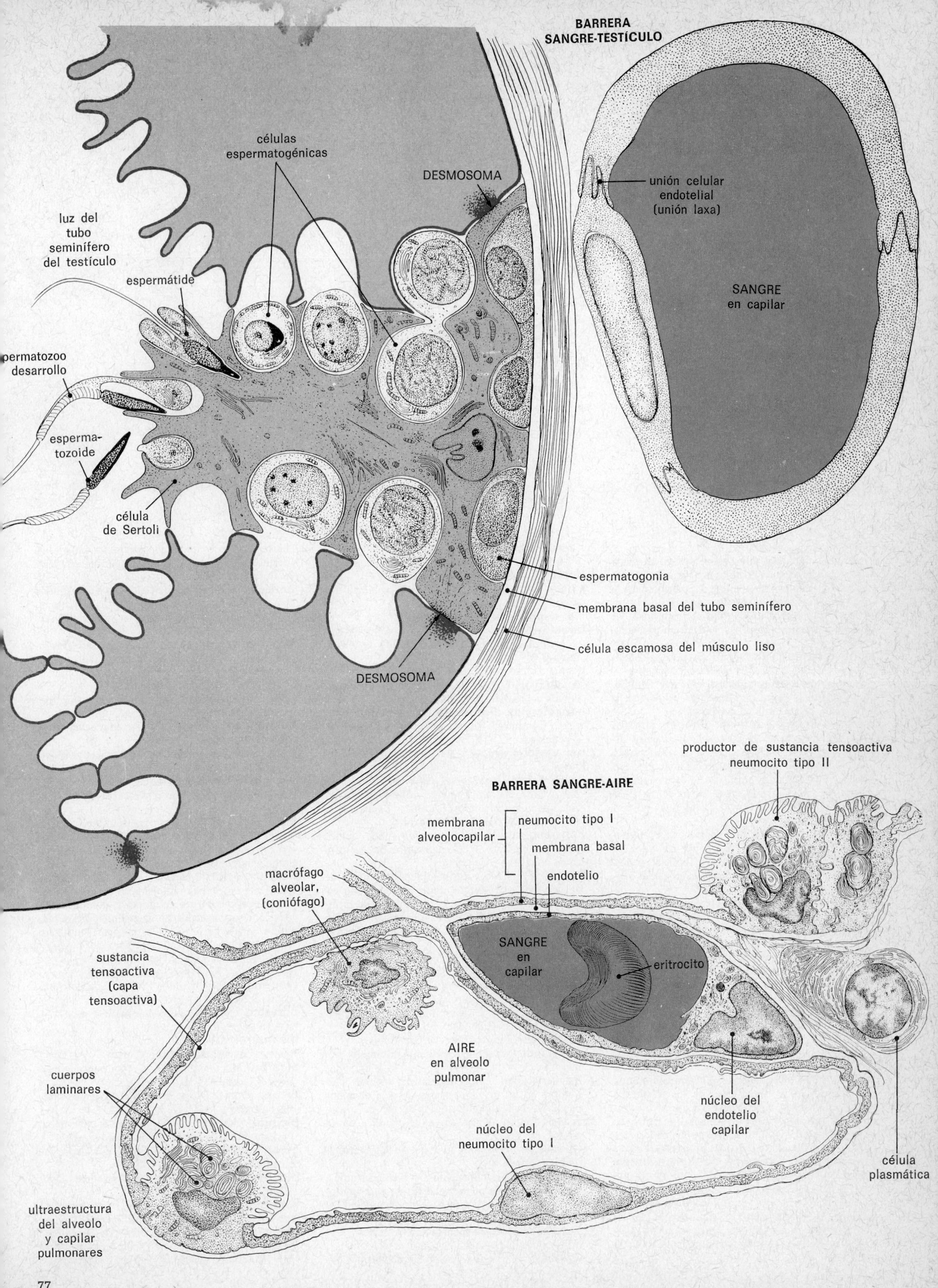
BARRERA
SANGRE-TESTÍCULO
células
espermatogénicas
DESMOSOMA
luz del
tubo
seminífero
del testículo
espermátide
permatozoo
desarrollo
esperma-
tozoide
célula
de Sertoli
unión celular
endotelial
(unión laxa)
SANGRE
en capilar
espermatogonia
membrana basal del tubo seminífero
célula escamosa del músculo liso
DESMOSOMA
productor de sustancia tensoactiva
neumocito tipo II
BARRERA SANGRE-AIRE
membrana
alveolocapilar
neumocito tipo I
membrana basal
endotelio
macrófago
alveolar,
(coniófago)
SANGRE
en
capilar
eritrocito
sustancia
tensoactiva
(capa
tensoactiva)
AIRE
en alveolo
pulmonar
cuerpos
laminares
núcleo del
endotelio
capilar
núcleo del
neumocito tipo I
célula
plasmática
ultraestructura
del alveolo
y capilar
pulmonares

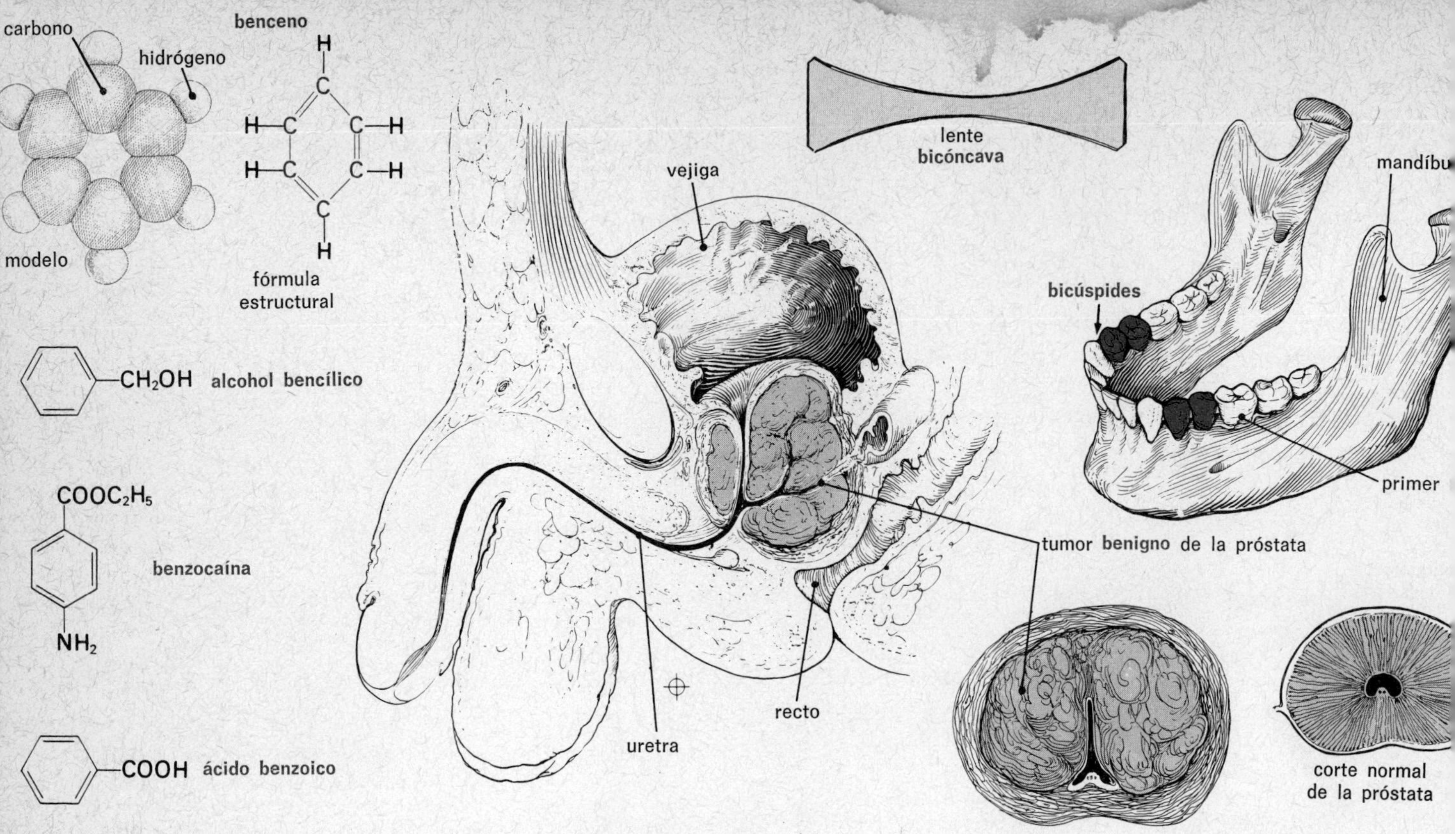

bebé *(baby).* Lactante.

b. azul, niño pequeño con un defecto cardiaco congénito en el que el conducto arterioso o agujero oval del corazón no se cierra, ocasionando la mezcla de las sangres venosa y arterial en el ventrículo izquierdo y un suministro inadecuado de oxígeno en sangre; la piel suele tener un tinte azulado.

behaviorismo *(behaviorism).* Escuela psicológica que aborda los hechos observables, objetivos y tangibles del comportamiento, más que fenómenos subjetivos como pensamientos, emociones o impulsos; dícese también conductismo.

Behçet, enfermedad de; Behçet, síndrome de *(Behçet's disease, Behçet's syndrome).* Ulceras recurrentes en genitales y cavidad bucal, con inflamación del iris, cuerpo ciliar y coroides y formación de líquido purulento en la cámara anterior del ojo; son frecuentes los piodermas y la afectación del sistema nervioso central adopta formas diversas.

bejel *(bejel).* Infección no venérea con un treponema muy parecido a *Treponema pallidum*; se presenta fundamentalmente en climas áridos, especialmente entre niños de tribus nómadas africanas.

bel, belio *(bel).* Unidad de intensidad del sonido, que es el logaritmo de base 10 del cociente de dos niveles de sonido; 1 bel es la diferencia de intensidad entre un sonido apenas audible y otro 10 veces más intenso; denominado así en recuerdo de Alexander Graham Bell.

bella indiferencia *(belle indifference).* Estado constante e injustificado de complacencia e indiferencia observado a menudo en pacientes con histeria de conversión.

belladona *(belladonna).* **1** Planta venenosa, *Atropa belladonna,* con flores de color púrpura y frutos negros. **2.** Preparado atropínico derivado de raíces y hojas de belladona; se utiliza como anticolinérgico en el tratamiento de los trastornos gastrointestinales; el fármaco o droga, cuyo nombre significa mujer bella en italiano, se utilizó en tiempos pasados para dilatar la pupila de los ojos y volver así más atractivas a las mujeres.

Bence Jones, albúmina de; Bence Jones, proteína de *(Bence Jones albumin, Bence Jones protein).* Véase proteína de Bence Jones.

benceno *(benzene).* Líquido incoloro sumamente inflamable y poco denso, C_6H_6; derivado del alquitrán, se utiliza en la fabricación de muchos productos químicos; comúnmente llamado benzol.

metilbenceno, véase tolueno.

γ-benceno, hexacloruro de, véase lindano.

bencilo *(benzyl).* Radical hidrocarburo.

bencílico, alcohol, $C_6H_5CH_2OH$; sustancia que se utiliza como anestésico local.

b., benzoato de, líquido oleoso incoloro.

bencimidazol *(benzimidazole).* Compuesto que se presenta como parte de la molécula de la vitamina B_{12}.

benigno *(benign).* Dícese de una afección capaz de alterar la función de un órgano sin amenazar la vida del individuo; no maligno.

benzalconio, cloruro de *(benzalkonium chloride).* Compuesto utilizado como antiséptico y germicida.

benzoato *(benzoate).* Ester o sal del ácido benzoico.

benzocaína *(benzocaine).* Anestésico local de piel y mucosas, ampliamente utilizado para aliviar quemaduras solares, pruritos y quemaduras; éster etílico del ácido aminobenzoico.

benzoico, ácido *(benzoic acid).* Acido blanco cristalino presente en la benzoína (resina); se utiliza en fungicidas y dentífricos.

benzoína *(benzoin).* Resina obtenida como goma del árbol *Styrax benzoin*, usada a veces como expectorante inhalatorio en el tratamiento de laringitis y bronquitis; la tintura de benzoína también se utiliza como base para lograr una superficie pegajosa en cintas adhesivas.

beriberi *(beriberi).* Enfermedad producida por deficiencia de tiamina (vitamina B_1) en la dieta.

b. cardiovascular, enfermedad que se manifiesta por insuficiencia cardiaca y edema; la forma aguda fulminante se denomina shoshin; también llamado beriberi húmedo.

b. húmedo, véase beriberi cardiovascular.

b. infantil, forma que se presenta durante el primer año de vida, destacando por lo general las manifestaciones cardiovasculares; aparece casi siempre en los primeros meses de vida en niños pequeños con alimentación materna; es consecuencia de un déficit grave de tiamina en la madre.

b. seco, forma crónica en la que la polineuropatía es prominente.

berilio *(beryllium).* Elemento metálico resistente a la corrosión y con un punto de fusión alto; símbolo Be; número atómico 4; peso atómico 9,013; se utiliza como reflector en reactores nucleares y en aleación de cobre para contactos eléctricos y herramientas que no sueltan chispas.

beriliosis *(berylliosis).* Estado producido por inhalación de o contacto con partículas de sales de berilio; se caracteriza por excrecencias granulomatosas en los pulmones o piel.

berkelio *(berkelium).* Elemento sintético radiactivo, símbolo Bk, número atómico 97, peso atómico 247; tiene nueve isótopos, con vidas medias de entre 3 horas y 1380 años.

Bernheim, síndrome de *(Bernheim's syndrome).* Insuficiencia cardiaca derecha, sin congestión pulmonar y en presencia de aumento de volumen del ventrículo izquierdo.

beso, enfermedad del *(kissing disease).* Mononucleosis infecciosa; véase mononucleosis.

bestialidad *(bestiality).* Relación sexual entre hombre y animal.

beta *(beta).* **1.** Segunda letra del alfabeto griego, β. **2.** Segundo elemento en un sistema de clasificación, como compuestos químicos. Para los términos que empiecen por ß, véase el término en cuestión.

betel *(betel).* Planta trepadora del Este de la India, *Piper betle;* especie cuyas hojas y frutos (nueces) se mastican para producir un efecto estimulante y narcótico.

bezoar *(bezoar).* Masa que se encuentra principalmente en el tracto alimentario de los rumiantes, y ocasionalmente del hombre, compuesta de pelo o fibras vegetales; antiguamente considerada como dotada de propiedades mágicas y utilizada como antídoto de venenos.

Bi *(Bi).* Símbolo químico del elemento bismuto.

bi-, bin- *(bi-, bin-).* Prefijos que significan dos.

biauricular *(biauricular).* **1.** Que tiene dos aurículas. **2.** Relativo a ambas aurículas.

bibásico *(bibasic).* Véase dibásico.

bíbulo *(bibulous).* Absorbente.

bicameral *(bicameral).* Formado por dos cámaras o cavidades; dícese de un absceso.

bicarbonato *(bicarbonate).* Compuesto que contiene el radical CO_3H.

bíceps *(biceps).* Dícese del músculo con dos cabezas u orígenes.

bicipital *(bicipital).* **1.** Que tiene dos cabezas. **2.** Perteneciente o relativo a un músculo bíceps.

bicóncavo *(biconcave).* Que tiene una depresión en ambos lados o caras.

biconvexo *(biconvex).* Abultado en ambos lados o superficies.

bicórneo *(bicornous, bicornuate, bicornate).* Que tiene dos cuernos o estructuras en forma de cuerno.

bicúspide *(bicuspid).* Que tiene dos cúspides o puntos sobresalientes, como los premolares o la válvula auriculoventricular (mitral) del corazón.

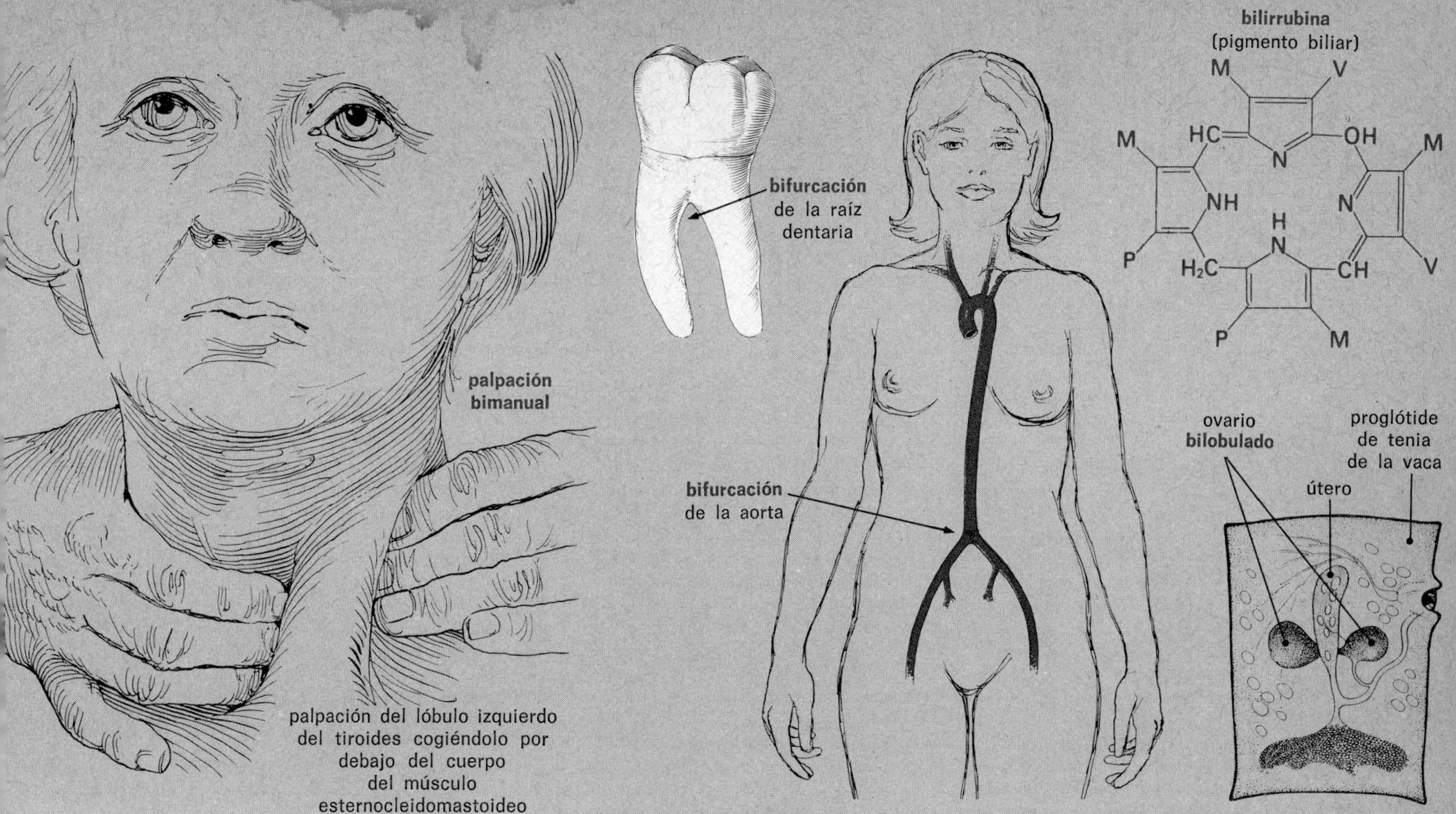

Bichat, bola adiposa de, *(buccal fat-pad).* Masa de grasa encapsulada que se encuentra en el lado externo de la mejilla, por fuera del músculo buccinador y atravesada por el conducto parotídeo; está más desarrollada en los niños y se llama también almohadilla de succión porque se piensa que ayuda a evitar que las mejillas sean succionadas durante la lactancia.

b.i.d. Abreviatura del latín *bis in die;* dos veces al día.

bífido *(bifid).* Dividido en dos partes, como un uréter bífido.

bifocal *(bifocal).* Que tiene dos longitudes focales.

bifocales, lentes oculares que tienen dos longitudes focales y se utilizan tanto para visión cercana como lejana.

bifurcación *(bifurcation).* División o separación en dos partes o ramas.

bifurcar *(bifurcate).* Dividir o separar en dos.

bigeminismo *(bigeminy).* Aparición en pares, especialmente la presencia de dos latidos en rápida sucesión, seguidos de una pausa antes de los dos latidos siguientes.

bigémino *(bigeminal).* Que se presenta en pares.

bilateral *(bilateral).* Relativo a o que tiene dos lados.

Bilharzia. Nombre antiguo de un género de trematodos, actualmente denominado *Schistosoma.*

bilharziasis, bilharziosis *(bilharziasis, bilharziosis).* Véase esquistosomiasis.

biliar *(biliary).* Relativo a la bilis y los conductos biliares.

bilifuscina *(bilifuscin).* Pigmento verde-pardo oscuro presente en la bilis y sales biliares.

bilioso *(bilious).* **1.** Perteneciente o relativo a la bilis o que la contiene; biliar. **2.** Término popular vago que denota un estado alterado del aparato digestivo.

bilirrubina *(bilirubin).* Pigmento rojo-anaranjado formado a partir de la hemoglobina durante la destrucción de hematíes por el sistema reticuloendotelial; en caso de enfermedad hepática o destrucción excesiva de hematíes, la acumulación de bilirrubina en la sangre y los tejidos origina ictericia.

bilirrubinemia *(bilirubinemia).* Presencia de bilirrubina en sangre; suele referirse a la concentración superior a la normal.

bilirrubinuria *(bilirubinuria).* Presencia de bilirrubina en la orina.

bilis *(bile).* Líquido amargo, de color pardo amarillento o verde parduzco, secretado por el hígado, almacenado en la vesícula biliar y excretado en el duodeno; ayuda a la digestión, emulsionando las grasas principalmente.

biliuria *(biliuria).* Presencia de bilis o sales biliares en la orina.

biliverdina *(biliverdin, biliverdine).* Pigmento verde de la bilis, formado por oxidación de la bilirrubina.

bilobulado *(bilobular, bilobate).* Que tiene dos lóbulos.

bimanual *(bimanual).* Realizado con las dos manos, p. ej. palpación bimanual.

bimodal *(bimodal).* Que tiene dos picos distintos; dícese de una curva gráfica.

bimolecular *(bimolecular).* Relativo o que afecta a dos moléculas.

binario *(binary).* Compuesto de dos partes.

binocular *(binocular).* **1.** Relativo a ambos ojos. **2.** Utilizado por ambos ojos al mismo tiempo, como el microscopio binocular.

binomial *(binomial).* **1.** Que tiene dos nombres. **2.** En matemáticas, expresión relativa a dos términos conectados por un signo más o un signo menos (como m + n ó 10–5).

binucleado, binuclear *(binuclear, binucleate).* Que tiene dos núcleos.

bio- *(bio-).* Forma prefija que indica relación con la vida.

bioaustronáutica *(bioastronautics).* Estudio de los efectos de los viajes espaciales sobre los organismos vivos.

biocatalizador *(biocatalyst).* Enzima.

biocinética *(biokinetics).* Estudio de los cambios y movimiento de crecimiento de los organismos en desarrollo.

biodinámica *(biodynamics).* Ciencia que estudia la energía en cuanto relacionada con los organismos vivos y su entorno.

biodisponibilidad *(bioavailability).* Grado en que el ingrediente activo de un fármaco es absorbido por el organismo en la forma que es fisiológicamente activa; es un indicio tanto de la cantidad relativa de un fármaco administrado que llega a la circulación como de la rapidez con que esto ocurre.

bioenergética *(bioenergetics).* Estudio de los cambios de energía producidos en los tejidos vivos.

bioensayo *(bioassay).* Evaluación de un fármaco mediante comparación de sus efectos en un animal de experimentación con los de un preparado estándar.

bioequivalencia *(bioequivalence).* Aplicación del concepto de biodisponibilidad por la que cabe presumir que un fármaco tiene la misma eficacia terapéutica que otro si alcanza una concentración máxima, velocidad de absorción y cantidad total absorbida iguales a las de un estándar reconocido.

bioestadística *(biostatistics).* Ciencia que se ocupa de la adquisición, análisis e interpretación de datos relativos a la mortalidad, morbilidad, natalidad y demografía humanas.

bioética *(bioethics).* Rama de la ética que se ocupa de las implicaciones morales y sociales de las prácticas y avances de la medicina y las ciencias de la vida.

biofísica *(biophysics).* Ciencia de las fuerzas físicas que actúan sobre las células del cuerpo vivo.

b. dentaria, relación entre el comportamiento biológico de las estructuras de la boca y la acción física de una prótesis dental.

biogénesis *(biogenesis).* Denominación dada por Huxley a la teoría de que las cosas vivas sólo se originan de cosas vivas, opuesta a la generación espontánea.

bioingeniería *(bioengineering).* Ingeniería biomédica; aplicación de los principios de ingeniería para resolver problemas biomédicos, p. ej. diseño y construcción de dispositivos hechos de un material adecuado para su implantación en el cuerpo (válvulas cardiacas de plástico, clavos y placas de metal, electrodos, etc.) o de aparatos de uso externo para mantener la vida (p. ej. riñón artificial).

biología *(biology).* Ciencia que estudia los organismos vivos, su estructura, función, crecimiento, etcétera.

b. celular, ciencia que estudia la célula; busca una explicación de los procesos metabólicos y fisicoquímicos del protoplasma; también llamada citología.

biológico *(biologic, biological).* Relativo a la biología.

biólogo *(biologist).* Especialista en biología.

biomedicina *(biomedicine).* Aspectos de las ciencias biológicas que guardan relación con la medicina clínica.

biomédico *(biomedical).* Relativo a la biomedicina.

b., ingeniería, véase bioingeniería.

biometría *(biometry).* Estudio estadístico de la información biológica.

biomicroscopia *(biomicroscopy).* **1.** Examen microscópico de los tejidos vivos del cuerpo. **2.** Examen de la córnea o el cristalino por combinación de la lámpara de hendidura y el microscopio corneal.

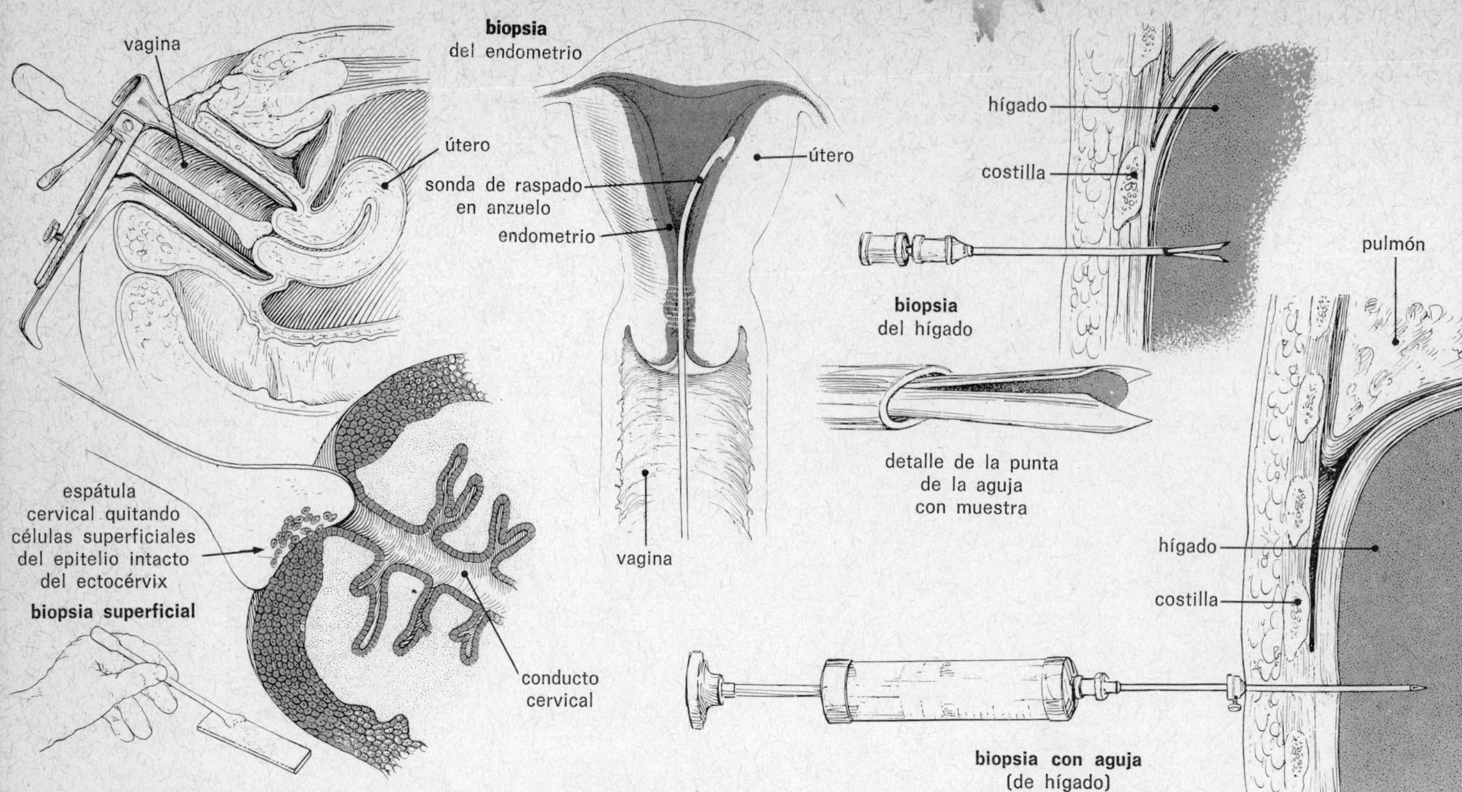

biomicroscopio *(biomicroscope).* Microscopio binocular que se utiliza con un haz de luz estrecho (lámpara de hendidura) para el examen del ojo en vivo.

biomoléculas *(biomolecules).* Moléculas presentes en la materia orgánica.

bion *(bion).* Cualquier organismo vivo.

biónica *(bionics).* Aplicación de los principios biológicos al diseño de sistemas electrónicos.

bionosis *(bionosis).* Cualquier enfermedad producida por seres vivos.

biopsia *(biopsy).* Extirpación y examen (macro y microscópico) de un tejido de un cuerpo vivo con fines de diagnóstico.

b. con aguja, obtención de material de biopsia por aspiración a través de una aguja.

b. quirúrgica, obtención de tejido de biopsia por cirugía.

b. superficial, examen de células obtenidas por raspado de una superficie, como la del cuello uterino.

bioquímica *(biochemistry).* La química de la materia orgánica o de los organismos; también llamada química biológica.

biorretroacción *(biofeedback).* Técnica que utiliza métodos electrónicos de control para facilitar a una persona señales inmediatas y continuas sobre cambios en funciones corporales de los que normalmente no es consciente, como fluctuaciones en la presión arterial; el sujeto se esfuerza por aprender a controlar la función.

biorritmo *(biorhythm).* **1.** Ocurrencia cíclica de un proceso biológico. **2.** Patrón de comportamiento automantenido que se presenta en ciclos, es relativamente independiente de la temperatura ambiental y se desvía (al menos ligeramente) del ciclo geofísico externo al que es paralelo.

biosíntesis *(biosynthesis).* Formación de sustancias químicas por o en organismos vivos.

biospectrometría *(biospectrometry).* Determinación de la cantidad de diversas sustancias existente en tejidos vivos por medio de un espectroscopio; también llamada espectrometría clínica.

biospectroscopia *(biospectroscopy).* Examen de muestras de tejido vivo con el espectroscopio; también denominada espectroscopia clínica.

biotecnología *(biotechnology).* Aplicación de datos humanos y de ingeniería a problemas relativos al ajuste del hombre y la máquina; también llamada ergonomía.

biotelemetría *(biotelemetry).* Registro y medida, sin cables, de los procesos vitales de un organismo situado en un punto alejado del aparato medidor.

biótico *(biotic).* Relativo a los procesos vitales; también llamado biológico.

biotina *(biotin).* Vitamina que actúa como coenzima y se encuentra principalmente en el hígado, levadura y yema del huevo; antes conocida como vitamina H.

biotipo *(biotype).* Estructura del cuerpo en lo referente a sus proporciones, desarrollo muscular y apariencia; también llamado somatotipo o hábito corporal.

biotoxina *(biotoxin).* Cualquier sustancia tóxica formada en los tejidos corporales.

biotransformación *(biotransformation).* Interacción entre un fármaco y el organismo vivo que da como resultado un cambio químico en la molécula del fármaco; también denominada metabolismo farmacológico.

biotransporte *(biotransport).* Translocación de un soluto a través de una barrera biológica sin que se altere.

bípara *(bipara).* Secundípara; mujer que da a luz por segunda vez.

biparietal *(biparietal).* Relativo a ambos huesos parietales del cráneo.

bípedo *(biped).* Animal con dos pies.

bipennado, bipenniforme *(bipennate, bipenniform).* Que tiene forma de pluma; dícese de algunos músculos por la colocación de sus fibras a ambos lados de un tendón.

bipolar *(bipolar).* **1.** Con dos polos. **2.** Relativo a ambos extremos de una célula.

bipositivo *(bipositive).* Que tiene dos cargas o valencias positivas, como el ion calcio, Ca^{++}.

birrefringencia *(birefringence).* Desdoblamiento de la luz en dos direcciones ligeramente diferentes para formar dos rayos; también llamada refracción doble.

bis- *(bis-).* Prefijo que significa dos o doble.

bis in die. En latín, dos veces al día.

bisexual *(bisexual).* Que tiene los órganos reproductores de ambos sexos; también denominado hermafrodita.

bishidroxicumarina *(bishydroxycoumarin).* Véase dicumarol.

bisinosis *(byssinosis).* Forma de enfermedad fibrosa inflamatoria crónica producida por la inhalación de polvo de algodón, lino y cáñamo; el síntoma principal es la obstrucción aguda de las vías aéreas; también denominada fiebre del molino de algodón.

bismuto *(bismuth).* Elemento metálico quebradizo cristalino; símbolo Bi, número atómico 83, peso atómico 209.

b. subcarbonato de, $(CO_3(Bi_2O)_2) \cdot H_2O$; polvo blanco o amarillo pálido que se utiliza como astringente y antiácido; también llamado oxicarbonato de bismuto.

bisturí *(bistoury).* Instrumento quirúrgico en forma de cuchillo largo y angosto que se usa para incidir tejidos blandos; véase cuchillo.

bisulfito *(bisulfite).* Cualquier compuesto que contiene el grupo ácido inorgánico SO_2H.

bitemporal *(bitemporal).* Relativo a ambos temporales.

biuret *(biuret paper, reagent, test).* Véase papel, reactivo y prueba del biuret.

bivalencia *(bivalence, bivalency).* Poder de combinación doble que el de un átomo de hidrógeno; valencia 2.

bivalente *(bivalent).* **1.** Que tiene valencia 2 o el poder de combinación de dos átomos de hidrógeno; también conocido como divalente. **2.** En genética, compuesto por dos cromosomas homólogos.

biventral *(biventer).* Que tiene dos vientres; dícese de algunos músculos, como el músculo digástrico.

bizqueo *(squint).* Estrabismo.

blanqueado *(bleaching).* **1.** Eliminación del color por medio de agentes químicos. **2.** En odontología, método para devolver a los dientes su color natural.

b., agente de, cualquier producto químico utilizado para dar brillo a dientes descoloridos.

blasto- *(blasto-).* Forma prefija que significa crecimiento o germinación, p. ej. blastodermo.

blasto *(blast).* Estadio inmaduro del desarrollo de una célula previo a la adquisición de su forma definitiva.

blastocele *(blastocele).* Cavidad llena de líquido de un blastocisto.

blastocisto *(blastocyst).* Embrión en el momento de implantarse en la pared uterina; consta de una sola capa de células externas (trofoblasto), una cavidad llena de líquido (blastocele) y una masa de células internas (embrioblasto); también llamado vesícula blastodérmica.

blastogénesis, blastogenia *(blastogenesis).* **1.** Reproducción por gemación. **2.** Desarrollo de un embrión durante el desdoblamiento y la formación de la capa germinativa. **3.** Transformación de linfocitos pequeños de la sangre humana en cultivo de tejidos en células grandes (linfoblastos) capaces de experimentar mitosis.

blastómero *(blastomere).* Cada una de las células en las que se divide el huevo fertilizado.

blastomicosis *(blastomycosis).* Infección fúngica de la piel y órganos internos.

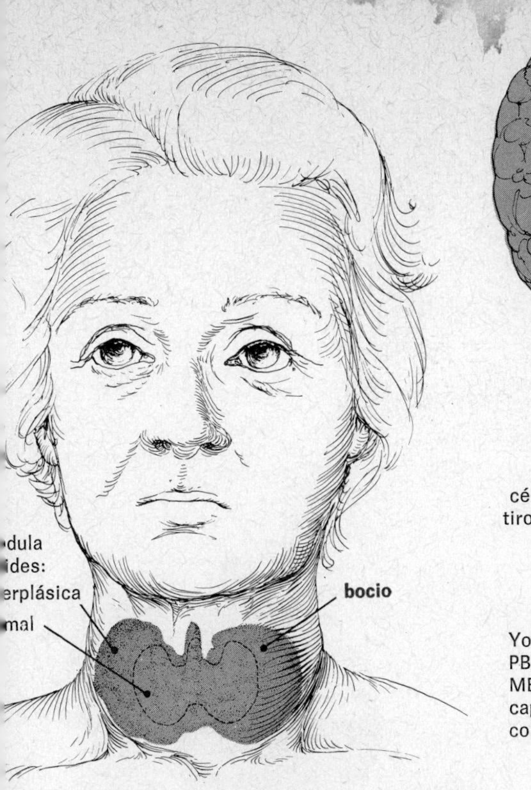

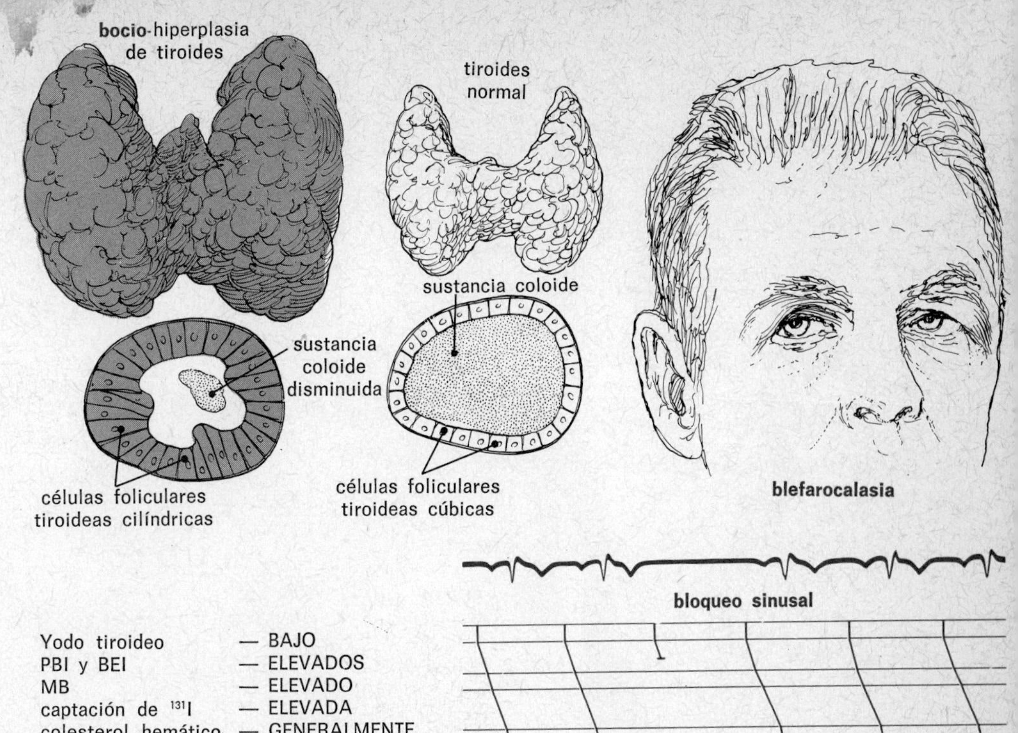

Yodo tiroideo	— BAJO
PBI y BEI	— ELEVADOS
MB	— ELEVADO
captación de ^{131}I	— ELEVADA
colesterol hemático	— GENERALMENTE BAJO

bloqueo sinusal

la secuencia P-QRS-T falta por completo

b. norteamericana, enfermedad crónica producida por un hongo del tipo de la levadura *(Blastomyces dermatitidis),* que se origina en el sistema respiratorio, en especial en los pulmones, y se disemina a la piel y, a veces, al hueso y otros órganos.

b. sudamericana, véase paracoccidioidomicosis.

Blastomyces. Género de hongos patógenos de la familia moniliáceas *(Moniliaceae).*

B. coccidioides, véase *Coccidioides immitis.*

B. dermatitidis, causa de la blastomicosis norteamericana.

blastoporo *(blastopore).* Pequeña abertura en el arquenteron (cavidad digestiva primitiva) del embrión en el estadio de gástrula.

blastospora *(blastospore).* Espora que se desarrolla por gemación de una hifa de un hongo.

blástula *(blastula).* Estadio precoz del desarrollo de un embrión; estructura esférica consistente en una sola capa de células que rodea una cavidad llena de líquido.

blastulación *(blastulation).* Formación del blastocisto o blástula.

blefarectomía *(blepharectomy).* Escisión quirúrgica del párpado o de una porción del mismo.

blefaritis *(blepharitis).* Inflamación de los párpados.

blefarocalasia *(blepharochalasis).* Alteración de los párpados superiores caracterizada por un exceso de tejido que cuelga sobre el borde del párpado cuando el ojo está abierto; también llamada falsa ptosis.

blefaroconjuntivitis *(blepharoconjunctivitis).* Inflamación del párpado y la conjuntiva, en especial de la conjuntiva palpebral.

blefarofimosis *(blepharophimosis).* Estado en el que la abertura de los párpados es estrecha; también conocida como blefarostenosis.

blefaroplastia *(blepharoplasty).* Tarsoplastia; cualquier intervención de cirugía plástica realizada en los párpados.

blefaroptosis *(blepharoptosis).* Caída del párpado superior.

blefarospasmo *(blepharospasm).* Contracción espasmódica de los músculos del párpado.

blefarotomía *(blepharotomy).* Incisión en un párpado.

blenadenitis *(blennadenitis).* Inflamación de las glándulas mucosas.

blenorragia *(gonorrhea).* Enfermedad contagiosa común causada por *Neisseria gonorrhoeae* y transmitida principalmente mediante contacto sexual; se caracteriza por inflamación de la mucosa del tracto genital, secreción purulenta y micción frecuente y dolorosa; si no se trata puede causar complicaciones como epididimitis, prostatitis, tenosinovitis, artritis y endocarditis; en mujeres puede dar lugar a esterilidad, y en varones a estenosis uretral.

blenorrágico *(blennorrhagic, gonorrheal).* Relativo a la blenorragia.

blenorrea *(blennorrhea).* Secreción profusa de moco de la vagina o uretra; suele referirse a la de origen gonocócico.

blenorreico *(blennorrheal).* Relativo a la blenorrea.

bloquear *(block).* **1.** Obstruir o impedir el paso. **2.** Experimentar dificultad en recordar debido a un factor emocional inconsciente.

bloqueo *(blockade).* **1.** Inyección intravenosa de una sustancia inocua, como los colorantes coloidales, con el propósito de interrumpir temporalmente la función de las células reticuloendoteliales. **2.** Obstrucción de la transmisión de un impulso nervioso por un fármaco. **3.** En psicoanálisis, dificultad para recordar debida a un factor emocional inconsciente.

b. adrenérgico, inhibición farmacológica de la respuesta de las células efectoras a los impulsos nerviosos simpáticos adrenérgicos (simpaticolíticos) y a la adrenalina (adrenolíticos).

b. de arborización, forma de bloqueo intraventricular que se cree debida a un bloqueo generalizado en las ramificaciones de la red de Purkinje.

b. auriculoventricular (A-V), alteración en el haz auriculoventricular que produce una interrupción de la transmisión de impulsos desde las aurículas a los ventrículos; suelen considerarse tres grados; en el bloqueo A-V de primer grado, el tiempo de conducción de los impulsos es largo, pero todos los impulsos alcanzan los ventrículos; en el bloque o A-V de segundo grado, algunos impulsos se bloquean y no alcanzan los ventrículos, por lo que los latidos ventriculares disminuyen; en el bloqueo A-V de tercer grado (bloqueo completo), ningún impulso llega a los ventrículos.

b. cardiaco, bloqueo auriculoventricular.

b. colinérgico, interrupción farmacológica de la transmisión del impulso nervioso en las sinapsis de los ganglios autónomos (bloqueo ganglionar), en la placa motora (bloqueo neuromuscular) y en las células afectoras posganglionares parasimpáticas.

b. ganglionar, interrupción farmacológica de la transmisión de un impulso nervioso en las sinapsis de ganglios autónomos.

b. intraarticular, conducción deteriorada a través de las aurículas.

b. intraventricular, conducción deteriorada a través de los ventrículos.

b. periinfarto, retraso de la conducción por el miocardio en el lugar de un infarto antiguo.

b. de rama, bloqueo intraventricular debido a problemas de conducción en una de las ramas principales del haz auriculoventricular (haz de His).

b. sinusal, b. sinoauricular, incapacidad del impulso para propagarse desde el nudo sinusal a las aurículas.

Blount, enfermedad de *(Blount's disease).* Afección a veces unilateral, caracterizada por un trastorno del crecimiento en el lado interno de las epífisis proximales de la tibia que produce un arqueamiento intenso de las piernas; también se denomina tibia vara.

BNA *(BNA).* Abreviatura inglesa de la *Nomenclatura Anatómica de Basilea.*

boca *(mouth).* Abertura corporal por la que se toman los alimentos; porción superior del tracto digestivo que incluye labios, lengua, dientes y partes relacionadas; cavidad oral.

b. seca, véase sialosquesis, xerostomía.

b. de trinchera, gingivitis ulcerativa necrosante, véase gingivitis.

bocinazo sistólico *(honk, systolic).* Soplo cardiaco alto vibratorio, a menudo musical, de un tono relativamente claro, que ocurre generalmente en un momento tardío de la sístole; se cree que se origina en la válvula mitral.

bocio *(goiter).* Aumento de volumen de la glándula tiroides que causa una tumefacción visible en la parte anterior del cuello.

b. adenomatoso, bocio debido a la presencia de un tumor benigno de tejido glandular (adenoma).

b. coloide, bocio blando en el que los folículos glandulares están distendidos y llenos de coloide.

b. exoftálmico, trastorno causado por la excesiva producción de hormona tiroidea; se caracteriza por aumento de tamaño de la glándula, globos oculares prominentes, temblores musculares, taquicardia y pérdida de peso; también denominado enfermedad de Graves.

b. parenquimatoso, aumento de tamaño uniforme de la glándula tiroides, debido a proliferación excesiva de sus folículos y epitelio.

b. quístico, glándula tiroides aumentada de tamaño que contiene uno o más quistes.

b. tóxico, el que produce secreciones excesivas, dando lugar a signos y síntomas de hipertiroidismo.

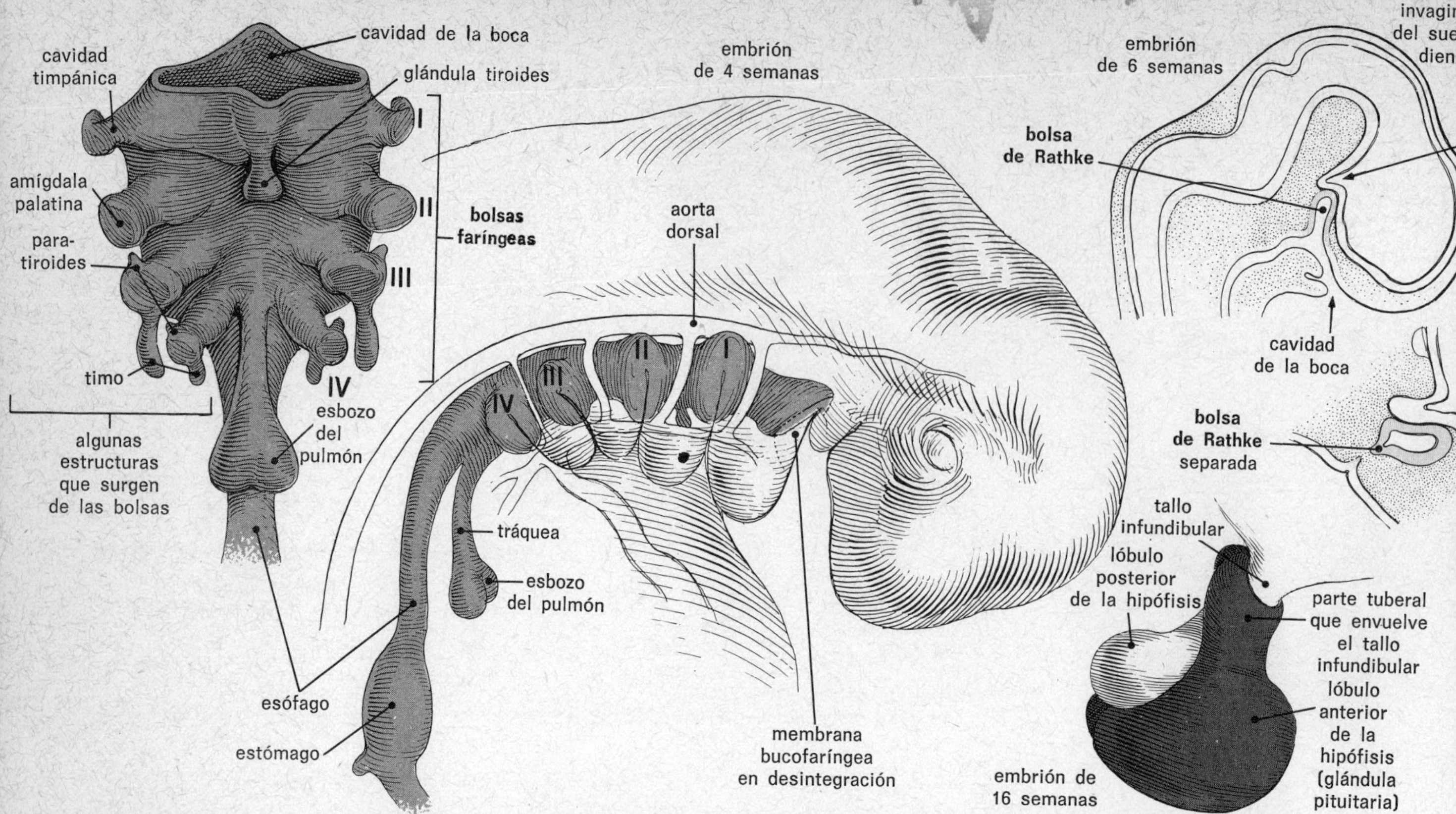

bociógeno *(goitrogen).* Agente causante de bocio.

bolo *(bolus).* **1.** Masa de comida blanda que se mueve como una unidad en el proceso de la deglución. **2.** Volumen de un material que se inyecta rápidamente de una sola vez en un conducto para líquidos.

b. histérico, sensación histérica de tener un bulto o bolo en la garganta.

bolsa *(pouch, pocket, bursa).* Espacio en forma de saco o bolsillo.

b. acromial superficial, la que está situada en el hombro, entre el acromion y la piel.

b. adventicia, bolsa que se forma como resultado de una irritación.

b. de las aguas, saco y líquido amnióticos en los que está suspendido el feto.

b. de Ambu, bolsa que se hincha por sí misma, utilizada para producir una respiración por presión positiva durante las maniobras de reanimación.

b. anserina, la que está situada en la cara interna de la rodilla, debajo y cerca de la inserción de los tendones de los músculos de la pata de ganso.

b. de Aquiles, veáse bolsa del tendón calcáneo.

b. del cuádriceps, extensión de la bolsa sinovial en la cara anterior de la rodilla, entre el fémur y el tendón del cuádriceps; también denominada bolsa suprarrotuliana.

b. de Douglas, (1) dispositivo para medir el consumo de oxígeno de un individuo; consta de una bolsa de lienzo o plástico de 100 litros con una boquilla adosada que posee válvulas inspiratorias y expiratorias; se respira el aire de la habitación y todo el aire espirado se recoge en la bolsa para analizar el contenido en oxígeno y dióxido de carbono; (2), bolsa rectouterina

b. faríngea, una de las bolsas laterales pares de la faringe embrionaria; cada bolsa está en estrecha relación con un arco aórtico y situada enfrente de una hendidura branquial.

b. de los gemelos, la que se compone de dos porciones (externa e interna) y se localiza en la parte posterior de la rodilla, debajo de los dos músculos gemelos; la porción interna suele estar conectada a la bolsa semimembranosa (de importancia clínica porque, cuando está distendida por líquido, es la causa habitual de un quiste poplíteo).

b. de Hartmann, dilatación del cuello de la vesícula biliar.

b. de Heidenhain, bolsa elaborada para el estudio experimental de las secreciones gástricas; una porción aislada del estómago, con la inervación seccionada, se abre al exterior a través de la pared abdominal.

b. de hielo, bolsa de goma en la que se coloca hielo picado para producir enfriamiento local; se fabrica con muy diversas formas, a fin de que se ajuste a partes determinadas del cuerpo.

b. iliopectínea, la que está situada en la superficie anterior de la cápsula articular de la cadera, entre los ligamentos iliofemoral y pubofemoral; con frecuencia se comunica con la cápsula de la articulación.

b. infrarrotuliana profunda, la que está situada debajo de la rótula, entre la porción inferior del ligamento rotuliano y la tibia.

b. isquioglútea, gran bolsa que separa el músculo glúteo mayor de la tuberosidad isquiática; la bursitis isquioglútea crónica tiene por causa la permanencia sedentaria durante períodos prolongados sobre superficies duras y se conoce vulgarmente como trasero de tejedor.

b. olecraneana, la que está situada en el codo, entre la piel y la punta de la apófisis olecraneana del cúbito.

b. omental, saco menor del peritoneo; véase saco.

b. de Pavlov bolsa formada para el estudio de las secreciones gástricas; una porción aislada del estómago, con la inervación intacta, se abre al exterior a través de una incisión en la pared abdominal.

b. poplítea, la que está situada en la porción posteroexterna de la rodilla, debajo del músculo poplíteo; a menudo es continuación de la bolsa sinovial de la rodilla.

b. prerrotuliana, la que está situada anterior a la parte inferior de la rótula; la irritación crónica produce la bursitis prerrotuliana (rodilla del ama de casa).

b. prerrotuliana superficial, la situada en la cara anterior de la rodilla, sobre la inserción del ligamento rotuliano en la tuberosidad de la tibia; también se denomina bolsa pretibial.

b. radiohumeral, la existente en el codo, sobre la articulación radiohumeral, entre los músculos extensor de los dedos y supinador.

b. de Rathke, en embriología, bolsa externa del estomodeo (boca embrionaria) que aparece cuando el embrión tiene unas tres semanas y forma posteriormente el lóbulo anterior (glandular) de la hipófisis; también denominada bolsa craneobucal o neurobucal.

b. rectouterina, espacio en forma de bolsillo situado entre el útero y el recto; también denominada bolsa o saco de Douglas.

b. rectovesical, bolsa entre el recto y la vejiga en el varón.

b. del semimembranoso, la que se localiza en la cara interna de la rodilla, entre el tendón del semimembranoso y el gemelo interno. Véase también bolsa de los gemelos.

b. serosa, saco cerrado revestido de tejido conjuntivo especializado que contiene un líquido viscoso; suele estar presente sobre prominencias óseas, entre los tendones y debajo de ellos y entre ciertas estructuras movibles; sirve para facilitar el movimiento al disminuir la fricción.

b. subacromial, la situada entre el acromion y la cápsula articular del hombro; generalmente está conectada con la bolsa subdeltoidea.

b. subdeltoidea, la existente entre el deltoides y la cápsula articular del hombro; generalmente se comunica con la bolsa subacromial.

b. subescapular, bolsa que se encuentra entre el tendón del músculo subescapular y el borde glenoideo de la escápula; se comunica con la articulación del hombro.

b. del tendón calcáneo, la que está situada en el talón, entre el hueso y el tendón calcáneos (tendón de Aquiles); también llamada bolsa de Aquiles y bolsa retrocalcánea.

b. trocantérea profunda, la que está situada en la cadera, entre el trocánter mayor del fémur y el músculo glúteo mayor; también denominada bolsa trocantérea del músculo glúteo mayor.

b. uterovesical, bolsa existente entre la vejiga y el útero.

bomba. 1 *(bomb).* Aparato que contiene un material radiactivo para aplicación de rayos a una zona del cuerpo escogida. **2** *(pump).* Aparato que sirve para transferir por medio de tubos un líquido o gas.

b. de Alvegniat, bomba de mercurio de vacío para determinar la cantidad de componentes gaseosos libres de la sangre.

b. de Carrel-Lindbergh, bomba de perfusión por medio de la cual puede mantenerse en funcionamiento un órgano extraido del cuerpo; también denominada bomba de Lindbergh.

b. de electrólitos, proceso que obtiene su energía de las actividades metabólicas de la célula y que puede provocar que un soluto se mueva de una zona de potencial químico relativamente bajo a otra de potencial más elevado; p. ej. una bomba de sodio situada en células tubulares renales.

b. de estómago, bomba de succión con un tubo

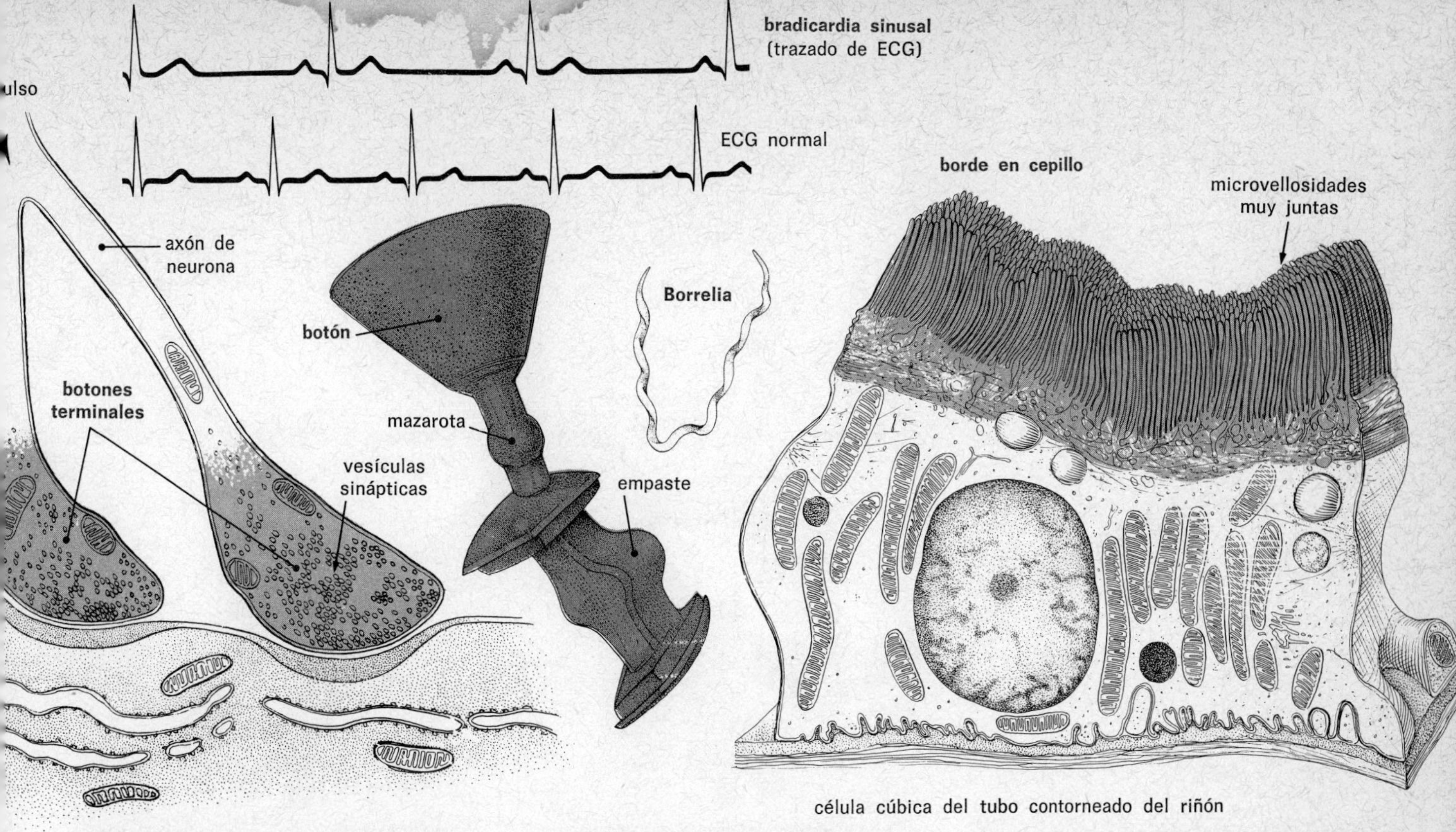

célula cúbica del tubo contorneado del riñón

flexible para aspirar el contenido del estómago en una emergencia, como en caso de envenenamiento.

b. mamaria, bomba de succión para extraer leche de la glándula mamaria.

b., oxigenador de, aparato mecánico que facilita las intervenciones quirúrgicas a corazón abierto sustituyendo temporalmente tanto el corazón (bomba) como los pulmones (oxigenador).

b. de sodio, bomba de electrólitos.

b. de succión coronaria, bomba para aspirar la pequeña cantidad de sangre que penetra en el corazón mientras se utiliza la máquina pulmón-corazón durante una operación quirúrgica a corazón abierto.

bombardear *(bombard).* Someter una zona específica del cuerpo a la acción de los rayos.

boquera *(perleche).* Forma de candidiasis oral caracterizada por inflamación de las comisuras bucales con acúmulo de epitelio macerado blanquecino; se produce sobre todo en los niños mal alimentados, especialmente en los que tienen el hábito de humedecerse con la lengua las comisuras de la boca.

borato *(borate).* Sal del ácido bórico.

bórax *(borax).* Borato sódico, $Na_2B_4O_7$; se utiliza en odontología para derretir fundentes y para retardar el fraguado de los productos de yeso.

borborigmo *(borborygmus).* Ruido producido por el movimiento del gas en el intestino.

borde *(border, edge, rim).* Margen, límite o canto exterior, generalmente de forma circular.

b. en cepillo, borde formado por muchas microvellosidades, muy unidas entre sí, como las que se ven en la superficie libre de las células cuboidales del túbulo contorneado proximal del riñón.

b. ciliar del iris, borde del iris unido al cuerpo ciliar.

b. cortante, (1) ángulo de trabajo biselado en forma de cuchillo de un instrumento dental manual; (2) borde incisal de un diente anterior.

b. derecho del corazón, borde entre las caras esternocostal y diafragmática del corazón.

b. estriado, borde con finas microvellosidades estrechamente agrupadas de la superficie libre de las células de absorción intestinales; aumenta en gran cantidad la superficie de absorción del epitelio intestinal; también denominado borde libre estriado.

b. falciforme, borde inferolateral de la apertura safena en la fascia profunda (fascia lata) en la parte frontal del muslo; rodea por delante los vasos del femoral.

b., fuerza del, en odontología, capacidad de un borde delgado para resistir la fractura.

b. gingival, parte de la encía no unida con los dientes que reviste los labios, las mejillas o la lengua.

b. gingival libre, borde del tejido gingivial que no está unido directamente con el diente.

b. infraorbitario, borde inferior de la órbita.

b. de mordedura, véase borde de oclusión.

b. de oclusión, supeficie de oclusión construida sobre las bases de la dentadura para registrar la relación maxilomandibular y disponer los dientes; también denominado borde de registro o de mordedura.

b. orbitario, margen de la órbita, limitada superiormente por el hueso frontal, lateralmente por el hueso cigomático, en la parte inferior por el maxilar y en la parte interna por la apófisis del maxilar y el hueso frontal.

b. pupilar del iris, borde del iris que forma el límite de la pupila.

b. de registro, véase borde de oclusión.

b. supraorbitario, límite superior de la órbita.

Bordetella. Género de cocobacilos patógenos gramnegativos.

B. pertussis, agente causal de la tos ferina en el hombre; antes denominada *Hemophilus pertussis.*

bórico, ácido *(boric acid).* Compuesto blanco o cristalino, H_3BO_3; se utiliza como antiséptico.

Bornholm, enfermedad de *(Bornholm disease).* Pleurodinia epidémica; véase pleurodinia.

boro *(boron).* Elemento no metálico, blando y pardo; símbolo B; número atómico 5; peso atómico 10,82.

Borrelia. Género de bacterias de la familia treponematáceas *(Treponemataceae)*, algunas de cuyas especies son causa de la fiebre recurrente a todo lo largo del mundo; llamado en otro tiempo *Spironema*, hoy día estos organismos los incluyen muchos autores en el género *Treponema.*

B. vincentii, especie que se presenta junto con *Fusobacterium fusiforme* en la faringitis fusoespiroquetal; también llamada *Spirochaeta recta* y *Spirochaeta tenuis.*

bostezo *(yawn).* Abertura generalmente involuntaria de la boca, acompañada de una inspiración profunda.

botella *(bottle).* Recipiente de cuello estrecho.

b. de lavado, (1) botella con contenido líquido que tiene dos tubos que pasan a través del corcho, dispuestos de tal manera que al soplar por un tubo sale líquido por el otro; se utiliza para lavar material químico; (2) botella con contenido líquido que tiene un tubo que va hasta el fondo, a través del cual se hacen pasar gases mediante presión con el propósito de purificarlos.

Bothriocephalus. *Diphyllobothrium.*

botón *(button).* **1.** Cualquier formación, lesión o dispositivo en forma de disco o protuberancia. **2.** Tumefacción o engrosamiento. **3.** Colección de células obtenidas después de centrifugar una muestra líquida que contenía un número pequeño de células. **4.** En odontología, exceso de metal que sobra de la fundición; se localiza al final de la mazarota.

b. de Bagdad, leishmaniasis cutánea; véase leishmaniasis.

b. de camisa, abscesos de la mucosa intestinal observados en la disentería amebiana; en general, los comunicados a través de un orificio estrecho.

b. terminal, axón terminal (zona de sinapsis) de una neurona que hace contacto con el extremo receptor de otra neurona (ya sea con el cuerpo celular, una dendrita o su axón).

botrioide *(botryoid).* Semejante a un racimo de uvas.

botriomicosis *(botryomycosis).* Enfermedad infecciosa de los ganados vacuno, equino y porcino que se caracteriza por la presencia de nódulos granulomatosos en la piel y a veces en las vísceras; puede transmitirse al hombre.

botulismo *(botulism).* Intoxicación producida por la toxina de *Clostridium botulinum,* presente en alimentos inadecuadamente conservados.

bóveda *(vault).* Cualquier estructura anatómica arqueada semejante a una cúpula.

bovino *(bovine).* Relativo al ganado vacuno.

brachium *(brachium,* pl. *brachia).* **1.** Brazo, en especial por encima del codo. **2.** Cualquier estructura semejante a un brazo.

bradicardia *(bradycardia).* Lentitud anormal del latido cardiaco, generalmente un ritmo inferior a 60 latidos por minuto.

b. sinusal, bradicardia producida porque el nódulo sinusal manda los impulsos a ritmo lento; generalmente se debe, en parte al menos, a una inhibición vagal del nódulo sinusal; se ve a menudo en pacientes con tono vagal elevado, en atletas entrenados, en el hipotiroidismo y de modo secundario a la hipertensión endocraneana.

bradicinesia *(bradykinesia).* Lentitud anormal de movimientos.

bradicrótico *(bradycrotic).* Que se caracteriza por un pulso lento.

bradipnea *(bradypnea).* Respiración anormal-

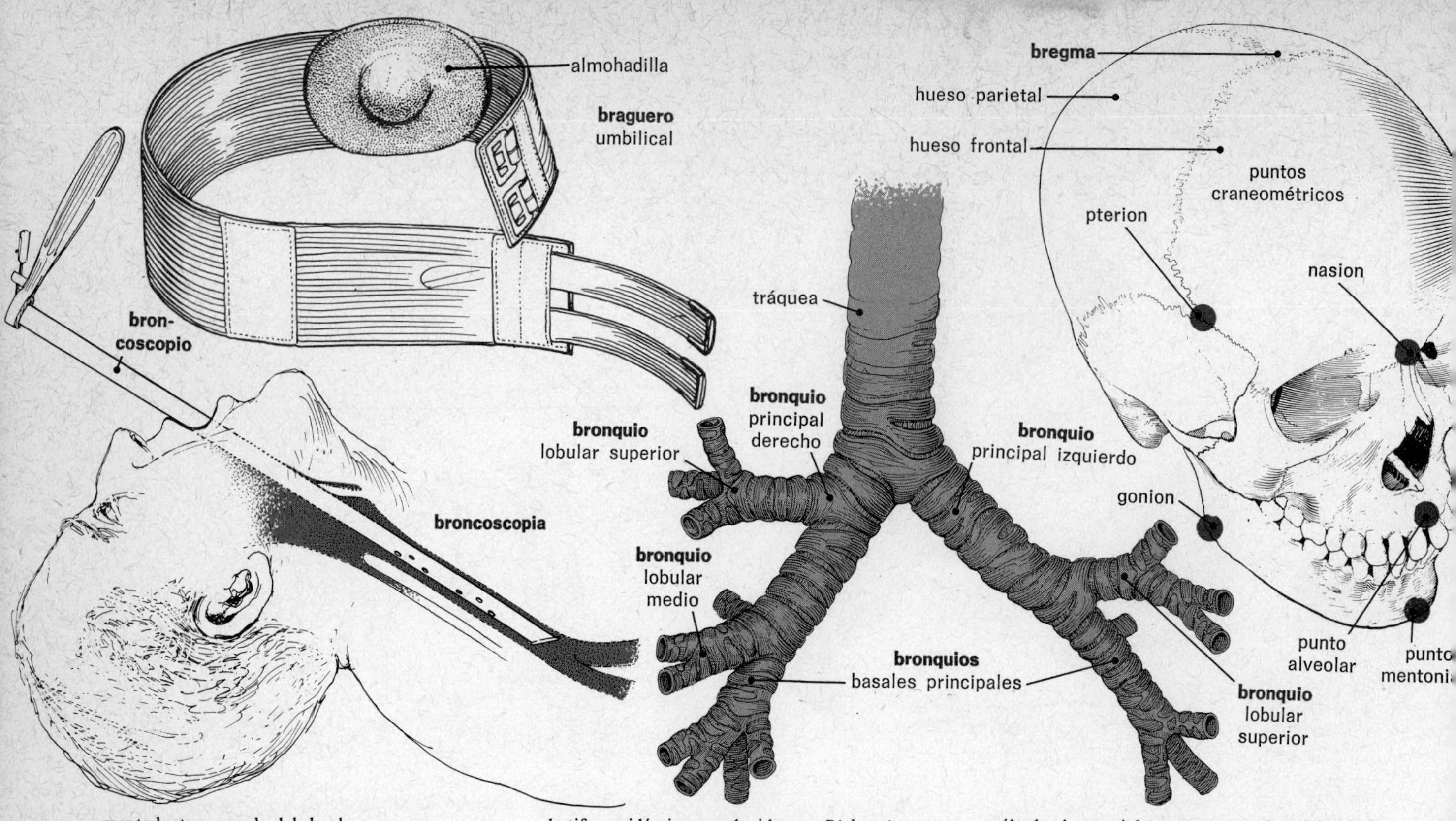

mente lenta, como la del shock.

bradiquinina *(bradykinin).* Polipéptido formado en el cuerpo por proteolisis; en el plasma se forma directamente por la enzima calicreína; es un vasodilatador muy enérgico que estimula al músculo liso de las vísceras y favorece la permeabilidad capilar; no está bien determinada su función fisiológica normal; se sabe, no obstante, que interviene en la sensación del dolor.

braguero *(truss).* Aparato consistente en un cinturón y una almohadilla que se utiliza para mantener una hernia en su sitio una vez que ha sido reducida, o para evitar el aumento de tamaño de una hernia irreductible.

braille *(braille).* Sistema de escritura para invidentes, consistente en puntos abultados que representan las letras y números; fue inventado por Louis Braille, un profesor de ciegos francés, del que toma el nombre.

branquia *(branchia).* Organo respiratorio de los animales que viven en el agua.

branquial *(branchial).* Relativo a las branquias.

braquial *(brachial).* Relativo al brazo.

b., plexo, véase tabla de nervios.

braquicefalia *(brachycephalism).* Deformidad en la que el cráneo tiene un plano anteroposterior anormalmente aplanado debido a cierre prematuro de la sutura coronaria.

braquicefálico *(brachycephalic).* Caracterizado por braquicefalia.

braquidactilia *(brachydactyly).* Cortedad anormal de los dedos de las manos y los pies.

braquiotomía *(brachiotomy).* Incisión o amputación de un brazo.

braquiterapia *(brachytherapy).* Tratamiento radioterápico aplicado colocando la fuente de rayos X en proximidad al tejido objeto de irradiación; también llamada plesioterapia.

brazo *(arm).* Miembro superior del cuerpo humano, especialmente la parte comprendida entre el hombro y el codo.

bregma *(bregma).* Punto del cráneo en que se juntan las suturas sagital y coronaria; también denominado sincipucio (2).

Bright, enfermedad crónica de *(Bright's disease, chronic).* Término con el que se designaba a varias nefropatías agudas y crónicas, especialmente a las que representaban formas de glomerulonefritis.

Brill, enfermedad de *(Brill's disease).* Véase enfermedad de Brill-Zinser.

Brill-Zinser, enfermedad de *(Brill-Zinsser disease).* Presencia de tifus exantemático en personas que ya sufrieron en el pasado una infección de tifus epidémico; producida por *Rickettsia prowazekii* que, según Zinsser, permanece viable en el cuerpo del paciente, produciendo recrudecimiento o recidiva años después de la infección original; también denominada enfermedad de Brill y tifus recrudescente.

Broadbent, signo de *(Broadbent's sign).* Pulsación que se observa en la línea axilar posterior izquierda, de aparición sincrónica a la de la sístole cardiaca; es un signo de adherencia pericárdica.

broca *(broach).* Instrumento pequeño que se utiliza para el examen y tratamiento del canal de la raíz de un diente.

brómico *(bromic).* Perteneciente al bromo o que lo contiene.

bromismo *(bromism).* Intoxicación por bromuro caracterizada por dolor de cabeza, erupciones cutáneas, apatía y debilidad muscular.

bromo *(bromine).* Elemento líquido no metálico, volátil, rojizo, corrosivo y pesado, con un vapor altamente irritante; símbolo Br, número atómico 35, peso atómico 79,916.

bromosulftaleína sódica *(sulfbromophtalein sodium) («B.S.P.»).* Polvo cristalino hidrosoluble utilizado para analizar la función hepática; Bromsulphalein®.

bromuro *(bromide).* Compuesto binario de bromo y otro elemento o radical orgánico; sal del ácido bromhídrico.

broncoalveolar *(bronchoalveolar).* Véase broncovesicular.

broncocavernoso *(bronchocavernous).* Relativo a un bronquio y a una cavidad pulmonar.

broncocele *(bronchocele).* Dilatación circunscrita de un bronquio.

broncoconstrictor *(bronchoconstrictor).* Agente que produce un estrechamiento de la luz de un bronquio.

broncodilatador *(bronchodilator).* Agente que produce una dilatación de la luz de un bronquio.

broncoegofonía *(bronchoegophony).* Egofonía exagerada (voz que recuerda un balido a la auscultación).

broncofonía *(bronchophony).* Resonancia exagerada de la voz que se oye al auscultar un bronquio rodeado de tejido pulmonar consolidado.

broncógeno *(bronchogenic).* De origen bronquial.

broncografía *(bronchography).* Examen radiográfico de los bronquios previa inyección de una sustancia radiopaca.

broncograma *(bronchogram).* Radiografía obtenida por broncografía.

broncolitiasis *(broncholithiasis).* Presencia de cálculos bronquiales, que a menudo origina la inflamación u obstrucción de los bronquios.

broncolito *(broncholith).* Cálculo bronquial.

broncomalacia *(bronchomalacia).* Degeneración de los tejidos de sostén de los bronquios y la tráquea.

broncomotor *(bronchomotor).* Agente que modifica el calibre de los bronquios.

bronconeumonía *(bronchopneumonia).* Inflamación de los pulmones, generalmente después de una infección bronquial; también llamada neumonía bronquial o lobular.

broncopatía *(bronchopathy).* Enfermedad de los bronquios.

broncoplastia *(bronchoplasty).* Cirugía plástica de un defecto en la tráquea o los bronquios.

broncoplejía *(bronchoplegia).* Parálisis de las fibras musculares de las paredes de los bronquios.

broncopulmonar *(bronchopulmonary).* Relativo a los bronquios y los pulmones.

broncorrea *(bronchorrhea).* Secreción copiosa procedente de la mucosa bronquial.

broncoscopia *(bronchoscopy).* Examen y tratamiento endoscópicos del árbol traqueobronquial y los pulmones por medio del broncoscopio utilizado como un espéculo.

broncoscopio *(bronchoscope).* Instrumento tubular fino que se utiliza para examinar el interior de la tráquea y los bronquios.

broncospasmo *(bronchospasm).* Constricción espasmódica de los bronquios; también denominado broncoconstricción.

broncospirografía *(bronchospirography).* Medición del flujo de aire en un solo pulmón o en un lóbulo pulmonar.

broncospirometría *(bronchospirometry).* Determinación de la capacidad respiratoria de un pulmón utilizando un broncospirómetro.

broncospirómetro *(bronchospirometer).* Dispositivo para medir por separado la capacidad de cada pulmón.

broncostenosis *(bronchostenosis).* Estrechamiento de la luz de un bronquio.

broncovesicular *(bronchovesicular).* Relativo a los bronquios y los sacos aéreos de los pulmones; también llamado broncoalveolar.

bronquial *(bronchial).* Relativo a los bronquios.

bronquiectasia *(bronchiectasis, bronchiectasia).* Dilatación anómala e irreversible de los bronquios o bronquiolos; el grado de afectación puede ir desde la alteración leve de un solo segmento pulmonar hasta una clara distorsión del árbol bronquial completo.

bronquio *(bronchus).* Cualquiera de las dos ra-

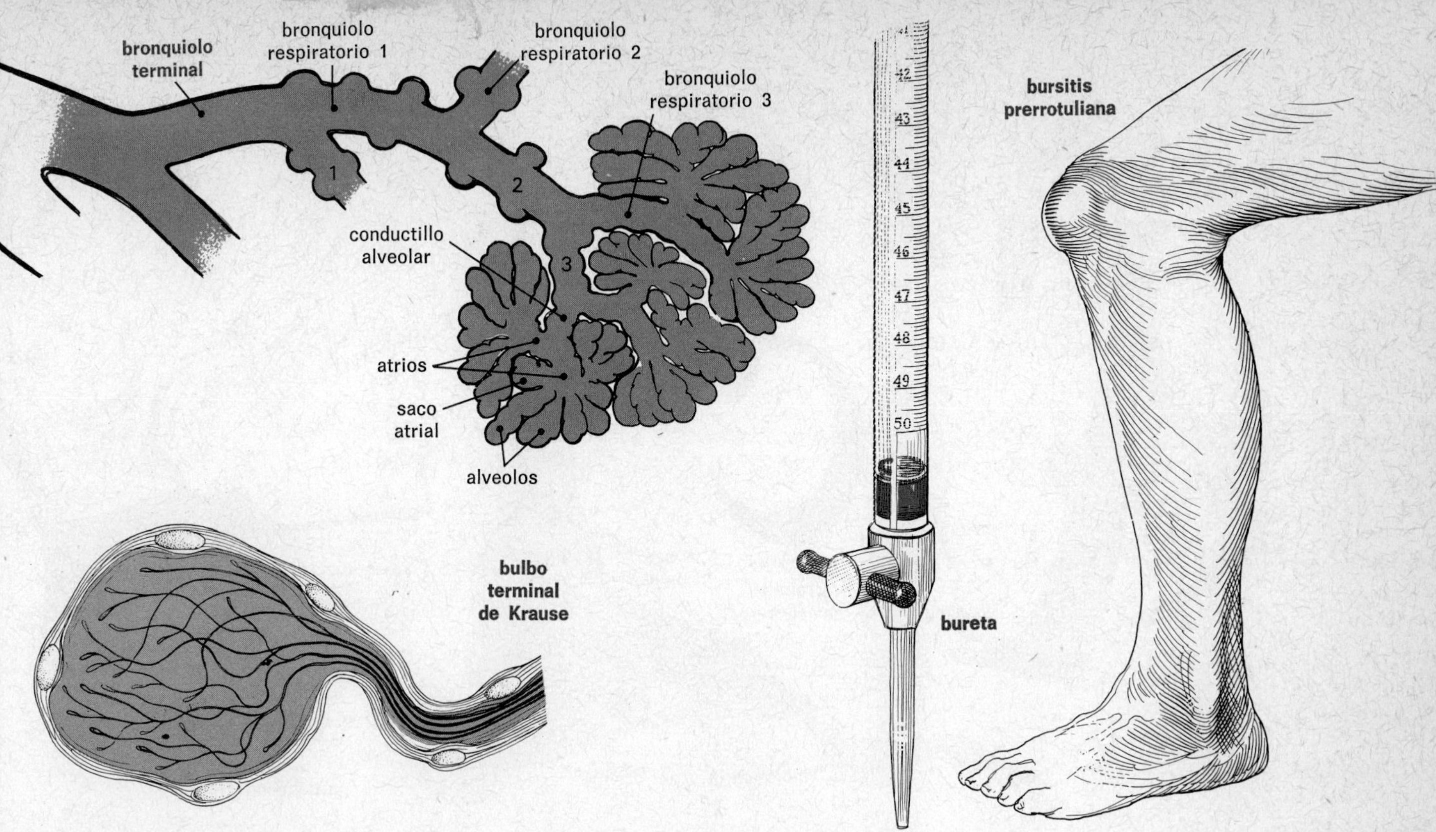

mas principales de la tráquea que llevan hasta los bronquiolos y sirven para transportar el aire hasta y fuera de los pulmones.

bronquiógeno *(bronchiogenic, bronchogenic).* De origen bronquial.

bronquiolectasia *(bronchiolectasis, bronchio lectasia).* Dilatación crónica de los bronquiolos terminales.

bronquiolitis *(bronchiolitis).* Inflamación de los bronquiolos.

b. obliterante aguda, forma de fibrosis pulmonar debida a la induración fibrosa de las paredes de los bronquiolos terminales.

bronquiolo *(bronchiole).* Cualquiera de las divisiones, dotadas de paredes finas, de los bronquios.

b. terminal, último bronquiolo sin alveolos en su pared.

bronquiostenosis *(bronchiostenosis).* Estrechamiento de los bronquios.

bronquitis *(bronchitis).* Inflamación de la mucosa de los bronquios.

Brown-Séquard, síndrome de *(Brown-Séquard syndrome).* Lesión de una mitad de la medula espinal que produce alteraciones motoras y sensitivas por debajo del nivel de la lesión, es decir, parálisis motora y pérdida de la sensibilidad vibratoria y de posición en el mismo lado de la lesión y pérdida de la sensibilidad al dolor y la temperatura en el lado contrario.

brucelosis, bruceliasis *(brucellosis).* Enfermedad infecciosa producida por bacterias del género *Brucella* y transmitida por animales; caracterizada por fiebre remitente, debilidad general y dolores generalizados que a veces se hacen crónicos; también denominada fiebre ondulante, de Malta, mediterránea (2), del aborto y melitensis.

Brucella. Género de bacterias de la familia bruceláceas (*Brucellaceae*) compuesto por cocobacilos gramnegativos; produce infecciones primarias en órganos genitales, glándula mamaria y sistemas intestinal y respiratorio.

B. abortus, bacilo de Bang, especie que produce abortos en las vacas y fiebre ondulante (brucelosis) en el hombre.

B. melitensis, especie que produce fiebre ondulante en el hombre y abortos en las cabras.

B. suis, especie semejante a *Brucella melitensis*; es la causa de abortos en las cerdas y brucelosis en el hombre.

Brudzinski, signos de *(Brudzinski's signs).* **1.** Signo del cuello de Brudzinski; flexión de ambas piernas y muslos al flexionar forzadamente el cuello. **2.** Signo de la pierna contralateral de Brudzinski, (a) la flexión de un muslo en la cadera produce un movimiento similar en el otro muslo; (b) cuando un muslo y pierna están flexionados y el otro extendido, al extender la pierna flexionada se produce la flexión de la extendida; los signos de Brudzinski se ven en la meningitis.

Brugia. Género de gusanos (filarias) parásitos transmitidos al hombre y otros mamíferos por mosquitos.

B. malayi, especie que produce filariasis y elefantiasis en el Sudeste asiático; antes denominada filaria malaya y *Wuchereria malayi.*

bruxismo *(bruxism).* Rechinar de dientes, sobre todo durante el sueño.

bruxomanía *(bruxomania).* Rechinar de dientes inconsciente estando despierto. Bricomanía.

buba *(yaw).* Una de las lesiones del pian; también llamada frambesia.

bubón *(bubo).* Aumento de volumen e inflamación de un ganglio linfático, en especial los de la ingle y la axila.

b. maligno, el que se asocia a la peste bubónica.

b. tropical, véase linfogranuloma venéreo.

b. venéreo, bubón en la ingle asociado a una enfermedad venérea.

bucal *(buccal).* Perteneciente a las mejillas.

bucofaríngeo *(buccopharyngeal).* Relativo a la boca y la faringe.

bucolingual *(buccolingual).* **1.** Dícese del plano de un diente posterior desde su cara bucal hasta su cara lingual. **2.** Relativo a la mejilla y a la lengua.

bucoversión *(buccoversion).* Posición anómala de un diente que apunta hacia la mejilla.

Budd-Chiari, síndrome de *(Budd-Chiari syndrome).* Oclusión de las venas suprahepáticas; véase oclusión.

Buerger, enfermedad de *(Buerger's disease).* Véase tromboangiitis obliterante.

buftalmía *(buphthalmos).* Estado morboso caracterizado por un aumento del líquido intraocular con aumento del tamaño del globo ocular y protrusión de la córnea; también denominado glaucoma congénito e hidroftalmia.

bulbar *(bulbar).* **1.** Relativo o semejante a un bulbo. **2.** Relativo a la medula oblongada.

bulbo *(bulb).* Cualquier estructura globular.

b. aórtico, dilatación al principio de la aorta.

b. carotídeo, véase seno carotídeo.

b. duodenal, véase duodeno.

b. olfatorio, extremo anterior del tracto olfatorio.

b. del pene, porción posterior expandida del cuerpo esponjoso del pene.

b. raquídeo, porción caudal del tronco cerebral que se extiende desde el borde inferior de la protuberancia hasta la medula espinal con la que se continúa; también denominado mielencéfalo y médula oblonga.

b. terminal de Krause, corpúsculo de Krause; órgano sensorial esférico situado en el extremo de algunas fibras nerviosas sensitivas; responde a la sensación de frío.

b. yugular, dilatación de la vena yugular interna justo antes de unirse a la vena subclavia.

bulbopontino *(bulbopontine).* Relativo a la parte del encéfalo compuesta por la protuberancia y la porción de bulbo raquídeo situada debajo de ella.

bulbouretral *(bulbourethral).* Relativo al bulbo de la uretra, la porción posterior ensanchada del cuerpo esponjoso del pene.

bulimia *(bulimia).* Hambre insaciable.

bulla *(bulla).* Ampolla o elevación circunscrita de la piel con contenido líquido seroso, de más de 1 cm de tamaño, p. ej. en unas quemaduras de segundo grado. Véase vesícula.

bulloso *(bullous).* **1.** Que se caracteriza por la presencia de ampollas (bullas). **2.** De la naturaleza de las bullas.

bureta *(burette, buret).* Tubo de cristal, calibrado y uniforme, con una llave de paso en su extremo inferior, que se utiliza en el laboratorio para distribuir cantidades exactas de líquido.

Burnett, síndrome de *(Burnett's syndrome).* Véase síndrome lactoalcalino.

bursectomía *(bursectomy).* Escisión quirúrgica de una bolsa serosa.

bursitis *(bursitis).* Inflamación de una bolsa serosa.

b. prerrotuliana, inflamación de la bolsa serosa situada delante de la rótula, debida generalmente a traumatismos repetidos; también llamada rodilla del ama de casa.

bursotomía *(bursotomy).* Incisión en una bolsa serosa.

busulfán *(busulfan).* 1,4-dimetanosulfoxibutano; se utiliza en el tratamiento de la leucemia mieloide; Myleran®.

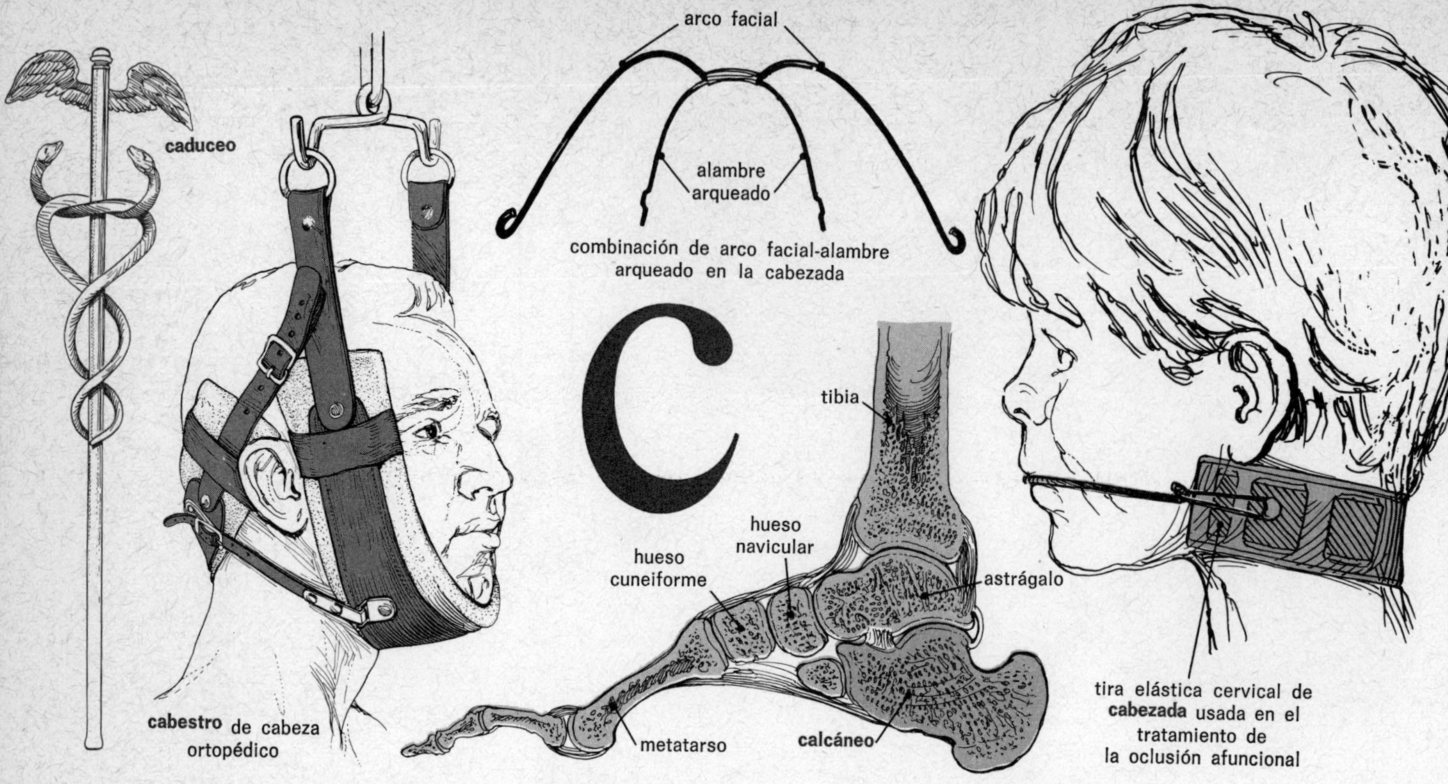

C. Símbolo de: (a) el elemento carbono; (b) Celsius; (c) centígrado.

c. Abreviatura de: (a) cilindro; (b) cátodo; (c) *cum* (latín).

ca *(ca).* Abreviatura de: (1) cátodo; (2) *circa* (latín).

Ca *(Ca).* Símbolo del elemento calcio.

CA *(CA).* Abreviatura de: (a) cáncer; (b) carcinoma.

cabestrillo *(sling).* Banda suspendida del cuello que sirve como vendaje de sujeción de un brazo o mano lesionados.

cabestro *(halter).* Instrumento para sujetar la cabeza, especialmente para ejercer tracción.

cabeza *(head).* **1.** Extremo superior o anterior de los vertebrados, que contiene el cerebro y órganos de los sentidos especiales. **2.** Extremidad proximal de un hueso; la que está más cercana al esqueleto axial. **3.** Extremo de un músculo que está unido a la parte menos movible del esqueleto.

cabezada *(headgear).* **1.** En ortodoncia, aparato que rodea la cabeza o cuello inmovilizándolos para la aplicación de dispositivos intraorales. **2.** En radiología, instrumento que protege a la cabeza de las lesiones producidas por la radiación.

cacao *(cacao).* Arbol tropical perennifolio, *Theobroma cacao.*

c., manteca de, grasa sólida extraída de las semillas del *Theobroma cacao,* usada en la fabricación de supositorios y otros preparados farmacéuticos.

cacaraña *(pockmark).* Cicatriz que deja en la piel la pústula de la viruela después de curarse.

caco-, caci-, cac- *(caco-, caci-, cac-).* Formas prefijas que significan en mal estado o enfermo.

cacosmia *(cacosmia).* Alucinación olfatoria; percepción de un olor desagradable que no existe.

cadáver *(cadaver).* Cuerpo muerto.

cadaverina *(cadaverine).* Amina, $C_5H_{14}N_2$, encontrada en los tejidos animales en descomposición.

cadena *(chain).* **1.** En química, grupo de átomos unidos linealmente. **2.** En bacteriología, grupo de microorganismos unidos por sus extremos.

c. cerrada, cadena formada por átomos unidos en forma de anillo.

c. lateral, grupo de átomos unidos a una cadena cerrada.

c. polipeptídica, cadena repetida de péptidos formada por aminoácidos, cada uno de los cuales aporta un grupo idéntico a la espina dorsal de la cadena más un radical distintivo como grupo lateral.

cadera *(hip).* Zona lateral del cuerpo, desde la cintura al muslo.

cadmio *(cadmium).* Elemento metálico blando de color blanco azulado; símbolo Cd, número atómico 48, peso atómico 112,40; se encuentra en la naturaleza asociado principalmente con cinc; se usa en las baterías de almacenamiento, cromados y aleaciones; la inhalación puede producir edema de pulmón; la absorción excesiva puede producir también nefritis intersticial.

caduca. Véase decidua.

caduceo *(caduceus).* Cayado alado de Mercurio, con dos serpientes opuestas entrelazadas; emblema de la Medicina.

café con leche *(cafe au lait).* En dermatología, término utilizado para designar un matiz de marrón; véase mancha.

cafeína *(caffeine).* Compuesto alcaloide amargo que se encuentra en el café, el té y las bebidas de cola; usado en medicina como estimulante y diurético.

cafeinismo *(caffeinism).* Resultados crónicos del consumo excesivo de bebidas que contienen cafeína, caracterizado por taquicardia, irritabilidad e insomnio.

caja *(cage).* **1.** Cualquier recipiente usado para encerrar algo. **2.** Cualquier estructura similar a una caja.

c. de Faraday, caja protegida de ondas eléctricas externas usada en electroencefalografía.

c. torácica, los huesos y la musculatura del pecho que encierran los órganos torácicos.

cajón, signo del *(drawer sign).* Signo provocado en un paciente en decúbito dorsal, con la rodilla flexionada a 90°, mientras el examinador toma la pierna por su parte superior con ambas manos y tira de la cabeza de la tibia; un movimiento hacia adelante indica la rotura del ligamento cruzado anterior; si la tibia puede ser empujada por debajo del cóndilo femoral, se halla roto el ligamento cruzado posterior; también llamado signo de Rocher.

cal-, cali- *(kal-, kali-).* Formas prefijas que significan potasio.

cal *(lime).* Oxido de calcio, CaO; polvo caústico blanco utilizado en el tratamiento de las basuras, insecticidas y en varias industrias; también denominada cal viva o cal apagada.

cal. g. *(g. cal.).* Abreviatura de caloría gramo.

calacio *(chalazion).* Quiste de la glándula de Meibomio que se aprecia como un bulto en un párpado por lo demás normal; también llamado quiste de Meibomio y chalazión.

calambre *(cramp).* **1.** Espasmo doloroso. **2.** Cólico intestinal.

c. por calor, dolor en el abdomen y/o las piernas que aparece en personas que trabajan en climas extremadamente calurosos.

c. de los escribientes, dolor espástico de los músculos del pulgar y de los dedos adjuntos, provocado por la escritura excesiva; también llamado mogigrafía y grafospasmo.

c. de los sastres, espasmo y dolor neurálgico de los dedos, mano y antebrazo; también llamado espasmo del sastre.

calamina *(calamine).* **1.** Mineral; silicato de cinc hidratado. **2.** Polvo compuesto de óxido de cinc (no menos del 98 %) con aproximadamente 0,5 % de óxido férrico, usado en lociones y cremas para aliviar el prurito en las alteraciones inflamatorias de la piel. Véase también loción de calamina.

calasia *(chalasia, chalasis).* Relajación de un grupo de músculos, especialmente cuando tienen funcionamiento conjunto.

calcáneo *(calcaneus).* **1.** Hueso cuadrangular que se articula con el astrágalo por arriba y con el cuboide por delante; también llamado hueso del talón. **2.** Relativo a dicho hueso.

calcáreo *(calcareous).* Tizoso; semejante a o que contiene calcio o cal.

calcicosis *(calcicosis).* Enfermedad pulmonar (neumoconiosis) causada por inhalación prolongada de polvo de cal; también llamada tisis de los marmolistas.

calcífero *(calciferous).* **1.** Que contiene cal. **2.** Que forma cualquiera de las sales de calcio.

calciferol *(calciferol).* Véase vitamina D_2.

calcificación *(calcification).* **1.** Acumulación normal de calcio en los tejidos óseo y dentario, contribuyendo así a su endurecimiento y maduración. **2.** Endurecimiento patológico de los tejidos corporales causado por el depósito de sales cálcicas dentro de su sustancia.

calcífico *(calcific).* Que causa o produce calcificación.

calcifilia *(calciphilia).* Afección en la que los tejidos tienden a absorber sales cálcicas de la sangre, volviéndose así calcificados.

calcinación *(calcination).* Proceso de calcinar.

calcinar *(calcine).* Calentar materiales a altas temperaturas causando pérdida de agua, oxidación o reducción; en odontología, eliminación del agua de cristalización del yeso por calentamiento para producir escayola dental.

calcinosis *(calcinosis).* Trastorno caracterizado por acumulación de sales de calcio en la piel y los

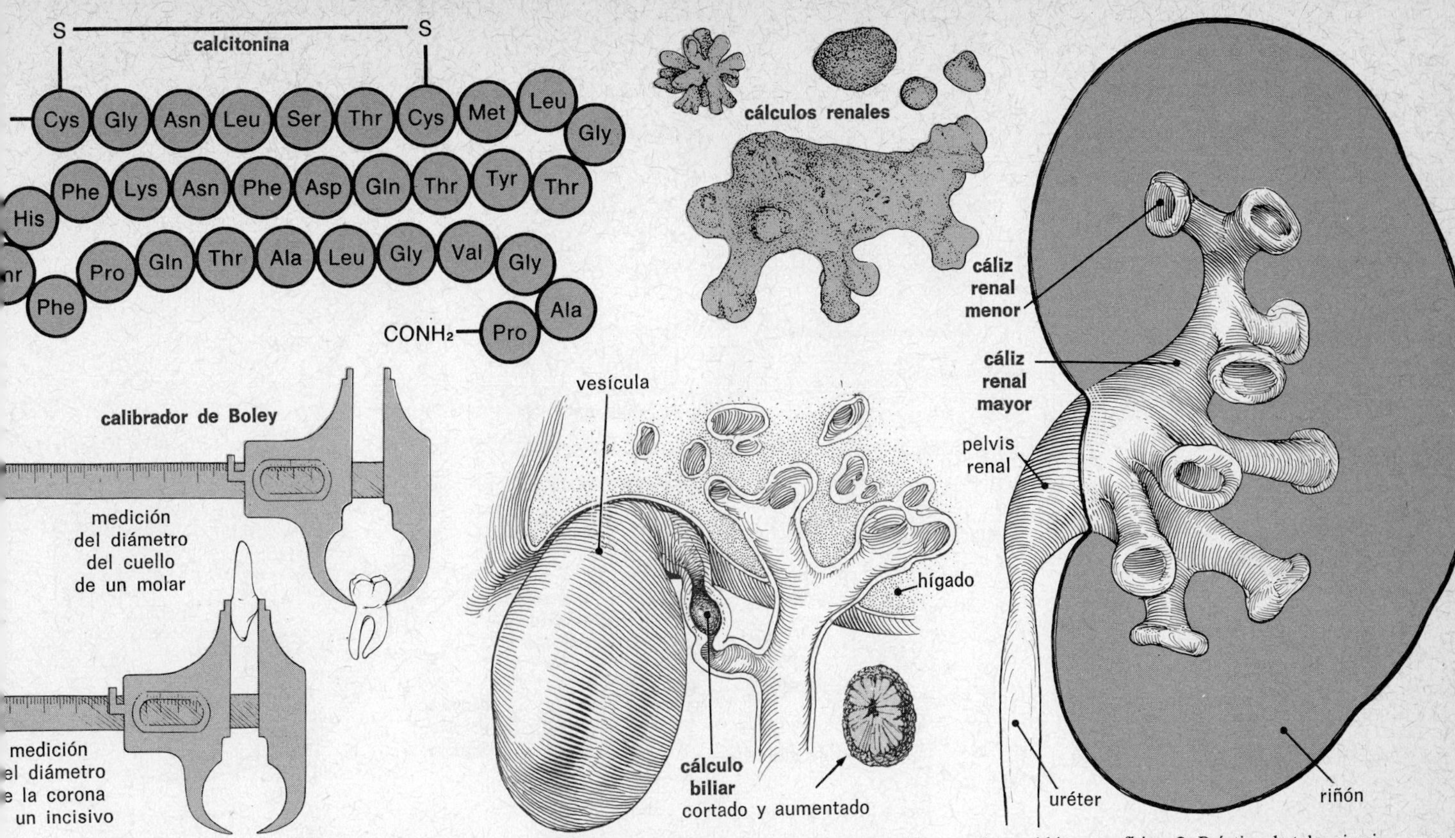

tejidos subcutáneos, y a veces en los tendones y músculos.

c. circunscrita, depósitos localizados de sales de calcio en la piel y el tejido subcutáneo.

c. cutánea, depósito cutáneo de calcio en la piel, por lo general secundario a una erupción dérmica preexistente.

c. generalizada, calcinosis que comprende áreas dispersas de todo el cuerpo.

calcio *(calcium).* Elemento metálico plateado moderadamente duro; símbolo Ca, número atómico 20, peso atómico 40,08; junto con el fosfato y el carbonato, le da al hueso la mayoría de sus propiedades estructurales; nutriente esencial en la regulación de la coagulación sanguínea, la contracción muscular, la conducción de impulsos nerviosos, la función de la membrana celular, la acción enzimática y la estabilización de la ritmicidad cardiaca; muchas de las sales de calcio son usadas en medicina.

c., carbonato de, tiza; antiácido y astringente; $CaCO_3$; 40 % de calcio por peso.

c., fluoruro de, compuesto presente normalmente en huesos y dientes; CaF_2.

c., gluconato de, sal de calcio granulosa, inodora e insípida; 8 % de calcio por peso.

c., hidróxido de, cal apagada, usada en odontología como estimulante tópico para la producción secundaria de dentina para ocluir la cavidad de la pulpa; $Ca(OH)_2$.

c., oxalato de, compuesto de calcio insoluble, cristalino, blanco, CaC_2O_4; se encuentra como sedimento en la orina ácida y en los cálculos urinarios.

calcitonina, tirocalcitonina *(calcitonin, thyrocalcitonin).* Hormona de la glándula tiroidea que regula el metabolismo del calcio; es secretada en respuesta al alto nivel de calcio sanguíneo, y actúa descendiendo el nivel mediante la inhibición de la resorción ósea.

calciuria *(calciuria).* Excreción urinaria del calcio; en ocasiones se usa como sinónimo de hipercalcuria.

calcodinia *(calcodynia).* Dolor en el talón.

cálculo *(stone).* Concreción anómala compuesta normalmente por sales minerales y formada casi siempre en las cavidades del organismo que sirven como reservorios de líquidos; también llamado piedra.

c. biliar, el formado en la vesícula o algún conducto biliar, compuesto generalmente por cristales de colesterol; se cree debido a un defecto de composición de la bilis.

c. dentario, α-hemihidrato; yeso que ha sido calcinado bajo presión de vapor a 130° C; se emplea para vaciados y modelos de la cavidad bucal.

c. gredoso, véase tofo.

c. lagrimal, dacriolito; el situado en el aparato lagrimal (estructuras generadoras y conductoras de las lágrimas).

c. pulpar, acumulación de material calcificado en la pulpa de un diente o una proyección en aquella procedente de la cavidad bucal; también llamado nódulo pulpar y dentículo.

c. renal, concreción en el riñón, formada en la mayoría de los casos por ácido úrico, oxalato cálcico o fosfato cálcico; también llamados piedras del riñón.

c. vesical, el alojado en la vejiga; puede formarse en esta o proceder del riñón o el uréter.

c. de la vesícula biliar, véase cálculo biliar.

c. uterino, mioma calcificado del útero.

calculoso *(calculous).* Relativo o semejante a piedras o cálculos, o que los contiene.

caldo *(bouillon).* Medio de cultivo obtenido de la cocción de carne de ternera u otros materiales.

calefaciente *(calefacient).* Cualquier cosa que produce una sensación de calor localizado.

calibrador *(gauge).* Instrumento de medida.

c. de Boley, el usado en odontología para obtener las medidas necesarias para las prótesis dentarias.

c. de catéter, placa de metal con perforaciones de diversos tamaños que se usa para determinar el tamaño de catéteres.

c. de mordedura, gnatodinamómetro; instrumento de presión que se usa en odontología para determinar la fuerza de la mordedura.

calibrar *(calibrate).* **1.** Estandarizar sistemáticamente las graduaciones de un aparato de medición cuantitativa. **2.** Determinar el diámetro de un tubo.

calibre *(caliber).* **1.** Diámetro de un tubo. **2** *(calipers, caliper).* Compás de brazos curvos; instrumento compuesto por dos patas articuladas usado para medir diámetros, como el de la pelvis, o intervalos, como los de un electrocardiograma.

caliceal *(caliceal, calyceal).* Relativo al cáliz.

calículo *(caliculus).* Estructura en forma de copa.

c. gustativo, papila gustatoria; véase papila.

caliectasia *(caliectasis).* Distensión de la pelvis y los cálices renales; también llamada calicectasia.

caliopenia *(kaliopenia).* Deficiencia de potasio en el cuerpo.

calistenia *(calisthenics).* **1.** Sistema de ejercicios gimnásticos livianos para mejorar el tono muscular y el bienestar físico. **2.** Práctica de tales ejercicios simples y sistemáticos.

caliuresis *(kaliuresis).* Excreción aumentada de potasio en la orina. También llamada caluresis

caliurético *(kaliuretic).* **1.** Relativo a la caliuresis. **2.** Agente que induce caliuresis.

cáliz *(calix).* Cavidad en forma de copa en un órgano.

c. renal mayor, una de las 2 ó 3 subdivisiones en forma de copa de la pelvis renal.

c. renal menor, una de las varias (de 7 a 13) subdivisiones en forma de copa de los cálices mayores.

Calkins, signo de *(Calkins' sign).* En obstetricia, cambio de forma del útero durante el parto, pasando de la discoide a la ovalada; se debe a la separación de la placenta de la pared uterina.

calor *(heat).* **1.** Estado caracterizado por elevación de la temperatura. **2.** Forma de energía en tránsito de un cuerpo de alta temperatura a otro de más baja temperatura.

c. de combustión, cantidad de calor liberada en la oxidación completa de un mol de una sustancia a presión constante.

c., sarpullido de, trastorno común de la piel, no contagioso, propio de climas cálidos y húmedos; las temperaturas elevadas ocasionan una maceración de la piel, dando lugar a erupción papulomatosa confluente; también llamado miliaria rubra y erupción por calor.

caloría *(calorie).* Unidad de calor. Se distingue entre:

caloría, unidad de calor equivalente a la cantidad de calor necesaria para elevar 1° C la temperatura de 1 g de agua a una presión de una atmósfera; también llamada caloría-gramo o caloría pequeña.

kilocaloría, unidad usada en estudios metabólicos como medida del valor productor de energía de varios alimentos de acuerdo a la cantidad de calor que producen cuando son oxidados en el cuerpo; específicamente, la cantidad de calor necesaria para elevar 1° C la temperatura de 1 kg de agua (de 15° a 16°) a una presión de una atmósfera.

calórico *(caloric).* **1.** Relativo a la caloría. **2.** Relativo al calor.

calorífico *(calorific).* Que genera calor.

calorígeno *(calorigenic).* Que produce o aumenta el calor.

calorímetro *(calorimeter).* Aparato para medir la cantidad de calor emitido por un individuo.

c. de Benedict-Roth, véase aparato de Bene-

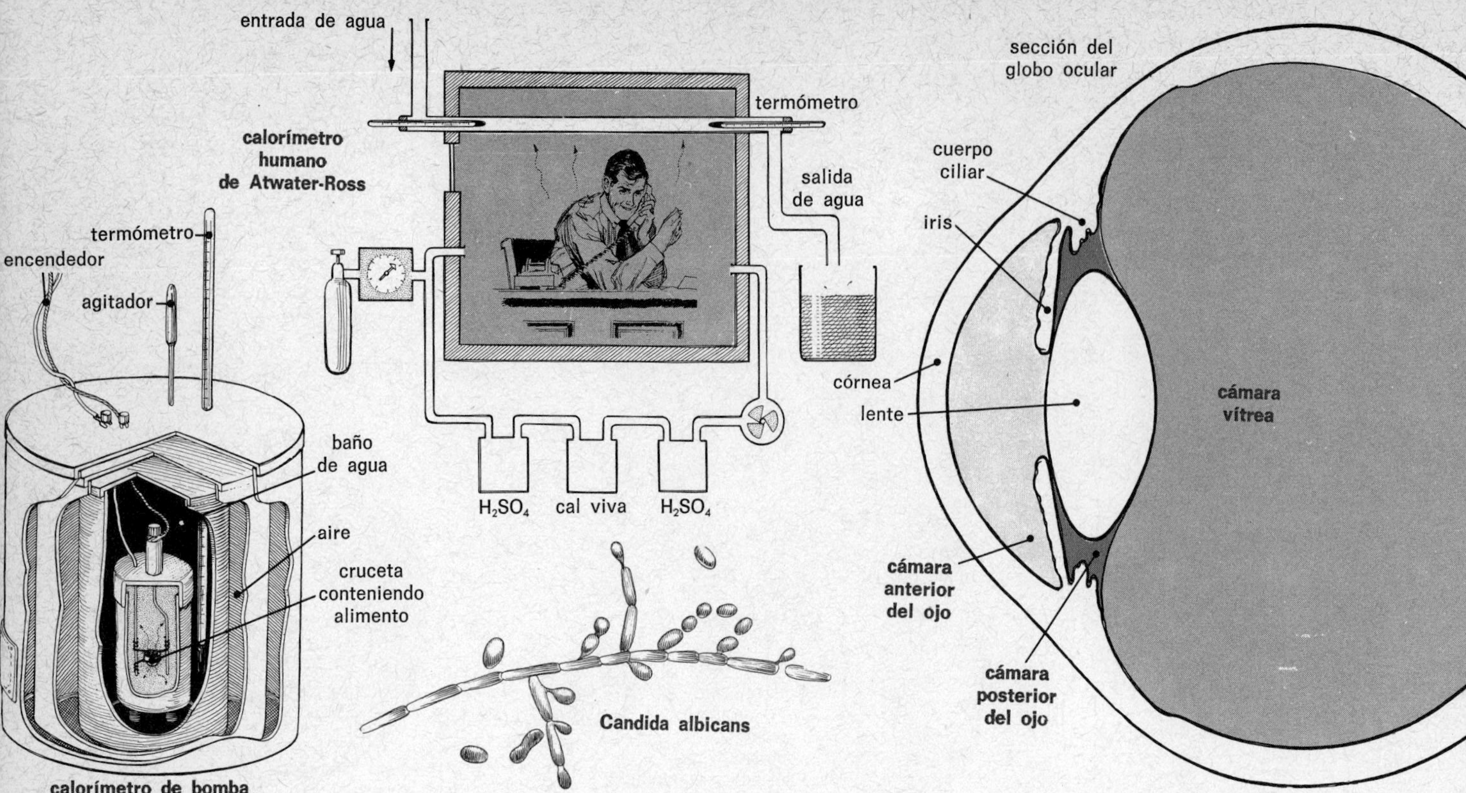

dict-Roth.

c. de bomba, aparato cilíndrico para determinar la energía potencial de los alimentos; el alimento se quema y se calcula el calor de la combustión a partir de la elevación de la temperatura en el calorímetro.

c. humano de Atwater-Ross, habitación amplia en la que un individuo puede residir durante un período prolongado con el fin de medir la emisión total de calor corporal.

calostro *(colostrum).* Secreción espesa y pegajosa de la glándula mamaria que aparece unos pocos días después del parto.

calostrorrea *(colostrorrhea).* Secreción espontánea de calostro.

caluresis *(kaluresis).* Véase caliuresis.

calvaria *(calvaria).* Parte superior del cráneo; bóveda craneal.

calvicie *(baldness).* Ausencia o disminución de la cantidad de pelo en la cabeza; también llamada alopecia.

callo 1 *(callus, corn).* Engrosamiento circunscrito de la piel. 2 *(callus).* Sustancia dura similar al hueso que se forma entre los fragmentos de un hueso roto y que lleva a cabo eventualmente la reparación de la fractura.

c. blando, engrosamiento de la piel entre los dedos del pie causado por la presión y ablandado por la humedad.

c. central, callo provisional formado dentro de la cavidad medular de un hueso fracturado.

c. definitivo, exudado formado entre las superficies fracturadas del hueso que se transforma en hueso verdadero.

c. duro, el que se localiza sobre una articulación del pie, causado por la fricción y/o presión de los zapatos.

c. provisional, callo formado entre y alrededor de las superficies fracturadas de un hueso que mantiene las puntas del mismo en aposición y se absorbe luego de completada la reparación.

c. semilla, verruga en el pie.

callos *(tripe).* Pared muscular del estómago del ganado, utilizada como alimento.

callosidad *(callosity).* Véase callo (1).

calloso *(callous).* 1. Sólido y endurecido; relativo al callo. 2. Relativo al cuerpo calloso.

cama *(bed).* Mueble para descansar y dormir.

c. de Gatch, cama articulada en la que pueden elevarse la cabeza y las rodillas del paciente.

camada *(litter).* Grupo de animales resultantes de un mismo parto en un mamífero multíparo.

cámara *(camera).* 1. Aparato usado para registrar imágenes, ya sea fotográfica o electrónicamente. 2. Cualquier cavidad del cuerpo. 3 *(chamber).* Espacio cerrado.

c. anterior del ojo, espacio comprendido entre la córnea y el iris; está lleno de humor acuoso.

c. hiperbárica, aquella en que la presión del aire puede elevarse por encima de la presión atmosférica normal.

c. de ionización, recinto lleno de gas equipado con electrodos entre los que pasa una corriente eléctrica cuando el gas es ionizado por radiación.

c. posterior del ojo, espacio comprendido entre el iris y el cristalino; está lleno de humor acuoso.

c. pulpar, espacio en la corona o cuerpo de un diente ocupado por la pulpa; especialmente, el área de la cavidad pulparia dentro de la porción coronaria del diente en la que se abren los conductos de la raíz.

c. de recuento de Thoma, hemocitómetro de Thoma-Zeiss; véase hemocitómetro.

c. vítrea, cavidad del globo ocular situada por detrás del cristalino y ocupada por el humor vítreo.

cambio de vida *(change of life).* Véase menopausia.

camilla *(litter).* Cama que se utiliza para transportar a un enfermo.

camisa *(chemise).* Trozo de lino utilizado para asegurar un taponamiento alrededor de un catéter que se ha insertado en una herida.

c. de fuerza, prenda de mangas largas que se utiliza para dominar a los pacientes violentos asegurándoles los brazos contra el cuerpo con fuerza.

CAMP. Abreviatura de AMP cíclico.

campo *(field).* Area limitada.

c. auditivo, área dentro de la cual se percibe un sonido determinado.

c. magnético, espacio en torno a un imán en el que se percibe su fuerza magnética.

c. visual, área de espacio físico visible al ojo en posición fija.

canal *(canal).* Estructura tubular; conducto abierto.

c. del aductor, canal aponeurótico del tercio medio del muslo; contiene la arteria y la vena femoral y el nervio safeno; también llamado canal de Hunter.

c. de Arancio, conducto venoso; véase conducto.

c. de Hunter, véase canal del aductor.

c. de Müller, conducto paramesonéfrico; véase conducto.

c. del parto, cavidad del útero y la vagina a través de la cual pasa el niño al nacer.

c. semicircular, uno de los tres soportes óseos (superior, lateral y posterior) del oído interno en que se localizan los conductos semicirculares membranosos.

canalicular *(canalicular).* Relativo a un conducto pequeño o canalículo.

canaliculización *(canaliculization).* Formación de pequeños conductos en un tejido.

canalículo *(canaliculus).* Conducto diminuto.

c. dental, túbulo dental; véase túbulo.

c. lagrimal, uno de los 2 finos canales que se extienden desde el borde interno de los párpados hasta el saco lagrimal.

cancelado *(cancellated).* Que tiene una estructura similar a una esponja o una red, como el hueso esponjoso entre las placas corticales y en el hueso alveolar propio del maxilar inferior.

canceloso *(cancellous).* Designa la estructura esponjosa o en panal de abejas de ciertos tejidos óseos, como las extremidades de los huesos largos.

cáncer *(cancer).* Denominación general de cualquier tumor maligno.

c. escirroso, véase carcinoma escirroso.

cancericida *(cancericidal).* Capaz de destruir carcinomas.

cancerígeno *(carcinogen).* 1. Agente productor de cáncer. 2. Cualquier cosa que produce cáncer.

cancerofobia *(cancerophobia).* Temor anormal a contraer un tumor maligno.

canceroso *(cancerous).* Relativo a o de la naturaleza de una neoplasia maligna.

cancroide *(cancroid).* 1. Parecido al cáncer. 2. Tumor de malignidad moderada.

cáncrum *(cancrum).* Ulcera que se extiende rápidamente; suele aparecer en la mucosa de la boca o de la nariz.

candela (cd) *(candela).* Unidad de intensidad luminosa equivalente a la intensidad luminosa de 5 mm^2 de platino en su punto de solidificación (1773,5° C); también llamada candela nueva o internacional.

candelilla *(bougie).* Instrumento cilíndrico flexible utilizado para el diagnóstico y tratamiento de las estenosis de formaciones tubulares como el esófago y la uretra; también sirve para medir el grado de estenosis.

c. de bola, candelilla bulbar.

c. bulbar, la que tiene el extremo en forma de bulbo.

c. filiforme, candelilla muy delgada.

Candida. Género de hongos parecidos a levaduras.

C. albicans, saprofito que con mayor frecuencia es el responsable de las infecciones moniliales,

Capas germinales

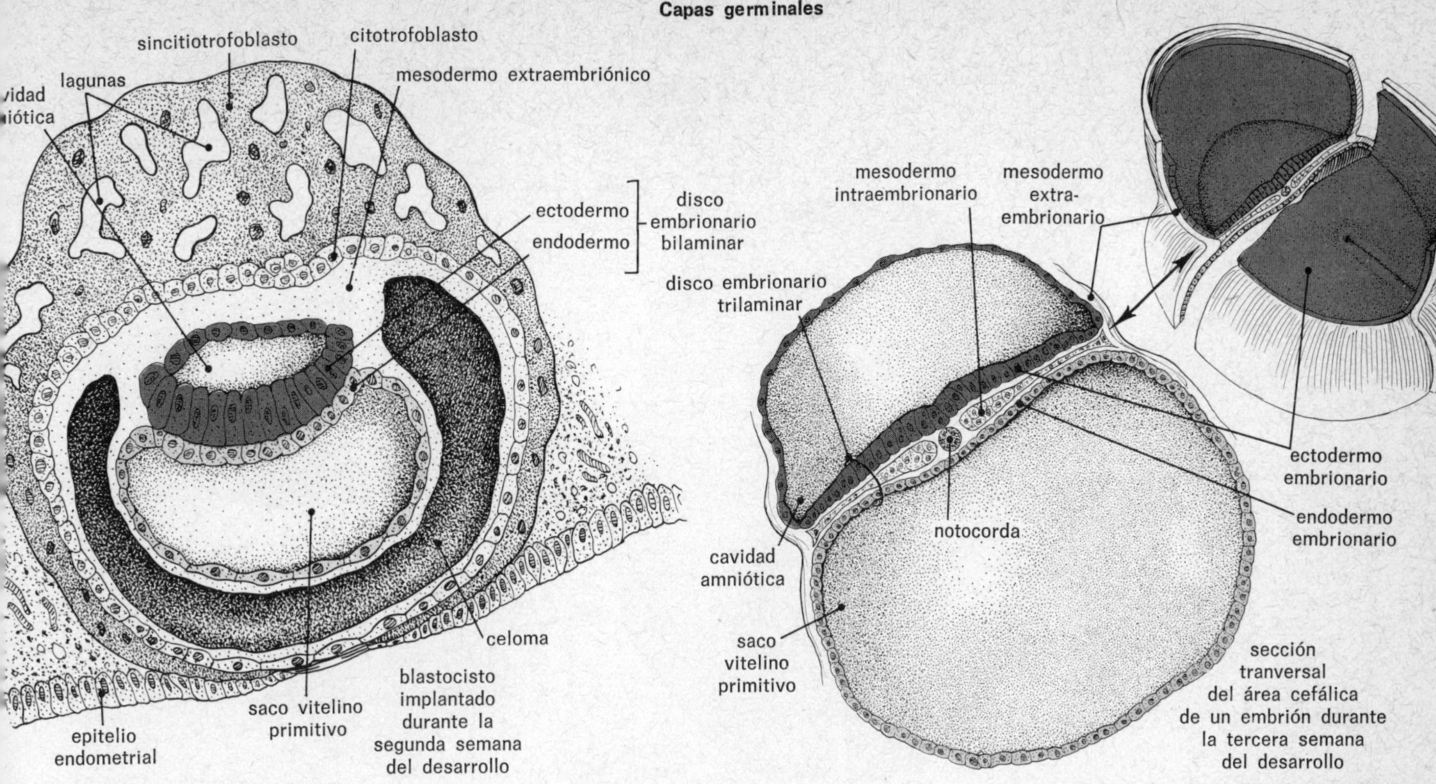

como aftas, vaginitis y a veces infección sistémica.

candidiasis *(candidiasis).* Infección por microorganismos del género *Candida.*

canino *(canine).* **1.** Relativo al perro. **2.** Relativo al colmillo (diente canino).

Cannabis. Puntas florecientes secas de la planta *Cannabis sativa,* comúnmente conocidas como marihuana y hachís.

cannabismo *(cannabism).* Afección causada por el uso excesivo de hachís o cáñamo indio; se caracteriza por alucinaciones y otros síntomas subjetivos.

canquer *(canker).* Estomatitis aftosa; véase estomatitis.

cantárida *(cantharis).* Preparación tóxica obtenida del escarabajo *Cantharis vesicatoria* desecado; se creía erróneamente que poseía propiedades afrodisiacas; usado antiguamente como contrairritante y vesicante; también llamada mosca española.

cantectomía *(canthectomy).* Escisión quirúrgica de un canto.

Cantelli, signo de *(Cantelli's sign).* Véase signo de los ojos de muñeca.

cantitis *(canthitis).* Inflamación de un canto.

canto *(canthus).* Angulo (nasal o temporal) formado por la unión de los párpados inferior y superior.

cantoplastia *(canthoplasty).* Cirugía plástica del canto del ojo.

cantorrafia *(canthorrhaphy).* Sutura de los párpados, generalmente a nivel del canto externo, para acortar la hendidura palpebral.

cantotomía *(canthotomy).* Partición quirúrgica del canto, usualmente para ampliar el espacio entre los párpados; también llamada cantólisis.

cánula *(cannula).* Tubo que se inserta en el organismo para retirar o permitir la salida de líquido; se usa conjuntamente con una varilla metálica (trócar) que se introduce en su luz, permitiendo punzar la pared de una cavidad o un vaso, y se retira luego, quedando la cánula colocada.

canulación *(cannulation).* Inserción de una cánula dentro de un vaso o cavidad corporal.

cáñamo *(hemp).* Planta herbácea del género *Cannabis.*

cañón *(barrel).* Cilindro o vástago hueco.

caolín *(kaolin).* Arcilla blanca fina usada en cerámica así como demulcente y absorbente. También denominada tierra de Fuller y terra alba.

cap *(cap.).* **1.** Abreviatura del latín *capiat,* dejadlo tomar. **2.** Abreviatura de cápsula.

capa *(layer).* Revestimiento en forma de lámina, o estrato, que cubre una superficie. También denominada estrato y lámina.

c. basilar, capa de los conos y bastones de la retina.

c. conjuntiva del bulbo, membrana mucosa que reviste la superficie anterior de la esclerótica y termina en el margen de la córnea.

c. conjuntiva de los párpados, membrana mucosa que delimita la superficie posterior de los párpados. Se continúa con la conjuntiva bulbar.

c. de conos y bastones, capa de la retina entre el epitelio pigmentario y la membrana limitante externa que contiene los receptores visuales (conos y bastones).

c. coriocapilar, lámina coroidocapilar; véase lámina.

c. córnea, capa de la epidermis formada por varios estratos de células anucleadas, queratinizadas y planas.

c. de la corteza cerebelosa, cada una de las tres capas de la corteza cerebelosa; son, desde la superficie a la profundidad, las siguientes: capa molecular, capa de las células de Purkinje y capa granulosa; la capa granulosa es adyacente a la substancia blanca cerebelosa.

c. de la corteza cerebral, cada una de las seis capas de la corteza cerebral que se confunden entre sí; desde la superficie a la profundidad son las siguientes: capa molecular, capa granular externa, capa de células piramidales, capa granular interna, capa ganglionar y capa fusiforme.

c. germinal, cualquiera de las tres capas que se originan en el desarrollo inicial del embrión, ectodermo, endodermo o mesodermo, que forman los tejidos específicos del cuerpo.

c. de Malpighio, estrato germinativo; véase estrato.

c. odontoblástica, capa de odontoblastos que reviste la superficie pulposa de la dentina del diente.

c. de Purkinje, capa media de las tres de la corteza cerebelosa que está formada por cuerpos celulares de grandes neuronas.

c. subendotelial, capa fina de tejido conjuntivo situada entre el endotelio y la lámina elástica en la íntima de los vasos sanguíneos.

c. subpapilar, estrato espinoso; véase estrato.

capacidad *(capacity).* **1.** Cantidad potencial máxima que puede contener una cavidad o un recipiente. **2.** Facultad.

c. craneal, contenido cúbico del cráneo.

c. inspiratoria, volumen máximo de aire que puede ser inspirado después de una espiración normal; antiguamente llamado aire complementario.

c. pulmonar máxima, volumen de aire respirado cuando el individuo inspira tan profunda y rápidamente como le es posible durante 15 segundos; también llamada ventilación pulmonar máxima.

c. pulmonar total, cantidad de aire contenido en los pulmones luego de una inspiración máxima; la capacidad vital más el volumen residual; antiguamente llamado volumen pulmonar total.

c. residual, denominación antigua de volumen residual; véase volumen.

c. residual funcional, cantidad de aire que queda en los pulmones durante una respiración tranquila normal; también llamada aire residual funcional.

c. térmica, cantidad de calor necesaria para elevar 1° C la temperatura de una sustancia.

c. vital, cantidad máxima de aire que puede exhalase esforzadamente tras una inspiración máxima; también llamada capacidad ventilatoria y capacidad respiratoria.

capacitación *(capacitation).* Serie de mecanismos fisiológicos y bioquímicos por los que los espermatozoides se vuelven fertilizantes cuando están en contacto con los líquidos del útero y de las trompas.

capacitador *(capacitor).* Componente de un circuito eléctrico capaz de almacenar temporalmente una carga eléctrica; antiguamente llamado condensador.

capacitancia *(capacitance).* Cantidad de carga eléctrica que puede almacenar un cuerpo; antiguamente llamada capacidad.

capilar *(capillary).* Vaso sanguíneo intermedio entre una arteriola y una vénula, cuyas paredes están constituidas por una sola capa celular; el oxígeno y los compuestos químicos se filtran hacia los tejidos, mientras el anhídrido carbónico y otros residuos metabólicos pasan del tejido al interior del capilar.

capilaridad *(capillarity).* Interacción entre las superficies de un líquido y un sólido que ocasiona la subida o caída del líquido por éste, como ocurre en los tubos capilares.

capilaromotor *(capillariomotor).* Que causa dilatación o constricción de los capilares.

capitulum *(capitulum).* Eminencia pequeña en forma de cabeza o extremidad articular redondeada de un hueso.

Caplan, síndrome de *(Caplan's syndrome).*

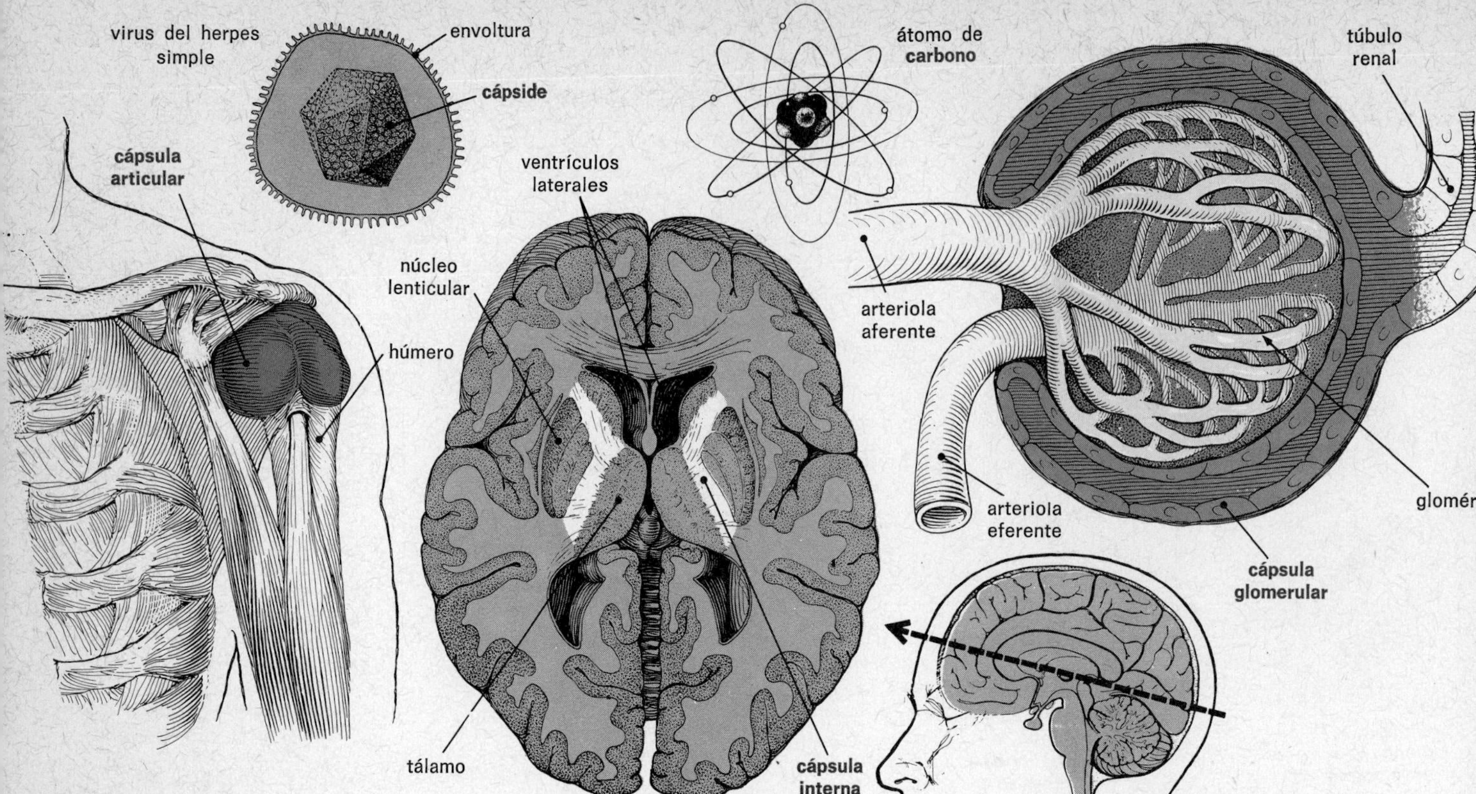

Nódulos pulmonares debidos a lesiones que parecen ser una combinación de artritis reumatoide y neumoconiosis.

cápside *(capsid).* Cubierta proteica de un virus.

cápsula *(capsule).* **1.** Recipiente pequeño, soluble y gelatinoso usado para incluir una dosis de un medicamento oral. **2.** Saco fibroso o membranoso que rodea una parte, órgano o tumor. **3.** Capa de mucopolisacáridos que rodea a ciertas bacterias.

c. articular, estructura en forma de bolsa que delimita la cavidad de una articulación sinovial, compuesta por una capa fibrosa externa y una membrana sinovial interna.

c. de Bowman, cápsula glomerular.

c. del cristalino, membrana transparente, frágil pero muy elástica, que se adosa al cristalino cubriéndolo.

c. de Crosby, dispositivo que se adapta a la punta de una sonda elástica, utilizado para obtener una biopsia peroral de mucosa intestinal.

c. de Glisson, antiguo nombre de la cápsula fibrosa del hígado; capa fina de tejido conjuntivo laxo que envuelve al conducto biliar, la arteria hepática y la vena porta.

c. glomerular, envoltura membranosa con doble capa celular que rodea una pequeña masa de capilares no anastosmosados (glomérulo); es el comienzo en forma de saco invaginado de un túbulo renal.

c. interna, banda ancha de fibras de la sustancia blanca, situada en cada uno de los hemisferios cerebrales entre el núcleo caudado y el tálamo en el lado interno, y el núcleo lenticular en el lado externo; generalmente se divide en un segmento anterior, una rodilla, un segmento posterior, una parte retrolenticular y una parte sublenticular; forma con los núcleos caudado y lenticular el cuerpo estriado, una unidad importante del sistema extrapiramidal.

capsulitis *(capsulitis).* Inflamación de la cápsula de una parte o de un órgano.

capsulotomía *(capsulotomy).* Incisión quirúrgica de una cápsula, como la del cristalino en la operación de catarata.

captación *(uptake).* Cantidad de una sustancia, en especial de un núcleo radiactivo, que es absorbida por un tejido; p. ej. el yodo radiactivo (I^{131}) absorbido por el tiroides.

caput *(caput,* pl. *capita).* **1.** Cabeza. **2.** Cualquier prominencia de una parte u órgano con forma de cabeza.

caquéctico *(cachectic).* Relativo a la caquexia.

caquexia *(cachexia).* Desnutrición, debilidad y pérdida de masa muscular graves como resultado de una enfermedad crónica.

cara *(face).* Parte frontal de la cabeza, desde la frente al mentón y de una oreja a la otra.

c. hipocrática, facies hipocrática; véase facies.

c. de luna, cara redonda que se observa en individuos con enfermedad de Cushing o en el hiperadrenocorticalismo.

c. en máscara, facies de Parkinson; véase facies.

carácter *(character).* **1.** Combinación de peculiaridades y rasgos que distinguen a un individuo u objeto de otro. **2.** Peculiaridad, atributo o rasgo de tal índole.

caramelo *(caramel).* Azúcar quemado, usado en farmacología como agente aromático.

carbamida *(carbamide).* Isómero de la urea en forma anhidra; véase urea (1).

carbamino *(carbamoyl).* Grupo orgánico NH_2CO–.

carbaminoglutámico, ácido *(carbamoylglutamic acid).* Intermediario en la carbaminación de la ornitina a citrulina en el ciclo de la urea.

carbasona *(carbasone).* Acido cristalino inodoro, que contiene un 28,85 % de arsénico en su forma anhidra; se usa en el tratamiento de ciertas infecciones por protozoarios, como la amebiasis.

carbohemoglobina *(carbaminohemoglobin).* Dióxido de carbono en combinación con la hemoglobina de la sangre.

carbohidrasas *(carbohydrases).* Término genérico para las enzimas que promueven la digestión de los carbohidratos.

carbohidratos *(carbohydrates).* Cualquiera de las sustancias orgánicas compuestas por carbono, hidrógeno y oxígeno, con una relación 2 a 1 entre hidrógeno y oxígeno; por ejemplo, los azúcares, las féculas y la celulosa.

carbólico *(carbolic).* Relativo al fenol.

carbón *(charcoal).* Material negro poroso obtenido mediante la combustión de la madera con una cantidad restringida de aire.

c. activo, carbón medicinal que ha sido tratado para aumentar su poder de absorción; se utiliza como antídoto y para reducir la hiperacidez.

carbónico *(carbonic).* Relativo al carbono.

carbonilo *(carbonyl).* Radical orgánico divalente =CO, característico de las cetonas y los aldehídos.

carbonizar *(carbonize).* Convertir en carbón.

carbono *(carbon).* Elemento orgánico tetravalente; símbolo C, número atómico 6, peso atómico 12,011.

c., dióxido de, CO_2; producto de la combustión del carbono con un gran suministro de aire; también llamado gas de ácido carbónico.

c., monóxido de, CO; gas tóxico, incoloro e inodoro de fuerte afinidad por la hemoglobina; se forma por la combustión incompleta del carbono con un suministro limitado de aire.

c., tetracloruro de, CCl_4; tetraclorometano; líquido oleoso incoloro; usado antiguamente como anestésico local, antihelmíntico y agente limpiador, pero no recomendado posteriormente a causa de su toxicidad hepática y renal.

carbono-12 (C^{12}) *(carbon-12).* Isótopo del carbono, C^{12}; su peso atómico, 12,000, fue adoptado en 1961 como unidad de peso atómico.

carbono-14 (C^{14}) *(carbon-14).* Isótopo radiactivo del carbono con peso atómico 14 y un tiempo medio de desintegración de 5600 años.

carbotriamina *(carbotriamine).* Véase guanidina.

carboxihemoglobina *(carboxyhemoglobin).* Monóxido de carbono en combinación con oxígeno, presente en la sangre en la intoxicación por monóxido de carbono.

carboxihemoglobinemia *(carboxyhemoglobinemia).* Presencia de carboxihemoglobina en la sangre.

carboxilasa *(carboxylase).* Enzima que cataliza la separación del dióxido de carbono del grupo carboxilo (COOH) de los ácidos orgánicos.

carboxilo *(carboxyl).* Grupo univalente –COOH característico de casi todos los ácidos orgánicos.

carboxipeptidasa *(carboxypeptidase).* Enzima del jugo intestinal que actúa sobre el enlace peptídico de los aminoácidos que tienen un carboxilo libre.

carbunco *(anthrax).* Enfermedad infecciosa aguda de animales salvajes y domésticos que puede ser transmitida al hombre, bien directamente o por contacto con pellejo o pelo infectado con el bacilo del carbunco; la lesión característica en el hombre se parece al ántrax.

c. cutáneo, (1) enfermedad de la piel que aparece en las áreas expuestas de la cara, cuello, manos o brazos; empieza como una pápula que llega a vesícula y luego se necrosa con una costra negruzca rodeada por un gran edema; también denominado pustula maligna; (2) enfermedad localizada del ganado y caballos, que se caracteriza por hinchazón debida a la infección de la lesión cutánea y de las heridas con bacilo del carbunco; también denominada fiebre del carbunco.

c. gastroentérico, véase carbunco intestinal.

c. intestinal, forma de carbunco interno caracterizada por dolor de cabeza, fiebre, vómitos, dia-

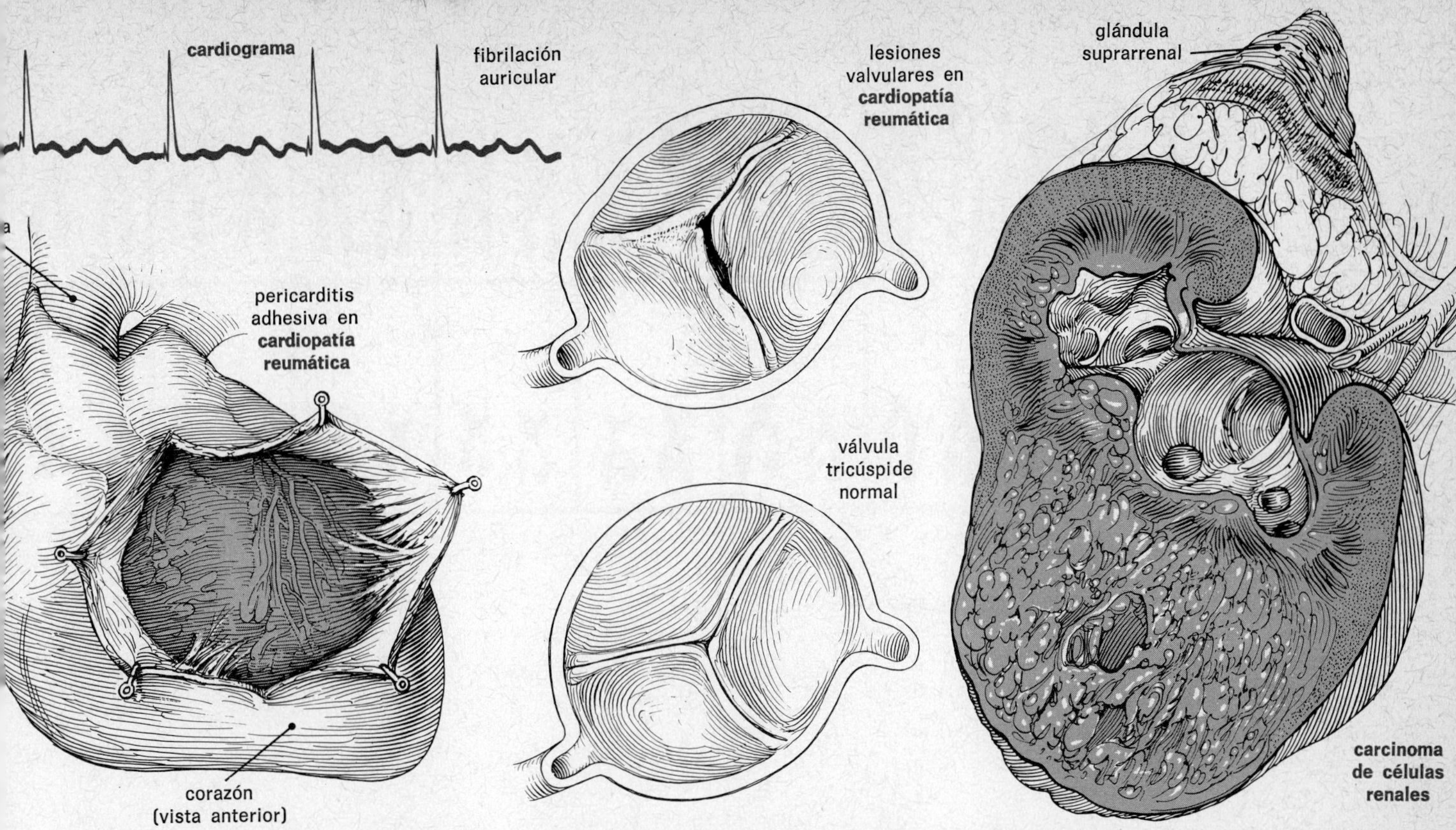

rrea hemorrágica, postración y, con frecuencia, hemorragias de las mucosas; a menudo es mortal; también llamado carbunco gastroentérico.

c. pulmonar, carbunco interno producido al inhalar polvo que contiene el bacilo del carbunco; se caracteriza por escalofríos, fiebre, respiración rápida, tos, dolor en la espalda y piernas y postración extrema; también llamada enfermedad de los cardadores de lana.

carbuncular *(carbuncular).* Relativo a los carbuncos.

carcinogénesis *(carcinogenesis).* Origen, desarrollo o producción de cáncer.

carcinógeno *(carcinogen).* Que produce cáncer.

carcinoide *(carcinoid).* Pequeño tumor amarillo que se observa en el tracto intestinal, principalmente en el apéndice y en los pulmones; también llamado argentafinoma.

c., síndrome, grupo de síntomas asociados con los tumores carcinoides, fundamentalmente enrojecimiento de la piel, diarrea, lesiones de las válvulas cardiacas y constricción bronquial; causados por la liberación por parte del tumor de una o más sustancias biológicamente activas.

carcinoma *(carcinoma).* Tumor celular maligno epitelial que tiende a invadir los tejidos circundantes o a diseminarse a otras partes del cuerpo por medio de metástasis, causando eventualmente la muerte.

c. basocelular, tumor maligno derivado de la capa basal de la piel o de las estructuras derivadas de las células basales; invade localmente pero es raro que metastatice, y se observa con mayor frecuencia en la cara y el cuero cabelludo; también llamado epitelioma basocelular.

c. broncógeno, carcinoma que se origina en un bronquio; la forma más frecuente de carcinoma pulmonar.

c. bronquiógeno terminal, véase carcinoma de células alveolares.

c. de células alveolares, c. bronquiógeno terminal, raro tipo de carcinoma derivado de las células que tapizan los alveolos pulmonares o de los bronquiolos terminales; aparece en las zonas periféricas del pulmón en forma de nódulos simples o múltiples que coalescen formando una masa difusa.

c. de células en avena, carcinoma de células pequeñas originado por lo general en un bronquio; también llamado carcinoma de células pequeñas.

c. de células escamosas, tumor epitelial maligno que puede originarse en un epitelio normal probablemente sensibilizado por radiodermitis crónica, queratosis senil, cicatrices de quemaduras o leucoplasia; el carcinoma de células escamosas de la piel se observa con mayor frecuencia en personas mayores de 40 años; también llamado carcinoma epidermoide o espinocelular.

c. de células renales, el más frecuente de los tumores malignos del riñón; también llamado hipernefroma.

c. coloide, c. mucinoso, forma de adenocarcinoma en la que el proceso degenerativo ocasiona la formación de varias zonas de material hialino o mucinoso.

c. embrionario, neoplasia del testículo sumamente maligna que aparece como una pequeña masa o nódulo de color blanco grisáceo, asociada a veces con hemorragia y necrosis.

c. epidermoide, carcinoma de células escamosas.

c. escirroso, tumor de dureza pétrea que contiene gran cantidad de tejido fibroso; se observa habitualmente en la mama; también llamado cáncer escirroso o fibrocarcinoma.

c. in situ, carcinoma que está aún confinado a su lugar de origen, antes de diseminarse por otros tejidos.

c. intraductal, neoplasia maligna consistente en la proliferación de células epiteliales de un conducto, especialmente en la mama, que con el tiempo llegan a ocupar la luz.

c. medular, tumor blando carnoso, generalmente grande, compuesto principalmente por células epiteliales y poco estroma fibroso; también llamado cáncer medular o encefaloideo.

c. melanótico, melanoma maligno; véase melanoma.

c. mucinoso, véase carcinoma coloide.

c. primario, carcinoma en su lugar de origen.

c. renal de células claras, forma predominante del carcinoma de células renales; compuesto por células cuyo citoplasma no se tiñe.

c. transicional, neoplasia maligna derivada del epitelio de transición; se observa usualmente en la vejiga, los uréteres, las pelvis renales y la nasofaringe.

carcinomatoide *(carcinomatoid).* Semejante a un carcinoma.

carcinomatosis *(carcinomatosis).* Afección resultante de la diseminación del carcinoma por numerosos lugares del cuerpo.

carcinomatoso *(carcinomatous).* Que tiene características de carcinoma.

cardenal *(wale).* Verdugón.

cardiaco *(cardiac).* **1.** Perteneciente al corazón. **2.** Persona con enfermedad cardiaca.

c., reumática, enfermedad, manifestación de la fiebre reumática consistente en cambios inflamatorios (carditis) y/o deterioro de las válvulas cardiacas.

cardial *(cardiac).* Relativo a la abertura esofágica del estómago.

cardias *(cardia).* Abertura esofágica del estómago.

cardiatelia *(cardiatelia).* Desarrollo incompleto del corazón.

cardiectasia *(cardiectasia).* Dilatación del corazón.

cardiectomía *(cardiectomy).* Resección quirúrgica de la porción cardial del estómago.

cardiectopia *(cardiectopia).* Desarrollo del corazón en una posición diferente de la normal.

cardio-, cardi- *(cardio-, cardi-).* Formas prefijas que significan corazón.

cardioacelerador *(cardioaccelerator).* Agente que apresura la actividad cardiaca.

cardioactivo *(cardioactive).* Que tiene influencia sobre el corazón.

cardiocentesis *(cardiocentesis).* Punción quirúrgica del corazón.

cardiocinético *(cardiokinetic).* Que tiene influencia en la actividad del corazón.

cardiodinamia *(cardiodynamics).* Estudio de los movimientos y las fuerzas intervinientes en la actividad cardiaca.

cardiófono *(cardiophone).* Estetoscopio para auscultar los sonidos cardiacos.

cardiogénico *(cardiogenic).* Que se origina en el corazón.

cardiografía *(cardiography).* Registro de los movimientos cardiacos con el cardiógrafo.

cardiógrafo *(cardiograph).* Instrumento utilizado para registrar gráficamente los movimientos del corazón.

cardiograma *(cardiogram).* Registro gráfico de la actividad cardiaca mediante el cardiógrafo; este término se utiliza normalmente en lugar de electrocardiograma.

cardioinhibitorio *(cardioinhibitory).* Que retarda la actividad cardiaca.

cardiolipina *(cardiolipin).* Sustancia extraida del músculo cardiaco de ternera; usada como antígeno en las pruebas de la sífilis.

cardiolito *(cardiolith).* Cálculo dentro del corazón.

cardiología *(cardiology).* Rama de la medicina que se ocupa del estudio del corazón y sus enfer-

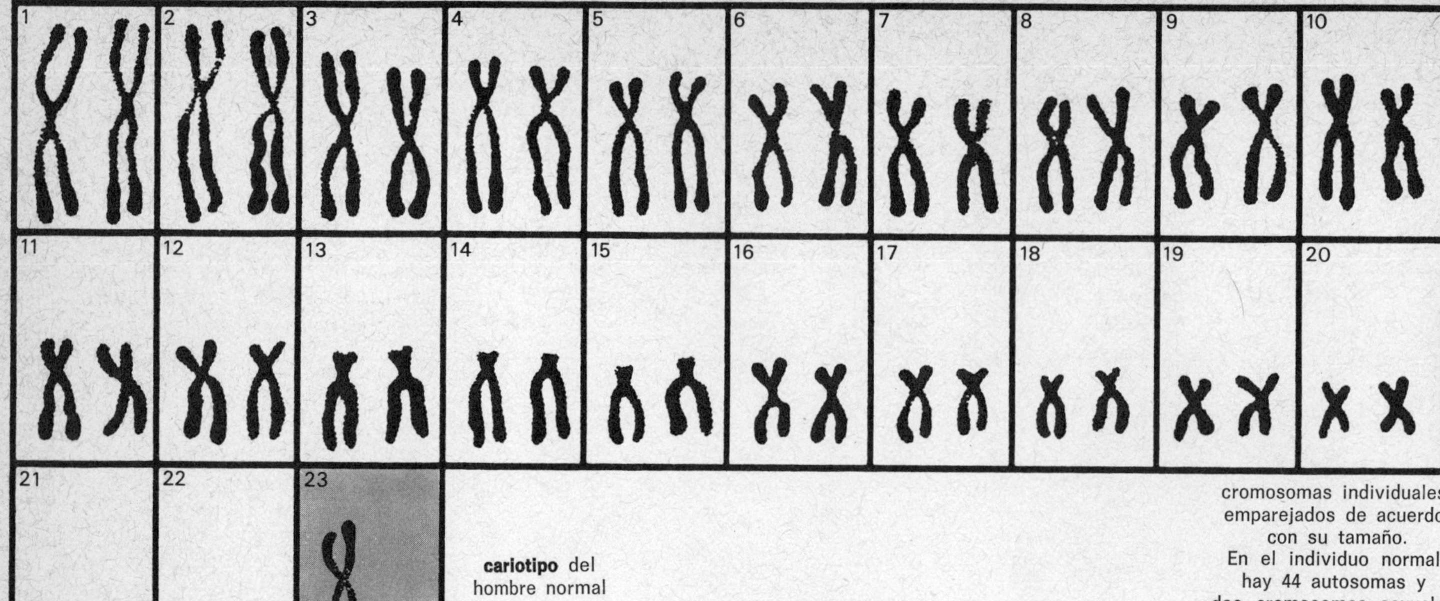

cariotipo del hombre normal

cromosomas individuales emparejados de acuerdo con su tamaño. En el individuo normal hay 44 autosomas y dos cromosomas sexuales

medades.

cardiólogo *(cardiologist).* Especialista en el diagnóstico y tratamiento de las enfermedades cardiacas.

cardiomegalia *(cardiomegaly).* Aumento de tamaño del corazón; también llamada megalocardia.

cardiomioliposis *(cardiomyoliposis).* Degeneración adiposa del músculo cardiaco.

cardiomiopatía *(cardiomyopathy).* Enfermedad de la pared muscular del corazón; también llamada miocardiopatía.

cardiomiotomía *(cardiomyotomy).* Cardiotomía.

cardionecrosis *(cardionecrosis).* Necrosis del corazón.

cardioneurosis *(cardioneurosis).* Neurosis cardiaca; véase neurosis.

cardiopatía *(cardiopathy).* Cualquier enfermedad del corazón.

cardiopatía valvular *(valvular disease of the heart (VDH)).* Cualquier enfermedad causada por anomalías en las válvulas cardiacas.

cardiopericardiopexia *(cardiopericardiopexy).* Procedimiento operatorio de diseminación de silicato estéril de magnesio dentro del saco pericárdico con el propósito de crear una pericarditis adhesiva, incrementando de esta forma la irrigación sanguínea del miocardio.

cardioplastia *(cardioplasty).* Cirugía plástica de la unión gastroesofágica para aliviar el espasmo del esófago o de la parte superior del estómago.

cardioplejía *(cardioplegia).* Interrupción temporal de la actividad cardiaca con el propósito de realizar una intervención quirúrgica en el corazón.

cardiopulmonar *(cardiopulmonary).* Relativo al corazón y los pulmones.

cardiorrenal *(cardiorenal).* Relativo al corazón y los riñones; también llamado cardionéfrico o nefrocardiaco.

cardiorrexis *(cardiorrhexis).* Rotura de la pared cardiaca.

cardiospasmo *(cardiospasm).* Constricción espasmódica de la porción distal del esófago en su unión con el estómago, con dilatación acompañante del resto del esófago; también llamada acalasia del cardias.

cardiotomía *(cardiotomy).* **1.** Incisión quirúrgica de la pared del corazón. **2.** Incisión en la unión del esófago con el estómago (cardias).

cardiotónico *(cardiotonic).* Que produce un efecto favorable o tónico sobre el corazón; que refuerza la actividad cardiaca.

cardiotóxico *(cardiotoxic).* Que produce un efecto tóxico sobre el corazón.

cardiovascular *(cardiovascular).* Relativo al corazón y los vasos sanguíneos.

cardioversión *(cardioversion).* Restablecimiento del ritmo normal del corazón mediante un choque eléctrico; esta técnica se utiliza en casos seleccionados de taquicardia supraventricular, taquicardia ventricular y fibrilación auricular.

cardioversor *(cardioverter).* Dispositivo utilizado para administrar un contrachoque eléctrico para restablecer el ritmo cardiaco normal.

carditis *(carditis).* Inflamación del corazón.

carga *(load).* **1.** Cantidad producida o sostenida por un organismo o parte. **2.** Cualquier variación de los contenidos normales del cuerpo (agua, sal, etc.). Los términos carga positiva y carga negativa significan respectivamente más alta y más baja que la normal.

caries *(caries).* Muerte molecular y desintegración de un hueso.

c. central, absceso en la medula ósea.

c. de contacto, caries que aparece en la superficie proximal del diente adyacente a la restauración.

c. dental, degeneración localizada y progresiva de los dientes que comienza en la superficie y, si no es tratada, se extiende hacia la pulpa produciendo infección.

c. vertebral, tuberculosis de las vértebras.

carina *(carina).* Cualquier estructura en forma de cresta, como la cresta central formada en la bifurcación de la tráquea.

cario- 1 *(cario-).* Forma prefija que significa caries. **2** *(karyo-).* Forma prefija que indica relación con el núcleo celular.

cariocinesis *(karyokinesis).* Véase mitosis.

cariocito *(karyocyte).* Célula nucleada; normalmente se refiere a los eritrocitos inmaduros (normoblastos).

cariocroma *(karyochrome).* Célula nerviosa de núcleo tingible.

cariogamia *(karyogamy).* Fusión de los núcleos de dos células durante la conjugación celular.

cariogénesis 1 *(cariogenesis).* Proceso de formación de la caries. **2** *(karyogenesis).* Desarrollo del núcleo celular.

cariógeno *(cariogenic).* Que produce caries; dícese de ciertos alimentos.

cariograma *(karyogram).* Véase cariotipo.

cariolinfa *(karyolymph).* Elemento líquido homogéneo del núcleo celular.

cariólisis *(karyolysis).* Destrucción o disolución del núcleo celular.

cariolóbico *(karyolobic).* Que tiene un núcleo lobulado.

cariomorfismo *(karyomorphism).* **1.** Desarrollo del núcleo celular. **2.** Referente a la forma del núcleo celular.

cariopicnosis *(karyopyknosis).* Contracción del núcleo celular y condensación de la cromatina.

carioplasma *(karyoplasma).* Nucleoplasma, protoplasma del núcleo celular.

cariorrexis *(karyorrhexis).* Fragmentación del núcleo celular.

carioso *(carious).* Relativo a la caries o que la padece.

cariosoma *(karyosome).* Masa esférica de cromatina semejante a un nudo en la malla de cromatina de un resto nuclear durante la mitosis. También recibe el nombre de nudo de cromatina o falso nucléolo.

carioestático *(cariostatic).* Cualquier cosa que inhibe el progreso de las caries dentales.

cariotipo *(karyotype).* **1.** Cromosomas característicos de un individuo o de una especie. **2.** Imagen sistematizada de cromosomas individuales de una célula fotografiada durante el estadio de la metafase en la mitosis, agrupados en pares de acuerdo con su tamaño.

carmín *(rouge).* Fino polvo rojo de óxido de hierro; se utiliza como producto de pulido final de restauraciones dentales hechas de oro y aleaciones de metales preciosos.

carne *(flesh).* Tejido muscular y otros tejidos blandos del organismo con exclusión de las vísceras.

c. de gallina, aspecto rugoso pasajero de la piel causado por contracción de los músculos erectores del pelo como reacción al frío, miedo u otros estímulos.

c. viva, parte sensible, dolorosa al tacto.

cárneo *(carneous).* Carnoso.

carnívoros *(Carnivora).* Orden de mamíferos comedores de carne.

carnosina *(carnosine).* Base nitrogenada compuesta de alanina e histidina, hallada en el músculo esquelético.

Caroli, enfermedad de *(Caroli's disease).* Alteración caracterizada por dilatación sacular segmentaria de los conductos biliares intrahepáticos, predisposición marcada a la calculosis biliar, la colangitis y los abscesos pulmonares; la enfermedad es familiar y probablemente heredada como carácter mendeliano recesivo.

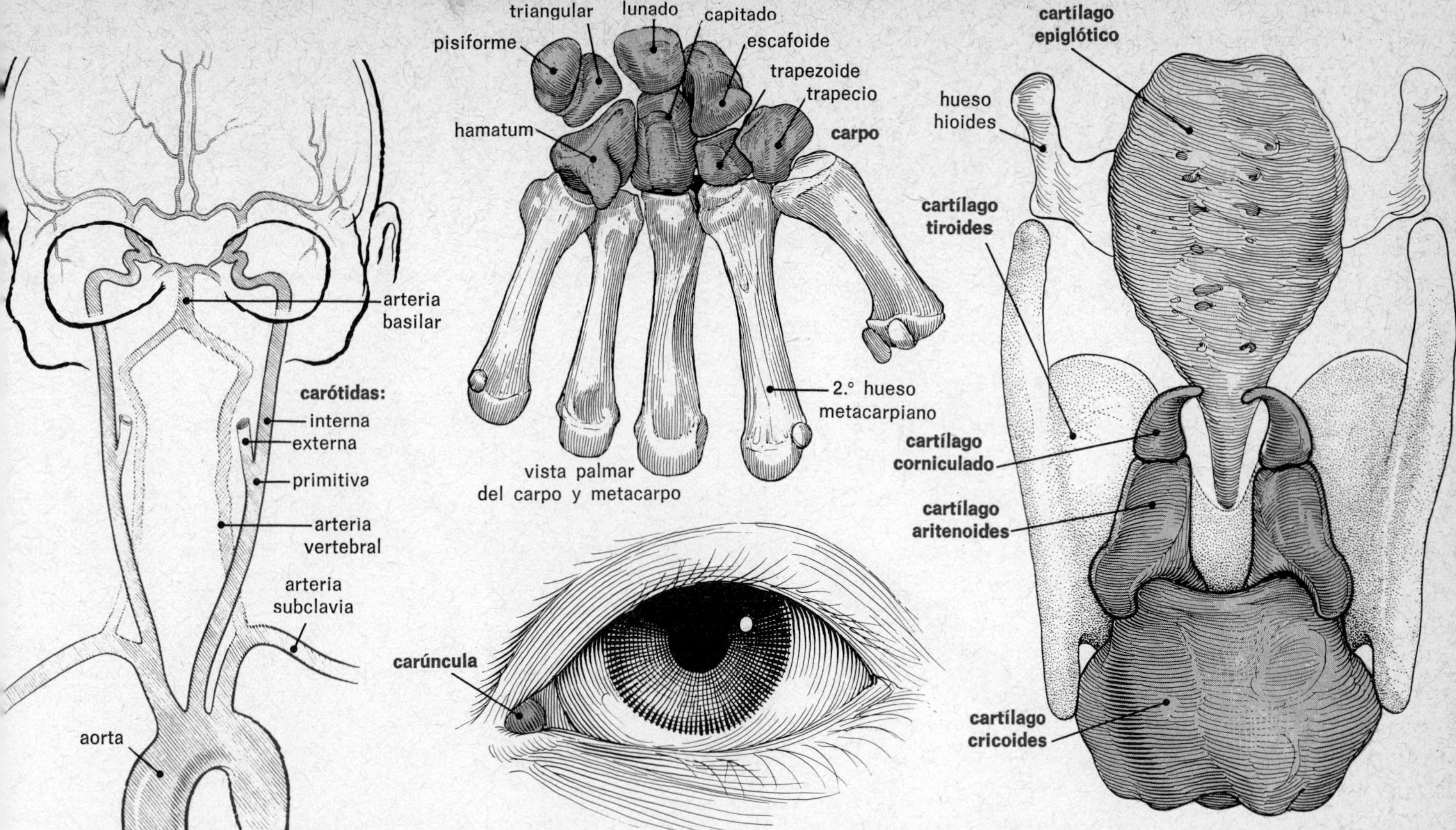

carotenemia *(carotinemia).* Véase carotinemia.
caroteno *(carotene).* Provitamina capaz de convertirse en vitamina A; pigmento amarillo de las zanahorias y otros alimentos amarillos.
carótida *(carotid).* Cada una de las dos arterias principales del cuello.
carotídeo *(carotid).* Relativo a las arterias carótidas.
carotinemia *(carotenemia).* Aumento del caroteno en la sangre que produce una pigmentación amarillenta en la piel; también llamada carotenemia, xantemia y seudoictericia.
carpiano *(carpal).* Relativo a los huesos de la muñeca (carpo).
carpo *(carpus).* Muñeca; los ocho huesos de la muñeca.
carpometacarpiano *(carpometacarpal).* Relativo a los huesos de la muñeca y el metacarpo (los cinco huesos situados entre la muñeca y los dedos).
carpopedal *(carpopedal).* Relativo a las muñecas y los pies, como el espasmo carpopedal de la tetania.
Carrion, enfermedad de *(Carrion's disease).* Véase bartoneliasis.
cártamo *(safflower).* Planta que posee semillas de las que se extrae el aceite de cártamo.
cartilaginoso *(cartilaginous).* Formado por cartílago.
cartílago *(cartilage).* Tejido conjuntivo duro no vascularizado componente de la mayor parte del esqueleto fetal y presente en el adulto en la porción articular de los huesos y ciertas estructuras tubulares; existen tres variedades principales: cartílago hialino (el más ampliamente distribuido), cartílago elástico y cartílago fibroso.
c. alar mayor, cada una de dos láminas cartilaginosas que sostienen las fosas nasales; también llamados cartílagos nasales externos inferiores.
c. alar menor, uno de los dos a cuatro cartílagos situados a cada lado y por detrás del cartílago alar mayor; también llamado cartílago nasal accesorio.
c. aritenoides, cada uno de los dos cartílagos triangulares situados en el dorso de la laringe.
c. articular, tipo de cartílago hialino que forma una lámina delgada sobre la superficie articular de los huesos.
c. corniculado, cada uno de los dos diminutos conos de cartílago elástico amarillo de la laringe situados en el vértice de cada cartílago aritenoides.
c. costal, cada una de las 24 barras de cartílago hialino fibroso que sirven para prolongar hacia delante las costillas y contribuyen a la elasticidad de la pared torácica.
c. cricoides, el de forma de anillo y más inferior de los cartílagos de la laringe.
c. cuneiforme, cada uno de los dos pequeños cartílagos en forma de bastón de la laringe, situados a ambos lados del pliegue aritenoepiglótico.
c. elástico, fibrocartílago amarillo, variedad de cartílago que contiene haces de fibras elásticas amarillas con poco o nada de tejido fibroso blanco; se encuentra fundamentalmente en el pabellón auricular, el conducto auditivo externo y algunos cartílagos laríngeos.
c. epifisario, capa de cartílago entre el tallo y la epífisis de un hueso largo, presente durante los años de crecimiento; luego, el cartílago se osifica y cesa el crecimiento en longitud.
c. epiglótico, lámina fina de fibrocartílago amarillo en forma de hoja situada por detrás de la raíz de la lengua y el cuerpo del hueso hioides; forma la porción central de la epiglotis.
c. externo, c. externo superior, cada una de las dos planchas triangulares de cartílago, situadas por debajo del borde inferior del hueso nasal.
c. externo superior, véase cartílago externo.
c. fibroso, fibrocartílago.
c. hialino, tipo de cartílago elástico blanco azulado translúcido; cubierto por una membrana (pericondrio), excepto cuando reviste las puntas articulares de los huesos.
c. nasal accesorio, véase cartílago alar menor.
c. nasal externo inferior, véase cartílago alar mayor.
c. septal, placa de cartílago que completa la separación de las cavidades nasales en la porción anterior.
c. tiroides, el mayor de los cartílagos laríngeos; su prominencia anterior se denomina nuez de Adán.
c. traqueal, cada uno de los 16 a 20 anillos cartilaginosos incompletos que forman la tráquea.
carúncula *(caruncle).* Pequeña protuberancia carnosa.
c. lagrimal, pequeña protuberancia rojiza en la unión palpebral interna.
c. uretral, crecimiento pequeño, carnoso y doloroso que se observa en el orificio de la uretra femenina.
cáscara sagrada *(cascara sagrada).* Corteza seca del árbol *Rhammus purshiana;* se usa como laxante.
caseificación *(caseation).* Necrosis hística con formación de una sustancia parecida al queso.
caseína *(casein).* Proteína principal de la leche.
caseinógeno *(caseinogen).* Precursor de la caseína; sustancia presente en la leche que, cuando es activada por la renina, se convierte en caseína.
caseoso *(caseous).* Semejante al queso, como cierto tejido necrótico.
caso *(case).* Aparición individual de enfermedad. Cada paciente que la sufre.
caspa *(dandruff).* Nombre vulgar de la forma leve de dermatitis seborreica; véase dermatitis.
casquete *(cap).* Cualquier estructura que sirve como cubierta.
c. acrosómico, fina cubierta que existe sobre los dos tercios anteriores del núcleo del espermatozoide.
c. de la cuna, costra amarillentagrisácea que se forma en el cuero cabelludo de los lactantes, causada por seborrea; también llamada costra de leche.
c. duodenal, primera porción del duodeno que se extiende 4 a 5 cm a partir del píloro; también llamada gorra de obispo, pileus ventriculi y bulbo duodenal.
c. del esmalte, órgano de esmalte que cubre la parte superior de una papila dentaria en crecimiento.
c. metanéfrico, una de las masas de células mesodérmicas adheridas al brote ureteral de un embrión que se convertirán en túbulos uriníferos del riñón.
c. de la rodilla, véase rótula.
castración *(castration).* Extirpación de las gónadas, es decir, los testículos o los ovarios.
c. funcional, atrofia de las gónadas por un tratamiento prolongado con hormonas sexuales.
castrado *(castrate).* El que ha sufrido extirpación de las gónadas.
castrar *(castrate).* Extirpar las gónadas, es decir, los testículos o los ovarios.
catabólico *(catabolic).* Que favorece el catabolismo o lo exhibe.
catabolismo *(catabolism).* Desdoblamiento por el organismo de compuestos químicos complejos en compuestos más elementales; proceso metabólico productor de energía, inverso al anabolismo.
catabolito *(catabolite).* Producto del catabolismo.
catacrotismo *(catacrotism).* Anomalía del pulso caracterizada por una o más pequeñas expansiones de la arteria tras el golpe principal.
catafasia *(cataphasia).* Alteración del habla consistente en la repetición involuntaria de la misma palabra.

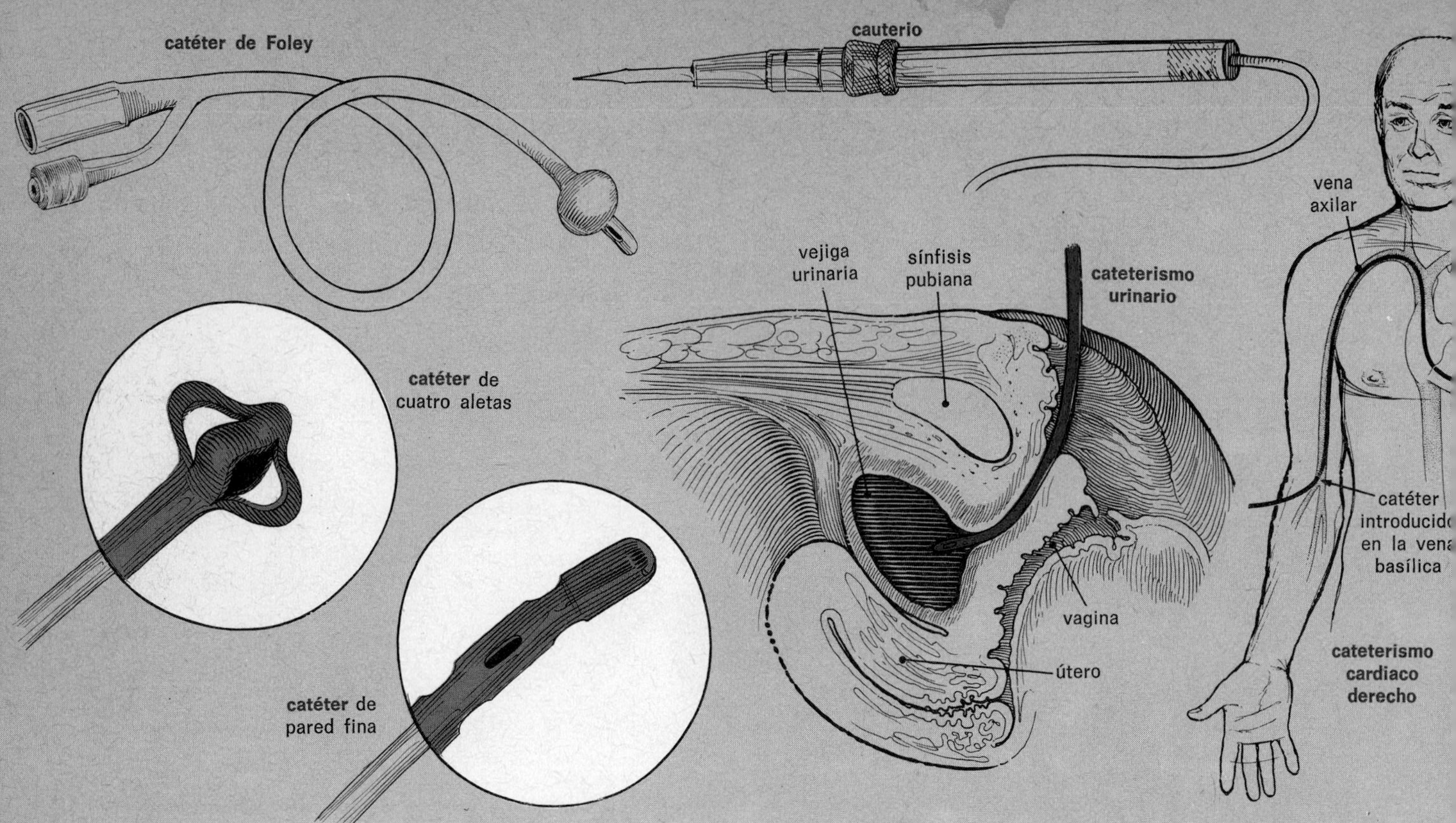

catalepsia *(catalepsy).* Estado parecido a un trance con rigidez muscular que hace que el cuerpo pueda asumir una posición determinada por un lapso indefinido.

catalizador *(catalyst).* Sustancia presente en pequeñas cantidades que influye en la velocidad de una reacción química sin transformarse en el proceso.

c. negativo, el que retarda una reacción química.

c. orgánico, enzima que cataliza reacciones específicas.

c. positivo, el que acelera una reacción química.

catalizar *(catalyze).* Modificar la velocidad de una reacción química; actuar como catalizador.

catamnesis *(catamnesis).* Historia clínica de un paciente después de una enfermedad; historia de control.

cataplasia *(cataplasia, cataplasis).* Reversión degenerativa de las células o los tejidos hacia un estado embrionario.

cataplasma *(poultice).* Masa caliente, húmeda y blanda de harina de pan, linaza o cualquier otra sustancia cohesiva, aplicada a la piel entre dos pedazos de muselina para aliviar, relajar o estimular una parte del cuerpo dolorida o inflamada.

cataplexia *(cataplexy).* Pérdida repentina y temporal del tono muscular y los reflejos posturales que ocasiona debilidad del cuerpo o de una parte del mismo, por lo general desencadenada por exabruptos emocionales como accesos de risa, júbilo repentino, angustia, etc.

c. narcoléptica, pérdida transitoria del tono muscular asociada a ataques intermitentes de sueño incontrolable.

catarata *(cataract).* Pérdida de la transparencia del cristalino o de su cápsula que ocasiona ceguera parcial o total.

c. estacionaria, la que ha cesado de progresar.

c. inmadura, estadio temprano de una catarata.

c. madura, aquella en la que la totalidad de la sustancia del cristalino se ha opacificado y puede separarse fácilmente de su cápsula.

c. por radiación, la causada por la exposicion continua a sustancias radiactivas.

c. senil, la que aparece en la vejez.

c. traumática, la causada por una herida o cuerpo extraño.

catarro *(catarrh).* Inflamación de una mucosa, especialmente de la nariz y la garganta, con producción de secreciones.

catarsis *(catharsis).* **1.** Purga o purificación, especialmente de los intestinos. **2.** Método de tratamiento de enfermedades mentales por medio del cual se le hace evocar al paciente las experiencias traumáticas olvidadas.

catártico *(cathartic).* **1.** Fármaco que promueve la evacuación del contenido intestinal en un estado más o menos líquido mediante el aumento de la actividad motora del intestino, ya sea directamente o por vía refleja; también llamado purgante; se diferencia del laxante en que este produce un efecto más suave. **2.** Relativo a la catarsis.

catatonía *(catatonia).* Tipo de esquizofrenia caracterizado por inhibición generalizada, mutismo, estupor, negativismo o flexibilidad cérea (tipo retraido), u ocasionalmente por actividad motora excesiva y a veces violenta (tipo excitado).

catecol *(catechol).* Compuesto químico, 1,2-dihidroxibenceno, $C_6H_6O_2$; es de interés principalmente por la importancia de sus derivados aminados; llámase también pirocatequina.

catecolaminas *(catecholamines).* Compuestos aminados derivados del catecol, como la adrenalina y la noradrenalina, que tienen actividad simpaticomimética e intervienen en la transmisión nerviosa, el tono muscular y muchas actividades metabólicas.

catepsia *(cathepsis).* Hidrólisis proteica producida por las catepsinas.

catepsina *(cathepsin).* Enzima intracelular desdobladora de proteínas que actúa en el interior del enlace peptídico de una proteína provocando su descomposición; las catepsinas se hallan ampliamente distribuidas en los tejidos animales, especialmente en el hígado, el riñón y el bazo.

catéter *(catheter).* Tubo delgado flexible hecho de goma, metal o plástico, utilizado para introducir o extraer líquidos de un conducto corporal o un órgano hueco.

c. de Fogarty, el que posee un balón inflable cerca de la punta; se utiliza para extraer trombos de las grandes venas y cálculos de los conductos biliares.

c. de Foley, el dotado de un pequeño balón cerca de la punta que se infla permitiendo fijarlo en un sitio determinado.

cateterismo *(catheterization).* Introducción de un catéter o sonda dentro de un conducto corporal.

c. cardiaco, introducción de un catéter en el corazón por medio de un vaso sanguíneo; el primer intento lo hizo Forsmann sobre sí mismo, en 1928.

c. cardiaco derecho, paso de un catéter flexible radiopaco dentro de una vena, por lo general la basílica; se maneja bajo control fluoroscópico a través del sistema venoso hasta la aurícula derecha, y eventualmente hasta el ventrículo derecho y la arteria pulmonar.

c. cardiaco izquierdo, introducción de un catéter radiopaco dentro de la arteria braquial o femoral pasándolo en dirección retrógada hasta la aorta, llegando a veces hasta el ventrículo izquierdo a través de la válvula aórtica.

c. urinario, evacuación de la orina de la vejiga con un catéter uretral; también llamado sondaje vesical.

cateterizar *(catheterize).* Introducir un catéter o sonda dentro de un canal o conducto corporal.

catexis *(cathexis).* Concentración de energía emocional en una persona, objeto o idea.

catgut *(catgut).* Fibra fina y resistente, hecha de intestinos desecados de oveja, utilizada como ligaduras y suturas quirúrgicas absorbibles.

catión *(cation).* Ion cargado positivamente que es atraído por el cátodo cargado negativamente; se indica con el signo más; p. ej. H^+.

cátodo *(cathode).* Electrodo de un tubo de electrones cargado negativamente, célula galvánica (célula primaria) o batería de almacenamiento (célula secundaria); también llamado electrodo negativo.

cauda *(cauda).* Cola, extremo de una estructura que se afina gradualmente.

c. equina, cola de caballo; haz de nervios (sacros y coccígeos) en que termina la medula espinal.

caudado *(caudate).* Que posee cola o apéndice similar a ella.

c., núcleo, véase núcleo caudado.

caudal *(caudal).* Próximo a la cola; posterior.

causalgia *(causalgia).* Sensación de quemazón dolorosa acompañada de cambios tróficos en la piel y las uñas, debida a lesión de nervios periféricos, generalmente el nervio ciático o el mediano.

cáustico *(caustic).* Corrosivo; capaz de producir quemaduras.

cauterio *(cautery).* Aparato utilizado para cicatrizar o destruir tejido.

cauterización *(cauterization).* Acción de cauterizar; aplicación de una sustancia cáustica o corriente eléctrica con el propósito de cicatrizar o destruir tejido aberrante.

cauterizar *(cauterize).* Aplicar un cauterio.

cava *(caval).* De o relativo a la vena cava.

cavéola *(caveola).* Cada una de las vesículas diminutas formadas por invaginación del plasmalema de la superficie celular; por lo general se separan y forman vesículas libres dentro del citoplas-

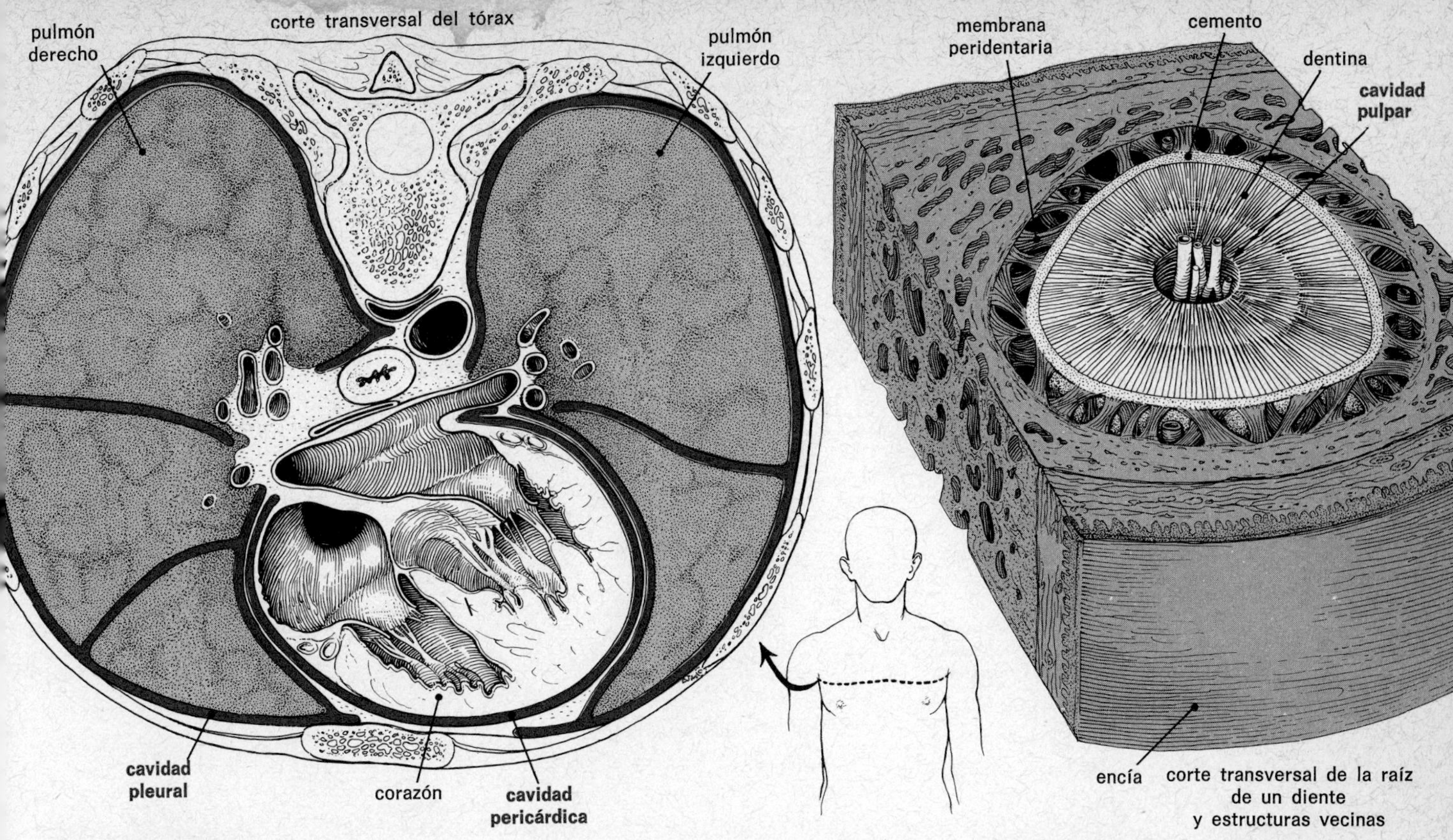

ma, constituyendo un mecanismo de ingestión celular.

caverna *(cavern).* Cavidad, en especial la causada por una enfermedad, como las que se observan en los pulmones tuberculosos.

cavernitis *(cavernitis).* Inflamación de los cuerpos cavernosos del pene.

c. fibrosa, véase enfermedad de Peyronie.

cavernoso *(cavernous).* Que tiene cavernas o relativo a ellas.

cavidad *(cavity).* **1.** Espacio hueco dentro del cuerpo; cámara. **2.** Pérdida de estructura del diente debida a degeneración.

c. abdominal, cavidad corporal comprendida entre el diafragma por arriba y la pelvis por abajo.

c. amniótica, espacio dentro del amnios.

c. bucal, (1) espacio comprendido entre los labios, las encías y los dientes; (2) caries en la superficie bucal de un diente.

c. compuesta, la que comprende dos o más superficies dentales.

c. corporal, cavidad del cuerpo que contiene órganos.

c. craneal, espacio dentro del cráneo.

c. distal, la existente en la superficie dental, lejos de la línea media.

c. esplácnica, una de las tres cavidades principales del cuerpo; craneal, torácica o abdominal.

c. glenoidea, fosa glenoidea; véase fosa.

c. medular del hueso, cavidad elongada dentro del tallo de un hueso largo.

c. nasal, espacio irregular que se extiende desde la base del cráneo hasta el techo de la boca, dividido en dos por un delgado tabique vertical (tabique nasal).

c. oral, cavidad de la boca.

c. pélvica, canal curvo corto y amplio dentro del armazón óseo de la pelvis menor; contiene el colon pelviano, el recto, la vejiga y algunos órganos de la reproducción.

c. pericárdica, cavidad potencial comprendida entre las dos hojas de la membrana serosa que envuelve al corazón (pericardio).

c. pleural, espacio potencial entre las dos hojas de la pleura (parietal y visceral).

c., preparación de la, paso final en la excavación de un diente previo a su restauración.

c. proximal, la que aparece en la superficie medial o distal de un diente.

c. pulpar, cámara central del diente que contiene vasos sanguíneos y linfáticos y fibras nerviosas; todo el espacio ocupado por la pulpa.

c. timpánica, cavidad del oído medio, situada en el hueso temporal y que contiene los huesecillos del oído.

c. visceral, cavidad esplácnica.

cavitación *(cavitation).* Formación de cavidades, como se observa en los pulmones en la tuberculosis pulmonar.

cavitario *(cavitary).* **1.** Relativo a las cavidades o que las presenta. **2.** Parásito que tiene una cavidad corporal y que vive dentro del cuerpo de su huésped.

cavograma *(cavogram).* Estudio radiológico de la vena cava.

cavosuperficial *(cavosurface).* Relativo a una cavidad preparada y la superficie de un diente.

c., ángulo, el formado por la pared de la cavidad preparada y la superficie de un diente.

cavum. En latín, cavidad o hueco.

cavus *(cavus).* Estado en el que se encuentra exagerado el arco longitudinal del pie debido a la contracción de la aponeurosis plantar o la deformación del arco óseo.

cayado aórtico, síndrome del *(aortic arch syndrome).* Alteración observada en un grupo de enfermedades caracterizadas por estrechamiento y oclusión de una o más de las arterias de gran calibre que se originan en el cayado aórtico (tronco braquiocefálico, subclavia izquierda y carótida primitiva izquierda); tales estrechamiento y oclusión originan la disminución o ausencia de pulso en el cuello y los brazos; producido por alteraciones inflamatorias y/o ateromatosas con trombosis secundaria. Véase también enfermedad sin pulso.

Cb *(Cb).* Columbio, véase niobio.

cc *(cc).* Abreviatura de centímetro cúbico.

Cd *(Cd).* Símbolo químico del elemento cadmio.

Ce *(Ce).* Símbolo químico del elemento cerio.

cec-, ceco- *(cec-, ceco-).* Formas prefijas que significan ciego.

cecostomía *(cecostomy).* Creación quirúrgica de una abertura al interior del ciego a través de la pared abdominal.

cefal-, cefalo- *(cephal-, cephalo-).* Formas prefijas que significan cabeza.

cefalalgia *(cephalalgia).* Véase cefalea.

cefalea *(headache).* Dolor de cabeza; también llamada cefalalgia.

c. ciega, jaqueca.

c. histamínica, dolor de cabeza unilateral recurrente en la región orbitotemporal; generalmente es de corta duración, a menudo intensa, ocurriendo habitualmente en ciclos de 6 semanas; suele acompañarse de congestión nasal y lagrimeo en el mismo lado del dolor; puede ser precipitada con el uso de histamina, alcohol o nitroglicerina; más frecuente en fumadores pertinaces; también denominada cefalea zonal o cefalea de Horton.

c. de Horton, véase cefalea histamínica.

c. orgánica, la causada por enfermedad del cerebro o de sus membranas.

c. de tensión, la causada por contracción sostenida del músculo esquelético del cuero cabelludo, cara y especialmente del cuello.

c. vascular, jaqueca.

cefálico *(cephalic).* Relativo a la cabeza.

cefalina *(cephalin).* Miembro de un grupo numeroso de lípidos conocidos como fosfolípidos; se encuentra en la mayoría de los tejidos animales, en especial en el cerebro y en la medula espinal; es importante en el proceso de coagulación sanguínea.

cefalización *(cephalization).* **1.** Concentración gradual y evolutiva de funciones importantes del sistema nervioso en el cerebro. **2.** Concentración de la tendencia de crecimiento en el extremo anterior del embrión.

cefalocentesis *(cephalocentesis).* Drenaje de líquido del cerebro por medio de una aguja hueca o de un trócar y una cánula.

cefalodinia *(cephalodynia).* Dolor de cabeza.

cefalógiro *(cephalogyric).* Se aplica a los movimientos circulares de la cabeza.

cefalohematoma *(cephalhematoma).* Acumulación de sangre bajo el periostio del cráneo de un recién nacido; ocurre por lo general sobre uno o ambos parietales; aparece unas horas o días después del parto, aumenta de tamaño y desaparece después de algunas semanas; causado por lesión del periostio durante el parto, también llamado cefalematoma.

cefalomegalia *(cephalomegaly).* Agrandamiento anormal de la cabeza.

cefalomenia *(cephalomenia).* Hemorragia nasal y de otras estructuras de la cabeza durante la menstruación.

ceguera *(blindness).* Falta o pérdida de la visión.

c. para los colores, incapacidad para distinguir las diferencias entre algunos colores.

c. legal, pérdida de visión hasta un grado definido por las normas legales como ceguera; corrección máxima de agudeza de 20/200 o menos y diámetro de campo visual igual o inferior a 20 grados.

c. literal, forma de afasia en que las letras, aunque se ven, no tienen ningún significado para la mente.

c. nocturna, nictalopía; visión disminuida con

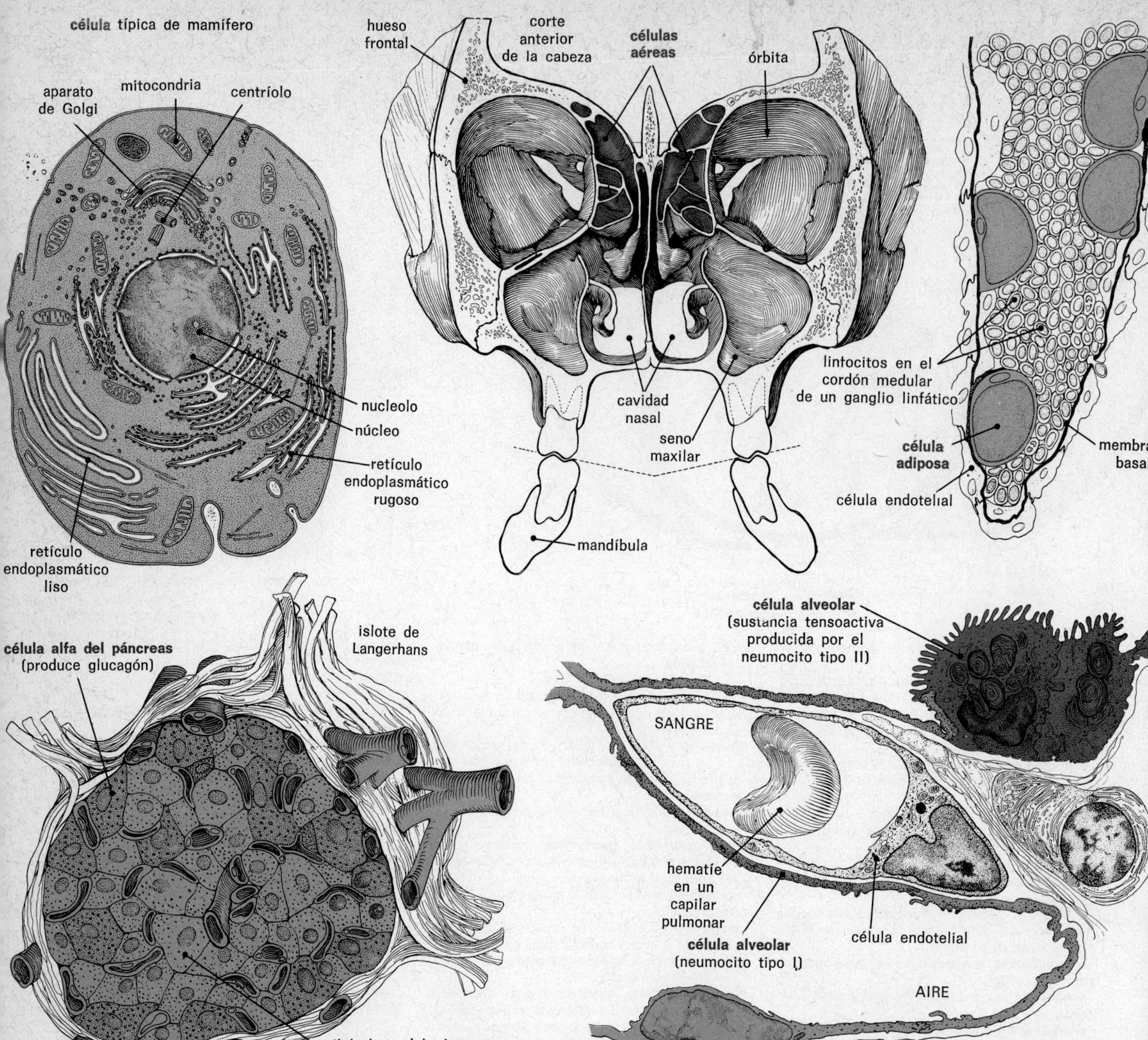

luz débil, generalmente debida a una deficiencia de vitamina A.

c. para las palabras, imposibilidad de reconocer las palabras escritas o impresas como vehículo de ideas.

c. diurna, véase hemeralopía.

ceja *(brow, eyebrow).* **1.** Borde óseo superciliar cubierto de piel y pelo. **2.** El pelo que lo cubre.

celdilla *(cellule).* **1.** Pequeña cavidad o compartimiento. **2.** Celda diminuta.

celiaco *(celiac).* Relativo a la cavidad abdominal.

c., enfermedad, alteración caracterizada por intolerancia al gluten (proteína presente en los granos de trigo, centeno, avena y cebada), estructura anormal del intestino delgado y mala absorción de alimentos; también llamada esprue no tropical, enteropatía por gluten y esprue. Véase esprue tropical.

celiohisterectomía *(celiohysterectomy).* Extirpación quirúrgica del útero a través de una incisión en el abdomen; también llamada histerectomía abdominal.

celioscopia *(celioscopy).* Véase laparoscopia.

celiotomía *(celiotomy).* Véase laparotomía.

celoma *(celom).* Cavidad corporal del embrión, comprendida entre las dos capas del mesodermo cuando una de estas capas se ha unido al ectodermo y la otra al endodermo.

celómico *(celomic).* Relativo a la cavidad corporal o celoma.

Celsius (C) *(Celsius (C)).* Dícese de una escala de temperatura que estipula en 0° C el punto de congelación del agua y en 100° C el punto de ebullición, ambos a presión atmosférica normal; también llamado centígrado.

célula *(cell).* **1.** La unidad más pequeña de materia viva capaz de funcionar de modo independiente, compuesta por un protoplasma y rodeada por una membrana plasmática semipermeable. **2.** Receptáculo, celda.

c. acidófila, célula cuyo citoplasma o granulaciones tienen afinidad por los colorantes ácidos como la eosina.

c. acinar, una de las células secretantes que tapizan los ácinos o alveolos de una glándula acinosa compuesta, como el páncreas; también llamada célula acinosa.

c. adiposa, célula grande del tejido conjuntivo (60 a 80 μ) en la que se almacena grasa neutra; el citoplasma está generalmente comprimido en una envoltura delgada, con el núcleo en un punto de la periferia; también llamada célula grasa.

c. aérea, espacio que contiene aire de uno de los senos aéreos del cráneo; también llamada celdilla aérea.

c. α del páncreas, célula del islote de Langerhans (islote pancreático) caracterizada por finas granulaciones citoplasmáticas; se cree que produce glucagón (factor hiperglucémico glucogenolítico); se tiñe de rojo con floxina.

c. alveolar, (1) una de las células epiteliales delgadas que revisten los alveolos pulmonares; sirve como barrera a la difusión de gas entre el aire alveolar y la sangre capilar; véase neumocito; (2) una de las células que tapizan un alveolo secretorio.

c. alveolar escamosa, neumocito tipo I; véase neumocito.

c. amacrina, célula especial de la retina con función inhibidora que se considera una célula nerviosa modificada.

c. anaplásica, célula indiferenciada característica del carcinoma.

c. aneuploide, célula con un número no equilibrado de cromosomas.

c. antigenosensitiva, véase célula inmunocompetente.

c. argentafín, una de las células que poseen afi-

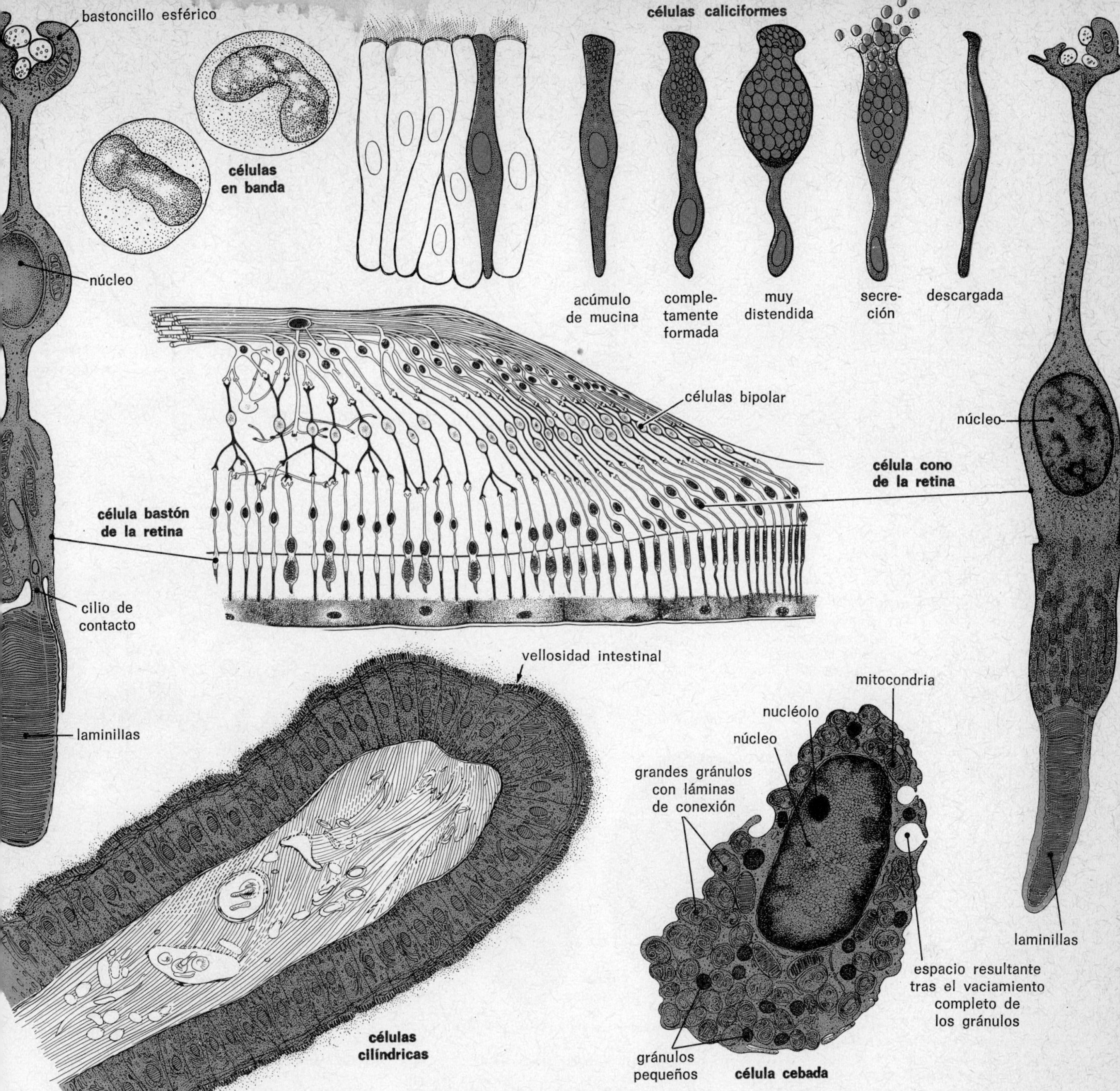

nidad por las sales de plata y capaces por tanto de teñirse con ellas; se localizan a lo largo del tracto gastrointestinal.

c. áspera, granulocito que contiene el núcleo englobado, aún bien preservado, de otra célula.

c. B, linfocito B, véase linfocito.

c. baciliforme, véase célula en banda.

c. en banda, leucocito granulocítico en el que el núcleo tiene una forma simple, elongada, no lobulada, parecida a una banda; representa un estadio normal previo al desarrollo de un leucocito granulocítico segmentado maduro (leucocito polimorfonuclear); también llamada en cayado o bastón.

c. basal, la que se encuentra en la capa más profunda del epitelio estratificado; un queratinocito temprano.

c. basófila del lóbulo anterior de la hipófisis, célula β del lóbulo anterior de la hipófisis.

c. bastón de la retina, célula retiniana que constituye uno de los fotorreceptores visuales sensibles a los matices grises.

c. β del lóbulo anterior de la hipófisis, célula que contiene gránulos basófilos y se piensa que proporciona las hormonas gonadotrópicas.

c. β del páncreas, célula predominante del islote de Langerhans (islote pancreático) caracterizada por gruesos gránulos citoplasmáticos que representan un precursor de la insulina; se tiñe de azul con el colorante de Gomori.

c. de Betz, cada una de las grandes células piramidales de la quinta capa de la corteza motora.

c. bipolar, neurona que posee dos prolongaciones (aferente y eferente), como las de la retina.

c. blanca sanguínea, elemento forme de la sangre entre los que se incluyen los leucocitos granulares, los linfocitos y los monocitos.

c. blástica, (1) célula precursora inmadura (p. ej. eritroblasto, linfoblasto, neuroblasto); célula primitiva, la menos diferenciada de una línea de elementos formadores de la sangre; (2) célula leucémica de tipo indeterminable.

c. brillante, leucocito grande presente en la orina en cuyo citoplasma se observa un movimiento browniano; va asociada a infección urinaria.

c. caliciforme, glándula mucosa unicelular que se encuentra en el epitelio de ciertas mucosas, especialmente en los tractos respiratorio e intestinal.

c. cartilaginosa, célula situada en los espacios de paredes lisas o lagunas del cartílago; también llamadas condrocitos.

c. casco, eritrocito irregular contraído, algo triangular; observado en la anemia microangiopática.

c. cebada, célula grande con gránulos citoplasmáticos gruesos que contiene heparina (anticoagulante) e histamina (vasodilatador) que se encuentra en la mayoría de los tejidos conjuntivos laxos, en especial a lo largo del recorrido de los vasos sanguíneos; actúan como mediadores de la inflamación cuando entran en contacto con un antígeno; a veces se denominan células cebadas hísticas o células cebadas histogénicas para distinguirlas de las células cebadas hematógenas (leucocitos basófilos) que circulan en la sangre.

c. cilíndrica, célula cuya altura es notablemente superior a su anchura, generalmente epitelial; puede ser cilíndrica alta o cilíndrica baja.

c. comprometida, toda célula encargada de la producción de anticuerpos específicos para un antígeno determinante dado, como las células cebadas, células de memoria y células productoras de anticuerpos.

c. cono de la retina uno de los receptores visuales sensibles al color.

c. cromafín, célula cuyo citoplasma exhibe pequeños gránulos pardos cuando se tiñe con bicro-

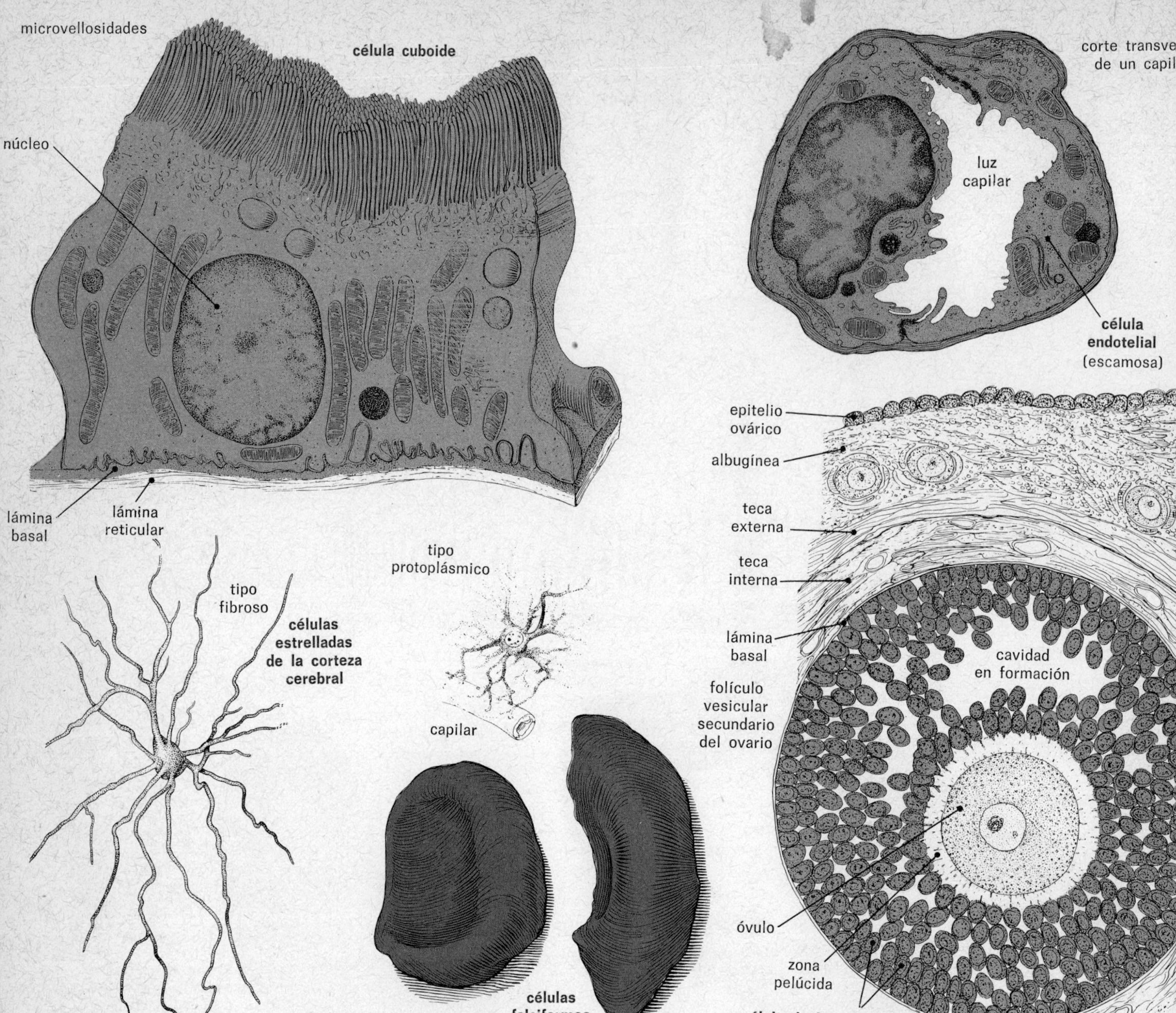

mato; se observa en la medula suprarrenal, los paraganglios del sistema nervioso simpático y algunos otros tejidos.

c. cuboide, célula que parece un cubo, es decir, en la que todos los diámetros son aproximadamente del mismo tamaño.

c. de dentina, odontoblasto.

c. de despegamiento, blastómero.

c. en diana, eritrocito anormal que cuando se tiene muestra un centro oscuro rodeado por una banda clara dentro de un anillo más oscuro, que se parece a una diana; se encuentra en diversos tipos de anemias comprendiendo la talasemia y otras hemoglobinopatías; llámase también célula en sombrero mejicano.

c. de electroforesis de Tiselius, celdilla o recipiente de un aparato de Tiselius que contiene la solución a analizar electroforéticamente; está dividida en cubículos que permiten el aislamiento de los componentes separados por la corriente eléctrica.

c. endotelial, una de las células delgadas y planas (escamosas) que forman el revestimiento (endotelio) de los vasos sanguíneos y linfáticos y la capa interna del endocardio.

c. en enrejado, célula compuesta granulada, en forma de panal de abeja; célula microglial.

c. epitelial, una de las numerosas variedades de células que forman el epitelio que cubre todas las superficies libres del cuerpo, excepto las membranas sinoviales y las cápsulas articulares.

c. escamosa, célula epitelial plana con forma de escama.

c. espermática, espermatozoide.

c. espumosa, macrófago que presenta una apariencia vacuolada peculiar debida a la presencia de lípidos en una multitud de pequeñas vacuolas; se observa en el xantoma; también llamada célula del xantoma.

c. estrellada de la corteza cerebral, interneurona en forma de estrella existente en las segunda, tercera y cuarta capas de la corteza cerebral.

c. eucariótica, célula con un núcleo verdadero; célula con membrana nuclear.

c. falciforme, eritrocito anormal con forma de media luna; esta forma se debe a la presencia de hemoglobina S; también llamada drepanocito y meniscocito.

c. fantasma, (1) célula muerta en la que el reborde permanece visible, pero sin estructuras citoplasmáticas ni núcleo teñible; (2) eritrocito tras la pérdida de su hemoglobina.

c. fibroblástica, célula del tejido conjuntivo en forma de huso, responsable de la elaboración de colágeno y fibras reticulares; el tipo celular más común presente en el tejido conjuntivo.

c. fusiforme de la corteza cerebral, células en forma de huso en la sexta capa de la corteza cerebral.

c. ganglionar, célula nerviosa grande en un ganglio periférico del sistema nervioso central; también llamada gangliocito.

c. de Gaucher, célula anormal que se encuentra en el bazo, el hígado, los ganglios linfáticos y la médula roja del hueso en la enfermedad de Gaucher; es una célula del sistema reticuloendotelial, redonda o poliédrica, de 20 a 80 μ de diámetro, que contiene un glucocerebrósido.

c. germinal, (1) el espermatozoide o el óvulo; (2) célula a partir de la cual derivan o proliferan otras, especialmente las células en división del tubo neural embrionario.

c. gigante de Langhans, (1) célula gigante multinucleada observada en la tuberculosis y otros granulomas; los núcleos se localizan de manera arciforme en la periferia de las células; (2) célula citotrofoblástica.

c. de Golgi, tipo I: célula nerviosa con axones muy largos que abandonan la sustancia gris para terminar en la periferia; también llamada neurona de Golgi tipo I; tipo II: célula nerviosa con axones cortos que se ramifican en la sustancia gris y terminan cerca del cuerpo celular; también llamada neurona de Golgi tipo II.

c. granular, una de las células muy pequeñas de la capa granular de la corteza del cerebelo.

c. de la granulosa, una de las células epiteliales especiales que muestran una gran actividad mitótica y rodean al óvulo en el folículo primario y, en un folículo vesicular, forman el estrato granuloso, la corona radiada y el cúmulo oóforo; secretan una sustancia refractaria que forma la zona pelúcida protectora alrededor del óvulo; durante los

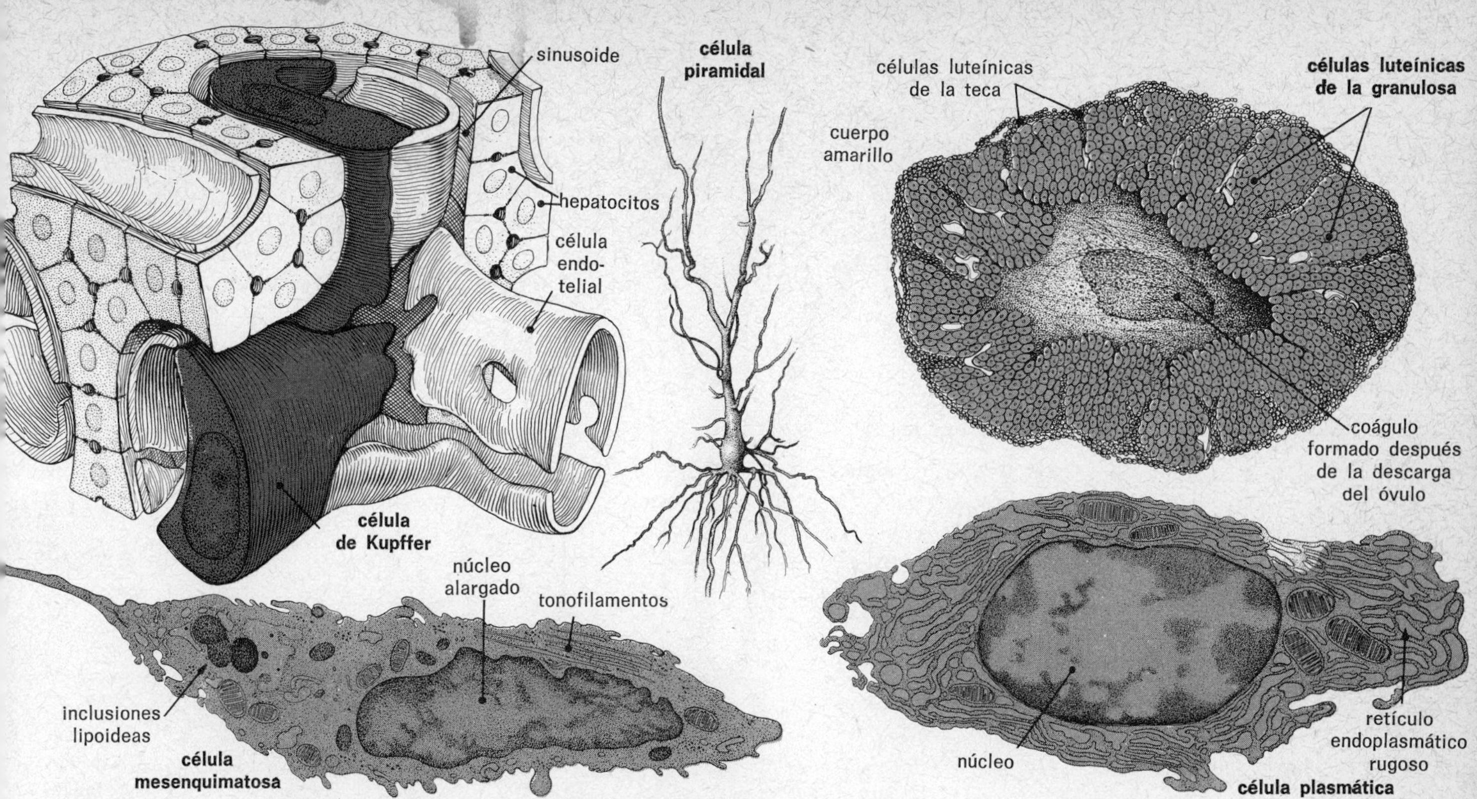

primeros estadios de la maduración folicular secretan una sustancia inhibidora (polipéptido) que mantiene el oocito primario en un estado latente de protase meiótica; también llamada folicular.

c. gustatoria, célula neuroepitelial que percibe estímulos gustatorios, situada en el centro de la papila gustatoria.

c. Hela, cada una de las integrantes del primer cultivo continuo documentado de células malignas humanas, derivado de un carcinoma cervical; se usa en el cultivo de los virus.

c. hija, toda célula que resulta de la división de una célula madre.

c. de Hürthle, célula epitelial granulada del folículo tiroideo aumentada de tamaño y de citoplasma acidófilo observada en la enfermedad de Hashimoto.

c. inducible, célula no cebada que puede llegar a cebarse o célula productora de anticuerpos cuando es estimulada por un antígeno; también llamada linfocito virgen y célula antigenoinducible.

c. inmunocompetente, toda célula que puede elaborar anticuerpos o formar células que elaborarán anticuerpos cuando sean estimuladas por antígenos, p. ej. las células inducibles; también llamada célula antigenosensitiva.

c. c. intersticiales, (1) células del tejido conjuntivo del ovario o del testículo que se cree son las que proporcionan la secreción interna de esas glándulas; en los túbulos seminíferos de los testículos se denominan células de Leydig; (2) células de las partes medulares del riñón que se cree son los lugares de producción de prostaglandinas y probablemente de otras sustancias lipídicas con propiedades antihipertensivas.

c. del islote, una de las células del islote de Langerhans del páncreas.

c. de Kulchitsky, célula argentafín de las glándulas intestinales; también llamada célula de Kultschitzsky.

c. de Kupffer, célula reticuloendotelial del hígado; macrófago adherido o célula reticuloendotelial que tapiza el sistema capilar que transporta sangre de las ramas interlobulares de la vena porta a la vena central; es de carácter fagocítico y limpia el torrente sanguíneo de partículas extrañas.

c. L.E., abreviatura de célula del lupus eritematoso; leucocito que contiene un cuerpo redondeado amorfo que es el núcleo fagocitado de otra célula que ha sido traumatizada y expuesta a globulina antinuclear sérica; se observa un gran cuerpo de inclusión color rojo púrpura ocupando el citoplasma de la mayoría de las células fagocitadas; las células L.E. se forman in vitro en la sangre de individuos con lupus eritematoso sistémico, o por la acción del suero del individuo sobre leucocitos normales

c. de la lepra, fagocitos mononucleares grandes (macrófagos) con citoplasma espumoso; asociados con las lesiones lepromatosas que contienen los microorganismos acidorresistentes de la lepra.

c. de Leydig, célula endocrina intersticial localizada entre los túbulos seminíferos del testículo.

c. linfática, c. linfoide, linfocito.

c. del lupus eritematoso, véase célula L.E.

c. luteínica de la granulosa, una de las células glandulares gigantes que comprenden la mayor parte de la pared del folículo vesicular roto (cuerpo lúteo) en el ovario; se forman por hipertrofia de las células de la granulosa folicular; producen un esteroide sexual, la progesterona; también llamada célula luteínica folicular.

c. madre, véase célula progenitora.

c. de Marchand, fagocito de la adventicia de los vasos sanguíneos; también llamada célula adventicia.

c. de memoria, célula de memoria corta o larga que puede originar una respuesta acelerada de anticuerpos hacia un antígeno.

c. mesangial, célula intercapilar del glomérulo renal situada por lo general cerca de la porción del capilar situada frente al centro del glomérulo; limita directamente con la célula endotelial.

c. mesenquimatosa, célula presente en el mesénquima capaz de diferenciarse en cualquiera de los tipos especiales de tejido conjuntivo o tejidos de sostén, músculo liso, endotelio vascular o células sanguíneas.

c. mesotelial, una de las células planas del epitelio escamoso simple (mesotelio) que tapizan las cavidades pleural, pericárdica, peritoneal y escrotal.

c. mieloide, toda célula joven que se convierte en un granulocito maduro.

c. mioepitelial, una de las células musculares lisas de origen ectodérmico, con prolongaciones que envuelven en forma de espiral a algunas células epiteliales de las glándulas sudoríparas, mamarias, lagrimales y salivales; su contracción provoca el vaciamiento de las secreciones hacia los conductos.

c. nerviosa, véase neurona.

c. neuroglial, cualquiera de las células no neuronales del tejido nervioso, incluidas las células de la oligodendroglia, microglia, ependimarias y astrocitos; también llamada célula glial.

c. neurosecretora, célula nerviosa que elabora una sustancia química, como las células del hipotálamo.

c. olfatoria, una de las delgadas células nerviosas sensoriales coronadas por pelos sensitivos presentes en la membrana mucosa olfatoria del techo de la nariz; es la receptora del sentido del olfato.

c. oxífila, (1) célula parietal; (2) célula acidófila presente en las glándulas paratiroides; aumenta de número con la edad.

c. de Paneth, una de las células de forma piramidal que aparecen en pequeños grupos en la base de las criptas de Lieberkühn; se cree que secretan enzimas digestivas a lo largo del intestino delgado.

c. parietal, una de las células presentes en la periferia de las glándulas gástricas; descansa sobre la membrana basal cubierta por las células principales y secreta ácido clorhídrico que llega hasta la luz de la glándula a través de finos canales.

c. pilosa, célula epitelial en forma de pera, con delicadas microvellosidades parecidas a pelos (estereocilios) de 1 a 100 μ de longitud en la superficie libre; están presentes en las áreas sensoriales neuroepiteliales del utrículo, sáculo, ampollas y el órgano espiral de Corti.

c. piramidal, célula nerviosa de la corteza cerebral, usualmente algo triangular con una dendrita apical dirigida hacia la superficie de la corteza y varias dendritas más pequeñas en la base; el axón sale de la base celular y desciende a capas más profundas.

c. plasmática, célula que almacena y libera anticuerpos y se considera de fundamental importancia en la síntesis de los mismos; se caracteriza por un citoplasma rico en RNA y por un núcleo situado excéntricamente; el citoplasma contiene un extenso sistema de retículo endoplasmático abundante en ribosomas; deriva embriológicamente de un tejido equivalente a la bursa (bursa de Fabricio en las aves) y, por tanto, se llama también célula B; en ciertas enfermedades, como la leucemia linfocítica crónica, existe una proliferación de este tipo celular.

c. c. del polvo, macrófago alveolar; véase macrófago.

c. preparada, célula que ha sido preparada por un antígeno para la producción de anticuerpos.

c. principal del estómago, célula productora de enzimas de las glándulas gástricas del estómago; también llamada célula cimógena.

c. principal de la glándula paratiroides, célula fundamental de la glándula paratiroides.

c. procariótica, tipo celular sin membrana nuclear (plasmalema) en el que por consiguiente la sustancia nuclear está en contacto directo con el resto del protoplasma; se incluyen en este tipo la mayoría de los virus y las bacterias.

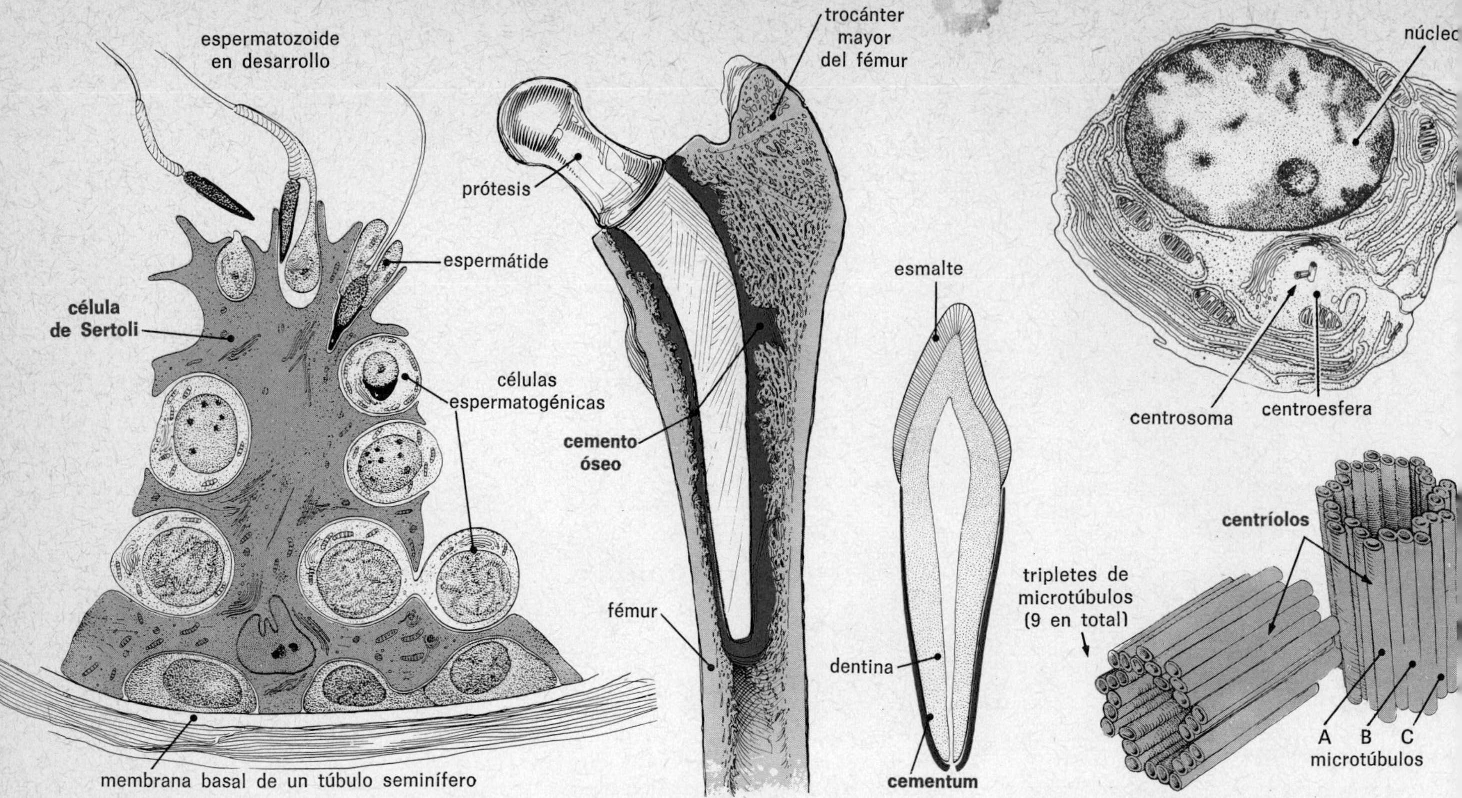

c. progenitora, célula que origina una nueva generación de células hijas por división celular; también llamada célula madre.

c. de Purkinje, cada una de las grandes células nerviosas de la corteza del cerebelo con cuerpos en forma de botella que forman una sola capa situada entre las capas molecular y granular; sus dendritas se disponen en la capa molecular en un plano transversal a las circunvoluciones cerebelosas, y sus axones penetran en la capa granular para formar las únicas vías eferentes de la corteza cerebelosa; terminan en el núcleo central del cerebelo; también llamadas células de Purkyně.

c. de pus, leucocito neutrófilo; granulocito necrótico característico de las inflamaciones supurativas; también llamado piocito.

c. roja de la sangre, véase eritrocito.

c. de Renshaw, interneurona inhibidora del asta anterior de la medula espinal que actúa como monitor de retroacción negativa de motoras.

c. respiratoria, neumocito tipo I; véase neumocito.

c. reticular, célula mesenquimatosa primitiva que forma el armazón de estructuras como la medula ósea, los ganglios linfáticos y el bazo.

c. reticuloendotelial, célula fagocítica similar al leucocito que está adherida a los vasos sanguíneos y linfáticos en vez de circular.

c. sanguínea, uno de los elementos formes de la sangre; eritrocito o leucocito.

c. de Schwann, célula especial que rodea los axones periféricos formando una vaina de mielina.

c. septal, célula epitelial de los pulmones con inclusiones laminares; lugar de acumulación de sustancia tensoactiva; llámase también neumocito tipo II; véase neumocito.

c. de Sertoli, elaborada célula sustentadora no espermatógena de los túbulos seminíferos de las gónadas masculinas (testículos) que se extiende desde la membrana basal hasta la luz; alberga las células espermatogénicas en desarrollo en depresiones profundas y produce andrógenos y globulina unibles a hormonas sexuales.

c. sombra, todo leucocito que sufre tal degeneración que su citoplasma desaparece, dejando un núcleo desnudo que se tiñe muy poco y no presenta trama cromatínica característica; se encuentra raramente en la sangre normal, pero se observa en gran cantidad en las anemias mieloblástica y linfoblástica aguda y en la leucemia linfática crónica.

c. sustentacular, célula de sostén de un epitelio como las que se observan en el órgano espiral de Corti, las papilas gustatorias y el epitelio olfatorio.

c. T, linfocito T, véase linfocito.

c. de la teca, una de las células luteínicas situadas dentro de los pliegues del cuerpo lúteo glandular del ovario y derivadas de la teca interna; producen estrógenos; también llamadas células paraluteínicas.

c. tipo I, neumocito tipo I; véase neumocito.

c. tipo II, neumocito tipo II; véase neumocito.

c. transicional, (1) monocito; (2) toda célula que se considere en una fase de desarrollo intermedia entre una y otra forma celular.

c. tronco, células que pueden producir otras capaces de diferenciarse.

c. wasserhelle, célula clara de la glándula paratiroides.

c. yuxtaglomerular, una de las células secretoras que forman la capa media de la pared de la arteriola aferente justo antes de su entrada al glomérulo renal; se cree que participan en la producción de la hormona renina.

celular *(cellular).* Relativo o semejante a las células, formado o derivado de ellas.

celularidad *(cellularity).* Número y clase de las células que constituyen un tejido.

celulitis *(cellulitis).* Infección difusa diseminada, especialmente del tejido subcutáneo.

celulosa *(cellulose).* Polímero de carbohidrato, $C_6H_{10}O_5$; el principal componente de la pared celular de las plantas; fuente importante de volumen en la dieta, ya que no se ve afectada por las enzimas digestivas.

cemento *(cement).* **1.** Cementum. **2.** Cualquiera de varios materiales usados en odontología, neurocirugía y cirugía ortopédica para pegar junturas, como base, como agentes de sellado y para restauraciones temporales.

c. intercelular, sustancia que mantiene unidas a las células, en especial las células epiteliales.

c. del músculo, véase mioglia.

c. óseo, material de emplasto para rellenar intersticios del hueso; ampliamente utilizado para la fijación de implantaciones de rodilla y cadera.

cementoblasto *(cementoblast).* Una de las células activas en la formación de cementum.

cementocito *(cementocyte).* Célula que ocupa un espacio lacunar en el cementum de un diente; posee generalmente prolongaciones protoplasmáticas que irradian desde el cuerpo celular y se introducen en los canalículos del cementum; deriva de los cementoblastos atrapados dentro del cementum recién formado.

cementoma *(cementoma).* Fibroma osificante periapical, lesión periapical asintomática caracterizada por la proliferación de tejido conjuntivo fibroso en el vértice de un diente; es reemplazado generalmente por una masa calcificada similar al cementum.

cementum *(cementum).* Tejido fibroso especializado similar al hueso que cubre las raíces anatómicas de los dientes humanos, sirviendo principalmente como área de fijación del diente a las estructuras circundantes; es más resistente a la resorción que el hueso, permitiendo así los movimientos ortodóncicos del diente.

c. celular, cementum que contiene cementocitos, situados primordialmente en la porción apical del diente.

censor *(censor).* En la teoría psicoanalítica freudiana, la parte inconsciente del yo que evita que se hagan conscientes pensamientos y deseos reprimidos.

centelleo *(flicker).* Sensación visual consistente en variaciones en brillo o color, causadas por estimulación mediante destellos luminosos intermitentes.

centesis *(centesis).* Punción de una cavidad.

centi-, cent- *(centi-, cent-).* Formas prefijas que significan centésimo.

centíbara *(centibar).* Unidad de presión atmosférica; centésima parte de una bara.

centígrado *(centigrade).* **1.** Que tiene cien gradaciones o dividido en ellas. **2.** Denota una escala de temperatura en la que el intervalo comprendido entre los puntos de congelación y de ebullición del agua está dividido en 100 grados; la temperatura corporal normal en el hombre es 37° C aproximadamente; también llamado Celsius.

centímetro *(centimeter).* Unidad de longitud equivalente a la centésima parte de un metro.

centrad *(centrad).* Unidad de potencia de un prisma oftálmico, correspondiente al arco formado por la desviación del rayo luminoso; igual a un centésimo del radio del círculo; simbolizado por una delta invertida (∇).

centraje *(centrage).* Situación en la que los centros de varias superficies refractoras y reflectoras de un sistema óptico se encuentran en línea recta.

céntrico *(centric).* Perteneciente o relativo al centro.

centrífuga *(centrifuge).* Aparato que, por medio de fuerza centrífuga, separa sustancias de diferentes densidades o simula efectos gravitatorios.

centrifugar *(centrifuge).* Separar sustancias por medio de una centrífuga.

centrífugo *(centrifugal).* Que se dirige en dirección opuesta al centro o del eje; eferente.

centríolo *(centriole).* Cualquiera de dos orgánulos

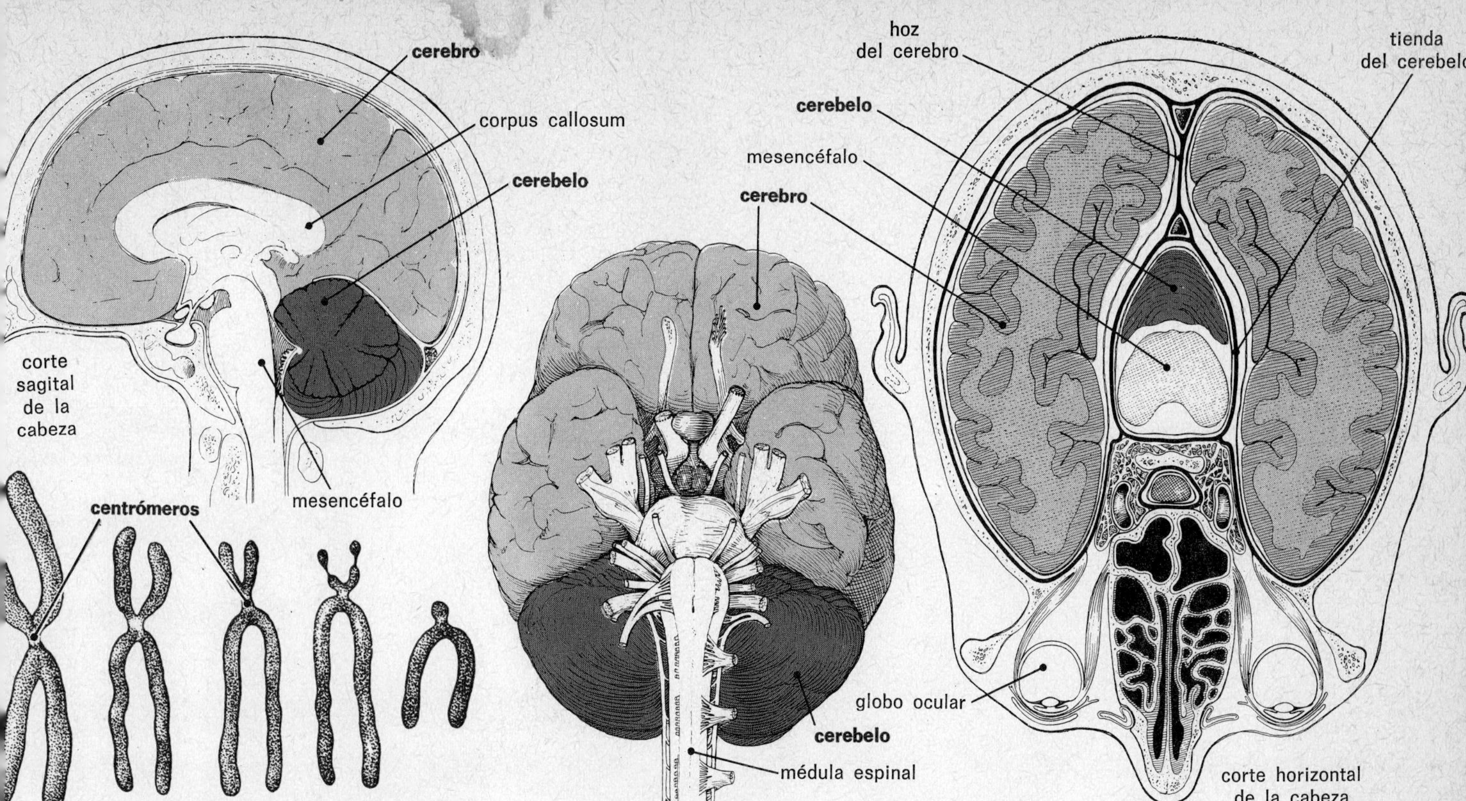

cilíndricos cortos (por lo general dispuestos en ángulo recto entre sí) que contienen nueve tripletes de microtúbulos paralelos alrededor de una cavidad central, localizado en el centrosoma y responsable de un papel importante en la división celular; por lo general se encuentra asociado al aparato de Golgi cuando la célula no está en división; a veces se denomina partícula de atracción.

centrípeto *(centripetal).* Que se dirige hacia el centro o eje; aferente.

centro *(center).* **1.** El medio; parte central de un órgano o una estructura; también llamado núcleo. **2.** Región especializada donde comienza un proceso determinado, como la osificación. **3.** Grupo de neuronas que dirigen una función particular.

c. celular, véase centrosoma.

c. germinal, masa oval levemente teñida en el centro de un nódulo linfático secundario constituida principalmente por células linfoides grandes; lugar de síntesis de anticuerpos.

c. del habla, área unilateral en la circunvolución frontal anterior, asociada con la articulación del habla.

c. de osificación, toda región en la que el proceso de osificación se inicia primero en un tejido.

c. reflejo, toda parte del sistema nervioso donde la recepción de una impresión sensorial va automáticamente seguida de un impulso motor como respuesta.

c. respiratorio, una de las regiones del bulbo y de la protuberancia que coordinan la actividad respiratoria.

c. del vómito, centro de la parte inferior del bulbo raquídeo cuya estimulación provoca vómitos.

centrolobular *(centrilobular).* Situado en o cerca del centro de un lóbulo.

centrómero *(centromere).* Parte estrangulada del cromosoma a la que se adhieren las fibras del huso durante la mitosis; el movimiento del cromosoma se efectúa alrededor de este punto; también llamado núcleo cinético.

centrosfera *(centrosphere).* Zona celular clara similar a un gel que contiene el centrosoma.

centrosoma *(centrosome).* Asociación de dos centríolos que tiene un papel fundamental en la división celular (mitosis); también llamado centro celular.

centrum. En latín, centro, por lo general de una estructura anatómica.

cepa *(strain).* Grupo o estirpe de microorganismos, como las bacterias, integrado por descendientes de un aislamiento único en cultivo puro.

c. S, cepa de neumococo que tiene una cápsula resbaladiza y causa la neumonía.

c. silvestre, en genética, raza estereotipada o madre de un organismo experimental; forma más frecuentemente observada de un organismo, o la que arbitrariamente se designa como normal.

cera *(wax).* Sustancia moldeable sensible al calor secretada por insectos u obtenida de plantas o del petróleo; compuesta esencialmente por hidrocarburos de peso molecular elevado o ésteres de ácidos grasos; característicamente insoluble en agua, pero soluble en la mayoría de los disolventes orgánicos.

c. carnauba, cera dura de alto punto de fusión que se utiliza para controlar el punto de fusión medio de varias ceras; se obtiene de las hojas de una planta tropical.

c. de incrustación, la utilizada para hacer patrones para restauración dental en los que se puede incrustar un molde.

c. molde, un compuesto hecho con varias ceras con propiedades controladas de expansión y contracción con el calor; se utiliza para obtener reproducciones exactas de los dientes perdidos; permite hacer un molde.

c. del oído, cerumen.

c. parafínica, cera blanca o incolora derivada de las fracciones del petróleo de alta cocción; compuesta principalmente por una mezcla compleja de hidrocarburos de la serie del metano.

c. pegajosa, cera adhesiva que se utiliza en odontología para pegar una pieza.

ceramida *(ceramide).* Término general usado para designar cualquier ácido graso *N*-acetilado derivado de una esfingosina.

cereal *(cereal).* **1.** Grano comestible, la planta que lo produce o el alimento preparado a base del mismo. **2.** Perteneciente o relativo a tal grano.

cerebelo *(cerebellum).* Parte del sistema nervioso central situada por debajo y detrás del cerebro y por encima del bulbo y el puente de Varolio; tiene forma ovoide y está dividido morfológicamente en dos hemisferios laterales y una porción media; su función es mantener el equilibrio y la coordinación.

cerebelopontino *(cerebellopontile).* Relativo al cerebelo y al puente de Varolio.

cerebelorrubral *(cerebellorubral).* Relativo al cerebelo y al núcleo rojo; también llamado rubrocerebeloso.

cerebeloso *(cerebelar).* Perteneciente o relativo al cerebelo.

c., síndrome, deficiencia cerebelosa manifestada principalmente por farfullar las palabras, movimiento torpe y lento de las extremidades y marcha tambaleante.

cerebr- *(cerebr-).* Forma prefija que indica encéfalo.

cerebración *(cerebration).* Actividad mental consciente o inconsciente.

cerebral *(cerebral).* Perteneciente o relativo al cerebro.

c. agudo, síndrome, deterioro repentino y a menudo reversible de las funciones cerebrales secundario a otras alteraciones, como ingestión de drogas o medicamentos o alteraciones metabólicas; manifestado por percepción e interpretación defectuosas, generalmente asociadas a delirio.

c. crónico, síndrome, daño, por lo general permanente, de la función cerebral manifestado por fallos de memoria, juicio, comprensión y orientación; secundario a otras afecciones como alcoholismo, senilidad, enfermedad cerebrovascular, etc.

c. orgánico, síndrome, síndrome mental orgánico, síndrome resultante de la afectación difusa o local de la función del tejido cerebral, manifestado por alteración de la orientación, memoria, comprensión y juicio; se distinguen varias formas: **s.c.o. agudo,** estado confusional agudo caracterizado por comienzo brusco y alto grado de reversibilidad; **s.c.o. crónico,** trastorno caracterizado por comienzo insidioso, curso progresivo y alto grado de irreversibilidad; debido siempre a lesiones cerebrales focales o difusas; **s.c.o. psicótico,** síndrome cerebral orgánico agudo o crónico, asociado a síntomas psiquiátricos.

cerebro *(cerebrum).* El encéfalo con exclusión del bulbo, el puente de Varolio y el cerebelo.

c. anterior, véase prosencéfalo.

c. medio, parte del cerebro que se desarrolla del mesencéfalo embrionario; se divide en tres partes, el tectum (lámina cuadrigésima), el tegmento (continuación encefálica del tegmento pontino) y los pedúnculos cerebrales (que contienen grandes haces de fibras cortifugales que pasan a través del tronco cerebral y de la medula espinal).

cerebromeningitis *(cerebromeningitis).* Inflamación del encéfalo y sus membranas (meninges); también llamada meningoencefalitis.

cerebrón *(cerebron).* Véase frenosina.

cerebropatía *(cerebropathy).* Véase encefalopatía.

cerebropsicosis *(cerebropsychosis).* Alteración mental causada por o asociada a una lesión cerebral.

cerebrosa *(cerebrose).* Hexosa (monosacárido que posee seis átomos de carbono) presente en el

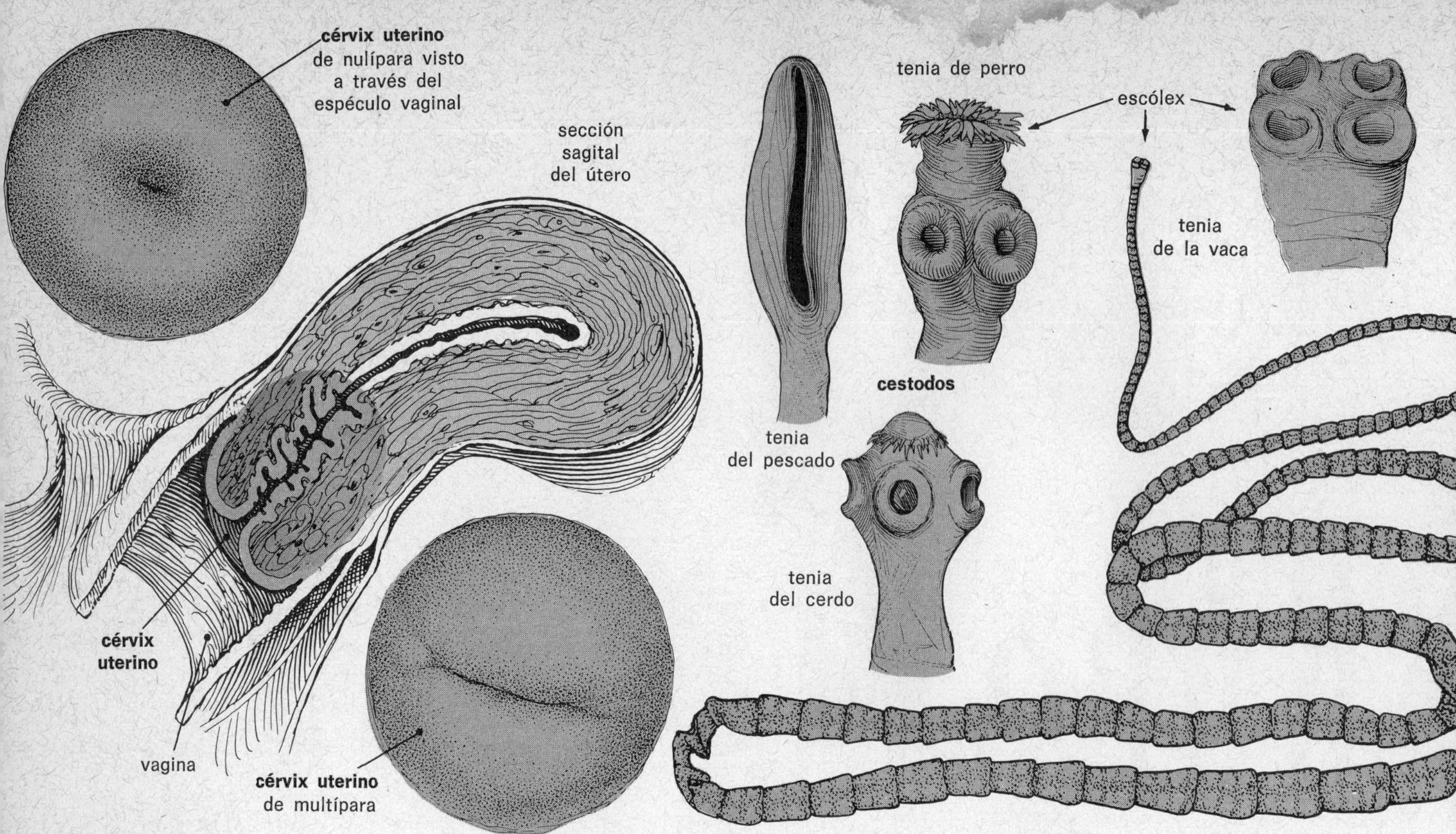

tejido cerebral.

cerebrosclerosis *(cerebrosclerosis).* Esclerosis de la sustancia encefálica; también llamada encefalosclerosis.

cerebrósido *(cerebroside).* Glucolípido carente de fósforo que contiene galactosa (ocasionalmente glucosa), un aminoalcohol insaturado y un ácido graso.

cerebrospinal *(cerebrospinal).* Relativo al cerebro y la medula espinal.

cerebrotomía *(cerebrotomy).* **1.** Incisión quirúrgica de la sustancia cerebral. **2.** Anatomía del cerebro.

cerebrovascular *(cerebrovascular).* Designa la irrigación sanguínea del cerebro.

cerio *(cerium).* Elemento metálico; símbolo Ce, número atómico 58, peso atómico 140,25.

cero *(zero).* Punto de una escala termométrica desde el que se numeran las graduaciones; en la escala centígrada, el punto de congelación del agua destilada.

c. absoluto, punto hipotético en una escala de temperaturas, en el que hay una ausencia completa de calor; en la teoría cinética, ausencia de movimiento molecular lineal relativo, calculada como –273,2º C.

ceruloplasmina *(ceruloplasmin).* Proteína plasmática que transporta más del 95 % del cobre corporal circulante; se piensa que el cobre transportado por la ceruloplasmina interviene en la producción celular de citocromoxidasa, que es la enzima terminal de la cadena de sucesos que constituyen el consumo celular de oxígeno; existe deficiencia de ceruloplasmina en la enfermedad de Wilson (degeneración hepatolenticular).

cerumen *(cerumen).* Secreción blanda, de color amarillo pardo, similar a la cera, producida por las glándulas ceruminosas que tapizan el conducto auditivo externo; también llamada cera.

ceruminosis *(ceruminosis).* Formación excesiva de cerumen.

cervical *(cervical).* **1.** Relativo al cuello. **2.** Relativo al cérvix uterino.

cervicectomía *(cervicectomy).* Amputación del cuello uterino; también llamada traquelectomía.

cervicitis *(cervicitis).* Inflamación del cuello uterino.

c. quística, cérvix que contiene numerosos quistes de Naboth.

cervicobraquial *(cervicobrachial).* Relativo al cuello y el brazo.

cérvix *(cervix).* Estructura anatómica en forma de cuello, como el extremo estrechado de la vejiga.

c. uterino, cuello del útero; parte inferior del útero desde el istmo hasta dentro de la vagina.

17-CES *(17 KGS).* Abreviatura de 17-cetosteroides.

cesárea *(cesarean).* Véase sección cesárea.

cestodos *(Cestoda).* Clase de platelmintos o gusanos que incluye la tenia; deriva del latín *cestoda,* que significa en forma de cinta.

ceto- *(keto-, ket-).* Forma prefija para indicar un compuesto con grupo cetónico (=CO) o propiedades cetónicas.

cetoácido *(keto acid).* Acido con la fórmula general R–CO–COOH.

cetoacidosis *(ketoacidosis).* Acidosis diabética producida por exceso de ácidos cetónicos en el cuerpo.

cetoaciduria *(ketoaciduria).* Exceso de ácidos cetónicos en la orina.

c. de cadenas ramificadas, véase enfermedad de la orina de jarabe de arce.

cetogénesis *(ketogenesis).* Producción de cuerpos cetónicos.

cetol *(ketol).* Véase indol.

cetona *(ketone).* Cualquier sustancia que contenga el grupo carbonilo (CO) unido a grupos hidrocarbonados.

cetonas *(ketones).* Cuerpos cetónicos; véase cuerpo.

cetonemia *(ketonemia).* Presencia de cuerpos cetónicos en la sangre.

cetonización *(ketonization).* Conversión en cetona.

cetonuria *(ketonuria).* Presencia de cuerpos cetónicos en la orina.

cetosa *(ketose).* Carbohidrato que contiene un grupo cetónico en su molécula.

cetosis *(ketosis).* Excesiva cantidad de cuerpos cetónicos (acetona) en los tejidos y líquidos.

17-cetosteroide *(17-ketosteroid).* Esteroide que posee un radical cetónico en el carbono 17. Hormona esteroidea derivada de las glándulas suprarrenales o gónadas que se presenta en exceso en la orina en algunos tumores de la corteza suprarrenal. Los metabolitos de hidroisoandrosterona son 17-cetosteroides, los metabolitos de otros esteroides, incluido el cortisol y la 17-α-OH progesterona, pueden ser oxidados a 17-cetosteroides. Los valores normales en la orina son de 6-18 mg/24 horas en el hombre y de 4-13 mg/24 horas en la mujer.

cetosuccínico, ácido *(ketosuccinic acid).* Véase ácido oxalacético.

Cf *(Cf).* Símbolo químico del elemento californio.

cGMP. Abreviatura de GMP (monofosfato de guanosina) cíclico.

C.G.S., c.g.s. *(C.G.S., c.g.s.).* Abreviatura de cesagesimal.

C.I. *(IQ).* Abreviatura de cociente de inteligencia; véase cociente.

μCi *(μCi).* Abreviatura de microcurie.

Ci *(Ci).* Abreviatura de curie.

cianato *(cyanate).* Sal del ácido ciánico.

cianhídrico, ácido *(hydrocyanic acid).* Compuesto incoloro volátil y tóxico con olor a almendras (HCN); se usa como insecticida y desinfectante; también llamado cianuro de hidrógeno y ácido prúsico.

cianmetemoglobina *(cyanmethemoglobin).* Metemoglobina cianuro; compuesto de cianuro y metemoglobina.

ciano-, cian- *(cyano-, cyan-).* **1.** Formas prefijas que significan coloración azul. **2.** En química, indica la presencia del grupo cianuro, CN, en una molécula.

cianocobalamina *(cyanocobalamin).* Vitamina B_{12}; sustancia que posee propiedades hematopoyéticas; usada en el tratamiento de la anemia perniciosa.

cianófilo *(cyanophil).* Toda célula o elemento hístico que toma con facilidad los colorantes azules.

cianopsia *(cyanopsia).* Defecto de la visión en el que todos los objetos parecen estar teñidos de azul.

cianopsina *(cyanopsin).* Sustancia fotosensible que se cree posee una sensibilidad espectral similar a la de los conos de la retina de algunos animales.

cianosis *(cyanosis).* Coloración azulada de la piel, los labios y los lechos ungueales, causada por una concentración insuficiente de oxígeno en la sangre; aparece cuando la hemoglobina reducida presente en los capilares es de 5 g por 100 ml o más.

cianosotardío *(cyanose tardive).* Término aplicado a un grupo de enfermedades cardiacas congénitas potencialmente cianóticas con una comunicación anormal entre las circulaciones sistémica y pulmonar; la cianosis no se manifiesta mientras el cortocircuito es de izquierda a derecha, pero si es en sentido inverso, como sucede después del ejercicio o en las etapas tardías del curso de la enfermedad, aparece la cianosis; también llamada cianosis retardada.

cianótico *(cyanotic).* Relativo a la cianosis o caracterizado por ella.

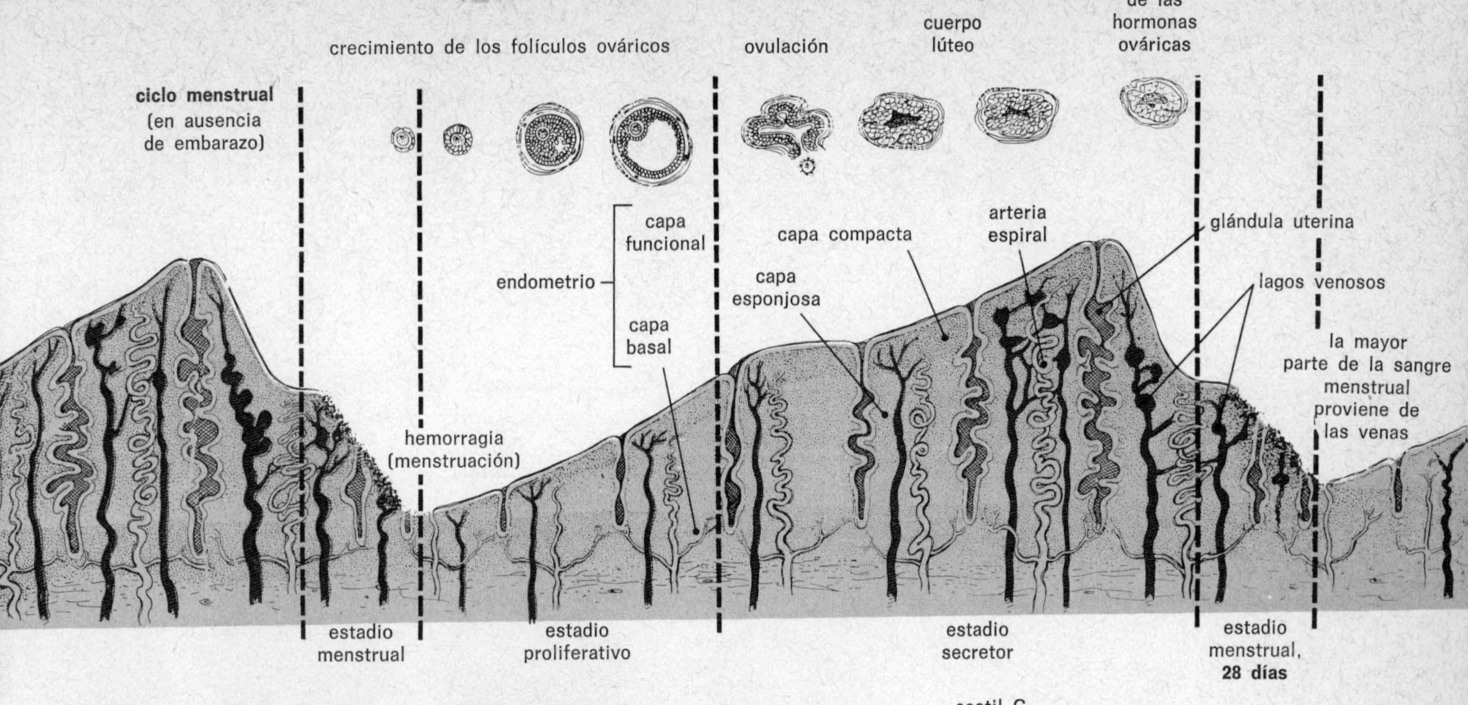

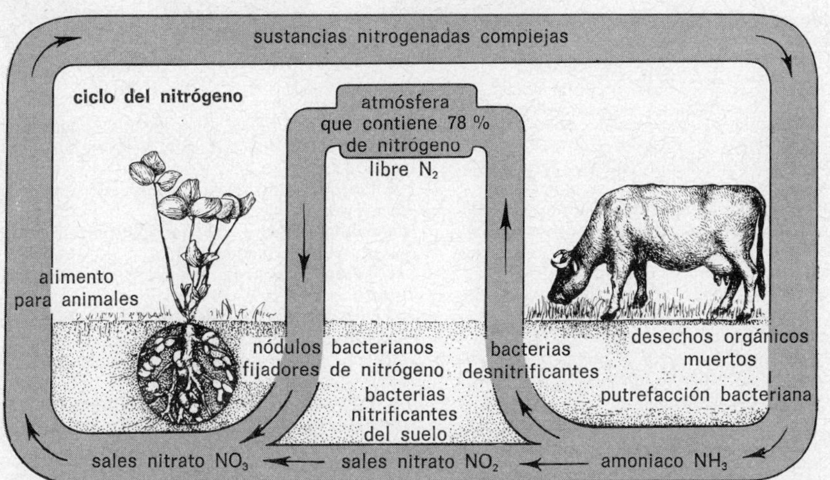

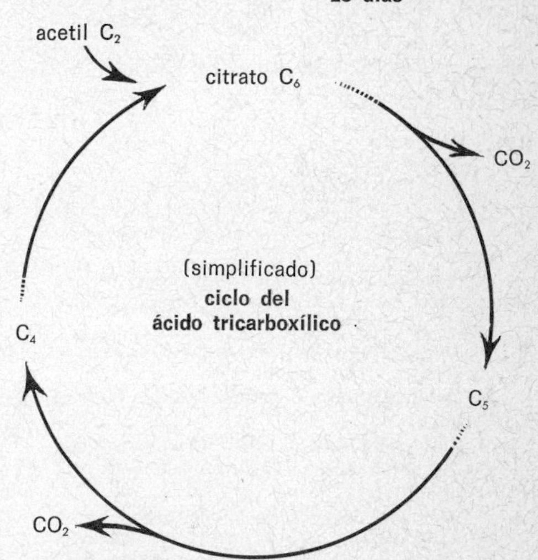

cianuro *(cyanide).* Cualquier sustancia de un grupo de compuestos del ácido cianhídrico que contiene el radical –CN o el ion $(CN)^-$.

c. mercúrico, compuesto extremadamente tóxico, $Hg(CN)_2$; usado como antiséptico.

c. potásico, compuesto extremadamente tóxico, KCN; usado como reactivo, fumigante e insecticida.

ciática *(sciatica).* Cualquier afección caracterizada por dolor a lo largo del curso del nervio ciático; por lo general es una neuritis causada habitualmente por compresión o irritación mecánica de la 5.ª raíz espinal lumbar.

ciático *(sciatic).* Relativo a la cadera o isquion, o a cualquier estructura sita en su vecindad, como el nervio ciático.

cibernética *(cybernetics).* Estudio comparativo de los sistemas biológicos y electromecánicos de control automático, como el sistema nervioso y los ordenadores electrónicos, con el objetivo de explicar la naturaleza del cerebro.

cicatrectomía *(cicatrectomy).* Escisión quirúrgica de una cicatriz.

cicatriz *(scar, cicatrix).* Tejido fibroso formado durante la curación de una herida.

cicatrización *(cicatrization).* Formación de tejido cicatrizal.

c. por primera intención, cicatrización inmediata de una herida sin supuración ni granulación.

c. por segunda intención, cicatrización por la unión de dos superficies de granulación después de que ha habido alguna supuración.

c. por tercera intención, ocupación de la herida por granulaciones con formación de tejido cicatrizal.

cicl- *(cycl-).* Forma prefija que significa (a) círculo o ciclo; (b) cuerpo ciliar.

ciclartrodial *(cyclarthrodial).* Perteneciente o relativo a una articulación rotatoria.

ciclartrosis *(cyclarthrosis).* Articulación rotatoria.

ciclectomía *(cyclectomy).* Escisión quirúrgica de una porción del cuerpo ciliar.

ciclicina, clorhidrato de *(cyclizine hydrochloride).* Antihistamínico usado para prevenir y aliviar los síntomas del mareo de mar o similar y las náuseas y vómitos postoperatorios; también alivia el vértigo y otros síntomas causados por alteraciones vestibulares del oído; Marezine ®.

cíclico *(cyclic).* Que ocurre periódicamente.

ciclitis *(cyclitis).* Inflamación del cuerpo ciliar.

c. plástica, ciclitis grave con exudación de un material rico en fibrina que se acumula en las cámaras anterior y posterior del ojo.

c. purulenta, ciclitis aguda con producción copiosa de pus, que por lo general afecta al iris y la coroides.

c. serosa, ciclitis simple con derrame relativo al líquido.

ciclo *(cycle).* Intervalo de tiempo en el que tiene lugar una secuencia de eventos repetida de forma regular.

c. del ácido cítrico, véase ciclo de los ácidos tricarboxílicos.

c. de los ácidos tricarboxílicos, serie de reacciones enzimáticas que comprende la oxidación completa de unidades acetilo; aporta la principal fuente de energía corporal de los mamíferos y tiene lugar fundamentalmente durante la respiración; también llamado ciclo de Krebs o ciclo del ácido cítrico.

c. anovulatorio, ciclo sexual en el que no se produce ningún óvulo.

c. cardiaco, serie completa de eventos que ocurren en el corazón con cada latido.

c. del dióxido de carbono, c. del carbono, proceso natural por el que el carbono de la atmósfera, en forma de dióxido de carbono, se convierte en carbohidratos por medio de la fotosíntesis, es metabolizado por los organismos vivientes y, por último, vuelve a la atmósfera nuevamente como dióxido de carbono.

c. estroso, serie periódica de cambios fisiológicos que ocurren en los animales superiores bajo la influencia de las hormonas sexuales.

c. exógeno, fase en el desarrollo de un parásito que transcurre en el cuerpo de un huésped invertebrado, como la del parásito del paludismo en el cuerpo del mosquito.

c. de Krebs, véase ciclo de los ácidos tricarboxílicos.

c. menstrual, cambios periódicos que tienen lugar en los órganos reproductores femeninos; período en el que un óvulo madura , se desprende y entra en la luz del útero a través de la trompa uterina; las secreciones hormonales ováricas producen cambios en el endometrio posibilitando la nidación si se produce la fertilización; en ausencia de fertilización, cesan las secreciones ováricas, se descama el endometrio y comienza la menstruación.

c. del nitrógeno, proceso continuo por el que se deposita nitrógeno en el suelo que es asimilado por las bacterias y las plantas, transferido a los

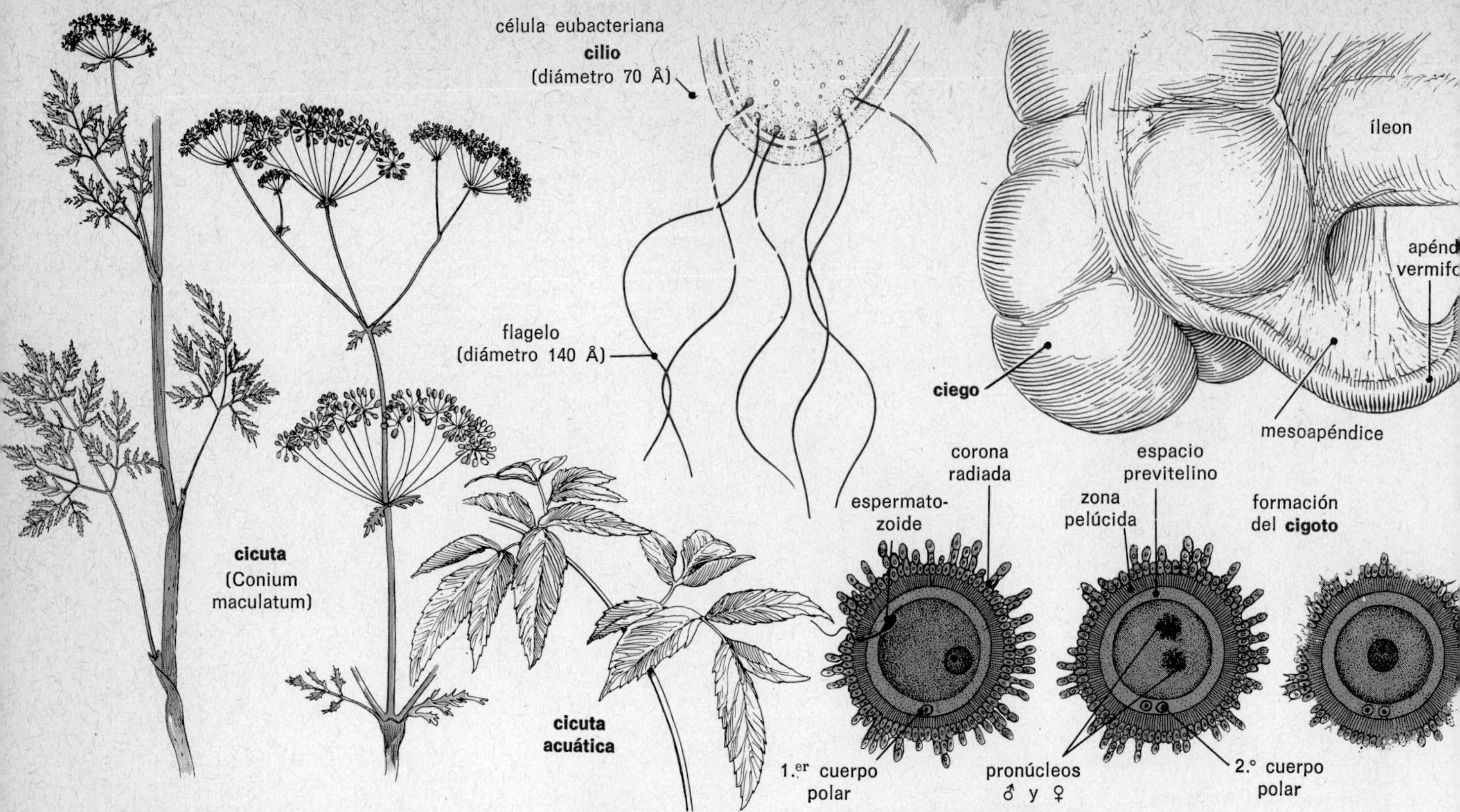

animales y devuelto de nuevo al suelo.

c. de ondas cerebrales, serie completa de cambios en la amplitud de una onda del electroencefalograma antes de que se produzca una repetición.

c. ovárico, cambios normales periódicos que acontecen en el ovario durante la producción y expulsión del óvulo.

c. reproductivo, serie de cambios fisiológicos que ocurren en los órganos reproductores femeninos desde el momento de la concepción hasta el parto.

c. de la urea, serie de reacciones químicas que ocurren en el hígado y cuyo resultado es la producción de urea.

c. vital, vida completa de un organismo.

ciclocoroiditis *(cyclochoroiditis).* Inflamación del cuerpo ciliar y la membrana coroides del ojo.

ciclodiálisis *(cyclodialysis).* Formación quirúrgica de una abertura entre la cámara anterior del ojo y el espacio supracoroideo para reducir la presión intraocular en el glaucoma.

ciclodiatermia *(cyclodiathermy).* Destrucción parcial del cuerpo ciliar mediante la aplicación de calor para reducir la presión intraocular en el tratamiento del glaucoma.

cicloforia *(cyclophoria).* Tendencia de un ojo a desviarse sobre su eje anteroposterior.

cicloforómetro *(cyclophorometer).* Instrumento para medir la cicloforia.

ciclofosfamida *(cyclophosphamide).* Polvo blanco cristalino usado como agente antitumoral; Cytoxan®.

cicloide *(cycloid).* **1.** En psiquiatría, personalidad caracterizada por estados alternativos de júbilo y depresión. **2.** Semejante a la ciclotimia.

cicloplejía *(cycloplegia).* Parálisis del músculo ciliar y pérdida de la facultad de acomodación.

ciclopléjico *(cycloplegic).* **1.** Relativo a la parálisis del músculo ciliar del ojo. **2.** Agente que causa la parálisis del músculo ciliar.

ciclopropano *(cyclopropane).* Gas incoloro inflamable y explosivo, C_3H_6; usado como anestésico general; también llamado trimetileno.

cicloqueratitis *(cyclokeratitis).* Inflamación del cuerpo ciliar y la córnea.

ciclotimia *(cyclothymia).* Fluctuaciones cíclicas del estado de ánimo, con oscilación entre el júbilo y la depresión moderada.

ciclotomía *(cyclotomy).* Incisión quirúrgica del músculo ciliar del ojo.

ciclotrón *(cyclotron).* Acelerador circular capaz de producir iones de alta energía (protones y deuterones) bajo la influencia de un campo magnético alternante.

cicuta *(hemlock).* Planta venenosa (género *Conium*), capaz de producir parálisis motora.

c. acuática, en los Estados Unidos es probablemente la planta más venenosa que existe; el veneno se encuentra principalmente en las raíces, que se confunden a menudo con chirivías.

ciego *(cecum).* Fondo de saco que forma el principio del intestino grueso.

cieno *(sludge).* Sedimento lodoso.

cierre *(closure).* **1.** Acción de cerrar o estado de cerrado. **2.** Conclusión de una vía refleja.

ciesis *(cyesis).* Embarazo.

cifos *(kyphos).* En griego, joroba.

cifoscoliosis *(kyphoscoliosis).* Curvatura anormal hacia atrás y lateral de la columna vertebral. Además de deformar incapacita progresivamente, empeorando primero la función respiratoria y después la cardiaca.

cifosis *(kyphosis).* Desviación anormal en la curvatura de la columna dorsal; también denominada joroba.

cigodactilia *(zygodactyly).* Fusión de la piel y el tejido conjuntivo entre los dedos de la mano o de los pies, sin fusión del hueso.

cigoma *(zygoma),* **1.** Apófisis cigomática del temporal. **2.** Arco cigomático. **3.** Término que se aplica a veces al hueso cigomático.

cigomático *(zygomatic).* Relativo al cigoma.

cigomicetos *(Zygomycetes).* Clase de hongos que se reproducen por la unión de gametos de igual tamaño.

cigosis *(zygosis).* Fusión de dos organismos unicelulares que incluye el intercambio de material nuclear.

cigoteno *(zygotene).* En la meiosis, segunda etapa de la profase en la que los cromosomas homólogos se aproximan unos a otros y empiezan a unirse.

cigoto *(zygote).* Célula única fertilizada, formada por la unión de dos gametos.

cil. *(cyl).* Abreviatura de: (a) cilindro; (b) lente cilíndrica.

ciliado *(ciliated).* Que posee proyecciones en forma de pelos.

ciliar *(ciliary).* Relativo a (a) toda proyección en forma de pelo; (b) las pestañas.

c., cuerpo, estructura interna del ojo que sostiene al cristalino.

ciliarotomía *(ciliarotomy).* Incisión a través de la región periférica de la superficie anterior del iris (zona ciliar).

cilindro *(cast).* Molde sólido de una cavidad, por lo general de una estructura tubular del organismo.

c. adiposo, cilindro renal compuesto principalmente por glóbulos grasos.

c. celular, cilindro renal que contiene eritrocitos y leucocitos o células epiteliales.

c. céreo, cilindro de color amarillo claro con tendencia a partirse transversalmente; se encuentra en la orina en casos de anuria u oliguria.

c. epitelial, cilindro encontrado en la orina que contiene células epiteliales del revestimiento interno de los túbulos.

c. eritrocitario, cilindro renal formado por eritrocitos, originado por la pérdida de sangre en el glomérulo o en las porciones altas del nefrón.

c. falso, véase cilindroide.

c. granular, cilindro renal incoloro compuesto por partículas de desechos celulares.

c. hialino, cilindro renal relativamente transparente compuesto principalmente por proteína precipitada.

c. leucocitario, cilindro renal formado por leucocitos compactados.

c. mucoso, véase cilindroide.

c. renal, cilindro urinario.

c. sanguíneo, el integrado por un material espeso que contiene varios elementos sanguíneos, formado en los túbulos renales o en los bronquiolos y causado por hemorragia al interior de esas estructuras.

c. urinario, cilindro eliminado en la orina.

cilindroide *(cylindroid).* Masa cilíndrica en la orina semejante a un cilindro hialino; también llamado cilindro falso o mucoso.

cilindroma *(cylindroma).* Tumor epitelial relativamente benigno que aparece en forma de nódulos múltiples, en especial en el cuero cabelludo y la cara.

cilindruria *(cylindruria).* Presencia de cilindros en la orina.

cilio 1 *(pilus).* Apéndice filamentoso hueco, análogo al flagelo, que aparece en algunas bacterias; sirve para anclar la bacteria al sustrato en el que crece; los cilios son más cortos, más rectos y más numerosos que los flagelos. **2** *(cilium).* Pestaña.

ciliorretiniano *(cilioretinal).* Relativo al cuerpo ciliar y la retina.

ciliosis *(cillosis).* Crispamiento de las pestañas.

cilosis *(kyllosis).* Pie equinovaro.

cimbia *(cimbia).* Banda de fibras mielínicas a través de la superficie ventral del pedúnculo cere-

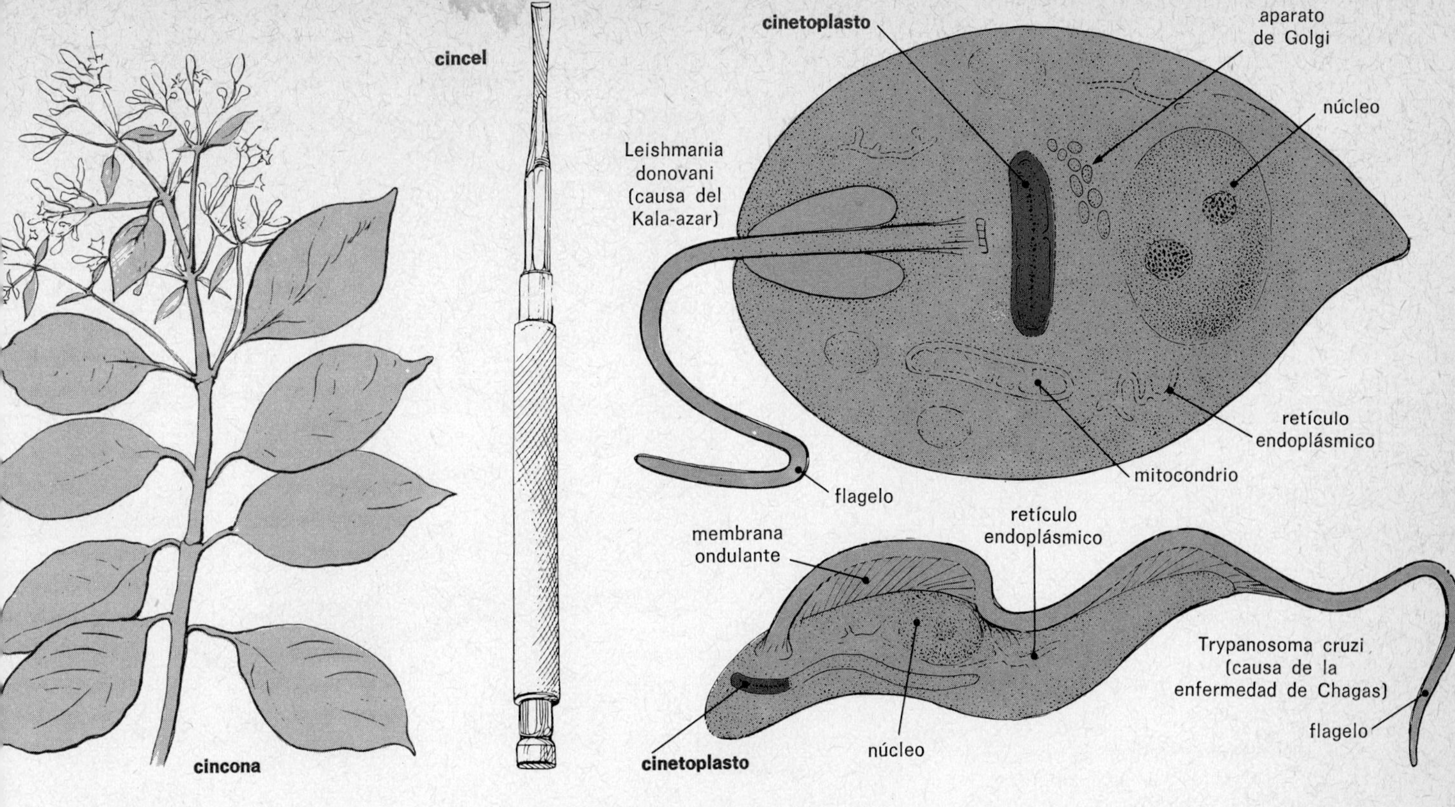

bral.

cimóforo *(zymophore).* Porción activa de una molécula enzimática.

cimogénesis *(zymogenesis).* Formación de una enzima activa a partir de una proenzima (precursor inactivo).

cimógeno *(zymogenic, zymogenous).* **1.** Perteneciente a una proenzima o a la cimogénesis. **2.** Que produce fermentación.

cimoide *(zymoid).* Semejante a una enzima.

cimólisis *(zymolysis).* Proceso o fermentación químicos originados por medio de una enzima.

cimolítico *(zymolytic).* Fermentativo.

cimología *(zymology).* Enzimología.

cimoplástico *(zymoplastic).* Que participa en la formación de enzimas.

cimosa *(zymose).* Invertina.

cimosán *(zymosan).* Factor insoluble anticomplementario derivado de la pared de células de levaduras y que se utiliza en el análisis de la proteína properdina; compuesto por lípidos, polisacáridos, proteínas y cenizas en concentración variable.

cimosis *(zymosis).* **1.** Fermentación. **2.** Desarrollo de enfermedades infecciosas.

cimótico *(zymotic).* **1.** Relativo a la fermentación o causado por ella. **2.** Denota cualquier enfermedad infecciosa.

cin-, cine- *(kin-, kine-).* Prefijo que indica movimiento.

cinanestesia *(kinanesthesia).* Pérdida de la capacidad de percepción de la sensación de movimiento.

cinasa *(kinase).* Enzima que activa a las proenzimas o cimógenos (enzimas inactivas).

cinc *(zinc).* Metal dúctil y maleable; símbolo Zn, número atómico 30, peso atómico 65,38.

c., blanco de, véase óxido de cinc.

c., cloruro de, polvo caústico soluble en agua, Cl_2Zn, que se utiliza de manera local para destruir tejidos.

c., estearato de, gránulos blancos untuosos insolubles en agua; utilizado en forma de polvos secos como antiséptico para proteger superficies y heridas epiteliales.

c., gelatina de, véase gelatina.

c., óxido de, polvo blanco insoluble en agua, ZnO; astringente suave y antiséptico utilizado en ungüentos, lociones y polvos; se emplea para prevenir las quemaduras solares y para tratar enfermedades de la piel (eccema, psoriasis, úlceras varicosas); es el principal componente de la calamina.

c., óxido de, y eugenol, compuesto que se utiliza como material de base en las reparaciones dentarias, para llenar de manera temporal el conducto de la raíz del diente; también se utiliza como agente endurecedor de la dentina desmineralizada.

c., permanganato de, cristales hidrosolubles de color pardo oscuros que se utilizan en solución como germicida.

c., peróxido de, polvo amarillento insoluble en agua, ZnO_2; se utiliza como elixir en las infecciones orales (con cuatro partes de agua), y para desinfectar, desodorizar y ayudar a la curación de heridas infectadas.

c., sulfato de, polvo blanco hidrosoluble utilizado en solución como colirio para el tratamiento de irritaciones leves, y como loción (loción blanca) para tratar enfermedades de la piel e infecciones (acné, impétigo); también llamado sal de vitriolo y vitriolo blanco.

cincel *(chisel).* Instrumento metálico con un borde cortante biselado diseñado a partir del formón de carpintero; se utiliza en odontología para cortar o segmentar el esmalte.

cincona *(cinchona).* Cualquiera de los varios árboles del género *Cinchona* encontrados en Sudamérica cuya corteza contiene quinina y otros alcaloides.

cinconismo *(cinchonism).* Afección tóxica que resulta de una sobredosis de cincona o sus alcaloides, caracterizada por dolor de cabeza, sordera, vértigos y zumbido de oídos; también llamada quininismo.

cine- *(cine-).* Forma prefija que significa movimiento.

cineangiocardiografía *(cineangiocardiography).* Obtención de películas cinematográficas que muestran fluoroscópicamente el paso de un medio de contraste a través de las cámaras cardiacas y los grandes vasos.

cineangiografía *(cineangiography).* Obtención de películas cinematográficas del paso de una sustancia radiopaca a través de los vasos sanguíneos.

cinefluorografía *(cinefluorography).* Filmación de las observaciones fluoroscópicas.

cinegastroscopia *(cinegastroscopy).* Películas cinematográficas del interior del estómago.

cinemática *(kinematics).* Ciencia del movimiento, en especial el del cuerpo.

cinemicrografía *(cinemicrography).* Producción de películas cinematográficas a través del microscopio.

cinerradiografía *(cineradiography).* Obtención de películas cinematográficas de la secuencia de imágenes que aparece en una pantalla fluoroscópica.

cinesalgia *(cinesalgia, kinesalgia).* Dolor muscular que aparece por la actividad.

cinescopio *(kinescope).* Instrumento para medir la refracción ocular que se compone de un disco con una hendidura a través del cual el paciente observa un objeto fijo.

cinesia, cinesis *(kinesia).* Trastorno debido al movimiento.

cinesiología *(kinesiology).* Estudio y aplicación del movimiento muscular.

cinesiterapia *(kinesitherapy).* Tratamiento por medio del movimiento. También denominada cinetoterapia.

cinestesia *(kinesthesia).* Percepción sensible del movimiento muscular por medio de la cual el individuo puede estimar la posición de su cuerpo.

cinética *(kinetics).* Estudio de todos los aspectos del movimiento y de las fuerzas que lo afectan.

c. de orden cero, características cinéticas de una reacción que se produce a una velocidad constante independiente de las concentraciones de los reactivos.

c. de primer orden, características cinéticas de una reacción que tiene una velocidad de movimiento proporcional a la concentración de sustancia simple.

c. química, estudio de la velocidad de las reacciones químicas.

cinético *(kinetic).* Relativo al movimiento o que lo produce.

cineto- *(kineto-).* Forma prefija que indica movimiento.

cinetocardiógrafo *(kinetocardiograph).* Aparato que se utiliza para producir representaciones gráficas de movimientos de baja frecuencia de la pared torácica sobre el área del corazón.

cinetocardiograma *(kinetocardiogram).* Representación gráfica de las vibraciones de la pared torácica producidas por actividad cardiaca.

cinetocoro *(kinetochore).* Véase centrómero.

cinetoplasma *(kinetoplasm).* **1.** Sustancia cromófila de las células nerviosas. **2.** Porción más contráctil de la célula.

cinetoplasto *(kinetoplast).* Estructura con forma de bacilo que se localiza en la base del flagelo de los parásitos flagelados; se divide independientemente antes de la división del núcleo.

cinetosis *(motion sickness).* Enfermedad caracterizada por náusea, vértigo y a menudo cefaleas, provocada por algún movimiento, como en un

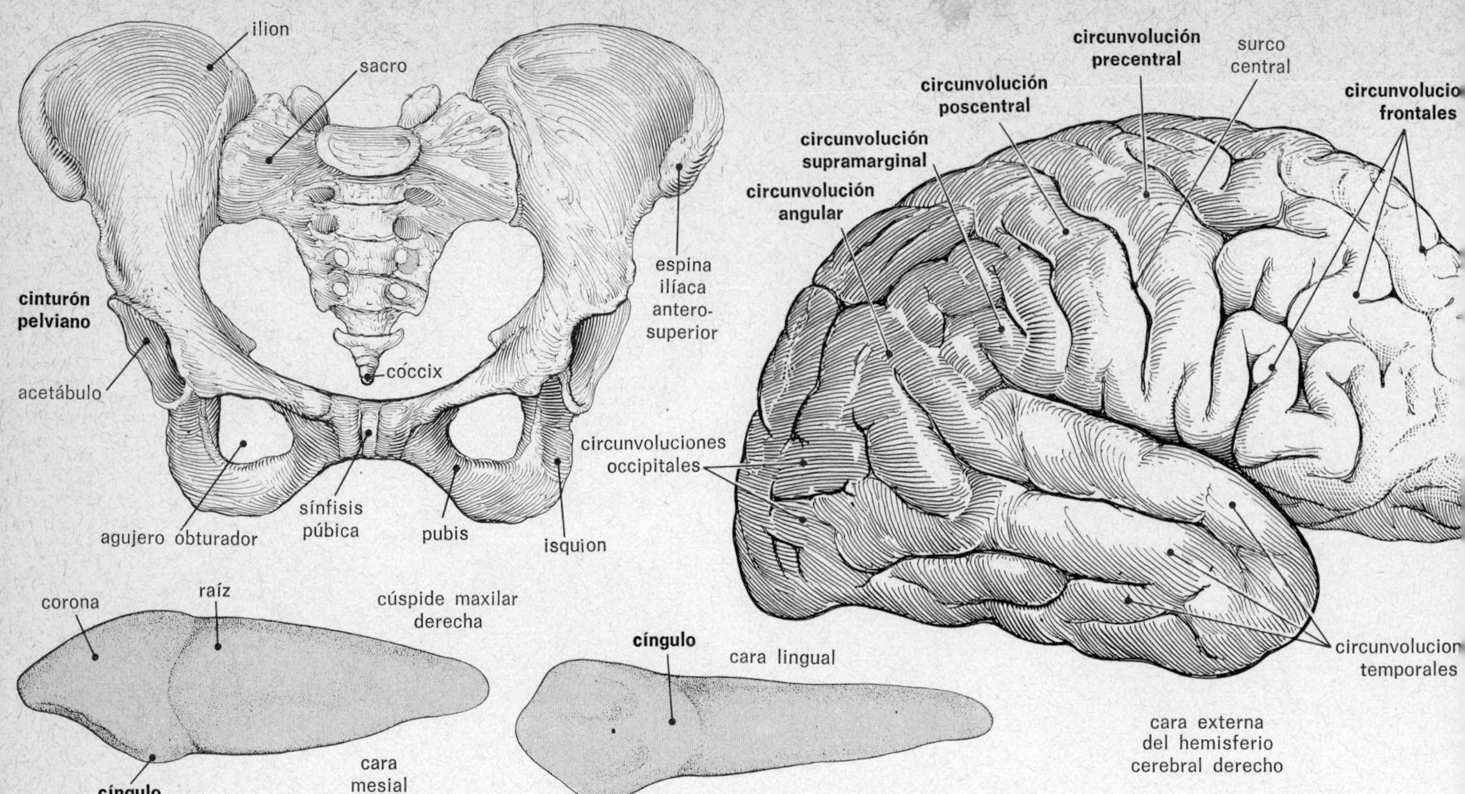

viaje en avión, barco, cocne, etc.

cíngulo *(cingulum).* **1.** Banda de fibras de asociación en el cerebro que rodea en parte al cuerpo calloso. **2.** Borde del esmalte en forma de U en la cara lingual de los dientes incisivos y colmillos.

cingulotomía *(cingulumotomy).* Producción de una lesión leucotómica precisa en el ángulo del lóbulo frontal para aliviar el dolor intratable y la angustia emocional.

cinofobia *(cynophobia).* Temor exagerado a los perros.

cinta *(fillet).* **1.** Tira estrecha de vendaje usada para hacer tracción. **2.** Banda de fibras; también llamada lemnisco.

cintura *(waist).* Parte del tronco entre el final de la caja torácica y las caderas.

cinturón, cintura *(girdle).* **1.** Banda circular. **2.** Estructura o región circular.

c. escapular, el formado por las clavículas, los omóplatos y el manubrio del esternón; también llamado cinturón o cintura pectoral.

c. pectoral, véase cinturón escapular.

c. pelviano, anillo óseo formado por el sacro y los huesos de la cadera.

cinurénico, ácido *(kynurenic acid).* Compuesto cristalino producido en el metabolismo del triptófano.

cipridofobia *(cypridophobia).* Temor morboso a las enfermedades venéreas o a la relación sexual.

cipridopatía *(cypridopathy).* Enfermedad venérea.

circa. En latín, aproximadamente.

circadiano *(circadian).* Indica el ritmo de fenómenos biológicos que cumplen un ciclo cada 24 horas aproximadamente; p. ej. en las personas que duermen de noche, la secreción de ACTH (y cortisol) comienza a elevarse en las primeras horas de la mañana, alcanza su pico al despertar y desciende a valores inferiores durante la tarde.

circinado *(circinate).* En forma de anillo.

circonio *(zirconium).* Metal, símbolo Zr, número atómico 40, peso atómico 91,22.

circuito *(circuit).* Trayecto seguido por una corriente eléctrica.

circulación *(circulation).* Movimiento a través de un recorrido circular, como el de la sangre a través de los vasos corporales.

c. colateral, circulación de la sangre a través de pequeños vasos anastomóticos cuando se obstruye la vía principal.

c. coronaria, circulación que tiene lugar a través del sistema de vasos sanguíneos que abastecen al miocardio.

c. fetal, abastecimiento de sangre al feto durante la vida intrauterina a través de la placenta y el cordón umbilical.

c. linfática, flujo de la linfa a través de los vasos y ganglios linfáticos.

c. placentaria, flujo de sangre a través de la placenta que transfiere oxígeno y sustancias nutritivas de la madre al feto, y dióxido de carbono y materiales de desecho del feto a la madre.

c. portal, circulación de la sangre a través de los capilares del hígado, desde la vena porta a las hepáticas.

c. pulmonar, flujo de sangre desde el corazón derecho a los pulmones a través de la arteria pulmonar, y de vuelta al corazón izquierdo a través de las venas pulmonares.

c. sistémica, circulación general, circulación por la totalidad del cuerpo.

círculo *(circle).* Estructura anatómica en forma de anillo.

c. de Willis, círculo de arterias anastomosadas en la base del cerebro; también llamado círculo arterioso y polígono de Willis.

circum- *(circum-).* Forma prefija que significa alrededor o en todos lados.

circumnuclear *(circumnuclear).* Que rodea un núcleo.

circumocular *(circumocular).* Que rodea el ojo.

circumoral *(circumoral).* Que rodea la boca.

circuncisión *(circumcision).* Resección de una porción circular del prepucio.

circunducción *(circumduction).* Movimiento circular de una parte, como de un miembro o un ojo.

circunflejo *(circumflex).* Designa cierta estructura anatómica arqueada.

circunscrito *(circumscribed).* Confinado dentro de límites; cercado.

circunvalado *(vallate).* Rodeado por una depresión y limitado por una elevación circular.

circunvolución *(gyrus).* Pliegue de la superficie cerebral.

c. angular, circunvolución larga y curvada que se encuentra por encima y delante del cuerpo calloso; se continúa por detrás con el istmo.

c. dentada, tira estrecha festoneada de corteza cerebral entre la fimbria y la circunvolución del hipocampo; se continúa posteriormente, bajo el esplenio del cuerpo calloso, en forma de la delicada circunvolución fasciculada.

c. fasciculada, banda de transición entre la circunvolución dentada y la circunvolución supracallosa; se localiza cerca del esplenio del cuerpo calloso.

c. frontal, cualquiera de las tres circunvoluciones (superior, media e inferior) del lóbulo frontal.

c. del hipocampo, la situada entre la cisura colateral y la del hipocampo, en la superficie inferior de los hemisferios cerebrales; posteriormente se continúa por encima de la circunvolución cingulada a través del istmo y por debajo de la circunvolución lingual; también llamada circunvolución parahipocámpica.

c. lingual, circunvolución occipitotemporal interna entre las cisuras calcarina y colateral.

c. paraterminal, capa delgada de materia gris que cubre la superficie inferior del rostrum del cuerpo calloso.

c. poscentral, circunvolución anterior del lóbulo parietal limitada por delante por la cisura central (Rolando) y posteriormente por la cisura interparietal.

c. precentral, circunvolución posterior del lóbulo frontal limitada posteriormente por la cisura central (Rolando) y anteriormente por la cisura precentral.

c. supracallosa, lámina fina de sustancia gris que cubre la superficie superior del cuerpo calloso del cerebro; también llamada indusium griseum.

c. supramarginal, circunvolución que se arquea sobre el extremo de la cisura lateral desviado hacia arriba.

circunvolucionado *(circumvolute).* Enrollado en espiral o enroscado alrededor de un eje central.

cirrosis *(cirrhosis).* Enfermedad crónica del hígado caracterizada por pérdida de la arquitectura lobular normal, con regeneración de los hepatocitos en forma de nódulos separados por tabiques fibrosos, y por desorganización del trazado vascular con anastomosis; estas anomalías anatómicas obstaculizan la función y la circulación hepáticas, causando finalmente la muerte.

c. alcohólica, alteración grasa variable de los hepatocitos, formándose nódulos regenerativos pequeños y uniformes que reemplazan la arquitectura lobular en todo el hígado; cada nódulo está rodeado por finos tabiques de tejido conjuntivo; el color varía entre marrón y amarillo, dependiendo de la cantidad de depósito graso; también llamada cirrosis de Laënnec o cirrosis portal.

c. biliar, cualquiera de varios tipos morfológica y etiológicamente diferentes de cirrosis que tienen en común un antecedente de supresión prolongada extra o intrahepática del flujo biliar y un hígado agrandado, duro, finamente granuloso, con un matiz verdoso; las extensiones de los tabiques co-

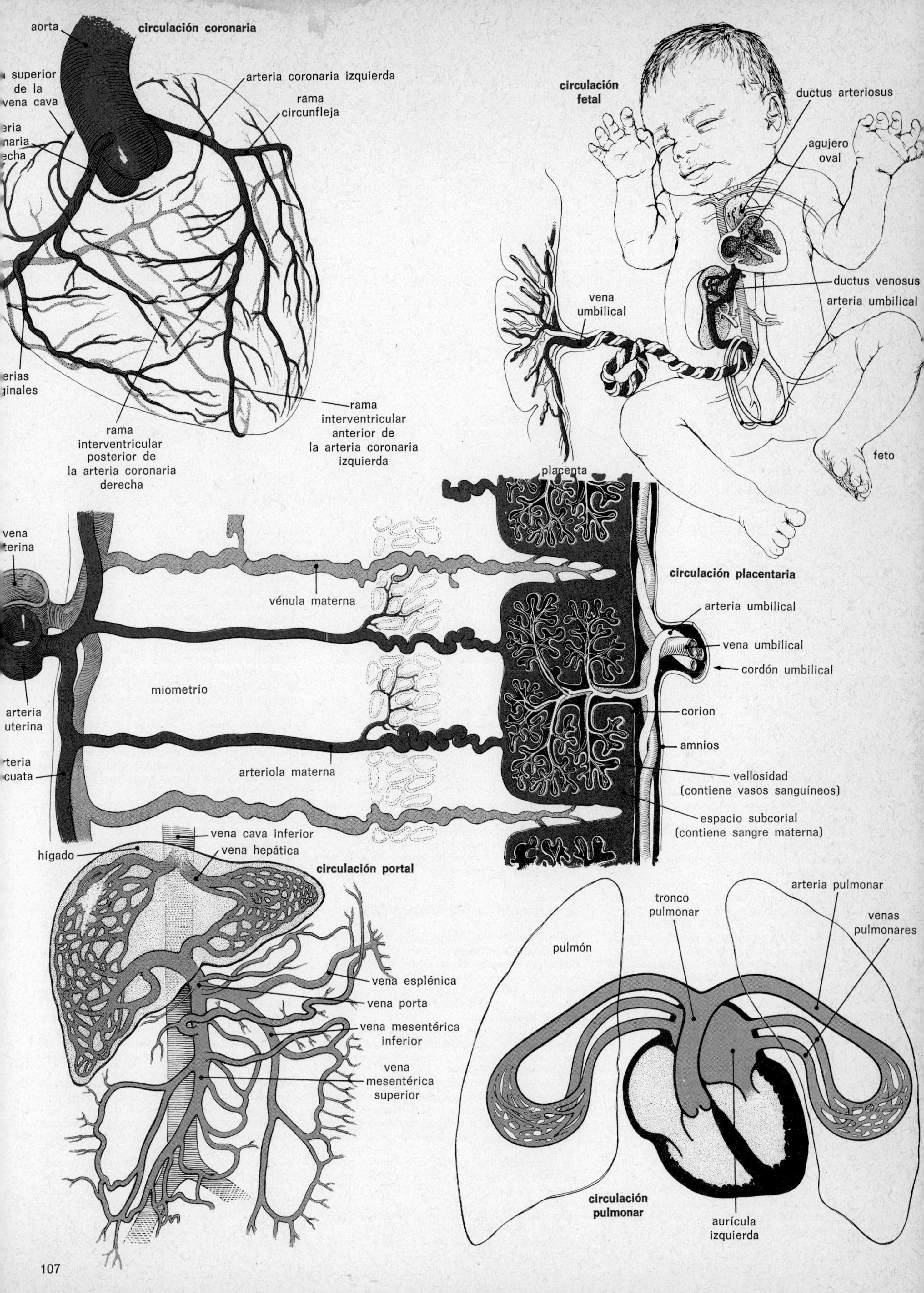
aorta
circulación coronaria
superior
de la
vena cava
arteria coronaria izquierda
rama
circunfleja
naria
echa
erias
ginales
rama
interventricular
posterior de
la arteria coronaria
derecha
rama
interventricular
anterior de
la arteria coronaria
izquierda
circulación
fetal
ductus arteriosus
agujero
oval
ductus venosus
arteria umbilical
vena
umbilical
feto
placenta
vena
terina
vénula materna
circulación placentaria
arteria umbilical
vena umbilical
cordón umbilical
miometrio
arteria
uterina
corion
amnios
rteria
cuata
arteriola materna
vellosidad
(contiene vasos sanguíneos)
espacio subcorial
(contiene sangre materna)
vena cava inferior
hígado
vena hepática
circulación portal
vena esplénica
vena porta
vena mesentérica
inferior
vena
mesentérica
superior
tronco
pulmonar
arteria pulmonar
venas
pulmonares
pulmón
circulación
pulmonar
aurícula
izquierda

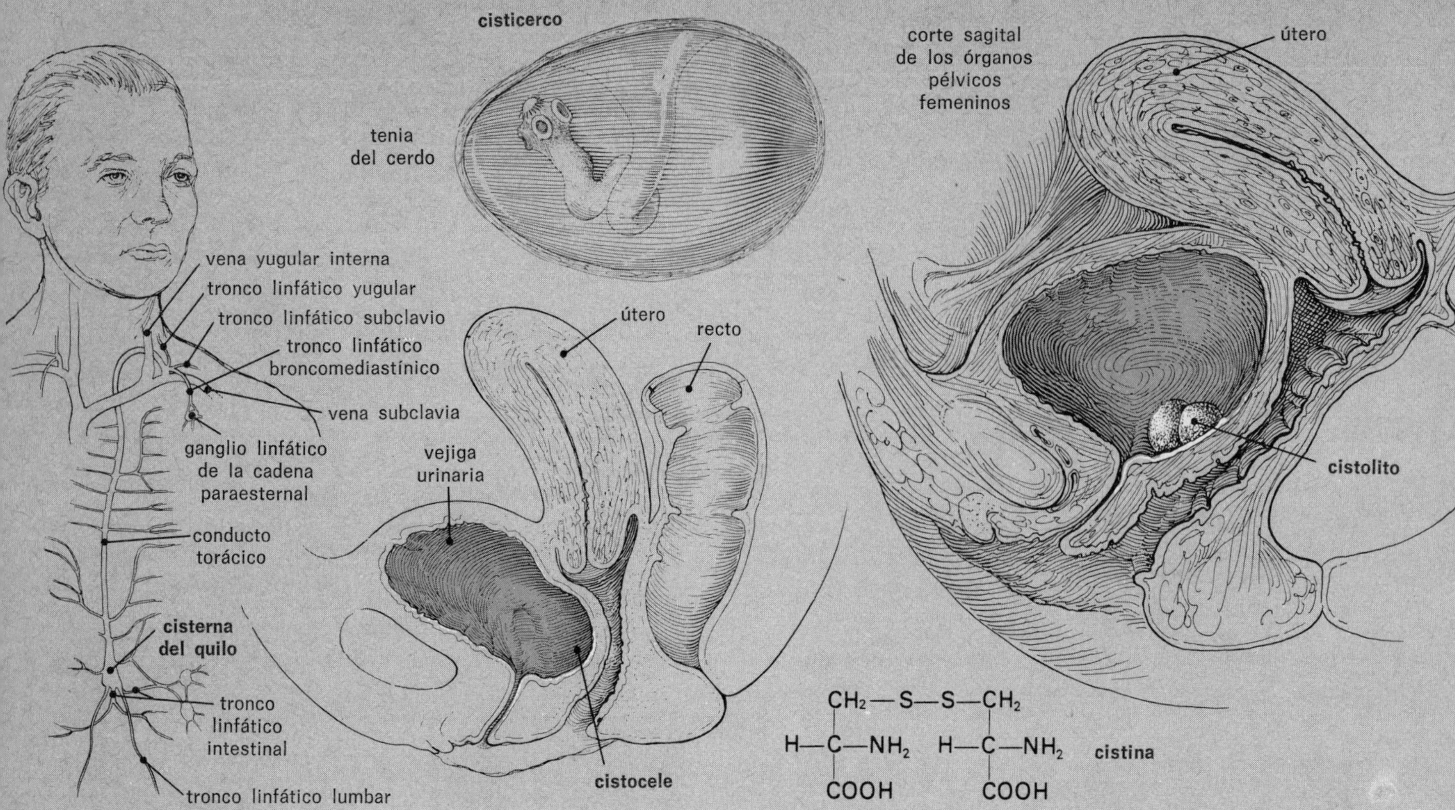

nectivos dentro del parénquima lobular son escasas; los nódulos regenerativos son raros.

c. cardiaca, reacción fibrótica centrolobulillar extensa, como en la congestión pasiva hepática crónica de cualquier origen.

c. criptógena, cirrosis en la que la distribución del tejido fibroso y de los nódulos es más variable que en la cirrosis alcohólica; la desorganización funcional es similar a la de los otros tipos y los cambios grasos son raros; la causa es por lo general desconocida, pero puede deberse a hepatitis vírica crónica o recurrente o a enfermedades hepáticas autoinmunes.

c. de Laënnec, véase cirrosis alcohólica.

c. portal, véase cirrosis alcohólica.

c. posnecrótica, cirrosis causada por una necrosis masiva que afecta a numerosos lóbulos, con colapso del armazón reticular que da lugar a la formación de escaras de gran tamaño que alternan con grandes nódulos de hígado regenerado o residual.

cirrótico *(cirrhotic).* Afecto de cirrosis.

cirtorráquico *(kyrtorrhachic).* Relativo a la curvatura de la columna lumbar con la concavidad hacia atrás.

ciruela pasa *(prune).* Fruto parcialmente desecado del ciruelo común *Prunus domestica;* se utiliza como laxante suave.

cirugía *(surgery).* Tratamiento de enfermedades, traumatismos o deformidades por medio de operaciones manuales e instrumentales.

c. a corazón abierto, correción quirúrgica de defectos del interior del corazón por medio de visualización directa.

c. dental, odontología.

c. oral, rama de la odontología que se ocupa del tratamiento quirúrgico de trastornos de la cavidad bucal.

c. ortopédica, rama de la cirugía que se especializa en el tratamiento de lesiones y deformidades de los huesos y enfermedades crónicas de las articulaciones.

c. plástica, cirugía para la reparación de defectos físicos o la sustitución de tejidos perdidos por causa de lesiones.

cirujano *(surgeon).* Médico especializado en cirugía.

c. dental, odontólogo.

c. oral, especialista que se ocupa del diagnóstico y tratamiento quirúrgico y coadyuvante de enfermedades, lesiones y defectos de los maxilares y estructuras asociadas (cirujano maxilofacial).

cis- *(cis-).* Prefijo que significa ubicación en el mismo lugar o en lugar cercano. Para los términos que comiencen con *cis-,* véase el término en cuestión.

cist-, cisto- *(cyst-, cysto-).* Formas prefijas que indica relación con la vejiga de la orina o con un quiste.

cistadenocarcinoma *(cystadenocarcinoma).* Tumor maligno derivado del epitelio glandular que aparece casi siempre como una masa parcialmente sólida con una estructura quística; se observa principalmente en los ovarios.

cistadenoma *(cystadenoma).* Neoplasia quística tapizada por células epiteliales y llena de secreciones retenidas.

c. linfomatoso papilar, tumor benigno raro originado en una glándula salival; se observa principalmente en la región de la glándula parótida; también llamado tumor de Warthin y adenolinfoma.

cistalgia *(cystalgia).* Dolor en la vejiga de la orina.

cistationina *(cystathionine).* Intermediario en la transformación de metionina en cisteína.

cistationinuria *(cystathioninuria).* Trastorno hereditario poco frecuente del metabolismo de los aminoácidos que origina una secreción excesiva de cistationina en la orina; se asocia con retraso mental.

cistectasia *(cystectasia).* Dilatación de la vejiga de la orina.

cistectomía *(cystectomy).* Escisión quirúrgica de una porción de la vejiga.

cisteína *(cysteine).* Aminoácido, $C_3H_7N\ O_2S$, presente en la mayoría de las proteínas.

cisterna *(cisterna).* Cualquier dilatación o espacio cerrado que sirve como reservorio de linfa u otro líquido corporal.

c. cerebelomedular, véase cisterna magna.

c. magna, c. cerebelomedular, gran espacio subaracnoideo entre la medula oblongada y el lado inferior del cerebelo.

c. del quilo, dilatación triangular al principio del conducto torácico, situada frente a la segunda vértebra lumbar; recibe dos troncos linfáticos lumbares y el tronco linfático intestinal; también llamada receptáculo de quilo y cisterna de Pecquet.

c. subaracnoidea, uno de los muchos espacios intercomunicantes de la base del cerebro, formados por la separación entre la aracnoides y la piamadre.

cisternal *(cisternal).* Relativo a todo saco o cavidad del cuerpo que contiene líquidos.

cisticerco *(cysticercus).* Forma quística o larvaria de la tenia que consta de una cabeza o escólex encerrada en un quiste o saco con contenido líquido.

cisticercosis *(cysticercosis).* Infestación con las larvas del cestodo *Taenia solium* (tenia de los cerdos).

cístico *(cystic).* **1.** Relativo a la vesícula biliar. **2.** Relativo a la vejiga urinaria.

cisticotomía *(cysticotomy).* Incisión quirúrgica en el conducto cístico.

cistiforme *(cystiform).* Semejante a un quiste.

cistina *(cystine).* Aminoácido que contiene azufre, presente en muchas proteínas.

cistinosis *(cystinosis).* Alteración del metabolismo normal de la cistina (aminoácido) debido a una insuficiencia enzimática genéticamente determinada; la cistina se acumula y precipita ampliamente en muchos tejidos, incluidos el epitelio tubular y la medula ósea; una de las muchas causas del síndrome de Fanconi; en el adulto se observa una forma más leve en la que la cistina se deposita en la córnea pero no en el riñón.

cistinuria *(cystinuria).* **1.** Presencia de cistina en la orina. **2.** Defecto hereditario de la reabsorción tubular renal de los aminoácidos cistina, lisina, arginina y ornitina, que determina la formación recurrente de cálculos renales.

cistitis *(cystitis).* Inflamación de la vejiga.

cistitomía *(cystitomy).* **1.** Capsulotomía. **2.** Cistotomía. **3.** Colecistotomía.

cistocele *(cystocele).* Hernia formada por el desplazamiento hacia abajo y hacia adelante de la vejiga en dirección al orificio vaginal, debido por lo general al debilitamiento de la musculatura durante el parto; también llamado vesicocele.

cistografía *(cystography).* Radiografía de la vejiga tras la introducción de un líquido radiopaco.

cistograma *(cystogram).* Placa radiográfica de la vejiga previa instilación de un líquido radiopaco por medio de un catéter.

cistoide *(cystoid).* **1.** Semejante a un quiste. **2.** Acumulación de un material blando semejante a un quiste, pero sin cápsula.

cistolitectomía *(cystolithectomy).* Extracción quirúrgica de un cálculo vesical; término usado erróneamente al hablar de la extracción de un cálculo vesicular; también llamada cistolitotomía.

cistolitiasis *(cystolithiasis).* Presencia de cálculos vesicales.

cistolítico *(cystolithic).* Perteneciente o relativo a un cálculo urinario.

cistolito *(cystolith).* Cálculo vesical.

cistolitotomía *(cystolithotomy).* Véase cistolitec-

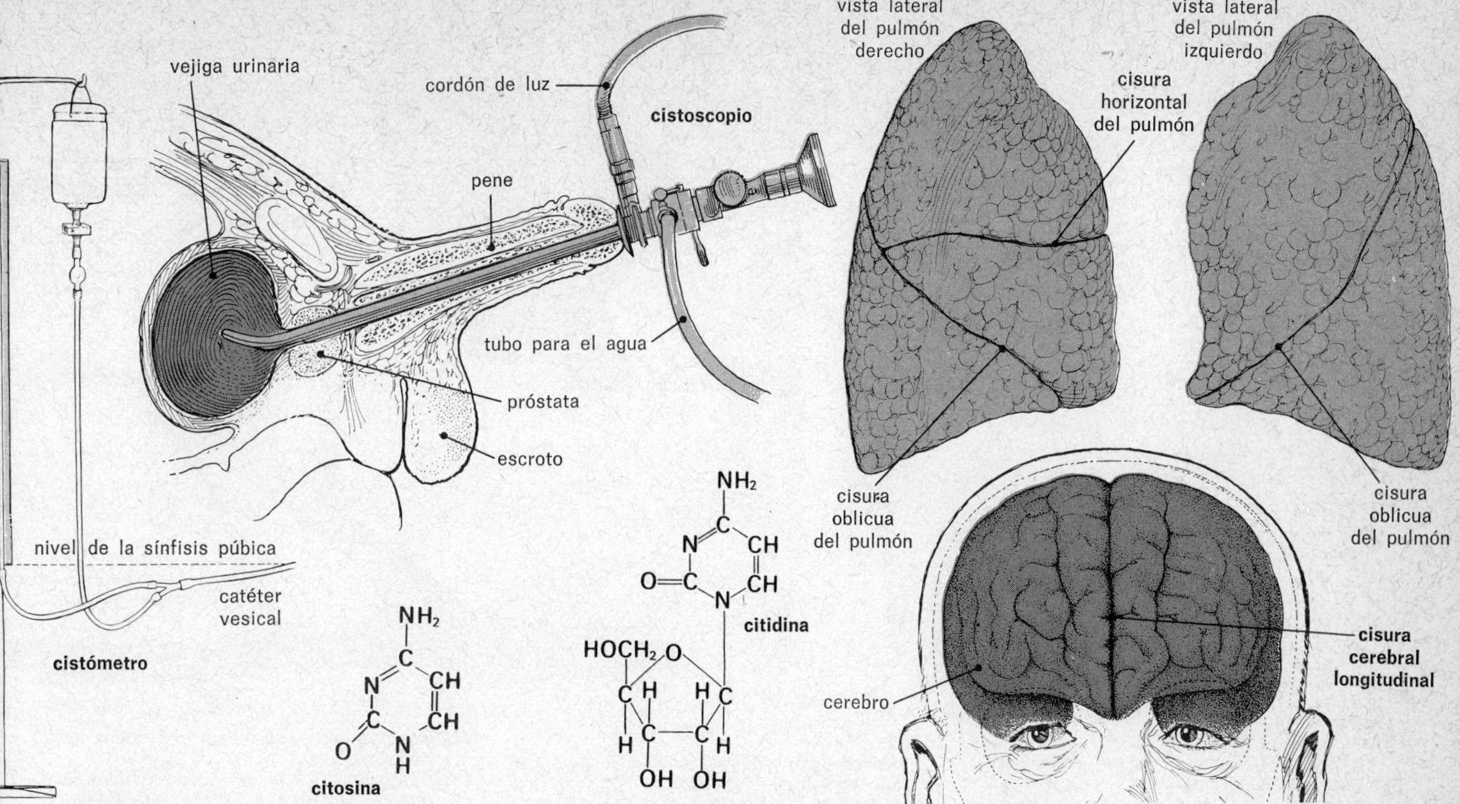

tomía.

cistoma *(cystoma).* Tumor que contiene quistes.

cistometría *(cystometry).* Registro continuo de las presiones intravesicales por medio de un cistómetro; procedimiento utilizado para determinar el tono muscular de la vejiga cuando se sospecha una alteración neurológica de la pared vesical.

cistometro *(cystometer).* Instrumento diagnóstico que mide el tono del músculo detrusor de la pared vesical en relación con el contenido líquido de la vejiga.

cistometrograma *(cystometrogram).* Registro gráfico de la presión dentro de la vejiga urinaria.

cistopexia *(cystopexy).* Fijación quirúrgica de la vejiga o la vesícula biliar a la pared abdominal.

cistopielitis *(cystopyelitis).* Inflamación de la vejiga y la pelvis renal.

cistoplastia *(cystoplasty).* Cirugía plástica de la vejiga de la orina.

cistoplejía *(cystoplegia).* Parálisis de la vejiga de la orina.

cistoptosis *(cystoptosia, cystoptosis).* Prolapso de una porción de la mucosa de la vejiga dentro de la uretra.

cistorragia *(cystorrhagia).* Hemorragia vesical.

cistorrea *(cystorrhea).* Derrame de mucosidad de la vejiga; también llamado catarro vesical.

cistoscopia *(cystoscopy).* Examen visual del interior de la vejiga por medio de un cistoscopio.

cistoscopio *(cystoscope).* Instrumento tubular con luz incorporada para examinar el interior de la vejiga urinaria.

cistospasmo *(cystospasm).* Contracción espasmódica de la vejiga.

cistostomía *(cystostomy).* Abertura temporal al interior de la vejiga para desviar la orina de la uretra.

cistotomía *(cystotomy).* Incisión quirúrgica de la vejiga; también llamada vesicotomía.

cistoureteritis *(cystoureteritis).* Inflamación de la vejiga y el o los uréteres.

cistouretritis *(cystourethritis).* Inflamación de la vejiga y la uretra.

cistrón *(cistron).* La unidad de función hereditaria más pequeña; sección de la mólecula de DNA que especifica una función bioquímica determinada.

cisura *(fissure).* Fisura, hendidura, canal.

c. central, fisura profunda en la superficie lateral de los hemisferios cerebrales, entre los lóbulos frontal y parietal; también llamada cisura de Rolando.

c. cerebral lateral, cisura profunda que separa los lóbulos frontal, temporal y parietal de cada hemisferio cerebral; también denominada cisura de Silvio.

c. cerebral longitudinal, surco profundo medio que divide el cerebro en los hemisferios derecho e izquierdo.

c. cerebral transversa, hendidura entre el cuerpo calloso y el fórnix por arriba y el diencéfalo por abajo.

c. dentada, cisura del hipocampo.

c. del hipocampo, la situada entre la circunvolución del hipocampo y la fascia dentada del cerebro.

c. horizontal del cerebelo, surco profundo que rodea la circunferencia de los hemisferios cerebelosos; también llamada surco horizontal del cerebelo.

c. de Rolando, véase cisura central.

c. de Silvio, véase cisura cerebral lateral.

citidina *(cytidine).* Nucleósido formado por citosina unida por un enlace β-glucosídico a la ribosa.

citoanalizador *(cytoanalyzer).* Máquina utilizada para analizar extensiones que contienen células sospechosas de malignidad.

citoarquitectura *(cytoarchitecture).* Ordenamiento celular en un tejido, en especial el de la corteza cerebral.

citobiología *(cytobiology).* Véase biología celular.

citocentro *(cytocentrum).* Centrosoma.

citocida *(cytocide).* Destructor de las células.

citocisto *(cytocyst).* Restos celulares incluidos en un esquizonte (parásito del paludismo en división asexuada).

citoclasis *(cytoclasis).* Fragmentación celular.

citocromo *(cytochrome).* Enzima respiratoria capaz de sufrir reducciones y oxidaciones alternas; químicamente relacionada con la hemoglobina.

c. oxidasa, enzima terminal de la cadena de acontecimientos que constituyen el consumo celular de oxígeno.

citodendrita *(cytodendrite).* Dendrita.

citodiagnóstico *(cytodiagnosis).* Diagnóstico de enfermedad basado en el estudio de las células.

citoextensión *(cytosmear).* Frotis citológica; véase frotis.

citofagia *(cytophagy).* Ingestión de células por otras células (fagocitos).

citogénesis *(cytogenesis).* Origen de las células.

citogenética *(cytogenetics).* Estudio combinado de la herencia y el funcionamiento y la estructura celulares.

citogenetista *(cytogeneticist).* Especialista en citogenética.

citolisina *(cytolysin).* Anticuerpo capaz de producir la disolución de una célula animal.

citólisis *(cytolysis).* Destrucción de las células.

citología *(cytology).* Biología celular; la ciencia consagrada al estudio de las células.

c. exfoliativa, examen con fines diagnósticos de las células extraídas de secreciones, exudados o lavados de tejidos como esputos, secreciones vaginales, lavados gástricos, etc.

citomegálico *(cytomegalic).* Caracterizado por células muy agrandadas.

citomegalovirus *(cytomegalovirus).* Miembro de un grupo de herpevirus, de huéspedes altamente específicos, que produce inclusiones intranucleares y agrandamiento de las células de varios órganos; en el hombre, causa la enfermedad de inclusión citomegálica; presenta especial afinidad por las glándulas salivales, por lo que se denomina también virus de las glándulas salivales.

citómetro *(cytometer).* Aparato utilizado para contar y medir células sanguíneas.

citomorfología *(cytomorphology).* Estudio de la configuración de las células.

citón *(cyton).* Cuerpo de una célula nerviosa; también llamado soma.

citopático *(cytopathic).* Caracterizado por un estado de enfermedad celular.

citopatógeno *(cytopathogenic).* Capaz de producir un estado de enfermedad en las células.

citopatología *(cytopathology).* Estudio e interpretación de los cambios celulares como ayuda en el diagnóstico de una enfermedad.

citopenfis *(cytopemphis).* Movimiento a través de toda la célula de sustancias, especialmente incluidas en vesículas formadas a partir de la membrana celular y que no son utilizadas por la célula.

citopenia *(cytopenia).* Disminución de los elementos celulares de la sangre.

citopigia *(cytopyge).* Orificio que sirve de ano en ciertos protozoarios complejos.

citoplasma *(cytoplasm).* Protoplasma o sustancia de una célula que rodea al núcleo y posee estructuras donde se realizan la mayoría de los procesos celulares vitales.

citopoyesis *(cytopoiesis).* Formación y desarrollo de las células.

citoquímica *(cytochemistry).* Rama de la biología celular dedicada al análisis químico y fisicoquímico de la materia viva.

citosina *(cytosine).* Base pirimídica, $C_4H_5N_3O$; producto de desintegración de un ácido nucleico.

citosis *(cytosis)* **1.** Presencia de un número de

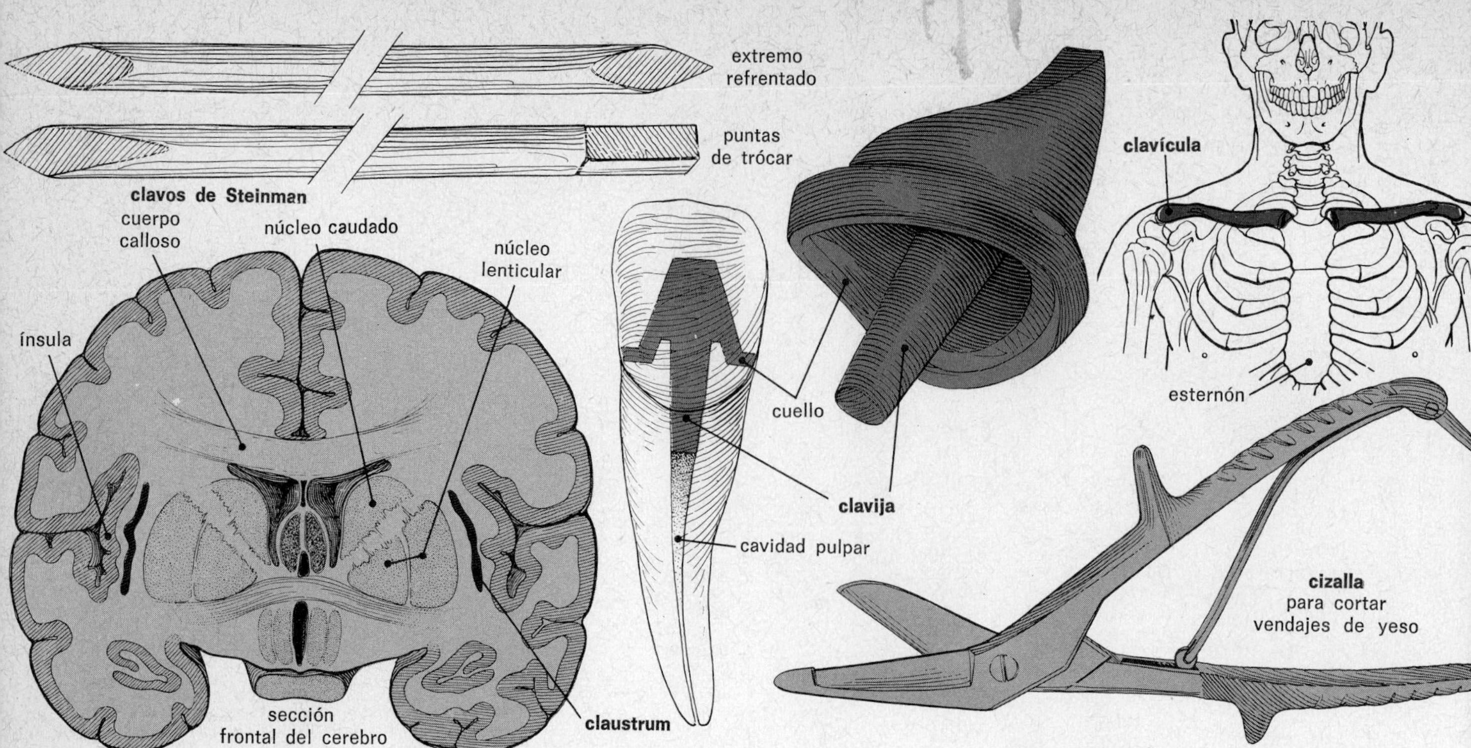

células superior al habitual. **2.** Término usado con un prefijo para describir ciertas características de las células.

citosol *(cytosol).* Porción soluble del citoplasma que queda luego de extraer todas las partículas, como los componentes mitocondriales y del retículo endoplasmático.

citosoma *(cytosome).* Cuerpo celular sin el núcleo.

citostoma *(cytostome).* Orificio que sirve de boca en ciertos protozoarios complejos.

citotaxia, citotaxis *(cytotaxis, cytotaxia).* Movimiento celular de acercamiento o alejamiento de otra célula en respuesta a un estímulo específico.

citotóxico *(cytotoxic).* Lesivo para las células; también llamado citolítico.

citotoxina *(cytotoxin).* Anticuerpo que destruye o inhibe las funciones celulares.

citotrópico *(cytotropic).* Que posee afinidad por las células.

citozoario, citozoo *(cytozoon).* Parásito protozoario que habita en una célula.

citozoico *(cytozoic).* Que vive dentro de las células.

citratado *(citrated).* Que contiene una sal del ácido cítrico.

cítrico, ácido *(citric acid).* Acido incoloro cristalino, $C_6H_8O_7 \cdot H_2O$, presente en el zumo de los cítricos.

citrato *(citrate).* Sal del ácido cítrico.

citrovorum, factor *(citrovorum factor).* Véase ácido folínico.

Ciuffini-Pancoast, síndrome de *(Ciuffini-Pancoast syndrome).* Véase sindrome de Pancoast.

cizallas *(shears).* Instrumento cortante grande de doble hoja semejante a un par de tijeras.

clamidiáceas *(chlamydiae).* Familia de parásitos gramnegativos intracelulares inmóviles que comprende algunos patógenos humanos y animales; durante algún tiempo fueron considerados como virus debido a su parasitismo intracelular, pero actualmente se consideran bacterias (género *Chlamydia*); se diferencian de los virus porque tienen RNA y DNA, y se multiplican por fisión binaria; hay dos especies: *chlamydia psittaci,* que ocasiona infección pulmonar y *chlamydia trachomatis,* causante de infecciones genitales y de conjuntivitis.

clamidozoos *(Chlamydozoa).* Nombre dado antiguamente a las clamidiáceas.

clase *(class).* Categoría biológica situada por debajo del filo y por encima del orden.

clasificación *(classification).* Agrupación sistemática en categorías.

c. de Angle, lista de las diversas formas de maloclusión, agrupadas en cuatro clases principales.

c. de Caldwell-Moloy, clasificación de los diferentes tipos de pelvis femenina.

c. de Duke, clasificación del grado de invasión del carcinoma de intestino grueso: A) confinado dentro del intestino; B) esparcido por continuidad directa; no afecta a ganglios linfáticos; C_1) invasión linfática contigua al tumor y la pared intestinal; C_2) implicación linfática proximal; D) metástasis remota.

c. de Lancefield, división de los estreptococos en varios tipos por medio de precipitinas específicas.

clástico *(clastic).* Que tiene tendencia a romperse o dividirse.

claudicación *(claudication).* Cojera.

c. intermitente, síndrome caracterizado por dolores como calambres y debilidad de las piernas producidos al caminar, y desaparición de todos los trastornos con el reposo; causada por la estenosis de las arterias de las piernas por arteriosclerosis.

claustrofobia *(claustrophobia).* Temor morboso a los espacios cerrados.

claustrum *(claustrum).* Estructura parecida a una barrera, como la capa delgada de materia gris situada en la superficie lateral de la cápsula externa del cerebro que separa la ínsula del núcleo lenticular.

c. virginale, himen.

clava *(clava).* Engrosamiento del lado posterior del bulbo raquídeo que contiene el núcleo gracilis; también llamado tubérculo gracilis.

clavicotomía *(clavicotomy).* Sección quirúrgica de una clavícula.

clavícula *(clavicle).* Uno de dos huesos largos curvos que se extienden desde el esternón hasta el acromion, formando la mitad anterior de la cintura escapular; su extremo interno se articula con el esternón y la primera costilla, y es el único enlace óseo entre la extremidad superior y el tronco.

clavija *(dowel).* Clavo, por lo general de metal, encajado en el canal de la raíz de un diente natural para sostener una corona artificial.

clavo *(pin).* Trozo de metal cilíndrico recto y corto.

c. de retención, pequeñas clavijas que se extienden de una férula metálica a la dentina del diente.

c. de Steinman, un clavo de metal sólido utilizado para la fijación interna de las fracturas óseas.

cleid-, cleido-. Formas prefijas que significan clavícula.

cleidartritis *(clidarthritis).* **1.** Dolor gotoso de la clavícula. **2.** Inflamación de las porciones articulares de la clavícula; también llamada clidoartritis.

cleidocostal *(clidocostal).* Perteneciente a la clavícula y las costillas.

cleidotomía *(clidotomy).* Sección quirúrgica de las clavículas del feto muerto para facilitar el parto; también llamada clidotomía.

cleoide *(cleoid).* Instrumento dental para tallar.

cleptomanía *(kleptomania).* Compulsión morbosa al robo.

clic *(click).* Sonido agudo y breve de timbre metálico.

c. eyectivo, sonido cardiaco agudo perceptible a comienzos de la sístole en los focos aórtico o pulmonar cuando estas arterias se hallan dilatadas.

c. mitral, sonido de apertura de la válvula mitral.

c. sistólico, sonido cardiaco agudo percibido durante la sístole; un clic mesosistólico (vaya o no seguido de un soplo sistólico tardío) suele indicar a menudo una valva suelta de la mitral.

clientela *(practice).* Denominación colectiva de los pacientes de un médico.

climaterio *(climacteric).* Período crítico de la vida en que acontecen cambios fisiológicos; conocido como menopausia en la mujer y climaterio masculino o andropausia en el hombre.

climatología *(climatology).* Estudio del clima en relación con la salud y la enfermedad.

climatoterapia *(climatotherapy).* Tratamiento de una enfermedad trasladando al paciente a un clima adecuado.

clímax *(climax).* **1.** Punto culminante o crisis de una enfermedad; acmé. **2.** Orgasmo.

clínica *(clinic).* **1.** Institución en que se da tratamiento a pacientes que precisan hospitalización. **2.** Instrucción médica que se da a los estudiantes en la que los pacientes son examinados y tratados en su presencia. **3.** Establecimiento atendido por médicos especialistas que trabajan de forma cooperativa. **4.** Ciencia médica que trata de la exploración física, semiología y evolución de las enfermedades.

clínico *(clinical).* **1.** Relativo a la observación a la cabecera del enfermo del curso y los síntomas de una enfermedad. **2.** Relativo a una clínica. **3.** Médico con ejercicio asistencial.

clinicopatológico *(clinicopatologic).* Relativo a los signos y síntomas de una enfermedad y al estudio de laboratorio de las muestras obtenidas por biopsia y autopsia.

c., conferencia o ateneo conferencia didáctica en la que se discute el caso de un paciente, seguido por la presentación de los hallazgos anatomopatológicos.

clinocefalia *(clinocephaly).* Deformidad congénita consistente en el aplanamiento o concavidad de la parte superior del cráneo; también llamada cabeza en silla de montar o cimbocefalia.

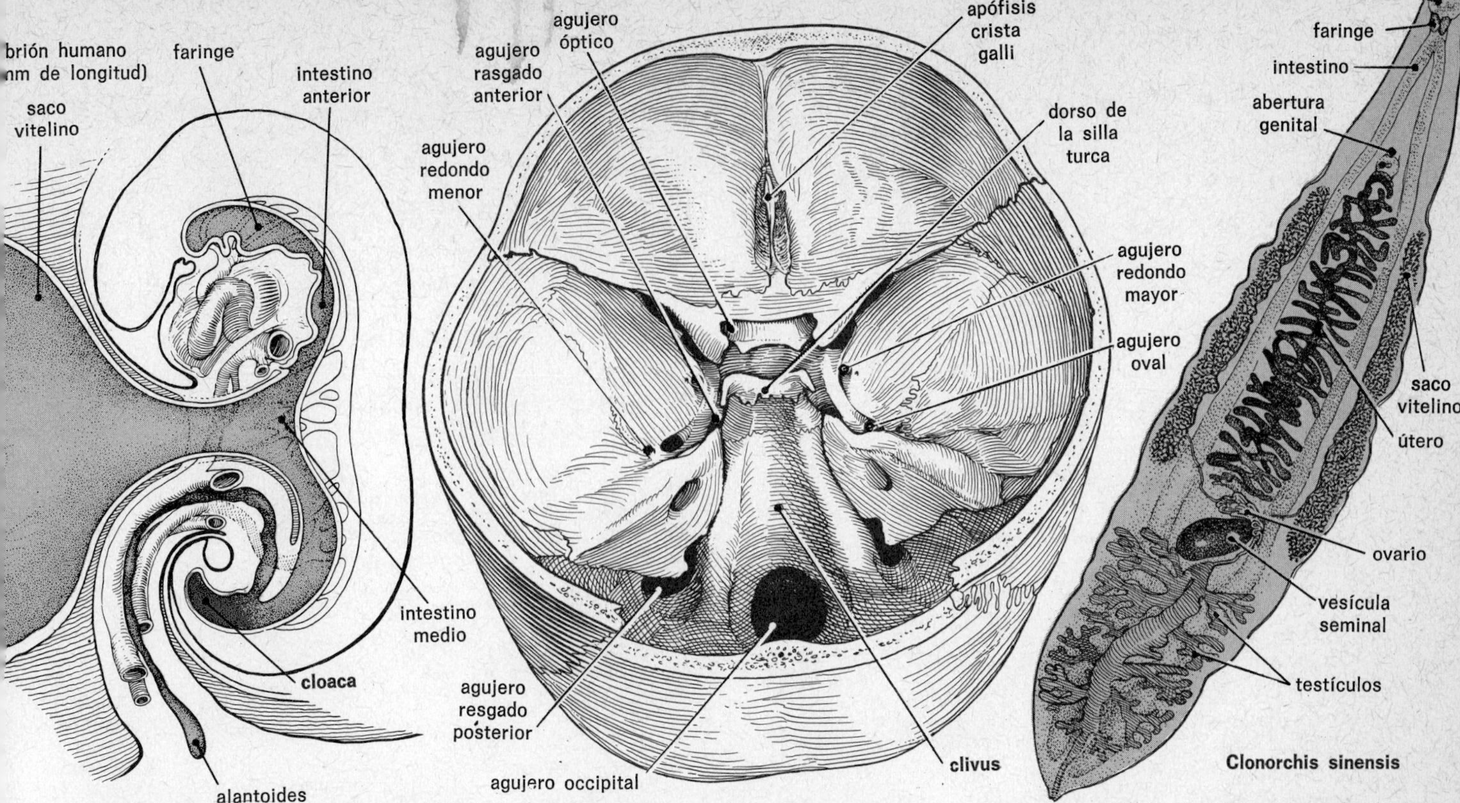

clinodactilia *(clinodactily).* Desviación permanente (externa o interna) de uno o más dedos producida generalmente por desalineación de la superficie de la articulación interfalángica; la más corriente, en el dedo meñique.

clinoide *(clinoid).* Semejante a una cama; dícese de ciertas estructuras anatómicas, como la apófisis clinoides del hueso esfenoides.

clinoscopio *(clinoscope).* Instrumento para medir la cicloforia (tendencia de un ojo a desviarse hacia adentro o hacia afuera); también llamado clinómetro.

-clisis *(-clysis).* Forma sufija que significa inyección.

clisis *(clysis).* Infusión de líquido en el organismo; enema.

clitoridectomía *(clitoridectomy).* Escisión quirúrgica del clítoris.

clítoris *(clitoris).* Organo cilíndrico pequeño, situado en la parte anterior de la vulva, equivalente al pene.

clitorismo *(clitorism).* **1.** Erección prolongada, generalmente dolorosa, del clítoris. **2.** Clítoris anormalmente grande.

clitoromegalia *(clitoromegaly).* Aumento de tamaño del clítoris.

clitrofobia *(clithrophobia).* Temor morboso a ser encerrado.

clivus *(clivus).* Declive interno de la base del cráneo, desde la parte frontal del agujero occipital hasta la silla turca, formado por la porción basilar del hueso occipital y el cuerpo del esfenoides; sostiene la protuberancia y el bulbo.

cloaca *(cloaca).* **1.** Cavidad en la que desembocan los tractos intestinal, urinario y genital en ciertos animales. **2.** Abertura intestinal y urogenital combinadas del embrión. **3.** *(sewer).* Conductos que transportan las excretas de una población.

cloasma *(chloasma).* Aparición de manchas o placas pardas de forma irregular en la piel; comúnmente conocida como máscara del embarazo cuando aparece en la cara y el cuello de una gestante, y como manchas hepáticas cuando aparece en ancianos, aunque no existe relación con enfermedades del hígado.

clofibrato *(clofibrate).* *p*-Clorofenoxiisobutirato; fármaco que disminuye el nivel de lípidos, usado en el tratamiento de la hiperlipemia.

clon *(clone, clon).* Colonia de células genéticamente idénticas derivadas de una sola célula por división asexual.

clonal *(clonal).* Perteneciente o relativo a un clon.

clónico *(clonic).* Caracterizado por contracciones y relajaciones alternantes de los músculos.

clonicotónico *(clonicotonic).* Caracterizado por contracciones y relajaciones rápidas alternadas (clónicas) seguidas de una contracción sostenida y tensa (tónica); dícese de ciertos espasmos musculares, p. ej. en la crisis epiléptica.

Clonorchis. Género de gusanos de la familia opistórquidos *(Opisthorchiidae)* que posee ambos órganos sexuales en el mismo organismo, en el que la autofertilización ocurre a menudo; algunas especies parasitan el hígado humano.

C. sinensis, agente etiológico de la clonorquiasis; también llamado distoma hepático chino.

clonorquiasis *(clonorchiosis).* Enfermedad frecuente en el Lejano Oriente causada por la invasión de los conductos biliares por *Clonorchis sinensis;* transmitida al hombre por la ingestión de pescado de agua dulce crudo o poco cocinado, infectado con larvas.

clonus, clono *(clonus).* Espasmo en el que se suceden rápidamente la contracción y la relajación de los músculos.

cloracné *(chloracne).* Erupción cutánea parecida al acné, causada por el contacto constante con ciertos compuestos clorados.

clorado *(chlorinated).* Que contiene cloro.

cloral *(chloral).* Líquido oleoso incoloro de olor picante, CCl_3CHO; producido por la acción del gas de cloro sobre el alcohol.

c., hidrato de, compuesto cristalino incoloro, soluble en agua y en alcohol; usado como hipnótico y sedante.

cloralismo *(chloralism).* Afección causada por el uso constante de cloral como intoxicante.

cloralosa *(chloralose).* Sustancia cristalina usada como anestésico general en animales de laboratorio.

clorambucil *(chlorambucil).* Derivado de la mostaza nitrogenada que retarda la maduración y proliferación de los linfocitos, usado en el tratamiento de la leucemia linfocítica crónica y en algunos linfomas; Leukeran®.

cloramfenicol *(chloramphenicol).* Antibiótico de amplio espectro obtenido originariamente de *Streptomyces venezuellae,* actualmente producido sintéticamente; eficaz frente a muchas cepas de microorganismos patógenos grampositivos y gramnegativos; se usa selectivamente a raíz de la aparición (poco frecuente) de anemia aplástica.

clorar *(chlorinate).* Combinar con el cloro un compuesto suyo.

cloremia *(chloremia).* **1.** Véase clorosis. **2.** Presencia de grandes cantidades de cloruros en la sangre.

clorhidrato *(hydrochloride).* Compuesto formado por reacción del ácido clorhídrico con una base orgánica.

clorhidria *(chlorhydria).* Presencia anormal de grandes cantidades de ácido clorhídrico en el estómago.

clorhídrico, ácido *(hydrochloric acid).* Compuesto de cloruro de hidrógeno (ClH) incoloro; ácido secretado por el estómago para facilitar la digestión.

clórico *(chloric).* Perteneciente al cloro o que lo contiene.

cloridímetro *(chloridometer).* Aparato utilizado en el análisis turbidimétrico de cloruros.

cloriduria *(chloriduria).* Presencia de cloruro en la orina.

clorito *(chlorite).* Sal del ácido cloroso.

cloro- *(chlor-).* Forma prefija que significa (a) verde; (b) relación con el cloro.

cloro *(chlorine).* Elemento gaseoso irritante de color amarillo verdoso; símbolo Cl, número atómico 17, peso atómico 34,45; usado como desinfectante y como agente blanqueante.

clorodiacepóxido *(chlordiazepoxide).* Nombre farmacológico del medicamento Librium®, fármaco ampliamente usado en el tratamiento de la ansiedad, la tensión y la psiconeurosis.

cloroetano *(chloroethane).* Véase cloruro de etilo.

***p*-clorofenoxiisobutirato** *(p-chlorophenoxyisobutyrate).* Véase clofibrato.

clorofila *(chlorophyll, chlorophyl).* Cualquier miembro de un grupo de pigmentos verdes de las células de las plantas que absorben luz durante el proceso de elaboración de alimentos por la fotosíntesis.

clorofilinas *(chlorophillins).* Sustancias derivadas de la clorofila, capaces de absorber moléculas olorosas y que, por tanto, actúan como desodorantes.

cloroformo *(chloroform).* Líquido espeso volátil de sabor dulzón, $CHCl_3$; antiguamente usado como anestésico general.

cloroma *(chloroma).* Tumor que surge del tejido mieloide y contiene un pigmento verde pálido; se encuentra con mayor frecuencia en el periostio y las estructuras ligamentosas del cráneo; se observa en los niños y los jóvenes; comúnmente llamado cáncer verde.

clorometría *(chlorometry).* Estudio cuantitativo del cloro.

cloroplasto *(chloroplast).* Orgánulo citoplasmático de todas las células de las plantas verdes; contiene clorofila.

cloropromacina, clorhidrato de *(chlorpromazine hydrochloride).* Derivado de la fenotiacina

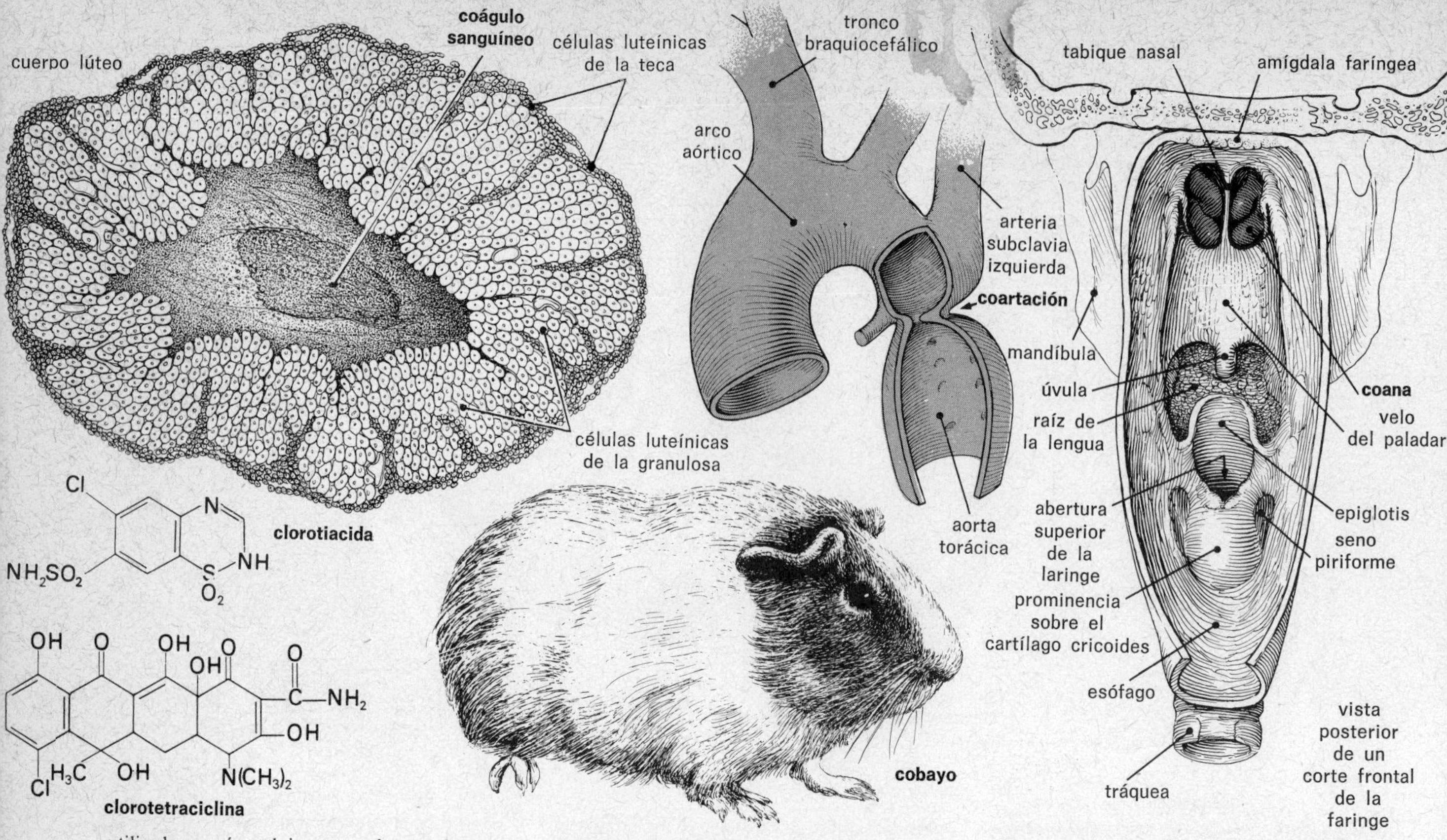

utilizado por vía oral, intramuscular o endovenosa para deprimir los reflejos condicionados y los centros hipotalámicos; usado como tranquilizante mayor en las psicosis, el tratamiento de las náuseas postoperatorias y las afecciones por radiación.

cloropropamida *(chlorpropamide).* Agente hipoglucemiante oral del grupo de las sulfonilureas.

cloropsia *(chloropsia).* Visión verde; afección en la que todos los objetos parecen tener un tinte verdoso.

cloroquina, fosfato de *(chloroquine phosphate).* Difosfato de quinolina; agente utilizado en el tratamiento del paludismo, la amebiasis hepática y ciertas enfermedades de la piel.

clorosis *(chlorosis).* Forma de anemia que aparece en las adolescentes; se caracteriza por una leve reducción del número de eritrocitos y una gran disminución del contenido hemoglobínico; se atribuye a la ingesta insuficiente de hierro; también llamada enfermedad verde y cloremia.

clorotetraciclina *(chlortetracycline).* Sustancia antibiótica obtenida de *Streptomyces aureofaciens;* activa contra estreptococos hemolíticos, estafilococos, bacilos tifoideos, brucellas y ciertos virus; ha sido sustituido por otros compuestos de tetraciclinas con menores efectos colaterales.

clorotiacida *(chlorothiazide).* Fármaco diurético y antihipertensivo ampliamente recetado; inhibe la reabsorción tubular renal de sodio y se usa en el tratamiento de la hipertensión y el edema resultantes de la insuficiencia cardiaca congestiva, las hepatopatías y el embarazo.

clorótico *(chlorotic).* **1.** Relativo a la clorosis. **2.** De color verdoso.

cloruresis *(chloruresis).* Presencia de cloruro en la orina.

clorurético *(chloruretic).* Relativo a los agentes que promueven o aumentan la excreción de cloruro en la orina.

cloruro *(chloride).* Compuesto de cloro con un metal.

Clostridium. Género de bacterias de la familia baciláceas *(Bacillaceae)* caracterizado por bacilos grampositivos móviles (ocasionalmente inmóviles), anaerobios o aerotolerantes; algunas especies producen putrefacción de las proteínas.

C. bifermentans, especie encontrada en la carne en putrefacción, la gangrena gaseosa y el suelo; algunas cepas son patógenas.

C. botulinum, especie que produce la toxina botulínica, causante de intoxicación alimenticia (botulismo); existen cinco tipos (de la A hasta la E), cada uno de los cuales elabora una exotoxina inmunológicamente diferente; las toxinas de los tipos A, B y E causan enfermedad humana, siendo la exotoxina tipo A la responsable de las intoxicaciones más graves y frecuentes; antiguamente llamado *Bacillus botulinus.*

C. haemolyticum, especie que produce una toxina hemolítica; se encuentra en cabras afectadas de icterohemoglobinuria o enfermedad de orina roja.

C. novyi, especie que produce una potente exotoxina; patógena para el hombre y los animales; clasificada en tres tipos inmunológicos, A, B y C.

C. perfringens, especie que consiste en bacilos cortos y encapsulados; agente principal de la gangrena gaseosa; también produce enterotoxemia en cabras, ovejas y en el hombre; se encuentra en el suelo y en la leche; también llamada *Clostridium welchii* y bacilo gaseoso; antiguamente denominada bacilo de Welch.

C. septicum, especie que produce una exotoxina hemolítica letal; se encuentra en los intestinos y en el suelo abonado.

C. tetani, especie consistente en bacilos móviles con forma de palillo de tambor que producen una exotoxina con afinidad por los centros motores; causante del tétanos o trismo; se encuentra en el suelo y en las heridas; antiguamente llamada *Bacillus tetani.*

C. welchii, véase *Clostridium perfringens.*

Cm *(Cm).* Símbolo químico del elemento curio.

cm *(cm).* Abreviatura de centímetro.

CMP *(CMP).* Abreviatura de monofosfato de citidina.

CMV *(CMV).* Abreviatura de citomegalovirus.

CN *(CN).* Radical cianuro.

Co *(Co).* Símbolo químico del elemento cobalto.

Co I *(Co I).* Abreviatura de coenzima I; actualmente llamada NAD.

Co II *(Co II).* Abreviatura de coenzima II; actualmente llamada NADP.

Co III *(Co III).* Abreviatura de coenzima III.

CoA *(CoA).* Abreviatura de coenzima A.

coadyuvante *(adjuvant).* Que ayuda o asiste, como una sustancia que aumenta la respuesta ante un antígeno.

c. completo de Freund, mezcla de aceite mineral, ceras vegetales y bacilos tuberculosos muertos; utilizado con antígeno para aumentar la producción de anticuerpos.

c. incompleto de Freund, coadyuvante completo de Freund carente de bacilos tuberculosos.

coaglutinina *(coagglutinin).* Sustancia que produce la aglutinación de un antígeno solamente en presencia de un anticuerpo univalente; no causa aglutinación por sí misma.

coagulable *(coagulable).* Susceptible de coagularse.

coagulación *(coagulation).* **1.** Conversión de un líquido en sólido gelatinoso. **2.** Grumo.

coagulante *(coagulant).* **1.** Que produce coagulación. **2.** Sustancia que provoca esta acción.

coagular 1 *(coagulate).* Provocar la transformación de un líquido en una masa semisólida. **2.** Convertirse en una masa tal. **3** *(clot).* Formar un coágulo.

coagulasa *(coagulase).* En microbiología, enzima o complejo extracelular que provoca la coagulación del plasma y está clínicamente asociado con la aparición de enfermedad.

coagulativo *(coagulative).* Que causa coagulación.

coagulina *(coagulin).* Anticuerpo que provoca la coagulación de un antígeno.

coágulo *(clot).* Trombo.

c. sanguíneo, masa elástica de fibrina solidificada con plaquetas, eritrocitos y leucocitos enredados; se produce cuando se coagula sangre completa.

coagulopatía *(coagulopathy).* Enfermedad que afecta al proceso de coagulación sanguínea.

c. por consumo, proceso caracterizado por una gran reducción del nivel circulante de plaquetas y de ciertos factores de la coagulación; debido a la utilización de plaquetas en una coagulación sanguínea excesiva (coagulación intravascular diseminada) de todo el organismo.

coana *(choana).* Abertura en forma de embudo de ambas cavidades nasales en el interior de la nasofaringe; parte posterior de las fosas nasales.

coanal *(choanal).* Perteneciente o relativo a la coana.

coaptación *(coaptation).* Ajuste de partes, como los extremos de un hueso roto.

coartación *(coarctation).* Estrechamiento o constricción, como la observada en un vaso.

coartar *(coarct).* Comprimir; constreñir.

cobalamina *(cobalamin).* Término general para las vitaminas del grupo B_{12}.

cobalto *(cobalt).* Elemento metálico gris acerado, duro y quebradizo; símbolo Co, número atómico 27, peso atómico 58,94; la ingestión de cobalto se ha asociado con cardiomiopatía.

cobalto 60 (C^{60}) *(cobalt-60).* Isótopo radiactivo del cobalto usado en radioterapia.

cobayo *(guinea pig).* Roedor pequeño de madri-

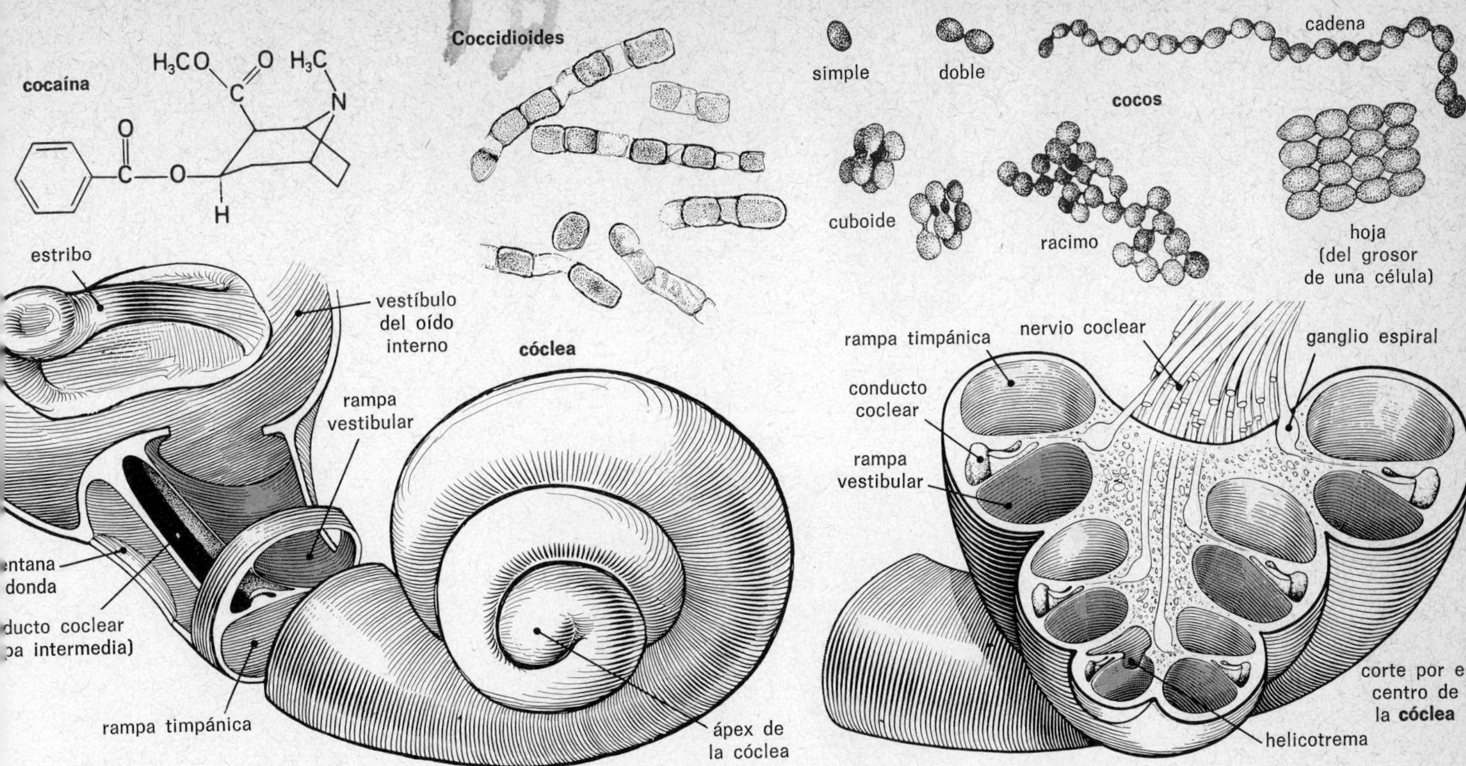

guera de América tropical del género *Cavia;* se usa de forma muy extendida para trabajos de experimentación.

cobertura *(capping).* Cubierta.

c. pulparia, la que se coloca sobre la pulpa vital expuesta de un diente.

cobralisina *(cobralysin).* Sustancia presente en el veneno de cobra que destruye a los eritrocitos.

cobre *(copper).* Elemento metálico maleable de color pardo rojizo; símbolo Cu, número atómico 29, peso atómico 63,54.

coca *(coca).* Árbol, *Erythroxylon coca,* cuyas hojas contienen cocaína y otros alcaloides.

cocaína *(cocaine).* Narcótico alcaloide cristalino blanco o incoloro, extraido de las hojas de coca; se usa como anestésico local; también llamada coca y nieve (expresiones vulgares).

cocainismo *(cocainism).* Consumo habitual de cocaína.

cocainizar *(cocainize).* Anestesiar mediante el uso de cocaína.

cocancerígeno *(cocarcinogen).* Agente que aumenta o favorece la actividad de un factor cancerígeno.

cocarboxilasa *(cocarboxylase).* Véase pirofosfato de tiamina.

coccialgia *(coccyalgia).* Véase coccidinia.

coccidinia *(coccydynia).* Dolor en la región coccígea, frecuentemente causado por una caída de nalgas; también llamado coccigodinia o coccialgia.

Coccidioides. Género de hongos cigomicetos, algunos de los cuales parasitan al hombre.

C. immitis, especie de hongo que causa coccidioidomicosis; también llamado *Blastomyces coccidioides.*

coccidioidomicosis, enfermedad causada por el hongo *Coccidioides immitis,* que afecta principalmente a los pulmones; frecuentemente es asintomática y rara vez diseminada; es esfermedad endémica en los páramos de los Estados Unidos; una forma se conoce como fiebre del desierto o fiebre del Valle de San Joaquín.

coccidios *(Coccidia).* Orden de protozoos, algunos de los cuales son patógenos y parásitos del epitelio del intestino delgado.

coccidiosis *(coccidiosis).* Enfermedad de ciertos vertebrados causada por cualquier protozoo del orden coccidios *(Coccidia)*; en el hombre, la enfermedad es autolimitante y se acompaña de náuseas y diarrea.

coccígeo *(coccygeal).* Relativo al cóccix o situado en su proximidad.

coccigodinia *(coccygodynia).* Véase coccidinia.

coccigotomía *(coccygotomy).* Escisión quirúrgica del cóccix.

cóccix *(coccyx).* Tres o cuatro vértebras rudimentarias pequeñas fusionadas que forman la extremidad caudal de la columna vertebral.

cociente *(quotient).* Número de veces que una cantidad está contenida en otra.

c. de inteligencia (CI), relación entre la edad mental de una persona, determinada por la escala Binet-Simon, y su edad real, multiplicada por 100.

c. respiratorio, relación entre el volumen de dióxido de carbono espirado y el volumen de oxígeno consumido; varía con la dieta, pero normalmente es de aproximadamente 0,82.

c. sanguíneo, índice de color; véase índice.

cóclea *(cochlea).* Cavidad espiral del oído interno; órgano esencial de la audición que contiene el conducto coclear membranoso en que está ubicado el órgano espiral de Corti con sus terminaciones nerviosas.

coclear *(cochlear).* Perteneciente o relativo a la cóclea.

cocleítis, coclitis *(cochlitis).* Inflamación de la cóclea.

cocleovestibular *(cochleovestibular).* Relativo a la cóclea y el vestíbulo del oído.

coco *(coccus).* Bacteria de forma redonda u oval.

cocobacilo *(coccobacilus).* Microorganismo de forma ovalada.

cocoide *(coccoid).* Semejante a una bacteria esférica (coco).

coch. mag. Abreviatura del latín *cochleare magnum.*

cochleare magnum. En latín, cuchara sopera.

codeína *(codeine).* Narcótico alcaloide cristalino blanco obtenido del opio o la morfina, usado para aliviar la tos y como analgésico.

codescarboxilasa *(codecarboxylase).* Coenzima de varias descarboxilasas de aminoácidos; también llamada fosfato de piridoxina.

codeshidrogenasa I *(codehydrogenase I).* Véase nicotinamida adenina dinucleótido.

codeshidrogenasa II *(codehydrogenase II).* Véase nicotinamida adenina dinucleótido fosfato.

código *(code).* **1.** Colección sistemática de reglas. **2.** Sistema de símbolos utilizado para transmitir información.

c. genético, patrón que controla la síntesis de proteínas formado por tres nucleótidos adyacentes en la molécula de ADN.

codo *(elbow).* Articulación entre el brazo y el antebrazo.

c. de minero, inflamación de la bolsa situada encima del codo (bursitis olecraniana) causada por la presión.

c. de tenista, epicondilitis externa; dolor de la cara externa del codo y los músculos del antebrazo causado generalmente por los movimientos rotatorios excesivos del antebrazo, como en el tenis.

c., doblez del, fosa cubital; véase fosa.

c., punto del, véase olécranon.

codon *(codon).* Grupo formado generalmente por tres nucleótidos adyacentes que codifican o especifican la inserción de un aminoácido determinado durante la síntesis de proteínas.

coeficiente *(coefficient).* Medida numérica del efecto o cambio producidos por la variación de condiciones establecidas, o de la relación entre dos cantidades.

c. de absorción, (1) número de mililitros de un gas que saturarán 100 ml de líquido a presión y temperatura estándar; (2) en radiología, constante de radiación para una longitud de onda dada, valor que depende del número atómico de la sustancia a través de la cual pasa la radiación.

c. de correlación, medida de la cercanía de la relación entre variables; el valor 1 representa correlación perfecta y el valor 0 indica ausencia de relación; el signo del coeficiente de correlación es positivo cuando las variables se mueven en la misma dirección (altura-peso) y negativo cuando se mueven en direcciones opuestas (esperanza de vida-peso).

c. de distribución, índice constante de la distribución de una sustancia soluble en dos disolventes inmiscibles hasta llegar a un equilibrio de su distribución en los mismos; base de muchos procedimientos de separación cromatográfica; también llamado coeficiente de partición.

c. de fenol, véase coeficiente de Rideal-Walker.

c. de partición, véase coeficiente de distribución.

c. de relación, probabilidad de que dos personas que comparten un antepasado tengan en común un gen que venga de él.

c. de Rideal-Walker, índice de la eficacia bactericida de un germicida en comparación con la del fenol como estándar; el poder desinfectante de una sustancia se obtiene dividiendo la cifra que indica el grado de dilución de germicida que destruye un microorganismo en un tiempo dado por la cifra que indica el grado de dilución de fenol que destruye el mismo microorganismo en el mismo tiempo y bajo las mismas condiciones; también llamado coeficiente de fenol.

c. de temperatura, cambio fraccionario de cualquier propiedad física por cada grado de aumento de la temperatura.

c. de viscosidad de Poiseuille, relación entre las fuerzas cizallantes por unidad de área de dos

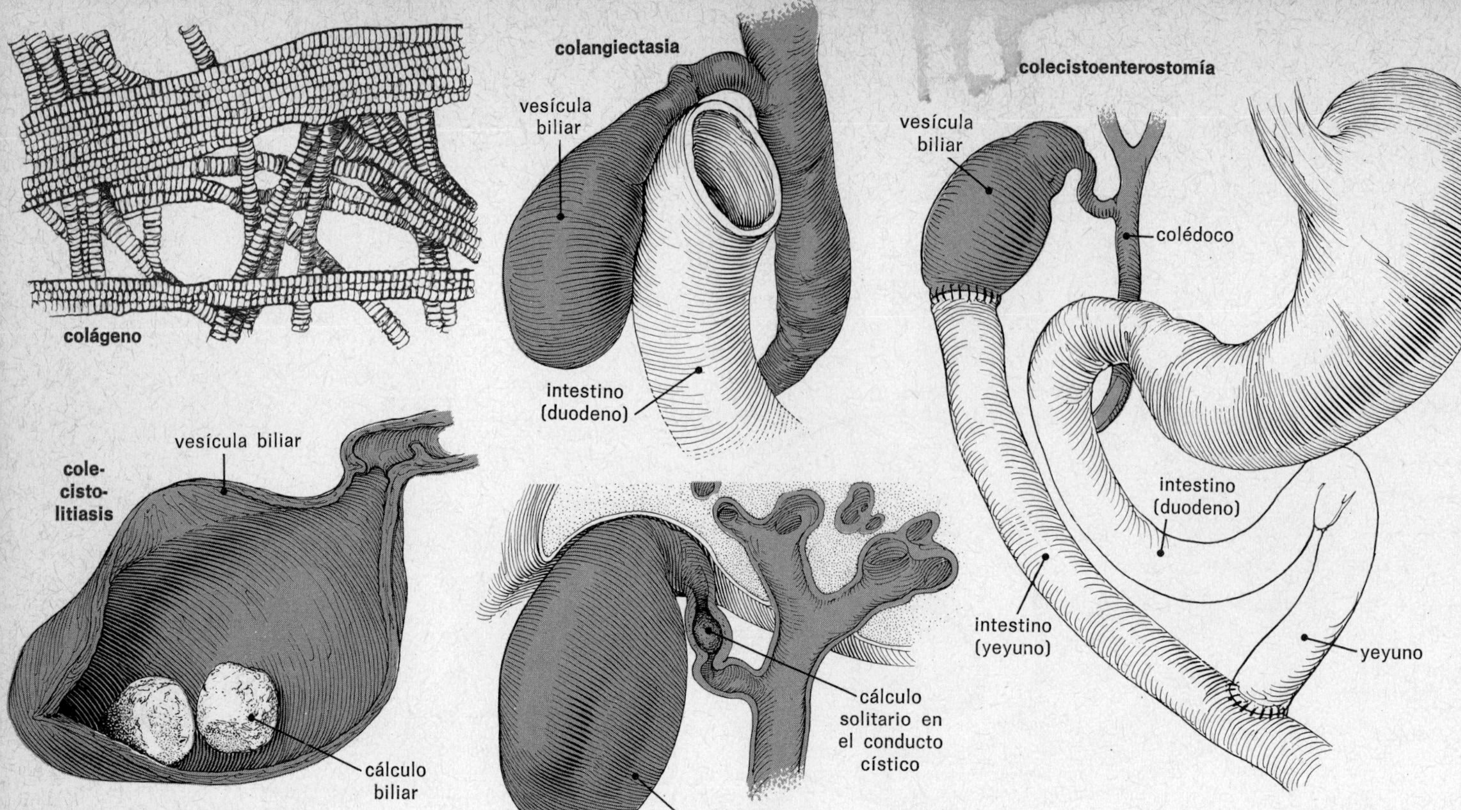

capas paralelas de líquido en movimiento y el gradiente de velocidad entre las capas; medida numérica de la viscosidad determinada por el método del tubo capilar; usualmente simbolizado por η.

coenzima *(coenzyme).* Compuesto orgánico no proteico producido por células vivientes que tiene un papel importante y con frecuencia esencial en la activación de enzimas; p. ej. tiamina, riboflavina, etc.

c. A (CoA), el acetato «activo».

c. III (CoIII), nucleótido que contiene nicotinamida que actúa en la oxidación de la cisteína.

coeur *(coeur).* Corazón en francés.

c. en sabot, aspecto radiológico característico del corazón en la tetralogía de Fallot; recuerda vagamente a un zueco de madera.

cofactor *(cofactor).* Sustancia esencial para que se efectúe la acción de una enzima.

cofia *(caul).* Porción de las membranas fetales que rodea la cabeza del feto al nacer cuando las membranas permanecen intactas hasta la culminación del parto.

cognición *(cognition).* **1.** Proceso intelectual por el que se adquiere conocimiento, a la inversa de los procesos emocionales. **2.** Producto de este proceso; también llamado comprensión; juicio; percepción.

cohesión *(cohesion).* Atracción mutua que mantiene unidas entre sí las moléculas de una sustancia.

coilo- *(koilo-).* Forma prefija que indica cóncavo.

coiloniquia *(koilonychia).* Síntoma poco común de la anemia ferropriva en el que las uñas son cóncavas o en forma de cuchara.

coilosternia *(koilosternia).* Tórax en embudo; véase tórax.

coito *(coitus).* Cópula; relación sexual.

c. interrumpido, relación sexual interrumpida intencionadamente retirándose justo antes de eyacular.

c. reservado, relación sexual en la que se suprime la eyaculación intencionalmente; también llamado karezza.

cojera *(limp)* **1.** Acción de cojear. **2.** Paso desigual, protegiendo una pierna.

cola *(kola, cola).* Cualquiera de los dos árboles africanos *Cola nitida* o *Cola acuminata* que tienen frutos que contienen cafeína, teobromina y colatina. Se utiliza para producir bebidas y productos farmacéuticos.

colagenasa *(collagenase).* Enzima que fomenta la descomposición del colágeno.

colágeno *(collagen).* Componente proteico de sostén de los tejidos conjuntivo, óseo, cartilaginoso y cutáneo; se convierte en gelatina al hervirlo.

c. enfermedades del, grupo de enfermedades que tienen en común una serie de rasgos histológicos, como son lesiones inflamatorias del tejido conjuntivo y de los vasos sanguíneos con acumulación de material fibrinoide; se incluyen en este grupo alteraciones sistémicas como el lupus eritematoso, la poliarteritis nudosa, la dermatomiositis, el escleroderma y la artritis reumatoide; también llamadas enfermedades del tejido conjuntivo.

colagenopatía. Véase enfermedades del colágeno.

colagenosis *(collagenosis).* Véase enfermedades del colágeno.

colagogo *(cholagogue).* Todo agente que favorece el flujo de la bilis.

colangiectasia *(cholangiectasis).* Dilatación del conducto biliar.

colangiitis *(cholangitis).* Inflamación del conducto biliar.

colangiocarcinoma *(cholangiocarcinoma).* Tumor maligno del hígado originado en el epitelio de los conductillos biliares intrahepáticos; también llamado colangioma.

colangioenterostomía *(cholangioenterostomy).* Unión quirúrgica del conducto biliar al intestino.

colangiografía *(cholangiography).* Examen radiológico de los conductos biliares previa ingestión de una sustancia radiopaca.

colangíolo *(cholangiole).* Una de las diminutas ramas terminales del conducto biliar.

colangioma *(cholangioma).* Véase colangiocarcinoma.

colangiostomía *(cholangiostomy).* Creación quirúrgica de una fístula al interior de un conducto biliar.

colangiotomía *(cholangiotomy).* Incisión quirúrgica de un conducto biliar.

colanopoyesis *(cholanopoiesis).* Síntesis hepática de ácido cólico o sus conjugados, o de sales biliares.

colapso *(collapse).* **1.** Estado de postración extrema. **2.** Hundimiento. **3.** Insuficiencia circulatoria periférica aguda con hipertensión arterial.

c. cardiaco, debilitación de la actividad cardiaca, con sensación de falta de aire.

c. pulmonar, atelectasia.

colateral *(collateral).* Secundario, auxiliar o alternativo.

cole- *(chol-, chole- cholo-).* Forma prefija que significa bilis.

colecalciferol *(cholecalciferol).* Véase vitamina D_3.

colecistagogo *(cholecystagogue).* Agente que estimula la actividad de la vesícula biliar.

colecistectasia *(cholecystectasia).* Dilatación de la vesícula biliar.

colecistectomía *(cholecystectomy).* Resección quirúrgica de la vesícula biliar.

colecístico *(cholecystic).* Relativo a la vesícula biliar.

colecistis *(cholecystis).* Vesícula biliar.

colecistitis *(cholecystitis).* Inflamación de la vesícula biliar.

colecisto *(cholecyst).* Vesícula biliar.

colecistocinético *(cholecystokinetic).* Que origina la liberación del contenido de la vesícula biliar.

colecistoduodenostomía *(cholecystoduodenostomy).* Creación quirúrgica de una conexión directa entre la vesícula biliar y el duodeno.

colecistoenterostomía *(cholecystenterostomy).* Unión quirúrgica de la vesícula biliar y el intestino.

colecistografía *(cholecystography).* Visualización radiológica de la vesícula biliar previa administración de una sustancia radiopaca que se excreta por el hígado y es concentrada por la vesícula biliar.

colecistolitiasis *(cholecystolithiasis).* Presencia de uno o más cálculos en la vesícula.

colecistoquinasa *(cholecystokinase).* Enzima que promueve el desdoblamiento de la colecistoquinina.

colecistoquinina *(cholecystokinin).* Hormona secretada por la mucosa del tracto intestinal superior que estimula la contracción de la vesícula biliar.

colecistorrafia *(cholecystorrhaphy).* Sutura de la vesícula.

colecistostomía *(cholecystostomy).* Formación quirúrgica de una abertura en la vesícula biliar con inserción de un tubo de drenaje a través de la pared abdominal.

colecistotomía *(cholecystotomy).* Incisión quirúrgica en la vesícula biliar.

colecistoyeyunostomía *(cholecystojejunostomy).* Establecimiento por medios quirúrgicos de una conexión entre la vesícula biliar y el yeyuno.

colecromopoyesis *(cholechromopoiesis).* Síntesis hepática de pigmentos biliares.

colectomía *(colectomy).* Resección quirúrgica del colon o un segmento del mismo.

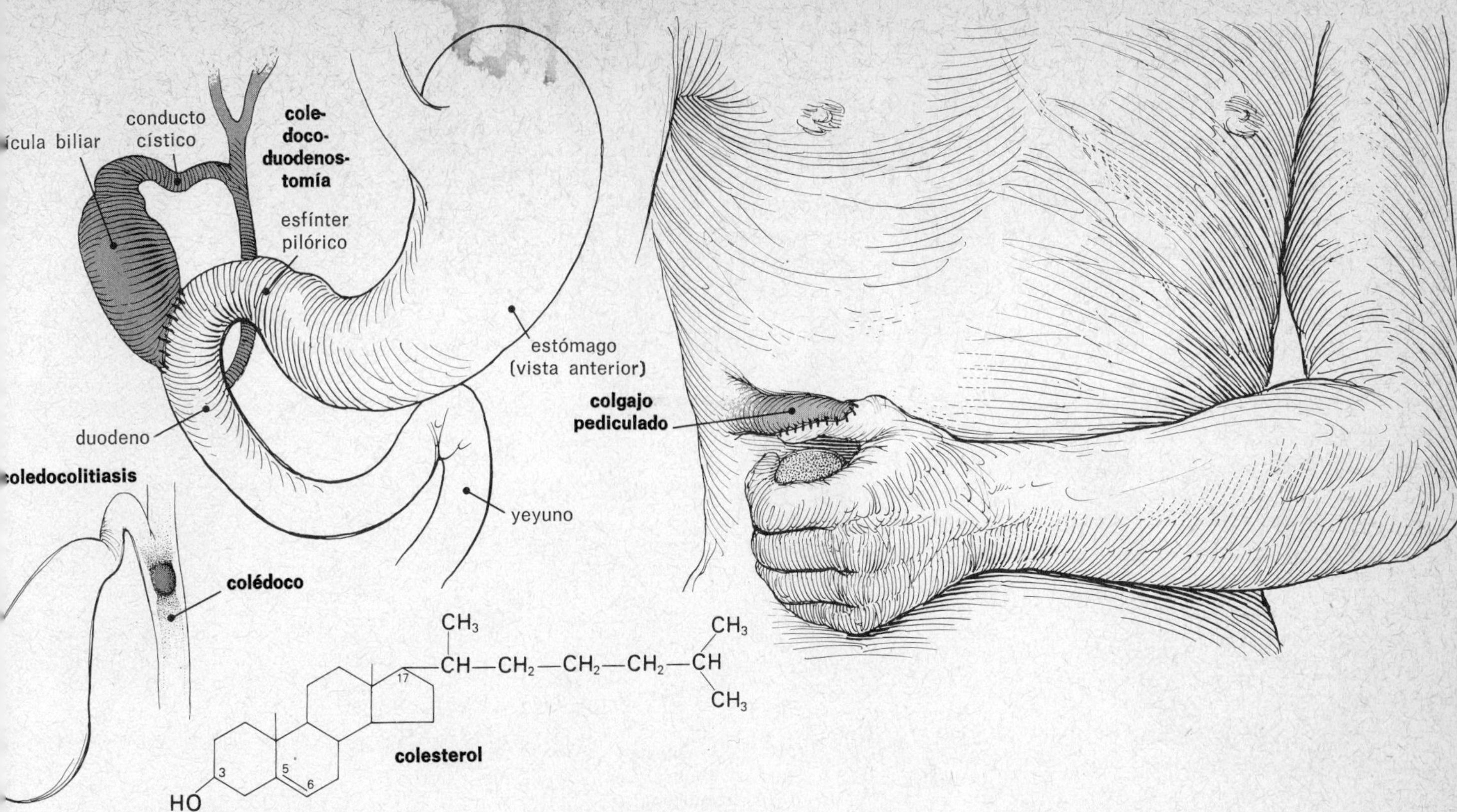

coledo- coledoco- *(choledocho-, choledoch-).* Formas prefijas que denotan una relación con el conducto biliar común.

coledocectomía *(choledochectomy).* Escisión quirúrgica de una porción del colédoco.

coledocendisis *(choledochendysis).* Coledocotomía ideal, extracción de un cálculo biliar directamente del conducto biliar común.

coledociano *(choledochal).* Perteneciente o relativo al conducto biliar común.

coledocitis *(choledochitis).* Inflamación del conducto biliar común.

colédoco *(choledoch).* Conducto biliar común.

coledocoduodenostomía *(choledochoduodenostomy).* Anastomosis quirúrgica entre el conducto biliar común y el duodeno.

coledocoenterostomía *(choledochoenterostomy).* Formación quirúrgica de una conexión entre el conducto biliar común y una parte del intestino.

coledocolitiasis *(choledocholithiasis).* Presencia de cálculos en el conducto biliar común.

coledocolito *(choledocholith).* Cálculo del conducto biliar común.

coledocolitotomía *(choledocholithotomy).* Incisión en el conducto biliar común para extraer un cálculo.

coledocoplastia *(choledochoplasty).* Cirugía plástica del conducto biliar común.

coledocorrafia *(choledochorraphy).* Sutura del conducto biliar común.

coledocoscopia *(choledochoscopy).* Examen visual del conducto biliar común por medio del coledoscopio.

coledocoscopio *(choledochoscope).* Instrumento para inspeccionar el interior del conducto biliar común.

coledocostomía *(choledochostomy).* Formación quirúrgica de una abertura en el conducto biliar común para drenaje.

coledocotomía *(choledochotomy).* Incisión quirúrgica en el conducto biliar común.

colelitiasis *(cholelithiasis).* Presencia de cálculos biliares.

colelito *(cholelith).* Cálculo biliar.

colelitotomía *(cholelithotomy).* Extracción quirúrgica de cálculos biliares.

colemesis *(cholemesia, cholemesis).* Vómito bilioso.

colemia *(cholemia).* Presencia de bilis en la sangre.

colémico *(cholemic).* Relativo a la presencia de bilis en la sangre.

coleperitonitis *(choleperitonitis).* Inflamación causada por la presencia de bilis en la cavidad peritoneal.

colepoyesis *(cholepoiesis).* Formación de la bilis.

cólera *(cholera).* Enfermedad infecciosa aguda del hombre producida por la bacteria *Vibrio cholerae;* caracterizada por diarrea grave, vómitos, calambres y pérdida de gran cantidad de líquidos y electrólitos corporales; se manifiesta endémica y epidémicamente en Asia; también llamada cólera asiático.

coleresis *(choleresis).* Secreción de bilis por el hígado, a distinguir de la expulsión de bilis por la vesícula biliar.

colerético. Que estimula la producción hepática de bilis.

colerragia *(cholerrhagia).* Secreción excesiva de bilis.

colestático *(cholestatic).* Que tiende a detener el flujo de la bilis.

colestasis, colestasia *(cholestasis, cholestasia).* Suspensión o detención del flujo de bilis.

colesteatoma *(cholesteatoma).* Nombre incorrecto para designar una masa quística en el oído medio tapizada de epitelio escamoso estratificado y rellena de un material que contiene sangre y colesterol; se asocia con infección crónica del oído medio.

colesteremia *(cholesteremia).* Cantidades aumentadas de colesterol en la sangre.

colesterol *(cholesterol).* Alcohol orgánico cristalino, blanco y céreo; constituyente hístico universal, presente en todas las grasas y aceites animales, la bilis, el tejido cerebral, la sangre y la yema del huevo; supone una gran parte del tipo más común de cálculos biliares y se encuentra en depósitos en la pared de los vasos en la aterosclerosis.

colesterolosis *(cholesterolosis).* Depósitos focales de colesterol en los tejidos, especialmente en la mucosa de la vesícula biliar.

colgajo *(flap).* Trozo plano de tejido desgajado de las partes subyacentes pero unido por un extremo; se usa para cubrir un defecto en una zona contigua o el extremo serrado de un hueso tras una amputación.

c. deslizante, el usado para alargar o acortar un área localizada de tejido.

c. hepático, véase asterixis.

c. óseo, en neurocirugía, sección del cráneo unida a los músculos u otras estructuras que sirven como gozne.

c. pediculado, trozo de tejido desprendido (que comprende la piel y los tejidos subcutáneos) en el que la base o extremo de unión contiene un aporte sanguíneo adecuado.

colibaciluria *(colibacilluria).* Presencia de *Escherichia coli* en una muestra de orina obtenida asépticamente; también llamada coliuria.

cólico *(colic).* **1.** Relativo al colon. **2.** Dolor abdominal agudo. **3.** Síndrome observado en lactantes menores de tres meses caracterizado por dolor abdominal paroxístico y llanto frenético.

c. biliar, dolor grave causado por el paso de un cálculo biliar a través del conducto biliar.

c. intestinal, dolor más o menos grave causado por espasmo de un músculo liso, como en caso de cálculos biliares, apendicitis, intoxicación con plomo o deglución de aire.

c. renal, cólico causado por la impactación o el paso de un cálculo renal a través del uréter o la pelvis renal.

c. saturnino (o de plomo, o de Madrid, o de los pintores), dolor abdominal causado por intoxicación con plomo.

c. ureteral, dolores graves ocasionados por la obstrucción del uréter.

c., ácido, ácido digestivo presente en la bilis.

colicuación *(colliquation).* Degeneración de un tejido con conversión posterior en una masa líquida (licuefacción).

c. globulosa, licuefacción del protoplasma celular que produce abultamiento y reblandecimiento edematosos; también llamada degeneración globulosa.

colicuativo *(colliquative).* **1.** Que produce una pérdida excesiva de agua. **2.** Caracterizado por licuefacción de tejidos.

colículo *(colliculus).* Pequeña elevación como la del techo del mesencéfalo (cuerpos cuadrigéminos).

coliforme *(coliform).* Semejante al bacilo colónico *(Escherichia coli).*

coligativo *(colligative).* En fisicoquímica, implica dependencia del número de partículas (moléculas, átomos o iones) presentes en un espacio dado más que de su naturaleza; se aplica a disoluciones.

colilcoenzima A *(cholylcoenzyme A).* Producto de condensación de la colina y la coenzima A.

colimación *(collimation).* Control del tamaño del haz de rayos X dispersado por medio de planchas de plomo ubicadas frente al haz de rayos primario.

colimador *(collimator).* Un aparato, consistente a menudo en un par de planchas de plomo, utilizado para limitar un haz de radiación a una zona

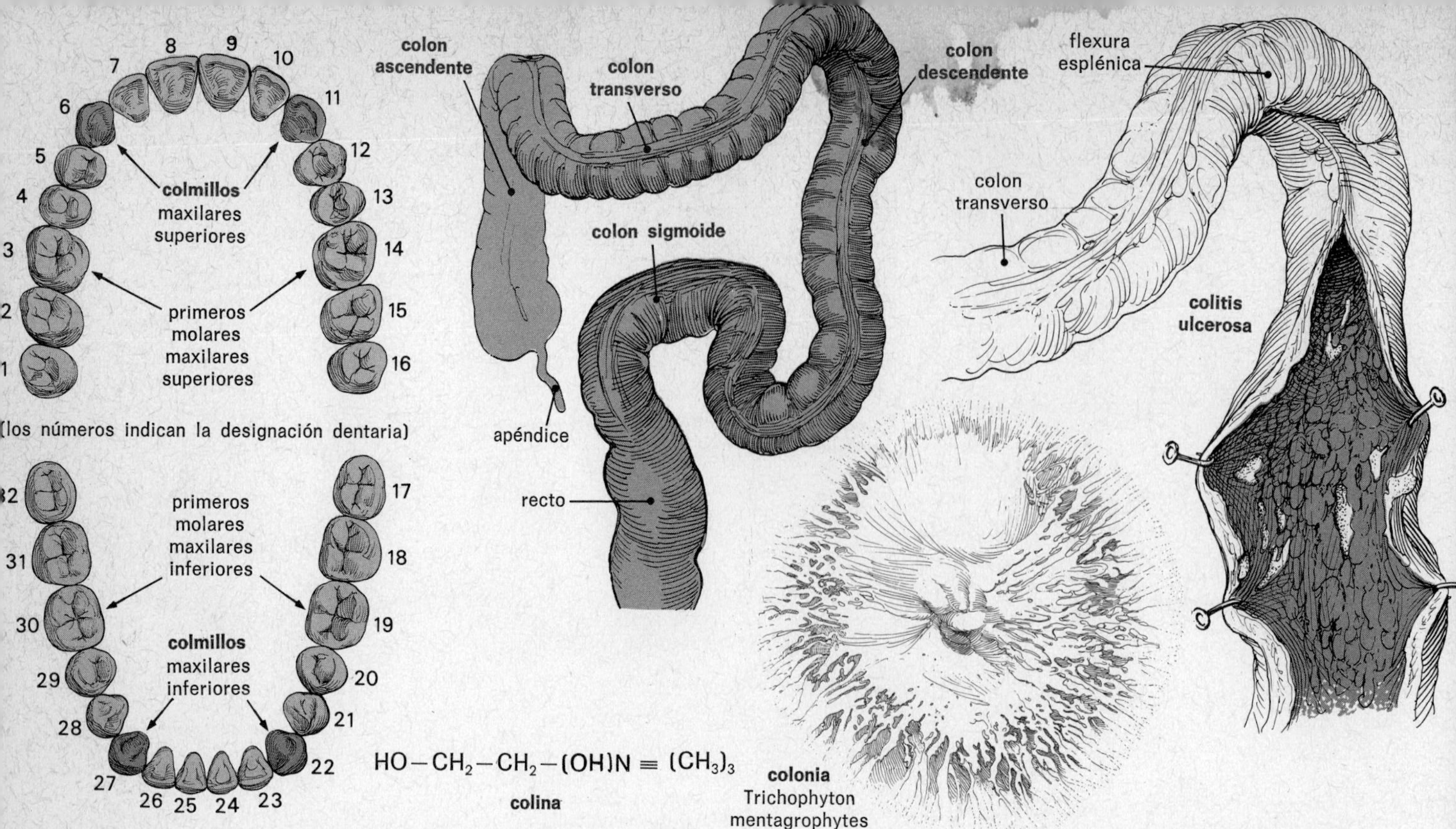

específica.

colina *(choline).* Compuesto sintetizado por el organismo que se encuentra en la mayoría de los tejidos animales; importante en el metabolismo de las grasas; precursor de la acetilcolina.

colinérgico *(cholinergic).* **1.** Estimulado por o capaz de liberar acetilcolina; parasimpaticomimético. **2.** Que simula los efectos de la acetilcolina.

colinéster *(cholinester).* Ester de la colina.

colinesterasa *(cholinesterase).* Enzima presente en todos los tejidos corporales que promueve la hidrólisis de la acetilcolina para formar ácido acético y colina; actúa retirando la acetilcolina liberada en la unión neuromuscular, evitando la reexcitación del músculo; también llamada acetilcolinesterasa.

colinomimético *(cholinomimetic).* Que produce un efecto similar al de la acetilcolina.

colirio *(eyewash).* Solución medicamentosa irrigante que contiene por lo general ácido bórico, borato de sodio, timerosal, antipirina y salicilato de sodio; también llamada solución de irrigación oftálmica.

colitis *(colitis).* Inflamación del colon.

c. espástica, colon irritable; véase colon.

c. granulomatosa, enfermedad del colon que produce lesiones en las tres capas semejantes a los cambios producidos en el íleon por la enteritis regional (inflamación del intestino).

c. mucosa, colon irritable; véase colon.

c. ulcerosa, enfermedad crónica de causa desconocida caracterizada por ulceración de la mucosa y submucosa del colon con hemorragia y malnutrición.

coliuria *(coliuria).* Véase colibaciluria.

colmillo *(cuspid).* Diente que tiene una elevación o punto; uno de los cuatro dientes anteriores, situado entre los incisivos y bicúspides superiores e inferiores; usado principalmente para morder y desgarrar; es el diente más largo y estable de la boca; también llamado canino o diente de perro; el colmillo superior se denomina también diente del ojo.

coloboma *(coloboma).* Todo defecto en el que está ausente una porción de una estructura, en especial del ojo (iris); puede ser congénito, patológico o artificial.

colocólico *(colocolic).* Relativo a la unión quirúrgica de una parte del colon con otra.

colodión *(collodion).* Solución siruposa, incolora e inflamable de piroxilina o algodón pólvora en éter y alcohol; usado como revestimiento protector de cortaduras y heridas quirúrgicas y como película de sostén en las rejillas de cobre en microscopia electrónica.

coloide *(colloid).* **1.** Sustancia parecida a la cola, como la gelatina, consistente en una suspensión de partículas submicroscópicas en un medio contínuo. **2.** Material gelatinoso y amarillento presente en los tejidos como resultado de degeneración coloide.

colólisis *(col散lysis).* Liberación de adherencias colónicas por procedimientos quirúrgicos.

colon *(colon).* Porción del intestino grueso que se extiende desde el ciego hasta el recto.

c. ascendente, porción del colon que se extiende hacia arriba en el lado derecho del abdomen, desde el ciego hasta la flexura hepática.

c. descendente, porción del colon que se extiende hacia abajo en el lado izquierdo del abdomen, desde el ángulo esplénico hasta el colon sigmoide.

c. irritable, afección caracterizada por dolor, gas, estreñimiento o diarrea y la aparición de mucus en las heces; comienza por lo general en la adolescencia o inicio de la edad adulta, y los ataques coinciden a menudo con el estrés emocional; también llamado síndrome del intestino irritable, colitis mucosa o espástica y colon espástico.

c. sigmoide, parte del colon en forma de S situada en la pelvis, entre el colon descendente y el recto.

c. transverso, porción del colon que cruza el abdomen desde el ángulo hepático hasta el esplénico.

c. en tubería, término aplicado al aspecto radiológico del colon rígido, contraído y cicatrizado, consecuencia habitual de la colitis ulcerosa avanzada.

colonia *(colony).* Grupo o crecimiento visible de microorganismos en un medio sólido, presumiblemente originado de un solo microorganismo.

c. tipo M, c. mucoide, colonia por lo general virulenta, caracterizada por una cápsula de carbohidratos bien desarrollada que actúa como mecanismo de defensa.

c. tipo R, c. rugosa, colonia no virulenta o poco virulenta que presenta un crecimiento granular, márgenes irregulares y superficie plana.

c. tipo S, c. lisa, colonia que presenta una superficie lisa uniforme redondeada; algunas especies formadoras de cápsula tienen algún grado de virulencia.

colónico *(colonic).* Perteneciente o relativo al colon.

colonización *(colonization).* **1.** Nidación; metástasis. **2.** Acción de formar grupos compactos o colonias; p. ej. desarrollo de colonias del mismo tipo de microorganismos, o agrupamiento y asistencia de individuos con una misma enfermedad, como la lepra.

colonorragia *(colonorrhagia).* Véase colorragia.

colonorrea *(colonorrhea).* Véase colorrea.

colonoscopia *(colonoscopy).* Examen de la porción superior del recto y colon con un endoscopio.

colopexia *(colopexy).* Acortamiento del epiplón gastrocólico elongado por medio de suturas con el propósito de sujetar el colon transverso prolapsado; procedimiento suplementario en la corrección del prolapso gástrico.

coloproctitis *(coloproctitis).* Inflamación del colon y el recto; también llamada proctocolitis y rectocolitis.

color *(color).* Percepción visual caracterizada por los atributos de brillo, tonalidad y saturación que nace a partir de la estimulación de la retina por la luz.

c., ceguera para el, véase ceguera.

c. complementario, (1) uno de dos colores en los que la percepción directa de uno produce una postimagen del otro; (2) uno de dos colores primarios que cuando se mezclan producen un color gris claro o blanco.

c. monocromático, véase color puro.

c. primario, uno de tres colores (rojo, azul y amarillo) a partir de los cuales se pueden obtener todos los demás al mezclarlos.

c. puro, color producido por una determinada longitud de onda; también llamado color monocromático.

coloración *(staining).* **1.** Tinción de un espécimen microscópico con un colorante para mejorar la visibilidad de ciertas partes. **2.** En odontología, modificación del color de los dientes.

c. de Gram, método usado para clasificar bacterias, basado en la capacidad de los microorganismos para retener un colorante básico (cristal violeta); los que retienen el colorante violeta son grampositivos, y los que no lo retienen son gramnegativos.

c. H-E, coloración de hematoxilina y eosina.

c. de hematoxilina y eosina, método de coloración hística empleado en numerosas variaciones; consiste principalmente en el uso de una solución acuosa de hematoxilina y eosina; tiñe al citoplasma de un color rosado y a los núcleos de azul.

c. negativa, proceso de suspensión de bacterias en un medio opaco (p. ej. tinta china) que no lo-

Colorante	demuestra
lorante ácido	células α pancreáticas
lorante ácido-resistente	bacterias carentes de ácidos
lorante azoico	núcleos de células fibras musculares colágeno
lorante azul de toluidina	ácido ribonucleico de núcleo y citoplasma matriz del cartílago gránulos de células cebadas gránulos basófilos cuerpos de Nissl
lorante básico	núcleos de células
lorante carmín de Best	glucógeno
orante de ácido ósmico	lípidos mielina aparato de Golgi
lorante de azul cresil brillante	plaquetas reticulocitos
orante de Giemsa	sangre, bazo y medula ósea ciertos parásitos protozoarios
lorante de Golgi	tejido nervioso
lorante de hematoxilina y eosina	citoplasma y núcleos de células fibras musculares
lorante de impregnación de plata y oro	fibras reticulínicas tejido conjuntivo colágeno aparato de Golgi neurofibrillas

Colorante	demuestra
colorante de Mallory	colágeno fibras reticulínicas fibras elásticas núcleos neuroglia
colorante de Nissl	cuerpos celulares de neurona dendritas de neurona
colorante de orceína	fibras elásticas
colorante de verde Janus	mitocondrias
colorante de von Kossa	sales cálcicas en huesos
colorante de Weigert	fibras elásticas fibras nerviosas
colorante de Wright	médula ósea eritrocitos eosinófilos basófilos neutrófilos parásitos del paludismo
colorante rojo oleoso O	lípidos
colorante Sudán	lípidos mielina
fucsina aldehído	fibras elásticas membranas basales células β de los islotes de Langerhans neurosecreciones gránulos de células cebadas tirotrofos

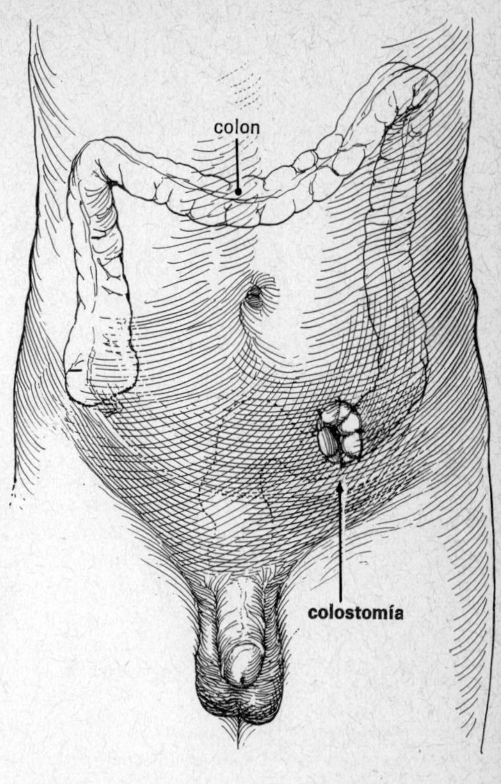

gra penetrar en el organismo, aportando así contraste.

c. de Nissl, método para teñir cuerpos celulares neuronales y dendritas proximales; se basa en la capacidad de la célula para captar tintes de anilina básicos como el violeta de cresilo, la tionina o el azul de toluidina.

c. simple, tinción con un solo colorante.

c. tumoral, en radioscopia, área densa en una placa radiográfica que indica acumulación de una sustancia de contraste en vasos sanguíneos anormalmente distorsionados y se considera representativa de un tumor.

colorante *(stain).* Cualquier tinte utilizado para hacer visibles células y tejidos al microscopio.

c. ácido, sal colorante cuyo radical ácido se combina con los componentes básicos de las células; tiñe principalmente el protoplasma.

c. de ácido ósmico, solución acuosa de óxido perósmico (OsO_4) usada en microscopia electrónica como fijador y colorante. En microscopia óptica sirve para teñir los lípidos.

c. de ácido peryódico-Schiff (PAS), colorante hístico que pone de manifiesto los polisacáridos y mucopolisacáridos de las mucinas epiteliales, membranas basales y tejido conjuntivo.

c. acidorresistente, procedimiento para teñir bacterias carentes de ácido (las que retienen la solución de Ziehl aun tras descoloración con alcohol ácido); tras la descoloración, se aplica un segundo colorante (de contraste); las células acidorresistentes permanecen rojas; las demás adquieren el color del colorante de contraste.

c. de azul de anilina de Mallory, tinte adecuado para la demostración de tejido conjuntivo y gránulos de secreción.

c. básico, sal colorante cuyo radical básico se combina con los componentes ácidos de las células; tiñe principalmente los núcleos.

c. de contraste, el usado para teñir una porción de tejido que no ha respondido a un colorante de otro color empleado previamente.

c. de dicromato potásico, colorante empleado para demostrar gránulos de catecolaminas de la medula suprarrenal y células paraganglionares.

c. diferencial, el empleado para diferenciar tipos de bacterias que son morfológicamente indistinguibles aunque de especies diferentes.

c. de fucsina aldehído, el que contiene permanganato potásico, ácido sulfúrico, bisulfato sódico, fucsina y paraldehído; se emplea para poner de manifiesto fibras elásticas, células β de los islotes de Langerhans y membranas basales.

c. de Giemsa, colorante que consta de eosina de azul II, azul II, glicerina y metanol; se emplea en células sanguíneas, cuerpos de Negri y ciertos parásitos protozoarios.

c. de Golgi, tinte de metales pesados utilizado para resaltar el aspecto citoarquitectónico del tejido nervioso; el metal (plata u oro) suele quedar impregnado a lo largo de las membranas o en el interior de neuronas o neuroglia.

c. de impregnación de plata y oro, soluciones de compuestos de plata y oro utilizadas para poner de manifiesto fibras reticulares, tejido conjuntivo colagenoso, aparato de Golgi y neurofibrillas.

c. metacromático, el que tiñe elementos celulares diferentes de un color distinto al del tinte empleado.

c. de orceína, tinte natural usado para revelar las fibras y membranas elásticas.

c. de Papanicolaou, el empleado en extensiones de secreciones corporales para descubrir la presencia de afecciones malignas; consta generalmente de hematoxilina acuosa con multitud de colorantes de contraste en alcohol etílico.

c. rojo oleoso O, rojo oleoso O en alcohol isopropílico; tiñe los lípidos de un color rojo cereza.

c. Sudán, uno de varios compuestos liposolubles usados para demostrar lípidos.

c. supravital, tinte relativamente atóxico, como el rojo neutro; se emplea para estudiar células vivas. Suele aplicarse a la tinción, generalmente con azul eresil, de los reticulocitos de la sangre.

c. verde Janus B, colorante supravital empleado para poner de manifiesto mitocondrias.

c. vital, tinte que se introduce en un organismo vivo.

c. de von Kossa, colorante de nitrato de plata para las sales cálcicas de los huesos.

c. de Weigert, el que tiñe los trayectos de las fibras nerviosas entre azul y negro.

c. de Wright, colorante utilizado comúnmente para la demostración de células sanguíneas que consta de tintes tanto ácidos (eosina) como básicos (azul de metileno, y violeta de metileno); también se usa para teñir los parásitos del paludismo.

c. de Ziehl-Neelsen, tinte usado en la identificación de los bacilos de la tuberculosis.

colorimetría *(colorimetry).* **1.** Análisis cuantitativo del color en cuanto a tonalidad, saturación y brillo, o por comparación con estándares conocidos. **2.** Análisis químico cuantitativo de una solución por comparación con una solución estándar.

colorragia *(colorrhagia).* Derrame anormal del colon; también llamada colonorragia.

colorrea *(colorrhea).* Diarrea supuestamente originada en el colon; también llamada colonorrea.

colostomía *(colostomy).* Formación quirúrgica de una abertura permanente en el colon a través de la pared abdominal.

colotomía *(colotomy).* Incisión en el colon.

colpalgia *(colpalgia).* Dolor en la vagina.

colpatresia *(colpatresia).* Oclusión de la vagina.

colpectomía *(colpectomy).* Escisión quirúrgica de la vagina.

colpitis *(colpitis).* Vaginitis.

c. enfisematosa, vaginitis enfisematosa; véase vaginitis.

c. micótica, vaginitis micótica; véase vaginitis.

colpo-, colp- *(colpo-, colp-).* Formas prefijas que significan vagina.

colpocele *(colpocele).* **1.** Hernia dentro de la vagina; también llamada elitrocele y vaginocele. **2.** Colpoptosis.

colpocistocele *(colpocystocele).* Prolapso de la vejiga dentro de la vagina.

colpocleisis *(colpocleisis).* Oclusión quirúrgica de la luz vaginal.

colpodinia *(colpodynia).* Dolor vaginal neurálgico; también llamado vaginodinia.

colpohisterectomía *(colpohysterectomy).* Extirpación del útero a través de la vagina.

colpohisterotomía *(colpohysterotomy).* Incisión en el útero a través de la vagina.

colpomicroscopia *(colpomicroscopy).* Examen de las células del cérvix y la vagina in situ con ayuda del colpomicroscopio.

colpomicroscopio *(colpomicroscope).* Microscopio de gran aumento con una fuente luminosa incorporada para examen visual del cérvix teñido; facilita el diagnóstico histológico in vivo.

colpoperineorrafia *(colpoperineorrhaphy).* Reparación quirúrgica de una herida en la vagina y un desgarro en el peritoneo; también llamada vaginoperineorrafia.

colpopexia *(colpopexy).* Sutura de una vagina prolapsada a la pared abdominal; también llamada vaginofijación.

colpoplastia *(colpoplasty).* Cirugía plástica de la vagina; también llamada vaginoplastia.

colpopoyesis *(colpopoiesis).* Construcción quirúrgica de una vagina artificial.

colpoptosis *(colpoptosis).* Prolapso de las paredes vaginales.

colporrafia *(colporrhaphy).* Reparación quirúrgica de un desgarro en la vagina.

colporrexis *(colporrhexis).* Desgarro total o parcial del sostén vaginal del cérvix uterino; lesión

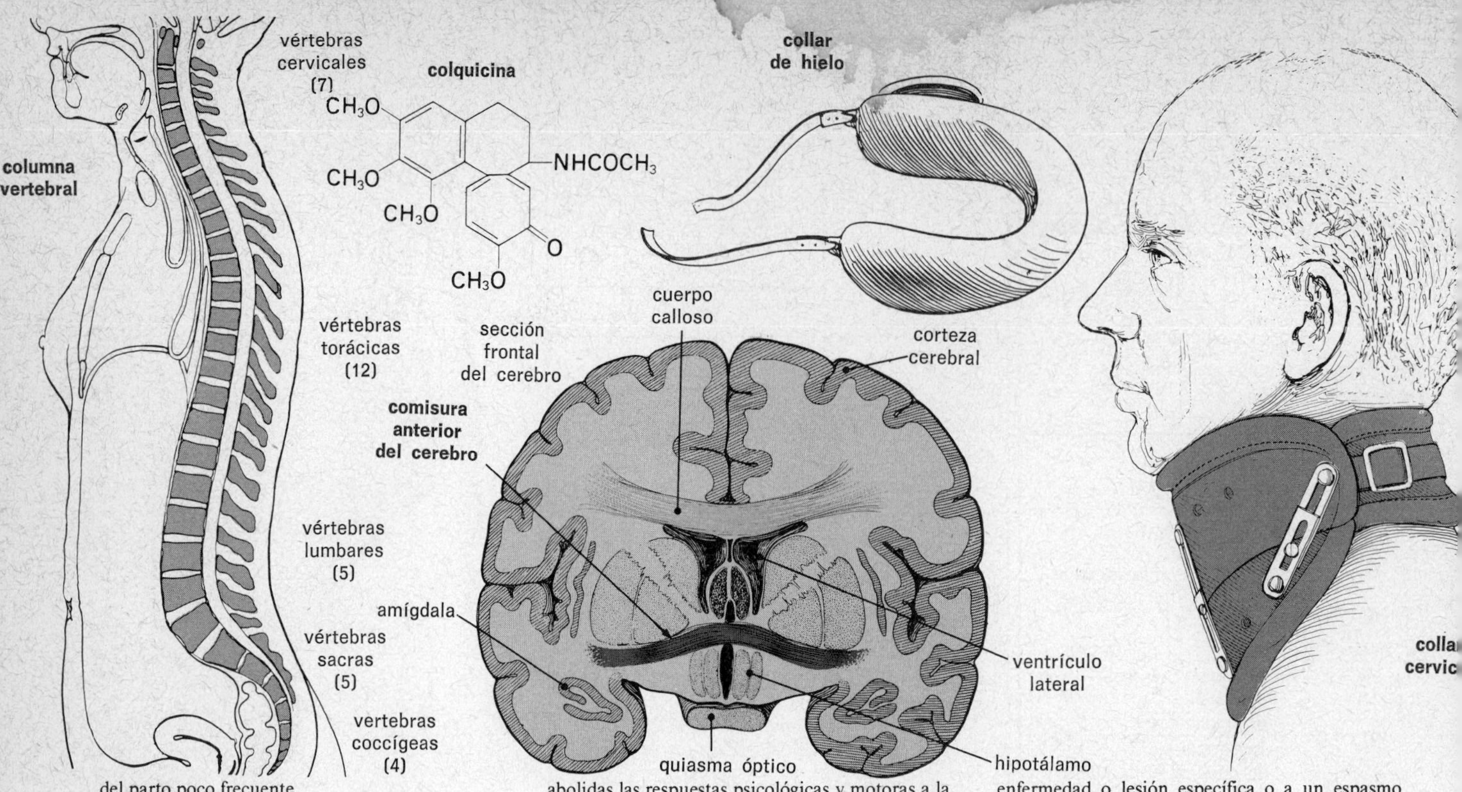

del parto poco frecuente.

colposcopia *(colposcopy).* Examen del cuello uterino y la vagina por medio del colposcopio.

colposcopio *(colposcope).* Microscopio de poco aumento con una fuente luminosa incorporada para inspección visual directa del cérvix uterino y la vagina; también llamado vaginoscopio.

colpospasmo *(colpospasm).* Espasmo de la pared vaginal.

colpostenosis *(colpostenosis).* Estrechamiento de la vagina.

colpotomía *(colpotomy).* Incisión a través de la pared vaginal, por lo general con el propósito, de drenar un absceso pélvico.

colpoxerosis *(colpoxerosis).* Sequedad anormal de la mucosa vaginal.

colquicina *(colchicine).* Alcaloide obtenido del cólquico; se usa en el tratamiento de la gota aguda.

columbio *(columbium).* Elemento, símbolo Cb, actualmente conocido como niobio.

columella *(columella).* **1.** Columna pequeña. **2.** Porción inferior del tabique nasal.

columna *(column).* Estructura anatómica en forma de pilar.

c. o asta anterior, porción anterior (ventral) de sustancia gris a cada lado de la medula espinal.

c. del esmalte, uno de los grupos de fibras que constituyen el esmalte dentario.

c. lateral, porción de sustancia gris de la medula espinal que se extiende entre las columnas (astas) anteriores y posteriores; presente solamente en la región cervical y lumbar alta.

c. o asta posterior, porción posterior (dorsal) de sustancia gris a cada lado de la medula espinal.

c. vertebral, disposición columnar de las vértebras desde el cráneo hasta el cóccix, que encierra y sostiene la medula espinal; también llamada columna espinal y espina dorsal.

colutorio *(mouthwash).* Solución ligeramente antiséptica para enjuague de la boca; contiene generalmente borato sódico, timol, bicarbonato potásico, eucaliptol, salicilato de metilo, alcohol, glicerina y agua.

collar *(collar).* **1.** Banda o dispositivo, por lo general en torno al cuello. **2.** Estructura anatómica circundante.

c. cervical, dispositivo utilizado generalmente para sostener, estabilizar, inmovilizar o hiperextender el cuello, en especial cuando no está indicado un yeso rígido.

c. de hielo, bolsa de goma ideada para ser llenada con hielo picado y colocada en el cuello para producir enfriamiento, como en el postoperatorio de las amigdalectomías.

collum. En latín, cuello.

coma *(coma).* Estado en el que se encuentran abolidas las respuestas psicológicas y motoras a la estimulación.

c. moderado, aquel en el que están presentes algunas respuestas rudimentarias de carácter reflejo; p. ej. el reflejo corneal.

c. profundo, aquel en que se ha perdido toda respuesta.

semicoma, aquel en el que hay respuestas, pero sólo ante estímulos dolorosos; p. ej. sacudidas intensas.

comadrona *(midwife).* Mujer que asiste a partos.

comatoso *(comatose).* En estado de coma.

combustión *(combustion).* Acción de quemar; oxidación u otro cambio químico acompañado de producción de calor y luz.

c., calor de, véase calor.

comedocarcinoma *(comedocarcinoma).* Carcinoma de la mama que llena los conductos de un material necrótico caseoso que puede ser extraido presionando suavemente.

comedón *(comedo).* Tapón de material sebáceo seco retenido en el orificio de un folículo piloso; llamado normalmente espinilla.

comensal *(commensal).* Designa dos organismos no parásitos que viven juntos, beneficiándose uno del otro sin que este último se beneficie ni perjudique.

comer *(eat).* **1.** Masticar y tragar el alimento sólido introducido en la boca. **2.** Erosionar.

comes *(comes).* Vaso sanguíneo que acompaña a otro vaso o a un nervio.

comisura *(commissure).* **1.** Punto de unión; en el cerebro y la medula espinal, los haces que cruzan la línea media de un lado al otro. **2.** Línea formada por la unión de dos huesos del cráneo. **3.** Angulo de la esquina del ojo, los labios o los labios vulvares.

c. anterior del cerebro, haz de fibras mielínicas que cruzan la línea media frente al tercer ventrículo.

haz de fibras mielínicas que cruzan la línea media por detrás del tercer ventrículo, en el punto de unión con el acueducto cerebral.

comisurotomía *(commissurotomy).* División quirúrgica de las bandas de una comisura.

c. mitral, división quirúrgica de las bandas fibrosas de la válvula mitral para aliviar la estenosis mitral.

compactación *(compaction).* En odontología, inserción y compresión progresivas de un material de relleno en una cavidad preparada.

compartimiento tibial anterior, síndrome del *(anterior tybial compartment syndrome).* Miositis y necrosis isquémicas de los músculos del compartimiento anterior de la pierna provocada por una insuficiencia vascular secundaria a una enfermedad o lesión específica o a un espasmo segmentario de la arteria tibial anterior; se observa en personas jovenes después de una actividad extenuante desacostumbrada.

compatibilidad cruzada *(cross matching).* Prueba de aglutinación cruzada; véase prueba.

compatible *(compatible).* **1.** En farmacología, designación de dos o mas sustancias que pueden mezclarse sin que se produzcan cambios químicos indeseables o pérdida de sus propiedades terapéuticas. **2.** Describe dos muestras de sangre en las que el suero de cada una no aglutina los eritrocitos de la otra; sangre que no provoca reacción al transfundirla.

compensación *(compensation).* **1.** Acción de superar un defecto funcional o estructural. **2.** Mecanismo de defensa mediante él que el individuo trata consciente o inconscientemente de compensar deficiencias reales o imaginarias.

compensado *(compensated).* Contrarrestado; en equilibrio.

compensatorio *(compensatory).* Que sirve para contrarrestar o compensar.

competencia *(competence).* **1.** En medicina legal, la posesión de título, capacidad y conocimiento u otra condición legal exigida para realizar ciertos actos y responsabilizarse de los mismos. **2.** En genética, propiedad por la cual una molécula puede transformarse por una molécula de DNA. **3.** Calidad o condición de ser capaz, especialmente la capacidad de la función adulta normal y de tomar decisiones racionales. **4.** Capacidad de un grupo de células embrionarias para reaccionar ante un estímulo morfogenético determinado del que resultan caracteres diferentes.

complejo *(complex).* **1.** Grupo de partes o factores interrelacionados. **2.** En psiquiatría, grupo de ideas asociadas (la mayoría inconscientes) que poseen un fuerte contenido emocional e influyen en la personalidad. **3.** En electrocardiografía, grupo de ondas que representan una fase del ciclo cardíaco.

c. auricular, onda P del electrocardiograma.

c. de castración, véase angustia de castración.

c. de Edipo, gran afecto y deseo que desarrolla un niño (por lo general entre los tres y seis años de edad) por el progenitor del sexo opuesto; estos sentimientos son extensamente reprimidos por temor a ser castigado por el progenitor del mismo sexo, que es visto como un rival; la resolución se centra en la identificación con el progenitor del mismo sexo; en las niñas, el complejo es técnicamente llamado complejo de Electra.

c. de Eisenmenger, afección cardiaca congénita consistente en un defecto del tabique interventricular con hipertensión pulmonar y un cortocircuito derecha a izquierda a través del defecto;

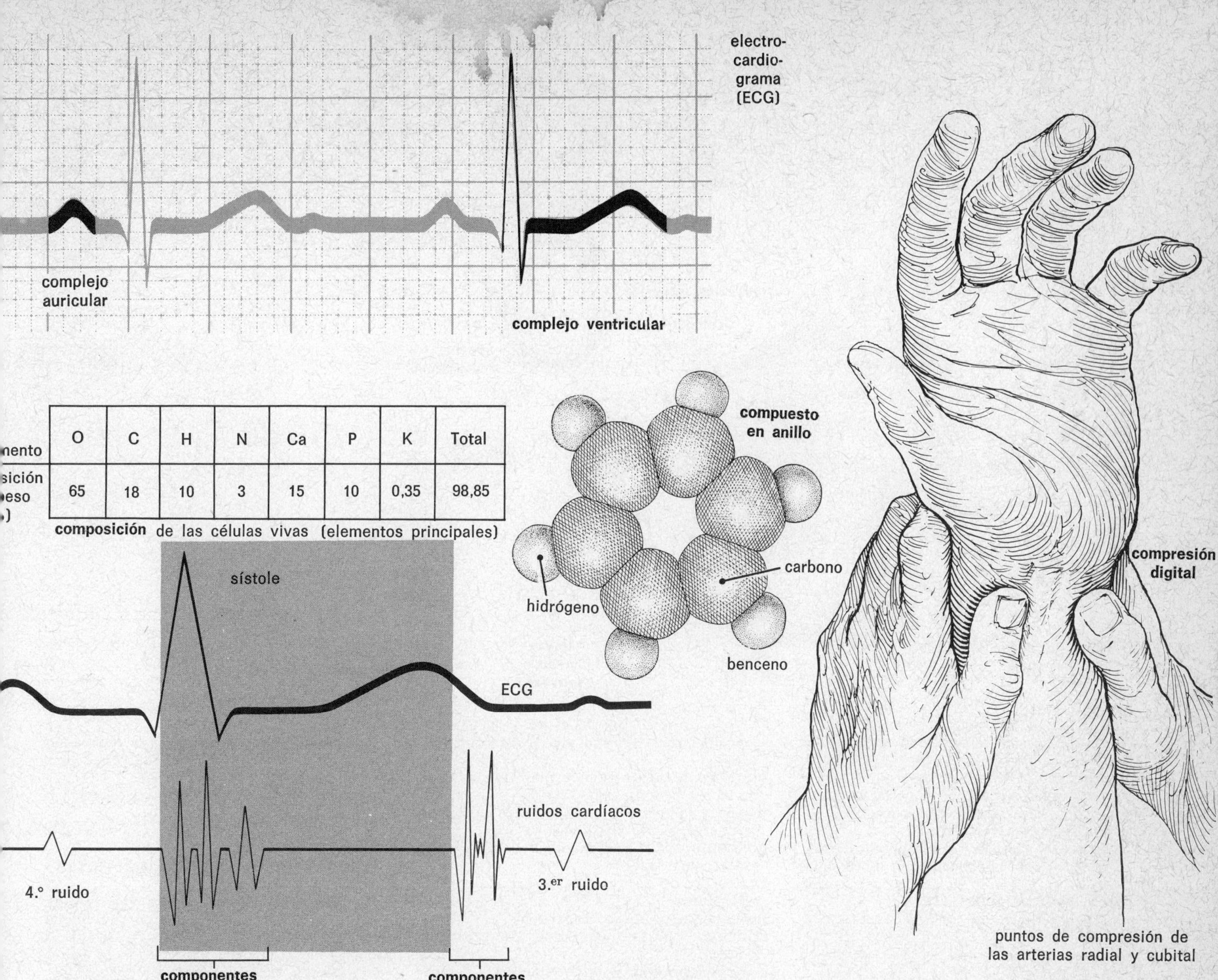

...nento	O	C	H	N	Ca	P	K	Total
...sición ...eso ...)	65	18	10	3	15	10	0,35	98,85

composición de las células vivas (elementos principales)

puede estar o no asociada con aorta cabalgante.

c. de Electra, complejo de Edipo.

c. de inferioridad, sentimientos de inferioridad debidos a insuficiencias físicas o sociales reales o imaginarias; puede manifestarse como timidez extrema o, por sobrecompensación, como ambición o agresividad excesivas.

c. melanosómico, dos o mas gránulos pigmentarios (melanosomas) inmersos en una matriz sustentatoria.

c. de ondas cerebrales, combinación de actividades eléctricas rápidas y lentas del cerebro que se repiten con la frecuencia suficiente como para ser identificadas como un fenómeno distinto.

c. de persecución, sensación de que otros tienen intenciones contrarias al bienestar propio.

c. de punta y onda, en electroencefalografía, la sucesión de picos y ondas romas, característica de los accesos de pequeño mal.

c. QRS, manifestación electrocardiográfica de la despolarización ventricular.

c. de superioridad, agresividad exagerada en compensación por sentimientos de inferioridad.

c. ventricular, onda QRST del electrocardiograma.

c. vitamínico B, grupo de compuestos hidrosolubles que se encuentran juntos en las sustancias alimenticias; se piensa que algunos se ocupan principalmente de la liberación de energía de los alimentos (p. ej. nicotinamida, riboflavina, tiamina y biotina), y otros en la formación de glóbulos rojos (p. ej. vitamina B_{12} y ácido fólico).

complemento *(complement).* Sistema inmunitario multifactorial formado por 11 proteínas diferentes, caracterizadas por su capacidad para participar en ciertas reacciones antígeno-anticuerpo que posteriormente intervienen en diversas consecuencias biológicas, reforzando así la actividad defensiva de los anticuerpos; también llamado alexina.

complexión *(complexion).* **1.** Aspecto y estado general de la piel. **2.** Constitución física o hábito orgánico.

compliancia *(compliance).* Capacidad para ceder; tendencia de un órgano hueco (p. ej. la vejiga) a distenderse; también llamada adaptabilidad.

c. pulmonar, cambio de volumen por cambio de presión, un índice de las propiedades mecánicas (distensibilidad) del pulmón.

componente *(component).* Parte constituyente.

comportamiento *(behavior).* Forma de actuación o funcionamiento de una persona.

c. automático, automatismo.

c. compensador, conducta en la que los psiconeuróticos que son intolerantes consigo mismos exhiben a menudo una actitud compensadora de intolerancia ante los demás.

composición *(composition).* Acción y efecto de combinar partes o elementos para formar un todo.

compos mentis. Expresión latina que significa sano de espíritu.

compresa *(compress).* Almohadilla de gasa u otro material blando usada como vendaje o aplicada a una parte del cuerpo en que es precisa presión localizada.

c. graduada, la formada por varias capas de tela superpuestas de mayor a menor de forma que sea más gruesa en el centro.

c. húmeda, compresa humedecida con una solución antiséptica o con agua caliente o fría.

compresión *(compression).* Presión conjunta.

c. cardiaca externa, masaje torácico cerrado, véase masaje.

c. cerebral, presión en el cerebro por un tumor, una hemorragia o una fractura deprimida del cráneo.

c. digital, presión aplicada con los dedos sobre un vaso sanguíneo para detener una hemorragia.

c. molde por, en odontología, presión de un material plástico contra la forma negativa de un molde.

compresivo, síndrome *(compression syndrome).* Véase síndrome de aplastamiento.

comprimido *(troche).* Pastilla; tableta pequeña de medicamento.

Compton, efecto *(Compton effect).* Véase efecto.

compuesto *(compound).* **1.** Sustancia formada por la unión de dos o más partes o elementos químicos. **2.** En farmacología, preparado que contiene una mezcla de fármacos. **3.** En odontología, material de impresión o de molde que se ablanda al calentarse y se solidifica sin cambios químicos cuando se enfría.

c. A, la hormona suprarrenal 11-deshidrocorticosterona.

c. acíclico, c. alifático, véase compuesto de cadena abierta.

c. en anillo, miembro de un grupo de compuestos en el que las moléculas están estructuradas de tal forma que los extremos de la cadena se unen formando anillos.

c. aromático, compuesto cíclico con enlaces dobles conjugados en el interior del anillo; p. ej.

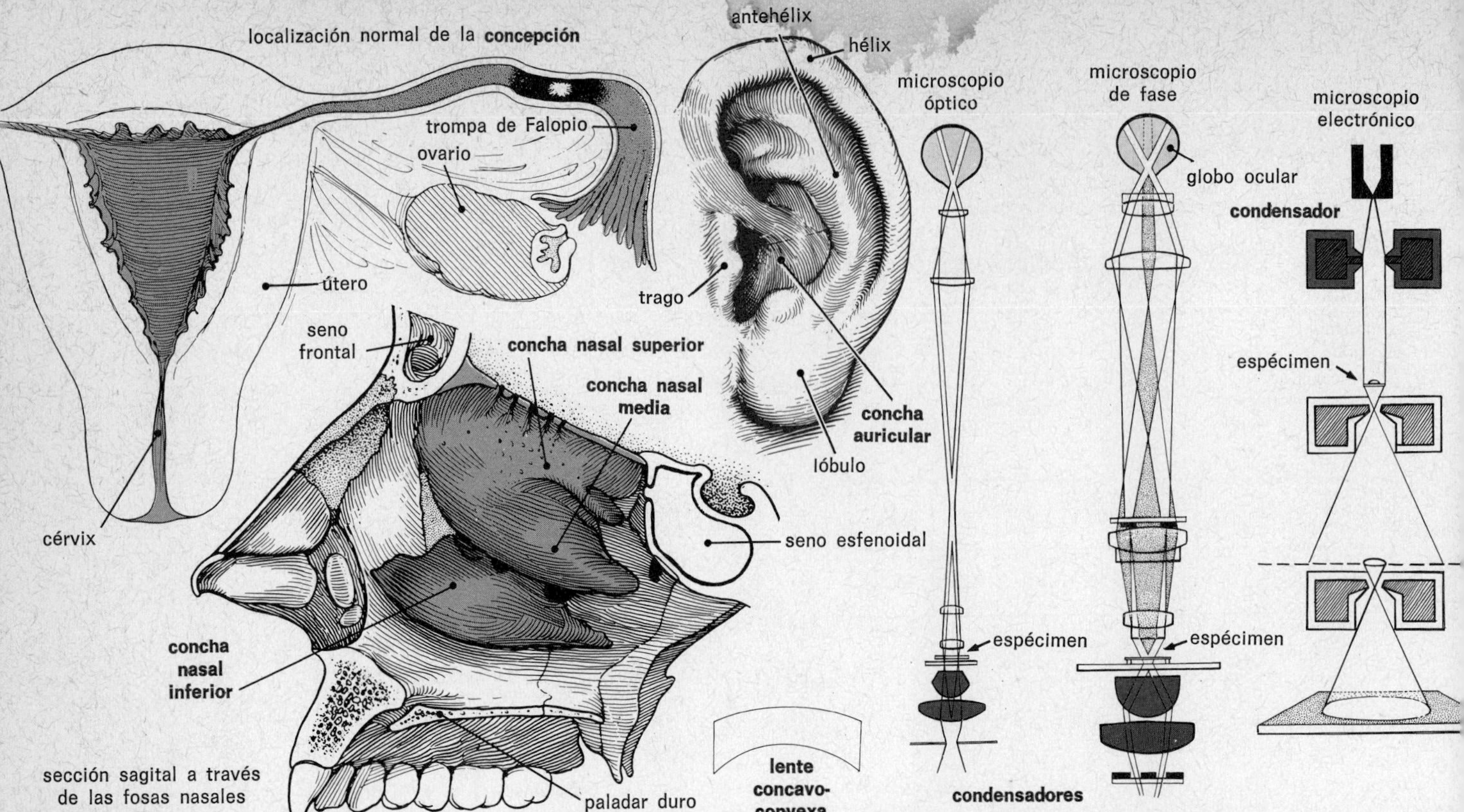

benceno.

c. B, la hormona suprarrenal corticosterona.

c. binario, compuesto cuya molécula posee dos elementos o átomos de tipos diferentes; p. ej. ClH.

c. de cadena abierta, compuesto orgánico en el que los átomos de carbono se hallan unidos de una manera lineal; también llamado acíclico, alifático, parafínico o graso.

c. de cadena cerrada, véase compuesto cíclico.

c. cíclico, compuesto orgánico que tiene átomos enlazados en forma de anillo; también llamado compuesto de cadena cerrada.

c. cuaternario, el que contiene cuatro elementos.

c. diazo, compuesto orgánico que contiene un grupo diazo (–N=N–).

c. E, la hormona suprarrenal cortisona.

c. endotérmico, aquel cuya formación requiere la absorción de calor.

c. exotérmico, aquel cuya formación implica la emisión de calor.

c. F, la hormona suprarrenal hidrocortisona; también llamada cortisol.

c. heterocíclico, compuesto orgánico que contiene anillos compuestos por elementos diferentes.

c. de impresión, c. de modelado, el usado para asegurar la impresión negativa de los tejidos bucales.

c. inorgánico, el que no contiene carbono.

c. insaturado, compuesto orgánico que contiene combinaciones tipo C=C ó C≡C, capaces de saturarse con la adición de otros átomos.

c. de modelado, véase compuesto de impresión.

c. no polar, compuesto cuyas moléculas tienen una distribución asimétrica de las cargas y, por tanto, no poseen polos negativos o positivos; p. ej. los hidrocarburos.

c. orgánico, compuesto que contiene carbono.

c. S, la hormona suprarrenal 11-desoxicortisol.

c. saturado, aquel en el que todos los átomos de la molécula se unen con enlaces simples.

c. de sustitución, el formado cuando los elementos de una molécula son reemplazados por otros elementos o radicales.

c. ternario, c. terciario, compuesto cuyas moléculas contienen tres elementos.

compulsión *(compulsion).* Impulso irresistible de hacer algo contrario a los deseos o al juicio de la persona que lo ejecuta.

común *(communis).* Que pertenece a más de uno.

comunicante *(communicans).* Dícese de un vaso o nervio que conecta otros dos.

conación *(conation).* Aspecto volitivo del comportamiento que incluye impulso, instinto y esfuerzo intencional; uno de los tres elementos del comportamiento; los otros son la cognición y el afecto.

conativo *(conative).* Referido a los esfuerzos básicos de una persona, expresados por medio de los aspectos volitivos del comportamiento, diferentes de los aspectos cognitivo y afectivo.

concameración *(concameration).* Serie de cavidades comunicantes.

concatenado *(concatenate).* Conectado en forma de cadena.

concavidad *(concavity).* Depresión.

cóncavo *(concave).* Que tiene una superficie ahuecada.

concavoconvexo *(concavoconvex).* **1.** Cóncavo en un lado y convexo en el otro. **2.** Designa una lente que tiene más curvatura cóncava que convexa.

concentración *(concentration).* **1.** Cantidad de una sustancia específica por cantidad unitaria de otra sustancia. **2.** Proceso mediante el cual una preparación aumenta su densidad por evaporación.

concéntrico *(concentric).* Que tiene un centro común.

concepción *(conception).* **1.** Acción de formar una idea. **2.** Fertilización del óvulo o acto de inicio del embarazo.

concepto *(conceptus).* Producto de la concepción; también llamado embrión.

conciencia, suscitación de la *(consciousness-raising).* Método para lograr que el indivduo se dé cuenta de sus potenciales con el objeto de producir cambios en él.

concreción *(concretion).* Agregación de material sólido; endurecimiento; cálculo.

concrescencia *(concrescence).* Crecimiento conjunto de dos partes normalmente separadas; p. ej. las raíces de un diente.

concusión o conmoción *(concussion).* **1.** Choque o sacudida violenta de una parte del cuerpo, como los causados por caída o un golpe. **2.** Estado morboso resultante de tal choque o sacudida.

c. cerebral, alteración inmediata y temporal de la función cerebral manifestada por vértigo, sudor frío, trastornos visuales e inconsciencia.

concha *(concha).* Estructura en forma de caparazón de molusco, como el pabellón auditivo o los cornetes nasales.

c. auricular, gran hueco en forma de concha del oído externo, situado entre el trago y el antehélix.

c. bullosa, distensión de las conchas nasales, especialmente la media, en algunos casos de rinitis crónica.

c. esfenoidal, lámina ósea delgada y curva que forma parte del techo de la cavidad nasal; también llamado hueso esfenoturbinado.

c. nasal inferior, concha ósea nasal inferior y la mucosa que la tapiza.

c. nasal media, concha ósea nasal media y la mucosa que la tapiza.

c. nasal superior, concha ósea nasal superior y la mucosa que la tapiza.

c. ósea nasal inferior, lámina ósea delgada, curva y esponjosa que forma la porción inferior de la pared externa de la cavidad nasal; se articula con los huesos etmoides, maxilar superior, palatino y lagrimal; también llamada cornete inferior.

c. ósea nasal superior, la más pequeña y superior de las dos láminas óseas curvas que se proyectan a la cavidad nasal desde la pared interna del etmoides; también llamada cornete superior.

conchoidal *(conchoidal).* De estructura similar a una concha.

condensación *(condensation).* **1.** Acción de volver más compacto. **2.** Cambio del estado gaseoso al líquido o del líquido al sólido. **3.** En psicoanálisis, la representación de varias ideas en un solo símbolo o imagen onírica. **4.** En odontología, compactación.

condensador *(condenser).* **1.** Dispositivo para enfriar un gas hasta obtener un líquido. **2.** Instrumento dental diseñado para comprimir el material de restauración dentro de la cavidad preparada de un diente. **3.** Lente simple o compuesta usada para juntar los rayos luminosos y enfocarlos en un objeto que se va a iluminar.

c. acromático, el usado en un microscopio para trabajo de campo claro, corregido para ambas aberraciones, esférica y cromática.

c. de campo oscuro, sistema óptico usado en microscopios, por medio del cual se hace converger la luz y se dirige sobre el espécimen mientras el resto del campo queda oscuro.

c. de contraste de fase, el que transmite luz a través de anillos para poder trabajar en conjunción con un patrón alternador de fase en el objetivo.

c. subplatinar, lente o grupo de lentes que hacen converger el haz lumínico para obtener un paso de luz apropiado a través del microscopio.

condensar *(condense).* Comprimir, como se hace con el material de restauración dentro de la cavidad preparada de un diente.

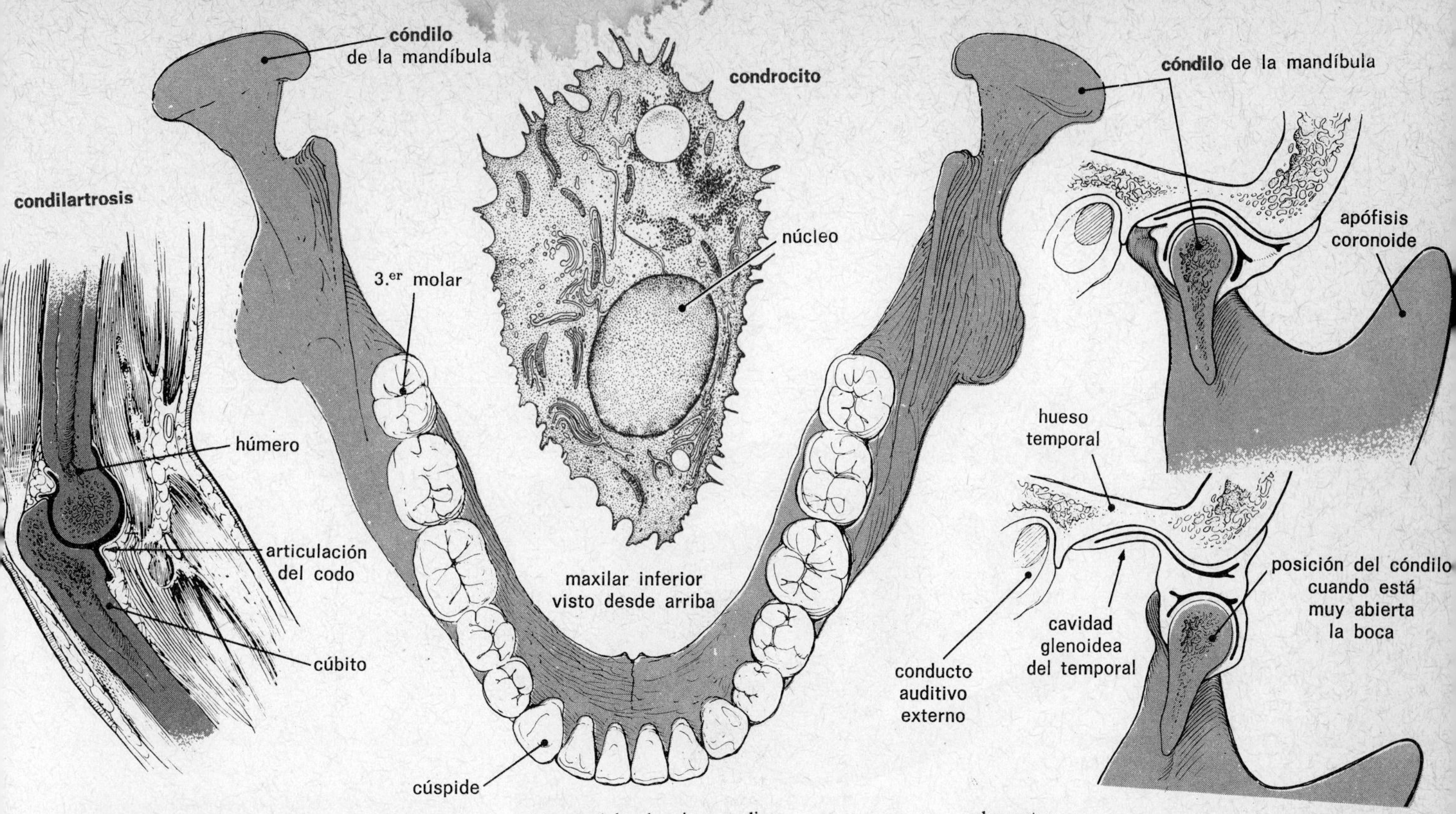

condicionamiento *(conditioning).* Proceso de adiestramiento de un individuo u organismo para que responda a un estímulo específico de una manera determinada, por lo general mediante la presentación simultánea de estímulos no relacionados, uno de los cuales evoca la respuesta deseada.

c. físico, mejoría en la intensidad o eficacia del rendimiento muscular lograda por medio de ejercicio.

c. instrumental, véase condicionamiento operante.

c. operante, c. instrumental, procedimiento por el que un estímulo, una vez que ha evocado la respuesta que produce una gratificación (o que quita o evita un castigo), tendrá en lo sucesivo mayor probabilidad de evocar esa respuesta.

condicionar *(condition).* En psicología, adiestrar para responder a un estímulo específico de una manera determinada.

condilartrosis *(condylarthrosis).* Articulación en la que una superficie ovoide (cóndilo) encaja en una cavidad elíptica.

condilectomía *(condylectomy).* Escisión quirúrgica de un cóndilo.

condíleo *(condylar).* Perteneciente o relativo a un cóndilo.

cóndilo *(condyle).* Eminencia redondeada en el extremo de un hueso por medio de la cual se articula con otro.

condiloma *(condyloma).* Excrecencia venérea verrugosa en la unión de la piel y la mucosa del ano, la vulva o el glande del pene.

c. acuminado, verruga húmeda; véase verruga.

c. latum, lesión elevada plana de la sífilis secundaria que aparece en zonas húmedas como los labios, los genitales femeninos o la región perianal; también llamado condiloma plano.

condilomatoso *(condylomatous).* Perteneciente o relativo al condiloma.

condilotomía *(condylotomy).* División de un cóndilo.

condral *(chondral).* Relativo al cartílago.

condralgia *(chondralgia).* Dolor en un cartílago; también llamado condrodinia.

condrectomía *(chondrectomy).* Escisión de un cartílago.

condrificación *(chondrification).* Transformación en cartílago.

condrina *(chondrin).* Proteína similar a la gelatina obtenida al hervir el cartílago.

condritis *(chondritis).* Inflamación del cartílago.

c. costal, costocondritis, inflamación dolorosa de los cartílagos costales, ocasionalmente confundida con dolor de origen cardiaco.

condro– condrio– *(chondro–, chondrio–).* Formas prefijas que significan: (a) cartílago y (b) granular.

condroblasto *(chondroblast).* Célula productora de cartílago.

condroblastoma *(chondroblastoma).* Tumor benigno de los huesos largos que se manifiesta en niños y menores de 20 años; está formado por tejido semejante al cartílago fetal.

condrocito *(chondrocyte).* Célula cartilaginosa; como el cartílago no tiene vasos sanguíneos, el condrocito recibe su nutrición por difusión desde los capilares del pericondrio.

condroclasto *(chondroclast).* Célula gigante que se ocupa de la reabsorción del cartílago.

condrocostal *(chondrocostal).* Relativo al cartílago de las costillas.

condrocráneo *(chondrocranium).* Cráneo fetal.

condrodermatitis nodular crónica del hélix *(chondrodermatitis nodularis chronica helicis).* Presencia de nódulos dolorosos en el hélix del pabellón auditivo.

condrodinia *(chondrodynia).* Condralgia, dolor en el cartílago.

condrodistrofia *(chondrodystrophia).* Véase acondroplasia.

condrófito *(chondrophyte).* Excrecencia cartilaginosa en la superficie articular de un hueso.

condrogénesis *(chondrogenesis).* Formación de cartílago.

condroitina *(chondroitin).* Mucopolisacárido presente en la condrina; mediante hidrólisis produce ácido acético, ácido glucurónico y galactosamina.

condroma *(chondroma).* Tumor benigno formado por cartílago.

condromalacia *(chondromalacia).* Reblandecimiento anormal del cartílago.

condromatosis *(chondromatosis).* Presencia de crecimientos cartilaginosos múltiples (condromas).

condroóseo *(chondro-osseous).* Relativo al cartílago y el hueso.

condropatía *(chondropathy).* Cualquier enfermedad del cartílago.

condroplastia *(chondroplasty).* Cirugía plástica del cartílago.

condrosamina *(chondrosamine).* Véase galactosamina.

condrosarcoma *(chondrosarcoma).* Tumor óseo maligno derivado de células cartilaginosas que erosiona el hueso e invade los tejidos blandos adyacentes.

condrosternal *(chondrosternal).* Relativo a: (a) un cartílago esternal; (b) los cartílagos costales y el esternón.

condrótomo *(chondrotome).* Instrumento quirúrgico usado para cortar cartílago.

conducción *(conduction).* Transmisión de energía (calor, electricidad, etc.) o estímulos nerviosos de un punto a otro.

c. acelerada, derivación parcial o completa del impulso sinusal por las vías normales de conducción que resulta en una activación precoz del músculo ventricular.

c. aérea, transmisión del sonido hasta el oído interno a través del conducto auditivo externo y el oído medio.

c. intraventricular, conducción del impulso cardiaco a través del músculo ventricular; también llamada conducción ventricular.

c. nerviosa, transmisión de un impulso a través de un nervio.

c. oculta, transmisión parcial de un impulso a través de la unión A-V que despolariza sólo una parte de esta, causando por tanto una conducción anormal del estímulo siguiente.

c. ósea, transmisión del sonido al oído interno a través de los huesos del cráneo.

c. retardada, bloqueo cardiaco auriculoventricular (A-V) de primer grado; véase bloqueo.

c. retrógada, transmisión de un impulso a través del músculo cardiaco o del sistema de conducción en sentido opuesto al del impulso normal; también llamada reconducción y conducción ventriculoauricular.

c. saltatoria, conducción en la cual el impulso nervioso salta de un nódulo de Ranvier al siguiente.

c. sináptica, propagación de un impulso nervioso a través de una sinapsis.

c. ventricular, véase conducción intraventricular.

c. ventricular aberrante, difusión anormal en el ventrículo del impulso supraventricular causada por la activación retardada de una de las ramas del haz auriculoventricular (haz de His); también llamada aberración ventricular.

c. ventriculoauricular, véase conducción retrógada.

conductancia *(conductance).* Medida de la facilidad con que una sustancia permite el paso de una carga eléctrica a través de sí misma.

conductividad *(conductivity).* La facultad de transmitir o transportar calor, electricidad, soni-

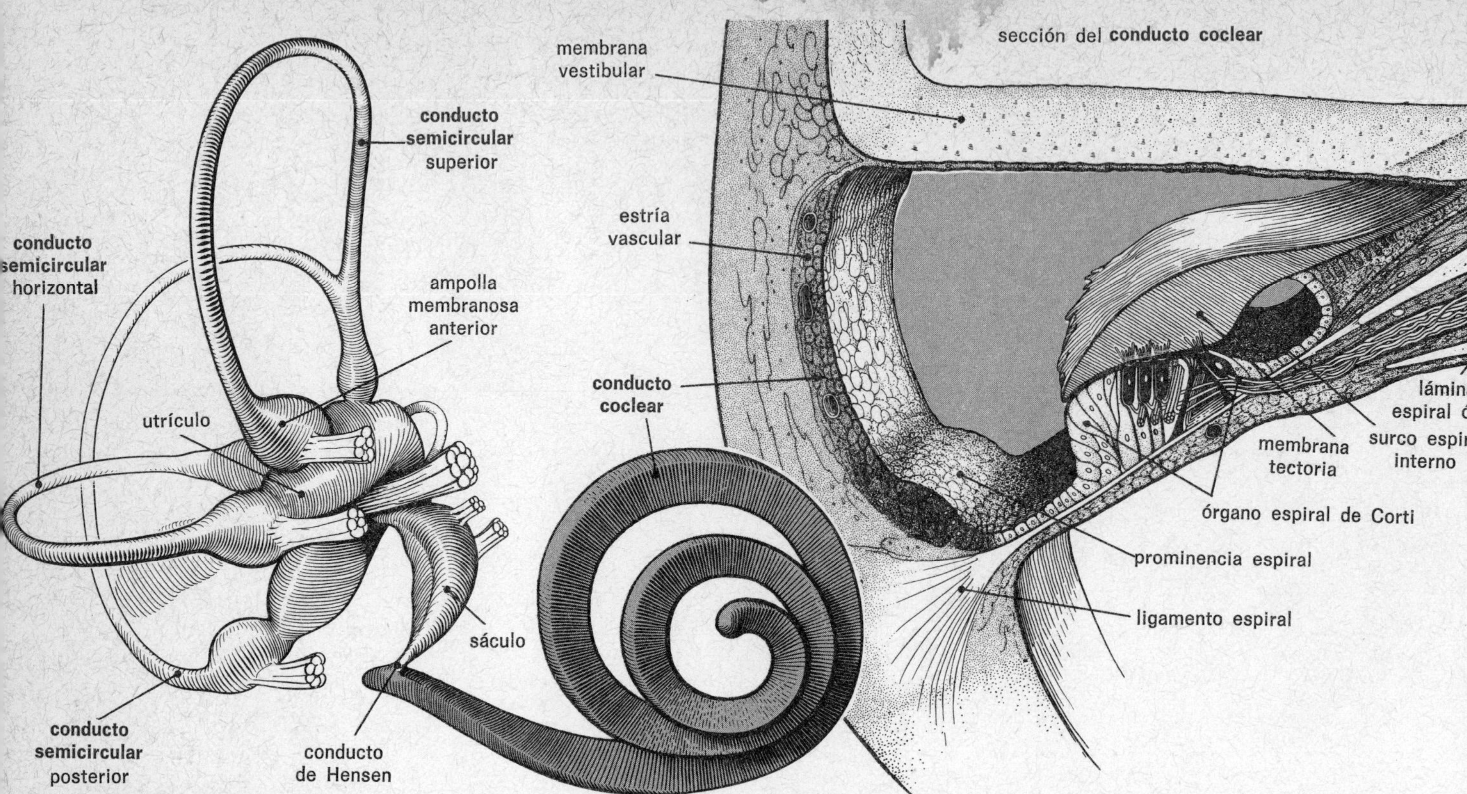

do, etc.

conducto *(duct, canal).* Tubo o canal que por lo general transporta el producto de una glándula a otra parte del cuerpo.

c. de Alcock, véase conducto pudendo.

c. alimentario, boca, esófago, estómago e intestinos.

c. atrioventricular, en el corazón embrionario, el que comunica la cámara sinoauricular con el ventrículo.

c. auditivo, meato auditivo externo; véase meato.

c. de Bartholin, véase conducto sublingual mayor.

c. biliar común, conducto formado por la unión del conducto hepático y el cístico; conduce la bilis hasta el duodeno; también llamado colédoco.

c. carotídeo, pasaje a través de la porción petrosa del hueso temporal por el que discurre la arteria carótida interna.

c. central, canal que se extiende a lo largo de la medula espinal; también llamado canal ependimario o conducto del epéndimo.

c. cístico, conducto que comunica la vesícula con el conducto biliar común.

c. coclear, tubo membranoso espiralado situado dentro de la cóclea del oído interno.

c. deferente, conducto que transporta esperma desde el epidídimo hasta el conducto eyaculatorio; también llamado vas deferens, ductus deferens y conducto espermático.

c. dentario inferior, veáse conducto mandibular

c. endolinfático, conducto del laberinto del oído que conecta el saco endolinfático con el utrículo y el sáculo.

c. espermático, véase conducto deferente.

c. excretor de la vesícula seminal, conducto que drena la vesícula seminal y desemboca en el conducto eyaculatorio.

c. eyaculatorio, canal formado por la unión del conducto deferente (vas deferens) y el conducto excretorio de la vesícula seminal; desemboca en la uretra prostática.

c. femoral, el más pequeño e interno de los tres compartimientos de la vaina femoral; contiene algunos vasos linfáticos y un ganglio linfático.

c. galactóforo, uno de los dieciocho conductos que drenan leche de los lóbulos de la glándula mamaria y desembocan en el pezón; también llamado conducto de la leche.

c. de Havers, cada uno de los conductos del tejido óseo compacto.

c. hepático común, el formado por la unión de los conductos hepáticos derecho e izquierdo.

c. incisivo, uno de dos conductos que se abren a cada lado de la línea media en el paladar óseo, justo por detrás de los dientes incisivos; a través de cada uno de ellos pasan las ramas terminales de la arteria palatina descendente y del nervio nasopalatino.

c. inguinal, paso en sentido oblicuo a través de los estratos de la pared abdominal inferior, por el que transcurre el conducto espermático en el hombre y el ligamento redondo del útero en la mujer.

c. mandibular, conducto interno del maxilar inferior que contiene los vasos y los nervios alveolares inferiores, de los que emergen las ramas terminales que inervan los dientes del maxilar inferior; también llamado conducto dentario inferior.

c. mesonéfrico, conducto embrionario que en el hombre se convierte en el conducto deferente y se oblitera en la mujer; también llamado conducto de Wolff.

c. de Müller, véase conducto paramesonéfrico.

c. nasolagrimal, el que transporta lágrimas desde el saco lagrimal hasta la cavidad nasal.

c. onfalomesentérico, tallo vitelino estrecho que conecta el mesointestino del embrión con el saco vitelino; también llamado conducto vitelino o tallo vitelino.

c. pancreático, conducto excretor del páncreas que desemboca en el duodeno.

c. pancreático accesorio, el menor de los dos conductos pancreáticos que desembocan en el duodeno; también llamado conducto de Santorini.

c. papilar de Bellini, uno de los numerosos conductos de la parte interna de la medula renal, formado por uniones sucesivas de unos siete túbulos colectores rectos.

c. paramesonéfrico, uno de los dos tubos embrionarios que se transforman en la mujer en las trompas, el útero y la vagina; desaparece en el hombre; también llamado conducto o canal de Müller.

c. parauretral, uno de los muchos conductos de las glándulas parauretrales (glándulas de Skene); también llamados conductos de Schüler.

c. parotídeo, conducto que transporta saliva desde la glándula parótida hasta la boca, donde se abre a nivel del segundo molar superior.

c. perilinfático canal diminuto que conecta el espacio perilinfático de la cóclea con el espacio subaracnoideo.

c. pterigoideo, canal que pasa a través de la raíz de la apófisis pterigoides del hueso esfenoides.

c. pudendo, conducto fibroso dentro de la aponeurosis del obturador que delimita la pared lateral de la fosa isquiorrectal; transmite los vasos y nervios pudendos; también llamado conducto de Alcock.

c. de las raíces, c. de la pulpa, porción de la cavidad pulparia, dentro de la raíz de un diente, que va desde el ápice a la cámara de la pulpa y contiene tejido pulpar.

c. de Schlemm, conducto en forma de anillo en el borde anterior de la esclerótica que circunda la córnea; sirve para drenar el exceso de humor acuoso de la cámara anterior del ojo; también llamado seno venoso de la esclerótica.

c. semicircular, uno de los tres tubos membranosos dentro del canal semicircular del oído interno; contribuye al equilibrio y a la orientación.

c. sublingual mayor, conducto que drena la glándula salival sublingual y desemboca en la papila , en el piso de la boca; también llamado conducto de Bartholin.

c. sublingual menor, cada uno de los conductos (en número de 10 a 30) que drenan la glándula sublingual y desembocan a lo largo del pliegue de la mucosa (plica sublingualis) bucal; también llamados conductos de Walther.

c. submaxilar, conducto de unos 5 cm de largo que drena la glándula submaxilar y desemboca en la punta de la papila sublingual del piso de la boca adyacente al frenillo de la lengua; también llamado conducto de Wharton.

c. sudoríparo, el que se extiende desde el cuerpo de la glándula sudorípara hasta la superficie cutánea; también llamado conducto del sudor.

c. tirogloso, conducto embrionario que se extiende a lo largo de la línea media del cuello; su parte inferior origina el istmo del tiroides; normalmente, el resto desaparece, pero a veces persiste en el adulto formando quistes o fístulas.

c. torácico, el canal linfático más grande del cuerpo; transporta la linfa hasta la vena subclavia izquierda.

c. utriculosacular, conducto ubicado en el oído medio que sale del utrículo y se une al conducto endolinfático.

c. venoso, en el feto, la continuación de la vena umbilical a través del hígado hasta la vena cava inferior; se oblitera después del nacimiento transformándose en el ligamento venoso; también llamado canal de Arancio.

c. vertebral, el formado por las vértebras y que contiene la medula espinal.

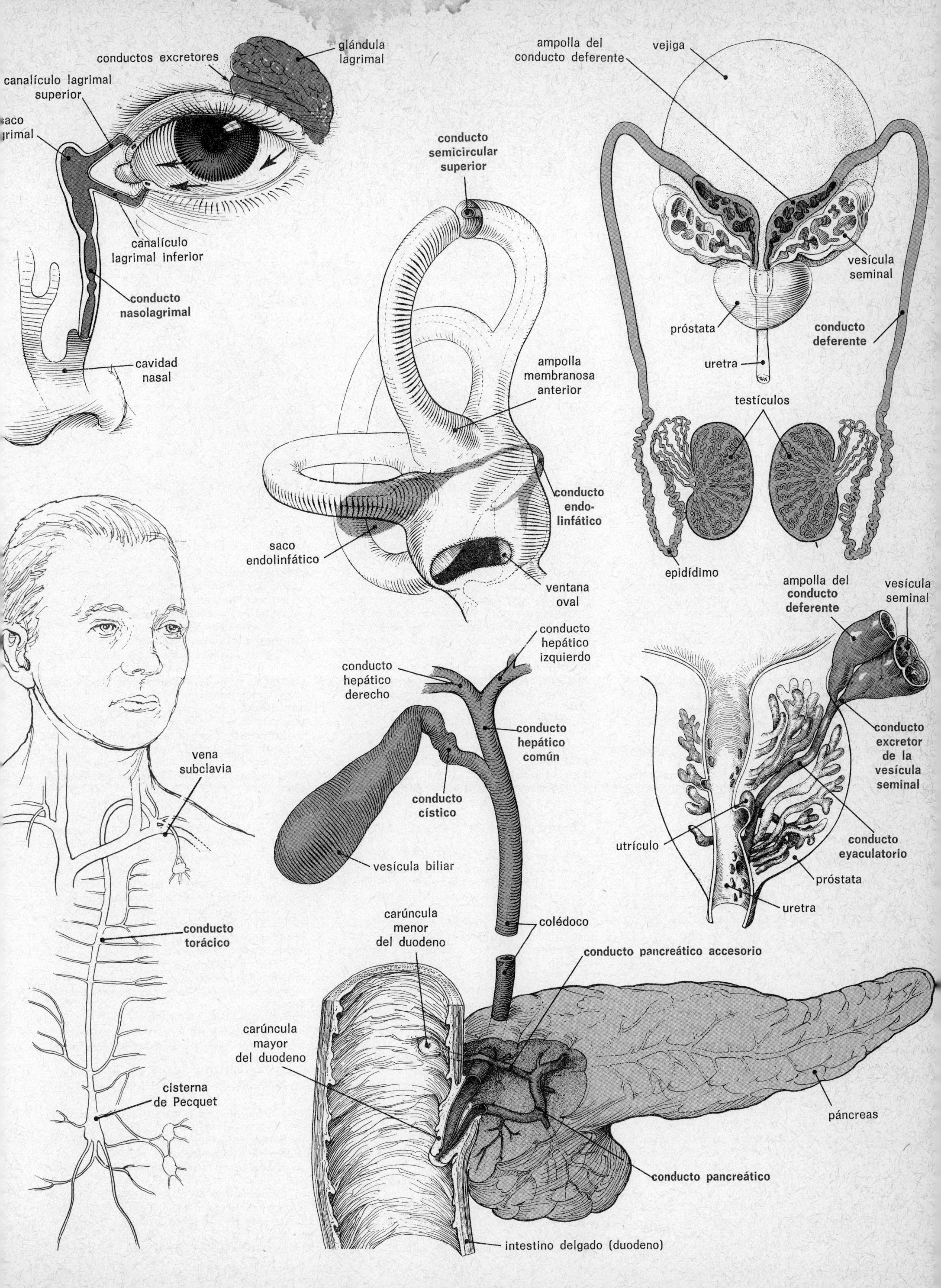

conductos excretores
glándula lagrimal
canalículo lagrimal superior
saco lagrimal
canalículo lagrimal inferior
conducto nasolagrimal
cavidad nasal
conducto semicircular superior
ampolla membranosa anterior
conducto endolinfático
saco endolinfático
ventana oval
ampolla del conducto deferente
vejiga
vesícula seminal
próstata
conducto deferente
uretra
testículos
epidídimo
ampolla del conducto deferente
vesícula seminal
conducto excretor de la vesícula seminal
utrículo
conducto eyaculatorio
próstata
uretra
vena subclavia
conducto torácico
cisterna de Pecquet
conducto hepático izquierdo
conducto hepático derecho
conducto hepático común
conducto cístico
vesícula biliar
colédoco
carúncula menor del duodeno
conducto pancreático accesorio
carúncula mayor del duodeno
páncreas
conducto pancreático
intestino delgado (duodeno)

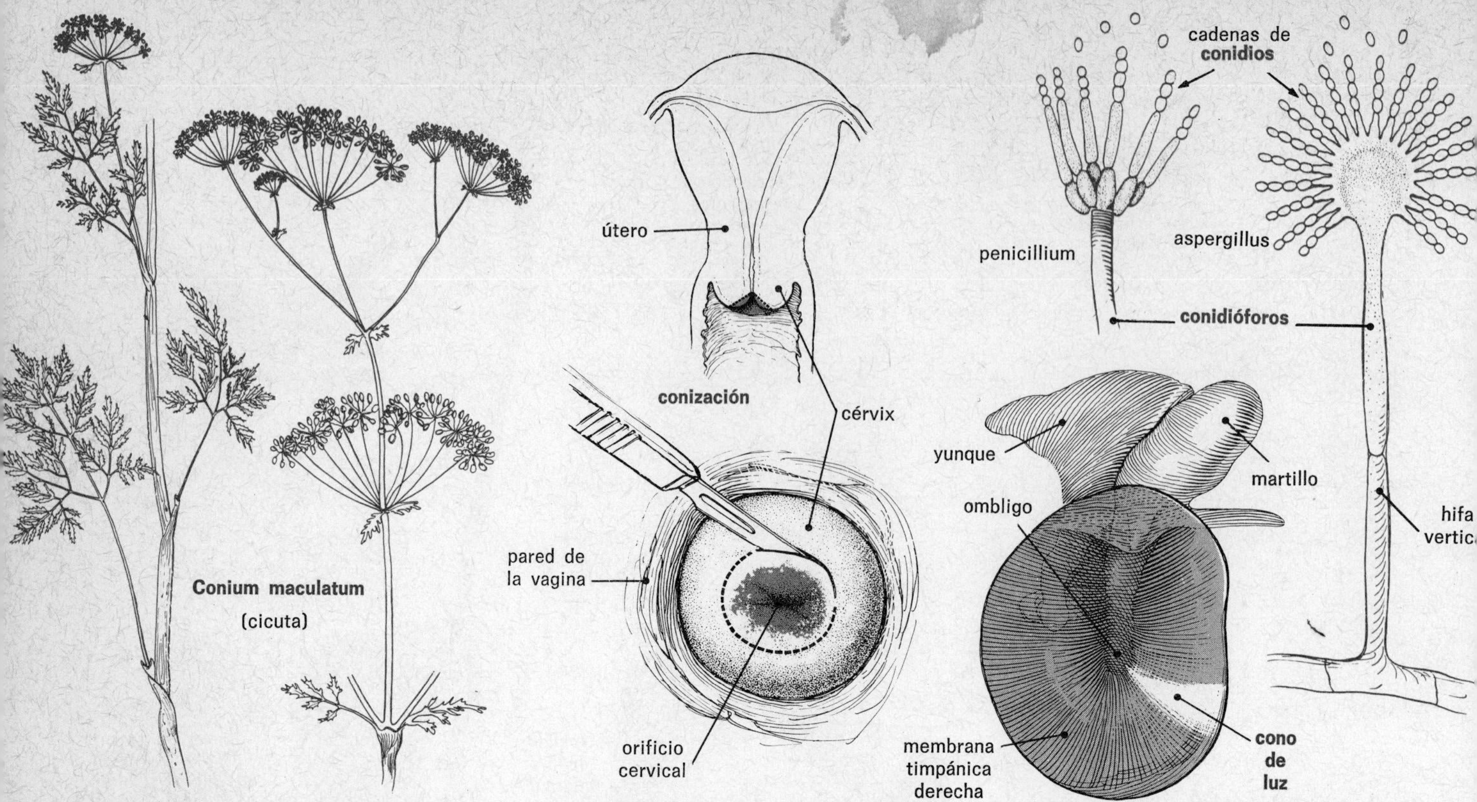

c. vitelino, véase conducto onfalomesentérico.
c. de Wharton, véase conducto submaxilar.
c. de Wolff, véase conducto mesonéfrico.

conductor *(conductor).* **1.** Cualquier sustancia capaz de transmitir calor, electricidad, sonido, etc. **2.** Sonda acanalada usada por el cirujano para guiar el bisturí.

conector *(connector).* En odontología, parte de una prótesis parcial fija que une sus partes componentes; p. ej. un diente artificial.

confabulación *(confabulation).* Sustitución de lagunas en la memoria por creaciones detalladas de experiencias imaginarias; a veces aparece en enfermedades orgánicas del cerebro en las que se observa también afectación intelectual.

confección *(confection).* Preparado farmacéutico azucarado; también llamado electuario.

configuración *(configuration).* **1.** Forma o delimitación de algo, determinado por la disposición de sus partes. **2.** Agrupamiento espacial de los átomos de una molécula.

confinamiento *(confinement).* Período del parto.

conflicto *(conflict).* Lucha entre dos emociones, pensamientos, necesidades o cursos de acción que se contraponen.

confluencia de los senos, confluens sinuum *(confluence of the sinuses, confluens sinuum).* Lugar de unión de los senos de la duramadre (sagital superior, recto, occipital y los dos transversos), situado en una leve depresión a un lado de la protuberancia interna del hueso occipital; también llamada prensa de Herófilo.

confluens sinuum *(confluens sinuum).* Véase confluencia de los senos.

confluente *(confluent).* Que tiende a juntarse, como las lesiones cutáneas de ciertas enfermedades que no aparecen individualizadas, sino que se fusionan.

conformación *(conformation).* Disposición espacial de los átomos de una molécula obtenida por rotación de grupos alrededor de un enlace covalente simple sin romper ningún enlace covalente.

conformador *(conformer).* Molde o tapa encajados en una cavidad para preservar su forma, como el usado en la órbita ocular tras la extracción de un ojo y antes de colocar una prótesis.

confusión *(confusion).* Estado mental en el que se encuentra una persona desorientada con respecto a su medio ambiente; daño de la capacidad de pensar claramente a una velocidad normal.

congelación gástrica *(freezing, gastric).* Tratamiento de la úlcera péptica mediante congelación de las células secretoras del estómago con el propósito de reducir o eliminar la producción de jugo gástrico ácido.

congeladura *(frostbite).* Trastorno local de intensidad variable causado por congelación de los tejidos tras la exposición a temperaturas muy bajas; puede producir gangrena; suelen verse afectados los dedos de la mano y los pies, las orejas y la nariz.

congénere *(congener).* **1.** Dícese de un animal o vegetal del mismo origen o derivación que otro. **2.** Uno de los dos o más músculos con la misma función.

congénito *(congenital, innate).* Presente en el nacimiento; debe distinguirse de innato, que significa adquirido genéticamente.

congestión *(congestion).* Acumulación anormal de sangre en una parte.
c. hipostática, acumulación de sangre en la parte más baja de un órgano por la acción de la gravedad cuando la circulación es débil.
c. pasiva, acumulación de sangre en una parte o porción del cuerpo.
c. venosa pasiva, congestión de una parte debida al estancamiento parcial de sangre en los capilares y las vénulas como resultado de la falta de drenaje venoso o de la insuficiencia del ventrículo derecho del corazón.

congestionado *(congested).* Que contiene una cantidad anormalmente grande de sangre.

conglutinación *(conglutination).* **1.** Adhesión anormal. **2.** Aglutinación o arracimamiento de eritrocitos en presencia de suero (complemento).

conglutinina *(conglutinin).* Proteína no anticuerpo capaz de combinarse con la porción de carbohidrato del complemento y, por tanto, de aglutinar partículas cubiertas por el complemento; hallada en el suero bovino normal.

conidio *(conidium).* Espora reproductiva de los hongos producida en forma asexual.

conidióforo *(conidiophore).* Filamento hifal especializado de los hongos que contiene esporas.

conidiospora *(conidiospore).* Espora fúngica producida en un conidióforo especializado.

coniofibrosis *(coniofibrosis).* Formación anormal de tejido fibroso causada por la presencia de polvo.

coniosis *(coniosis).* Enfermedad causada por la inhalación de polvo.

Conium maculatum. Planta de gran tamaño y sumamente venenosa de la familia de las zanahorias; cicuta.

conización *(conization).* Extracción de una porción cónica de tejido, como la obtenida del cérvix uterino.

conjugación *(conjugation).* **1.** Reproducción sexual de organismos unicelulares, por la que se intercambian material genético. **2.** En química, combinación de moléculas grandes (p. ej. proteínas) con moléculas de otras sustancias.

conjugado *(conjugate).* Apareado.

conjugasa *(conjugase).* Enzima presente en el hígado y riñón de los mamíferos que desdobla los conjugados de ácido fólico en ácido pteroilglutámico y ácido glutámico.

conjuntiva *(conjunctiva).* Membrana mucosa transparente que reviste la superficie interna de los párpados (conjuntiva palpebral) y la superficie expuesta de la esclerótica anterior hasta el borde de la córnea (conjuntiva bulbar); la capa epitelial de la conjuntiva se continúa con el epitelio corneal

conjuntivitis *(conjunctivitis).* Inflamación de la conjuntiva producida por agentes bacterianos, víricos, alérgicos o fisicoquímicos; p. ej. la conjuntivitis catarral aguda es causada por una bacteria (por lo general neumococo), la queratoconjuntivitis epidémica por un virus (adenovirus 8), la conjuntivitis catarral invernal es producida por la hipersensibilidad a alérgenos exógenos, la cáustica se debe al contacto directo de los ojos con sustancias químicas cáusticas, y la actínica aparece por exposición a los rayos ultravioleta.

conminución *(comminution).* Proceso de rotura en muchos fragmentos.

conminuto *(comminuted).* Roto en muchos fragmentos; término utilizado para designar ciertas fracturas.

conmoción. Véase concusión.

Conn, síndrome de *(Conn's syndrome).* Aldosteronismo primario (1); secreción excesiva de aldosterona debida a un tumor de la corteza suprarrenal; los hallazgos típicos son hipertensión, alcalosis hipocaliémica, astenia y baja renina sérica.

cono *(cone).* Figura o estructura anatómica de base circular que remata en punta.
c. de luz, reflejo triangular de luz observado en la inspección de la membrana timpánica.
c. medular, el extremo afilado de la médula espinal.
c. retiniano, una de las seis o siete millones de células fotorreceptoras que, conjuntamente con los bastones, forman la segunda de las 10 capas de la retina.

consanguíneo *(consanguineous).* Relacionado

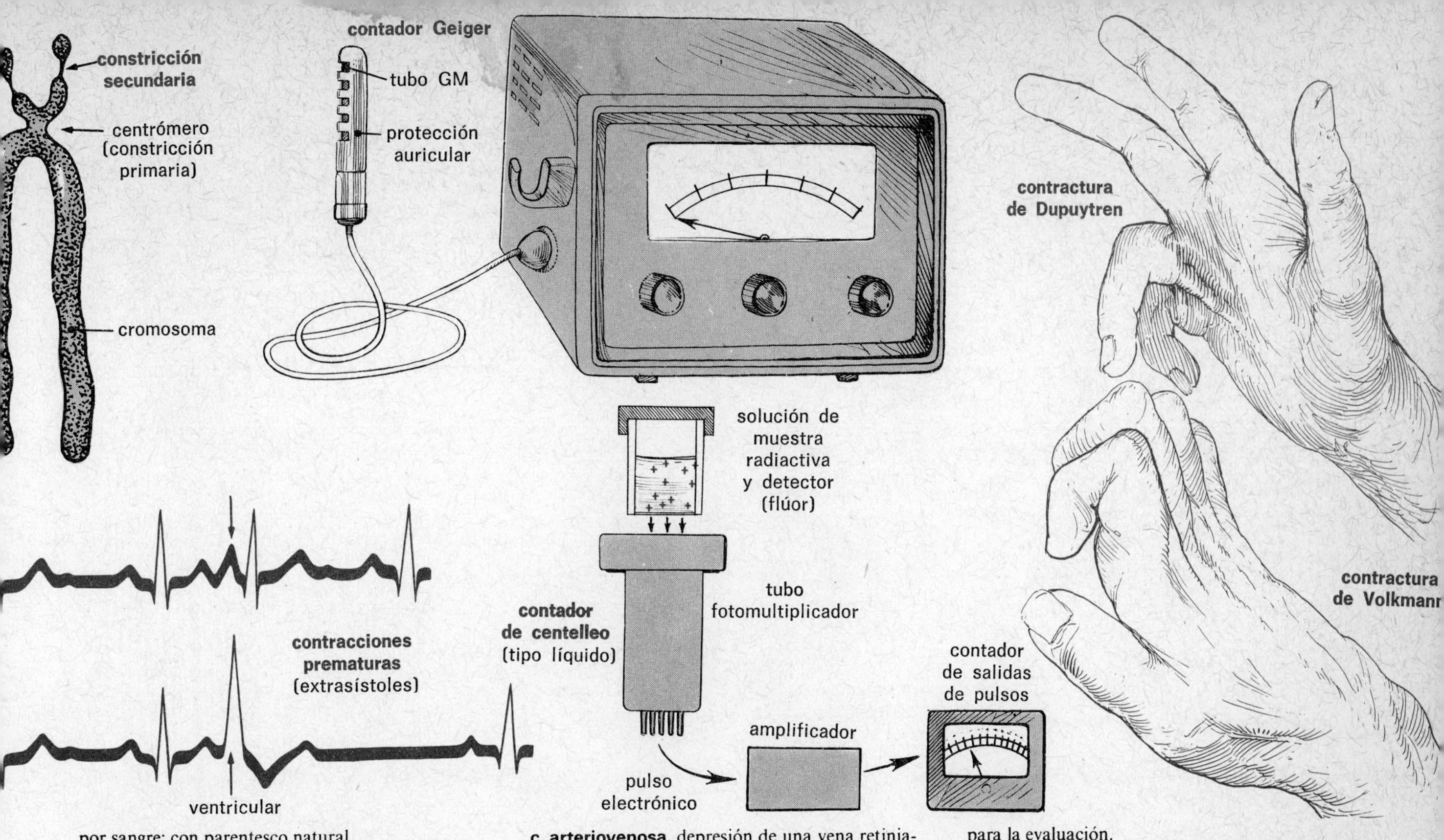

por sangre; con parentesco natural.

consciencia *(consciousness).* Estado de conocimiento del ambiente y de respuesta al mismo.

consciente *(conscious).* Que tiene percepción de la existencia, acciones y medio ambiente propios.

consensual *(consensual).* **1.** Designa un acto involuntario; también llamado reflejo. **2.** Dícese del reflejo fotomotor en un ojo cuando se ilumina solamente el otro.

conservador *(conservative).* **1.** Calificativo aplicado a un método de tratamiento cauto, no agresivo ni cruento. **2.** Sustancia añadida a productos alimenticios, como ácidos grasos, para inhibir el crecimiento de bacterias capaces de descomponer los alimentos. **3.** Capaz de preservar.

consolador *(dildo, dildoe).* Objeto que tiene la forma y el tamaño aproximado de un pene erecto; utilizado para producir placer sexual mediante la inserción vaginal.

consolidación *(consolidation).* **1.** Solidificación en una masa densa; se aplica en especial a la solidificación inflamatoria del pulmón en la neumonía. **2.** La masa así formada.

constante *(constant).* Cantidad que bajo condiciones estipuladas no varía con los cambios del medio ambiente.

c. de desintegración, expresión matemática del número de átomos de un radionúclido que se desintegran en una unidad de tiempo.

c. de disociación, en química, constante que depende del equilibrio entre las formas disociadas y no disociadas de un compuesto.

c. gaseosa (R), constante universal de proporcionalidad que aparece en la ecuación general de los gases, igual a la presión del gas por el volumen dividido por su temperatura.

c. de Michaelis-Menten (K_m), la que expresa la concentración de sustrato a la que alcanza la mitad del máximo de velocidad de una reacción.

c. de Plank (h), constante que expresa el índice de la energía poseída por un cuanto de energía con respecto a su frecuencia; su valor es aproximadamente $6{,}626 \times 10^{-27}$ erg·s.

c. de transformación, cantidad de material radiactivo que se desintegra en cada segundo.

constelación *(constellation).* En psiquiatría, conjunto de ideas relacionadas.

constitución *(constitution).* **1.** Contextura física y estado de salud corporal. **2.** Peculiares caracteres somatopsíquicos duraderos de una persona.

constricción *(constriction).* **1.** Estrechamiento; ligadura. **2.** Sensación subjetiva de estar atado u oprimido.

c. arteriovenosa, depresión de una vena retiniana en el tejido de la retina en el punto donde se cruza con la arteria; está causada generalmente por un aumento de la presión sanguínea arterial.

c. secundaria, la delgada área heterocromática de un cromosoma que separa el satélite del resto del cromosoma (la constricción primaria está en el centrómetro).

constrictor *(constrictor).* Dícese de un músculo que estrecha un canal o una abertura.

consultor *(consultant).* Médico que es llamado en calidad de consejero.

consunción *(consumption).* Atrofia de los tejidos; antiguamente, nombre popular de la tuberculosis pulmonar. Desnutrición acentuada, también llamada caquexia o tisis, debida a una enfermedad infecciosa crónica o al cáncer.

consulta *(consultation).* Deliberación de dos o más médicos para evaluar el diagnóstico y el tratamiento de la enfermedad de un paciente determinado.

contacto *(contact).* **1.** Punto en el cual se tocan dos cuerpos adyacentes. **2.** Persona que ha sido expuesta al virus de una enfermedad infecciosa.

contador *(counter).* Computadora o cualquier aparato para contar.

c. de centelleo, dispositivo utilizado para detectar y contar partículas radiactivas; también llamado escintilador.

c. Geiger (contador GM), instrumento utilizado para detectar, medir y registrar la emisión de partículas radiactivas; consta de un cilindro metálico cargado negativamente en un tubo de vacío que contiene un alambre cargado positivamente; también llamado contador Geiger-Müller.

contagio *(contagion).* **1.** Transmisión de una enfermedad por contacto directo o indirecto. **2.** Agente que es o puede ser el causante de una enfermedad infecciosa.

contagioso *(contagious).* Transmisible por contacto directo o indirecto.

contaminación *(contamination).* **1.** Proceso de ensuciar con material infeccioso o material radiactivo indeseado. **2.** Error del habla caracterizada por la fusión de parte de una palabra con parte de otra. **3.** *(pollution).* Acción o proceso de contaminar, como la liberación de sustancias nocivas en la atmósfera o en un depósito natural de agua.

contaminante *(contaminant, pollutant).* Lo que contamina; impureza.

contaminar *(pollute).* **1.** Convertir en impuro; ensuciar. **2.** En un experimento, permitir que la variable a evaluar influya en la variable utilizada para la evaluación.

contar *(count).* Enumerar uno a uno con el fin de calcular un total.

contenido *(content).* **1.** Lo que está confinado en un espacio cerrado. **2.** Cantidad de una sustancia especificada.

contigüidad *(contiguity).* Estado de adyacencia temporal o espacial; inmediatamente anterior o posterior.

continencia *(continence).* **1.** Autolimitación, abstinencia, en especial de la actividad sexual. **2.** Capacidad para retener las heces y la orina.

contornear *(contour).* Dar una forma deseada, como a una prótesis dental o diente roto.

contorno *(contour).* Configuración superficial.

contra– *(contra–).* Prefijo que significa oposición.

contraabertura *(counteropening).* Segunda abertura practicada en situación opuesta a otra (p. ej. en un absceso) para facilitar el drenaje; también llamada contraapertura y contrapunción.

contracción *(contraction).* **1.** Acortamiento o aumento de la tensión de un músculo en funcionamiento. **2.** Latido cardiaco. **3.** Encogimiento o reducción de tamaño.

c. de Braxton-Hicks, signo de Braxton-Hicks, contracciones irregulares indoloras del útero grávido que comienzan durante el primer trimestre y aumentan en frecuencia a medida que avanza el embarazo; se observan en ocasiones en casos de hematometría y de miomas blandos.

c. prematura, latido cardiaco prematuro. También llamado extrasístole.

c. en reloj de arena, estrechamiento en la mitad de un órgano hueco.

contracepción *(contraception).* Prevención de la concepción.

contraceptivo *(contraceptive).* Todo agente o dispositivo utilizado para evitar la concepción.

contráctil *(contractile).* Capaz de contraerse.

contractilidad *(contractility).* Capacidad de acortarse o de aumentar la tensión, aplicada a un músculo.

contractura *(contracture).* Contracción permanente debida a espasmo tónico, atrofia muscular o cicatrices.

c. de Dupuytren, acortamiento de la aponeurosis palmar que produce flexión permanente de uno o más dedos.

c. muscular de los atletas, calambre o contractura de los músculos, especialmente de la pierna o el brazo, como consecuencia de lesión o actividad excesiva.

c. de Volkmann, contracción de los dedos, y a

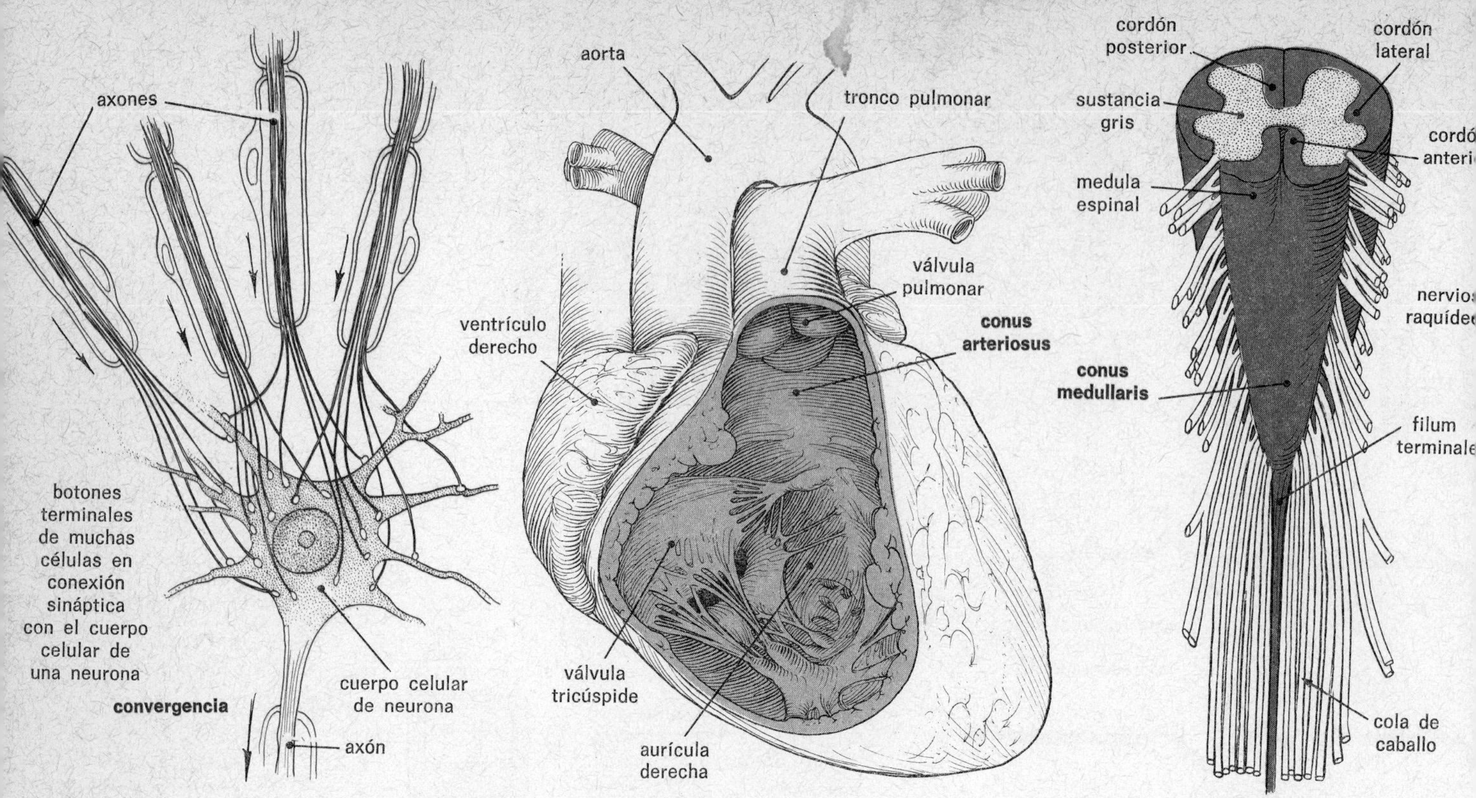

veces de la muñeca, tras una herida grave o uso inapropiado de un torniquete; también llamada contractura isquémica de Volkmann.

contrachoque *(countershock).* Choque eléctrico aplicado al corazón para corregir una alteración de su ritmo.

contraer *(contract).* Reducir de tamaño o aumentar la tensión mediante atracción conjunta; encoger.

contraestimulante *(contrastimulant).* **1.** Que contrarresta los efectos de un estimulante. **2.** Agente que produce dicho efecto.

contraextensión *(counterextension).* Contracción.

contrafármaco *(counterdrug).* Fármaco que neutraliza o contrarresta el efecto de un fármaco opuesto.

contragolpe *(contrecoup).* Que aparece en el punto opuesto, como la fractura de una parte del cráneo opuesta al punto de impacto.

contraindicación *(contraindication).* Cualquier afección que hace indeseable el uso de una medicación o procedimiento quirúrgico.

contrairritante *(counterirritant).* Sustancia que se aplica localmente para producir una irritación superficial con el fin de aliviar una inflamación más profunda.

contralateral *(contralateral).* Situado en el lado opuesto.

contrapulsación *(counterpulsation).* Procedimiento utilizado para ayudar al corazón insuficiente, consistente en la extracción automática de sangre arterial justo antes de y durante la eyección ventricular, retornándola a la circulación durante la diástole.

contratinción *(counterstain).* Segunda tinción, por lo general de un color contrastante, que se aplica a un espécimen microscópico para colorear partes no afectadas por la primera tinción.

contratracción *(countertraction).* Tracción o estiramiento que antagoniza la acción de otra tracción; tirón hacia atrás.

contratransferencia *(countertransference).* Reacción emocional del psiquiatra hacia el paciente; puede ser consciente o inconsciente.

control *(control).* **1.** Comprobación de un experimento científico comparándolo con uno estándar o realizando un experimento paralelo bajo las mismas condiciones, pero variando un factor. **2.** Estándar con el que se comparan los resultados de un experimento.

c. de la natalidad, limitación del número de hijos concebidos mediante el uso voluntario de un método de contracepción.

contusión *(contusion).* **1.** Daño superficial o magulladura. **2.** Lesión traumática por choque, sin solución de continuidad en la piel.

c. cerebral, daño localizado en la superficie del cerebro, por lo general acompañado de extravasación sanguínea y a veces hinchazón; los síntomas varían según la extensión y la localización de la lesión.

conus *(conus).* Estructura en forma de cono.

c. arteriosus, porción anterosuperior del ventrículo derecho del corazón que termina en la arteria pulmonar; también llamado cono arterial o infundíbulo de la pulmonar.

c. medullaris, extremo adelgazado de la medula espinal; también llamado cono medular.

convalecencia *(convalescence).* Fase de recuperación entre la terminación de una enfermedad o lesión y el restablecimiento total de la salud.

convección *(convection).* Transmisión de calor en líquidos o gases por el movimiento de las partículas calentadas.

convergencia *(convergence).* **1.** Vuelta hacia o acercamiento a un punto común desde diferentes direcciones; p. ej. el movimiento coordinado de los ojos hacia un punto cercano, o el movimiento hacia el centro de las células periféricas de la blástula durante el estadio de gastrulación del embrión. **2.** Sinapsis de varias neuronas presinápticas con una neurona postsináptica.

c. negativa, desviación externa de los ejes visuales; también llamada divergencia o estrabismo divergente.

c. positiva, desviación interna de los ejes visuales; también llamada estrabismo convergente.

conversión *(conversion).* **1.** Acción de cambiar. **2.** En psiquiatría, dícese de la manifestación física simbólica de un conflicto psíquico.

convexo *(convex).* Con la superficie curvada hacia adelante.

convexocóncavo *(convexoconcave).* Dícese de una lente que tiene la curvatura convexa mayor que la cóncava.

convolución *(convolution).* Torsión o envoltura de una parte anatómica sobre sí misma; véase también circunvolución.

convoluto *(convoluted).* Enrollado, espiralado o retorcido.

convulsión *(convulsion).* Contracción muscular involuntaria violenta, o serie de tales contracciones que produce movimientos espasmódicos.

convulsionante *(convulsant).* Que causa convulsiones.

copa *(cup).* Estructura similar a una copa.

c. fisiológica, depresión normal de la superficie del disco óptico.

c. glaucomatosa, depresión profunda del disco óptico que se observa en el glaucoma, debida al aumento de la presión intraocular.

c. ocular, copa pequeña alargada que encaja en la órbita; utilizada para la aplicación de líquidos medicamentosos o para lavar el ojo.

Cope, signo de *(Cope's sign).* Signo de apendicitis: (1) hipersensibilidad en el área apendicular con el muslo en extensión; (2) dolor al comprimir la arteria femoral en el triángulo femoral (de Scarpa).

copolimerización *(copolymerization).* Unión química de diferentes monómeros para formar un compuesto de alto peso molecular.

copolímero *(copolymer).* Compuesto plástico de uno o más monómeros o unidades básicas diferentes.

coproanticuerpos *(coproantibodies).* Anticuerpos presentes en el contenido intestinal.

coprolalia *(coprolalia).* Uso involuntario de palabras obscenas.

coprolito *(coprolith).* Masa fecal dura.

coproporfirina *(coproporphyrin).* Compuesto porfirínico normalmente presente en las heces; producto de descomposición de la bilirrubina; también llamado estercoporfirina.

copulación *(copulation).* Relación sexual; coito.

cor. En latín, corazón.

c. biloculare, corazón más o menos bicamerado debido a la ausencia o desarrollo incompleto de los tabiques interauricular e interventricular.

c. bovinum, corazón anormalmente grande; también llamado bucardia.

c. pulmonale, agrandamiento del ventrículo derecho consecutivo a una alteración del parénquima o de los vasos sanguíneos pulmonares.

c. triloculare, corazón tricamerado debido a la ausencia del tabique interauricular o el interventricular.

coracoacromial *(coracoacromial).* Relativo a las apófisis coracoides y acromial de la escápula.

coracobraquial *(coracobrachial).* Relativo a la apófisis coracoides de la escápula y el brazo.

coracoclavicular *(coracoclavicular).* Relativo a la apófisis coracoides de la escápula y la clavícula.

coracohumeral *(coracohumeral).* Relativo a la apófisis coracoides de la escápula y el húmero.

coracoideo *(coracoid).* Semejante al pico de un cuervo; relativo a la apófisis curva y gruesa del borde superior de la escápula (coracoides).

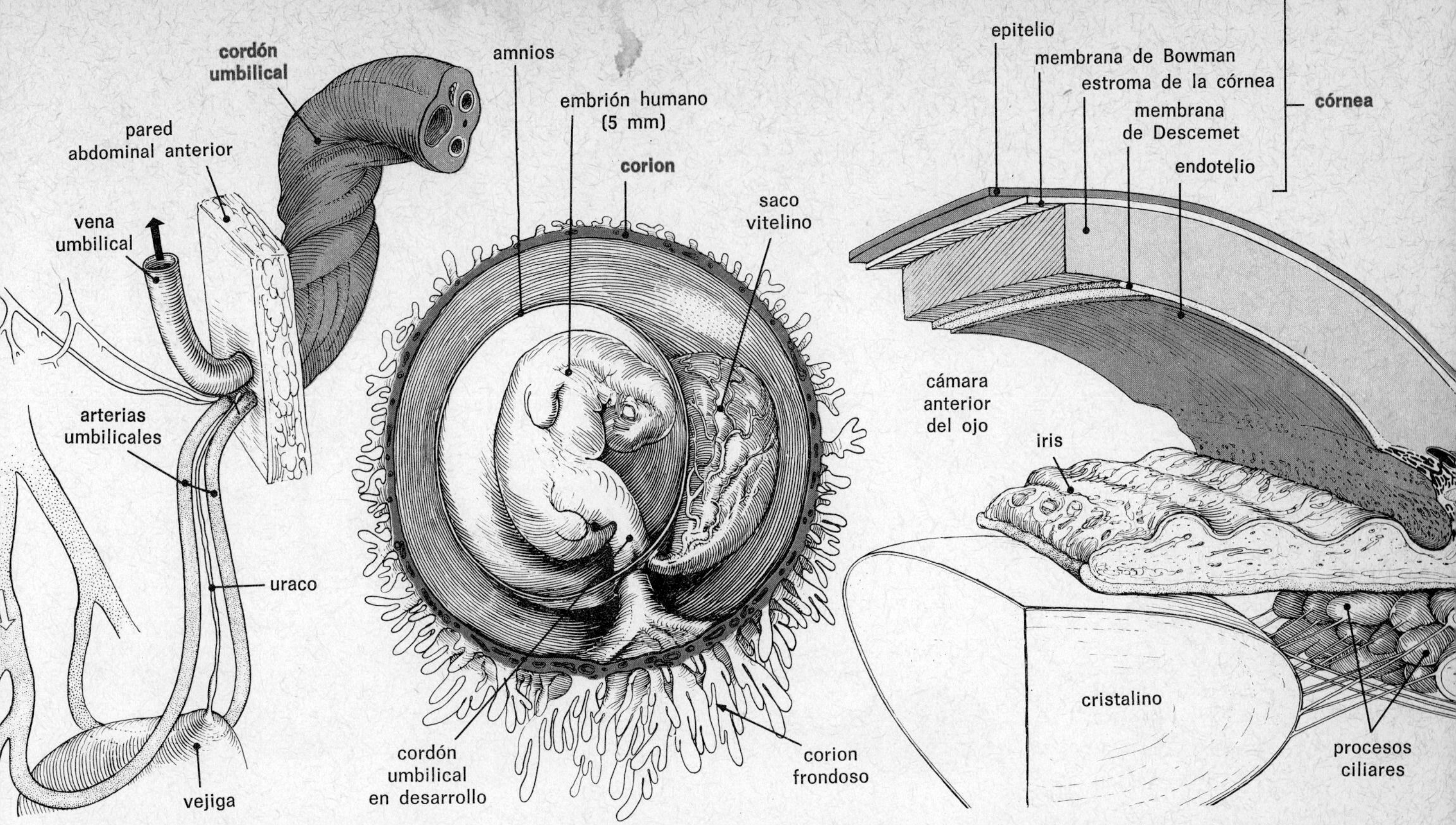

coraza *(cuirass).* Pieza de una armadura que protege el pecho; palabra usada en terminología médica para indicar relación con el pecho.

corazón *(heart).* Organo muscular hueco provisto de 4 cavidades que mantiene la circulación de la sangre impulsando en las arterias la que recibe de las venas; está situado entre los pulmones y envuelto por el pericardio.

c. derecho, aurícula y ventrículo derechos considerados en conjunto.

c. izquierdo, aurícula y ventrículos izquierdos considerados en conjunto.

c., dextroposición del, véase dextroposición.

c., insuficiencia del, véase insuficiencia.

cordado *(chordate).* Cualquier animal del filo cordados *(Chordata).*

cordados *(Chordata).* Filo que incluye todos los animales que tienen un notocordio en algún grado de desarrollo.

cordectomía *(cordectomy).* Escisión quirúrgica de una cuerda, en especial de una cuerda vocal.

corditis *(chorditis).* Inflamación de una cuerda.

cordoma *(chordoma).* Tumor raro que se cree surge a partir de restos de tejido notocordal; aparece a lo largo de la columna vertebral, especialmente en el área sacrococcígea y en la base del cráneo.

cordón 1 *(funiculus).* Una de las tres divisiones más importantes de la sustancia blanca a ambos lados de la medula espinal, llamadas cordón anterior, lateral y posterior. 2 *(cord).* Estructura flexible similar a una cuerda.

c. espermático, estructura que se extiende desde el anillo inguinal interno hasta el testículo.

c. espinal, porción elongada del sistema nervioso central encerrada en la columna vertebral; médula espinal.

c. umbilical, estructura que comunica la placenta con el ombligo del feto; contiene dos arterias y una vena enrolladas una alrededor de la otra; en el recién nacido mide alrededor de 50 cm de largo y más de un cm de diámetro.

cordopexia *(cordopexy).* Fijación quirúrgica de una cuerda, especialmente una vocal.

cordotomía *(cordotomy).* Sección de las vías sensitivas de la medula espinal para aliviar el dolor intratable.

cordura *(sanity).* Estado de salud mental; en sentido legal, el estado mental de una persona por el cual es jurídicamente responsable de sus actos y sus consecuencias.

corea *(chorea).* Grupo de alteraciones caracterizadas por movimientos involuntarios rápidos y breves de los miembros, la cara, el tronco y la cabeza.

c. aguda, c. de Syndenham, baile de San Vito, complejo sintomático que aparece en los niños, caracterizado por debilidad muscular, incoordinación y movimientos involuntarios intensificados por el esfuerzo voluntario; se asocia con fiebre reumática aguda; también llamada corea infecciosa.

c. hereditaria, c. progresiva crónica, c. de Huntington, enfermedad hereditaria, progresiva y degenerativa del cerebro, que comienza en la edad adulta y causa deterioro mental; se caracteriza por movimientos espasmódicos involuntarios, por lo general del tronco, hombros y miembros inferiores.

c. senil, movimientos leves involuntarios de los miembros, por lo general unilaterales, que aparecen en los ancianos.

coreclisis *(corecleisis).* Obliteración de la pupila.

corectasia *(corectasis).* Dilatación patológica de la pupila.

corectopia *(corectopia).* Posición anormal de la pupila.

coreico *(choreic).* Perteneciente o relativo a la corea.

coreiforme *(choreiform).* Semejante a la corea (alteración nerviosa espasmódica).

coreoatetosis *(choreoathetosis).* Movimientos involuntarios anormales del cuerpo con combinación de características coreicas y atetóticas como contracciones espasmódicas, retorcimiento, contorsiones de la cara, marcha sobre los talones y posturas extrañas.

coreometría *(coreometry).* Medición del diámetro de la pupila del ojo; también llamada pupilometría

coreómetro *(coreometer).* Instrumento para medir el diámetro de la pupila; también llamado pupilómetro.

corestenoma *(corestenoma).* Estrechamiento o cierre parcial de la pupila.

corioadenoma destruens *(chorioadenoma destruens).* Tumor celular localmente invasivo de la membrana fetal más externa (corion); penetra en y a veces perfora la pared uterina extendiéndose a los tejidos adyacentes.

corioamniositis *(chorioamnionitis).* Inflamación de las membranas fetales.

corioangioma *(chorioangioma).* Tumor benigno raro que surge a partir de los capilares placentarios y aparece como un nódulo solitario en la placenta.

coriocarcinoma *(choriocarcinoma).* Tumor maligno que se origina en la membrana fetal más externa (corion); en raras ocasiones coexiste con el embarazo, pero suele desarrolarse inmediatamente después; puede ser consecutivo tanto a embarazos normales como ectópicos; antes llamado corioepitelioma.

corioepitelioma *(chorionepithelioma).* Véase coriocarcinoma.

coriomeningitis *(choriomeningitis).* Inflamación de las membranas cerebrales (meninges) con participación de los plexos coroideos, en especial del tercero y cuarto ventrículos.

c. linfocítica, enfermedad vírica rara frecuente en ratones que a veces se transmite al hombre.

corion *(chorion).* **1.** Membrana más extensa que envuelve al feto. **2.** Capa profunda de la piel (dermis) o por debajo de las mucosas.

coriónico *(chorionic).*Relativo a la más externa de las membranas fetales (corion).

coriorretinitis *(chorioretinitis).* Inflamación de la capa media del ojo (coroides) y la retina; también llamada enfermedad de Jensen y retinocoroiditis.

coristoma *(choristoma).* Crecimiento de tejido normal que se produce en localizaciones anormales.

corium *(corium).* Véase dermis.

coriza *(coryza).* Inflamación aguda de la mucosa nasal, acompañada de destilación acuosa.

córnea *(cornea).* Parte anterior transparente de la cobertura externa principal del globo ocular que actúa como medio principal de refracción; consta de cinco capas; actualmente son frecuentes los bancos de ojos para conservar las córneas donadas para trasplantes.

c. cónica, véase queratocono.

corneal *(corneal).* Relativo a la córnea.

corneitis *(corneitis).* Véase queratitis.

córneo *(corneous).* Semejante al cuerno.

c., estrato, capa superficial de la piel.

corneosclera *(corneosclera).* La córnea y la esclerótica consideradas como una unidad que constituye la capa externa del globo ocular.

cornezuelo *(ergot).* **1.** Cualquier hongo (género *Claviceps*) que ataca a los cereales. **2.** Masa negruzca que reemplaza al grano de centeno infectado por el hongo; tiene propiedades vasoconstrictoras y oxitócicas y facilita fármacos de utilidad clínica.

corniculado *(corniculate).* Que tiene la forma de un cuerno pequeño.

cornificación *(cornification).* Transformación en

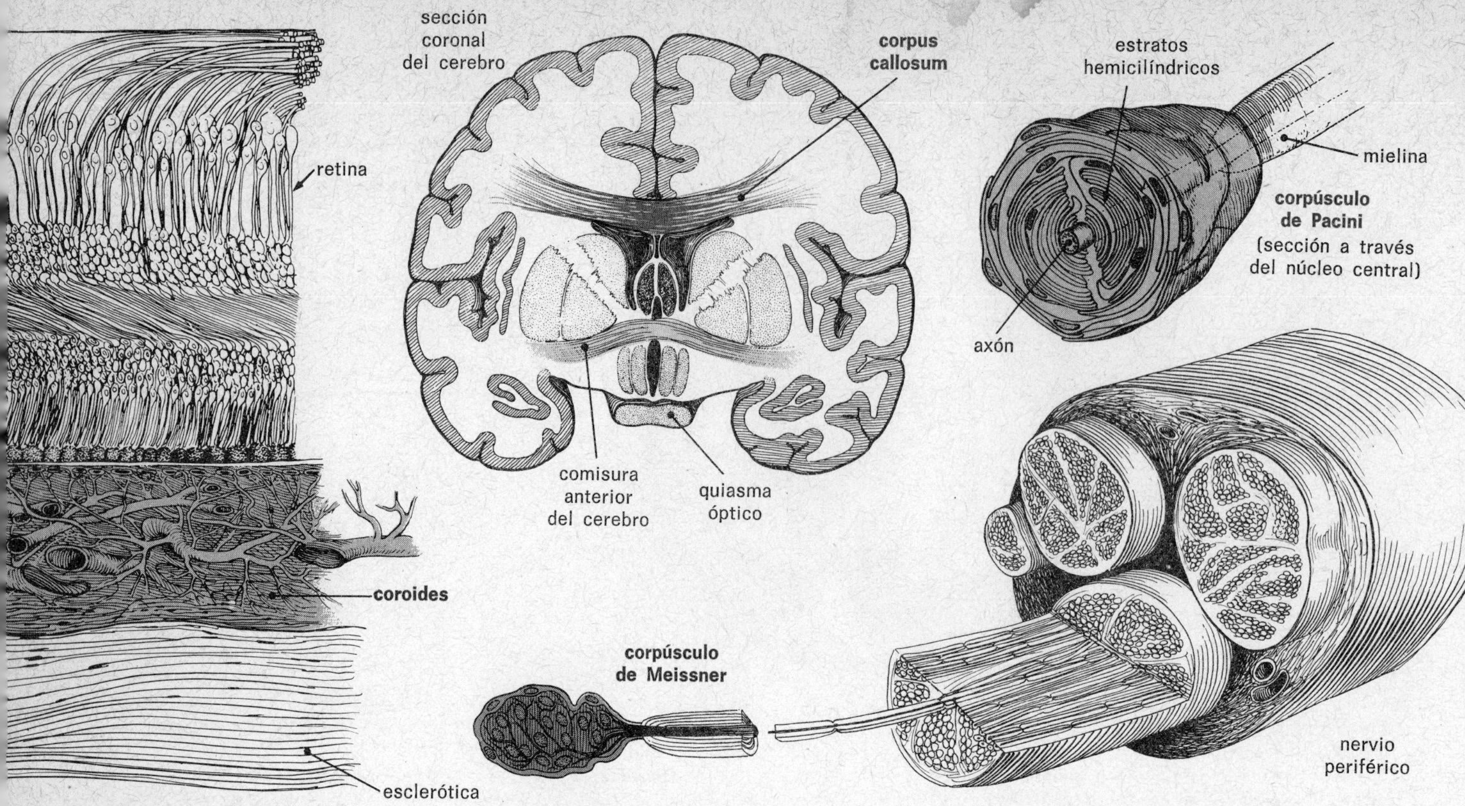

tejido córneo o queratina.

cornu 1. En latín, estructura en forma de cuerno. **2.** Toda estructura compuesta por tejido óseo.

coroide *(choroid).*Semejante a la membrana coriónica que envuelve al feto.

coroideremia *(choroideremia).* Enfermedad hereditaria caracterizada por la degeneración progresiva de la capa vascular del ojo (coroides); el síntoma mas temprano es la ceguera nocturna, seguida de pérdida de la visión periférica y, con el tiempo, ceguera total.

coroides *(choroid).* Capa media vascular del globo ocular.

coroiditis *(choroiditis).* Inflamación de la cubierta vascular del ojo.

coroidociclitis *(choroidocyclitis).* Inflamación de la cubierta vascular del ojo y del cuerpo ciliar.

corona *(crown).* La parte más alta de una estructura, como la de la cabeza o la del diente.

c. anatómica, porción del diente cubierta por el esmalte.

c. artificial, restauración de la mayor parte o de la totalidad de la porción coronal de un diente que se adosa a la estructura remanente del diente natural; hecha por lo general de oro, porcelana o plástico.

c. clínica, porción del diente visible en la cavidad bucal, más allá del margen de las encías; también llamada corona fisiológica.

c. facial, corona con un revestimiento para estética.

c. parcial, corona que no cubre todas las superficies del diente; usada como retén o como unidad simple de restauración.

c. tarugo, corona que reemplaza a la totalidad de la porción coronal de un diente, asegurada con la ayuda de un tarugo de retención insertado dentro del canal radicular rellenado.

coronal *(coronalis).* Relativo a la sutura coronal o plana.

coronamiento *(crowning).* Estadio del parto en el que puede verse la cabeza del bebé, con su diámetro mayor circundado por la vulva distendida.

coronario *(coronary).* Que circunda a manera de corona, como los vasos que abastecen el miocardio.

c. intermedio, síndrome, episodios de dolor precordial demasiado intensos o prolongados para ser llamados angina, pero que no se acompañan de síntomas de infarto de miocardio; también llamado insuficiencia coronaria aguda.

coronión *(coronion).* Punto craneométrico en la punta del maxilar inferior.

coronoides *(coronoid).* **1.** En forma de pico de cuervo; designa ciertas apófisis óseas, como la apófisis coronoides del maxilar inferior. **2.** En forma de corona.

corporal *(corporeal).* Relativo al cuerpo o característico de él.

corpulencia *(corpulence, corpulency).* **1.** Obesidad. **2.** Desarrollo óseo y muscular notables.

corpus. En latín, cuerpo; porción principal de una estructura.

c. albicans, masa blanquecina de tejido colágeno cicatrizal formada en el ovario después de la expulsión del óvulo; representa el remanente de un cuerpo lúteo, ya sea del ciclo menstrual o del embarazo, y eventualmente desaparece.

c. callosum, masa de fibras transversales que interconectan los dos hemisferios cerebrales.

c. cavernosum, una de las dos columnas paralelas de tejido eréctil del pene o del clítoris.

c. ciliare, cuerpo ciliar; véase cuerpo.

c. geniculatum laterale, cuerpo geniculado lateral; véase cuerpo.

c. geniculatum mediale, cuerpo geniculado medial; véase cuerpo.

c. luteum, cuerpo endocrino que produce la hormona progesterona; está compuesto de una masa de grandes células que contienen un pigmento amarillo (luteína) y se desarrolla en el ovario, en el lugar de ruptura del folículo ovárico y de expulsión del óvulo; si el embarazo no se produce, el corpus luteum se atrofia, transformándose en una masa de tejido cicatrizal (corpus albicans) que eventualmente desaparece; si se produce el embarazo, continúa creciendo hasta la 13ª semana y luego se atrofia lentamente.

c. mamilare, cuerpo mamilar; véase cuerpo.

corpora quadrigemina, cuerpos cuadrigéminos; véase cuerpo.

c. spongiosum, columna media de tejido eréctil del pene, situada entre y por debajo de los cuerpos cavernosos, rodeando la uretra.

c. striatum, núcleos caudado y lenticular y cápsula interna, considerados como un todo situado por delante y por fuera del tálamo en cada hemisferio cerebral; también llamado cuerpo estriado.

c. vitreum, cuerpo vítreo; véase cuerpo.

corpúsculo *(corpuscle).* **1.** Cuerpo o masa pequeña. **2.** Célula capaz de moverse libremente en el organismo. **3.** Partícula primaria, como un electrón o un fotón.

c. blanco sanguíneo, véase leucocito.

c. del calostro, uno de los numerosos cuerpos grandes y redondeados que contienen gotas de grasa y se observan en el calostro; se supone que son leucocitos modificados; también llamado galactoblasto.

c. fantasma, eritrocito que no tiene color debido a la pérdida de su hemoglobina; también llamado corpúsculo sombra o acromocito.

c. gigante, célula gigante.

c. de Golgi-Mazzoni, nervio sensorial encapsulado que se encuentra en el tejido subcutáneo de la yema de los dedos; similar a un corpúsculo de Pacini, pero con una cápsula mas delgada y axones que se ramifican más extensamente terminando en expansiones planas.

c. de Krause, órgano sensorial esférico localizado en la terminación de algunas fibras nerviosas sensitivas; responde a la sensación de frío; también llamado bulbo terminal de Krause.

c. de Malpighi, véase corpúsculo renal.

c. de Meissner, órgano receptor encapsulado pequeño, de forma oval, presente en las papilas dérmicas de la piel, particularmente en las superficies palmar y plantar; percibe sensaciones táctiles delicadas y discriminativas; también llamado corpúsculo táctil de Meissner.

c. de Pacini, órgano receptor encapsulado que detecta deformaciones mecánicas, como el tacto y las sensaciones vibratorias; caracterizado por un axón terminal amielínico recubierto de numerosas capas concéntricas de tejido conjuntivo; se encuentra en el tejido subcutáneo, en los planos aponeuróticos alrededor de las articulaciones y los tendones y en el mesenterio cerca del páncreas; son especialmente numerosos en la palma de la mano, la planta del pie y los órganos genitales; responde a la presión profunda y a las vibraciones.

c. de Purkinje, véase célula de Purkinje.

c. renal, uno de los numerosos comienzos invaginados en forma de bolsa de los túbulos renales (cápsula glomerular o de Bowman) con un ovillo central de vasos (glomérulo); también llamado cuerpo o corpúsculo de Malpighi.

c. de Ruffini, terminaciones nerviosas de Ruffini; véase terminación.

c. sanguíneo, véase célula sanguínea.

c. sombra, véase corpúsculo fantasma.

c. terminal, toda terminación nerviosa especializada encapsulada, como el corpúsculo de Pacini.

correpresor *(corepressor).* Molécula pequeña, por lo general producto de una vía enzimática específica, capaz de combinarse con el represor

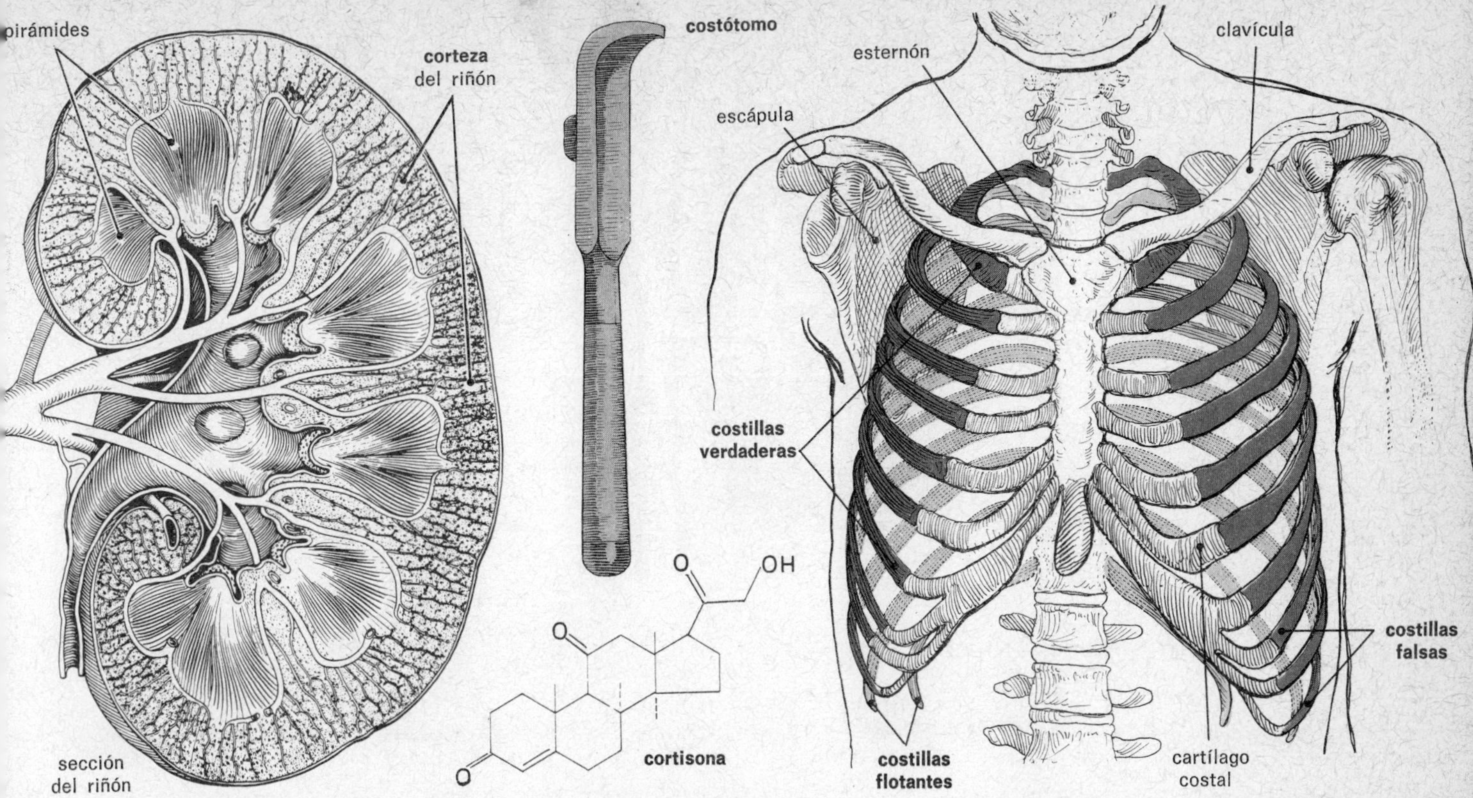

inactivo para formar un complejo activo que se combina con el operador y evita la síntesis de RNA_m; mecanismo homeostático para regular la producción enzimática en sistemas enzimáticos reprimibles.

correspondencia *(correspondence).* Estado de permanecer en armonía.

c. retiniana, facultad de la visión por la que un objeto visto con los dos ojos (produciendo por tanto dos imágenes retinianas) es percibido como uno debido al funcionamiento coordinado de los receptores retinianos.

corriente *(current).* Movimiento constante hacia adelante, como el del agua o la electricidad.

c. de alta frecuencia, corriente eléctrica alterna que posee como mínimo una frecuencia de 10000 ciclos por segundo.

c. alterna, corriente eléctrica que cambia la dirección del flujo a intervalos regulares.

c. continua, corriente eléctrica que fluye solamente en una dirección.

c. estable, corriente aplicada con ambos electrodos colocados en una posición fija.

c. de lesión, corriente que pasa a través de un conductor conectado a las porciones lesionadas y no lesionadas de un nervio u otro tejido excitable.

corrosivo *(corrosive).* Cáustico; agente que causa un desgaste o desintegración gradual de una sustancia por alteración química.

corsé *(jacket).* Envoltura exterior, vendaje o camisa, que se extiende desde los hombros hasta las caderas.

c. de Minerva, molde de vendaje enyesado que se extiende desde el mentón hasta las caderas para inmovilizar la columna cervical inferior o la torácica superior.

c. de porcelana, en odontología, corona artificial de porcelana.

cortar *(cut).* **1.** Diluir; reducir o adulterar la concentración de una sustancia, como adulterar la heroína con lactosa o quinina. **2.** Coloquialismo médico que significa operar.

córtex *(cortex).* En latín, corteza.

cortexona *(cortexone).* Véase desoxicorticosterona.

corteza *(cortex).* Porción externa de un órgano como el cerebro, el riñón o la glándula suprarrenal.

cortical *(cortical).* Relativo a una corteza.

corticífugo *(corticifugal).* Que conduce impulsos que salen de la corteza cerebral.

corticípeto *(corticipetal).* Que conduce impulsos hacia la corteza cerebral.

corticoide *(corticoid).* Corticosteroide.

corticopontino *(corticopontine).* Relativo a la corteza cerebral y el puente.

corticospinal *(corticospinal).* Relativo a la corteza cerebral y la medula espinal.

corticosteroide *(corticosteroid).* Cualquiera de las hormonas de la corteza suprarrenal o cualquier sustituto sintético.

corticosterona *(corticosterone).* Véase cortisona.

corticotalámico *(corticothalamic).* Relativo a la corteza cerebral y el tálamo.

corticotropina, adrenocorticotropina (ACTH) *(corticotropin, adrenocorticotrophin).* **1.** Hormona producida por el lóbulo anterior de la hipófisis que estimula la secreción de cortisona y otras hormonas de la corteza suprarrenal. **2.** Preparado farmacéutico elaborado sintéticamente o extraído del lóbulo anterior de la hipófisis de los mamíferos, usado para estimular la actividad de la corteza suprarrenal.

corticotropina, factor liberador de (CRF) *(corticotropin-releasing-factor).* Factor liberado por el hipotálamo en respuesta a un bajo nivel de cortisol en plasma, capaz de provocar la secreción de ACTH por el lóbulo anterior de la hipófisis.

cortisol *(cortisol).* 17-Hidroxicorticosterona; hormona esteroide aislada de la corteza suprarrenal o producida sintéticamente; de las hormonas suprarrenales naturales, el cortisol es el más capaz de corregir por sí mismo los efectos de la adrenalectomía; proporciona capacidad de resistencia al estrés y mantiene un cierto número de sistemas enzimáticos; también llamada hidrocortisona.

cortisona *(cortisone).* Derivado cetónico por acción del hígado sobre el cortisol (hidrocortisona) que es la verdadera hormona de la corteza suprarrenal que actúa en la regulación del metabolismo de los hidratos de carbono y en la nutrición del tejido conjuntivo; su liberación está regulada por la acción de la adrenocorticotropina (ACTH) de la hipófisis; el exceso de actividad de la cortisona provoca el síndrome de Cushing; antes llamada corticosterona, que es otro metabolito del cortisol.

corva *(ham).* Espacio poplíteo; hueco por detrás de las rodillas.

Corynebacterium. Género de bacterias grampositivas con características tintoriales irregulares que tienen forma de maza y causan enfermedades en las plantas y los animales.

C. difteriae, especie que causa difteria en el hombre; produce una potente exotoxina; se encuentra en la mucosa del tracto respiratorio superior de las personas infectadas.

cosmesis *(cosmesis).* Preocupación por el aspecto externo del enfermo, especialmente en intervenciones quirúrgicas.

cosmético *(cosmetic).* Dícese de cualquier preparado o procedimiento tendente a mejorar el aspecto externo de una persona.

cosquillas *(tickle).* **1.** Sensación de hormigueo. **2.** Excitación de los nervios superficiales por estimulación ligera y repetida de la piel; también llamada titilación.

costa *(costa).* En latín, costilla.

costectomía *(costectomy).* Resección quirúrgica de una costilla.

costilla *(rib).* Cada uno de los huesos curvados, largos, delgados y bastante elásticos que se articulan posteriormente con una vértebra dorsal y se extienden anteriormente hacia el esternón; normalmente hay 12 en cada lado.

c. cervical, costilla extra semejante a la primera costilla dorsal, pero independiente de ella; generalmente unida a la séptima vértebra cervical.

c. falsa, uno de los cinco pares inferiores de costillas que no está directamente conectado por delante al esternón por el cartílago costal; también denominada costilla vertebrocondral.

c. flotante una de los dos pares inferiores de costillas falsas que tiene suelto el extremo anterior; también denominada costilla vertebral.

c. verdadera, una de los siete pares superiores de costillas que está conectada por delante al esternón, por mediación del cartílago costal.

costocentral *(costocentral).* Véase costovertebral.

costoclavicular *(costoclavicular).* Relativo a las costillas y una clavícula.

c., síndrome, alteraciones vasculares del miembro superior debidas a la compresión intermitente del haz neuromuscular situado entre la clavícula y la primera costilla; también llamado síndrome de Falconer-Weddell.

costocondral *(costochondral).* Relativo a una costilla y su cartílago.

costofrénico *(costophrenic).* Relativo a las costillas y el diafragma.

costoscapular *(costoscapular).* Relativo a las costillas y una escápula.

costosternal *(costosternal).* Relativo a las costillas y el esternón.

costotomía *(costotomy).* Sección de una costilla o cartílago costal.

costótomo *(costotome).* Instrumento utilizado para seccionar una costilla.

costovertebral *(costovertebral).* Relativo a las

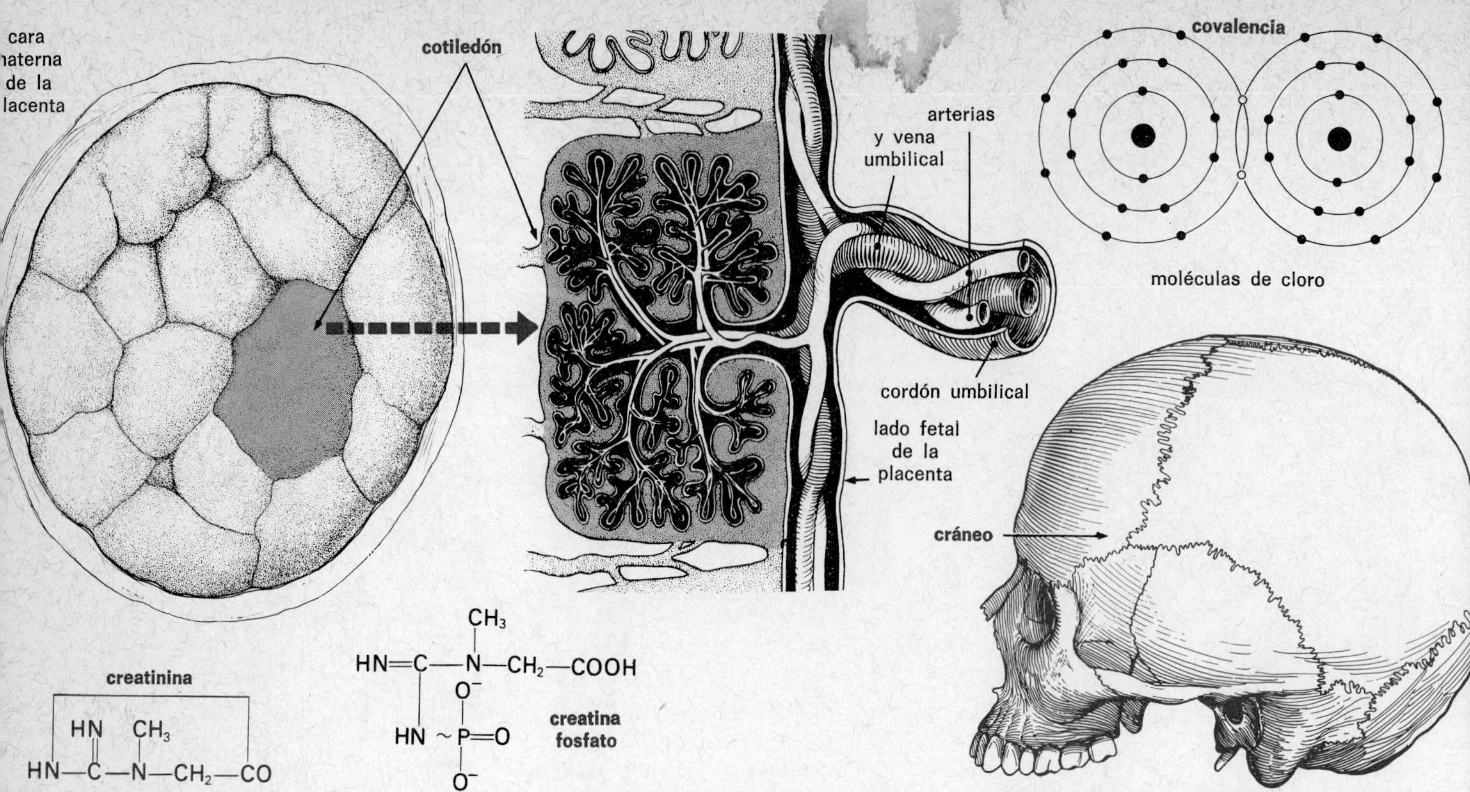

costillas y las vértebras torácicas; también llamado costocentral.

costra *(crust).* **1.** Cobertura o capa externa dura. **2.** Exudado seco de una lesión.

cotidiano *(quotidian).* Que recidiva cada día, como una fiebre.

cotiledón *(cotyledon).* **1.** En botánica, dícese de la estructura que representa las hojas en el embrión de una planta. **2.** Uno de los 15 a 20 compartimientos irregulares (lóbulos) en que está dividida la superficie materna de la placenta; alberga numerosas vellosidades.

Courvoisier, signo de *(Courvoisier's sign).* Véase ley de Courvoisier.

covalencia *(covalency).* En química, unión en la que comparten electrones (por lo general en pares) en un compuesto químico dos átomos.

coxa. En latín, hueso y articulación de la cadera.

coxal *(hipbone).* Hueso ilíaco o innominado; es de contorno irregular, ancho y aplanado, y forma las paredes anterior y externa de la cavidad pelviana; consta de tres partes (ilio, isquión y pubis)

coxalgia *(coxalgia).* Dolor en la articulación de la cadera.

Coxiella burnetii. Especie de *Coxiella* que provoca la fiebre Q en los seres humanos.

coxodinia *(coxodynia).* Coxalgia; dolor en la articulación de la cadera.

coxsackievirus *(coxsackievirus).* Miembro del grupo de los picornavirus que tiene efectos patológicos sobre el cerebro, corazón, músculos, epitelio respiratorio y piel del hombre; el nombre deriva de la ciudad de Coxsackie, Nueva York, donde fue descubierto mientras se investigaba un brote de poliomelitis.

CPK *(CPK).* Abreviatura de creatinfosfoquinasa; del inglés, *creatine phosphokinase.*

cps *(cps).* Abreviatura de ciclos por segundo.

C.R. *(R.Q.).* Abreviatura de cociente de respiración.

Cr *(Cr).* Símbolo químico del cromo.

craneal *(cranial).* Perteneciente o relativo al cráneo.

craneo–, crani– *(cranio–, crani–).* Formas prefijas que significan cráneo.

cráneo *(skull).* Armazón de la cabeza formado por los huesos que rodean el cerebro y los de la cara.

craneocele *(craniocele).* Véase encefalocele (3).

craneofacial *(craniofacial).* Relativo al cráneo y la cara.

craneofaringioma *(craniopharyngioma).* El segundo tumor más frecuente de la hipófisis; surge de los restos del tallo hipofisario embrionario (bolsa de Rathke) y tiene una forma sólida o quística, frecuentemente con depósitos de calcio; también llamado tumor de la bolsa de Rathke.

craneología *(craniology).* Estudio científico del cráneo, especialmente el humano, en todos sus aspectos.

craneomalacia *(craniomalacia).* Adelgazamiento y reblandecimiento de los huesos del cráneo.

craneometría *(craniometry).* Medición del cráneo, especialmente el humano, tras extraer los tejidos blandos.

craneométrico *(craniometric).* Relativo a la medición del cráneo.

craneómetro *(craniometer).* Instrumento utilizado para medir cráneos.

craneopatía *(craniopathy).* Enfermedad del cráneo.

craneopunción *(craniopuncture).* Punción del cráneo.

craneorraquisquisis *(craniorrhachischisis).* Fisura congénita del cráneo y la columna vertebral.

craneosacro *(craniosacral).* Relativo a los orígenes del sistema nervioso parasimpático.

craneosclerosis *(craniosclerosis).* Engrosamiento anormal del cráneo.

craneosquisis *(cranioschisis).* Defecto congénito del cráneo en el que éste no se cierra por completo, restando una fisura.

craneostenosis *(craniostenosis).* Malformación congénita del cráneo debida a la fusión prematura de las suturas.

craneostosis *(craniostosis).* Osificación prematura del cráneo.

craneotabes *(craniotabes).* Reblandecimiento localizado del cráneo de un lactante, por lo general debido a raquitismo grave.

craneotomía *(craniotomy).* **1.** Abertura quirúrgica del cráneo. **2.** En obstetricia, punción de la cabeza de un feto muerto para evacuar su contenido y facilitar el parto.

craneótomo *(craniotome).* Instrumento utilizado para perforar y aplastar el cráneo de un feto muerto.

craniectomía *(craniectomy).* Extirpación quirúrgica de una porción del cráneo.

cranium En latín, cráneo; los huesos de la cabeza en general; específicamente, los que encierran el cerebro.

cráter *(crater).* La zona más deprimida de una úlcera.

crateriforme *(crateriform).* Con una depresión en forma de copa; en bacteriología, indica un tipo de licuefacción de la gelatina por bacterias en un cultivo por picadura.

craurosis vulvar *(kraurosis vulvae).* Sequedad y retracción de la vagina y de la vulva que se acompaña de prurito y dolor.

creatina *(creatine, creatin).* Compuesto nitrogenado, hallado principalmente en el tejido muscular.

c. fosfato. fosfocreatina, compuesta de creatina y ácido fosfórico; fuente de energía en la contracción muscular.

c. fosfoquinasa (CPK), enzima que promueve la formación de ATP (trifosfato de adenosina) a partir de fosfocreatina y ADP (difosfato de adenosina); esencial para la contracción muscular.

creatinina *(creatinine).* Residuo metabólico normal, producto del metabolismo de la creatina; se excreta en la orina principalmente por filtracción; como se produce por lo general a un ritmo constante, su concentración sérica y su tasa de aclaramiento se utilizan como índices del funcionamiento renal.

c., aclaramiento de, dícese de la velocidad con que el riñón extrae la creatinina endógena o exógena del plasma sanguíneo; medida aproximada de la velocidad de filtración glomerular.

creatinuria *(creatinuria).* Presencia de cantidades aumentadas de creatina en la orina; por lo general signo de disminución de la masa muscular, como en la distrofia muscular.

crecimiento *(growth).* Desarrollo progresivo de un organismo o alguna de sus partes.

c. aposicional, crecimiento que ocurre mediante la adición de capas, típico de estructuras rígidas; también se llama por acreción.

c. diferencial, diversos ritmos de crecimiento de tejidos relacionados, como en las estructuras embrionarias, con el resultado de un cambio en las proporciones.

c. intersticial, crecimiento por formación de nuevo tejido por toda la estructura, como ocurre en tejidos blandos.

c. de población cero, estado de una población total que no aumenta ni disminuye observado cuando el número de nacimientos e inmigrantes es igual al número de muertes y emigrantes.

c. psicológico, crecimiento hasta alcanzar la madurez.

crema *(cream).* **1.** Componente graso de la leche que tiende a acumularse en la superficie cuando se deja en reposo. **2.** Cualquiera de varias sustancias semejantes a la crema.

cremáster *(cremaster).* Véase tabla de músculos.

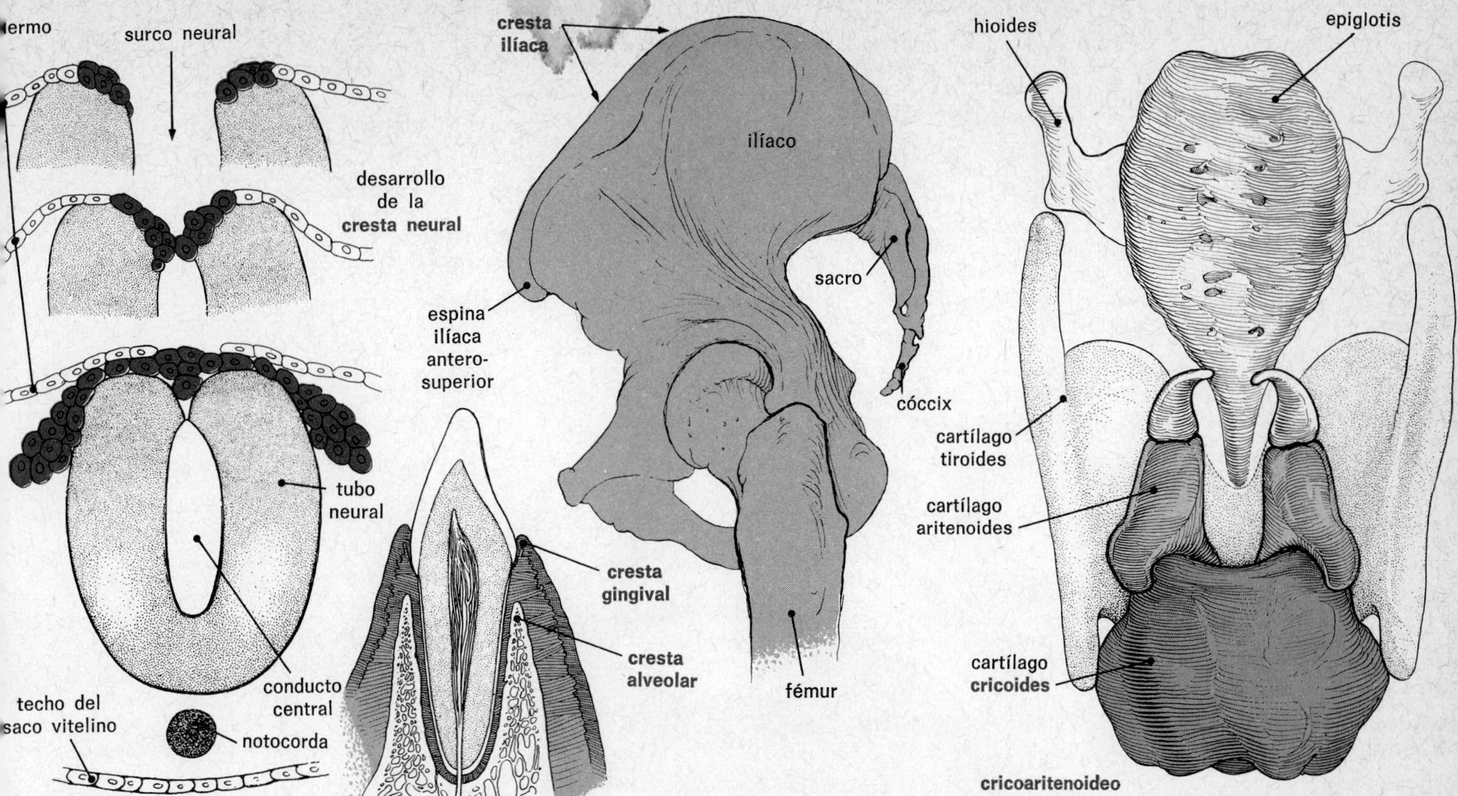

cricoaritenoideo

crenado *(crenate, crenated).* Con hendiduras o muescas.
crenocito *(crenocyte).* Eritrocito anormal con bordes festoneados o dentellados.
crepitación *(crepitation).* **1.** Sonido semejante al que se produce frotando cabellos entre los dedos escuchado en ciertas enfermedades, como la neumonía. **2.** Sonido producido por la fricción de los extremos de un hueso fracturado. **3.** Sensación que se percibe al palpar una zona en la que hay gas subcutáneo.
crepitante *(crepitant).* Crujiente.
crepitus *(crepitus).* **1.** Crepitación. **2.** Sonido seco y crujiente.
cresol *(cresol).* Cualquiera de tres fenoles isómeros (ortocresol, metacresol, y paracresol); cristales o líquidos incoloros tóxicos usados como desinfectantes.
cresta *(crest).* Reborde óseo.
c. alveolar, margen del hueso que rodea cada diente.
c. de la espina escapular, reborde de la espina de la escápula.
c. espiral, borde serrado de la lámina ósea espiral de la cóclea.
c. etmoidal, cresta situada en el lado interno del maxilar superior que se articula con la concha media.
c. ganglionar, véase cresta neural.
c. gingival, borde libre de la encía externa.
c. iliaca, borde superior largo y curvo del ilion.
c. infundibuloventricular, véase cresta supraventricular.
c. intertrocantérea, eminencia entre los trocánteres mayor y menor del fémur que marca la unión de la cabeza con la diáfisis del hueso.
c. nasal, eminencia que se extiende a lo largo de la mitad del suelo de la cavidad nasal.
c. neural, banda de células ectodérmicas situada en la región dorsal externa con respecto al tubo neural embrionario que da origen a los ganglios y los nervios espinales; también llamada cresta ganglionar.
c. pubiana, borde anterior rugoso del hueso púbiano.
c. supraventricular, eminencia muscular que separa el cono arterioso del resto de la cavidad del ventrículo derecho; también llamada cresta infundibuloventricular.
cretinismo *(cretinism).* Afección caracterizada por detención del crecimiento, apatía, abdomen distendido, protrusión lingual y detención del desarrollo mental como consecuencia de la producción inadecuada de hormonas tiroideas durante la primera infancia.
cretino *(cretin).* Retrasado mental enano por causa de una deficiencia tiroidea congénita; persona afecta de cretinismo.
cretinoide *(cretinoid).* Que presenta síntomas similares a los del cretinismo.
Creutzfeldt-Jakob, enfermedad de *(Creutzfeldt-Jakob disease).* Encefalopatía espongiforme caracterizada por demencia acompañada de mioclonías; la demencia progresa tan rápidamente que el deterioro suele percibirse a diario; el individuo afecto de esta enfermedad evoluciona inevitablemente de la buena salud a la irremediabilidad o la muerte en el lapso de un año; se cree que la causa es un agente transmisible (virus lento); también llamada enfermedad de Jakob-Creutzfeldt.
crianestesia *(cryanesthesia).* Pérdida de la facultad de percepción del frío.
criar *(breed).* Desarrollar estirpes animales o vegetales nuevas o mejorarlas.
cribiforme *(cribriform).* Semejante a un tamiz o criba; perforado.
cricoaritenoideo *(cricoarytenoid).* Relativo a los cartílagos cricoides y aritenoides.
cricoidectomía *(cricoidectomy).* Resección quirúrgica del cartílago cricoides.
cricoides *(cricoid).* En forma de anillo; indica el cartílago del extremo inferior de la laringe.
cricotiroideo *(cricothyroid).* Relativo a los cartílagos cricoides y tiroides.
cricotraqueotomía *(cricotracheotomy).* División del cartílago cricoides y la tráquea superior.
cri-du-chat, síndrome de *(cri-du-chat syndrome).* Afección herediaria caracterizada por pequeñez anormal de la cabeza y la mandíbula, deficiencia mental grave y un llanto característico de tono agudo similar al maullido de un gato; producida por la supresión del brazo corto del cromosoma 5; también llamado síndrome del llanto del gato.
criestesia *(cryesthesia).* Sensibilidad a las temperaturas frías.
Crigler-Najjar, enfermedad de *(Crigler-Najjar disease).* Véase síndrome de Crigler-Najjar.
Crigler-Najjar, síndrome de *(Crigler-Najjar syndrome).* Enfermedad hereditaria de los lactantes, por lo general fatal, asociada con una deficiencia de la enzima bilirrubínica del hígado, la glucuroniltransferasa; también llamada enfermedad de Crigler-Najjar.
crinógeno *(crinogenic).* Que produce un aumento de la secreción glandular.
crio- *(cryo-).* Forma prefija que significa frío.
crioaeroterapia *(cryoaerotherapy).* Uso de aire frío en el tratamiento de una enfermedad.
criobiología *(cryobiology).* Estudio de los efectos de la baja temperatura sobre los organismos vivientes.
criocauterización *(cryocautery).* Destrucción de tejido por congelación con sustancias como aire líquido o nieve carbónica.
criocirugía *(cryosurgery).* Cirugía realizada mediante la aplicación de temperaturas frías extremas.
crioextracción *(cryoextraction).* Extirpación de una catarata mediante el uso de un instrumento supercongelado para que efectúe un contacto helado con el cristalino del ojo.
crioextractor *(cryoextractor).* Instrumento de cobre con forma de lápiz y una pequeña esfera en la punta que se sumerge en una sustancia congelante y es utilizado para extraer el cristalino opacificado en las cataratas.
criogenia *(cryogenics).* Rama de la física que se ocupa de estudiar la producción y los efectos de las temperaturas muy bajas.
criógeno *(cryogenic).* Relativo a la producción y uso de temperaturas muy bajas.
crioglobulina *(cryoglobulin).* γ-Globulina anormal que precipita cuando es expuesta a temperaturas bajas (menores de 37°C).
crioglobulinemia *(cryoglobulinemia).* Presencia de crioglobulina (proteína anormal) en el plasma sanguíneo.
criómetro *(cryometer).* Instrumento para medir temperaturas muy bajas.
criopatía *(cryopathy).* Afección causada por el frío.
crioproteína *(cryoprotein).* Proteína sanguínea que precipita de la solución cuando es enfriada.
criostato *(cryostat).* Aparato utilizado para mantener ambientes a baja temperatura de forma que puedan llevarse a cabo ciertos procedimientos (p. ej. seccionar tejidos congelados).
crioscopia *(cryoscopy).* Determinación del punto de congelación de una solución comparado con el del agua destilada; se basa en el principio de que el punto de congelación desciende en función de la concentración y la naturaleza del soluto.
crioscopio *(cryoscope).* Instrumento utilizado para determinar el punto de congelación de las soluciones.
criotalamectomía *(cryothalamectomy).* Des-

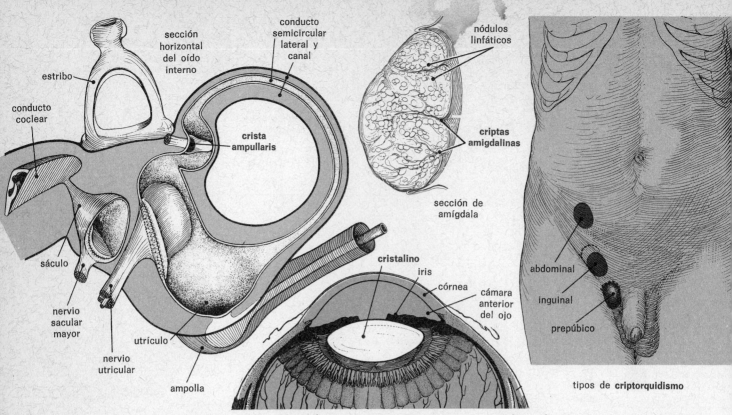

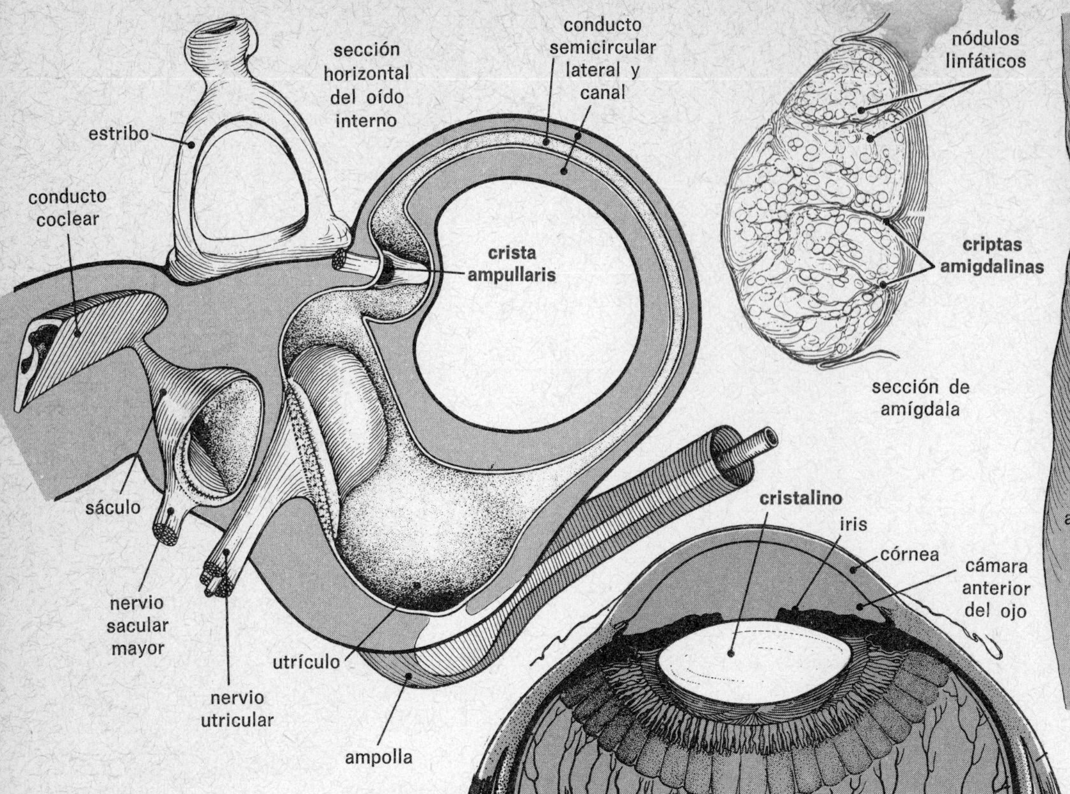

tipos de **criptorquidismo**

trucción del tálamo mediante temperaturas extremadamente frías; método empleado en el tratamiento de la enfermedad de Parkinson.

crioterapia *(cryotherapy).* Uso terapéutico de temperaturas extremadamente bajas, como el del nitrógeno líquido en el tratamiento de la cervicitis crónica.

cripta *(crypt).* Saco glandular o depresión en forma de hoyo.

c. amigdalina, uno de los muchos hoyos de la superficie de la amígdala palatina.

c. anal, uno de los surcos que separan los pliegues de la mucosa del conducto anal superior.

c. dentaria, espacio ocupado por un diente en crecimiento.

c. de Lieberkühn, cada una de las glándulas tubulares simples de la mucosa intestinal que se supone intervienen en la secreción de enzimas digestivas y de algunas hormonas; también llamadas glándulas intestinales.

criptitis *(cryptitis).* Inflamación de una cripta o folículo.

c. anal, inflamación de la mucosa o de una cripta anal, especialmente dolorosa durante los movimientos intestinales.

c. uretral, inflamación de los folículos mucosos del orificio externo de la uretra femenina.

cripto-, cript- *(crypto-, crypt).* Formas prefijas que significan: (a) escondido; (b) cripta, folículo o depresión.

criptococcina *(cryptococcin).* Antígeno derivado del hongo *Cryptococcus neoformans.*

criptococosis *(cryptococcosis).* Enfermedad crónica diseminada producida por el hongo *Cryptococcus neoformans;* causa una infección respiratoria a menudo inadvertida hasta que se disemina a otras regiones del cuerpo, particularmente el sistema nervioso central, en el que produce meningitis; también llamada torulosis.

criptoftalmía *(cryptophthalmos).* Anomalía congénita caracterizada por la ausencia de párpados; la piel es continua desde la frente hasta la mejilla, cubriendo un ojo rudimentario.

criptógeno *(cryptogenic, cryptogenetic).* De origen oscuro.

criptolito *(cryptolith).* **1.** Cálculo en una cripta o depresión de una estructura. **2.** Cálculo escondido en un órgano.

criptomenorrea *(cryptomenorrhea).* Aparición mensual de signos de menstruación sin flujo de sangre, como en los casos de himen imperforado.

criptomerorraquisquisis *(cryptomerorachischisis).* Véase espina bífida oculta.

criptón *(krypton).* Uno de los elementos gaseosos inertes que se encuentran en la atmósfera. Su símbolo es Kr, número atómico 36, peso atómico 83,80.

criptón-85 (Kr^{85}) *(krypton-85 (^{85} Kr)).* Forma radiactiva de criptón que se utiliza como isótopo trazador en el estudio del flujo sanguíneo regional.

criptorquidectomía *(cryptorchidectomy).* Resección quirúrgica de un testículo no descendido.

criptorquidia *(cryptorchidism).* Afección en la que se detiene el descenso de los testículos en algún punto de su camino hacia el escroto; los testículos pueden estar situados en cualquier lugar entre las regiones renal y escrotal.

criptorquídico *(cryptorchid).* Relativo a un testículo no descendido.

criptorquidismo, criptorquismo *(cryptorchidism, cryptorchism).* Criptorquidia.

criptórquido *(cryptorchid).* Individuo cuyos testículos no han descendido al escroto.

criptozoito *(cryptozoite).* Estadio en el ciclo del parásito del paludismo en que está presente en el tejido corporal, generalmente el parénquima hepático, antes de entrar en los eritrocitos.

crisiasis *(chrysiasis).* Acumulación de oro en los tejidos tras la administración de sales de oro; también llamada auriasis o aurosis.

crisis *(crisis).* **1.** Cambio súbito en el curso de una enfermedad aguda; una enfermedad que termina por crisis es aquella en la que se produce súbitamente un cambio positivo. **2.** Ataque paroxístico de dolor o aflicción en un órgano, como el que se observa en la tabes dorsal.

c. anafilactoide, síntomas parecidos a los de las reacciones alérgicas que amenazan la vida (p. ej. por penicilina) que surgen de una rotura del equilibrio coloide del organismo; producidos por la inyección en el cuerpo de sustancias como las peptonas.

c. de Dietl, dolor abdominal grave causado por la torsión del uréter, observado en individuos con riñón flotante.

c. oculógira, aquella en la que los globos oculares se fijan en una posición (por lo general hacia arriba) durante un período de tiempo; se observa en la encefalitis letárgica.

c. tiroidea, véase crisis tirotóxica.

c. tirotóxica, aumento repentino de los síntomas de tirotoxicosis; pulso rápido, fiebre, náusea, diarrea, elevación de la velocidad del metabolismo basal y coma; también llamada crisis tiroidea y tormenta tiroidea.

criso-, cris- *(chryso-, chrys-).* Formas prefijas que significan oro.

crisoterapia *(chrysotherapy).* Administración terapéutica de sales de oro; también llamada auroterapia.

crista *(crista)* (lat). Cresta o eminencia afilada y sobresaliente.

c. ampullaris elevación de la superficie interna de la ampolla de cada conducto semicircular que contiene células piliformes inervadas que responden a los movimientos de la endolinfa.

c. galli, cresta de gallo, eminencia ósea perpendicular de la superficie superior del etmoides, en la fosa craneal anterior, que se proyecta por encima de la lámina cribosa; se inserta en ella el extremo anterior de la hoz del cerebro.

c. iliaca, cresta iliaca; véase cresta.

cristal *(crystal).* **1.** Sustancia sólida compuesta de agrupamientos atómicos (células unitarias) que poseen una forma geométrica, característica en cada compuesto. **2.** Célula unitaria de tal sustancia.

c. de Charcot-Leyden, cristales de Charcot-Neumann; estructuras cristalinas alargadas formadas por eosinófilos, encontrados en el esputo de los enfermos con asma bronquial.

c. de Charcot-Neumann, véase cristales de Charcot-Leyden.

cristalino *(crystalline).* **1.** Transparente; claro. **2.** Relativo al cristal o hecho de él, o compuesto por cristales. **3.** *(lens)* Estructura transparente biconvexa del ojo que se encuentra entre el iris y el cuerpo vítreo.

cristalización *(crystallization).* Agrupamiento espontáneo ordenado de las moléculas de una sustancia en un modelo repetitivo; cambio de forma a una fase sólida, como cuando precipita un soluto de una solución.

cristalografía *(crystallography).* Estudio de la estructura y los fenómenos de los cristales.

c. por rayos X, técnica de representación gráfica tridimensional por medio del uso de las técnicas de difracción de los rayos X, de sustancias demasiado pequeñas para ser vistas, aun al microscopio electrónico.

cristaloide *(crystalloid).* **1.** Semejante al cristal. **2.** Sustancia no coloidal que cuando está en solución puede difundirse a través de una membrana semipermeable y es generalmente capaz de ser cristalizada.

c. de Charcot-Böttcher, inclusión blanda con forma de cristal, característica de la célula de Ser-

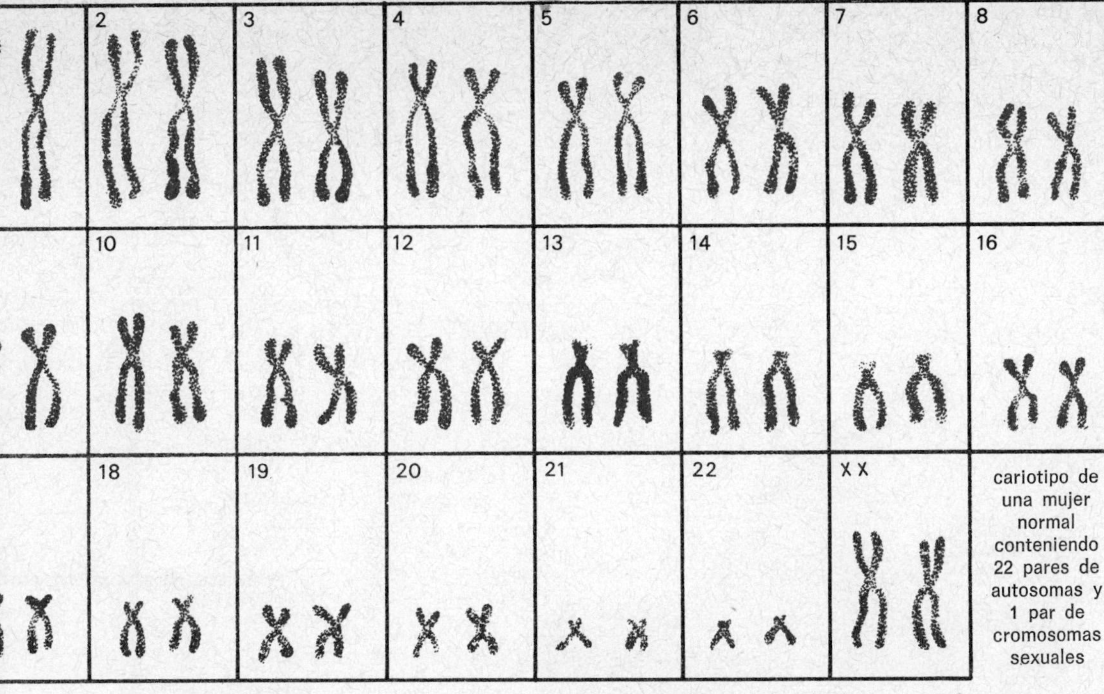

cromosomas ordenados en pares con arreglo al tamaño

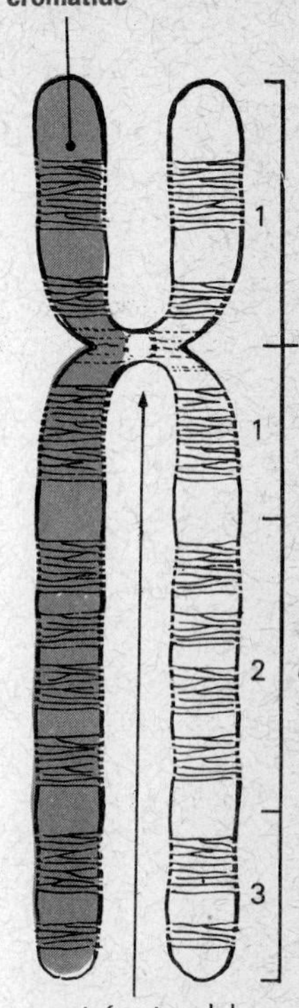

toli del epitelio seminífero.

cristaluria *(crystalluria).* Presencia de cristales en la orina.

cristobalita *(cristobalite).* Forma de sílice cristalino usada en la inversión del molde dental; posee una alta expansión térmica.

Crohn, enfermedad de *(Crohn's disease).* Enteritis regional; véase enteritis.

crom-, cromat-, cromato-, cromo- *(chrom-, chromat-, chromato-, chromo-).* Formas prefijas que significan color.

cromafín *(chromaffin).* **1.** Que se tiñe rápidamente de amarillo o marrón con las sales de cromo. **2.** Dícese de ciertas células presentes en mayor cantidad en la medula suprarrenal y en menor cantidad a lo largo de la cadena simpática ganglionada (paraganglios) y de la aorta abdominal (órganos de Zuckerkandl).

cromafinoma *(chromaffinoma).* Tumor formado por tejidos cromafines.

cromafinopatía *(chromaffinopathy).* Enfermedad de los tejidos cromafines.

cromático *(chromatic).* Perteneciente o relativo al color.

cromátides *(chromatids).* Dos filamentos hijos unidos por un centrómetro único, formados de la división de un cromosoma en el estadio de profase de la mitosis; eventualmente, cada cromátide se convierte en un cromosoma.

cromatina *(chromatin).* Porción del núcleo celular que se tiñe fácilmente con colorantes, formada por ácidos nucleicos y proteínas.

c. sexual, masa pequeña de cromatina teñida intensamente que se sitúa casi siempre dentro de la membrana nuclear; aparece en el 40 al 80 % de las células de una hembra normal y representa uno de los dos cromosomas X; también denominada cuerpo de Barr.

cromatismo *(chromatism).* **1.** Pigmentación anormal. **2.** Distorsión del color en una imagen producida por lentes; también llamado aberración cromática.

cromato *(chromate).* Sal del ácido crómico.

cromatóforo *(chromatophore).* Célula que contiene pigmento.

cromatógeno *(chromatogenous).* Que produce pigmentación o color.

cromatografía *(chromatography).* Método de análisis químico por medio del cual se pueden separar sustancias de una solución en capas constituyentes de diferentes colores a medida que pasan a través de un adsorbente (papel o polvo) a diferentes velocidades; también llamado análisis de adsorción y análisis cromatográfico.

c. de capa fina, cromatografía a través de una capa delgada de una sustancia inerte (p. ej. celulosa) sostenida en una platina de cristal o plástico.

c. gaseosa, separación diferencial de mezclas complejas por vaporización y difusión de la sustancia, vehiculizada por un transportador gaseoso, a través de un adsorbente.

c. sobre papel, cromatografía de partición en la que una de las sustancias que está siendo separada se adhiere a, y forma una película sobre, papel de filtro; utilizada en bioquímica para calcular trazas de compuestos orgánicos complejos; también llamada cromatografía de partición sobre papel.

c. de partición, separación de sustancias similares por medio de divisiones repetidas entre líquidos no miscibles.

cromatograma *(chromatogram).* Columna absorbente que contiene los constituyentes estratificados separados de una solución por cromatografía.

cromatólisis *(chromatolysis).* **1.** Disolución de la sustancia cromidial (cromófila) de la neurona (cuerpos de Nissl) consecutiva a una lesión del cuerpo celular o del axón. **2.** Destrucción del cuerpo de una célula por una lisina específica, dejando solamente la membrana celular.

cromatómera *(chromatomere).* Grupo de gránulos redondeados limitados por una membrana que contiene una sustancia supuestamente dotada de propiedades lisosómicas.

cromatómetro *(chromatometer).* Véase cromómetro.

cromatopsia *(chromatopsia).* Visión de color, estado anómalo en el que todos los objetos aparecen matizados de un color determinado; también llamada cromopsia.

cromatoptometría *(chromatoptometry).* Véase cromometría.

cromestesia *(chromesthesia).* **1.** Estado en el que se ven los colores cuando son estimulados otros sentidos. **2.** Percepción de otras sensaciones, como gusto y olfato, cuando se ven colores. **3.** Sensación cromática.

cromidio *(chromidium).* Gránulo del citoplasma celular que se tiñe intensamente con colorantes básicos.

cromo *(chromium).* Elemento metálico gris acerado; símbolo Cr, número atómico 24, peso atómico 52,01.

cromoblasto *(chromoblast).* Célula pigmentaria embrionaria.

cromoblastomicosis, cromomicosis *(chromoblastomycosis, chromomycosis).* Infección crónica causada por *Phialophora* o *Cladosporium,* principalmente en los trópicos; la lesión es por lo general un nódulo de crecimiento lento que se ulcera y se vuelve de un color rojo púrpura a gris y verrugoso.

cromocito *(chromocyte).* Célula pigmentada.

cromocitómetro *(chromocytometer).* Instrumento para determinar la cantidad de hemoglobina presente en los eritrocitos.

cromofilia *(chromophilia).* Propiedad de colorearse fácilmente; dícese de ciertas células.

cromofílico *(chromophilic, chromophilous).* Que se tiñe rápida o fácilmente.

cromófilo *(chromophil, chromophile).* **1.** Célula o tejido que se tiñe rápidamente. **2.** Cromafín.

cromofobia *(chromophobia).* **1.** Resistencia a los colorantes. **2.** Desagrado mórboso por los colores.

cromófobo *(chromophobe, chromophobic).* Designa una célula o tejido que resiste la tinción.

cromóforo *(chromophore).* Radical de color, grupo molecular capaz de absorber selectivamente la luz produciendo la coloración de ciertas sustancias.

cromogénesis *(chromogenesis).* Producción de pigmento.

cromógeno *(chromogen).* **1.** Sustancia capaz de transformarse químicamente en un pigmento. **2.** Orgánulo productor de pigmento.

cromometría *(chromometry).* Medición de la percepción de los colores; también llamada cromatoptometría.

cromómetro *(chromometer).* Escala utilizada para examinar la percepción de los colores; también llamada cromatómetro.

cromomicosis *(chromomycosis).* Véase cromoblastomicosis.

cromonema *(chromonema).* Filamento en espiral que se extiende a lo largo del cromosoma y contiene los genes.

cromoproteína *(chromoprotein).* Compuesto, como la hemoglobina, formado por un pigmento y una proteína simple.

cromopsia *(chromopsia).* Véase cromatopsia.

cromoscopio *(chromoscope).* Instrumento o escala usado en el estudio y prueba de los fenómenos de los colores relacionados con la percepción de los mismos.

cromosoma *(chromosome).* Uno de un grupo de estructuras filamentosas que se encuentran en el núcleo de las células, compuesto fundamentalmente de genes o material genético (DNA); las cé-

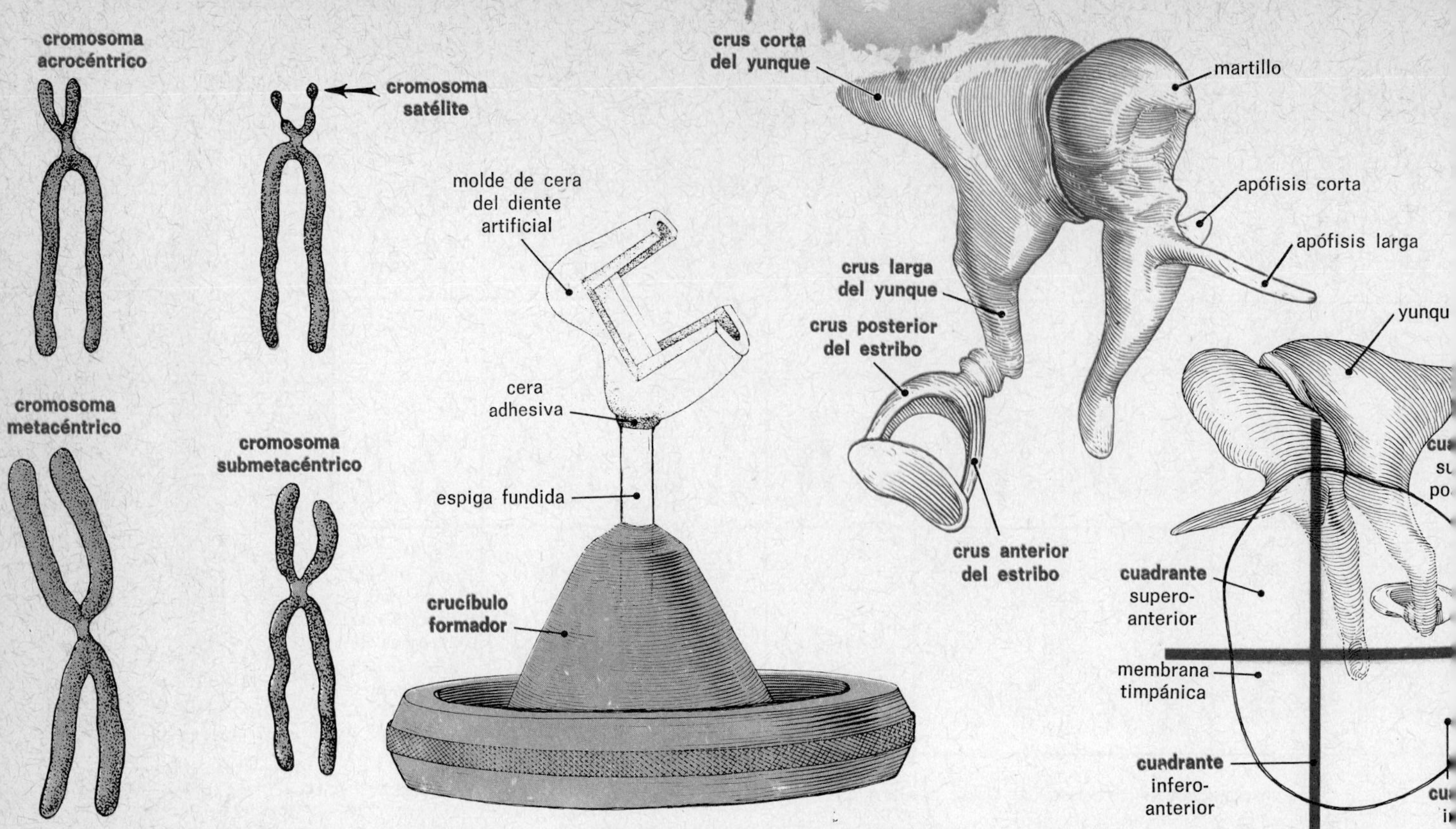

lulas humanas normales tienen 46, o sea, 23 pares de cromosomas; de cada par, un cromosoma es aportado por la madre y el otro por el padre en el momento de la concepción.

c. acrocéntrico, cromosoma con el centrómero situado muy cerca de uno de los extremos, de forma que su brazo más corto es muy pequeño.

c. Filadelfia, cromosoma anormal diminuto probablemente derivado de un pequeño cromosoma acrocéntrico (par 21 ó 22) tras la pérdida de una gran parte de su brazo largo; se encuentra en leucocitos cultivados de muchos pacientes afectos de leucemia mielocítica crónica.

c. metacéntrico, cromosoma con un centrómero situado en el centro que divide al mismo en dos brazos de longitud aproximadamente igual.

c. satélite, segmento cromosómico pequeño separado del cuerpo principal del cromosoma por una constricción secundaria; en el hombre se asocia al brazo corto de un cromosoma acrocéntrico.

c. sexual, el responsable de la determinación del sexo; las mujeres normales tienen dos cromosomas X, los hombres tienen uno X y uno Y.

c. submetacéntrico, cromosoma con el centrómero situado de tal manera que divide al mismo en dos brazos de longitud desigual.

c. telocéntrico, cromosoma con un centrómero terminal; tales cromosomas son inestables y aparecen por alteraciones de la división o rotura en la región del centrómero.

cromosómico *(chromosomal)* Relativo a los cromosomas.

c. aberración, alteración del número normal de cromosomas; p. ej. en el síndrome de Down hay 47 cromosomas, y en el síndrome de Turner 45.

cronaxia *(chronaxie).* Unidad que sirve como índice cuantitativo de excitabilidad eléctrica; tiempo requerido por una corriente eléctrica (del doble de la fuerza mínima necesaria para provocar una respuesta umbral) para pasar a través de un nervio motor y provocar la contracción del músculo inervado.

crónico *(chronic).* Designa una enfermedad de progreso lento y persistente durante un largo período de tiempo; lo opuesto a agudo.

cronobiología *(chronobiology).* Estudio de la duración de la vida y la manera de prolongarla; véanse también geriatría y gerontología.

cronofotografía *(chronophotograph).* Una de una serie de fotografías que muestran las fases sucesivas de un movimiento.

cronognosis *(chronognosis).* Percepción del transcurso del tiempo.

cronógrafo *(chronograph).* Instrumento utilizado para registrar gráficamente cortos períodos de tiempo, como la duración de un acontecimiento o episodio.

cronotaraxis *(chronotaraxis).* Confusión en relación al paso del tiempo.

cronotropismo *(chronotropism).* Modificación de la frecuencia de un movimiento periódico regular, como el ritmo cardiaco.

crossing-over *(crossing-over)* (inglés). Intercambio de genes entre cromosomas homólogos; véase gen.

crótalo *(rattlesnake).* Serpiente muy venenosa, llamada también serpiente de cascabel, que al reptar produce un sonido característico con unos repliegues o anillos endurecidos que quedan, tras cada muda, al final de la cola.

cruciado *(cruciate).* Con forma de cruz; sobrecubierto o cruzado.

crucíbulo *(crucible).* Vaso o receptáculo hecho de porcelana o grafito, utilizado para fundir metales a temperaturas muy altas; crisol.

c. formador, soporte que contiene un patrón de cera fundida de una restauración dentaria; forma la base para el anillo del molde.

crup *(croup).* Termino usado comúnmente para designar todo tipo de laringitis con espasmo laríngeo en los niños; caracterizada por una tos ronca metálica (tos cruposa) y dificultad respiratoria.

c. marmita del, recipiente con un caño largo utilizado para hervir agua y conducir vapor al cuarto del enfermo.

cruposo *(croupy).* De la naturaleza del crup.

crus (pl. *crura).* **1.** En latín, pierna. **2.** Toda estructura similar a una pierna. **3.** Pedúnculo.

c. cerebri, pedúnculo cerebral; véase pedúnculo.

c. del diafragma, cualquiera de las dos bandas fibromusculares (derecha e izquierda) que conectan el diafragma con las vértebras lumbares; ambas rodean la aorta.

c. del estribo, cualquiera de las dos ramas (anterior y posterior) del estribo.

c. membranosa común, canal corto formado por los extremos unidos de los conductos semicirculares superior y posterior.

c. ósea común, canal corto formado por la unión de los canales semicirculares posterior y superior.

c. del pene, porción posterior afinada del cuerpo cavernoso del pene.

c. del yunque, cualquiera de dos apófisis (corta y larga) del yunque.

crustáceos *(Crustacea).* Clase de animales predominantemente acuáticos del filo artrópodos *(Arthropoda),* que poseen cuerpos segmentados cubiertos por un exosqueleto; incluye langostas de mar, cangrejos, camarones, percebes, piojos de la madera, etc.

Cruveilhier-Baumgarten, síndrome de *(Cruveilhier-Baumgarten syndrome).* Obstrucción intrahepática de la vena porta, por lo general debida a una cirrosis hepática; se asocia con persistencia de la vena umbilical, venas paraumbilicales varicosas, un soplo venoso y palpación de un frémito.

Cruz Roja *(Red Cross).* **1.** Asociación de la Cruz Roja; organización internacional instituida con el propósito de atender a los heridos y las personas sin hogar en épocas de guerra y desastres naturales. **2.** Emblema de la Asociación de la Cruz Roja, una cruz griega roja sobre fondo blanco; signo de neutralidad.

Cryptococcus. Género de hongos similares a las levaduras de la familia criptococáceas *(Cryptococaceae).*

C. neoformans, especie hallada normalmente en las deyecciones de las palomas que causa criptococosis en el hombre; antes llamada *Saccharomyces neoformans.*

Cs. Símbolo químico del elemento cesio.

17-CS *(17-KS).* Abreviatura de 17 cetosteroides.

Cu *(Cu).* Símbolo químico del cobre.

cuadr- *(quadr-).* Véase cuadri-.

cuadrado *(quadrate).* **1.** Que tiene lados iguales; de forma cuadrada; de cuatro lados. **2.** Dícese de ciertos músculos de forma aparentemente cuadrada.

cuadrantanopsia *(quadrantanopsia).* Ceguera en un cuarto del campo visual aproximadamente; también denominada hemianopsia cuadrántica.

cuadrante *(quadrant).* **1.** La cuarta parte de un circulo. **2.** En anatomía, una de las cuatro secciones en que se dividen zonas aproximadamente circulares del cuerpo con finalidades descriptivas; p. ej. la membrana timpánica, el fondo del ojo, el abdomen.

cuadri-, cuadr- *(quadri-, quadr-).* Formas prefijas que significan cuatro; p. ej. cuadrípara, cuadriplejía, etc.

cuadribásico *(quadribasic).* Referente a un ácido con cuatro átomos de hidrógeno reemplazables.

cuádriceps *(quadriceps).*Que tiene cuatro cabezas, como algunos músculos.

cuadrigémino *(quadrigeminal).* Que forma parte de un grupo de cuatro; que tiene cuatro partes.

cuadrípara *(quadripara).* Mujer que ha dado a

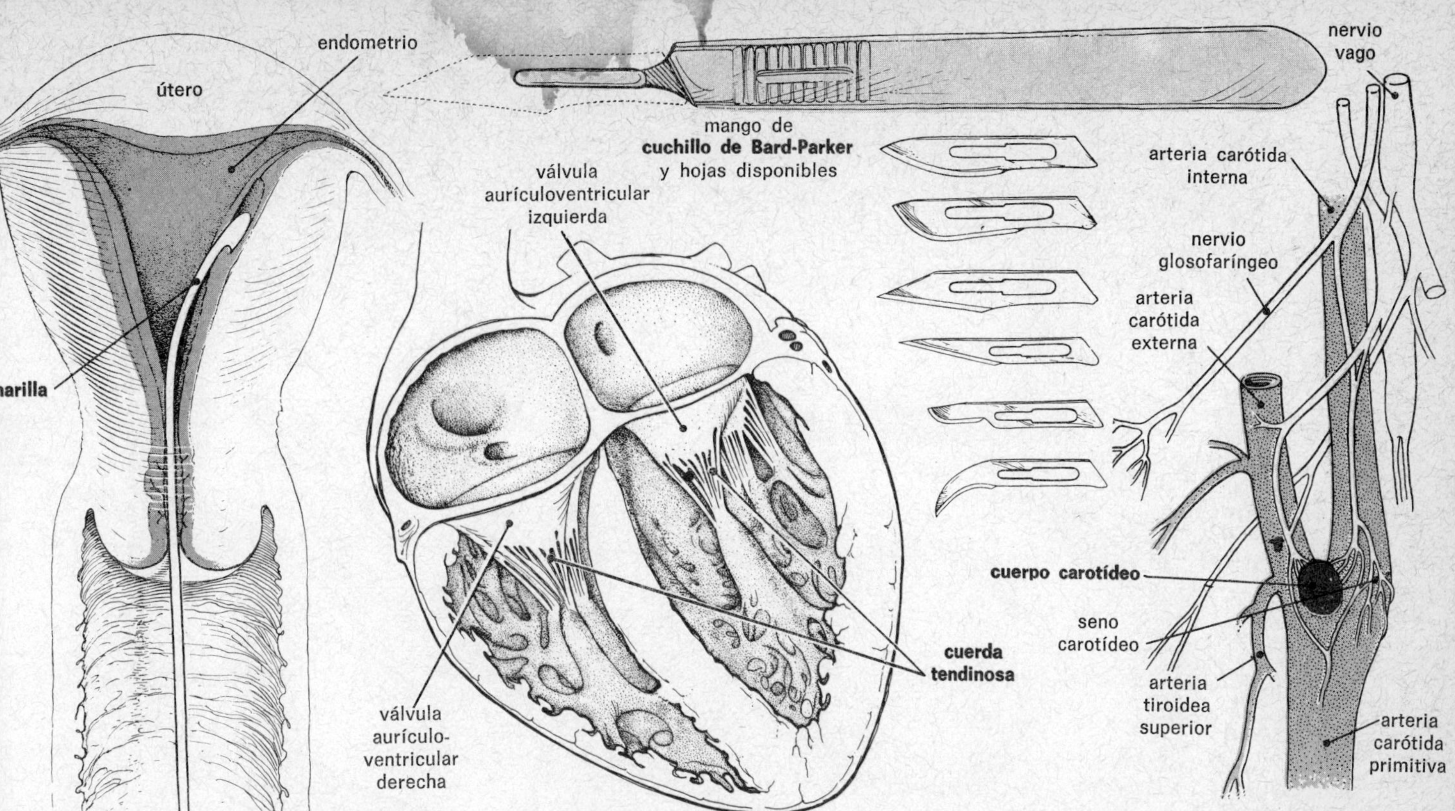

luz cuatro hijos.

cuadriplejía *(quadriplegia)*. Parálisis de las cuatro extremidades; también denominada tetraplejía.

cuadripléjico *(quadriplegic)*. Persona cuyas cuatro extremidades están paralizadas.

cuadriseccionar *(quadrisect)*. Dividir o cortar en cuatro partes.

cuadrivalente *(quadrivalent)*. Que tiene la capacidad de combinación de cuatro átomos de hidrógeno; también denominado tetravalente.

cuadrúpleto *(quadruplet)*. Uno de los cuatro hijos nacidos en un solo parto.

cuajo *(rennet)*. Extracto seco que contiene renina, obtenido del revestimiento del cuarto estómago del ternero; se utiliza para cuajar la leche.

cuanto *(quantum)*. Unidad de energía radiante. «Quanta» es el plural en latín.

cuarentena *(quarantine)*. **1.** Limitación de la libertad de movimiento de personas que han estado expuestas a una enfermedad transmisible; originariamente, el período de restricción era de 40 días. **2.** Aislamiento de una persona afecta de una enfermedad transmisible.

cuartana *(quartan)*. Que recidiva cada cuatro días, como una fiebre palúdica; en realidad, el ataque se produce los días uno y cuatro, de modo que realmente sólo hay un intervalo de dos días.

cuarzo *(quartz)*. Forma de sílice, utilizada en odontología como uno de los tres principales ingredientes de la porcelana dental.

cuaternario *(quaternary)*. **1.** Miembro de una serie que es cuarto en el orden. **2.** Compuesto químico que contiene cuatro elementos diferentes; p. ej. $NaHSO_4$.

cubeta *(cuvet)*. Recipiente de vidrio en el que se colocan soluciones para estudios fotométricos.

cubital *(ulnar, cubital)*. Perteneciente o relativo al antebrazo o el cúbito.

cúbito *(ulna)*. El hueso más largo de los dos del antebrazo; se extiende desde el codo a la muñeca, en el lado opuesto al pulgar.

cubitorradial *(ulnoradial)*. Relativo al cúbito y el radio (huesos del antebrazo).

cubitus *(cubitus)*. Codo; articulación entre el brazo y el antebrazo.

cuboide *(cuboid)*. En forma de cubo.

cuboides *(cuboid)*. Hueso corto en el lado exterior del tarso.

cubreobjeto *(cover glass, coverslip)*. Lámina delgada de vidrio utilizada para cubrir un espécimen para su examen al microscopio.

cuchara *(spoon)*. Utensilio consistente en una concavidad oval pequeña y poco profunda adosada a un mango.

c. de cataratas, la utilizada para extirpar del ojo un cristalino afecto de catarata.

c. cortante, cuchara de borde afilado empleada para el raspado de granulaciones, hueso cariado o tejido afecto de otros trastornos.

c. sopera, cuchara grande utilizada como medida de las dosis de medicamentos líquidos; equivale a 15 ml o tres cucharillas.

cucharilla. **1.** *(curette)*. Instrumento quirúrgico en forma de cuchara para rascar las paredes de una cavidad corporal. **2.** *(teaspoon)*. Cuchara pequeña que se utiliza como medida de medicamentos líquidos, equivalente a 5 ml.

cuchillo *(knife)*. Instrumento cortante de hoja afilada.

c. de Bard-Parker, cuchillo quirúrgico de hoja desechable.

c. de Blair, cuchillo de hoja muy afilada utilizado para cortar injertos de la piel.

c. de Buck, cuchillo periodontal con una punta parecida a un arpón que se utiliza para incindir las encías entre los dientes.

c. cauterizador, cuchillo conectado a una batería eléctrica que cauteriza el tejido mientras lo corta para evitar las hemorragias (bisturí eléctrico).

c. de Merrifield, cuchillo para gingivectomías, que tiene una estrecha hoja triangular.

cuello *(neck)*. **1.** Parte del cuerpo comprendida entre la cabeza y el tronco. **2.** Cualquier estrechez relativa de una estructura u órgano. **3.** Porción germinativa de una tenia adulta; zona de segmentos de los cestodos posterior al escólex. **4.** Porción de un diente comprendida entre la corona y la raíz.

c. anatómico del húmero, surco estrecho que separa la cabeza del húmero de sus tubérculos; permite la inserción del ligamento capsular de la articulación del hombro.

c. del astrágalo, constricción que separa la cabeza del cuerpo del hueso del talón.

c. del fémur, porción más o menos cónica de hueso que separa la cabeza y la diáfisis del fémur.

c. quirúrgico del húmero, constricción por debajo de los tubérculos humerales; lugar frecuente de fracturas.

c. rígido, véase tortícolis.

c. del útero, cérvix uterino; véase cérvix.

cuenca del ojo *(eye socket)*. Véase órbita.

cuentamonedas *(coin-counting)*. Movimiento deslizante de las yemas del pulgar y el índice una contra otra; se observa en la parálisis agitante.

cuerda *(chorda)*. **1.** Tendón. **2.** Estructura anatómica similar a una cuerda.

c. tendinosa, bandas tendinosas que se extienden desde los músculos papilares hasta las valvas de las válvulas auriculoventriculares del corazón.

c. del tímpano, rama del nervio facial que inerva las glándulas submaxilar y sublingual y los dos tercios anteriores de la lengua.

c. vocal, una de las cuatro bandas membranosas de la laringe; las dos superiores se llaman cuerdas falsas y las dos inferiores cuerdas vocales verdaderas (las que intervienen en la producción de la voz).

cuerdo *(sane)*. Mentalmente sano.

cuerno *(horn)*. Estructura o excrecencia despegada o saliente.

c. anterior de la medula espinal, columna anterior de la medula espinal, puesta de manifiesto en la sección transversal.

c. cutáneo, crecimiento córneo de la piel; también llamado cuerno verrugoso.

c. posterior de la medula espinal, columna posterior de la medula espinal, puesta de manifiesto en la sección transversal.

cuero cabelludo *(scalp)*. Piel que recubre el cráneo.

cuerpo *(body)*. **1.** Estructura material completa de un hombre o animal. **2.** Parte principal de algo.

c. de Aschoff, lesión específica de la carditis reumática aguda que aparece en forma de nódulo dentro del tejido conjuntivo del miocardio; un cuerpo plenamente desarrollado consta de fagocitos inespecíficos, histiocitos miocárdicos, células multinucleadas y proliferación fibroblástica; también denominado nódulo de Aschoff.

c. de Auer, estructura alargada que se encuentra en el citoplasma de las células mieloides inmaduras en la leucemia mielocítica aguda.

c. de Barr, cromatina sexual.

c. de Call-Exner, cuerpo multilaminado extracelular que contiene un acúmulo de sustancia tintorial; se sitúa entre las células de la granulosa en los folículos ováricos maduros.

c. carotídeo, una de dos estructuras neurovasculares elipsoidales, de 3 a 6 mm de diámetro, situadas a cada lado del cuello, en la bifurcación de la arteria carótida primitiva; es parte del sistema visceral aferente que ayuda a regular la respiración; contiene terminaciones quimiorreceptoras que controlan el contenido de oxígeno y dióxido de carbono de la sangre que circula por el órgano;

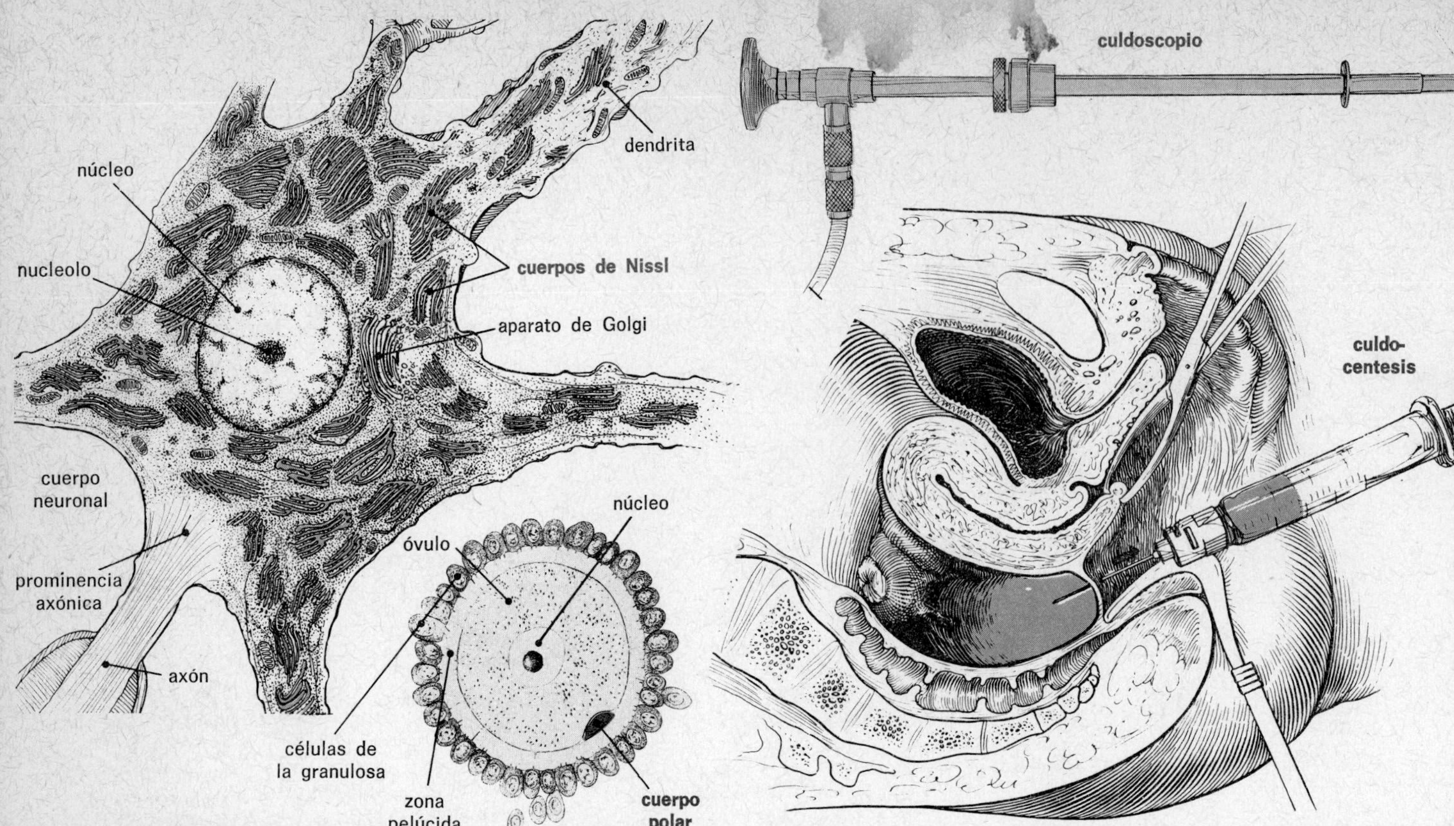

también denominado glomo carotídeo.

c. cetónico, ácido acetoacético, acetona y β-hidroxibutirato presentes en exceso en la sangre y orina de diabéticos; también llamados cetonas.

c. ciliar, estructura circular en la parte anterior del ojo, entre el borde externo del iris y la ora serrata de la retina; consta de 6 capas, incluido el músculo ciliar (que, a través del ligamento suspensorio, permite la acomodación del cristalino para una visión cercana o lejana) y una capa vascular (la porción más vascularizada del ojo).

c. de Councilman, c. hialino, (1) globo formado por la necrosis de una célula hepática que se ve en la fiebre amarilla; (2) también se aplica a los hepatocitos degenerados hialinos en la hepatitis vírica.

c. cromafín, véase paraganglios.

c. cuadrigémino, una de las cuatro eminencias pareadas (dos superiores y dos inferiores) que forman la parte dorsal del mesencéfalo; también llamados tubérculos cuadrigéminos.

c. geniculado, una de las 4 masas ovales situadas en la cara posteroinferior del tálamo (dos externos y dos internos); los externos son núcleos de relé de la vía óptica, los internos sirven de núcleos de relé de la vía auditiva hacia la corteza cerebral.

c. de Heinz, cada uno de los gránulos refráctiles de forma irregular de los hematíes (generalmente situados cerca o en la periferia de la célula) que se presentan como resultado de polimerización y precipitación de moléculas de hemoglobina desnaturalizadas.

c. de hematoxilina, cuerpos hematoxífilos; cuerpos relativamente grandes que se tiñen intensamente hallados en ocasiones libres en los tejidos en algunas enfermedades; se cree que son restos de un núcleo celular lesionado; se denominan así por su afinidad por la tinción con hematoxilina; muy frecuentes en el lupus eritematoso sistémico, especialmente en los glomérulos renales y paredes de los vasos sanguíneos.

c. de Howell-Jolly, cada uno de los restos nucleares bien definidos, pequeños y redondos, que se encuentran cerca de la periferia de los hematíes después de una esplenectomía; en ocasiones están presentes en la anemia megaloblástica y la leucemia.

c. hialino, véase cuerpo de Councilman.

c. hialino de la hipófisis, cada una de las células llenas de una sustancia hialina que aparecen ocasionalmente en el lóbulo posterior de la hipófisis; también llamado cuerpo de Herring.

c. de inclusión, estructura observada frecuentemente tanto en el núcleo como en el citoplasma (a veces en ambos) de las células infectadas con ciertos virus.

c. de Leishman-Donovan (c. L-D), forma ovoidal no flagelada del parásito *Leishmania donovani;* generalmente se encuentra arracimado dentro de las células del huésped, produciendo leishmaniasis visceral (kala-azar).

c. de Mallory, gran acumulación de material eosinófilo en células hepáticas dañadas; se ve en ciertas enfermedades, en especial las producidas por el alcoholismo; también denominado cuerpo hialino alcohólico.

c. mamilar, uno de dos cuerpos en forma de guisante del hipotálamo, localizados detrás del infundíbulo en el espacio interpeduncular; recibe fibras del fórnix y las proyecta al núcleo anterior del tálamo; también llamado corpus mamillare.

c. de Negri, cada uno de los cuerpos que contienen el virus de la rabia dentro del citoplasma de las células nerviosas; también denominado corpúsculo de Negri.

c. de Nissl, cada uno de los racimos de ribosomas y retículo endoplasmático del cuerpo celular y las dendritas de una célula nerviosa; se tiñe intensamente con colorantes básicos.

c. de Pacchioni, granulación aracnoidea; véase granulación.

c. paraaórtico, cada una de las masas pequeñas de tejido cromafín (derivadas del ectodermo neural) que se encuentran cerca de los ganglios simpáticos a lo largo de la aorta abdominal; secretan adrenalina; también llamados cuerpos de Zuckerkandl.

c. pineal, epífisis; pequeña formación de tipo glandular situada en el techo del tercer ventrículo del cerebro y que pende sobre los dos tubérculos cuadrigéminos superiores; también llamada glándula pineal.

c. polar, una de las tres células formadas por el óvulo durante su maduración.

c. residual, restos de material ingerido y no digerible de una célula, p. ej. pigmentos de envejecimiento (lipofuscina).

c. restiforme, pedúnculo cerebeloso inferior; véase pedúnculo.

c. de tracoma, cuerpo distintivo que se encuentra en las células de la conjuntiva de un ojo tracomatoso.

c. vertebral, porción cilíndrica ventral de la vértebra; los cuerpos vertebrales adyacentes se unen por medio de discos fibrocartilaginosos.

c. vítreo, masa gelatinosa y transparente, de consistencia algo más densa que la clara de huevo, que llena el globo ocular por detrás del cristalino; también denominado humor vítreo.

c. de Zuckerkandl, cuerpo paraaórtico.

cul-de-sac *(cul-de-sac).* En francés, fondo de saco.

c. conjuntival, receso superior o inferior formado por la unión de las conjuntivas ocular y palpebral.

c. de Douglas, cavidad peritoneal comprendida entre la pared posterior del útero y la pared anterior del recto uterino; actualmente llamado bolsa rectouterina.

culdocentesis *(culdocentesis).* Aspiración de pus o de cualquier líquido de la bolsa rectouterina (fondo de saco de Douglas) por punción transvaginal.

culdoscopia *(culdoscopy).* Visualización de la cavidad pélvica y sus órganos mediante la introducción de un instrumento (culdoscopio) a través de la pared posterior de la vagina.

culdoscopio *(culdoscope).* Instrumento con luz incorporada para examinar visualmente la cavidad pélvica y su contenido.

Culex. Género de mosquitos que incluye algunas especies que transportan y transmiten muchos agentes causantes de enfermedad.

C. pipiens, mosquito doméstico común.

C. tarsalis, mosquito que transmite la encefalomielitis equina de St. Louis y del oeste.

culicida *(culicide).* Agente que extermina mosquitos.

culicífugo *(culicifuge).* Agente que ahuyenta los mosquitos.

culombio *(coulomb).* Unidad de cantidad eléctrica igual a la cantidad de carga transferida en un segundo por una corriente continua de un amperio.

cultivo *(culture).* **1.** Propagación de microorganismos en un medio nutritivo. **2.** Colonia de microorganismos cultivados en un medio nutritivo.

c. hístico, crecimiento y mantenimiento in vitro de células hísticas tras extraerlas del organismo.

c., medio de, véase medio (3).

c. puro, el que contiene microorganismos de la misma especie.

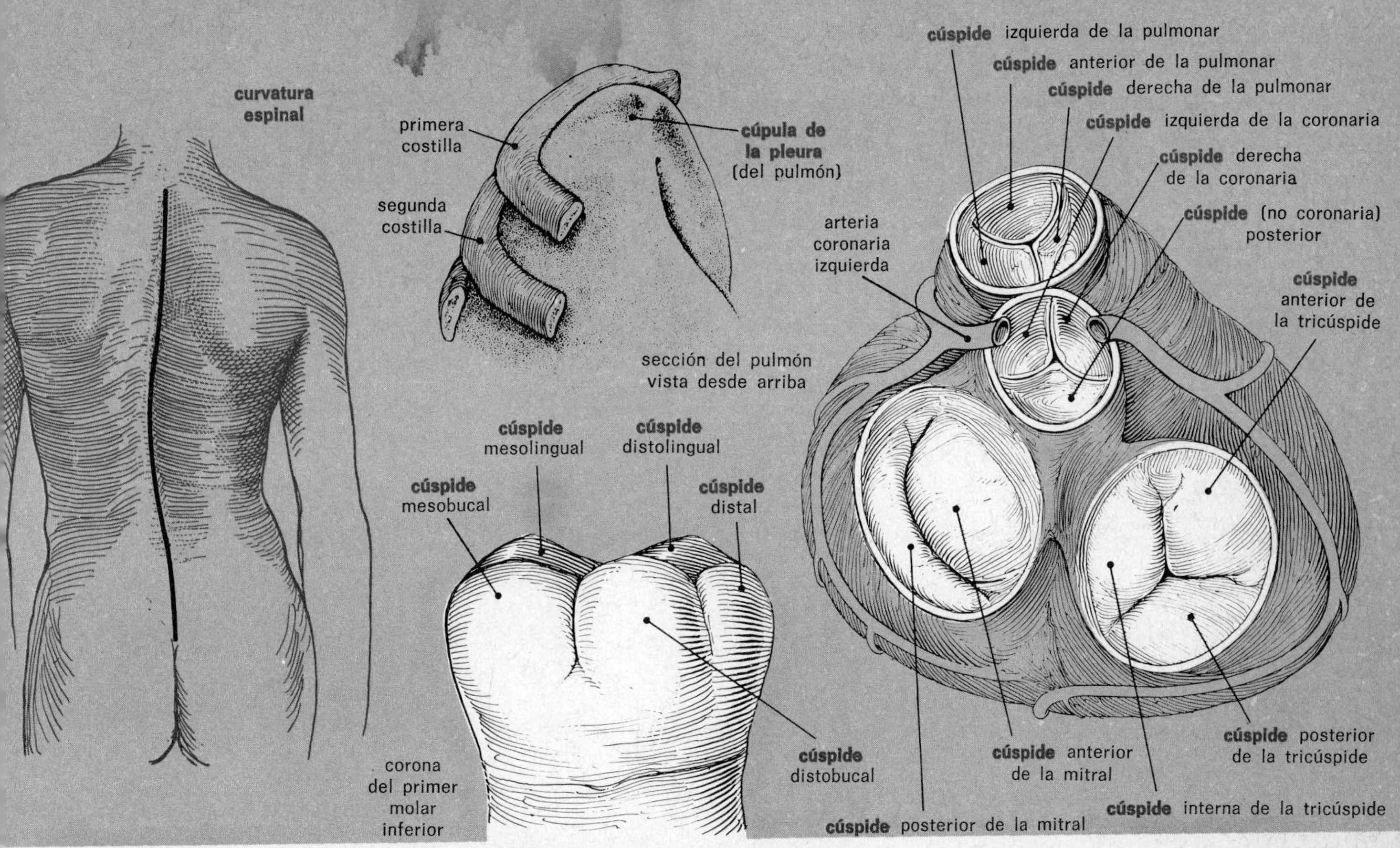

Cullen, signo de *(Cullen's sign)*. Coloración azulada de la piel alrededor del ombligo como resultado de una hemorragia intraperitoneal, como la observada en la rotura de un embarazo ectópico.

cum. Palabra latina que significa con; utilizada en prescripciones.

c. correctio (CC), expresión latina que significa con corrección; en oftalmología, que lleva lentes graduadas.

cúmulo oóforo *(cumulus oophorus)*. Masa de células de la granulosa (foliculares) que rodean el óvulo en desarrollo en el folículo ovárico.

cuneado *(cuneate)*. Con forma de cuña.

cuneiforme *(cuneiform)*. Con forma de cuña.

cuneus. En latín, cuña; porción posterior del lóbulo occipital en cada hemisferio cerebral.

cuniculus. En latín, cunículo; galería o surco hecho en la piel por un ácaro.

cunnilinguo *(cunnilingus)*. Estimulación oral de la vulva o clítoris.

cunnus. En latín, vulva.

cuña *(bedpan)*. Recipiente con un borde ancho y plano que sirve de receptáculo para las excretas de los individuos postrados en cama.

cúprico *(cupric)*. Relativo al cobre bivalente o que lo contiene.

c., sulfato, cristales de color azul intenso usados como irritantes, astringentes y fungicidas; también llamados sulfato de cobre y vitriolo azul.

cúpula *(cupula)*. Estructura en forma de bóveda.

c. de la cresta ampular, masa gelatinosa sobre la cresta ampular del canal semicircular que contiene penachos de cilios de las células piliformes subyacentes.

c. de la pleura, pico en forma de bóveda del saco pleural que cubre el vértice del pulmón y está situado cerca del cuello; también llamada pleura cervical.

cura. 1 *(dressing)*. Material o preparación aplicado a una herida o lesión con el propósito de evitar la infección externa, absorber las secreciones, etc. 2. Aplicación de tales materiales. 3 *(cure)*. Método de tratamiento o remedio.

c. de fe, psicoterapia basada en la oración.

c. radical, la que erradica por completo la afección.

c. de reposo, tratamiento de un trastorno mental por medio del reposo y el cambio de ambiente.

curación *(healing)*. Proceso de retorno a la salud normal.

curanderismo *(quackery)*. Afirmación falsa de conocimientos médicos y experiencia en el tratamiento de los enfermos.

curandero *(quack)*. Persona que falsea su capacidad médica para diagnosticar y tratar enfermedades y que generalmente formula alegaciones extravagantes en cuanto a los efectos conseguidos por el tratamiento que ofrece.

curar *(heal)*. 1. Cerrar de forma natural una herida, incisión o úlcera. 2. Devolver la salud.

curare *(curare)*. Sustancia resinosa extraida de *Strychnos toxifera* y otras plantas, usada como veneno en flechas; produce la muerte por parálisis de los músculos respiratorios, salvo que se practique respiración artificial; se usa médicamente como un relajante muscular eficaz administrado por vía sistémica, y actúa por bloqueo de los impulsos nerviosos a nivel de la unión mioneural.

curarización *(curarization)*. Administración de curare o compuestos similares para producir relajación muscular o parálisis.

curarizar *(curarize)*. Administrar curare o compuestos similares para inducir una parálisis motora, pero no sensorial.

curativo *(curative)*. 1. Que sirve para curar. 2. Remedio.

curie (Ci). *(curie)*. Unidad de radiactividad expresada en forma de las partículas emitidas por segundo; un curie de una sustancia radiactiva emite 37000000000 de partículas por segundo; este valor fue establecido a partir de lo que originalmente se pensaba que era la velocidad de desintegración de un gramo de radio.

curio *(curium)*. Elemento radiactivo sintético; símbolo Cm, número atómico 96, peso atómico 247

curva *(curve)*. 1. Línea que se desvía de una trayectoria recta de una manera suave, continua y no angulada. 2. Línea que representa los datos trazados en un gráfico.

c. de dilución de colorante, curva indicadora de dilución; la que indica las concentraciones seriadas de un colorante.

c. de distribución, curva en la que el número de individuos se traza a lo largo de la ordenada, y la propiedad investigada se traza a lo largo de la abscisa.

c. de duración-intensidad, la que indica la relación entre la intensidad de un estímulo eléctrico y el tiempo que debe fluir para ser efectivo.

c. de frecuencia, la que representa una aproximación a la frecuencia de aparición de un acontecimiento periódico; también llamada curva de Gauss o de probabilidad.

c. de Gauss, véase curva de frecuencia.

c. indicadora de dilución, véase curva de dilución de colorante.

c. de Price-Jones, la que representa las variaciones en los diámetros de los eritrocitos.

c. de probabilidad, véase curva de frecuencia.

c. de resistencia a la tensión, curva que muestra el índice de deformación por la carga durante la prueba de un material bajo tensión.

c. de Spee, la formada por el encuentro del arco dentario superior con el inferior, vista bucalmente desde el primer bicúspide hasta el último molar.

c. de Starling, curva que indica el gasto cardiaco con respecto a la presión auricular.

c. de Traube-Hering, oscilación lenta de la presión sanguínea, que se extiende por lo general durante muchos ciclos respiratorios; también llamada onda de Traube-Hering.

curvatura *(curvature)*. Doblez o curva.

c. espinal, desviación de la columna vertebral.

c. mayor del estómago, bordes izquierdo e inferior del estómago.

c. menor del estómago, borde derecho del estómago.

Cushing, enfermedad de *(Cushing's disease)*. Hiperactividad de la corteza suprarrenal debida a aumento de la secreción de la hormona hipofisaria adrenocorticotrópica (ACTH).

Cushing, síndrome de *(Cushing's syndrome)*. Alteración metabólica causada por el exceso crónico de glucocorticoides; caracterizada por cara redonda, obesidad central, panículo adiposo dorsal prominente, complexión robusta, estrías abdominales, hipertensión e intolerancia a los carbohidratos, entre otros hallazgos.

cúspide *(cusp)*. 1. Uno de los segmentos triangulares de una válvula cardiaca. 2. Elevación pronunciada de la superficie oclusal (superficie de masticación) de un diente.

cutáneo *(cutaneous)*. Relativo a la piel.

cutícula *(cuticle)*. 1. Epidermis. 2. Pliegue delgado de piel que cubre la base de las uñas

cuticularización *(cuticularization)*. Formación de piel sobre una zona erosionada.

cutis vera *(cutis vera)*. Piel verdadera o dermis; también llamada corium.

CV *(VC)*. Abreviatura de capacidad vital.

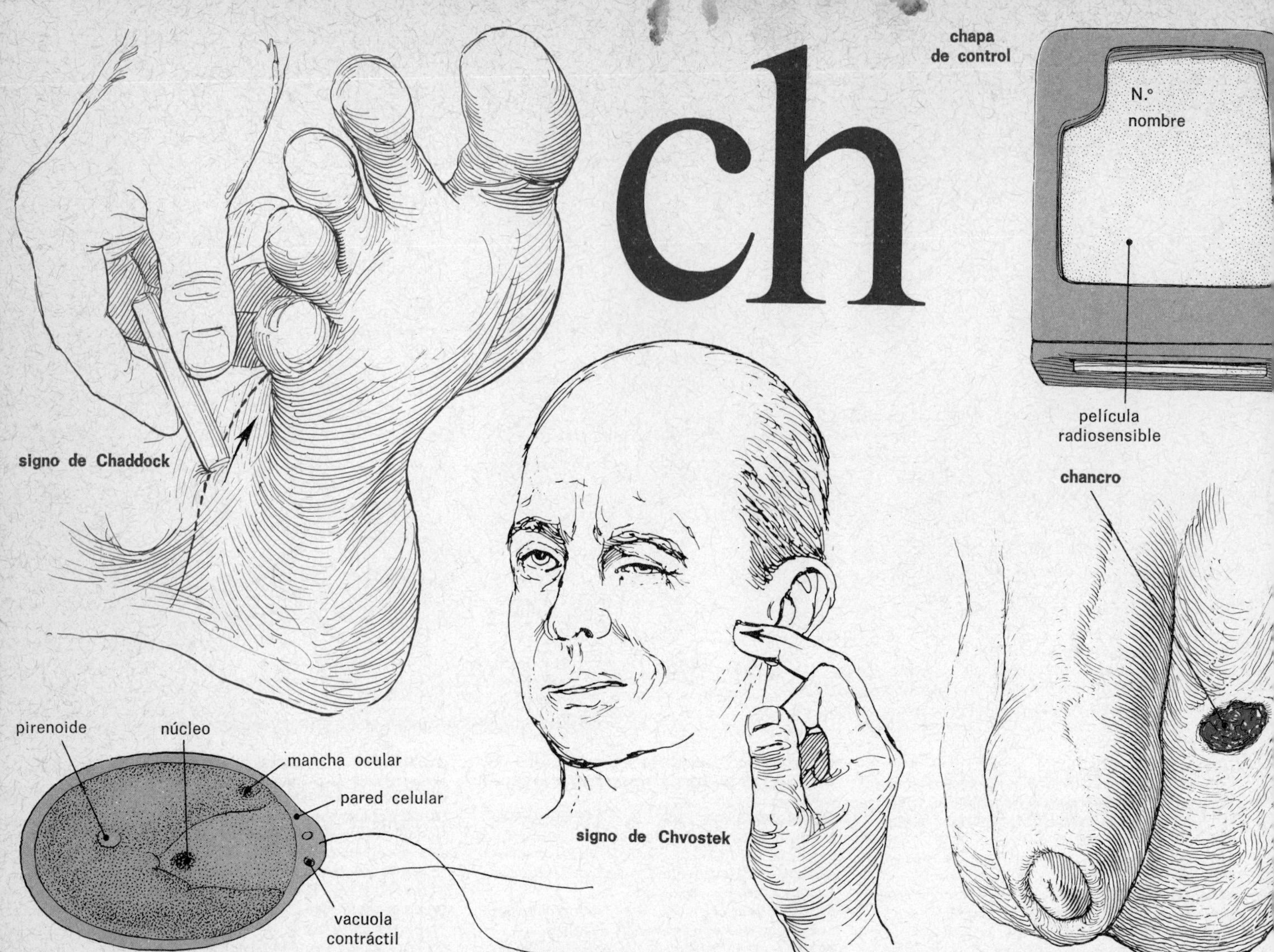

Chlamydomonas

Chaddock, signos de *(Chaddock's signs).* Reflejos obtenidos usualmente en las lesiones del haz piramidal. **1.** Signo de Chaddock del dedo gordo del pie; extensión del dedo gordo del pie al golpear el maleolo externo y el dorso externo del pie. **2.** Signo de Chaddock de la muñeca; flexión de la muñeca con apertura de los dedos en abanico al golpear la muñeca en el lado del dedo meñique.

Chadwick, signo de *(Chadwick's sign).* Coloración azul oscura de la mucosa del cérvix y la vagina; considerado un signo temprano de embarazo; también llamado signo de Jacquemier.

Chagas, enfermedad de *(Chagas' disease).* Enfermedad caracterizada por aneurismas apicales y agrandamiento excesivo del corazón, que se torna muy macizo pero de contraccón débil; es causada por el parásito protozoario *Trypanosoma cruzi,* transmitido por un artrópodo hematófago redúvido (también llamado vinchuca en Sudamérica); el parásito se multiplica en el intestino del artrópodo y es excretado en las heces; cuando este vector pica al hombre, luego de succionar defeca, contaminando la herida de la mordedura; la enfermedad puede transmitirse también por transfusión o inoculación de sangre contaminada; también se denomina tripanosomiasis americana.

chalazión *(chalazion).* Sinónimo incorrecto de calacio; véase calacio.

chalmugra *(chalmoogra, chalmugra).* Cualquiera de varios árboles asiáticos, en especial *Taraktogenos kurzi* e *Hydnocarpus wightiana,* cuyas semillas maduras rezuman un aceite usado en el tratamiento de la lepra.

chalona *(chalone).* Sustancia que inhibe la división celular y es sintetizada por las células maduras del tejido sobre el que actúa.

chancro *(chancre).* Lesión primaria de la sífilis existente en el lugar de entrada de la infección sifilítica; aparece como una ulceración dura, rojiza, con una erosión central que se cubre de una secreción amarillenta; también llamada chancro duro, de Hunter, indurado o verdadero.

ch. blando, ch. simple, véase chancroide.

chancroide *(chancroid).* Ulcera venérea infecciosa y purulenta, no sifilítica, producida por *Haemophilus ducreyi;* también llamado chancro blando o simple.

chapa de control *(film badge).* Pequeño estuche que contiene una película radiosensible, que llevan consigo las personas expuestas a radiaciones ionizantes, para registrar la cantidad de radiación a la que han estado expuestas; la exposición se determina midiendo el grado de ennegrecimiento de la película.

Charcot, enfermedad de *(Charcot's disease).* Artropatía tabética; véase artropatía.

Charcot-Marie-Tooth, enfermedad de *(Charcot-Marie-Tooth disease).* Atrofia muscular peroneal; véase atrofia.

chasis *(cassette).* **1.** Cartucho a prueba de luz para una cámara o portaplacas metálico para cargar a la luz del día la película fotográfica o de rayos X. **2.** Cartucho que contiene cinta magnética en grabadores o magnetófonos (cassette). **3.** Cartucho que contiene tanto película fotográfica como cinta magnetofónica sincronizadas (cassette).

chasquido *(snap).* Sonido agudo.

c. de apertura, clic de tono agudo escuchado durante la diástole; causado por la apertura de la válvula mitral anómala en la estenosis mitral.

c. de cierre, primer sonido acentuado del corazón que se produce durante la oclusión de la válvula mitral anómala en la estenosis mitral.

Chediak-Higashi, síndrome de *(Chediak-Higashi syndrome).* Afección hereditaria poco frecuente observada en lactantes; sus síntomas incluyen disminución de la pigmentación de la piel, el pelo y los ojos, inclusiones citoplasmáticas en los leucocitos y susceptibilidad a las infecciones piógenas; es frecuente la muerte temprana.

Chiari-Frommel, síndrome de *(Chiari-Frommel syndrome).* Afección caracterizada por secreción prolongada de leche y atrofia uterina después del embarazo.

Chilomastix. Género de protozoos que parasitan los intestinos; una de sus especies, *Chilomastix mesnili,* está considerada como causante de diarrea.

chinche *(bedbug).* Insecto hematófago de la familia de los cimícidos *(Cimicidae)*, que mide alrededor de 5 mm. cuando es adulto, de color pardo rojizo y olor desagradable; su mordedura produce ronchas de urticaria con puntos hemorrágicos centrales; a menudo infesta alojamientos humanos y suele ocultarse durante el día en somieres, colchones rotos, zócalos y bajo los bordes del papel pintado.

Chlamydomonas. Género de algas unicelulares (filo clorofitos) que pueden reproducirse en forma sexuada y asexuada; se utilizan en estudios genéticos.

chochez *(dotage).* Debilidad o senilidad mental de los ancianos.

chorrear *(drip).* Gotear.

Christmas, enfermedad de *(Christmas disease).* Hemofilia B. Véase también factor IX.

Chromobacterium. Género de bacterias gramnegativas flageladas de la familia rizobiáceas *(Rhizobiaceae)*; produce un pigmento violeta.

Chvostek, signo de *(Chvostek's sign).* Espasmo unilateral de los músculos faciales provocado por un golpe leve sobre el nervio facial; se observa en la tetania; también llamado signo de Weiss.

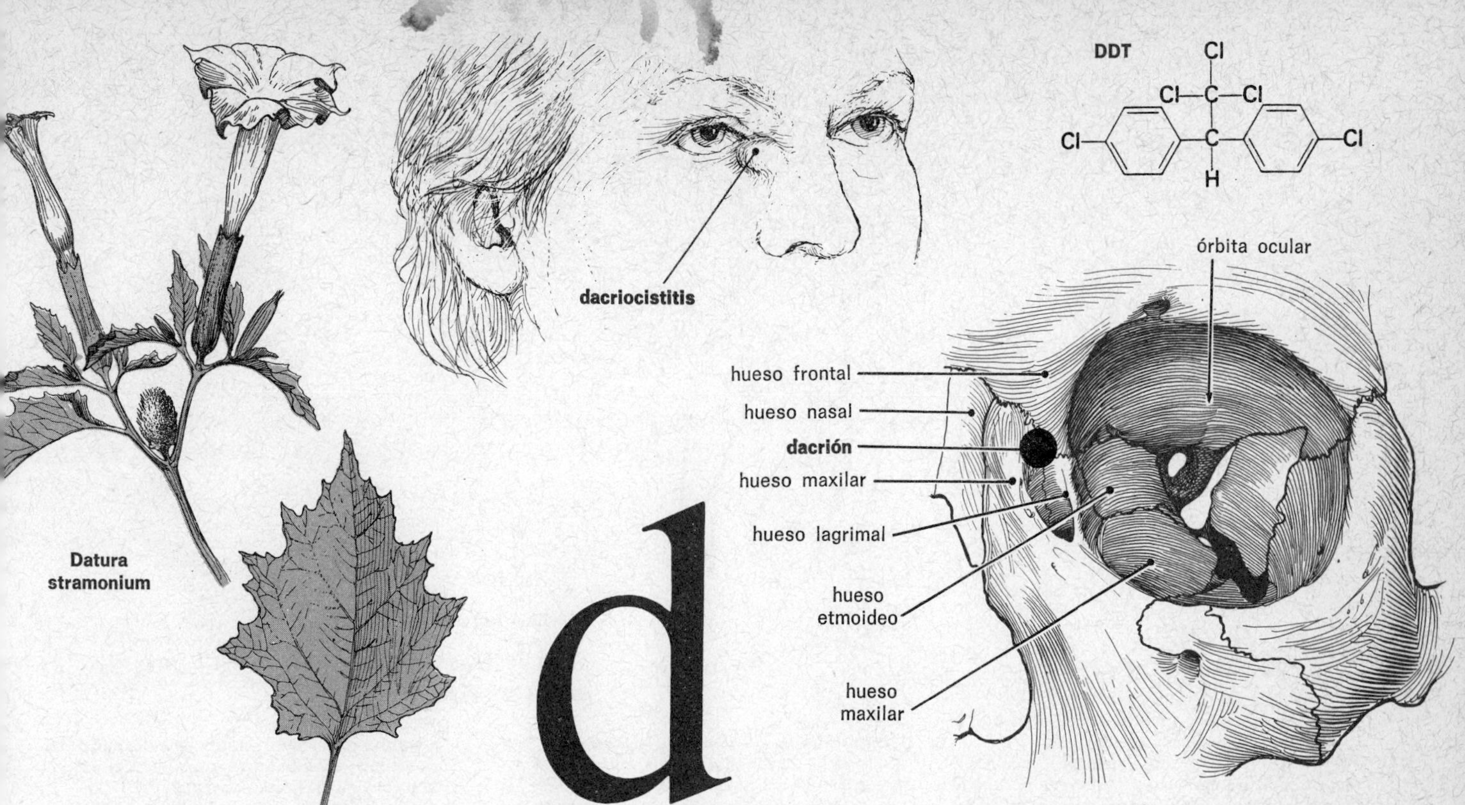

δ. Delta. Para los términos que comienzan con δ, véase el término en cuestión.

D *(D).* **1.** Abreviatura de (a) deciduo; (b) densidad de gases; (c) *dexter* (derecha); (d) dioptría. **2.** Símbolo de (a) deuterio; (b) dosis

d *(d).* Abreviatura de deuterón.

d- *(d-).* Prefijo que indica dextrógiro; dícese de un compuesto químico.

dacri-, dacrio- *(dacry-, dacryo-).* Formas prefijas que significan lágrimas, o que se refieren a la glándula o el conducto lagrimales.

dacriadenalgia *(dacryoadenalgia).* Dolor o malestar en una glándula lagrimal.

dacriadenitis *(dacryadenitis).* Inflamación de la glándula lagrimal.

dacriagogo *(dacryagogue).* **1.** Que promueve el flujo de lágrimas. **2.** Todo agente que induce la secreción de lágrimas por la glándula lagrimal.

dacrioblenorrea *(dacryoblennorrhea).* Derrame crónico de moco de los conductos lagrimales en la dacriocistitis crónica; también llamado dacriocistoblenorrea.

dacriocistalgia *(dacryocystalgia).* Dolor o molestia en el saco lagrimal.

dacriocistectomía *(dacryocystectomy).* Extirpación quirúrgica del saco lagrimal.

dacriocistitis *(dacryocystitis).* Inflamación del saco lagrimal, por lo general debida a la obstrucción del conducto nasolagrimal; se observa a menudo en niños y en mujeres menopáusicas.

dacriocisto *(dacryocyst).* Saco lagrimal.

dacriocistocele *(dacryocystocele).* Protrusión del saco lagrimal; también llamado dacriocele.

dacriocistograma *(dacryocystogram).* Radiografía del aparato lagrimal obtenida previa inyección de una sustancia radiopaca.

dacriocistorrinostenosis *(dacryocystorhinostenosis).* Estrechez del conducto nasolagrimal, con obstrucción del flujo normal de lágrimas a la cavidad nasal.

dacriocistorrinostomía *(dacryocystorhinostomy).* Creación quirúrgica de una comunicación entre el saco lagrimal y la nariz, para posibilitar el drenaje de lágrimas cuando se encuentra ocluido el conducto nasolagrimal.

dacriocistotomía *(dacryocystotomy).* Incisión quirúrgica del saco lagrimal.

dacriohemorrea *(dacryohemorrhea).* Derrame de lágrimas mezcladas con sangre.

dacriolitiasis *(dacryolithiasis).* Presencia de cálculos (dacriolitos) en las vías lagrimales.

dacriolito *(dacryolith).* Cálculo o piedra en el aparato lagrimal (estructuras formadoras y conductoras de lágrimas); también llamado cálculo lagrimal.

dacrioma *(dacryoma).* **1.** Quiste causado por la oclusión del conducto lagrimal. **2.** Tumor del aparato lagrimal.

dacrión *(dacryon).* Punto craneal en la unión de los huesos lagrimal, frontal y maxilar superior, en el ángulo de la órbita ocular.

dacriopiorrea *(dacryopyorrhea).* Flujo de lágrimas mezcladas con pus.

dacriopiosis *(dacryopyosis).* Supuración o formación de pus en el conducto o el saco lagrimales.

dacriops *(dacryops).* **1.** Presencia constante de un exceso de líquido lagrimal en el ojo, debida a un drenaje insuficiente producido por la constricción del punto lagrimal. **2.** Dilatación del conducto lagrimal por un contenido líquido.

dacriorrea *(dacryorrhea).* Flujo excesivo de lágrimas.

dacriosolenitis *(dacryosolenitis).* Inflamación del conducto nasal o lagrimal.

dacriostenosis *(dacryostenosis).* Constricción de un conducto lagrimal.

dactilalgia *(dactylalgia).* Dolor en los dedos de la mano o el pie.

dactiledema *(dactyledema).* Edema de un dedo.

dactilitis *(dactylitis).* Inflamación de un dedo.

dactilo-, dactil- *(dactylo-, dactyl-).* Formas prefijas que significan dedo.

dactilocampsis *(dactylocampsis).* Encorvamiento o flexión permanente de los dedos de la mano o el pie.

dactilografía *(dactylography).* Estudio de las impresiones digitales.

dactilogriposis *(dactylogryposis).* Contracción de los dedos de la mano o el pie.

dactiloide *(dactyloid).* Con forma de dedo.

dactilólisis *(dactylolysis).* **1.** Corrección quirúrgica de los dedos fusionados o unidos por un pliegue interdigital. **2.** Pérdida de un dedo de la mano o del pie, como solía ocurrir en la lepra.

d. espontánea, pérdida espontánea de un dedo, supuestamente asociada con la drepanocitosis; también llamada ainhum.

dactilología *(dactylology).* Uso del alfabeto de los dedos en los sordomudos.

dactilomegalia *(dactylomegaly).* Macrodactilia; afección en la que los dedos de la mano o el pie son anormalmente grandes.

dactiloscopia *(dactyloscopy).* Examen de las huellas digitales con el propósito de identificar a las personas.

dactilospasmo *(dactylospasm).* Contracción espasmódica de los dedos.

dactilus En latín, dedo (sobre todo, del pie, para distinguirlo de *digitus,* dedo de la mano).

dactinomicina *(dactinomycin).* Agente antineoplásico usado en el tratamiento del tumor de Wilm en los niños y en la enfermedad trofoblástica de la mujer.

Dalrymple, signo de *(Dalrymple's sign).* Amplitud anormal de la hendidura palpebral, observada en el bocio exoftálmico.

dalton *(dalton).* Unidad de peso molecular equivalente al peso de un átomo de hidrógeno; una molécula de agua pesa 18 daltons, y una molécula de hemoglobina pesa 64500 daltons.

daltonismo. De John Dalton, físico y químico inglés que sufría este trastorno y lo describió en 1798: variedad de discromatopsia caracterizada por ceguera para ciertos colores, especialmente el rojo.

Dandy-Walker, síndrome de *(Dandy-Walker syndrome).* Hidrocefalia congénita de los lactantes debida a obstrucción o atresia de la abertura media del cuarto ventrículo (agujero de Magendi) y la abertura externa del cuarto ventrículo (agujero de Luschka).

Danlos, síndrome de. Véase síndrome de Ehlers-Danlos.

danza hiliar *(hilar dance).* Pulsaciones intensas de las arterias pulmonares observadas al examen fluoroscópico en pacientes con cortocircuito izquierda-derecha congénito.

dapsona *(dapsone).* Compuesto usado en el tratamiento de la lepra y la tuberculosis.

Datura stramonium. Estramonio; hierba anual narcoticovenenosa.

daturina *(daturine).* Véase hiosciamina.

DCA *(DCA).* Véase DOCA.

DDT *(DDT).* Abreviatura de diclorodifeniltricloroetano, insecticida tóxico incoloro.

D.E. *(S.D.).* Abreviatura de desviación estándar.

De Toni-Fanconi, síndrome de *(De Toni-Fanconi syndrome).* Véase síndrome de Lignac-De Toni-Fanconi.

deamidar. Véase desamidar.

debilidad *(debility).* Estado de debilitamiento corporal anormal; falta o pérdida de fuerzas.

debilitar *(debilitate).* Volver flojo o débil; enervar.

deca- *(deca-).* Forma prefija que significa diez.

decagramo *(decagram) (dag).* Diez gramos.

decalitro *(decaliter).* Medida de 10 litros.

decantar *(decant).* **1.** Verter la parte superior

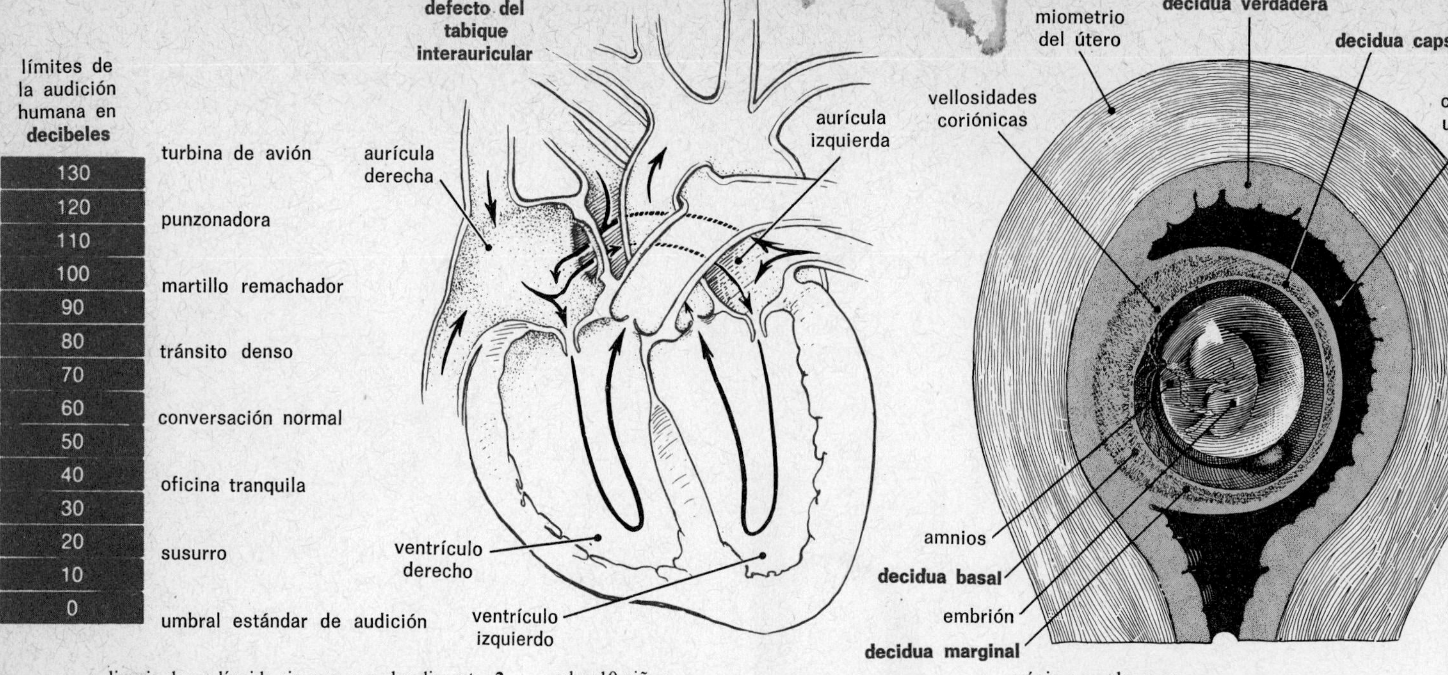

limpia de un líquido sin remover el sedimento. **2.** Verter un líquido de una botella a otra.

decapaje *(pickling).* En odontología, método de limpieza de las impurezas y óxidos de la superficie de los metales mediante la inmersión en ácido.

decapitar *(decapitate).* Cortar la cabeza.

deci- *(deci-).* Forma prefija que significa una décima parte.

decibelio (db) *(decibel).* Unidad para medir la relación entre dos fuerzas o intensidades (energía eléctrica o acústica); en la medición de intensidades acústicas, es igual a 10 veces el logaritmo común de la relación entre dos niveles de intensidad, o el grado más pequeño de volumen que puede ser escuchado ordinariamente por el oído humano; a una distancia de 1,20 m aproximadamente, una conversación normal produce una intensidad de 60 db (en una escala de 1 a 130).

decidua *(decidua).* Membrana mucosa (endometrio) que tapiza al útero y sufre modificaciones en preparación para y durante el embarazo, y se desprende en el parto y durante la menstruación; también llamada caduca.

d. basal, d. serotina, endometrio situado entre la vesícula coriónica implantada y el miometrio uterino; se transforma en la parte materna de la placenta.

d. capsular, d. refleja, endometrio que sella la vesícula coriónica implantada desde la cavidad uterina; sufre una rápida regresión a partir del cuarto mes de embarazo aproximadamente.

d. marginal, unión entre la decidua basal y la decidua capsular.

d. menstrual, mucosa endometrial hiperémica del útero no gestante durante el período menstrual.

d. parietal, véase decidua verdadera.

d. refleja, véase decidua capsular.

d. serotina, véase decidua basal.

d. verdadera, d. parietal, todo el endometrio que tapiza al útero, excepto las partes que rodean la vesícula coriónica.

deciduación *(deciduation).* Desprendimiento del tejido endometrial durante la menstruación.

deciduo *(deciduous).* Temporal, caduco; no permanente; dícese de algo que se desprende al final de un estadio de desarrollo; en odontología, se usa para designar la primera dentición.

deciduoma *(deciduoma).* Masa de tejido decidual en el útero.

decilitro (dl) *(deciliter).* Medida de un décimo (10^{-1}) de litro.

decímetro (dm) *(decimeter).* Medida lineal de un décimo (10^{-1}) de metro.

decinormal (0,1 N) *(decinormal).* Décima parte de lo normal; dícese de una solución que tiene un décimo de la potencia normal. Véase también solución normal.

decípara (para X) *(decipara).* Mujer que ha dado a luz 10 niños.

declinación *(declination).* **1.** Declive; inclinación hacia abajo. **2.** En oftalmología, rotación del ojo alrededor del eje anteroposterior. **3.** Estadio de abatimiento de los síntomas de una enfermedad aguda. **4.** Período de involución.

declinante *(decline).* Dícese de una enfermedad consecutiva.

declive *(declive).* Pendiente, inclinación, cuesta.

declivis cerebelli, porción inclinada del vermis del lóbulo cerebeloso medio, limitado anteriormente por la fisura primaria y posteriormente por la fisura posclival; también llamado clivus monticuli.

decocción *(decoction).* **1.** Proceso de hervir o concentrar por ebullición. **2.** Medicamento preparado por ebullición.

decrudescencia *(decrudescence).* Disminución de la intensidad de los síntomas de una enfermedad.

decúbito *(decubitus).* **1.** Acción de estar reclinado; acostarse. **2.** Ulcera o escara por decúbito. **3.** Postura espontánea de reposo.

decusación *(decussation).* Punto de cruce, en especial de las vías nerviosas.

decusado *(decussate).* Cruzado como la letra X.

decusar *(decussate).* Cruzar en forma de X.

dedal *(finger cot).*Goma protectora que cubre el dedo.

dedo 1 *(finger).* Cada uno de los cinco apéndices articulados y móviles en la mano. **2** *(toe).* Cada uno de los cinco apéndices articulados y móviles del pie.

d. anular, cuarto dedo de la mano.

d. auricular, dedo meñique.

d. de béisbol, véase dedo en martillo.

d. cordial, dedo medio de la mano; llámase también dedo del corazón.

d. cuarto, cuarto dedo de la mano o del pie.

d. chico, quinto dedo del pie.

d. gordo, primer dedo del pie; llámase también hallux.

d. hipocrático, dedo en palillo de tambor o en maza.

d. índice, segundo dedo de la mano, siendo el pulgar el primero; el dedo más próximo al pulgar.

d. en martillo, dedo con flexión constante de la falange distal; no se puede extender activamente debido a la desinsersión del tendón extensor; también llamado dedo de béisbol.

d. en maza, dedo hipocrático.

d. medio, el tercero y más largo de los dedos de la mano; llámase también dedo cordial o del corazón.

d. meñique, el quinto dedo de la mano; llámase también dedo auricular.

dd. en palillo de tambor, dedos con las falangetas agrandadas, uñas rugosas e incurvadas hacia adentro, que se observan en afecciones cardiacas crónicas y pulmonares.

d. palmado, anomalía congénita en la que dos o más dedos están unidos en grado diverso por un pliegue en la piel; véase sindactilia.

d. primero de la mano, dedo pulgar.

d. primero del pie, dedo gordo; llámase también hallux.

d. pulgar, el primero y más voluminoso y más corto de los dedos de la mano.

d. quinto de la mano, dedo meñique.

d. quinto del pie, dedo chico.

d. en resorte, dedo bloqueado en flexión; sólo puede extenderse con dificultad y en coincidencia con un chasquido; se debe a un estrechamiento de la vaina del flexor a nivel del cuello del metacarpiano.

d. segundo de la mano, dedo índice.

d. segundo del pie, segundo dedo del pie, contiguo al dedo gordo.

d. tercero de la mano, dedo medio; llámase también dedo del corazón o dedo cordial.

d. tercero del pie, tercer dedo del pie.

defecación *(defecation).* Descarga de heces de los intestinos.

defecto *(defect).* Malformación.

d. de llenado, d. de repleción, toda anormalidad del contorno del tracto digestivo observada en una radiografía.

d. de nacimiento, malformación congénita; véase malformación.

d. del tabique interauricular, defecto en el tabique que separa las aurículas del corazón.

d. del tabique ventricular, defecto en el tabique que separa los ventrículos cardiacos.

defectuoso *(defective).* Dícese de una persona deficiente en algún atributo físico o mental.

defeminación *(defemination).* Pérdida o disminución de las características femeninas.

defensa, mecanismo de *(defense mechanism).* Proceso inconsciente mediante el que una persona busca aliviar la angustia.

deferente *(deferent).* Que conduce algo hacia abajo o hacia afuera; también llamado eferente.

deferentectomía *(deferentectomy).* Véase vasectomía.

deferentitis *(deferentitis).* Inflamación del conducto deferente; también llamada vasitis y espermatitis.

defervescencia *(defervescence).* Desaparición o declinación de la fiebre.

deficiencia *(deficiency).* Estado de insuficiencia; falta; déficit.

d. de antitripsina, alteración hereditaria cuya forma grave se asocia frecuentemente con enfisema.

d. inmunitaria, síndrome de, grupo de signos y síntomas que indican afectación de una o más de las funciones primordiales del sistema inmunitario; p. ej. protección contra la infección (defensa),

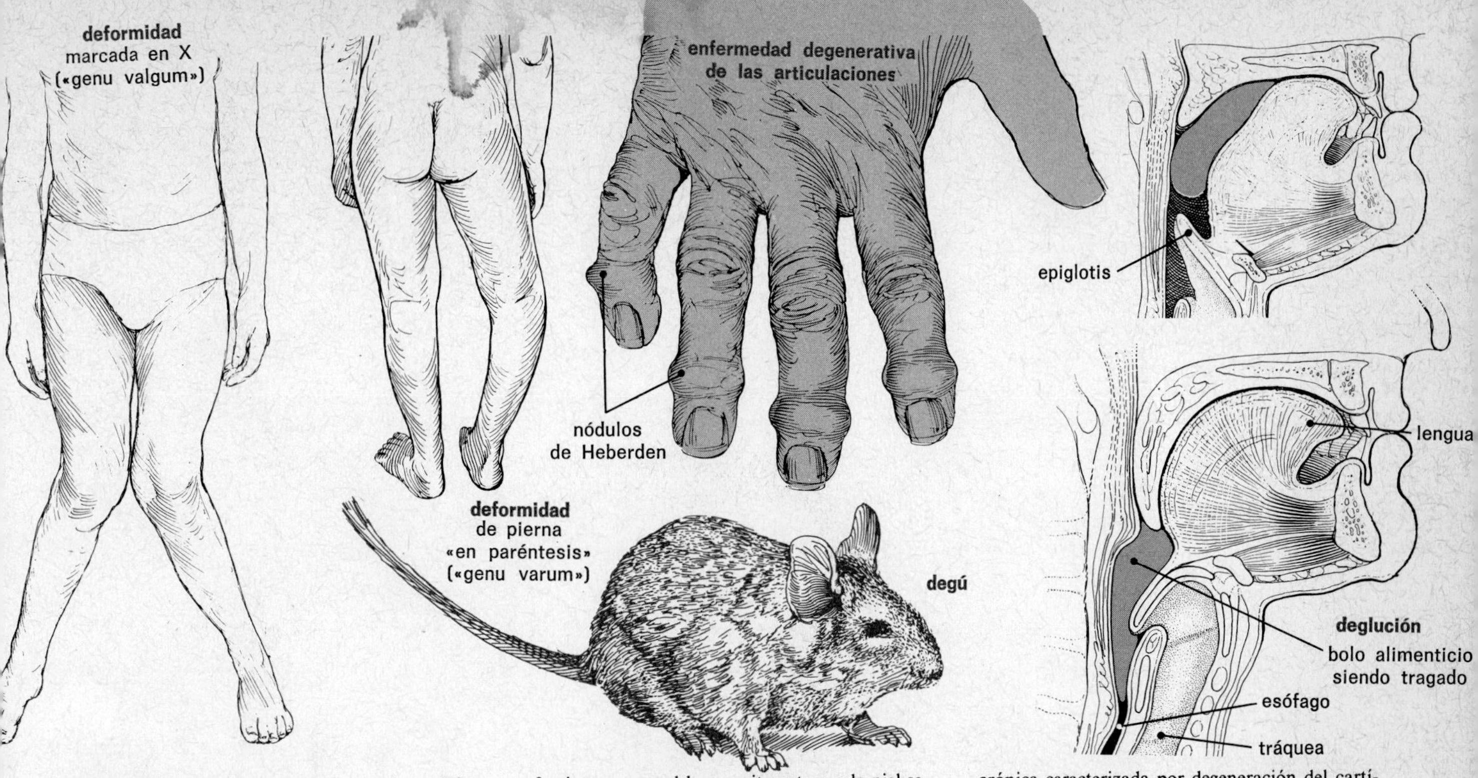

preservación de la uniformidad de un tipo celular dado (homeostasis) o eliminación de células malignas (vigilancia).

d. de piruvato quinasa, trastorno hereditario caracterizado por la falta de piruvato quinasa, que causa anemia hemolítica.

d. de seudocolinesterasa, alteración hereditaria que se manifiesta por una excesiva reacción a los fármacos que son por lo general hidrolizados por la seudocolinesterasa sérica, en especial algunos agentes utilizados para obtener relajación muscular durante la anestesia, como la succinilcolina.

definición *(definition).* **1.** Capacidad de un sistema óptico de producir una imagén nítida. **2.** Capacidad máxima del ojo para discernir entre dos puntos.

deflexión *(deflection).* **1.** Acción de desviarse, como un rayo luminoso que incide en un cuerpo opaco. **2.** Onda del electrocardiograma. **3.** En obstetricia, acción de volver a la dirección normal la cabeza del feto flexionada sobre la columna en ciertas presentaciones de cara.

d. intrínseca, en electrocardiografía, la caída súbita desde la positividad máxima.

deflorescencia *(deflorescence).* Desaparición de la erupción cutánea en cualquier enfermedad eruptiva.

defluvium *(defluvium).* Pérdida del cabello.

deformación *(deformation).* **1.** Alteración de la forma, apartándose de la normalidad. **2.** Deformidad; desfiguración o malformación corporal.

deformidad *(deformity).* Toda desfiguración corporal.

d. en bayoneta, desplazamiento hacia un lado del antebrazo, producido por una fractura condilar a nivel del codo.

d. en garra de langosta, mano o pie que presenta fusión o pérdida de los dedos medios.

defundación *(defundation).* Escisión quirúrgica del fondo uterino.

defurfuración *(defurfuration).* Caída o descamación de finas laminillas de la piel; también llamada descamación parecida al salvado.

degeneración *(degeneration).* **1.** Deterioro de las características físicas, mentales o morales. **2.** Deterioro hístico con el correspondiente trastorno funcional, producido por una herida o enfermedad; proceso que puede avanzar hasta un estadio irreversible y causar eventualmente la muerte de los tejidos (necrosis).

d. ateromatosa, acumulación localizada de material lipídico (ateroma) en las capas internas de las paredes arteriales.

d. basófila, tejido conjuntivo que se tiñe de azul con la coloración de hematoxilina-eosina en afecciones como el lupus eritematoso y la piel senil.

d. cerebromacular, esfingolipidosis cerebral; véase esfingolipidosis.

d. fibrinoide, formación en los tejidos de una sustancia acidófila homogénea y densa.

d. globulosa, licuefacción del protoplasma celular que origina tumefacción y reblandecimiento edematosos; también llamada colicuación globulosa.

d. grasa, acumulación anormal de grasa en las células parenquimatosas de los órganos o glándulas; también llamada cambio graso y metamorfosis grasa.

d. hepatolenticular, alteración hereditaria caracterizada por un metabolismo anormal del cobre, que causa la acumulación de este metal en el hígado y en el núcleo lenticular del cerebro, acompañada por el depósito de un pigmento verdoso en los márgenes corneales; también llamada enfermedad de Wilson.

d. heredomacular, véase degeneración macular.

d. hialina, proceso regresivo en el que el citoplasma celular se vuelve lustroso y homogéneo debido a una lesión que causa coagulación y desnaturalización de las proteínas.

d. hidrópica, forma reversible de edema intracelular con acumulación de agua en la célula.

d. macular, afección hereditaria caracterizada por degeneración progresiva de la mácula y pérdida de la visión; también llamada enfermedad de Best y degeneración heredomacular.

d. mucoide de la media, necrosis quística de la media; véase necrosis.

d. reacción de, reacción anormal de un nervio o músculo degenerados ante la estimulación eléctrica.

d. secundaria, véase degeneración walleriana o de Waller.

d. senil, degeneración normal de los tejidos en la vejez.

d. de Waller, d. walleriana, disolución y resorción del extremo distal de un nervio periférico seccionado; también llamada degeneración secundaria.

d. de Zenker, forma de degeneración hialina en la que el citoplasma de las células del músculo estriado se transforma en cúmulos homogéneos y céreos; se observa en pacientes que mueren por enfermedades febriles como la difteria y la fiebre tifoidea.

degenerado *(degenerate).* **1.** Que ha sufrido deterioro. **2.** Persona moralmente degradada.

degenerativa de las articulaciones, enfermedad *(degenerative joint disease).* Alteración crónica caracterizada por degeneración del cartílago articular e hipertrofia del hueso, acompañadas de dolor que aparece con la actividad y cesa con el reposo; forma común de enfermedad articular crónica en personas de mediana edad y en ancianos; también llamada osteoartritis y artritis degenerativa hipertrófica o artrosis.

deglución *(deglutition).* Acción de tragar.

deglutir *(swallow).* Pasar una sustancia de la boca al estómago a través de la faringe y el esófago; realizar la deglución.

degú *(degu).* Animal parecido a una rata, oriundo de Chile, que posee dos timos anatómicamente separados (timo cervical y timo mediastinal); usado muy frecuentemente por los inmunólogos para estudiar el timo, órgano que, en los primeros años de vida, pone en marcha los mecanismos de defensa inmunológica corporal; también llamado rata de cola de trompeta.

degustación *(degustation).* Acción de gustar o catar.

dehiscencia *(dehiscence).* Rotura o estallido, separación de los bordes de una herida.

déjà vu. Expresión francesa que designa la sensación de que una nueva experiencia o situación ha sucedido antes; también llamado fenómeno de déjà vu.

delactación *(delactation).* Destete; ablactación.

deletéreo *(deleterious).* Nocivo.

delicuescente *(deliquescent).* Dícese de una sustancia sólida que se vuelve líquida al absorber humedad de la atmósfera.

delicuescer *(deliquesce).* Volverse húmedo; fundirse.

delimitación *(delimitation).* Proceso de poner límites; evitación de la extensión de una enfermedad.

delirante *(delirious).* En un estado de confusión mental y excitación.

delirio *(delusion).* Ilusión; falsa creencia mantenida aun en contra de pruebas contradictorias evidentes o argumentos lógicos.

d. de grandeza, creencia exagerada en la propia importancia.

d. de persecución, creencia falsa de ser perseguido.

delirium *(delirium).* Delirio; estado transitorio de excitación y confusión mentales caracterizado por alucinaciones, delusiones, ansiedad e incoherencia.

d. tremens, alteración mental aguda debida al alcoholismo crónico, caracterizada por sudoración, temblor, ansiedad, dolor precordial y alucinaciones auditivas y visuales.

delta *(delta).* **1.** Cuarta letra del alfabeto griego, Δ, δ; usada para representar el cuarto de una se-

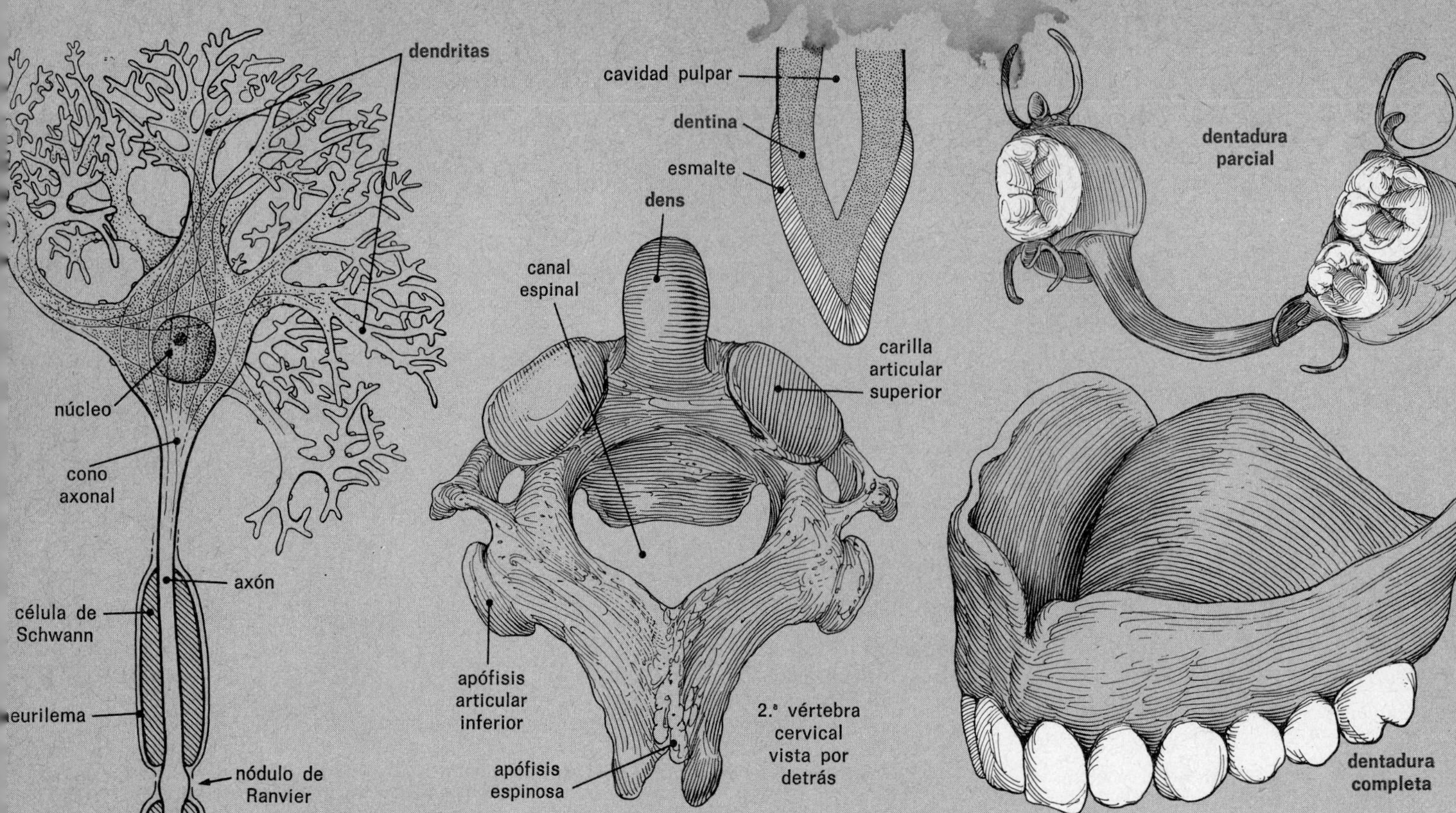

rie. **2.** Todo espacio anatómico triangular. **3.** En química, la mayúscula (Δ) indica un doble enlace entre dos carbonos; la minúscula (δ) indica la situación de un sustituyente en el cuarto átomo del grupo funcional primario de una molécula orgánica. **4.** Símbolo de variación (Δ). Para términos que comiencen con delta, véase el término en cuestión.

deltoide *(deltoid).* Triangular; de forma similar a la de la letra griega delta Δ. Véase la tabla de músculos.

demarcación *(demarcation).* Señalización de límites.

d., línea de, zona inflamada que separa el tejido gangrenoso del sano.

demasculinización *(demasculinization).* Pérdida de las características masculinas.

demencia *(dementia).* Menoscabo de la función intelectual debido a factores orgánicos; antes utilizado con la significación de locura o insania.

d. precoz, término anticuado para designar la esquizofrenia.

d. senil, deterioro mental causado por la atrofia del cerebro con la edad.

demente *(demented).* Afecto de demencia o pérdida de la razón.

demofobia *(demophobia).* Temor morboso a las multitudes.

demografía *(demography).* Estudio de las poblaciones humanas, en especial su crecimiento, distribución geográfica y estadísticas vitales.

demostrador *(demonstrator).* Persona que complementa las enseñanzas de un profesor mediante la instrucción de grupos pequeños, la preparación de disecciones, etc.

demulcente *(demulcent).* Emoliente.

dendriforme *(dendriform).* Ramificado como un árbol; arboriforme.

dendrita *(dendrite).* Una de las prolongaciones citoplasmáticas de las neuronas, que conduce hacia el cuerpo celular los impulsos recibidos desde las terminaciones de otras neuronas; también llamadas prolongaciones dendríticas.

dendrítico *(dendritic).* Relativo o semejante a las dendritas o prolongaciones citoplasmáticas de las células nerviosas.

dendro-, dendri-, dendr- *(dendro-, dendri-, dendr-).* Formas prefijas que significan en forma de árbol.

dendroide *(dendroid).* Ramificado; semejante a un árbol.

dengue *(dengue).* **1.** Enfermedad endémica de las regiones tropicales y subtropicales, causada por el virus del dengue y transmitida por los mosquitos *Aedes;* se caracteriza por intensos dolores de cabeza, profundo dolor en la espalda y las articulaciones, fiebre alta y una erupción maculosa; después de tres o cuatro días remiten todos los síntomas, para reaparecer a las 24 horas con una erupción cutánea característica; también llamada fiebre rompehuesos, fiebre de los 7 días y fiebre dandy. **2.** Virus del grupo B de los arbovirus.

denidación, desnidación *(denidation).* Desintegración y expulsión de la mucosa uterina.

dens (pl. *dentes*). **1.** En latín, diente. **2.** Estructura parecida a un diente, como la apófisis odontoides del axis (segunda vértebra cervical).

densidad *(density).* **1.** Condición de compacto. **2.** Cantidad de materia por unidad de volumen expresada en gramos por centímetro cúbico (g/cm³). **3.** Medida del grado de resistencia a la velocidad de transmisión.

d. fotónica, en la técnica de centelleo por radioisótopos, el número de eventos contados por centímetro cuadrado del área de imagen; también llamada densidad de recuento.

d. óptica, cualidad de absorción lumínica de una sustancia translúcida.

d. de recuento, véase densidad fotónica.

d. de vapor, relación del peso del vapor o de un gas con respecto a un volumen igual de hidrógeno.

densímetro *(densimeter).* Instrumento para determinar la densidad de un líquido.

densitometría *(densitometry).* Técnica para medir la densidad de una sustancia, especialmente el hueso.

d. ósea, uso de un densitómetro para hacer pasar un haz de fotones a través del hueso; la atenuación del haz es la medida de la densidad ósea.

densitómetro *(densitometer).* Tipo de densímetro utilizado para determinar el grado de crecimiento bacteriano en un líquido por medio de su turbidez.

d. fotónico, dispositivo utilizado para medir la densidad del hueso mediante el paso de un haz de fotones a través del hueso medido; también llamado analizador de mineral óseo.

dentado *(dentate).* Mellado; que posee proyecciones similares a los dientes.

dentadura *(denture).* **1.** Conjunto de piezas dentarias. **2.** Sustituto artificial de dientes y tejidos circundantes ausentes.

d., base de la, parte de la dentadura a la que están adosados los dientes.

d. completa, prótesis dentaria que reemplaza a todos los dientes naturales y estructuras asociadas en un maxilar.

d. inmediata, la realizada antes de extraer los dientes anteriores, e insertada inmediatamente después de la extracción por razones estéticas.

d. parcial, prótesis dentaria que reemplaza a uno o más dientes y es mantenida en su sitio por los dientes restantes y los tejidos subyacentes; puede ser fija o movible.

d. parcial fija, dentadura parcial sustentada por los dientes o las raíces, y que no puede quitarse rápidamente; llamada a menudo puente fijo.

dental *(dental).* Perteneciente o relativo a los dientes.

dentalgia *(dentalgia).* Dolor de dientes.

dentición *(dentition).* Disposición de los dientes naturales en los arcos dentarios.

d. caduca, d. primaria, grupo de 20 dientes que comienzan a salir cuando el niño tiene alrededor de seis meses; también llamada dentición decidua.

d. permanente, grupo de 32 dientes que comienzan a salir cuando el niño tiene alrededor de seis años.

d. primaria, véase dentición caduca.

d. retardada, salida o crecimiento tardío de uno o más dientes deciduos o permanentes.

d. de transición, dentición con dientes caducos y permanentes.

denticulado *(denticulate).* Que posee proyecciones similares a dientes.

dentículo *(denticle).* Cuerpo calcificado de la cámara pulparia de un diente; también llamado cálculo de la pulpa.

dentiforme *(dentiform).* De forma similar a un diente; también llamado odontoide o dentoide.

dentífrico *(dentifrice).* Compuesto en pasta o polvo utilizado en unión del cepillo de dientes para la higiene dental.

dentígero *(dentigerous).* Que contiene dientes, como ciertos quistes.

dentina *(dentin).* Tejido duro que forma la sustancia principal de los dientes; rodea la pulpa dentaria y está cubierto por el esmalte en la corona y por el cemento en la raíz.

d. primaria, dentina formada antes de la erupción de un diente.

d. secundaria, dentina altamente irregular, formada tras la erupción del diente debido a irritación por caries, lesiones, o el desgaste normal de los dientes.

dentinal *(dentinal).* Relativo a la dentina.

dentinoma *(dentinoma).* Tumor encapsulado, extremadamente raro, compuesto por tejido con-

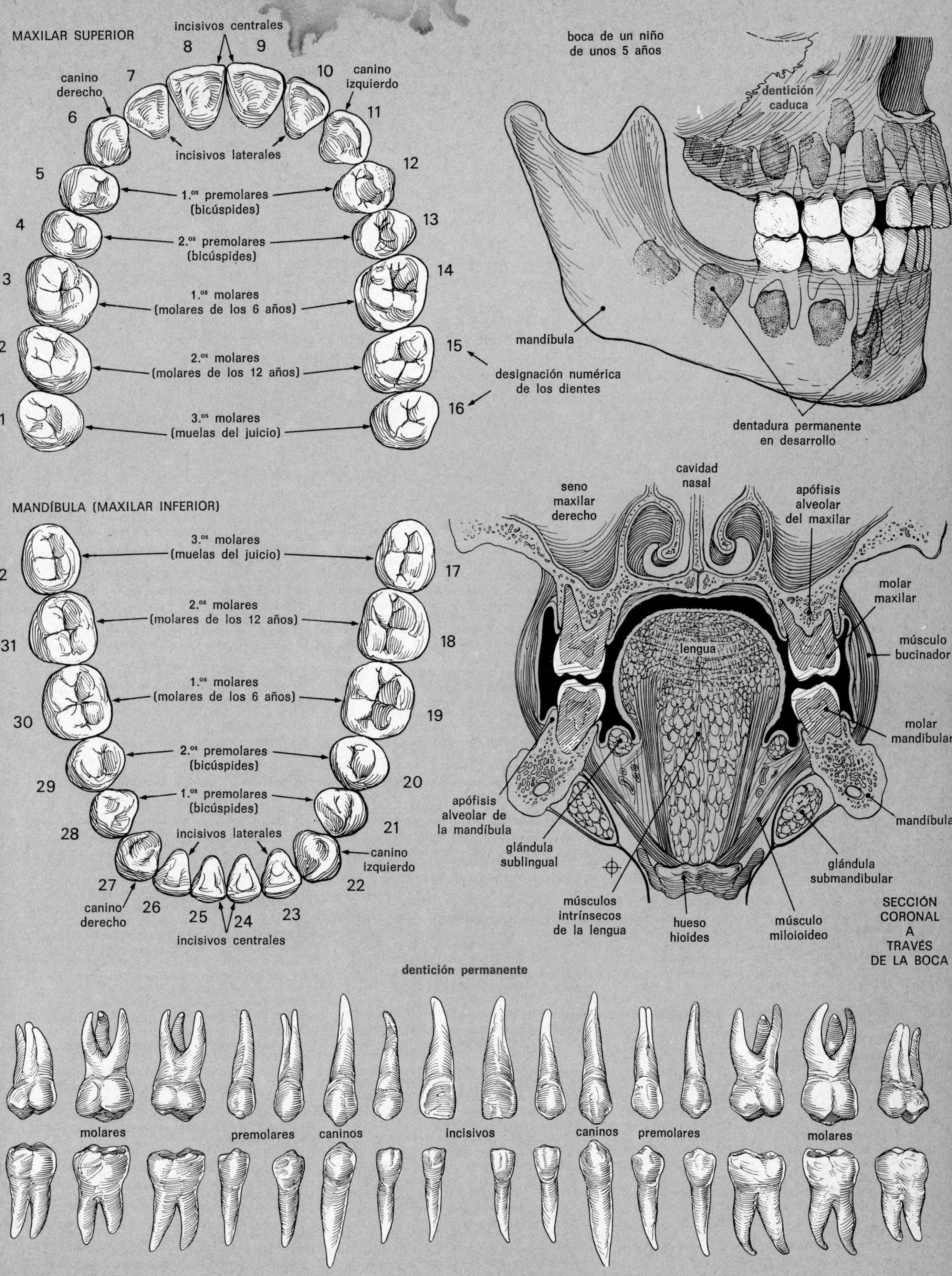
MAXILAR SUPERIOR
incisivos centrales
8
9
7
10
canino derecho
canino izquierdo
6
11
incisivos laterales
5
12
1.os premolares (bicúspides)
4
13
2.os premolares (bicúspides)
3
14
1.os molares (molares de los 6 años)
2
15
2.os molares (molares de los 12 años)
designación numérica de los dientes
1
16
3.os molares (muelas del juicio)
boca de un niño de unos 5 años
dentición caduca
mandíbula
dentadura permanente en desarrollo
MANDÍBULA (MAXILAR INFERIOR)
3.os molares (muelas del juicio)
2
17
2.os molares (molares de los 12 años)
31
18
1.os molares (molares de los 6 años)
30
19
2.os premolares (bicúspides)
29
20
1.os premolares (bicúspides)
28
21
incisivos laterales
canino izquierdo
27
22
canino derecho
26
25
24
23
incisivos centrales
seno maxilar derecho
cavidad nasal
apófisis alveolar del maxilar
molar maxilar
lengua
músculo bucinador
molar mandibular
apófisis alveolar de la mandíbula
mandíbula
glándula sublingual
glándula submandibular
músculos intrínsecos de la lengua
hueso hioides
músculo miloioideo
SECCIÓN CORONAL A TRAVÉS DE LA BOCA
dentición permanente
molares
premolares
caninos
incisivos
caninos
premolares
molares

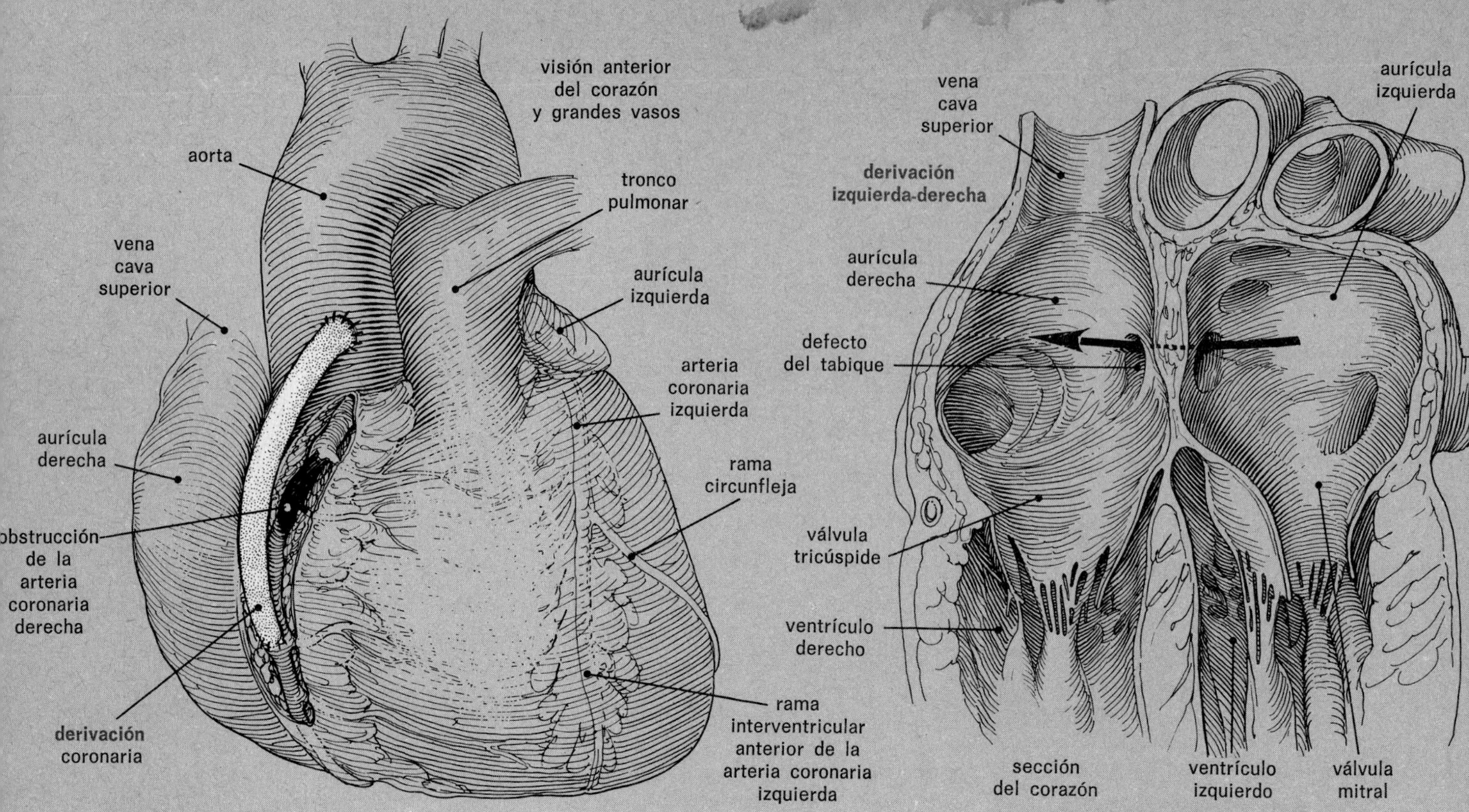

juntivo y masas de dentina.

dentinum. En latín, dentina.

dentista *(dentist).* Odontólogo; el que practica la odontología.

denudación *(denudation).* Acción y efecto de desnudar o despojar de envoltura algo.

deoxi- *(desoxy-).* Véase desoxi.

depilación *(depilation).* Supresión del vello.

depilar *(depilate).* Suprimir el vello o cabello, por lo general de la superficie corporal.

depilatorio *(depilatory).* **1.** Agente que hace caer o destruye el pelo del cuerpo. **2.** Capaz de eliminar el pelo o cabello.

depleción *(depletion).* **1.** Proceso de vaciamiento. **2.** Estado de agotamiento causado por la pérdida excesiva de líquidos corporales. **3.** Pérdida excesiva de los constituyentes corporales necesarios para el funcionamiento normal.

deposición *(stool).* **1.** Evacuación del intestino. **2.** Heces.

d. alquitranada, deposición sanguinolenta, especialmente cuando puede identificarse la sangre por macroscopia.

depósito *(deposit).* Sedimento.

depravación *(depravity).* **1.** Deterioro o corrupción moral. **2.** Acto perverso.

depresión *(depression).* **1.** Abatimiento emocional; tristeza morbosa acompañada por pérdida de interés por el ambiente y falta de energía. **2.** Area más baja que el nivel circundante.

d. anaclítica, perturbación del desarrollo de un lactante (físico, intelectual y social) que aparece en ocasiones tras una separación repentina de su madre o la persona que hace sus veces.

depresivo *(depressant).* Que sirve para reducir la actividad funcional.

depresomotor *(depressomotor).* **1.** Que sirve para retardar la actividad motora. **2.** Todo lo que causa dicho efecto.

depresor *(depressor).* **1.** Cualquier cosa que deprime o reduce la actividad funcional, como ciertos nervios, músculos o fármacos. **2.** Instrumento o aparato que se emplea para bajar o apartar estructuras durante un examen u operación.

d. de la lengua, hoja ancha de madera o metálica empleada para empujar la lengua contra el suelo de la boca durante el examen de la garganta.

deprimido *(depressed).* **1.** Hundido por debajo del nivel de las partes circundantes. **2.** Por debajo del nivel funcional normal. **3.** Abatido.

depurativo *(depurant).* **1.** Cualquier cosa que purifica. **2.** Agente que favorece la excreción de materias de desecho.

derivación 1 *(bypass).* Cortocircuito. **2** *(shunt).* Comunicación entre dos canales naturales; puede ser congénita, como un defecto entre las dos aurículas del corazón, o una anastomosis quirúrgica para desviar la sangre de una parte del organismo a otra, o el contenido intestinal de una parte del tracto intestinal a otra. **3** *(lead).* Sistema específico de conexiones eléctricas (electrodos) que se utiliza para registrar los potenciales eléctricos creados por un órgano en funcionamiento, como el corazón (electrocardiografía) o el cerebro (electroencefalografía).

d. aumentada de las extremidades, una de las tres derivaciones unipolares que registran las variaciones en los potenciales eléctricos en un punto (brazo derecho, aVR, brazo izquierdo, aVL, o pierna izquierda, aVF-) con respecto a otro punto en el que no se producen variaciones significativas en la actividad eléctrica durante la contracción del corazón; la derivación es amplificada en virtud de una conexión eléctrica que incrementa la amplitud; la derivación aVR registra el potencial eléctrico del brazo derecho con referencia a una unión efectuada por conexión de los cables del brazo izquierdo y la pierna izquierda; la derivación aVL registra los potenciales en el brazo izquierdo con referencia a una unión efectuada por conexión de los cables del brazo derecho y pie izquierdo; la derivación aVF registra los potenciales del pie izquierdo con referencia a una unión hecha por conexión de los cables de los brazos izquierdo y derecho.

d. bipolar, derivación en la que los electrodos detectan variaciones eléctricas en dos puntos y recogen la diferencia.

d. directa, derivación que se registra colocando el electrodo directamente sobre la superficie del corazón descubierto.

d. esofágica, registro que se obtiene al introducir un electrodo explorador en la luz del esófago para mejorar la visualización de las deflexiones auriculares en el electrocardiograma (ECG); útil para el reconocimiento de arritmias.

d. esplenorrenal, anastomosis quirúrgica entre la vena esplénica y la renal izquierda.

d. estándar, cualquiera de las derivaciones bipolares originales de las extremidades designadas I, II, III; detectan las variaciones eléctricas en dos puntos y ofrecen la diferencia; la derivación I recoge la diferencia de potencial entre el brazo derecho y el izquierdo; la derivación II recoge la diferencia entre el brazo derecho y la pierna izquierda; la derivación III recoge la diferencia entre el brazo izquierdo y la pierna izquierda.

d. de extremidades, una de las tres derivaciones bipolares estándar o una de las tres derivaciones unipolares (aumentadas de los miembros aVR, aVL, aVF).

d. indirecta, derivación estándar.

d. intracardiaca, derivación que se registra con el electrodo explorador situado en una de las cavidades del corazón, normalmente por medio de cateterismo cardiaco.

d. izquierda-derecha, diversión de la sangre desde el lado izquierdo al lado derecho del corazón (a través de un defecto del tabique) o de la circulación sistémica a la pulmonar (a través de un conducto arterioso patente).

d. metabólica, catabolismo de una sustancia por una vía alternativa.

d. portocava, cualquier comunicación entre la vena porta y las sistémicas; anastomosis quirúrgica entre las venas porta y cava.

d. precordial, derivación en la que se coloca el electrodo explorador sobre el pecho encima del corazón o en su proximidad; derivación torácica unipolar recogida desde la posición V_1 hasta la V_6 (la designación V denota que el electrodo movible registra el potencial eléctrico bajo el electrodo con respecto a una conexión V o terminal central, que se efectúa conectando los cables del brazo derecho, brazo izquierdo y pierna derecha; el potencial eléctrico de la conexión terminal central no ofrece variaciones significativas a lo largo del ciclo cardiaco; como resultado, los registros efectuados con una conexión V muestran las variaciones eléctricas que tienen lugar bajo el electrodo precordial movible); la posición V_1 está en el cuarto espacio intercostal, a la derecha del borde esternal; la V_2 está en el cuarto espacio intercostal a la izquierda del borde esternal. La V_4 a la izquierda de la línea medioclavicular en el quinto espacio intercostal; la V_3 es equidistante de la V_2 y de la V_4; V_5 en el quinto espacio intercostal en la línea axilar anterior. La V_6 en el quinto espacio intercostal en la línea axilar media.

d. torácica, derivación precordial.

d. unipolar, aquella en la que el electrodo explorador recoge las variaciones del potencial eléctrico en un punto con referencia a otro que no debe variar significativamente en su actividad eléctrica durante la contracción cardiaca.

d. V., derivación precordial con la central terminal como electrodo indiferente.

derivado *(derivative).* **1.** En química, dícese de un compuesto obtenido a partir de otro, que contiene

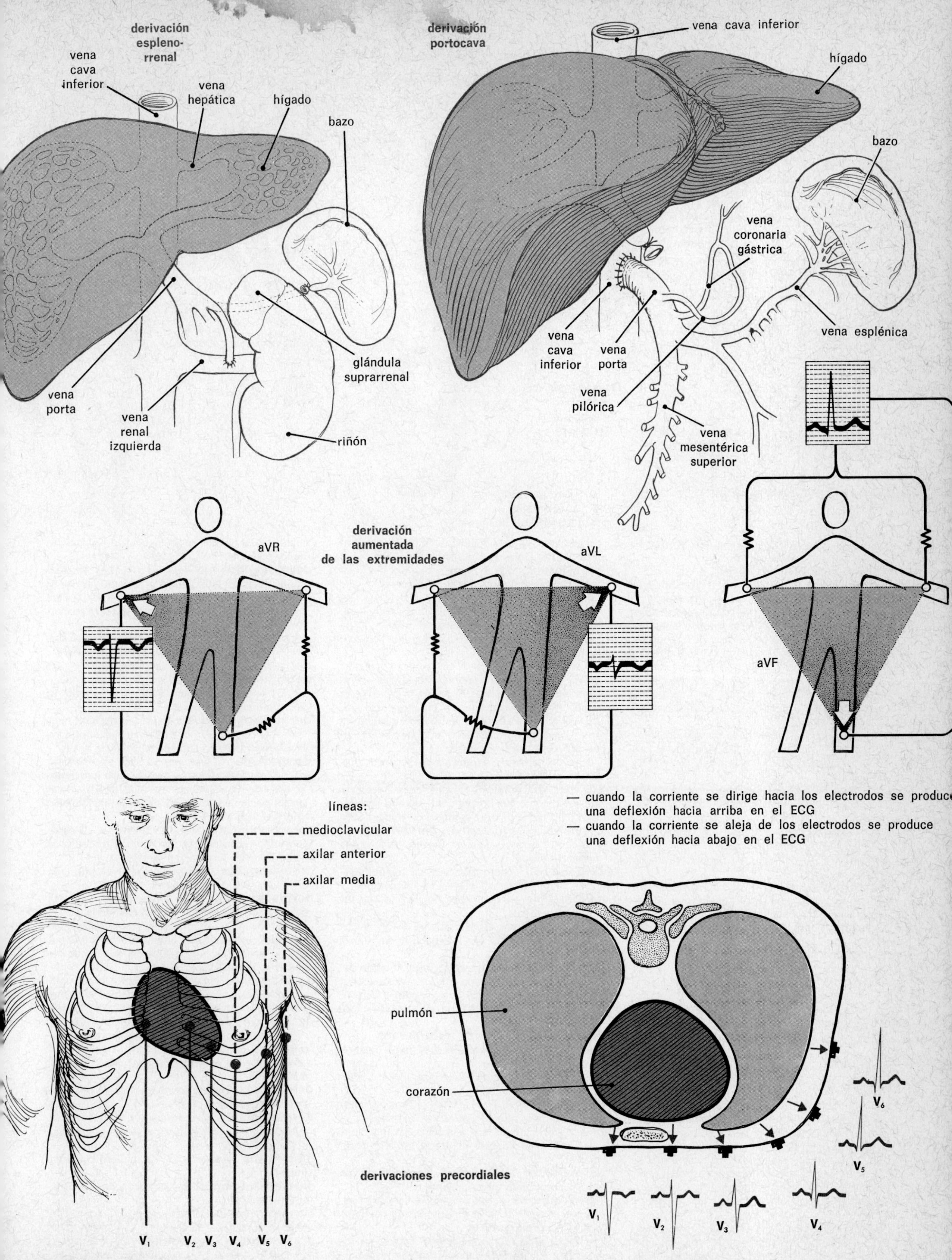

— cuando la corriente se dirige hacia los electrodos se produce una deflexión hacia arriba en el ECG
— cuando la corriente se aleja de los electrodos se produce una deflexión hacia abajo en el ECG

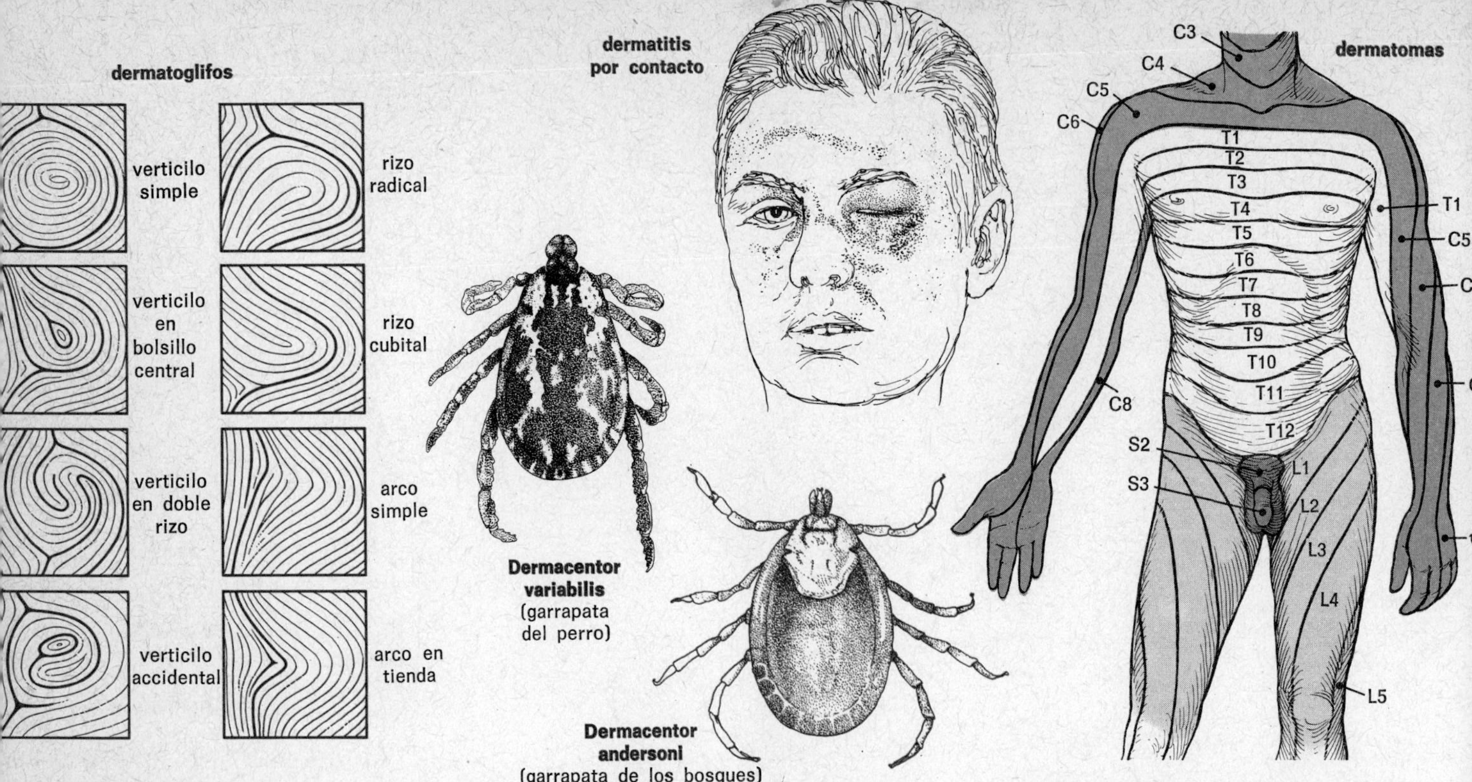

algunos de los elementos de la sustancia original. **2.** Producto de una derivación.

derivar *(shunt).* Sortear o desviar.

dermabrasión *(dermabrasion).* Procedimiento quirúrgico usado para eliminar cicatrices de acné o viruela, tatuajes y cuerpos extraños superficiales incrustados en accidentes de carretera o laborales; el método más difundido consiste en el congelamiento de la piel, seguido por la extracción mecánica de la epidermis y la dermis superior con un cepillo de acero rotatorio de alta velocidad; también llamado aplanado dérmico y a. quirúrgico.

Dermacentor. Género de garrapatas de la familia ixódidos *(Ixodidae).*

D. andersoni, garrapata de la madera, transmisora de la fiebre moteada de las montañas Rocosas y de la tularemia, y causante de la parálisis por garrapatas.

D. variabilis, garrapata norteamericana de los perros, transmisora de la fiebre moteada y la tularemia.

dermádromo *(dermadrome).* Todo síndrome que incluye síntomas cutáneos e internos.

dermalaxia *(dermalaxia).* Reblandecimiento de la piel.

dermametropatismo *(dermametropathism).* Método empleado para diagnosticar ciertas alteraciones cutáneas, consistente en la observación de las marcas dejadas al trazar una línea sobre la piel con un objeto romo.

dermatitis *(dermatitis).* Inflamación de la piel.

d. actínica, reacción de sensibilidad de la piel producida por la exposición a los rayos solares, diferente a las quemaduras de sol.

d. atópica, toda dermatitis causada por alergia; también llamada eccema atópico.

d. por contacto, la provocada por el contacto con un material al que la persona es hipersensible.

d. exfoliativa, exfoliación difusa, enrojecimiento y descamación grave de la piel con síntomas generales; también llamada enfermedad de Wilson.

d. exfoliativa del lactante, d. exfoliativa del recién nacido, dermatitis pustulosa que presenta coloración rojiza de la piel y abundante descamación, acompañada de fiebre y malestar y ocasionalmente agravada por síntomas gastrointestinales; afecta a lactantes y niños pequeños, y con frecuencia es fatal; también llamada enfermedad de Ritter.

d. herpetiforme, alteración crónica caracterizada por la erupción de grupos de vesículas quemantes pruriginosas que ocupan principalmente los antebrazos y el abdomen; también llamada enfermedad de Duhring e hidroa herpetiforme.

d. industrial, toda dermatitis causada por contacto con materiales usados en la industria.

d. medicamentosa, reacción alérgica a los medicamentos ingeridos o aplicados localmente, manifestada por erupción de un salpullido.

d. química, dermatitis producida por el contacto con agentes químicos.

d. seborreica, afección de causa desconocida del cuero cabelludo, pero también observada en las cejas, detrás de las orejas, el pecho, la espalda y la región pubiana; caracterizada por presentar grados variables de enrojecimiento, descamación y a veces prurito; su forma leve es comúnmente conocida como caspa y seborrea.

d. solar, dermatitis producida en personas alérgicas a los rayos solares.

d. venenata, erupción vesicular edematosa provocada por el contacto con una sustancia sensibilizante, como la hiedra venenosa, cosméticos, etc.

dermato-, derm-, derma-, dermat- *(dermato-, derm-, derma-, dermat).* Formas prefijas que significan piel.

Dermatobia. Género de moscas de la familia éstridos *(Oestridae)* que incluye a los moscardones.

dermatocele *(dermatocele).* Afección laxa localizada en la piel.

dermatoconiosis *(dermatoconiosis).* Dermatitis ocupacional causada por la irritación de la piel con el polvo.

dermatofibroma *(dermatofibroma).* Tumor cutáneo benigno considerado como un hemangioma capilar que se ha tornado duro, celular y fibroso; también llamado hemangioma esclerosante e histiocitoma.

dermatofibrosarcoma protuberans *(dermatofibrosarcoma protuberans).* Tumor cutáneo compuesto por muchos nódulos pequeños cubiertos con una piel oscura azul rojiza; tiende a recidivar después de extraido.

dermatofítide *(dermatophytid).* Erupción cutánea secundaria, por lo general en los dedos de la mano, consecutiva a una sensibilización por hongos; a menudo llamada id. Véase también reacción id.

dermatofito *(dermatophyte).* Hongo capaz de provocar una enfermedad cutánea.

dermatofitosis *(dermatophytosis).* Cualquier infección superficial de la piel producida por hongos; p. ej., el pie de atleta.

dermatoglifia *(dermatoglyphics).* Estudio de los patrones de las eminencias cutáneas, especialmente de las palmas de las manos y de las plantas de los pies.

dermatoglifos *(dermatoglyphics).* Las variadas configuraciones de las eminencias superficiales de la piel en la cara palmar de las manos y la cara plantar de los pies; pueden estar alteradas en ciertos trastornos.

dermatografía, dermatografismo *(dermatography, dermatographism).* Véase dermografía.

dermatoide *(dermatoid).* Similar a la piel.

dermatología *(dermatology).* Especialidad médica que se ocupa del diagnóstico y tratamiento de las enfermedades de la piel.

dermatólogo *(dermatologist).* Especialista en trastornos de la piel y enfermedades sistémicas relacionadas; también llamado especialista de piel.

dermatoma *(dermatome).* **1.** En embriología, pared dorsolateral de una somita de la que deriva la piel. **2.** Area cutánea inervada por las fibras sensitivas de una sola raíz espinal. **3.** Crecimiento anormal de la piel.

dermatomegalia *(dermatomegaly).* Defecto congénito consistente en una cantidad excesiva de piel que cuelga formando pliegues.

dermatomicosis *(dermatomycosis).* Infección cutánea provocada por hongos.

dermatomiositis *(dermatomyositis).* Variedad de polimiositis; inflamación dolorosa de la piel, el tejido subcutáneo y el músculo; los músculos más afectados son los de las cinturas pélvica y escapular y la faringe; en el 15 a 20 % de los casos existe una neoplasia asociada.

dermátomo *(dermatome).* Instrumento quirúrgico utilizado para cortar colgajos delgados de piel para hacer injertos.

dermatonosología *(dermatonosology).* Clasificación de las enfermedades de la piel; también llamada dermonosología.

dermatopatía *(dermatopathy).* Cualquier enfermedad de la piel.

dermatopatología *(dermatopathology).* Estudio de las enfermedades de la piel.

dermatoplastia *(dermatoplasty).* Aplicación de injertos de piel para corregir defectos o subsanar pérdidas de piel.

dermatosis *(dermatosis).* Cualquier erupción cutánea.

dermatosqueleto *(dermatoskeleton).* Véase exosqueleto (2).

dermatoterapia *(dermatotherapy).* Tratamiento de las enfermedades de la piel.

dermatotropo, dermotropo *(dermatotropic, dermotropic).* Que actúa selectivamente en la piel.

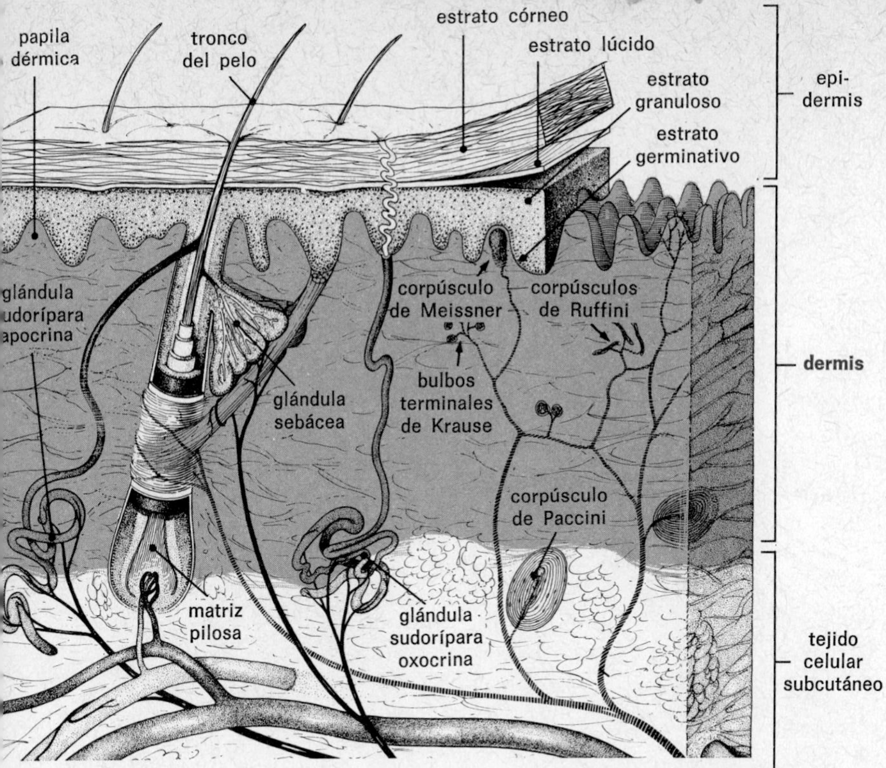

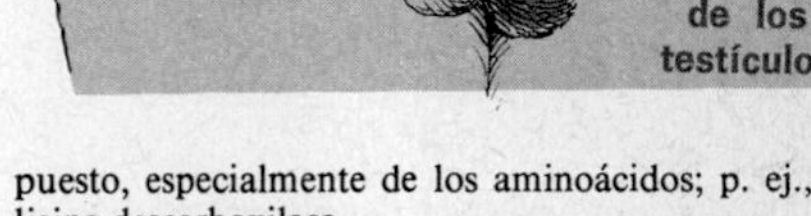

dermatrofia *(dermatrophia)*. Adelgazamiento o atrofia de la piel.

dérmico *(dermal)*. Relativo a la dermis.

dermis *(dermis)*. Capa amplia y densa de tejido conjuntivo de la piel colocada apretadamente por debajo de la epidermis y compuesta fundamentalmente por fibras colágenas con algunas otras fibras elásticas y reticulares; contiene vasos sanguíneos, canales linfáticos, nervios, glándulas sebáceas, folículos pilosos y glándulas sudoríparas; también llamada corion, piel verdadera y cutis vera.

dermoblasto *(dermoblast)*. Una de las células mesodérmicas que dan lugar a la piel verdadera o corion.

dermografía *(dermographia)*. Afección sensitiva de la piel en la que el trazado suave de líneas sobre la misma con la uña o con un objeto romo deja marcas elevadas y rojizas como las de la urticaria; también llamada dermatografía y dermatografismo.

d. blanca, blanqueamiento de la piel producido por un golpe o roce.

dermoide *(dermoid)*. **1.** Similar a la piel **2.** Quiste congénito o excrecencia en forma de saco que contiene líquido y pelo, piel, dientes y otras estructuras dérmicas.

dermosqueleto *(dermoskeleton)*. Véase exosqueleto.

dermostosis *(dermostosis)*. Formaciones óseas en la piel.

dermotoxina *(dermotoxin)*. Sustancia que causa cambios patológicos en la piel.

dermotropo *(dermotropic)*. Véase dermatotropo.

derrame *(effusion)*. **1.** Filtración de líquido al interior de una cavidad corporal. **2.** Líquido derramado.

d. pleural, contenido líquido del saco membranoso que cubre el pulmón y reviste el tórax.

DES *(DES)*. Abreviatura de dietilestilbestrol.

desaceleración *(deceleration)*. Disminución de la velocidad.

desacidificación *(deacidification)*. Acción de eliminar o neutralizar un ácido.

desacoplador *(uncoupler)*. Cualquier sustancia (como el dinitrofenol) que rompe la vinculación normal entre oxidación y fosforilación.

desactivación *(deactivation)*. Proceso de convertir en inactivo; conversión de algo en inocuo o ineficaz.

desaferentación *(deafferentation)*. Supresión o pérdida de los impulsos nerviosos aferentes en una parte del cuerpo.

desalcoholización *(dealcoholization)*. Extracción del alcohol de una sustancia.

desamidar *(deamidate, desamidate)*. Extraer el grupo amido de un compuesto orgánico.

desaminación *(deamination)*. Extracción de un grupo amino (NH_2) de un compuesto orgánico; también llamada desaminización.

desaminar *(deaminate)*. Extraer, generalmente por hidrólisis, un grupo amino de un compuesto orgánico.

desaminasa *(deaminase)*. Enzima que promueve la separación del grupo amino de compuestos aminados, como los aminoácidos.

desarreglo *(derangement)*. **1.** Trastorno mental. **2.** Alteración del orden regular; desorden.

desarticulación *(desarticulation)*. Amputación de un miembro por separación de los huesos a nivel de la articulación.

desayuno de pruebas. Dieta blanda, p. ej. tostadas y té, que se administra antes del análisis de la secreción gástrica.

desbridamiento *(debridement)*. Escisión del tejido desvitalizado y extracción de todo material extraño de la superficie de una herida.

descalcificación *(decalcification)*. **1.** Pérdida de sales de calcio de los huesos o dientes. **2.** Extracción de iones de calcio de la sangre para evitar o retardar la coagulación.

descalcificante *(decalcifying)*. **1.** Dícese de todo agente o proceso que extrae sales de calcio de los huesos o los dientes. **2.** Designa un agente que extrae el ion calcio de la sangre para volverla incoagulable.

descalcificar *(decalcify)*. Extraer sales de calcio, especialmente de los huesos y de los dientes.

descamación *(scale, desquamation)*. **1.** Desprendimiento de láminas de epitelio en forma de escamas. **2.** En estomatología, desincrustación del sarro de los dientes.

descamar *(desquamate)*. Desprender o expulsar la capa externa de una superficie, como la descamación de la epidermis.

descansar *(rest)*. Interrumpir temporalmente toda actividad.

descanso *(rest)*. Reposo.

descapsulación *(decapsulation)*. Extirpación de una cápsula o membrana envolvente.

descarboxilación *(decarboxylation)*. Sustitución de un grupo carboxilo de un compuesto orgánico, generalmente por hidrógeno.

descarboxilasa *(decarboxylase)*. Cualquier enzima que acelera la eliminación de dióxido de carbono (CO_2) del grupo carboxilo de un compuesto, especialmente de los aminoácidos; p. ej., lisina descarboxilasa.

descarga *(discharge)*. **1.** Material que es liberado como excreción o secreción. **2.** Activación de una célula nerviosa.

descargar *(discharge)*. Verter; emitir.

descarnar *(abrade)*. Frotar o quitar la capa externa por frotación, como en el raspado de la epidermis; hacer excoriaciones.

descemetitis *(descemetitis)*. Inflamación aparente de la membrana limitante posterior de la córnea (membrana de Descemet).

descenso *(descensus)*. Caída; bajada.

d. de los testículos, migración de los testículos desde el abdomen hasta el escroto, poco antes del final de la vida intrauterina.

descerebración *(decerebration)*. Extirpación de una porción del cerebro en animales de experimentación.

descerebrado *(decerebrate)*. **1.** Dícese de un animal experimental sometido a descerebración. **2.** Individuo que ha sufrido una lesión cerebral que le ha dejado fisiológicamente comparable a un animal descerebrado.

descerebrar *(decerebrate)*. Extraer la porción del encéfalo situada por encima del borde inferior de los tubérculos cuadrigéminos.

descerebrizar *(decerebrize)*. Extirpar el cerebro.

descompensación *(decompensation)*. Incapacidad del corazón para mantener una circulación adecuada en ciertas alteraciones cardiacas o circulatorias.

descomponer *(decompose)*. **1.** Pudrir. **2.** Separar un compuesto en sus elementos básicos.

descomposición *(decomposition)*. **1.** Degradación de la materia orgánica como resultado de la acción fúngica y bacteriana; desintegración; lisis. **2.** Separación de compuestos en sus constituyentes por medio de una reacción química.

descompresión *(decompression)*. Eliminación de una presión.

d. cardiaca, incisión quirúrgica en el pericardio para liberar el líquido acumulado en el saco pericárdico; también llamada descompresión pericárdica.

d. cerebral, extracción de una sección de cráneo, con punción de la duramadre, para aliviar la presión intracraneal.

d. intestinal, alivio de una porción distendida del intestino mediante el paso de una larga sonda conectada a un aparato de succión, o mediante el establecimiento de una abertura directa, como una cecostomía.

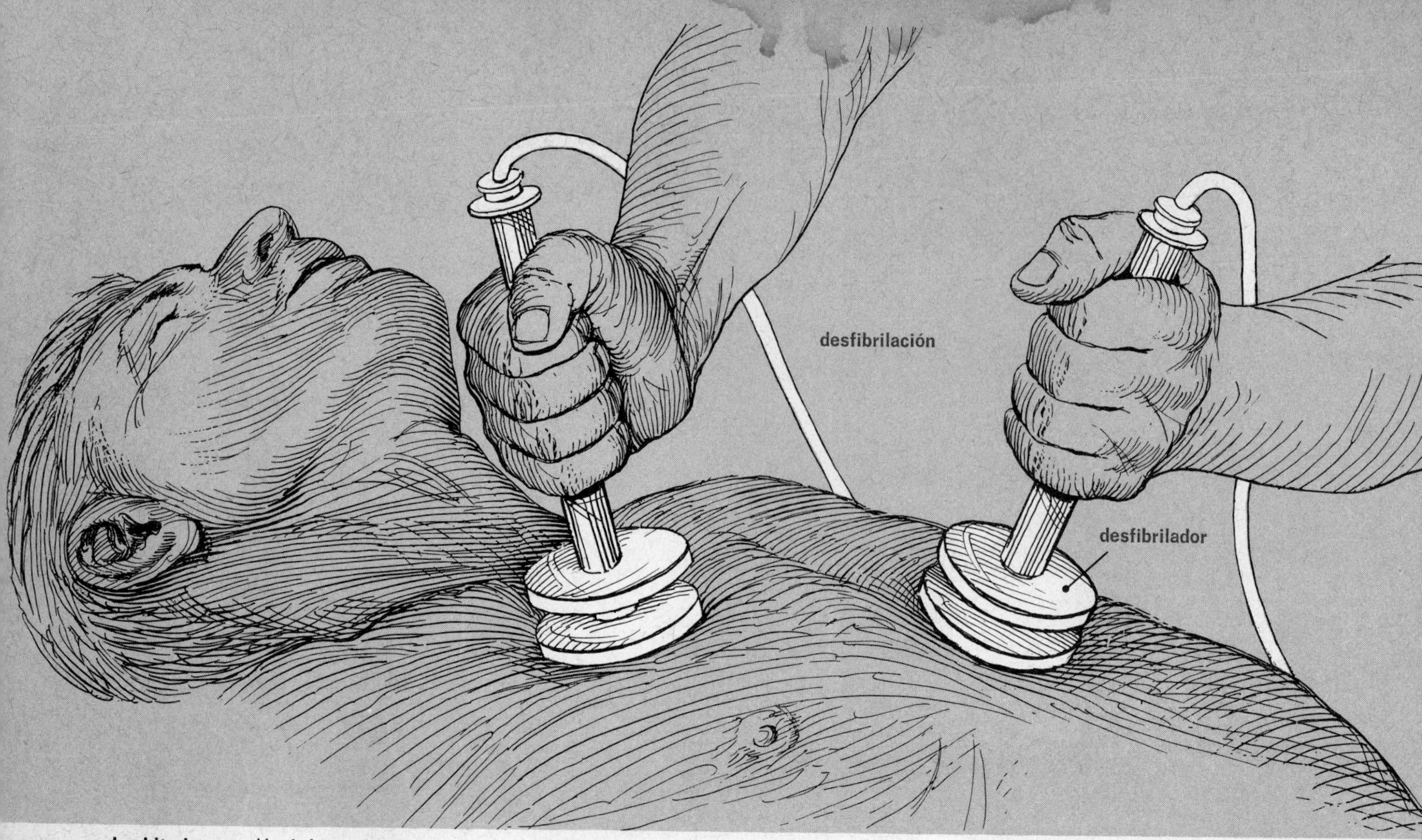

d. orbitaria, resección de hueso de la órbita para disminuir la presión retroocular, como en la exoftalmía.

d. pericárdica, véase descompresión cardiaca.

descongestivo *(decongestant)*. Todo agente que reduce la congestión o la hinchazón.

descontaminación *(decontamination)*. **1.** Conversión de algo en inocuo mediante la eliminación o neutralización de agentes nocivos (agentes químicos lesivos, material radiactivo). **2.** Eliminación de la contaminación.

descorticación *(decortication)*. Extracción de la sustancia cortical (capa externa) de un órgano o estructura, como el riñón o el cerebro.

descorticar *(decorticate)*. Extraer quirúrgicamente la corteza de un órgano o estructura.

desdentado *(edentulous)*. Sin dientes.

desdiferenciación *(dedifferentiation)*. **1.** Reversión de las formas celulares más especializadas a un estado más primitivo. **2.** Proceso en el que los tejidos especializados son el lugar de origen de elementos primitivos del mismo tipo.

desdoblamiento *(splitting)*. En química, transformación de una sustancia compleja en dos o más productos más simples.

desecador *(desiccator)*. Recipiente cerrado que contiene un agente deshidratante (cloruro de calcio, ácido sulfúrico, etc.) empleado para guardar una sustancia o un aparato que necesita ser secado o protegido de la humedad.

desecante *(desiccant)*. **1.** Agente que posee una gran afinidad por el agua, utilizado para absorber la humedad; agente secante. **2.** Que produce sequedad.

desecar *(desiccate)*. Secar.

desembocadura *(debouch)*. Salida, desagüe.

desembocar *(debouch)*. Abrirse o vaciarse en otra parte.

desencajamiento *(disengagement)*. En obstetricia, aparición de la parte presentada por el feto por la vulva.

desenfoque *(fogging)*. En oftalmología, infracorrección de la miopía o sobrecorrección de la hipermetropía de forma deliberada; procedimiento usado para impedir la acomodación inconsciente del ojo durante la exploración del astigmatismo.

desensibilización *(desensitization)*. **1.** Véase inmunoterapia (3). **2.** En psicoterapia, acción de eliminar o reducir un complejo emocional.

desensibilizar *(desensitize)*. Véase hiposensibilizar.

desequilibrio *(imbalance)*. Falta de equidad o equilibrio.

d. autonómico, desequilibrio entre los sistemas nerviosos simpático y parasimpático.

desexualizar *(desex)*. Castrar.

desfibrilación *(defibrillation)*. Detención de los movimientos temblorosos de las fibras del músculo cardiaco (fibrilación).

desfibrilador *(defibrillator)*. **1.** Cualquier elemento que detiene la fibrilación ventricular y restaura el ritmo cardiaco normal. **2.** Aparato capaz de enviar un choque eléctrico para detener la fibrilación ventricular.

desfibrinación *(defibrination)*. Extracción de la fibrina de la sangre para evitar que coagule.

desfloración *(defloration)*. Acción de romper el himen; también llamada desvirgación.

desfosforilación *(dephosphorylation)*. Extracción de un grupo fosfato de un compuesto por la acción de una enzima.

desgarrar *(tear)*. **1.** Desgajar o dividir por la fuerza. **2.** Herir por laceración o ruptura.

desgranulación *(degranulation)*. Pérdida de gránulos, como la desaparición de los gránulos neutrófilos de un leucocito inmediatamente después de la ingestión de partículas.

deshalogenasa *(dehalogenase)*. Enzima presente en la glándula tiroides, que promueve la extracción de yodo de la mono y la diyodotirosina.

deshidratación *(dehydration)*. Disminución del contenido acuoso del cuerpo o de los tejidos.

deshidratar *(dehydrate)*. Extraer agua del cuerpo o de una sustancia; volver anhidro.

deshidro- *(dehydro-, dehydr-)*. Forma prefija que indica un compuesto químico al que se le ha extraído el hidrógeno.

deshidrogenación *(dehydrogenation)*. Extracción del hidrógeno de un compuesto; también llamada deshidrogenización.

deshidrogenasa *(dehydrogenase)*. Enzima que cataliza la extracción de hidrógeno de un sustrato y la transferencia del mismo a un aceptor.

deshipnotizar *(dehypnotize)*. Despertar de un estado hipnótico.

designación *(designation)*. Nombre distintivo.

desincrustación *(scaling)*. Eliminación de concreciones de las superficies expuestas de los dientes y la zona situada bajo el borde de las encías mediante el uso de instrumentos especiales llamados raspadores.

desinfección *(desinfection)*. Destrucción de agentes infecciosos por medios químicos o físicos aplicados directamente.

d. terminal, la que elimina el agente patógeno de los elementos personales (ropa, objetos, etc.) y del medio ambiente inmediato del paciente.

desinfectante *(desinfectant)*. Agente que mata los microorganismos causantes de enfermedad; usado generalmente en objetos inanimados.

desintegración **1** *(desintegration)*. Rotura o separación de partes componentes. **2.** Desorganización de procesos mentales. **3.** *(decay)*. En física, disminución espontánea y progresiva del número de átomos de una sustancia radiactiva.

desintoxicación *(detoxication)*. **1.** Proceso de neutralización de las propiedades tóxicas de una sustancia. **2.** Recuperación tras sufrir los efectos tóxicos de una sustancia.

desintoxicar *(detoxicate)*. Anular los efectos o contrarrestar las propiedades tóxicas de un veneno.

deslaminación *(delamination)*. División en capas o láminas; específicamente, la separación del blastodermo en ectodermo y endodermo.

deslizamiento *(overriding)*. Escurrimiento de un fragmento de hueso fracturado a lo largo del otro.

desmembrar *(dismember)*. Extirpar un miembro.

desmielinación, desmielinización *(demyelination)*. Destrucción o pérdida de la mielina de las vainas de los nervios.

desmineralización *(demineralization)*. Reducción del constituyente mineral de los tejidos debida a eliminación excesiva.

desmitis *(desmitis)*. Inflamación de un ligamento.

desmo-, desm- *(desmo-, desm-)*. Formas prefijas que significan ligamento, enlace o conexión fibrosa.

desmoide *(desmoid)*. Nódulo producido por la proliferación de tejido fibroso de las vainas musculares, especialmente de la pared abdominal; se observa por lo general en las mujeres tras el embarazo; también llamado tumor desmoide.

desmolasa *(desmolase)*. Enzima capaz de romper un enlace carbono-carbono en una molécula y de participar en reacciones de oxidación-reducción; no interviene en la hidrólisis.

desmopexia *(desmopexia)*. Acortamiento de los ligamentos redondos uterinos fijándolos a la pared abdominal, a fin de corregir el desplazamiento del útero.

desmoplasia *(desmoplasia)*. Formación desproporcionada de tejido fibroso.

desmoplásico *(desmoplastic)*. **1.** Que origina o

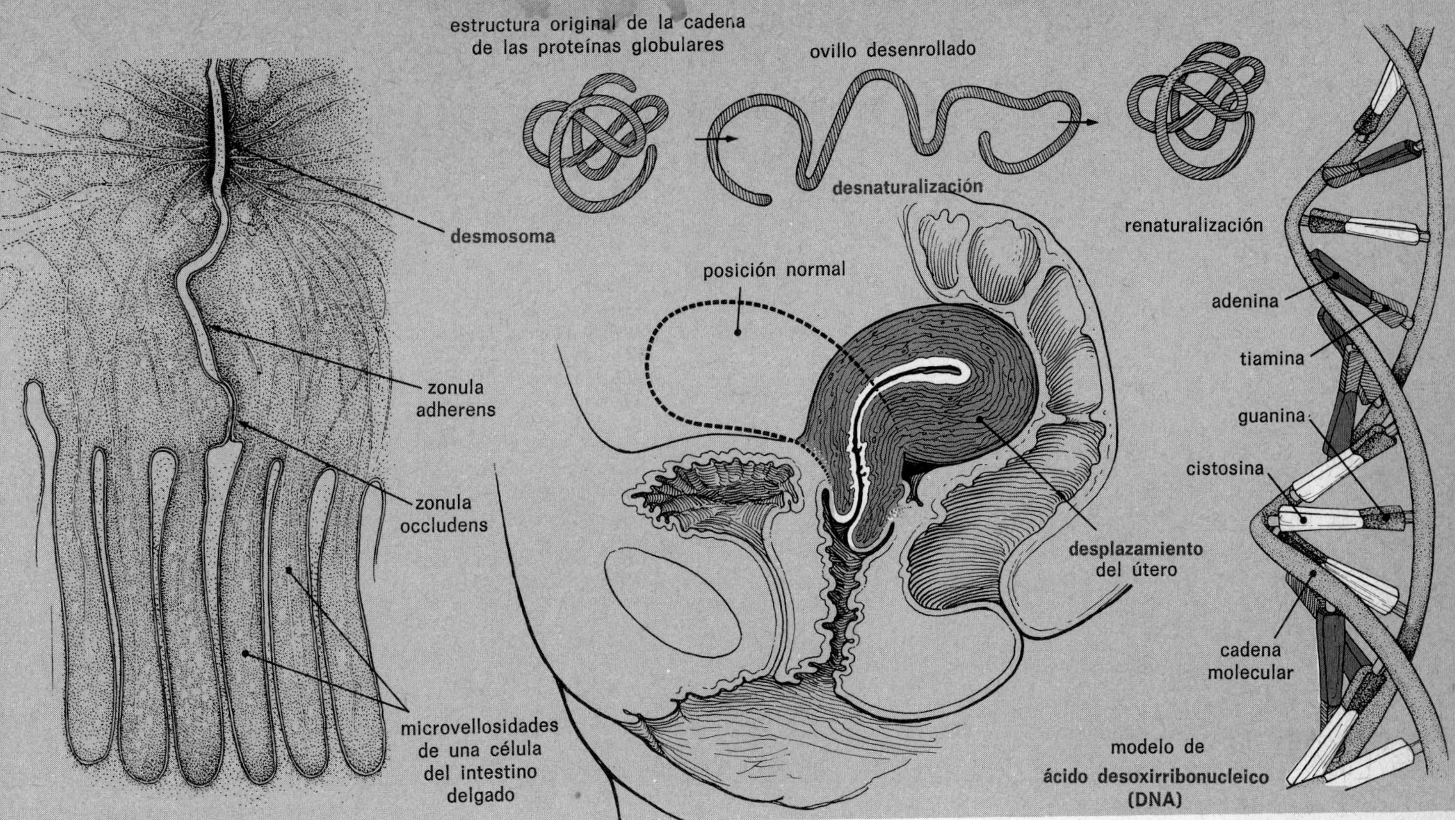

forma adherencia. **2.** Que produce fibrosis en el estroma vascular de una neoplasia.

desmosoma *(desmosome).* Dos láminas pequeñas elipsoidales yuxtapuestas, de aproximadamente 0,5 μ de diámetro, a lo largo de las intercaras existentes entre la membrana plasmática de células adyacentes; sirve como lugar de adherencia; sólo es visible al microscopio electrónico; también llamada mácula adherente.

d., medio, lámina en una de las células sin la correspondiente adosada, como se aprecia en la membrana basal de algunos epitelios; también llamado hemidesmosoma.

desnarcotizar *(denarcotize).* Suprimir o anular las propiedades narcóticas de un opiáceo.

desnaturalización *(denaturation).* Pérdida de la actividad biológica característica de las moléculas proteicas debida a la exposición a pH y temperaturas extremos.

desnaturalizado *(denatured).* Cambiado de naturaleza; adulterado.

desnervar *(denervate).* Suprimir o interrumpir el abastecimiento nervioso a una parte del cuerpo; también llamado denervar.

desnitrificar *(denitrify).* Retirar el nitrógeno de un compuesto.

desnucleado *(denucleated).* Privado de núcleo.

desnutrición *(undernutrition).* Cualquier desviación por debajo de la buena nutrición; condición resultante de un balance nutritivo negativo que tiene lugar cuando la utilización metabólica más la excreción de uno o más nutrientes esenciales excede al aporte.

desodorante *(deodorant).* Agente que contrarresta olores desagradables.

desorganización *(disorganization).* Destrucción o rotura de los tejidos con la consecuente pérdida de la función.

desorientación *(disorientation).* Pérdida del sentido de dirección o situación.

desosificación *(deossification).* Extracción de elementos minerales del hueso.

desoxi- *(deoxy-, desoxy-).* Forma prefija que define un compuesto químico que deriva de otro compuesto al que se le ha extraido un átomo de oxígeno.

desoxiazúcar *(deoxysugar).* Cualquiera de los numerosos azúcares que contienen menos átomos de oxígeno que de carbono en la molécula, lo que hace que uno o más carbonos carezcan de un grupo hidroxilo adosado.

desoxicorticosterona *(deoxycorticosterone).* Hormona esteroide presente en la corteza suprarrenal; precursora de la corticosterona; también llamada desoxicortona y cortexona.

d., acetato de (DOCA, DCA), esteroide que retiene sal.

desoxicortona *(deoxycortone).* Véase desoxicorticosterona.

desoxidación *(deoxidation).* Extracción de oxígeno de un compuesto; también llamada reducción.

desoxidar *(deoxidize).* Extraer el oxígeno de un compuesto químico; reducir.

desoxigenar *(deoxygenate).* Privar de oxígeno.

desoxirribonucleasa (DNasa, ADNasa) *(deoxyribonuclease).* Enzima que desdobla el ácido desoxirribonucleico en nucleótidos.

desoxirribonucleico, ácido (DNA) *(deoxyribonucleic acid) (DNA).* Base molecular de la herencia presente en los cromosomas; es la molécula biológica activa más grande conocida hasta el presente, y la responsable de la duplicación de las sustancias claves de la vida, las proteínas y el ácido nucleico; compuesto por dos cadenas muy largas de azúcares (con bases adheridas) alternados con grupos fosfatos, estas cadenas se retuercen formando una doble hélix.

desoxirribonucleoproteína *(deoxyribonucleoprotein).* Nucleoproteína que, por hidrólisis, produce ácido desoxirribonucleico (DNA).

desoxirribonucleósido *(deoxyribonucleoside).* Compuesto consistente en una base púrica o pirimídica combinada con desoxirribosa (azúcar DNA).

desoxirribonucleótido *(deoxyribonucleotide).* Sustancia compuesta por una base púrica o pirimídica unida a la desoxirribosa (azúcar DNA), que a su vez está unida a un grupo fosfato.

desoxirribosa *(deoxyribose).* Pentosa, azúcar constituyente del ácido desoxirribonucleico.

desoxivirus *(deoxyvirus).* Virus DNA; véase virus.

despancreatizar *(depancreatize).* Extirpar el páncreas.

despersonalización *(depersonalization).* Afección en la que una persona pierde el sentido de su identidad personal o siente que su cuerpo es irreal.

despigmentación *(depigmentation).* Pérdida parcial o completa de pigmento.

despiojar *(delouse).* Librar de una infestación de piojos.

desplazamiento *(displacement).* **1.** Situación de ser movido de una posición normal. **2.** En química, reacción por la cual se saca un átomo, una molécula o un grupo radical de un compuesto y se reemplaza por otro. **3.** Peso de un líquido expelido por un cuerpo flotante o por otro líquido de mayor densidad. **4.** Mecanismo de defensa por el cual se dirige inconscientemente una emoción, como la angustia, hacia un objeto o persona diferente del objeto que ha causado la frustración; p. ej., un individuo airado que golpea una pared con sus puños.

desplumbización *(de-lead).* Extracción del plomo de los tejidos corporales.

despolarización *(depolarization).* Eliminación o neutralización de la polaridad.

desprendimiento *(detachment).* **1.** Situación de estar separado; p. ej. desligamiento de la retina de su adherencia normal a la coroides. **2.** En psiquiatría, estado de liberación de los condicionamientos emocionales y sociales.

despulguización *(depulization).* Destrucción de pulgas portadoras del bacilo de la peste.

despumación *(despumation).* Separación de las impurezas o la espuma de la superficie de un líquido.

destetar *(wean).* Interrumpir la lactancia materna en un niño, sustituyéndola por otro tipo de nutrición.

destilación *(distillation).* Vaporización de una mezcla líquida por medio del calor, separando luego sus componentes mediante condensación del vapor.

destilar *(distill).* Someter una mezcla líquida a vaporización y luego a condensación aislando sus componentes mediante enfriamiento diferencial.

desvanecimiento *(faint, fainting).* Síncope; pérdida temporal de conciencia debida generalmente a la disminución abrupta del aporte sanguíneo al cerebro.

desvascularización *(devascularization).* Extirpación de los vasos sanguíneos de una parte.

desviación *(deviation).* **1.** Acción de apartarse. **2.** Apartamiento de un comportamiento aceptado.

d. axial, deflexión del eje eléctrico cardiaco hacia la derecha o hacia la izquierda.

d. conjugada paralela, (1) normalmente, el movimiento conjunto e igual de los dos ojos en la misma dirección cuando se desvía la mirada de un objeto a otro; (2) patológicamente, imposibilidad de los ojos de volverse hacia un lado; el defecto se compensa rotando o inclinando la cabeza.

d. estándar, en estadística, medida de dispersión

Clasificación de la **DIABETES MELLITUS** y otras formas de intolerancia a la glucosa

	CLASE	TERMINOLOGÍA ANTIGUA	CARACTERÍSTICAS CLÍNICAS
DIABETES MELLITUS (DM)	Tipo dependiente de insulina (DDI); tipo I	diabetes juvenil diabetes de comienzo en la juventud DCJ diabetes con tendencia a la cetosis diabetes inestable	Las personas incluidas en esta subclase dependen de la inyección d insulina para evitar la cetosis, acidosis e hiperglicemia. En la mayor de los casos aparece en la juventud, pero puede darse en cualqui edad. Caracterizada por insulinopenia.
	Tipo no dependiente de la insulina (DNDI); tipo II	diabetes de comienzo en el adulto diabetes de inicio en la madurez	Las personas de esta subclase no dependen de la insulina ni tienen te dencia a la cetosis, aunque pueden usar insulina para la corrección d hiperglicemias sintomáticas o persistentes, pudiendo asimismo des rrollar cetosis bajo circunstancias especiales. El nivel de insulina séric puede ser normal, elevado o bajo. En la mayoría de los casos su ap rición es después de los 40 años, pero es sabido que puede presentars a cualquier edad. Alrededor del 60 % - 80 % de los pacientes de DNI son obesos, constituyendo un subtipo de la enfermedad. En estos individuos, la tolerancia a la glucosa mejora a menudo con pérdida de peso. Algunos individuos pertenecientes a este subtipo s caracterizan por una hiperinsulinemia y una insulinorresistencia.
	Otros tipos, que incluyen a la diabetes que se asocia a otras enfermedades o síndromes: 1) enfermedad pancreática 2) hormonal 3) producida por fármacos o sustancias químicas 4) anomalías del receptor insulínico 5) ciertos síndromes genéticos 6) otros tipos	diabetes secundaria	Se encuentra diabetes mellitus unida a la presencia de otra enfermeda o síndrome específicos.

o variación en una distribución.

d. oblicua, forma especial de desequilibrio vertical de ambos ojos.

d. primaria, en el estrabismo, la desviación del ojo enfermo cuando se fija el ojo normal en un objeto.

d. psiquiátrica, divergencia con respecto a las normas aceptadas como salud mental.

d. de rol, véase desviación social.

d. secundaria, en el estrabismo, la desviación del ojo normal cuando se fija el ojo enfermo en un objeto.

d. sexual, apartamiento de las normas sexuales aceptadas; comúnmente llamada perversión.

d. social, apartamiento de las normas de comportamiento social aceptadas; también llamada desviación de rol.

desvitalización *(devitalization).* En odontología, destrucción de la pulpa de un diente.

desvitalizado *(devitalized).* Sin vitalidad; muerto.

det. Abreviatura del latín *detur.*

deterioro *(deterioration).* Empeoramiento; en psiquiatría, menoscabo crónico y progresivo de las funciones emocionales e intelectuales.

determinación *(determination).* Estimación de la extensión, cantidad, calidad o carácter de algo.

determinismo *(determinism).* Doctrina que afirma que todo acontecimiento es consecuencia inevitable de influencias previas y, por tanto, puede explicarse completamente por sus antecedentes.

detumescencia *(detumescence).* Vuelta al estado fláccido o tamaño normal de un órgano o parte hinchada.

d. del pene, vuelta del pene al estado fláccido luego de una erección.

detur. En latín, administrese; se utiliza en la redacción de prescripciones.

deuteranopía *(deuteranopia).* Forma de ceguera a los colores en la que no pueden diferenciarse el rojo, el anaranjado, el amarillo y el verde cuando su brillo y saturación son iguales; de manera similar, el azul, el violeta y el azul púrpura parecen diferir sólo en brillo y saturación, pero no en matiz; defecto hereditario ligado al sexo observado en alrededor de 1 % de los hombres y raramente en las mujeres.

deuterio (D, H^2) *(deuterium (D, ^2H)).* Isótopo del hidrógeno con un peso atómico de 2,0141, consistente en un protón y un neutrón; también llamado hidrógeno 2 e hidrógeno pesado.

d., óxido de (D_2O), véase agua pesada.

deutero-, deuter-, deuto- *(deutero-, deuti-, deuto-).* Formas prefijas que significan segundo o secundario.

deuterón *(deuteron).* Partícula subatómica constituida por un protón y un neutrón; el núcleo del deuterio (hidrógeno pesado); también llamado deutón y diplón.

deutoplasma *(deutoplasm).* Material no viviente del citoplasma, en especial las reservas de sustancia alimenticia o la yema del ovocito.

Deutschländer, enfermedad de *(Deutschländer's disease).* Pie de marcha; véase pie.

Devic, enfermedad de *(Devic's disease).* Véase neuromielitis óptica.

dexter (D). En latín, derecha.

dextrán *(dextran).* Cualquiera de varios polímeros grandes de la glucosa, usados en solución como sustituto del plasma.

dextranes *(dextrans).* Polisacáridos de glucosa obtenidos de levaduras y bacterias en los que los residuos de glucosa se unen mediante enlaces α-1,6; el enlace en el punto de ramificación (1, 2, 1, 3, 1, 4) y el espaciamiento entre los puntos de ramificación son característicos de la especie a que pertenece el microorganismo del cual ha sido obtenido el dextrán; se utilizan como sustitutos del plasma.

dextraural *(dextraural).* Que tiene mejor audición en el oído derecho que en el izquierdo.

dextrina *(dextrin).* Hidrato de carbono soluble formado por hidrólisis del almidón, primer paso en la formación de glucosa; la dextrina de venta comercial es un polvo blanco o amarillo, usado en solución como adhesivo.

d. 6-glucosiltransferasa, dextrinasa del dextrán, enzima bacteriana que promueve la síntesis de dextranes a partir de dextrinas.

dextroanfetamina, sulfato de *(dextroamphetamine sulfate).* Agente simpaticomimético; estimulante del sistema nervioso central e inhibidor del apetito.

dextrocardia *(dextrocardia).* Localización anormal del corazón en el lado derecho del tórax.

dextrocular *(dextrocular).* **1.** Relativo al ojo derecho. **2.** Dícese del estado en el que existe una mejor visión en el ojo derecho.

dextrógiro *(dextrorotatory).* Que desvía el plano de polarización hacia la derecha; que dirige los rayos luminosos en el sentido de las agujas del reloj; dícese de algunos cristales y soluciones; también llamado dextrorrotatorio.

dextroposición *(dextroposition).* Localización anormal en el lado derecho de un órgano situado normalmente en el izquierdo.

d. cardiaca, afección congénita o adquirida (como en el colapso del pulmón derecho) en la que la posición preponderante del corazón es en el lado derecho.

dextrosa *(dextrose).* Véase glucosa.

dextrotiroxina sodio *(dextrothyroxin sodium).* *d*-Tiroxina, análogo a la hormona tiroidea utilizado para reducir el contenido de colesterol de los tejidos.

dextroversión *(dextroversion).* Desplazamiento o desviación hacia la derecha.

deyección *(dejection).* **1.** Estado de depresión mental; también llamada melancolía. **2.** Defecación.

di- *(di-).* Prefijo que significa dos.

dia- *(dia-).* Prefijo que significa a través o a lo largo.

diabetes *(diabetes).* Enfermedad caracterizada por excreción excesiva de orina; cuando se utiliza sólo, el término designa la diabetes mellitus.

d. aloxánica, producción de diabetes en animales de experimentación mediante la administración de aloxán, un agente que daña las células productoras de insulina del páncreas.

d. bronceada, hemocromatosis; alteración del metabolismo del hierro caracterizada por la aparición de depósitos férricos en los tejidos, en especial en la piel, el páncreas y el hígado; los depósitos cutáneos originan la pigmentación bronceada; los depósitos del páncreas originan la diabetes.

d. de comienzo en la madurez, término antiguo para designar a la diabetes no dependiente de la insulina.

d. gestacional, intolerancia a la glucosa de comienzo durante el embarazo.

d. inestable, término antiguo para designar a la diabetes dependiente de la insulina.

d. insípida, forma relativamente rara de diabetes, caracterizada por una sed excesiva y por la producción de grandes cantidades de orina diluida, debida a una producción inadecuada de hormona antidiurética en el hipotálamo o por destrucción del lóbulo posterior de la hipófisis. Véase diabetes insípida nefrógena.

d. insípida nefrógena, diabetes insípida debida a la incapacidad de los túbulos renales para reabsorber el agua; no responde a la administración de hormona antidiurética; también llamada diabetes resistente a la vasopresina.

d. juvenil, término antiguo para denominar a la diabetes mellitus dependiente de insulina.

d. latente, término antiguo para designar a una tolerancia alterada a la glucosa.

d. mellitus, la forma más común de diabetes; enfermedad sistémica crónica caracterizada por (1) alteraciones en el metabolismo de la insulina

GESTACIONAL

CLASE	TERMINOLOGÍA ANTIGUA	CARACTERÍSTICAS CLÍNICAS
Diabetes gestacional	la misma	Intolerancia a la glucosa que tiene su comienzo o es reconocida durante el embarazo. Por ello, no se incluye en esta clase a las diabéticas que quedan embarazadas. Está asociada a un aumento de complicaciones perinatales y a un aumento en el riesgo de progresión hacia la diabetes dentro de los 5-10 años después del parto. Por lo general requiere tratamiento con insulina. Necesita ser clasificada de nuevo después de terminado el embarazo.

A LA GLUCOSA (TAG)

CLASE	TERMINOLOGÍA ANTIGUA	CARACTERÍSTICAS CLÍNICAS
TAG en persona no obesa TAG en persona obesa TAG asociada a ciertos síndromes, como pueden ser: 1) enfermedad pancreática 2) hormonal 3) producida por fármacos o productos químicos 4) anomalías del receptor insulínico 5) Ciertos síndromes genéticos	diabetes asintomática diabetes química diabetes subclínica diabetes limítrofe diabetes latente	La discreta intolerancia a la glucosa de los pacientes incluidos en esta clase puede ser atribuible a la variación normal en la tolerancia a la glucosa dentro de la población. Esta tolerancia alterada (TAG) puede representar una etapa en el desarrollo de una DNDI o DDI, aunque la mayoría de personas con TAG permanecen en esta clase durante muchos años o vuelven a presentar una tolerancia normal. Adaptado de National Diabetes Association (EE.UU).

(hormona producida por el páncreas) y los carbohidratos, las proteínas y las grasas, y (2) alteraciones en la estructura y funcionamiento de los vasos sanguíneos, calificadas de «complicaciones de la diabetes»; la primera manifestación de la enfermedad es la alta concentración de azúcar en sangre; el paso a la orina de este azúcar produce diuresis excesiva, sed y pérdida de peso; mellitus significa en latín meloso, y se refiere a la presencia de azúcar en la orina. Está clasificada en cuatro clases: dependiente de la insulina, no dependiente de insulina, gestacional y asociada a otras enfermedades.

d. mellitus dependiente de insulina; (DDI); tipo I, tipo en el que las personas afectadas dependen de las inyecciones de insulina. Se da preferentemente en la juventud.

diabetes mellitus no dependiente de insulina; (DNDI); tipo II: tipo en el que los individuos afectos no dependen de la insulina. Se da más frecuentemente en personas mayores de 40 años.

d. resistente a la vasopresina, véase diabetes insípida nefrógena.

diabético *(diabetic).* **1.** Relativo a la diabetes. **2.** Individuo afecto de diabetes.

diabetógeno *(diabetogenic).* Que causa diabetes.

diacepam *(diazepam).* Derivado de la benzodiacepina, $C_{16}H_{13}ClN_2O$; usado principalmente como ansiolítico, p. ej. para sedar antes de un cateterismo cardiaco, endoscopia o neumoencefalografía; es también útil como coadyuvante en el tratamiento de los espasmos musculares en individuos con alteraciones musculoesqueléticas agudas y en algunas alteraciones neurológicas agudas y crónicas, p. ej. parálisis cerebral y esclerosis múltiple; Valium®.

diacetilmorfina *(diacetylmorphine).* Véase heroína.

diacinesis *(diakinesis).* Parte terminal del estadio de profase en la meiosis, durante la que las hebras de espirema se rompen formando cromosomas más cortos y gruesos, en la que desaparece el nucleolo y la membrana nuclear.

diada *(dyad).* **1.** Par. **2.** Elemento o radical bivalente. **3.** Par de cromosomas tras la disyunción de una tétrada en la primera división meiótica.

diadococinesia *(diadochokinesia, diadochokinesis).* Capacidad normal de alternar acciones musculares opuestas, como la extensión y flexión de un miembro.

diáfisis *(diaphysis).* Tallo de un hueso largo.

diafisitis *(diaphysitis).* Inflamación del tronco o diáfisis de un hueso largo.

diaforesis *(diaphoresis).* Perspiración, sudoración.

diaforético *(diaphoretic).* Agente que produce sudoración, especialmente profusa.

diafragma *(diaphragm).* **1.** Estructura musculomembranosa que separa la cavidad torácida de la abdominal. **2.** Cualquier membrana divisoria.

d., aleteo del, espasmos o contracciones rápidas de todo o parte del diafragma, como en el hipo.

d. anticonceptivo, anillo flexible, cubierto de goma u otro material plástico, que se ajusta alrededor del cérvix uterino para evitar el embarazo.

d. pélvico, parte del suelo pélvico formada por el par de músculos elevadores del ano y los músculos coccígeos y sus aponeurosis.

d. urogenital, aponeurosis musculomembranosa profunda que se extiende entre las ramas isquiopúbicas y rodea los conductos urogenitales.

aleteo del d., espasmos o contracciones rápidas de todo o parte del diafragma, como en el hipo.

diagnosticador *(diagnostician).* Persona experimentada en la determinación de la naturaleza de las enfermedades; término aplicado antiguamente a médicos con unos conocimientos y experiencia muy amplios, comparables a los internistas de hoy en día.

diagnosticar *(diagnose).* Identificar la naturaleza de una enfermedad; hacer un diagnóstico.

diagnóstico *(diagnosis).* Determinación de la naturaleza de una enfermedad.

d. clínico, el que se basa en los signos y síntomas de la enfermedad.

d. diferencial, determinación de cual de dos o más enfermedades con síntomas similares es la que padece el enfermo; consideración o enumeración de las enfermedades posibles responsables de la afección de un paciente, basada en la información disponible en el momento, p. ej. síntomas, signos, hallazgos físicos y datos de laboratorio.

d. por exclusión, el que se realiza excluyendo todos los procesos patológicos que podrían ser la causa de los síntomas en consideración, salvo uno.

d. físico, el que se basa en la información obtenida en el examen físico del paciente usando las técnicas de inspección, palpación, percusión y auscultación.

d. de laboratorio, el que se realiza mediante el estudio químico, microscópico, bacterológico o biópsico de secreciones, derrames, sangre o tejidos.

d. patológico, (1) diagnóstico (a veces posmortem) deducido del estudio de las lesiones presentes; (2) diagnóstico de los estados patológicos existentes, determinado por el estudio y comparación de los síntomas.

d. posmortem, autopsia; examen de un cadáver, por lo general para determinar la causa de muerte.

diagramar *(chart).* Anotar información en la historia del paciente o registrar datos en forma de gráficos.

diálisis *(dialysis).* Separación en una solución de moléculas pequeñas (cristaloides) de otras moléculas más grandes (coloides) por medio de la difusión selectiva a través de una membrana semipermeable.

d. peritoneal, aquella en la que se introduce un líquido dializante estéril dentro de la cavidad peritoneal; el peritoneo actúa como membrana semipermeable.

d. peritoneal ambulatoria crónica, la que se realiza de forma casi constante en pacientes ambulatorios.

dializado *(dialysate).* Líquido usado en diálisis.

dializador *(dialyzer).* Membrana semipermeable utilizada en diálisis.

dializancia *(dialysance).* Cantidad de sangre (medida en mililitros) que es completamente aclarada de una sustancia por una membrana dializante en un período de tiempo, por lo general un minuto.

dializar *(dialyze).* Separar una sustancia de una solución mediante diálisis; someter a diálisis.

diámetro *(diameter).* **1.** Línea recta que atraviesa el centro de un círculo y termina en puntos opuestos de su periferia. **2.** Distancia existente a lo largo de esa línea. **3.** Anchura o espesor de una estructura o abertura.

d. biparietal, diámetro transverso mayor del cráneo; se extiende desde un hueso parietal hasta el otro; en el feto a término mide por lo general 9,25 cm.

d. occipitofrontal, diámetro del cráneo que sigue la línea que se extiende desde la raíz de la nariz hasta la porción más prominente del hueso occipital.

d. occipitomentoniano, diámetro del cráneo que se extiende desde el mentón hasta la parte más prominente del hueso occipital; en el feto a término mide por lo general 11,5 cm.

d. suboccipitobregmático, diámetro del cráneo fetal a término que se extiende desde la mitad de la fontanela mayor (bregmática) hasta la superficie inferior del hueso occipital, justo en el punto donde se une al cuello; mide por lo general 9,5 cm.

diamina *(diamine).* Compuesto orgánico que contiene dos grupos amino; p. ej. $NH_2CH_2CH_2NH_2$, etilendiamina.

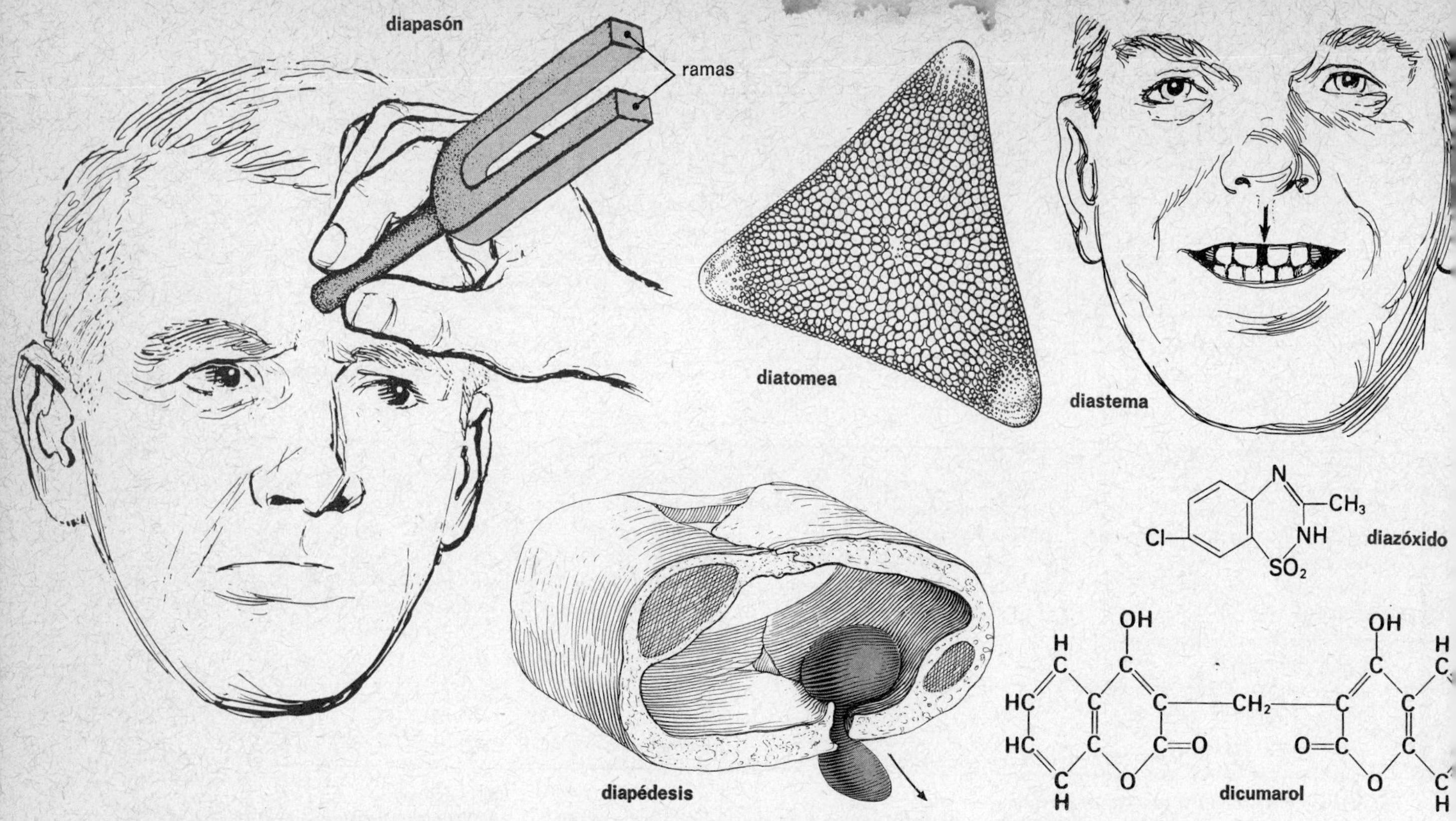

diana *(target)*. **1.** Objeto de fijación u observación que se utiliza en las pruebas o entrenamientos de la vista. **2.** Se aplica a los órganos o células efectoras de una hormona. **3.** También a los hematíes «en diana» por su abultamiento central.
diapasón *(tuning fork)*. Instrumento de metal semejante a un tenedor de dos puntas que, al ser golpeado, produce un sonido de una frecuencia determinada; se utiliza para valorar la audición y la sensación vibratoria.
diapausa *(diapause)*. Período de adormecimiento biológico, como la detención del crecimiento y la disminución del metabolismo que se observa en los insectos durante una fase específica de su ciclo vital.
diapédesis *(diapedesis)*. **1.** Paso de la sangre o cualquiera de sus corpúsculos a través de los poros de los vasos sanguíneos. **2.** Proceso mediante el cual las células fagocíticas abandonan la sangre y se acumulan en lugares extravasculares de lesión hística.
diaplacentario *(diaplacental)*. Que pasa a través de la placenta.
diapófisis *(diapophysis)*. Superficie articular superior de la apófisis transversa de una vértebra.
diarrea *(diarrhea)*. Evacuación anormalmente frecuente de heces líquidas; una sola evacuación de heces líquidas no constituye diarrea.
d. nocturna, diarrea que se produce principalmente de noche; se observa en la diabetes mellitus.
d. de los viajeros, diarrea que afecta a los viajeros generalmente durante la primera semana de un viaje, y que dura de uno a tres días.
diártrico *(diarthric)*. Perteneciente o relativo a dos articulaciones; también llamado biarticular.
diartrosis *(diarthrosis)*. Abartrosis; articulación diartroide; la que permite un movimiento relativamente libre.
diasquisis *(diaschisis)*. Trastorno funcional repentino causado por una alteración focal del cerebro.
diastalsis *(diastalsis)*. Tipo de peristalsis del intestino delgado en el que una onda de inhibición precede a la onda de contracción.
diastasa *(diastase)*. Mezcla de enzimas amilolíticas o desdobladoras de almidones que convierten el almidón en dextrina y maltosa; presente en algunos granos germinantes, como la malta.
diastasis *(diastasis)*. Separación de dos huesos normalmente unidos sin la existencia de una articulación verdadera, como la separación de la epífisis del tallo de un hueso largo.
d. de los rectos, separación de los músculos rectos abdominales de la línea media, observada frecuentemente tras un embarazo o cirugía abdominal.
diastema *(diastema)*. Espacio excesivo entre dos dientes adyacentes.
diástole *(diastole)*. Relajación rítmica de los músculos de las cámaras cardiacas durante la cual se llenan de sangre.
diastólico *(diastolic)*. Relativo a la diástole.
diataxia *(diataxia)*. Pérdida de la coordinación muscular en ambos lados del cuerpo.
diatermia *(diathermy)*. Generación de calor local en los tejidos corporales por medio de una corriente eléctrica de alta frecuencia.
d. médica, producción de calor suficiente para calentar los tejidos sin destruirlos.
d. de onda corta, calentamiento de los tejidos por medio de una corriente oscilante de alta frecuencia, usada en fisioterapia para aliviar el dolor.
d. quirúrgica, diatermia de alta frecuencia utilizada para destruir tejidos enfermos (electrocoagulación), cauterización, etc.
diátesis *(diathesis)*. Predisposición corporal congénita o hereditaria a padecer una enfermedad o anormalidad estructural o metabólica; susceptibilidad a sufrir ciertas alteraciones.
d. gotosa, predisposición a la gota; gotosidad.
d. hemorrágica, predisposición a la hemorragia espontánea.
d. quística, predisposición a la formación de quistes en un órgano.
diatomáceo *(diatomaceous)*. Formado por los esqueletos o conchas silíceos de las diatomeas unicelulares.
diatomea *(diatom)*. Alga microscópica unicelular que posee una pared celular dura que contiene sílice.
diatómico *(diatomic)*. **1.** Compuesto por dos átomos. **2.** Dibásico.
diazo- *(diazo-)*. Forma prefija aplicada a un compuesto que contiene el grupo –N=N– o –N≡N–.
diazorreactivo *(diazo reagent)*. Reactivo que consta de dos soluciones, de nitrito de sodio y de ácido sulfanílico acidificado; se utiliza para producir una diazotización.
diazotizar *(diazotize)*. Tratar una amina con ácido nitroso.
diazóxido *(diazoxide)*. Derivado de la tiacida no diurético empleado en el tratamiento de las crisis hipertensivas; Hyperstat®.
dibásico *(dibasic)*. Que tiene dos átomos de hidrógeno reemplazables; dícese de un compuesto con dos átomos de hidrógeno reemplazables por un metal monovalente; también llamado bibásico.
dibenzopiridina *(dibenzopyridine)*. Véase acridina.
Dibothriocephalus. Véase *Diphyllobothrium.*
dicéntrico *(dicentric)*. Que posee dos centrómeros, como ciertos cromosomas anormales.
dicigótico *(dizygotic)*. Relativo a gemelos derivados de dos cigotos separados.
dicigoto *(dizygous)*. Cada uno de los gemelos fraternos (no idénticos) derivados de dos cigotos separados.
dicloruro *(dichloride)*. Compuesto químico que contiene dos átomos de cloro por molécula; también llamado bicloruro.
dicorial, dicoriónico *(dichorial, dichorionic)*. Que posee dos coriones (la más externa de las membranas fetales).
dicotomía *(dichotomy)*. División o corte en dos partes.
dicroísmo *(dichroism)*. Propiedad de exhibir dos colores, como sucede en ciertos cristales cuando son observados desde diferentes direcciones, o en ciertas soluciones a varios grados de concentración.
dicromático *(dichromatic)*. **1.** Que tiene dos colores. **2.** Relativo al defecto visual llamado dicromatismo.
dicromato *(dichromate)*. Compuesto químico que contiene el radical $Cr_2O_7^=$; también llamado bicromato.
dicromatopsia *(dichromatism)*. Defecto en la percepción del color; el espectro es percibido como si estuviese compuesto por sólo dos colores separados por una banda acromática o incolora; también llamado dicromasia, paracromatopsia y ceguera parcial a los colores.
dicromófilo *(dichromophil)*. Dícese de un tejido que capta los colorantes ácidos y básicos, pero en diferentes zonas.
dicrótico *(dicrotic)*. De pulsación doble; se refiere al pulso que presenta dos ondas por cada latido cardiaco. Con exageración patológica de la onda dicrota en el esfigmograma.
dictiocinesia *(dictyokinesis)*. División del aparato de Golgi durante la mitosis celular.
dictioma *(dictyoma)*. Tumor de la retina.
dicumarol *(dicumarol)*. Derivado de la cumarina que inhibe la formación hepática de protrombina;

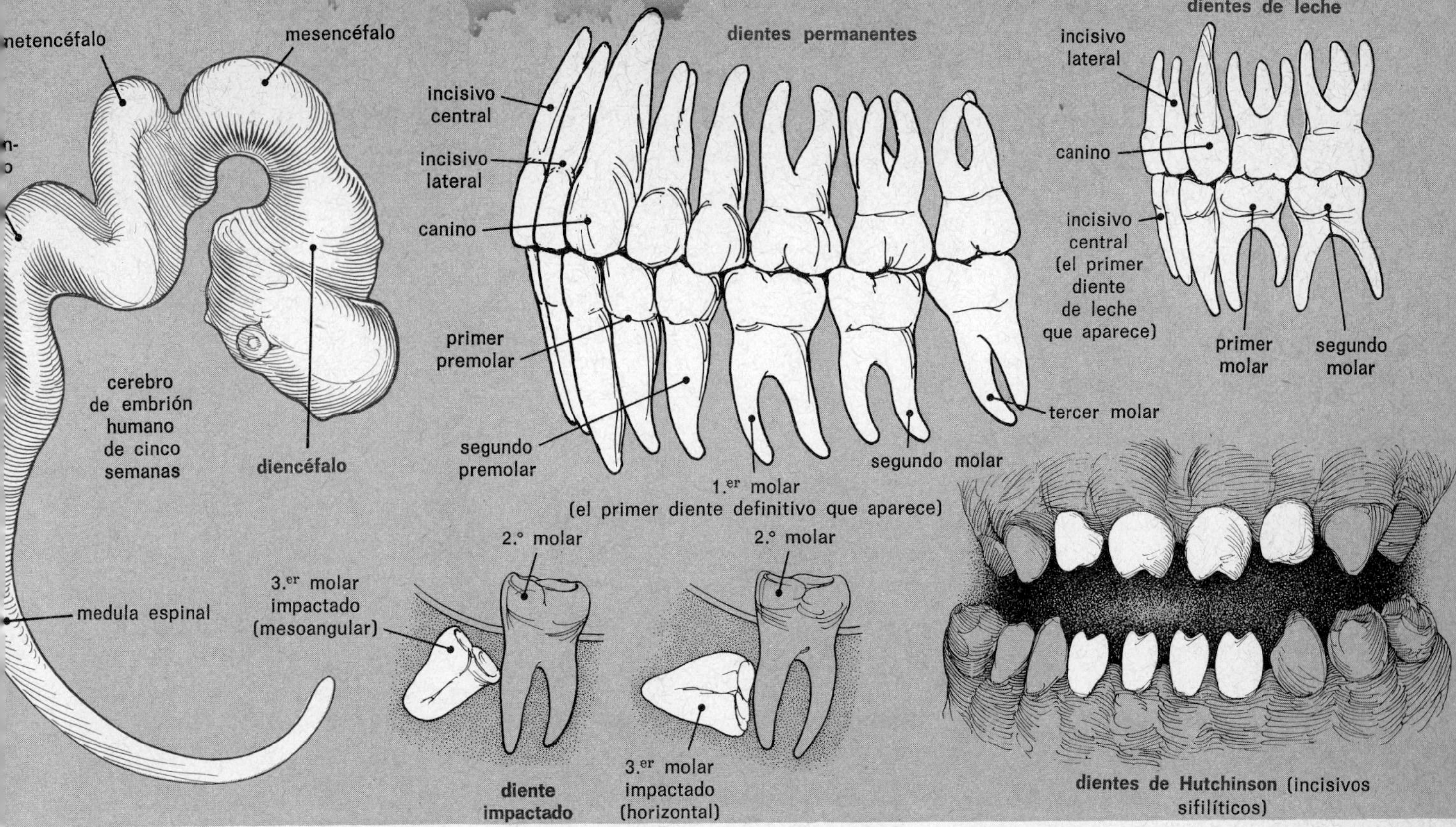

agente coagulante de efecto prolongado; también llamado bihidroxicumarina.

didáctico *(didactic).* Destinado a instruir por medio de lecciones y libros de texto, más que por demostraciones clínicas con los pacientes.

didactilismo *(didactylism).* Presencia de sólo dos dedos en las manos o los pies.

didimo- *(didym-).* Forma prefija que indica relación con los testículos.

-didimo, -dimo *(-didymus, -dymus).* Formas sufijas poco frecuentes que significan gemelos unidos; la primera parte de la palabra especifica la parte de los gemelos que queda sin fusionar.

dídimo *(didymus).* Testículo; del griego *didymos,* que significa gemelo.

diencéfalo *(diencephalon).* Porción del cerebro embrionario entre el mesencéfalo y el telencéfalo, a partir de la cual se desarrollan el tálamo, el metatálamo, el epitálamo, el subtálamo y el hipotálamo; encierra el tercer ventrículo; conjuntamente con el telencéfalo forman el prosencéfalo.

diente *(tooth,* pl. *teeth).* Una de las estructuras semejantes al hueso contenidas en alveolos en los maxilares que se utilizan para masticar.

d. canino, véase colmillo.

d. desvitalizado, diente al que se ha quitado la pulpa dentaria o ésta se ha necrosado.

d. de Hutchinson, cada uno de los incisivos permanentes en los que el borde libre tiene muescas y es estrecho; se considera un signo de sífilis congénita.

d. impactado, diente que, debido a su posición en la mandíbula, no puede salir o alcanzar su posición normal una vez que ya ha salido.

d. de leche, cada uno de los 20 dientes que salen generalmente entre los 6 y los 24 meses de vida y más tarde son sustituidos por los dientes permanentes; se calcifican antes y después del nacimiento; también llamados dientes primeros, temporales, deciduos o caducos.

d. muerto, diente sin vida.

d. natal, el que ha salido antes del nacimiento.

d. permanente, cada uno de los 32 dientes que brotan desde los 6 hasta los 21 años y que pertenecen a la dentición segunda o permanente, son: cuatro incisivos, dos caninos, cuatro premolares y seis molares en cada maxilar; a veces denominados dientes sucedáneos.

d. sucedáneo, diente permanente.

d. temporal, diente de leche.

diestro *(dextral).* **1.** Perteneciente o relativo a, o localizado en, el lado derecho. **2.** Que utiliza de modo predominante la mano derecha. **3.** Referido a período diestrogénico.

dieta *(diet).* **1.** Nutrición corporal. **2.** Nutrición regulada, especialmente la prescrita por razones médicas. **3.** Plan dietario específico para reducir el peso corporal mediante la limitación de la ingesta calórica.

d. de arroz y fruta de Kempner, dieta consistente principalmente en arroz y frutas con adición de minerales y vitaminas y restricción de sodio; prescrita inicialmente para la hipertensión arterial o la nefropatía crónica.

d. blanda, dieta regular modificada para que no contenga residuos no digeribles ni alimentos muy condimentados; suave, no irritante y blanda en sabor; en el tratamiento de las alteraciones gastrointestinales superiores se utiliza un régimen progresivo (blanda 1, 2, 3 ó 4).

d. diabética, cualquiera de las nueve dietas equilibradas aceptadas por la Asociación Norteamericana de la Diabetes para los individuos diabéticos; son alimentos que no contienen azúcares ni grandes cantidades de carbohidratos y poseen niveles calóricos de entre 1200 y 3500 cal; se dividen en cinco tomas, por lo general tres comidas y dos refrigerios.

d. de eliminación, dieta que omite alimentos sospechosos de causar reacciones alérgicas; suelen eliminarse los huevos, la leche y el trigo y, menos frecuentemente, los frutos secos, el chocolate y el pescado.

d. equilibrada, dieta que contiene los ingredientes esenciales en una proporción apropiada para una nutrición adecuada; también llamada dieta adecuada.

d. de Giordano-Giovannetti, dieta renal que aporta 20 a 30 g de proteínas de alto valor biológico; también llamada dieta de Giovannetti.

d. líquida plena, la compuesta por alimentos que están en forma líquida a temperatura corporal; sirve básicamente como dieta pre y postoperatoria, y como dieta de transición hacia un régimen blando más liberal.

d. de líquidos claros, la utilizada en el postoperatorio en individuos que no pueden tolerar líquidos completos ni alimentos sólidos.

d. pobre en calcio, dieta diaria que contiene 100 a 200 mg de calcio; se utiliza en el tratamiento del hiperparatiroidismo y cálculos urinarios de calcio, o como prueba para determinar la excreción urinaria de calcio; se emplean dietas de 250 mg de calcio en el tratamiento de ciertos individuos con hipercalcemia y/o hipercalcuria.

d. pobre en colesterol, véase dieta pobre en grasas saturadas.

d. pobre en grasas, la que contiene cantidades mínimas de grasas (40 a 50 g por día), compuesta por carne magra, pescado, leche descremada, requesón y productos de cereales; puede modificarse el nivel calórico cambiando los niveles de proteínas y carbohidratos.

d. pobre en grasas saturadas, dieta con alto contenido de ácidos grasos poliinsaturados de origen vegetal, con restricción de los alimentos que contienen colesterol y ácidos grasos saturados, como huevos, mantequilla y carne; también llamada dieta reductora de colesterol o dieta de bajo contenido de colesterol.

d. pobre en residuos, la integrada por alimentos con bajo contenido de celulosa, como las frutas, los vegetales y los cereales no refinados; los vegetales se hacen puré para cambiar la consistencia de la celulosa.

d. pobre en sodio, dieta que contiene bajos niveles de sodio, empleada en el tratamiento de la insuficiencia cardiaca congestiva y otras afecciones asociadas con edema; se utilizan dietas de cuatro niveles distintos de sodio: 250 mg, 500 mg, 1000 mg y 2000 mg (una dieta normal sin sal agregada contiene de 2 a 4 g de sodio).

d. reductora, dieta para reducir el peso, con niveles calóricos de 800, 1000, 1200, 1500 y 1800, que contiene una cantidad adecuada de proteínas y una cantidad restringida de carbohidratos y grasas; debe elegirse el nivel que permita una reducción del peso de aproximadamente 500 g por semana.

d. regular, dieta adecuada para cubrir la asignación diaria recomendada por el Consejo de Investigación Nacional de los Estados Unidos; contiene aproximadamente 80-100 g de proteínas, 4 g de sodio, 83 mEq de potasio y 2000 calorías.

d. renal, cada una de las dietas pobres en proteínas, sodio y potasio, empleadas en el tratamiento de la insuficiencia renal. Véase dieta de Giordano-Giovannetti.

d. rica en potasio, la pensada para individuos que se encuentran bajo tratamiento diurético intenso; suministra aproximadamente 100 mEq de potasio por día.

d. sin sal, véase dieta pobre en sodio.

d. de Sippy, dieta blanda.

d. suave, dieta regular modificada para incluir alimentos de fácil digestión, excluyendo aquellos

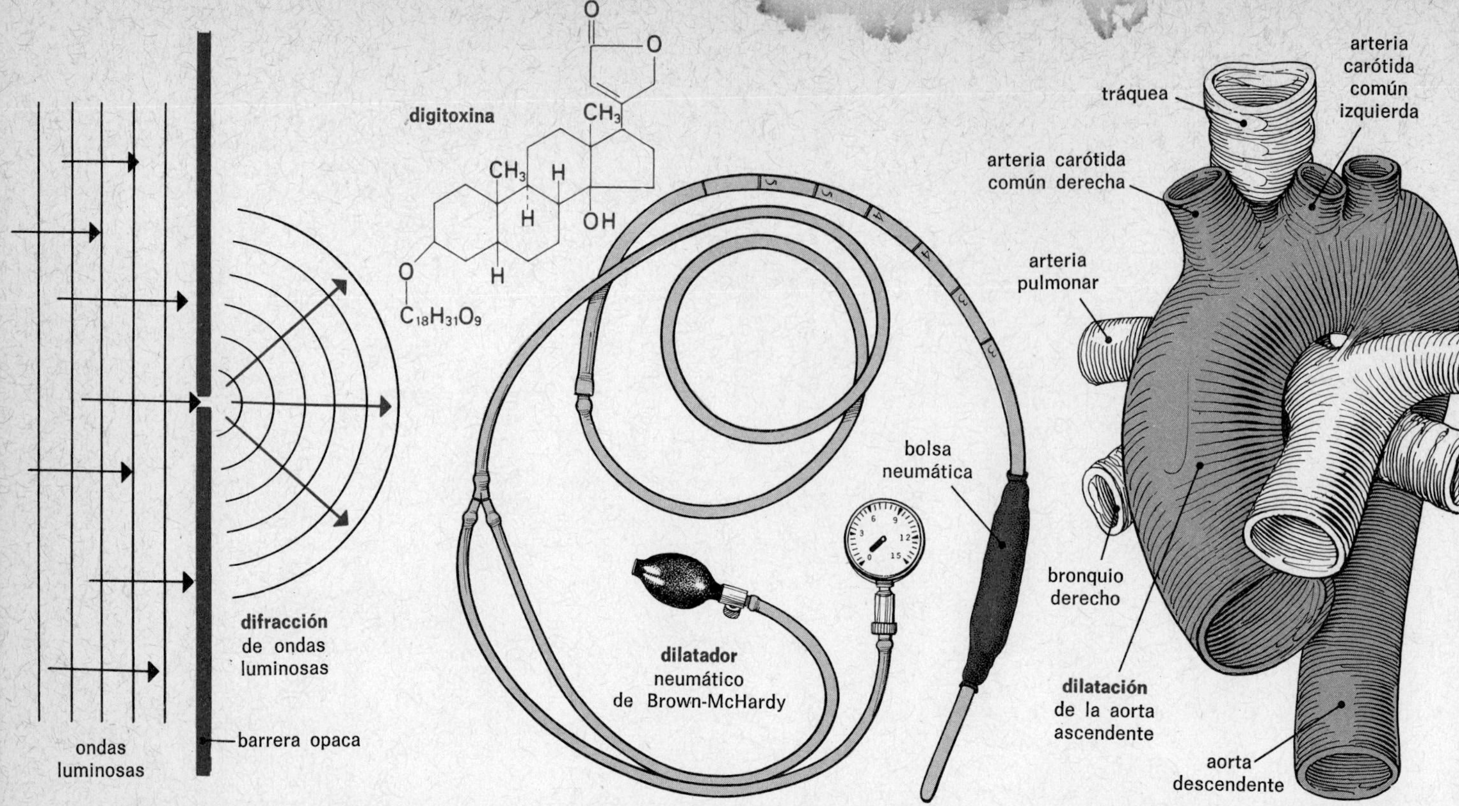

con alto contenido de celulosa indigerible y los vegetales y frutas productores de gas; contiene aproximadamente 75 g de proteínas, 4 g de sodio, 72 mEq de potasio y 2000 calorías.

dietética *(dietetics).* El estudio de la dieta en relación a la salud y a la enfermedad.

dietético *(dietetic).* **1.** Perteneciente o relativo a la dieta. **2.** Alimento especialmente preparado y procesado para dietas reguladas.

dietilestilbestrol *(diethylstilbestrol).* Véase estilbestrol.

dietista *(dietitian).* Especialista en dietética.

dietogenética *(dietogenetics).* Estudio de la relación existente entre la constitución genética de un individuo, su dieta y las necesidades de los diversos alimentos.

dietoterapia *(dietotherapy).* Tratamiento de una enfermedad mediante una selección regulada de los alimentos.

difenhidramina, clorhidrato de *(diphenhydramine hydrochloride).* Antihistamínico empleado en la prevención y el tratamiento del vértigo por movimiento, las náuseas postoperatorias, las náuseas y los vómitos del embarazo y algunas alergias; Benadryl®.

difenilhidantoína *(diphenylhydantoin).* Agente anticonvulsivo utilizado principalmente para tratar la epilepsia; Dilantin®.

diferencia *(difference).* **1.** Variación específica. **2.** Magnitud en la que una cantidad difiere de otra.

d. arteriovenosa de oxígeno, diferencia entre el contenido de oxígeno de la sangre arterial que llega y de la sangre venosa que sale de un órgano o área determinados.

diferenciación *(differentiation).* **1.** En biología, proceso de transformación en órganos especializados; dícese de los tejidos embrionarios. **2.** Acción de distinguir una enfermedad de otra; también llamada diagnóstico diferencial.

diferencial *(differential).* Relativo a, que muestra o que depende de una diferencia o distinción.

difilobotriosis *(diphyllobothriasis).* Infestación con *Diphyllobothrium latum* (tenia de los peces) por la ingestión de carne poco cocinada de pescado infestado.

2,3-difosfoglicerato [2,3-DPG] *(2,3-diphosphoglycerate).* Sustancia química presente en los eritrocitos que aglutina a la hemoglobina y afecta mucho a su afinidad por el oxígeno; en su ausencia, la hemoglobina descarga menos oxígeno al pasar por los capilares de los tejidos.

difosfonatos *(diphosphonates).* Sustancias sintéticas similares en estructura a los pirofosfatos, pero no hidrolizables biológicamente; in vitro, evitan la formación del cristal de hidroxiapatita; se supone que cubren la superficie del hueso evitando la resorción ósea.

difosfopiridina nucleótido (DPN) *(diphosphopyridine nucleotide) (DPN).* Antiguo nombre del nicotinamida adenina dinucleótido (NAD).

difracción *(diffraction).* Interacción de la materia con cualquier movimiento ondulatorio (luz, ondas sonoras y ondas electromagnéticas); p. ej. la tendencia de los rayos luminosos a desviarse en la dirección de un obstáculo.

difteria *(diphteria).* Enfermedad contagiosa aguda causada por un bacilo, *Corynebacterium diphteriae;* caracterizada por inflamación del tracto respiratorio superior, formación de fibrina (falsas membranas) en las mucosas, y elaboración de una exotoxina soluble que actúa a nivel cardiaco y del sistema nervioso central y periférico.

difteroide *(diphteroid).* **1.** Semejante a la difteria. **2.** Bacteria similar al organismo que causa la difteria.

difundir *(diffuse).* Mover por difusión.

difusión *(diffusion).* **1.** Proceso de diseminación o esparcimiento uniforme; paso de las moléculas de una sustancia entre las moléculas de otra sustancia para formar una mezcla de ambas. **2.** Diálisis.

difuso *(diffuse).* Diseminado; no circunscrito, localizado ni limitado.

digástrico *(digastric).* Que tiene dos vientres, como el músculo digástrico.

digeneos *(Digenea).* Subclase de gusanos planos de la clase trematodos *(Trematoda);* parásitos del hombre y otros mamíferos.

di George, síndrome de *(diGeorge's syndrome).* Aplasia congénita del timo; véase aplasia.

digerir *(digest).* **1.** Desdoblar el alimento en compuestos más simples y asimilables por la acción mecánica y química del tracto digestivo. **2.** Absorber mentalmente.

digestión *(digestion).* Proceso que tiene lugar en el canal alimentario, por el que los componentes nutritivos de los alimentos se convierten en sustancias que pueden ser absorbidas por el intestino; descomposición de materiales en compuestos más simples.

digestivo *(digestant, digestive).* **1.** Relativo a la digestión. **2.** Agente que ayuda al proceso de la digestión.

digitación *(digitation).* Prolongación en forma de dedo.

digitado *(digitate).* Que tiene prolongaciones en forma de dedos.

digital *(digital).* **1.** Perteneciente a, realizado por o similar a un dedo. **2.** Que posee dedos. **3.** Droga extraída de las hojas secas de *Digitalis purpurea* o *lanata,* empleada en el tratamiento de las cardiopatías, especialmente en la insuficiencia cardiaca congestiva y en algunas taquiarritmias supraventriculares. **3** *(foxglove).* Esta misma planta.

digitalización *(digitalization).* Tratamiento de un individuo con digital o con un glucósido cardiaco relacionado para obtener el efecto terapéutico deseado.

digitoagnosia *(fingeragnosia).* Pérdida de la capacidad de reconocer los dedos individuales de la mano.

digitoxina *(digitoxin).* Glucósido obtenido de *Digitalis purpurea;* utilizado en el tratamiento de la insuficiencia cardiaca congestiva.

digitus. En latín, dedo (sobre todo de la mano, para distinguirlo de *dactilus,* dedo del pie).

digoxina *(digoxin).* Glucósido obtenido de las hojas de *Digitalis lanata;* utilizado en el tratamiento de la insuficiencia cardiaca congestiva.

DiGuglielmo, síndrome de *(DiGuglielmo's syndrome).* Mielosis eritrémica; véase mielosis.

dihidrato *(dihydrate).* Compuesto que tiene dos moléculas de agua.

dihidro- *(dihydro-).* Forma prefija que indica la adición de dos átomos de hidrógeno.

dihidroergotamina (D.H.E. 45) *(dihydroergotamine). (D.H.E. 45).* Compuesto cristalino producido por la hidrogenación de la ergotamina; se emplea en el tratamiento de las jaquecas.

dihidroestreptomicina *(dihydrostreptomycin).* Compuesto que posee propiedades antibióticas obtenido por hidrogenación de la estreptomicina.

dihidrotaquisterol (AT 10) *(dihydrotachysterol) (AT 10).* Esterol sintético que produce efectos similares a la vitamina D.

dil. *(dil.).* Abreviatura de dilución o diluido.

dilatación *(dilatation).* **1.** Estado de ensanchamiento que surge de forma normal, artificial o como consecuencia de una enfermedad; dícese de una estructura tubular, una cavidad o una abertura. **2.** Acción de estirar o dilatar.

d. gástrica, distensión aguda del estómago con líquido o aire; observada frecuentemente después de una operación quirúrgica o de un traumatismo.

dilatador *(dilator).* Instrumento para agrandar un pasaje o una cavidad.

dilución *(dilution).* **1.** Proceso de reducir la concentración de una sustancia o solución. **2.** Solución o sustancia debilitada; mezcla atenuada.

diluente *(diluent).* Sustancia que reduce la concentración de una solución.

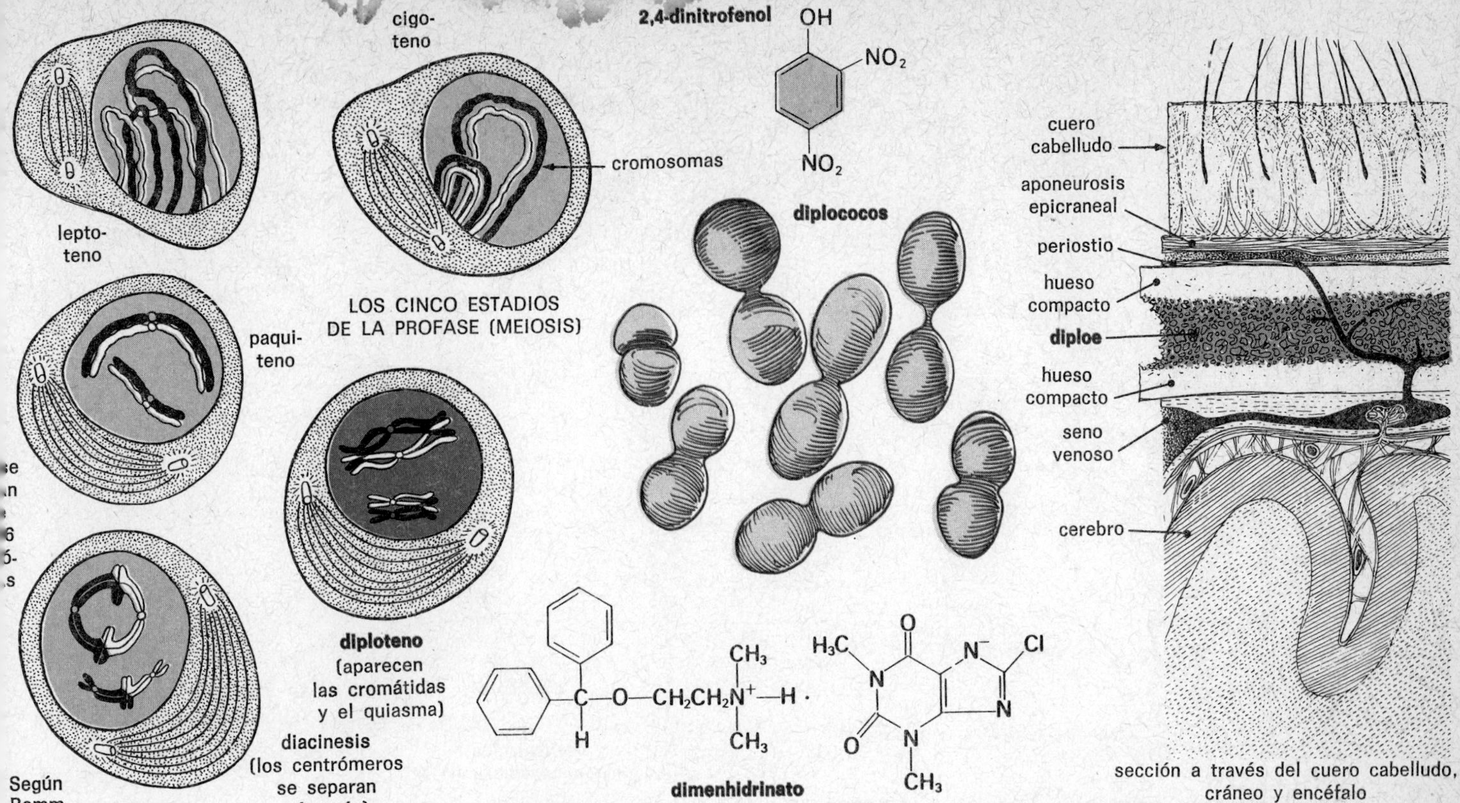

dimenhidrinato *(dimenhydrinate).* Fármaco utilizado para prevenir y tratar la cinetosis; Biodramina®.

dimensión *(dimension).* Toda distancia mensurable.

d. vertical, en prostodoncia, distancia entre dos puntos de la cara, uno por encima y otro por debajo de la boca, generalmente en la línea media; puede medirse cuando las superficies oclusales opuestas están en máximo contacto (dimensión vertical oclusal) o en posición de reposo, cuando los maxilares no están en contacto (dimensión vertical en reposo).

dimercaprol (BAL) *(dimercaprol).* Compuesto utilizado como antídoto para intoxicaciones por arsénico y lewisita; también llamado antilewisita.

dímero *(dimer).* Compuesto químico formado por moléculas que constan de dos moléculas más simples idénticas.

dimetilsulfóxido (DMSO) *(dimethyl sulfoxide).* Disolvente industrial empleado ocasionalmente en medicina como penetrante cutáneo para facilitar la absorción de medicamentos por la piel; también llamado metilsulfóxido.

dimorfismo *(dimorphism).* Propiedad de presentarse de dos formas.

dina *(dyne).* Unidad de fuerza igual a la fuerza necesaria para dar a un cuerpo de 1 g una aceleración de 1 cm por segundo al cuadrado.

dinámica *(dynamics).* **1.** Ciencia que estudia la relación existente entre el movimiento y las fuerzas que lo causan. **2.** Fuerzas emocionales que determinan tipos de comportamiento.

dinamo- *(dynamo-).* Forma prefija que significa potencia o energía.

dinamómetro *(dynamometer).* Aparato empleado para medir la fuerza de la contracción muscular bajo determinadas circunstancias.

dinitrofenol (DNP) *(dinitrophenol).* Fármaco que produce un aumento del índice metabólico mediante la interrupción del acoplamiento de la fosforilación y la oxidación; no se utiliza clínicamente por causa de su toxicidad.

dinucleótido *(dinucleotide).* Uno de los compuestos que se obtienen por hidrólisis del ácido nucleico; puede separarse en dos mononucleótidos.

dioptómetro *(dioptometer).* Instrumento para medir la refracción y acomodación ocular; también llamado dioptrómetro.

dioptría *(diopter).* Unidad empleada para designar el poder refringente de una lente o un sistema óptico.

dióptrica *(dioptrics).* Ciencia que estudia la refracción de la luz.

dióptrico *(dioptric).* **1.** Relativo a la unidad de poder refringente de las lentes. **2.** Refringente.

dioptrómetro *(dioptrometer).* Véase dioptómetro.

diótico *(diotic).* En audiología, dícese de una disposición en la que los dos oídos reciben la misma señal.

dióxido *(dioxide).* Oxido que contiene dos átomos de oxígeno por cada molécula.

dipeptidasa *(dipeptidase).* Una de las enzimas desdobladoras de proteínas, que produce la separación de un dipéptido en sus dos aminoácidos constituyentes.

dipéptido *(dipeptide).* Dos aminoácidos unidos por un enlace peptídico.

Diphyllobothrium. Género de gusanos cestodos de la familia difilobótridos *(Diphyllobothriidae);* antes llamado *Dibothriocephalus.*

D. latum, parásito intestinal transmitido al hombre por la ingestión de pescado de agua dulce infestado y poco cocinado; también llamado tenia de los peces.

diplacusis *(diplacusis).* Estado en el que un sonido es percibido de modo diferente en cada oído, dando lugar a la percepción de dos sonidos en lugar de uno.

diplejía *(diplegia).* Parálisis de partes correspondientes a ambos lados del cuerpo; también llamada parálisis bilateral.

d. facial congénita, véase síndrome de Möbius.

diplo-, dipl- *(diplo-, dipl-).* Formas prefijas que significan doble; p. ej. diploide.

diplobacteria *(diplobacteria).* Bacterias unidas en pares.

Diplococcus. Nombre antiguo de un género de bacterias.

D. gonorrhoeae, véase *Neisseria gonorrhoeae.*

D. pneumoniae, véase *Streptococcus pneumoniae.*

diplococo *(diplococcus).* Cualquiera de varias bacterias esféricas que se presentan en pares.

diploe *(diploë).* Tejido óseo esponjoso (canceloso) con una cavidad medular comprendida entre las dos láminas compactas de los huesos craneales.

diploide *(diploid).* Que posee dos juegos de cromosomas, siendo el número total de cromosomas igual al doble del de un gameto.

diplopía *(diplopia).* Visión doble.

diploteno *(diplotene).* En la meiosis, el cuarto de los cinco estadios de profase, en el que los cromosomas homólogos íntimamente apareados comienzan a separarse, formando el característico quiasma o apariencia de X; en esta etapa se intercambian bloques de genes entre cromosomas homólogos.

dipsia *(dipsia).* Sed excesiva.

dipsomanía *(dipsomania).* Deseo incontrolable e insaciable de ingerir bebidas alcohólicas.

dipsosis *(dipsosis).* Sed excesiva anormal.

dique *(dam).* Barrera para evitar el flujo de líquido; en especial, hoja delgada de goma utilizada en odontología y cirugía para aislar el campo operatorio del acceso de líquidos corporales; también llamado dique de goma.

d. encofrado, lámina delgada de goma estirada alrededor del cuello de un diente para mantenerlo seco durante la restauración dentaria.

Dirofilaria. Género de filaria (familia *Onchocercidae,* superfamilia *Filarioidea*); infesta a los mamíferos; raras veces parasita en el hombre.

D. immitis, gusano del corazón de los perros; parásitos en las arterias pulmonares de los perros.

dis- *(dis-).* Véase di-.

dis- *(dys).* Prefijo que indica (a) inversión; (b) separación; (c) anormalidad; (d) dificultad; (e) negación; (f) privación; (g) dolor; (h) defecto.

disacárido *(disaccharide).* Tipo de azúcares, como la sacarosa, la lactosa y la maltosa, que producen dos monosacáridos tras hidrólisis.

disacusia *(dysacusis).* **1.** Defecto de la audición caracterizado por la imposibilidad de discernir entre dos sonidos; es diferente de la falta de sensibilidad al sonido. **2.** Dolor en el oído causado por el sonido.

disartria *(dysarthria).* Dificultades de articulación del lenguaje.

disartrosis *(dysarthrosis).* **1.** Malformación de una articulación. **2.** Menoscabo de la articulación. **3.** Articulación falsa.

disautonomía *(dysautonomia).* Disfunción del sistema nervioso autónomo.

d. familiar, alteración nerviosa congénita que afecta a lactantes y niños; se caracteriza por indiferencia al dolor, incapacidad para derramar lágrimas, inestabilidad emocional, babeo, sudoración excesiva y escaso control motor; también llamado síndrome de Riley-Day.

disbarismo *(dysbarism).* Término general que designa los cambios fisiológicos producidos por las variaciones de la presión barométrica, como los efectos de la descompresión rápida.

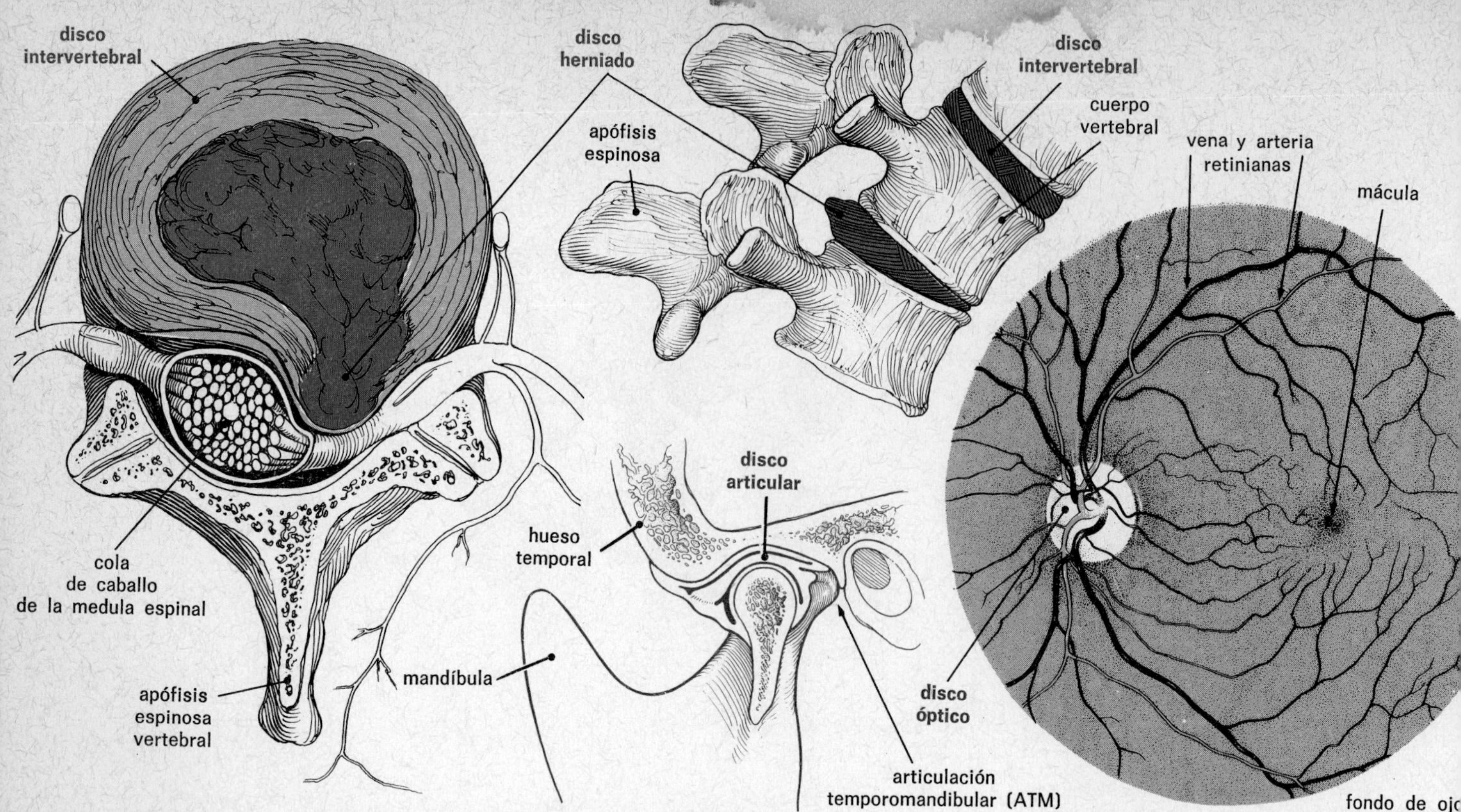

disbasia *(dysbasia).* Dificultad de la marcha; puede estar determinada por factores orgánicos o psíquicos.

discal, síndrome *(disk syndrome).* Dolor en la porción inferior de la espalda que irradia al muslo, con pérdida ocasional de los reflejos rotuliano o aquíleo, producido por la compresión de las raíces de un nervio espinal por la protrusión de un disco intervertebral.

discefalia *(dyscephalia).* Malformación de la cabeza y la cara.

discinesia *(dyskinesia).* Dificultad para realizar movimientos voluntarios.

discisión *(discission).* Procedimiento quirúrgico por el que se punza o corta la cápsula del cristalino.

disco-, disc- *(disco-, disc-, disk-).* Formas prefijas que indican relación o semejanza con un disco.

disco *(disk).* Estructura en forma de plato.

d. articular, almohadilla circular fibrocartilaginosa presente en algunas articulaciones sinoviales y adherida a la cápsula articular; p. ej. el disco articular de la articulación temporomaxilar, que divide la cavidad de la cápsula en dos compartimientos separados, reduciendo así la fricción entre las superficies articulares de los huesos.

d. dental, disco pequeño de papel o de plástico cubierto con jibia, esmeril, granate o arena; utilizado en odontología para cortar, suavizar o pulir dientes y en restauraciones dentarias.

d. deslizado, véase disco herniado.

d. herniado, rotura posterior de la porción interna de un disco intervertebral que provoca la presión de las raíces nerviosas con dolor resultante; sucede con mayor frecuencia en la porción inferior de la espalda; también llamado disco deslizado, prolapsado o roto.

d. intercalado, doble membrana que separa las células de las fibras musculares cardiacas.

d. intervertebral, tejido fibrocartilaginoso situado entre los cuerpos de dos vértebras adyacentes, constituido por un centro gelatinoso rodeado de un anillo fibroso.

d. óptico, área circular u oval de la retina de color blanco rosado, lugar de entrada del nervio óptico; también llamado punto ciego.

d. roto, véase disco herniado.

d. táctil, terminación en forma de plato de fibras nerviosas sensoriales especializadas que está en contacto con una célula modificada de las capas profundas de la epidermis; también llamado menisco táctil.

discógeno *(discogenic).* Relativo a una alteración originada en un disco intervertebral.

discografía *(discography).* Visualización radiográfica del espacio de un disco intervertebral previa inyección de una sustancia radiopaca.

discoide *(discoid).* **1.** Que tiene la forma de un disco. **2.** Instrumento odontológico para tallado que tiene forma de disco.

discondrogénesis *(dyschondrogenesis).* Desarrollo defectuoso del cartílago.

discondroplasia *(dyschondroplasia).* Véase síndrome de Ollier.

discopatía *(discopathy).* Enfermedad de un disco, especialmente un disco intervertebral.

discoria *(dyscoria).* Pupila de forma irregular.

discrasia *(dyscrasia).* Estado morboso general del organismo.

d. hemorrágica, estado patológico debido a una alteración de la hemostasia, como la hemofilia.

d. de los plasmocitos, término general para describir varios estados patológicos y anormalidades bioquímicas de las células que normalmente producen γ-globulina; p. ej. las alteraciones proliferativas de los plasmocitos.

discreto *(discrete).* Dícese de ciertas lesiones cutáneas que aparecen separadas, sin confluir ni juntarse.

discromía *(dyschromia).* Toda anormalidad en la pigmentación de la piel o del cabello.

disdiadococinesia *(dysdiadochokinesia).* Imposibilidad de realizar movimientos alternativos en sucesión rápida, como la extensión y flexión de un miembro.

disecar *(dissect).* Cortar y separar, en especial en el estudio de la anatomía.

disección *(dissection).* **1.** Acción de disecar. **2.** Tejido que ha sido disecado.

diseminado *(disseminated).* Distribuido ampliamente por todo el cuerpo, un órgano o un tejido; disperso; esparcido.

diseneia *(dyseneia).* Articulación defectuosa de la palabra originada por defectos de la audición.

disentería *(dysentery).* Enfermedad caracterizada por evacuaciones frecuentes de heces acuosas que contienen sangre y mucus, acompañadas de dolor abdominal, deshidratación y a veces fiebre.

d. amebiana, disentería por infección con *Entamoeba histolytica,* que puede producir ulceración del colon; los síntomas varían desde una ligera molestia abdominal y diarrea con estreñimiento hasta una hemorragia profusa y derrame de moco y pus.

d. bacilar, disentería causada por bacterias del género *Shigella.*

diseretismo *(dyserethism).* Respuesta lenta a los estímulos.

disergia *(dysergia).* Incoordinación motora.

disestesia *(dysesthesia).* **1.** Menoscabo o pérdida parcial de la sensibilidad. **2.** Sensación desagradable o dolorosa producida por estímulos habituales.

disfagia *(dysphagia).* Dificultad o dolor al tragar; también llamada afagia.

disfasia *(dysphasia).* Coordinación defectuosa del lenguaje e incapacidad para disponer las palabras en un orden apropiado, asociados por lo general a una lesión cerebral.

disfonía *(dysphonia).* Dificultad o dolor al hablar.

disforia *(dysphoria).* Estado emocional caracterizado por depresión, intranquilidad y malestar general acompañados generalmente de una disminución de la autoestimación.

disfunción *(dysfunction).* Funcionamiento anormal o disminuido de un órgano o sistema corporal.

d. cerebral mínima, estado manifestado por una o varias de las siguientes características: atención inconstante, modulación pobre de las emociones, problemas de escritura o de lectura, hiperactividad, coordinación defectuosa e impulsividad.

disgammaglobulinemia *(dysgammaglobulinemia).* Alteraciones o anormalidades de las γ-globulinas en el suero sanguíneo.

disgenesia *(dysgenics, dysgenesis).* Estudio de los factores que provocan un desarrollo embrionario deficiente; también llamada cacogenia.

d. gonadal, desarrollo gonadal defectuoso.

d. de los túbulos seminíferos, véase síndrome de Klinefelter.

disgénico *(dysgenic).* Aplícase a los factores que causan deterioro en las cualidades hereditarias; lo opuesto a eugénico.

disgerminoma *(dysgerminoma).* Tumor ovárico maligno raro, compuesto por epitelio germinal indiferenciado; equivalente al seminoma del testículo; también llamado seminoma ovárico.

disgeusia *(dysgeusia).* Término general que indica todo trastorno en la percepción normal del gusto.

disgnatia *(dysgnathia).* Cualquier anomalía de los maxilares inferior o superior.

disgnosia *(dysgnosia).* **1.** Trastorno del intelecto. **2.** Alteración en el conocimiento sin pérdida de conciencia.

disgrafía *(dysgraphia).* **1.** Dificultad en la escritu-

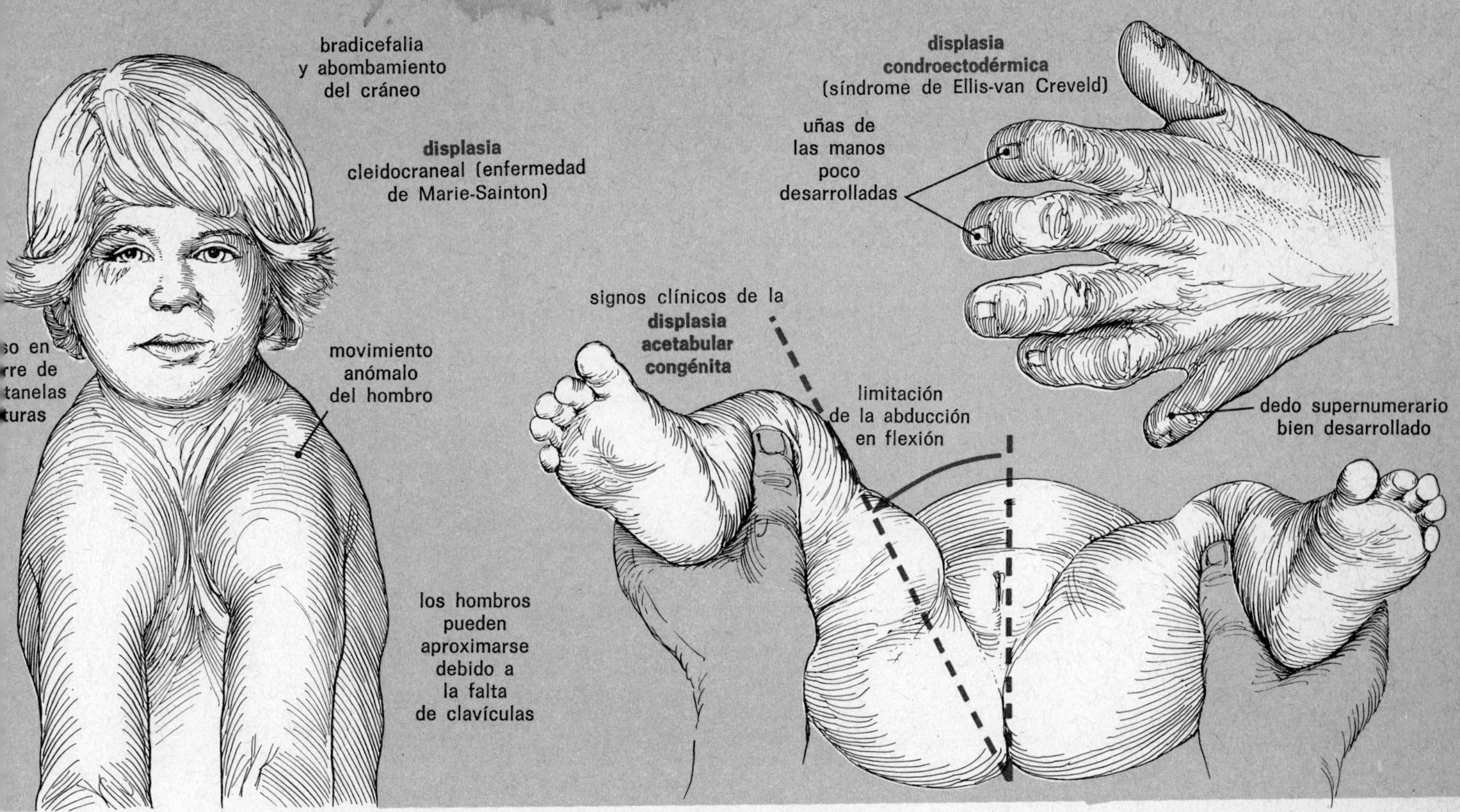

ra debida generalmente a ataxia, temblor o neurosis motora. **2.** Calambre de los escribientes; véase calambre.

dishematopoyesis *(dyshematopoiesis).* Formación imperfecta o defectuosa de la sangre.

dishidrosis *(dyshidrosis).* **1.** Anomalía de la producción de sudor. **2.** Erupción profunda de ampollas que aparece principalmente en las manos y los pies y se acompaña de intenso escozor; también llamado ponfólix.

d. tricofítica, tiña podal.

disilabia *(dyssyllabia).* Tropiezo silábico.

disimulación *(dissimulation).* Acción de fingir salud una persona enferma.

disinergia *(dyssynergia).* Alteración de la coordinación muscular.

dislalia *(dyslalia).* Trastorno de la expresión verbal debido a la alteración de los órganos del lenguaje.

dislexia *(dyslexia).* Capacidad disminuida para aprender a leer.

dislocar *(dislocate).* Sacar de la posición normal o habitual, en especial desplazar un hueso de su lugar de ajuste; luxar.

dislogia *(dyslogia).* Trastorno de los procesos de raciocinio y del lenguaje.

dismegalopsia *(dysmegalopsia).* Alteración de la percepción visual del tamaño de los objetos; llamada micropsia cuando los objetos parecen más pequeños y macropsia cuando parecen más grandes.

dismelia *(dysmelia).* Ausencia congénita de una parte de uno o más miembros.

dismenorrea *(dysmenorrhea).* Menstruación dolorosa.

d. funcional, dismenorrea primaria.

d. primaria, dismenorrea causada por una alteración funcional.

d. secundaria, dismenorrea causada por inflamación, tumor, infección o factores anatómicos.

dismetría *(dysmetria).* Incapacidad para detener un movimiento muscular en el punto deseado.

dismorfismo *(dysmorphism).* **1.** Forma anormal. **2.** Alomorfismo.

disnea *(dyspnea).* Dificultad o esfuerzo para respirar, generalmente asociada con enfermedades graves del corazón o de los pulmones.

d. paroxística nocturna, disnea aguda que aparece súbitamente de noche, causada por congestión y edema pulmonares.

disociación *(dissociation).* **1.** Separación. **2.** Cambio de un compuesto químico complejo en uno más simple.

d. albuminocitológica, aumento del contenido de proteínas del líquido cefalorraquídeo sin aumento del número de células.

d. auriculoventricular, acción independiente de las aurículas y los ventrículos.

d. A-V completa, (1) disociación auriculoventricular no interrumpida por capturas ventriculares; (2) bloqueo auriculoventricular completo; latidos independientes de las aurículas y los ventrículos causados por la no llegada de los impulsos a los ventrículos.

d. A-V incompleta, disociación auriculoventricular interrumpida por capturas ventriculares.

d. electromecánica, presencia de actividad eléctrica en el corazón sin la contracción mecánica resultante, como sucede en la rotura del corazón.

d. con interferencia, disociación auriculoventricular interrumpida ocasionalmente por capturas ventriculares.

disolución *(dissolution).* **1.** Descomposición en las partes componentes; desintegración. **2.** Acción y efecto de disolver. **3.** Autólisis.

disolvente *(dissolvent).* Solvente; capaz de disolver otra sustancia.

disolver *(dissolve).* **1.** Hacer que una sustancia pase del estado sólido a uno de dispersión poniéndola en contacto con un líquido solvente. **2.** Fundir; reducir a estado líquido.

disontogénesis *(dystontogenesis).* Diferenciación y desarrollo anormal de los tejidos.

disosmia *(dysosmia).* Término general que describe toda alteración de la percepción olfativa normal.

disostosis *(dysostosis).* Osificación defectuosa.

d. craneofacial, hipertelorismo ocular; véase hipertelorismo.

d. maxilofacial, anomalías hereditarias de las fisuras palpebrales, el maxilar inferior y los huesos cigomáticos y los párpados inferiores, con malposición y maloclusión dentaria, orejas de implantación baja y malformadas y paladar hendido o alto; llamado síndrome de Franceschetti cuando es completo y de Treacher Collins cuando es parcial.

d. múltiple, véase síndrome de Hurler.

dispareunia *(dyspareunia).* Coito doloroso.

dispensar *(dispense).* Preparar y distribuir medicamentos a los enfermos.

dispensario *(dispensary).* **1.** Dependencia de cualquier institución (hospital, escuela, etc.) desde la que se distribuyen los abastecimientos médicos y los medicamentos. **2.** Institución pública que facilita atención médica gratuita. **3.** Departamento ambulatorio de un hospital (policlínica).

dispepsia *(dyspepsia).* Indigestión.

dispersar *(disperse).* Diseminar.

dispersión 1 *(scattering).* Cambio de dirección o esparcimiento de un haz de partículas o radiación como consecuencia de la interacción física, como la dispersión de electrones por el espécimen presente en el microscopio electrónico. **2** *(dispersion).* Proceso de dispersar o situación de estar disperso. **3.** Suspensión de partículas sólidas, líquidas o gaseosas de tamaño coloidal en otro medio.

d. grosera, suspensión de partículas relativamente grandes en un líquido.

d. molecular, aquella en la que las partículas dispersas son moléculas individuales; solución verdadera.

displasia *(dysplasia).* Desarrollo anormal de un tejido corporal.

d. acetabular congénita, luxación congénita de cadera; desplazamiento parcial o completo de la cabeza femoral fuera del acetábulo; no asociada a traumatismo u otra enfermedad musculoesquelética.

d. condroectodérmica, trastorno hereditario caracterizado por extremidades cortas y tronco normal, polidactilia y desarrollo anormal de los dientes y las uñas; asociado frecuentemente con defectos cardíacos congénitos; también llamado síndrome de Ellis-van Creveld.

d. de la dentina, anormalidad hereditaria de la formación de dentina caracterizada por desorganización de los túbulos de la dentina por masas de una matriz colágena, presencia de raíces dentarias pobremente desarrolladas y ausencia de los canales y cámaras de la pulpa.

d. ectodérmica, término general que denota un desarrollo anormal de los tejidos derivados del ectodermo.

d. fibromuscular, enfermedad no aterosclerótica de las arterias, en especial las renales, que causa constricción.

d. fibrosa del hueso, afección en la que la medula de uno o más huesos es reemplazada por tejido fibroso.

d. fibrosa poliostótica, presencia de displasia fibrosa en muchos huesos, por lo general de un solo lado del cuerpo; también llamada enfermedad de Jaffé-Lichtenstein.

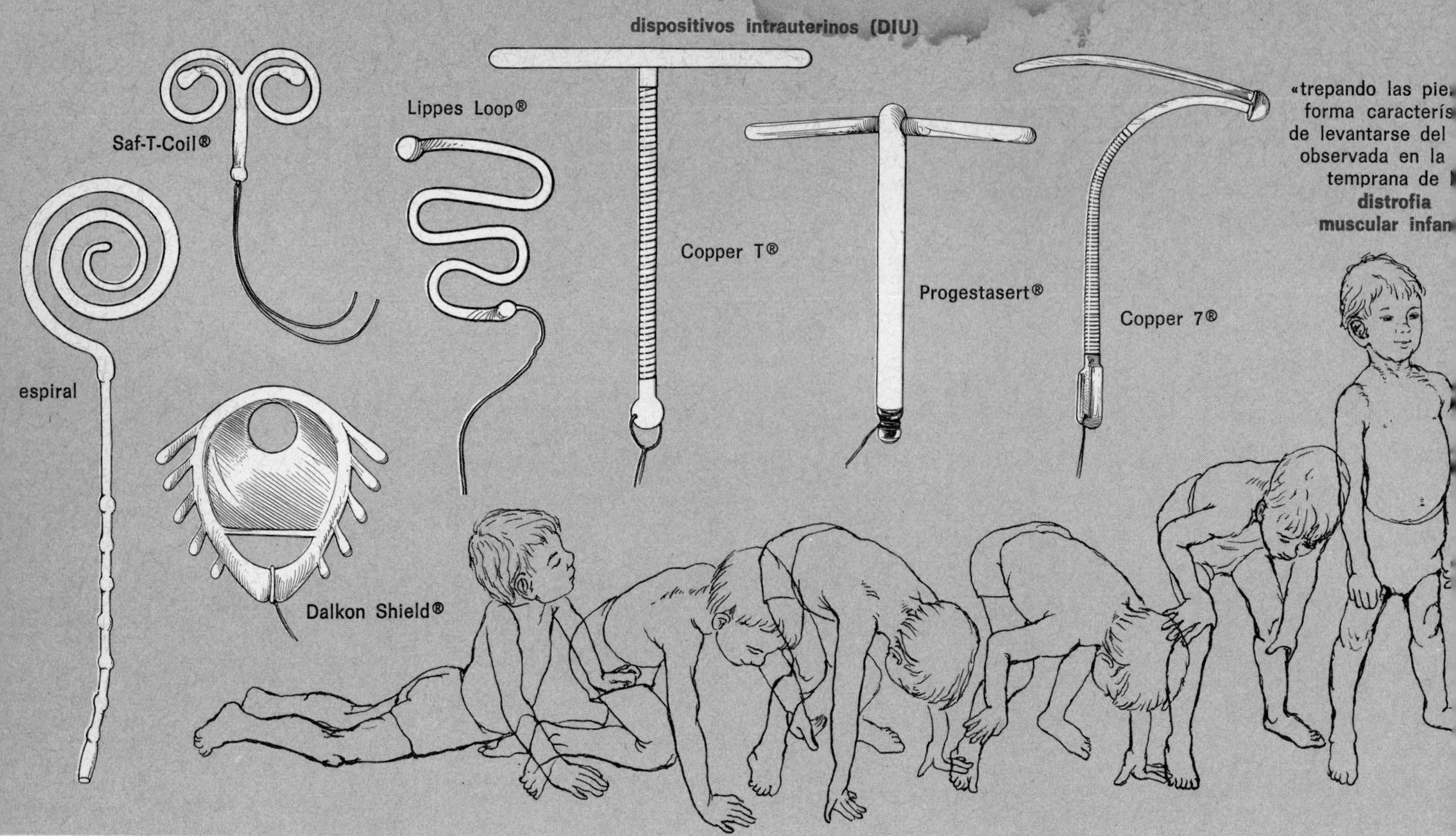

«trepando las pie... forma característ... de levantarse del ... observada en la ... temprana de ... **distrofia muscular infan...**

d. hereditaria retinianorrenal, trastorno hereditario caracterizado por retinitis pigmentaria, diabetes insípida y uremia progresiva.
displásico *(dysplastic).* Relativo a o caracterizado por una anormalidad del desarrollo.
dispositivo *(device).* Algo hecho o construido con un propósito específico.
d. intrauterino (DIU), espiral o rizo de acero inoxidable o plástico insertado en el útero para evitar la concepción.
dispraxia *(dyspraxia).* Trastorno del funcionamiento de un órgano o parte.
disproteinemia *(dysproteinemia).* Anomalía en las proteínas plasmáticas de la sangre.
disquecia, disquesia *(dyschezia).* Defecación dificultosa o dolorosa.
disquectomía *(discectomy).* Exéresis quirúrgica parcial o total de un disco vertebral.
disqueratoma *(dyskeratoma).* Tumor cutáneo compuesto por células que muestran una queratinización anormal.
d. verrugoso, tumor cutáneo benigno, con un comedón queratínico central, observado en el cuero cabelludo, la cara o el cuello.
disquiria *(dyschiria).* Alteración en la que un individuo es incapaz de señalar qué lado del cuerpo se le ha tocado.
disquitis *(diskitis).* Inflamación de un disco, en especial de un disco intervertebral.
distal *(distal).* **1.** Más alejado del punto de referencia. **2.** En odontología, la localización más distante de la línea media del maxilar.
d., extremo, parte posterior de una prótesis dentaria.
distancia *(distance).* Espacio entre dos puntos.
d. focal, distancia entre el punto donde se forma la imagen (foco) y la lente.
d. interarcuata pequeña, pequeño espacio comprendido entre los arcos dentarios superior e inferior; también llamada oclusión normal.
d. interoclusal, espacio libre; distancia o espacio existente entre las superficies oclusales de los dientes maxilares inferiores y superiores cuando la mandíbula está en estado fisiológico de reposo.
distasia *(dysstasia).* Dificultad para mantenerse de pie.
distensibilidad *(distensibility).* Capacidad de ser distendido.
distensión *(distention).* Estado de ser estirado o distendido.
distobucal *(distobuccal).* Relativo a las superficies distal y bucal de un diente posterior; por lo general se refiere a la arista formada por las dos superficies.
distobucooclusal *(distobucco-occlusal).* Relativo a las superficies distal, bucal y oclusal de un diente posterior; por lo general se refiere al vértice formado por la unión de las tres superficies.
distocia *(dystocia).* Parto difícil.
d. fetal, parto difícil debido a anormalidades en el tamaño o la posición del feto.
d. materna, parto difícil debido a inercia uterina o deformaciones del canal del parto.
distolabioincisal *(distolabioincisal).* Relativo a las superficies distal, labial e incisal de un diente anterior; por lo general se refiere al vértice formado por la unión de las tres superficies.
distolingual *(distolingual).* Relativo a las superficies distal y lingual de un diente; por lo general se refiere a la arista formada por ambas superficies.
distolinguoincisal *(distolinguoincisal).* Relativo a las superficies distal, lingual e incisal de un diente anterior; por lo general se refiere al punto de convergencia de estas tres superficies.
distolinguooclusal *(distolinguo-occlusal).* Relativo a las superficies distal, lingual y oclusal de un diente posterior; por lo general se refiere al punto de unión de las tres superficies.
distoma *(fluke).* Nombre común de las especies de la clase trematodos *(Trematoda),* especialmente la variedad parásita.
d. chino del hígado, *Clonorchis sinensis;* distoma parásito de los conductos biliares.
d. hepático, véase *Fasciola hepatica.*
d. intestinal, *Fasciolopsis buski;* gran distoma parásito de los intestinos.
d. pulmonar, *Paragonimus westermani;* distoma parásito de los pulmones.
d. sanguíneo, el perteneciente al género *Schistosoma,* parásito del sistema portomesentérico y de los plexos vesicales y venosos.
distomiasis *(distomiasis).* Afección causada por la presencia de distomas en los órganos o los tejidos.
distonía *(dystonia).* Tonicidad anormal de la musculatura.
distooclusal *(disto-occlusal).* Relativo a las superficies distal y oclusal de un diente posterior; por lo general se refiere a la arista formada por la unión de ambas superficies.
distopia *(dystopia).* Posición anómala.
distópico *(dystopic).* Fuera de lugar.
distorsión *(distortion).* **1.** Imagen deformada causada por la presencia de irregularidades en una lente. **2.** Mecanismo que ayuda a encubrir o reprimir pensamientos inaceptables.
distracción *(distraction).* **1.** Perturbación emocional o mental. **2.** Separación de las superficies articulares sin fractura ni luxación. **3.** En ortodoncia, distancia anormalmente grande existente entre dos estructuras, como los dientes y el plano medio.
distribución *(distribution).* **1.** Ordenación de los nervios y los vasos sanguíneos en las diferentes partes del cuerpo. **2.** Areas del cuerpo abastecidas por las ramas terminales de tales estructuras.
distrofia *(dystrophy).* Trastorno causado por nutrición deficiente o lesiones de la hipófisis y/o el cerebro.
d. adiposogenital, afección causada por lesiones de la hipófisis y del hipotálamo, caracterizada por aumento de grasa, en especial alrededor del abdomen, las caderas y los muslos, con genitales poco desarrollados y caída del vello; se manifiesta por lo general durante la pubertad y se confunde a menudo con obesidad; también llamada síndrome de Fröhlich.
d. cerebrooculorrenal, véase síndrome oculocerebrorrenal.
d. de Duchenne, véase distrofia muscular infantil.
d. miotónica, véase miotonía atrófica.
d. muscular, enfermedad hereditaria de los músculos caracterizada por debilidad y deterioro progresivos.
d. muscular infantil, enfermedad muscular hereditaria que afecta a los varones, por lo general entre los 2 y los 5 años; los primeros síntomas aparecen en los músculos de la pelvis y de los miembros inferiores; es rápidamente progresiva y por lo general fatal en la tercera década; también llamada distrofia de Duchenne.
d. muscular progresiva, deterioro muscular gradual y progresivo de causa desconocida.
d. seudohipertrófica, d. seudomuscular, enfermedad degenerativa de la infancia caracterizada por agrandamiento y debilidad de los músculos, seguidos de desgaste de las masas musculares de la cintura escapular, y a veces de la cintura pelviana.
disulfiram *(disulfiram).* Fármaco que produce aversión al alcohol.
disuria *(dysuria).* Dificultad o dolor en la micción.
DIU *(IUD).* Abreviatura de dispositivo intrauterino.
diuresis *(diuresis).* Eliminación de cantidades aumentadas de orina.
d. acuosa, la causada por disminución de la

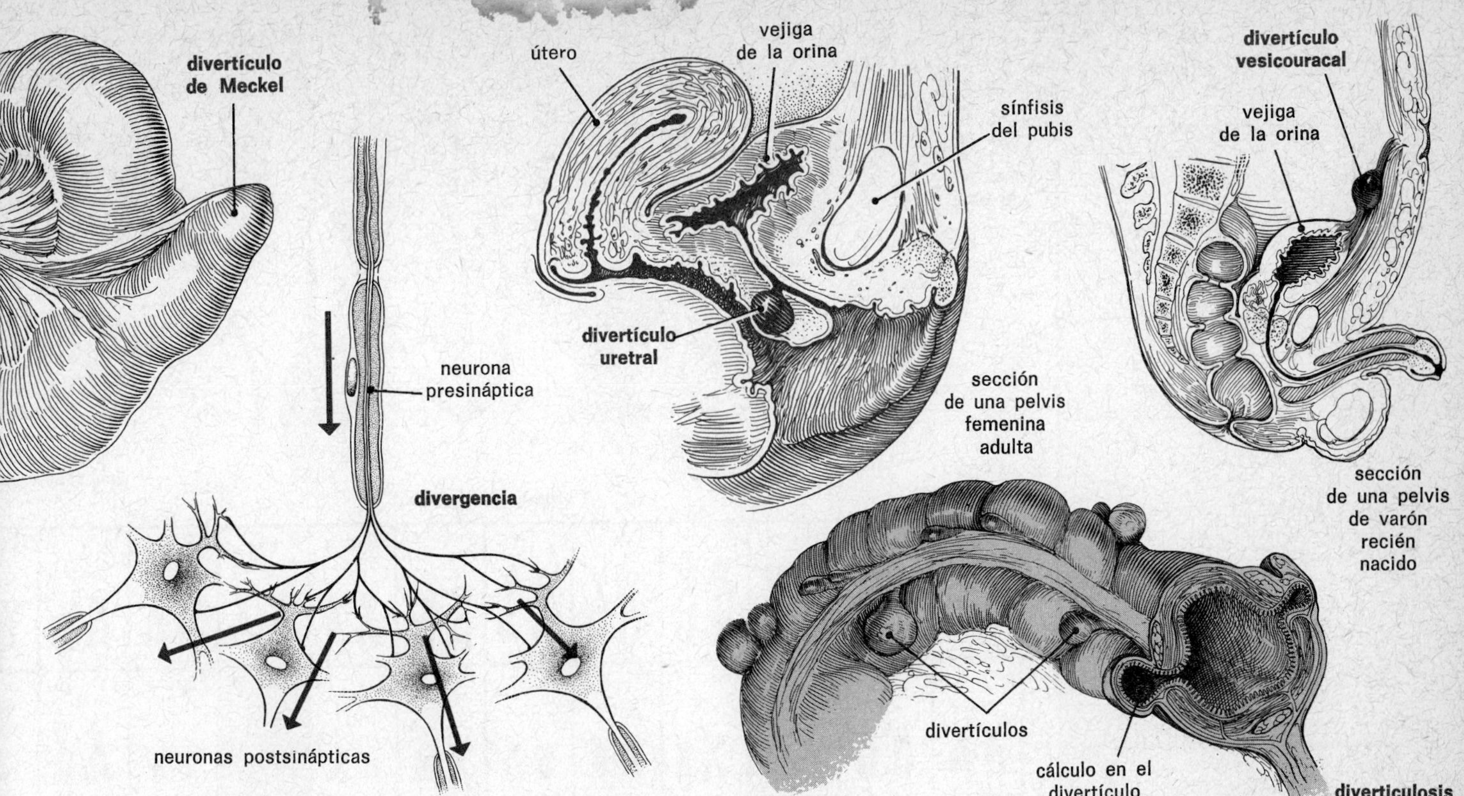

hormona antidiurética que origina una excreción aumentada de orina sin cambios ostensibles en la excreción de solutos.

d. alcohólica, producción anormal de cantidades aumentadas de orina después del consumo de bebidas alcohólicas.

d. osmótica, diuresis debida a la concentración en los túbulos renales de una sustancia que limita la reabsorción de agua.

d. de solutos, la causada por el aumento de concentración de solutos en sangre, o por el aumento de excreción de solutos en la orina.

diurético *(diuretic).* **1.** Que tiende a promover la excreción de orina. **2.** Agente que aumenta la cantidad de orina.

divalente *(divalent).* Véase bivalente.

divergencia *(divergence).* **1.** Acción o estado de dispersarse apartándose de un punto común. **2.** Diseminación de las ramas de una neurona presináptica con el fin de establecer sinapsis y activar un número de neuronas postsinápticas.

diverticular *(diverticular).* Perteneciente o relativo a un divertículo.

diverticulectomía *(diverticulectomy).* Escisión quirúrgica de uno o varios divertículos.

diverticulitis *(diverticulitis).* Inflamación e infección de un divertículo; el síntoma más habitual de diverticulitis intestinal es un dolor cólico, por lo general en el lado inferior izquierdo del abdomen, asociado a náuseas y fiebre.

divertículo *(diverticulum).* Dilatación sacular que sobresale de la pared de un órgano tubular.

d. hipofaríngeo, el que se encuentra en la hipofaringe entre el músculo constrictor inferior y el músculo cricofaríngeo; también llamado divertículo de Zenker y divertículo faringoesofágico.

d. intestinal, herniación de la mucosa a través de un defecto de la capa muscular de la pared intestinal.

d. de Meckel, saculación congénita o apéndice del íleon.

d. por pulsión, el formado por una presión ejercida desde dentro, que causa la herniación de la mucosa a través de la capa muscular.

d. por tracción, el formado por la fuerza de adherencia, que aparece principalmente en el esófago.

d. uretral, dilatación sacular de la uretra femenina de un tamaño de 3 mm a 8 cm de diámetro; cuando es muy grande, el divertículo puede estar sepultado a lo largo de toda la uretra.

d. vesicouracal, divertículo de la vejiga dentro del uraco que produce la abertura persistente de parte del conducto alantoico que se extiende prenatalmente desde la vejiga hasta el cordón umbilical.

d. de Zenker, véase divertículo hipofaríngeo.

diverticulosis *(diverticulosis).* Presencia de divertículos en los intestinos, especialmente en el colon; se produce por herniación de la mucosa a través de defectos de la pared muscular que coinciden por lo general con los puntos de entrada de vasos sanguíneos; por lo general, asintomática; la infección se denomina diverticulitis.

divieso *(boil).* Furúnculo; absceso o infección piógena de una glándula sudorípara o folículo piloso; generalmente producido por *Staphylococcus aureus.*

división *(division).* Separación.

d. heterotípica, primera división de reducción de la meiosis.

d. homotípica, segunda división de reducción de la meiosis.

d. nuclear indirecta, mitosis.

divulsión *(divulsion).* Extirpación de una parte por arrancamiento o tracción.

divulsionar *(divulse).* Separar por arrancamiento.

diyodotirosina (T_2, DIT) *(diiodotyrosine).* Precursor de la hormona tiroidea tirosina; también llamado ácido yodogorgoico.

dl *(dl).* Abreviatura de decilitro.

DL *(LD).* Abreviatura de dosis letal.

DL$_{50}$ *(LD$_{50}$).* Abreviatura de la dosis media que puede matar en un período determinado de tiempo al 50 % de los animales inoculados.

DLM *(MLD,mld).* Abreviatura de dosis letal mínima.

DLM$_{50}$ *(MLD$_{50}$).* Abreviatura de la dosis mínima de una sustancia tóxica que es letal para el 50 % de los animales de experimentación sometidos a prueba.

dm *(dm).* Abreviatura de decímetro.

DMSO *(DMSO).* Abreviatura de dimetilsulfóxido.

DNA *(DNA).* Abreviatura inglesa de ácido desoxirribonucleico; en español también se abrevia ADN.

D.O. *(O.D.).* Abreviatura de densidad óptica.

d.o. *(d.o.).* Abreviatura de distooclusal.

doble ciego, estudio *(double blind study).* En investigaciones clínicas, codificación de los agentes terapéuticos de manera tal que ni el paciente ni el médico conocen lo que se está administrando.

doblete *(doublet).* **1.** Combinación de dos estructuras similares, como la de dos microtúbulos unidos en un cilio o flagelo. **2.** Par de lentes adosadas para formar un sistema simple de lentes.

DOC *(DOC).* Abreviatura de (a) desoxicorticosterona, (b) ácido 7-desoxicólico (desoxicolato).

DOCA, DCA *(DOCA, DCA).* Abreviaturas de acetato de desoxicorticosterona.

doctor *(doctor).* **1.** Persona que posee el doctorado en cualquier campo de especialización; como en física. **2.** Persona adiestrada en el arte de curar y con licencia para practicarlo, como un médico, un odontólogo o un veterinario.

dodecanoico, ácido *(dodecanoic acid).* Véase ácido láurico.

dolencia *(complaint).* **1.** Expresión de dolor o incomodidad; queja. **2.** Malestar o enfermedad.

d. principal, síntoma primordial comunicado por el paciente que le ha llevado a buscar atención médica; también llamado motivo de consulta.

dolico- *(dolicho-).* Forma prefija que significa largo.

dolicocefalia *(dolichocephalism, dolichocephaly).* Alargamiento de la cabeza.

dolicocefálico, dolicocéfalo *(dolichocephalic, dolichocephalous).* Que posee una cabeza desproporcionadamente larga; relativo a un cráneo con un índice cefálico inferior a 80, o un individuo con tal cráneo.

dolicocolon *(dolichocolon).* Colon anormalmente largo.

dolicopélvico *(dolichopellic, dolichopelvic).* Pelvis desproporcionadamente larga, con un índice pélvico de 95.

dolor *(pain).* Sensación física o mental de malestar o sufrimiento.

d. en cinturón, sensación dolorosa alrededor de la cintura, semejante a la producida por un cinturón apretado; suele ser de origen radicular.

d. del crecimiento, dolores en los miembros de los niños, que por lo general aparecen por la noche y se asemejan a los dolores del reumatismo; atribuidos al crecimiento, defectos posturales o fatiga.

d. expulsivo, el que acompaña a las contracciones uterinas durante la segunda etapa del parto.

d. falso, el que se asemeja a los verdaderos dolores del parto; también llamado dolor mosca.

d. del miembro fantasma, sensación de dolor en un miembro, aunque dicho miembro ha sido amputado.

d. del parto, dolores rítmicos de intensidad, frecuencia y duración crecientes, producidos por la contracción del útero durante el parto.

cálculo de la **dosificación** en los niños

edad	fracción de la dosificación en el adulto
1 mes	1/20
2 meses	1/15
6 meses	1/10
9 meses	1/9
1 año	1/7
2 años	1/6
3 años	1/5
4 años	1/4
5-6 años	1/3
7-8 años	1/2
10-12 años	2/3
13-15 años	3/4

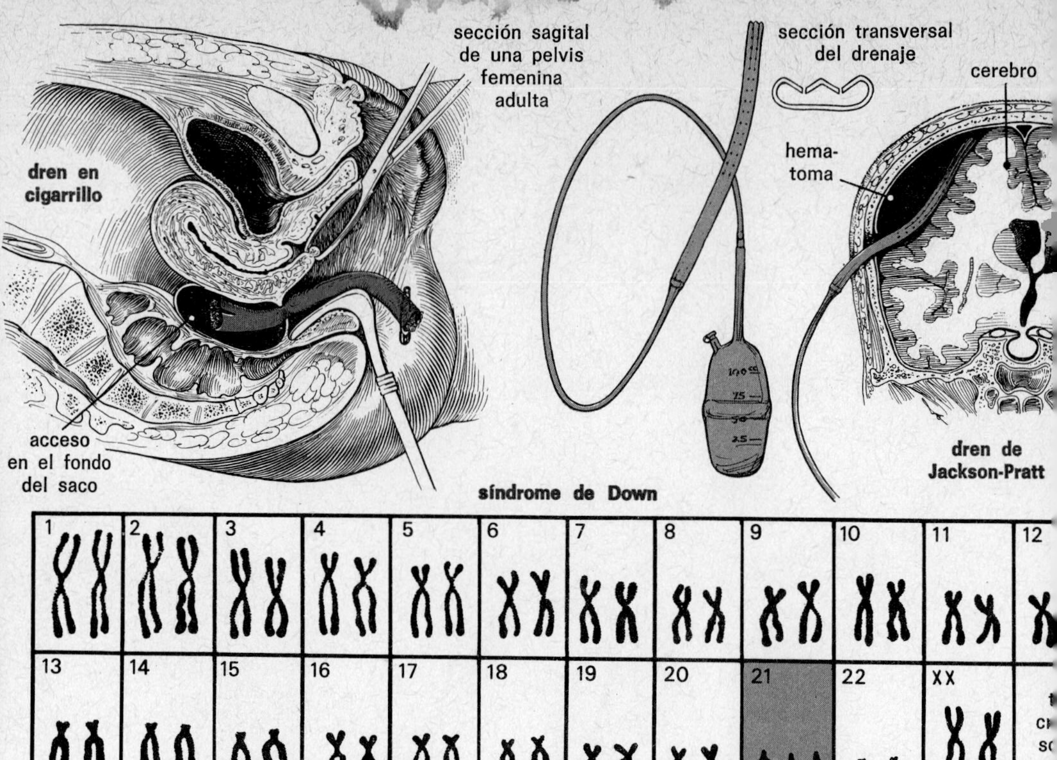

d. referido, dolor percibido en una zona distinta a la de su origen, como el dolor que se siente cerca del hombro asociado a enfermedad biliar.

dolorimiento *(tenderness).* Sensibilidad anormal a la presión o al contacto.

d. de rebote, dolor que se siente al liberar de una presión repentinamente; en el abdomen, es característico de peritonitis.

dominante *(dominant).* En genética, capaz de expresarse excluyendo un carácter contrapuesto (recesivo).

donante *(donor).* **1.** El que dona tejidos, sangre o un órgano para transfusión o trasplante. **2.** En química, sustancia que dona partículas de sí misma a otra.

d. de metilo, compuesto que suministra grupos metilo a los tejidos vivos para ser transferidos a otros compuestos.

dopa *(dopa).* 3,4-Dihidroxifenilalanina (DOPA), aminoácido cristalino; precursor de la noradrenalina, adrenalina y melanina.

dopamina *(dopamine).* Compuesto producido por la descarboxilación de la dopa; en la enfermedad de Parkinson existe una depleción de dopamina en los ganglios basales del cerebro, en particular en el núcleo caudado y en el putamen; también llamada *o*-hidroxitiramina.

dopar *(dope).* Término coloquial que significa administrar o tomar drogas narcóticas o estimulantes.

dornasa *(dornase).* Estreptodornasa.

d. pancreática, preparación de desoxirribonucleasa hecha de triturado de páncreas vacuno utilizada en inhalación para reducir las secreciones espesas persistentes.

dorsal *(dorsal).* Relativo a la espalda o a la parte posterior de una estructura.

dorsalgia *(backache).* Dolor en la espalda, especialmente en la porción lumbosacra o inferior de ésta.

dorsiflexión *(dorsiflexion).* Flexión o desvío hacia arriba, como la de los pies o los dedos de los pies.

dorso-, dorsi-, dors- *(dorso-, dorsi-, dors-).* Formas prefijas que indican relación con el área dorsal o con la espalda.

dorsolumbar *(dorsolumbar).* Relativo a la espalda en la región de las últimas vértebras torácicas y las primeras lumbares.

dorsum *(dorsum).* Dorso o superficie superior o posterior.

d. sellae, porción del hueso esfenoides que forma el límite posterior de la silla turca.

dosificación *(dosage).* **1.** Administración de un medicamento en las cantidades prescritas. **2.** Determinación de la cantidad apropiada de una dosis.

dosimetría *(dosimetry).* Determinación de la dosificación correcta.

dosis *(dose).* **1.** Cantidad especificada de un medicamento que debe tomarse o administrarse en un momento dado o a intervalos determinados. **2.** Cantidad de radiación administrada o absorbida accidentalmente por los tejidos de una sola vez.

d. curativa, cantidad de sustancia requerida para curar una enfermedad o para corregir una deficiencia.

d. cutánea, cantidad de radiación recibida en la piel.

d. diaria, cantidad total de un medicamento tomada dentro de las 24 horas.

d. eritema, cantidad mínima segura de radiación necesaria para producir enrojecimiento de la piel en un lapso de 10 a 14 días; representada en la escala de Sabouraud como el tinte B, en la Holzknecht como 5 (5H), en la Hampson como 4 y en la de Kienbock como 10.

d. fraccionada, porciones de medicamentos administradas a intervalos cortos para que la dosis total sea tomada en un período determinado.

d. infectante mínima, la menor cantidad de material infeccioso capaz de producir infección.

d. letal mínima (DLM, dlm), la menor cantidad de toxina necesaria para matar a un animal de experimentación.

d. de mantenimiento, cantidad de medicamento necesaria para mantener al paciente bajo la influencia de un fármaco del cual ha recibido dosis mayores anteriormente.

d. máxima permisible, cantidad máxima de radiación a que puede ser expuesto un individuo sin sufrir efectos nocivos.

d. de recuerdo, dosis suplementaria dada algunas veces tras la inicial para mantener la inmunidad.

d. sensibilizante, anafilaxis.

Down, síndrome de *(Down's syndrome).* Defecto congénito causado por una anormalidad cromosómica.; la persona afecta posee tres cromosomas (trisomía), en lugar de los dos normales, en el par número 21; se caracteriza por varios grados de retraso mental y rasgos físicos característicos como cráneo aplanado, ojos oblicuos, lengua engrosada, manos y pies anchos, y otras anomalías; también llamado mongolismo o trisomía 21.

DPN *(DPN).* Abreviatura de difosfopiridina nucleótido; ahora llamado nicotinamida adenina dinucleótido (NAD).

DPNH *(DPNH).* Abreviatura de difosfopiridina nucleótido reducido; ahora llamado nicotinamida adenina dinucleótido reducido (NADH).

dracma *(dram).* **1.** Unidad de peso en el sistema farmacéutico igual a 27,34 granos o 0,062 onzas. **2.** Medida apotecaria de peso igual a 60 granos o a la octava parte de una onza (3,594 g).

dracontiasis o dracunculosis *(dracontiasis).* Infección producida por *Dracunculus medinensis.*

Dracunculus. Género de nematodos semejantes a las filarias, pero que tienen como huésped intermedio a un crustáceo en vez de un insecto.

D. medinensis, gusano filiforme de 50 a 90 cm de longitud, que vive en el tejido subcutáneo del hombre y de varios animales domésticos en India, Africa y Arabia; expele sus larvas a través de úlceras que se abren en la piel; también llamado gusano de Guinea, de Medina o serpiente.

dren *(drain).* Dispositivo (tubo o mecha) empleado para extraer líquido de una herida.

d. cerebral subdural, véase dren de Jackson-Pratt.

d. en cigarrillo, tira de gasa en forma de cigarrillo envuelta en un tubo delgado de goma.

d. de Jackson-Pratt, dren de succión de goma flexible siliconada que posee pequeñas eminencias intraluminales para evitar que se colapse y un marcador radiopaco incorporado en uno de los lados; se utiliza para drenar el espacio subdural tras extraer de él un hematoma; también llamado dren cerebral subdural.

d. de Penrose, dren en cigarrillo.

d. en puñalada, el que se introduce por una herida punzante a cierta distancia de la incisión quirúrgica.

d. succionante, dren compuesto por dos tubos de los que uno es grande y contiene otro más delgado, que se conecta a una bomba de succión.

drenaje *(drainage).* **1.** Extracción continua de líquidos de una cavidad o herida. **2.** Material extraído o descargado.

d. abierto, drenaje del tórax a través de una abertura en la pared torácica sin aislarlo del aire externo.

d. capilar, desagüe efectuado con una mecha de gasa, hilos de seda, catgut u otro material.

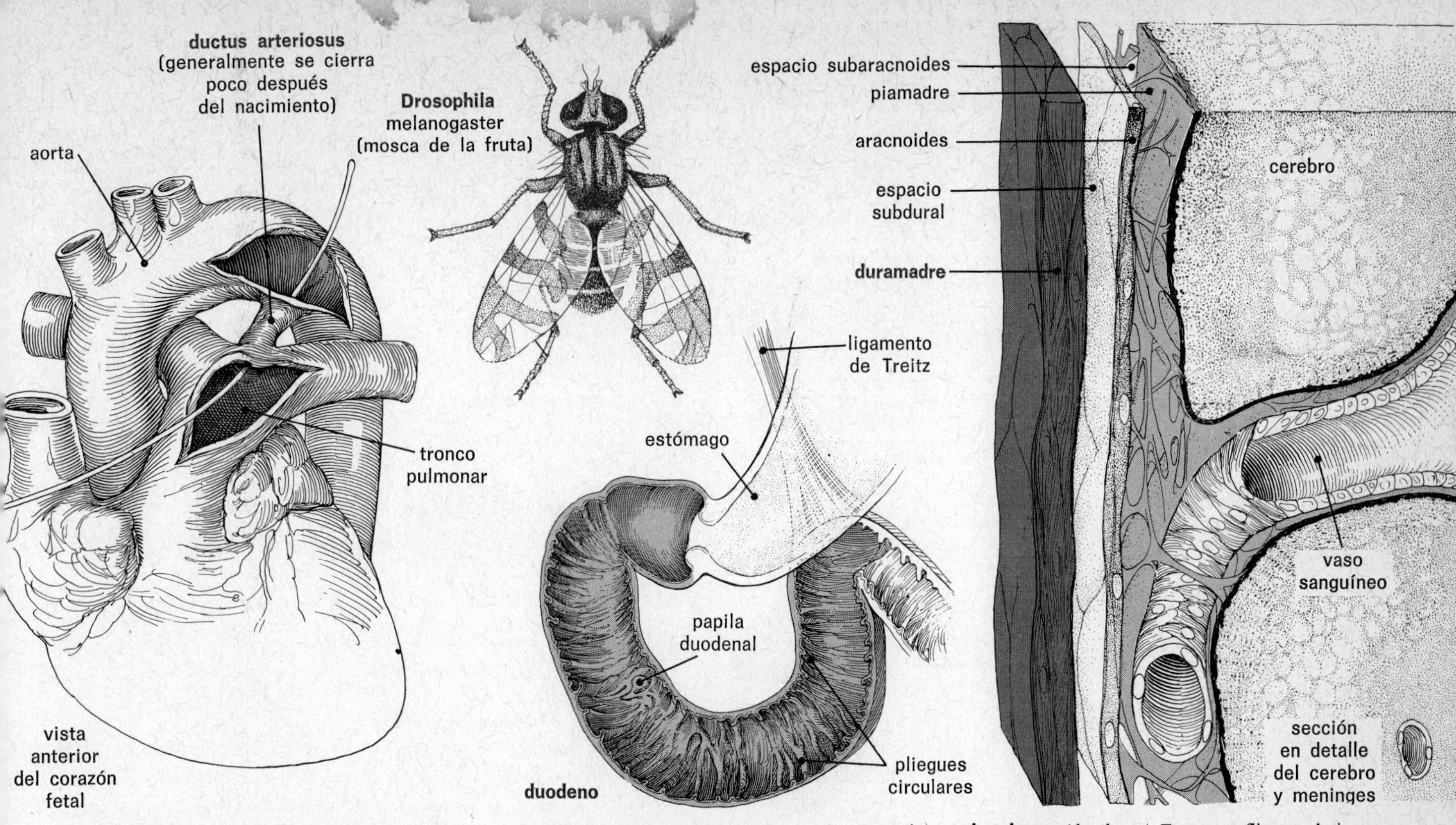

d. cerrado, drenaje de la cavidad torácica realizado con una protección para que no entre aire exterior en la cavidad.

d. por rebosamiento, drenaje de una vejiga urinaria paralizada por medio de un aparato de irrigación.

drenar *(drain).* **1.** Extraer líquido de una cavidad corporal, y en especial facilitar su salida tan pronto como sea formado. **2.** Descargar.

drepanocito *(drepanocyte).* Célula falciforme; véase célula.

drepanocitosis *(drepanocytosis).* Anemia de células falciformes; véase anemia.

droga *(drug).* **1.** Fármaco; toda sustancia usada en medicina en el tratamiento y prevención de las enfermedades. **2.** Narcótico o alucinógeno utilizado médicamente o no, empleado por lo general ilegalmente para modificar el estado de ánimo, la percepción o la conciencia.

d. bruta, toda sustancia medicamentosa antes de ser refinada.

d., dependencia de la, (farmacodependencia) estado en el que el consumidor de drogas considera que el efecto que le producen o el estado asociado con su uso son esenciales para mantener una sensación óptima de bienestar.

d. psicodélica, droga, por lo general autoadministrada, que produce cambios evidentes del estado de ánimo.

d. psicotropa, todo fármaco que ejerce una influencia sobre las funciones psíquicas, el comportamiento y las experiencias, como la cloropromacina (Promactil®).

sulfodroga, miembro de un grupo de compuestos orgánicos sintéticos, relacionados con las sulfamidas, utilizados como agentes bacterianos.

drogadicción *(drug addiction).* Uso compulsivo de una droga que produce hábito y cuya privación origina síntomas de angustia o de abstinencia, y compulsión a tomar la droga otra vez; también denominada farmacopsicosis.

drogadicto *(drug addict).* Individuo con dependencia psicológica y fisiológica de drogas.

drómico *(dromic).* Referido a impulsos nerviosos conducidos en dirección normal.

dromotrópico, dromotropo *(dromotropic).* Que afecta a la conductividad nerviosa o del sistema específico del corazón.

Drosophila. Género de moscas que comprende unas 900 especies e incluye la mosca de la fruta *(D. melanogaster),* usada ampliamente en estudios genéticos.

drusen *(drusen).* Nódulos coloides o hialinos amarillos o blancos que aparecen en la capa más interna de la cubierta vascular del ojo (coroides); por lo general no impiden la visión.

DT *(DT's).* Abreviatura de delirium tremens.

DTPA *(DTPA).* Abreviatura de ácido dietilentriaminopentaacético.

Dubin-Johnson, síndrome de *(Dubin-Johnson syndrome).* Defecto congénito familiar de la función excretora del hígado que produce una ictericia leve, la presencia de grandes cantidades de bilirrubina en la sangre, y con frecuencia una pigmentación oscura de los hepatocitos; también llamada ictericia idiopática crónica.

ducción *(duction).* Movimiento imprimido al ojo por los músculos extrínsecos.

dúctil *(ductile).* Capaz de transformarse en alambre o en planchas finas martillándolo, como ciertos metales; susceptible de tomar forma o moldearse, como el plástico; maleable.

ductus. En latín, conducto, estructura tubular.

d. arteriosus, canal que comunica la arteria pulmonar con la aorta en el feto; normalmente se oblitera poco después del nacimiento.

d. arteriosus persisténte, conducto arterioso que no se oblitera y permanece patente después del nacimiento.

d. deferens, conducto deferente; véase conducto.

ducha *(douche).* Corriente de líquido, vapor, o gas, dirigida a una cavidad corporal, en particular el enjuagado de la vagina con líquido.

Duchenne-Aran, enfermedad de *(Duchenne-Aran disease).* Atrofia muscular progresiva; véase atrofia.

Duhring, enfermedad de *(Duhring's disease).* Véase dermatitis herpetiforme.

«dumping», síndrome de *(dumping syndrome).* Síntomas que aparecen a los 30 minutos de finalizada una comida, entre los que se incluyen náuseas, acaloramiento, sudor, palpitación, palidez, dolor de cabeza, diarrea, dolor en la parte superior del abdomen y debilidad; causados por el vaciamiento excesivamente rápido del estómago, que por lo general es consecuencia de la pérdida del píloro por una resección gástrica; también llamado síndrome posgastrectomía.

duodenal *(duodenal).* Perteneciente o relativo a o situado en el duodeno.

duodenectomía *(duodenectomy).* Resección total o parcial de la porción duodenal del intestino delgado.

duodenitis *(duodenitis).* Inflamación de la porción duodenal del intestino delgado.

duodeno- *(duodeno-).* Forma prefija que designa la porción duodenal del intestino delgado.

duodeno *(duodenum).* Primera porción del intestino delgado; tiene forma de herradura; comienza en el extremo inferior del estómago y se extiende hasta el yeyuno; el término proviene del latín *duodeni* (doce), porque esta porción del intestino mide unos 12 dedos de longitud (25-30 cm).

duodenocolecistostomía *(duodenocholecystostomy).* Formación quirúrgica de una comunicación entre el duodeno y la vesícula.

duodenocoledocotomía *(duodenocholedochotomy).* Incisión quirúrgica en el conducto biliar común (colédoco) y la porción adyacente del duodeno.

duodenoenterostomía *(duodenoenterostomy).* Formación quirúrgica de una comunicación entre el duodeno y otra porción del intestino delgado.

duodenólisis *(duodenolysis).* Operación practicada para liberar de adherencias el duodeno.

duodenorrafia *(duodenorrhaphy).* Sutura del duodeno.

duodenoscopia *(duodenoscopy).* Visualización del interior del duodeno por medio de un endoscopio.

duodenostomía *(duodenostomy).* Formación quirúrgica de una comunicación o abertura al duodeno.

duodenotomía *(duodenotomy).* Incisión quirúrgica del duodeno.

duodenoyeyunostomía *(duodenojejunostomy).* Formación quirúrgica de una comunicación entre el duodeno y el yeyuno.

duplicación *(duplication).* En genética, aberración cromosómica consistente en la presencia de una porción extra de cromosoma, por lo general originada en el intercambio desigual de fragmentos entre cromosomas hemólogos; el otro cromosoma ha perdido un segmento (deleción).

dura *(dura).* Véase duramadre.

dural *(dural).* Relativo a la duramadre.

duramadre *(dura mater).* Membrana blanquecina resistente y fibrosa; la más externa de las tres membranas que cubren el cerebro y la medula espinal; también llamada dura.

dureza *(hardness).* Capacidad de un metal de resistir el rayado, la erosión y la trituración.

D y E *(D and E).* Abreviatura de dilatación y evacuación.

D y R *(D and C).* Abreviatura de dilatación y raspado; dilatación del cuello uterino y raspado del revestimiento del útero (endometrio) con una cucharilla.

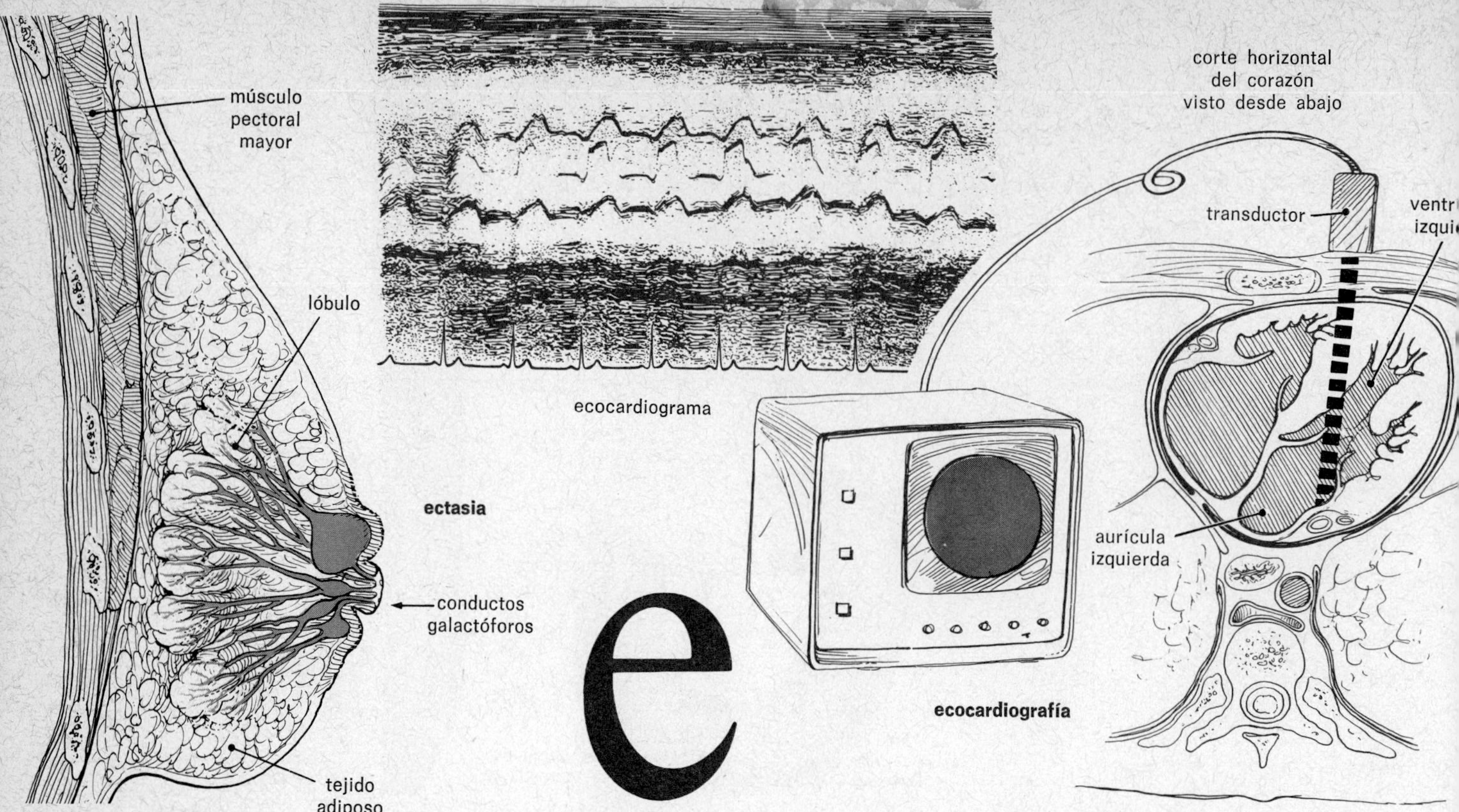

E *(E).* **1.** Abreviatura de emetropía. **2.** Símbolo de: (a) fuerza electromotriz; (b) el elemento einstenio.

e *(e).* Símbolo de: (a) electrón; (b) logaritmo natural cuyo valor numérico es 2,7.

Eo+, Eo *(Eo+, Eo).* Símbolo de potencial de oxidación-reducción.

Eaton-Lambert, síndrome de *(Eaton-Lambert syndrome).* Síndrome miasténico generalmente asociado con un tumor, en especial el carcinoma de células de avena del pulmón; se caracteriza por debilidad y dolor en las extremidades, con movimientos peculiarmente lentos y sensibilidad al curare; el diagnóstico se hace por electromiografía.

ebullición *(ebullism).* **1.** Formación de vapor de agua en los tejidos debido a la reducción extrema de la presión barométrica, como sucede en alturas superiores a 18000 m. **2.** Burbujeo de un líquido al hervir. **3.** Desborde emocional repentino, como de violencia.

eburnación *(eburnation).* Transformación del hueso en una sustancia densa similar al marfil.

ebúrneo *(ebur).* Semejante al marfil.

ecbólico *(ecbolic).* **1.** Que acelera el parto; que produce aborto. **2.** Agente que induce el trabajo de parto o el aborto mediante estimulación de las contracciones uterinas.

eccema *(eczema).* Denominación general de un grupo de alteraciones cutáneas inflamatorias crónicas o agudas, caracterizadas por eritema, engrosamiento, exudación y formación de pápulas, vesículas y costras; se acompañan frecuentemente de escozor y ardor.

e. alérgico, eccema causado por una reacción alérgica.

e. atópico, véase dermatitis atópica.

e. de estasis, eccema de las piernas con frecuente ulceración, causado por una alteración circulatoria.

e. herpético, infección de la piel generalizada diseminada, causada por el virus del herpe simple, que aparece en personas con dermatitis atópica que se exponen al virus por primera vez.

e. húmedo, véase eccema madidans.

e. infantil, eccema que aparece en los lactantes.

e. madidans, erupción húmeda; también llamado eccema húmedo.

e. marginado, véase tiña crural.

e. numular, erupción de placas con forma y tamaño de moneda de dermatitis vesicular, que afecta generalmente las superficies extensoras de las manos, los brazos y las piernas; también llamada dermatitis numular y eccema orbicular.

e. pustuloso, eccema en el que las lesiones se recubren de costras de pus.

e. rojo, e rubrum, el que presenta lesiones excoriativas exudantes acompañadas de eritema.

e. vesiculoso, erupción de vesículas.

eccematoso *(eczematous).* Afecto de eccema o de su naturaleza.

ecciesis *(eccyesis).* Embarazo o gestación ectópica.

ecdémico *(ecdemic).* Aplícase a toda enfermedad traida a una región desde el exterior; no endémico.

ecdisis *(ecdysis).* Descamación o esfacelo de una cubierta externa.

ecesis *(ecesis).* Crecimiento y adaptación con éxito de un organismo en un medio ambiente nuevo.

ECG *(ECG).* Abreviatura de electrocardiograma.

eclampsia *(eclampsia).* Trastorno agudo peculiar de las embarazadas y las puérperas, caracterizado por convulsiones con pérdida de la conciencia, seguidos por lo general de un coma más o menos prolongado; se asocia con hipertensión, edema y/o proteinuria; en la mayoría de los casos, las manifestaciones clínicas aparecen después de la semana 24 de gestación, desapareciendo después del parto; fase de toxemia del embarazo; también llamada toxemia eclamptogénica.

e. puerperal, eclampsia que aparece después del parto.

eclámptico *(eclamptic).* Relativo a la eclampsia.

eclamptógeno *(eclamptogenous).* Convulsivo; dícese de cualquier cosa que produce convulsiones.

ecmnesia *(ecmnesia).* Incapacidad de recordar sólo los sucesos recientes.

eco *(echo).* Repetición de un sonido; reflexión de una onda sonora a su punto de origen.

ecocardiografía *(echocardiography).* Utilización de un aparato de ultrasonido que envía impulsos sonoros hacia las paredes cardiacas, las cuales a su vez reflejan o devuelven el eco del sonido; los patrones producidos se traducen gráficamente para su interpretación; se emplea para determinar los modelos de movimiento del corazón y sus válvulas, el tamaño de las cámaras cardiacas, el espesor de las paredes y la presencia de líquido pericárdico.

ecoencefalografía *(echoencephalography).* Método para examinar el cerebro mediante el registro de la reflexión de ondas sonoras de alta frecuencia (ultrasonidos); se utiliza para obtener una estimación rápida, segura e indolora de la posición de la línea media del tercer ventrículo; es muy útil para evaluar pacientes en los que se sospecha una hemorragia epi- o subdural, o cualquier otra afección que pueda causar un desplazamiento del cerebro.

ecoencefalograma *(echoencephalogram).* Registro del retorno de ondas sonoras dirigidas a la cabeza con el fin de localizar las diferentes densidades de la misma.

ecofonía *(echophonia, echophony).* Eco de la voz que se escucha a veces en la auscultación del tórax.

ecolalia *(echolalia).* Repetición compulsiva o voluntaria, a modo de eco, de palabras o frases de otros recién oídas.

E. coli. *Abreviatura de Escherichia coli.*

ecología *(ecology).* Ciencia dedicada al estudio de la relación entre los organismos y su medio ambiente.

econdroma *(ecchondroma).* Tumor cartilaginoso benigno; proliferación de cartílago situado normalmente que se proyecta a través del tallo de un hueso; también llamado econdrosis.

econdrosis *(ecchondrosis).* Véase econdroma.

economía *(economy).* Disposición funcional de los órganos y estructuras en el cuerpo.

ecopatía *(echopathy).* Síndrome caracterizado por la imitación sin sentido de las palabras (ecolalia), los gestos o las posturas (ecopraxia) de otros; suele observarse durante la fase catatónica de la esquizofrenia.

ecopraxia *(echopraxia).* Imitación involuntaria y sin sentido de los movimientos de otra persona; también llamada ecomatismo.

ecosistema *(ecosystem).* Sistema ecológico; comunidad de organismos, conjuntamente con su medio ambiente, considerados como entidad.

ecosito *(ecosite).* Parásito al que el huésped es inmune bajo condiciones normales; también llamado ecoparásito.

ecrino *(eccrine).* Véase exocrino.

ecrinología *(eccrinology).* Estudio de las secreciones y excreciones.

ecrisis *(eccrisis).* **1.** Excreción de un producto de desecho. **2.** Todo producto de desecho.

ecrítico *(eccritic).* Que promueve la excreción de productos de desecho.

ectasia, ectasis *(ectasia, ectasis).* Dilatación de un órgano hueco o estructura tubular; también se usa como sufijo para significar expansión, como en bronquiectasia.

ectático *(ectatic).* Caracterizado por ectasia.

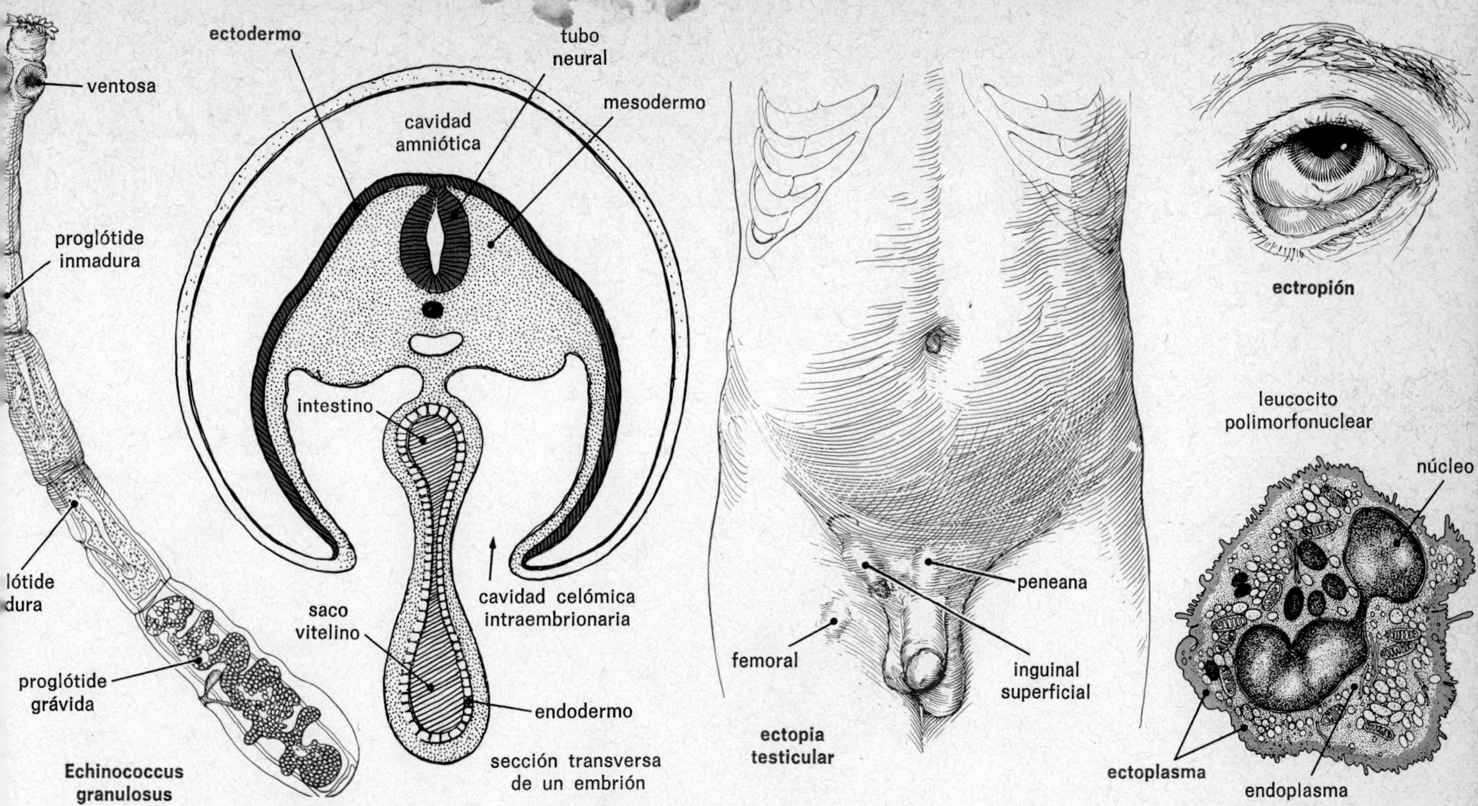

ectima *(ecthyma).* Erupción pustulosa asentada por lo general sobre una úlcera superficial que se transforma en una costra firme; causada por estafilococos o estreptococos; deja cicatrices como secuela.

e. contagioso, enfermedad vírica de las ovejas que se transmite ocasionalmente al hombre.

ectiris *(ectiris).* Endotelio anterior o externo del iris.

ecto-, ect- *(ecto-, ect-).* Prefijos que significan externo o exterior.

ectoantígeno, exoantígeno *(ectoantigen, exoantigen).* **1.** Cualquier agente incitante de la formación de anticuerpos separado de su fuente. **2.** Antígeno formado a partir del ectoplasma de las células bacterianas.

ectoblasto *(ectoblast).* Ectodermo.

ectocardia *(ectocardia).* Posición anormal del corazón.

ectocórnea *(ectocornea).* Epitelio anterior o externo de la córnea.

ectocoroides *(ectochoroidea).* Supracoroides; parte externa de la capa coroides del ojo.

ectocrina *(ectocrine).* **1.** Sustancia sintetizada o producida por la descomposición de organismos que afecta a la vida vegetal. **2.** Ectohormona.

ectodermatosis *(ectodermatosis).* Véase ectodermosis.

ectodérmico *(ectodermal, ectodermic).* Relativo al ectodermo.

ectodermo *(ectoderm).* La más externa de las tres capas germinales del embrión; da origen al sistema nervioso y la epidermis y sus derivados, como el pelo y el cristalino del ojo.

ectodermosis *(ectodermosis).* Alteración generada por el desarrollo anómalo de cualquier órgano o tejido derivado del ectodermo; también llamada ectodermatosis.

ectógeno *(ectogenous).* Originado fuera del cuerpo.

ectohormona *(ectohormone).* Sustancia que es secretada por un organismo a su medio ambiente y modifica la actividad funcional de otro organismo distante; mediador parahormonal de importancia ecológica; también llamada ectocrina.

ectómero *(ectomere).* Cualquiera de las células en que se divide el huevo fecundado que interviene en la formación del ectodermo.

-ectomía *(-ectomy).* Forma sufija que significa escisión quirúrgica de un órgano o parte; p. ej. histerectomía, apendicectomía.

ectomórfico *(ectomorphic).* Delgado y no musculoso.

ectomorfo *(ectomorph).* **1.** En términos de somatotipo, individuo que presenta rasgos lineales y frágiles; persona de cuerpo delgado y poco musculoso. Corresponde al tipo constitucional leptosomático (asténico). **2.** Contextura corporal en la que predominan los tejidos originados en el ectodermo.

ectopagia *(ectopagia).* Fusion lateral de gemelos unidos.

ectoparásito *(ectoparasite).* Parásito que vive en la superficie del cuerpo de su huésped.

ectopia *(ectopia).* Desplazamiento congénito o posición anormal de un órgano.

e. testicular, afección en la que un testículo se ha desviado de la vía de descenso normal hasta el escroto; puede deberse a una conexión anormal del extremo distal del gubernaculum testis, que conduce la gónada hasta una posición anormal.

ectópico *(ectopic).* Situado en un lugar diferente del habitual.

e., embarazo, véase embarazo.

ectoplacentario *(ectoplacental).* Externo a o que rodea la placenta.

ectoplasma *(ectoplasm).* Citoplasma claro y delgado en la periferia de una célula; está más gelificado que el resto del citoplasma celular; la claridad es debida a la falta de organelas, ya que en esa zona sólo hay filamentos.

ectoquiste *(ectocyst).* Capa externa de un quiste hidatídico.

ectostosis *(ectostosis).* Formación de hueso por debajo del pericondrio o del periostio.

ectotoxina *(ectotoxin).* Exotoxina.

ectotrix *(ectothrix).* Indica un tipo de infección fúngica en la que los micelios crecen dentro y en la superficie del folículo piloso y su raíz. Véase endotrix.

ectozoo, ectozoario *(ectozoon).* Todo animal parásito que vive en la superficie del huésped.

ectrodactilia *(ectrodactylism, ectodactyly).* Ausencia congénita de uno o más dedos.

ectrogenia *(ectrogeny).* Ausencia congénita de una parte.

ectromelia *(ectromelia).* **1.** Ausencia congénita de uno o más miembros. **2.** Enfermedad vírica del ratón que causa, entre otros síntomas, gangrena y pérdida de las patas; causa gran mortalidad en las colonias de ratones de laboratorio; también llamada viruela del ratón.

ectropión *(ectropion).* Eversión o desplazamiento hacia afuera del borde de un párpado.

ectrosindactilia *(ectrosyndactyly).* Ausencia congénita de uno o más dedos y fusión de los demás.

ecuación *(equation).* Representación química o matemática, como un ordenamiento lineal de símbolos que expresan la cualidad de dos cosas, separadas en dos miembros, primero y segundo, por un signo de igualdad.

e. de Arrhenius, ecuación que relaciona la velocidad de una reacción química con la temperatura.

e. de Bohr, ecuación para calcular el volumen de gas en los espacios muertos del tracto respiratorio midiendo el aire espirado y sustrayéndolo a los volúmenes de gas alveolar.

e. de Einthoven, véase ley de Einthoven.

e. de Hasselbalch, véase ecuación de Henderson-Hasselbalch.

e. de Henderson-Hasselbalch, ecuación para determinar el pH de una solución tampón como por ejemplo, el plasma sanguíneo; $pH = pK_1 - log (BHCO_3)/(H_2CO_3)$; también llamada ecuación de Hasselbalch.

ecuador del globo ocular *(equator bulbi oculi).* Círculo imaginario alrededor del globo ocular a la misma distancia de los polos.

Echinococcus granulosus Especie de platelminto que se encuentra en su forma adulta en el intestino de los perros; la forma larvaria se presenta en el hombre, generando quistes hidatídicos en el hígado y otros tejidos.

echovirus *(echovirus).* Miembro del grupo de los picornavirus asociado con la meningitis aséptica y la gastroenteritis en el hombre; el término es un acrónimo de la denominación inglesa, *enteric cytopathogenic human orphan virus.*

ED_{50} *(ED_{50}).* Abreviatura de la dosis que produce el efecto deseado en el 50 % de los sujetos sometidos a prueba.

edad *(age).* Período de tiempo que ha vivido una persona.

e. biológica, edad medida según el grado de madurez física de un individuo; en niños, se determina generalmente con una radiografía de los huesos (edad ósea).

e. cronológica, período desde la fecha de nacimiento.

e. mental, nivel de capacidad intelectual según la edad. Se mide con pruebas estandarizadas.

e. ósea, véase biológica.

edatamil *(edathamil).* Acido etilendiaminotetracético.

edema *(edema).* Hinchazón de cualquier parte del cuerpo debida a la acumulación de líquido en los espacios intercelulares de los tejidos.

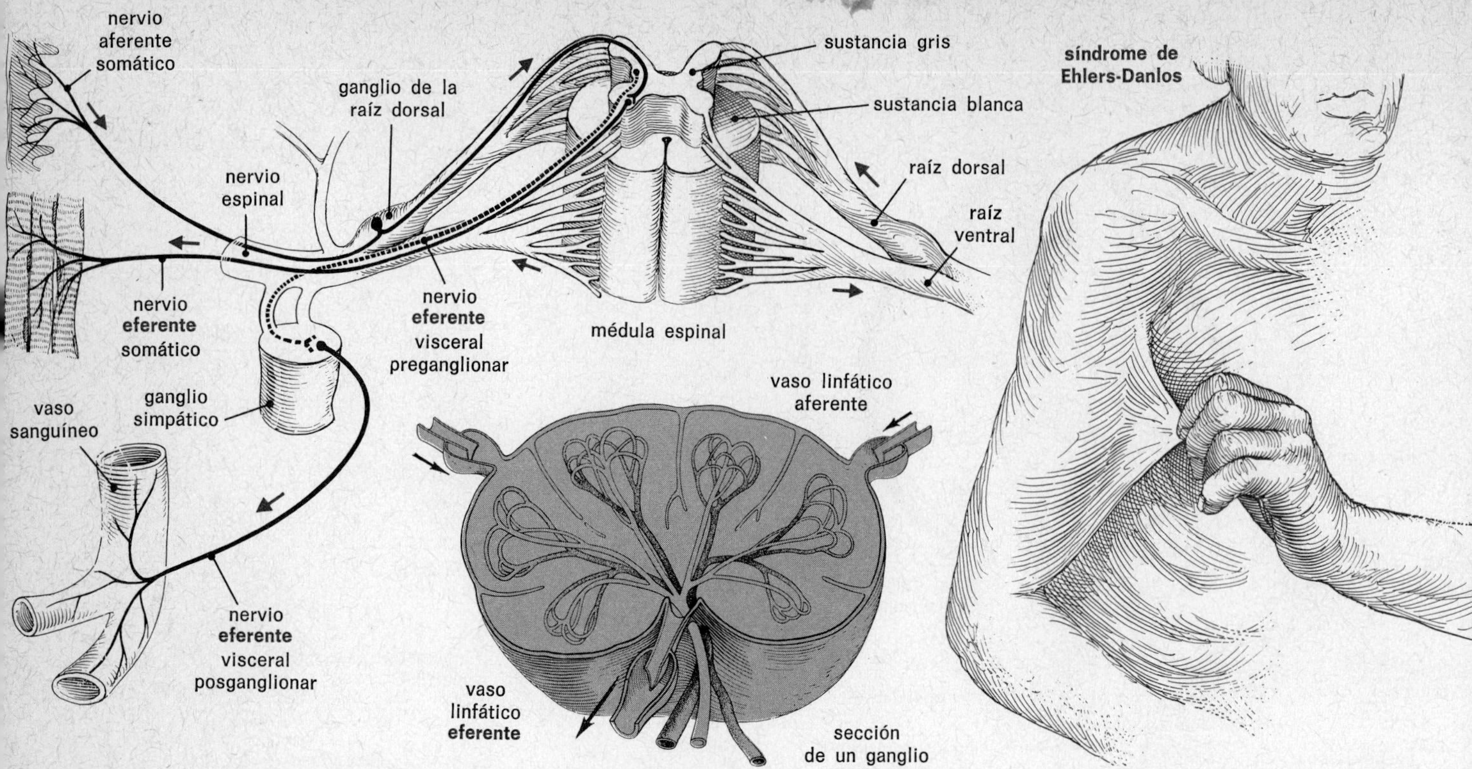

e. angioneurótico, edema local recurrente debido a un aumento de la permeabilidad vascular de origen alérgico o nervioso; afecta con mayor frecuencia los párpados, labios, lengua, pulmones, laringe o extremidades, y se observa en personas que presentan varias alergias; también llamado angiedema, enfermedad de Quincke y urticaria gigante.

e. de Berlin, edema del área macular de la retina que da a esta un aspecto blanquecino, causado por un traumatismo intenso del globo ocular; también llamado edema por concusión.

e. blando, síndrome hidrópico en el que la presión sobre el área edematosa produce unos hoyuelos que permanecen durante un tiempo después de retirada la presión; signo de la fóvea.

e. cardiaco, edema causado por una enfermedad cardiaca que produce un aumento de las presiones venosas.

e. cerebral, edema del cerebro causado por tumores, infarto, edema generalizado debido a una enfermedad cardiaca o renal o ciertos estados tóxicos.

e. por concusión, véase edema de Berlin.

e. de hambre, e. de guerra, véase edema nutricional.

e. idiopático, retención recurrente de líquidos y sodio e hinchazón que se observan en mujeres que no presentan enfermedad cardiaca, hepática ni renal; aparece con frecuencia en mujeres obesas posmenopáusicas; su etiología es desconocida, aunque se han sugerido como causas alteraciones de la permeabilidad vascular o linfática.

e. menstrual, aumento de peso y retención de agua que se observa durante o justo antes de la menstruación.

e. neonatorum, edema generalizado del recién nacido, normalmente fatal.

e. nutricional, tumefacción causada por una insuficiencia alimenticia prolongada; debido por lo general, al menos en parte, a hipoproteinemia; también llamado edema de hambre.

e. pulmonar, filtración de líquido en los alveolos y el tejido intersticial pulmonar; dentro de las causas se incluyen insuficiencia ventricular izquierda, estenosis mitral y sustancias químicas neumotóxicas.

edematoso *(edematous).* Caracterizado por edema o afecto de él.

EDTA *(EDTA).* Abreviatura de ácido etilendiaminotetraacético.

educción *(eduction).* Proceso de salida, como la recuperación de la anestesia general.

EEG *(EEG).* Abreviatura de electroencefalograma.

E.E.M. *(S.E.M.).* Abreviatura de error estándar de la media.

efecto *(effect).* Resultado; algo originado por una fuerza o un agente.

e. acumulativo, acción acumulativa; efecto repentino pronunciado luego de dosis ineficaces reiteradas.

e. Bohr, efecto del dióxido de carbono (CO_2) sobre la afinidad de la sangre por el oxígeno, a saber: el CO_2 presente en los tejidos facilita la salida de oxígeno de la hemoglobina, generando de esta manera una mayor disponibilidad de oxígeno para los tejidos.

e. colateral, efecto diferente al perseguido por un fármaco o un tratamiento, en especial un efecto secundario indeseable.

e. Compton, cambio en la longitud de onda de un fotón de bombardeo con el desplazamiento de un electrón orbital.

e. Doppler, cambio aparente de frecuencia en las ondas sonoras o luminosas cuando el observador y la fuente están en movimiento relativo; la frecuencia aumenta cuando se acercan el uno al otro, y decrece cuando se alejan; también llamado fenómeno Doppler.

e. Pasteur, retraso de la fermentación por el oxígeno, observado por primera vez por Pasteur.

e. tóxico, efecto nocivo producido por un fármaco en algún mecanismo biológico.

efector *(effector).* Organo terminal que, al recibir un impulso nervioso, lo distribuye, activando la secreción de una glándula o la concentración de un músculo.

e. alostérico, molécula pequeña que modifica la acción de una enzima uniéndose a lugares diferentes a los catalíticamente activos.

efedrina *(ephedrine).* Amina simpaticomimética obtenida de especies de *Ephedra* o producida sintéticamente; dilata los bronquios y se utiliza en la prevención y el tratamiento del asma bronquial; actúa en parte liberando catecolaminas de sus vesículas de almacenamiento.

efelis, efélide *(ephelis, ephelides).* Peca; lentigo.

eferente *(efferent).* Que transporta un líquido o un impulso nervioso lejos de un órgano o áreas centrales.

efervescente *(effervescent).* **1.** Burbujeante; que emite gas. **2.** Que produce efervescencia.

efervescer *(effervesce).* Emitir burbujas de gas a la superficie, como un líquido carbonatado.

effleurage (fr.). Movimiento de estimulación suave, como el empleado en masajes.

eficacia *(efficacy).* Capacidad para producir el efecto deseado; efectividad.

e. biológica relativa, medida de la capacidad de las dosis absorbidas de diversos tipos de radiación (rayos X, neutrones, partículas α, etc.) para producir un efecto biológico específico; puede variar según el tipo y grado del efecto biológico considerado, la duración de la exposición y otros factores.

eficiencia *(efficiency).* Capacidad de lograr un efecto deseado o producir resultados con un esfuerzo innecesario mínimo; competencia.

e. visual, clasificación empleada para determinar la compensación de lesiones oculares basada en las funciones mensurables de agudeza, campo de visión y movilidad ocular.

eflorescente *(efflorescent).* Dícese de una sustancia que desprende agua al ser expuesta al aire a una temperatura normal.

eflorescer *(effloresce).* **1.** Perder agua por exposición a una atmósfera seca, convirtiéndose así en polvo. **2.** Cubrirse de una sustancia pulverulenta.

efluvio *(effluvium).* **1.** Exhalación, especialmente cuando es maloliente o nociva. **2.** Emanación o desprendimiento, especialmente sutil, como el brotar del vapor o la caída del cabello. **3.** Pérdida gaseosa.

efundido *(effuse).* Derramado extensamente formando una capa delgada sobre una superficie; expresa el carácter de la superficie de un cultivo bacteriano.

egilopia *(egilops).* Absceso en el ángulo interno del ojo.

egocéntrico *(egocentric).* Caracterizado por una preocupación constante o extrema por sí mismo.

egofonía *(egophony).* Forma de broncofonía; balido de tipo nasal de la voz escuchado sobre un área de compresión pulmonar por encima de un derrame pleural o una zona de consolidación; la transmisión de la voz hablada se altera de manera que la e suena alargada; llámase también capriloquia.

egomanía *(egomania).* Preocupación patológica por sí mismo.

Ehlers-Danlos, síndrome de *(Ehlers-Danlos syndrome).* Trastorno hereditario caracterizado por hiperelasticidad de la piel, fragilidad de los vasos cutáneos, hiperextensión de las articulaciones y formación de nódulos pigmentados (tumor en uva pasa) en el lugar de asiento de una lesión

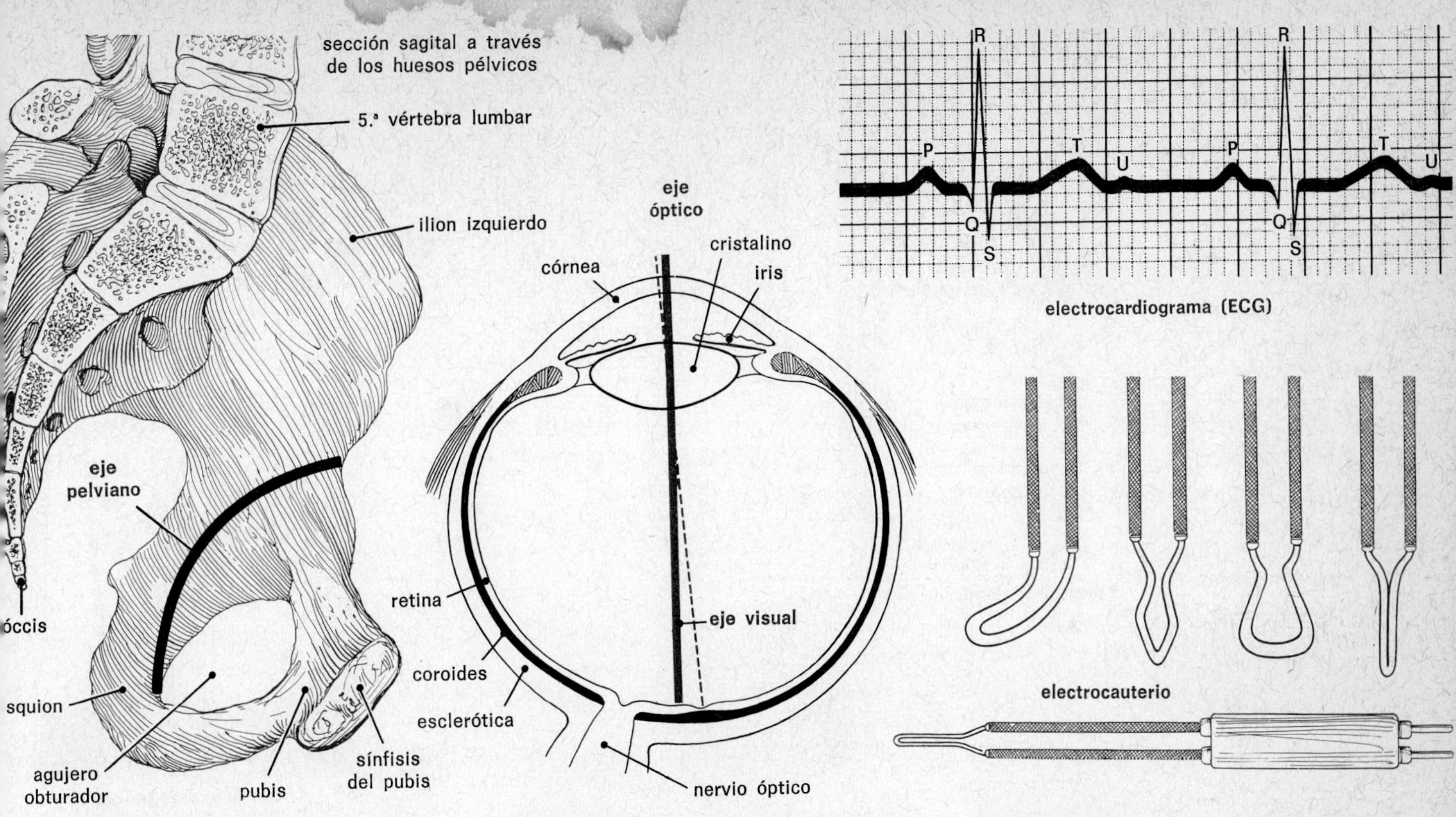

cutánea.

eiconómetro *(eikonometer).* Instrumento utilizado para medir las diferencias de tamaño entre las imagenes vistas por los dos ojos (aniseiconía).

eidético *(eidetic).* **1.** Relativo a la habilidad de producir voluntariamente imágenes vívidas y fotográficas de objetos previamente vistos o imaginados. **2.** Persona que posee esta facultad.

einstenio *(einsteinium).* Elemento radiactivo sintético; símbolo E o Es, número atómico 99, peso atómico 254; producido por primera vez en 1955.

Eisenmenger, síndrome de, Eisenmenger complejo de *(Eisenmenger's syndrome, Eisenmenger's complex).* Estrictamente definido, defecto del tabique ventricular, aorta cabalgante, hipertrofia ventricular derecha y arteria pulmonar normal o dilatada; como estas denominaciones se han usado frecuentemente para describir casos de cortocircuito de derecha a izquierda sin los componentes antes mencionados, los cardiólogos no los consideran actualmente términos útiles.

eje *(axis).* **1.** Cualquiera de las líneas imaginarias utilizadas como lugar de referencia, alrededor de las cuales puede rotar un cuerpo o sus partes. **2.** Cualquier estructura situada en el centro, como el notocordio del embrión.

e. longitudinal, línea que pasa por el centro de una estructura alargada.

e. mandibular, línea que atraviesa ambos cóndilos mandibulares, alrededor de la cual gira el maxilar inferior.

e. óptico, (1) línea que pasa por el centro de la córnea y el cristalino o aproximación más cercana a esta línea; (2) en cristales de doble refracción, dirección en la que la luz sufre dicha refracción.

e. pelviano, línea curva hipotética que pasa por el punto central de cada uno de los cuatro planos de la pelvis.

e. rotatorio, línea fulcro; véase línea.

e. visual, véase línea visual.

ejercicio *(exercise).* Actividad realizada para desarrollar o mantener la aptitud física; puede requerir esfuerzo corporal (ejercicio activo) o movimientos sin esfuerzo (ejercicio pasivo).

elastancia *(elastance).* Medida de la capacidad de una estructura para volver a su forma inicial u original tras una deformación; p. ej. medida de la capacidad de un órgano hueco, como la vejiga, para volver a sus dimensiones originales una vez suprimida una fuerza dilatadora (orina).

elástica *(elastica).* Término general para los tejidos elásticos, como la capa elástica de la pared arterial.

elasticidad *(elasticity).* Condición de elástico.

e., módulo de, medida de la elasticidad o rigidez de un material determinado, obtenida dividiendo la fuerza por el valor de tensión correspondiente.

elasticina *(elasticin).* Elastina.

elástico *(elastic).* **1.** Susceptible de ser estirado, doblado o deformado de cualquier forma, y de volver luego a su forma original. **2.** Banda de goma usada en ortodoncia para aplicar una fuerza sobre un diente.

e. intermaxilar, banda de goma situada entre prótesis ortodóncicas de los maxilares superior e inferior para producir movimientos de los dientes a medida que los maxilares se abren y se cierran.

e. intramaxilar, el situado dentro de un aparato ortodóncico.

elastina *(elastin).* Escleroproteína amarilla presente en las fibras elásticas que les permite estirarse de una a una vez y media su longitud original.

elastómero *(elastomer).* Cualquiera de varios polímeros que pueden estirarse como la goma, y que vuelven a su forma original cuando no se someten a tensión.

elastómetro *(elastometer).* Dispositivo para medir la elasticidad de los tejidos corporales.

elastosis *(elastosis).* Degeneración de los tejidos elásticos.

e. distrófica, estrías angioides de la retina debidas a la degeneración de la lámina basal de la coroides; manifestación del seudoxantoma elástico.

e. perforante serpiginosa, grupo circinado de pápulas queratóticas asintomáticas, caracterizado por engrosamiento de la epidermis alrededor de un tapón central de queratina que se asienta sobre una acumulación de tejido elástico.

e. senil, dermatosis caracterizada por degeneración del tejido elástico de la piel de los ancianos, o en las personas aquejadas de efecto actínico crónico.

electroanálisis *(electroanalysis).* Separación cuantitativa de metales por medio de una corriente eléctrica.

electroanestesia *(electroanesthesia).* Anestesia inducida por una corriente eléctrica.

electrobiología *(electrobiology).* Estudio de los fenómenos eléctricos en los organismos vivientes.

electrocardiografía *(electrocardiography).* Método de registro, por medio de un electrocardiógrafo, de la corriente eléctrica generada por la actividad del músculo cardiaco.

e. fetal, electrocardiografía del feto mientras está en el útero.

electrocardiógrafo *(electrocardiograph).* Instrumento para registrar las corrientes eléctricas producidas por el miocardio en el proceso de formación y conducción del estímulo previo a cada contracción; galvanómetro que registra las variaciones de voltaje; desarrollado por Wilhem Einthoven en 1906.

electrocardiograma (ECG) *(electrocardiogram (ECG, EKG)).* Registro gráfico de la corriente eléctrica producida durante la contracción cardiaca, obtenido con un electrocardiógrafo; las variaciones de voltaje resultantes de la despolarización y repolarización del músculo cardiaco y los campos eléctricos producidos se trazan en una cinta de papel en movimiento.

electrocardioscopio *(electrocardioscope).* Osciloscopio para la vigilancia continua del electrocardiograma (ECG).

electrocauterio *(electrocautery).* Instrumento que calienta un alambre de platino mediante una corriente eléctrica, utilizado para cauterizar tejido.

electrocauterización *(electrocauterization).* Cauterización por medio de un alambre de platino calentado eléctricamente.

electrocoagulación *(electrocoagulation).* Endurecimiento de tejidos enfermos inducido por corrientes de alta frecuencia; variedad de diatermia quirúrgica.

electrocontractilidad *(electrocontractility).* Capacidad de contracción del tejido muscular en respuesta a una estimulación eléctrica.

electroconvulsivo *(electroconvulsant).* Designa un tipo de tratamiento de los trastornos emocionales en el que se hace pasar una corriente eléctrica a través de la cabeza del paciente para producir convulsiones; véase también terapéutica con electrochoque.

electrocorticograma (ECoG) *(electrocorticogram (ECoG)).* Registro de la actividad eléctrica emanada de la corteza cerebral; se obtiene colocando electrodos en contacto directo con la corteza.

electrocutar *(electrocute).* Causar la muerte pasando una corriente de alto voltaje a través del cuerpo.

electrochoque *(electroshock).* Véase terapéutica con electrochoque.

electrodesecación *(electrodesiccation).* Destrucción de un tejido por deshidratación usando una corriente unipolar a través de un electrodo aciculado.

electrodiálisis *(electrodialysis).* Diálisis realiza-

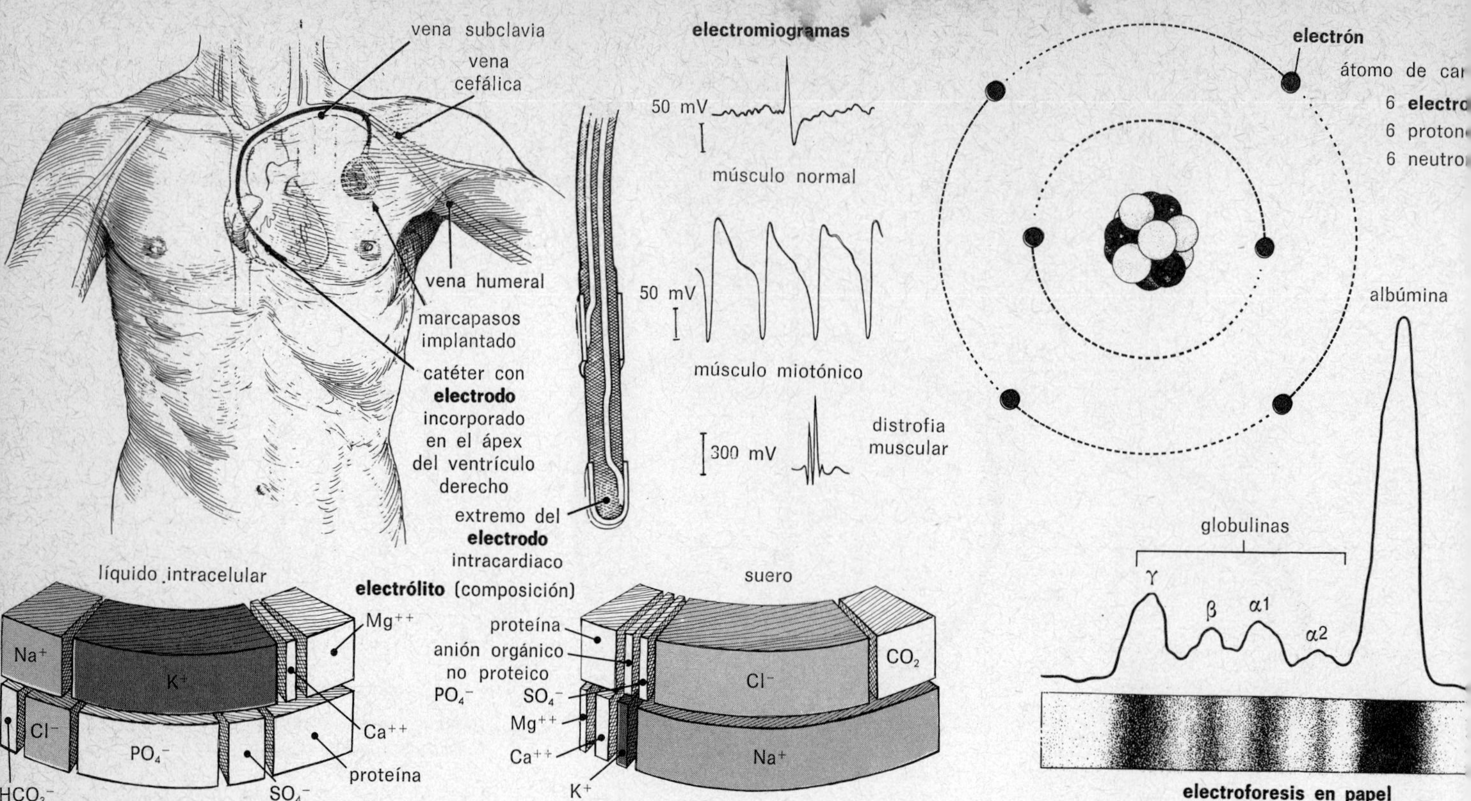

da por aplicación de un campo eléctrico a través de una membrana de diálisis semipermeable, utilizada especialmente para separar electrólitos.

electrodo *(electrode).* Conductor de electricidad a través del cual la corriente entra o sale de un medio gaseoso, de vacío, sólido no metálico, etc.

e. explorador, en electrocardiografía unipolar, el que se sitúa sobre el tórax, cerca de la región cardiaca, y se acopla al electrodo indiferente.

e. de hidrógeno, electrodo considerado esencial como referencia estándar en todas las determinaciones de ion hidrógeno (pH); obtenido por inmersión parcial de negro de platino en platino, permitiendo la absorción de hidrógeno hasta la saturación.

e. indiferente, en electrocardiografía unipolar, electrodo que tiene múltiples terminales; véase electrodo terminal central.

e. negativo, véase cátodo.

e. positivo, véase ánodo.

e. terminal central, en electrocardiografía, aquel en el que las conexiones de los cables (a los brazos derecho e izquierdo y a la pierna izquierda) se unen entre sí y se conectan al electrocardiógrafo para formar el electrodo «indiferente» respecto del «explorador».

e. de vidrio, electrodo formado por un bulbo de vidrio muy delgado que contiene un alambre de platino y se llena de una solución tampón estándar mezclada con un poco de quinhidrona; se utiliza para determinar las concentraciones de ion H (pH).

electroencefalografía *(electroencephalography).* Registro de las corrientes eléctricas generadas por la actividad cerebral, en especial de la corteza, mediante un electroencefalógrafo.

electroencefalógrafo *(electroencephalograph).* Instrumento empleado para registrar las corrientes eléctricas producidas en el cerebro.

electroencefalograma (EEG) *(electroencephalogram (EEG)).* Registro gráfico de la actividad eléctrica del cerebro obtenido por medio de un electroencefalógrafo.

e. de bajo voltaje, aquel en el que no se puede registrar una actividad mayor de 20 μV entre dos puntos cualesquiera del cuero cabelludo.

e. profundo, electroencefalograma obtenido colocando electrodos directamente en las estructuras subcorticales.

electroestetógrafo *(electrostethograph).* Instrumento eléctrico que registra los sonidos cardiacos y respiratorios del tórax.

electrofisiología *(electrophysiology).* Estudio de los fenómenos eléctricos en relación con los procesos fisiológicos.

electroforesis *(electrophoresis).* Movimiento de partículas cargadas en un campo eléctrico hacia el ánodo o hacia el cátodo; método empleado para separar las sustancias en un medio.

e. de capa fina, movimiento de partículas cargadas a través de una capa delgada de material inerte, como la celulosa.

e. en papel, migración de partículas cargadas a lo largo de una cinta de papel de filtro, saturada con unas pocas gotas de un electrólito, cuando se establece un gradiente de potencial a través del papel.

electrogastrógrafo *(electrogastrograph).* Instrumento para registrar los potenciales bioeléctricos asociados con la actividad gastrointestinal.

electrografía *(electrography).* Producción de registros gráficos por medio de electricidad.

e. del haz auriculoventricular, electrografía del haz auriculoventricular durante el cateterismo cardiaco.

e. del haz de His, electrografía del haz auriculoventricular.

electrograma *(electrogram).* Trazado o gráfico producido eléctricamente; p. ej. el registro de la actividad eléctrica del corazón hecho con el electrodo registrador colocado directamente en la superficie del músculo cardiaco.

e. del haz de His, electrograma obtenido por lo general situando un catéter electrodo en el ventrículo derecho; registra la actividad eléctrica de la unión auriculoventricular.

electrolaringe *(electrolarynx).* Mecanismo vibratorio que hace posible que una persona hable de modo inteligible tras haber sufrido la extirpación quirúrgica de la laringe.

electrólisis *(electrolysis).* **1.** Descomposición química de un compuesto producida por el paso de una corriente eléctrica a través del mismo. **2.** Descomposición o destrucción de tejidos específicos del cuerpo por medio de la electricidad.

electrolítico *(electrolytic).* **1.** Relativo a la electrólisis o producido por ella. **2.** Relativo a un electrólito.

electrólito *(electrolyte).* Cualquier sustancia que, cuando está en solución, se disocia en iones volviéndose así capaz de conducir una corriente eléctrica.

electrolizar *(electrolyze).* Producir una descomposición química por medio de una corriente eléctrica.

electromiografía *(electromyography).* Registro de las corrientes eléctricas generadas por la actividad muscular.

electromiograma (EMG) *(electromyogram) (EMG).* Registro gráfico obtenido por electromiografía de las corrientes eléctricas somáticas asociadas con la actividad muscular.

electrón *(electron).* Partícula subatómica elemental; tiene una carga negativa de 1 y una masa igual a $9{,}1 \times 10^{-28}$ g.

e. de valencia, electrón de un átomo capaz de participar en la formación de enlaces químicos con otros átomos.

electronarcosis *(electronarcosis).* Paso de una corriente eléctrica a través del cerebro para producir narcosis o inconsciencia.

electronegativo *(electronegative).* **1.** Que posee una carga eléctrica negativa. **2.** Dícese de aquellos elementos cuyos átomos no modificados presentan una tendencia a atraer electrones y volverse aniones; p. ej. el oxígeno y el cloro.

electrónica *(electronics).* Estudio de los fenómenos electrónicos.

electrónico *(electronic).* **1.** Perteneciente o relativo a los electrones o que los conduce. **2.** Relativo a la electrónica.

electronistagmografía (ENG) *(electronystagmography (ENG)).* Registro electrónico de los movimientos del ojo en el nistagmo.

electronvoltio *(electron-volt)* (ev). Energía impartida a un electrón por un potencial de un voltio; es igual a $1{,}6 \times 10^{-12}$ erg.

electrooculografía *(electro-oculography).* Producción de registros de la posición ocular (electrooculogramas) registrando durante el movimiento ocular la diferencia de potencial eléctrico entre dos electrodos colocados sobre la piel a ambos lados del ojo.

electrooculograma (EOG) *(electro-oculogram) (EOG).* Registro de las posiciones del ojo obtenido con un electrooculógrafo.

electropositivo *(electropositive).* **1.** Relativo a una carga eléctrica positiva o que la posee. **2.** Dícese de elementos cuyos átomos tienden a liberar electrones para formar enlaces químicos; p. ej. sodio, potasio o calcio.

electroquímica *(electrochemistry).* Ciencia de las reacciones químicas producidas por la electricidad; estudio de los aspectos eléctricos de las reacciones químicas.

electroquimografía *(electrokymography).* **1.** Registro grabado del movimiento del corazón y de los grandes vasos por medio del electroquimógrafo. **2.** Ciencia de la interpretación de electro-

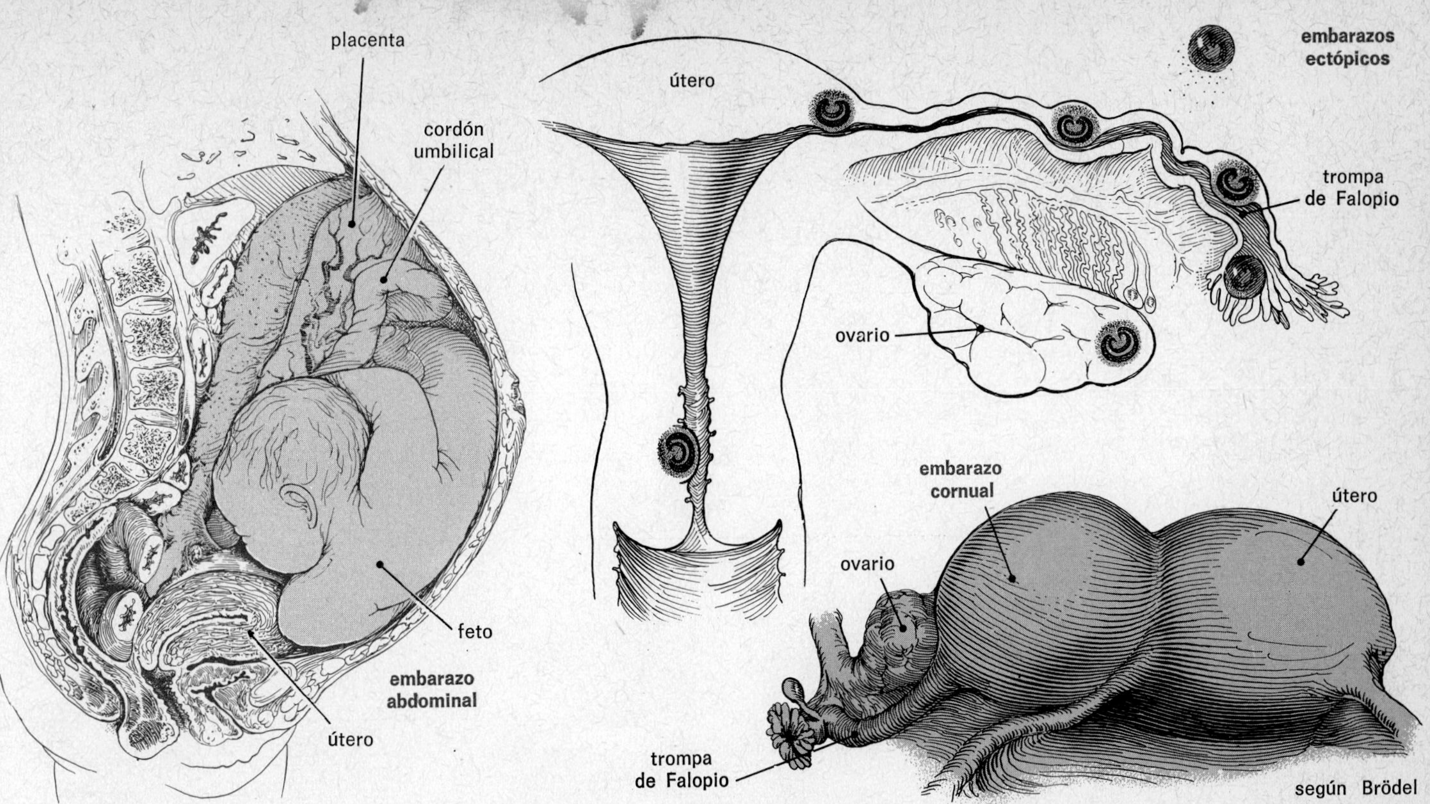

quimogramas.

electroquimograma *(electrokymogram).* Registro gráfico de los movimientos cardiacos obtenido por electroquimografía.

electrorretinograma (ERG) *(electroretinogram (ERG)).* Potencial eléctrico de la retina registrado por un galvanómetro a partir de la superficie del globo ocular y originado por un pulso lumínico; revela la integridad del neuroepitelio de la retina.

electroscopio *(electroscope).* Instrumento para detectar la presencia de cargas eléctricas.

electroterapia, electroterapéutica *(electrotherapy, electrotherapeutics).* Tratamiento de una enfermedad por medio de electricidad.

electrotérmico *(electrothermal).* Relativo a la electricidad y el calor; especialmente, a la producción de calor por medios eléctricos.

elefantiasis *(elephantiasis).* Hipertrofia e inflamación de la piel y los tejidos subcutáneos, especialmente de las piernas y el escroto, debida a la obstrucción de la circulación linfática, causada habitualmente por un gusano nematodo *(Wuchereria bancrofti).*

elemento *(element).* **1.** Sustancia compuesta por átomos que tienen el mismo número de protones en cada núcleo. **2.** Sustancia irreductible o indivisible constituyente de una entidad compuesta.

e. electronegativo, el que tiene más de cuatro electrones de valencia y tiende a ganar electrones en las combinaciones químicas.

e. electropositivo, el que tiene menos de cuatro electrones de valencia y tiende a ceder electrones en las combinaciones químicas.

e. radiactivo, todo elemento cuyo número atómico es mayor que 82 y se desintegra espontáneamente emitiendo radiaciones.

e. traza, oligoelemento.

eleo- *(eleo-).* Forma prefija que significa aceite.

eleotórax *(eleothorax).* Véase oleotórax.

elevador 1 *(elevator).* Instrumento utilizado como palanca para elevar un fragmento óseo deprimido. **2.** Instrumento para extraer raíces dentarias que no pueden asirse con un fórceps. **3** *(levator).* Músculo que eleva una parte. **4.** Instrumento quirúrgico utilizado para levantar una estructura o una porción deprimida como un cráneo fracturado.

eliminación *(elimination).* Expulsión de material de desecho del organismo.

eliminador *(eliminant).* Agente que fomenta la excreción o la extracción de los residuos.

elipsoide *(ellipsoid).* Toda estructura anatómica que posee forma ovalada, y especialmente (a) cualquiera de las masas ovaladas de células que rodean la segunda porción de la arteria penicilada del bazo y (b) la porción externa del segmento de bastones interno de la retina.

eliptocitosis *(elliptocytosis).* Alteración heredada en la que un gran número de eritrocitos (25 al 90 %) tienen forma oval o elíptica; también llamada ovalocitosis.

elitro- *(elytro-).* Forma prefija que significa vagina.

elitrocleisis, elitroclisia *(elytrocleisis).* Obliteración de la cavidad vaginal; p. ej. por adherencias.

elixir *(elixir).* Solución azucarada clara de alcohol y agua, utilizada como vehículo de medicamentos orales.

elongación *(elongation).* **1.** Acción de aumentar en longitud o estado de alargamiento. **2.** Medida de la capacidad de un metal para aumentar de longitud antes de romperse; indica la ductilidad del metal.

eluato *(eluate).* Material separado por elución.

elución *(elution).* Separación de sustancias por lavado.

elutriación *(elutriation).* Proceso de purificación, separación o extracción por lavado, decantación y sedimentación.

eluyente *(eluent).* Líquido usado en elución.

Ellis tipo 1, nefritis de *(Ellis type 1 nephritis).* Glomerulonefritis de Ellis tipo 1; véase glomerulonefritis.

Ellis tipo 2, nefritis de *(Ellis type 2 nephritis).* Glomerulonefritis de Ellis tipo 2; véase glomerulonefritis.

Ellis-van Creveld, síndrome de *(Ellis-van Creveld syndrome).* Displasia condroectodérmica; véase displasia.

ello *(id).* **1.** En la teoría freudiana, parte de la estructura de la personalidad relacionada con los impulsos instintivos inconscientes y necesidades primitivas del individuo. **2.** Estructura biológica germinal que se cree portadora de las cualidades hereditarias.

emaciación *(emaciation).* Consunción excesiva del cuerpo; delgadez extrema.

emaculación *(emaculation).* Supresión de lunares de la piel.

emailoblasto *(emailloblast).* Véase ameloblasto.

emanación *(emanation).* **1.** Acción de emitir exhalación. **2.** Producto gaseoso de la desintegración de una sustancia radiactiva.

emancipación *(emancipation).* En embriología, separación gradual o segregación de las diferentes áreas del embrión para conformar campos de potencialidades de desarrollo especializadas.

emasculación *(emasculation).* Castración.

embalsamar *(embalm).* Tratar un cuerpo muerto con sustancias preservantes para evitar su descomposición.

embarazada *(pregnant).* Que lleva un descendiente en desarrollo dentro del cuerpo; también denominada grávida.

embarazo *(pregnancy).* Período de tiempo comprendido entre la concepción y el nacimiento del niño; la duración normal es de unos 280 días o nueve meses naturales; también denominado gestación.

e. abdominal, desarrollo del óvulo fecundado en la cavidad abdominal debido a una rotura temprana de un embarazo tubárico.

e. cervical, forma poco frecuente de embarazo ectópico debida a la implantación del óvulo fertilizado en el recubrimiento del cérvix.

e. cornual, raro embarazo ectópico, que se da generalmente en mujeres con doble útero, en el que el óvulo fertilizado se implanta en un cuerno uterino (generalmente rudimentario).

e. ectópico, el que resulta de la implantación del óvulo fertilizado en un lugar distinto del normal en la cavidad uterina; p. ej., la porción intersticial de la trompa de Falopio y el cérvix, así como el ovario, la trompa de Falopio y la cavidad abdominal.

e. espurio, presencia de síntomas de embarazo sin que se produzca la concepción; suele observarse en mujeres que se aproximan a la menopausia o en mujeres con un deseo intenso de quedar embarazadas; también denominado seudociesis, embarazo falso o embarazo fantasma.

e. extrauterino, el que se da fuera de la cavidad del útero.

e. falso, embarazo espurio.

e. intersticial, el que resulta de la implantación del huevo fertilizado en la porción de la trompa de Falopio que atraviesa la pared del útero.

e. múltiple, presencia simultánea de dos o más fetos en desarrollo.

e. ovárico, rara forma de embarazo ectópico en la que el óvulo fecundado se desarrolla en el ovario; también denominado ovariociesis.

e. tubárico, implantación y desarrollo del óvulo fertilizado en una trompa de Falopio.

embolectomía *(embolectomy).* Extracción quirúrgica de un émbolo.

embolia *(embolism).* Obstrucción súbita de un vaso sanguíneo por un coágulo o un material ex-

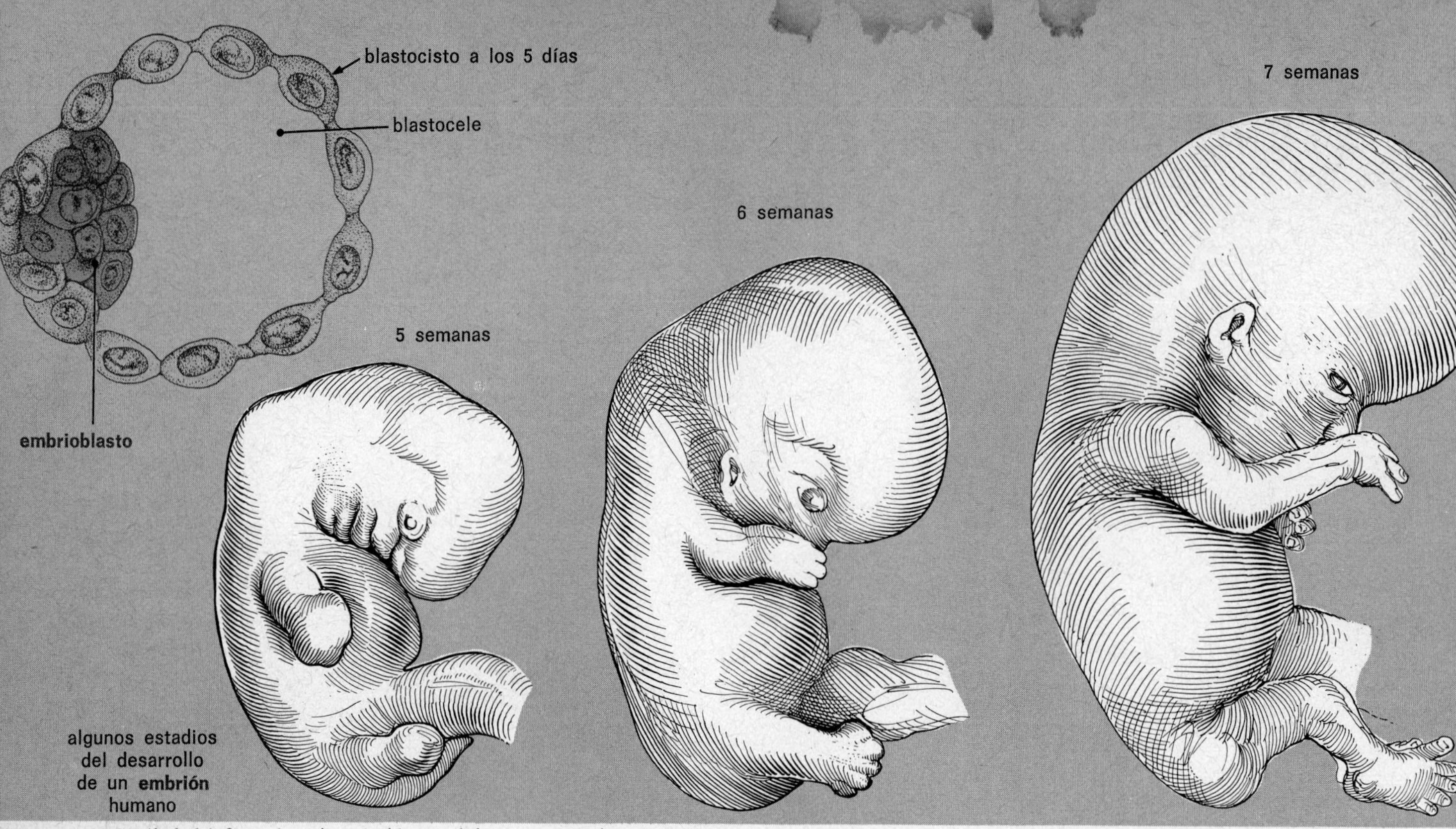

algunos estadios del desarrollo de un **embrión** humano

traño (émbolo) formado o introducido en algún lugar del sistema circulatorio y transportado hasta ese punto por el torrente sanguíneo.

e. aérea, presencia de burbujas de aire en el corazón o los vasos sanguíneos; también llamada neumatemia y embolia gaseosa.

e. cruzada, véase embolia paradójica.

e. grasosa, presencia de glóbulos de grasa en la sangre; también llamada embolia oleosa.

e. oleosa, véase embolia grasosa.

e. paradójica, presencia en una arteria de un émbolo originado en una vena, que ha pasado a la circulación arterial a través de un defecto del tabique cardiaco; también llamada embolia cruzada.

e. pulmonar, oclusión de las arterias pulmonares con fragmentos de un trombo, procedente casi siempre de la pierna tras una operación.

e. pulmonar séptica, asentamiento en una arteria pulmonar de un trombo infectado que se ha desprendido de su sitio de origen.

embólico *(embolic).* Perteneciente o relativo a un émbolo o embolia.

emboliforme *(emboliform).* Semejante a un émbolo o cuña.

embolización *(embolization).* Introducción de ciertas sustancias en la circulación para producir la oclusión terapéutica de un vaso sanguíneo.

émbolo *(embolus).* Tapón o grumo dentro de un vaso (coágulo sanguíneo u otra sustancia como aire, grasa o un tumor) que es transportado por la circulación sanguínea de un sitio a otro hasta que queda encajado y sobreviene la obstrucción de la circulación.

e. cabalgante, émbolo situado en la bifurcación de una arteria que obstruye ambas ramas.

embololalia *(embololalia).* Inserción involuntaria de palabras sin sentido en una oración.

embotado *(dull).* Falto de lucidez.

embriaguez *(drunkenness).* Alcoholismo agudo, véase alcoholismo.

embrioblasto *(embryoblast).* Agregación de células que se adosan y se reúnen en el polo embrionario del blastocisto, dando origen a los tejidos del embrión; también llamada masa celular interna.

embrióforo *(embryophore).* Membrana que rodea el embrión de un platelminto; forma la capa interna del caparazón del huevo.

embriogénesis *(embryogenesis).* Desarrollo del embrión a partir del óvulo fecundado.

embriogenia *(embryogeny).* Origen del embrión.

embriógeno, embriogenético *(embryogenic, embryogenetic).* Que produce un embrión; relativo al origen del embrión.

embriología *(embryology).* Ciencia que estudia la formación y desarrollo de los seres vivos desde la fecundación del óvulo hasta el nacimiento; estudio del desarrollo del embrión; también llamada anatomía del desarrollo embrionario.

embriólogo *(embryologist).* Científico especializado en embriología.

embriomorfo *(embryomorphous).* Relativo o semejante a la estructura del embrión.

embrión *(embryo).* Organismo en su estadio más temprano de desarrollo; en el hombre, desde la concepción hasta el segundo mes de vida intrauterina.

embrionario *(embryonic).* **1.** Perteneciente o relativo al embrión. **2.** No desarrollado; rudimentario.

embrionización *(embryonization).* Reversión de cualquier tejido a su estadio embrionario.

embriopatía *(embryopathy).* Estado morboso del embrión o del feto, producto de una interferencia en el desarrollo normal.

embriotomía *(embryotomy).* Cualquier operación mutilante del feto hecha para facilitar su extracción cuando no es posible el parto.

embriotoxon *(embryotoxon).* Opacidad congénita de las capas profundas de la porción periférica de la córnea.

embriotrofia *(embryotroph).* Abastecimiento nutricio del embrión.

embriotrofo *(embryotroph).* Líquido adyacente a la vesícula blastodérmica presente en los mamíferos placentarios deciduales durante la implantación.

embrocación *(embrocation).* **1.** Frotamiento del cuerpo con un medicamento líquido. **2.** Líquido utilizado para tal fin.

embudo *(funnel).* Vaso cónico con un tubo que se prolonga desde su vértice; se usa para verter líquidos, filtrar, etc.

e. de Buchner, embudo de porcelana que consta de una porción cilíndrica superior y una parte cónica inferior, separadas por una placa perforada en la que se puede poner un papel de filtro.

emenagogo *(emmenagogue).* **1.** Que aumenta o produce flujo menstrual. **2.** Todo agente que produce tal efecto.

emenia *(emmenia).* Menstruación.

emergente *(emergent).* Saliente; que sale de una cavidad corporal o de otra parte.

emesis *(emesis).* Vómito.

emético *(emetic).* Vomitivo.

emetina *(emetine).* Alcaloide de gusto amargo, $C_{29}H_{40}N_2O_4$; se usa parenteralmente como amebicida.

emetocatártico *(emetocathartic).* **1.** Emético y catártico a un tiempo. **2.** Todo agente que produce vómitos y tiene una acción purgante.

emetropía *(emmetropia).* Estado normal del sistema de refracción del ojo en el que los rayos luminosos que entran al globo ocular se enfocan exactamente en la retina.

EMG *(EMG).* Abreviatura de electromiograma.

-emia, -hemia *(-emia, -hemia).* Formas sufijas que significan sangre.

emigración *(emigration).* Paso de leucocitos a través de la pared de un vaso sanguíneo pequeño.

eminencia *(eminence).* Zona o prominencia elevada circunscrita, en especial de un hueso.

e. frontal, elevación redondeada del cráneo a cada lado, inmediatamente encima del ojo.

e. hipotenar, prominencia del lado cubital (parte interna) de la palma de la mano producida por los músculos cortos del dedo meñique; una de las tres divisiones musculares de la mano.

e. parietal, prominencia a ambos lados del cráneo, justo por encima de la línea temporal superior.

e. tenar, elevación del lado radial (parte externa) de la palma de la mano producida por los músculos cortos del pulgar; una de las tres divisiones musculares de la mano.

emiocitosis *(emiocytosis).* Ver exocitosis.

emisión *(emission).* Derrame, expulsión de líquidos del cuerpo.

e. nocturna, eyaculación de semen durante el sueño; también llamada polución nocturna.

emoción *(emotion).* Todo sentimiento intenso (alegría, ira, temor).

emocional *(emotional).* **1.** Relativo a una emoción. **2.** Fácilmente afectado por emociones.

emoliente *(emollient).* **1.** Suavizante. **2.** Agente que suaviza y ablanda la piel o las mucosas.

empaste *(filling).* Pasta colocada en la cavidad de un diente para completar pérdidas del mismo.

e. del canal de la raíz, material dispuesto en el canal de la raíz de un diente para llenar el espacio antes ocupado por la pulpa dentaria.

e. colgante, el que posee una cantidad excesiva de material en la unión del empaste y el diente.

e. combinado, empaste formado por dos o más capas de materiales diferentes.

e. compuesto, empaste que afecta más de una superficie de un diente.

e. directo, el que se prepara directamente en la cavidad dentaria.

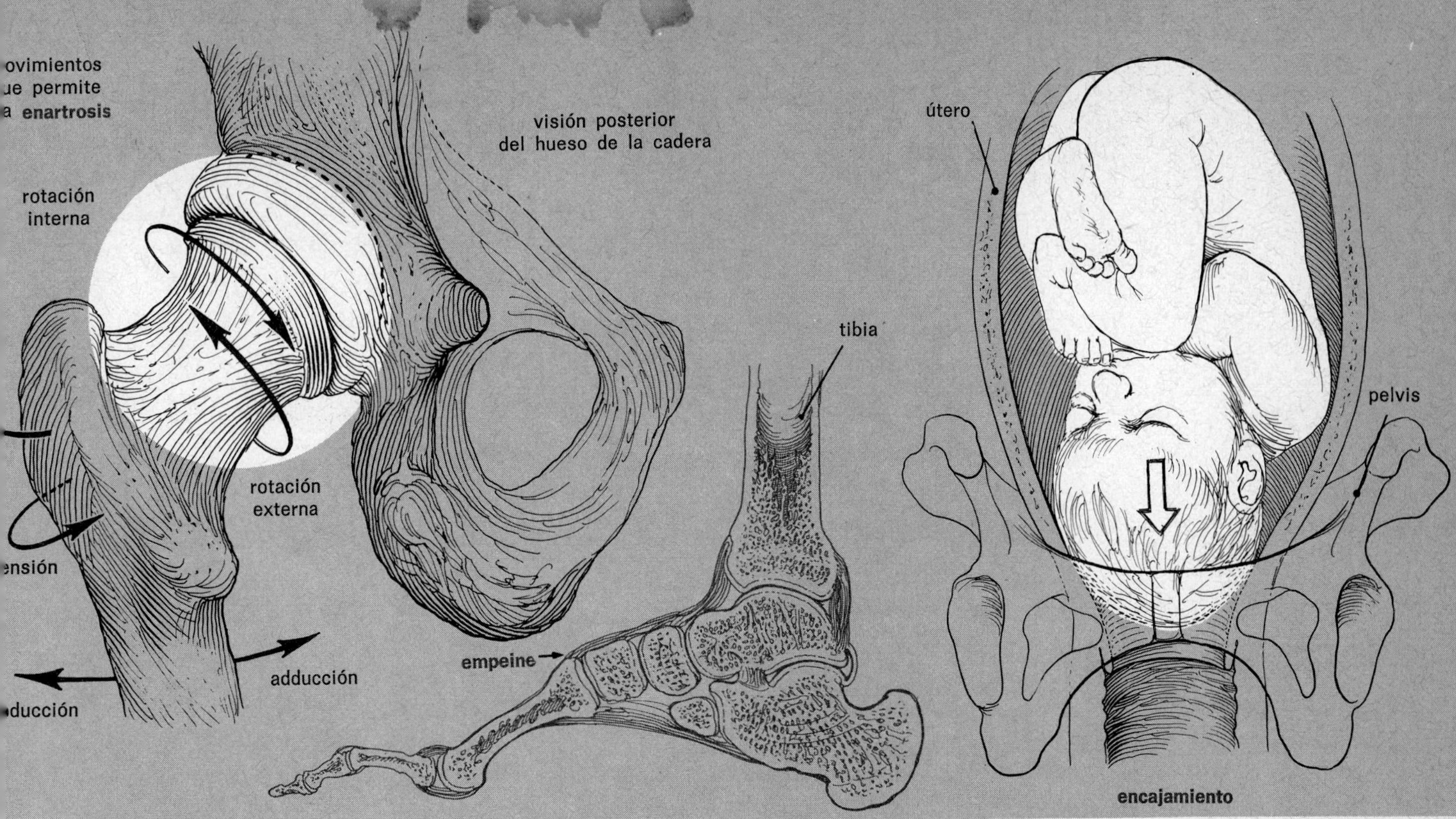

e. indirecto, el que se construye de acuerdo a un molde muy exacto del diente y se cementa después en la cavidad dentaria; llámase también incrustación.

e. de óxido de cinc-eugenol, material para empaste temporal, conocido a veces como ZOE.

e. permanente, el pensado para que persista el mayor período de tiempo posible.

e. de resina acrílica, material usado para la restauración dentaria cuando se necesitan propiedades estéticas.

e. de silicato, empaste a base de cemento de silicato, esencialmente un vidrio soluble en ácido.

e. temporal, empaste provisional.

empatía *(empathy).* Comprensión íntima de los sentimientos de otra persona e identificación con ellos.

empático *(empathic).* Relativo a la empatía o caracterizado por ella.

empeine *(instep).* Parte media, arqueada, del dorso del pie humano.

empiema *(empyema).* Pus en una cavidad corporal, especialmente la cavidad pleural.

empiocele *(empyocele).* Acumulación de pus en el escroto; también llamado hidrocele supurativo.

empírico *(empirical, empiric).* Basado en la experiencia práctica.

empirismo *(empiricism).* Opinión de que la experiencia sirve como guía para la práctica médica o para el uso terapéutico de un remedio; apoyo en la experiencia como única fuente de conocimiento.

emplasto *(plaster).* Sustancia semejante a una pasta que se aplica a la superficie del cuerpo.

e. adhesivo, mezcla pegajosa y sensible a la presión de goma, resinas y ceras con un polvo absorbente, esparcida sobre una tela de algodón.

e. de mostaza, mezcla pastosa de semillas de mostaza en polvo, harina y agua, extendida sobre un paño y colocada sobre la piel como cataplasma; tiene un efecto emoliente y calmante sobre la piel y tejidos subyacentes.

emulsión *(emulsion).* Preparado compuesto por dos líquidos que no se mezclan, estando uno de ellos disperso en el otro en forma de pequeños glóbulos.

emulsionar *(emulsify).* Convertir en una emulsión.

emulsivo *(emulsive).* Sustancia que puede ser emulsionada o emulsionar una grasa o una resina.

emulsoide *(emulsoid).* Dispersión en la que las partículas dispersas son relativamente líquidas y absorben parte del líquido en que están dispersas; también llamada coloide de emulsión.

en- *(en-).* Prefijo que significa en, dentro o adentro.

enanismo *(dwarfism).* En sentido amplio, imposibilidad de alcanzar un potencial de crecimiento pleno; puede estar inducido por factores ecológicos (p. ej. ingesta dietética o enfermedad sistémica), genéticos o endrocrinos; la falta de crecimiento es sólo una de las características resultantes.

e. acondroplásico, el producido por una anomalía congénita del proceso de osificación del cartílago; los individuos afectados poseen un tronco relativamente alargado, extremidades cortas y cabeza grande.

e. hipofisario, enanismo acompañado de infantilismo sexual y disminución del funcionamiento de las glándulas tiroides y suprarrenales; causado por lesión del lóbulo anterior de la hipófisis en la infancia temprana.

e. primordial, término inadecuado que designa un estado caracterizado por crecimiento insuficiente con desarrollo funcional normal.

enano *(dwarf).* Persona anormalmente pequeña.

enantema *(enanthem, enanthema).* Erupción en una membrana mucosa, en especial acompañando a una fiebre eruptiva.

enantiomería *(enantiomerism).* En química, isomería en la que las moléculas tienen una configuración tal que se relacionan con la configuración de otras moléculas de la misma manera en que se relaciona un objeto con su imagen especular, por lo que no se pueden superponer.

enantiómero *(enantiomer).* Una de un par de moléculas que son imágenes especulares una de otra; aunque poseen las mismas propiedades químicas, algunas de las propiedades físicas y todas las propiedades fisiológicas son diferentes.

enantiomorfo *(enantiomorph).* Cristal de forma similar a la imagen especular de otro.

enantiopatía *(enantiopathy).* **1.** Tratamiento con antídotos o sustancias que producen efectos opuestos a los del estado morboso tratado. **2.** Antagonismo mutuo entre dos estados morbosos.

enartrodial, enartrósico *(enarthrodial).* Relativo a una cabeza articular y su cavidad (enartrosis).

enartrosis *(enarthrosis).* Articulación de una cabeza que encaja en una cavidad; permite un extenso movimiento en casi todas las direcciones, como ocurre en la cadera y el hombro.

encajamiento *(lightening).* Hundimiento de la cabeza del feto en el estrecho superior de la pelvis que produce el descenso y adelanto del útero; de este modo, se alivia la presión sobre el diafragma y se facilita la respiración.

encantis *(encanthis).* **1.** Tumor pequeño en el canto interno del ojo. **2.** Inflamación de la carúncula lagrimal (montículo rosado carnoso del canto interno).

encapsulado *(encapsulated).* Encerrado en una cápsula.

encefalemia *(encephalemia).* Congestión del cerebro.

encefálico *(encephalic).* **1.** Perteneciente o relativo al cerebro. **2.** En el cráneo.

encefalina *(enkephalin).* Sustancia hallada en el cerebro y en el tracto intestinal compuesta por uno u otro de dos péptidos de cadena corta (cinco aminoácidos en cada uno) que parece ser un neurotransmisor supresor del dolor u «opiáceo interno». Su nombre deriva del griego y significa «en la cabeza».

encefalitis *(encephalitic).* Inflamación del cerebro clasificada, cuando es posible, en relación al agente etiológico o al mecanismo patógeno (p. ej. encefalitis japonesa B, causada por un grupo de arbovirus B); los síntomas iniciales habituales son dolor de cabeza, náuseas, vómitos, fiebre y aletargamiento.

e. periaxial difusa, enfermedad rápidamente progresiva que se manifiesta con mayor frecuencia en los niños; caracterizada por desmielinización diseminada de la corteza cerebral con convulsiones, síntomas mentales, trastornos motores y sensitivos y pérdida gradual de la visión; la muerte sobreviene por lo general dentro de los tres años después de comenzada; también llamada enfermedad de Schilder.

encefalo-, encefal- *(encephalo-, encephal-).* Formas prefijas que significan cerebro.

encéfalo *(brain).* Parte del sistema nervioso central contenida en el cráneo; se compone de hemisferios cerebrales, cerebelo, puente o protuberancia y bulbo raquídeo.

e., tronco del, parte del cerebro que conecta el prosencéfalo con la medula espinal; formada por mesencéfalo, protuberancia y bulbo raquídeo.

encefalocele *(encephalocele).* Protrusión de tejido cerebral a través de un defecto congénito o traumático del cráneo; también llamado craneocele.

encefalografía *(encephalography).* Radiografía del cerebro. Véase ecoencefalografía.

encefalograma *(encephalogram).* Radiografía de la cabeza.

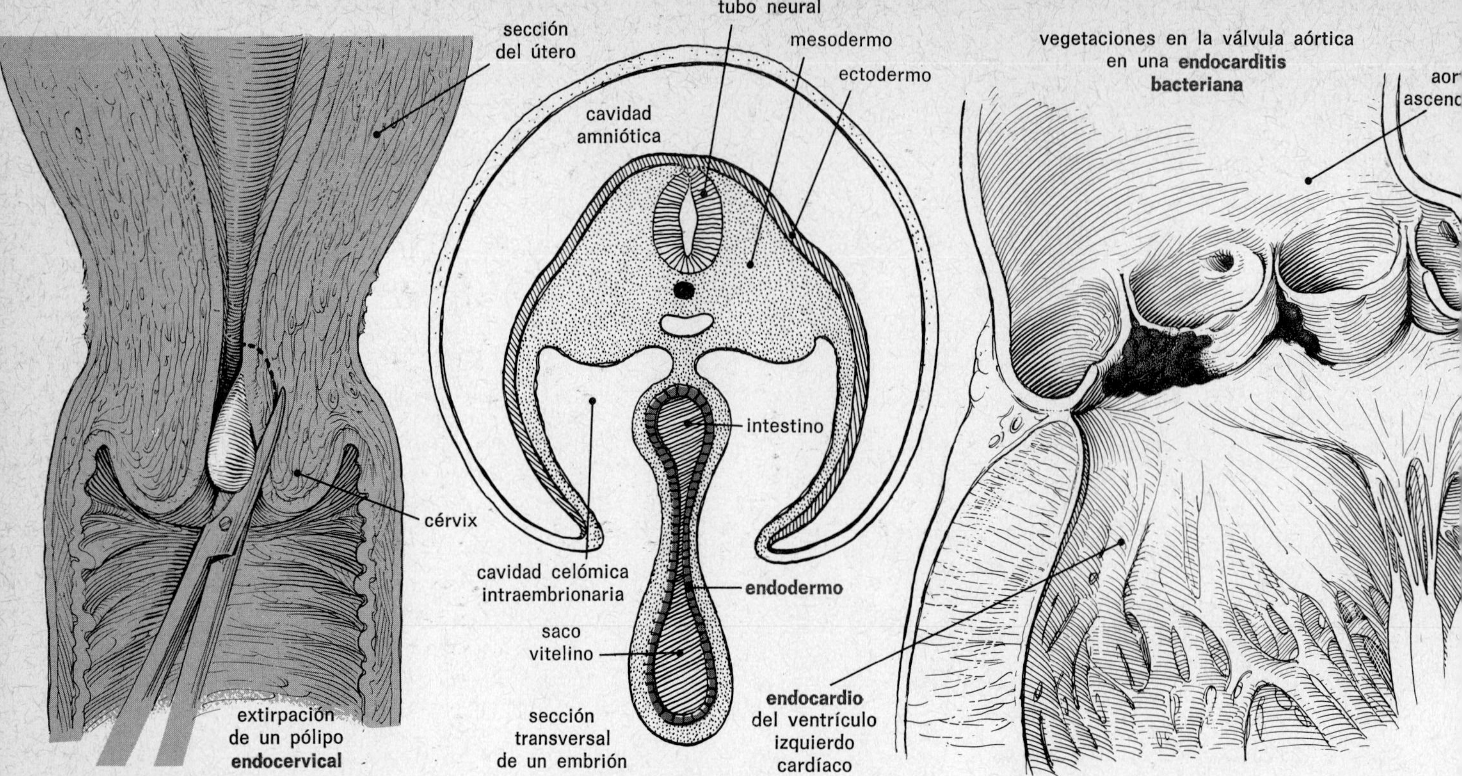

encefalolito *(encephalolith).* Cálculo cerebral; cálculo en el cerebro.

encefalomalacia *(encephalomalacia).* Reblandecimiento del cerebro.

encefalomeningitis *(encephalomeningitis).* Véase meningoencefalitis.

encefalomielitis *(encephalomyelitis).* Inflamación aguda del cerebro y la medula espinal.

e. miálgica benigna, neuromiastenia epidémica; véase neuromiastenia.

encefalomielocele *(encephalomyelocele).* Defecto óseo congénito del área occipital con herniación de las meninges, el bulbo y la medula espinal.

encefalomielopatía *(encephalomyelopathy).* Toda enfermedad del cerebro y la medula espinal.

encefalomielorradiculopatía *(encephalomyeloradiculopathy).* Enfermedad que afecta al cerebro, la medula espinal y las raíces de los nervios espinales.

encefalopatía *(encephalopathy).* Enfermedad del cerebro; también llamada cerebropatía.

e., de los boxeadores, disfunción cerebral causada por conmociones repetidas; caracterizada por movimientos corporales lentos, marcha inestable, habla dubitativa e intelecto lento; estado observado en algunos boxeadores profesionales.

encefalopsicosis *(encephalopsychosis).* Cualquier psicosis causada por daño físico del cerebro.

encía *(gingiva, gum).* Parte de la mucosa oral que alberga los alveolos dentarios y rodea el cuello de los dientes.

e. adherida, parte de la encía que se extiende desde el surco de la encía libre hasta la unión mucogingival (donde comienza la mucosa alveolar).

e. libre, parte de la encía que se extiende desde el surco gingival libre, sobre el margen libre de la encía, descendiendo después apicalmente hacia el surco gingival para terminar en la adherencia del epitelio.

enciesis *(encyesis).* Embarazo uterino normal.

encinta *(enceinte).* Embarazada; del bajo latín *incincta,* sin cintura.

enclave *(enclave).* Enclavamiento, inclusión; masa de tejido totalmente incluida dentro de otra.

enclítico *(enclitic).* Indica la relación de los planos de la cabeza fetal con respecto a la pelvis materna.

encondroma *(enchondroma).* Tumor benigno compuesto de tejido cartilaginoso que se desarrolla en el interior de un hueso.

encondrosarcoma *(enchondrosarcoma).* Tumor óseo maligno que surge de un tumor cartilaginoso benigno preexistente dentro del hueso (encondroma).

encopresis *(encopresis).* Eliminación involuntaria de heces.

Endamoeba. Género de amebas no parásitas del hombre; el término se usa a veces incorrectamente como sinónimo de *Entamoeba.*

endarterectomía *(endarterectomy).* Resección quirurgica de ateromas con el endotelio de una arteria.

endarterial *(endarterial).* Dentro de una arteria; relativo a la íntima o capa más interna de la pared arterial.

endarteritis *(endarteritis).* Inflamación de la capa más interna de una arteria; también llamada endoarteritis.

endarterium *(endarterium).* Intima o capa más interna de la pared arterial.

endaural *(endaural).* **1.** En el interior del oído. **2.** A través del canal auditivo.

endaxoneurona *(endaxoneuron).* Neurona del eje cerebrospinal (axoneurona) que no envía ninguna ramificación hacia el exterior.

endémico *(endemic).* Relativo a cualquier enfermedad predominante de forma continua en una localidad concreta.

endergónico *(endergonic).* Dícese de una reacción química que se acompaña de absorción de energía libre, independientemente de la forma de energía implicada.

endérmico, endermático *(endermic, endermatic).* A través de la piel, como la acción de ciertos medicamentos que se absorben a través de la misma.

endo-, end- *(endo-, end-).* Prefijos que significan adentro o dentro.

endoarteritis *(endoarteritis).* Véase endarteritis.

endoauscultación *(endoauscultation).* Auscultación del corazón o el estómago pasando un estetoscopio o un amplificador electrónico dentro del esófago o el corazón.

endobronquial *(endobronchial).* Intrabronquial; dentro de los bronquios.

endocárdico *(endocardial).* **1.** Relativo al endocardio. **2.** Dentro del corazón.

endocardio *(endocardium).* Membrana serosa que tapiza las cámaras cardiacas.

endocardiografía *(endocardiography).* Registro de las corrientes eléctricas que atraviesan el miocardio antes de un latido mediante un electrodo colocado dentro de las cámaras cardiacas.

endocarditis *(endocarditis).* Enfermedad causada por la infección de la membrana que tapiza las cámaras cardiacas (endocardio) o de la íntima de un gran vaso.

e. bacteriana, endocarditis producida por bacterias u otros microorganismos que originan la deformación de las hojuelas valvulares; puede ser aguda, causada por lo general por organismos piógenos como los estafilococos, o subaguda (crónica), debida generalmente a *Streptococcus viridans* o *Streptococcus faecalis.*

e. marasmática, tipo no bacteriano, con acumulación de coágulos.

e. reumática, endocarditis con afectación especial de las válvulas asociada con fiebre reumática.

e. terminal, véase endocarditis trombótica abacteriana.

e. trombótica abacteriana, véase endocarditis trombótica no bacteriana.

e. trombótica no bacteriana, endocarditis trombótica abacteriana; endocarditis terminal; endocarditis asociada con lesiones verrugosas y coágulos, observada en los estadios finales de muchas infecciones crónicas y enfermedades consuntivas.

e. vegetativa, e. verrugosa, tipo asociado con la formación de coágulos de fibrina en las válvulas ulceradas.

e. verrugosa atípica, véase síndrome de Libman-Sackes.

endoceliaco *(endoceliac).* Situado dentro de cualquier cavidad del cuerpo; también llamado intraceliaco.

endocervical *(endocervical).* Dentro del cuello uterino; también llamado intracervical.

endocervicitis *(endocervicitis).* Inflamación de la mucosa del cérvix uterino.

endocondral *(endochondral).* Dentro del cartílago; también llamado intracartilaginoso.

endocraneal *(endocranial).* **1.** Dentro del cráneo. **2.** Relativo al cráneo.

endocrino 1 *(endocrine).* Que secreta internamente; dícese de una glándula cuyas secreciones se vierten en la sangre o en la linfa. **2** *(endocrinous).* Perteneciente o relativo a cualquier secreción interna.

endocrinología *(endocrinology).* Rama de la ciencia que estudia las glándulas endocrinas y sus secreciones.

endocrinopatía *(endocrinopathy).* Enfermedad de las glándulas endocrinas.

endocrinoterapia *(endocrinotherapy).* Tratamiento de enfermedades con extractos de glándulas endocrinas.

endodermo *(endoderm).* La más interna de las tres capas germinales del embrión; da origen al

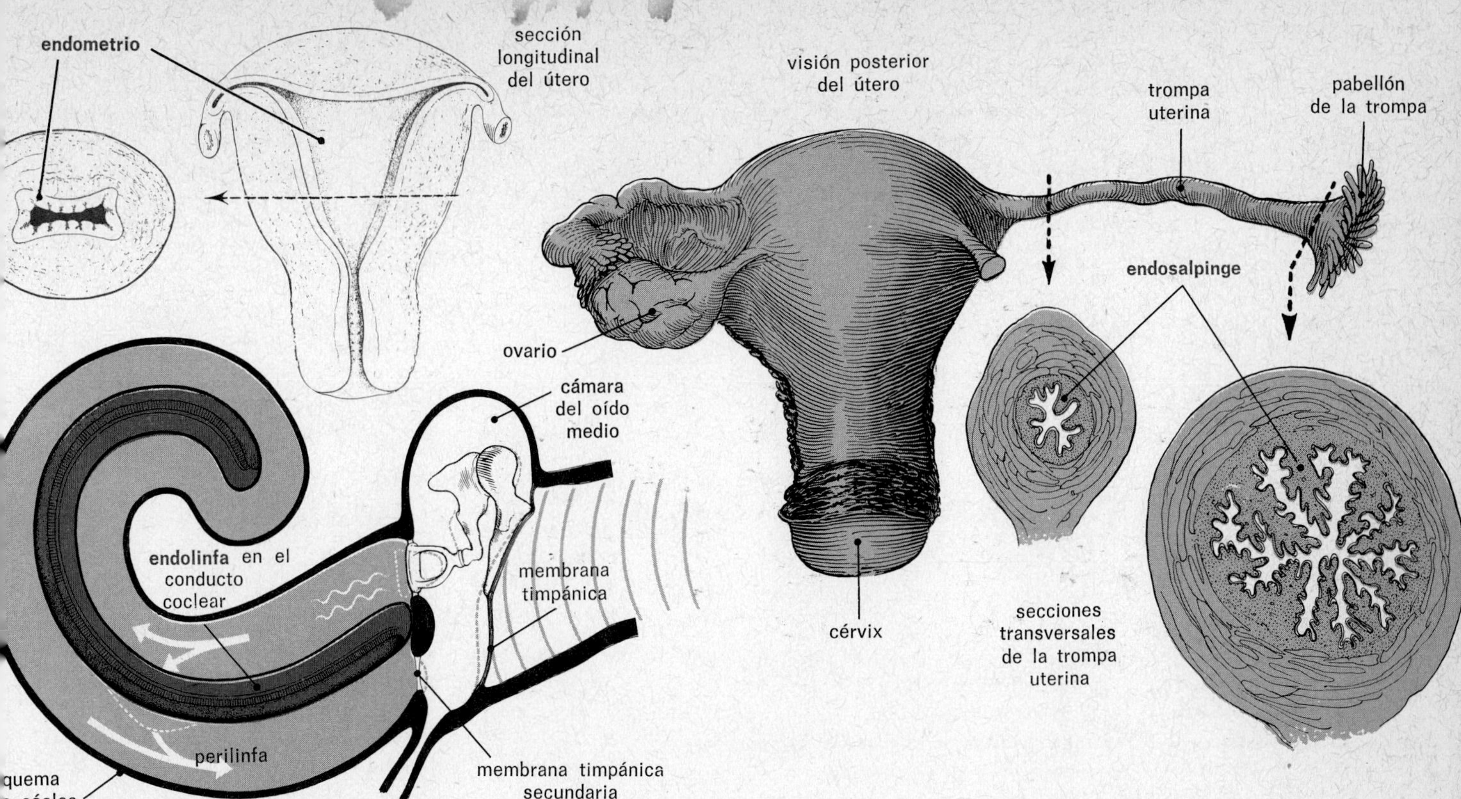

revestimiento del tracto gastrointestinal, desde la faringe hasta el recto, y al de las glándulas vecinas como hígado, páncreas, tiroides, etc.; también llamado entodermo.

endodoncia *(endodontics).* Rama de la odontología que se ocupa del diagnóstico y tratamiento de las enfermedades de la pulpa dentaria y/o infecciones del canal de la raíz y las áreas periapicales.

endoenzima *(endoenzyme).* Enzima que es retenida por y actúa dentro de la célula que la produce.

endoflebitis *(endophlebitis).* Inflamación de la capa interna de una vena.

endoftalmitis *(endophthalmitis).* Inflamación de las estructuras internas del ojo.

endógeno *(endogenous).* Originado dentro del organismo.

endointoxicación *(endointoxication).* Intoxicación con una toxina producida dentro del organismo.

endolaríngeo *(endolaryngeal).* Dentro de la laringe.

Endolimax. Género de amebas no patógenas.

E. nana, especie parasitaria del intestino grueso del hombre, otros primates y cerdos.

endolinfa *(endolymph).* Líquido contenido en el laberinto membranoso del oído interno; solución isotónica que posee una concentración elevada de potasio y baja de sodio.

endometrial *(endometrial).* Relativo al endometrio o que lo contiene.

endometrio *(endometrium).* Capa mucosa que reviste la cavidad uterina; su estructura cambia con la edad y con el ciclo menstrual.

endometrioma *(endometrioma).* Masa ectópica de endometrio observada en la endometriosis.

endometriosis *(endometriosis).* Estado anormal en el que la mucosa uterina invade otros tejidos de la cavidad pelviana; el útero y los ovarios son los sitios más frecuentes; otras áreas invadidas son los intestinos, el ombligo, la vejiga y los uréteres.

endometritis *(endometritis).* Inflamación de la membrana que tapiza el interior del útero.

endomisio *(endomysium).* Vaina microscópica de tejido conjuntivo delicado que rodea y separa las distintas fibras musculares.

endomitosis *(endomitosis).* Véase endopoliploidia.

endomiocárdica eosinofílica, enfermedad *(eosinophilic endomyocardial disease).* Véase enfermedad de Löffler.

endomorfo *(endomorph).* Persona que posee una constitución corporal caracterizada por prominencia del abdomen y otras estructuras derivadas del endodermo embrionario; también llamado braquiotipo y pícnico.

endoneurio, endoneuro *(endoneurium).* Vaina de tejido conjuntivo fino que rodea y separa cada fibra nerviosa; también llamada vaina de Henle y vaina conjuntiva de Retzius.

endonucleasa *(endonuclease).* Nucleasa (fosfodiesterasa) que desdobla los polinucleótidos en fragmentos poli u oligonucleótidos de diferentes tamaños.

endoparásito *(endoparasite).* Parásito que vive dentro del cuerpo de su huésped.

endopeptidasa *(endopeptidase).* Enzima proteolítica capaz de hidrolizar los enlaces peptídicos en puntos internos de la cadena, pero no cerca de los extremos; p. ej. pepsina, tripsina y ribonucleasa.

endoplasma *(endoplasm).* Citoplasma interno; menos viscoso que el ectoplasma.

endopoliploidia *(endopolyploidy).* Reproducción de elementos nucleares que no se acompaña de formación del huso ni de división citoplasmática, dando lugar a un núcleo poliploide; también llamada endomitosis.

endorfina *(endorphin).* Miembro de un grupo de péptidos de bajo peso molecular, hallado normalmente en el cerebro, capaz de producir efectos similares a los de los opiáceos. Se considera una «hormona cerebral» o encefalina.

endosalpinge *(endosalpinx).* Mucosa que recubre el interior de la trompa de Falopio.

endoscopia *(endoscopy).* Inspección del interior de un conducto o cualquier vía aérea o alimentaria por medio de un endoscopio.

endoscopio *(endoscope).* Instrumento empleado para examinar el interior de una cavidad o un órgano hueco; p. ej. gastroscopio, proctoscopio y cistoscopio.

endósmosis *(endosmosis).* Paso de un líquido a través de una membrana al interior de una cavidad o de una célula que contiene un líquido de menor densidad; ósmosis en dirección al interior de una célula o cavidad.

endospora *(endospore).* **1.** Espora asexual pequeña y resistente que se forma dentro de las células vegetativas de algunas bacterias, en particular las pertenecientes a los géneros *Bacillus* y *Clostridium.* **2.** Capa más interna de la pared de una espora.

endosqueleto *(endoskeleton).* Esqueleto óseo interno de sostén de los vertebrados.

endosteítis, endostitis *(endosteitis, endostitis).* Inflamación del tejido que tapiza la cavidad medular de un hueso (endostio).

endosteoma *(endosteoma).* Tumor benigno de la cavidad medular de un hueso.

endostio *(endosteum).* Membrana que tapiza las cavidades óseas.

endostitis *(endostitis).* Véase endosteítis.

endotelio *(endothelium).* Capa delgada de células que recubre las cavidades serosas y el interior de los vasos sanguíneos y linfáticos.

endotelioma *(endothelioma).* Tumor benigno o maligno derivado del tejido endotelial de los vasos sanguíneos y linfáticos o de las membranas serosas.

endotermia *(endothermy).* Diatermia.

endotérmica *(endothermic).* Dícese de una reacción química que produce absorción de calor.

endotoxina *(endotoxin).* Toxina producida y retenida por las células bacterianas que sólo se libera por muerte o destrucción de las mismas; también llamada toxina intracelular.

endotraqueal *(endotracheal).* En el interior de la tráquea.

endotrix *(endothrix).* Dentro del tallo del pelo; designa un tipo de infección fúngica en la que las hifas crecen solamente dentro del tallo del pelo, donde forman largas filas paralelas de artrosporas. Véase ectotrix.

enediol *(enediol).* Compuesto caracterizado por dos átomos de carbono unidos por un doble enlace (el grupo eno) con un grupo hidroxilo adosado a cada uno de los carbonos con doble enlace.

enema *(enema).* **1.** Infusión de líquido dentro del recto para limpieza y otros propósitos terapéuticos. **2.** Líquido así infundido.

energética *(energetics).* La física de la energía y sus cambios.

energía *(energy).* Ejercicio de fuerza para producir un cambio físico; fuerza dinámica; capacidad de realizar trabajo, que adquiere la forma de energía cinética, potencial, de reposo, eléctrica, etc.

e. de activación, cantidad de energía requerida por las moléculas para iniciar una reacción.

e., conservación de la, principio que dice que la cantidad de energía permanece constante sin perderse ni crearse ninguna en la conversión de un tipo de fuerza a otro.

e. de enlace, cantidad de energía necesaria para romper un enlace.

e. libre, función termodinámica simbolizada como ΔG, que expresa la máxima cantidad de trabajo obtenible de una reacción química; también llamada función de la energía de Gibbs.

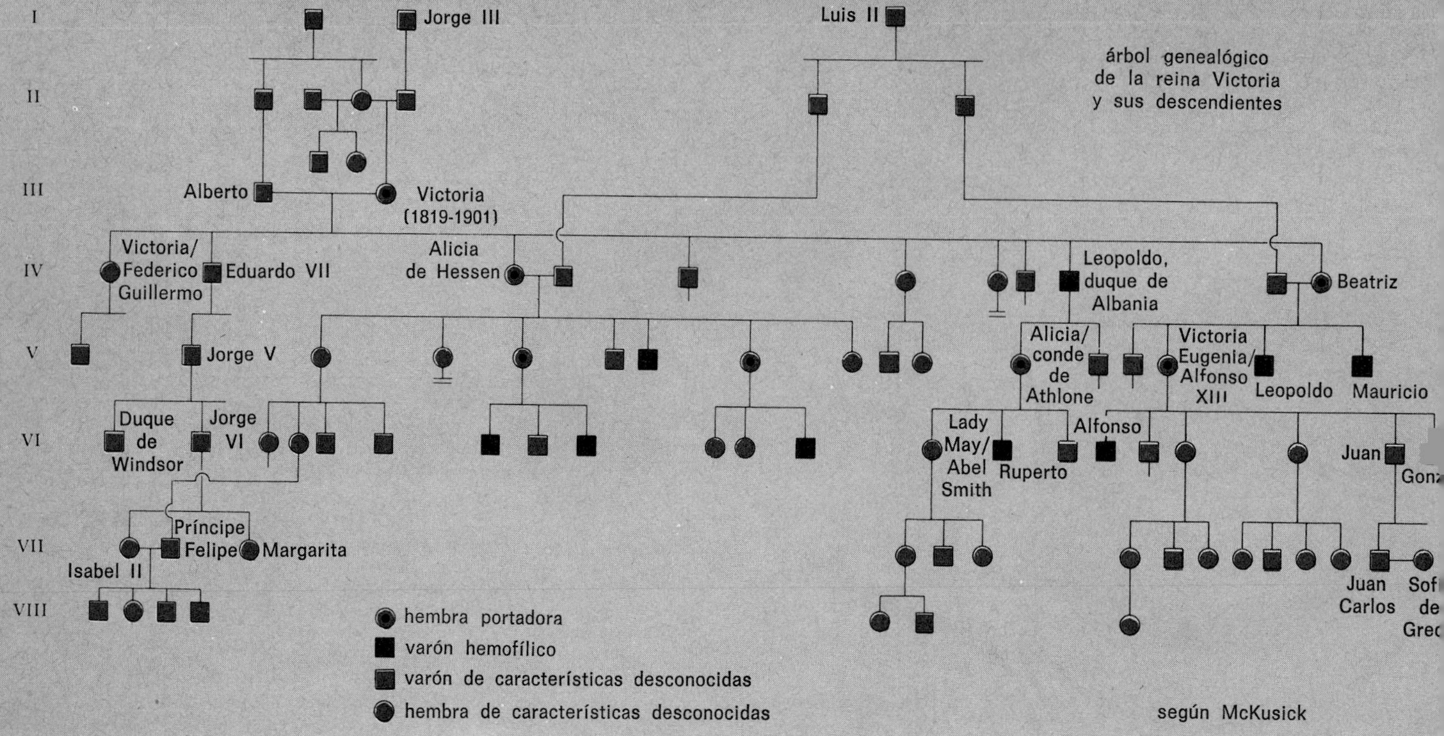

enfermedades hereditarias - La transmisión de la hemofilia, rasgo ligado al cromosoma X

e. nuclear, energía liberada por una reacción o deterioro radiactivo; energía almacenada en la formación de un núcleo atómico.

e. potencial, energía existente en una partícula o sistema de partículas en virtud de su posición o estado de existencia, que no ha sido liberada hasta el momento.

e. psíquica, en psicoanálisis, fuerza mental hipotética considerada análoga al concepto físico de energía.

e. química, energía emanada de una reacción química o absorbida en la formación de un compuesto químico.

e. de unión, energía liberada en el acoplamiento de un grupo de protones y neutrones en un núcleo atómico.

enervación *(enervation).* Falta de vigor y energía; lasitud; debilidad.

enervar *(enervate).* Debilitar; privar de fuerzas.

enfermedad *(disease, sickness, illness).* Todo estado anormal que afecta a la totalidad del organismo o cualquiera de sus partes, e impide el funcionamiento normal. Para las distintas enfermedades, véanse sus nombres específicos.

e. del aire, mareo por el movimiento que se produce durante trayectos en avión que vuela a baja altitud, a la que la atmósfera es más turbulenta.

e. de las alturas, vértigo, cefalea, respiración rápida y dificultosa con el esfuerzo, insomnio y náuseas son síntomas experimentados por algunas personas no aclimatadas al cabo de pocas horas de exposición a una altitud elevada; también se llama mal de las montañas.

e. carencial, la debida a una falta prolongada de vitaminas, minerales o cualquier otro componente dietético esencial; también llamada enfermedad deficitaria.

e. comunicable, toda enfermedad transmisible por infección o contagio directo a través de un vector.

e. congénita, la existente al nacer.

e. contagiosa, la transmisible por contagio directo o indirecto.

e. de la descompresión, véase parálisis de los buzos.

e. endémica, la que se presenta en una localidad concreta con cierta continuidad.

e. funcional, la que acontece sin una lesión orgánica aparente.

e. hereditaria, la transmitida genéticamente de un progenitor a la descendencia.

e. infecciosa, la causada por la presencia de un microorganismo patológico.

e. intercurrente, la que se presenta en el transcurso de otra enfermedad sin que tenga con ésta ninguna relación.

e. local, afección confinada a una parte u órgano concretos, sin que suela darse afectación general.

e. del mar, véase mareo.

e. matinal, náuseas o vómitos, o ambos, que aparecen a veces durante la gestación precoz.

e. mental, véase trastorno mental.

e. de las montañas, véase enfermedad de las alturas.

e. del movimiento, grupo de síntomas como palidez, sudoración, salivación excesiva, náuseas y frecuentemente vómitos que aparece en personas que viajan en aviones, automóviles, barcos o trenes y, ocasionalmente, en niños que utilizan aparatos de parques infantiles; está causada por la estimulación de los conductos semicirculares o por ciertos factores psíquicos, o por ambas cosas.

e. orgánica, aquella en la que se producen cambios estructurales somáticos.

e. pandémica, la que afecta a todo un país o está distribuida por todo el mundo.

e. periódica, toda enfermedad que recurre con regularidad.

e. profesional, la causada por el medio ambiente de una profesión específica.

e. de radiación, afección causada por la exposición a la radiación ionizante; la exposición masiva suele causar síntomas que aparecen en cuatro etapas: (1) náuseas, vómitos y, en ocasiones, diarrea y debilidad; (2) un período de bienestar relativo; (3) fiebre, pérdida de apetito, náuseas, distensión abdominal, diarrea sanguinolenta y pérdida del cabello (la muerte suele producirse durante esta etapa); (4) los que sobreviven padecen esterilidad temporal y contraen cataratas con el tiempo.

e. sistémica, la que afecta a varios órganos o sistemas o al organismo entero.

e. social, término popular incorrecto para denominar las enfermedades venéreas, en especial la blenorragia y la sífilis.

e. del sueño, tripanosomiasis africana; enfermedad del sistema nervioso central causada por protozoos del género *Trypanosoma,* transmitido por varias especies de moscas tse-tsé (género *Glossina*).

e. del suero, respuesta inmunitaria tras la inyección de un suero extraño caracterizada por fiebre, erupciones cutáneas, edema y dolor articular.

e. terminal, enfermedad que termina en la muerte del enfermo.

e. venérea, toda enfermedad adquirida a través del acto sexual, como blenorragia, sífilis, chancro blando, etc.

enfermera *(nurse).* Mujer preparada para cuidar de los enfermos, impedidos o debilitados.

e. graduada, la que ha cursado estudios completos en una escuela de enfermería.

e. jefe, la encargada de la supervisión del personal de enfermería de un hospital.

e. particular, la que, sin formar parte de una plantilla hospitalaria, dedica sus cuidados de enfermería a un paciente de forma particular.

e. en prácticas, persona formada para proporcionar ciertos cuidados de enfermería, pero que aún no se ha graduado en la escuela de enfermería.

e. titulada, e. graduada, la que, habiendo aprobado el examen pertinente, se gradúa y obtiene licencia para practicar.

e. visitadora, la que presta cuidados de enfermería en el hogar del paciente.

enfermería *(infirmary).* Dispensario para el cuidado del enfermo o lesionado, especialmente en una escuela o campamento.

enfisema *(emphysema).* Hinchazón debida a la presencia anormal de aire en los tejidos o las cavidades corporales; el término suele designar una afección de los pulmones.

e. centrolobular, enfisema en el que los alveolos que ocupan el área central de cada ácino se hallan dilatados y destruidos; generalmente es más prominente en los lóbulos superiores, pero se extiende a todas las áreas pulmonares; se observa habitualmente en la bronquitis crónica.

e. compensador, dilatación de una porción del pulmón cuando otra porción no puede funcionar adecuadamente.

e. mediastínico, presencia de aire en el tejido mediastínico.

e. panlobular, enfisema caracterizado por agrandamiento pulmonar con pérdida de la trama vascular en las áreas de hiperclaridad radiológica de los lóbulos inferiores; se observa en individuos con una deficiencia homocigótica de α-1-antitripsina.

e. paraseptal, enfisema con ampollas y bullas localizadas mayormente en la zona subpleural.

e. pulmonar, enfermedad pulmonar caracterizada por agrandamiento de los alveolos (espacios aéreos distales con respecto a los bronquiolos terminales) con pérdida de fibras elásticas y rotura de sus paredes.

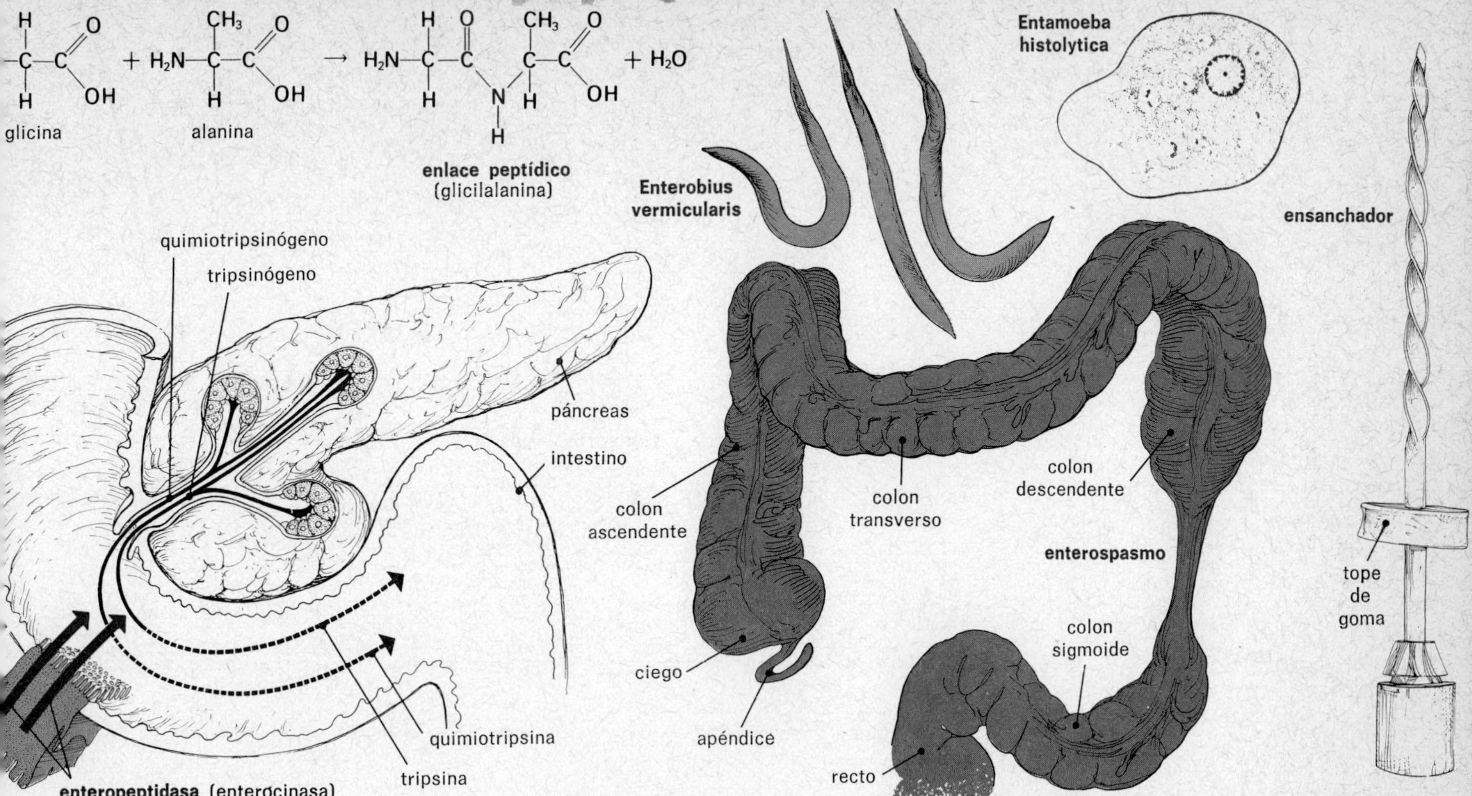

e. subcutáneo, presencia de aire o gas en los tejidos subcutáneos.

ENG. *(E.N.G.).* Abreviatura de electronistagmografía.

enlace *(bond).* Fuerza que mantiene unidos los átomos en un compuesto químico o símbolo que se utiliza para representarla.

e. covalente, el que resulta de compartir uno, dos o tres pares de electrones por átomos vecinos.

e. iónico, el que se forma por la transferencia de uno o más electrones de un tipo de átomo a otro; característico de las sales; también llamado enlace electrovalente.

e. peptídico, enlace covalente que une dos aminoácidos, formado cuando el grupo carboxilo de uno se une al grupo amino del otro; también llamado unión peptídica.

enmascarado *(masked).* Oculto, escondido.

enmascaramiento *(masking).* **1.** Aplicación de un ruido en un oído mientras se determina la agudeza auditiva en el otro. **2.** Material opaco que se aplica sobre el metal o sobre otra parte de la prótesis dental.

-eno *(-ene).* Sufijo aplicado a un nombre químico que indica la presencia de un doble enlace entre dos carbonos; p. ej. propeno.

enoftalmía, enoftalmos *(enophthalmos).* Desplazamiento hacia atrás del globo ocular que lo hace retroceder dentro de la órbita.

enol *(enol).* Compuesto orgánico que contiene un grupo hidroxilo (alcohol) unido a un átomo de carbono que tiene un doble enlace (etilénico); el nombre deriva de la abreviatura de etil*eno* alco*hol*.

enostosis *(enostosis).* Excrecencia ósea dentro de un hueso.

enquistado *(encysted).* Encerrado en un quiste o en un saco membranoso.

enrarecer *(rarefy).* Hacer ligero, menos denso o menos compacto.

ensanchador *(reamer).* Instrumento dental utilizado para agrandar los canales de las raíces.

ensayo *(assay).* Análisis de una sustancia para determinar su pureza, potencia, peso, etc.

ensiforme *(ensiform).* Similar a una espada; dícese de ciertos huesos, como la apófisis xifoides.

entablillamiento *(splinting).* **1.** Aplicación de un dispositivo rígido para evitar el movimiento de una articulación luxada o de los extremos de un hueso fracturado. **2.** En odontología, encadenamiento de dos o más dientes con una restauración fija. **3.** Protección contra el dolor mediante reducción del movimiento de la parte dolorida; por ej. la respiración superficial y la posición fija adoptadas por un paciente para disminuir el dolor en su tórax.

Entamoeba. Género de protozoos parásitos.

E. coli, forma no patógena que se encuentra en el intestino; también llamada ameba coli.

E. gingivalis, especie que se localiza en la boca.

E. histolytica, especie que habita los intestinos humanos, causante de disentería amebiana; también puede invadir el hígado.

enteral *(enteral).* Dentro del intestino.

enterectomía *(enterectomy).* Resección quirúrgica de un segmento del intestino.

entérico *(enteric).* Relativo a los intestinos.

enteritis *(enteritis).* Inflamación de los intestinos.

e. regional, enfermedad crónica recidivante principalmente de jóvenes, causada por la inflamación de segmentos del intestino delgado; se caracteriza por dolor abdominal, diarrea y, con frecuencia, fiebre y pérdida de peso; en ocasiones suelen encontrarse lesiones similares en el intestino grueso, donde el proceso se denomina colitis granulomatosa; la etiología es desconocida; también llamada ileítis regional o terminal y enfermedad de Crohn.

entero-, enter- *(entero-, enter-).* Formas prefijas que indican relación con el tracto intestinal; p. ej. enterostomía.

enterobiasis *(enterobiasis).* Infestación de los intestinos con *Enterobius vermicularis*, gusano corto redondeado; también llamado gusano alfiler u oxiuro.

Enterobius. Género de gusanos nematodos, antes llamado *Oxyuris.*

E. vermicularis, gusano alfiler, especie que infesta los intestinos.

enterocele *(enterocele).* **1.** Cualquier hernia del intestino. **2.** Herniación a través de la bolsa rectouterina (fondo de saco de Douglas); también llamada hernia vaginal posterior, hernia rectovaginal o hernia de la bolsa de Douglas.

enterocinasa *(enterokinase).* Véase enteropeptidasa.

enterocinético *(enterokinetic).* Que estimula la contracción del tracto gastrointestinal.

enterocleisis *(enterocleisis).* Oclusión del tracto intestinal.

e. epiploica, uso quirúrgico del epiplón para cerrar una abertura en el intestino.

enteroclisis *(enteroclysis).* Enema introducida hasta el colon; también llamada enema alta.

enterococo *(enterococcus).* Estreptococo que habita el tracto intestinal.

enterocolitis *(enterocolitis).* Inflamación de las mucosas del intestino delgado y el colon.

enterocolostomía *(enterocolostomy).* Construcción quirúrgica de una abertura entre el intestino delgado y cualquier porción del colon.

enteroenterostomía *(enteroenterostomy).* Comunicación quirúrgica de dos segmentos no continuos de intestino; también llamada enteroanastosmosis y anastosmosis intestinal.

enterogastrona *(enterogastrone).* Una de las hormonas gastrointestinales liberadas durante la digestión; es secretada por la mucosa intestinal superior cuando una cantidad significativa de contenido gástrico llega al intestino superior e inhibe la secreción y los movimientos gástricos.

enterolito *(enterolith).* Concreción o cálculo presente en el intestino.

enterología *(enterology).* Rama de la medicina que estudia el tracto intestinal.

enteron *(enteron).* El tracto intestinal, en especial el intestino delgado.

enteronitis *(enteronitis).* Enteritis.

enteroparesia *(enteroparesis).* Debilidad y relajación de las paredes intestinales.

enteropatía *(enteropathy).* Cualquier enfermedad de los intestinos.

e. inducida por gluten, véase celiaca, enfermedad.

enteropeptidasa *(enteropeptidase).* Enzima secretada por la mucosa duodenal que convierte el tripsinógeno pancreático en tripsina (enzima desdobladora de proteínas); también llamada enterocinasa.

enteropexia *(enteropexy).* Fijación de una porción de intestino a la pared abdominal.

enteroptosis *(enteroptosia, enteroptosis).* Desplazamiento hacia abajo de los intestinos dentro de la cavidad abdominal, observado a veces en individuos obesos.

enteroquinasa *(enterokinase).* Véase enteropeptidasa.

enteroquiste *(enterocyst).* Quiste de la pared intestinal.

enterospasmo *(enterospasm).* Espasmo intestinal o cólico.

enterostenosis *(enterostenosis).* Estrechamiento o constricción de la luz intestinal.

enterostomía *(enterostomy).* Establecimiento de una abertura al intestino, temporal o permanente, a través de la pared abdominal.

enterotomía *(enterotomy).* Incisión en el intestino.

enterotoxina *(enterotoxin).* Citotoxina específica para las células de la mucosa intestinal.

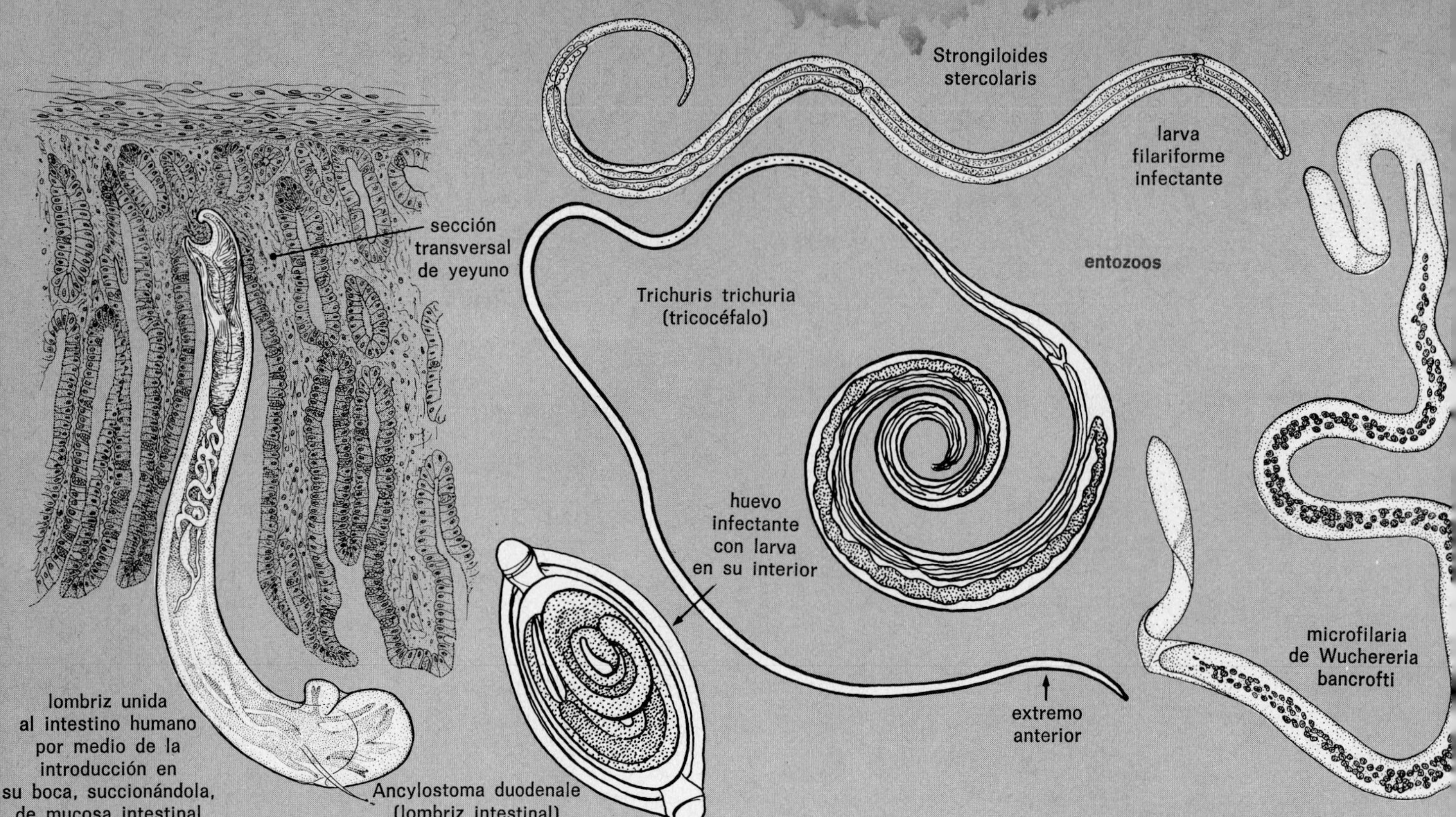

enterovirus *(enterovirus).* Miembro de un grupo de virus que penetran en el organismo por el aparato gastrointestinal y se multiplican principalmente en él.

enterozoo *(enterozoon).* Parásito intestinal.

entesitis *(enthesitis).* Irritación de la unión de un músculo o un tendón con un hueso, como sucede en el codo de los tenistas, al aplicar una férula tibial y en el llamado brazo de cristal de los lanzadores de béisbol.

entodermo *(entoderm).* Véase endodermo.

entomo- *(entomo-).* Forma prefija que significa insecto; p. ej. entomología.

entomofobia *(entomophobia).* Temor excesivo a los insectos.

entomología *(entomology).* Estudio de los insectos.

entópico *(entopic).* Que ocurre o está situado en el lugar normal; lo opuesto a ectópico.

entóptico *(entoptic).* Situado dentro del globo ocular.

entorno *(environment).* Conjunto de condiciones físicas o externas que influyen en el crecimiento y desarrollo de los organismos.

entozoo *(entozoon).* Animal parásito que vive en cualquiera de los órganos internos de su huésped.

entropía *(entropy).* **1.** Fracción de energía no disponible durante una reacción química para la realización de un trabajo porque ha pasado a incrementar el movimiento fortuito de los átomos o moléculas de un sistema. **2.** Medida de la susceptibilidad de un sistema a sufrir cambios espontáneos.

entropión *(entropion).* Inversión o desplazamiento hacia adentro del borde de un párpado.

entuertos *(afterpains).* Calambres debidos a contracciones uterinas después del parto.

entumecimiento *(numbness).* Insensibilidad incompleta o pasajera de una parte.

enucleación *(enucleation).* Extracción quirúrgica de un tumor u órgano, como el globo ocular, en forma completa y sin rotura.

enuclear *(enucleate).* **1.** Sacar en bloque, como al descascarar una nuez. **2.** Destruir o suprimir el núcleo.

enuresis *(enuresis).* Micción involuntaria.

e. nocturna, emisión involuntaria de orina durante el sueño que por lo general debe considerarse seriamente si continúa después de la edad del aprendizaje higiénico; puede tener un origen nervioso o emocional, o ser debida a desnutrición e infección o inflamación del tracto urinario.

envenenamiento *(poisoning).* Estado producido por un veneno; intoxicación.

e. por alimentos, intoxicación que produce un trastorno gastrointestinal agudo o manifestaciones neurológicas acompañadas de síntomas intestinales; se debe a la ingestión de alimentos que (a) han sido contaminados por microorganismos, (b) pueden ser venenosos o (c) pueden contener productos químicos perjudiciales.

e. por arsénico, intoxicación producida por la ingesta de compuestos que contienen arsénico, por lo general insecticidas o venenos para roedores; el arsénico reacciona con los grupos sulfhidrilos y desorganiza los sistemas enzimáticos vitales; los síntomas de la intoxicación crónica son cambios en la piel y neuropatía periférica; tanto en la forma aguda como en la crónica pueden aparecer cefalea y confusión.

e. por cianuro, intoxicación producida por la inhalación o ingestión de compuestos de cianuro; la muerte se puede producir a los pocos minutos; el cianuro se combina con enzimas que contienen hierro, como citocromos y catalasas, bloqueando el metabolismo de liberación de energía y ocasionando asfixia de los tejidos; las fuentes más comunes son insecticidas y fungicidas.

e. por mercurio, intoxicación producida por la ingestión de sales de mercurio solubles, como el cloruro mercúrico ($HgCl_2$), que producen lesiones corrosivas en el tracto gastrointestinal y la destrucción de los túbulos renales; la inhalación repetida de vapor de mercurio o la ingestión de pequeñas cantidades de sales mercurianas puede dar lugar a una intoxicación crónica por mercurio, caracterizada por síntomas mentales, lesiones renales y estomatitis; también llamado hidrargirismo y mercurialismo.

e. por metales pesados, intoxicación producida por metales como antimonio, arsénico, bismuto, cadmio, cobre, oro, plomo, mercurio, plata y talio; para tratar muchos de estos procesos se usan dimercaprol EDTA.

e. por monóxido de carbono, envenenamiento agudo potencialmente mortal, de gravedad variable, producido por la inhalación de monóxido de carbono; por lo general, la cefalea intensa es un síntoma precoz; posteriormente aparecen náuseas, debilidad y disnea de esfuerzo y, por último, pueden sobrevenir colapso y coma.

e. por plomo, intoxicación aguda o crónica por el plomo o sus sales, que producen trastornos gastrointestinales y mentales, anemia, presencia de eritrocitos basófilos y una línea azulada en las encías (ribete de Burton); se ve con más frecuencia en los niños pequeños que comen pintura seca; otras fuentes de plomo son juguetes de dicho material, gasolina y cañerías de plomo; también llamado plumbismo y saturnismo.

e. de la sangre, término coloquial vago; véase septicemia y bacteriemia.

e. por tetracloruro de carbono, envenenamiento debido a la ingestión, inhalación o absorción de tetracloruro de carbono, un disolvente industrial; produce necrosis hepática y renal.

envoltura *(pack).* **1.** Procedimiento de envolver a un paciente en mantas o sábanas calientes, frías, mojadas o secas. **2.** El conjunto de sábanas o mantas utilizadas para dicho fin.

enzima *(enzyme).* Proteína secretada por el organismo que actúa como catalizador promoviendo o acelerando un cambio químico en otras sustancias sin sufrir alteración en el proceso.

e. activadora, enzima que activa un aminoácido adosándolo al correspondiente ácido ribonucleico de transferencia.

e. adaptativa, enzima que sólo se detecta en un cultivo de microorganismos después de la adición de una sustancia determinada (inductor) al medio de cultivo, y que puede actuar sobre el inductor.

e. amarilla, riboflavina 5′-fosfato (mononucleótido de flavina).

e. digestiva, la que promueve la hidrólisis de proteínas, hidratos de carbono y grasas en el tracto digestivo previa a la absorción.

e. inducida, la generada por la adición de un sustrato específico a células que no metabolizan normalmente tal sustrato.

e. proteolítica, proteasa: enzima que actúa sobre los enlaces peptídicos de las proteínas y los péptidos; enzima desdobladora hidrolizadora de proteínas.

e. reductora, véase reductasa.

e. de transferencia, transferasa; enzima que cataliza la transferencia de un grupo químico de una sustancia a otra.

enzimático *(enzymatic).* Relativo a una enzima.

enzimólisis *(enzymolysis).* Descomposición química efectuada por una enzima.

enzimología *(enzymology).* Rama de la ciencia que se ocupa del estudio de las enzimas, su estructura y funcionamiento.

enzoótica *(enzootic).* Dícese de una enfermedad de los animales específica de una localidad, análoga a lo que es una enfermedad endémica para el hombre.

EOG *(EOG).* Abreviatura de electrooculografía.

eosina *(eosin).* Producto cristalino del alquitrán

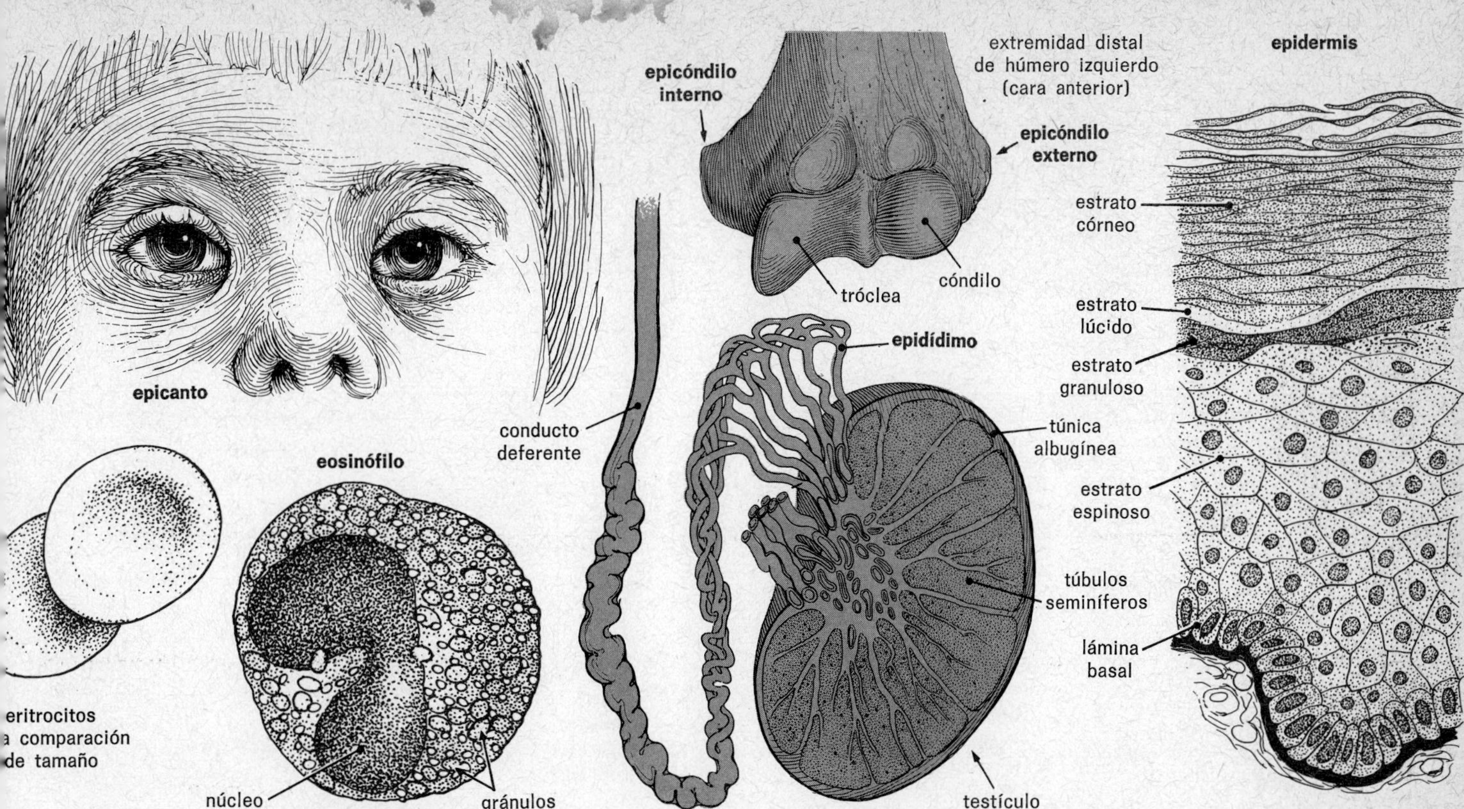

del carbón, usado en solución para teñir células para su estudio microscópico; da a los especímenes un tono rojizo.

eosinoblasto *(eosinoblast).* Leucocito granuloso joven (mieloblasto) que se desarrolla a eosinófilo.

eosinofilia *(eosinophilia).* Presencia de un número anormalmente grande de eosinófilos en la sangre.

eosinófilo *(eosinophil).* **1.** Célula, en especial un glóbulo blanco (leucocito eosinófilo), que se tiñe fácilmente con la coloración de eosina. **2.** Que se tiñe fácilmente con las coloraciones eosínicas; también llamado oxífilo.

eosinopenia *(eosinopenia).* Deficiencia en el número de leucocitos eosinófilos en la sangre.

epéndimo *(ependyma).* Membrana que tapiza los ventrículos cerebrales y el canal central de la medula espinal.

ependimoma *(ependymoma).* Tumor cerebral derivado de las células de la membrana que tapiza los ventrículos (epéndimo); aparece casi siempre en niños y jóvenes, y representa el 1 a 3 % de todos los tumores intracraneales.

epi- *(epi-).* Prefijo que significa encima o sobre.

epicanto *(epicanthus).* Pliegue cutáneo que se extiende desde la raíz de la nariz hasta el borde interno de la ceja, cubriendo el ángulo interno del ojo (canto); es normal en individuos de la raza mongólica; es habitual observar un pliegue similar en los niños menores de 10 años afectos de síndrome de Down, aunque confinado al ángulo interno; también llamado pliegue epicántico y pliegue palpebronasal.

epicardias *(epicardia).* Porción del esófago que se extiende desde el diafragma hasta el estómago.

epicardio *(epicardium).* Capa visceral o interna del pericardio en contacto con el corazón.

epicondilitis externa *(epicondylitis, lateral).* Dolor espontáneo y a la presión de los tendones cerca del epicóndilo externo del húmero; síndrome que afecta a la porción media de la extremidad superior, debido por lo general a la realización repetida de movimientos rotatorios del antebrazo (se supone que se producen desgarros microscópicas y la consiguiente tendinitis crónica); también llamado codo de tenista.

epicóndilo *(epicondyle).* Prominencia ósea situada encima de una eminencia articular lisa de un hueso largo.

e. externo, (1) del fémur, prominencia situada por encima del cóndilo externo; sirve de inserción al ligamento peroneo colateral de la articulación de la rodilla; (2) del húmero, eminencia tuberculada pequeña situada en el extremo inferior del hueso; sirve de inserción al ligamento radial colateral de la articulación del codo y a un tendón común del músculo supinador y algunos músculos extensores.

e. interno, (1) del fémur, eminencia grande convexa situada por encima del cóndilo interno donde se inserta el ligamento tibial colateral de la articulación de la rodilla; (2) del húmero, proyección grande situada por encima e internamente con respecto al cóndilo; sirve de inserción al ligamento cubital colateral de la articulación del codo, al pronador teres y al tendón común de los músculos flexores del antebrazo.

epicráneo *(epicranium).* El cuero cabelludo; las estructuras (músculo, aponeurosis y piel) que cubren el cráneo.

epicrisis *(epicrisis).* **1.** Crisis que acontece luego de la primera crisis de una enfermedad; crisis secundaria. **2.** Juicio clínico con el que se cierra una historia o caso de un enfermo.

epicrítico *(epicritic).* Aplícase a las fibras nerviosas sensitivas de la piel que perciben ligeras variaciones de tacto y temperatura.

epidemia *(epidemic).* Comienzo y propagación súbita en una comunidad de una enfermedad que afecta a muchas personas al mismo tiempo.

epidemiografía *(epidemiography).* Tratado de una o varias enfermedades epidémicas.

epidemiología *(epidemiology).* Estudio científico de las epidemias y las enfermedades epidémicas, en especial de los factores que influyen en la incidencia, distribución y control de las enfermedades infecciosas; estudio del desarrollo de las enfermedades en las poblaciones humanas.

epidemiólogo *(epidemiologist).* Persona especializada en epidemiología.

epidérmico *(epidermal).* Relativo o semejante a la epidermis.

epidermis *(epidermis).* Capa más externa y delgada de la piel formada por estratos de epitelio escamoso; está exenta de vasos sanguíneos y posee una distribución limitada de terminaciones nerviosas. Véase también piel.

epidermitis *(epidermitis).* Inflamación de la capa superficial de la piel.

epidermoide *(epidermoid).* **1.** Semejante a la epidermis. **2.** Tumor que contiene células epidérmicas aberrantes.

Epidermophyton. Género de hongos que producen trastornos cutáneos.

epidermoplastia *(epidermoplasty).* Injerto de piel.

epididimectomía *(epididymectomy).* Resección quirúrgica del epidídimo.

epididimitis *(epididymitis).* Inflamación del epidídimo.

epidídimo *(epididymis).* Estructura cordonal tortuosa en forma de C; la primera porción del conducto excretor de los testículos, que se extiende a lo largo de la superficie posterior, donde se almacenan los espermatozoides; consta de una cabeza, un cuerpo y una cola que se continúa con el conducto deferente.

epididimoorquitis *(epididymo-orchitis).* Inflamación del epidídimo y el testículo.

epididimotomía *(epididymotomy).* Incisión quirúrgica en el epidídimo, practicada por lo general para aliviar la tensión y el dolor en la epididimitis.

epididimovasostomía *(epididymovasostomy).* Unión quirúrgica del epidídimo y el conducto deferente con el propósito de salvar una obstrucción del conducto deferente.

epidural *(epidural).* Situado por encima o sobre la duramadre.

epifaringe *(epipharynx).* Nasofaringe.

epifenómeno *(epiphenomenon).* Síntoma que aparece durante el curso de una enfermedad pero no está necesariamente asociado con ella.

epifisiodesis *(epiphysiodesis).* Operación que crea un cierre prematuro permanente de una placa epifisaria, produciendo el cese del crecimiento del hueso.

epifisiólisis *(epiphysiolysis).* Separación de una epífisis del tallo de un hueso.

epífisis *(epiphysis).* Extremo de un hueso largo, desarrollado de modo independiente y separado inicialmente del tallo por cartílago.

e. cerebral, cuerpo pineal; glándula pineal; véase cuerpo.

epifisitis *(epiphysitis).* Inflamación de una epífisis.

epífora *(epiphora).* Flujo persistente de lágrimas por las mejillas, debido a la obstrucción de los conductos lagrimales, a la eversión del borde del párpado inferior o a la secreción excesiva de lágrimas.

epigastrio *(epigastrium).* Zona central superior del estómago; fosa gástrica.

epigénesis *(epigenesis).* Concepto de que un organismo se desarrolla por la formación de nuevas estructuras, opuesto a la antigua teoría de la preformación, según la cual un organismo se desarrolla por crecimiento de estructuras ya existentes en miniatura en el huevo.

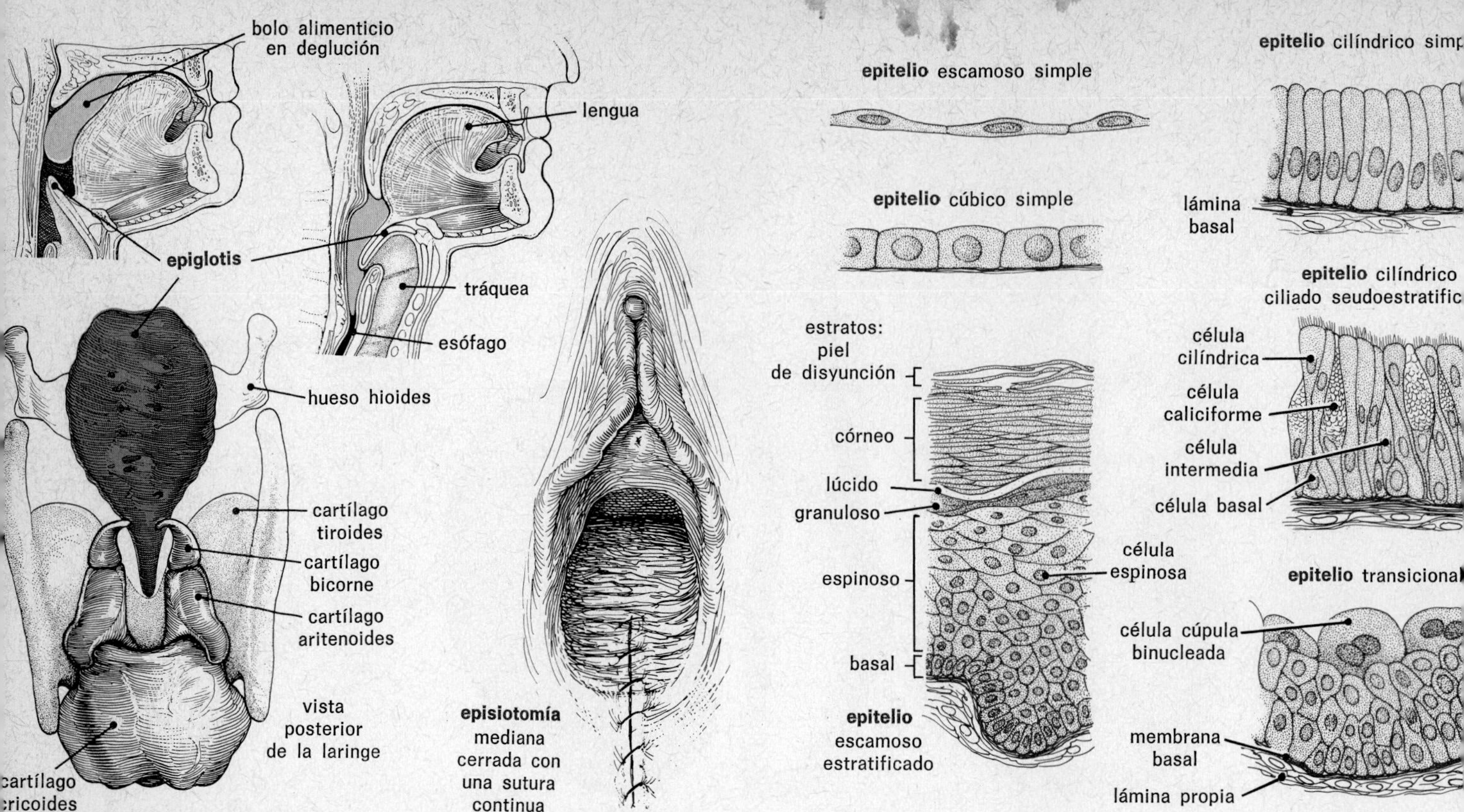

epiglotis *(epiglottis).* Cartílago en forma de hoja que cubre la abertura de la laringe durante la deglución, evitando así que el alimento entre en la tráquea.

epiglotitis *(epiglottitis).* Inflamación de la epiglotis; puede causar obstrucción respiratoria, en especial en los niños.

epilación *(epilation).* Extracción de los pelos con sus raíces; depilación.

epilema *(epilemma).* Endoneurio.

epilepsia *(epilepsy).* Enfermedad neurológica crónica caracterizada por alteraciones súbitas de la conciencia y frecuentemente convulsiones.

e. activada, ataques inducidos por fármacos o por choque eléctrico con un propósito experimental.

e. generalizada, crisis caracterizada por pérdida de la conciencia y espasmo del tronco y las extremidades, seguidos de espasmos clónicos generalizados; también llamada gran mal o epilepsia mayor.

e. de gran mal, véase epilepsia generalizada.

e. laríngea, ataques precipitados por tos violenta.

e. del lóbulo temporal, véase epilepsia psicomotora.

e. mayor, véase epilepsia generalizada.

e. musicógena, epilepsia refleja caracterizada por ataques precipitados por la audición de cierto tipo de música.

e. de pequeño mal, ataques breves y leves, que duran de 5 a 30 segundos, caracterizados por cese repentino de la actividad y mirada en blanco.

e. psicomotora, trastorno en el que la actividad que genera el ataque se origina en el lóbulo temporal, produciendo una actividad y un comportamiento extraños y alterados; también llamada epilepsia del lóbulo temporal.

e. del sueño, véase narcolepsia.

epiléptico *(epileptic).* **1.** Relativo a la epilepsia. **2.** Individuo afecto de epilepsia.

epileptoide *(epileptoid).* Semejante a la epilepsia; dícese de ciertas convulsiones.

epiloia *(epiloia).* Esclerosis tuberosa; véase esclerosis.

epimaxilar *(epimandibular).* Sobre el maxilar inferior.

epimenorrea *(epimenorrhea).* Menstruación que aparece a intervalos excesivamente cortos.

epimerasa *(epimerase).* Miembro de un grupo de enzimas que promueven cambios epiméricos.

epímeros *(epimers).* Dos azúcares que difieren entre sí únicamente en la configuración que rodea a un solo átomo de carbono; p. ej. glucosa y galactosa.

epimicroscopio *(epimicroscope).* Microscopio opaco, con un condensador alrededor del objetivo, empleado para observar especímenes opacos o translúcidos.

epimisio *(epimysium).* Vaina de tejido conjuntivo que rodea los distintos músculos.

epimorfosis *(epimorphosis).* Regeneración de una parte cortada de un organismo.

epineural *(epineural).* **1.** Situado encima de un arco neural. **2.** Relativo al tejido conjuntivo que rodea un tronco nervioso.

epineurio *(epineurium).* Tejido conjuntivo que cubre un nervio periférico.

epiplectomía *(epiploectomy).* Resección quirúrgica del epiplón.

epiplo- *(epiplo-).* Forma prefija que significa epiplón.

epiplocele *(epiplocele).* Hernia del epiplón.

epiploico *(epiploic).* Relativo al epiplón.

epiplón *(omentum).* Repliegue del peritoneo que une las vísceras entre sí y contiene los vasos y algunos conductos.

e. mayor, doble pliegue prominente del peritoneo que desciende a una distancia variable de la curvatura mayor del estómago por delante del intestino delgado, donde se pliega sobre sí mismo (formando entonces cuatro capas) y asciende hasta la superficie superior del colon transverso; se parece a un delantal, y suele contener grandes depósitos de grasa.

e. menor, pliegue de peritoneo que se extiende entre el hígado y la curvatura menor del estómago y el principio del duodeno; la porción que conecta el hígado con el estómago se llama ligamento hepatogástrico, mientras que la porción que pasa del hígado al duodeno se llama ligamento hepatoduodenal; el borde derecho del epiplón menor es libre y forma el margen ventral del agujero epiploico.

epiplopexia *(epiplopexy).* Véase omentopexia.

episclera *(episclera).* Tejido conjuntivo laxo que constituye la superficie externa de la esclerótica y contiene un gran número de pequeños vasos sanguíneos.

episcleritis *(episcleritis).* Inflamación del tejido conjuntivo del ojo entre la esclerótica y la conjuntiva.

episioperineoplastia *(episioperineoplasty).* Cirugía plástica de la vulva y el perineo.

episioperineorrafia *(episioperineorrhaphy).* Sutura de la vulva y el perineo lacerados.

episioplastia *(episioplasty).* Cirugía plástica de un defecto en la vulva.

episiorrafia *(episiorrhaphy).* Sutura de laceraciones en la vulva.

episiotomía *(episiotomy).* Incisión del perineo durante el parto practicada para evitar el desgarro vaginal, vulvar o perineal mediante un agrandamiento controlado del orificio vaginal, para acortar el segundo estadio del parto y evitar una presión excesiva del cráneo fetal durante el mismo parto; las dos incisiones más habituales son la mediolateral y la mediana (en la línea media); también llamada perineotomía.

episoma *(episome).* Clase de elementos genéticos bacterianos que pueden existir como entidades autónomas que se duplican en el huésped independientemente del cromosoma bacteriano o como segmentos de éste que se duplican con él.

epispadias, epispadia *(epispadias, epispadia).* Defecto congénito raro del varón, en el que la uretra se abre en la superficie dorsal del pene; defecto similar en la mujer en el que existe una fisura en la pared superior a la uretra.

epispástico *(epispastic).* Cualquier cosa que levanta ampollas.

epispinal *(epispinal).* Encima de la columna vertebral, la medula espinal o cualquier estructura semejante a una espina.

episplenitis *(episplenitis).* Inflamación de la cápsula del bazo; también llamada perisplenitis.

epistasis *(epistasis).* **1.** Película que se forma en la superficie de una secreción líquida corporal, como la orina. **2.** Interacción no recíproca de genes no alelos en la que uno suprime la acción del otro.

epistaxis *(epistaxis).* Véase hemorragia nasal.

episternal *(episternal).* Situado encima del esternón; también llamado suprasternal.

epistrófeo *(epistropheus).* Axis; la segunda vértebra cervical.

epitálamo *(epithalamus).* Area pequeña del diencéfalo formada por el trígono de la habénula, la glándula pineal y la comisura posterior.

epitelial *(epithelial).* Relativo al epitelio o formado por él.

epitelio *(epithelium).* Capa celular avascular que cubre las superficies externa e interna del cuerpo.

e. germinativo, mesotelio peritoneal especializado (cúbico plano) que forma una cubierta continua sobre el ovario; en otra época considerado como origen de las células germinativas primordiales (oogonios).

epitelioide *(epithelioid).* Semejante a epitelio.

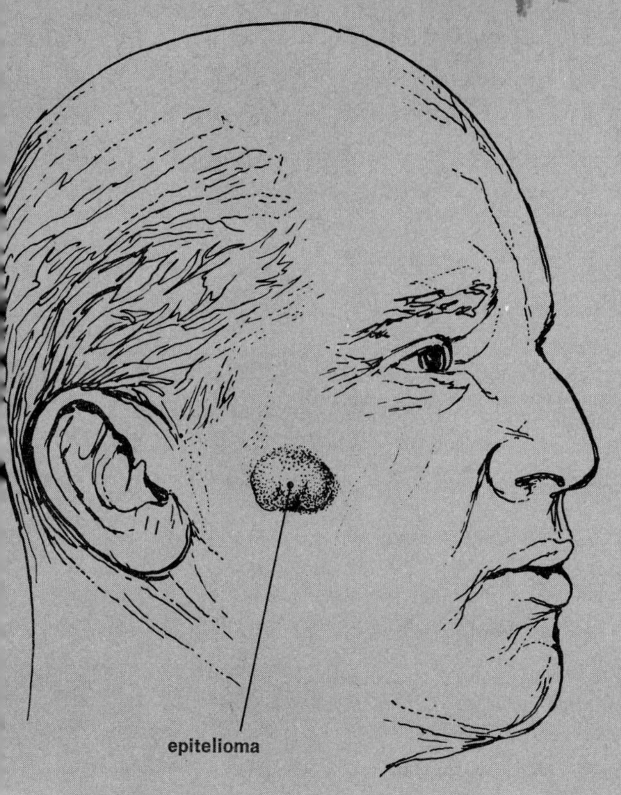

medidas y pesos **equivalentes**

Unidades norteamericanas habituales	Equivalentes norteamericanos	Equivalentes métricos
LONGITUD		
pulgada	0,083 pies	2,54 centímetros
pie	1/3 de yarda ó 12 pulg.	0,3048 metros
yarda	3 pies ó 36 pulg.	0,9144 metros
CAPACIDAD		
onza líquida	8 onzas líquidas	29,573 mililitros
pinta	16 onzas líquidas	0,473 litros
cuarto	2 pintas	0,946 litros
galón	4 cuartos	3,785 litros
PESO		
grano	0,036 dracmas	64,798 miligramos
dracma	27,344 granos	1,772 gramos
onza	16 dracmas	28,350 gramos
libra	16 onzas	453,592 gramos
Medidas apotecarias de peso	**Equivalentes norteamericanos habituales**	**Equivalentes métricos**
escrúpulo	20 granos	1,296 gramos
dracma	60 granos	3,888 gramos
onza	480 granos	31,103 gramos

epitelioma *(epitelioma).* Tumor maligno compuesto por células epiteliales que surge de la piel y de las mucosas.

e. calcificante de Malherbe, véase pilomatrixoma.

epitelización *(epithelialization).* Estadio final de la cicatrización de una herida superficial en el que se forma epitelio sobre el área desnuda.

epítope *(epitope).* Parte de la superficie de un antígeno a la que se adosa un anticuerpo. Véase parátope.

epizoo *(epizoon).* Animal parásito que vive en el exterior del cuerpo del huésped.

epizoico *(epizoic).* Que vive como parásito en la superficie del cuerpo del huésped.

eponímico *(eponymic).* Designado con el nombre de una persona o lugar.

epónimo *(eponym).* Denominación de una enfermedad, estructura o procedimiento quirúrgico que incluye el nombre de una persona; p. ej. enfermedad de Pott.

eponiquia *(eponychia).* Infección en el surco de la uña.

eponiquio *(eponychium).* **1.** Pliegue de piel que cubre la raíz de la uña; su borde libre cornificado forma la cutícula. **2.** Epidermis córnea del embrión en el lugar de la futura uña.

epoóforo *(epoophoron).* Vestigio del mesonefros (cuerpo de Wolff) consistente en túbulos rudimentarios localizados en la mesosalpinge entre el ovario y la trompa; también llamado cuerpo pampiniforme y órgano de Rosenmüller.

epoxi *(epoxy).* En química, un átomo de oxígeno unido a dos carbonos enlazados.

épulis *(epulis).* Tumor de las encías.

e. gravídico, el que aparece durante el embarazo.

equicalórico *(equicaloric).* Que tiene el mismo valor calórico.

equilibración *(equilibration).* Acción de producir o mantener el equilibrio.

equilibrio *(balance).* **1.** Estado de estabilidad corporal producido por el funcionamiento armonioso de las distintas partes. **2.** En química, igualdad de los componentes reactivos a cada lado de una ecuación química.

e. acidobásico, relación normal entre los elementos ácidos y básicos del plasma sanguíneo.

e. hídrico, estado corporal en relación con la ingesta y pérdida de agua.

e. nitrogenado, estado corporal en lo relativo a la ingesta y pérdida de nitrógeno; hay un balance positivo de nitrógeno cuando la cantidad de él excretada es menor que la ingerida, como sucede durante la época de crecimiento en los niños; el equilibrio nitrogenado negativo se produce cuando la cantidad de nitrógeno excretada es superior a la ingerida, como sucede durante el curso de enfermedades febriles y en la desnutrición.

equimolar *(equimolar).* Que contiene el mismo número de moles o que tiene igual molaridad.

equimolecular *(equimolecular).* Dícese de soluciones que contienen un número igual de moléculas.

equimoma *(ecchymoma).* Hematoma pequeño debido a una magulladura.

equimosis *(ecchymosis).* Magulladura; mancha negroazulada en la piel producida por la filtración de sangre de los vasos lesionados.

equimótico *(ecchymotic).* Relativo a la equimosis.

equin-, equino- *(echin-, echino-).* Formas prefijas que significan (a) caballo; (b) espinoso.

equinococosis *(echinococcosis).* Infección causada por las larvas de *Echinococcus granulosus* o *Echinococcus multilocularis,* que producen quistes expansivos en el hígado o los pulmones; puede producirse una reacción anafiláctica por rotura del quiste en la cavidad pleural o peritoneal; también llamada hidatidosis.

equinodermos *(Echinodermata).* Filo de invertebrados radialmente simétricos que a menudo tienen el cuerpo cubierto con espinas; incluye las estrellas de mar, los erizos de mar, las holoturias, etc.

equinus *(equinus).* Talipes equinus.

equivalencia *(equivalence).* **1.** En química, fuerzas de combinación relativas de una serie de átomos o radicales. **2.** Valencia.

equivalente *(equivalent).* **1.** Igual en cualquier aspecto (sustancia, valor, fuerza, etc). **2.** Que posee efectos iguales o similares.

e. epiléptico, manifestaciones como tos, cefaleas graves, dolor abdominal, etc., en lugar de los ataques típicos observados habitualmente en los epilépticos psicomotores.

e. gramo, (1) peso (por lo general en gramos) de una sustancia que puede combinarse con, o desplazar a, una unidad de peso de hidrógeno de un compuesto o su equivalente de otra sustancia; (2) peso atómico o molecular en gramos de un átomo o grupo de átomos que intervienen en una reacción química, dividido por el número de electrones cedidos, captados o compartidos por ese átomo o grupo de átomos en el transcurso de dicha reacción; (3) peso de una sustancia contenida en un litro de una solución normal; también llamado equivalente químico, peso equivalente y peso combinado.

e. químico, véase equivalente gramo.

Er *(Er).* Símbolo químico del elemento erbio.

Erb, paraplejía espástica de *(Erb's spastic paraplegia).* Inflamación sifilítica de la cubierta interna de las arterias que irrigan la medula espinal, que produce la degeneración de las vías piramidales.

erbio *(erbium).* Elemento blando maleable, tierra rara plateada; símbolo Er, número atómico 68, peso atómico 167,27.

erección *(erection).* **1.** Estado del tejido eréctil cuando se llena de sangre. **2.** Pene erecto.

eréctil *(erectile).* Susceptible de erección; relativo a un tejido vascular, como el del pene, que es capaz de llenarse de sangre y volverse algo rígido.

erector *(erector).* Algo que levanta o que vuelve erecto; aplícase específicamente a ciertos músculos que mantienen o producen la erección de una parte corporal.

eretismo *(erethism).* Grado exagerado de irritabilidad o excitabilidad, tanto general como de alguna parte del cuerpo, acompañado de cambios mentales como inestabilidad, pérdida de la memoria, falta de atención, disminución del intelecto y timidez; puede asociarse con intoxicación crónica.

ERG *(ERG).* Abreviatura de electrorretinograma.

erg *(erg).* Unidad de trabajo en el sistema *cgs* igual al trabajo realizado por una fuerza de una dina que desplaza una distancia de un centímetro su punto de aplicación.

ergastoplasma *(ergastoplasm).* Componente basófilo del citoplasma de ciertas células que producen sustancias proteicas.

ergocalciferol *(ergocalciferol).* Véase vitamina D_2.

ergodinamógrafo *(ergodynamograph).* Instrumento empleado para registrar el grado de fuerza muscular y la cantidad de trabajo logrado mediante una contracción muscular.

ergógrafo *(ergograph).* Instrumento para registrar la capacidad de trabajo de un músculo.

ergómetro *(ergometer).* Dinamómetro.

ergonomía *(ergonomics).* Véase biotecnología.

ergosterol *(ergosterol).* Esterol cristalino presente en los tejidos animales y vegetales que, bajo irradiación ultravioleta, se convierte en vitamina D_2; derivado del cornezuelo y otros hongos y levaduras.

ergotamina *(ergotamine).* Alcaloide derivado

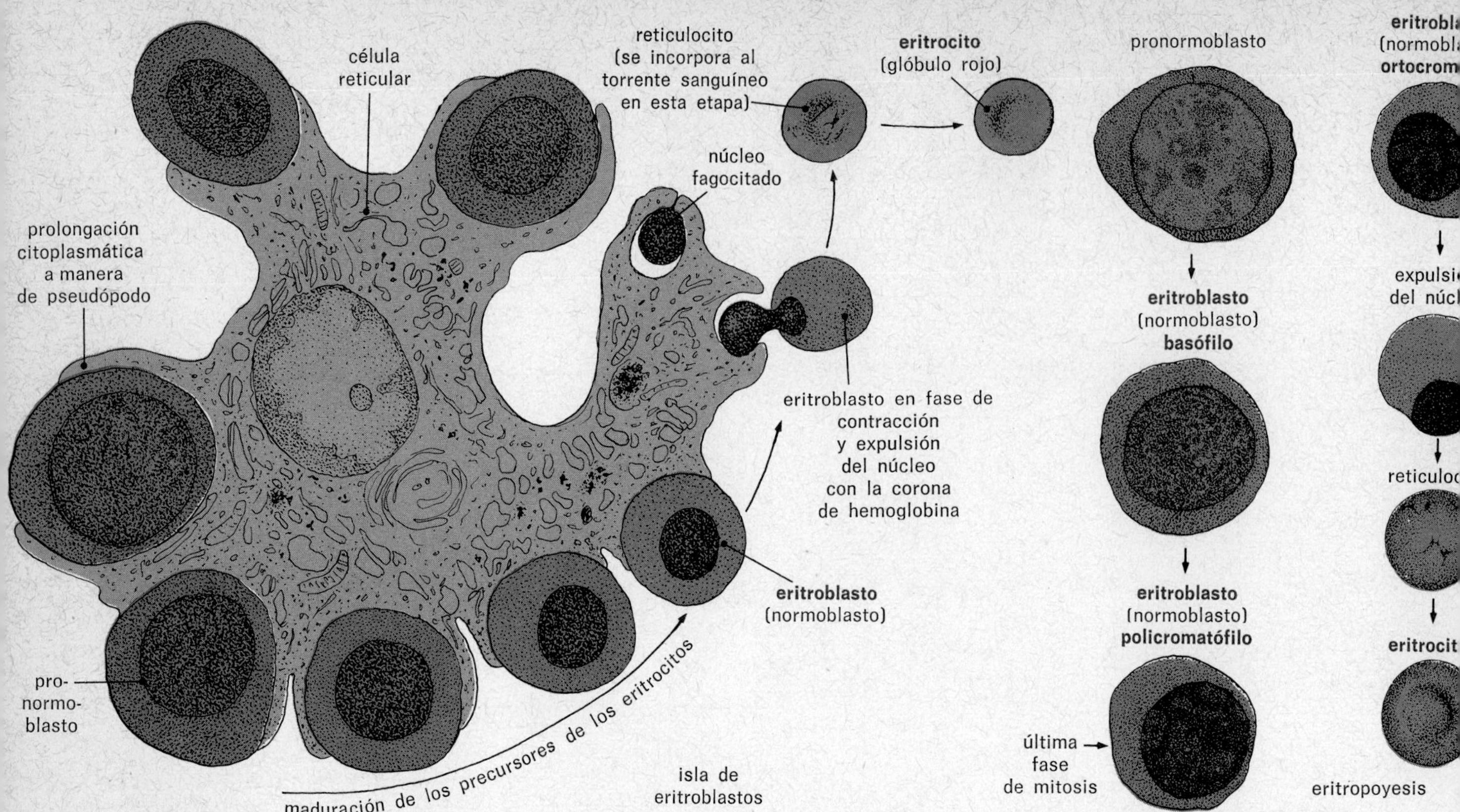

del cornezuelo que estimula el músculo liso, en especial el de los vasos sanguíneos y el del útero.

ergotismo *(ergotism).* Intoxicación por cereales, como el centeno, infectados con cornezuelo, en la que la constricción de las arteriolas produce cojera y gangrena de las extremidades.

erg-segundo *(erg-second).* Unidad de potencia del sistema cgs, igual a dina × cm × segundo, es decir, unidad de trabajo por segundo.

erisífaco *(erysiphake).* Instrumento quirúrgico (ventosa de succión conectada a un aparato de aspiración) empleado para extraer el cristalino afecto de catarata.

erisipela *(erysipelas).* Enfermedad contagiosa aguda causada por el *Streptococcus pyogenes,* caracterizada por erupción rojiza circunscrita de la piel, escalofríos y fiebre.

erisipeloide *(erysipeloid).* Infección de las manos por el bacilo *Erysipelothrix rhysiopathiae,* caracterizada por lesiones rojizas, que afecta a personas que manipulan pescado o carne infectada.

erisipelotoxina *(erysipelotoxin).* Toxina producida por *Streptococcus pyogenes,* bacteria que causa erisipela.

eritema *(erythema).* Enrojecimiento de la piel.

e. exudativo multiforme, forma rara y grave de eritema multiforme caracterizada principalmente por erupción, lesiones ulcerativas de la piel, la mucosa oral y los ojos; con frecuencia afecta también a los genitales, pulmones y articulaciones; también llamado síndrome de Stevens-Johnson.

e. marginado, tipo de eritema multiforme con lesiones discoides de bordes elevados.

e. multiforme, enfermedad aguda inflamatoria de la piel caracterizada por la erupción simétrica de máculas, pápulas o vesículas de diversos tamaños, que presentan un aspecto multiforme; puede ser una reacción alérgica; los casos graves pueden terminar fatalmente; en los casos leves (enfermedad de Hebra), la erupción suele recidivar.

e. multiforme bulloso, erupción vesiculosa de los labios, la lengua y la mucosa bucal.

e. nudoso, enfermedad de la piel, probablemente debida a una reacción de hipersensibilidad, caracterizada por nódulos rojos brillantes en la parte anterior de la región tibial y el muslo y la superficie extensora de los antebrazos.

e. solar, inflamación o formación de ampollas en la piel causada por exposición excesiva a los rayos ultravioletas del Sol.

e. tóxico, erupción difusa de la piel debida a una reacción alérgica a una sustancia tóxica.

e. venenata, eritema producido por contacto con alguna sustancia sensibilizante.

eritralgia *(erythralgia).* Estado de enrojecimiento doloroso de la piel.

eritrasma *(erythrasma).* Enfermedad contagiosa de la piel producida por la bacteria *Corynebacterium minutissimum;* caracterizada por una erupción en forma de placas pardo rojizas en las axilas y la ingle, que resplandecen bajo la luz de Wood.

eritredema *(erythredema).* Véase acrodinia.

eritremia *(erythremia).* Véase policitemia vera.

eritritiltetranitrato *(erythrityltetranitrate).* Compuesto utilizado en forma diluida para el tratamiento de la angina de pecho y la hipertensión.

eritro-, eritr- *(erythro-, erythr-).* Formas prefijas que indican una relación con el rojo.

eritroblastemia *(erythroblastemia).* Presencia de eritrocitos nucleados (eritroblastos) en la sangre periférica; puede observarse en muy diversos estados patológicos.

eritroblasto *(erythroblast).* Eritrocito joven en su estado nucleado inmaduro.

e. acidófilo, véase eritroblasto ortocromático.

e. basófilo, segundo estado de desarrollo del eritroblasto tras el de proeritroblasto; también llamado normoblasto basófilo, prorrubricito y eritroblasto precoz,

e. ortocromático, último estado de desarrollo del eritroblasto, en el que se sintetiza el 80 % de la hemoglobina; también llamado metarrubricito, normoblasto ortocromático, eritroblasto tardío y eritroblasto acidófilo.

e. policromatófilo, tercer estado de desarrollo del eritoblasto; también llamado normoblasto policromático y rubricito.

eritroblastopenia *(erythroblastopenia).* Deficiencia de eritroblastos (eritrocitos en su primer estado de desarrollo) en la medula ósea.

eritroblastosis *(erythroblastosis).* Número excesivo de eritroblastos en la sangre.

e. fetal, eritroblastosis del feto y el recién nacido asociada a incompatibilidad de factor Rh entre la madre y el hijo; se acompaña a menudo de aumento de volumen del bazo y el hígado; también llamada enfermedad hemolítica del recién nacido.

eritrocianosis *(erythrocyanosis).* Hinchazón y estado de enrojecimiento de las extremidades por la exposición a temperaturas frías, pero no congelantes.

eritrocinética *(erythrokinetics).* Mantenimiento de un número fijo de eritrocitos circulantes en el brio entre la cantidad de eritrocitos eliminados y la de los enviados a la sangre periférica por unidad de tiempo.

eritrocitemia *(erythrocythemia).* Policitemia; número excesivo de eritrocitos en la sangre.

eritrocítico *(erythrocytic).* Relativo a un glóbulo rojo.

eritrocito *(erythrocyte).* Glóbulo o corpúsculo rojo maduro que transporta oxígeno a los tejidos por medio de la hemoglobina que contiene; normalmente es un disco amarillento bicóncavo, sin núcleo, que mide aproximadamente 7,2 a 8,6 μ de diámetro; el espesor en el centro es de algo menos de 1 μ, y en el borde 2 μ; en el adulto humano normal se forman 2500000 eritrocitos por segundo; su ciclo de vida es de 120 días.

eritrocitolisina *(erythrocytolysin).* Sustancia capaz de disolver eritrocitos.

eritrocitólisis *(erythrocytolysis).* Véase hemólisis.

eritrocitómetro *(erythrocytometer).* Véase hematímetro.

eritrocitopenia *(erythrocytopenia).* Véase eritropenia.

eritrocitorrexis *(erythrocytorrhexis).* Escape parcial de protoplasma de un eritrocito que produce cambios en la forma de los mismos; también llamado plasmarrexis.

eritrocitosis *(erythrocytosis).* Formación excesiva de eritrocitos.

eritrocituria *(erythrocyturia).* Eritrocitos en la orina.

eritroclasis *(erythroclasis).* Fragmentación de los eritrocitos.

eritrocromía *(erythrochromia).* Coloración rojiza.

eritrocupreína *(erythrocuprein).* Proteína que contiene cobre, presente en los eritrocitos humanos.

eritrodermia *(erythroderma).* Término no descriptivo que indica enrojecimiento de la piel, especialmente sobre amplias zonas del cuerpo.

eritrodoncia *(erythrodontia).* Coloración rojiza de los dientes.

eritrofagia *(erythrophagia).* Eritrofagocitosis.

eritrofagocitosis *(erythrophagocytosis).* Ingestión y digestión de hematíes por otras células, como monocitos y leucocitos polimorfonucleares.

eritrogénesis imperfecta *(erythrogenesis imperfecta).* Anemia hipoplásica congénita; véase anemia.

eritrogenina *(erythrogenin).* Factor enzimático (factor eritropoyético renal) producido por el riñón que convierte el precursor plasmático eritropoyetinógeno en eritropoyetina (factor estimulan-

erupción de dientes permanentes

incisivos centrales	6- 8 años
incisivos laterales	7- 9 años
caninos	9-12 años
primeros premolares . . .	10-12 años
segundos premolares . . .	10-12 años
primeros molares	6- 7 años
segundos molares	11-13 años
terceros molares	17-21 años

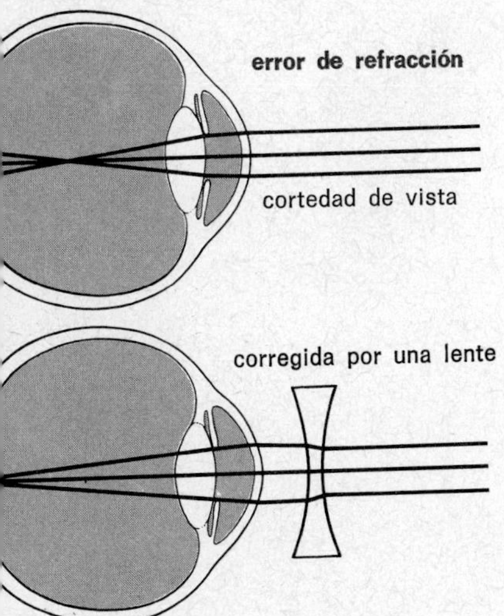

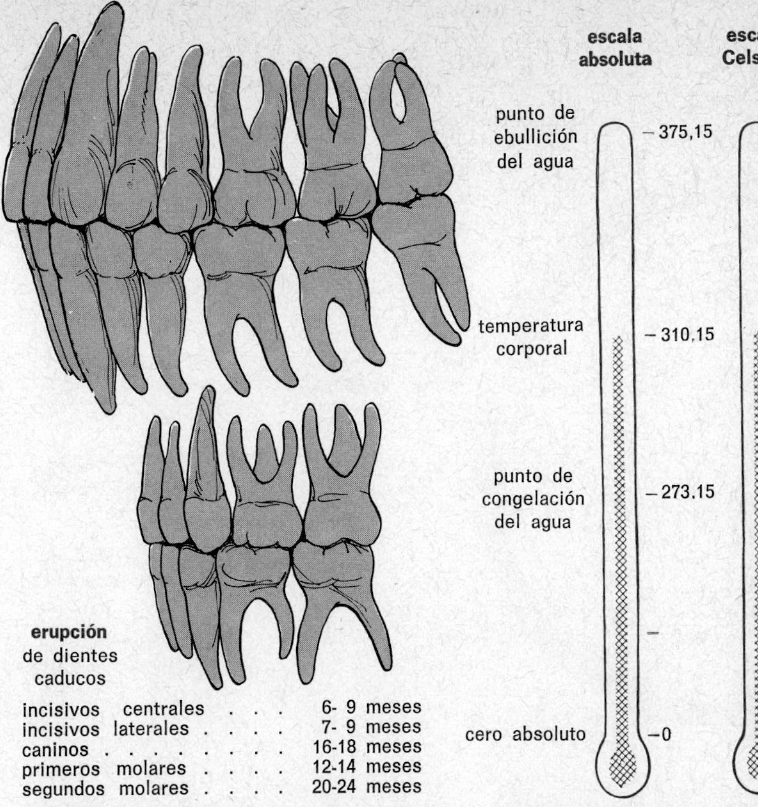

erupción de dientes caducos

incisivos centrales . . .	6- 9 meses
incisivos laterales	7- 9 meses
caninos	16-18 meses
primeros molares	12-14 meses
segundos molares	20-24 meses

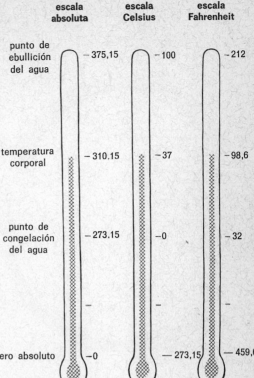

	escala absoluta	escala Celsius	escala Fahrenheit
punto de ebullición del agua	375,15	100	212
temperatura corporal	310,15	37	98,6
punto de congelación del agua	273,15	0	32
cero absoluto	0	– 273,15	– 459,67

te de la eritropoyesis).

eritrógeno *(erythrogenic).* **1.** Que causa una erupción. **2.** Que produce eritrocitos.

eritrogonio *(erythrogonium).* Dícese de los tejidos a partir de los cuales se desarrollan los eritrocitos.

eritroide *(erythroid).* Rojizo.

eritroleucemia *(erythroleukemia).* Proliferación de eritrocitos y leucocitos inmaduros.

eritrolisina *(erythrolysin).* Hemolisina.

eritromelalgia *(erythromelalgia).* Trastorno circulatorio que causa sensación urente en las manos y/o los pies y afecta a veces toda la extremidad, durando minutos u horas; también llamado eritermalgia.

eritromelia *(erythromelia).* Atrofia difusa de la piel.

eritromicina *(erythromycin).* Sustancia antibiótica extraída de una cepa de *Streptomyces erythreus.*

eritrón *(erythron).* Masa total de células eritropoyéticas y eritrocitos circulantes, considerada como un órgano funcional, aunque disperso.

eritroneocitosis *(erythroneocytosis).* Presencia de formas regenerativas de eritrocitos en la sangre periférica.

eritropenia *(erythropenia).* Disminución del número de eritrocitos; también llamada eritrocitopenia o anemia.

eritropía, eritropsia *(erythropia, erythropsia).* Visión roja, sensación subjetiva de que todos los objetos están cubiertos por un tinte rojizo.

eritropicnosis *(erythropyknosis).* Degeneración de los eritrocitos, que se vuelven oscuros y retraídos (cuerpos bronceados); se observa en el paludismo.

eritropoyesis *(erythropoiesis).* Formación de eritrocitos.

eritropoyético *(erythropoietic).* Relativo al origen de los eritrocitos.

eritropoyetina *(erythropoietin).* Factor estimulante de la eritropoyesis; hormona producida principalmente en el riñón, que estimula la producción de eritrocitos; también llamado factor eritropoyético y hematopoyetina.

eritroprosopalgia *(erythroprosopalgia).* Dolor urente y enrojecimiento de la cara que se creen indicativos de una enfermedad orgánica del sistema nervioso.

eritrorrexis *(erythrorrhexis).* Fragmentación de los eritrocitos.

eritruria *(erythruria).* Emisión de orina roja.

erógeno *(erogenous).* Que produce deseo sexual.

erosión *(erosion).* **1.** Desgaste gradual. **2.** En odontología, pérdida progresiva de la sustancia de un diente por un proceso químico, sin la ayuda de bacterias, que produce una depresión dura, lustrosa y lisa en la superficie del diente.

e. lagunar, depresión en el hueso causada por la resorción del tejido de éste por los osteocitos; también llamada laguna de Howship.

erótico *(erotic).* Relativo al deseo sexual o que tiende a generarlo.

erotismo *(eroticism).* Estado de excitación sexual.

erotógeno *(erotogenic).* Que produce excitación sexual.

errático *(erratic).* **1.** Dícese de síntomas que no siguen un modelo habitual. **2.** No convencional.

error de lectura *(reading mistake).* Colocación incorrecta de un residuo aminoácido en una cadena polipeptídica durante la síntesis de una proteína.

error de refracción *(error, refractive).* Defecto del sistema de refracción del ojo que impide que los rayos luminosos se enfoquen en la retina.

erubescencia *(erubescence).* Rubefacción de la piel.

eructar *(belch).* Expeler gas del estómago por la boca.

eructo *(eructation).* Acción de eructar; también llamada eructación.

erupción *(eruption).* **1.** Acción de estallar o brotar, como la aparición de lesiones en la piel. **2.** Rubefacción o enrojecimiento de la piel o las mucosas como manifestación de una enfermedad. **3.** Brote de un diente; acción de salir un diente a través de las encías.

Erysipelothrix. Género de bacterias de la familia corinebacteriáceas *(Corynebacteriaceae)* en el que se incluyen organismos grampositivos en forma de bastón que presentan una tendencia a formar filamentos largos; parasitan mamíferos, aves y peces.

E.S. *(S.E.).* Abreviatura de error estándar.

escabicida *(scabicide).* Producto destructivo de los ácaros que producen la sarna.

escafa *(scapha).* Depresión o surco longitudinal largo entre el hélix y el antehélix de la aurícula.

escafocefalia *(scaphocephalism).* Deformidad en la que el cráneo es anormalmente largo y estrecho (vértice elevado, frente abultada, aplanamiento lateral y aumento del diámetro anteroposterior) por causa del cierre prematuro de la sutura sagital.

escafocefálico *(scaphocephalic).* Caracterizado por escafocefalia.

escafoideo *(scaphoid).* En forma de barco, navicular; sumido; ahuecado.

escafoides *(navicular).* Hueso en forma de barco; véase tabla de huesos.

escala *(scale).* Sistema de marcas a intervalos regulares que sirve como patrón de medida. **2.** Instrumento que posee dichas marcas. **3** *(scala).* Uno de los conductos espirales de la cóclea o caracol; llámase también rampa.

e. absoluta, escala de temperatura en la que el punto cero es el cero absoluto (aproximadamente –273,16° C); también llamada escala de Kelvin.

e. de Celsius, escala de temperatura en la que 0° representa el punto de congelación del agua y 100° su punto de ebullición, ambos al nivel del mar; la temperatura corporal humana normal se cifra en 37°; recibe su nombre de Anders Celsius, el astrónomo sueco que la ideó; también llamada escala centígrada.

e. centígrada, la que posee 100 unidades iguales entre dos puntos estándar; por ej. la escala de Celsius.

e. Fahrenheit, escala de temperatura que cifra el punto de congelación del agua en 32°, el punto de ebullición en 212° y el calor normal del cuerpo humano en 98,6° a una presión atmosférica estándar; nombrada en honor del físico alemán Gabriel D. Fahrenheit.

e. de Kelvin, véase escala absoluta.

e. media, conducto coclear; véase conducto.

e. del tímpano, conducto espiral de la cóclea situado por debajo de la lámina espiral; también llamada conducto timpánico.

e. del vestíbulo, conducto espiral de la cóclea situado por encima de la lámina espiral; también llamada conducto vestibular.

escaldadura *(scald).* Lesión producida por un líquido o vapor caliente.

escaldar *(scald).* Quemar con un líquido o vapor caliente.

escalenectomía *(scalenectomy).* Escisión quirúrgica de un músculo escaleno o de una porción de él.

escaleno *(scalene).* Que tiene lados de longitud desigual; dícese de un triángulo o de un músculo de tales proporciones.

e. anterior, síndrome del, dolor en el hombro, que a menudo se irradia al brazo y parte posterior del cuello, causado por compresión de nervios y vasos entre la primera costilla torácica y un músculo escaleno anterior (anticus) hipertónico.

escalofrío *(chill).* **1.** Sensación moderada de frío. **2.** Sensación de frío acompañada de temblor y fie-

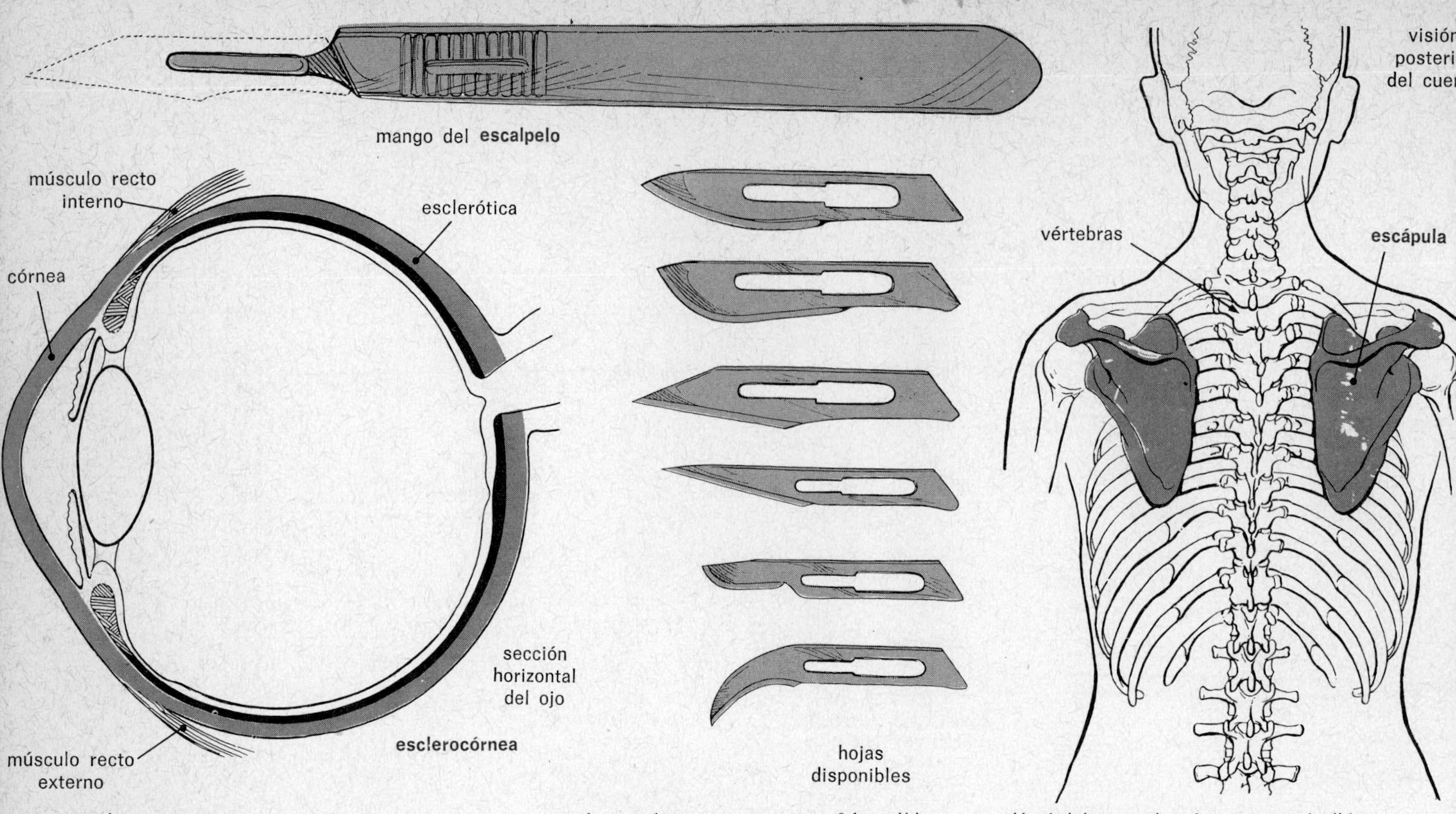

bre.

escalpelo *(scalpel).* Instrumento cortante quirúrgico delgado, dotado por lo general de hoja recambiable.

escalpriforme *(scalpriform).* Semejante a un cincel.

escama 1 *(scale).* Trozo delgado y pequeño de epitelio desprendido de la piel. 2 *(squama,* pl. *squamae).* Lámina delgada de hueso. **3.** Estructura escamoide.

escamomastoideo *(squamomastoid).* Relativo a las porciones escamosa y mastoidea del hueso temporal.

escamopetroso *(squamopetrosal).* Relativo a las porciones escamosa y petrosa del hueso temporal.

escamosa *(squamosa).* Porción a modo de escama del hueso temporal.

escamoso *(squamous).* **1.** Cubierto de escamas. **2.** Semejante a escamas.

escandio *(scandium).* Elemento metálico ligero, de color blanco plateado, que reacciona rápidamente con los ácidos; símbolo Sc, número atómico 21, peso atómico 44,956; está presente en la corteza de la Tierra a una concentración de unas cinco partes por millón.

escape *(escape).* Desarrollo de una actividad de marcapaso, asumida por el marcapasos inferior cuando falla el superior o se interrumpe la conducción auriculoventricular (A-V).

e. nodal, escape con funcionamiento del nódulo A-V como marcapasos.

e. ventricular, escape con funcionamiento de un foco ventricular ectópico como marcapasos.

escápula *(scapula).* Cualquiera de dos huesos triangulares planos y anchos situados sobre la porción superior de las costillas y que constituyen la parte posterior del hombro; se articula con la clavícula y el húmero; también denominado omóplato.

escapular *(scapular).* De o relativo a la escápula (omóplato).

escara *(scab).* Costra formada sobre la superficie de una úlcera o una herida superficial formada por pus, linfa o sangre desecados.

escarcha urémica *(frost, uremic).* Pequeñas escamas de urea que se observan a veces sobre la piel de pacientes con uremia.

escarificación *(scarification).* Realización de varias incisiones superficiales en la piel, como en las vacunaciones.

escarificar *(scab).* Desarrollar una escara.

escarlatina *(scarlatina).* Enfermedad infecciosa aguda causada por un estreptococo β-hemolítico.

escarlatiniforme *(scarlatiniform).* Semejante a la escarlatina; dícese de un exantema.

escarótico *(escharotic).* Cáustico.

escato- *(scato-, scat-).* Forma prefija que significa heces o excremento.

escatofagia *(scatophagy).* Ingestión de heces o inmundicias; también llamada ripofagia.

escatol *(skatole).* Compuesto cristalino formado en el intestino como consecuencia de la descomposición proteica.

escatología *(scatology).* **1.** Estudio y análisis científicos de las heces (coprología). **2.** En psiquiatría, estudio relativo a manifestaciones de trastornos asociadas con los excrementos.

escatoma *(scatoma).* Masa fecal condensada en el colon o recto que, a la palpación, hace pensar en un tumor abdominal (fecaloma).

escatoscopia *(scatoscopy).* Examen o inspección de las heces con fines diagnósticos.

esciage *(sciage).* Movimiento como de serrado hacia adelante y hacia atrás de la mano al realizar el masaje.

escíbalo *(scybalum).* Masa anormalmente dura de heces en el intestino.

escifozoo *(scyphozoan).* Animal de la clase escifozoos *(Scyphozoa).*

escifozoos *(Scyphozoa).* Clase de animales marinos del filo celentéreos *(Coelenterata),* que incluye las medusas.

escindir *(excise).* Cortar y extraer quirúrgicamente.

escinticisternografía *(scinticisternography).* Prueba para diagnosticar la hidrocefalia y para estudiar la dinámica del movimiento del líquido cefalorraquídeo mediante el uso de un trazador radiactivo.

escintigrama *(scintigram).* Patrón gráfico registrado en un papel de los pulsos derivados de un isótopo radiactivo, que revela su concentración en un órgano o tejido determinado; sirve para delimitar el tejido u órgano o su porción en metabolismo activo (gammagrafía).

escintilación *(scintillation).* Destello de luz producido en un cristal químico por la absorción de un fotón ionizante; el minúsculo destello de luz observado en una pantalla fluorescente es resultado de la emisión espontánea de partículas α cargadas a través de la superficie sensibilizada.

escintilador *(scintillator).* Contador de centelleo; véase contador.

escintiscanner *(scintiscanner).* Contador de centelleo direccional que barre automáticamente una región del cuerpo para registrar la concentración de isótopo emisor de rayos γ en el tejido.

escirro- *(scirrho-, scirrh-).* Forma prefija que significa duro.

escirro *(scirrhus).* Tumor canceroso duro compuesto principalmente de tejido conjuntivo fibroso.

escirroide *(scirrhoid).* Semejante a un escirro; duro.

escisión *(excision).* Extracción quirúrgica de una parte u órgano.

escleradenitis *(scleradenitis).* Endurecimiento inflamatorio de una glándula o ganglio.

escleral *(scleral).* De o perteneciente a la esclerótica.

esclerectasia *(sclerectasia).* Abultamiento de la esclerótica.

esclerectomía *(sclerectomy).* Extirpación quirúrgica de una pequeña parte de la esclerótica, como para el tratamiento del glaucoma.

escleredema *(scleredema).* Enfermedad de causa desconocida caracterizada por induración y tumefacción de la piel y los tejidos subcutáneos.

esclerema *(sclerema).* Endurecimiento de la piel y tejidos subyacentes.

escleritis *(scleritis).* Inflamación de la esclerótica.

e. anterior, la que afecta a la parte anterior del globo ocular en el punto en que la esclerótica se une al limbo de la córnea.

e. anular, escleritis anterior que se extiende en torno al limbo de la córnea (en forma de anillo).

e. herpética, herpe zoster que afecta a la esclerótica.

e. musculosa, escleritis anular que afecta al tejido episcleral de la parte periférica de la córnea.

e. piógena, escleritis causada por un émbolo bacteriano aposentado en un vaso escleral que da lugar a un absceso.

e. posterior, inflamación de la parte posterior de la esclerótica y la cápsula de Tenon; también puede afectar a la coroides subyacente y la retina.

esclero– *(sclero–, scler–).* Forma prefija que significa duro, o que indica relación con la esclerótica, la capa externa consistente del globo ocular.

escleroconjuntival *(scleroconjunctival).* Relativo a la esclerótica y la conjuntiva.

esclerocórnea *(sclerocornea).* La esclerótica y la córnea consideradas como una unidad.

esclerocoroidal *(sclerochoroidal).* Relativo a la esclerótica y a la coroides, las capas externa y media del globo ocular.

esclerodactilia *(sclerodactyly).* Escleroderma que afecta a los dedos de las manos y los pies.

escleroderma *(scleroderma).* Engrosamiento y endurecimiento progresivos de la piel.

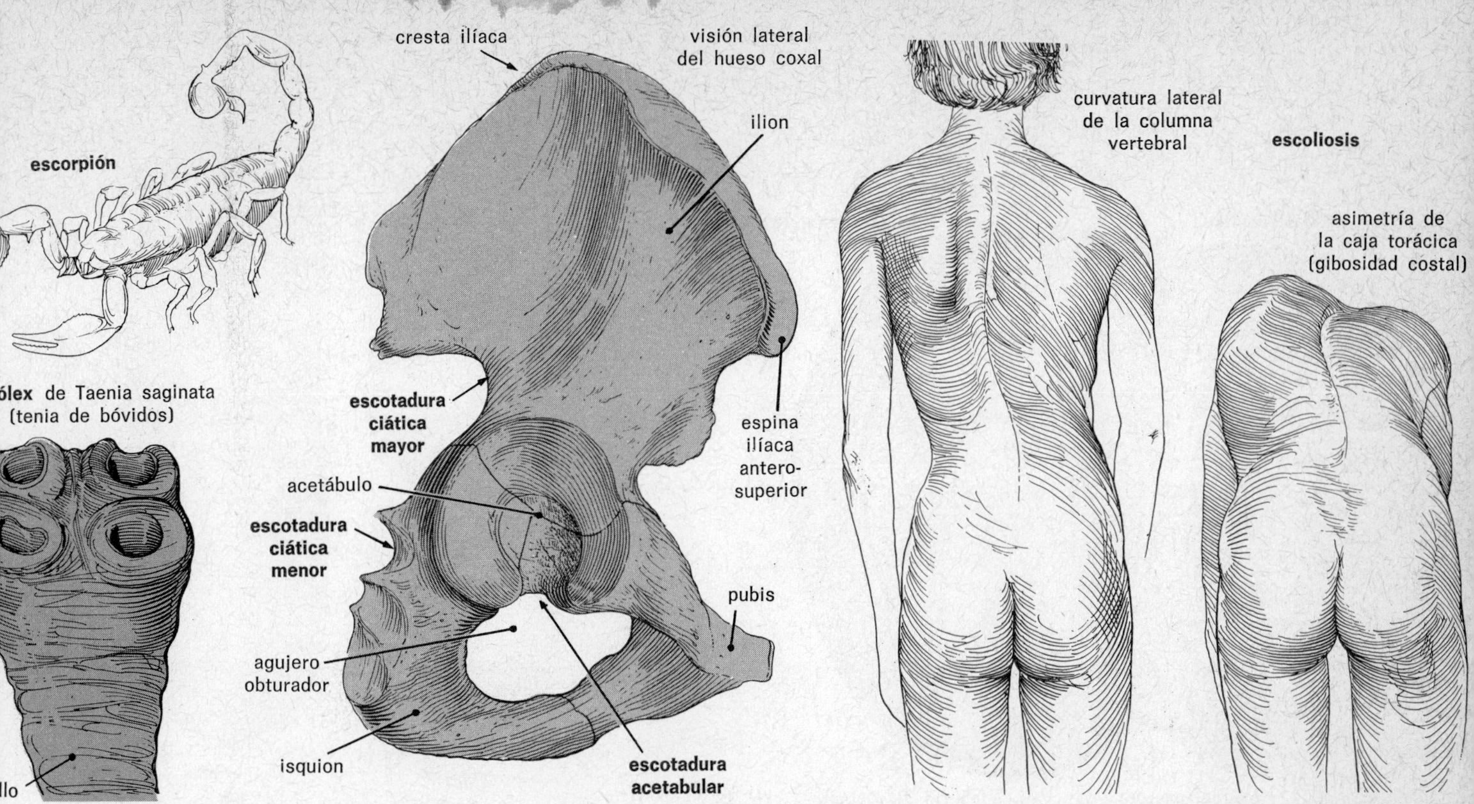

esclerodermatitis, esclerodermitis *(sclerodermatitis, sclerodermitis).* Inflamación, engrosamiento y endurecimiento de la piel.

escleroftalmía *(sclerophthalmia).* Afección congénita rara en la que el tejido escleral invade la córnea, dejando solamente libre una pequeña zona central.

esclerógeno *(sclerogenous).* Que produce un tejido o una sustancia dura; que ocasiona esclerosis.

escleroiritis *(scleroiritis).* Inflamación de la esclerótica y el iris.

escleroma *(scleroma).* Zona circunscrita de tejido duro o de granulación en la piel o en una mucosa.

escleromalacia *(scleromalacia).* Adelgazamiento extremo de la esclerótica que se observa en pacientes con artritis reumatoide.

escleroniquia *(scleronychia).* Endurecimiento y engrosamiento excesivos de las uñas.

escleroooforitis *(sclero-oophoritis).* Endurecimiento inflamatorio del ovario; también denominado escleroootecitis.

escleroootecitis *(sclero-oothecitis).* Véase escleroooforitis.

escleroplastia *(scleroplasty).* Cirugía reparadora de la esclerótica.

escleroproteína *(scleroprotein).* Proteína dura y fibrosa semejante a la albúmina; también se denomina albuminoide.

esclerosar *(sclerose).* Endurecerse o tornarse esclerótico.

esclerosis *(sclerosis).* Endurecimiento de los tejidos debido a la proliferación de tejido conjuntivo; suele tener origen en una inflamación crónica.

e. arterial, véase arteriosclerosis.

e. calcífica de la media, arteriosclerosis de Mönckeberg; véase arteriosclerosis.

e. endocárdica, fibroelastosis endomiocárdica; véase fibroelastosis.

e. lateral amiotrófica, enfermedad caracterizada por degeneración de los cordones motores laterales de la medula espinal, que da lugar a atrofia muscular progresiva y reflejos exaltados.

e. múltiple, enfermedad del cerebro y la medula espinal que afecta principalmente a adultos jóvenes y se caracteriza por pérdida de las vainas adiposas (mielina) que envuelven a las fibras nerviosas; su nombre procede de las placas de fibras nerviosas escarificadas (esclerosadas) que salpican el sistema nervioso central; los síntomas varían según la distribución de las placas escleróticas, pero los más frecuentes son debilidad, incoordinación de movimientos (ataxia), lenguaje escandido (vacilante, monosilábico), oscilación involuntaria de los globos oculares (nistagmo) y temblor grosero.

e. tuberosa, enfermedad hereditaria caracterizada por menoscabo mental progresivo, convulsiones epilépticas y, en ocasiones, adenomas sebáceos de la piel.

escleroso *(sclerous).* Endurecido; indurado; encallecido; coriáceo; escarificado.

esclerostomía *(sclerostomy).* Creación quirúrgica de una abertura fistulosa en la esclerótica, para aliviar el glaucoma, por ejemplo.

escleroterapia *(sclerotherapy).* Inyección de una sustancia química en el interior de una vena para ocluir su luz; método para tratar las venas varicosas.

esclerótica *(sclera).* Túnica membranosa blanca y fuerte, la más externa de tres, que cubre todo el globo ocular, salvo la porción anterior, que está ocupada por la córnea.

esclerótico *(sclerotic).* **1.** Relativo a la esclerosis o caracterizado por ella. **2.** De la esclerótica, capa externa del globo ocular, o relativo a ella.

esclerotoma *(sclerotome).* En embriología, las células que se desprenden del somita, rodean el notocordio y la medula espinal, se diferencian más tarde en cartílago y forman en su momento las vértebras.

esclerotomía *(sclerotomy).* Incisión quirúrgica de la esclerótica.

escobillón *(swab).* Bola pequeña de algodón o gasa asegurada en torno al extremo de una varilla o alambre; se emplea para limpieza, para aplicar medicación o para obtener muestras de material para examen bacteriológico (torunda).

escolecología *(scolecology).* Véase helmintología.

escólex, pl. **escólices** *(scolex, scoleces).* Cabeza de una tenia por cuya mediación se fija a la mucosa del intestino delgado; está conectada por un cuello corto y estrecho a un gran número de proglótides (segmentos).

escólices *(scoleces).* Plural de escólex.

escoliosis *(scoliosis).* Curvatura rotatoria lateral de la columna vertebral.

e. congénita, escoliosis resultante de la malformación de la columna vertebral o el tórax.

e. estática, la debida a una diferencia en la longitud de las piernas.

e. idiopática, curvatura espinal lateral de causa desconocida; comprende el 80 % de los casos de escoliosis.

e. miopática, escoliosis debida a debilidad de los músculos de la columna vertebral.

e. osteopática, curvatura lateral consecuente a afecciones patológicas de las vértebras, como tuberculosis, raquitismo, osteomalacia y tumores.

escoliótico *(scoliotic).* Relativo a la escoliosis o afecto de ella.

escopolamina *(scopolamine).* Alcaloide hipnótico no barbitúrico hallado en las hojas y semillas de *Hyoscyamus niger* (beleño), *Scopola carniolica, Atropa belladonna* y otras plantas solanáceas; a dosis tóxicas, puede ocasionar excitación, alucinaciones, delirio y otros efectos mentales peculiares; gracias a sus cualidades amnésicas, se utiliza con la morfina para producir «modorra»; utilizada ampliamente en tocoginecología en otra época.

escorbuto *(scurvy).* Enfermedad deficitaria nutricional consecuente a una carencia de vitamina C (ácido ascórbico) que se caracteriza por esponjamiento y tumefacción de las encías, que se vuelven sangrantes, hemorragias y debilidad extrema.

escorpión *(scorpion).* Miembro del orden *Scorpionida* que posee un cuerpo segmentado y una cola eréctil que tiene un aguijón venenoso.

escotadura *(notch).* Indentación o depresión.

e. acetabular, escotadura en el borde inferior del acetábulo del hueso de la cadera; la cruza a modo de puente el ligamento acetabular transverso.

e. aórtica, depresión en el esfigmograma causada por el rebote al cerrarse las válvulas aórticas.

e. cardiaca, escotadura en el borde anterior del pulmón izquierdo a nivel del cuarto cartílago costal.

e. ciática mayor, indentación profunda en el borde posterior del hueso de la cadera, en la unión del ilion y el isquion; el ligamento sacroespinoso la convierte en un agujero.

e. ciática menor, escotadura en el borde posterior del isquion por debajo de la espina isquiática; queda convertida en un agujero por los ligamentos sacrotuberoso y sacroespinal.

e. en cuarto creciente de Hutchinson, escotadura algo semilunar en el borde incisal de los incisivos centrales superiores en los dientes de Hutchinson; en ocasiones se observa también en otros dientes anteriores.

e. dicrótica, depresión en el esfigmograma que precede a la onda dícrota de pulso.

e. escapular, escotadura semicircular en el borde superior de la escápula, en la base de la apófisis coracoides.

e. mandibular, escotadura semicircular entre el cóndilo y la apófisis coronoides del maxilar inferior.

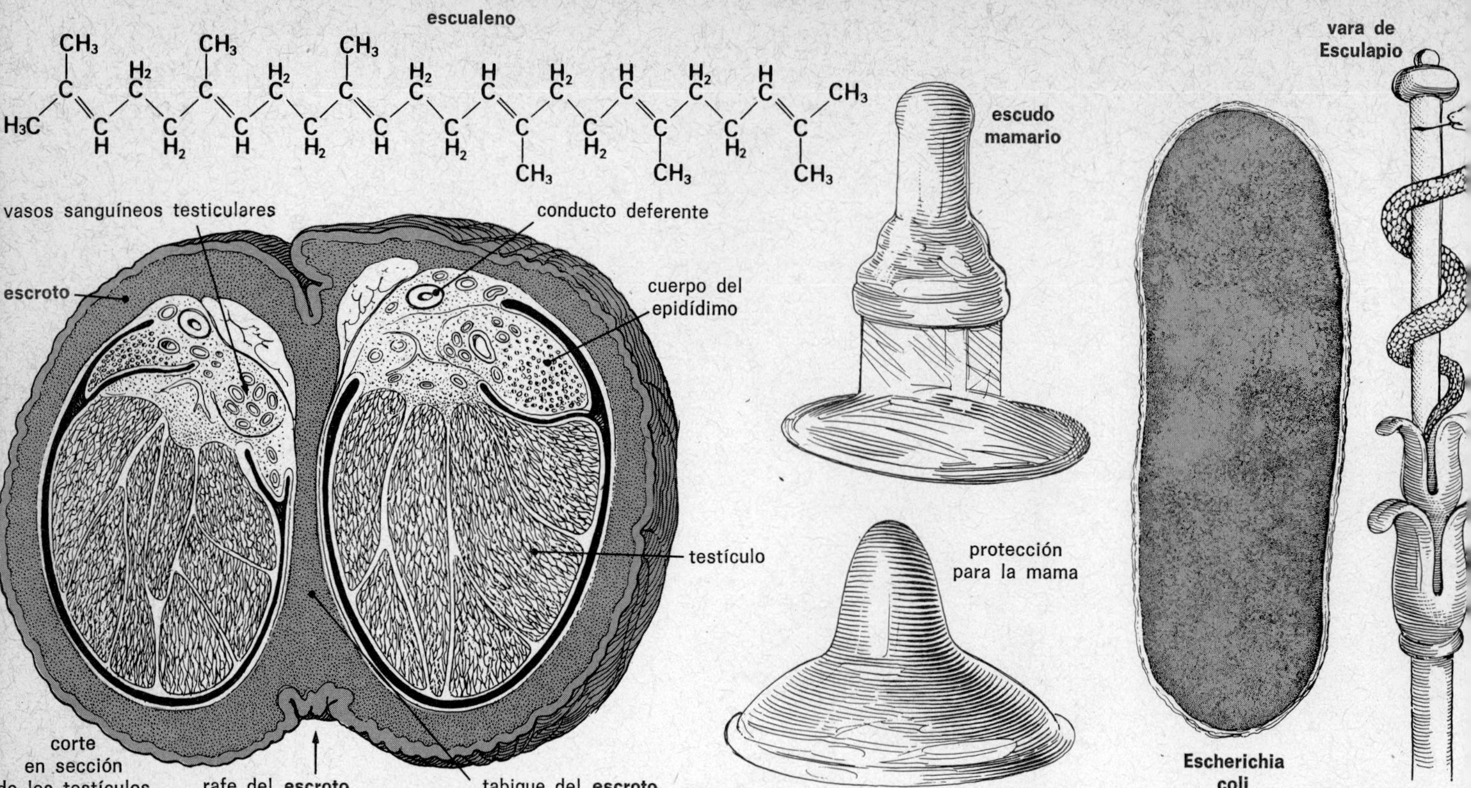

e. supraorbitaria, escotadura o surco (en ocasiones un agujero) en la parte superior del borde orbitario a través de la cual pasan el nervio y los vasos supraorbitarios.

e. suprasternal, escotadura entre las cabezas esternales de los dos músculos esternocleidomastoideos; también llamada escotadura yugular.

e. tentorial, solución de continuidad de la tienda del cerebelo a través de la cual se extiende el tronco del encéfalo desde la fosa craneal posterior a la fosa craneal media.

e. troclear, gran concavidad sobre la superficie anterior de la apófisis olecraniana del cúbito que se articula con la tróclea del húmero.

e. vertebral, una o dos escotaduras por encima y por debajo del pedículo de la vértebra; las escotaduras de dos vértebras adyacentes forman un agujero intervertebral.

e. yugular, véase escotadura suprasternal.

escoto- *(scoto-).* Forma prefija que indica oscuridad.

escotocromógenos *(scotochromogens).* Micobacterias del grupo II que producen un pigmento amarillo cuando se cultivan en la oscuridad y un pigmento anaranjado en presencia de luz.

escotofobia *(scotophobia).* Temor desmesurado a la oscuridad.

escotoma *(scotoma).* **1.** Mancha ciega anómala; zona del campo visual en la que la visión está ausente o muy disminuida. **2.** En psiquiatría, punto ciego imaginario en la conciencia psicológica de un individuo caracterizado por una ausencia de percepción o incapacidad para aprehender un problema mental.

escotomatoso *(scotomatous).* Relativo a una zona con visión disminuida o nula (escotoma) del campo visual.

escotómetro *(scotometer).* Instrumento utilizado para diagramar y medir una zona aislada de visión disminuida o nula (escotoma) del campo visual.

escotopía *(scotopia).* Véase visión escotópica.

escotópico *(scotopic).* **1.** Relativo a la visión que está adaptada a niveles de iluminación bajos. **2.** Indicativo de los niveles de iluminación bajos a los que la sensibilidad del ojo a la luz se incrementa en gran medida cuando está adaptado a la oscuridad.

escrófula *(scrofula).* Inflamación tuberculosa de los ganglios linfáticos del cuello de los niños causada por *Mycobacterium bovis;* relativamente rara en la actualidad como consecuencia de la eliminación del ganado tuberculoso y la pasteurización de la leche; también se denomina adenitis cervical.

escrofuloderma *(scrofuloderma).* Tuberculosis de la piel.

escrotal *(scrotal).* De o relativo al escroto.

escrotectomía *(scrotectomy).* Escisión quirúrgica de una parte del escroto.

escrotitis *(scrotitis).* Inflamación del escroto.

escroto *(scrotum).* Saco formado por dos capas que envuelve los testículos y la parte inferior de los cordones espermáticos; está formado por piel, músculos y fascia, y dividido en su superficie en dos partes por una línea elevada (rafe).

escrotocele *(scrotocele).* Hernia inguinal completa que descansa en el escroto; también se denomina hernia escrotal.

escrotoplastia *(scrotoplasty).* Véase osqueoplastia.

escualeno *(squalene).* Hidrocarburo de terpeno no saturado hallado en el aceite de hígado de tiburón y un intermediario en la biosíntesis del colesterol; presente en cantidades pequeñas en el plasma sanguíneo.

escudo 1 *(scute).* Lámina o placa delgada, como la delgada lámina ósea que separa la parte superior del oído medio de las células mastoideas. **2.** *(shield).* Medio de protección, como los delantales o láminas de plomo utilizados para proteger a una persona de la radiación.

e. de Buller, cápsula de vidrio de reloj en un marco de cinta adhesiva adaptada al ojo no afecto para protegerlo del otro ojo infectado.

e. embrionario, tumefacción del blastodermo embrionario dentro de la cual aparece la raya primitiva.

e. mamario, tapón en forma de cúpula usado para proteger los pezones inflamados o irritados del contacto con la ropa.

e. ocular, recubrimiento protector del ojo.

Esculapio *(Aesculapius).* Dios de la Medicina.

E. vara de, bastón rodeado por una serpiente; símbolo de la profesión médica.

escupidera *(cuspidor, spittoon).* En odontología, dícese de la vasija en forma de copa, adyacente al sillón dental, usada para escupir.

Escherichia. Género de bacterias de la familia enterobacteriáceas *(Enterobacteriaceae)* en el que se incluyen bacilos cortos gramnegativos; las especies móviles están cubiertas con flagelos; fermentan la glucosa y la lactosa con formación de gas y ácido, y están presentes en las heces, pudiendo ocasionar enfermedades en el hombre.

E. coli, variedad móvil presente normalmente en el intestino humano; antes llamada también *Bacillus coli.*

esencia *(essence).* **1.** Propiedades o cualidades intrínsecas y características de una cosa. **2.** Extracto líquido de una sustancia que retiene sus propiedades fundamentales, como la solución alcohólica de un aceite volátil.

esencial *(essential).* **1.** Necesario. **2.** Que no presenta causa externa aparente; dícese de una enfermedad.

eserina *(eserine).* Véase fisostigmina.

e., salicilato de, véase salicilato de fisostigmina.

esfacelar *(sphacelate).* Tornarse gangrenoso.

esfaceloderma *(sphaceloderma).* Gangrena de la piel.

esfenión *(sphenion).* Punto craneométrico situado en la extremidad del ángulo esfenoideo del hueso parietal.

esfeno- *(spheno).* Forma prefija que significa en forma de cuña.

esfenoidal *(sphenoid).* Relativo a un gran hueso en forma de cuña situado en la base del cráneo.

esfenoideo *(sphenoid).* En forma de cuña; esfenoidal.

esfenoiditis *(sphenoiditis).* Inflamación de un seno esfenoidal.

esfenoidostomía *(sphenoidostomy).* Escisión de una porción de la pared anterior de un seno esfenoidal.

esfenoidotomía *(sphenoidotomy).* Incisión en un seno esfenoidal.

esfenopalatino *(sphenopalatine).* Relativo a los huesos esfenoides y palatino.

esfenorbitario *(sphenorbital).* Relativo al esfenoides y la órbita.

esfenoscamoso *(sphenosquamosal).* Relativo al esfenoides y la porción escamosa del hueso temporal.

esfera *(sphere).* Estructura en forma de bola; cuerpo globular.

e. de atracción, véase astrosfera.

e. de Morgagni, glóbulos de Morgagni; véase glóbulo.

esferocito *(spherocyte).* Eritrocito que aparece esférico en estado animado y tiene un diámetro inferior a seis micras; presenta una densidad de hemoglobina superior a la normal y una relación superficie/volumen disminuida; característico de la esferocitosis hereditaria y de ciertas anemias hemolíticas de otro tipo.

esferocitosis *(spherocytosis).* Presencia de eritrocitos que son más esféricos que bicóncavos, como ocurre en la anemia hemolítica; también

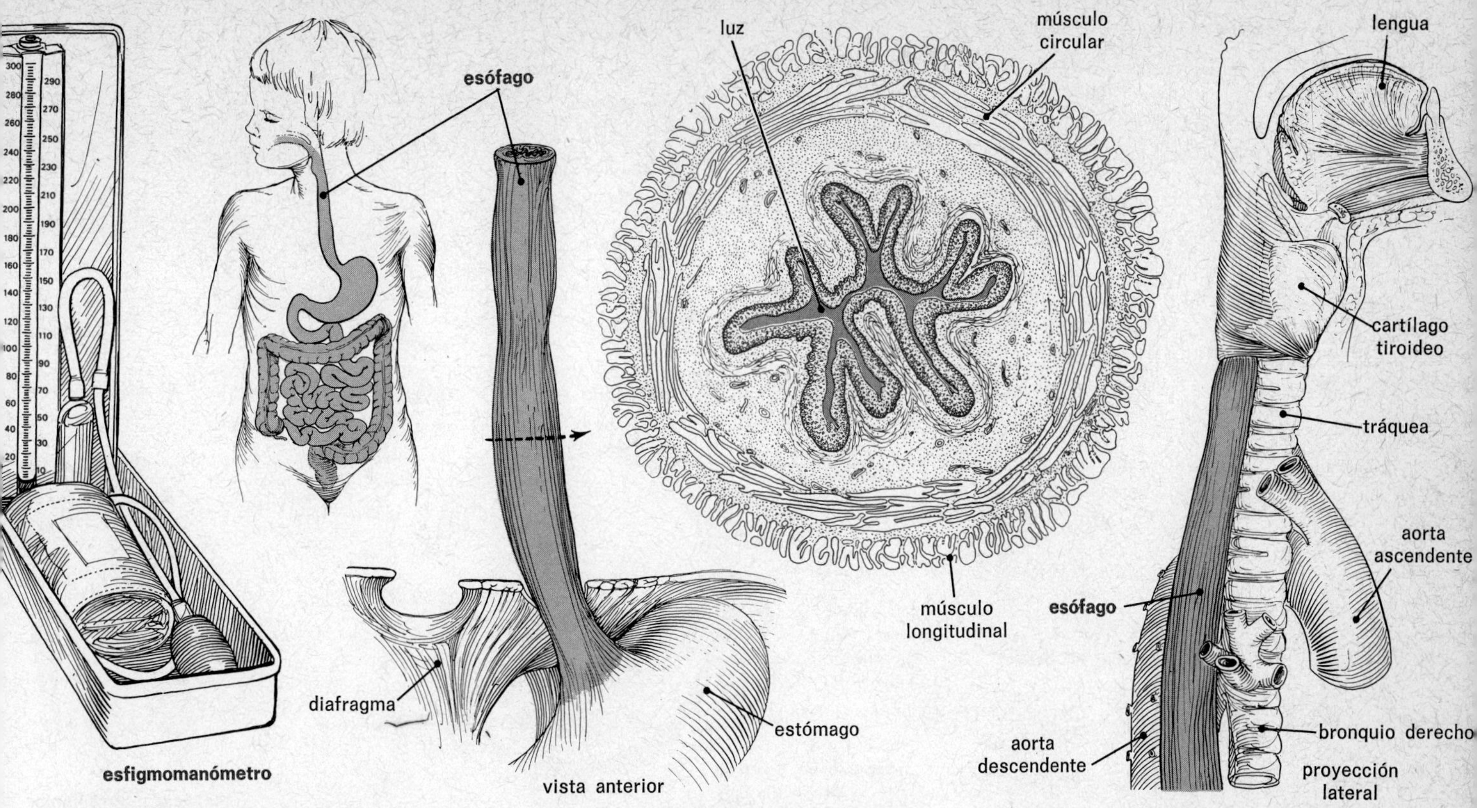

llamada anemia esferocítica congénita.

esférula *(spherule)*. **1.** Esfera pequeña. **2.** Estructura esférica diminuta, de paredes gruesas, que contiene multitud de esporas de hongos; característica de la fase parasitaria de *Coccidioides immitis*.

e. variforme, porción terminal diminuta de la célula variforme retiniana que forma relaciones sinápticas con las prolongaciones de las células bipolares y horizontales de la retina.

esfígmico *(sphygmic)*. Relativo al pulso.

esfigmo- *(sphygm-, sphygmo-)*. Forma prefija que significa pulso.

esfigmófono *(sphygmophone)*. Instrumento que hace audibles las vibraciones de cada uno de los latidos del pulso.

esfigmografía *(sphygmography)*. **1.** Registro gráfico del pulso arterial por mediación del esfigmógrafo. **2.** Tratado sobre el pulso.

esfigmógrafo *(sphygmograph)*. Instrumento empleado para hacer una representación gráfica (curva) del pulso arterial.

esfigmograma *(sphygmogram)*. Curva que representa el pulso arterial, realizada con un esfigmógrafo.

esfigmoideo *(sphygmoid)*. Semejante al pulso.

esfigmomanómetro *(sphygmomanometer)*. Instrumento para medir la presión sanguínea arterial.

esfigmómetro *(sphygmometer)*. Esfigmomanómetro.

esfigmopalpación *(sphygmopalpation)*. Palpación o «toma» del pulso.

esfigmoscopio *(sphygmoscope)*. Instrumento utilizado para hacer visible el latido del pulso.

esfingolípido *(sphingolipid)*. Uno de un grupo de lípidos que contienen en su estructura una base alifática de cadena larga; por ej. ceramida, cerebrósido, esfingomielina, gangliósido; se encuentran principalmente en tejidos del sistema nervioso central.

esfingolipidosis *(sphingolipidosis)*. Denominación general de un cierto número de trastornos caracterizados por un metabolismo anómalo de los esfingolípidos.

e. cerebral, cualquiera de un grupo de enfermedades hereditarias causadas por una alteración del metabolismo que origina un aumento de los lípidos en el cerebro y se caracteriza por una disminución progresiva de la visión que desemboca en ceguera completa (usualmente en dos años), deterioro mental grave, atrofia retiniana, convulsiones y parálisis; hay cuatro tipos de este trastorno: infantil (enfermedad de Tay-Sachs), juvenil precoz (enfermedad de Jansky-Bielchowsky), juvenil tardía (enfermedad de Spielmeyer-Vogt o de Batten-Mayou) y adulta (enfermedad de Kufs); también se denomina degeneración cerebromacular; antes llamada idiocia amaurótica familiar.

esfingomielina *(sphingomyelin)*. Uno de un grupo de fosfolípidos presentes en grandes cantidades en el cerebro y el tejido nervioso; tras hidrólisis, proporciona un ácido graso, ácido fosfórico, colina y el aminoalcohol esfingosina.

esfingosina *(sphingosine)*. Aminoalcohol complejo; componente de los cerebrósidos.

esfínter *(sphincter)*. **1.** Cualquier músculo circular que, al contraerse, cierra un orificio natural del cuerpo. **2.** Porción de una estructura tubular que ejerce las funciones de un esfínter.

e. anal externo, banda plana de fibras musculares, formada por dos capas y de forma elíptica, que rodea el orificio anal.

e. anal interno, anillo muscular que rodea unos 2,5 cm del conducto anal; en contacto con, pero separado de, el esfínter anal externo.

e. esofágico inferior, zona de presión elevada en la porción distal del esófago en la que la presión en reposo es normalmente más alta que la existente en el fondo del estómago; actúa como barrera que evita el reflujo del contenido gástrico; no puede identificarse anatómicamente, pero su presión puede medirse y demostrarse; normalmente está a horcajadas sobre el diafragma, extendiéndose desde 1-3 cm por debajo hasta 1-2 cm por encima del hiato diafragmático.

e. ileocecal, válvula ileocecal; véase válvula.

e. pupilar, banda circular estrecha de fibras musculares, de alrededor de un milímetro de anchura, en el margen pupilar del iris.

e. vesicular, engrosamiento de la capa circular media de las fibras musculares de la vejiga que rodea el orificio uretral interno.

esfinteralgia *(sphincteralgia)*. Dolor de un músculo esfinteriano, y especialmente del ano.

esfinteritis *(sphincteritis)*. Inflamación de un esfínter, en particular el esfínter del conducto hepatopancreático.

esfinterotomía *(sphincterotomy)*. División quirúrgica de un músculo esfinteriano.

esfuerzo ocular *(eyestrain)*. Fatiga e incomodidad de los ojos, debidas a errores de refracción no corregidos, desequilibrio de los músculos oculares o fijación prolongada de la vista.

esguince *(sprain)*. Lesión de una articulación en la que sólo se ven afectados los tejidos blandos.

esmalte *(enamel)*. Sustancia dura vítrea que cubre la corona anatómica de los dientes.

e. moteado, estructura defectuosa del esmalte debida a la ingestión excesiva de fluoruros durante la formación de los dientes; los dientes afectados suelen tener manchas blancas, amarillas o pardas, acompañadas a veces de hoyuelos.

esmegma *(smegma)*. Sustancia que se acumula bajo el prepucio del pene, formada por secreciones sebáceas de las glándulas prepuciales mezcladas con células epiteliales descamadas.

esmeril *(emery)*. Abrasivo de grano fino compuesto por un mineral muy duro; óxido de aluminio combinado con hierro, magnesio o sílice.

esmerilado *(grinding-in)*. En odontología, corrección de los errores de ajuste entre las superfices de los dientes naturales o artificiales; también llamado equilibrado.

e. selectivo, en odontología, modificación de las superficies de contacto de los dientes con la ayuda de papel articulador o cinta equilibradora, con la intención de igualar el estrés de oclusión o de armonizar las relaciones entre las puntas.

esocataforia *(esocataphoria)*. Tendencia de los ojos a dirigirse hacia abajo y hacia adentro; combinación de esoforia y cataforia.

esodesviación *(esodeviation)*. Desviación hacia adentro de uno o ambos ojos en estrabismo convergente o en esoforia.

esódico *(esodic)*. Aplícase a los nervios sensoriales que conducen impulsos hacia el cerebro o hacia la medula espinal.

esofagalgia *(esophagalgia)*. Dolor en el esófago; también llamado esofagodinia.

esofagectasia *(esophagectasia)*. Esofagectasis; dilatación anormal del esófago.

esofagectasis *(esophagectasis)*. Esofagectasia.

esofagectomía *(esophagectomy)*. Extirpación quirúrgica de una porción del esófago.

esofágico *(esophageal)*. Perteneciente o relativo al esófago.

esofagitis *(esophagitis)*. Inflamación del esófago.

e. péptica, véase esofagitis por reflujo.

e. por reflujo, inflamación difusa del esófago distal causada por reflujo del contenido gástrico o duodenal a través del esfínter esofágico inferior insuficiente; se asocia frecuentemente con hernia hiatal o úlcera duodenal; también llamada esofagitis péptica.

esófago *(esophagus)*. Tubo musculomembranoso que se extiende hacia abajo, desde la faringe

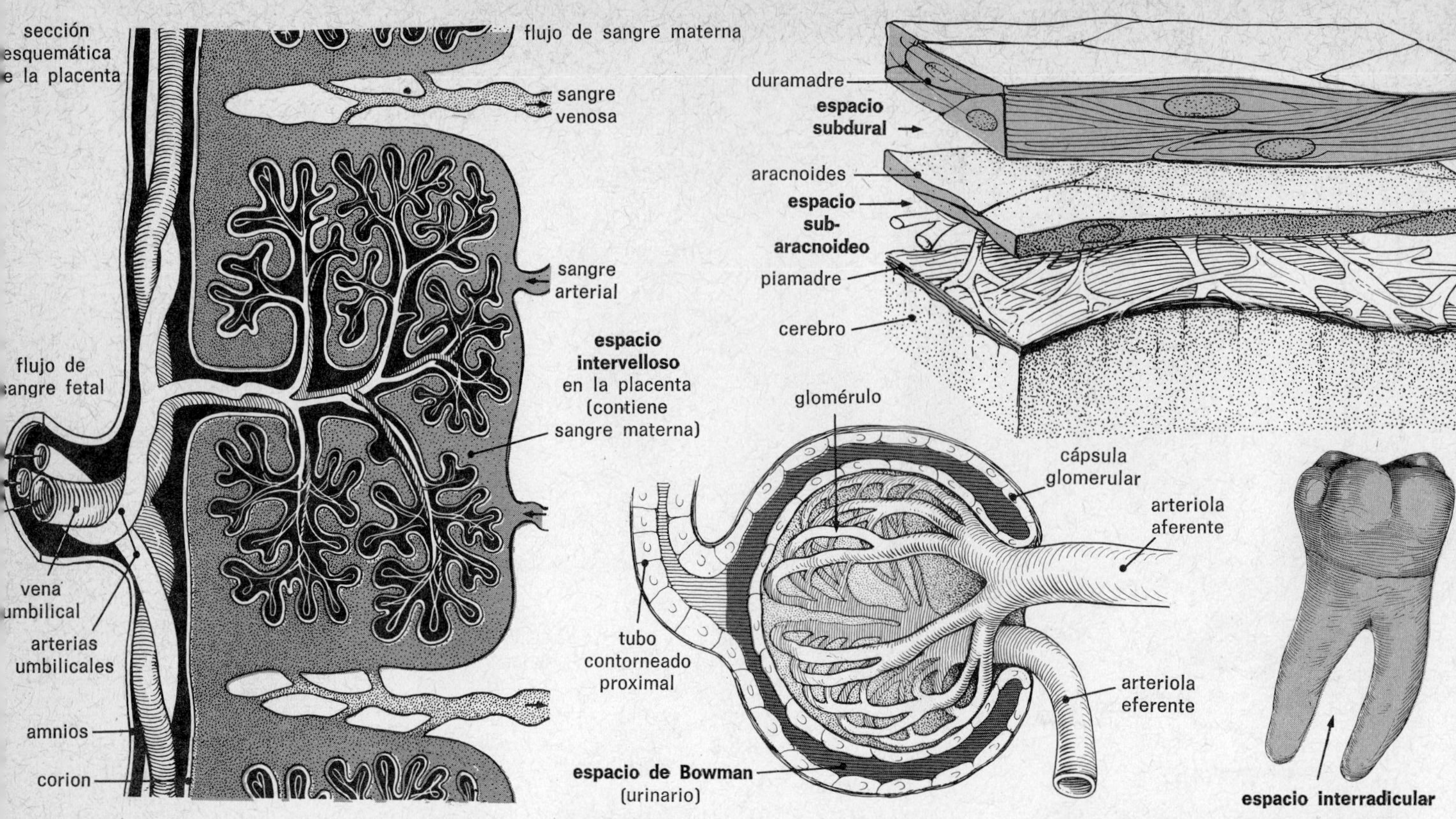

hasta el cardias del estómago, con una longitud de unos 25 cm.

esofagocardioplastia *(esophagocardioplasty).* Operación reparativa del esófago y el área cardial del estómago.

esofagocele *(esophagocele).* Protrusión de la mucosa esofágica a través de un defecto en la capa muscular.

esofagodinia *(esophagodynia).* Véase esofagalgia.

esofagoenterostomía *(esophagoenterostomy).* Comunicación quirúrgica del esófago con el intestino tras la extirpación del estómago.

esofagogastrectomía *(esophagogastrectomy).* Resección quirúrgica de una porción inferior del esófago y proximal del estómago, practicada generalmente para erradicar neoplasias.

esofagogastrostomía *(esophagogastrostomy).* Formación quirúrgica de una abertura artificial entre el esófago y el estómago.

esofagograma *(esophagram).* Radiografía del esófago.

esofagomalacia *(esophagomalacia).* Reblandecimiento de la pared esofágica.

esofagomiotomía *(esophagomyotomy).* Incisión a través de la pared del esófago.

e. de Heller, incisión longitudinal extramucosa en el esófago a nivel de su unión con el estómago.

esofagoplastia *(esophagoplasty).* Cirugía plástica de un defecto del esófago.

esofagoplicación *(esophagoplication).* Reducción quirúrgica de un saco o una dilatación del esófago haciendo pliegues longitudinales en sus paredes.

esofagoscopia *(esophagoscopy).* Examen del interior del esófago con un esofagoscopio.

esofagoscopio *(esophagoscope).* Instrumento para inspeccionar el interior del esófago.

esofagostenosis *(esophagostenosis).* Constricción o estrechamiento del esófago.

esofagostomía *(esophagostomy).* Formación quirúrgica de una abertura artificial en el esófago.

esofagotomía *(esophagotomy).* Incisión a través del esófago.

esofagoyeyunostomía *(esophagojejunostomy).* Unión quirúrgica del esófago con el yeyuno.

esoforia *(esophoria).* Estado en el que los ojos presentan tendencia a converger hacia adentro, manifestada al evitar la fusión cubriendo un ojo.

esofórico *(esophoric).* Relativo a la esoforia o la tendencia de los ojos a desviarse hacia adentro.

esotropía *(esotropia).* Estrabismo convergente; véase estrabismo.

esotrópico *(esotropic).* Relativo al estrabismo convergente, o la desviación hacia adentro de un ojo.

espacio *(space).* Cualquier zona o volumen del cuerpo situada entre límites específicos; área tridimensional delimitada.

e. de acceso libre, distancia interoclusal; véase distancia.

e. antecubital, fosa cubital; véase fosa.

e. aracnoideo, espacio subaracnoideo.

e. de Bowman, espacio o saco situado entre el epitelio parietal y visceral del corpúsculo renal; recibe el filtrado de la sangre de los vasos glomerulares; también llamado espacio glomerular o urinario.

e. corneal, cada uno de los espacios interlaminares de la córnea; espacios muy pequeños entre las laminillas del estroma corneal; contiene líquido hístico.

e. epidural, el comprendido entre la duramadre espinal y el periostio de las vértebras; contiene tejido areolar laxo y un plexo venoso.

e. epitimpánico, porción superior de la cavidad del oído medio por encima de la membrana timpánica; contiene la cabeza del martillo y el cuerpo del yunque.

e. faríngeo, área interna de la faringe.

e. de Fontana, cada uno de los espacios del tejido trabecular que conectan la cámara anterior del ojo con el seno venoso de la esclerótica (conducto de Schlemm); participan en el drenaje del humor acuoso.

e. glomerular, véase espacio de Bowman.

e. intercostal, espacio o intervalo entre dos costillas adyacentes; su anchura es mayor entre las costillas superiores y ventralmente.

e. interpleural, el existente en el centro del tórax entre las dos pleuras; mediastino.

e. interproximal, el comprendido entre dientes adyacentes en un arco dentario.

e. interradicular, el situado entre las raíces de un diente dotado de varias, ocupado por tabique óseo y la membrana periodóntica.

e. intervelloso, espacio en la placenta en el que la sangre materna baña las vellosidades coriónicas, permitiendo así el intercambio de sustancias entre la circulación materna y la fetal; está delimitado por el corion en el lado fetal y por la caduca basal en el materno.

e. medular, cavidad central e intervalos celulares entre las trabéculas de los huesos que contienen medula.

e. muerto, (1) espacio o cavidad que queda tras el cierre inadecuado de una herida quirúrgica o de otro tipo; (2) porción del aparato respiratorio, que abarca desde las ventanas de la nariz hasta los bronquiolos terminales, en la que no puede producirse intercambio gaseoso; también llamado espacio muerto anatómico.

e. muerto fisiológico, porción de la vía respiratoria al final de la inspiración que está llena de aire que no se ha mezclado con aire alveolar.

e. palmar, gran espacio aponeurótico de la mano dividido por un tabique fibroso en espacio palmar medio (hacia el dedo meñique) y espacio tenar (hacia el pulgar).

e. pleural, espacio virtual entre las capas parietal y visceral de la pleura; también llamado hueco pleural.

e. retroperitoneal, el comprendido entre la pared del peritoneo y las estructuras de la pared abdominal posterior.

e. retropúbico, zona extraperitoneal de tejido conjuntivo laxo que separa la vejiga del pubis y la pared abdominal anterior; también llamado espacio de Retzius.

e. de Retzius, véase espacio retropúbico.

e. subaracnoideo, espacio o intervalo entre la aracnoides y la piamadre; está completamente ocupado por una delicada red de trabéculas fibrosas y contiene líquido cefalorraquídeo.

e. subdural, espacio estrecho entre la duramadre y la aracnoides; tan solo contiene una pequeña cantidad de líquido suficiente para humedecer las superficies contrapuestas de las dos membranas.

e. subfrénico, el comprendido entre el diafragma y los órganos situados inmediatamente debajo de él.

e. subpodocítico, cada uno de los espacios situados por debajo del podocito y sus trabéculas; contienen numerosas protuberancias delgadas (pedicelos) que sustentan las trabéculas de la membrana basal de los capilares glomerulares.

e. de Traube, espacio semilunar en el lado izquierdo del tórax, de unos 7,5 cm de anchura, limitado a la derecha por el esternón, por arriba por una línea oblicua que va desde el cartílago de la sexta costilla hasta la novena costilla y por debajo por el borde inferior de la caja costal.

e. urinario, véase espacio de Bowman.

e. de Zang, fosa supraclavicular menor; véase fosa.

e. zonular, espacio que circunda el cristalino del ojo, entre el ecuador de éste y las protuberancias

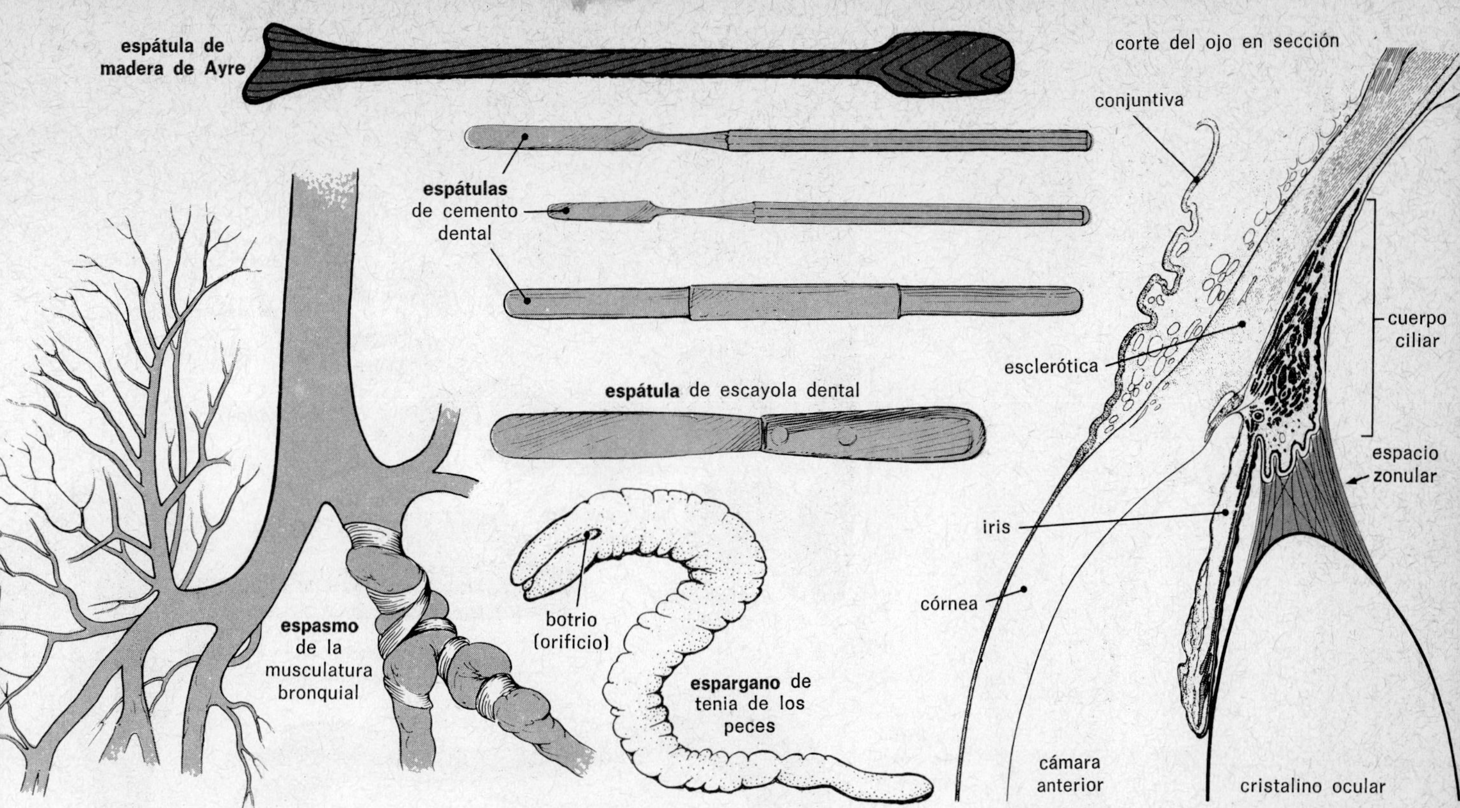

ciliares; contiene humor acuoso.

espalda *(back).* Porción posterior del tronco.

e. recta, síndrome de la, pérdida de la cifosis dorsal fisiológica de la columna torácica; puede dar lugar a la desviación a la izquierda del corazón o a un aspecto «en tortita»; la estrecha proximidad de las estructuras de flujo de salida a la pared torácica anterior origina un soplo sistólico inofensivo fácilmente audible.

espargano *(sparganum).* Larva parasitaria intramuscular de tenias del género *Spirometra.*

esparganosis *(sparganosis).* Infección con espárganos.

espargosis *(spargosis).* Distensión excesiva, especialmente de los pechos por la leche.

espasmo *(spasm).* Contracción violenta repentina e involuntaria de un músculo o grupo de músculos.

e. carpopedal, espasmo de los pies y manos que se produce en la tetania y otros trastornos.

e. clónico, el caracterizado por alternancia de rigidez y relajación de los músculos.

e. intencional, el que se produce cuando se intentan movimientos voluntarios.

e. mandibular, véase trismo.

e. masticatorio, (1) véase tétanos; **(2)** síntoma del tétanos; véase trismo.

e. nictitante, parpadeo involuntario.

e. de sastre, véase calambre de los sastres.

e. tónico, espasmo en el que la contracción muscular es persistente.

espasmódico *(spasmodic).* Relativo al espasmo o caracterizado por él.

espasmógeno *(spasmogenic).* Que causa espasmos.

espasmólisis *(spasmolysis).* Interrupción o eliminación del espasmo.

espasmolítico *(spasmolytic).* Antiespasmódico; fármaco que reduce el espasmo.

espasticidad *(spasticity).* Aumento del tono o la rigidez de un músculo; se aplica a la de origen piramidal.

e. en navaja, espasticidad de los músculos extensores provocada por flexión pasiva de una articulación que cede repentinamente al ejercerse una presión mayor, permitiendo la fácil flexión de la articulación; la rigidez se debe a una exageración del reflejo de extensión; también llamada rigidez de navaja.

espástico *(spastic).* Convulsivo; con hipertonía piramidal.

espátula *(spatula).* **1.** Instrumento en forma de hoja, romo, delgado y plano que se emplea sobre todo para extender o mezclar sustancias, como los materiales de las muestras odontológicas. **2.** Utensilio empleado para raspar tejidos destinados a biopsia.

e. de madera de Ayre, la que se usa generalmente para obtener una extensión del cérvix o fórnix del útero.

e. de Roux, espátula pequeña de acero que se usa para trasladar porciones de material infectado a tubos de cultivo.

espatulación *(spatulation).* Manipulación de dos o más sustancias con una espátula para mezclarlas hasta obtener una masa homogénea; suele hacerse mediante alisamiento reiterado e intenso de la masa en el lateral de un recipiente de mezclado o sobre una superficie plana.

espatulado *(spatulate).* De forma de espátula, o que tiene un extremo plano y obtuso.

espatular *(spatulate).* Mezclar sustancias por medio de compresión con una espátula.

especialidad *(specialty).* Rama de la ciencia médica a la que uno se consagra.

especialista *(specialist).* Persona que centra su interés en una sola rama del conocimiento, como sería el médico que limita su práctica al tratamiento de un grupo concreto de pacientes (p. ej. niños) o de enfermedades (p. ej. genitourinarias).

especializarse *(specialize).* Encauzar la preparación o práctica de uno hacia una rama concreta de las ciencias de la salud.

especie *(species).* Nivel en la clasificación taxonómica, posterior al género y precedente a la variedad, de organismos que poseen una semejanza estrecha entre sí y son capaces de interreproducción; subdivisión de un género.

especificidad *(specificity).* Condición de mantener una relación fija con una causa determinada, o con un resultado definido, como la relación discriminatoria de un antígeno con su anticuerpo específico, o viceversa.

específico *(specific).* **1.** Relativo a una especie. **2.** Relativo a una sola enfermedad. **3.** Remedio indicado para una enfermedad en particular.

espécimen *(specimen).* Parte pequeña o muestra de cualquier sustancia, como tejido, sangre u orina, obtenida para análisis y diagnóstico.

espectrina *(spectrin).* Término que designa los dos componentes polipeptídicos más pesados, con pesos moleculares de 255000 y 220000; comprende aproximadamente el 30% de toda la proteína presente en la membrana de los hematíes.

espectro *(spectrum).* **1.** Distribución ordenada de energía radiante exhibida cuando se dispersa la luz blanca en sus colores constituyentes mediante su paso a través de un prisma o una retícula de difracción; los colores, ordenados por su frecuencia creciente de vibración molecular o longitud de onda decreciente, son rojo, naranja, amarillo, verde, azul, añil y violeta. **2.** Gama de actividad de microorganismos patógenos afectados por un antibiótico o agente antibacteriano.

e. antibacteriano, espectro (2).

e. de la enfermedad, gama completa de manifestaciones de una enfermedad.

espectrocolorímetro *(spectrocolorimeter).* Modalidad de espectroscopio (colorímetro) que utiliza una fuente de luz procedente de una longitud de onda seleccionada (fuente de luz espectral) para detectar la percepción de un color.

espectrofluorometría *(spectrofluorimetry).* Medición y análisis fotométricos de la intensidad y calidad de espectros fluorescentes.

espectrofotómetro *(spectrophotometer).* Instrumento óptico que mide fotométricamente la intensidad de cualquier gama de longitudes de onda concreta absorbida por una solución coloreada.

espectrógrafo *(spectrograph).* Espectroscopio diseñado de modo específico para el registro fotográfico de un espectro.

espectrograma *(spectrogram).* **1.** Aparato que traduce sonidos en un trazado sobre papel. **2.** Fotografía, gráfica o mapa de un espectro.

espectrometría *(spectrometry).* Medición de las longitudes de onda de rayos de un espectro con el espectrómetro.

espectrómetro *(spectrometer).* Instrumento diseñado para descomponer luz procedente de una fuente en sus longitudes de onda constituyentes y para indicar la longitud de onda en su escala calibrada.

e. de resonancia magnética nuclear, el que hace posible observar las propiedades magnéticas de los átomos en una molécula y obtener información descriptiva de sus relaciones y movimientos espaciales.

espectropolarímetro *(spectropolarimeter).* Instrumento que mide la rotación óptica de diferentes longitudes de onda de la luz que atraviesa una solución o sólido translúcido; combinación de espectroscopio y polaroscopio.

espectroquímica *(spectrochemistry).* Estudio y análisis de las sustancias químicas mediante el

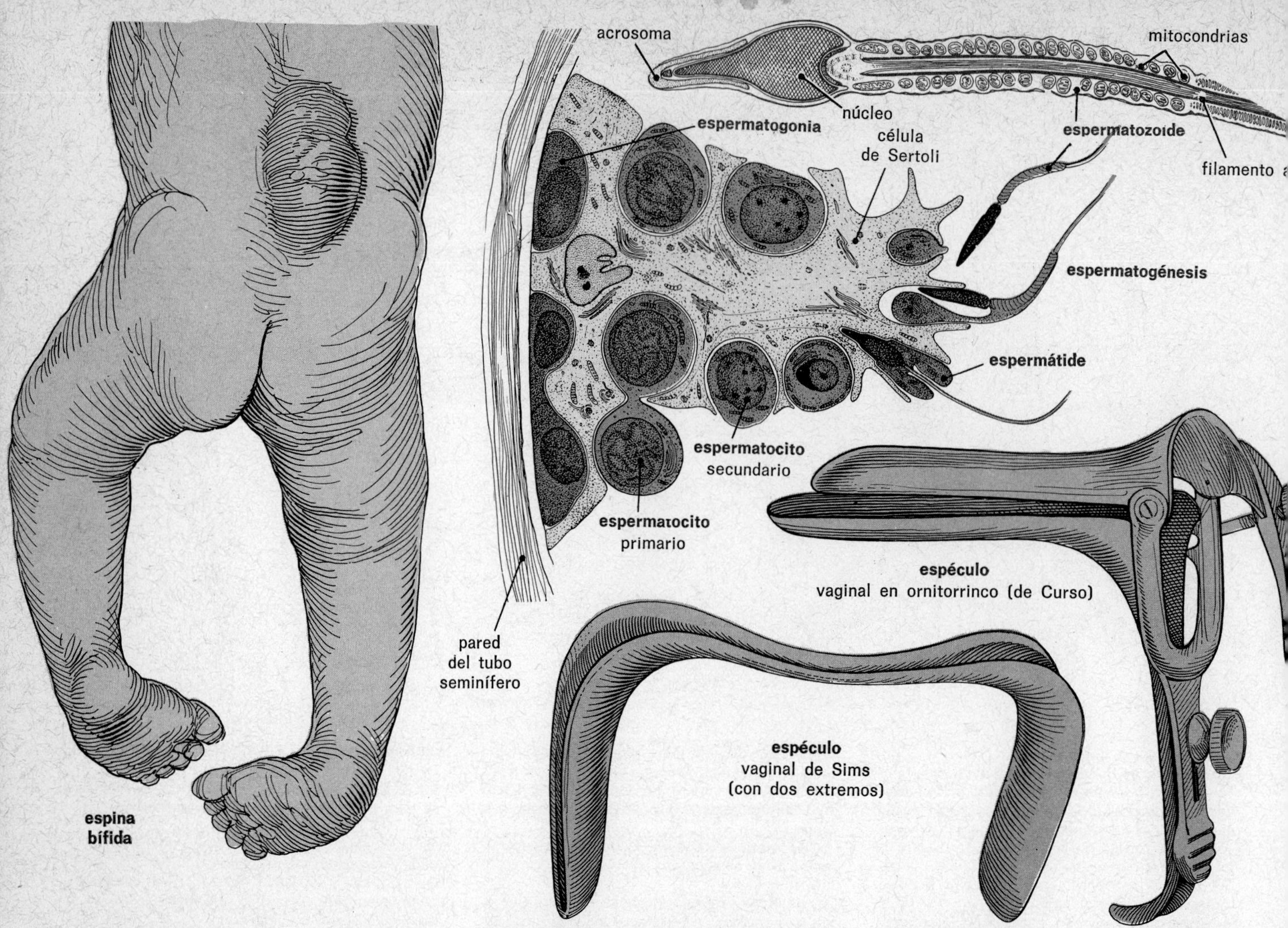

uso de ondas de luz (espectroscopia); estudio de los espectros de sustancias.

espectroscopia *(spectroscopy).* Observación y estudio experimentales de los espectros ópticos.

espectroscopio *(spectroscope).* Cualquiera de varias modalidades de instrumentos ópticos utilizados para dispersar la luz y observar visualmente el espectro resultante.

espéculo *(speculum).* Instrumento empleado para dilatar y mantener abierto el orificio de una cavidad o conducto del cuerpo para facilitar la inspección de su interior.

espejo *(mirror).* Superficie pulida que refleja imágenes ópticas.

e. frontal, espejo circular cóncavo que se une a la frente por una cinta; utilizado para iluminar cavidades corporales.

esperma *(sperm).* Semen.

espermaticida *(spermatocide).* Agente que destruye los espermatozoides; también llamado espermicida.

espermático. *(spermatic).* Relativo al esperma.

espermátide *(spermatid).* Una de las cuatro células resultantes de la división de un espermatocito; se desarrolla hasta dar un espermatozoide sin división ulterior.

espermato-, espermat- *(spermato-, spermat-).* Formas prefijas que indican relación con el semen o los espermatozoides.

espermatoblasto *(spermatoblast).* Véase espermatogonia.

espermatocele *(spermatocele).* Quiste intraescrotal indoloro que contiene esperma, por lo general de menos de un centímetro de diámetro y que aparece en posición inmediatamente superior y posterior al testículo; causado por la obstrucción de los túbulos seminíferos, también llamado espermatocito.

espermatocistectomía *(spermatocistectomy).* Escisión de las vesículas seminales.

espermatocisto *(spermatocyst).* **1.** Vesícula seminal; véase vesícula. **2.** Véase espermatocele.

espermatocito *(spermatocyte).* Célula originada por la división de una espermatogonia, que a su vez se divide en cuatro espermátides.

espermatogénesis *(spermatogenesis).* Formación de espermatozoides (espermiogénesis).

espermatogenético *(spermatogenetic).* Relativo a la espermatogénesis.

espermatógeno *(spermatogenic, spermatogenous).* Que produce esperma.

espermatogonia *(spermatogonium, spermatogone).* Célula joven indiferenciada situada en proximidad a la membrana basal de los túbulos seminíferos que da origen a nuevas espermatogonias (tipo A), o bien se diferencia hasta dar un espermatocito primario más desarrollado (tipo B), el cual se convierte en su momento en un espermatozoide; también llamado espermatoblasto.

espermatoide *(spermatoid).* Semejante al semen.

espermatolisina *(spermatolysin).* Lisina específica de espermatozoides formada en el organismo femenino tras exposición a aquellos.

espermatólisis *(spermatolysis).* Destrucción con disolución de los espermatozoides.

espermatorrea *(spermatorrhea).* Derrame involuntario anómalo de semen sin orgasmo.

espermatosquesis *(spermatoschesis).* Supresión de la descarga seminal; falta de secreción de semen.

espermatotoxina *(spermatoxin).* Espermotoxina.

espermatozoide *(spermatozoon,* pl. *spermatozoa).* Célula sexual masculina producida en los testículos; célula nucleada dotada de una cola móvil delgada por mediación de la cual asciende por las vías reproductoras femeninas, en las que tiene lugar la fertilización.

espermaturia *(spermaturia).* Véase semenuria.

espermiación *(spermiation).* Liberación de espermatozoides del epitelio seminífero.

espermio-, espermo- *(spermio-, spermo-).* Formas prefijas que indican relación con el semen o los espermatozoides.

espermiogénesis *(spermiogenesis).* Fase de la espermatogénesis en la que las espermátides se convierten en espermatozoides.

espermolito *(spermolith).* Cálculo en el conducto deferente (espermático).

espermotoxina *(spermotoxin).* Anticuerpo citotóxico destructivo para los espermatozoides; producido inyectando espermatozoides a un animal; también llamada espermatotoxina.

espica *(spica).* Vendaje de yeso de forma similar a un 8 empleado para inmovilizar el tronco y una extremidad; p. ej. espica del hombro; su nombre procede de la superposición de las vueltas, que le da el aspecto de una espiga de cebada.

espícula *(spicula).* Estructura pequeña en forma de aguja.

espiga 1 *(spike).* Actividad cerebral eléctrica breve, de 3 a 25 milisegundos de duración, que se registra en el electrocardiograma como una línea vertical ascendente y descendente. **2** *(pin).* Trozo de metal corto recto y cilíndrico.

e. de la mazarota, espiga corta de metal que sirve para unir un molde de cera dental al formador del crisol; facilita el paso a través de la investidura, permitiendo que el metal fundido fluya al interior del molde.

e. de retención, pequeñas espigas de sujeción que se extienden desde una pieza metálica vaciada hasta el interior de la dentina de un diente.

e. de Steinman, espiga metálica firme usada para la fijación interna de huesos fracturados (enclavijamiento).

espina 1 *(spine).* Proyección ósea corta. **2** *(spina,).* Cualquier proyección aguda.

e. bífida, defecto congénito en el que parte de la columna vertebral está ausente; permite la protrusión de las membranas espinales y, a veces, de la medula espinal.

e. bífida oculta, espina bífida sin protrusión de la medula espinal ni sus membranas; también llamada criptomerorraquisquisis.

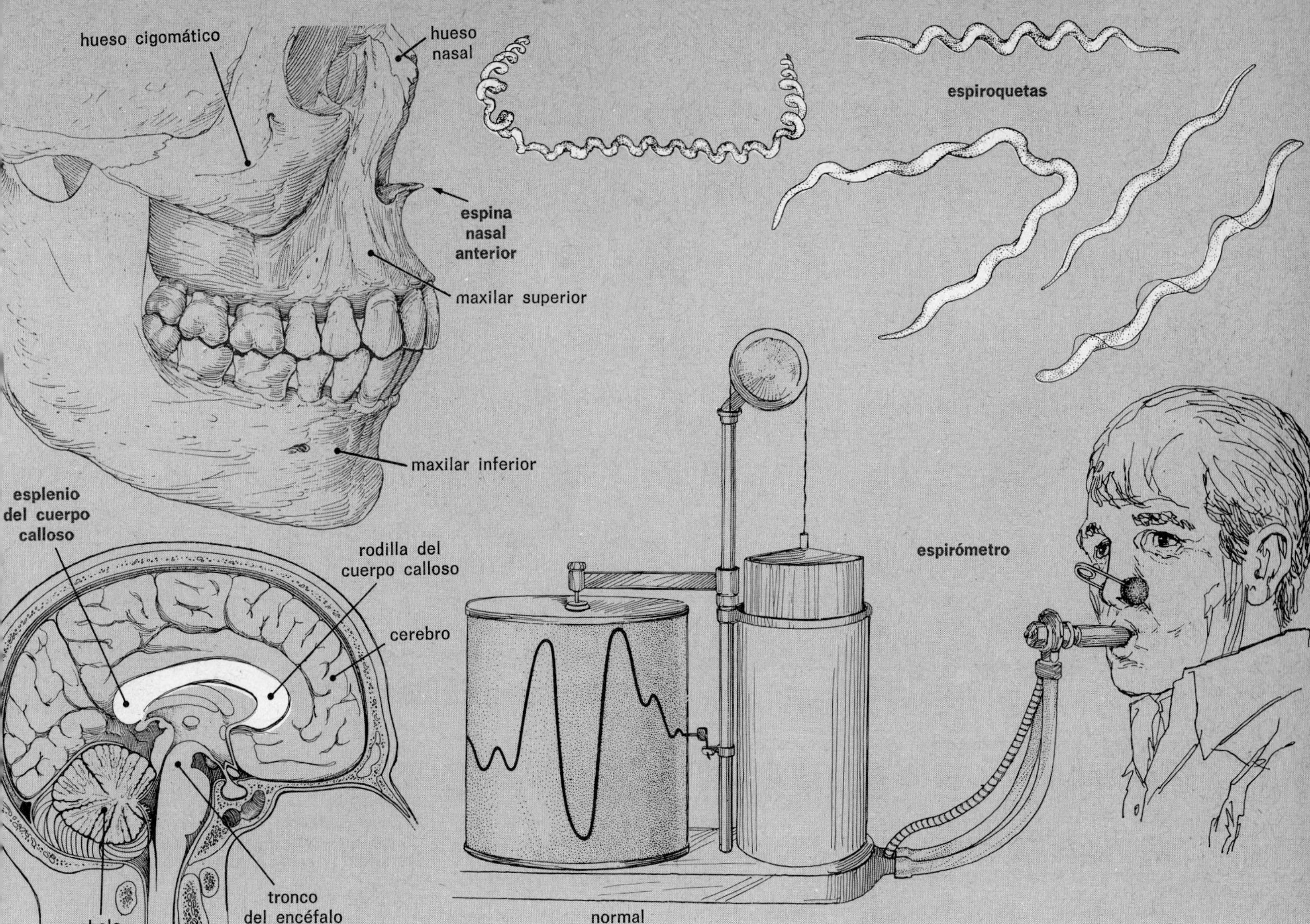

e. dorsal *(backbone)*, columna vertebral.

e. iliaca, una de las cuatro espinas del ileon.

e. isquiática, espina situada sobre la cara posterior del isquion, cerca del borde posteroinferior del acetábulo.

e. mentoniana, una de dos espinas situadas sobre la superficie interna de la mandíbula, cerca de la parte inferior de la línea media.

e. nasal anterior, proyección anterior de la cresta anterior del maxilar superior.

e. neural, apófisis espinosa media de una vértebra típica.

e. de Spix, proyección ósea que se superpone al agujero dentario en la superficie interna de la rama del maxilar inferior; sirve para la inserción del ligamento esfenomaxilar.

espinal *(spinal)*. **1.** Relativo a una espina. **2.** Relativo a la columna vertebral.

e., columna, véase columna vertebral.

e., curvatura, desviación de la columna vertebral.

e., medula, véase medula espinal.

espinilla 1 *(shin)*. Borde anterior de la pierna por debajo de la rodilla, debido a la cresta de la tibia. 2 *(blackhead)*. Comedón; tapón de material sebáceo que dilata o llena el agujero de un folículo piloso.

espinobulbar *(spinobulbar)*. Relativo a la medula espinal y al bulbo raquídeo.

espiración *(expiration)*. Acción de expeler el aire de los pulmones.

espiradenoma *(spiradenoma)*. Tumor benigno o hiperdesarrollo de las glándulas sudoríparas.

espiral *(spiral)*. Que da vueltas en torno a un centro fijo; enrollado.

e. de Curschmann, masas enrolladas de moco halladas a veces en el esputo en el asma bronquial.

espiratorio *(expiratory)*. Relativo a la espiración.

espirilosis *(spirilosis)*. Cualquier enfermedad causada por bacterias de la familia de las espiriláceas.

espíritu *(spirit)*. Solución alcohólica de una sustancia volátil.

e. piroxílico, alcohol metílico; véase alcohol.

espiro- *(spiro-)*. Forma prefija que indica: (a) en forma de espiral o enrollado; p. ej. espiroqueta; (b) relación con la respiración; p. ej. espirógrafo.

espirógrafo *(spirograph)*. Instrumento para el registro gráfico de la profundidad y rapidez de los movimientos respiratorios.

espirograma *(spirogram)*. Trazado realizado por un espirómetro.

espirómetro *(spirometer)*. Aparato para medir el ritmo y volumen de la respiración; registra el volumen de aire y el tiempo empleado para completar tanto la inspiración como la espiración.

espironolactona *(spironolactone)*. Fármaco que actúa directamente sobre los túbulos renales (bloquea la acción de la aldosterona) provocando pérdida de sodio con retención de potasio; se utiliza para reducir al mínimo la hipocaliemia ocasionada por las tiacidas u otros diuréticos que originan pérdida de potasio.

espiroqueta *(spirochete)*. Cualquier organismo del género *Spirochaeta.*

espiroquetosis *(spirochetosis)*. Cualquier infección causada por una espiroqueta, como la sífilis.

espita *(stopcock)*. Válvula que interrumpe o regula el flujo de un líquido por un tubo o conducto.

esplacnicectomía *(splanchnicectomy)*. Resección quirúrgica de una porción del nervio esplácnico mayor, por lo general realizada en unión de una simpatectomía para tratar la hipertensión esencial.

esplácnico *(splanchnic)*. Perteneciente a las vísceras.

esplacnicotomía *(splanchnicotomy)*. Sección transversal quirúrgica de un nervio o nervios esplácnicos; procedimiento quirúrgico ensayado en el tratamiento de la hipertensión arterial.

esplacno- *(splanchno-, splanch-)*. Forma prefija que indica relación con las vísceras.

esplacnocele *(splanchnocele)*. **1.** Hernia de un órgano abdominal. **2.** Cavidad corporal embrionaria.

esplacnomegalia *(splanchnomegalyx)*. Aumento anormal del tamaño de los órganos abdominales.

esplen-, espleno- *(splen-, spleno-)*. Formas prefijas que indican una relación con el bazo.

esplenectomía *(splenectomy)*. Extirpación quirúrgica del bazo.

esplénico *(splenic)*. Relativo al bazo.

esplenio *(splenium)*. Estructura del cuerpo que se asemeja a una extremidad vendada.

e. del cuerpo calloso, porción posterior redondeada y gruesa del cuerpo calloso del cerebro.

esplenitis *(splenitis)*. Inflamación del bazo.

esplenocele *(splenocele)*. **1.** Hernia del bazo. **2.** Tumor esplénico.

esplenocito *(splenocyte)*. Leucocito mononuclear grande del bazo que es fagocítico; macrófago esplénico.

esplenocólico *(splenocolic)*. Relativo o perteneciente al bazo y el colon, como el pliegue peritoneal que conecta ambas partes.

esplenofrénico *(splenophrenic)*. Relativo al bazo y el diafragma.

esplenografía *(splenography)*. Radiografía del bazo previa inyección en él de una sustancia radiopaca.

esplenograma *(splenogram)*. Imagen radiográfica del bazo.

esplenogranulomatosis *(splenogranulomatosis)*. Afección granulomatosa del bazo con agrandamiento del órgano y engrosamiento de la cápsula.

esplenohepatomegalia *(splenhepatomegaly)*. Aumento de tamaño anómalo del bazo y el hígado.

esplenólisis *(splenolysis)*. Destrucción (lisis) del tejido esplénico.

esplenomalacia *(splenomalacia)*. Reblandecimiento patológico del bazo.

esplenomegalia *(splenomegaly)*. Aumento de

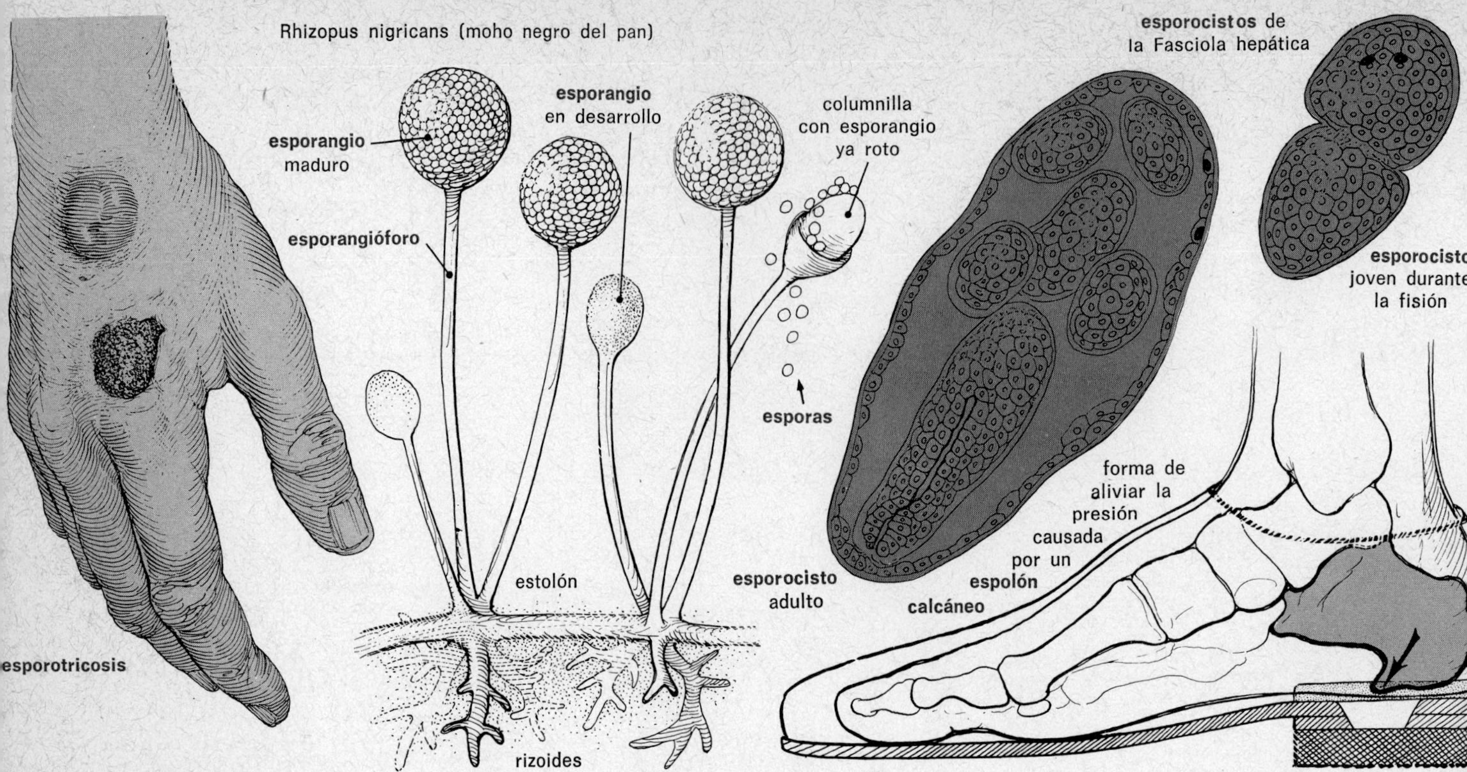

volumen del bazo, también denominado megalosplenia.

e. congestiva crónica, trastorno que suele seguir a hipertensión de la vena porta y se caracteriza por aumento del volumen esplénico, anemia y hemorragia gastrointestinal ocasional; en algunos casos pueden aparecer leucopenia y trombocitopenia; también llamada síndrome de Banti y anemia esplénica.

e. tropical, leishmaniasis visceral; véase leishmaniasis.

esplenonéfrico *(splenonephric).* Véase esplenorrenal.

esplenopancreático *(splenopancreatic).* Relativo o perteneciente al bazo y el páncreas.

esplenopatía *(splenopathy).* Enfermedad o trastorno del bazo.

esplenoportografía *(splenoportogram).* Exploración radiográfica de las venas esplénica y porta tras inyección de una sustancia radiopaca en el bazo.

esplenoptosis *(splenoptosis).* Movilidad anormal del bazo que da lugar a un desplazamiento en sentido descendente.

esplenorragia *(splenorrhagia).* Hemorragia por rotura del bazo.

esplenorrenal *(splenorenal).* Relativo al bazo y el riñón; también llamado esplenonéfrico.

esplenosis *(splenosis).* Presencia de numerosos nódulos compuestos por tejido esplénico por toda la cavidad peritoneal.

esplenotomía *(splenotomy).* Incisión en el bazo.

esplenotoxina *(splenotoxin).* Citotoxina que tiene una afinidad especial por las células del bazo.

esplénulo *(spleneolus).* Bazo accesorio.

espodo- *(spodo-).* Forma prefija que indica sustancias de desecho.

espodófago *(spodophagous).* Designa a alguien que ingiere residuos corporales.

espodógeno *(spodogenous).* Resultante de la acumulación de materiales de desecho en un órgano.

espolón *(spur).* Proyección a modo de espina de un hueso o excrecencia córnea de la piel.

e. calcáneo, excrecencia ósea de la superficie plantar del calcáneo (hueso del talón) que a menudo ocasiona dolor al caminar.

e. del talón. espolón calcáneo.

espondilartritis *(spondylarthritis).* Inflamación de una o más articulaciones intervertebrales.

espondilitis *(spondylitis).* Inflamación de una o más vértebras.

e. anquilopoyética, osificación de los ligamentos de la columna vertebral con afectación de las caderas y hombros; también llamada artritis de Strümpel-Marie, enfermedad de Bechterew-Marie-Strümpel y espondilitis reumatoide.

e. tuberculosa, tuberculosis de la columna vertebral; también llamada enfermedad de Pott.

espondilo-, espondil- *(spondylo-, spondyl-).* Formas prefijas que indican relación con las vértebras o la columna vertebral.

espondilólisis *(spondylolysis).* Disolución o destrucción de una vértebra.

espondilolistesis *(spondylolisthesis).* Deslizamiento hacia adelante de una vértebra sobre otra, por lo general de una vértebra lumbar sobre la situada debajo, o sobre el sacro; también llamada espondiloptosis.

espondilopatía *(spondylopathy).* Raquiopatía; cualquier trastorno de las vértebras.

espondilopiosis *(spondylopyosis).* Inflamación supurativa del cuerpo de una vértebra.

espondiloptosis *(spondyloptosis).* Véase espondilolistesis.

espondilosis *(spondylosis).* Inmovilidad y fijación anómalas de una articulación vertebral.

espondilosquisis *(spondyloschisis).* Mielocele; fisura congénita de la columna vertebral.

espongiforme *(spongiform).* Semejante a una esponja.

espongioblasto *(spongioblast).* Célula embrionaria del componente de sostén (no neuronal) del sistema nervioso central.

espongioblastoma *(spongioblastoma).* Tumor formado principalmente por espongioblastos.

espongiocito *(spongiocyte).* **1.** Célula del tejido de sostén del sistema nervioso central. **2.** Una de las células vacuoladas situadas en la corteza de la glándula suprarrenal.

espongiositis *(spongiositis).* Inflamación del cuerpo esponjoso del pene.

esponja *(sponge).* **1.** Esqueleto fibroso ligero de ciertos animales acuáticos que se usa como absorbente. **2.** Trozo doblado de gasa o algodón.

e. gelatinada absorbible, esponja estéril absorbible e insoluble en agua, elaborada a base de gelatina, que se emplea en cirugía para controlar la hemorragia.

espontáneo *(spontaneous).* Que surge sin causa aparente.

espora *(spore).* Célula reproductora primitiva de paredes gruesas, generalmente unicelular, que es capaz de dar origen a una nueva planta.

esporádico *(sporadic).* **1.** Que ocurre con poca frecuencia o a intervalos irregulares. **2.** No generalizado.

esporangio *(sporangium).* Cápsula o enquistamiento dentro de una planta en la que se producen esporas.

esporangióforo *(sporangiophore).* Estructura fúngica que contiene uno o más esporangios.

esporicida *(sporicide).* Sustancia que destruye esporas.

esporidio *(sporidium).* Fase de espora de un organismo protozoario.

esporo- *(sporo- spor-).* Forma prefija que indica espora; p. ej. esporogénesis.

esporoblasto *(sporoblast).* Fase precoz de la evolución de un esporocisto, a partir de la cual se desarrollan posteriormente esporozoitos.

esporocisto *(sporocyst).* Fase del ciclo evolutivo de muchos protozoos en la que dos o más parásitos están encerrados dentro de una pared común.

esporogénesis *(sporogenesis).* Producción de esporas.

esporogonia *(sporogony).* Ciclo sexual de ciertos protozoos en el que se producen esporas como consecuencia de la fusión sexual de los gametos previa a la fisión múltiple.

esporonte *(sporont).* Parásito protozoario sexualmente maduro.

esporotricosis *(sporotrichosis).* Enfermedad fúngica que suele afectar los tejidos cutáneos, subcutáneos y linfáticos; causada por *Sporotrichum schenkii.*

esporozoario *(sporozoon).* Esporozoo.

esporozoito *(sporozoite).* Fase infecciosa del ciclo evolutivo de los organismos esporozoarios; uno de los cuerpos alargados diminutos formados mediante la división del cigoto enquistado (ooquiste); en el paludismo, las formas del organismo plasmodio se concentran en las glándulas salivales del mosquito y pasan al hombre al efectuar la picadura.

esporozoo *(sporozoan).* Miembro de la clase esporozoos *(Sporozoa).*

esporozoos *(Sporozoa).* Clase del filo protozoos *(Protozoa)* que incluye organismos parasitarios que se reproducen por esporas.

espórula *(sporule).* Espora diminuta.

esporulación *(sporulation).* Reproducción por esporas.

esporular *(sporulate).* Producir esporas.

esprue *(sprue).* Trastorno por malabsorción; véase enfermedad celiaca.

e. no tropical, véase enfermedad celiaca.

e. tropical, enfermedad que se encuentra en ciertas regiones tropicales, caracterizada por es-

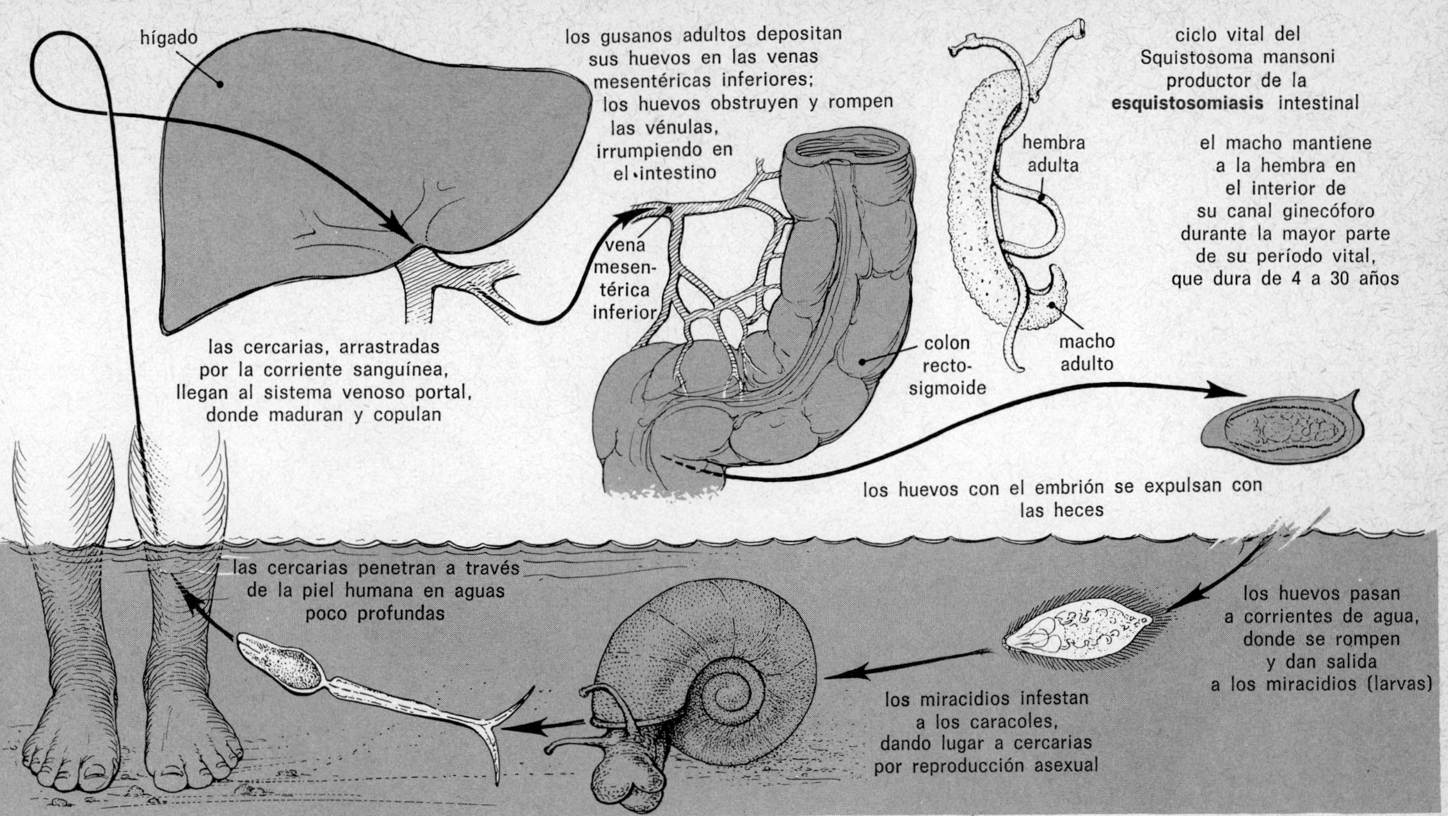
hígado
los gusanos adultos depositan sus huevos en las venas mesentéricas inferiores; los huevos obstruyen y rompen las vénulas, irrumpiendo en el intestino
ciclo vital del Squistosoma mansoni productor de la **esquistosomiasis** intestinal
hembra adulta
el macho mantiene a la hembra en el interior de su canal ginecóforo durante la mayor parte de su período vital, que dura de 4 a 30 años
vena mesentérica inferior
las cercarias, arrastradas por la corriente sanguínea, llegan al sistema venoso portal, donde maduran y copulan
colon rectosigmoide
macho adulto
los huevos con el embrión se expulsan con las heces
las cercarias penetran a través de la piel humana en aguas poco profundas
los huevos pasan a corrientes de agua, donde se rompen y dan salida a los miracidios (larvas)
los miracidios infestan a los caracoles, dando lugar a cercarias por reproducción asexual

tructura anómala del intestino delgado y malabsorción; a diferencia de la enfermedad celiaca, no va asociada a intolerancia al gluten, sino que está causada por déficits vitamínicos o contaminación bacteriana del intestino, o por ambas cosas; responde al tratamiento con ácido fólico, a veces complementado con antibióticos. Véase enfermedad celiaca.

espuma *(foam).* Acumulación de numerosas burbujas pequeñas en la superficie de un líquido.

esputo *(sputum,* pl. *sputa).* Sustancia expectorada por las vías aéreas; también llamado expectoración.

esquelético *(skeletal).* Relativo al esqueleto.

esqueleto *(skeleton).* Armazón interna de los vertebrados compuesta por huesos y cartílagos y que soporta los tejidos blandos.

esqueletógeno *(skeletogenous).* Que da origen a la formación ósea.

esquema *(plan, diagram).* Representación atendiendo a los caracteres más significativos.

esquenitis *(skeneitis, skenitis).* Inflamación de las glándulas de Skene de la uretra femenina.

esqueocitosis *(skeocytosis).* Véase neocitosis.

esquisto- *(schisto-, schist-).* Forma prefija que significa hendidura, división o fisura.

esquistocelia *(schistocelia).* Fisura congénita de la pared abdominal.

esquistocistis *(schistocystis).* Fisura o extrofia de la vejiga; solución de continuidad congénita en la pared anterior de la vejiga y la pared abdominal situada frente a ella, apareciendo a través de la abertura la pared posterior de la vejiga.

esquistocito *(schistocyte, schizocyte).* Fragmento de un eritrocito; puede adoptar formas y tamaños muy diversos.

esquistocitosis *(schistocytosis).* Presencia de multitud de fragmentos de eritrocitos (esquistocitos) en la sangre.

esquistoglosia *(schistoglossia).* Fisura congénita de la lengua.

esquistosoma *(schistosome).* Miembro del género *Schistosoma.*

esquistosomiasis *(schistosomiasis).* Infestación con esquistosomas (trematodos sanguíneos); afecta principalmente al tracto intestinal, el hígado o la vejiga; también llamada bilharziosis y bilharziasis.

esquizo- *(schizo-, schiz-).* Forma prefija que significa hendidura, división, fisura o desdoblamiento.

esquizofasia *(schizophasia).* Lenguaje incoherente e incomprensible del individuo esquizofrénico.

esquizofrenia *(schizophrenia).* Grupo de trastornos emocionales graves caracterizados por perturbaciones del raciocinio, incluidas la interpretación errónea de la realidad y en ocasiones ilusiones y alucinaciones; existen alteraciones asociadas en el estado de ánimo y el comportamiento, en especial alejamiento de la gente; antes denominada demencia precoz.

esquizofrénico *(schizophrenic).* Relativo a la esquizofrenia o afecto de ella.

esquizogonia *(schizogony).* Fase del ciclo asexual del parásito del paludismo que tiene lugar en los hematíes del hombre; también llamada fisión múltiple.

esquizoide *(schizoid).* Véase personalidad.

esquizomicetos *(schizomycetes).* Clase de microorganismos que contienen todas las bacterias.

esquizonte *(schizont).* Forma asexual adulta del parásito del paludismo en el hombre que sigue al trofozoito, con dos o más divisiones de su núcleo; se divide con el tiempo, dando lugar a merozoitos.

esquizotriquia *(schizotrichia).* División de los cabellos en su extremo; también llamada scissura pilorum.

estabilidad *(stability).* **1.** Condición de resistente al cambio en presencia de fuerzas. **2.** Capacidad de una dentadura postiza para resistirse al desplazamiento por fuerzas funcionales.

e. dimensional, propiedad de un material de conservar su configuración.

e. emocional, carácter de una persona no dada a oscilaciones acentuadas del ánimo ni a emociones lábiles.

estabilizador *(stabilizer).* **1.** Instrumento empleado en un equipo de radiología para mantener constante el miliamperaje de salida de los rayos X. **2.** Cualquier sustancia usada para mantener el equilibrio o la velocidad de una reacción química.

estable *(stabile).* **1.** Inalterable, fijo; inmóvil; no afectado, como ciertos componentes del suero que no se ven influidos por grados normales de calor, etc. **2.** Resistente a la alteración química.

estadística *(statistics).* Agrupación de datos numéricos organizados.

e. vital, serie de datos relativos a la natalidad, salud, enfermedad y muerte humanas.

estado *(state).* Condición.

e. de ansiedad, neurosis de ansiedad.

e. central de excitación, estado de hiperexcitabilidad de las células nerviosas producido por la acumulación de estímulos subliminares en un centro reflejo de la medula espinal.

e. convulsivo, movimientos espasmódicos de las extremidades y tronco con grados diversos de inconsciencia.

e. crepuscular, estado de consciencia disminuida en el que una persona puede realizar actos intencionados elaborados y no guardar recuerdo de ellos con posterioridad.

e. estable, equilibrio dinámico.

e. estándar, forma pura y estable de un elemento a presión 1,0 y 25°C de temperatura.

e. paranoide, trastorno psicótico en el que la anomalía primaria consiste en un delirio, por lo general de persecución o grandeza.

e. de portador, condición de albergar microorganismos patógenos sin verse afectados por ellos.

e. refractario, excitabilidad reducida de un nervio tras una respuesta a la estimulación previa.

e. soñoliento, el semiconsciente, asociado a veces con un ataque de epilepsia.

estafil- *(staphil-).* Forma prefija que indica relación con la úvula.

estafilectomía *(staphylectomy).* Extirpación quirúrgica de la úvula.

estafilino *(staphyline).* Semejante a un racimo de uvas.

estafilión *(staphylion).* Punto craneométrico; punto medio del borde posterior del paladar duro.

estafilococemia *(staphylococcemia).* Presencia de estafilococos en la sangre.

estafilocócico *(staphylococcal).* Relativo a o causado por estafilococos.

estafilococo *(staphylococcus).* Cualquier microorganismo del género *Staphylococcus.*

estafiloderma *(staphyloderma).* Trastorno cutáneo piógeno causado por estreptococos.

estafilolisina *(staphylolysin).* **1.** Sustancia elaborada por un estafilococo que origina la destrucción de los eritrocitos y la liberación de hemoglobina. **2.** Anticuerpo que ocasiona la disolución de los estafilococos.

estafiloma *(staphyloma).* Protrusión de la córnea o esclerótica, por lo general revestida de tejido uveal.

estafiloplastia *(staphyloplasty).* Reparación quirúrgica de la úvula o del paladar duro, o de ambos.

estafiloptosis *(staphyloptosia, staphyloptosis).* Relajación o alargamiento de la úvula.

estalagmómetro *(stalagmometer).* Instrumento usado para obtener y medir gotas de un líquido a intervalos concretos con el fin de calcular la tensión superficial del mismo.

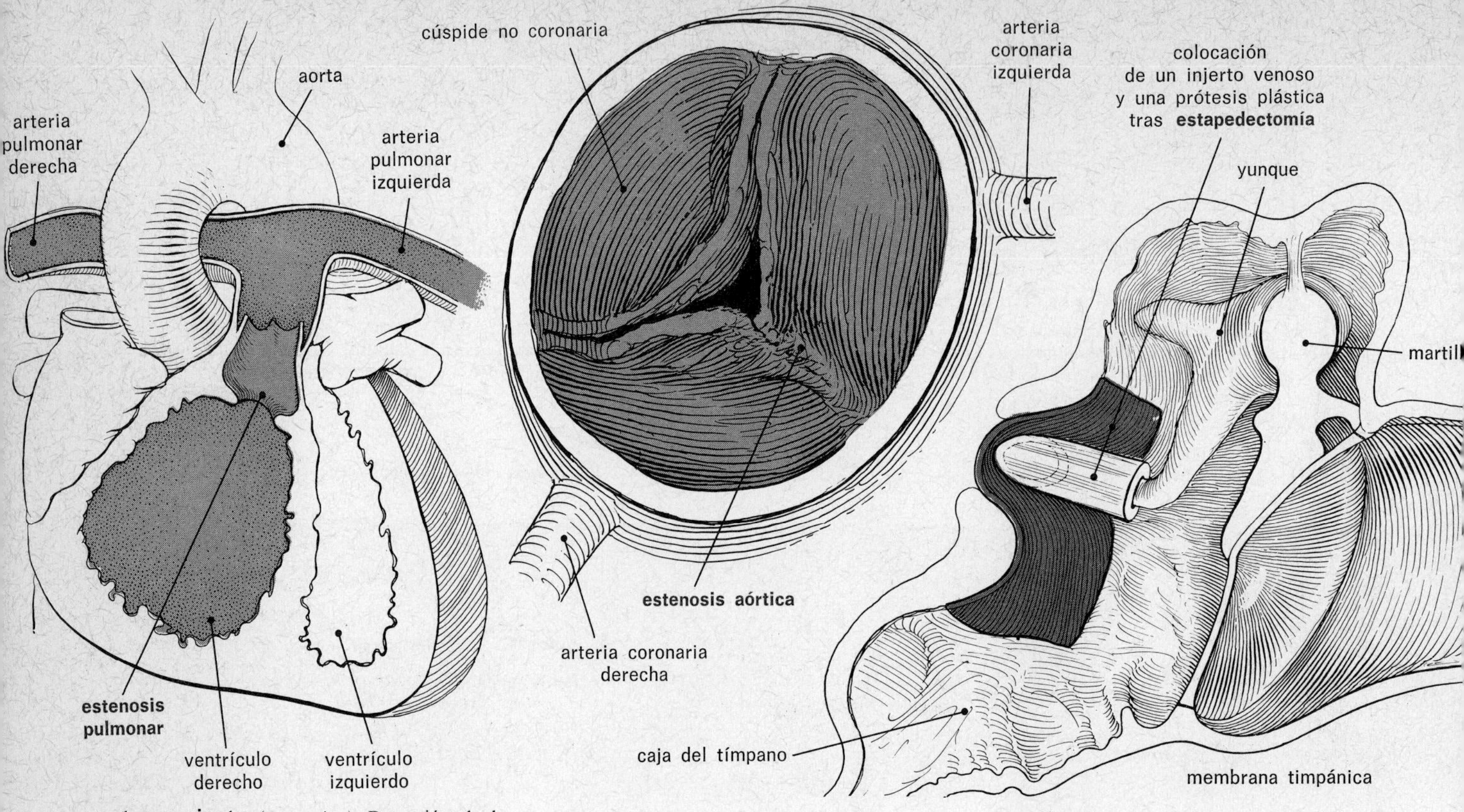

estancamiento *(stagnation).* Detención de la circulación que se produce en cualquier líquido del cuerpo que normalmente debería fluir.

estándar *(standard).* Norma de comparación establecida para un valor cuantitativo o cualitativo.

estandarización *(standarization).* **1.** Formulación de estándares para cualquier preparación o procedimiento. **2.** Adaptación de cualquier cosa a un estándar.

estánnico *(stannic).* Relativo a o que contiene estaño con valencia cuatro.

estannoso *(stannous).* Relativo a o que contiene estaño con valencia dos.

estante *(shelf).* Estructura del cuerpo que se asemeja a un estante.

e. rectal, el que aparece en el recto debido a infiltración por neoplasia o inflamación; también llamado estante de Blumer.

estaño *(tin).* Elemento metálico, plateado, maleable; símbolo Sn *(stannum)*, número atómico 50, peso atómico 118,69; miembro del subgrupo que comprende carbono, silicio, germanio y plomo.

estapedectomía *(stapedectomy).* Extirpación quirúrgica del estribo de la caja del tímpano del oído.

estapedial *(stapedial).* Relativo al estribo de la caja del tímpano (oído medio).

estapedio *(stapedius).* Pequeño músculo del oído medio. Véase tabla de músculos.

estapediotenotomía *(stapediotenotomy).* División quirúrgica del músculo estapedio del oído medio.

estapediovestibular *(stapediovestibular).* Relativo a un tiempo al estribo y al vestíbulo del oído.

estasis *(stasis).* Interrupción del flujo de un líquido, en especial de la sangre.

estatoconía *(statoconia).* Véase otoconia.

estatura *(stature).* Talla natural de una persona.

esteapsina *(steapsin).* Enzima del jugo pancreático que desdobla las grasas; también llamada lipasa pancreática.

estearato *(stearate).* Sal del ácido esteárico.

esteárico, ácido *(stearic acid).* Acido graso común, producto de la hidrólisis de las grasas; se emplea en preparados farmacéuticos; también llamado ácido octodecanoico.

estearina *(stearin).* Triglicérido del ácido esteárico; grasa sólida que se funde a 71°C; también llamada estearato de gliceril.

estearo- *(stearo-).* Forma prefija que significa grasa.

esteatitis *(steatitis).* Inflamación del tejido adiposo.

esteato- *(steato-, steat-).* Forma prefija que indica relación con la grasa o sebo; p. ej. esteatorrea.

esteatocistoma *(steatocystoma).* Quiste sebáceo.

e. múltiple, véase esteatomatosis.

esteatocriptosis *(steatocryptosis).* Disfunción de las glándulas sebáceas.

esteatógeno *(steatogenous).* **1.** Que ocasiona degeneración grasa. **2.** Que produce cualquier enfermedad de las glándulas sebáceas.

esteatólisis *(steatolysis).* Hidrólisis o emulsión de la grasa en preparación para la absorción.

esteatoma *(steatoma).* **1.** Tumor formado fundamentalmente por tejido adiposo. **2.** Quiste sebáceo.

esteatomatosis *(steatomatosis).* Afección caracterizada por la presencia de numerosos quistes sebáceos, a menudo ampliamente dispersos; también llamada esteatocistoma múltiple.

esteatonecrosis *(steatonecrosis).* Anomalía histológica observada casi exclusivamente en el hígado de un paciente alcohólico; se caracteriza por la presencia de cuerpos de Mallory (citoplasma coagulado hialinizado que forma una retícula acidófila grosera en torno al núcleo de las células hepáticas), por lo general en asociación con cambios adiposos.

esteatopatía *(steatopathy).* Trastorno de las glándulas sebáceas.

esteatopigia *(steatopygia, steatopyga).* Adiposidad excesiva de las nalgas.

esteatorrea *(steatorrhea).* Exceso de grasa en las heces, una manifestación del síndrome de malabsorción.

esteatosis *(steatosis).* **1.** Degeneración grasa. **2.** Cualquier enfermedad de las glándulas sebáceas.

estegnosis *(stegnosis).* **1.** Interrupción de las secreciones o excreciones. **2.** Constricción.

estelectomía *(stellectomy).* Escisión del ganglio estrellado; realizada por lo general para aliviar un dolor intratable; también llamada gangliectomía estrellada.

estenión *(stenion).* Punto craneométrico situado a cada extremo del diámetro transverso mínimo del cráneo en la región temporal.

esteno- *(steno-).* Forma prefija que indica estrechez o constricción.

estenocoria *(stenochoria).* Constricción de un conducto u orificio.

estenometría *(sthenometry).* Medición de la fuerza corporal o muscular.

estenopeico *(stenopeic).* Que tiene una abertura estrecha.

estenosado *(stenosed).* Constreñido, estrechado.

estenosis *(stenosis).* Estrechez anómala de un conducto u orificio.

e. aórtica, constricción patológica del orificio existente entre la aorta y el ventrículo izquierdo del corazón.

e. mitral, estrechez del orificio existente entre la aurícula y el ventrículo izquierdos.

e. pilórica, constricción del orificio pilórico del estómago.

e. pilórica congénita, véase estenosis pilórica hipertrófica.

e. pilórica hipertrófica, desarrollo excesivo del músculo del esfínter pilórico que ocasiona un estrechamiento del orificio pilórico y vómitos en proyectil; aparece en la segunda o tercera semanas de vida; también llamada estenosis pilórica congénita.

e. pulmonar, constricción del orificio situado entre la arteria pulmonar y el ventrículo derecho.

e. pulmónica infundibular, obstrucción del infundíbulo del ventrículo derecho del corazón, causada usualmente por uno de estos estados, o ambos: (1) un anillo fibroso inmediatamente por debajo de la válvula pulmonar; (2) hipertrofia del músculo cardiaco que circunda el infundíbulo.

e. subaórtica, e. subvalvular, obstrucción del trayecto del flujo de salida del ventrículo izquierdo del corazón, causada por una banda fibrosa o por hipertrofia muscular inmediatamente por debajo de la válvula aórtica.

e. subaórtica hipertrófica, constricción funcional durante la sístole del infundíbulo del ventrículo izquierdo a la aorta en presencia de válvulas aórticas normales; se cree debida a una hipertrofia anómala del tejido en el trayecto de salida.

e. tricuspídea, estrechez del orificio tricuspídeo del corazón.

estenostenosis *(stenostenosis).* Constricción del conducto parotídeo.

estenostomía *(stenostomy).* Estrechez de la cavidad bucal.

estenotérmico *(stenothermal).* Capaz de soportar solamente cambios leves en la temperatura.

estenótico *(stenotic).* Anormalmente estrechado; afecto de estenosis.

estenotórax. *(stenothorax).* Tórax anormalmente estrecho.

éster *(ester).* Miembro de un grupo de compuestos orgánicos formados por condensación de un alcohol y ácido carboxílico.

esterasa *(esterase).* Enzima que promueve la hi-

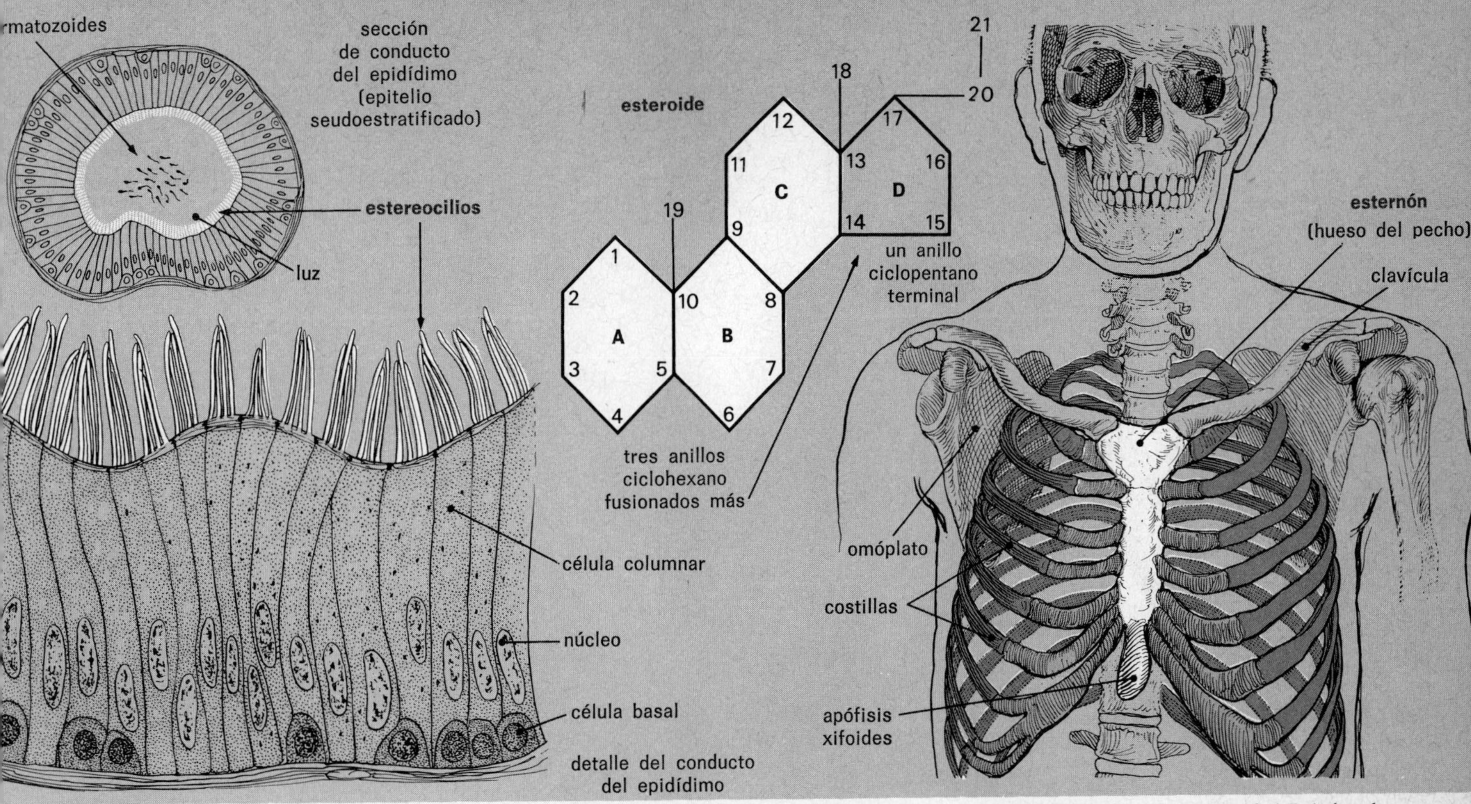

drólisis de un éster.

estercobilina *(stercobilin).* Pigmento marrón presente en las heces derivado de la bilis.

estercolito *(stercolith).* Concreción fecal (coprolito).

estercoráceo *(stercoraceous).* Fecal; relativo a las heces.

estereo- *(stereo-).* Forma prefija que indica un sólido o calidad de tridimensional.

estéreo *(stere).* Unidad de volumen equivalente a la leña apilada en un metro cúbico; aproximadamente 0,7 m^3 efectivos.

estereoanestesia *(stereoanesthesia).* Véase astereognosis.

estereoartrólisis *(stereoarthrolysis).* Creación quirúrgica de una articulación movible.

estereocampímetro *(stereocampimeter).* Instrumento usado para examinar el campo de visión central de cada ojo por separado mientras ambos ojos se fijan en objetivos similares.

estereocilio *(stereocilium).* Cada una de las microvellosidades desusadamente largas, delgadas e inmóviles halladas principalmente en partes del aparato reproductor masculino; se cree que colaboran en la secreción y absorción.

estereocinefluorografía *(stereocinefluorography).* Fotografía de imágenes animadas de placas radiográficas obtenidas mediante fluoroscopia estereoscópica que producen una visualización tridimensional.

estereognosis *(stereognosis).* Reconocimiento de los objetos por medio del sentido del tacto.

estereoisomería *(stereoisomerism).* Isomería en la que dos compuestos tienen la misma fórmula estructural, pero los átomos están ligados en un orden diferente.

estereoisómero *(stereoisomer).* Uno de dos compuestos que contienen el mismo número y tipo de átomos y la misma estructura química, pero que poseen propiedades ópticas distintas debido a que los átomos de cada uno de ellos tienen posiciones espaciales diferentes.

estereología *(stereology).* Estudio de los aspectos tridimensionales de la morfología, y en especial la ultraestructura.

estereopsia *(stereopsis).* Percepción de la profundidad visual producida por una leve disparidad de las imágenes; es decir, cuando las imágenes inciden en puntos levemente diferentes de la retina.

estereoquímica *(stereochemistry).* Rama de la química que se ocupa de la ordenación espacial de los átomos en un compuesto.

estereorradiografía *(stereoroentgenography).* Captación de una imagen radiográfica desde dos posiciones ligeramente diferentes para lograr un efecto tridimensional.

estereortóptero *(stereo-orthopter).* Instrumento de adiestramiento visual utilizado para corregir el estrabismo.

estereoscopio *(stereoscope).* Instrumento que permite ver con los dos ojos al mismo tiempo dos porciones diferentes de la misma imagen (o dos fotografías de proyecciones diferentes del mismo objeto), posibilitando una percepción tridimensional.

estereospecífico *(stereospecific).* Designa enzimas o reacciones orgánicas sintéticas que sólo actúan con una molécula dada o con un tipo limitado de moléculas.

estereotaxia *(stereotaxis).* **1.** Localización de la ordenación tridimensional de las estructuras corporales por medio de puntos coordenados. **2.** Movimiento de un organismo hacia o lejos de una superficie con la que entra en contacto; se aplica al organismo como conjunto. **3.** (stereotaxy). Método de inserción de un electrodo en una zona concreta del cerebro por medio de un dispositivo estereotáxico; sirve para destruir masas nucleares y trayectos fibrosos en el interior del cerebro.

estereotipia *(stereotipy).* Repetición mecánica persistente de ciertos movimientos o expresiones verbales; frecuente en la esquizofrenia.

e. oral, véase verbigeración.

estereotropismo *(stereotropism).* Movimiento de partes de un organismo hacia (estereotropismo positivo) o lejos de (estereotropismo negativo) un cuerpo sólido con el que entran en contacto.

estérico *(steric).* Relativo a la estereoquímica.

estéril *(sterile).* **1.** Incapaz de reproducirse. **2.** Libre de bacterias u otros microorganismos; también llamado aséptico.

esterilidad *(sterility).* Ausencia o falta de funcionamiento de los órganos de la reproducción.

esterilización *(sterilization).* **1.** Tratamiento que suprime en los organismos vivos la capacidad de reproducción. **2.** Proceso de destrucción o eliminación de todo organismo vivo.

esterilizador *(sterilizer).* Aparato para suprimir los gérmenes de cualquier cosa.

esternal *(sternal).* Perteneciente o relativo al esternón.

esternalgia *(sternalgia).* **1.** Dolor en el esternón o región esternal. **2.** Angina de pecho.

esterno- *(sterno-).* Forma prefija que indica relación con el esternón.

esternoclavicular *(sternoclavicular).* Relativo al esternón y la clavícula.

esternocleido *(sternocleidal).* Esternoclavicular.

esternocleidomastoideo *(sternocleidomastoid).* Relativo al esternón, la clavícula y la apófisis mastoides; designa un músculo que tiene su origen e inserción en estas estructuras.

esternocostal *(sternocostal).* Relativo al esternón y las costillas.

esternón *(sternum).* Hueso largo y plano que forma la parte media de la pared anterior de la caja torácica, articulándose con las clavículas y los cartílagos costales de los siete primeros pares de costillas.

esternotomía *(sternotomy).* Sección del esternón.

esteroide *(steroid).* **1.** Miembro de una familia de sustancias químicas caracterizada por cuatro anillos de átomos de carbono entrelazados; entre ellas se cuentan los esteroides suprarrenales, los corticosteroides, las hormonas sexuales masculinas y femeninas y las vitaminas D; el colesterol es uno de los componentes principales de los demás esteroides; son ejemplos aldosterona, androsterona, colecalciferol, colesterol, cortisol, cortisona, estradiol, estriol, progesterona y testosterona. **2.** Variedad acortada de un corticosteroide suprarrenal o un compuesto sintético con actividad similar.

esteroidogénesis *(steroidogenesis).* Producción natural de esteroides.

esterol *(sterol).* Miembro de un grupo de alcoholes sólidos insaturados, una subdivisión de los esteroides, presentes en todo tejido animal y vegetal, salvo en las bacterias; el miembro más conocido del grupo es el colesterol.

estertor *(stertor, rale).* **1.** Ruido ronco producido al respirar. **2** Sonido anormal oído al auscultar el tórax, que se origina en las vías aéreas o en los alvéolos pulmonares y suele indicar la presencia de una enfermedad de los pulmones o bronquios.

e. agónico, sonido gorgoteante escuchado a veces en la garganta de un moribundo, causado por la pérdida del reflejo de la tos y la acumulación de mucus.

e. áspero, véase roncus.

e. crepitante, sonido corto y de tono alto que se origina en los alvéolos y bronquios terminales; este sonido se simula frotando pelo entre los dedos cerca del oído.

e. medio, el que tiene un tono inferior al de un estertor crepitante.

estertoroso *(stertorous).* Que se caracteriza

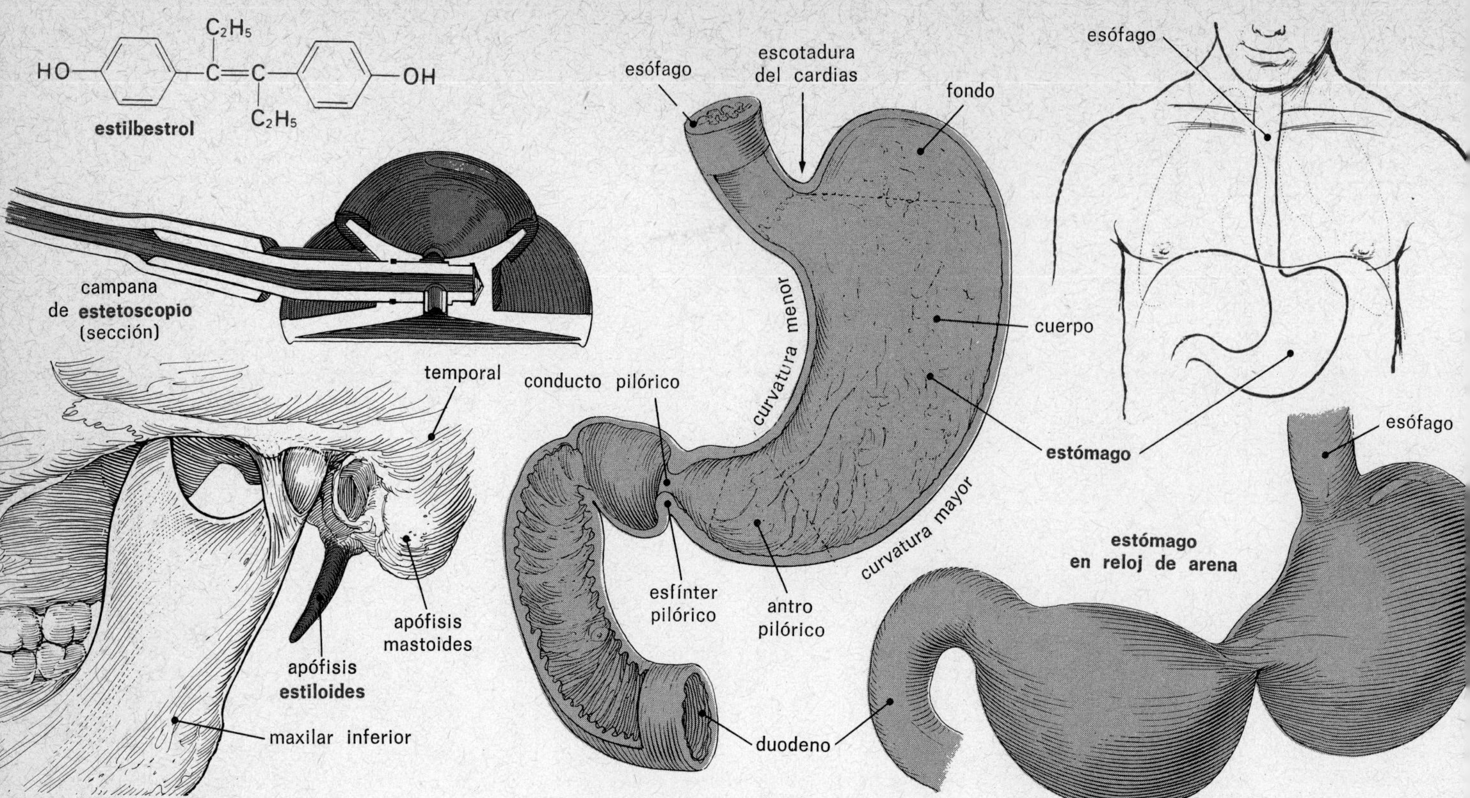

por un ruido de ronquido.

estesia *(esthesia).* Percepción de impresiones sensitivas.

estesiogénesis *(esthesiogenesis).* Origen o producción de una reacción en una zona sensitiva.

estesiografía *(esthesiography).* **1.** Delimitación en la piel de las zonas de sensibilidad táctil y de otros tipos. **2.** Descripción del mecanismo de la sensación.

estetalgia *(stethalgia).* Dolor en el tórax.

esteto- *(stetho-, steth-).* Forma prefija que significa pecho.

estetógrafo *(stethograph).* Instrumento empleado para registrar los movimientos respiratorios del tórax.

estetoscopio *(stethoscope).* Instrumento usado para escuchar los sonidos producidos en el interior del cuerpo, y en especial los respiratorios, cardiacos y vasculares; ideado originalmente por René Laënnec.

estibialismo *(stibialism).* Envenenamiento con antimonio.

estigma *(stigma,* pl. *stigmata).* **1.** Evidencia visible característica de una enfermedad (mancha, lunar, síntoma, signo, etc.). **2.** Mancha ocular pigmentada de ciertos protozoos.

estilbestrol *(stilbestrol).* Compuesto cristalino incoloro derivado del estilbeno; usado en otra época como estrógeno en los seres humanos y como cebador del ganado; actualmente se cree que tiene propiedades cancerígenas; también llamado dietilestilbestrol.

estilete *(stylet, stylette, style).* Alambre insertado en la luz de un catéter flexible para mantenerlo rígido durante su introducción (mandril).

estiliforme *(styliform).* Estiloideo; que tiene forma de punzón.

estilo- *(stylo-).* Forma prefija que significa punzón.

estilo *(stylus).* Instrumento de punta aguzada utilizado para dibujar o como instrumento de marcado en ciertos aparatos de registro.

estilogloso *(styloglossus).* Relativo a la apófisis estiloides del hueso temporal y la lengua; término aplicado a ciertas estructuras, como un músculo que se extiende entre la lengua y la apófisis.

estiloide, estiloideo *(styloid).* Que tiene forma de estilete o punzón; designa ciertas apófisis óseas; también llamado estiliforme.

estilomastoideo *(stylomastoid).* Relativo a las apófisis estiloides y mastoides del hueso temporal.

estilostixis *(stylostixis).* Acupuntura.

estimulación *(stimulation).* **1.** Proceso de excitación del organismo, o de una parte de éste, para aumentar la actividad funcional. **2.** Condición de estar estimulado.

e. fótica, uso de una luz fluctuante para alterar el patrón del electroencefalograma.

estimulante *(stimulant).* Cualquier cosa que acelera la actividad orgánica.

e. tiroideo de acción prolongada, sustancia encontrada en la sangre de pacientes hipertiroideos, no elaborada en la hipófisis y que posee una acción estimulatoria prolongada sobre la glándula tiroides.

estímulo *(stimulus).* **1.** Cualquier circunstancia que ocasiona una respuesta. **2.** Estimulante; agente o acción que suscita actividad fisiológica o psicológica.

e. condicionado, el que con anterioridad al procedimiento no evoca el reflejo o respuesta específico objeto de estudio.

e. no condicionado, estímulo que evoca normalmente la respuesta concreta en estudio.

estipsis *(stypsis).* **1.** Acción de un agente astringente o hemostático. **2.** Aplicación de un astringente.

estíptico *(styptic).* Agente que contrae los tejidos; astringente.

estival *(estival).* Que acontece en verano.

estivoautumnal *(estivoautumnal).* Que acontece en verano y otoño.

estoiquiometría *(stoichiometry).* Estudio de las proporciones combinantes (por peso y volumen) de elementos que participan en una reacción química.

estoma *(stoma).* **1.** Cualquier orificio pequeño. **2.** La boca o un orificio artificial abierto entre dos cavidades o conductos o entre cualquier cavidad o tubo y el exterior.

estomacalgia *(stomachache).* Dolor en el estómago (gastralgia) o abdomen.

estómago *(stomach).* Porción ensanchada sacciforme del aparato digestivo, situada entre el esófago y el intestino delgado, en la que los alimentos ingeridos sufren la acción de las enzimas y el ácido clorhídrico del jugo gástrico, liberándose luego espasmódicamente al interior del duodeno mediante peristaltismo gástrico; el estómago está recubierto por completo de peritoneo y posee normalmente una capacidad de alrededor de un litro.

e. en bota de cuero, véase linitis plástica.

e. en reloj de arena, el que presenta una constricción en su punto medio.

estomal *(stomal).* Perteneciente a un estoma o pequeña abertura.

estomatalgia *(stomatalgia).* Dolor en la boca, que aparece en grado de intensidad variable como consecuencia de una lesión o enfermedad; también llamado estomatodinia.

estomático *(stomatic).* Relativo a (a) la boca: (b) una abertura artificial.

estomatitis *(stomatitis).* Inflamación de la membrana mucosa de la boca.

e. aftosa, e. ulcerativa, enfermedad recidivante crónica marcada por la aparición de úlceras pequeñas y dolorosas en número de una o varias sobre la membrana mucosa de la boca.

e. angular, aparición de fisuras e inflamación superficiales en las comisuras de la boca.

e. gangrenosa, véase noma.

e. herpética, infección recidivante de la mucosa bucal causada por el virus del herpes simple en la que se forman vesículas y úlceras dolorosas.

e. ulcerativa, véase estomatitis aftosa.

e. de Vincent, gingivitis ulcerativa necrosante; véase gingivitis.

estomato-, estoma- *(stomato-, stoma-).* Formas prefijas que indican relación con la boca o un orificio.

estomatocito *(stomatocyte).* Eritrocito en el que la región central muestra un aspecto de hendidura en lugar de ser una zona circular bicóncava.

estomatodinia *(stomatodynia).* Véase estomatalgia.

estomatología *(stomatology).* Estudio de las estructuras, funciones y enfermedades de la boca.

estomatomalacia *(stomatomalacia).* Reblandecimiento anómalo de estructuras de la boca.

estomatomicosis *(stomatomycosis).* Enfermedad de la boca causada por hongos.

estomatopatía *(stomatopathy).* Cualquier afección de la cavidad bucal.

estomatorragia *(stomatorrhagia).* Hemorragia en cualquier estructura de la boca.

estomodeo *(stomodeum).* Invaginación o depresión en la línea media del ectodermo del embrión, entre las protuberancias maxilar y mandibular, que más tarde se convierte en la cavidad bucal.

estornudo *(sneeze).* Expulsión involuntaria y violenta de aire por la nariz y la boca.

estrabismal, estrabísmico *(strabismal, strabismic).* Relativo al estrabismo o afecto de él.

estrabismo *(strabismus).* Alteración visual en la que un ojo no puede enfocar con el otro; también llamado heterotropía.

e. convergente, aquel en el que el ojo se desvía hacia adentro, en dirección a la nariz; también

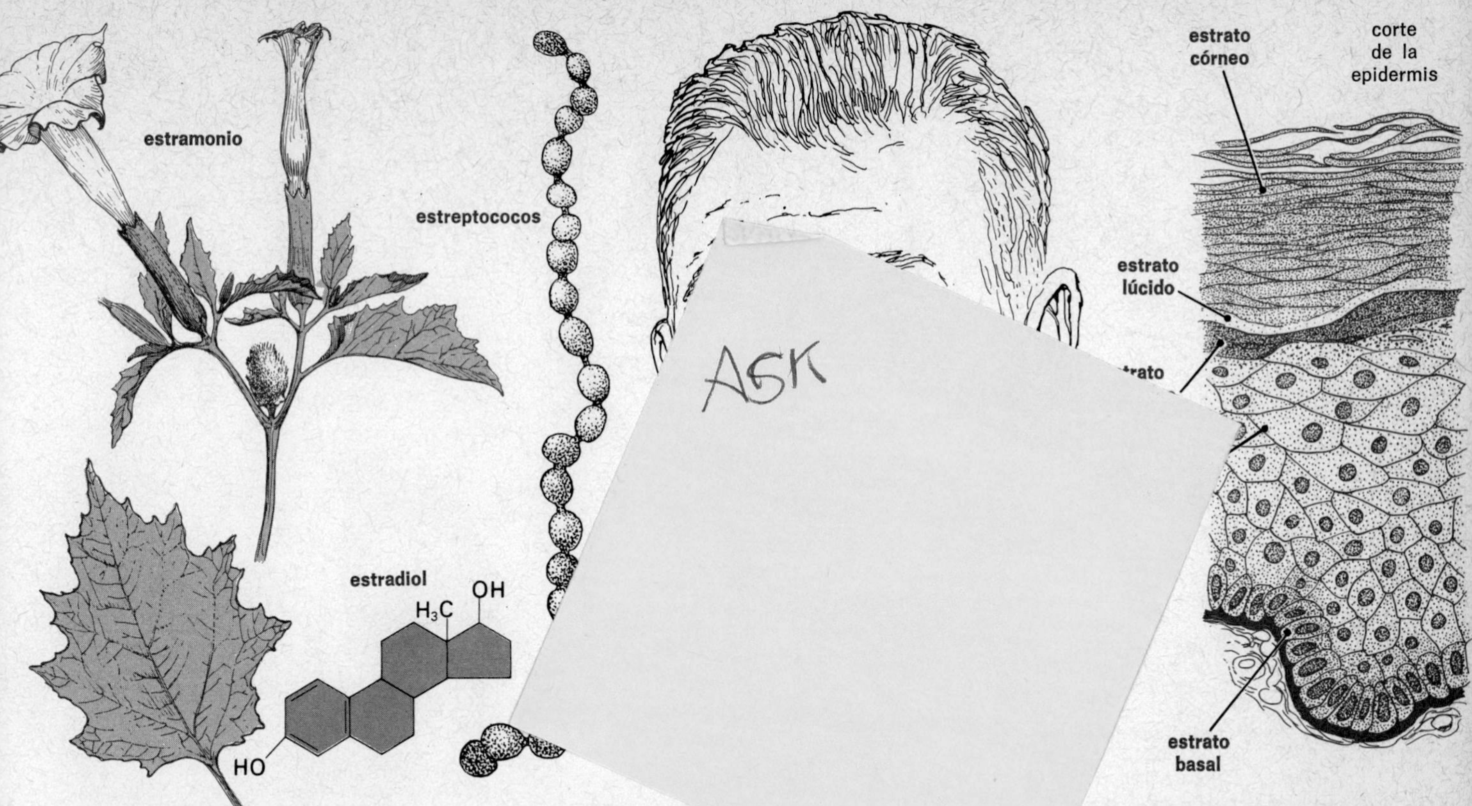

llamado bizqueo, estrabismo interno y esotropía.

e. divergente, aquel en el que el ojo se desvía hacia afuera; también llamado estrabismo externo y exotropía.

estrabismómetro *(strabismometer).* Instrumento usado para medir el ángulo del estrabismo.

estrabotomía *(strabotomy).* Sección de uno o más de los músculos oculares o sus tendones en el tratamiento del estrabismo.

estradiol *(stradiol).* Hormona estrogénica obtenida comercialmente de la orina de yeguas embarazadas, ovarios de cerda y estrona; también llamada dihidroxiestrina.

estramonio *(jimsonweed).* Planta solanácea, *Datura stramonium,* con grandes flores de color blanco o púrpura en forma de embudo y frutos espinosos; recibe también los nombres de higuera loca y manzana espinosa.

estrangulación *(strangulation).* **1.** Constricción de las vías aéreas que entorpece o interrumpe la respiración normal. **2.** Compresión que impide la irrigación sanguínea de una parte, especialmente de un asa del intestino; p. ej., en una hernia.

estrangular *(strangle).* Asfixiar comprimiendo la tráquea para impedir la respiración; ahogar.

estranguria *(strangury).* Micción dolorosa, lenta y dificultosa.

estratificación *(layering).* Disposición en capas.

estratificado *(stratified).* Ordenado en capas.

estratiforme *(stratiform).* Ordenado en forma de una serie de capas superpuestas.

estrato *(stratum,* pl. *strata).* Una capa, especialmente de tejido diferenciado, que constituye una de varias asociadas.

e. bacilar de la retina, capa neuroepitelial de bastones y conos de la retina.

e. basal, capa más profunda (basal) del endometrio (mucosa del útero) que sólo experimenta alteraciones mínimas durante el ciclo menstrual; la porción del endometrio que no se desprende durante la menstruación; contiene la porción terminal estrecha de las glándulas uterinas.

e. basal de la epidermis, capa más profunda (basal) de la epidermis formada por células columnares o cuboideas altas ordenadas en una sola fila y que descansan sobre una membrana basal delgada; suele contener gránulos de melanina.

e. cilíndrico, estrato basal de la epidermis.

e. compacto, capa más interna del endometrio (mucosa del útero) que contiene los cuellos de las glándulas uterinas y una capa bastante compacta de tejido interglandular.

e. córneo, capa queratinizada córnea más exter-

na de la epidermis compue... les anucleadas deshidratadas y a... gruesa en las palmas de las manos y las ... los pies.

e. espinoso, capa gruesa de la epidermis entre el estrato basal y el granuloso formada por células poliédricas irregulares con espinas citoplasmáticas cortas que pueden contener melanina; en esta capa es frecuente la mitosis; también llamado estrato de células espinosas.

e. esponjoso, capa media de las tres que tapizan el útero (endometrio), que contiene las glándulas tortuosas y dilatadas y una pequeña cantidad de tejido interglandular; se desprende con cada menstruación y al finalizar la gestación.

e. funcional, parte gruesa del revestimiento del útero (endometrio) que se desprende durante la menstruación; está formado por una capa compacta y otra esponjosa.

e. germinativo, porción evolutiva de la epidermis que contiene varias hileras de células que experimentan mitosis; está compuesto por una capa basal (estrato basal) y una capa espinosa (estrato espinoso); también llamado estrato o capa de Malpighi.

e. granuloso de la epidermis, capa de la epidermis situada entre el estrato espinoso y el lúcido, compuesta por unas cuantas hileras de células romboideas aplanadas cuyo eje mayor va paralelo a la piel; se cree que representa la etapa de transición en la formación de la queratina blanda; las células contienen gránulos visibles de queratohialina.

e. granuloso del ovario, capa epitelial de las células de la granulosa (foliculares) del folículo ovárico en desarrollo, situada entre la zona pelúcida que rodea al óvulo y la membrana vítrea.

e. horizontal, porción del cuerno dorsal de la sustancia gris de la medula espinal, antes llamada zona esponjosa.

e. lúcido, capa homogénea estrecha de la epidermis entre el estrato córneo y el granuloso; está formada por unas pocas hileras de células claras aplanadas que contienen una sustancia refráctil (eleidina); los límites de núcleos y células no son visibles.

e. de Malpighi, estrato germinativo.

estrecho *(outlet).* Paso angosto.

e. inferior de la pelvis, abertura inferior pélvica limitada por el arco púbico, las tuberosidades isquiáticas, los ligamentos sacrociáticos mayores y la punta del cóccix.

e. torácico superior, síndrome del, sensacio-

...es en los dedos (quemazón, entumeci... ...es atribuidas a la compresión del ple... ...l; ahora se sabe que a menudo se deben ...me del disco cervical o al del túnel car-

...osimbolia *(strephosymbolia).* Trastorno de la percepción, que aparece sobre todo en niños, en el que se ven invertidas, como en un espejo, letras o palabras.

estrellado *(stellate).* Que tiene forma de estrella.

estreñido *(costive).* Que padece estreñimiento.

estreñimiento *(constipation).* Disminución de la frecuencia de las evacuaciones intestinales acompañada por un esfuerzo prolongado al defecar heces muy duras, seguido de una sensación de evacuación incompleta.

estrepto- *(strepto-).* Forma prefija que significa retorcido, curvado o flexible.

estreptococemia *(streptococcemia).* Presencia de estreptococos en la sangre.

estreptocócico *(streptococcal).* Relativo a o causado por el estreptococo.

estreptococo *(streptococcus).* Cualquier miembro del género *Streptococcus.*

estreptococosis *(streptococcosis).* Cualquier infección con estreptococos.

estreptodermatitis *(streptodermatitis).* Inflamación de la piel causada por estreptococos.

estreptodornasa *(streptodornase).* Enzima producida por estreptococos hemolíticos capaz de originar la licuefacción de exudados purulentos.

estreptolisina *(streptolysin).* Hemolisina producida por estreptococos.

estreptomiceto *(streptomycete).* Miembro del género *Streptomyces.*

estreptomicina *(streptomycine).* Antibiótico obtenido de cultivos de *Streptomyces griseus;* gránulos o polvo blancos solubles en agua, alcohol ácido y alcohol metílico; activo contra el bacilo de la tuberculosis, muchas bacterias gramnegativas y algunas grampositivas; una posología excesiva origina lesión del octavo par craneal, que por lo general afecta en primer lugar a la porción vestibular.

estreptoquinasa *(streptokinase).* Enzima presente en estreptococos hemolíticos capaz de disolver la fibrina; se emplea para disolver coágulos sanguíneos y adherencias fibrinosas.

estreptotricosis *(streptotrichosis).* Infección con bacterias del género llamado antiguamente *Streptothrix* pero clasificado ahora en otros géneros, como *Actinomyces, Nocardia, Streptobacillus.*

estrés *(stress).* **1.** Fuerza interna de un cuerpo ge-

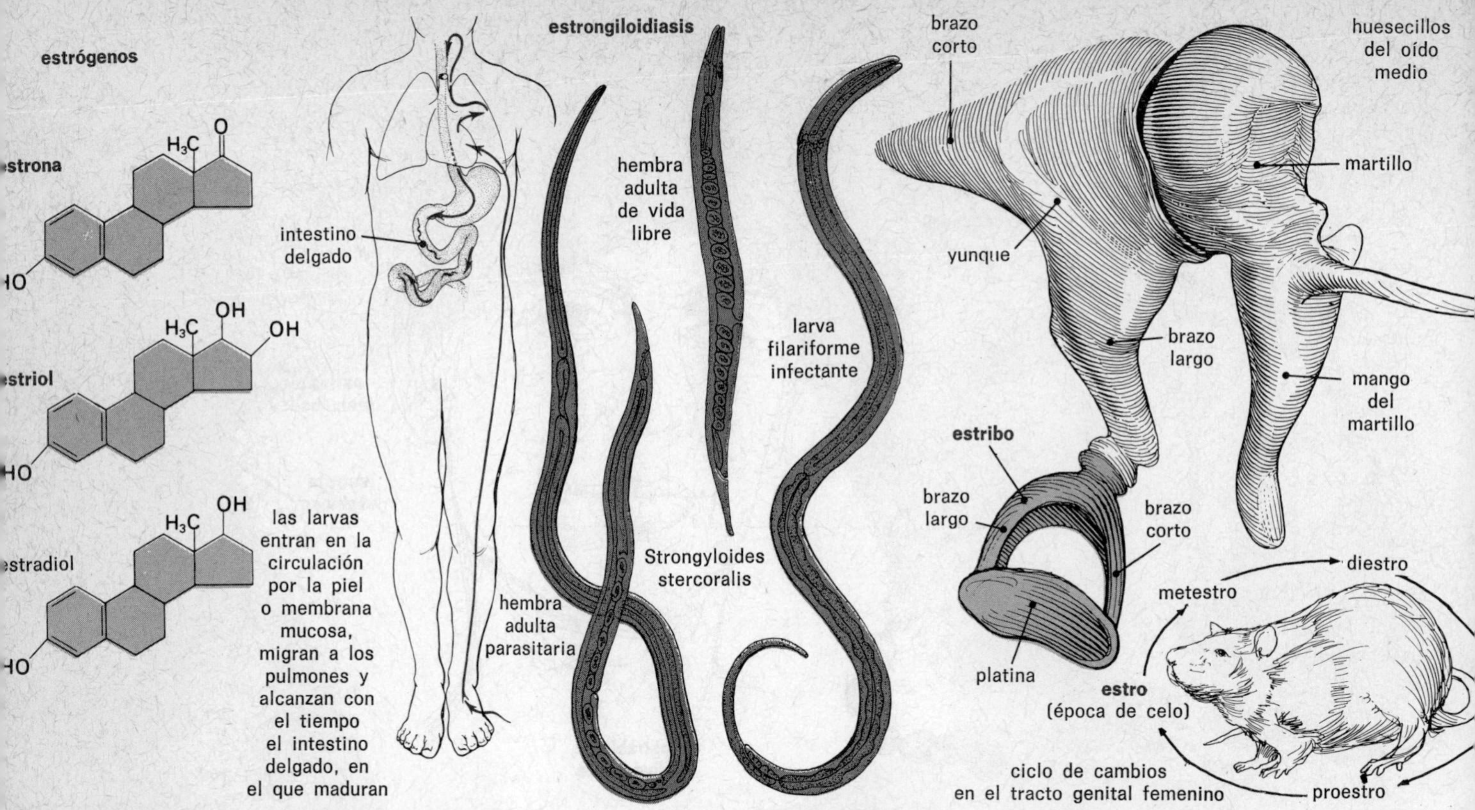

nerada para resistir una fuerza externa que tiende a deformarlo. **2.** En odontología, presión contra los dientes y sus inserciones que excede a la producida por un funcionamiento normal. **3.** Condiciones anómalas que tienden a perturbar las funciones normales del cuerpo o la mente. **4.** Influencia que origina desequilibrio emocional.

estría **1.** *(streak).* Línea o surco. **2.** *(stria,* pl. *striae).* Tira o banda delgada, en especial una de varias que corren más o menos paralelas.

e. angioide, cada una de las líneas pigmentadas de color rojo parduzco en el fondo del ojo que irradian desde el disco y situadas por debajo de los vasos retinianos; se deben a la degeneración de la lámina vítrea de la coroides; pueden verse en el seudoxantoma elástico, la osteítis deformante y la anemia falciforme.

e. atrófica, una de varias bandas blancas relucientes en la piel del abdomen, mamas, nalgas y muslos causadas por dilatación excesiva y debilitamiento de los tejidos elásticos; va asociada a la gestación, la obesidad, el crecimiento rápido durante la pubertad, el síndrome de Cushing y otras afecciones.

e. germinal, estría primitiva.

e. de Knapp, cada una de las estrías pigmentadas semejantes a vasos sanguíneos observadas ocasionalmente en la retina tras una hemorragia.

e. medular, surco neural del embrión cuyo cierre forma el primordio del cerebro y la medula espinal.

e. meníngea, estría congestionada, en ocasiones con hemorragia petequial, que aparece cuando se araña la piel; puede verse en la meningitis, en la que los capilares cutáneos se vuelven por lo general excesivamente irritables; también llamada mancha cerebral.

e. primitiva, surco estrecho en la línea media, con zonas levemente abultadas a cada lado, situado sobre la extremidad caudal del disco embrionario; lugar a partir del cual migran de la superficie las células mesodérmicas para formar la capa embrionaria media; es claramente visible en un embrión de 15 ó 16 días y aporta la prueba más precoz del eje cefalocaudal.

estriado *(striate, striated).* Marcado por estrías; listado.

estribo **1.** *(stapes).* El más pequeño o interno de los tres huesecillos del oído medio; se articula por su cabeza con el yunque, y su base (platina) se inserta y acopla al borde de la ventana oval; el hueso más pequeño del cuerpo humano. **2.** *(abutment).* Estructura de sostén; en odontología, diente natural o raíz utilizados como ancla y soporte de una prótesis dental parcial.

e. intermedio, diente natural sin contacto con otros dientes naturales que se utiliza como estribo, además de los estribos primeros o últimos.

estricnina *(strychnine).* Alcaloide sumamente tóxico obtenido de las semillas de *Strychnos nux-vomica* y que posee un sabor intensamente amargo; se emplea ocasionalmente como estimulante del sistema nervioso central.

estricninismo *(strychninism).* Estado tóxico consecuente al uso excesivo de estricnina; también llamado intoxicación crónica por estricnina.

estrictura *(stricture).* Estrechez anormal de una estructura tubular.

estridente *(strident).* Duro, agudo o raspante, como ciertos sonidos escuchados a la auscultación.

éstrido *(oestrid).* Moscardón bialado cuya larva parasita al hombre y los animales.

estridor *(stridor).* Sonido respiratorio áspero y penetrante, como el escuchado en la obstrucción laríngea aguda.

estriduloso *(stridulous).* Que tiene un sonido rudo e intenso.

estriol *(estriol).* Hormona estrogénica blanca inodora presente en la orina de las hembras de mamífero embarazadas; también llamada hidrato de foliculina.

estro *(estrus).* **1.** Período recurrente de excitación sexual en las hembras de animales; también llamado celo. **2.** En los mamíferos, ciclo de cambios del tracto genital producido por las hormonas ováricas.

estróbilo *(strobila).* **1.** Serie lineal de segmentos que integran el cuerpo de una tenia. **2.** Larva de un escifozoo formada por una serie de elementos aislados producidos por fisión transversa.

estrobiloide *(strobiloid).* Semejante al cuerpo segmentado de una tenia.

estrobolaringoscopio *(strobolaryngoscope).* Tipo de estroboscopio usado para observar con detalle el movimiento vibratorio de las cuerdas vocales.

estroboscopio *(stroboscope).* **1.** Instrumento usado para observar objetos móviles haciéndolos aparecer estacionarios gracias a una iluminación interrumpida de forma intermitente. **2.** Instrumento electrónico que produce pulsos cortos de luz a una frecuencia controlable, utilizado para alterar la actividad eléctrica de la corteza cerebral.

estrofantina *(strophantin).* Glucósido o mezcla de glucósidos semejantes al digital y tóxicos; se emplea como tónico cardiaco.

estrógeno *(estrogen).* Denominación general de las hormonas sexuales femeninas, responsables de la estimulación, desarrollo y mantenimiento de los caracteres sexuales secundarios femeninos; formadas por el ovario, la placenta, los testículos, la corteza suprarrenal y algunas plantas; dentro de sus usos terapéuticos (con preparaciones naturales o sintéticas) se incluyen el alivio de los síntomas de la menopausia y la mejoría del cáncer de próstata.

estroma *(stroma).* Armazón de un órgano, por lo general formado por tejido conjuntivo, que sostiene los elementos funcionales o células.

estromur *(stromuhr).* Instrumento usado para medir la cantidad de sangre por unidad de tiempo que fluye a través de un vaso sanguíneo.

estrona *(estrone).* Hormona estrogénica presente en el ovario y en la orina de las hembras de mamíferos gestantes.

estroncio *(strontium).* Elemento metálico blando fácilmente oxidable de propiedades químicas similares a las del calcio; símbolo Sr, número atómico 38, peso atómico 87,62.

estroncio 90 (Sr^{90}). Isótopo radiactivo que emite una partícula β de alta energía y tiene una vida media de 28 años; producto de las explosiones de bombas atómicas que constituye un importante peligro de contaminación radiactiva de la atmósfera, ya que se incorpora al tejido óseo al absorberse.

estrongiloidiasis, estrongiloidosis *(strongyloidiasis, strongyloidosis).* Infección parasitaria causada por un nematodo, *Strongyloides stercoralis;* los gusanos filiformes penetran en el cuerpo a través de la piel o de la mucosa de la boca, migran a los pulmones y alcanzan eventualmente el intestino delgado, en el que la hembra deposita los huevos.

estroso *(estrous).* **1.** Relativo al estro. **2.** En celo.

estructura *(structure).* Configuración de las partes componentes de una entidad.

e. en cepillo, fibrillas de un gel o sustancia de impresión hidrocoloidea.

e. fina, véase ultraestructura.

e. de sostén de la dentadura, tejidos, dientes o rebordes residuales, o ambos, que sirven de sujeción para las dentaduras postizas movibles (parciales o completas).

estruma *(struma).* Bocio.

e. de Hashimoto, tiroiditis linfocítica; véase tiroiditis.

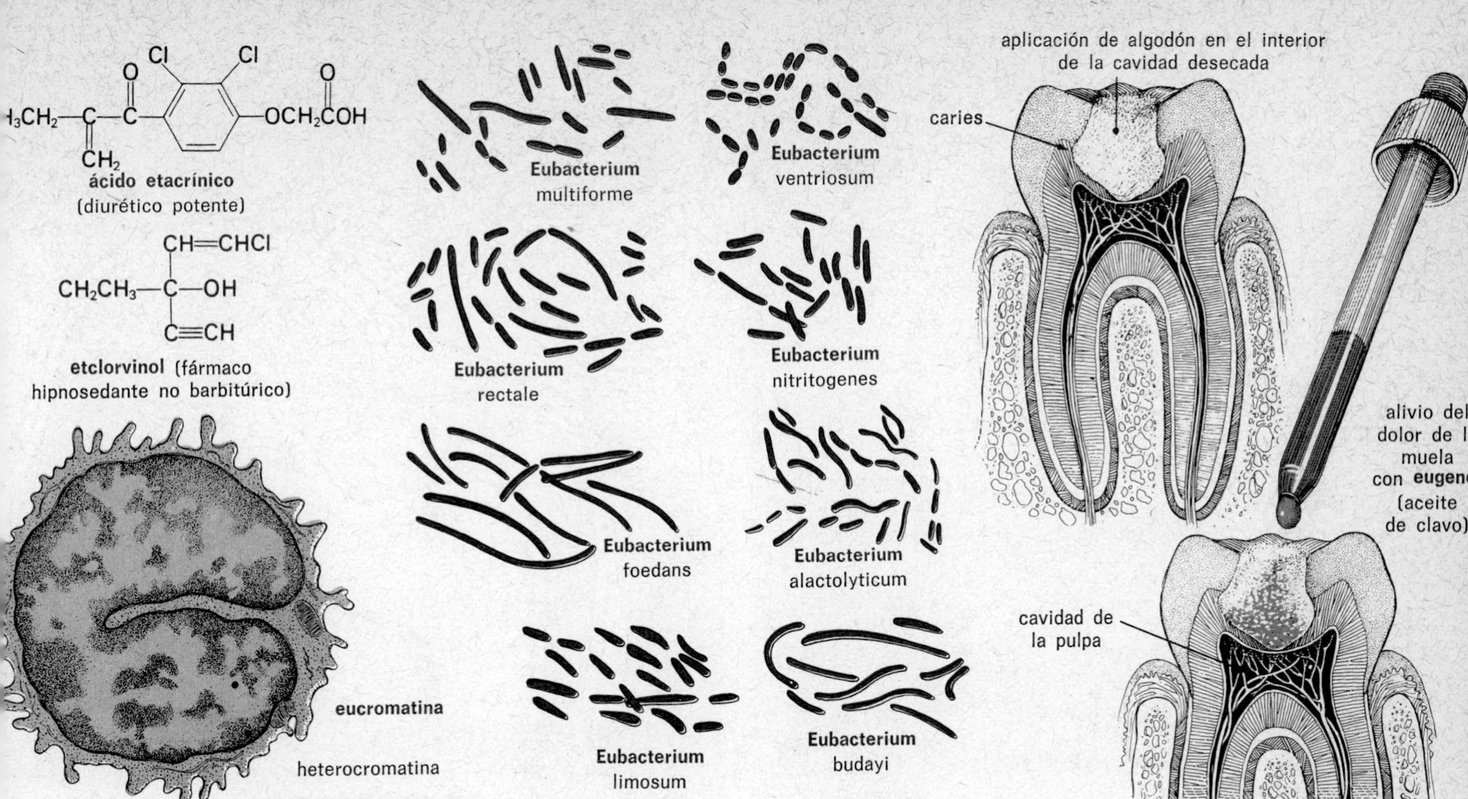

e. linfomatoso, tiroiditis linfocítica; véase tiroiditis.

e. de Riedel, véase tiroiditis de Riedel.

estrumitis *(strumitis).* Inflamación de la glándula tiroides acompañada de tumefacción.

estudio *(study).* Búsqueda y adquisición de información.

e. de biodisponibilidad, véase estudio de bioequivalencia.

e. de bioequivalencia, comparación de dos o más formulaciones diferentes del mismo fármaco originario, de las que una es un estándar aceptable; también llamado estudio de biodisponibilidad.

e. ciego, estudio en el que el paciente no conoce el tipo de medicación que se le administra.

e. doble ciego, estudio en el que ni el enfermo ni la persona que está en contacto con él conocen el tipo de medicación que se administra, a fin de evitar parcialidades en la observación.

e. longitudinal, estudio de una comunidad definida (grupo de individuos que tienen en común un factor estadístico) durante un período prolongado de tiempo, a diferencia de un estudio de corte transversal que examina un colectivo en un momento dado.

estupefacción *(stupefaction).* Acto de provocar estupor o narcosis.

estupefaciente *(stupefacient).* **1.** Que causa estupor. **2.** Cualquier agente que causa estupor, como un narcótico.

estupor *(stupor).* Estado de semiconsciencia.

estuporoso *(stuporous).* En estado semiconsciente.

etacrínico, ácido *(ethacrynic acid).* Cetona insaturada del ácido ariloxiacético, un diurético potente.

etambutol, clorhidrato de *(ethambutol hydrochloride).* Compuesto usado en el tratamiento de la tuberculosis.

etanol *(ethanol).* Véase alcohol (2).

ETAP *(LATS).* Abreviatura de estimulante tiroideo de acción prolongada. Véase estimulante.

etclorvinol *(ethchlorvynol).* Fármaco hipnótico y anticonvulsivo, usado por lo general para inducir el sueño en el insomnio simple y como sedante diurno.

éter *(ether).* **1.** Miembro de un grupo de compuestos orgánicos en los que dos hidrocarburos se hallan unidos por un átomo de oxígeno. **2.** Término utilizado para el anestésico llamado éter dietílico.

e. clorhídrico, véase cloruro de etilo.

e. dietílico, líquido volátil inflamable $(C_2H_5)_2O$, obtenido por destilación del alcohol etílico y ácido sulfúrico; utilizado como anestésico; también llamado éter etílico.

e. etílico, véase éter dietílico.

etéreo *(ethereal).* **1.** Relativo o semejante al éter, o que lo contiene. **2.** Evanescente.

eterificación *(etherification).* Conversión de un alcohol en un éter.

eterificar *(etherify).* Convertir en éter.

eterizar *(etherize).* Anestesiar con éter.

ética *(ethics).* Patrones de comportamiento que rigen para un individuo o profesión.

ético *(ethical).* **1.** Relativo a la ética. **2.** Que es acorde con los códigos profesionalmente aceptados.

etilcelulosa *(ethylcellulose).* Éter etílico de celulosa, utilizado en la elaboración de comprimidos.

etilendiaminotetraacético, ácido *(ethylenediaminetetraacetic acid) (EDTA).* Agente o compuesto quelante empleado para formar complejos con metales divalentes.

etileno *(ethylene).* Gas incoloro inflamable CH_2CH_2, algo más liviano que el aire; usado para inducir anestesia general; también llamado eteno.

etilo *(ethyl).* Radical hidrocarburo univalente, C_2H_5.

e., alcohol, véase alcohol (2).

e., cloruro de, gas a la temperatura normal, líquido volátil cuando se comprime; utilizado para producir anestesia local por congelamiento superficial; también llamado cloroetano y éter clorhídrico.

etio- *(etio-).* Forma prefija que significa: (a) compuesto formado por degradación química; (b) causa.

etiocolanolona *(etiocholanolone).* Metabolito de las hormonas adrenocorticales y testiculares excretado en la orina.

etiología *(etiology).* Estudio de las causas, especialmente las de las enfermedades.

etiológico *(etiologic).* Relativo a las causas de la enfermedad.

etmoide *(ethmoid).* Semejante a una criba.

etmoidectomía *(ethmoidectomy).* Escisión quirúrgica de las celdillas etmoidales o de una parte del hueso etmoides.

etmoiditis *(ethmoiditis).* Inflamación del seno etmoidal.

etmosfenoide *(ethmosphenoid).* Relativo a los huesos etmoides y esfenoides.

etnopsiquiatría *(ethnopsychiatry).* Estudio de los diferentes modelos culturales y su influencia en la madurez emocional.

Eu. Símbolo químico del elemento europio.

eu- *(eu-).* Forma prefija que significa bueno, bien.

Eubacterium. Género de bacterias anaerobias de la familia propionibacteriáceas *(Propionibacteriaceae)* al que pertenecen bacilos grampositivos; algunas especies pueden ser patógenas.

eubiótica *(eubiotics).* Ciencia de la vida higiénica.

eucariosis *(eukaryosis).* Posesión de un núcleo verdadero, como los tipos celulares más evolucionados.

eucariota *(eukaryote).* Organismo cuyas células poseen membranas nucleares, organelas adosadas a las membranas y ribosomas, y presentan mitosis.

eucolia *(eucholia).* Estado normal de la bilis.

eucromatina *(euchromatin).* Porción levemente teñida del núcleo celular que contiene el DNA genéticamente activo; también llamada cromatina verdadera.

euforia *(euphoria).* **1.** Sensación de bienestar. **2.** En psiquiatría, sentimiento exagerado de felicidad.

eugenesia, eugenia *(eugenics).* Rama de la ciencia que se ocupa del estudio del mejoramiento hereditario del hombre mediante el control genético.

eugenol *(eugenol).* Acido eugénico, líquido oleoso amarillo claro obtenido del aceite de clavos; empleado en odontología como antiséptico y anestésico local.

euglobulina *(euglobulin).* Proteína simple insoluble en agua pura, pero soluble en soluciones salinas.

eugónico *(eugonic).* Que crece rápidamente en un medio artificial; se aplica a los cultivos del bacilo tuberculoso humano.

eunuco *(eunuch).* Macho castrado o cuyos testículos no se han desarrollado.

eunucoide *(eunuchoid).* Que tiene las características de un eunuco.

eunucoidismo *(eunuchoidism).* Estado en el cual los testículos no presentan función.

euosmia *(euosmia).* **1.** Olor agradable. **2.** Estado normal del sentido del olfato.

eupepsia *(eupepsia).* Buena digestión.

euplasia *(euplasia).* Estado normal de las células o los tejidos.

euplásico *(euplastic).* Capaz de cicatrizar rápidamente.

euploide *(euploidy).* En genética, que posee el número normal completo de cromosomas; es decir, el número de cromosomas de una célula es múltiplo exacto del número haploide normal para

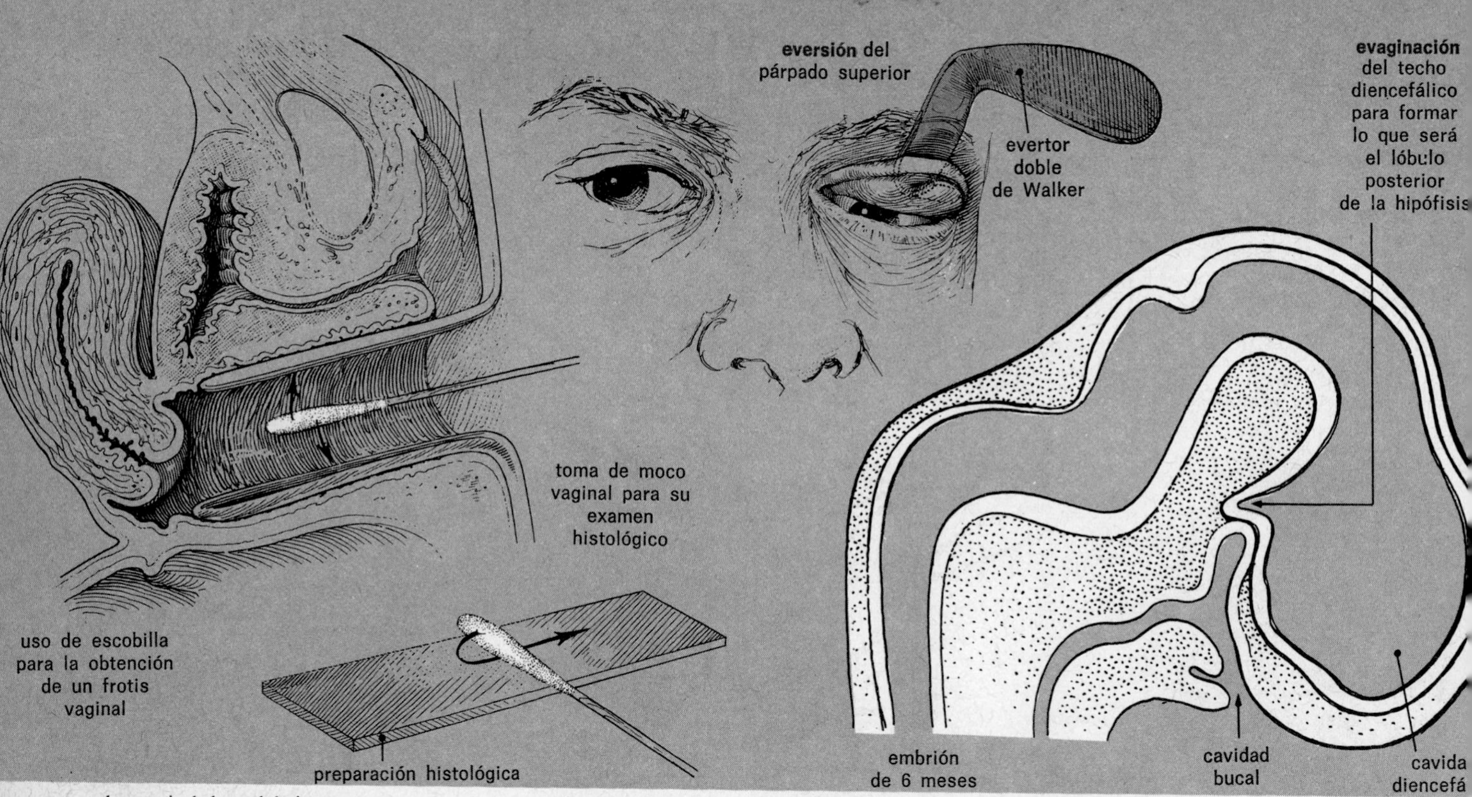

la especie de la cual deriva.

eupnea *(eupnea)*. Respiración fluida normal.

eustaquitis *(eustachitis)*. Inflamación de la mucosa de la trompa de Eustaquio.

eutanasia *(euthanasia)*. **1.** Inducción de una muerte tranquila e indolora a personas con enfermedades terminales dolorosas. **2.** Muerte indolora.

eutiroidismo *(euthyroidism)*. Estado normal del tiroides en su función.

eutrofia *(eutrophia)*. Estado de nutrición y desarrollo normal.

ev *(ev)*. Abreviatura de electrón-voltio; igual a $1,6 \times 10^{-12}$ erg.

evacuación *(evacuation)*. **1.** Vaciamiento de los intestinos. **2.** Material de desecho evacuado por los intestinos. **3.** Creación de un vacío. **4.** Extracción de líquidos retenidos en órganos, serosas o tejidos.

evacuante *(evacuant)*. **1.** Que promueve el movimiento intestinal. **2.** Agente que produce tal efecto.

evacuar *(void)*. **1.** Vaciar una excreción corporal, en especial la orina. **2.** Excretar.

evaginación *(evagination)*. Protrusión de una parte u órgano.

evanescente *(evanescent)*. De duración o vida cortas.

evaporación *(evaporation)*. Conversión de un líquido en vapor.

eventración *(eventration)*. **1.** Protrusión del contenido abdominal a través de una abertura artificial de la pared abdominal. **2.** Extracción de los órganos abdominales.

eversión *(eversion)*. Versión hacia afuera, como la de un pie o un párpado, que deja al descubierto su superficie interna.

evertir *(evert)*. Desviar hacia afuera.

evisceración *(evisceration)*. Extracción de los órganos internos.

e. del ojo, extracción quirúrgica del contenido del ojo dejando la esclerótica intacta.

e. de la órbita, extracción de todo el contenido de la órbita; también llamada exenteración.

evolución *(evolution)*. Proceso continuo y gradual de cambio de un estado o forma a otro.

evulsión *(evulsion)*. Arrancamiento, extracción por la fuerza.

Ewart, signo de *(Ewart's sign)*. En derrames pericárdicos intensos, la presencia de respiración bronquial y un área de matidez en el ángulo inferior de la escápula izquierda; también llamado signo de Pins.

ex- *(ex-)*. Prefijo que significa fuera o lejos de.

exacerbación *(exacerbation)*. Aumento de la gravedad de una enfermedad o de alguno de sus síntomas.

examen *(examination)*. Inspección o investigación con fines diagnósticos.

e. citológico, examen microscópico de células para detectar un cáncer o evaluar el estado hormonal; las células pueden tomarse de secreciones corporales tales como esputos, orina o flujo vaginal, de frotis –como el de cérvix– o por aspiración con una aguja; también llamado examen de Papanicolaou.

e. postmortem, véase autopsia.

exangüe *(exsanguinate)*. Sin sangre.

exanguinotransfusión *(exchange transfusion)*. Extracción de sangre que contiene una sustancia tóxica (p. ej. cuando existen niveles altos de bilirrubina en un recién nacido con eritroblastosis fetal) unida a reposición con sangre; también llamada transfusión sustitutiva.

exantema *(exanthem)*. **1.** Cualquier enfermedad que se acompaña de erupción cutánea. **2.** Erupción cutánea.

e. súbito, enfermedad febril aguda que aparece dentro de los tres primeros años de vida, por lo general entre los 6 y 18 meses; tras 2 a 4 días de fiebre, la temperatura decae por lisis y aparece un salpullido macular o maculopapular; se cree que es de origen vírico; también llamado roséola infantil.

exantematoso *(exanthematous)*. Relativo a cualquier enfermedad que se acompaña de un salpullido.

excavación *(excavation)*. **1.** Cavidad o depresión corporal normal. **2.** Cavidad producida por un proceso patológico.

e. atrófica, depresión exagerada del disco óptico causada por la atrofia del nervio óptico.

e. fisiológica, copa fisiológica; véase copa.

e. glaucomatosa, copa glaucomatosa; véase copa.

excavador *(excavator)*. **1.** Instrumento con forma de cuchara, usado para raspar y sacar tejido patológico. **2.** Instrumento dental empleado para liberar de caries una cavidad dentaria.

excavamiento *(cupping)*. Formación de una depresión en forma de copa.

e. del disco óptico, depresión exagerada del centro del disco óptico, como la observada en el glaucoma.

excéntrico *(eccentric)*. **1.** Situado lejos del centro. **2.** Desviado de una norma establecida. **3.** Que se desvía claramente de una conducta o manera de hablar normal o convencional; anormal en reacciones emocionales y en comportamiento general pero sin defectos intelectuales; individuo errático.

excentrocondroplasia *(eccentrochondroplasia)*. Osificación anormal, en especial de los huesos largos, en la que el tejido óseo se forma a partir de áreas diferentes al cartílago epifisario.

excipiente *(excipient)*. Sustancia más o menos inerte, usada como diluyente o vehículo de un fármaco.

excitabilidad *(excitability)*. Capacidad de emitir una respuesta rápida ante un estímulo; propiedad del tejido muscular de reaccionar a la estimulación propagando el impulso.

excitable *(excitable)*. Capaz de responder rápidamente a un estímulo.

excitación *(excitation)*. **1.** Estimulación. **2.** En física, el incremento de la energía. **3.** Estado de agitación.

excitador *(excitor)*. Que tiende a producir una acción aumentada.

excitoglandular *(excitoglandular)*. Que aumenta la actividad de una glándula.

excitomotor *(excitomotor)*. Que tiende a producir movimiento.

exclusión *(exclusion)*. Desconexión de una parte principal.

excoriación *(excoriation)*. Marca de una rascadura.

e. neurótica, lesiones cutáneas autoprovocadas por personas con trastornos emocionales.

excoriar *(excoriate)*. Raspar y erosionar la piel.

excrecencia *(excrescence)*. Cualquier crecimiento anormal saliente de una superficie.

excreción *(excretion)*. **1.** Proceso por el que se eliminan del organismo los productos de desecho del metabolismo, y los residuos alimenticios no digeridos. **2.** El producto de tal proceso.

excremento *(waste)*. Heces; residuos no digeridos de la comida evacuados de las asas intestinales.

excreta *(excreta)*. Materiales naturales de desecho arrojados fuera del organismo como sudor, orina, etc.

excretador *(excreter)*. Individuo portador de organismos patógenos que los excreta en la orina o las heces.

excretar *(excrete)*. Eliminar material de desecho del organismo.

excretor *(excretory)*. Relativo a o utilizado durante la excreción.

excursión *(excursion)*. Movimiento oscilatorio o alternativo con respecto a un eje o a una posición media.

exenteración *(exenteration)*. Véase evisceración de la órbita.

exergónico *(exergonic)*. Indica una reacción química que se acompaña de liberación de energía,

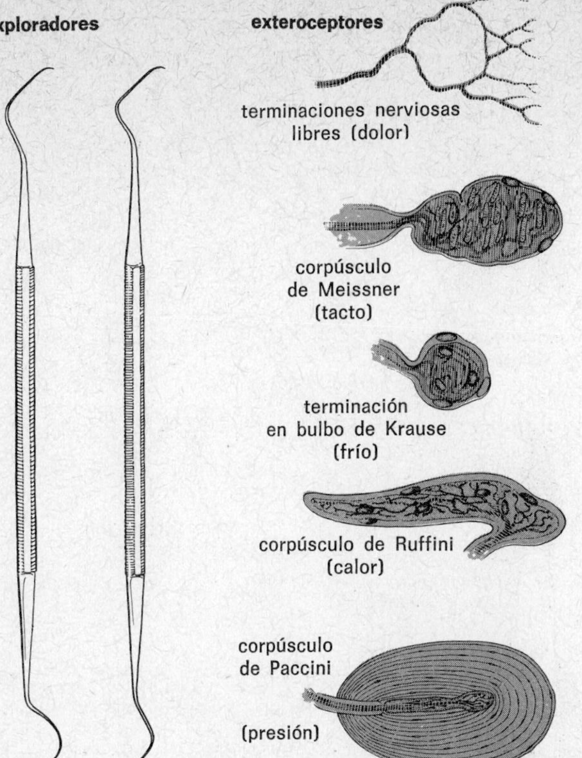

exploradores **exteroceptores**

exotoxinas producidas por algunas bacterias patógenas para el hombre

TOXINA	ENFERMEDAD	ESPECIE	ACCIÓN
tetanospasmina	tétanos	*Clostridium tetani*	cardiotoxina hemolítica espástica
toxina diftérica	difteria	*Corynebacterium diphtherial*	necrotizante
α-toxina	infección piógena	*Staphylococcus aureus*	necrotizante, hemolítica, leucocídica
toxina de la tos ferina	tos ferina	*Bordetella pertussis*	necrotizante
neurotoxina	disentería	*Shigella dysenteriae*	hemorrágica, paralítica
neurotoxina	botulismo	*Clostridium botulinum*	paralítica

independientemente de la forma de energía interviniente.

exflagelación *(exflagellation)*. Desarrollo de microgametos (gametos masculinos) a partir de microgametocitos (células madre), como en el paludismo.

exfoliación *(exfoliation)*. Descamación de la piel.

exhalación *(exhalation)*. **1.** Acción de espirar. **2.** Gas o vapor exhalado.

exhalar *(exhale)*. **1.** Espirar. **2.** Emitir un gas, vapor, etc.

exhibicionismo *(exhibitionism)*. Compulsión morbosa a mostrar los genitales.

exhumación *(exhumation)*. Desenterramiento de un cadáver.

exitus *(exitus)*. **1.** Salida. **2.** Muerte.

exo- *(exo-)*. Prefijo que significa externo o hacia afuera.

exocataforia *(exocataphoria)*. Tendencia de los ojos a desviarse hacia afuera y hacia abajo.

exocitosis *(exocytosis)*. Eyección del material de una célula; p. ej., eyección de insulina de las células β del páncreas: el saco membranoso conteniendo gránulos de insulina migra a la periferia celular; cuando entra en contacto con la membrana plasmática, se fusiona con la misma; la rotura se produce en el sitio de fusión y la insulina sale de la célula y entra en el torrente sanguíneo atravesando el espacio extracelular; también llamada emiocitosis.

exocrina *(exocrine)*. **1.** Glándula que descarga su secreción a través de un conducto. **2.** Secreción de tal glándula.

exodesviación *(exodeviation)*. Desviación hacia afuera de uno o ambos ojos en el estrabismo divergente o en la exoforia.

exódico *(exodic)*. Dícese de los nervios que conducen impulsos hacia la periferia.

exodoncia *(exodontics)*. Rama de la odontología que se ocupa de las extracciones dentarias.

exoenzima *(exoenzyme)*. Enzima que desarrolla su acción fuera de la célula que la produce, como una enzima digestiva.

exoforia *(exophoria)*. Afección en la que un ojo tiene tendencia a volverse hacia afuera, y que se pone de manifiesto al evitar la fusión cubriendo el otro ojo.

exoftalmía, exoftalmos *(exophthalmos)*. Protrusión anormal del globo ocular.

e. maligna, protrusión grave, por lo general bilateral, de los globos oculares; aparece principalmente en edades medias de la vida; puede no responder al tratamiento y producir ceguera.

exoftálmico *(exophtalmic)*. Relativo a la exoftalmía o afecto de ella.

exoftalmómetro *(exophthalmometer)*. Instrumento utilizado para medir el grado de protrusión del globo ocular; también llamado proptómetro.

exógeno *(exogenous)*. Que se origina fuera del organismo.

exónfalo *(exomphalos)*. Véase onfalocele.

exonucleasa *(exonuclease)*. Nucleasa (enzima) que digiere o separa el DNA de los extremos de los filamentos (cadenas de polinucleótidos).

exopatía *(exopathy)*. Cualquier enfermedad producida por causas externas al organismo.

exósmosis *(exosmosis)*. Difusión desde dentro hacia afuera, como en un vaso sanguíneo.

exospora *(exospore)*. Espora producida por gemación, como una espora fúngica.

exosporio *(exosporium)*. Cubierta externa de una espora.

exosqueleto *(exoskeleton)*. **1.** Cobertura externa de sostén de algunos invertebrados. **2.** Estructuras como pelos, uñas, plumas, escamas, etc., desarrolladas a partir del ectodermo o el mesodermo en los vertebrados; también llamado dermatosqueleto y dermosqueleto.

exostosis *(exostosis)*. Excrecencia ósea en la superficie de un hueso.

e. dental, la que se proyecta desde la raíz de un diente.

e. hereditaria múltiple, presencia de exostosis múltiples en los huesos largos de los niños debidas a un defecto congénito de la osificación en el cartílago que produce una deformación esquelética grave y detención del crecimiento; también llamada aclasia diafisaria.

exotérico *(exoteric)*. Perteneciente a factores externos al organismo.

exotérmico *(exotermic)*. **1.** Que libera calor, como ciertas reacciones químicas. **2.** Relativo a la temperatura superficial del cuerpo.

exotoxina *(exotoxin)*. Toxina producida y liberada por células bacterianas, como proceso fisiológico normal; también llamada toxina extracelular.

exotropia *(exotropia)*. Estrabismo divergente; véase estrabismo.

expansividad *(expansiveness)*. Sentimiento de importancia exagerado.

expectoración *(expectoration)*. Esputo; moco u otras secreciones expulsadas con la tos de las vías aéreas.

expectorante *(expectorant)*. **1.** Que favorece la expulsión de moco u otras sustancias de las vías aéreas. **2.** Medicamento que actúa de esa manera.

experimento *(experiment)*. Prueba.

e. de control, prueba para comprobar los resultados de otros experimentos, que se realiza manteniendo las mismas condiciones pero variando un solo factor.

e. doble ciego, aquel en el que el control es desconocido tanto para el experimentador como para los sujetos.

expiración *(expiration)*. Muerte.

expirar *(expire)*. Morir.

explantar *(explant)*. En cultivo de tejidos, transferir un tejido vivo del cuerpo a otro medio.

exploración *(exploration)*. Examen quirúrgico, digital o instrumental de los tejidos practicado como ayuda diagnóstica; búsqueda o investigación diagnóstica.

explorador *(explorer)*. Sonda quirúrgica dental, afilada y curva, utilizada para examinar los dientes.

explosión *(explosion)*. **1.** Descarga de fuerza súbita, rápida y violenta de una zona delimitada. **2.** Brote súbito, como una explosión epidémica o de población.

explosivo *(plosive)*. Dícese de un sonido del habla cuya articulación exige la retención del aire por un momento y su liberación repentina y brusca.

exponente *(exponent)*. **1.** Número o símbolo anotado como sobreescritura, que indica el número de veces que debe multiplicarse un factor por sí mismo. **2.** El que define o aboga.

expresividad *(expressivity)*. Intensidad de la manifestación de un rasgo genético en cuanto a su desviación de la normalidad.

exprimir *(express)*. Apretar, estrujar.

exsecación *(exsiccation)*. Proceso de extraer la humedad.

exsecante *(exsiccate)*. **1.** Secante; deshidratante; absorbente. **2.** Polvo secante.

exsecar *(exsiccate)*. Secar; quitar la humedad.

exsuflación *(exsufflation)*. Espiración forzada; expulsión forzada del aliento por medio de un aparato mecánico.

extensión *(extension)*. Acción de enderezar un miembro o condición de estar enderezado.

extensor *(extensor)*. Músculo que, al contraerse, pone recto un miembro.

exteriorizar *(exteriorize)*. **1.** Exponer un órgano (temporal o permanentemente) como forma de tratamiento o con fines de experimentación fisiológica. **2.** En psiquiatría, dirigir los intereses del paciente hacia los otros en vez de hacia sí mismo.

externo *(extern)*. **1.** Estudiante de medicina no residente o licenciado reciente que ayuda en el cuidado de pacientes hospitalizados. **2.** Situado en el exterior; sobre la superficie.

exteroceptor *(exteroceptor)*. Terminación ner-

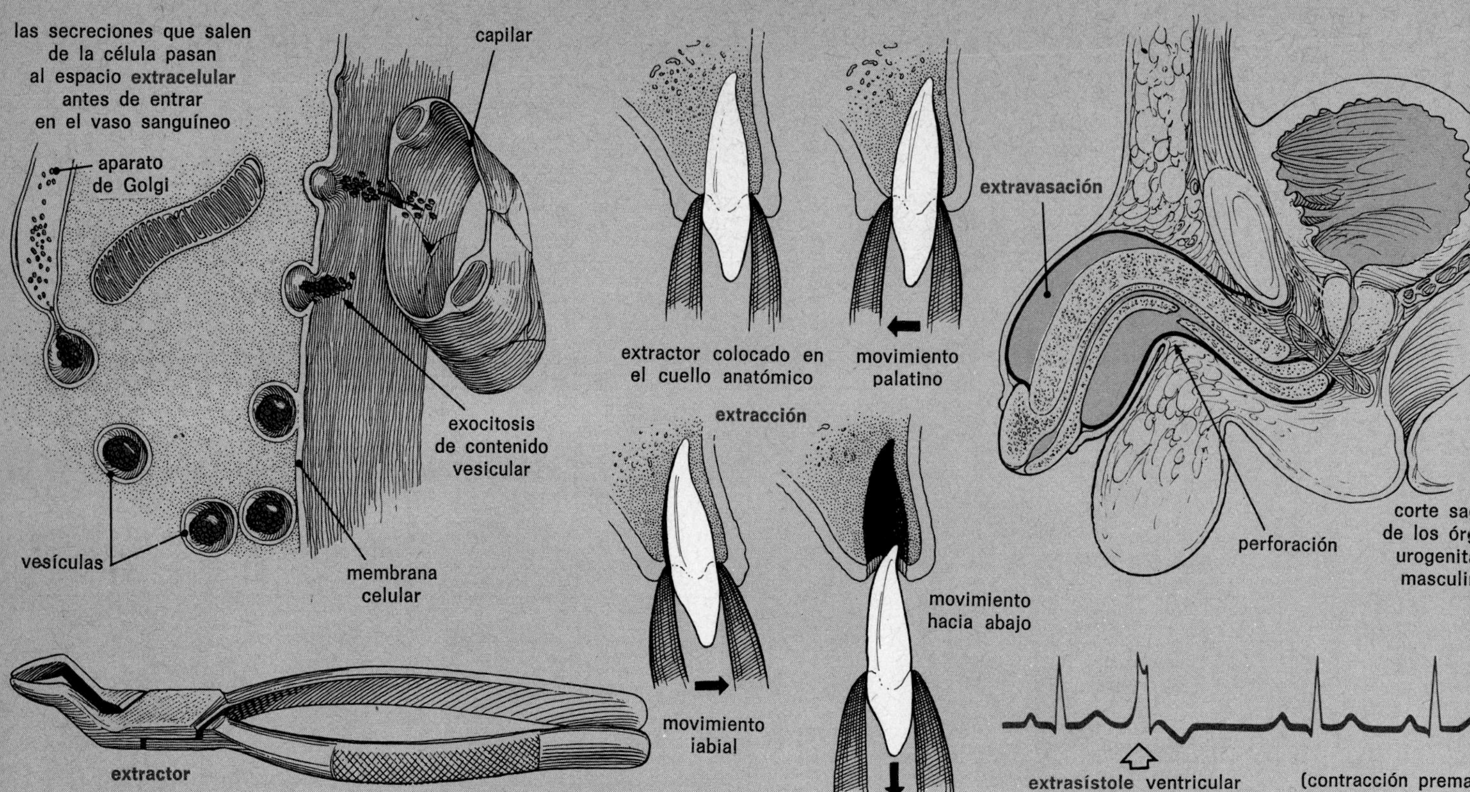

viosa sensitiva localizada en la piel o las mucosas, estimulada principalmente por el medio ambiente externo; p. ej. corpúsculo de Meissner para el tacto, bulbo terminal de Krause para el frío, corpúsculo de Ruffini para el calor, corpúsculo de Golgi-Mazzoni para la presión y terminaciones nerviosas libres para el dolor.

extima *(extima).* Véase adventicia.

extinción *(extinction).* **1.** En fisiología, dícese del punto en el que un nervio, tras responder a un estímulo, se vuelve completamente inexcitable. **2.** En psicología, proceso mediante el cual se rompe un enlace estímulo-respuesta.

extirpación *(extirpation).* Resección completa de una parte o de una excrecencia patológica.

extoplasma *(extoplasm).* Condensación externa del citoplasma celular.

extorsión *(extorsion).* Acción de rotar hacia afuera.

extra- *(extra-).* Prefijo que significa afuera.

extraarticular *(extra-articular).* Fuera de una articulación.

extracapsular *(extracapsular).* Situado o que acontece fuera de una cápsula, como una fractura que se produce fuera de una cápsula articular.

extracción *(extraction).* **1.** Acción de retirar, separar o arrancar. **2.** Proceso de preparación de un extracto.

e. dentaria, extracción de un diente.

e. de nalgas, extracción manual de un feto en presentación de nalgas.

extracelular *(extracellular).* Que ocurre fuera de una célula.

extracorpuscular *(extracorpuscular).* Fuera de los corpúsculos sanguíneos.

extracraneal *(extracranial).* Fuera del cráneo.

extradigestivo *(parenteral).* Situado fuera del tracto digestivo.

extractor *(extractor).* Instrumento utilizado para extraer una parte del cuerpo; en especial, los fórceps para extraer piezas dentarias.

extradural *(extradural).* Situado fuera de la duramadre.

extrahepático *(extrahepatic).* Situado fuera del hígado.

extramedular *(extramedullary).* Situado fuera de la medula.

extraño *(extraneous).* Que se ha originado fuera de un organismo o no pertenece a él.

extraocular *(extraocular).* Externo al ojo.

extraperitoneal *(extraperitoneal).* Situado fuera del peritoneo.

extrapiramidal *(extrapyramidal).* Fuera de las vías piramidales; dícese de las vías nerviosas descendentes que no forman parte de las pirámides del bulbo raquídeo y de los núcleos grises de la base cerebral de donde parten (sistema extrapiramidal).

e. enfermedad, la que afecta a las áreas extrapiramidales.

extrapolar *(extrapolate).* Calcular un valor o valores que sobrepasan los límites observables a partir de la tendencia conocida de una variable; más ampliamente, calcular o deducir a partir de valores conocidos.

extrapulmonar *(extrapulmonary).* Situado fuera de los pulmones.

extrasensorial *(extrasensory).* No perceptible por los sentidos, como algunas formas de percepción como la telepatía o la clarividencia; también llamado parapsicológico.

extrasístole *(extrasystole).* Contracción prematura del corazón orginada en un lugar diferente del habitual (ectópico); puede proceder de la aurícula, el nódulo auriculoventricular (A-V) o el ventrículo; el término se aplica en forma indefinida a todas las contracciones prematuras, pero es más correcto limitarlo a las prematuras intercaladas.

e. auricular, la debida a una irritabilidad de las aurículas; las contracciones tempranas emanan de un impulso en las aurículas fuera del nudo sinoauricular (S-A).

e. intercalada, e. ventricular que en lugar de ir seguida de una pausa compensadora, se interpone entre dos ciclos sinuales consecutivos.

e. nodal, véase e. nodal auriculoventricular.

e. nodal auriculoventricular, extrasístole nodal A-V; extrasístole nodal; la que emana del nudo auriculoventricular (A-V) y produce una contracción simultánea o casi simultánea de las aurículas y los ventrículos.

e. nodal A-V, véase extrasístole nodal auriculoventricular.

e. supraventricular, extrasístole emanada de un centro situado por encima de los ventrículos, es decir, la aurícula o el nódulo auriculoventricular (A-V).

e. ventricular, contracción prematura de los ventrículos.

extrauterino *(extrauterine).* Situado fuera del útero.

extravasación *(extravasation).* Filtración o escape de líquido de un vaso hacia los tejidos circundantes.

extravasado *(extravasate).* Material filtrado de un vaso.

extravasar *(extravasate).* Filtrarse de un vaso hacia los tejidos.

extravascular *(extravascular).* Fuera de los vasos sanguíneos o linfáticos.

extraversión *(extraversión).* Véase extroversión.

extravertido *(extravert).* Véase extrovertido.

extremidad *(extremity).* Miembro; brazo o pierna.

extrínseco *(extrinsic).* Originado fuera del lugar donde se encuentra o actúa.

extrofia *(exstrophy).* Versión congénita hacia afuera de la cara interna de un órgano.

e. de la vejiga, malformación en la que el interior de la pared posterior de la vejiga se hace visible a través de una abertura en la pared abdominal y en la pared vesical anterior.

extroversión *(extroversión).* **1.** Versión hacia afuera, como la del útero. **2.** Rasgo de la personalidad por el que los intereses de la persona están dirigidos principalmente hacia el medio ambiente y hacia los otros más que hacia sí mismo.

extrovertido *(extrovert).* Persona cuyos intereses están centrados fuera de sí misma, o que se preocupa fundamentalmente de su relación con el medio que le rodea.

extruir *(extrude).* **1.** Empujar hacia afuera o volver a colocar distalmente. **2.** En odontología, mover un diente a una posición más oclusiva con los dientes del maxilar opuesto.

extrusión *(extrusion).* Proceso de forzar hacia afuera desde una posición normal.

extubación *(extubation).* Extracción de un tubo, en especial la de un tubo de la laringe.

extubar *(extubate).* Sacar un tubo, como un tubo de intubación de la laringe.

exudación *(exudation).* Salida de líquido a través de los tejidos hacia una superficie o cavidad, generalmente como resultado de una inflamación.

exudado *(exudate).* Material rico en proteinas expulsado gradualmente y depositado en los tejidos, o en una cavidad, generalmente como resultado de una inflamación.

exudar *(exude).* Rezumar; salir gradualmente a través de los tejidos o de una abertura.

exudativo *(exudative).* Relativo al proceso de exudación.

eyaculación *(ejaculation).* Emisión de semen.

e. precoz, emisión del semen antes o inmediatamente después del inicio del acto sexual.

eyacular *(ejaculate).* Expeler bruscamente, en especial expulsar el semen en el orgasmo.

eyaculatorio *(ejaculatory).* Perteneciente o relativo a la eyaculación.

eyector *(ejector).* Cualquier instrumento que extrae un material enérgicamente.

e. de saliva, dispositivo que tiene un tubo de succión perforado, empleado para extraer líquidos de la boca.

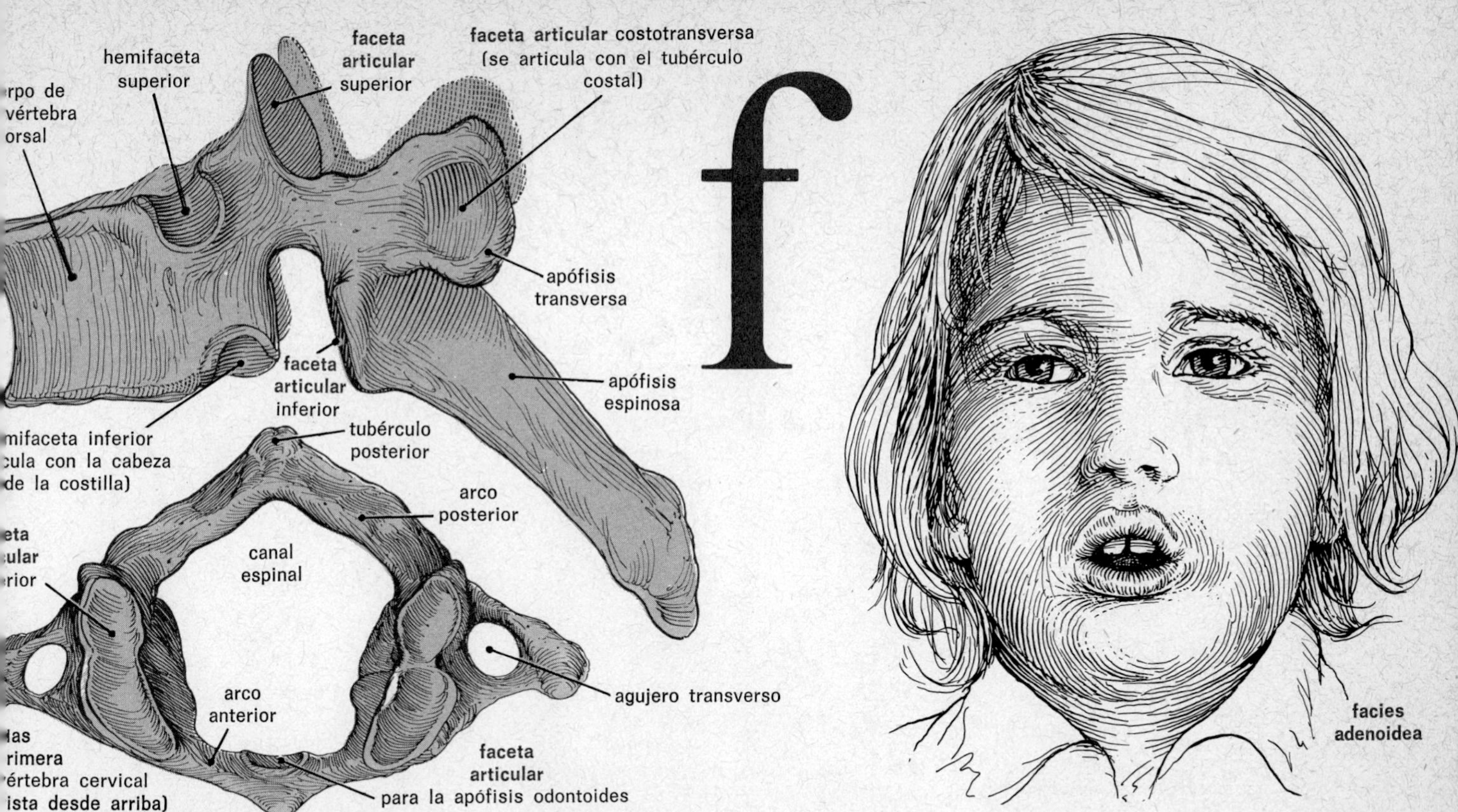

F. Símbolo de (a) Fahrenheit; (b) faradio; (c) flúor; (d) fuerza; (e) factor.

f. Símbolo de distancia focal.

F_1' F_2, F_3, F_4, etc. Abreviaturas de las generaciones filiales primera, segunda, tercera, etc.; véase generación filial.

fabella. En latín, judía pequeña; en anatomía, nombre latino del pequeño hueso sesamoide que a veces se encuentra en la cabeza lateral del músculo gastrocnemio.

fabulación *(fabrication).* Fingimiento de síntomas o enfermedades; expresión de aseveraciones falsas como si fuesen verdad.

faceta *(facet).* Superficie muy lisa de un hueso.

f. articular, pequeña superficie lisa, plana o redondeada de un hueso que se articula con otra estructura.

f. costal, véase hemifaceta.

facetectomía *(facetectomy).* Escisión quirúrgica de la faceta de una vértebra.

facial *(facial).* De la cara o relativo a ella.

facies *(facies).* Apariencia externa y expresión de la cara.

f. adenoidea, expresión boquiabierta del niño con adenoides.

f. hipocrática, expresión afilada de la cara con ojos, mejillas y sienes hundidos, labios relajados y tez plomiza, que se observa en moribundos tras enfermedad consuntiva.

f. de Parkinson, falta de expresión debida a parálisis agitante.

facilitación *(facilitation).* Refuerzo de la actividad del tejido nervioso mediante la introducción de impulsos externos; importante reflejo protector de la medula espinal; p. ej. el reflejo de retirada ante el dolor.

faciobraquial *(faciobrachial).* Relativo a la cara y los brazos.

faciocervical *(faciocervical).* Relativo a la cara y cuello.

facioplejía *(facioplegia).* Parálisis facial; véase parálisis.

facitis *(phacitis).* Inflamación del cristalino.

faco- *(phaco-).* Forma prefija que significa lente, cristalino.

facoanafilaxia *(phacoanaphylaxis).* Inflamación intraocular debida a hipersensibilidad a la proteína del cristalino; suele producirse después de cirugía de la catarata de un ojo.

facocele *(phacocele).* Hernia del cristalino, como a través de una esclerótica rota.

facocistectomía *(phacocystectomy).* Escisión parcial de la cápsula del cristalino.

facocistitis *(phacocystitis).* Inflamación de la cápsula del cristalino.

facocisto *(phacocyst).* Cápsula que envuelve al cristalino.

facoemulsificación *(phacoemulsification).* Extracción de una catarata por medio de una aguja ultrasónica de baja frecuencia.

facoéresis *(phacoerysis).* Extracción del crisalino mediante aspiración.

facoide *(phacoid).* En forma de lente.

facólisis *(phacolysis).* **1.** Disolución del cristalino. **2.** Procedimiento quirúrgico que permite la disolución y la absorción del cristalino.

facomalacia *(phacomalacia).* Reblandecimiento del cristalino, como puede ocurrir en una catarata blanda.

facometacoresis *(phacometachoresis, phacometecesis).* Dislocación del cristalino, tanto completa como parcial.

facometecesis *(phacometecesis).* Desplazamiento del cristalino al interior de la cámara anterior del ojo.

facoplanesis *(phacoplanesis).* Cristalino errante; movilidad anormal del cristalino.

facosclerosis *(phacosclerosis).* Endurecimiento del cristalino, especialmente por una catarata.

facoscopio *(phacoscope).* Instrumento para observar el cristalino, especialmente sus cambios durante la acomodación.

facticio *(factitious).* Artificial; autoinducido.

factor *(factor).* **1.** Agente o elemento que contribuye a una acción, proceso o resultado. **2.** Un gen. **3.** Elemento esencial de la dieta, como una vitamina.

f. ABO, véase grupo sanguíneo ABO.

f. acelerador, véase factor V.

f. de acoplamiento, cada una de las proteínas que devuelven la capacidad fosforilante a mitocondrias que la han perdido o que se han desacoplado.

f. antiberiberi, tiamina.

f. antihemofílico A, véase factor VIII.

f. antihemofílico B, véase factor IX.

f. antiheparínico, glucoproteína liberada de las plaquetas tras la agregación plaquetaria que acorta el tiempo de coagulación de trombina en presencia de heparina; también llamada factor plaquetario 4.

f. antinuclear, factor presente en el suero que posee gran afinidad por los núcleos; se observa en algunos trastornos del colágeno, como el lupus eritematoso.

f. antipelagra, ácido nicotínico.

f. citrovorum, véase ácido folínico.

f. de coagulación, uno de varios componentes plasmáticos e hísticos que intervienen en el proceso de la coagulación.

f. de crecimiento, cualquier factor capaz de inducir crecimiento.

f. Christmas, véase factor IX.

f. estable, véase factor VII.

f. estimulador de la eritropoyesis, hormona glucoproteica que estimula la producción de eritrocitos; actúa sobre las células precursoras de la medula ósea, haciéndolas diferenciarse en células de la línea eritroide; también llamado eritropoyetina.

f. extrínseco, véase vitamina B_{12}.

f. H. de Lewis, histamina o sustancia similar presente en las capas más profundas de la piel y responsable de las reacciones vasculares inflamatorias de la misma.

f. de Hageman, véase factor XII.

f. inhibidor de la liberación de somatotropina véase somatostatina.

f. inhibidor de prolactina (PIF), sustancia de origen hipotalámico capaz de inhibir la síntesis y liberación de prolactina por la adenohipófisis.

f. intrínseco, mucoproteína secretada por las células parietales de las glándulas gástricas esencial para la absorción de la vitamina B_{12} en el íleon; su deficiencia da lugar a anemia perniciosa.

f. lábil, véase factor V.

f. de liberación, o liberador, sustancia de origen hipotalámico capaz de acelerar la tasa de secreción de una hormona por la adenohipófisis.

f. liberador de corticotropina, sustancia de origen hipotalámico capaz de acelerar la secreción hipofisaria de corticotropina.

f. liberador de hormona del crecimiento, sustancia de origen hipotalámico capaz de acelerar la secreción hipofisaria de hormona del crecimiento; también llamado factor liberador de somatotropina.

f. liberador de la hormona foliculoestimulante, sustancia hipotalámica capaz de acelerar la secreción hipofisaria de hormona foliculoestimulante; también llamado factor liberador de FSH.

f. liberador de hormona luteinizante, sustancia de origen hipotalámico capaz de acelerar la secreción hipofisaria de hormona luteinizante.

f. liberador de somatotropina, véase factor liberador de hormona del crecimiento.

f. liberador de tirotropina, sustancia de origen hipotalámico capaz de acelerar la secreción hipo-

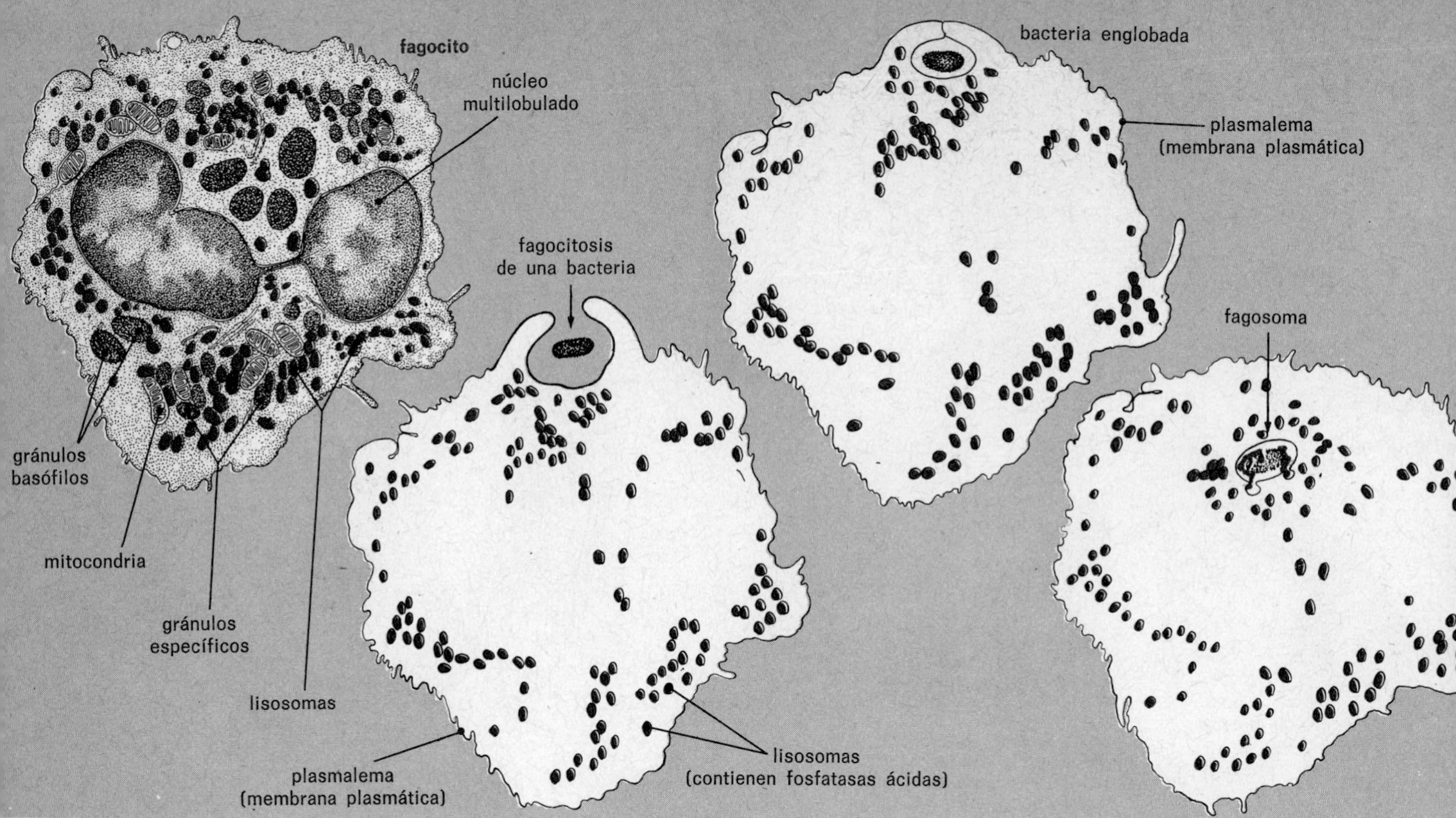

fisaria de tirotropina; se cree que es un polipéptido básico pequeño.

f. lipotrópico, colina.

f. plaquetario 1, factor V del plasma adsorbido a la superficie de la plaqueta.

f. plaquetario 2, activador de fibrinógeno en la superficie de la plaqueta.

f. plaquetario 3, lipoproteína de la membrana de las plaquetas que reacciona con los factores VIII y IX para activar el factor X; participa luego con el factor V y el factor X activado en la conversión de protrombina en trombina.

f. plaquetario 4, véase factor antiheparínico.

f. de prevención de pelagra, ácido nicotínico.

f. de propagación, hialuronidasa.

f. quimiotáctico cada una de las sustancias solubles producidas por la reacción de un antígeno con leucocitos sensibilizados; inducen la migración de neutrófilos y monocitos de los vasos sanguíneos a los tejidos para ingerir y destruir agentes potencialmente peligrosos, como bacterias.

f. ramificador, enzima muscular (transglucosilasa) que rompe los enlaces α-1,4 del almidón o el glucógeno, transfiriendo los fragmentos a uniones α-1,6 y creando ramas en las moléculas de polisacárido; también llamado glucosiltransferasa ramificadora de α-glucano, y enzima Q o ramificadora.

f. reumatoide, globulina que se encuentra en el suero de muchas personas con artritis reumatoide (70 %) y algunas otras afecciones; produce aglutinación cuando se añade a una suspensión de partículas recubiertas de una mezcla de γ-globulina humana.

f. secretor, factor hereditario que permite la secreción de formas solubles de antígenos de los grupos A y B en la saliva y otros líquidos corporales.

f. tumoral angiogenético, factor difusible, mitógeno para el endotelio capilar, que estimula la formación rápida de nuevos vasos; es secretado por tumores malignos y no se encuentra en tejidos normales, a excepción de la placenta; tiene un peso molecular de alrededor de 100000 y contiene un 25 % de ácido ribonucleico.

f. I., fibrinógeno, proteína presente en forma disuelta en el plasma sanguíneo; es un factor importante en la tercera etapa de la coagulación, durante la cual se convierte en fibrina.

f. II., protrombina, glucoproteína estable del plasma, importante en la segunda etapa de la coagulación sanguínea, durante la cual se transforma en trombina.

f. III, tromboplastina, complejo de lipoproteínas liberado de tejidos dañados.

f. IV, iones calcio cuya presencia es necesaria para muchas de las etapas del proceso de coagulación sanguínea.

f. V, globulina plasmática que actúa como acelerador, aumentando la velocidad de conversión de protrombina a trombina en presencia de factor X activado; la deficiencia congénita del factor V ocasiona parahemofilia; también llamado factor lábil o proacelerina.

f. VI, no considerado ya como factor de coagulación; término antes aplicado a una globulina sérica aceleradora, que es el factor V activado.

f. VII, proconvertina, sustancia que actúa como acelerador en la activación de la protrombina por la vía extrínseca; no se consume durante la coagulación de la sangre, por lo que se encuentra en el suero tras una coagulación normal; en la enfermedad hemorrágica del recién nacido existe deficiencia congénita o neonatal del factor VII junto a hipoprotrombinemia; se manifiesta por púrpura y hemorragia de las membranas mucosas; también denominado convertina, acelerador sérico de la conversión de protrombina y factor estable.

f. VIII, globulina antihemofílica presente en el plasma y esencial en la primera fase de la coagulación; una deficiencia del factor VIII da lugar a la enfermedad hereditaria hemofilia A; es transmitida por las mujeres como carácter ligado al sexo, pero causa problemas de coagulación casi exclusivamente en varones; también llamado globulina antihemofílica y factor antihemofílico A.

f. IX, factor esencial en la primera fase de la coagulación; la deficiencia del factor IX se hereda como rasgo recesivo ligado al sexo, dando lugar a hemofilia B o enfermedad de Christmas (nombre del niño en el que se encontró por primera vez esta enfermedad); también llamado factor Christmas, componente plasmático de tromboplastina (PTC) y factor antihemofílico B.

f. X, procoagulante presente en el plasma normal; necesario para la conversión de protrombina en ausencia o presencia de extracto de tejido; la deficiencia del factor X puede ser congénita, pero también aparece en la enfermedad hemorrágica del recién nacido, la enfermedad hepática y la deficiencia de vitamina K; también llamado factor de Stuart-Prower.

f. XI, factor esencial en la primera fase de la coagulación; la deficiencia del factor XI es casi siempre congénita y origina síntomas de hemofilia leve (hemofilia C); también llamado antecedente de tromboplastina plasmática.

f. XII, factor estable presente en el plasma y suero normales que inicia el proceso de la coagulación sanguínea cuando el plasma entra en contacto con colágeno o con una superficie externa; esta etapa puede evitarse cuando el factor está ausente, produciéndose una hemostasis normal a pesar de un tiempo de coagulación alargado; la deficiencia del factor XII está ocasionada por un gen autosómico recesivo; también llamado factor Hageman (nombre del primer paciente) o factor de contacto.

f. XIII, transpeptidasa presente en el plasma normal que liga entre sí subunidades monoméricas de fibrina para dar lugar al polímero insoluble; la trombina cataliza la conversión del factor XIII a su forma activa.

factorial *(factorial).* Relativo a factores estadísticos.

facultad *(faculty).* **1.** Capacidad inherente. **2.** Cualquiera de los poderes de la mente humana.

facultativo *(facultative).* **1.** Relativo a una facultad mental. **2.** Capaz de adaptarse a varias condiciones ambientales; p. ej. un parásito facultativo no vive como parásito si dispone de otra fuente de alimento.

FAD *(FAD).* Abreviatura de dinucleótido de flavina y adenina; del inglés, *flavin adenine dinucleotide.*

fago- *(phago-).* Forma prefija que significa que come, devora o destruye; p. ej. fagocito.

-fago *(-phage).* Forma sufija que significa que ingiere, devora o destruye; p. ej. macrófago.

fagocitar *(phagocytize, phagocytose).* Englobar y digerir bacterias y otros cuerpos extraños; denota la acción de las células fagocitarias.

fagocitario *(phagocytic).* Perteneciente a los fagocitos o a la fagocitosis; también llamado fagocítico.

fagocitina *(phagocytin).* Proteína bactericida básica que se encuentra en los neutrófilos y que desempeña un papel en la destrucción intracelular de las bacterias gramnegativas fagocitadas.

fagocito *(phagocyte).* Cualquier célula que ingiere bacterias, partículas o cuerpos extraños u otras células. Suele referirse a los leucocitos circulantes y a las células del sistema mononuclear fagocítico.

fagocitoblasto *(phagocytoblast).* Célula primitiva que se desarrolla hasta convertirse en un fagocito.

fagocitólisis *(phagocytolysis).* Destrucción de fagocitos.

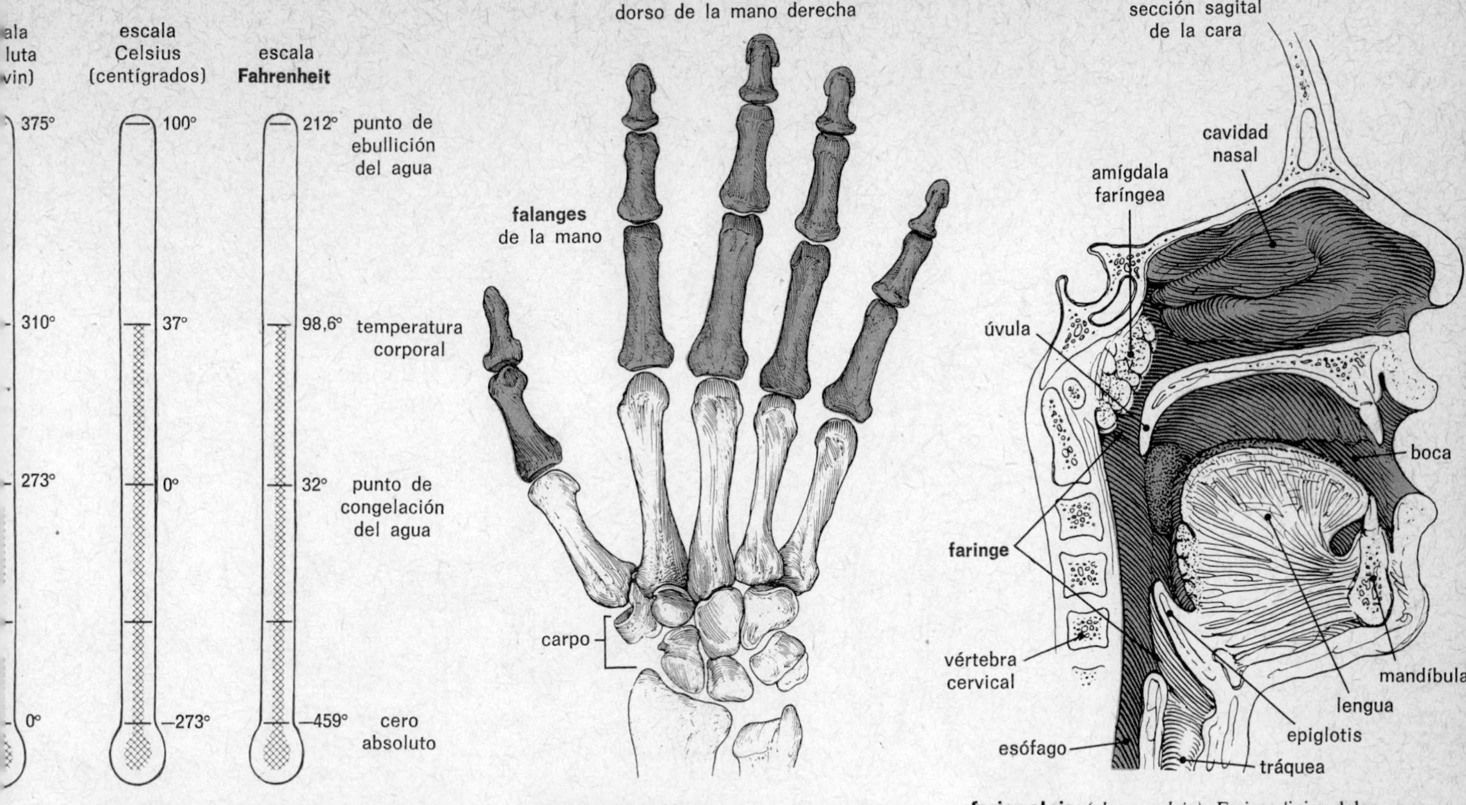

fagocitosis *(phagocytosis).* Proceso en el cual una sustancia es englobada y luego conservada o digerida por una célula, de la misma forma que el leucocito engloba y destruye los organismos patógenos; la fagocitosis desempeña un papel nutritivo y defensivo en la función celular.

fagomanía *(phagomania).* Compulsión morbosa a comer.

fagopirismo *(fagopyrism).* Intoxicación por alforfón, trébol, hierba de San Juan, etc.

fagosoma *(phagosome).* Combinación de una vesícula fagocitaria y un lisosoma; se forma cuando una célula ingiere una partícula mediante la invaginación de su membrana citoplasmática (plasmalema) y se le une un lisosoma durante el proceso de la fagocitosis.

fagoterapia *(phagotherapy).* **1.** Tratamiento de enfermedades infecciosas mediante un bacteriófago. **2.** Tratamiento mediante la alimentación, especialmente por sobrealimentación.

fagotipo *(phagotype).* En microbiología, cepa de bacterias que difiere de otras cepas de la misma especie por su vulnerabilidad a la acción de un virus específico (bacteriófago).

Fahrenheit *(Fahrenheit).* (F). Escala de temperatura en la que el punto de congelación del agua está a 32° y el punto de ebullición a 212° en las condiciones normales de presión atmosférica.

falange *(phalanx,* pl. *phalanges).* Cualquier hueso de un dedo del pie o de la mano.

falangectomía *(phalangectomy).* **1.** Amputación de un dedo. **2.** Extirpación de una o más falanges de un dedo.

falángico *(phalangeal).* Relativo a una falange.

falciformación *(sickling).* Producción de células sanguíneas en forma de hoz.

falciforme *(sickle form).* En forma de hoz o guadaña. Véase media luna palúdica y células falciformes.

falciforme, falcado *(falciform, falcate).* Con forma de hoz.

Falconer-Weddell, síndrome de *(Falconer-Weddell syndrome).* Véase síndrome costoclavicular.

falectomía *(phallectomy).* Amputación del pene.

falicismo *(phallicism, phallism).* Adoración o culto del miembro viril; falismo.

fálico *(phallic).* **1.** Relativo, perteneciente o semejante al pene. **2.** En psicoanálisis, relativo al pene durante la fase de sexualidad infantil.

faliforme. En forma de pene; faloide.

falo *(phallus).* Pene.

falocapsis *(phallocampsis).* Cualquier curvatura del pene en erección.

falodinia *(phallodynia).* Dolor en el pene.

faloide *(phallic).* Semejante a un falo o pene.

faloplastia *(phalloplasty).* Cirugía plástica del pene.

familia *(family).* En la clasificación biológica, categoría intermedia entre el género por debajo y el orden por arriba.

familiar *(familial).* Que afecta a varios individuos de la misma familia; antes empleado para designar trastornos causados por un gen recesivo; a distinguir de hereditario.

Fanconi, síndrome de *(Fanconi's syndrome).* Trastorno funcional de los túbulos renales proximales que da lugar a glucosuria, aminoaciduria generalizada, fosfaturia y acidosis tubular renal; puede ser hereditario, p. ej. en la cistinosis, o adquirido a consecuencia de numerosas causas como fármacos, metales pesados o procesos patológicos como la amiloidosis y otros.

fanerosis *(phanerosis).* **1.** Proceso de volverse visible. **2.** Liberación o manifestación de una sustancia previamente indemostrable debido a su estado de combinación.

fantasma *(phantom).* Algo experimentado aparentemente, pero que carece de realidad física; también llamado espectro.

f., dolor, véase dolor.

fantoma *(phantom).* **1.** Maniquí o modelo didáctico de una parte del cuerpo, especialmente de la pelvis femenina. **2.** En medicina nuclear, ingenio que ayuda a descubrir el material radiactivo depositado in vivo y permite su valoración cuantitativa y efectos.

fantosmia *(phantosmia).* Olor intermitente o persistente, agradable o desagradable, que se percibe cuando aparentemente no se inhala ninguna sustancia olorosa; parosmia.

faraday *(faraday).* Cantidad de electricidad necesaria para disolver el peso equivalente de 1 gramo de una sustancia mediante electrólisis, aproximadamente $9{,}6494 \times 10^4$ culombios.

farádico *(faradic).* Relativo a la electricidad inducida.

faradio *(farad).* Unidad de capacidad eléctrica igual a la capacidad de un condensador que posee la carga de 1 culombio con la fuerza electromotriz de 1 voltio.

farcy *(farcy).* Palabra inglesa referente a los abscesos nodulares de la piel a menudo ulcerados que aparecen en el muermo.

farináceo *(farinaceous).* Que contiene almidón o es de la misma naturaleza; semejante a la harina.

faringalgia *(pharyngalgia).* Faringodinia; dolor en la faringe.

faringe *(pharynx).* Cavidad musculomembranosa situada por detrás de las fosas nasales, boca y laringe; mide aproximadamente unos 12 centímetros de largo y comunica la nariz con la laringe y la boca con el esófago; la porción de la faringe que se encuentra por encima del paladar blando es la nasofaringe, la que se encuentra directamente detrás de la boca es la orofaringe y la que está detrás de la laringe y se continúa con el esófago es la laringofaringe.

faringectomía *(pharyngectomy).* Escisión quirúrgica de una porción de la faringe.

faríngeo *(pharyngeal).* Relativo a la faringe.

faringismo *(pharyngismus).* Contracciones convulsivas involuntarias de los músculos faríngeos; también llamado faringospasmo.

faringitis *(pharyngitis).* Inflamación de la faringe.

f. atrófica, faringitis crónica en la que se produce atrofia de las glándulas mucosas; también llamada faringitis seca.

f. estreptocócica, infección respiratoria producida por un estreptococo grupo A, caracterizada por la presencia de todos o algunos de los signos y síntomas siguientes: dolor y enrojecimiento de la garganta, a veces asociados con dolor abdominal, adenopatías cervicales dolorosas a la presión y fiebre alta.

f. fusoespiroquetal, dolor de garganta, mal aliento y úlceras faríngeas cubiertas con una película grisácea que ocasionalmente se acompañan de fiebre; también llamada angina de Vincent y faringitis gangrenosa.

f. gangrenosa, véase faringitis fusoespiroquetal.

f. granulosa, faringitis que cursa con hipertrofia de los folículos linfoides de la mucosa, que muestra un aspecto granuloso; también llamada faringitis folicular o glandular.

f. membranosa, faringitis con exudado fibrinoso que forma falsas membranas.

faringo- *(pahryngo-,pharyng-).* Forma prefija que indica una relación con la faringe.

faringoamigdalitis *(pharyngotonsillitis).* Inflamación de la faringe y amígdalas.

faringocele *(pharyngocele).* Protrusión herniaria de la pared faríngea hacia la faringe; bolsa herniaria o cualquier deformidad sacciforme de la faringe.

faringodinia *(pharyngodynia).* Dolor en la faringe; también llamado faringalgia.

faringoesofágico *(pharyngoesophageal).* Relativo o perteneciente a la faringe y el esófago.

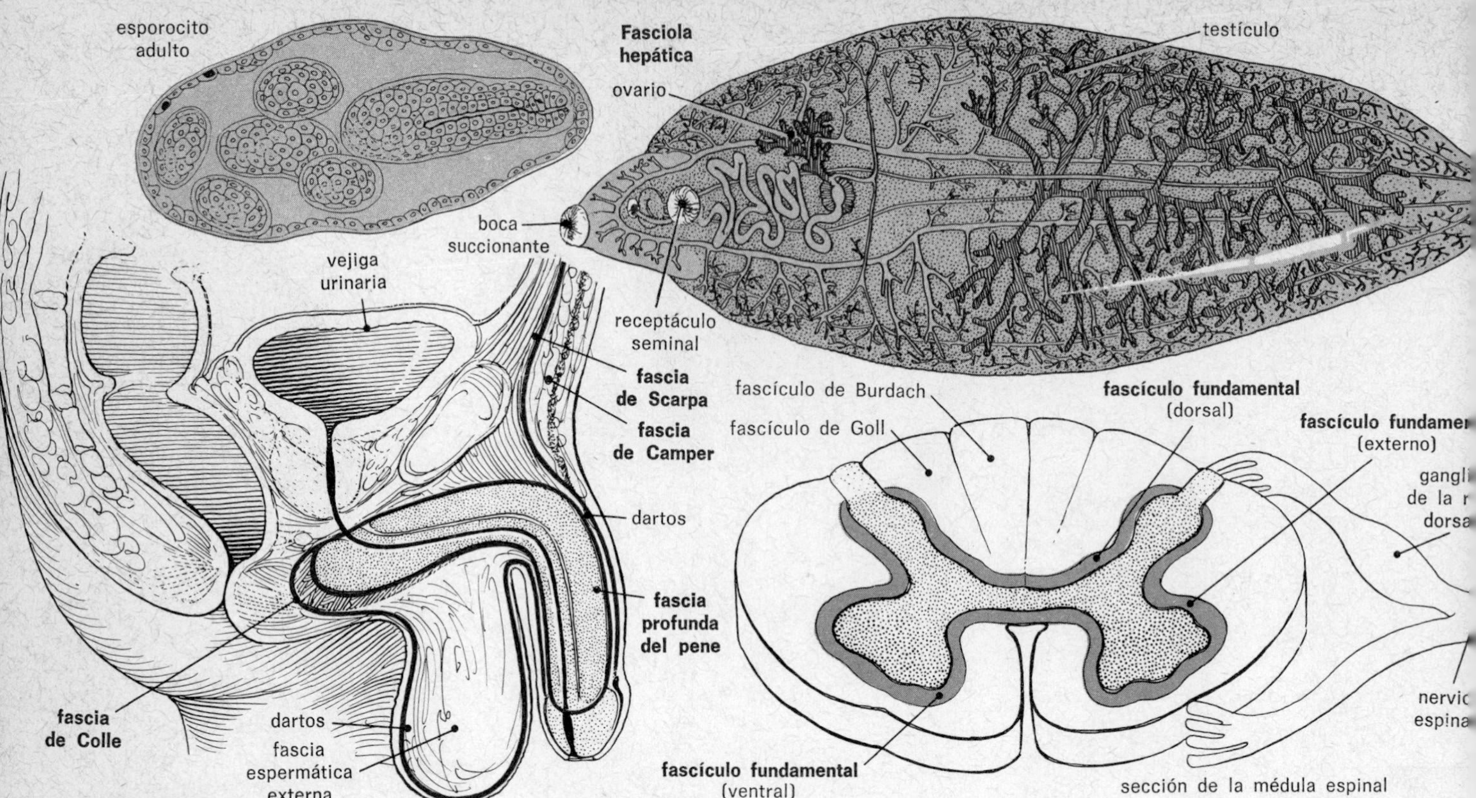

faringogloso *(pharyngoglossal).* Relativo a la faringe y la lengua.
faringolaríngeo. *(pharyngolaryngeal).* Relativo a la faringe y la laringe.
faringolaringitis *(pharyngolaryngitis).* Inflamación de la faringe y la laringe.
faringomicosis *(pharyngomycosis).* Invasión micótica de la mucosa faríngea.
faringopalatino *(pharyngopalatine).* Referente a un tiempo a la faringe y el paladar.
faringoplastia *(pharyngoplasty).* Cirugía plástica de la faringe.
faringoplejía *(pharyngoplegia).* Parálisis de los músculos de la faringe.
faringorrinoscopia *(pharyngorrhinoscopy).* Examen visual de la porción nasal de la faringe por medio de un instrumento (rinoscopio); también llamada rinoscopia posterior.
faringoscleroma *(pharyngoscleroma).* Zona circunscrita de tejido duro en la mucosa de la faringe.
faringoscopia *(pharyngoscopy).* Examen visual de la faringe.
faringoscopio *(pharyngoscope).* Instrumento utilizado para inspeccionar la faringe.
faringospasmo *(pharyngospasm).* Faringismo; contracción (espasmo) involuntaria y brusca de los músculos de la faringe.
faringostenosis *(pharyngostenosis).* Constricción de la faringe.
faringotomía *(pharyngotomy).* Incisión quirúrgica de la faringe.
faringotonsilitis *(pharyngotonsillitis).* Faringoamigdalitis.
faringoxerosis *(pharyngoxerosis).* Sequedad de la mucosa faríngea.
farmacéutico *(pharmaceutic, pharmaceutical, pharmacist).* **1.**Relativo a la farmacia. **2.** Persona preparada para elaborar y expender fármacos; que profesa o ejerce la farmacia.
farmacia *(pharmaceutics).* **1.** Rama de la ciencia que se encarga de la preparación y dosificación de productos medicinales. **2.** Botica; lugar donde se preparan y expenden medicamentos.
farmacocinético *(pharmacodynamic).* Relativo a los efectos de los fármacos.
farmacodiagnosis *(pharmacodiagnosis).* Utilización de los fármacos en el diagnóstico de las enfermedades.
farmacodinamia *(pharmacodynamics).* Estudio de los efectos de los fármacos en animales de experimentación sanos; también llamada farmacocinética.
farmacofobia *(pharmacophobia).* Temor morboso a la ingestión de medicamentos.
farmacogenética *(pharmacogenetics).* Rama de la genética bioquímica que estudia las variaciones en las respuestas a los fármacos determinadas genéticamente en el hombre y los animales de laboratorio.
farmacognosia *(pharmacognosy, pharmacognostics).* Rama de la farmacología que se encarga del estudio de las sustancias medicamentosas en su estado natural, sin preparación alguna.
farmacografía *(pharmacography).* Descripción de los fármacos en su estado natural.
farmacología *(pharmacology).* Rama de la ciencia que se ocupa del estudio unificado de todos los aspectos de las interacciones medicamentosas y de sus efectos en los organismos vivos.
farmacólogo *(pharmacologist).* Especialista en farmacología.
farmacomanía *(pharmacomania).* Inclinación morbosa a tomar fármacos.
farmacopea *(pharmacopeia, pharmacopoeia).* **1.**Arte de preparar los medicamentos. **2.** Conocimiento de las fórmulas y procedimientos relativos a esta preparación. **3.** Libro publicado con carácter oficial en el que se recoge una lista de fármacos con indicación de su forma de preparación y uso y pruebas químicas para identificarlos y establecer su pureza.
farmacopedia *(pharmacopedia).* Conocimiento total de los fármacos naturales y los preparados medicamentosos.
farmacorresistente *(drug-fast).* Relativo a los microorganismos que resisten la acción de un compuesto químico.
farmacoterapia *(pharmacotherapeutics).* Administración de fármacos en la prevención o tratamiento de las enfermedades y su uso en la alteración programada de la función normal.
fascia *(fascia).* Hoja de tejido conjuntivo que cubre el cuerpo bajo la piel y envuelve a los músculos y a algunos órganos.
f. de Buck, véase fascia profunda del pene.
f. bulbar, lámina de tejido conjuntivo que envuelve al ojo a excepción de la córnea; se une a la esclerótica en la unión esclerocorneal; también llamada cápsula de Tenon.
f. de Camper, capa adiposa superficial de la fascia superficial del abdomen y perineo.
f. de Colle, la capa membranosa profunda de la fascia superficial del perineo.
f. lata, fascia que envuelve a los músculos del muslo.
f. profunda, capa membranosa gris y densa que envuelve al tronco, cuello, extremidades y parte de la cabeza; también cubre los músculos y otras estructuras manteniéndolas en posición, separándolas o uniéndolas para que funcionen de forma independiente o integrada, respectivamente.
f. profunda del pene, lámina fascial del pene derivada de la fascia perineal externa; también llamada fascia de Buck.
f. de Scarpa, la capa membranosa profunda de la fascia superficial del abdomen; es continua con la capa profunda de la fascia superficial del perineo (fascia de Colle).
f. subcutánea, tejido conjuntivo situado entre la piel y la fascia profunda compuesto por una capa interna y otra externa que normalmente contiene acúmulos de grasa; también denominada tela subcutánea y fascia superficial.
f. subserosa, capa de tejido conjuntivo situada bajo el revestimiento de las cavidades corporales y que adhiere éste a la fascia profunda; cubre y sostiene las vísceras; también llamada tela subserosa.
f. transversal, revestimiento aponeurótico de la cavidad abdominal entre la superficie profunda o interna de la musculatura abdominal y el peritoneo.
f. triangular, ligamento inguinal reflejo; véase ligamento.
fasciculación *(fasciculation).* **1.** Formación de pequeños haces de fibras (fascículos). **2.** Contracciones involuntarias o tremulación de un grupo de fibras musculares; forma de contracción muscular menos fina que la fibrilación.
fascicular *(fascicular).* Relativo a un fascículo u organizado en haces.
fascículo *(fasciculus).* Haz pequeño de fibras nerviosas o musculares.
f. auriculoventricular, haz auriculoventricular; véase haz.
f. fundamental, cada una de las fibras asociativas ascendentes y descendentes que rodean las columnas grises de la medula espinal.
f. longitudinal inferior, haz de fibras asociativas que atraviesan los lóbulos occipital y temporal del cerebro.
f. longitudinal interno, haz de fibras que discurren bajo el cuarto ventrículo, desde el cerebro medio a la medula espinal; también llamado haz longitudinal posterior.
Fasciola. Duela hepática; género de trematodos *(Trematoda).*
F. hepatica, trematodo hepático de las ovejas y el ganado vacuno; se transmite a veces al hombre

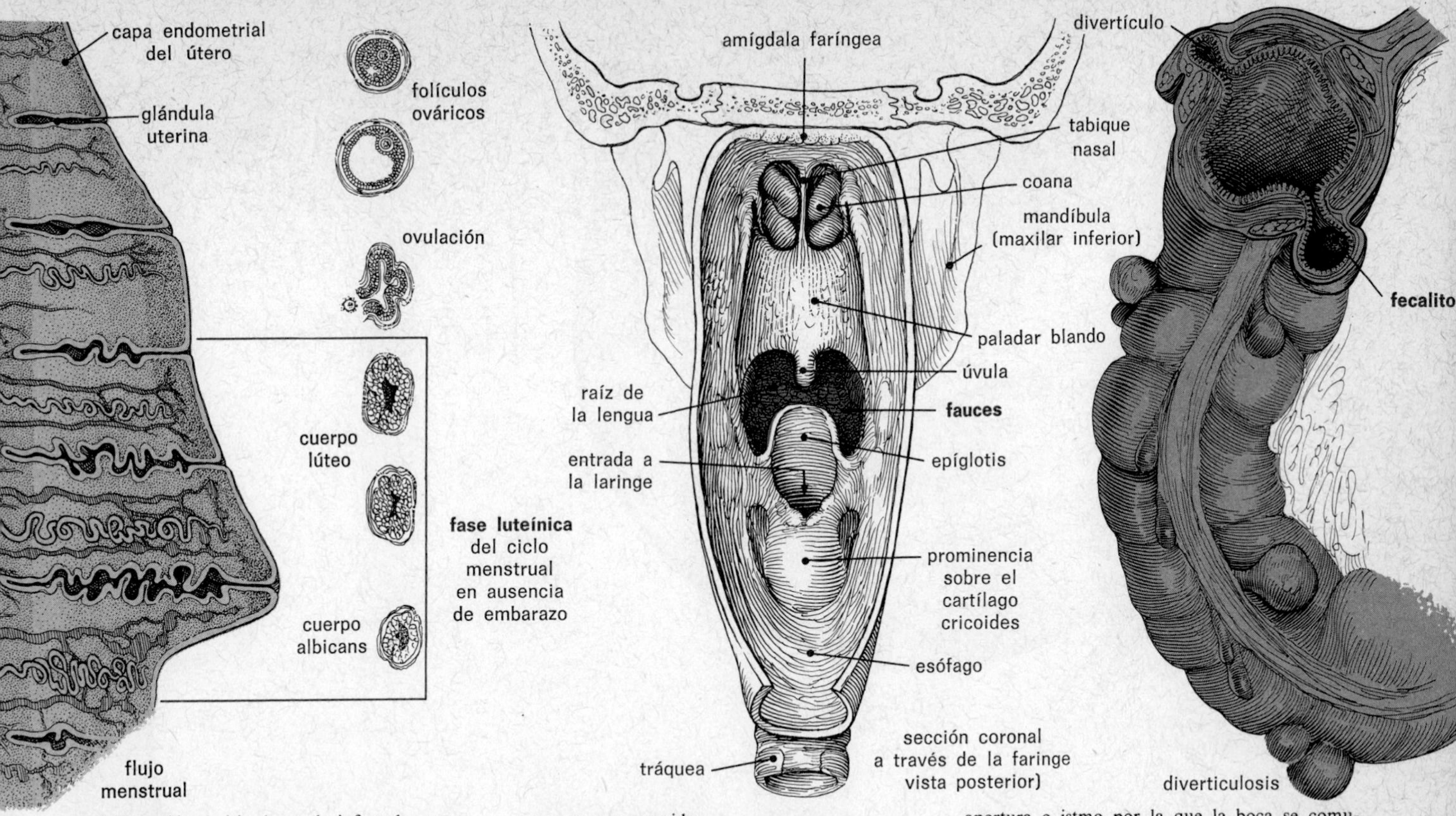

por la ingestión de hígado crudo infectado; antes llamada *Distomum hepaticum*.

fascioliasis *(fascioliasis)*. Infección con una especie de *Fasciola*.

Fasciolopsis. Género de trematodo intestinal.

fascioplastia *(fascioplastia)*. Cirugía reparadora de las aponeurosis.

fasciorrafia *(fasciorrhaphy)*. Sutura de una fascia o aponeurosis; también llamada aponeurorrafia.

fasciotomía *(fasciotomy)*. Incisión quirúrgica de una aponeurosis.

fase 1 *(stage, phase)*. Etapa en el curso de una evolución o ciclo. 2 *(phase)*. Sustancia homogénea (sólida, líquida o gaseosa), distinta físicamente y separable por medios mecánicos, presente en un sistema químico heterogéneo; p. ej. los componentes de una emulsión.

f. acuosa, porción acuosa de una mezcla de agua y un líquido inmiscible.

f. anal, etapa del desarrollo psicosexual infantil durante la que el interés se centra en la eliminación y retención de las heces; también llamada etapa anal.

f. de Arneth, cada una de las divisiones de una clasificación de los neutrófilos polimorfonucleares según el número de lóbulos de sus núcleos.

f. continua, medio de dispersión en una mezcla heterogénea; también llamada fase externa o de dispersión.

f. dispersa, partículas insolubles en una solución coloidal; también llamada fase interna.

f. edípica, fase del desarrollo psicosexual en la que el niño siente una atracción erótica hacia el progenitor del sexo opuesto.

f. exoeritrocítica, etapa del ciclo evolutivo del parásito del paludismo *(Plasmodium)* que transcurre en el exterior de los hematíes del huésped.

f. fálica, véase fase genital.

f. genital, etapa del desarrollo psicosexual (generalmente entre los tres y los seis años de edad) durante la cual el niño adquiere conciencia de sus genitales y del placer obtenido de su estimulación; también llamada fase fálica (con independencia del sexo) y etapa genital.

f. de incubación, etapa en el curso de una enfermedad previa a la aparición de síntomas.

f. latente, f. de rezago, período en el crecimiento de un cultivo bacteriano que sigue a la inoculación de las bacterias al medio de cultivo; no hay aumento en el número de células y muy poco aumento en su tamaño.

f. logarítmica, período en el desarrollo de un cultivo bacteriano en el que la multiplicación alcanza su mayor rapidez.

f. luteínica, intervalo del ciclo menstrual (de alrededor de 14 días) que va desde la formación del cuerpo lúteo hasta el comienzo del flujo menstrual.

f. meiótica, etapa de la formación de células sexuales en la que el número de cromosomas por célula es la mitad de lo normal; también llamada fase de reducción.

f. oral, etapa del desarrollo psicosexual infantil (desde el alumbramiento hasta los 12 meses, aproximadamente); se divide en oral erótica, asociada con la sensación placentera de succión, y oral sádica, relacionada con mordeduras agresivas; también llamada etapa oral.

f. del parto, véase parto.

f. prodrómica, fase de incubación.

f. psicosexual, cada una de las etapas del desarrollo de la sexualidad infantil, sobre todo en la teoría psicoanalítica (oral, anal, genital).

f. de recuperación, intervalo durante la recuperación del músculo cardiaco que sigue a la excitación; se corresponde con la onda U del electrocardiograma.

f. de reducción, véase fase meiótica.

f. de reposo, denominación errónea del período de la vida de una célula en el que no se producen cambios mitóticos, si bien la célula está sintetizando activamente DNA; llamada más propiamente interfase.

fásmido *(phasmid)*. 1. Uno de un par de quimiorreceptores postanales laterales diminutos presentes en gusanos de la clase fasmidios *(Phasmidia)*. 2. Gusano redondo que posee tales órganos.

fastigium *(fastigium)*. 1. Pico o punto más alto del techo del cuarto ventrículo cerebral. 2. Pico máximo de fiebre o cualquier estado agudo; también llamado máximo o acmé.

fatiga *(fatigue)*. Sensación de agotamiento con disminución de la eficacia consecuente a ejercicio físico o mental intenso: astenia.

f. de guerra, estado de ansiedad grave que se ve en soldados de primera línea, caracterizado por pérdida de eficacia, poca capacidad de juicio, síntomas físicos y/o sensación de muerte inminente.

f. de vuelo, trastorno funcional crónico que aparece en los aviadores después de pilotar un avión de forma prolongada; también llamada aeroastenia.

fatigabilidad *(fatigability)*. Estado de propensión a la fatiga: adinamia.

fauces *(fauces)*. Paso desde la cavidad oral a la faringe oral que comprende la luz y sus límites; apertura o istmo por la que la boca se comunica con la faringe.

f., pilar anterior de las, pliegue palatogloso que se eleva formando un arco a cada lado del límite posterior de la cavidad oral.

f., pilar posterior de las, pliegue palatofaríngeo inmediatamente posterior a la amígdala palatina.

faveolo *(faveolus)*. Pequeña depresión.

favismo *(favism)*. Anemia hemolítica aguda causada por la ingestión de habas o inhalación del polen de la flor correspondiente; se observa en individuos de origen mediterráneo cuyos eritrocitos son deficientes en la enzima glucosa-6-fosfato deshidrogenasa (no todos los individuos con deficiencia en esta enzima son susceptibles).

favo *(favus)*. Infección crónica por hongos, generalmente del cuero cabelludo, causada por *Trichophyton schoenleini;* también denominada tiña tonsurante.

FCG *(PCG)*. Abreviatura de fonocardiograma.

Fe *(Fe)*. Símbolo químico del elemento hierro.

feble *(feeble)*. Enfermizo; carente de vitalidad, débil.

febrifaciente *(febrifacient)*. Sustancia que produce fiebre.

febril *(febrile)*. Que tiene fiebre.

fecal *(fecal)*. Relativo a las heces.

fecalito *(fecalith)*. Concreción de heces (coprolito).

fecaluria *(fecaluria)*. Paso de materia fecal a la orina en personas con una comunicación (fístula) entre el recto y la vejiga.

feculento *(feculent)*. 1. Que contiene fécula. 2. Fecal; pestilente.

fecundación *(fecundation)*. Fertilización.

fecundar *(fecundate)*. Fertilizar.

fecundidad *(fecundity)*. Capacidad para producir descendencia abundante; fertilidad acusada.

Fehling, reactivo de *(Fehling's reagent)*. Véase solución de Fehling.

felación *(fellatio)*. Estimulación oral del pene.

Felty, síndrome de *(Felty's syndrome)*. Artritis reumatoide, leucopenia y aumento de tamaño del bazo.

femenino *(feminine)*. Relativo al sexo de la hembra o que posee cualidades que normalmente van asociadas a éste.

feminización *(feminization)*. Desarrollo de caracteres femeninos en el macho.

f. testicular, síndrome de, seudohermafroditismo masculino familiar que se caracteriza por genitales externos femeninos con un saco vaginal corto y ausencia de útero, testículos retenidos o

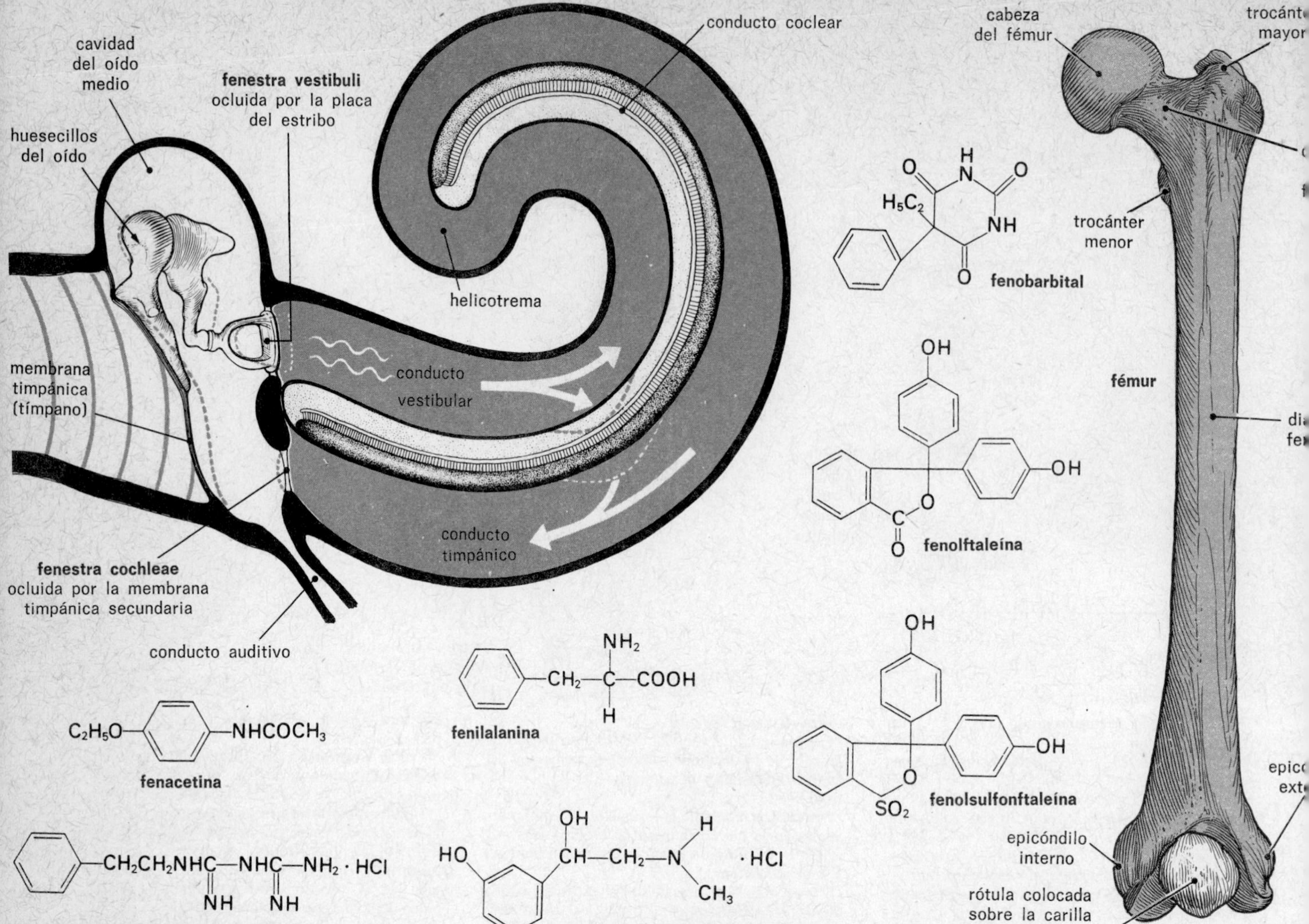

labiales y ausencia o escasez de vello pubiano y axilar; el cariotipo es XY, pero existe una falta de respuesta del órgano efector a la testosterona.

femoral *(femoral).* Relativo al fémur o al muslo.

femto- *(femto).* Prefijo usado en el sistema métrico decimal para indicar la 10^{-15}-ava parte de la unidad; p. ej. femtolitro.

fémur *(femur).* Hueso del muslo; el hueso más largo y fuerte del cuerpo; véase tabla de huesos.

fenacetina *(phenacetin).* Compuesto amargo utilizado como analgésico y antipirético; también llamada acetofenetidina.

fenantreno *(phenanthrene).* Compuesto derivado del carbón; utilizado en la fabricación de colorantes y fármacos.

fenciclidina (PCP) *(phencyclidine (PCP)).* Alucinógeno que tiene un efecto vasopresor sobre el sistema cardiovascular.

fenestra *(fenestra).* Abertura en forma de ventana.

f. cochleae o **ventana redonda,** abertura redonda en la pared interna del oído interno que conduce a la cóclea.

f. vestibuli o **ventana oval,** abertura oval entre el oído medio y el vestíbulo del oído interno; está cerrada por la platina del estribo.

fenestración *(fenestration).* **1.** Acción de perforar. **2.** Creación quirúrgica de una abertura en el laberinto del oído interno para mejorar la audición de pacientes con otosclerosis.

fenestrado *(fenestrated).* Atravesado por una o más aberturas pequeñas en forma de ventana.

feneticilina potásica *(phenethicillin potassium).* Polvo blanco hidrosoluble e insoluble en soluciones ácidas; se utiliza por vía oral como antibiótico.

fenformina, clorhidrato de *(phenformin hydrochloride).* Agente hipoglucemiante utilizado solo, o en combinación con sulfonilurea o insulina, en el tratamiento de la diabetes.

fenil *(phenyl).* Radical monovalente del fenol, C_6H_5.

fenilalanina *(phenylalanine).* Aminoácido esencial que se encuentra formando parte de muchas proteínas.

fenilalanina hidroxilasa *(phenylalanine hydroxylase).* Enzima que, con el NAD (dinucleótido adenina nicotina) como coenzima, facilita la oxidación de la fenilalanina a tirosina; la ausencia de esta enzima produce fenilcetonuria.

fenilbutazona *(phenylbutazone).* Derivado de la pirazolona, utilizado principalmente para aliviar el dolor en los trastornos musculoesqueléticos; un antiinflamatorio.

fenilcetonuria *(phenylketonuria (PKU)).* Trastorno en el que el metabolismo del aminoácido fenilalanina es deficiente, dando lugar a un aumento de ésta en el cuerpo, con la consiguiente lesión de las células nerviosas y cerebrales y retraso mental grave; conocida originalmente como oligofrenia fenilpirúvica.

fenilefrina, clorhidrato de *(phenylephrine hydrochloride).* Amina simpaticomimética químicamente relacionada con la adrenalina; potente vasoconstrictor de acción prolongada, utilizado como descongestivo nasal, como midriático y en la prevención de la hipotensión durante la anestesia raquídea; Efortil®.

feniletilbarbitúrico, ácido *(phenylethylbarbituric acid).* Véase fenobarbital.

fenilglicólico, ácido *(phenylglycolic acid).* Véase ácido mandélico.

fenilhidracina *(phenylhydrazine).* Líquido incoloro utilizado en la detección de azúcares, aldehídos y cetonas.

fenilpropanolamina, clorhidrato de *(phenylpropanolamine hydrochloride).* Preparado utilizado como descongestionante nasal y broncodilatador.

feniltiocarbamida *(phenylthiocarbamide).* Véase feniltiourea.

feniltiourea *(phenylthiourea).* Sustancia insípida para las personas homocigóticas en un gen recesivo autosómico («ceguera del gusto»), pero que tiene un sabor amargo para las que llevan el alelo dominante; también llamada feniltiocarbamida.

feniramina, maleato de *(pheniramine maleate).* Un antihistamínico.

fenobarbital *(phenobarbital).* Acido feniletilbarbitúrico, $CO(NHCO)_2$ $C(C_2H_5)(C_6H_5)$; utilizado como sedante e hipnótico.

fenocopia *(phenecopy).* Estado semejante a un trastorno genético pero que no es heredado; está causado por influencias ambientales.

fenol *(phenol).* Acido carbólico; compuesto cristalino caústico, C_6H_5OH, derivado del alquitrán de hulla; utilizado como anestésico y desinfectante.

fenolftaleína *(phenolphthalein).* Compuesto cristalino incoloro ligeramente hidrosoluble; obtenido mediante el calentamiento del fenol con anhídrido ftálico en presencia de ácido sulfúrico concentrado; se utiliza como indicador de hidrogeniones (pH 8,2-10) y como purgante (laxante).

fenolsulfonftaleína (PSP) *(phenolsulfonphthalein (PSP)).* Colorante utilizado mediante inyección parenteral como prueba para medir la función tubular renal; también utilizado como indicador, volviéndose amarillo a pH 6,8 y rojo a pH 8,4; también llamado rojo fenol.

fenómeno *(phenomenon, pl. phenomena).* Acontecimiento, manifestación o hecho perceptible por los sentidos.

f. de adhesión inmunitaria, la adherencia de una célula (plaqueta, eritrocito, leucocito o microorganismo) recubierta con anticuerpos y complemento a las células normales, que da lugar a aglutinación.

f. de Arthus, lesión inflamatoria y eventualmente necrótica que se produce en la piel de un animal previamente sensibilizado mediante la inyec-

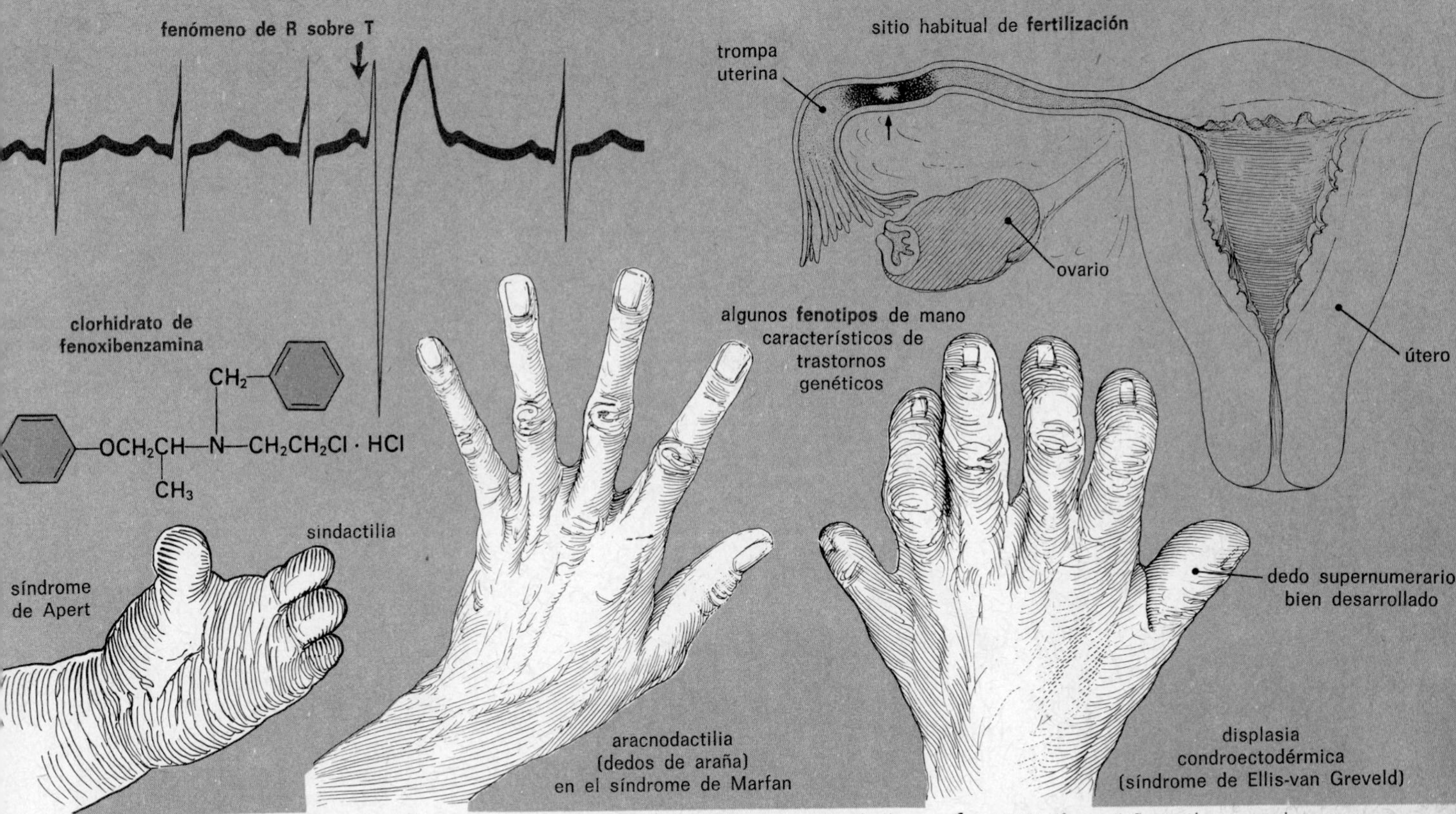

ción de un antígeno en la piel.

f. de Bell, movimiento normal de los ojos hacia arriba al cerrarlos.

f. de Bordet-Gengou, fijación del complemento; desaparición del complemento del suero fresco cuando es incubado con eritrocitos o bacterias previamente sensibilizados con una lisina específica.

f. de déjà vu, la sensación de que una experiencia que ocurre por primera vez se ha pasado antes.

f. de Donath-Landsteiner, destrucción de eritrocitos que se produce en una muestra de sangre de una persona con hemoglobinuria paroxística fría cuando se enfría a 5° C y se hace volver luego a 37° C.

f. de despinzamiento, choque que se produce al retirar las pinzas de un vaso sanguíneo de gran calibre (p. ej. la aorta).

f. de escape, (1) aumento en la excreción de sodio y agua que se produce dos o tres días después de una secreción excesiva de mineralcorticoides (endógena, como en el aldosteronismo primario, o debida a la administración de preparados exógenos); tras una fase inicial de retención de sodio y líquidos se produce un «escape» de los efectos de retención de sodio y se establece un nuevo equilibrio; (2) tras la constricción inicial, incapacidad de la pupila de un ojo para contraerse ante estímulos repetidos y alternativos sobre ambos ojos; se observa en la neuritis retrobulbar.

f. de Goldblatt, hipertensión arterial causada por la oclusión parcial de una arteria renal; también llamada hipertensión de Goldblatt.

f. de Gunn, abertura exagerada de los ojos cuando se abre la boca y cierre de los ojos al cerrar la misma.

f. de Pfeiffer, destrucción de bacterias al introducirlas en la cavidad peritoneal de un cobayo inmune, o en la de un cobayo normal al introducir simultáneamente suero inmune.

f. de R sobre T, en electrocardiografía, complejo ventricular (QRS) prematuro –extrasístole– que interrumpe la onda T del latido anterior; predispone a la taquicardia y/o fibrilación ventriculares.

f. de Raynaud, entumecimiento y palidez de los dedos secundarios a otra enfermedad.

f. de Shwartzman, reacción que aparece cuando (1) se administran dos pequeñas dosis subcutáneas de endotoxina con 24 horas de intervalo a un animal de experimentación; la segunda inyección producirá una necrosis hemorrágica localizada e inflamación de los vasos sanguíneos; llamado fenómeno o reacción de Shwartzman localizados; (2) si las inyecciones son intravenosas, se producirán hemorragias difusas y necrosis bilateral de la corteza renal; el animal muere en 24 horas; llamado fenómeno o reacción de Shwartzman generalizados.

f. de Wenckebach, alargamiento progresivo del tiempo de conducción A-V (intervalo P-R) en ciclos sucesivos hasta que deja de producirse un latido.

fenomenología *(phenomenology)*. **1.** Estudio, descripción y clasificación de todos los fenómenos posibles en la experiencia humana, sin intentar explicarlos ni interpretarlos, **2.** Sintomatología.

fenotípico *(phenotypic)*. Relativo a un fenotipo.

fenotipo *(phenotype)*. En genética, aspecto visible de un organismo, producido por la interacción entre su constitución genética y el ambiente.

fenoxibenzamina, clorhidrato de *(phenoxybenzamine hydrochloride)*. Bloqueante α-adrenérgico que impide la respuesta del músculo liso y las glándulas endocrinas a la acción de la adrenalina; utilizado en el tratamiento de enfermedades vasculares periféricas; Dibenzyline®.

fentolamina *(phentolamine)*. Bloqueante α-adrenérgico utilizado para el diagnóstico del feocromocitoma.

feocromo *(pheochrome)*. Que se tiñe de amarillo parduzco con sales de cromo.

feocromoblasto *(pheochromoblast)*. Célula cromafín joven (una de las células que forman la medula de la glándula suprarrenal).

feocromocito *(pheochromocyte)*. Célula cromafín que forma la medula de la glándula suprarrenal, un paraganglio simpático o un feocromocitoma.

feocromocitoma *(pheochromocytoma)*. Tumor de las células cromafines del sistema simpático suprarrenal, por lo general de la medula suprarrenal, productor de catecolaminas; los síntomas se deben al aumento de la secreción de adrenalina y noradrenalina y son: cefalea, palpitaciones, taquicardia e hipertensión constante o paroxística de grado moderado a grave.

fermentable *(fermentable)*. Capaz de experimentar fermentación.

fermentación *(fermentation)*. Descomposición química inducida en un carbohidrato por un fermento como levadura, bacteria o moho.

fermentar *(ferment)*. Experimentar fermentación.

fermentativo *(fermentative)*. Capaz de causar fermentación.

fermento *(ferment)*. Sustancia que ocasiona cambios químicos en otra sustancia sin cambiar ella misma; en un principio se usó de forma intercambiable con enzima; actualmente se aplica a la sustancia que no puede separarse de la célula que lo produce.

fermio *(fermium)*. Elemento radiactivo; símbolo Fm, número atómico 100.

feromonas *(pheromones)*. Sustancias secretadas externamente por un organismo que influyen en el comportamiento de otros organismos de la misma especie.

ferri- *(ferri)*. Forma prefija que significa hierro, especialmente con valencia férrica.

férrico *(ferric)*. Relativo al hierro o que lo contiene; especialmente, sal de hierro con su valencia más elevada (3).

ferritina *(ferritin)*. Proteína rica en hierro (hasta el 23 %) formada por la unión de hierro férrico con la apoferritina; está presente principalmente en hígado, bazo y mucosa intestinal.

ferro- *(ferro-)*. Forma prefija que señala la presencia de hierro o el ion divalente Fe^{++} en un compuesto.

ferrocianuro *(ferrocyanide)*. Compuesto que contiene el ion negativo $Fe(CN)_6^{4-}$.

ferroporfirina *(ferroporphyrin)*. Derivado de porfirina ferrosa en el que el átomo central de hierro está ligado a los átomos de nitrógeno de la porfirina.

ferroproteína *(ferroprotein)*. Proteína que contiene hierro en un grupo prostético.

ferroprotoporfirina *(ferroprotoporphyrin)*. Véase heme.

ferroso *(ferrous)*. Relativo al hierro o que lo contiene; especialmente, la sal que contiene hierro con su valencia de menor valor (2).

f., fumarato, compuesto de color rojizo anaranjado que se usa como hematínico; también llamado fumarato de hierro.

f., sulfato, compuesto muy usado para el tratamiento de las anemias ferropénicas no complicadas; también llamado sulfato de hierro y vitriolo verde.

ferruginoso *(ferruginous)*. Que contiene hierro; también llamado calibeado.

ferrum. En latín, hierro.

fértil *(fertil)*. Que posee la capacidad de reproducirse.

fertilidad *(fertility)*. Capacidad de iniciar o mantener la concepción.

fertilización *(fertilization)*. Unión del espermatozoide con el óvulo.

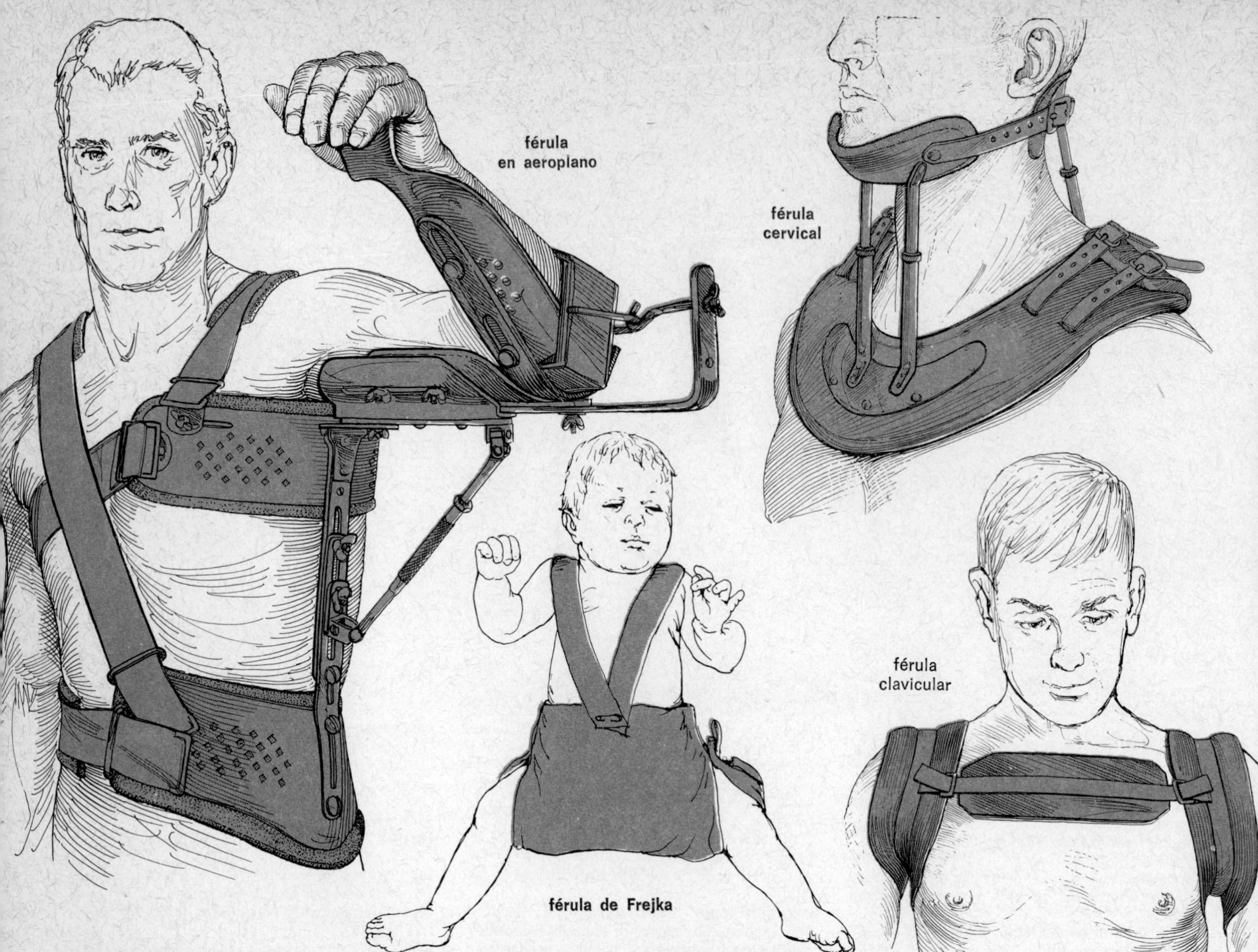

férula *(splint).* Dispositivo que se utiliza para inmovilizar, sujetar y corregir lesiones, desplazamientos o deformaciones de estructuras.

f. acrílica, la que sólo cubre las superficies labial y lingual (exterior e interior) de los dientes y que se conecta alrededor del último molar por medio de material acrílico continuo o un alambre; sólo se emplea para inmovilizar maxilares fracturados de niños con dientes caducos.

f. en aeroplano, la ideada para mantener el brazo en abducción a la altura del hombro.

f. antimordedura de resina acrílica, la utilizada para eliminar el movimiento de los dientes.

f. de Balkan, dispositivo que se usa para asegurar la suspensión y tracción de un miembro fracturado; consiste en una barra situada sobre la cabeza y sujeta al suelo o a las patas de la cama.

f. cervical, férula para sujetar la cabeza, liberando así de cierta presión a la región cervical.

f. de Cramer, férula flexible semejante a una escalera que consiste en dos alambres paralelos conectados a una serie de alambres delgados.

f. de Dennis Browne, férula usada para corregir el pie zambo, consistente en dos láminas de metal almohadilladas que se aseguran firmemente a los pies del niño y se conectan por medio de una barra metálica transversal.

f. de Foster, cama reversible similar a la férula de Stryker.

f. de Frejka, férula con cojín utilizada para corregir las luxaciones de la cadera en niños de menos de 12 meses.

f. de Hodgen, la diseñada para su aplicación en fracturas de fémur, empleada esencialmente para aplicar tracción equilibrada.

f. de Stryker, dispositivo que sujeta al paciente y le permite darse la vuelta sin movimiento individual de las distintas partes del cuerpo.

f. de tapa moldeada, dispositivo metálico de una sola pieza, cimentado sobre las coronas de los dientes para inmovilizar los fragmentos de un maxilar fracturado.

f. de Thomas, férula utilizada para inmovilizar la pierna, consistente en un aro de hierro que se ajusta en la parte superior del muslo (cerca de la ingle) conectado a una barra de hierro continua que tiene forma de W en el extremo opuesto.

fervescencia *(fervescence).* Aumento de la fiebre.

festinación *(festination).* Aceleración involuntaria de la marcha que ocurre cuando el centro de gravedad se desplaza, como ocurre en la parálisis agitante y en otras enfermedades nerviosas.

festón *(festoon).* Tallado del material base de una dentadura postiza que simula el contorno del tejido natural sustituido por la misma.

f. gingival, hinchazón o redondeado del borde de las encías, debido generalmente a la inflamación.

festoneado *(festooning).* Proceso de cortar, tallar o pulir un material para adaptarlo a la configuración del tejido natural, como el proceso de cortar una banda redonda de cobre para que ajuste alrededor de un diente preparado y descanse cómodamente en la encía antes de tomar una impresión.

fetal *(fetal).* Relativo al feto.

feticidio *(feticide).* Destrucción intencionada del embrión o el feto en el útero; se llama también aborto provocado.

fetiche *(fetish).* Objeto al que se presta excesiva atención o reverencia; a menudo es una fuente de estimulación o gratificación sexual.

fetichismo *(fetishism).* Apego emocional excesivo a un objeto inanimado o parte del cuerpo que sirve como sustitutivo de un objeto sexual humano.

fétido *(fetid).* Que tiene un olor desagradable.

feto *(fetus).* Producto de la concepción que se desarrolla en el útero, generalmente desde el segundo mes de embarazo hasta el nacimiento; durante los dos primeros meses de desarrollo se llama embrión.

fetografía *(fetography).* Radiografía del feto en el útero.

fetología *(fetology).* Parte de la medicina que se ocupa del feto y sus enfermedades.

fetometría *(fetometry).* Estimación del tamaño de la cabeza fetal antes del parto.

fetoplacentario *(fetoplacental).* Relativo al feto y la placenta.

α-fetoproteína (AFP) *(α-fetoprotein).* Proteína hallada normalmente en el feto y que aparece también en el suero de muchos individuos con hepatoma.

fetoscopio *(fetoscope).* Instrumento para auscultar el corazón del feto; también denominado estetoscopio fetal.

FF *(FF).* Abreviatura de fracción de filtración.

fibra *(fiber).* Cualquier estructura delgada filiforme.

f. A, cada una de las fibras mielínicas del sistema nervioso somático que poseen velocidades de conducción de entre 15 y 100 metros por segundo.

f. aceleradora, una de las fibras nerviosas que conducen impulsos que aumentan la fuerza y rapidez del latido cardiaco; también llamadas fibras aumentadoras.

f. adrenérgica, cada una de las fibras nerviosas que liberan sustancias de tipo adrenalina en la sinapsis.

f. aferente, cada una de las fibras nerviosas que conducen impulsos a centros nerviosos del cerebro o de la medula espinal.

f. alfa, fibra motora somática o propioceptiva que posee una velocidad de conducción de 100 metros por segundo.

f. amarilla, véase fibra elástica.

f. amielínica, la que carece de vaina de mielina; también llamada de Remak o gris.

f. de asociación, fibras nerviosas que conectan áreas diferentes de la corteza cerebral en el mismo

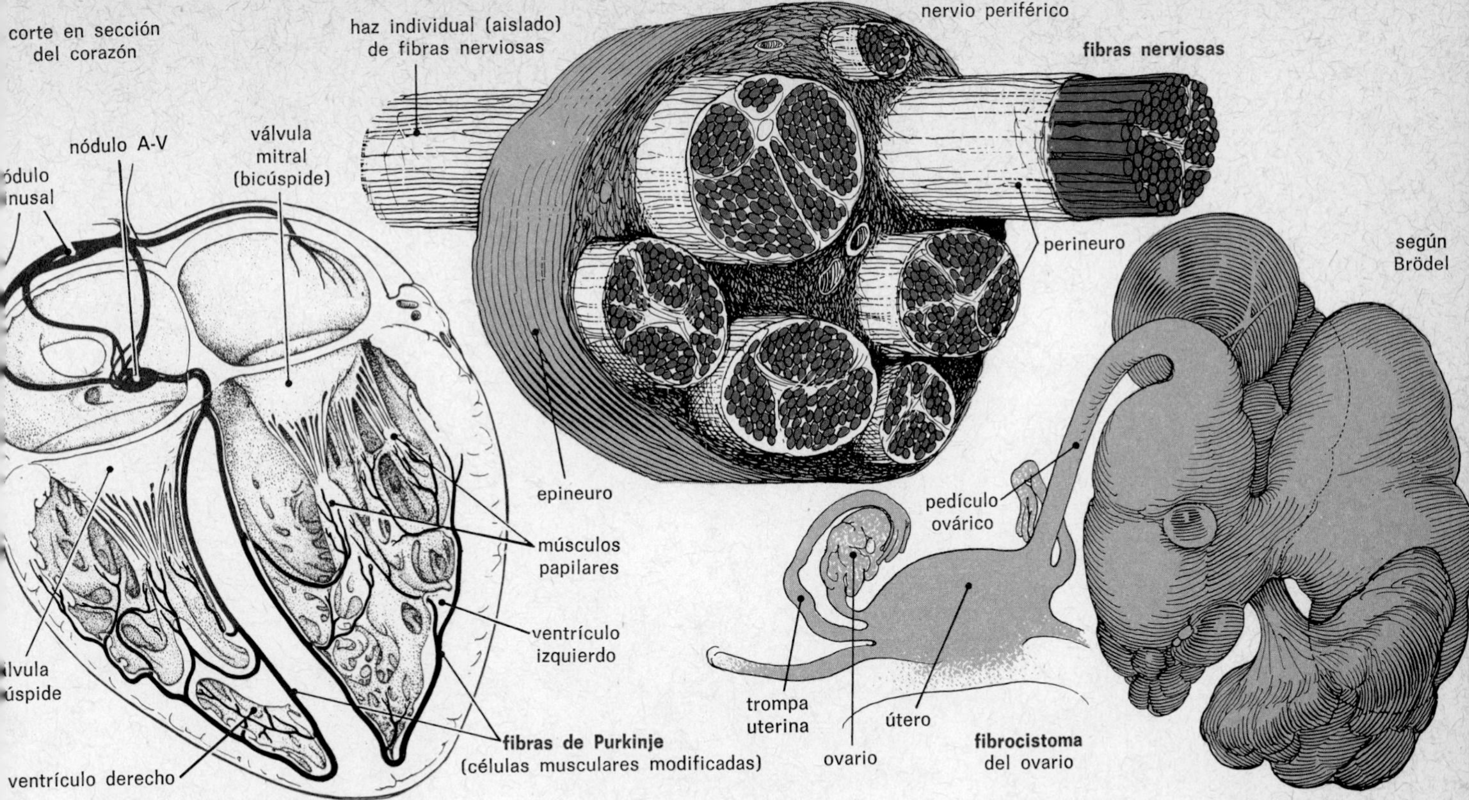

hemisferio.

f. aumentadora, véase fibra aceleradora.

f. B, fibra pequeña del sistema nervioso autónomo que posee una velocidad de conducción de 3 a 14 metros por segundo.

f. beta, fibra nerviosa somática que posee una velocidad de conducción de 40 metros por segundo.

f. blanca, véase fibra colágena.

f. C, fibra nerviosa amielínica del sistema nervioso autónomo que tiene una velocidad de conducción de 2 metros por segundo.

f. colágena, fibra flexible que constituye el principal componente del tejido conjuntivo; también llamada fibra blanca.

f. colinérgica, fibra nerviosa que libera acetilcolina en las sinapsis.

f. depresora, cada una de las fibras nerviosas sensoriales o aferentes que al ser estimuladas disminuyen el tono vascular y la tensión sanguínea.

f. eferente, la que conduce impulsos desde un centro nervioso situado en el cerebro o en la medula espinal.

f. elástica, cada una de las fibras de propiedades elásticas que forman una red en la sustancia de algún tejido conjuntivo; también llamadas fibras amarillas.

f. gamma, fibra nerviosa somática que posee una velocidad de conducción de 20 metros por segundo.

f. de Golgi (tipos I y II), denominaciones dadas a los axones de las células de Golgi tipos I y II.

f. gris, véase fibra amielínica.

f. del huso acromático, cada uno de los filamentos que se extienden entre los polos de una célula en división, formando en conjunto una estructura en forma de huso; también llamada fibra de tracción.

f. inhibidora, la que enlentece la acción de un órgano.

f. mielínica, la que posee una vaina de mielina.

f. nerviosa, una de las unidades delgadas de un tronco nervioso; axón de una célula nerviosa.

f. presora, cada una de las fibras nerviosas sensoriales cuya estimulación produce estrechamiento de los vasos sanguíneos y aumento de la presión sanguínea.

f. de proyección, fibra nerviosa que conecta la corteza cerebral con otras zonas del cerebro.

f. de Purkinje, cada una de las fibras especializadas formadas a base de células musculares cardiacas modificadas que se localizan junto al endocardio; se ocupan de la conducción de los estímulos desde las aurículas a los ventrículos.

f. de Sharpey, haz perforante denso fibroelástico o colagenoso que une el periostio al hueso; es continuación de las fibras periósticas y atraviesa el hueso oblicuamente o en ángulo recto en relación al eje mayor.

fibrilación *(fibrillation)*. **1.** Contracción rápida o temblor de fibrillas musculares. **2.** Formación de fibrillas.

f. auricular, cambio de las contracciones rítmicas normales de las aurículas por temblores rápidos irregulares.

f. ventricular, temblores rápidos e irregulares en lugar de la contracción normal de las paredes de los ventrículos.

fibrilado *(fibrilate)*. Compuesto de fibrillas.

fibrilar *(fibrillar)*. **1.** Relativo a una fibrilla. **2.** Relativo a la contracción temblorosa de pequeños músculos esqueléticos o lisos. **3.** Estar en estado de fibrilación. **4.** Volverse semejante a una fibrilla.

fibriliforme *(fibrilliform)*. Que posee la configuración general de una fibrilla.

fibrilogénesis *(fibrillogenesis)*. Desarrollo normal de pequeñas fibrillas en las fibras colágenas del tejido conjuntivo.

fibrilla *(fibril)*. Fibra o filamento muy delgados y pequeños.

f. de Ebner, fibra colágena delgada del cemento y la dentina de los dientes.

fibrina *(fibrin)*. Proteína fibrosa insoluble derivada del fibrinógeno por la acción de la trombina; componente básico de un coágulo sanguíneo.

fibrinación *(fibrination)*. **1.** Formación de fibrina. **2.** Formación de una cantidad demasiado abundante de fibrina; indica el estado de la sangre en determinadas enfermedades inflamatorias; también llamada fibrinosis.

fibrinógeno *(fibrinogen)*. Factor I; proteína presente en forma disuelta en el plasma sanguíneo y que es convertida en una red de delicados filamentos (fibrina) por la acción de la enzima trombina; las células sanguíneas quedan enredadas en la malla de fibrina, produciéndose la coagulación.

fibrinogenopenia *(fibrinogenopenia)*. Baja concentración de fibrinógeno en la sangre.

fibrinoide *(fibrinoid)*. **1.** Semejante a la fibrina. **2.** Material refráctil, homogéneo y acidófilo.

fibrinolisina *(fibrinolysin)*. Enzima que disuelve la fibrina de la sangre coagulada.

fibrinólisis *(fibrinolysis)*. Destrucción de la fibrina de la sangre coagulada mediante acción enzimática que da lugar a la disolución del coágulo.

fibrinopurulento *(fibrinopurulent)*. Relativo a la secreción que contiene pus y una gran cantidad de fibrina.

fibrinosis *(fibrinosis)*. Véase fibrinación (2).

fibrinoso *(fibrinous)*. Relativo a la fibrina o compuesto a base de este material.

fibro-, fibr- *(fibro-, fibr-)*. Formas prefijas que indican tejido fibroso; p. ej. fibroma.

fibroadenoma *(fibroadenoma)*. Tumor benigno derivado de epitelio glandular.

fibroadiposo *(fibroadipose)*. Que contiene elementos fibrosos y grasos; también denominado fibrograso.

fibroblasto *(fibroblast)*. Célula elongada plana y fusiforme dotada de extensiones citoplasmáticas en los extremos que posee un núcleo plano oval, con cromatina finamente granulada y uno o dos nucléolos; es una de las células más comunes en el tejido conjuntivo en desarrollo.

fibrocarcinoma *(fibrocarcinoma)*. Véase carcinoma escirroso.

fibrocartílago *(fibrocartilage)*. Tipo de cartílago que contiene fibras colágenas.

fibrocistoma *(fibrocystoma)*. Tumor benigno caracterizado por la presencia de quistes dentro de un estroma fibroso claramente visible.

fibrocito *(fibrocyte)*. Fibroblasto inactivo o en reposo.

fibrocondritis *(fibrochondritis)*. Inflamación del fibrocartílago.

fibrocondroma *(fibrochondroma)*. Tumor benigno compuesto esencialmente de cartílago y una cantidad abundante de tejido fibroso.

fibroelástico *(fibroelastic)*. Formado por fibras colágenas y elásticas.

fibroelastosis *(fibroelastosis)*. Crecimiento excesivo de tejido fibroelástico.

f. endocárdica, fibroelastosis endomiocárdica.

f. endomiocárdica, enfermedad cardiaca congénita caracterizada por engrosamiento fibroelástico del endocardio mural, especialmente del ventrículo izquierdo; pueden estar afectadas también el resto de las cavidades y válvulas; también llamada esclerosis endocárdica.

fibroencondroma *(fibroenchondroma)*. Tumor benigno localizado en el interior de un hueso e integrado por cartílago maduro y tejido fibroso abundante.

fibroepitelioma *(fibroepithelioma)*. Tumor de la piel compuesto de tejido fibroso y células basales de la epidermis; puede transformarse en un carcinoma de células basales; también llamado fibroepitelioma premaligno y fibroepitelioma de

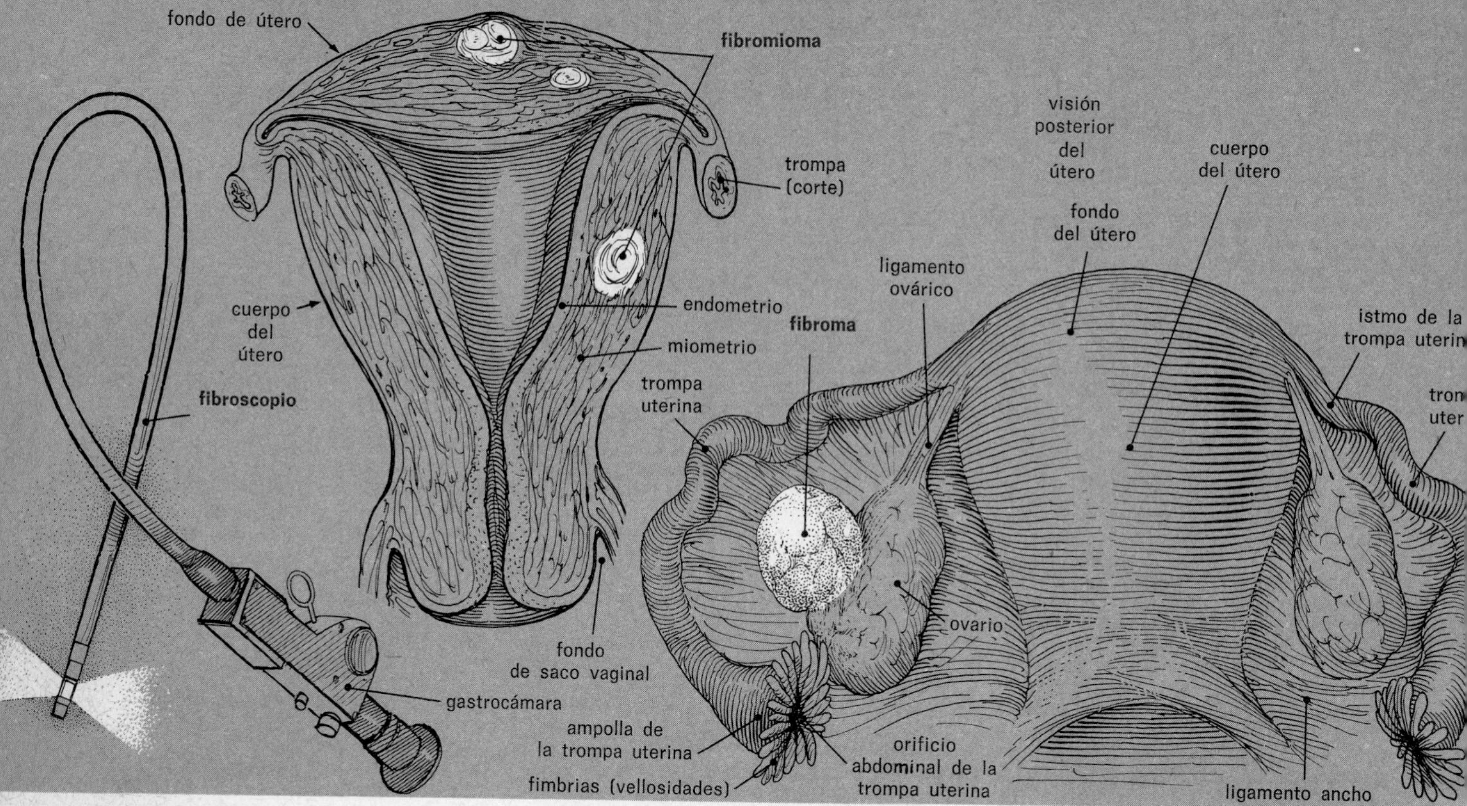

Pinkus.

fibrograso *(fibrofatty).* Véase fibroadiposo.

fibroide *(fibroid).* **1.** Semejante a las fibras o que las contiene. **2.** Término clínico coloquial aplicado a ciertos tipos de liomioma (un tumor benigno), especialmente los uterinos.

fibrolipoma *(fibrolipoma).* Tumor formado predominantemente por células grasas pero que contiene abundante tejido fibroso; también llamado lipoma fibroso.

fibroma *(fibroma).* Tumor benigno derivado de tejido conjuntivo fibroso; también denominado tumor fibrocelular.

f. concéntrico, proliferación benigna que ocupa toda la pared interna del útero.

f. molusco de las embarazadas, aparición durante el embarazo de numerosos tumores fibrosos pequeños de la piel, incoloros o pigmentados, que desaparecen a su terminación.

fibromatosis *(fibromatosis).* **1.** Afección caracterizada por el desarrollo de fibromas múltiples. **2.** Desarrollo excesivo anormal del tejido fibroso.

fibromioma *(fibromyoma).* Liomioma; tumor benigno originado en el músculo liso que contiene una cantidad relativamente pequeña de tejido fibroso.

fibromiositis *(fibromyositis).* Inflamación crónica de un músculo con crecimiento excesivo del tejido conjuntivo.

fibromixoma *(fibromyxoma).* Término antes usado para designar tumores del tejido conjuntivo predominantemente fibrosos pero con abundantes elementos celulares.

fibromuscular *(fibromuscular).* Designa tejidos que son al mismo tiempo fibrosos y musculares.

fibroplasia *(fibroplasia).* Producción anormal de tejido fibroso.

f. retrolental, incremento anormal de tejido fibroso por detrás del cristalino atribuido a la exposición de recién nacidos, generalmente prematuros, a oxígeno al 100 %.

fibroplástico *(fibroplastic).* Que produce tejido fibroso.

fibroquiste *(fibrocyst).* Lesión consistente en un quiste dentro de una malla fibrosa.

fibroquístico *(fibrocystic).* Caracterizado por la presencia de fibroquistes.

fibrosarcoma *(fibrosarcoma).* Tumor maligno compuesto de tejido conjuntivo fibroso.

f. de la mama, enfermedad, enfermedad benigna de la mama de la mujer que se caracteriza por uno de los tres aspectos morfológicos siguientes: formación de quistes, crecimiento excesivo del estroma y del epitelio intraductal o proliferación esclerótica del tejido glandular; a menudo se da la presencia simultánea de estos patrones morfológicos, por lo general con predominio de uno de ellos; también se conoce por enfermedad quística de la mama, hiperplasia quística de la mama, mastitis quística crónica y displasia mamaria.

f. del páncreas, enfermedad, véase fibrosis quística del páncreas.

fibroscopio *(fiberscope).* Instrumento óptico con varillas de vidrio muy finas y flexibles para la transmisión luminosa (óptica de fibra).

fibrosis *(fibrosis).* Formación de tejido fibroso que indica especialmente un proceso degenerativo anormal.

f. endomiocárdica, engrosamiento del endocardio ventricular.

f. hepática, trastorno hepático caracterizado por un aumento del tejido conjuntivo sin alteración de la arquitectura lobulillar.

f. perimuscular, fibrosis que afecta a las arterias renales; también llamada fibrosis subadventicia.

f. quística del páncreas, enfermedad congénita hereditaria caracterizada por disfunción de cualquiera de las glándulas exocrinas, que se manifiesta por un aumento llamativo de la concentración de sodio y potasio en el sudor y una sobreproducción de mucosidad viscosa que produce la obstrucción de las estructuras afectas (conductos pancreáticos y biliares, intestinos y bronquios); afecta principalmente a lactantes y niños; dentro de las formas más habituales se incluyen el íleo meconial del recién nacido y la enfermedad pulmonar crónica asociada a insuficiencia pancreática en niños mayores; también llamada mucoviscidosis y enfermedad fibroquística del páncreas.

f. retroperitoneal, trastorno de etiología desconocida en el que una respuesta fibrocítica exagerada da lugar a fibrosis que engloba las estructuras retroperitoneales, especialmente los uréteres; es rara la afectación de los conductos biliares; en algunos casos se ha considerado al preparado farmacéutico metisergida como la causa, aunque el mecanismo no está aún claro.

f. subadventicia, véase fibrosis perimuscular.

fibrositis *(fibrositis).* Hiperplasia inflamatoria del tejido conjuntivo o fibroso de los músculos.

fibroso *(fibrous).* Semejante a las fibras del tejido conjuntivo, que está compuesto de ellas o que las contiene.

ficomicosis *(phycomycosis).* Término general que designa a las enfermedades sistémicas agudas y crónicas producidas por hongos de la clase *Phycomycetes (Zygomycetes)*, que suelen producirse en individuos debilitados.

fiebre *(fever).* Aumento de la temperatura corporal por encima de lo normal (37° C); generalmente una temperatura de 37,5° C en la boca o 37,8° C en el recto, o al menos 0,5° por encima de la temperatura normal para un individuo concreto; también llamada pirexia.

f. amarilla, enfermedad infecciosa aguda causada por un virus específico y transmitida por un cierto género de mosquito *(Aedes)*; se caracteriza por fiebre, degeneración del hígado (con ictericia) y trastornos intestinales.

f. amarilla de la selva, forma de fiebre amarilla transmitida al hombre por algunos mosquitos de bosque en ausencia del mosquito doméstico *(Aedes aegipti)*.

f. por arañazo de gato, véase enfermedad por arañazo de gato.

f. canina, enfermedad causada por la bacteria *Leptospira canicola*; se transmite al hombre mediante contacto con orina de perro infectado.

f. de Colorado, enfermedad vírica aguda (similar a la fiebre de las Montañas Rocosas) transmitida al hombre por la garrapata *Dermacentor andersoni*; se caracteriza principalmente por fiebre y leucopenia, pero no erupción.

f. cuartana, fiebre palúdica en la que la fiebre aparece cada tercer día; véase paludismo.

f. del desierto, véase coccidioidomicosis.

f. escarlata, enfermedad infecciosa aguda caracterizada por fiebre alta, dolor de garganta y erupción cutánea; causada por estreptococos β-hemolíticos; también llamada escarlatina.

f. familiar mediterránea, abdominalgia periódica; véase abdominalgia.

f. faringoconjuntival, fiebre, faringitis y conjuntivitis folicular aguda causadas por un virus, generalmente el adenovirus tipo 3; la molestia principal es la conjuntivitis; afecta primordialmente a niños, que la adquieren en las piscinas.

f. de garrapatas, (1) cualquier enfermedad infecciosa transmitida por la picadura de una garrapata y causada por un protozoo parásito sanguíneo; (2) fiebre de las Montañas Rocosas.

f. glandular, mononucleosis infecciosa; véase mononucleosis.

f. de Haverhill, trastorno causado por infección con el estreptobacilo moniliforme caracterizado por fiebre, erupción y artritis (generalmente de las articulaciones mayores y la columna vertebral) y que dura de 2 a 3 semanas; aunque la enfermedad

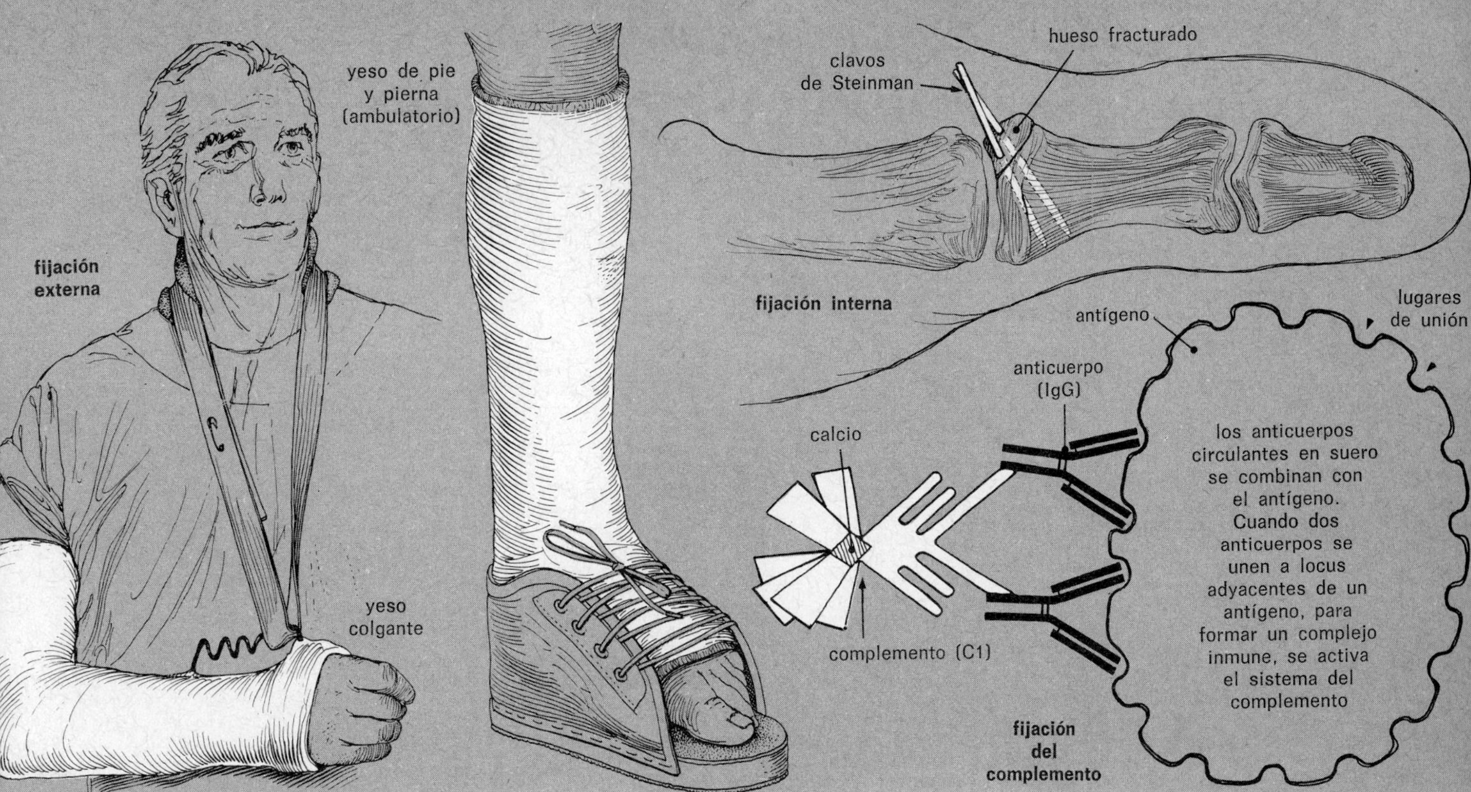

es causada por el mismo organismo que ocasiona la fiebre por mordedura de rata, no se transmite por la mordedura de estas.

f. hemoglobinúrica, hemoglobinuria palúdica; véase hemoglobinuria.

f. del heno, inflamación irritativa estacional de las membranas mucosas del ojo y la nariz causada por una reacción alérgica a varios pólenes; en realidad no se acompaña de elevación de temperatura.

f. icterohemorrágica, véase enfermedad de Weil.

f. de la isla, véase enfermedad tsutsugamushi.

f. de Malta, véase brucelosis.

f. mediterránea, (1) abdominalgia periódica; véase abdominalgia; (2) véase brucelosis.

f. de montaña, enfermedad de las alturas; véase enfermedad.

f. de las Montañas Rocosas, enfermedad infecciosa bacteriana aguda caracterizada por fiebre, dolor óseo y muscular, dolor de cabeza y erupción generalizada; causada por la *Rickettsia rickettsii*; es transmitida al hombre por algunas variedades de garrapatas duras; también se llama fiebre y tifus de garrapatas.

f. por mordedura de rata, enfermedad caracterizada por inflamación de los ganglios y vasos linfáticos debida a infección por *Spirillum minor* o *Streptobacillus moniliformis;* se transmite por la mordedura de una rata o de otros roedores infectados; también llamada fiebre del dolor de cabeza.

f. del Nilo, enfermedad aguda caracterizada por fiebre, dolor de cabeza, erupción papular, linfadenopatía y leucopenia; está causada por un virus transmitido por mosquitos.

f. ondulante, véase brucelosis.

f. de Oroya, forma aguda y generalmente la primera etapa de la bartoneliasis, enfermedad endémica de los Andes peruanos; se caracteriza por fiebre, dolores reumáticos, anemia y albuminuria. Véase también bartoneliasis.

f. de los pantanos, (1) enfermedad vírica equina caracterizada por fiebre, marcha tambaleante y anemia progresiva; (2) paludismo.

f. papataci, enfermedad vírica transmitida al hombre por la mosca *Flebotomus papatassi;* se caracteriza por fiebre, dolor ocular y malestar general, seguidos de una recuperación completa.

f. paratifoidea, enfermedad infecciosa con síntomas semejantes a los de la fiebre tifoidea pero más suaves.

f. pretibial, forma de leptospirosis observada por primera vez en Fort Bragg, Carolina del Norte; se caracteriza por fiebre moderada, esplenomegalia y erupción en la superficie anterior de las piernas; también llamada fiebre de Fort Bragg.

f. puerperal, fiebre que aparece tras el parto.

f. Q., enfermedad bacteriana que recuerda la gripe, causada por *Coxiella burneti;* se caracteriza por dolor de cabeza, fiebre y síntomas generales; a veces se asocia a inflamación pulmonar; se adquiere generalmente mediante inhalación del agente patógeno.

f. recurrente, enfermedad infecciosa bacteriana aguda caracterizada por períodos alternos de fiebre y apirexia que duran unos seis días cada uno; es causada por especies del género *Borrelia;* se transmite al hombre por piojos o garrapatas blandas.

f. reumática, enfermedad causada por infección con estreptococos β-hemolíticos; comienza con dolor de garganta y continúa con un aumento rápido de la temperatura, prostración e inflamación de las articulaciones; el corazón se afecta con frecuencia.

f. terciana, fiebre palúdica que ocurre habitualmente en días alternos; véase también paludismo.

f. terciana maligna, fiebre palúdica que ocurre en días alternos; véase también paludismo.

f. tifoidea, enfermedad infecciosa aguda causada por *Salmonella typhi;* se caracteriza por fiebre continua de comienzo insidioso, dolor de cabeza, depresión mental, postración, aumento de tamaño del bazo, erupción maculopapular y, a veces, diarrea.

f. del tifus, véase tifus.

f. de las trincheras, fiebre de tipo recurrente causada por *Rochalimaea quintana* y transmitida por piojos infectados; se observó en tropas durante la Primera Guerra Mundial.

f. tsutsugamushi, véase enfermedad tsutsugamushi.

f. del valle de San Joaquín, véase coccidioidomicosis.

figura *(figure).* Configuración; forma.

f. mitótica, aspecto de una célula en mitosis.

fijación *(fixation).* **1.** Proceso de hacerse estacionario. **2.** En psiquiatría, persistencia de patrones de conducta inmaduros o retrasados. **3.** En histología, preservación de los elementos hísticos con una alteración mínima del estado normal. **4.** En química, conversión de un compuesto gaseoso en la forma líquida o sólida. **5.** En oftalmología, acto de dirigir el ojo hacia un objeto para que la imagen se forme en la fóvea. **6.** En odontología, dispositivo mecánico para la sujeción de una prótesis dentaria, como una grapa, retenedor o funda.

f. binocular, fijación en la que la imagen objeto de la mirada se centra simultáneamente en ambas fóveas oculares, como ocurre en la visión normal.

f. del complemento, la que ocurre cuando un antígeno se combina con su anticuerpo específico en presencia de complemento.

f., disparidad de, trastorno en el que las imágenes del objeto de la mirada no se proyectan sobre puntos retinianos correspondientes debido a una alteración, por exceso o por defecto, de la convergencia de los ojos.

f. epitelial, collarín de células epiteliales que se adhiere al diente en la base del surco gingival y se continúa con la encía libre marginal.

f. externa, mantenimiento en posición de los fragmentos de un hueso roto mediante una férula o vendaje enyesado que rodean completamente la parte lesionada hasta que se produce la curación total.

f. interna, uso de elementos como tornillos, alambres o placas metálicos, aplicados directamente a los fragmentos óseos para mantenerlos en posición y debidamente alineados.

f. de precisión, la que se utiliza en dentaduras postizas parciales fijas o movibles, consistente en partes macho y hembra que encajan perfectamente; la fijación precisa de la dentadura postiza depende de la resistencia entre las paredes paralelas de las dos partes que fijan; también llamada fijación interna, de llave y cerradura o paralela.

fijador *(fixative).* Sustancia que se usa para conservar muestras histológicas.

filamento *(filament, filum).* Estructura alargada en forma de hilo.

f. espinal de la duramadre, capa delgada que cubre el filamento terminal y se inserta en el periostio del cóccix; se continúa hacia arriba con la duramadre.

f. de las raíces de los nervios espinales, filamentos de las raíces de los nervios que emergen de la medula espinal.

f. terminal, prolongación fibrosa delgada de la medula espinal que la sujeta al cóccix; se extiende desde el nivel de la segunda vértebra lumbar al cóccix.

filamentoso *(filamentous).* Con forma de hilo; en bacteriología, recibe este nombre una colonia constituida por estructuras filiformes largas entrelazadas.

Filaria. Término antes usado para designar un género de gusanos parásitos filiformes que en la ac-

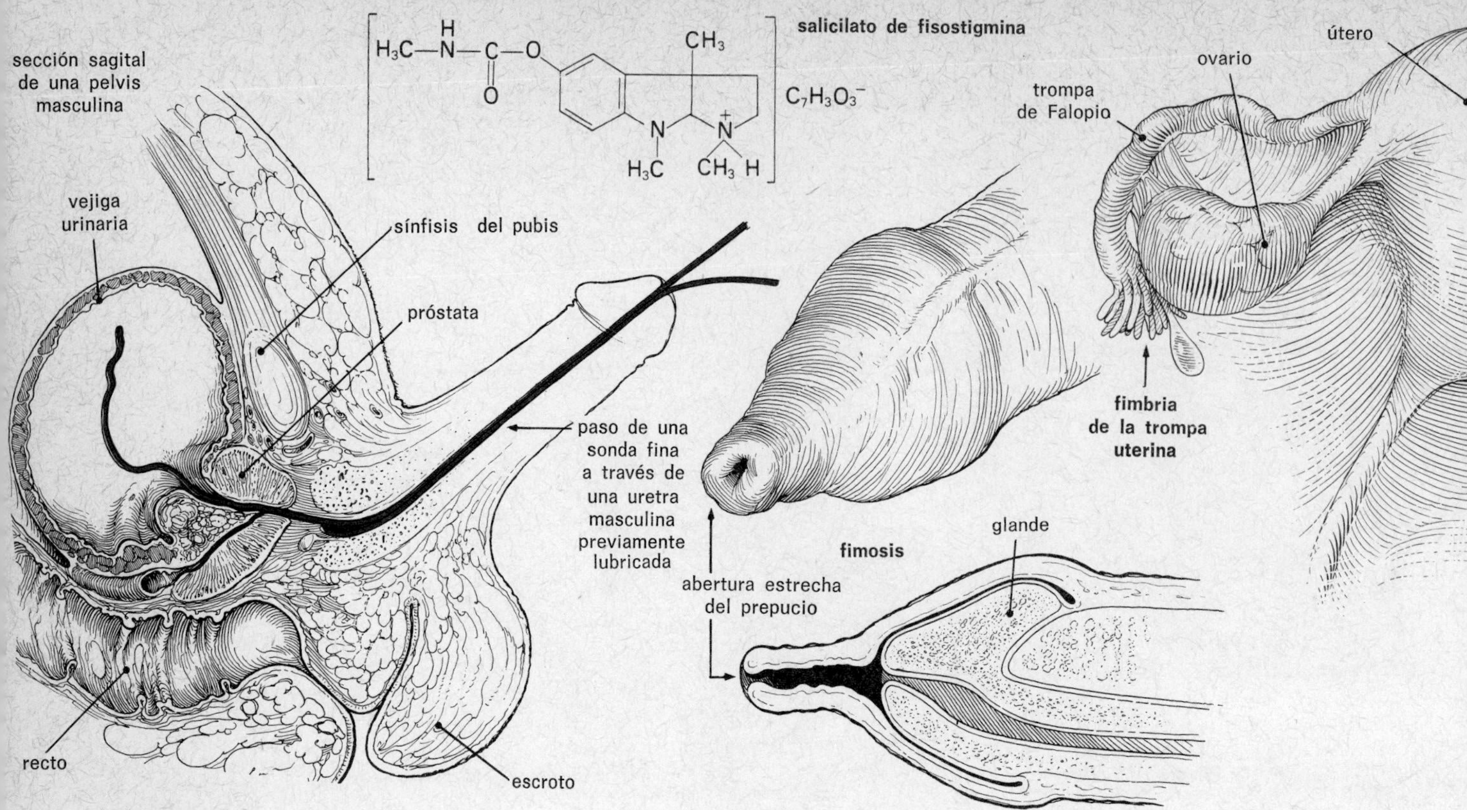

tualidad reciben otros nombres.

F. bancrofti, nombre antiguo de *Wuchereria bancrofti.*

F. malaya, nombre antiguo de *Brugia malayi.*

F. medinensis, nombre antiguo de *Dracunculus medinensis.*

F. oculi humani, nombre antiguo de *Loa loa.*

filaria *(filaria).* Nematodo de la superfamilia filarioideos.

filariasis *(filariasis).* Enfermedad causada por la presencia de vermes filiformes parásitos (filarias) en el organismo; la forma más conocida de filariasis es la elefantiasis.

filaricida *(filaricide).* Agente destructor de nematodos parásitos.

filariforme *(filariform).* Filiforme, como las filarias.

filarioideos *(filarioidea).* Superfamilia de nematodos que infestan al hombre y otros vertebrados.

Filaroides. Género de vermes cilíndricos parásitos de los pulmones, bronquios y tráquea de los perros.

filaxis *(phylaxis).* Protección contra la infección.

filial *(filial).* Relativo o perteneciente a un hijo o hija.

filiforme *(filiform).* **1.** Con forma de hilo. **2.** Sonda muy fina. **3.** En bacteriología, designa un crecimiento uniforme y delgado como pelos a lo largo de la línea de inoculación en cultivos en estría o en placa.

filo 1 *(phylum).* Una de las primeras divisiones del reino animal o vegetal; después de subreino y antes de subfilo. 2 *(edge).* Borde afilado de una hoja cortante.

filogénesis *(phylogenesis).* Desarrollo evolutivo o historia racial de las especies; a distinguir de ontogenia; también llamada filogenia.

filogenia *(phylogeny).* Véase filogénesis.

filopodio *(filopodium).* Extremidad delgada usada para la locomoción por ciertos tipos de amebas de vida libre.

filtrable *(filterable).* **1.** Capaz de pasar a través de un filtro. **2.** Aplicado a virus, lo bastante pequeño como para pasar a través de un filtro fino.

filtración *(filtration).* Proceso de hacer pasar un líquido a través de un filtro empleando presión diferencial.

filtrado *(filtrate).* Líquido que ha pasado a través de un filtro.

filtrar *(filter).* Pasar sustancias o rayos a través de filtros.

filtro *(filter).* **1.** Sustancia o tamiz poroso a través del cual se hacen pasar líquidos o gases para separar material en suspensión. **2.** Dispositivo o pantalla que sólo permite el paso de rayos de determinadas longitudes de onda.

f. de Berkefeld, el fabricado a base de tierra de diatomeas que no deja pasar las bacterias; posee tres grados de porosidad; W, fino; N, normal; V, grueso.

fima *(phyma).* Tumor cutáneo pequeño.

fimatosis *(phymatosis).* Trastorno caracterizado por la presencia de nódulos pequeños (fimas) en la piel.

fimbria *(fimbria).* Estructura en forma de franja.

f. de hipocampo, banda estrecha de fibras blancas a lo largo del borde interno del hipocampo.

f. de las trompas uterinas, extensiones numerosas en forma de franja de la porción distal de las trompas de Falopio.

fimbriado *(fimbriated).* **1.** Franjeado; que posee fimbrias. **2.** En bacteriología, nombre dado a una colonia con proyecciones delgadas en forma de fleco.

fimbrioplastia *(fimbrioplasty).* Operación quirúrgica correctora de las fimbrias uterinas.

fimosis *(phimosis).* Estrechez de la abertura del prepucio, de forma que no se puede descubrir el glande.

fisiatra *(physiatrist).* Médico especializado en fisiatría (fisioterapia, rehabilitación); fisioterapeuta.

fisiatría *(physiatrics).* Rama de la medicina que se ocupa del diagnóstico y tratamiento de las enfermedades del sistema neuromusculoesquelético utilizando elementos físicos (calor, frío, agua, electricidad, etc.) para conseguir una recuperación de las funciones físicas, fisiológicas, sociales y vocacionales; también llamada fisioterapia o rehabilitación.

física *(physics).* Ciencia que se ocupa del estudio de la materia y energía y de las interacciones entre ambas.

físico *(physical).* **1.** Relativo al cuerpo. **2.** Relativo a la física. **3.** Natural. **4.** El que practica la física. **5.** Biotipo.

fisicoquímico *(physicochemical).* Relativo a la física y la química.

fisio- *(physio-, phys-).* Forma prefija que indica relación con la naturaleza o con el físico.

fisiognomía *(physiognomy).* **1.** Arte de juzgar el carácter y las cualidades mentales de las personas a partir de los rasgos faciales y la apariencia general. **2.** El semblante o aspecto, especialmente considerados como indicadores del carácter; fisonomía.

fisiología *(physiology).* Ciencia que se ocupa del estudio de las funciones y actividades normales de los organismos vivos.

fisiológico *(physiologic, physiological).* **1.** Relativo a la fisiología. **2.** Dícese de los diferentes procesos normales que ocurren en un organismo vivo.

fisiólogo *(physiologist).* Especialista en fisiología.

fisión *(fission).* **1.** División de una célula; forma de reproducción asexual. **2.** División de un átomo en dos partes.

fisiopatología *(pathophysiology).* Estudio de las alteraciones patológicas de la función corporal a diferencia de los defectos estructurales (lesiones); también llamada patofisiología o fisiología patológica.

fisioterapia *(physiotherapy).* Terapéutica física; véase terapéutica.

fisíparo *(fissiparous).* Que se reproduce por fisión.

fiso- *(physo-).* Forma prefija que indica (a) tendencia a la tumefacción; (b) relación con aire o gas.

fisohematómetra *(physohematometra).* Distensión de la cavidad uterina con gas y sangre.

fisostigmina *(physostigmine, physostigmin).* Compuesto cristalino tóxico, $C_{15}H_{21}N_3O_2$, extraído del haba del Calabar; es un colinérgico e inhibidor reversible de las colinesterasas y evita la destrucción de la acetilcolina; también llamado eserina.

f., salicilato de, utilizado para reducir la presión intraocular en el glaucoma, en el tratamiento de la atonía intestinal y retención urinaria postoperatoria y en el tratamiento de la miastenia grave.

fístula *(fistula).* Paso anormal entre dos órganos internos o entre un órgano y la superficie corporal; generalmente se designa según los órganos que comunica.

f. anal, la que se abre cerca del ano; puede o no abrirse en el recto.

f. arteriovenosa, comunicación anormal (congénita o traumática) entre una arteria y una vena.

f. branquial, defecto congénito que consiste en la existencia de un canal estrecho en la cara lateral del cuello, frente al músculo esternocleidomastoideo, que resulta de un cierre incompleto de una hendidura branquial.

f. broncoesofágica, conducto entre un bronquio y el esófago.

f. broncopleural, conexión entre un bronquio y una colección de pus en la cavidad pleural.

f. carotidocavernosa, conexión arteriovenosa formada por la rotura de la porción intracaverno-

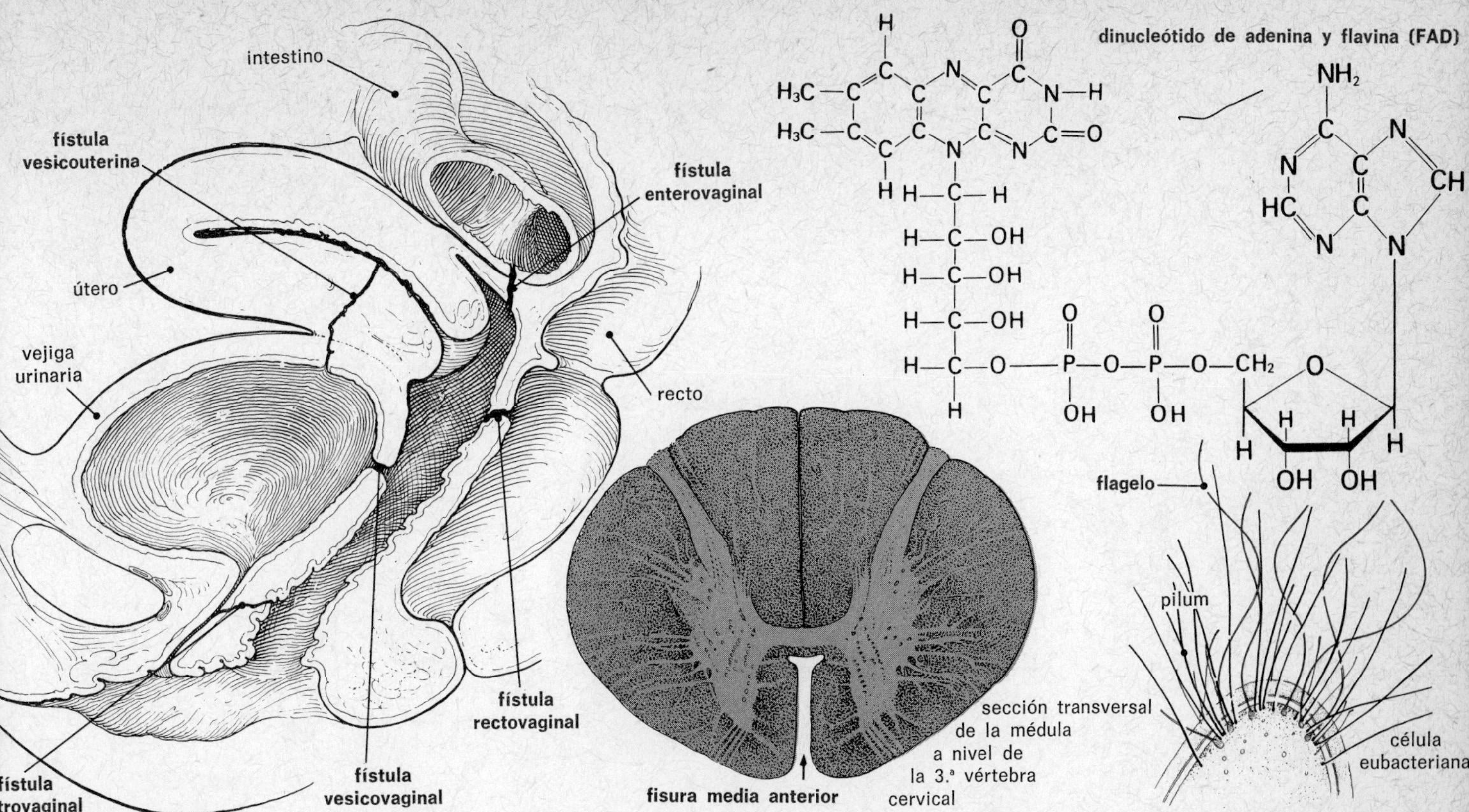

sa de la arteria carótida.

f. colovesical, conexión entre el colon y la vejiga; también llamada fístula vesicocolónica.

f. de Eck, la formada mediante anastomosis experimental de las venas cava y porta con ligadura posterior de la porta, con el propósito de suprimir la circulación porta del hígado de un animal de experimentación.

f. enterovaginal, fístula entre el intestino delgado y la vagina acompañada generalmente de enfermedad intestinal, especialmente diverticulitis.

f. gastrocólica, fístula entre el estómago y el colon.

f. interna, conexión anormal entre dos órganos internos (vísceras).

f. pilonidal, seno pilonidal; véase seno.

f. rectovaginal, la existente entre el recto y la vagina, causada por daño quirúrgico directo, enfermedad del recto o lesión obstétrica.

f. de Thiry, fístula artificial para recoger el jugo intestinal de un animal de experimentación; consiste en un segmento aislado de intestino con un extremo cerrado y el otro cosido a la pared del abdomen.

f. de Thiry-Vella, fístula experimental en la que se suturan a la piel del abdomen los dos extremos de un segmento aislado de intestino; también llamada fístula de Vella.

f. traqueoesofágica, fístula congénita entre la tráquea y el esófago.

f. uracal, anomalía congénita que ocurre cuando la luz de la alantoides embrionaria (que se extiende desde el ombligo a la vejiga) persiste en toda su extensión, permitiendo que la orina salga por el ombligo; también llamada uraco permeable.

f. uretrovaginal, la existente entre la uretra y la vagina; puede ser congénita o debida a lesión obstétrica.

f. de Vella, véase fístula de Thiry-Vella.

f. vesicocolónica, véase fístula colovesical.

f. vesicouterina, la existente entre la vejiga y el útero, causada generalmente por cáncer de cérvix o por lesión quirúrgica de la vejiga.

f. vesicovaginal, la existente entre la vejiga y la vagina, a menudo como resultado de parto traumático; casi invariablemente causa incontinencia urinaria.

fistulación *(fistulation).* Formación de una fístula.

fistulatomía *(fistulatomy).* Véase fistulotomía.

fistulátomo *(fistulatome).* Cuchilla larga de hoja fina que se usa para escindir una fístula; también llamado siringótomo.

fistulectomía *(fistulectomy).* Reparación quirúrgica de una fístula mediante resección de sus paredes.

fistulización *(fistulization).* Véase fistulación.

fistuloso *(fistulous).* Relativo a las fístulas o que las posee.

fistulotomía *(fistulotomy).* Incisión quirúrgica de una fístula; también llamada fistulatomía o siringotomía.

fisura *(fissure).* Hendidura, grieta, surco.

f. anal, grieta de la mucosa del ano, dolorosa y difícil de cicatrizar.

f. auricular, surco entre las porciones timpánica, escamosa y mastoidea del hueso temporal en el que está situada la rama auricular del nervio vago.

f. del esmalte, surco profundo en la superficie de un diente que resulta de la fusión imperfecta de lóbulos dentales adyacentes.

f. media anterior, canal profundo en la línea media de la superficie anterior de la medula espinal.

f. orbitaria inferior, surco entre el ala mayor del esfenoides y la porción orbitaria del hueso maxilar superior; también llamada fisura esfenoidal.

f. pulmonar, la que separa los lóbulos pulmonares.

fisuración *(fissuration).* Formación de una fisura.

fitina *(phytin).* Sal calcinomagnésica del ácido fítico; se utiliza como suplemento en dietética.

fito- *(phyto-, phyt-).* Forma prefija que indica una relación con las plantas.

-fito. Forma sufija que indica relación con las plantas.

fitoaglutinina *(phytoagglutinin).* Véase lectina.

fitobezoar *(phytobezoar).* Aglomerado no digerido que permanece en el estómago durante un largo período, compuesto sobre todo por fibras vegetales enmarañadas, semillas y cáscaras de frutas y, a veces, gránulos de almidón y glóbulos de grasa.

fitohemaglutinina (PHA) *(phytohemagglutinin (PHA)).* Extracto derivado de la judía verde; utilizado en un principio como reactivo aglutinante de los eritrocitos; estimula la división de las células linfoides humanas, la duplicación de su DNA y la transcripción de RNA.

fitoide *(phytoid).* Semejante a una planta.

fitol *(phytol).* Fragmento alcohólico no saturado obtenido de la hidrólisis de la clorofila; terpeno de cadena abierta; utilizado en la síntesis de las vitaminas E y K_1.

fitopatología *(phytopathology).* Estudio de las enfermedades de las plantas o producidas por ellas.

fitotóxico *(phytotoxic).* Que tiene un efecto tóxico sobre la vida vegetal; que inhibe el crecimiento de las plantas.

fitotoxina *(phytotoxin).* Toxina producida por ciertas plantas superiores.

Fitz-Hugh-Curtis, síndrome de *(Fitz-Hugh-Curtis syndrome).* Perihepatitis; complicación que aparece en mujeres con inflamación gonocócica de los órganos pélvicos como consecuencia de diseminación de los gonococos a la parte superior del abdomen.

FL *(RF).* Abreviatura de factor liberador.

fláccido *(flaccid).* Flojo, relajado.

flagelación *(flagellantism).* Estimulación erótica derivada de azotar o ser azotado.

flagelado *(flagellate).* Protozoo que posee uno o más flagelos.

flagelados *(Flagellata).* Clase de organismos unicelulares que poseen uno o más apéndices en forma de látigo (flagelos) que les sirven para la locomoción; también llamados mastigóforos *(Mastigophora).*

flagelo *(flagellum).* Estructura protoplasmática filiforme presente en algunos microorganismos; su longitud es de varias micras, y está formado por 2 filamentos estrechamente entrelazados, cada uno de 100 Å de diámetro; se origina en el cuerpo basal del citoplasma de la célula y se usa para la locomoción.

flagelosis *(flagellosis).* Infección por protozoos flagelados.

flanco *(flank).* Parte lateral del cuerpo entre las costillas y la pelvis.

flashback *(flashback).* Inversión espontánea e imprevisible de las distorsiones visuales que ocurre como resultado de la ingestión previa de drogas alucinógenas; puede durar entre unos segundos y media hora.

flato *(flatus).* Cantidad excesiva de gas en el estómago e intestinos que ocasiona distensión.

flatulencia *(flatulence).* Gas intestinal expelido por el recto.

flatulento *(flatulent).* Relativo a la flatulencia.

flavina *(flavin).* Cualquiera de los pigmentos amarillos nitrogenados presentes en numerosos tejidos animales y vegetales.

f., dinucleótido de adenina y (FAD), nucleótido que contiene riboflavina y participa como coenzima en reacciones de oxidación-reducción.

f., mononucleótido de (FMN), cofactor que contiene riboflavina en sistemas de oxidación-reducción.

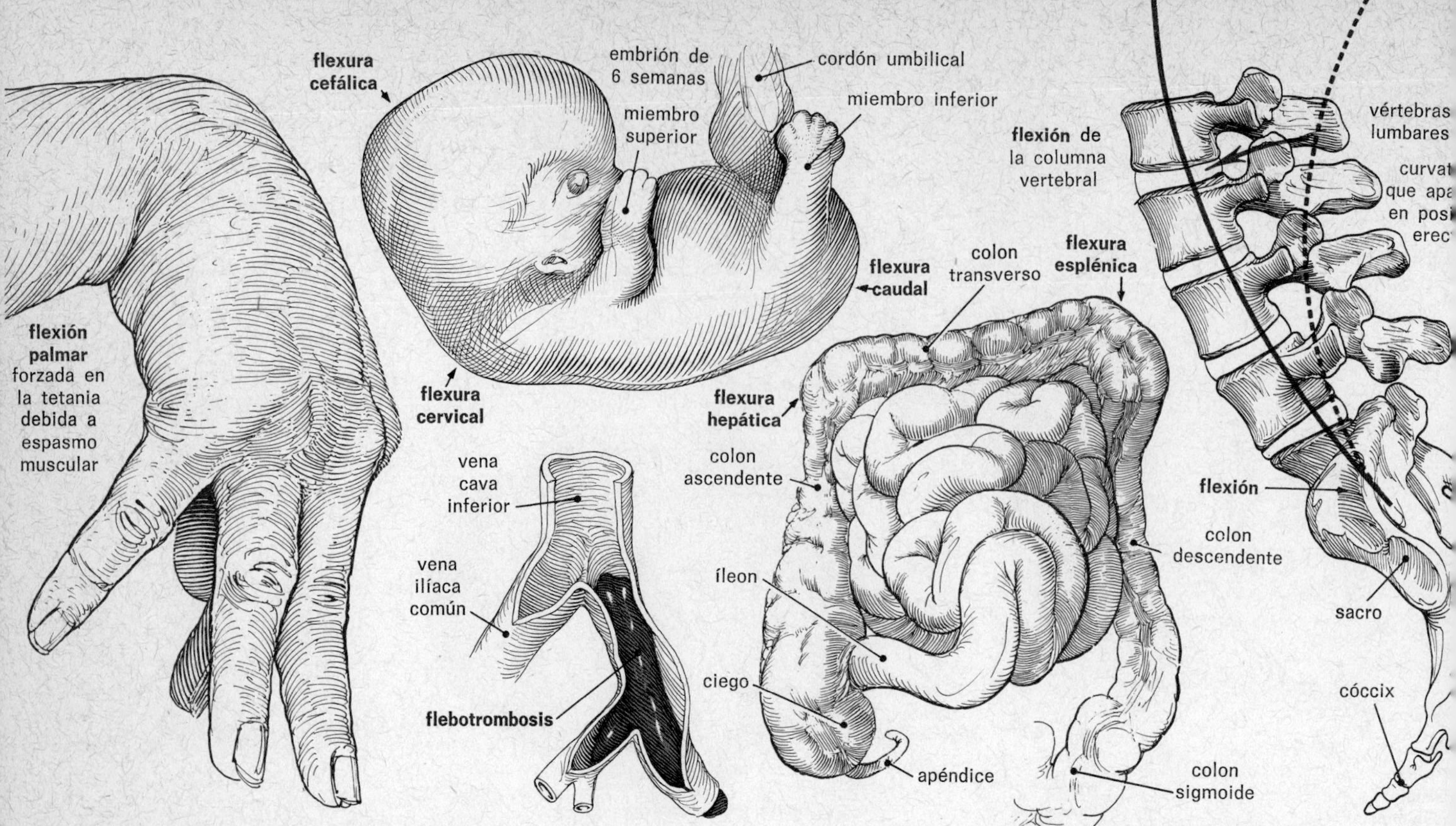

Flavobacterium. Género de bacterias; bacilos gramnegativos que, si son móviles, se desplazan mediante un flagelo situado en derredor del orificio bucal; es característica su producción de pigmentos de color amarillo, anaranjado, rojo o marrón amarillento; algunas especies son patógenas.

flavoenzima *(flavoenzyme).* Aplícase a las enzimas que poseen un nucleótido de flavina como coenzima.

fleb-, flebo- *(phlebo-, phleb-).* Formas prefijas que indican una vena; p. ej. flebitis.

flebalgia *(phlebalgia).* Dolor que se origina en una vénula o vena.

flebarteriectasia *(phlebarteriectasia).* Dilatación general de las venas y arterias.

flebectasia *(phlebectasia).* Dilatación o varicosidad de una vena.

flebectomía *(phlebectomy).* Escisión quirúrgica de un segmento de una vena.

flebenfraxis *(phlebemphraxis).* Trombosis venosa; obstrucción de la circulación en una vena por un trombo.

flebitis *(phlebitis).* Inflamación de una vena.

fleboclisis *(phleboclysis).* Inyección de líquidos medicamentosos en una vena.

flebografía *(phlebography).* **1.** Obtención de flebogramas. **2.** Radiografía de una vena tras la inyección intravenosa de una sustancia radiopaca. **3.** Descripción de las venas.

flebógrafo *(phlebograph).* Aparato para registrar las pulsaciones venosas.

flebograma *(phlebogram).* Trazado del pulso venoso (generalmente yugular) realizado por el flebógrafo.

flebolito *(phlebolith).* Concreción en una vena que se debe a la calcificación de un trombo antiguo; también llamado cálculo venoso.

fleboplastia *(phleboplasty).* Reparación de una vena.

fleborrafia *(phleborraphy).* Sutura de una vena.

fleborragia *(phleborrhagia).* Hemorragia venosa.

fleborrexis *(phleborrhexis).* Ruptura de una vena.

flebosclerosis *(phlebosclerosis).* Endurecimiento fibroso de las venas, sobre todo de las túnicas internas.

flebostasia, flebostasis *(phlebostasis).* **1.** Compresión de las venas de las extremidades para conseguir la retención y retirada temporal de la circulación de parte de la sangre; también llamada venostasis y flebotomía incruenta. **2.** Retardo de la circulación sanguínea en las venas.

flebotomía *(phlebotomy).* Extracción de sangre de una vena; también llamada sangría o venesección.

flebótomo *(phlebotome).* **1.** Bisturí o lanceta para la sangría. **2.** Insecto del género *Phlebotomus.*

flebotrombosis *(phlebothrombosis).* Coagulación de la sangre dentro de una vena sin inflamación de sus paredes. Véase tromboflebitis.

flegmasía *(phlegmasia).* Inflamación.

f. alba dolens, tromboflebitis puerperal; véase tromboflebitis.

f. cerulea dolens, dolor intenso, tumefacción y cianosis de un miembro, seguidos de colapso circulatorio y shock, debidos a trombosis venosa superficial y profunda del miembro.

flema *(phlegm).* **1.** Moco secretado por la mucosa del tracto respiratorio. **2.** Según la antigua filosofía griega, uno de los cuatro humores del cuerpo.

flemático *(phlegmatic).* Apático; tranquilo.

flemón *(gumboil).* Denominación coloquial de un absceso alveolar crónico que drena perforando la encía.

flemonoso *(phlegmonous).* Relativo a la inflamación de los tejidos subcutáneos.

flexibilidad cérea *(cerea flexibilitas).* Flexibilidad característica de la esquizofrenia catatónica en la que el paciente mantiene sus miembros en la posición en la que están situados durante tiempo indefinido.

flexímetro *(fleximeter).* Instrumento que se usa para medir el grado de flexión posible de una articulación.

flexión *(flexion).* **1.** Acto de doblar un miembro por la articulación de modo que se aproximen los extremos distal y proximal; doblar la columna hacia adelante. **2.** Condición de estar doblado.

f. palmar, flexión de la muñeca que hace que la mano se aproxime hacia la superficie ventral del antebrazo.

f. plantar, flexión de la articulación del tobillo que obliga al pie a encorvarse hacia abajo.

flexionar *(flex).* Doblar o aproximar dos partes unidas por una articulación.

flexor *(flexor).* Músculo que flexiona una articulación; véase tabla de músculos.

flexura *(flexura, flexure).* Curvatura, doblez.

f. caudal, curvatura en el extremo caudal del embrión; también llamada flexura sacra.

f. cefálica, curvatura en la región cefálica del embrión; también conocida como flexura craneal.

f. cervical, curva en el lugar de unión del cerebro y la medula espinal del embrión.

f. craneal, véase flexura cefálica.

f. esplénica, curvatura situada entre el colon transverso y el descendente, cerca del bazo.

f. hepática, curva entre el colon ascendente y el transverso, cerca del hígado.

f. pontina, flexura cóncava que divide la porción rombencefálica del cerebro embrionario en mitades anterior y posterior.

f. sacra, véase flexura caudal.

flictena *(phlyctena).* Ampolla o vesícula producida por una quemadura de primer grado.

flicténula *(phlyctenule).* Pústula nodular roja diminuta que aparece en la conjuntiva o en la córnea.

flocilación *(floccilation).* Tironeamiento sin objeto de la ropa de cama que se observa en pacientes delirantes; también llamada carfología y crocidismo.

floculación *(flocculation).* Formación de masas en forma de copos, o precipitación en una solución sobre la que se efectúa un ensayo.

floculento *(flocculent).* **1.** Líquido que contiene partículas escamosas irregulares. **2.** En bacteriología, líquido de cultivo que contiene pequeñas masas adherentes de bacterias.

flóculo *(flocculus).* En anatomía, el lobulillo del lóbulo posterior del cerebelo que une este al pedúnculo cerebral medio y se continúa con el nódulo del vermis.

flogístico *(phlogistic).* Inflamatorio.

flogisto, flogiston *(phlogiston).* Sustancia hipotética de masa negativa que, antes del descubrimiento del oxígeno, se creía que era desprendida por las sustancias sometidas a combustión.

flora *(flora).* Vida vegetal.

f. intestinal, conjunto de las bacterias presentes en el contenido intestinal.

flores *(flowers).* En química, polvo mineral producido por condensación o sublimación.

f. de cinc, óxido de cinc.

floricina *(phlorizin).* Sustancia extraída de las raíces del manzano, peral, cerezo y ciruelo; se inyecta en animales de experimentación para producir glucosuria mediante la inhibición de la reabsorción de glucosa por parte de los túbulos renales.

florido *(florid).* **1.** De apariencia similar al rubor, como ocurre en la piel. **2.** Que tiene un color rojo brillante, como en caso de lesiones.

flotante *(floating).* Que no está sujeto; excesivamente móvil.

floxuridina (5-FUDR) *(floxuridine).* 5-fluoro-2'-desoxiuridina; derivado del fluorouracilo; se emplea en el tratamiento del cáncer gastrointestinal.

fluctuación *(fluctuation).* **1.** Variación. **2.** Movi-

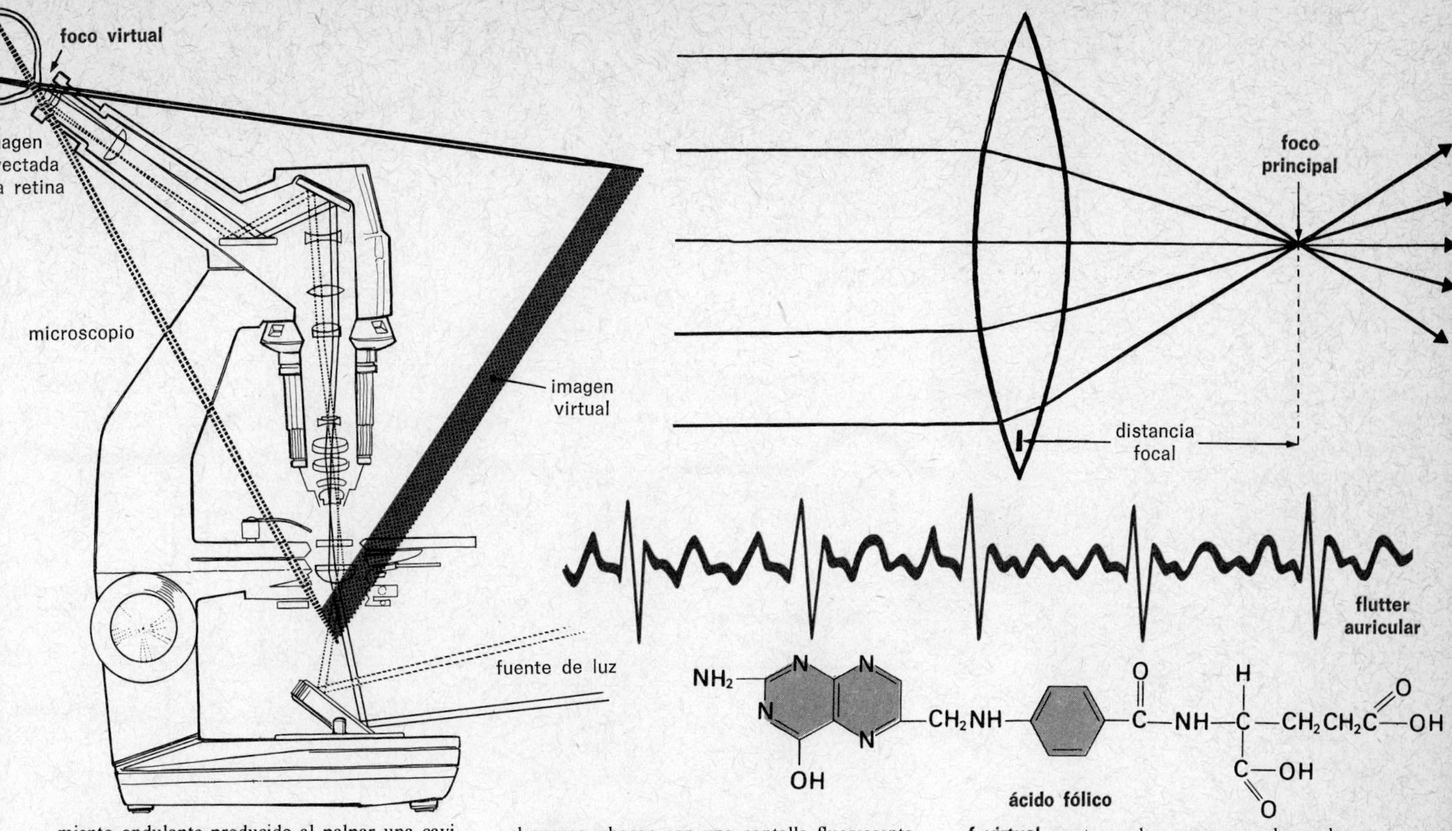

miento ondulante producido al palpar una cavidad corporal llena de líquido.

fluctuante *(fluctuant).* Que cede a la presión por palpación, sugiriendo que contiene líquido en su centro.

fluctuar *(fluctuate).* **1.** Variar de forma irregular o alterarse de vez en cuando. **2.** Ondular o moverse a modo de olas.

fluido *(fluid).* Sustancia que no es sólida, pudiendo ser líquida o gaseosa.

fluir *(flow).* Circular, moverse libremente.

flujo *(flow, flux).* **1.** Eliminación excesiva de cualquier secreción corporal. **2.** Secreción menstrual. **3.** Movimiento de iones o moléculas a través de una membrana. **4.** Cantidad de fluido —(líquido o gas)— que pasa por un tubo orgánico o una víscera en una unidad de tiempo.

f. plasmático renal, cantidad de plasma que pasa por los riñones, medida mediante el aclaramiento de *p*-aminohipurato.

flumina pilorum *(flumina pilorum).* Patrón de líneas por las que crece el pelo de la cabeza y el vello corporal.

fluocinolona, acetónido de *(fluocinolone acetonide).* Corticosteroide fluorado que se usa tópicamente en ciertas dermatosis.

flúor *(fluorine).* Elemento químico gaseoso del grupo halogenado; símbolo F, número atómico 9, peso atómico 19.

fluoresceína *(fluorescein).* Material que se usa por su fluorescencia como marcador; p. ej., en estudios circulatorios e inmunofluorescentes, especialmente del ojo.

f. sódica, polvo rojo anaranjado que se usa en solución para descubrir lesiones de la córnea.

fluorescencia *(fluorescence).* Capacidad de ciertas sustancias para emitir luz, tornándose autoluminosas cuando se exponen a rayos directos de otras fuentes, especialmente rayos ultravioleta.

fluorímetro *(fluorometer).* Instrumento para detectar y medir la fluorescencia.

fluorización *(fluoridation).* Adición de fluoruros (compuestos de flúor) al agua pública de bebida para impedir la caries dental.

fluorizar *(fluoridate).* Añadir sales de flúor al agua de bebida.

fluoroscopia *(fluoroscopy).* Exploración directa de partes internas del cuerpo mediante el fluoroscopio.

fluoroscópico *(fluoroscopic).* Relativo a la fluoroscopia.

fluoroscopio *(fluoroscope).* Tipo de aparato de rayos X en el que los rayos, después de atravesar el cuerpo, chocan con una pantalla fluorescente de tungstato cálcico, dando lugar a una imagen que refleja la distinta densidad de las partes del cuerpo.

fluorosis *(fluorosis).* Trastorno causado por una ingesta excesiva de flúor que se manifiesta principalmente por un moteado del esmalte dentario.

fluorouracilo (5-FU) *(fluorouracil).* 5-fluorouracilo; droga antineoplásica, $C_4H_3FN_2O_2$, que se usa en el tratamiento del cáncer gastrointestinal y de forma tópica en el de la queratosis actínica premaligna múltiple.

fluoruro *(fluoride).* Compuesto que contiene flúor.

flutter *(flutter).* Vibraciones o pulsaciones rápidas.

f. auricular, contracciones de la aurícula muy rápidas, pero rítmicas, generalmente con una frecuencia de 240 a 300 por minuto, que producen a menudo ondas «en sierra» en el electrocardiograma.

f. diafragmático, contracciones rápidas de todo el diafragma o parte de él.

f. ventricular, contracciones rápidas de los ventrículos que producen complejos electrocardiográficos de patrón ondulado, sin ondas QRS ni T definidas.

flutter-fibrilación *(flutter-fibrillation).* Patrón electrocardiográfico de actividad auricular que muestra flutter y fibrilación.

FMN *(FMN).* Abreviatura de mononucleótido de flavina; del inglés, *flavin mononucleotide.*

-fobia *(-phobia).* Forma sufija que indica temor o miedo anormal e irracional a un objeto o situación específica; p. ej. hipnofobia, claustrofobia, etcétera.

fobia *(phobia).* Cualquier miedo o temor irracional y anormal.

focal *(focal).* Relativo a un foco; localizado.

foco *(focus).* **1.** En un sistema óptico, punto donde se encuentran los rayos luminosos. **2.** Principal sitio afectado por una enfermedad.

f. conjugado, cada uno de 2 puntos de un sistema óptico relacionados de tal manera que los rayos que se originan en uno de ellos se enfocan en el otro, y al revés.

f. de Ghon, lesión primaria de Ghon; véase lesión.

f. principal, punto axial real o virtual de encuentro de los rayos que pasan a través de una lente en dirección paralela al eje óptico.

f. real, punto en el que convergen los rayos luminosos formando una imagen real.

f. virtual, punto en el que convergen las prolongaciones en sentido contrario de los rayos divergentes, formando una imagen virtual.

focomelia *(phocomelia).* Falta de desarrollo evidente de las extremidades, sobre todo de las superiores; las manos y pies se insertan cerca del tronco, semejando las aletas de una foca.

focomelo *(phocomelus).* Individuo con focomelia.

focómetro *(focimeter).* Instrumento usado para determinar el poder de convergencia de una lente o sistema de lentes.

Foix, síndrome de *(Foix's syndrome).* Véase síndrome del seno cavernoso.

folato *(folate).* Sal del ácido fólico.

foliáceo, foliado *(foliaceous, foliate).* Semejante a una hoja.

fólico, ácido *(folic acid).* Componente del complejo vitamínico B; se extrae del hígado y de hojas verdes y se produce sintéticamente; puede aparecer deficiencia en individuos mal nutridos, alcohólicos, estados de malabsorción, etc., dando lugar a anemia megaloblástica; también llamado ácido pteroilglutámico.

f., a., antagonista de, miembro de un grupo de compuestos que neutralizan la acción del ácido fólico; se usa en el tratamiento de los trastornos neoplásicos, especialmente del sistema hematopoyético.

folicular *(follicular).* **1.** Que posee folículos o es semejante a ellos. **2.** Que crece a partir de folículos.

foliculitis *(folliculitis).* Inflamación de los folículos pilosos.

f. de la barba, tiña de la barba.

folículo *(follicle).* **1.** Masa de células de forma más o menos esférica que generalmente contiene una cavidad. **2.** Pequeña cripta, como la depresión de la piel por donde emerge el pelo. **3.** Cuerpo pequeño y circunscrito.

f. de Graaf, véase folículo ovárico vesicular.

f. linfático, pequeña masa de tejido linfoide observada en la mucosa del intestino; también llamado nódulo linfático.

f. linfoide, grupo de células de tinción débil, en proliferación en el tejido linfoide; se observa p. ej. en la corteza de los ganglios linfáticos.

f. de Naboth, quiste de Naboth; quiste que resulta de la obstrucción de una glándula mucosa del cuello uterino.

f. ovárico, el óvulo en unión de las células que lo rodean, en cualquier fase de desarrollo, localizado en la corteza ovárica.

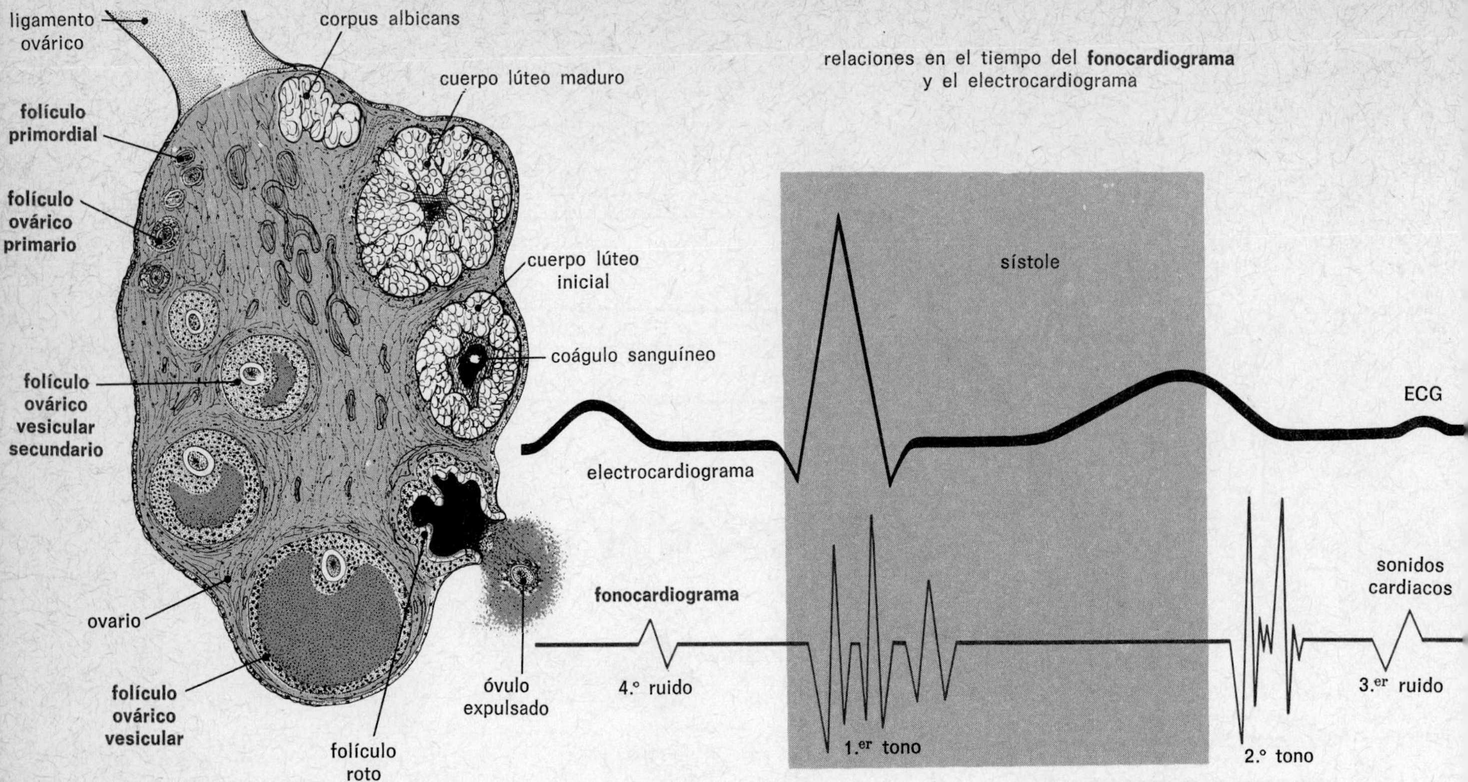

f. ovárico atrésico, folículo que degenera antes de alcanzar la madurez.

f. ovárico primario, folículo ovárico en desarrollo antes de la aparición del antro lleno de líquido; está constituido por un oocito primario en crecimiento y una o varias capas de células cuboideas foliculares rodeadas por una vaina de estroma (teca); se desarrolla generalmente durante la adolescencia.

f. ovárico secundario sólido, folículo ovárico en el que el líquido folicular se acumula gradualmente entre las células foliculares (granulosa); aparece por primera vez durante la pubertad.

f. ovárico vesicular, folículo grande maduro del ovario en el que el óvulo (oocito) alcanza su tamaño final (casi 4 veces el de la célula embrionaria primordial); en esta fase del desarrollo, el folículo emigra hacia la superfice del ovario, causando una hinchazón preovulatoria; también llamado folículo de Graaf.

f. ovárico vesicular secundario, folículo en el que la secreción de líquido folicular da lugar a una cavidad (antro).

f. piloso, invaginación en forma de saco de la epidermis en la que se desarrolla la raíz de un pelo.

f. primordial, folículo ovárico inmaduro que consta de la célula embrionaria primordial original, el oogonio y una capa delgada de células foliculares escamosas (aplanadas); hay unos 400000 folículos primordiales en cada ovario en el momento del nacimiento; la mayoría sufren un proceso de atresia.

f. sebáceo, glándula grasa de la piel.

f. tiroideo, pequeño componente de la glándula tiroides en el que se almacena la hormona tiroidea.

foliculoma *(folliculoma).* **1.**Tumor de células de la granulosa; véase tumor. **2.** Aumento de tamaño quístico de un folículo ovárico vesicular (de Graaf).

foliculosis *(folliculosis).* Incremento anormal en el desarrollo de los folículos linfáticos.

f. conjuntival, trastorno crónico, encontrado frecuentemente en niños, que se caracteriza por la presencia de minúsculos nódulos linfáticos múltiples en la conjuntiva de los párpados inferiores.

folie. En francés, locura, psicosis.

f. à deux, psicosis que afecta a dos personas íntimamente relacionadas que comparten los mismos delirios; también llamada locura doble o inducida.

f. gémellaire, psicosis que ocurre simultáneamente en gemelos que no necesariamente están en relación en el momento de aparición del trastorno.

folínico, ácido *(folinic acid).* Forma reducida de ácido fólico; también llamado factor citrovorum o leucovorina.

fomento *(stupe).* Compresa caliente que se aplica externamente para combatir la irritación; se prepara retorciendo un paño empapado en agua caliente; medicamento que suele añadirse al agua o directamente al paño.

fómites *(fomes, fomites).* Cualquier cosa (ropa, jueguetes, etc.), capaz de transmitir los microorganismos causantes de una enfermedad contagiosa.

fonación *(phonation).* Emisión de sonidos vocales culturalmente apropiados para la comunicación humana; emisión de la voz.

fonangiografía *(phonoangiography).* Registro y análisis subsiguiente del sonido producido por la sangre al pasar por una arteria; útil para determinar el grado de estrechez de la luz arterial producido por la aterosclerosis.

fonastenia *(phonasthenia).* Emisión dificultosa o anormal de la voz.

fonatorio *(phonatory).* Relativo a la emisión de sonidos vocales.

fondo *(fundus).* Parte de un órgano hueco situada más lejana a su abertura o por encima o en situación opuesta a ésta.

f. del estómago, la parte del estómago en forma de cúpula situada por encima de su unión con el esófago.

f. de ojo, superficie interna del ojo vista a través de la pupila al examen oftalmoscópico.

f. del útero, parte redondeada del útero por encima de los orificios de salida de las trompas de Falopio.

fondoscopia *(funduscopy).* Oftalmoscopia.

fondoscopio *(funduscope).* Oftalmoscopio.

fonema *(phoneme).* **1.** Grupo mínimo diferenciado de sonidos de un lenguaje. **2.** Alucinación auditiva de voces.

fonética *(phonetics).* Rama de la lingüística que se encarga del estudio de los sonidos de la voz en todos sus aspectos (su producción, combinación y representación mediante símbolos escritos); también llamada fonología.

fonético *(phonetic).* Relativo a los sonidos de la voz.

-fonía. Forma sufija que indica relación con la voz o el sonido.

foniatría *(phoniatrics).* Estudio y tratamiento de los defectos del lenguaje.

fónico *(phonal).* Relacionado con la voz.

fonismo *(phonism).* Sensación acústica subjetiva producida por estímulos no relacionados como la luz, el gusto, el tacto, etc.

fono-, fon- *(phono-, phon-).* Formas prefijas que significan sonido o voz; p. ej. fonocardiograma.

fonoautógrafo *(phonautograph).* Instrumento diseñado para registrar de forma visible un sonido.

fonocardiografía *(phonocardiography).* Registro de los sonidos producidos por la acción del corazón.

fonocardiógrafo *(phonocardiograph).* Instrumento que realiza registros gráficos de los sonidos cardiacos.

fonocardiograma (FCG) *(phonocardiogram (PCG)).* Representación gráfica de los sonidos cardiacos obtenida con el fonocardiógrafo.

fonocatéter *(phonocatheter).* Combinación de catéter y micrófono para registrar los ruidos cardiacos desde el interior del corazón o de los grandes vasos.

fonoelectrocardioscopio *(phono-electrocardioscope).* Osciloscopio de doble haz que exhibe tanto los ruidos cardiacos como el trazado electrocardiográfico.

fonóforo *(phonophore).* **1.** Estetoscopio en forma de embudo o de campana. **2.** Huesecillo del oído. **3.** Que transmite el sonido.

fonofotografía *(phonophotography).* Registro fotográfico de las curvas de vibración sonora.

fonograma *(phonogram).* Símbolo que representa a un sonido; p. ej. una letra o sílaba de un alfabeto fonético.

fonología *(phonology).* Ciencia de los sonidos vocales y de su organización en pautas.

fonomasaje *(phonomassage).* Aplicación de ruidos fuertes en el conducto auditivo externo con el fin de movilizar los huesecillos del oído medio.

fonómetro *(phonometer).* Aparato utilizado para medir la intensidad y el tono de los sonidos.

fononeumomasaje *(phonopneumomassage).* Aplicación de ruidos fuertes y un chorro de aire en el conducto auditivo externo para movilizar los huesecillos del oído.

fonopatía *(phonopathy).* Cualquier enfermedad de los órganos que intervienen en el lenguaje.

fonopsia *(phonopsia).* Sensación visual subjetiva, como de colores, inducida por la percepción de ciertos sonidos.

fontanela *(fontanel, fontanelle).* Espacio cubierto por membranas existente entre los huesos cranea-

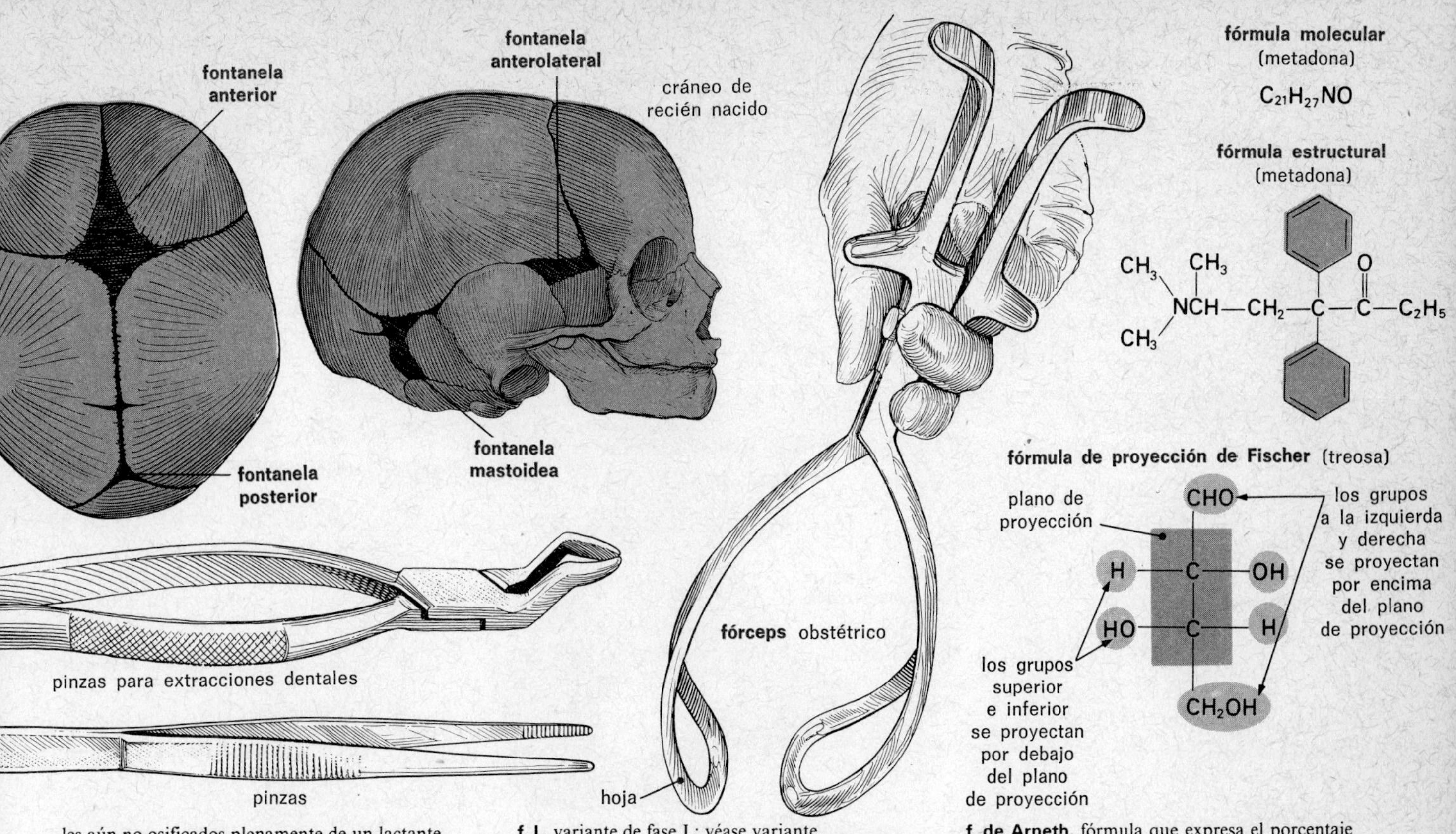

les aún no osificados plenamente de un lactante.

f. anterior, fontanela en forma de rombo situada en la confluencia de las suturas frontal, sagital y coronaria; también llamada fontanela frontal o bregmática.

f. anterolateral, fontanela de forma irregular situada a ambos lados de la confluencia del hueso frontal y el ángulo esfenoidal del parietal, la porción escamosa del temporal y el ala mayor del esfenoides; también llamada fontanela esfenoidal.

f. bregmática, véase fontanela anterior.

f. esfenoidal, véase fontanela anterolateral.

f. frontal, véase fontanela anterior.

f. mastoidea, fontanela situada a ambos lados del lugar de confluencia del ángulo mastoideo del hueso parietal y la porción mastoidea del temporal y del occipital; también llamada fontanela posterolateral.

f. posterior, fontanela triangular situada en la unión de las suturas lambdoidea y sagital; también denominada fontanela occipital.

f. posterolateral, véase fontanela mastoidea.

fontículo *(fonticulus).* Fontanela.

foramen *(pl. foramina).* En latín, agujero.

Forbes-Albright, síndrome de *(Forbes-Albright syndrome).* Combinación de secreción abundante de leche y ausencia de menstruaciones sin relación con embarazo reciente o acromegalia; se cree causado por una producción excesiva de prolactina, como ocurre en algunos tumores de la hipófisis.

fórceps *(forceps).* Pinzas. Pinzas especiales que se usan en obstetricia para sujetar la cabeza fetal y hacer tracción sobre ella en los partos difíciles.

forense *(forensic).* Relativo a los procesos jurídicos.

-foresis *(-phoresis).* Forma sufija que significa transmisión o migración.

fonorreceptor *(phonoreceptor).* Receptor de estímulos sonoros.

-foria *(phoria).* Forma sufija que indica una tendencia constante de un ojo a desviarse de la posición normal durante la visión binocular; p. ej., hiperforia, exoforia, etc.

forma *(form).* Configuración; molde.

f. anular, anillo de las especies jóvenes del parásito palúdico *Plasmodium falciparum* que se localiza en la porción marginal de los eritrocitos.

f. de conveniencia, en odontología, molde modificado a partir de su forma original para permitir la instrumentación para la preparación de una cavidad o la inserción de piezas.

f. en hoz, véase media luna palúdica.

f. L, variante de fase L; véase variante.

f. de resistencia, en odontología, la forma que se da a la cavidad preparada de un diente para permitir que la pieza resista el esfuerzo de la masticación.

f. de retención, en odontología, preparación de la cavidad dentaria para impedir desplazamientos de la pieza tanto por fuerzas laterales como por el trabajo de la masticación.

formación *(formation).* **1.** Proceso por el que se produce o da forma. **2.** Cualquier cosa que se forma.

f. de la personalidad, desarrollo o estructura de los componentes de la personalidad.

f. en pila de monedas, disposición de los glóbulos rojos en grupos semejando monedas apiladas.

f. de reacción, desarrollo de actitudes conscientes opuestas a ciertos componentes inconscientes de la sexualidad infantil; p. ej. limpieza excesiva como reacción a fijaciones anales.

f. reticular, agrupación de fibras entremezcladas y materia gris en el puente del encéfalo, la parte anterolateral de la medula oblongada y la medula cervical; también llamada sustancia reticular.

formaldehído *(formaldehyde).* Aldehído gaseoso, acre e incoloro, HCOH, que se usa en solución como desinfectante y conservador.

formalina *(formalin).* Solución acuosa de formaldehído al 37 %; también llamada formol.

formicación *(formication).* Parestesia en la que existen sensaciones táctiles anormales como de hormigas u otros insectos pequeños corriendo sobre la piel.

fórmico *(formic).* Relativo a las hormigas.

f., ácido, líquido incoloro caústico, HCOOH, usado en solución como astringente y antiirritante; presente de forma natural en las hormigas y otros insectos.

formilo *(formyl).* Radical –C(H)O del ácido fórmico.

formiminoglutámico, ácido *(formiminoglutamic acid (FIGlu)).* Metabolito intermediario de la histidina que puede aparecer en la orina de individuos con déficit de ácido fólico.

formol *(formol).* Véase formalina.

fórmula *(formula).* **1.** Representación simbólica de la composición de una sustancia química. **2.** Grupo establecido de símbolos que expresan un concepto. **3.** Receta de ingredientes en proporción fija; p. ej. mezcla láctea para la alimentación de los niños. **4.** Receta que contiene las directrices para la preparación de un medicamento.

f. de Arneth, fórmula que expresa el porcentaje aproximado de neutrófilos polimorfonucleares en individuos normales, según el número de lóbulos en los núcleos: 1 lóbulo, 5 %; 2 lóbulos, 35 %; 3 lóbulos, 41 %; 4 lóbulos, 17 %; 5 lóbulos, 2 %.

f. de Bazett, la que sirve para corregir el intervalo Q-T observado en el electrocardiograma por la frecuencia cardiaca: Q-T corregido = Q-T seg/$\sqrt{\text{long. ciclo}}$ seg.

f. de Bernhardt, fórmula para determinar el peso ideal en kg de un adulto; se multiplica la altura en cm por la circunferencia torácica dividida por 240.

f. empírica, fórmula química que expresa las proporciones de los elementos en una sustancia.

f. espacial, véase fórmula estereoquímica.

f. estereoquímica, representación espacial de las posiciones relativas entre los diversos átomos ligados y el número de átomos de cada elemento presente en la molécula de la sustancia.

f. estructural, fórmula química gráfica que muestra la unión entre los átomos y grupos de átomos, así como su tipo y número.

f. de Gorlin, fórmula para calcular el área de los orificios de una válvula cardiaca basándose en el flujo a través de la válvula y las presiones medias en las cavidades situadas a ambos lados de las válvulas.

f. gráfica, véase fórmula estructural.

f. leucocitaria, porcentaje de los diferentes tipos de glóbulos blancos en un volumen específico de sangre; también llamado recuento diferencial de glóbulos blancos o leucocitos.

f. de Meeh-Dubois, fórmula para determinar la superficie corporal a partir de la estatura y peso de un individuo: **A** = **P** 0,425 × **E** 0,725 × constante 71,84 (A = superficie corporal en cm^2, P = peso en kg, y E = estatura en cm).

f. molecular, fórmula química que presenta el número de átomos de cada elemento existente en las moléculas de una sustancia.

f. de proyección de Fischer, representación bidimensional de moléculas tridimensionales en la que la cadena carbonada se reseña verticalmente.

formulario *(formulary).* Colección de fórmulas para la preparación de medicamentos.

fórnix *(fornix).* Estructura arqueada o espacio creado por dicha estructura.

f. del cerebro, estructura bilateral en forma de arpa del cerebro, formada por dos pilares posteriores (crura del fórnix), el cuerpo y dos pilares anteriores (columnas del fornix); está situado bajo el cuerpo calloso y constituido por fibras blancas

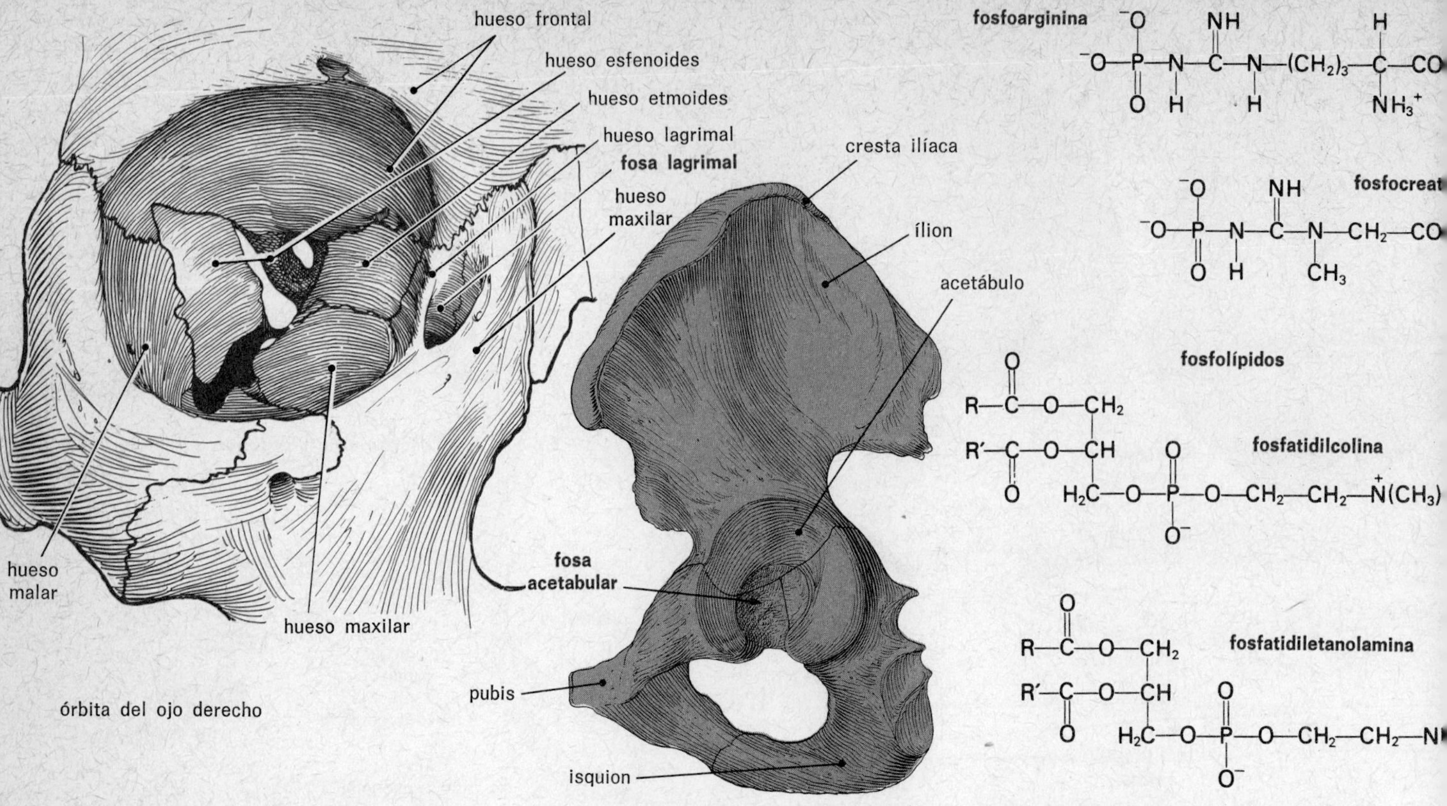

órbita del ojo derecho

que se originan en el hipocampo y terminan principalmente en los cuerpos mamilares.

f. de la conjuntiva, espacio formado por la reflexión de la conjuntiva del párpado superior sobre el ojo (fórnix superior) o del ojo sobre el párpado inferior (fórnix inferior).

f. de la vagina, espacio formado por la pared vaginal y el cuello uterino.

forómetro *(phorometer).* Instrumento para descubrir la presencia y grado de desigualdad de los músculos oculares (heteroforia).

foróptero *(phoropter).* Instrumento utilizado para determinar el estado de refracción de los ojos, las forias, la amplitud de la acomodación, etc.

forro *(liner).* Capa de amianto que se aplica en el interior de un molde dental para impedir que se adhiera el material durante el calentamiento.

fosa *(fossa).* Pocillo o depresión.

f. acetabular, depresión circular no articular en el suelo del acetábulo; contiene una masa de grasa.

f. amigdaloide, hueco entre los pilares anterior y posterior de las fauces que contiene la amígdala.

f. axilar, axila.

f. coronoide, depresión en la cara anterior del extremo inferior del húmero donde se aloja la apófisis coronoides del cúbito cuando el antebrazo se encuentra en flexión completa.

f. craneal, cada una de las tres depresiones (anterior, media y posterior) existentes en la cara interna de la base del cráneo que albergan el cerebro y el cerebelo.

f. cubital, depresión existente delante del codo; también llamada espacio antecubital.

f. glenoidea, depresión en la apófisis de la escápula para formar con la cabeza del húmero la articulación del hombro.

f. hialoidea, concavidad en la cara anterior del cuerpo vítreo sobre la que se aloja el cristalino; también llamada fosa lenticular.

f. hipofisaria, depresión del hueso esfenoides que alberga la glándula hipofisaria.

f. lagrimal, la localizada en la pared interna de la órbita, formada por la apófisis frontal del maxilar superior y el hueso lagrimal; contiene el saco lagrimal.

f. mandibular, depresión del hueso temporal que recibe el cóndilo del maxilar inferior.

f. del olécranon, depresión en la cara posterior del extremo inferior del húmero en la que se aloja la apófisis del olécranon del cúbito cuando se extiende el codo.

f. oval, (1) depresión en la pared septal de la aurícula derecha que representa el sitio del agujero oval del corazón fetal; (2) abertura safena del muslo, 3 cm por debajo y afuera del tubérculo del pubis, que da paso a la vena safena mayor.

f. poplítea, espacio en forma de rombo situado por detrás de la rodilla.

f. pterigoidea, fosa entre las alas pterigoideas interna y externa del esfenoides.

f. radial, depresión sobre la cara anterior del húmero, el lugar de articulación con el radio.

f. submandibular, véase fóvea submandibular.

f. supraclavicular mayor, depresión triangular a ambos lados del cuello, por encima de la clavícula, limitada por el borde lateral del músculo esternocleidomastoideo, la clavícula y el músculo omohioideo.

f. supraclavicular menor, espacio entre las dos ramas de origen del esternocleidomastoideo; también llamado espacio de Zang.

f. tonsilar, depresión entre los arcos palatogloso y palatofaríngeo ocupada por la amígdala palatina.

fosfágeno *(phosphagenic).* Productor de fosfatos.

fosfatado *(phosphated).* Que contiene fosfatos.

fosfatasa *(phosphatase).* Cualquiera de un grupo de enzimas que promueven la hidrólisis de ésteres fosfóricos.

f. ácida, fosfatasa activa en un medio ácido; presente en todas las células salvo los eritrocitos.

f. alcalina, fosfatasa activa en un medio alcalino; se encuentra en huesos, sangre, hígado, riñones y otros tejidos.

fosfático *(phosphatic).* Relativo a los fosfatos.

fosfatídico, ácido *(phosphatidic acid).* Acido que resulta de la hidrólisis parcial de un fosfolípido y cuya descomposición da lugar a dos moléculas de ácido graso, una de glicerol y una de ácido fosfórico.

fosfatidilcolina *(phosphatidylcholine).* Fosfolípido que resulta de la condensación del ácido fosfatídico y la colina; también llamado lecitina.

fosfatidiletanolamina *(phosphatidylethanolamine).* Fosfolípido producto de la condensación del ácido fosfatídico y la etanolamina; también llamado cefalina.

fosfato *(phosphate).* Sal o éster del ácido fosfórico.

fosfaturia *(phosphaturia).* Presencia de un gran porcentaje de fosfatos en la orina.

fosfeno *(phosphene).* Sensación luminosa experimentada al presionar o al estimular eléctricamente el globo ocular.

fosfina *(phosphine).* PH_3; gas venenoso incoloro de olor característico; también llamado fosfuro de hidrógeno y fosfamina.

fosfito *(phosphite).* Sal del ácido fosforoso.

fosfoarginina *(phosphoarginine).* Compuesto que sirve para almacenar la energía para la contracción muscular en los invertebrados; se corresponde con la fosfocreatina de los músculos de los vertebrados.

fosfocreatina *(phosphocreatine).* Fosfato de creatina; véase creatina.

fosfodiéster *(phosphodiester).* Acido ortofosfórico diesterificado; $RO\text{-}PO_2H\text{-}0R\text{-}$, como en los ácidos nucleicos.

fosfodiesterasa *(phosphodiesterase).* Miembro de un grupo de enzimas que rompen los enlaces fosfodiésteres, como los que unen los nucleótidos.

fosfoenolpirúvico, ácido *(phosphoenolpyruvic acid).* Compuesto de alta energía, intermediario en la conversión de la glucosa en ácido pirúvico.

fosfofructoquinasa *(phosphofructokinase).* Enzima de la vía glucolítica que cataliza la fosforilación de fructosa-6-fosfato a fructosa-1,6-difosfato en presencia de ATP y Mg^{++}; controla la velocidad de utilización de la glucosa-6-fosfato.

fosfoglucomutasa *(phosphoglucomutase).* Enzima que induce la reacción glucosa-6-fosfato $\rightleftharpoons$ glucosa-1-fosfato.

fosfolipasa *(phospholipase).* Cualquier enzima que cataliza la hidrólisis de un fosfolípido; también llamada lecitinasa.

fosfolípido *(phospholipid).* Clase de compuestos grasos o céreos que contienen ácido fosfórico; en su mayoría se encuentran en los tejidos vegetales y animales, especialmente en las membranas, como la vaina de mielina de las células nerviosas y las membranas de los eritrocitos; son ejemplos de fosfolípidos la fosfatidilcolina, la fosfatidiletanolamina y la esfingomielina.

fosfoproteína *(phosphoprotein).* Miembro de un grupo de proteínas conjugadas que contienen una proteína simple combinada con un compuesto fosforoso; p. ej. caseína.

fosfoquinasa *(phosphokinase).* Véase fosfotransferasa.

fosforado *(phosphorated, phosphoretted).* Combinado con fósforo o que tiene fósforo.

fosforescencia *(phosphorescence).* **1.** Luminosidad residual o emisión continua de luz por parte de una sustancia, sin aumento de la temperatura, tras la exposición a la luz, el calor o una corriente eléctrica; ha de distinguirse de la fluorescencia, en la que la luz sólo es emitida cuando está presente la fuente de estímulo. **2.** Brillo verdoso tenue del

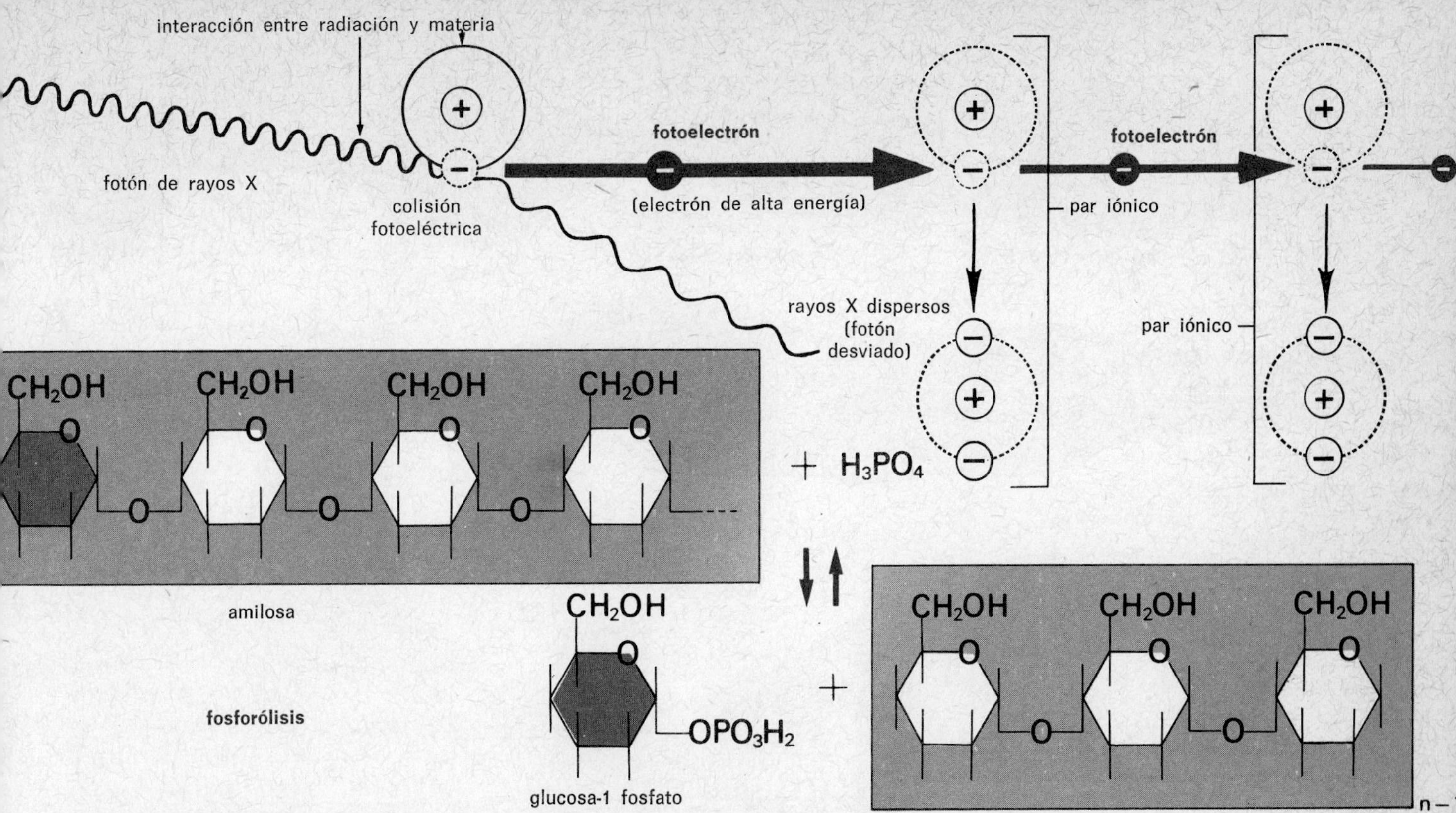

fósforo blanco en presencia de aire, debido a la oxidación lenta. **3.** Luminiscencia de ciertos organismos vivos, como las luciérnagas.

fosforescente *(phosphorescent).* Que tiene la facultad de brillar o emitir luz, especialmente en la oscuridad.

fosfórico, ácido *(phosphoric acid).* H_3PO_4; cristales incoloros hidrosolubles de importancia como fuente de grupos fosfato en el metabolismo; el principal componente de los líquidos de cemento dental de fosfato de cinc y de silicato.

fosforilación *(phosphorylation).* Adición de fosfato a un compuesto orgánico a través de la acción de una fosforilasa.

fosforilasa *(phosphorylase).* Enzima que desencadena el desdoblamiento de la molécula de glucógeno para formar glucosa.

fosforismo *(phosphorism).* Intoxicación crónica por fósforo.

fósforo *(phosphorus).* Elemento tóxico no metálico, símbolo P, número atómico 15, peso atómico 30,975; se encuentra en la naturaleza siempre en forma combinada, en los minerales y el agua como fosfatos inorgánicos y en todas las células vivas como fosfatos orgánicos.

fósforo-32 (P^{32}) *(phosphorus-32 (^{32}P)).* Isótopo radiactivo del fósforo que emite radiaciones β, con un peso atómico de 32 y una vida media de 14,3 días; se utiliza para la localización de tumores en el cerebro, ojo, piel y estómago, como marcador en estudios del metabolismo y en el tratamiento de ciertos trastornos hematopoyéticos y óseos.

fosforólisis *(phosphorolysis).* Reacción análoga a la hidrólisis en la que, al desdoblarse un enlace, se añaden los elementos del ácido fosfórico en vez de los del agua; un ejemplo es la conversión de glucógeno en glucosa 1-fosfato.

fosforribosiltransferasa *(phosphoribosyltransferase).* Enzima (importante en la biosíntesis de nucleótidos) que transfiere la ribosa-5-fosfato del 5-fosfo-α-D-ribosil 1-pirofosfato a un aceptor de purina, pirimidina o piridina.

fosfotransferasa *(phosphotransferase).* Enzima que cataliza la transferencia de grupos que contienen fósforo; también llamada fosfoquinasa.

fosfotúngstico, ácido *(phosphotungstic acid).* Cristales verdes hidrosolubles empleados como reactivo para los alcaloides y la albúmina.

fosfuro *(phosphide).* Compuesto que contiene fósforo trivalente; p. ej. fosfuro sódico, PNa_3.

fosgénico *(phosgenic).* Productor de luz; también llamado fotógeno.

fosgeno *(phosgene).* Cloruro de carbonilo, $COCl_2$; gas venenoso que se condensa en forma líquida a una temperatura inferior a 8° C.

fosia *(phose).* Sensación visual subjetiva, como de una luz o color brillante; fosfenos.

fosis *(phosis).* Cualquier afección que produce sensaciones visuales subjetivas.

fosita *(fossette).* Ulcera pequeña y profunda de la córnea.

Foster-Kennedy, síndrome de *(Foster-Kennedy syndrome).* Atrofia ipsilateral con edema papilar contralateral; está causado fundamentalmente por un tumor cerebral en la base del lóbulo frontal; también llamado síndrome de Kennedy.

fósula *(fossula).* **1.** Depresión pequeña. **2.** Cada una de las pequeñas depresiones de la superficie del cerebro.

fotalgia *(photalgia).* Dolor en los ojos producido por la luz; también llamada fotodinia.

fotestesia *(photesthesia).* Percepción de la luz.

fótico *(photic).* Relativo a la luz.

fotismo *(photism).* Producción de una sensación visual mediante la estimulación de otro sentido.

foto- *(photo-, phot-).* Forma prefija que significa luz.

fotoactínico *(photoactinic).* Que produce efectos luminosos y químicos; dícese de la radiación.

fotoalergia *(photoallergy).* Véase fotosensibilización.

fotobarrido *(photoscan).* Fotografía de la distribución y concentración de una sustancia radiopaca administrada de forma interna.

fotobiología *(photobiology).* Estudio de los efectos de la luz sobre los organismos (plantas y animales).

fotobiótico *(photobiotic).* Que sólo puede vivir en la luz.

fotocatalizador *(photocatalyst).* Sustancia que origina una reacción estimulada por la luz; p. ej. la clorofila.

fotoceptor *(photoceptor).* Véase fotorreceptor.

fotocinesia *(photokinesis).* En biología, movimiento en respuesta a la luz.

fotocoagulación *(photocoagulation).* Coagulación de sustancia proteica de los tejidos mediante el calor generado por un rayo de luz intenso enfocado con precisión procedente de un arco voltaico o láser; se utiliza en el tratamiento del desprendimiento de retina y otros procesos intraculares.

fotocoagulador *(photocoagulator).* Aparato utilizado en la fotocoagulación.

fotocromógenos *(photochromogens).* Micobacterias del Grupo I que producen un pigmento amarillo brillante cuando se cultivan en presencia de luz.

fotodermatitis *(photodermatitis).* **1.** Desarrollo de lesiones cutáneas en zonas expuestas a la luz solar; se observa en individuos que han desarrollado una sensibilidad a ciertos fármacos; p. ej. la tetraciclina. **2.** Cualquier proceso inflamatorio de la piel en el que la luz es un factor causante importante.

fotodesintegración *(photodisintegration).* Deterioro nuclear debido a la absorción de radiación rica en energía.

fotodinámico *(photodynamic).* Relativo a los efectos energéticos de la luz.

fotodinia *(photodynia).* Véase fotalgia.

fotoelectricidad *(photoelectricity).* Electricidad que resulta de la acción de la luz.

fotoelectrómetro *(photoelectrometer).* Aparato que se utiliza para medir la concentración de sustancias en una solución mediante una célula fotoeléctrica.

fotoelectrón *(photoelectron).* Electrón que ha sido liberado de su órbita por la colisión con un fotón cargado de energía.

fotoestable *(photostable).* Que no se altera con la exposición a la luz.

fotofobia *(photophobia).* Intolerancia o temor anormal a la luz.

fotofóbico *(photophobic).* Relativo a la intolerancia o temor anormal a la luz o que la padece.

fotoftalmía *(photophthalmia).* Inflamación de los ojos producida por la exposición a la luz intensa, como en la ceguera por la nieve.

fotogénesis *(photogenesis).* Producción de luz; fosforescencia.

fotógeno *(photogenic, photogen).* **1.** Que produce luz. **2.** Dícese de una bacteria que produce luminiscencia.

fotólisis *(photolysis).* Descomposición de un compuesto químico por la acción de la energía radiante, especialmente la luz.

fotólito *(photolyte).* Producto de la descomposición química producida por la luz.

fotoluminiscente *(photoluminescent).* Que tiene la facultad de emitir luz a temperatura ambiente tras la exposición a energía radiante de una longitud de onda diferente.

fotomacrografía *(photomacrography).* Registro fotográfico de imágenes de especímenes macroscópicos con poco aumento mediante fotomacrolentes montadas en una cámara.

fotometría *(photometry).* Medición de la intensidad de una fuente de luz.

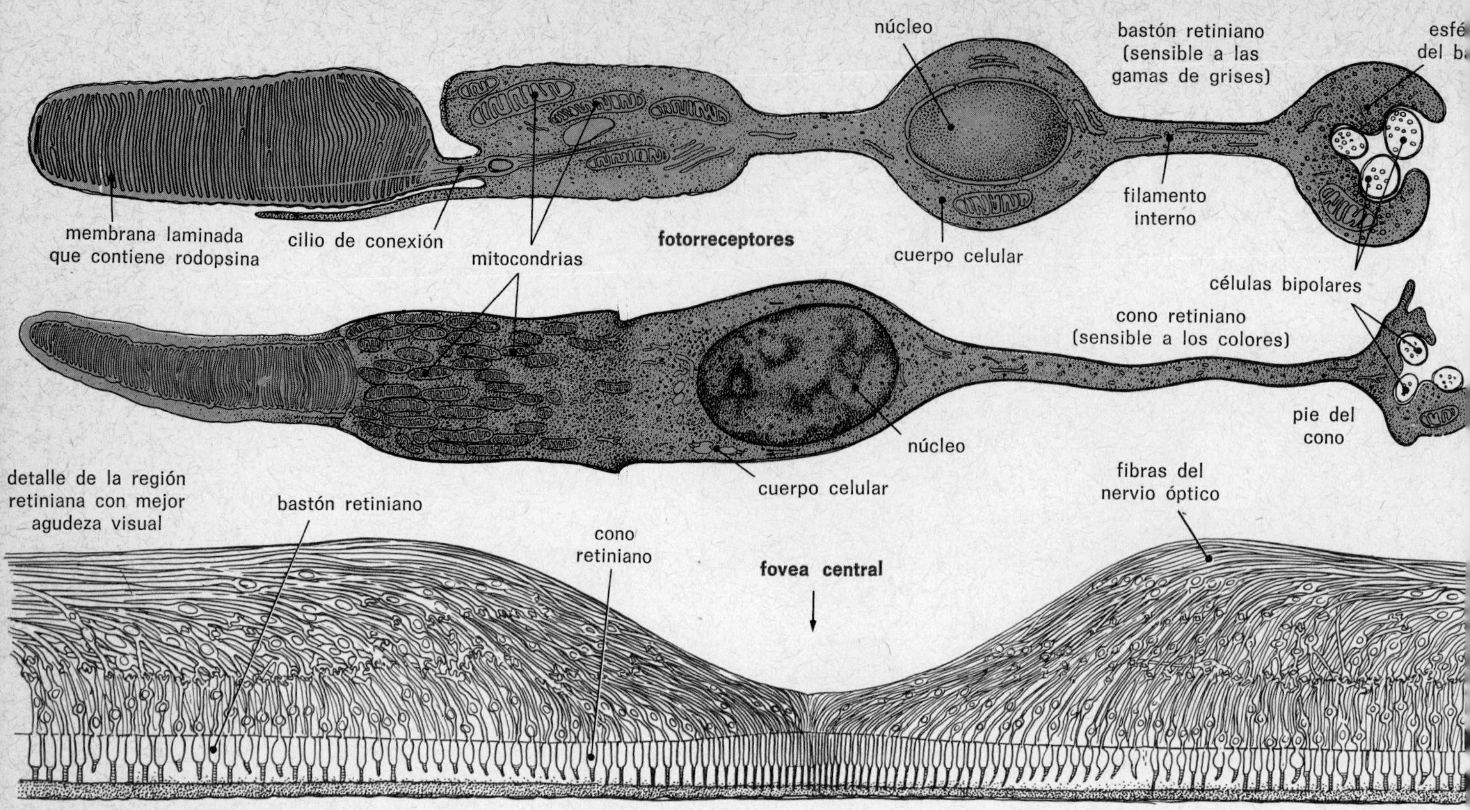

fotómetro *(photometer).* Instrumento utilizado para medir la intensidad de una fuente de luz; también llamado iluminómetro.

fotomicrografía *(photomicrograph, photomicrography).* Fotografía de un objeto visto a través de un microscopio; microfotografía.

fotón *(photon).* Unidad o quantum de energía de una onda luminosa o de otra onda electromagnética, considerada como una partícula diminuta sin carga eléctrica y de masa cero.

fotoperceptivo *(photoperceptive).* Véase fotorreceptivo.

fotoperiodismo *(photoperiodism).* Respuesta fisiológica de los organismos vivos a los períodos variables de exposición a la luz (fotoperíodo); también llamada fotoperiodicidad.

fotoperíodo *(photoperiod).* Período variable de exposición de un organismo a la luz.

fotopsia *(photopsia, photopsy).* Sensación luminosa subjetiva de relámpagos y chispas que se experimenta en ciertas enfermedades de la retina, el nervio óptico o el cerebro.

fotopsina *(photopsin).* Componente proteico (opsina) del pigmento (yodopsina) de los conos de la retina.

fotoquímica *(photochemistry).* Rama de la química que se ocupa del estudio de los cambios químicos producidos por la luz.

fotorreactivación *(photoreactivation).* Inversión de una reacción fotoquímica mediante la exposición a la luz; p. ej. la inversión del efecto de los rayos ultravioleta sobre células mediante la exposición a rayos luminosos visibles.

fotorreceptivo *(photoreceptive).* Capaz de percibir los rayos de luz; también llamado fotoperceptivo.

fotorreceptor *(photoreceptor).* Organo nervioso terminal susceptible de estimulación por la luz, como los bastones y conos de la retina; también llamado fotoceptor.

fotorretinitis *(photoretinitis).* Inflamación de la retina producida por la exposición a la luz intensa.

fotosensibilización *(photosensitization).* Hipersensibilización de la piel a la luz solar o a los rayos ultravioletas; producida por la ingestión de ciertas plantas o fármacos; también llamada fotoalergia.

fotosíntesis *(photosynthesis).* Proceso mediante el cual las plantas verdes convierten el dióxido de carbono y el agua en sustancia nutritiva (carbohidratos), utilizando la clorofila y la energía de la luz solar; durante el proceso se libera oxígeno molecular.

fototaxia *(phototaxis, phototaxy).* Movimiento de atracción o repulsión de un organismo ante una fuente de luz. Véase fototropismo.

fototerapia *(phototherapy).* Tratamiento de la enfermedad mediante la luz.

fototermia. Efectos calóricos producidos por medio de la luz.

fototérmico *(photothermal).* **1.** Relativo a la luz y el calor. **2.** Relativo al calor producido por la luz.

fototóxico *(phototoxic).* Relativo al efecto lesivo producido o inducido por la exposición excesiva a la luz, los rayos ultravioletas o los rayos X.

fototropismo *(phototropism, phototropy).* **1.** Movimiento de atracción o repulsión de una parte de un organismo ante una fuente de luz. Véase fototaxia. **2.** Cambio de color en una sustancia producido por la acción de la luz.

fovea *(fovea).* Depresión pequeña.

f. central, zona de 1,5 mm de diámetro aproximado en la mácula lútea de la retina; es la zona de mayor agudeza visual.

f. submandibular, depresión en la cara interna del maxilar inferior que aloja la glándula submaxilar; también llamada fosa submandibular.

foveola *(foveola).* Pequeña depresión o fovea.

f. del cóccix, pequeña depresión u hoyuelo existente a menudo en la piel sobre la extremidad del cóccix.

f. gástrica, cada una de las numerosas depresiones de la mucosa gástrica en cuyo fondo desembocan las glándulas gástricas.

f. granular de Pacchioni, cada una de las numerosas depresiones de la cara interna del cráneo, a ambos lados del surco del seno sagital, en las que se alojan las granulaciones aracnoideas (cuerpos de Pacchioni).

Fox-Fordyce, enfermedad de *(Fox-Fordyce disease).* Enfermedad poco corriente de las glándulas apocrinas que afecta principalmente a mujeres desde la pubertad a la menopausia; se caracteriza por la presencia en las axilas de pápulas intensamente pruríticas pequeñas y foliculares, muy agregadas y de color carnoso; también se encuentran en las mamas, pubis y perineo; se cree debida a la obliteración de los poros de las glándulas apocrinas.

Fr *(Fr).* Símbolo químico del elemento francio.

FR *(RF).* Abreviatura de factor reumatoide.

fracción *(fraction).* **1.** Cociente entre dos cantidades. **2.** En química, un componente de una sustancia separado mediante cristalización o destilación.

f. de filtración (FF), fracción de plasma que entra en los riñones y se filtra en los túbulos renales; tasa de filtración glomerular/flujo plasmático renal.

f. del plasma sanguíneo, componentes separados del plasma.

fraccionamiento *(fractionation).* División de la dosis terapéutica total de radiación en fracciones pequeñas de baja intensidad durante un período de tiempo, generalmente a intervalos diarios o en días alternos.

fractura *(fracture).* Rotura de un hueso o cartílago.

f. abierta, la que se acompaña de herida a través de la cual puede sobresalir el hueso roto; antes conocida como fractura compuesta.

f. articular, la que afecta la superficie articular de un hueso.

f. de avulsión, rotura con separación de una pequeña porción de hueso en el lugar de inserción de un tendón o ligamento.

f. de la base del cráneo, la que ocurre en la base del cráneo.

f. bimaleolar, véase fractura de Pott.

f. capilar, la que tiene forma de pelo.

f. cerrada, fractura simple en la que la piel está intacta.

f. de Colles, fractura del extremo inferior del radio.

f. compuesta, véase fractura abierta.

f. conminuta, fractura en la que el hueso se astilla en varios fragmentos.

f. deprimida, fractura por desplazamiento hacia dentro del cráneo.

f. de Dupuytren, fractura de la extremidad inferior del peroné o maleolo externo con luxación de la articulación del tobillo.

f. espiral, aquella en la que la línea de fracutra discurre en espiral alrededor de la diáfisis ósea.

f. por estadillo, fractura del suelo de órbita causada por un golpe al ojo.

f. estrellada, la que posee varias líneas de fractura que irradian de un punto central.

f. extracapsular, la que ocurre cerca pero fuera de la cápsula articular.

f. de fatiga, véase fractura de marcha.

f. fisurada, véase fractura lineal.

f. impactada, aquella en la que un fragmento penetra en el otro y queda fijado en esa posición.

f. incompleta, cuando la línea de fractura no incluye todo el hueso.

f. intracapsular, fractura dentro de la cápsula

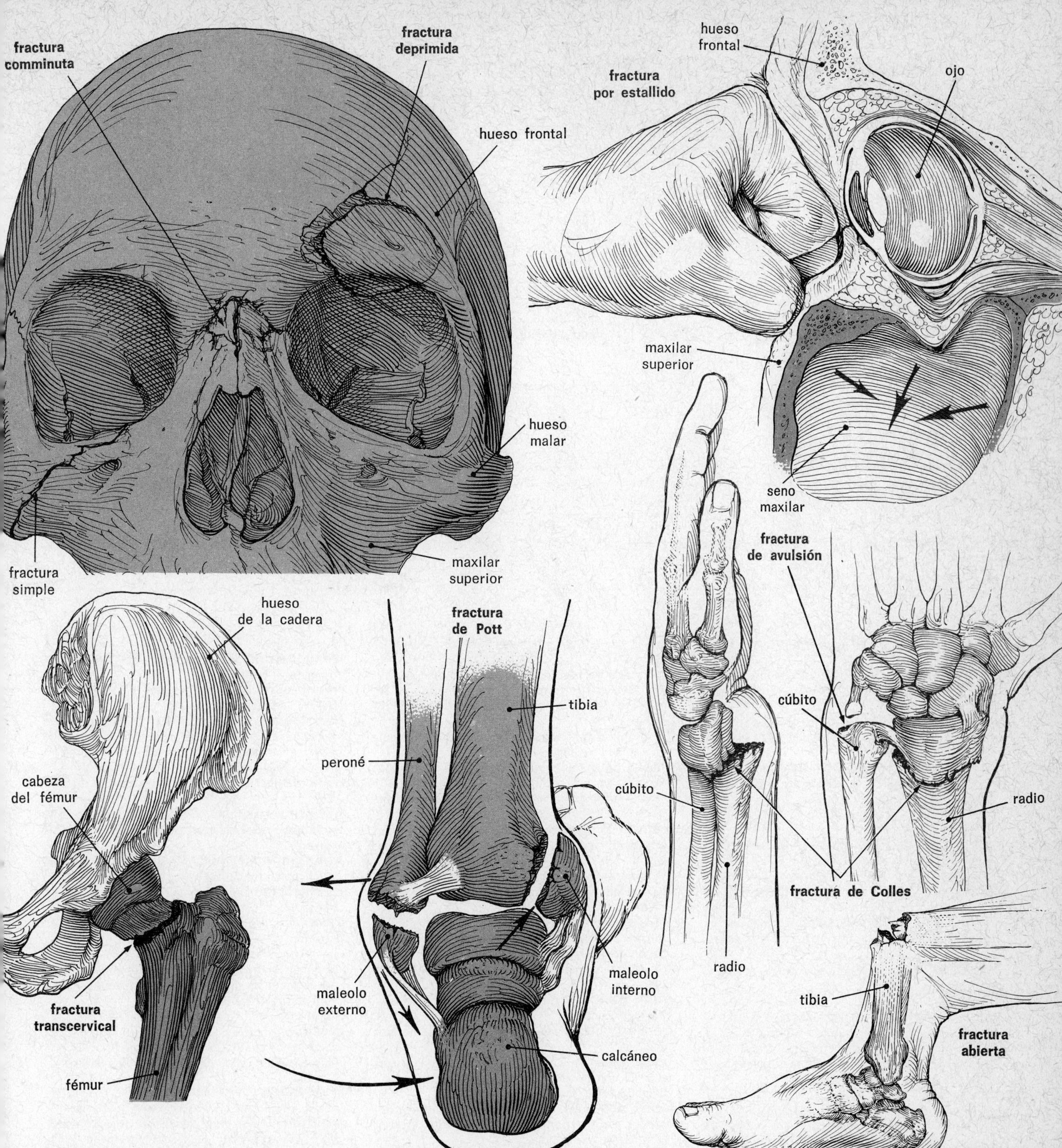

articular.

f. lineal, la que corre en dirección paralela al eje mayor del hueso; también llamada fractura fisurada.

f. longitudinal, fractura en la que la dirección de la línea de fractura corre a lo largo del eje del hueso.

f. de marcha, f. de fatiga, fractura de una diáfisis metatarsiana, generalmente la segunda o tercera, causada por sobrecarga, como en la marcha durante largos períodos; su mayor frecuencia se da en reclutas durante el entrenamiento básico.

f. oblicua, la que discurre en dirección oblicua al eje del hueso.

f. oculta, estado en el que no existe evidencia de fractura y, al cabo de dos o tres semanas, las radiografías revelan formación de nuevo hueso.

f. perióstica, la que ocurre bajo el periostio, sin desplazamiento.

f. de Pott, fractura-luxación de la articulación del tobillo; en concreto, fractura del maleolo interno de la tibia con fractura de la extremidad inferior del peroné (maleolo externo) y luxación de la articulación del tobillo; también llamada fractura bimaleolar.

f. de Quervain, fractura-luxación de la muñeca; concretamente, fractura del escafoides (navicular) con dislocación del semilunar.

f. por sobrecarga, la que ocurre en el lugar de inserción de un músculo y está causada por una fuerza endógena violenta y repentina; p. ej. la fractura simple del peroné de un corredor.

f. supracondilar, la producida en el extremo distal del húmero.

f. en tallo verde, fractura incompleta en la que un lado del hueso sólo está doblado.

f. por tensión, rotura de un trozo de hueso por la tracción repentina de un tendón o ligamento inserto en el mismo.

f. transcervical, la que atraviesa el cuello del fémur.

f. transcondilar, la que atraviesa los cóndilos del húmero.

f. transversa, aquella en la que la línea de fractura es perpendicular al eje del hueso.

fractura-luxación *(fracture-dislocation).* Luxación y fractura de un hueso en proximidad a su articulación.

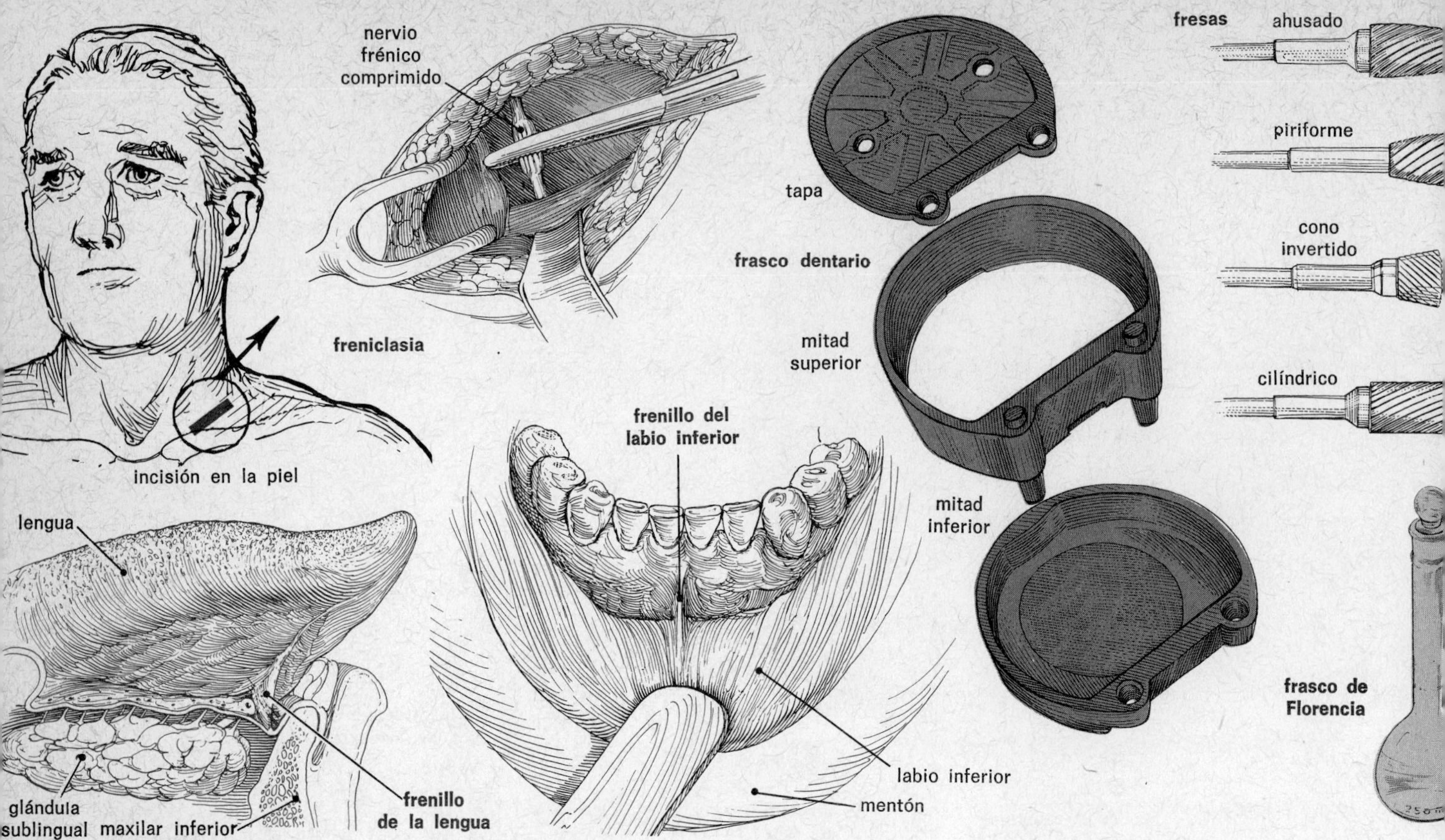

fragilidad *(fragility).* Tendencia a romperse o desintegrarse.

f. eritrocítica, tendencia de los glóbulos rojos a desintegrarse por causa de factores mecánicos u osmóticos.

f. mecánica, tendencia de los glóbulos rojos a desintegrarse cuando se les somete a un traumatismo mecánico.

f. osmótica, tendencia de los glóbulos rojos a desintegrarse cuando se les expone a soluciones salinas cada vez más hipotónicas.

fragmentación *(fragmentation).* Porción pequeña de algo partido.

fragmento de dos carbonos *(two-carbon fragment).* Grupo acetilo CH_3CO-.

fragmento de un carbono *(one-carbon-fragment).* En bioquímica, nombre que se da a las unidades con un solo átomo de carbono, el grupo metilo y el grupo formilo, que participan en las reacciones químicas de trasmetilación y transformilación.

fraguado *(setting).* Endurecimiento, como el del yeso mate.

fraguar *(set).* Endurecerse una sustancia plástica.

francio *(francium).* Elemento metálico radiactivo inestable; símbolo Fr, número atómico 87, con masa atómica 223; el elemento más pesado de la familia de los álcalis; su isótopo más estable tiene una vida media de 21 minutos.

frasco *(flask).* Vasija, botella.

f. de corona, pequeño frasco dentario.

f. dentario, caja de metal en la que se hace un molde seccional de yeso con el propósito de moldear y curar estructuras resinosas como dentaduras postizas y otras piezas.

f. de Dewar, recipiente de vidrio, a menudo plateado, con doble pared; se usa para mantener materiales a temperatura constante, generalmente baja; también llamado frasco de vacío.

f. de Florencia, botella de vidrio globular y de cuello largo que se usa para contener agua y otros líquidos en el laboratorio.

f. de molde, frasco refractario.

f. refractario, tubo de metal en el que se hace un molde refractario para moldear piezas dentarias de metal; también llamado anillo de fundición.

f. de vacío, véase frasco de Dewar.

frecuencia *(rate, frequency).* Número de repeticiones regulares de un acontecimiento dado.

f. cardiaca fetal, número de latidos cardiacos fetales por minuto, que normalmente oscila entre 120 y 140.

f. crítica de fusión, número mínimo de estímulos visuales intermitentes o discontinuos por segundo que da lugar a una sensación visual continua.

f. dominante, frecuencia concreta más frecuente en un electroencefalograma (EEG).

f. del pulso, número de latidos por minuto de un pulso arterial periférico.

f. de respiración, frecuencia de la inspiración; número de inspiraciones por minuto.

frémito *(thrill, fremitus).* Vibración que se produce generalmente en el tórax y se siente a la palpación.

f. pleural, vibración producida por el roce entre las membranas pleurales rugosas, como en la pleuresía («frote pleural»).

f. táctil, vibración percibida por la mano cuando se coloca sobre el tórax de una persona que está hablando («vibraciones vocales»).

f. vocal, vibración del tórax producida por la voz.

fren-, freno-. Formas prefijas que significa diafragma o mente.

frenectomía *(phrenectomy).* Véase frenicectomía.

frenicectomía *(phrenicectomy).* Escisión quirúrgica de una porción del nervio frénico; también llamada frenectomía.

freniclasia *(phreniclasia).* Aplastamiento o compresión de una porción del nervio frénico; también llamada frenifraxis.

frénico *(phrenic).* Relativo al diafragma.

frenicotomía *(phrenicotomy).* Sección de un nervio frénico con el fin de paralizar la mitad del diafragma.

frenillo *(frenulum).* Pequeño pliegue de membrana mucosa que se extiende desde una parte fija a otra movible, limitando el movimiento de ésta.

f. del clítoris, pliegue que conecta la superficie inferior del clítoris con los labios menores.

f. de los labios, pliegue que se extiende desde las encías hasta la línea media de los labios superior o inferior.

f. de la lengua, el que se extiende desde la línea media de la superficie inferior de la lengua hasta el suelo de la boca.

f. del prepucio, el que une el prepucio a la cara inferior del glande.

frenocólico *(phrenocolic).* Relativo al diafragma y el colon.

frenogástrico *(phrenogastric).* Relativo al diafragma y el estómago.

frenohepático *(phrenohepatic).* Relativo al diafragma y el hígado.

frenología *(phrenology).* Doctrina anticuada que se ocupa del estudio de la capacidad mental y los rasgos del carácter basándose en la configuración externa del cráneo.

frenoplejía *(phrenoplegia).* Parálisis del diafragma.

frenosina *(phrenosin).* Cerebrósido presente en la sustancia blanca del cerebro; también llamado cerebrón.

frenotomía *(frenotomy).* Sección del frenillo de la lengua en los casos en que la inmoviliza.

frenotrópico *(phrenotropic).* Que ejerce su mayor efecto sobre la mente o el cerebro.

fresa *(bur).* Instrumento dental rotatorio con un extremo cortante de muchas formas diferentes y un vástago en el otro extremo que se inserta en un mango; se utiliza para limar las caries, dar forma a las cavidades o para cualquier reducción de superficie del diente.

friable *(friable).* Fácilmente pulverizable.

fricativo *(fricative).* En fonética, sonido producido al forzar el aire respiratorio a través de un orificio estrecho, como los sonidos de las letras f, v, s, z, etc.

Friderichsen, síndrome de *(Friderichsen syndrome).* Síndrome de Waterhouse-Friderichsen.

frigidez *(frigidity).* Incapacidad de origen psicológico para responder adecuadamente a una relación sexual; dícese especialmente de la mujer.

frígido *(frigid).* **1.** Frío. **2.** Con carencia anormal de deseo para el acto sexual; dícese principalmente de la mujer. **3.** Incapaz de alcanzar el orgasmo durante el acto sexual.

frinoderma, frinodermia *(phrynoderma).* Erupción cutánea seca que se cree debida a un déficit de vitamina A.

Froin, síndrome de *(Froin's syndrome).* Color amarillo claro del líquido cefalorraquídeo lumbar, con aumento de la concentración proteica y coagulación rápida, que indica que se ha suprimido la comunicación entre la región lumbar y los ventrículos cerebrales; se observa en algunas enfermedades nerviosas orgánicas.

Frölich, síndrome de *(Fröhlich's syndrome).* Distrofia adiposogenital; véase distrofia.

Frommel, síndrome de *(Frommel's syndro-*

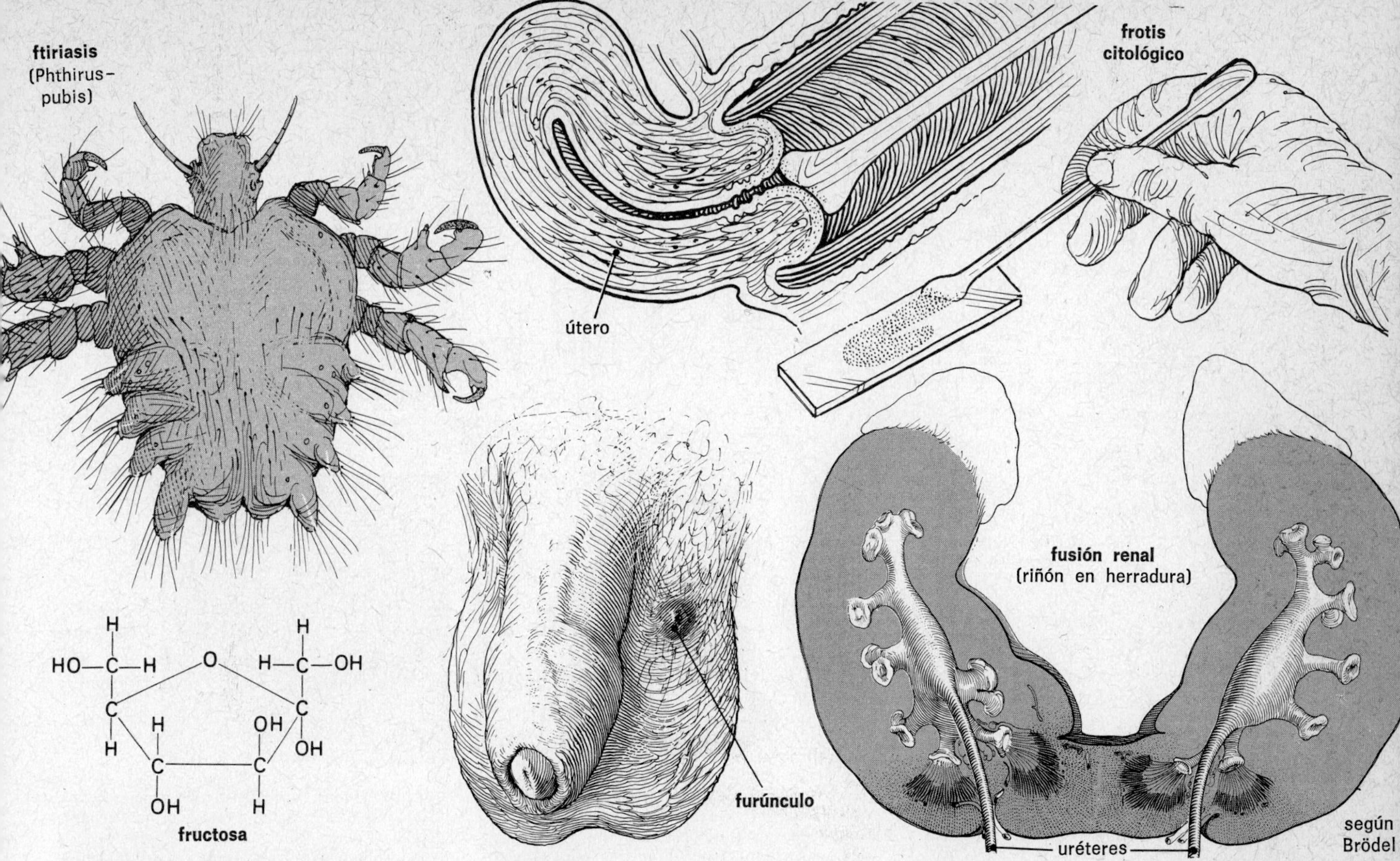

me). Síndrome de Chiari-Frommel.

frontal *(frontal).* Relativo a la frente.

frotar *(chafe).* Irritar o gastar raspando.

frotis *(smear).* Sustancia o preparación extendida en una capa delgada sobre un portaobjeto para examen microscópico.

f. bucal, extensión obtenida mediante raspado de la parte interior de la mejilla.

f. cervical, el obtenido del cérvix uterino.

f. citológico, citofrotis; el realizado extendiendo el espécimen sobre un portaobjeto de vidrio, fijándolo y tiñéndolo después.

fructoquinasa *(fructokinase).* Enzima hepática que cataliza la reacción de ATP (trifosfato de adenosina) y D-fructosa para formar fructosa-6-fosfato.

fructosa *(fructose).* El más dulce de los azúcares simples (monosacáridos) presentes en la miel y frutas; en el organismo se forma como uno de los dos productos de la hidrólisis de la sacarosa; se usa por vía introvenosa como nutriente; también se conoce por azúcar de fruta o levulosa.

fructosán *(fructosan).* Polifructosa, como la inulina, presente en ciertos tubérculos; también llamado levano, levulina y levulano.

fructosemia *(fructosemia).* Intolerancia hereditaria a la fructosa; error genético raro del metabolismo de los carbohidratos debido a una deficiencia de la aldolasa de fructosa 1-fosfato.

fructosuria *(fructosuria).* Presencia de fructosa en orina; trastorno del metabolismo en el que los niveles sanguíneos de glucosa son demasiado elevados, apareciendo fructosa en la orina.

frustración *(frustration).* En psicología, negación de una gratificación por parte de la realidad.

FSH *(FSH).* Abreviatura de hormona foliculoestimulante; del inglés, *follicle-stimulating hormone.*

FSR *(RBF).* Abreviatura de flujo sanguíneo renal.

ftaleína *(phthalein).* Cualquiera de los varios colorantes, como la fenolftaleína, derivados de la condensación del anhídrido ftálico con los fenoles; algunos se usan como indicadores, y ocasionalmente como purgantes.

ftiriasis *(phthiriasis).* Infestación con piojos de la especie *Phthirus pubis,* comúnmente llamados ladillas.

ftisis *(phthisis).* Tisis.

fucsina *(fuchsin).* Monoclorhidrato de rosanilina; colorante rojo brillante usado en histología y bacteriología.

fuerza *(force).* Capacidad para producir trabajo o movimiento o causar cambios físicos.

f. electromotriz, la causante del flujo de electricidad de un punto a otro, dando lugar a la corriente eléctrica.

f. masticadora, fuerza aplicada por los músculos durante la masticación.

f. de Van der Waals, fuerza de atracción entre átomos y moléculas distintas de las electrostáticas (iónicas), covalentes (que comparten electrones) o enlaces de hidrógeno (que comparten un protón).

fuga *(fugue).* Forma de pérdida histérica de la memoria con huida física real de un medio perturbador; cuando vuelve el estado mental normal, el individuo no recuerda sus acciones durante este período.

-fugo *(-fuge).* Forma sufija que significa «huida» o «alejamiento de».

fulguración *(fulguration).* Destrucción de tejidos por medio de corriente eléctrica de alta frecuencia.

fulgurante *(fulgurant).* Repentino, súbito como un relámpago; dícese generalmente del dolor.

fuligo *(sordes).* Costra parda o negruzca fétida formada alrededor de los labios y dientes de pacientes con ciertas formas de fiebre de bajo grado prolongada.

fulminante *(fulminant).* De comienzo repentino y violento y curso rápido.

fumagilina *(fumagillin).* Antibiótico cristalino que se usa como amebicida.

fumigación *(fumigation).* Desinfección mediante la exposición a las emanaciones de un germicida.

función *(function).* **1.** Tipo de actividad natural o especial propia de un órgano o parte. **2.** Propiedades generales de cualquier sustancia.

funcional *(functional).* **1.** De la función o relativo a la misma. **2.** No orgánico (trastorno sin lesión).

funcionar *(function).* Realizar una acción que es propia del órgano.

fundamento *(foundation).* Base sobre la que se apoya algo.

fúndico *(fundal).* Relativo a un fondo o fundus.

fundiforme *(fundiform).* En forma de honda.

fundus *(fundus).* Fondo.

fungemia *(fungemia).* Enfermedad fúngica diseminada por la circulación sanguínea.

Fungi. Filo del subreino talófitas *(Thallophyta),* que comprende plantas parásitas y saprofitas que se caracterizan por su incapacidad de elaborar sus nutrientes al carecer de pigmentos fotosintéticos.

fungicida *(fungicide).* Sustancia que destruye los hongos.

fúngico *(fungal).* Relativo a los hongos.

fungiforme *(fungiform).* Que posee la forma de un hongo.

fungistático *(fungistat).* Agente que inhibe el crecimiento de los hongos.

fungoide *(fungoid).* Semejante a un hongo.

fungosidad *(fungosity).* Crecimiento de hongos.

fungoso *(fungous).* Perteneciente o relativo a los hongos.

fúnico *(funic).* Relativo o perteneciente al cordón umbilical.

funicular *(funicular).* **1.** Que posee aspecto de cordón. **2.** Relativo al cordón umbilical.

funículo *(funicle).* **1.** Estructura pequeña en forma de cordón.

funiforme *(funiform).* Con forma de cordón.

fúrfura *(furfur).* Descamación epidérmica.

furfuráceo *(furfuraceous).* Descamativo; designa un tipo de descamación.

furosemida *(furosemide).* Sustancia que se usa como diurético oral; Seguril®.

furuncular *(furuncular).* Relativo o semejante a un furúnculo.

furúnculo *(furuncle).* Absceso o infección piógena de una glándula sudorípara o folículo piloso causado generalmente por *Staphylococcus aureus.*

furunculoide *(furunculoid).* Semejante a un furúnculo.

furunculosis *(furunculosis).* Trastorno caracterizado por la presencia de numerosos furúnculos.

fuscina *(fuscin).* Pigmento marrón de la retina.

fusiforme *(fusiform).* Afilado por los extremos.

fusión *(fusion).* **1.** Proceso de fundirse. **2.** Unión de partes mediante cirugía, como en una articulación. **3.** Integración de las imágenes que se ven simultáneamente por los dos ojos en una sola. **4.** Unión anormal de dos partes adyacentes.

f. renal, fusión anormal de los riñones; se denominan según la forma o la localización; p. ej., riñón en herradura, en tarta, sigmoide, etc.

f. vertebral, fusión de dos o más segmentos vertebrales para eliminar el movimiento entre ellos.

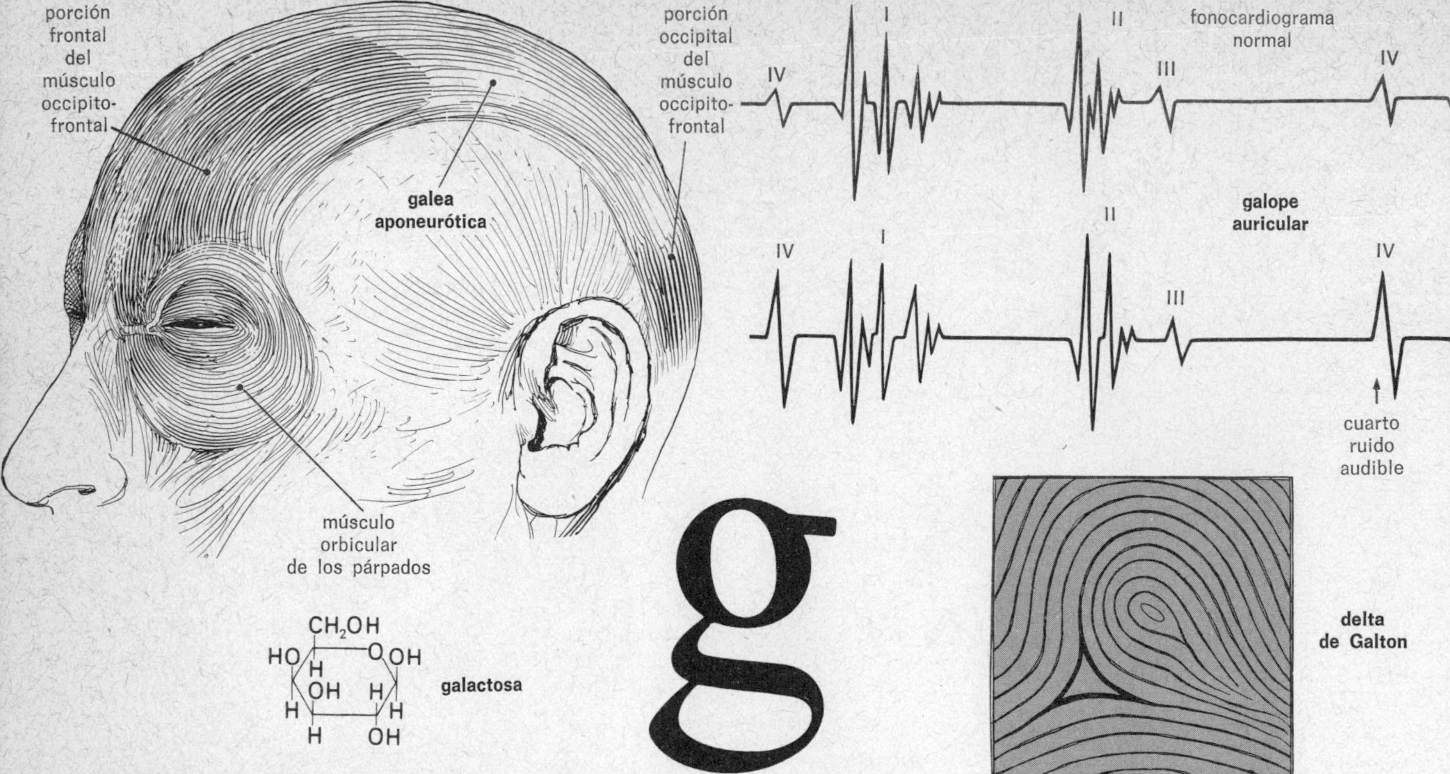

γ. Gamma. Para términos que empiecen con γ, véase el término en cuestión.

G. Símbolo de la constante de gravitación de Newton.

g. 1. Abreviatura de (a) género, (b) gramo. **2.** Símbolo de la aceleración de la gravedad.

Ga. Símbolo químico del elemento galio.

gadolinio *(gadolinium).* Elemento del grupo de las tierras raras, metálico, de color blanco plateado; símbolo Gd, número atómico 64, peso atómico 157,25.

gafas *(eyeglasses).* Par de lentes oftálmicas montadas en un marco, utilizadas como ayuda de la visión; también llamadas lentes y anteojos.

Gaisböck, síndrome de *(Gaisböck's syndrome).* Hipertensión y policitemia sin esplenomegalia que ocurre en varones de raza blanca y edad media; la policitemia es relativa, con un número de eritrocitos normal pero un volumen plasmático disminuido.

galact-, galacto-, *(galact-, galacto-, galacta-).* Formas prefijas que indican relación con leche; p. ej. galactogogo.

galactán *(galactan).* Cualquiera de los carbohidratos que dan lugar a galactosa por hidrólisis.

galactoblasto *(galactoblast).* Corpúsculo del calostro; uno de los numerosos cuerpos redondos, grandes, del calostro que contienen gotas de grasa; se cree que son leucocitos modificados.

galactocele *(galactocele).* Tumor de la mama que contiene leche, causado por la obstrucción de un conducto galactóforo; también llamado lactocele.

galactocimasa *(galactozymase).* Enzima que hidroliza el almidón y está presente en la leche.

galactocrasia *(galactacrasia).* Composición anormal de la leche humana.

galactóforo *(galactophore).* Que transporta la secreción láctea.

galactófugo *(galactophygous).* Que disminuye o detiene la secreción de leche.

galactogogo *(galactagogue).* Véase galactopoyético; agente que promueve la secreción de leche.

galactopoyesis *(galactopoiesis).* Producción de leche.

galactopoyético *(galactopoietic).* **1.** Relativo a la secreción de leche. **2.** Agente que estimula la secreción de leche.

galactoquinasa *(galactokinase).* Enzima que, en presencia de ATP (trifosfato de adenosina), induce la fosforilación de la galactosa a galactosa-1-fosfato.

galactorrea *(galactorrhea).* Secreción excesiva de leche por las mamas después del destete o sin relación con el embarazo.

galactosa *(galactose).* Azúcar simple blanco, cristalino, $C_6H_{12}O_6$, que no se encuentra libre en los alimentos; se produce en el organismo por digestión de la lactosa (azúcar de leche), convirtiéndose después en glucosa como fuente de energía.

galactosamina *(galactosamine).* Amina cristalina derivada de la galactosa; también denominada condrosamina.

galactosán *(galactosan).* Uno de varios polisacáridos de la galactosa; también llamado poligalactosa.

galactosemia *(galactosemia).* Defecto del metabolismo de la galactosa, un componente de la leche, en el que la conversión de galactosa en glucosa es deficiente; el trastorno se pone generalmente de manifiesto poco después del nacimiento por problemas de alimentación, retraso físico y mental, aumento de tamaño de hígado y bazo y niveles de galactosa elevados en sangre y orina; se puede tratar de forma eficaz suprimiendo la leche de la dieta.

galactosis *(galactosis).* Formación de leche.

galactosquesis *(galactoschesis).* Supresión de la secreción de leche; también denominada galactostasia y galactostasis.

galactostasis *(galactostasis).* Véase galactosquesis.

galactosuria *(galactosuria).* Presencia de galactosa en la orina.

galactoterapia *(galactotherapy).* Tratamiento con una dieta láctea.

galamina, trietiyoduro de *(gallamine triethiodide).* Compuesto usado como relajante de la musculatura esquelética.

galea *(galea).* **1.** Estructura en forma de casco.

g. aponeurótica aponeurosis del cuero cabelludo; cubre la parte superior del cráneo, conectando las porciones frontal y occipital del músculo occipitofrontal; también llamada aponeurosis epicraneal.

galena *(galena).* Véase sulfuro de plomo.

galeofobia *(galeophobia).* Temor morboso a los gatos.

galeotomía *(galeatomy).* Incisión quirúrgica de la aponeurosis epicraneal (galea aponeurótica).

galio *(gallium).* Elemento metálico raro; símbolo Ga, número 31, peso atómico 69,72; líquido a temperatura próxima a la ambiente.

galio-68 (Ga^{68}) *(gallium-68 (^{68}Ga)).* Isótopo radiactivo del galio que se usa en gammagrafía ósea para descubrir lesiones óseas metastáticas.

galope *(gallop).* Ritmo de galope; cadencia triple o cuádruple de los sonidos cardiacos que recuerda el galope de un caballo cuando se escucha en la auscultación; se debe a la adición de un sonido cardiaco tercero o cuarto.

g. auricular, sonido de galope presistólico relacionado con la contracción auricular que ocurre al final de la diástole y se conoce como cuarto sonido cardiaco.

g. presistólico, véase galope auricular.

g. protodiastólico, véase galope ventricular.

g. de sumación, cuando ocurren simultáneamente sonidos de galope auricular y ventricular.

g. ventricular, tercer ruido cardiaco que ocurre al comienzo de la diástole (0,14 a 0,16 seg después del segundo ruido); también llamado galope protodiastólico.

Galton, delta de *(Galton's delta).* Patrón triangular medio de las líneas de una huella dactilar.

galvánico *(galvanic).* **1.** Relativo a la corriente eléctrica continua producida químicamente. **2.** Que posee el efecto de un choque eléctrico.

galvanismo *(galvanism).* Corriente eléctrica continua, especialmente cuando se produce por acción química.

galvanización *(galvanization).* Aplicación de una corriente eléctrica continua.

galvanizar. 1 *(electroplate).* Recubrir con una capa delgada de metal por medio de electrólisis o electrodeposición; en odontología, las impresiones se galvanizan para formar troqueles metalizados. **2** *(galvanize).* Estimular con una corriente eléctrica.

galvano- *(galvano-).* Forma prefija que significa corriente eléctrica continua.

galvanocauterio *(galvanocautery).* Cauterio con un hilo calentado con corriente continua.

galvanocirugía *(galvanosurgery).* Procedimiento quirúrgico en el que se usa una corriente eléctrica continua.

galvanocontractilidad *(galvanocontractility).* Capacidad de un músculo para contraerse bajo la acción de una corriente continua.

galvanofaradización *(galvanofaradization).* Aplicación simultánea de corrientes eléctricas continua y alterna.

galvanómetro *(galvanometer).* Instrumento para medir la potencia de una corriente eléctrica.

g. de cuerda de Einthoven, galvanómetro diseñado para registrar los potenciales eléctricos producidos en el corazón; precursor del electrocardiógrafo.

galvanopalpación *(galvanopalpation).* Explora-

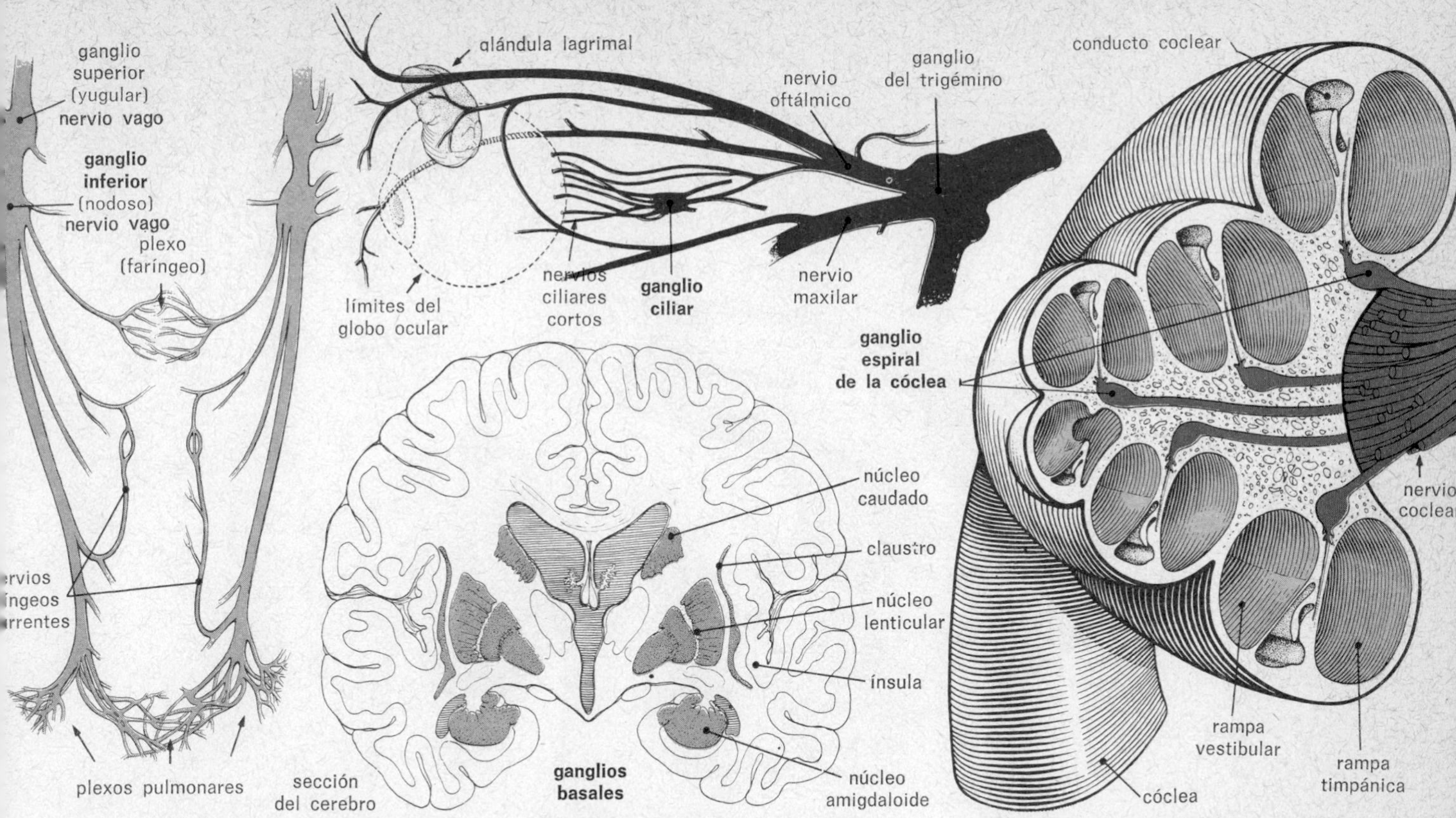

ción de la respuesta de los nervios cutáneos por medio de una corriente eléctrica débil.

galvanoscopio *(galvanoscope).* Instrumento para detectar la presencia y dirección de corrientes eléctricas.

galvanoterapia *(galvanotherapy).* Tratamiento de afecciones mediante la aplicación de corriente galvánica.

galvanotono *(galvanotonus).* Respuesta tónica muscular a la estimulación con una corriente eléctrica.

gallo *(whoop).* Sonido agudo respiratorio paroxístico característico de la tos ferina.

gamasidiosis *(gamasoidosis).* Dermatitis que resulta de la infestación por ácaros gamásidos (familia *Gamasidae*); p. ej., el ácaro de las gallinas *Dermanyssus gallinae.*

gameticida *(gametocide).* Agente que destruye los gametos.

gameto- *(gameto-).* Forma prefija que indica relación con un gameto: p. ej., gametocito.

gameto *(gamete).* Cada una de las dos células sexuales que se combinan entre sí en conjugación verdadera para formar un cigoto, del cual se desarrolla un nuevo organismo.

gametocito *(gametocyte).* Célula de la que se producen gametos por división; espermatocito u oocito.

gametogénesis *(gametogenesis).* Producción de gametos (óvulos o espermatozoides).

gametogonia *(gametogonia, gametogony).* Estadio del ciclo sexual de los protozoos en el que se forman los gametocitos.

gamma *(gamma).* **1.** Tercera letra del alfabeto griego, γ; se usa para indicar el tercero de una serie. **2.** En la nomenclatura química indica (a) el tercer carbono de una cadena alifática: (b) localización opuesta a la posición alfa en el anillo bencénico. **3.** Abreviatura anticuada de microgramo.

gammagrafía *(scan, scanning)* **1.** Registro gráfico de la distribución de un elemento radiactivo específico dentro de un órgano. **2.** Procedimiento de realización de un barrido de radiactividad.

g. cerebral, uno de los métodos esenciales de diagnóstico cerebroespinal; conlleva la inyección o inhalación de radioisótopos y el logro de imágenes mediante detectores de radiación; también denominada gammagrafía cerebral radioisotópica.

g. cerebral radioisotópica, véase gammagrafía cerebral.

g. ósea, técnica gammagráfica ósea sensible para descubrir lesiones; una ayuda valiosa en el diagnóstico, tratamiento y pronóstico de muy diversos trastornos esqueléticos benignos y malignos.

gamofobia *(gamophobia).* Temor excesivo al matrimonio.

gamogénesis *(gamogenesis).* Reproducción sexual.

ganancia *(gain).* **1.** Adquisición: proceso de incremento de algo. **2.** Fracción de incremento de la corriente de salida, voltaje o potencia sobre la entrada; factor de amplificación de un circuito electrónico.

g. epinósica, véase ganancia secundaria.

g. paranósica, véase ganancia primaria.

g. primaria, alivio de la ansiedad producida por un síntoma o enfermedad neurótica; también denominada ganancia paranósica.

g. secundaria, satisfacción o ventaja indirecta adicional (p. ej., manipulación de otras personas o recepción de gratificaciones monetarias) derivada de un síntoma o enfermedad neurótica; también llamada ganancia epinósica.

ganchillos *(hooklets).* Pequeños residuos córneos de la infestación larvaria de *Echinococcus* que se encuentran en las paredes de los quistes de este organismo.

gancho *(hook).* Instrumento de metal con una punta curva o doblada, usado para fijar o hacer tracción de una parte.

g. obtuso, el utilizado para hacer tracción de la ingle de un niño muerto durante una presentación de nalgas difícil.

g. de paladar, el que se usa para tirar hacia adelante del paladar blando, facilitando la rinoscopia posterior.

g. de traqueotomía, gancho de ángulo recto para mantener la tráquea fija durante la traqueotomía.

gangliado *(gangliate, gangliated).* Que posee ganglios.

gangliectomía *(gangliectomy).* Escisión quirúrgica de un ganglio.

gangliforme *(gangliform).* Semejante a un ganglio.

ganglio *(ganglion)* **1.** Agrupación de cuerpos de células nerviosas situadas fuera del cerebro y la medula espinal. **2.** Tumefacción quística que recuerda un tumor y que se localiza en la vaina tendinosa o en la cápsula articular.

g. autonómico, ganglio del sistema simpático o parasimpático.

g. basal, cada uno de los ganglios localizados en la sustancia blanca de los hemisferios cerebrales; sirven como uniones importantes a lo largo de varias vías motoras del sistema nervioso central; comprenden los núcleos caudado, lenticular y amigdaloide, así como el claustro.

g. cardiaco, cada uno de los ganglios del plexo cardiaco situados entre el arco de la aorta y la bifurcación de la arteria pulmonar.

g. celiaco, ganglio simpático de gran tamaño situado en la parte superior del abdomen a ambos lados de la aorta, cerca del origen del tronco celiaco; también llamado ganglio solar.

g. centinela, ganglio supraclavicular aumentado de tamaño y palpable, que constituye a menudo el primer signo de una neoplasia abdominal; también llamado nódulo de Virchow.

g. cervical, cada uno de los tres ganglios simpáticos (superior, medio e inferior) del cuello.

g. ciliar, ganglio parasimpático situado por detrás de la órbita, entre el nervio óptico y el músculo recto externo.

g. coccígeo, ganglio impar del tronco simpático situado en la cara anterior de la punta del cóccix; también denominado ganglio impar.

g. esfenopalatino, véase ganglio pterigopalatino.

g. espinal, véase ganglio radicular dorsal.

g. espiral de la cóclea, ganglio de células nerviosas bipolares localizadas en el modiolo del oído interno; envía fibras periféricas al órgano de Corti, y centrales a los núcleos cocleares del tronco del encéfalo.

g. estrellado, ganglio del tronco simpático que contiene dos componentes, el cervical inferior y el primero torácico, que a menudo están fundidos.

g. de Gasser, véase ganglio del trigémino.

g. geniculado, ganglio del nervio facial.

g. impar, véase ganglio coccígeo.

g. inferior del nervio vago, ganglio situado sobre el nervio vago un poco por debajo del agujero yugular y delante de las apófisis transversales de las vértebras cervicales primera y segunda.

g. linfático, estructura oval localizada a lo largo del curso de los vasos linfáticos; sus funciones son la filtración de materias extrañas y la producción de linfocitos; su aumento de tamaño constituye un signo de infección o neoplasia.

g. del nervio glosofaríngeo, uno de dos ganglios sensoriales (superior e inferior) situados sobre el nervio glosofaríngeo en su trayecto por el agujero yugular.

g. ótico, ganglio parasimpático situado por debajo del agujero oval en posición interna respecto al nervio mandibular; sus fibras preganglionares derivan del nervio glosofaríngeo, y las posganglionares inervan la glándula parótida; también lla-

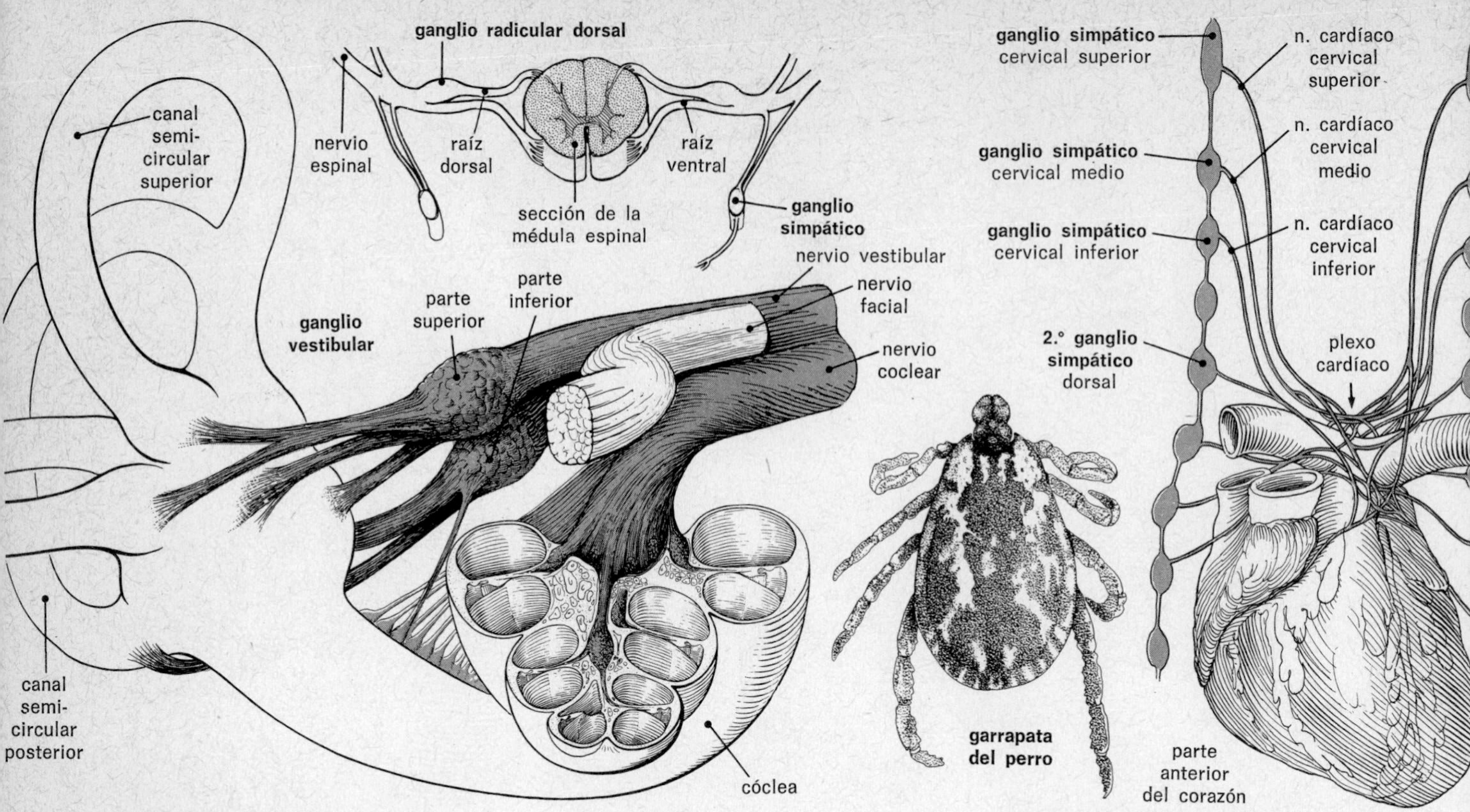

mado ganglio de Arnold.

g. parasimpático, cada uno de los agregados de cuerpos celulares pertenecientes al sistema nervioso parasimpático; así, los ganglios celiar, pterigopalatino, ótico y submandibular de la cabeza y otros localizados cerca de los órganos del tórax, abdomen y pelvis.

g. paravertebral, cada uno de los ganglios simpáticos localizados a intervalos en cada tronco simpático a lo largo de la columna vertebral; generalmente existen 3 cervicales, 12 torácicos, 4 lumbares y 4 sacros; también llamados ganglios del tronco simpático.

g. prevertebral, uno de los ganglios simpáticos situados delante de la columna vertebral y que forman los plexos del tórax y el abdomen; se distinguen de los ganglios paravertebrales, que se disponen a los lados de la columna vertebral.

g. pterigopalatino, el mayor de los 4 ganglios parasimpáticos asociados a los nervios craneales; se localiza en la fosa pterigopalatina, inmediatamente detrás del cornete nasal medio; envía fibras parasimpáticas posganglionares a las glándulas lagrimales, nariz, cavidad oral y parte superior de la faringe; también llamado ganglio esfenopalatino.

g. radicular dorsal, ganglio situado en la raíz dorsal de los nervios espinales que contiene los cuerpos celulares de las neuronas sensoriales del nervio; también conocido como ganglio espinal.

g. semilunar, véase ganglio del trigémino.

g. simpático, cada uno de los ganglios del sistema nervioso autónomo compuestos por neuronas adrenérgicas que reciben fibras aferentes de neuronas motoras viscerales preganglionares situadas en las astas laterales de los segmentos torácicos y lumbar superior de la medula espinal; se clasifican según su localización en ganglios paravertebrales y prevertebrales.

g. submaxilar, uno de 4 ganglios parasimpáticos asociados a los nervios craneales; se localizan inmediatamente por encima de la parte profunda de la glándula submaxilar; sus fibras preganglionares se derivan del nervio facial, y las posganglionares inervan las glándulas submaxilar y sublingual.

g. superior del nervio vago, ganglio situado sobre el vago en su trayecto a través del agujero yugular en la base del cráneo.

g. torácico, el situado en la porción torácica del sistema simpático.

g. del trigémino, ganglio grande aplanado de la raíz sensorial del nervio trigémino situado en la cara anterior de la porción petrosa del hueso temporal; también llamado ganglio semilunar o de Gasser.

g. del tronco simpático, véase ganglio paravertebral.

g. vestibular, conjunto de células nerviosas bipolares que forman un engrosamiento del nervio vestibulococlear en el meato auditivo interno; se subdivide en porciones superior e inferior; también llamado ganglio de Scarpa.

ganglioblasto *(ganglioblast).* Célula embrionaria a partir de la cual se desarrollan las células ganglionares.

ganglioma *(ganglioma).* Véase ganglioneuroma.

ganglionar *(ganglionic).* Relativo a un ganglio, generalmente nervioso.

ganglionectomía *(ganglionectomy).* Extirpación quirúrgica de un ganglio.

ganglioneuroma *(ganglioneuroma).* Tumor pequeño encapsulado, benigno y de crecimiento lento, formado por células ganglionares maduras y fibras nerviosas; también se denomina ganglioma y neurocitoma.

ganglionitis *(ganglionitis).* Inflamación de un ganglio.

gangliopléjico *(ganglioplegic).* Compuesto que bloquea la transmisión de los impulsos (generalmente por un período de tiempo breve) a través de un ganglio autónomo.

gangliósido *(ganglioside).* Variedad de esfingoglucolípidos presentes en el tejido nervioso que contienen ácido *N*-acetilneuramínico.

gangliosidosis *(gangliosidosis).* Enfermedad que conlleva la acumulación de gangliósidos específicos en el sistema nervioso; también llamada lipidosis gangliósida.

gangosa *(gangosa).* Ulceración del velo del paladar, paladar óseo, nasofaringe y nariz; secuela de la frambesia; también denominada rinofaringitis mutilante.

gangrena *(gangrene).* Muerte del tejido corporal debida a una irrigación sanguínea (nutritiva) inadecuada; forma de necrosis combinada con putrefacción.

g. diabética, gangrena debida a la arteriosclerosis que acompaña a la diabetes.

g. fría, gangrena no precedida por inflamación; también conocida como gangrena seca o neurótica y momificación.

g. gaseosa, gangrena que ocurre en heridas con traumatismo o contaminadas con tierra infectada con clostridios anaerobios toxígenos; se caracteriza por la presencia de gas en el tejido afecto.

g. húmeda, gangrena blanda y húmeda debida a la acción de bacterias de putrefacción.

gangrenoso *(gangrenous).* Afecto de gangrena.

Gardner, síndrome de *(Gardner's syndrome).* Síndrome hereditario de poliposis del recto y colon, junto con quistes y tumores de la piel y huesos; se transmite como carácter autosómico dominante; en más del 50 % de los pacientes se desarrolla carcinoma de colon hacia los 40 años de edad, recomendándose la colectomía como medida profiláctica.

garganta *(throat).* Parte posterior de la boca que se extiende hasta el comienzo del esófago; generalmente, el área desde la nasofaringe hasta la laringe.

g., dolor de, estado de la garganta caracterizado por malestar, especialmente al tragar, debido a la inflamación de los pilares palatinos, la faringe, las amígdalas o la laringe; también llamado odinofagia.

gárgara *(gargle).* Acción de lavar la garganta y boca haciendo pasar con fuerza el aire espirado a través de un líquido que se mantiene en la boca al tiempo que se inclina hacia atrás la cabeza.

gargarismo *(gargle).* Solución medicamentosa que se usa para hacer gárgaras.

gargolismo *(gargoylism).* Véase síndrome de Hurler.

garrapata *(tick).* Acaro de las familias ixódidos (*Ixodidae,* garrapatas de cutícula dura) y argásidos (*Argasidae,* garrapatas de cutícula blanda), que en algunos casos es parásito y portador de microorganismos patógenos.

g. de las Montañas Rocosas, *Dermacentor andersoni,* garrapata de color pardorrojizo y cutícula dura del oeste de los Estados Unidos; el vector más importante de la fiebre moteada de las Montañas Rocosas; también transmite la tularemia, la fiebre de Colorado y la fiebre Q y es causa de la parálisis por garrapatas.

g. del perro, *Dermacentor variabilis,* ácaro de cutícula dura que puede transmitir la fiebre moteada de las Montañas Rocosas; se encuentra en la costa oriental de los Estados Unidos, generalmente en áreas montañosas, con bosques densos; también denominada garrapata del perro americano.

gas *(gas).* Estado aeriforme de la materia que se distingue de los estados líquido y sólido por la libertad de las moléculas para moverse, siendo capaz de grandes expansiones y contracciones con cambios de presión y temperatura.

g. de agua, gas combustible industrial producido haciendo pasar vapor sobre carbón al rojo

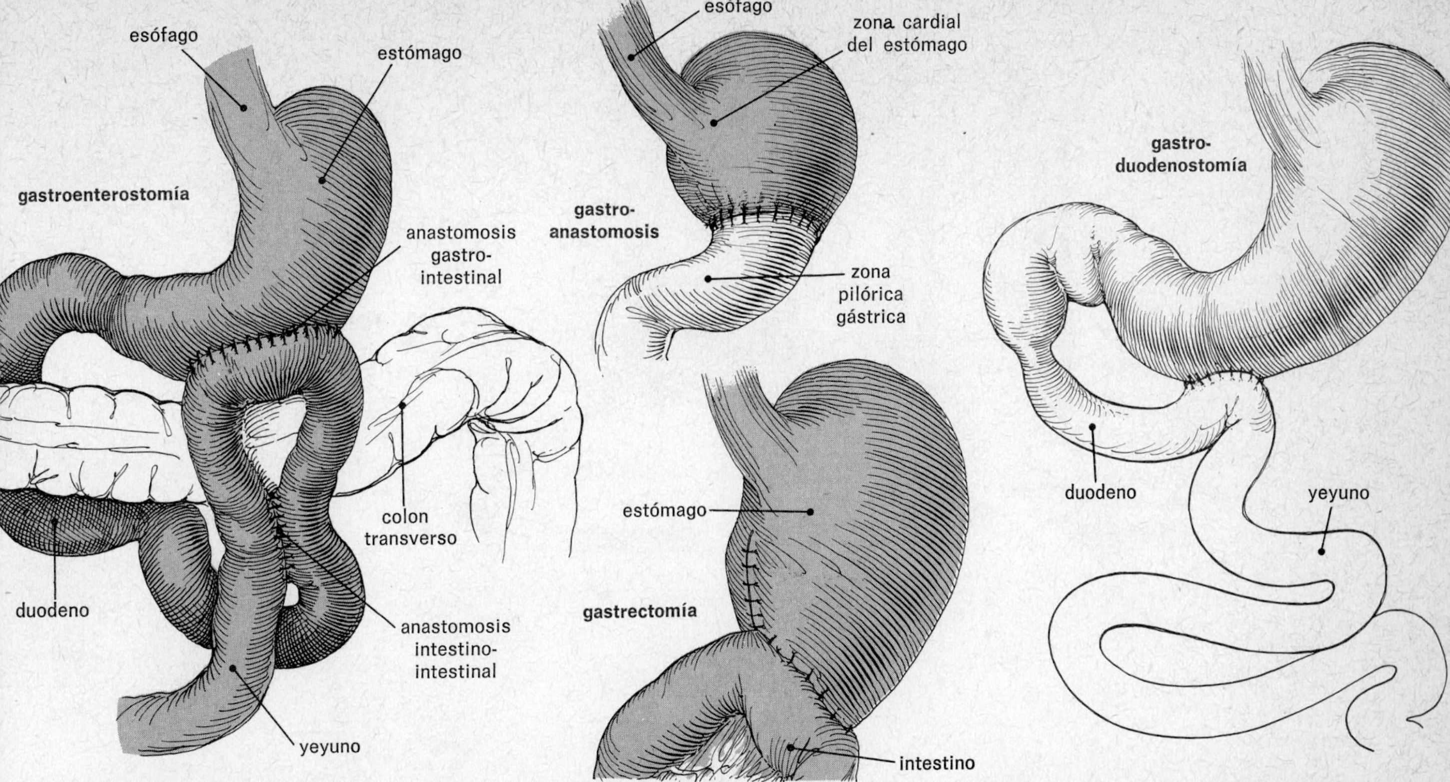

vivo; consiste principalmente en hidrógeno, hidrocarburos y monóxido de carbono.

g. hilarante, óxido nitroso, un anestésico suave; su nombre proviene de que su inhalación produce a veces un delirio hilarante.

g. inerte, gas noble.

g. lacrimógeno, agente gaseoso como la cloroacetofenona que irrita los ojos produciendo lágrimas cegadoras; suele dispersarse mediante granadas y proyectiles.

g. mostaza, sulfuro de dicloroetilo; sustancia oleosa volátil usada como arma química durante la Primera Guerra Mundial como agente gaseoso capaz de producir ampollas; su inhalación puede dar lugar a bronconeumonía química; precursor de las llamadas mostazas nitrogenadas, usadas en la quimioterapia del cáncer.

g. noble, cada uno de los gases (helio, neón, argón, criptón, xenón y radón) presentes en la atmósfera y que no poseen afinidades químicas; gases completamente no reactivos, excepto en circunstancias extremas.

g. de los pantanos, véase metano.

gasa *(gauze)*. Tejido o vendaje quirúrgico fino de trama abierta.

g. absorbente, gasa de algodón blanqueado de peso y malla variable.

g. de petrolato, gasa absorbente impregnada de petrolato.

gaseoso *(gaseous)*. Relativo a un gas o de su naturaleza.

gasiforme *(gasiform)*. Gaseoso.

gasógeno *(gasogenic)*. Productor de gases.

gasometría *(gasometry)*. Medición científica de los gases; determinación de la proporción relativa de gases en una mezcla.

gasómetro *(gasometer)*. Aparato calibrado para medir el volumen de los gases; se usa generalmente para medir los gases respiratorios.

gastrectomía *(gastrectomy)*. Resección quirúrgica del estómago o parte del mismo; también llamada resección gástrica.

g. subtotal, escisión de una gran parte del estómago.

gástrico *(gastric)*. Perteneciente o relativo al estómago.

gastrina *(gastrin)*. Una de las hormonas gastrointestinales liberadas durante la digestión; la secreta la mucosa de la región pilórica del estómago al contacto con la comida; aumenta la secreción de ácido clorhídrico y, en menor medida, de pepsinógeno.

gastritis *(gastritis)*. Inflamación del estómago.

g. antral, trastorno caracterizado por estrechamiento irregular y concéntrico del estómago; también denominado periantritis.

g. atrófica, inflamación crónica del estómago con degeneración de la mucosa.

g. flemonosa, inflamación grave con infiltración purulenta de la pared gástrica.

g. hipertrófica gigante, véase enfermedad de Menétrièr.

g. intersticial, gastritis que afecta a la submucosa y capa muscular del estómago.

g. seudomembranosa, inflamación del estómago causada por la formación de falsas membranas.

gastro-, gastr-. *(gastro-, gastr-)*. Formas prefijas que indican estómago; p. ej. gastrotomía.

gastroanastomosis *(gastroanastomosis)*. Unión quirúrgica de los extremos pilórico y cardial del estómago; también llamada gastrogastrostomía.

gastroblenorrea *(gastroblenorrhea)*. Secreción excesiva de moco por el estómago.

gastrocámara *(gastrocamera)*. Cámara fotográfica pequeña, diseñada para ser deglutida, inflando luego el estómago y tomando fotografías rápidamente.

gastrocele *(gastrocele)*. Hernia de una porción del estómago.

gastrocnemio *(gastrocnemius)*. Véase tabla de músculos.

gastrocólico *(gastrocolic)*. Relativo al estómago y al colon.

gastrocolitis *(gastrocolitis)*. Inflamación del estómago y del colon.

gastrocoloptosis *(gastrocoloptosis)*. Desplazamiento hacia abajo del estómago y el colon.

gastrocolostomía *(gastrocolostomy)*. Construcción quirúrgica de un paso entre el estómago y el colon.

Gastrodiscoides hominis. Especie de gusanos trematodos parásitos del intestino del cerdo y del hombre.

gastroduodenal *(gastroduodenal)*. Relativo al estómago y el duodeno.

gastroduodenoscopia *(gastroduodenoscopy)*. Visualización del interior del estómago y del duodeno con la ayuda de un gastroscopio.

gastroduodenostomía *(gastroduodenostomy)*. Construcción quirúrgica de un paso artificial entre el estómago y el duodeno.

gastroentérico *(gastroenteric)*. Gastrointestinal; relativo o perteneciente al estómago e intestinos.

gastroenteritis *(gastroenteritis)*. Inflamación de la mucosa del estómago e intestino.

gastroenteroanastomosis *(gastroenteroanastomosis)*. Conexión quirúrgica entre el estómago y cualquier parte del intestino no continua con él.

gastroenterología *(gastroenterology)*. Rama de la medicina que se ocupa de los trastornos del estómago e intestinos, así como del esófago, hígado y vesícula biliar.

gastroenterólogo *(gastroenterologist)*. Especialista en enfermedades del estómago e intestinos.

gastroenteropatía *(gastroenteropathy)*. Enfermedad del aparato digestivo.

gastroenteroptosis *(gastroenteroptosis)*. Desplazamiento hacia abajo, o prolapso, del estómago y una porción del intestino.

gastroenterostomía *(gastroenterostomy)*. Formación quirúrgica de un paso entre el estómago y el intestino.

gastroenterotomía *(gastroenterotomy)*. Incisión quirúrgica en el estómago e intestino.

gastroepiploico *(gastroepiploic)*. Relativo al estómago y al epiplón mayor.

gastroesofágico *(gastroesophageal)*. Relativo al estómago y al esófago.

gastroesofagitis *(gastroesophagitis)*. Inflamación del estómago y el esófago.

gastroesofagostomía *(gastroesophagostomy)*. Creación quirúrgica de una nueva abertura o conexión entre el estómago y el esófago.

gastrofrénico *(gastrophrenic)*. Relativo al estómago y el diafragma.

gastrogastrostomía *(gastrogastrostomy)*. Véase gastroanastomosis.

gastrogavaje *(gastrogavage)*. Alimentación mediante gastrostomía (abertura quirúrgica en la pared del estómago).

gastrógeno *(gastrogenic)*. Que se origina en el estómago.

gastrógrafo *(gastrograph)*. Instrumento para registrar los movimientos del estómago.

gastrohepático *(gastrohepatic)*. Relativo al estómago y el hígado.

gastrohidrorrea *(gastrohydrorrhea)*. Secreción por el estómago de gran cantidad de líquido acuoso.

gastrointestinal *(gastrointestinal)*. Relativo al estómago y al intestino; también llamado gastroentérico.

gastrolitiasis *(gastrolithiasis)*. Presencia de uno o más cálculos en el estómago.

gastrolito *(gastrolith)*. Cálculo del estómago; cálculo gástrico.

gastrología *(gastrology)*. Ciencia que estudia el estómago y sus enfermedades; el término gastroenterología es de uso más frecuente.

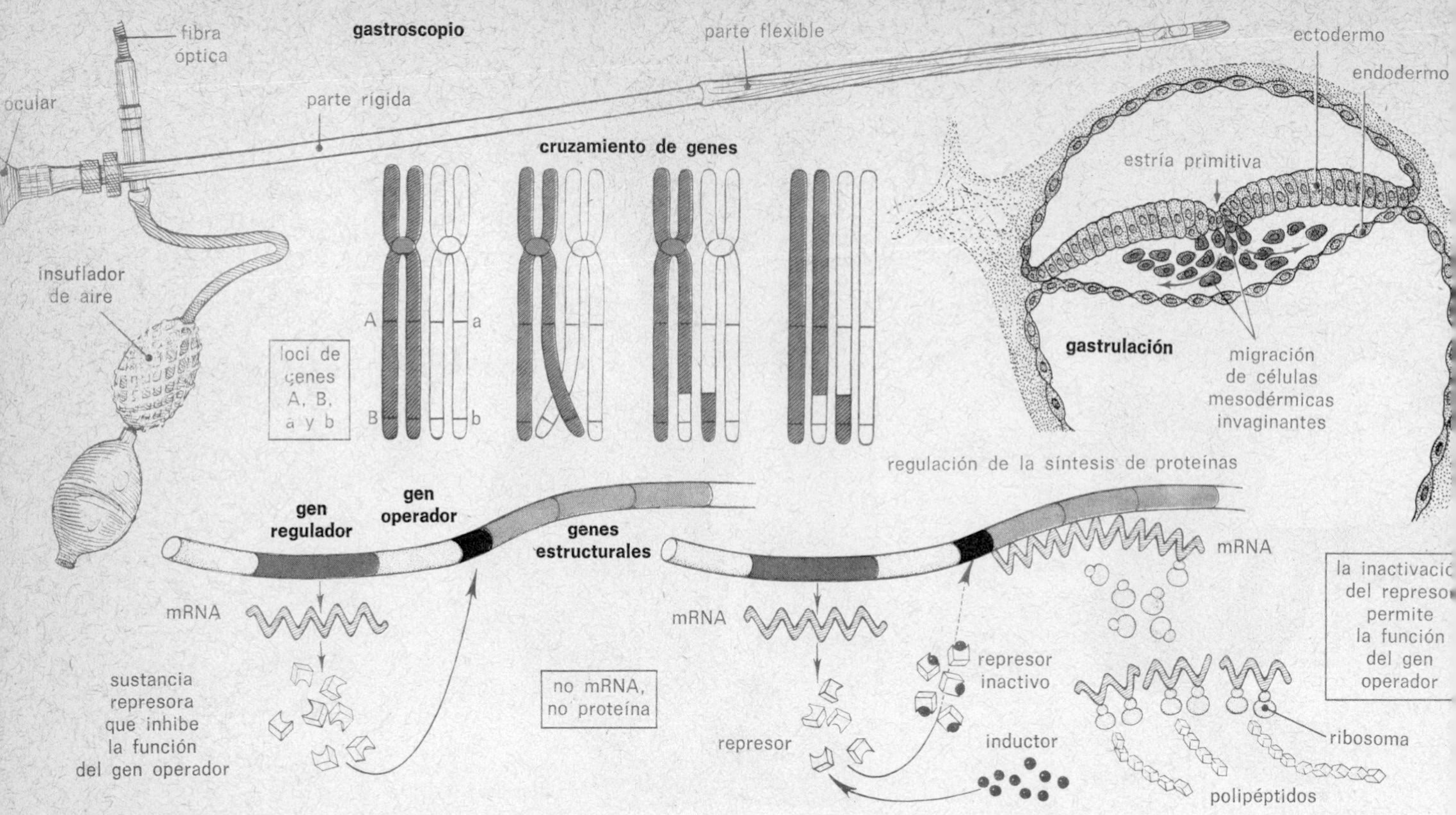

gastromalacia *(gastromalacia).* Reblandecimiento de la pared gástrica.

gastropatía *(gastropathy).* Enfermedad del estómago.

gastropexia *(gastropexy).* Unión quirúrgica del estómago a la pared abdominal.

gastropilórico *(gastropyloric).* Relativo al estómago como conjunto y al píloro.

gastroplastia *(gastroplasty).* Corrección quirúrgica de cualquier defecto del estómago.

gastroptosis *(gastroptosis).* Desplazamiento del estómago hacia abajo.

gastrorrafia *(gastrorrhaphy).* Sutura del estómago.

gastroscopia *(gastroscopy).* Exploración del interior del estómago con el gastroscopio.

gastroscopio *(gastroscope).* Instrumento para observar el interior del estómago.

gastrospasmo *(gastrospasm).* Contracción espasmódica del estómago.

gastrostenosis *(gastrostenosis).* Constricción del estómago.

gastrostomía *(gastrostomy).* Construcción quirúrgica de una apertura hacia el estómago.

gastrotomía *(gastrotomy).* Incisión quirúrgica en el estómago.

gastrotropo *(gastrotropic).* Que posee un efecto en el estómago.

gastroyeyunocólico *(gastrojejunocolic).* Relativo al estómago, yeyuno y colon; p. ej. una fístula que penetra en las tres estructuras.

gastroyeyunostomía *(gastrojejunostomy).* Creación quirúrgica de una abertura o conexión entre el estómago y el yeyuno.

gástrula *(gastrula).* Embrión en la fase de desarrollo que sigue a la blástula, en que se producen los movimientos de gastrulación.

gastrulación *(gastrulation).* Formación de la gástrula; en embriología, proceso por el cual la tercera capa germinal de células (mesodermo) migra entre el disco bilaminar haciéndolo trilaminar (ectodermo, mesodermo y endodermo); ocurre durante la tercera semana del desarrollo embrionario.

Gaucher, enfermedad de *(Gaucher's disease).* Enfermedad caracterizada por el depósito de glucocerebrósido, un glucolípido, en células reticuloendoteliales; las manifestaciones comprenden esplenomegalia, hepatomegalia, aumento de tamaño de los ganglios linfáticos y lesiones óseas.

Gaulteria. Género de plantas en el que se incluye *G. procumbes*, que proporciona un aceite volátil rico en salicilato de metilo.

gavaje *(gavage).* Introducción de elementos nutritivos en el estómago por medio de un tubo.

gaznate *(gullet).* Faringe y esófago; conducto de la boca al estómago.

Gd *(Gd).* Símbolo químico del elemento gadolinio.

Ge *(Ge).* Símbolo químico del elemento germanio.

Geiger-Müller, tubo de *(Geiger-Müller tube).* Véase tubo.

gel *(gel).* Estado semisólido de un coloide coagulado.

gelatina *(gelatin).* Proteína transparente incolora obtenida del colágeno del tejido por ebullición en agua; se usa en nutrición y también como excipiente de productos farmacéuticos.

g. de cinc, jalea que contiene óxido de cinc, gelatina, glicerina y agua; se usa como agente protector entre capas de vendaje.

gelatinización *(gelation).* Transformación de una solución en un gel.

gelatinizar *(gelatinize).* **1.** Convertir en gelatina. **2.** Hacerse gelatinoso.

gelatinoide *(gelatinoid).* **1.** Semejante a gelatina. **2.** Gelatinoso.

gelatinoso *(gelatinous).* **1.** Que contiene gelatina. **2.** Viscoso; que parece jalea.

gelificar *(gelate).* Causar la formación de un gel.

gelosa *(gelose).* En general, cualquier polisacárido amorfo, como el agar, que se obtiene de las algas rojas y es capaz de formar una gelatina.

gelosis *(gelosis).* Masa dura en tejidos, especialmente en un músculo.

gem- *(gem-).* Forma prefija que indica sustituciones en pareja en un único átomo.

gemación *(gemmation).* Reproducción asexuada en la que los nuevos organismos se desarrollan como brotes del progenitor; también llamada germinación.

gemelo *(twin)* **1.** Uno de dos niños nacidos en un parto. **2.** Doble; que crece en parejas.

g. dicigótico, véase hermanos gemelos.

g. heterocigótico, véase hermanos gemelos.

g. idéntico, cada uno de los gemelos resultantes de la fecundación de un solo huevo que se divide en un estadio precoz de su desarrollo; siempre son del mismo sexo, tienen la misma constitución genética y se parecen entre sí; también llamados gemelos monocigóticos o uniovulares.

g. monocigótico, véase gemelo idéntico.

g. uniovular, véase gemelo idéntico.

g., hermano, cada uno de los gemelos desarrollados a partir de dos óvulos separados; pueden ser o no del mismo sexo; también llamados gemelos heterocigóticos o gemelos dicigóticos.

gemelología *(gemellology).* Estudio de los gemelos y de su formación.

geminado *(geminate).* Que ocurre en pares.

gémula *(gemmule).* **1.** Brote que se desarrolla hasta dar un nuevo organismo. **2.** Tumefacciones de forma esférica a veces existentes en las prolongaciones protoplasmáticas (dendritas) de las células nerviosas. **3.** En la teoría de Darwin sobre la herencia, las partículas que se transferían de las células somáticas a las sexuales.

gen-, geno- *(gen-, geno-).* Formas prefijas que significan que produce.

gen *(gene).* Unidad hereditaria que ocupa una posición fija (locus) en el cromosoma y es capaz de reproducirse a sí mismo en cada división celular y de dirigir la formación de proteínas.

g. alélico, uno de los genes diferentes localizados en posiciones (loci) correspondientes en un par de cromosomas y que ejercen una función similar.

g. autosómico, cada uno de los genes presentes en cualquier cromosoma diferente de los sexuales.

g. dominante, el que produce un efecto reconocible en el organismo, ya esté apareado con un gen idéntico o disímil.

g. estructural, el que especifica la formación de una cadena polipeptídica determinada.

g. hemicigótico, gen presente en una sola dosis, o sin acompañamiento de otro.

g. holándrico, g. Y-vinculado, gen localizado en la parte no homóloga de un cromosoma Y (masculino).

g. iniciador, uno de los genes reguladores que codifica la proteína represora que se liga al DNA.

g. ligado al sexo, el localizado sobre un cromosoma sexual (X o Y).

g. ligado a X, el localizado en un cromosoma X (femenino).

g. ligado a Y, véase gen holoándrico.

g. operador, uno de los genes reguladores, cuya función es la activación de la producción de RNA mensajero; es parte de un sistema de retroacción que determina la tasa de producción enzimática.

g. promotor, uno de los genes reguladores, al que se une la polimerasa de RNA, que cataliza la síntesis de RNA mensajero.

g. recesivo, gen que no produce un efecto detectable en el organismo cuando se combina (heterocigoto) con un alelo dominante.

g. regulador, el que controla la tasa de síntesis proteica; controla la producción de una proteína represora que actúa sobre el gen operador.

genes, cruzamiento de *(«crossing over»).* intercambio de material, incluidos genes, entre dos

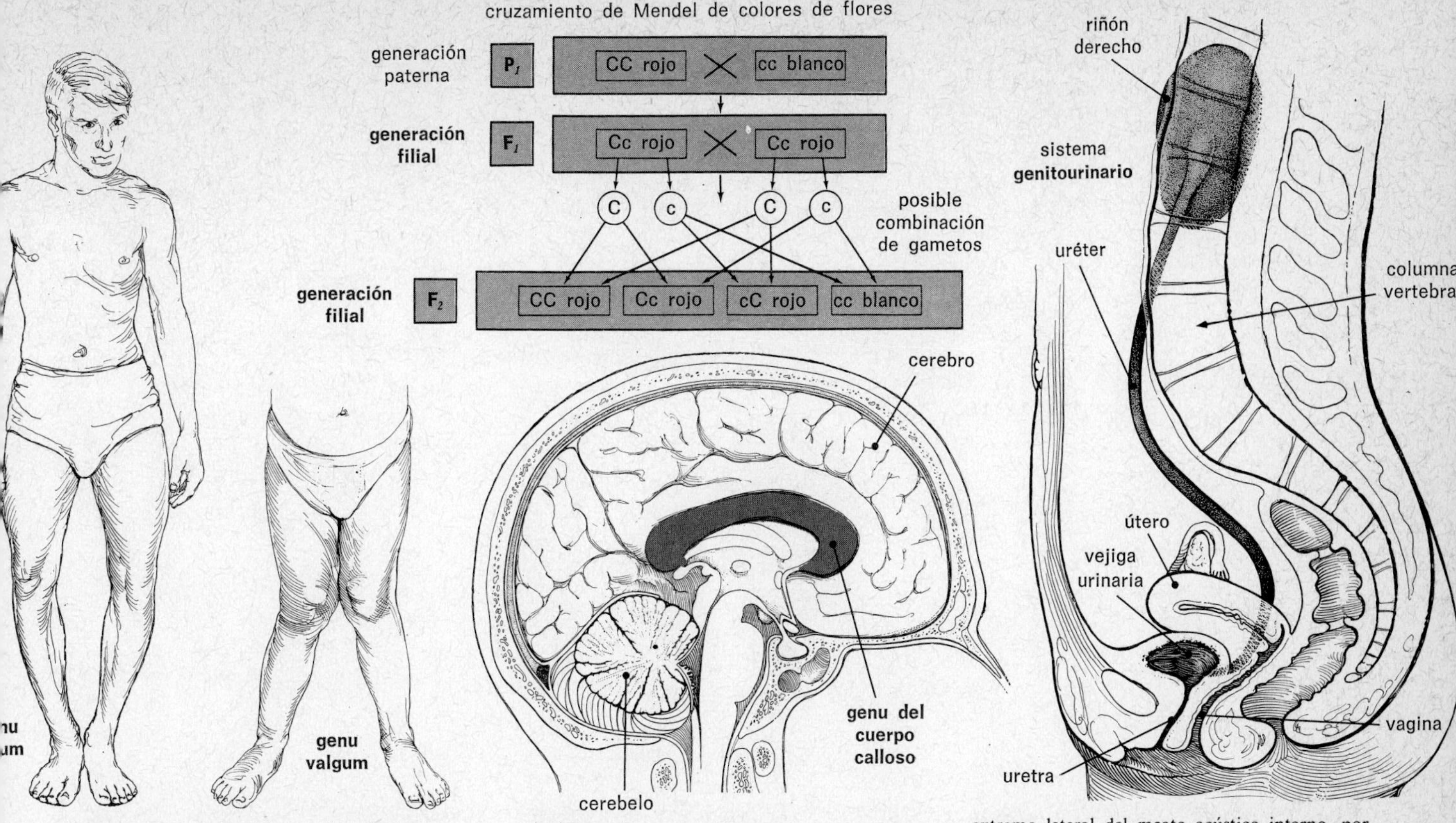

cromosomas apareados durante la meiosis.

genciana *(gentian)*. Raíz de genciana, raíces secas de la hierba *Gentiana lutea*.

g., violeta de, véase violeta.

generación *(generation)*. Estadio en la sucesión de descendientes de plantas o animales.

g. filial, descendencia que resulta de una combinación genética especificada: primera generación filial (F_1), progenie del primer cruce experimental de animales o plantas (la generación paterna a partir de la cual comienza el experimento es P_1); segunda generación filial (F_2), progenie que resulta del entrecruzamiento dentro de la generación F_1; generaciones tercera, cuarta, etc. (F_3, F_4, etc.), progenie del entrecruzamiento continuado de heterocigotos con continuación de las relaciones F_2.

generador *(generator)*. **1.** Máquina que produce energía eléctrica a partir de otra forma de energía. **2.** Instrumento que genera vapor, gas o aerosol a partir de un líquido o sólido.

g. de aerosol, instrumento para generar suspensiones de pequeñas partículas en aire, habitualmente para la terapéutica de inhalación.

g. de piones, aparato que emite una corriente de piones (partículas subatómicas generadas por un acelerador de alta energía); se usa experimentalmente para la destrucción de células cancerosas.

g. de pulso, generador que sirve como fuente de un marcapasos artificial; genera y descarga impulsos para la estimulación cardiaca.

g. de pulso asíncrono, marcapasos cardiaco en el que la tasa de descargas no depende de la actividad cardiaca natural; también llamado generador de pulso fijo.

g. de pulso auricular, véase generador de pulso síncrono auricular.

g. de pulso con inhibición ventricular, generador que suprime su actividad eléctrica en respuesta a la actividad ventricular natural, pero que en ausencia ésta funciona como un pulso asincrónico; también se llama marcapasos a demanda.

g. de pulso fijo, véase g. de pulso asíncrono.

g. de pulso síncrono auricular, marcapasos de estimulación ventricular cuyo ritmo de descarga viene determinado por el ritmo auricular; también llamado generador de pulso auricular.

g. de pulso síncrono ventricular, generador de pulso que actúa de forma sincrónica con la actividad ventricular natural, pero que en ausencia de dicha actividad funciona como un pulso asíncrono; también denominado generador de pulso ventricular.

g. de pulso ventricular, véase generador de pulso síncrono ventricular.

g. de radionúclidos, receptáculo que contiene una gran cantidad de un cierto radionúclido que degenera, originando un radionúclido secundario de vida media más corta; de este modo se consigue un aporte continuo de radionúclidos de vida relativamente corta para su uso en el laboratorio; también llamado «vaca radiactiva».

generalizar *(generalize)*. Hacerse general; dícese de una lesión local primaria que se extiende o se hace sistémica.

género. 1. *(genus)* Clasificación biológica inferior a la familia y superior a la especie; categoría indicativa de semejanzas en los caracteres generales, aunque con diferencias en los detalles. **2.** *(gender)* Categoría sexual.

genérico *(generic)*. **1.** Relativo a un género. **2.** General, relativo a un grupo en su totalidad.

genesiología *(genesiology)*. Estudio de la generación y reproducción.

génesis *(genesis)*. Creación; origen.

genética *(genetics)*. Ciencia de la herencia; especialmente, el estudio del origen de las características de la transmisión individual y hereditaria.

g. médica, rama de la genética humana que trata de la relación entre herencia y enfermedad.

genético *(genetic)*. **1.** Relativo al estudio de la herencia. **2.** Hereditario. **3.** En psiquiatría, relativo a un período anterior del desarrollo en la vida de un paciente en el que se originaron los conflictos o problemas.

genetista *(geneticist)*. Científico especializado en genética.

genetotrófico *(genetotrophic)*. Hace referencia a factores nutritivos hereditarios, y se aplica especialmente a ciertos trastornos deficitarios hereditarios.

geniano *(genial)*. Relativo al mentón.

génico *(genic)*. Relativo a los genes.

g., dosificación, número de veces que un gen específico está presente en el núcleo de una célula.

geniculado *(geniculate)*. Con forma de rodilla flexionada.

genículo *(geniculum)*. Rodilla pequeña; curvatura aguda, en forma de rodilla, de una pequeña estructura.

g. del canal facial, curvatura del canal facial que aloja el genículo del nervio facial.

g. del nervio facial, curvatura en forma de rodilla de la porción horizontal del nervio facial en el extremo lateral del meato acústico interno, por encima del promontorio del oído medio.

genio *(genius)*. Individuo que posee una capacidad creadora e intelectiva excepcional.

geniogloso *(genioglossus)*. Véase tabla de músculos.

geniohioideo *(geniohyoid)*. Véase tabla de músculos.

genioplastia *(genioplasty)*. Cirugía reparadora o plástica del mentón.

genital *(genital)*. Relativo a la reproducción.

genitales *(genitals)*. Organos de la reproducción.

genitalidad *(genitality)*. En psicoanálisis, término general que engloba los componentes genitales de la sexualidad.

genitourinario *(genitourinary)*. Urogenital; relativo a los órganos de la reproducción y al aparato urinario.

-geno *(-genic)*. Forma sufija que significa causante de.

genodermatosis *(genodermatosis)*. Trastorno de la piel determinado genéticamente.

genoma *(genoma)*. Dotación completa de cromosomas (con sus genes) de uno de los progenitores; dotación genética completa.

genotipo *(genotype)*. Constitución genética o hereditaria de un individuo.

gentamicina, sulfato de *(gentamicin sulfate)*. Antibiótico de amplio espectro que inhibe el crecimiento de las bacterias; Gentamicina®.

genu *(genu)*. **1.** Rodilla. **2.** Estructura semejante a una rodilla flexionada.

g. del cuerpo calloso, extremidad anterior del cuerpo calloso.

g. recurvatum, curvatura de la rodilla hacia atrás.

g. valgum, deformidad de la pierna a la altura de la rodilla, generalmente bilateral, que se caracteriza por una angulación lateral de la tibia (rodillas en X).

g. varum, deformidad generalmente bilateral en la que la pierna tiene una curvatura hacia afuera a la altura de la rodilla (rodillas «en paréntesis»).

geofagia *(geophagia, earth-eating)*. Hábito de comer tierra, incluidas varias formas de arcilla; forma de pica.

geomedicina *(geomedicine)*. Estudio de las influencias ambientales sobre la salud y la enfermedad.

geopatología *(geopathology)*. Estudio de la enfermedad en su relación con el medio ambiente.

geotricosis *(geotrichosis)*. Afección causada por

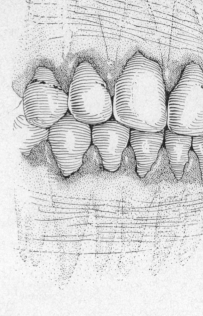

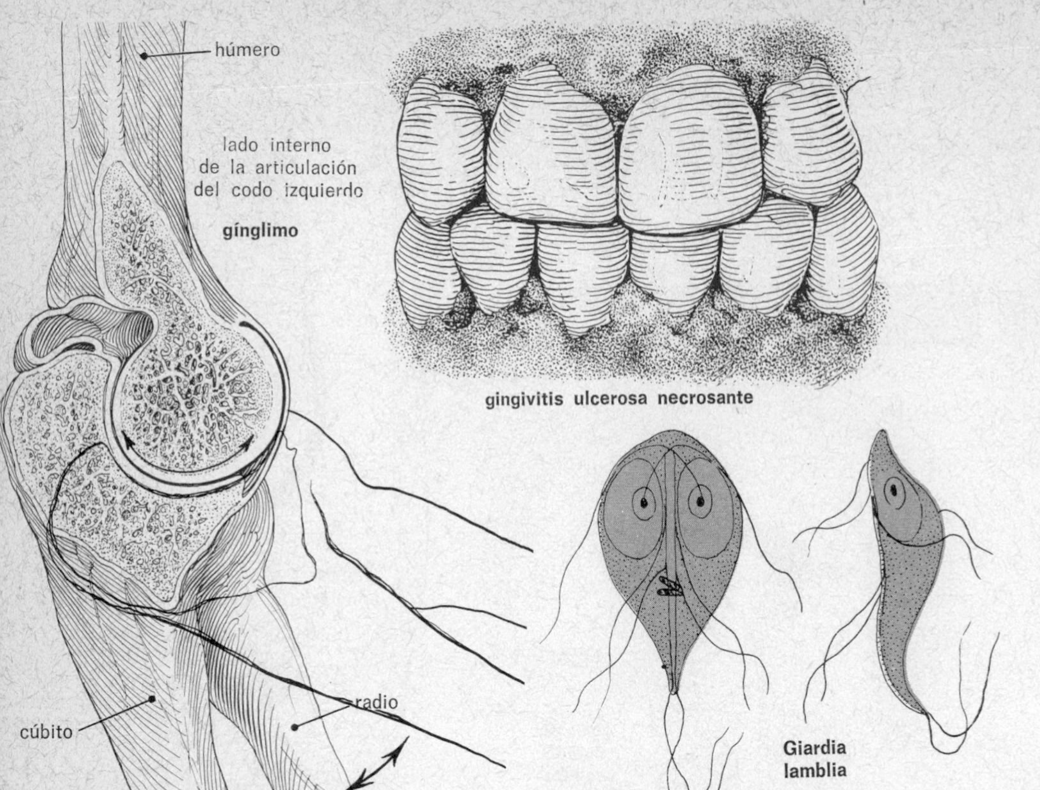

la infección con el hongo *Geotrichum*.

Geotrichum. Género de hongos parecidos a levaduras, una de cuyas especies infecta los pulmones y bronquios del hombre.

geriátrico *(geriatrics).* Relativo a la edad avanzada.

germanio *(germanium).* Elemento metálico; símbolo Ge, número atómico 32, peso atómico 72,6.

germen *(germ).* **1.** Microbio patógeno. **2.** Estructura embrionaria capaz de desarrollarse en un nuevo organismo; primordio.

g. de trigo, porción germinal o embrionaria de la semilla de trigo, rica en vitaminas; se usa como suplemento cereal dietético.

germicida *(germicide).* Agente que extermina gérmenes o microbios.

germífugo *(germifuge).* Germicida.

germinal *(germinal).* **1.** Perteneciente a la germinación. **2.** Perteneciente a la naturaleza de un germen.

gerodermia *(geroderma).* Atrofia de la piel.

gerodontología *(gerodontology).* Diagnóstico y tratamiento de los trastornos dentarios de los ancianos.

geromarasmo *(geromarasmus).* Atrofia de la edad senil.

geronto-, gero-, ger-, geriat- *(geronto-, gero-, ger-, geriat-).* Formas prefijas que significan edad avanzada.

gerontología *(gerontology).* Estudio de los problemas médicos y sociológicos asociados con la senilidad.

gerontopía *(gerontopia).* Véase senopía.

gerontoterapéutica *(gerontherapeutics).* Tratamiento de las enfermedades de los ancianos.

gerontoxon *(gerontoxon).* Véase arco senil.

gestación *(gestation).* Véase embarazo.

gestágeno *(gestagen).* Término general para denominar a las hormonas que producen cambios progestacionales en el útero.

gestalt *(gestalt).* Sistema unitario de fenómenos físicos, psicológicos o simbólicos que poseen propiedades que no pueden ser derivadas sólo de sus componentes.

Ghon, complejo de *(Ghon complex).* Depósitos en el campo pulmonar periférico junto con nódulos hiliares calcificados; antes considerados patognomónicos de una lesión tuberculosa primaria curada, pero pueden remedarlos lesiones primarias curadas de histoplasmosis y coccidioidomicosis; generalmente, los depósitos sufren un proceso de calcificación.

Ghon, foco de *(Ghon focus).* Lesión primaria de la tuberculosis pulmonar; parte parenquimatosa del complejo del mismo nombre.

GI *(GI).* Abreviatura de gastrointestinal.

Gianotti-Crosti, síndrome de *(Gianotti-Crosti syndrome).* Dermatosis aguda papulosa de los niños pequeños acompañada de fiebre ligera y malestar; generalmente desaparece sin tratamiento en 30 a 70 días; también denominada acrodermatitis.

Giardia. Género de protozoos flagelados, algunos de los cuales son parásitos en el tracto intestinal del hombre y animales domésticos.

giardiasis *(giardiasis).* Infestación con *Giardia lamblia.*

giba *(gibbus).* Joroba, corcova (cifosis).

gibosidad *(gibbosity).* **1.** Joroba o protuberancia. **2.** Condición de presentar jorobas o abultamientos.

giboso *(gibbous).* Jorobado.

giga- *(giga-).* Forma prefija que se usa en el sistema métrico y que significa mil millones (10^9).

gigantismo *(gigantism).* Estado anormal de excesivo crecimiento en altura, sobrepasando con exceso la media de la raza a la que pertenece la persona.

giganto-, gigant- *(giganto-, gigant-).* Formas prefijas que significan excesivamente grande, o crecimiento excesivo.

gigavoltio *(gigavolt).* Mil millones de voltios.

gilbert *(gilbert).* Unidad electromagnética de fuerza electromotriz.

Gilbert, enfermedad de *(Gilbert's disease).* Ictericia familiar no hemolítica; véase ictericia.

Gilles de la Tourette, enfermedad de *(Gilles de la Tourette's disease).* Forma rara de tic generalizado que ocurre en la infancia; se caracteriza por gestos continuos incontrolados, contracciones faciales, lenguaje incoherente y repetición de frases pronunciadas por otras personas.

gimnocito *(gymnocyte).* Célula sin membrana limitante.

gimnofobia *(gymnophobia).* Miedo morboso a la visión de cuerpos desnudos.

ginandrismo *(gynandrism).* Defecto congénito caracterizado por desarrollo excesivo del clítoris y fusión de los labios mayores que dan un aspecto de pene y escroto.

ginandromorfo *(gynandromorph).* Individuo con características masculinas y femeninas.

ginatresia *(gynatresia).* Oclusión de una parte del aparato genital femenino, por lo general la vagina.

ginecoide *(gynecoid).* Que recuerda a un individuo del sexo femenino.

ginecología *(gynecology).* Rama de la medicina que trata de las enfermedades peculiares de la mujer.

ginecológico *(gynecologic).* Perteneciente a la ginecología.

ginecólogo *(gynecologist).* Especialista en ginecología.

ginecomanía *(gynecomania).* Deseo sexual insaciable por la mujer.

ginecomastia *(gynecomastia).* Desarrollo excesivo de la mama masculina.

ginefobia *(gynephobia).* Miedo morboso o aversión a las mujeres.

gingival *(gingival).* Relativo a las encías.

gingivectomía *(gingivectomy).* Extirpación quirúrgica del tejido gingival enfermo.

gingivitis *(gingivitis).* Inflamación de las encías.

g. ulcerosa necrosante, infección bacteriana (por fusoespiroquetas), generalmente de comienzo agudo, caracterizada por encías dolorosas sangrantes, con formación de úlceras (especialmente entre los dientes), exudado gris y aliento fétido; aparece casi siempre en individuos con mala higiene bucal; también llamada enfermedad, infección o estomatitis de Vincent, y boca de trinchera.

gingivo- *(gingivo-).* Forma prefija que significa encía.

gingivoestomatitis *(gingivostomatitis).* Inflamación de las encías y de la mucosa oral.

gingivoplastia *(gingivoplasty).* Contorneado quirúrgico de las encías.

gingivosis *(gingivosis).* Afección descamativa no inflamatoria de las encías.

gínglimo *(ginglymus).* Articulación que posee una superficie articular cóncava y otra convexa, como la articulación entre el cúbito y el radio en el codo; permite el movimiento sólo en un plano.

gino-, gin-, gine-, gineco- *(gyno-, gyn-, gyne-, gyneco-).* Formas prefijas que significan mujer o hembra.

ginopatía *(gynopathy).* Enfermedad característica de la mujer.

ginoplastia *(gynoplastics).* Cirugía reparadora de los genitales femeninos.

girar *(turn).* Mover un feto en el útero desde una mala posición a otra que facilite el parto normal.

gitalina *(gitalin).* Extracto de *Digitalis purpurea* que se usa en ciertas enfermedades cardiacas; también llamada gitalina amorfa; Gitalide®.

glabela *(glabella).* Area lisa del hueso frontal situada entre las cejas, inmediatamente por encima de la raíz de la nariz.

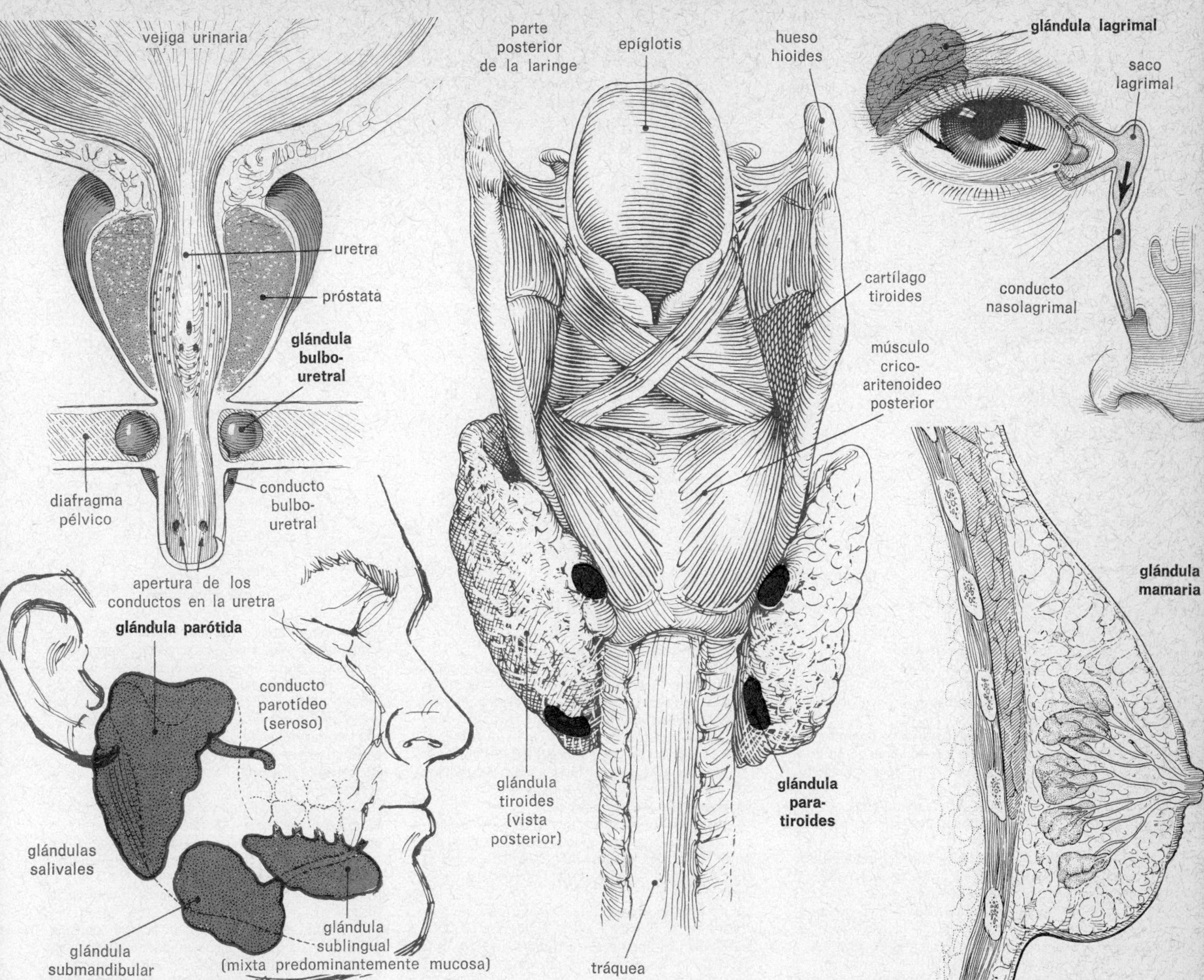

glabro *(glabrous).* Sin pelo; liso y desnudo.

gladíolo *(gladiolus).* Porción principal o cuerpo del esternón.

glande *(glans penis, glans clitoridis).* Extensión redondeada de los cuerpos esponjosos eréctiles existente en la cabeza o punta del pene o la extremidad del clítoris.

glándula *(gland).* Organo secretor.

g. accesoria, pequeña masa desprendida de tejido glandular situada cerca de una glándula o estructura similar.

g. acinosa, glándula que consta de una o varias estructuras sacciformes.

g. adrenal, véase glándula suprarrenal.

g. apocrina, glándula que produce una secreción que contiene parte de las células secretoras.

g. de Bartholin, véase glándula vestibular mayor.

g. de Brunner, véase glándula duodenal.

g. bulbouretral, glándula par, con forma de guisante, situada en relación dorsal y lateral a la porción membranosa de la uretra masculina; durante la estimulación sexual, la glándula segrega una sustancia mucosa en la uretra que sirve de lubrificante del epitelio; también llamada glándula de Cowper.

g. cardial, cada una de las glándulas productoras de moco, de forma tubular, con ramificaciones y ligeramente contorneadas situadas en la transición entre el esófago y el estómago; secretan también electrólitos.

g. cerrada, la que no posee conducto excretor (endocrina).

g. compuesta, la formada por numerosos sacos pequeños (ácinos) cuyos conductos excretores convergen para formar conductos mayores.

g. de Cowper, véase glándula bulbouretral.

g. duodenal, glándula pequeña ramificada y compuesta de la capa submucosa de la primera parte del duodeno; secreta una sustancia mucoide alcalina en las criptas de Lieberkühn, o directamente a la superficie entre las vellosidades duodenales; también llamada glándula de Brunner.

g. endocrina, glándula cerrada cuya secreción (hormona) se absorbe directamente por la corriente sanguínea.

g. endoexocrina, la que produce secreciones externa e interna, como el páncreas.

g. excretora, glándula que separa los materiales de desecho de la sangre.

g. exocrina, glándula que descarga su secreción a través de un conducto en la superficie interna o externa del organismo; puede ser simple o compuesta.

g. gástrica, cada una de las numerosas glándulas tubulares rectas, a veces ramificadas, del fondo y cuerpo del estómago (están ausentes de las regiones cardial y pilórica); contienen las células que producen el ácido clorhídrico y la pepsina; también conocidas como glándulas fúndicas.

g. holocrina, glándula cuya secreción se compone de células secretoras desintegradas, además de la secreción acumulada.

g. interescapular, grasa marrón; véase grasa.

g. intestinal, cripta de Lieberkühn; glándulas tubulares simples de la mucosa del intestino que secretan enzimas digestivas y algunas hormonas.

g. lagrimal, glándula que secreta lágrimas; situada en la parte lateral superior de la órbita.

g. mamaria, glándula compuesta productora de leche que forma la mayor parte de la mama femenina; consta de 15 a 20 lóbulos, cada uno de los cuales posee un conducto de salida independiente en el vértice del pezón; alcanza la madurez funcional después del embarazo.

g. de Meibomio, véase glándula tarsal.

g. mixta, glándula en la que algunas unidades secretoras contienen células serosas y mucosas; p. ej. la glándula submaxilar.

g. paratiroides, cada una de las glándulas endocrinas de menor tamaño, situadas entre el borde dorsal del tiroides y su cápsula; hay generalmente cuatro, cada una del tamaño de una semilla de manzana; producen la hormona paratiroidea (paratormona), que regula el metabolismo del calcio y fósforo del organismo.

g. parauretral, una de las mayores glándulas mucosas, situada en el revestimiento de la uretra femenina; también llamada glándula de Skene.

g. parótida, glándula salival situada por delante y debajo de las orejas.

g. pilórica, una de las glándulas tubulares simples contorneadas, productoras de moco, de la porción pilórica del estómago.

g. pituitaria, véase hipófisis.

g. racemosa, glándula acinosa, como la parótida, cuyos ácinos se distribuyen como uvas en un racimo.

g. sebácea, glándula holocrina simple ramificada que desemboca generalmente hacia la parte distal del folículo piloso y secreta una sustancia oleosa (sebo); algunas glándulas sebáceas se abren

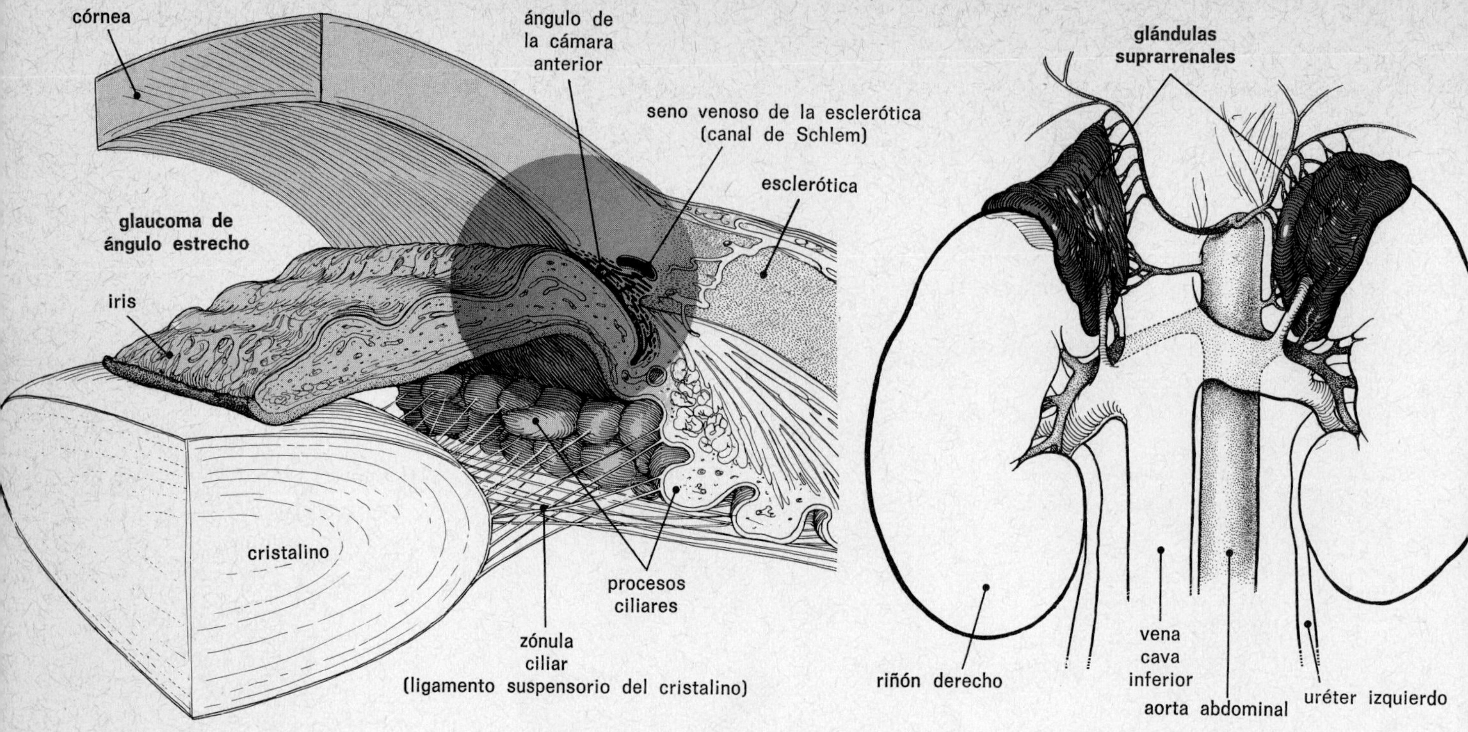

directamente en la superficie de la piel, como sobre el borde bermellón de los labios.

g. seromucosa, glándula cuyas células secretoras poseen características bioquímicas y citológicas que indican la elaboración de secreciones serosas y mucosas.

g. simple, glándula que consiste en un único sistema de tubos secretores que se abren en un conducto no ramificado; existen los tipos tubular, tubuloalveolar y alveolar.

g. de Skene, véase glándula parauretral.

g. sublingual, glándula salival par del suelo de la boca que tiene una serie de conductos (10 a 30) que se abren en la boca al lado del frenillo de la lengua; la mayoría de las unidades secretoras son mucosas con semilunas serosas.

g. submaxilar, glándula salival par, predominantemente serosa, situada en la parte superior del cuello; el conducto principal se abre en la boca por debajo de la lengua.

g. sudorípara, glándula tubular contorneada que secreta una solución acuosa rica en sodio y cloruros (sudor).

g. suprarrenal, glándula endocrina aplanada, de forma triangular, que descansa sobre el polo superior de ambos riñones; produce hormonas esteroides (aldosterona, andrógenos, glucocorticoides, progestágenos y estrógenos), adrenalina y noradrenalina; también denominada glándula adrenal.

g. tarsal, una de las numerosas glándulas sebáceas existentes en los párpados; también llamadas glándulas de Meibomio.

g. tímica, véase timo.

g. tiroides, la glándula endocrina de mayor tamaño en el hombre, situada en la parte frontal e inferior del cuello y que consta de lóbulos derecho e izquierdo, a ambos lados de la tráquea, unidos por un istmo; secreta las hormonas ricas en yodo tiroxina y triyodotironina, que intervienen en la regulación del metabolismo; también se cree que elabora tirocalcitonina.

g. tubular, glándula compuesta por uno o más túbulos cerrados en un extremo.

g. uretral, una de varias glándulas mucosas pequeñas presentes en el revestimiento de la uretra; en el varón se llaman también glándulas de Littre.

g. vestibular mayor, glándula par a cada lado del orificio vaginal, en el surco entre el himen y el labio menor, que secreta moco; su función principal es la lubrificación del introito; también llamada glándula de Bartholin.

glandular *(glandular).* Perteneciente, relativo o semejante a una glándula.

glándulas salivales, enfermedad vírica de las *(salivary gland virus disease).* Véase enfermedad de inclusión citomegálica.

Glanzmann, enfermedad de *(Glanzmann's disease).* Véase trombastenia.

glaucoma *(glaucoma).* Grupo de enfermedades oculares que se caracterizan por un aumento de la presión intraocular debido a una restricción del flujo de humor acuoso a través de la malla trabecular y los espacios de Fontana en el ángulo de la cámara anterior (entre la raíz del iris y la córnea).

g. agudo, glaucoma debido a una obstrucción aguda del ángulo de la cámara anterior.

g. congénito, véase buftalmía.

g. de ángulo estrecho, forma crónica de glaucoma caracterizada por ataques intermitentes, durante los cuales se estrecha el espacio entre la base del iris y la córnea al nivel de la malla trabecular.

g. de ángulo abierto, glaucoma crónico de progresión lenta, debido a algún defecto de la malla trabecular del ángulo de la cámara anterior, que da lugar a un drenaje insuficiente del humor acuoso.

GLDH *(GLDH).* Abreviatura de la enzima glutámico deshidrogenasa.

glenohumeral *(glenohumeral).* Relativo a la fosa glenoidea y el húmero.

glenoidea *(glenoid).* Se aplica a las depresiones que forman la articulación del hombro (fosa glenoidea) y la del maxilar inferior (fosa maxilar).

glía *(glia).* Neuroglia; tejido no neuronal del cerebro y la medula espinal.

gliadina *(gliadin).* Proteínas simples obtenidas del gluten de trigo y centeno; también llamada glutina.

glial *(glial).* Relativo a los elementos no neurales del tejido nervioso.

gliceraldehído *(glyceraldehyde).* Compuesto formado por la oxidación del glicerol; también llamado aldehído glicérico.

gliceridasa *(glyceridase).* Término general que se aplica a las enzimas que producen la hidrólisis de los ésteres del glicerol.

glicérido *(glyceride).* Éster del glicerol.

glicerilo *(glyceryl).* Propenilo; radical trivalente del glicerol, $C_3H_3O_3$.

g., guayacolato de, $C_{10}H_{14}O_4$; se usa para provocar la expulsión de moco o exudado de los pulmones, bronquios y tráquea.

g., estearato de, véase estearina.

g., trinitrato de, nitroglicerina.

glicerina *(glycerin).* Nombre común del glicerol. Es un trihidroxialcohol, $HOCH_2(OH)_2OH$, incoloro o amarillo pálido, dulce y espeso, muy soluble en agua, que se emplea como edulcorante, lubricante, espesante, disolvente y humectante en fármacos y cosméticos, y como conservador y edulcorante de productos alimenticios. Se obtiene como subproducto en la fabricación de jabones a partir de grasas animales o aceites vegetales y también a partir del propileno. El potente explosivo TNT (trinitroglicerina) o nitroglicerina empleado en la fabricación de la dinamita, es un éster (trinítrico) de la glicerina que tiene aplicación en medicina como vasodilatador coronario.

glicerol *(glycerol).* Véase glicerina.

glicerosa *(glycerose).* Azúcar que resulta de la oxidación de la glicerina.

glicina *(glycine).* Principal aminoácido presente en el azúcar de caña, $C_2H_5NO_2$; el más simple de todos los aminoácidos y uno de los primeros en ser aislado a partir de proteínas; también denominado ácido aminoacético.

glicinuria *(glycinuria).* Presencia de glicina en la orina.

glicirrícico, ácido *(glycyrrhizic acid).* Glucósido presente en la glicirriza que en grandes cantidades produce en el riñón efectos similares a los de la aldosterona, causando una retención de sodio y agua y excreción excesiva de potasio; también llamado glicirricina.

glicirriza *(glycyrrhiza).* Raíces secas de *Glycyrrhiza glabra;* se usa en preparados farmacéuticos; también llamada regaliz y raíz de regaliz.

glicocólico, ácido *(glycocholic acid).* Principal ácido de la bilis.

glicol *(glycol).* Grupo de alcoholes que contienen dos grupos hidroxilo.

glioblastoma *(glioblastoma).* Término general que se aplica a las neoplasias malignas que contienen células de neuroglia.

g. multiforme, el más maligno de los gliomas (tumores cerebrales primarios); tumor mortal de rápido crecimiento de los hemisferios cerebrales, compuesto de células indiferenciadas; el término más reciente para este tumor es el de astrocitoma, siendo los de grado 3 ó 4 los más malignos.

glioma *(glioma).* Cualquier tumor derivado de los varios tipos de células que constituyen el tejido cerebral; p. ej., astrocitoma, glioblastoma multiforme, meduloblastoma, ependimoma, oligodendroglioma, etc.

gliomatosis *(gliomatosis).* Presencia dentro del tejido cerebral de una o varias neoplasias originadas en las células gliales.

gliomatoso *(gliomatous).* Relativo al glioma.

gliosis *(gliosis).* Tumores de los elementos celulares no nerviosos del cerebro y la medula espinal.

gliosoma *(gliosome).* Gránulos que existen en las células no nerviosas del tejido nervioso.

glioxalina *(glyoxalin).* Véase imidazol.

globina *(globin).* Proteína simple integrante de la hemoglobina.

globo *(globi).* Masa granular marrón que se obser-

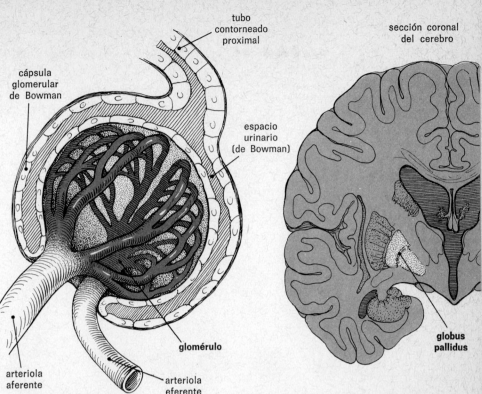

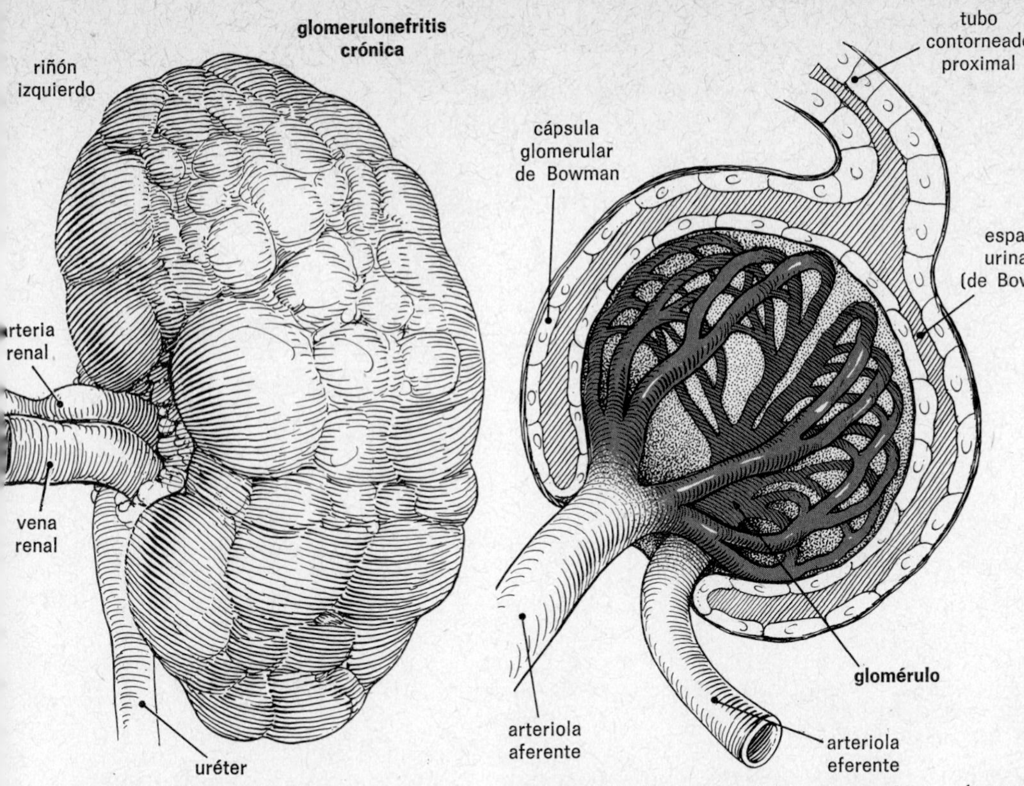

va a veces en las lesiones granulomatosas de la lepra.

globo ocular *(eyeball)*. El globo del ojo.

globulina *(globulin)*. Proteína simple insoluble en agua, soluble en soluciones salinas y coagulable con el calor; se encuentra en la sangre y el líquido cefalorraquídeo; las globulinas séricas humanas se dividen en α, β y γ, según su movilidad electroforética.

g. aceleradora, sustancia del suero esencial para el proceso de la coagulación; acelera la conversión de protrombina en trombina en presencia de tromboplastina y calcio iónico; también llamada acelerina.

g. α, α-globulina; globulina plasmática con la mayor movilidad electroforética en soluciones neutras o alcalinas.

g. antihemofílica, (1) véase factor VIII; (2) preparación estéril de plasma humano normal que acorta el tiempo de coagulación de la sangre hemofílica; se usa como antihemofílico.

g. antilinfocítica, preparación de globulina purificada obtenida tras la inyección de linfocitos humanos a animales (generalmente conejos o caballos) que contiene anticuerpos contra los linfocitos; se usa para modificar la respuesta inmunitaria a trasplantes, principalmente mediante la supresión de la inmunidad celular en el huésped.

g. antitímica, preparación de globulina purificada obtenida tras la inyección de células tímicas humanas a animales (generalmente conejos o caballos) que contiene anticuerpos contra los timocitos; se usa para modificar la respuesta inmunitaria a los trasplantes, principalmente suprimiendo la inmunidad celular del huésped; también llamada globulina antitimocito humano.

g. β, β-globulina; globulina plasmática que posee una movilidad electroforética intermedia entre la de la α y la γ.

g. γ, γ-globulina; fracción preparada a partir del plasma; compuesta por un cierto número de clases y subclases moleculares de inmunoglobulinas y otras globulinas que no son anticuerpos; se usa como profiláctica en muchas enfermedades, como el sarampión y la hepatitis epidémica.

g. sérica inmune, preparación estéril de globulinas que contiene un cierto número de anticuerpos presentes normalmente en la sangre humana adulta; se usa como agente inmunizante.

g. transportadora de tiroxina, α-globulina de gran afinidad por la tiroxina que actúa como transportador de la misma en la sangre.

globulinuria *(globulinuria)*. Presencia de globulinas en la orina.

glóbulo *(globule)*. Cuerpo esférico muy pequeño, especialmente pequeña gota de un líquido.

g. de Morgagni, pequeña esfera opaca de líquido entre las fibras de la cápsula y las del cristalino que se observa a veces en las cataratas; también llamada esfera de Morgagni.

globus *(globus)*. Globo o bola.

g. pallidus, parte interna gris del núcleo lenticular; también llamado paleostriado.

glomangioma *(glomangioma)*. Tumor pequeño benigno y doloroso de un cuerpo glómico que aparece principalmente bajo las uñas de los dedos de manos y pies.

glomerular *(glomerular)*. Relativo o semejante al glomérulo.

glomérulo *(glomerulus)*. **1.** Pequeño acúmulo de nervios o capilares; cuando se usa aislado, el término designa un racimo de capilares al comienzo de cada túbulo urinífero del riñón (corpúsculo o glomérulo de Malpigio). **2.** Porción secretora contorneada de las glándulas sudoríparas.

glomerulonefritis *(glomerulonephritis)*. Enfermedad renal caracterizada por la alteración de la estructura de los glomérulos; puede ser aguda, subaguda o crónica.

g. aguda, trastorno que ocurre principalmente en niños y a veces en jóvenes, la mayoría de las veces como consecuencia de una infección estreptocócica; los síntomas clásicos comprenden retención de líquidos, edema periorbitario, disminución de la excreción urinaria, orina de color de té oscuro y aumento de la tensión arterial; son características la hematuria, la proteinuria y la presencia de cilindros de hematíes.

g. crónica, la de comienzo insidioso o que aparece como secuela de una glomerulonefritis aguda; se caracteriza por insuficiencia renal, hipertensión y proteinuria; los riñones se atrofian y hacen granulares de forma simétrica.

g. difusa, la que afecta a la mayoría de los glomérulos.

g. de Ellis, tipo 1, término antes empleado para designar lo que hoy se conoce como glomerulonefritis aguda.

g. de Ellis, tipo 2, corresponde a lo que hoy se denomina glomerulonefritis membranosa.

g. focal, forma en la que sólo algunos glomérulos están afectados; puede ser una enfermedad benigna o la manifestación de un trastorno progresivo más grave, como el lupus eritematoso.

g. embólica focal, complicación de la endocarditis bacteriana subaguda.

g. lobular, glomerulonefritis caracterizada por la separación de los lóbulos de los racimos glomerulares y por depósitos hialinos intralobulares, proteinuria, hematuria e hipertensión; se observa a veces en la glomerulonefritis membranoproliferativa.

g. membranoproliferativa, g. mesangiocapilar, g. persistente hipocomplementémica, forma de glomerulonefritis que se presenta con síntomas que sugieren glomerulonefritis aguda o síndrome nefrótico con hematuria microscópica; la lesión característica es un incremento de la celularidad del mesangio, aumento de lobulación del glomérulo y engrosamiento de la pared capilar, acompañados generalmente de disminución de los niveles de complemento.

g. membranosa, tipo caracterizado por engrosamiento de la membrana basal de los capilares glomerulares que da lugar a proteinuria y edema generalizado; a veces se asocia al síndrome nefrótico; al microscopio se observa un aspecto espinoso de la membrana basal.

g. mesangiocapilar, véase glomerulonefritis membranoproliferativa.

g. persistente hipocomplementémica, véase glomerulonefritis membranoproliferativa.

g. postestreptocócica, glomerulonefritis aguda.

g. proliferativa, glomerulonefritis aguda.

g. de progresión rápida, forma de comienzo insidioso, sin episodio previo de infección estreptocócica, o posiblemente una nefritis postestreptocócica no resuelta con insuficiencia renal que conduce a la muerte en unos meses; caracterizada por la formación abundante de semilunas; también llamada glomerulonefritis extracapilar.

g. subaguda, término usado para designar las glomerulonefritis que son rápidamente progresivas o un tipo que se acompaña de síndrome nefrótico y curso prolongado.

glomerulosclerosis *(glomerulosclerosis)*. Fibrosis y degeneración de las estructuras del interior del glomérulo renal.

g. segmental focal, forma de enfermedad renal progresiva que comienza en los capilares yuxtamedulares y se extiende de forma centrífuga; generalmente se presenta en niños o adolescentes como un síndrome nefrótico.

g. intercapilar, lesión glomerular que se presenta como complicación de la diabetes mellitus acompañada de edema, albuminuria e hipertensión (síndrome de Kimmelstiel-Wilson).

g. nodular, forma de nefropatía diabética en la que hay esclerosis nodular con distribución periférica; también llamada lesión de Kimmelsteil-Wilson.

glomo, glomus *(glomus)*. Cuerpo globular mi-

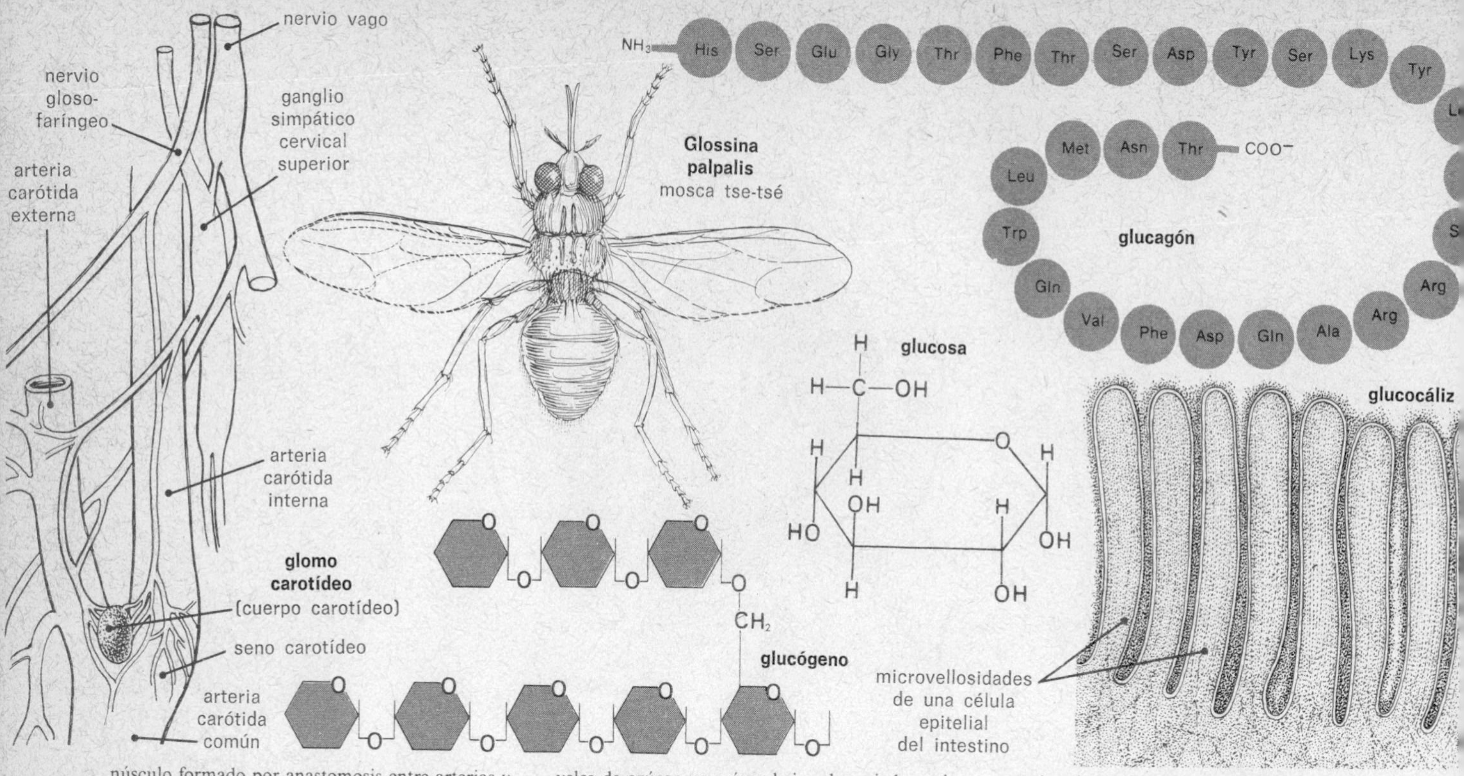

núsculo formado por anastomosis entre arterias y venas pequeñas y que posee una rica inervación.

g. carotídeo, cuerpo carotídeo; pequeña estructura neurovascular situada a cada lado del cuello en la bifurcación de la arteria carótida común.

g. intravagal, conjunto de células quimiorreceptoras en la rama auricular del nervio vago; un tumor de este glomo puede causar pérdida de la audición.

g. yugular, glomo situado en la adventicia del bulbo yugular.

glosalgia *(glossalgia).* Dolor en la lengua.

glosectomía *(glossectomy).* Amputación de la lengua o de una parte de ella.

glositis *(glossitis).* Inflamación de la lengua.

gloso- *(glosso-).* Forma prefija que indica relación con la lengua.

glosodinia *(glossodynia).* Glosalgia.

glosofaríngeo *(glossopharyngeal).* Relativo a la lengua y la faringe.

glosógrafo *(glossograph).* Instrumento que se usa para registrar los movimientos de la lengua al hablar.

glosolalia *(glossolalia).* Habla sin sentido, rápida e ininteligible.

glosopeda *(foot and mouth disease).* Enfermedad muy contagiosa del ganado vacuno, porcino y ovino; cuando ocurre en el hombre (raramente), se caracteriza por fiebre y una erupción vesicular en las palmas de las manos y plantas de los pies, así como en la mucosa orofaríngea.

glosoplastia *(glossoplasty).* Cirugía reparadora de la lengua.

glosoplejía *(glossoplegia).* Parálisis de la lengua; también llamada glosólisis.

glosoptosis *(glossoptosis).* Desplazamiento de la lengua hacia abajo.

glosorrafia *(glossorrhaphy).* Sutura de la lengua.

glosospasmo *(glossospasm).* Contracción espasmódica de la lengua.

glosotomía *(glossotomy).* Incisión quirúrgica en la lengua.

glosotriquia *(glossotrichia).* Lengua pilosa.

Glossina. Género de moscas chupadoras de sangre, las tse-tsé, que transmiten los microorganismos que causan la enfermedad del sueño africana en el hombre y animales domésticos.

glótico *(glottic).* Relativo a la lengua o a la glotis.

glotis *(glottis).* Aparato vocal, situado en la laringe, formado por las cuerdas vocales y la abertura situada entre ellas.

glotitis *(glottitis).* Glositis.

glucagón *(glucagon).* Hormona polipeptídica, producida normalmente por las células α de los islotes de Langerhans del páncreas cuando los niveles de azúcar sanguíneo bajan demasiado; estimula la degradación de glucógeno en el hígado, elevando así la concentración de azúcar sanguíneo.

glucano *(glucan).* Poliglucosa; p. ej., la amilosa del almidón o del glucógeno.

4-glucanohidrolasa de α-1,4-glucano *(α-1,4-glucan 4-glucanohydrolase).* Enzima que, tras una reacción con agua, rompe las moléculas de amilosa (cadena lineal de polisacárido) para formar glucosa y maltosa; está presente en algunas plantas y se obtiene en forma cristalina a partir del jugo pancreático y la saliva; antes denominada α-amilasa.

glucemia *(glycemia).* Presencia de azúcar en la sangre.

gluco-, gluc- *(glyco-, glyc-).* Formas prefijas que indican relación con algún azúcar.

glucocáliz *(glycocalyx).* Revestimiento velloso rico en carbohidratos existente sobre la superficie libre de ciertas células epiteliales; rico en componentes mucoides.

glucocinético *(glucokinetic).* Que moviliza glucosa en el organismo, como para mantener los niveles de azúcar.

glucocorticoide *(glucocorticoid).* Hormona esteroide de la corteza suprarrenal (o esteroide sintético) que interviene en la gluconeogénesis a partir de aminoácidos y en el catabolismo proteico; esta clase de compuestos posee otras actividades, como la antiinflamatoria, y capacidad para suprimir la síntesis de ACTH y MSH; la hormona natural principal de este tipo en la especie humana es el cortisol.

glucoesfingolípido *(glycosphingolipid).* Ceramida unida a uno o más azúcares por el grupo OH terminal.

glucogenasa *(glycogenase).* Enzima que produce la hidrólisis de glucógeno a glucosa.

glucogénesis *(glycogenesis).* Formación de glucógeno a partir de glucosa u otros monosacáridos.

glucogénico *(glucogenic).* Que produce glucosa.

glucógeno *(glycogen).* Forma en que se almacenan los hidratos de carbono en el organismo, especialmente en el hígado y músculo; glucosano ramificado de alto peso molecular; se degrada en moléculas de glucosa, según las necesidades.

glucógeno, enfermedad por depósito de *(glycogen storage diseases).* Véase glucogenosis.

glucogenólisis *(glycogenolisis).* Hidrólisis del glucógeno en productos más simples.

glucogenosis *(glycogenosis).* Acumulación anormal de glucógeno en los tejidos: también denominada enfermedad por depósito de glucógeno.

g. tipo 1, trastorno que se cree causado por una deficiencia de la enzima glucosa-6-fosfatasa que da lugar a una acumulación excesiva de glucógeno en hígado y riñón; también llamada enfermedad de Von Gierke y glucogenosis hepatorrenal por glucosa-6-fosfatasa.

g. tipo 2, enfermedad de la infancia que se cree causada por deficiencia de una enzima, la α-1,4-glucosidasa lisosomal, que da lugar a una acumulación excesiva de glucógeno en músculo cardiaco, hígado y sistema nervioso; se acompaña de un aumento marcado del volumen cardiaco e insuficiencia cardiaca congestiva que generalmente conduce a la muerte en el primer año de vida; también denominada glucogenosis generalizada y enfermedad de Pompe.

g. tipo 5, trastorno atribuido a la deficiencia de la fosforilasa del glucógeno muscular (enzima que cataliza la hidrólisis del glucógeno a glucosa), que da lugar a la acumulación de glucógeno en los músculos; también llamada síndrome de McArdle y glucogenosis por deficiencia de miofosforilasa.

glucogeusia *(glycogeusia).* Sabor subjetivo dulce en la boca.

glucólisis *(glycolysis).* Proceso de producción de energía en el organismo, especialmente en los músculos, durante el cual el azúcar se degrada a ácido láctico; puesto que no se consume oxígeno, se llama frecuentemente glucólisis anaerobia.

glucolítico *(glycolytic).* Que causa la hidrólisis o digestión del azúcar.

gluconeogénesis *(glyconeogenesis).* Nueva formación de azúcar; formación de glucosa o glucógeno a partir de sustratos distintos de los hidratos de carbono, como proteínas y grasas.

glucoproteína *(glycoprotein).* Compuesto proteína-carbohidrato (proteínas conjugadas); son ejemplos las mucinas, los mucoides y las condroproteínas.

glucoquinasa *(glucokinase).* Enzima fosforilante específica de la glucosa presente en hígado y músculo; cataliza la conversión de glucosa en glucosa-6-fosfato, reacción en la que se usa una molécula de trifosfato de adenosina (ATP).

glucosa *(glucose).* Monosacárido dextrógiro o azúcar simple, $C_6H_{12}O_6 \cdot H_2O$, que se halla en la naturaleza como polvo cristalino, dulce e incoloro; está presente en tejidos animales y vegetales y se obtiene sintéticamente a partir del almidón; se usa en medicina como nutriente intravenoso; también recibe los nombres de azúcar de uvas, azúcar de sangre y dextrosa.

glucosa-6-fosfatasa *(glucose-6-phosphatase).* Enzima microsomal que cataliza la hidrólisis de la glucosa-6-fosfato a glucosa y fosfato inorgánico;

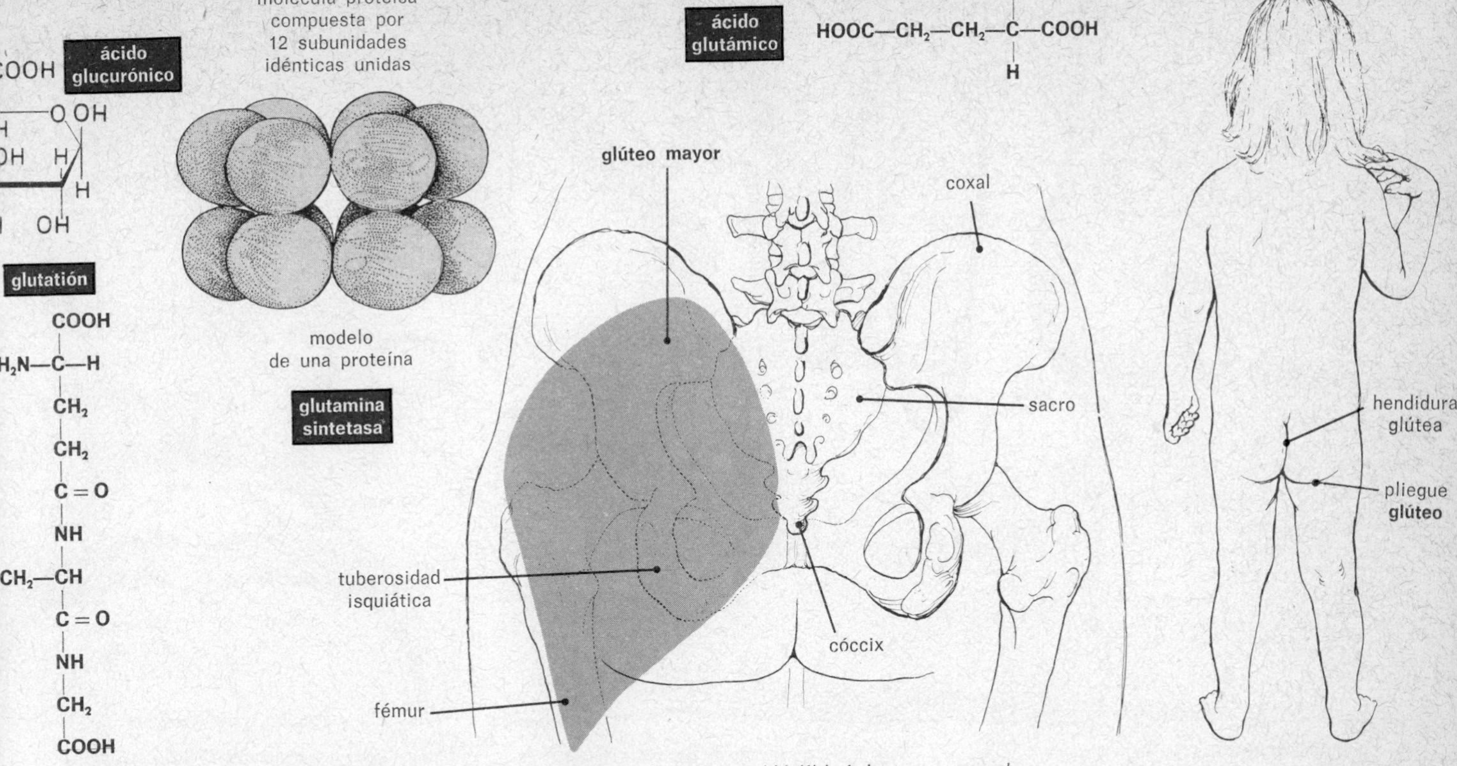

está presente en hígado, riñón, mucosa intestinal y endometrio; se cree que la deficiencia hereditaria de esta enzima es la responsable de la enfermedad de almacenamiento del glucógeno conocida como glucogenosis tipo 1 o enfermedad de Von Gierke.

glucosa-6-fosfato deshidrogenasa *(glucose-6-phosphate dehydrogenase)*. Enzima que oxida la glucosa-6-fosfato a 6-fosfogluconolactona.

glucosamina *(glucosamine)*. Azúcar aminada presente en los mucopolisacáridos; también llamada quitosamina.

glucosán *(glucosan)*. Anhídrido de glucosa; polisacárido cuya hidrólisis da lugar a glucosa; p. ej. celulosa, glucógeno, almidón y dextrina.

glucósido *(glucoside)*. Variedad de sustancias naturales que contienen glucosa unida por enlace éter.

glucósido *(glycoside)*. Miembro de un grupo de compuestos que contienen un residuo de carbohidrato y otro de otro tipo en la misma molécula; con la hidrólisis producen azúcares y compuestos similares; se encuentran en tejidos animales y en muchos fármacos y especias.

glucosiltransferasa ramificante de α-glucano *(α-glucan-branching glycosyltransferase)*. Factor ramificador; véase factor.

glucostático *(glycostatic)*. Que tiende a mantener un nivel constante de glucógeno en los tejidos, o de glucosa de la sangre.

glucosuria *(glycosuria)*. Excreción de glucosa en la orina en cantidad superior a la normal; frecuentemente es un signo de diabetes mellitus.

g. renal, glucosuria que se produce en presencia de niveles sanguíneos normales debido a un fallo de los túbulos renales en la reabsorción normal de la glucosa filtrada.

glucurónico, ácido *(glucuronic acid)*. Ácido urónico de la glucosa, HOOC $(CHOH)_4CHO$; inactiva varias sustancias, como el ácido benzoico, fenol y las hormonas sexuales femeninas; los glucorónidos formados se excretan en la orina.

β-glucuronidasa *(β-glucoronidase)*. Enzima que cataliza la hidrólisis de varios β-D-glucurónidos, liberando ácido glucurónico libre; activa en hígado, bazo, endometrio, mama, suprarrenales y testículos.

glucurónido *(glucuronide)*. Glucósido de ácido glucorónico.

glutámico, ácido *(glutamic acid)*. Aminoácido presente en las proteínas; participa en la formación de amoníaco por el riñón.

glutamina *(glutamine)*. Aminoácido que se encuentra como constituyente de las proteínas y también libre en la sangre; su hidrólisis da lugar a ácido glutámico y amoníaco.

g. sintetasa, enzima que cataliza la aminación de ácido glutamico a glutamina, que se produce en coincidencia con la hidrólisis de ATP a ADP y ortofosfato (P_i).

glutaraldehído *(glutaraldehyde)*. Fijador de tejidos que causa una fina precipitación de las proteínas, permitiendo con ello la realización de secciones sin distorsión apreciable de la estructura; se usa universalmente como prefijador en microscopia electrónica, seguido generalmente de fijación con tetróxido de osmio.

glutatión *(glutathione)*. Tripéptido cristalino de glicina, cistina y ácido glutámico presente en sangre y otros tejidos; activa ciertas proteínas y participa en procesos de oxidación-reducción; la forma reducida se abrevia GSH; en la forma oxidada dos moléculas están unidas, y se abrevia como GSSG.

glutelina *(glutelin)*. Proteínas simples que están presentes en las semillas de cereales.

gluten *(gluten)*. Mezcla de proteínas vegetales insolubles presentes en granos de cereal como trigo, centeno, avena y cebada; se usa como adhesivo y como sucedáneo de la harina.

glúteo *(gluteal)*. Relativo a las nalgas.

glúteo *(gluteus)*. Cada uno de los músculos de las nalgas, en número de tres.

g. mayor, masa carnosa muscular, ancha y gruesa que forma la prominencia de la nalga; extiende el muslo y lo rota hacia afuera.

g. medio, músculo ancho y grueso, abierto en abanico, situado en la superficie externa de la pelvis; induce un movimiento de abducción del muslo y lo rota hacia dentro.

g. menor, el menor de los tres glúteos; produce la abducción y rotación interna del muslo.

glutetimida *(glutethimide)*. Compuesto que deprime el sistema nervioso central; se usa como hipnótico. Doriden®.

glutina *(glutin)*. Véase gliadina.

glutinoso *(glutinous)*. Pegajoso.

glutitis *(glutitis)*. Inflamación de los músculos glúteos.

GM, contador *(GM counter)*. Abreviatura de contador de Geiger-Müller, véase contador Geiger.

GMP *(GMP)*. Abreviatura de monofosfato de guanosina (ácido guanosina 5'-fosfórico).

GN. Abreviatura de glomerulonefritis.

gnatalgia *(gnathalgia)*. Véase gnatodinia.

Gnathostoma. Género de gusanos nematodos parásitos y patógenos de la familia gnatostómidos *(Gnathostomatidae)*, antes conocido como *Chiranthus.*

G. spinigerum, especie que se transmite frecuentemente al hombre por la ingestión de larvas presentes en el pescado mal cocinado; ocasiona tumefacciones migratorias del tejido subcutáneo o abscesos en la pared intestinal; las larvas errantes pueden invadir asimismo los ojos y el cerebro.

gnatión *(gnathion)*. Punto inferior de la línea media del maxilar inferior; punto craneométrico.

gnatitis *(gnathitis)*. Inflamación de la mandíbula.

gnato-, gnat- *(gnatho-, gnath)*. Formas prefijas que indican una relación con la mandíbula.

gnatodinamómetro *(gnathodynamometer)*. Instrumento que se usa en odontología para medir la fuerza de mordedura de la mandíbula; también llamado calibrador de mordedura y oclusómetro.

gnatodinia *(gnathodynia)*. Dolor en la mandíbula; también se denomina gnatalgia.

gnatoplastia *(gnathoplasty)*. Cirugía reparadora o plástica de la mandíbula.

gnatostática *(gnathostatics)*. En ortodoncia diagnóstica, técnica basada en la relación entre los dientes y ciertos puntos de referencia del cráneo.

gnatostomiasis *(gnathostomiasis)*. Infección con *Gnatostoma spinigerum.*

gnosia, gnosis *(-gnosis)*. Conocimiento; reconocimiento. Se usa como sufijo; p. ej., diagnosis o diagnóstico.

golpe de calor *(hot flash)*. Sensación repentina de calor en todo el cuerpo; síntoma vasomotor de la menopausia (sofocos).

golpe de sol *(sunstroke)*. Estado de postración extrema y colapso causado por exposición prolongada a luz solar intensa.

goma 1. *(gumma)* Tumor infeccioso blando y gomoso que aparece de forma irregular durante el tercer período de la sífilis. **2.** *(gum)* Jugo viscoso seco exudado por ciertos árboles y plantas; es soluble en agua, no cristalina y quebradiza.

g. arábiga, exudado gomoso de varios árboles africanos del género *Acacia;* se usa en la preparación de píldoras.

gomatoso *(gummatous)*. Relativo a la goma o de su naturaleza.

gónada *(gonad)*. Glándula sexual.

g. femenina, ovario.

g. masculina, testículo.

gonadectomía *(gonadectomy)*. Extirpación quirúrgica de un ovario o testículo.

gonado-, gonad- *(gonado-, gonad-)*. Formas prefijas que indican relación con el testículo o el ovario.

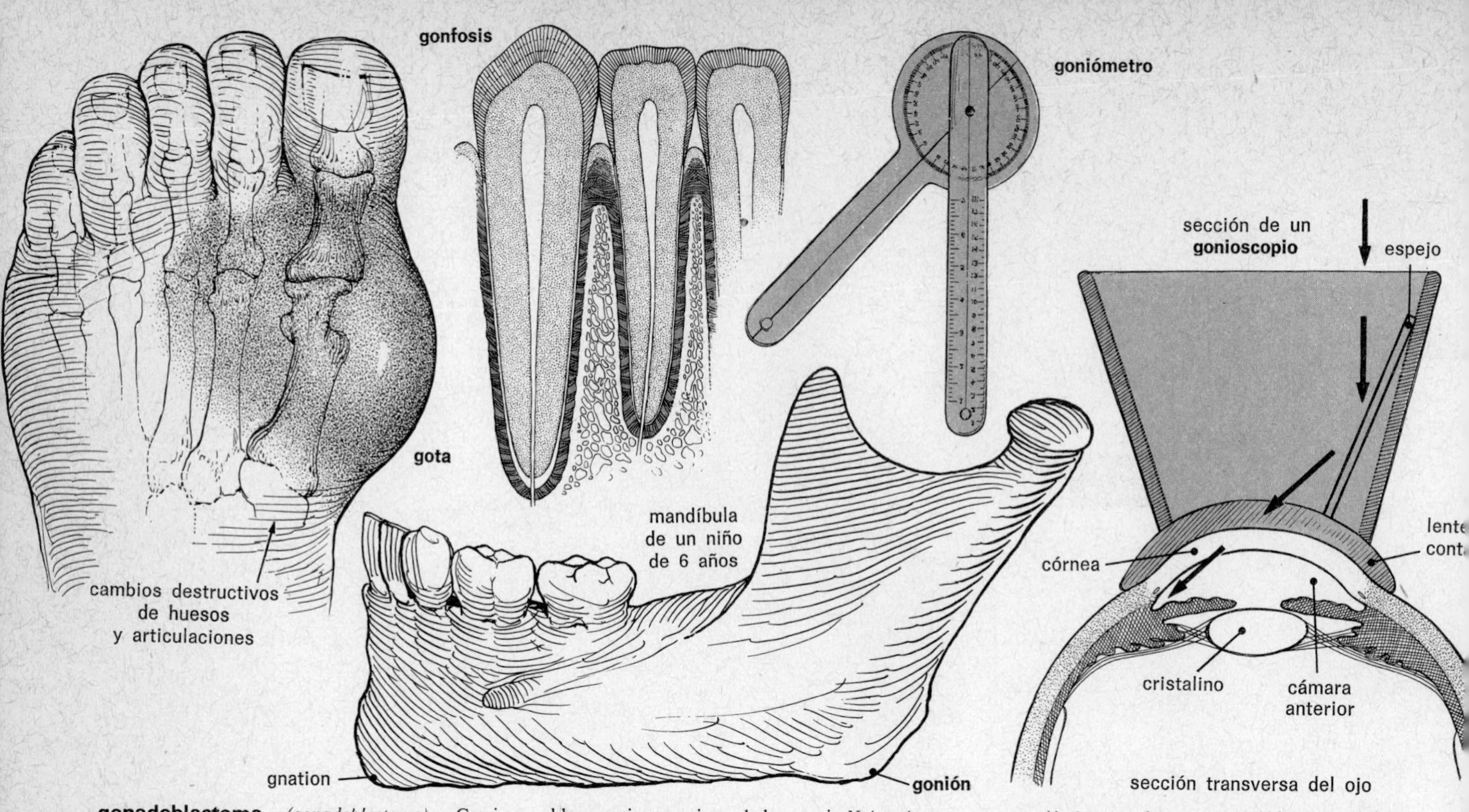

gonadoblastoma *(gonadoblastoma).* Crecimiento benigno combinado de células germinales y estroma gonadal.

gonadogénesis *(gonadogenesis).* Desarrollo de las gónadas embrionarias.

gonadotrópico *(gonadotropic).* Que influye en las gónadas, como las hormonas del lóbulo anterior de la hipófisis, que estimulan los ovarios y los testículos.

gonadotropina, gonadotrofina *(gonadotropin, gonadotrophin).* Hormona o sustancia que estimula los ovarios o los testículos.

g. coriónica (CG), gonadotropina producida por las células trofoblásticas del corion, que estimula la producción de estrógeno y de progesterona por el ovario durante el primer trimestre del embarazo.

g. coriónica humana (HCG), hormona placentaria aislada de la orina de las mujeres embarazadas.

gonalgia *(gonalgia).* Dolor en la rodilla.

gonecistolito *(gonecystolith).* Concreción de cálculos en una vesícula seminal.

gonfosis *(gomphosis).* Tipo de articulación fibrosa en la que una apófisis ósea ajusta en una fosa; p. ej. los dientes en los alveolos.

gonicampsis *(gonycampsis).* Curvatura anormal de la rodilla.

goniómetro *(goniometer).* **1.** Instrumento para medir ángulos. **2.** Instrumento usado para la exploración de las enfermedades del laberinto.

gonión *(gonion).* Punto más posterior, inferior y lateral del ángulo mandibular externo.

goniopunción *(goniopuncture).* Operación del glaucoma congénito en la que se realiza una punción en la malla trabecular (en el ángulo de la cámara anterior) a través de la unión escleroticocorneal del lado opuesto.

gonioscopia *(gonioscopy).* Exploración del ángulo de la cámara anterior del ojo por medio de un gonioscopio.

gonioscopio *(gonioscope).* Combinación de lente de contacto y espejo que permite al observador mirar directamente la cámara anterior del ojo.

goniotomía *(goniotomy).* Operación de Borkan en el glaucoma congénito en la que se extirpa tejido anormal del ángulo de filtración de la cámara anterior.

gonocito *(gonocyte).* Célula reproductora primitiva.

gonococemia *(gonococcemia).* Presencia de gonococos en la sangre.

gonocócico *(gonococcal).* Relativo a los gonococos.

gonococo *(gonococcus).* Bacteria que causa la blenorragia; organismo de la especie *Neisseria gonorrhoeae.*

gonorrea. Véase blenorragia.

Goodpasture, síndrome de *(Goodpasture's syndrome).* Glomerulonefritis acompañada de hemorragia pulmonar difusa; causada por un antígeno dirigido contra la membrana basal de los capilares glomerulares y los alveolos pulmonares; también denominado síndrome hemorrágico pulmonar-renal.

GOT *(GOT).* Abreviatura de transaminasa glutámicooxalacética; véase transaminasa.

gota *(drop).* La menor cantidad posible de líquido lo suficientemente pesada como para caer a modo de glóbulo de forma de pera.

g. colgante, gota de líquido en la superficie inferior de un portaobjeto observada al microscopio.

gota *(gout).* Enfermedad metabólica caracterizada por un exceso de ácido úrico en la sangre, inflamación dolorosa de las articulaciones, especialmente del dedo gordo del pie, y depósitos de biurato sódico en los cartílagos de las articulaciones afectadas y en los riñones.

g. saturnina, gota que acompaña a la intoxicación por plomo.

g. secundaria, gota que ocurre como resultado de un incremento del metabolismo de las nucleoproteínas y de la producción de ácido úrico.

g. tofácea, gota caracterizada por la presencia de tofos (depósitos de urato sódico) alrededor de las articulaciones y en zonas cartilaginosas.

gotas *(drops).* Nombre popular de toda medicina líquida administrada con gotero o cuentagotas.

g. oculares, solución oftálmica; véase solución.

g. noqueantes, nombre popular del alcoholato de cloral; se obtiene mezclando hidrato de cloral con cualquier bebida alcohólica y es administrado con propósitos criminales para producir inconsciencia rápidamente.

gotear *(dribble).* Fluir en gotas, como la orina de una vejiga distendida.

goteo *(drip).* **1.** Líquido que cae a gotas. **2.** Expresión coloquial que designa una secreción o derrame.

g. endovenoso, inyección endovenosa continua de una sustancia gota a gota.

g. posnasal, derrame excesivo de mucosidad por las coanas.

gotoso *(gouty).* Semejante o perteneciente a la gota.

GPT *(GPT).* Abreviatura de transaminasa glutámicopirúvica; véase transaminasa.

grabado por congelación *(freeze-etching).* Método de preparación de tejidos en el que la muestra se congela instantáneamente (–190 °C), rompiéndose en fragmentos; el hielo se sublima en vacío hasta una profundidad de 100 Å; produce un efecto de grabado que es especialmente adecuado para el estudio de la capa interna de las membranas plasmáticas.

gradiente *(gradient).* Tasa de cambio de temperatura, distancia, tiempo u otro valor variable.

g. de concentración, solución con un aumento continuo de concentración de soluto de arriba a abajo del recipiente; también denominado gradiente de densidad.

g. de densidad, véase gradiente de concentración.

g. mitral, diferencia de presión diastólica entre la aurícula y el ventrículo izquierdos.

g. sistólico, diferencia de presión durante la sístole entre dos cavidades cardiacas comunicantes.

g. ventricular, en electrocardiografía, la suma algebraica de áreas dentro del complejo QRS y la onda T.

grado *(degree).* **1.** División de una escala de temperatura. **2.** Unidad de medida angular igual a 1/360 de la circunferencia de un círculo. **3.** Gravedad; extensión.

graduado *(graduated).* Marcado con una sucesión de líneas que indican capacidad, grados, etc.

Graefe, enfermedad de *(Graefe's disease).* Véase oftalmoplejía progresiva.

Graefe, signo de, Von Graefe, signo de *(Graefe's sign, von Graefe's sign).* Inmovilidad o retraso del párpado superior en el movimiento hacia abajo del ojo.

gráfica *(chart).* **1.** Información o datos representados en forma de gráficos o tablas. **2.** Hoja de registros clínicos de un paciente.

-grafo *(-graph).* Forma sufija que indica instrumento que hace un registro; p. ej., un electrocardiógrafo.

grafo-, -grafía *(grapho-, -graphy).* Formas prefija y sufija que expresan una relación con algún método de escritura u otra representación gráfica.

grafología *(graphology).* Estudio de la escritura manual como método para analizar el carácter de su autor.

grafospasmo *(graphospasm).* Calambre de los escribientes; véase calambre.

-grama *(-gram).* Forma sufija que indica algo que se registra (por escrito o en trazado); p. ej. electrocardiograma.

gramicidina *(gramicidin).* Sustancia producida por el crecimiento de *Bacillus brevis;* se usa tópicamente para detener el crecimiento de bacilos y cocos grampositivos.

gramnegativo *(gram-negative).* Relativo a los microorganismos que no retienen el colorante

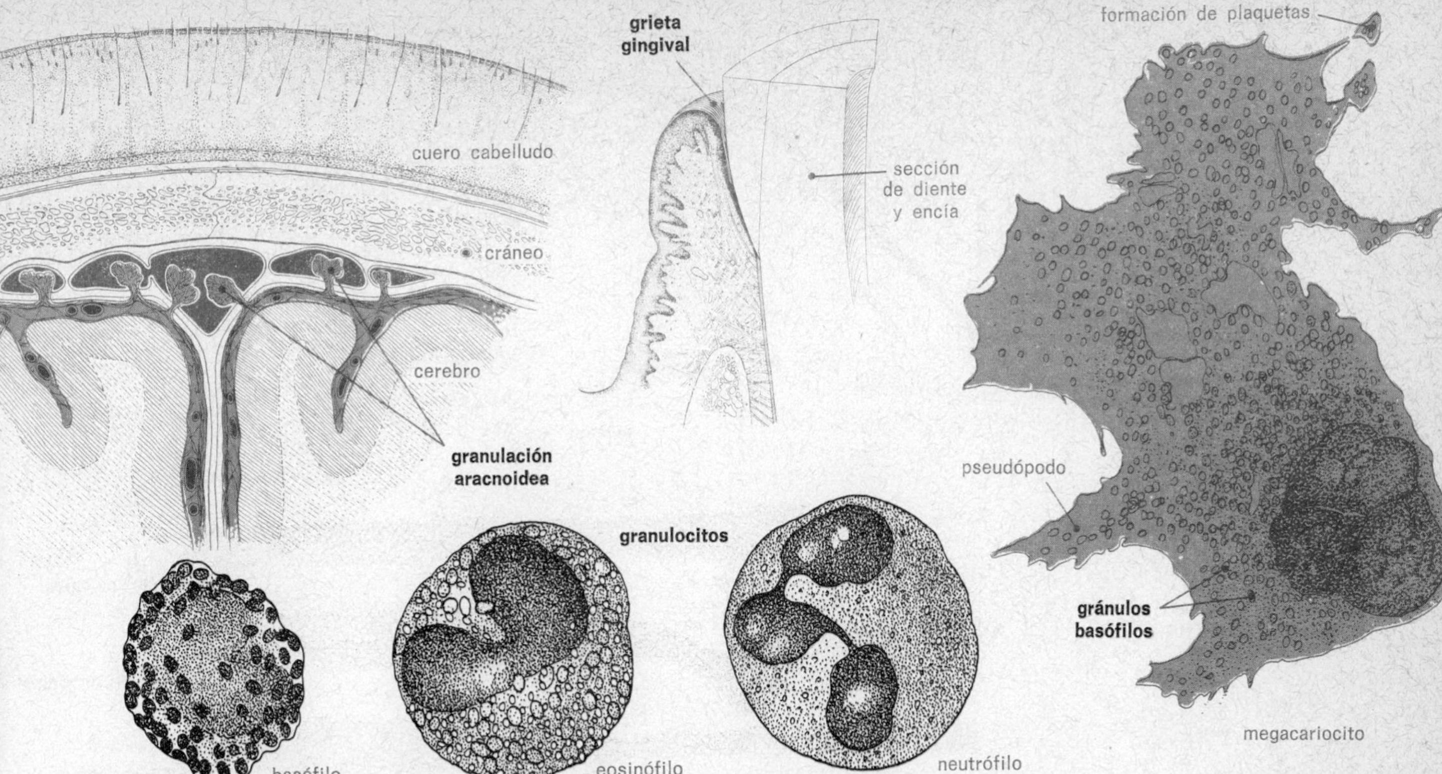

violeta usado en el método de Gram para colorear bacterias.

gramo (g) *(gram, (gm o g))*. Unidad métrica de masa y peso igual a la milésima parte de un kilogramo, y aproximadamente 1 centímetro cúbico de agua a su densidad máxima.

gramometro *(grammeter)*. Unidad de trabajo igual a la fuerza necesaria para elevar un peso de un gramo a una altura de un metro.

grampositivo *(gram-positive)*. Relativo a los microorganismos que retienen el colorante violeta usado en el método de Gram.

gran mal *(grand mal)*. Epilepsia generalizada; véase epilepsia.

granulación *(granulation)*. **1.** Acto o proceso de dividir sustancias en pequeñas partículas o gránulos; estado granular. **2.** Formación de pequeñas masas carnosas redondeadas en la superficie de una herida en el proceso de cicatrización; también se aplica el término a cada una de estas masas. **3.** Masa granular en el interior o superficie de un órgano o membrana, como p. ej. una masa de tejido linfoide en la conjuntiva de los párpados. **4.** Formación de cristales por agitación prolongada de una solución supersaturada de una sal.

g. aracnoidea, pequeña masa de aracnoides que se proyecta al interior de los senos venosos y sobre la superficie de la duramadre originando, por presión, las fosillas en la superficie interna del cráneo; aparecen generalmente a la edad de 7 años, aumentando en número y tamaño con la edad del individuo; también denominadas granulaciones o cuerpos de Pacchioni.

g. de Pacchioni, véase granulación aracnoidea.

granular *(granular)*. **1.** Compuesto de gránulos o semejante a ellos. **2.** Partículas con gran afinidad por colorantes.

granulasa *(granulase)*. Enzima que es capaz de desdoblar el almidón en dextrinas y maltosa.

gránulo *(granule)*. **1.** Grano o pequeña partícula; masa circunscrita y minúscula. **2.** Pequeña píldora, generalmente recubierta de azúcar.

g. acidófilo, el que se tiñe fácilmente con colorantes ácidos como la eosina.

g. basófilo, el que se tiñe con colorantes básicos como el azur A.

g. cromófobo, el que no se tiñe o lo hace pobremente.

g. de Crooke, masa de material basófilo en las células basófilas del lóbulo anterior de la hipófisis; se observan en la enfermedad de Cushing o tras la administración de ACTH.

g. osmófilo, el que medra en un medio de presión osmótica alta.

g. de Shüffner, gránulo fino presente en los hematíes infectados con parásitos palúdicos, especialmente *Plasmodium vivax*, que da a las células aspecto moteado o punteado.

g. de cimógeno, el presente en células secretoras de enzimas, como las de las glándulas salivales.

granuloblasto *(granuloblast)*. Mieloblasto; célula embrionaria capaz de desarrollarse hasta granulocito.

granulocito *(granulocyte)*. Célula blanca sanguínea (leucocito) madura y granular que se desarrolla en la medula ósea a partir de un mieloblasto; hay 3 tipos según los gránulos específicos: neutrófilos (polimorfonucleares), eosinófilos y basófilos.

granulocitopenia *(granulocytopenia)*. Deficiencia de leucocitos granulares (granulocitos) en la sangre; también llamada granulopenia.

granulocitopoyesis *(granulocytopoiesis)*. Véase granulopoyesis.

granulocitosis *(granulocytosis)*. Presencia de un número excesivo de granulocitos en la sangre o tejidos.

granuloma *(granuloma)*. Tumor compuesto de tejido de granulación.

g. dentario, g. periapical, masa de tejido inflamatorio crónico, generalmente asintomático, que se localiza en la raíz del diente.

g. eosinófilo, trastorno relativamente benigno caracterizado por una lesión simple que afecta a uno o varios huesos, comenzando en la medula ósea y erosionando gradualmente la corteza; ocurre predominantemente en niños y jóvenes.

g. inguinal, enfermedad crónica caracterizada por ulceraciones granulomatosas en la región inguinal y en los genitales; causada por *Calymmatum granulomatis*.

g. periapical, véase granuloma dentario.

granulomatosa crónica, enfermedad *(chronic granulomatous disease)*. Susceptibilidad hereditaria a las infecciones graves causada por incapacidad de los leucocitos polimorfonucleares para destruir bacterias; también llamada disfagocitosis congénita.

granulomatosis *(granulomatosis)*. Trastorno caracterizado por la presencia de numerosos granulomas.

g. lipoidea, g. lipídica, véase xantomatosis.

g. intestinal lipofágica, véase enfermedad de Whipple.

g. de Wegener, enfermedad rara, a menudo mortal, caracterizada por ulceración del tracto respiratorio superior que afecta progresivamente los pulmones, arteritis necrosante aguda y glomerulonefritis.

granulomatoso *(granulomatous)*. Semejante a un granuloma.

granulopenia *(granulopenia)*. Véase granulocitopenia.

granuloplástico *(granuloplastic)*. Capaz de formar gránulos.

granulopoyesis *(granulopoiesis)*. Formación de granulocitos; también llamada granulocitopoyesis.

granulosis, granulosidad *(granulosis, granulosity)*. Masa de gránulos diminutos.

grasa *(fat)*. **1.** Compuesto orgánico que origina glicerina y ácidos grasos tras saponificación. **2.** Mezcla de varios compuestos de este tipo que constituye la mayor parte del contenido de las células del tejido adiposo; también existe en menor cuantía en otras células animales y en algunas vegetales.

g. marrón, masa lobulada marrón de tejido compuesta por células que contienen numerosos glóbulos de grasa y que se encuentra principalmente en la región interescapular del recién nacido, animales hibernantes y otros mamíferos; también llamada glándula interescapular.

g. saturada, ácidos grasos saturados; véase ácido.

g. insaturada, ácidos grasos insaturados; véase ácido.

grave *(grave)*. Que indica la presencia de síntomas de carácter muy peligroso; también llamado crítico.

gravedad (G) *(gravity (G))*. Fuerza gravitatoria.

g. negativa, gravedad en dirección de pies a cabeza durante el vuelo o en posición vertical sobre la cabeza.

gravela *(gravel)*. Concreción diminuta, habitualmente de ácido úrico, oxalato cálcico o fosfatos; se forman en el riñón y la vejiga urinaria.

Graves, enfermedad de *(Graves' disease)*. Bocio exoftálmico; véase bocio.

grávida *(gravid)*. Embarazada.

gravidez *(gravidity)*. Embarazo.

gravimétrico *(gravimetric)*. Perteneciente, determinado por o relativo a la medida ponderal.

gravímetro *(gravimeter)*. Instrumento que se usa para medir el peso específico de los líquidos; también denominado hidrómetro.

Grey Turner, signo de *(Grey Turner's sign)*. Zonas de descoloración alrededor del ombligo y región lumbar que aparecen en la pancreatitis hemorrágica aguda.

grieta *(crevice)*. Fisura estrecha.

g. gingival, espacio comprendido entre el esmalte de un diente y el borde de las encías; en los ca-

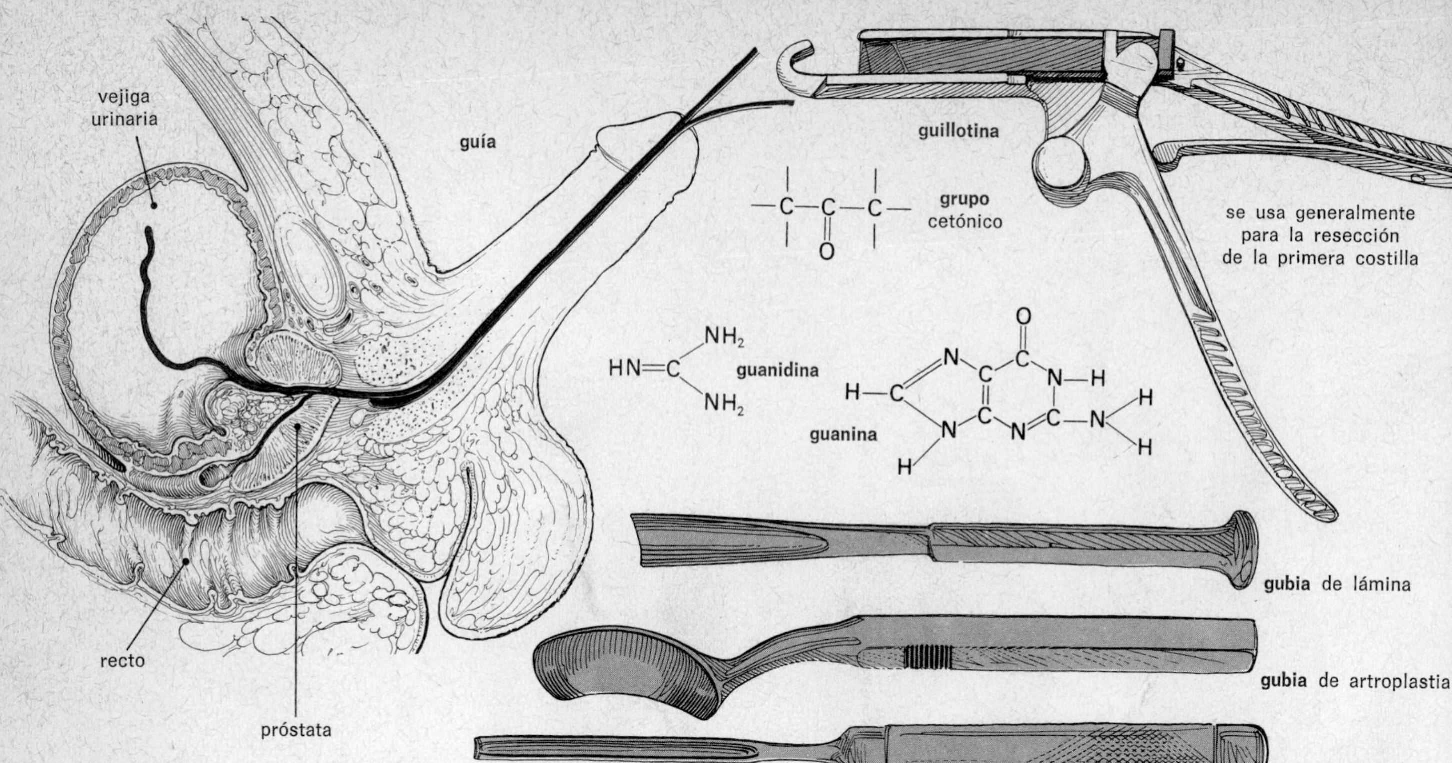

sos en que las encías se han retraído, el espacio entre el cemento y la encía.

Griffin, garra de *(Griffin claw).* Véase mano en garra de Griffin.

gripe *(influenza).* Enfermedad infectocontagiosa atribuida a un virus filtrable que causa fiebre, cefalea, dolor de espalda y miembros e inflamación del aparato respiratorio; ocurre en epidemias y a veces en pandemias (epidemias mundiales).

griposis *(gryposis).* Curvatura anormal.

griseofulvina *(griseofulvin).* Antibiótico fungistático derivado de una especie de *Penicillum;* se usa sistémicamente en el tratamiento de las infecciones superficiales por hongos; Fulvicin®.

Grönblad-Strandberg, síndrome de *(Grönblad-Strandberg syndrome).* Degeneración del tejido elástico que afecta a la retina, tracto gastrointestinal y especialmente la piel.

gruñido *(grunt).* Sonido gutural profundo del tórax; signo frecuente de dolor torácico que es indicativo de un proceso neumónico agudo con afectación pleural; también se observa en el edema pulmonar y en el síndrome de sufrimiento respiratorio del período neonatal.

g. espiratorio, sonido laríngeo que se oye a veces durante la manipulación quirúrgica de áreas subdiafragmáticas.

grupo *(group).* **1.** Serie de objetos relacionados. **2.** En química, radical.

g. característico, grupo determinado de átomos que hace a una sustancia diferente de otras.

g. de Lancefield, clasificación de Lancefield; véase clasificación.

g. de síntomas, (1) síndrome; (2) complejo en el electrocardiograma.

grupo sanguíneo *(blood group, blood type).* Cualquiera de varios tipos de sangre humana determinados genéticamente e inmunológicamente diferentes que se identifican por reacciones de aglutinación características.

grupo sanguíneo ABO *(ABO blood group).* Factores ABO; clasificación internacional (Landsteiner) de los tipos de sangre humana según su compatibilidad al transfundir; se clasifican en A, B, AB o O.

grupo sanguíneo MNSs *(MNSs blood group).* Sistema de antígenos eritrocitarios determinados por los genes M, N y Ss; los primeros que se demostraron inyectando sangre humana en ratones que desarrollaron anticuerpos contra ella; originalmente se incluyeron en la definición los antígenos para anticuerpos anti-M y anti-N y más tarde se incluyeron aquellos que reaccionaron a los anticuerpos anti-S y anti-s; en un principio, el grupo se utilizó para resolver los problemas de identificación de la paternidad y para estudios de la semejanza genética de las poblaciones.

GSH *(GSH).* Abreviatura de la forma reducida del glutatión.

GSSG *(GSSG).* Abreviatura de la forma oxidada del glutatión.

GU *(GU).* Abreviatura de genitourinario.

guanetidina, sulfato de *(guanethidine sulfate).* Fármaco antihipertensor potente que se cree obstaculiza la liberación de noradrenalina en la terminación simpática neuroefectora; Ismelin®.

guanidina *(guanidine).* Base fuerte que se obtiene de la oxidación de la guanina; amidina de ácido aminocarbámico, CH_5N_3, considerada por algunos como uno de los factores responsables de parte del síndrome urémico de la insuficiencia renal; también llamada carbotriamina.

guanidinemia *(guanidinemia).* Presencia de guanidina en la sangre.

guanidosuccínico, ácido *(guanidosuccinic acid).* Producto metabólico que se encuentra en el organismo en cantidad excesiva en la insuficiencia renal y que se considera interviniente en la coagulación anormal y la neuropatía del síndrome urémico.

guanina *(guanine).* Base púrica cristalina.

guanosina *(guanosine).* 9-β-D-ribosilguanina; guanina combinada con D-ribosa.

guantelete *(gauntlet).* Vendaje en forma de guante que protege la mano y los dedos.

guayacol *(guaiacol).* Líquido oleoso incoloro, $C_7H_8O_2$, que se obtiene de la creosota o se produce sintéticamente de la pirocatequina; se usa principalmente como expectorante, desinfectante intestinal y anestésico local.

gubernaculum *(gubernaculum).* Cordón guía que conecta dos estructuras.

g. dentis, banda de tejido conjuntivo que conecta el folículo de los dientes permanentes a la encía.

g. tesis, cordón ligamentoso que se extiende desde el extremo inferior del testículo fetal, a través del canal inguinal, al fondo del escroto en desarrollo; guía el descenso del testículo desde el abdomen al escroto.

gubia *(gouge).* Cincel fuerte con hoja parecida a una artesa que se usa generalmente para cortar y extirpar hueso.

guía *(pathfinder).* **1.** Candelilla filiforme que se pasa a través de una estrechez, como p. ej. la uretra; sirve de guía para la introducción de una sonda mayor o un catéter. **2.** Sonda acanalada. **3.** Punto anatómico de referencia.

Guillain-Barré, síndrome de *(Guillain-Barré syndrome).* Polirradiculoneuropatía segmentaria aguda desmielinizante, complejo patológico cuyo mecanismo básico parece ser una reacción alérgica o inmunitaria que ocurre generalmente después de una enfermedad febril trivial; los cambios inflamatorios de la medula espinal producen debilidad o parálisis bilateral, que generalmente comienza en las extremidades inferiores; suele haber recuperación si no se presenta insuficiencia respiratoria o vasomotora; los hallazgos clásicos en el líquido cefalorraquídeo son concentración proteica elevada sin pleocitosis y con presión normal; también llamado polineuritis infecciosa y polirradiculitis aguda.

guillotina *(guillotine).* Instrumento quirúrgico cortante provisto de una cuchilla que se desliza por los surcos de una guía.

gundú, gundo *(goundou).* Enfermedad endémica de Africa occidental caracterizada por tumefacción ovoide del hueso maxilar superior a ambos lados de la nariz; se acompaña de frambesia.

Gunn, signo de *(Gunn's sign).* Compresión de la vénula retiniana en el punto en que se cruza con una arteriola que se ve en la esclerosis arteriolar.

gusano *(worm).* Nombre común utilizado para designar varios invertebrados alargados como los de los filos anélidos *(Annelida)*, hematodos *(Nematoda)* o plathelmintos *(Platyhelminthes).*

g. del ojo, véase *Loa loa.*

g. de Guinea, véase *Dracunculus medinensis.*

g. del corazón, véase *Dirofilaria immitis.*

g. de Medina, véase *Dracunculus medinensis.*

g. del cerdo, véase *Trichinella spiralis.*

g. serpenteante, véase *Dracunculus medinensis.*

g. triquina, véase *Trichinella spiralis.*

gustación *(gustation).* **1.** Sentido del gusto. **2.** Acto de gustar.

gustar *(taste).* Percibir sensaciones gustativas.

gustatorio *(gustatory).* Relativo al sentido del gusto.

gusto *(taste).* Sentido que distingue los diferentes sabores de las sustancias que entran en contacto con las papilas gustativas de la boca.

gutapercha *(gutapercha).* Jugo o látex lechoso de varios árboles tropicales de la familia de las sapotáceas *(Sapotaceae)*; se usa en la fabricación de férulas y de láminas impermeables finas para proteger las heridas; en odontología sirve para la obturación temporal de cavidades y para rellenar los canales de las raíces.

gutural *(guttural).* Relativo a la garganta.

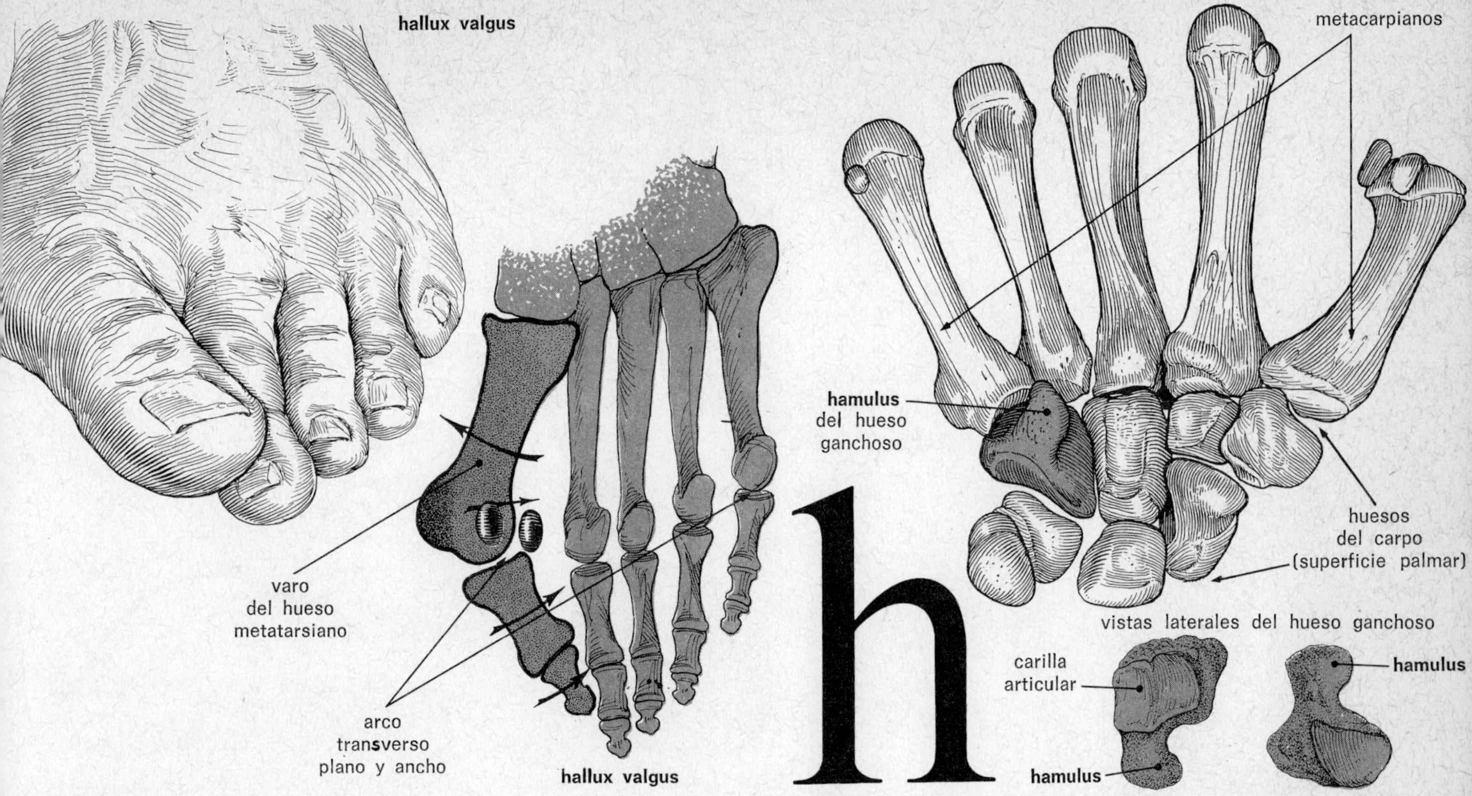

H *(H)*. Símbolo del hidrógeno.
H^+ *(H^+)*. Símbolo del ión hidrógeno.
H^1 *(^1H)*. Símbolo de hidrógeno-1.
H^2 *(^2H)*. Símbolo de hidrógeno-2. También se abrevia D.
H^3 *(^3H)*. Símbolo de hidrógeno-3.
habena *(habena)*. Vendaje restrictivo.
habénula *(habenula)*. Pedículo dorsal de la glándula pineal.
hábito *(habit)*. **1.** Tendencia constante en la realización de un acto adquirida mediante la repetición frecuente del mismo. **2.** Características constitucionales somáticas de una persona, especialmente en relación con la susceptibilidad a alguna enfermedad.
habituación *(habituation)*. **1.** Proceso de formación de un hábito. **2.** Proceso de volverse adicto a una droga. **3.** Método por el que el sistema nervioso reduce gradualmente su respuesta a un estímulo repetido.
habla *(speech)*. Producción de sonidos articulados para expresar ideas.
h. escandida, la pronunciada con lentitud con pausas entre las sílabas, palabra entrecortada y explosiva.
h. esofágica, la producida mediante la deglución de aire y su regurgitación; usada por una persona a la que se le ha extirpado la laringe.
h. incisiva, habla espasmódica y abrupta en la que cada sílaba se pronuncia por separado («staccato»).
h. telegráfica, lenguaje disperso que suele constar principalmente de sustantivos, adjetivos importantes y verbos transitivos, omitiéndose artículos, preposiciones y conjunciones; se observa en ciertos tipos de afasia.
hacheta *(hachet)*. Instrumento manual cortante angulado, usado en odontología para extirpar esmalte y dentina.
hachís *(hashish)*. Extracto tóxico hecho de flores secas del cáñamo *Cannabis indica.*
Haemaphysalis. Género de garrapatas que infesta pájaros y animales pequeños; vectores de enfermedad.
H. leporis palustris, especie que transmite la fiebre moteada de las Montañas Rocosas y la tularemia a conejos, aunque no a seres humanos.
Haemodipsus ventricosus. Piojo del conejo; transmite al hombre el agente causal de la tularemia.
Haemophilus. Género de bacterias; células diminutas gramnegativas inmóviles, con forma de bastoncillo, parásitas en medios que contienen sangre.
H. ducreyi, especie causante del chancroide (chancro blando); también llamado bacilo de Ducrey.
H. influenzae, bacilo de una forma de gripe; especie que se encuentra en el aparato respiratorio; da lugar a infecciones respiratorias agudas, conjuntivitis aguda y meningitis purulenta en los niños, raramente en adultos; también llamado bacilo de Pfeiffer, de Weeks o de Koch-Weeks.
H. parahemolyticus, especie que se encuentra en el tracto respiratorio superior; asociado frecuentemente con faringitis.
hafnio *(hafnium)*. Elemento químico; símbolo Hf, número atómico 72, peso atómico 178,50.
Hageman, factor de *(Hageman factor)*. Factor XII.
hagioterapia *(hagiotherapy)*. **1.** Tratamiento de las enfermedades mediante colocación del enfermo en contacto con reliquias religiosas, visitas a santuarios o participación en ceremonias religiosas. **2.** Tratamiento de las enfermedades realizado por un religioso.
halazona *(halazone)*. Sustancia antibacteriana que se usa en la esterilización de suministros de agua.
hálito *(halitus)*. Aire espirado; exhalación, vapor.
halitosis *(halitosis)*. Mal olor del aliento; algunas de las causas son mala higiene oral, infección de las estructuras oronasofaríngeas y absceso pulmonar.
halo glaucomatoso *(glaucomatous halo)*. Anillos coloreados que ven los individuos con glaucoma alrededor de las luces; causados por la difracción de gotitas de líquido del epitelio corneal en presencia de edema de la córnea.
halófilo *(halophil)*. Microorganismo que se desarrolla en un medio salado.
halógeno *(halogen)*. Miembro de un grupo de elementos químicos no metálicos que forman compuestos salinos similares cuando se combinan con el sodio: los elementos son bromo, cloro, flúor, yodo y el elemento radiactivo astato.
haloide *(haloid)*. Semejante a los halógenos.
halotano *(halothane)*. Hidrocarburo líquido que se usa como anestésico general; produce lesión hepática en los individuos propensos.
haluro *(halide)*. Sal de un halógeno (bromo, cloro, flúor o yodo).
hallux *(hallux)*. Dedo gordo del pie.
h. doloroso, trastorno doloroso asociado generalmente al pie plano en el que la marcha origina un malestar intenso en la articulación metatarsofalángica del dedo gordo del pie.
h. malleus, dedo gordo en martillo.
h. rigidus, flexión dolorosa del dedo gordo debida a rigidez de la articulación metatarsofalángica.
h. valgus, el más común de los trastornos dolorosos de los dedos de los pies, caracterizado por una angulación anormal del dedo gordo hacia los otros dedos del mismo pie; esta afección se atribuye generalmente a zapatos estrechos o puntiagudos; puede existir predisposición familiar y congénita. Véase juanete.
h. varus, angulación anormal del dedo gordo del pie separándose de los demás dedos del mismo pie.
hamamelina *(witch hazel)*. Extracto líquido obtenido de la corteza y hojas desecadas de la planta *Hamamelis virginiana;* se usa como astringente.
hamartoblastoma *(hamartoblastoma)*. Tumor maligno que se cree deriva de un hamartoma.
hamartoma *(hamartoma)*. Crecimiento tumoral no maligno integrado por elementos celulares presentes normalmente, aunque poco desarrollados, en el sitio afecto.
hambre *(hunger)*. **1.** Deseo intenso de alimento. **2.** Deseo intenso de cualquier cosa.
h. de aire, disnea caracterizada por respiración profunda y laboriosa, como la que puede ocurrir en la acidosis.
Hamman, signo de *(Hamman's sign)*. Sonido raspante, síncrono con el latido cardiaco, que ocurre en el neumomediastino.
Hamman-Rich, síndrome de *(Hamman-Rich syndrome)*. Fibrosis intersticial progresiva de los pulmones que da lugar a insuficiencia pulmonar, insuficiencia cardiaca derecha y muerte; la causa es desconocida.
hámster *(hamster)*. Roedor eurásico semejante a la rata, miembro de la familia cricétidos *(Cricetidae)*, muy usado en trabajos de experimentación.
hamular *(hamular)*. Con forma de gancho.
hamulus *(hamulus)*. Apófisis en forma de gancho al final de un hueso.
h. lagrimal, apófisis unciforme del hueso lagrimal que se articula con el maxilar superior y forma la abertura superior del conducto nasal óseo.
h. de la lámina espiral, terminación en forma de gancho de la parte interna ósea de la lámina espiral de la cóclea.
h. pterigoideo, apófisis en forma de gancho del hueso esfenoides.
Hand-Schüller-Christian, síndrome de *(Hand-Schüller-Christian syndrome)*. Trastorno

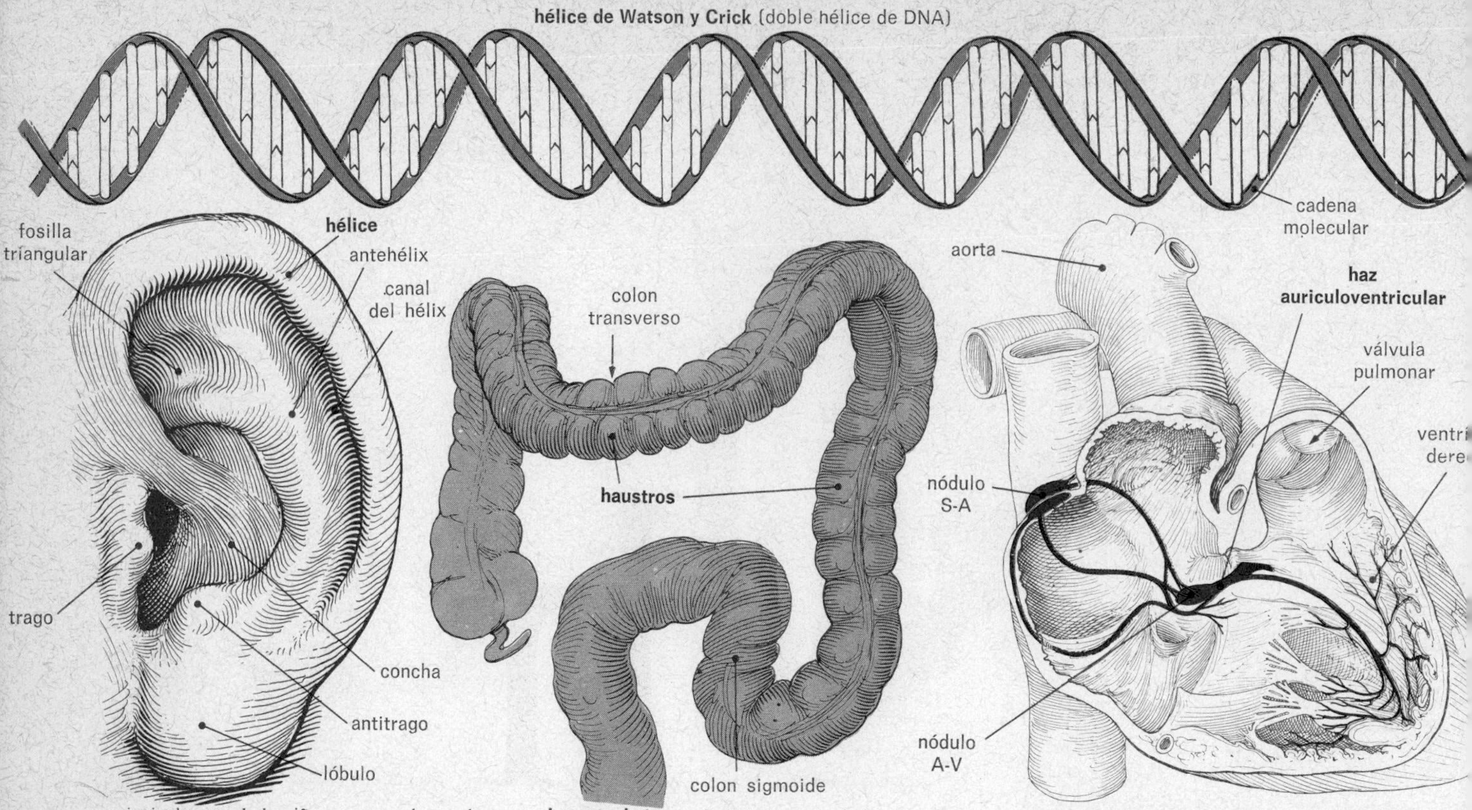

principalmente de la niñez, a veces observado en jóvenes, caracterizado por exoftalmía (unilateral o bilateral), diabetes insípida y destrucción ósea (especialmente del cráneo), con masas tumorales de histiocitos cargados de colesterol; también llamado síndrome de Schüller-Christian y enfermedad de Schüller.

Hansen, enfermedad de *(Hansen's disease).* Véase lepra.

hapaloniquia *(hapalonychia).* Afección caracterizada por debilidad de las uñas; puede ser normal, o adquirida como resultado de malnutrición o debilidad.

haplodonto *(haplodont).* Que posee dientes molares en forma de clavija y de superficie lisa.

haploide *(haploid).* Relativo al número reducido de cromosomas en los gametos respecto al presente en los cigotos o en las células somáticas (diploide); el número haploide es la mitad del diploide.

haplopía *(haplopia).* Visión normal, simple, a diferencia de la visión doble o diplopía.

haplosis *(haplosis).* Reducción meiótica del número diploide de cromosomas al número haploide.

hapteno *(hapten).* Antígeno incompleto que se combina específicamente con el anticuerpo, pero que no estimula la producción del mismo a menos que se una a un transportador de alto peso molecular.

haptóforo *(haptophore).* Grupo atómico en la molécula de un antígeno o anticuerpo por medio del cual se une a una célula o a su anticuerpo o antígeno correspondiente, respectivamente.

haptoglobina *(haptoglobin).* Proteína presente en el suero sanguíneo humano que posee la capacidad de combinarse con la hemoglobina; niveles bajos de haptoglobina indican hemólisis reciente.

haptómetro *(haptometer).* Instrumento para determinar la sensibilidad al tacto.

Hartnup, enfermedad de *(Hartnup disease).* Trastorno hereditario del transporte de aminoácidos, caracterizado por una erupción de la piel semejante a la de la pelagra tras la exposición a la luz del sol, incoordinación muscular temporal y excreción de cantidades excesivas de aminoácidos en la orina; también llamada enfermedad H y síndrome de Hartnup.

hasamiyami *(hasamiyami).* Fiebre que ocurre en Japón en otoño, causada por una bacteria *(Leptospira autumnalis);* también llamada akiyami.

haustración *(haustration).* Aumento de tamaño de las saculaciones del intestino grueso.

haustral *(haustral).* Relativo a las bolsas o saculaciones del colon.

haustro *(haustrum,* pl *haustra).* Cada una de las saculaciones del colon.

haversiano *(haversian).* Término aplicado a las estructuras óseas descritas por Clopton Havers.

haz *(bundle).* Grupo de nervios o fibras musculares.

h. auriculoventricular (A-V), h. de His, haz de fibras musculares especializadas situado en el tabique membranoso interventricular del corazón; es la única conexión muscular directa entre las aurículas y los ventrículos; se origina en el nódulo auriculoventricular (A-V), en el suelo de la aurícula derecha, se extiende hacia abajo por el tabique, se divide en ramas derecha e izquierda y termina a modo de numerosos filamentos (red de Purkinje) en los músculos papilares y ventriculares; también llamado fascículo auriculoventricular.

h. de His, véase haz auriculoventricular.

h. de Kent, haz auriculoventricular anómalo.

h. longitudinal posterior, fascículo longitudinal interno; véase fascículo.

Hb, Hgb *(Hb, Hgb).* Símbolos de la hemoglobina.

HbCO *(HbCO).* Símbolo de la carboxihemoglobina.

HbO_2 *(HbO_2).* Símbolo de la oxihemoglobina.

HbS *(HbS).* Símbolo de la hemoglobina de células falciformes; actualmente denominada hemoglobina S.

HCG *(HCG).* Abreviatura de gonadotropina coriónica humana; del inglés, *human chorionic gonadotropin.*

Hct *(Hct).* Abreviatura de hematócrito.

H.d. En latín, *hora decubitus,* a la hora de acostarse.

He *(He).* Símbolo químico del elemento helio.

hebefrenia *(hebephrenia).* Tipo de esquizofrenia que se desarrolla generalmente después de la pubertad, caracterizada por emociones superficiales fuera de lugar, comportamiento infantil imprevisible, amaneramiento y alucinaciones.

heces *(feces).* Materia de desecho que se elimina por el intestino.

héctico *(hectic).* **1.** Relativo a la fiebre diaria característica de algunas enfermedades como la tuberculosis. **2.** Febril.

hecto- *(hect-).* Prefijo usado en el sistema métrico para indicar centena (10^2).

hectogramo (hg) *(hectogram).* Cien gramos.

hectolitro *(hectoliter).* Cien litros.

hedonística *(hedonics).* Estudio de las sensaciones placenteras y no placenteras en su relación con el comportamiento.

hedonístico *(hedonic).* Perteneciente o relativo al placer o caracterizado por él.

hedor *(fetor).* Olor fétido.

h. bucal, halitosis.

h. hepático, olor desagradable del aliento de individuos con enfermedad grave del hígado.

Hegar, signo de *(Hegar's sign).* Compresibilidad y blandura del segmento uterino inferior (istmo cervical) al examen bimanual; signo que sugiere la existencia de embarazo.

hélice *(helix).* Estructura o curva enroscada.

h α, la forma en hélice hacia la derecha que poseen muchas proteínas.

h. del DNA, véase hélice de Watson y Crick.

h. doble, véase hélice de Watson y Crick.

h. gemela, véase hélice de Watson y Crick.

h. de Watson y Crick, modelo tridimensional de la molécula de DNA; consiste en una hélice doble, semejante a una escalera retorcida en forma de espiral; los lados de la escalera están formados por las unidades de desoxirribosa-fosfato, mantenidas unidas por peldaños compuestos por pares de bases (adenina y timina o citosina y guanina) unidas por enlaces de hidrógeno; también llamada hélice del DNA, hélice doble o hélices gemelas.

helicoide *(helicoid).* Espiral.

helicotrema *(helicotrema).* Paso situado en el vértice de la cóclea del oído interno a través del cual se comunican las rampas vestibular y timpánica.

helio *(helium).* Elemento gaseoso; símbolo He, número atómico 2, peso atómico 4,003; presente en la atmósfera en pequeñas cantidades.

heliopatía *(heliopathy).* Lesión por exposición a la luz del sol.

heliosis *(heliosis).* Golpe de sol.

heliotactismo *(heliotaxis).* Tendencia de los microorganismos a moverse hacia la luz (heliotactismo positivo) o a alejarse de ella (heliotactismo negativo).

helioterapia *(heliotherapy).* Método de tratamiento mediante exposición directa del cuerpo a los rayos solares.

heliotropismo *(heliotropism).* Tendencia de las plantas a moverse en la dirección de la luz.

hélix *(helix).* Pliegues de la piel y cartílago que forman el borde del oído externo (oreja).

helmintemesis *(helminthemesis).* Vómito de gusanos parásitos.

helmintiasis *(helminthiasis).* Presencia de ver-

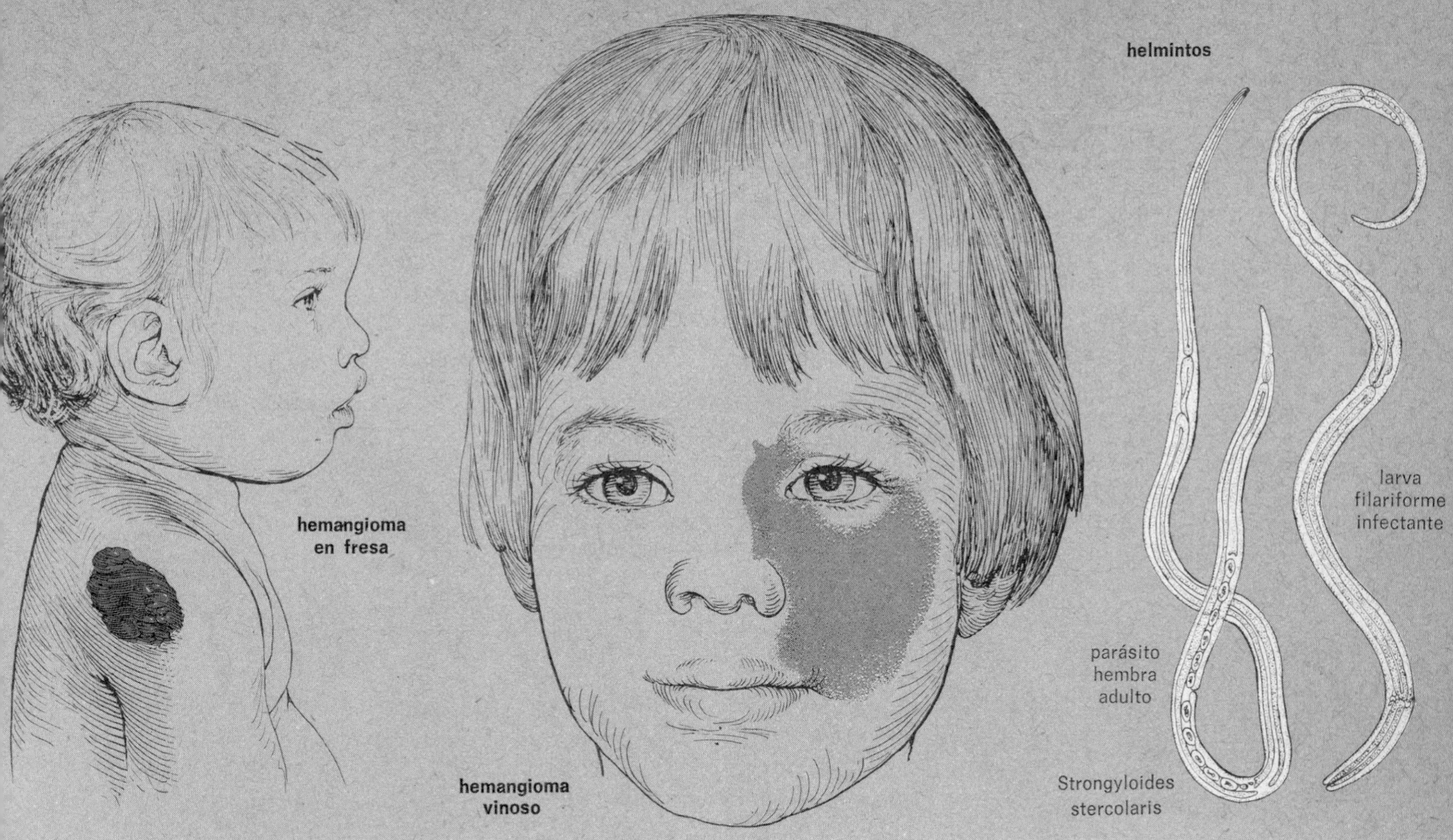

mes o gusanos en el intestino.

helmíntico *(helminthic).* Perteneciente o relativo a gusanos o causado por ellos, especialmente los parásitos intestinales.

helminto *(helminth).* **1.** Gusano parásito intestinal, especialmente nematodo o trematodo. **2.** Parásito vermiforme.

helmintoide *(helminthoid).* Semejante a un gusano.

helmintología *(helminthology).* Estudio de los gusanos, especialmente los parásitos intestinales; también denominada escolecología.

heloma *(heloma).* Callo, callosidad.

helosis *(helosis).* Presencia de helomas.

helotomía *(helotomia).* Escisión quirúrgica de callosidades.

hem-, hema- *(hem-, hema-).* Véase hemo-.

hemacitozoo, hemocitozoo *(hemocytozoon, hemacytozoon, hematocytozoon).* Animal parásito de las células sanguíneas.

hemadsorción *(hemadsorption).* Fenómeno por el cual una sustancia se adhiere a la superficie de los hematíes.

hemaglutinación *(hemagglutination).* Aglutinación de los hematíes.

hemaglutinina *(hemagglutinin).* Proteína del suero sanguíneo que causa aglutinación de hematíes; también está presente en las proyecciones de la superficie de ciertos virus.

hemagogo *(hemagogue).* Agente que estimula el flujo sanguíneo, principalmente durante la menstruación.

hemal *(hemal).* **1.** Relativo a la sangre o vasos sanguíneos. **2.** Relativo o situado en el lado ventral de la columna vertebral en que se halla el corazón; opuesto a neural.

hemangiectasia *(hemangiectasia).* Dilatación de los vasos sanguíneos.

hemangio- *(hemangio-).* Forma prefija que indica relación con los vasos sanguíneos.

hemangioblasto *(hemangioblast).* Célula embrionaria derivada del mesodermo; se desarrolla en células que dan lugar al endotelio de los vasos sanguíneos, a elementos reticuloendoteliales y a todos los tipos de células precursoras de las sanguíneas.

hemangioendotelioblastoma *(hemangioendothelioblastoma).* Tumor de origen vascular en el que las células endoteliales son predominantemente del tipo inmaduro.

hemangioendotelioma *(hemangioendothelioma).* Tumor derivado de los vasos sanguíneos y formado principalmente por masas de células endoteliales.

hemangioma *(hemangioma).* Tumor benigno de vasos sanguíneos.

h. aracnoideo, araña arterial; arteriola dilatada de la piel con ramas capilares radiantes. Típico de la cirrosis hepática.

h. capilar, tumor congénito formado por diminutos vasos sanguíneos de paredes delgadas estrechamente unidos que, en su mayor parte, poseen el calibre de los capilares; su color oscila entre rojo intenso y azul y puede aparecer en cualquier tejido u órgano; los sitios más frecuentes son la piel, tejido subcutáneo y mucosa de la cavidad oral y los labios.

h. cavernoso, tumor que contiene amplios espacios llenos de sangre con aspecto de tejido eréctil; también llamado angioma cavernoso.

h. en fresa, tumor elevado, de color rojo intenso; presente en el nacimiento como una lesión plana, del tamaño de la cabeza de un alfiler, cuyo tamaño aumenta rápidamente haciéndose elevado y rugoso; aproximadamente el 90 % de estos angiomas desaparecen sin tratamiento a la edad de 5 a 7 años; también llamado nevo vasculoso.

h. senil, hemangioma capilar rojo brillante, de un tamaño que oscila entre el de la cabeza de un alfiler hasta un diámetro de varios centímetros; puede ser plano o ligeramente elevado; se observa en jóvenes y, con mayor frecuencia en ancianos.

h. vinoso, hemangioma capilar de color rojo-violáceo, con aspecto de mapa, no palpable y que cubre amplias zonas de la cara y parte superior del tronco; también llamado nevo vinoso y nevo flamígero o en llama.

hemangiomatosis *(hemangiomatosis).* Presencia de numerosos hemangiomas.

hemangiopericitoma *(hemangiopericytoma).* Tumor raro que se cree deriva de los pericitos (células del tejido conjuntivo que rodea los capilares).

hemangiosarcoma *(hemangiosarcoma).* Raro tumor maligno compuesto principalmente de células anaplásicas derivadas de los vasos sanguíneos.

hemartrosis *(hemarthrosis).* Presencia de sangre en un espacio articular, que da lugar a dolor y tumefacción.

hemat- *(hemat).* Véase hemo-.

hematemesis *(hematemesis).* Vómito de sangre.

hemático *(hematic).* Relativo a la sangre.

hematímetro *(hemocytometer).* Instrumento usado para calcular el número de células sanguíneas en un volumen determinado de sangre; también llamado hemocitómetro, eritrocitómetro y globulímetro.

h. de Thoma-Zeiss, aparato que se usa para contar células sanguíneas; también llamado cámara cuentaglóbulos de Thoma.

hematina *(hematin).* **1.** Hidróxido de heme. **2.** Heme.

hematínico *(hematinic).* Agente que mejora el estado de la sangre.

hematinuria *(hematinuria).* Presencia de heme en la orina.

hemato- *(hemato-).* Véase hemo-.

hematoblasto *(hematoblast).* Célula sanguínea primitiva de la que se derivan los eritroblastos, linfoblastos, mieloblastos y otras células sanguíneas inmaduras.

hematocele *(hematocele).* Tumefacción causada por la efusión y acumulación de sangre en una cavidad corporal, especialmente bajo la serosa que cubre los testículos.

hematocistis *(hematocystis).* Derrame de sangre en la vejiga urinaria.

hematocito *(hemocyte).* Célula o elemento forme de la sangre; corpúsculo sanguíneo; célula sanguínea.

hematocitómetro *(hematocytometer).* Véase hematímetro.

hematocituria *(hematocyturia).* Presencia de hematíes en la orina; también denominada hematuria verdadera.

hematocolpómetra *(hematocolpometra).* Acumulación de sangre menstrual en el útero y la vagina a causa de un himen imperforado o de cualquier otra obstrucción.

hematocolpos *(hematocolpos).* Distensión de la vagina debida a acumulación de sangre por himen imperforado.

hematócrito (Hct) *(hematocrit (Hct)).* **1.** Porcentaje del volumen de hematíes en la sangre total; en el varón normal supone alrededor del 45 a 50 %; en la mujer normal es del 40 al 45 %. **2.** Pequeña centrífuga usada para separar del plasma los elementos celulares de la sangre.

hematogénesis *(hematogenesis).* Véase hematopoyesis.

hematogénico *(hematogenic).* Hematógeno.

hematógeno *(hematogenous).* **1.** Derivado de la sangre. **2.** Relativo a lo que se origina en la sangre o circula por ella.

hematoide *(hematoid).* **1.** Semejante a la sangre.

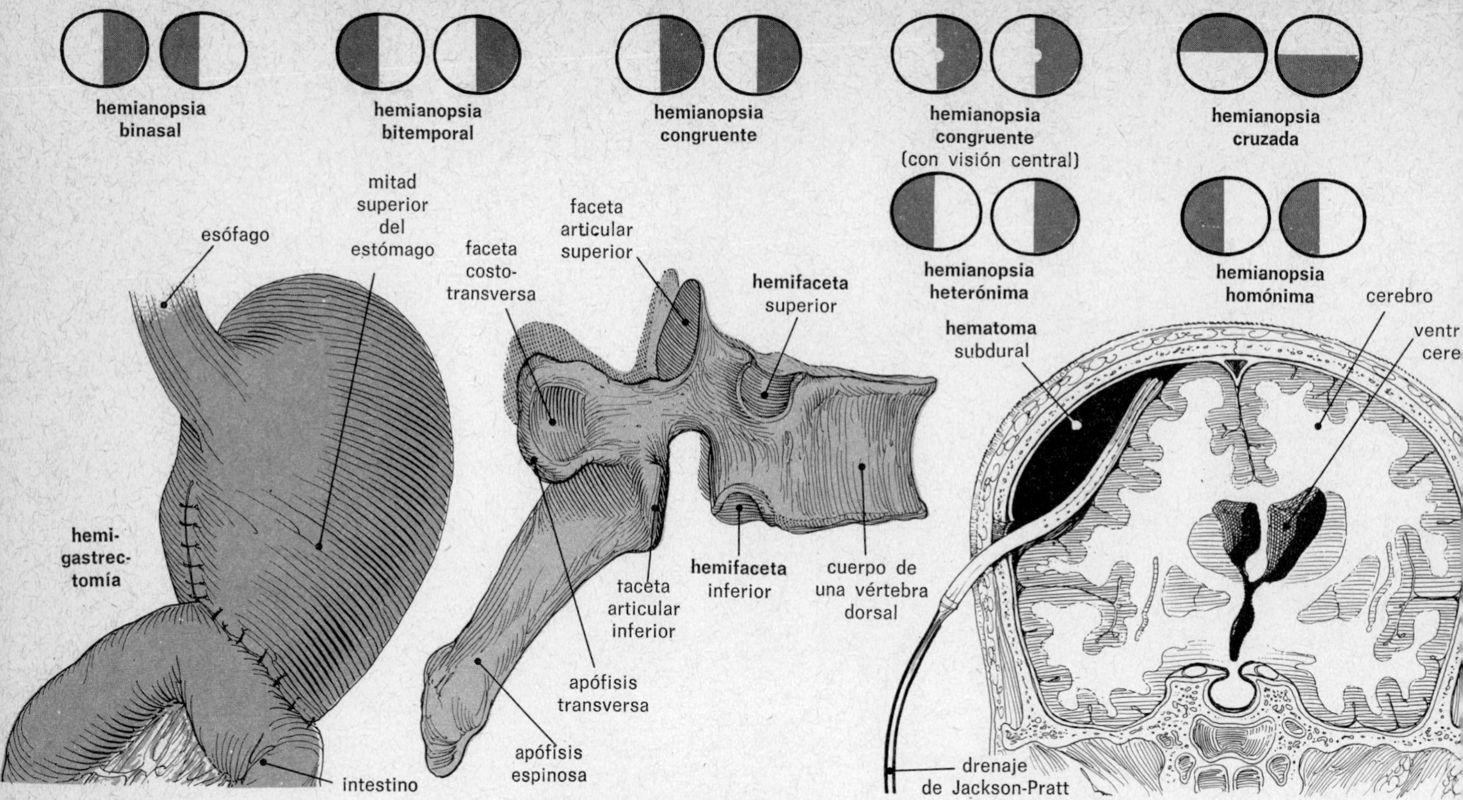

2. Sanguinolento.

hematoidina *(hematoidin)*. Pigmento derivado de la degradación de la hemoglobina; se forma en los tejidos como resultado de hemorragia.

hematólisis *(hematolysis)*. Véase hemólisis.

hematología *(hematology)*. Especialidad médica que estudia la sangre y los tejidos hematopoyéticos y el tratamiento de sus trastornos.

hematólogo *(hematologist)*. Especialista en el diagnóstico y tratamiento de trastornos de la sangre y de los tejidos hematopoyéticos.

hematoma *(hematoma)*. Masa localizada de sangre fuera de los vasos sanguíneos que generalmente está parcialmente coagulada.

hematomanómetro *(hematomanometer)*. Véase hemomanómetro.

hematómetra *(hematometra)*. Distensión del útero con sangre acumulada; también llamada hemómetra.

hematomielia *(hematomyelia)*. Derrame de sangre en el interior de la medula espinal.

hematopatía *(hematopathy)*. Véase hemopatía.

hematopatología *(hematopathology)*. Rama de la medicina que estudia las enfermedades de la sangre y los órganos hematopoyéticos.

hematopenia *(hematopenia)*. Déficit de sangre.

hematoporfirina *(hematoporphyrin)*. Sustancia de color rojo oscuro formada por la descomposición de la hemoglobina.

hematopoyetina *(hematopoietin)*. Véase eritropoyetina.

hematoquecia *(hematochezia)*. Evacuación de heces sanguinolentas.

hematosalpinx *(hematosalpinx)*. Distensión de una trompa uterina por acumulación de sangre; también llamada hemosalpinx.

hematoscopio *(hematoscope)*. **1.** Instrumento para determinar el número de hematíes en la sangre midiendo la dispersión de la luz. **2.** Instrumento para determinar el porcentaje de hemoglobina en la sangre.

hematosepsis *(hematosepsis)*. Septicemia.

hematotaxis *(hematotaxis)*. Hemorragia espontánea causada por una enfermedad sanguínea.

hematotraquelos *(hematotrachelos)*. Distensión del cérvix uterino, como cuando se acumula sangre menstrual por himen imperforado.

hematoxilina *(hematoxylin)*. Compuesto cristalino, extraído del árbol tropical americano campeche; se usa como colorante en histología y bacteriología; da a la muestra un color azulado.

hematozoico *(hematozoic)*. Relativo a o causado por hematozoos.

hematozoo *(hematozoon)*. Protozoo parásito o microorganismo que vive en la sangre circulante del huésped.

hematuria *(hematuria)*. Presencia de hematíes en la orina.

hembra *(female)*. Perteneciente al sexo que pare la descendencia o que produce huevos u óvulos.

heme *(heme)*. Molécula no proteica de porfirina con hierro que forma el elemento ligador de oxígeno de la hemoglobina; también llamada ferroprotoporfirina; antes conocida como hematina.

hemerálope *(hemeralopic)*. Persona afectada por hemeralopía.

hemeralopía *(hemeralopia)*. Visión defectuosa con luz diurna, con buena visión nocturna; también llamada ceguera diurna y visión nocturna.

hemi-, hem- *(hemi-, hem-)*. Prefijos que indican la mitad; p. ej. hemianopía.

hemialgia *(hemialgia)*. Dolor limitado a un lado del cuerpo.

hemiambliopía *(hemiamblyopia)*. Visión reducida en la mitad del campo visual de uno o ambos ojos.

hemianacusia *(hemianacusia)*. Pérdida de audición o sordera en un oído.

hemianalgesia *(hemianalgesia)*. Pérdida de sensibilidad al dolor en un lado del cuerpo.

hemianestesia *(hemianesthesia)*. Pérdida de sensibilidad al tacto en un lado del cuerpo.

h. alterna, la que afecta un lado de la cabeza y el lado opuesto del tronco y extremidades; también llamada hemianestesia cruzada.

h. cruzada, véase hemianestesia alterna.

hemianopsia *(hemianopsia)*. Pérdida de visión en la mitad del campo visual de uno a ambos ojos.

h. bilateral, hemianopsia que afecta a los campos visuales de ambos ojos.

h. binasal, hemianopsia bilateral que afecta a la mitad nasal de los campos visuales de ambos ojos.

h. bitemporal, hemianopsia bilateral que afecta a la mitad temporal de ambos campos visuales.

h. congruente, hemianopsia bilateral que afecta la mitad nasal de un campo visual y la mitad temporal del otro campo, siendo los defectos de ambos campos visuales idénticos en forma, extensión y localización, dando lugar a un defecto único del campo visual.

h. cruzada, hemianopsia bilateral que afecta la mitad superior de un campo visual y la inferior del otro.

h. cuadrántica, véase cuadrantanopsia.

h. heterónima, hemianopsia bilateral que afecta a las mitades temporales o nasales de ambos campos visuales.

h. homónima, hemianopsia bilateral que afecta a la mitad nasal de un campo y la temporal del otro.

hemianosmia *(hemianosmia)*. Pérdida del sentido del olfato en un solo lado.

hemiatrofia *(hemiatrophy)*. Atrofia limitada a un lado de un órgano o región corporal, como la cara o la lengua.

h. facial, atrofia, generalmente progresiva, que afecta a los tejidos de un lado de la cara; también llamada enfermedad o síndrome de Romberg y trofoneurosis facial.

hemibalismo *(hemiballism)*. Movimientos involuntarios y violentos de las extremidades que afectan a un lado del cuerpo, debidos a una lesión contralateral del cuerpo subtalámico.

hemicarion *(hemikaryon)*. Núcleo celular que contiene un número haploide de cromosomas.

hemicelulosa *(hemicellulose)*. Grupo de polisacáridos cuya composición química es más compleja que la del azúcar y más simple que la de la celulosa.

hemicentro *(hemicentrum)*. Mitad lateral del cuerpo de una vértebra.

hemicigosidad *(hemizygosity)*. Estado en el que sólo se posee un gen del par normal.

hemicigótico *(hemizygous, hemizygotic)*. Que posee genes no apareados; dícese del sexo masculino con respecto al cromosoma X.

hemicigoto *(hemizygote)*. Individuo que posee sólo un par de genes.

hémico *(hemic)*. Relativo a la sangre.

hemicolectomía *(hemicolectomy)*. Extirpación de parte del colon.

hemicorea *(hemichorea)*. Corea en la que los movimientos incontrolados e irregulares de los músculos se limitan a un lado del cuerpo.

hemicrania *(hemicrania)*. Dolor en un lado de la cabeza.

hemidiaforesis *(hemidiaphoresis)*. Sudoración en un lado del cuerpo.

hemifaceta *(demifacet)*. La mitad de una faceta situada a ambos lados de algunas vértebras torácicas, que se articula con la cabeza de la costilla; también llamada faceta costal.

hemigastrectomía *(hemigastrectomy)*. Extirpación de la mitad del estómago, generalmente el extremo pilórico.

α-hemihidrato *(α-hemihydrate)*. $(CaSO_4)_2 \cdot H_2O$; yeso calcinado bajo vapor a presión en una autoclave a 130° C; los cristales resultantes son algo

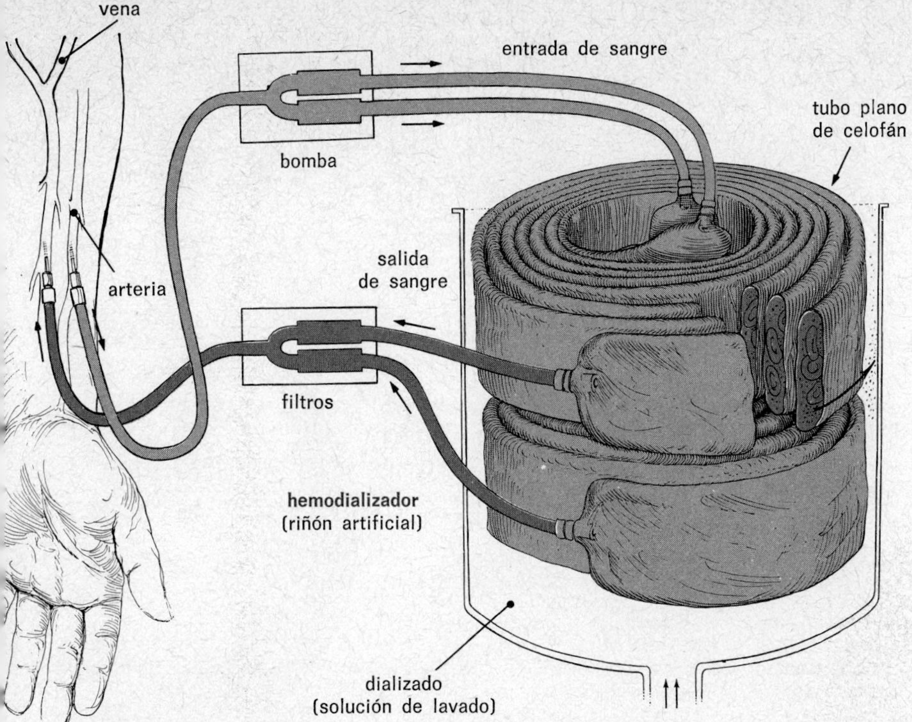

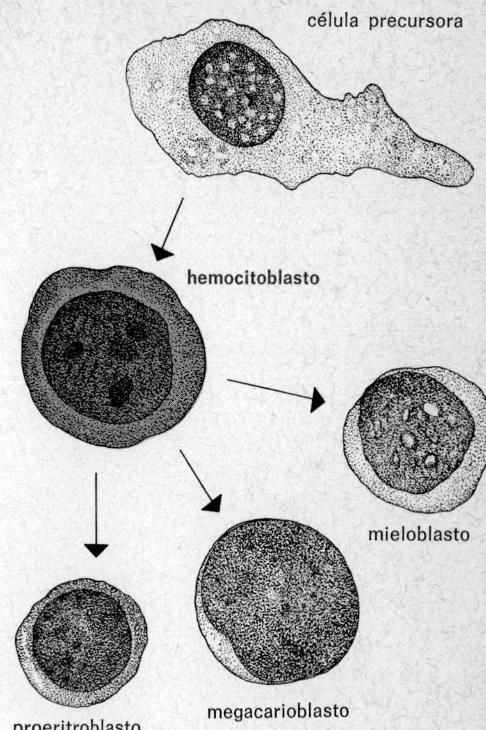

prismáticos; se usa para hacer moldes y modelos de la cavidad oral; también llamado piedra dental.

β-hemihidrato *(β-hemihydrate).* $(CaSO_4)_2 \cdot H_2O$; yeso calcinado al aire libre a 110° C; los cristales resultantes son de forma irregular; se usa en la preparación de moldes para dientes artificiales; también llamado yeso dentario o yeso de París.

hemihipertrofia *(hemihypertrophy).* Crecimiento excesivo congénito de un lado del cuerpo.

hemiisoanticuerpo *(hemiisoantibody).* Anticuerpo que reacciona con un determinante antigénico de superficie o eritrocitos para dar lugar a aglutinación de las células.

hemilaminectomía *(hemilaminectomy).* Escisión quirúrgica de una porción de la lámina vertebral para exponer una raíz nerviosa o disco intervertebral; se usa a menudo para designar la laminectomía unilateral.

hemimelia *(hemimelia).* Defecto congénito caracterizado por la ausencia total o parcial de la porción distal de uno o más miembros.

hemina *(hemin).* Compuesto cristalino de fórmula $C_{34}H_{32}N_4O_4FeCl$; cloruro de hemo; también recibe el nombre de cristales de Teichmann.

heminefrectomía *(heminephrectomy).* Extirpación quirúrgica de parte de un riñón.

hemiparesia *(hemiparesis).* Debilidad muscular o parálisis ligera de un lado del cuerpo.

hemiplejía *(hemiplegia).* Parálisis de un lado del cuerpo.

h. alterna, síndrome de Millard-Gubler.

hemipléjico *(hemiplegic).* Que tiene un lado del cuerpo paralizado.

hemípteros *(Hemiptera).* Amplio orden de insectos que incluye la chinche común.

hemisferio *(hemisphere).* La mitad de un objeto simétrico esférico.

h. cerebral, la mitad lateral del cerebro.

hemitórax *(hemitorax).* Un lado del tórax.

hemo-, hemato-, hemat-, hem- *(hemo-, hemato-, hemat-, hem-).* Formas prefijas que significan sangre; p. ej. hemoglobina.

hemoaglutinina *(hemoagglutinin).* Anticuerpo sérico que ocasiona la aglutinación de los eritrocitos.

hemobarómetro *(hemobarometer).* Instrumento para determinar el peso específico de la sangre.

hemobilia *(hemobilia).* Hemorragia en los conductos biliares.

hemocianina *(hemocyanin).* Pigmento respiratorio azul (cromoproteína) transportador de oxígeno de la sangre de animales marinos inferiores (p. ej. moluscos) en el que el cobre es un elemento esencial; también llamada hematocianina.

hemocitoblasto *(hemocytoblast).* Célula primitiva derivada del hemohistioblasto; nombre que se da a la célula progenitora de granulocitos, megacariocitos y precursores de hematíes.

hemocitotripsis *(hemocytotripsis).* Destrucción de células sanguíneas por medios mecánicos; p. ej. compresión entre superficies duras.

hemoclasia *(hemoclasia, hemoclasis).* Hemólisis o destrucción de los eritrocitos.

hemoconcentración *(hemoconcentration).* Aumento de la concentración o proporción de elementos formes de la sangre circulante, debido generalmente a pérdida de plasma de la corriente sanguínea; también llamada anhidremia.

hemocromatosis *(hemochromatosis).* Trastorno del metabolismo del hierro que da lugar a la acumulación del exceso de este en los tejidos de muchos órganos, especialmente la piel, hígado y páncreas, originando fibrosis e insuficiencia funcional de los órganos gravemente afectados; el corazón y otros músculos y las glándulas endocrinas también se afectan; el depósito de hierro en la piel ocasiona una pigmentación bronceada; los depósitos en el páncreas dan lugar a diabetes; también llamada enfermedad por depósito de hierro y diabetes bronceada.

hemocromo *(hemochrome).* Véase hemocromógeno.

hemocromógeno *(hemochromogen).* Sustancia formada por la unión de un hemo con un compuesto nitrogenado, como una proteína o una base; también llamado hemocromo.

hemocromómetro *(hemochromometer).* Aparato para calcular el porcentaje de hemoglobina en la sangre comparando una solución de sangre con una solución patrón de un compuesto adecuado, como el picrocarminato amónico.

hemodiálisis *(hemodialysis).* Diálisis realizada haciendo pasar la sangre por una membrana semipermeable sumergida en una solución (riñón artificial) que devuelve después la sangre al organismo; las sustancias presentes en la sangre en cantidad excesiva (p. ej.: metabolitos retenidos, iones potasio, venenos) pasan de aquella a la solución según un gradiente de concentración.

hemodializador *(hemodialyzer).* Aparato que se usa en sustitución de los riñones para purificar la sangre en la insuficiencia renal aguda o crónica y en ciertos tipos de intoxicación; los elementos tóxicos son eliminados haciendo pasar la sangre por una membrana semipermeable sumergida en una solución y devolviéndola después al organismo; se llama comúnmente riñón artificial.

h. por ultrafiltración, hemodializador que usa presiones diferenciales de líquido para efectuar la difusión de líquido libre de proteínas de la sangre a la solución del baño.

hemodilución *(hemodilution).* Aumento del contenido plasmático de la sangre con disminución de la concentración de eritrocitos.

hemodinámica *(hemodynamics).* Ciencia que estudia las fuerzas que intervienen en la circulación de la sangre.

hemodinámico *(hemodynamic).* Relativo a la circulación sanguínea.

hemofagocito *(hemophagocyte).* Célula fagocitaria que engloba y destruye hematíes.

hemofagocitosis *(hemophagocytosis).* Proceso de destrucción de hematíes por células fagocitarias.

hemofilia *(hemophilia).* Enfermedad hemorrágica hereditaria caracterizada por una deficiencia del factor VIII (factor antihemofílico) que causa hemorragia excesiva y a menudo espontánea y se hereda como carácter recesivo ligado a X; aunque el transportador es la mujer heterocigótica, esta es asintomática y la enfermedad sólo se manifiesta en los hijos varones afectados; también llamada hemofilia clásica y hemofilia A.

h. B, trastorno del proceso de coagulación de la sangre causado por deficiencia hereditaria del factor IX (componente plasmático de tromboplastina); también llamada enfermedad de Christmas.

hemofílico, *(hemophiliac, hemophilic).* **1.** Individuo afecto de hemofilia; que padece frecuentes hemorragias. **2.** Relativo a la hemofilia.

hemófilo *(hemophile).* Microorganismo que se desarrolla en medios que contienen sangre.

hemofiltración *(hemofiltration).* Técnica utilizada para purificar la sangre de una persona, consistente en la filtración de aquellos componentes de la misma menores que la albúmina y su sustitución por una cantidad similar de solución electrolítica equilibrada; mediante este proceso se eliminan del cuerpo solutos no deseados, como la urea, la creatinina y otros residuos de nitrógeno.

hemoflagelados *(hemoflagellates).* Parásitos sanguíneos flagelados.

hemofobia *(hemophobia).* Miedo excesivo a la visión de sangre; también llamada hematofobia.

hemoftalmía *(hemophtalmia).* Hemorragia en el globo ocular.

hemofuscina *(hemofuscin).* Pigmento marrón derivado de la hemoglobina; a veces se encuentra

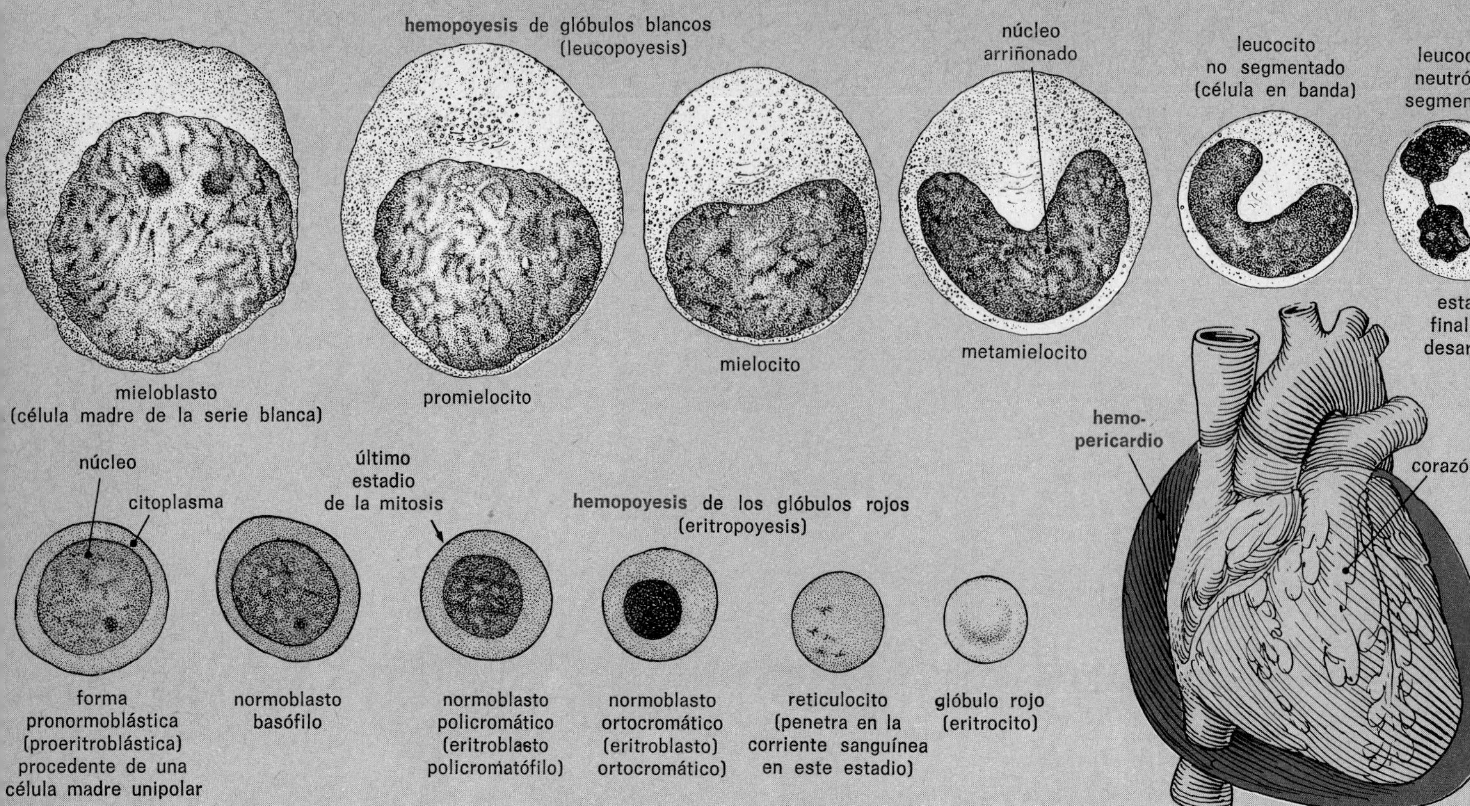

en la orina junto a la hemosiderina; constituye un indicador de destrucción de eritrocitos.

hemogénesis *(hemogenesis).* Véase hematopoyesis.

hemoglobina (Hb, Hgb) *(hemoglobin (Hb, Hbg)).* Proteína de los eritrocitos que transporta oxígeno; de color rojo intenso cuando está saturada con oxígeno, y púrpura cuando no contiene oxígeno.

h. A (Hb A), hemoglobina del adulto.

h. A_2 (HB A_2), hemoglobina cuya concentración aumenta en la β-talasemia; constituye el 1,5 al 3 % de la concentración total de hemoglobina del adulto normal.

h. C, hemoglobina anómala de poca movilidad caracterizada por la sustitución de un aminoácido (lisina en lugar de ácido glutámico en la posición 6 de la cadena β); reduce la plasticidad normal de los hematíes; se acompaña de anemia hemolítica crónica.

h. de células falciformes, hemoglobina S.

h. F (HbF), hemoglobina del feto normal; el componente más abundante durante la vida intrauterina; también llamada hemoglobina fetal.

h. fetal, véase hemoglobina F.

h. oxigenada, véase oxihemoglobina.

h. reducida, hemoglobina de la sangre venosa una vez liberado el oxígeno en los tejidos.

h. S (Hb S), hemoglobina anormal caracterizada por la sustitución de un aminoácido (valina en lugar de ácido glutámico en la posición 6 de la cadena β); causa la anemia de células falciformes.

hemoglobinemia *(hemoglobinemia).* Presencia de hemoglobina libre en el plasma como consecuencia de lesiones mecánicas a los eritrocitos en el interior de los vasos.

hemoglobinómetro *(hemoglobinometer).* Aparato para calcular la cantidad de hemoglobina de la sangre; también llamado hemómetro.

hemoglobinopatía *(hemoglobinopathy).* Trastorno hematológico en el que el tipo de hemoglobina presente en el interior de los hematíes de un individuo difiere cuantitativa o cualitativamente del encontrado en hematíes normales.

hemoglobinuria *(hemoglobinuria).* Presencia de hemoglobina libre en la orina, indicativa de hemólisis reciente de una intensidad al menos moderada.

h. nocturna paroxística, trastorno crónico caracterizado principalmente por anemia hemolítica, hemoglobinuria (principalmente durante la noche), descoloración amarillenta de la piel y mucosas y aumento de volumen de hígado y bazo; también conocida como síndrome o anemia de Marchiafava-Micheli.

h. palúdica, trastorno raro causado por paludismo terciano maligno; también llamada fiebre hemoglobinúrica.

hemograma *(hemogram).* Descripción del número, proporciones y características morfológicas de los elementos celulares de la sangre.

hemograma de Schilling *(Schilling's hemogram).* Recuento sanguíneo diferencial en el que los leucocitos polimorfonucleados se separan en cuatro grupos con arreglo al número y disposición de los segmentos nucleares de las células; también llamado recuento sanguíneo de Schilling e índice de Schilling.

hemohistioblasto *(hemohistioblast).* Célula mesenquimatosa indiferenciada del sistema reticuloendotelial de la que derivan todas las células sanguíneas; es probablemente similar a otros blastos sanguíneos; también llamada célula precursora.

hemolisina *(hemolysin).* **1.** Anticuerpo antieritrocito que activa el complemento (C′) causando la destrucción (lisis) de los hematíes; antes denominada amboceptor. **2.** Sustancia producida por un agente vivo y que es capaz de destruir los eritrocitos liberando la hemoglobina que contienen.

h. inmunitaria, hemolisina producida inyectando eritrocitos o sangre completa de otra especie.

hemolisinógeno *(hemolysinogen).* Sustancia antigénica de los hematíes que estimula la formación de hemolisina.

hemólisis *(hemolysis).* Liberación de hemoglobina de los eritrocitos; también llamada eritrocitólisis y hematólisis.

hemolítico *(hemolytic).* Que causa la desintegración de los hematíes.

h. del recién nacido, enfermedad, Véase eritroblastosis fetal.

hemolítico-urémico, síndrome *(hemolytic-uremic syndrome).* Síndrome que se observa habitualmente en los niños, caracterizado por anemia hemolítica con eritrocitos de forma anormal, trombocitopenia y uremia; su instauración va precedida a menudo de infección respiratoria o gastrointestinal de poca cuantía.

hemolito *(hemolith).* Concreción en la pared de un vaso.

hemolizar *(hemolyze).* Causar la liberación de hemoglobina de los hematíes.

hemomanómetro *(hemomanometer).* Instrumento para determinar la presión sanguínea; también llamado hematomanómetro.

hemomediastino *(hemomediastinum).* Derrame de sangre en el mediastino; también llamado hematomediastino.

hemometría *(hematometry, hemometry).* Análisis de sangre para determinar: (a) número total, tipos y proporciones de células sanguíneas; (b) número y proporción de otros elementos formes; (c) porcentaje de hemoglobina.

hemómetro *(hemometer).* **1.** Véase hemoglobinómetro. **2.** Término usado ocasionalmente para el hematímetro.

hemoneumopericardio *(hemopneumopericardium).* Presencia de sangre y aire por dentro de la membrana que rodea el corazón; también llamado neumohemopericardio.

hemoneumotórax *(hemopneumothorax).* Acumulación de sangre y aire en la cavidad pleural.

hemopatía *(hemopathy).* Trastorno de la sangre o de los tejidos hematopoyéticos; también denominada hematopatía.

hemoperfusión *(hemoperfusion).* Paso de la sangre por un absorbente (p. ej. carbón activo) para eliminar una sustancia tóxica.

hemopericardio *(hemopericardium).* Acumulación de sangre en el saco pericárdico.

hemoperitoneo *(hemoperitoneum).* Filtración de sangre a la cavidad peritoneal.

hemopexina *(hemopexin).* Proteína sérica humana que contiene un 20 % de hidratos de carbono; su importancia proviene de que capta hemo y porfirinas.

hemopielectasia *(hemopyelectasia).* Dilatación de la pelvis renal con sangre y orina.

hemoporfirina *(hemoporphyrin).* Componente porfirínico del hemo; $C_{34}H_{38}N_4O_6$; hemo sin el hierro.

hemopoyesis *(hemopoiesis).* Formación de células sanguíneas; también llamada hematogénesis y hematopoyesis.

hemopoyético *(hemopoietic).* Relativo a la formación de células sanguíneas.

hemoprecipitina *(hemoprecipitin).* Anticuerpo que se combina con material antigénico soluble de los eritrocitos y lo precipita; precipitina específica de la sangre.

hemoproteína *(hemoprotein).* Compuesto conjugado que consiste en una proteína ligada al hemo.

hemopsonina *(hemopsonin).* Anticuerpo que se combina con los hematíes y los hace susceptibles a la fagocitosis.

hemoptisis *(hemoptysis).* Sangre en el esputo por lesiones de la laringe, tráquea o porción infe-

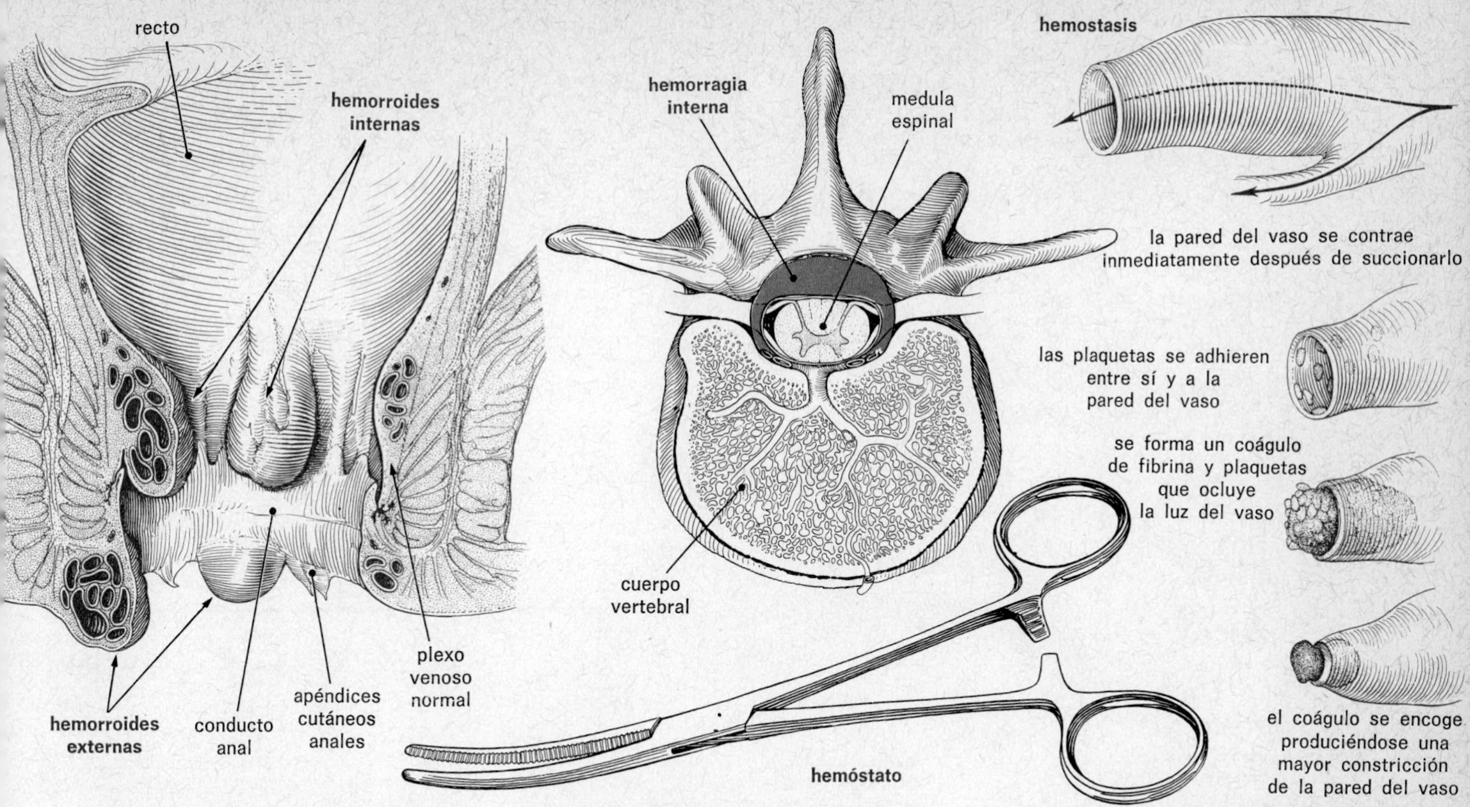
recto
hemorroides internas
hemorroides externas
conducto anal
apéndices cutáneos anales
plexo venoso normal
hemorragia interna
medula espinal
cuerpo vertebral
hemóstato
hemostasis
la pared del vaso se contrae inmediatamente después de succionarlo
las plaquetas se adhieren entre sí y a la pared del vaso
se forma un coágulo de fibrina y plaquetas que ocluye la luz del vaso
el coágulo se encoge produciéndose una mayor constricción de la pared del vaso

rior del aparato respiratorio.

hemorragia *(bleeding, hemorrhage)*. Pérdida de sangre, sobre todo si es profusa.

h. accidental, abruptio placentae.

h. cerebral, pérdida de sangre de los vasos sanguíneos del cerebro, generalmente en la zona de la cápsula interna.

h. interna, pérdida de sangre en un órgano o cavidad orgánica.

h. secundaria, la que se produce pasado un intervalo de tiempo tras una lesión o intervención quirúrgica.

h. uterina disfuncional, hemorragia del útero debida a un desequilibrio endocrino, más que a una alteración localizada.

hemorrágico *(hemorrhagic)*. Relativo a la pérdida de sangre o hemorragia o caracterizado por ella.

h. pulmonar-renal, síndrome, véase síndrome de Goodpasture.

h. del recién nacido, enfermedad, trastorno que ocurre durante los primeros días de vida, caracterizado por pérdida de sangre espontánea debida a deficiencia de sustancias procoagulantes; se trata eficazmente con vitamina K.

hemorragina *(hemorrhagin)*. Miembro de un grupo de toxinas que destruyen las células endoteliales en los capilares, ocasionando hemorragias numerosas en los tejidos; se encuentran en ciertas sustancias venenosas, como el veneno de serpiente de cascabel, las semillas del ricino, etc.

hemorragíparo *(hemorrhagenic)*. Que causa hemorragia.

hemorreología *(hemorheology)*. Ciencia de la relación entre presiones, flujo, volúmenes y resistencias de los vasos sanguíneos.

hemorroidectomía *(hemorrhoidectomy)*. Extirpación quirúrgica de las hemorroides.

hemorroidal *(hemorrhoidal)*. **1.** Relativo a las hemorroides. **2.** Designa los vasos sanguíneos que irrigan la zona del recto y ano.

hemorroide *(hemorrhoid)*. Vena dilatada (varicosa) situada en el ano o cerca del mismo; está presente en el 35 % de la población y suele hallarse en personas de 25 a 55 años de edad.

h. externa, varicosidades de las venas hemorroidales inferiores situadas en posición externa en relación a la línea anorrectal y cubiertas por la piel.

h. interna, aumento de tamaño varicoso de las venas hemorroidales superiores situada por encima de la línea anorrectal y cubierta de mucosa que causa, en las fases iniciales, pérdida de sangre intermitente durante la defecación o después; el trastorno puede evolucionar hacia uno de cuatro grados: (a) las hemorroides no sobresalen a través del conducto anal (1er grado); (b) durante la defecación hay protrusión por el conducto anal, retrocediendo espontáneamente después (2º grado); (c) la protrusión se hace más pronunciada, ocurriendo con cualquier esfuerzo extra y retrocediendo sólo mediante reducción manual (3er grado); (d) existe prolapso permanente de las hemorroides (4º grado).

hemosalpinx *(hemosalpinx)*. Véase hematosalpinx.

hemoscopio *(hemoscope)*. Hematoscopio.

hemosiderina *(hemosiderin)*. Pigmento amarillo granular que contiene hierro, formado durante la descomposición de la hemoglobina; se forman depósitos en diversos tejidos cuando ha habido destrucción de hematíes.

hemosiderosis *(hemosiderosis)*. Acumulación de hemosiderina (sustancia amarilla que contiene hierro) en los tejidos.

hemospermia *(hemospermia)*. Presencia de sangre en el líquido seminal.

hemosporidios. Orden de esporozoos, *(Haemosporidia)* parásitos en la sangre de los vertebrados; algunas especies causan enfermedades diversas.

hemostasis *(hemostasis)*. **1.** Detención de una hemorragia; también llamada hemostasia. **2.** Detención del flujo sanguíneo en parte de un vaso.

hemostático *(hemostatic)*. **1.** Que detiene la hemorragia. **2.** Agente que contiene la pérdida de sangre.

hemóstato *(hemostat)*. Instrumento o agente que detiene la pérdida de sangre.

hemostíptico *(hemostyptic)*. Hemostático químico; agente químico que detiene la hemorragia por sus propiedades astringentes.

hemotímpano *(hemotympanum)*. Acumulación de sangre en el oído medio.

hemotórax *(hemothorax)*. Acumulación de sangre en la cavidad pleural.

hemotóxico *(hemotoxic)*. **1.** Que produce intoxicación sanguínea. **2.** Destructivo para las células sanguíneas; también llamado hematotóxico.

hemotoxina *(hemotoxin)*. Toxina capaz de destruir hematíes.

hemozoo *(hemozoon)*. Hematozoo.

hendidura *(cleft)*. Fisura.

h. branquial, véase hendidura faríngea.

h. faríngea, uno de una serie de surcos ectodérmicos de la superficie del embrión a lo largo de las paredes laterales del tubo faríngeo, que se corresponden con los sacos faríngeos; aparecen generalmente en la cuarta o quinta semana de desarrollo; también llamadas hendiduras branquiales o surcos faríngeos.

h., lámpara de, véase lámpara de hendidura.

h. del paladar, véase paladar hendido.

h. de Schmidt-Lantermann, intrusión citoplasmática en forma de embudo entre las laminillas mielínicas que envuelven el axón de una célula nerviosa; se supone que intervienen en el transporte de nutrientes a través de la célula sustentadora.

h. sináptica, espacio, usualmente de 200 a 300 Å, que existe entre el botón presináptico terminal y la superficie postsináptica de la neurona adyacente.

henry *(henry)*. Unidad de inducción eléctrica en la que una fuerza electromotriz de un voltio es inducida por una corriente que varía a un ritmo de un amperio por segundo.

heparina *(heparin)*. Mucopolisacárido ácido compuesto de ácido D-glucurónico y D-glucosamina; se encuentra especialmente en tejido hepático y pulmonar; posee la capacidad de impedir la coagulación de la sangre y se usa principalmente en la prevención y tratamiento de la trombosis.

heparinizar *(heparinize)*. Administrar o aplicar heparina para aumentar el tiempo de coagulación de la sangre.

hepatalgia *(hepatalgia)*. Dolor de hígado; también llamada hepatodinia.

hepatectomía *(hepatectomy)*. Extirpación quirúrgica de una porción del hígado.

hepático *(hepatic)*. Relativo al hígado.

hepatitis *(hepatitis)*. Inflamación del hígado.

h. anictérica, hepatitis con hiperbilirrubinemia ligera, niveles elevados de transaminasa y biopsia hepática de aspecto similar al observado en las formas ictéricas.

h. colestática, h. colangiolítica, hepatitis caracterizada por signos de obstrucción biliar más prominentes que la evidencia de necrosis celular hepática; se ve ocasionalmente en la hepatitis vírica o puede ser inducida por fármacos; debe diferenciarse de la obstrucción extrahepática.

h. crónica agresiva, destrucción progresiva de la arquitectura del hígado, caracterizada por necrosis fragmentaria y formación de tabiques intralobulares que finalmente dan lugar a cirrosis e insuficiencia hepática; a veces se acompaña de hiperglobulinemia.

h. fulminante, forma rápidamente progresiva con necrosis de grandes zonas del hígado; general-

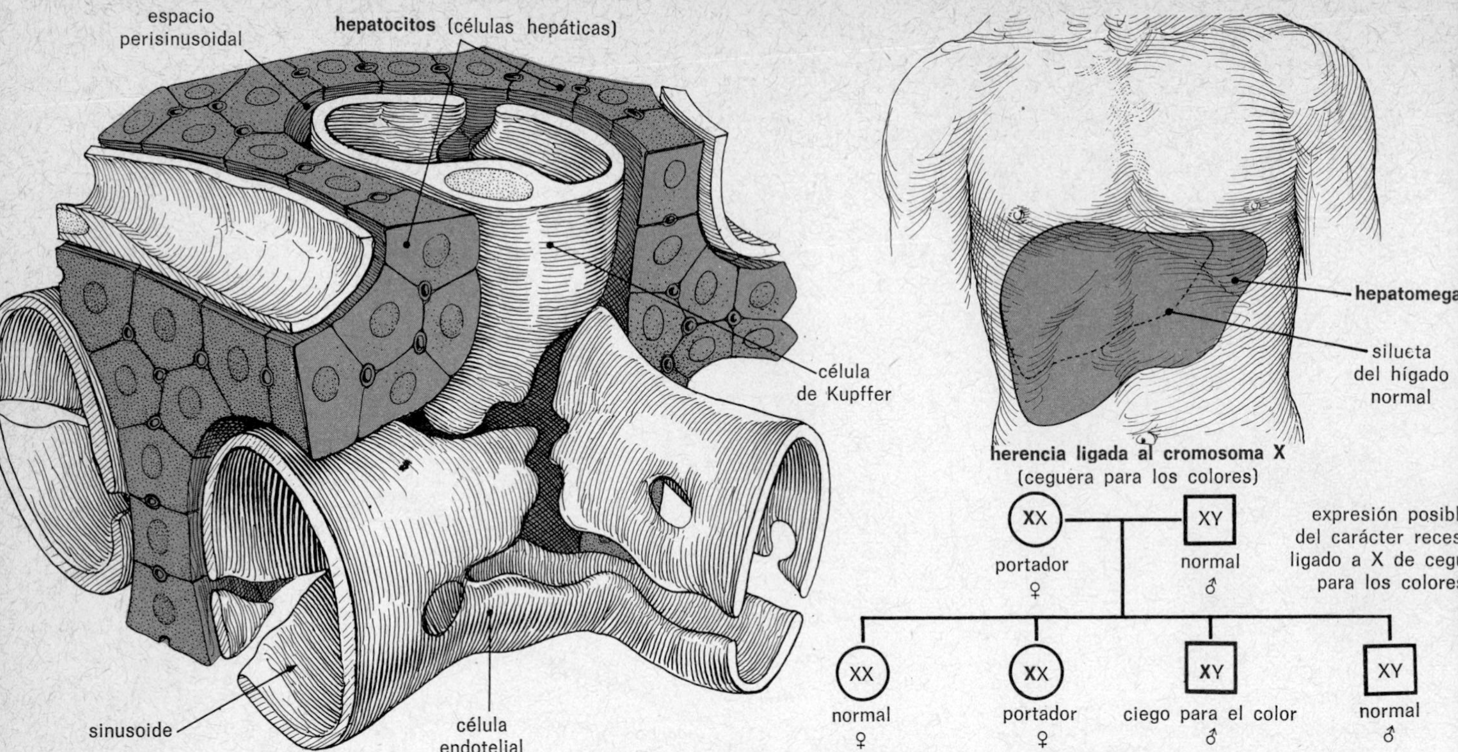

mente es mortal en 2 semanas.

h. infecciosa, véase hepatitis tipo A.

h. MS-1, véase hepatitis infecciosa.

h. MS-2, véase hepatitis sérica.

h. persistente crónica, infiltración crónica inflamatoria varios meses después de un episodio de hepatitis aguda, con preservación de la arquitectura lobular y fibrosis escasa o nula; los síntomas son generalmente leves; la mitad de los individuos afectos se siente bien; puede haber elevación ligera de la transaminasa; el 80 % de los pacientes poseen el antígeno B de la hepatitis presente en el suero.

h. sérica, véanse hepatitis tipo B y tipo no A, no B.

h. tipo A, forma de hepatitis vírica transmitida habitualmente por las vías oral e intestinal; el período de incubación es de entre 2 y 6 semanas; puede ocurrir esporádicamente o en epidemias; también llamada hepatitis de período de incubación corto, MS-1 o hepatitis infecciosa.

h. tipo B, forma de hepatitis vírica que antes se creía transmitida por la inyección de sangre o derivados sanguíneos contaminados o por el uso de agujas contaminadas; se conocen actualmente otras formas comunes de transmisión; el período de incubación es de entre 4 semanas y 6 meses; se acompaña de la presencia de un antígeno (antígeno Australia, antígeno asociado a la hepatitis) que muchos creen que representa el virus; también llamada hepatitis tipo B, MS-2, de período de incubación largo o hepatitis sérica.

h., tipo no A, no B, forma recientemente reconocida de hepatitis vírica que se juzga responsable de la mayoría de los casos de hepatitis resultantes de las transfusiones de sangre; a veces llamada hepatitis tipo C.

h. vírica, inflamación difusa del hígado causada por uno o varios agentes filtrables.

hepatización *(hepatization).* Conversión de tejido laxo en una masa que recuerda la del hígado, como la consolidación del tejido pulmonar en la neumonía.

hepato-, hepat- *(hepato-, hepat-).* Formas prefijas que indican relación con el hígado.

hepatocarcinoma *(hepatocarcinoma).* Tumor maligno del hígado que se origina en las células parenquimatosas; también llamado hepatoma y carcinoma primario de células hepáticas.

hepatocito *(hepatocyte).* Célula parenquimatosa hepática.

hepatodinia *(hepatodynia).* Véase hepatalgia.

hepatoduodenostomía *(hepatoduodenostomy).* Creación quirúrgica de una comunicación entre el conducto hepático y el duodeno.

hepatógeno *(hepatogenic).* Que se origina o forma en el hígado.

hepatografía *(hepatography).* **1.** Radiografía hepática. **2.** Tratado sobre el hígado.

hepatograma *(hepatogram).* Rastreo radioisotópico del hígado.

hepatolienografía *(hepatolienography).* **1.** Véase hepatosplenografía. **2.** Tratado sobre el hígado y el bazo.

hepatolisina *(hepatolysin).* Agente destructor de las células parenquimatosas del hígado.

hepatolitiasis *(hepatolithiasis).* Presencia de cálculos en el hígado.

hepatolito *(hepatolith).* Cálculo en el hígado; cálculo biliar.

hepatología *(hepatology).* Estudio del hígado y sus enfermedades.

hepatólogo *(hepatologist).* Especialista en enfermedades hepáticas.

hepatoma *(hepatoma).* Tumor maligno del hígado que se origina en las células parenquimatosas; también llamado hepatocarcinoma y carcinoma primario de células hepáticas.

hepatomegalia *(hepatomegaly).* Aumento de tamaño del hígado.

hepatonecrosis *(hepatonecrosis).* Muerte de tejido hepático.

hepatopatía *(hepatopathy).* Enfermedad del hígado.

hepatorrafia *(hepatorrhaphy).* Sutura quirúrgica del hígado.

hepatorrenal *(hepatorenal).* Relativo al hígado y al riñón.

h., síndrome, insuficiencia renal que ocurre en presencia de enfermedad grave del hígado o del tracto biliar, caracterizada inicialmente por oliguria, retención acusada de sodio y un aumento del nitrógeno ureico sanguíneo, generalmente desproporcionado al incremento de la creatinina sérica.

hepatosplenografía *(hepatosplenography).* Radiografía del hígado y bazo tras la introducción de un medio radiopaco.

hepatosplenomegalia *(hepatosplenomegaly).* Aumento de tamaño del hígado y bazo.

hepatotóxico *(hepatotoxic).* Relativo a las sustancias que destruyen las células hepáticas.

hepatotoxina *(hepatotoxin).* Agente que destruye las células hepáticas.

herbívoro *(herbivorous).* Que se alimenta de vegetales.

heredable *(heredable).* Que puede ser heredado, como un rasgo o carácter, con tal de que esté presente en la célula germinal de uno de los padres. Véase hereditario.

hereditario *(hereditary).* Que se transmite genéticamente de padres a hijos. Véase heredable.

heredo- *(heredo-).* Prefijo que indica herencia.

heredoataxia *(heredoataxia).* Ataxia de Friedreich; véase ataxia.

heredodegeneración *(heredodegeneration).* Cambio genético regresivo en células y tejidos.

heredopatía atáctica polineuritiforme *(heredopathia atactica polyneuritiformis).* Véase síndrome de Refsum.

herencia *(inheritance, heredity).* **1.** En genética, proceso de transmisión genética de los caracteres de los padres a la descendencia. **2.** Caracteres así transmitidos.

h. dominante, véase gen dominante.

h. holándrica, transmisión de un carácter determinado por un gen del cromosoma Y, es decir, que ocurre sólo en machos.

h. hologínica, transmisión de un carácter de la madre a las hijas, pero no a los hijos, es decir, que ocurre sólo en hembras.

h. ligada al cromosoma X, la que tiene lugar cuando se localiza en un cromosoma X un gen determinante de un rasgo. La expresión enlace sexual se utiliza como sinónimo pero, dado que incluye las dos acepciones, X e Y, es preferible utilizar la segunda.

h. ligada al sexo, la que se produce cuando un cromosoma sexual (X o Y) lleva un gen determinante de un rasgo dado. Véase también X-ligado.

h. mendeliana, leyes de Mendel; véase ley.

h. en mosaico, la caracterizada por la dominancia paterna en un grupo de células y la materna en otro.

h. recesiva, véase gen recesivo.

herida *(wound).* Lesión o traumatismo de cualquier tejido.

h. abierta, la que muestra una abertura.

h. contusa, lesión de los tejidos sin solución de continuidad en la piel.

h. incisa, corte hecho con un cuchillo o cualquier instrumento cortante.

h. lacerada, desgarro.

h. penetrante, la que entra en una cavidad corporal.

h. punzante, pequeña herida hecha por un instrumento punzante.

hermafrodita *(hermaphrodite).* Individuo que posee tejido genital de ambos sexos.

hermafroditismo *(hermaphroditism).* Presencia en el mismo individuo de tejido ovárico y testicular; también se conoce por intersexualidad.

hermanos siameses *(Siamese twins).* Gemelos unidos; inicialmente se aplicó a los gemelos unidos de Siam, a los que se dió mucha publicidad.

hermético *(hermetic).* Completamente cerrado, sin resquicios para que entre o salga aire.

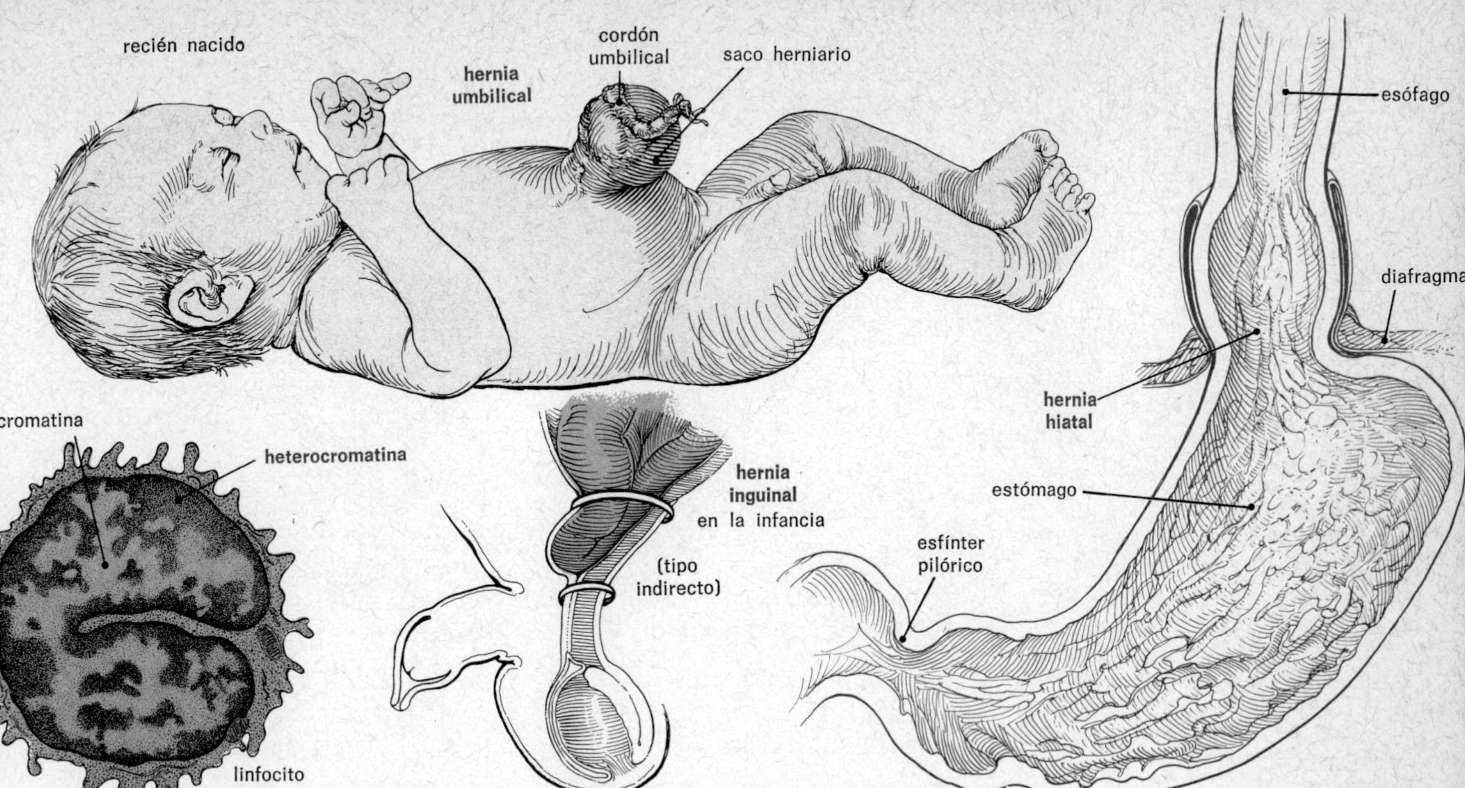

hernia *(hernia).* Protrusión de parte de un órgano a través de una abertura anormal en la pared que normalmente lo contiene.

h. abdominal, hernia que sobresale a través de cualquier parte de la pared abdominal.

h. adiposa, aquella en que una masa de tejido adiposo escapa a través de una solución de continuidad de la aponeurosis; también llamada hernia aponeurótica o panicular.

h. aponeurótica, véase hernia adiposa.

h. de Cooper, hernia femoral con dos sacos, uno en el canal femoral y otro que pasa a través de un defecto de la aponeurosis superficial, apareciendo inmediatamente por debajo de la piel.

h. diafragmática, paso de un asa intestinal a través del diafragma.

h. epigástrica, la existente sobre el ombligo, a través de la línea alba.

h. escrotal, véase escrotocele.

h. estrangulada, hernia incarcerada cuya irrigación sanguínea está interrumpida de forma que el intestino herniado se ha vuelto, o puede volverse, gangrenoso.

h. femoral, la que atraviesa el canal femoral.

h. hiatal, desplazamiento de la parte superior del estómago hacia el tórax a través del hiato esofágico del diafragma.

h. hiatal por deslizamiento, aquella en la que la unión del estómago y esófago se mueve de vez en cuando, o de forma permanente, hacia el tórax a través del diafragma.

h. incarcerada, aquella en que el órgano herniado (intestino) está fuertemente comprimido y no se puede reducir manualmente; el flujo del contenido intestinal está detenido, pero no se afecta la circulación sanguínea.

h. inguinal, hernia en la región inguinal; la hernia puede pasar directamente a través de la pared abdominal (hernia inguinal directa) o del canal inguinal (hernia inguinal indirecta).

h. irreducible, la que, como consecuencia de adherencias o por otras razones, no puede ser reducida sin una intervención quirúrgica.

h. oculta, la que no se encuentra a la inspección o palpación.

h. panicular, véase hernia adiposa.

h. reducible, aquella cuyo contenido puede devolverse a su posición original manualmente.

h. de Spigel, hernia abdominal a través de la línea semilunar.

h. umbilical, aquella en la que parte del intestino sobresale a través del anillo umbilical; suele ser resultado de un defecto aponeurótico y muscular, con incapacidad del anillo umbilical para cerrarse.

h. ventral, paso de un asa intestinal a través de la pared abdominal por un sitio distinto a las aberturas inguinal, femoral o umbilical.

herniación *(herniation).* Proceso de formación de una protrusión anormal.

h. amigdalar, véase herniación foraminal.

h. foraminal, protrusión de las amígdalas cerebelosas a través del agujero magno; también llamada herniación amigdalar.

herniario *(herniated).* Relativo a cualquier estructura que sobresale por un defecto o abertura anormal.

herniorrafia *(herniorrhaphy).* Reparación quirúrgica de una hernia.

heroína *(heroin).* Diacetilmorfina; narcótico que produce toxicomanía, de alta adicción, preparado a partir de la morfina mediante acetilación; compuesto cristalino blanco, inodoro y amargo, $C_{17}H_{17}NO(C_2H_3O_2)_2$.

herpangina *(herpangina).* Infección de la garganta causada generalmente por un virus coxsackie (coxsackie A); se caracteriza por tumefacción intensa de la zona afectada, inicio repentino de fiebre, pérdida de apetito, dificultad al tragar (disfagia) y, a veces, dolor abdominal, náuseas y vómitos; alrededor de las fauces tonsilares hay lesiones vesiculopapulosas de 1 ó 2 mm de diámetro, que pronto se rompen para dar lugar a úlceras de color amarillo grisáceo.

herpe *(herpes).* Enfermedad inflamatoria de la piel o mucosas caracterizada por erupción de un conjunto de vesículas.

h. labial, herpe simple de los labios; también llamado ampolla febril y úlcera fría.

h. simple, infección vírica caracterizada por la aparición de ampollas en los labios o en las ventanas nasales (ampollas febriles), aunque también pueden observarse en la conjuntiva, la córnea o las mucosas de los genitales; también llamado hidroa febril.

h. zoster, infección de los ganglios de las raíces posteriores de los nervios espinales o del quinto par craneal por el virus de la varicela-zoster, que también causa la varicela; se caracteriza por la erupción dolorosa de vesículas generalmente en un costado del cuerpo a lo largo del recorrido de uno o más nervios cutáneos; también llamado zona.

herpesvirus *(herpesvirus).* Grupo de virus con DNA que se multiplican en el núcleo de las células; los miembros de este grupo ocasionan el herpe simple y el zoster y la varicela; se cree que algunos (como el virus de Epstein-Barr) son causantes de cáncer.

herpetiforme *(herpetiform).* Semejante al herpe.

hetero- *(hetero-, heter-).* Forma prefija que significa otro, o diferente; a menudo indica miembros de especies distintas.

heterocigosis *(heterozygosity).* Posesión de uno o más alelos distintos.

heterocigoto *(heterozygote).* Cigoto producido por la unión de dos gametos de composición genética distinta.

heterocromatina *(heterochromatin).* Parte del núcleo celular que se tiñe con más intensidad y que contiene DNA metabólicamente inactivo.

heterocromía *(heterochromia).* Diferencia de color entre dos partes cuyo color es normalmente similar, como los dos iris.

heteroecio *(heteroecious).* Que posee más de un huésped, es decir, que pasa diferentes fases de su ciclo vital en 2 o más huéspedes no relacionados; p. ej., los platelmintos.

heteroerótico *(heteroerotic).* Relativo a los sentimientos eróticos dirigidos hacia otra persona, en contraposición a autoerótico.

heteroespecífico *(heterospecific).* Injerto obtenido de un individuo de una especie distinta; también llamado heterólogo.

heterofasia *(heterophasia).* Véase heterolalia.

heterofemia *(heterophemia).* Véase heterolalia.

heterofiasis *(heterophyasis).* Infección con una duela heterófida.

heterófido *(heterophyd).* **1.** Relativo a las duelas del género *Heterophyes* (familia *Heterophilae*). **2.** Duela de dicho género.

heterofonía *(heterophonia).* **1.** Cambio de voz en el varón con la puberbad. **2.** Anomalía en la voz.

heteroforia *(heterophoria).* Tendencia de los ejes ópticos a desviarse hacia adentro o hacia afuera.

heteroftalmía *(heterofaltamia).* Diferencia de aspecto de los ojos, como en la coloración de los iris; también llamada heteroftalmos.

heterogamético *(heterogametic).* Que posee gametos (células sexuales) de diferentes tipos con respecto a los cromosomas sexuales, como el sexo masculino humano.

heterogamia *(heterogamia).* **1.** Unión de dos gametos de tamaño, estructura y función diferentes. **2.** Alternancia de dos tipos de generación, una que se reproduce bisexualmente y otra en la que la hembra se reproduce sin fecundación previa por el macho (partenogénesis), como algunos áfidos.

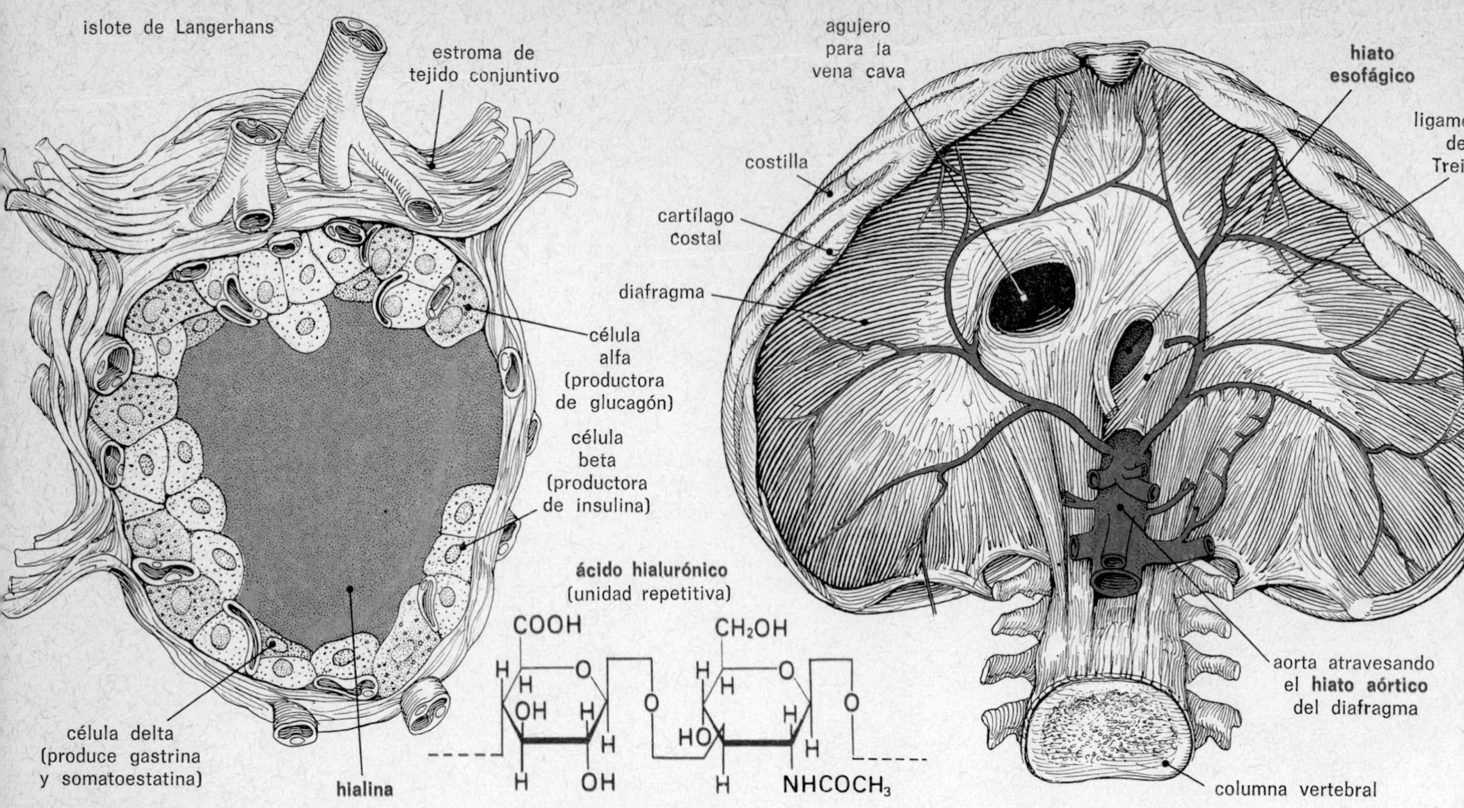

heterogeneidad *(heterogeneity).* Cualidad de ciertos trastornos genéticos que constan de dos o más entidades fundamentalmente distintas; antes consideradas entidades únicas.

heterogéneo *(heterogeneous).* Compuesto por elementos o características disímiles; no homogéneo.

heterogenético, heterogénico *(heterogenetic, heterogenic).* Derivado de especies diferentes.

heteroinjerto *(heterograft).* Véase xenoinjerto.

heterolalia *(heterolalia).* Heterofasia; heterofemia; balbuceo involuntario de palabras sin sentido, en lugar de las que se intenta decir.

heterólisis *(heterolysis).* Disolución o digestión de células de una especie por un agente lítico de una especie distinta.

heterólogo *(heterologous).* **1.** Derivado de un individuo de una especie o dotación genética diferentes. **2.** Relativo a tejido que no está normalmente situado en una parte o región del cuerpo designada.

heterómero *(heteromeric).* **1.** Que posee una composición química distinta. **2.** Designa células nerviosas espinales que poseen prolongaciones que cruzan la línea media al lado opuesto de la medula espinal.

heteromorfismo *(heteromorphism).* En citogenética, diferencia en forma o tamaño entre cromosomas homólogos.

heterónimo *(heteronimous).* **1.** Relativo a lados diferentes de dos campos visuales; p. ej. el lado derecho de un campo y el lado izquierdo del otro, los dos campos nasales o los temporales. **2.** Que poseen nombres distintos pero relacionados.

Heterophyes. Género de duelas parásitas de pequeño tamaño.

heteroplasia *(heteroplasia).* **1.** Presencia de elementos hísticos en una localización anormal; p. ej. crecimiento de hueso donde normalmente debería haber tejido conjuntivo fibroso. **2.** Posición anómala de una parte que por lo demás es normal; p. ej., presencia de un uréter en el polo inferior del riñón.

heteroplastia *(heteroplasty).* **1.** Injerto quirúrgico de tejido donado por otro individuo. **2.** Sustitución de tejido por material sintético.

heteroploidia *(heteroploidy).* Estado de una célula o individuo con un número cromosómico distinto del diploide normal.

heteropsia *(heteropsia).* Visión diferente en ambos ojos.

heteroscopio *(heteroscope).* Amblioscopio.

heterosexualidad *(heterosexuality).* Estado de concentración de los intereses sexuales en un miembro del sexo opuesto, en contraposición a homosexualidad.

heterotaxia, heterotaxis *(heterotaxia, heterotaxis).* Distribución anormal de partes u órganos del cuerpo; disposición estructural anómala.

heterotáxico *(heterotaxic).* Situado en un lugar anormal.

heterotípico *(heterotypic).* Atípico.

heterotopia *(heterotopia).* Localización anormal de una parte del organismo.

heterotrasplante *(heterotransplant).* Véase xenoinjerto.

heterotropía *(heterotropia).* Véase estrabismo.

hexa- *(hexa-).* Forma prefija que significa seis.

hexacanto *(hexacanth).* Primera fase de larva, móvil y provista de 6 ganchos, de un platelminto; también llamado oncosfera.

hexaclorofeno *(hexachlorophene).* Agente bactericida, $(C_6HCl_3OH)_2CH_2$, usado como antiséptico local.

hexadecanoico, ácido *(hexadecanoic acid).* Véase ácido palmítico.

hexenmilch *(hexenmilch).* En alemán, leche de brujas; líquido lechoso secretado en ocasiones por las mamas de recién nacidos.

hexilresorcinol *(hexylresorcinol).* Fenol cristalino que se usa como antihelmíntico.

hexoquinasa *(hexokinase).* Enzima (presente en la levadura, músculo y otros tejidos) que induce la fosforilación de la glucosa y otras hexosas para formar hexosa-6-fosfato.

hexosa *(hexose).* Monosacárido que posee 6 átomos de carbono en su molécula; p. ej., glucosa y fructosa.

hexosa-1-fosfato uridiltransferasa *(hexose-1-phosphate uridyltransferase).* Uridiltransferasa; sistema enzimático que produce la interconversión de glucosa-1-fosfato y galactosa-1-fosfato con interconversión simultánea de glucosa UDP y galactosa UDP.

hexosamina *(hexosamine).* Derivado amínico primario de una hexosa que se produce al sustituir OH por NH_2; p. ej., glucosamina; también llamada aminoazúcar.

hexosano *(hexosan).* Polisacárido cuya hidrólisis da lugar a hexosa.

hexulosa *(hexulose).* Cetohexosa, como la fructosa.

Hf *(Hf).* Símbolo químico del elemento hafnio.

Hg *(Hg).* Símbolo químico del mercurio; del latín *hydrargyrum.*

Hgb *(Hgb).* Abreviatura de hemoglobina.

HGH *(HGH).* Abreviatura de hormona de crecimiento humana; del inglés, *human growth hormone.*

HHb *(HHb).* Abreviatura de hemoglobina no ionizada; también usada para designar la hemoglobina que actúa como ácido.

hialina *(hyalin).* **1.** Matriz homogénea del cartílago hialino. **2.** Sustancia clara y homogénea que aparece en las enfermedades degenerativas.

hialino *(hyaline).* De aspecto translúcido o vítreo.

hialitis *(hyalitis).* Inflamación del cuerpo vítreo.

hialo-, hial- *(hyalo-, hyal-).* Formas prefijas que indican semejanza con el vidrio.

hialoide *(hyaloid).* De aspecto vítreo o translúcido.

hialómero *(hyalomere).* Porción pálida no refractaria y homogénea de las plaquetas sanguíneas; se encuentran en ella elementos de cromatómeros, microtúbulos, mitocondrias, microfilamentos y vesículas de Golgi.

hialurónico, ácido *(hyaluronic acid).* Mucopolisacárido presente en forma de material gelatinoso en los espacios hísticos, uniendo así las células entre sí y manteniendo el agua en los tejidos; posee la propiedad de aumentar la cualidad resbaladiza de los líquidos y las propiedades lubricantes y amortiguadoras de los sistemas articulares.

hialuronidasa *(hyaluronidase).* Enzima que se encuentra en el esperma, veneno de serpiente y abeja y bacterias patógenas; da lugar a la degradación del ácido hialurónico en los espacios hísticos, permitiendo así que el agente invasor penetre en los tejidos y en las células; también llamada factor de difusión.

(hiatus). Abertura o fisura.

h. aórtico, abertura del diafragma a través de la cual pasan la aorta y el conducto torácico.

h. esofágico, abertura del diafragma a través de la cual pasan el esófago y los dos nervios vagos.

hibernación *(hibernation).* Sueño invernal en el que algunos animales pasan los meses fríos.

hibaroxia *(hybaroxia).* Oxigenoterapia con presiones superiores a la atmosférica que se aplica en una habitación o cámara. También llamada oxigenoterapia hiperbárica.

híbrido *(hybrid).* Dícese de la descendencia (vegetal o animal) de progenitores genéticamente disímiles.

hidátide *(hydatid).* **1.** Estructura quística que contiene el embrión de la *Taenia echinococcus;* quiste hidatídico. **2.** Estructura semejante a un quiste.

h. de Morgagni, (1) apéndice testicular; (2)

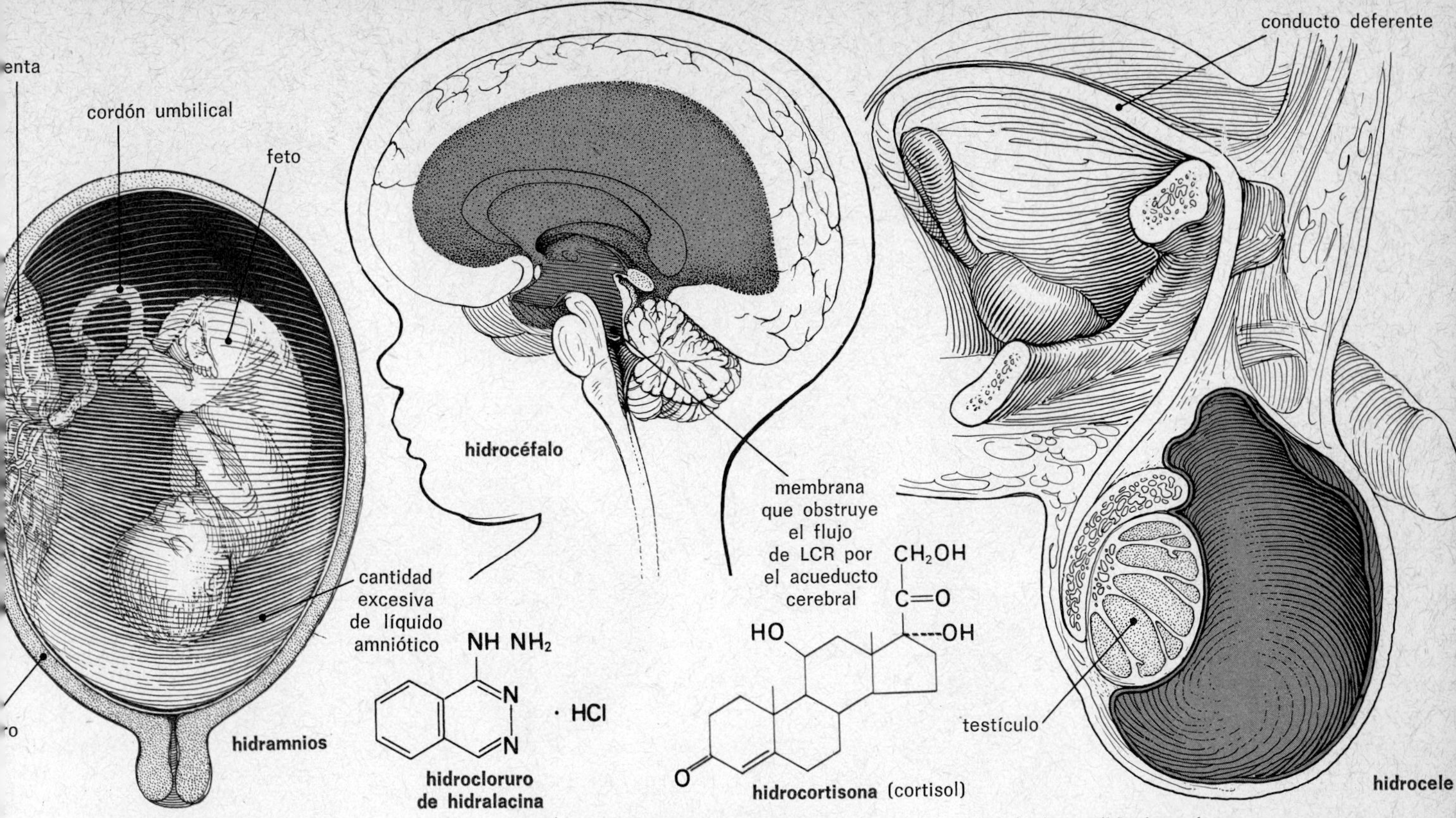

apéndice vesicular; véase apéndice.

hidatídica, enfermedad *(hydatid disease).* Véase equinococosis.

hidatídica, mola *(hydatid mole).* Mola hidatidiforme; véase mola.

hidatidiforme, hidatiforme *(hydatidiform).* Semejante a una hidátide.

hidradenitis *(hidradenitis).* Inflamación de una glándula sudorípara. También llamada hidrosadenitis.

h. supurativa, infección crónica recurrente de las glándulas sudoríparas apocrinas; se caracteriza por el desarrollo de uno o más nódulos cutáneos del tamaño de un guisante que se reblandecen y supuran; ocurre más frecuentemente en las regiones genital y perianal y en las axilas.

hidradenoma *(hidradenoma).* Tumor benigno relativamente infrecuente de las glándulas sudoríparas; puede ser sólido o quístico.

hidralacina, hidrocloruro de *(hydralazine hydrochloride).* Agente bloqueante adrenérgico que disminuye la presión arterial actuando directamente sobre el músculo liso arteriolar; también puede aumentar el flujo sanguíneo renal; Apresolina®.

hidramnios, hidramnion *(hydramnios, hydramnion).* Presencia de una cantidad excesiva de líquido amniótico.

hidrargirismo, hidrargiria *(hydrargyrism, hydrargyria).* Envenenamiento por mercurio; véase envenenamiento.

hidrartrosis *(hydrarthrosis).* Acumulación de líquido en una articulación.

hidrasa *(hydrase).* Enzima que fomenta la adición de agua, o su eliminación, de una molécula.

hidratación *(hydration).* Combinación de una sustancia con agua.

hidratado *(hydrated).* Combinado con agua.

hidrato *(hydrate).* Compuesto que contiene agua retenida en su estado molecular.

hidrencéfalo *(hydrencephalus).* Hidrocéfalo interno; véase hidrocéfalo.

hidrencefalocele *(hydrencephalocele).* Protrusión herniaria de sustancia cerebral con líquido cefalorraquídeo a través de un defecto en el cráneo; también llamado hidrocefalocele.

hidrencefalomeningocele *(hydrencephalomeningocele).* Protrusión herniaria de las meninges, sustancia cerebral y líquido cefalorraquídeo a través de un defecto en el cráneo.

hidriático *(hydriatic).* Se aplica al uso de agua para el tratamiento de enfermedades; también llamado hidroterapéutico.

hídrico *(hydrous).* Que contiene agua.

hidro-, hidr- *(hydro-, hydr-).* Formas prefijas que indican relación con el agua o con el hidrógeno.

hidroa *(hydroa).* Erupción vesicular de la piel.

h. estival, véase hidroa vacciniforme.

h. febril, véase herpe simple.

h. herpetiforme, véase dermatitis herpetiforme.

h. infantil, véase hidroa vacciniforme.

h. vacciniforme, forma recurrente que aparece durante los meses de verano; también llamada hidroa estival o infantil.

hidroapéndice *(hydroappendix).* Distensión del apéndice vermiforme con un líquido seroso.

hidrobléfaron *(hydroblepharon).* Edema del párpado.

hidrocarburo *(hydrocarbon).* Compuesto que sólo contiene hidrógeno y carbono.

hidrocefálico *(hydrocephalic).* Relativo al hidrocéfalo o afecto de él.

hidrocéfalo *(hydrocephalus).* Acumulación excesiva de líquido cefalorraquídeo en los ventrículos cerebrales (hidrocéfalo interno) o en los espacios subaracnoideos (hidrocéfalo interno) que origina aumento de tamaño de la cabeza y compresión del cerebro.

h. comunicante, aquel en el que no existe obstrucción entre los ventrículos.

h. no comunicante, h. obstructivo, el que presenta obstrucción entre los ventrículos.

h. obstructivo, véase hidrocéfalo no comunicante.

hidrocefalocele *(hydrocephalocele).* Véase hidrencefalocele.

hidrocele *(hydrocele).* Acumulación anormal de líquido en cualquier cavidad saculada del organismo, especialmente bajo la serosa que cubre los testículos o a lo largo del cordón espermático.

h. herniario, hidrocele en el que el saco herniario está lleno de líquido.

hidrocelectomía *(hydrocelectomy).* Escisión quirúrgica de un hidrocele.

hidrocinética *(hydrokinetics).* Estudio de líquidos en movimiento bajo el efecto de una fuerza.

hidrocistoma *(hidrocystoma).* Deformación quística de las glándulas salivales.

hidroclorotiacida *(hydrochlorothiazide).* Compuesto de tiacida que se usa como diurético oral.

hidrocoloide *(hydrocolloid).* Coloide gelatinoso en equilibrio inestable con el agua que contiene, usado en odontología como material de impresión elástica.

h. irreversible, hidrocoloide, como el alginato, cuyo estado físico se ve alterado por una reacción química irreversible al mezclarse con agua; se usa para el diagnóstico mediante moldes dentales y para impresiones de prótesis parciales.

h. reversible, hidrocoloide de agar-agar cuyo estado físico se convierte en líquido al aplicarle calor y pasa de nuevo al estado de gel elástico al enfriarse.

hidrocolpos *(hydrocolpocele).* Acumulación de líquido en la vagina.

hidrocortisona *(hydrocortisone, hydroxycortisone).* Cortisol; hormona esteroide aislada de la corteza suprarrenal o producida sintéticamente; de las hormonas corticosuprarrenales naturales, la hidrocortisona es la mejor dotada para corregir por sí misma los efectos de la suprarrenalectomía; proporciona resistencia al estrés y mantiene un cierto número de sistemas enzimáticos.

hidrodinámica *(hydrodynamics).* Rama de la física que estudia los líquidos en movimiento y las fuerzas que afectan a tal movimiento.

hidrofilia *(hydrophilia).* Afinidad por el agua.

hidrófilo *(hydrophilic, hydrophile).* Que absorbe fácilmente agua; opuesto a hidrófobo.

hidrofobia *(hydrophobia).* Véase rabia.

hidrófobo *(hydrophobic).* **1.** Relativo a la rabia. **2.** Con tendencia a repeler agua; opuesto a hidrófilo.

hidroftalmía, hidroftalmos *(hydrophtalmos).* Véase buftalmía.

hidrogel *(hydrogel).* Gel que contiene agua como medio dispersor. Véase hidrosol.

hidrogenación *(hydrogenation).* Combinación de un compuesto no saturado con el hidrógeno.

hidrógeno *(hydrogen).* Elemento gaseoso incoloro e inflamable; el más ligero de todos los elementos químicos; símbolo H, número atómico 1, peso atómico 1,0080.

h. activado, hidrógeno desprendido de un compuesto (donante) por una deshidrogenasa.

h., aceptor de, (1) transportador de hidrógeno; (2) metabolito que transporta hidrógeno durante el metabolismo.

h., cianuro de, véase ácido cianhídrico.

h., donante de, sustancia que cede átomos de hidrógeno a otra.

h., ion, núcleo del átomo de hidrógeno cargado positivamente, H° o H^+, formado por eliminación del electrón; existe en solución acuosa como ion hidronio OH_3^+.

h., número de, medida de la cantidad de ácidos grasos no saturados en las grasas, igual a la cantidad de hidrógeno que absorbe 1 g de grasa.

h. pesado, véase hidrógeno-2.

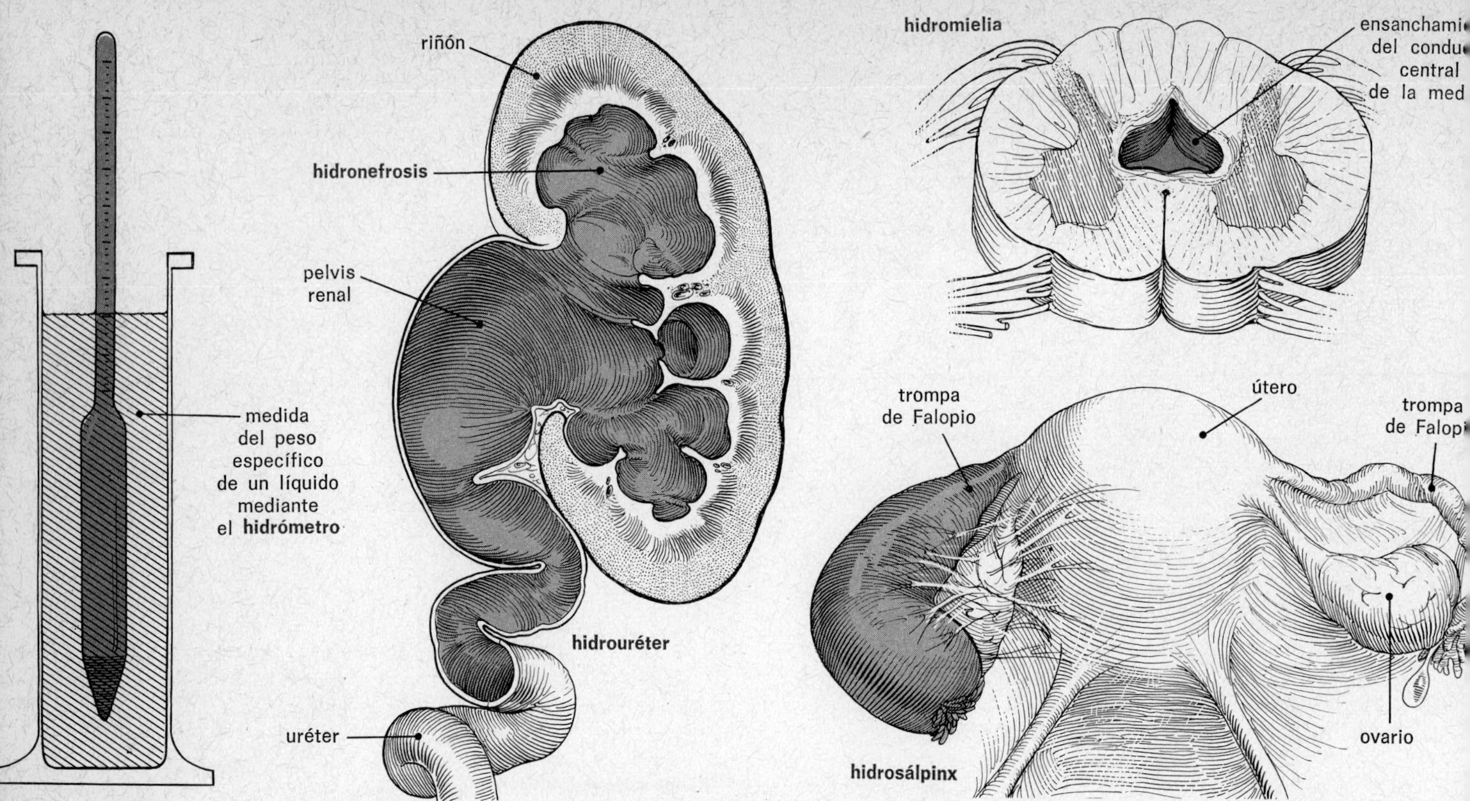

h. sulfurado, véase sulfuro de hidrógeno.

h., sulfuro de, SH_2; gas tóxico incoloro e inflamable, con olor a huevos podridos; se usa como reactivo y en la industria química; también llamado hidrógeno sulfurado.

h., transportador de, molécula que lleva hidrógeno de una sustancia (oxidante) a otra (reductor) o al oxígeno molecular para formar agua (H_2O).

h., transporte de, transferencia de hidrógeno de una sustancia a otra; la primera se oxida, y la segunda se reduce.

hidrógeno-1 (H^1) *(hydrogen-1).* Isótopo de hidrógeno que constituye cerca del 99 % de los átomos de hidrógeno de la naturaleza; isótopo de masa 1; también llamado protio.

hidrógeno-2 (H^2, D) *(hydrogen-2).* Deuterio; isótopo de hidrógeno que posee un peso atómico de 2,0141, con un protón y un neutrón en el núcleo; isótopo de masa 2; también llamado hidrógeno pesado.

hidrógeno-3 (H^3, T) *(hydrogen-3).* El más pesado de los isótopos de hidrógeno, con una masa atómica de 3; débilmente radiactivo; vida media, 12,4 años; producido artificialmente mediante bombardeo de otra clase de hidrógeno; también llamado tritio.

hidrolaberinto *(hydrolabyrinth).* Incremento anormal de la cantidad de endolinfa en el laberinto del oído interno; se cree que es la causa del vértigo auricular; también llamado hidropesía endolinfática.

hidrolasa *(hydrolase).* Enzima que produce la hidrólisis de un compuesto.

hidrólisis *(hydrolysis).* Descomposición o degradación de un compuesto en sustancias más simples mediante la adición de los elementos del agua; un hidrógeno se añade a una parte y el grupo hidroxilo a la otra.

hidrolítico *(hydrolytic).* Relativo a, caracterizado por o causante de la hidrólisis.

hidrolizado *(hydrolysate).* Producto resultante de la hidrólisis.

h. de proteínas, mezcla de aminoácidos producida por la degradación de la molécula proteica con ácido, álcali o enzima; se usa en dietas de niños alérgicos a la leche, o en dietas especiales para individuos incapaces de comer las proteínas del alimento normal.

hidrolizar *(hydrolyze).* Someter a hidrólisis.

hidromasaje *(hydromassage).* Masaje efectuado con corrientes de agua.

hidrómetra *(hydrometra).* Acumulación de líquido acuoso en el útero.

hidrometría *(hydrometry).* Determinación del peso específico de un líquido.

hidrómetro *(hydrometer).* Instrumento usado para medir el peso específico de un líquido, como la orina; también llamado gravímetro.

hidrometrocolpos *(hydrometrocolpos).* Acumulación de líquido en útero y vagina.

hidromielia *(hydromyelia).* Incremento del líquido cefalorraquídeo en el canal central de la medula espinal aumentado de tamaño.

hidromielocele *(hydromyelocele).* Protrusión sacciforme de la medula espinal, rellena de líquido, a través de una espina bífida.

hidronefrosis *(hydronephrosis).* Distensión de la pelvis y los cálices de uno o los dos riñones con orina como resultado de obstrucción.

hidroneumogonía *(hydropneumogonia).* Inyección de aire en una articulación para determinar la cantidad de derrame presente en la misma.

hidroneumopericardio *(hydropneumopericardium).* Acumulación de derrame seroso y gas en la cavidad pericárdica.

hidroneumotórax *(hydropneumothorax).* Neumohidrotórax; presencia de gas y de líquido seroso en la cavidad pleural.

hidrónfalo *(hydromphalus).* Tumor quístico del ombligo.

hidronio *(hydronium).* Ion hidrógeno hidratado, H_3O^+, tal como existe en el agua; también llamado ion hidronio.

hidropericardio *(hydropericardium).* Acumulación anormal de líquido seroso en el saco que rodea el corazón (pericardio).

hidroperitoneo *(hydroperitoneum).* Véase ascitis.

hidropesía *(hydrops).* Acumulación de líquido claro en cavidades o tejidos corporales.

h. endolinfática, véase síndrome de Menière.

h. fetal, hidropesía del feto, como en la eritroblastosis fetal.

hidropionefrosis *(hydropyonephrosis).* Acumulación de orina y pus en la pelvis y cálices del riñón, causada generalmente por obstrucción del uréter.

hidropoyesis *(hidropoiesis).* Formación de sudor.

hidrorquia *(hydrorchis).* Acumulación de líquido en el revestimiento seroso del testículo.

hidrosalpinx *(hydrosalpinx).* Acumulación de líquido seroso en las trompas de Falopio.

hidrorrea *(hydrorrhea).* Secreción acuosa profusa.

h. del embarazo, secreción profusa de un líquido claro por el útero durante el embarazo.

hidrosis *(hidrosis).* **1.** Transpiración excesiva. **2.** Cualquier trastorno de las glándulas sudoríparas.

hidrosol *(hydrosol).* Coloide en solución acuosa; sol en el que el medio dispersante es agua. Véase hidrogel.

hidrospirómetro *(hydrospirometer).* Espirómetro en el que la fuerza del aire espirado (presión de aire) se indica mediante la subida y bajada de una columna de agua.

hidrostático *(hydrostatic).* Relativo a la presión ejercida por los líquidos en reposo; opuesto a hidrocinético.

hidroterapéutico *(hydrotherapeutic).* Véase hidriático.

hidroterapia *(hydrotherapy).* Aplicación terapéutica de agua en el tratamiento de ciertas enfermedades.

hidrotérmico *(hydrothermal).* Relativo al agua caliente.

hidrotórax *(hydrothorax).* Acumulación no inflamatoria de líquido seroso en la cavidad pleural.

hidrotropismo *(hydrotropism).* Crecimiento o movimiento de un organismo hacia una superficie húmeda (hidrotropismo positivo) o en dirección opuesta a ella (hidrotropismo negativo).

hidrouréter *(hydroureter).* Distensión anormal del uréter con orina debida a obstrucción.

hidroxi- *(hydroxy-).* Prefijo que indica la presencia del grupo hidroxilo, OH.

hidroxiapatita *(hydroxyapatite).* Compuesto mineral usado en la cromatografía de los ácidos nucleicos.

25-hidroxicolecalciferol *(25-hydroxycholecalciferol).* Producto del metabolismo del colecalciferol (vitamina D_3), generado principalmente en el hígado; mediante la adición de un grupo hidroxilo en posición 1, es convertido por el riñón en 1,25-dihidroxicolecalciferol, que se cree es la forma más activa de la vitamina D.

hidróxido *(hydroxide).* Compuesto químico de hidroxilo (OH) con otro elemento o radical.

hidroxifeniluria *(hydroxyphenyluria).* Excreción de tirosina y fenilalanina en la orina, generalmente como consecuencia de deficiencia de ácido ascórbico.

hidroxilisina *(hydroxylysine).* Aminoácido básico sólo encontrado hasta la fecha en el colágeno y la gelatina.

hidroxilo *(hydroxyl).* Radical o grupo monovalente, OH.

hidroxiprolina *(hydroxyproline).* Acido 4-hidroxi-2-pirrolidincarboxílico; $C_5H_9NO_3$; aminoácido

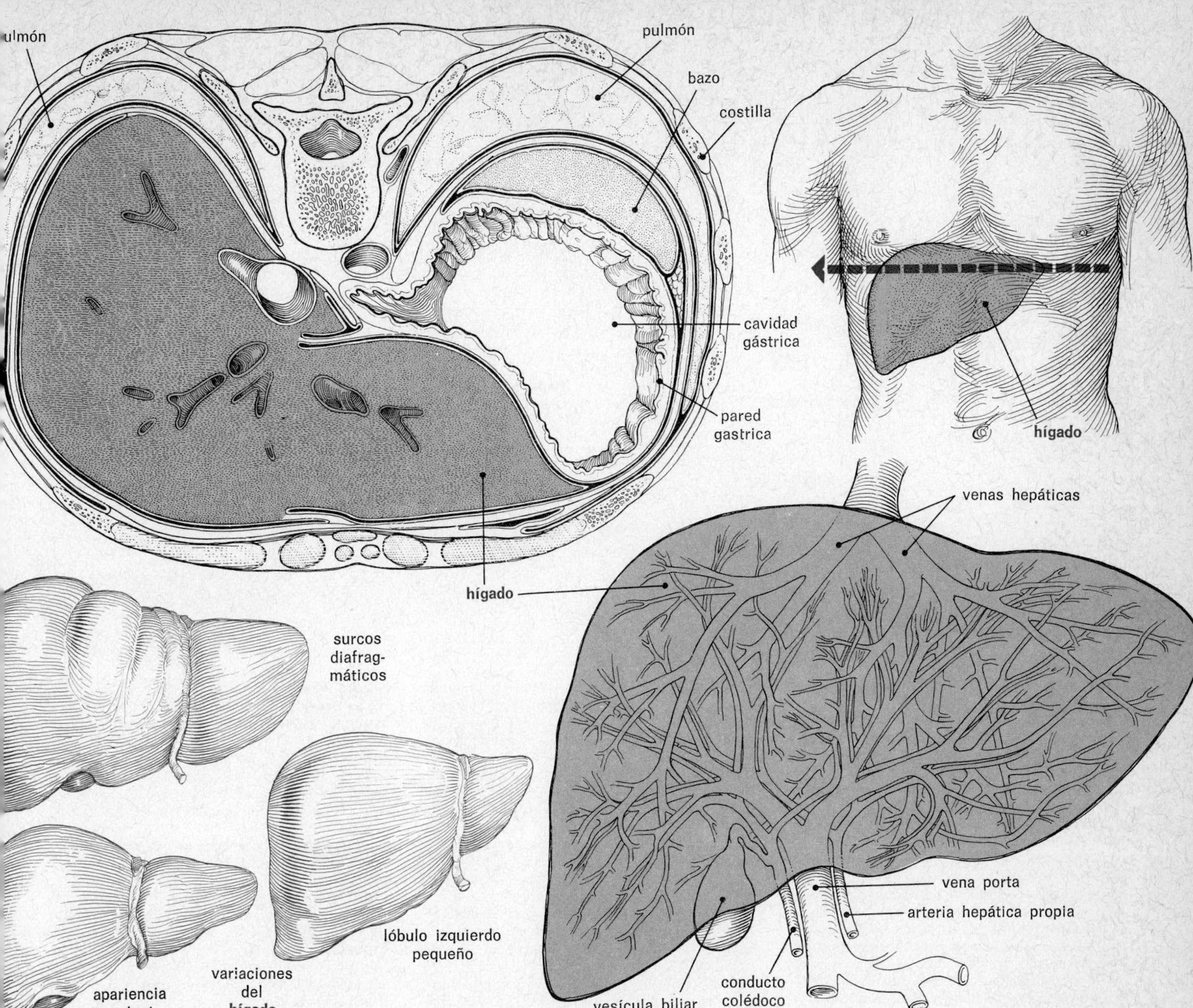

no esencial desde el punto de vista nutritivo que se encuentra entre los productos de la hidrólisis del colágeno; no se encuentra en proteínas distintas de las del tejido conjuntivo.

hidroxiprolinemia *(hydroxyprolinemia).* Error innato del metabolismo caracterizado por aumento de los niveles sanguíneos y de la excreción urinaria de hidroxiprolina libre; va acompañada de retraso mental grave.

***o*-hidroxitiramina** *(o-hydroxytyramine).* Véase dopamina.

5-hidroxitriptamina *(5-hydroxytryptamine).* Véase serotonina.

hidruro *(hydride).* Compuesto de hidrógeno con un elemento o grupo más positivo, asumiendo así una carga negativa formal.

hiedra venenosa *(poison ivy). Rhus radicans,* arbusto o enredadera que tiene hojas brillantes, lisas, agrupadas de tres en tres, con bordes que van desde dentados a lobulados; produce una erupción por contacto.

hielo *(ice).* Agua en estado sólido.

hierro *(iron).* Elemento metálico, símbolo Fe, número atómico 26, peso atómico 55,85; presente en el organismo como componente de la hemoglobina, mioglobina, citocromo y las proteínas catalasa y peroxidasa; su papel en el organismo está relacionado principalmente con la respiración celular.

hierro-59(Fe^{59}) *(iron-59, ^{59}Fe).* Isótopo radiactivo del hierro, emisor de partículas β, con una vida media de 45,1 días; se usa como trazador en estudios de eritrocitos y ferrocinética.

hifa *(hypha).* Cualquiera de las estructuras piliformes que forman la sustancia de los hongos.

hígado *(liver).* Glándula voluminosa roja oscura que produce y secreta bilis; desempeña un papel importante en el metabolismo de los carbohidratos, grasas, proteínas, minerales y vitaminas; está localizado debajo de toda la cúpula derecha del diafragma y aproximadamente un tercio de la cúpula izquierda; es el órgano glandular mayor del cuerpo y pesa de 1200 a 1600 g en el adulto (cerca de 1/40 del peso del cuerpo); en base a la distribución interna de los vasos sanguíneos y de los conductos biliares, el hígado se divide en dos lóbulos, derecho e izquierdo, aproximadamente iguales.

h. cirrótico, hígado fibroso asociado con alteraciones de la estructura lobular y con la presencia de nódulos regenerativos y anastomosis vascular.

h. fibroso, hígado producido por aumento del tejido conectivo sin un trastorno de la arquitectura lobular.

h. graso, hígado pastoso y engrosado debido a degeneración e infiltración grasa (metamorfosis grasa); se puede desarrollar como una complicación de cualquier enfermedad en la que acontezca malnutrición, en especial deficiencia de proteínas; normalmente se manifiesta en los estadios iniciales de la cirrosis alcohólica o en la diabetes.

h. moscado, hígado que se presenta moteado o con apariencia polimórfica cuando se secciona.

higiene *(hygiene).* Ciencia que se ocupa de los métodos para alcanzar y mantener la buena salud.

h. oral, cuidado apropiado de la boca y dientes para la prevención de enfermedades.

higiénico *(hygienic).* **1.** Relativo a la higiene. **2.** Limpio.

higienista *(higienist).* Persona diestra en la ciencia de la salud y la prevención de enfermedades.

h. dental, persona que domina las técnicas de la eliminación de placas de los dientes y otros tratamientos preventivos.

higiología *(hygieology).* **1.** Estudio de la higiene. **2.** Conjunto de medidas para la propagación y vulgarización del conocimiento de la salud pública.

higro- *(hygro-).* Forma prefija que indica humedad; p. ej., higroma.

higroma *(hygroma).* Bolsa o quiste que contiene líquido.

h. subdural, acumulación de líquido por debajo de la duramadre (espacio subdural).

higrómetro *(hygrometer).* Instrumento para medir la humedad atmosférica.

higroscópico *(hygroscopic).* Que absorbe humedad fácilmente.

hilio *(hilus, porta).* Punto en el que los vasos y nervios entran y salen de un órgano.

himen *(hymen).* Pliegue membranoso que cierra parcial o totalmente el orificio vaginal en la mujer virgen.

h. cribiforme, el que posee cierto número de pequeñas perforaciones.

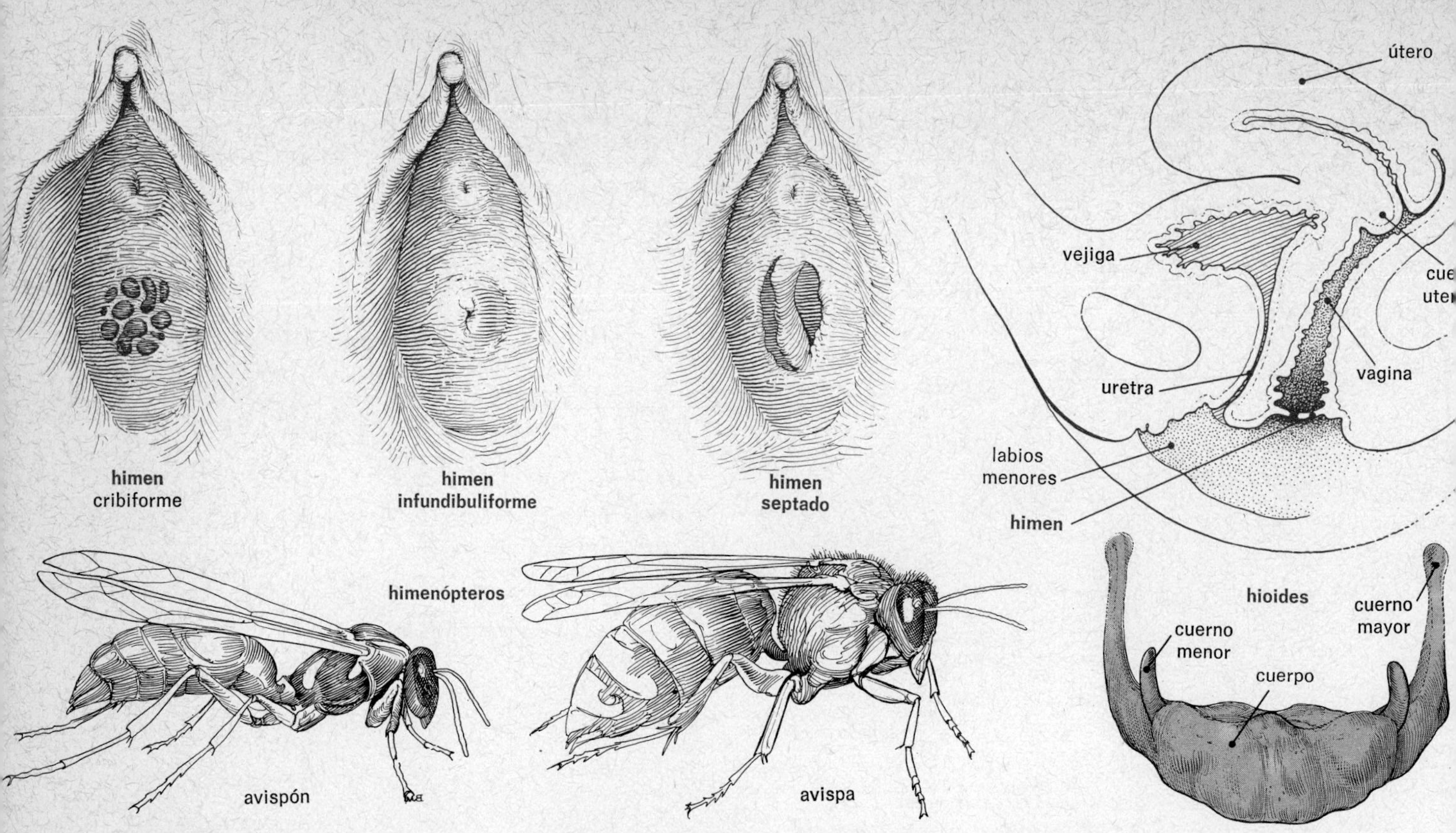

h. denticular, el que posee una abertura con bordes dentados.

h. imperforado, el que cierra por completo el orificio vaginal.

h. infundibuliforme, himen que sobresale y que posee una abertura central.

h. septado, el que posee una abertura dividida por una banda estrecha de tejido.

himenal *(hymenal).* Relativo al himen.

himenectomía *(hymenectomia).* Escisión del himen.

himenóptero *(hymenopteran).* Insecto de alas membranosas del orden himenópteros *(Hymenoptera),* como son las abejas, avispas y hormigas.

himenópteros. Orden de insectos *(Hymenoptera)* de alas membranosas que incluye muchos miembros con aguijón como la abeja, avispa, avispón, etc.; las picaduras son capaces de producir hipersensibilidad grave, y, en algunos casos, la muerte.

hinchar *(balloon).* **1.** Expandir una cavidad con aire para facilitar su examen. **2.** Distender un órgano o vaso con gas o líquido.

hioides *(hyoid).* En forma de U; específicamente, el hueso en forma de herradura existente en la garganta, entre el cartílago tiroides y la raíz de la lengua.

hiosciamina *(hyoscyamine).* Alcaloide venenoso, $C_{17}H_{23}NO_3$, que se encuentra en plantas como la belladona, duboisia, hiosciamo y estramonio; isométrico con la atropina; se usa como antiespasmódico, analgésico y sedante; también llamada daturina y tropato de *l*-tropina.

hipalgesia *(hypalgesia).* Disminución de la sensibilidad al dolor.

hipamnios *(hypamnios).* Presencia de una cantidad anormalmente pequeña de líquido en el saco amniótico.

hipema *(hyphema).* Acumulacón de sangre en la cámara anterior del ojo.

hiper- *(hyper-).* Prefijo que indica excesivo o por encima de lo normal.

hiperabducción, síndrome de *(hyperabduction syndrome).* Dolor y entumecimiento del brazo y la mano tras una abducción prolongada del brazo, como la sufrida durante el sueño, que comprime los vasos de la axila y el plexo braquial.

hiperacidez *(hyperacidity).* Grado excesivo de acidez.

hiperactividad *(hyperactivity).* Actividad incrementada de forma excesiva.

hiperactividad, síndrome de *(hyperactivity syndrome).* Véase síndrome hipercinético.

hiperacusia *(hyperacusia).* Agudeza auditiva exagerada; también llamada hiperestesia auditiva.

hiperadrenocorticalismo *(hyperadrenocorticism).* Secreción excesiva de hormonas de la corteza suprarrenal.

hiperaldosteronismo *(hyperaldosteronism).* Aldosteronismo; trastorno causado por secreción excesiva de aldosterona por la corteza suprarrenal.

hiperalgesia *(hyperalgesia).* Sensibilidad excesiva al dolor.

hiperalimentación *(hyperalimentation).* Sobrealimentación por razones terapeúticas.

h. parenteral, administración continua de líquidos que contienen nutrientes (especialmente una solución de aminoácidos y azúcar) en la vena cava superior a través de una sonda.

hiperbárico *(hyperbaric).* Relativo o que ocurre a presiones superiores a la atmosférica; p. ej., cámara hiperbárica.

hiperbarismo *(hyperbarism).* Trastorno resultante de una presión de gases ambientales superior a la del interior del organismo.

hiperbetalipoproteinemia *(hyperbetalipoproteinemia).* Hiperlipoproteinemia familiar de tipo II; véase hiperlipoproteinemia.

hiperbilirrubinemia *(hyperbilirubinemia).* Presencia de cantidades excesivas de bilirrubina en la sangre.

hipercalcemia *(hypercalcemia).* Cantidades excesivamente altas de calcio en la sangre.

h. idiopática infantil, hipercalcemia persistente que afecta a los niños; se acompaña de osteosclerosis, insuficiencia renal y, a veces, hipertensión.

hipercalcuria *(hypercalciuria).* Cantidades elevadas de calcio en la orina, generalmente como resultado de hipercalcemia, como en el hiperparatiroidismo, neoplasia ósea e intoxicación por vitamina D; también llamada hipercalcinuria.

h. idiopática, presencia de cantidades elevadas de calcio en la orina no explicada por hipercalcemia.

hipercaliemia, hiperkaliemia *(hyperkalemia).* Aumento de la concentración de potasio en la sangre; puede ocasionar cambios en la función cardiaca que desemboquen en paro cardiaco; también llamada hiperpotasemia.

hipercapnia *(hypercapnia).* Presencia de una cantidad excesivamente alta de dióxido de carbono en la sangre.

hipercementosis *(hypercementosis).* Desarrollo excesivo de cemento sobre la superficie de la raíz de un diente.

hipercinesia *(hyperkinesia).* Aumento excesivo de la actividad muscular, como el observado en algunos trastornos psiquiátricos, especialmente en niños.

hipercinético *(hyperkinetic).* Perteneciente o relativo a un estado de hiperactividad muscular.

hipercinético, síndrome *(hyperkinetic syndrome).* Trastorno caracterizado por energía excesiva, inestabilidad emocional y cortos períodos de atención; puede observarse en niños con disfunción cerebral mínima; también llamado síndrome de hiperactividad.

hipercitemia *(hypercythemia).* Presencia de un número excesivo de eritrocitos circulantes. Equivale a poliglobulia.

hipercitosis *(hypercytosis).* Trastorno en el que hay un aumento anormal en el número de células sanguíneas, especialmente leucocitos.

hipercloremia *(hyperchloremia).* Aumento anormal de cloruros en la sangre.

hiperclorhidria *(hyperchlorhydria).* Secreción excesiva de ácido en el jugo gástrico; puede ser debida a un trastorno temporal de la función gástrica; la hiperclorhidria crónica puede ir acompañada de úlcera péptica.

hipercolesterolemia *(hypercholesterolemia).* Presencia de una cantidad excesiva de colesterol en la sangre.

hipercolia *(hypercholia).* Secreción de una cantidad excesiva de bilis por el hígado.

hipercorticalismo *(hypercorticism).* Trastorno causado por una secreción excesiva de uno o más esteroides de la corteza suprarrenal, o por la administración de grandes cantidades de esteroides con actividad glucocorticoide.

hipercrialgesia, hipercriestesia *(hypercryalgesia, hypercryesthesia).* Sensibilidad excesiva al frío.

hipercromasia *(hyperchromasia).* Hipercromatismo.

hipercromático *(hyperchromatic).* Excesivamente pigmentado; que posee una coloración excesiva; dícese especialmente de una célula que se tiñe más intensamente de lo normal.

hipercromatismo *(hyperchromatism).* **1.** Pigmentación excesiva. **2.** Degeneración de un núcleo celular que se llena de una cantidad excesiva de partículas pigmentarias.

hipercromía *(hyperchromia).* **1.** Incremento anormal del contenido de hemoglobina de los hematíes observado por lo general en células macrocíticas en las que la concentración de hemoglobina es normal, pero su cantidad está aumentada

Clasificación de la **hiperlipoproteinemia**

Tipo y frecuencia	I RARA	II FRECUENTE	III BASTANTE FRECUENTE	IV FRECUENTE	V POCO FRECUENTE
Aspecto del plasma	capa cremosa sobre un infranadante claro al sedimentarse	claro o sólo un poco turbio	claro, turbio o lechoso	claro a muy turbio	capa cremosa sobre un infranadante turbio al sedimentarse
Nivel de colesterol	↑	↑	↑	↑	↑
Nivel de triglicéridos	↑	↑	↑	↑	↑
Signos y síntomas	dolor abdominal hepatosplenomegalia, lipemia retiniana y xantomas eruptivos	xantomas tendinosos y tuberosos, arco corneal, aterosclerosis acelerada	xantomas tendinosos, tuboeruptivos y planos, aterosclerosis acelerada	aterosclerosis coronaria acelerada, tolerancia anormal a la glucosa	dolor abdominal, hepatosplenomegalia, lipemia retiniana, xantomas eruptivos y tolerancia anormal a la glucosa

por ser las células de un tamaño superior al habitual. **2.** Hipercromatismo.

hipercrómico *(hyperchromic).* **1.** Pigmentado en exceso. **2.** Relativo a un incremento en la absorción de la luz.

hipercupremia *(hypercupremia).* Contenido excesivamente alto de cobre en la sangre.

hiperdinamia *(hyperdinamia).* Actividad muscular extrema o inquietud motora; exageración de la función.

hiperdinámico *(hyperdinamic).* Caracterizado por hiperdinamia.

hiperdipsia *(hyperdipsia).* Sed intensa. Polidipsia.

hiperdistensión *(hyperdistention).* Distensión extrema.

hiperemesis *(hyperemesis).* Vómitos excesivos.

h. gravídica, vómitos perniciosos del embarazo.

hiperemia *(hyperemia).* Exceso de sangre en un lugar del cuerpo; congestión.

h. activa, hiperemia causada por aumento del flujo de sangre arterial que da lugar a dilatación de arteriolas y capilares, como en la inflamación.

h. colateral, aumento de flujo sanguíneo por los vasos colaterales, debido a una detención del flujo en la arteria principal.

h. pasiva, hiperemia que resulta de la obstrucción del flujo de salida de sangre de una zona determinada.

hiperesplenismo *(hypersplenism).* Trastorno en el que los elementos formes de la sangre son destruidos por una actividad excesiva del bazo; puede dar lugar a anemia, neutropenia, trombocitopenia o a combinaciones de las mismas.

hiperesteatosis *(hypersteatosis).* Secreción sebácea excesiva.

hiperestenuria *(hypersthenuria).* Excreción de una orina de densidad y concentración de solutos anormalmente alta que resulta generalmente de pérdida o privación de agua; aumento de la osmolaridad de la orina.

hiperestesia *(hyperesthesia).* Aumento anormal de la sensibilidad a estímulos sensoriales.

hiperextensión *(hyperextension).* Extensión de una parte del cuerpo más allá de su límite normal; también llamada superextensión.

hiperfagia *(hyperphagia).* Alimentación excesiva.

hiperflexión *(hyperflexion).* Flexión de un miembro o parte del cuerpo más allá de su límite normal; también llamada superflexión.

hiperforia *(hyperphoria).* Tendencia del ojo a desviarse hacia arriba.

hiperfosfaturia *(hyperphosphaturia).* Cantidad anormal de fosfatos en la orina.

hipergammaglobulinemia *(hypergammaglobulinemia).* Exceso de globulina γ en la sangre.

hipergenitalismo *(hypergenitalism).* Genitales excesivamente desarrollados en relación con la edad del individuo.

hiperglobulinemia *(hyperglobulinemia).* Exceso de globulina en la sangre.

hiperglucemia *(hyperglycemia).* Concentración de azúcar (glucosa) anormalmente alta en sangre.

hiperglucorraquia *(hyperglycorrhachia).* Cantidad excesiva de azúcar (glucosa) en el líquido cefalorraquídeo (LCR).

hipergonadismo *(hypergonadism).* Aumento anormal de la actividad fisiológica de las gónadas (testículos u ovarios) con aumento de la secreción de las hormonas gonadales, crecimiento acentuado y desarrollo sexual precoz.

hiperhidratación *(hyperhydration, overhydration).* Exceso de líquidos en el cuerpo; puede resultar de la administración intravenosa de cantidades indebidamente grandes de solución glucosada; también llamada intoxicación acuosa y sobrehidratación.

hiperhidrosis *(hyperhidrosis).* Transpiración excesiva.

hiperinsulinismo *(hyperinsulinism).* **1.** Secreción excesiva de insulina por los islotes de Langerhans que da lugar a un descenso considerable de los niveles de azúcar sanguínea. **2.** Choque insulínico por una dosis excesiva de insulina.

hiperlactación *(hyperlactation).* **1.** Secreción excesiva o prolongada de leche. **2.** Lactancia excesivamente prolongada.

hiperlipemia *(hyperlipemia).* Cantidad excesiva de lípidos en el plasma sanguíneo.

hiperlipoproteinemia *(hyperlipoproteinemia).* Trastorno del metabolismo de las grasas caracterizado por altas concentraciones de lipoproteínas en sangre.

h. familiar tipo I, trastorno raro caracterizado por la acumulación de quilomicrones en sangre en cantidad proporcional a la ingesta de grasa en la dieta: se hereda como rasgo recesivo; también llamada hiperquilomicronemia e hiperlipemia exógena.

h. familiar tipo II, trastorno de herencia autosómica caracterizado por un aumento de la concentración de lipoproteínas de baja densidad (β), colesterol y fosfolípidos, con niveles normales de triglicéridos; se acompaña de xantomas en los tendones de Aquiles, rotuliano y extensor de los dedos, así como de susceptibilidad a la aterosclerosis; las manifestaciones se descubren generalmente en niños y jóvenes; también llamada hipercolesterolemia familiar e hiperbetalipoproteinemia.

h. familiar tipo III, forma rara, que se hereda probablemente como rasgo autosómico recesivo, caracterizada por el aumento de los niveles plasmáticos de lipoproteínas anormales de muy baja densidad (preβ), y colesterol, xantomas planos de un color naranja amarillento (generalmente en las arrugas palmares y plantares), intolerancia a la glucosa y aterosclerosis prematura; generalmente se detecta en jóvenes; es el tipo «β ancha».

h. familiar tipo IV, trastorno común, descubierto generalmente hacia la mitad de la vida, que se hereda probablemente como rasgo autosómico recesivo; se caracteriza por un aumento de los niveles de triglicéridos plasmáticos de origen hepático, contenidos primordialmente en lipoproteínas de muy baja densidad (preβ) y por predisposición a la aterosclerosis; también llamada hiperlipemia endógena e hiperprebetalipoproteinemia.

h. familiar tipo V, forma rara con características de los tipos I y IV, entre ellas aumento de los niveles plasmáticos de quilomicrones, lipoproteínas de muy baja densidad (preβ) y triglicéridos mientras se recibe una dieta normal, con xantomas eruptivos y pancreatitis aguda recurrente; ocurre principalmente durante la adolescencia y la mitad de la vida, probablemente con herencia autosómica recesiva; también denominada hiperlipemia mixta.

h. secundaria tipo I, forma observada en enfermedades caracterizadas por un aumento anormal de globulinas circulantes, como mieloma múltiple, macroglobulinemia, etc.

h. secundaria tipo IV, forma que se ve en varios trastornos metabólicos, como diabetes mellitus, hipotiroidismo y síndrome nefrótico.

h. secundaria tipo V, forma que se observa asociada a cualquiera de las enfermedades capaces de producir hiperlipoproteinemia secundaria tipo IV.

hiperlisinemia *(hyperlysinemia).* Trastorno metabólico hereditario en el que hay un aumento anormal de lisina en sangre circulante; se acompaña de retraso físico y mental, anemia, hipotonía, convulsiones y trastornos del desarrollo sexual; herencia autosómica recesiva.

hiperlisinuria *(hyperlysinuria).* Concentración

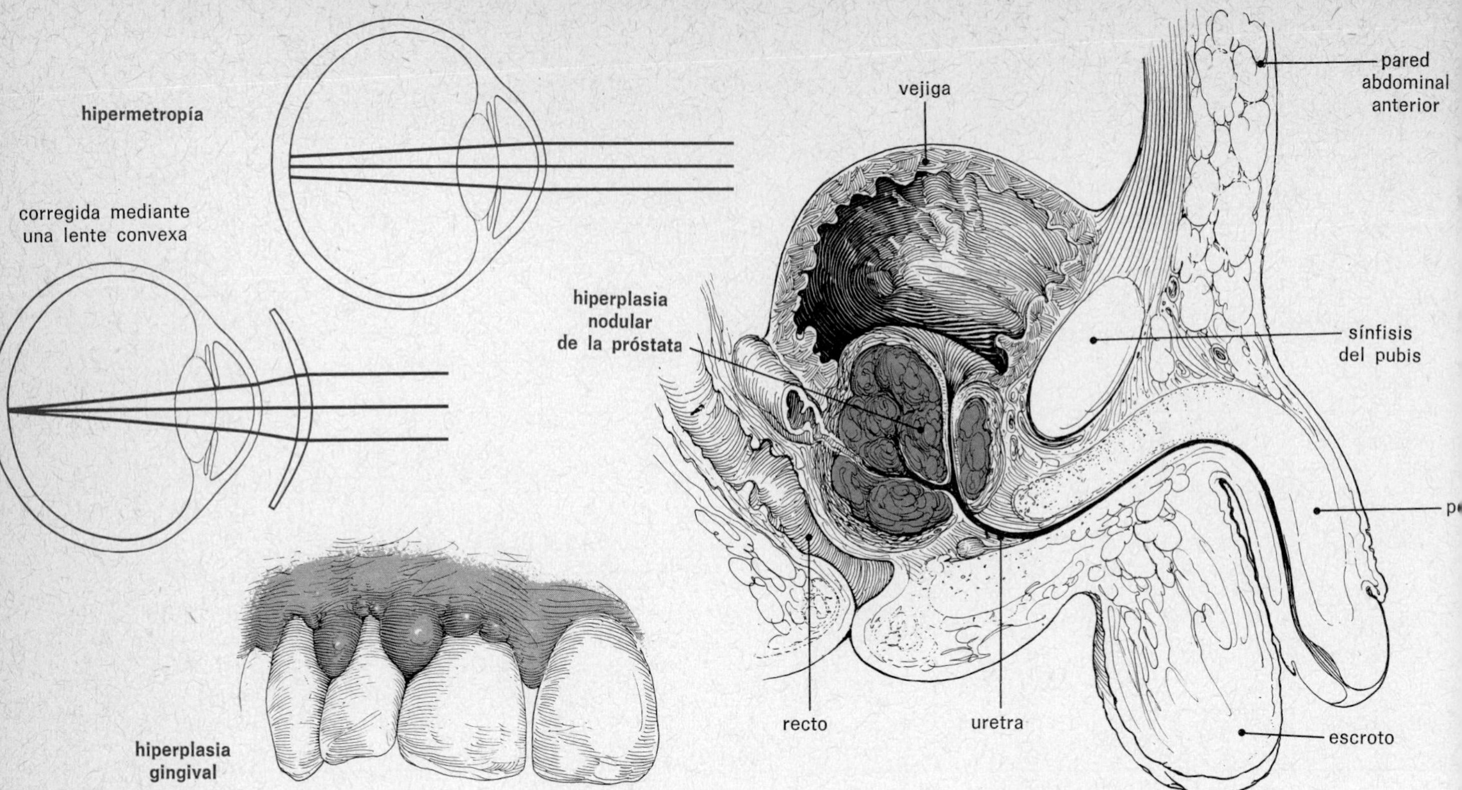

anormalmente alta de lisina en la orina.

hipermastia *(hypermastia).* Crecimiento excesivo de las glándulas mamarias.

hipermenorrea *(hypermenorrhea).* Menorragia; menstruación prolongada o muy abundante.

hipermetabolismo *(hypermetabolism).* Metabolismo basal anormalmente alto; producción de calor corporal superior a la normal, como en la tirotoxicosis.

hipermetría *(hypermetria),* Manifestación de ataxia caracterizada por movimientos musculares voluntarios que sobrepasan el objetivo.

hipermétrope *(hyperope).* Persona afecta de hipermetropía.

hipermetropía, hiperopía *(hypermetropia, hyperopia).* Trastorno del ojo en el que los rayos de luz paralelos (rayos de luz de objetos distantes) que entran en el globo ocular se enfocan por detrás de la retina, debido a que el globo ocular es corto o el poder de refracción del cristalino débil. Véase también presbicia.

h. latente, porción de la hipermetropía total que no se revela por estar compensada por la tonicidad del músculo ciliar.

h. manifiesta, porción de la hipermetropía total que puede medirse mediante la relajación de la acomodación.

h. total, suma de las hipermetropías latente y manifiesta.

hipermiotonía *(hypermyotonia).* Desarrollo acentuado del tono muscular.

hipermiotrofia *(hypermyotrophy).* Desarrollo acusado del tejido muscular; también llamada hipertrofia muscular.

hipermnesia *(hypermnesia).* Actividad de la memoria desusadamente exagerada.

hipermorfo *(hypermorph).* Persona alta, generalmente delgada, cuya altura de pie es grande en proporción a su altura sentada, debido a que tiene las piernas muy largas.

hipernatremia *(hypernatremia).* Concentración anormalmente alta de sodio en sangre.

hipernefroma *(hypernephroma).* Carcinoma de células renales; véase carcinoma.

hiperoncótico *(hyperoncotic).* Indica una presión oncótica superior a la normal.

hiperoniquia *(hyperonychia).* Hipertrofia de las uñas.

hiperorquidismo *(hyperorchidism).* Aumento del tamaño o de la actividad funcional de los testículos.

hiperosmia *(hyperosmia).* Sentido exagerado del olfato.

hiperostosis *(hyperostosis).* **1.** Hipertrofia o crecimiento anormal de tejido óseo. **2.** Exostosis.

h. frontal interna, depósito anormal de hueso en la superficie interna del hueso frontal.

hiperovarismo *(hyperovarism).* Aumento anormal de la actividad funcional de los ovarios que da lugar a precocidad sexual en las jóvenes.

hiperoxaluria *(hyperoxaluria).* Cantidad anormalmente alta de ácido oxálico u oxalatos en la orina causada por un trastorno genético que afecta al metabolismo del ácido glioxílico, que forma oxalato en lugar de glicina; es una de las causas comunes de nefrolitiasis y nefrocalcinosis en niños.

hiperoxia *(hyperoxia).* Cantidad excesiva de oxígeno en los tejidos.

hiperpancreatismo *(hyperpancreatism).* Incremento anormal de la actividad pancreática.

hiperparatiroidismo *(hyperparathyroidism).* Secreción excesiva de hormona paratiroidea.

h. primario, secreción excesiva de hormona paratiroidea como resultado de un adenoma o hiperplasia de células principales o claras (80 % de casos), o de un carcinoma (20 %); las manifestaciones de laboratorio clásicas son calcio sérico alto y fosfato bajo.

h. secundario, hiperplasia de las glándulas paratiroides y aumento de secreción de hormona paratiroidea consecutivos al metabolismo anormal de calcio y fósforo en la enfermedad renal crónica.

hiperpatía *(hyperpathia).* Sensibilidad exagerada al dolor pero con elevación del umbral de excitación.

hiperpepsia *(hyperpepsia).* **1.** Digestión excesivamente rápida. **2.** Digestión alterada con hiperclorhidria.

hiperpepsinia *(hyperpepsinia).* Secreción excesiva de pepsina en el estómago.

hiperperistaltismo *(hyperperistalsis).* Aumento del ritmo peristáltico; rapidez excesiva en el paso de los alimentos por el estómago e intestinos.

hiperpigmentación *(hyperpigmentation).* Coloración o pigmentación excesiva de un tejido o parte.

hiperpirético *(hyperpyretic).* Relativo a la fiebre alta; también llamado hiperpiréxico.

hiperpirexia *(hyperpyrexia).* Fiebre muy alta, generalmente de 39,5 °C o más.

hiperpiréxico *(hyperpyrexial).* Véase hiperpirético.

hiperpituitarismo *(hyperpituitarism).* Producción excesiva de hormona de crecimiento por la hipófisis debida a un tumor que causa gigantismo en niños y acromegalia en adultos. A veces se dice de otros excesos hormonales hipofisarios.

hiperplasia *(hyperplasia).* Aumento del volumen de un órgano o parte, debido a un aumento excesivo, pero regulado, en el número de células. Véanse neoplasia e hipertrofia.

h. fibromuscular, fibrosis e hiperplasia de la capa muscular arterial que afecta generalmente a las arterias renales.

h. gingival, proliferación celular de las encías que da lugar a tumefacción.

h. nodular de la próstata, trastorno común en hombres de más de 50 años, caracterizado por la formación en la próstata de grandes nódulos que presionan la uretra, obstruyendo el flujo de orina; también llamada hipertrofia o hiperplasia prostática benigna.

h. prostática benigna, véase hiperplasia nodular de la próstata.

h. quística de la mama, véase enfermedad fibroquística de la mama.

h. suprarrenal congénita, hiperplasia suprarrenal con secreción excesiva de andrógenos que resulta de defectos enzimáticos en la biosíntesis de corticosteroides; hay cuatro tipos principales: (a) forma virilizante simple; (b) forma perdedora de sodio; (c) forma hipertensiva, y (d) defecto de 3 β-hidroxiesteroide deshidrogenasa, que puede producir feminización de los genitales masculinos.

hiperplásico *(hyperplastic).* Relativo a la hiperplasia o caracterizado por ella.

hiperpnea *(hyperpnea).* Respiración anormalmente rápida y profunda.

hiperpolarización *(hyperpolarization).* Aumento de las cargas positivas presentes normalmente en la superficie de la membrana celular de un nervio.

hiperpotasemia *(hyperpotassemia).* Véase hipercaliemia.

hiperprebetalipoproteinemia *(hyperprebetalipoproteinemia).* Hiperlipoproteinemia familiar tipo IV; véase hiperlipoproteinemia.

hiperprolinemia *(hyperprolinemia).* Trastorno metabólico hereditario caracterizado por aumento de prolina en el plasma y excreción de prolina, hidroxiprolina y glicina.

hiperproteinemia *(hyperproteinemia).* Presencia en la sangre de una cantidad excesiva de proteínas.

hiperqueratosis *(hyperkeratosis).* Hipertrofia de la capa córnea de la piel.

hiperquilia *(hyperchylia).* Secreción excesiva de

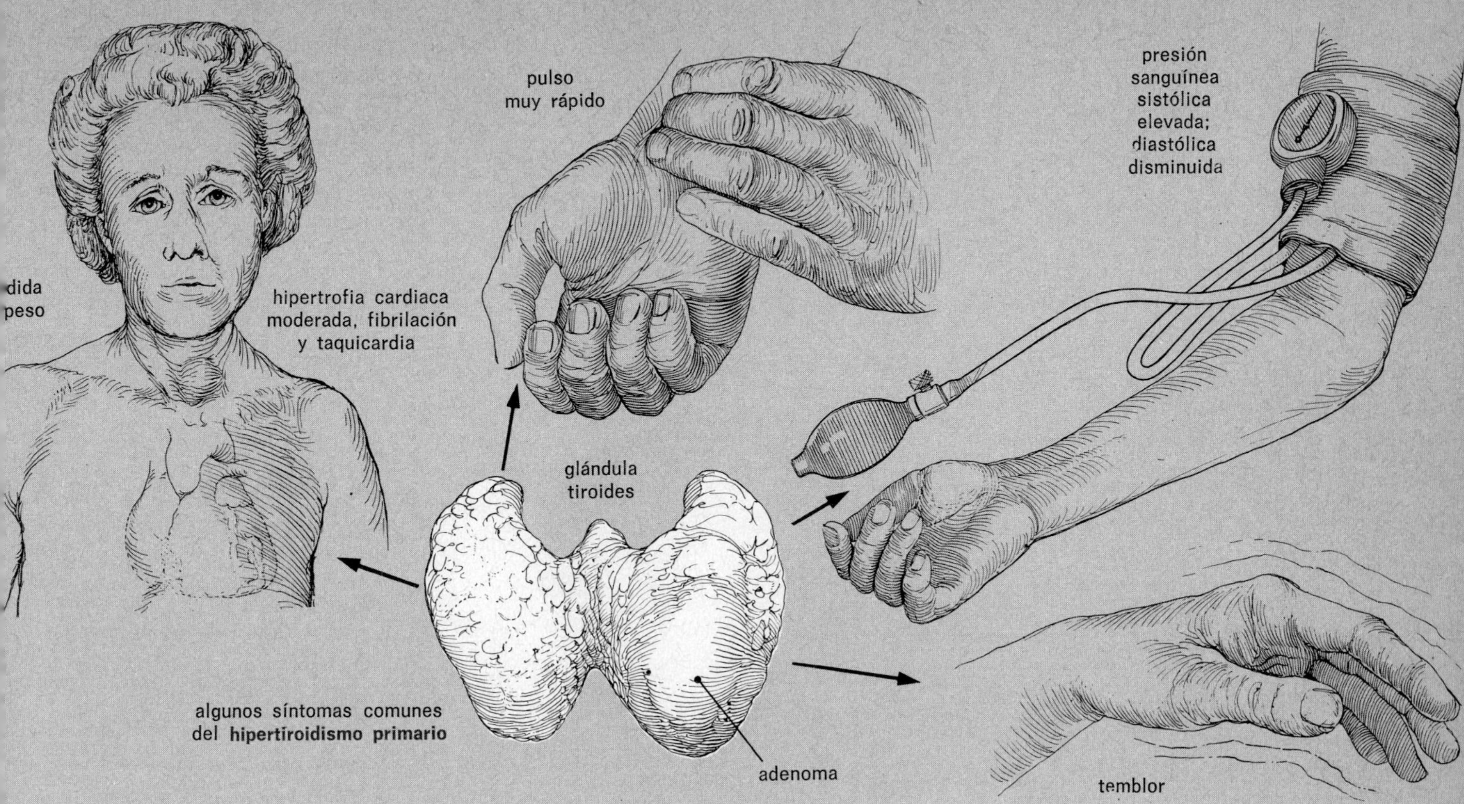

jugo gástrico.

hiperquilomicronemia *(hyperchylomicronemia).* Hiperlipoproteinemia familiar de tipo I; véase hiperlipoproteinemia.

hiperreflexia *(hyperreflexia).* Reflejos tendinosos exagerados.

hiperresonancia *(hyperresonance).* Grado de resonancia a la percusión extremo o exagerado, como el apreciado en el enfisema pulmonar.

hipersecreción *(hypersecretion).* Secreción excesiva.

hipersensibilidad *(hypersensitivity).* **1.** Alergia; reactividad alterada a una sustancia que puede dar lugar a reacciones patológicas tras la exposición a la sustancia en cuestión. **2.** Respuesta excesiva a un estímulo.

hipersensibilización *(hypersensitization).* Proceso de creación de un estado de sensibilidad exagerada.

hipersensible *(hypersensitive).* Que muestra una reacción exagerada a los estímulos.

hipersialosis *(hypersialosis).* Secreción excesiva de saliva; también llamada hipertialismo.

hipersomatotropismo *(hypersomatotropism).* Aumento anormal en la secreción de hormona de crecimiento hipofisaria.

hipersomía *(hypersomia).* Gigantismo.

hipersomnia *(hypersomnia).* Trastorno en el que el individuo duerme durante períodos de tiempo excesivamente largos.

hipersónico *(hypersonic).* Velocidad igual o superior a 5 veces la del sonido (las velocidades superiores a la del sonido pero inferiores a las hipersónicas se llaman supersónicas).

hipertecosis *(hyperthecosis).* Hiperplasia de las células de la teca de los folículos ováricos (de Graaf).

hipertelia *(hyperthelia).* Presencia de varios pezones, pero sólo dos mamas.

hipertelorismo *(hypertelorism).* Aumento anormal de la distancia entre partes u órganos pares.

h. ocular, malformación congénita caracterizada por un aumento de tamaño del hueso esfenoides que da lugar a una distancia extrema entre los ojos; también llamado disostosis craneofacial.

hipertensina *(hypertensin).* Véase angiotensina.

hipertensinógeno *(hypertensinogen).* Véase angiotensinógeno.

hipertensión *(hypertension).* Presión arterial elevada; en adultos, se define generalmente como la que excede de 140/90 mm de Hg.

h. esencial, hipertensión sin causa conocida.

h. maligna, hipertensión grave que causa cambios degenerativos en las paredes de los vasos sanguíneos por todo el organismo; aparecen hemorragias en la retina, riñón y otras zonas; la función cerebral está alterada.

h. portal, aumento de la presión en el sistema venoso portal; puede resultar de causas intrahepáticas, como cirrosis hepática; causas suprahepáticas, como insuficiencia cardiaca; causas infrahepáticas, como trombosis de la vena porta.

h. pulmonar, hipertensión en la circulación pulmonar resultante de cambios pulmonares primarios, como fibrosis, o de enfermedades cardiacas, como estenosis mitral.

h. renal, hipertensión secundaria a enfermedad renal.

h. renovascular, hipertensión debida a obstrucción de las arterias renales.

hipertenso *(hypertensive).* Caracterizado por presión elevada o que la padece.

hipertermia *(hyperthermia).* Temperatura corporal muy alta.

hipertimia *(hyperthymia).* Estado caracterizado por aumento de la emotividad o actividad excesiva.

hipertiroidismo *(hyperthyroidism).* Trastorno causado por secreción o ingestión excesiva de hormona tiroidea; los síntomas más comunes comprenden pérdida de peso, aumento del apetito, taquicardia, temblor y fatiga; cuando hay exoftalmía, la enfermedad se denomina bocio exoftálmico.

h. primario, forma originada en el interior de la glándula tiroides.

h. secundario, forma causada por una estimulación anormal de la glándula tiroides debida a un trastorno de la hipófisis.

hipertonía *(hypertonia).* Tensión excesiva de los músculos de las arterias.

hipertonicidad *(hypertonicity).* Estado de ser hipertónico.

hipertónico *(hypertonic).* **1.** Que posee una tensión anormalmente elevada. **2.** De dos soluciones, la de mayor presión osmótica; la comparación se hace frecuentemente con la presión osmótica del plasma.

hipertricosis *(hypertrichosis).* Crecimiento de vello en cantidad superior a la normal para una zona concreta; p. ej., la cara de la mujer.

hipertrigliceridemia *(hypertriglyceridemia).* Concentración excesiva de triglicéridos en la sangre.

h. familiar, cualquiera de las dos formas hereditarias de la enfermedad; (1) exógena, o inducida por grasas, que ocurre tras comidas de contenido lipídico normal o elevado; (2) endógena, o inducida por hidratos de carbono, que aparece tras comidas ricas en estos.

hipertrofia *(hypertrophy).* Aumento de tamaño de un órgano o parte del cuerpo debido al aumento de tamaño de las células que lo componen; el crecimiento excesivo responde a la demanda de incremento de la actividad funcional. Véanse neoplasia e hiperplasia.

h. adaptativa, engrosamiento de las paredes de un órgano hueco, como la vejiga urinaria, cuando se obstruye el flujo de salida del mismo.

h. cardiaca compensadora, engrosamiento de las paredes cardiacas que se produce cuando una cavidad debe bombear contra un aumento de resistencia, como en la hipertensión o la enfermedad valvular, aumentando así la potencia del corazón para mantener la circulación.

h. fisiológica, hipertrofia temporal de un órgano para satisfacer la demanda de un aumento natural de actividad funcional, como la de la glándula mamaria durante el embarazo o la lactancia.

h. vicariante, hipertrofia de un órgano debida a la disfunción de otro órgano de actividad relacionada.

hipertrofia muscular *(muscle bound).* Desarrollo exagerado de los músculos que limita sus movimientos, debido normalmente a ejercicio excesivo.

hipertrombinemia *(hyperthrombinemia).* Presencia en la sangre de cantidades excesivas de trombina.

hipertropía *(hypertropia).* Desviación hacia arriba de un ojo que no es controlable mediante esfuerzos de fijación; al contrario de lo que ocurre con la hiperforia, el trastorno es continuo.

hiperuricemia *(hyperuricemia).* Exceso de ácido úrico en la sangre.

hiperuricosuria *(hyperuricosuria).* Excreción de cantidades excesivas de ácido úrico en la orina.

hiperuricuria *(hyperuricuria).* Aumento de la excreción urinaria de ácido úrico.

hiperventilación *(hyperventilation).* Trastorno caracterizado por respiración rápida y profunda que tiende a eliminar un incremento de la cantidad de anhídrido carbónico del organismo y disminuir la presión parcial de dicho gas, dando lugar a zumbidos de oídos, hormigueo de dedos y labios y, a veces, desvanecimiento; también llamada sobreventilación.

h. neural central, tipo de hiperventilación irregular que se observa generalmente en individuos

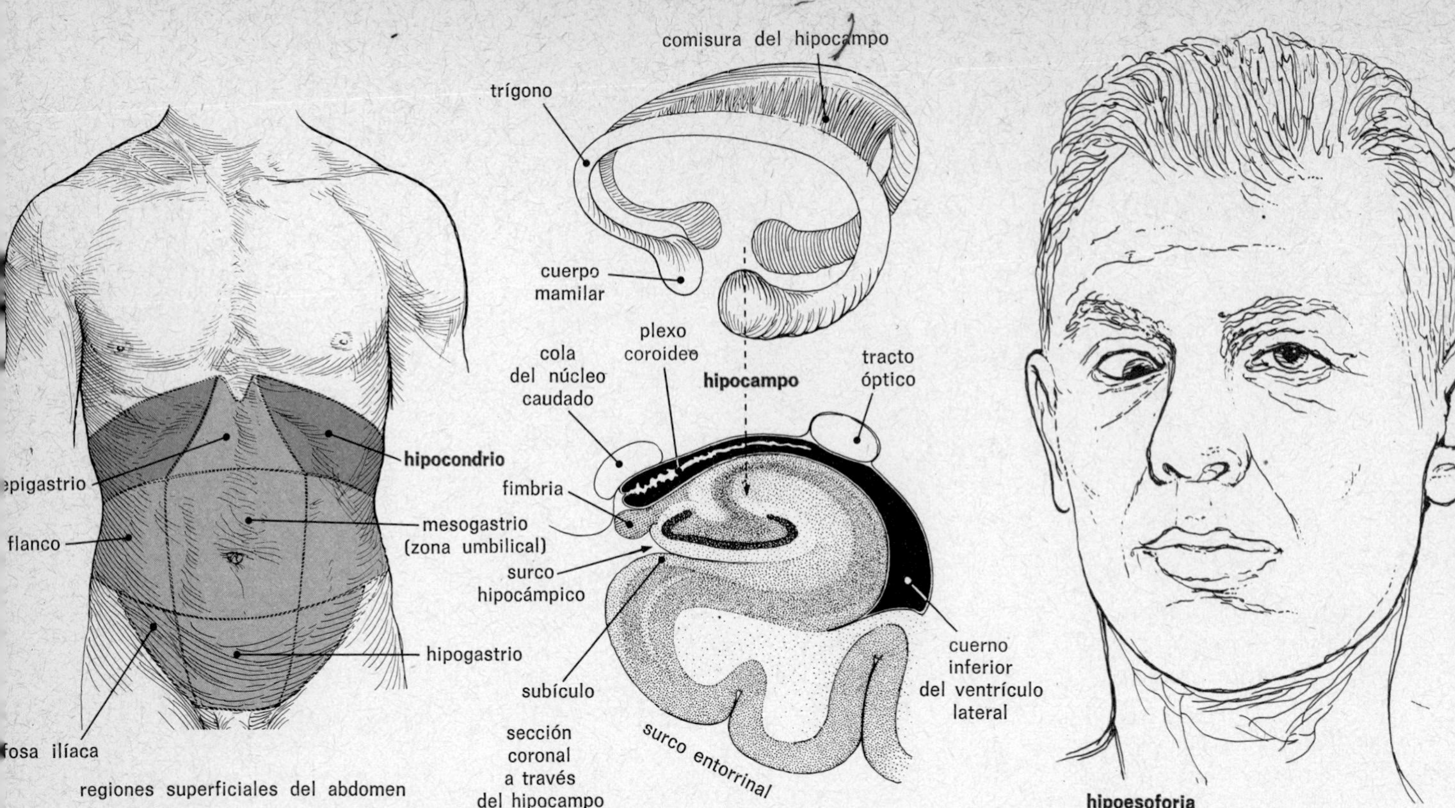

regiones superficiales del abdomen

sección coronal a través del hipocampo

hipoesoforia

con lesión del mesencéfalo y que están en coma.

hiperventilación, síndrome de *(hyperventilation syndrome).* Síndrome que casi siempre es una manifestación de ansiedad aguda, caracterizado por respiración profunda rápida y dificultosa acompañada de opresión torácida y síntomas de ahogo; generalmente hay obnubilación, y puede haber hormigueo en las manos como consecuencia de alcalosis por la pérdida de anhídrido carbónico sanguíneo (hipocapnia) producida por la respiración excesiva; puede durar media hora o más, y producirse varias veces en el mismo día; los ataques pueden controlarse hasta cierto punto conteniendo la respiración o respirando en una bolsa de papel.

hipervitaminosis *(hypervitaminosis).* Trastorno causado por la ingestión de cantidades excesivas de un preparado vitamínico.

hipervolemia *(hypervolemia).* Incremento anormal del volumen de sangre, como durante el embarazo y en algunos casos de mola hidatiforme.

hipervolia *(hypervolia).* Aumento del volumen o contenido de agua de un compartimiento concreto.

hipnagógico *(hypnagogic).* **1.** Designa el estado de transición producido por el sueño, como las imágenes mentales que ocurren inmediatamente antes de dormirse. **2.** Que produce sueño; también llamado hipnótico.

hipnagogo *(hypnagogue).* Agente inductor del sueño.

hipno-, hipn- *(hypno-, hypn-).* Formas prefijas que indican relación con el sueño o la hipnosis.

hipnoanálisis *(hypnoanalysis).* Psicoanálisis realizado con el paciente en hipnosis.

hipnofobia *(hypnophobia).* Temor anormal a quedarse dormido.

hipnogénesis *(hypnogenesis).* Proceso de inducción de sueño o de un estado hipnótico.

hipnología *(hypnology).* Estudio del sueño o la hipnosis.

hipnopómpico *(hypnopompic).* Relativo al estado parcialmente consciente entre el sueño y el despertar completo.

hipnosis *(hypnosis).* Estado inducido artificialmente en el que el individuo se hace receptivo a la sugestión del hipnotizador; puede variar de grado desde una sugestionabilidad ligera hasta un estado profundo parecido al sueño, con anestesia quirúrgica total.

hipnoterapia *(hypnotherapy).* Tratamiento mediante hipnosis.

hipnótico *(hypnotic).* **1.** Causante de hipnosis o relativo a ella. **2.** Agente inductor del sueño.

hipnotismo *(hypnotism).* **1.** Práctica de la inducción de hipnosis. **2.** Hipnosis.

hipnotizador *(hypnotist).* El que practica el hipnotismo.

hipnotizar *(hypnotize).* Colocar en estado hipnótico.

hipo- *(hypo-, hyp-).* Prefijo, equivalente a sub, que significa por debajo, deficiente o incompleto.

hipo *(hiccup).* Espasmo del diafragma que da lugar a inhalación, seguido de cierre repentino de la glotis.

hipoacidez *(hypoacidity).* Déficit de acidez normal; también llamada subacidez.

hipoacusia *(hypacusis).* Menoscabo de la audición; reducción de la capacidad para percibir sonidos, generalmente atribuible a una deficiencia de conducción o neurosensorial en los órganos periféricos de la audición.

hipoadrenalismo *(hypoadrenalism).* Función adrenocortical deficiente o reducida.

hipoadrenocorticismo *(hypoadrenocorticism).* Secreción de hormonas de la corteza suprarrenal anormalmente baja.

hipoalbuminemia *(hypoalbuminemia).* Concentración anormalmente baja de albúmina en la sangre.

hipoalimentación *(hypoalimentation).* Nutrición insuficiente.

hipobárico *(hypobaric).* Relativo o que ocurre a presiones inferiores a la atmosférica.

hipobaropatía *(hypobaropathy).* Trastorno causado por una presión de aire muy reducida y disminución del aporte de oxígeno; también llamada enfermedad de Acosta y de las montañas, de los aviadores o de altura.

hipocalcemia *(hypocalcemia).* Reducción del calcio sanguíneo.

hipocalcificación *(hypocalcification).* Calcificación disminuida, especialmente del esmalte dentario, que produce manchas opacas blancas.

h. hereditaria del esmalte, defecto hereditario del desarrollo del esmalte dentario que afecta a los dientes primarios y secundarios; causa la rotura del esmalte tras la erupción dentaria, exponiendo la dentina, lo que da lugar a un aspecto amarillento de los dientes.

hipocaliemia, hipokaliemia *(hypokalemia).* Nivel anormalmente bajo de potasio sanguíneo; puede dar lugar a nefropatía, debilidad muscular, atonía gástrica, parálisis de los músculos de la respiración y arritmias; también llamada hipopotasemia.

hipocampo *(hippocampus).* Una de dos bandas curvas, de un tipo muy especial de corteza, de unos 5 cm de largo, situadas en el suelo del cuerno inferior del ventrículo lateral a ambos lados del cerebro.

hipocapnia *(hypocapnia).* Disminución acusada de la cantidad de anhídrido carbónico de la sangre; también llamada acapnia.

hipocinemia *(hypokinemia).* Disminución anormal del gasto cardiaco; disminución de la velocidad circulatoria.

hipocloremia *(hypochloremia).* Reducción del cloro sanguíneo.

hipoclorhidria *(hypochlorhydria).* Cantidad anormalmente baja de ácido clorhídrico en el jugo gástrico.

hipoclorito *(hypochlorite).* Sal del ácido hipocloroso.

hipocloroso, ácido *(hypochlorous acid).* Acido inestable, ClOH; se usa como blanqueante y desinfectante.

hipocloruria *(hypochloruria).* Disminución anormal de la excreción de iones de cloro por la orina.

hipocolesterolemia *(hypocholesterolemia).* Cantidades anormalmente bajas de colesterol en la sangre.

hipocondría *(hypochondriasis).* Preocupación neurótica persistente por la salud propia y temor a enfermedades imaginarias que persiste a pesar de afirmaciones tranquilizadoras en contrario; preocupación excesiva por la salud física en ausencia de enfermedad orgánica; también llamada hipocondriasis.

hipocondriaco *(hypochondriac).* Individuo afecto de hipocondría.

hipocondriasis *(hypochondria).* Véase hipocondría.

hipocondrio *(hypochondrium).* Una de las dos regiones laterales de la zona superior del abdomen.

hipocorticalismo *(hypocorticoidism).* Hipoadrenocorticismo.

Hipócrates *(Hippocrates).* Médico griego conocido como «Padre de la medicina»; sus principios de la ciencia médica fueron establecidos 400 años antes del nacimiento de Cristo.

H., aforismos de, colección de observaciones, reglas y breves sentencias de sabiduría clínica encontrada en los Libros I a III de los escritos hipocráticos.

hipocromático *(hypochromatic).* Que contiene una cantidad de pigmento pequeña o inferior a la normal para un tejido concreto; pigmentación anormalmente deficiente.

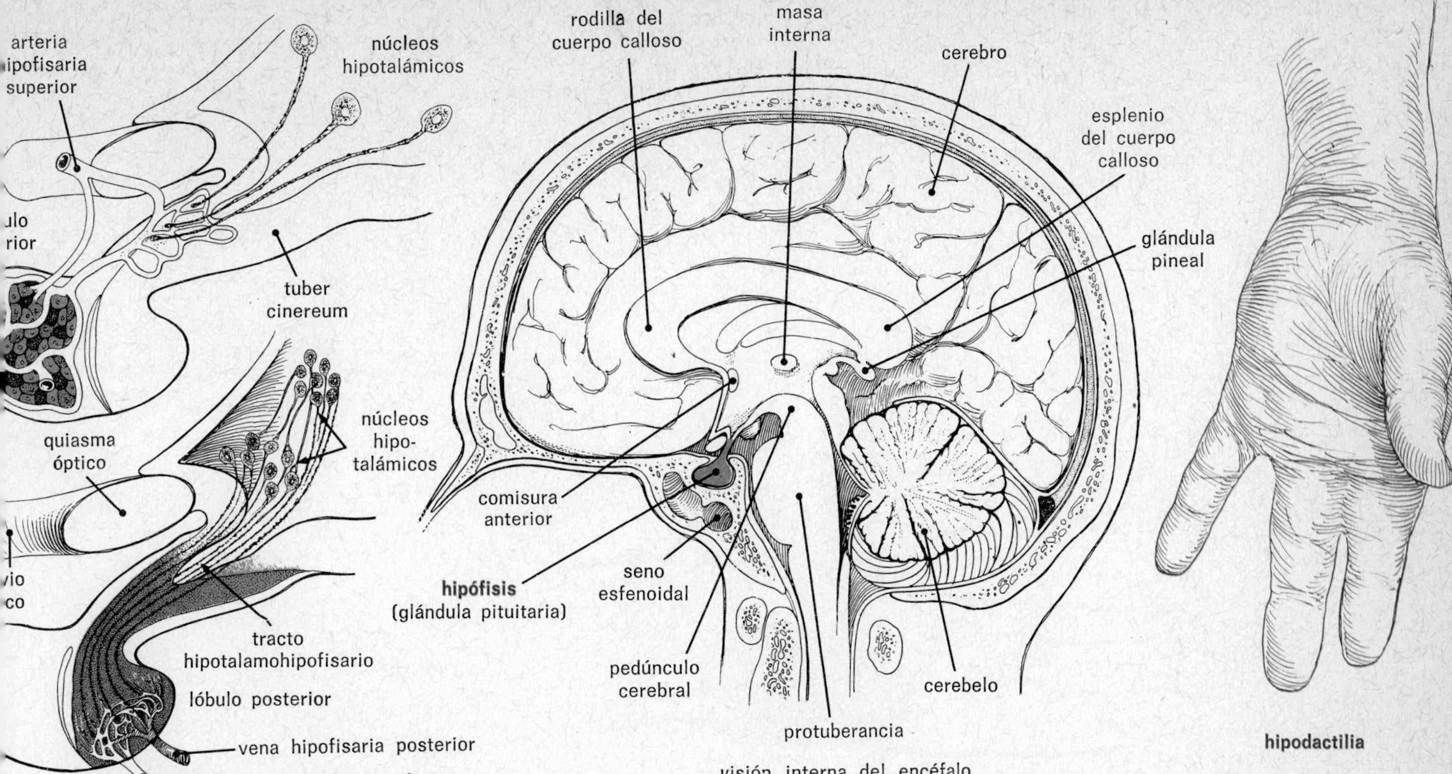

visión interna del encéfalo

hipodactilia

hipocromemia *(hypochromemia).* Anemia caracterizada por un índice de color de la sangre anormalmente bajo.

hipocromía *(hypochromia).* **1.** Disminución anormal del contenido de hemoglobina de los eritrocitos. **2.** Hipocromatismo.

hipocrómico *(hypochromic).* **1.** Que posee menos pigmento de lo normal. **2.** Relativo a una disminución en la absorción de luz.

hipocupremia *(hypocupremia).* Concentración de cobre en sangre anormalmente baja.

hipodactilia *(hypodactylia).* Presencia de un número de dedos inferior al normal en la mano o el pie.

hipodérmico *(hypodermic).* Subcutáneo; localizado o introducido en la capa situada por debajo de la piel; se usa a veces para designar no sólo la forma de inyección, sino la inyección misma.

hipodermis *(hypodermis).* Aponeurosis subcutánea; véase aponeurosis.

hipodermoclisis *(hypodermoclysis).* Infusión de líquido en el espacio subcutáneo.

hipodinamia *(hypodynamia).* Disminución acusada de la fuerza.

hipoesoforia *(hypoesophoria).* Desviación combinada del ojo hacia abajo (hipoforia) y hacia dentro (esoforia).

hipofalangismo *(hypophalangism).* Ausencia congénita de una falange en los dedos de la mano o del pie.

hipofibrinogenemia *(hypofibrinogenemia).* Deficiencia de fibrinógeno en la sangre, generalmente por debajo de 100 mg %; puede ocurrir en la embolia de líquido amniótico, muerte fetal, desprendimiento de placenta y, a veces, en la instilación intraamniótica de solución salina hipertónica.

hipofisario *(hypophyseal).* Relativo a la hipófisis.

hipofisectomía *(hypophysectomy).* Extirpación quirúrgica de la hipófisis.

hipofisectomizar *(hypophysectomize).* Extirpar o destruir la hipófisis (glándula pituitaria).

hipófisis *(hypophysis).* Glándula de secreción interna situada en la silla turca del esfenoides, unida a la base del cráneo por un tallo corto; consta de dos partes principales, el lóbulo anterior (adenohipófisis) y el posterior (neurohipófisis); sus secreciones son de importancia vital para el crecimiento, la maduración y la reproducción; también llamada glándula pituitaria.

hipoforia *(hypophoria).* Trastorno latente en el que un ojo tiende a desviarse hacia abajo.

hipofosfatasia *(hypophosphatasia).* Ausencia de fosfatasa alcalina en la sangre; trastorno hereditario raro que se caracteriza por raquitismo y osteomalacia.

hipofosfatemia *(hypophosphatemia).* Déficit de fosfato en la sangre.

hipofunción *(hypofunction).* Funcionamiento disminuido o inadecuado de un órgano o parte del cuerpo.

hipogalactia *(hypogalactia).* Producción insuficiente de leche.

hipogammaglobulinemia *(hypogammaglobulinemia).* Carencia de globulina γ en la sangre; estado de deficiencia que se manifiesta por infecciones recurrentes; las formas primarias resultan de la disminución de la velocidad de síntesis; las formas secundarias, de aumento de la degradación catabólica.

hipogastrio *(hypogastrium).* Región central de la zona inferior del abdomen.

hipogenitalismo *(hypogenitalism).* Desarrollo de los genitales inferior al normal.

hipogloso *(hypoglossal).* **1.** Situado por debajo de la lengua. **2.** Nervio hipogloso (véase tabla de nervios).

hipoglotis *(hypoglottis).* Superficie inferior de la lengua.

hipoglucemia *(hypoglycemia).* Trastorno caracterizado por niveles de azúcar (glucosa) inferiores a los normales en la sangre; clínicamente está marcada por sudoración, temblor, palpitaciones, hambre, debilidad y obnubilación; los síntomas pueden ser de duración variable, y a menudo desaparecen rápidamente tras la ingestión de un aperitivo o dulce, o la bebida de un vaso de leche; puede resultar de la producción excesiva de insulina por el páncreas o la administración de la misma a un diabético.

hipognato *(hypognathopus).* Que posee un maxilar inferior poco desarrollado.

hipogonadismo *(hypogonadism).* Trastorno que resulta de una secreción deficiente por las gónadas.

h. con anosmia, trastorno genético, hallado generalmente en varones, acompañado de pérdida del olfato debida a falta de desarrollo de los lóbulos olfatorios; herencia ligada al cromosoma X; también llamado síndrome de Kallmann.

h. familiar hereditario, véase síndrome de Reifenstein.

h. testicular, trastorno causado por la disminución de las secreciones internas del testículo y caracterizado por la pérdida de las características sexuales secundarias.

hipohidrosis *(hyphidrosis).* Transpiración disminuida o deficiente; transpiración anormalmente escasa.

hipomagnesemia *(hypomagnesemia).* Concentración de magnesio en sangre anormalmente baja.

hipomanía *(hypomania).* Forma moderada de actividad maníaca caracterizada generalmente por júbilo ligeramente anómalo e hiperactividad.

hipomastia *(hypomastia).* Tamaño anormalmente pequeño de las glándulas mamarias.

hipomenorrea *(hypomenorrhea).* Flujo menstrual escaso, posiblemente con acortamiento de la duración del periodo menstrual.

hipometabolismo *(hypometabolism).* Metabolismo reducido.

hipometría *(hypometria).* Pérdida de la coordinación muscular que se manifiesta por incapacidad para alcanzar el objetivo previsto; disminución de la amplitud de los movimientos voluntarios.

hipomorfo *(hypomorph).* **1.** Persona que posee las piernas cortas. **2.** En genética, gen mutante que actúa en la misma dirección que el alelo normal, pero con un grado de eficacia menor.

hiponatremia *(hyponatremia).* Concentración baja de sodio en sangre.

hiponiquial *(hyponychial).* Subungueal; situado por debajo de una uña.

hiponiquio *(hyponychium).* Zona engrosada y córnea de la epidermis por debajo del borde libre de la uña.

hipoparatiroidismo *(hypoparathyroidism).* Trastorno causado por la falta de secreción paratiroidea, que da lugar a disminución del calcio plasmático y aumento del nivel de fosfato.

hipopión *(hypopyon).* Presencia de pus en la cámara anterior del ojo, consecutiva a inflamación de la córnea, iris o cuerpo ciliar.

hipopituitarismo *(hypopituitarism).* Trastorno debido a la disminución anormal de la producción de hormonas de la hipófisis anterior causada por destrucción de la glándula pituitaria; da lugar a atrofia en tiroides, suprarrenales y gónadas.

hipoplasia *(hypoplasia).* Desarrollo defectuoso o incompleto de un órgano o parte del cuerpo.

h. del esmalte, falta de desarrollo completo del esmalte dentario.

hipoplásico *(hipoplastic).* Relativo a la hipoplasia o caracterizado por ella.

hipopnea *(hypopnea).* Respiración anormalmente superficial.

hipopotasemia *(hypopotassemia).* Véase hipo-

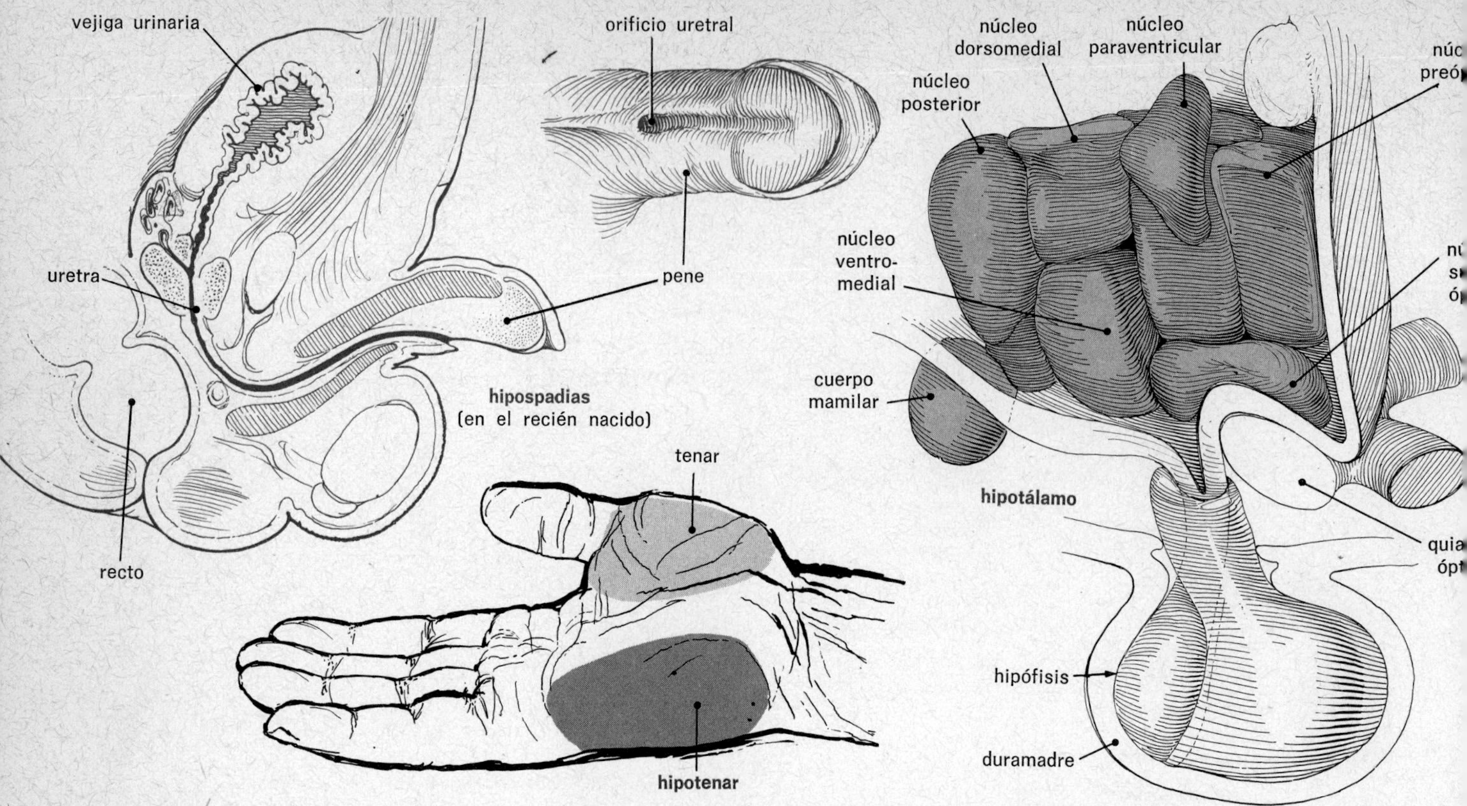

caliemia.

hipoproteinemia *(hypoproteinemia).* Cantidades anormalmente pequeñas de proteínas en la sangre.

hipoproteinosis *(hypoproteinosis).* Deficiencia dietética de proteínas.

hipoprotrombinemia *(hypoprothrombinemia).* Deficiencia de protrombina (factor de coagulación sanguínea II) en la sangre.

hipoquilia *(hypochylia).* Cantidad anormalmente baja de jugo gástrico.

hiporreflexia *(hyporeflexia).* Estado de debilidad de reflejos.

hiporriboflavinosis *(hyporiboflavinosis).* Enfermedad causada por ingestión deficiente de riboflavina; también llamada arriboflavinosis.

hiposalivación *(hyposalivation).* Disminución del flujo salival.

hiposensibilidad *(hyposensitivity).* Estado de poseer una sensibilidad inferior a la normal; estado en el que la respuesta a un estímulo está retardada o disminuida.

hiposensibilización *(hyposensitization).* Véase inmunoterapia (3).

hiposensibilizar *(hyposensitize).* Hacer insensible o menos sensible; reducir la sensibilidad, generalmente con referencia a la alergia (sensibilidad inducida); desensibilizar.

hiposmia *(hyposmia).* Sentido del olfato disminuido; también llamada hiposferesia.

hipospadia *(hypospadia).* Véase hipospadias.

hipospadias *(hypospadias).* Defecto congénito del varón en el que la uretra desemboca en la superficie inferior del pene; ocurre aproximadamente 1 caso por cada 500 nacimientos; existe un defecto similar en la mujer, en el que la uretra se abre en la vagina; también llamado hipospadia.

hipostasis *(hypostasis).* **1.** Sedimento o depósito. Congestión sanguínea de una parte del cuerpo.

hipostenia *(hyposthenia).* Estado de debilidad; disminución o falta de fuerzas.

hipostenuria *(hyposthenuria).* Trastorno de la capacidad para concentrar la orina.

hipostesia *(hypoesthesia).* Disminución anormal de la sensibilidad de la piel.

hipostosis *(hypostosis).* Desarrollo inadecuado del hueso.

hipotálamo *(hypothalamus).* Parte profunda del cerebro, situada inmediatamente por debajo del tálamo; forma el suelo y paredes laterales del tercer ventrículo; comprende los cuerpos mamilares, el tuber cinereum, el infundíbulo y el quiasma óptico; los núcleos hipotalámicos se ocupan del control visceral; p. ej., la regulación del balance de agua y la temperatura corporal.

hipotaxia *(hypotaxia).* Trastorno caracterizado por una coordinación imperfecta (ataxia).

hipotelorismo *(hypotelorism).* Distancia anormalmente pequeña entre dos órganos o partes, como los ojos.

hipotenar *(hypothenar).* Parte carnosa de la palma de la mano, en su borde interno.

hipotensión *(hypotension).* Presión sanguínea anormalmente baja.

hipotensor *(hypotensive).* Causante de hipotensión.

hipotermia *(hypothermia).* Temperatura corporal anormalmente baja, generalmente inferior a 36º C.

hipotérmico *(hypothermal).* Relativo a una temperatura corporal inferior a la normal.

hipótesis *(hypothesis).* Suposición sujeta a comprobación.

h. de deslizamiento de filamentos, creencia de que el acortamiento de un músculo que se contrae se debe al deslizamiento de unos filamentos sobre otros.

h. de Lyon, concepto de que en cada célula somática de la mujer normal sólo uno de los dos cromosomas X es activo durante la interfase; a medida que la inactivación del otro cromosoma X ocurre al azar, las mujeres heterocigotas para un gen mutante ligado a X pueden presentar zonas de tejido con el fenotipo del gen mutante, mientras que la mayor parte del tejido permanece normal.

h. de Michaelis-Menten, suposición de que se forma un complejo intermedio entre la enzima y su sustrato; se presume también que el complejo se descompone para dar lugar a la enzima libre y a los productos de la reacción, y que la velocidad de la última reacción determina la velocidad total de conversión del sustrato en producto, es decir, enzima (E) + sustrato (S) $\leftrightarrows$ complejo enzima-sustrato (ES) $\rightarrow$ enzima + productos (P).

h. de secuencia, concepto de que la secuencia de aminoácidos de una proteína está determinada por una secuencia particular de nucleótidos en una porción concreta del DNA del organismo que produce la proteína.

h. zwitter, suposición de que una molécula que se comporta como ácido y como base (anfolito) da lugar, en condiciones de neutralidad eléctrica, a un número igual de iones ácidos y básicos, convirtiéndose así en un ion (ion zwitter) con un número igual de cargas positivas y negativas.

hipotiroideo *(hypothyroid).* **1.** Que se manifiesta por una reducción de la función tiroidea. **2.** Persona afecta de hipotiroidismo.

hipotiroidismo *(hypothyroidism).* Trastorno causado por una producción deficiente de la hormona tiroidea y caracterizado por una disminución del metabolismo basal; los síntomas clínicos pueden comprender intolerancia al frío, piel seca, pérdida de pelo, cara abotagada, estreñimiento, lenguaje lento, bradicardia y retraso mental; cuando existe al nacer da lugar a cretinismo; la forma grave se conoce como mixedema.

hipotonía *(hypotonia).* Falta de tono muscular.

h. ocular, tensión anormalmente baja del globo ocular.

hipotónico *(hypotonic).* **1.** Que posee una tensión anormalmente reducida. **2.** Dícese de la que posee menor presión osmótica entre dos soluciones, por regla general en comparación con la presión osmótica del plasma.

hipotoxicidad *(hypotoxicity).* Toxicidad reducida.

hipotricosis *(hypotrichosis).* Escasez de vello en cabeza y cuerpo; también llamada oligotricosis.

hipotrombinemia *(hypothrombinemia).* Cantidad anormalmente pequeña de trombina en la sangre que da lugar a tendencia a la hemorragia.

hipotropía *(hypotropia).* Desviación hacia abajo de un ojo no controlable por esfuerzos de fijación; el trastorno es constante, a diferencia de la hipoforia.

hipovarismo *(hypoovarianism).* Disminución de la secreción de hormonas ováricas.

hipoventilación *(hypoventilation).* Disminución de la cantidad de aire que entra en los pulmones.

hipovitaminosis *(hypovitaminosis).* Trastorno caracterizado por deficiencia de una o más vitaminas esenciales.

hipovolemia *(hypovolemia).* Disminución acusada del volumen sanguíneo.

hipoxantina *(hypoxanthine).* Purina presente en los músculos y otros tejidos; normalmente se metaboliza a ácido úrico mediante oxidación, tras ser oxidada primeramente a xantina; también llamada 6-hidroxipurina.

hipoxemia *(hypoxemia).* Contenido anormalmente bajo de oxígeno en la sangre arterial; también denominada anoxemia.

hipoxia *(hypoxia).* Véase anoxia.

Hippel-Lindau, enfermedad de *(Hippel-Lindau disease).* Véase enfermedad de Von Hip-

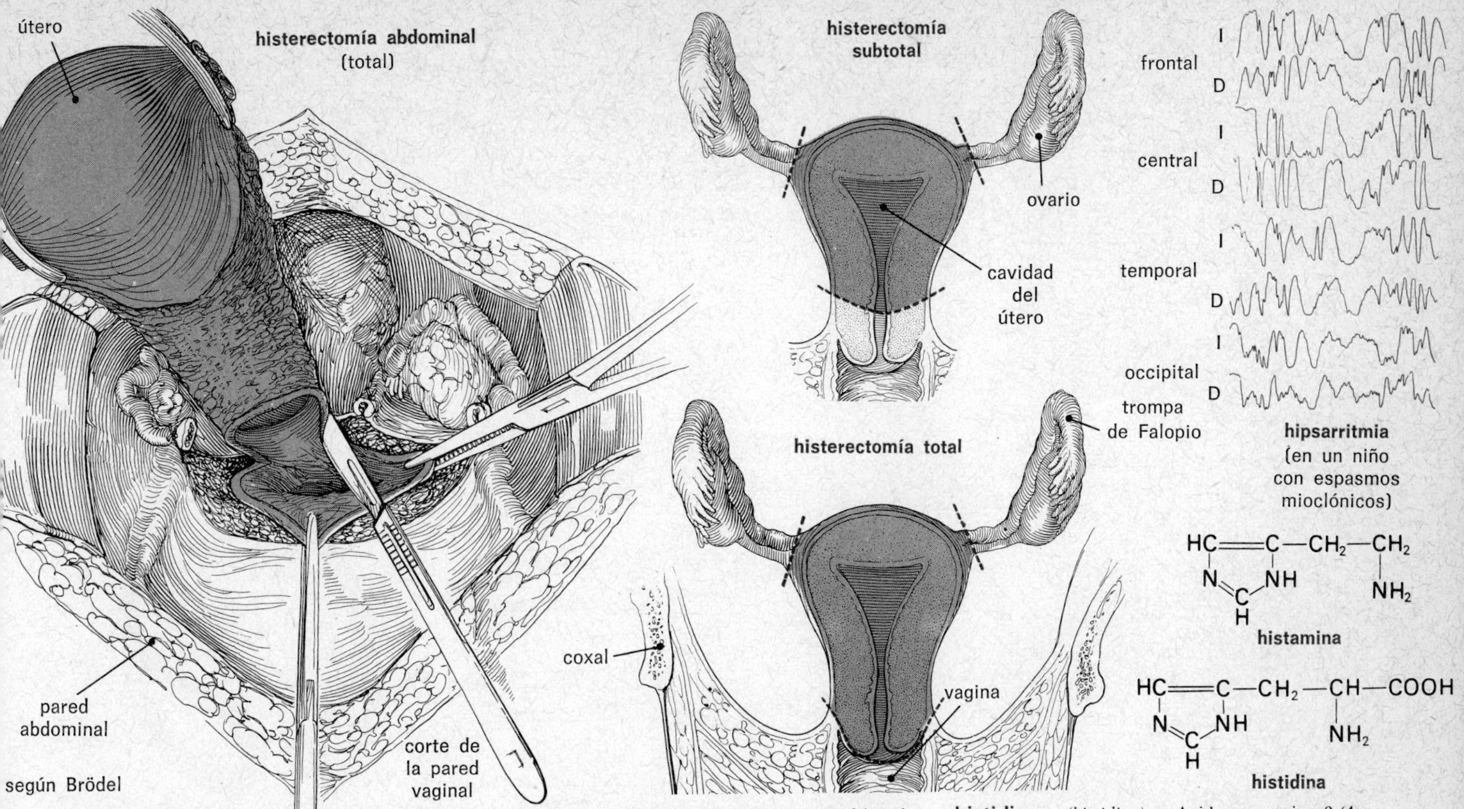

pel-Lindau.

hipsarritmia *(hypsarrhythmia).* Encefalograma caótico anormal que se observa a veces en los niños con espasmos.

hipsi-, hipso- *(hypsi-, hypso-).* Formas prefijas que indican relación con la altura.

Hirschsprung, enfermedad de *(Hirschsprung's disease).* Megacolon congénito; enfermedad congénita de la primera infancia caracterizada por distensión extrema del colon resultante de la ausencia de células ganglionares del plexo mioentérico del recto y colon inferior.

hirsutismo *(hirsutism).* Exceso de vello sobre las mejillas, mentón, labios o tórax, especialmente en mujeres.

hirsuto *(hirsute).* **1.** Peludo **2.** Perteneciente o relativo al pelo.

hirudina *(hirudin).* Sustancia anticoagulante secretada por las glándulas salivales de las sanguijuelas que impide la coagulación de la sangre mientras la sanguijuela está chupando.

His, fascículo de *(His's bundle).* Véase fascículo auriculoventricular.

histamina *(histamine).* Amina cristalina blanca, $C_5H_9N_3$, que existe en todos los tejidos animales y vegetales; se forma por descarboxilación de la histidina y por la acción de bacterias putrefacientes; su liberación en el interior del organismo da lugar a constricción bronquiolar, dilatación arteriolar, aumento de la secreción gástrica y descenso de la presión arterial.

histeralgia *(hysteralgia).* Dolor o molestia en el útero.

histeratresia *(hysteratresia).* Oclusión patológica de la cavidad uterina.

histerectomía *(hysterectomy).* Extirpación del útero.

h. abdominal, extirpación del útero a través de una incisión en la pared abdominal.

h. cesárea, parto a través de una incisión abdominal y uterina, seguido de extirpación del útero a través de la misma incisión.

h. subtotal, extirpación del cuerpo del útero manteniendo el cérvix en su sitio.

h. total, extirpación de la totalidad del útero.

h. vaginal, extirpación del útero a través de la vagina.

histéresis *(hysteresis).* **1.** Falta de coincidencia de dos fenómenos relacionados, como la diferencia entre las temperaturas de solidificación y licuación de un hidrocoloide reversible. **2.** Latencia de un efecto magnético tras su causa.

histeria *(hysteria).* Enfermedad resultante de conflictos emocionales, caracterizada por falta de control sobre actos y emociones y otros síntomas mentales y físicos de origen no orgánico; se deriva de la palabra griega *hystera,* que significa vientre, porque la enfermedad se creía originada, en un principio, por alteraciones del útero.

histérico *(hysterical).* Caracterizado por histeria o perteneciente a la misma.

histero-, hister- *(hystero-, hyster-).* Formas prefijas que significan útero; p. ej., histerotomía.

histerocolposcopio *(hysterocolposcope).* Instrumento usado para la inspección de la cavidad uterina y la vagina.

histerografía *(hysterography).* Radiografía de la cavidad uterina después de llenarla de un material radiopaco.

histerograma *(hysterogram).* Radiografía del útero con material de contraste.

histerolito *(hysterolith).* Cálculo uterino.

histerómetro *(hysterometer).* Sonda graduada para medir la profundidad de la cavidad uterina.

histeromioma *(hysteromyoma).* Tumor benigno de la cavidad uterina.

histeromiomectomía *(hysteromyomectomy).* Extirpación quirúrgica de un mioma uterino.

histeromiotomía *(hysteromyotomy).* Incisión en la pared muscular del útero.

histerooforectomía *(hystero-oophorectomy).* Extirpación quirúrgica del útero y los ovarios; también denominada histerootectomía.

histeropexia *(hysteropexy).* Véase ventrofijación del útero.

histerosalpingectomía *(hysterosalpingectomy).* Extirpación quirúrgica del útero y al menos una trompa de Falopio.

histerosalpingografía *(hysterosalpingogram).* Radiografía que detalla las estructuras internas del útero y trompas tras la inyección de una sustancia radiopaca.

histerosalpingooforectomía *(hysterosalpingo-oophorectomy).* Extirpación quirúrgica de útero, trompas y ovarios; también llamada histerosalpingootectomía.

histeroscopio *(hysteroscope).* Endoscopio uterino que se usa para el examen directo de la cavidad uterina y el cérvix.

histerostomatomía *(hysterostomatomy).* Procedimiento quirúrgico obstétrico; véase incisión de Dührssen.

histerotomía *(hysterotomy).* Incisión quirúrgica del útero.

histerotraquelectomía *(hysterotrachelectomy).* Extirpación quirúrgica del cuello uterino.

histidina *(histidine).* Acido α-amino-β-(4-imidazol) propiónico; un aminoácido.

histio-, histo-, hist- *(histio-, histo-, hist-).* Formas prefijas que indican una relación con los tejidos.

histiocito *(histiocyte).* Fagocito mononuclear grande, o macrófago; célula hística.

histiocitosis *(histiocytosis).* Proliferación de histiocitos.

h. no lipídica, enfermedad consuntiva aguda y progresiva de los niños caracterizada por invasión de bazo, hígado y medula ósea por histiocitos proliferantes, acompañada de afectación general de los ganglios linfáticos y aumento de volumen de hígado y bazo; a menudo existen erupción purpúrica, anemia e inflamación crónica del oído medio; también llamada enfermedad de Letterer-Siwe.

h. X, nombre genérico propuesto para cubrir 3 entidades posiblemente relacionadas caracterizadas por proliferación histiocítica de etiología desconocida: granuloma eosinófilo, síndrome de Hand-Schüller-Christian y enfermedad de Letterer-Siwe.

histofisiología *(histophysiology).* Fisiología de los tejidos corporales.

histofluorescencia *(histofluorescence).* Fluorescencia de los tejidos producida por exposición a los rayos ultravioleta tras la inyección de una sustancia fluorescente.

histogénesis *(histogenesis).* **1.** Origen y desarrollo de los tejidos corporales a partir de células indiferenciadas de las capas germinales embrionarias. **2.** En miología, desarrollo de fibras musculares a partir de células primitivas.

histograma *(histogram).* Representación por columnas o barras usada en la estadística descriptiva para demostrar la relación entre dos factores.

histólisis *(histolysis).* Desintegración o destrucción de tejido.

histología *(histology).* Rama de la anatomía que estudia la estructura microscópica de los tejidos; también llamada anatomía microscópica y microanatomía.

histológico *(histologic).* Perteneciente a la histología.

histólogo *(histologist).* Especialista en histología.

histonas *(histone).* Proteínas simples, solubles en agua, que contienen una gran proporción de aminoácidos básicos; p. ej., la globina de la hemoglobina.

histopatología *(histopathology).* Patología del tejido anormal o enfermo; también denominada

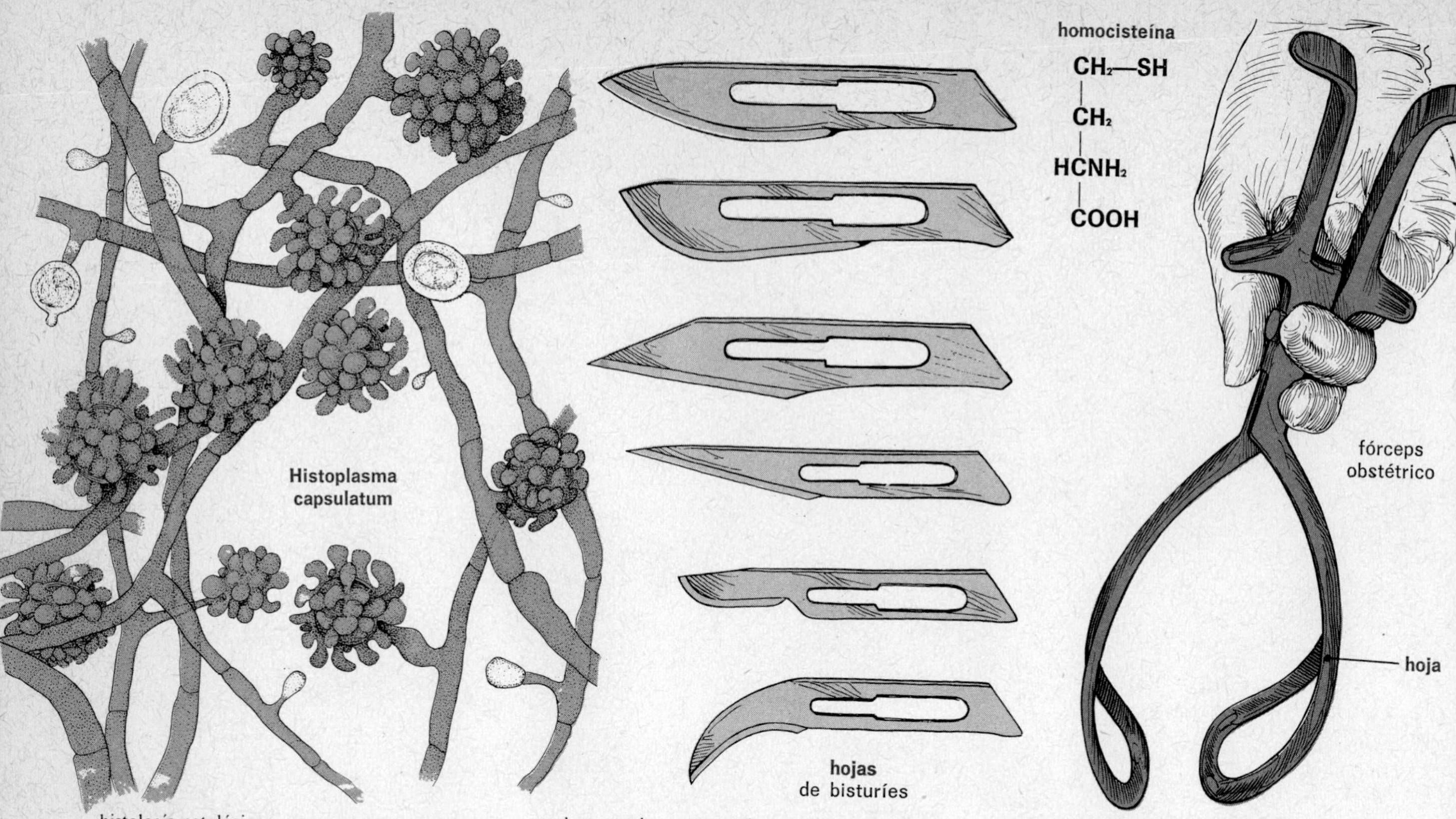

histología patológica.

Histoplasma. Género de hongos; algunas especies causan enfermedades en seres humanos.

H. capsulatum, hongo del suelo parecido a la levadura; cuando está presente en un tejido aparece encapsulado; causa de la histoplasmosis.

histoplasmina *(histoplasmin).* Concentrado de productos del crecimiento del hongo *Histoplasma capsulatum;* se usa como indicador de reactividad dérmica para detectar la histoplasmosis.

histoplasmosis *(histoplasmosis).* Enfermedad micótica causada por *Histoplasma capsulatum;* generalmente es asintomática, pero puede producir una afectación respiratoria benigna y leve; es una causa frecuente de nódulos pulmonares; la infección puede extenderse a todo el organismo, siendo esta forma diseminada, aunque poco frecuente, bastante grave.

histoquímica *(histochemistry).* Química de componentes celulares e hísticos.

HL *(RH).* Abreviatura de hormona liberadora.

Hodgkin, enfermedad de *(Hodgkin's disease).* Enfermedad del tejido linfático caracterizada por aumento de tamaño no doloroso de los ganglios linfáticos, con o sin síntomas sistémicos como fiebre, sudor, pérdida de peso y decaimiento; si permanece sin tratar, puede extenderse al bazo y otros órganos; el tratamiento y el pronóstico dependen del estadio clínico.

Hoffmann, signo de *(Hoffmann's sign).* Flexión de los dedos de la mano al golpear la uña del dedo medio; signo de lesión de la vía piramidal.

hoja 1. *(blade).* Extremo cortante de un instrumento. **2.** Brazo largo de algunos instrumentos. **3.** Estructura anatómica ancha y delgada.

h. del cerebelo, uno de los numerosos pliegues hacia dentro, paralelos, de la corteza cerebelar.

holándrico *(holandric).* Presente sólo en el sexo masculino; designa un carácter determinado por un gen del cromosoma Y.

holo-, hol- *(holo-, hol-).* Formas prefijas que significan el todo o que indican una relación con el mismo.

holoartritis *(holarthritis).* Inflamación de todas o la mayor parte de las aticulaciones.

holoblástico *(holoblastic).* Término que indica división completa del huevo en blastómeros individuales.

holocrino *(holocrine).* Plenamente secretor; relativo a las glándulas cuya secreción contiene las células secretoras desintegradas, además de su secreción acumulada; p. ej., las glándulas sebáceas.

holodiastólico *(holodiastolic).* Relativo a la diástole o que la ocupa totalmente desde el segundo tono cardiaco hasta el primer tono siguiente.

holoenzima *(holoenzyme).* Enzima que posee un grupo químico de naturaleza no aminoacídica.

holografía *(holography).* Uso de rayos láser para registrar el patrón de difracción de un objeto sobre una placa fotográfica, a partir del cual puede construirse una imagen tridimensional.

h. acústica, técnica para descubrir el cáncer de mama transmitiendo ondas sonoras a través del tejido mamario.

holograma *(hologram).* Imagen tridimensional obtenida mediante holografía sobre una superficie fotosensible y revelada después fotográficamente.

holosistólico *(holosystolic).* Relativo a la sístole o que la ocupa totalmente; también llamado pansistólico.

Homan, signo de *(Homan's sign).* Dolor en la pantorrilla o en la corva cuando el pie está en dorsiflexión que sugiere la presencia de una trombosis venosa profunda en la pantorrilla.

hombre rígido, síndrome del *(stiff-man syndrome).* Trastorno crónico de causa desconocida caracterizado por rigidez y espasmo muscular fluctuantes que progresan hasta un envaramiento generalizado que afecta a las extremidades, el cuello y el tronco; va acompañado de dolores musculares intensos e incapacitación, disfagia y pérdida de peso; también llamado síndrome de Moersch-Woltmann.

hombro *(shoulder).* Parte del cuerpo situada entre el cuello y la parte superior del brazo en la que la escápula se une con la clavícula y el húmero.

h. cintura del, véase cinturón escapular.

hombro-mano, síndrome *(shoulder-hand syndrome).* Dolor y rigidez del hombro y la mano, a veces con atrofia tardía de los músculos de la última; suele ir asociado con lesiones del cuello o parte superior del brazo o con infarto de miocardio; se cree que es una distrofia simpática refleja.

homeo-, homo- *(homeo-, homo-).* Formas prefijas que significan lo mismo o similar.

homeomorfo *(homeomorphous).* De forma similar.

homeópata *(homeopathist).* El que practica la homeopatía.

homeopatía *(homeopathy).* Sistema terapéutico basado en el uso de pequeñas dosis de fármacos que, a dosis altas, son capaces de producir en sujetos normales síntomas semejantes a los de la enfermedad que se trata de combatir.

homeoplasia *(homeoplasia).* Formación de nuevo tejido similar al que ya existe y es normal en un lugar determinado.

homeostasia *(homeostasis).* Estado de equilibrio fisiológico en el organismo vivo (temperatura, presión arterial, composición química, etc.) en condiciones de variabilidad ambiental.

homeoterapia *(homeotherapy).* Tratamiento o prevención de una enfermedad con una sustancia similar, pero no idéntica, al agente causal de la misma; p. ej., vacunaciones.

homeotermo *(homothermal).* Que posee una temperatura corporal relativamente constante, más o menos independiente de la temperatura ambiente; también llamado de sangre caliente.,

homicida *(homicidal).* Que posee tendencia a matar.

homicidio *(homicide).* Muerte de una persona causada por otra.

homínido *(hominid).* **1.** Miembro de la familia homínidos *(Hominidae).* **2.** Relativo a la familia homínidos *(Hominidae).*

hominidos *(Hominidae).* Familia de mamíferos (orden primates) que incluye al hombre moderno y al prehistórico.

Hominoidea. 1. En ciertas clasificaciones, división del orden primates que separa al hombre de los grandes monos. **2.** Superfamilia (suborden antropoides) que incluye a los grandes monos y a los homínidos fósiles.

Homo. Género de primates que constituye el conjunto de la humanidad.

H. sapiens, la especie humana actual; hombre moderno.

homo- *(homo-).* Véase homeo-.

homoblástico *(homoblastic).* Que se desarrolla a partir de un solo tipo de tejido.

homocéntrico *(homocentric).* Que posee el mismo centro, como los rayos que se originan de una misma fuente luminosa; también llamado concéntrico.

homocigosidad *(homozygosity).* Estado en que se poseen alelos idénticos en uno o más loci de cromosomas homólogos.

homocigosis *(homozygosis).* Formación de un cigoto por la unión de gametos genéticamente idénticos.

homocigoto *(homozygote).* Individuo homocigótico.

homocisteína *(homocysteine).* Aminoácido que contiene azufre, $HSCH_2CH_2CHNH_2COOH$.

homocistina *(homocystine).* Aminoácido que contiene azufre $(SCH_2CH_2CHNH_2COOH)_2$, formado por oxidación de la homocisteína.

homocistinuria *(homocystinuria).* Trastorno del

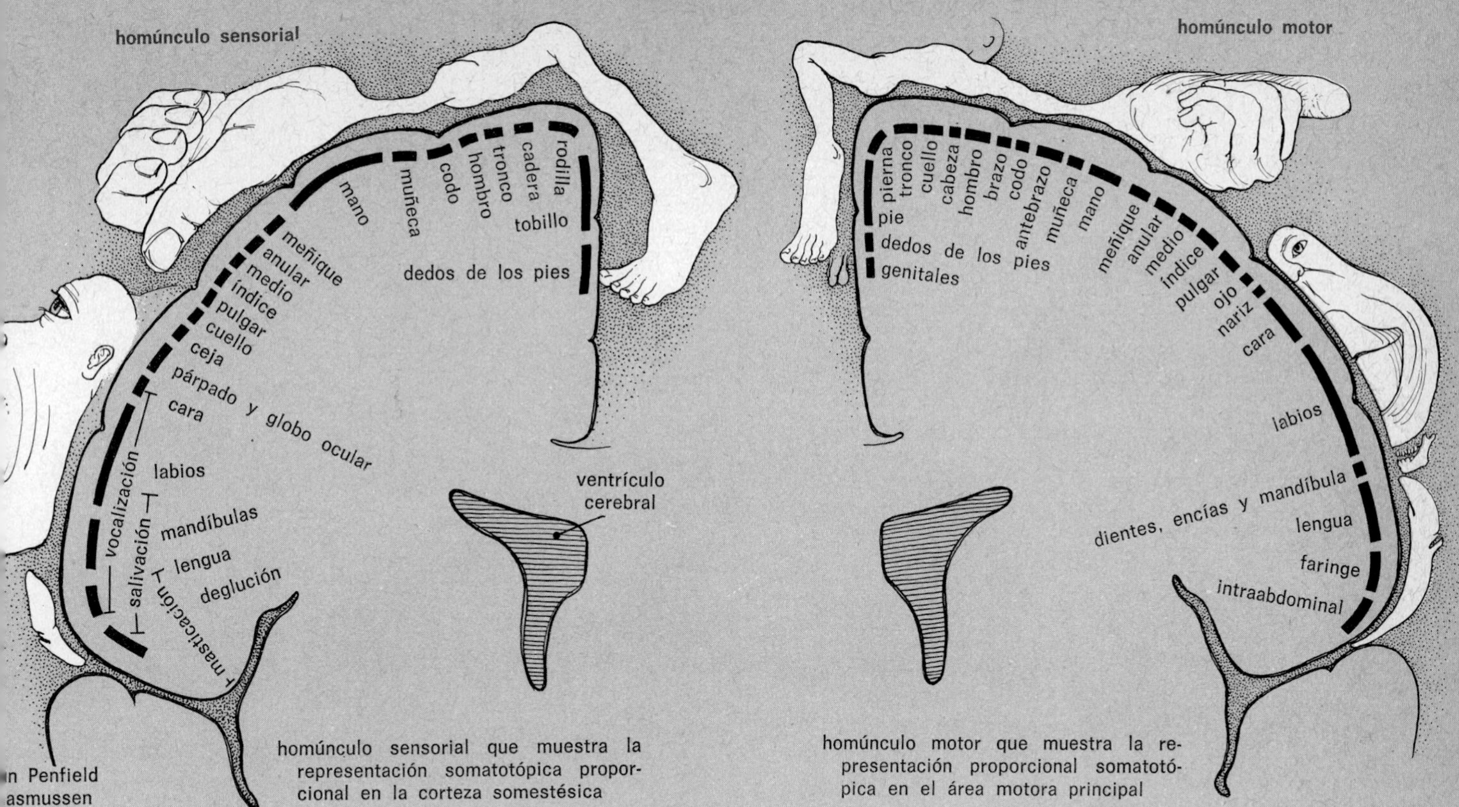

homúnculo sensorial que muestra la representación somatotópica proporcional en la corteza somestésica

homúnculo motor que muestra la representación proporcional somatotópica en el área motora principal

metabolismo determinado genéticamente que da lugar a un déficit de actividad de la enzima cistationina sintetasa; se caracteriza por elevación de las concentraciones de metionina y homocistina en la sangre, homocistina en orina (no detectable en la orina normal), retraso mental, luxación del cristalino, anomalías esqueléticas (dolicostenomelia, genu valgum, osteoporosis), aumento de la adherencia plaquetaria, episodios tromboembólicos y anomalías del paladar con apilamiento de los dientes.

homoerotismo *(homoeroticism).* Homosexualidad.

homogamético *(homogametic).* Que sólo produce un tipo de célula germinal; especialmente, que posee un cromosoma X en los gametos; también llamado monogamético.

homogeneización *(homogenization).* Proceso de conversión en homogéneos elementos diversos.

homogeneizado *(homogenate).* Sustancia sometida a homogeneización; en bioquímica, tejido reducido a una consistencia cremosa y cuya estructura celular está desintegrada.

homogeneizar *(homogenize).* Mezclar elementos diversos de forma que la mezcla posea una estructura y consistencia uniformes en su totalidad.

homogéneo *(homogeneous).* Formado por elementos similares en su totalidad; de calidad uniforme.

homogenia *(homogeneous).* En biología, correspondencia de partes por un origen común.

homogentísico, ácido *(homogentisic acid).* Compuesto intermedio del metabolismo del aminoácido tirosina que se excreta en la orina de las personas con alcaptonuria; también llamado alcaptona.

h., a., oxidasa del, véase oxigenasa del ácido homogentísico.

homogentísico, oxigenasa del ácido *(homogentisate oxigenase).* Enzima que contiene hierro que favorece el desdoblamiento del anillo bencénico del ácido homogentísico; la ausencia congénita de esta enzima ocasiona la alcaptonuria; también llamada homogentísico oxidasa.

homogentisuria *(homogentisuria).* Véase alcaptonuria.

homoinjerto *(homograft).* Véase aloinjerto.

homolateral *(homolateral).* Situado en el mismo lado o relativo a éste; ipsilateral.

homolisina *(homolysin).* Isohemolisina.

homología *(homology).* Correspondencia en estructura, origen evolutivo o posición.

homólogo *(homologous).* **1.** Correspondiente en estructura, posición, desarrollo y origen evolutivo, como las alas de los pájaros, aletas de la foca y brazos del hombre; **2.** Estructura homóloga; parte de un órgano similar en estructura, posición y origen a otro órgano.

homomorfo *(homomorphic).* Indica estructuras de forma y tamaño similares.

homónimo *(homonymous).* **1.** Relativo al mismo lado, derecho o izquierdo, de los campos visuales; p. ej., la mitad nasal de un campo visual y la temporal del otro. **2.** Que tiene el mismo nombre.

homónomo *(homonomous).* Indica partes similares en estructura y función, como los dedos de la mano y los de los pies.

homoplastia *(homoplasty).* Reparación de un defecto con un injerto obtenido de otro individuo de la misma especie.

homopolímero *(homopolymer).* Polímero formado por unidades idénticas de un monómero individual.

homopolipéptido *(homopolypeptide).* Cadena polipeptídica que contiene un solo tipo de residuo de aminoácido, como la poliglicina, polialanina o el ácido poliglutámico.

homosexual *(homosexual).* **1.** Relativo a la homosexualidad o que la exhibe. **2.** Individuo que posee intereses sexuales por otros del mismo sexo.

homosexualidad *(homosexuality).* Interés o relación sexual entre miembros del mismo sexo.

homotipo *(homotype).* Parte u órgano que posee la misma estructura o función que otro.

homotrasplante *(homotransplant).* Aloinjerto.

homozoico *(homozoic).* Perteneciente al mismo animal o a la misma especie.

homúnculo *(homunculus).* **1.** Representación proporcional de varias partes del cuerpo en las zonas sensoriales y motoras de la corteza cerebral. **2.** Cuerpo diminuto, imaginado por los biólogos de los siglos XVI y XVII en el esperma, del cual se suponía que derivaba el cuerpo humano.

h. motor, aquel en el que las partes de la figura son aproximadamente proporcionales a la corteza motora excitable relacionada con los movimientos evocados de dichas partes; la figura se ilustra generalmente invertida en el cerebro, con la extremidad inferior sobre la superficie interna del lóbulo paracentral y la cabeza cerca de la cisura cerebral lateral.

h. sensorial, aquel en el que las partes de la figura son proporcionales a la cantidad de área cortical relacionada con la densidad de inervación sensitiva, más que con el tamaño del área (p. ej., la lengua y el dedo gordo de la mano poseen una representación relativamente larga).

hongo *(fungus).* Miembro del filo hongos (Fungi) del subreino talofitas *(Thallophyta)* caracterizado por falta de clorofila, reproducción asexuada y cualidades parasitarias.

hordéolo *(sty, stye).* Véase orzuelo.

hormiga *(ant).* Insecto de la familia de los formícidos *(Formicidae).*

h. de fuego, hormiga agresiva de Sudamérica (género *Solenopsis*), hallada ahora con frecuencia en el sur de EE.UU., cuya picadura puede producir reacciones alérgicas graves, como dificultad respiratoria, sudoración, náuseas, prurito y períodos de inconsciencia; es el único insecto de los EE.UU. cuya picadura produce una pústula (erupción con contenido de pus).

hormigueo *(tingle).* Sensación peculiar como de pinchazos u hormigas que recorren el cuerpo, como en un shock emocional o al golpear un nervio.

hormona *(hormone).* Secreción química glandular producida por un órgano o parte del organismo y transportada a otro órgano o parte para estimular o inhibir su función; se produce en las glándulas endocrinas y en el tracto gastrointestinal.

h. adrenocortical, cada una de las hormonas secretadas por la corteza suprarrenal humana (esteroides); las principales son el cortisol, la aldosterona y la corticosterona.

h. adrenocorticotropa (ACTH), elaborada por el lóbulo anterior de la hipófisis, estimula la actividad funcional de la corteza suprarrenal; también llamada adrenocorticotropina.

h. adrenomedular, cada una de las formadas por la medula suprarrenal; p. ej. adrenalina y noradrenalina.

h. andrógena, cualquiera de las hormonas masculinizantes, incluida la testosterona, que es la más potente.

h. antidiurética (ADH), la producida por el lóbulo posterior de la hipófisis, y que posee una acción antidiurética potente y cierta actividad vasoconstrictora sobre la circulación visceral; hace permeables al agua los túbulos colectores del riñón, permitiendo la concentración de la orina; también llamada vasopresina.

h. de crecimiento, hormona secretada por el lóbulo anterior de la hipófisis que estimula la movilización de grasas, inhibe la utilización de la glucosa y afecta a la velocidad de crecimiento esquelético y visceral; cuando se presenta en exceso es

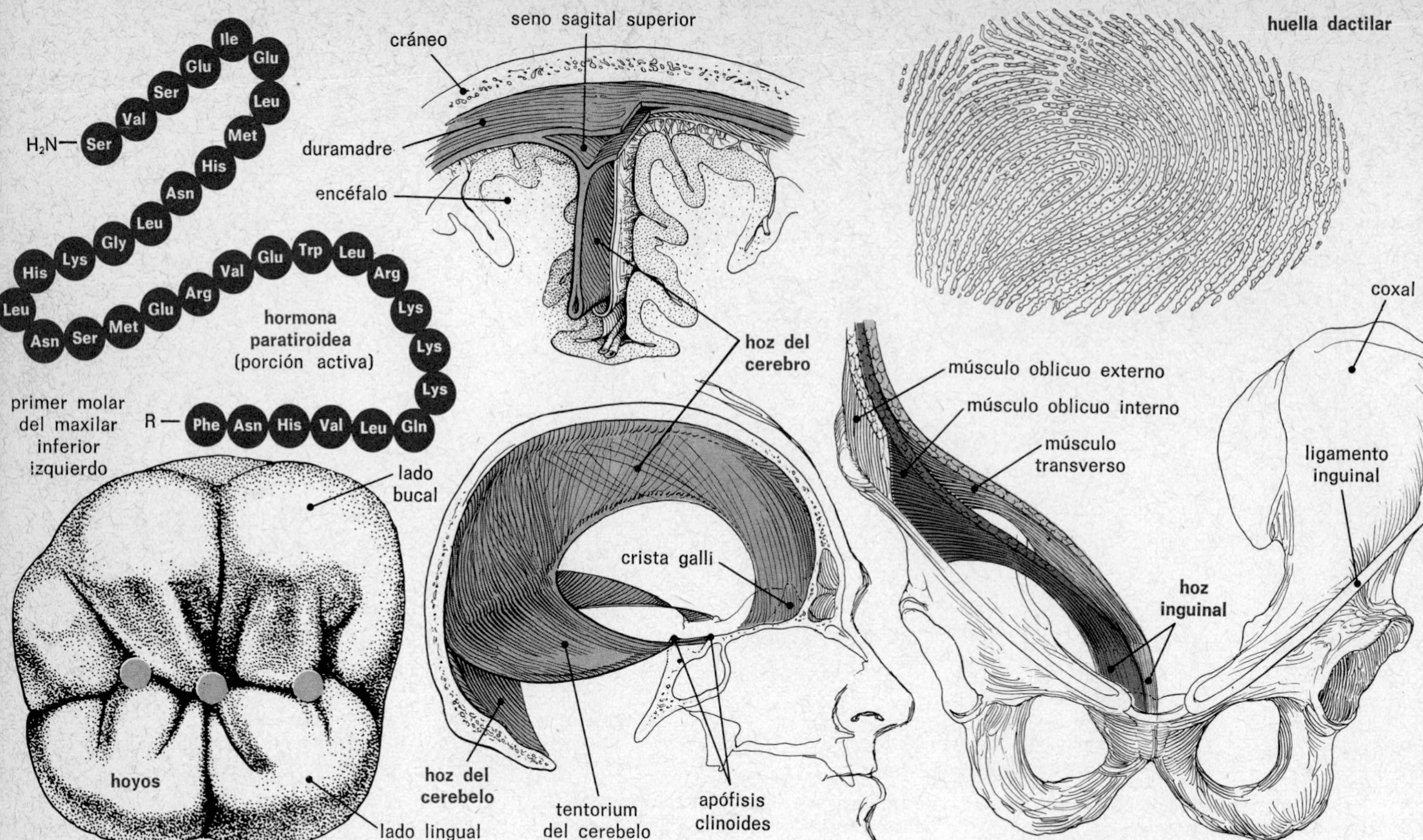

diabetógena; también llamada somatotropina.

h. de crecimiento hipofisaria (PGH), hormona de crecimiento del lóbulo anterior de la hipófisis.

h. eritropoyética, (1) eritropoyetina; (2) cualquier hormona que estimule la formación de hematíes, p. ej., testosterona.

h. estimulante de las células intersticiales (ICSH), secreción de la hipófisis anterior que estimula la producción de andrógeno por las células intersticiales del testículo; la ICSH del macho es idéntica a la hormona luteinizante (LH) de la hembra, que es esencial para la ovulación y la formación del cuerpo lúteo en el ovario.

h. estimulante del melanocito (MSH), secreción del lóbulo medio de la hipófisis que aumenta el depósito de melanina en los melanocitos.

h. estrogénlica, estradiol.

h. foliculostimulante (FSH), hormona glucoproteica del lóbulo anterior de la hipófisis que estimula el crecimiento cíclico normal del folículo ovárico en la hembra y la formación de espermatozoides por los tubos seminíferos en el macho.

h. gastrointestinal, cualquier secreción de la mucosa intestinal que afecta a la cronología de las secreciones digestivas, p. ej., secretina.

h. gonadotrópica coriónica, gonadotropina coriónica.

h. liberadora, factor liberador; véase factor.

h. luteinizante (LH), hormona glucoproteica de la hipófisis anterior que estimula la maduración del folículo ovárico, la secreción de progesterona, su rotura para la liberación del óvulo y la conversión del folículo roto en el cuerpo lúteo; también llamada hormona luteostimulante (LSH).

h. luteostimulante (LSH), véase hormona luteinizante.

h. natriurética, hormona hipotética que inhibe la reabsorción de cationes, especialmente sodio, de la orina; se cree que se secreta en respuesta a la expansión del volumen.

h. ovárica, cada una de las secretadas por el ovario humano, como el estradiol, la estrona, el estriol y la progesterona.

h. paratiroidea (PTH), proteína sintetizada y secretada a la corriente sanguínea por las cuatro glándulas paratiroides situadas en el cuello, por detrás de la glándula tiroides; actúa sobre las células del hueso, riñón y tracto intestinal para mantener una concentración constante de calcio en la sangre; también llamada paratormona.

h. placentaria, cualquiera de las hormonas secretadas por la placenta, a saber, gonadotropina coriónica, estrógeno, progesterona y lactógeno placentario humano.

h. progestacional, progesterona.

h. sexual, uno de los estrógenos (hormonas sexuales femeninas) y andrógenos (hormonas sexuales masculinas) formados por los tejidos ovárico, testicular y de la corteza suprarrenal.

h. somatotrópica, véase hormona de crecimiento.

h. testicular, cada una de las elaboradas por el testículo humano, y en especial la testosterona.

h. tiroidea, término que designa normalmente la tiroxina, aunque puede incluir también la triyodotironina.

h. tirotrópica, hormona del lóbulo anterior de la hipófisis que estimula el crecimiento y función de la glándula tiroides; también llamada tirotrofina y tirotropina.

hormonal *(hormonal).* Relativo a una hormona o de su naturaleza.

hormonógeno *(hormonogenic).* Agente que estimula la producción de una hormona.

horquilla *(tine).* Los dos brazos de un diapasón.

horquilla vulvar *(fourchette).* Tejido que conecta los labios menores posteriormente; también llamada frenillo de los labios pudendos.

horripilación *(horripilation).* Erección del vello fino de la piel.

hospital *(hospital).* Institución cuya finalidad primaria es la asistencia y tratamiento de enfermos.

h. de base, el situado en una base militar grande para la asistencia de pacientes remitidos de centros de menor cuantía próximos al frente.

h. cerrado, hospital en el que sólo pueden ingresar y tratar enfermos los miembros de la plantilla de asistencia y consulta.

h. de día, el que facilita tratamiento durante el día, permitiendo a los pacientes que vuelvan a sus casas por la noche; puede ser una dependencia especial dentro de un hospital grande.

h. especial, el destinado al tratamiento de pacientes afectos de determinadas enfermedades.

h. de evacuación, hospital militar móvil en el que se acoge y atiende a pacientes hasta que pueden ser evacuados a un hospital general.

h. general, (1) cualquier hospital civil de gran tamaño para la asistencia de casos médicos, quirúrgicos y de maternidad; (2) hospital militar amplio y permanente que recibe pacientes de hospitales de evacuación de menor tamaño.

h. quirúrgico, hospital militar móvil para la asistencia inmediata de heridos graves.

Houssay, síndrome de *(Houssay syndrome).* Mejoría de la diabetes mellitus tras extirpación quirúrgica o lesión destructiva de la hipófisis.

hoyo *(pit).* **1.** Cualquier depresión natural en la superficie del cuerpo. **2.** Cicatriz residual de la viruela. **3.** Depresión puntiforme en el esmalte dentario en la unión de dos o más surcos de desarrollo, como en las superficies oclusiva y bucal de los molares.

hoz *(falx).* Estructura que posee la forma de dicho instrumento.

h. del cerebelo, pliegue de la duramadre craneal que separa los lóbulos laterales del cerebelo.

h. del cerebro, pliegue de la duramadre craneal entre los hemisferios cerebrales.

h. inguinal, tendones unidos de los músculos transverso del abdomen y oblicuo interno que se insertan en la cresta del pubis y línea pectínea; también llamada tendón conjunto.

HPL *(HPL).* Abreviatura de lactógeno placentario humano; del inglés, *human placental lactogen.*

HR *(RH).* Abreviatura de humedad relativa.

5-HT *(5-HT).* Abreviatura de 5-hidroxitriptamina (serotonina).

huella dactilar *(fingerprint).* Reproducción en tinta de las arrugas de la superficie de la piel de la falange distal de un dedo; se emplea generalmente como medio de identificación; los patrones son a veces de importancia clínica.

h. d., sistema de clasificación de Galton, sistema de clasificación de las variaciones en los patrones de las arrugas basado en la configuración de arcos, lazos y espirales.

huesecillo *(ossicle).* Hueso pequeño.

hh. del oído, los tres huesos del oído: martillo, yunque y estribo; juntos forman una cadena ósea que atraviesa la caja del tímpano conduciendo las ondas sonoras desde la membrana timpánica hasta la ventana oval; están fijos a las paredes de la caja por ligamentos.

hueso *(bone).* Tejido conjuntivo calcificado, duro y semirrígido que forma el esqueleto de los vertebrados. Para los distintos huesos, véase tabla de huesos.

h. alveolar, placa delgada que forma las paredes de los sacos dentarios.

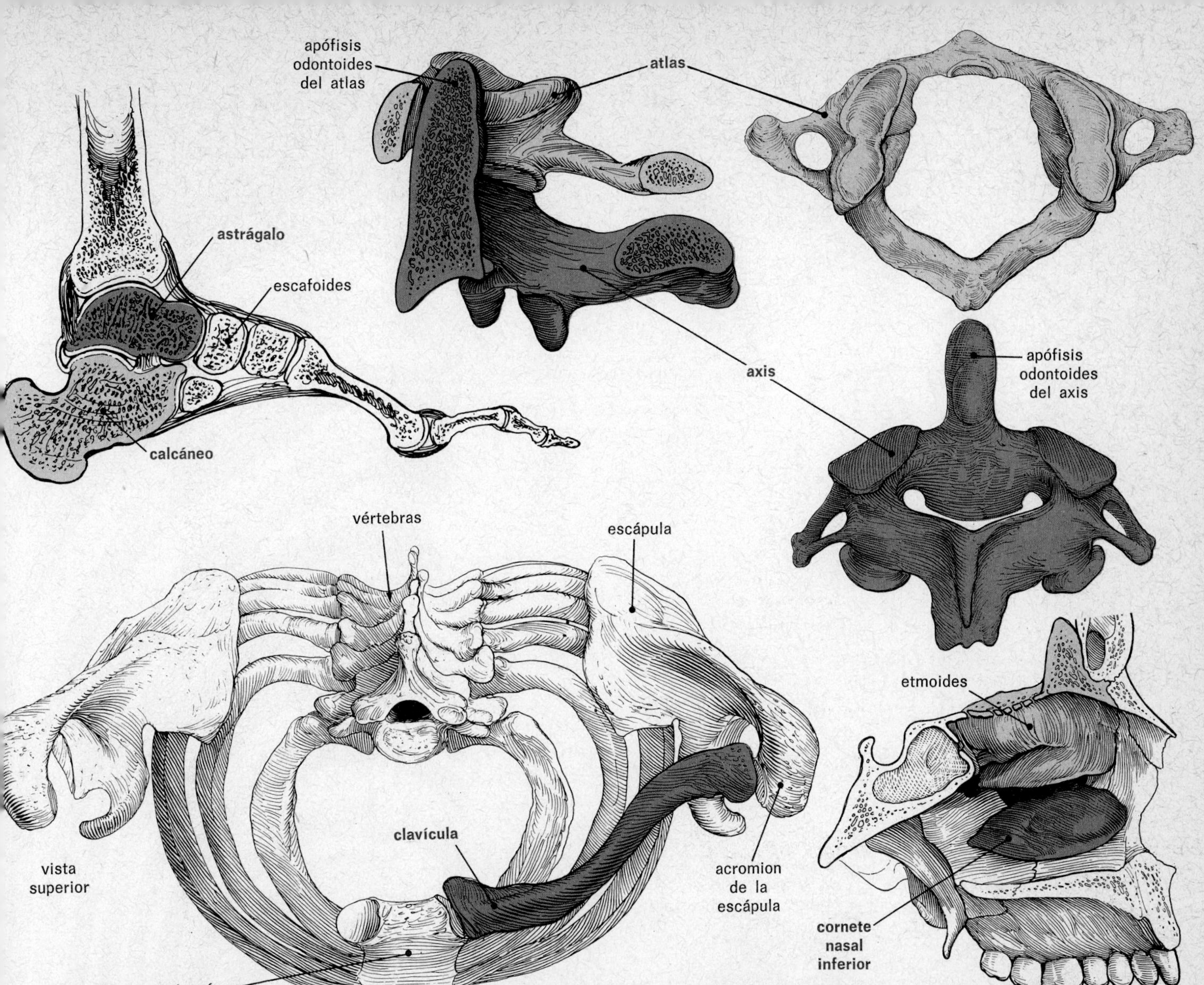

HUESO	SITUACIÓN	DESCRIPCIÓN	ARTICULACIONES
astrágalo talo *talus*	garganta del pie	el segundo hueso del tarso por su tamaño, soporta la tibia y descansa en el calcáneo	tibia, peroné, calcáneo, escafoides
atlas *atlas*	cuello	primera vertebra cervical	occipital (superior), axis (inferior)
axis epistrófeo *axis*	cuello	segunda vértebra cervical	atlas (superior), tercera vértebra cervical (inferior)
calcáneo hueso del talón *calcaneus*	pie	el mayor de los huesos del tarso, situado en la parte posterior del pie formando el talón; algo cuboide	astrágalo, cuboides
cigomático, *zygomaticum*	cráneo	ver malar	
clavícula *clavícula*	hombro	hueso largo curvo, situado casi horizontalmente sobre la primera costilla	esternón, escápula, cartílago de la primera costilla
cóccix *os coccygis*	raquis inferior	de tres a cinco vértebras rudimentarias triangulares, de las que sólo la primera no está fusionada	sacro
cornete medio	no es un hueso separado, véase etmoides		
cornete nasal inferior *concha nasalis inferior*	cráneo	hueso fino, irregular, encorvado sobre sí mismo que se extiende horizontalmente a lo largo de la pared externa de las fosas nasales	etmoides, maxilar superior, palatino

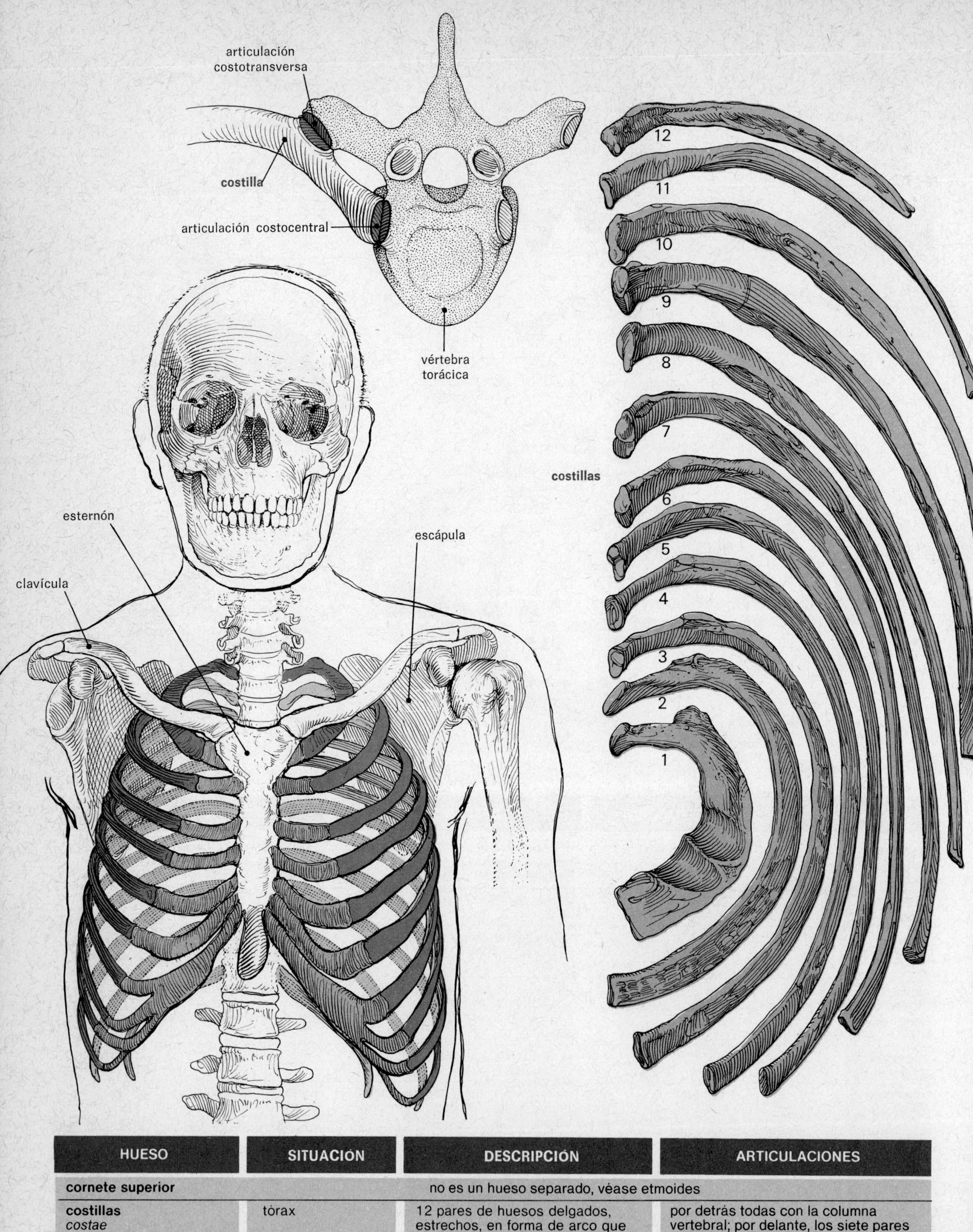

HUESO	SITUACIÓN	DESCRIPCIÓN	ARTICULACIONES
cornete superior	no es un hueso separado, véase etmoides		
costillas *costae*	tórax	12 pares de huesos delgados, estrechos, en forma de arco que forman las paredes posterior y externa del tórax	por detrás todas con la columna vertebral; por delante, los siete pares superiores con el esternón mediante cartílagos costales, los cinco pares intermedios con cartílagos costales y los dos pares inferiores libres por sus extremidades anteriores (flotantes)

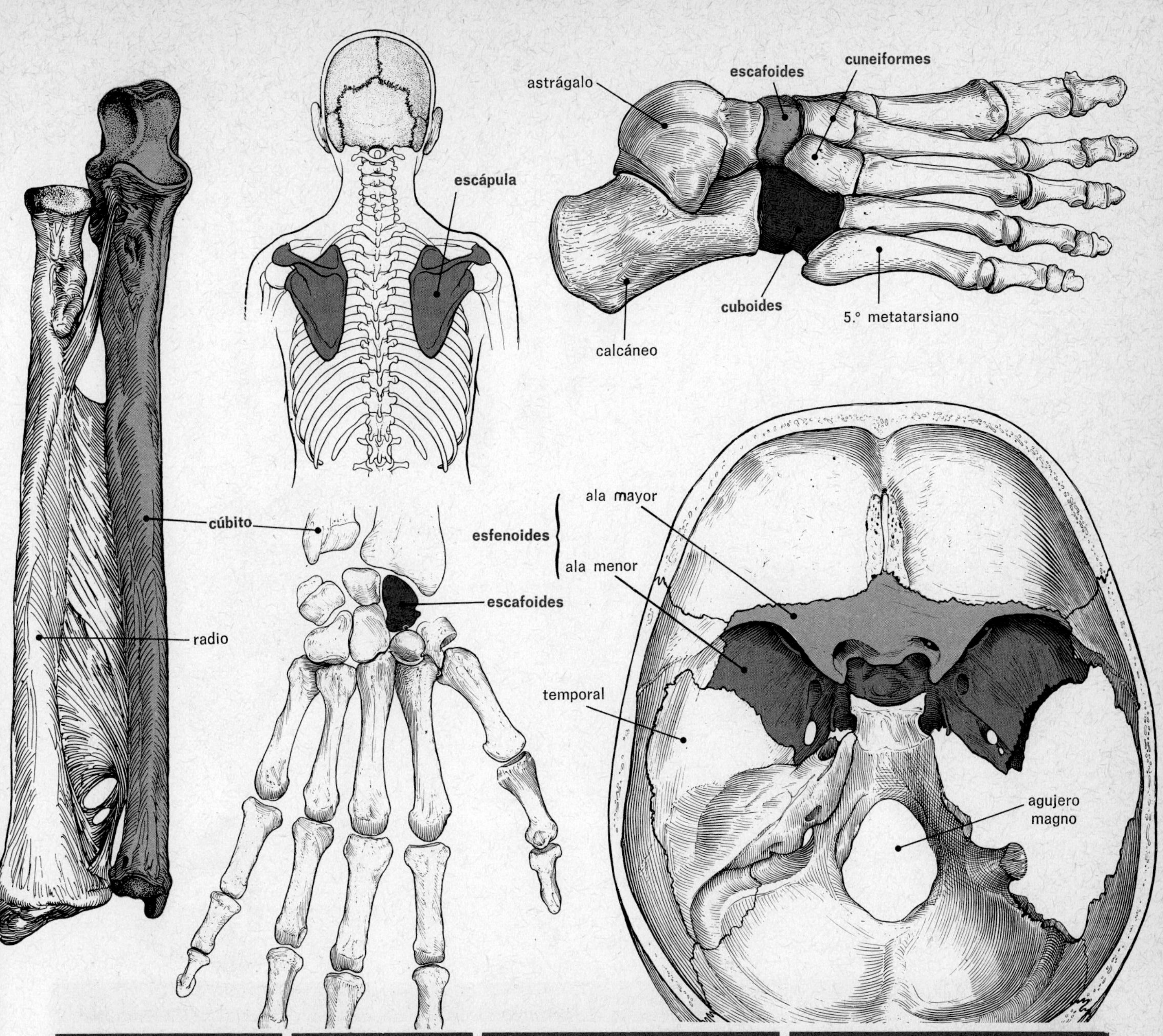

HUESO	SITUACIÓN	DESCRIPCIÓN	ARTICULACIONES
coxal		véase iliaco	
cúbito *ulna*		hueso interno del antebrazo, paralelo al radio	húmero, radio
cuboides *os cuboideum*	pie	hueso piramidal en la parte externa del pie, proximal al cuarto y quinto metatarsianos	calcáneo, tercera cuña, cuarto y quinto metatarsianos, escafoides
cuneiformes *ossa cuneiformia*	pie	tres huesos cortos en forma de cuña entre el escafoides, el cuboides y los tres primeros metatarsianos, que integran el esqueleto del tarso	escafoides, metatarsianos y cuboides
epistrófeo		véase axis	
escafoides del carpo *os scaphoideum*	mano	el más externo de la primera fila del carpo, en el lado del pulgar	radio (superior), semilunar (interior) y trapecio y trazoide (inferior)
escafoides del tarso *os naviculare*	pie	hueso corto, aplanado, entre el astrágalo y los tres cuneiformes	astrágalo (posterior), cuneiformes (anterior) cuboides (posterior)
escápula omoplato *scapula*	hombro	hueso grande, plano, triangular, que forma la parte dorsal del cinturón escapular	clavícula, húmero
esfenoides *os sphenoidale*	base del cráneo	hueso impar de forma irregular que forma la parte anterior de la base del cráneo y porciones de las cavidades craneal, orbitaria y nasal	vómer, etmoides, frontal, occipital, ambos parietales, ambos temporales, ambos malares, ambos palatinos; también se articula con la tuberosidad del maxilar superior

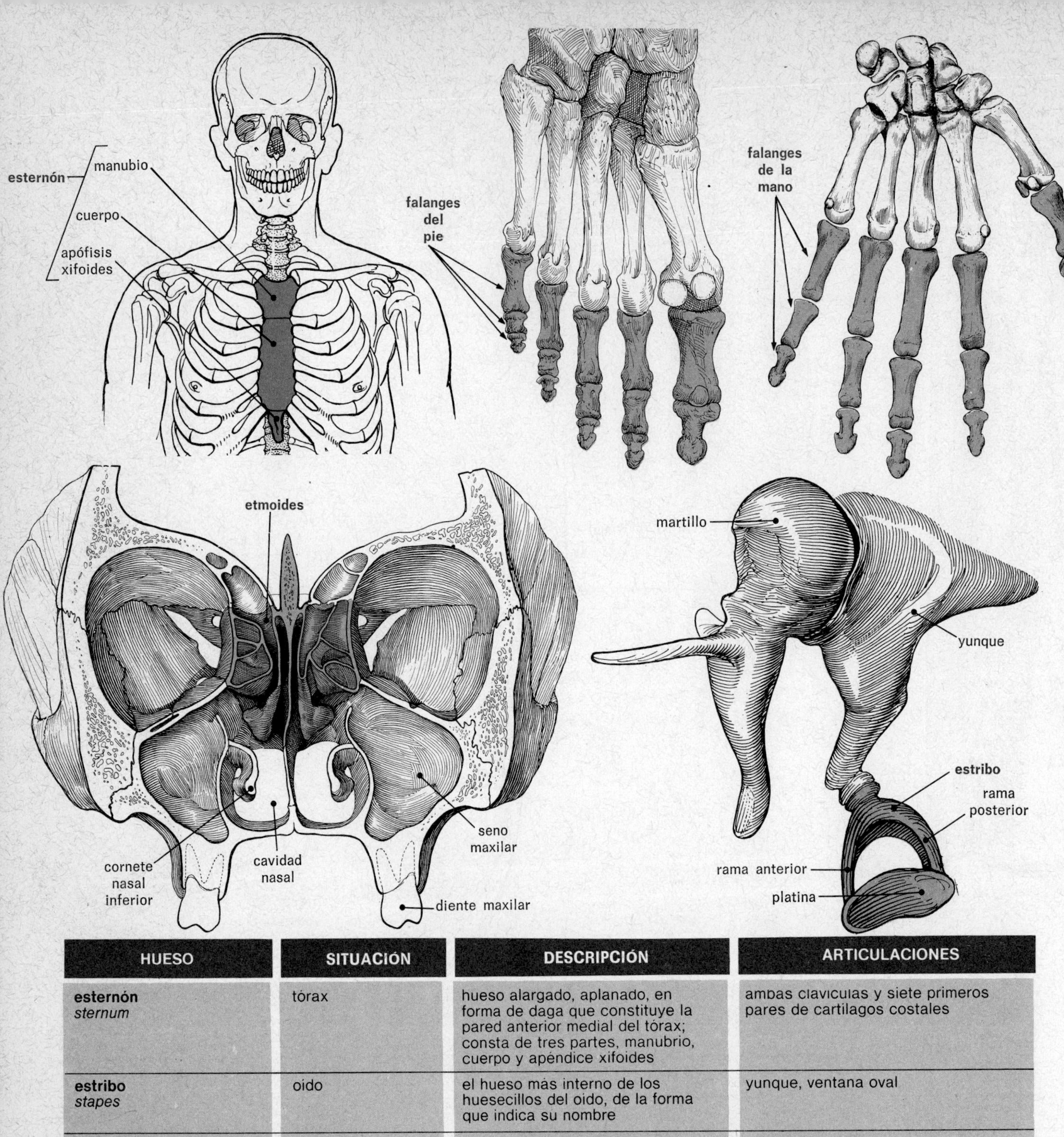

HUESO	SITUACIÓN	DESCRIPCIÓN	ARTICULACIONES
esternón *sternum*	tórax	hueso alargado, aplanado, en forma de daga que constituye la pared anterior medial del tórax; consta de tres partes, manubrio, cuerpo y apéndice xifoides	ambas clavículas y siete primeros pares de cartílagos costales
estribo *stapes*	oído	el hueso más interno de los huesecillos del oído, de la forma que indica su nombre	yunque, ventana oval
etmoides *os ethmoidale*	cráneo	impar, en forma de T formando parte del tabique nasal y del techo de las fosas nasales. Apófisis enrolladas forman los cornetes superior y medio	esfenoides, frontal, ambos nasales, lagrimales y palatinos, maxilares superiores, cornetes nasales inferiores, vómer
fabela *fabella*	rodilla	sesamoideo en el gemelo externo detrás del cóndilo externo del fémur	fémur
falanges de la mano *ossa digitorum manus*	mano	huesos largos pequeños, dos en el pulgar y tres en cada uno de los demás dedos de la mano	fila proximal de falanges con los correspondientes metacarpianos y falanges medias, falanges medias con falanges proximales y distales; falanges ungueales con falanges medias
falanges del pie *ossa digitorum pedis*	pie	huesos largos pequeños, dos en el dedo gordo y tres en cada uno de los demás dedos del pie	fila proximal de falanges con los correspondientes metatarsianos y falanges medias; falanges medias con falanges proximales y distales; falanges ungueales con falanges medias

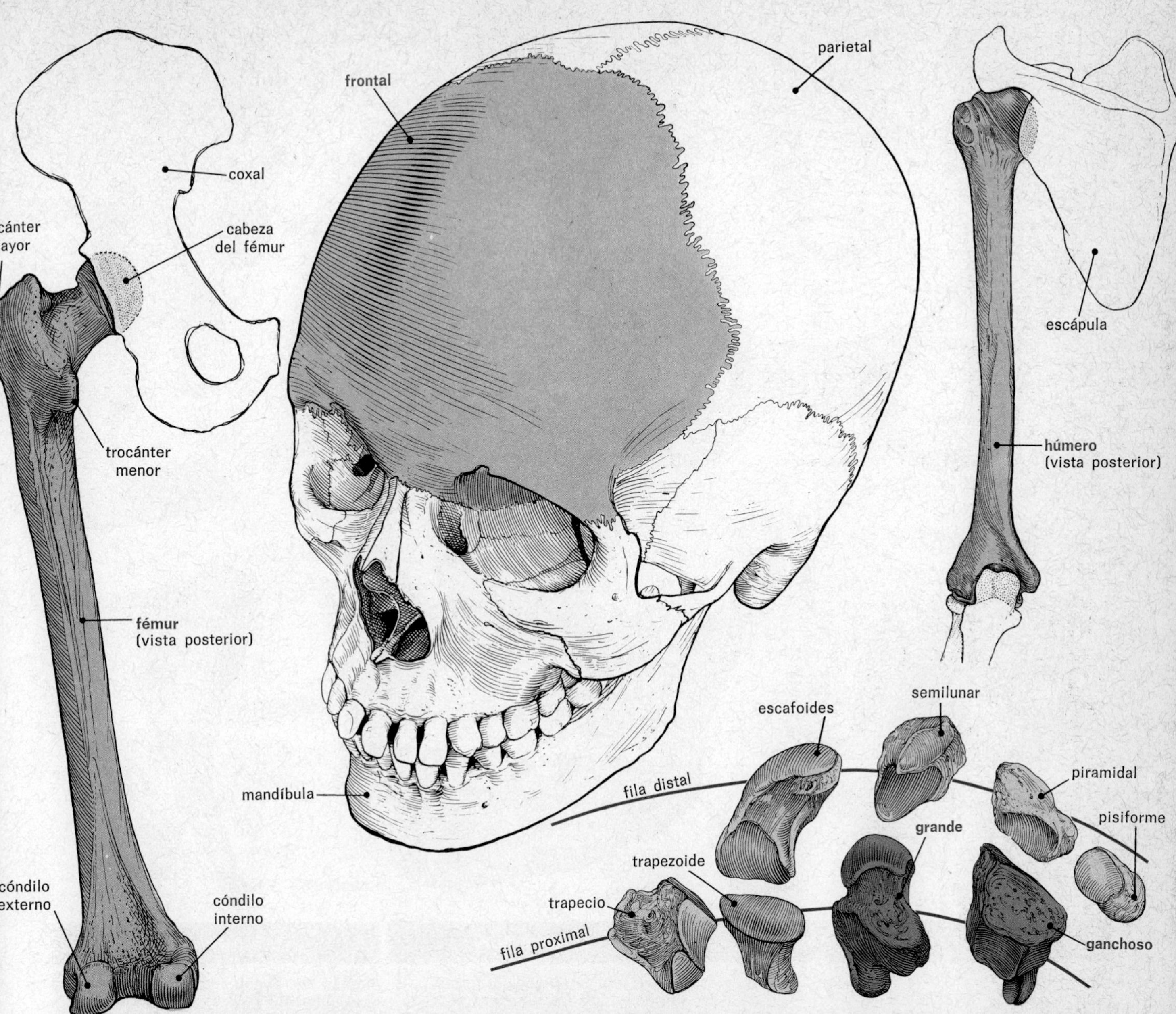

HUESO	SITUACIÓN	DESCRIPCIÓN	ARTICULACIONES
fémur *femur*	muslo	el hueso más largo y más robusto del cuerpo, situado entre la cadera y la rodilla	coxal, rótula, tibia
frontal *os frontale*	cráneo	hueso plano que forma la parte anterior del cráneo	etmoides, esfenoides, maxilar superior y ambos nasales, parietales, lagrimales y malares
ganchoso unciforme *os hamatum*	muñeca	el más interno de la fila distal de huesos del carpo, caracterizado por la apófisis unciforme (hamulus) que se proyecta desde su cara palmar	semilunar, piramidal, grande, cuarto y quinto metatarsianos
grande *os capitatum*	muñeca	el mayor del carpo, en la fila distal entre el trapezoide y el ganchoso y entre el escafoides y el semilunar de la fila proximal	metacarpianos segundo, tercero y cuarto, semilunar, trapezoide, escafoides y ganchoso
hioides lingual *os hyoideum*	cuello	hueso en forma de U en la parte anterior del cuello entre la mandíbula y la laringe	está suspendido por ligamentos de las apófisis estiloides del cráneo
húmero *humerus*	brazo	el hueso mayor y más largo del miembro superior, situado entre el hombro y el codo	escápula, radio y cúbito

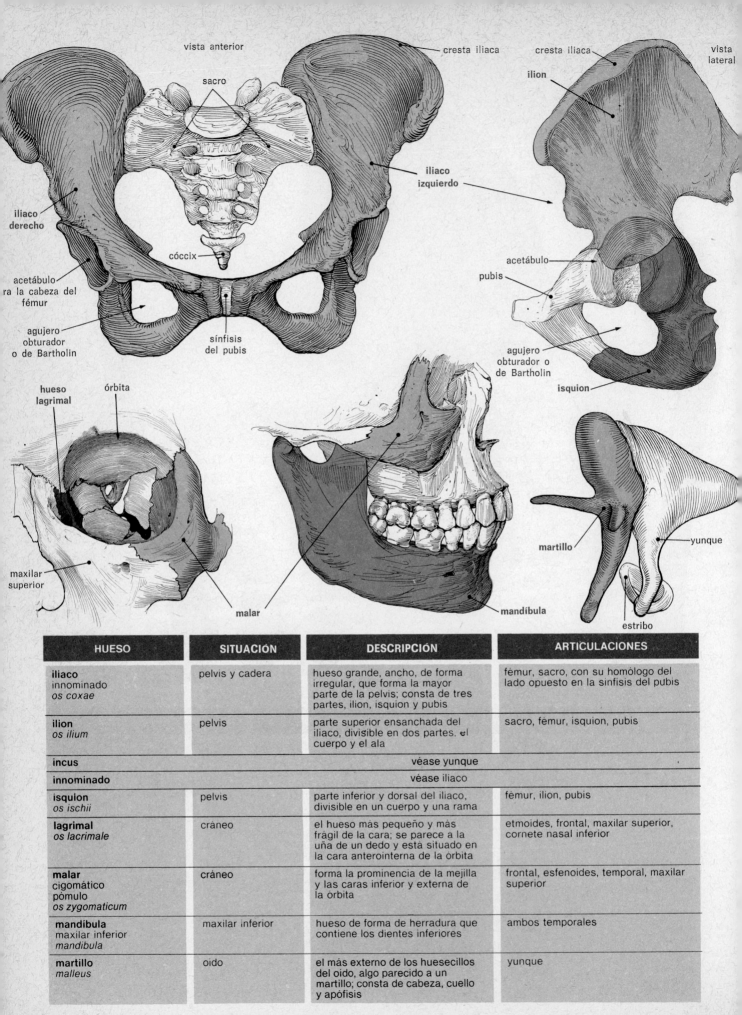

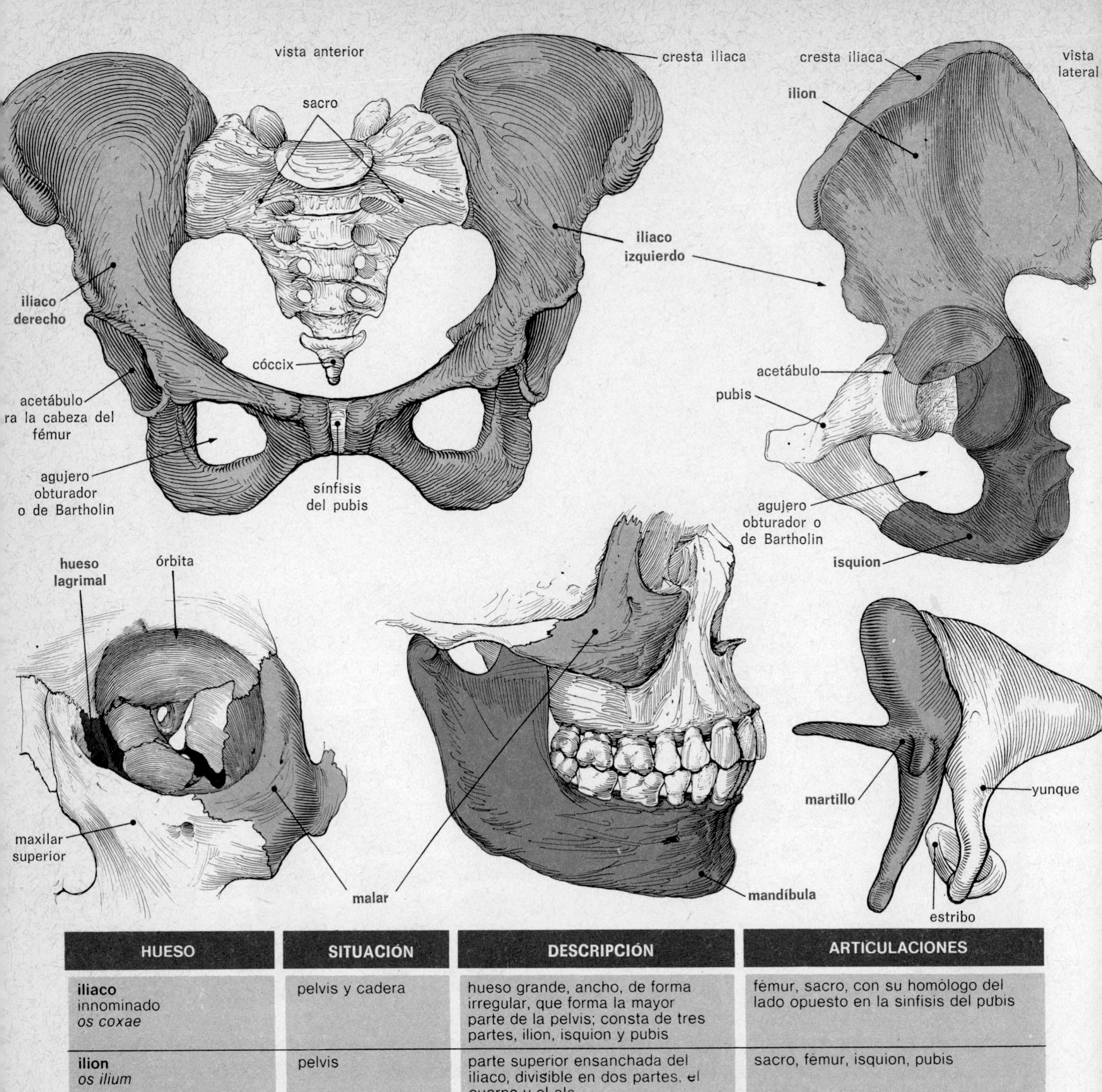

HUESO	SITUACIÓN	DESCRIPCIÓN	ARTICULACIONES
iliaco innominado *os coxae*	pelvis y cadera	hueso grande, ancho, de forma irregular, que forma la mayor parte de la pelvis; consta de tres partes, ilion, isquion y pubis	fémur, sacro, con su homólogo del lado opuesto en la sínfisis del pubis
ilion *os ilium*	pelvis	parte superior ensanchada del iliaco, divisible en dos partes, el cuerpo y el ala	sacro, fémur, isquion, pubis
incus		véase yunque	
innominado		véase iliaco	
isquion *os ischii*	pelvis	parte inferior y dorsal del iliaco, divisible en un cuerpo y una rama	fémur, ilion, pubis
lagrimal *os lacrimale*	cráneo	el hueso más pequeño y más frágil de la cara; se parece a la uña de un dedo y está situado en la cara anterointerna de la órbita	etmoides, frontal, maxilar superior, cornete nasal inferior
malar cigomático pómulo *os zygomaticum*	cráneo	forma la prominencia de la mejilla y las caras inferior y externa de la órbita	frontal, esfenoides, temporal, maxilar superior
mandíbula maxilar inferior *mandibula*	maxilar inferior	hueso de forma de herradura que contiene los dientes inferiores	ambos temporales
martillo *malleus*	oído	el más externo de los huesecillos del oído, algo parecido a un martillo; consta de cabeza, cuello y apófisis	yunque

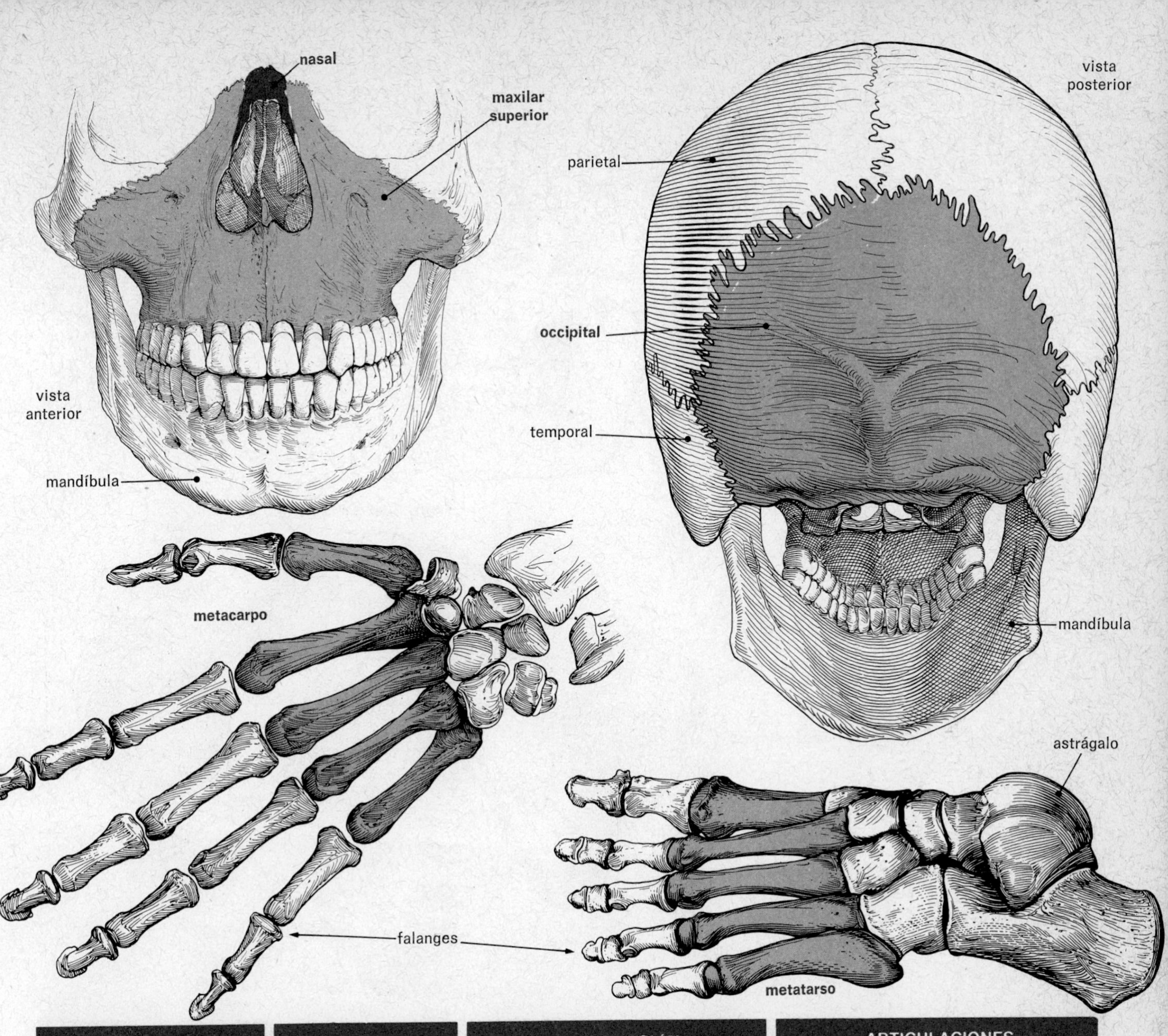

HUESO	SITUACIÓN	DESCRIPCIÓN	ARTICULACIONES
maxilar inferior		véase mandíbula	
maxilar superior *maxilla*	maxilar superior	el mayor hueso de la cara exceptuando la mandíbula; contiene los dientes superiores	frontal, etmoides, nasal, malar, lagrimal, vómer, cornete nasal inferior, el otro maxilar superior
metacarpo metacarpianos *ossa metacarpalia*	mano	los huesos más finos de la mano propiamente dicha; cada uno consta de un cuerpo y dos extremidades (cabeza y base) y se numeran empezando por el lado del pulgar	base del primer metacarpiano con trapecio, base de los otros metacarpianos con cada uno de los otros y con la fila distal del carpo, cabezas con las correspondientes falanges
metatarso metatarsianos *ossa metatarsalia*	pie	los huesos más finos del pie propiamente dicho; cada uno consta de un cuerpo y dos extremidades (cabeza y base) y se numeran empezando por el lado del dedo gordo	huesos tarsianos distales, bases con cada uno de los otros, cabezas con las correspondientes falanges
nasal *os nasale*	cráneo	uno de los dos huesecillos pares cuadrilongos situados uno junto al otro para formar el caballete de la nariz	frontal, etmoides, nasal opuesto, maxilar superior
navicular de la mano		véase escafoides	
navicular del pie		véase escafoides	
occipital *os occipitale*	cráneo	hueso impar de forma romboidal que forma la parte posterior de la base del cráneo; está perforado por el agujero occipital	ambos parietales y temporales, esfenoides, atlas

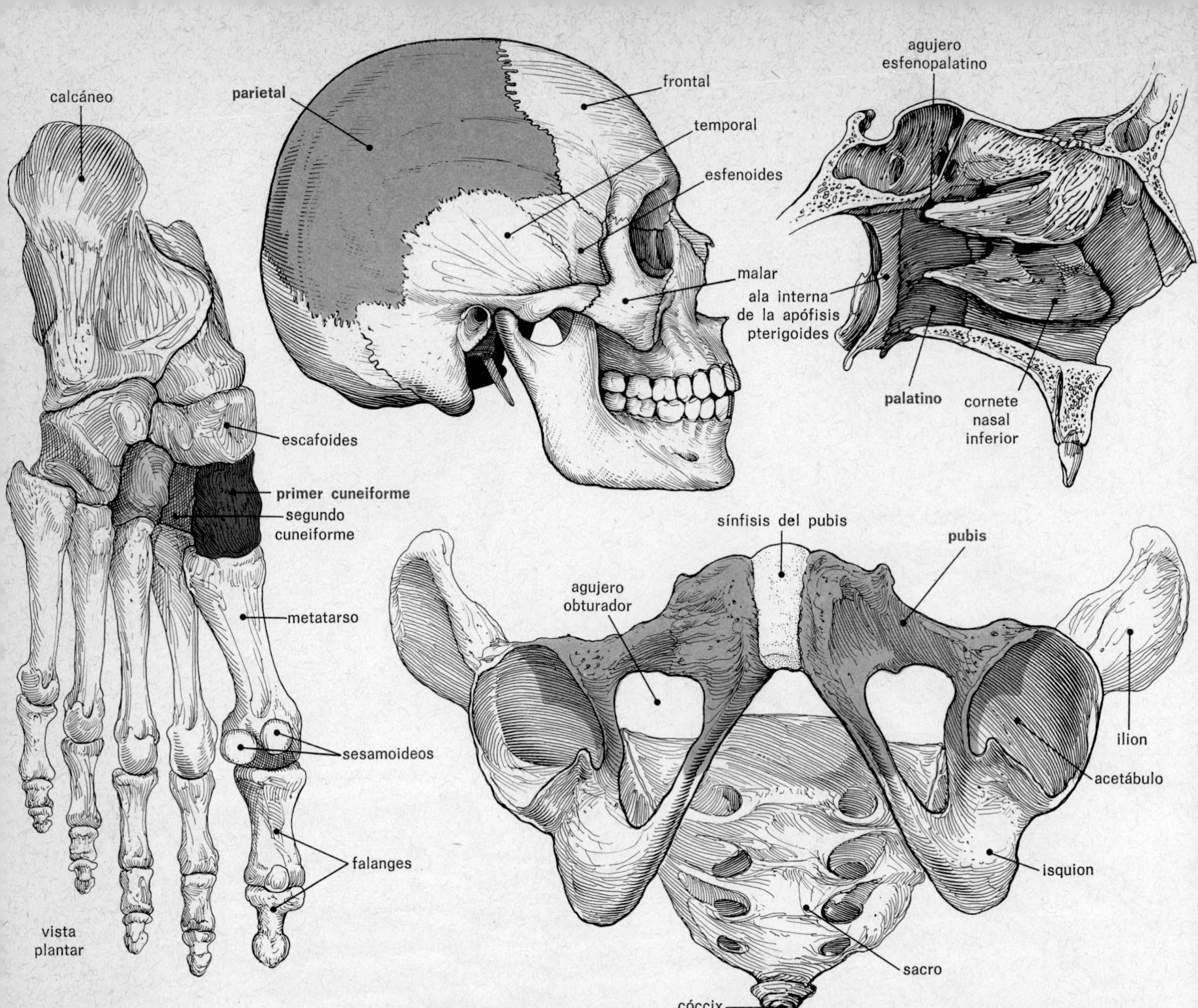

HUESO	SITUACIÓN	DESCRIPCIÓN	ARTICULACIONES
palatino *os palatinum*	cráneo	uno de los dos huesos pares en forma parecida a una L, que forman los dos la parte posterior del paladar duro y el suelo y pared externa de las fosas nasales y parte del suelo de la órbita	esfenoides, etmoides, maxilar superior, vómer, palatino opuesto, cornete nasal inferior
parietal *os parietale*	cráneo	hueso par, entre el frontal y el occipital que forma los lados y la bóveda del cráneo	parietal opuesto, frontal, occipital, temporal, esfenoides
pelvis		anillo óseo parecido a un bacinete, compuesto de dos iliacos, sacro y cóccix	
peroné	pierna	hueso externo de la pierna	tibia, astrágalo
piramidal cuneiforme de la muñeca *os triquetrum*	muñeca	forma piramidal; segundo del lado cubital de la fila proximal del carpo	semilunar, pisiforme, ganchoso, disco articular piramidal
pisiforme cuneiforme del carpo *os pisiforme*	muñeca	hueso más interno de la fila proximal del carpo; el más pequeño hueso del carpo	piramidal
pómulo		véase malar	
primer cuneiforme cuneiforme medial *os cuneiforme mediale*	pie	el mayor de los tres cuneiformes, en el lado interno del pie, entre el escafoides y la base del primer metatarsiano	semilunar, segundo cuneiforme, primero y segundo metatarsiano
pubis *os pubis*	pelvis	porción anteroinferior del coxal	ilion, isquion, fémur

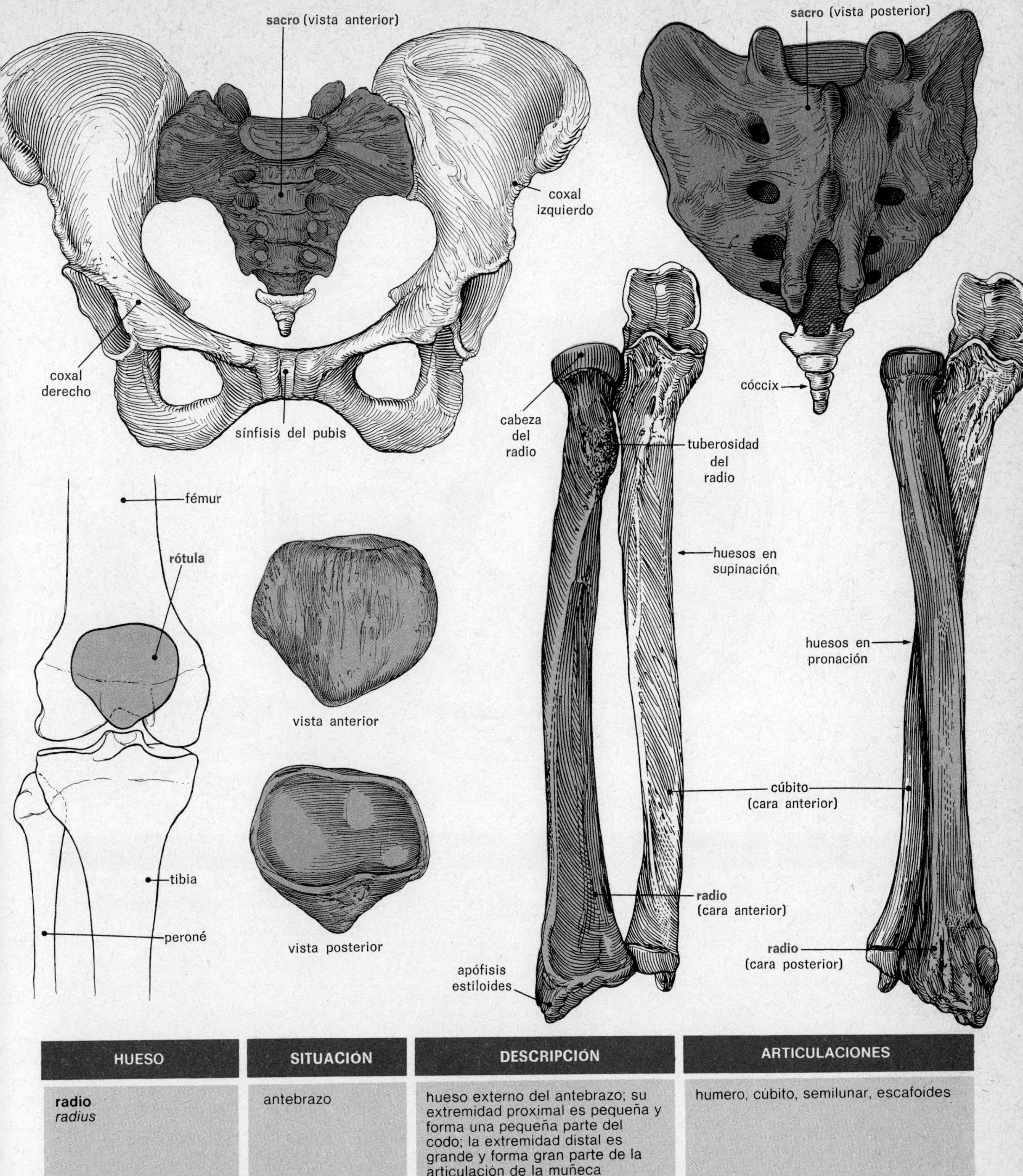

HUESO	SITUACIÓN	DESCRIPCIÓN	ARTICULACIONES
radio *radius*	antebrazo	hueso externo del antebrazo; su extremidad proximal es pequeña y forma una pequeña parte del codo; la extremidad distal es grande y forma gran parte de la articulación de la muñeca	humero, cúbito, semilunar, escafoides
raquis, columna vertebral, espina dorsal		véase vértebras	
rótula *patella*	rodilla	hueso plano, triangular redondeado (sesamoideo) situado delante de la articulación de la rodilla	fémur
sacro *os sacrum*	vértebras inferiores	hueso triangular grande formado por la fusión de cinco vértebras y situado en la parte dorsal de la pelvis	por arriba con la última vértebra lumbar, a cada lado con los coxales, por abajo con el cóccix

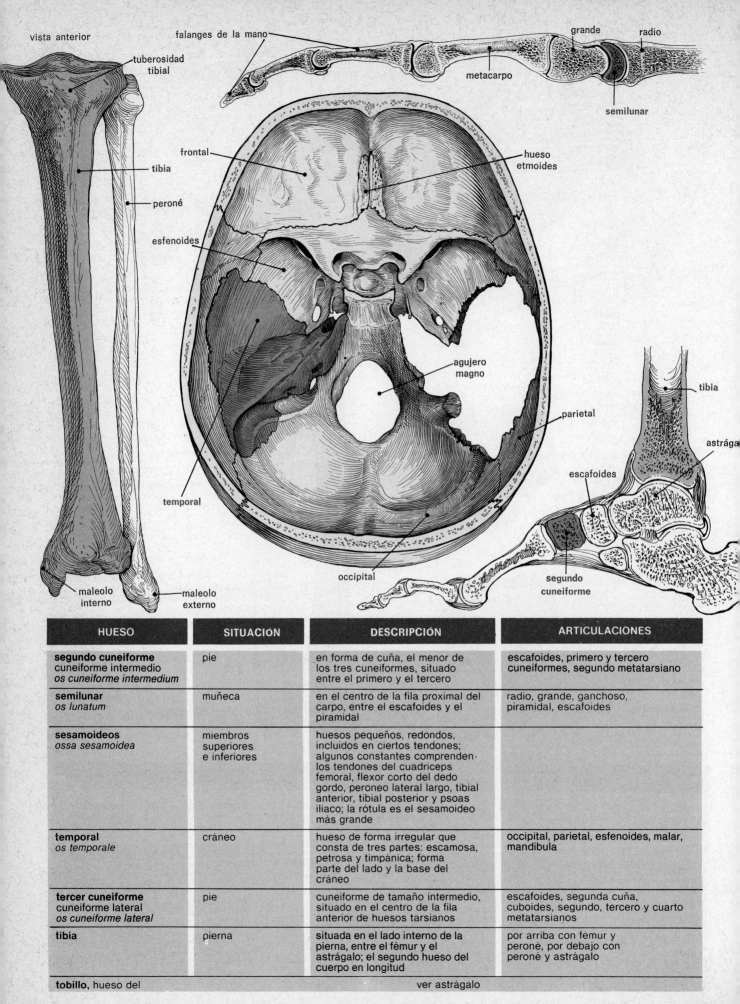

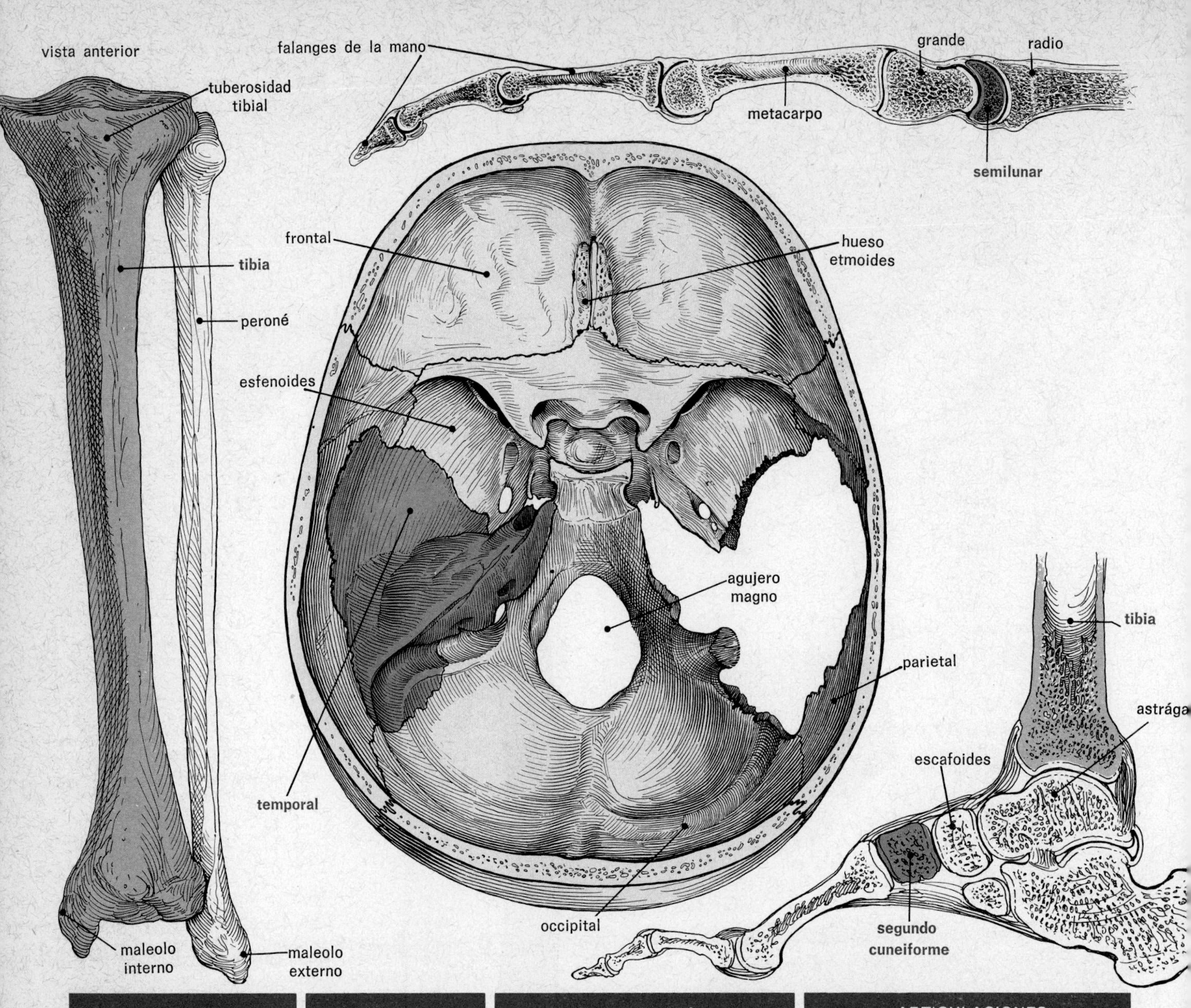

HUESO	SITUACIÓN	DESCRIPCIÓN	ARTICULACIONES
segundo cuneiforme cuneiforme intermedio *os cuneiforme intermedium*	pie	en forma de cuña, el menor de los tres cuneiformes, situado entre el primero y el tercero	escafoides, primero y tercero cuneiformes, segundo metatarsiano
semilunar *os lunatum*	muñeca	en el centro de la fila proximal del carpo, entre el escafoides y el piramidal	radio, grande, ganchoso, piramidal, escafoides
sesamoideos *ossa sesamoidea*	miembros superiores e inferiores	huesos pequeños, redondos, incluidos en ciertos tendones; algunos constantes comprenden los tendones del cuadriceps femoral, flexor corto del dedo gordo, peroneo lateral largo, tibial anterior, tibial posterior y psoas iliaco; la rótula es el sesamoideo más grande	
temporal *os temporale*	cráneo	hueso de forma irregular que consta de tres partes: escamosa, petrosa y timpánica; forma parte del lado y la base del cráneo	occipital, parietal, esfenoides, malar, mandíbula
tercer cuneiforme cuneiforme lateral *os cuneiforme laterale*	pie	cuneiforme de tamaño intermedio, situado en el centro de la fila anterior de huesos tarsianos	escafoides, segunda cuña, cuboides, segundo, tercero y cuarto metatarsianos
tibia	pierna	situada en el lado interno de la pierna, entre el fémur y el astrágalo; el segundo hueso del cuerpo en longitud	por arriba con fémur y peroné, por debajo con peroné y astrágalo
tobillo, hueso del		ver astrágalo	

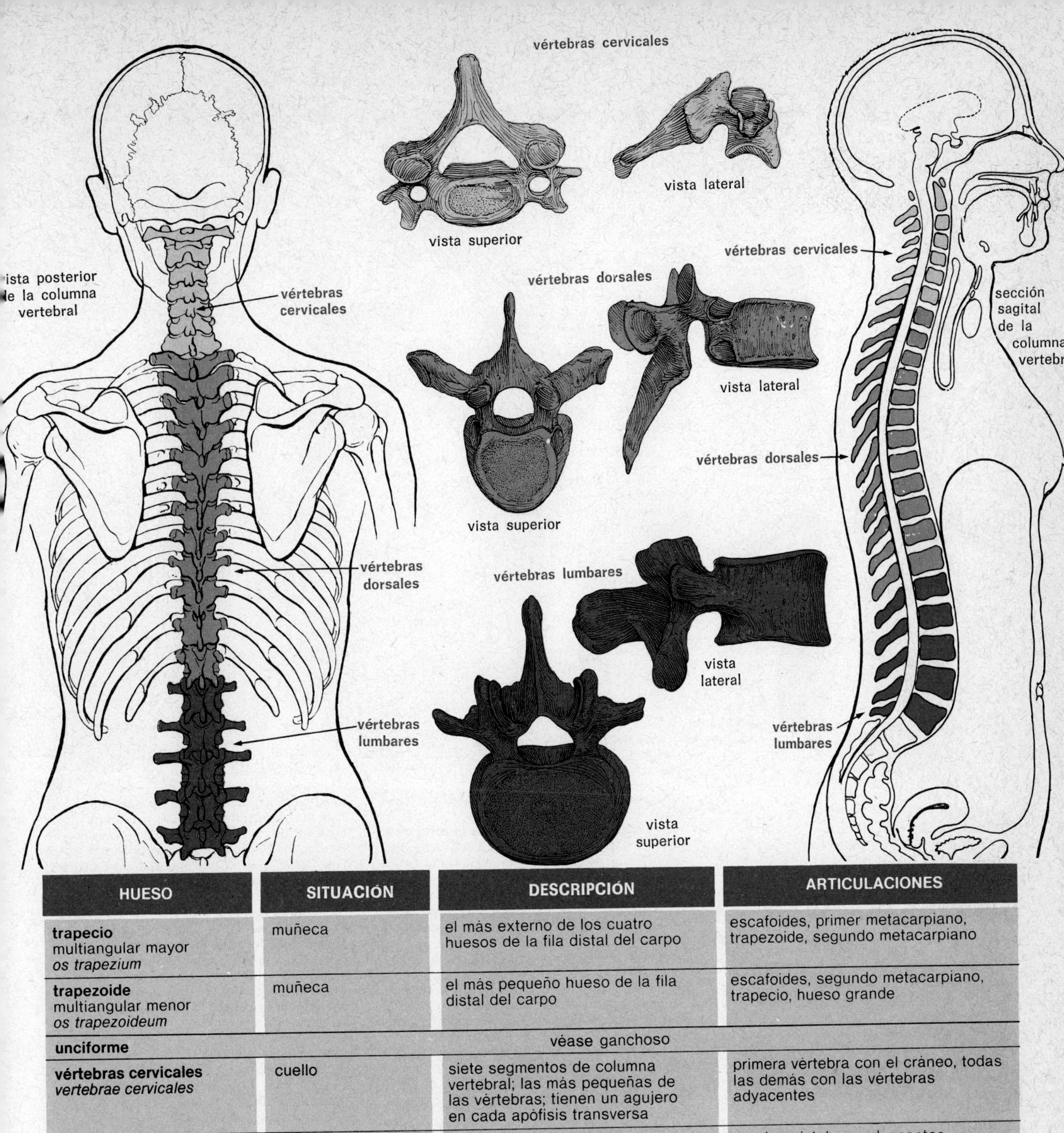

HUESO	SITUACIÓN	DESCRIPCIÓN	ARTICULACIONES
trapecio multiangular mayor *os trapezium*	muñeca	el más externo de los cuatro huesos de la fila distal del carpo	escafoides, primer metacarpiano, trapezoide, segundo metacarpiano
trapezoide multiangular menor *os trapezoideum*	muñeca	el más pequeño hueso de la fila distal del carpo	escafoides, segundo metacarpiano, trapecio, hueso grande
unciforme		véase ganchoso	
vértebras cervicales *vertebrae cervicales*	cuello	siete segmentos de columna vertebral; las más pequeñas de las vértebras; tienen un agujero en cada apófisis transversa	primera vértebra con el cráneo, todas las demás con las vértebras adyacentes
vértebras dorsales vértebras torácicas *vertebrae thoracicae*	espalda superior	12 segmentos de columna vertebral; tienen carillas en los lados de todos los cuerpos y las 10 primeras también en las apófisis transversas	con las vértebras adyacentes, cabezas de las costillas, tubérculos de las costillas (excepto 11.ª y 12.ª)
vértebras lumbares *vertebrae lumbales*	espalda inferior	cinco segmentos de columna vertebral, los huesos más grandes de la parte móvil de la columna vertebral	todas con las vértebras adyacentes; la quinta vértebra con el sacro
vómer *vomer*	cráneo	hueso plano, delgado, que forma la parte posterior e inferior del tabique nasal	etmoides, esfenoides, ambos maxilares superiores, ambos palatinos; también se articula con el cartílago septal de la nariz
wormianos suturales	cráneo	huesos aislados, irregulares, que se encuentran a veces a lo largo de las suturas craneales, en especial en la lambdoidea	generalmente occipital y parietal
yunque *incus*	oido	hueso central de los huesecillos del oido	martillo, estribo

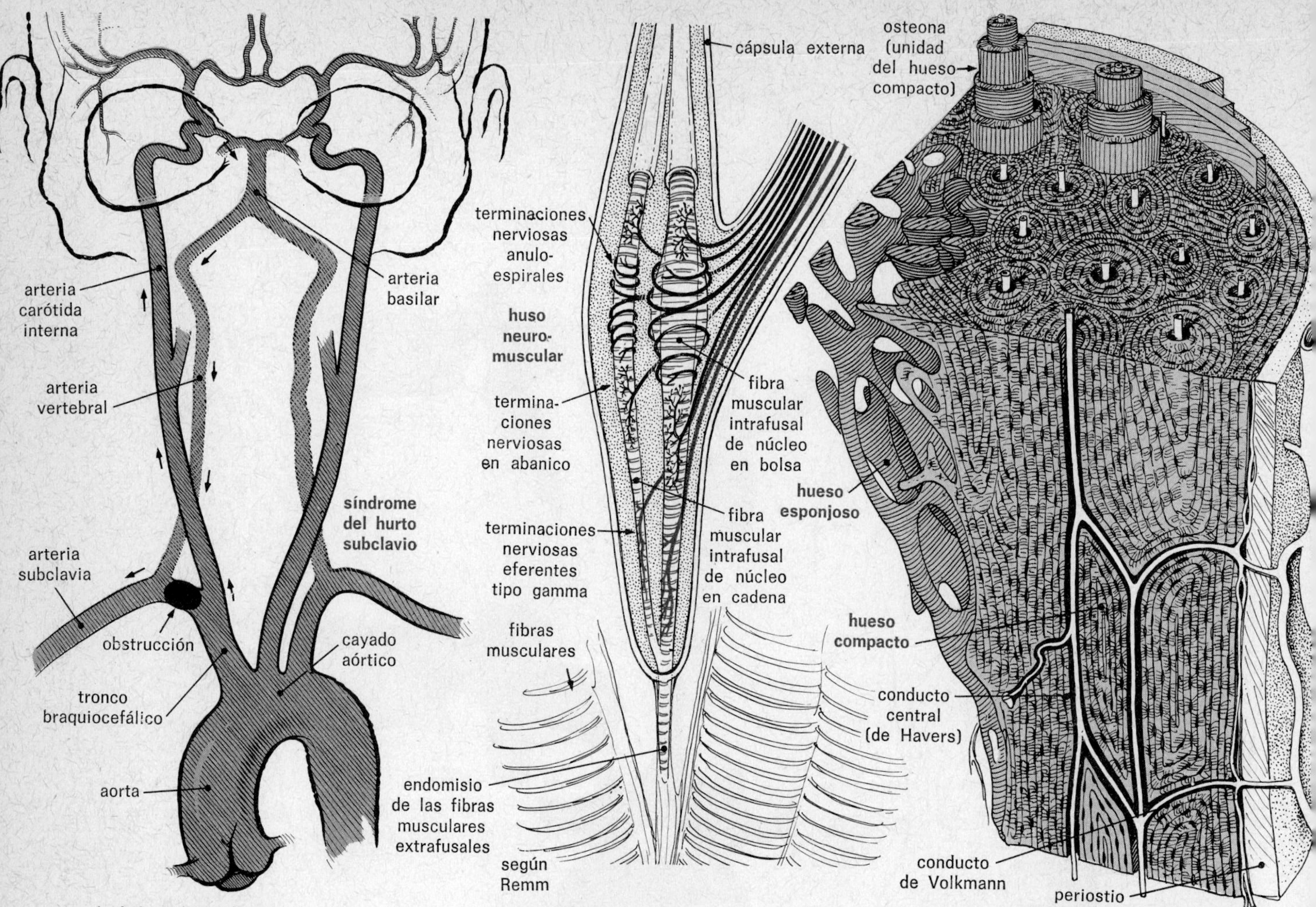

h. de la cadera, véase coxal.

h. del codo, cúbito.

h. de la cola, cóccix.

h. compacto, tipo de hueso en el que el tejido óseo es denso y los espacios y canales son estrechos; también denominado hueso denso.

h. denso, hueso compacto.

h. de la espinilla, véase tibia.

h. esponjoso, hueso con aspecto de celosía y espacios medulares relativamente grandes; también conocido como hueso canceloso.

h. innominado, véase coxal.

h. de la mandíbula, mandíbula.

h. de la mejilla, hueso cigomático: véase tabla de huesos.

h. del muslo, fémur.

h. del talón, véase calcáneo.

huésped *(host).* **1.** Organismo que alberga y proporciona alimento a otro organismo (parásito). **2.** Receptor del trasplante de un órgano o tejido procedente de un donante.

h. alterno, huésped intermedio.

h. definitivo, organismo en el que reside un parásito durante su fase adulta y sexual.

h. intermedio, organismo en el que reside un parásito durante su fase larvaria o asexuada.

h. primario, organismo en el que reside el parásito maduro cuando posee 2 o más fases de existencia en organismos diferentes.

h. reservorio, animal que sirve como huésped a parásitos que parasitan al hombre, y del cual el hombre puede infestarse directamente mediante ingestión o a través de un vector, como el mosquito.

h. secundario, huésped intermedio.

huevo *(egg).* **1.** Célula reproductora femenina de las aves y los reptiles, expulsada del cuerpo materno antes del desarrollo del embrión, o a veces sin estar fecundada. **2.** Ovulo, también llamado oocito.

humeante *(fuming).* Que desprende un vapor visible.

humectante *(humectant).* Sustancia que ayuda a retener la humedad.

humedad *(humidity).* Cantidad de vapor de agua presente en el aire.

h. absoluta, cantidad de vapor de agua presente en el aire cuando está saturado a una determinada temperatura; se expresa en cantidad de vapor de agua por metro cúbico.

h. relativa, porcentaje de vapor de agua presente en la atmósfera en relación con la cantidad necesaria para causar la saturación a una temperatura específica.

humeral *(humeral).* Relativo al húmero o situado en su proximidad.

húmero *(humerus).* Hueso largo del brazo que se extiende desde el hombro al codo.

humor *(humor).* Líquido o semilíquido que se encuentra normalmente en el organismo.

h. acuoso, líquido acuoso claro que llena las cámaras anterior y posterior del ojo.

h. vítreo, véase cuerpo vítreo.

humoral *(humoral).* Relativo a los líquidos corporales.

Hunter, canal de *(Hunter's canal).* Véase canal del aductor.

Hunter, síndrome de *(Hunter's syndrome).* Trastorno hereditario ligado al cromosoma X, caracterizado por articulaciones rígidas, aumento de volumen de hígado y bazo, afectación cardiaca, retraso ligero y sordera progresiva; también llamado mucopolisacaridosis II.

Huntington, corea de *(Huntington's chorea).* Véase corea hereditaria.

Huntington, enfermedad de *(Huntington's disease).* Trastorno hereditario del sistema nervioso transmitido por un gen autosómico dominante y caracterizado por degeneración de los ganglios basales y la corteza cerebral; las manifestaciones comprenden movimientos coreiformes, deterioro intelectual y cambios de la personalidad; el comienzo es generalmente insidioso y ocurre hacia la mitad de la vida; la enfermedad es a menudo fatal entre 5 y 15 años después del comienzo.

Hurler, síndrome de *(Hurler's syndrome).* Trastorno metabólico hereditario caracterizado por deformidades esqueléticas, retraso mental y muerte precoz; se caracteriza por acumulación de material intracelular anormal, deficiencia de la enzima α-L-iduronidasa y excreción de sulfato de condroitina B y sulfato de heparitina en la orina; también llamada mucopolisacaridosis 1 (MPS 1), gargolismo, disostosis múltiple y lipocondrodistrofia.

hurto subclavio, síndrome del *(subclavian steal syndrome).* Reducción de la irrigación sanguínea del tronco cerebral causada por obstrucción de la arteria subclavia proximal al origen de la arteria vertebral; el flujo sanguíneo a través de esta arteria se invierte y desvía del tronco cerebral al brazo; de este modo, la subclavia «roba» sangre cerebral.

huso *(spindle).* Cualquier estructura anatómica en forma de huso o fusiforme.

h. mitótico, figura fusiforme característica de una célula en división formada por fibras protoplasmáticas que se extienden entre los dos ásteres, a lo largo de la cual se distribuyen los cromosomas.

h. muscular, huso neuromuscular.

h. neuromuscular, haz pequeño de fibras musculares delicadas (fibras infrafusales) rodeado por una cápsula dentro de la cual terminan las fibras nerviosas sensoriales; su longitud oscila entre 0,8 y 5 mm y tiene un aspecto fusiforme; también se denomina propioceptor muscular.

h. neurotendinoso, órgano tendinoso de Golgi; cápsula encerrada que contiene un cierto número de fascículos tendinosos aumentados de tamaño (fascículos intrafusales) alrededor de los cuales terminan las fibras nerviosas sensoriales; se encuentran principalmente cerca de los lugares de unión de tendones y músculos.

HVI *(LVH).* Abreviatura de hipertrofia ventricular izquierda.

hydrargyrum. En latín, mercurio.

Hymenolepis. Género de platelmintos de la clase cestodos *(Cestoda).*

H. nana, platelminto pequeño (de 7 a 10 mm de largo) parásito de ratas, ratones y niños; también llamado platelminto enano o de ratón.

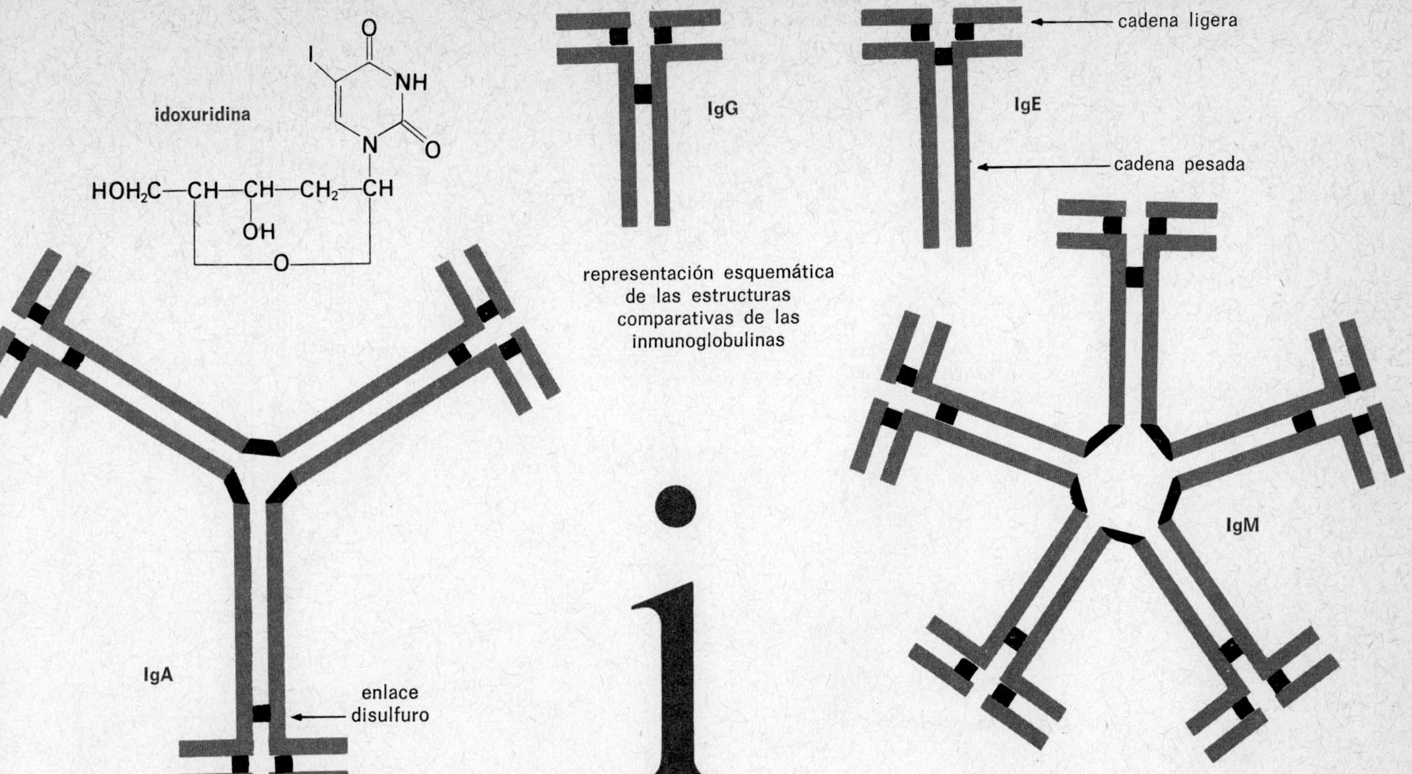

I *(I)*. **1.** Abreviatura de intensidad magnética. **2.** Símbolo de (a) corriente eléctrica; (b) el elemento yodo; (c) fuerza iónica; (d) intensidad luminosa.

i *(e)*. Abreviatura de izquierda.

I^{125} *(^{125}I)*. Símbolo del isótopo radiactivo del yodo que tiene una vida media de 57,4 días.

I^{131} *(^{131}I)*. Símbolo del isótopo radiactivo del yodo que tiene una vida media de 8,05 días.

-iasis *(-iasis)*. Forma sufija que significa proceso o estado patológico.

-iatría *(-iatrics, -iatry)*. Forma sufija que significa tratamiento médico.

-ico *(-ic)*. **1.** Sufijo que se añade al nombre del elemento químico para designar el estado del mismo en el que posee la mayor valencia. Véase -oso. **2.** Terminación de adjetivo que significa perteneciente a o característico de; p. ej., dermatológico, psiquiátrico.

ICSH *(ICSH)*. Abreviatura de hormona estimulante de las células intersticiales; del inglés *interstitial cell stimulating hormone.*

ictericia *(jaundice)*. Pigmentación amarilla de la piel, de la esclerótica o de ambas, causada por altos niveles de bilirrubina en la sangre; también llamada icterus.

i. familiar no hemolítica, ictericia sin lesión hepática, obstrucción biliar ni hemólisis; la bilirrubina no conjugada está elevada; se cree debida a un error congénito; también llamada enfermedad de Gilbert.

i. fisiológica, ictericia ligera del recién nacido debida primariamente a inmadurez del hígado; también llamada icterus fisiológico.

i. hemolítica, ictericia causada por hemólisis.

ictérico *(icteric)*. Relativo a la ictericia.

icterógeno *(icterogenic)*. Causante de ictericia.

icterohepatitis *(icterohepatitis)*. Inflamación del hígado con ictericia pronunciada.

ictioide *(ichthyoid)*. Con forma de pez.

ictiosiforme *(ichthyosiform)*. Relativo a la forma, características o apariencia de la ictiosis.

ictiosis *(ichthyosis)*. Enfermedad caracterizada por una piel áspera y escamosa, causada por un defecto congénito de la capa córnea de la epidermis; también llamada xerodermia y piel de pez.

ictus *(ictus)*. Golpe, ataque, convulsión súbita.

i. epiléptico, convulsión epiléptica.

-ide *(-id)*. Forma sufija que indica erupción de la piel; p. ej., sifílide.

idea *(idea)*. Concepción que existe en la mente como resultado de la actividad mental.

i. compulsiva, idea inadecuada que reaparece y persiste a pesar del razonamiento.

i. fija, término poco preciso para describir un impulso, obsesión o alucinación.

ideación *(ideation)*. Formación de ideas o conceptos; es un indicador de la capacidad de pensar de un individuo.

ideal *(ideal)*. Concepción que se tiene del nivel de perfección.

i. del yo, parte de la personalidad que comprende los propios objetivos; suele referirse a la emulación de individuos con los que la persona se identifica.

identidad *(identity)*. Papel de la persona en la sociedad y su percepción del mismo.

i. del yo, sentido del yo de su propia identidad.

i. genérica, identidad anatómicosexual de un individuo.

i., sentido de, sentido que una persona tiene de su propio ser.

identificación *(identification)*. Mecanismo de defensa por el cual una persona intenta emular de forma inconsciente a otra persona; se distingue de la imitación, que es un proceso consciente.

ideo- *(ideo-)*. Forma prefija que indica relación con las ideas.

ideoglandular *(ideoglandular)*. Que provoca secreciones glandulares por medio de imágenes mentales o pensamientos.

ideología *(ideology)*. Conjunto de ideas intelectuales y morales que reflejan las necesidades y aspiraciones de un individuo o grupo.

ideomoción *(ideomotion)*. Movimientos musculares influidos por una idea dominante.

idio- *(idio-)*. Forma prefija que significa peculiar, individual.

idioaglutinina *(idioagglutinin)*. Aglutinina que existe normalmente en la sangre de una persona o animal.

idiocia *(idiocy)*. Denominación anticuada del retraso mental; véase retraso.

i. amaurótica familiar, esfingolipidosis cerebral; véase esfingolipidosis.

idiofrénico *(idiophrenic)*. Relativo a o que se origina en la mente o cerebro de forma exclusiva, es decir, que no es secundario ni reflejo.

idiogénesis *(idiogenesis)*. Origen de una enfermedad idiopática (sin causa aparente).

idiograma *(idiogram)*. Representación diagramática de la constitución cromosómica (cariotipo) de un organismo.

idioheteroaglutinina *(idioheteroagglutinin)*. Aglutinina que existe normalmente en la sangre de un animal (idioaglutinina), pero capaz de combinarse con antígenos de otras especies.

idioisoaglutinina *(idioisoagglutinin)*. Aglutinina, presente en la sangre de animales (idioaglutinina) de ciertas especies, capaz de aglutinar células de animales de la misma especie.

idiolisina *(idiolysin)*. Lisina que existe normalmente en la sangre de una persona o animal.

idioneurosis *(idioneurosis)*. Neurosis originada sin causa aparente.

idionodal *(idionodal)*. Que se origina en el nódulo auriculoventricular.

idiopático *(idiopathic)*. Calificativo de una enfermedad de causa desconocida.

idiosincrasia *(idiosyncracy)*. **1.** Característica peculiar de un individuo (física o de comportamiento). **2.** Susceptibilidad peculiar de un individuo, a la acción de determinados fármacos o alimentos.

idiosincrásico *(idiosyncratic)*. Relativo a la idiosincrasia.

idiota *(idiot)*. Denominación anticuada de retrasado.

i. mongólico, persona afecta de síndrome de Down o mongolismo.

i. sabio, individuo afecto de retraso mental que es capaz de realizar trabajos mentales difíciles, como la resolución de problemas matemáticos complicados de forma casi instantánea, la rememoración de gran variedad de hechos, etc.

idioventricular *(idioventricular)*. Relativo a los ventrículos exclusivamente, como el ritmo cardiaco originado en un foco ventricular.

-ido *(-id)*. Forma sufija que indica relación familiar; p. ej., homínido.

idoxuridina *(idoxuridine)*. Agente antivírico que se usa localmente en el tratamiento del herpe simple del ojo.

IDP *(IDP)*. Abreviatura de inosina 5′-difosfato.

Ig *(Ig)*. Abreviatura de inmunoglobulina.

IgA *(IgA)*. Abreviatura de inmunoglobulina A (γ A globulina); véase inmunoglobulina.

IgE *(IgE)*. Abreviatura de inmunoglobulina E (γ E globulina); véase inmunoglobulina.

IgG *(IgG)*. Abreviatura de inmunoglobulina G (γ G globulina); véase inmunoglobulina.

IgM *(IgM)*. Abreviatura de inmunoglobulina M (γ M globulina); véase inmunoglobulina.

Ile *(Ile)*. Símbolo del radical de isoleucina.

ileal *(ileal)*. Relativo al íleon.

ileítis *(ileitis)*. Inflamación del íleon.

i. regional, véase enteritis regional.

i. terminal, véase enteritis regional.

-ileno *(-ylene)*. En química, sufijo utilizado para designar un radical hidrocarburo divalente.

ileo- *(ileo-)*. Forma prefijo que indica relación con

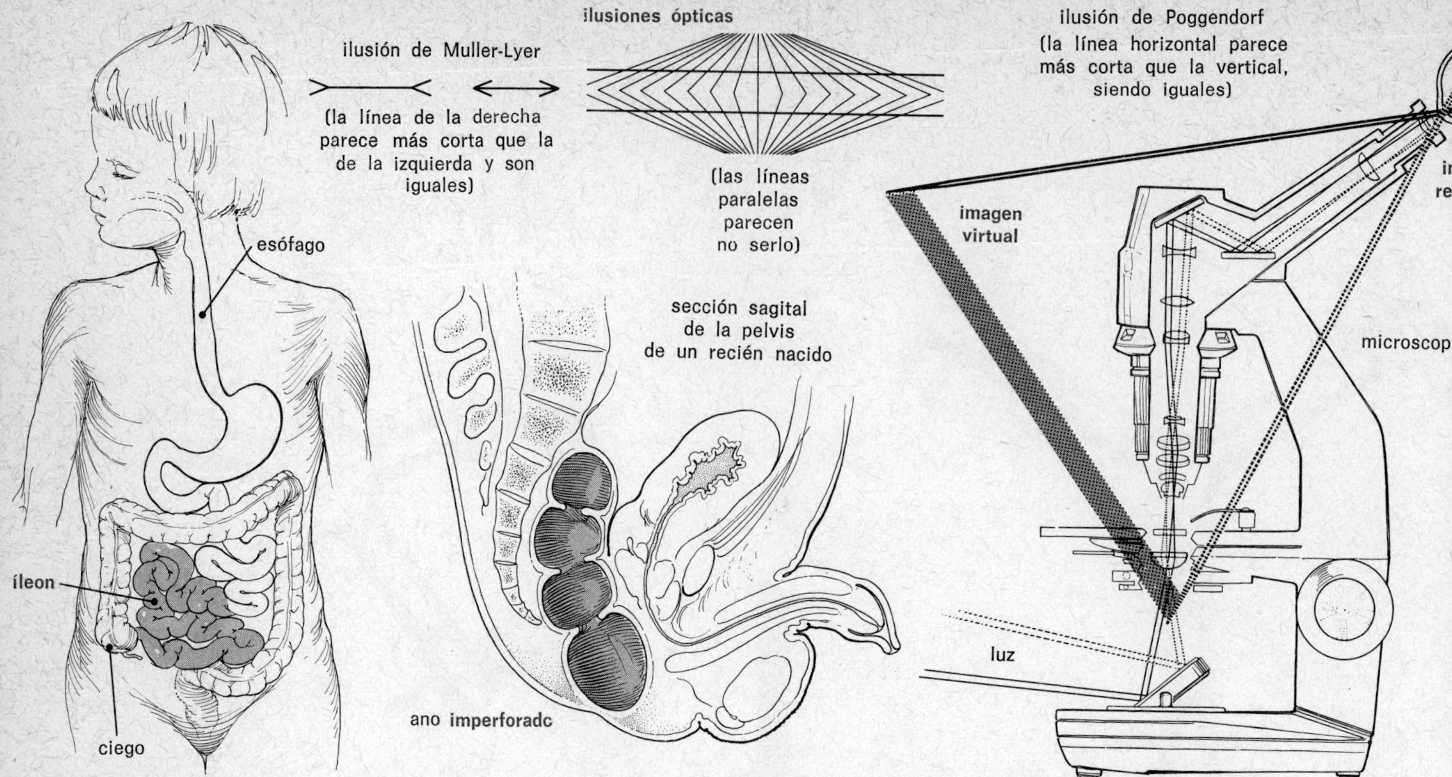

el íleon.

íleo *(ileus).* Obstrucción del intestino acompañada de dolor intenso de tipo cólico, vómitos y, a veces, fiebre.

í. por cálculos biliares, obstrucción intestinal mecánica causada por el impacto de uno o más cálculos biliares en el interior del intestino.

í. meconial, íleo del recién nacido debido a la obstrucción causada por un meconio excesivamente espeso; a menudo es la primera evidencia de fibrosis quística.

í. paralítico, íleo resultante de la parálisis de las paredes intestinales.

ileocecal *(ileocecal).* Relativo al íleon y al ciego.

ileocecostomía *(ileocecostomy).* Conexión quirúrgica del íleon y el ciego.

ileociego *(ileocecum).* Ileon y ciego tomados en conjunto.

ileocólico *(ileocolic).* Relativo al íleon y el colon.

ileocolitis *(ileocolitis).* Inflamación del íleon y el colon.

ileocolostomía *(ileocolostomy).* Conexión quirúrgica entre el íleon y el colon.

ileoileostomía *(ileoileostomy).* Conexión quirúrgica entre dos porciones del íleon no contiguas.

íleon *(ileum).* Porción de intestino delgado comprendida entre el yeyuno y el ciego; sitio preferente de absorción de vitamina B_{12}.

ileostomía *(ileostomy).* Establecimiento quirúrgico de una abertura o fístula en el íleon.

ileotomía *(ileotomy).* Escisión quirúrgica del íleon.

ileotransversostomía *(ileotransversostomy).* Unión quirúrgica del íleon y el colon transverso.

ileoyeyunitis *(ileojejunitis).* Inflamación del íleon y el yeyuno.

iliaco *(iliac).* Relativo al ilion.

ilio- *(ilio-).* Forma prefija que indica relación con el ilion.

iliofemoral *(iliofemoral).* Relativo al ilion y el fémur.

ilioinguinal *(ilioinguinal).* Relativo a las regiones iliaca e inguinal.

iliolumbar *(iliolumbar).* Relativo a las regiones iliaca y lumbar.

ilion *(ilium).* Porción ancha y superior del hueso de la cadera que comprende una de las mitades laterales de la pelvis.

iliopectíneo *(iliopectineal).* Relativo a los huesos ilion y pubis.

-ilo *(-yl).* En química, sufijo utilizado para designar un radical, especialmente un radical hidrocarburo monovalente.

iluminación *(illumination).* **1.** Proceso mediante el cual se hace incidir la luz sobre una superficie. **2.** En microscopia, luz que incide sobre el objeto que se examina.

i. de campo oscuro, iluminación de una muestra microscópica mediante un cono profundo de luz; los rayos luminosos de dirección vertical son bloqueados mediante un disco circular, dirigiéndose los rayos periféricos sobre la muestra; el objeto aparece brillante sobre un fondo oscuro.

i. crítica, en microscopia, enfoque de la fuente luminosa directamente sobre la muestra, formando un haz de luz estrecho e intenso.

i. directa, aquella en que el objeto es iluminado por un haz de luz que incide casi perpendicularmente sobre él; también llamada iluminación vertical.

i. vertical, véase iluminación directa.

iluminador *(illuminator).* En un microscopio, fuente de luz que ilumina la muestra para su observación.

ilusión *(illusion).* Percepción falsa de la realidad.

i. óptica, interpretación errónea de una sensación visual.

IM, i.m. *(I.M., i.m.).* Abreviatura de intramuscular.

imagen *(image).* **1.** Reproducción del aspecto de un objeto formada por los rayos de luz que emanan del mismo o son reflejados por él. **2.** Representación de alguien o algo no presente que se forma en la mente por la memoria.

i. consecutiva, sensación visual continuada o imagen percibida después de haber cesado el estímulo físico.

i. doble, dos imágenes de un solo objeto, como las formadas perceptualmente en la diplopía.

i. en espejo, imagen con las partes derecha e izquierda invertidas, como en la relación entre un objeto y su imagen en el espejo.

i. hipnopómpica, formación de imágenes que tiene lugar después del sueño y antes del despertar completo, como cuando una figura onírica persiste al despertar.

i. mental, imagen (2).

i. persistente, imagen consecutiva.

i. real, imagen formada mediante rayos luminosos convergentes, que puede observarse gracias a la inserción de una pantalla, como vidrio esmerilado, en el sistema óptico, o registrarse en una placa fotográfica; opuesta a imagen virtual.

i. retiniana, imagen formada en la superficie de la retina por el sistema de refracción del ojo.

i. virtual, imagen en la que la luz que se origina en un punto del objeto, tras atravesar el sistema óptico, aparece como divergente; no puede ser demostrada en una pantalla o placa fotográfica, como en el caso de la imagen real.

imbécil *(imbecile).* Nombre antiguamente aplicado al retrasado mental.

imbibición *(imbibition).* Absorción de líquido, como la capatación de agua por un gel.

imbricación *(imbrication).* **1.** Superposición de los bordes libres de un tejido en el cierre de una herida o reparación de un defecto. **2.** Superposición regular de una superficie, como las ligeras arrugas horizontales y escamosas de algunos dientes anteriores sobre el tercio cervical de la superficie labial.

imida *(imide).* Compuesto que contiene el grupo radical =NH ligado a un radical ácido divalente o a dos monovalentes.

imidazol *(imidazole).* Compuesto heterocíclico de la histidina; también llamado glioxalina.

imido *(imido).* Relativo a la presencia del grupo =NH ligado a radicales ácidos.

imino *(imino).* Relativo a la presencia del grupo =NH ligado a radicales no ácidos.

iminoácidos *(imino acids).* Compuestos que contienen un grupo ácido y otro imino.

imipramina, clorhidrato de *(imipramine hydrochloride).* Sustancia blanca cristalina hidrosoluble; se usa para el tratamiento de la depresión.

impactar *(impact).* Presionar firmemente dos objetos.

impacto *(impact).* Golpe repentino de un cuerpo con otro.

impalpable *(impalpable).* Imperceptible al tacto; que no puede ser asido o sentido.

impedancia *(impedance).* Medida de la oposición total al flujo de una corriente eléctrica en un circuito de corriente alterna.

imperforado *(imperforate).* Cerrado de forma anormal.

impermeable *(impermeable).* Que no deja entrar líquidos o tipos particulares de sustancias iónicas o no iónicas.

impersistencia motora *(impersistence, motor).* Pérdida de la capacidad para mantener un movimiento.

impétigo *(impetigo).* Enfermedad contagiosa de la piel caracterizada por la formación de pústulas y causada por estafilococos o estreptococos; ocurre principalmente en niños; las lesiones aparecen como manchas rojizas pequeñas que se convierten fácilmente en vesículas, rompiéndose y formando una costra característica; la infección se extiende

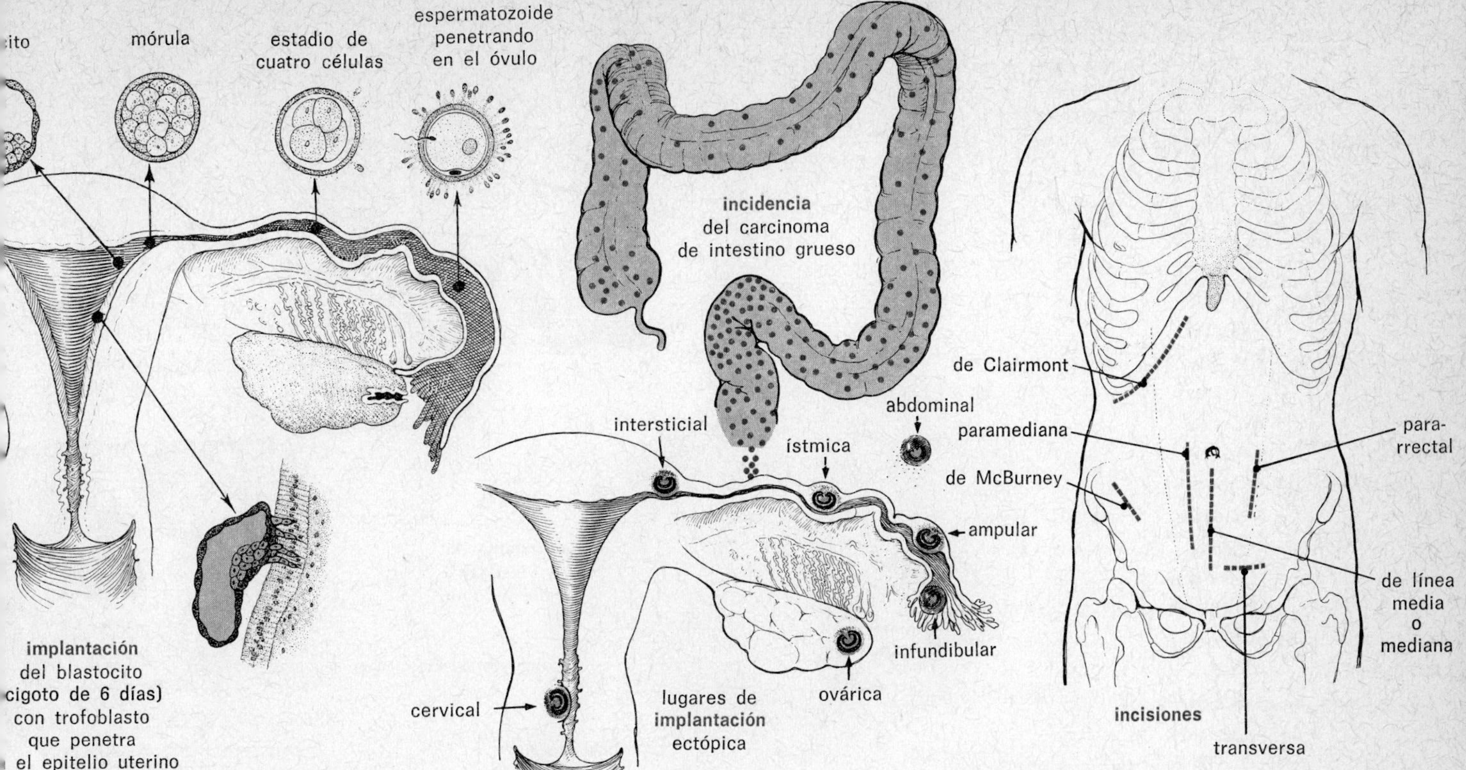

generalmente al tocar las ampollas.

ímpetu *(impetus).* En psicoanálisis, el componente motor de un instinto.

implantación *(implantation).* **1.** Trasplante de tejido. **2.** Fijación del huevo fertilizado.

implantar *(implant).* Trasplantar.

implante *(implant).* Material implantado.

i. biocompatible, implante de material que permite el crecimiento de tejido.

i. dentario, material inerte que se coloca en el alveolo dentario para sustituir dientes dañados o ausentes.

i. de subestructura dentaria, armazón metálico que se inserta profundamente y en contacto con el hueso para que sirva de soporte a un implante de superestructura dentaria.

i. de superestructura dentaria, prótesis dental que se coloca sobre el implante de subestructura dentaria y es estabilizada por la misma.

impotencia *(impotence).* Falta de potencia; específicamente, falta de potencia copulativa del varón debida a incapacidad para lograr una erección adecuada.

impresión. 1 *(imprinting).* Modo de aprendizaje peculiar de los primeros años de vida, caracterizado por adquisición rápida y tendencia a olvidar fácilmente. **2** *(impression).* Marca realizada mediante presión sobre una superficie.

i. dentaria, molde de los dientes u otras estructuras de la cavidad oral, hecho de material plástico, que se rellena de escayola dentaria, obteniendo así una copia exacta de las estructuras.

i. final, en odontología, impresión usada para la confección del molde maestro; también llamada impresión secundaria.

i. de prótesis completa, impresión del arco con el propósito de hacer una prótesis dental completa.

i. secundaria, véase impresión final.

impulso *(impulse).* **1.** Inclinación súbita a actuar. **2.** Transferencia de energía de una neurona a otra; potencial de acción breve en las fibras nerviosas.

i. cardiaco, movimiento de la pared torácica producido por la contracción cardiaca; el punto de impulso máximo está normalmente en el quinto espacio intercostal, sobre la línea medioclavicular o en posición algo más interna; también se llama «choque de la punta».

in- *(in-).* Prefijo que significa (a) no o sin, p. ej. inactividad; (b) dentro, p. ej., intubación; (c) acción intensiva, p. ej. impresionar; se hace im- delante de b o p.

In *(In).* Símbolo químico del elemento indio.

In^{111} *(In*^{111}*).* Radionúclido emisor de rayos γ que se usa como trazador, como en la localización de tumores.

inactivar *(inactivate).* Hacer algo inerte o inactivo, lo que puede conseguirse usando calor u otros métodos.

inanición *(inanition).* Debilidad que resulta de la falta de alimento o de un defecto de asimilación.

inanimado *(inanimate).* Sin vida.

inaparente *(inapparent).* No aparente; dícese de ciertas infecciones.

inarticulado *(inarticulate).* **1.** No articulado; sin habla. **2.** Que no está unido; que no posee articulaciones funcionales.

inatención selectiva *(selective inattention).* En psiquiatría, falta de atención a una parte de la situación percibida.

incapacidad *(disability).* **1.** Pérdida legal de facultades o potencial de trabajo. **2.** Insuficiencia. **3.** Cualquier disminución física.

i. de aprendizaje, complejo sintomático que comprende el déficit de alguna o todas las siguientes funciones: aprendizaje, lenguaje, percepción, memoria y concentración; el examen neurológico por lo general sólo evidencia anomalías menores, si es que las hay; el diagnóstico se apoya en la evaluación psicológica de la función cognoscitiva.

incaparina *(incaparina).* Nombre genérico que se da a una mezcla de granos de cereal y semillas oleaginosas de una gama general de calidad proteica dada, suplementada con minerales y vitaminas.

incarcerado *(incarcerate).* Confinado; contenido fuertemente, como la hernia irreductible.

incesto *(incest).* Relación sexual entre un hombre y una mujer unidos por lazos de sangre.

incestuoso *(incestuous).* Relativo al incesto.

incidencia *(incidence).* Frecuencia de aparición de un fenómeno, como el número de casos de una enfermedad.

incidente *(incident).* **1.** Acontecimiento concreto. **2.** Que cae sobre algo, como los rayos incidentes.

incipiente *(incipient).* Que comienza a aparecer; en estadio inicial.

incisión *(incision).* Corte quirúrgico en un tejido blando.

i. de Dührssen, una de las 2 ó 3 incisiones practicadas en el cuello uterino parcialmente dilatado para facilitar el parto.

i. de Halsted, véase operación de Halsted.

i. de McBurney, incisión abdominal oblicua paralela a las fibras del músculo oblicuo externo, aproximadamente a 2 ó 3 cm de la espina iliaca anterior superior; se usa en la operación por apendicitis.

incisivo *(incisor).* Cualquiera de los 8 dientes frontales cortantes, 4 en cada maxilar.

i. central, el situado a cada lado y más próximo a la línea media en cada maxilar.

i. lateral, segundo diente, a ambos lados de la línea media, en cada maxilar.

incisura *(incisura).* Escotadura o indentación en una estructura.

inclinación *(inclination).* **1.** Tendencia o disposición hacia un estado particular. **2.** Estado de estar inclinado. **3.** En odontología, ángulo que forma el eje largo de un diente con la perpendicular.

incluir *(embed).* Rodear un espécimen de tejido con una sustancia firme, como la cera, para facilitar el corte en láminas delgadas.

inclusión *(inclusion).* Acto de incluir o estado de ser incluido.

i. celular, sustancia transitoria de una célula que no participa en las funciones celulares; p. ej. gránulos de pigmento, cristales, lípidos, etc.

i. citomegálica, enfermedad de, infección vírica cuyos síntomas dependen de los órganos afectados; antiguamente se pensaba que sólo afectaba a los niños, pero actualmente se ha observado en adultos con enfermedades debilitantes; es causada por un citomegalovirus del grupo de los herpevirus; también llamada enfermedad vírica de las glándulas salivales.

i. dentaria, diente engastado en el hueso e incapaz de salir.

i. fetal, gemelos desiguales, en los que el menos desarrollado está incluido en el cuerpo del otro.

i. lipídica, véase microgota lipídica.

incoherente *(incoherent).* Desorientado, confuso.

incompatible *(incompatible).* Incapaz de ser mezclado o usado simultáneamente sin cambios químicos o efectos secundarios, como 2 tipos de sangre o ciertos fármacos; también llamado antagónico.

inconsciente *(unconscious).* **1.** Incapaz de responder a los estímulos sensoriales. **2.** En la teoría freudiana, parte de la mente que contiene los sentimientos, impulsos y experiencias que el individuo conoce escasamente o desconoce.

inconstante *(inconstant).* **1.** Variable; irregular. **2.** En anatomía, estructura que puede estar presente o no; sugiere tendencia al cambio, incluso de localización.

incontinencia *(incontinence).* **1.** Incapacidad para controlar el paso de orina o heces. **2.** Falta

PERÍODOS DE INCUBACIÓN DE DIVERSAS ENFERMEDADES

ENFERMEDAD	PERÍODO DE INCUBACIÓN	ERUPCIÓN (aparece)
gastroenteritis	6-24 horas	—
difteria	2-5 días	—
escarlatina	1-5 días	día 1.°
sarampión	10-15 días	día 4.°
rubéola	14-21 días	día 1.°
varicela	14-21 días	día 1.°
paperas	7-26 días	—
viruela	7-16 días	día 3.°
tos ferina	2-21 días	—
poliomielitis	7-21 días	—
influenza	1-4 días	—
gonorrea	1-8 días	—
tifus	8-16 días	día 5.°
fiebre amarilla	3-6 días	—
hepatitis A	15-49 días	—
hepatitis B	30-180 días	—
hepatitis no A no B	25-160 días	—
brucelosis	7-14 días	—
fiebre tifoidea	3-38 días	—
sífilis	7-42 días	—

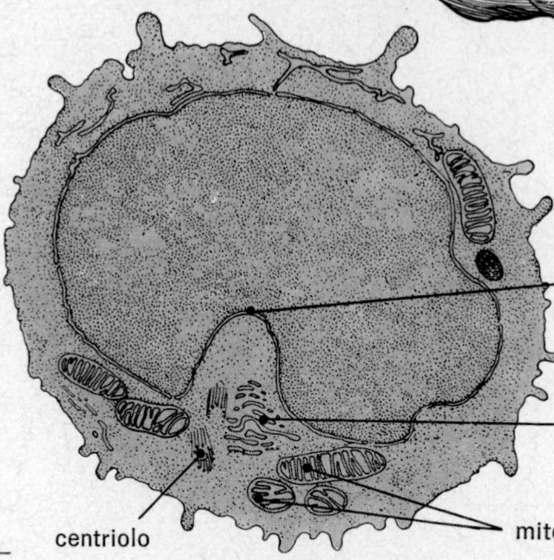

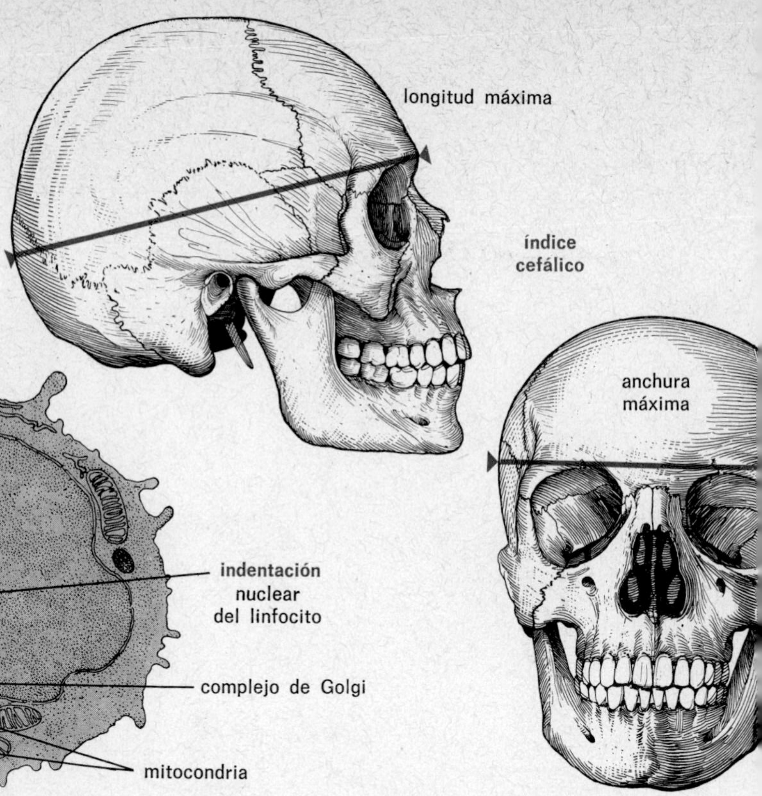

de autocontrol sexual.

i. de esfuerzo, micción involuntaria que ocurre durante el esfuerzo, o al toser o estornudar.

incoordinación *(incoordination).* Incapacidad para generar movimientos musculares voluntarios armoniosos.

incorporación *(incorporation).* Acto de hacer algo parte de uno mismo mediante ingestión de alimentos, o mediante la adopción del conocimiento y actitudes de otra persona (especialmente en psicoanálisis).

incremento *(increment).* **1.** Proceso de aumentar. **2.** Adición.

incruento *(noninvasive).* Dícese del procedimiento diagnóstico que no entraña la utilización de instrumentos que penetren a través de la piel.

incrustación *(incrustation).* **1.** Formación de una costra. **2.** Costra.

incubación *(incubation).* **1.** Mantenimiento de condiciones ambientales óptimas, como temperatura y contenido de gases adecuados, para el crecimiento bacteriano o el desarrollo del recién nacido prematuro. **2.** Fase de las enfermedades infecciosas desde el contagio a la aparición de los primeros síntomas.

incubador *(incubator).* Aparato ideado para mantener una temperatura constante; se usa para mantener la vida de niños prematuros, fomentar el crecimiento de cultivos bacterianos, etc.

incurable *(incurable).* Que no es curable.

indentación *(indentation).* **1.** Depresión profunda en un borde; escotadura o impresión. **2.** Acto de hacer una escotadura o muesca.

indicación *(indication).* Cualquier cosa que sugiere el tratamiento adecuado de una enfermedad.

indicador *(indicator).* En química, sustancia (p. ej. tornasol) que, mediante un cambio de color, indica la presencia, ausencia o concentración de una sustancia, o el grado de terminación de una reacción química entre 2 o más sustancias.

indicán *(indican).* **1.** Glucósido soluble en agua que se hidroliza a glucosa e indoxil y está presente en plantas de las que se obtiene el colorante azul índigo. **2.** Sulfato potásico de indoxil, producto de descomposición del aminoácido triptófano; se forma en el intestino y se excreta en la orina.

indicanuria *(indicanuria).* Aumento de indicán en la orina; signo de putrefacción proteica, principalmente en el intestino.

índice. 1 *(index).* Segundo dedo de la mano. **2** *(rate, index).* Medición cuantitativa de un fenómeno o proceso en relación con algún modelo fijo; cantidad medida expresada como la proporción de una cantidad a otra.

í. de Arneth, valor que se obtiene sumando al porcentaje de polimorfonucleares neutrófilos con uno o dos lóbulos en su núcleo la mitad del porcentaje de los de tres lóbulos; el valor normal es 60 %.

í. cardiaco, gasto cardiaco por minuto y por metro cuadrado de superficie corporal.

í. cardiotorácico, relación entre el diámetro transverso máximo de la silueta cardiaca en una radiografía y el diámetro transverso máximo del tórax, que normalmente es 0,5.

í. de casos, véase índice de morbilidad.

í. cefálico, relación de la anchura máxima a la longitud máxima de la cabeza.

í. de color, relación entre la cantidad de hemoglobina y el número de hematíes; también llamado cociente sanguíneo y valor globular.

í. de crecimiento, crecimiento absoluto o relativo, expresado en unidades de tiempo.

í. de filtración glomerular (IFG), volumen de plasma filtrado a través de las membranas capilares glomerulares del riñón en un minuto; está determinado por el índice de perfusión glomerular, la permeabilidad de la pared capilar, la presión oncótica del plasma y la presión hidrostática intracapilar; se mide indirectamente determinando el índice de aclaramiento o eliminación del plasma a la orina de una sustancia mensurable (generalmente inulina) que se filtra libremente en el glomérulo y ni se reabsorbe ni se secreta en el túbulo; el IFG normal está generalmente alrededor de 120 ml por minuto por 1,73 m^2.

í. ictérico, el que indica la cantidad de bilirrubina en la sangre.

í. de maduración, el empleado para detectar la actividad estrogénica; indica el porcentaje de células maduras exfoliadas de la vagina; la acción de un estrógeno hace madurar al epitelio vaginal; por tanto, el mayor porcentaje de células maduras exfoliadas sugiere un aumento de la actividad estrogénica.

í. del metabolismo basal (IMB), véase metabolismo basal.

í. de morbilidad, número de casos de una enfermedad determinada que se producen en un año por una unidad dada del total de población; también denominado índice de casos.

í. de mortalidad, proporción entre el número de muertes registradas en una zona concreta y la población total durante un período dado, generalmente un año; también denominado índice de muertes.

í. de muertes, véase índice de mortalidad.

í. nasal, relación entre la anchura mayor de la nariz y su longitud.

í. orbitario, relación entre la altura de la órbita y su anchura.

í. pélvico, relación entre el diámetro anteroposterior de la pelvis y el diámetro transverso mayor del agujero pélvico.

í. quimioterapéutico, relación entre la dosis mínima eficaz de un fármaco y la dosis máxima tolerada.

í. de refracción, relación de la velocidad de la luz en un medio determinado respecto a su velocidad en un medio de referencia (vacío, aire, etc.).

í. terapéutico, relación entre la dosis que es fatal al 50 % de los animales de ensayo (DL_{50}) y la que produce el efecto deseado en el 50 % de los mismos (ED_{50}); se usa para la comparación cuantitativa de los fármacos.

í. torácico, relación entre el diámetro anteroposterior y el transverso del tórax.

í. vital, relación entre nacimientos y muertes en una población determinada en un período dado.

indiferenciado *(undifferentiated).* No diferenciado; se aplica generalmente a las células.

indígena *(indigenous).* Que existe naturalmente en una zona; también llamado nativo.

indigerible *(indigestible).* **1.** Que no puede digerirse. **2.** Difícil de digerir.

indigestión *(indigestion).* **1.** Malestar causado por incapacidad temporal para digerir los alimentos propiamente. **2.** Insuficiencia digestiva.

i. nerviosa, indigestión causada por trastornos emocionales.

índigo *(indigo).* Colorante azul que se obtiene de plantas del género *Indigofera,* o se produce sintéticamente.

í. carmín, colorante azul, indigotindisulfonato sódico.

indio *(indium).* Elemento blando metálico plateado; símbolo In, número atómico 49; peso atómico 114,82.

indisposición *(indisposition).* Malestar.

indol *(indole).* Producto normal de la descomposición proteica en el intestino grueso; también llamado cetol.

indolente *(indolent).* **1.** Perezoso. **2.** Que causa poco o ningún dolor.

indólico, ácido *(indolic acid).* Producto del metabolismo del aminoácido triptófano.

indometacina *(indomethacin).* Compuesto antiinflamatorio no esteroide; inhibidor de la sintetasa de prostaglandina; se usa en el tratamiento de

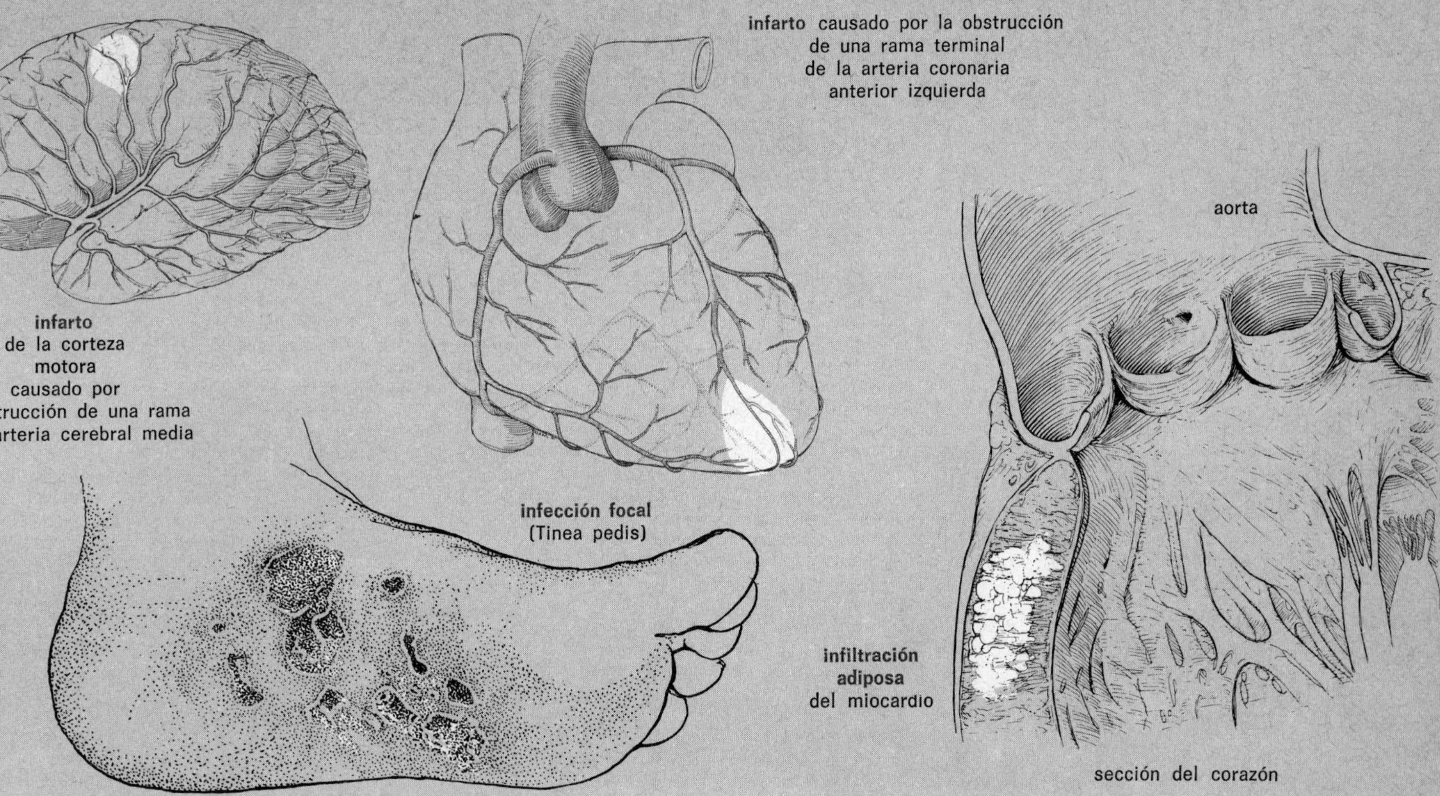

la artritis reumatoide, osteoartritis, gota aguda y otros trastornos musculoesqueléticos.

inducción *(induction).* Estimulación de la síntesis de una enzima a partir de aminoácidos programados por un gen estructural, en presencia de una molécula inductora pequeña.

inducir *(induce).* **1.** Originar mediante estimulación; causar. **2.** En psicología, suscitar mediante influencia indirecta.

inductancia *(inductance).* Elemento de circuito, que consta típicamente de una espiral conductora en la que un campo magnético está asociado con el circuito cuando éste transporta corriente; la unidad de inducción es el henry (H).

inductor. 1 *(inducer).* Molécula pequeña, generalmente substrato de un paso metabólico específico, capaz de combinarse con el represor para formar un complejo inactivo que no puede combinarse con el operador, permitiendo como resultado la síntesis de RNAm. **2** *(inductor).* Agente que lleva a cabo la inducción.

inductorio *(inductorium).* Instrumento diseñado para generar corrientes de electricidad mediante la estimulación de un nervio o un músculo.

induración *(induration).* **1.** Endurecimiento de un tejido. **2.** Area o zona anormalmente dura.

i. cianótica, la causada por la congestión venosa crónica de un órgano.

i. negra, pigmentación y endurecimiento del tejido pulmonar, como en la neumonía.

indurado *(indurated).* Endurecido; tejido que normalmente es blando y que se ha hecho anormalmente firme.

indusium griseum *(induseum griseum).* Circunvolución supracallosa; véase circunvolución.

inercia *(inertia).* **1.** Resistencia ofrecida por una masa a cambiar su posición de reposo o movimiento. **2.** Incapacidad para moverse sin estimulación por una fuerza externa.

i. colónica, actividad muscular perezosa del colon.

i. uterina, ausencia de contracciones uterinas efectivas durante el parto.

inerte *(inert).* **1.** De acción lenta. **2.** Que se resiste a la acción. **3.** Desprovisto de actividad química, como los gases nobles. **4.** Compuesto o fármaco que no posee acción terapéutica.

inervación *(innervation).* Aporte nervioso de una zona o estructura determinadas.

inestable *(unstable).* **1.** Indicativo de inestabilidad emocional; persona con desajuste psicológico; incapacitado mentalmente para asumir responsabilidades; informal. **2.** Tendencia acentuada a desarrollar cambios espontáneos. **3.** De rápida descomposición, como en radiactividad. **4.** Que no es constante o uniforme en acción o rendimiento.

in extremis Expresión latina que designa los momentos que preceden a la muerte.

infanticidio *(infanticide).* Acto de matar a un niño.

infantil *(infantile).* Relativo a la infancia.

infantilismo *(infantilism).* Desarrollo extremadamente lento de la mente, del cuerpo o de ambos.

infarto *(infarct).* Area de necrosis en un tejido causada por la obstrucción de la arteria que riega dicha área.

i. anémico, el causado por la interrupción repentina de la circulación en la arteria terminal; también llamado infarto pálido.

i. hemorrágico, infarto rojo y tumefacto debido a la infiltración de sangre en la zona afecta; también llamado infarto rojo.

i. de miocardio, degradación o muerte de una porción de la musculatura cardiaca como resultado de supresión del aporte sanguíneo, debida generalmente a la oclusión de la arteria que aporta sangre a la zona; la oclusión puede ser debida o no a un trombo (coágulo sanguíneo).

i. de miocardio subendocárdico, el que afecta la capa muscular adyacente al revestimiento de las cámaras cardiacas.

i. pálido, véase infarto anémico.

i. pulmonar, área de tejido pulmonar desprovista de aire, llena de células sanguíneas como resultado de la interrupción del aporte sanguíneo a los tejidos por un coágulo.

i. rojo, véase infarto hemorrágico.

i. transmural, infarto de miocardio que se cree afecta la totalidad del espesor del músculo cardiaco, extendiéndose a través de todas las capas del miocardio en lugar de estar limitado a la región subendocárdica.

infección *(infection).* Invasión del organismo por microorganismos vivos; puede dar lugar o no a enfermedad.

i. clínica, la que se ha hecho lo bastante activa como para dar lugar a signos y síntomas de enfermedad (enfermedad infecciosa).

i. focal, aquella en que los microorganismos permanecen en una zona limitada.

i. inaparente, i. subclínica, la que no es lo bastante activa para dar signos y síntomas de enfermedad.

i. latente, infección inaparente persistente en la que no puede descubrirse la presencia de los microorganismos por los métodos actualmente disponibles; se reactiva de cuando en cuando bajo ciertas condiciones; p. ej., infección por herpe simple.

i. secundaria, la que ocurre en un individuo que ya sufre de una infección previa por otro microorganismo.

i. subclínica, véase infección inaparente.

i. terminal, infección aguda que ocurre hacia el final de otra enfermedad (generalmente crónica) y que habitualmente causa la muerte.

infeccioso *(infectious).* Capaz de ser transmitido o de causar infección.

infectar *(infect).* Contaminar con agentes nocivos.

infecundidad *(infecundity).* Incapacidad de la mujer para concebir hijos.

infecundo *(barren).* Estéril; dícese de la mujer que es incapaz de tener descendencia.

inferencia estadística *(statistical inference).* En bioestadística, procedimiento por el que se llega a una conclusión a partir de una determinada muestra; generalmente se computa una estadística y, de ella, se deduce una conclusión sobre los parámetros correspondientes.

inferior *(inferior).* Situado en una posición más baja respecto a otra estructura.

infertilidad *(infertility).* Incapacidad para concebir o inducir la concepción, aunque exista potencial de reproducción.

infestación *(infestation).* Presencia de parásitos en el cuerpo (p. ej., garrapatas, piojos, etc.) o en los órganos (p. ej., vermes).

infestar *(infest).* Atacar o vivir en un huésped como parásito.

infiltración *(infiltration).* Proceso de absorción o difusión en el tejido de sustancias que no están presentes normalmente; invasión por células que no se localizan normalmente en la zona.

i. adiposa, acumulación extracelular de glóbulos grasos.

infiltrado *(infiltrate).* Material infiltrado en el tejido; p. ej., un infiltrado pulmonar observado en la radiografía de tórax.

infiltrar *(infiltrate).* Pasar a los intersticios de un tejido o sustancia, como en el cáncer.

inflamación *(inflammation).* Reacción hística a una irritación, infección o lesión, caracterizada por calor local, tumefacción, enrojecimiento, dolor y a veces pérdida de función.

inflamatorio *(inflammatory).* Relativo a, caracterizado por, o causante de, inflamación.

i. pélvica, enfermedad (EIP), *(pelvic inflammatory disease [PID]),* inflamación de la cavidad pelviana, especialmente de los órganos genitales

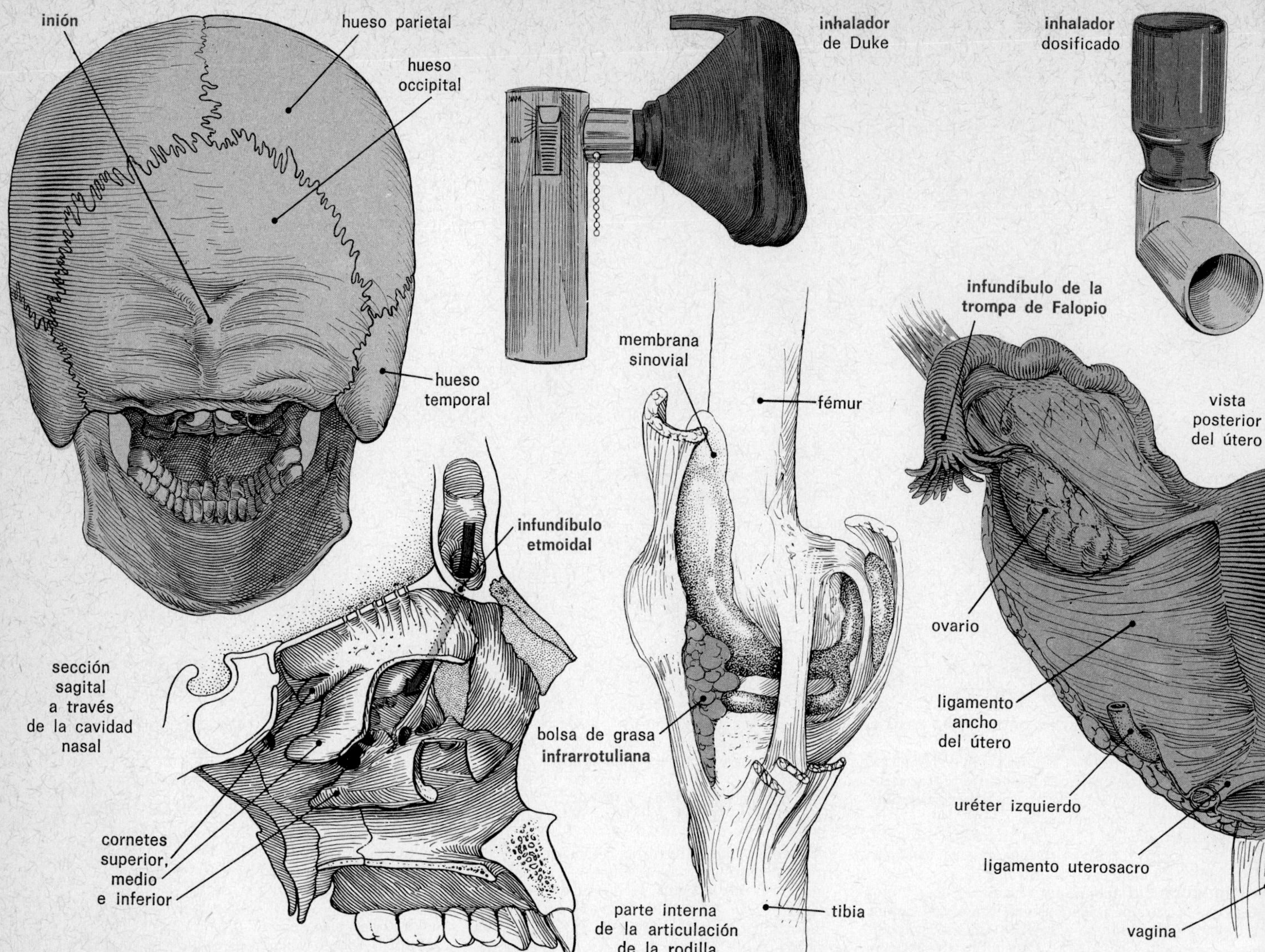

femeninos.

inflexión *(inflexion).* Acto de volver hacia adentro o estado así producido.

infra- *(infra-).* Prefijo que significa por debajo o debajo de; indicativo de una posición inferior al elemento reseñado por la palabra a la cual se une; p. ej., infraescapular.

infraclavicular *(infraclavicular).* Situado por debajo de la clavícula.

infraescapular *(infrascapular).* Situado por debajo de la escápula (omóplato).

infraespinoso *(infraspinous).* Situado por debajo de las apófisis espinosas.

infraesplénico *(infrasplenic).* Situado por debajo del bazo.

infraesternal *(infrasternal).* Por debajo del esternón.

infrahioideo *(infrahyoid).* Situado por debajo del hueso hioides.

inframandibular *(inframandibular).* Por debajo del maxilar inferior.

infranadante *(infranatant).* Líquido claro que se observa tras la flotación de material particulado en suspensión.

infraoclusión *(infraocclusion, infraclusion).* Oclusión en la que los dientes superiores sobrepasan por debajo a los inferiores.

infraorbitario *(infraorbital).* Localizado en o por debajo del suelo de la órbita.

infrarrojo *(infrared).* Dícese de la radiación electromagnética más allá del extremo rojo del espectro, con longitudes de onda que son demasiado largas (más de 7700 Å) para ser vistas por el ojo humano.

infrarrotuliano *(infrapatellar).* Localizado por debajo de la rótula, como la bolsa sinovial.

infratroclear *(infratrochlear).* Situado por debajo de la tróclea del músculo oblicuo superior del ojo.

infraumbilical *(infraumbilical).* Por debajo del ombligo.

infundibuliforme *(infundibuliform).* De forma de embudo.

infundíbulo *(infundibulum).* Embudo; generalmente se refiere al tallo en forma de embudo de la hipófisis o al cono de la arteria pulmonar.

i. etmoidal, pasaje largo curvado, en forma de embudo, que conecta las celdillas etmoidales anteriores y el seno frontal con la cavidad nasal.

i. de la trompa de Falopio, extremidad lateral en forma de embudo de la trompa de Falopio.

infusible *(infusible).* **1.** Resistente al calor. **2.** Que puede ser administrado mediante infusión.

infusión *(infusion).* **1.** Introducción de un líquido en un vaso. **2.** Inmersión de una sustancia en agua para obtener un extracto de sus componentes solubles. **3.** Líquido resultante.

infusorios *(infusoria).* Término antes usado para designar a los protozoos de la clase ciliados *(Ciliata).*

ingesta *(ingesta).* Alimentos introducidos en el organismo.

ingestión *(ingestion).* **1.** Introducción de alimentos, bebidas o medicamentos en el estómago. **2.** Proceso por el cual una célula u organismo unicelular toma materiales del exterior.

ingle *(groin).* Región inguinal; región en torno al pliegue formado por la unión entre el tronco y el muslo.

ingravidez *(weightlessness).* Estado en el que no se experimenta ninguna atracción gravitatoria.

inguinal *(inguinal).* Relativo a la ingle.

ingurgitado *(engorged).* Congestionado o lleno en exceso; distendido con sangre u otro líquido.

inhabilitación *(disablement).* **1.** Incapacidad legal sin pérdida del potencial de trabajo. **2.** Incapacidad.

inhalación *(inhalation).* Acción de inspirar; inspiración de gas, medicamento o sustancia nociva.

inhalación de pegamento *(glue-sniffing).* Inhalación intencional de vapores de pegamentos plásticos, que da lugar a estimulación del sistema nervioso seguida de depresión.

inhalador *(inhaler).* Instrumento que permite la inhalación de sustancias medicamentosas en forma de vapor.

inhalante *(inhalant).* Medicamento que se toma mediante inhalación.

inhalar *(inhale).* Inspirar; introducir en el organismo mediante inspiración.

inherente *(inherent).* Que pertenece de forma natural a algo o a alguien.

inhibición *(inhibition).* Restricción o detención de una función o actividad específica.

inhibidor *(inhibitor).* Agente o nervio que reprime la actividad fisiológica.

i. alostérico, sustancia que disminuye la actividad enzimática mediante la unión no competitiva a la molécula enzimática en un lugar (sitio alostérico) distinto del activo de la enzima.

iniciador *(initiator).* Sustancia necesaria para el proceso de ensamblaje de ciertas moléculas gigantes que ayuda a que dichas reacciones se realicen y que, al contrario de lo que ocurre con los catalizadores, se altera y puede aparecer en el producto final.

inión *(inion).* Punto más prominente de la protuberancia occipital del cráneo; se usa como punto craneométrico fijo.

injertar *(graft).* Insertar un injerto.

injerto *(graft).* Pieza de tejido que se inserta en una parte del cuerpo para cubrir un defecto.

i. autógeno, injerto de tejido derivado del mismo individuo o animal al que se le transplanta; también denominado autoinjerto.

i. de Blair-Brown, véase injerto laminar, o cutáneo parcial.

i. de Braun, véase injerto dermoepidérmico.

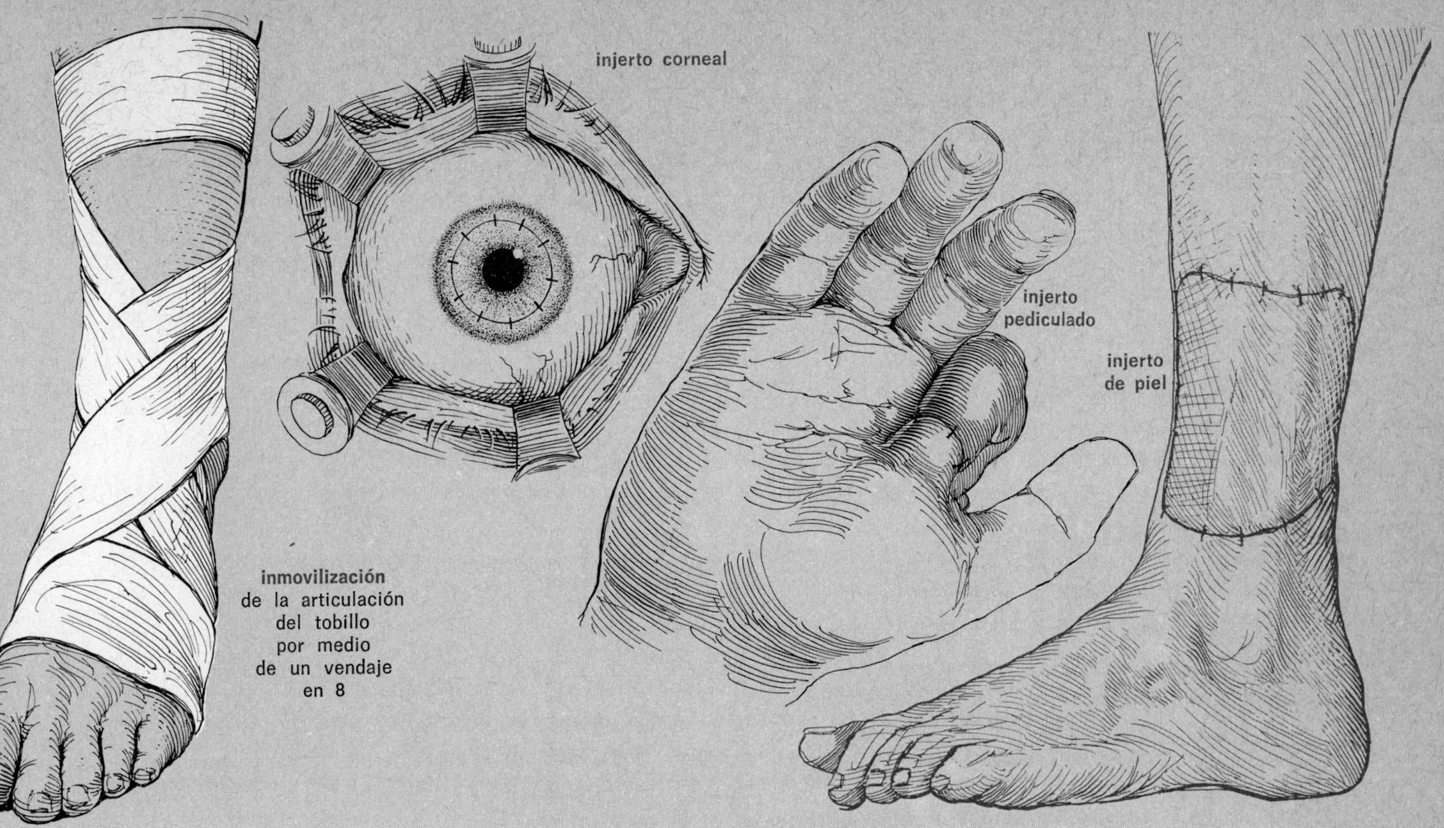

i. corneal, tejido corneal que se usa en queratoplastia para reemplazar el tejido corneal dañado; los tipos más usados son el laminar y el de pleno espesor (penetrante).

i. cutáneo, trozo de piel del que se han eliminado la epidermis y el tejido subcutáneo.

i. dermoepidérmico, el que consta de piel y tejido subcutáneo.

i. de doble terminación, véase injerto pediculado.

i. homoplástico, aloinjerto; injerto derivado de un individuo de la misma especie genéticamente disímil; también llamado homoinjerto.

i. en islote, véase injerto pediculado.

i. isógeno, injerto singénico.

i. laminar, injerto que consta de una capa superficial de dermis; también llamado injerto de Blair-Brown.

i. pediculado, tallo de injerto que se deja conectado al lugar donante hasta que el extremo libre se haya implantado en el lugar receptor; también denominado injerto de doble terminación y en islote.

i. en pellizco, trozos circulares de piel de unos milímetros de diámetro.

i. de piel, trozo de piel procedente de una zona del cuerpo o de otra persona que sirve para cubrir una zona desnuda en otro lugar.

i. retardado, el que no se realiza hasta que no se ha eliminado la infección.

i. en sello de correos, injertos de piel completa múltiples y pequeños.

i. singénico, véase isotrasplante.

i. tendinoso, porción de tendón usada para reparar un defecto.

i. xenógeno, xenoinjerto; trasplante entre dos especies diferentes, como el del riñón de un chimpancé a un individuo de la especie humana.

inmaduro *(immature)*. Que no se ha desarrollado por completo.

inmersión *(immersion)*. Sumergimiento de un objeto en un líquido.

i. en aceite, en microscopia, uso de una capa de aceite entre el objetivo y la muestra.

i. en agua, en microscopia, uso de una capa de agua entre el objetivo y la muestra.

inmiscible *(immiscible)*. Que no se puede mezclar; p. ej., aceite y agua.

inmovilización *(immobilization)*. Acto de impedir el movimiento.

inmovilizar *(immobilize)*. Fijar; imposibilitar el movimiento.

inmune *(immune)*. Estado de seguridad frente a los efectos nocivos de agentes o influencias patógenas; que posee inmunidad.

inmunidad *(immunity)*. **1.** Estado fisiológico que hace que el organismo pueda reconocer si una sustancia determinada es extraña y neutralizarla, eliminarla o metabolizarla con o sin lesión a sus propios tejidos. **2.** Condicionamiento hereditario adquirido (natural o artificialmente) o inducido hacia un agente patógeno específico.

i. activa, inmunidad que se adquiere como resultado de haber padecido una enfermedad infecciosa determinada, o mediante inoculación de una forma modificada del agente causal.

i. adoptada, inmunidad producida por la administración de células linfoides inmunes.

i. adquirida, inmunidad que se adquiere después del nacimiento.

i. celular, respuesta inmunitaria específica mediada por linfocitos sensibilizados por el antígeno.

i. congénita, inmunidad presente en el momento del nacimiento.

i. local, inmunidad manifestada por algunos órganos, tejidos o regiones del organismo.

i. pasiva, inmunidad debida a la presencia de anticuerpos maternos o a la administración de anticuerpos.

inmunización *(immunization)*. Acto o proceso mediante el cual una persona se hace resistente o inmune a un agente nocivo.

i. activa, producción de anticuerpos cuando el antígeno administrado entra en contacto con las células plasmáticas, células reticuloendoteliales y linfocitos grandes.

i. pasiva, inmunización transitoria obtenida mediante la inyección de suero o γ-globulina procedente de un animal o individuo que ya es inmune.

inmunizar *(immunize)*. Proceso de conversión de un individuo en inmune o resistente a un agente nocivo.

inmuno- *(immuno-)*. Forma prefija que significa inmunidad.

inmunoaglutinación *(immunoagglutination)*. Aglutinación provocada por un anticuerpo.

inmunocito *(immunocyte)*. Célula linfoide capaz de reaccionar con un antígeno para producir un producto celular específico llamado anticuerpo.

inmunoconglutininas *(immunoconglutinins)*. Conglutininas sintetizadas en respuesta al estímulo antigénico; estos anticuerpos reaccionan con ciertos antígenos enmascarados en moléculas de complemento nativo y expuestos al quedar fijos en el complejo antígeno-anticuerpo los componentes del complemento.

inmunodifusión radial *(radialimmunodiffusion)*. Método de cuantificación de inmunoglobulinas; se utilizan placas de agar impregnadas con diversos antisueros para inmunoglobulinas específicas como receptáculos para el plasma a estudiar; a medida que la inmunoglobulina de la muestra estudiada se difunde en el agar, se forma un círculo de precipitación cuyo diámetro es proporcional a la cantidad de inmunoglobulina existente en la muestra.

inmunoelectroforesis *(immunoelectrophoresis)*. Forma de electroforesis en la que se emplea además la precipitación inmunológica (reacción antígeno-anticuerpo); también llamada inmunoforesis.

inmunofarmacología *(immunopharmacology)*. Estudio de los fármacos y sus efectos sobre los procesos inmunitarios, así como de la formación y liberación de los mediadores químicos que intervienen en la génesis de la lesión inmunológica.

inmunofluorescencia *(immunofluorescence)*. Uso de anticuerpos marcados con fluoresceína para identificar el material antigénico específico para el anticuerpo marcado.

inmunogenética *(immunogenetics)*. Estudio de los factores que controlan las reacciones inmunológicas y la transmisión de la especificidad antigénica de generación en generación.

inmunogénico *(immunogenic)*. Relativo a un inmunógeno.

inmunógeno *(immunogen)*. **1.** Antígeno que estimula inmunidad específica. **2.** Que produce inmunidad.

inmunoglobulina (Ig) *(immunoglobulin (Ig))*. Molécula proteica que funciona como anticuerpo específico; lleva a cabo la fase humoral de la inmunidad; también denominada inmunoproteína.

i. A, IgA, inmunoglobulinas que ocupan el segundo puesto en abundancia; están presentes en las secreciones y son producidas específicamente por el tejido linfoide en el revestimiento de los sistemas respiratorio, gastrointestinal y urogenital.

i. E, IgE, anticuerpo reagínico que posee la facultad de ligarse a la piel e iniciar reacciones de hipersensibilidad inmediata.

i. G., IgG, el tipo más abundante de inmunoglobulinas; presente en el suero humano, proporciona inmunidad frente a bacterias, virus, parásitos y hongos que se diseminan a través de la sangre.

i. M., IgM, tipo que contiene la molécula de inmunoglobulina de mayor tamaño (peso molecular

INMUNOPROFILAXIS

Inmunizaciones activas para lactantes y niños

Enfermedad	Vía de administración	Edad de comienzo	Edad para las dosis de recuerdo	Comentarios
Difteria (toxoide)	inyección	2 meses	• 4 meses • 6 meses • 18 meses • 4-6 años • desde entonces cada 10 años	Para la inmunización primaria después de los 7 años se recomiendan tres dosis del tipo adulto de toxoide diftérico y tetánico. Las dos primeras dosis con un intervalo de 4-8 semanas, y la tercera 6-12 meses más tarde, seguidas por inyecciones de recuerdo cada 10 años.
Tétanos (toxoide)	inyección	2 meses	• cada 10 años • tras sufrir una herida sucia	
Pertussis (tos ferina)	inyección	2 meses	• cada 10 años	
Poliomielitis (trivalente)	oral	2 meses	• 4 meses • 18 meses • 4-6 años	Se recomienda la vacuna oral alternada para los sujetos menores de 18 años, y la inyección de vacuna inactivada de la polio para los adultos no inmunizados.
Sarampión	inyección	15 meses		Existe una vacuna combinada de sarampión-paperas-rubéola, pero no debe usarse antes de los 15 meses.
Paperas	inyección	12 meses		
Rubéola (sarampión alemán)	inyección	12 meses		

Pueden asimismo utilizarse vacunas para la inmunoprofilaxis de las siguientes enfermedades:
Cólera
Hepatitis B
Influenza
Infecciones meningocócicas y neumocócicas
Rabia
Fiebre tifoidea
Tifus
Fiebre amarilla

— la vacuna de la viruela ya no suele necesitarse.
— puede utilizarse gammaglobulina humana para modificar el curso o evitar la aparición de la hepatitis A, sarampión, posiblemente rubeola (sarampión alemán) y varicella.
— existen gammaglobulinas humanas específicamente dirigidas contra la hepatitis B, rabia, tétanos y tos ferina.
— no deben administrarse vacunas con virus vivos a sujetos afectos de enfermedades febriles graves, enfermedades por inmunodeficiencia (como la inmunodeficiencia combinada, hipo y agammaglobulinemia), leucemia, linfoma, enfermedades malignas generalizadas y a aquellos bajo tratamiento inmunosupresor.

900 000); presente en el suero humano; aglutina antígenos particulados, como bacterias y hematíes.

inmunohematología *(immunohematology).* Rama de la hematología que se ocupa de las reacciones antígeno-anticuerpo y de sus efectos sobre la sangre.

inmunología *(immunology).* Estudio de los procesos específicos mediante los que el huésped mantiene la constancia de su medio interno al entrar en contacto con sustancias reconocidas como extrañas, generadas en el interior del huésped o introducidas desde el exterior.

inmunólogo *(immunologist).* Especialista en inmunología.

inmunopatología *(immunopathology).* Estudio de los trastornos causados por las reacciones antígeno-anticuerpo.

inmunoprofilaxis *(immunoprophylaxis).* Prevención de enfermedades mediante el uso de vacunas.

inmunoproteína *(immunoprotein).* Véase inmunoglobulina.

inmunoquímica *(immunochemistry).* Química de los procesos inmunológicos.

inmunorreacción *(immunoreaction).* Véase reacción inmunológica.

inmunoselección *(immunoselection).* Muerte o supervivencia selectivas de fetos de genotipos diferentes según la incompatibilidad inmunológica con la madre.

inmunosupresión *(immunosuppression).* Modificación de la respuesta inmunitaria en forma negativa, de tal modo que exista una disminución de la reacción a sustancias extrañas.

inmunosupresor *(immunosuppressive).* **1.** Que modifica la respuesta inmunitaria de forma negativa, con disminución de la reacción frente a una sustancia extraña. **2.** Fármaco con dicha facultad.

inmunoterapia *(immunotherapy).* **1.** Inmunización pasiva por el uso de suero o γ-globulina que confiere protección temporal a un huésped mediante la administración de anticuerpos producidos activamente en otro. **2.** Sustitución de tejidos inmunocompetentes, p. ej., medula ósea, timo fetal u otros, para devolver la inmunocompetencia a individuos con deficiencia inmunitaria. **3.** Tratamiento de enfermedades alérgicas respiratorias mediante la inyección de extractos de los antígenos responsables de las mismas; antes denominada desensibilización o hiposensibilización.

inmunotolerancia *(immunotolerance).* Tolerancia inmunológica; véase tolerancia.

innato *(inborn).* Término ambiguo que significa por lo general adquirido genéticamente; debe distinguirse de congénito, que significa presente en el momento de nacer.

innidación *(innidation).* Multiplicación de las células en un lugar al que han sido llevadas por la linfa o la corriente sanguínea.

innocuo *(innocuous).* Inofensivo.

innominado *(innominate).* Sin nombre.

inoculable *(inoculable).* **1.** Que puede transmitirse mediante inoculación. **2.** Susceptible a una enfermedad transmisible mediante inoculación.

inoculación *(inoculation).* Introducción de microorganismos patógenos en el organismo.

i. terapéutica, administración de un antisuero como medida curativa.

inocular *(inoculate).* Introducir un virus en el organismo; introducir vacunas, suero inmune y otros materiales antigénicos en el organismo para prevenir, curar o experimentar.

inóculo *(inoculum).* Material que contiene microorganismos introducido mediante inoculación.

inoperable *(inoperable).* Que no puede ser operado, o que no puede ser extirpado mediante cirugía.

inorgánico *(inorganic).* Que no deriva ni está compuesto de materia orgánica (animal o vegetal); nombre dado a los compuestos que no contienen carbono.

inoscular *(inosculate).* Unir o hacer continuo mediante pequeñas aberturas o anastomosis.

inosina-5'-difosfato (IDP) *(inosine-5'-diphosphate).* Nucleótido que participa en la transferencia de fosfato rico en energía.

inositol *(inositol).* Sustancia clasificada como miembro del complejo vitamínico B; se encuentra en tejidos animales y vegetales; también llamado azúcar muscular.

inotrópico *(inotropic).* Que influye en la contracción muscular.

i., negativamente, que debilita la acción de los músculos.

i., positivamente, que refuerza la acción de los músculos.

inotropismo *(inotropism).* Cualidad de un factor que influencia la contracción muscular.

insania *(insanity).* Locura.

insalivación *(insalivation).* Mezcla de comida y saliva al masticar.

insaturado *(unsaturated).* **1.** No saturado; solución capaz de disolver más soluto a una temperatura determinada. **2.** Compuesto orgánico que posee enlaces dobles o triples, como el etileno. **3.** Compuesto químico en el que no se han cubierto todos los enlaces, por lo que se le pueden añadir otros átomos o radicales.

inscripción *(inscription).* Parte de una receta que contiene los nombres y dosis de los ingredientes que debe usar el farmacéutico. Véanse también superscripción, subscripción y signatura.

insectario *(insectarium).* Lugar en el que se mantienen y crían por motivos científicos insectos vivos.

insecticida *(insecticide).* Agente que mata insectos.

insectífugo *(insectifuge).* Sustancia que repele insectos.

inseminación *(insemination).* **1.** Introducción de líquido seminal en la vagina. **2.** Fertilización del huevo.

i. artificial, depósito de líquido seminal en la vagina por medios diferentes a la cópula sexual.

insensible *(insensible).* **1.** Imperceptible por los sentidos. **2.** Inconsciente.

inserción *(insertion).* **1.** Lugar de unión de un músculo a un hueso de mayor movilidad que el hueso donde se origina el músculo. **2.** Acto de introducir o implantar.

insidioso *(insiduous).* Que se propaga o desarrolla nocivamente de forma sutil o imperceptible; se aplica a ciertas enfermedades.

in situ. Expresión latina que significa en posición.

insoluble *(insoluble).* Que no se puede disolver.

insomne *(insomniac).* Que padece de insomnio.

insomnio *(insomnia).* Incapacidad de dormir en condiciones normales; existen 3 variedades: incapacidad de quedarse dormido; despertares intermitentes después de quedarse dormido; despertar demasiado temprano.

inspiración *(inspiration).* Respiración hacia adentro.

inspirar *(inspire).* Inhalar; respirar hacia adentro.

inspiratorio *(inspiratory).* Relativo a la inspiración.

inspisación *(inspissation).* Proceso de espesamiento por evaporación de líquido.

inspisador *(inspissator).* Instrumento usado para desecar líquidos.

instauración *(onset).* Principio, punto de partida o comienzo (p. ej., de un proceso o enfermedad).

instilación *(instillation).* Introducción de un líquido gradualmente, gota a gota.

instinto *(instinct).* Estímulo o tendencia hereditaria a actuar de un cierto modo sin la ayuda de la razón.

instrumentación *(instrumentation).* Utilización

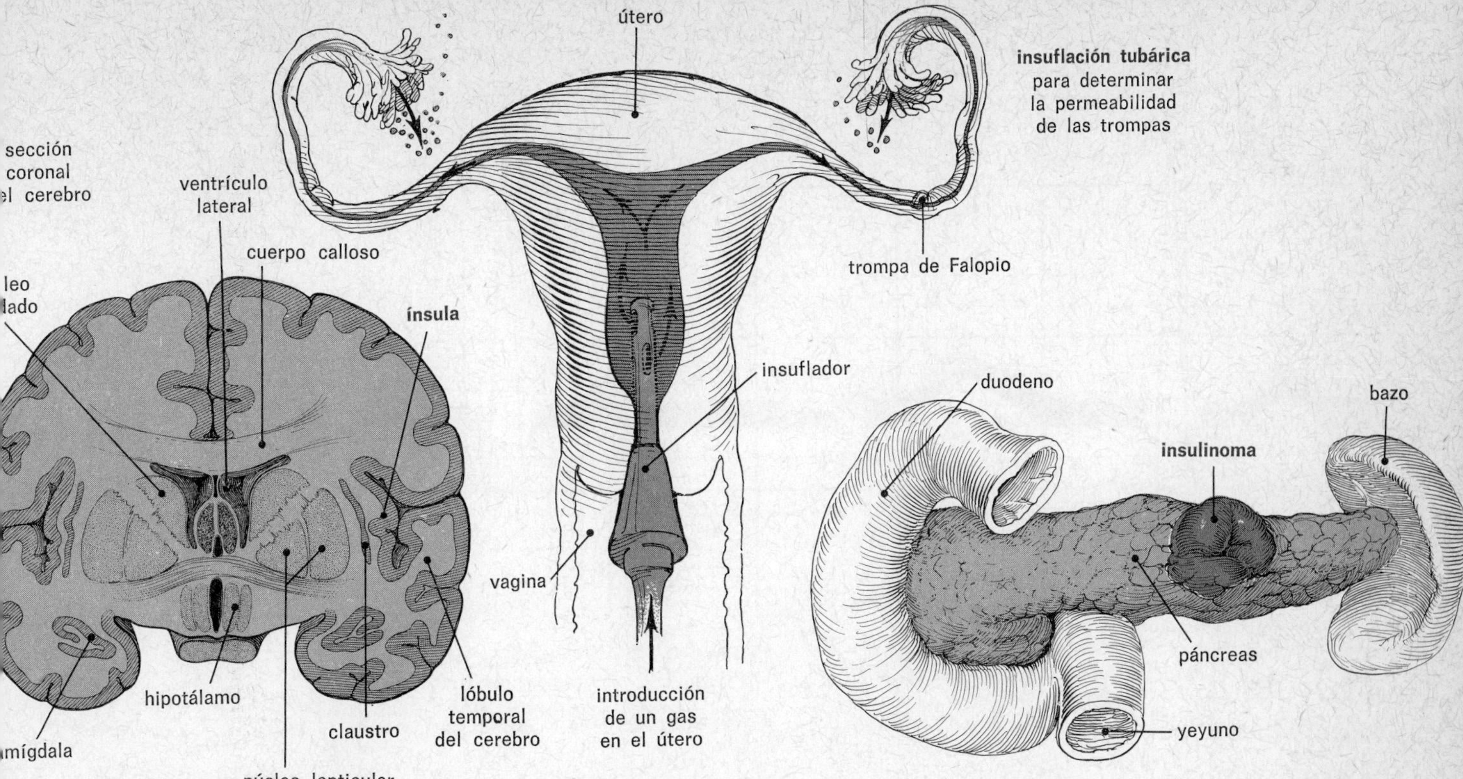

de instrumentos en el tratamiento de un paciente.

insudado *(insudate).* Material que pasa a las paredes vasculares; del latín insudate, sudar hacia adentro.

insuficiencia *(failure, insufficiency).* **1.** Condición de insuficiente. **2.** Que no funciona normalmente o carece de capacidad funcional; se aplica a un órgano o estructura.

i. aórtica, incapacidad de la válvula aórtica para cerrarse por completo, permitiendo la regurgitación de sangre en el ventrículo izquierdo durante la diástole.

i. cardiaca, (1) incapacidad del corazón para funcionar de forma eficaz como una bomba, de tal forma que no puede proporcionar un aporte adecuado de sangre oxigenada a los tejidos; también denominada insuficiencia miocárdica; (2) el síndrome clínico resultante.

i. cardiaca anterógrada, la teoría de la insuficiencia cardiada anterógrada mantiene que la insuficiencia cardiaca congestiva es consecuencia de un gasto cardiaco inadecuado que da lugar a una disminución del flujo sanguíneo renal y a retención de sodio y agua.

i. cardiaca congestiva, congestión circulatoria anormal que resulta de insuficiencia cardiaca.

i. cardiaca retrógrada, la teoría de la insuficiencia cardiaca retrógrada mantiene que la insuficiencia cardiaca congestiva se debe a una congestión venosa que ocasiona un aumento «retrógrado» de la presión en situación proximal a las cámaras cardiacas insuficientes.

i. coronaria, flujo cardiaco insuficiente al corazón que da lugar a dolor o molestias prolongadas (angina de pecho).

i. de gasto alto, situación en la que el gasto cardiaco, aun siendo normal o elevado, no es suficiente para satisfacer las demandas corporales; se ve en estados de anemia acentuada, enfermedad de Paget y fístulas arteriovenosas.

i. de gasto bajo, gasto cardiaco inferior al normal que se observa en la insuficiencia cardiaca, debido generalmente a enfermedad coronaria, hipertensiva o valvular.

i. de marcapaso, incapacidad del marcapasos artificial para estimular el músculo cardiaco.

i. mecánica, fallo del corazón como bomba mecánica, en contraste con las alteraciones del impulso eléctrico (arritmia).

i. miocárdica, véase insuficiencia cardiaca.

i. mitral, cierre deficiente de la válvula mitral que permite la regurgitación de sangre hacia la aurícula izquierda durante la sístole.

i. muscular, acción defectuosa de los músculos papilares del corazón que da lugar a un defecto de cierre de una válvula normal.

i. pilórica, estado relajado del píloro que permite el paso de alimentos del estómago al intestino antes de que la digestión termine.

i. pulmonar, cierre imperfecto de la válvula pulmonar que permite la regurgitación de sangre hacia el ventrículo derecho durante la diástole.

i. renal, función renal defectuosa, en especial una disminución de la filtración glomerular que se manifiesta por un aumento consiguiente de los niveles sanguíneos de urea y creatinina.

i. respiratoria, incapacidad del sistema pulmonar para mantener las tensiones normales de oxígeno, anhídrido carbónico o ambos en la circulación arterial.

i. suprarrenal, véase enfermedad de Addison.

i. tricuspídea, cierre imperfecto de una válvula tricúspide que permite la regurgitación de sangre hacia la aurícula derecha durante la sístole.

i. valvular, defecto de cierre de una válvula cardiaca que permite la regurgitación de sangre; se denomina, según la válvula afecta, aórtica, mitral, pulmonar o tricuspídea.

i. venosa, drenaje inadecuado de sangre de una zona que da lugar a edema.

i. ventricular derecha, insuficiencia cardiaca manifestada por distensión de las venas del cuello, edema y aumento de tamaño del hígado.

i. ventricular izquierda, insuficiencia cardiaca que se manifiesta por congestión pulmonar.

insuflación *(insufflation).* Acción de soplar aire, vapor medicamentoso, polvo o anestésico en una cavidad corporal.

i. craneal, introducción forzada de aire en los ventrículos cerebrales.

i. perirrenal, inyección de aire o anhídrido carbónico en la zona que rodea los riñones para la visualización radiológica de las glándulas suprarrenales.

i. tubárica, i. uterotubárica, paso de gas, generalmente anhídrido carbónico, al interior del útero para determinar la permeabilidad de las trompas de Falopio.

i. uterotubárica, véase insuflación tubárica.

insuflador *(insufflator).* Instrumento usado en la insuflación.

insuflar *(insufflate).* **1.** Hacer penetrar aire, como en la respiración artificial. **2.** Soplar polvo o vapor medicamentoso en una cavidad corporal.

ínsula *(insula).* Lóbulo central del cerebro, situado profundamente en la cisura cerebral lateral (cisura de Silvio); también llamada isla de Reil y lóbulo central.

insular *(insular).* Relativo a una ínsula, y especialmente al lóbulo central del cerebro (isla de Reil).

insulina *(insulin).* Hormona producida en los islotes de Langerhans del páncreas que participa en la regulación del metabolismo de los carbohidratos controlando los niveles de glucosa en la sangre; se extrae del páncreas de ganado vacuno o porcino para su uso en el tratamiento de la diabetes.

insulinasa *(insulinase).* Enzima capaz de inactivar o destruir la insulina.

insulinoma *(insulinoma).* Adenoma de células de los islotes pancreáticos productor de insulina.

integración *(integration).* **1.** Estado de hallarse combinado. **2.** Proceso de unión de todas las partes para constituir un todo, como la acumulación de sustancia viva mediante la asimilación de material nutritivo.

integumento *(integument).* Cubierta, como la piel o membrana que cubre un órgano; también llamado tegumento.

inteligencia *(intelligence).* **1.** Facultad de pensar, razonar y comprender. **2.** Capacidad para adquirir y aplicar conocimientos.

i. abstracta, facultad de adquirir y comprender ideas abstractas y símbolos.

i., cociente de (CI), véase cociente.

i. mecánica, capacidad para adquirir conocimiento y comprensión de mecanismos técnicos.

i. social, capacidad para comprender y entablar relaciones sociales.

intemperancia *(intemperance).* Falta de autocontrol, como el abuso en la bebida.

intención *(intention).* Objetivo.

intensidad *(intensity).* Grado de actividad, tensión, fuerza, etc., por lo general de gran magnitud.

intensificador de imagen *(image intensifier).* En radiología, instrumento electrónico para la intensificación de la imagen fluoroscópica.

intensivo *(intensive).* Caracterizado por intensidad; se aplica a una forma exhaustiva y concentrada de tratamiento.

inter- *(inter-).* Prefijo que significa entre.

interacinoso *(interacinous).* Entre los ácinos de una glándula.

interalveolar *(interalveolar).* Entre los alveolos.

interanular *(interannular).* Situado entre dos estructuras anulares.

interarticular *(interarticular).* Situado entre dos articulaciones o superficies articulares.

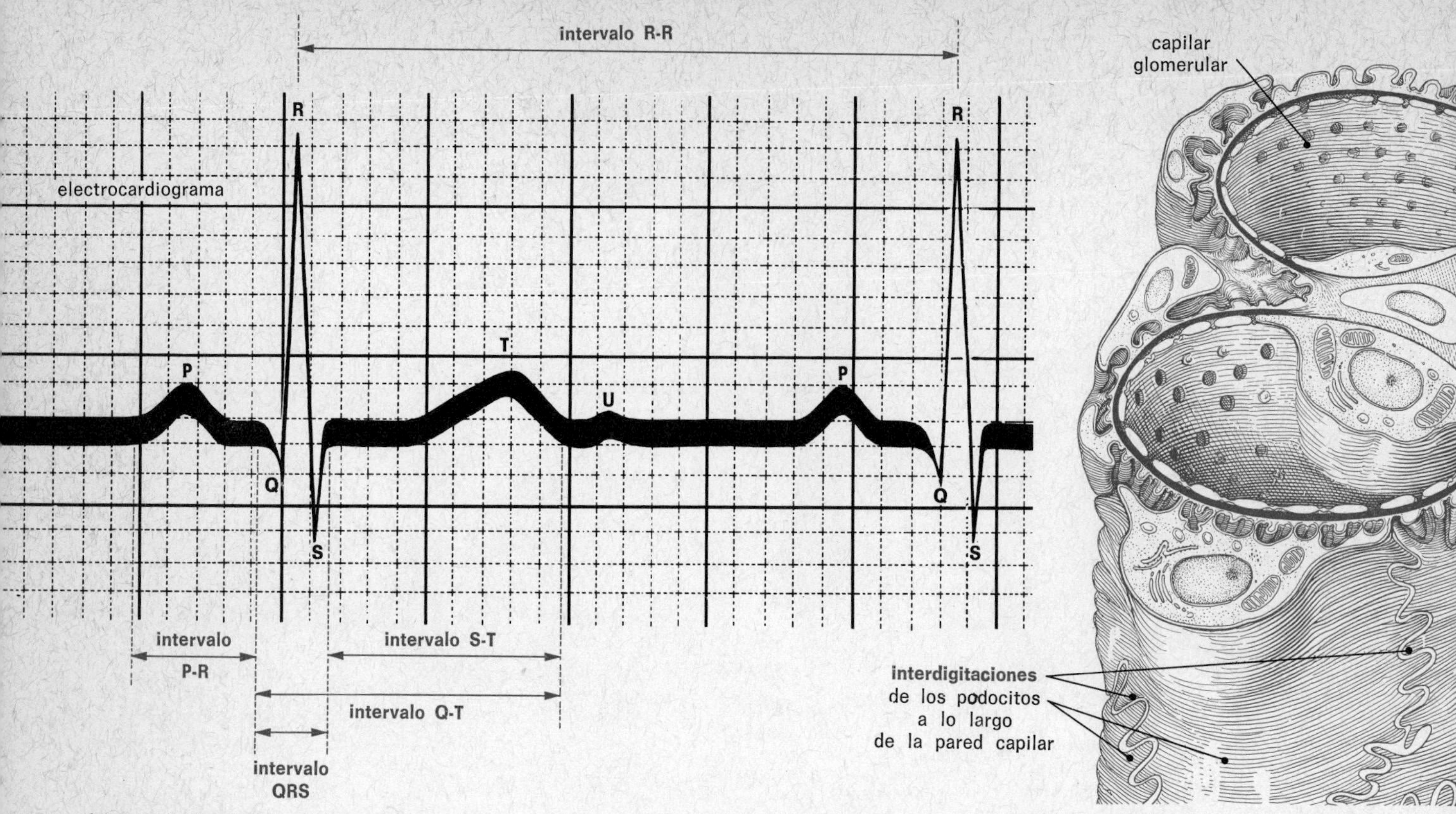

interauricular *(interatrial).* Situado entre las aurículas cardiacas.

intercadencia *(intercadence).* Pulso extra entre dos latidos regulares.

intercalar *(intercalary, intercalate).* **1.** Que ocurre entre partes; también llamado interpolado e interpuesto. **2.** Interponer o insertar entre otros; interpolar.

intercambiador de iones *(ion exchanger).* **1.** Sustancia sólida que se usa en el intercambio iónico. **2.** Aparato que se usa para realizar el intercambio iónico.

intercambio iónico *(ion exchange).* Reacción química entre un sólido insoluble y una solución que rodea al sólido por la que se intercambian iones de carga similar; se usa en la separación de isótopos radiactivos y en el tratamiento de aguas.

interclavicular *(interclavicular).* Situado entre las clavículas.

intercondíleo *(intercondylar).* Situado entre dos cóndilos.

intercostal *(intercostal).* Situado entre costillas sucesivas.

intercurrente *(intercurrent).* Que ocurre en el curso de una enfermedad preexistente.

interdental *(interdental).* Entre los dientes.

interdenticio *(interdentium).* Espacio entre dos dientes adyacentes.

interdigitación *(interdigitation).* **1.** Ajuste entre estructuras por medio de prolongaciones digitales. **2.** Las prolongaciones así ajustadas.

interdigital *(interdigital).* Entre los dedos.

interepitelial *(interepithelial).* Situado o que pasa entre células epiteliales.

interescapular *(interscapular).* Situado entre las escápulas.

interespacio *(interspace).* Espacio entre dos estructuras similares.

interespinoso *(interspinal).* Entre las apófisis espinosas de dos vértebras.

interfalángico *(interphalangiel).* Situado entre dos falanges contiguas de los dedos.

interfase. 1 *(interphase).* Intervalo entre dos divisiones mitóticas sucesivas; fase en la que la célula no se divide; llamada impropiamente «fase de reposo». 2 *(interface).* Superficie que forma un límite común a 2 cuerpos.

interfásico *(interfacial).* Relativo a una interfase.

interferencia *(interference).* **1.** Coincidencia de las ondas formadas en diversos medios, de tal manera que las crestas de una serie corresponden a los valles de otra; cuando se cruzan, se refuerzan una a otra en ciertos puntos y se neutralizan en otros. **2.** Colisión de dos ondas de excitación en el miocardio que se ve en latidos de fusión. **3.** En la disociación auriculoventricular, trastorno en el ritmo de los ventrículos cardiacos por un impulso originado en la aurícula. **4.** Superinfección, como la que ocurre cuando las células están expuestas a dos virus.

interferón *(interferon).* Sustancia proteica producida por las células del organismo en respuesta a la invasión por virus u otros parásitos intracelulares; obstaculiza la síntesis de nuevos virus y es eficaz contra ciertas infecciones parasitarias por protozoos, como el paludismo.

interictal *(interictal).* Relativo al intervalo entre convulsiones.

interlobular *(interlobar).* Situado entre dos lóbulos.

intermediario *(intermediate).* Sustancia formada en el curso de reacciones químicas que participa después rápidamente en reacciones ulteriores, por lo que en cualquier momento está presente sólo en concentraciones insignificantes.

i. metabólico, cada una de las sustancias que aparecen en el curso de las reacciones del metabolismo.

intermenstrual *(intermenstrual).* Designa el intervalo entre dos períodos menstruales consecutivos.

intermitencia *(intermittence).* Cualidad de ser recurrente (a menudo a intervalos regulares); que no es continuo.

intermuscular *(intermuscular).* Situado entre los músculos.

interneurona *(interneuron).* Neurona excitadora o inhibidora del sistema nervioso central situada entre la neurona aferente primaria y la motora final; generalmente posee un margen limitado de acción.

internista *(internist).* Especialista en medicina interna.

interno *(intern).* **1.** Licenciado en medicina que recibe enseñanza práctica supervisada ayudando a la asistencia médica y quirúrgica de pacientes en un hospital. **2.** Situado en el interior, lejos de la superficie.

internodal *(internodal).* Entre dos nódulos; se aplica al segmento de una fibra nerviosa situado entre dos nódulos sucesivos.

internuclear *(internuclear).* Entre dos núcleos.

internuncial *(internuncial).* Dícese de un agente o parte conectora, como una célula nerviosa que conecta otras dos células nerviosas.

interoceptor *(interoceptor).* Terminación nerviosa sensitiva localizada en los tejidos viscerales y vasos sanguíneos y que recibe estímulos de los mismos.

interóseo *(interosseous).* Que conecta o está situado entre dos huesos.

interplantar *(interplanting).* En embriología experimental, transferir una parte de un embrión a otro embrión en un medio indiferente.

interpretación *(interpretation).* En psicoanálisis, proceso por el que el terapeuta explica al paciente el significado de un aspecto particular de sus problemas.

i. de papeles, método de tratamiento de los conflictos emocionales basado en la asunción de distintos papeles por parte del sujeto.

interproximal *(interproximal).* Entre superficies adyacentes, como el espacio entre dientes adyacentes en el mismo arco dentario.

interradicular *(interradicular).* Situado entre las raíces de un diente.

interseptal *(interseptal).* Situado entre dos tabiques.

intersexual *(intersex).* Hermafrodita.

intersexualidad *(intersexuality).* Véase hermafroditismo.

intersticio *(interstitium).* **1.** Estructuras, como fibras, situadas entre partes corporales, que forman un armazón de soporte que une los órganos entre sí. **2.** Espacio pequeño en las sustancias de un órgano o tejido.

intertriginoso *(intertriginous).* Caracterizado o relacionado con el intertrigo.

intertrigo *(intertrigo).* Erupción de la piel que ocurre entre dos superficies adyacentes, como entre el escroto y el muslo.

intertrocantérico *(intertrochanteric).* Situado entre los dos trocánteres del fémur.

intervalo *(interval).* **1.** Lapso de tiempo entre dos acontecimientos o entre la recurrencia de dos episodios similares de la misma enfermedad. **2.** Distancia entre dos objetos. **3.** Discontinuidad en un proceso continuo.

i. de acoplamiento, intervalo entre una extrasístole y el latido normal que la precede.

i. lúcido, período de claridad mental que ocurre en el curso de un trastorno mental.

i. P-P, distancia entre los mismos puntos en dos ondas P consecutivas del electrocardiograma.

i. P-R, tiempo de conducción auriculoventricular, medido desde el comienzo de la onda P al del complejo QRS del electrocardiograma; incluye el tiempo necesario para la despolarización y repo-

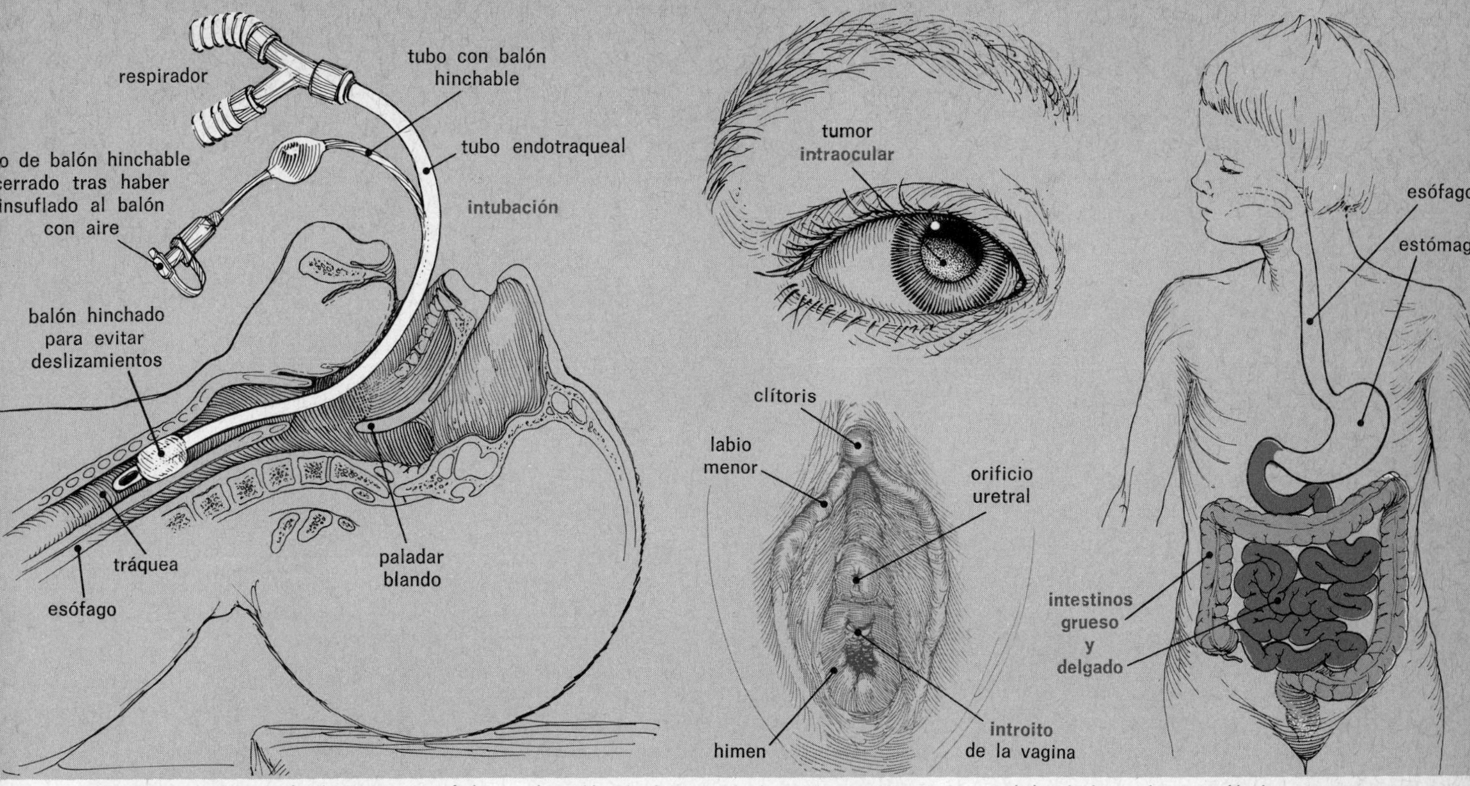

larización auriculares, más el retraso normal de excitación del nódulo auriculoventricular.

i. Q-R, intervalo entre el comienzo del complejo QRS y el pico de la onda R del electrocardiograma.

i. QRS, duración del complejo QRS, que representa la medida de la despolarización ventricular total.

i. Q-T, intervalo entre el comienzo de la onda Q y el final de la onda T del electrocardiograma; mide la duración de la sístole eléctrica.

i. R-R, intervalo entre dos complejos QRS consecutivos del electrocardiograma.

i. S-T, el que sigue al QRS; corresponde a una fase de repolarización ventricular débil y lenta y otra (onda T) más activa y rápida.

intervelloso *(intervillous).* Situado entre vellosidades.

intervertebral *(intervertebral).* Entre dos vértebras.

intestinal *(intestinal).* Relativo al intestino.

intestino *(intestine).* Parte del aparato digestivo que va del estómago al ano.

i. anterior, porción cefálica del tracto digestivo primitivo del embrión; también llamado intestino cefálico.

i. caudal, parte inferior del tracto digestivo embrionario.

i. corto, síndrome del, estado que se produce tras la escisión de un segmento extenso de intestino delgado y se caracteriza por diarrea intratable con disminución de la absorción de grasas, vitaminas y otros elementos nutritivos; desemboca en última instancia en malnutrición, anemia y pérdida de peso continua.

i. delgado, parte convoluta del intestino que se extiende desde el estómago al ciego; se divide en tres partes: duodeno, yeyuno e íleon.

i. grueso, parte saculada del intestino que se extiende desde el íleon al ano y forma un arco sobre las asas del intestino delgado; consta de tres partes; ciego, colon y recto.

i. medio, porción media del tracto digestivo embrionario, entre el intestino anterior y el intestino primitivo posterior de la que se desarrollan el íleon y el yeyuno; intestino delgado.

íntima *(intima).* Capa interna de los vasos sanguíneos.

intolerancia *(intolerance).* Reacción desfavorable a una sustancia.

i. hereditaria a la fructosa, defecto metabólico debido a herencia autosómica recesiva; se caracteriza por una deficiencia de aldolasa de fructosa-1-fosfato que causa vómitos e hipoglucemia tras la ingestión de fructosa; la ingestión repetida de fructosa por los niños con este trastorno da lugar a una enfermedad grave; también llamada fructosemia.

i. a la lactosa, intolerancia a la lactosa debida a la presencia de una cantidad inferior a la normal de la enzima lactasa; se manifiesta por espasmos abdominales y diarrea tras la ingestión de leche y productos lácteos.

intorsión *(intorsion).* Desviación hacia adentro, real o aparente, de un ojo o ambos.

intorsor *(intortor).* Músculo, como los extraoculares, que desvía una parte hacia adentro.

intoxicación *(intoxication).* **1.** Envenenamiento. **2.** Alcoholismo agudo; véase alcoholismo.

intra- *(intra-).* Prefijo que significa dentro de.

intraabdominal *(intra-abdominal).* Situado en el interior del abdomen.

intraarticular *(intra-articular).* Situado en una cavidad articular.

intracapsular *(intracapsular).* Dentro de una cápsula, especialmente articular.

intracardiaco *(intracardiac).* Situado en el interior del corazón.

intracatéter *(intracatheter).* Tubo de plástico fino insertado en el interior de una vena para inyecciones, infusiones y vigilancia de la presión venosa.

intracelular *(intracellular).* Situado o que ocurre dentro de la célula.

intracerebral *(intracerebral).* Dentro del cerebro.

intracostal *(intracostal).* Situado en la superficie interna de una costilla o costillas.

intracraneal *(intracranial).* Dentro del cráneo.

intracutáneo *(intracutaneous).* Entre las capas de la piel.

intradérmico *(intradermal).* Dentro de la dermis (capa de la piel también llamada piel verdadera).

intradural *(intradural).* Situado dentro de la duramadre, la membrana más externa de las que rodean el cerebro y la medula espinal.

intraepitelial *(intraepithelial).* Situado en el interior de las células epiteliales o que pasa a través de las mismas.

intrahepático *(intrahepatic).* Situado dentro del hígado.

intraluminal *(intraluminal).* Dentro de la luz de un túbulo o estructura tubular.

intramedular *(intramedullary).* Dentro de la medula ósea o espinal.

intramembranoso *(intramembranous).* Entre las capas de una membrana.

intramolecular *(intramolecular).* Que ocurre o está situado dentro de una molécula.

intramural *(intramural).* Situado en el interior de la pared de un órgano o cavidad.

intramuscular *(intramuscular).* Dentro de la sustancia de un músculo.

intranasal *(intranasal).* Situado o que ocurre dentro de la cavidad nasal.

intraneural *(intraneural).* Dentro de un nervio.

intraocular *(intraocular).* En el interior del globo ocular.

intraoral *(intraoral).* Dentro de la boca.

intraorbitario *(intraorbital).* En el interior de la órbita.

intraóseo *(intraosseous).* Dentro del tejido óseo.

intraperitoneal *(intraperitoneal).* En el interior de la cavidad peritoneal.

intrapsíquico *(intrapsychic).* Que ocurre dentro de la mente.

intrapulmonar *(intrapulmonary).* En el interior de los pulmones.

intrarrenal *(intrarenal).* Situado dentro de los riñones.

intratecal *(intrathecal).* Dentro de una vaina.

intratorácico *(intrathoracic).* Dentro de la cavidad torácica.

intrauterino *(intrauterine).* Dentro del útero.

intravascular *(intravascular).* En el interior de los vasos sanguíneos o linfáticos.

intravenoso *(intravenous).* Dentro de las venas.

intraventricular *(intraventricular).* En el interior de un ventrículo cardiaco o cerebral.

intrínseco *(intrinsic).* Perteneciente a o situado completamente en una parte.

intro- *(intro-).* Prefijo que significa en o hacia el interior de.

introito *(introitus).* Entrada a una cavidad u órgano hueco.

intromisión *(intromission).* Inserción, introducción.

introspección *(introspection).* Examen de los procesos mentales de uno mismo.

introversión *(introversion).* **1.** Preocupación por los propios intereses y experiencias. **2.** Proceso de volver un órgano o parte hacia adentro.

introvertido *(introvert).* Persona cuyos pensamientos giran predominantemente en torno a sí mismo.

introvertir *(introvert).* Dar la vuelta hacia adentro.

introyección *(introjection).* Asimilación simbólica inconsciente de un objeto amado u odiado, haciéndolo parte de uno mismo.

intubación *(intubation).* **1.** Introducción de un tubo en el interior de un conducto. **2.** Inserción de

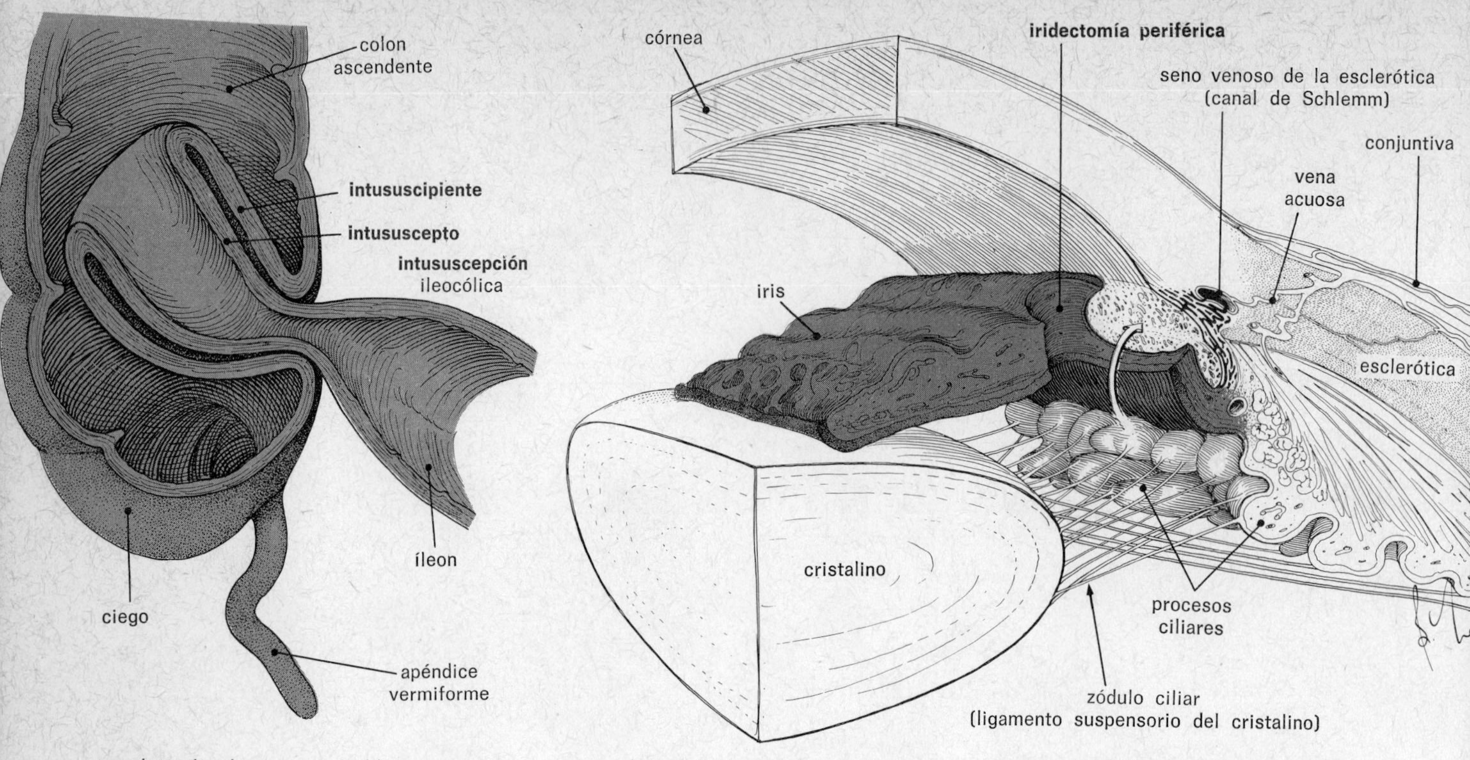

un tubo en la tráquea para permitir la entrada de aire a los pulmones.

intubador *(intubator).* Instrumento que se usa para introducir un tubo en la tráquea.

intubar *(intubate).* Introducir un tubo en la tráquea o la laringe.

intumescencia *(intumescence).* Tumefacción, hinchazón.

intumescente *(intumescent).* Que aumenta de tamaño, que se hincha.

intumescer *(intumesce).* Hinchar.

intususcepción *(intussusception).* Estado en el que una parte del intestino se desliza en el interior de la luz de un segmento adyacente; ocurre principalmente en la unión ileocecal, causando síntomas abdominales agudos; se observa más frecuentemente en los niños.

intususcepto *(intussusceptum).* Segmento interior o invaginado de intestino en la intususcepción.

intususcipiente *(intussuscipiens).* Porción externa de intestino que rodea al segmento interno en una intususcepción.

inulina *(inulin).* Polisacárido de fructosa que se encuentra en las raíces y tallos subterráneos de diversas plantas; se usa en las pruebas de la función renal como medida del índice de filtración glomerular, puesto que se filtra en el glomérulo y no es secretada ni reabsorbida por los túbulos.

in utero. Expresión latina que significa en el útero.

in vacuo. Expresión latina que significa en vacío.

invaginación *(invagination).* Envoltura o pliegue de una parte sobre sí misma.

invaginar *(invaginate).* Volver sobre sí mismo o rodear; envolver; plegar una parte dentro de otra parte de la misma estructura.

inválido *(invalid).* Persona incapacitada por una enfermedad crónica.

invasión *(invasion).* **1.** Propagación de un tumor maligno a tejidos adyacentes. **2.** Comienzo de una enfermedad.

invasor *(invasive).* Que tiene tendencia a extenderse o invadir tejido sano.

inventario de la personalidad *(personality inventory).* Test psicológico para la evaluación de las características personales; suele consistir en una lista comprobatoria que contesta la persona sobre ella misma.

inversión *(inversion).* **1.** Rotación de dentro hacia afuera. **2.** Toda alteración de la relación normal con otros órganos. **3.** En genética, aberración cromosómica que resulta de la fragmentación de un cromosoma por dos roturas, seguida de giro completo del fragmento y refusión de los bordes.

i. sexual, cambio aparente al sexo opuesto, como en ciertos individuos seudohermafroditas.

i. del útero, vuelta del interior del útero hacia fuera, con exposición de la membrana que lo tapiza (endometrio).

inversor *(invertor).* Músculo que vuelve una parte hacia dentro.

invertebrado *(invertebrate).* Perteneciente a los invertebrados. Antigua división del reino animal que comprende los animales que no tienen columna vertebral.

invertina *(invertase).* Enzima que convierte la sacarosa en glucosa y fructosa; se encuentra en el intestino delgado; también llamada sucrasa e invertasa.

invertir *(invert).* Volver al revés, cabeza abajo.

invertosa *(invertose).* Azúcar invertido; mezcla de glucosa y fructosa a partes iguales.

investigación *(research).* Experimentación.

inviable *(nonviable).* Incapaz de vivir.

in vitro. Expresión latina; en un medio fuera del organismo, generalmente en un tubo de ensayo o medio artificial similar.

in vivo. Expresión latina que significa en el organismo vivo.

involución *(involution).* **1.** Lo opuesto a evolución. **2.** Proceso retrógrado del que resulta la disminución del tamaño de un tejido, como la recuperación del tamaño normal del útero tras el parto o la atrofia de tejidos y órganos en la senectud.

involucro *(involucrum).* Lámina a manera de envoltura de nuevo tejido óseo, como el que se desarrolla alrededor de hueso necrosado en respuesta a la infección.

involuntario *(involuntary).* **1.** Realizado con independencia de la libre voluntad propia. **2.** No realizado voluntariamente.

involutivo *(involutional).* Relativo a la involución.

inyección *(injection).* **1.** Acto de forzar o llevar un líquido al interior de una parte, como el tejido subcutáneo o una cavidad corporal. **2.** Líquido inyectado. **3.** Condición de estar inyectado; también llamado congestión e hiperemia.

i. retrógrada, introducción de una solución en un órgano en sentido contrario al flujo, como la inyección de una solución radiopaca en el riñón a través del uréter.

inyectable *(injectable).* Sustancia que puede ser inyectada.

inyectar *(inject).* Introducir un líquido en una parte.

inyector *(injector).* Instrumento para administrar inyecciones.

i. a chorro, máquina que, mediante una presión alta, fuerza un líquido a través de un pequeño orificio a alta velocidad; el líquido es así capaz de penetrar la piel intacta sin ocasionar dolor.

ion *(ion).* Átomo o grupo de átomos o moléculas que han adquirido una carga eléctrica ganando (cationes) o perdiendo (aniones) electrones.

i. dipolar, ion provisto de una carga positiva y otra negativa; los aminoácidos son los iones dipolares más notables y contienen el grupo NH_3 cargado positivamente y el grupo COO cargado negativamente; también llamado zwitterion.

iónico *(ionic).* Relativo a los iones o que los contiene.

i. intercambiador, 1. Sustancia sólida empleada en el intercambio iónico. **2.** Aparato empleado para realizar el intercambio iónico.

i. intercambio, reacción química entre un sólido insoluble y una solución que lo rodee, a través de la cual se produce el intercambio de iones de igual carga; se emplea para la separación de isótopos y en el tratamiento de aguas para ablandarlas.

i., par, dos partículas de carga opuesta que se forman durante la interacción de la radiación con la materia.

ionización *(ionization).* Producción de iones (átomos o moléculas cargados eléctricamente) a partir de átomos o moléculas neutros; la radiación crea iones mediante la dislocación de electrones cargados negativamente de los átomos sobre los que actúa.

ionizar *(ionize).* Separar en iones, total o parcialmente.

iontoforesis *(iontophoresis).* **1.** Término sugerido para expresar el movimiento de iones a través de un campo eléctrico. **2.** Introducción de los iones de una medicación a través de la piel intacta por medio de una corriente eléctrica; también llamada transferencia de iones, ionización y medicación iónica.

IP, i.p. *(I.P., i.p.).* Abreviatura de intraperitoneal.

ipeca, ipecacuana *(ipecac, ipecacuanha).* Raíz seca de *Cephaelis ipecacuanha* o *Cephaelis acuminata,* arbusto de América del Sur; se usa como emético, expectorante y en el tratamiento de la disentería amebiana.

i., jarabe de, suspensión de alcaloides de ipecacuana que induce vómitos.

ipsilateral *(ipsilateral).* Que ocurre o está en el mismo lado; p. ej., los síntomas que se dan en el mismo lado de una lesión cerebral.

Ir *(Ir).* Símbolo químico del elemento iridio.

ira *(rage).* Furor intenso y violento.

iridectomía *(iridectomy).* Escisión quirúrgica de una porción del iris.

i. periférica, extirpación quirúrgica de una porción diminuta de la periferia del iris, como en el tratamiento del glaucoma de ángulo estrecho.

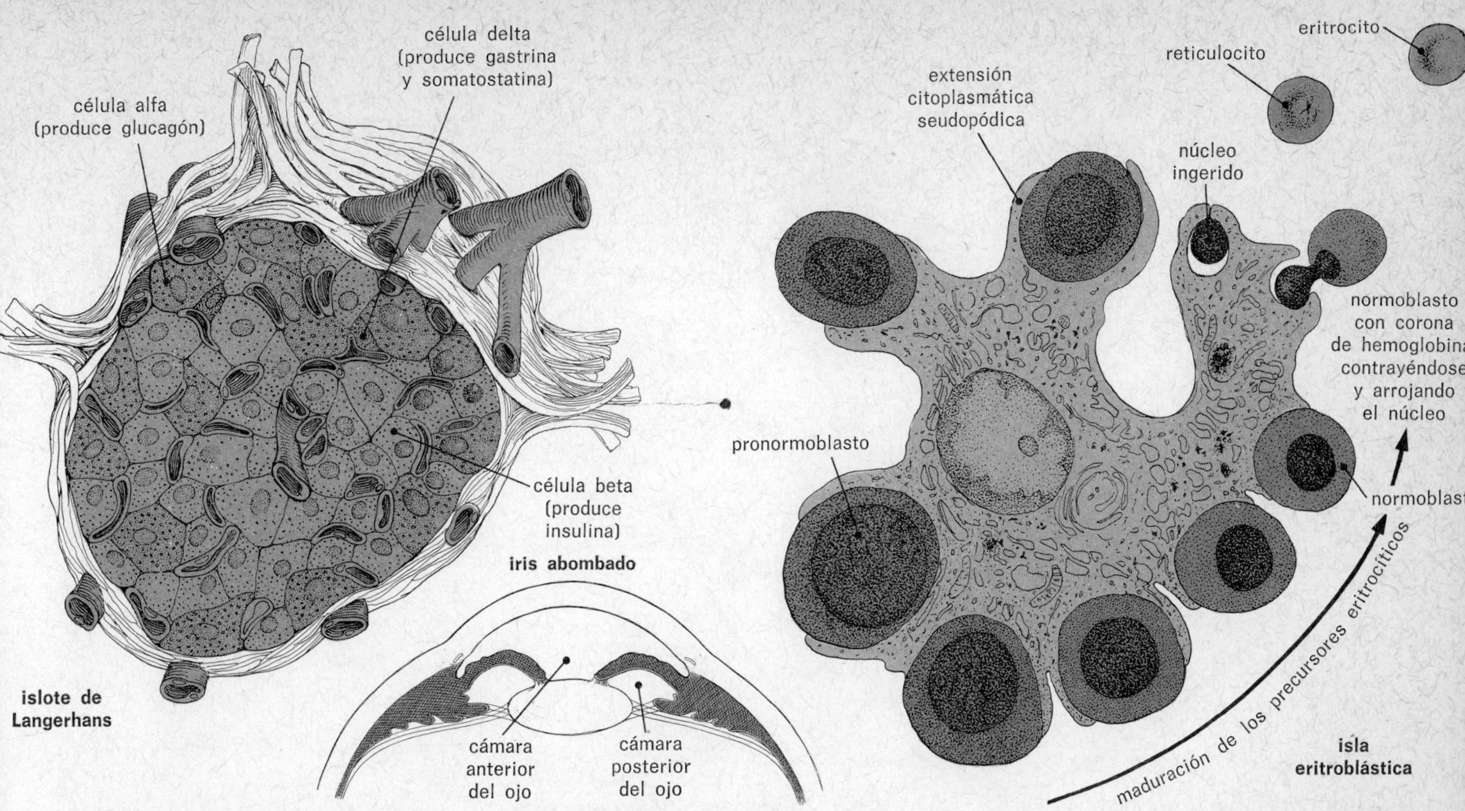

iridemia *(iridemia).* Hemorragia en el iris.

iridencleisis *(iridencleisis).* Una de las operaciones de filtración en el glaucoma, en la que una porción del iris se corta e incarcera en una incisión del borde de la córnea para drenar el líquido de las cámaras anterior y posterior del ojo.

iridesis *(iridesis).* Procedimiento quirúrgico en el que se exterioriza una porción del iris mediante un corte en la córnea, fijándola con una sutura.

irídico *(iridic).* Relativo al iris.

iridio *(iridium).* Elemento metálico de color amarillo blancuzco; símbolo Ir, número atómico 77, peso atómico 192,2; de todos los elementos químicos, el de mayor resistencia a la corrosión.

iridiscente *(iridescent).* De colorido brillante, metálico y cambiante.

iridización *(iridization).* Halo multicolor alrededor de una luz brillante observado por personas afectas de glaucoma.

irido- *(irido-).* Forma prefija que significa iris.

iridocapsulitis *(iridocapsulitis).* Inflamación del iris y la cápsula del cristalino.

iridocele *(iridocele).* Protrusión de una porción del iris a través de un defecto o herida de la córnea.

iridociclectomía *(iridocyclectomy).* Escisión quirúrgica del iris y el cuerpo ciliar.

iridociclitis *(iridocyclitis).* Inflamación del iris y el cuerpo ciliar; también denominada uveítis anterior.

iridocinesis *(iridokinesia, iridokinesis).* Movimiento del iris que da lugar a la contracción y dilatación de la pupila.

iridocoloboma *(iridocoloboma).* Ausencia congénita de una porción del iris.

iridoconstrictor *(iridoconstrictor).* **1.** Que causa contracción de la pupila, como un nervio o compuesto químico. **2.** Fibras musculares circulares del iris.

iridocoroiditis *(iridochoroiditis).* Inflamación del iris y la capa vascular del ojo.

iridodiálisis *(iridodialysis).* Separación de una porción del iris de su inserción en el cuerpo ciliar.

iridodilatador *(iridodilator).* Que causa dilatación de la pupila; se denominan así las fibras nerviosas ciliares simpáticas que inervan el músculo dilatador de la pupila o cualquier compuesto químico que causa constricción de dicho músculo.

iridodonesis *(iridodonesis).* Temblor anormal del iris con el movimiento del ojo, como ocurre en la luxación parcial (subluxación) del cristalino.

iridomalacia *(iridomalacia).* Reblandecimiento degenerativo del iris como resultado de enfermedad.

iridoplejía *(iridoplegia).* Parálisis del iris.

iridoqueratitis *(iridokeratitis).* Inflamación del iris y de la córnea.

iridosclerotomía *(iridosclerotomy).* Incisión de la esclerótica y del borde del iris.

iridotomía *(iridotomia).* Incisión en el iris.

iris *(iris).* Parte del ojo de forma circular, situada entre la córnea y el cristalino y que separa las cámaras anterior y posterior del ojo; la contracción del iris altera el tamaño de la pupila; su cantidad de pigmento determina el color del ojo.

i. abombado, abultamiento anterior del iris causado por la presión del humor acuoso de la cámara posterior, que no puede pasar a la cámara anterior por adherencia del borde pupilar del iris a la superficie anterior del cristalino.

i., espasmo clónico del, contracciones espasmódicas rítmicas y dilatación de la pupila.

irítico *(iritic).* Relativo a la iritis.

iritis *(iritis).* Inflamación del iris.

irracional *(irrational).* Contrario a la razón o a los principios de la lógica.

irradiación *(irradiation).* **1.** Exposición a la acción de las radiaciones. **2.** Terapéutica por exposición a la radiación.

irradiar *(radiate, irradiate).* **1.** Exponer a radiación. **2.** Emitir radiaciones. **3.** Extenderse en todas direcciones desde un centro.

irreductible *(irreducible).* Que no puede reducirse o hacerse más simple.

irresecable *(nonresectable).* Que no puede ser resecado; dícese de un tumor que no se puede extirpar.

irresponsabilidad *(irresponsibility).* Estado de quien no es responsable.

i. criminal, estado en el que no se es responsable de actos criminales debido a una tara o trastorno mental.

irrigación *(irrigation).* **1.** Lavado de una herida o cavidad corporal con una corriente de líquido. **2.** Circulación sanguínea local o general.

irrigar *(irrigate).* **1.** Lavar una herida o cavidad corporal con agua o un líquido medicamentoso. **2.** Perfundir la circulación sanguínea un órgano o tejido.

irritabilidad *(irritability).* **1.** Respuesta a los estímulos. **2.** Respuesta exagerada a los estímulos.

irritación *(irritation).* **1.** Inflamación incipiente de una parte del cuerpo. **2.** Acción de desencadenar una reacción (normal o exagerada) en los tejidos.

irritante *(irritant).* **1.** Que causa irritación. **2.** Estímulo.

iscuria *(ischuria).* Supresión o retención de orina.

isla *(island).* Estructura o acúmulo de células en aislamiento.

i. eritroblástica, una o dos células reticulares de la medula ósea rodeadas de normoblastos en varios estadios de desarrollo; las células reticulares fagocitan los núcleos expelidos de los normoblastos en desarrollo inmediatamente antes de su liberación en los capilares medulares como eritrocitos; también ingieren hematíes dañados o rotos, conservando su hierro en forma de ferritina.

i. de Langerhans, islote de Langerhans; véase islote.

i. de Reil, véase ínsula.

Islandia, enfermedad de *(Iceland disease).* Neuromiastenia epidémica; véase neuromiastenia.

islote *(islet).* Isla pequeña.

i. de Langerhans, acúmulo de células del páncreas que produce insulina; también llamado isla de Langerhans e islote pancreático.

-ismo *(-ism).* Sufijo que indica (a) afección o estado anormal; (b) cualidad característica; (c) proceso o acción.

iso- *(iso-, is-).* Prefijo que significa idéntico, igual o similar.

isoaglutinina *(isoagglutinin).* Anticuerpo dirigido contra los sitios antigénicos de los hematíes de individuos de la misma especie y que ocasiona la aglutinación de dichas células.

isoalelo *(isoallele).* Gen alélico normal que sólo puede distinguirse de otros genes normales por diferencias en la expresión de un rasgo dominante cuando se aparea con otro gen en una persona heterocigótica.

isoanticuerpo *(isoantibody).* Anticuerpo producido por un individuo que reacciona con antígenos de otro individuo de la misma especie.

isoantígeno *(isoantigen).* Antígeno homólogo; antígeno producido por un individuo que incita la formación de anticuerpos en otro individuo de la misma especie; también llamado aloantígeno.

isóbara *(isobar).* **1.** Una de dos o más especies atómicas que tienen el mismo peso atómico, pero no necesariamente el mismo número atómico. **2.** Línea en una gráfica que conecta los puntos de igual presión barométrica en un momento dado.

isobárico *(isobaric).* Relativo a átomos que tienen el mismo peso.

isocelular *(isocellular).* Formado por células de tamaño y características similares.

isocoria *(isocoria).* Igualdad de tamaño de las pupilas.

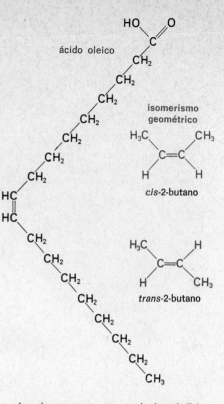

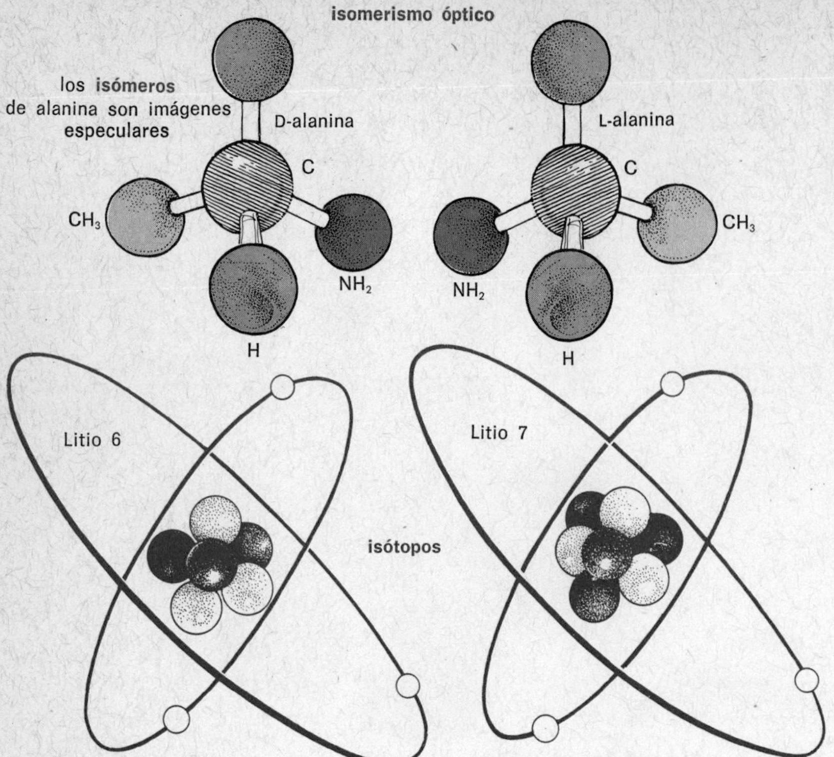

ácido oleico

isomerismo geométrico

cis-2-butano

trans-2-butano

isocórtex *(isocortex)*. Parte de la corteza cerebral no olfatoria, la filogenéticamente más joven; se llama así porque sus capas celular y fibrosa se distribuyen de modo uniforme; también llamado neocórtex y neopalio.

isocromático *(isochromatic)*. De color uniforme o igual.

isocromosoma *(isochromosome)*. Cromosoma de dos brazos idénticos que resulta de la división transversal, en lugar de longitudinal, del centrómero durante la meiosis.

isodinámico *(isodynamic)*. De igual fuerza.

isoeléctrico *(isoelectric)*. Que posee el mismo número de cargas positivas y negativas; eléctricamente neutro; dícese de ciertas moléculas.

isoenzima *(isoenzyme)*. Véase isozima.

isogameto *(isogamete)*. Gameto que tiene el mismo tamaño que aquel al que se une.

isogamia *(isogamy)*. Conjugación o fusión de gametos morfológicamente idénticos.

isogénico *(isogeneic, isogenic)*. Genéticamente similar.

isohemaglutinina *(isohemagglutinin)*. Anticuerpo que aglutina las células sanguíneas de otro individuo de la misma especie; anticuerpos de los grupos sanguíneos.

isohemolisina *(isohemolysin)*. Homolisina; anticuerpo específico de un individuo que reacciona con los antígenos de hematíes de otro individuo de la misma especie, dando lugar a destrucción celular.

isohemólisis *(isohemolysis)*. Disolución de hematíes causada por la reacción entre antígenos específicos presentes en las células y anticuerpos (isohemolisinas) de otro individuo de la misma especie.

isoinjerto *(isograft)*. Véase isotrasplante.

isoinmunización *(isoimmunization)*. Desarrollo de una concentración significativa de un anticuerpo específico estimulada por la presencia de antígenos de otro individuo de la misma especie, como cuando células fetales u otras proteínas ganan acceso a la circulación materna, dando lugar a la inmunización materna frente a los antígenos paternos presentes en el material fetal.

isoleucina *(isoleucine)*. Aminoácido esencial.

isólogo *(isologous)*. Caracterizado por un genotipo idéntico; también llamado isoplástico.

isomerasa *(isomerase)*. Enzima que cataliza la conversión de una sustancia en su forma isomérica; p. ej., isomerasa del fosfato de glucosa.

isomérico *(isomeric)*. Relativo al isomerismo o que lo presenta.

isomerismo *(isomerism)*. Existencia de un compuesto en dos o más formas que poseen composición porcentual y peso molecular iguales, pero difieren en las propiedades químicas y físicas y en la disposición de los átomos en la molécula.

i. de cadena, forma de isomerismo estructural en la que varían los enlaces de la cadena básica de carbono.

i. estructural, isomerismo que afecta los mismos átomos en fórmulas estructurales diferentes.

i. geométrico, aquel en el que está restringida la rotación libre alrededor de un enlace de carbono.

i. óptico, estereoisomerismo que afecta la disposición de los radicales de los carbonos asimétricos que pueden rotar en el plano de luz polarizada que pasa a través de la sustancia.

isomerización *(isomerization)*. Proceso por el que un isómero se convierte en otro, como en la acción de las isomerasas.

isómero *(isomer)*. Cada uno de los compuestos que poseen composición porcentual y peso molecular iguales, pero diferentes propiedades químicas y físicas, debido a una disposición distinta de los átomos en la molécula.

isométrico *(isometric)*. **1.** Designa la contracción de un músculo en la que su tensión aumenta sin que se acorte su longitud; opuesto a isotónico. **2.** De dimensiones iguales.

isomorfismo *(isomorphism)*. Semejanza en forma o estructura.

isoniacida *(isoniazid)*. Hidracida del ácido isonicotínico (INH); se usa en el tratamiento de la tuberculosis.

isoplástico *(isoplastic)*. Véase isólogo.

isopropamida, yoduro de *(isopropamide iodide)*. Compuesto que se usa como agente antiespasmódico y antisecretor.

isopropílico, alcohol *(isopropyl alcohol)*. Alcohol secundario tóxico, $(CH_3)_2CHOH$; se usa en la preparación de cosméticos y medicamentos de uso externo.

isoproterenol, clorhidrato de *(isoproterenol hydrochloride)*. Compuesto cristalino que se usa como estimulante cardiaco y en el tratamiento del asma bronquial; estimulante β-adrenérgico.

isoproterenol, sulfato de *(isoproterenol sulfate)*. Compuesto que se usa en inhalaciones en el tratamiento del asma y el enfisema.

isóptera *(isopter)*. Línea en una representación del campo visual que representa la zona en que la agudeza visual es igual a la deducida con un cartón de examen óptico concreto.

isosexual *(isosexual)*. **1.** Relativo a características de ambos sexos presentes en el mismo individuo. **2.** Indicativo de los rasgos de una persona característicos del sexo al que dicho individuo pertenece.

Isospora. Género de coccidios; algunas especies son parásitas del intestino humano y patógenas.

isostenuria *(isosthenuria)*. Falta de variación de la densidad urinaria, sin relación con la cantidad de líquido ingerido; incapacidad de concentrar o diluir la orina por encima o debajo, respectivamente, de la osmolalidad del plasma, que corresponde generalmente a una densidad de 1,010.

isoterapia *(isotherapy)*. Prevención de una enfermedad usando el agente causante de la misma; p. ej., vacunas.

isotermo *(isothermal)*. Relativo o perteneciente a la misma temperatura.

isotonicidad *(isotonicity)*. **1.** Igualdad de tensión, como entre dos músculos. **2.** Igualdad de presión osmótica, como entre dos soluciones.

isotónico *(isotonic)*. De igual tensión o presión osmótica, generalmente con relación a la concentración osmótica del plasma sanguíneo.

isótopo *(isotope)*. Uno de dos o más elementos químicos en los que todos los átomos poseen el mismo número atómico pero distinto peso atómico debido a diferencias en el número de neutrones en el núcleo; muchos son radiactivos; se designan por el símbolo químico y un exponente que representa el peso atómico, como C^{12} (isótopo del carbono de peso atómico 12).

i. estable, isótopo de un elemento químico que no muestra tendencia a la degradación radiactiva; núclido no radiactivo.

i. radiactivo, el que posee un núcleo inestable que emite radiación ionizante al estabilizarse.

isotoxina *(isotoxin)*. Sustancia tóxica de la sangre o tejidos de un animal que sólo posee toxicidad en otros animales de la misma especie, pero no en el que la contiene.

isotrasplante *(isograft)*. Trasplante de tejido que comprende 2 individuos genéticamente idénticos o casi idénticos, como gemelos o animales con consanguinidad alta; también llamado isoinjerto.

isotrópico *(isotropic)*. Igual en todas las direcciones.

isovalericacidemia *(isovalericacidemia)*. Trastorno del metabolismo de la leucina caracterizado por aumento del ácido isovalérico en suero tras la ingestión de proteínas o durante episodios infecciosos; se asocia a episodios recurrentes de coma, acidosis y sudor maloliente; herencia autosómica

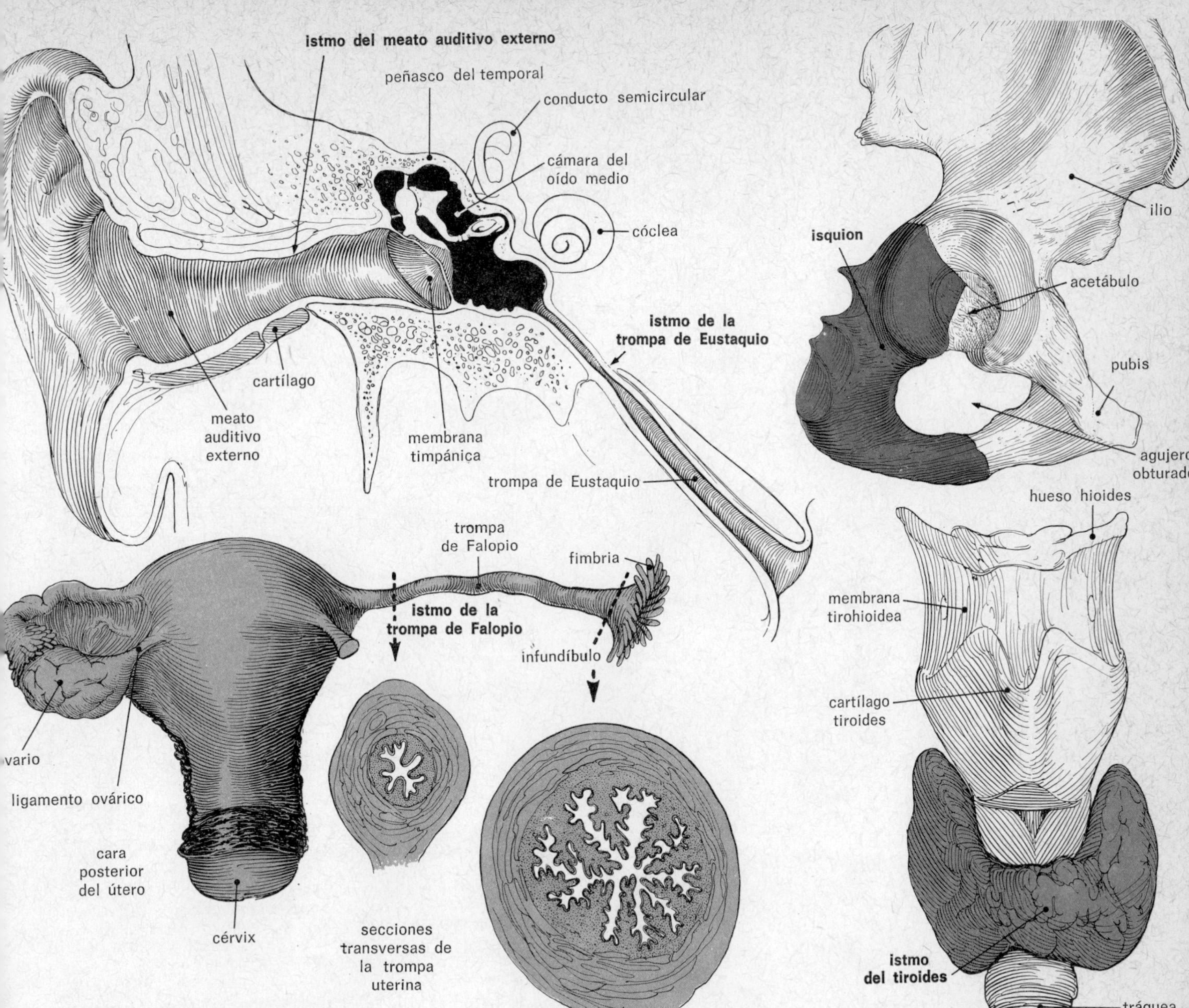

recesiva.

isovolumétrico *(isovolumic, isovolumetric)*. De igual volumen; que ocurre sin una alteración del volumen, como cuando en la sístole ventricular inicial las fibras musculares aumentan inicialmente la tensión sin acortamiento, por lo que el volumen ventricular permanece inalterable.

isozima, isoenzima *(isozyme, isoenzyme)*. Miembro de un grupo de enzimas que catalizan la misma reacción química pero poseen propiedades físicas diferentes.

isquemia *(ischemia)*. Falta de sangre en una zona del organismo debida a obstrucción mecánica o constricción funcional de un vaso sanguíneo.

i. miocárdica, isquemia del músculo cardiaco, debida generalmente a enfermedad cardiaca coronaria.

isquémico *(ischemic)*. Relativo a la deficiencia local de sangre.

isquiático *(ischial)*. Relativo al isquion.

isquio- *(ischio-)*. Forma prefija que hace referencia al isquion (uno de los huesos que forman la pelvis).

isquiodinia *(ischiodynia)*. Dolor de la cadera.

isquion *(ischium)*. El más inferior de los 3 huesos que constituyen cada mitad del hueso de la cadera; hueso sobre el que descansa el cuerpo al sentarse.

istmo *(isthmus)*. **1.** Sección estrecha de tejido que conecta dos porciones de mayor tamaño. **2.** Pasaje estrecho que comunica dos cavidades de mayor volumen.

i. de la aorta, ligera constricción de la aorta entre la arteria subclavia izquierda y el ligamento arterioso.

i. del lóbulo cingulado, parte estrecha posterior de la circunvolución cingulada que se une a la circunvolución del hipocampo; también llamado istmo del lóbulo límbico.

i. del lóbulo límbico, véase istmo del lóbulo cingulado.

i. del meato auditivo externo, parte más estrecha del conducto auditivo, cerca de la unión entre las porciones ósea y cartilaginosa.

i. de la nasofaringe, abertura entre los bordes libres del paladar blando y la pared faríngea posterior.

i. de la orofaringe, abertura estrechada por la que se comunican la boca y la faringe; situado en el intervalo entre los dos arcos palatoglosos; también llamado istmo de las fauces.

i. de la próstata, parte anterior de la base de la glándula prostática.

i. rombencefálico, estrechamiento acusado del cerebro embriónico a partir del cual se forma el velo bulbar anterior; conecta el rombencéfalo con el mesencéfalo.

i. del tiroides, parte central estrecha que conecta los dos lóbulos laterales de la glándula tiroides.

i. de la trompa de Eustaquio, parte más estrecha de dicha trompa, en la unión entre las porciones ósea y cartilaginosa.

i. de la trompa de Falopio, parte estrecha interna de la trompa uterina en su punto de unión con el útero.

i. de la uretra, parte ligeramente estrechada de la uretra, entre las porciones cavernosa y membranosa.

i. del útero, parte elongada y estrechada del útero entre el cérvix y el cuerpo uterino; tiene alrededor de 1 cm de longitud.

i. de Vieussens, anillo o margen de la fosa oval.

iterbio *(ytterbium)*. Tierra rara que tiene la propiedad de que su valencia varía según el entorno; símbolo Yb, número atómico 70, peso atómico 173,04.

-itis *(-itis)*. Sufijo que indica inflamación.

-ito *(ite)*. Sufijo que indica (1) semejante a o de la naturaleza de; (2) en química, una sal; (3) en biología, parte esencial de una estructura.

itrio *(yttrium)*. Elemento metálico; símbolo Y, número atómico 39, peso atómico 88,90; siempre se encuentra con las tierras raras.

IV, i.v. *(IV, i.v.)*. Abreviatura de intravenoso.

Ixodes. Género de garrapatas parasitarias de la familia ixódidos *(Ixodidae)*.

ixodiasis *(ixodiasis)*. Trastorno caracterizado por fiebre y lesiones de la piel causado por garrapatas, especialmente de la familia ixódidos (Ixodidae) (garrapatas duras).

ixódico *(ixodic)*. Relativo a las garrapatas o causado por ellas.

ixódidos *(Ixodidae)*. Familia de garrapatas del orden acarinos *(Acarina)*; transmisores de varias enfermedades entre las que está la parálisis por garrapatas; también llamadas garrapatas duras.

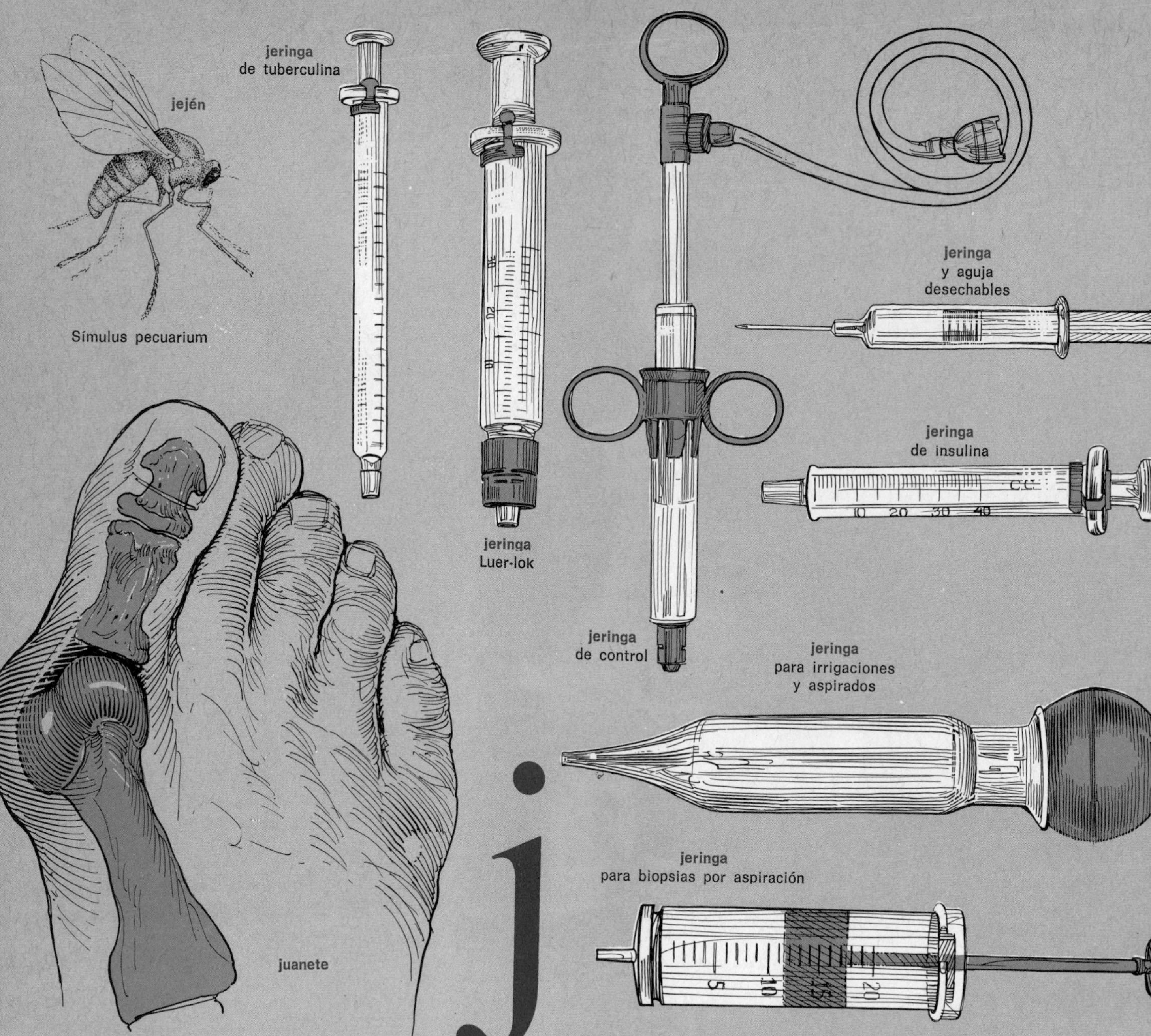

j (j). **1.** Abreviatura de factores sanguíneos de Kidd. **2.** Símbolo de (a) equivalente de julio; (b) intensidad de radiación; (c) intensidad sonora.

jabón *(soap).* Agente limpiador; sal formada por ácidos grasos con el potasio o el sodio.

j. insoluble, sal formada por ácidos grasos y metales distintos del sodio o el potasio; insoluble en agua y carente de propiedades detergentes.

j. de sastre, material pétreo relativamente blando de tacto jabonoso y compuesto principalmente de talco y clorita.

Jackson, síndrome de *(Jackson's syndrome).* Parálisis de un lado de la lengua, paladar y laringe; denominado también síndrome de parálisis del vago espinal hipogloso.

jactación o jactitación *(jactitation).* Agitación, con delirio, en enfermedades agudas; desasosiego extremo.

Jakob-Creutzfeldt, enfermedad de *(Jakob-Creutzfeldt, disease).* Véase enfermedad de Creutzfeldt-Jakob.

jaqueca *(migraine).* Cefalea intensa y recurrente, localizada normalmente en un lado de la cabeza y asociada con náusea, vómitos y trastornos visuales.

jarabe *(syrup).* En farmacia, solución de azúcar en agua que se emplea como vehículo de los ingredientes activos.

jején *(gnat).* Mosca de agua; insecto minúsculo, alado y picador.

j. del búfalo, *Simulus pecuarium;* pequeño jején negro picador, vector de la oncocerciasis u oncocercosis.

Jellinek, signo de *(Jellinek's sign).* Pigmentación parduzca de los párpados observada en casos de hipertiroidismo.

Jensen, enfermedad de *(Jensen's disease).* Véase coriorretinitis.

jerga *(jargon).* **1.** Lenguaje peculiar de un oficio, profesión, clase, etc. **2.** Incoherencia, expresión sin sentido. Véase también parafasia.

jeringa *(syringe).* Instrumento utilizado para inyectar o extraer líquidos.

j. fuente, aparato que consta de un reservorio para agua o soluciones especiales a cuya parte inferior está adaptado un tubo con una boquilla en su extremo; se utiliza para enemas e irrigaciones vaginales (duchas).

j. hipodérmica, jeringa que sirve para introducir remedios líquidos en tejidos subcutáneos a través de una aguja hipodérmica.

jito *(sprue).* En odontología, la cera o metal usados para formar el orificio a través del cual se vierte un material como el oro o la resina en un molde para hacer un vaciado; la pieza desechable de material que llena el orificio se llama mazarota.

joroba *(hunchback).* Cifosis; columna vertebral con curvatura anormal, en giba saliente.

jorobado *(hunchback).* Que tiene una joroba.

juanete *(bunion).* Afección dolorosa del dedo gordo del pie caracterizada por angulación lateral del dedo (hallux valgus), ensanchamiento de la cabeza del primer metatarsiano e inflamación e hinchazón de la bolsa serosa suprayacente; producida por zapatos poco adecuados. Véase hallux valgus.

juego amoroso *(foreplay).* Estimulación sexual que lleva a la cópula erótica.

jugo *(juice).* Secreción digestiva; p. ej., jugo gástrico, jugo pancreático, etc.

julio *(joule).* **1.** Unidad de energía equivalente al trabajo producido cuando una corriente de un amperio pasa durante un segundo a través de una resistencia de un ohmio. **2.** Unidad de energía equivalente al trabajo producido al mover un cuerpo un metro contra una fuerza de un newton.

juramento hipocrático *(hippocratic oath).* Código de conducta ética de la profesión médica, atribuido a Hipócrates.

jurisprudencia médica *(jurisprudence, medical).* Aplicación de los conocimientos médicos a las cuestiones legales, por ej. en casos de muerte por envenenamiento; también recibe el nombre de medicina forense o legal.

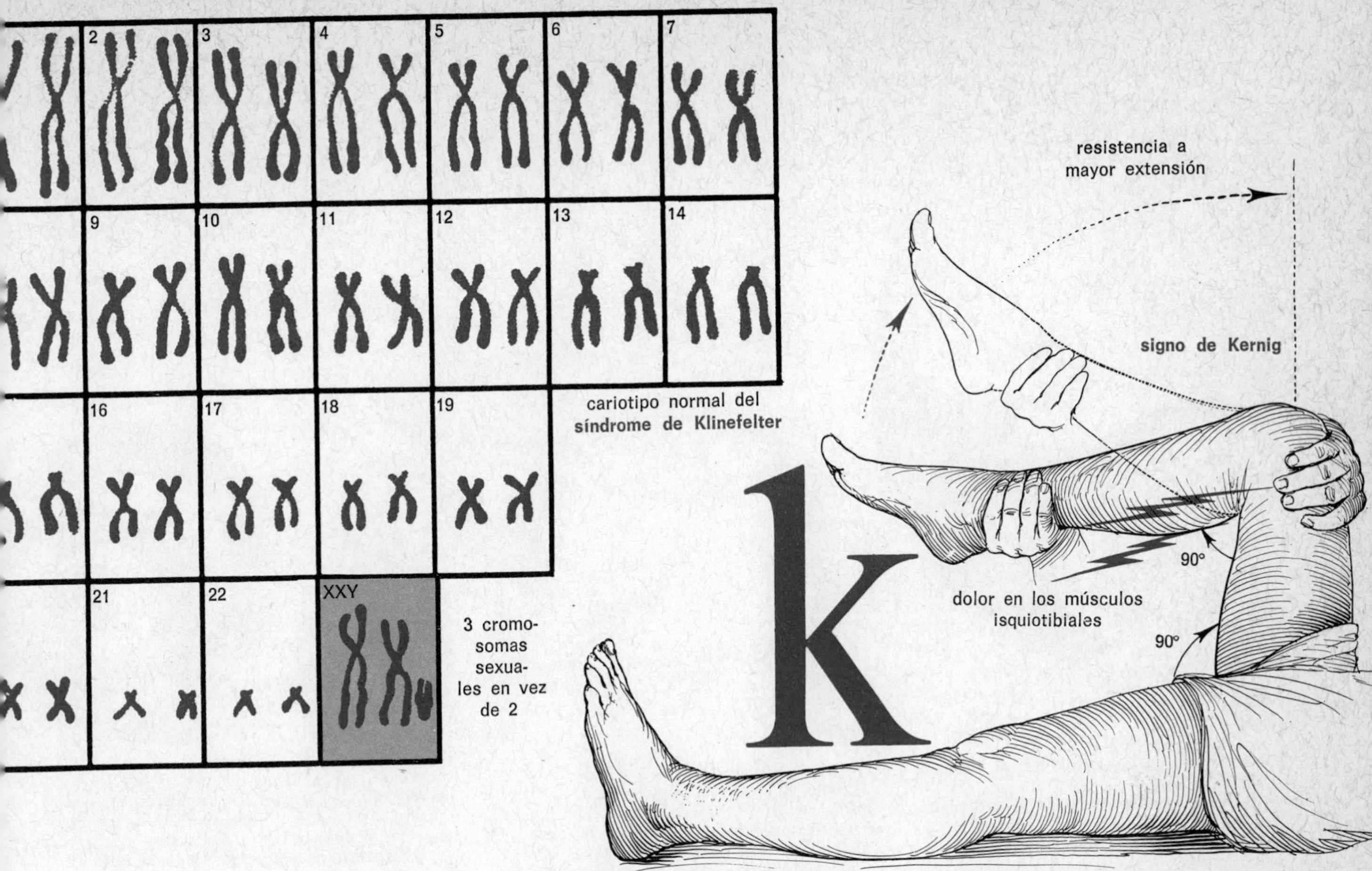

K. Símbolo de (a) constante de disociación; (b) Kelvin (escala de temperatura); (c) potasio.

k. Símbolo de (a) constante; (b) Kelvin (unidad de temperatura).

kala-azar *(Kala azar).* Leishmaniasis visceral; véase leishmaniasis.

Kallmann, síndrome de *(Kallmann's syndrome).* Hipogonadismo con anosmia; véase hipogonadismo.

kappa. 1. Décima letra del alfabeto griego, k, que se utiliza para indicar el décimo lugar en orden de importancia. **2.** Símbolo del décimo átomo de carbono.

Kartagener, síndrome de *(Kartagener's syndrome).* Desplazamiento de las vísceras hacia el lado opuesto del cuerpo (situs inversus) asociado a dilatación de los bronquios (bronquiectasia) y sinusitis crónica.

karyon. En griego, núcleo celular.

Kelvin *(Kelvin).* Relativo a la escala absoluta de temperatura; véase escala absoluta.

Kell, factores sanguíneos de *(Kell blood group).* Factores sanguíneos K y k; antígenos de los eritrocitos determinados por el gen K; anticuerpo para el antígeno K (anti-K) que causa la enfermedad hemolítica del recién nacido; reciben este nombre de una mujer llamada Kell, en la que se descubrieron anticuerpos de este tipo en la sangre.

Kennedy, síndrome de *(Kennedy's syndrome).* Véase síndrome de Foster-Kennedy.

Kerley, líneas de *(Kerley lines).* Líneas B de Kerley; vease línea.

Kernig, signo de *(Kernig's sign).* Incapacidad del paciente para extender completamente la pierna cuando está tendido sobre la espalda, con los muslos en ángulo recto con el tronco; se aprecia en la meningitis.

kev *(kev).* Abreviatura de kiloelectrovoltio ó 1 000 electrovoltios.

kilo- *(kilo-).* Prefijo usado en el sistema métrico que indica un millar; así, un kilogramo indica 1 000 gramos.

kilocaloría *(kilocalorie).* Unidad equivalente a 1 000 calorías.

kilográmetro *(kilogrammeter).* El kilogramo-metro-segundo es una unidad gravitacional de trabajo, igual al trabajo realizado por una fuerza de un kilogramo en una distancia de un metro.

kilogramo *(kg) (kilogram).* 1 000 gramos.

kilolitro *(kl) (kiloliter).* 1 000 litros.

kilovoltio *(kv) (kilovolt).* 1 000 voltios.

Kimmelstiel-Wilson, enfermedad de *(Kimmelstiel-Wilson disease).* Véase síndrome de Kimmelstiel-Wilson.

Kimmelstiel-Wilson, lesión nodular de *(Kimmelstiel-Wilson nodular lesion).* Glomerulosclerosis nodular; véase glomerulosclerosis.

Kimmelstiel-Wilson, síndrome de *(Kimmelstiel-Wilson syndrome).* Trastorno que se da en pacientes con diabetes mellitus de varios años de duración, caracterizado por hipertensión, edema y protenuria asociada con glomerulosclerosis intercapilar; también llamada enfermedad de Kimmelstiel-Wilson.

King-Amstrong unidad de *(King-Amstrong unit).* Unidad King; véase unidad.

Klebsiella. Género de bacterias coliformes, de la familia enterobacteriáceas *(Enterobacteriaceae),* que se compone de microorganismos grammnegativos móviles y no móviles.

K. pneumoniae, agente causante de la neumonía de Friedländer, que se encuentra normalmente en la nariz, boca y tracto intestinal de personas sanas; provoca menos del 10 % de la totalidad de las neumonías bacterianas agudas y se presenta con frecuencia como una invasión secundaria en los pulmones de individuos con enfermedades pulmonares crónicas; denominado también bacilo de Friedländer y neumobacilo.

Klinefelter, síndrome de *(Klinefelter's syndrome).* Forma común de enfermedad genética en los hombres provocada por aberraciones en los cromosomas sexuales; se caracteriza normalmente por piernas largas, testículos muy pequeños, ginecomastia, eunocoidismo, azoospermia y una deficiencia general de los caracteres sexuales secundarios, como la voz grave y la barba; el síndrome exhibe un cariotipo clásico de 47XXY (un cromosoma X extra); también denominado síndrome XXY y disgenesia de los tubos seminíferos.

Klippel-Feil, síndrome de *(Klippel-Feil syndrome).* Defecto congénito provocado primariamente por fusión de dos o más vértebras cervicales, dando lugar a un cuello corto y grueso con movimientos limitados; también llamado síndrome de fusión cervical.

Koch, ley de *(Koch's law).* Postulados de Koch; véase postulado.

Korsakoff, síndrome de *(Korsakoff's syndrome).* Grave afectación de la memoria reciente e incapacidad para aprender nueva información; se ha visto en trastornos que afectan sobre todo al sistema hipocampomamilar del cerebro, en especial por deficiencia de tiamina; normalmente es un rasgo prominente la fabulación; asociado a menudo con enfermedad de Wernicke y denominado por algunos síndrome de Wernicke-Korsakoff; también denominada psicosis de Korsakoff.

Kr *(Kr).* Símbolo químico del elemento criptón.

Krabbe, enfermedad de *(Krabbe's disease).* Enfermedad de la segunda infancia, caracterizada por desmielinización cerebral progresiva y presencia de células fagocíticas globoides en la substancia blanca del cerebro y medula espinal; el desarrollo del niño cesa normalmente; también denominada leucodistrofia de células globoides.

Krebs, ciclo de *(Krebs' cycle).* Ciclo del ácido tricarboxílico; véase ciclo.

Kufs, enfermedad de *(Kufs' disease).* Esfingolipidosis cerebral; véase esfingolipidosis.

kuru *(kuru).* Enfermedad progresiva fatal del sistema nervioso central vista en ciertos nativos de Nueva Guinea causada por un virus lento; también denominada enfermedad de la risa.

Kussmaul, signo de *(Kussmaul's sign).* Gran aumento en la distensión venosa yugular durante la inspiración; se aprecia en pacientes con taponamiento cardíaco.

kv *(kv).* Abreviatura de kilovoltio.

kwashiorkor *(kwashiorkor).* Síndrome de deficiencia nutricional en niños, debido a una inadecuada ingestión de proteínas en relación con las calorías ingeridas; provoca edema, apatía, anorexia, diarrea y lesiones de la piel, con bajas proteínas séricas de forma característica, especialmente albúmina.

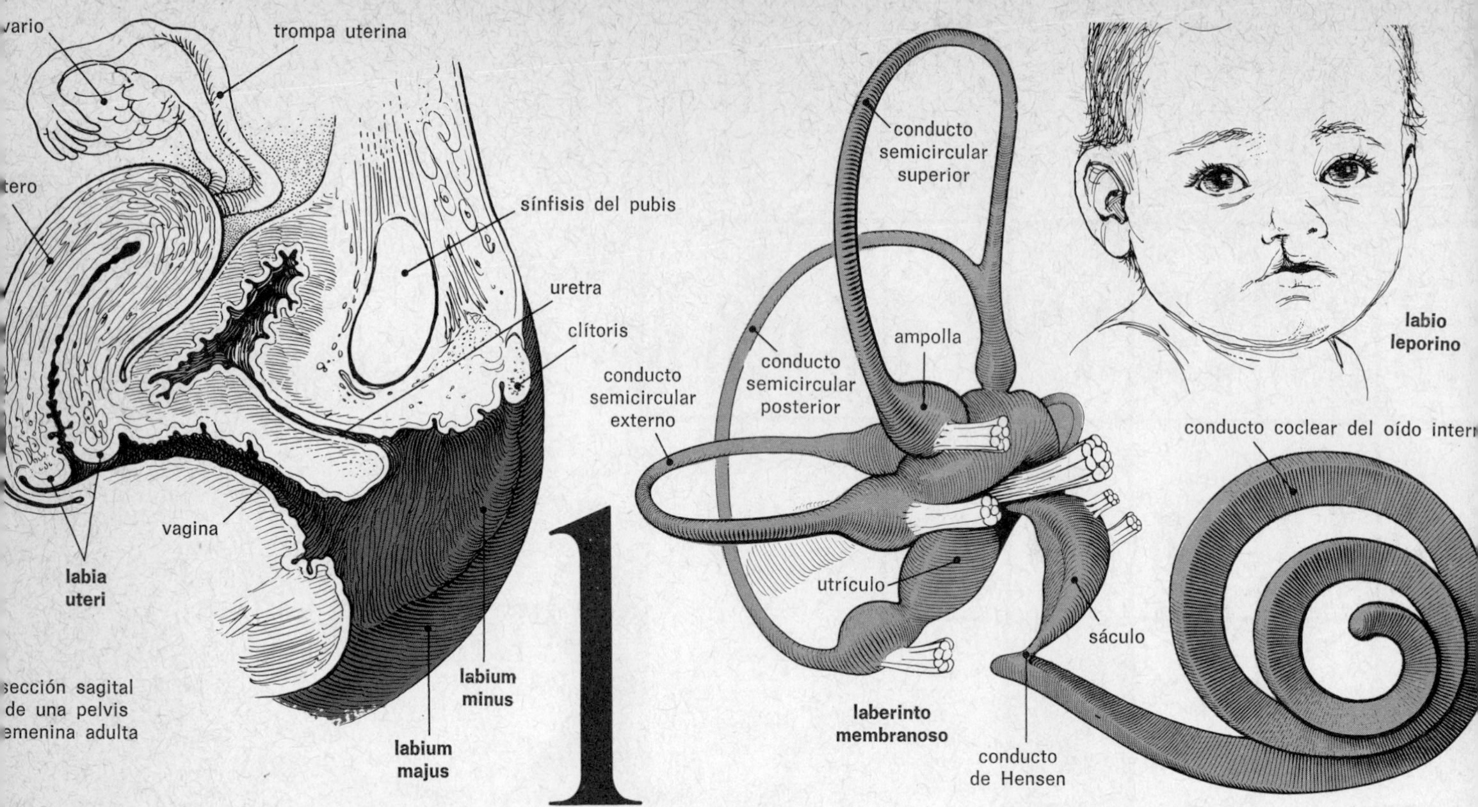

λ. Undécima letra del alfabeto griego. 2. Símbolo de longitud de onda.

L *(L).* 1. Abreviatura de *Lactobacillus.* 2. Símbolo de (a) inductancia, (b) lambert, (c) letal.

l *(l).* 1. Abreviatura de: (a) longitud; (b) lumbar. 2. Símbolo de litro.

L- *(L-).* Forma prefija que se utiliza en química como una pequeña letra mayúscula para indicar que una sustancia está estructuralmente relacionada con el L-gliceraldehído (compuesto estándar).

L+ *(L+).* Sobredosis letal; símbolo que hace referencia a la mezcla de toxina-antitoxina de difteria que contiene una dosis letal que es capaz de matar a un animal de experimentación en cuatro días.

l- *(l-).* Prefijo químico (abreviatura de levo, es decir en sentido contrario a las agujas del reloj), que indica la dirección en que gira el plano de la luz polarizada cuando pasa a través de una sustancia; se dice que la sustancia es levógira. Opuesto a *d-*.

La *(La).* Símbolo químico del elemento lantano.

laberíntico *(labyrinthine).* Relativo al laberinto o al oído interno.

laberintitis *(labyrinthitis).* Inflamación del laberinto del oído interno; también denominada otitis interna.

laberinto *(labyrinth).* 1. Grupo de canales que se intercomunican. 2. Oído interno.

l. del etmoides, laberinto en la parte lateral del hueso etmoides constituido por cavidades tabicadas o celdas; también denominado ectetmoides.

l. membranoso, sistema de canales membranosos comunicantes situados en el laberinto óseo.

l. óseo, serie de cavidades en la porción petrosa del hueso temporal en los que se aloja el laberinto membranoso.

laberintotomía *(labyrinthotomy).* Incisión en el laberinto del oído interno.

labiación *(lipping).* Formación de un borde labial en el extremo articular de un hueso en las enfermedades óseas degenerativas.

labial *(labial).* Relativo a los labios.

lábil *(labile).* 1. Inestable o fácilmente cambiable, como lo son algunos fármacos o preparados que se alteran rápidamente cuando se exponen al calor. 2. En psiquiatría, inestable emocionalmente.

labilidad *(lability).* Inestabilidad o condición de mudable.

labio- *(labio-).* Forma prefija que indica relación con los labios.

labio *(lip).* 1. Cada uno de los dos pliegues carnosos que forman los límites anteriores de la boca. 2. Estructura labial; véase labium.

l. doble, anomalía oral producida por un exceso de tejido en la mucosa a cada lado de la línea media; afecta más frecuentemente al labio superior.

l. hendido, labio leporino; malformación congénita del labio superior que varía desde una fisura o una muesca labial hasta una hendidura completa que se extiende hasta la cavidad nasal.

l. leporino, véase labio hendido.

labiocorea *(labiochorea).* Espasmo y rigidez de los labios durante la dicción.

labiogingival *(labiogingival).* Relativo al área de unión de los labios y las encías.

labiógrafo *(labiograph).* Instrumento utilizado para registrar el movimiento de los labios al hablar.

labiomental *(labiomental).* Relativo al labio inferior y la barbilla.

labionasal *(labionasal).* Relativo a los labios y la nariz.

labioplastia *(labioplasty).* Queiloplastia, cirujía plástica de los labios.

labioversión *(labioversion).* Desviación de los dientes hacia los labios.

labium *(labium,* pl. *labia).* En latín, labio o estructura labial.

labia majora, los dos pliegues cutáneos que rodean la vulva, denominados comúnmente labios mayores.

labia minora, los dos pliegues estrechos situados debajo de los labios mayores; llamados comúnmente labios menores.

labia uteri, márgenes de la porción vaginal del cuello que deslinda la entrada del útero, denominados labio posterior y anterior.

laboratorio *(laboratory).* 1. Sala o edificio equipado con material científico para realizar experimentos, pruebas, etc.. 2. Lugar utilizado para la elaboración de fármacos y productos químicos.

lac *(lac,* pl. *lacta).* En latín, leche; líquido similar a la leche, blanquecino.

lacado *(lake).* Fenómeno que indica salida de la hemoglobina de los eritrocitos dando lugar a coloración roja del plasma sanguíneo.

laceración *(laceration).* Herida producida por desgarramiento de los tejidos.

lacinia *(lacinia).* Franja, fimbria.

lacrimógeno *(lacrimatory).* Que provoca secreción de lágrimas.

lacrimotomía *(lacrimotomy).* Incisión del conducto o saco lagrimal.

lactacidemia *(lactacidemia).* Presencia de ácido láctico en la sangre; también denominada lacticacidemia.

lactagogo *(lactagogue).* 1. Cualquier agente que facilita la secreción de leche. 2. Que incrementa la secreción de leche.

lactalbúmina *(lactalbumin).* Albúmina de la leche.

lactancia *(lactation).* Alimentación del recién nacido mediante leche; puede ser natural o artificial.

lactasa *(lactase).* Enzima intestinal que cataliza la conversión de lactosa en glucosa y galactosa; enzima que desdobla el azúcar; la deficiencia de lactasa puede provocar síntomas gastrointestinales como distensión, flatulencia y diarrea después de la ingestión de leche y productos lácticos.

lactato *(lactate).* Sal o ester de ácido láctico.

l. deshidrogenasa, véase deshidrogenasa del ácido láctico.

lácteo *(lacteal).* 1. Dícese del vaso linfático que conduce quilo del intestino delgado. 2. Relativo a la leche.

lactescente *(lactescent).* 1. Lechoso. 2. Que produce un líquido lechoso, como ciertas plantas e insectos.

lacticacidemia *(lacticacidemia).* Véase lactacidemia.

láctico *(lactic).* Relativo a la leche.

láctico, ácido *(lactic acid).* Substancia siruposa incolora que se forma por la fermentación del azúcar de leche (lactosa); producto final de la glucolisis anaerobia en el cuerpo.

l.a., deshidrogenasa del, enzima que se puede medir en el suero para el diagnóstico de algunas enfermedades como el infarto agudo de miocardio y enfermedades hepáticas; también denominada deshidrogenasa láctica y lactato deshidrogenosa.

lactífero *(lactiferous).* Que produce o lleva leche.

lactífugo *(lactifuge).* Que detiene la secreción de leche.

lactígeno *(lactigenous).* Que produce leche.

lactina *(lactin).* Lactosa.

lactinado *(lactinated).* Que contiene lactosa.

lacto-, lact- *(lacto-, lact-).* Formas prefijas que significan leche.

lactoalcalino, síndrome *(milk-alkali syndrome).* Hipercalcemia sin hipercalciuria o hipofosfaturia, provocada por la ingestión de gran cantidad de leche y alcalinos solubles, normalmente administrados como terapéutica de la úlcera péptica; es reversible en sus estadios iniciales, pero si no se detecta produce insuficiencia renal; también denominado síndrome de Burnett.

Lactobacillus. Género de bacilos inmóviles, de la familia lactobaciláceas *(Lactobacillaceae),* que

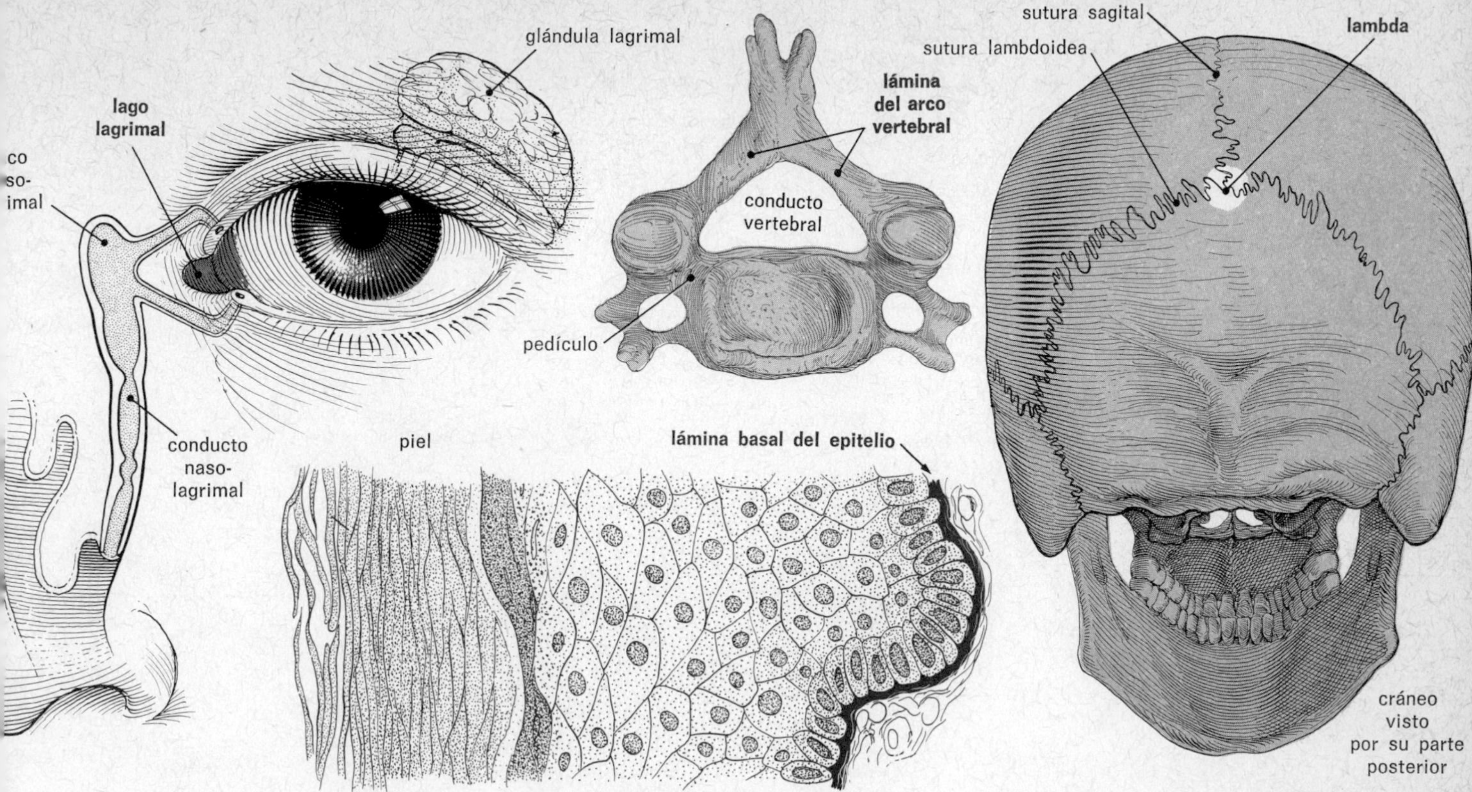

producen ácido láctico por la fermentación de los carbohidratos, especialmente en la leche.

L. acidophilus, especie que se encuentra en las heces de individuos y niños con una dieta de elevado contenido en leche, lactosa o dextrina.

lactobezoar *(lactobezoar)*. Coágulo que se forma en el estómago debido a la ingestión prolongada de leche en polvo cuando se mezcla con un cantidad insuficiente de agua.

lactocele *(lactocele)*. Véase galactocele.

lactoflavina *(lactoflavin)* **1.** Riboflavina. **2.** Flavina en la leche.

lactoglobulina *(lactoglobulin)*. Proteína simple que se encuentra en la leche.

lactógeno *(lactogen)*. Agente que estimula la producción de leche.

l. placentario humano (HPL), hormona polipéptida que aparece en el suero de la mujer gestante alrededor de la sexta semana de gestación, a partir de la cual se eleva constantemente; desaparece de la sangre inmediatamente después del parto; la produce el sincitiotrofoblasto (en la placenta) e interviene íntimamente en el metabolismo de los carbohidratos de la madre y el feto; también denominado somatotropina coriónica y hormona coriónica del crecimiento.

lactona *(lactone)*. Sal de ácido hidroxílico formada por la eliminación del agua del ácido.

lactoproteína *(lactoprotein)*. Proteína de la leche.

lactorrea *(lactorrhea)*. Galactorrea.

lactosa *(lactose)*. Azúcar formada por las glándulas mamarias que constituye cerca del 5 % de la leche de vaca; produce glucosa y galactosa en su hidrólisis; denominada también azúcar de leche.

lactosuria *(lactosuria)*. Presencia de lactosa en la orina. Se da frecuentemente en los recién nacidos prematuros.

lactovegetariano *(lactovegetarian)*. Dícese del que vive con una dieta de vegetales, leche y productos lácteos.

lacus. En latín, lago; pequeña cantidad de líquido.

l. lacrimalis, lago lagrimal. Véase lago.

ladilla *(crab louse)*. Véase *Phthirus pubis.*

lago *(lake)*. Pequeña acumulación de líquido.

l. lagrimal, zona de la conjuntiva entre los márgenes internos de los párpados y el ángulo interno en la que se recogen las lágrimas después de bañar la superficie anterior del globo ocular; la carúncula se ubica en su suelo. También denominada lacus lacrimalis.

lagoftalmía *(lagophalmos, lagophalmia)*. Estado en el que los párpados no pueden cerrarse totalmente; también denominado ojo de liebre.

lágrima *(tear)*. Líquido salino claro secretado por la glándula lagrimal, que sirve para mantener húmedas la córnea y la conjuntiva y para facilitar los movimientos de los párpados.

lágrimas de cocodrilo, síndrome de las, secreción espontánea de lágrimas que se produce durante la comida, simultáneamente con la salivación, causada por una lesión del nervio facial; sigue por lo general a la recuperación parcial de una parálisis facial.

lagrimal *(lacrimal)*. Relativo a las lágrimas.

lagrimeo *(lacrimation)*. Secreción de lágrimas, en especial cuando es excesiva.

laguna *(lacuna*, pl. *lacunae)*. **1.** Cavidad pequeña. **2.** Defecto o vacío.

l. de Howship, véase erosión lagunar.

lalación *(lallation)*. **1.** Articulación pobre, especialmente la forma infantil del lenguaje; balbuceo. **2.** Enunciación defectiva de palabras con sustitución del fonema (r) por el fonema (l).

lalopatía *(lalopathy)*. Defecto del lenguaje.

lalopatología *(lalopathology)*. Estudio de los trastornos del lenguaje.

laloplejía *(laloplegia)*. Parálisis de los músculos que intervienen en la producción del lenguaje.

lambda *(lambda)*. **1.** Punto craniométrico en la unión de las suturas sagital y lambdoidea. **2.** λ. Letra griega que se utiliza como símbolo de la longitud de onda.

lambdoideo *(lambdoid)*. Que tiene forma parecida a la letra griega lambda (λ); indica una sutura profundamente serrada en el cráneo, entre el hueso occipital y los dos huesos parietales.

lambert *(lambert)*. Unidad de brillo equivalente al brillo uniforme de una superficie que emite o refleja luz a razón de un lumen por centímetro cuadrado.

lamelar *(lamellar)*. **1.** Escamoso. **2.** Relativo a laminilla.

lámina *(lamina)*. Placa delgada o lámina plana, como la de un músculo o hueso.

l. del arco vertebral, una de dos placas anchas, orientadas hacia atrás y hacia adentro desde los pedículos de una vértebra; su unión posterior forma el arco vertebral.

l. basal, véase lámina basal del epitelio.

l. basal de la coroides, capa interna y transparente de la coroides que está en contacto con la capa pigmentaria de la retina; también denominada membrana de Brunch y lámina vítrea.

l. basal del epitelio, capa relativamente delgada de 300 a 1 200 Å de espesor que se compone de un fino material filamentoso entramado en una matriz mucopolisacárida; se da en la base de las células epiteliales, donde se junta con la lámina reticular para formar la membrana basal; también denominada membrana limitante y lámina basal.

l. coroidocapilar, capa de la coroides entre la lámina basal y la lámina vascular.

l. craneal externa, lámina exterior de un hueso craneal.

l. craneal interna, lámina interna de un hueso craneal.

l. cribosa del hueso etmoides, lámina ósea que forma parte del techo de la cavidad nasal y está atravesada por los filamentos del nervio olfatorio.

l. cribosa escleral, porción multiperforada de la esclerótica por cuyos orificios pasan las fibras del nervio óptico.

l. elástica anterior de la córnea, membrana de Bowman; véase membrana.

l. elástica posterior de la córnea, membrana de Descemet; véase membrana.

l. fibrocartilaginosa interpúbica, disco que une las superficies articulares de los huesos púbicos en la sínfisis.

l. fusca sclerae, capa formada por una delicada malla de fibras elásticas que une la esclerótica y la coroides.

l. de Ishihara, una de una serie de placas diseñadas como pruebas para la ceguera a los colores; consisten en números hechos de pequeños círculos de colores impresos sobre un fondo de muchos círculos de varios tamaños y colores confusos; los individuos que padezcan ceguera para los colores no pueden leer los números.

l. interna de la apófisis pterigoides, lámina estrecha y larga de la apófisis pterigoides del hueso esfenoides que se curva externamente en su extremo inferior en forma de gancho, el hamulus pterigoideo.

l. lateral de la apófisis pterigoides, lámina ancha, delgada y evertida de la apófisis pterigoides del hueso esfenoides; su cara externa forma parte de la pared media de la fosa infratemporal; su cara interna forma parte de la fosa pterigoidea.

l. reticular, lámina delgada de fibras colágenas y reticulares sumergida en una matriz mucopolisacárida; junto con la lámina basal compone la membrana basal, que une con firmeza las células basales del epitelio al tejido conjuntivo; engloba también células grasas, células musculares y células de Schwann de los nervios periféricos.

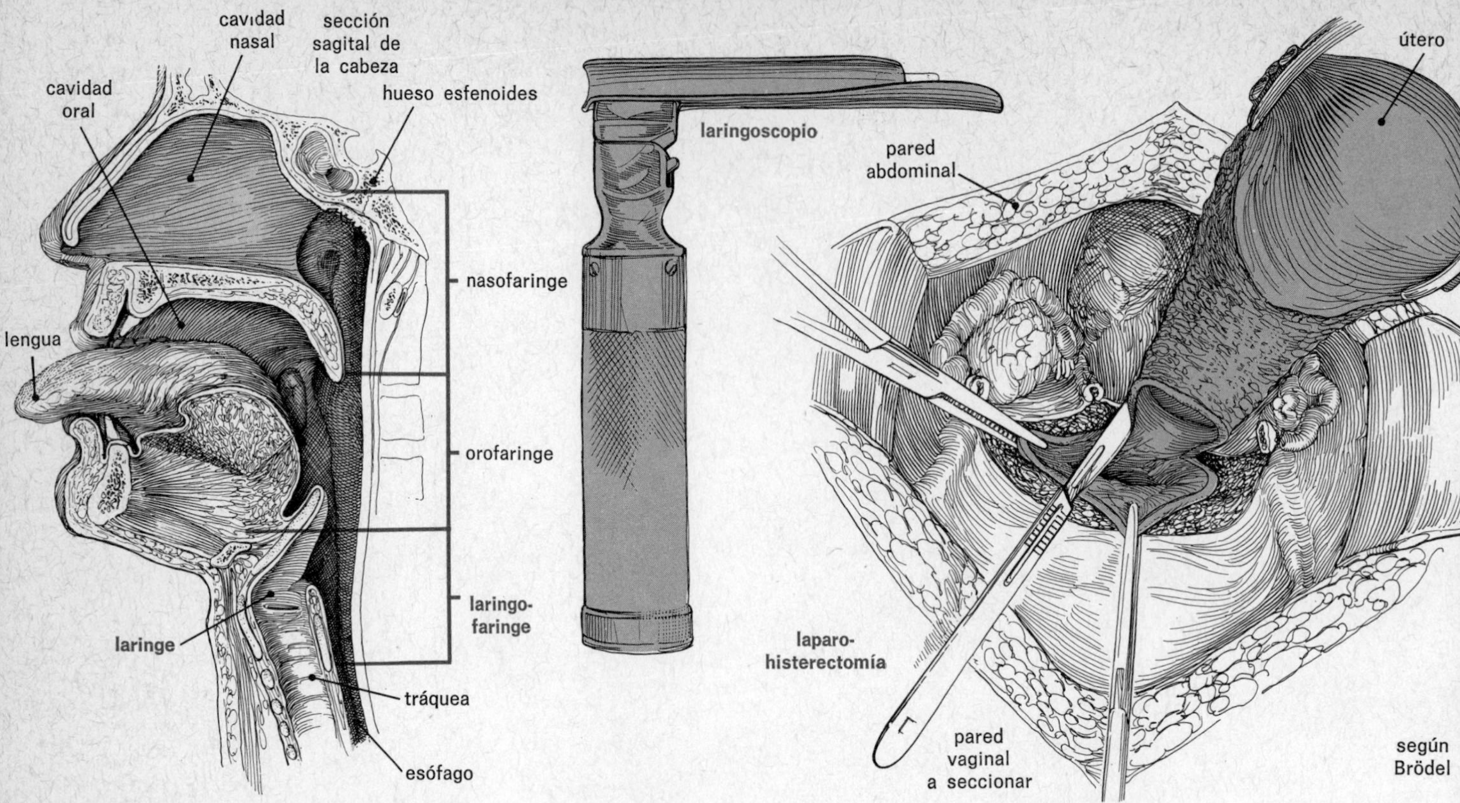

l. supracoroidea, estrato de tejido conjuntivo laxo que forma la capa externa de la coroides.

l. vascular coroidea, capa de la coroides que contiene un gran número de vasos sanguíneos.

l. vítrea, véase lámina basal de la coroides.

laminación *(lamination).* Disposición en láminas.

laminar *(laminar).* **1.** Dispuesto en láminas. **2.** Relativo a una lámina ósea.

laminectomía *(laminectomy).* Extirpación quirúrgica del arco posterior de una vértebra.

laminilla *(lamella,* pl. *lamellae).* **1.** Placa o lámina delgada, como un hueso. **2.** Disco de medicamento en gelatina que se utiliza bajo el párpado en lugar de soluciones.

laminotomía *(laminotomy).* Sección quirúrgica de la lámina de una vértebra.

lámpara *(lamp).* Aparato utilizado para producir luz, calor o radiación terapéutica.

l. de argón, lámpara de radiación que emite en la banda ultravioleta, alrededor de 360 nm, utilizada en conjunción con fluoresceína para adaptar lentes de contacto.

l. calcinante, lámpara de alcohol con una llama suave que se utiliza para calentar y purificar oro batido para empastar las cavidades dentales.

l. de Eldridge-Green, lámpara de prueba para la percepción de colores que contiene una luz con filtros de colores sobre discos giratorios.

l. de hendidura, instrumento que proyecta un delgado haz oblicuo de luz intensa para iluminar cualquier estructura razonablemente transparente, como la córnea, por secciones; suele utilizarse para examinar el ojo a través de un aparato amplificador.

l. de Kromayer, lámpara de cuarzo de vapores de mercurio en forma de U que genera rayos ultravioleta.

l. mignon, pequeña lámpara eléctrica que se utiliza en cistoscopia.

l. ultravioleta, lámpara que emite rayos en la banda ultravioleta del espectro.

l. de uviol, lámpara eléctrica con un globo de vidrio de uviol que produce una luz con alto contenido de rayos ultravioleta, utilizada en fototerapia.

lanatósidos A, B, y C *(lanatoside A, B, C).* Digitálicos A, B y C, tres glucósidos naturales de *Digitalis lanata.*

lanceta *(lancet).* Cuchillo quirúrgico pequeño y puntiagudo de doble filo.

lancinante *(lancinating).* Dícese del dolor agudo o cortante.

Landry, parálisis de *(Landry's paralysis).* Véase parálisis ascendente aguda.

lanolina *(lanolin, wool fat).* Sustancia que se obtiene de la lana de oveja, utilizada para la preparación de ungüentos.

lantano *(lanthanum).* Elemento metálico, raro y pulverulento; símbolo La; número atómico 97; peso atómico 138,92.

lanuginoso *(lanuginous).* Cubierto con vello fino y suave.

lanugo *(lanugo).* Vello fino y suave que cubre el cuerpo del recién nacido.

laparo- *(laparo-).* Forma prefija que denota relación con el abdomen.

laparohisterectomía *(laparohysterectomy).* Extirpación del útero a través de una incisión en la pared abdominal.

laparohisterotomía *(laparohysterotomy).* Incisión del útero a través de una incisión en la pared abdominal.

laparoscopia *(laparoscopy).* Visualización del contenido de la cavidad abdominal por medio de un endoscopio; también denominada celioscopia.

laparoscopio *(laparoscope).* Instrumento para visualizar la cavidad peritoneal.

laparotomía *(laparotomy).* Incisión quirúrgica en el flanco o en cualquier punto de la pared abdominal; también denominada celiotomía.

lapsus linguae. Expresión latina que designa cualquier equivocación del lenguaje debida normalmente a factores inconscientes.

laringe *(larynx).* Organo productor de la voz que se encuentra en el extremo superior de la tráquea; se compone de un armazón muscular y cartilaginoso revestido de mucosa; contiene las cuerdas vocales.

laringectomía *(laryngectomy).* Extirpación de la laringe.

laringectomizado *(laryngectome).* Dícese de la persona a la que se ha extirpado la laringe.

laríngeo *(laryngeal).* Relativo a la laringe.

laringismo *(laryngismus).* Contracción espasmódica de la laringe.

l. estriludoso, enfermedad infantil caracterizada por súbitos ataques de espasmos de la laringe, de pocos segundos de duración, que producen un sonido sibilante en la inspiración y cianosis; también denominada convulsión sibilante, asma de Kopp y seudocrup.

laringitis *(laryngitis).* Inflamación de la laringe.

l. aguda, laringitis causada por infección o por irritación mecánica; las formas infecciosas se asocian frecuentemente con anginas y tos; se caracteriza por ronquera que puede progresar hasta la pérdida completa de la voz.

l. atrófica, forma crónica que da lugar a la atrofia de las glándulas de la mucosa, con disminución de secreciones y formación de costras.

laringo-, laring- *(laryngo-, laryng-).* Forma prefija que indica laringe o relación con ella.

laringocele *(laryngocele).* Anomalía congénita de la laringe; saco formado por evaginación de la mucosa laríngea que se extiende hacia arriba y afuera entre las cuerdas vocales verdaderas y falsas.

laringocentesis *(laryngocentesis).* Pequeña incisión quirúrgica o punción de la laringe.

laringofaringe *(laryngopharynx).* Porción inferior de la faringe que se extiende desde el hueso hioides hasta el esófago, que es su continuación; también denominada porción laríngea de la faringe. Véase faringe.

laringofaringectomía *(laryngopharyngectomy).* Extirpación de la faringe y la laringe.

laringofaríngeo *(laryngopharyngeal).* Relativo a la laringe y a la faringe.

laringofisura *(laryngofissure).* Incisión quirúrgica de la laringe, normalmente a través de la línea media, que se realiza para la extirpación de un tumor; también denominada laringotomía mediana.

laringógrafo *(laryngograph).* Instrumento que se utiliza para medir los movimientos de la laringe.

laringología *(laryngology).* Estudio de la laringe y del tratamiento de sus enfermedades.

laringoparálisis *(laryngoparalysis).* Parálisis de la laringe.

laringoplastia *(laryngoplasty).* Cirugía reparadora de la laringe.

laringoscopia *(laryngoscopy).* Examen de la laringe con un laringoscopio.

l. indirecta, examen de la laringe por medio de un instrumento con un espejo reflector.

laringoscopio *(laryngoscope).* Instrumento tubular que se utiliza para examinar el interior de la laringe.

laringospasmo *(laryngospasm).* Contracción refleja de los músculos de la laringe.

laringostenosis *(laryngostenosis).* Estenosis o estrechez de la laringe.

laringostomía *(laryngostomy).* Formación de una abertura permanente en la laringe.

laringotomía *(laryngotomy).* Incisión quirúrgica de la laringe.

laringótomo *(laryngotome).* Instrumento que se utiliza para realizar incisiones en la laringe.

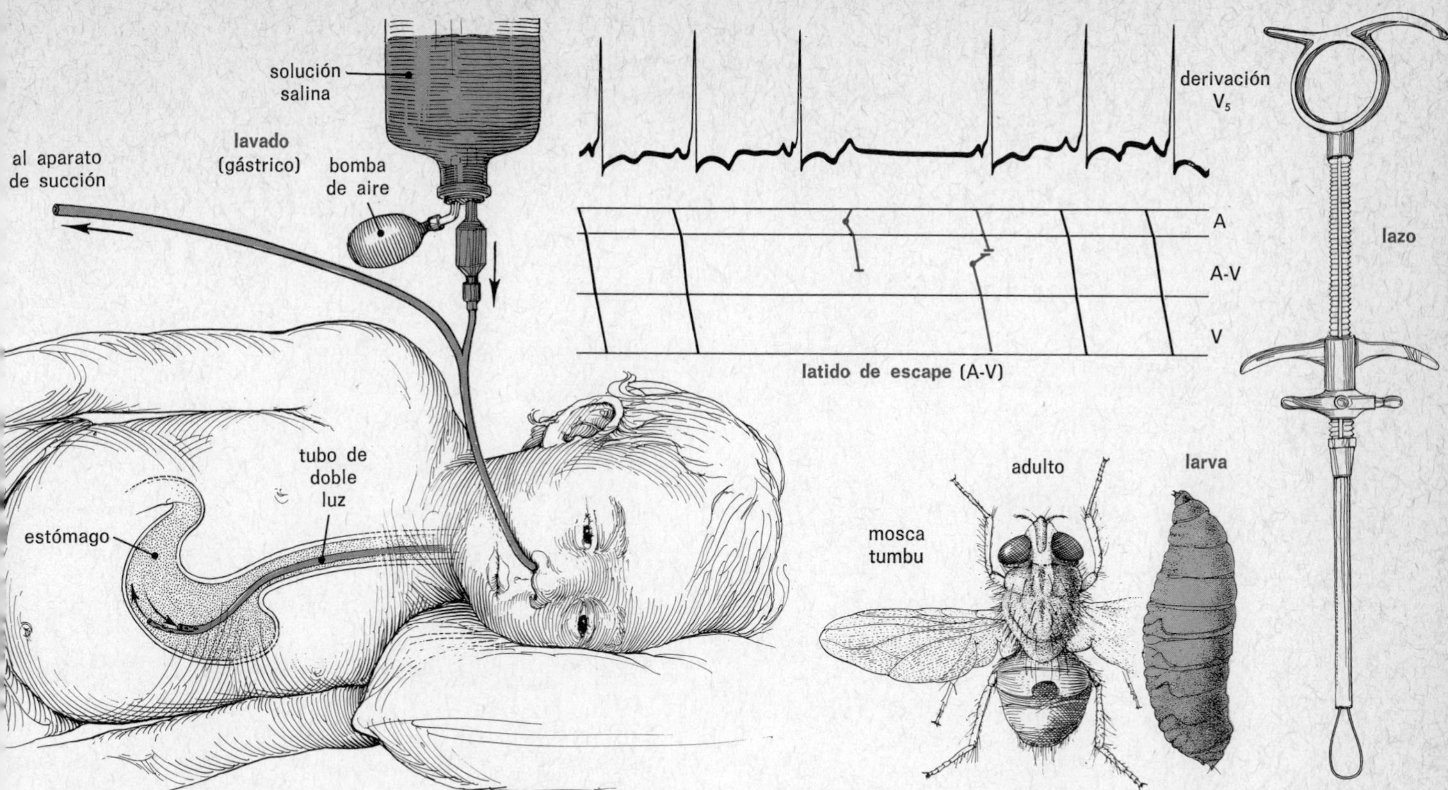

laringotraqueobronquitis *(laryngotracheobronchitis).* Inflamación aguda de las vías respiratorias superiores que se produce como una infección primaria o concurrente con enfermedad sistémica, como difteria, tos ferina, etc.

larva *(larva).* Período vermiforme primario en el desarrollo de ciertos animales, con poco o ningún parecido con la forma adulta.

l. migrans, gusano larvario que existe durante un período de tiempo en los tejidos de un huésped diferente de aquel al que está adaptado.

l. m. cutánea, erupción serpiginosa subcutánea de la piel causada por larvas migratorias de *Ancylostoma braziliense* y otros anquilostomas duodenales de animales domésticos que se adquieren solamente por contacto con heces contaminadas de gatos o perros; también denominada erupción serpiginosa.

l. m. visceral, enfermedad causada por la presencia de larvas de *Toxocara canis* (parásito intestinal de perros) que penetran en la pared intestinal y emigran a través de los órganos, especialmente el hígado; se adquiere por el consumo de vegetales crudos contaminados con huevos de parásitos.

larvicida *(larvicide).* Agente que destruye larvas.

lascivia *(lascivia).* Deseo sexual excesivo.

Lasègue, signo de *(Lasègue's sign).* Dolor a lo largo del trayecto del nervio ciático cuando el paciente, acostado sobre su espalda, flexiona el muslo sobre el abdomen y extiende la pierna; indica enfermedad del nervio ciático.

láser *(laser).* Instrumento que convierte luz de frecuencias mixtas en una radiación coherente visible altamente amplificada; utilizado en técnica quirúrgica y fisiológica; el término corresponde a las siglas de amplificador de luz por emisión estimulada de radiación; también denominado máser óptico.

l. fotocoagulador, laser combinado con un oftalmoscopio, utilizado en el tratamiento del desprendimiento de retina para dirigir los haces de láser hacia zonas seleccionadas de la retina desprendida.

l., rayo, haz concentrado, no difuso (coherente), de luz visible monocromática emitido por un láser.

lasitud *(lassitude).* Debilidad o fatiga.

latah *(latah).* Enfermedad nerviosa caracterizada por tics imitativos y respuesta extremada a la sugestión; observada en nativos de Malaya.

latencia *(lag).* Fase latente; véase fase.

latente *(latent).* Presente, pero no manifiesto; oculto.

lateral *(lateral).* Localizado en un lado; alejado del plano medio.

lateralidad *(laterality).* Tendencia a utilizar la parte derecha o izquierda del cuerpo; predominio derecho o izquierdo de la corteza cerebral.

laterodesviación *(laterodeviation).* Desviación hacia un lado.

lateroducción *(lateroduction).* Movimiento hacia un lado, como el de un miembro.

lateroflexión *(lateroflexion).* Flexión hacia un lado.

lateropulsión *(lateropulsion).* Movimiento involuntario hacia un lado que se da en ciertos trastornos nerviosos.

laterotorsión *(laterotorsion).* Rotación de los ojos alrededor de su eje anteroposterior.

lateroversión *(lateroversion).* Desplazamiento de un órgano hacia un lado.

latido *(beat).* Pulsación, como la del corazón.

l. bloqueado, latido cardiaco que no es conducido; el que no se manifiesta debido a un bloqueo auriculoventricular.

l. de captura, latido cardiaco conducido que se presenta después de un período de disociación auriculoventricular (A-V).

l. doble, pulso acoplado; véase pulso.

l. ectópico, latido cardiaco que se origina en algún punto del corazón distinto del nudo sinusal.

l. de escape, latido cardiaco automático tras un intervalo más prolongado que el ciclo dominante, es decir, después de notarse la ausencia del latido normal.

l. de fusión, el que proviene de la activación simultánea de las aurículas o ventrículos del corazón por dos impulsos procedentes de lugares diferentes.

l. prematuro, latido cardiaco ectópico que depende de y forma pareja con el latido precedente, presentándose antes del siguiente latido dominante; llamado también extrasístole.

l. de la punta, latido de la punta del corazón durante la sístole ventricular; normalmente se siente en el quinto espacio intercostal izquierdo, en la línea mesoclavicular.

latir *(beat).* Pulsar, palpitar.

latirismo *(lathyrism).* Enfermedad producida por intoxicación con algunas especies de legumbres del género *Lathyrus,* en la que predominan los síntomas neurológicos.

latissimus. En latín, muy ancho, muy amplio.

Latrodectus. Género de arañas venenosas.

L. mactans, véase viuda negra.

latus. En latín, el flanco; lado del cuerpo entre las costillas y la pelvis.

laudable *(laudable).* Término antiguamente utilizado para indicar pus espeso y abundante; se suponía que significaba curación de una herida.

láudano *(laudanum).* Tintura de opio.

Laurence-Biedl, síndrome de *(Laurence-Biedl syndrome).* Enfermedad hereditaria recesiva caracterizada por reunir todos o alguno de los trastornos siguientes: retraso mental, obesidad, polidactilia, hipogonadismo, trastornos visuales (retinitis pigmentaria); también denominado síndrome de Laurence-Moon-Biedl o síndrome de Laurence-Moon-Biedl-Bardet.

laurencio *(lawrencium).* Elemento transuránico sintético; símbolo Lw; número atómico 103; peso atómico 257.

laúrico, ácido *(lauric acid).* Acido graso presente en la leche, y en especial en el aceite de coco; también denominado ácido dodecanoico.

lavado *(lavage).* Irrigación de una cavidad o de un órgano hueco.

laxante *(laxative).* Agente que estimula la evacuación de heces blandas por aumento de la peristalsis o simplemente por medio de la hidratación de las heces; se diferencia del catártico, que produce un efecto más fuerte.

lazo *(snare).* Instrumento quirúrgico con un alambre en forma de asa que se aprieta en torno al pedículo de un tumor, pólipo, etc. a fin de seccionarlo; también se emplea para retirar un dispositivo intrauterino.

LCR *(CSF).* Abreviatura de líquido cefalorraquídeo.

LDH *(LDH).* Abreviatura de lactato deshidrogenasa.

Le *(Le).* Abreviatura de grupo sanguíneo de Lewis.

LE. Abreviatura de lupus eritematoso.

Leber, enfermedad de *(Leber's disease).* Atrofia óptica hereditaria de Leber; véase atrofia.

lecitina *(lecithin).* Fosfolípido de aspecto céreo pardo o amarillento; se encuentra en el tejido nervioso, en la yema de huevo y en las células (animales o vegetales).

lecitinasa *(lecithinase).* Véase fosfolipasa.

lectina *(lectin).* Proteína que se encuentra sobre todo en las semillas, particularmente en las de las legumbres; se combina específicamente con los receptores de carbohidratos de la superficie de los hematíes y puede causar la aglutinación de las células; también se denomina aglutinina vegetal y fitoaglutinina.

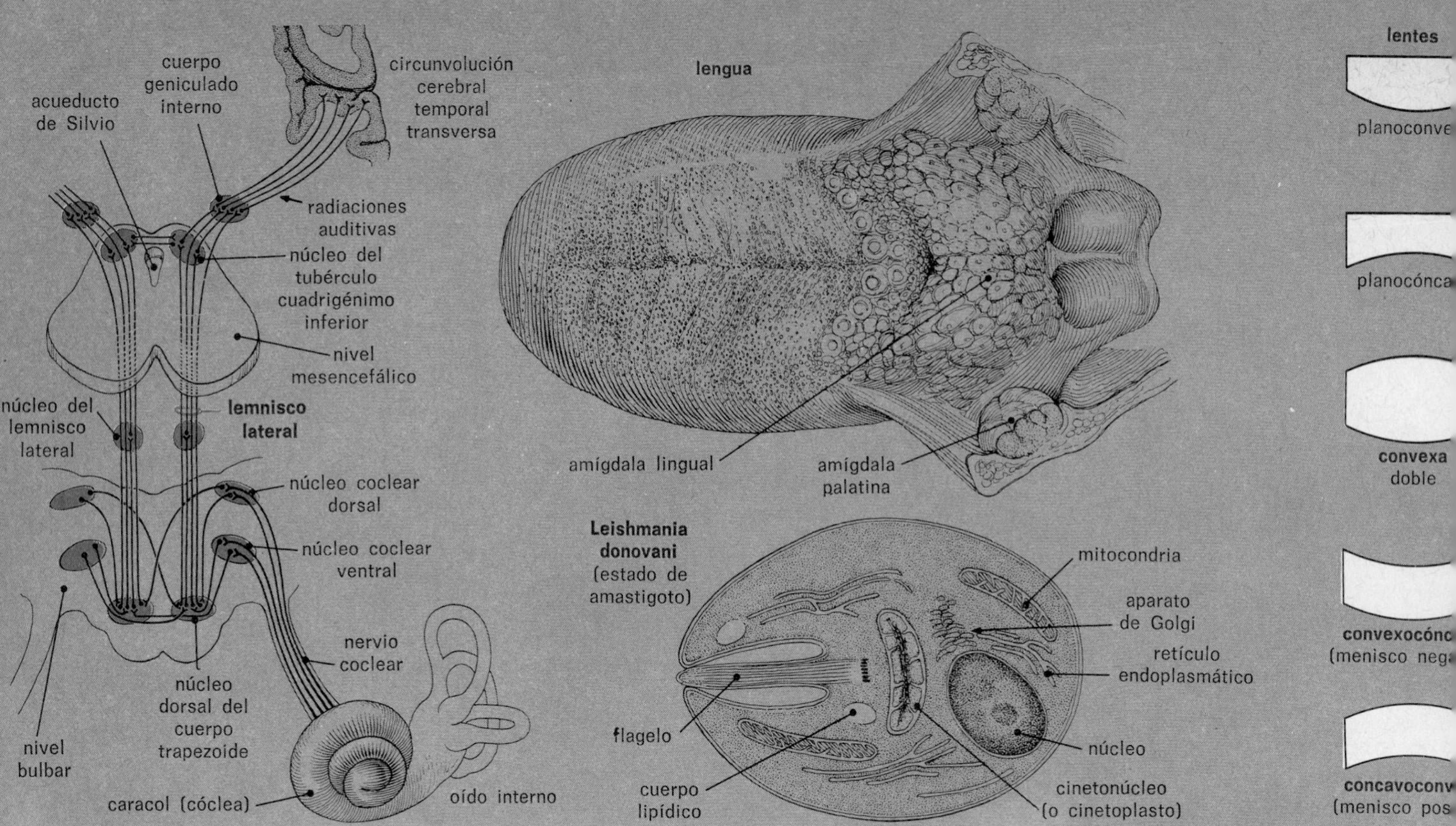

leche *(milk).* **1.** Líquido blanco o amarillento secretado por las glándulas mamarias para alimentar al recién nacido; contiene proteínas, azúcar y lípidos. **2.** Emulsión o suspensión; antes denominada magma.

l. azucarada, véase lactosa.

l. de bruja, líquido lechoso secretado a veces por las mamas de los recién nacidos de uno y otro sexo.

l. de magnesia, véase magnesia.

l. uterina, secreción producida por las glándulas uterinas.

l. diente de, véase diente.

lecho *(bed).* En anatomía, capa o base de tejido sobre la que se asienta una estructura.

l. capilar, masa total de capilares y su capacidad.

Legg-Calvé-Perthes, enfermedad de *(Legg-Calvé-Perthes disease).* Necrosis aséptica epifisaria; véase necrosis.

Legg-Perthes, enfermedad de *(Legg-Perthes disease).* Necrosis aséptica epifisaria; véase necrosis.

legumina *(legumin).* Proteína que se encuentra en los guisantes y habas.

Leishmania *(Leishmania).* Género de protozoos parásitos flagelados, de la familia tripanosómidos *(Trypanosomidae)* que se transmiten al hombre por la mosca arenaria.

L. braziliensis, agente causante de la leishmaniasis mucocutánea.

L. donovani, parásito intracelular causante de la leishmaniasis visceral (kala-azar).

L. tropica, especie causante de la leishmaniasis cutánea.

leishmaniasis *(leishmaniasis, leishmaniosis).* Infección debida a una especie de *Leishmania.*

l. cutánea. Lesiones crónicas de la piel con tendencia a la ulceración, producidas por *Leishmania tropica,* dominante en áreas tropicales y subtropicales; también denominada úlcera oriental y leishmaniasis del viejo mundo.

l. mucocutánea. Lesiones de la piel asociadas a menudo con lesiones ulcerosas de las mucosas de la nariz, boca y faringe; producida por *Leishmania braziliensis;* también denominada leishmaniasis americana o del nuevo mundo.

l. visceral; enfermedad caracterizada por fiebre crónica, esplenomegalia, anemia, leucopenia e hiperglobulinemia; causada por *Leishmania donovani;* se transmite por la picadura de una mosca arenaria; también denominada kala-azar y esplenomegalia tropical.

leishmánide *(leishmanid).* Lesión que se puede infectar con una especie del género *Leishamnia.*

lejía *(lye).* Hidróxido de potasio o sodio.

lemnisco *(lemniscus).* Haz o banda de fibras nerviosas en el sistema nervioso central.

l. lateral, vía auditiva principal del tronco cerebral; se compone de una banda de fibras longitudinales ascendentes que pasan a través de la protuberancia (en el tegmento lateral) a nivel del cerebro medio, donde la mayor parte de las fibras terminan en el tubérculo cuadrigémino posterior y unas pocas se proyectan directamente al cuerpo geniculado interno.

l. medial, haz de fibras ascendentes que se origina en los núcleos inferiores del tronco cerebral y termina en el núcleo ventral posterolateral del tálamo.

l. trigeminal, banda de fibras en el tronco cerebral que se extiende desde el núcleo sensitivo del nervio trigémino a la parte posterior del núcleo central del tálamo.

lengua *(tongue).* Masa sumamente móvil de músculo estriado cubierta por una mucosa que surge del suelo de la boca; sirve como órgano principal del gusto y como ayuda en la masticación, deglución y articulación de sonidos.

l. aframbuesada, l. de gato, lengua con una capa blanquecina y papilas enrojecidas y aumentadas de tamaño que se observa en la escarlatina.

l. bífida, lengua que tiene una fisura longitudinal en la porción anterior que la separa en dos partes.

l. cerebriforme, lengua con varios surcos longitudinales.

l. geográfica, la que tiene manchas de atrofia papilar que se fusionan por los bordes, sugiriendo la apariencia de un mapa.

l. magenta, lengua de color magenta; aparece en la deficiencia de riboflavina.

l. negra, l. pilosa, lengua con manchas de sarro amarillentas, marrones o negras en su cara dorsal consecutivas a papilas deslustradas e hipertrofiadas; la pigmentación oscura se cree ocasionada por microorganismos o ciertos fármacos; también se denomina lengua de sarro.

l. pilosa, l. vellosa, véase lengua negra.

l. saburral, la que tiene un aspecto blancuzco debido a depósitos de partículas de alimento, exudados inflamatorios, células epiteliales descamadas o excrecencias fúngicas; se presenta cuando la secreción de saliva es insuficiente, o cuando algunas dietas eliminan la masticación o ciertas vitaminas.

lenguaje *(language).* Uso de sonidos vocales articulados en patrones significativos como forma de comunicación.

l. corporal, expresión de ideas y sensaciones por medio de movimientos corporales.

lenitivo *(lenitive).* **1.** Agente sedante. **2.** Que calma.

lensómetro *(lensometer).* Instrumento óptico utilizado para determinar el poder refractor, centro óptico, eje cilíndrico y efecto prismático de las lentes oftálmicas.

lente *(lens).* Objeto transparente (hecho de cristal, plástico, cuarzo, etc.) que tiene dos superficies pulidas de las que al menos una está curvada, normalmente con una curvatura esférica, de forma que los rayos de luz, al pasar por ella, divergen o convergen.

l. acrílica, lente de materia acrílica; se utiliza para reemplazar un cristalino con catarata.

l. acromática, lente compuesta que elimina o reduce la aberración cromática; se compone de dos tipos de cristal con poder dispersivo diferente.

l. aplanática, lente que corrige una aberración esférica.

l. apocromática, lente que corrige las aberraciones esféricas y cromáticas.

l. bifocal, lente con una parte (normalmente, la superior y más amplia) acomodada para la visión a distancia y otra acomodada para la visión próxima.

l. de campo, lente cercana al objetivo en un ocular; aumenta el campo visual en un sistema telescópico o microscópico.

l. cilíndrica, lente en la que una o las dos superficies tienen la curvatura de un cilindro, ya sea cóncava o convexa; se utiliza para corregir el astigmatismo.

l. compuesta, sistema óptico de dos o más lentes.

l. cóncava, lente que dispersa los rayos; también denominada lente minus, divergente, miópica, negativa o reductora.

l. cóncavoconvexa, lente con una superficie cóncava y otra convexa; también denominada lente meniscopositiva.

l. de contacto, lente de plástico moldeado que se apoya directamente en el ojo en contacto con la córnea; se utiliza para corregir errores de refracción.

l. convexa, lente que converge o focaliza los rayos de luz; también denominada lente plus, convergente, hiperópica o de aumento.

l. convexocóncava, lente con una superficie convexa y otra cóncava; también denominada

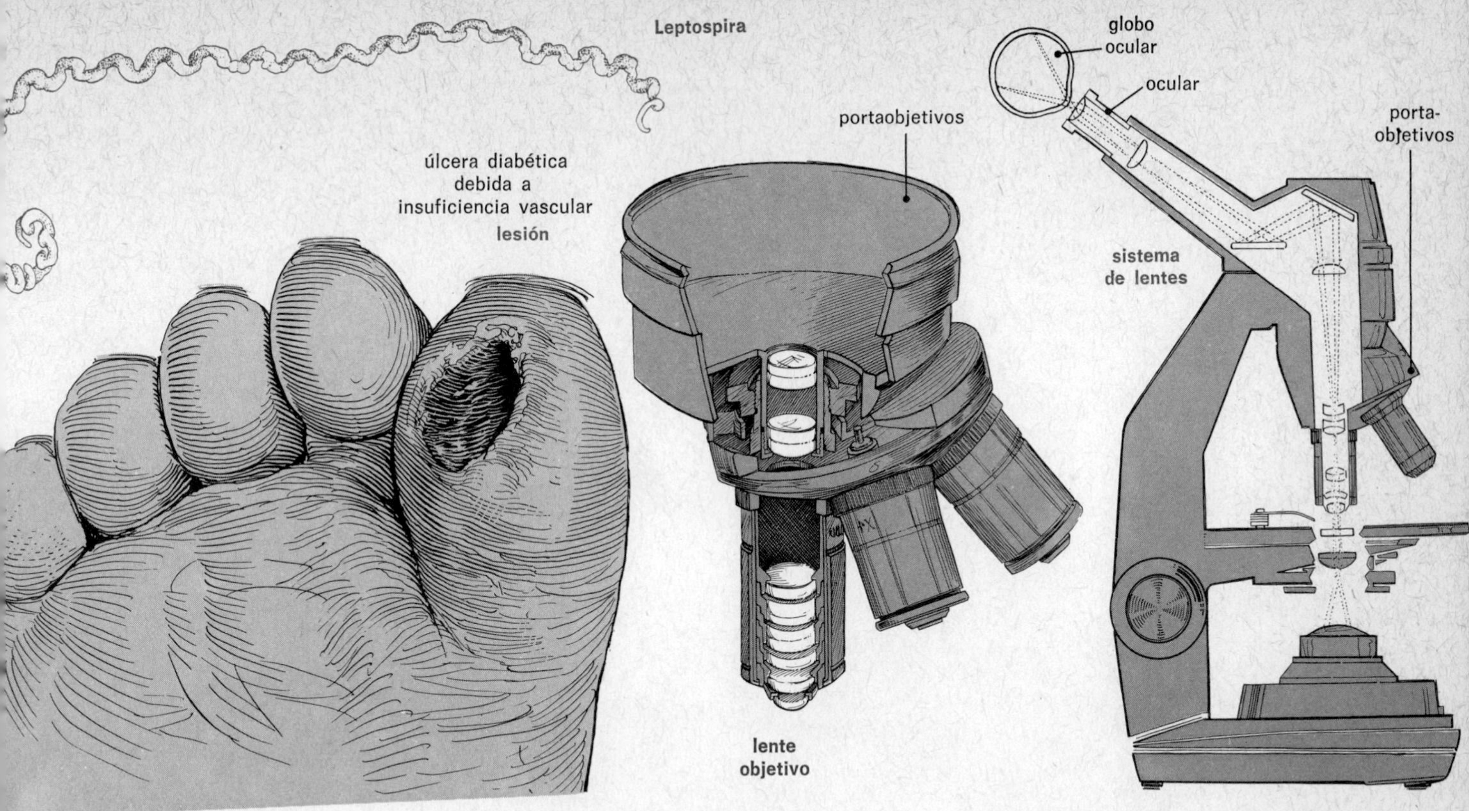

lente menisco negativa.

l. cristalina, véase cristalino.

l. esférica, lente en la que todas las superficies refractarias son esféricas.

l. esfericocilíndrica, lente con una superficie esférica y otra cilíndrica.

l. de inmersión, lente en un microscopio cercana al objeto; se denomina así porque puede sumergirse en un líquido situado en un portá.

l. menisco, lente con forma de media luna; lente con una superficie cóncava y otra convexa.

l. minus, véase lente cóncava.

l. objetivo, lente de un microscopio o telescopio cercana al objeto; converge los rayos de luz desde el campo visual.

l. ocular, lente de un ocular más cercana al ojo; devuelve los rayos desde el objetivo paralelamente antes de entrar en el ojo.

l. planocóncava, lente con una superficie plana y otra cóncava.

l. planoconvexa, lente con una superficie plana y otra convexa.

l. plus, véase lente convexa.

l. sistema de, dos o más lentes preparadas para realizar una función determinada; p. ej., microscopio, sistema de lentes de proyección, etc.

l. trifocal, lente que tiene tres partes con diferentes poderes focales y sirve para la visión próxima, intermedia y lejana.

lentícono *(lenticonous).* Abultamiento cónico de la superficie anterior o posterior del cristalino que afecta normalmente un solo ojo.

lenticular *(lenticular).* **1.** Relativo a una lente. **2.** Estructura parecida a una lente; también denominada lentiforme.

lenticuloestriado *(lenticulostriate).* Relativo al núcleo lenticular y al cuerpo estriado del cerebro.

lentiforme *(lentiform).* Lenticular; en forma de lente.

lentigo *(lentigo,* pl. *lentigines).* Pigmentación plana de la piel, de color tostado o marrón, diferente a una peca; nevo de unión inicial.

leontiasis *(leontiasis).* Apariencia leonina de la cara en ciertos casos de lepra avanzada; p. ej., arrugas y surcos sobre la frente y las mejillas.

lepiodosis *(lepiodosis).* Erupción escamosa de la piel.

lepotrix *(lepothrix).* Véase tricomicosis axilar.

lepra *(leprosy).* Enfermedad infecciosa crónica causada por el bacilo *Mycobacterium leprae* (bacilo de Hansen) que produce lesiones granulomatosas de la piel, membranas mucosas, sistema nervioso periférico y huesos; se da casi exclusivamente en las regiones tropicales y subtropicales, y su gravedad varía desde formas no contagiosas y remitentes hasta formas malignas muy contagiosas que se caracterizan por mutilación; también denominada enfermedad de Hansen y *elephantiasis graecorum.*

lépride *(leprid).* Lesión primaria de la piel de la lepra.

leprología *(leprology).* Estudio de la lepra.

leproma *(leproma).* Lesión característica de foco de infección con *Mycobacterium leprae.*

lepromatoso *(lepromatous).* Relativo al leproma.

lepromina *(lepromin).* Extracto de tejido que contiene el bacilo de la lepra, *Mycobacterium leprae,* utilizado en las pruebas cutáneas para determinar la resistencia a la lepra.

leprosario *(leprosarium).* Hospital especial para la cura y tratamiento de los leprosos.

leprosería *(leprosery).* Colonia de leprosos.

leproso 1. *(leper).* Individuo que padece lepra. **2.** *(leprous).* perteneciente o relativo a la lepra.

leprostático *(leprostatic).* Agente que inhibe el crecimiento del bacilo de la lepra *(Mycobacterium leprae).*

–lepsia *(-lepsis, -lepsy).* Forma sufija que denota convulsión.

lepto- *(lepto-, lept-).* Forma prefija que significa fino, delgado o delicado.

leptocito *(leptocyte).* Eritrocito que tiene un borde pigmentado que rodea un área clara con un centro pigmentado.

leptocitosis *(leptocytosis).* Presencia de leptocitos en la sangre, observada en determinados trastornos, como la talasemia.

leptodérmico *(leptodermic).* De piel delgada.

leptomeninge *(leptomeninx,* pl. *leptomeninges).* La piaracnoides.

leptomona *(leptomonad).* **1.** Miembro del género *Leptomonas.* **2.** Denominación antigua del promastigote.

Leptospira. Género de bacterias del orden espiroquetales *(Spirochaetales).*

leptospirosis *(leptospirosis).* Infección con bacterias del género *Leptospira;* el cuadro clínico varía desde fiebre ligera a fulminante, toxemia con ictericia y fallo renal; los síndromes específicos incluyen meningitis aséptica y fiebre pretibial, asociada la última con erupción pretibial y esplenomegalia.

l. icterohemorrágica, véase enfermedad de Weil.

leptoteno *(leptotene).* En la meiosis, el primer estadio de la profase en el que los críomosomas aparecen individualizados como delgados filamentos y separados entre sí.

Leptotrichia. Género de bacterias anerobias inmóviles y saprofitas de la cavidad oral del hombre.

Leriche, síndrome de *(Leriche's syndrome).* Véase enfermedad oclusiva aortoiliaca.

lesbiana *(lesbian).* Mujer homosexual.

lesbianismo *(lesbianism).* Homosexualidad en la mujer.

Lesch-Nyhan, síndrome de *(Lesch-Nyhan syndrome).* Trastorno del metabolismo de la purina y exceso de ácido úrico; los rasgos clínicos son retraso mental grave y conducta compulsiva automutilante; la muerte se produce normalmente en la infancia debido a lesión renal.

lesión 1 *(lesion).* Cambio morboso en la estructura o función de los tejidos producido por daño o enfermedad. **2** *(injury).* Herida o daño corporal específico; también llamada traumatismo.

l. por aplastamiento, rotura de pulmones u órganos abdominales causada por una onda expansiva, como la resultante de la explosión de una bomba.

l. por contragolpe del cerebro, lesión cerebral en un punto opuesto al lado del impacto.

l. de Janeway, pequeña lesión hemorrágica de la palma de la mano o la planta del pie que se produce en algunos casos de endocarditis bacteriana.

l. de latigazo, término no específico que se aplica a una lesión de la columna vertebral, generalmente en la unión de las vértebras cervicales cuarta y quinta, causada por un movimiento brusco en tirón de la cabeza; también llamada lesión por hiperextensión-hiperflexión.

l. nodular de Kimmelstiel Wilson, glomerulosclerosis nodular; véase glomerulosclerosis.

l. primaria de Ghon, lesión primaria de la tuberculosis pulmonar que aparece en la radiografía como una pequeña silueta definida subpleural; también denominada foco de Ghon.

lesionar *(injure).* Herir o dañar.

letal *(lethal).* Mortal.

letargia *(lethargy).* Estado de somnolencia y pereza.

Letterer-Siwe, enfermedad de *(Letterer-Siwe disease).* Histiocitosis no lipídica; véase histiocitosis.

Leu *(Leu).* Símbolo del radical leucina.

leucaferesis *(leukapheresis).* Procedimiento mediante el cual los leucocitos se separan de la san-

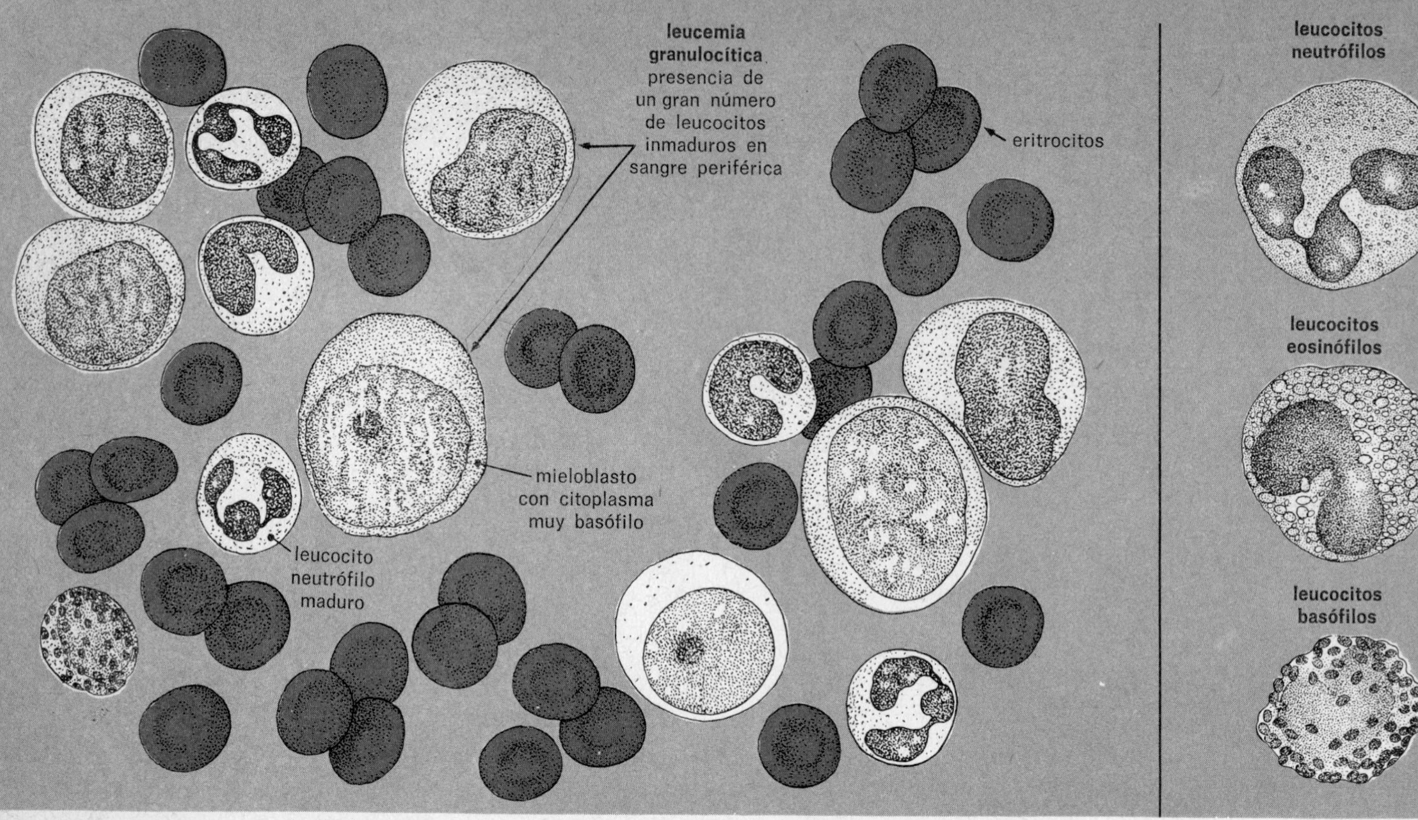

gre, que se vuelve a transfundir al paciente.

leucemia *(leukemia).* Enfermedad caracterizada por la aparición de gran número de leucocitos anormales e inmaduros en la medula ósea y a menudo en el bazo y el hígado; por lo general estas células aparecen en la sangre periférica y pueden invadir también otros tejidos; se clasifica en aguda o crónica y también según el tipo dominante de la célula afectada (granulocítica, linfocítica y monocítica); la determinación de aguda o crónica se refiere en parte a la rapidez de su evolución, pero más aún al grado de inmadurez de las células predominantes.

l. aleucémica, leucemia en la que las células anormales se presentan en los tejidos hemopoyéticos pero no en la sangre periférica; asociada habitualmente con disminución del total de leucocitos normales.

l. basófila, tipo de leucemia caracterizado por presencia de gran número de leucocitos basófilos en la sangre y tejidos; también denominada leucemia de células cebadas.

l. de células indiferenciadas, leucemia extremadamente aguda y poco común en la que las células anormales son tan primitivas e inmaduras que no se pueden diferenciar aunque parecen ser precursoras de linfoblastos, mieloblastos y monoblastos; también denominada leucemia embrionaria.

l. de células plasmáticas, leucemia infrecuente caracterizada por aumento de las células plasmáticas y que se produce en asociación con proliferación incontrolada de células plasmáticas en el hueso (mieloma múltiple) y en los tejidos blandos (plasmocitoma).

l. eosinófila, forma en la que las células eosinófilas están presentes en gran cantidad en la sangre o en la medula ósea.

l. cutis, acumulación masiva de células leucémicas en la piel, formando nódulos rojos, marrones o púrpuras que se localizan normalmente sobre la cara y el cuello.

l. embrionaria, leucemia de células indiferenciadas.

l. granulocítica, tipo de leucemia caracterizada por (a) proliferación masiva de células mielopoyéticas, principalmente en la medula ósea y (b) presencia de gran número de granulocitos inmaduros y maduros (en especial, neutrófilos) en los tejidos y sangre periférica; también denominada leucemia mielocítica, mielógena o mielogenosa.

l. linfática, véase leucemia linfocítica.

l. linfoblástica, leucemia linfocítica aguda en la que las células anormales son formas celulares muy inmaduras (linfoblastos) que constituyen del 50 al 90 % del total, siendo el resto linfocitos maduros.

l. linfocítica, l. linfática, forma aguda que se da predominantemente en niños, caracterizada por la existencia de linfoblastos en los tejidos hemopoyéticos (en particular medula ósea, bazo y ganglios linfáticos); los elementos normales de la medula ósea pueden estar reemplazados por células anormales; generalmente, en personas mayores ofrece una forma crónica, con abundantes linfocitos maduros presentes en la sangre; también se denomina leucemia linfoide.

l. linfoide, véase leucemia linfocítica.

l. mastocítica, véase leucemia basófila.

l. megacariocítica, forma de leucemia rara caracterizada por proliferación incontrolada de megacariocitos en la medula ósea y presencia de un número considerable de ellos en la sangre.

l. mieloblástica, leucemia caracterizada por aumento de mieloblastos que fallan en la maduración (constituyendo aproximadamente del 30 al 60% del aumento total de leucocitos) y por una reducción de las formas maduras.

l. mielocítica, véase leucemia granulocítica.

l. mielógena, véase leucemia granulocítica.

l. mielomonocítica, forma de leucemia monocítica en la que aumentan de manera moderada los monocitos; considerada por Naegeli como una variedad de la leucemia granulocítica porque entiende que los monocitos derivan de mieloblastos en la médula ósea; también denominada leucemia monocítica de tipo Naegeli.

l. monocítica; variedad de leucemia en la que las células anormales predominantes son monocitos; se cree que en la leucemia monocítica de tipo Naegeli las células derivan de mieloblastos y se asocian con neutrófilos; en la de tipo Schilling estos no son tan evidentes.

l. monocítica de Schilling, leucemia monocítica.

l. monocítica de tipo Naegeli, véase leucemia mielomonocítica.

l. subleucémica, leucemia caracterizada por la presencia de una pequeña cantidad de células inmaduras en la sangre; el número total de leucocitos es normal o subnormal.

leucémico *(leukemic).* Relativo a la leucemia o que la padece.

leucemogénesis *(leukemogenesis).* Causa y desarrollo de la leucemia.

leucemoide *(leukemoid).* Parecido a los cambios sanguíneos de la leucemia.

leucina *(leucine).* Aminoácido esencial formado por hidrolisis de proteínas; se encuentra en muchos tejidos, especialmente en el páncreas y bazo.

leuco-, leuc- *(leuko-, leuk-).* Formas prefijas que indican blanco o incoloro.

leucoaglutinina *(leukoagglutinin).* Anticuerpo que aglutina leucocitos.

leucoblasto *(leukoblast).* Leucocito inmaduro.

leucocitáctico *(leukocytactic).* Véase leucotáctico.

leucocitaxia *(leukocytaxia).* Véase leucotaxia.

leucocito *(leukocyte).* Glóbulo blanco; una de las células incoloras de la sangre; se divide en dos grupos principales según sus reacciones a los colorantes: (1) leucocitos granulares o polimorfonucleares, que tienen gránulos citoplasmáticos fácilmente tingibles y núcleo lobulado; son los neutrófilos, eosinófilos y basófilos; (2) leucocitos no granulados, que tienen gránulos citoplasmáticos minúsculos no detectables con métodos ordinarios; comprenden los linfocitos y los monocitos.

l. agranular, véase agranulocito.

l. basófilo, glóbulos blancos que contienen grandes gránulos citoplasmáticos toscos que se tiñen fácilmente con colorantes básicos (p. ej. azul de metileno); constituyen cerca del 0,5 % del total de la cuenta leucocitaria; también denominados mastocitos.

l. eosinófilo, células blancas granulares con un núcleo bilobulado y numerosos gránulos citoplasmáticos grandes que se tiñen intensamente con colorantes ácidos (p. ej. eosina); comprenden del 2 al 5 % del total de la cuenta leucocitaria y aumentan en número durante infestaciones parasitarias y estados alérgicos; también denominados acidófilos y oxífilos.

l. neutrófilo, células blancas granulares maduras que tienen un núcleo de tres a cinco lóbulos unidos por hebras finas de cromatina, y gránulos que se tiñen con una mezcla de colorantes ácidos y básicos; constituyen del 50 al 75 % del total de la cuenta leucocitaria; su función primaria es la ingestión y digestión de partículas de sustancia, especialmente bacterias virulentas; denominados también granulocitos neutrófilos.

l. polimorfonuclear, término común para cualquier leucocito granulado, en especial para los neutrófilos.

l. polimorfonuclear afilamentoso, leucocitos polimorfonucleares cuyos segmentos nucleares están unidos por bandas de cromatina anchas.

l. polimorfonuclear, filamentoso, leucocitos

Leucocitos en sangre

neutrófilos	40-70 %
linfocitos	20-45 %
monocitos	2-10 %
eosinófilos	1-6 %
basófilos	< 1 %

recién nacido
10 000-25 000/mm^3
año de edad
6 000-18 000/mm^3
años de edad
6 000-15 000/mm^3
0 años de edad
4 500-13 000/mm^3
adulto
4 000-10 000/mm^3

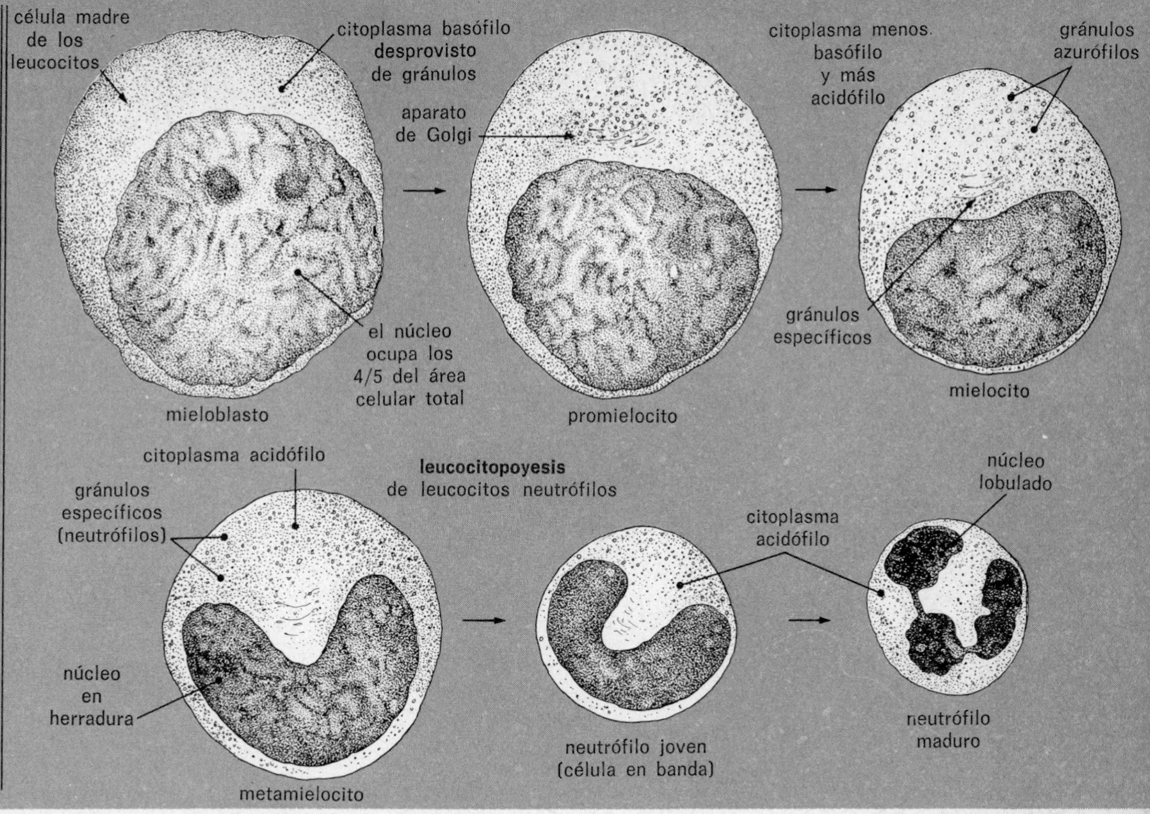

polimorfonucleares cuyos segmentos nucleares están unidos por filamentos de cromatina.

leucocitoblasto *(leukocytoblast)*. Término general para indicar cualquier célula blanca inmadura.

leucocitogénesis *(leukocytogenesis)*. Formación de leucocitos.

leucocitolisina *(leukocytolysin)*. Agente que provoca la disolución de los leucocitos.

leucocitólisis *(leukocytolysis)*. Disolución de los leucocitos; también denominada leucólisis.

leucocitómetro *(leukocytometer)*. Portaobjeto de vidrio estandarizado que se utiliza para contar leucocitos.

leucocitopenia *(leukocytopenia)*. Véase leucopenia.

leucocitopoyesis *(leukocytopoiesis)*. Formación de leucocitos.

leucocitosis *(leukocytosis)*. Aumento anormal de la cantidad de leucocitos.

leucocitoxina *(leukocytoxin)*. Agente que causa degeneración de leucocitos.

leucocoria *(leukokoria)*. Condición óptica que causa un reflejo blanco detrás del cristalino haciendo que la pupila parezca blanca.

leucodermia *(leukoderma)*. Falta de pigmentación en la piel; también denominada acromia.

l. adquirida, véase vitíligo.

l. congénita, véase albinismo.

leucodistrofia *(leukodystrophy)*. Enfermedad de la primera época de la vida que afecta sobre todo a la sustancia blanca del cerebro en especial la de los hemisferios cerebrales; parece ser un defecto congénito en la formación o mantenimiento de la mielina.

l. de células globoides, véase enfermedad de Krabbe.

l. metacromática, trastorno progresivo del metabolismo de los esfingolípidos en el que se acumulan sulfátidos en los tejidos; afecta a los sistemas nerviosos central y periférico causando ceguera, sordera, mutismo y cuadriplejía; por lo general la muerte se produce a los cinco años del comienzo de la enfermedad; se ve más a menudo en niños y jóvenes; también denominada lipidosis sulfátida.

leucoencefalopatía *(leukoencephalopathy)*. Leucodistrofia.

leucoeritroblastosis *(leukoerythroblastosis)*. Anemia resultante de lesiones en la medula ósea.

leucólisis *(leukolysis)*. Véase leucocitólisis.

leucoma *(leukoma)*. Moteado blanco opaco sobre la córnea.

leucomielitis *(leukomyelitis)*. Inflamación de la sustancia blanca de la medula espinal.

leucomielopatía *(leukomyelopathy)*. Enfermedad que afecta a la sustancia blanca de la medula espinal.

leuconiquia *(leukonychia)*. Uñas con coloración blanca; en especial, puntos blancos o manchas bajo las uñas.

l. estriada, leuconiquia en la que la uña presenta estrías transversales blancas.

l. total, leuconiquia en la que toda la uña es blanca.

leucopatía *(leukopathia, leukopathy)*. Leucodermia.

leucopedesis *(leukopedesis)*. Movimiento de los leucocitos a través de las paredes capilares en los tejidos.

leucopenia *(leukopenia)*. Disminución anormal en el número de leucocitos en la sangre.

leucoplasia *(leukoplakia)*. Enfermedad que afecta a la membrana mucosa de las mejillas, lengua, encías, pene o vulva y que se manifiesta por la formación de placas espesas irregulares y blancas; proceso inflamatorio crónico que puede llegar a convertirse en un carcinoma de células escamosas; la irritación mecánica y química continuada se considera que es la causa directa más frecuente; cuando la lesión se encuentra en la cavidad bucal se denomina también manchas de fumador.

leucopoyesis *(leukopoiesis)*. Producción de leucocitos.

leucoproteasa *(leukoprotease)*. Enzima producida por los leucocitos polinucleares que se forma en una área de inflamación y causa licuefacción del tejido muerto.

leucorrea *(leukorrhea)*. Flujo anormal blanco o amarillento de la vagina que contiene moco y células de pus.

leucosis *(leukosis)*. Proliferación anormal de los tejidos que forman los leucocitos; equivale a leucemia.

leucotáctico *(leukocytotactic)*. Relativo a la leucotaxia; también denominado leucocitáctico.

leucotaxia *(leukocytotaxia)*. Tendencia de los leucocitos a moverse hacia ciertos microorganismos y sustancias formados en tejido inflamado (leucocitotaxia positiva) o a alejarse de ellos (leucitotaxia negativa); también denominada leucotaxis y leucocitaxia.

leucotaxina *(leukotaxine)*. Sustancia nitrogenada cristalina que se prepara a partir de los exudados inflamatorios y de tejidos lesionados.

leucotomía *(leukotomy)*. Incisión quirúrgica en la sustancia blanca del lóbulo frontal del cerebro.

l. prefrontal, véase lobotomía prefrontal.

l. transorbital, véase lobotomía transorbitaria.

leucovirus *(leukovirus)*. Cualquiera de un grupo de virus RNA conocidos como causa de cáncer bajo condiciones naturales en pollos; afectan al tejido hemopoyético; también producen tumores sólidos, como el sarcoma de Rous.

leucovorina *(leucovorin)*. Véase ácido folínico.

levadura *(yeast)*. **1.** Uno de varios hongos del género *Saccharomyces* capaces de fermentar los hidratos de carbono. **2.** Preparado comercial que se utiliza en forma seca o húmeda como agente leudante o suplemento dietario.

levalorfan, tartrato de *(levallorphan tartrate)*. Sustancia antianalgésica, cristalina, amarga y blanca que se utiliza en el tratamiento de las sobredosis de narcóticos.

levarterenol, bitartrato de *(levarterenol bitartrate)*. Sustancia simpatomimética, hidrosoluble, cristalina y blanca.

levo- *(levo-)*. Prefijo que indica lado izquierdo.

levógiro *(levorotatory)*. Dícese de la sustancia que, como la levulosa, puede girar el plano de luz polarizada hacia la izquierda.

levulosa *(levulose)*. Véase fructosa.

levulosuria *(levulosuria)*. Intolerancia hereditaria a la fructosa; véase intolerancia.

Lewis, grupo sanguíneo *(Lewis blood group)*. Antígenos de hematíes, saliva y otros líquidos corporales, específicos para el gen Le, que reaccionan con los anticuerpos designados Le^a y anti-Le^b; denominados así después de que se encontrasen anticuerpos de este tipo en la sangre de una mujer apellidada Lewis.

lewisita *(lewisite)*. Líquido oleoso, $C_2H_2AsCl_3$, que se utiliza para producir un gas de guerra muy venenoso.

-lexia *(-lexis, -lexy)*. Forma sufija que indica habla.

ley *(law)*. **1.** Fórmula, principio o norma que expresa un hecho basado en la observación continuada, orden, relación o interacciones de procesos o acciones naturales. **2.** Generalización que se basa en la repetición de acontecimientos.

l. de acción de masas, la velocidad de una reacción química es proporcional a las masas activas (concentración molar del material reactivo).

l. de Arrhenius, sólo las soluciones de elevada presión osmótica son eléctricamente conductoras.

l. de Avogadro, volúmenes iguales de gases contienen igual número de moléculas (a la misma presión y temperatura).

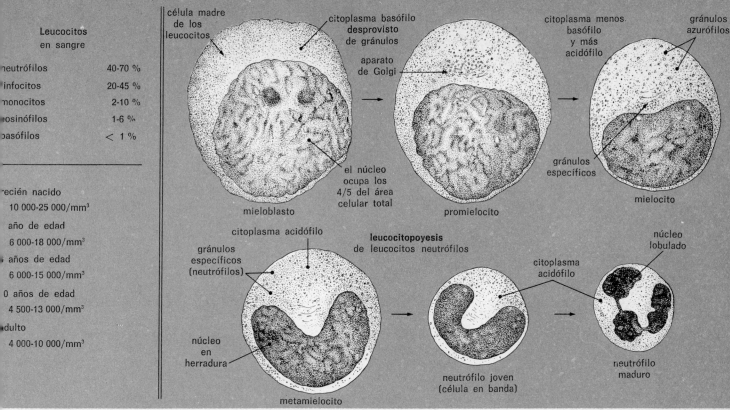

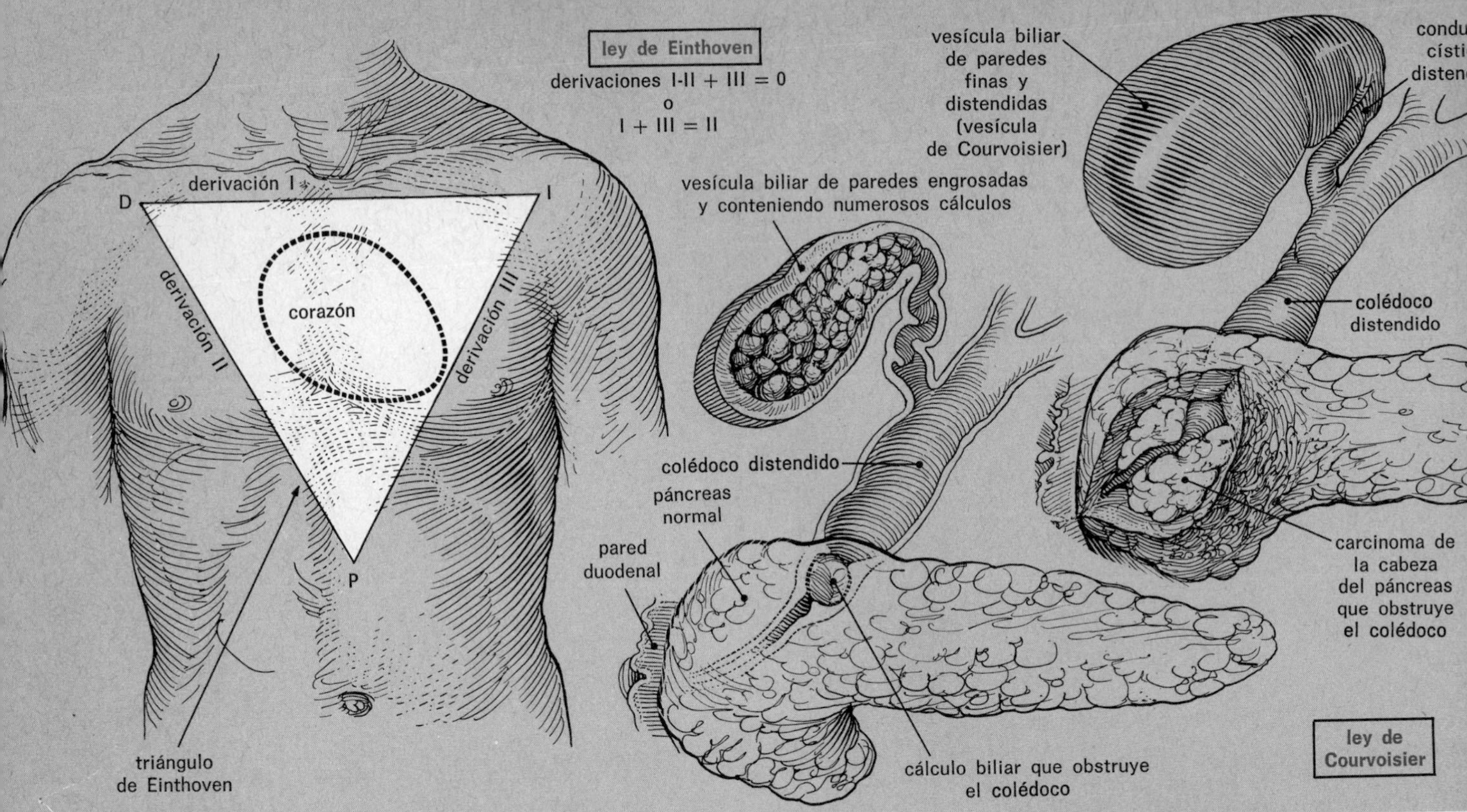

l. de Beer, la intensidad de un rayo de luz es inversamente proporcional a la densidad del líquido que atraviesa (la absorción depende del número de moléculas en el camino del rayo).

l. de Boyle, a igualdad de temperatura, el volumen de un gas confinado varía inversamente en relación con la presión.

l. de clasificación independiente, segunda ley de Mendel.

l. del corazón, véase ley de Starling.

l. de Courvoisier, la obstrucción del colédoco es más probable que sea causada por cálculos cuando la vesícula biliar es pequeña a causa de inflamación y cicatrización; si la vesícula biliar está aumentada, la obstrucción se debe normalmente a otras causas, como carcinoma de la cabeza del páncreas; también denominada signo de Courvoisier.

l. del cuadrado inverso, se aplica especialmente a todos los puntos fuente de radiación; la intensidad de la radiación es inversamente proporcional al cuadrado de la distancia.

l. de Charles, todos los gases se expanden y contraen en igual medida en relación con el aumento y disminución de la temperatura; también denominada ley de Gay-Lussac.

l. de Dalton, cada gas en una mezcla de gases ejerce una presión proporcional al porcentaje de su volumen en la mezcla, como si fuera el único gas disuelto; también denominada ley de presión parcial.

l. de Dalton-Henry, para disolver una mezcla de gases, un líquido puede absorber de cada gas en la mezcla la misma cantidad que habría absorbido de cada uno si hubiera entrado en contacto con él por separado.

l. de Einthoven, ecuación de Einthoven, en electrocardiografía, la diferencia de potencial en la derivación II es igual a la suma de las diferencias de potencial en las derivaciones I y III.

l. de Faraday (1) en electrólisis, la cantidad de un ion liberado por una corriente eléctrica es proporcional a la fuerza de la corriente; (2) cuando la misma corriente pasa a través de diferentes electrólitos, las cantidades de las diferentes sustancias descompuestas son proporcionales a sus equivalentes químicos.

l. de Galton; mientras que generalmente la descendencia tiende a parecerse a los padres, la de padres de tipos extremos tiende a regresar hacia la media de la población; también denominada ley de la regresión.

l. de Gay-Lussac, véase ley de Charles.

l. de gravitación universal, véase ley de Newton.

l. de Henry, la cantidad de gas que puede ser disuelta en una solución líquida es proporcional a la presión parcial del gas; cuando la presión se dobla, pasa el doble de gas a la solución.

l. de Laplace, la relación entre la diferencia de presión transmural ($\triangle$p), tensión de la pared (T) y el diámetro (D) relacionado con la tensión superficial en una superficie cóncava: $\triangle$ P=(4T/D).

leyes de Mendel, los principios de la herencia resumidos en dos leyes y expresados actualmente como (1) primera ley o ley de segregación; las unidades emparejadas hereditariamente (genes) en la descendencia (uno de cada progenitor) no se mezclan ni se alteran mutuamente, son capaces de separarse durante la formación de las células sexuales (gametos) en la meiosis y se transmiten independientemente de generación en generación; (2) segunda ley o ley de clasificación independiente; las correspondientes unidades hereditarias en un par de gametos se unen en la descendencia para formar nuevas combinaciones y recombinaciones de acuerdo con las leyes del azar, siempre que los dos pares de genes no se encuentren en el mismo cromosoma; también denominadas leyes mendelianas.

l. de Mendeleiev, véase ley periódica.

leyes mendelianas, véase leyes de Mendel.

l. de Newton, l. de la gravitación universal, todos los cuerpos se atraen entre sí con una fuerza directamente proporcional a sus masas e inversamente proporcional al cuadrado de la distancia entre ellos.

l. de Ohm, la corriente eléctrica en un circuito es igual a la fuerza electromotriz dividida por la resistencia: amperio = voltio/ohmio.

l. de Pascal, un líquido en reposo transmite la presión igualmente en todas las direcciones.

l. periódica, los elementos ordenados en relación a sus pesos atómicos ofrecen una variación periódica de sus propiedades; todo elemento de la serie se relaciona con el octavo anterior y posterior a él; también llamada ley de Mendeleiev.

l. de Poiseuille; la velocidad de un líquido circulando por un tubo es proporcional a la sección transversal del mismo.

l. de presión parcial, véase ley de Dalton.

l. de refracción, para dos medios dados, el seno del ángulo de incidencia guarda una relación constante con el seno del ángulo de refracción.

l. de regresión, véase ley de Galton.

l. de segregación, primera ley de Mendel.

l. de Sherrington, todas las raíces posteriores de la medula inervan un área especial de la piel (dermatoma), aunque en esta puedan solaparse fibras de segmentos espinales adyacentes.

l. de Starling, la energía liberada por la contracción del músculo cardiaco depende de la longitud de las fibras musculares al final de la diástole; dentro de unos límites, el volumen sistólico del corazón está determinado por los cambios en la longitud de la fibra miocárdica asociados al llenado ventricular en diástole; también denominada ley del corazón.

l. de Van't Hoff, (1) en estereoquímica, todas las sustancias ópticamente activas forman un ordenamiento asimétrico en el espacio, debido a que tienen átomos multivalentes unidos por cuatro átomos diferentes o radicales; (2) la presión osmótica de una sustancia en una solución es la misma que ejercería si se presentase en el estado de un gas ideal ocupando el mismo volumen de la solución; (3) la velocidad de una reacción química se incrementa entre dos y tres veces por cada incremento de 10° C en la temperatura.

l. walleriana, l. de Waller, las fibras nerviosas pierden su estructura y función normales cuando su continuidad con la célula de origen se pierde.

LGV *(LGV).* Abreviatura de linfogranuloma venéreo.

LH *(LH).* Abreviatura de hormona luteinizante; del inglés, *luteinizing hormone.*

LH-RF *(LH-RF).* Abreviatura de factor liberador de la hormona luteinizante; del inglés, *luteinizing hormone-releasing factor.*

Li *(Li).* Símbolo químico del elemento litio.

libidinoso *(libidinous).* Erótico.

libido *(libido).* **1.** Energía emocional asociada con impulsos biológicos primitivos. **2.** En el psicoanálisis, el término se aplica a la fuerza motriz del instinto sexual.

Libman-Sacks, síndrome de *(Libman-Sacks syndrome).* Endocarditis verrugosa no bacteriana asociada con lupus eritematoso; también denominada endocarditis verrugosa atípica.

licor *(liquor).* **1.** Substancia líquida. **2.** Solución de una sustancia no volátil en agua.

l. de prueba, mezcla de alcohol y agua o bebida que contiene un 50 % de alcohol etílico por volumen a 15,5° C.

licuefacción *(liquefaction).* **1.** Acción de licuar. **2.** Estado de transformación en una forma líquida.

licuefaciente *(liquefacient).* Agente que origina la disolución de un cuerpo sólido o que lo con-

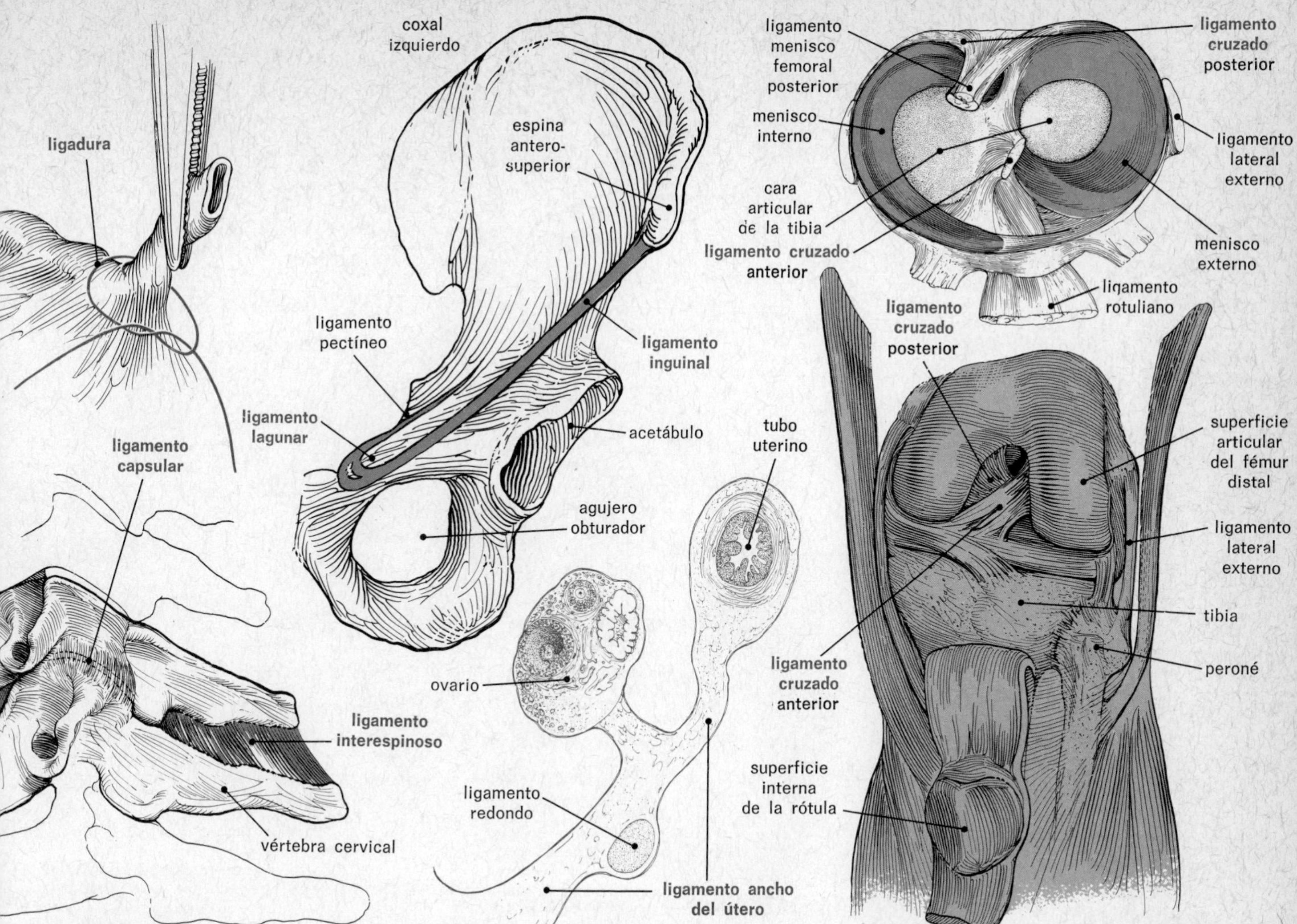

vierte en líquido.

licuescente *(liquescent).* Susceptible de licuarse.

lidocaína, clorhidrato de *(lidocaine hydrochloride).* Anestésico local de amplio uso; utilizado también en el tratamiento de arritmias cardiadas.

lien. En latín, bazo.

liendre *(nit).* Huevo del piojo.

lieno-, lien- *(lieno-, lien-).* Formas prefijas anticuadas que indican relación con el bazo. Se utilizan más a menudo espleno- y esplen-.

lienorrenal *(lienorenal).* Esplenorrenal.

ligador *(ligator).* Instrumento utilizado para ligar vasos sanguíneos que se encuentran muy profundos o inaccesibles.

ligadura *(ligature).* **1.** Estrangulación con hilo de un vaso sanguíneo. **2.** Hilo que se usa con ese fin.

ligamento *(ligament).* **1.** Banda de tejido fibroso que conecta huesos. **2.** Cualquier pliegue membranoso, lámina o estructura cordonal que mantiene un órgano en posición.

l. acromioclavicular, ligamento que se extiende desde el acromion de la escápula hasta la clavícula.

l. alar, uno de los dos ligamentos cortos que unen la segunda vértebra (axis) al cráneo; también denominado ligamento odontoideo o cervical.

l. alveolodental, ligamento periodontal.

l. amarillo, serie de bandas elásticas amarillas que unen las láminas de las vértebras adyacentes desde el axis hasta el primer segmento del sacro; sirven para mantener la posición vertical.

l. ancho del útero, una de las dos láminas fibrosas que, cubiertas en ambos lados con peritoneo, se extienden desde el útero hasta la pared pélvica en ambos lados.

l. anular, cualquier ligamento que rodea una estructura.

l. arqueado, uno de dos ligamentos (externo e interno) que unen el diafragma con la primera vértebra lumbar y la duodécima costilla en el otro lado.

l. arqueado medio, ligamento entre los pilares del diafragma.

l. capsular, membrana fibrosa de una cápsula articular.

l. cardinal, lámina de fascia subserosa encajada por uno y otro lado en el tejido adiposo del cuello uterino inferior y en la vagina, que se extiende en estrecha asociación con las arterias vaginales.

l. cervical posterior, tabique membranoso triangular amplio en la parte posterior de la nuca que se extiende desde las puntas de las apófisis espinosas cervicales hasta la cresta occipital externa; forma un tabique para la inserción de los músculos de ambos lados del cuello.

l. de Colles, pequeña banda triangular, con frecuencia ausente, que se extiende desde la parte interna del anillo inguinal hasta la línea alba.

l. de Cooper, (1) véase ligamento pectíneo; (2) véase ligamento suspensorio del pecho.

l. cricotiroideo; banda definida de tejido elástico que se extiende desde el borde superior (línea media) del cartílago cricoides hasta el inferior del cartílago tiroides.

l. cruciforme del atlas, ligamento cruzado que se compone de dos partes: (1) una banda transversa fuerte y gruesa que se arquea a través del anillo de la primera vértebra (retiene el diente de la segunda vértebra en su lugar); (2) pequeña banda longitudinal que divide el anillo de la primera vértebra en las partes anterior y posterior.

l. crural, ligamento inguinal.

l. cruzado de la rodilla, uno de dos ligamentos (anterior y posterior) de considerable fuerza, situados en la línea media de la articulación de la rodilla; se cruzan uno con otro semejando una X.

l. deltoide, ligamento de refuerzo interno de la articulación del tobillo.

l. esfenomaxilar, banda estrecha y plana que se extiende desde la espina del hueso esfenoides hasta la espina de Spix del maxilar inferior.

l. estilomaxilar, banda condensada de aponeurosis cervical que se extiende desde el vértice de la apófisis estiloides hasta el borde posterior del ángulo del maxilar inferior.

l. falciforme del hígado, ligamento semicircular en forma de hoz compuesto por dos láminas de peritoneo que ascienden desde el ombligo hasta el hígado; une el hígado con la pared abdominal.

l. fundiforme del pene, tejido fibroelástico que se adhiere íntimamente a la línea alba y a la sínfisis púbica y se extiende en el dorso del pene.

l. hipopiglótico, banda elástica triangular y corta que une la epiglotis con la parte superior del hueso hioides.

l. inguinal, ligamento que se extiende desde la espina iliaca anterosuperior hasta el tubérculo del pubis; es el borde inferior de la aponeurosis del músculo oblicuo externo; también denominado ligamento crural o de Poupart.

l. inguinal reflejo, véase ligamento de Colles.

l. interespinoso, bandas cortas de tejido fibroso que interconexionan las apófisis espinosas de las vértebras adyacentes.

l. interfoveolar, porción engrosada de la aponeurosis transversa que está por dentro del anillo inguinal profundo, conectando el músculo transverso del abdomen con el ligamento inguinal y la aponeurosis pectínea; también denominado ligamento de Hesselbach.

l. lagunar, banda triangular que se extiende horizontalmente desde el ligamento inguinal hasta la línea pectínea del pubis.

l. lateral externo del codo, banda de fibras ancha que cruza el lado externo de la articulación del codo; se une en la parte superior con el epicóndilo del húmero y en la parte inferior con el ligamento anular y el cuello del radio.

l. lateral interno del codo, espesa banda triangular de fibras que cruza la cara interna de la articulación del codo; se inserta en la parte superior

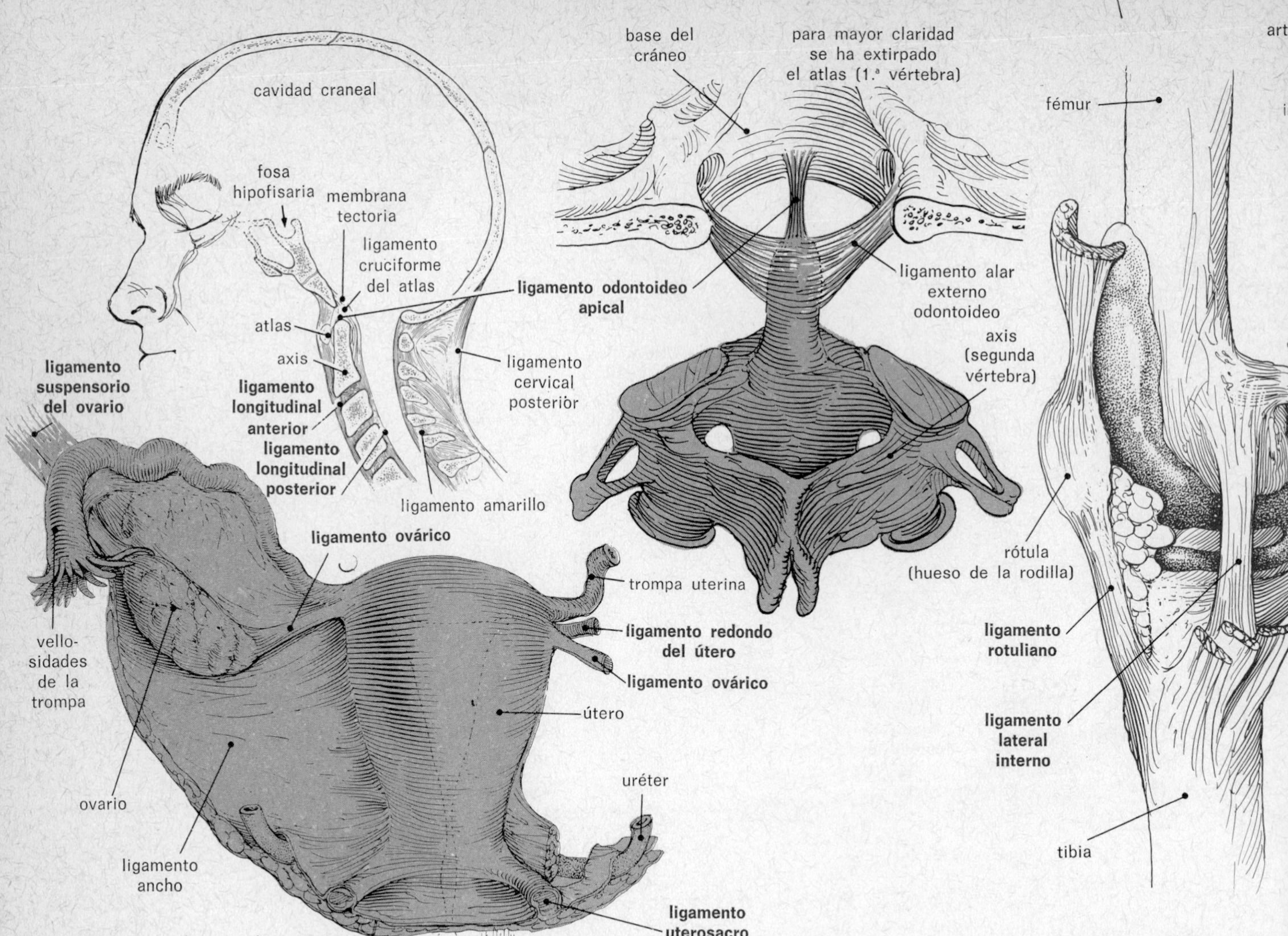

en la epitróclea del húmero y en la inferior en la apófisis coronoides del cúbito (porción anterior) y en el borde interno del olécranon (porción posterior).

l. lateral interno de la rodilla, banda membranosa ancha y plana, situada junto a la porción interna y posterior de la articulación de la rodilla; se extiende desde el cóndilo interno del fémur hasta la tuberosidad interna y la cara interna de la tibia; también denominado ligamento colateral tibial.

l. longitudinal anterior, banda de fibras fuerte, plana y amplia que se extiende a lo largo de la superficie anterior de los cuerpos vertebrales desde el axis (segunda vértebra) hasta el sacro; se engrosa en la región dorsal.

l. longitudinal posterior, banda de fibras fuerte, plana y amplia en el conducto vertebral, que se extiende a lo largo de la superficie posterior desde el axis (segunda vértebra) hasta el sacro; se ensancha en la región dorsal.

l. odontoideo apical, ligamento que se extiende desde la punta de la apófisis odontoides del axis (segunda vértebra) hasta el borde interior del agujero occipital.

l. ovárico, banda de fibras entre los pliegues del ligamento ancho que une el extremo uterino del ovario con el borde externo del útero, inmediatamente por detrás de la inserción del tubo uterino.

l. palpebral interno, bandas fibrosas de cerca de 4 mm de longitud que unen los extremos internos del tarso con la apófisis frontal del maxilar, enfrente del surco nasolagrimal.

l. pectíneo, banda aponeurótica fuerte que se extiende desde la línea pectínea del pubis hasta el ligamento lagunar, con el que se continúa; también denominado ligamento de Cooper.

l. periodontal, fibras de tejido conectivo que unen el diente con el hueso; también denominado membrana periodontal.

l. de Poupart, véase ligamento inguinal.

l. redondo del hígado, cordón fibroso (resto de la vena umbilical) que se extiende desde el ombligo hasta el borde anterior del hígado; también denominado *ligamentum teres hepatis.*

l. redondo del útero, cordón fibromuscular que se extiende desde el útero, a cada lado, enfrente y debajo del tubo uterino hasta los labios mayores (normalmente pasa a través del conducto inguinal).

l. rotuliano, continuación de la parte central del tendón común del músculo cuádriceps del muslo (cuádriceps femoral) desde la rótula hasta la tuberosidad de la tibia; tiene unos 8 cm de longitud.

l. sacrociático mayor, ligamento fuerte que se extiende desde la tuberosidad del isquion hasta la parte externa del sacro y cóccix y hasta la espina iliaca posteroinferior; llámase también l. sacrotuberoso.

l. sacrociático menor, fuerte ligamento triangular que se une por su vértice con la espina del isquion y por su base con la parte externa del sacro y del cóccix; llámase también l. sacroespinoso.

l. sacroespinoso. Ver l. sacrociático menor.

l. sacrotuberoso. Ver l. sacrociático mayor.

l. suspensorio del cristalino, zónula ciliar; véase zónula.

l. suspensorio del ovario, banda de peritoneo que se eleva desde el ovario, se extiende hacia arriba sobre los vasos iliacos y se continúa con el peritoneo sobre el músculo psoas mayor; contiene los vasos ováricos y nervios.

l. suspensorio del pecho. una de las numerosas bandas fibrosas distribuidas entre los lóbulos de las glándulas mamarias que se extienden desde la piel al estrato profundo de la aponeurosis superficial; también denominado ligamento de Cooper.

l. tiroepiglótico, ligamento elástico que une el pedículo de la epiglotis con el cartílago tiroides.

l. uterosacro, banda fibrosa de aponeurosis subserosa que se extiende desde el cuello uterino, a lo largo de la pared lateral de la pelvis, hasta el sacro.

l. ventricular de la laringe, membrana fibrosa fina en el pliegue ventricular de la laringe que se extiende desde el cartílago tiroides hasta el aritenoides; también denominado ligamento vestibular.

l. vocal, banda que se extiende a cada lado del cartílago tiroides hasta las apófisis vocales del cartílago aritenoides; representa el borde superior del cono elástico de la laringe.

ligamentoso *(ligamentous).* De la naturaleza de un ligamento.

ligando *(ligand).* Molécula orgánica unida a un ion metálico central por múltiples vínculos, como el oxígeno está unido al átomo central de hierro de la hemoglobina.

ligar *(ligate).* Estrangular un vaso sanguíneo, un conducto o el pedículo de un tumor por medio de un hilo apretado (ligadura).

ligasa *(ligase).* Enzima que cataliza la unión de dos moléculas acoplada al desdoblamiento de ATP o de algún otro nucleósido trifosfato.

Lignac-De Toni-Fanconi, síndrome de *(Lignac-De Toni-Fanconi syndrome).* Forma infantil de cistinosis; trastorno genético raro caracterizado por depósitos difusos de cistina en todo el cuerpo y disfunción de los túbulos renales asociados con raquitismo resistente a la vitamina D, acidosis, enanismo, glucosuria y albuminuria.

límbico *(limbic).* **1.** Relativo a un limbo o borde. **2.** Relativo al sistema límbico del cerebro, que comprende la corteza y los núcleos relacionados; se cree que interviene en el control emocional en las pautas de comportamiento.

limbo *(limbus,* pl. *limbi).* Borde.

l. de la córnea, banda muy vascularizada en la unión de la córnea y la esclerótica.

limen *(limen,* pl. *limina).* Umbral; borde; punto inicial; entrada a una estructura.

l. insular, umbral de la ínsula (ínsula de Reil) del cerebro; lengua estrecha de la corteza insular

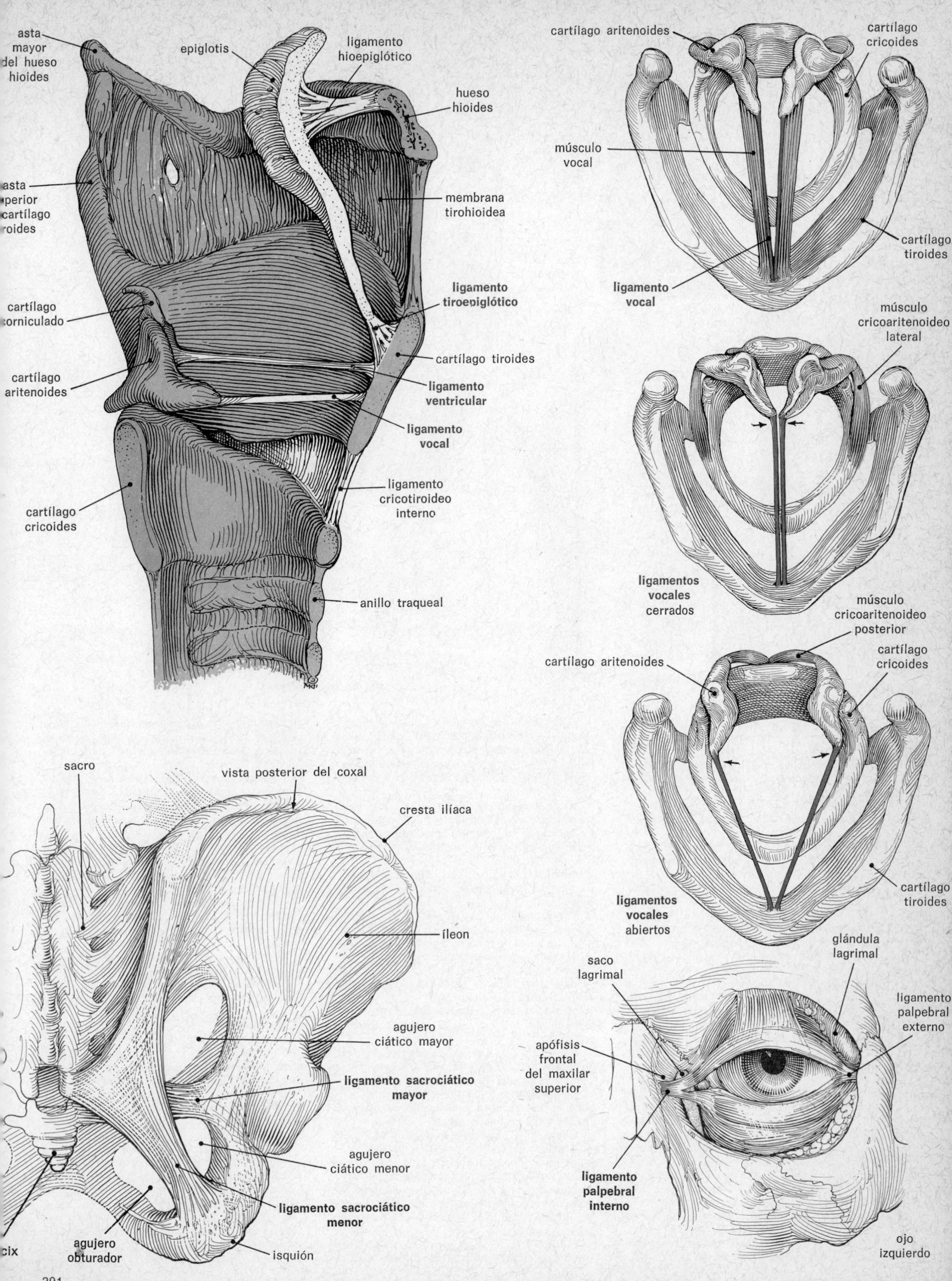
asta
mayor
del hueso
hioides
epiglotis
ligamento
hioepiglótico
hueso
hioides
asta
perior
cartílago
roides
membrana
tirohioidea
ligamento
tiroepiglótico
cartílago
corniculado
cartílago tiroides
cartílago
aritenoides
ligamento
ventricular
ligamento
vocal
ligamento
cricotiroideo
interno
cartílago
cricoides
anillo traqueal
cartílago aritenoides
cartílago
cricoides
músculo
vocal
cartílago
tiroides
ligamento
vocal
músculo
cricoaritenoideo
lateral
ligamentos
vocales
cerrados
músculo
cricoaritenoideo
posterior
cartílago aritenoides
cartílago
cricoides
cartílago
tiroides
ligamentos
vocales
abiertos
sacro
vista posterior del coxal
cresta ilíaca
íleon
agujero
ciático mayor
ligamento sacrociático
mayor
agujero
ciático menor
ligamento sacrociático
menor
cix
agujero
obturador
isquión
glándula
lagrimal
saco
lagrimal
ligamento
palpebral
externo
apófisis
frontal
del maxilar
superior
ligamento
palpebral
interno
ojo
izquierdo

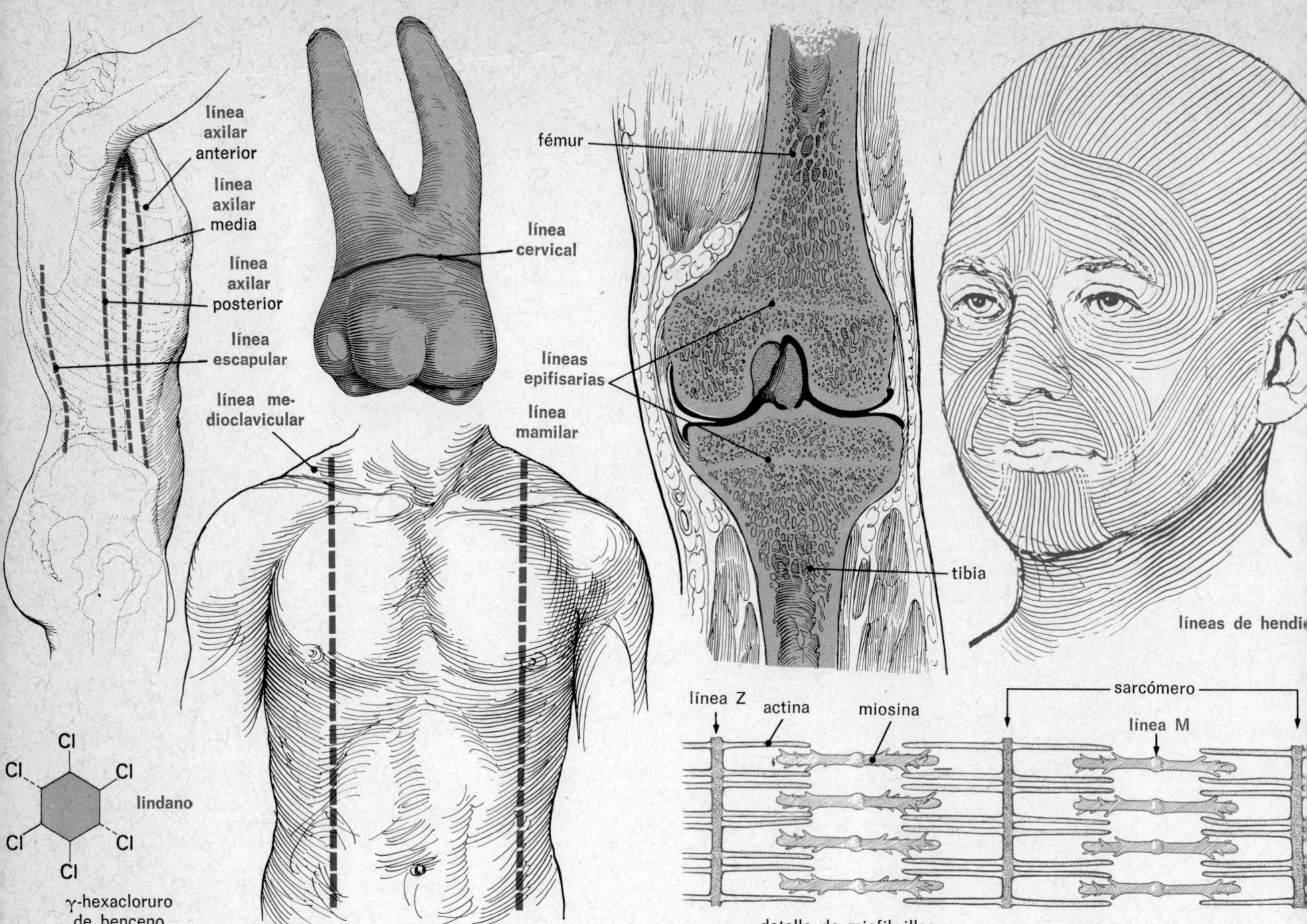

que se extiende ventromedialmente hacia la substancia perforada anterior; recibe fibras de la estría olfatoria externa.

l. nasi, línea divisoria entre la porción cartilaginosa de la nariz y la ósea, donde se reemplaza la piel por mucosa.

liminar *(liminal)*. Que tiene la fuerza mínima necesaria para provocar una respuesta; dícese de un estímulo.

liminómetro *(liminometer)*. Instrumento para medir un estímulo que tiene la fuerza necesaria para producir una respuesta refleja.

lincomicina *(lincomycin)*. Sustancia producida por *Streptomyces lincolnensis;* es un antibiótico eficaz contra gérmenes grampositivos.

lindano *(lindane)*. Hexacloruro de γ-benceno; fármaco que repele garrapatas y mata piojos.

Lindau, enfermedad de *(Lindau's disease)*. Véase enfermedad de Hippel-Lindau.

línea *(line)*. **1.** Trazado, marca o cresta finos y continuos. **2.** Pliegue, surco. **3.** Trazo imaginario que une los puntos de referencia del cuerpo o pasa a través de ellos. **4.** Término o límite.

l. de absorción, cada una de las numerosas líneas oscuras en un espectro debidas a la absorción de longitudes de ondas específicas de luz por una sustancia que ha sido atravesada por ésta.

l. de acomodación, extensión lineal en la que un objeto puede acercarse o alejarse del ojo en una situación dada sin dar lugar a visión borrosa.

l. alba, porción estrecha de la aponeurosis anterior que se extiende en la línea media de la pared abdominal desde la sínfisis púbica hasta la apófisis xifoides; también denominada línea blanca.

l. anular de Schwalbe, la formada por el límite periférico de la membrana de Descemet de la córnea, que señala el ángulo anterior de las trabéculas y los espacios de Fontana.

l. áspera, cresta longitudinal con dos labios prominentes en la cara posterior del fémur.

l. axilar, cada una de las tres líneas verticales imaginarias asociadas con la axila: la línea axilar anterior pasa a través del pliegue anterior de la axila; la posterior pasa a través del pliegue posterior y la línea axilar media pasa a través del centro de la axila.

l. B de Kerley, una de las líneas horizontales observadas en la radiografía pulmonar (por encima del ángulo costofrénico) en individuos con hipertensión pulmonar secundaria a estenosis mitral.

l. cervical, línea que rodea el diente señalando la unión del esmalte de la corona con el cemento de la raíz.

l. curva occipital, una de tres líneas o crestas (inferior, superior y suprema) en la superficie exterior del hueso occipital del cráneo.

l. dentada, véase línea pectínea.

l. de la encía, véase línea gingival.

l. epifisaria, línea de unión de la epífisis y la diáfisis de un hueso adulto largo.

l. escapular, línea vertical imaginaria que atraviesa el ángulo inferior de la escápula a ambos lados.

l. final, en la preparación de una cavidad dental, la línea mínima de demarcación de la pared de la preparación con la superficie bucal.

l. de Fleischner, cada una de las lineales horizontales observadas en la radiografía de tórax que indican un foco de atelectasia.

l. fulcro, línea imaginaria de rotación de un torno dental; también denominada eje rotatorio.

l. gingival, línea de contacto de la encía con el diente; también denominada línea de la encía.

l. glútea, cada una de las tres líneas curvadas rugosas sobre la superficie exterior de la parte ilíaca del hueso coxal; denominadas líneas anterior, posterior e inferior.

l. Hapton, en radiología, una línea de densidad menor que rodea una úlcera de estómago benigna.

l. de hendidura, depresión lineal definida en la piel que indica la dirección de los haces del tejido conjuntivo fibroso subcutáneo; también denominada línea de Langer.

l. iliopectínea, cresta oblicua en la superficie del ilion que se continúa con la pelvis y forma el límite inferior de la fosa iliaca; separa la pelvis verdadera de la falsa; también denominada línea terminalis.

l. de la leche, línea o cresta del epitelio engrosado en el embrión que se extiende desde la región axilar hasta la inguinal, sobre la cual se desarrollan las glándulas mamarias.

l. M, línea formada por los espesamientos nodulares del miofilamento (miosina) que divide en dos la zona H de las miofibrillas del músculo estriado.

l. mamilar, línea vertical que pasa a través de los pezones a cada lado.

l. mediana, línea central vertical que divide la superficie corporal en los lados derecho e izquierdo.

l. medioaxilar, línea vertical imaginaria que atraviesa la línea media de la axila.

l. medioclavicular, línea vertical que atraviesa el punto medio de la clavícula; se corresponde estrechamente con la línea perpendicular que pasa a través del pezón.

l. mercurial, descoloración lineal de la encía asociada con intoxicación por mercurio: si se observa sobre el margen gingival puede tener coloración azulada, púrpura o rojo turbio.

l. nigra, línea oscura en el abdomen de la mujer embarazada, entre el ombligo y la sínfisis púbica.

l. de oclusión, alineamiento de las superficies de oclusión del diente en el plano horizontal.

l. pectinada, línea entre la mucosa rectal y la piel del ano; también denominada línea dentada.

l. pectínea, línea en la rama superior del hueso púbico que se extiende desde el tubérculo púbico

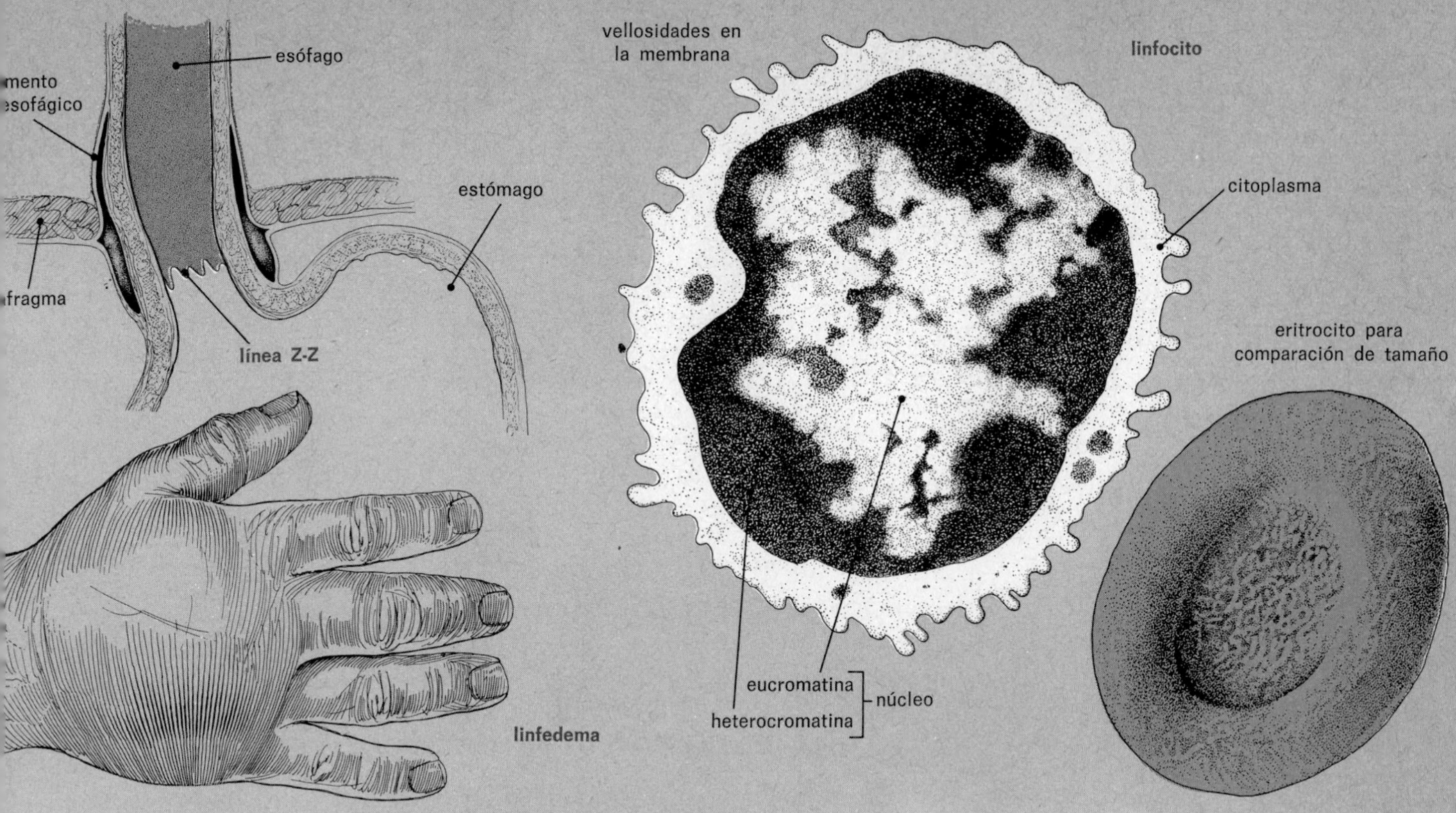

hasta la eminencia iliopúbica; también denominada pecten pubis.

l. de plomo, zona azulada oscura de pigmentación anormal de las encías, normalmente a 1 mm de la cresta gingival, asociada con intoxicación por plomo; también denominada línea azul o ribete de Burton.

l. pura, cepa endogámica de animales durante muchas generaciones, homocigotos para ciertos genes específicos; también denominada raza isogénica.

l. de revisión, (1) línea inscrita en un molde dental por un perito de moldes; marca la máxima altura del contorno en relación con el lugar escogido de inserción para la restauración; (2) línea que muestra la altura del contorno de un diente después de que un molde ha sido colocado de acuerdo con el lugar de inserción escogido; llamada también presilla directriz.

l. semilunaris, l. semilunar, borde externo del músculo recto del abdomen; cruza el reborde costal en la punta del noveno cartílago costal.

l. temporal, cada una de las dos líneas curvadas (inferior y superior) en la superficie externa de los huesos parietales del cráneo.

l. terminalis, línea iliopectínea.

l. visual, línea recta imaginaria que se extiende desde el objeto visualizado hasta la fosita central de la retina; también llamada eje visual.

l. de Wagner, línea estrecha que representa el área de calcificación preliminar en la unión de la epífisis y la diáfisis de un hueso largo.

l. Z, cada uno de los dos tabiques transversos que dividen las miofibrillas del músculo esquelético en sarcómeros ordenados longitudinalmente; la región entre dos líneas Z está formada por la superposición de miofilamentos gruesos y finos; también denominada banda Z.

l. zigzag, véase línea Z-Z.

l. Z-Z, línea de transición entre el esófago y la mucosa gástrica; aparece como una línea dentada irregular o en zigzag; también denominada línea zigzag.

linfa *(lymph).* Líquido transparente o ligeramente opalescente que contiene una porción líquida, una cantidad variable de glóbulos blancos, principalmente linfocitos, y unos pocos eritrocitos; es absorbida desde el espacio hístico por los capilares linfáticos (sistema de conductos cerrados), transportada y devuelta por fin al torrente circulatorio por los vasos linfáticos, después de ser filtrada en los ganglios linfáticos.

linfadenectasia *(lymphadenectasia).* Engrosamiento de los ganglios linfáticos con linfa excesiva.

linfadenectomía *(lymphadenectomy).* Extirpación quirúrgica de los ganglios linfáticos.

linfadenia *(lymphadenia).* Hipertrofia crónica de tejido linfático.

linfadenitis *(lymphadenitis).* Inflamación de los ganglios linfáticos.

linfadenografía *(lymphadenography).* Examen radiográfico de un ganglio linfático.

linfadenoma *(lymphadenoma).* Tumor del tejido linfoide; véase linfoma.

linfadenomatosis *(lymphadenomatosis).* Estado que se caracteriza por la presencia de numerosos ganglios linfáticos engrosados, como en el linfoma maligno.

linfadenopatía *(lymphadenopathy).* Trastorno de los ganglios o vasos linfáticos.

linfadenosis *(lymphadenosis).* Hipertrofia generalizada de los ganglios linfáticos y del tejido linfático de los órganos; proliferación de tejidos linfoides.

l. benigna, mononucleosis infecciosa.

l. maligna, linfoma.

linfagogo *(lymphagogue).* Agente que estimula la formación y el flujo de la linfa.

linfangiectasia *(lymphangiectasia, lymphangiectasis).* Dilatación anormal de los vasos linfáticos; también denominada telangiectasia linfática.

linfangiectomía *(lymphangiectomy).* Escisión quirúrgica de los vasos linfáticos.

linfangioendotelioma *(lymphangioendothelioma).* Tumor compuesto de masas pequeñas de células endoteliales y agregaciones de estructuras tubulares parecidas a los vasos linfáticos.

linfangiografía, linfografía *(lymphangiography, lymphography).* Visualización radiográfica de los vasos linfáticos tras la inyección de un material de contraste.

linfangiología *(lymphangiology).* Véase linfología.

linfangioma *(lymphangioma).* Tumor de vasos linfáticos dilatados.

linfangitis *(lymphangitis).* Inflamación de los vasos linfáticos; manifestación común de infección bacteriana producida normalmente por el estreptococo hemolítico.

linfático *(lymphatic).* Relativo a la linfa, ganglios linfáticos o vasos linfáticos.

linfectasia *(lymphectasia).* Dilatación de los vasos linfáticos.

linfedema *(lymphedema).* Edema crónico unilateral o bilateral de las extremidades producido por obstrucción de los vasos linfáticos o enfermedad de los ganglios linfáticos.

linfo-, linf- *(lympho-, lymph-).* Forma prefija que indica relación con linfa.

linfoblástico *(lymphoblastic).* Relativo a los linfoblastos o a la producción de linfocitos.

linfoblasto *(lymphoblast).* Célula inmadura precursora del linfocito; también denominada linfocitoblasto e inmunoblasto.

linfoblastoma *(lymphoblastoma).* Tumor en un ganglio linfático o en un grupo de ganglios, compuesto principalmente de linfoblastos; forma de linfoma maligno.

linfoblastosis *(lymphoblastosis).* Exceso de linfoblastos en la sangre.

linfocele *(lymphocele).* Masa quística que contiene linfa; también denominado linfatocele.

linfocinesis *(lymphokinesis).* **1.** Circulación de la linfa a través de los vasos y ganglios linfáticos. **2.** Movimiento de endolinfa en el laberinto membranoso del oído interno.

linfocítico *(lymphocytic).* Relativo a los linfocitos.

linfocito *(lymphocyte).* Leucocito formado en el tejido linfoide que constituye normalmente del 25 al 33 % de los leucocitos de la sangre periférica en el adulto.

l. B, linfocito derivado de la medula ósea relacionado principalmente con el sistema inmune humoral, que comprende sustancias como anticuerpos, antígenos y enzimas del complemento sérico.

l. T., linfocito derivado del timo; desempeña un papel muy importante en el sistema inmune celular respondiendo a antígenos y desencadenando reacciones en otras células, como los macrofagos.

l. virgen, célula inducible, véase célula.

linfocitoblasto *(lymphocytoblast).* Véase linfoblasto.

linfocitoma *(lymphocytoma).* Tumor de bajo grado de malignidad que se produce en un ganglio linfático o grupo de ganglios; formado principalmente por linfocitos adultos.

linfocitopenia *(lymphocytopenia).* Disminución del número de linfocitos en la sangre.

linfocitopoyesis *(lymphocytopoiesis).* Formación de linfocitos.

linfocitosis *(lymphocytosis).* Exceso de linfocitos en la sangre.

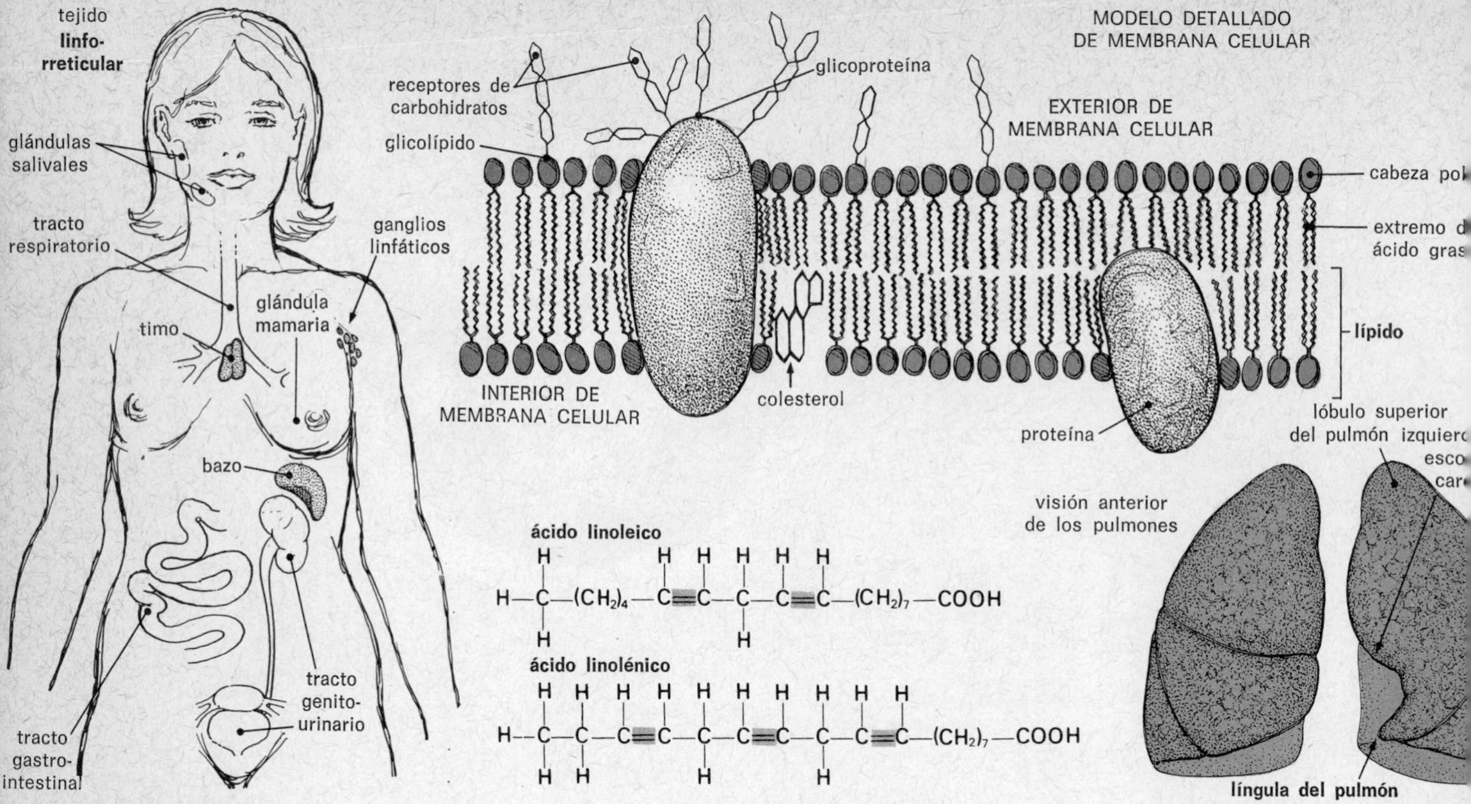

linfoderma perniciosa *(lymphoderma perniciosa).* Véase leucemia cutis.

linfoepitelioma *(lymphoepithelioma).* Tumor maligno del epitelio que rodea las amígdalas y nasofaringe y contiene abundante tejido linfoide.

linfogénesis *(lymphogenesis).* Producción de linfa.

linfógeno *(lymphogenous).* **1.** Originado por linfa. **2.** Que produce linfa.

linfografía *(lymphography).* Véase linfangiografía.

linfogranuloma venéreo (LGV) *(lymphogranuloma venereum) (LGV).* Infección venérea caracterizada por la aparición de una úlcera transitoria en los genitales y engrosamiento de los ganglios linfáticos de la ingle en el hombre y de los ganglios pararrectales en la mujer, con posible estenosis rectal; también denominada bubón tropical, linfogranuloma inguinal de Nicolas y Favre y linfopatía venérea.

linfoide *(lymphoid).* Que pertenece o se parece a la linfa o al tejido linfático.

linfoidectomía *(lymphoidectomy).* Escisión quirúrgica de tejido linfoide, como en la adenoidectomía.

linfología *(lymphology).* Ciencia del tejido linfático que comprende linfa, linfocitos, ganglios linfoides y vasos linfáticos; también denominada linfangiología.

linfoma *(lymphoma).* Cualquiera de las enfermedades malignas originadas en el sistema linforreticular, normalmente en los ganglios linfáticos.

l. de Burkitt, tumor maligno que afecta a niños de las regiones de Africa central meridional; afecta sobre todo la mandíbula y área abdominal; también denominado linfoma africano.

l. folicular gigante, tumor maligno del tejido linfoide caracterizado por proliferación múltiple de ganglios foliculares.

linfomatosis *(lymphomatosis).* Estado caracterizado por la presencia de múltiples tumores de tejido linfoide (linfomas).

linfopatía *(lymphopathy).* Cualquier enfermedad del sistema linfático.

linfopatía venérea *(lymphopathia venereum).* Expresión en desuso, antes aplicada al linfogranuloma venéreo.

linfopenia *(lymphopenia).* Disminución del número de linfocitos en la sangre.

linfopoyesis *(lymphopoiesis).* Formación de linfocitos.

linforreticular *(lymphoreticular).* Relativo a un tejido que contiene diversas células que se ocupan del reconocimiento y respuesta antigénica; el tejido se localiza en el timo, ganglios linfáticos, bazo y revestimiento de los conductos linfáticos y vasculares, así como en los tractos corporales expuestos al exterior.

linfosarcoma *(lymphosarcoma).* Tumor maligno de los ganglios linfáticos compuesto de linfoblastos y linfocitos que crecen e invaden el tejido adyacente.

linfostasis *(lymphostasis).* Obstrucción del flujo normal de linfa.

lingua En latín, lengua; denota cualquier estructura anatómica semejante a ella.

lingual *(lingual).* Concerniente a la lengua o relativo a ella.

linguoclusivo *(linguo-occlusal).* Relativo a las superficies lingual y de oclusión en la parte posterior de un diente; normalmente denota el ángulo formado por la unión de las dos superficies.

linguopapilitis *(linguopapillitis).* Pequeñas úlceras dolorosas alrededor de las papilas, en los márgenes de la lengua.

língula *(lingula).* Estructura en forma de lengüeta.

l. del cerebelo, el lóbulo más anterior, en forma de lengüeta, del vermis superior del cerebelo.

l. del pulmón, proyección del lóbulo superior del pulmón izquierdo por debajo de la escotadura cardiaca.

lingulectomía *(lingulectomy).* Extirpación quirúrgica de la língula del lóbulo superior del pulmón izquierdo.

linguo- *(linguo-).* Forma prefija que indica relación con la lengua.

linguoclusión *(linguoclusion).* Desplazamiento de un diente o un grupo de dientes hacia la lengua; también denominada oclusión lingual.

linguoversión *(linguoversion).* Malposición de un diente hacia la lengua.

linimento *(liniment).* Líquido medicinal oleoso que se aplica sobre la piel como revulsivo o antiflogístico.

linina *(linin).* Sustancia fina fibrosa y acromática del núcleo celular que une los gránulos de cromatina.

linitis *(linitis).* Inflamación del tejido celular del estómago.

l. plástica, engrosamiento difuso de las paredes del estómago debido a infiltración por carcinoma escirro.

linoleico, ácido *(linoleic acid).* Acido graso poliinsaturado de color pajizo claro, $C_{18}H_{32}O_2$, que es esencial en la dieta humana; refuerza las paredes capilares, baja el colesterol sérico y prolonga el tiempo de coagulación de la sangre.

linolénico, ácido *(linolenic acid).* Acido graso poliinsaturado e incoloro, $C_{18}H_{30}O_2$, esencial en la dieta humana.

liofílico *(lyophilic).* Denota una afinidad pronunciada entre las partículas dispersas y el solvente (medio dispersante) de un coloide.

liofilización *(freeze-drying).* Método de preparación de tejidos en el que la muestra se congela instantáneamente, aplicándose después un alto vacío para sublimar el hielo formado en la muestra.

liófilo *(lyophil).* Cualquier sustancia fácilmente soluble.

limiofibroma *(leiomyofibrona).* Véase liomioma.

liomioma *(leiomyoma).* Tumor benigno derivado de músculo liso que contiene una pequeña cantidad de tejido fibroso; se puede producir en cualquier parte del cuerpo, pero se observa más frecuentemente en el útero; también denominado fibromioma, liomiofibroma y fibroide.

liomiomatosis *(leiomyomatosis).* Estado en el que se presentan múltiples tumores benignos de músculo liso (liomiomas).

liomiosarcoma *(leiomyosarcoma).* Neoplasia maligna en la que las células del músculo liso (no estriado) proliferan en una masa carnosa.

liotironina *(liothyronine).* 3,5,3,-Triyodotironina.

liotrópico *(lyotropic).* Fácilmente soluble.

lipasa *(lipase).* Enzima que desdobla la grasa presente en el jugo pancreático, sangre y muchos tejidos.

lipectomía *(lipectomy).* Escisión quirúrgica de tejido adiposo que se realiza en determinados casos de obesidad; también denominada adipectomía.

lipedema *(lipedema).* Hinchazón crónica de las piernas que se presenta sobre todo en la mujer de edad media.

lipemia *(lipemia).* Presencia de una cantidad aumentada de grasa en la sangre; también denominada lipidemia.

lipidemia *(lipidemia).* Véase lipemia.

lípido *(lipid).* **1.** En general, cualquier grasa, aceite o cera o alguno de sus derivados, soluble en alcoholes orgánicos e insoluble en agua. **2.** Específicamente, grasas y materias grasas que constituyen, junto con los carbohidratos y proteínas, la sustancia estructural principal en la vida de las células.

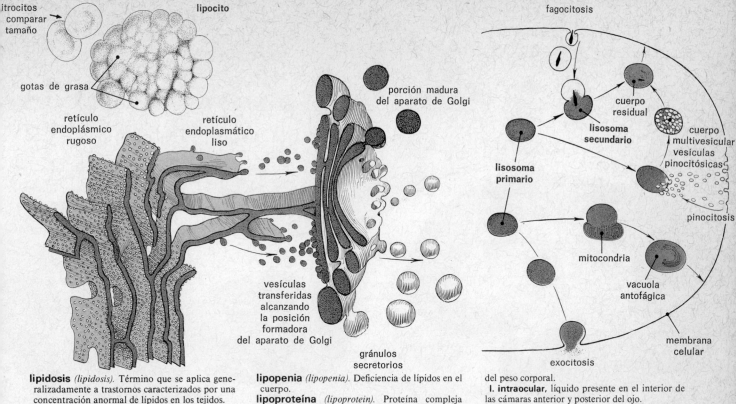

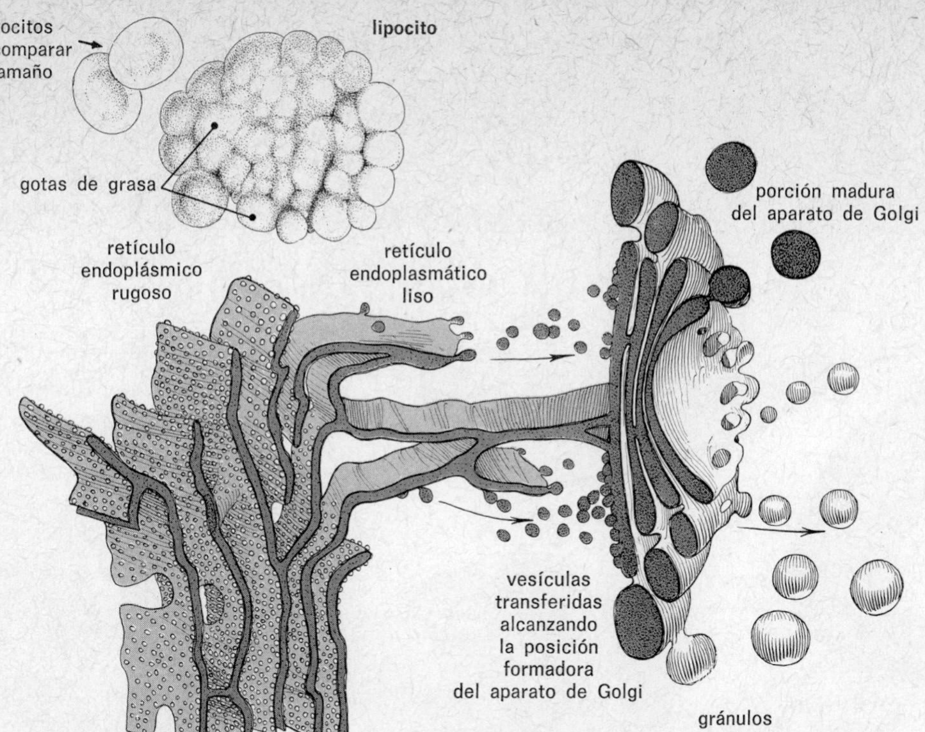

lipidosis *(lipidosis)*. Término que se aplica generalizadamente a trastornos caracterizados por una concentración anormal de lípidos en los tejidos.

l. gangliósida, véase gangliosidosis.

l. sulfátida, leucodistrofia metacromática; véase leucodistrofia.

lipo- *(lipo-, lip-)*. Forma prefija que indica relación con lípidos

lipoatrofia *(lipoatrophy, lipoatrophia)*. Atrofia de la grasa corporal, como la pérdida de la grasa subcutánea después de la aplicación repetida de inyecciones de insulina en la misma zona.

lipocele *(lipocele)*. Hernia que contiene tejido adiposo; también denominado adipocele.

lipocito *(lipocyte)*. Célula adiposa; véase célula.

lipocondrodistrofia *(lipochondrodystrophy)*. Véase síndrome de Hurler.

lipocromo *(lipochrome)*. Cualquiera de los distintos pigmentos naturales grasos, como los carotenos y la lipofuscina.

lipodistrofia *(lipodystrophy)*. Defecto del metabolismo de las grasas.

lipofagia *(lipophagic)*. Ingestión o absorción de grasa.

lipófago *(lipophage)*. Célula que absorbe grasa.

lipofibroma *(lipofibroma)*. Tumor benigno compuesto de tejido conjuntivo fibroso y tejido graso.

lipófilo *(lipophil)*. Que tiene afinidad por los lípidos.

lipofuscina *(lipofuscin)*. Pigmento lipídico de color pardo dorado que representa los residuos no digeribles de la actividad lisosomal celular asociados con la degeneración normal; denominado a veces pigmento senil.

lipogénesis *(lipogenesis)*. Formación de grasa.

lipógeno *(lipogenic)*. Que produce grasa; también denominado adipógeno.

lipoide *(lipoid)*. Semejante a la grasa.

lipoidosis *(lipoidosis)*. Presencia de material lipídico depositado en varios órganos.

lipolipoidosis *(lipolipoidosis)*. Infiltración grasa de las células

lipolisis *(lipolysis)*. Descomposición química y desdoblamiento de la grasa.

lipoma *(lipoma)*. Tumor benigno compuesto de células adiposas maduras; también denominado tumor adiposo.

l. fibroso, véase fibrolipoma

lipomatoide *(lipomatoid)*. Parecido a un tumor de tejido graso.

lipomatosis *(lipomatosis)*. Depósitos de grasa locales o generales; también conocida como liposis.

lipomatoso *(lipomatous)*. **1.** De la naturaleza de un lipoma. **2.** Caracterizado por la presencia de lipomas.

lipopenia *(lipopenia)*. Deficiencia de lípidos en el cuerpo.

lipoproteína *(lipoprotein)*. Proteína compleja que contiene grasa como elemento no proteico.

l. de alta densidad. Proteína plasmática de peso molecular relativamente pequeño que contiene proporcionalmente más proteína y menos colesterol y triacilglicéridos.

l. de baja densidad. Proteína plasmática de peso molecular relativamente grande que contiene proporcionalmente menos proteína y más colesterol y triacilglicéridos.

liposarcoma *(liposarcoma)*. Tumor maligno poco común que se encuentra normalmente en los depósitos grasos mediastínicos y retroperitoneales de los ancianos.

liposis *(liposis)*. Véase lipomatosis.

lipotropia *(lipotropy)*. **1.** Prevención del exceso de grasa en el hígado. **2.** Afinidad de los colorantes básicos por el tejido adiposo.

lipotrópico *(lipotropic)*. Relativo a la lipotropia.

lipuria *(lipuria)*. Presencia de grasa en la orina.

liquen *(lichen)*. Erupción de la piel.

l. plano, erupción de pápulas planas y brillantes con centros morados deprimidos.

liquenificación *(lichenification)*. Endurecimiento y aumento de espesor de la piel por irritación continuada.

líquido *(liquid, fluid)*. **1.** Sustancia que no es sólida ni gaseosa.

l. alantoico, líquido presente en la cavidad alantoica.

l. amniótico, líquido de la cavidad amniótica en el que flota el feto.

l. cefalorraquídeo, líquido que llena los ventrículos cerebrales y los espacios subaracnoideos del cerebro y medula espinal.

l. extracelular, líquido corporal situado fuera de las células, formado por el líquido intersticial, la sangre y la linfa; aproximadamente el 20 % del peso corporal.

l. folicular, líquido albuminoso secretado por las células de la granulosa (foliculares) en el folículo ovárico en maduración; crea espacios intersticiales que dan lugar finalmente a una cavidad folicular, el antro.

l. infranadante, líquido transparente que se localiza en el fondo de un recipiente después de la separación de un líquido o sólido insoluble mediante la acción de la gravedad o de una fuerza centrífuga.

l. intersticial, líquido situado en los espacios intercelulares; supone la mayor parte del líquido extracelular.

l. intracelular, líquido contenido en el interior de las células, que constituye alrededor del 40 % del peso corporal.

l. intraocular, líquido presente en el interior de las cámaras anterior y posterior del ojo.

l. seminal, véase semen.

l. sobrenadante, líquido transparente que se sitúa en la parte superior del contenido de un recipiente después de la separación de un líquido o sólido insoluble mediante la acción de la gravedad o de una fuerza centrífuga.

lisar *(lyse)*. Causar lisis (desintegración de las células).

lisérgico, ácido *(lysergic acid)*. Compuesto cristalino derivado del cornezuelo de centeno.

l.a., dietilamida del (LSD), droga alucinógena, derivada del ácido lisérgico.

lisina 1. *(lysin)*. Anticuerpo que destruye las células por disolución, como la hemolisina y la bacteriolisina, que destruyen, respectivamente, las células hemáticas y las bacterias. **2.** *(lysine)*. Uno de los aminoácidos esenciales; se produce por la hidrólisis de la caseína y otras proteínas.

-lisis *(-lysis)*. Sufijo que indica disolución, separación o rotura.

lisis *(lysis)*. **1.** Destrucción de células por una lisina específica. **2.** Recuperación gradual de una enfermedad aguda.

liso *(unstriated)*. Sin estriaciones; designa la estructura del músculo de tales características.

lisocinasa *(lysokinase)*. Agente activador del sistema fibrinolítico, como la estreptocinasa o la estafilocinasa, que produce plasma por acción indirecta o múltiple sobre el plasminógeno.

lisogénesis *(lysogenesis)*. Producción de anticuerpos que provocan la disolución de células y tejidos.

lisógeno *(lysogen)*. Antígeno que estimula la formación de una lisina específica.

lisolecitina *(lysolecithin)*. Lecitina (fosfatidilcolina) cuyo ácido graso no saturado ha sido eliminado por hidrólisis parcial; tiene fuertes propiedades hemolíticas y es un buen detergente y emulsionante de los lípidos.

lisosoma *(lysosome)*. Una de las grandes partículas citoplasmáticas que contiene un jugo digestivo muy poderoso (enzima hidrolítica o lisozima) capaz de destruir la mayor parte de los constituyentes bacterianos; está presente en todas las células animales, siendo particularmente grande y abundante en los leucocitos.

l. primario, lisosoma que no ha intervenido en ninguna actividad digestiva.

l. secundario, lisosoma vacuolado que ha intervenido en una actividad digestiva previa.

lisozima *(lysozyme)*. Enzima antibacteriana que se encuentra en el líquido lagrimal, sudor, saliva y secreciones nasales; también denominada glucohi-

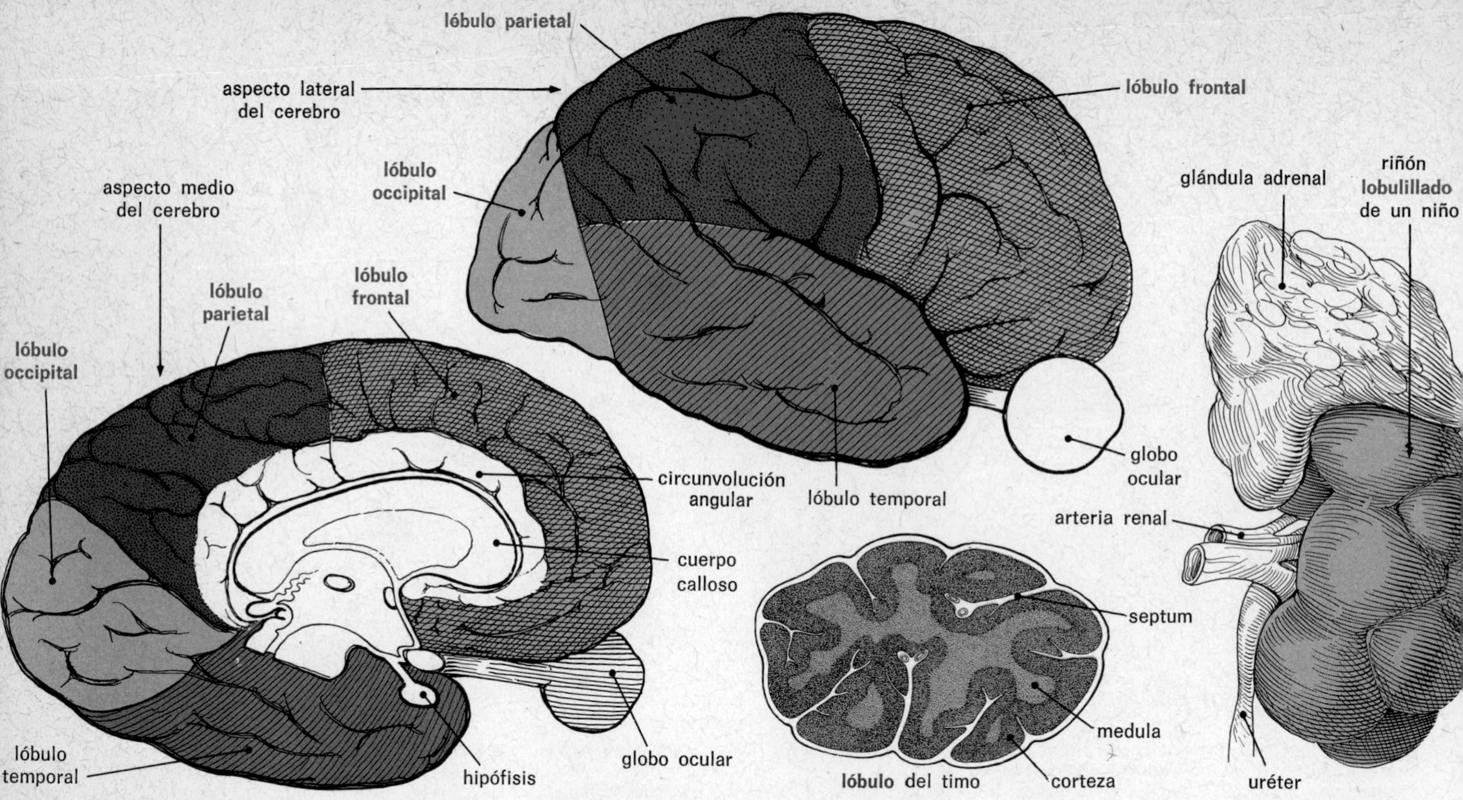

drolasa mucopeptídica.

Listeria. Género de bacterias de la familia corinebacteriáceas *(Corynebacteriaceae)* formado por bacilos aerobios grampositivos pequeños; se encuentra en heces, aguas residuales y vegetales.

L. monocytogenes, especie que provoca meningitis, septicemia, abscesos y lesiones purulentas locales.

listeriosis *(listeriosis).* Infección por bacterias del género *Listeria;* frecuente en animales y ocasionalmente transmitida al hombre, en el que produce un cuadro clínico parecido a la mononucleosis infecciosa o a una meningitis aguda.

litagogo *(lithagogue).* Agente que provoca la expulsión de un cálculo, en especial de cálculos urinarios.

litectasia *(lithectasy).* Extracción de un cálculo vesical previa dilatación de la uretra.

litemia *(lithemia).* **1.** Véase uricemia. **2.** Concentración de litio en sangre.

litiasis *(lithiasis).* Formación de cálculos, en especial biliares y urinarios.

lítico. **1.** *(lithous)* Relativo a un cálculo o piedra. **2.** *(lytic)* Relativo a la desintegración de las células o que la causa.

litio *(lithium).* Elemento metálico muy reactivo, plateado y blando; símbolo Li, número atómico 3, peso atómico 6,939; se utiliza en el tratamiento de enfermedades mentales, particularmente trastornos de índole maniaca.

lito-. *(litho-, lith).* Forma prefija que indica piedra o cálculo.

litocistotomía *(lithocystotomy).* Extracción de cálculos de la vejiga.

litodiálisis *(lithodialysis).* Disolución de un cálculo vesical.

litogénesis *(lithogenesis, lithogeny).* Formación de cálculos en el cuerpo.

litógeno *(lithogenous).* Que origina la formación de cálculos.

litolapaxia *(litholapaxy).* Desintegración de un cálculo vesical mediante un litotritor y arrastre por lavado de los fragmentos por un catéter transuretral amplio.

litólisis *(litholysis).* Disolución de cálculos.

litología *(lithology).* Estudio de la formación de cálculos patológicos.

litonefria *(lithonephria).* Calculosis renal.

litonefrotomía *(lithonephrotomy).* Incisión del parénquima o de la pelvis renal para extirpar un cálculo; también denominada litotomía renal.

litopedion *(lithopedion).* Feto calcificado retenido.

litotomía *(lithotomy).* Operación para la extirpación de un cálculo, especialmente de la vejiga.

litotresis *(lithotresis).* Perforación de un cálculo para facilitar su desintegración y extirpación.

litotripsia *(lithotripsy).* Operación de desintegración de un cálculo de la vejiga urinaria.

litotritor *(lithotrite).* Instrumento para desintegrar cálculos en la vesícula.

litro *(liter).* Unidad métrica de capacidad.

lituresis *(lithuresis).* Eliminación de arenillas o gravilla con la orina.

lituria *(lithuria).* Exceso de ácido úrico (lítico) o de uratos en la orina.

livedo reticularis *(livedo reticularis).* Trastorno circulatorio de causa desconocida que provoca un moteado azulado persistente en amplias áreas de las extremidades.

lívido *(livid).* **1.** Negro y azul. **2.** Término que denota una complexión gris azulada; también denominado cianótico.

lixiviación *(lixiviation).* Proceso de arrastre mediante lavado de las partículas solubles de una sustancia con un líquido.

lixivio *(lixivium).* Ingrediente soluble obtenido de una sustancia por lixiviación; también denominado lejía.

Lo *(Lo).* Símbolo de una mezcla de toxina-antitoxina que no puede producir reacción en un animal de experimentación.

Loa. Género de gusanos filáridos.

Loa loa, gusano filiforme, también denominado filaria loa, que infesta el tejido subcutáneo provocando tumefacción; son gusanos que emigran rápidamente y se observan cuando pasan por la conjuntiva a través del globo ocular o sobre el caballete de la nariz; originales de la parte oeste de Africa ecuatorial.

loaiasis *(loaiasis, loasis).* Infestación con gusanos del género *Loa.*

lobado *(lobate).* Compuesto de lóbulos o dividido en ellos; lobulado.

lobectomía *(lobectomy).* Escisión quirúrgica de un lóbulo.

lobelia *(lobelia).* Hojas secas y semillas de *Lobelia inflata,* que contiene alcaloides como la lobelina, norlobanina e isolobelanina.

lobelina *(lobeline).* Mezcla de alcaloides derivados de las plantas del género *Lobelia* que tiene una acción similar a la de la nicotina, pero menos potente.

lobotomía *(lobotomy).* Incisión quirúrgica en un lóbulo.

l. prefrontal, procedimiento psicoquirúrgico consistente en la sección de las fibras del cerebro que conectan los lóbulos prefrontal y frontal con el tálamo; también denominada leucotomía prefrontal.

l. transorbitaria, lobotomía a través del techo de la órbita; también denominada leucotomía transorbitaria.

lobular *(lobar).* Relativo a un lóbulo.

lobulillado *(lobulated).* Que se compone de o está dividido en lobulillos.

lobulillo *(lobule).* Lóbulo pequeño.

lóbulo *(lobe).* **1.** Porción definida de un órgano o de una glándula limitada por fisuras, surcos o tabiques. **2.** Proyección anatómica redondeada, como el lóbulo de la oreja. **3.** Una de las divisiones principales de la corona de un diente, formada por los distintos puntos de calcificación.

l. ácigos, pequeño lóbulo ocasional triangular en la superficie mediastínica del vértice del pulmón derecho que está delimitado por el arco de la vena ácigos encajada en el tejido pulmonar.

l. caudado, pequeño lóbulo del hígado situado posteriormente entre la vena cava inferior y la fisura del ligamento venoso.

l. cuadrado, lóbulo pequeño de la superficie inferior del hígado entre la vesícula biliar y el ligamento redondo.

l. frontal, porción de cada hemisferio cerebral que limita por detrás con la cisura de Rolando y por debajo con la de Silvio.

l. límbico, término general que comprende las circunvoluciones del cuerpo calloso y del parahipocampo, con el bulbo y tallo olfatorio y las circunvoluciones olfatoria y paraolfatoria.

l. medio, síndrome del, forma de atelectasia crónica caracterizada por colapso del lóbulo medio del pulmón producido por la compresión del bronquio por ganglios linfáticos circundantes, debida a menudo a afectación tumoral o tuberculosis; los síntomas incluyen tos crónica, respiración sibilante, infecciones respiratorias recurrentes y dolores torácicos; también denominado síndrome de Brock.

l. occipital, porción posterior de cada hemisferio cerebral, limitada por delante por la cisura parietooccipital y la línea que une ésta a la hendidura preoccipital.

l. olfatorio, término que indica bulbo olfatorio, tracto y trígono, más la sustancia perforada anterior.

l. de la oreja, porción inferior carnosa del pabellón auricular.

l. parietal, porción central superior de cada he-

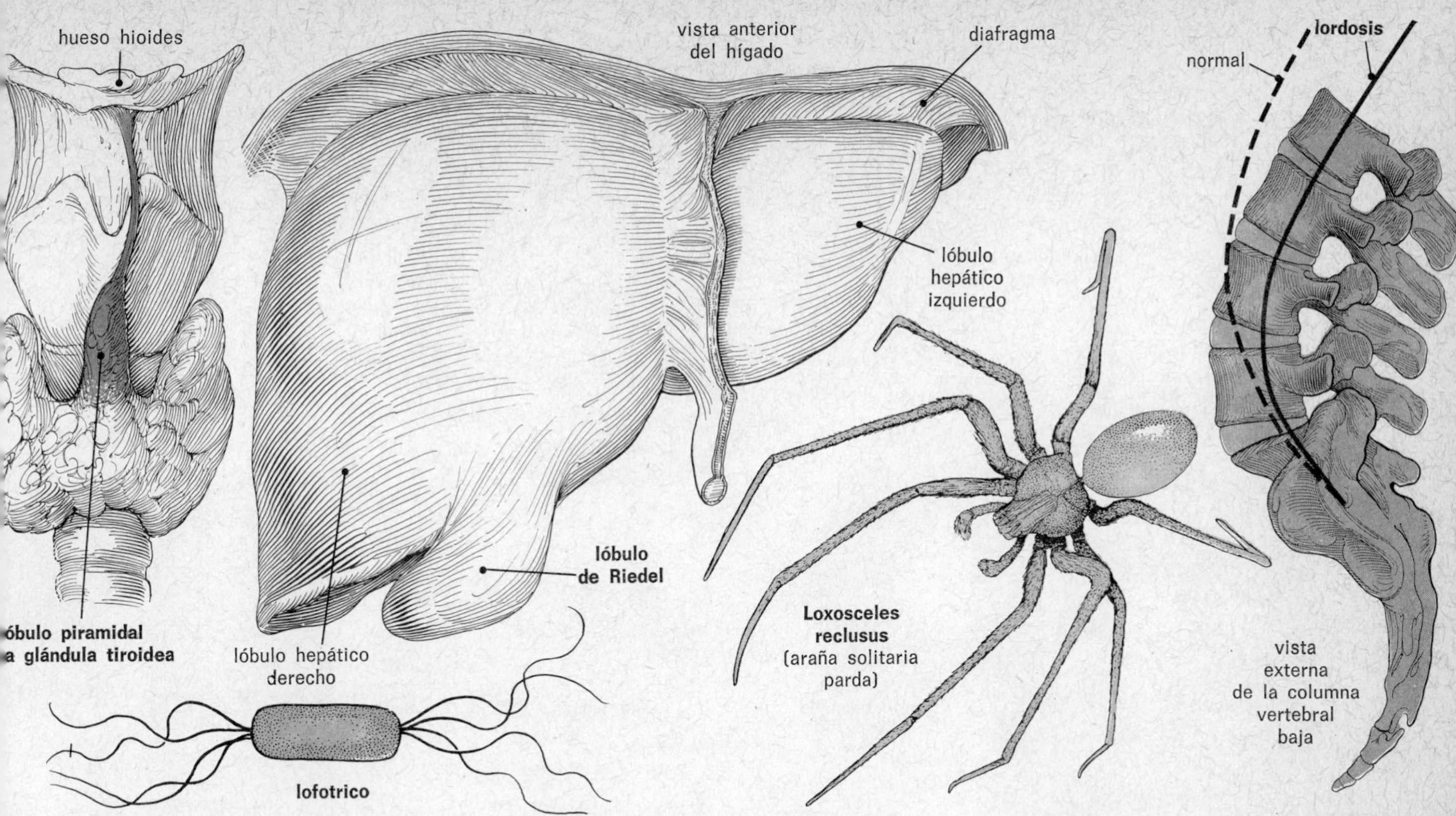

misferio cerebral entre los lóbulos frontal y occipital y sobre el lóbulo temporal; está separado del lóbulo frontal por la cisura central.

l. piramidal del tiroides, lóbulo cónico, estrecho e inconstante de la glándula tiroides que se eleva desde el borde superior del istmo y se extiende hacia arriba; en ocasiones se eleva desde la parte adyacente de uno u otro de los lóbulos (más comúnmente, el izquierdo) o bien queda totalmente destacado; a veces está unido al hueso hioides por una banda fibrosa.

l. de Riedel, masa de tejido en forma de lengua que ocasionalmente se extiende hacia abajo desde el lóbulo derecho del hígado.

l. temporal, lóbulo alargado en la superficie externa e inferior de cada hemisferio cerebral; limita por arriba con la cisura lateral.

lobulus. En latín, lobulillo.

lobus. En latín, lóbulo.

local *(local).* Dícese de lo que está limitado o circunscrito a una cierta superficie.

localización 1. *(localization).* Restricción de un proceso a una cierta zona. **2.** Determinación del origen de un proceso morboso. **3.** *(site).* Lugar.

l. activa, zona de una molécula enzimática que capta el sustrato (sustancia que experimenta alteración química) y activa la reacción.

l. alostérica, parte de una molécula enzimática que capta un efector (sustancia que no experimenta alteración química pero inhibe o acelera la reacción enzimática); también llamada localización regulatoria.

localizado *(localized).* Limitado a una parte definida; en general, se aplica a los cambios que se restringen o circunscriben a una área particular.

localizador *(localizer).* Instrumento de control visual que se utiliza en el tratamiento de la ambliopía.

loción *(lotion).* **1.** Líquido medicinal de aplicación externa, en especial el que contiene una o más sustancias insolubles en suspensión. **2.** Preparado cosmético líquido que se aplica normalmente sobre la cara y las manos.

l. amarilla, suspensión de óxido de mercurio obtenida por precipitación de cloruro de mercurio con hidróxido de calcio.

l. bucal, véase colutorio.

l. de calamina, preparado de aceite mineral con óxido de cinc, óxido férrico, glicerina, magma de bentonita y solución de hidróxido de calcio.

l. ocular, véase colirio.

l. roja, loción de sulfato de cinc con tintura de lavanda.

loco *(mad).* **1.** Que sufre un trastorno mental. **2.** Rabioso. **3.** Colérico.

locoísmo *(loco).* Trastorno que sufren los animales bovinos que comen ciertas leguminosas; se caracteriza por incoordinación y torpeza.

locomotor *(locomotor).* Relativo al movimiento.

loculación *(loculation).* **1.** Estructura o tejido que contiene numerosas cavidades pequeñas. **2.** Formación de pequeñas cavidades o lóculos.

loculado *(loculate, loculated).* Que contiene o está dividido en muchos lóculos.

locular *(locular).* Relativo a un lóculo.

lóculo *(loculus).* Cavidad pequeña.

locura. Estado más o menos permanente de alteración de las facultades mentales.

locus *(pl. loci).* En latín, lugar o punto, como el lugar específico ocupado por un gen en un cromosoma.

l. ceruleus, zona gris azulada situada en el suelo del cuarto ventrículo.

Löffler, enfermedad de *(Löffler's disease).* Enfermedad rara pero bien diferenciada en la que el corazón es el órgano más afectado por una arteritis eosinófila, probablemente de tipo alérgico; caracterizada por insuficiencia cardiaca congestiva progresiva, embolias sistémicas múltiples y eosinofilia; también denominada enfermedad endomiocárdica eosinofílica y endocarditis de Löffler.

Löffler, síndrome de *(Löffler's syndrome).* Trastorno que generalmente dura menos de un mes, caracterizado por infiltrados fugaces de los pulmones, febrícula y aumento de eosinófilos en la sangre.

lofotrico *(lophotrichous).* Dícese de una célula bacteriana con dos o más cilios o flagelos en uno o ambos polos.

-logía *(-logy).* Forma sufija que indica el estudio o ciencia de una materia determinada.

logopatía *(logopathy).* Trastorno del lenguaje.

logoplejía *(logoplegia).* Parálisis de los órganos del lenguaje.

logorrea *(logorrhea).* Locuacidad incontrolable y excesiva.

lombriz *(lumbricus).* Gusano parásito del intestino, *Ascaris lumbricoides.*

lomo *(loin).* Parte trasera y lados del cuerpo, entre las costillas y la pelvis.

longitud *(length).* Distancia entre dos puntos.

l. de enlace, distancia media entre el núcleo de dos átomos unidos por un enlace.

l. vértex-rabadilla (longitud V-R), la de un embrión, desde la punta de la cabeza hasta el extremo de las nalgas.

l. vértex-talón (longitud V-T), la de un embrión, desde la punta de la cabeza hasta el talón.

loquitismetritis *(lochiometritis).* Inflamación del útero después del parto.

loquiómetra *(lochiometra).* Retención de sangre y moco en el útero después del parto.

loquiorrea *(lochiorrhea).* Flujo interino excesivo después del parto.

loquios *(lochia).* Derrame sanguíneo del útero después del parto.

loquiosquesis *(lochioschesis).* Retención de loquios en la vagina después del parto.

lordoscoliosis *(lordoscoliosis).* Curvatura anormal de la columna hacia atrás y hacia un lado.

lordosis *(lordosis).* Aumento anormal de la curvatura anterior de la columna lumbar; también denominada ensilladura.

lordótico *(lordotic).* Relativo a la lordosis o caracterizado por ella.

Lowe, síndrome de *(Lowe's syndrome)* Véase síndrome oculocerebrorrenal.

Loxosceles reclusus. Araña solitaria parda de Norteamérica; comparado volumen con volumen, su veneno es más potente que el de la serpiente de cascabel; su picadura es, en potencia, tan mortífera como la de la araña viuda negra.

loxoscelismo *(loxoscelism).* Estado producido por la picadura de la araña solitaria parda de Norteamérica, *Loxosceles reclusus;* se caracteriza por escaras gangrenosas en el área afectada, náusea, malestar, fiebre, hemólisis y trombocitopenia.

loxotomía *(loxotomy).* Amputación quirúrgica mediante una incisión oblicua a través del tejido blando; se distingue de la amputación circular.

Lr *(Lr).* Símbolo de una mezcla de toxina-antitoxina que puede producir una reacción positiva mínima en el lugar de la inyección en un animal de experimentación.

LRF *(LRF).* Abreviatura de factor liberador de la hormona luteinizante; del inglés, *luteinizing hormone-releasing factor.*

LSD *(LSD).* Abreviatura de dietilamida del ácido lisérgico; del inglés, *lysergic acid diethylamide.*

LSH *(LSH).* Abreviatura de hormona estimulante luteínica; del inglés; *lutein-stimulating hormone.*

Lu *(Lu).* Símbolo químico del elemento lutecio.

lubricación *(lubrication).* Proceso de lubricado o suavizado.

lubricante *(lubricant).* Sustancia o secreción que actúa como una película superficial que disminuye el roce, el calor y el desgaste.

l. vaginal, secreción parecida a un trasudado

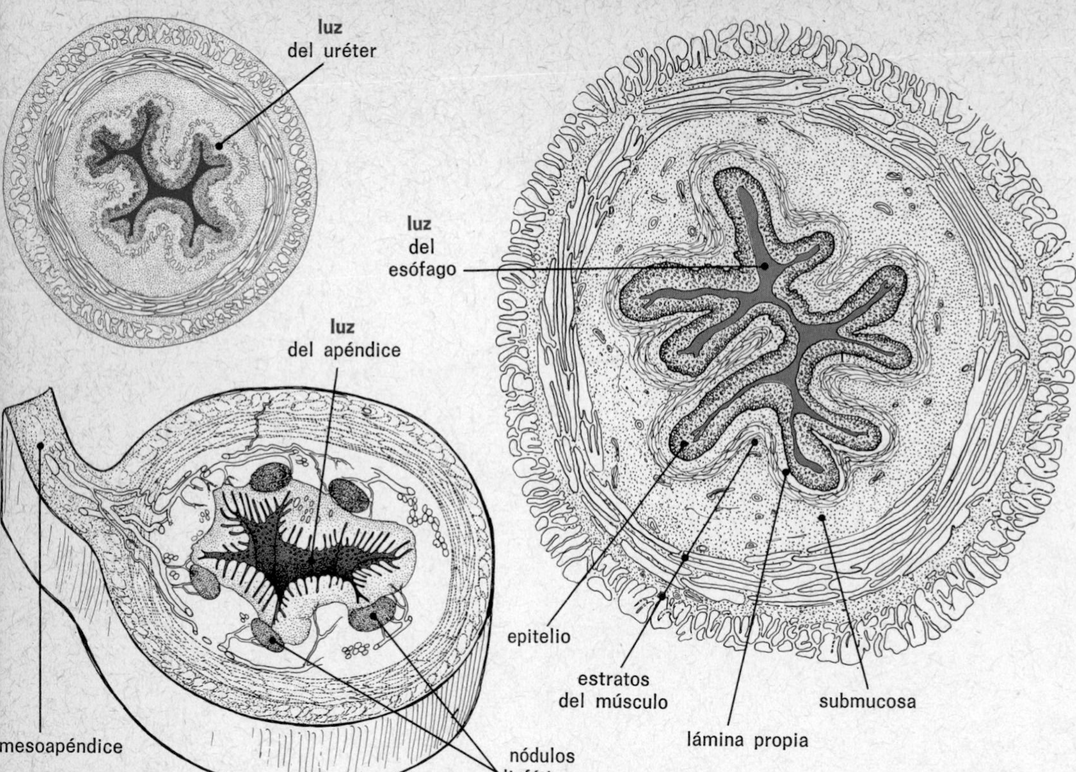

erupción cutánea en alas de mariposa, del tipo de la que se observa en **lupus eritematoso discoide**

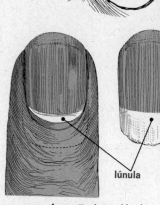

lúnula

que aparece en las paredes de la vagina poco después del comienzo de una estimulación sexual efectiva.

lucífugo *(lucifugal)*. Que evita la luz.

lucha agónica *(death struggle)*. Síntomas raros observados en los momentos finales de la muerte; contorsión o convulsión; también llamada agonía, angustia de muerte y psicorragia.

lúes *(lues)*. Sífilis.

luético *(luetic)*. Sifilítico.

lumbarización *(lumbarization)*. Fusión entre las apófisis transversas de la última vértebra lumbar y la primera sacra.

lumbago *(lumbago)*. Dolor en la región lumbar.

lumbar *(lumbar)*. Relativo a los lomos.

lumbosacro *(lumbosacral)*. Relativo a las porciones lumbar y sacra de la columna.

lumbrical *(lumbrical)*. **1.** Relativo o semejante a una lombriz. **2.** Véase tabla de músculos.

lumbricoide *(lumbricoid)*. Semejante a una lombriz.

lumen *(lumen)*. Unidad de luz emitida; un lumen equivale a 0,001946 vatios.

luminal *(luminal)*. Relativo a la luz de un vaso sanguíneo, intestino u otra estructura tubular.

luminífero *(luminiphore)*. **1.** Sustancia que emite luz a temperatura ambiente. **2.** Radical orgánico que produce o aumenta la propiedad de luminiscencia de ciertos compuestos orgánicos.

luminiscencia *(luminescence)*. Propiedad de emitir luz por procesos que deducen energía de fuentes no térmicas.

luminoso *(luminous)*. Que emite o refleja luz.

lumirrodopsina *(lumirhodopsin)*. Producto intermedio en el proceso de descoloración de la rodopsina por acción luminosa antes de la formación de metarrodopsina y retineno.

lumpectomía *(lumpectomy)*. Extirpación quirúrgica de una masa de tejido dura, especialmente del pecho.

lunes, enfermedad del *(Monday disease)*. Retorno de los síntomas de una enfermedad después de haber estado un fin de semana sin trabajar, como en el caso de una reacción alérgica a una sustancia que se encuentra en el lugar de trabajo.

lúnula *(lunula)*. Semicirculo blanquecino en la raíz de las uñas; también denominado media luna.

lupa *(loupe)*. Pequeña lente de amplificación montada normalmente en un ocular.

lupoide *(lupoid)*. Semejante al lupus.

lupus *(lupus)*. Término que denota alguna de las enfermedades que se manifiestan por lesiones cutáneas características; se utiliza con un adjetivo calificativo.

l. eritematoso discoide, enfermedad restringida a la piel caracterizada por una erupción rubicunda en forma de alas de mariposa, descamativa, sobre la nariz y las mejillas; en ocasiones se extiende sobre el cuero cabelludo causando calvicie.

l. eritematoso sistémico (LES), enfermedad crónica de causa desconocida caracterizada normalmente por una erupción eritematosa en la cara y otras zonas expuestas a la luz; se da con mucha más frecuencia en la mujer que en el hombre, y más a menudo en la tercera y cuarta décadas de la vida; afecta a los tejidos conjuntivo y vascular de varios órganos, dando lugar a múltiples manifestaciones locales y sistémicas; las anormalidades serológicas incluyen VDRL y anticuerpos antinucleares falsos positivos, así como prueba de células LE positiva; los anticuerpos anti-DNA parecen ser específicos del LES.

l. pernio, lesiones sarcoides de las manos y de la cara, en especial en las orejas y nariz, parecidos a sabañones.

l. vulgar, infección cutánea por el bacilo de la tuberculosis que provoca lesiones nodulares de color pardo rojizo, sobre todo en la cara.

lutecio *(lutetium)*. Elemento químico raro blanco plateado, símbolo Lu, número atómico 71, peso atómico 174,97; miembro final de la serie de tierras raras lantánidas; se utiliza en tecnología nuclear.

luteína *(lutein)*. Pigmento amarillo de la yema del huevo, cuerpo lúteo y células grasas.

luteínico *(luteal)*. Relativo al cuerpo lúteo del ovario.

luteinización *(luteinization)*. Formación de tejido lúteo; proceso en el cual los folículos ováricos maduros se hipertrofian después de la ovulación y se amarillean, formando así el cuerpo lúteo.

luteinizante *(luteinizing)*. Véase luteógeno.

Lutembacher, síndrome de *(Lutembacher's syndrome)*. Anomalía congénita del corazón caracterizada por un defecto interauricular y estenosis mitral.

luteógeno *(luteogenic)*. Luteinizante; que estimula el desarrollo del cuerpo lúteo.

luteoma *(luteoma)*. Tumor poco frecuente de los ovarios que se cree se desarrolla de la misma forma que el cuerpo lúteo.

luteotrófico, luteotrópico *(luteotrophic, luteotropic)*. Que desempeña una acción estimulante sobre el desarrollo y funcionamiento del cuerpo lúteo.

Lutheran, grupo sanguíneo *(Lutheran blood group)*. Antígenos de los eritrocitos, específicos para el gen Lu, que reaccionan con anticuerpos anti-Lu^a y anti-Lu^b; hallados por primera vez en el suero de un individuo que recibió varias transfusiones y desarrolló anticuerpos contra los eritrocitos de un donante llamado Lutheran.

lux *(lux)*. Unidad de iluminación equivalente a un lumen por metro cuadrado.

luxación *(luxation, dislocation)*. Desplazamiento de una extremidad u órgano de su posición normal; específicamente, el desplazamiento de un hueso de su lugar de ajuste o articulación.

luz 1. *(light)* Radiación electromagnética capaz de inducir sensación visual a través del ojo; energía radiante entre 380 y 760 nm aproximadamente. **2.** *(lumen)* Espacio interior de una estructura tubular, como un vaso sanguíneo o el esófago.

l. axil, luz de rayos paralelos entre sí y al eje de un sistema óptico.

l. coherente, radiación electromagnética en la que las ondas tienen una relación continua entre sus fases.

l. difusa, luz cuyos rayos no tienen un componente direccional predominante.

l. fría, (1) luz que no produce calor o lo produce en pequeña cantidad, como la de ciertos insectos luminosos; (2) cualquier luz visible exenta de radiación infrarroja.

l. infrarroja, rayos infrarrojos; véase rayos.

l. de Minin, lámpara que genera luz violeta y ultravioleta para la radiación terapéutica.

l. polarizada, luz cuyas vibraciones se hallan en un plano transverso al rayo, en lugar de en todos los planos.

l. reflejada, la que continúa su trayecto en una dirección alterada al inclinarse sus rayos en una superficie reflectante como un espejo.

l. refractada, luz cuyo camino es alterado de su dirección original como resultado de su paso de un medio transparente a otro de diferente densidad.

l. transmitida, luz que pasa o ha pasado a través de un medio transparente.

l. ultravioleta, rayos ultravioleta; véase rayos.

l. de Wood, lámpara que genera radiación ultravioleta en la región cercana al espectro visible; utilizada para el diagnóstico y tratamiento de las enfermedades de la piel, así como para detectar erosiones corneales y evaluar la adecuación de los lentes de contacto.

Lw *(Lw)*. Símbolo químico del elemento laurencio.

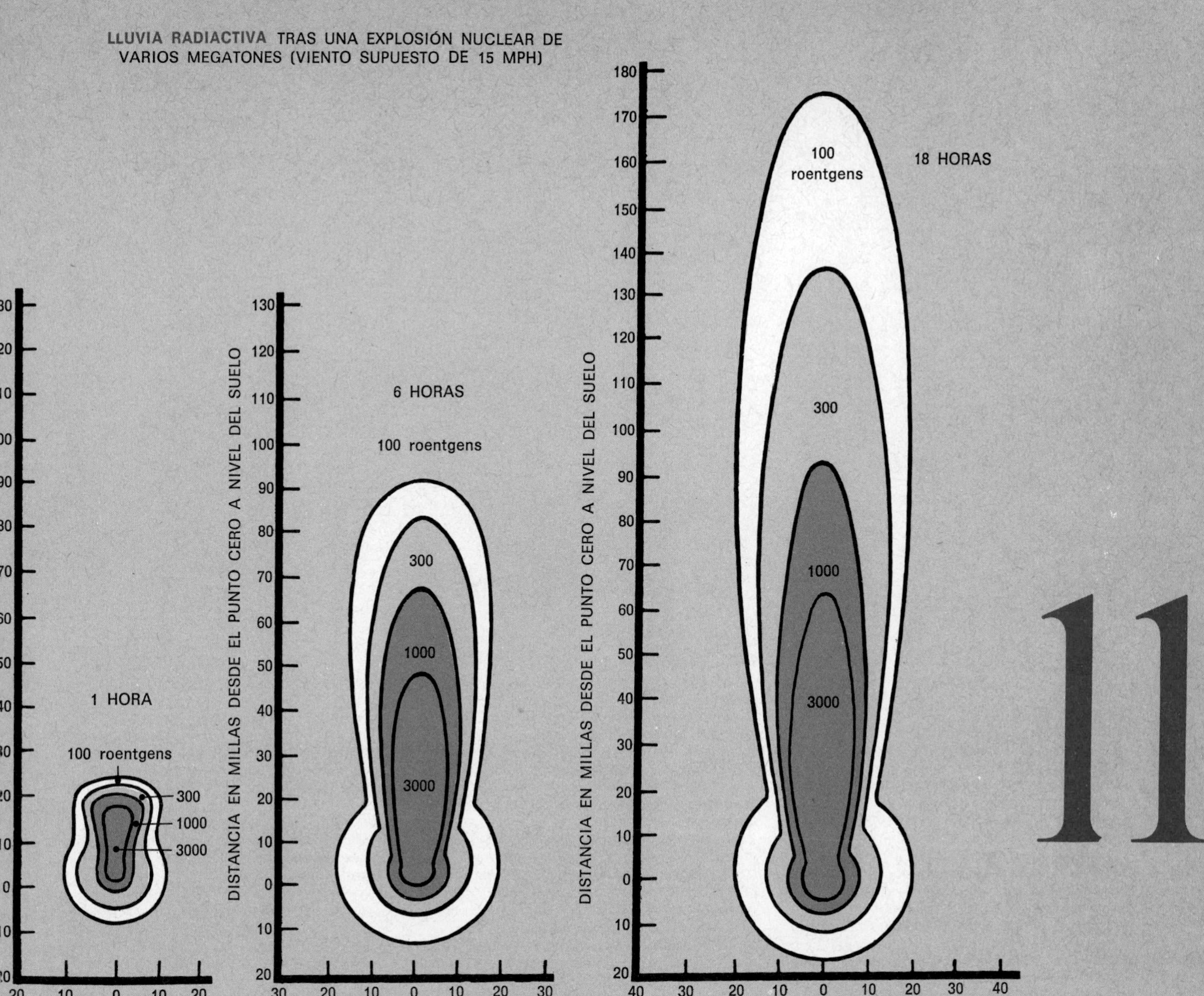

DOSIS ACUMULADA A LA 1.ª, 6.ª Y 18.ª HORAS SEGUN E. R. KING, MD.

	Transversal y hacia arriba			Hacia abajo		
Dosis	1000 r	300 r	100 r	1000 r	300 r	100 r
Efecto acumulativo	Letal	Límite sintomático	Asintomático	Letal	Límite sintomático	Asintomático
1 hora	2 millas	8 millas	12 millas	20 millas	22 millas	22 millas
6 horas	8 millas	10 millas	18 millas	65 millas	80 millas	90 millas
18 horas	10 millas	12 millas	20 millas	100 millas	140 millas	180 millas

llantén *(plantain).* Planta del género *Plantago.* Véase semilla de zaragatona.

llanto *(cry).* Expresión inarticulada de aflicción.

ll. epiléptico, sonido vocal producido a veces por una persona al comienzo de una convulsión epiléptica.

ll. del gato, síndrome del, véase síndrome de cri-du-chat.

llorar *(cry).* Proferir llanto.

lluvia radiactiva *(fallout).* Residuos (material radiactivo) procedentes de la explosión de artefactos nucleares que resedimentan sobre la Tierra.

ll.r. local, partículas radiactivas densas que son impulsadas hacia la atmósfera por la explosión y descienden a la Tierra en uno o dos días cerca del lugar de la explosión nuclear.

ll.r. mundial, partículas radiactivas ligeras que ascienden a la troposfera superior y a la estratosfera y son diseminadas sobre la Tierra por la circulación atmosférica; con la lluvia caen finalmente al suelo.

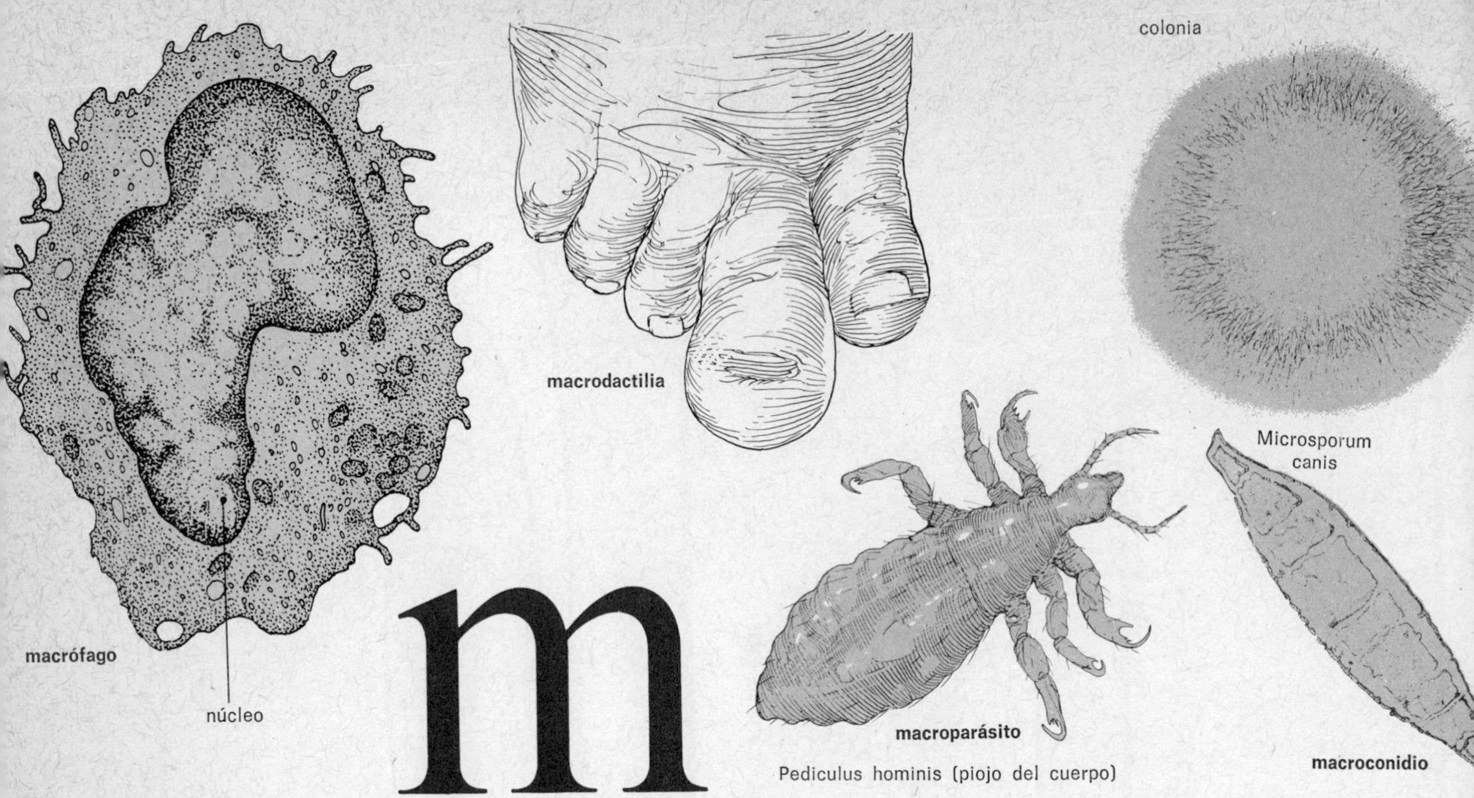

μ. Letra griega mu; símbolo de micra.
μCi (μCi). Abreviatura de microcurie; antes μc.
μg. Véase microgramo.
M. 1. Abreviatura de (a) metal; (b) *Micrococcus;* (c) *misce* (en prescripciones mezcla); (d) concentración molar; (e) músculo; (f) miopía. **2.** Símbolo de (a) factor sanguíneo; (b) peso molecular.
m. Abreviatura de metro.
mA. Abreviatura de miliamperio.
macaco *(macaca).* Mono del género *Macaca*, familia cercopitécidos *(Cercopithecidae).*
Macaca mulata, mono rhesus a partir del que se originó el antígeno Rh.
Mace *(Mace).* Nombre registrado del lagrimador cloroacetofenona, combinado con un dispersante y un propelente; utilizado en aerosol como arma defensiva; produce intensa irritación ocular y trastorno respiratorio.
maceración *(maceration).* **1.** Ablandamiento de un sólido o separación de sus componentes por inmersión en un líquido. **2.** En obstetricia, ablandamiento y desintegración del feto en el útero después de su muerte.
macerar *(macerate).* Ablandar un sólido o un tejido por inmersión en un líquido.
macro– *(macro–, macr–).* Prefijo que indica (1) grueso o largo; p. ej., macronúcleo; (2) engrosamiento anormal; p. ej., macroencefalia.
macroamilasa *(macroamylase).* Forma de amilasa sérica en la que la enzima se encuentra unida a una globulina.
macrobraquia *(macrobrachia).* Longitud anormal de los brazos.
macrocéfalo *(macrocephalous).* Que tiene una cabeza anormalmente grande.
macrocitemia *(macrocythemia).* Véase macrocitosis.
macrocito *(macrocyte).* Eritrocito grande, al menos dos micras mayor de lo normal; se observa en la sangre de individuos con anemia perniciosa, deficiencia de ácido fólico y otras anemias; también denominado megalocito.
macrocitosis *(macrocytosis).* Estado en que los eritrocitos son mayores de lo normal; también denominada macrocitemia.
macroconidio *(macroconidium).* Exospora o conidio gigante.
macrocórnea *(macrocornea).* Véase megalocórnea.
macrocráneo *(macrocrania).* Aumento general anormal de la cabeza; distinto del aumento de la cabeza en una sola dirección.
macrocrioglobulinemia *(macrocryoglobulinemia).* Presencia de macroglobulinas precipitantes frías (hemaglutininas frías) en la sangre periférica.
macrodactilia *(macrodactylia, macrodactyly).* Estado en el que los dedos de las manos y de los pies son anormalmente grandes; denominada también dactilomegalia y megalodactilismo.
macrodontia *(macrodontia).* Dientes grandes.
macrodonto *(macrodont).* **1.** Diente anormalmente grande. **2.** Cráneo con un índice dental de más de 44.
macroencefalia *(macroencephaly).* Malformación y aumento del tamaño y peso del cerebro debido en parte a proliferación de la glía (tejido no neuronal); asociado con ventrículos pequeños, aumento de volumen de la cabeza y retraso mental.
macroestructura *(macrostructure).* Estructura visible a simple vista.
macrófago *(macrophage).* Célula mononuclear grande que ingiere células degeneradas y tejido sanguíneo; se encuentran en grandes cantidades en el cuerpo, con mayor acumulación en el bazo, donde eliminan los eritrocitos dañados o envejecidos de la circulación; cuando se encuentran en el cerebro y medula espinal se conocen como microglia; si están en la sangre se llaman monocitos.
m. alveolar, célula que se mueve sobre la superficie alveolar del pulmón ingiriendo las partículas transportadas con el aire que llegan a los alveolos; derivada del monocito hematógeno; también denominada fagocito alveolar.
macroftalmía *(macrophthalmia).* Aumento de tamaño anormal del globo ocular.
macrogameto *(macrogamete).* Gameto femenino de ciertos organismos unicelulares.
macrogametocito *(macrogametocyte).* Célula madre que produce los gametos femeninos o macrogametos de ciertos protozoos.
macrogenitosomía *(macrogenitosomia).* Trastorno de la corteza suprarrenal que afecta a niños varones y que algunos consideran originado durante la vida prenatal; caracterizado por aumento del pene con erecciones frecuentes, asociado con crecimiento rápido del esqueleto, músculos, pelo y laringe; el esqueleto se osifica prematuramente, produciendo una estatura más pequeña de lo normal.
macrogingivia *(macrogingivae).* Aumento anormal del tamaño de las encías.
macrogiria *(macrogyria).* Malformación congénita en la que las circunvoluciones de la corteza cerebral son más grandes de lo normal debido a la disminución del número de cisuras.
macroglia *(macroglia).* Astrocito y oligodentrocito, dos elementos neurogliales de origen ectodérmico.
macroglobulina *(macroglobulin).* Globulina de alto peso molecular (1000000).
macroglobulinemia *(macroglobulinemia).* Discrasia de células plasmáticas, trastorno caracterizado por una producción excesiva de gammaglobulinas M; los signos comunes incluyen anemia y manifestaciones hemorrágicas; también denominada macroglobulinemia primaria y síndrome de Waldenström.
macroglosia *(macroglossia).* Aumento del tamaño de la lengua; también denominada megaloglosia.
macrognatia *(macrognathia).* Tamaño excesivo de la mandíbula.
macrólidos *(macrolides).* Grupo de antibióticos cuyas moléculas contienen lactonas de grandes anillos; p. ej., la eritromicina.
macromastia *(macromastia, macromazia).* Aumento anormal de las mamas.
macromelia *(macromelia).* Tamaño excesivo de los miembros; tamaño anormal de una o más extremidades; también denominada megalomelia.
macrométodo *(macromethod).* Prueba química en la que se utilizan cantidades normales; opuesta al micrométodo.
macromolécula *(macromolecule).* Molécula compuesta de varios monómeros, concretamente proteínas, ácidos nucleicos, polisacáridos, glucoproteínas y glucolípidos.
macronúcleo *(macronucleus).* **1.** Núcleo que ocupa una zona grande de la célula. **2.** Núcleo mayor, no reproductor, de un protozoo ciliado.
macroparásito *(macroparasite).* Parásito perceptible a simple vista; p. ej., el piojo.
macropatología *(macropathology).* Cambios anatómicos observables a simple vista causados por una enfermedad.
macroplasia *(macroplasia).* Gigantismo.
macropolicito *(macropolycyte).* Neutrófilo polimorfonuclear muy grande que tiene un núcleo con numerosos segmentos.
macropsia *(macropsia).* Visión de los objetos mayores de lo que realmente son; también denominada megalopsia.
macroquilia *(macrochilia).* **1.** Labios anormal-

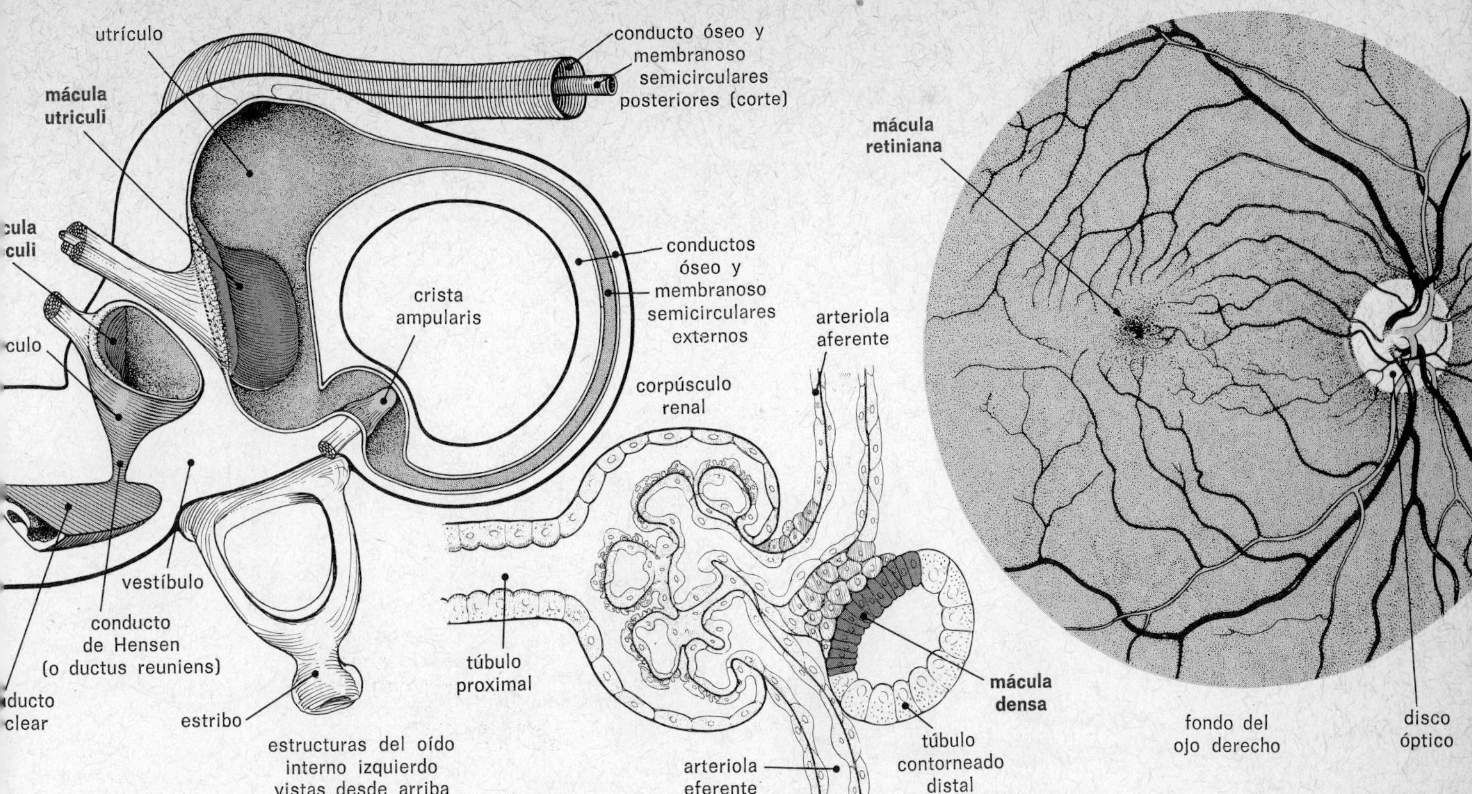

estructuras del oído interno izquierdo vistas desde arriba

fondo del ojo derecho

mente grandes. **2.** Engrosamiento permanente de los labios debido a la existencia de espacios de linfa distendidos.

macroquiria *(macrochiria).* Megaloquiria; crecimiento exagerado de las manos.

macrorrinia *(macrorrhinia).* Nariz anormalmente grande.

macroscópico *(macroscopic).* Visible a simple vista, sin necesidad de microscopio.

macrospora *(macrospore).* Véase megaspora.

macrostomía *(macrostomia).* Malformación del desarrollo que se produce cuando los primordios embrionarios maxilar y mandibular no se fusionan, resultando una extensión de la boca hasta la oreja; el defecto puede ser unilateral o bilateral.

macrotia *(macrotia).* Tamaño anormalmente grande de las orejas.

mácula *(macula).* Pequeña zona diferente en apariencia del tejido circundante.

m. adherente, véase desmosoma.

m. corneal, opacidad densa y blanquecina de la córnea.

m. densa, zona del túbulo contorneado distal del riñón que conecta con la pared de la arteriola aferente justo antes de entrar en el glomérulo; las células son estrechas y algo más cortas que las circundantes; parte del aparato yuxtaglomerular.

m. lútea., véase mácula retiniana.

m. retiniana, pequeña depresión abierta y amarillenta de la retina por fuera y ligeramente por debajo del disco óptico; contiene la fóvea central, también denominada mácula lútea y punto amarillo.

m. sacculi, zona oval sensorial neuroepitelial abierta en la pared interna del sáculo que alberga las ramificaciones terminales de las fibras nerviosas vestibulares.

m. utriculi, zona sensorial neuroepitelial en la pared externa del utrículo que alberga las ramificaciones terminales de las fibras nerviosas vestibulares.

maculación *(maculation).* Formación de máculas o manchas sobre la piel.

macular, maculado *(macular, maculate).* Moteado; de la naturaleza de las máculas.

maculocerebral *(maculocerebral).* Relativo al cerebro y a la mácula lútea de la retina.

maculoeritematoso *(maculoerythematous).* Rojizo y con manchas; dícese de ciertas lesiones.

maculopápula *(maculopapule).* Lesión elevada (pápula) sobre una coloración o mancha (mácula) de la piel.

maculopapular *(maculopapular).* Moteado y elevado.

maculopatía *(maculopathy).* Enfermedad de la mácula lútea; también denominada retinopatía macular.

madarosis *(madarosis).* Caída del pelo de las cejas o de las pestañas.

madeja *(skein).* Filamento enrollado; dícese principalmente de la espiral de cromatina observada en la profase de la mitosis.

maduración *(maturation).* **1.** Proceso de conversión en maduro. **2.** Estado de división celular en el que el número de cromosomas en las células sexuales se reduce a la mitad del número característico de la especie. **3.** Formación de pus.

madurar *(maturate).* **1.** Completar. **2.** Lograr un desarrollo completo.

Madurella. Género de hongos de la familia dematiáceas *(Dematiaceae);* algunas de sus especies causan maduromicosis.

madurez *(maturity).* Estado de maduro.

maduro *(mature).* **1.** Completo en su desarrollo natural adulto; p. ej., la célula reproductora que ha experimentado el proceso de meiosis. **2.** Relativo o caracterizado por un desarrollo completo, mental o físico.

maduromicosis *(maduromycosis).* Enfermedad crónica que afecta principalmente a los pies, caracterizada por la formación de gránulos negros, rojos, blancos o amarillos, fístulas, supuración y tumefacción; está causada por hongos, en especial *Madurella mycetomi;* antes denominada pie de Madura por observarse por primera vez en esta ciudad de la India; también denominada micetoma.

Maffuci, síndrome de *(Maffuci's syndrome).* Combinación de numerosos hemangiomas cutáneos y discondroplasia; las malformaciones vasculares se manifiestan por la aparición de estigmas extensos y dilatación de las venas (flebectasia) en forma de tumores blandos sensibles purpúreos en el tejido subcutáneo, labios y paladar; también suelen aparecer deformidades de las manos y de los pies.

magma *(magma).* Masa inerte y viscosa que queda después de la expresión de las partes más líquidas de una substancia; pasta o ungüento.

magnesia *(magnesia).* Oxido de magnesio.

m., citrato de, véase citrato de magnesio.

m., leche de, suspensión acuosa de hidróxido magnésico; se utiliza como laxante y antiácido; también denominada magma de magnesia.

m., magma de, véase leche de magnesia.

magnesio *(magnesium).* Elemento metálico ligero, de brillo plateado; símbolo Mg, número atómico 12, peso atómico 24,32, valencia 2; es un oligoelemento esencial en la nutrición.

m. carbonato de, compuesto pulverulento blanco muy ligero, $MgCO_3$, utilizado contra la acidez y como laxante; insoluble en agua.

m. citrato de, polvo cristalino incoloro, $Mg_3(C_6H_5O_7)_2 \cdot 14H_2O$, utilizado en forma de solución como laxante; también denominado citrato de magnesia.

m. hidróxido de, compuesto pulverulento blanco, $Mg(OH)_2$, insoluble en agua; utilizado como antiácido y laxante.

m. óxido de, compuesto pulverulento, MgO, insoluble en agua; utilizado como antiácido y laxante; también denominado magnesia.

m. sulfato de, compuesto hidrosoluble cristalino e incoloro, $MgSO_4$; catártico efectivo, particularmente útil en ciertas intoxicaciones; la forma $MgSO_4 \cdot 7H_2O$ es sal de Epsom.

magnetismo *(magnetism).* **1.** Propiedad de atracción o repulsión mutua producida por una corriente eléctrica o magnética. **2.** Estudio de los imanes y de sus propiedades. **3.** Fuerza producida por un campo magnético.

magnetón *(magneton).* Unidad de medida de movimiento magnético de una partícula atómica o subatómica.

magnificación *(magnification).* Ampliación; agrandamiento de un objeto por un elemento o instrumento óptico.

main *(main).* En francés, mano.

m. en crochet, flexión permanente del cuarto y quinto dedo, parecida a la posición de la mano de una persona mientras hace punto de ganchillo.

m. d'accoucheur, mano de comadrón; véase mano.

m. en griffe, mano en garra de Griffin; véase mano.

m. en lorgnette, mano de gemelos; véase mano.

Majocchi, enfermedad de *(Majocchi's disease).* Púrpura telangiectásica anular; véase púrpura.

mal *(mal).* Enfermedad.

m. de mar, véase mareo.

m., gran, epilepsia generalizada; véase epilepsia.

m., pequeño, epilepsia de pequeño mal; véase epilepsia.

malabsorción *(malabsorption).* Absorción inadecuada o imperfecta.

m. síndrome de, estado caracterizado por pérdida de peso, debilidad, palidez, distensión abdominal, tendencia hemorrágica y otros síntomas y

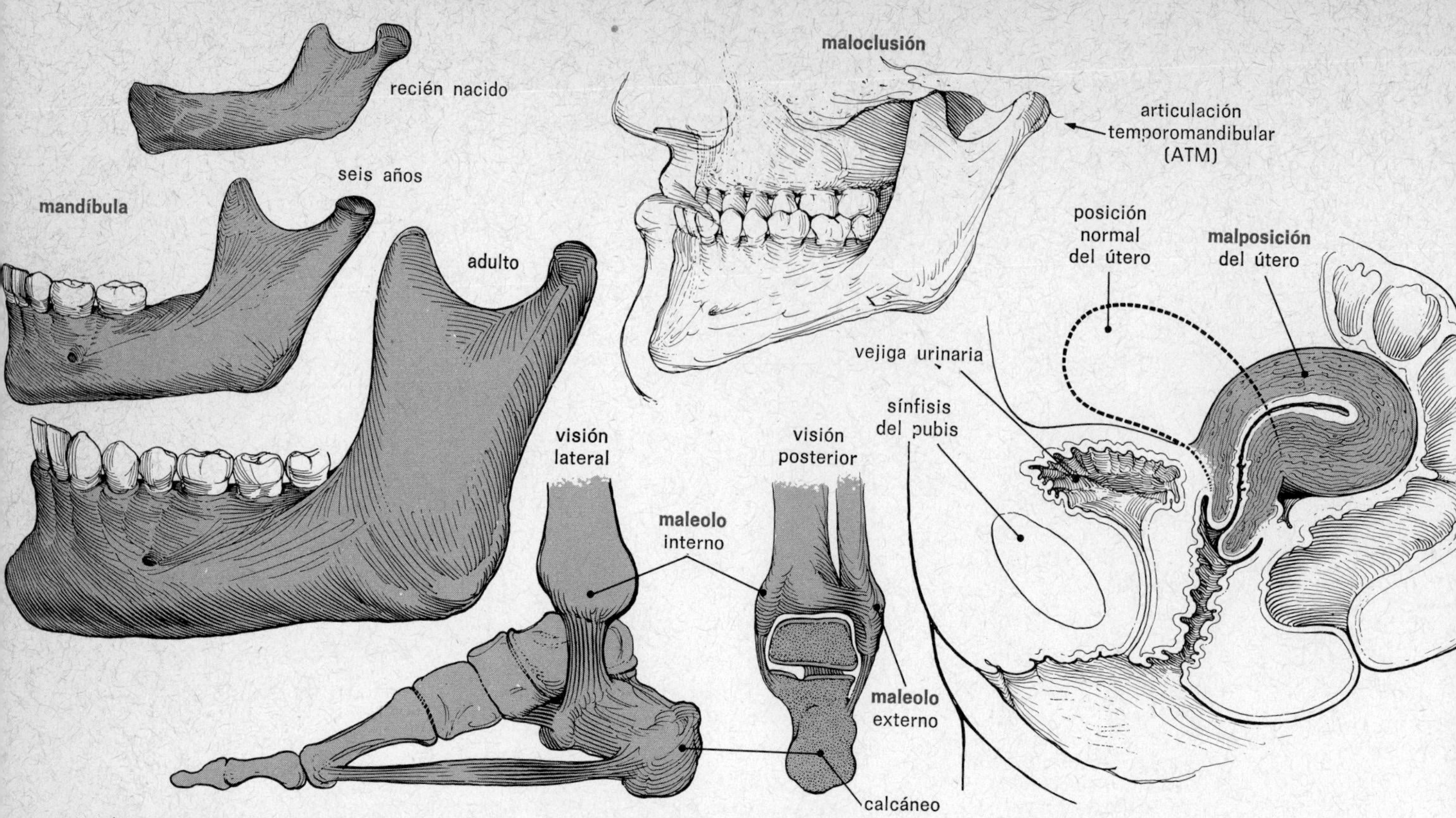

signos causados por una enfermedad que disminuye la absorción de alimentos.

malacia *(malacia)*. **1.** Reblandecimiento de tejidos. **2.** Deseo vehemente de alimentos muy condimentados.

malacoplaquia *(malakoplakia)*. Formación de placas blandas y fungosas en la mucosa de un órgano hueco, en especial la vejiga urinaria.

maladie. En francés, enfermedad.

m. de Roger, véase enfermedad de Roger.

malar *(malar)*. Perteneciente o relativo al hueso malar.

malaria *(paludism)*. Paludismo.

malato *(malate)*. Sal del ácido málico.

maleable *(maleable)*. Reducible a láminas finas; dícese de ciertos metales.

maleolar *(malleolar)*. Relativo a una o a las dos prominencias de los lados del tobillo.

maleolo *(malleollus)*. Cada una de las dos proyecciones (una sobre la tibia y la otra sobre el peroné) a cada lado de la articulación del tobillo.

malestar *(malaise)*. Molestia general vaga o sensación de enfermedad.

malformación *(malformation)*. Defecto o deformidad.

m. congénita, malformación evidente en el nacimiento, de origen genético o ambiental; defecto de nacimiento.

málico, ácido *(malic acid)*. Producto intermedio en el metabolismo de los carbohidratos; se encuentra en las manzanas, cerezas, tomates, etc. inmaduros.

malignidad *(malignancy)*. Condición de maligno o resistente al tratamiento.

maligno *(malignant)*. Dícese de la enfermedad resistente al tratamiento o de naturaleza fatal; en el caso de un tumor, que tiene la propiedad de crecimiento incontrolable y de diseminación.

malnutrición *(malnutrition)*. Nutrición deficiente debida a una dieta inadecuada o a una anomalía metabólica; ingestión incorrecta de nutrientes; p. ej., en cantidad inadecuada o con una proporción incorrecta.

maloclusión *(malocclusion)*. Contacto anormal de los dientes opuestos (mandibulares y maxilares) de forma que dificultan el movimiento eficaz de los maxilares durante la masticación.

m. abierta, estado caracterizado por imposibilidad de los dientes opuestos para establecer un contacto cuando se cierran los maxilares.

m. cerrada, estado en el que los bordes de los dientes anteriores de la mandibula se extienden lingualmente hacia las encias de los dientes opuestos cuando se cierran los maxilares.

malonil *(malonyl)*. Radical bivalente del ácido malónico.

malposición *(malposition)*. Posición anormal o anómala de una parte o la totalidad del cuerpo.

malta *(malt)*. Grano, en especial de cebada, germinado artificialmente y luego secado; contiene dextrina, maltosa, glucosa y algunas enzimas.

maltasa *(maltase)*. Enzima digestiva que convierte la maltosa en glucosa.

maltohidrolasa de α-1,4-glucano *(α-1,4-glucan maltohydrolase)*. Enzima que, tras una reacción con agua, rompe la amilopectina (polisacárido ramificado) para formar maltosa; presente en la semilla de soja, trigo, cebada y plantas similares; antes conocida como β-amilasa.

maltosa *(maltose)*. $C_{12}H_{22}O_{11}$; azúcar formada por la acción de una enzima digestiva sobre el almidón; está compuesta por dos moléculas de glucosa; también denominada azúcar de malta.

malum En latín, enfermedad.

Malleomyces mallei. Véase *Pseudomonas mallei.*

Malleomyces pseudomallei. Véase *Pseudomonas pseudomallei.*

Mallory-Weiss, síndrome de *(Mallory-Weiss syndrome)*. Ulceraciones por desgarros del esófago inferior con vómitos de sangre, a consecuencia de vómitos violentos incoordinados y arcadas; ocurre sobre todo después de la ingestión excesiva de alcohol.

mama *(mamma)*. Glándula mamaria; rudimentaria en el hombre y desarrollada en la mujer.

mamario *(mammary)*. Relativo a las mamas.

mamectomía *(mammectomy)*. Véase mastectomía.

mamelón *(mamelon,mammelon)*. Una de las tres prominencias del borde cortante de un diente incisivo en erupción.

mamífero *(mammal)*. Miembro de la clase mamíferos *(Mammalia)*, que engloba todos los animales vertebrados que alimentan a sus crías con leche.

mamila *(mammila)*. **1.** Pezón. **2.** Protuberancia parecida a un pezón.

mamilado *(mammillate, mammillated)*. Que tiene proyecciones parecidas a un pezón.

mamilar *(mammillary)*. Relativo o semejante a un pezón.

mamitis *(mammitis)*. Véase mastitis.

mamografía *(mammography)*. Técnica radiológica para la visualización de los tejidos blandos de la mama; con este método se pueden identificar las lesiones no palpables del interior del pecho femenino.

m. cero, proceso fotoeléctrico que produce imágenes radiológicas de las mamas; también denominada xeromamografía.

mamograma *(mammogram)*. Radiografía de la glándula mamaria que se realiza, por lo general, con el propósito de detectar cánceres.

mamoplastia *(mammoplasty, mammaplasty)*. Cirugía plástica de las mamas para mejorar su aspecto; también denominada mastoplastia.

mamotrófico *(mammotrophic)*. Que favorece el desarrollo, crecimiento y función de la glándula mamaria.

maná *(manna)*. Zumo azucarado y seco del fresno *(Fraxinus ornus)*, utilizado antiguamente como laxante suave.

mancha *(spot)*. Zona de descoloración de pequeño tamaño.

m. amarilla, véase mácula retiniana.

m. café con leche, cada una de las placas hiperpigmentadas de color marrón claro observadas en la neurofibromatosis.

m. hepática, véase cloasma.

m. de Koplik, uno de los signos del sarampión; pequeñas lesiones de color blanco azulado rodeadas por un círculo brillante en la membrana mucosa de las mejillas; aparecen unos dos días antes de que brote la erupción cutánea.

m. rojo cereza de Tay, punto de color rojo cereza en la zona macular de la retina observado en pacientes con enfermedad de Tay-Sachs.

m. rosada, puntos rosáceos en el abdomen observados en las fases iniciales de la fiebre tifoidea.

m. de Roth, manchas blancas redondas observadas a veces en la retina de pacientes con endocarditis bacteriana.

manchar *(spot)*. Eliminar una pequeña cantidad de sangre por la vagina.

mandelato *(mandelate)*. Sal del ácido mandélico.

mandélico, ácido *(mandelic acid)*. Sustancia cristalina hidrosoluble utilizada como agente antibacteriano urinario; también denominado ácido fenilglicólico.

mandíbula *(mandible)*. Hueso en forma de herradura de la arcada inferior que se articula con el cráneo en la articulación temporomaxilar; sirve de asiento a los dientes inferiores; también denominado maxilar inferior.

mandibular *(mandibular)*. Relativo al maxilar inferior o mandíbula.

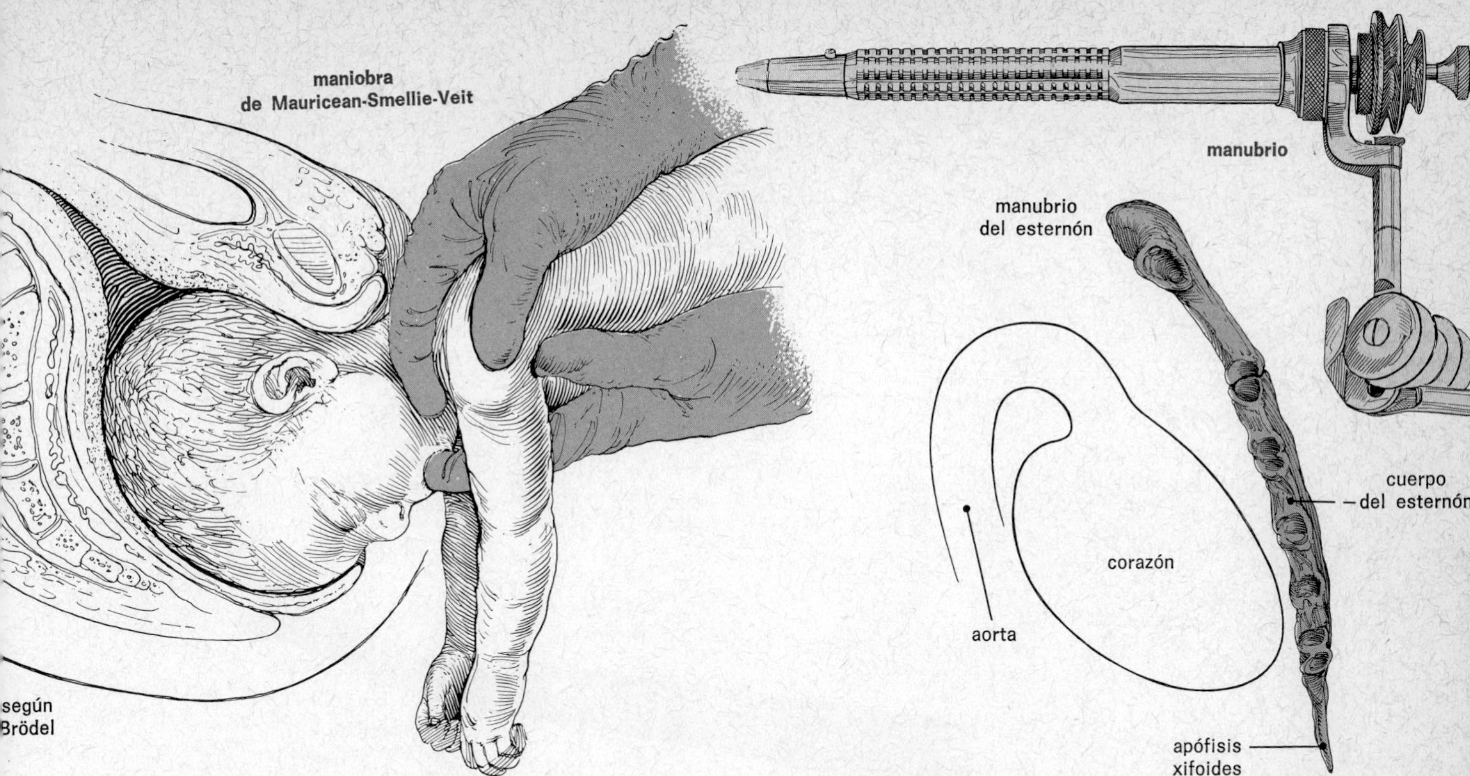

mandibulectomía *(mandibulectomy).* Extirpación quirúrgica de la mandíbula.

mandibulofaríngeo *(mandibulopharyngeal).* Relativo a la mandíbula y a la faringe.

mandrágora *(mandragora).* Hierba que se utilizaba en la medicina medieval como sedante, hipnótico, anestésico y tóxico.

mandril *(mandrel).* Vástago de metal que, introducido en ciertos instrumentos huecos, sirve para facilitar la penetración en determinadas cavidades o para comprobar la permeabilidad de una aguja.

manganeso *(manganese).* Elemento metálico plateado o grisáceo; símbolo Mn, número atómico 25, peso atómico 54,94; algunas de sus sales se utilizan en medicina.

-manía *(-mania).* Forma sufija que denota preocupación patológica por algún pensamiento o actividad.

manía *(mania).* Trastorno emocional caracterizado por estado de excitación, hiperactividad y fuga de ideas.

maniaco *(maniac).* Término común, vago y confuso, que indica a un individuo con trastornos emocionales; normalmente, implica conducta violenta.

manifestación *(manifestation).* Signos o síntomas característicos de una enfermedad.

m. neurótica, utilización de varios mecanismos de defensa, como depresión, conversión, disociación, etc., en un intento de resolver conflictos emocionales que dificultan la efectividad de una persona en su vida diaria.

m. psicofisiológica, síntomas físicos primarios con origen emocional parcial.

m. psicótica, pérdida de contacto con la realidad que afecta la capacidad del individuo para funcionar en sociedad; indica desintegración de la personalidad.

maniobra *(maneuver).* Procedimiento o movimiento que requiere habilidad y destreza.

m. de Bracht, en obstetricia, maniobra utilizada en el parto de nalgas por la que se permite la salida de nalgas hasta el ombligo; entonces se lleva el cuerpo del niño contra la sínfisis de la madre y se ejerce una moderada presión suprapúbica.

m. de Credé, métodos de Credé; véase método.

m. de Heimlich, maniobra utilizada para desalojar una substancia alimenticia, encajada en la garganta de una persona que obstruye el paso del aire; el asistente se sitúa por detrás del paciente rodeandole con ambos brazos; entonces presiona rápida y fuertemente con un puño contra el abdomen del paciente entre el ombligo y la caja torácica causando la elevación del diafragma y de los pulmones por compresión; como resultado se produce un aumento brusco de la presión aérea en la tráquea que obliga a expulsar la partícula de alimento.

m. de Leopold, en obstetricia, cuatro métodos de palpación abdominal para determinar la posición del feto en el útero; en el primero, o maniobra base, el examinador palpa suavemente con sus dedos el fondo uterino y determina qué extremo del feto lo ocupa; en la segunda maniobra, sitúa las palmas de las manos a cada lado del abdomen y ejerce una presión pausada pero profunda determinando la posición del dorso y las extremidades; en la tercera maniobra, el examinador aprieta el abdomen entre el pulgar y los dedos de una mano, justo por encima de la sínfisis púbica, lo que revela el grado de encajamiento de presentación; en la cuarta maniobra, palpa profundamente con los tres primeros dedos de cada mano en el reborde púbico, lo que revela la dirección de la cabeza.

m. de Mauricean-Smellie-Veit, en obstetricia, método para la extracción de la cabeza del feto en la presentación de nalgas cuando el mentón está dirigido posteriormente; se coloca el cuerpo del feto a caballo sobre el antebrazo del operador y se introduce el dedo medio en la boca del niño aplicándolo sobre el maxilar superior mientras se sitúan los dedos de la otra mano en forma de horquilla sobre el hombro del feto para hacer tracción.

m. de Pinard, método para la extracción del feto en el parto de nalgas; se pasan dos dedos alrededor del muslo fetal para llevar la rodilla hacia la línea media y flexionar la pierna; se agarra el pie y se extrae.

m. de Ritgen modificada, liberación de la cabeza del niño presionando en el mentón a través del periné con una mano mientras con la otra se presiona sobre la cabeza; la maniobra se realiza entre las contracciones y permite la liberación lenta de la cabeza.

m. de Scanzoni, rotación de la cabeza fetal con un forceps seguida de extracción y reaplicación del instrumento para evitar el daño a las partes blandas maternas.

m. de Valsava, (1) expiración forzada contra la glotis cerrada que aumenta la presión intratorácica; denominada también maniobra de Weber. **(2)** expiración forzada con la boca cerrada y la nariz obstruida para aclarar el tubo auditivo.

m. de Weber, véase maniobra de Valsava (1).

manipulación *(manipulation).* Operación manual, como la consistente en reducir una luxación o cambiar la posición del feto.

maniquí *(manikin, mannikin).* Modelo anatómico del cuerpo humano utilizado para practicar ciertas manipulaciones, como las de odontología u obstetricia; también denominado modelo simulado.

manitol *(mannitol).* Alcohol, $C_6H_{14}O_6$, derivado de la fructosa; utilizado en la preparación de dietas azucaradas y como diurético osmótico.

mano *(hand).* Porción terminal de la extremidad superior.

m. de comadrón, posición característica de la mano producida por espasmo tetánico.

m. en garra de Griffin, extensión permanente de las articulaciones metacarpofalángicas.

m. de gemelos, deformidad de la mano caracterizada por acortamiento de los dedos y pliegue transversal de la piel causados por absorción de las falanges; se observa en la artritis absortiva crónica.

m. en pala, mano cuadrada, áspera y gruesa característica de la acromegalia o mixedema.

manométrico *(manometric).* Relativo al manómetro.

manómetro *(manometer).* Instrumento para medir la presión de gases y líquidos.

manos, pies y boca, enfermedad de *(hand-foot-and-mouth disease).* Enfermedad muy infecciosa de los niños caracterizada por estomatitis ulcerosa dolorosa de la lengua, velo del paladar y mucosa oral, acompañada de erupción vesicular en las manos y pies; atribuida al virus Coxsackie A-16 ó A-5.

Mansonia. Género de mosquitos de Asia y Africa tropical, transmisores de microfilarias al hombre.

mantenedor de espacio *(space mantainer).* Dispositivo odontológico, tanto fijo como movible, que sirve para conservar el espacio creado por la pérdida prematura de un diente.

mantequilla *(butter).* **1.** Grasa de la leche convertida en una masa coherente. **2.** Cualquier sustancia que tiene la consistencia de la mantequilla.

manubrio 1 *(handpiece).* En odontología, parte de un aparato mecanizado en la que ajustan instrumentos rotatorios, como fresas y taladros, que se sostiene con la mano durante los procedimientos quirúrgicos; se conecta a un motor dental. **2** *(manubrium).* Estructura parecida a un mango; utilizado solo el término designa el manubrio del esternón.

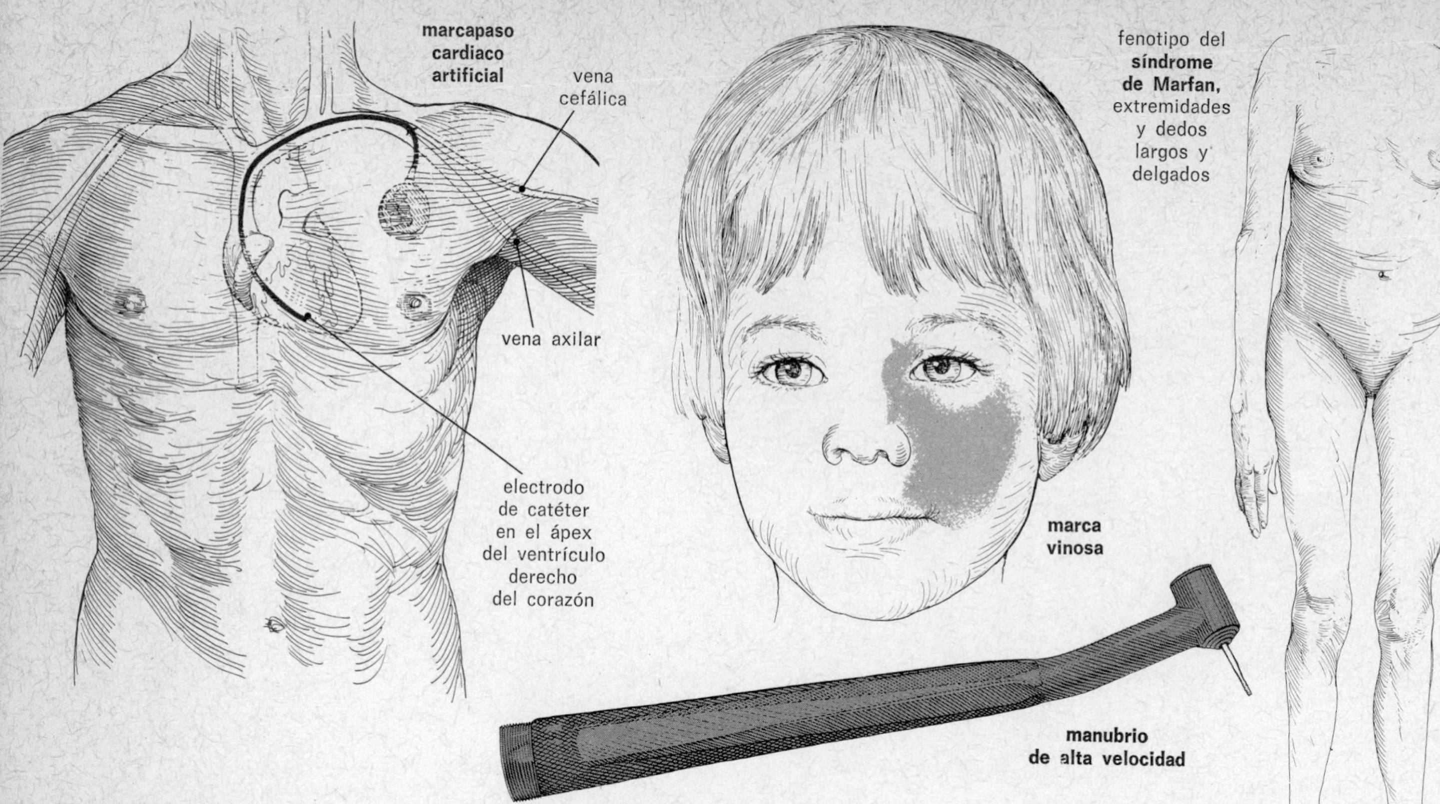

m. de alta velocidad, el que opera a velocidades de rotación superiores a las 12000 revoluciones por minuto.

m. del esternón, porción superior del esternón, articulada con las clavículas, con la primera costilla y con la porción superior del segundo cartílago costal de cada lado.

m. de turbina de agua, el que posee una turbina accionada por agua a alta presión.

m. de ultra alta velocidad, el que opera a velocidades de rotación de entre 100000 y 300000 revoluciones por minuto.

m. ultrasónico, el que vibra a una frecuencia de 29000 ciclos por segundo (por encima del margen auditivo).

manus *(manus)*. En latín, mano.

m. extensa, desviación de la mano hacia atrás.

m. flexa, desviación de la mano hacia adelante.

m. valga, desviación de la mano hacia el lado cubital.

m. vara, desviación de la mano hacia el lado radial.

MAO *(MAO)*. Abreviatura de monoaminooxidasa.

máquina *(machine)*. Aparato para un fin específico.

m. de Holtz, aparato que desarrolla electricidad estática de alto voltaje por multiplicación de una carga inducida.

m. pulmón-corazón artificial, máquina que hace posible el soporte circulatorio con oxigenación de la sangre; permite la cirugía del corazón, arterias coronarias y arco ascendente de la aorta bajo visión directa, manteniendo el corazón libre de sangre; normalmente, la sangre venosa que vuelve a la aurícula derecha es derivada a un oxigenador (pulmón artificial) en el que absorbe oxígeno y desprende dióxido de carbono; la sangre oxigenada se bombea en el sistema arterial del individuo.

m. renal, riñón artificial; véase riñón.

m. de rotación panorámica, máquina de rayos X que puede radiografiar el diente y las estructuras circundantes utilizando un movimiento recíproco del tubo y de la película extraoral.

m. de Van de Graaf, máquina electrostática que produce alto potencial; utilizada para generar rayos X de alto voltaje.

m. de Wimshurst, máquina que convierte energía mecánica en eléctrica por acción electrostática.

marasmo *(marasmus)*. Atrofia progresiva y gradual del cuerpo que se manifiesta sobre todo en niños; causada por depleción proteica y calórica. En la infancia suele llamarse atrepsia.

marca *(mark)*. Impresión visible sobre una superficie; mácula; peca.

m. de nacimiento, crecimiento circunscrito presente en el nacimiento, como un hemangioma.

m. vinosa, *hemangioma en vinos de Oporto;* coloración congénita de la piel, normalmente sobre la cara, de un color que va del rosa al púrpura.

marcado *(tagged)*. Dícese del compuesto al que se le ha añadido un isótopo radiactivo.

marcador *(tag)*. Material radiactivo que se utiliza para marcar.

marcapaso *(pacemaker)*. **1.** Cualquier estructura corporal que sirve para establecer y mantener una actividad rítmica, como el nodo sinoauricular del corazón que regula el latido cardiaco. **2.** Sustancia cuya velocidad de reacción regula una serie de reacciones en cadena o relacionadas.

m. cardiaco artificial, cualquiera de varios dispositivos electrónicos existentes, por lo general en miniatura e implantados quirúrgicamente, que sustituyen al marcapaso cardiaco normal y regulan el ritmo cardiaco; utilizados para tratar a individuos con bloqueo cardiaco crónico que presentan (1) episodios de síncope o convulsiones debidos a bradicardia ventricular, (2) insuficiencia cardiaca secundaria a la bradicardia y (3) ritmos ventriculares inestables asociados al bloqueo cardiaco.

m. cerebral, marcapaso que se implanta en la superficie del cerebelo y cuya principal indicación es el control de la epilepsia resistente al tratamiento; también llamado estimulador cerebeloso eléctrico.

m. a demanda, aquel en el que sólo se desencadena el impulso cuando no se produce la contracción ventricular dentro de un período de tiempo dado; una señal procedente de la despolarización ventricular previa del corazón inhibe la puesta en funcionamiento del generador de pulso durante un segundo más.

m. ectópico, cualquier marcapaso cardiaco distinto del nódulo sinusal.

m. externo, marcapaso artifical con electrodos colocados fuera del corazón, en la pared torácica.

m. de frecuencia fija, marcapaso artificial que descarga estímulos eléctricos a un ritmo uniforme y de forma ininterrumpida.

m. migratorio, fenómeno en el que el punto de origen de los latidos cardiacos se desplaza una y otra vez de un centro a otro, por lo general entre el nódulo sinusal y el auriculoventricular.

marcar *(tag)*. Introducir un isótopo radiactivo en una sustancia.

Marcus Gunn, fenómeno de *(Marcus Gunn's phenomenon)*. Fenómeno de Gunn; véase fenómeno.

marcha *(gait)*. Modo de andar o correr.

m. antálgica, cojera defensiva, debida a dolor.

m. atáxica, marcha irregular, sin equilibrio.

m. cerebelosa, marcha tambaleante, con tendencia a caer, que indica enfermedad cerebelosa (marcha «de ebrio»).

m. equina, m. piafante, marcha en la que se eleva mucho el pie, llevándose luego hacia abajo de forma brusca y golpeando el suelo con toda la planta («steppage»).

m. festinante, festinación.

m. tabética, marcha taloneante característica de la tabes dorsal.

Marchiafava-Micheli, síndrome de; Marchiafava-Micheli, anemia de *(Marchiafava-Micheli syndrome, Marchiafava-Micheli anemia)*. Hemoglobinuria paroxística nocturna; véase hemoglobinuria.

marea *(tide)*. Ascenso y descenso alternativos; lapso de tiempo.

m. alcalina, período posterior a la ingestión de alimento en el que aumenta la alcalinidad de la orina por causa de la secreción de jugo gástrico; también llamada ola alcalina.

mareo *(seasickness)*. Náuseas, palidez, sudoración y vómitos provocados por el movimiento de un barco en el mar.

Marfan, síndrome de *(Marfan's syndrome)*. Enfermedad heredada como un rasgo autosómico dominante y caracterizada por la formación deficiente de fibras elásticas que afecta al esqueleto, grandes arterias, ligamento suspensorio del cristalino, tendones y cápsulas articulares; los individuos afectados tienen extremidades anormalmente finas y largas, dedos en forma de araña, paladar alto, desplazamiento del cristalino, articulaciones laxas y aneurisma de la aorta.

margen *(verge)*. Borde, lado.

m. anal, zona entre la piel perineal y el conducto anal.

marginación *(margination)*. Adherencia de leucocitos en el interior de las paredes capilares en los primeros estadios de la inflamación.

marginoplastia *(marginoplasty)*. Cirugía plástica del borde del párpado.

Marie, enfermedad de *(Marie's disease)*. Véase acromegalia.

Marie-Strumpell, enfermedad de *(Marie-*

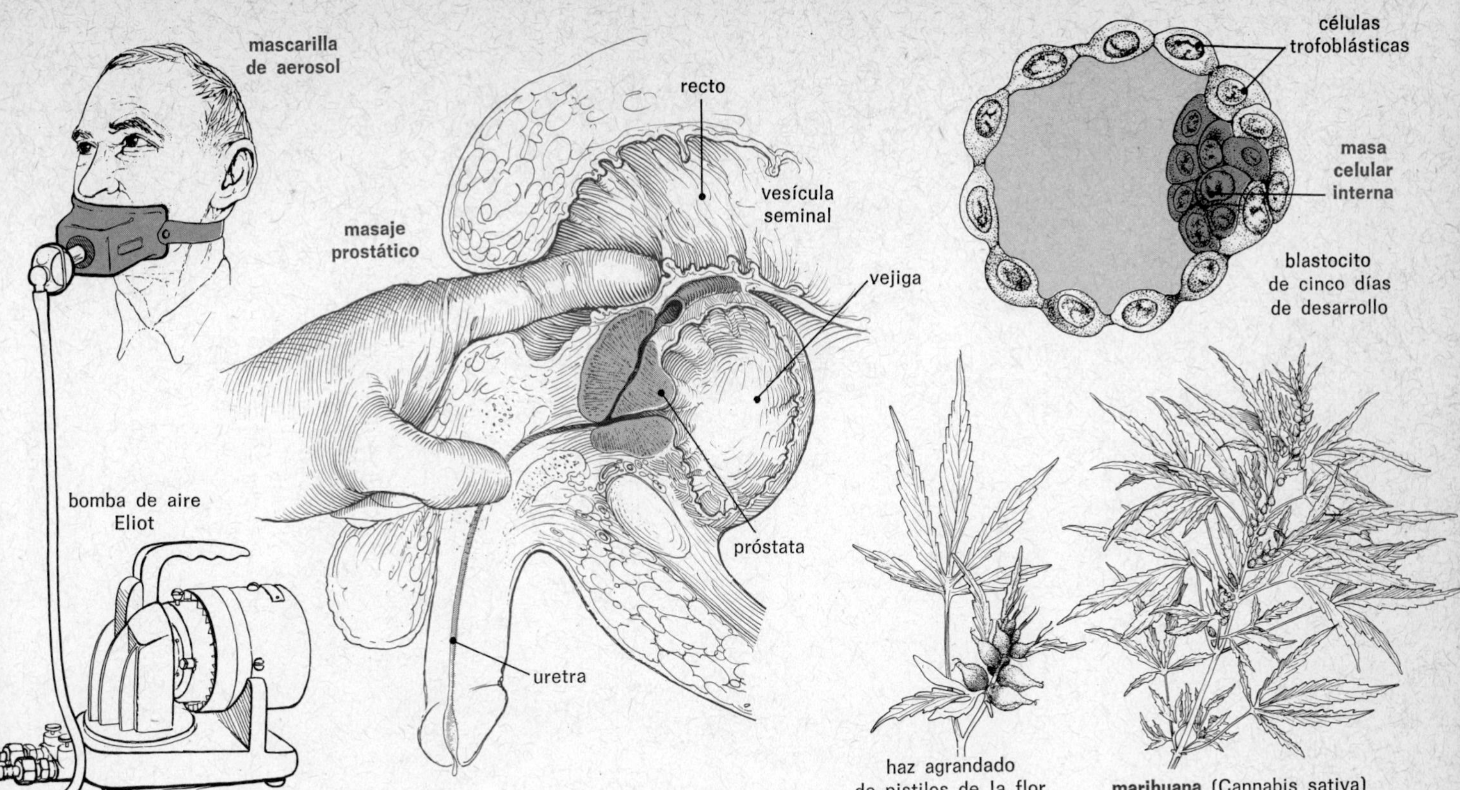

Strumpell disease). Espondilitis anquilopoyética; véase espondilitis.

marihuana *(marijuana, marihuana).* **1.** Planta de cáñamo indio. **2.** Flores, hojas y tallos secos de la planta de cáñamo común, *Cannabis sativa,* de la familia moráceas *(Moraceae),* que se fuma o se mezcla con comida para producir euforia; el origen de la palabra es oscuro, pero puede estar compuesto de los nombres propios españoles María y Juana.

marmota *(marmot).* Mamífero roedor portador en ocasiones del bacilo de la peste y de garrapatas que transmiten la fiebre moteada de las Montañas Rocosas.

marsupialización *(marsupialization).* Procedimiento quirúrgico que se utiliza para extirpar quistes, como el quiste pilonidal, en el que se incide el saco y se vacía para unir sus bordes con los de la incisión externa.

martillo 1 *(malleus).* El más lateral de los tres huesecillos auditivos del oído medio; tiene forma de maza y está firmemente unido a la membrana del tímpano y se articula con el yunque. 2 *(hammer).* Cualquier estructura parecida a un martillo.

m., dedo en, dedo del pie deformado cuyas segunda y tercera falanges están dobladas de forma congénita hacia abajo.

m., mango del apófisis del martillo, insertada en la superficie interna de la membrana del tímpano.

masa *(mass).* **1.** Cuerpo de material coherente. **2.** En farmacología, pasta de consistencia especial para hacer píldoras.

m. celular interna, embrioblasto; agregado de células que se juntan con el polo embriónico del blastocito y dan lugar a los tejidos embrionarios.

m. lateral del atlas, partes sólidas del atlas (primera vértebra), situadas a ambos lados de este, que se articulan en la parte superior con los cóndilos occipitales del cráneo y en la parte inferior con el axis (segunda vértebra).

masaje *(massage).* Fricción, amasamiento, percusión, etc. de partes del cuerpo con propósitos terapéuticos.

m. cardiaco, aplicación de una presión rítmica manual sobre los ventrículos del corazón para restaurar la circulación; también denominado masaje cardiaco abierto.

m. cardiaco cerrado, compresión rítmica del corazón entre el esternón y la columna vertebral unas 60 veces por minuto para restaurar la circulación; también denominado compresión cardiaca externa.

m. gingival, estimulación de las encías por fricción o presión.

m. prostático, técnica de presión de la próstata realizada con el dedo índice para exprimir las secreciones del interior de la uretra prostática.

mascarilla *(mask).* **1.** Utensilio para cubrir la cara o una porción de esta que se utiliza para la administración de anestésicos u oxígeno, o como medida antiséptica. **2.** Apariencia expresiva o pigmentación de la cara característica de ciertas enfermedades. **3.** Banda facial.

m. de aerosol, máscara utilizada en terapéutica de inhalación.

m. de embarazada, véase cloasma.

m. quirúrgica, máscara para la boca y la nariz, hecha de gasa o plástico; utilizada por el personal hospitalario en los quirófanos o cuando cuida enfermos con enfermedades contagiosas o con las defensas contra la infección reducidas.

masculino 1 *(male).* Designación del sexo de un individuo que tiene órganos productores de espermatozoides; símbolo ♂ (el escudo y la lanza del signo del zodíaco de Marte). 2 *(masculine).* Relativo al sexo masculino o caracterizado por él; hombruno.

m. genético, dícese del individuo que tiene un cariotipo masculino con un cromosoma X y otro Y.

máser *(maser).* Aparato que convierte las radiaciones electromagnéticas de varias frecuencias en un haz de radiaciones monocromáticas altamente amplificado a una frecuencia situada en la banda de las microondas; el término responde a las siglas inglesas de amplificación de microondas por emisión estimulada de radiación.

m. óptico, véase láser.

masetero *(masseter).* Uno de los músculos de la masticación; su acción contribuye a cerrar la mandíbula; véase tabla de músculos.

masoquismo *(masochism).* Forma de perversión sexual en la que la satisfacción depende del sometimiento a dolor físico o malos tratos.

masoquista *(masochist).* **1.** Parte pasiva en la práctica del masoquismo. **2.** El que se expone innecesariamente al sufrimiento con fines psicológicos.

masoterapia *(massotherapy).* Uso terapéutico del masaje.

mast- *(mast-).* Forma prefija que significa mama.

mastadenitis *(mastadenitis).* Véase mastitis.

mastalgia *(mastalgia).* Mastodinia.

mastatrofia *(mastatrophia, mastatrophy).* Atrofia de las mamas.

mastectomía *(mastectomy).* Extirpación quirúrgica de una mama; también denominada mamectomía.

mastelcosis *(masthelcosis).* Ulceración del pecho.

masticación *(mastication).* Proceso de mascar los alimentos para la deglución.

masticatorio *(masticatory).* De o relativo a la masticación.

mastitis *(mastitis).* Inflamación de la mama; denominada también mamitis y mastadenitis.

m. de células plasmáticas, cuadro benigno caracterizado principalmente por dilatación y oclusión de los conductos mamarios con masas induradas de secreciones y células plasmáticas.

m. flemonosa, inflamación difusa, acompañada a veces de formación de abscesos.

m. intersticial, inflamación del tejido conjuntivo de la mama.

m. quística crónica, véase enfermedad fibroquística de la mama.

mastocito *(mastocyte).* Célula cebada; véase célula.

mastocitogénesis *(mastocytogenesis).* Formación de células cebadas.

mastocitoma *(mastocytoma).* Nódulo parecido a un tumor, compuesto principalmente de células cebadas.

mastocitosis *(mastocytosis).* Véase urticaria pigmentada.

mastocondroma *(mastochondroma).* Tumor benigno de la mama compuesto principalmente de tejido cartilaginoso.

mastodinia *(mastodynia).* Dolor en la mama.

mastoidectomía *(mastoidectomy).* Extirpación de las celdillas mastoideas; antaño indicada en la presencia de mastoiditis y otitis persistente o recurrente; raramente indicada desde el advenimiento de los antibióticos.

mastoides *(mastoid).* Proyección hacia abajo del hueso temporal, situada detrás del oído.

mastoiditis (mastoiditis). Inflamación de la apófisis mastoides.

mastoidocentesis *(mastoideocentesis).* Creación quirúrgica de una abertura en la apófisis mastoides o antro del hueso temporal.

mastoidotomía *(mastoidotomy).* Abertura quirúrgica de la apófisis mastoides del hueso temporal.

mastopatía *(mastopathy).* Enfermedad de la glándula mamaria.

mastoplastia *(mastoplasty).* Véase mamoplastia.

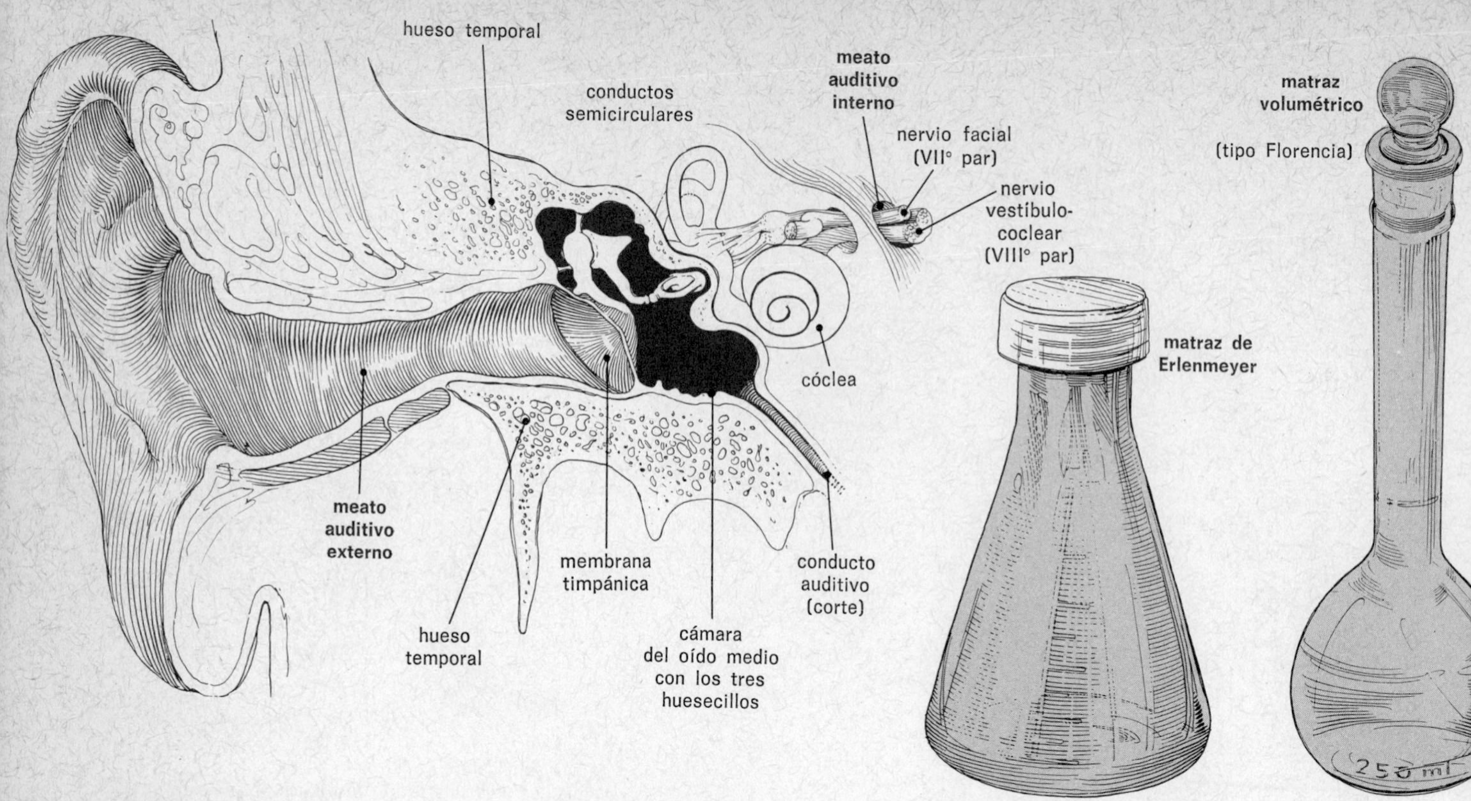

mastoptosis *(mastoptosis).* Caída o descenso de las mamas.

mastotomía *(mastotomy).* Incisión quirúrgica de una mama.

masturbación *(masturbation).* Manipulación de los órganos genitales propios para obtener excitación sexual.

mate *(dull).* Ni intenso ni agudo; dícese de un dolor o de un sonido.

materia *(materia).* **1.** Cuerpo o sustancia. **2.** Pus.

m. alba, depósitos blanquecinos adheridos a los dientes o prótesis dentales, compuestos de moco, células epiteliales, desechos alimenticios y bacterias.

m. médica, (1), ciencia relativa a los medicamentos que se utilizan en medicina, así como a su origen, preparación y uso; (2) cualquier substancia utilizada medicamente.

maternal *(maternal).* Relativo a la madre o derivado de ella.

maternidad *(maternity).* **1.** Estado o cualidad de madre. **2.** Hospital para asistir a la mujer inmediatamente antes, durante y después del parto así como a los recién nacidos.

matidez *(dullness).* Calidad del sonido producido al percutir una parte o un órgano sólido, caracterizado por una resonancia muy escasa.

m. cambiante, sonido mate, producido por lo general al percutir la cavidad abdominal, que cambia de localización al cambiar el paciente de posición; indica la presencia de líquido libre.

matraz *(flask).* Frasco de cuello estrecho que se usa en el laboratorio.

m. de Erlenmeyer, de forma cónica, con base amplia y cuello estrecho.

m. volumétrico, matraz calibrado para contener una cantidad determinada de líquido.

matrilineal *(matrilineal).* Relativo a la herencia de rasgos por la línea materna y no por la paterna.

matriz *(matrix).* **1.** Materia básica a partir de la cual se desarrolla algo (un diente, una uña, etc.). **2.** Sustancia intercelular homogénea de cualquier tejido. **3.** Utero. **4.** Molde en el que se hace una fundición.

m. caída, prolapso uterino.

matroclino *(matroclinous).* Heredado por línea materna. Véase patroclino.

Maurer, manchas de *(Maurer's dots).* Gránulos de tinción roja oscura que se ven en ocasiones en el citoplasma de los eritrocitos infectados con *Plasmodium falciparum.*

maxilar *(jaw).* Cada uno de los dos huesos que soportan los dientes.

m. inferior, mandíbula.

m. superior, uno de los dos huesos de forma irregular que forman la mandíbula superior; aloja los dientes superiores.

maxilodental *(maxillodental).* Relativo al maxilar superior y los dientes.

maxilofacial *(maxillofacial).* Que pertenece al maxilar superior y la cara.

máximo *(maximum).* **1.** Cantidad, valor o grado de mayor cuantía. **2.** Acmé; punto máximo de fiebre o cualquier estado agudo.

m. de concentración permisible, cantidad de radiación considerada como inocua.

m. de transporte de glucosa, velocidad máxima a la que los riñones pueden absorber glucosa (aproximadamente 300 mg por minuto).

m. tubular, capacidad máxima de los túbulos renales para reabsorber o secretar cualquier sustancia.

mayeusiofobia *(maieusiophobia).* Temor anormal al parto.

Mb, MbCO, MbO$_2$. Abreviatura de mioglobina y sus combinaciones con monóxido de carbono y con oxígeno.

mc. Antigua abreviatura de milicurie; en la actualidad, mCi.

McArdle, síndrome de *(McArdle syndrome).* Glucogenosis de tipo 5; véase glucogenosis.

mCi. Abreviatura de milicurie.

Md. Símbolo químico del elemento mendelevio.

MDA. Abreviatura de 3,4-metileno dioxianfetamina.

Me. Abreviatura del radical metilo.

meatal *(meatal).* Relativo a un meato o abertura corporal.

meato *(meatus).* Conducto corporal o su orificio.

m. auditivo externo, m. acústico externo, conducto auditivo que va desde el pabellón auricular hasta la membrana del tímpano; tiene aproximadamente 25 mm de longitud en su pared posterosuperior y es 6 mm más largo en su pared anteroinferior.

m. auditivo interno, m. acústico interno, conducto a través del hueso petroso, de cerca de un cm de longitud, desde el agujero auditivo interno hasta la pared media del vestíbulo y de la cóclea; conduce la arteria auditiva interna, el nervio vestibulococlear y las raíces sensitivas y motoras del nervio facial.

m. nasal inferior, conducto por el que se comunica el conducto nasolagrimal con la cavidad nasal debajo del cornete nasal inferior.

m. nasal medio, conducto que comunica las celdillas etmoidales anteriores y los senos maxilar y frontal con la cavidad nasal, debajo del cornete nasal.

m. nasal superior, conducto por el que se comunican las celdillas etmoidales posteriores con la cavidad nasal por debajo del cornete nasal superior.

m. nasofaríngeo, conducto en la parte posterior de la cavidad nasal, desde la parte posterior de los cornetes hasta las coanas.

m. de la uretra, orificio externo de la uretra.

meatómetro *(meatometer).* Instrumento para medir el tamaño de un meato, como el de la uretra.

meatoscopia *(meatoscopy).* Examen del meato urinario con un meatoscopio.

meatoscopio *(meatoscope).* Instrumento para examinar el meato urinario.

meatotomía *(meatotomy).* Incisión para ensanchar el orificio de la uretra.

meatótomo *(meatotome).* Instrumento utilizado en la meatotomía.

mecánica *(mechanics).* Rama de la física que trata de la energía y las fuerzas que actúan sobre los cuerpos (sólidos, líquidos o gaseosos) en movimiento o en reposo; se divide en mecánica estática, dinámica y cinemática.

m. corporal, estudio de la acción de los músculos sobre el cuerpo en reposo o en movimiento.

mecánico *(mechanical).* **1.** Producido con ayuda de una máquina o aparato. **2.** Automático.

mecanismo *(mechanism).* **1.** Conjunto de partes que actúan de modo conjunto para desempeñar una función específica o común. **2.** Medios por los que se obtiene un efecto.

m. de asociación, proceso mental por el que se relacionan o comparan las experiencias pasadas con las presentes.

m. de contracorriente, mecanismo esencial para la producción de orina concentrada osmóticamente; comprende dos procesos básicos, multiplicación de contracorriente en el asa nefrónica (de Henle), e intercambio de contracorriente en los vasos sanguíneos medulares, los vasos rectos.

m. de defensa, estructura psíquica, normalmente inconsciente, que sirve de protección contra los conflictos conscientes o la ansiedad.

m. presorreceptor, mecanismo por el que las zonas presorreceptivas (en especial los senos carotídeos y del cayado aórtico) reaccionan a un estímulo, como el de la elevación de la presión

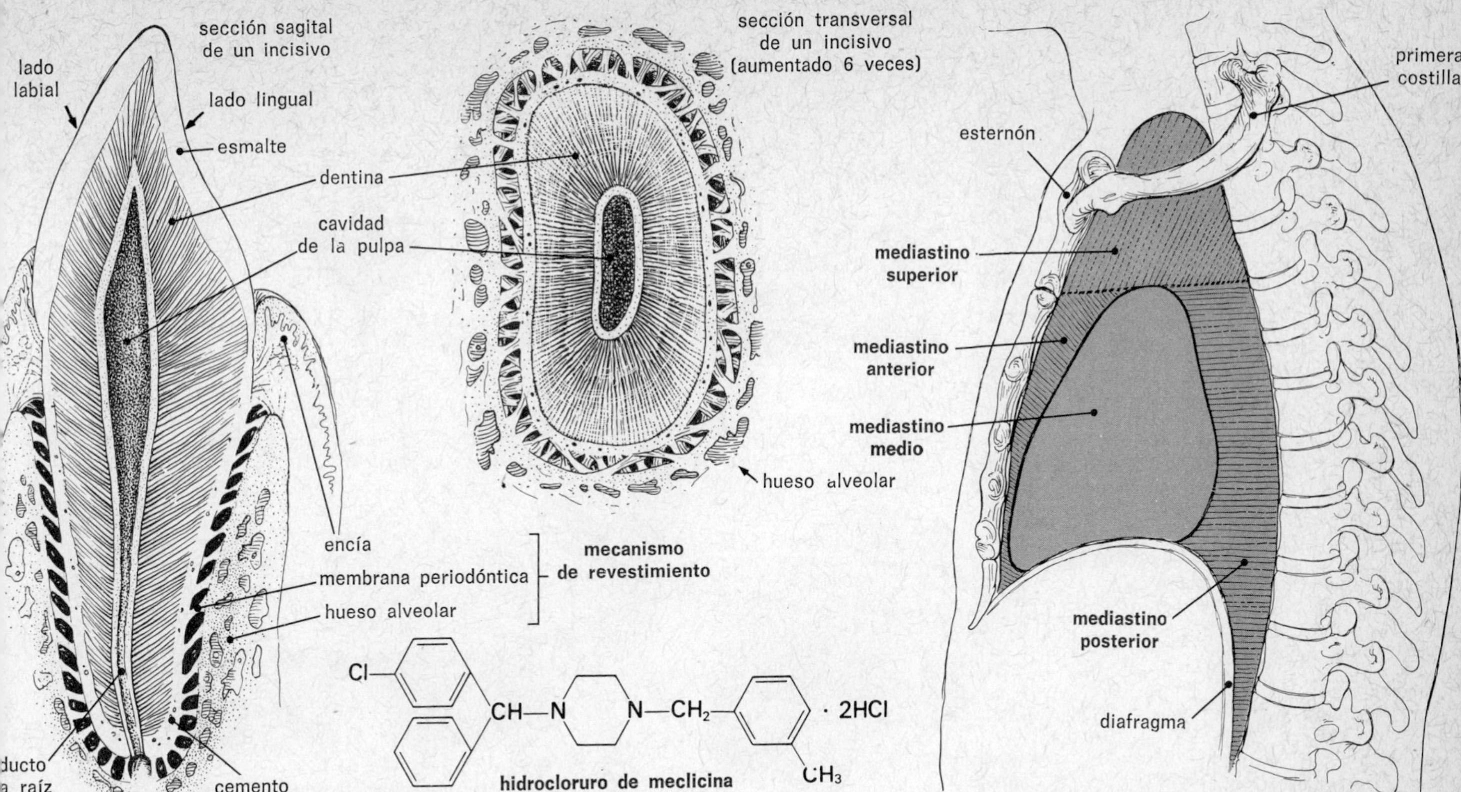

arterial.

m. propioceptivo, proceso por el que el cuerpo regula los movimientos musculares y mantiene su equilibrio.

m. de revestimiento, estructuras que rodean un diente y lo retienen; son la membrana periodóntica, el cemento del diente, el hueso alveolar y la encía.

m. de la tos, mecanismo para la eliminación de material extraño del tracto respiratorio, consistente en una inspiración corta, cierre de la glotis, espiración enérgica y apertura de la glotis con una corriente de aire de 3000-4000 ml/seg.

mecanocardiografía *(mechanocardiography).* Utilización de trazados que representan los efectos mecánicos del latido cardiaco.

mecanorreceptor *(mechanoreceptor).* Receptor que responde a la estimulación de presión mecánica.

mecanoterapia *(mechanotherapy).* Tratamiento de una enfermedad por medios mecánicos.

meclicina, hidrocloruro de *(meclizine hydrochloride).* Preparado utilizado en la prevención y tratamiento de la cinetosis (mareo).

mecloretamina, hidrocloruro de *(mechlorethamine hydrochloride).* $CH_3N(CH_2CH_2Cl)_2$ HCl; agente alquilante utilizado en el tratamiento de la enfermedad de Hodgkin.

mecómetro *(mecometer).* Instrumento para medir al recién nacido.

meconio *(meconium).* Contenido intestinal verde oscuro formado antes del nacimiento y presente en el recién nacido.

meconiorrea *(meconiorrhea).* Evacuación de una cantidad anormal de meconio por el recién nacido.

mechero *(burner).* Parte de una lámpara que se enciende para producir una llama.

m. de Bunsen, mechero de gas que se utiliza en el laboratorio y consiste en un tubo de metal con agujeros ajustables en la base.

media *(mean).* Promedio.

m. aritmética, en estadística, la suma de datos numéricos dividida por el número de elementos.

medial *(medial).* Relativo a la línea media; que está cerca del plano medio del cuerpo o de un órgano.

media luna palúdica, *(crescent, malarial).* Gametocito del parásito del paludismo *Plasmodium falciparum*, caracterizado por su forma en cuarto creciente; también llamado formación en hoz.

mediana *(median).* En estadística, el valor medio en una distribución; es decir, el punto en una serie que divide la mitad de los valores trazados a un lado y a otro.

medias elásticas *(hosiery, elastic).* Medias usadas para aliviar o prevenir los síntomas de las varicosidades venosas de las piernas.

mediastínico *(mediastinal).* Relativo o concerniente al mediastino.

mediastinitis *(mediastinitis).* Inflamación del mediastino.

mediastino *(mediastinum).* **1.** Espacio en la parte media del tórax que limita anteriormente con el esternón, posteriormente con la columna vertebral y lateralmente con los sacos pleurales. **2.** Tabique entre dos partes de un órgano.

m. anterior, parte del mediastino inferior situada enfrente del pericardio y detrás del cuerpo del esternón; contiene, entre otras estructuras, parte del timo, algunos ganglios linfáticos y tejido areolar laxo.

m. inferior, parte del mediastino por debajo del plano que se extiende desde la articulación manubrioesternal al borde inferior de la cuarta vértebra por detrás; se divide en los mediastinos anterior, medio y posterior.

m. medio, parte más ancha del mediastino inferior; contiene, entre otras estructuras, el pericardio y el corazón y las partes adyacentes de los grandes vasos.

m. posterior, parte del mediastino inferior situada debajo del pericardio y enfrente de la columna vertebral; contiene, entre otras estructuras, el esófago, muchos ganglios linfáticos, la aorta torácica, el conducto torácico y los nervios vagos.

m. superior, parte del mediastino sobre el plano que se extiende desde la articulación manubrioesternal hasta el borde inferior de la cuarta vértebra por detrás; contiene, entre otras estructuras, el cayado aórtico con sus ramas, las venas braquiocefálicas, la mitad superior de la vena cava superior, los nervios vago, frénico, cardiaco y recurrente laríngeo izquierdo, la tráquea, el conducto torácico, el esófago, el timo y algunos ganglios linfáticos.

mediastinografía *(mediastinography).* Radiografía del mediastino.

mediastinopericarditis *(mediastinopericarditis).* Inflamación de la membrana que envuelve el corazón (pericardio) y de los tejidos y órganos situados entre el esternón y la columna vertebral (mediastino).

mediastinoscopia *(mediastinoscopy).* Exploración del mediastino bajo anestesia a través de una incisión supraesternal transversa (normalmente 2 cm por encima de la hendidura supraesternal); permite el acceso a los ganglios linfáticos que rodean la tráquea para la biopsia quirúrgica.

mediastinoscopio *(mediastinoscope).* Instrumento para la visualización del mediastino a través de una incisión por encima de la hendidura supraesternal.

mediastinotomía *(mediastinotomy).* Incisión del mediastino.

medicable *(medicable).* Curable por tratamiento médico.

medicación *(medication).* **1.** Medicina o medicamento. **2.** Acto o proceso de administración de remedios.

medicamento *(medicament).* Remedio.

medicamentoso *(medicamentosus).* Relativo a un medicamento o causado por este.

medicina *(medicine).* **1.** Medicamento. **2.** Ciencia del diagnóstico y tratamiento de las enfermedades generales o de las que afectan a las partes internas del cuerpo; se distingue de la cirugía.

m. clínica, estudio y práctica de la medicina junto al lecho de los enfermos, opuesta a la medicina teórica y a la investigación de laboratorio.

m. comunitaria, medicina que trata del estudio y de la solución de los problemas sanitarios de la comunidad.

m. espacial, rama de la medicina relacionada con los trastornos que se producen en hombres y en animales expuestos a los riesgos de los viajes espaciales.

m. estatal, véase medicina socializada.

m. familiar, medicina relacionada con el primer contacto con el enfermo y su asistencia a largo plazo y que se ocupa de modo amplio de todos los miembros de la familia, prescindiendo de la edad.

m. física, véase fisioterapia.

m. interna, rama de la medicina que trata los aspectos no quirúrgicos de las enfermedades.

m. natural, tratamiento de la enfermedad con remedios y técnicas trasmitidos de generación en generación.

m. nuclear, aplicación de la energía nuclear al diagnóstico y tratamiento de la enfermedad: p. ej., el uso de radioisótopos como trazadores.

m. preventiva, estudio y práctica de medidas encaminadas a prevenir la enfermedad.

m. primaria, asistencia que recibe un paciente durante su contacto inicial con un médico o con el sistema sanitario; conlleva una responsabilidad continua del paciente prescindiendo de la existencia o ausencia de enfermedad, e incluye los aspec-

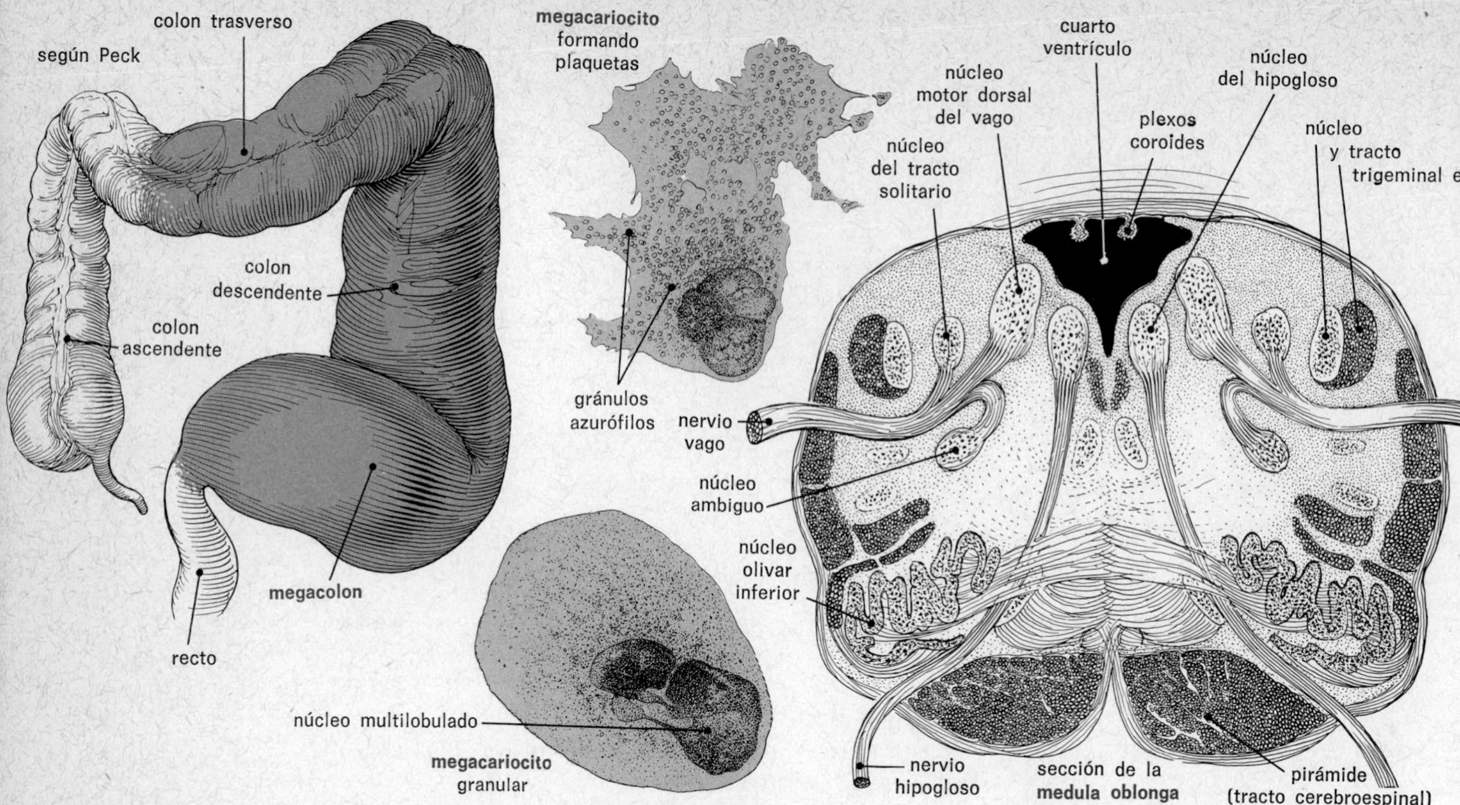

tos de la medicina preventiva que pueden practicarse a nivel familiar.

m. socializada, m. estatal, control de la práctica de la medicina por los poderes públicos.

m. veterinaria, diagnóstico y tratamiento de las enfermedades de los animales.

medicinado *(medicated).* **1.** Impregnado con una sustancia medicinal. **2.** Tratado médicamente.

medicinal 1. *(medical).* Relativo a los medicamentos. **2.** *(medicinal).* Que tiene propiedades curativas.

medicinar *(medicate).* **1.** Tratar las enfermedades con medicamentos. **2.** Impregnar con una sustancia medicinal.

médico general *(generalist).* Médico que trata un amplio espectro de enfermedades; médico de cabecera o de familia.

medicoquirúrgico *(medicochirurgical).* Relativo a la medicina y a la cirugía.

medida *(measure).* **1.** Acción y efecto de medir las dimensiones, cantidad o capacidad de algo, como la longitud, el área, el volumen, etc. **2.** Capacidad de un dispositivo usado para medir, como un recipiente graduado.

m. de la tendencia central, en bioestadística, valor que expresa la tendencia de los datos estadísticos a agruparse alrededor de un valor promedio.

medio *(medium).* **1.** Procedimiento. **2.** Sustancia que transmite impulsos. **3.** Sustancia utilizada para el cultivo de bacterias; también denominada medio de cultivo.

m. aclarante, sustancia utilizada para hacer transparentes las preparaciones histológicas.

m. de contraste, cualquier sustancia; p. ej., el bario, opaca a los rayos X, utilizada para facilitar el examen visual de los órganos internos; también denominado medio radioopaco.

m. de cultivo, medio (3).

m. radioopaco, véase medio de contraste.

m. rico, medio de cultivo que contiene varios tipos de nutrientes.

m. selectivo, medio de cultivo que contiene componentes que limitan el crecimiento de los organismos de un tipo específico.

medionecrosis *(medionecrosis).* Necrosis de la capa media de la pared arterial.

m. de la aorta, necrosis quística de la media; véase necrosis.

meditación trascendental *(meditation, transcendental).* Ejercicio de contemplación que induce a un estado hipometabólico temporal, sensación de bienestar y de completa relajación; tal estado hipometabólico se asocia con cambios en la función fisiológica consistentes en reducción del consumo de oxígeno, disminución del gasto cardiaco y alteración de la actividad eléctrica cerebral.

medroxiprogesterona, acetato de *(medroxyprogesterone acetate).* Preparado utilizado en combinación con etinil estradiol como anticonceptivo oral.

medula *(medulla).* Tejido blando central.

m. espinal, porción alargada del sistema nervioso central que está contenida en la columna vertebral.

m. oblonga, bulbo raquídeo y medula oblongada.

m. ósea, material blando que rellena las cavidades óseas, compuesto de tejido hemopoyético; produce la mayor parte de las células sanguíneas; también denominada tuétano.

m. del ovario, porción interna del ovario compuesta de tejido conectivo laxo que contiene linfáticos, nervios y una masa de grandes vasos sanguíneos tortuosos.

m. renal, porción interna del riñón que contiene los vasos rectos, asas de Henle y los conductos colectores.

m. suprarrenal, porción interior, de color pardo rojizo, de la glándula suprarrenal que produce adrenalina y noradrenalina.

medulación *(medullation).* Producción de medula.

medulado *(medullated).* Que contiene o está envuelto en sustancia medular.

medular *(medullary).* Relativo o semejante a la medula.

medulización *(medullization).* Sustitución de tejido óseo por tejido medular, como en la osteosis.

meduloblasto *(medulloblast).* Célula indiferenciada del tubo neural embrionario.

meduloblastoma *(medulloblastoma).* Tumor de crecimiento rápido que se suele localizar en el vermis cerebeloso y se compone de células preneurogliales indiferenciadas.

medusa *(jellyfish).* Celentéreo marino flotante y gelatinoso con cuerpo en forma de sombrilla y tentáculos colgantes en los que tiene unas estructuras pilosas denominadas nematocistos, que puede proyectar para inyectar toxinas en la piel de sus víctimas; la reacción humana a la picadura varía desde una erupción cutánea hasta la muerte, según las especies de medusas y la sensibilidad del sujeto; las personas más sensibles experimentan síntomas de choque anafiláctico.

mega- *(mega-).* Prefijo que indica (a) un millón; (b) grande.

megacarioblasto *(megakaryoblast).* Célula primitiva de la serie de los megacariocitos, de unas 25 a 30 micras de diámetro, con un núcleo grande oval o en forma de herradura y citoplasma escaso; se diferencia en un promegacariocito antes de convertirse en megacariocito.

megacariocito *(megakaryocyte).* Célula gigante con un núcleo multilobulado; precursor de las plaquetas; es la célula mayor de la medula ósea (hasta 100 micras de diámetro).

megacarioptisis *(megakaryophthisis).* Deficiencia de megacariocitos en la medula ósea.

megacolon *(megacolon).* Colon de tamaño anormalmente grande.

m. congénito, megacolon que se observa en niños pequeños como consecuencia de la falta de células ganglionares de los plexos mientéricos del recto y colon inferior; el área agangliónica del intestino es incapaz de relajarse durante la actividad peristáltica normal, produciendo constricción y estreñimiento; también denominada enfermedad de Hirschsprung.

m. idiopático, forma que tiene su comienzo en la niñez, caracterizada por estreñimiento y distensión del colon (a veces en su totalidad) con heces, sin constricción o ausencia de células ganglionares.

m. tóxico, dilatación acusada del colon en la colitis ulcerosa fulminante aguda.

megadina *(megadyne).* Unidad de fuerza equivalente a un millón de dinas.

megaelectronvoltio (mev) *(mega electron volt).* Un millón de electronvoltios.

megaesófago *(megaesophagus).* Dilatación anormal del esófago inferior.

megalo-, mega- *(megalo-, megal-, -megaly).* Formas prefijas que significan grande.

megaloblasto *(megaloblast).* Célula roja embrionaria de gran tamaño que se encuentra en la medula ósea en la anemia perniciosa y en los estados de deficiencia de ácido fólico.

megalocardia *(megalocardia).* Véase cardiomegalia.

megalocisto *(megalocystis).* Vejiga anormalmente grande o distendida.

megalocito *(megalocyte).* Véase macrocito.

megalocórnea *(megalocornea).* Anomalía evolutiva del ojo en el que la córnea es anormalmente grande en el nacimiento y continúa su crecimiento en diámetro; la presión intraocular es normal, lo que la distingue de la buftalmía; también

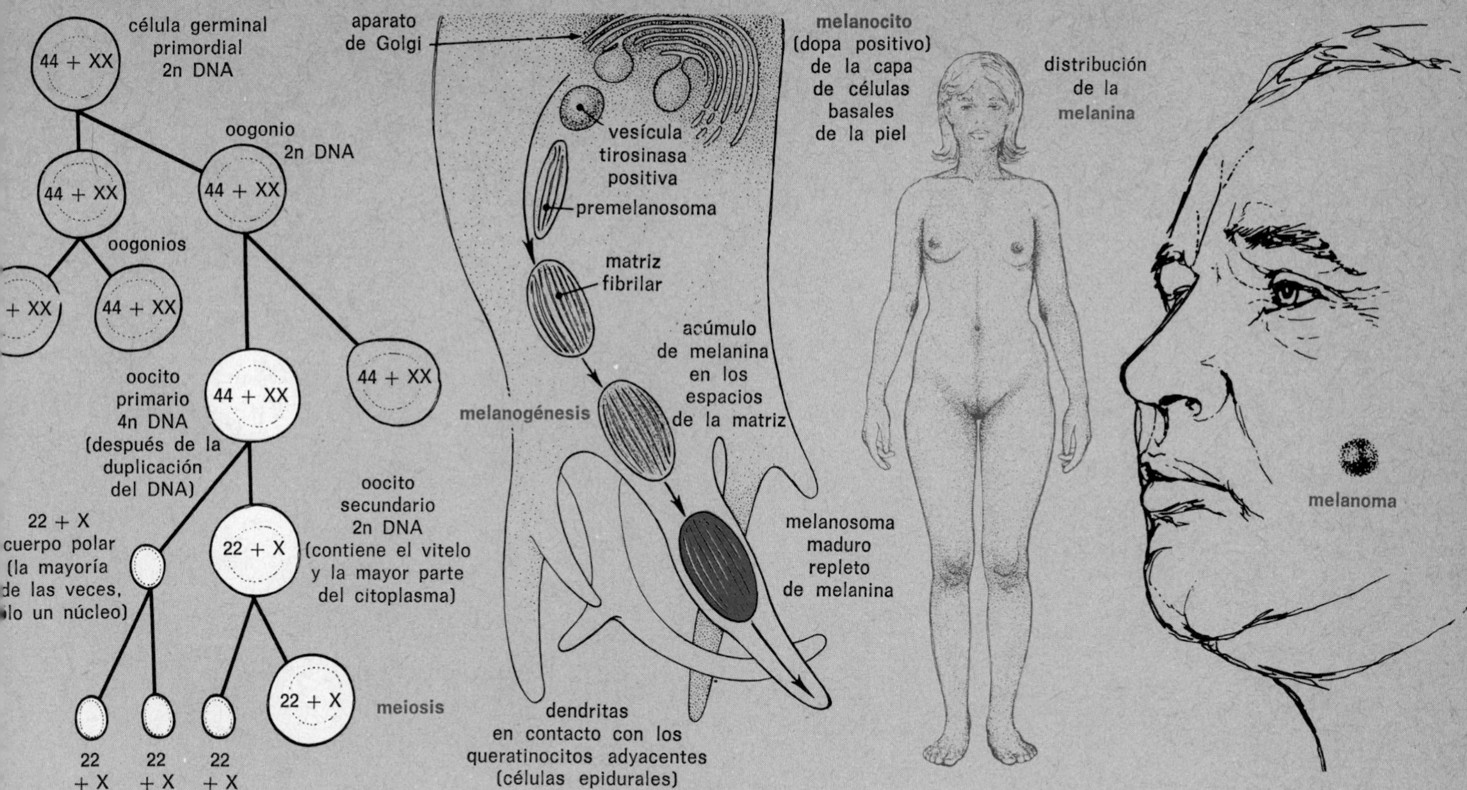

denominada macrocórnea.

megalofalo *(megalopenis).* Pene desarrollado excesivamente.

megalogastria *(megalogastria).* Tamaño excesivo del estómago.

megaloglosia *(megaloglossia).* Véase macroglosia.

megalomanía *(megalomania).* Cuadro psicopatológico en el que el individuo tiene una idea exagerada de su propia grandeza, importancia y poder.

megalomelia *(megalomelia).* Véase macromelia.

megaloquiria *(megalochiria).* Tamaño anormalmente grande de las manos; también denominado macroquiria.

megalouréter *(megaloureter).* Dilatación excesiva del uréter en ausencia de obstrucción.

megarrecto *(megarectum).* Dilatación anormal del recto.

megasigmoide *(megasigmoid).* Dilatación extremada del colon sigmoide.

megaspora *(megaspore).* La mayor de las esporas de ciertos protozoos o plantas heterosporas; también denominada macrospora.

megavoltaje *(megavoltage).* Fuerza electromotriz en la gama de dos a 10 millones de electrovoltios (mev); utilizada en radioterapia.

megavoltio (MV) *(megavolt (MV)).* Unidad de fuerza electromotriz, equivalente a un millón de voltios.

meglumina *(meglumine).* *N*-metilglucamina, sustancia utilizada en la preparación de compuestos radioopacos.

megohmio *(megohm).* Unidad de resistencia eléctrica equivalente a un millón de ohmios.

Meibomio, quiste de *(meibomian cyst).* Véase calacio.

meibomitis *(meibomianitis, meibomitis).* Inflamación de las glándulas de Meibomio (tarsales) del interior del párpado.

Meig, síndrome de *(Meig's syndrome).* Presencia de un fibroma ovárico benigno asociado con la formación de ascitis y derrame pleural.

meiosis *(meiosis).* Proceso especial de división celular durante la maduración de las células sexuales en el que se producen dos divisiones del núcleo celular en rápida sucesión, formándose así cuatro gametos que contienen cada uno la mitad del número de cromosomas que se encuentran en las células del cuerpo; cuando el óvulo se une con el espermatozoide resulta una célula que tiene el número diploide normal de cromosomas (46).

meiótico *(meiotic).* Relativo a la meiosis.

mejilla *(cheek).* Cada una de las protuberancias carnosas situadas a los lados de la cara que forman las paredes laterales de la boca; también llamada carrillo o pómulo.

m. hueso de la, hueso cigomático; véase tabla de huesos.

m., roedura de la, interposición del tejido de la mejilla entre los dientes de los arcos dentarios inferior y superior, produciéndose a veces lesiones hiperqueratóticas e irritaciones de la mucosa bucal.

melalgia *(melalgia).* Dolor en las extremidades inferiores.

melancolía *(melancholia).* Depresión grave.

melánico *(melanic).* Que tiene un color oscuro.

melanífero *(melaniferous).* Que contiene un pigmento oscuro.

melanina *(melanin).* Pigmento pardo oscuro o negro que se encuentra en la piel, pelo y retina.

melanismo *(melanism).* Véase melanosis.

melano- *(melano-, melan-).* Formas prefijas que indican color muy oscuro o negro; p. ej., melanoma.

melanoameloblastoma *(melanoameloblastoma).* Tumor benigno del maxilar anterior que se presenta sobre todo en niños; causa el desplazamiento de los dientes.

melanoblasto *(melanoblast).* Célula que al llegar a la madurez (melanocito) produce melanina.

melanocito *(melanocyte).* Célula de la piel, pigmentada y madura, que produce melanina.

melanoderma *(melanoderma).* Pigmentación oscura anormal de la piel por exceso de melanina; asociada habitualmente con otras afecciones.

melanodermatitis *(melanodermatitis).* Depósito excesivo de melanina en un área de dermatitis.

melanófago *(melanophage).* Célula que fagocita partículas de melanina; también denominada cromatóforo.

melanóforo *(melanophore).* **1.** En histología y patología humana, célula pigmentada que trasporta melanina. **2.** En biología general, célula que produce melanina.

melanogénesis *(melanogenesis).* Formación o producción de melanina por células vivas.

melanógeno *(melanogen).* Sustancia que puede transformarse en melanina.

melanoma *(melanoma).* Tumor o creciminento de células pigmentadas de melanina.

m. maligno, neoplasia maligna derivada de células productoras de melanina que se localiza en la piel de cualquier parte del cuerpo; antes denominado melanosarcoma; conocido además como melanocarcinoma, o simplemente como melanoma.

melanomatosis *(melanomatosis).* Desarrollo de melanomas múltiples.

melanoniquia *(melanonychia).* Ennegrecimiento de las uñas.

melanopatía *(melanopathy).* Cualquier enfermedad caracterizada por pigmentación negra de la piel.

melanoplaquia *(melanoplakia).* Placas pigmentadas en la lengua y en la mucosa bucal.

melanoproteína *(melanoprotein).* Compuesto proteico con melanina.

melanorrea *(melanorrhagia, melanorrhea).* Véase melena.

melanosarcoma *(melanosarcoma).* Melanoma maligno; véase melanoma.

melanosis *(melanosis).* Depósitos anormales de pigmento pardo en varios órganos o tejidos.

melanosoma. Organela simple que contiene melanina que ha terminado de sintetizar.

melanótico *(melanotic).* Relativo a la melanosis o a un estado de hiperpigmentación oscura o negra.

melanuria *(melanuria).* Presencia de melanina o de otro pigmento oscuro en la orina; causada normalmente por melanoma maligno.

melasma *(melasma).* Cloasma.

melatonina *(melatonin).* Hormona que se cree secretada por la epífisis.

melena *(melena).* Expulsión de heces alquitranadas oscuras debido a la presencia de sangre, originada normalmente en el tracto intestinal superior; también denominada melanorragia o melanorrea.

m. espuria, melena de los niños de pecho en los que la sangre procede de grietas de los pezones de la madre.

melenemesis *(melenemesis).* Vómito oscuro.

melfalen *(melphalen).* Compuesto, derivado de la mostaza nitrogenada, utilizado a veces en el tratamiento del mieloma múltiple.

melioidosis *(melioidosis).* Enfermedad infecciosa de roedores de Asia suroriental producida por el bacilo *Pseudomonas pseudomallei (Actinobacillus pseudomallei)*; en el hombre se puede presentar en forma aguda o insidiosa y se asocia a menudo con fiebre, tos, esputo purulento y formación de abscesos.

melitensis *(melitensis).* Véase brucelosis.

melitis *(melitis).* Inflamación de la mejilla.

melitosa *(melitose).* Véase rafinosa.

meloplastia *(meloplasty, melonoplasty).* Cirugía plástica de las mejillas.

mellitus *(mellitus).* En latín, azucarado, con miel.

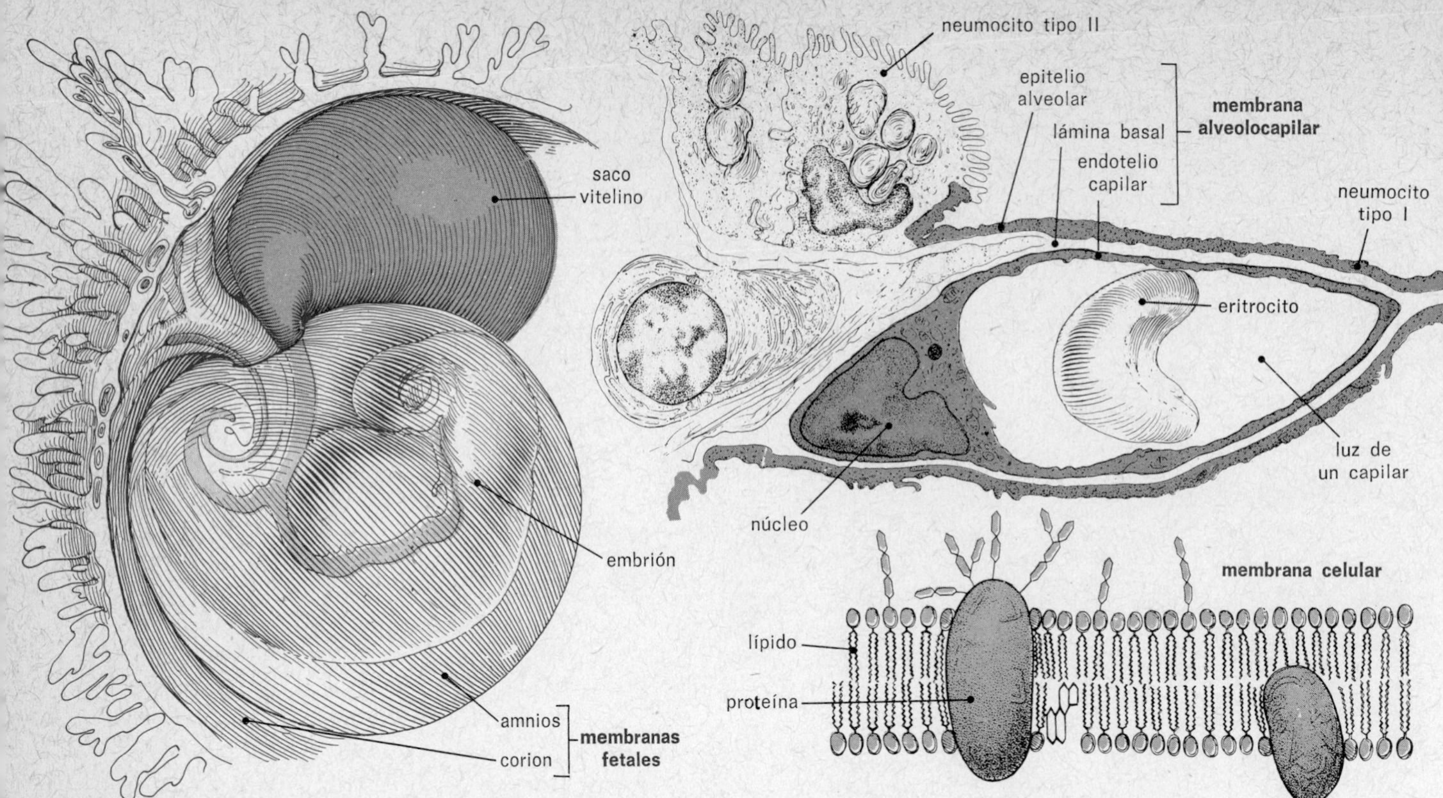

membrana *(membrane).* Capa delgada de tejido que cubre una superficie, envuelve una parte, tapiza una cavidad, divide un espacio o conecta dos estructuras.

m. abdominal, peritoneo.

m. alveolocapilar, barrera entre la sangre y el aire en los pulmones compuesta por el epitelio alveolar, la membrana basal y el endotelio capilar.

m. atlantooccipital, cada una de las dos membranas (anterior y posterior) que se extienden desde el borde del agujero occipital hasta el atlas (primera vértebra).

m. basal, capa no celular transparente y fina situada bajo el epitelio de las membranas mucosas y glándulas secretoras.

m. basilar del conducto coclear, membrana que se extiende desde la lámina ósea espiral hasta la cresta basilar de la cóclea; forma el suelo del conducto coclear y sostiene el órgano espiral de Corti.

m. de Bowman, una de las cinco capas que forman la córnea (entre el epitelio y la sustancia propia); se compone de fibrillas finas, estrechamente entrelazadas; también denominada lámina elástica anterior de la córnea y membrana limitante anterior.

m. de Bruch, lámina basal de la coroides; véase lámina.

m. celular, delicada estructura de unos 90 Å de espesor que encierra a la célula; separa el contenido de ésta del medio circundante; está compuesta de lípidos y proteínas y regula el paso de sustancias dentro y fuera de la célula; también denominada plasmalema o membrana plasmática.

m. cricotiroidea, membrana fina y ancha que se origina en el borde superior del cartílago cricoides y se extiende hasta las prolongaciones vocales del cartílago aritenoides y hasta el cartílago tiroides.

m. cristalina, lámina basal del ovario que separa las capas epiteliales del folículo del tejido conjuntivo circundante del estroma.

m. de Descemet, una de las cinco capas de la cornea que cubren la superficie posterior de la sustancia propia; es elástica, transparente, homogénea y sumamente delgada; también denominada lámina elástica posterior de la córnea y membrana limitante posterior.

m. diftérica, exudado coriáceo amarillo grisáceo de la mucosa del tracto respiratorio superior observado en la difteria; también denominada membrana falsa.

m. falsa, exudado fibroso duro sobre una mucosa; también denominada seudomembrana.

m. fetal, cada una de las membranas extraembrionarias relacionadas con la respiración, excreción, nutrición y protección del embrión; incluyen el amnios, corion, alantoides, saco vitelino, decidua y placenta.

m. de filtración glomerular, pared capilar del corpúsculo renal; permite la ultrafiltración de la sangre por liberación del plasma como orina primaria en el espacio urinario de la cápsula nefrónica (de Bowman), impidiendo el paso de los elementos formes.

m. hialina, (1) membrana basal, (2) membrana transparente eosinófila homogénea que recubre el alveolo y las vías aéreas del recién nacido (particularmente del prematuro) afecto de la enfermedad de la membrana hialina.

m. hialina del recién nacido, enfermedad de la, trastorno, a menudo mortal, que ocurre en niños prematuros con problemas respiratorios, caracterizado principalmente por el revestimiento de los espacios aéreos del pulmón con una membrana eosinófila; los síntomas aparecen generalmente unas horas después del nacimiento de un niño aparentemente sano.

m. limitante anterior, véase membrana de Bowman.

m. limitante externa, la tercera de las diez capas de la retina; tiene forma de tela metálica y permite el paso de los conos y bastones.

m. limitante interna, la última de las diez capas de la retina, que forma el límite interno de la retina y el externo del humor vítreo.

m. limitante posterior, véase membrana de Descemet.

m. mucosa, la que reviste estructuras tubulares y está compuesta de epitelio, lámina basal, lámina propia y lámina muscular; también denominada túnica mucosa, o simplemente mucosa.

m. de Nasmyth, membrana extremadamente fina que cubre el esmalte del diente al salir; se pierde rápidamente.

m. nuclear, membrana que rodea el núcleo y regula el intercambio de material entre éste y el citoplasma de la célula.

m. obturatriz, membrana que cierra casi completamente el agujero obturador del hueso coxal; deja un pequeño canal para el paso de estructuras de la pelvis al muslo.

m. ondulante, organela de locomoción de ciertos parásitos flagelados compuesta por una extensión a modo de aleta de la membrana externa con un movimiento ondulante.

m. perineal, capa inferior de la aponeurosis del diafragma urogenital que rellena el hueco del arco púbico de la pelvis.

m. periodóntica, fibras de tejido conectivo colágeno denso que rodean la raíz del diente y se insertan en el hueso; también denominada ligamento periodóntico.

m. plasmática, véase membrana celular.

m. postsináptica, porción de la membrana celular en el lugar de la sinapsis, sensible a los neurotransmisores.

m. presináptica, membrana celular del axón en contacto con la sinapsis, a través de la cual los neurotransmisores pasan a la hendidura sináptica.

m. de Reissner, membrana vestibular del conducto coclear.

m. semipermeable, membrana que permite el paso de agua o pequeñas moléculas, imposibilitando el de moléculas grandes o sustancias coloidales.

m. serosa, cubierta externa de las paredes de las cavidades corporales que se refleja sobre las superficies de los órganos que sobresalen.

m. sináptica, membrana celular de una terminación neuronal (membrana presináptica) en relación con la membrana postináptica de una neurona adyacente, separada normalmente por una hendidura de 200 Å.

m. sinovial, membrana de tejido conectivo que recubre la cavidad de una articulación y produce líquido lubricante.

m. suprapleural, capa densa insertada en la porción interna de la primera costilla y cartílago costal en la apófisis transversa de la séptima vértebra cervical; ayuda a cerrar la abertura torácica.

m. tectorial del conducto coclear, membrana delicada y gelatinosa situada en el órgano de Corti del oído interno.

m. timpánica secundaria, membrana que cierra la ventana redonda entre el extremo ciego de la rampa timpánica del oído interno y la caja del tímpano.

m. tirohioidea, lámina fibroelástica ancha situada en el espacio entre el hueso hioides y el cartílago tiroides.

m. vestibular del conducto coclear, membrana delicada del oído interno que separa el conducto coclear de la escala vestibular; también denominada membrana de Reissner.

m. virginal; himen.

m. de Zinn, capa más externa del iris.

membranela *(membranelle).* Membrana diminuta compuesta de cilios, observada en ciertos

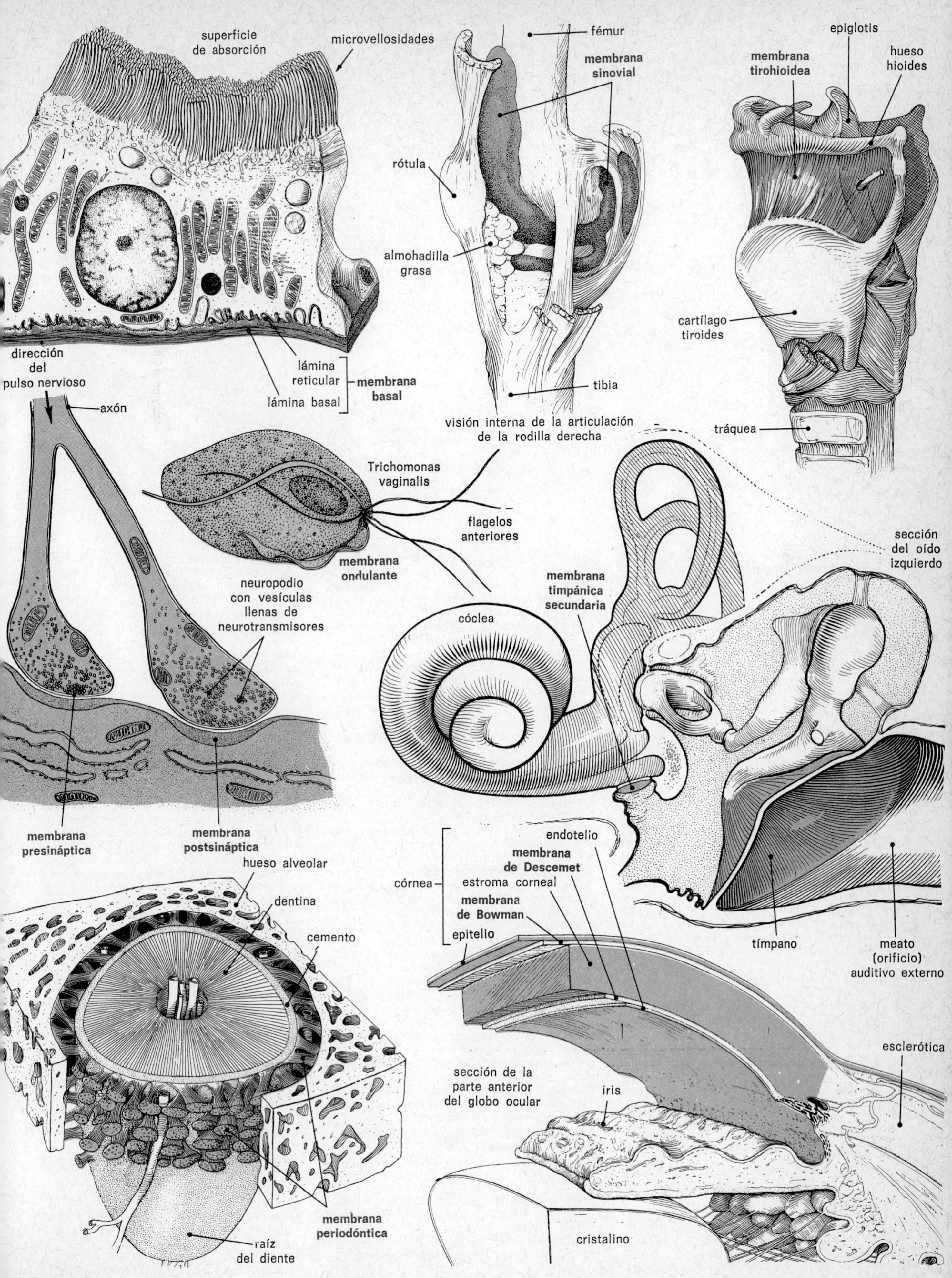
superficie
de absorción
microvellosidades
dirección
del
pulso nervioso
lámina
reticular
lámina basal
membrana
basal
fémur
membrana
sinovial
rótula
almohadilla
grasa
tibia
visión interna de la articulación
de la rodilla derecha
epiglotis
membrana
tirohioidea
hueso
hioides
cartílago
tiroides
tráquea
axón
Trichomonas
vaginalis
flagelos
anteriores
membrana
ondulante
neuropodio
con vesículas
llenas de
neurotransmisores
membrana
presináptica
membrana
postsináptica
cóclea
membrana
timpánica
secundaria
sección
del oído
izquierdo
tímpano
meato
(orificio)
auditivo externo
hueso alveolar
dentina
cemento
membrana
periodóntica
raíz
del diente
córnea
endotelio
membrana
de Descemet
estroma corneal
membrana
de Bowman
epitelio
esclerótica
sección de la
parte anterior
del globo ocular
iris
cristalino

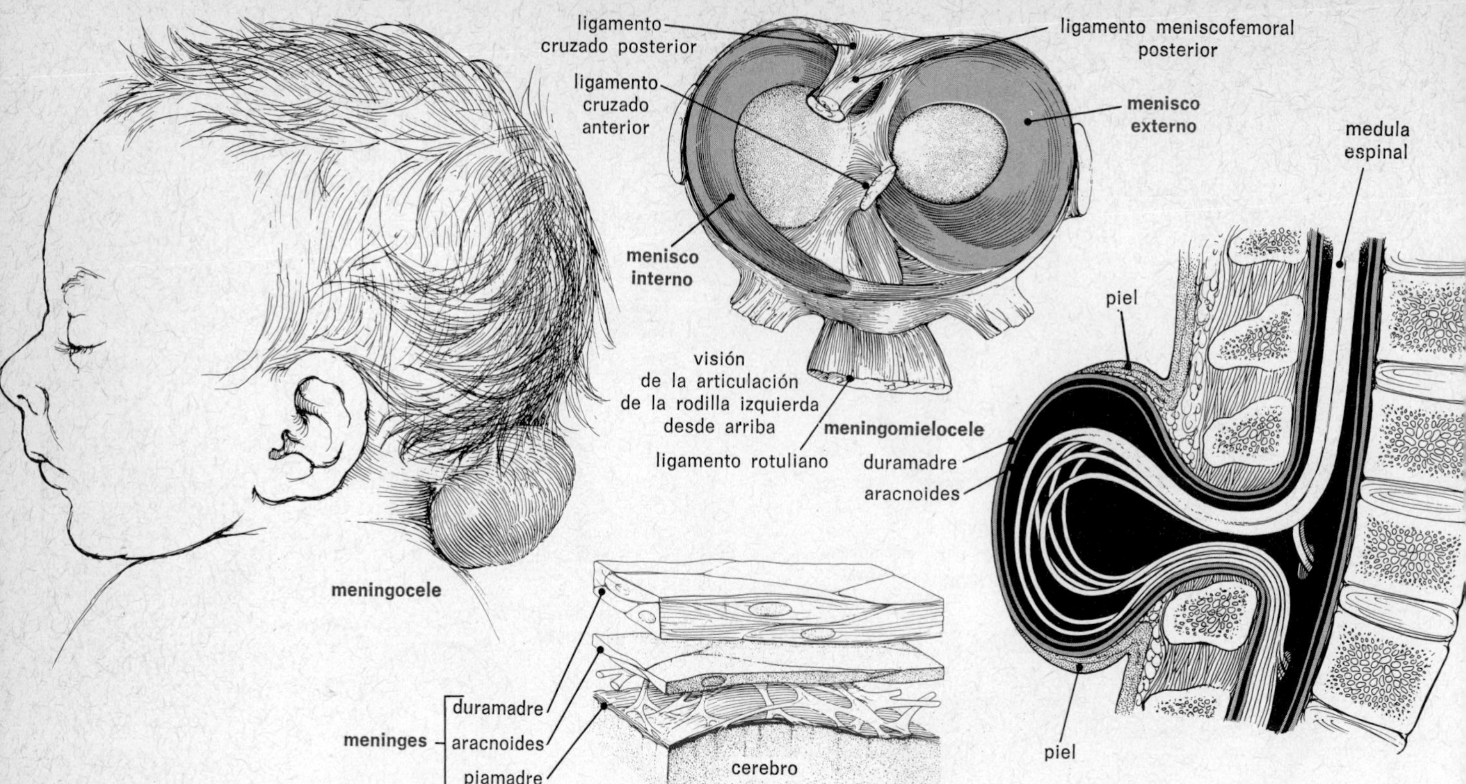

organismos ciliados.

membranocartilaginoso *(membranocartilaginous).* En parte membranoso y en parte cartilaginoso.

membranoso *(membranous).* Relativo a una membrana o de su naturaleza.

memoria *(memory).* Conjunto de mecanismos neuronales que se ocupan del almacenaje y representación de una experiencia; facultad mental de retener en el subconsciente una impresión o una idea que una vez fue consciente.

menacma *(menacme).* Período de actividad menstrual en la vida de la mujer.

menadiona *(menadione).* Preparado sintético con actividad de vitamina K; utilizado en el tratamiento de los trastornos hemorrágicos causados por bajo contenido de protrombina en la sangre.

menarquia *(menarche).* Primera menstruación.

mendelevio *(mendelevium).* Elemento radiactivo; símbolo Md, número atómico 101.

Menétrièr, enfermedad de; Menétrièr, síndrome de *(Menétrièr's disease, Menétrièr's syndrome).* Enfermedad de etiología desconocida caracterizada por engrosamiento de la pared gástrica con aumento de los pliegues y seudopólipos; puede ir asociada con síntomas ulcerosos, hemorragia o hipoproteinemia idiopática; también denominada gastritis hipertrófica gigante.

Ménière, síndrome de; Ménière, enfermedad de *(Ménière's syndrome, Ménière's disease).* Vértigo laberíntico paroxístico caracterizado por episodios recurrentes de vértigo intenso asociados con sordera y tinnitus debidos a un incremento inexplicable en la presión de la endolinfa; también denominado hidropesía endolinfática y vértigo auricular.

meninge (*meninx;* pl. *meninges*). Membrana, en especial una de las que envuelven el cerebro y la medula espinal.

meníngeo *(meningeal).* Relativo a las membranas que envuelven el cerebro y la medula espinal.

meningeorrafia *(meningeorrhaphy).* Restauración quirúrgica de una membrana, en especial de las que envuelven el cerebro y la medula espinal (meninges).

meningioma *(meningioma).* Tumor intracraneal derivado de la aracnoides y que se produce en adultos mayores de 30 años.

meningismo *(meningism, meningismus).* Irritación del cerebro o de la medula espinal que produce síntomas similares a los de la meningitis, pero sin inflamación de las meninges.

meningitis *(meningitis).* Inflamación de las meninges (membranas que envuelven el cerebro y la medula espinal); la infección se puede producir por tromboflebitis retrógrada, a través del líquido cefalorraquídeo, directamente por causa de una infección local o por diseminación hematógena.

m. bacteriana, meningitis causada por bacterias y caracterizada por elevación de las proteínas, disminución de glucosa en el líquido cefalorraquídeo (LCR) y presencia de células blancas polimorfonucleares en un LCR turbio.

m. cerebrospinal, meningitis meningocócica.

m. meningocócica, inflamación de las meninges producida por la bacteria *Neisseria meningitidis;* también denominada meningitis cerebrospinal.

m. vírica, meningitis producida por virus y caracterizada por linfocitosis en el líquido cefalorraquídeo (LCR).

meningo-, mening- *(meningo-, mening-).* Formas prefijas que indican meninges.

meningocele *(meningocele).* Protrusión congénita sacciforme, cubierta por la piel, de las meninges (membranas del cerebro y medula espinal) a través de un defecto en el cráneo o columna vertebral; se produce con más frecuencia en la región mediooccipital de la cabeza y en la región lumbosacra de la medula espinal.

meningocito *(meningocyte).* Célula epitelial mesenquimatosa del espacio subaracnoideo.

meningococemia *(meningococcemia).* Presencia de meningococos en la sangre; puede estar asociada con lesiones petequiales, colapso cardiovascular y meningitis; su agente causante es el coco gramnegativo *Neisseria meningitidis.*

meningococo *(meningococcus). Neisseria meningitidis;* microorganismo que provoca una forma infecciosa de meningitis.

meningocortical *(meningocortical).* Relativo a las meninges y a la corteza cerebral.

meningoencefalitis *(meningoencephalitis).* Inflamación del cerebro y de sus membranas; también denominada encefalomeningitis.

meningoencefalocele *(meningoencephalocele).* Defecto congénito consistente en evaginación del cerebro y sus revestimientos (meninges) a través de una gran brecha en el cráneo, normalmente en la región mediooccipital.

meningoencefalomielitis *(meningoencephalomyelitis).* Inflamación del cerebro y la medula espinal y de sus membranas.

meningoencefalopatía *(meningoencephalopathy).* Enfermedad del cerebro y de sus membranas.

meningohidrencefalocele *(meningohydroencephalocele).* Defecto congénito caracterizado por una protrusión sacular del cerebro y sus membranas (meninges) que contiene parte de un ventrículo lleno de líquido cefalorraquídeo; la evaginación se produce a través de una brecha grande en el cráneo, generalmente en el área mediooccipital.

meningomalacia *(meningomalacia).* Reblandecimiento de las meninges.

meningomielitis *(meningomyelitis).* Inflamación simultánea de la medula espinal y de sus membranas, casi siempre la aracnoides y la piamadre.

meningomielocele *(meningomyelocele).* Evaginación de las meninges (membranas que envuelven el cerebro y la medula espinal) que contiene medula espinal y/o raíces nerviosas a través de una abertura anormal en la columna vertebral (espina bífida); la protrusión no está cubierta por piel; también denominada mielomeningocele.

meningorradiculitis *(meningoradiculitis).* Inflamación de las meninges y las raíces nerviosas.

meningovascular *(meningovascular).* Relativo a las meninges y los vasos sanguíneos adyacentes.

meniscectomía *(meniscectomy).* Extirpación quirúrgica de un cartílago interarticular, en especial de la articulación de la rodilla.

meniscitis *(meniscitis).* Inflamación de un cartílago interarticular.

menisco *(meniscus).* Estructura semilunar, como el fibrocartílago que sirve de cojín entre dos huesos que confluyen en una articulación.

m. externo de la articulación de la rodilla, fibrocartílago semilunar, casi circular, unido a la superficie articular lateral del extremo superior de la tibia.

m. interno de la articulación de la rodilla, fibrocartílago semilunar unido a la superficie articular interna del extremo superior de la tibia.

m. táctil, disco táctil; véase disco.

m. temporomaxilar, disco articular; véase disco.

meniscocito *(meniscocyte).* Célula falciforme; véase célula.

meno- *(meno-).* Forma prefija que indica menstruación.

menolipsis *(menolipsis).* Interrupción temporal de la menstruación.

menometrorragia *(menometrorrhagia).* Hemorragia anormal durante los períodos menstruales o entre uno y otro.

menopausia *(menopause).* Cese normal de la menstruación que se produce entre los 45 y los

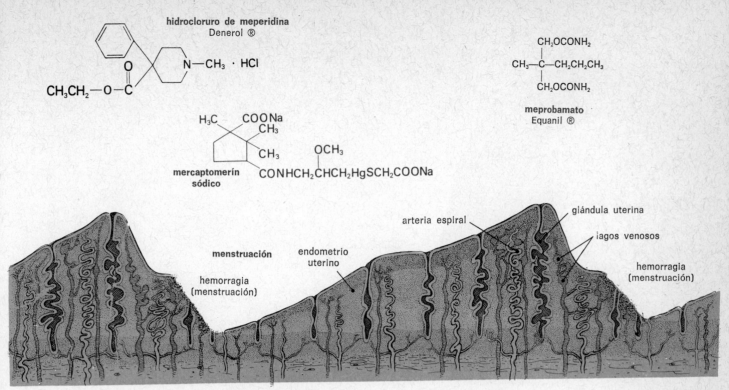

hidrocloruro de meperidina
Denerol ®

$CH_3CH_2-O-C(=O)-$ (4-fenil-piperidina) $N-CH_3 \cdot HCl$

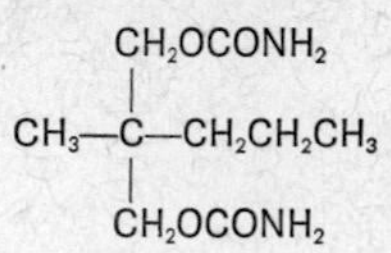

H₃C COONa CH₃ CH₃ OCH₃

mercaptomerín sódico CONHCH₂CHCH₂HgSCH₂COONa

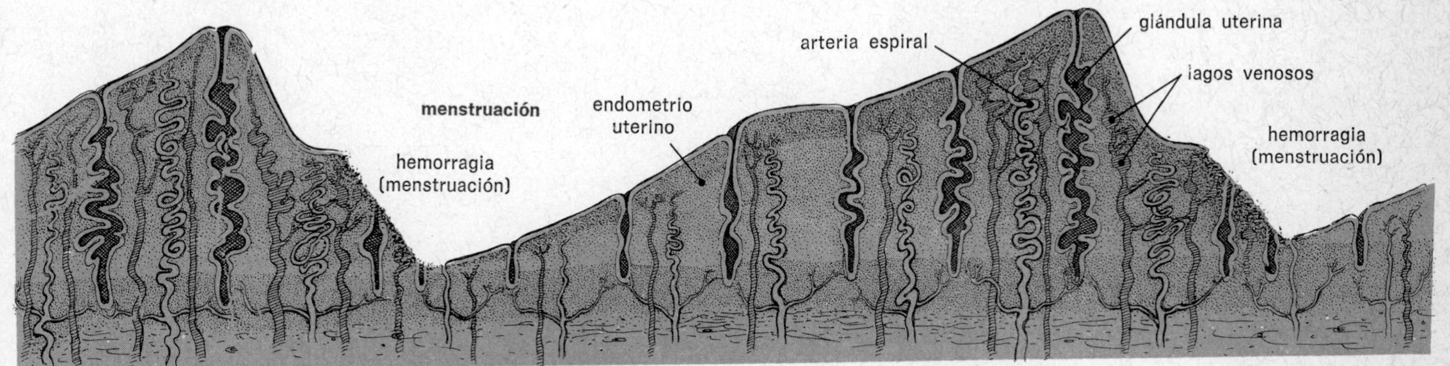

50 años; los síntomas más frecuentes incluyen sofocos, cefalea, molestias vulvares, relación sexual dolorosa y depresión mental; estos síntomas van paralelos a la disminución de la función ovárica y de la producción hormonal.

m. artificial, interrupción de la menstruación por irradiación o extirpación quirúrgica de los ovarios.

m. prematura, supresión anormal temprana de la menstruación.

menopáusico *(menopausal)*. Relativo a la menopausia.

menorragia *(menorrhagia)*. Menstruación excesiva o prolongada; también denominada hipermenorrea.

menorrea *(menorrhea)*. **1.** Menstruación normal. **2.** Menorragia.

menosquesis *(menoschesis)*. Supresión de la menstruación.

menostasis *(menostasis, menostasia)*. Amenorrea.

menstruación *(menstruation)*. Descarga periódica del útero de flujo sanguíneo sin coagular; se produce a intervalos de aproximadamente cuatro semanas y dura de tres a cinco días; en un ciclo menstrual normal va precedida de la ovulación; también denominada menstruo.

m. anovulatoria, la que no va precedida de ovulación.

m. vicariante, hemorragia que se produce en el momento en que correspondería la menstruación, pero que no procede del útero.

menstrual *(menstrual)*. Relativo a los menstruos.

menstruar *(menstruate)*. Descargar un líquido sanguinolento por el útero a intervalos regulares.

mental *(mental)*. Relativo a la mente.

m., deficiencia, véase retraso mental.

mente *(mind)*. Psique; totalidad de procesos conscientes e inconscientes que sirven para ajustar al individuo a las exigencias del medio.

mento- *(mento-)*. Forma prefija que significa mentón.

mentol *(menthol)*. Alcanfor de menta, compuesto orgánico derivado de la esencia de menta y preparado sintéticamente; sobre la piel o en el tracto respiratorio (p. ej., en el humo de cigarrillos) provoca una sensación de frescor por estimulación selectiva de las terminaciones nerviosas sensibles al frío.

mentón *(chin)*. Prominencia central anterior del maxilar inferior; también llamado barbilla.

m. doble, pliegue graso y laxo debajo del mentón.

m. galoche, mentón extremadamente largo y puntiagudo.

mentoplastia *(mentoplasty)*. Cirujía plástica del mentón.

mentum. En latín, mentón.

meperidina, hidrocloruro de *(meperidine hydrochloride)*. Analgésico y narcótico utilizado ampliamente que puede producir adicción.

mepirapona *(mepyrapone)*. Véase metirapona.

meprobamato *(meprobamate)*. Tranquilizante menor utilizado para aliviar la ansiedad.

mEq *(mEq)*. Abreviatura de miliequivalente. Se utiliza también meq.

meralgia *(meralgia)*. Dolor en el muslo.

m. parestésica, ardor, hormigueo, pinchazo o adormecimiento de la cara lateral del muslo debido a compresión del nervio femorocutáneo externo.

merbromina *(merbromin)*. Compuesto verde cristalino utilizado en solución acuosa como germicida y antiséptico; mercurocromo.

mercaptán *(mercaptan)*. Dícese de las sustancias que contienen el radical -SH unido a un carbono; análogo a los alcoholes y fenoles, pero conteniendo sulfuro en lugar de oxígeno; ingrediente básico del polímero polisulfuro en materiales de goma; utilizado en odontología como compuesto de impresión elástica; también denominado tioalcohol y tiol.

mercapto- *(mercapto-)*. Forma prefija que indica la presencia de un grupo tiol.

2-mercapto-4-hidroxipirimidina *(2-mercapto-4-hydroxypyrimidine)*. Véase tiouracilo.

mercaptomerín sódico *(mercaptomerin sodium)*. Diurético mercurial utilizado parenteralmente en el tratamiento de la insuficiencia cardiaca congestiva, síndrome nefrótico o ascitis asociada con enfermedades hepáticas.

mercaptopurina *(mercaptopurine)*. Compuesto cristalino amarillo que es un análogo de la purina.

mercurial *(mercurial)*. **1.** Relativo al mercurio. **2.** Dícese de un preparado farmacéutico con mercurio.

mercurialismo *(mercurialism)*. Intoxicación por mercurio o por alguno de sus compuestos.

mercúrico *(mercuric)*. Dícese de un compuesto que contiene mercurio bivalente.

mercurio *(mercury)*. Elemento metálico pesado plateado y tóxico, líquido a temperatura ambiente; símbolo Hg, número atómico 80, peso atómico 200,59; peso específico 13,546; utilizado para termómetros, barómetros, manómetros, lámparas de vapor y baterías y para la preparación de algunos productos farmacéuticos.

mercurio-197 (Hg^{197}) *(mercury-197)* *(^{197}Hg)*. Isótopo mercurial radiactivo utilizado en la localización de tumores cerebrales y en el estudio de la función renal.

mercurioso *(mercurous)*. Relativo al mercurio como elemento monovalente o que lo contiene.

m., cloruro, HgCl, compuesto antes utilizado como laxante y antiséptico intestinal; también denominado monocloruro de mercurio y calomelanos.

meridiano *(meridian)*. Círculo máximo de un cuerpo esférico que pasa por los polos, o la mitad de tal círculo, que contiene ambos polos.

m. de la córnea, curva formada en la córnea por cualquier plano que pase a través del vértice.

m. del ojo, círculo máximo en la superficie del globo ocular que pasa por sus polos.

merioplastia *(merioplasty)*. Restauración quirúrgica de partes perdidas por daño o enfermedad.

mero- *(mero-)*. Forma prefija que significa parte o segmento.

merocrino *(merocrine)*. Relativo a las células secretoras que permanecen intactas durante la secreción, como las de las glándulas salivales.

merotomía *(merotomy)*. División en partes o segmentos.

merozoito *(merozoite)*. Producto de una división asexual (esquizógena) de un protozoo en el cuerpo del huésped; en el paludismo, una de las pequeñas células redondas que, al desintegrarse los eritrocitos, reinfectan otros eritrocitos o células hepáticas o forman gametocitos (formas sexuales en el hombre infectivas para el mosquito).

mersalilo *(mersalyl)*. $C_{13}H_{16}HgNNaO_6$; compuesto mercurial utilizado como diurético.

mes *(menses)*. Menstruación; hemorragia periódica del útero.

mesa *(table)*. Mueble que tiene una superficie plana horizontal.

m. de exploración, aquella en la que se tiende al paciente durante la exploración clínica.

m. de operaciones, mesa en la que se sitúa al enfermo durante una intervención quirúrgica.

m. reclinable, aquella cuya parte superior puede elevarse, de forma que el paciente tendido en ella pueda colocarse en posición semierguida.

mesangial *(mesangial)*. Relativo al mesangio.

mesangio *(mesangium)*. Tallo que soporta el glomérulo; forma especializada de tejido conectivo que se encuentra en el glomérulo renal (en el centro de cada lóbulo); estabiliza las dos asas capilares física y químicamente y se compone de unas pocas células y una cantidad pequeña de

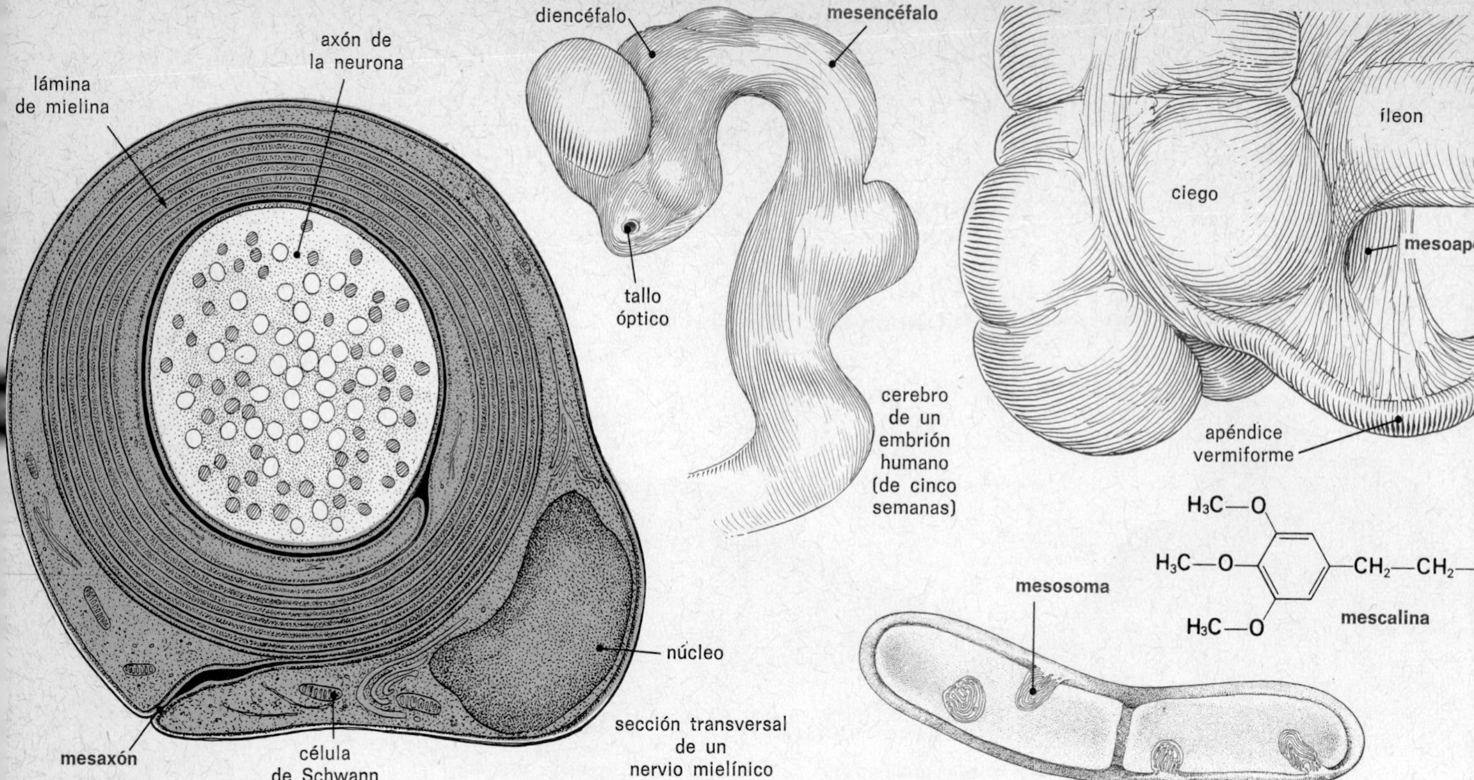

matriz producida por éstas.

mesaortitis *(mesaortitis).* Inflamación de la túnica muscular de la aorta.

mesarteritis *(mesarteritis).* Inflamación de la túnica muscular de una arteria.

mesaxón *(mesaxon).* Membrana celular que envuelve completamente el axón, resultante de la fusión de dos brazos circundantes; se alarga y circunda el axón como una vaina gelatinosa, formando las láminas de mielina.

mescalina *(mescaline).* Alcaloide del cactus peyote, alucinógeno que produce adicción.

mescalismo *(mescalism).* Adicción a la mescalina.

mesencéfalo *(mesencephalon).* Cerebro embrionario medio; la segunda dilatación encefálica del tubo neural que da lugar a los tubérculos cuadrigéminos, los pedúnculos cerebrales y el acueducto cerebral (acueducto de Silvio).

mesénquima *(mesenchyme).* Tejido conjuntivo embrionario formado por un agregado de células que forman una malla laxa; el espacio entre las células está relleno de sustancia fundamental; la célula mesenquimatosa es multipotencial (es decir, puede convertirse en varios tipos de tejido conectivo).

mesentérico *(mesenteric).* Perteneciente o relativo al mesenterio.

mesenterio *(mesentery).* Capa doble del peritoneo que fija varios órganos a las paredes abdominales y envuelve sus vasos y nervios; utilizado generalmente para designar el repliegue peritoneal que fija el intestino delgado a la pared abdominal posterior.

mesenteritis *(mesenteritis).* Inflamación del mesenterio.

mesial *(mesial).* Situado en la línea media o cerca de ella.

mesiobucal *(mesiobuccal).* Que pertenece a las caras mesial y bucal de un diente; normalmente denota el ángulo formado por la unión de las dos caras.

mesiobucooclusal *(mesiobucco-occlusal).* Relativo a las caras mesial, bucal y oclusal de un diente posterior; denota el ángulo formado por la unión de las tres superficies.

mesiocervical *(mesiocervical).* Relativo a la cara mesial del cuello del diente; también denominado mesiogingival.

mesioclusal *(mesio-occlusal).* Relativo a las superficies mesial y oclusal de un diente posterior; denota el ángulo formado por la unión de las dos superficies.

mesioclusión *(mesioclusion).* Maloclusión en la que el arco dental inferior es anterior al superior.

mesiodistal *(mesiodistal).* Denota el plano de un diente que corta sus superficies mesial y distal.

mesiolabioincisivo *(mesiolabioincisal).* Relativo a las superficies mesial, labial e incisiva de un diente anterior; denota el ángulo formado por la unión de las tres superficies.

mesiolingual *(mesiolingual).* Relativo a las superficies mesial y lingual de un diente; denota el ángulo formado por la unión de las dos superficies.

mesiolinguoclusal *(mesiolinguo-occlusal).* Relativo a las superficies mesial, lingual y oclusal de un diente posterior; denota el ángulo formado por la unión de las tres superficies.

mesiolinguoincisivo *(mesiolinguoincisal).* Relativo a las superficies mesial, lingual e incisiva de un diente anterior; denota el ángulo formado por la unión de las tres superficies.

mesioversión *(mesioversion).* **1.** Posición de un diente más cerca de lo normal a la línea media. **2.** Posición de un maxilar (superior o inferior) anterior a su posición normal.

mesmerismo *(mesmerism).* Tratamiento basado en el método de Mesmer; se cree que fue primariamente un forma de hipnosis.

meso- *(meso-, mes-).* Forma prefija que denota medio o en medio; p. ej., mesoblasto.

mesoapéndice *(mesoappendix).* Mesenterio del apéndice; pequeño pliegue peritoneal que fija el apéndice al mesenterio del íleon.

mesoblástico *(mesoblastic).* Relativo al mesoblasto.

mesoblasto *(mesoblast).* Mesodermo en su primera etapa de desarrollo; capa media de las tres germinales del embrión.

mesobronquitis *(mesobronchitis).* Inflamación de la capa media o muscular de los bronquios.

mesocardio *(mesocardium).* Capa media del mesodermo que une el corazón embrionario a la pared de la cavidad pericárdica.

mesocefálico *(mesocephalic).* Dícese de un cráneo con un índice cefálico de entre 75 y 80; también denominado normocefálico.

mesociego *(mesocecum).* Mesenterio del ciego; con frecuencia está ausente.

mesocólico *(mesocolic).* Relativo al mesocolon.

mesocolon *(mesocolon).* Capa doble de peritoneo que fija el colon a la pared abdominal posterior.

mesodermo *(mesoderm).* Capa media de células embrionarias, entre el ectodermo y el endodermo; da origen a la dermis, tejido conjuntivo, sistemas vascular y urogenital y músculos esquelético y liso.

mesoepitelio *(mesoepithelium).* Véase mesotelio.

mesogastrio *(mesogastrium).* Mesenterio primitivo ancho que encierra el canal entérico (futuro estómago) en el embrión y del que se desarrolla el epiplón mayor.

mesognático *(mesognathic).* Que tiene un maxilar superior algo saliente con un índice alveolar entre 98 y 103.

mesognatio *(mesognathion).* Parte del maxilar destinada a un diente incisivo lateral.

mesometrio *(mesometrium).* Ligamento ancho del útero debajo de la inserción del ovario; se extiende hasta la pared lateral de la pelvis.

mesomorfo *(mesomorph).* Persona con musculatura prominente y estructura ósea fuerte; corresponde al somatotipo atlético.

mesón *(meson).* Partícula subatómica con una masa mayor que la del electrón, pero menor que la del protón; también denominado mesotrón.

mesonefroma *(mesonephroma).* Tumor ovárico raro que se cree formado a partir de tejido mesonéfrico desplazado.

mesonefros *(mesonephros).* Organo excretor intermedio del embrión; es sustituido por el riñón (metanefros) aunque su sistema de conductos se conserva en el hombre como el epidídimo y el conducto deferente; también denominado cuerpo de Wolff.

mesorquio *(mesorchium).* **1.** Pliegue peritoneal en el feto que une el testículo en desarrollo al mesonefros y lo fija. **2.** Pliegue peritoneal del adulto situado entre el testículo y el epidídimo.

mesorrecto *(mesorectum).* Pliegue peritoneal corto que envuelve la parte superior del recto y la une con el sacro.

mesorrino *(mesorrhine).* Que tiene una nariz de tipo medio con un índice nasal de 47 a 51 sobre el cráneo.

mesosalpinx *(mesosalpinx).* Porción libre superior del ligamento ancho, situado encima de la unión del ovario y que sujeta la trompa uterina.

mesosigmoide *(mesosigmoid).* Porción del peritoneo que fija el colon sigmoide a la pared abdominal posterior.

mesosoma *(mesosome).* Estructura presente en algunas células bacterianas, de 2500 a 5000 Å de diámetro, derivada de la invaginación de la membrana plasmática; se cree que interviene en la formación del tabique membranoso y de la pared transversa.

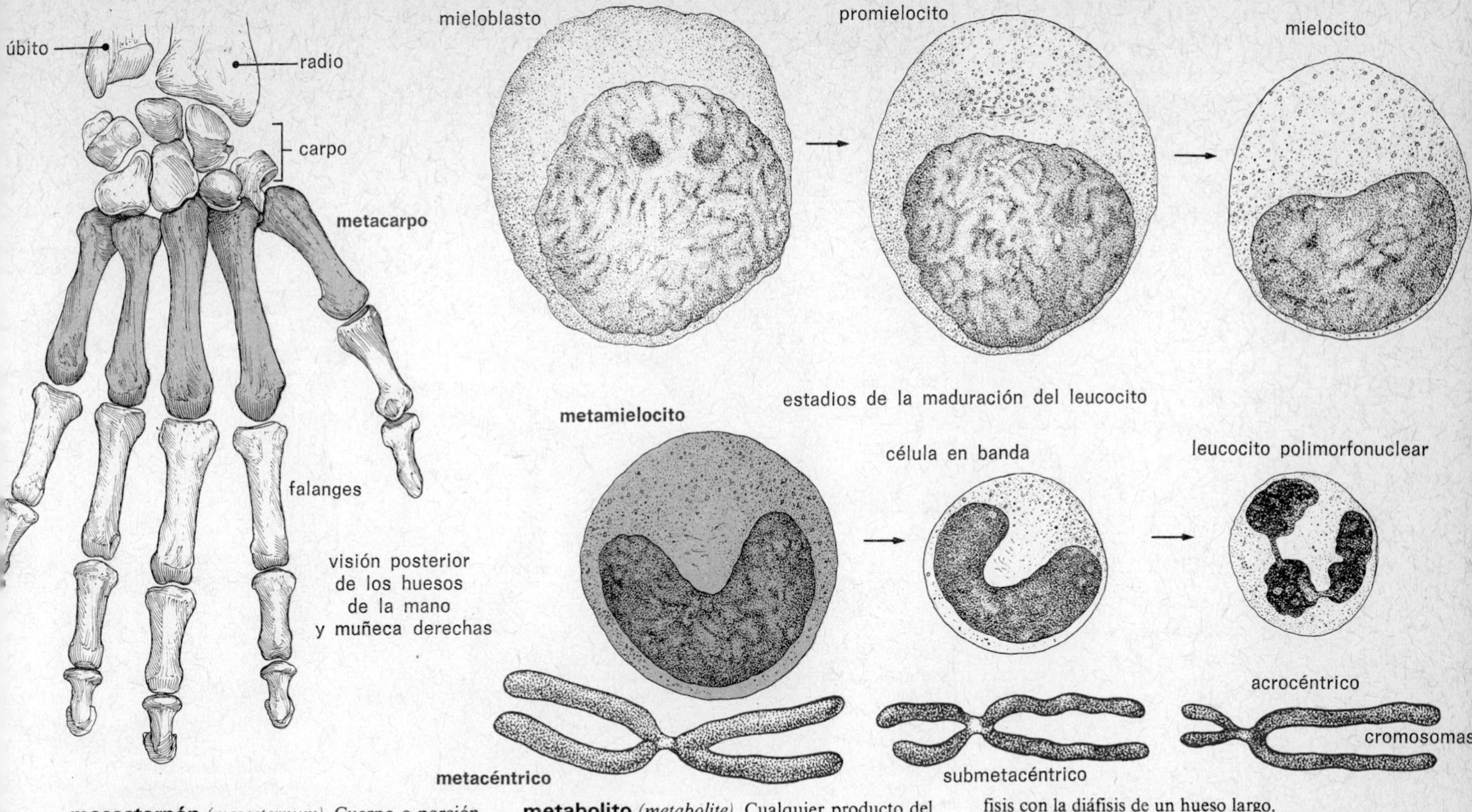

mesosternón *(mesosternum).* Cuerpo o porción principal del esternón.

mesotelio *(mesothelium).* Capa única de células planas y anchas, derivada del mesodermo, que forma el epitelio que reviste la superficie interna de cavidades corporales cerradas, como el pericardio, la pleura y el peritoneo; también denominado mesoepitelio.

mesotelioma *(mesothelioma).* Neoplasia compuesta de células similares a las que forman el revestimiento de la pleura, peritoneo o pericardio; el mesotelioma pleural se ha asociado con exposición al amianto.

m. de las meninges, meningioma.

m. del tracto genital, tumor adenomatoide.

mesotendón *(mesotendon, mesotendineum).* Pliegue de tejido conjuntivo de la membrana sinovial que se extiende desde un tendón hasta la pared de su vaina tendinosa sinovial.

mesotrón *(pi-meson, pion).* Pequeña partícula que se encuentra en los núcleos de los átomos; constituye la fuerza de atracción que mantiene a los neutrones y protones juntos; también llamado mesón.

mesovario *(mesovarium).* Pliegue corto del peritoneo que fija el ovario a la pared posterior del ligamento ancho.

mesozoos *(Mesozoa).* Grupo de organismos parasitarios intermedios entre los animales multicelulares y unicelulares, o posiblemente descendientes degenerados de formas más organizadas.

mestranol *(mestranol).* Estrógeno utilizado para la preparación de algunos anticonceptivos orales.

meta- *(meta-, met-).* Forma prefija que indica (a) situado detrás; p. ej., metanefros; (b) que se produce más tarde en una serie, p. ej., metazoo; (c) transformación, p. ej., metamorfosis; (d) la posición 1,3 en el anillo de benceno (dos posiciones separadas por un átomo de carbono); (e) ácido poco hidratado (formado por pérdida de agua), p. ej., ácido metafosfórico; (f) derivado de un compuesto complejo, p. ej., metaproteína.

metabiosis *(metabiosis).* Dependencia de un organismo de la preexistencia de otro para su desarrollo.

metabolismo *(metabolism).* Término general que se aplica a los procesos químicos que se producen en los tejidos vivos necesarios para el mantenimiento del organismo. Véanse también catabolismo y anabolismo.

m. basal, gasto mínimo de energía necesario para mantener las funciones vitales de un individuo en estado de reposo físico y mental completo.

metabolito *(metabolite).* Cualquier producto del metabolismo.

m. esencial, sustrato de una reacción metabólica esencial.

metacarpo *(metacarpus).* Los cinco huesos de la mano, entre el carpo y las falanges.

metacarpofalángico *(metacarpophalangeal).* Relativo a las articulaciones entre los huesos metacarpianos y las falanges.

metacéntrico *(metacentric).* Perteneciente a un cromosoma con el centrómero en el centro.

metaciesis *(metacyesis).* Embarazo extrauterino.

metacinesis *(metakinesis).* Separación de los dos cromátides de un cromosoma durante la anafase de la mitosis.

metacresol *(metacresol) (m-cresol).* $CH_3C_6H_4OH$; antiséptico local.

metacriptozoito *(metacryptozoite).* Miembro de una segunda o ulterior generación del parásito exoeritrocítico del paludismo que vive en los tejidos; se desarrolla desde el esporozoito sin generaciones parásitas de la sangre intermedias.

metacromasia *(metachromasia).* **1.** Fenómeno por el que ciertas células cambian a un color diferente de aquel con el que fueron teñidas. **2.** Propiedad por la que una misma sustancia colorante tiñe los tejidos de colores diferentes.

metacromático *(metachromatic).* Término que se aplica a las células y colorantes que presentan metacromasia.

metacrosis *(metachrosis).* Capacidad de ciertos animales para cambiar de color.

metafase *(metaphase).* Segundo estadio de la división celular por mitosis, durante la cual los cromátides se alinean a lo largo del plano ecuatorial de la célula y se unen por medio de fibras fusiformes al centrómero.

Metagonimus. Género de pequeños gusanos que puede infectar al hombre por ingestión de pescado que contenga sus larvas.

metacrílico, ácido *(methacrylic acid).* Compuesto presente en la esencia de manzanilla que se obtiene normalmente por reacción de hidrocianina de acetona y ácido sulfúrico; utilizado para fabricar resinas de metacrilato y plásticos.

metadona *(methadone).* Compuesto narcótico sintético utilizado como analgésico y en el tratamiento de la adicción a la heroína.

metaestro *(metestrus, metestrum).* Período de regresión inmediatamente posterior al de excitación sexual (estro) en la época de celo, antes del diestro.

metáfisis *(metaphysis).* Línea de unión de la epífisis con la diáfisis de un hueso largo.

metahemoglobina (MetHb) *(methemoglobin).* Compuesto pardo oscuro que se forma en los eritrocitos por la acción de ciertas sustancias sobre la hemoglobina; equivalente, pero químicamente diferente, a la hemoglobina oxigenada; su oxígeno está firmemente unido con hierro y no es asequible a los tejidos.

metahemoglobinemia *(methemoglobinemia).* Cantidad excesiva de metahemoglobina en la sangre.

metal *(metal).* Sustancia con un brillo característico, normalmente maleable, dúctil y conductora de la electricidad y del calor que, en reacciones químicas, tiende a perder electrones.

m. noble, el que no puede oxidarse sólo por calor, ni disolverse fácilmente con ácido.

m. raro, elemento metálico cuyo número atómico está comprendido entre 57 y 71.

metales duros, enfermedad por *(hard metal disease).* Neumoconiosis atribuida a la inhalación de un polvo industrial específico, especialmente de carburo de tungsteno o de silicio o cobalto.

metaloenzima *(metalloenzyme).* Enzima que tiene un ion metal como parte integrante de su estructura activa.

metalofilia *(metallophilia).* Afinidad por las sales metálicas; dícese de ciertas células.

metaloporfirina *(metalloporphyrin).* Compuesto que contiene una porfirina y un metal; p. ej., hematina (hierro), clorofila (magnesio), etc.

metaloproteína *(metalloprotein).* Proteína que contiene uno o más iones metálicos enlazados más o menos firmemente; p. ej., la hemoglobina.

metaloterapia *(metallotherapy).* Tratamiento de una enfermedad por la aplicación terapéutica de metales o compuestos metálicos.

metamerismo *(metamerism).* Patrón repetido de una serie de estructuras ordenadas.

metámero *(metamere).* Miembro de una serie de segmentos corporales homólogos.

metamielocito *(metamyelocyte).* Granulocito inmaduro; estado precoz de un granulocito derivado de un mielocito; su citoplasma contiene gránulos específicos finos, así como gránulos azurófilos, y su núcleo forma de herradura.

metamioglobina *(metmyoglobin) (MetMb).* Pigmento rojizo producto de la oxidación de la mioglobina.

metamorfosis *(metamorphosis).* Cambio en la forma o función, como el paso, en el desarrollo de ciertos insectos, de larva a adulto.

m. retrógrada, degeneración gradual de ciertas

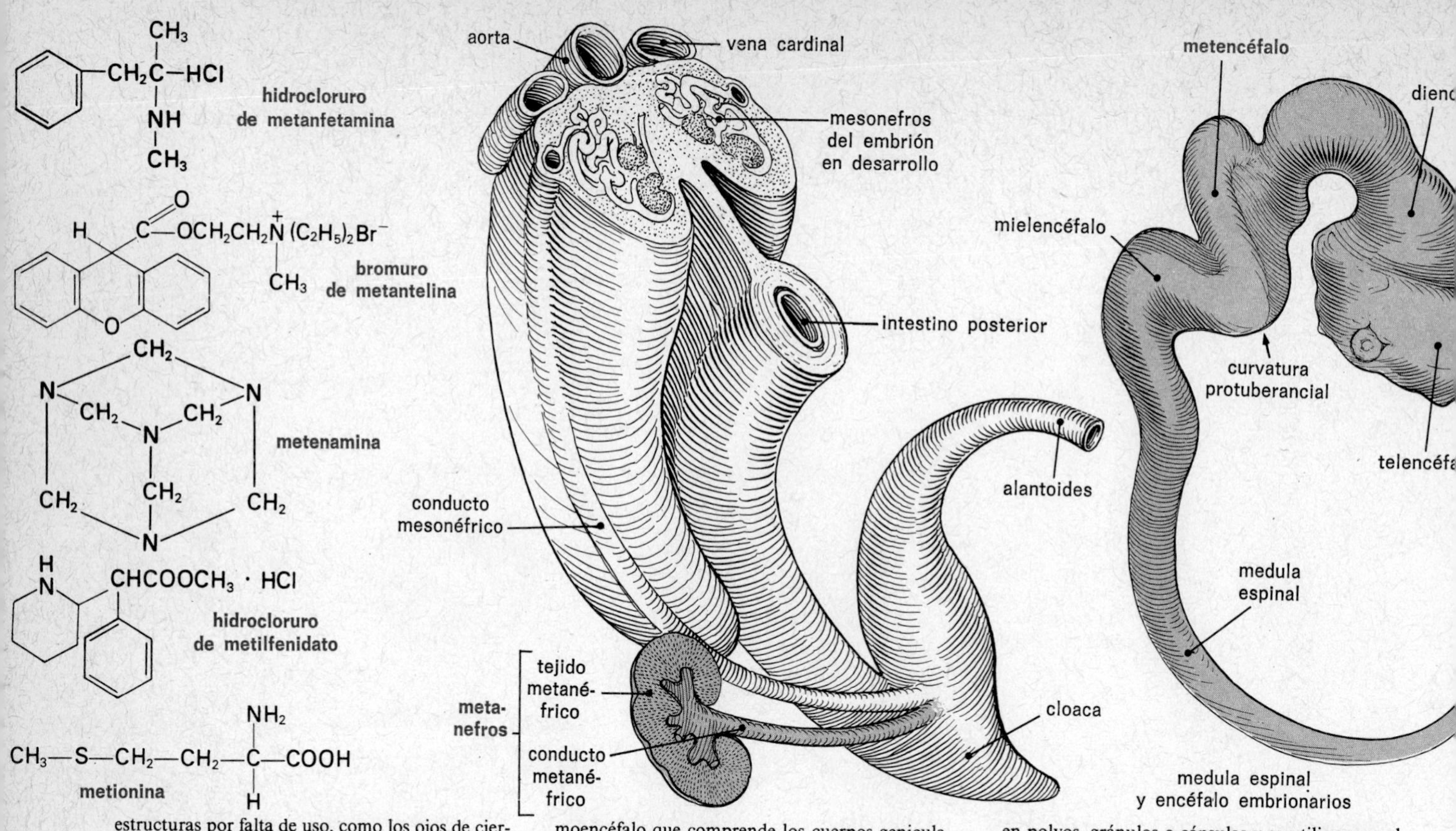

estructuras por falta de uso, como los ojos de ciertos peces que viven en el fondo del mar.

metanefrina *(metanephrine).* Uno de los productos del catabolismo de la adrenalina que se excretan en la orina.

metanefros *(metanephros).* Riñón permanente del feto humano que desempeña la función excretora; se forma caudal al mesonefros, cerca de la terminación de la cloaca, y se desarrolla tras la regresión del mesonefros; se compone del conducto metanéfrico (uréter primitivo) y de tejido metanefrógeno.

metaneutrófilo *(metaneutrophil, metaneutrophile).* Que no se tiñe normalmente con colorantes neutros.

metanfetamina, hidrocloruro de *(methamphetamine hydrochloride).* Potente agente simpatomimético que estimula el sistema nervioso central y deprime la motilidad del tracto digestivo, con lo que mitiga el hambre; tomado por vía oral e intravenosa por adictos a las drogas; produce fuerte dependencia psíquica.

metano *(methane).* Gas, CH_4, incoloro e inodoro; producto de la descomposición de materia orgánica; es el hidrocarburo más pequeño y ligero y constituye con el etano el 90 % del gas natural; también denominado gas de los pantanos.

metanol *(methanol).* Alcohol metílico; véase alcohol.

metantelina, bromuro de *(methantheline bromide).* Sustancia utilizada en el tratamiento de la úlcera péptica.

metaplasia *(metaplasia).* Desarrollo de tejido adulto a partir de células que producen normalmente un tipo diferente de tejido.

metapsicología *(metapsychology).* Intento sistemático, pero normalmente especulativo, de establecer las leyes generales básicas de la psicología.

metaraminol, bitartrato de *(metaraminol bitartrate).* Compuesto simpatomimético utilizado para elevar la presión sanguínea en condiciones de hipotensión aguda.

metastable *(metastable).* Relativo a un estado intermedio, inestable o transitorio, como el de una solución hipersaturada o el estado de excitación de un núcleo atómico.

metástasis *(metastasis).* Transferencia de una enfermedad a una zona diferente y distante de la original; puede efectuarse por transferencia de microorganismos o de células de un tumor maligno.

metastatizar *(metastasize).* Pasar o propagar de un órgano o tejido a otro.

metatálamo *(metathalamus).* Parte del talamoencéfalo que comprende los cuerpos geniculados externo e interno.

metatarsiano *(metatarsal).* Relativo al metatarso.

metatarso *(metatarsus).* Porción anterior del pie comprendida entre los dedos y el empeine, compuesta de cinco huesos.

m. varo, deformidad común en la que sólo la parte frontal del pie (en las articulaciones tarsometatarsianas) se lleva hacia la línea media; causa común de desviación hacia adentro al andar.

metatarsofalángico *(metatarsophalangeal).* Relativo al metatarso y a los huesos de los dedos del pie.

metazoos *(Metazoa).* División del reino animal que comprende individuos pluricelulares con células diferenciadas en tejidos; en ella se incluyen todos los animales, menos los protozoos.

metenamina *(methenamine).* Antiséptico urinario, $C_6H_{12}N_4$, que actúa por liberación de formaldehído en medio ácido contra *Escherichia coli,* causa común de infecciones del tracto urinario.

m., hipurato de, compuesto de metenamina y ácido hipúrico.

m., mandelato de, compuesto de metenamina y ácido mandélico.

metencéfalo *(metencephalon).* Porción del cerebro embrionario a partir de la que se desarrollan la protuberancia, el cerebelo y la porción pontina del cuarto ventrículo; forma, junto con el mielencéfalo, el cerebro posterior o rombencéfalo.

meteorismo *(meteorism).* Timpanismo; distensión de los intestinos con gas.

metescopolamina, bromuro de *(methescopolamine bromide).* Agente antiespasmódico gastrointestinal de acción prolongada (cerca de ocho horas), utilizado sobre todo en el tratamiento de las enfermedades gastrointestinales.

MetHb. Abreviatura de metahemoglobina.

methemalbúmina *(methemalbumin).* Compuesto formado por la combinación del heme con albúmina plasmática; se encuentra en la sangre de individuos con hemoglobinuria palúdica o hemoglobinuria paroxística nocturna.

metilado *(methylated).* Combinado con alcohol metílico o que lo contiene.

metilar *(methylate).* Combinar con alcohol metílico o con el radical metilo.

metilato *(methylate).* Compuesto de alcohol metílico y un metal.

metilbenceno, véase tolueno.

metilcelulosa *(methylcellulose).* Derivado de la celulosa con propiedades laxantes que se presenta en polvos, gránulos o cápsulas y se utiliza para el estreñimiento y, ocasionalmente, como depresor del apetito en el tratamiento de la obesidad; la forma sintética sirve para prolongar la duración de contacto de los colirios.

metilcolantreno *(methylcholanthrene).* Hidrocarburo cancerígeno.

α-metildopa *(α-methyldopa).* Fármaco hipotensor.

metileno *(methylene).* Radical orgánico CH_2.

m., azul de, véase azul.

3,4 metileno dioxianfetamina *(3,4-methylene dioxyamphetamine).* Alucinógeno llamado vulgarmente la droga del amor.

metilfenidato, hidrocloruro de *(methylphenidate hydrochloride).* Estimulante del sistema nervioso central similar a la anfetamina, utilizado en el tratamiento de niños con síndrome hipercinético y en el de la narcolepsia.

metilglucamina, diatrizoato de *(methylglucamine diatrizoate).* Compuesto orgánico utilizado como medio de contraste en radiología.

metilo *(methyl).* Radical CH_3.

m., cloruro de, CH_3Cl; refrigerante utilizado en pulverizadores como anestésico local; denominado también clorometano.

m. metacrilato de, resina acrílica; material plástico.

m., salicilato de, líquido incoloro insoluble en agua; utilizado como antiséptico y antipirético.

m., sulfóxido de, véase dimetilsulfóxido.

m., yoduro de, CH_3I, líquido casi incoloro utilizado como anestésico local.

metilparabén *(methylparaben).* Preservativo antimicótico.

metilprednisolona *(methylprednisolone).* Agente antiinflamatorio administrado por lo general oralmente; utilizado como antiflogístico e inmunosupresor.

metiltestosterona *(methyltestosterone).* Derivado metílico de la testosterona.

metiltransferasa *(methyltransferase).* Enzima que transfiere un grupo metilo de un compuesto a otro; también denominada transmetilasa.

metionina *(methionine).* Compuesto orgánico, $C_5H_{11}NO_2S$, aminoácido presente en proteínas como la albúmina del huevo que, por hidrólisis, da lugar al 5 % de su peso de metionina; es esencial en la dieta.

metiprilón *(methyprylon).* Compuesto con propiedades sedantes e hipnóticas.

metirapona *(metyrapone).* $C_{14}H_{14}N_2O$; 2-metil-1,2-di-3-piridil-1-propanona; inhibidor de la C-11

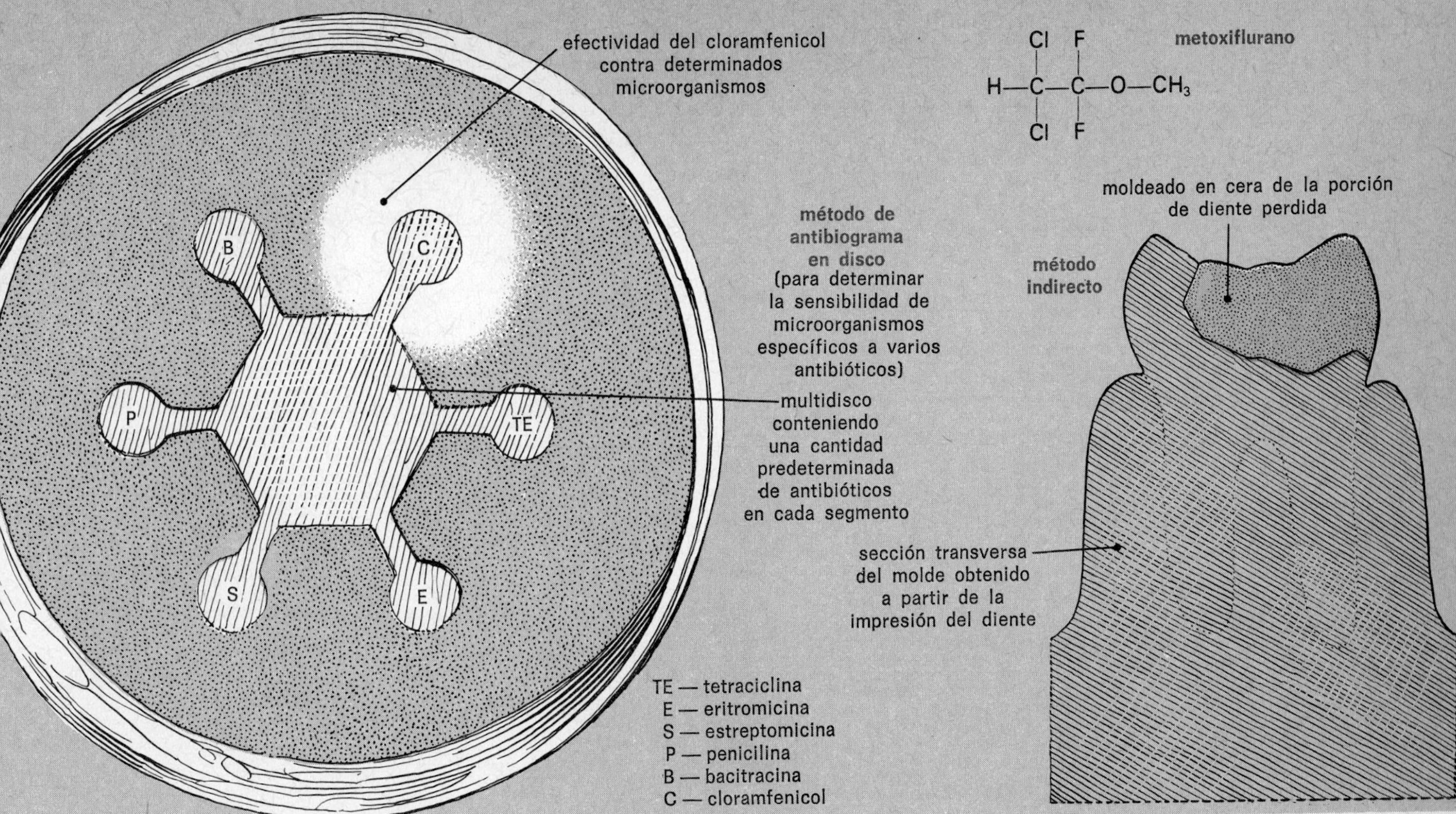

β hidroxilación de los esteroides adrenocorticales; administrado por vía oral o intravenosa como prueba diagnóstica para determinar la capacidad de la hipófisis para aumentar la producción de corticotropina; también denominada mepirapona y metopirona.

metisergida, maleato de *(methysergide maleate).* Compuesto utilizado en el tratamiento profiláctico de la jaqueca; su uso prolongado puede asociarse con fibrosis retroperitoneal; Deseril®

método *(method).* Forma o modo establecido de practicar un acto, operación o prueba.

m. de antibiograma en disco, procedimiento para determinar la eficacia relativa de varios antibióticos; se impregnan pequeños discos de papel con determinados antibióticos conocidos y se sitúan en una placa de Petri; en la superficie se inocula el microorganismo que se quiere probar; después de un período de incubación, la ausencia de crecimiento alrededor de los discos indica la eficacia relativa de cada antibiótico.

m. aristotélico, método de estudio que subraya la relación entre una categoría general y un objeto específico.

m. de Credé, (1) método de expresión de la placenta en el que se comprime vigorosamente el cuerpo del útero para producir la separación de la placenta; normalmente traumatiza la placenta por lo que no se recomienda; (2) aplicación de una gota de solución de nitrato de plata al 2 % en cada uno de los ojos del recién nacido para prevenir la conjuntivitis gonocócica; (3) presión manual de la vejiga, en especial si está paralizada, para eliminar la orina.

m. directo, en odontología, técnica para fabricar un molde de cera de la estructura dental perdida directamente en la cavidad preparada; técnica de empaste.

m. indirecto, en odontología, fabricación de un molde de cera de la estructura dental perdida utilizando un yeso o modelo obtenido de una impresión de la cavidad preparada.

m. de inmunofluorescencia, el que utiliza anticuerpos fluorescentes para determinar la localización del antígeno correspondiente.

m. de Kjeldahl, método para determinar la cantidad de nitrógeno en un compuesto orgánico por digestión con ácido sulfúrico en presencia de catalizadores apropiados; de este modo, el nitrógeno se transforma en amoniaco, que se destila y se mide para calcular la cantidad de nitrógeno.

m. de Lee-White, método para determinar el tiempo de coagulación de la sangre venosa en el que se coloca ésta en tubos de diámetro estandarizado a temperatura ambiente.

m. micro-Kjeldahl, método modificado de Kjeldahl, utilizado para el análisis de compuestos nitrogenados en pequeñas cantidades, como de uno o dos miligramos.

m. de Nielsen, método de respiración artificial con el individuo en tendido prono; se elevan los codos en la inspiración y luego se sueltan; para inducir la espiración, se aplica presión sobre las escápulas.

m. de Ouchterlony, o de doble difusión, método de inmunodifusión doble utilizando una placa de Petri de agar en la que el antígeno y el anticuerpo están situados en pozos diferentes en el gel; durante la incubación, antígeno y anticuerpo se difunden a partir de los pozos, interaccionan y forman precipitinas en el agar; conforme la difusión progresa, se establecen gradientes de concentración; se forman líneas o bandas de precipitación, donde los anticuerpos y antígenos difundidos se encuentran en proporciones óptimas; la reacción de precipitinas es una técnica útil para la identificación de anticuerpos y antígenos desconocidos.

m. del ritmo, control de la natalidad logrado evitando la actividad sexual varios días antes y después del día aproximado de la ovulación.

m. de Schafer-Nielsen-Drinker, método de respiración artificial en el que se sitúa al individuo boca abajo con las manos debajo de la frente y se procede a elevar y descender los codos mientras otra persona ejerce presión intermitente sobre la parte inferior de la pared costal a razón de 15 veces por minuto.

m. de Schick, método para inmunizar contra la difteria por inyección de una mezcla de toxina y antitoxina de la enfermedad.

m. de Sippy, método para el tratamiento de la úlcera péptica por neutralización del ácido libre del jugo gástrico con alimento (en especial leche y crema) administrado a menudo en pequeñas cantidades.

m. del sulfato de cobre, método para determinar la densidad de la sangre o plasma; se colocan varias soluciones de sulfato de cobre, graduadas por su densidad relativa a incrementos de 0,004, en pequeños recipientes; aquella en la que queda suspendida una gota de sangre indica la densidad de la muestra.

m. de Westergren, método para estimar la velocidad de sedimentación de los hematíes; después de mezclar 4,5 ml de sangre venosa con 0,5 ml de solución acuosa de citrato sódico al 3,8 %, se llena una pipeta estándar (2 mm de diámetro, 300 mm de longitud y graduada a intervalos de 1 mm desde 0 a 200) hasta la marca cero y se mantiene en posición vertical; al cabo de una hora, se mide la caída de los eritrocitos; la velocidad promedio en hombres es de 0 a 15 mm, y en mujeres de 0 a 20 mm en una hora.

m. de Wintrobe, método para determinar la velocidad de sedimentación globular en sangre venosa mezclada con un anticoagulante utilizando el tubo de Wintrobe; después de una hora se anota la cantidad de sedimentación, se centrifuga la muestra y se utiliza el hematócrito resultante para modificar la primera medida, siguiendo una tabla estándar; los valores normales en hombres son de cero a 10 mm, y en mujeres de cero a 200 mm en una hora.

metopirona *(metopyrone).* Véase metirapona.

Metorchis. Género de trematodos; algunas de sus especies se encuentran en gatos, perros y, ocasionalmente, el hombre.

metotrexato *(methotrexate).* Antagonista del ácido fólico, utilizado en el tratamiento del coriocarcinoma y otras neoplasias.

metoxiflurano *(methoxyflurane).* 2,2-Dicloro-1,1-difluoretil metiléter; líquido incoloro claro con olor a fruta; no inflamable ni explosivo en aire u oxígeno; utilizado como anestésico lento; Pentrano®.

metr- *(metr-).* Forma prefija que significa útero.

metra *(metra).* En griego, útero.

metratonía *(metratonia).* Falta de tono de la pared uterina después del parto.

metrectomía *(metrectomy).* Histerectomía.

métrico *(metric).* Relativo al metro o que se basa en él como patrón de medida.

metritis *(metritis).* Inflamación del útero.

metro (m) *(meter).* **1.** Medida de longitud. **2.** Instrumento de medida.

metrodinamómetro *(metrodynamometer).* Instrumento utilizado para medir la fuerza de las contracciones uterinas.

metroflebitis *(metrophlebitis).* Inflamación de las venas del útero que se produce en el parto o inmediatamente después.

metromalacia *(metromalacia).* Reblandecimiento anormal del útero.

metronoscopio *(metronoscope).* **1.** Instrumento utilizado para corregir la deficiencia de coordinación de los movimientos oculares. **2.** Instrumento que expone textos impresos a cortos intervalos; se usa para comprobar y desarrollar la ve-

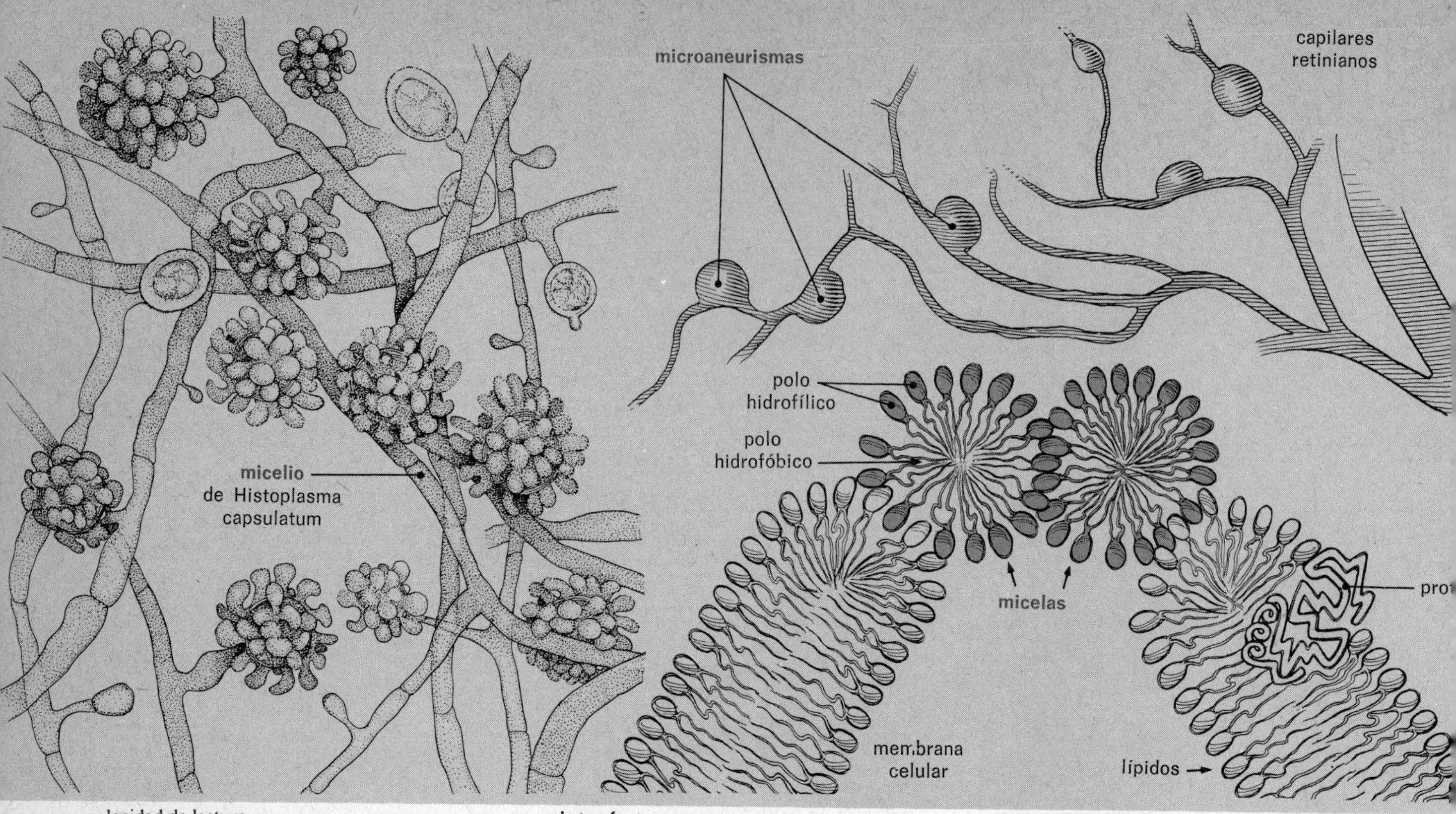

locidad de lectura.

metropatía *(metropathy).* Nombre genérico que designa las afecciones del útero.

m. hemorrágica *(metropathia hemorrhagica),* hemorragia excesiva y prolongada del útero, asociada con formación de quistes del endometrio.

metropático *(metropathic).* Relativo a una enfermedad uterina o causado por ella.

metroptosia, metroptosis *(metroptosia, metroptosis).* Prolapso del útero.

metrorragia *(metrorrhagia).* Hemorragia irregular del útero, en especial durante el periodo intermenstrual.

metrorrea *(metrorrhea).* Derrame de pus o moco por el útero.

metrorrexis *(metrorrhexis).* Rotura del útero.

metrosalpingitis *(metrosalpingitis).* Inflamación del útero y de las trompas de Falopio.

metroscopio *(metroscope).* Instrumento para examinar la cavidad uterina.

metrostaxis *(metrostaxis).* Hemorragia leve y continua del útero.

metrostenosis *(metrostenosis).* Contracción de la cavidad uterina.

metrotomía *(metrotomy).* Histerotomía.

mev. Símbolo de megaelectronvoltio.

MG *(MG).* Abreviatura de miastenia grave.

Mg. Símbolo químico del elemento magnesio.

mg. Abreviatura de miligramo.

mi, my *(mu).* **1.** Duodécima letra del alfabeto griego, μ. **2.** Una micra.

miadenoma *(myadenoma).* Tumor benigno derivado del tejido epitelial glandular.

mialgia *(myalgia).* Dolor muscular.

miasis *(myiasis).* Cualquier infección que resulta de la infestación de tejido humano por moscas o sus larvas, normalmente con deposición de huevos en heridas abiertas.

miasma *(miasm, miasma).* Emanaciones nocivas, como las producidas por una ciénaga, consideradas antiguamente causa de ciertas enfermedades como el paludismo.

miastenia *(myasthenia).* Debilidad muscular.

m. grave, enfermedad crónica, caracterizada por grados variables de debilidad muscular, que puede progresar hasta la parálisis; comienza con frecuencia en los músculos oculares y se asocia a menudo con anomalías en el timo; la enfermedad altera la unión neuromuscular, interfiriendo la liberación normal de acetilcolina y la consiguiente despolarización de la placa motora y la excitación de la fibra muscular; puede ser causada por anticuerpos de los receptores de la acetilcolina.

miatonía *(myatonia, myatony).* Ausencia de tono muscular.

micción *(micturition).* Emisión de la orina; acto de orinar.

micela *(micelle).* **1.** Formación constituida por unas 50 a 100 moléculas anfipáticas ordenadas esféricamente, normalmente con el polo hidrófobo orientado hacia el interior y el grupo hidrófilo hacia el exterior. **2.** Partícula submicroscópica hipotética que se considera la unidad de la sustancia viva, capaz de crecimiento y división.

micelial *(mycelial).* Relativo al micelio; que tiene la apariencia filamentosa de una colonia de mohos.

micelio *(mycelium).* Red de filamentos (hifas) que constituyen el cuerpo o porción vegetativa de un hongo.

micetismo *(mycetism, mycetismus).* Intoxicación con hongos.

miceto *(mycete).* Hongo.

micetógeno *(mycetogenic, mycetogenetic).* Causado por hongos.

micetoma *(mycetoma).* Véase maduromicosis.

micetozoos *(Mycetozoa).* Animales de los pantanos, microscópicos, similares a los hongos y a menudo considerados como tales.

micide *(mycid).* Lesión secundaria que se produce en ciertas infecciones micóticas.

mico-, mic- *(myco-, myc-).* Formas prefijas que denotan relación con hongos.

micobacteria *(mycobacteria).* Microorganismo del género *Mycobacterium.*

micodermatitis *(mycodermomycosis, mycodermatitis).* Infección de la piel por hongos.

micogastritis *(mycogastritis).* Inflamación del estómago producida por hongos.

micología *(mycology).* Rama de la ciencia relacionada con el estudio de los hongos.

micólogo *(mycologist).* Especialista en hongos y en enfermedades provocadas por ellos.

micoplasma *(mycoplasma).* Organismo del género *Mycoplasma.*

m. T, cada uno de los microorganismos que se encuentran en el tracto urinario de un alto porcentaje de individuos; atacan a las células y agregan las mucoproteínas; así denominados porque forman colonias minúsculas en agar (de unas 20 micras de diámetro).

micosis *(mycosis).* Enfermedad causada por hongos.

m. profunda, véase micosis sistémica.

m. sistémica, m. profunda, enfermedad grave, a menudo fatal, producida por hongos que invaden los tejidos subcutáneos y se propagan por todo el organismo.

micótico *(mycotic).* Relativo a la micosis o a cualquier enfermedad producida por hongos o microorganismos vegetales.

micra (μ) *(micron).* Unidad de longitud equivalente a una milésima de milímetro (o millonésima de metro).

micro- *(micro-).* Forma prefija que significa: (a) pequeño; (b) una millonésima; p. ej., un microcurie es una millonésima de un curie.

microabsceso *(microabscess).* Pequeña colección de leucocitos en tejidos sólidos; absceso muy pequeño.

microaerófilo *(microaerophil, microaerophile).* Microorganismo que sólo precisa una pequeña cantidad de oxígeno libre.

microaerosol *(microaerosol).* Suspensión en aire de partículas de entre una y 10 micras de diámetro.

microanálisis *(microanalysis).* Técnica analítica especial que se utiliza con cantidades de un miligramo de peso o menos.

microanatomía *(microanatomy).* Véase histología.

microaneurisma *(microaneurysm).* Aneurisma diminuto de vasos pequeños como los que se ven en la retinopatía diabética.

microangiografía *(microangiography).* Radiología de los vasos de pequeño calibre.

microangiopatía *(microangiopathy).* Cualquier trastorno de los vasos sanguíneos pequeños.

m. diabética sistémica, engrosamiento de las membranas basales capilares de muchos órganos.

m. trombótica, combinación de trombosis arteriolar y engrosamiento de la pared capilar que origina un estrechamiento de la luz del vaso.

microbalanza *(microbalance).* Balanza para medir pesos muy pequeños.

microbiano *(microbial, microbic).* Relativo a un microorganismo.

microbicida *(microbicide).* Cualquier cosa que destruye microorganismos; germicida; antiséptico.

microbio *(microbe).* Microorganismo; animal o planta unicelular, en especial el que provoca enfermedad.

microbiología *(microbiology).* Rama de la ciencia que se ocupa del estudio de los microorganismos y sus efectos sobre otros organismos vivos.

microbiológico *(microbiologic).* Relativo a la microbiología.

microbiólogo *(microbiologist).* Especialista en microbiología.

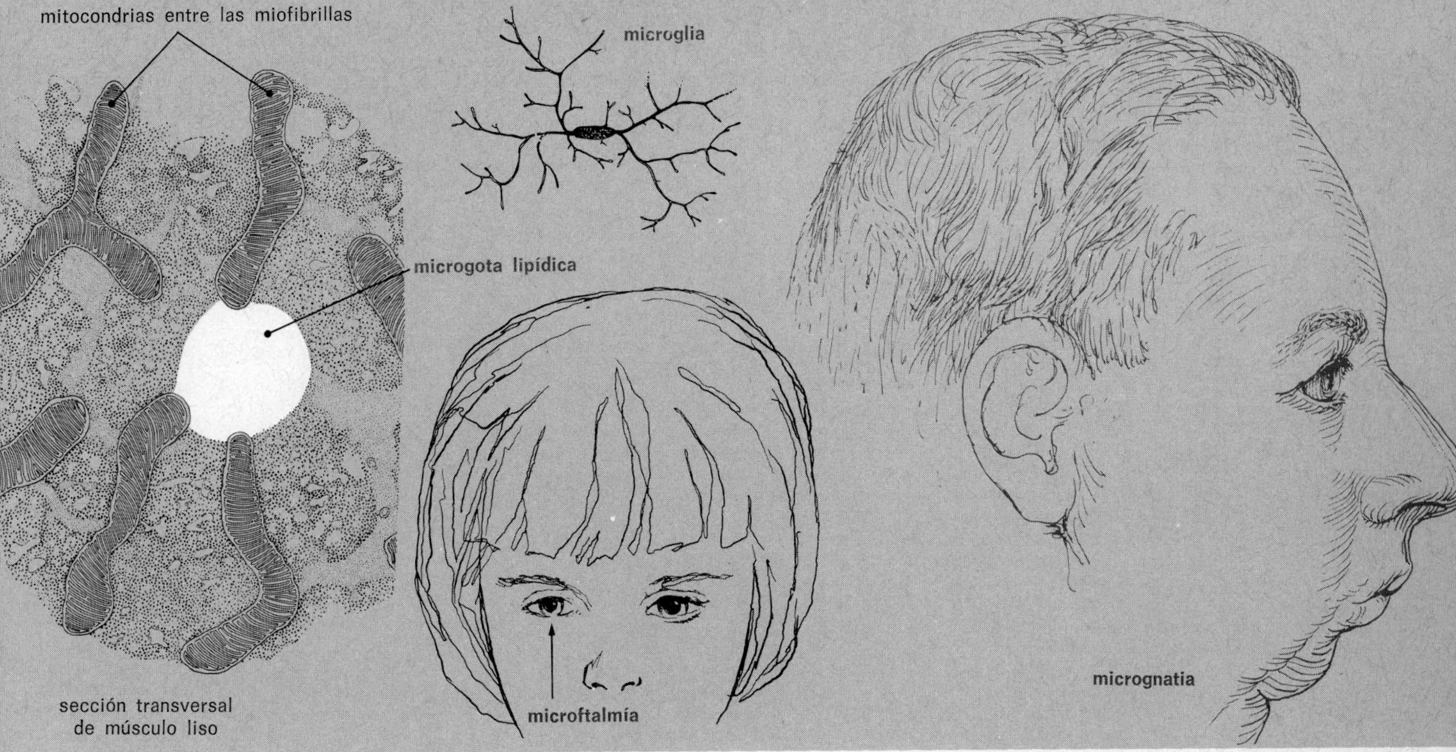

microblasto *(microblast).* Eritrocito nucleado de pequeño tamaño.
microbraquia *(microbrachia).* Tamaño excesivamente pequeño de los brazos.
microcardia *(microcardia).* Pequeñez anormal del corazón.
microcefalia *(microcephaly).* Pequeñez anormal de la cabeza.
microcimatoterapia *(microkymatotherapy).* Tratamiento de una enfermedad con radiación de alta frecuencia; también denominada terapéutica de microondas.
microcirculación *(microcirculation).* Circulación sanguínea por los capilares, arteriolas y vénulas.
microcirugía *(microsurgery).* Cirugía que utiliza la amplificación estereoscópica, que permite la observación, diferenciación y manipulación precisas de los tejidos.
microcito *(microcyte).* Eritrocito pequeño, al menos dos micras menor de lo normal; se observa en la sangre de individuos con anemia por deficiencia de hierro.
microcitosis *(microcytosis, microcythemia).* Estado en el que los eritrocitos son anormalmente pequeños.
micrococáceas *(Micrococcaceae).* Familia de bacterias esféricas o elípticas grampositivas que se dividen en dos o tres planos, formando pares, tétradas o masas de células; incluye alguna especie patógena; el género tipo es *Micrococcus.*
micrococo *(micrococcus).* Una de las varias especies de bacterias del género *Micrococcus,* con elementos caracterizados por su forma esférica, que aparecen solos, en parejas y (más frecuentemente) en racimos irregulares.
microcoria *(microcoria).* Pequeñez congénita de la pupila.
microcórnea *(microcornea).* Pequeñez anormal de la córnea.
microculombio *(microcoulomb).* Microunidad de cantidad eléctrica; millonésima de un culombio.
microcurie (μCi) *(microcurie).* Medida de radiactividad; millonésima de un curie.
microdactilia *(microdactyly).* Pequeñez anormal de los dedos del pie o de la mano.
microdentismo *(microdentism).* Véase microdoncia.
microdisección *(microdissection).* Disección con ayuda de un microscopio o lente de aumento.
microdoncia *(microdontia, microdentism).* Pequeñez anormal de los dientes.
microelectrodo *(microelectrode).* Electrodo de calibre muy pequeño utilizado en experimentos fisiológicos.
micrófago *(microphage).* Neutrófilo pequeño que fagocita bacterias y partículas pequeñas; se diferencia del macrófago, de mayor tamaño, en que éste digiere partículas más grandes.
microfaradio *(microfarad).* Microunidad de capacidad eléctrica; millonésima de un faradio.
microfilaremia *(microfilaremia).* Presencia de microfilarias en la sangre.
microfilaria *(microfilaria).* Prelarva o forma embrionaria de las filarias.
microfobia *(microphobia).* Miedo anormal a los microorganismos.
microftalmia *(microphthalmos, microphthalmia).* Pequeñez anormal de los ojos.
microgameto *(microgamete).* El elemento masculino, más pequeño, en la unión de células de tamaño desigual.
microgametocito *(microgametocyte).* Célula madre que produce microgametos.
microgamia *(microgamy).* Conjugación de dos células jóvenes en ciertos protozoos.
microgastria *(microgastria).* Pequeñez congénita del estómago.
microgenia *(microgenia).* Pequeñez anormal del mentón.
microgenitalismo *(microgenitalism).* Escaso desarrollo de los genitales externos.
microgiria *(microgyria).* Escaso desarrollo de las circunvoluciones del cerebro.
microglia *(microglia).* Las células neurogliales más pequeñas; macrófagos del cerebro y de la medula espinal; ayudan a eliminar los residuos celulares del sistema nervioso central.
microglosia *(microglossia).* Pequeñez anormal de la lengua.
micrognatia, micrognacia *(micrognathia).* Pequeñez anormal de los maxilares, en especial del inferior, generalmente heredada como un rasgo recesivo, que determina perfil de pájaro.
m. primaria, véase síndrome de Pierre Robin.
microgonioscopio *(microgonioscope).* Instrumento utilizado para medir ángulos pequeños, como el ángulo de filtración de la cámara anterior del ojo.
microgota *(droplet).* Gota muy pequeña.
m. lipídica, cuerpo esférico lipídico que aparece libre dentro del citoplasma celular; por lo general no está limitado por ninguna membrana, y suele estar rodeado de mitocondrias; también llamado cuerpo o inclusión lipídicos.
microgramo (μg) *(microgram).* Unidad de peso equivalente a la millonésima parte de un gramo.
microhmio *(microhm).* Microunidad de resistencia eléctrica equivalente a la millonésima parte de un ohmio.
microincineración *(microincineration).* Proceso de calentamiento de un corte de tejido a unos 525° C y observación de las cenizas minerales bajo un microscopio de campo oscuro.
microincisión *(microincision).* Véase micropunción (2).
microinvasión *(microinvasion).* Estadio inicial en la extensión de un carcinoma a los tejidos adyacentes.
microlitiasis *(microlithiasis).* Presencia de concreciones muy pequeñas (arenilla).
microlito *(microlith).* Cálculo muy pequeño.
microlitro (μl) *(microliter).* Millonésima parte de un litro.
micromanipulación *(micromanipulation).* Disección de estructuras microscópicas bajo el microscopio.
micromanipulador *(micromanipulator).* Instrumento para la disección e inyección de muestras microscópicas y aislamiento de células individuales.
micromelia *(micromelia).* Miembros anormalmente pequeños.
micrométodo *(micromethod).* Análisis o técnicas químicas que conllevan cantidades mínimas de material o el uso de un microscopio.
micrometría *(micrometry).* Medición con un micrómetro.
micrómetro *(micrometer).* **1.** Instrumento utilizado para medir objetos microscópicos. **2.** Millonésima parte de un metro.
micromicro- *(micromicro-)* Expresión no admitida en el Sistema Internacional de Unidades, que no acepta la unión de dos prefijos ni la repetición. Véase pico-.
micromicrogramo (μμg) *(micromicrogram).* Picogramo; la millonésima de una millonésima parte (10^{-12}) de un gramo.
micromicrón (μμ) *(micromicrom).* Expresión no admitida en el Sistema Internacional de Unidades, que no acepta la unión de dos prefijos ni la repetición. Millonésima parte de una micra. Véase pico-.
micromielia *(micromyelia).* Pequeñez o cortedad congénita de la medula espinal.
micromol (μmol) *(micromole).* Millonésima parte de un mol.
micromolar *(micromolar).* Que tiene una concentración de una millonésima parte de un mol.
micrónico *(micronic).* Que tiene el tamaño de una micra (μ).
micronúcleo *(micronucleus).* **1.** Núcleo pequeño en una célula multinuclear. **2.** El núcleo menor

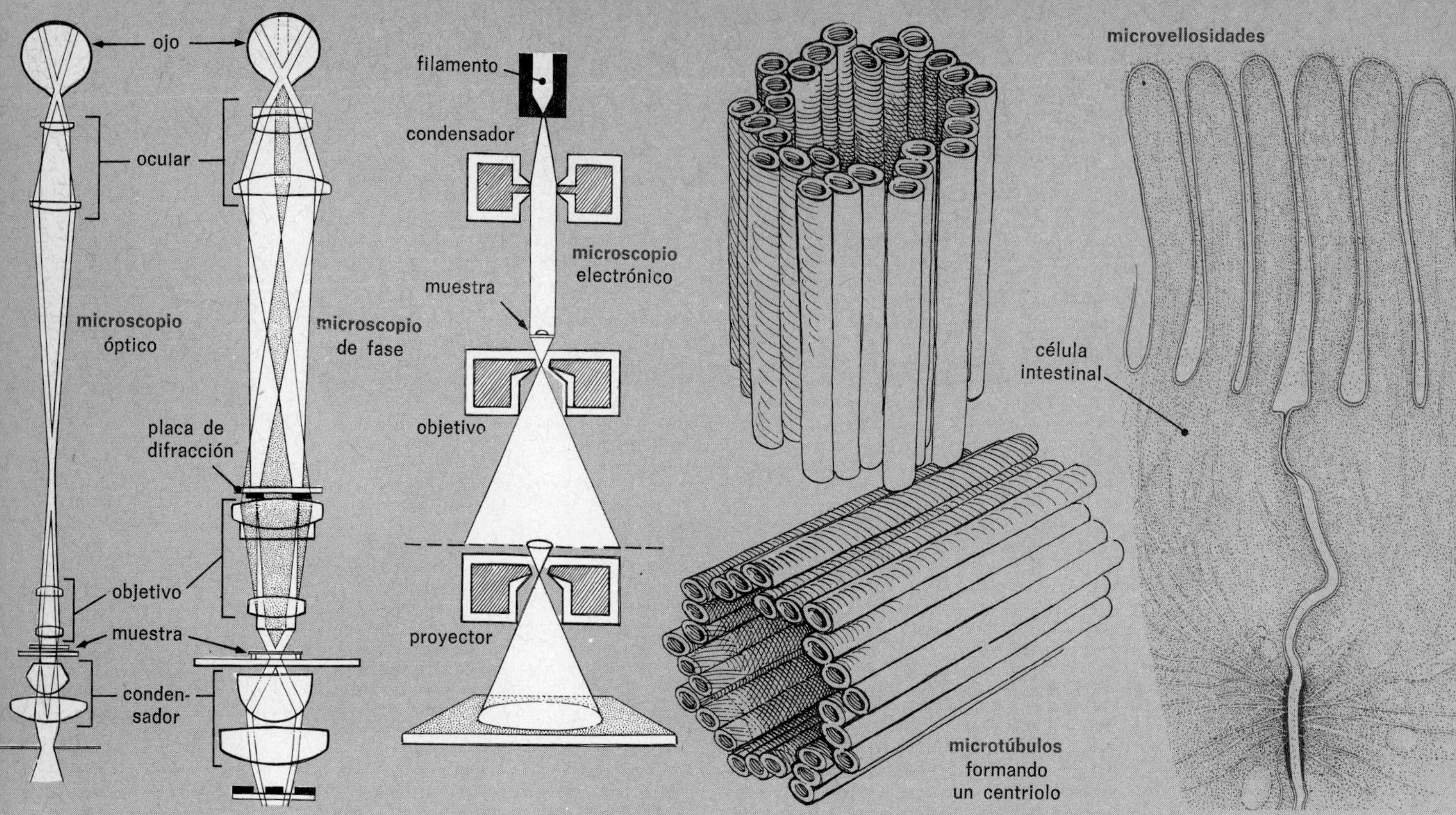

(reproductor) de los dos presentes en los infusorios; el mayor es el núcleo vegetativo.

micronutrientes *(micronutrients).* Compuestos esenciales requeridos por el cuerpo sólo en cantidades pequeñas; p. ej., vitaminas.

microonda *(microwave).* Radiación electromagnética que tiene una longitud de onda muy corta, entre 1 mm y 30 cm; las longitudes de onda menores de 1 mm se encuentran en la región infrarroja, mientras que las de más de 30 cm son radioondas; también denominada onda microeléctrica.

microorgánico *(microorganic).* Relativo a un microorganismo.

microorganismo *(microorganism).* Planta o animal microscópicos.

micropatología *(micropathology).* **1.** Estudio de los cambios patológicos microscópicos producidos en los tejidos. **2.** Estudio de las enfermedades producidas por microorganismos.

micropipeta *(micropipette, micropipet).* Pipeta extremadamente fina utilizada para transferir pequeños volúmenes de líquido.

microplasia *(microplasia).* Detención del crecimiento.

micropletismografía *(microplethysmography).* Registro de los cambios de tamaño en una región corporal producidos por la circulación de la sangre en la misma.

micropunción *(micropuncture).* **1.** Técnica para el estudio de la función renal mediante colocación de una micropipeta en el interior de un conducto o vaso sanguíneo del riñón para tomar muestras de la composición del líquido, medir la presión o determinar el potencial eléctrico en puntos diferentes. **2.** Destrucción de las organelas de una célula por un haz de rayos láser; también denominada microincisión.

microquímica *(microchemistry).* Uso de cantidades muy pequeñas (del orden de un miligramo) de sustancias en reacciones químicas.

microquiste *(microcyst).* Quiste muy pequeño, normalmente invisible al ojo humano.

microscopia *(microscopia).* Estudio de objetos u organismos pequeños por medio de un microscopio.

microscópico *(microscopic).* **1.** Visible únicamente con ayuda de un microscopio. **2.** Relativo al microscopio.

microscopio *(microscope).* Instrumento con una combinación de lentes destinado a la observación mediante amplificación de objetos pequeños o sustancias.

m. binocular, microscopio con dos oculares que permiten la observación simultánea con los dos ojos.

m. de campo claro, microscopio que hace visible un objeto por transiluminación.

m. de campo oscuro, microscopio que ilumina el objeto contra un campo oscuro.

m. compuesto, el que tiene un objetivo y un ocular en extremos opuestos de un cilindro ajustable.

m. de contraste de fases, microscopio que utiliza la relación entre dos haces lumínicos: (1) uno que entra en el objetivo microscópico directamente a través de la muestra y (2) otro que entra en el objetivo microscópico después de ser refractado por la muestra; todos los puntos de divergencia entre estas dos vías lumínicas revelan una muestra u objeto cuya falta de contraste puede hacerlo invisible bajo otros tipos de iluminación.

m. electrónico, microscopio que utiliza electrones en vez de luz visible para irradiar imágenes amplificadas claras; capaz de amplificar objetos que tienen emisiones de ondas más pequeñas que las longitudes de onda de la luz visible.

m. electrónico de barrido, microscopio en el que la muestra es examinada punto por punto por un haz electrónico y la imagen puede trasladarse a una pantalla de televisión o fotografiarse.

m. estereoscópico de campo amplio, microscopio binocular con objetivos dobles utilizado para lograr una imagen tridimensional de la muestra; su poder de amplificación está limitado a unos 150 diámetros.

m. de interferencia, microscopio en el que la luz emergente se divide en dos haces que atraviesan el objeto y se recombinan en una imagen plana; las muestras transparentes y refráctiles se hacen visibles con intensidades diferentes; útil en el examen de células vivas o sin teñir.

m. de laser, microscopio en el que el haz de laser se concentra en un campo microscópico causando su vaporización; la radiación emitida es analizada por medio de un microespectrofotómetro.

m. quirúrgico, microscopio utilizado para amplificar el campo quirúrgico.

m. de rayos X, microscopio que produce imágenes amplificadas al recoger las diferencias en la absorción o emisión de rayos X por una estructura.

microsegundo *(microsecond).* Millonésima parte de un segundo; 10^{-6} segundos.

microsferocito *(microspherocyte).* Eritrocito de forma esférica más pequeño de lo normal; presente en las enfermedades hemolíticas.

microsferocitosis *(microspherocytosis).* Presencia de un gran número de microsferocitos en la sangre; asociada con hemólisis.

microsoma *(microsome).* Véase ribosoma.

Microsporum. Género de hongos que provoca infecciones en la piel.

M. audouini, especie que provoca tiña en el hombre, sobre todo en el cuero cabelludo.

microstomía *(microstomia).* Pequeñez anormal de la boca.

microtomía *(microtomy).* Corte de tejido en secciones finas con un micrótomo.

micrótomo *(microtome).* Instrumento que sirve para hacer cortes muy delgados de tejido para su examen microscópico.

microtúbulos *(microtubules).* Organelas cilíndricas delicadas, delgadas y largas (de unos 250 Å de diámetro) formadas de una proteína cuyo aminoácido se parece a la proteína muscular actina; se encuentran distribuidas en los citoplasmas de casi todos los tipos de células; durante la división celular experimentan un gran aumento para formar los husos mitóticos; también forman el armazón del cuerpo basal, el centriolo, y los núcleos de los cilios, flagelos y cola de los espermatozoides; desempeñan un papel importante en los movimientos intracelulares y en el mantenimiento de la forma celular.

microvellosidades *(microvilli).* Proyecciones digitiformes submicroscópicas en la superficie de la membrana celular que aumentan en gran medida el área superficial.

microvoltio *(microvolt).* Millonésima parte de un voltio; 10^{-6} voltio.

micrurgia *(micrurgy).* Manipulación de muestras microscópicas con la ayuda de un microscopio, y a menudo de un micromanipulador.

Micheli, anemia de; Micheli, síndrome de *(Micheli's anemia, Micheli's syndrome).* Hemoglobinuria paroxística nocturna; véase hemoglobinuria.

midriasis *(mydriasis).* Dilatación de la pupila.

midriático *(mydriatic).* Agente que dilata la pupila.

miectomía *(myectomy).* Extirpación quirúrgica de una parte de un músculo.

miedo *(fear).* Sensación de aprensión o alarma en respuesta a una fuente externa de peligro.

m. morboso, fobia.

mielencéfalo *(myelencephalon).* Porción del ce-

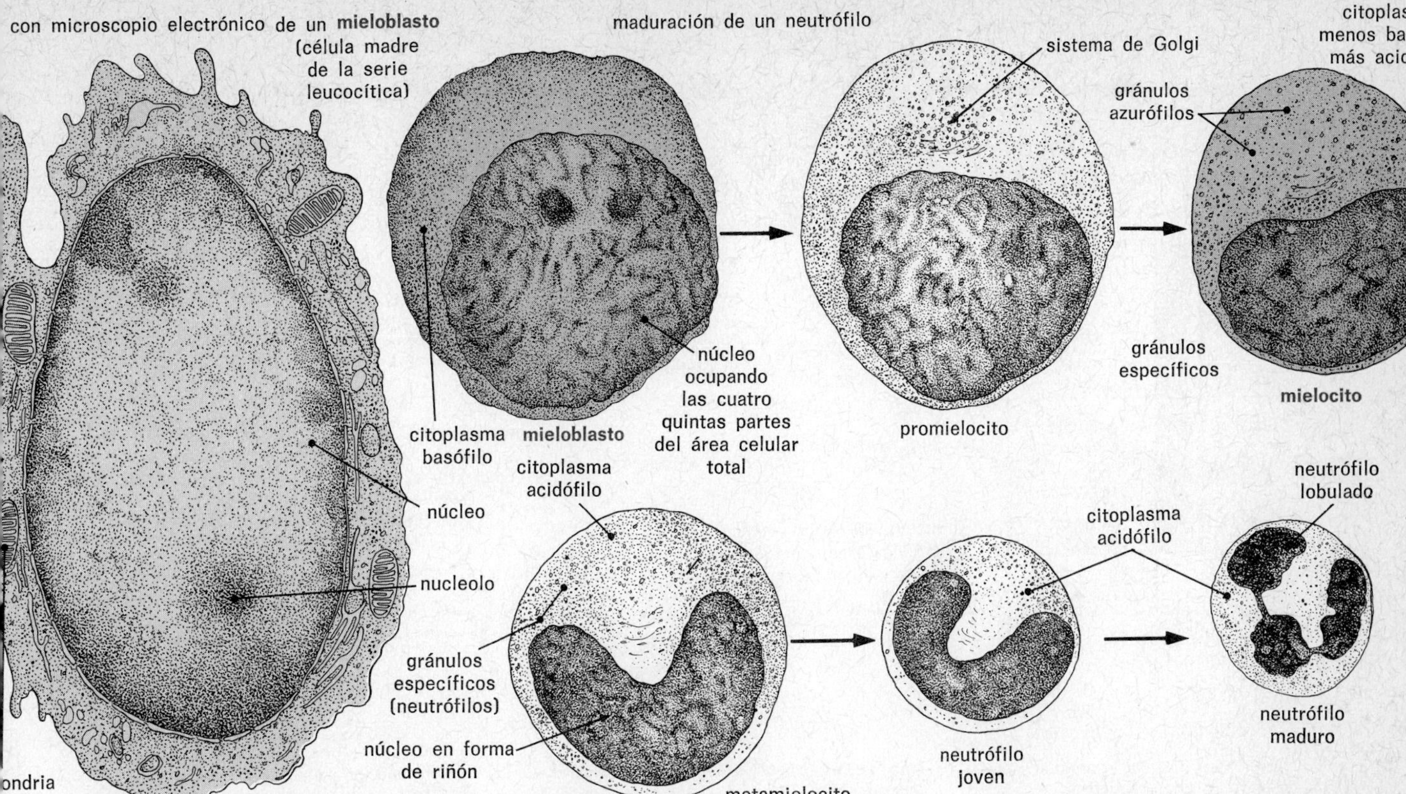

rebro embrionario a partir de la cual se desarrolla el bulbo raquídeo y la porción bulbar del cuarto ventrículo; junto con el metencéfalo forma el cerebro posterior o rombencéfalo.

miélico *(myelic)*. **1.** Relativo a la medula espinal. **2.** Relativo a la medula ósea.

mielina *(myelin)*. Sustancia grasa que es componente esencial de la vaina que rodea y aisla el axón de algunas células nerviosas.

mielínico *(myelinated)*. **1.** Que posee una vaina de mielina. **2.** Relativo a la mielina.

mielinización *(myelination, myelinization)*. Formación de una vaina mielínica alrededor de una fibra nerviosa.

mielítico *(myelitic)*. Relativo a o caracterizado por inflamación de la medula ósea o de la medula espinal.

mielitis *(myelitis)*. **1.** Inflamación de la medula espinal. **2.** Inflamación de la medula ósea.

m. apopletiforme, inflamación de la sustancia gris de la medula espinal, con aparición súbita de parálisis.

m. compresiva, forma progresiva de mielitis debida a compresión de la medula espinal, como por hemorragia o tumor.

m. diseminada, inflamación de áreas distintas de la medula espinal; también denominada mielitis focal múltiple.

m. posradiación, mielitis causada por exposición excesiva a los rayos X.

m. transversa, inflamación que se extiende a través de todo el espesor de la medula espinal.

m. traumática, inflamación que sigue a un traumatismo de la medula espinal.

mielo- *(myelo-)*. Forma prefija que indica relación con: (a) medula ósea, (b) medula espinal.

mieloarquitectónica *(myeloarchitectonics)*. Estudio de la disposición de las fibras nerviosas en la corteza cerebral.

mieloblastemia *(myeloblastemia)*. Presencia de mieloblastos en la sangre.

mieloblasto *(myeloblast)*. Célula en el estadio primario de desarrollo que se encuentra normalmente en la medula ósea; primera célula reconocible de la serie granulocítica (mieloide); tiene un núcleo oval grande que ocupa cerca de cuatro quintos de la célula y contiene normalmente de dos a cinco nucléolos; se diferencia en granulocitos neutrófilos, eosinófilos y basófilos; también denominada granuloblasto.

mieloblastoma *(myeloblastoma)*. Tumor maligno compuesto principalmente de mieloblastos que aparece en ciertas enfermedades, como en la leucemia mieloblástica.

mieloblastosis *(myeloblastosis)*. Presencia de gran número de mieloblastos en la sangre o tejidos, como en la leucemia aguda.

mielocele *(myelocele)*. Defecto del desarrollo en el que están ausentes los arcos vertebrales, dejando un surco abierto revestido de tejido medular imperfecto y a través del cual drena el líquido cefalorraquídeo; también denominado raquisquisis y espondilosquisis.

mielocístico *(myelocystic)*. Relativo al mielocisto o de su naturaleza.

mielocisto *(myelocyst)*. Quiste con origen en los conductos medulares rudimentarios del sistema nervioso central.

mielocistocele *(myelocystocele)*. Protrusión herniaria de sustancia de la medula espinal por un defecto en la columna vertebral.

mielocito *(myelocyte)*. **1.** Célula joven de la serie granulocítica (mieloide) que se desarrolla del promielocito y se encuentra normalmente en la medula ósea; sus principales características son: un citoplasma que contiene gránulos neutrófilos específicos, un núcleo oval con cromatina nuclear en forma de filamentos gruesos y un nucléolo no discernible. **2.** Célula nerviosa en la sustancia gris del cerebro o medula espinal.

mielocitosis *(myelocytosis)*. Aumento de mielocitos en la sangre.

mieloencefálico *(myeloencephalic)*. Relativo a la medula espinal y el cerebro.

mieloencefalitis *(myeloencephalitis)*. Encefalomielitis; inflamación aguda del cerebro y la medula espinal.

mielofibrosis *(myelofibrosis)*. Trastorno mieloproliferativo caracterizado por fibrosis de la medula ósea asociada con proliferación anormal de los elementos formes de la sangre, metaplasia mieloide del bazo y del hígado y anemia; también denominada mielosclerosis con metaplasia mieloide, metaplasia mieloide agnógena, síndrome osteomielofibrótico y esplenomegalia megacariocítica.

mielogénesis *(myelogenesis)*. Desarrollo de la medula ósea.

mielógeno *(myelogenic, myelogenetic)*. Desarrollado en la medula ósea.

mielografía *(myelography)*. Radiografía de la medula espinal después de haber introducido una sustancia radiopaca en el espacio subaracnoideo.

mieloide *(myeloid)*. **1.** Relativo a la medula ósea, derivado de ella o de su naturaleza. **2.** Perteneciente o relativo a la medula espinal.

mieloma *(myeloma)*. Tumor compuesto de tipos celulares que se encuentran normalmente en la medula ósea.

m. de células plasmáticas, término general que se aplica a los trastornos que tienen en común proliferación de células plasmáticas y formación de proteínas anormales, como son el mieloma múltiple, plasmocitomas de partes blandas y leucemia de células plasmáticas.

m. múltiple, enfermedad caracterizada por la aparición de tumores malignos dispersos en varios huesos del organismo, asociada con producción de globulinas anormales y presencia de proteína de Bence Jones en la orina; se produce más frecuentemente en personas que están entre la sexta y la octava década de la vida y afecta a los hombres más a menudo que a las mujeres; también denominada mielomatosis y mieloma de células plasmáticas.

mielomalacia *(myelomalacia)*. Reblandecimiento de la medula espinal.

mielomatosis *(myelomatosis)*. Véase mieloma múltiple.

mielomeningitis *(myelomeningitis)*. Inflamación de la medula espinal y sus meninges.

mielomeningocele *(myelomeningocele)*. Véase meningomielocele.

mielón *(myelon)*. Medula espinal.

mieloneuritis *(myeloneuritis)*. Inflamación de la medula espinal y de uno o más nervios periféricos.

mielónico *(myelonic)*. Relativo a la medula espinal.

mielopatía *(myelopathy)*. Enfermedad de la medula espinal.

mieloplasto *(myeloplast)*. Leucocito de la medula ósea.

mielopoyesis *(myelopoiesis)*. Formación de medula ósea o de las células sanguíneas derivadas de ella.

mieloproliferativo *(myeloproliferative)*. Relativo a la proliferación de elementos formadores de la sangre.

mieloproliferativo, síndrome *(myeloproliferative syndrome)*. Grupo de trastornos caracterizados por proliferación anormal de uno o más tipos de células de la medula ósea; comprende leucemias nucloides, mielofibrosis, policitemia vera y trombocitosis idiopática.

mielorradiculitis *(myeloradiculitis)*. Inflamación de la medula espinal y de las raíces de los nervios espinales.

mielorradiculodisplasia *(myeloradiculodys-*

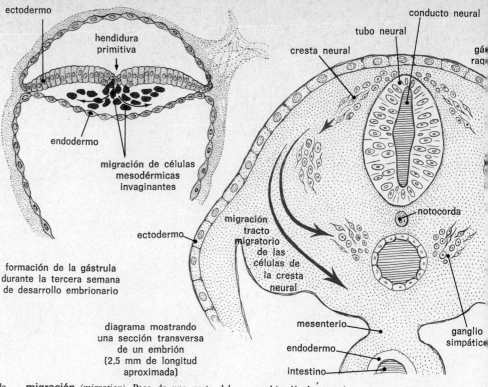

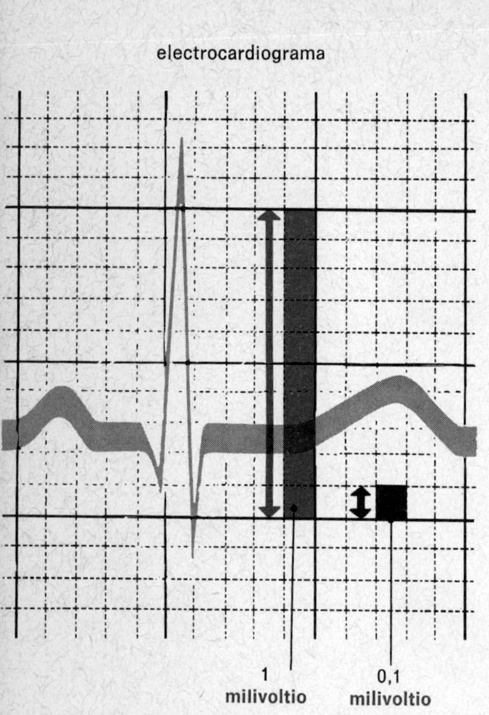

ectodermo
hendidura primitiva
endodermo
migración de células mesodérmicas invaginantes

formación de la gástrula durante la tercera semana de desarrollo embrionario

conducto neural
tubo neural
cresta neural
notocorda
ectodermo
migración
tracto migratorio de las células de la cresta neural
mesenterio
endodermo
intestino
ganglio simpático

diagrama mostrando una sección transversa de un embrión (2,5 mm de longitud aproximada)

plasia). Desarrollo congénito anormal de la medula espinal y las raíces raquídeas.

mielorradiculopatía *(myeloradiculopathy).* Enfermedad de la medula espinal y las raíces raquídeas.

mielorragia *(myelorrhagia).* Hemorragia de la medula espinal.

mielosarcoma *(myelosarcoma).* Tumor maligno derivado de las células de la medula ósea.

mielosclerosis *(myelosclerosis).* Induración de la medula espinal con desarrollo excesivo del tejido conjuntivo intersticial como resultado de inflamación crónica; también denominado mielitis esclerosante y esclerosis espinal.

mielosis *(myelosis).* Estado caracterizado por proliferación anormal de las células que forman la sangre en la medula ósea y otros órganos.

m. aleucémica crónica, afección caracterizada primariamente por proliferación indebida de los elementos que dan lugar a los leucocitos; la cuenta total es normal; variante de la mielofibrosis.

m. eritrémica, trastorno caracterizado principalmente por proliferación anormal de precursores eritroides y mieloides en la medula ósea, morfología leucocitaria grotesca, anemia, trastornos hemorrágicos y aumento de volumen del bazo e hígado; también denominada síndrome de DiGuglielmo.

mielosquisis *(myeloschisis).* Hendidura de la medula espinal por ausencia del cierre normal del tubo neural.

mielotisis *(myelophthisis).* **1.** Atrofia o degeneración de la medula espinal. **2.** Insuficiencia de la función hematopoyética de la medula ósea.

mielotomía *(myelotomy).* Sección de fibras nerviosas en la medula espinal.

mielotóxico *(myelotoxic).* **1.** Destructor de la medula ósea. **2.** Relativo a enfermedad de la medula ósea.

miembro *(limb).* Extremidad; brazo o pierna.

m. fantasma, fenómeno a menudo experimentado por enfermos amputados en los que las sensaciones, a menudo dolorosas, parecen estar originadas en la extremidad amputada.

m. inferior, extremidad inferior, en la que se incluyen cadera, nalga, muslo, pierna y pie.

m. superior, extremidad superior, que comprende el hombro, brazo, antebrazo y mano.

mientérico *(myenteric).* Relativo a la capa muscular (mienterón) del intestino.

mienterón *(myenteron).* Capa muscular del intestino.

miestesia *(myesthesia).* Sensibilidad muscular; sensación experimentada en el interior de un músculo.

migración *(migration).* Paso de una parte del cuerpo a otra.

Mikulicz, enfermedad de *(Mikulicz's disease).* Tumor bilateral benigno de las glándulas lagrimales y salivales asociado con sequedad de boca y reducción o ausencia de lagrimación; considerada por algunos investigadores como idéntica al síndrome de Sjögren.

Mikulicz, síndrome de *(Mikulicz's syndrome).* Engrosamiento doloroso de las glándulas salivales y lagrimales, habitualmente bilateral, que se acompaña de sequedad de boca y disminución de la lagrimación; se considera como una complicación de la tuberculosis, leucemia, linfoma o sarcoidosis.

mili- *(milli-).* Forma prefija utilizada en el sistema métrico que indica una milésima parte.

miliamperio (ma) *(milliampere).* Milésima parte de un amperio.

miliar *(miliary).* Que tiene nódulos del tamaño de la semilla de mijo (cerca de 2 mm).

m., tuberculosis, véase tuberculosis miliar aguda.

miliaria *(miliaria).* Erupción de la piel debida a retención de sudor en los folículos sudoríparos.

milicurie (mCi) *(millicurie).* Medida de radiactividad; una milésima de curie.

miliequivalente (mEq) *(milliequivalent).* Expresión de concentración de sustancia por litro de solución, calculada al dividir la concentración en miligramos por 100 ml por el peso molecular.

milieu. En francés, medio circundante.

m. intérieur (medio interno), medio circundante; líquidos que bañan las células hísticas de los animales multicelulares.

miligramo (mg) *(milligram).* Milésima parte de un gramo.

mililitro (ml) *(milliliter).* Milésima parte de un litro; un centímetro cúbico.

milímetro (mm) *(millimeter).* Milésima parte de un metro.

milimicro- *(millimicro-).* Expresión no admitida en el Sistema Internacional en Unidades que no acepta la unión de dos prefijos ni la repetición. Indica milmillonésima parte. Véase nano-.

milimicrogramo *(millimicrogram).* Expresión no admitida en el Sistema Internacional en Unidades que no acepta la unión en dos prefijos ni la repetición. Quiere indicar milmillonésima parte de un gramo; debe decirse nanogramo (ng).

milimicrón (mμ) *(millimicron).* Expresión no admitida en el Sistema Internacional de Unidades que no acepta la unión de dos prefijos ni la repetición. Quiere indicar milésima parte de una micra: debe decirse nanometro (nm).

milimol (mM) *(millimole).* Milésima parte de un mol (molécula-gramo).

milio *(millium).* Pápula muy pequeña blanquecina o amarillenta sobre la piel, causada por retención de materia grasa (sebo).

miliosmol (mOsm) *(milliosmole).* Milésima parte de un osmol; presión osmótica ejercida por la concentración de una sustancia en solución; expresada como miligramos por kilogramo divididos por el peso atómico para una sustancia ionizada o por el peso molecular para solutos no ionizados; la osmolalidad del plasma normal es de 280 a 300 mOsm/kg.

milirrad (mrad) *(millirad).* Milésima parte de un rad.

milirrem (mrem) *(millirem).* Milésima parte de un rem.

milirroentgen (mr) *(milliroentgen).* Milésima parte de un roentgen.

milisegundo (mseg) *(millisecond).* Milésima parte de un segundo.

milivoltio (mv) *(millivolt).* Milésima parte de un voltio.

Milkman, síndrome de *(Milkman's syndrome).* Osteoporosis que causa fracturas múltiples; observada más a menudo en mujeres posmenopáusicas.

milohioideo *(mylohyoid).* Relativo a la porción posterior del maxilar inferior y al hueso hioides.

Milroy, enfermedad de *(Milroy's disease).* Inflamación congénita y familiar del tejido subcutáneo (normalmente localizada en las extremidades) con gran acúmulo de linfa.

Millard-Gubler, síndrome de *(Millard-Gubler syndrome).* Parálisis de los músculos faciales de un lado de la cara y de las extremidades del lado opuesto por lesión unilateral del tronco cerebral.

mimesis *(mimesis).* Imitación; estado en el que una enfermedad presenta los síntomas de otra.

mineral *(mineral).* Sustancia inorgánica homogénea que se produce de forma natural, con estructura cristalina y composición química características.

mineralocorticoide *(mineralcorticoid).* Uno de los esteroides de la corteza suprarrenal que controla el metabolismo salino.

mio-, mi- *(myo-, my-).* Formas prefijas que significan músculo.

mioarquitectónico *(myoarchitectonic).* Relativo a la estructura de los músculos.

mioatrofia *(myoatrophy).* Atrofia muscular por desuso; también denominada miatrofia.

mioblasto *(myoblast).* Célula embrionaria que da origen a una célula muscular.

mioblastoma *(myoblastoma).* Tumor de células

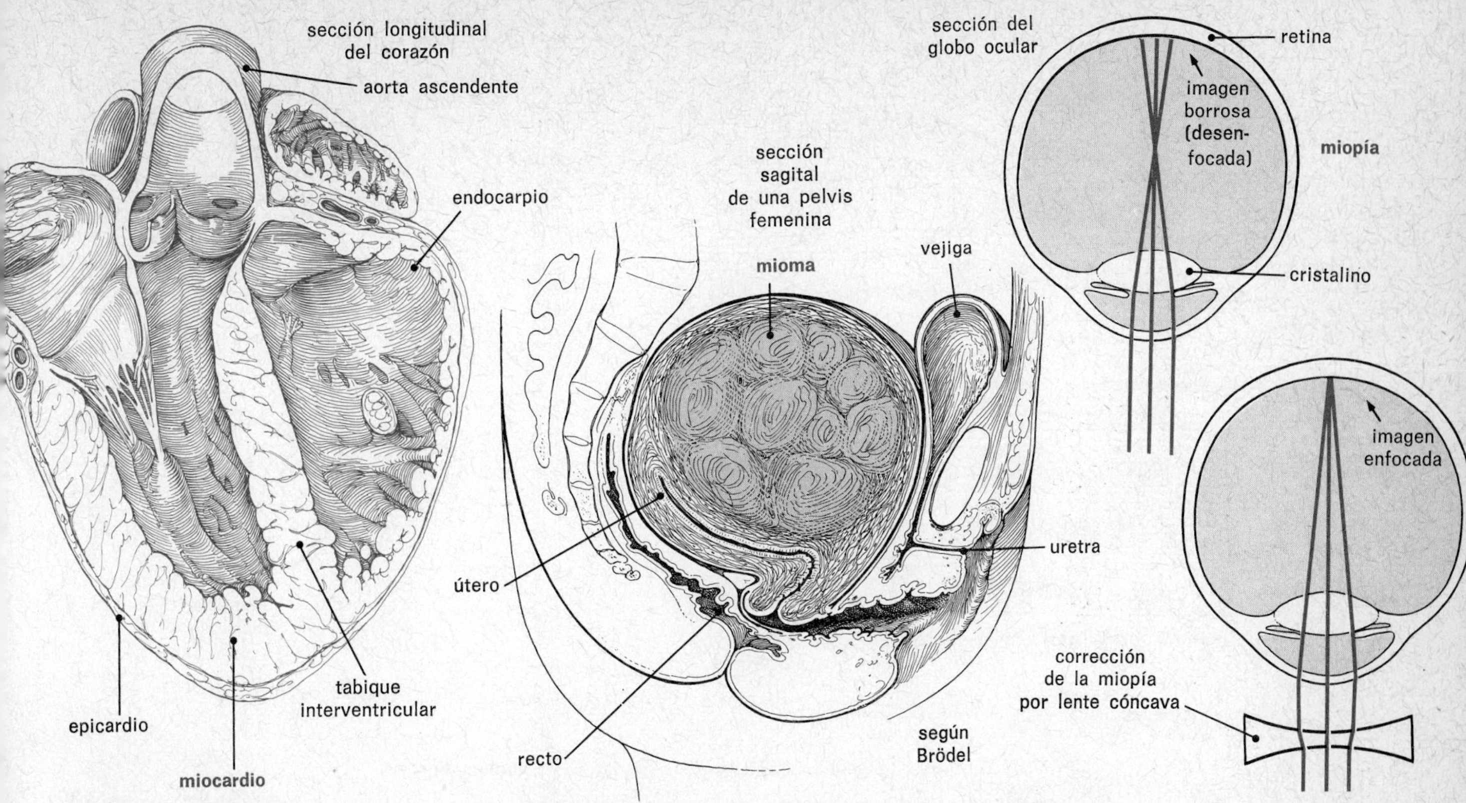

granulares; véase tumor.

miocárdico *(myocardial).* Que pertenece al músculo del corazón (miocardio).

miocardio *(myocardium).* Capa media y más gruesa de la pared del corazón, compuesta de células musculares estriadas especializadas y tejido conjuntivo intersticial; cada célula posee un núcleo central, una membrana plasmática (sarcolema) y numerosas miofibrillas contráctiles separadas por cantidades variables de sarcoplasma.

m. infarto de, necrosis del músculo cardiaco que resulta normalmente de una oclusión arterial.

miocardiógrafo *(myocardiograph).* Instrumento que registra la actividad del miocardio.

miocardiopatía *(myocardiopathy).* Cardiomiopatía.

m. primaria, miocardiopatía de causa desconocida.

miocardiorrafia *(myocardiorraphy).* Sutura quirúrgica de la pared muscular del corazón.

miocarditis *(myocarditis).* Inflamación del miocardio.

m. aislada aguda, forma aguda de causa desconocida; también denominada miocarditis de Fiedler.

m. de Fiedler, véase miocarditis aislada aguda.

miocele *(myocele).* Herniación de un músculo.

miocelulitis *(myocellulitis).* Inflamación del músculo (miositis) y del tejido celular (celulitis).

miocito *(myocyte).* Célula muscular.

mioclonía *(myoclonia).* Trastorno caracterizado por sacudidas o contracciones espasmódicas de los músculos.

mioclónico *(myoclonic).* Caracterizado por mioclonos.

mioclono *(myoclonus).* Espasmo repentino y rápido resultante de la contracción de uno o más grupos musculares.

miodinamómetro *(myodynamometer).* Instrumento utilizado para medir la fuerza muscular.

miodistonía *(myodystony).* Sucesión de pequeñas contracciones durante la relajación lenta de un músculo tras estimulación eléctrica.

mioedema *(myoedema).* Contracción localizada de un músculo degenerado a la percusión.

mioeléctrico *(myoelectric).* Relativo a las características eléctricas de los músculos.

mioendocarditis *(myoendocarditis).* Inflamación de la pared y revestimiento de las cavidades cardiacas.

mioepitelio *(myoepithelium).* Tejido compuesto de células epiteliales contráctiles que parecen células musculares lisas.

miofascial, síndrome *(myofascial syndrome).* Afección dolorosa de los músculos esqueléticos caracterizada por la presencia de una o más áreas hiperestésicas denominadas puntos gatillo, localizadas en los músculos o tendones; cuando se estimulan por presión, estos puntos gatillo producen dolor en el área de los síntomas del paciente, generalmente en torno a la articulación temporamaxilar y cuello.

miofibrilla *(myofibril).* Una de las finas fibrillas longitudinales presentes en la fibra muscular; cada miofibrilla está dividida en una serie de unidades repetidas, los sarcómeros, que son la estructura fundamental y la unidad funcional de la contracción.

miofibroma *(myofibroma).* Tumor benigno que contiene tejido muscular y fibroso.

miofibrosis *(myofibrosis).* Inflamación crónica de un músculo con formación excesiva de tejido conjuntivo que da lugar a atrofia del tejido muscular.

miofilamentos *(myofilaments).* Estructuras microscópicas que forman las fibrillas del músculo estriado.

miógeno 1 *(myogen).* Mezcla proteica extraíble del músculo esquelético con agua fría, constituida por gran cantidad de enzimas glucolíticas. **2** *(myogenic).* De origen muscular.

mioglia *(myoglia).* Red fina de fibrillas formada por células musculares; también denominada cemento muscular.

mioglobina *(myoglobin).* Proteína transportadora de oxígeno que se encuentra en las fibras musculares, similar a la hemoglobina.

mioglobinuria *(myoglobinuria).* Presencia de mioglobina en la orina, normalmente después de traumatismos con aplastamiento y ocasionalmente tras ejercicio muy vigoroso.

m. paroxística idiopática, véase rabdomiólisis.

mioglobulina *(myoglobulin).* Globulina presente en el tejido muscular.

mioglobulinuria *(myoglobulinuria).* Mioglobinuria.

miografía *(myography).* Técnica utilizada para registrar la actividad muscular.

miógrafo *(myograph).* Instrumento para el registro gráfico de las contracciones musculares.

miograma *(myogram).* Trazado producido por miografía.

mioide *(myoid).* Semejante al músculo.

miolipoma *(myolipoma).* Tumor benigno compuesto principalmente de tejido adiposo y muscular.

miólisis *(myolysis).* Desintegración del tejido muscular.

miología *(myology).* Rama de la ciencia que se ocupa del estudio de los músculos.

mioma *(myoma).* Tumor benigno constituido por tejido muscular.

miomalacia *(myomalacia).* Reblandecimiento anormal y degeneración del tejido muscular.

miomatectomía *(myomatectomy).* Extirpación de un mioma.

miomatoso *(myomatous).* Semejante a un mioma.

miomectomía *(myomectomy).* Extirpación quirúrgica de un mioma, específicamente de un mioma uterino.

miometrio *(myometrium).* Capa media gruesa de la pared uterina compuesta por músculo liso.

miometritis *(myometritis).* Inflamación de la capa muscular de la pared uterina.

miómetro *(myometer).* Aparato para determinar la fuerza de una contracción muscular.

mion *(myon).* Unidad funcional constituida por una fibra muscular con su membrana basal, junto con los capilares y nervios asociados.

mionecrosis *(myonecrosis).* Necrosis del tejido muscular.

mioneural *(myoneural).* Relativo al músculo y al nervio, como las terminaciones nerviosas del tejido muscular.

miopatía *(myopathy).* Enfermedad del tejido muscular.

miope. Que padece miopía.

miopericarditis *(myopericarditis).* Inflamación del tejido muscular del corazón y de la membrana que lo rodea (pericardio).

miopía *(myopia).* Afección ocular en la que los rayos luminosos entran en el globo ocular y convergen delante de la retina, con lo que sólo los objetos cercanos se ven enfocados: también llamada vista corta.

miópico *(myopic).* Relativo a la miopía.

mioplasma *(myoplasm).* Porción contráctil de la fibra muscular.

mioplastia *(myoplasty).* Reparación quirúrgica de un músculo.

mioquimia *(myokymia).* Contracción o temblor de fascículos aislados de un músculo; también llamada fasciculación.

miorrafia *(myorrhaphy).* Sutura de una herida muscular.

miorrexis *(myorrhexis).* Desgarro o rotura de un músculo.

miosarcoma *(myosarcoma).* Término genérico

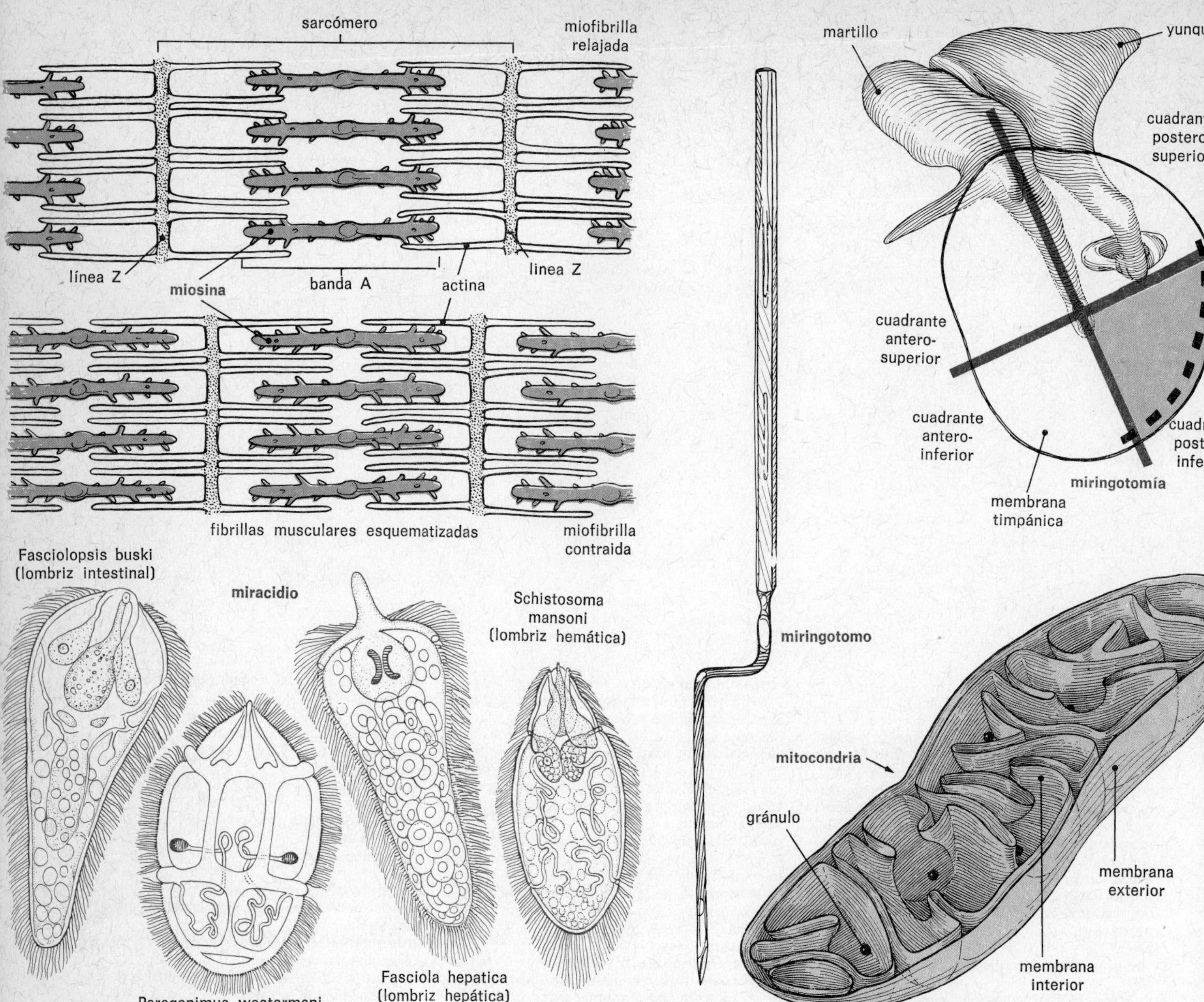

utilizado para los tumores malignos o sarcomas derivados del tejido muscular.

miosclerosis *(myosclerosis).* Inflamación crónica de un músculo con invasión por el tejido conjuntivo intersticial que da lugar a un endurecimiento del músculo.

miosina *(myosin).* Filamentos gruesos de moléculas proteicas polimerizadas de la miofibrilla que, junto con la proteína actina, son responsables de la contracción muscular; comprenden las bandas oscuras A vistas microscópicamente; denominadas bandas A por ser anisótropas con la luz polarizada. Véase también actina.

miosis *(miosis).* **1.** Reducción del tamaño de la pupila del ojo. **2.** Fase de una enfermedad en la que la gravedad de los síntomas comienza a disminuir.

miositis *(myositis).* Inflamación muscular, normalmente de un músculo voluntario.

m. osificante, afección en la que el tejido muscular es reemplazado por hueso; puede ser localizada siguiendo a un traumatismo o, raramente, generalizada, progresiva (con comienzo en la infancia) y debida a causa desconocida.

miospasmo *(myospasm).* Contracción espasmódica de un músculo o grupo de músculos.

miótico *(miotic).* Agente que causa contracción de la pupila.

miotoma *(myotome).* En embriología, porción del somita mesodérmico a partir de la cual se desarrolla el músculo esquelético.

miotomía *(myotomy).* **1.** Disección de los músculos. **2.** Sección quirúrgica de un músculo.

miótomo *(myotome).* Cuchillo utilizado en cirugía para seccionar el músculo.

miotonía *(myotonia).* Rigidez temporal de un músculo o grupo de músculos.

m. atrófica, enfermedad caracterizada por rigidez y atrofia de los músculos, asociada con cataratas y habla balbuciente; también denominada enfermedad de Steinert y distrofia miotónica.

m. congénita, enfermedad hereditaria caracterizada por espasmo tónico temporal de ciertos músculos cuando se intenta realizar un movimiento voluntario; también denominada enfermedad de Thomsen.

m. hereditaria, véase miotonía congénita.

miotónico *(myotonic).* Caracterizado por miotonía.

mira *(mire).* Uno de los objetos luminosos en el oftalmómetro (utilizado para medir la curvatura anterior de la córnea).

miracidio *(miracidium).* Larva ciliada de un trematodo que nada libremente y penetra en pequeños huéspedes intermediarios donde se desarrolla hasta dar un esporocisto.

miringectomía *(myringectomy).* Escisión quirúrgica de la membrana timpánica.

miringitis *(myringitis).* Inflamación del tímpano.

miringo- *(myringo-).* Forma prefija que indica tímpano.

miringoplastia *(myringoplasty).* Procedimiento quirúrgico utilizado para cerrar una perforación del tímpano originada por daño o infección; también denominado timpanoplastia tipo 1.

miringorruptura *(myringorupture).* Desgarro o rotura del tímpano.

miringotomía *(myringotomy).* Incisión quirúrgica del tímpano para permitir el drenaje de la cámara del oído medio; también denominada paracentesis timpánica.

miringotomo *(myringotome).* Bisturí utilizado para punzar la membrana timpánica.

misantropía *(misanthropy).* Aversión morbosa al hombre o a la sociedad humana.

misofobia *(mysophobia).* Miedo morboso a la contaminación, manifestado por lavado continuo de las manos.

misoginia *(misogyny).* Aversión morbosa a las mujeres.

MIT *(MIT).* Abreviatura de monoyodotirosina.

mitad *(moiety).* Cada una de las dos partes iguales en que se divide un todo.

mitocondria *(mitochondria).* Membrana doble compartimentada, presente en el citoplasma de casi todas las células vivas, responsable de la generación de energía necesaria para la formación de ATP (adenosina trifosfato); las células normales tienen varios miles de mitocondrias de cerca de 15000 Å de longitud.

mitogénesis *(mitogenesis).* Inducción de mitosis en una célula.

mitógeno *(mitogen).* Sustancia que causa o induce la mitosis celular.

mitomanía *(mythomania).* Compulsión anormal a mentir.

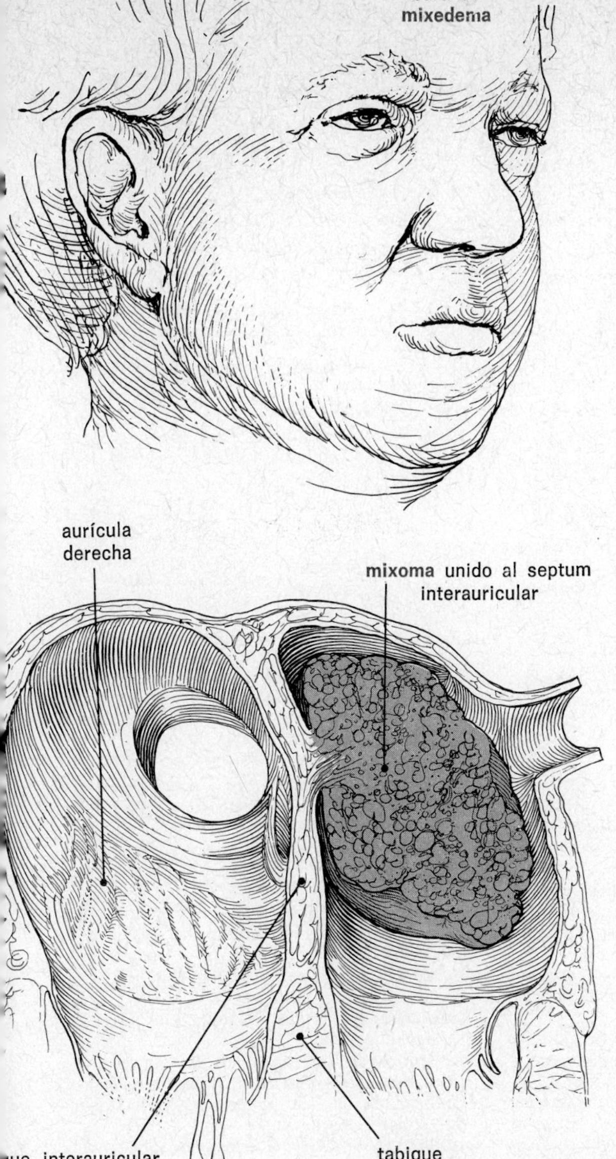

GRUPOS DE VIRUS QUE INFECTAN AL HOMBRE

Nombre genérico	Subgrupo	Ácido nucleico	Tamaño (nm)	Enfermedad
Adenovirus		DNA	65-85	Faringitis y amigdalitis aguda; ocasionalmente neumonía.
Herpesvirus	Herpes simple I	DNA	120-180	Herpes febril (calentura); queratitis herpética; encefalitis.
	Herpes simple II Virus de Ebstein-Barr			Herpes genital. Herpes zóster. Varicela. Mononucleosis infecciosa. Linfoma de Burkitt.
	Citomegalovirus			Enf. de las inclusiones citomegálicas.
Mixovirus y Paramixovirus		RNA	80-200	Gripe, sarampión, papera crup, bronquiolitis, neumonía.
Papovavirus		DNA	45-55	Verrugas.
	Coxackie A y B	RNA	17-30	Meningitis, encefalitis, conjuntivitis, queratitis, enfermedad boca-mano-pie, pleurodinia epidémica.
	Echovirus			Resfriado común.
	Enterovirus			Poliomielitis.
	Rinovirus			Resfriado común.
Poxvirus		DNA	150-300	Viruela, molluscum contagiosum, ectima infeccioso, eritema infeccioso.
Rabdovirus		RNA	65-180	Rabia.
Togavirus	Arenavirus	RNA	20-300	Coriomeningitis linfocítica, fiebres hemorrágicas sudamericanas (Lassa y Machupo).
	Arbovirus			Encefalitis equina, fiebre amarilla, dengue, fiebre por garrapatas del Colorado, rubéola (sarampión alemán).
Virus no clasificados por completo				Hepatitis tipo A. Hepatitis tipo B.

mitosis *(mitosis).* Multiplicación o división de una célula que da lugar a la formación de dos células hijas que normalmente reciben el mismo contenido de cromosomas y ácido desoxirribonucleico (DNA) que la célula original; también llamada cariocinesis.

mitótico *(mitotic).* Relativo a la mitosis o división celular.

mitral *(mitral).* Relativo a la válvula auriculoventricular izquierda del corazón.

mitralización *(mitralization).* En radiología, enderezamiento del borde izquierdo de la silueta cardiaca con protrusión del arco auricular y del saliente pulmonar.

mitridatismo *(mithridatism).* Inmunidad para algunos venenos por ingestión de dosis cada vez mayores de los mismos.

mittelschmerz *(mittelschmerz).* Dolor intermenstrual, específicamente en el momento de la ovulación.

mixadenoma *(myxadenoma).* Tumor benigno derivado del tejido epitelial glandular.

mixedema *(myxedema).* Forma grave de hipotiroidismo que se presenta en jóvenes y adultos producida por deficiencia de hormona tiroidea; caracterizado por piel seca, pelo quebradizo, cara hinchada, párpados tumefactos, expresión embotada y debilidad muscular.

m. pretibial, hinchazón sobre la cara externa de la extremidad inferior, cerca del maleolo externo, encontrada en algunos casos de tirotoxicosis, por lo general asociada con bocio exoftálmico (enfermedad de Graves).

mixedematoso *(myxedematous).* Relativo al mixedema.

mixo- *(myx-, myxo-).* Forma prefija que denota moco.

mixocito *(myxocyte).* Célula estrellada o poliédrica encontrada en el tejido mucoso.

mixocondrofibrosarcoma *(myxochondrofibrosarcoma).* Tumor maligno derivado del tejido conjuntivo fibroso.

mixocondroma *(myxochondroma).* Tumor benigno compuesto principalmente por tejido cartilaginoso.

mixofibroma *(myxofibroma).* Tumor benigno del tejido conjuntivo que contiene porciones parecidas al tejido mesenquimatoso primitivo.

mixoide *(myxoid).* Semejante al moco o que lo contiene.

mixolipoma *(myxolipoma).* Tumor benigno del tejido adiposo que contiene porciones parecidas al tejido mesenquimatoso primitivo.

mixoma *(myxoma).* Tumor benigno compuesto de tejido conectivo incluido en una matriz mucoide; también denominado tumor mucoide.

m. auricular, tumor primario benigno con origen en el revestimiento de las aurículas y semejante a un pólipo; puede causar un soplo que cambia con los movimientos corporales o simular estenosis mitral o tricuspídea, y provocar síncopes posturales.

mixomatosis *(myxomatosis).* Enfermedad fatal de los conejos caracterizada por la presencia de numerosos mixomas en la piel y mucosas.

mixomiceto *(myxomycete).* Hongo que se encuentra en la vegetación en putrefacción.

mixoneuroma *(myxoneuroma).* Tumor producido por proliferación de las células de Schwann en el que los cambios degenerativos producen áreas parecidas al tejido mesenquimatoso primitivo.

mixopoyesis *(myxopoiesis).* Formación de moco.

mixosarcoma *(myxosarcoma).* Tumor maligno derivado del tejido conjuntivo.

mixospora *(myxospore).* Espora incluida en una masa gelatinosa.

mixovirus *(myxovirus).* Grupo de virus RNA que tienen afinidad por ciertas mucinas y producen gripe o infecciones semejantes.

mixtura *(mixture).* **1.** Mezcla de dos o más sustancias que no están combinadas químicamente. **2.** Preparado farmacéutico constituido por una sustancia insoluble suspendida en un líquido por medio de materia viscosa, como azúcar, glicerina, etc.

m. binaria, la que contiene dos sustancias.

m. explosiva, mezcla capaz de combustión instantánea.

ml. Abreviatura de mililitro.

mM. Abreviatura de milimol.

mm. Abreviatura de milímetro.

Mn. Símbolo químico del elemento manganeso.

mnémico *(mnemonic).* Relativo a la memoria o caracterizado por ella.

mnemotecnia *(mnemonics).* Sistema para per-

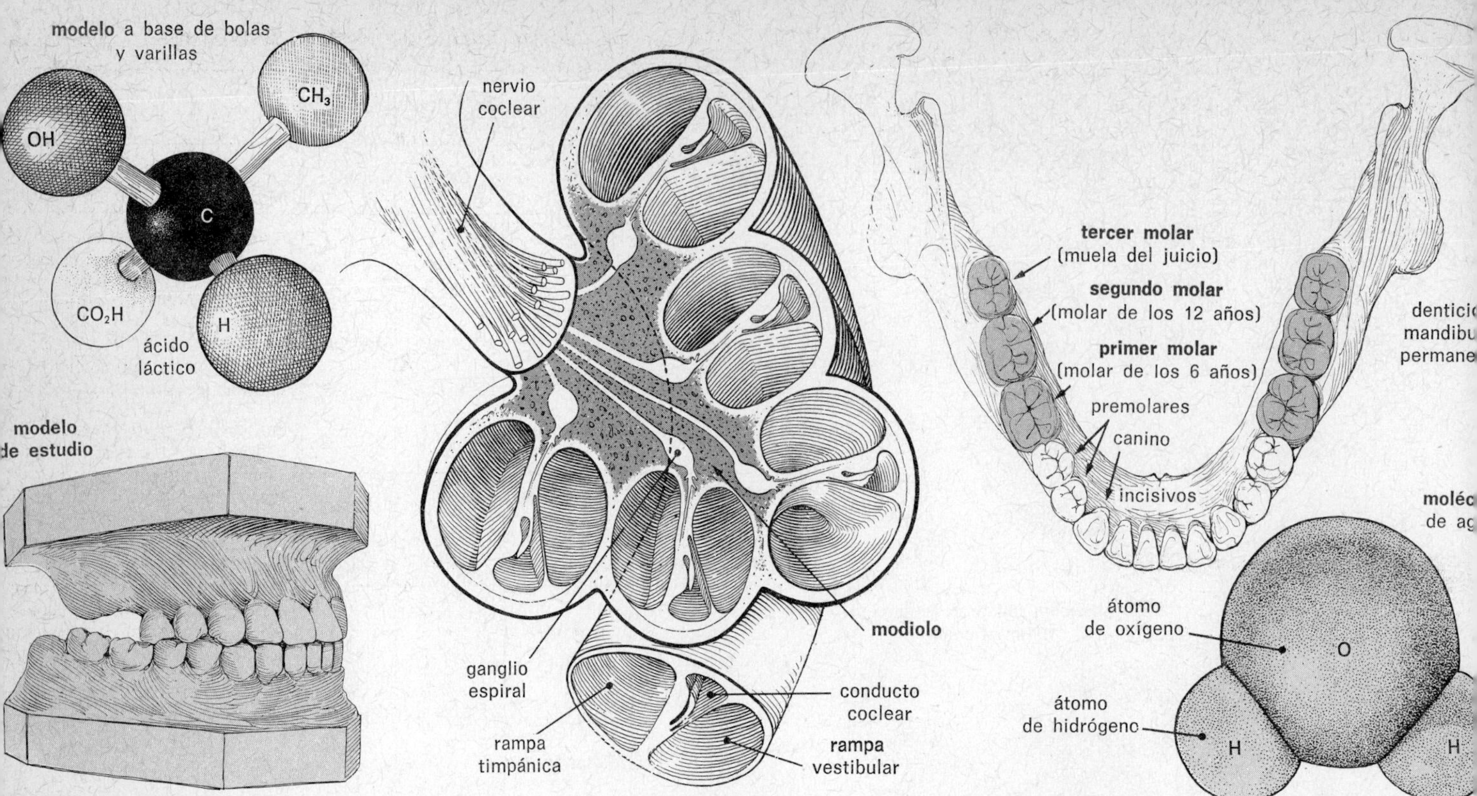

feccionar la memoria.

Mo. Símbolo químico del elemento molibdeno.

Möbius, signo de *(Möbius' sign).* Debilidad de la convergencia de los ojos en el bocio exoftálmico.

Möbius, síndrome de *(Möbius' syndrome).* Enfermedad congénita caracterizada por parálisis bilateral de los dos músculos rectos externos y de los músculos faciales, asociada a menudo con otras anomalías musculoesqueléticas neurológicas; también denominada diplejía facial y parálisis oculofacial congénita.

moco *(mucus).* Suspensión viscosa y resbaladiza de mucina, células epiteliales, leucocitos, sal inorgánica y agua secretada por las glándulas de las membranas mucosas; la secreción protege y humedece la membrana.

moda *(mode).* En estadística, el valor que se repite más a menudo.

modelado *(moulage).* Confección de un molde de una estructura corporal, en especial para identificación, prótesis y estudio de modelos.

modelo *(model).* **1.** Réplica; forma tridimensional que representa una estructura existente. **2.** En odontología, molde; reproducción positiva de la dentadura y estructuras adyacentes.

m. de estudio, réplica de los dientes y estructuras orales adyacentes utilizada como ayuda para el diagnóstico; también denominado molde diagnóstico.

m., enfermedad, creación artificial de una anomalía en un animal experimental para su posterior estudio.

modificador *(modifier).* Agente que altera la forma o carácter sin transformación; p. ej., en genética, gen que altera el efecto fenotípico de otro gen.

modiolo *(modiolus).* Pilar central o columna ósea alrededor de la cual giran los conductos espirales de la cóclea.

modulación *(modulation).* Alteraciones que se producen en respuesta a cambios en el entorno, como el cambio temporal de los osteoblastos en osteocitos para volver a osteoblastos en respuesta a condiciones alteradas en el medio ambiente.

mogigrafía *(mogigraphia).* Calambre de los escribientes; véase calambre.

moho *(mold).* Grupo de hongos que se desarrollan en sustancia orgánica en descomposición.

mol *(mol).* Véase molécula gramo.

mola *(mole).* Nevo celular pigmentado; pigmentación circunscrita sobre la piel.

m. hidatiforme, desarrollo anómalo de la placenta consistente en una masa no maligna de vesículas claras (que parece un racimo de uvas) formada por degeneración quística de las vellosidades del corion; la mola puede crecer hasta llenar el útero y causar el aumento de su tamaño hasta el de un embarazo de seis meses; normalmente no hay embrión presente; también denominada degeneración hidatídica.

molal *(molal).* Que contiene un mol de soluto por 1000 gramos de solvente. Véase molar (2).

molalidad *(molality).* Concentración de una solución expresada como el número de moles de soluto por 1000 gramos de solvente.

molar *(molar).* **1.** Diente posterior que tritura alimentos. **2.** Que contiene un peso gramo molecular (1 mol) de soluto por 1000 mililitros de solución. Véase molal. **3.** Relativo a las masas, en oposición a molecular.

m. caduco, cada uno de los ocho dientes posteriores de la dentadura decidua (primaria).

m. impactado, molar que no sale adecuadamente.

m. permanente, cada uno de los doce dientes posteriores de la dentadura permanente (secundaria).

m. permanente, primer, el diente permanente mayor, que es el primero en salir, normalmente a la edad de seis años. También denominado molar de los seis años.

m. permanente, segundo, molar permanente, inmediatamente distal al primer molar, que sale normalmente a la edad de doce años; también denominado molar de los doce años.

m. permanente, tercer, último molar permanente que normalmente sale entre los 17 y 21 años; también denominado muela del juicio.

molaridad *(molarity).* Concentración de una solución expresada como el número de moles de soluto por litro de solución.

molde *(mold).* Receptáculo para formar cualquier material moldeable (cera, plástico, etc.).

m. de yeso, vendaje rígido, normalmente hecho con gasa y yeso mate, usado para inmovilizar una parte del cuerpo.

m. de y. andante, yeso que se extiende desde debajo de la rodilla hasta los dedos del pie, con un agregado similar a una bota para permitir una marcha natural.

m. de y. colgante, el colocado para inmovilizar una fractura o para conducir una fuerza traccionante a través del peso del yeso; usado habitualmente en las fracturas de la parte baja del húmero.

molécula *(molecule).* La unidad menor de una sustancia (compuesta de dos o más átomos) que puede existir en estado libre y retener las propiedades químicas de aquella.

m. cíclica, molécula que aparece en compuestos orgánicos y cuyos átomos están enlazados en un anillo o polígono.

m. gramo, cantidad de una sustancia que posee un peso en gramos numéricamente igual al peso molecular de dicha sustancia; p. ej., una molécula gramo de hidrógeno pesa 2 g; también denominada mol.

molecular *(molecular).* Relativo a las moléculas o formado por ellas.

molibdato *(molybdate).* Sal del ácido molíbdico.

molibdeno *(molybdenum).* Elemento metálico; símbolo Mo, número atómico 42, peso atómico 95,95; tiene varios isótopos.

molíbdico *(molybdic).* Designa una sal de molibdeno trivalente o hexavalente.

molíbdico, ácido *(molybdic acid).* Cualquiera de los dos ácidos, H_2MoO_4 (incoloro) o $H_2MO_4 \cdot 4H_2O$, sustancia cristalina amarilla, solubles en amoniaco y utilizados como reactivo.

molimen *(molimen).* Esfuerzo exigido por alguna función fisiológica normal, en especial la menstruación.

molusco *(molluscum).* Enfermedad de la piel caracterizada por la formación de tumores blandos redondeados.

m. contagioso, enfermedad infecciosa de la piel caracterizada por pequeñas lesiones verrugosas que contienen una sustancia similar al cuajo; producida por un virus.

mollejas *(sweetbread).* Timo o páncreas de ternera usado como alimento.

momento de torsión, fuerza de torsión *(torque).* Fuerza rotatoria capaz de producir torsión y rotación alrededor de un eje, como la que se aplica a una base de dentadura postiza.

momificación *(mummification).* **1.** Gangrena fría; véase gangrena. **2.** Deshidratación y compresión de un feto retenido, que adquiere aspecto de pergamino.

mónada *(monad).* **1.** Elemento, radical o átomo univalentes. **2.** Organismo unicelular. **3.** Cromosoma único formado después de la segunda división de la meiosis.

monaural *(monaural).* Relativo a un solo oído.

mondadientes *(toothpick).* Palillo de madera que se utiliza para retirar las partículas de alimento que quedan entre los dientes.

Mondor, enfermedad de *(Mondor's disease).* Inflamación de las venas subcutáneas del pecho y

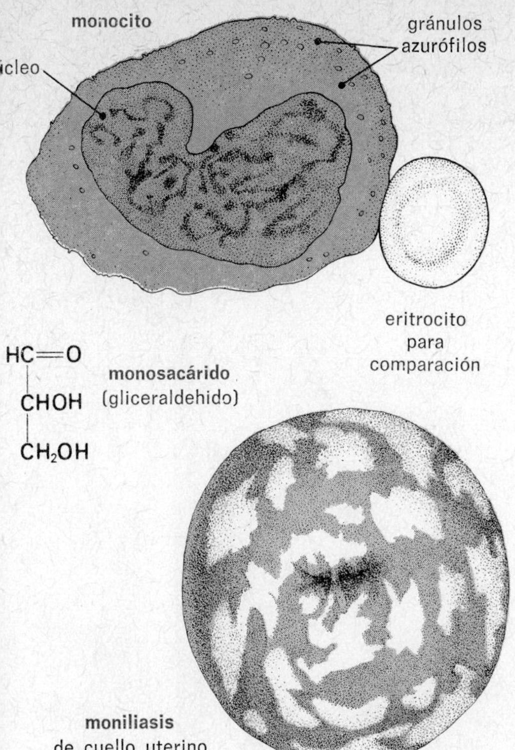

ALGUNOS RASGOS DIFERENCIALES DE LA MONONUCLEOSIS INFECCIOSA

	mononucleosis infecciosa	hepatitis infecciosa (hepatitis A)	amigdalitis
edad habitual	15 a 25 años	15 a 25 años	5 a 20 años
período de incubación	30 a 50 días	15 a 45 días	generalmente de 3 a 5 días
fiebre	irregular; cerca de dos semanas	moderada; desaparece cuando aparece la ictericia	de moderada a alta; menos de 5 días
dolor de garganta	marcado; con exudado gris	no	constante; exudado amarillo o blanco
adenopatías (engrosamiento de los ganglios linfáticos)	lo más frecuente; cadenas cervicales anterior y posterior; a menudo generalizadas	mínimas; preferentemente cervicales	submandibular; cervical anterior
esplenomegalia (crecimiento del bazo)	aproximadamente el 50 %	menos del 10 %	no
hepatomegalia (agrandamiento del hígado)	aproximadamente el 10 %	sobre el 80 %	no

tórax que se extiende desde la región epigástrica hasta la axila; se produce tanto en hombres como en mujeres.

mongolismo *(mongolism).* Síndrome de Down; defecto congénito producido por un cromosoma 21 anormal.

mongoloide, mongoliano *(mongoloid, mongolian).* Que tiene características semejantes al mongolismo (síndrome de Down).

moniletrix *(monilethrix).* Pelo nudoso; condición anómala en la que el cabello presenta nudosidades o puntos de engrosamiento alternando con pelo normal, ofreciendo la apariencia de una sarta de cuentas fusiformes.

Monilia. Género de mohos u hongos, conocidos como «hongos de la fruta»; se incluía en él un grupo similar de organismos que ahora se conocen como *Candida.*

moniliasis *(moniliasis).* Infección con hongos del género *Monilia.*

moniliforme *(moniliform).* Arrosariado que tiene forma de collar.

monitor cardiaco *(monitor, cardiac).* Dispositivo electrónico utilizado para la observación de los latidos cardiacos de una persona.

monitorización *(monitoring).* Observación constante.

m. cardiaca, observación prolongada del electrocardiograma con ayuda de un osciloscopio para detectar las irregularidades en el ritmo cardiaco.

mono- *(mono-).* Forma prefija que significa único.

monoamina *(monoamine).* Compuesto que contiene sólo un grupo amino.

monoaminooxidasa *(monoamine oxidase).* Enzima que cataliza la oxidación de una amplia variedad de aminas fisiológicas a los aldehídos y NH_3 correspondientes.

m., inhibidores de la, (IMAO), derivados de hidracina e hidracida que inhiben la acción de ciertas enzimas.

monoarticular *(monarticular).* Relativo a una sola articulación.

monoartritis *(monarthritis).* Artritis de una articulación.

monoblasto *(monoblast).* Célula inmadura de la serie monocítica, de 18 a 22 μ de diámetro, que tiene varios nucléolos; se forma sobre todo en el bazo y en los tejidos linfoides.

monocapa *(monolayer).* Película constituida por una sóla capa de moléculas, formada en una superficie de agua por ciertas sustancias, como proteínas y ácidos grasos, en la que algunos átomos son solubles en agua y otros no.

monocigótico *(monozygotic).* Dícese de gemelos idénticos o formados por la división en dos de un embrión derivado de un solo óvulo fecundado.

monocito *(monocyte).* Leucocito mononuclear grande, de 15 a 25 micras de diámetro, con un núcleo redondeado, en forma de riñón o lobulado y un citoplasma que se tiñe de color gris azulado con la tinción de Wright; es la célula mayor de la sangre; cuando deja la corriente sanguínea se convierte en macrófago (fagocito).

monocitopenia *(monocytopenia).* Reducción del número de monocitos en la sangre; también denominada leucopenia monocítica y monopenia.

monocitosis *(monocytosis).* Aumento anormal del número de monocitos en la sangre; ha de haber al menos 15 o más monocitos por 100 leucocitos.

monocromático *(monochromatic).* **1.** Que tiene un solo color. **2.** Indica un color espectral de una sola longitud de onda.

monocroto *(monocrotic).* Que forma una sola cresta poco elevada sobre la línea descendente de una curva; dícese de un pulso.

monocular *(monocular).* Relativo a un ojo o que sólo se emplea por un ojo.

monodactilismo *(monodactylism).* Presencia de un solo dedo en la mano o en el pie.

monofasia *(monophasia).* Trastorno en el que el vocabulario de un individuo se limita a una palabra o frase.

monogamético *(monogametic).* Véase homogamético.

monógeno *(monogenous).* Producido asexualmente.

monografía *(monograph).* Relación detallada de un tema particular, un grupo de temas o una área pequeña de un campo especial de la ciencia.

monohíbrido *(monohybrid).* Cruce de progenitores que sólo difieren en un carácter.

monomanía *(monomania).* Preocupación patológica por una idea.

monómero *(monomer).* Molécula de bajo peso molecular que cuando se repite en una cadena forma un polímero; p. ej., el etileno es el monómero del polietileno.

monomorfo *(monomorphic).* Que tiene sólo una forma; de tamaño y forma inalterables.

mononeuritis *(mononeuritis).* Inflamación o degeneración de un tronco nervioso o de alguna de sus ramas.

mononuclear *(mononuclear).* Uninuclear.

mononucleosis *(mononucleosis).* Exceso de leucocitos mononucleares (monocitos) en la sangre.

m. infecciosa, enfermedad febril infecciosa producida por el virus de Epstein-Barr; caracterizada por fiebre, amigdalitis, hipertrofia de los ganglios linfáticos y bazo y presencia en la sangre de un número anormal de linfocitos atípicos semejantes a monocitos; el virus se puede localizar en la boca y garganta de los individuos afectados varios meses después de la desaparición de la enfermedad; conocida popularmente como enfermedad del beso y denominada a veces fiebre glandular.

monopenniforme *(unipennate).* Semejante a media pluma; dícese de ciertos músculos que tienen un tendón a un lado; también se puede decir unipenniforme y semipenniforme.

monoplejia *(monoplegia).* Parálisis de un solo miembro.

monorquidea *(monorchism, monorchidism).* Estado o apariencia de tener un solo testículo, por falta congénita o retención del otro.

monórquido *(monorchid).* Individuo con un solo testículo visible.

monosacárido *(monosaccharide).* Carbohidrato que no se puede descomponer por hidrólisis; azúcar simple.

monosoma *(monosome).* Cromosoma sin su cromosoma homólogo.

monosomía *(monosomy).* Ausencia de un cromosoma en un par de cromosomas homólogos.

monosustituido *(monosubstituted).* Que tiene un solo átomo en cada molécula reemplazada.

monotrico *(monotrichous).* Dícese del organismo con un solo flagelo.

monovalente *(monovalent).* Véase univalente.

monóxido *(monoxide).* Oxido que contiene un solo átomo de oxígeno.

monoyodotirosina (MIT) *(monoiodotyrosine).* Aminoácido formado por la yodación de la tirosina; paso inicial en la formación de la tironina.

monstruos dobles *(conjoined twins).* Gemelos con grados variables de conexión o fusión entre ambos; también llamados hermanos siameses.

montaje *(mounting).* Procedimiento de laboratorio dental en el que se une a un articulador un molde maxilar o mandibular.

montar *(mount).* Preparar láminas de tejidos para su examen microscópico.

monte *(mons).* En anatomía, prominencia ligera o elevación.

m. ureteral, prominencia ligera en la pared de la vejiga a la entrada del uréter.

m. de Venus, eminencia carnosa formada por

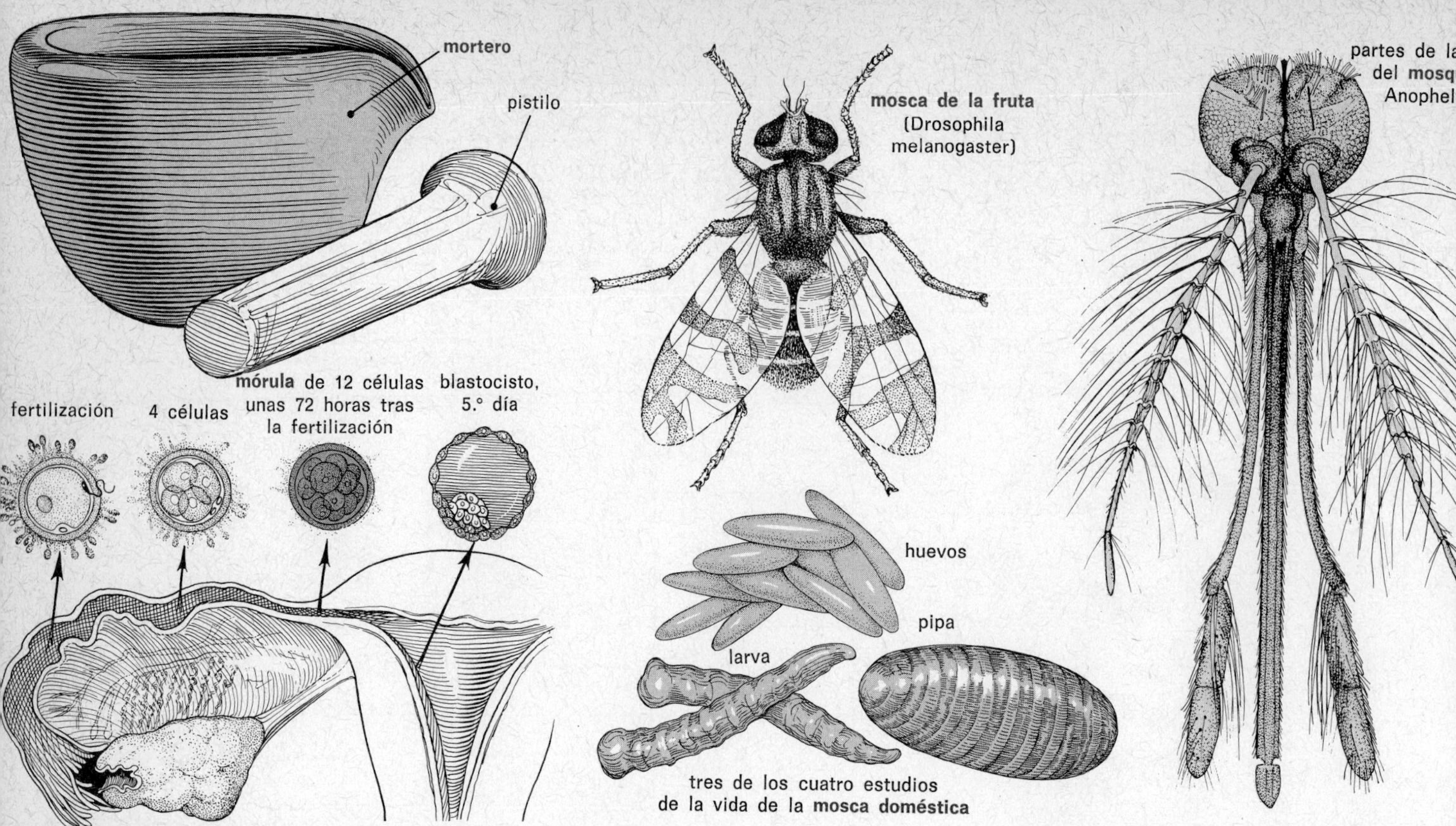

una almohadilla de tejido adiposo sobre la sínfisis púbica de la mujer.

moquillo *(distemper).* Enfermedad infecciosa vírica que ataca a ciertos mamíferos, especialmente perros jóvenes, caracterizada por pérdida del apetito, embotamiento, fiebre y secreción catarral de la nariz y los ojos; a menudo produce parálisis y muerte; también llamada enfermedad de Carre.

Moraxella. Género de bacterias que contiene células baciliformes gramnegativas cortas; aerobias y parasitarias; a veces se encuentran en las mucosas del hombre.

mórbido *(morbid).* Relativo a enfermedad o afectado por ella.

morbilia *(morbilli).* Sarampión.

morbilidad *(morbidity).* **1.** Condición de estar enfermo. **2.** Proporción de enfermedad entre la población de una área determinada.

morbiliforme *(morbilliform).* Semejante al sarampión.

morbiloso *(morbillous).* Relativo al sarampión.

morboso *(morbid).* Que causa enfermedad o relativo a ella.

morbus. En latín, enfermedad.

morcelación *(morcellation).* División de un tumor o de un monstruo fetal en pedazos anterior a su extracción, llámase también morcelamiento; (del francés, morcel, pedazo).

mordaza *(gag).* Instrumento colocado entre los dientes superiores y los inferiores para mantener la boca abierta durante las intervenciones en la boca o la garganta.

morder *(bite).* **1.** Apresar o desgarrar con los dientes. **2.** Agujerear o taladrar la piel con los dientes o un punzón.

mordiente *(mordant).* Sustancia utilizada en bacteriología para fijar un colorante o tinción.

morfea *(morphea).* Enfermedad de la piel caracterizada por lesiones induradas, blancas o amarillentas, rodeadas de una aréola de color violeta; se produce sobre todo en el pecho, cara o cuello.

morfina *(morphine).* Compuesto alcaloide, derivado del opio, utilizado como analgésico en medicina; su uso prolongado produce adicción.

morfinomanía *(morphiomania, morphinomania).* **1.** Hábito a tomar morfina. **2.** Locura provocada por su abuso.

morfo- *(morpho-).* Forma prefija que significa forma, figura o estructura.

morfogénesis *(morphogenesis).* Diferenciación embrionaria de las células que conduce al establecimiento de la estructura y forma características del organismo o de sus partes.

morfología *(morphology).* **1.** Estudio de la configuración o estructura de los organismos vivos. **2.** Forma o estructura de un organismo, exclusivamente.

morfológico *(morphologic).* Relativo a la estructura o forma de los organismos.

morón *(moron).* Individuo con retraso mental con un coeficiente de inteligencia entre 50 y 69.

Morquio, síndrome de *(Morquio's syndrome).* Enanismo con osteoporosis, genu valgum, anormalidades de la cabeza del fémur y ligamentos fláccidos; transmitido a modo de herencia autosómica recesiva; también denominado mucopolisacaridosis IV.

mors. En latín, muerte.

mortal *(mortal).* Sujeto a muerte o que la produce.

mortalidad *(mortality).* **1.** Cualidad de mortal. **2.** Proporción de muertes; suma de muertes en una población dada en un tiempo determinado.

mortero *(mortar).* Pequeño recipiente en el que se machacan o trituran sustancias con un pistilo.

mortificación *(mortification).* Gangrena.

mortinatalidad *(mortinatality).* Natimortalidad.

mortuorio *(mortuary).* Habitación funeraria donde se prepara el cuerpo de los muertos para el entierro.

mórula *(morula).* Agrupación de blastómeros resultantes de la primera división del cigoto; etapa en el desarrollo del embrión anterior a la blástula.

morulación *(morulation).* Formación de una mórula.

mosaicismo *(mosaicism).* Condición genética en la que un individuo tiene dos o más poblaciones celulares diferentes en composición genética; células diferentes originadas de un tipo celular único por un error (mutación genética o aberración cromosómica) que se produce durante la primera división celular del óvulo fecundado.

mosaico *(mosaic).* **1.** Que presenta un patrón constituido por numerosas piezas pequeñas. **2.** Individuo o tejido afectos de mosaicismo.

mosca *(fly).* Insecto alado de la familia de los múscidos *(Muscidae).*

m. de la carne, *moscarda,* mosca cuyas larvas se desarrollan en tejidos vivos o en putrefacción.

m. doméstica, *Musca domestica;* miembro muy común y ampliamente distribuido del orden de insectos dípteros; se desarrolla en la basura y en residuos orgánicos en putrefacción y transmite numerosos organismos causantes de enfermedades.

m. española, véase cantárida.

m. de la fruta, *Drosophila melanogaster;* mosca que se usa de forma muy extendida en estudios genéticos.

m. jijene, pequeña mosca de picadura del género *Phlebotomus;* vector de la leishmaniasis.

m. del mangle, especie del género *Chrysops;* vector de *Loa Loa.*

m. negra, mosca pequeña, oscura, de picadura, de la familia de los simúlidos *(Simuliidae);* vector de la oncocercosis.

m. tsé tsé, véase *Glossina.*

moscas volantes, puntos pequeños que se observan cuando se contempla una área brillante y que desaparecen cuando se intenta enfocarlos; se consideran residuos de estructuras embrionarias en el cuerpo vítreo.

Moschowitz, enfermedad de *(Moschowitz's disease).* Púrpura trombocitopénica trombótica; véase púrpura.

m. anautógeno. El que necesita alimento con sangre para producir huevos capaces de desarrollarse.

m. autógeno. El que pueda producir huevos viables sin alimentación que contenga sangre.

mOsm, mosm. Abreviatura de miliosmol.

mosquito *(mosquito).* Nombre genérico de los insectos de la familia culícidos *(Culicidae),* algunas de cuyas especies transmiten diversas enfermedades, como el paludismo y la fiebre amarilla.

mostazas nitrogenadas *(nitrogen mustard).* Compuestos tóxicos similares en composición al gas mostaza, pero con nitrógeno en lugar de azufre; algunas han sido usadas para tratar enfermedades neoplásicas.

moteado *(mottling).* **1.** Condición caracterizada por motas de color. **2.** Lesiones maculosas de matiz o color variado.

motivación *(motivation).* Incentivo para actuar o razón para una actitud.

motor *(motor).* Productor de movimiento; dícese del nervio que transmite impulsos desde los centros nerviosos hasta los músculos.

m. ocular común, nervio motor ocular; tercer par craneal; véase tabla de nervios.

m. plástico, punto de unión artificial a un muñón de amputación a través del cual se provee de movimiento a un miembro artificial.

móvil *(motile).* Que puede moverse espontáneamente.

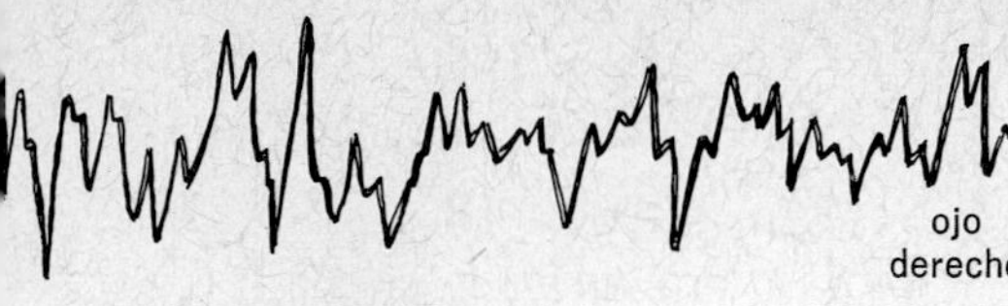

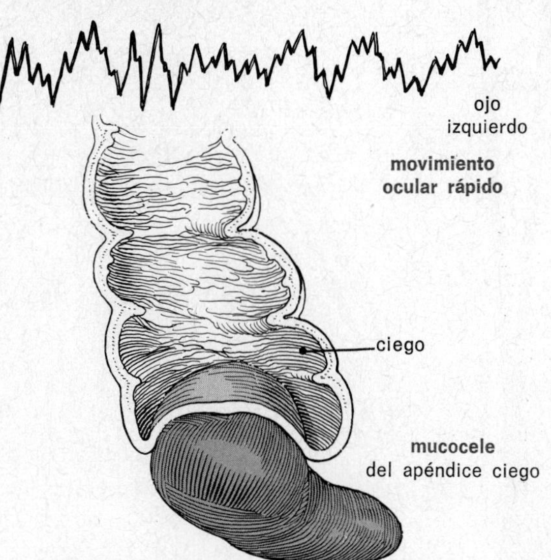

MUCOPOLISACARIDOSIS (MPS)			
MPS	Síndrome	Enzima deficitaria	Herencia
I_H	Hurler	α-L-iduronidasa	autosómica recesiva
I_S	Scheie	α-L-iduronidasa	autosómica recesiva
II	Hunter	L-iduronidasa sulfatasa	recesiva ligada a X
III_A	Sanfilippo, tipo A	heparán sulfato sulfamidasa	autosómica recesiva
III_B	Sanfilippo, tipo B	α-N-acetilglucosaminidasa	autosómica recesiva
IV	Morquio	N-acetilgalactosamina-6-sulfatasa	autosómica recesiva
VI	Maroteaux-Lamy	N-acetilgalactosamina-4-sulfatasa (arilsulfatasa B)	autosómica recesiva
VII	Shy	β-glucuronidasa	autosómica recesiva
VIII	Diferrante	glucosamina-6-sulfato sulfatasa	autosómica recesiva

movilización *(mobilization)*. **1.** Acción de poner una parte en movimiento. **2.** Desencadenamiento de una secuencia de actividad fisiológica.

m. del estribo, procedimiento quirúrgico por el que se libera la base del estribo de adherencias o tejido óseo superpuesto producidos por otosclerosis o infección del oído medio.

movilizar *(mobilize)*. Lograr la participación en la actividad fisiológica de las sustancias almacenadas en el organismo; liberar material de los lugares de depósito.

movimiento *(motion, movement)*. Cambio de sitio o posición.

m. de Brown, movimiento errático de partículas microscópicas suspendidas en un líquido o gas, resultante del choque con móleculas en el medio suspensor.

m. ciliar, movimiento rítmico de los cilios de las células epiteliales o protozoos.

m. circular, movimiento de una onda excitatoria que continúa ininterrumpidamente alrededor del anillo del músculo o a través de la pared del corazón; también denominado ritmo circular.

m. conjugado de los ojos, movimiento de los dos ojos en una misma dirección.

m. de corriente, movimiento característico del protoplasma de ciertos leucocitos u organismos unicelulares.

m. entrecortado, movimiento rápido y abrupto de los ojos como el producido al cambiar la fijación de un punto a otro.

m. ocular rápido (REM), movimientos rápidos y cortos de los ojos durante el sueño que duran de cinco a 60 minutos y se asocian con sueños; véase sueño.

m. pasivo, movimiento del cuerpo o de alguno de sus órganos provocado por una fuerza externa.

moxa *(moxa)*. **1.** Masa pequeña de material combustible que se sitúa sobre la piel y se quema para producir una cauterización; utilizado en la medicina popular japonesa. **2.** Utensilio de metal en forma de botón que se aplica como cauterizador.

moxibustión *(moxibustion)*. Cauterización por medio de moxas.

mrem *(mrem)*. Abreviatura de milirrem.

mseg *(msec)*. Abreviatura de milisegundo.

mucífero *(muciferous)*. Que secreta moco.

muciforme *(muciform)*. Semejante al moco.

mucílago *(mucilage)*. En farmacología, líquido viscoso y espeso; solución acuosa de los principios mucilaginosos de ciertas sustancias vegetales.

mucina *(mucin)*. Sustancia secretada por las mucosas que contienen un compuesto orgánico (mucopolisacárido); constituyente principal del moco.

mucinasa *(mucinase)*. Cualquier enzima, como la lisozima, que actúa sobre la mucina.

mucinoide *(mucinoid)*. Semejante a la mucina.

mucinosis *(mucinosis)*. Presencia de mucina en cantidades anormales.

mucocele *(mucocele)*. **1.** Quiste intrasinusal que surge del revestimiento mucoso. **2.** Cavidad engrosada que contiene moco. **3.** Pólipo mucoso.

mucocutáneo *(mucocutaneous)*. Relativo a las mucosas y a la piel, en especial a la línea de confluencia de estos tejidos como en los orificios nasales, oral, vaginal y anal.

mucoenteritis *(mucoenteritis)*. Inflamación de la mucosa intestinal; también denominada enteritis catarral aguda.

mucoide *(mucoid)*. **1.** Semejante al moco. **2.** Proteína conjugada o polisacárido, semejante al moco, de origen animal.

mucolítico *(mucolytic)*. Disolvente fluidificante del moco.

mucomembranoso *(mucomembranous)*. Relativo a la membrana mucosa.

mucoperiostio *(mucoperiosteum)*. Periostio con una membrana mucosa adherida fuertemente.

mucopolisacáridos *(mucopolysaccharide)*. Componentes polisacáridos, como el ácido hialurónico y el condroitín sulfato, unidos a un componente polipéptido por un enlace químico débil; complejo macromolecular ubicuo que forma el componente amorfo de la sustancia intercelular del cuerpo.

mucopolisacaridosis *(mucopolysaccharidosis)*. Enfermedad caracterizada por un defecto del metabolismo de los mucopolisacáridos.

m. I., véase síndrome de Hurler.

m. II., véase síndrome de Hunter.

mucoproteína *(mucoprotein)*. Grupo de compuestos orgánicos que contienen proteínas y mucopolisacáridos.

mucopurulento *(mucopurulent)*. Que contiene moco y pus.

mucopus *(mucopus)*. Secreción compuesta de moco y pus.

Mucoraceae. Familia de hongos, del orden mucorales, que contienen un micelio ramificado no segmentado; algunas especies destruyen productos alimenticios (pan, frutas y vegetales).

mucormicosis *(mucormycosis)*. Enfermedad sistémica aguda caracterizada primariamente por inflamación, necrosis y supuración, que afecta en principio los senos paranasales, órbita, bronquios o intestinos y se extiende al cerebro, corazón, riñón o pulmones; atribuida a hongos del orden *Mucorales.*

mucosa *(mucosa)*. Revestimiento interior de una cavidad, como el de la cavidad bucal.

mucosanguíneo *(mucosanguineous)*. Compuesto de moco y sangre; se dice de una secreción.

mucoseroso *(mucoserous)*. Relativo a o que contiene suero o plasma y moco.

mucosina *(mucosin)*. Mucina, característica de la variedad más pegajosa de moco, como el de la cavidad nasal.

mucoso *(mucous)*. Relativo al moco o que se le parece, se compone de él o lo produce.

mucoviscidosis *(mucoviscidosis)*. Véase fibrosis quística del páncreas.

mudar *(molt)*. Cambiar la piel o los apéndices epidérmicos.

mudo *(dumb)*. Privado de la facultad de hablar.

muela del juicio *(wisdom tooth)*. Tercer molar permanente; sale entre los 17 y 21 años.

muermo *(glanders)*. Enfermedad infecciosa de caballos, mulas y asnos causada por el bacilo gramnegativo *Pseudomonas mallei;* caracterizada por fiebre y úlceras del aparato respiratorio o de la piel; a veces se transmite al hombre.

muerte *(death)*. Término de la vida.

m. aparente, véase trance de muerte.

m. de la cuna, nombre popular del síndrome de muerte súbita del lactante.

m. materna, muerte de una mujer por cualquier causa durante el embarazo o dentro de los 42 días de finalizado el mismo, independientemente de la duración y lugar de asiento del embarazo.

m. negra, la epidemia mundial del siglo XIV, supuestamente causada por peste neumónica.

m. rápida, muerte súbita.

m. súbita, muerte causada habitualmente por infarto de miocardio, hemorragia subaracnoidea secundaria a la rotura de un aneurisma, hemorragia intracerebral, rotura de la aorta u otro gran vaso secundaria a traumatismos o hematoma extradural; también llamada muerte rápida.

m. súbita del lactante, síndrome de, muerte repentina de un lactante causada por una enfermedad imposible de predecir ni prevenir y que no exhibe síntomas específicos; es una causa importante de mortalidad en los lactantes después del primer mes de vida; también llamada muerte de la cuna.

muerto *(dead)*. Sin vida.

muestra *(sample)*. **1.** Porción representativa del

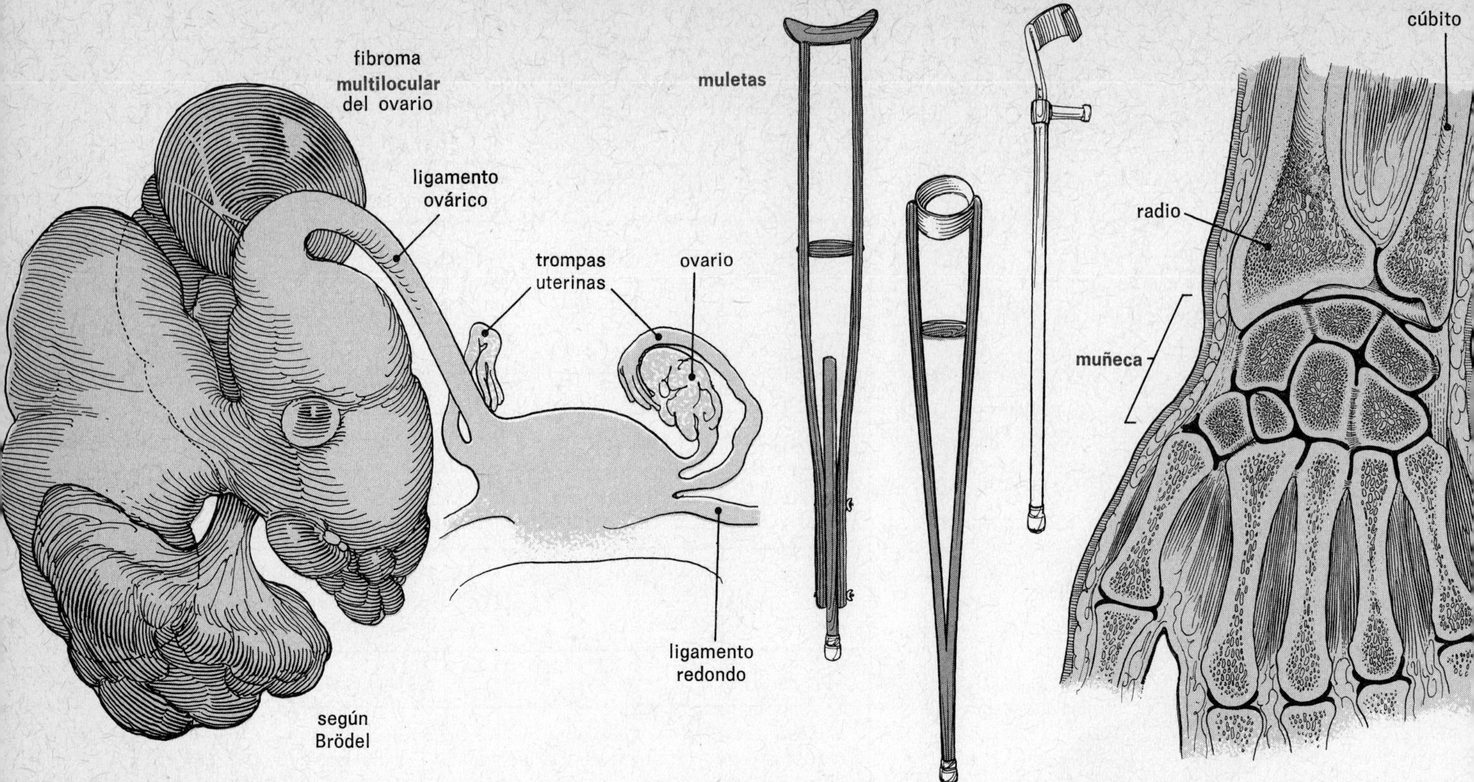

total. **2.** En bioestadística, la parte de la población que está en estudio. **3.** Un espécimen.

muguet *(thrush).* Infección de la boca por *Candida albicans;* se caracteriza por la aparición de manchas blancas en la mucosa oral, que posteriormente se convierten en úlceras superficiales; se ve con más frecuencia en niños o pacientes sometidos a tratamiento inmunosupresor o antibiótico.

muleta *(crutch).* Dispositivo de apoyo, usado solo o en pares, ideado para los que necesitan ayuda para caminar.

muliebridad *(muliebrity).* Condición de mujer; cualquier cualidad característica de la mujer; cambio de carácter de la mujer en la pubertad.

multi- *(multi-).* Forma prefija que significa muchos.

multiangular *(multangular).* Que tiene muchos ángulos; se dice de ciertos huesos.

multiarticular *(multiarticular).* Relativo a muchas articulaciones o que las afecta.

multicelular *(multicellular).* Compuesto de muchas células.

multideterminación *(overdetermination).* En psiquiatría, la causación múltiple de un fenómeno, conducta o síntoma emocional.

multifactorial *(multifactorial).* Determinado por muchos factores genéticos o no genéticos. Véase poligénico.

multífido *(multifid).* Compuesto de muchos segmentos o lóbulos formados por varias hendiduras.

multiforme *(multiform).* Que tiene muchas formas.

multigrávida *(multigravida).* Mujer que ha quedado embarazada más de una vez.

multilobular *(multilobular).* Que tiene muchos lóbulos.

multilocular *(multilocular).* Que tiene numerosas células o compartimientos.

multimamia *(multimammae).* Polimastia; presencia de más de dos mamas en la especie humana.

multinuclear *(multinuclear).* Que tiene más de un núcleo; también denominado polinuclear.

multípara *(multiparous).* **1.** Que ha tenido dos o más descendientes en embarazos diferentes. **2.** Que ha dado a luz dos o más niños en el mismo parto.

multiparidad *(multiparity).* Condición de haber tenido dos o más hijos; también denominada pluriparidad.

múltiple *(multiple).* **1.** Que tiene más de una parte o componente. **2.** Que se produce en varios sitios a la vez.

multipolar *(multipolar).* Que tiene más de dos polos, como ciertas células nerviosas.

multivalencia *(multivalence).* Propiedad de poder combinarse con dos o más átomos de hidrógeno; también denominada polivalencia.

multivalente *(multivalent).* Que puede combinarse con más de un átomo de hidrógeno, normalmente con dos; también llamada polivalente.

Münchausen, síndrome de *(Münchausen's syndrome).* Simulación convincente de una enfermedad; puede incluir convulsiones, desmayos, anestesias, alucinaciones y delirios inducidos; la historia del individuo muestra normalmente una larga lista de hospitalizaciones.

muñeca *(wrist).* Huesos del carpo y demás estructuras adyacentes situadas entre la mano y el antebrazo.

muñón *(stump).* **1.** Extremidad de un miembro tras una amputación. **2.** Pedículo que queda tras la extirpación de un tumor que estaba fijado a él.

mural *(mural).* Relativo a la pared de una cavidad.

murámico, ácido *(muramic, acid).* Componente de la molécula de mureína de las paredes celulares bacterianas.

muramidasa *(muramidase).* Glucohidrolasa mucopeptídica, enzima que promueve la hidrólisis de los mucopéptidos que contienen ácido murámico presentes en las paredes celulares bacterianas; p. ej., lisozima.

mureína *(murein).* Macromolécula de forma sacular que envuelve una célula bacteriana.

muriático *(muriatic).* Clorhídrico.

muriático, ácido *(muriatic acid).* Acido clorhídrico.

murino *(murine).* Relativo a los animales de la familia múridos *(Muridae)*, en especial las ratas y ratones.

murmullo venoso *(hum, venous).* Murmullo continuo debido a la alteración del flujo venoso; se oye a la auscultación de las grandes venas de la base del cuello cuando el paciente se encuentra sentado y mirando en dirección opuesta; escuchado generalmente en casos de bocio.

Musca. Género de moscas.

M. domestica, véase mosca.

muscarina *(muscarine).* Alcaloide tóxico presente en ciertas setas que produce inhibición de la actividad cardiaca y estimulación gastrointestinal.

muscarínico *(muscarinic).* **1.** Que produce estimulación parasimpática posganglionar, un efecto parecido al de la muscarina. **2.** Agente que produce dicho defecto.

muscular *(muscular).* Relativo al músculo o músculos.

musculatura *(musculature, musculation).* Sistema muscular de la totalidad o parte del cuerpo.

músculo *(muscle).* Tejido que sirve para producir movimiento, compuesto principalmente de células contráctiles. Véase tabla de músculos.

m. antagonista, cada uno de los que tienen acciones opuestas.

m. antigravitatorio, el que mantiene la postura característica de la especie.

m. bipinado, músculo con un tendón central; p. ej., recto anterior del muslo; llámase también m. peniforme.

m. cardiaco, músculo del corazón (miocardio), compuesto de fibras estriadas.

m. esfínter, banda circular muscular, p. ej., el esfínter del ano.

m. esquelético, músculo estriado voluntario que se inserta en los huesos.

m. estriado, músculo esquelético y cardiaco con estriaciones transversales en las fibras; los músculos estriados, con excepción del cardiaco, son voluntarios, a diferencia de los músculos lisos, que están bajo control autónomo.

m. en forma de cinta, músculo plano, en especial los músculos del cuello asociados con el hueso hioides y el cartílago tiroides.

m. fusiforme, músculo con vientre en forma de huso.

m. involuntario, el que no está bajo control voluntario; músculo liso que responde al sistema nervioso autonómico.

m. del jarrete, tres músculos en la pared posterior del fémur, el músculo bíceps crural, el músculo semitendinoso y el músculo semimembranoso; flexionan la pierna y producen rotación interna y externa de la articulación de la rodilla y se extienden desde el fémur hasta la articulación de la cadera; también denominados músculos femorales posteriores o del tendón de la corva.

m. liso, músculo involuntario no estriado.

m. papilar, cada una de las columnas carnosas en los ventrículos del corazón en las que se insertan las cuerdas tendinosas.

m. sinérgico, cada uno de los que se ayudan mutuamente.

m. unipinado, músculo con un tendón inserto a lo largo de un lado; p. ej., el músculo extensor del dedo meñique; llámase también m. semipeniforme.

m. voluntario, músculo cuya acción está bajo control voluntario.

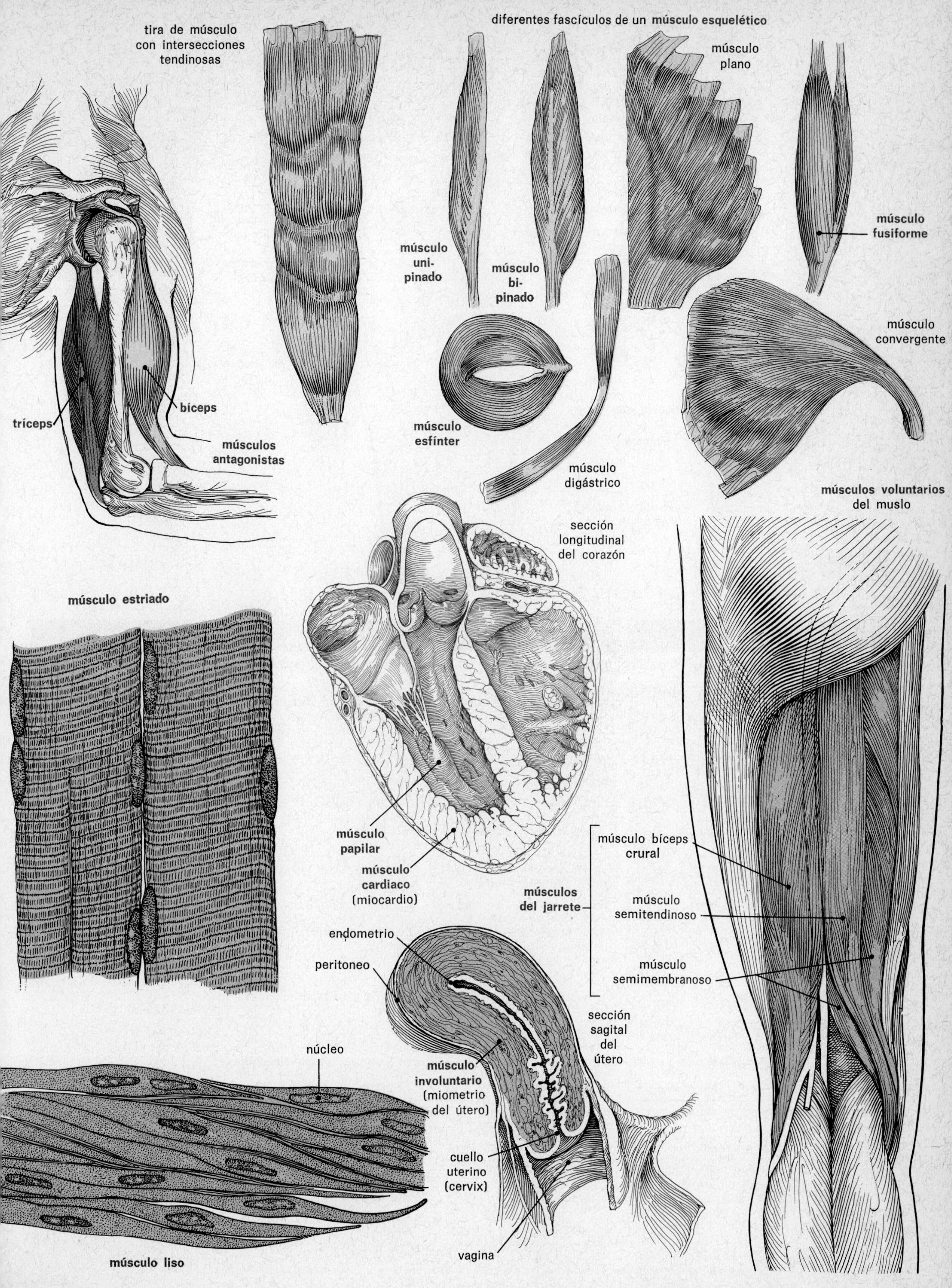
tira de músculo
con intersecciones
tendinosas
diferentes fascículos de un músculo esquelético
músculo
plano
músculo
fusiforme
músculo
uni-
pinado
músculo
bi-
pinado
músculo
convergente
tríceps
bíceps
músculos
antagonistas
músculo
esfínter
músculo
digástrico
músculos voluntarios
del muslo
sección
longitudinal
del corazón
músculo estriado
músculo
papilar
músculo
cardiaco
(miocardio)
músculo bíceps
crural
músculos
del jarrete
músculo
semitendinoso
músculo
semimembranoso
endometrio
peritoneo
sección
sagital
del
útero
núcleo
músculo
involuntario
(miometrio
del útero)
cuello
uterino
(cervix)
vagina
músculo liso

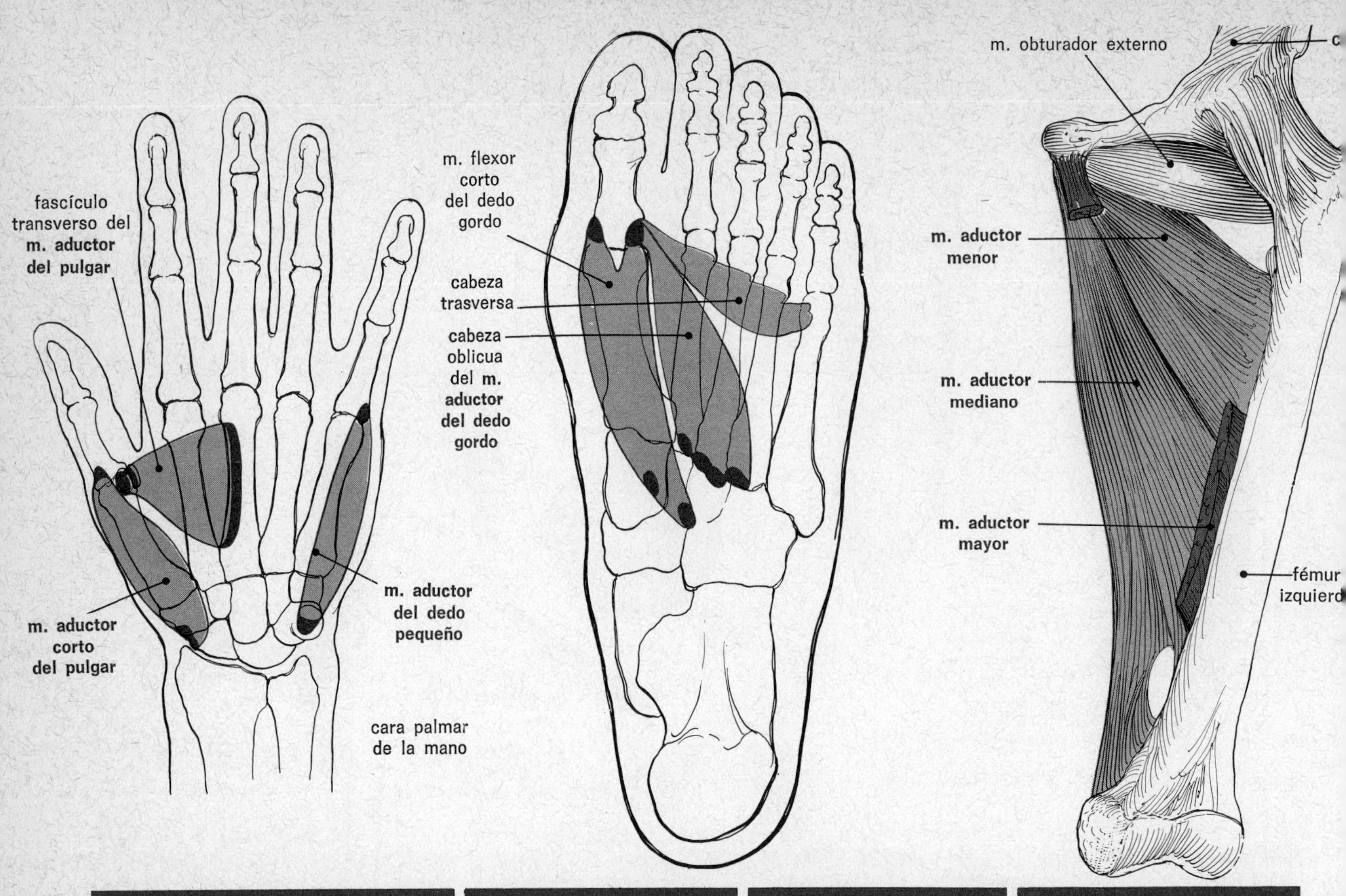

MÚSCULOS	ORIGEN	INSERCIÓN	ACCIÓN
m. abductor corto del pulgar *m. abductor pollicis brevis*	ligamento anular, escafoides y trapecio	falange proximal del pulgar	abductor y auxiliar en la flexión del pulgar
m. abductor del dedo gordo *m. abductor hallucis*	calcáneo, aponeurosis plantar	falange proximal del dedo gordo (unido con el músculo flexor del dedo gordo)	abductor y auxiliar en la flexión del dedo gordo
m. abductor del dedo pequeño del pie *m. abductor minimi digiti pedis*	tuberosidad externa del calcáneo	falange proximal del quinto dedo del pie	abductor del dedo pequeño del pie
m. abductor del meñique *m. abductor digiti minimi manus*	hueso pisiforme, porción cubital del tendón del músculo cubital anterior	falange proximal del quinto dedo	abductor del dedo pequeño
m. abductor largo del pulgar *m. abductor pollicis longus*	cara posterior del cúbito, tercio medio del radio	primer metacarpiano	abductor del pulgar y de la mano
m. aductor del dedo gordo *m. adductor hallucis*	cabeza oblicua: ligamento plantar grande; cabeza transversa: cápsulas de las articulaciones metatarsofalángicas	falange proximal del dedo gordo (unido con el músculo flexor del dedo gordo)	cabeza oblicua: aductor y flexor del dedor gordo; fascículo transverso: soporte del arco transverso, aductor del dedo gordo
m. aductor del pulgar *m. adductor pollicis*	hueso grande, segundo y tercer metacarpiano	falange proximal del pulgar	aductor y auxiliar en la oposición del pulgar
m. aductor mayor del muslo *m. adductor magnus*	parte aductora: rama inferior del pubis, rama del isquion, parte extensora: tuberosidad isquiática	parte aductora: línea áspera del fémur, parte extensora: cóndilo interno del fémur	aductor, flexor y rotador externo del muslo
m. aductor mediano del muslo *m. adductor longus*	cara anterior y rama descendente del pubis	línea áspera del fémur	aductor, flexor y rotador interno del muslo
m. aductor menor del muslo *m. adductor brevis*	en el pubis por debajo del origen del adductor mayor del muslo	porción superior de la línea áspera del fémur	aductor, flexor y rotador externo del muslo
m. aductor mínimo del muslo *m. adductor minimus femoris*	porción proximal del m. aductor mayor del muslo cuando forma un músculo distinto		
m. ancóneo *m. anconeus*	parte posterior del epicóndilo lateral del húmero	olécranon, cara posterior del cúbito	extensor del antebrazo, abductor del cúbito en pronación de la muñeca

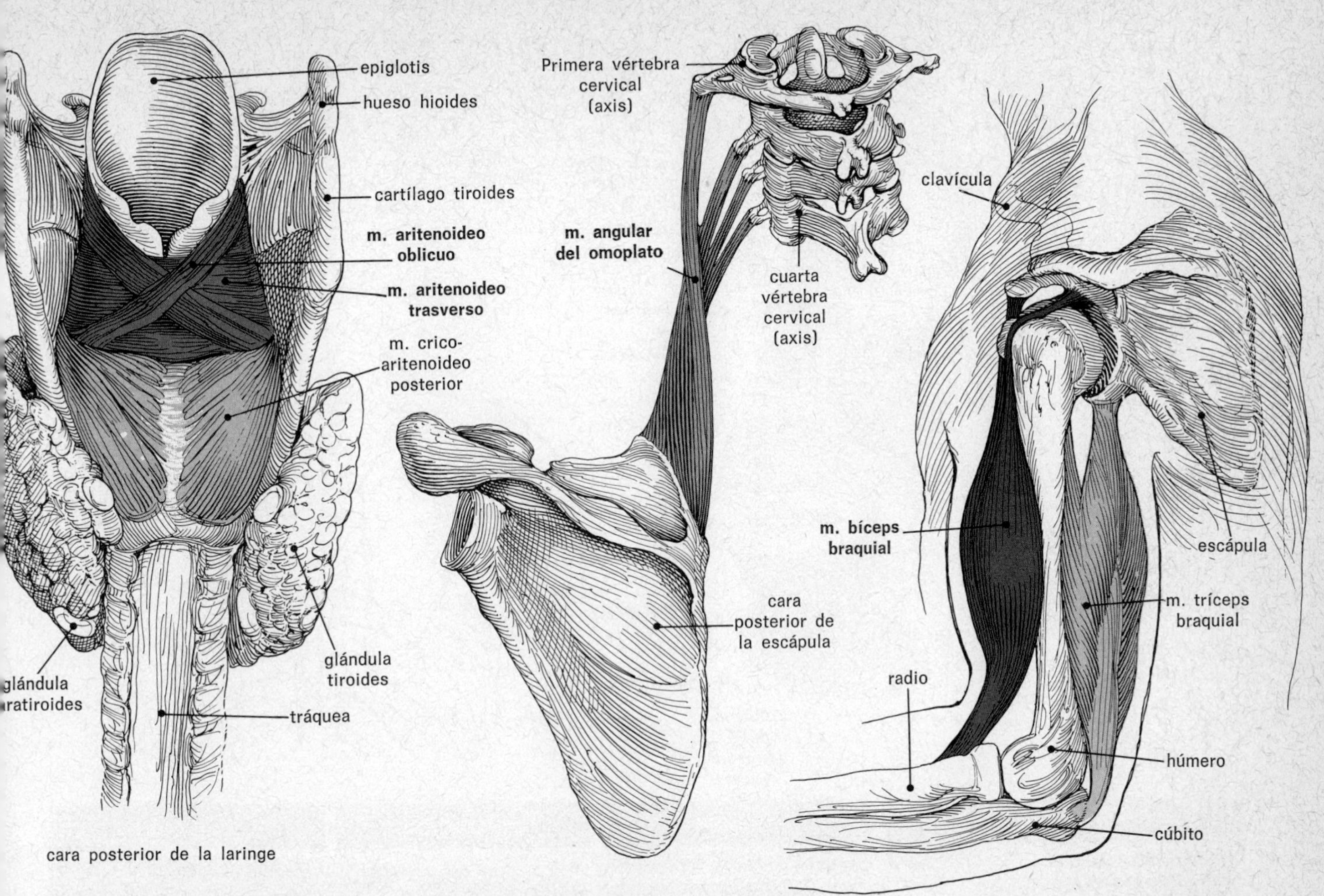

MÚSCULOS	ORIGEN	INSERCIÓN	ACCIÓN
m. angular del omóplato *m. levator scapulae*	apófisis transversas de las cuatro primeras vértebras cervicales	borde vertebral de la escápula	eleva la escápula
m. aritenoepiglótico *m. aryepiglotticus*	punta del cartílago aritenoideo	borde lateral de la epiglotis	depresor de la epiglotis (cierra la laringe)
m. aritenoideo oblicuo *m. arytenoideus obliquus*	apófisis muscular del cartílago aritenoides	punta del cartílago aritenoideo opuesto, prolongado como músculo aritenoepiglótico	aproxima las cuerdas vocales
m. aritenoideo transverso *m. arytenoideus transversus* (único músculo impar de la laringe)	cara posterior del cartílago aritenoideo	cara posterior del cartílago aritenoideo opuesto	aproxima los cartílagos aritenoideos, constrictos de la entrada de la laringe durante la deglución
m. auricular anterior *m. auricularis anterior*	aponeurosis temporal	cartílago de la oreja	débil movimiento de la oreja hacia delante
m. auricular posterior *m. auricularis posterior*	mastoides	cartílago de la oreja	débil movimiento de la oreja hacia atrás.
m. auricular superior *m. auricularis superior*	aponeurosis temporal	cartílago de la oreja	débil elevación de la oreja
m. bíceps braquial *m. biceps brachii*	cabeza larga: tuberosidad supraglenoidea de la escápula; cabeza corta: punta de la apófisis coracoides	tuberosidad del radio	flexor del antebrazo y brazo, supinador de la mano
m. bíceps crural *m. biceps femoris*	cabeza larga: tuberosidad isquiática (en común con el m. semitendinoso); cabeza corta: cresta supracondílea del fémur	cabeza del peroné, condilo externo de la tibia	flexor de la rodilla, rotador externo de la pierna; el fascículo largo extiende el muslo
m. borla de la barba *m. mentalis*	fosa incisiva de la mandíbula	piel del mentón	frunce la piel del mentón
m. braquial anterior *m. brachialis*	dos tercios distales del húmero	apófisis coronoides del cúbito	flexor del antebrazo

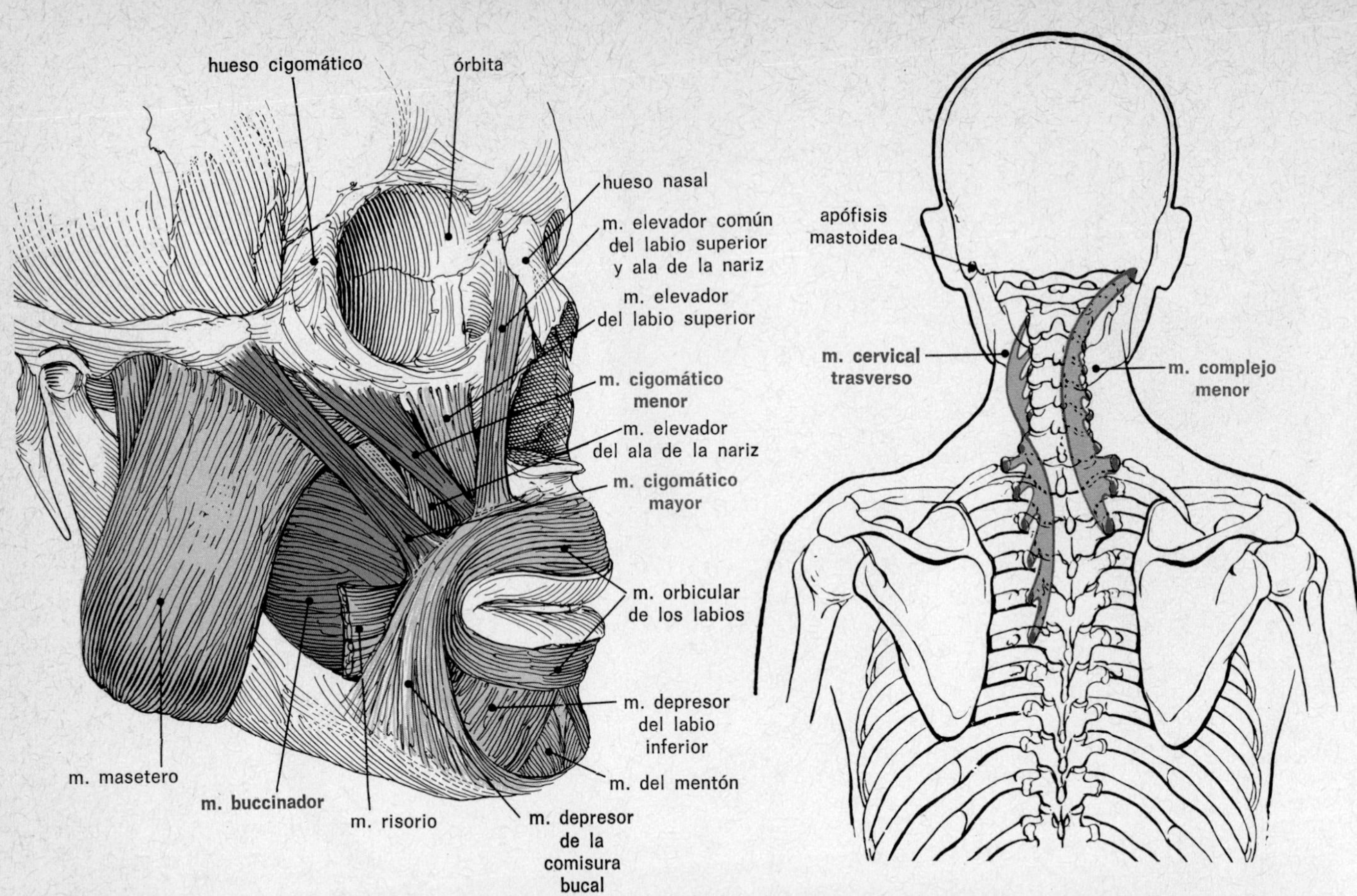

MÚSCULOS	ORIGEN	INSERCIÓN	ACCIÓN
m. bronquiesofágico *m. bronchoesophageus*	fibras musculares alrededor de la pared del bronquio izquierdo	musculatura del esófago	refuerza el esófago
m. buccinador *m. buccinator*	rafe pterigomandibular, apófisis alveolares del maxilar superior e inferior	músculo orbicular *(orbicularis oris)* en el ángulo de la boca	retrae el ángulo de la boca por compresión de la mejilla; músculo accesorio de la masticación
m. bulbocavernoso *m. bulbospongiosus* *m. bulbocavernosus*	en la mujer: tendón central del perineo; en el hombre: rafe medio sobre el bulbo del pene, tendón central del periné	en la mujer: dorso del clítoris, diafragma urogenital; en el hombre: cuerpo cavernoso, raíz del pene	en la mujer: compresión del orificio vaginal; en el hombre: compresión de la uretra
m. canino	véase músculo elevador del ángulo de la boca		
m. ceratocricoideo *m. ceratocricoideus*	fibras musculares alrededor del músculo cricoaritenoideo posterior	cuerno inferior del cartílago tiroides	ayuda al músculo cricoaritenoideo posterior a separar las cuerdas vocales
m. cervical trasverso *m. longissimus carvicis*	apófisis trasversas de las seis vértebras dorsales superiores	apófisis trasversas de la segunda a la sexta vértebras cervicales	extensor de las vértebras cervicales
m. cigomático mayor *m. zygomaticus major*	arco cigomático	comisura bucal	tira de la comisura bucal hacia arriba
m. cigomático menor *m. zygomaticus minor*	cara malar del cigomático	labio superior	auxiliar en la formación del pliegue nasolabial, músculo de la expresión facial
m. ciliar *m. ciliaris*	parte meridional: espolón de la esclerótica; parte circular: esfínter del cuerpo ciliar	procesos ciliares	aumenta la convergencia del cristalino en la acomodación visual
m. coccígeo	véase m. esquiococcígeo		
m. complejo menor m. dorsal largo de la cabeza *m. longissimus capitis*	apófisis transversas de las vértebras cervicales	apófisis mastoides del hueso temporal	vuelve e inclina la cabeza hacia detrás
m. condrogloso *m. chondroglossus*	cuerno inferior del hueso hioides	bordes de la lengua	depresor de la lengua
m. constrictor inferior de la faringe *m. constrictor pharyngis inferior*	cricoides y línea oblicua del cartílago tiroides	rafe medio de la pared posterior de la faringe	constrictor de la porción inferior de la faringe en la deglución

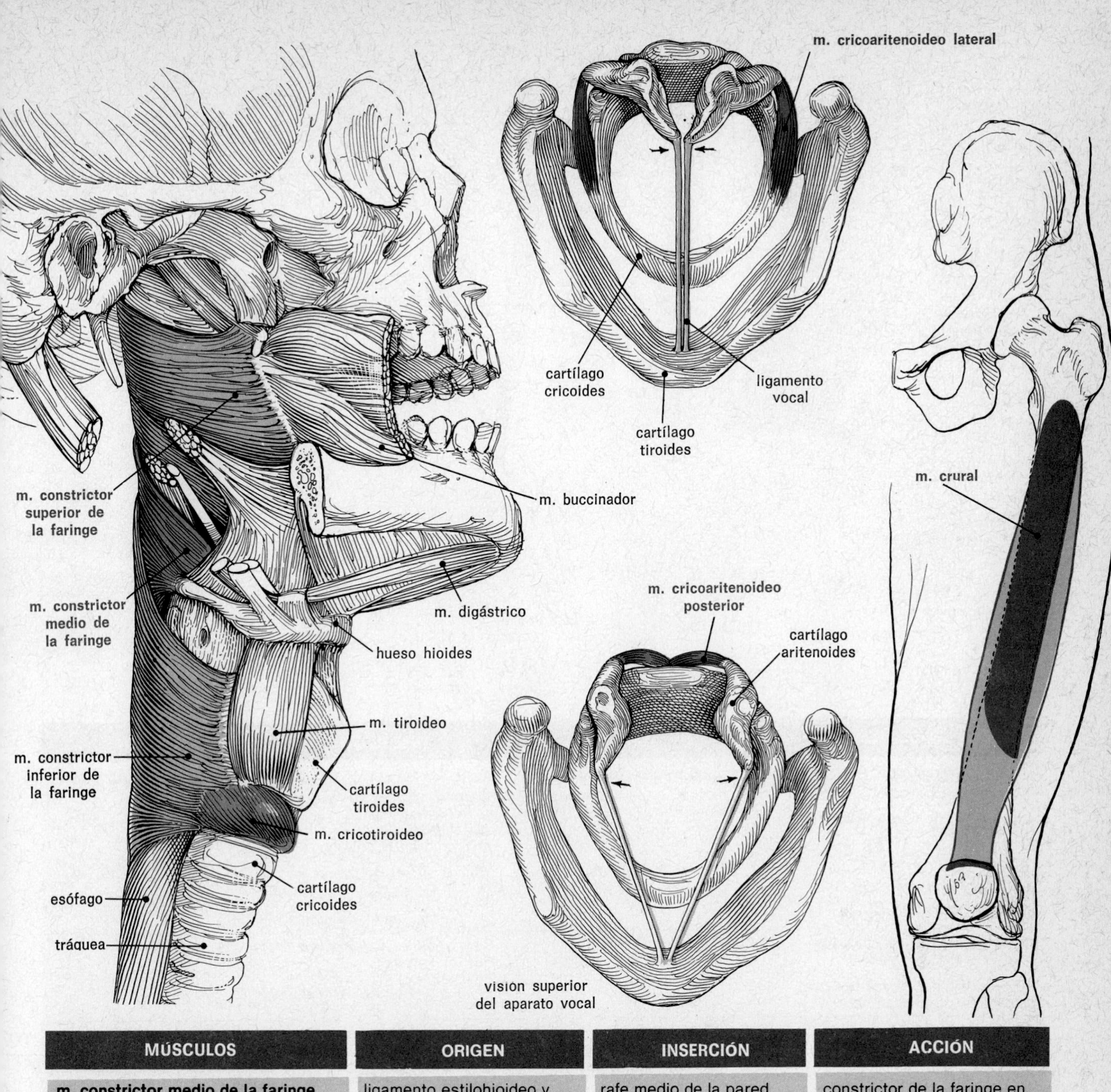

MÚSCULOS	ORIGEN	INSERCIÓN	ACCIÓN
m. constrictor medio de la faringe *m. constrictor pharyngis medius*	ligamento estilohioideo y astas del hueso hioides	rafe medio de la pared posterior de la faringe	constrictor de la faringe en la deglución
m. constrictor superior de la faringe *m. constrictor pharyngis superior*	borde posterior y gancho del ala interna de la apófisis pterigoides, ligamento pterigomaxilar	rafe medio de la pared posterior de la faringe; tubérculo faríngeo del cráneo	estrecha la faringe en la deglución
m. coracobraquial *m. coracobrachialis*	apófisis coracoides de la escápula (pala del hombro)	cara interna del húmero	flexor, aductor del brazo
m. cremáster *m. cremaster*	borde inferior del músculo oblicuo interno del abdomen	cordón espermático	elevador del testículo
m. cricoaritenoideo lateral *m. cricoarytenoideus lateralis*	borde superior del cartílago cricoides	apófisis muscular del cartílago aritenoideo	aproxima las cuerdas vocales hacia la línea media para la fonación
m. cricoaritenoideo posterior *m. cricoarytenoideus posterior*	cara posterior de la lámina del cartílago cricoides	apófisis muscular del cartílago aritenoideo	separa las cuerdas vocales abriendo la glotis
m. cricotiroideo *m. cricothyroideus*	cara anterior del arco del cartílago cricoides	lámina y asta inferior del cartílago tiroides	alarga y tensa las cuerdas vocales
m. crural *m. vastus intermedius*	cara anteroexterna del fémur	tendón común del músculo cuádriceps crural en la rótula	extensor de la pierna

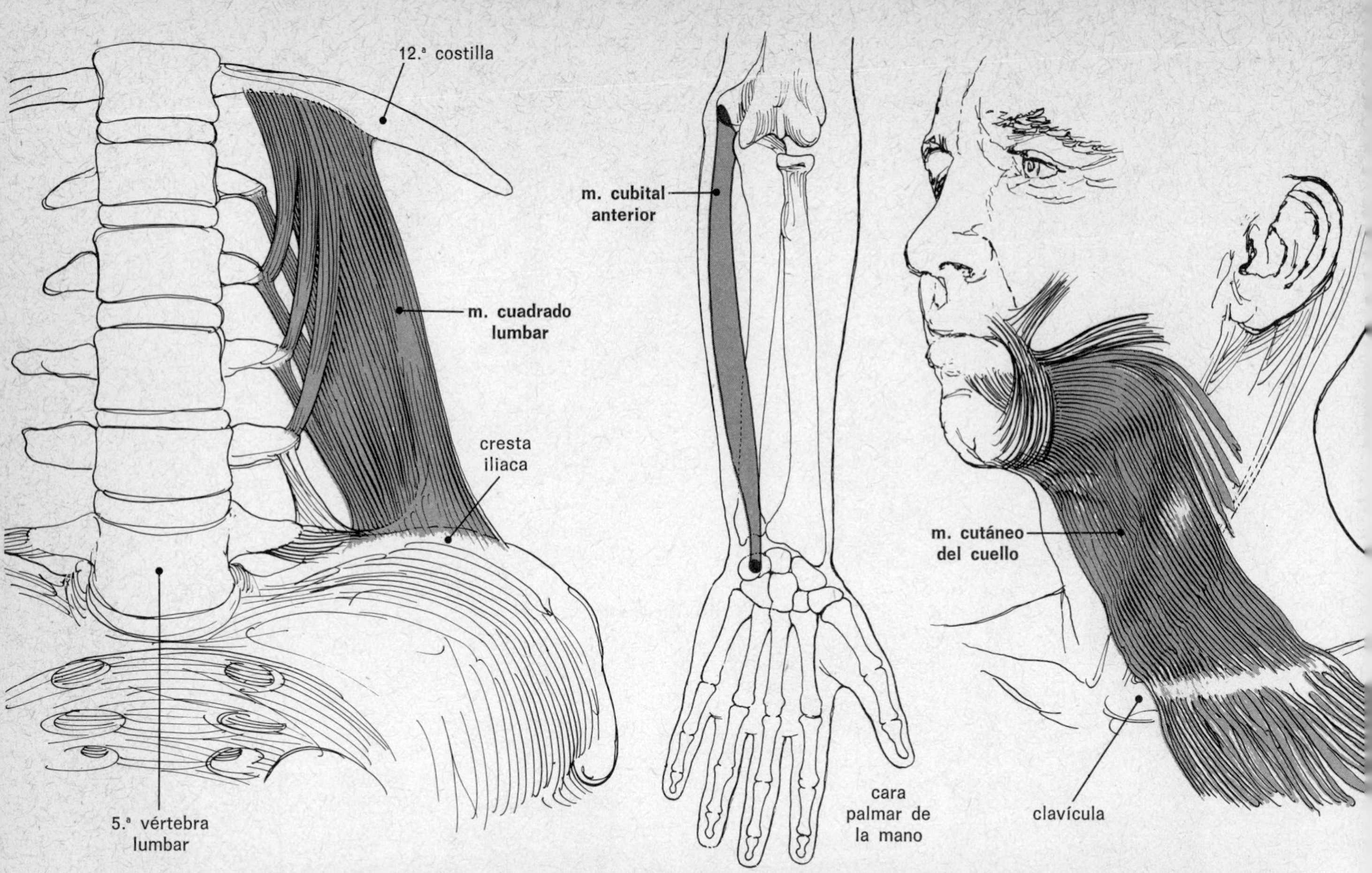

MÚSCULOS	ORIGEN	INSERCIÓN	ACCIÓN
m. cuadrado crural *m. quadratus femoris*	parte proximal del borde externo de la tuberosidad isquiática	parte proximal de la línea cuadrada (línea que se extiende vertical y distalmente desde la cresta intertrocantérea del fémur)	rotador externo del muslo
m. cuadrado de la barba	véase m. depresor del labio inferior		
m. cuadrado de los lomos	véase m. cuadrado lumbar		
m. cuadrado del labio inferior *m. quadratus labii inferioris*	véase m. depresor del labio inferior		
m. cuadrado del labio superior *m. quadratus labii superioris*	véase m. elevador del labio superior		
m. cuadrado lumbar *m. quadratus lumborum*	cresta iliaca, vértebras lumbares, ligamento ileolumbar	12.ª costilla, apófisis trasversas de las lumbares superiores	inclina la columna vertebral lateralmente, tira de la caja torácica hacia abajo
m. cuadrado plantar *m. quadratus plantae*	calcáneo y aponeurosis plantar	tendón del músculo flexor largo de los dedos (m. flexor digitorum longus)	estira el tendón del músculo flexor largo de los dedos del pie
m. cuadriceps crural *m. quadriceps femoris*	masa muscular que recubre el frente y laterales del fémur, constituida por el músculo recto anterior (m. rectus femoris), vasto externo (m. vastus lateralis), vasto interno (m. vastus medialis) y crural (vastus intermediatus)		gran extensor de la pierna
m. cubital anterior *m. flexor carpi ulnaris*	cabeza humeral: epitróclea del húmero; cabeza cubital: olécranon y borde posterior del cúbito	pisiforme, ganchoso y quinto metacarpiano	flexor y aductor de la mano
m. cubital posterior *m. extensor carpi ulnaris*	cabeza humeral: epicóndilo lateral del húmero; cabeza cubital: borde posterior del cúbito	quinto metacarpiano	extensor y aductor de la muñeca
m. cutáneo del cuello *m. platysma*	aponeurosis superficial del cuello	piel de la mandíbula, cuello y boca	deprime el maxilar inferior y el labio inferior, frunce la piel del cuello y porción superior del pecho

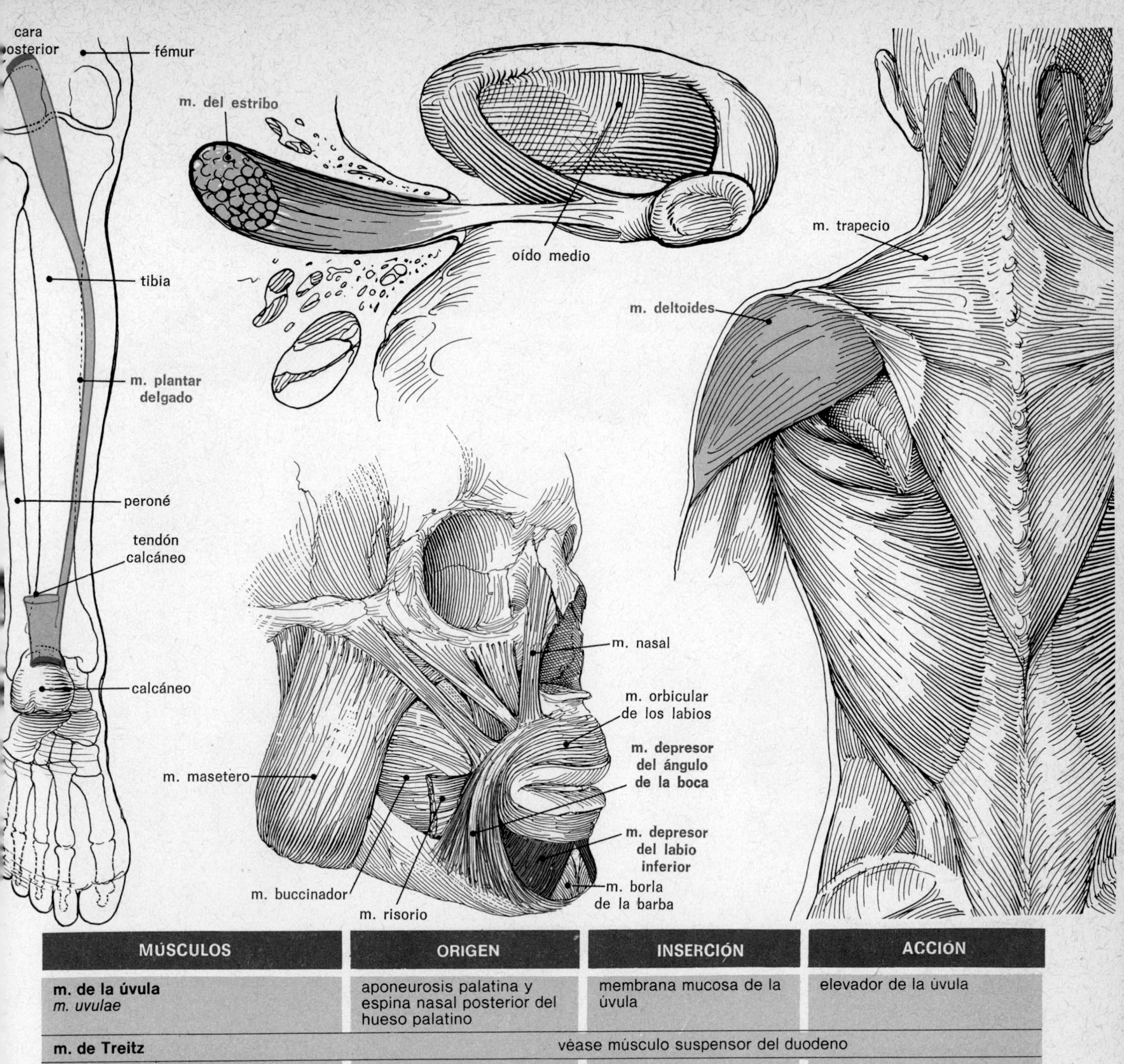

MÚSCULOS	ORIGEN	INSERCIÓN	ACCIÓN
m. de la úvula *m. uvulae*	aponeurosis palatina y espina nasal posterior del hueso palatino	membrana mucosa de la úvula	elevador de la úvula
m. de Treitz	véase músculo suspensor del duodeno		
m. del antitrago *m. antitragicus*	superficie externa del antitrago del oído	apófisis caudada del helix y antehelix	residual
m. del esternón *m. sternalis*	pequeña banda muscular superficial en la inserción esternal del músculo pectoral mayor (m. pectoralis major), paralelo al margen del esternón		
m. del estribo *m. stapedius*	pared del conducto de la pirámide en el oído medio	superficie posterior del cuello del estribo	afloja la membrana timpánica al llevar la cabeza del estribo hacia atrás
m. del martillo	véase m. tensor del tímpano		
m. del trago *m. tragicus*	banda de fibras musculares verticales en la superficie externa del trago de la oreja		
m. delgado plantar *m. plantaris*	surco popliteo del cóndilo externo del fémur	borde interno del tendón de Aquiles	flexor plantar
m. deltoides *m. deltoideus*	tercio lateral de la clavícula, acromio y espina de la escápula	impresión deltoidea del húmero	abductor del brazo; ayuda en la flexión y extensión
m. depresor de la ceja	véase m. depresor superciliar		
m. depresor del ángulo de la boca *m. depressor anguli oris*	línea oblicua de la mandíbula	ángulo de la boca	depresor de la comisura labial
m. depresor del labio inferior *m. depresor labii inferioris*	maxilar inferior cerca del agujero mentoniano	labio inferior	depresor del labio inferior

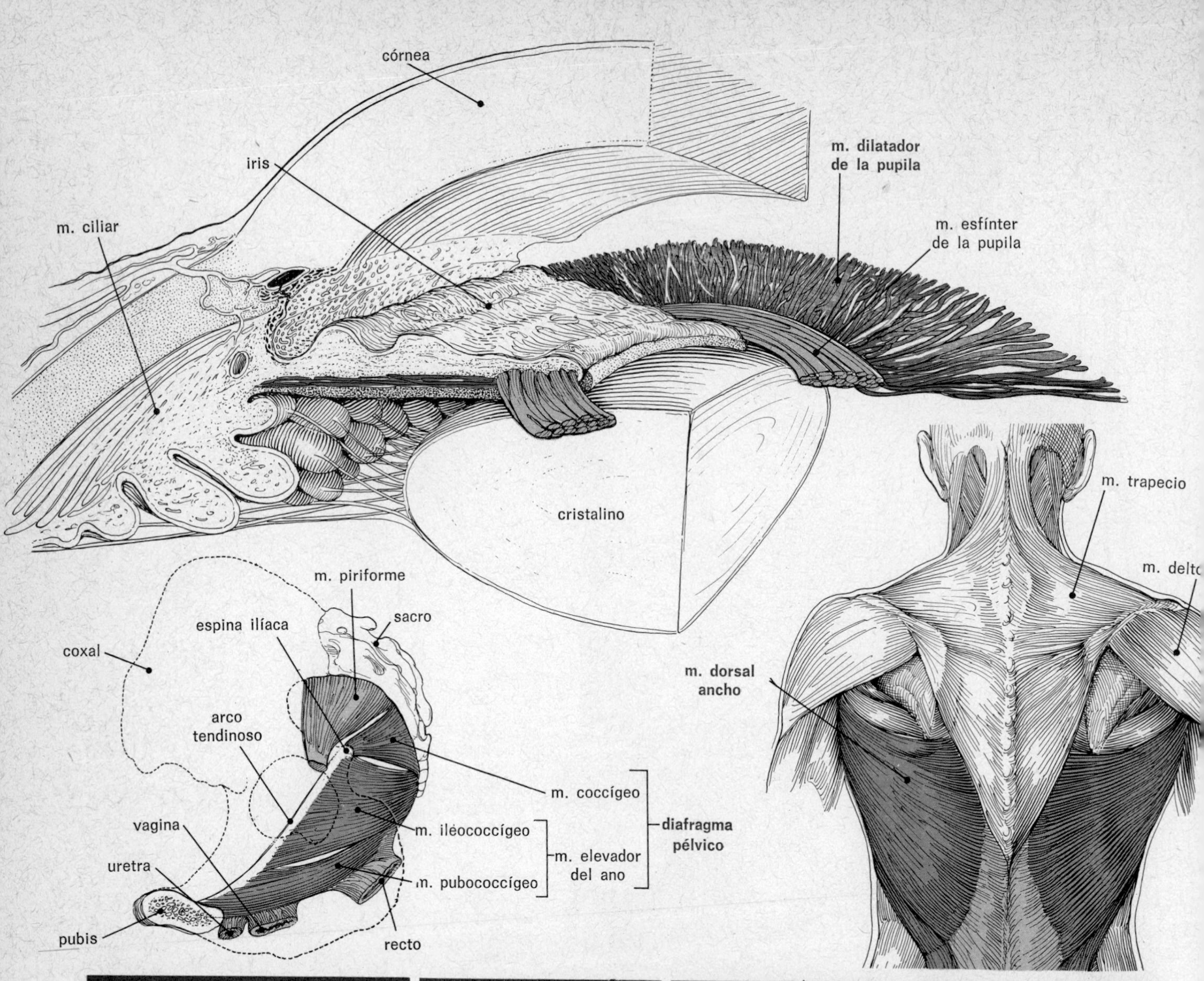

MÚSCULOS	ORIGEN	INSERCIÓN	ACCIÓN
m. depresor del tabique nasal *m. depressor septi nasi*	borde inferior del tabique nasal	intersección aponeurótica de la comisura labial correspondiente	depresor del subtabique nasal
m. depresor superciliar *m. depressor supercilii*	fibras del orbicular de los párpados (orbicularis oris)	ceja	expresión facial desciende la ceja
m. detrusor de la vejiga urinaria *m. detrusor vesicae*	en la pared de la vejiga urinaria		vacia la vejiga urinaria
diafragma *diaphragma*	apéndice xifoides, seis últimos cartílagos costales, cuatro últimas costillas, vértebras lumbares, ligamentos arqueados laterales	centro frénico	aumenta la capacidad del tórax en inspiración (principal músculo de la inspiración)
diafragma pélvico	compuesto de los músculos coccígeo y elevador del ano		forma el suelo de la pelvis
m. digástrico *m. digastricus*	ranura digástrica de la apófisis mastoides	maxilar inferior cerca de la sinfisis	elevador del hueso hioides y base de la lengua, depresor del maxilar inferior
dilatador de la pupila *m. dilatator pupillae*	circunferencia del iris	borde de la pupila	dilatador de la pupila
m. dilatador del ala de la nariz	véase m. mirtiforme		
m. dorsal ancho *m. latissimus dorsi*	apófisis espinosas de las seis últimas vértebras dorsales, aponeurosis lumbodorsal, cresta iliaca	fondo de la corredera bicipital	adductor, extensor y rotador interno del brazo

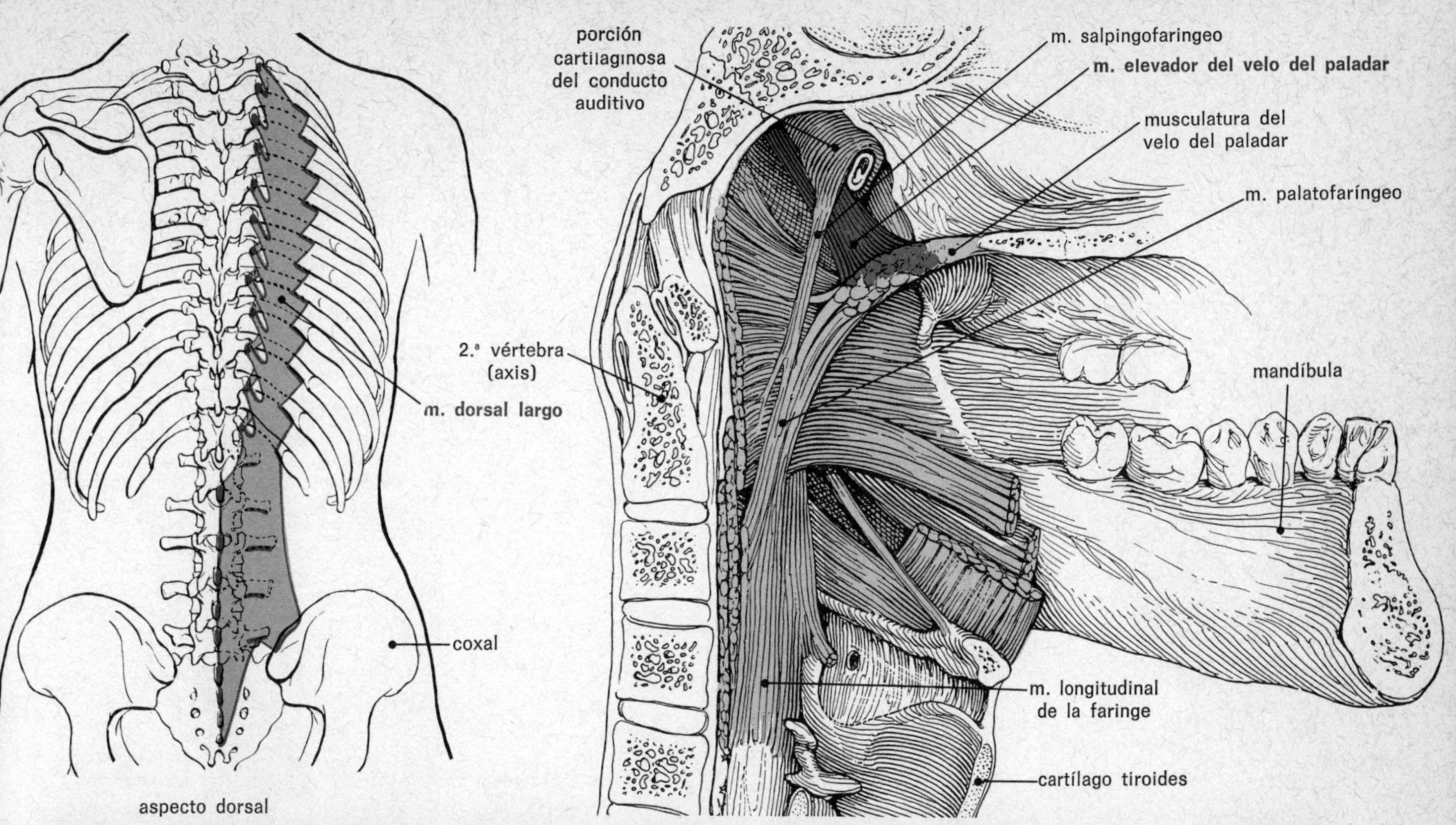

MÚSCULOS	ORIGEN	INSERCIÓN	ACCIÓN
m. dorsal largo *longissimus dorsi, longissimus thoracis*	aponeurosis sacroespinal, apófisis transversas de las seis últimas vértebras dorsales y de las dos primeras vértebras lumbares	apófisis transversas de las vértebras dorsales y lumbares, bordes inferiores de las costillas	extiende la columna torácica
m. dorsal largo del cuello	véase m. cervical trasverso		
m. elevador de la glándula tiroides (m. inconstante) *m. levator glandulae thyroideae*	istmo o lóbulo piramidal de la glándula tiroides	hioides	estabiliza la glándula tiroides
m. elevador de la próstata *m. levator prostatae*	sinfisis del pubis	aponeurosis de la próstata	eleva y comprime la próstata
m. elevador del ángulo de la boca *m. levator angulis oris*	fosa canina de la mandibula	ángulo de la boca	levanta el ángulo de la boca
m. elevador del ano *m. levator ani*	porción pubococcigea: pubis y aponeurosis pélvica; porción puborectal: pubis; porción iliococcigea: cara pélvica de la espina ciática y aponeurosis pélvica	tercera y cuarta vértebra sacra y periné	soporte de las visceras pélvicas
m. elevador del labio superior *m. levator labii superioris*	por debajo del agujero infraorbitario en el maxilar cigomático	labio superior y margen de la ventana nasal	elevador del labio superior
m. elevador del labio superior y ala de la nariz *m. levator labii superioris alaeque nasi*	maxilar superior	piel del labio superior y y ventana de la nariz	eleva el labio superior y dilata la ventana nasal (m. de la expresión facial)
m. elevador del párpado superior *m. levator palpebrae superioris*	techo de la cavidad orbitaria	piel del párpado y borde del tarso en el párpado superior	elevador del párpado superior
m. elevador del velo del paladar *m. levator veli palatini*	punta del peñasco del hueso temporal y porción cartilaginosa de la trompa de Eustaquio	aponeurosis palatina	eleva el velo del paladar
mm. elevadores de las costillas *m. levatores costarum*	apófisis transversas de la séptima cervical y de las once primeras vértebras dorsales	ángulo de la costilla inferior	auxiliares en la elevación de las costillas
m. epicraneano *epicranius*	capa muscular y tendinosa del cráneo compuesta por los músculos occipitofrontal y temporoparietal conectados por una amplia aponeurosis intermedia		elevador de las cejas, lleva el cuero cabelludo hacia adelante y atrás

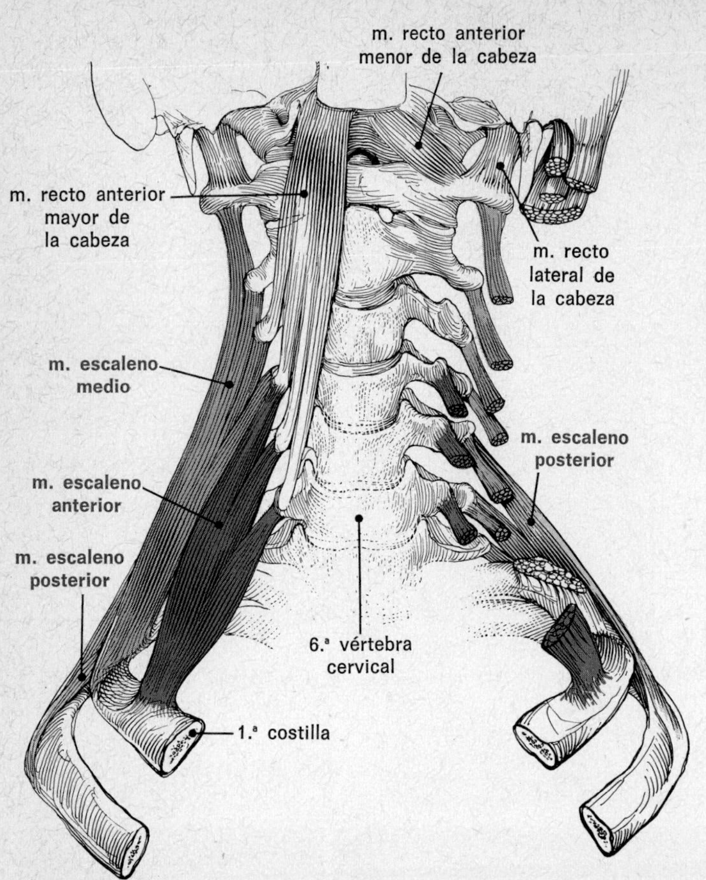

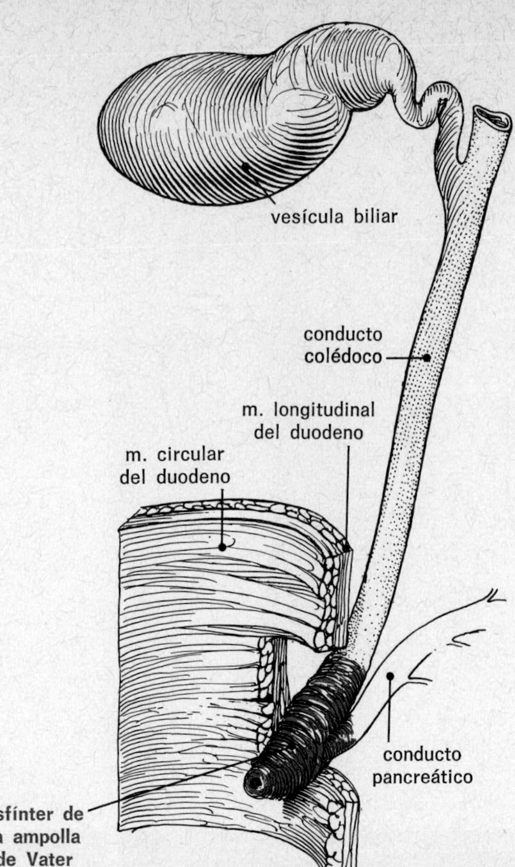

MÚSCULOS	ORIGEN	INSERCIÓN	ACCIÓN
m. epiespinoso de la cabeza *m. spinalis capitis,* *m. biventer cervicis*	normalmente conectado inseparablemente con el m. semiespinoso de la cabeza		
m. epiespinoso del cuello *m. spinalis cervicis*	apófisis espinosas de las dos vértebras dorsales superiores y de la quinta a la séptima cervicales.	apófisis espinosas de la segunda, tercera y cuarta vértebra cervicales	extensor de la columna vertebral
m. epiespinoso torácico *m. spinalis thoracis*	apófisis espinosas de las dos vértebras lumbares superiores y de las dos vértebras dorsales inferiores	apófisis espinosas de la segunda a la novena vértebra dorsales	extensor de la columna vertebral
m. erector de la columna	véase m. iliocostal		
m. erector del pene	véase m. isquiocavernoso		
mm. erectores de los pelos *mm. arrectores pilorum*	dermis	foliculos pilosos	erección de los pelos
m. escaleno anterior *m. scalenus anterior*	apófisis transversas de la tercera a la sexta vértebra cervical	tubérculo escaleno de la primera costilla	elevador de la primera costilla; estabiliza e inclina lateralmente el cuello
m. escaleno medio *m. scalenus medius*	apófisis transversas de las seis primeras vértebras cervicales	cara superior de la primera y segunda costilla	eleva la primera costilla, estabiliza o inclina el cuello lateralmente
m. escaleno menor *m. scalenus minimus*	fibras musculares extra ocasionales o bandas del músculo escaleno posterior		
m. escaleno posterior *m. scalenus posterior*	apófisis transversas de la quinta a la séptima vértebra cervical	cara externa del borde superior de la segunda costilla	eleva la segunda costilla, estabiliza o inclina el cuello lateralmente
m. esfínter de la ampolla de Vater *m. sphincter ampullae hepatopancreaticae*	músculo circular alrededor de la porción terminal del conducto pancreático principal y conducto biliar incluidos en la ampolla de Vater		constrictor de la porción inferior del conducto biliar y conducto pancreático principal
m. esfínter de la pupila *m. sphincter pupillae*	fibras musculares del iris ordenadas en una estrecha banda de 1 mm de ancho		constrictor de la pupila
m. esfínter de la vagina *m. sphincter vaginae*	sínfisis del pubis	fibras musculares entrecruzadas en el tubo vaginal	constrictor del orificio vaginal

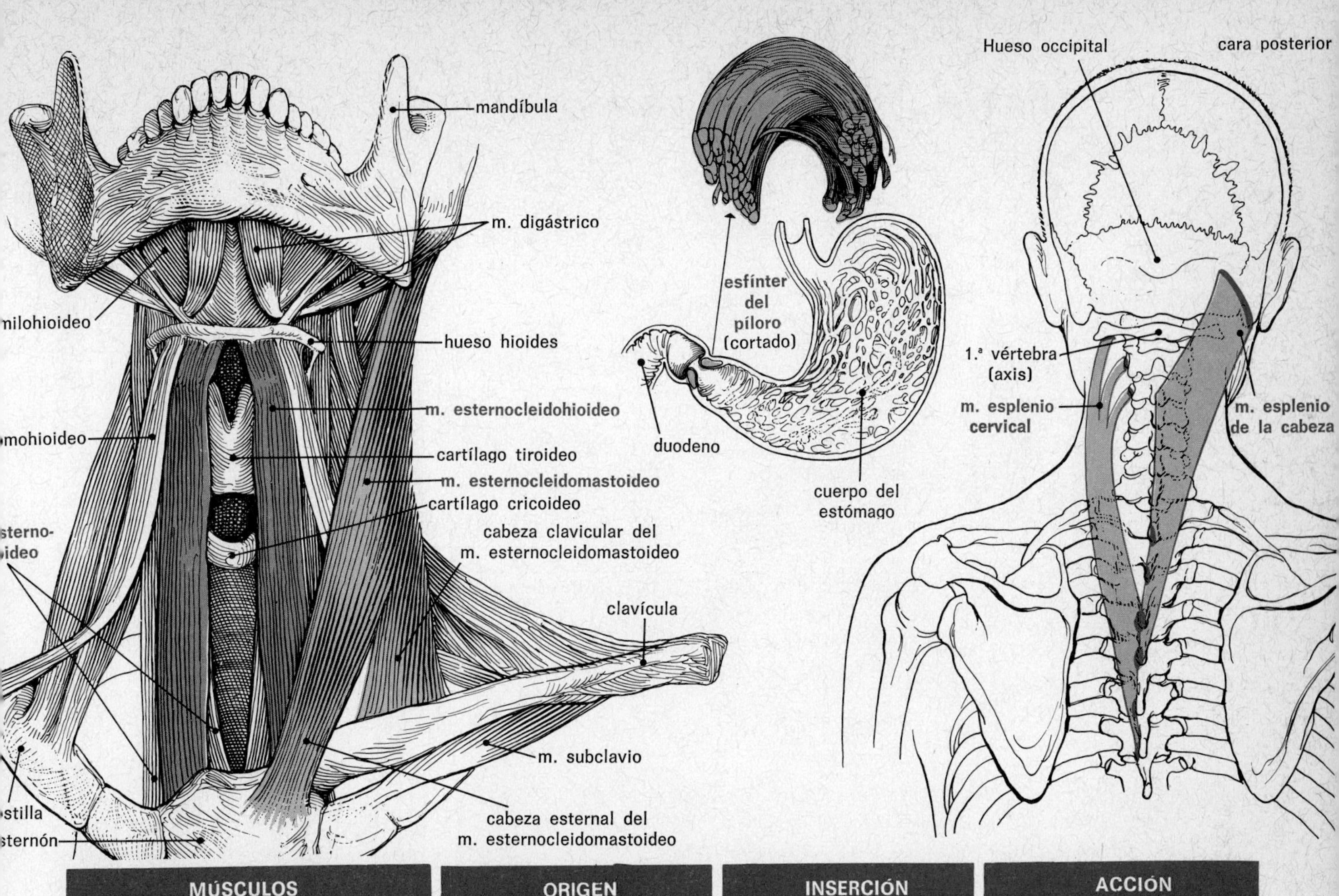

MÚSCULOS	ORIGEN	INSERCIÓN	ACCIÓN
m. esfínter de la vejiga urinaria *m. sphincter vesicae urinariae*	espeso anillo muscular situado en la porción inferior de la vejiga alrededor del orificio uretral interno		actúa como válvula para cerrar el orificio uretral interno
m. esfínter de Oddi	véase músculo esfínter de la ampolla de Vater		
m. esfínter del colédoco *m. sphincter ductus choledochi*	músculo circular que rodea la parte inferior del conducto biliar en la pared del duodeno (parte del músculo esfínter de la ampolla de Vater)		constrictor de la porción inferior del colédoco
m. esfínter del píloro *m. sphincter pylori*	estrecha banda muscular al final del estómago		actúa como válvula para cerrar la cavidad
m. esfínter externo de la uretra *m. sphincter urethrae*	rama del pubis	fibras entrecruzadas alrededor de la uretra	cierra la uretra
m. esfínter externo del ano *m. sphincter ani externus*	punta del cóccix, ligamento anococcígeo	tendón central del perineo	constrictor del ano
m. esfínter interno del ano *m. sphincter ani internus*	banda muscular que circunda aproximadamente 2,5 cm del conducto anal, a unos 6 mm del orificio del ano		auxiliar en la oclusión del ano y expulsión de las heces
m. esplenio cervical *m. splenius cervicis*	ligamento cérvical posterior, apófisis espinosas de la tercera a la sexta vértebras dorsales	tubérculos posteriores de las apófisis trasversas de las dos o tres vértebras cervicales superiores	extensor de la cabeza y el cuello; vuelve la cabeza hacia el mismo lado
m. esplenio de la cabeza *m. splenius capitis*	apófisis espinosas de las vértebras dorsales superiores y séptima cervical	apófisis mastoides y línea occipital superior del occipital	inclina y rota la cabeza
m. esternocleidomastoideo *m. sternocleidomastoideus*	cabeza esternal: cara anterior del manubrio; cabeza clavicular: tercio interno de la clavícula	apófisis mastoides, línea occipital superior	rotador y extensor de la cabeza, flexor de la columna vertebral
m. esternohioideo *m. sternohyoideus*	extremo de la clavícula, cara posterior del manubrio, primer cartílago costal	borde inferior del cuerpo del hioides	depresor del hioides y laringe
m. esternocostal	véase m. transverso del tórax		
m. esternotiroideo *m. sternothyroideus*	cara posterior de la porción superior del esternón y borde del primer cartílago costal	línea oblicua de la lámina del cartílago tiroides	depresor del cartílago tiroides

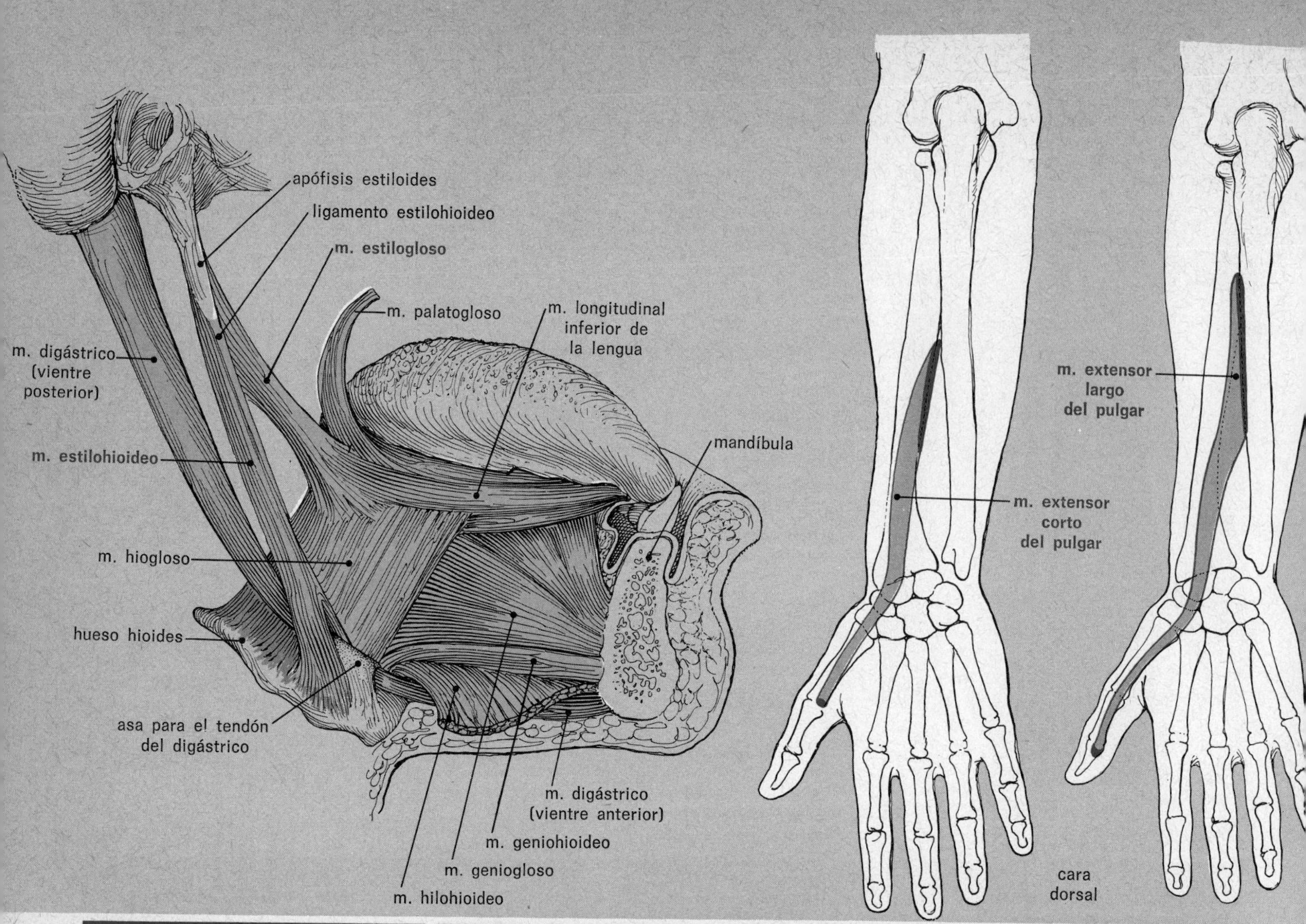

MÚSCULOS	ORIGEN	INSERCIÓN	ACCIÓN
m. estilofaríngeo *m. stylopharyngeus*	raiz de la apófisis estiloides	borde del cartilago tiroides, pared de la faringe	eleva y abre la faringe
m. estilogloso *m. styloglossus*	extremo de la apófisis estiloides, ligamento estilomandibular	porción longitudinal: borde de la lengua cerca de la superficie dorsal; parte oblicua sobre el músculo hiogloso	elevador y retractor de la lengua
m. estilohioideo *m. stylohyoideus*	cara posteroexterna de la apófisis estiloide cerca de la base	cuerpo del hioides en la unión con el asta mayor	tira del hioides hacia arriba y hacia atrás
m. extensor común de los dedos de la mano *m. extensor digitorum communis*	epicóndilo del húmero	segunda y tercera falange de los dedos 2.º y 5.º en su cara dorsal	extensor de los dedos, mano y antebrazo
m. extensor corto del dedo gordo del pie *m. extensor hallucis brevis*	superficie dorsal del calcáneo	base de la falange proximal del dedo gordo	dorsiflexión del dedo gordo
m. extensor corto del pulgar *m. extensor pollicis brevis*	tercio medio del radio	falange proximal del pulgar	extensor y abductor de la mano
m. extensor de la columna		véase m. sacroespinal	
m. extensor largo de los dedos del pie *m. extensor digitorum longus pedis*	cóndilo externo de la tibia, tres cuartos superiores del peroné, membrana interósea	expansión extensora de los cuatro dedos laterales (por cuatro tendones)	extensor de los dedos y dorsiflexor del pie
m. extensor largo del dedo gordo *m. extensor hallucis longus*	cara anterior del peroné, membrana interósea	falange distal del dedo gordo	extensor del dedo gordo y dorsiflexor del pie
m. extensor largo del pulgar *m. extensor pollicis longus*	tercio medio del cúbito, adyacente a la membrana interósea	falange distal del pulgar	extensor y abductor de la falange distal del pulgar, abductor de la mano
m. extensor propio del índice *m. extensor indicis*	cara posterior del cúbito	expansión extensora del dedo índice	extensor del dedo índice y mano
m. extensor propio del meñique *m. extensor digiti minimi manus*	epicóndilo del húmero	expansión extensora del meñique	extensor del meñique

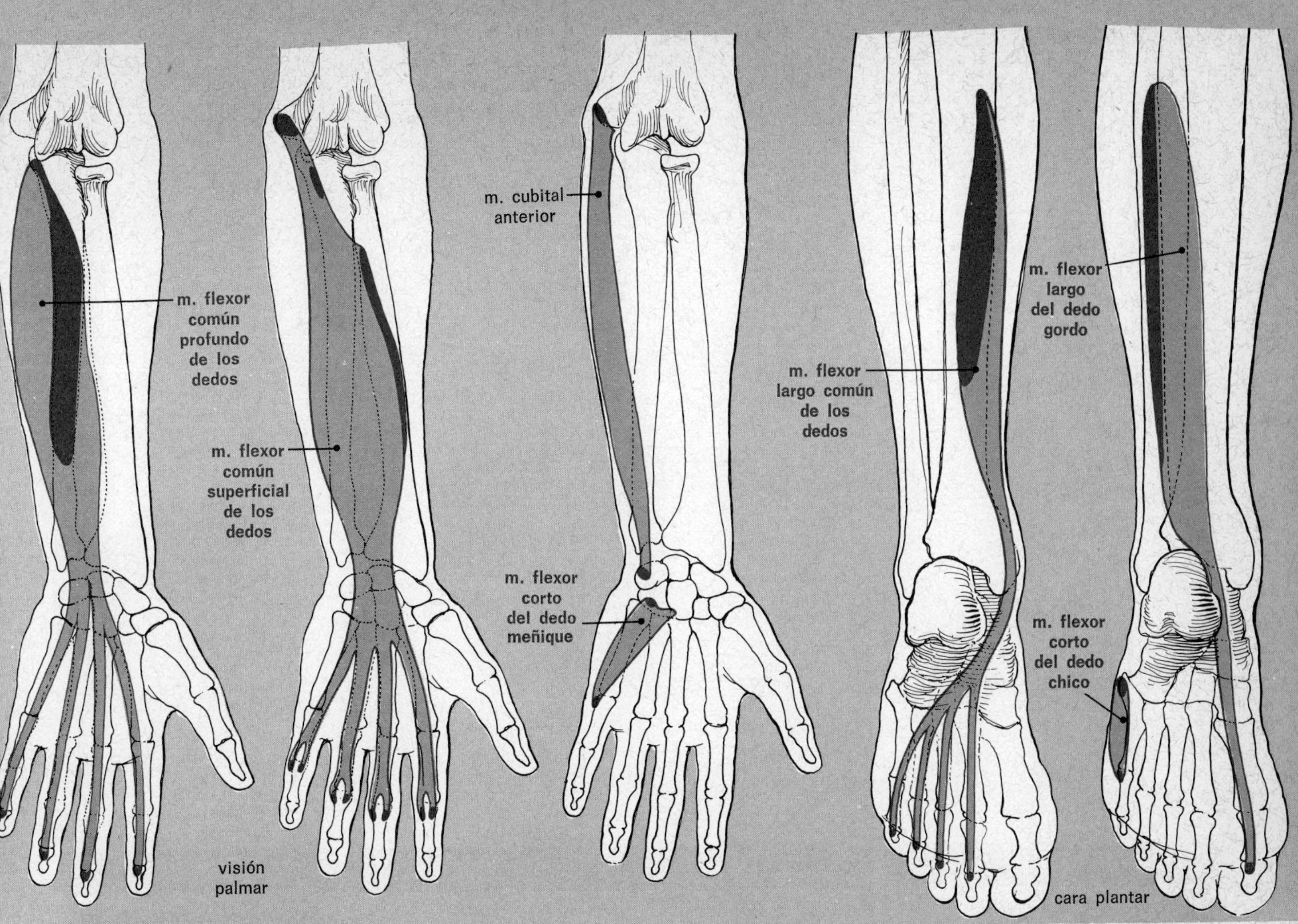

MÚSCULOS	ORIGEN	INSERCIÓN	ACCIÓN
m. flexor común profundo de los dedos *m. flexor digitorum manus profundus*	tres cuartos proximales del cúbito, y membrana interósea adyacente	falanges distales de los dedos 2.º a 5.º	flexión de las falanges distales
m. flexor común superficial de los dedos *m. flexor digitorum superficialis*	cabeza húmero-cubital: epitroclea del húmero, apófisis coronoides del cúbito; cabeza radial: borde anterior del radio	falanges medias de los dedos 2.º a 5.º	flexión de las segundas falanges, mano y antebrazo
m. flexor corto de los dedos del pie *m. flexor digitorum pedis brevis*	calcáneo y aponeurosis plantar	falanges medias de los cuatro últimos dedos	flexor de los cuatro últimos dedos del pie
m. flexor corto del dedo chico *m. flexor digiti minimi pedis brevis*	base del quinto metatarsiano y aponeurosis plantar	cara externa de la falange proximal del quinto dedo	flexor del dedo chico
m. flexor corto del dedo gordo *m. flexor hallucis brevis*	cuboides y tercer cuneiforme	a ambos lados de la falange proximal del dedo gordo	flexor del dedo gordo
m. flexor corto del meñique *m. flexor digiti minimi manus brevis*	gancho del ganchoso, ligamento anular	falange proximal del meñique	flexor de la falange proximal del meñique
m. flexor corto del pulgar *m. flexor pollicis brevis*	tubérculo del trapecio, ligamento anular del carpo	falange proximal del pulgar	flexor del pulgar
m. flexor largo común de los dedos del pie *m. flexor digitorum pedis longus*	tercio medio de la tibia	falanges distales de los cuatro últimos dedos (por cuatro tendones)	flexor de los cuatro últimos dedos del pie
m. flexor largo del dedo gordo *m. flexor hallucis longus*	dos tercios inferiores de la superficie posterior del peroné, membrana intermuscular	falange distal del dedo gordo	flexor del dedo gordo y flexor plantar del pie
m. flexor largo propio del pulgar *m. flexor pollicis longus*	radio, adyacente a la membrana interósera y apófisis coronoides del cúbito	falange distal del pulgar	flexor del pulgar
m. frontal		véase m. occipitofrontal	

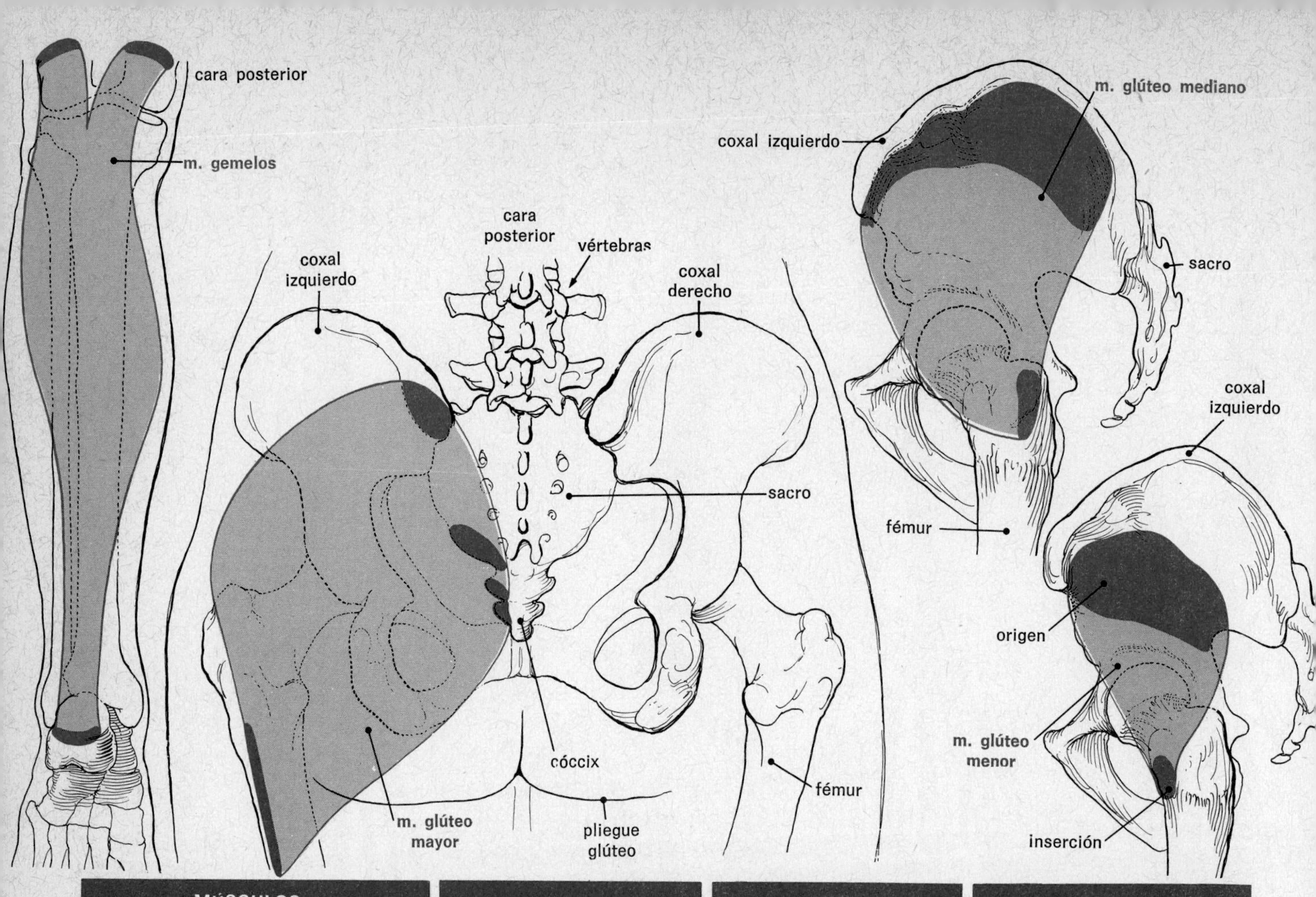

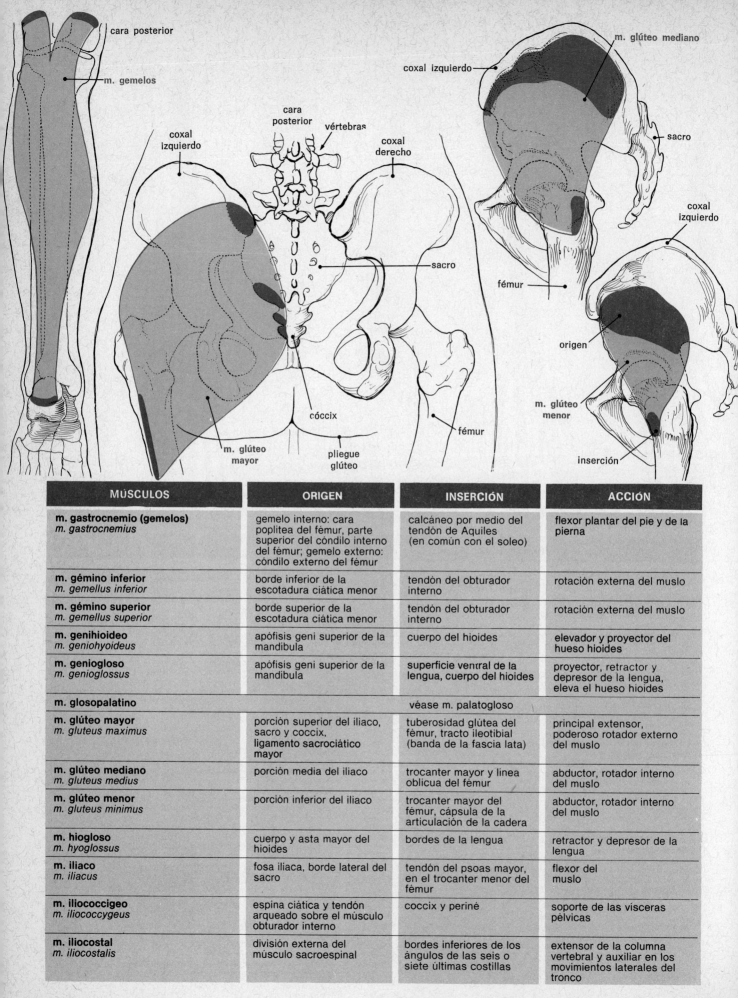

MÚSCULOS	ORIGEN	INSERCIÓN	ACCIÓN
m. gastrocnemio (gemelos) *m. gastrocnemius*	gemelo interno: cara poplitea del fémur, parte superior del cóndilo interno del fémur; gemelo externo: cóndilo externo del fémur	calcáneo por medio del tendón de Aquiles (en común con el soleo)	flexor plantar del pie y de la pierna
m. gémino inferior *m. gemellus inferior*	borde inferior de la escotadura ciática menor	tendón del obturador interno	rotación externa del muslo
m. gémino superior *m. gemellus superior*	borde superior de la escotadura ciática menor	tendón del obturador interno	rotación externa del muslo
m. genihioideo *m. geniohyoideus*	apófisis geni superior de la mandibula	cuerpo del hioides	elevador y proyector del hueso hioides
m. geniogloso *m. genioglossus*	apófisis geni superior de la mandibula	superficie ventral de la lengua, cuerpo del hioides	proyector, retractor y depresor de la lengua, eleva el hueso hioides
m. glosopalatino		véase m. palatogloso	
m. glúteo mayor *m. gluteus maximus*	porción superior del iliaco, sacro y coccix, ligamento sacrociático mayor	tuberosidad glútea del fémur, tracto ileotibial (banda de la fascia lata)	principal extensor, poderoso rotador externo del muslo
m. glúteo mediano *m. gluteus medius*	porción media del iliaco	trocanter mayor y linea oblicua del fémur	abductor, rotador interno del muslo
m. glúteo menor *m. gluteus minimus*	porción inferior del iliaco	trocanter mayor del fémur, cápsula de la articulación de la cadera	abductor, rotador interno del muslo
m. hiogloso *m. hyoglossus*	cuerpo y asta mayor del hioides	bordes de la lengua	retractor y depresor de la lengua
m. iliaco *m. iliacus*	fosa iliaca, borde lateral del sacro	tendón del psoas mayor, en el trocanter menor del fémur	flexor del muslo
m. iliococcigeo *m. iliococcygeus*	espina ciática y tendón arqueado sobre el músculo obturador interno	coccix y periné	soporte de las vísceras pélvicas
m. iliocostal *m. iliocostalis*	división externa del músculo sacroespinal	bordes inferiores de los ángulos de las seis o siete últimas costillas	extensor de la columna vertebral y auxiliar en los movimientos laterales del tronco

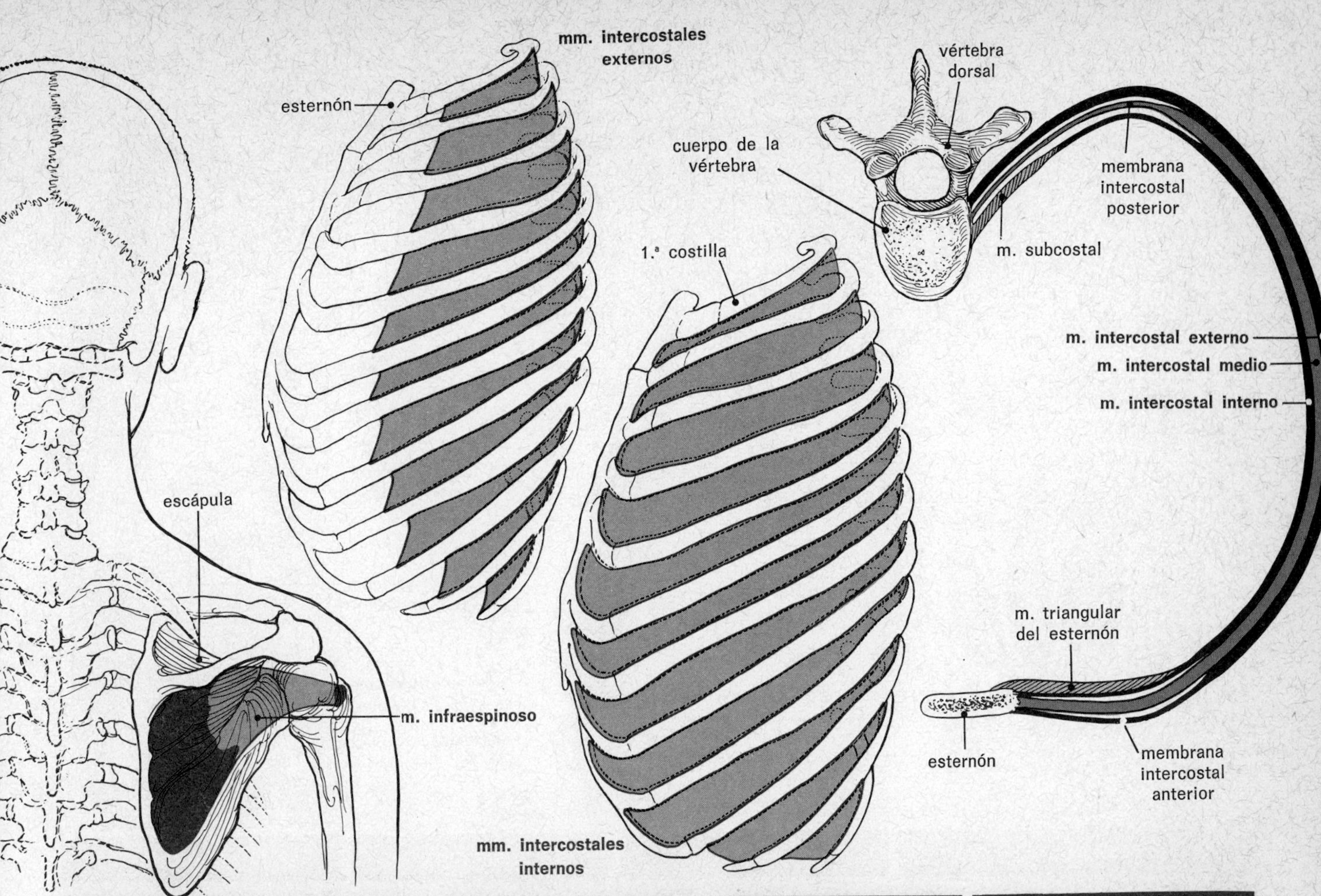

MÚSCULOS	ORIGEN	INSERCIÓN	ACCIÓN
m. iliocostal cervical *m. iliocostalis cervicis*	seis costillas superiores	apófisis transversa de la cuarta, quinta y sexta vértebra cervicales	extensor de la columna cervical
m. iliocostal del tórax *m. iliocostalis thoracis*	siete últimas costillas, en el ángulo interno	ángulos de las siete costillas superiores, apófisis transversas de las siete vértebras cervicales	mantiene erecta la columna torácica
m. iliocostal lumbar *m. iliocostalis lumborum*	cresta iliaca y fascia toraco-lumbar	fascia lumbodorsal, apófisis transversa de las vértebras lumbares, ángulos de las seis últimas costillas	extensor de la columna lumbar
m. incisivo del labio inferior *m. incisivi labii inferioris*	porción del músculo orbicular de los labios	ángulo de la boca	frunce los labios
m. incisivo del labio superior *m. incisivi lavii superioris*	porción del músculo orbicular de los labios	ángulo de la boca	frunce los labios
mm. infracostales	véase mm. subcostales		
m. infraespinoso *m. infraspinatus*	fosa infraespinosa de la escápula	porción media del tubérculo mayor del húmero	rotador lateral del brazo
mm. infrahioideos *mm. infrahyoidei*	banda de músculos por debajo del hioides que incluye el homohioideo, externohioideo, esternotiroideo y tirohioideo		
mm. intercostales externos *mm. intercostales externi*	borde inferior de las costillas	borde superior de las costillas por debajo de las de origen	juntan las costillas
mm. intercostales medios *mm. intercostales intimi*	borde inferior de las costillas	borde superior de las costillas por encima de las de origen	juntan las costillas
mm. intercostales internos *mm. intercostales interni*	borde inferior de las costillas	borde superior de las costillas por encima de las de origen	juntan las costillas
mm. interespinosos *mm. interspinales*	cara inferior de la apófisis espinosa de cada vértebra	cara superior de la apófisis espinosa de la vértebra próxima superior	extienden la columna vertebral

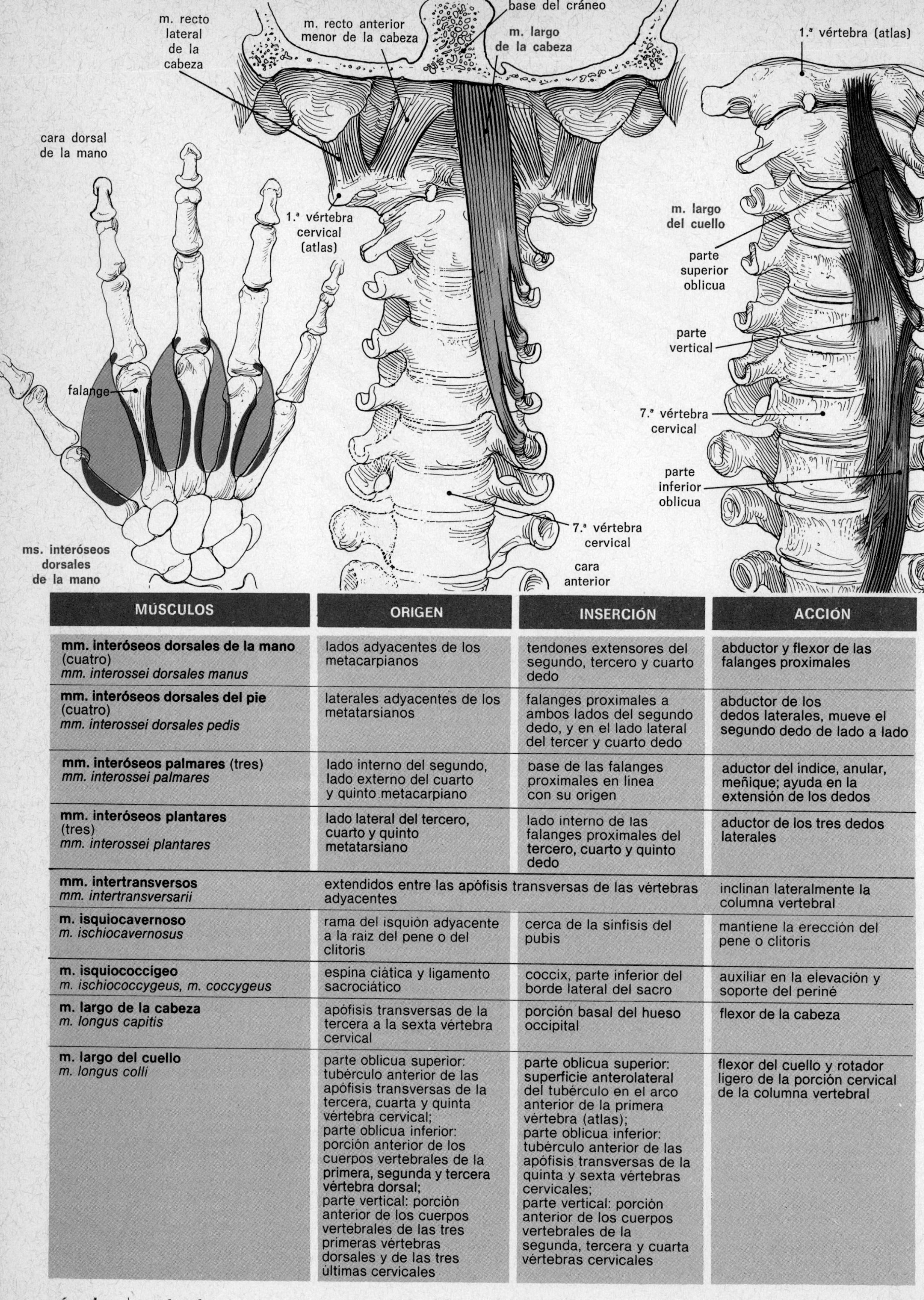

MÚSCULOS	ORIGEN	INSERCIÓN	ACCIÓN
mm. interóseos dorsales de la mano (cuatro) *mm. interossei dorsales manus*	lados adyacentes de los metacarpianos	tendones extensores del segundo, tercero y cuarto dedo	abductor y flexor de las falanges proximales
mm. interóseos dorsales del pie (cuatro) *mm. interossei dorsales pedis*	laterales adyacentes de los metatarsianos	falanges proximales a ambos lados del segundo dedo, y en el lado lateral del tercer y cuarto dedo	abductor de los dedos laterales, mueve el segundo dedo de lado a lado
mm. interóseos palmares (tres) *mm. interossei palmares*	lado interno del segundo, lado externo del cuarto y quinto metacarpiano	base de las falanges proximales en línea con su origen	aductor del índice, anular, meñique; ayuda en la extensión de los dedos
mm. interóseos plantares (tres) *mm. interossei plantares*	lado lateral del tercero, cuarto y quinto metatarsiano	lado interno de las falanges proximales del tercero, cuarto y quinto dedo	aductor de los tres dedos laterales
mm. intertransversos *mm. intertransversarii*	extendidos entre las apófisis transversas de las vértebras adyacentes		inclinan lateralmente la columna vertebral
m. isquiocavernoso *m. ischiocavernosus*	rama del isquión adyacente a la raíz del pene o del clítoris	cerca de la sínfisis del pubis	mantiene la erección del pene o clítoris
m. isquiococcígeo *m. ischiococcygeus, m. coccygeus*	espina ciática y ligamento sacrociático	cóccix, parte inferior del borde lateral del sacro	auxiliar en la elevación y soporte del periné
m. largo de la cabeza *m. longus capitis*	apófisis transversas de la tercera a la sexta vértebra cervical	porción basal del hueso occipital	flexor de la cabeza
m. largo del cuello *m. longus colli*	parte oblicua superior: tubérculo anterior de las apófisis transversas de la tercera, cuarta y quinta vértebra cervical; parte oblicua inferior: porción anterior de los cuerpos vertebrales de la primera, segunda y tercera vértebra dorsal; parte vertical: porción anterior de los cuerpos vertebrales de las tres primeras vértebras dorsales y de las tres últimas cervicales	parte oblicua superior: superficie anterolateral del tubérculo en el arco anterior de la primera vértebra (atlas); parte oblicua inferior: tubérculo anterior de las apófisis transversas de la quinta y sexta vértebras cervicales; parte vertical: porción anterior de los cuerpos vertebrales de la segunda, tercera y cuarta vértebras cervicales	flexor del cuello y rotador ligero de la porción cervical de la columna vertebral

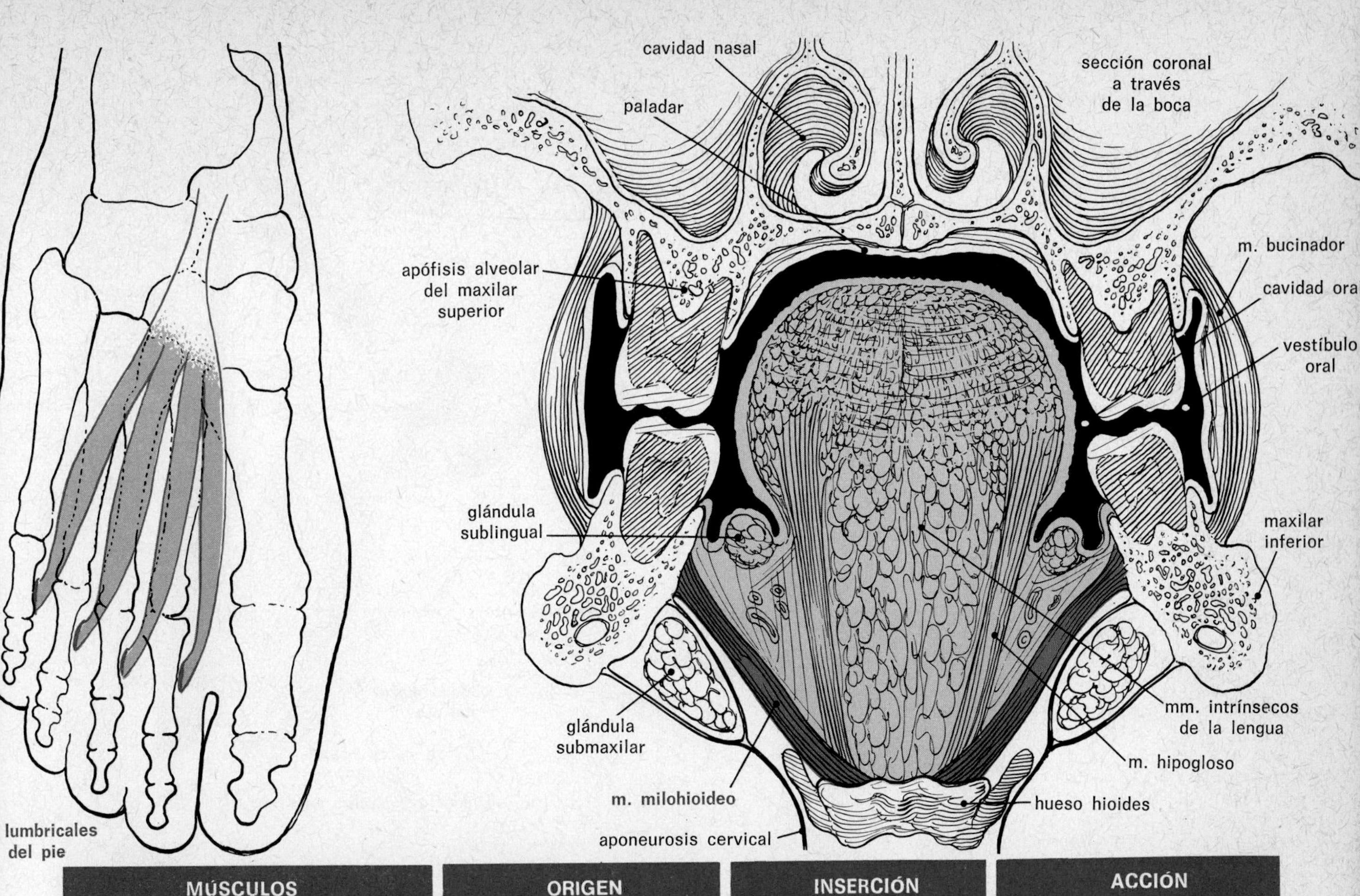

MÚSCULOS	ORIGEN	INSERCIÓN	ACCIÓN
m. longitudinal inferior de la lengua *m. longitudinalis inferior linguae*	cara inferior de la lengua en la base	punta de la lengua	altera la forma de la lengua
m. longitudinal superior de la lengua *m. longitudinalis superior linguae*	submucosa y septum de la lengua	márgenes de la lengua	altera la forma de la lengua
mm. lumbricales de la mano (cuatro) *mm. lumbricales manus*	en los tendones del músculo flexor profundo de la mano	tendones extensores de los cuatro últimos dedos	flexor de la falange proximal, extensor de la media y distal
mm. lumbricales del pie *mm. lumbricales pedis*	tendones del músculo flexor largo del pie	porción interna de las falanges proximales de los cuatro últimos dedos	auxiliar en la flexión de los dedos
m. masetero *m. masseter*	porción superficial: arco y apófisis cigomática; porción profunda: arco cigomático	porción superficial: rama y ángulo del maxilar inferior; porción profunda: mitad superior de la rama y apófisis coronoides del del maxilar inferior	cierra la boca, aprieta los dientes (músculo de la masticación)
m. menor del hélix *m. helicis minor*	borde anterior del hélix	cruz del hélix	parece ser vestigial
m. milohioideo *m. mylohyoideus*	línea milohioidea del maxilar inferior	rafe medio e hioides	elevador del suelo de la boca y lengua, depresor de la mandíbula
m. mirtiforme *m. dilatator naris*	fosita mirtiforme del maxilar superior	ala y tabique de la nariz	dilata las ventanas de la nariz
m. multífido del raquis *m. multifidus*	sacro y apófisis transversas de las vértebras lumbares, dorsales y últimas cervicales	apófisis espinosas de las vértebras lumbares, dorsales y últimas cervicales	extensor y rotador de la columna vertebral
m. oblicuo del pabellón auricular *m. obliquus auriculae*	eminencia de la concha	convexidad del hélix	parece ser vestigial
m. oblicuo externo del abdomen *m. obliquus externus abdominis*	cara externa de las ocho últimas costillas en los cartílagos costales	mitad anterior de la cresta iliaca, línea alba entre la vaina del recto	flexor y rotador de la columna, tensor de la pared abdominal
m. oblicuo inferior de la cabeza *m. obliquus capitis inferior*	espina del axis	apófisis transversa del atlas	gira la cabeza
m. oblicuo interno del adbdomen	véase oblicuo menor del abdomen		
m. oblicuo mayor de la cabeza	véase m. oblicuo inferior de la cabeza		

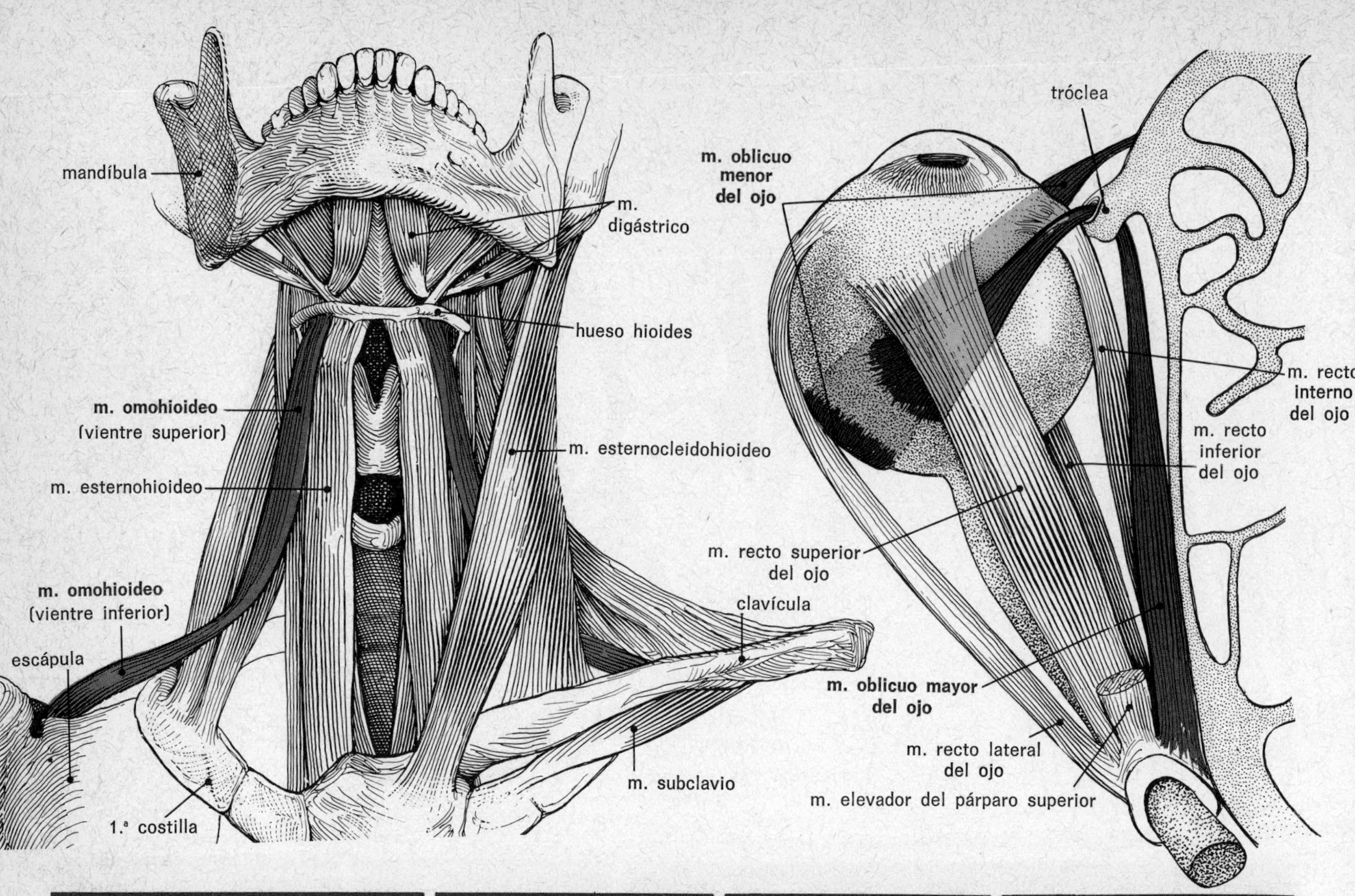

MÚSCULOS	ORIGEN	INSERCIÓN	ACCIÓN
m. oblicuo mayor del ojo *m. obliquus superior bulbi*	ala menor del esfenoides cerca del agujero óptico	después de pasar por una polea fibrosa, cambia de dirección, insertándose en la esclerótica debajo del músculo recto superior	rotador del globo ocular hacia afuera y abajo
m. oblicuo menor de la cabeza *m. obliquus capitis superior*	apófisis transversa del atlas	tercio externo de la línea curva inferior del occipital	gira la cabeza
m. oblicuo menor del abdomen *m. obliquus internus abdominis*	cresta iliaca, fascia toracolumbar, ligamento inguinal	tres o cuatro últimos cartílagos costales, línea alba y por un tendón conjunto al pubis	flexor y rotador de la columna vertebral, tensor de la pared abdominal
m. oblicuo menor del ojo *m. obliquus inferior bulbi*	suelo de la cavidad orbitaria en el borde anterior	entre la inserción del recto superior y del externo	rotador del globo ocular hacia arriba y afuera
m. oblicuo superior de la cabeza	véase m. oblicuo menor de la cabeza		
m. obturador externo *m. obturatorius externus*	borde externo del agujero obturador de la pelvis, membrana obturatriz	fosa intertrocantérea del fémur	flexor y rotador externo del muslo
m. obturador interno *m. obturatorius internus*	cara pélvica del iliaco, borde interno del agujero obturador y membrana obturatriz	trocánter mayor del fémur	abductor y rotador del muslo
m. occipital	véase m. occipitofrontal		
m. occipitofrontal *m. occipitofrontalis*	porción frontal: aponeurosis epicraneal; porción occipital: línea occipital superior	porción frontal: piel de la ceja, raíz de la nariz; porción occipital: aponeurosis epicraneal	porción frontal: eleva las cejas; porción occipital: mueve el cuero cabelludo hacia atrás
m. omohioideo *m. omohyoideus*	en el borde superior de la escápula	borde inferior y cuerpo del hioides	depresor y retractor del hioides
m. oponente del meñique *m. opponens digiti minimi*	apófisis unciforme del ganchoso, ligamento anular del carpo	quinto metacarpiano	lleva el quinto metacarpiano hacia la palma
m. oponente del pulgar *m. opponens pollicis*	tubérculo del trapecio, ligamento anular del carpo	borde externo del primer metacarpiano	lleva el quinto metacarpiano hacia la palma, opone el pulgar

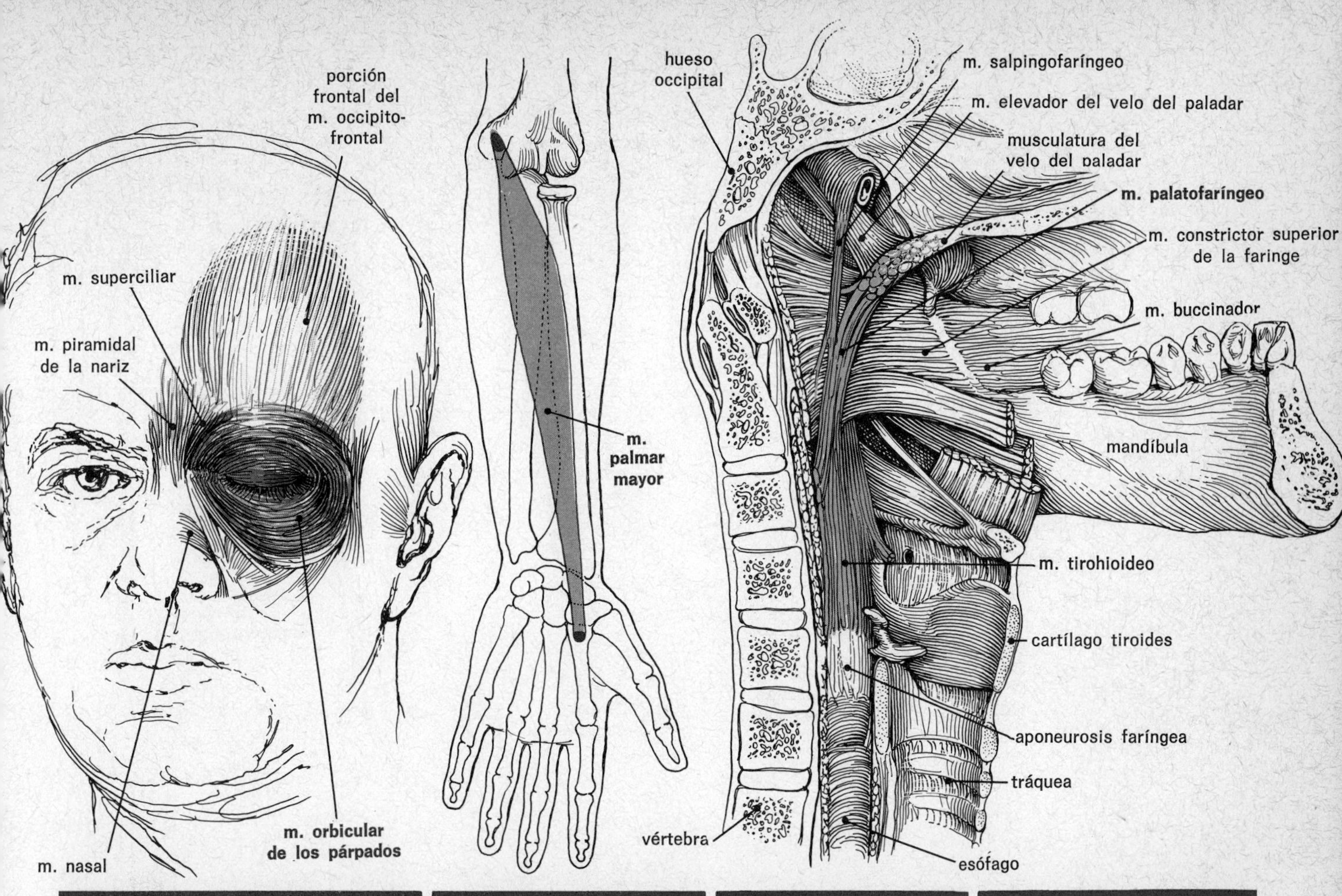

MÚSCULOS	ORIGEN	INSERCIÓN	ACCIÓN
m. orbicular de los labios *m. orbicularis oris*	fibras musculares adyacentes a la boca	entrelazamiento muscular que rodea la boca	cierra y frunce los labios
m. orbicular de los párpados *m. orbicularis palpebrarum*	porción orbitaria: apófisis frontal del maxilar, porción adyacente del hueso frontal; porción palpebral: ligamento palpebral interno; porción lagrimal: cresta lagrimal posterior del hueso lagrimal	cerca del origen, después de rodear la órbita, tubérculo orbitario del hueso cigomático	cierra los ojos, tensa la piel de la frente, comprime el saco lagrimal
m. orbitario *m. orbitalis*	une el surco orbitario inferior y la fisura esfenomaxilar		parece ser rudimentaria; puede mover débilmente hacia adelante el globo ocular
m. palatoestafilino	véase m. de la úvula		
m. palatofaríngeo *m. palatopharyngeus*	velo del paladar	pared posterior del cartílago tiroides y pared de la faringe	eleva la faringe, ayuda a cerrar la nasofaringe, estrecha las fauces, auxilia en la deglución
m. palatogloso *m. glosopalatino* *m. palatoglossus, m. glossopalatinus*	cara inferior del velo del paladar	dorso y borde de la lengua	eleva la lengua y estrecha las fauces
m. palmar cutáneo *m. palmaris brevis*	ligamento anular del carpo	piel de la palma	profundiza el surco palmar, arruga la piel de la palma
m. palmar mayor *m. flexor carpi radialis*	epitróclea del húmero	bases del segundo y tercer metacarpianos	flexor de la mano y del antebrazo, auxiliar en la pronación y abducción de la mano
m. palmar menor *m. palmaris longus*	epitroclea del húmero	ligamento anular del carpo, aponeurosis palmar	flexor de la mano
mm. pectinados *mm. pectinati*	columnas musculares que se proyectan en la pared interna de las aurículas del corazón		contraen en sístole las aurículas del corazón
m. pectíneo *m. pectineus*	línea pectínea del pubis	línea pectínea del fémur, entre el trocánter menor y la línea áspera	aductor y auxiliar en la flexión del muslo

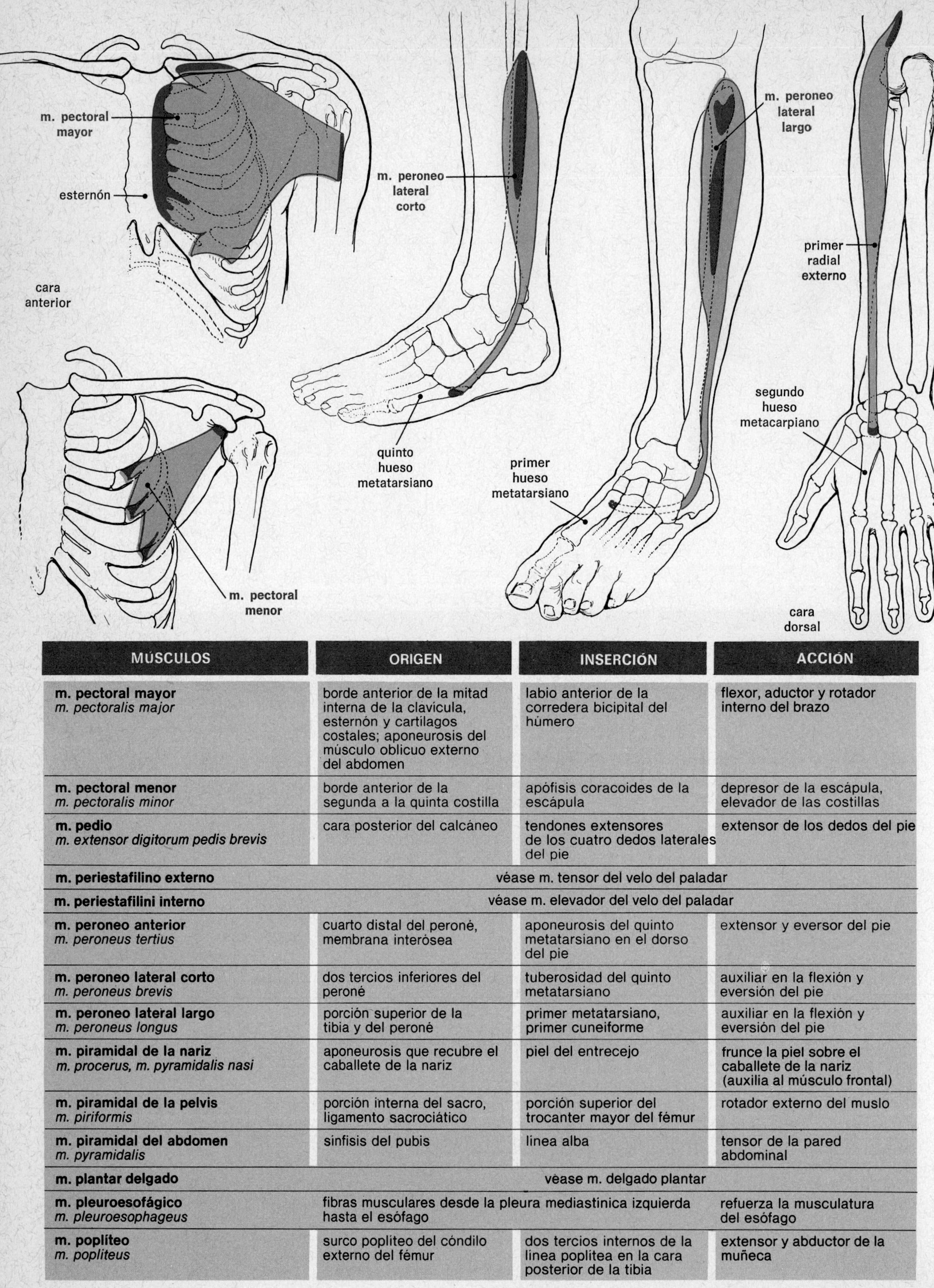

MÚSCULOS	ORIGEN	INSERCIÓN	ACCIÓN
m. pectoral mayor *m. pectoralis major*	borde anterior de la mitad interna de la clavícula, esternón y cartílagos costales; aponeurosis del músculo oblicuo externo del abdomen	labio anterior de la corredera bicipital del húmero	flexor, aductor y rotador interno del brazo
m. pectoral menor *m. pectoralis minor*	borde anterior de la segunda a la quinta costilla	apófisis coracoides de la escápula	depresor de la escápula, elevador de las costillas
m. pedio *m. extensor digitorum pedis brevis*	cara posterior del calcáneo	tendones extensores de los cuatro dedos laterales del pie	extensor de los dedos del pie
m. periestafilino externo	véase m. tensor del velo del paladar		
m. periestafilini interno	véase m. elevador del velo del paladar		
m. peroneo anterior *m. peroneus tertius*	cuarto distal del peroné, membrana interósea	aponeurosis del quinto metatarsiano en el dorso del pie	extensor y eversor del pie
m. peroneo lateral corto *m. peroneus brevis*	dos tercios inferiores del peroné	tuberosidad del quinto metatarsiano	auxiliar en la flexión y eversión del pie
m. peroneo lateral largo *m. peroneus longus*	porción superior de la tibia y del peroné	primer metatarsiano, primer cuneiforme	auxiliar en la flexión y eversión del pie
m. piramidal de la nariz *m. procerus, m. pyramidalis nasi*	aponeurosis que recubre el caballete de la nariz	piel del entrecejo	frunce la piel sobre el caballete de la nariz (auxilia al músculo frontal)
m. piramidal de la pelvis *m. piriformis*	porción interna del sacro, ligamento sacrociático	porción superior del trocanter mayor del fémur	rotador externo del muslo
m. piramidal del abdomen *m. pyramidalis*	sinfisis del pubis	linea alba	tensor de la pared abdominal
m. plantar delgado	véase m. delgado plantar		
m. pleuroesofágico *m. pleuroesophageus*	fibras musculares desde la pleura mediastínica izquierda hasta el esófago		refuerza la musculatura del esófago
m. poplíteo *m. popliteus*	surco poplíteo del cóndilo externo del fémur	dos tercios internos de la linea poplitea en la cara posterior de la tibia	extensor y abductor de la muñeca

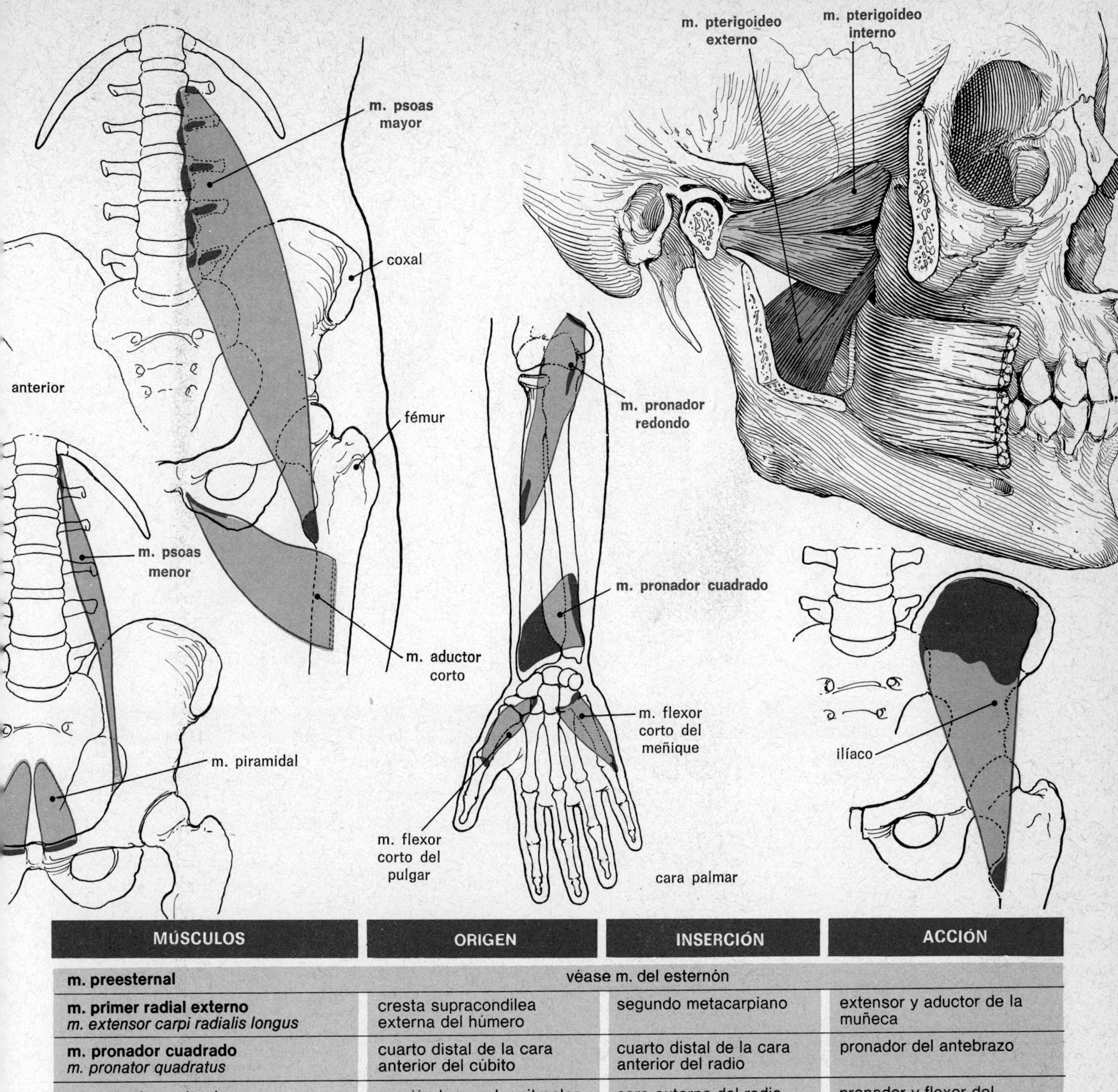

MÚSCULOS	ORIGEN	INSERCIÓN	ACCIÓN
m. preesternal	véase m. del esternón		
m. primer radial externo *m. extensor carpi radialis longus*	cresta supracondilea externa del húmero	segundo metacarpiano	extensor y aductor de la muñeca
m. pronador cuadrado *m. pronator quadratus*	cuarto distal de la cara anterior del cúbito	cuarto distal de la cara anterior del radio	pronador del antebrazo
m. pronador redondo *m. pronator teres*	porción humeral: epitroclea del húmero; porción cubital: apófisis coronoides del cúbito	cara externa del radio	pronador y flexor del antebrazo
m. psoas iliaco *m. iliopsoas*	músculo compuesto por el iliaco y psoas mayor que se unen para formar el tendón del psoas iliaco		
m. psoas mayor *m. psoas major*	porción lateral de los cuerpos de las vértebras lumbares	trocánter mayor del fémur	flexor del muslo
m. psoas menor *m. psoas minor*	cuerpos vertebrales de las últimas dorsales y primeras lumbares	linea pectinea del coxal	flexor de la columna vertebral
m. pterigoideo externo *m. pterygoideus lateralis*	ala mayor del esfenoides y apófisis piramidal del palatino	cóndilo de la mandibula, cápsula de la articulación temporomaxilar	abre y proyecta hacia delante la mandibula, moviéndola lateralmente
m. pterigoideo interno *m. pterygoideus medialis*	tuberosidad maxilar y fosa pterigoidea	superficie interna de la rama y ángulo de la mandibula	cierra y proyecta hacia delante la mandibula
m. pubococcígeo *m. pubococcygeus*	sínfisis del pubis y pubis	coccix y el cuerpo perineal	soporte de las visceras pélvicas

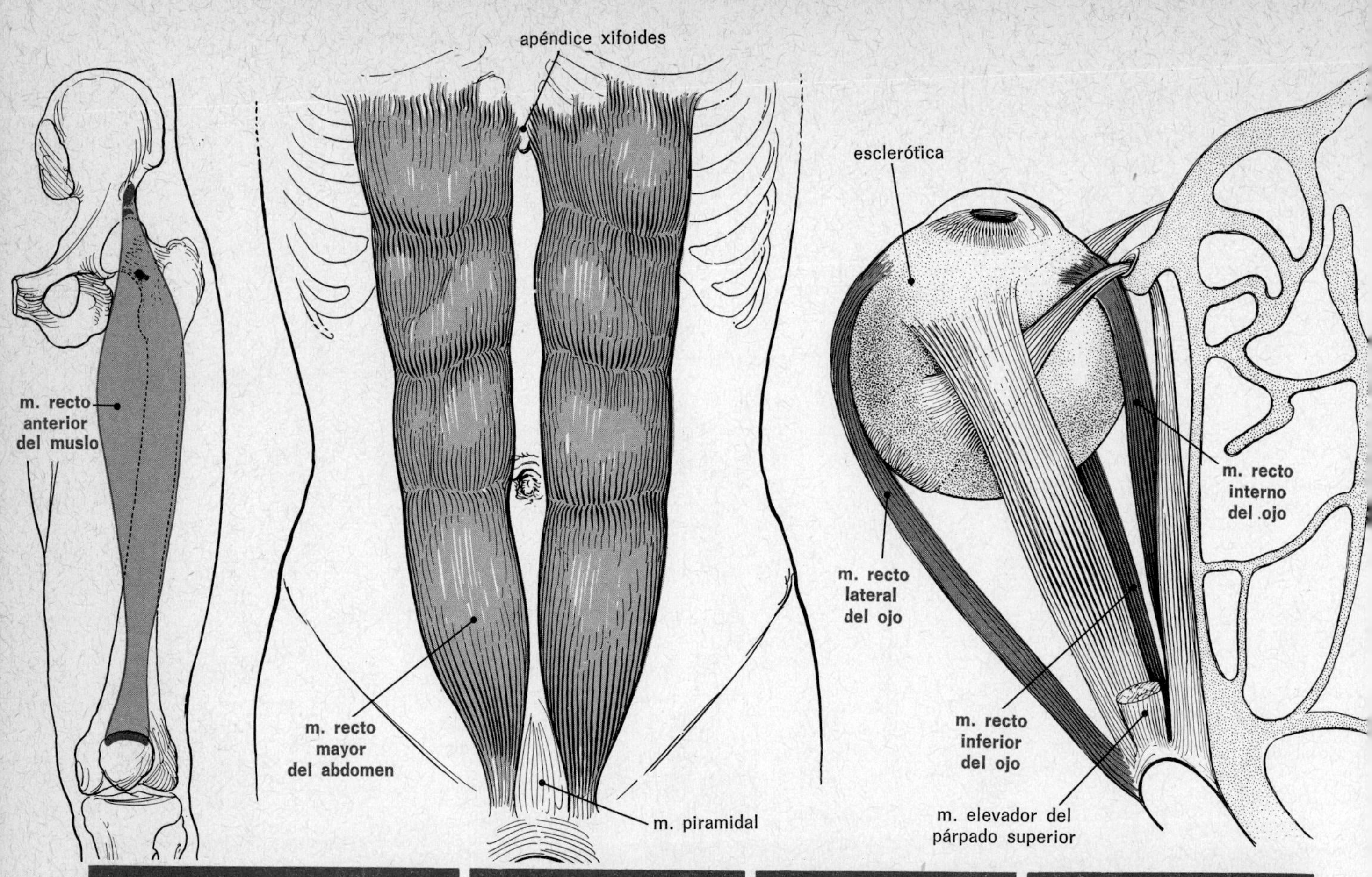

MÚSCULOS	ORIGEN	INSERCIÓN	ACCIÓN
m. puborrectal *m. puborectalis*	sínfisis del pubis y pubis	interdigitaciones que forman una banda que pasa por detrás del recto	sujeta el conducto del ano en ángulo recto con el recto
m. pubovaginal *m. pubovaginalis*	parte del músculo elevador del ano en la mujer		
m. pubovesical *m. pubovesicalis*	cara posterior del cuerpo del pubis	en la mujer: alrededor del fondo de la vejiga hasta la porción anterior de la vagina; en el hombre: alrededor del fondo de la vejiga hasta la glándula prostática	refuerza la musculatura de la vejiga
m. recto anterior del muslo *m. rectus femoris*	espina iliaca anteroinferior, borde del acetábulo	tuberosidad tibial, base de la rótula (patela)	extensor de la pierna y flexor del muslo
m. recto anterior mayor de la cabeza	véase m. largo de la cabeza		
m. recto anterior menor de la cabeza *m. rectus capitis anterior*	masas laterales del atlas	porción basal del hueso occipital	flexor y sustentador de la cabeza
m. recto inferior del ojo *m. rectus inferior bulbi*	tendón común alrededor del agujero óptico	parte inferior de la esclerótica, justo por detrás de la unión esclerocorneal	rota hacia abajo el globo ocular y, ligeramente, hacia adentro
m. recto interno del muslo *m. gracilis*	mitad inferior del pubis	parte superior de la tibia	aductor del muslo, flexor y rotador interno de la pierna
m. recto interno del ojo *m. rectus medialis bulbi*	tendón común alrededor del agujero óptico	parte interna de la esclerótica, justo por detrás de la unión esclerocorneal	rotador interno del globo ocular
m. recto lateral de la cabeza *m. rectus capitis lateralis*	apófisis transversa de la primera vértebra cervical (atlas)	apófisis yugular del hueso occipital	auxiliar en los movimientos de lateralidad de la cabeza; soporte de la misma
m. recto lateral del ojo *m. rectus lateralis bulbi*	tendón común alrededor del agujero óptico	parte lateral de la esclerótica, justo por detrás de la unión esclerocorneal	rotador externo del globo ocular
m. recto mayor del abdomen *m. rectus abdominis*	cresta y sínfisis del pubis	apéndice xifoides, quinto a séptimo cartílagos costales	tensa la pared abdominal, flexor del tronco

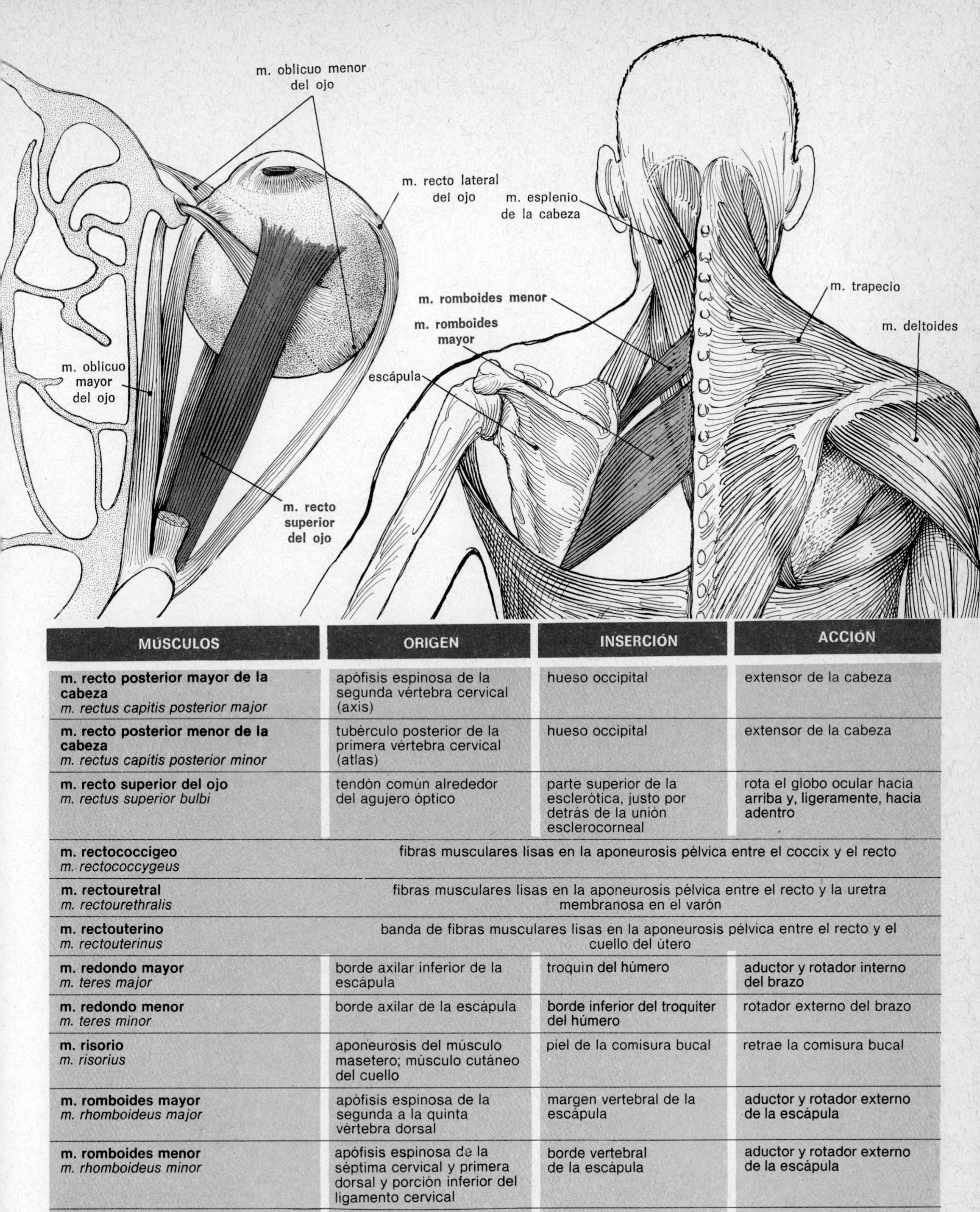

MÚSCULOS	ORIGEN	INSERCIÓN	ACCIÓN
m. recto posterior mayor de la cabeza *m. rectus capitis posterior major*	apófisis espinosa de la segunda vértebra cervical (axis)	hueso occipital	extensor de la cabeza
m. recto posterior menor de la cabeza *m. rectus capitis posterior minor*	tubérculo posterior de la primera vértebra cervical (atlas)	hueso occipital	extensor de la cabeza
m. recto superior del ojo *m. rectus superior bulbi*	tendón común alrededor del agujero óptico	parte superior de la esclerótica, justo por detrás de la unión esclerocorneal	rota el globo ocular hacia arriba y, ligeramente, hacia adentro
m. rectococcígeo *m. rectococcygeus*	fibras musculares lisas en la aponeurosis pélvica entre el coccix y el recto		
m. rectouretral *m. rectourethralis*	fibras musculares lisas en la aponeurosis pélvica entre el recto y la uretra membranosa en el varón		
m. rectouterino *m. rectouterinus*	banda de fibras musculares lisas en la aponeurosis pélvica entre el recto y el cuello del útero		
m. redondo mayor *m. teres major*	borde axilar inferior de la escápula	troquín del húmero	aductor y rotador interno del brazo
m. redondo menor *m. teres minor*	borde axilar de la escápula	borde inferior del troquiter del húmero	rotador externo del brazo
m. risorio *m. risorius*	aponeurosis del músculo masetero; músculo cutáneo del cuello	piel de la comisura bucal	retrae la comisura bucal
m. romboides mayor *m. rhomboideus major*	apófisis espinosa de la segunda a la quinta vértebra dorsal	margen vertebral de la escápula	aductor y rotador externo de la escápula
m. romboides menor *m. rhomboideus minor*	apófisis espinosa de la séptima cervical y primera dorsal y porción inferior del ligamento cervical	borde vertebral de la escápula	aductor y rotador externo de la escápula
mm. rotatorios del torso *mm. rotatores*	apófisis transversas de todas las vértebras por debajo de la segunda cervical	lámina de la vértebra superior al origen	extensores y rotadores de la columna vertebral hacia el lado opuesto
m. sacrococcígeo anterior *m. sacroccygeus ventralis*	tira muscular o tendinosa desde la última vértebra sacra al cóccix		
m. sacrococcígeo posterior *m. sacroccygeus dorsalis*	tira muscular o tendinosa en la cara posterior del sacro y del cóccix		

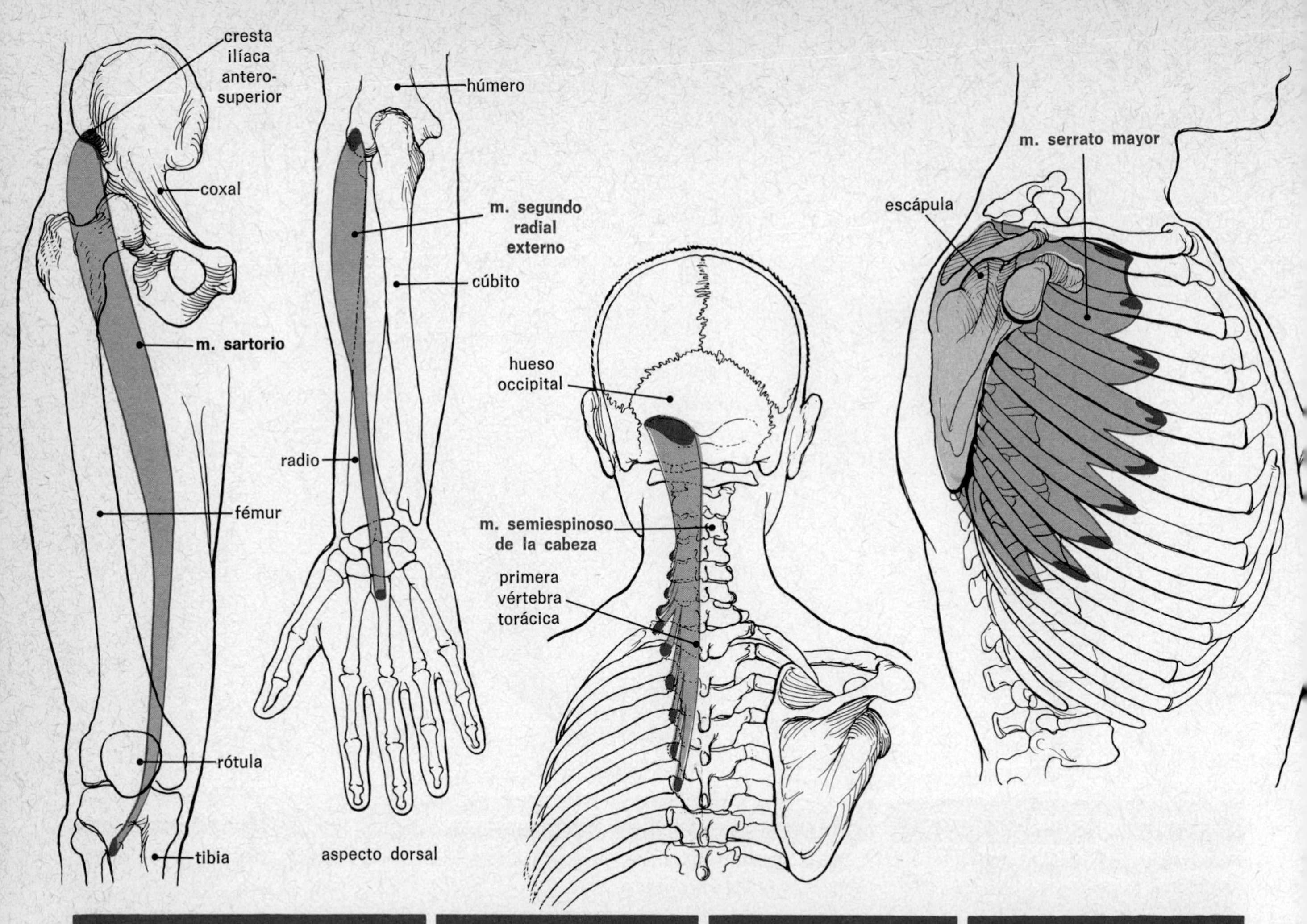

MÚSCULOS	ORIGEN	INSERCIÓN	ACCIÓN
m. sacroespinal m. extensor de la columna *m. erector spinae*	músculo profundo que se inserta por medio de un amplio y grueso tendón en la cresta sacra, apófisis espinosas de las vértebras lumbares y de la 11.ª y 12.ª dorsal, parte posterior de la cresta iliaca; se divide en la región lumbar superior en tres columnas musculares: iliocostal (división lateral), dorsal largo (división intermedia) y trasverso espinoso (división interna)		extensor de la columna vertebral, inclina el tronco lateralmente
m. salpingofaríngeo *m. salpingopharingeus*	cartílago del conducto faringotimpánico (trompa de Eustaquio)	pared de la faringe; cartílago tiroides	elevador de la faringe
m. sartorio *m. sartorius*	cresta ilíaca anterosuperior	cara superointerna de la tibia	flexor del muslo y de la pierna
m. segundo radial externo *m. extensor carpi radialis brevis*	epicóndilo del húmero, ligamento radial colateral	tercer metacarpiano	extensor y abductor de la muñeca
m. semiespinoso de la cabeza *m. semispinalis capitis*	apófisis transversas de las seis vértebras dorsales superiores y cuatro cervicales inferiores	entre las líneas occipitales superior e inferior del occipital	extensor y rotador de la cabeza
m. semiespinoso del cuello *m. semispinalis cervicis*	apófisis transversas de las seis vértebras dorsales inferiores	apófisis espinosa de la segunda a la sexta vértebra cervical	extensor y rotador de la columna vertebral
m. semiespinoso del tórax *m. semispinalis thoracis*	apófisis transversas de las seis vértebras dorsales superiores	apófisis espinosas de las seis vértebras dorsales superiores y de las dos cervicales inferiores	extensor y rotador de la columna vertebral
m. semimembranoso *m. semimembranosus*	tuberosidad del isquion	cóndilo interno de la tibia	extensor del muslo, flexor y rotador interno de la pierna
m. semitendinoso *m. semitendinosus*	tuberosidad del isquion (en común con el bíceps crural)	parte superior de la tibia	flexor y rotador interno de la pierna, extensor del muslo
m. serrato mayor *m. serratus anterior*	cara lateral de las ocho o nueve costillas superiores	borde vertebral de la escápula	tira de la escápula hacia adelante y hacia afuera, rota la escápula elevando el brazo

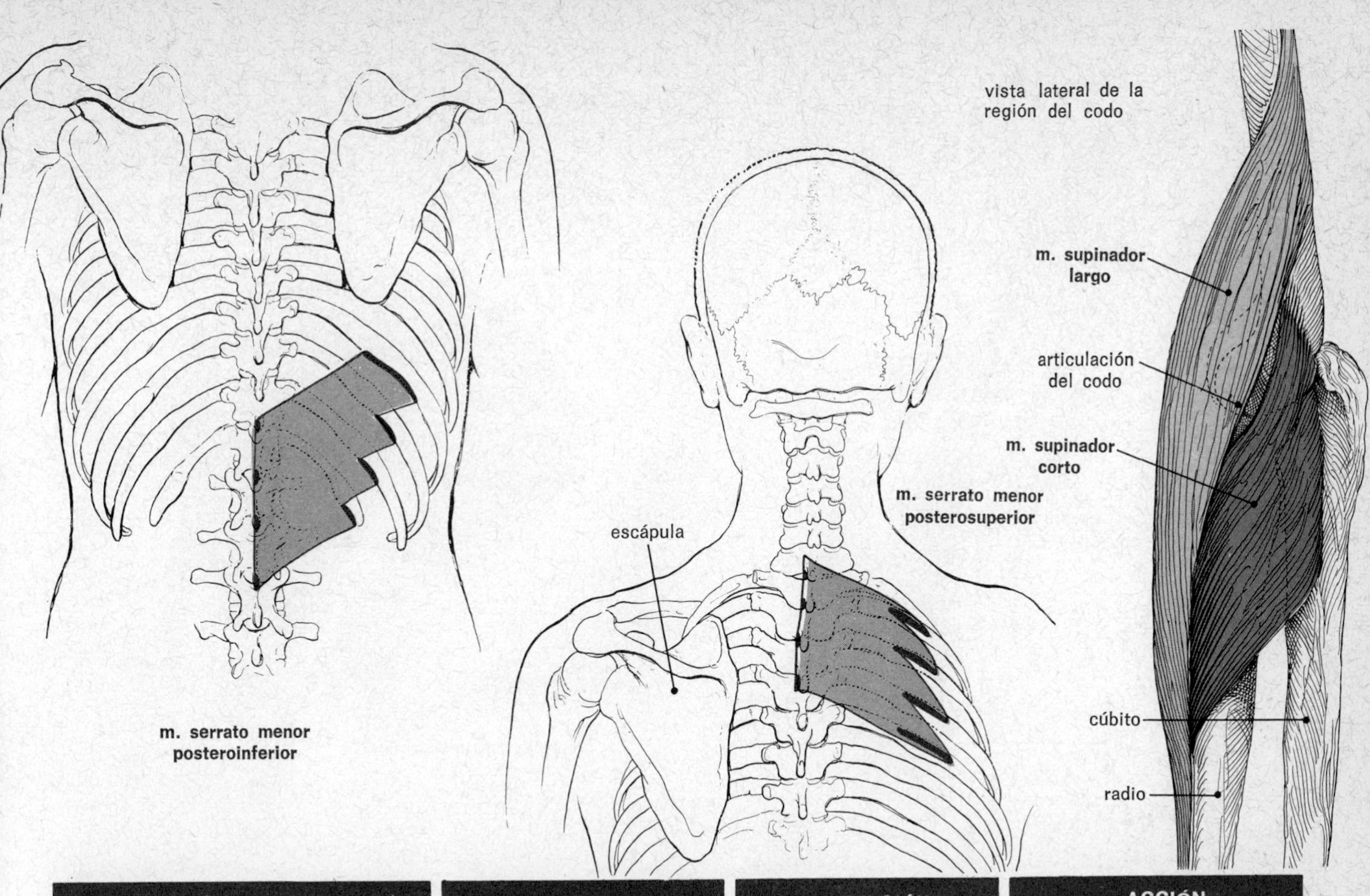

MÚSCULOS	ORIGEN	INSERCIÓN	ACCIÓN
m. serrato menor, posteroinferior *m. serratus posterior inferior*	apófisis espinosas de las dos últimas vértebras dorsales y de las dos o tres primeras lumbares, ligamento supraespinoso	borde inferior de las cuatro últimas costillas, por detrás de su ángulo	tira de las costillas hacia afuera y hacia abajo (contrarrestando la acción del diafragma)
m. serrato menor, posterosuperior *m. serratus posterior superior*	porción caudal del ligamento occipital, apófisis espinosas de la séptima cervical y de las dos o tres dorsales, ligamento supraespinoso	borde superior de la segunda, tercera, cuarta y quinta costilla, ligeramente por detrás de sus ángulos	eleva las costillas
m. sóleo *m. soleus*	tercio superior del peroné, linea oblicua de la tibia, arco tendinoso del sóleo	en el calcáneo por el tendón de Aquiles (tendón del calcáneo)	flexor del pie
m. subclavio *m. subclavius*	unión de la primera costilla y el cartílago costal	cara inferior de la clavícula	deprime el extremo lateral de la clavícula
mm. subcostales mm. infracostales *mm. subcostales*	cara interna de las costillas cerca del ángulo	cara inferointerna de la segunda o tercera costilla por debajo de la costilla de origen	juntan las costillas
m. subescapular *m. subscapularis*	fosa subescapular	troquin del húmero	rotador interno del brazo
mm. submultífidos	véase mm. rotatorios del torso		
m. superciliar *m. corrugator supercilii*	porción interna del arco superciliar	piel de la ceja	atrae hacia dentro y hacia abajo las cejas, frunce la frente
m. supinador corto *m. supinator*	epicóndilo del húmero, cresta del supinador del cúbito	tercio superior del radio	supina el antebrazo
m. supinador largo *m. brachioradialis*	cresta supracondílea lateral y membrana intermuscular del húmero	apófisis estiloides del radio	flexor del antebrazo
mm. supracostales	véase mm. elevadores de las costillas		
m. supraespinoso *m. supraspinatus*	fosa supraespinosa de la escápula	porción superior del troquíter del húmero	abductor del brazo
mm. suprahioideos *mm. suprahyoidei*	el grupo muscular insertado en la porción superior del hioides, comprendiendo el músculo digástrico, estilohioideo, milohioideo y genihioideo		

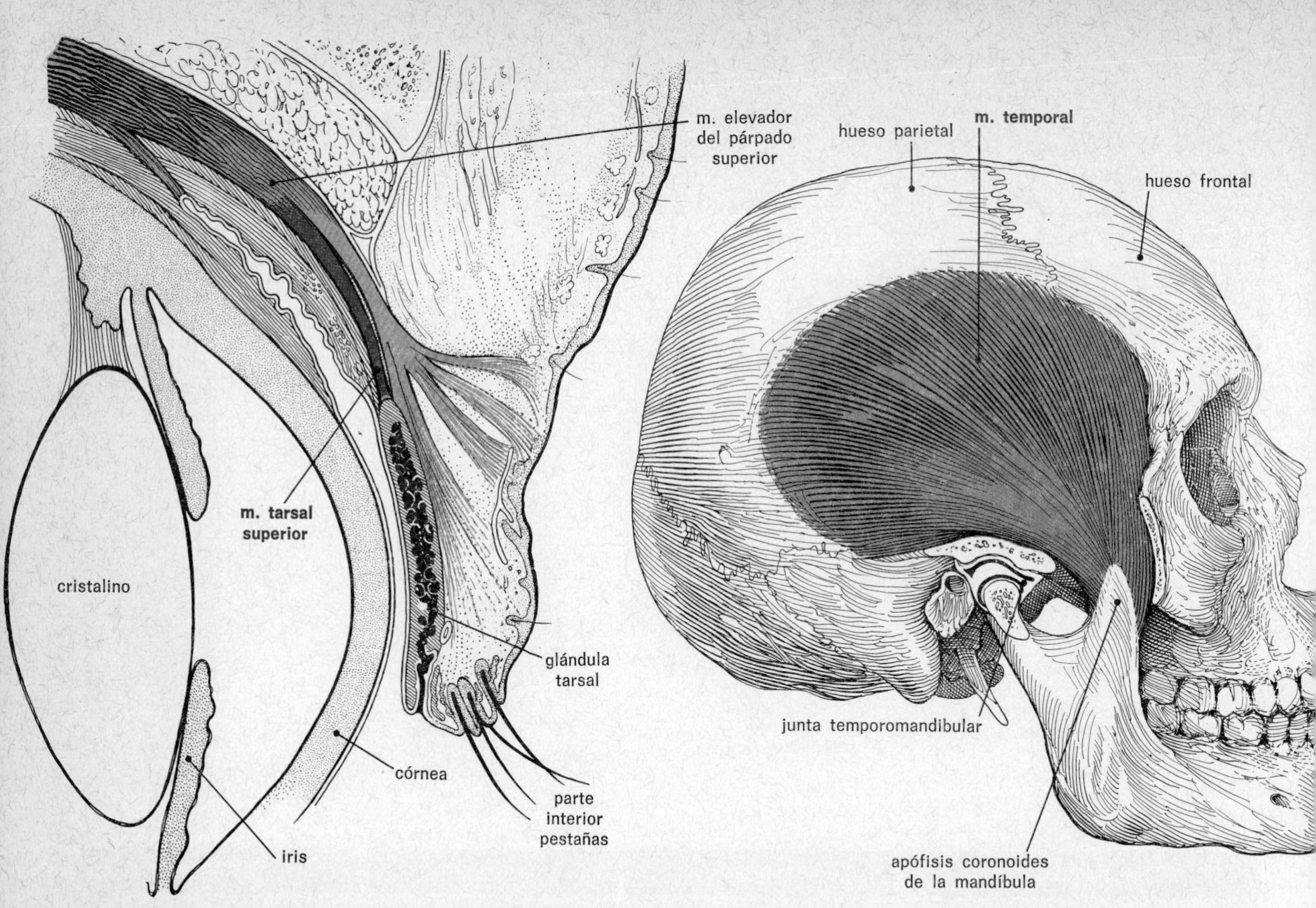

MÚSCULOS	ORIGEN	INSERCIÓN	ACCIÓN
m. suspensor del duodeno ligamento de Treitz m. de Treitz *m. suspensorius duodeni*	tejido conectivo alrededor de la arteria celiaca y pilar derecho del diafragma	borde superior de la curva duodenoyeyunal, porción ascendente del duodeno	actúa como ligamento suspensorio del duodeno
m. tarsal inferior *m. tarsalis inferior*	músculo recto inferior del globo ocular	lámina tarsal del párpado inferior	abre la hendidura parpebral
m. tarsal superior *m. tarsalis superior*	aponeurosis del músculo elevador del párpado superior	lámina tarsal del párpado superior	eleva el párpado superior
m. temporal *m. temporalis*	fosa temporal	apófisis coronoides de la mandíbula	cierra la boca, aprieta los dientes, retrae el maxilar inferior
m. temporoparietal *m. temporoparietalis*	aponeurosis temporal por encima de la oreja	aponeurosis epicránea	tensa el cuero cabelludo
m. tensor de la fascia lata *m. tensor fasciae latae*	crestra iliaca	tracto iliotibial de la fascia lata	tensa la fascia lata
m. tensor de la sinovial de la rodilla *m. articularis genus*	porción inferior de la cara anterior del fémur	membrana sinovial de la articulación de la rodilla	eleva la cápsula de la articulación de la rodilla
m. tensor de la sinovial del codo *m. articularis cubiti*	cara posterior y distal del húmero	cara posterior de la articulación del codo	eleva la cápsula con la articulación del codo en extensión
m. tensor del tímpano *m. tensor tympani*	porción cartilaginosa de la trompa auditiva (de Eustaquio) en la unión con el ala mayor del esfenoides	manubrio del martillo cerca de su raiz	tira hacia adentro de la membrana del tímpano, aumentando así su tensión
m. tensor del velo del paladar m. periestafilino externo *m. tensor veli palatini*	espina del esfenoides, fosa escafoidea de la apófisis pterigoides, cartílago y membrana de la trompa de Eustaquio	línea media de la aponeurosis del velo del paladar, pared de la trompa de Eustaquio	elevador del paladar
m. tibial anterior *m. tibialis anterior*	dos tercios superiores de la tibia, membrana interósea	primer metatarsiano, primer cuneiforme	extensor e inversor del pie

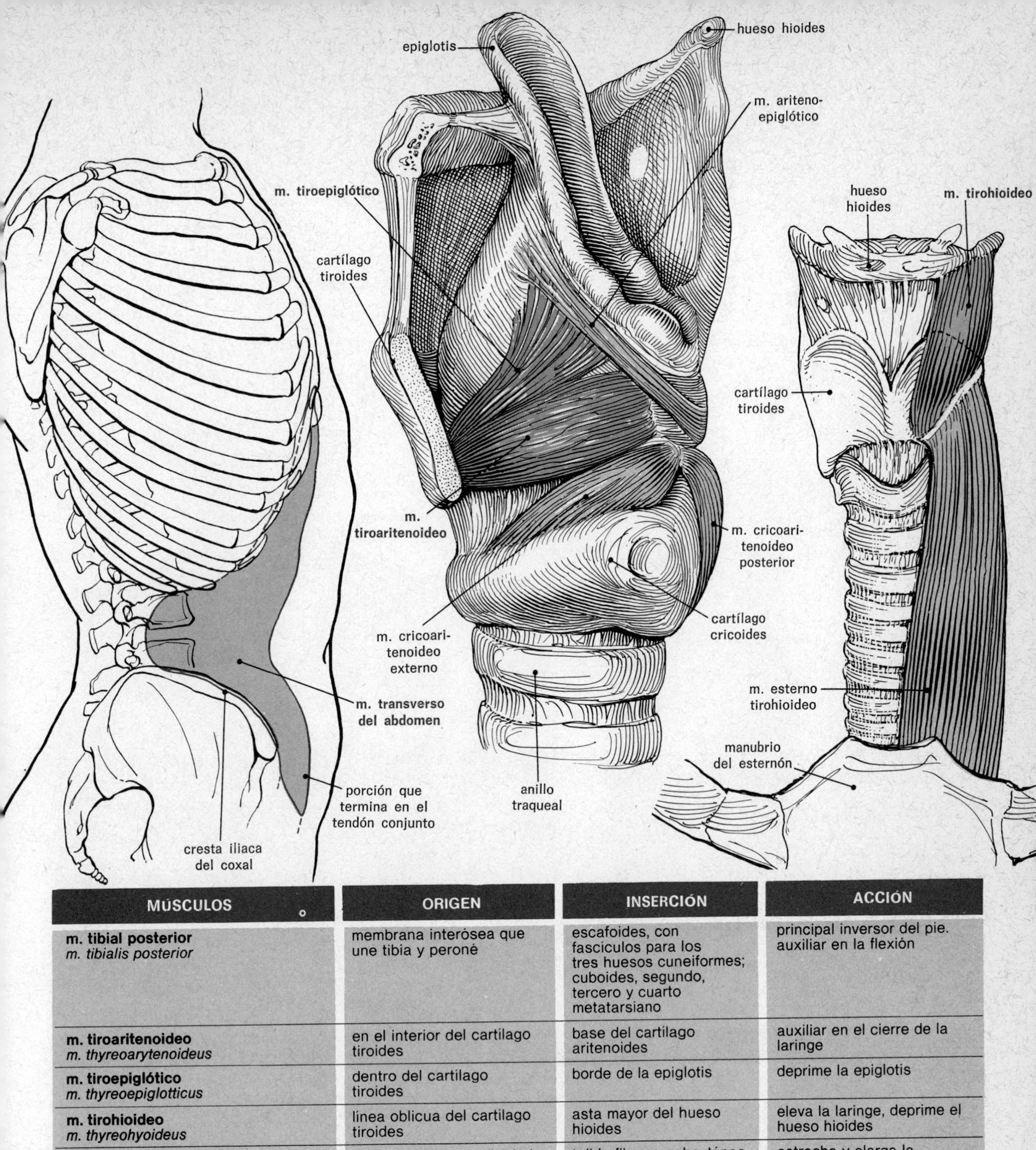

MÚSCULOS	ORIGEN	INSERCIÓN	ACCIÓN
m. tibial posterior *m. tibialis posterior*	membrana interósea que une tibia y peroné	escafoides, con fascículos para los tres huesos cuneiformes; cuboides, segundo, tercero y cuarto metatarsiano	principal inversor del pie. auxiliar en la flexión
m. tiroaritenoideo *m. thyreoarytenoideus*	en el interior del cartílago tiroides	base del cartílago aritenoides	auxiliar en el cierre de la laringe
m. tiroepiglótico *m. thyreoepiglotticus*	dentro del cartílago tiroides	borde de la epiglotis	deprime la epiglotis
m. tirohioideo *m. thyreohyoideus*	línea oblicua del cartílago tiroides	asta mayor del hueso hioides	eleva la laringe, deprime el hueso hioides
m. transverso de la lengua *m. transversus linguae*	septum fibroso medio de la lengua	tejido fibroso subcutáneo de los bordes de la lengua	estrecha y alarga la lengua
m. transverso de la nariz *m. compressor naris*	cerca del vértice del maxilar superior y dientes incisivos	próximo a la ventana nasal	estrecha la ventana nasal
m. transverso de la nuca *m. transversus nuchae*	músculo ocasional que pasa entre el tendón del músculo trapecio y el esternocleidomastoideo		
m. transverso de la oreja *m. transversus auriculae*	cara interior del pabellón de la oreja	circunferencia de la oreja	retracción del helix
m. transverso del abdomen *m. transversus abdominis*	7.º al 12.º cartílago costal, aponeurosis toracolumbar, cresta iliaca, ligamento inguinal	apéndice xifoides, línea alba, tendón conjunto al pubis	soporte de las vísceras abdominales

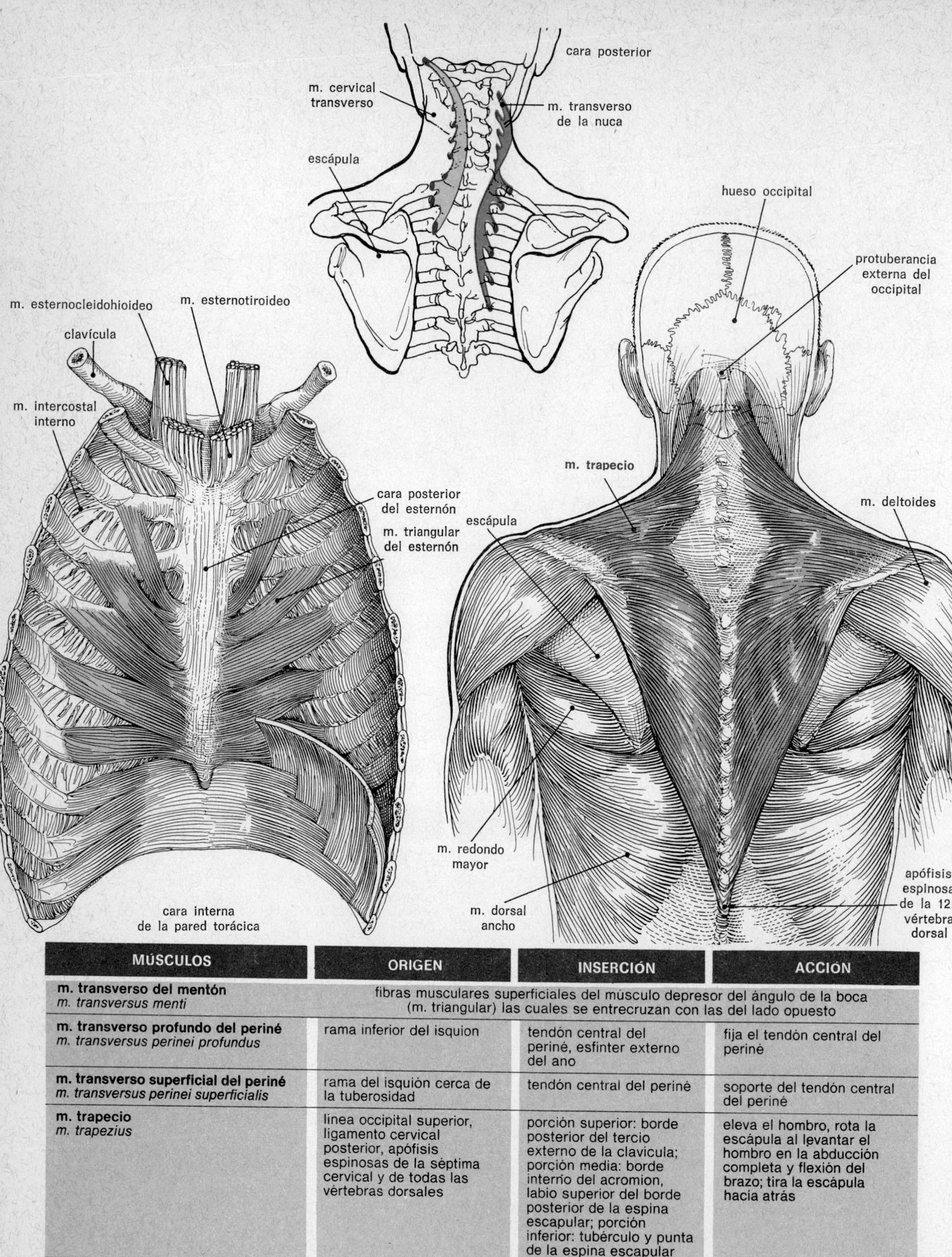

MÚSCULOS	ORIGEN	INSERCIÓN	ACCIÓN
m. transverso del mentón *m. transversus menti*	fibras musculares superficiales del músculo depresor del ángulo de la boca (m. triangular) las cuales se entrecruzan con las del lado opuesto		
m. transverso profundo del periné *m. transversus perinei profundus*	rama inferior del isquion	tendón central del periné, esfínter externo del ano	fija el tendón central del periné
m. transverso superficial del periné *m. transversus perinei superficialis*	rama del isquión cerca de la tuberosidad	tendón central del periné	soporte del tendón central del periné
m. trapecio *m. trapezius*	línea occipital superior, ligamento cervical posterior, apófisis espinosas de la séptima cervical y de todas las vértebras dorsales	porción superior: borde posterior del tercio externo de la clavícula; porción media: borde interno del acromion, labio superior del borde posterior de la espina escapular; porción inferior: tubérculo y punta de la espina escapular	eleva el hombro, rota la escápula al levantar el hombro en la abducción completa y flexión del brazo; tira la escápula hacia atrás
m. traqueal *m. trachealis*	banda muscular transversa que conecta los extremos de los anillos traqueales		

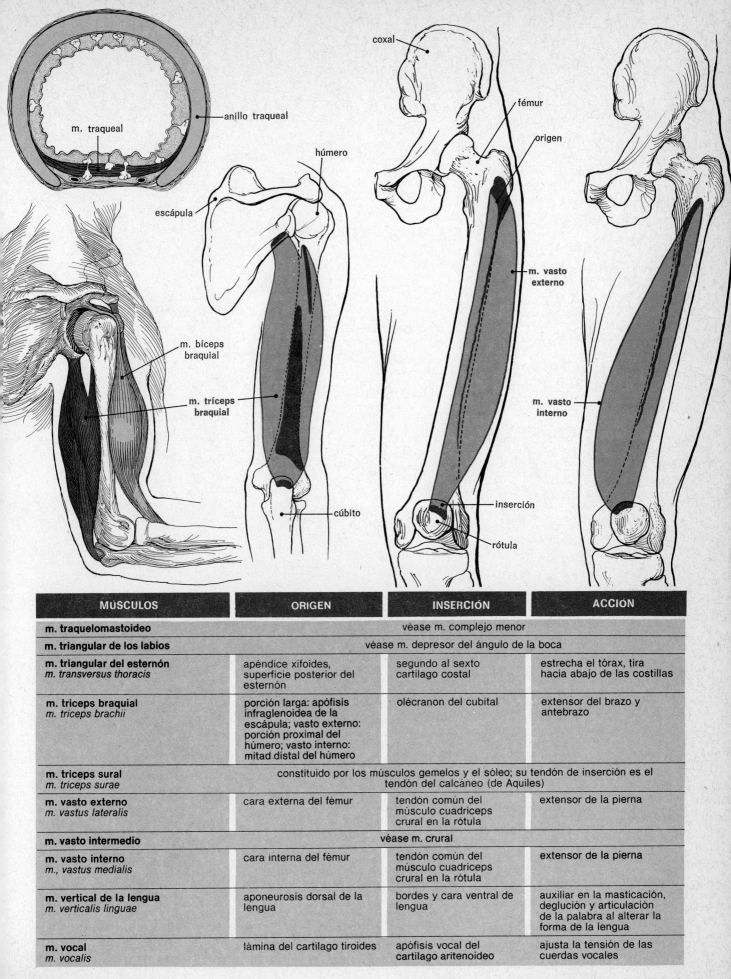

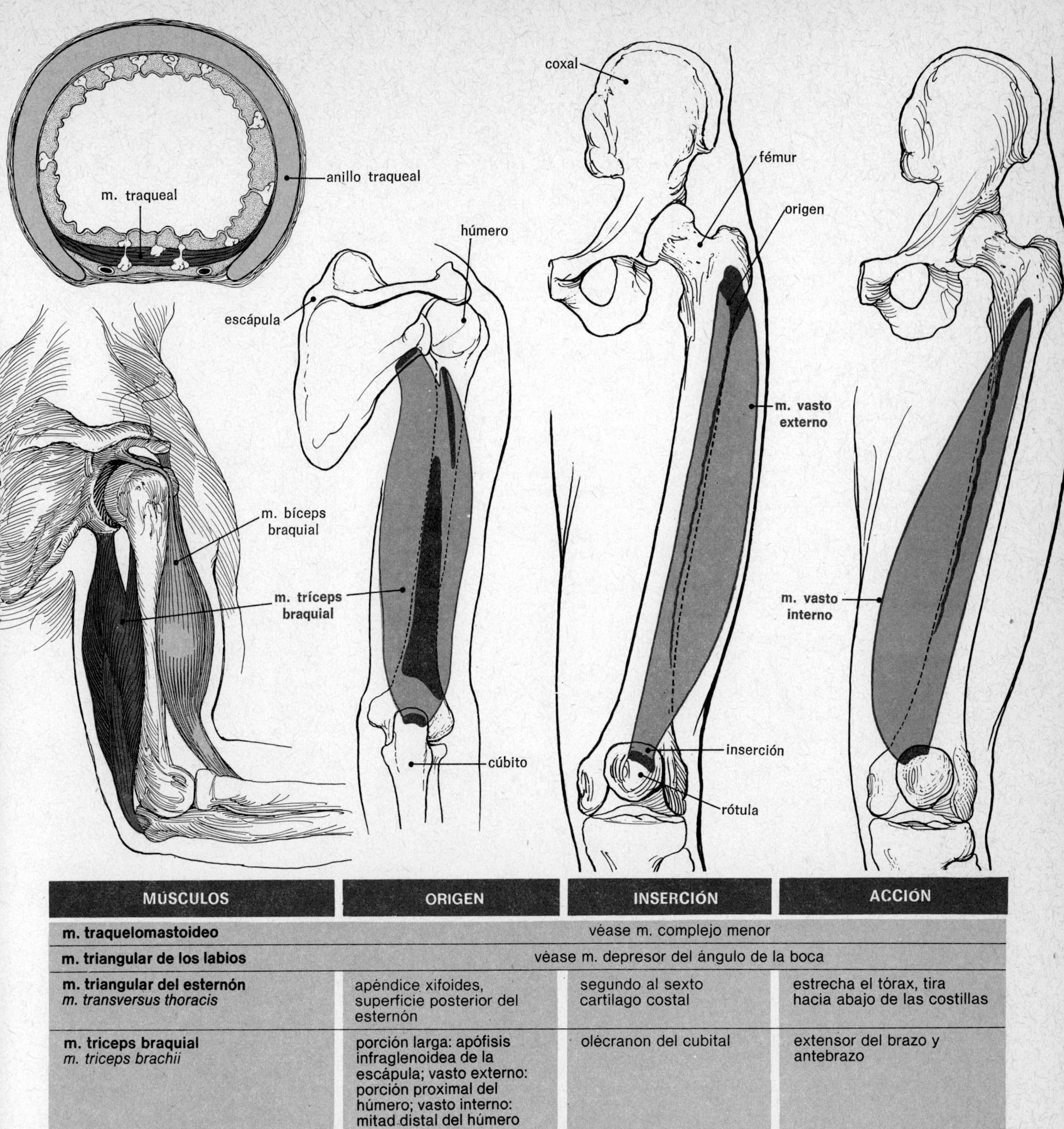

MÚSCULOS	ORIGEN	INSERCIÓN	ACCIÓN
m. traquelomastoideo	véase m. complejo menor		
m. triangular de los labios	véase m. depresor del ángulo de la boca		
m. triangular del esternón *m. transversus thoracis*	apéndice xifoides, superficie posterior del esternón	segundo al sexto cartílago costal	estrecha el tórax, tira hacia abajo de las costillas
m. triceps braquial *m. triceps brachii*	porción larga: apófisis infraglenoidea de la escápula; vasto externo: porción proximal del húmero; vasto interno: mitad distal del húmero	olécranon del cubital	extensor del brazo y antebrazo
m. triceps sural *m. triceps surae*	constituido por los músculos gemelos y el sóleo; su tendón de inserción es el tendón del calcáneo (de Aquiles)		
m. vasto externo *m. vastus lateralis*	cara externa del fémur	tendón común del músculo cuadriceps crural en la rótula	extensor de la pierna
m. vasto intermedio	véase m. crural		
m. vasto interno *m., vastus medialis*	cara interna del fémur	tendón común del músculo cuadriceps crural en la rótula	extensor de la pierna
m. vertical de la lengua *m. verticalis linguae*	aponeurosis dorsal de la lengua	bordes y cara ventral de lengua	auxiliar en la masticación, deglución y articulación de la palabra al alterar la forma de la lengua
m. vocal *m. vocalis*	lámina del cartílago tiroides	apófisis vocal del cartílago aritenoideo	ajusta la tensión de las cuerdas vocales

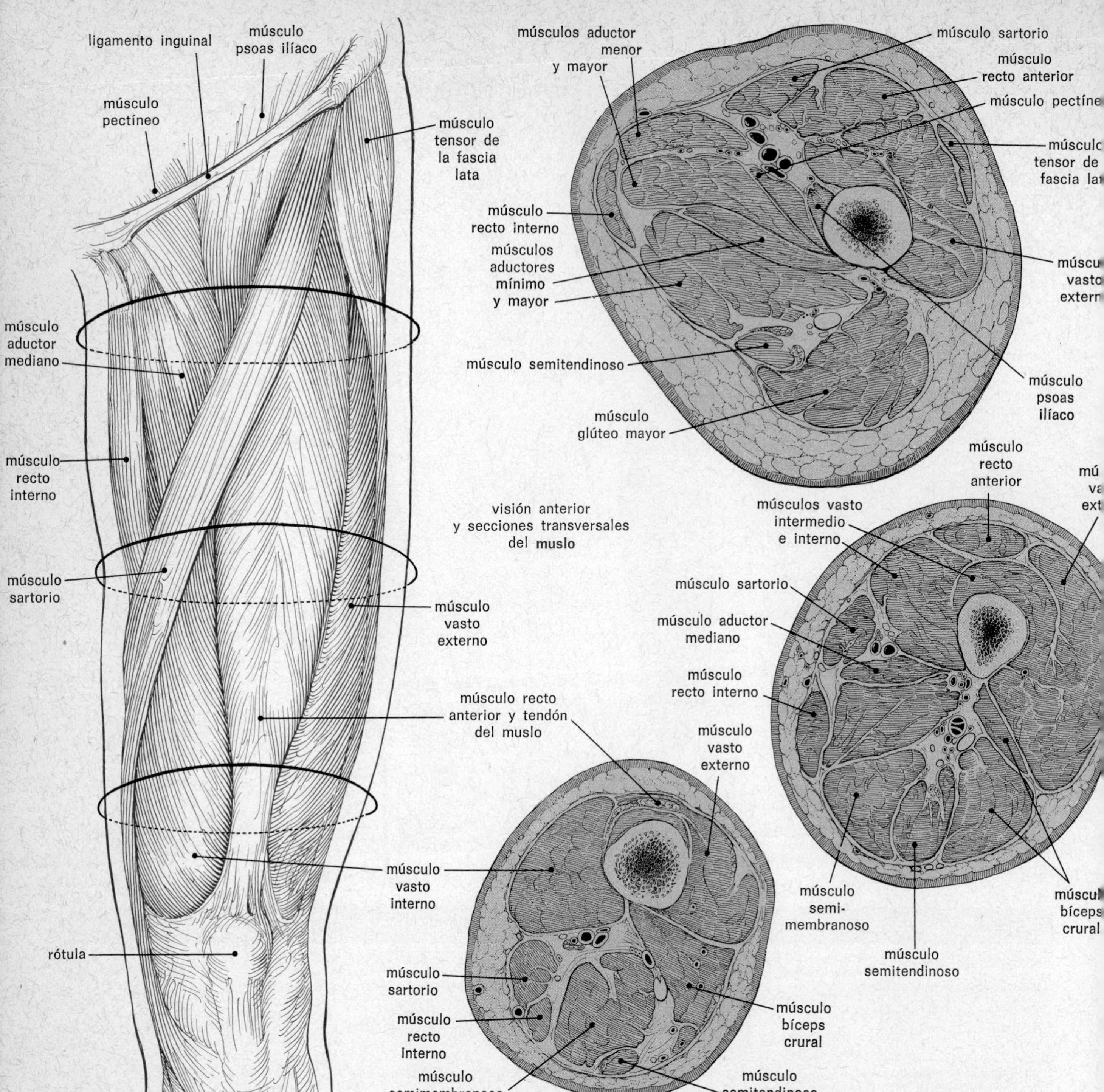

visión anterior y secciones transversales del **muslo**

musculoaponeurótico *(musculoaponeurotic).* Relativo al músculo y a la aponeurosis.

musculocutáneo *(musculocutaneous).* Relativo al músculo y a la piel, como ciertos nervios que inervan las dos estructuras.

musculoespiral *(musculospiral).* Denota la distribución del nervio radial que inerva ciertos músculos del brazo y antebrazo, siguiendo un trayecto espiral en torno al húmero.

musculomembranoso *(musculomembranous).* Relativo a los tejidos muscular y membranoso o compuesto de ellos.

musculosquelético *(musculoskeletal).* Relativo a los músculos y al esqueleto.

musculotropo *(musculotropic).* Que actúa sobre el tejido muscular.

muslo *(thigh).* Porción superior de la pierna entre la rodilla y la cadera.

m. de conductor, inflamación del nervio ciático debida a presión prolongada de dicho nervio, como la producida por el uso continuo del pedal del acelerador en los viajes largos en automóvil.

Musset, signo de *(Musset's sign).* Movimiento rítmico de la cabeza que se produce en la insuficiencia de la válvula aórtica.

mutación *(mutation).* **1.** Proceso en el que un gen experimenta un cambio estructural permanente y hereditario. **2.** El gen así modificado.

mutagénesis *(mutagenesis).* Formación de una mutación.

mutágeno *(mutagen).* Agente que provoca un cambio permanente en el material genético (mutación), como las sustancias radiactivas, rayos ultravioleta, etc.

mutante *(mutant).* Organismo que se diferencia de la tendencia hereditaria por poseer un gen que ha experimentado un cambio estructural.

mutasa *(mutase).* Enzima que promueve la migración de un grupo fosfato desde un grupo hidroxilo a otro de la misma molécula.

mutilación *(mutilation).* **1.** Pérdida o extirpación de una parte esencial del cuerpo. **2.** Estado de mutilado.

mutilar *(maim).* Incapacitar o lisiar por lesión.

mutismo *(mutism).* Incapacidad para hablar.

mutualismo *(mutualism).* Estado en el que dos organismos diferentes viven asociados beneficiándose mutuamente; forma de simbiosis.

MV. Abreviatura de megavoltio.

mV. Abreviatura de milivoltio.

Mycobacterium. Género de bacterias de la familia micobacteriáceas *(Mycobacteriaceae),* aerobias, grampositivas, acidorresistentes, inmóviles y con forma de bastoncillo; algunas de sus especies se denominan bacilos.

M. leprae, agente causante de lepra; también denominado bacilo de Hansen.

M. tuberculosis, agente causante de tuberculosis en el hombre y animales; también denominado *Bacillus tuberculosis.*

Mycoplasma. Género de bacterias que carecen de pared celular rígida y tienen en su lugar una triple capa membranosa (de muchas formas): el organismo libre vivo más pequeño que se conoce, con un tamaño intermedio entre los virus y las bacterias; algunas especies son patógenas.

M. pneumoniae, una de las causas principales de neumonía atípica en el hombre; también denominado agente de Eaton.

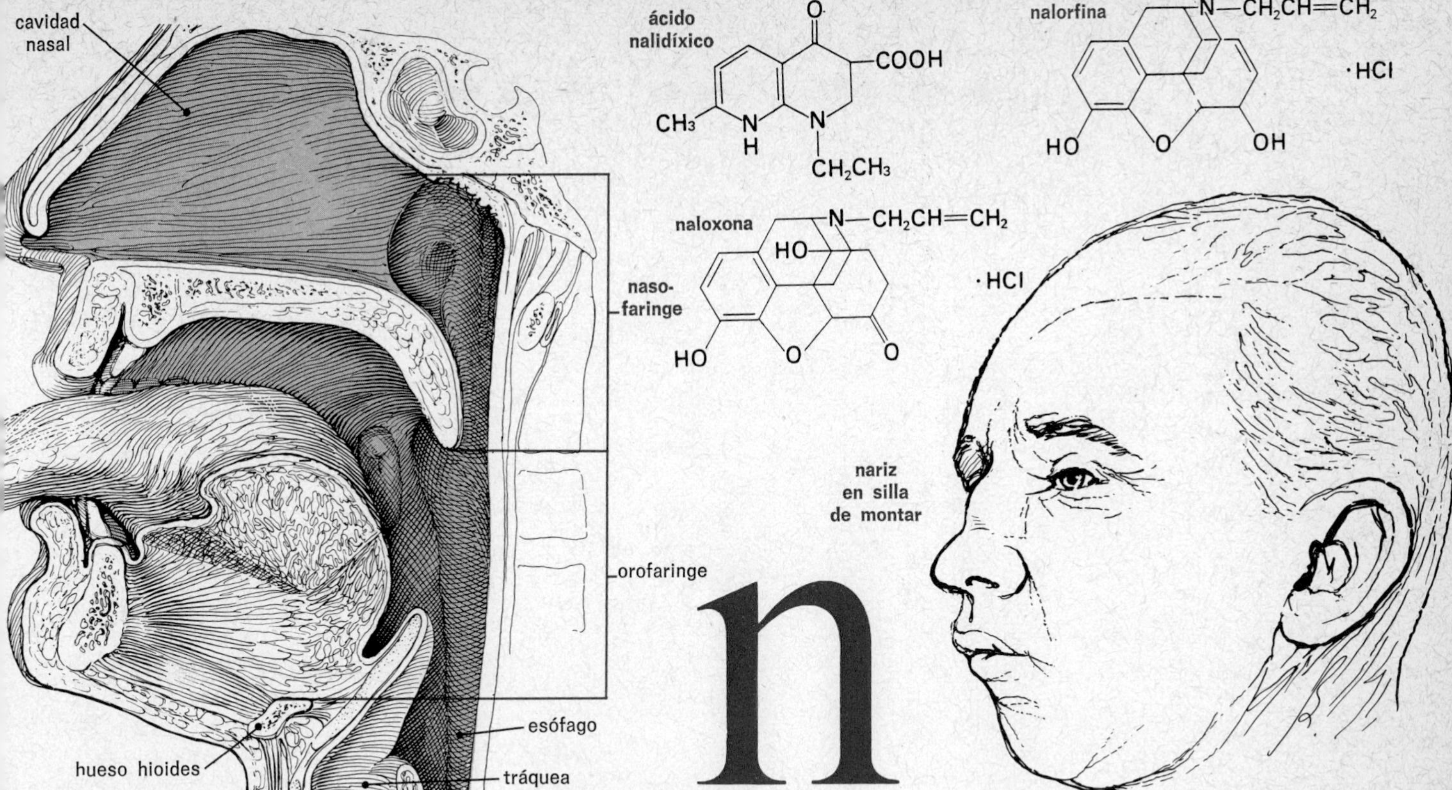

N *(N)*. **1.** Abreviatura de normal. **2.** Símbolo del nitrógeno.

n *(n)*. **1.** Abreviatura de nasal. **2.** Símbolo de (a) índice de refracción, (b) neutrón.

Na. Símbolo químico del elemento sodio.

NA *(NE)*. Abreviatura de (a) noradrenalina, (b) *Nomina Anatómica* (nomenclatura anatómica).

nacarado *(nacreous)*. Que tiene brillo de perla; iridescente.

naciente *(nascent)*. Que comienza a existir; átomo o elemento en el momento de ser liberado de un compuesto.

NAD *(NAD)*. Abreviatura de nicotinamida-adenin-dinucleótido; del inglés, *nicotinamide adenine dinucleotide.*

NADH *(NADH)*. Abreviatura de nicotinamida-adenin-dinucleótido reducido; del inglés, *nicotinamide adenine dinucleotide, reduced.*

NADP *(NADP)*. Abreviatura de nicotinamida-adenin-dinucleótido-fosfato; del inglés, *nicotinamide adenine dinucleotide phospate;* también abreviado como NAD fosfato.

nafcilina *(nafcillin)*. Penicilina semisintética que no se destruye fácilmente por obra de los ácidos gástricos.

naftaleno *(naphthalene)*. Alquitrán alcanforado, hidrocarburo cristalino derivado del alquitrán de hulla, insoluble en agua y soluble en alcohol, utilizado como insecticida (bolas contra la polilla) y antiséptico, y en la fabricación del índigo y del negro de humo.

naftol *(naphthol)*. Antiséptico cristalino derivado del naftaleno.

α- naftol *(α- naphthol)*. Cristales incoloros, hidrosolubles; se emplean en microscopia.

nalbufina *(nalbuphine)*. Analgésico no narcótico de gran potencia con una duración de acción igual o más prolongada que la de la morfina.

nalga *(buttock)*. Una de las dos protuberancias formadas por los músculos glúteos.

nalidíxico, ácido *(nalidixic acid)*. Compuesto antibacteriano eficaz frente a infecciones del tracto urogenital.

nalorfina *(nalorphine)*. $C_{19}H_{21}NO_3$; antagonista de los narcóticos utilizado como antídoto de las sobredosis de estos; capaz de producir síntomas de privación en los adictos a los narcóticos.

naloxona *(naloxone)*. Antagonista de los narcóticos utilizado en el tratamiento de la depresión respiratoria sospechosa de haber sido producida por un narcótico.

nano- *(nano-)*. Forma prefija que significa tamaño pequeño; utilizada en el sistema métrico para indicar la milmillonésima parte (10^{-9}).

nanocefalia *(nanocephaly)*. Tamaño anormalmente pequeño de la cabeza.

nanocormia *(nanocormia)*. Tamaño anormalmente pequeño del tronco en relación con la cabeza y extremidades.

nanocurie (nCi) *(nanocurie)*. Unidad de radiactividad equivalente a la milmillonésima parte de un curie; 10^{-9} curies.

nanogramo (ng) *(nanogram)*. Unidad de peso equivalente a la milmillonésima parte de un gramo; 10^{-9} gramos.

nanoide *(nanoid)*. Bajo, pequeño.

nanomelia *(nanomelia)*. Tamaño anormalmente pequeño de las extremidades.

nanomelo *(nanomelus)*. Individuo caracterizado por nanomelia.

nanometro (nm) *(nanometer)*. Unidad de medida lineal equivalente a la milmillonésima parte del metro; 10^{-9} metros.

nanosegundo (nseg) *(nanosecond)*. Unidad de tiempo equivalente a la milmillonésima parte de un segundo; 10^{-9} segundos.

nanosomía *(nanosomia)*. Enanismo.

nanus. En latín, enano.

naranja *(orange)*. **1.** Fruta comestible, *Aurantii fructus;* su cáscara contiene numerosas glándulas oleosas y se emplea en preparaciones farmacéuticas. **2.** Color del espectro situado entre el amarillo y el rojo; color producido por la energía irradiada con una longitud de onda de 575 a 625 nm.

n. de metilo, sal sódica de heliantina; polvo anaranjado amarillento usado como indicador con un pH de entre 3,2 y 4,4 (amarillo a 3,2, rosa a 4,4).

narcisismo *(narcissism)*. Amor a sí mismo, en oposición al sentido por otra persona; el término deriva del Narciso de la mitología griega, que se enamoró de su propia imagen reflejada.

narco- *(narco-)*. Forma prefija que significa estupor.

narcolepsia *(narcolepsy)*. Estado caracterizado por episodios paroxísticos de somnolencia que duran de minutos a horas; frecuentemente acompañado de cansancio muscular transitorio, parálisis de sueño y alucinaciones durante el período entre el sueño y la vigilia; también llamada sueño paroxístico y epilepsia hípnica.

narcoma *(narcoma)*. Véase narcosis.

narcomanía *(narcomania)*. Avidez incontrolable por los narcóticos.

narcosíntesis *(narcosynthesis)*. Tratamiento psicoterápico realizado con la ayuda de anestésicos parciales.

narcosis *(narcosis)*. Estado de estupor profundo producido por ciertos agentes químicos y físicos.

narcoterapia *(narcotherapy)*. Psicoterapia realizada tras un estado de relajación completa inducido por la inyección intravenosa de un barbitúrico (pentotal sódico); bajo este tratamiento, algunos individuos tienen la capacidad de comunicar pensamientos previamente reprimidos.

narcótico *(narcotic)*. **1.** Que produce narcosis. **2.** En general, cualquier agente físico o químico que produce narcosis. **3.** Fármaco utilizado para aliviar el dolor, que también produce insensibilidad, estupor y sueño; su uso prolongado puede originar adicción.

narcotismo *(narcotism)*. Adicción a un medicamento que produce dependencia.

narcotizar *(narcotize)*. Someter a la influencia de un narcótico.

naris. En latín, orificio de la nariz.

n. posterior, orificio que une a ambos lados la cavidad nasal con la nasofaringe; también llamado coana.

nariz *(nose)*. Organo externo del sentido del olfato y comienzo de las vías aéreas; prominencia en la línea media de la cara en la que se sitúan los orificios nasales.

n. respingada, nariz corta ligeramente aplanada y elevada en su extremidad.

n. en silla de montar, nariz con un puente muy deprimido.

nasal *(nasal)*. Relativo a la nariz.

nasión *(nasion)*. Punto craneométrico; línea media de la sutura nasofrontal.

naso- *(naso-)*. Forma prefija que significa nariz.

nasoantral *(nasoantral)*. Relativo a la nariz y el seno maxilar (antro).

nasofaringe *(nasopharynx)*. Porción más alta de la faringe, situada por encima del paladar blando e inmediatamente por detrás de la cavidad nasal; también llamada rinofaringe y *pars nasalis pharyngis.*

nasofaríngeo *(nasopharyngeal)*. Relativo a la nasofaringe.

nasofaringitis *(nasopharyngitis)*. Inflamación de la nasofaringe.

nasofaringoscopio *(nasopharyngoscope)*. Instrumento para el examen visual de los conductos nasales y la nasofaringe.

nasofrontal *(nasofrontal)*. Perteneciente o relativo a la nariz y los huesos de la frente.

nasolabial *(nasolabial)*. Relativo a la nariz y el labio.

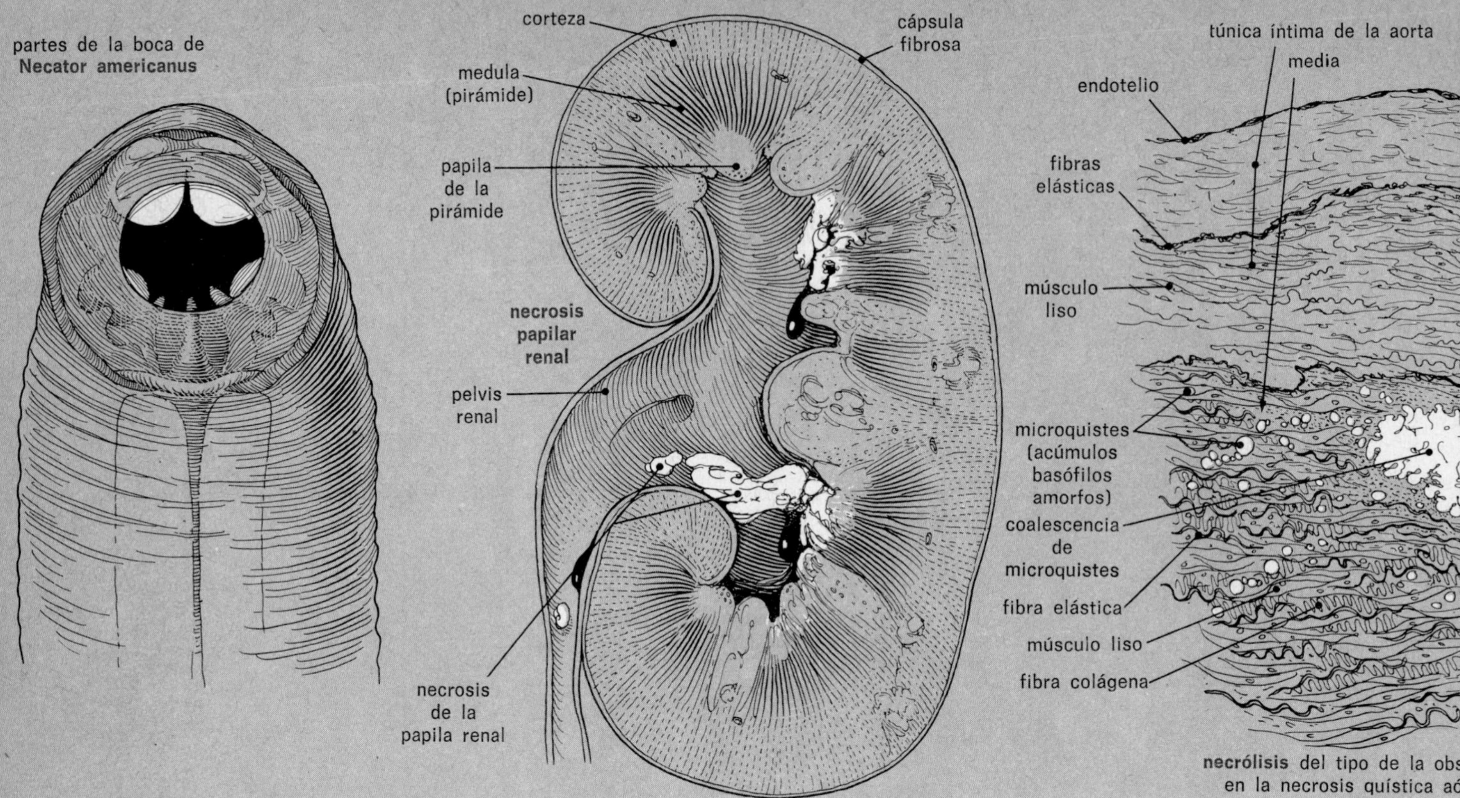

necrólisis del tipo de la obs
en la necrosis quística aór

nasolagrimal *(nasolacrimal).* **1.** Relativo a los huesos de la nariz y lagrimal. **2.** Relativo a la nariz y a las estructuras que producen y conducen las lágrimas.

nasooral *(naso-oral).* Relativo a la nariz y la boca.

nasopalatino *(nasopalatine).* Relativo a la nariz y el paladar.

nasoscopio *(nasoscope).* Véase rinoscopio.

nasoseptitis *(nasoseptitis).* Inflamación del revestimiento del tabique nasal.

nasosinusitis *(nasosinusitis).* Inflamación del revestimiento de la cavidad nasal y senos adyacentes.

nasus. En latín, nariz.

natal *(natal).* Relativo al nacimiento.

natalidad *(natality).* Tasa de nacimientos.

natimortalidad *(natimortality).* Proporción de abortos y nacidos muertos en relación con la tasa de natalidad.

natrium. En latín, sodio.

natriuresis *(natriuresis).* **1.** Excreción aumentada de sodio en la orina. **2.** Valoración cuantitativa del sodio eliminado con la orina de 24 horas.

natriurético. *(natriuretic).* **1.** Perteneciente o relativo a la excreción de sodio en la orina. **2.** Agente que provoca la excreción de sodio.

naturópata *(naturopath).* El que practica la naturopatía.

naturopatía *(naturopathy).* Tratamiento de la enfermedad por el uso exclusivo de fuerzas físicas como la luz del sol, el calor, etc., acompañadas de una dieta y masaje; también llamada medicina natural.

náusea *(nausea).* Sensación de necesidad de vomitar.

n. gravidarum, náusea que aparece en la mujer embarazada.

nauseabundo *(nauseous).* Relativo a la náusea o que la causa.

nauseoso *(nauseant).* **1.** Nauseabundo; que induce una sensación de necesidad de vomitar. **2.** Cualquier agente que induce la náusea.

Nb. Símbolo químico del elemento niobio.

Nd. Símbolo químico del elemento neodimio.

Ne. Símbolo químico del elemento neón.

nébula *(nebula).* Ligera opacidad de la córnea.

nebulización *(nebulization).* Proceso de conversión de un líquido en un pulverizado fino.

nebulizar *(nebulize).* **1.** Crear una fina pulverización a partir de un líquido. **2.** Medicar por medio de un pulverizado fino.

Necator. Género de gusanos parásitos de la clase nematodos *(Nematoda).*

N. americanus, parásito nematodo que produce una parasitosis humana (necatoriasis); también llamado parásito del Nuevo Mundo, *Uncinaria americana* y parásito americano.

necatoriasis *(necatoriasis).* Parasitosis humana causada por el nematodo *Necator americanus.*

necro-, necr- *(necro-, necr-).* Formas prefijas que significan muerto.

necrobiosis *(necrobiosis).* Muerte natural del tejido con el consiguiente reemplazo del mismo.

n. de los diabéticos, trastorno caracterizado por una degeneración de la piel en la que el tejido adiposo se ve envuelto en el proceso destructivo y reparativo; en general, pero no exclusivamente, va asociado a la diabetes.

necrocitosis *(necrocytosis).* Descomposición anormal y muerte de las células.

necrofilia *(necrophilia).* Fascinación morbosa por los muertos; en especial atracción erótica al contacto con cuerpos muertos, en general de machos con cadáveres femeninos.

necrófilo 1 *(necrophile).* Afecto de necrofilia. **2** *(necrophilous).* Que vive sobre tejidos muertos; dícese de ciertas bacterias.

necrofobia *(necrophobia).* Temor morboso a la muerte o a los cuerpos muertos.

necrógeno *(necrogenic).* Que se origina en la materia muerta.

necrólisis *(necrolysis).* Pérdida o separación de tejido debida a la muerte y descomposición de las células.

necrología *(necrology).* **1.** Estadística de defunciones, especialmente durante un período de tiempo concreto. **2.** Obituario.

necromanía *(necromania).* Interés morboso por la muerte o los cadáveres.

necroparásito *(necroparasite).* Véase saprofito.

necropsia *(necropsy).* Véase autopsia.

necrosar *(necrose, necrotize).* Producir o experimentar un daño irreversible, descomposición y muerte; dícese de células, tejidos y órganos.

necroscopia *(necroscopy).* Autopsia.

necrosis *(necrosis).* Muerte de un tejido en una área circunscrita.

n. aséptica, necrosis que aparece sin infección; véase también necrosis aséptica epifisaria.

n. aséptica epifisaria, forma de destrucción ósea que aparece sobre todo en la cabeza del húmero (enfermedad de Legg-Perthes); también observada en el cóndilo femoral interno, la cabeza humeral y el tubérculo tibial (enfermedad de Osgood-Schlatter); asociada con tratamientos corticosteroides, alcoholismo, enfermedad de células falciformes y otros trastornos; también llamada necrosis avascular.

n. caseosa, necrosis en la que el tejido se reblandece, deseca y caseifica, como en las lesiones tuberculosas.

n. central, la que afecta la porción interior de una zona, como la de las células que rodean las venas centrales del hígado.

n. por coagulación, la provocada por la falta de riego arterial al tejido, que conduce a la degeneración y coagulación de las proteínas celulares.

n. colicuativa, disolución completa y rápida de las células (incluidas las membranas celulares) por las enzimas, formando áreas circunscritas de tejido blando con exudado semilíquido: característica de los abscesos y los infartos cerebrales.

n. grasa, muerte de tejidos grasos, caracterizada por la formación de áreas pequeñas y blancas.

n. papilar renal, necrosis isquémica de las papilas renales que suele aparecer en pacientes con diabetes y pielonefritis, en individuos que han ingerido grandes cantidades de analgésicos, en la enfermedad de células falciformes o ante la presencia de una uropatía obstructiva e infección; también llamada papilitis necrosante.

n. tubular aguda, forma de insuficiencia renal aguda provocada en general por un agente tóxico o asociada a una fase hipotensiva, especialmente por shock, sepsis o traumatismos; caracterizada clásicamente por oliguria o anuria seguida de un aumento progresivo del flujo de orina diluida, que a menudo alcanza grandes cantidades.

necrospermia *(necrospermia).* Alteración en la que el semen contiene un alto porcentaje de espermatozoides sin motilidad.

necrótico *(necrotic).* Relativo a un tejido muerto.

necrotizar *(necrotize).* Véase necrosar.

necrotomía *(necrotomy).* Escisión quirúrgica de una porción muerta de un hueso (secuestro); también llamada necrectomía.

nefelometría *(nephelometry).* Estimación del número de partículas en una suspensión con la ayuda de un nefelómetro.

nefelómetro *(nephelometer).* Instrumento para medir la concentración de partículas en una suspensión por medio de luz reflejada o transmitida.

nefr- *(nephr-).* Véase nefro-.

nefrectasia *(nephrectasia, nephrectasy).* Dilatación de la pelvis renal.

nefrectomía *(nephrectomy).* Extirpación quirúrgica de un riñón.

néfrico *(nephric).* Renal; relativo al riñón.

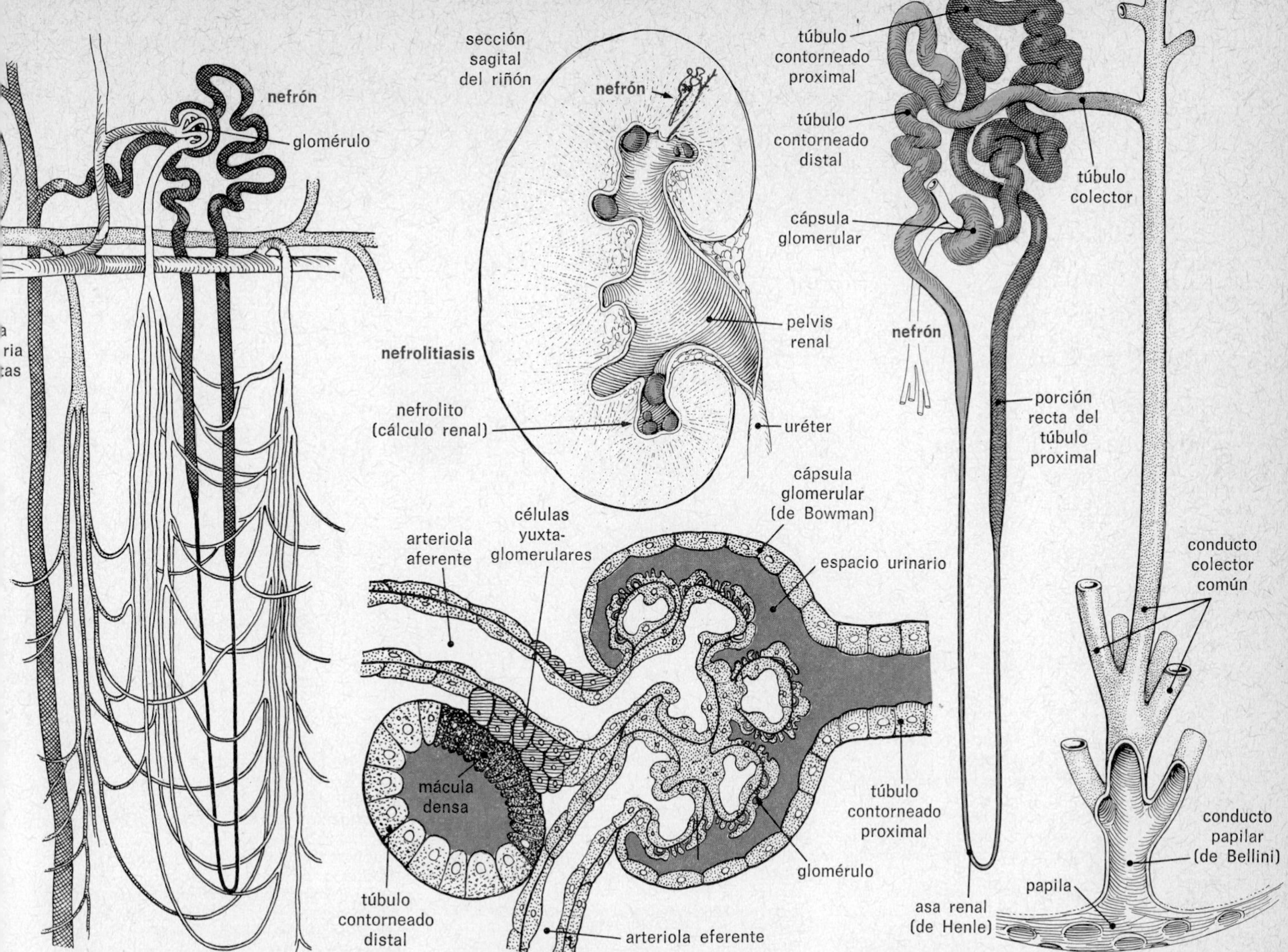

nefridio *(nephridium).* Uno de los túbulos excretores de los invertebrados.

nefrítico *(nephritic).* Afecto de nefritis.

nefritis *(nephritis).* Inflamación de los riñones; término poco específico, utilizado a menudo para indicar una glomerulonefritis o una enfermedad de Bright.

n. aguda, glomerulonefritis aguda; véase glomerulonefritis.

n. aguda intersticial, inflamación aguda de los tejidos intersticiales del riñón, generalmente con afectación de los túbulos y relativa preservación de los glomérulos; a menudo debida a una reacción farmacológica.

n. de los Balcanes, nefritis crónica progresiva que se observa más a menudo en Bulgaria, Rumania y Yugoslavia.

n. crónica, enfermedad renal crónica de diferentes etiologías; término empleado casi siempre para designar una forma de glomerulonefritis crónica.

n. crónica intersticial, tejido intersticial fibrótico que se acompaña de células inflamatorias crónicas; puede ser causada por muchos agentes, entre ellos reacciones medicamentosas crónicas, toxicidad por metales pesados o gota.

n. de Ellis tipo 1, glomerulonefritis aguda; véase glomerulonefritis.

n. de Ellis tipo 2, glomerulonefritis membranosa; véase glomerulonefritis.

n. hereditaria, enfermedad progresiva renal familiar que acaba en insuficiencia renal crónica; se asocia con sordera nerviosa; también llamada síndrome de Alport.

n. por pérdida de potasio, pérdida excesiva de potasio por la orina; puede verse raramente como manifestación de una acidosis tubular renal y de una pielonefritis crónica.

n. por pérdida de sal, tendencia de algunos individuos con insuficiencia renal crónica a excretar un alto porcentaje del sodio filtrado; ocurre más a menudo en la pielonefritis crónica, riñones poliquísticos, nefropatía analgésica o enfermedad medular quística.

nefro-, nefr- *(nephro-, nephr-).* Formas prefijas que significan riñón.

nefroblastoma *(nephroblastoma).* Tumor de Wilm; véase tumor.

nefrocalcinosis *(nephrocalcinosis).* Afección marcada por calcificaciones esparcidas por los riñones; también llamada calcinosis renal.

nefrógeno, nefrogénico *(nephrogenic, nephrogenetic).* Que se origina en el riñón.

nefrografía *(nephrography).* Radiografía del riñón.

nefrograma *(nephrogram).* Imagen radiológica del riñón.

nefrohidrosis *(nephrohydrosis).* Véase hidronefrosis.

nefroide *(nephroid).* Semejante a un riñón.

nefrolisina *(nephrolysin).* Anticuerpo que causa la destrucción específica de las células renales.

nefrolitiasis *(nephrolithiasis).* Presencia de cálculos en el riñón.

nefrolito *(nephrolith).* Cálculo renal.

nefrolitotomía. *(nephrolithotomy).* Sección del riñón para la extracción de cálculos renales.

nefrología *(nephrology).* Estudio del riñón y sus enfermedades.

nefromalacia *(nephromalacia).* Reblandecimiento de los riñones.

nefrómera *(nephromere).* En embriología, porción del mesodermo intermedio a partir de la cual se desarrolla el riñón.

nefrón *(nephron).* Unidad funcional renal, situada principalmente en la corteza renal; consta de un glomérulo y sus túbulos hasta el punto en que el túbulo desemboca en el conducto colector; sus partes son la cápsula glomerular (de Bowman), el túbulo contorneado proximal, la porción recta del túbulo proximal (pars recta), las ramas descendente y ascendente del asa del nefrón (asa de Henle), el túbulo contorneado distal y el conducto colector; también llamado nefrona.

nefropatía *(nephropathy).* Cualquier enfermedad del riñón.

nefropexia *(nephropexy).* Fijación quirúrgica de un riñón desplazado.

nefropielitis *(nephropyelitis).* Inflamación de la pelvis renal.

nefropieloplastia *(nephropyeloplasty).* Cirugía plástica de la pelvis renal.

nefropiosis *(nephropyosis).* Supuración de un riñón.

nefroptisis *(nephrophthisis).* **1.** Inflamación supurativa con destrucción de sustancia renal. **2.** Tuberculosis renal.

nefroptosis *(nephroptosis).* Desplazamiento hacia abajo de un riñón.

nefrorragia *(nephrorrhagia).* Hemorragia del riñón o dentro de él.

nefrosclerosis *(nephrosclerosis).* Afectación renal secundaria a arteriosclerosis o hipertensión.

n. arteriolar, cambios renales asociados con hipertensión en los que la pared de las arteriolas y las zonas que riegan sufren atrofia isquémica y fibrosis intersticial.

n. maligna, deterioro rápido de la función renal por inflamación de las arteriolas renales; acompaña a la hipertensión maligna.

nefrosclerótico *(nephrosclerotic).* Que padece nefrosclerosis.

nefrosis *(nephrosis).* Término general que designa las enfermedades de los riñones que se pensaba afectaban primordialmente a los túbulos; enfermedad no inflamatoria de los riñones.

n. esclerosante, afección caracterizada por necrosis tubular, fibrosis intersticial y esclerosis.

n. lipoide, forma de síndrome nefrótico en la que se observan alteraciones mínimas o nulas de los glomérulos a la microscopia óptica, y la alteración más importante hallada al microscopio eléctrico es la fusión de los podocitos epiteliales;

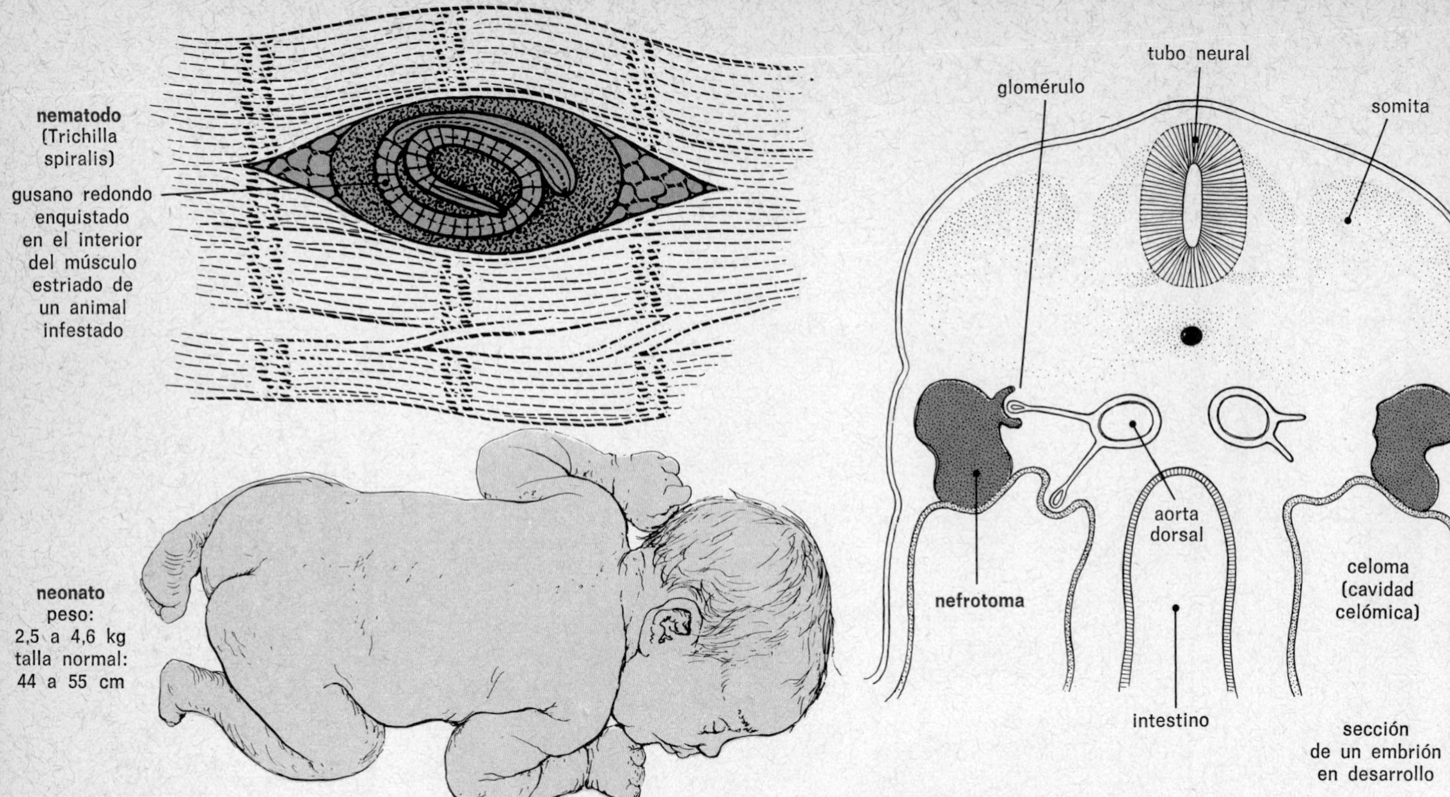

también llamada enfermedad de cambios mínimos y síndrome nefrótico idiopático.

n. del nefrón inferior, necrosis tubular aguda.

nefrostoma *(nephrostoma).* En embriología, uno de los orificios ciliados en forma de embudo que conectan los túbulos uriníferos embrionarios con la cavidad celómica.

nefrostomía *(nephrostomy).* Creación de una abertura en la pelvis renal en la que se inserta un tubo para drenar el riñón.

nefrótico *(nephrotic).* Perteneciente o relativo a la nefrosis o causado por ella.

n., síndrome, conjunto de síntomas clínicos causados por diferentes enfermedades renales, caracterizado por edema generalizado, concentración baja de albúmina plasmática y proteinuria intensa; las causas pueden ser una enfermedad metabólica mínima (nefrosis lipoide de la infancia, síndrome nefrótico idiopático), una glomerulonefritis membranosa y algunas variedades de glomerulonefritis proliferativa crónica; puede ser secundario también a afectación renal por lupus eritematoso, diabetes mellitus o amiloide.

nefrotoma *(nephrotome).* Lámina de mesénquima embrionario de las somitas de un embrión vertebrado a partir de la cual se desarrollan los túbulos renales.

nefrotomía *(nephrotomy).* Incisión en el riñón.

nefrotomografía *(nephrotomography).* Examen radiográfico del riñón mediante tomografías.

nefrotomograma *(nephrotomogram).* Radiografía en planos (tomograma) del riñón previa inyección de material radiopaco.

nefrotóxico *(nephrotoxic).* Destructivo para las células del riñón.

nefrotoxina *(nephrotoxin).* Sustancia específica (citotoxina) que destruye las células renales.

nefrotrópico *(nephrotropic).* Véase renotrófico.

nefrotuberculosis *(nephrotuberculosis).* Tuberculosis del riñón.

nefroureterectomía *(nephroureterectomy).* Escisión de un riñón con extirpación parcial o total de su uréter.

negación *(denial).* Mecanismo de defensa inconsciente por medio del cual se reprimen los pensamientos, deseos, sentimientos y necesidades intolerables para la conciencia.

negativismo *(negativism).* Oposición persistente a las sugerencias o consejos; síntoma de ciertas alteraciones psiquiátricas que también aparece normalmente en la última fase de la infancia.

negativo *(negative).* **1.** Ausente; no reactivo; no indicativo de la presencia de alguna situación anormal específica como un trastorno, anomalía o microorganismo. **2.** Denota una cantidad inferior a cero.

negatrón *(negatron).* Electrón.

Neisseria. Género de bacterias de la familia neisseriáceas *(Neisseriaceae)* integrado por organismos pequeños gramnegativos, agrupados por parejas, que tienen forma de grano de café, aplanados en el lugar de contacto con su pareja; parásitos (algunos patógenos) en el hombre.

N. catarrhalis, especie no patógena hallada en el tracto respiratorio y en la saliva.

N. gonorrhoeae, causa de la blenorragia y de la oftalmía neonatal; también llamada *Diplococcus gonorrhoeae.*

N. meningitidis, especie intracelular, causa de la meningitis meningocócica.

nematelmintos *(Nemathelminthes).* Filo de gusanos cilíndricos que incluye la clase nematodos *(Nematoda)* caracterizados por cuerpos cilíndricos con extremos puntiformes.

nemato- *(nemato-).* Forma prefija que indica (a) una estructura filamentosa, (b) relación con un gusano nematodo.

nematocida *(nematocide).* Agente que extermina los nematodos.

nematocisto *(nematocyst).* Una de las muchas organelas punzantes de diferentes celentéreos marinos, como la hidra; cuando se estimula arroja un potente veneno.

nematodiasis *(nematodiasis).* Infestación con parásitos nematodos.

nematodo *(nematode, nematoid).* Cualquier gusano parásito de la clase nematodos *(Nematoda)*; también llamado gusano redondo o cilíndrico.

n. cardiaco, gusano parásito, *Dirofilaria immitis,* que se aloja habitualmente en las cavidades derechas del corazón de los perros y muy raramente en las del hombre.

nematoide *(nematoid).* **1.** Relativo a un nematodo. **2.** Semejante a un hilo.

nematología *(nematology).* Ciencia que estudia los nematodos.

neo- *(neo-).* Forma prefija que significa nuevo.

neoartrosis *(neoarthrosis).* Véase seudartrosis.

neoblástico *(neoblastic).* Relativo a tejidos nuevos o que se origina de ellos.

neocerebelo *(neocerebellum).* Lóbulos laterales del cerebelo; llamados así por ser la última parte del cerebelo en desarrollarse.

neocinético *(neokinetic, neocinetic).* Indica la zona de la corteza cerebral que regula las actividades motoras.

neocistostomía *(neocystostomy).* Procedimiento quirúrgico por el que se implanta un uréter o un segmento de íleon en la vejiga.

neocitosis *(neocytosis).* Presencia de células inmaduras en la sangre.

neocórtex *(neocortex).* Véase isocórtex.

neodimio *(neodymium).* Elemento metálico plateado, del grupo de las «tierras raras»; símbolo Nd, número atómico 60, peso atómico 144, 27.

neogénesis *(neogenesis).* Regeneración; nueva formación de tejido.

neolalia *(neolallism).* Lenguaje con muchos neologismos.

neologismo *(neologism).* Cualquier palabra o frase nuevas, o palabra antigua utilizada con un sentido nuevo; la invención de neologismos extraños es un síntoma común de los individuos psicóticos.

neomembrana *(neomembrane).* Falsa membrana.

neomicina *(neomycin).* Sustancia antibacteriana formada por un grupo de complejos orgánicos sintetizados en el metabolismo de la bacteria *Streptomyces fradiae.*

neomorfo *(neomorph).* **1.** De nueva formación; parte u órgano que no aparece como estructura similar en ningún antepasado. **2.** Gen mutante que produce un efecto no causado por ningún gen no mutante en el mismo locus.

neón *(neon).* Elemento gaseoso inerte poco abundante en la atmósfera; símbolo Ne, número atómico 10, peso atómico 20,183.

neonatal *(neonatal).* Relativo al primer mes de vida.

neonato *(neonate, neonatus).* Recién nacido.

neonatología *(neonatology).* Estudio del recién nacido; subespecialidad relacionada con la biología obstétrica, pediátrica y fetal.

neonatólogo *(neonatologist).* Especialista en neonatología.

neopalio, neopallium *(neopallium).* Véase isocórtex.

neoplasia *(neoplasm).* Multiplicación anormal de células con formación de una masa o nuevo crecimiento de tejido; puede ser localizada (benigna) o invasiva (maligna); también llamada tumor. Véase hiperplasia e hipertrofia.

neoplastia *(neoplasty).* **1.** Neoplasia. **2.** Cirugía plástica.

neostomía. *(neostomy).* Formación quirúrgica de una nueva abertura artificial.

neptunio *(neptunium).* Elemento radiactivo me-

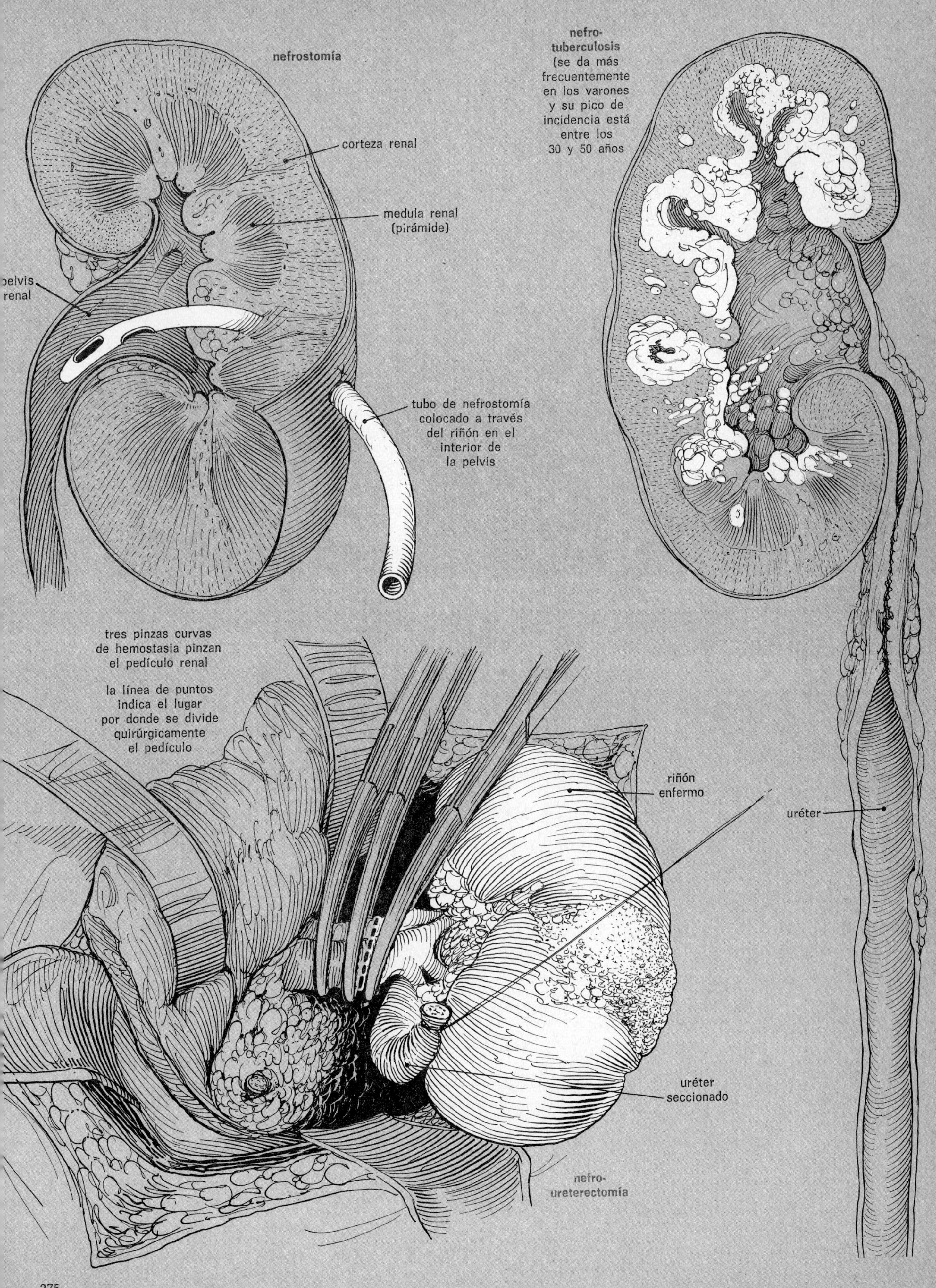
nefrostomía
corteza renal
medula renal
(pirámide)
pelvis
renal
tubo de nefrostomía
colocado a través
del riñón en el
interior de
la pelvis
nefro-
tuberculosis
(se da más
frecuentemente
en los varones
y su pico de
incidencia está
entre los
30 y 50 años
tres pinzas curvas
de hemostasia pinzan
el pedículo renal
la línea de puntos
indica el lugar
por donde se divide
quirúrgicamente
el pedículo
riñón
enfermo
uréter
uréter
seccionado
nefro-
ureterectomía

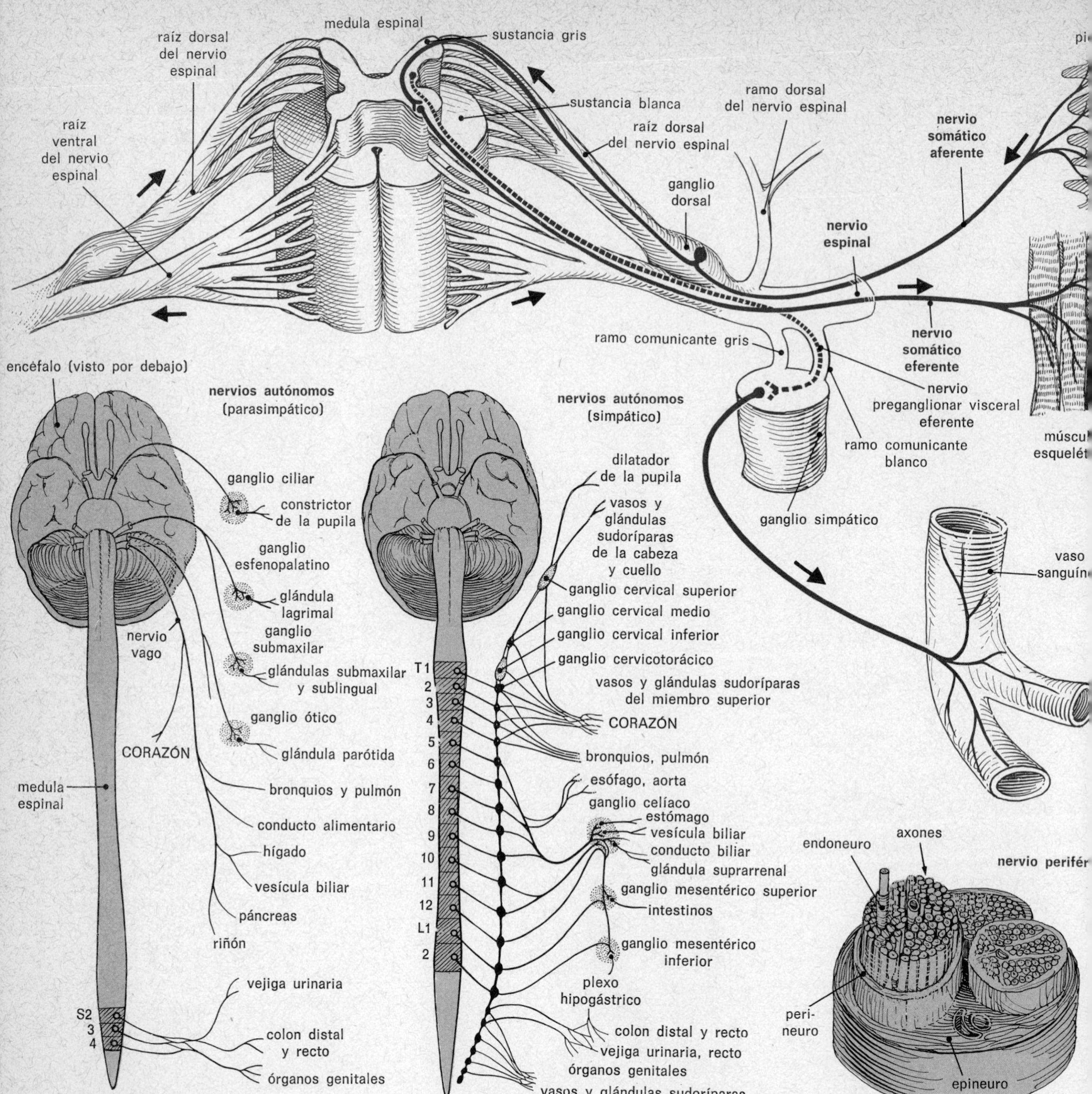

tálico; símbolo Np, número atómico 93, peso atómico 237; preparado artificialmente por bombardeo de neutrones sobre átomos de uranio.

nervio *(nerve).* Estructura en forma de cordón de uno o más fascículos de tejido nervioso que conduce impulsos (mensajes) desde el sistema nervioso central (cerebro y medula espinal) hasta las diferentes estructuras del cuerpo, y desde dichas estructuras hasta el sistema nervioso central. Para nervios específicos, véase tabla de nervios.

n. acelerador, fibras nerviosas que nacen en el hipotálamo y tallo cerebral y alcanzan el corazón aumentando la frecuencia de sus latidos; forman parte de la división simpática del sistema nervioso autónomo.

n. aferente, nervio que conduce un impulso desde la periferia hasta el sistema nervioso central, donde es interpretado en la conciencia como sensación; los que nacen en la piel, músculos y articulaciones se llaman somáticos aferentes; los originados en las vísceras son conocidos como viscerales aferentes.

n. aumentador, cada uno de los que aumentan la fuerza y la frecuencia del latido cardiaco.

n. autónomo, haz de fibras nerviosas relacionadas con la actividad del músculo cardiaco, músculo liso y glándulas; pertenecen al sistema nervioso autónomo.

n. craneal, cada uno de los que parten directamente del cerebro.

n. depresor, nervio que produce la depresión del centro motor, o que reduce la función de un órgano.

n. eferente, nervio que conduce impulsos desde el sistema nervioso central a la periferia; los que terminan en los músculos esqueléticos se llaman nervios somáticos eferentes; los que acaban en el músculo liso, músculos cardiacos y células glandulares se llaman nervios viscerales eferentes (autónomos).

n. espinal, el perteneciente a los treinta y un pares de nervios conectados directamente con la medula espinal. Véase tabla de nervios.

n. inhibidor, el que conduce impulsos que disminuyen la actividad funcional de una estructura.

n. mixto, el que contiene tanto fibras aferentes como eferentes.

n. motor, nervio eferente.

n. muerto, designación errónea de una pulpa dental afuncional.

n. periférico, nervios craneales y espinales con sus ramas; en general conducen fibras tanto aferentes como eferentes.

n. presor, nervio aferente que al ser estimulado produce vasoconstricción, aumentando con ello la presión sanguínea.

n. sensitivo, nervio aferente.

n. somático, nervios aferentes (sensoriales) y eferentes (motores) que inervan los músculos esqueléticos y el tejido somático.

n. vasomotor, nervio aferente que produce dilatación (nervio vasodilatador) o constricción (nervio vasoconstrictor) de los vasos sanguíneos.

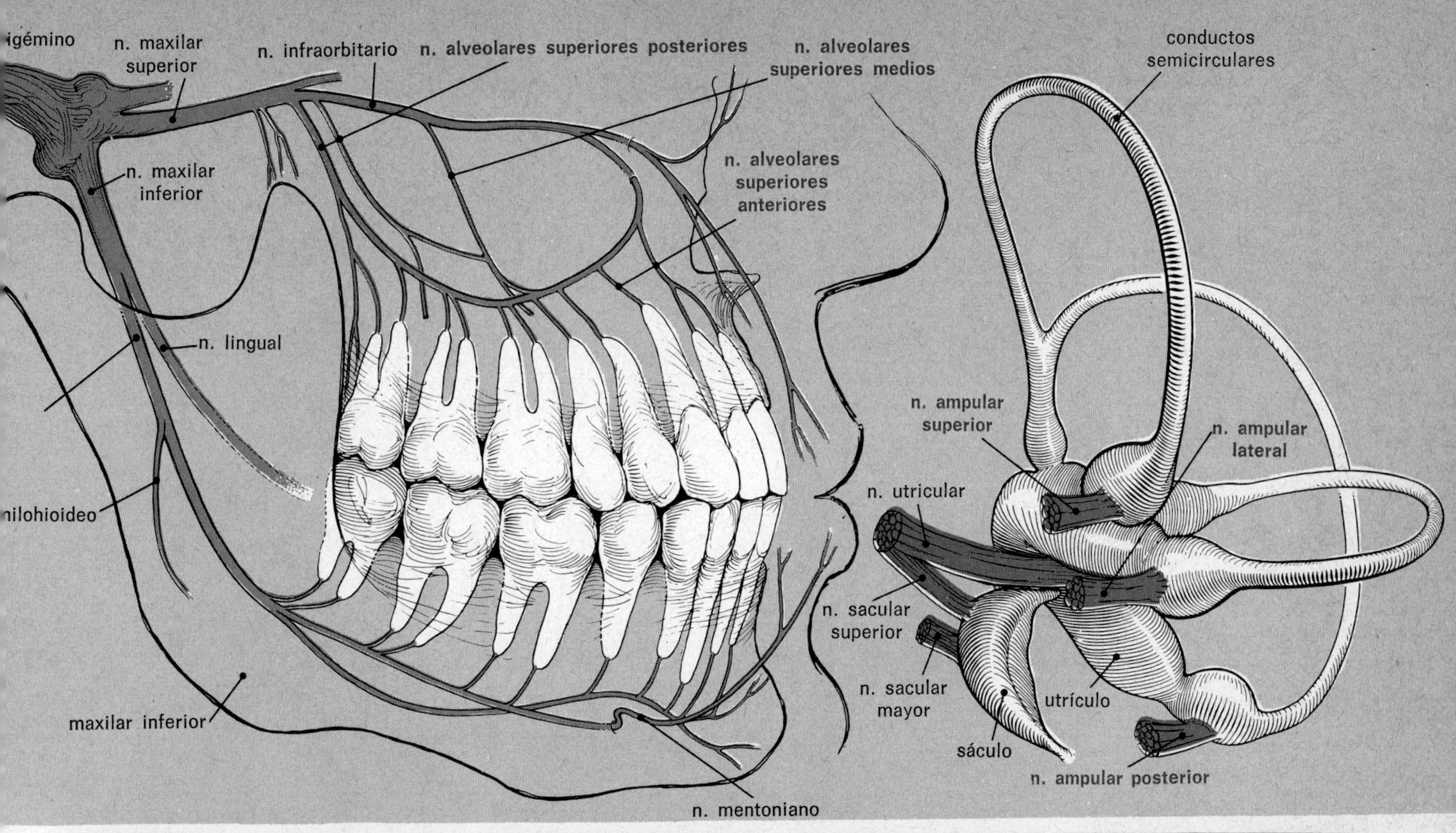

NERVIO	ORIGEN	RAMAS	DISTRIBUCION
n. accesorio del braquial cutáneo inferior externo n. cutáneo braquial inferior externo *n. cutaneus brachii lateralis inferior*	n. radial	filetes	piel de la zona externa de la parte inferior del brazo
n. accesorio del braquial cutáneo interno n. cutáneo braquial interno *n. cutaneus brachii medialis*	tronco interno del plexo	filetes	piel de la zona interna del brazo hasta el olécranon
n. acústico		véase n. vestibulococlear	
n. alveolar inferior n. dental inferior *n. alveolaris inferior*	n. maxilar inferior	milohioideo, dental, incisivo, mentoniano	músculo milohioideo y vientre anterior del digástrico, dientes inferiores, piel del mentón, mucosa de labio inferior
nn. alveolares anteriores superiores nn. dentales anteriores superiores *nn. alveolares anteriores superiores*	n. infraorbitario	filetes	seno maxilar, incisivos y caninos, plexo dental superior, suelo nasal
n. alveolar medio superior n. dental medio superior *n. alveolaris superior medius*	n. infraorbitario	filetes	seno maxilar, plexo dental superior
nn. alveolares posteriores superiores nn. dentales posteriores superiores *nn. alveolares superiores posteriores*	maxilar superior	filetes	seno maxilar, mejilla, encias, molares y premolares, plexo dental superior
n. ampular anterior		véase n. ampular superior	
n. ampular externo *n. ampullaris lateralis*	n. vestibular	filetes	ampolla del conducto semicircular externo
n. ampular posterior n. ampular inferior *n. ampullaris posterior*	n. vestibular	filetes	ampolla del conducto semicircular posterior
n. ampular superior n. ampular anterior *n. ampullaris superior*	n. vestibular	filetes	ampolla del conducto semicircular superior
nn. anococcígeo *nn. anococcygei*	plexo coccigeo	filetes	piel que recubre el cóccix
asa cervical asa del hipogloso *n. ansa cervicalis*	rama del primer segmento cervical que se une con ramas del segundo y tercer segmentos cervicales de la medula espinal	filetes	músculos omohioideo, esternohioideo, esternotiroideo

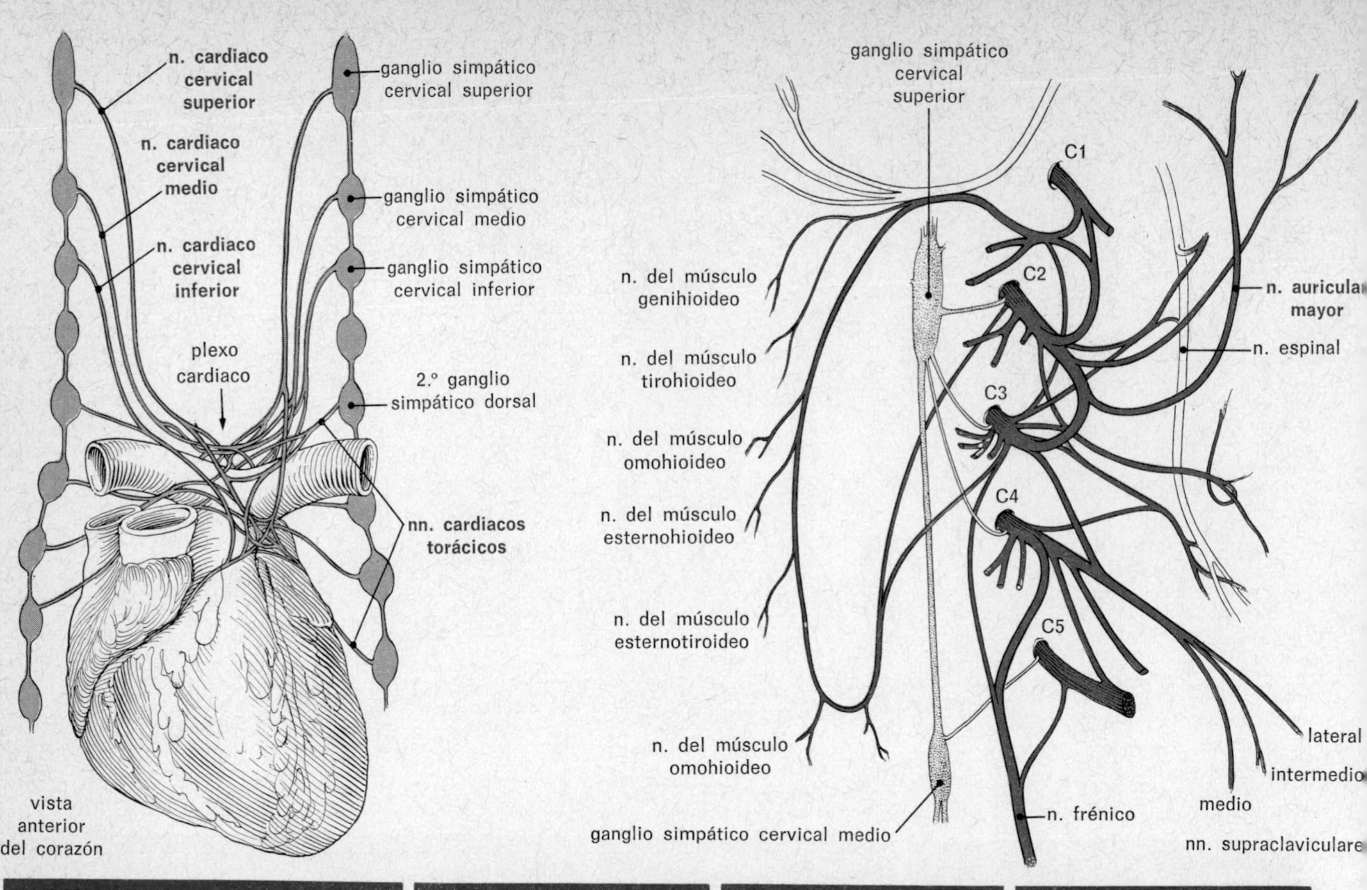

NERVIO	ORIGEN	RAMAS	DISTRIBUCION
n. auditivo		véase n. vestibulococlear	
n. auricular mayor *n. auricularis magnus*	segundo y tercer nervios cervicales	anterior, posterior	piel de la oreja, apófisis mastoides y glándula parótida
n. auricular posterior *n. auricularis posterior*	n. facial	auricular, occipital	músculos auricular posterior y occipital, piel del oido externo
nn. auriculares anteriores (normalmente en número de dos) *nn. auriculares anteriores*	n. auriculotemporal	filamentos	piel de la zona anterosuperior del oido externo, principalmente el hélix y el trago
n. auriculotemporal *n. auriculotemporalis*	rama maxilar inferior del n. trigémino	auricular anterior, conducto auditivo externo, parótida, temporal superficial, ramas que comunican con el ganglio ótico y el n. facial	meato externo y piel de la zona anterior superior de la oreja, articulación temporomaxilar, glándula parótida, piel de la región temporal
n. axilar n. circunflejo *n. axillaris*	tronco posterior del plexo braquial	posterior, anterior	músculos deltoides y redondo menor, piel de la zona
n. bucal n. buccinador n. bucal largo *n. buccalis*	rama maxilar inferior del n. trigémino	filetes, ramas que comunican con las ramas bucales del n. facial	piel de la mejilla, mucosas de la boca y encias
n. buccinador		véase n. bucal	
n. cardiaco cervical inferior *n. cardiacus cervicalis inferior*	ganglio cervical inferior, primer ganglio torácico, ganglio estrellado, o asa subclavia	al plexo cardiaco	corazón
n. cardiaco cervical medio n. cardiaco mayor *n. cardiacus cervicalis medius*	ganglio cervical medio	a la porción profunda del plexo cardiaco	corazón
n. cardiaco cervical superior *n. cardiacus cervicalis superior*	porción inferior del ganglio cervical superior	al plexo cardiaco	corazón
nn. cardiacos torácicos *nn. cardiaci thoracici*	del segundo al quinto ganglios dorsales	al plexo cardiaco	corazón
nn. caroticotimpánicos *nn. caroticotympanici*	ganglio simpático cervical superior	filetes	caja del timpano, conducto auditivo

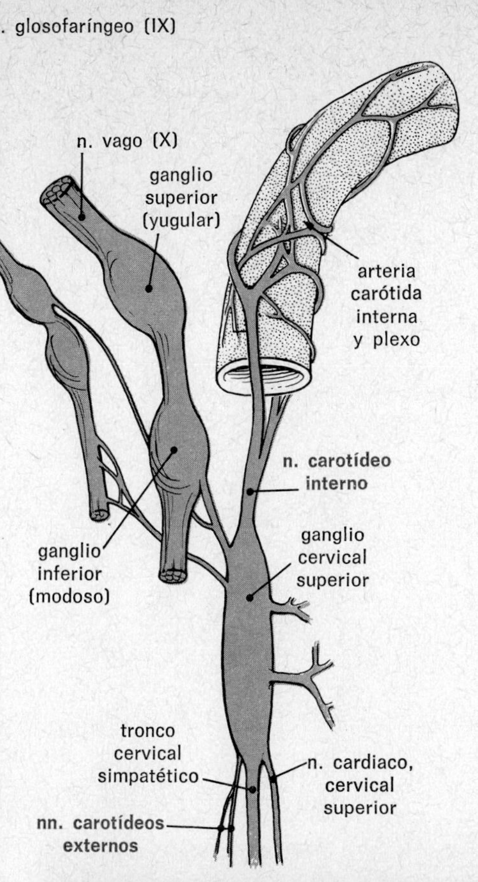

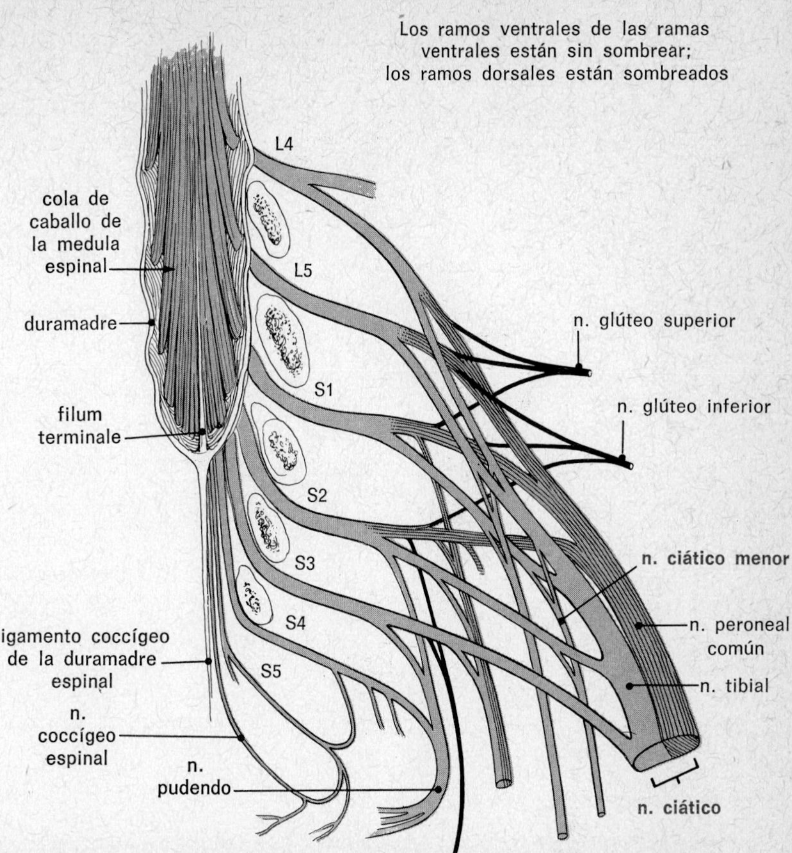

NERVIO	ORIGEN	RAMAS	DISTRIBUCION
n. carotídeo interno *n. caroticus internus*	extremo cefálico del ganglio cervical superior	medial, lateral	plexo carotídeo interno, vasos sanguíneos craneales, glándulas y músculos lisos de la cabeza, plexo cavernoso
nn. carotídeos externos *nn. carotici externi*	ganglio cervical superior	filetes	plexo carotídeo externo, vasos sanguíneos craneales, glándulas y músculos lisos de la cabeza
n. cavernoso mayor del clítoris *n. cavernosus clitoridis major*	plexo uterovaginal	filetes	cuerpo cavernoso del clítoris
n. cavernoso mayor del pene *n. cavernosus penis major*	plexo prostático	filetes	cuerpo cavernoso del pene
n. cavernoso menor del clítoris *n. cavernosus clitoridis minor*	plexo uterovaginal	filetes	tejido eréctil del clítoris
n. cavernoso menor del pene *n. cavernosus penis minor*	plexo prostático	filetes	corpus spongiosum del pene y uretra peneana
n. cervical transverso n. transverso del cuello *n. transversus colli*	segundo y tercer nn. cervicales	ascendente, descendente	piel de las caras anterior y lateral del cuello
nn. cervicales (ocho pares de nn. espinales) *nn. cervicales*	segmentos cervicales de la medula espinal	filetes	plexos cervical y braquial
n. ciático (el mayor n. del cuerpo) n. ciático mayor *n. ischiadicus*	cuarto y quinto nn. lumbares y primero, segundo y tercer nn. sacros	articular, muscular, tibial, ciático popliteo externo	piel del pie y mayor parte de la pierna, músculos de la pierna y el pie, todas las articulaciones del miembro inferior
n. ciático menor n. cutáneo del muslo posterior *n. cutaneus femoralis posterior*	primero, segundo y tercer nervios sacros	glúteo, perineal, femoral, sural	piel de la región glútea inferior, genitales externos, periné y región posterior del muslo y pierna
n. ciático poplíteo externo n. popliteo externo n. peroneo común *n. peroneus communis*	n. ciático	articular (tres), n. cutáneo externo de la pantorrilla, tibial anterior, musculocutáneo de la pierna	articulación de la rodilla, piel de las caras externa y posterior de la pierna, cabeza corta del bíceps crural, músculos de la pierna

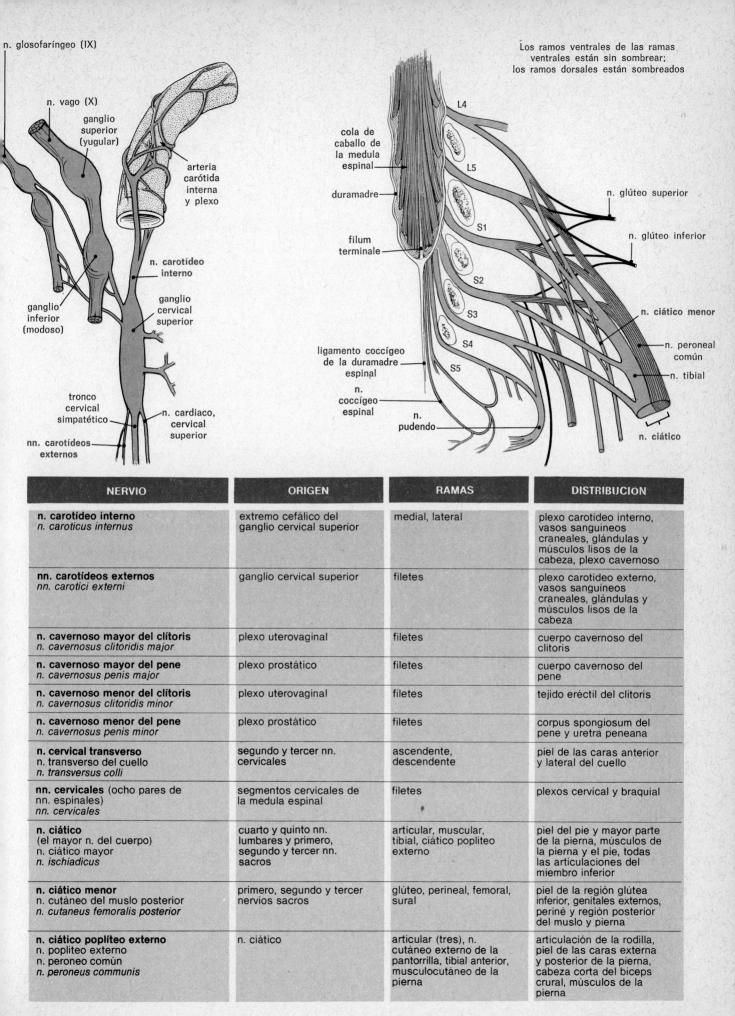

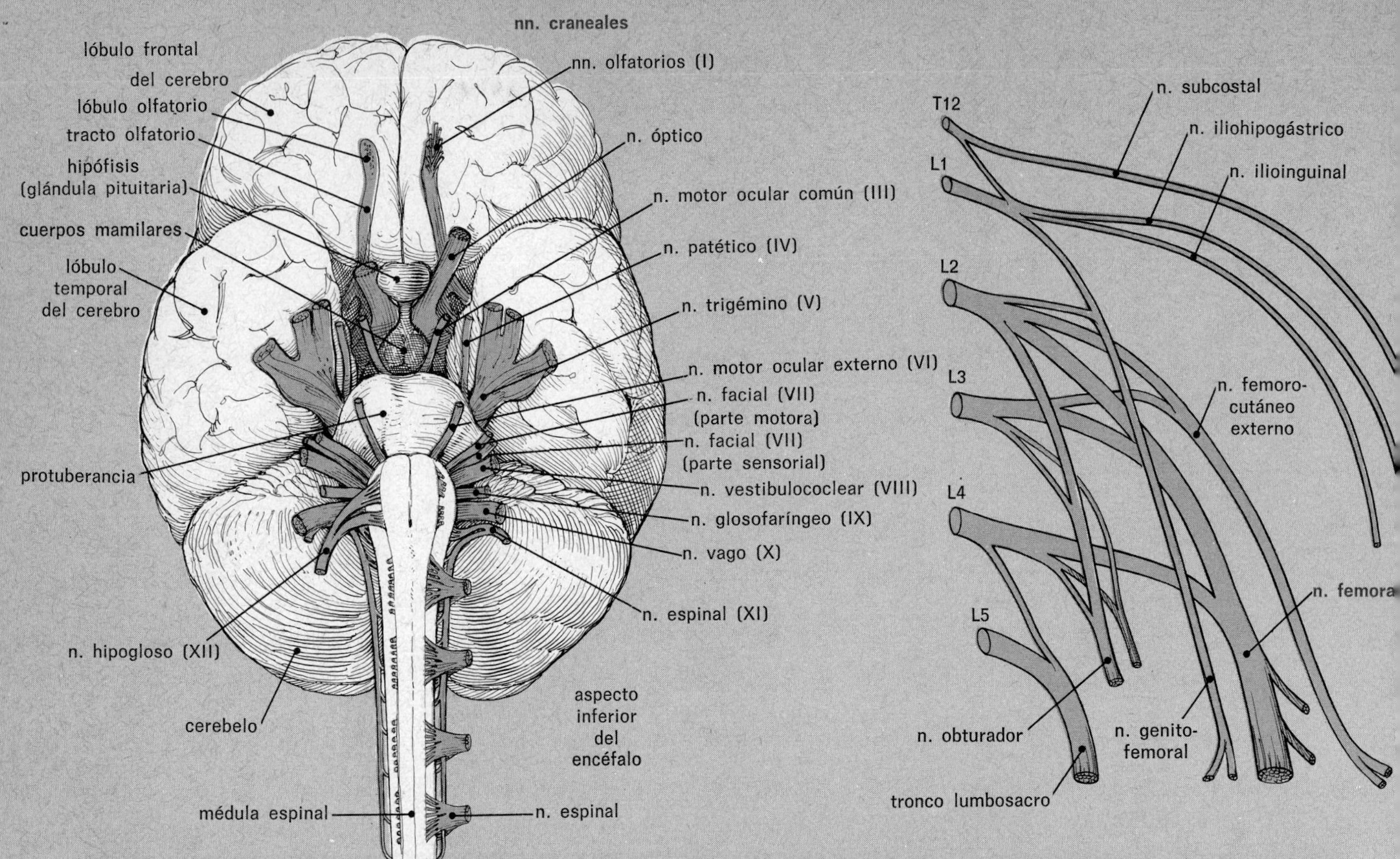

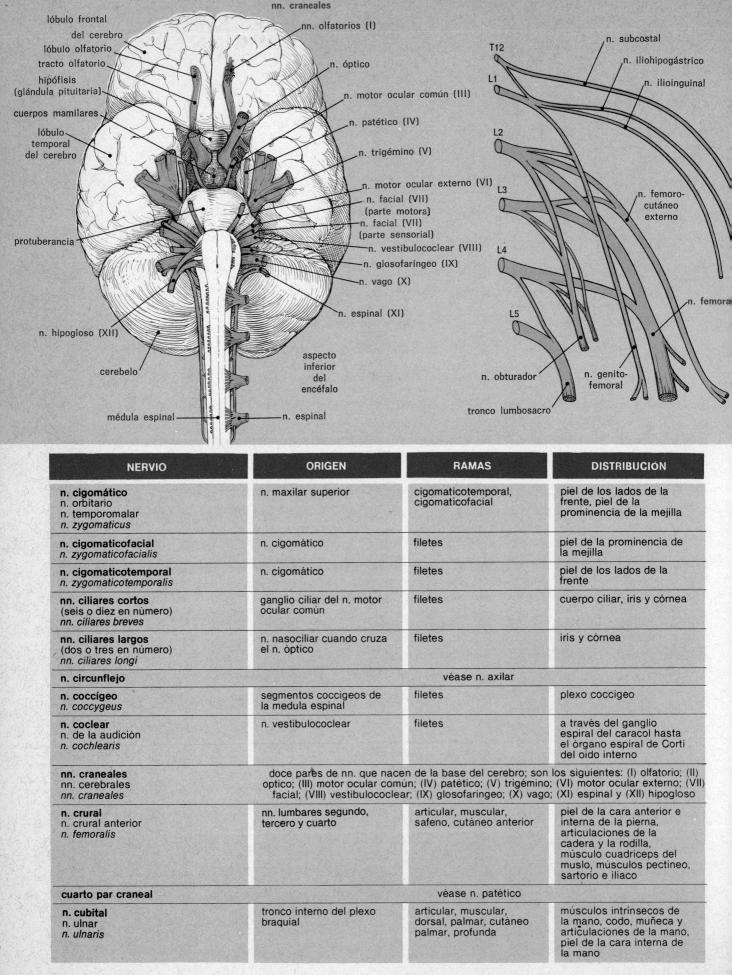

NERVIO	ORIGEN	RAMAS	DISTRIBUCIÓN
n. cigomático n. orbitario n. temporomalar *n. zygomaticus*	n. maxilar superior	cigomaticotemporal, cigomaticofacial	piel de los lados de la frente, piel de la prominencia de la mejilla
n. cigomaticofacial *n. zygomaticofacialis*	n. cigomático	filetes	piel de la prominencia de la mejilla
n. cigomaticotemporal *n. zygomaticotemporalis*	n. cigomático	filetes	piel de los lados de la frente
nn. ciliares cortos (seis o diez en número) *nn. ciliares breves*	ganglio ciliar del n. motor ocular común	filetes	cuerpo ciliar, iris y córnea
nn. ciliares largos (dos o tres en número) *nn. ciliares longi*	n. nasociliar cuando cruza el n. óptico	filetes	iris y córnea
n. circunflejo	véase n. axilar		
n. coccígeo *n. coccygeus*	segmentos coccígeos de la medula espinal	filetes	plexo coccígeo
n. coclear n. de la audición *n. cochlearis*	n. vestibulococlear	filetes	a través del ganglio espiral del caracol hasta el órgano espiral de Corti del oído interno
nn. craneales nn. cerebrales *nn. craneales*	doce pares de nn. que nacen de la base del cerebro; son los siguientes: (I) olfatorio; (II) optico; (III) motor ocular común; (IV) patético; (V) trigémino; (VI) motor ocular externo; (VII) facial; (VIII) vestibulococlear; (IX) glosofaringeo; (X) vago; (XI) espinal y (XII) hipogloso		
n. crural n. crural anterior *n. femoralis*	nn. lumbares segundo, tercero y cuarto	articular, muscular, safeno, cutáneo anterior	piel de la cara anterior e interna de la pierna, articulaciones de la cadera y la rodilla, músculo cuadriceps del muslo, músculos pectíneo, sartorio e iliaco
cuarto par craneal	véase n. patético		
n. cubital n. ulnar *n. ulnaris*	tronco interno del plexo braquial	articular, muscular, dorsal, palmar, cutáneo palmar, profunda	músculos intrinsecos de la mano, codo, muñeca y articulaciones de la mano, piel de la cara interna de la mano

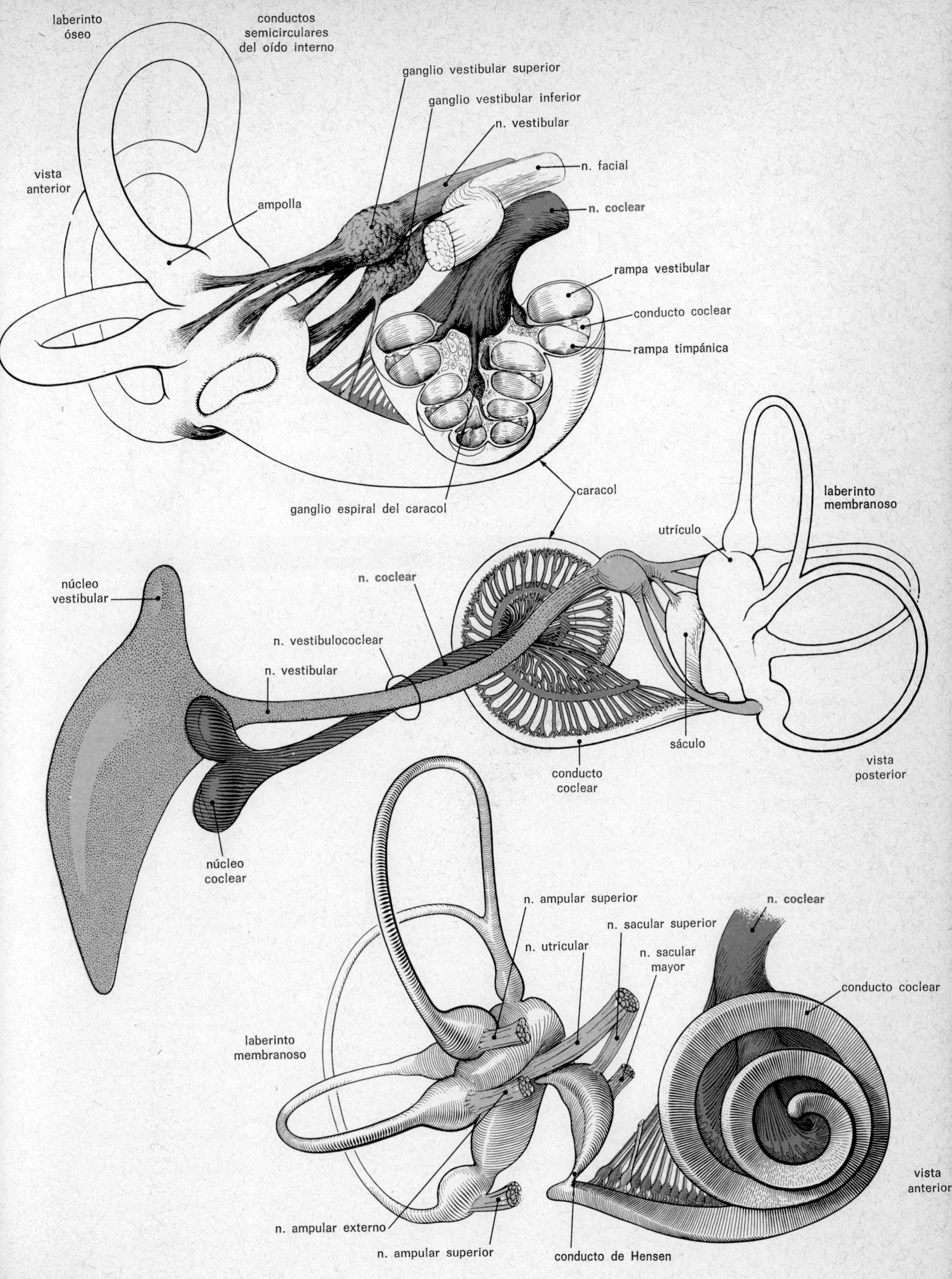
laberinto óseo
conductos semicirculares del oído interno
ganglio vestibular superior
ganglio vestibular inferior
n. vestibular
n. facial
vista anterior
ampolla
n. coclear
rampa vestibular
conducto coclear
rampa timpánica
ganglio espiral del caracol
caracol
laberinto membranoso
utrículo
núcleo vestibular
n. coclear
n. vestibulococlear
n. vestibular
sáculo
conducto coclear
vista posterior
núcleo coclear
n. ampular superior
n. coclear
n. sacular superior
n. utricular
n. sacular mayor
conducto coclear
laberinto membranoso
vista anterior
n. ampular externo
n. ampular superior
conducto de Hensen

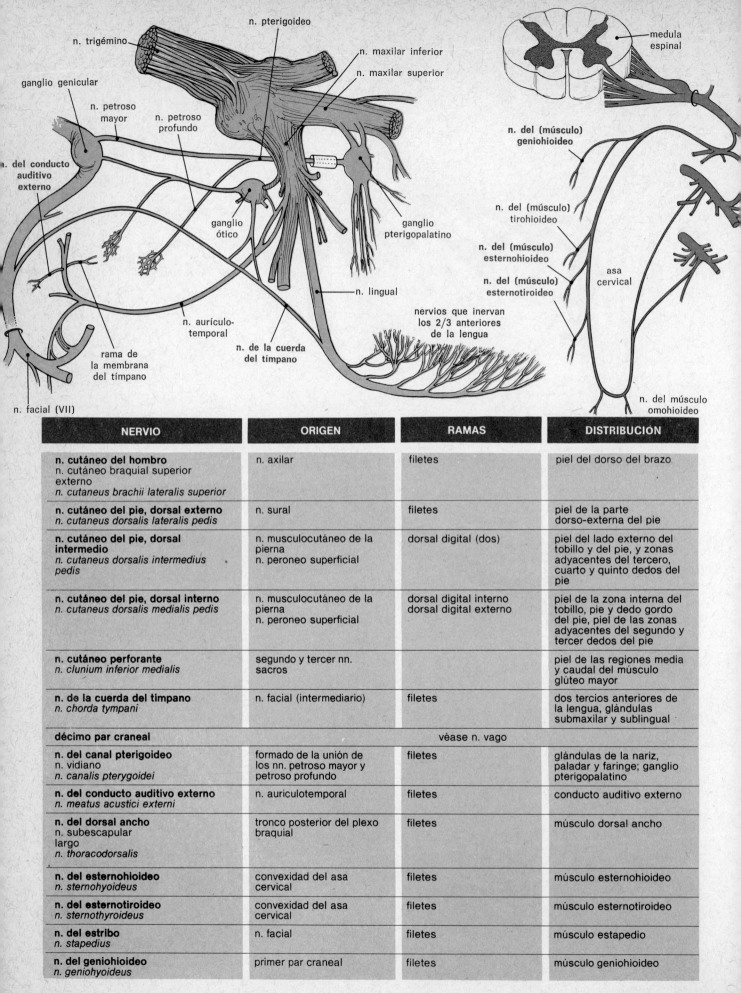

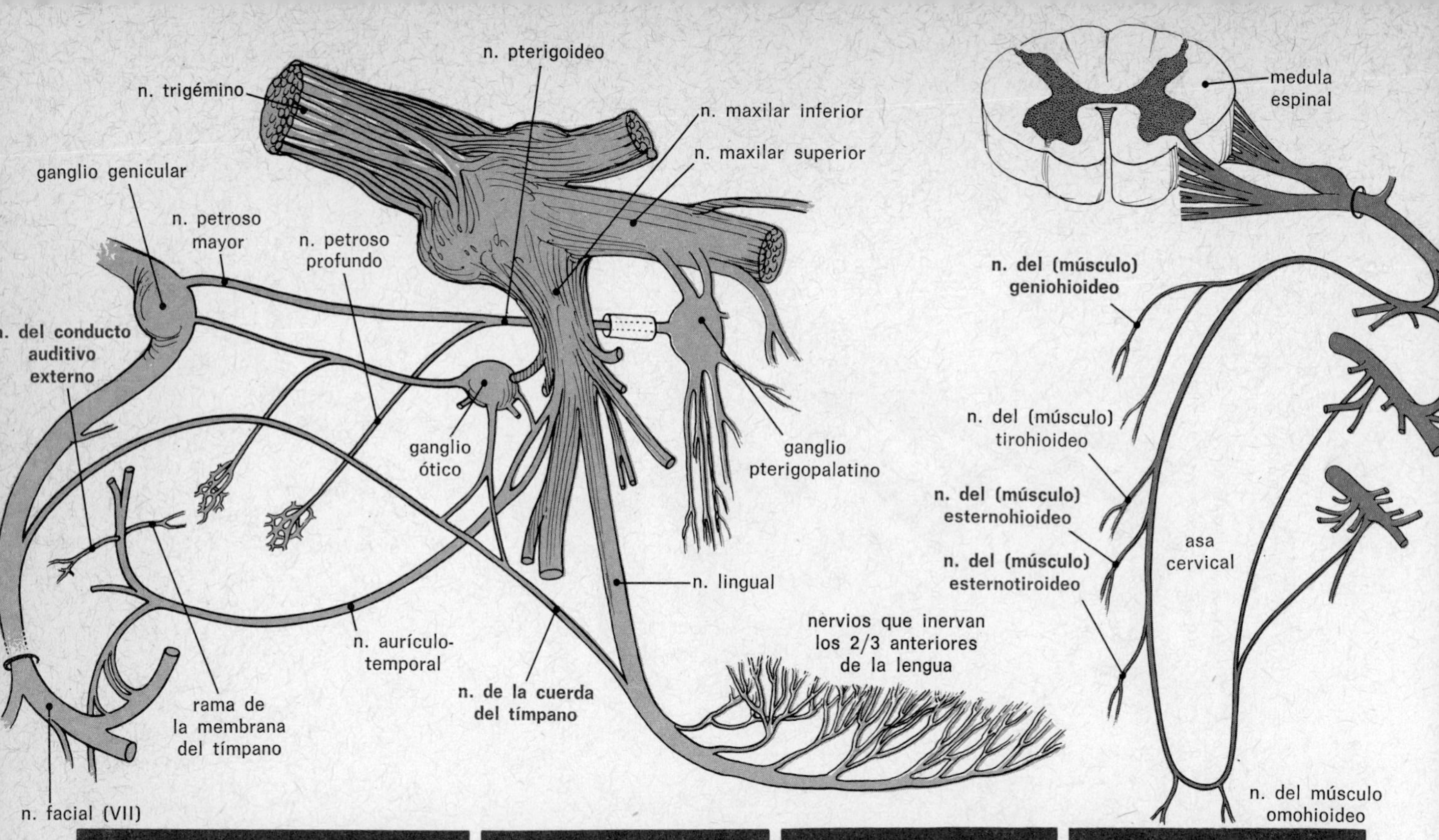

NERVIO	ORIGEN	RAMAS	DISTRIBUCIÓN
n. cutáneo del hombro n. cutáneo braquial superior externo *n. cutaneus brachii lateralis superior*	n. axilar	filetes	piel del dorso del brazo
n. cutáneo del pie, dorsal externo *n. cutaneus dorsalis lateralis pedis*	n. sural	filetes	piel de la parte dorso-externa del pie
n. cutáneo del pie, dorsal intermedio *n. cutaneus dorsalis intermedius pedis*	n. musculocutáneo de la pierna n. peroneo superficial	dorsal digital (dos)	piel del lado externo del tobillo y del pie, y zonas adyacentes del tercero, cuarto y quinto dedos del pie
n. cutáneo del pie, dorsal interno *n. cutaneus dorsalis medialis pedis*	n. musculocutáneo de la pierna n. peroneo superficial	dorsal digital interno dorsal digital externo	piel de la zona interna del tobillo, pie y dedo gordo del pie, piel de las zonas adyacentes del segundo y tercer dedos del pie
n. cutáneo perforante *n. clunium inferior medialis*	segundo y tercer nn. sacros		piel de las regiones media y caudal del músculo glúteo mayor
n. de la cuerda del tímpano *n. chorda tympani*	n. facial (intermediario)	filetes	dos tercios anteriores de la lengua, glándulas submaxilar y sublingual
décimo par craneal	véase n. vago		
n. del canal pterigoideo n. vidiano *n. canalis pterygoidei*	formado de la unión de los nn. petroso mayor y petroso profundo	filetes	glándulas de la nariz, paladar y faringe; ganglio pterigopalatino
n. del conducto auditivo externo *n. meatus acustici externi*	n. auriculotemporal	filetes	conducto auditivo externo
n. del dorsal ancho n. subescapular largo *n. thoracodorsalis*	tronco posterior del plexo braquial	filetes	músculo dorsal ancho
n. del esternohioideo *n. sternohyoideus*	convexidad del asa cervical	filetes	músculo esternohioideo
n. del esternotiroideo *n. sternothyroideus*	convexidad del asa cervical	filetes	músculo esternotiroideo
n. del estribo *n. stapedius*	n. facial	filetes	músculo estapedio
n. del geniohioideo *n. geniohyoideus*	primer par craneal	filetes	músculo geniohioideo

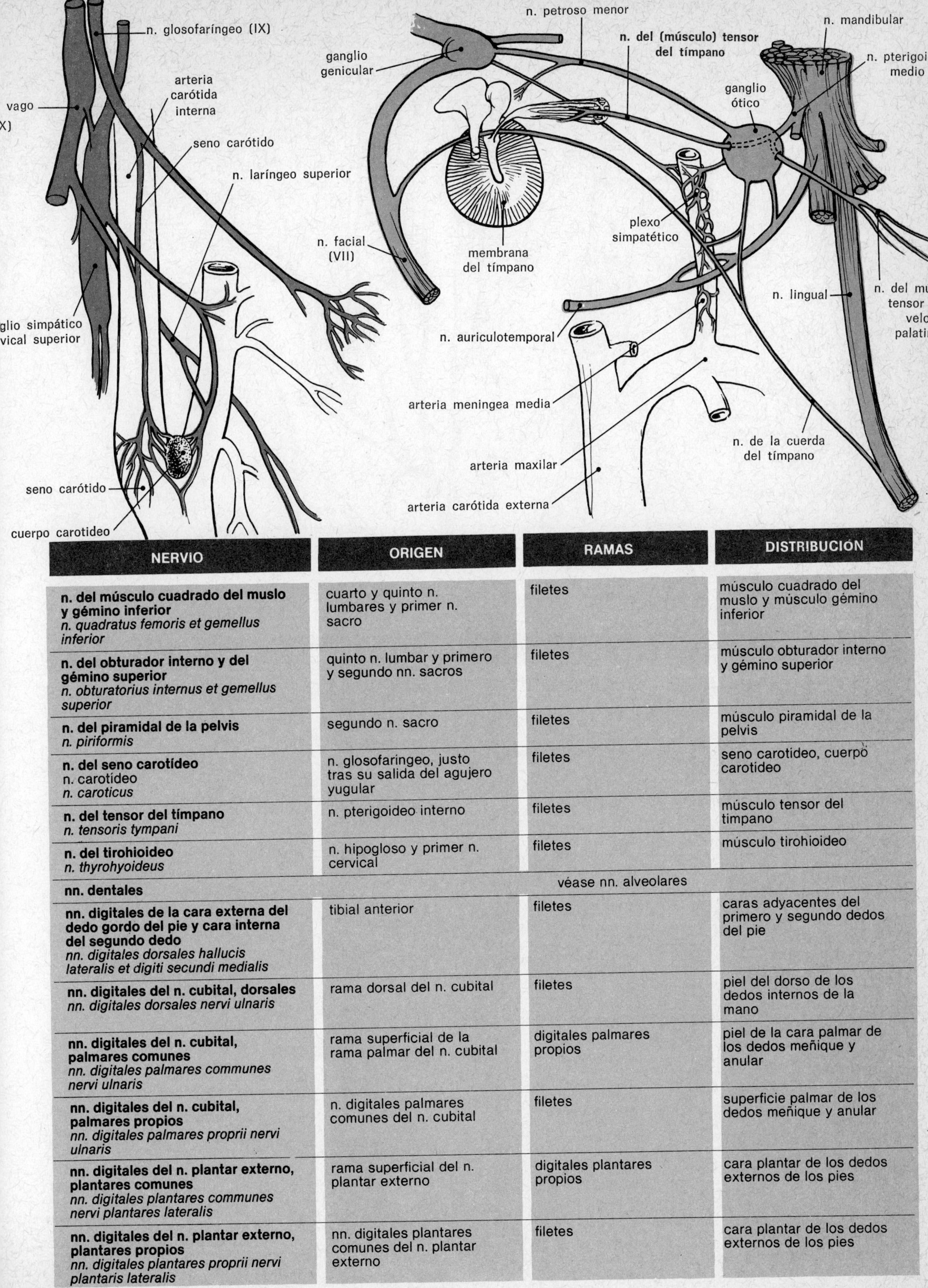

NERVIO	ORIGEN	RAMAS	DISTRIBUCIÓN
n. del músculo cuadrado del muslo y gémino inferior *n. quadratus femoris et gemellus inferior*	cuarto y quinto n. lumbares y primer n. sacro	filetes	músculo cuadrado del muslo y músculo gémino inferior
n. del obturador interno y del gémino superior *n. obturatorius internus et gemellus superior*	quinto n. lumbar y primero y segundo nn. sacros	filetes	músculo obturador interno y gémino superior
n. del piramidal de la pelvis *n. piriformis*	segundo n. sacro	filetes	músculo piramidal de la pelvis
n. del seno carotídeo n. carotídeo *n. caroticus*	n. glosofaringeo, justo tras su salida del agujero yugular	filetes	seno carotídeo, cuerpo carotídeo
n. del tensor del tímpano *n. tensoris tympani*	n. pterigoideo interno	filetes	músculo tensor del tímpano
n. del tirohioideo *n. thyrohyoideus*	n. hipogloso y primer n. cervical	filetes	músculo tirohioideo
nn. dentales	véase nn. alveolares		
nn. digitales de la cara externa del dedo gordo del pie y cara interna del segundo dedo *nn. digitales dorsales hallucis lateralis et digiti secundi medialis*	tibial anterior	filetes	caras adyacentes del primero y segundo dedos del pie
nn. digitales del n. cubital, dorsales *nn. digitales dorsales nervi ulnaris*	rama dorsal del n. cubital	filetes	piel del dorso de los dedos internos de la mano
nn. digitales del n. cubital, palmares comunes *nn. digitales palmares communes nervi ulnaris*	rama superficial de la rama palmar del n. cubital	digitales palmares propios	piel de la cara palmar de los dedos meñique y anular
nn. digitales del n. cubital, palmares propios *nn. digitales palmares proprii nervi ulnaris*	n. digitales palmares comunes del n. cubital	filetes	superficie palmar de los dedos meñique y anular
nn. digitales del n. plantar externo, plantares comunes *nn. digitales plantares communes nervi plantares lateralis*	rama superficial del n. plantar externo	digitales plantares propios	cara plantar de los dedos externos de los pies
nn. digitales del n. plantar externo, plantares propios *nn. digitales plantares proprii nervi plantaris lateralis*	nn. digitales plantares comunes del n. plantar externo	filetes	cara plantar de los dedos externos de los pies

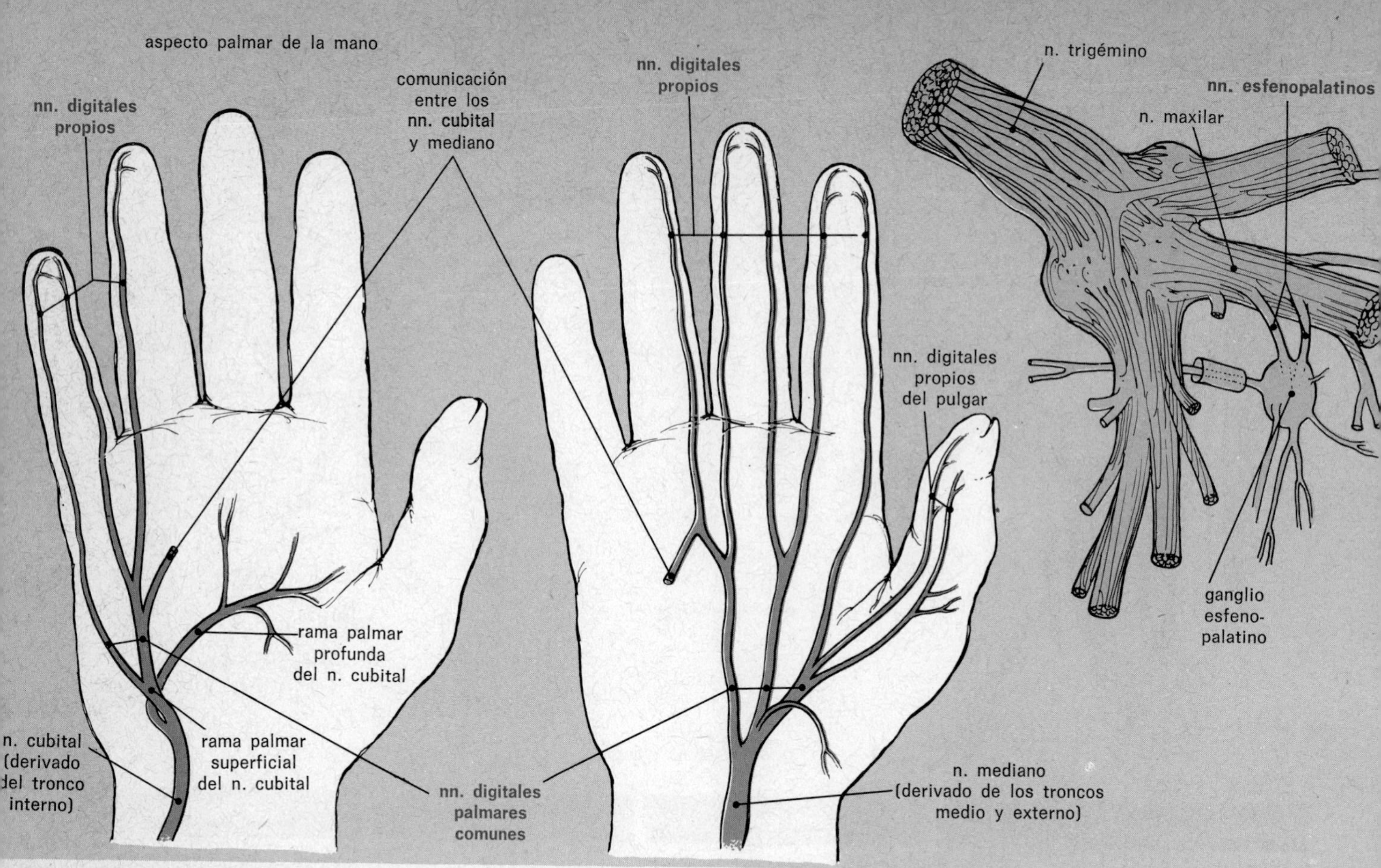

NERVIO	ORIGEN	RAMAS	DISTRIBUCIÓN
nn. digitales del n. plantar interno, plantares propios *nn. digitales plantares proprii nervi plantaris medialis*	plantar común	filetes	cara plantar de los dedos internos de los pies
nn. digitales del n. radial, dorsales *nn. digitales dorsales nervi radialis*	rama superficial del n. radial	filetes	piel del dorso de los dedos externos de la mano
nn. digitales del nervio plantar interno, plantares comunes *nn. digitales plantares communes nervi plantaris medialis*	n. plantar interno	digitales plantares propios	cara plantar de los dedos internos de los pies
nn. digitales del pie, dorsales *nn. digitales dorsales pedis*	n. cutáneo intermedio dorsal del pie	filetes	cara dorsal de los dedos de los pies
nn. digitales palmares comunes *nn. digitales palmares communes*	n. mediano, n. cubital	digitales palmares propios	piel de la cara palmar y lateral de los dedos, músculos lumbricales
nn. digitales propios nn. colaterales digitales *nn. digitales proprii*	nn. digitales palmares comunes	filetes	piel de la cara palmar y dorsal de la falange terminal de los dedos de la mano
n. dorsal del clítoris *n. dorsalis clitoridis*	n. pudendo	filetes	uretra y clítoris
n. dorsal del pene *n. dorsalis penis*	n. pudendo	filetes	uretra y pene
nn. dorsales (12 pares de nn. espinales) *nn. thoracici*	segmentos torácicos de la medula espinal	dorsal, ventral	paredes abdominal y torácica y piel de la nalga
duodécimo par craneal	véase n. hipogloso		
n. escapular dorsal n. escapular posterior *n. dorsalis scapulae*	quinto n. cervical cerca del foramen intervertebral	filetes	músculos romboides mayor y menor, músculo angular de la escápula
nn. escrotales anteriores *nn. scrotales anteriores*	n. ilioinguinal	filetes	piel del área escrotal anterior, y raiz del pene
nn. escrotales posteriores *nn. scrotales posteriores*	n. perineal	filetes	piel del área escrotal posterior

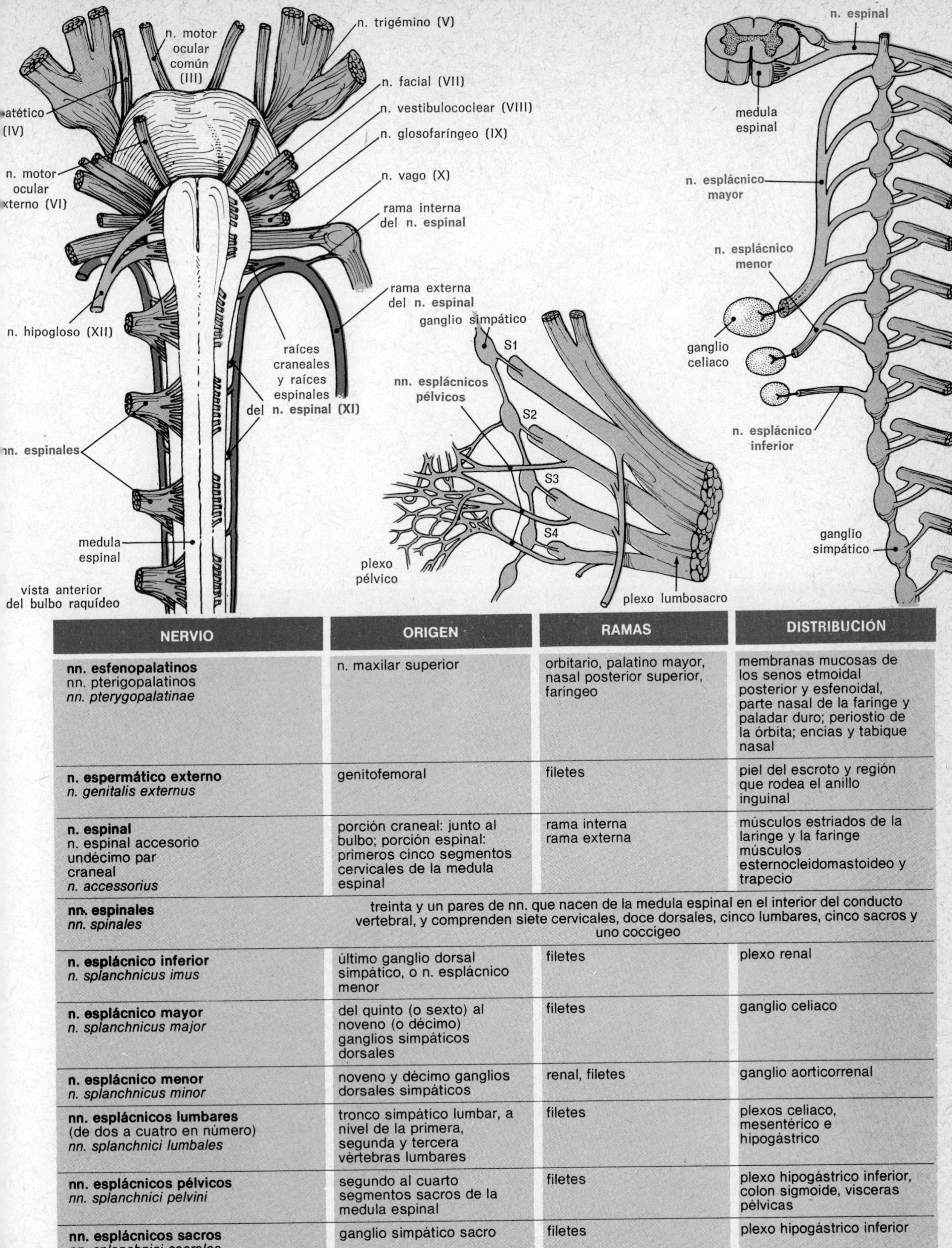

NERVIO	ORIGEN	RAMAS	DISTRIBUCIÓN
nn. esfenopalatinos nn. pterigopalatinos *nn. pterygopalatinae*	n. maxilar superior	orbitario, palatino mayor, nasal posterior superior, faríngeo	membranas mucosas de los senos etmoidal posterior y esfenoidal, parte nasal de la faringe y paladar duro; periostio de la órbita; encías y tabique nasal
n. espermático externo *n. genitalis externus*	genitofemoral	filetes	piel del escroto y región que rodea el anillo inguinal
n. espinal n. espinal accesorio undécimo par craneal *n. accessorius*	porción craneal: junto al bulbo; porción espinal: primeros cinco segmentos cervicales de la medula espinal	rama interna rama externa	músculos estriados de la laringe y la faringe músculos esternocleidomastoideo y trapecio
nn. espinales *nn. spinales*	treinta y un pares de nn. que nacen de la medula espinal en el interior del conducto vertebral, y comprenden siete cervicales, doce dorsales, cinco lumbares, cinco sacros y uno coccígeo		
n. esplácnico inferior *n. splanchnicus imus*	último ganglio dorsal simpático, o n. esplácnico menor	filetes	plexo renal
n. esplácnico mayor *n. splanchnicus major*	del quinto (o sexto) al noveno (o décimo) ganglios simpáticos dorsales	filetes	ganglio celiaco
n. esplácnico menor *n. splanchnicus minor*	noveno y décimo ganglios dorsales simpáticos	renal, filetes	ganglio aorticorrenal
nn. esplácnicos lumbares (de dos a cuatro en número) *nn. splanchnici lumbales*	tronco simpático lumbar, a nivel de la primera, segunda y tercera vértebras lumbares	filetes	plexos celiaco, mesentérico e hipogástrico
nn. esplácnicos pélvicos *nn. splanchnici pelvini*	segundo al cuarto segmentos sacros de la medula espinal	filetes	plexo hipogástrico inferior, colon sigmoide, vísceras pélvicas
nn. esplácnicos sacros *nn. splanchnici sacrales*	ganglio simpático sacro	filetes	plexo hipogástrico inferior
n. etmoidal anterior *n. ethmoidalis anterior*	n. nasociliar	nasal interno, externo, lateral y medial	mucosa de la cavidad nasal

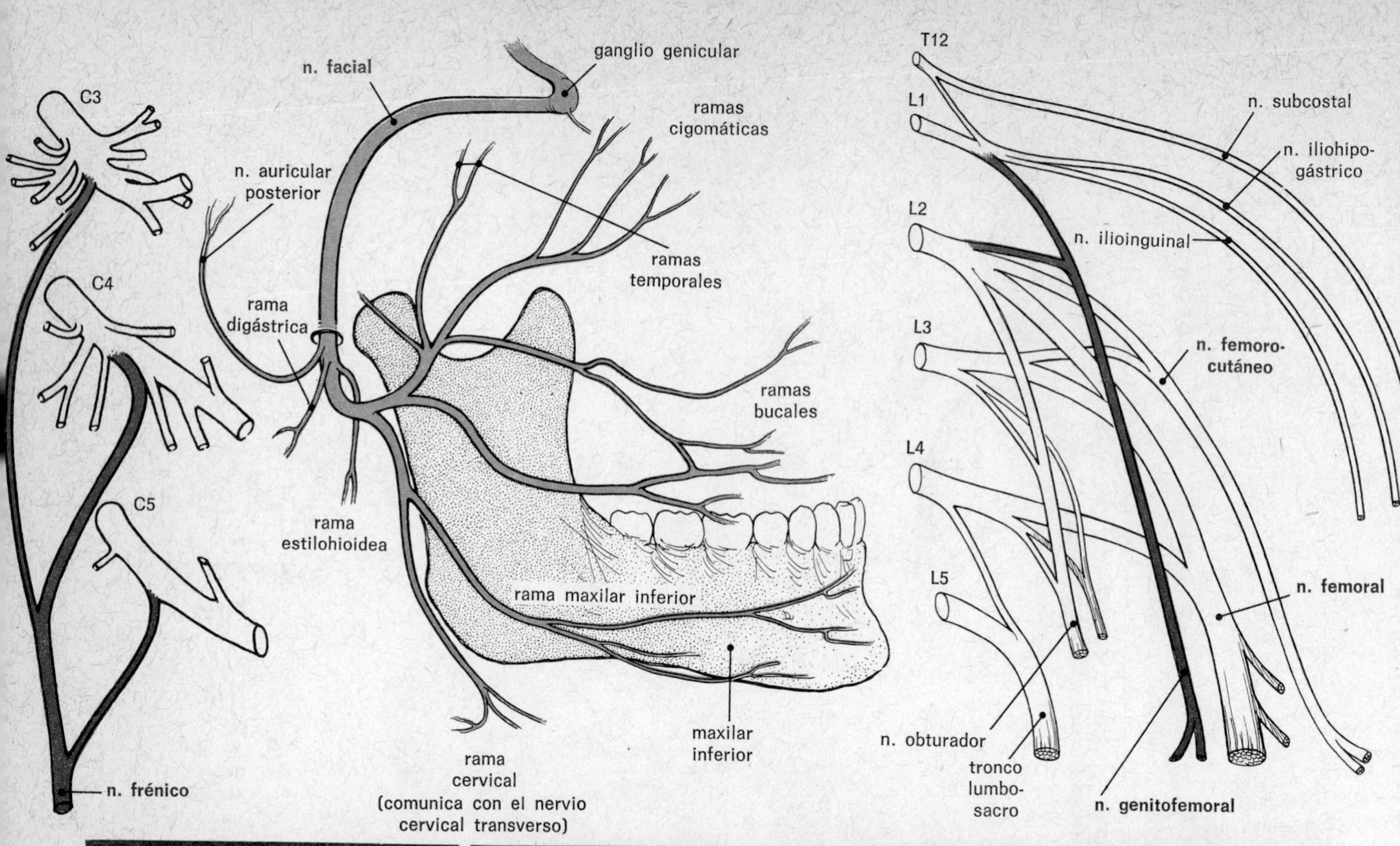

NERVIO	ORIGEN	RAMAS	DISTRIBUCIÓN
n. etmoidal posterior *n. ethmoidalis posterior*	n. nasociliar	filetes	mucosa de los senos etmoidal posterior y esfenoidal
n. facial séptimo par craneal *n. facialis*	borde inferior de la protuberancia	petrosa, al plexo timpánico, del estribo, cuerda del tímpano, muscular, auricular, cigomático temporal, bucal, maxilar inferior, cervical	porción motora: músculos de la expresión de la cara, cuero cabelludo, oído externo, buccinador, estribo, estilohioideo y vientre posterior del digástrico; porción sensitiva: dos tercios anteriores de la lengua, regiones del conducto auditivo externo, paladar blando y faringe adyacente; porción parasimpática: fibras secretomotoras de las glándulas submaxilar, sublingual, lagrimal, nasal y palatina
n. femoral	véase n. crural		
n. femorocutáneo *n. cutaneus femoris lateralis*	entre la segunda y la tercera vértebras lumbares (plexo lumbar)	anterior, posterior, filetes	piel de la región externa del muslo
n. frénico n. respiratorio interno de Bell *n. phrenicus*	tercero, cuarto y quinto nn. cervicales	pleural, pericárdico, terminal	diafragma, pericardio
nn. frénicos accesorios *nn. phrenici accessorii*	rama inconstante del quinto n. cervical que nace con el n. subclavio	se unen al frénico	diafragma
n. frontal *n. frontalis*	n. oftálmico	supraorbitaria, supratroclear, seno frontal	conjuntiva, piel del párpado superior y la frente, músculo frontal, cuero cabelludo, seno frontal
n. genitofemoral n. genitocrural *n. genitofemoralis*	primero y segundo nn. lumbares	genital, femoral	músculo cremáster, piel del escroto o del labio mayor y muslo adyacente, región proximal de la superficie anterior del muslo

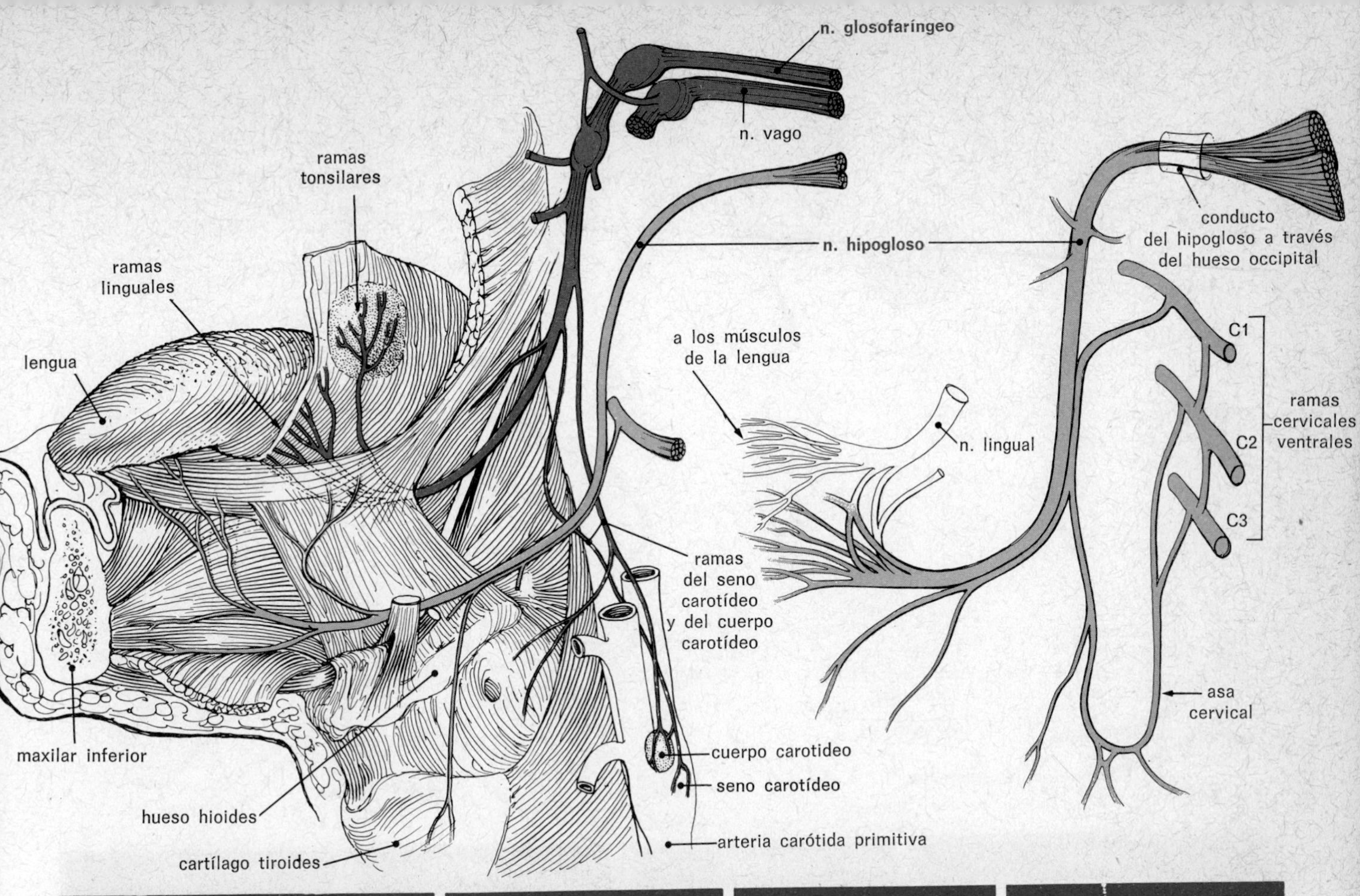

NERVIO	ORIGEN	RAMAS	DISTRIBUCIÓN
n. glosofaríngeo noveno par craneal *n. glossopharyngeus*	parte superior del bulbo	timpánico, seno carotideo, faringeo, estilofaríngeo tonsilar, lingual	lengua y faringe, fauces, amigdala palatina, receptores de presión sanguínea del seno carotídeo, músculo estilofaringeo
n. glosopalatino	véase n. intermediario		
n. glúteo inferior *n. gluteus inferior*	quinto n. lumbar y primero y segundo nn. sacros		músculo glúteo mayor
n. glúteo superior *n. gluteus superior*	cuarto y quinto nn. lumbares y primer n. sacro	superior, inferior, filetes	músculos glúteo menor y mediano, músculo tensor de la fascia lata
n. hemorroidal inferior n. rectal inferior *n. hemorrhoidalis inferior*	n. pudendo	filetes	esfinter externo del ano, piel que rodea el ano
n. hemorroidal medio *n. hemorrhoidalis medius*	plexo pudendo	filetes	recto
n. hemorroidal superior *n. hemorrhoidalis superior*	plexo hipogástrico	filetes	recto
n. hipogástrico *n. hypogastricus*	un sólo n. largo (o varios haces paralelos) que conecta el plexo hipogástrico superior con el plexo hipogástrico inferior		
n. hipogloso duodécimo par craneal *n. hypoglossus*	diferentes raicillas entre la pirámide y la oliva del bulbo	meníngeo, hipogloso descendente, muscular	músculos intrinseco y extrinseco de la lengua; duramadre
n. hipogloso menor	véase n. lingual		
n. iliohipogástrico *n. iliohypogastricus*	primer n. lumbar	lateral, cutáneo anterior, muscular	músculos abdominales, piel de la parte inferior del abdomen y de la región glútea
n. ilioinguinal *n. ilioinguinalis*	primer n. lumbar	escrotal anterior (varón), labial anterior (mujer), muscular, filetes	músculos de la pared abdominal, piel de la zona proximal y media del muslo, raiz del pene (varón), pubis y labio mayor (mujer)
n. infraoccipital	véase n. suboccipital		

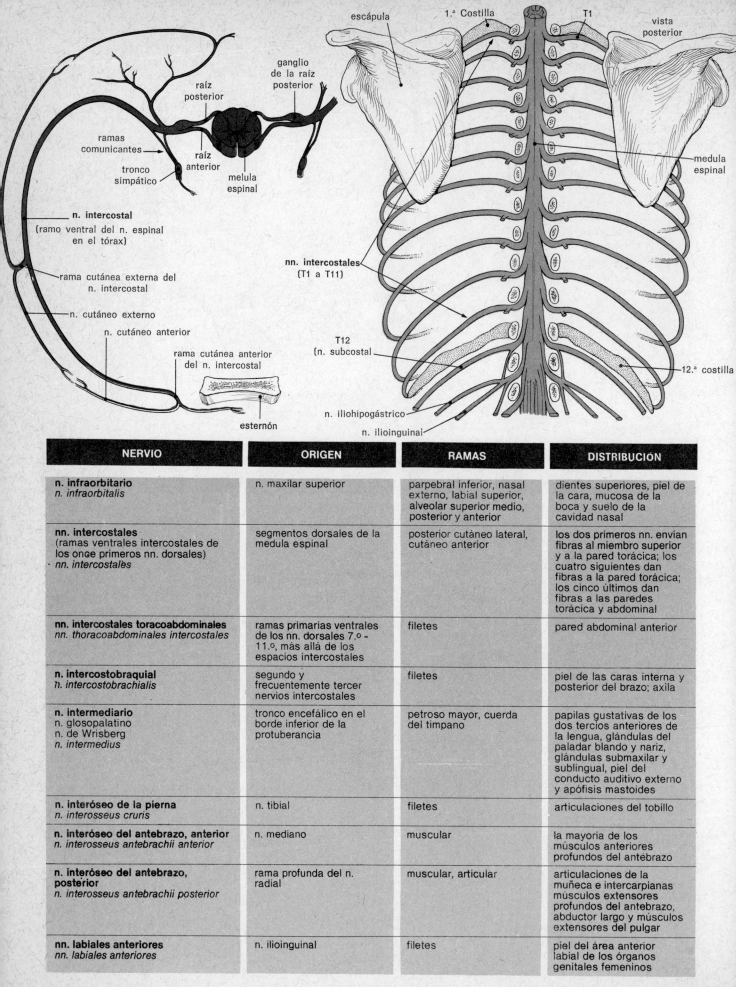

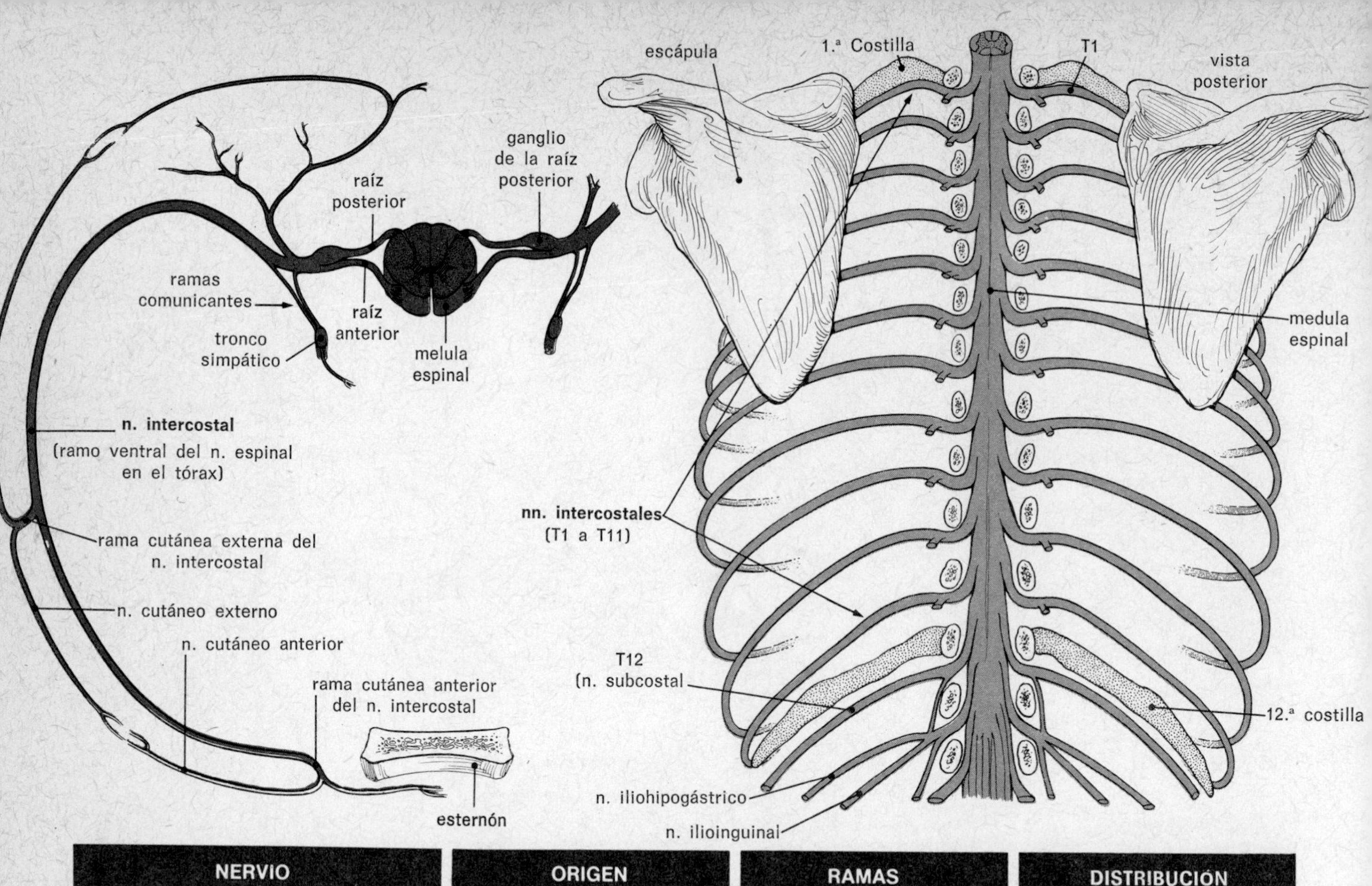

NERVIO	ORIGEN	RAMAS	DISTRIBUCIÓN
n. infraorbitario *n. infraorbitalis*	n. maxilar superior	parpebral inferior, nasal externo, labial superior, alveolar superior medio, posterior y anterior	dientes superiores, piel de la cara, mucosa de la boca y suelo de la cavidad nasal
nn. intercostales (ramas ventrales intercostales de los once primeros nn. dorsales) *nn. intercostales*	segmentos dorsales de la medula espinal	posterior cutáneo lateral, cutáneo anterior	los dos primeros nn. envían fibras al miembro superior y a la pared torácica; los cuatro siguientes dan fibras a la pared torácica; los cinco últimos dan fibras a las paredes torácica y abdominal
nn. intercostales toracoabdominales *nn. thoracoabdominales intercostales*	ramas primarias ventrales de los nn. dorsales 7.º - 11.º, más allá de los espacios intercostales	filetes	pared abdominal anterior
n. intercostobraquial *n. intercostobrachialis*	segundo y frecuentemente tercer nervios intercostales	filetes	piel de las caras interna y posterior del brazo; axila
n. intermediario n. glosopalatino n. de Wrisberg *n. intermedius*	tronco encefálico en el borde inferior de la protuberancia	petroso mayor, cuerda del timpano	papilas gustativas de los dos tercios anteriores de la lengua, glándulas del paladar blando y nariz, glándulas submaxilar y sublingual, piel del conducto auditivo externo y apófisis mastoides
n. interóseo de la pierna *n. interosseus cruris*	n. tibial	filetes	articulaciones del tobillo
n. interóseo del antebrazo, anterior *n. interosseus antebrachii anterior*	n. mediano	muscular	la mayoria de los músculos anteriores profundos del antebrazo
n. interóseo del antebrazo, posterior *n. interosseus antebrachii posterior*	rama profunda del n. radial	muscular, articular	articulaciones de la muñeca e intercarpianas músculos extensores profundos del antebrazo, abductor largo y músculos extensores del pulgar
nn. labiales anteriores *nn. labiales anteriores*	n. ilioinguinal	filetes	piel del área anterior labial de los órganos genitales femeninos

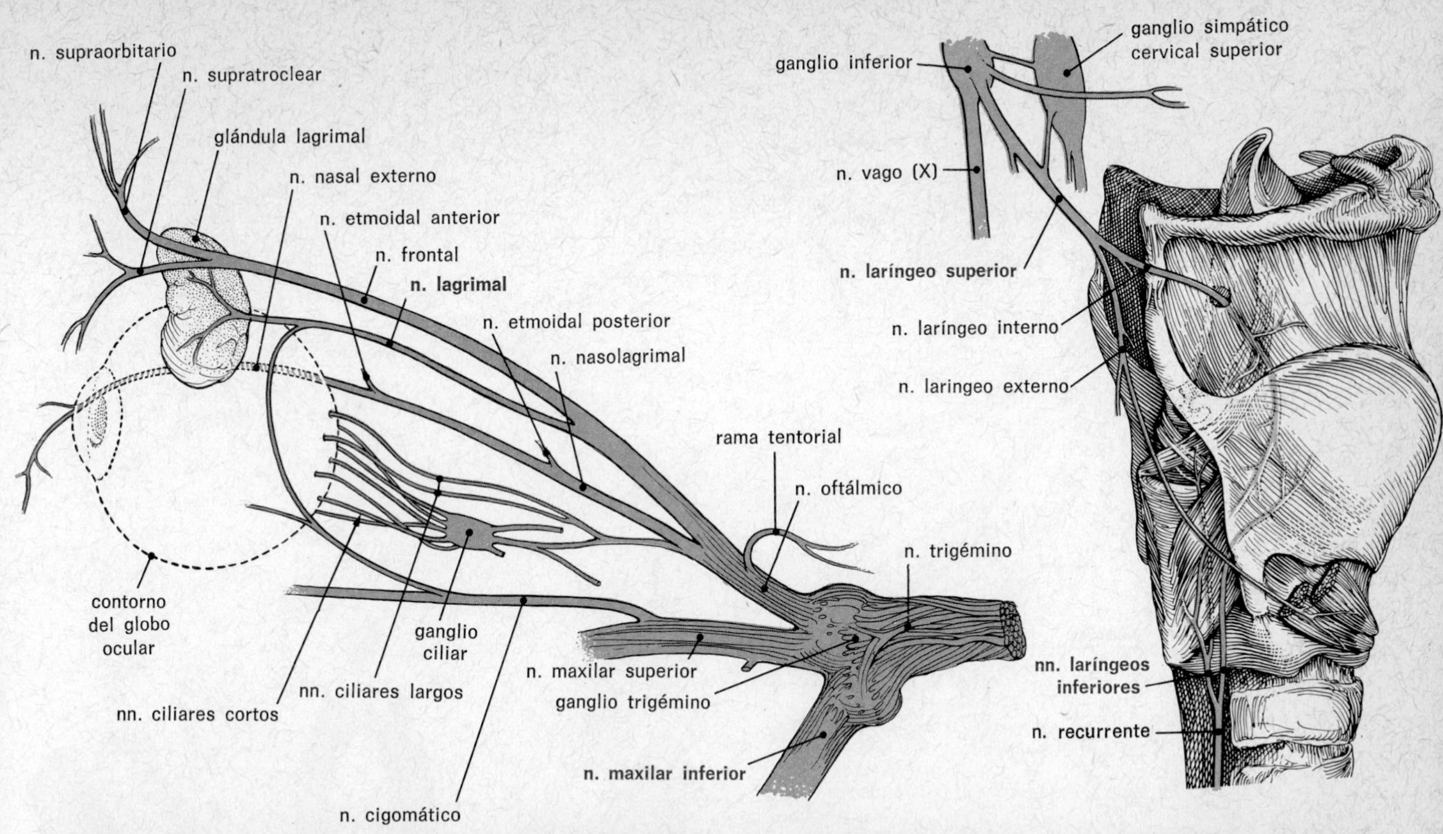

NERVIO	ORIGEN	RAMAS	DISTRIBUCIÓN
nn. labiales posteriores *nn. labiales posteriores*	n. perineal	filetes	piel de la región posterior de los labios y vestibulo de la vagina
n. lagrimal *n. lacrimalis*	n. oftálmico	parpebral superior, glandular, filetes	glándula lagrimal y conjuntiva adyacente, piel de los párpados superiores
n. laríngeo recurrente		véase n. recurrente	
n. laríngeo superior *n. laryngeus superior*	n. vago cerca del ganglio inferior	externa, interna	mucosa de la laringe y la epiglotis; músculos faringeos inferiores y cricotiroideo
nn. laríngeos inferiores *nn. laryngei inferiores*	n. laringeo recurrente	filetes	todos los músculos intrinsecos de la laringe excepto el músculo cricotiroideo
n. lingual n. hipogloso menor *n. lingualis*	rama maxilar inferior del n. trigémino	sublingual, ramas que comunican con el n. hipogloso, cuerda del timpano y ganglio submandibular	mucosas de los dos tercios anteriores de la lengua, suelo de la boca, encias y glándulas sublinguales
nn. lumbares (cinco pares de nn. espinales) *nn. lumbares*	segmentos lumbares de la medula espinal	ventral, dorsal	plexo lumbar, músculos profundos y piel de la parte inferior de la espalda
n. masetérico *n. massetericus*	n. maxilar inferior	filetes	músculo masetero, articulación temporomaxilar
n. maxilar inferior *n. mandibularis*	ganglio trigémino	masetérico, pterigoideo interno, pterigoideo externo, temporal profundo, bucal, auriculotemporal, lingual, alveolar inferior, meningeo	músculos de la masticación, tensor del timpano, velo del paladar, vientre anterior del digástrico, músculos milohioideos, maxilar inferior, dientes y encias inferiores, dos tercios anteriores de la lengua, mejilla, parte inferior de la cara, meninges, articulación temporomaxilar, piel de la región temporal, oido externo

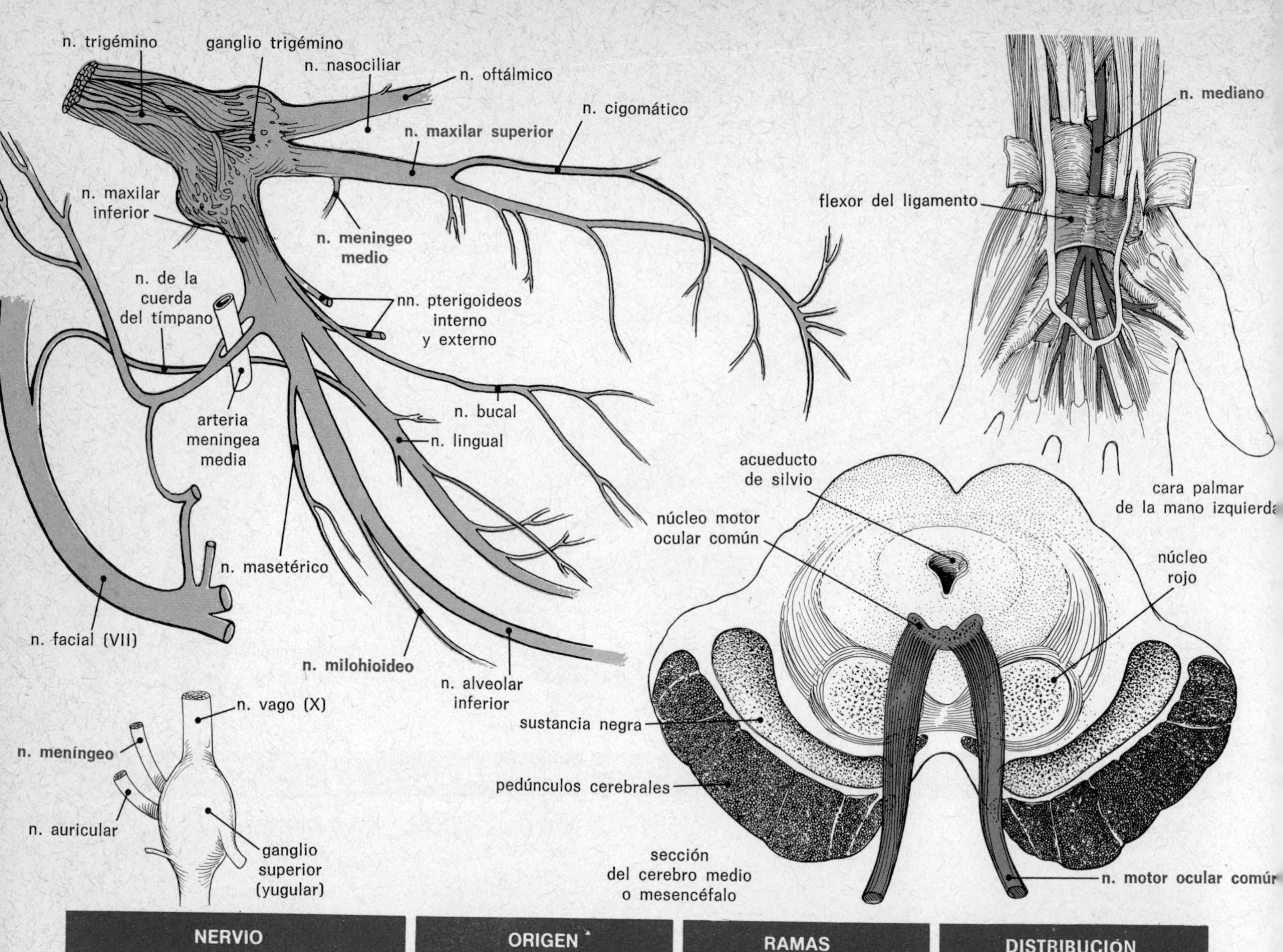

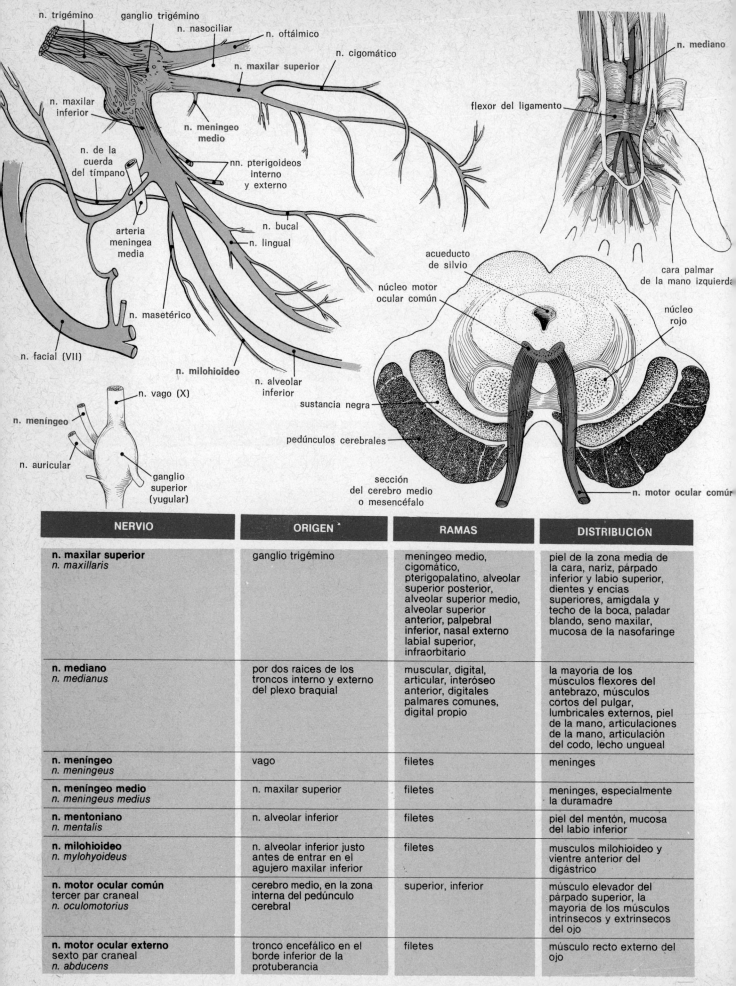

NERVIO	ORIGEN	RAMAS	DISTRIBUCIÓN
n. maxilar superior *n. maxillaris*	ganglio trigémino	meníngeo medio, cigomático, pterigopalatino, alveolar superior posterior, alveolar superior medio, alveolar superior anterior, palpebral inferior, nasal externo labial superior, infraorbitario	piel de la zona media de la cara, nariz, párpado inferior y labio superior, dientes y encias superiores, amigdala y techo de la boca, paladar blando, seno maxilar, mucosa de la nasofaringe
n. mediano *n. medianus*	por dos raices de los troncos interno y externo del plexo braquial	muscular, digital, articular, interóseo anterior, digitales palmares comunes, digital propio	la mayoria de los músculos flexores del antebrazo, músculos cortos del pulgar, lumbricales externos, piel de la mano, articulaciones de la mano, articulación del codo, lecho ungueal
n. meníngeo *n. meningeus*	vago	filetes	meninges
n. meníngeo medio *n. meningeus medius*	n. maxilar superior	filetes	meninges, especialmente la duramadre
n. mentoniano *n. mentalis*	n. alveolar inferior	filetes	piel del mentón, mucosa del labio inferior
n. milohioideo *n. mylohyoideus*	n. alveolar inferior justo antes de entrar en el agujero maxilar inferior	filetes	musculos milohioideo y vientre anterior del digástrico
n. motor ocular común tercer par craneal *n. oculomotorius*	cerebro medio, en la zona interna del pedúnculo cerebral	superior, inferior	músculo elevador del párpado superior, la mayoria de los músculos intrinsecos y extrinsecos del ojo
n. motor ocular externo sexto par craneal *n. abducens*	tronco encefálico en el borde inferior de la protuberancia	filetes	músculo recto externo del ojo

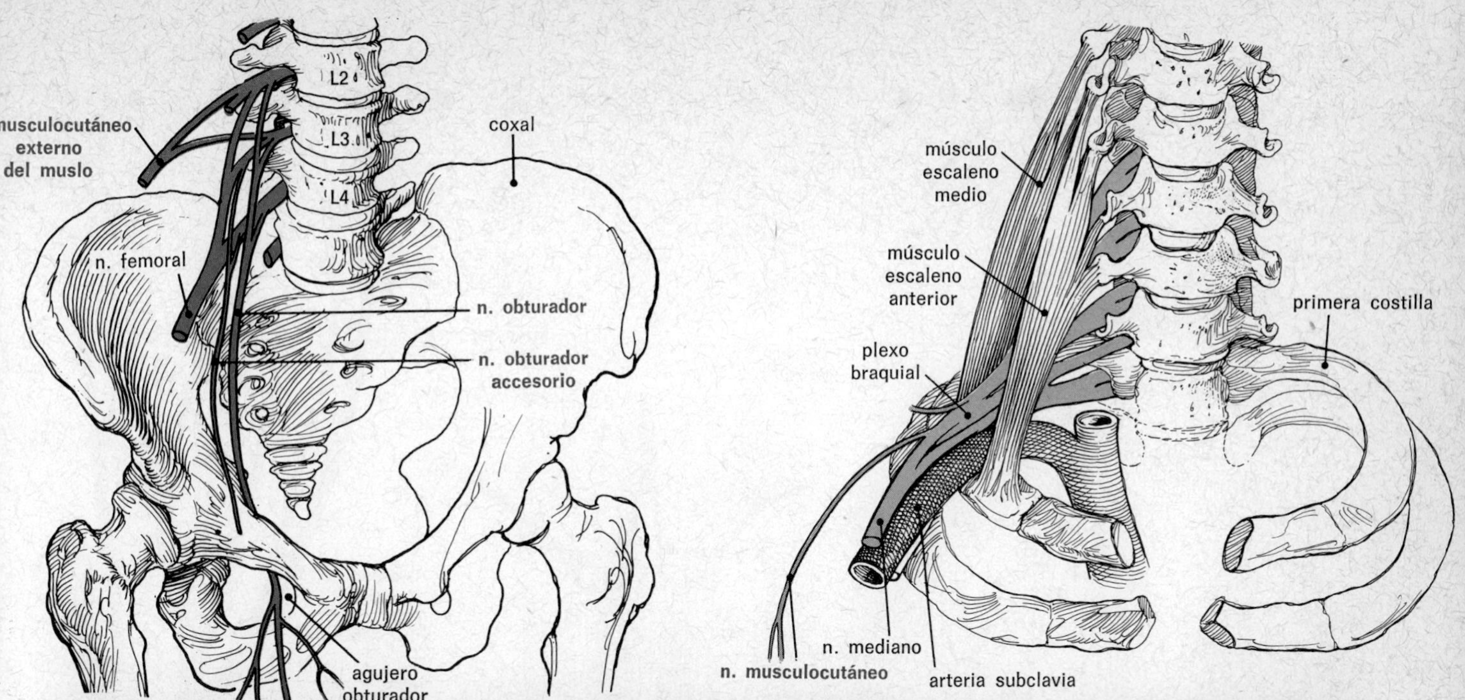

NERVIO	ORIGEN	RAMAS	DISTRIBUCIÓN
n. musculocutáneo *n. musculocutaneus*	tronco externo del plexo braquial	muscular, filete articular, filete humeral, n. cutáneo lateral del antebrazo	músculos coracobraquial, braquial anterior y bíceps; piel de la cara externa del antebrazo
n. musculocutáneo de la pierna n. peroneo superficial *n. peroneus superficialis*	n. ciático poplíteo externo	filetes musculares y cutáneos, cutáneo dorsal interno, cutáneo dorsal intermedio	músculos peroneos largo y corto, piel de la parte inferior de la pierna, piel de la cara interna del pie, tobillo, cara interna del dedo gordo del pie, piel de las caras adyacentes del segundo, tercero, cuarto y quinto dedos del pie
n. musculocutáneo del muslo, externo n. femorocutáneo *n. cutaneus femoris lateralis*	segundo y tercer nervios lumbares	anterior, posterior, filetes	piel de la parte anterior y exterior del muslo
n. musculocutáneo posterior *n. cutaneus antebrachii posterior*	n. radial	proximal, distal	piel de la zona posterior de la mitad inferior del brazo y del antebrazo
n. musculoespiral		véase n. radial	
n. nasal externo n. infratroclear *n. infratrochlearis*	n. nasociliar	palpebral	piel de los párpados y lados de la nariz, conjuntiva, saco y conducto lagrimales
nn. nasales externos *nn. nasales externi*	n. infraorbitario	filetes	piel de la zona lateral de la nariz
n. nasociliar n. nasal *n. nasociliaris*	n. oftálmico	ciliar largo, etmoidal anterior, etmoidal posterior, infratroclear, comunicación con el ganglio ciliar	mucosas de la cavidad nasal, senos etmoidales anterior y frontal, iris, córnea, conjuntiva, saco lagrimal, piel de los párpados y zona lateral de la nariz
n. nasopalatino n. de Scarpa *n. nasopalatinus*	ganglio pterigopalatino y n. maxilar superior	filetes	mucosa del paladar duro y tabique nasal
noveno par craneal		véase n. glosofaríngeo	
n. obturador *n. obturatorius*	segundo, tercero y cuarto nn. lumbares	anterior, posterior, filetes	articulaciones de la cadera y la rodilla, piel de la cara interna del muslo, músculo recto interno mayor, músculos aductores mediano, menor y mayor
n. obturador accesorio *n. obturatorius accessorius*	tercero y cuarto n. lumbares	muscular, articular	músculo pectíneo, articulación de la cadera

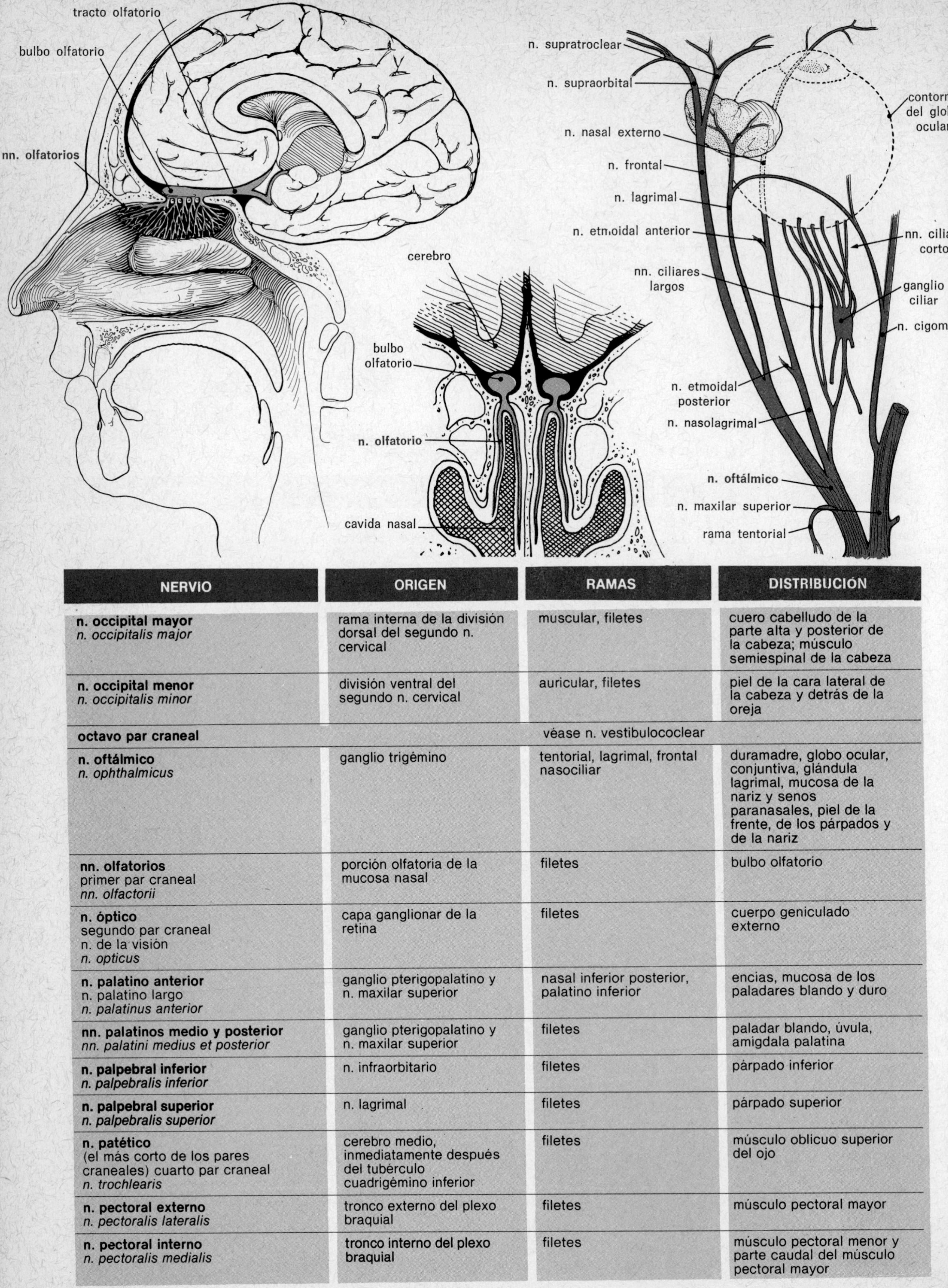

NERVIO	ORIGEN	RAMAS	DISTRIBUCIÓN
n. occipital mayor *n. occipitalis major*	rama interna de la división dorsal del segundo n. cervical	muscular, filetes	cuero cabelludo de la parte alta y posterior de la cabeza; músculo semiespinal de la cabeza
n. occipital menor *n. occipitalis minor*	división ventral del segundo n. cervical	auricular, filetes	piel de la cara lateral de la cabeza y detrás de la oreja
octavo par craneal		véase n. vestibulococlear	
n. oftálmico *n. ophthalmicus*	ganglio trigémino	tentorial, lagrimal, frontal nasociliar	duramadre, globo ocular, conjuntiva, glándula lagrimal, mucosa de la nariz y senos paranasales, piel de la frente, de los párpados y de la nariz
nn. olfatorios primer par craneal *nn. olfactorii*	porción olfatoria de la mucosa nasal	filetes	bulbo olfatorio
n. óptico segundo par craneal n. de la visión *n. opticus*	capa ganglionar de la retina	filetes	cuerpo geniculado externo
n. palatino anterior n. palatino largo *n. palatinus anterior*	ganglio pterigopalatino y n. maxilar superior	nasal inferior posterior, palatino inferior	encías, mucosa de los paladares blando y duro
nn. palatinos medio y posterior *nn. palatini medius et posterior*	ganglio pterigopalatino y n. maxilar superior	filetes	paladar blando, úvula, amígdala palatina
n. palpebral inferior *n. palpebralis inferior*	n. infraorbitario	filetes	párpado inferior
n. palpebral superior *n. palpebralis superior*	n. lagrimal	filetes	párpado superior
n. patético (el más corto de los pares craneales) cuarto par craneal *n. trochlearis*	cerebro medio, inmediatamente después del tubérculo cuadrigémino inferior	filetes	músculo oblicuo superior del ojo
n. pectoral externo *n. pectoralis lateralis*	tronco externo del plexo braquial	filetes	músculo pectoral mayor
n. pectoral interno *n. pectoralis medialis*	tronco interno del plexo braquial	filetes	músculo pectoral menor y parte caudal del músculo pectoral mayor

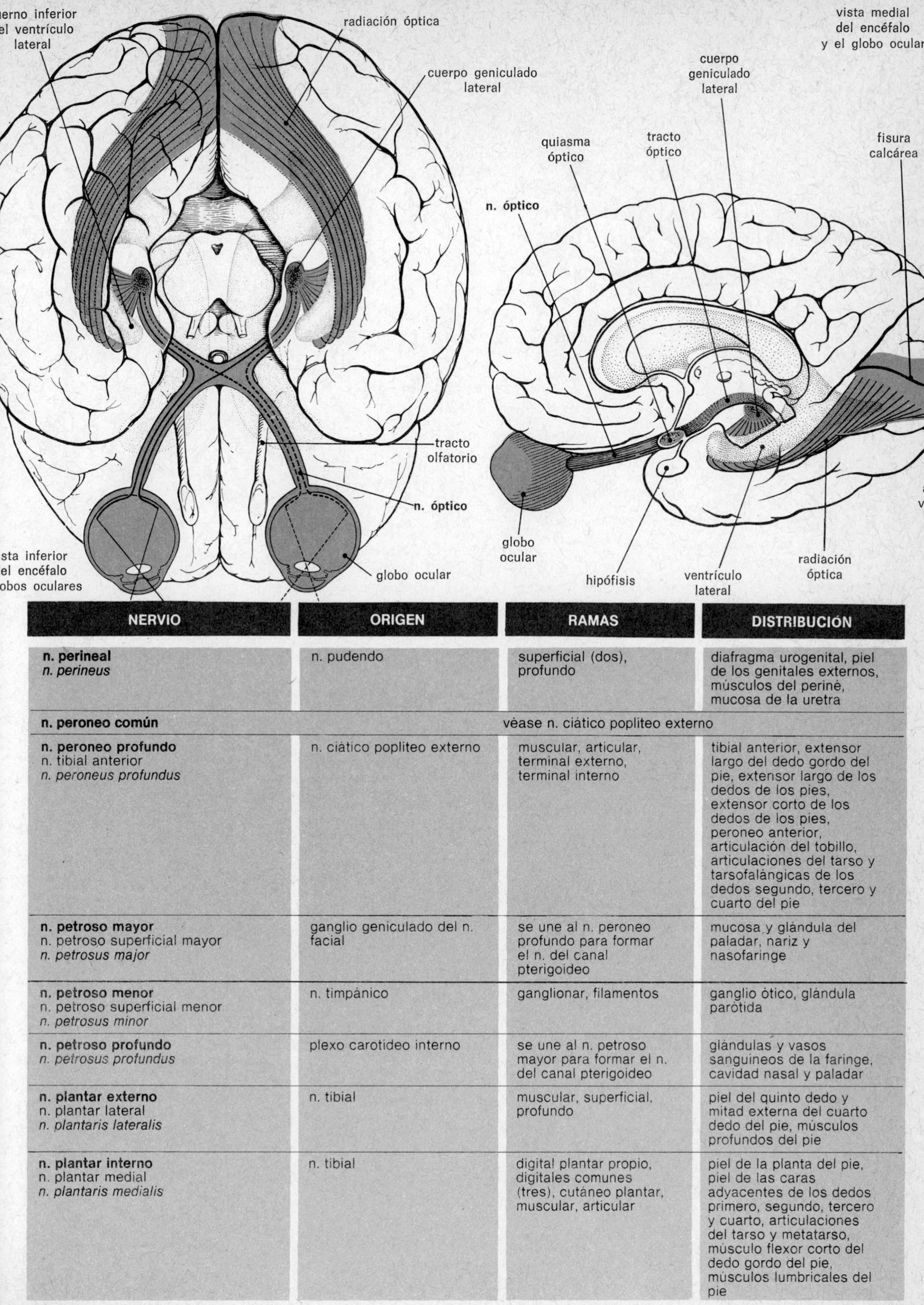

NERVIO	ORIGEN	RAMAS	DISTRIBUCIÓN
n. perineal *n. perineus*	n. pudendo	superficial (dos), profundo	diafragma urogenital, piel de los genitales externos, músculos del periné, mucosa de la uretra
n. peroneo común	véase n. ciático popliteo externo		
n. peroneo profundo n. tibial anterior *n. peroneus profundus*	n. ciático popliteo externo	muscular, articular, terminal externo, terminal interno	tibial anterior, extensor largo del dedo gordo del pie, extensor largo de los dedos de los pies, extensor corto de los dedos de los pies, peroneo anterior, articulación del tobillo, articulaciones del tarso y tarsofalángicas de los dedos segundo, tercero y cuarto del pie
n. petroso mayor n. petroso superficial mayor *n. petrosus major*	ganglio geniculado del n. facial	se une al n. peroneo profundo para formar el n. del canal pterigoideo	mucosa y glándula del paladar, nariz y nasofaringe
n. petroso menor n. petroso superficial menor *n. petrosus minor*	n. timpánico	ganglionar, filamentos	ganglio ótico, glándula parótida
n. petroso profundo *n. petrosus profundus*	plexo carotideo interno	se une al n. petroso mayor para formar el n. del canal pterigoideo	glándulas y vasos sanguíneos de la faringe, cavidad nasal y paladar
n. plantar externo n. plantar lateral *n. plantaris lateralis*	n. tibial	muscular, superficial, profundo	piel del quinto dedo y mitad externa del cuarto dedo del pie, músculos profundos del pie
n. plantar interno n. plantar medial *n. plantaris medialis*	n. tibial	digital plantar propio, digitales comunes (tres), cutáneo plantar, muscular, articular	piel de la planta del pie, piel de las caras adyacentes de los dedos primero, segundo, tercero y cuarto, articulaciones del tarso y metatarso, músculo flexor corto del dedo gordo del pie, músculos lumbricales del pie

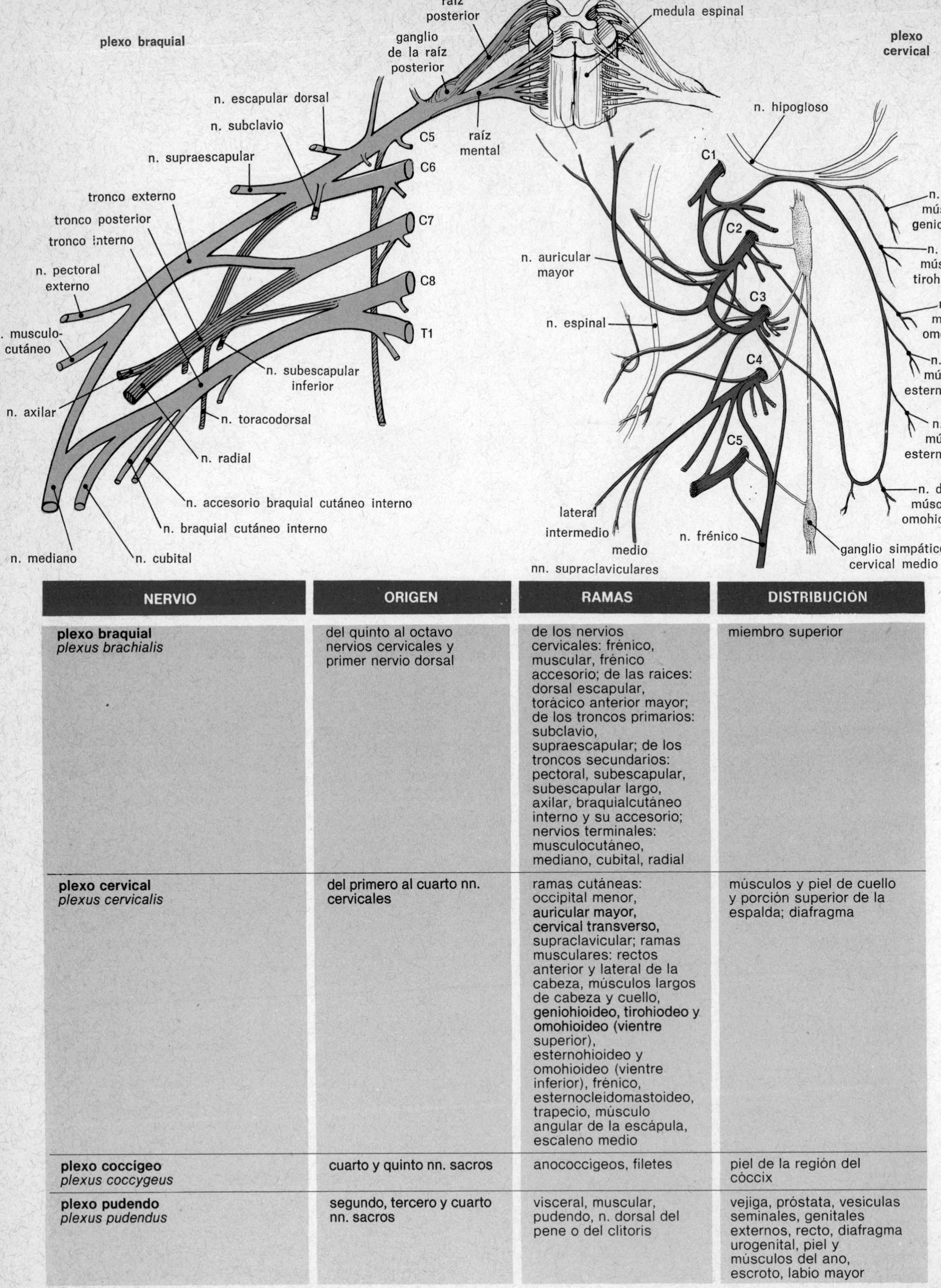

NERVIO	ORIGEN	RAMAS	DISTRIBUCIÓN
plexo braquial *plexus brachialis*	del quinto al octavo nervios cervicales y primer nervio dorsal	de los nervios cervicales: frénico, muscular, frénico accesorio; de las raices: dorsal escapular, torácico anterior mayor; de los troncos primarios: subclavio, supraescapular; de los troncos secundarios: pectoral, subescapular, subescapular largo, axilar, braquialcutáneo interno y su accesorio; nervios terminales: musculocutáneo, mediano, cubital, radial	miembro superior
plexo cervical *plexus cervicalis*	del primero al cuarto nn. cervicales	ramas cutáneas: occipital menor, auricular mayor, cervical transverso, supraclavicular; ramas musculares: rectos anterior y lateral de la cabeza, músculos largos de cabeza y cuello, geniohioideo, tirohiodeo y omohioideo (vientre superior), esternohioideo y omohioideo (vientre inferior), frénico, esternocleidomastoideo, trapecio, músculo angular de la escápula, escaleno medio	músculos y piel de cuello y porción superior de la espalda; diafragma
plexo coccígeo *plexus coccygeus*	cuarto y quinto nn. sacros	anococcigeos, filetes	piel de la región del cóccix
plexo pudendo *plexus pudendus*	segundo, tercero y cuarto nn. sacros	visceral, muscular, pudendo, n. dorsal del pene o del clitoris	vejiga, próstata, vesiculas seminales, genitales externos, recto, diafragma urogenital, piel y músculos del ano, escroto, labio mayor

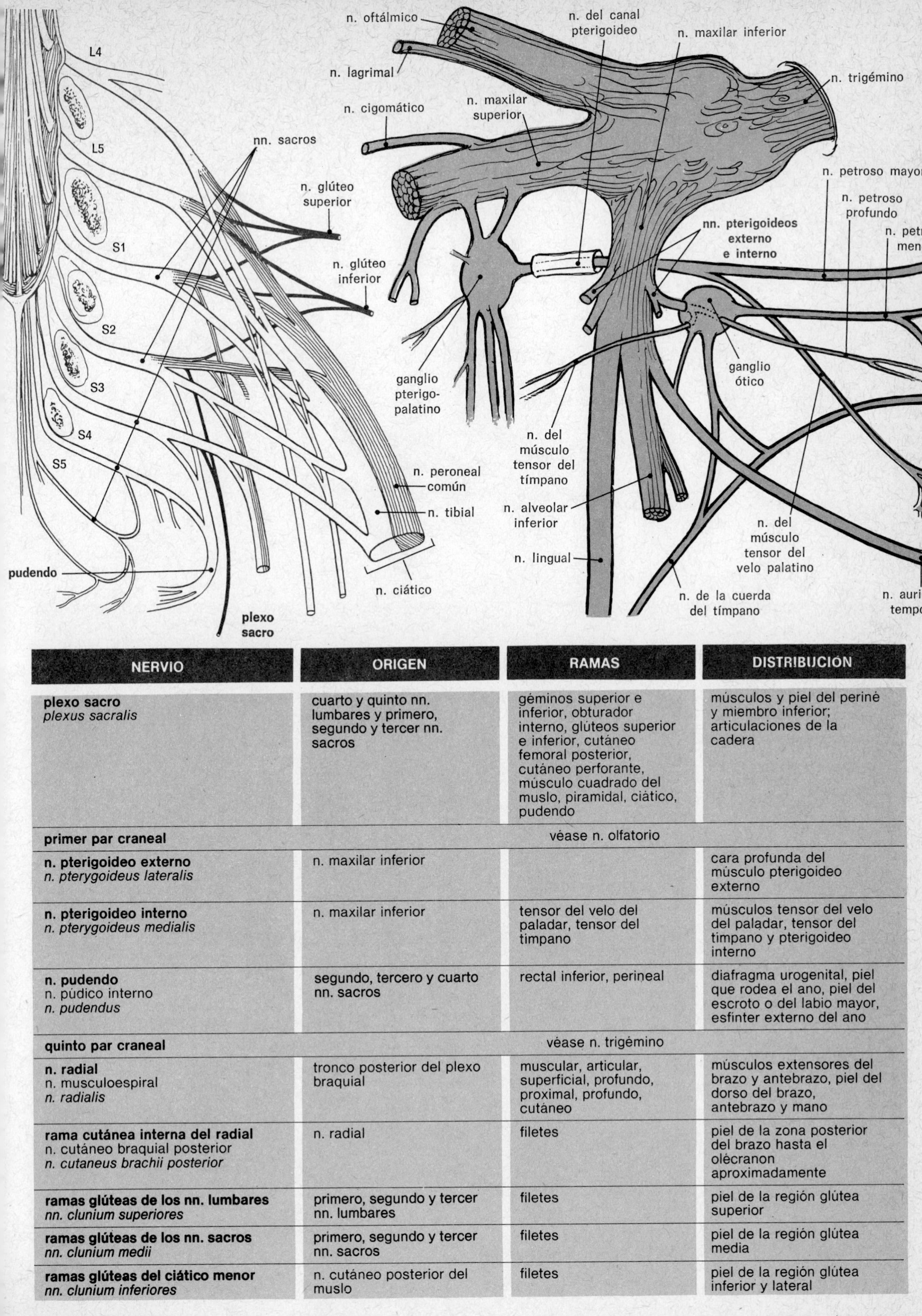

NERVIO	ORIGEN	RAMAS	DISTRIBUCIÓN
plexo sacro *plexus sacralis*	cuarto y quinto nn. lumbares y primero, segundo y tercer nn. sacros	géminos superior e inferior, obturador interno, glúteos superior e inferior, cutáneo femoral posterior, cutáneo perforante, músculo cuadrado del muslo, piramidal, ciático, pudendo	músculos y piel del periné y miembro inferior; articulaciones de la cadera
primer par craneal	véase n. olfatorio		
n. pterigoideo externo *n. pterygoideus lateralis*	n. maxilar inferior		cara profunda del músculo pterigoideo externo
n. pterigoideo interno *n. pterygoideus medialis*	n. maxilar inferior	tensor del velo del paladar, tensor del tímpano	músculos tensor del velo del paladar, tensor del tímpano y pterigoideo interno
n. pudendo n. púdico interno *n. pudendus*	segundo, tercero y cuarto nn. sacros	rectal inferior, perineal	diafragma urogenital, piel que rodea el ano, piel del escroto o del labio mayor, esfínter externo del ano
quinto par craneal	véase n. trigémino		
n. radial n. musculoespiral *n. radialis*	tronco posterior del plexo braquial	muscular, articular, superficial, profundo, proximal, profundo, cutáneo	músculos extensores del brazo y antebrazo, piel del dorso del brazo, antebrazo y mano
rama cutánea interna del radial n. cutáneo braquial posterior *n. cutaneus brachii posterior*	n. radial	filetes	piel de la zona posterior del brazo hasta el olécranon aproximadamente
ramas glúteas de los nn. lumbares *nn. clunium superiores*	primero, segundo y tercer nn. lumbares	filetes	piel de la región glútea superior
ramas glúteas de los nn. sacros *nn. clunium medii*	primero, segundo y tercer nn. sacros	filetes	piel de la región glútea media
ramas glúteas del ciático menor *nn. clunium inferiores*	n. cutáneo posterior del muslo	filetes	piel de la región glútea inferior y lateral

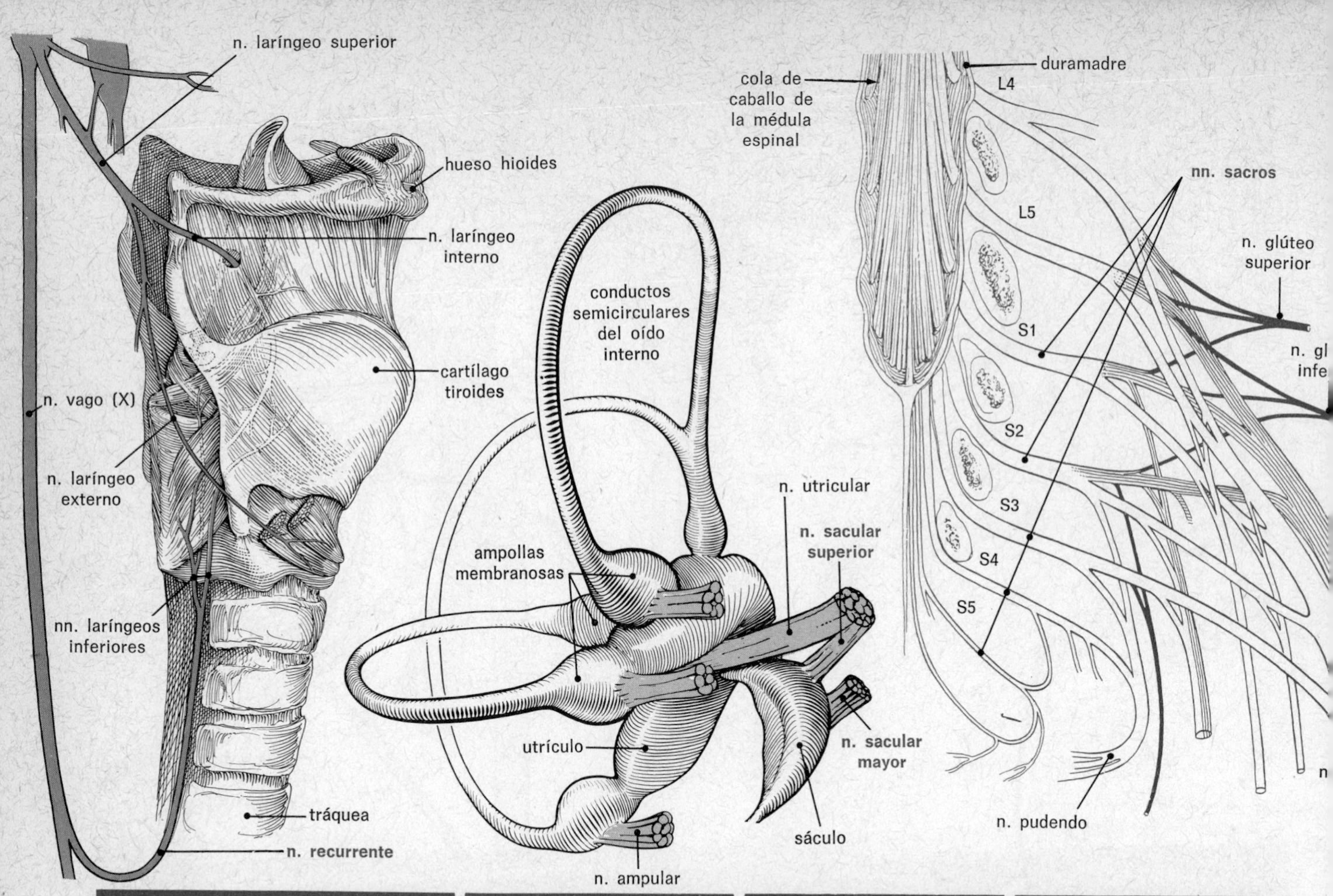

NERVIO	ORIGEN	RAMAS	DISTRIBUCIÓN
ramo ant. del musculocutáneo externo *n. cutaneus antebrachii lateralis*	n. musculocutáneo	anterior, dorsal	piel de la zona radial del antebrazo
ramo ant. del musculocutáneo interno *n. cutaneus antebrachii medialis*	tronco interno del plexo braquial	filetes, anterior, cubital	piel sobre el músculo biceps y de la zona cubital del antebrazo
n. recurrente n. laringeo recurrente n. laringeo inferior *n. recurrens*	n. vago	faringeo, laringeo inferior, traqueal, esofágico, cardiaco	todos los músculos de la laringe excepto el cricotiroideo; plexo cardiaco, tráquea, esófago
nn. sacros (cinco pares de nn. espinales) *nn. sacrales*	segmentos sacros de la medula espinal	dorsal ventral	músculos profundos de la piel de la parte inferior de la espalda, vísceras pélvicas, plexos sacro y pudendo
n. sacular mayor *n. saccularis major*	n. vestibular	filetes	el mayor de los dos nn. que inervan el sáculo del oído interno
n. sacular superior *n. saccularis superior*	n. vestibular	filetes	el menor de los dos nn. que inervan el sáculo del oído interno
n. safeno *n. saphenous*	n. femoral	infrarrotuliana, cutánea crural interna, filetes	piel de la cara interna de la pierna y el pie, articulación de la rodilla
n. safeno externo *n. cutaneus surae lateralis*	n. ciático popliteo externo	filetes	piel de las zonas externa y posterior de la pierna
n. safeno interno *n. cutaneus surae medialis*	n. tibial	filetes	piel de las zonas interna y posterior de la pierna
segundo par craneal	véase n. óptico		
séptimo par craneal	véase n. facial		
sexto par craneal	véase n. motor ocular externo		
n. subclavio *n. subclavius*	tronco superior del plexo braquial	articular, filetes	músculo subclavio, articulación esternoclavicular

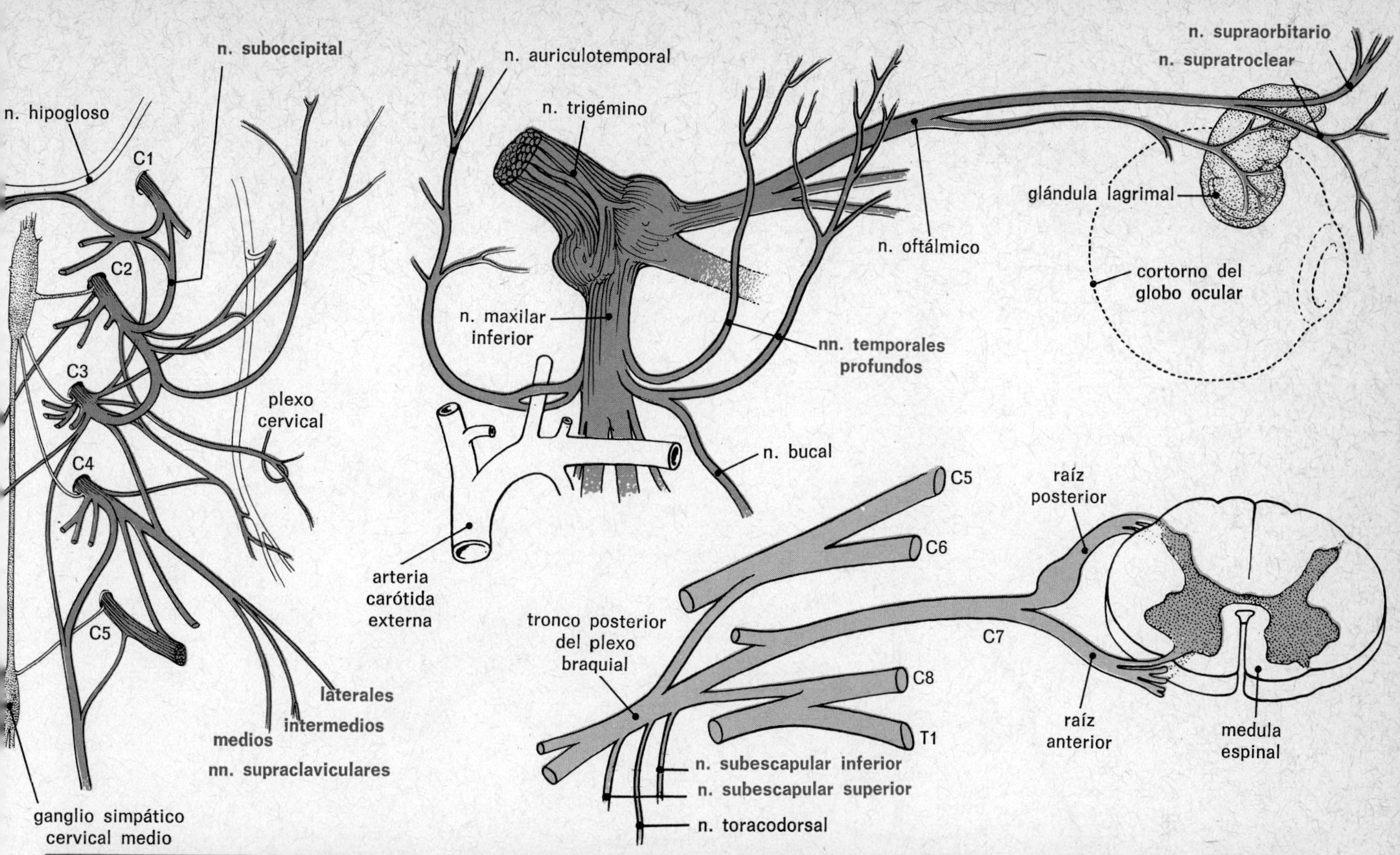

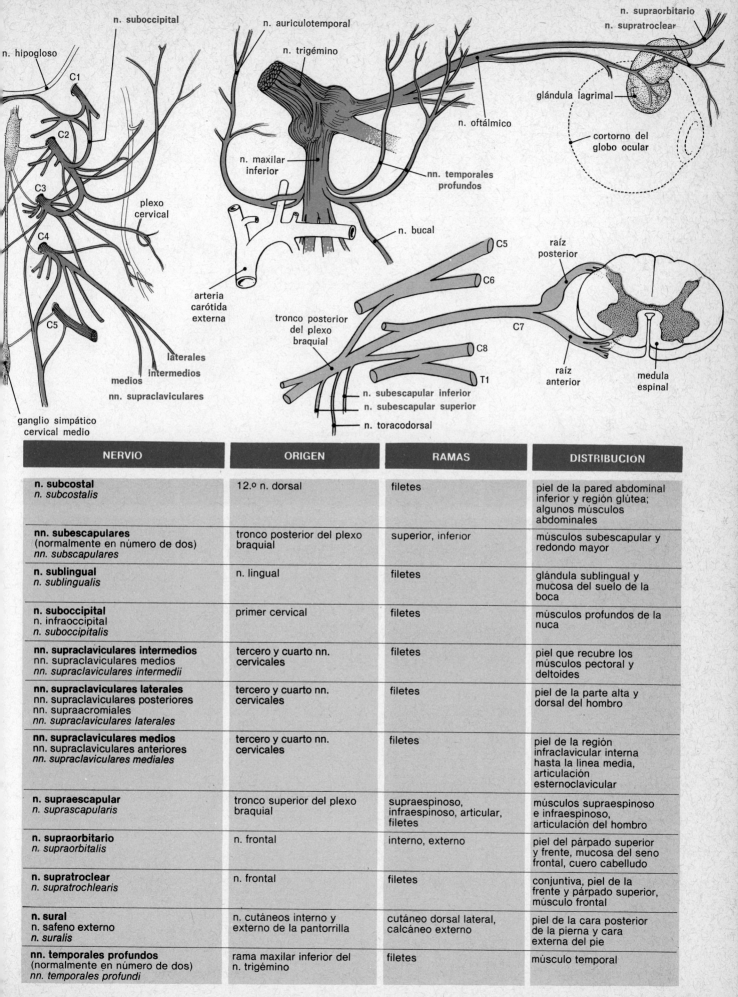

NERVIO	ORIGEN	RAMAS	DISTRIBUCION
n. subcostal *n. subcostalis*	12.º n. dorsal	filetes	piel de la pared abdominal inferior y región glútea; algunos músculos abdominales
nn. subescapulares (normalmente en número de dos) *nn. subscapulares*	tronco posterior del plexo braquial	superior, inferior	músculos subescapular y redondo mayor
n. sublingual *n. sublingualis*	n. lingual	filetes	glándula sublingual y mucosa del suelo de la boca
n. suboccipital n. infraoccipital *n. suboccipitalis*	primer cervical	filetes	músculos profundos de la nuca
nn. supraclaviculares intermedios nn. supraclaviculares medios *nn. supraclaviculares intermedii*	tercero y cuarto nn. cervicales	filetes	piel que recubre los músculos pectoral y deltoides
nn. supraclaviculares laterales nn. supraclaviculares posteriores nn. supraacromiales *nn. supraclaviculares laterales*	tercero y cuarto nn. cervicales	filetes	piel de la parte alta y dorsal del hombro
nn. supraclaviculares medios nn. supraclaviculares anteriores *nn. supraclaviculares mediales*	tercero y cuarto nn. cervicales	filetes	piel de la región infraclavicular interna hasta la linea media, articulación esternoclavicular
n. supraescapular *n. suprascapularis*	tronco superior del plexo braquial	supraespinoso, infraespinoso, articular, filetes	músculos supraespinoso e infraespinoso, articulación del hombro
n. supraorbitario *n. supraorbitalis*	n. frontal	interno, externo	piel del párpado superior y frente, mucosa del seno frontal, cuero cabelludo
n. supratroclear *n. supratrochlearis*	n. frontal	filetes	conjuntiva, piel de la frente y párpado superior, músculo frontal
n. sural n. safeno externo *n. suralis*	n. cutáneos interno y externo de la pantorrilla	cutáneo dorsal lateral, calcáneo externo	piel de la cara posterior de la pierna y cara externa del pie
nn. temporales profundos (normalmente en número de dos) *nn. temporales profundi*	rama maxilar inferior del n. trigémino	filetes	músculo temporal

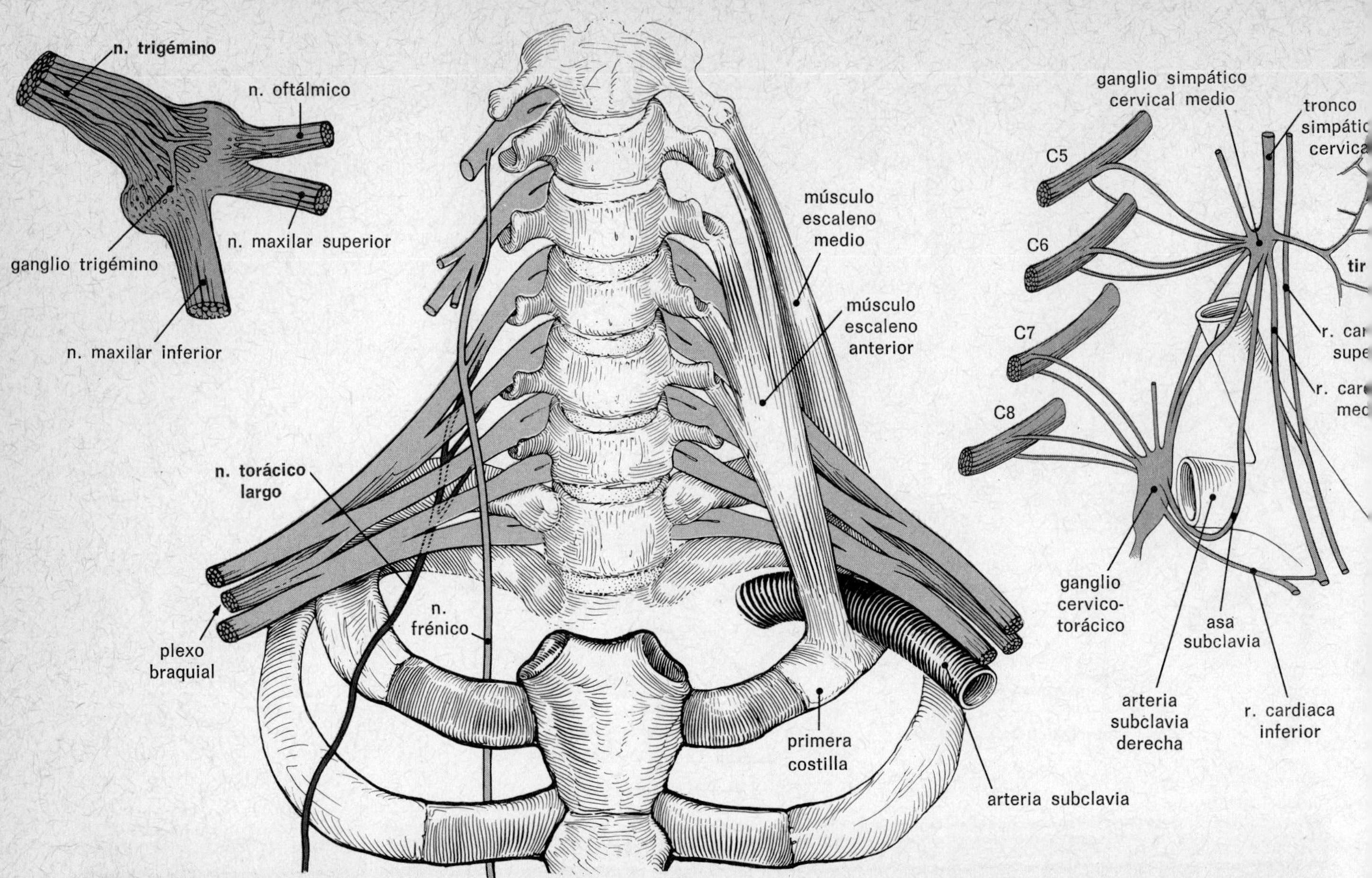

NERVIO	ORIGEN	RAMAS	DISTRIBUCIÓN
n. tensor del velo del paladar *n. tensoris veli palatini*	n. pterigoideo interno	filetes	músculo tensor del velo del paladar
n. tentorial *n. tentorii*	n. oftálmico	filetes	meninges
tercer n. occipital último n. occipital *n. occipitalis tertius*	parte cutánea del tercer n. cervical	filetes	piel de la parte inferior y posterior de la cabeza
tercer par craneal		véase n. motor ocular común	
n. terminal *n. terminalis*	hemisferios cerebrales próximos al trigono olfatorio	filetes	duramadre, mucosa del tabique nasal
n. tibial n. popliteo interno *n. tibialis*	n. ciático	articular, plantar interna y externa, calcánea interna, cutánea sural interna	articulaciones de la rodilla y el tobillo, músculos posteriores de la pierna
n. tibial anterior		véase n. peroneo profundo	
n. timpánico n. de Jacobson *n. tympanicus*	n. glosofaringeo	petroso menor, filetes	caja del timpano, membrana timpánica, conducto auditivo, glándula parótida
nn. tiroideos *nn. thyroideus*	ganglio cervical medio	filetes	glándula tiroides
n. torácico largo n. del serrato anterior *n. thoracicus longus*	quinto, sexto y séptimo n. cervicales	filetes	todas las digitaciones del músculo serrato anterior
n. trigémino (el más largo de los pares craneales) quinto par craneal n. trifacial *n. trigeminus*	tronco encefálico, en la cara inferior de la protuberancia	las dos raices (motora y sensitiva) se abren en el ganglio trigémino, junto al vértice de la porción petrosa del hueso temporal, de donde nacen los nn. oftálmico, maxilar superior y maxilar inferior	piel de la cara, músculos de la masticación, dientes, boca y cavidad nasal
undécimo par craneal		véase n. espinal	

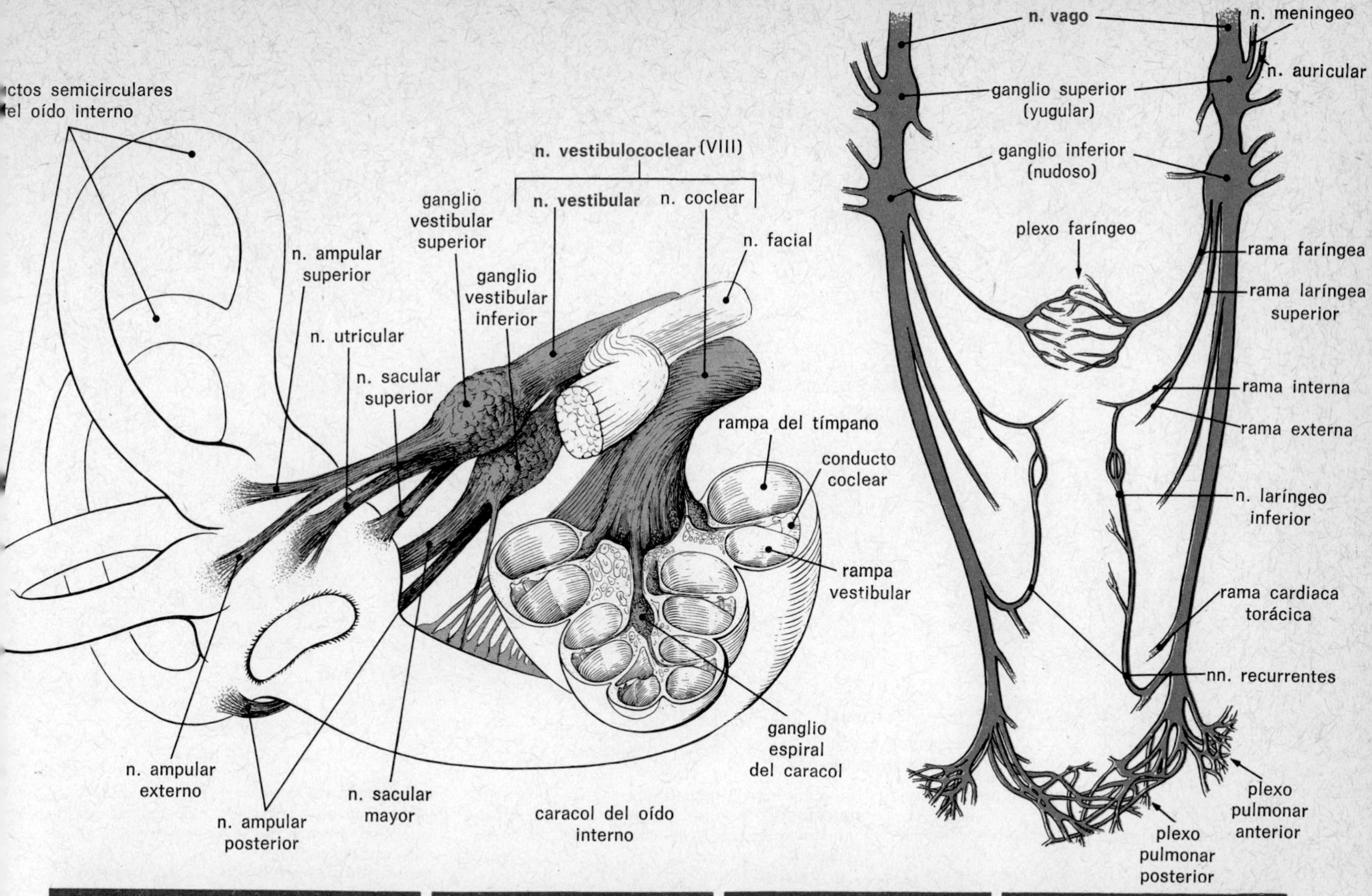

NERVIO	ORIGEN	RAMAS	DISTRIBUCIÓN
n. utricular *n. utricularis*	n. vestibular	filetes	utrículo del oído interno
n. utriculoampular *n. utriculoampullaris*	una rama de la porción vestibular del n. vestibulococlear; inerva la mácula del utrículo y las ampollas de los conductos semicirculares anterior y lateral		
nn. vaginales *nn. vaginales*	plexo pélvico	filetes	vagina
n. vago décimo par craneal n. neumogástrico *n. vagus*	cara lateral del bulbo	meningeo, auricular, faríngeo, laríngeo superior, cardiaco superior e inferior, bronquial anterior y posterior, recurrente, esofágico, gástrico, hepático, celiaco	duramadre, piel de la cara posterior del oído externo, músculos voluntarios de la laringe y la faringe, corazón, músculos no estriados y glándulas del esófago, estómago, tráquea, bronquios, tracto biliar e intestinos, mucosas de la faringe, laringe, bronquios, pulmones, tracto digestivo y riñón
n. vertebral *n. vertebralis*	ganglio cervicotorácico	meningeo, filetes	meninges, n. cervicales articulares
n. vestibular n. del equilibrio *n. vestibularis*	n. vestibulococlear	utricular, sacular, ampular	a través del ganglio vestibular (ganglio de Scarpa) a las máculas del utrículo y del sáculo y a las ampollas de los conductos semicirculares
n. vestibulococlear octavo par craneal n. auditivo n. acústico n. ótico *n. vestibulocochlearis*	tronco del encéfalo entre la protuberancia y el bulbo, formado por la unión de los nn. vestibular y coclear	vestibular (interno), coclear (externo)	órganos receptores del laberinto membranoso del oído interno
n. vidiano	véase n. del canal pterigoideo		
n. vomeronasal *n. vomernasalis*	presente en el tabique nasal del feto, pero desaparece antes del nacimiento		
n. yugular *n. jugularis*	ganglio cervical superior	filetes	a los nn. glosofaríngeo y vago

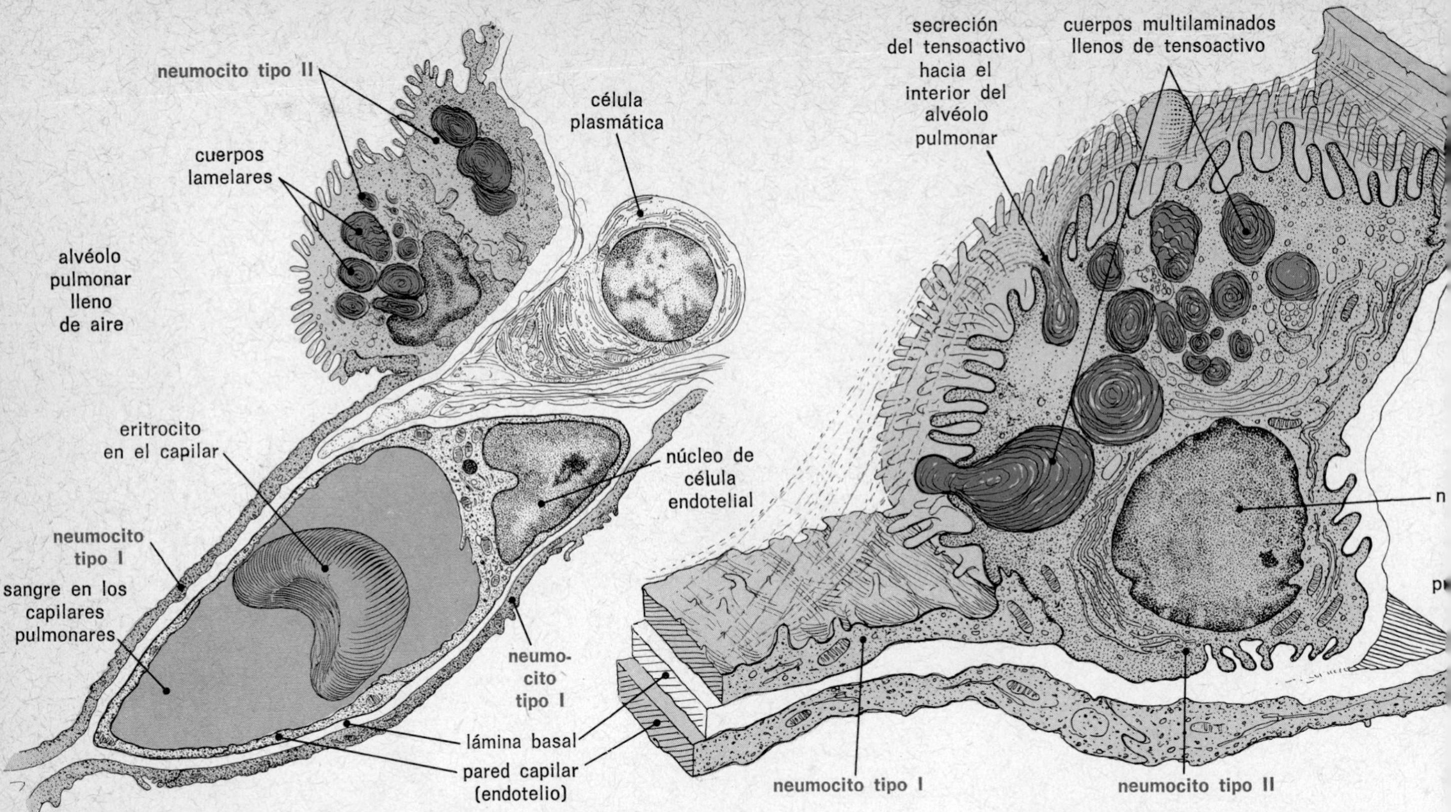

nerviosidad *(jitters).* Excitabilidad nerviosa exagerada.

nerviosismo *(nervousness).* Irritabilidad y excitabilidad excesivas.

nervioso *(nervous).* **1.** Relativo a los nervios. **2.** Excitable.

neslerizar *(nesslerize).* Tratar con el reactivo de Nessler para determinar el nivel de nitrógeno ureico en sangre y orina.

neuma-, neumato- *(pneum-, pneuma-, pneumat-, pneumato-).* Formas prefijas que indican (a) presencia de aire o gas (p. ej. neumatocele), (b) relación con la respiración (p.ej. neumatoscopio).

neumartrosis *(pneumarthrosis).* Aire en una articulación.

neumático *(pneumatic).* **1.** Relativo al aire. **2.** Relativo a la respiración.

neumatización *(pneumatization).* Desarrollo de celdillas o cavidades aéreas, sobre todo las de los huesos temporal y etmoides.

neumatocele *(pneumatocele).* **1.** Quiste pulmonar lleno de aire, característico de la neumonía por estafilococos. **2.** Tumefacción del escroto por gas; también llamada tumor gaseoso; enfisema del escroto. **3.** Herniación del tejido pulmonar; también llamada neumocele.

neumatógrafo *(pneumatograph).* Neumógrafo.

neumatorraquis *(pneumatorrhachis).* Presencia de gas o aire en la columna vertebral; neumorraquis.

neumaturia *(pneumaturia).* Paso de gas a través de la uretra durante la micción; suele deberse a la entrada de aire en la vejiga procedente del intestino a través de una fístula vesicocólica.

neumectomía *(pneumonectomy).* Escisión quirúrgica de un pulmón o parte de él; también llamada neumonectomía y pulmonectomía.

neumo-, neumono- *(pneumo-, pneumon-).* Forma prefija que indica relación con los pulmones.

neumoartrografía *(pneumoarthrography).* Obtención de una radiografía de una articulación previa inyección de aire.

neumobacilo *(pneumobacillus).* Véase *Klebsiella pneumoniae.*

neumocefalia *(pneumocephalus).* Presencia de aire dentro de la cavidad craneal.

neumocele *(pneumocele).* Neumatocele.

neumocistosis *(pneumocystosis).* Neumonía intersticial producida por *Pneumocystis carinii* que invaden las paredes de los alvéolos; se produce en niños prematuros o debilitados durante los 3 primeros meses de vida, o en individuos que reciben fármacos inmunosupresores.

neumocito *(pneumocyte, pneumonocyte).* Cualquiera de las células epiteliales alveolares de los pulmones.

n. granular, neumocito tipo II.

n. membranoso, neumocito tipo I.

n. tipo I, célula epitelial escamosa delgada que reviste la cara interna de la pared alveolar en el pulmón; tiene un citoplasma grande y delgado que puede llegar a prolongarse hasta 100 micras; también llamado neumocito membranoso y célula respiratoria o tipo I.

n. tipo II, célula epitelial cuboidea secretora que se encuentra en los nichos de la pared alveolar; posee grandes cuerpos lamelares ovales donde se cree que se almacena el tensoactivo pulmonar, un fosfolípido que, cuando es secretado, reduce la tensión superficial en los alveolos; también llamado neumocito granular y célula alveolar grande o del tipo II.

neumococemia *(pneumococcemia).* Presencia de neumococos en la sangre.

neumococos *(pneumococci).* Nombre colectivo que designa los muchos serotipos de la bacteria *Streptococcus pneumoniae,* antes conocida como *Diplococcus pneumoniae.*

neumocolecistitis *(pneumocholecystitis).* Inflamación de la vesícula biliar por la presencia de organismos productores de gas.

neumoconiosis *(pneumoconiosis).* Fibrosis de los pulmones producida por la inhalación prolongada de materiales extraños, en particular sílice, carbón y amianto, como ocurre en los que trabajan en las minas de carbón, canteras, etc.; los síntomas principales son tos seca crónica y disnea; las formas específicas reciben el nombre del agente causante; p. ej. silicosis, antracosis y asbestosis.

neumodinámica *(pneumodynamics).* Mecanismo de la respiración.

neumoencefalografía *(pneumoencephalography).* Radiografía del cerebro después de haber sustituido el líquido cefalorraquídeo del espacio subaracnoideo por gas.

neumografía *(pneumography).* Radiografía de cualquier cavidad corporal llena de aire o gas.

n. retroperitoneal, radiografía del espacio retroperitoneal previa inyección de gas en el mismo para aumentar el contraste entre los órganos (glándula suprarrenal, riñón, etc.) y los tejidos vecinos.

neumógrafo *(pneumograph).* Instrumento para registrar los movimientos de la respiración; también llamado estetógrafo y neumatógrafo.

neumograma *(pneumogram).* **1.** Trazado o registro gráfico realizado por un neumógrafo. **2.** Radiografía obtenida tras inyección de aire o gas en una cavidad corporal.

neumohemopericardio *(pneumohemopericardium).* Véase hemoneumopericardio.

neumohemotórax *(pneumohemothorax).* Presencia de gas o aire y sangre en la cavidad torácica.

neumohidrómetra *(pneumohydrometra).* Presencia de gas y líquido en la cavidad uterina.

neumohidrotórax *(pneumohydrothorax).* Véase hidroneumotórax.

neumólisis *(pneumolysia, pneumolysis).* Separación quirúrgica de la pleura de la pared torácica para permitir el colapso del pulmón.

neumolito *(pneumolith).* Cálculo o concreción en el pulmón.

neumología *(pneumology).* Estudio de los pulmones.

neumomediastino *(pneumomediastinum).* Presencia de aire libre en el mediastino (cavidad central del tórax que contiene todos los órganos torácicos excepto los pulmones).

neumomicosis *(pneumomycosis).* Cualquier enfermedad de los pulmones producida por hongos o bacterias; también llamada neumonomicosis.

neumonía *(pneumonia).* Inflamación de los pulmones producida por virus, bacterias o agentes químicos y físicos.

n. por el agente de Eaton, véase neumonía atípica primaria.

n. aguda, neumonía lobular.

n. por aspiración, neumonía que resulta de la aspiración de alimentos, vómitos, agua o material infectado procedentes del tracto respiratorio alto.

n. atípica primaria, forma grave de comienzo insidioso producida por la infiltración pulmonar por *Mycoplasma pneumoniae* (agente de Eaton); caracterizada sobre todo por tos intensa, dolor traqueal, faringitis con afectación del oído y, de forma ocasional, esputo con manchas de sangre; también llamada neumonía por micoplasma y por el agente de Eaton. A veces se incluyen entre las neumonías atípicas primarias las producidas por virus diversos o por rickettsias.

n. bacteriana, enfermedad de comienzo brusco producida por una serie de agentes bacterianos (de los que el más común es el neumococo); los hallazgos típicos son: fiebre alta, escalofríos, dolor torácico punzante, tos y esputo rojizo.

n. bronquial, véase bronconeumonía.

n. doble, neumonía lobular que afecta a los dos

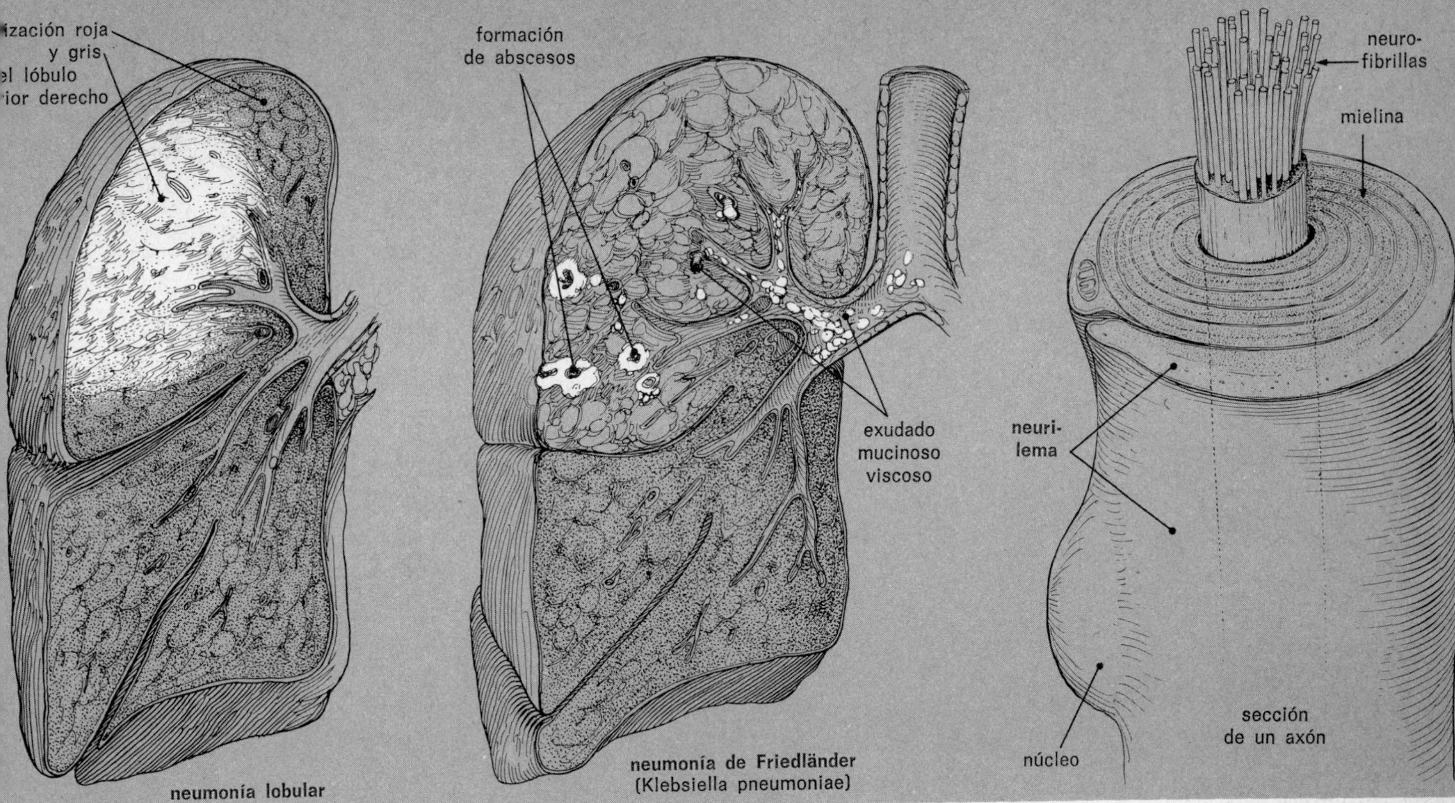

pulmones.

n. de Friedländer, forma grave de neumonía lobular producida por la infección con *Klebsiella pneumoniae* (bacilo de Friedländer); se caracteriza por una gran tumefacción del lóbulo pulmonar afectado.

n. hipostática, congestión pulmonar que se produce en individuos de edad avanzada o enfermos que permanecen tendidos en la misma posición durante largos períodos de tiempo.

n. intersticial descamativa, proliferación difusa de las células de revestimiento alveolares, con descamación de las mismas al saco alveolar, que da lugar al comienzo gradual de disnea y tos no productiva o seca, con cambios radiográficos.

n. lipoide, proceso causado por la aspiración de sustancias oleosas o grasas.

n. lobular, neumonía aguda que suele ser producida por un tipo de neumococo; caracterizada por fiebre, dolores torácicos, tos y esputo sanguinolento, con inflamación y consolidación de uno o más lóbulos pulmonares.

n. de Löffler, síndrome de Löffler.

n. por micoplasma, véase neumonía atípica primaria.

n. neumocócica, neumonía lobular aguda producida por el neumococo.

n. química, neumonía producida por la inhalación de gases extremadamente tóxicos, como el fosgeno; caracterizada por la presencia de pulmones edematosos y hemorrágicos.

n. secundaria, inflamación de los pulmones como complicación de otra enfermedad.

n. vírica, enfermedad sistémica aguda producida por una serie de virus (p. ej. mixovirus, adenovirus), con afectación de los pulmones.

neumonitis *(pneumonitis)*. Inflamación de los pulmones.

neumono- *(pneumono-)*. Véase neumo-.

neumonocele *(pneumonocele)*. Véase neumatocele (3).

neumonocito *(pneumonocyte)*. Véase neumocito.

neumonomicosis *(pneumonomycosis)*. Véase neumomicosis.

neumonotomía *(pneumonotomy)*. Incisión quirúrgica del pulmón; también llamada neumotomía.

neumopericardio *(pneumopericardium)*. Presencia de aire en el saco que envuelve al corazón.

neumoperitoneo *(pneumoperitoneum)*. Presencia de aire o gas en la cavidad peritoneal por perforación de una víscera hueca o por inyección con fines terapéuticos o diagnósticos.

neumoperitonitis *(pneumoperitonitis)*. Inflamación del peritoneo con acumulación de aire o gas en la cavidad peritoneal.

neumopiotórax *(pneumopyothorax)*. Véase pioneumotórax.

neumorradiografía *(pneumoroentgenography)*. Examen radiográfico de una parte del cuerpo en la que se ha inyectado aire o gas como medio de contraste.

neumorragia *(pneumorrhagia)*. Hemorragia pulmonar.

neumorraquis *(pneumorrhachis)*. Presencia de gas en el conducto vertebral o canal medular.

neumotórax *(pneumothorax)*. Presencia de aire o gas en la cavidad pleural.

neur- *(neur-)*. Véase neuro-.

neural *(neural)*. **1.** Relativo al sistema nervioso. **2.** Referente a la región dorsal del embrión.

neuralgia *(neuralgia)*. Dolor intenso a lo largo del recorrido de un nervio.

n. del trigémino, tic doloroso; dolor facial intenso en la zona del nervio trigémino.

neurálgico *(neuralgic)*. Relativo a la neuralgia.

neuranagenesia *(neuranagenesis)*. Regeneración de un nervio.

neurapraxia *(neurapraxia)*. Lesión de un nervio que origina parálisis temporal.

neurastenia *(neurasthenia)*. Trastorno caracterizado por fatiga, irritabilidad y falta de concentración; considerado en otra época como debido a agotamiento del sistema nervioso.

neuratrofia *(neuratrophia)*. Atrofia de los nervios.

neuraxis *(neuraxis)*. **1.** Sistema nervioso central. **2.** Axón.

neuraxón *(neuraxon)*. Véase axón.

neurectomía *(neurectomy)*. Escisión quirúrgica de un segmento nervioso.

neurectopia *(neurectopia)*. Localización anormal de un nervio.

neurérgico *(neurergic)*. Relativo o perteneciente a la acción de los nervios.

neurilema *(neurilemma)*. Delgada membrana citoplasmática de una célula de Schwann que rodea al axón de una fibra nerviosa amielínica, así como a las capas de mielina de las mielínicas; también llamada vaina de Schwann.

neurilemitis *(neurilemmitis)*. Inflamación del neurilema.

neurilemoma *(neurilemoma)*. Tumor encapsulado benigno que se origina de un nervio periférico o simpático o del nervio facial; también llamado neurinoma y schwanoma.

n. de Antoni tipo A, tumor relativamente sólido formado por células de Schwann (dispuestas en haces retorcidos) y fibras reticulares.

n. de Antoni tipo B, tumor relativamente blando formado por células de Schwann (dispuestas al azar), fibras reticulares y quistes diminutos.

neuritis *(neuritis)*. Inflamación o degeneración de un nervio.

n. múltiple, polineuritis, neuritis que afecta a varios nervios.

n. óptica, neuritis del nervio óptico.

n. óptica intraocular, véase papilitis.

n. seudoóptica, (1) elevación anormal congénita del disco óptico; (2) hiperemia leve del disco óptico.

n. tóxica, neuritis provocada por una toxina química, como en la intoxicación por arsénico o plomo.

n. traumática, neuritis que sigue a una lesión.

neuro-, neur- *(neuro-, neur-)*. Formas prefijas que significan nervio o sistema nervioso.

neuroanastomosis *(neuroanastomosis)*. Unión quirúrgica de nervios.

neuroanatomía *(neuroanatomy)*. Rama de la anatomía que estudia el sistema nervioso.

neurobiología *(neurobiology)*. Estudio integrado de la anatomía y la neurofisiología, es decir, la estructura y procesos vitales normales del sistema nervioso.

neurobiotaxis *(neurobiotaxis)*. Tendencia de las células nerviosas a moverse hacia el área de donde proceden la mayoría de los impulsos.

neuroblasto *(neuroblast)*. Célula nerviosa embrionaria.

neuroblastoma *(neuroblastoma)*. Tumor muy maligno que se origina generalmente en la medula suprarrenal; es el tumor maligno más común de la infancia; también llamado simpatoblastoma y simpatogonioma.

neurocardiaco *(neurocardiac)*. **1.** Relativo a la inervación del corazón. **2.** Relativo a una neurosis cardiaca.

neurocele *(neurocele)*. Ventrículos cerebrales y canal central de la medula espinal.

neurocirugía *(neurosurgery)*. Cirugía del sistema nervioso.

n. estereotáctica, neurocirugía en la que se usa una sonda dirigida mecánicamente e introducida en el cerebro a través de un pequeño agujero en el cráneo, usando coordenadas topográficas muy precisas para llegar a la localización deseada.

neurocirujano *(neurosurgeon)*. Especialista en

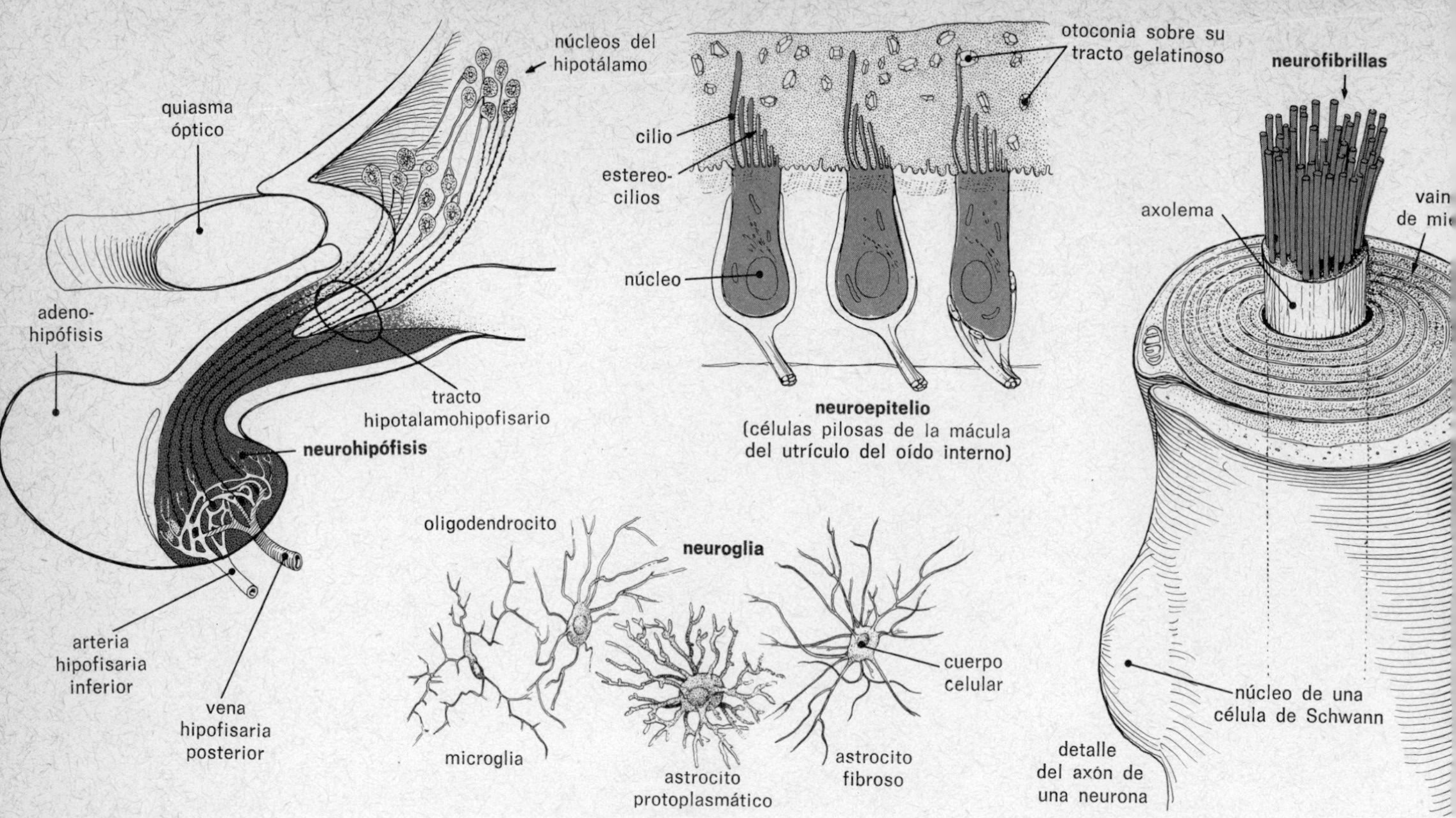

cirugía del sistema nervioso.

neurocitoma *(neurocytoma).* Véase ganglioneuroma.

neurocladismo *(neurocladism).* Regeneración de un nervio seccionado mediante el crecimiento de ramas axonales del extremo proximal que crecen hacia el distal, haciendo contacto con él y restableciendo la continuidad.

neuroclónico *(neuroclonic).* Relativo a o caracterizado por espasmos nerviosos.

neurocoroiditis *(neurochoroiditis).* Inflamación del nervio óptico y la capa media vascular del ojo (coroides).

neurocráneo *(neurocranium).* Parte del cráneo que contiene el cerebro y que se distingue de los huesos de la cara.

neurodermatitis *(neurodermatitis).* Inflamación localizada de la piel de origen nervioso o psicológico.

neurodinámico *(neurodynamic).* Relativo a la energía nerviosa.

neurodinia *(neurodynia).* Neuralgia.

neuroectodermo *(neuroectoderm).* En embriología, parte del ectodermo que da lugar al tubo neural.

neuroendocrinología *(neuroendocrinology).* Estudio de las interacciones entre el sistema nervioso y las glándulas endocrinas.

neuroepitelio *(neuroepithelium).* **1.** Epitelio especializado compuesto de células que actúan como receptores de estímulos externos, como las células pilosas del oído interno. **2.** Capa de ectodermo a partir de la cual se desarrolla el tubo neural.

neuroepitelioma *(neuroepithelioma).* Tipo de glioma que consta principalmente de células parecidas a las precursoras del epitelio sensorial especializado del cerebro y la medula espinal.

neuroesclerosis *(neurosclerosis).* Endurecimiento de los nervios.

neurofarmacología *(neuropharmacology).* Estudio de los fármacos que afectan al sistema nervioso.

neurofibrilla *(neurofibril).* Fibrilla nerviosa; cualquiera de los numerosos agregados de filamentos delgados que discurren en paralelo en el axón y la dendrita, pero que en el cuerpo celular se cruzan y entremezclan.

neurofibroma *(neurofibroma).* Tumor no maligno que se origina en el tejido conjuntivo de los nervios; de localización más frecuente en la piel, en la que se forman nódulos; la epidermis suprayacente puede pigmentarse. Véase también neurofibromatosis.

neurofibromatosis *(neurofibromatosis).* Trastorno hereditario que se transmite como un rasgo dominante y se caracteriza por el desarrollo de tumores blandos, múltiples y pedunculados (neurofibromas) en diversos sitios, especialmente la piel, y por la presencia de manchas epidérmicas de color café con leche; se presenta en el 5 al 20 % de pacientes con feocromocitoma; también llamada enfermedad de von Recklinghausen o de Recklinghausen.

neurofisina *(neurophysine).* Gran molécula endocrina producida en el soma de células nerviosas situadas en la base del cerebro y almacenadas en la hipófisis; se cree que esta macromolécula, que tiene una secuencia química de 92 peldaños, actúa como transportadora de las hormonas vasopresina y oxitocina.

neurofisiología *(neurophysiology).* Estudio de los procesos vitales normales del sistema nervioso.

neuroftalmología *(neuro-ophthalmology).* Rama de la oftalmología que se ocupa de la parte del sistema nervioso relacionada con el ojo.

neurogénesis *(neurogenesis).* Formación del sistema nervioso.

neurógeno *(neurogenic, neurogenetic).* Que se origina en el sistema nervioso.

neuroglia *(neuroglia).* Tejido no neuronal del cerebro y la medula espinal que posee funciones de sostén y otras de tipo secundario; se compone de varios tipos de células que se llaman colectivamente células de neuroglia o gliales; también llamada glía.

neurogliocito *(neurogliocyte).* Célula que forma parte de la porción no nerviosa, con funciones de sostén, del sistema nervioso.

neurogliomatosis *(neurogliomatosis).* Presencia de tumores de células de neuroglia en el cerebro o la medula espinal.

neurogliosis *(neurogliosis).* **1.** Proliferación anormal de células de neuroglia. **2.** Presencia de varios gliomas en el cerebro o la medula espinal.

neurograma *(neurogram).* Impresión hipotética que deja en el cerebro una experiencia mental, y cuya estimulación produce la memoria; también llamado residuo cerebral.

neurohipofisario *(neurohypophyseal).* Relativo al lóbulo posterior de la hipófisis.

neurohipófisis *(neurohypophysis).* Lóbulo posterior o nervioso de la hipófisis; se desarrolla a partir del suelo del diencéfalo.

neurohistología *(neurohistology).* Estudio microscópico del sistema nervioso.

neurohormona *(neurohormone).* Hormona cuya secreción es controlada por el sistema nervioso.

neurohumor *(neurohumor).* Sustancia química activa que da lugar al paso de los impulsos nerviosos de una célula a otra en la sinapsis.

neuroide *(neuroid).* Semejante a un nervio.

neurolema *(neurolemma).* Neurilema.

neuroléptico *(neuroleptic).* Tranquilizante mayor que actúa en el sistema nervioso y posee efectos terapéuticos en las psicosis y otros tipos de trastornos psiquiátricos; también llamado antipsicótico.

neurolinfa *(neurolymph).* Líquido cefalorraquídeo.

neurolisina *(neurolysin).* Agente que produce la destrucción de las células nerviosas; también llamado neurotoxina.

neurólisis *(neurolysis).* **1.** Destrucción del tejido nervioso. **2.** Liberación de las adherencias de un nervio.

neurología *(neurology).* Rama de la medicina que trata del sistema nervioso y sus enfermedades.

neurólogo *(neurologist).* Especialista en el sistema nervioso y sus enfermedades.

neuroma *(neuroma).* Término antiguo para designar cualquier neoplasia con origen en el tejido nervioso; actualmente se prefiere el uso de términos más específicos.

n. acústico, tumor del octavo par craneal (vestibulococlear).

n. de amputación, el localizado en el extremo proximal de un nervio lesionado; también llamado neuroma traumático.

n. traumático, véase neuroma de amputación.

neuromalacia *(neuromalacia).* Reblandecimiento anormal del tejido nervioso.

neuromecanismo *(neuromechanism).* Parte del sistema nervioso que controla la función de un órgano.

neuromiastenia *(neuromyasthenia).* Debilidad muscular, especialmente de origen emocional.

n. epidémica, trastorno epidémico febril que generalmente afecta sólo a adultos y se caracteriza por rigidez de cuello y de espalda, fiebre, dolor de cabeza, diarrea y debilidad muscular localizada; también llamada enfermedad de Islandia y encefalomielitis miálgica benigna.

neuromielitis *(neuromyelitis).* Inflamación de los nervios y la medula espinal.

n. óptica, inflamación de los nervios ópticos y la medula espinal; se considera un tipo de esclerosis múltiple; también conocida como enfermedad de

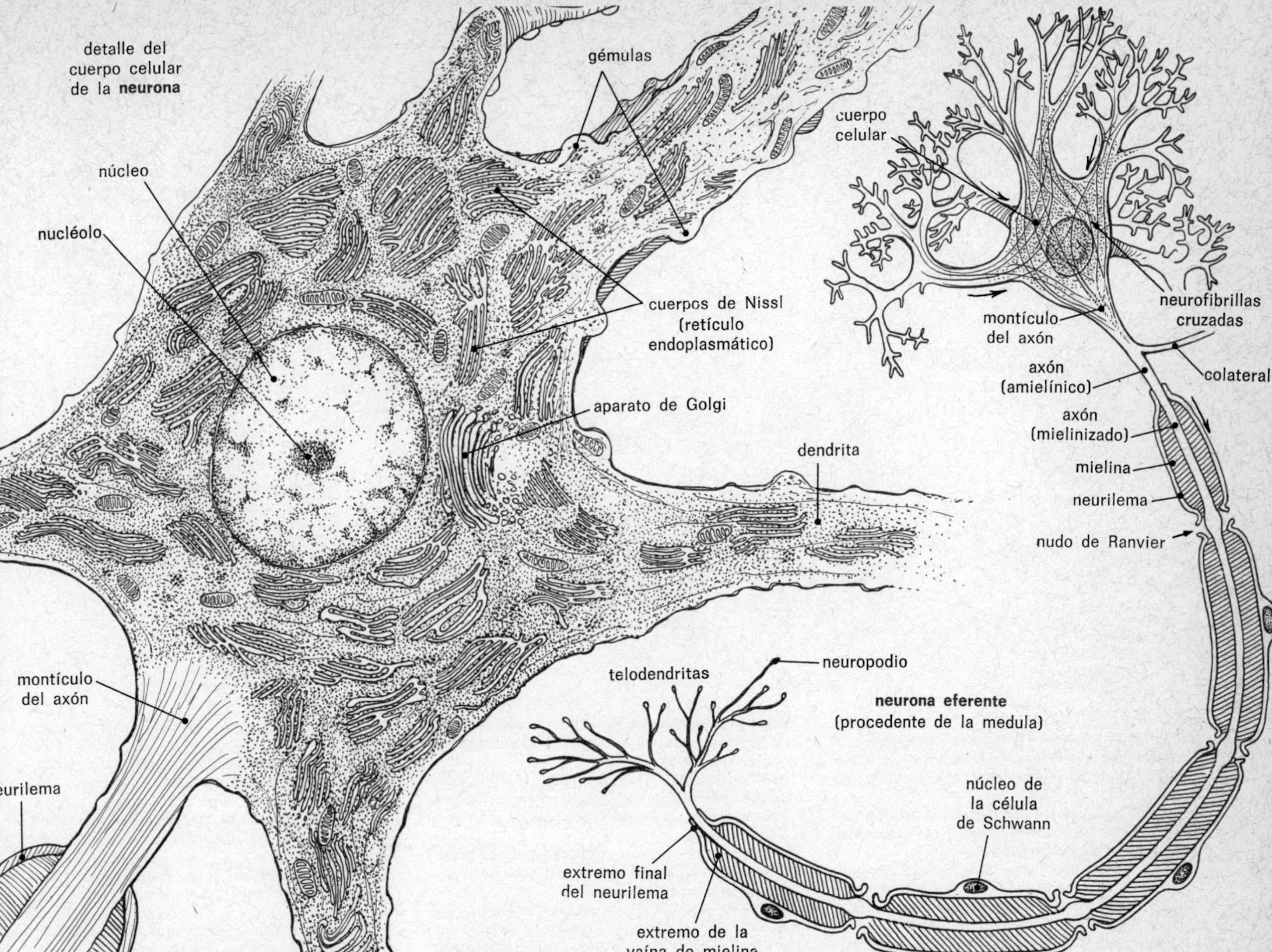

Devic.

neuromiopatía *(neuromyopathy).* Trastorno muscular que indica enfermedad del nervio que inerva el músculo en cuestión.

neuromiositis *(neuromyositis).* Inflamación del nervio complicada por inflamación del músculo que se relaciona con dicho nervio.

neuromuscular *(neuromuscular).* Relativo al nervio y el músculo, como las terminaciones nerviosas en un músculo, o la interacción entre nervio y músculo.

neurona *(neuron).* Célula nerviosa; unidad básica anatómica y funcional del sistema nervioso, encargada de la conducción de los impulsos; estructuralmente es la célula más compleja del organismo; el sistema nervioso humano contiene unos 28 mil millones de neuronas.

n. aferente, la que conduce los impulsos hacia la medula espinal y el cerebro; también llamada neurona sensitiva.

n. bipolar, neurona que posee dos axones separados, como las de la retina, mucosa olfatoria, oído interno y papilas gustatorias.

n. central, la que está situada en su totalidad en la medula espinal o el cerebro.

n. eferente, la que conduce los impulsos fuera de la medula espinal y el cerebro; también llamada neurona motora.

n. intercalar, la que conecta neuronas aferentes y eferentes; también llamada neurona de asociación o internuncial.

n. multipolar, neurona con varias prolongaciones cortas (dendritas) y un único axón largo.

n. piramidal, célula piramidal; neurona multipolar cuyo cuerpo celular está situado en la corteza cerebral.

n. unipolar, neurona que posee una prolongación única (axón) unida al cuerpo celular.

neuronal *(neuronal).* Relativo a las células nerviosas o a las neuronas.

neuronitis *(neuronitis).* Inflamación de las células nerviosas, especialmente las de las raíces de los nervios espinales.

neuronixis *(neuronixis).* Véase acupuntura.

neuronofagia *(neuronophagia).* Destrucción de células nerviosas indeseables llevada a cabo por neuronófagos.

neuronófago *(neuronophage).* Fagocito que ingiere células nerviosas enfermas o lesionadas.

neuropapilitis *(neuropapillitis).* Véase papilitis.

neuroparálisis *(neuroparalysis).* Parálisis debida a enfermedad del nervio que inerva la parte afecta.

neuropatía *(neuropathy).* Cualquier enfermedad del sistema nervioso.

n. diabética, complicación de la diabetes mellitus, en la que puede estar afectados los nervios periféricos y la inervación de la vejiga y el intestino.

n. periférica, trastorno de los nervios periféricos caracterizado por cambios motores y sensitivos en las extremidades; acompaña frecuentemente al alcoholismo y/o la desnutrición.

neuropático *(neuropathic).* Relativo a una enfermedad del sistema nervioso.

neuropatogénesis, neuropatogenia *(neuropathogenesis).* Origen de las enfermedades del sistema nervioso.

neuropatología *(neuropathology).* Estudio de las enfermedades del sistema nervioso.

neurópilo *(neuropile).* Red densa de células gliales, nerviosas y sus prolongaciones, entremezcladas.

neuroplasma *(neuroplasma).* Protoplasma de una célula nerviosa.

neuroplastia *(neuroplasty).* Cirugía reparadora de los nervios.

neuroplexo *(neuroplexus).* Red (plexo) de nervios. Véase también plexo.

neuropodio *(neuropodium).* Terminación alargada y redondeada de un axón en la sinapsis.

neuroporo *(neuropore).* Abertura en los extremos del tubo neural del embrión en desarrollo antes del cierre completo, que se produce aproximadamente en la fase de 20-25 somitas.

neuropsicología *(neuropsychology).* Estudio de las interrelaciones de la mente con el sistema nervioso.

neuropsicopatía *(neuropsycopathy).* Enfermedad nerviosa funcional acompañada de síntomas mentales.

neuropsicosis *(neuropsychosis).* Término anticuado; véase psicosis.

neuropsiquiatría *(neuropsychiatry).* Estudio de las enfermedades orgánicas y funcionales del sistema nervioso.

neuroqueratina *(neurokeratin).* **1.** Red proteolipídica en la vaina de mielina de los axones. **2.** Seudoqueratina presente en el tejido cerebral.

neuroquímica *(neurochemistry).* Estudio de la actividad química de los tejidos nerviosos.

neurorradiología *(neuroradiology).* Estudio del sistema nervioso con ayuda de los rayos X.

neurorrafia *(neurorrhaphy).* Sutura quirúrgica de los extremos de un nervio seccionado.

neurorretinitis *(neuroretinitis).* Inflamación de la cabeza del nervio óptico y de la retina adyacente.

neurosarcocleisis *(neurosarcocleisis).* Escisión quirúrgica del canal óseo que rodea a un nervio para el alivio de la neuralgia.

neurosecreción *(neurosecretion).* Cualquiera de los productos de secreción de las células nerviosas (p. ej. de la neurohipófisis y las de la base del hipotálamo) que pasan a la corriente sanguínea y actúan como hormonas.

neurosífilis *(neurosyphilis).* Sífilis del sistema

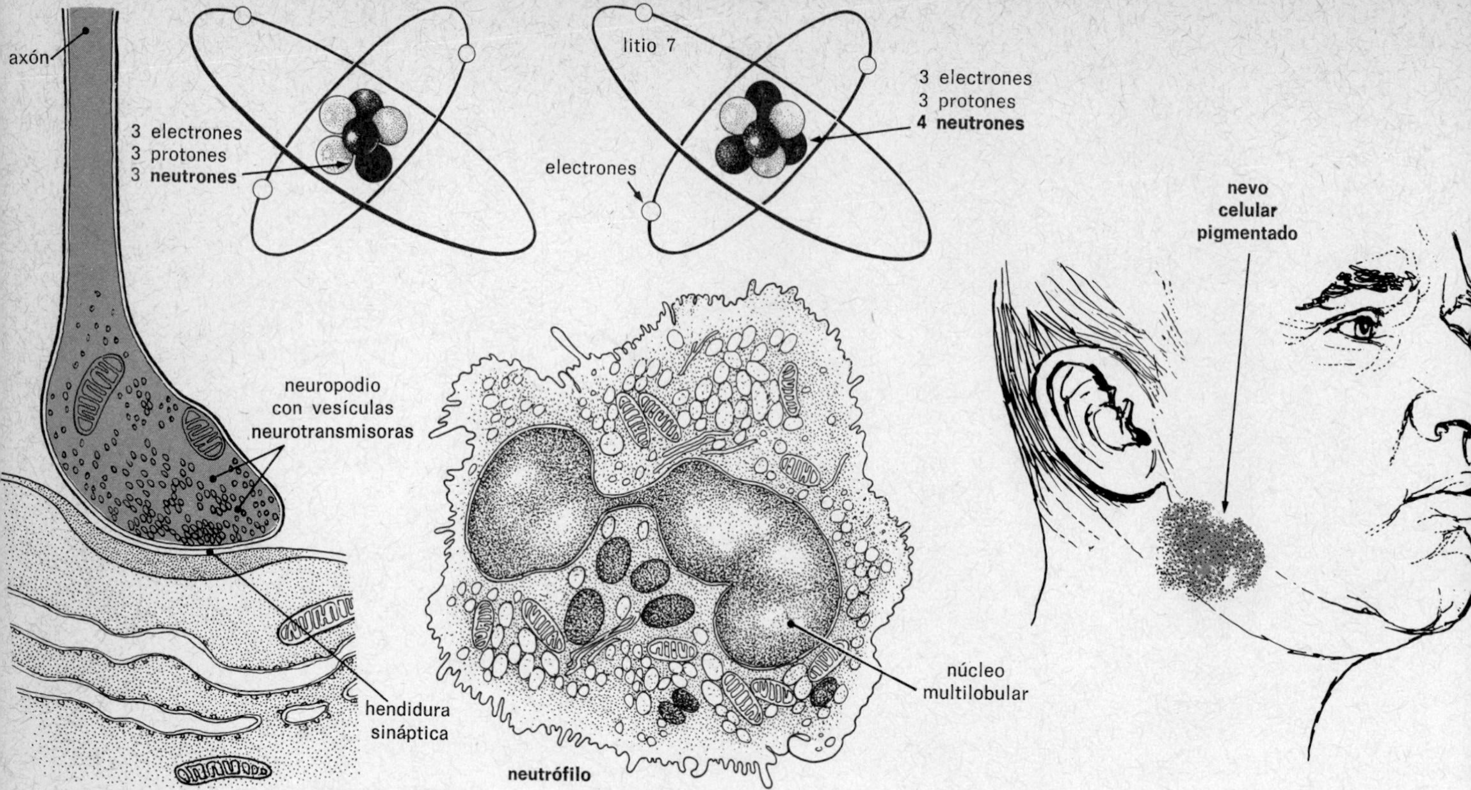

nervioso.

neurosis *(neurosis)* Desajuste emocional que puede alterar el raciocinio y el juicio, pero sólo causa una pérdida mínima de contacto con la realidad.

n. de ansiedad, neurosis caracterizada por aprensión y ansiedad incontrolables y exageradas, de comienzo agudo o gradual.

n. cardiaca, neurosis caracterizada por una preocupación exagerada sobre el estado del propio corazón en ausencia de enfermedad cardiaca; también llamada cardioneurosis.

n. de guerra, trastorno causado por las circunstancias bélicas.

n. obsesivocompulsiva, trastorno caracterizado por la intrusión persistente de ideas no deseadas y la compulsión a realizar actos repetitivos; p. ej., tocar algo o lavarse las manos de forma reiterada; aparece ansiedad cuando se impide al individuo la realización del ritual.

neurosoma *(neurosome).* **1.** Cualquiera de los diminutos gránulos en el protoplasma de una célula nerviosa. **2.** Cuerpo de una célula nerviosa.

neurosplácnico *(neurosplanchnic).* Relativo al sistema nervioso autónomo.

neurosqueleto *(neuroskeleton).* Parte del esqueleto que rodea al cerebro y la medula espinal.

neurótico *(neurotic).* Relativo a la neurosis o afecto de ella.

neurotisis *(neurophthisis).* Atrofia del sistema nervioso.

neurotización *(neurotization).* **1.** Regeneración nerviosa. **2.** Desarrollo de una reacción neurótica.

neurotomía *(neurotomy).* Sección quirúrgica de un nervio.

neurotónico *(neurotonic).* **1.** Agente que posee funciones estimuladoras del sistema nervioso. **2.** Que estimula la función nerviosa disminuida.

neurotoxina *(neurotoxin).* Véase neurolisina.

neurotransmisor *(neurotransmitter).* Sustancia que facilita la transmisión de los impulsos entre dos células nerviosas, o entre un nervio y el músculo; p. ej., acetilcolina.

neurotrofastenia *(neurotrophasthenia).* Trastorno debido a la mala nutrición, caracterizado por fatiga, dificultad de concentración y sentimientos de inadaptación.

neurotrópico *(neurotropic).* Que posee afinidad por el tejido nervioso; dícese de ciertos medicamentos y drogas, colorantes histológicos y microorganismos.

néurula *(neurula).* Embrión de vertebrados en sus etapas iniciales, en las que posee placa neural.

neurulación *(neurulation).* Formación y cierre de la placa neural en la etapa inicial de embrión de los vertebrados.

neutralización *(neutralization).* **1.** Reacción química entre un ácido y una base, que da lugar a una sal y agua. **2.** Proceso por el que se convierte algo en ineficaz.

neutralizar *(neutralize).* **1.** Hacer ineficaz, como al contrarrestar el efecto de un fármaco o toxina. **2.** Convertir algo en neutro.

neutrino *(neutrino).* Partícula subatómica sin carga, emitida de un núcleo radiactivo cuando un electrón es emitido o capturado por el núcleo; se cree que posee una masa igual a cero cuando está en reposo; viaja a la velocidad de la luz y sólo interactúa con la materia en el proceso inverso al que lo produce.

neutrocito *(neutrocyte).* Neutrófilo.

neutrocitopenia *(neutrocytopenia).* Véase neutropenia.

neutrofilia *(neutrophilia).* Aumento del número de neutrófilos en la sangre; también llamada neutrocitosis y leucocitosis neutrófila.

neutrófilo *(neutrophil).* Leucocito maduro que posee un núcleo con tres a cinco lóbulos unidos por finas hebras de cromatina con granulaciones neutrófilas en el citoplasma; los más numerosos entre la población de leucocitos (50 al 70 % en individuos normales); su función principal es la ingestión y digestión de material particulado, especialmente bacterias muy virulentas; cuando migra desde la sangre al lugar de la infección, puede llamarse micrófago; también conocido como segmentado o poliformo nuclear neutrófilo.

n. tóxico, el que posee grandes gránulos oscuros (gránulos tóxicos) por causa de infección grave o reacción a un fármaco.

neutrón *(neutron).* Partícula subatómica sin carga que coexiste con los protones en el núcleo de los átomos; algo más pesado que el protón.

neutropenia *(neutropenia).* Número anormalmente bajo de neutrófilos en la sangre; también llamada neutrocitopenia y leucopenia neutrófila.

nevo *(nevus).* Lesión benigna de la piel; puede ser pigmentada o no, plana o elevada, lisa o verrugosa; puede malignizarse.

n. aracnoideo, véase araña arterial.

n. azul, nódulo circunscrito bajo la piel de color azul a negro, que aparece en cualquier parte del cuerpo, pero más comunmente en el dorso de la mano y del pie; se compone principalmente de melanocitos dopapositivos (células productoras de pigmento) que contienen una alta concentración del pigmento melanina; muy raramente se hace maligno.

n. celular pigmentado, nevo circunscrito compuesto de melanocitos (células productoras de pigmento) que oscila entre liso y rugoso (dependiendo de la cantidad de queratina presente) y entre no palpable y nodular; llamado vulgarmente lunar.

n. dermoepidérmico, el que aparece en la zona situada entre la dermis y la epidermis (capas de la piel).

n. flamígero, hemangioma vinoso; también llamado n. en llama; véase hemangioma.

n. intradérmico, el que ocurre en la dermis (capa de la piel situada debajo de la epidermis).

n. pigmentado piloso, nevo celular pigmentado (lunar) con pelos.

n. sistematizado, nevo congénito ampliamente distribuido y que presenta un patrón.

n. vasculoso, hemangioma en fresa; véase hemangioma.

n. vinoso, hemangioma de color púrpura; véase hemangioma.

nevoide *(nevoid).* Semejante a un nevo.

nevoxantoendotelioma *(nevoxanthoendothelioma).* Pápulas rojizas únicas o múltiples que se observan generalmente en niños pequeños; también llamado xantogranuloma juvenil.

Newcastle, enfermedad de *(Newcastle disease).* Enfermedad contagiosa aguda de las aves de corral, causada por un virus RNA; es transmisible al hombre, causando síntomas nerviosos y respiratorios.

newton *(newton).* Unidad de fuerza en el Sistema Internacional; fuerza necesaria para acelerar una masa de un kilogramo un metro por segundo por segundo.

ng *(ng).* Abreviatura de nanogramo.

Ni *(Ni).* Símbolo químico del elemento níquel.

ni *(nu).* Decimotercera letra del alfabeto griego, υ; símbolo de la viscosidad cinemática.

niacina *(niacine).* Nombre oficial del ácido nicotínico en su papel de vitamina; véase ácido nicotínico.

niacinamida *(niacinamide).* Véase nicotinamida.

nicotina *(nicotine).* Alcaloide derivado del tabaco *(Nicotiana tabacum);* estimula los ganglios autonómicos a bajas dosis y los deprime a dosis elevadas.

nicotinamida *(nicotinamide).* Compuesto cristalino blanco hidrosoluble; vitamina del complejo B, usada para el tratamiento de la pelagra; también llamada amida del ácido nicotínico y niaci-

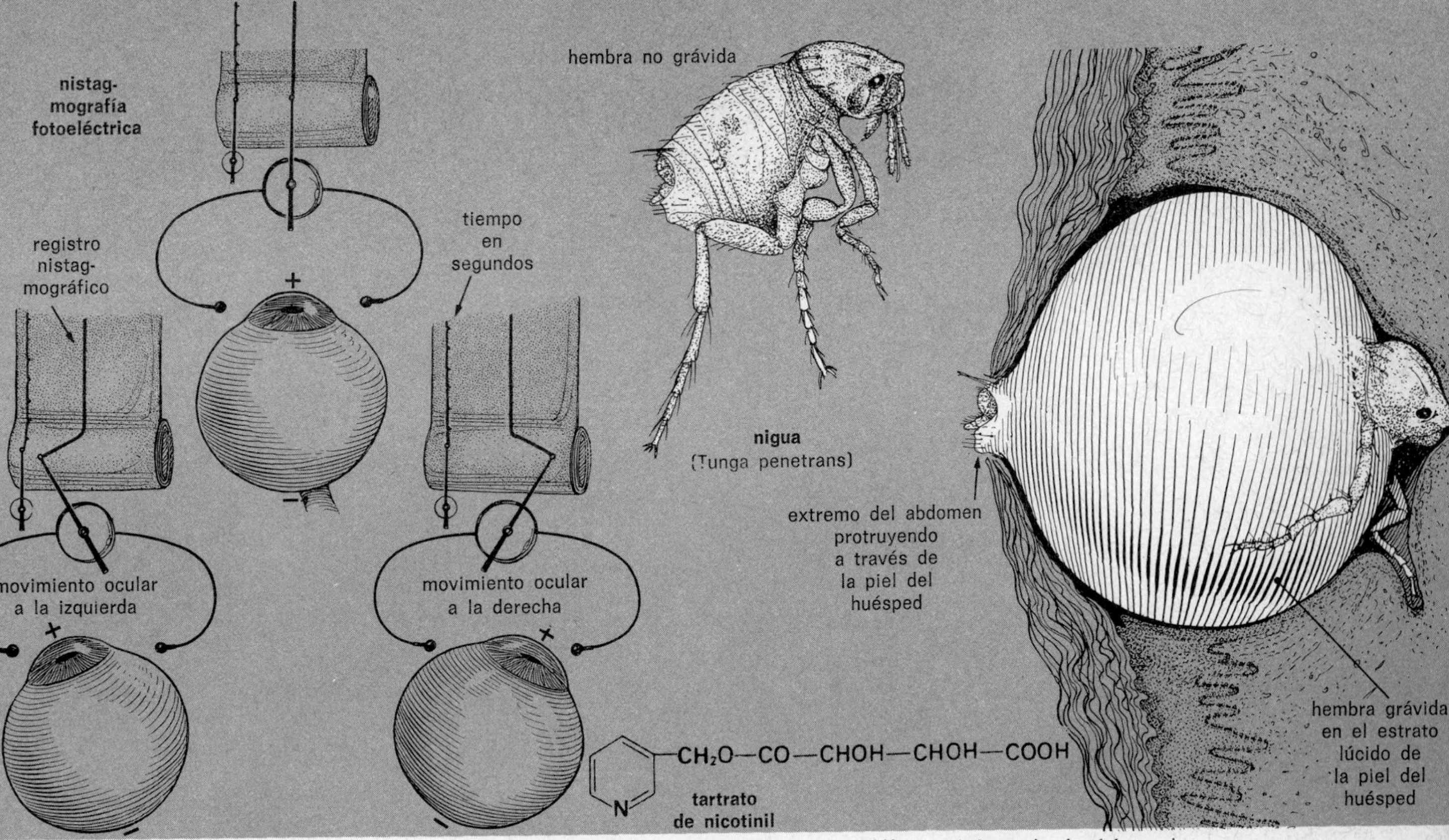

namida.

n. adenina, dinucleótido de (NAD), una de las coenzimas de la vitamina niacina (ácido nicotínico); asociada a varias proteínas, actúa como catalizadora de reacciones de oxidación-reducción; llamada primitivamente nucleótido de difosfopiridina (DPN); también conocida como coenzima I y codeshidrogenasa.

n. adenina, fosfato del dinucleótido de (NADP), coenzima que participa en reacciones biológicas de oxidación-reducción; estructuralmente es similar al NAD; antes denominada nucleótido de trifosfopiridina; también llamada coenzima II.

nicotínico *(nicotinic)*. Semejante a la nicotina; designa la acción de determinados agentes sobre el sistema nervioso.

n., ácido, niacina; compuesto cristalino blanco inodoro, integrante del complejo vitamínico B; se usa en la prevención y tratamiento de la pelagra.

n., amida del ácido, véase nicotinamida.

nicotinil, tartrato de *(nicotinyl tartrate)*. Compuesto usado como vasodilatador periférico en ciertas enfermedades vasculares periféricas; Ronicol®.

nicotinomimético *(nicotinomimetic)*. Que simula la acción de la nicotina.

nictalopía *(nyctalopia)*. Visión disminuida en penumbras con visión diurna normal; se debe generalmente a un déficit de vitamina A; término utilizado a menudo de forma incorrecta en lugar de hemeralopía (ceguera diurna); también llamada ceguera nocturna y visión diurna.

nicterohemeral *(nycterohemeral)*. Véase nictohemeral.

nictitación *(nictitation)*. Pestañeo.

nictofobia *(nyctophobia)*. Véase noctifobia.

nictohemeral *(nyctohemeral)*. Relativo al día y a la noche; también llamado nicterohemeral.

nicturia *(nocturia)*. Eliminación de orina durante la noche.

nicho *(niche)*. Hueco pequeño o erosión, especialmente en la pared de un órgano hueco, que se detecta generalmente mediante la radiografía con contraste.

nidación *(nidation)*. Implantación del óvulo fertilizado en la mucosa uterina durante el embarazo.

nido *(nest)*. Agrupación de células similares.

n. celular, pequeña agrupación de un tipo de célula distinta en un tejido.

n. epitelial, cada uno de los pequeños acúmulos de tejido neoplásico compuesto de células poligonales comprimidas que se observan con frecuencia en el carcinoma de células escamosas; también llamado perla epitelial y cuerpo de cebolla.

nidus *(nidus)*. **1.** Nido. **2.** Punto o foco de un proceso patológico. **3.** Punto de origen o núcleo de un nervio.

n. avis, depresión cerebelosa entre el lóbulo biventral y la úvula en la que se asienta la amígdala cerebelosa.

n. hirundinis, nidus avis.

n. lienis, nido del bazo, formado por parte del ligamento frenocólico.

Niemann-Pick, enfermedad de *(Niemann-Pick disease)*. Forma rara de lipidosis caracterizada por la acumulación de células espumosas en el sistema reticuloendotelial, bazo, hígado, riñones y páncreas; en estadios posteriores puede haber depósitos de esfingomielina, gangliósidos y colesterol en el cerebro y la medula espinal; trastorno familiar, encontrado más frecuentemente en niños judíos.

nigua *(chigoe)*. Pequeña pulga tropical de arena, *Tunga penetrans;* la hembra portadora de los huevos horada la piel del hombre produciendo un intenso escozor.

nihilismo *(nihilism)*. En psiquiatría, ilusión de no existencia; puede ser total (cuando incluye al paciente y el mundo como un todo) o selectiva (referente a una parte del paciente o de su entorno).

n. terapéutico, incredulidad en el valor de cualquier tipo de terapéutica.

Nikolsky, signo de *(Nikolsky's sign)*. Vulnerabilidad peculiar de la piel en el pénfigo vulgar; la capa superficial de la misma se desprende fácilmente sólo con una fricción ligera.

ninfa *(nymph)*. Fase áptera en el desarrollo de ciertos insectos, inmediatamente posterior al estado larvario.

ninfolabial *(nympholabial)*. Relativo a los labios menores y mayores de la vulva.

ninfomanía *(nymphomania)*. Deseo sexual excesivo en la mujer.

ninfomaniaca *(nymphomaniac)*. Mujer afecta de ninfomanía.

ninfonco *(nymphoncus)*. Tumefacción o agrandamiento de uno o los dos labios menores de la vulva.

ninfotomía *(nymphotomy)*. Incisión quirúrgica del clítoris o los labios menores de la vulva.

ninhidrina *(ninhydrin)*. Hidrato de tricetohidrindeno, reactivo importante que se usa ampliamente en las determinaciones analíticas de aminoácidos y sustancias relacionadas.

niño *(child)*. El ser humano, entre los períodos de la lactancia y la adolescencia.

n. apaleado, síndrome del, Lesiones múltiples infligidas a un niño por un individuo mayor, generalmente un adulto y a menudo uno de sus padres.

n. hiperactivo, niño que se caracteriza por energía excesiva, inestabilidad emocional y breve tiempo de atención, por lo general relacionadas con una disfunción cerebral mínima.

niobio *(niobium)*. Elemento metálico raro; símbolo Nb, número atómico 41, peso atómico 92,906; antes llamado columbio (Cb).

níquel *(nickel)*. Elemento metálico; símbolo Ni, número atómico 28 y peso atómico 58, 71.

nistágmico *(nystagmic)*. Relativo a una sacudida espasmódica del globo ocular o afecto de ella.

nistagmo *(nystagmus)*. Movimiento involuntario de los ojos en dirección rotatoria, vertical u horizontal; casi siempre es un espasmo rítmico con un componente rápido y otro lento, y se describe por la dirección del componente rápido.

nistagmografía *(nystagmography)*. Registro de los movimientos nistágmicos de los ojos.

n. fotoeléctrica, procedimiento basado en la oculografía fotosensible.

nistagmógrafo *(nystagmograph)*. Aparato utilizado para registrar gráficamente los movimientos del globo ocular en el nistagmo.

nistagmoide *(nystagmoid)*. Semejante al nistagmo.

nistatina *(nystatin)*. Antibiótico obtenido de cultivos de *Streptomyces noursei;* utilizado en el tratamiento de las moniliasis.

nitrato *(nitrate)*. Sal del ácido nítrico.

nítrico *(nitric)*. Relativo al nitrógeno, derivado de él o que lo contiene.

n., ácido, líquido corrosivo incoloro o amarillento, NO_3H.

nitrificación *(nitrification)*. **1.** Conversión de materia nitrogenada en nitratos por la acción de las bacterias. **2.** Tratamiento de un material con nitrógeno o compuestos nitrogenados.

nitrilo *(nitrile)*. Compuesto que contiene nitrógeno trivalente (N≡) en un grupo cianógeno.

nitrito *(nitrite)*. Sal o éster del ácido nitroso.

nitritoide *(nitritoid)*. Semejante a una reacción causada por un nitrito, como la que sigue a la administración intravenosa de arsfenamina.

nitro- *(nitro-)*. Forma prefija que indica compuestos que contienen el grupo univalente NO_2.

nitro *(niter)*. Véase nitrato de potasio.

nitrobacteria *(nitrobacteria)*. Bacteria que provoca la conversión de la materia nitrogenada en

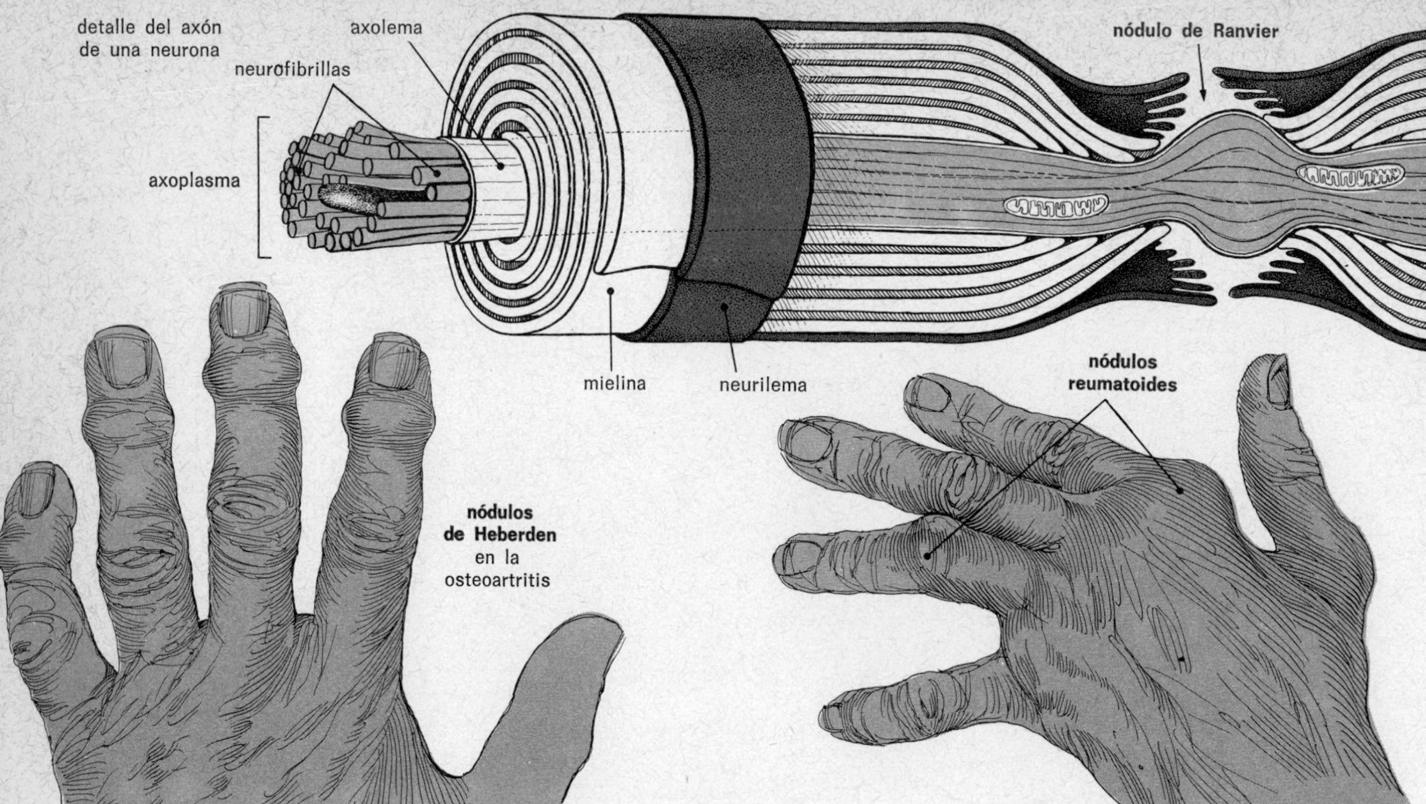

nitratos.

nitrofurano *(nitrofuran).* Derivado del furano que contiene un grupo nitrogenado; se usa como agente antibacteriano.

nitrofurantoína *(nitrofurantoin).* Cristales amargos ligeramente hidrosolubles que se usan como agente antibacteriano urinario; Furantoina®.

nitrofurazona *(nitrofurazone).* 5-Nitro-2-furaldehído semicarbazona; agente antibacteriano tópico; Furacin®.

nitrogenado *(nitrogenous):* Que contiene nitrógeno.

nitrógeno *(nitrogen).* Elemento gaseoso incoloro e inodoro, que constituye aproximadamente el 47 % en peso de la atmósfera; símbolo N, número atómico 7, peso atómico 14,008.

n., ciclo del, proceso continuo por el que el nitrógeno es depositado en el suelo, asimilado por bacterias y plantas, transferido a los animales y devuelto al suelo.

n., equilibrio de, diferencia entre las cantidades de nitrógeno ingeridas y eliminadas del organismo.

n., equivalente de, contenido en nitrógeno de las proteínas.

n. filtrable, véase nitrógeno no proteico.

n., lapso de, tiempo transcurrido entre la ingestión de una proteína y la excreción en la orina de una cantidad igual de nitrógeno.

n., monóxido de, véase óxido nitroso.

nitroglicerina *(nitroglycerin).* Líquido espeso amarillo y explosivo, usado en la producción de dinamita; en medicina. la forma sólida se usa como vasodilatador en el tratamiento de la angina de pecho; también llamada trinitroglicerina o trinitrina.

nitroprusiato *(nitroprusside).* Sal que contiene el radical $Fe(CN)_5NO$; p. ej., nitroprusiato sódico.

nitrosil *(nitrosyl).* Radical nitroso o grupo -NO, cuando está ligado a un elemento electronegativo, como el cloro.

nitroso- *(nitroso-).* Forma prefija que indica la presencia del radical -NO en un compuesto.

nitroso *(nitrous).* Compuesto de nitrógeno que contiene el menor número posible de átomos de oxígeno.

n., óxido, gas incoloro de sabor dulce, N_2O, usado como anestésico suave; también denominado monóxido de nitrógeno y gas hilarante.

nitruración *(nitridation).* Formación de nitruros mediante combinación con el nitrógeno.

nitruro*(nitride).* Compuesto que contiene nitrógeno y otro elemento, generalmente uno más electropositivo.

nivel *(level).* Punto; situación.

n. sanguíneo letal, concentración de una sustancia en la sangre que provoca la muerte.

n. sanguíneo terapéutico, concentración de un fármaco en la sangre eficaz para conseguir los efectos terapéuticos.

n. sanguíneo tóxico, concentración de un fármaco en la sangre con la que se observan síntomas tóxicos.

n. de significación, probabilidad de que una diferencia observada sea debida a un factor o factores diferentes del azar.

nixis *(nyxis).* Punción.

nm *(nm).* Abreviatura de nanometro.

NMET *(NMET).* Abreviatura de normetanefrina.

No *(No).* Símbolo químico del elemento nobelio.

nobelio *(nobelium).* Décimo elemento transuránico descubierto; símbolo No, número atómico 102, peso atómico 253.

Nocardia. Género de la familia actinomicetos *(Actinomycetes)* que comprende bacterias fungoides; los organismos son filamentos delicados entrelazados, ramificados y a menudo con cuentas, que se rompen para dar lugar a formas en bastoncillo o cocoides.

N. asteroides, especie aislada de enfermedades parecidas a la tuberculosis pulmonar y abscesos cerebrales.

N. madura, especie causante de la maduromicosis.

nocardiosis *(nocardiosis).* Cualquiera de los varios trastornos causados por especies de *Nocardia.*

noci- *(noci-).* Forma prefija que indica (a) lesión, (b) influencia o agente perjudicial.

nociceptor *(nociceptor).* Organo nervioso periférico que recibe y transmite sensaciones dolorosas.

nocipercepción *(nociperception).* Percepción de estímulos dolorosos o lesivos.

nocivo *(noxious).* Peligroso para la salud.

noctambulismo *(noctambulism).* Véase sonambulismo.

noctifobia *(noctiphobia).* Temor morboso a la noche y a la oscuridad y silencio consiguientes; también llamada mictofobia.

nodriza *(nurse).* Mujer que da de mamar.

nodulación *(nodulation).* Presencia o formación de nódulos.

nodular *(nodular).* Relativo a los nódulos o que los posee.

nódulo *(nodule).* Pequeña nudosidad o aglomeración de células densamente empaquetadas con aspecto diferente del tejido circundante. Llámase también nudo y nudosidad. Si es microscópico se llama granuloma.

n. de Bouchard, nódulo pequeño y duro localizado en la articulación interfalángica proximal de un dedo en la osteoartritis.

n. caliente, nódulo tiroideo que contiene una concentración superior de una dosis administrada de yodo radiactivo que el resto de la glándula; suele ser benigno.

n. de cantante, tracoma de las cuerdas vocales; aumento de tamaño en forma de cuenta de las cuerdas vocales, de color blanquecino y tamaño pequeño, causado por el abuso o uso excesivo de la voz, como en el canto prolongado, especialmente con notas altas.

n. frío, nódulo tiroideo que contiene una concentración inferior de una dosis administrada de yodo radiactivo que el resto de la glándula.

n. de Heberden, nódulo pequeño y duro en la articulación interfalángica distal de un dedo en la osteoartritis; es un aumento de tamaño del tubérculo en el extremo articular de la falange distal.

n. de Hensen, nódulo primitivo.

n. linfático, véase ganglio linfático.

n. de Osler, nódulo pequeño doloroso y descolorido que aparece generalmente en las yemas de los dedos de la mano y pies en la endocarditis subaguda.

n. primitivo, tumefacción local o engrosamiento de células ectodérmicas en el extremo craneal de la estría primitiva del embrión, a partir de la cual bandas de células crecen hacia el cráneo, en la línea media, entre el ectodermo y el endodermo, hasta quedar bloqueadas por la placa precordal.

n. de Ranvier, interrupción o constricción que ocurre a intervalos regulares (de aproximadamente un milímetro) en la vaina de mielina de las fibras nerviosas; en este lugar pueden salir del axón ramas colaterales; el área entre dos nódulos está ocupada por una sola célula de Schwann.

n. reumatoide, cada una de las masas redondeadas u ovaladas que se presentan con mayor frecuencia en el tejido subcutáneo sobre las zonas de presión y cerca de las articulaciones en pacientes con artritis reumatoide.

n. de Schmorl, protrusión localizada de un disco intervertebral a través de la placa cartilaginosa hacia el interior del hueso esponjoso del cuerpo vertebral.

Noguchia. Género de bacterias gramnegativas móviles encapsuladas que se encuentran en la conjuntiva de hombres y animales afectos de una

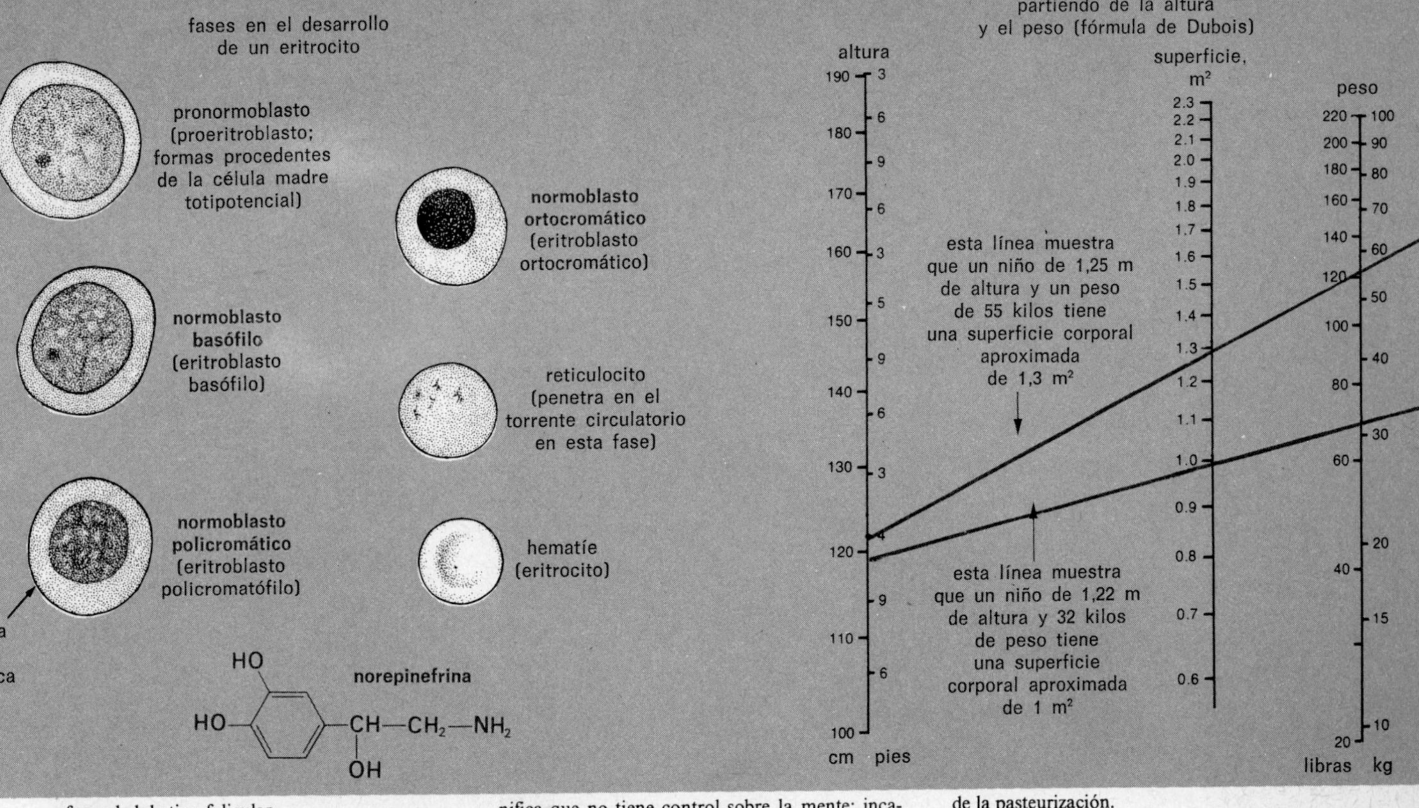

enfermedad de tipo folicular.

noma *(noma).* Enfermedad gangrenosa de la boca rápidamente destructiva; se observa en niños con nutrición deficiente y adultos debilitados; también denominada estomatitis gangrenosa.

nombre *(name).* Palabra que designa y distingue una entidad de otra.

n. comercial, n. registrado, nombre seleccionado por las compañías farmacéuticas que elaboran y venden el medicamento; está registrado y protegido por una marca registrada, y en general va seguido de una ® circunscrita; p. ej., Benadryl®.

n. genérico, definido estrictamente, nombre que designa la relación familiar entre los fármacos; p. ej., antihistamínicos, barbitúricos, etc.; a menudo utilizado para indicar la composición química de un fármaco, a diferencia del nombre registrado; p. ej., difenhidramina (Benadryl®).

n. químico, nombre científico que designa una estructura química precisa; p. ej., clorhidrato de 2-(difenilmetoxi)-*N*, *N*-dimetiletilamina (Benadryl®).

n. registrado, véase nombre comercial.

n. semisistemático, nombre utilizado en las ciencias, especialmente en química, compuesto de dos partes, la primera de las cuales representa el nombre científico (sistemático), y la otra el nombre corriente (vulgar); p. ej., cortisona, derivado de córtex y con el sufijo -ona (que indica un aldehído).

n. sistemático, véase nombre químico.

n. vulgar, nombre común que no dice nada sobre la estructura del organismo o compuesto químico que designa; por ej., agua, cafeína, etc.

Nomenclatura Anatómica (NA). Sistema de terminología anatómica preparado por el Congreso Internacional de Anatomistas

nometal *(nonmetal).* Cualquier elemento electronegativo (p. ej., yodo y flúor) que forma óxidos que producen ácidos y, en estado sólido, es mal conductor del calor y de la electricidad.

nomograma, nomografía *(nomogram, nomograph).* Gráfico que consta de tres líneas graduadas coplanares de diferentes variables dispuestas de tal manera que una línea recta que une dos valores conocidos en dos de las líneas graduadas interseca el valor desconocido en la tercera línea graduada; se utiliza generalmente para calcular el área superficial del cuerpo basándose en el peso y altura del individuo.

nomotópico *(nomotopic).* Situado en el lugar normal o habitual.

non compos mentis Expresión latina que significa que no tiene control sobre la mente; incapaz mentalmente de dirigir los propios asuntos y, por ello, no responsable desde el punto de vista legal.

nonana *(nonan).* Que recurre cada nueve días; dícese de una fiebre.

nonapéptido *(nonapeptide).* Péptido que posee nueve aminoácidos.

nonosa *(nonose).* Azúcar de nueve átomos de carbono.

Noonan, síndrome de *(Noonan's syndrome).* Inclinación antimongoloide de los ojos e implantación baja de las orejas que se asocia a una estenosis de la válvula pulmonar.

nor- *(nor-).* **1.** Forma prefija que denota nitrógeno sin un radical; p. ej., noradrenalina es adrenalina sin el radical -CH_3 unido al átomo de nitrógeno. **2.** Indica un cambio de un compuesto de cadena ramificada a un compuesto de cadena lineal; p. ej., leucina, norleucina.

noradrenalina *(noradrenaline).* Sustancia química (hormona) que produce la constricción de prácticamente la totalidad de los vasos sanguíneos del organismo; es secretada por las terminaciones postganglionares del sistema nervioso simpático; también es producida y almacenada por la médula suprarrenal y se libera por la estimulación de los nervios simpáticos; también llamada levarterenol y norepinefrina.

norepinefrina *(norepinephrine).* Véase noradrenalina.

noretandrolona *(norethandrolone).* $C_{20}H_{30}O_2$; andrógeno utilizado en el anabolismo proteico.

noretindrona *(norethindrone).* Agente progestágeno utilizado conjuntamente con estrógenos como anticonceptivo oral.

noretinodrel *(norethynodrel).* Esteroide de estructura similar a la progesterona, utilizado en combinación con el mestranol como anticonceptivo oral.

norma *(norm).* Regla o patrón ideal considerado como típico de un grupo específico.

normal *(normal).* **1.** Conforme a una norma, estándar o patrón establecido. **2.** Perpendicular; línea o plano que forma un ángulo recto con otro. **3.** En bacteriología, no inmune; se aplica a un animal o suero que no ha sido expuesto experimentalmente a o contaminado con algún microorganismo.

n., solución, véase solución.

normalización *(normalization).* **1.** Proceso de reposición al estado normal. **2.** Proceso de dispersión homogénea de la grasa por la leche después de la pasteurización.

normetanefrina (NMET) *(normetanephrine).* Producto del catabolismo de la noradrenalina que se excreta en la orina.

normoblasto *(normoblast).* Eritrocito sanguíneo joven en su fase inmadura nucleada.

n. acidófilo, normoblasto ortocromático.

n. basófilo, segunda fase en el desarrollo del normoblasto, a continuación del pronormoblasto; también se denomina eritroblasto basófilo, prorrubricito y eritroblasto precoz.

n. ortocromático, última fase del desarrollo del normoblasto en la que se sintetiza el 80 % de la hemoglobina; también se denomina metarrubricito, eritroblasto tardío u ortocromático y normoblasto acidófilo.

n. policromático, tercera fase en el desarrollo del normoblasto; también denominado eritroblasto policromatófilo y rubricito.

normocaliemia *(normokalemia).* Nivel normal de potasio en la sangre.

normocefálico *(normocephalic).* Véase mesocefálico.

normocito *(normocyte).* Eritrocito de tamaño normal.

normocromía *(normochromia).* Color normal de los eritrocitos.

normocrómico *(normochromic).* Que tiene un color normal; dícese de los eritrocitos.

normoglucémico *(normoglycemic).* Que tiene una concentración normal de glucosa en la sangre.

normotenso *(normotensive).* Indica una presión sanguínea arterial normal.

normotermia *(normothermia).* **1.** Temperatura normal. **2.** Temperatura ambiental que no afecta a la actividad de las células del organismo.

normotónico. *(normotonic).* Eutónico, que tiene un tono muscular normal.

normotopia *(normotopia).* Situación o localización normal.

normovolemia *(normovolemia).* Volumen sanguíneo normal.

noso- *(noso-).* Forma prefija que significa enfermedad.

nosocomial *(nosocomial).* Perteneciente o relativo a un hospital o con origen en él.

nosofilia *(nosophilia).* Deseo anormal de estar enfermo.

nosofobia *(nosophobia).* Temor morboso a las enfermedades; temor de tener todos los síntomas de todas las enfermedades sobre las que se ha leído o de las que se ha oído hablar.

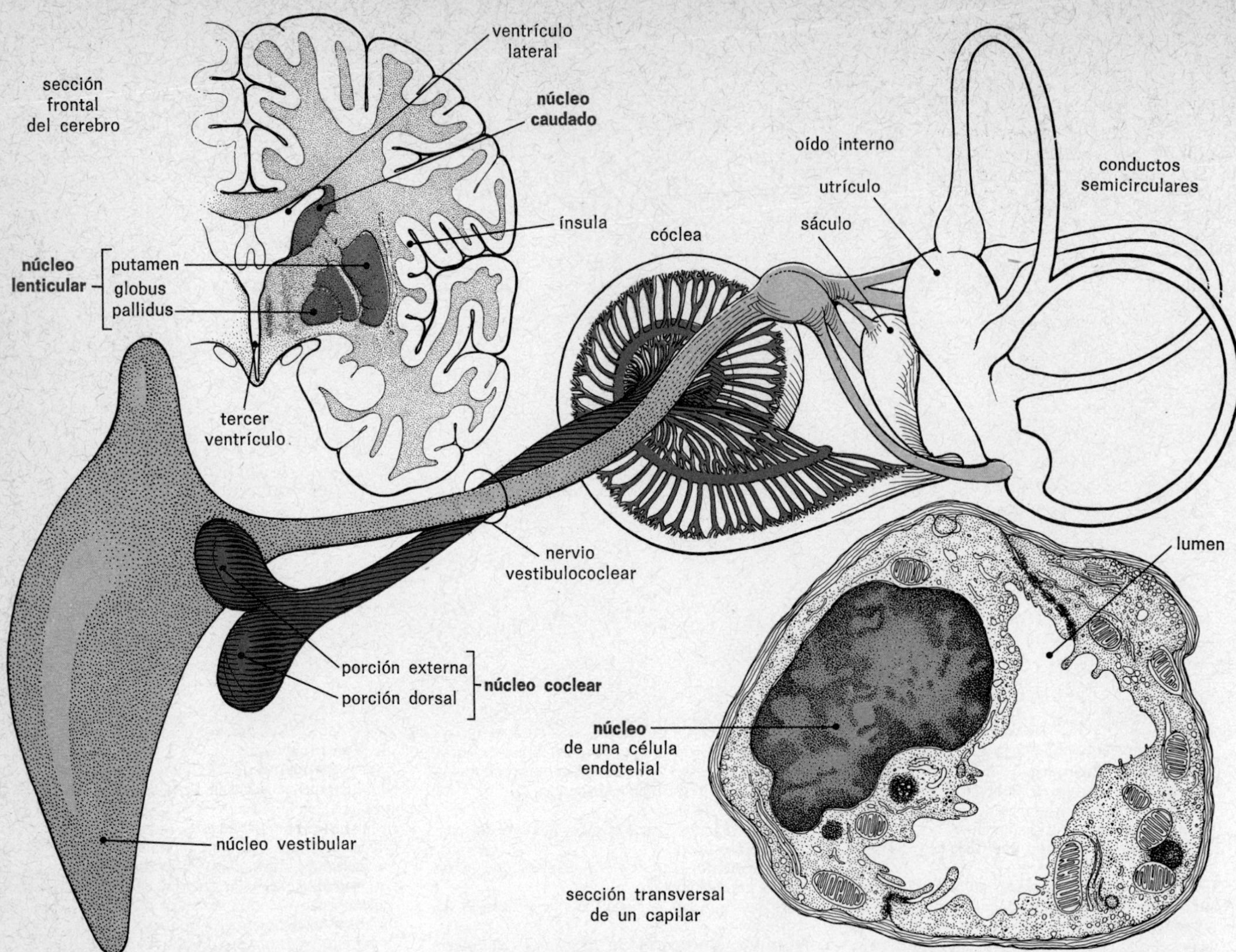

nosogénesis, nosogenia *(nosogenesis, nosogeny).* Véase patogenia.
nosografía *(nosography).* Descripción sistemática escrita de las enfermedades.
nosógrafo *(nosographer).* Persona que escribe sobre enfermedades.
nosología *(nosology).* **1.** Ciencia que trata de la clasificación de las enfermedades. **2.** Clasificación de las enfermedades.
nosomanía *(nosomania).* Temor infundado y excesivo de que uno está enfermo.
nosomicosis *(nosomycosis).* Enfermedad causada por un hongo.
nosoparásito *(nosoparasite).* **1.** Microorganismo que se asocia a una enfermedad pero que no la causa. **2.** Microorganismo patógeno que vive a costa del tejido enfermo.
nosopoyético *(nosopoietic).* Patógeno.
nosotaxia *(nosotaxy).* Nosología.
nosotoxina *(nosotoxin).* Cualquier toxina asociada a una enfermedad.
notal *(notal).* Perteneciente o relativo a la espalda.
notocordio, notocorda *(notochord).* Estructura axial que sirve de sostén a las células en el embrión de todos los cordados; en los vertebrados está sustituida parcial o totalmente por el cráneo y la columna vertebral.
noxa *(noxa).* Cualquier agente o influencia nociva.
Np *(Np).* Símbolo químico del elemento neptunio.
nseg *(nsec).* Abreviatura de nanosegundo.
núbil *(nubile).* Apta para el matrimonio; dícese de una mujer joven sexualmente madura.
nuca *(nape).* Parte posterior del cuello; también llamada cerviz.
nucal *(nuchal).* Relativo a la nuca.
nucleado *(nucleated).* Que posee núcleo.
nuclear *(nuclear).* Perteneciente o relativo al núcleo.
nucleasa *(nuclease).* Enzima que favorece el desdoblamiento de los ácidos nucleicos en nucleótidos.
nucleicos, ácidos *(nucleic acids).* Compuestos químicos de extraordinaria importancia biológica que se dan en todos los organismos vivos en forma de ácido desoxirribonucleico (DNA) y ácido ribonucleico (RNA); constan principalmente de una molécula de azúcar (pentosa o desoxipentosa), bases nitrogenadas (purinas y pirimidinas) y ácido fosfórico.
nucleo-, nucle- *(nucleo-, nucle-).* Formas prefijas que indican una relación con (a) un núcleo, (b) ácido nucleico.
núcleo *(nucleus).* **1.** Estructura generalmente ovalada presente en el centro de la célula que contiene los cromosomas y se halla rodeada por una membrana nuclear; organela esencial que controla el metabolismo, el crecimiento y la reproducción. **2.** Masa localizada de materia gris, compuesta de células nerviosas, en el cerebro o la medula espinal. **3.** Parte central pesada del átomo, cargada positivamente (compuesta por protones y neutrones) y que contiene la masa del átomo, a cuyo alrededor giran en órbita los electrones.

n. abducens, núcleo de un nervio craneal con fibras que se dirigen en dirección ventral para inervar el músculo recto externo del ojo.

n. del accesorio espinal, núcleo de un nervio craneal cuyas fibras forman pequeñas raíces que se unen a las raicillas bulbares del nervio accesorio espinal para inervar el trapecio y el esternocleidomastoideo.

n. ambiguo, núcleo motor compuesto de grandes células multipolares que emite fibras a través de los nervios glosofaringeo, vago y accesorio espinal para inervar la faringe y la laringe.

n. amigdaloide, masa oval de sustancia gris en la parte anterior del lóbulo temporal del cerebro, cerca del uncus; se continúa con la corteza.

n. del asta anterior, columna de células que se extienden a todo lo largo de la medula espinal y se organizan en grupos internos y externos, cada uno de ellos con varias subdivisiones.

n. caudado, gran masa de sustancia gris con forma de herradura que consta de una parte anterior ensanchada que ocupa la mayor parte de la pared externa del asta anterior del ventrículo lateral, una estructura más estrecha que se extiende a lo largo del suelo del ventrículo lateral y una cola afilada y curvada que sigue la curvatura del asta interna del ventrículo lateral y penetra en el lóbulo temporal, terminando en el complejo amigdaloide.

n. coclear, núcleo situado en la superficie del pedúnculo cerebeloso inferior, en la unión del bulbo raquídeo y la protuberancia; recibe fibras aferentes de las células bipolares del ganglio espiral de la cóclea.

n. de los cuerpos cuadrigéminos superiores, núcleo laminado que forma la mitad superior del tectum (techo del mesencéfalo) y sirve como relé primario en la transmisión de los impulsos visuales.

n. dentado del cerebelo, el mayor de los núcleos centrales del cerebelo, incluido dentro del hemisferio cerebeloso; sus fibras eferentes pasan al tronco cerebral.

n. diploide, núcleo celular que contiene una dotación diploide o doble de la normal de cromosomas.

n. de Edinger-Westphal, grupo circunscrito de células nerviosas cuyas fibras van hasta el nervio oculomotor, y de ahí al ganglio ciliar innervando los músculos intrínsecos del ojo.

n. espinal del nervio trigémino, núcleo de un nervio sensitivo craneal que recibe fibras portadoras de impulsos de dolor y temperatura procedentes de la cabeza y cara.

n. del hipogloso, núcleo del nervio craneal bilateral con fibras que se dirigen al borde inferior de la pirámide para inervar la lengua.

n. lenticular, masa de sustancia gris del tamaño y forma de una nuez del Brasil, profundamente enterrada en la sustancia blanca del hemisferio cerebral; una placa vertical de sustancia blanca divide el núcleo en una porción mayor externa, el

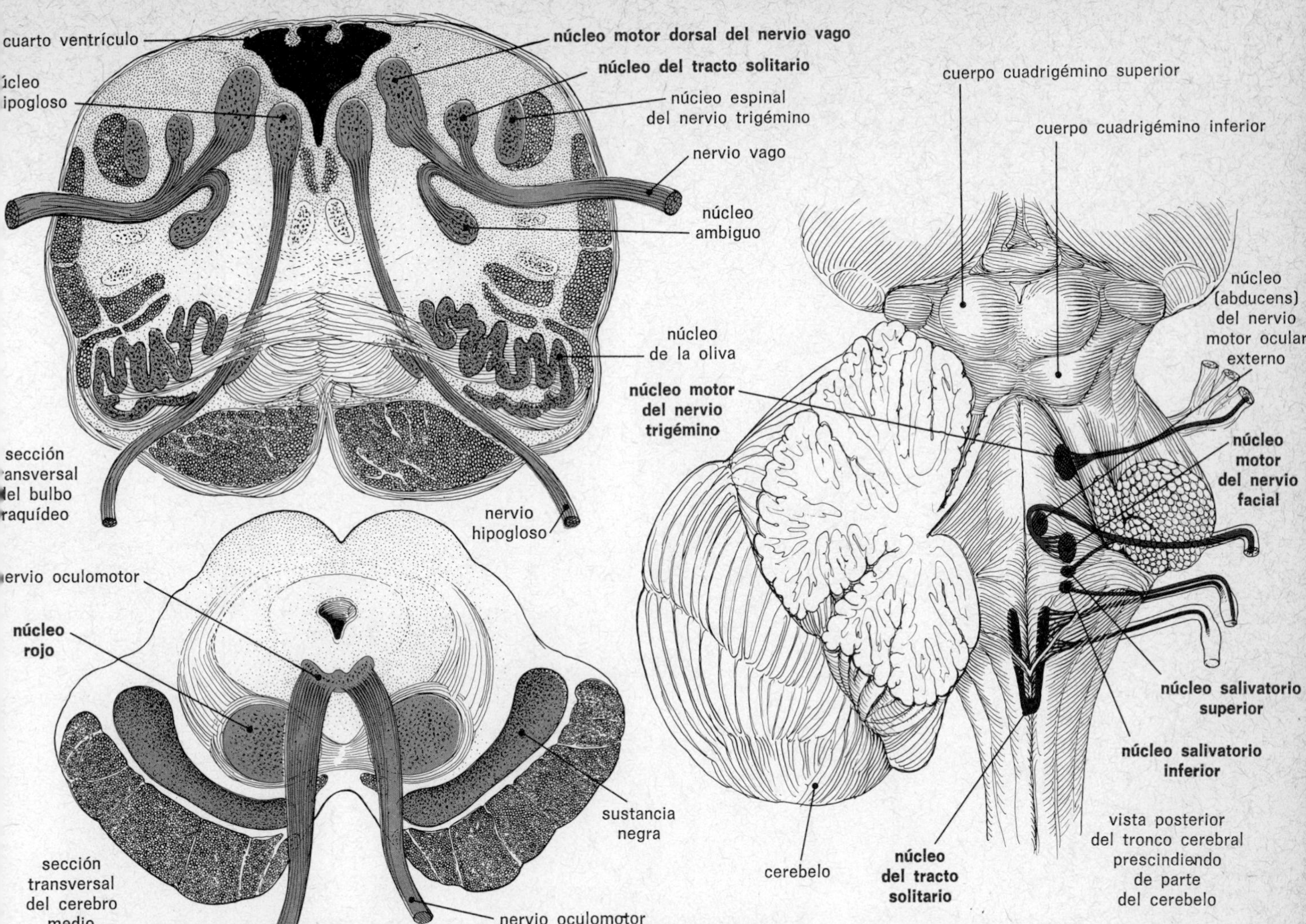

putamen, y una porción interna más pequeña, el globus pallidus; también denominado núcleo lentiforme; forma parte del sistema extrapiramidal.

n. lentiforme, véase núcleo lenticular.

n. mesencefálico del trigémino, núcleo de nervios sensoriales craneales que recibe fibras de los músculos extrínsecos del ojo y de los músculos de la masticación; de él nace la raíz mesencefálica del nervio trigémino.

n. motor dorsal del vago, núcleo situado en el suelo del cuarto ventrículo que emite a través del bulbo raquídeo fibras al vago y a los nervios espinales accesorios que terminan en los plexos simpáticos vagales del tórax y abdomen.

n. motor del nervio facial, núcleo del que surgen fibras que van a inervar los músculos voluntarios de la cara.

n. motor del nervio trigémino, núcleo a partir del cual parten fibras externas con el nervio mandibular para inervar los músculos de la masticación.

n. paraventricular del hipotálamo, agrupación de células nerviosas en la parte anterior del hipotálamo, a ambos lados del tercer ventrículo; da origen al tracto paraventriculohipofisario, que pasa al lóbulo posterior de la hipófisis; está relacionado con el sistema nervioso autónomo.

n. pulposo, porción gelatinosa central del disco intervertebral incluida en el interior de varias capas de tejido fibroso; en edades avanzadas suele convertirse en fibrocartilaginoso.

n. rojo, gran núcleo oval situado en el mesencéfalo que se extiende desde el borde inferior de los cuerpos cuadrigéminos superiores a la región subtalámica; recibe fibras principalmente de los núcleos cerebelosos profundos y de la corteza cerebral; se caracteriza por su color amarillo rosáceo, su posición central y su cubierta a modo de cápsula, formada por las fibras del pedúnculo cerebeloso superior.

n. salivatorio inferior, núcleo a partir del cual las fibras pasan, a través del nervio petroso menor, hasta el ganglio óptico para inervar la glándula parótida.

n. salivatorio superior, neuronas esparcidas en la formación reticular dorsolateral que envían fibras a través de la cuerda del tímpano al ganglio submaxilar para inervar las glándulas submaxilar y sublingual.

n. sensorio principal del trigémino, núcleo que recibe fibras portadoras de impulsos táctiles, de dolor y de temperatura procedentes de la cabeza y la cara.

n. supraóptico del hipotálamo, uno de dos núcleos en el hipotálamo situados a ambos lados del tercer ventrículo, cerca del tracto óptico; da origen al tracto supraopticohipofisario, que penetra en el lóbulo posterior de la hipófisis.

n. del tracto solitario, núcleo del tracto solitario que recibe fibras aferentes viscerales de los nervios facial, glosofaríngeo y vago; núcleo delgado que se extiende a todo lo largo del bulbo raquídeo.

n. ventral posteroexterno, gran masa del tálamo que recibe fibras terminales del tracto espinotalámico y del lemnisco interno; se proyecta en la corteza sensorial.

n. ventral posterointerno, masa en forma de media luna del tálamo, ventral al centro mediano, que recibe el tracto trigeminal secundario; sus axones se proyectan en la circunvolución poscentral.

n. vestibular, núcleo situado en el suelo del cuarto ventrículo que recibe fibras de las células del ganglio bipolar del nervio vestibular.

nucleocápside *(nucleocapsid).* Recubrimiento proteico (cápside) de un virus junto al ácido nucleico que contiene.

nucleófilo *(nucleophil, nucleophile).* Donante de electrones en una reacción química.

nucleofugal, nucleófugo *(nucleofugal).* Que se separa del núcleo celular.

nucleografía *(nucleography).* Método de observación y registro de la composición química, estructura, tamaño, etc., del núcleo de una célula.

nucleograma *(nucleogram).* Datos obtenidos por medio de la nucleografía.

nucleohistona *(nucleohistone).* Nucleoproteína derivada de una histona; sal entre la proteína básica y el ácido nucleico.

nucléolo *(nucleolus).* Organela pequeña y esférica existente en el núcleo celular; contiene RNA (ácido ribonucleico) y proteínas y es un centro activo de la síntesis de proteínas y de RNA, así como un punto importante para la formación de ribosomas.

nucleolonema *(nucleolonema).* Banda densa y gruesa que se ramifica, formando una red en el interior del nucléolo de una célula.

nucleón *(nucleon).* Una de las partículas constituyentes de un núcleo atómico. p. ej., un protón o un neutrón.

nucleónica *(nucleonics).* Tecnología y aplicación de la energía nuclear.

nucleópeto *(nucleopetal).* Que se mueve hacia el núcleo de una célula.

nucleoplasma *(nucleoplasm).* Protoplasma del núcleo celular, compuesto principalmente por proteínas, metabolitos y iones; también llamado carioplasma.

nucleoproteína *(nucleoprotein).* Complejo de compuestos que constan de una proteína sencilla y un ácido nucleico; los cromosomas y virus son en gran medida de naturaleza nucleoproteica.

nucleorretículo *(nucleoreticulum).* Cualquier red estructural en el interior del núcleo.

nucleorrexis *(nucleorrhexis).* Rotura del núcleo celular.

nucleósido *(nucleoside).* Base púrica o pirimidínica unida a un azúcar (pentosa, ribosa o desoxirribosa).

nucleotidasa *(nucleotidase).* Enzima que cataliza el desdoblamiento de un nucleótido en nucleósidos y ácido fosfórico.

nucleotidiltransferasa *(nucleotidyltransferase).* Enzimas que transfieren residuos de nucleóti-

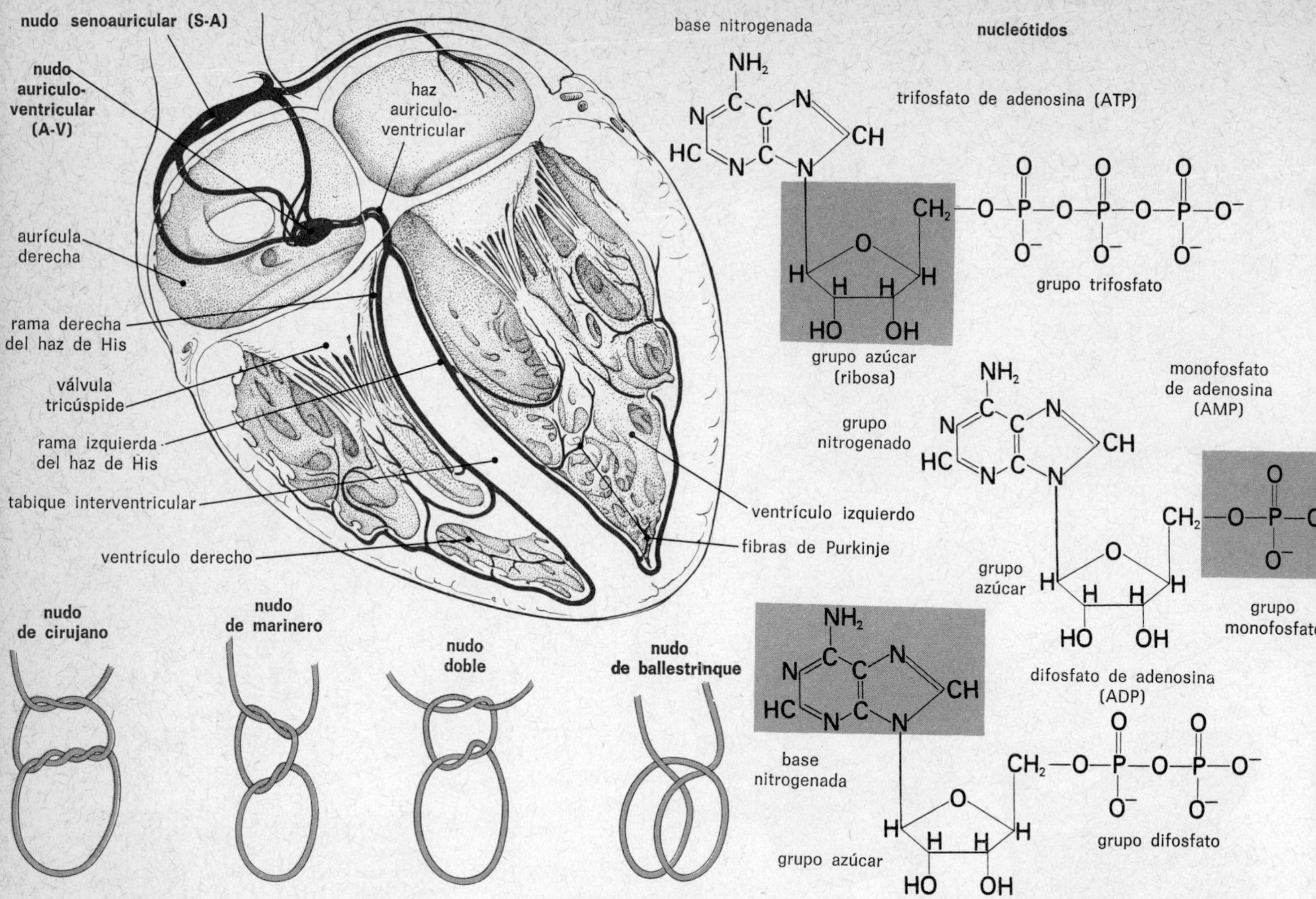

dos desde di o trifosfatos de nucleósido a formas díneras o polímeras.

nucleótido *(nucleotide)*. Uno de los compuestos en que se desdobla el ácido nucleico al hidrolizarse; consta de una base nitrogenada (purina o pirimidina), un azúcar (ribosa o desoxirribosa) y un grupo fosfato; también llamado mononucleótido.

n. de trifosfopiridina (TPN), término antiguo para designar el NADP.

nucleotoxina *(nucleotoxin)*. Toxina que afecta a los núcleos celulares.

núclido *(nuclide)*. Atomo o especie de átomo caracterizado por su número atómico y masa atómica (A) o número de protones (Z); los núclidos con el mismo número de protones son isótopos de un elemento específico; los núclidos con la misma masa atómica pero diferentes números atómicos son isóbaros.

nudo *(node)*. **1.** Masa circunscrita de tejido diferenciado. Llámase también nodo y nudosidad. **2.** Protuberancia. **3.** Lazo formado por uno o varios hilos, cuerdas, suturas, etc.

n. de Aschoff-Tawara, nudo auriculoventricular.

n. auriculoventricular, nudo A-V; pequeño nudo no encapsulado constituido por finas bandas de fibras musculares modificadas entrelazadas y situado cerca del orificio del seno coronario; cuando es activado normalmente por el nudo senoauricular, transmite el impulso, a través de las fibras de Purkinje, al músculo ventricular, causando una contracción prácticamente simultánea.

n. A-V, véase nudo auriculoventricular.

n. de ballestrinque, nudo con dos lazadas continuas en el mismo sitio.

n. de cirujano, nudo doble que se forma pasando dos veces el hilo por la misma asa.

n. doble, doble nudo inseguro en el que los dos extremos de la cuerda no pasan unidos bajo el lazo, sino que están separados por él.

n. llano, véase nudo de marinero.

n. de marinero, n. llano, nudo doble en el que los extremos del segundo nudo están paralelos a los del primero.

n. senoauricular, nudo S-A; masa de bandas entrelazadas de fibras musculares cardiacas que actúan normalmente como marcapasos del sistema de conducción cardiaco; situado en la pared de la aurícula derecha en el extremo superior de la cresta terminal, en el lugar de entrada de la vena cava superior; recibe fibras de los dos sistemas nerviosos autónomos y es la parte del corazón que origina el latido cardiaco. Llamado también nudo de Keith-Flack.

n. sinusal perezoso, síndrome del, síndrome de reducción del automatismo del nudo senoauricular (S-A); a menudo precede a la aparición del síndrome del seno enfermo.

nudosidad *(nodosity)*. **1.** Protuberancia en forma de nudo. **2.** Condición de poseer nódulos.

nudoso *(nodose)*. Que posee nódulos.

nuez *(nux)*. Fruto del nogal.

n. de Adán, *(Adam's apple)*, prominencia laríngea; cartílago tiroides de la laringe que forma una proyección subcutánea en la línea media del cuello.

n. vómica, nuez tóxica de *Strychnos nuxvomica*, árbol que crece en el sudeste de Asia; es fuente de dos alcaloides, la estricnina y la brucina, y se ha utilizado como tónico amargo, tintura y estimulante del sistema nervioso central; también denominada semilla de strychnos y nuez venenosa.

nuligrávida *(nulligravida)*. Mujer que no ha estado nunca embarazada.

nulípara *(nullipara)*. Mujer que no ha parido nunca.

nuliparidad *(nulliparity)*. Situación de no haber tenido nunca hijos.

nulisómico *(nullosomic)*. Que carece de los dos miembros de un par de cromosomas.

número *(number)*. Cada uno de los símbolos componentes de una serie que expresa una cantidad específica o un valor definido en un orden fijo obtenido por recuento.

n. atómico, número o posición de un elemento en el sistema periódico; representa el número de electrones negativos en el exterior del núcleo atómico.

n. de Avogadro, número de moléculas o partículas en una molécula gramo de cualquier compuesto; es igual a $6{,}002 \times 10^{23}$.

n. de dureza de Brinell, número que expresa la dureza de un material, derivado de la medición del diámetro de la penetración hecho por presión, con la ayuda de un verificador de Brinell, que es una bola estándar de carburo en la superficie de un material bajo una carga específica.

n. de dureza de Knoop, número que representa la dureza de un material (especialmente estructuras y materiales dentarios) determinada por la penetración de una herramienta indentada con un diamante.

n. electrónico, número de electrones en la órbita más externa de un elemento.

n. f, número que denota la sensibilidad de una lente o su capacidad para concentrar la luz; se calcula dividiendo la distancia focal de la lente o sistema de lentes por su diámetro de apertura efectiva; cuanto menor sea el número f, mayor será la exposición a la luz.

n. Mach, número que representa la relación entre la velocidad de un objeto y la del sonido en el mismo medio circundante.

n. de masa, número entero más próximo al que expresa la suma de protones y neutrones en el núcleo atómico de un isótopo; se expresa como un sufijo escrito en la parte superior del elemento; p. ej., O^{16} (oxígeno-16).

numulación *(nummulation)*. Formación de masas con forma de disco.

numular *(nummular)*. **1.** En forma de moneda; discoide; aplícase generalmente al esputo mucoso denso observado en ciertas alteraciones pulmonares. **2.** Dispuesto en forma de pilas de monedas.

nutrición *(nutrition)*. Proceso por el que un organismo vivo utiliza el alimento para su crecimiento y sustitución de los elementos hísticos por medio de la digestión, absorción, asimilación y excreción.

nutriente *(nutrient)*. Componente nutritivo del alimento.

nux. En latín, nuez.

números electrónicos de algunos elementos

elemento	símbolo	número atómico	capa						
			K	L	M	N	O	P	Q
hidrógeno	H	1	1						
litio	Li	3	2	1					
carbono	C	6	2	4					
nitrógeno	N	7	2	5					
oxígeno	O	8	2	6					
sodio	Na	11	2	8	1				
cloro	Cl	17	2	8	7				
potasio	K	19	2	8	8	1			
calcio	Ca	20	2	8	8	2			
yodo	I	53	2	8	18	18	7		
mercurio	Hg	80	2	8	18	32	18	2	
radio	Ra	88	2	8	18	32	18	18	2

números atómicos
(tabla periódica)

METALES — NO METALES

Grupo / Período	I	II											III	IV	V	VI	VII	O
1	H 1																	He 2
2	Li 3	Be 4											B 5	C 6	N 7	O 8	F 9	Ne 10
3	Na 11	Mg 12											Al 13	Si 14	P 15	S 16	Cl 17	Ar 18
4	K 19	Ca 20	Sc 21	Ti 22	V 23	Cr 24	Mn 25	Fe 26	Co 27	Ni 28	Cu 29	Zn 30	Ga 31	Ge 32	As 33	Se 34	Br 35	Kr 36
5	Rb 37	Sr 38	Y 39	Zr 40	Nb 41	Mo 42	Tc 43	Ru 44	Rh 45	Pd 46	Ag 47	Cd 48	In 49	Sn 50	Sb 51	Te 52	I 53	Xe 54
6	Cs 55	Ba 56	* 57-71	Hf 72	Ta 73	W 74	Re 75	Os 76	Ir 77	Pt 78	Au 79	Hg 80	Tl 81	Pb 82	Bi 83	Po 84	At 85	Rn 86
7	Fr 87	Ra 88	** 89-103	Rf 104	Ha 105													

*	elementos lantánidos (tierras raras)	La 57	Ce 58	Pr 59	Nd 60	Pm 61	Sm 62	Eu 63	Gd 64	Tb 65	Dy 66	Ho 67	Er 68	Tm 69	Yb 70	Lu 71
**	elementos actínidos	Ac 89	Th 90	Pa 91	U 92	Np 93	Pu 94	Am 95	Cm 96	Bk 97	Cf 98	Es 99	Fm 100	Md 101	No 102	Lw 103

O

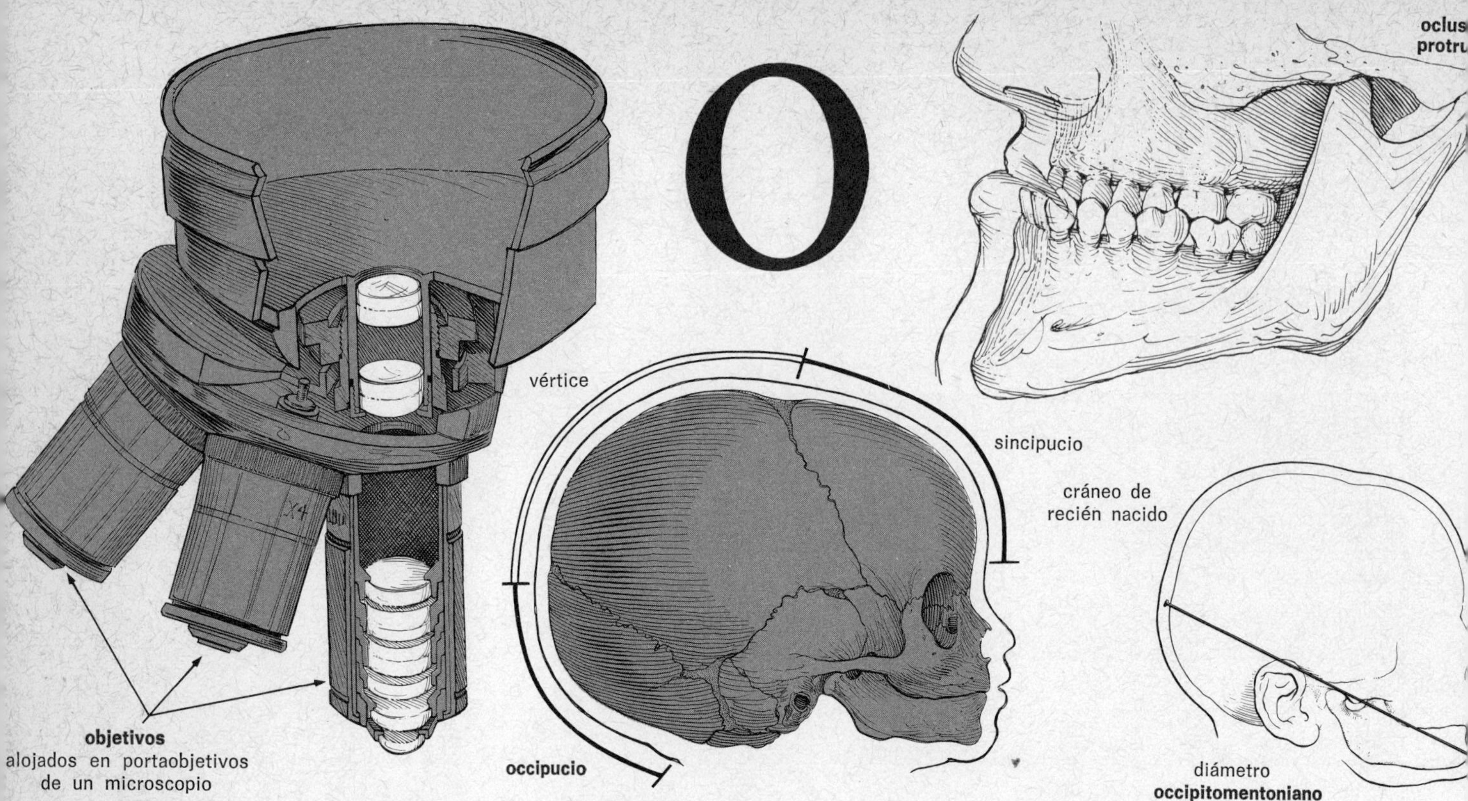

Ω. La letra griega omega; símbolo de ohmio.

O. **1.** Abreviatura de *oculus* (ojo). **2.** Símbolo de (a) grupo sanguíneo del sistema ABO cuyo suero no contiene aglutinógenos, (b) oxígeno.

o-. En química, abreviatura de orto-.

OAI *(LAO).* En radiología, abreviatura de proyección oblicua anterior izquierda.

OB. Abreviatura de obstetricia.

OB/GIN *(OB/GYN).* Abreviatura de obstetricia y ginecología.

obdormición *(obdormition).* Entumecimiento de una parte del cuerpo debida a la compresión de un nervio sensitivo.

obelión *(obelion).* Punto craneométrico de la sutura sagital en su cruce con la línea que une ambos agujeros parietales.

obesidad *(obesity).* Acumulación excesiva de grasa en el tejido subcutáneo.

o. alimentaria, obesidad simple.

o. endógena, obesidad atribuida a alteraciones metabólicas o endocrinas.

o. exógena, obesidad simple.

o. simple, obesidad que aparece cuando la ingesta calórica es mayor que el gasto energético.

obeso *(obese).* Muy grueso; corpulento.

obex *(obex).* Lámina pequeña triangular situada en la parte caudal del techo del cuarto ventrículo.

objetivo *(objective).* Lente o grupo de lentes de un microscopio u otro sistema óptico que reciben luz de un campo visual y forman la primera imagen; llamado así porque es lo más cercano al objeto.

o. de inmersión, objetivo de gran aumento ideado para incluir aceite u otro líquido, en lugar de aire, entre su lente frontal y el cubreobjeto.

objeto *(object).* **1.** Cualquier cosa perceptible a través de cualquiera de los sentidos. **2.** Persona o cosa que produce cualquier tipo de emoción en un observador.

o. de prueba, dispositivo empleado para determinar el poder de definición de la lente objetiva de un microscopio.

o. sexual, persona o cosa que despierta atracción sexual en otro.

oblicuidad *(obliquity).* Asinclitismo.

oblicuo *(oblique).* Que tiene una dirección inclinada o en declive; desviado de la perpendicular o la horizontal; inclinado.

obligado *(obligate).* Que sólo es capaz de sobrevivir en un medio determinado; dícese de ciertos parásitos; lo opuesto a facultativo.

obliquus. En latín, oblicuo.

oblongado, oblongo *(oblongata).* Que tiene una medida larga; elongado.

obmutescencia *(obmutescence).* Pérdida de la voz; también llamada mudez.

obnubilación *(obnubilation).* Estado de confusión mental.

observoscopio *(observerscope).* Instrumento en forma de Y que posibilita a dos observadores la visualización simultánea del interior de un conducto o cavidad.

obsesión *(obsession).* Idea no deseada que reaparece constantemente y que no se puede apartar.

obsesivocompulsivo *(obsessive-compulsive).* Que padece una neurosis obsesivocompulsiva; véase neurosis.

obstetra *(obstetrician).* Médico especializado en obstetricia.

obstetricia *(obstetrics).* Rama de la medicina que se ocupa principalmente del embarazo, el parto y los fenómenos posteriores al alumbramiento hasta la involución completa del útero.

obstétrico *(obstetric).* Relativo a la obstetricia.

obstipación *(obstipation).* Estreñimiento que no responde al tratamiento; incapacidad persistente para evacuar heces; también llamada constipación.

obstrucción *(obstruction).* Impedimento, traba o bloqueo.

obstruyente *(obstruent).* **1.** Que causa obstrucción. **2.** Agente que produce tal efecto.

obtenedor de espacio *(space obtainer).* Aparato de ortodoncia que aumenta lentamente el espacio entre los dientes.

obtundente *(obtundent).* Agente que embota la percepción del dolor o el tacto.

obtundir *(obtund).* Amortiguar el dolor o las sensaciones táctiles.

obturación *(obturation).* Oclusión, obliteración.

obturador *(obturator).* **1.** Toda estructura que cierra una abertura corporal. **2.** Dispositivo protésico para cerrar un defecto del paladar duro. **3.** Instrumento empleado para ocluir una cánula hueca durante su inserción en el cuerpo.

obtusión *(obtusion).* Embotamiento de la sensibilidad normal.

occipital *(occipital).* Relativo a la parte posterior de la cabeza; véase tabla de huesos.

occipitalización *(occipitalization).* Fusión o anquilosis entre el atlas y el hueso occipital.

occipitatloide *(occipitoatloid).* Perteneciente al hueso occipital y a la primera vértebra (atlas); aplícase a la articulación entre ambos huesos.

occipitobregmático *(occipitobregmatic).* Perteneciente al occipucio y el bregma (medición practicada en craneometría).

occipitomentoniano *(occipitomental).* Relativo a la parte posterior de la cabeza y el mentón.

occipitoparietal *(occipitoparietal).* Relativo a los huesos occipital y parietal.

occipitotemporal *(occipitotemporal).* Relativo a los huesos occipital y temporal.

occipucio *(occiput).* Porción posterior e inferior de la cabeza.

ocelo *(ocellus).* Ojo simple de muchos invertebrados.

ocena *(ozena).* Exudación fétida de la nariz de los pacientes con ciertas formas de rinitis crónica.

OCG *(OCG).* Abreviatura de omnicardiograma.

ocluir *(occlude).* **1.** Cerrar u obstruir. **2.** En odontología, juntar las superficies de los dientes superiores e inferiores.

oclusal, oclusional *(occlusal).* **1.** Relativo a una oclusión. **2.** En odontología, relativo a las superficies de masticación de los dientes o bordes de oclusión.

oclusión *(occlusion).* **1.** Proceso de cerrar o estado de cerrado. **2.** En odontología, contacto de las superficies de los dientes del maxilar superior con los del inferior. **3.** En química, absorción de un gas por un metal.

o. afuncional, maloclusión que impide una masticación apropiada.

o. anormal, maloclusión.

o. céntrica, oclusión en la que los dientes superiores e inferiores se reúnen de una manera normal y relajada, y el maxilar inferior está centrado con respecto al maxilar superior.

o. coronaria, obstrucción de la circulación coronaria, causada generalmente por una trombosis.

o. enteromesentérica, obstrucción del flujo sanguíneo en la pared del intestino y el mesenterio.

o. excéntrica, en los dientes, toda oclusión distinta de la oclusión céntrica.

o. patógena, relación oclusal capaz de producir daños en los tejidos de sostén.

o. protrusiva, protrusión del maxilar inferior desde la posición céntrica.

o. de la vena hepática, afección rara caracterizada por bloqueo de las venas hepáticas, causada por lo general por una infiltración tumoral o por trombosis de los vasos, que produce hepatomegalia, hipertensión portal y ascitis; también llamada síndrome de Budd-Chiari.

oclusión de la arteria cerebelosa posteroinferior, síndrome de *(posterior inferior cerebellar artery occlusion syndrome).* Síndrome que se produce en la oclusión de la arteria cerebelosa

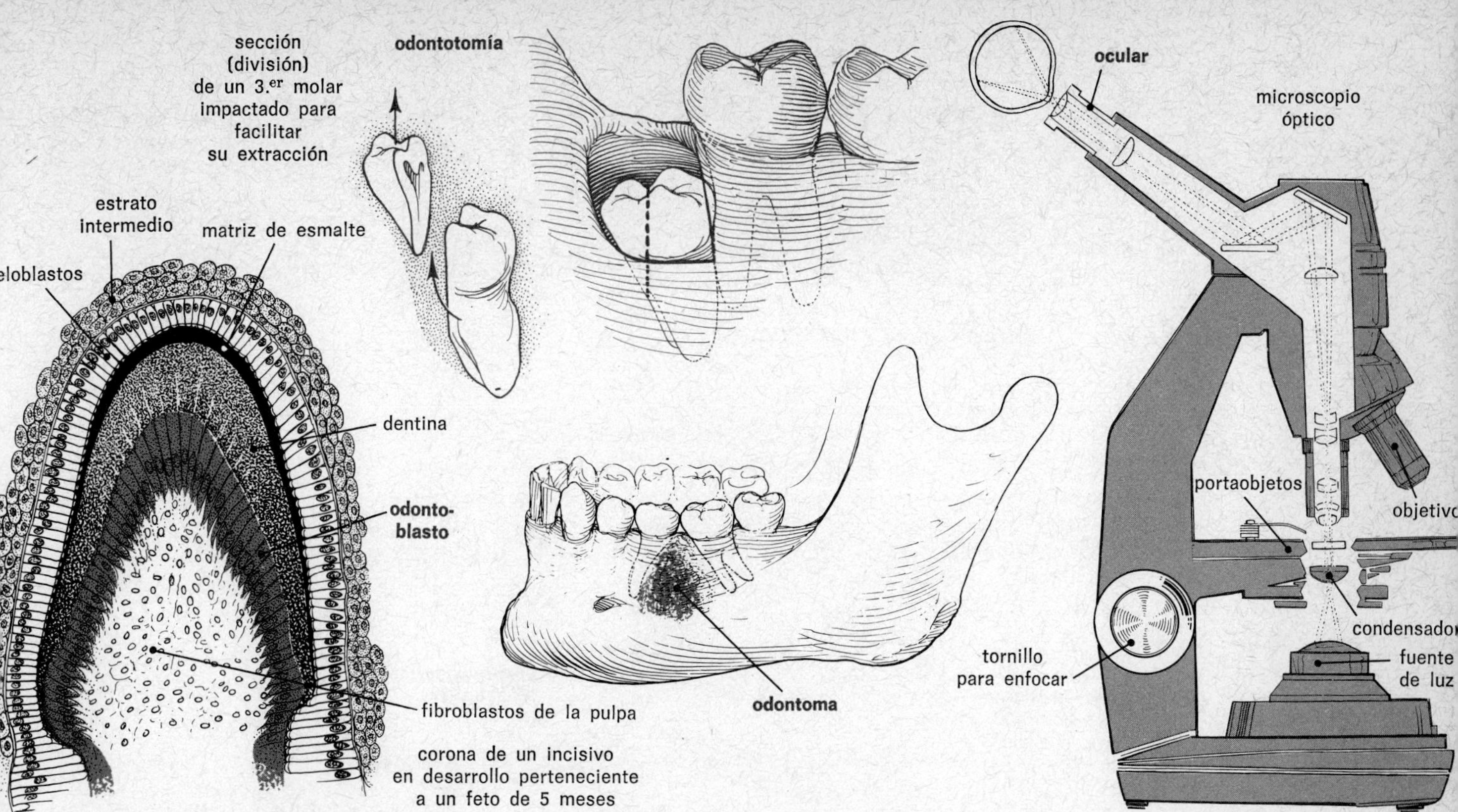

posteroinferior; los síntomas son de debilidad muscular y pérdida de las sensaciones de dolor y temperatura de la cara, paladar blando, faringe y laringe del mismo lado de la lesión, además de pérdida de las sensaciones de dolor y temperatura de las extremidades y el tronco en el lado contrario a la misma; también denominado síndrome de Wallenberg.

oclusiva aortoiliaca, enfermedad *(aortoiliac occlusive disease).* Obstrucción gradual de la porción terminal de la aorta por arteriosclerosis; entre los rasgos clínicos a ella asociados están claudicación intermitente de la parte inferior de la espalda, nalgas, muslos o pantorrillas y atrofia de los miembros; puede haber también trastornos tróficos e impotencia; también llamada síndrome de Leriche.

oclusivo *(occlusive).* Que cubre; que cierra.

oclusómetro *(occlusometer).* Véase gnatodinamómetro.

oclusor *(occluder).* **1.** Dispositivo colocado delante del ojo para bloquear la visión. **2.** Dispositivo colocado en un vaso sanguíneo para detener el flujo de sangre, empleado en ciertos experimentos fisiológicos en animales.

ocronosis *(ochronosis).* Pigmentación negroparduzca característica del tejido conjuntivo que se observa en ciertos trastornos metabólicos; resulta de la acumulación de ácido homogentísico.

octa- *(octa-).* Forma prefija que significa ocho.

octametil pirofosforamida *(octamethyl pyrophosphoramide) (OMPA).* Compuesto químico usado como insecticida para las plantas; llamado comúnmente escadrán.

octana *(octan).* Que ocurre cada ocho días; dícese de ciertas fiebres.

octapéptido *(octapeptide).* Compuesto peptídico de ocho residuos de aminoácidos, como las hormonas de la hipófisis posterior oxitocina y vasopresina.

octavalente *(octavalent).* Que tiene el poder de combinación de ocho átomos de hidrógeno.

octodecanoico, ácido *(octodecanoic acid).* Véase ácido esteárico.

ocular 1 *(eyepiece).* Lente o sistema de lentes más cercano al ojo en un instrumento óptico, como el microscopio, que agranda más aún la imagen formada por la lente objetivo; también llamada lente ocular. **2** *(ocular).* Relativo o perteneciente al ojo.

oculista *(oculist).* Denominación anticuada por oftalmólogo.

oculocerebrorrenal, síndrome *(oculocerebrorenal syndrome).* Síndrome hereditario consistente en catarata congénita y glaucoma, retraso mental y alteraciones de la absorción tubular renal que generan proteinuria, glucosuria, aminoaciduria e incapacidad para concentrar y acidificar la orina; también llamado distrofia cerebrooculorrenal y síndrome de Lowe.

oculocutáneo *(oculocutaneous).* Relativo a los ojos y la piel.

oculogiria *(oculogyria).* Rotación de los globos oculares.

oculógiro *(oculogyric).* Relativo a la rotación de los globos oculares o que la causa.

oculomicosis *(oculomycosis).* Véase oftalmomicosis.

oculomotor *(oculomotor).* **1.** Relativo a los movimientos del globo ocular o que los causa. **2.** Relativo al nervio motor ocular común (III par craneal) o a los otros oculomotores (IV y VI).

oculonasal *(oculonasal).* Relativo a los ojos y la nariz.

oculopatía *(oculopathy).* Véase oftalmopatía.

oculto *(occult).* Escondido, como una hemorragia oculta.

oculus. En latín, ojo.
- **o. dexter,** ojo derecho.
- **o. sinester,** ojo izquierdo.
- **o. uterque,** los dos ojos.

O.D. *(O.D.).* Abreviatura de *oculus dexter* (ojo derecho).

odditis *(odditis).* Inflamación del esfínter del conducto hepatopancreático (esfínter de Oddi) en la unión del duodeno con el colédoco.

odin-, -odinia *(odyn-, -odynia).* Formas prefija y sufija que significan dolor.

odinacusia *(odynacusis).* Hipersensibilidad del órgano espiral de Corti (órgano de la audición), que hace que los ruidos causen verdadero malestar; también llamada audición dolorosa.

odinofagia *(odynophagia).* Deglución dolorosa.

odinómetro *(odynometer).* Instrumento utilizado para medir el grado de sensibilidad a los estímulos dolorosos; también llamado algesímetro.

odontectomía *(odontectomy).* Extracción de un diente previa escisión del hueso que rodea la raíz.

odontexesis *(odontexesis).* Eliminación completa del sarro de los dientes.

odóntico *(odontic).* Perteneciente o relativo a los dientes; dental.

odonto-, odont- *(odonto-, odont-).* Formas prefijas que significan diente o dientes; p. ej., odontoblasto.

odontoblasto *(odontoblast).* Célula especializada de la papila dental de un diente en desarrollo, que produce la matriz que forma la dentina; delimita la cavidad pulparia y puede formar dentina secundaria durante toda la vida.

odontoblastoma *(odontoblastoma).* **1.** Tumor compuesto principalmente por células epiteliales y mesenquimatosas que pueden desarrollarse hasta formar sustancias dentarias calcificadas. **2.** Odontoma en su estadio temprano.

odontocele *(odontocele).* Quiste alveolodentario; véase quiste.

odontoclasto *(odontoclast).* Célula multinucleada supuestamente interviniente en la absorción de las raíces de los dientes primarios.

odontogenia *(odontogeny).* Desarrollo de los dientes.

odontógeno *(odontogenic).* Derivado de tejidos que participan en la formación de los dientes; dícese de ciertos tumores.

odontoide *(odontoid).* Con forma de diente, como la apófisis odontoides de la segunda vértebra cervical.

odontólisis *(odontolysis).* Erosión de los dientes.

odontología *(odontology, dentistry).* Ciencia y práctica que se ocupa del diagnóstico, prevención y tratamiento de las enfermedades de los tejidos que constituyen la boca, y en especial de la restauración y sustitución de dientes defectuosos.

odontoma *(odontoma).* Tumor derivado de tejidos que intervienen en la formación de los dientes.

odontopatía *(odontopathy).* Cualquier enfermedad de los dientes.

odontoprisis *(odontoprisis).* Pulido de los dientes.

odontorragia *(odontorrhagia).* Hemorragia profusa del alvéolo de un diente tras su extracción.

odontoscopio *(odontoscope).* Espejo circular pequeño usado para la inspección de los dientes.

odontoterapia *(odontotherapy).* Tratamiento de las enfermedades de los dientes.

odontotomía *(odontotomy).* Sección de un diente.

odor *(odor).* Emanación de cualquier sustancia que estimula el sentido del olfato; olor o fragancia.

odorífero *(odoriferous).* Oloroso; que desprende olor.

odoríforo *(odoriphore).* Véase osmóforo.

odorimetría *(odorimetry).* Medición de la intensidad relativa de los olores.

odorímetro *(odorimeter).* Instrumento para determinar la intensidad de los olores.

oersted (H) *(oersted).* Unidad de intensidad magnética igual a la intensidad de un campo magnético que ejerce una fuerza mecánica de una dina so-

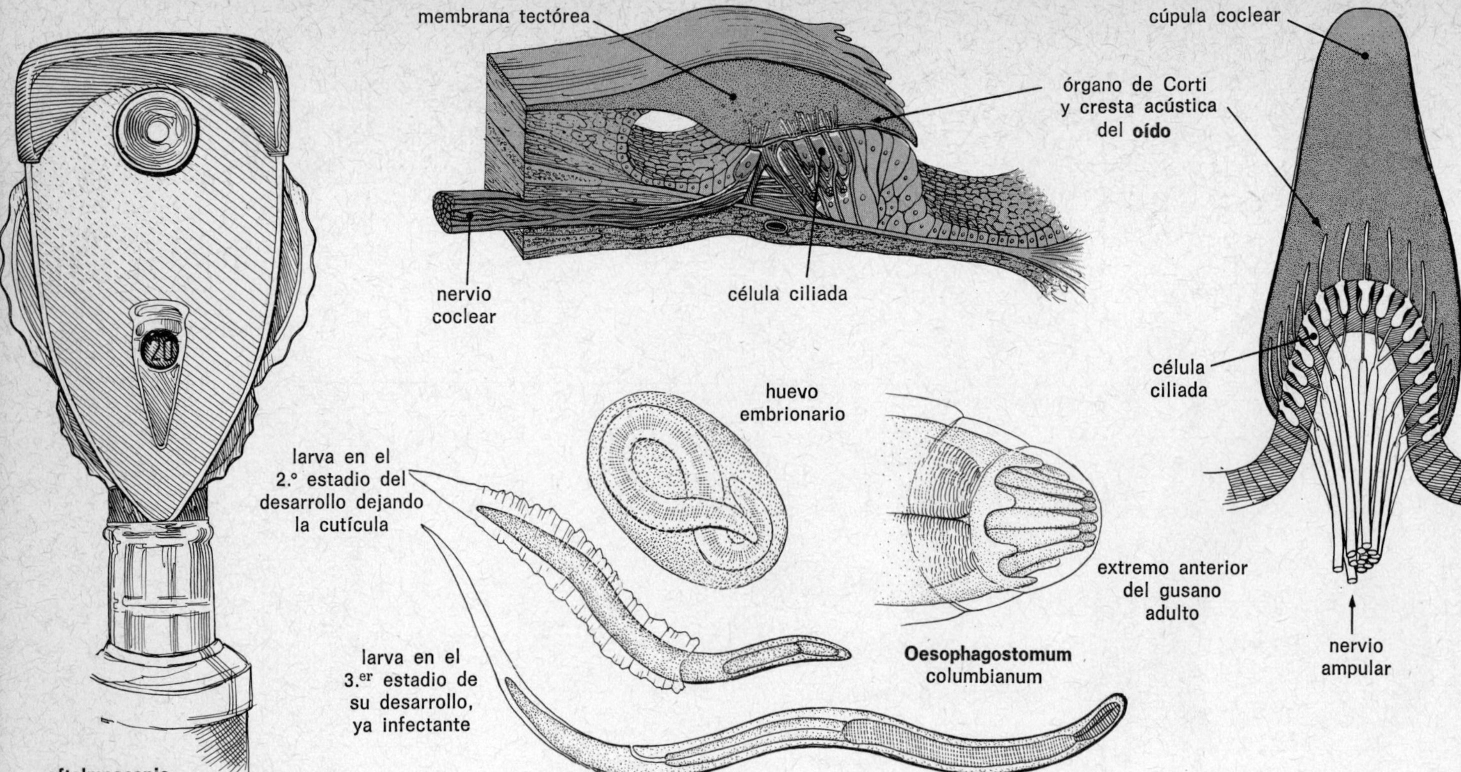

bre una unidad de polo magnético.

Oesophagostomum. Género de gusanos nematodos que forman nódulos en las paredes intestinales de los rumiantes, cerdos y seres humanos, especialmente en Africa.

Oestrus. Género de dípteros invasores de tejidos.

oficial *(official).* En farmacología, autorizado o incluido en la farmacopea.

oficinal *(officinal).* Dícese de los fármacos ya preparados que se almacenan en las farmacias para incluirlos en otros compuestos; asequible sin preparación especial.

ofídico *(ophidic).* Relativo a las serpientes.

ofidofobia *(ophidiophobia).* Temor morboso a las serpientes.

ofriosis *(ophryosis).* Crispación espasmódica en el área de las cejas.

oftalmalgia *(ophthalmalgia).* Dolor en el globo ocular.

oftalmectomía *(ophthalmectomy).* Extracción quirúrgica del globo ocular.

oftalmía *(ophthalmia).* Inflamación del ojo.

o. blenorrágica, conjuntivitis aguda purulenta causada por una infección blenorrágica.

o. del recién nacido, conjuntivitis aguda purulenta del recién nacido adquirida durante el paso a través del canal del parto cuando la madre tiene blenorragia.

o. simpática, inflamación bilateral de los tractos uveales consecutiva a una herida perforante o a la retención de un cuerpo extraño en un ojo, que conduce a ceguera bilateral; también llamada oftalmía transferida, migratoria o metastática.

oftálmico *(ophthalmic).* Perteneciente al globo ocular.

oftalmítico *(ophthalmitic).* Relativo a una inflamación del ojo.

oftalmo- *(ophthalmo-).* Forma prefija que significa ojo.

oftalmoblenorrea *(ophthalmoblenorrhea).* Conjuntivitis purulenta.

oftalmocentesis *(ophthalmocentesis).* Punción quirúrgica del ojo.

oftalmodiafanoscopio *(ophthalmodiaphanoscope).* Instrumento empleado para inspeccionar el interior del ojo por transiluminación.

oftalmodinamometría *(ophthalmodynamometry).* Medición de la presión sanguínea en la circulación retiniana dentro del ojo por medio de un oftalmodinamómetro; se utiliza para determinar la presencia de una lesión estenótica en el sistema arterial carotídeo.

oftalmodinamómetro *(ophthalmodynamometer).* **1.** Instrumento para medir la presión sanguínea de los vasos retinianos. **2.** Instrumento para medir el poder de convergencia de los ojos, fijados en un punto cercano de visión.

oftalmodinia *(ophthalmodynia).* Oftalmalgia.

oftalmodonesis *(ophthalmodonesis).* Movimiento trémulo de los ojos.

oftalmofacómetro *(ophthalmophacometer).* Instrumento usado para medir la curvatura de la córnea y el cristalino.

oftalmógrafo *(ophthalmograph).* Instrumento utilizado para registrar los movimientos oculares durante la lectura.

oftalmoiconómetro *(ophthalmo-eikonometer).* Instrumento para medir un trastorno ocular, la aniseiconía.

oftalmoleucoscopio *(ophthalmoleukoscope).* Instrumento empleado para probar la percepción de los colores; controla las intensidades de color por medio de filtros para producir una mezcla blanca.

oftalmología *(ophthalmology).* Rama de la medicina que se ocupa de los ojos, sus enfermedades y errores de refracción.

oftalmólogo *(ophthalmologist).* Médico especializado en el tratamiento de las enfermedades y errores de refracción del ojo.

oftalmomalacia *(ophthalmomalacia).* Presión intraocular anormalmente baja.

oftalmometría *(ophthalmometry).* Medición de la curvatura anterior de la córnea con un oftalmómetro.

oftalmómetro *(ophthalmometer).* Instrumento para medir la curvatura de la superficie anterior de la córnea.

oftalmomiasis *(ophthalmomyasis).* Infección del ojo con larvas de moscas; también llamada miasis ocular.

oftalmomicosis *(ophthalmomycosis).* Enfermedad del ojo o sus apéndices causada por un hongo; también llamada oculomicosis.

oftalmomiotomía *(ophthalmomyotomy).* Sección quirúrgica de cualquiera de los músculos oculares extrínsecos (extraoculares).

oftalmoneuritis *(ophthalmoneuritis).* Inflamación del nervio óptico.

oftalmopatía *(ophthalmopathy).* Cualquier enfermedad del ojo.

oftalmoplastia *(ophthalmoplasty).* Cirugía plástica ocular.

oftalmoplejía *(ophthalmoplegia).* Parálisis de uno o más músculos del ojo.

o. externa hereditaria, véase oftalmoplejía progresiva.

o. progresiva, o. externa hereditaria, parálisis progresiva hereditaria de los músculos oculares externos; también llamada enfermedad de Graefe.

oftalmopléjico *(ophthalmoplegic).* **1.** Relativo a la parálisis de los músculos oculares. **2.** Agente que causa tal efecto.

oftalmoptosis *(ophthalmoptosis).* Denominación anticuada de la exoftalmía.

oftalmorragia *(ophthalmorrhagia).* Hemorragia por el ojo.

oftalmorrea *(ophthalmorrhea).* Rezumamiento anormal por el ojo.

oftalmorrexis *(ophthalmorrhexis).* Rotura del globo ocular.

oftalmoscopio *(ophthalmoscope).* Instrumento utilizado para examinar el interior del globo ocular.

oftalmotono *(ophthalmotonus).* Presión intraocular; véase presión.

oftalmotonometría *(ophthalmotonometry).* Determinación de la presión intraocular con el oftalmotonómetro.

oftalmotonómetro *(ophthalmotonometer).* Instrumento para determinar la presión intraocular; usado para detectar el glaucoma; tonómetro.

oftalmotropo *(ophthalmotrope).* Modelo de los dos ojos ideado para demostrar la acción de los músculos oculares extrínsecos.

oftalmoxerosis *(ophthalmoxerosis).* Véase xeroftalmía.

ofuscación *(obfuscation).* **1.** Proceso de convertir en oscuro o indistinguible; oscurecimiento. **2.** Confusión.

ohmio (Ω) *(ohm).* Unidad de resistencia eléctrica igual a la de un conductor que permite el paso de una corriente de un amperio entre sus terminales a partir de un potencial de un voltio creado.

ohmiómetro *(ohmmeter).* Aparato utilizado para la medición directa de la resistencia (en ohmios) de un conductor.

O.I. *(O.S.).* Abreviatura de ojo izquierdo.

-oide *(-oid).* Forma sufija que indica semejanza al elemento precedente de la palabra compuesta; p. ej., odontoide.

oidiomicetos *(oidiomycetes).* Nombre común de un grupo de hongos que producen artrosporas (esporas reproductivas) a partir de la fragmentación del micelio.

oidium *(oidium).* Célula hifal libre y de paredes delgadas llamada frecuentemente artrospora.

oído *(ear).* Organo compuesto de la audición y del equilibrio; sensible a las ondas sonoras, a la gra-

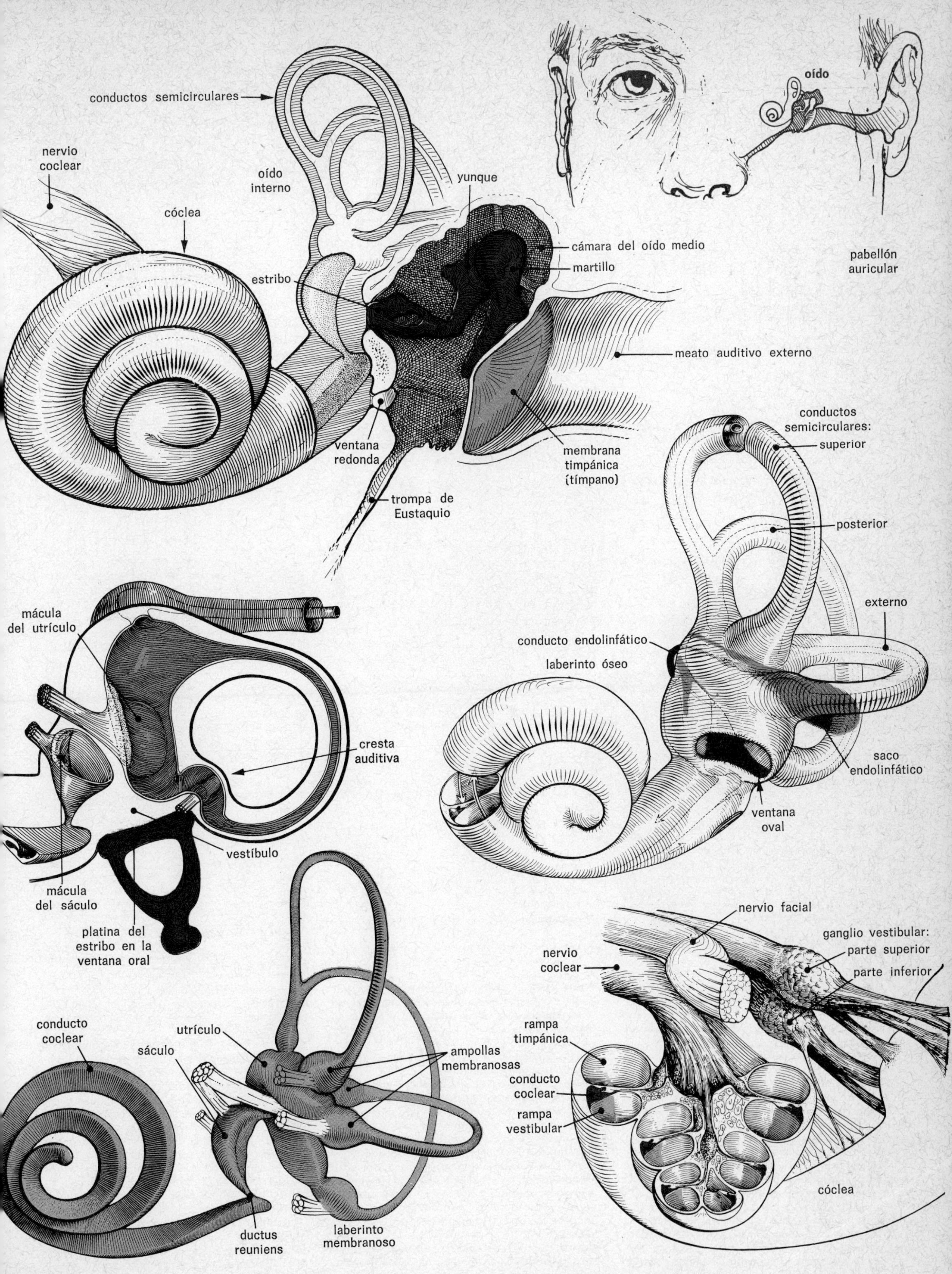
conductos semicirculares
nervio coclear
oído interno
yunque
cóclea
oído
pabellón auricular
cámara del oído medio
martillo
estribo
meato auditivo externo
ventana redonda
membrana timpánica (tímpano)
trompa de Eustaquio
conductos semicirculares:
superior
posterior
externo
mácula del utrículo
conducto endolinfático
laberinto óseo
cresta auditiva
saco endolinfático
ventana oval
vestíbulo
mácula del sáculo
platina del estribo en la ventana oral
nervio facial
ganglio vestibular:
parte superior
parte inferior
nervio coclear
rampa timpánica
conducto coclear
rampa vestibular
conducto coclear
utrículo
sáculo
ampollas membranosas
cóclea
ductus reuniens
laberinto membranoso

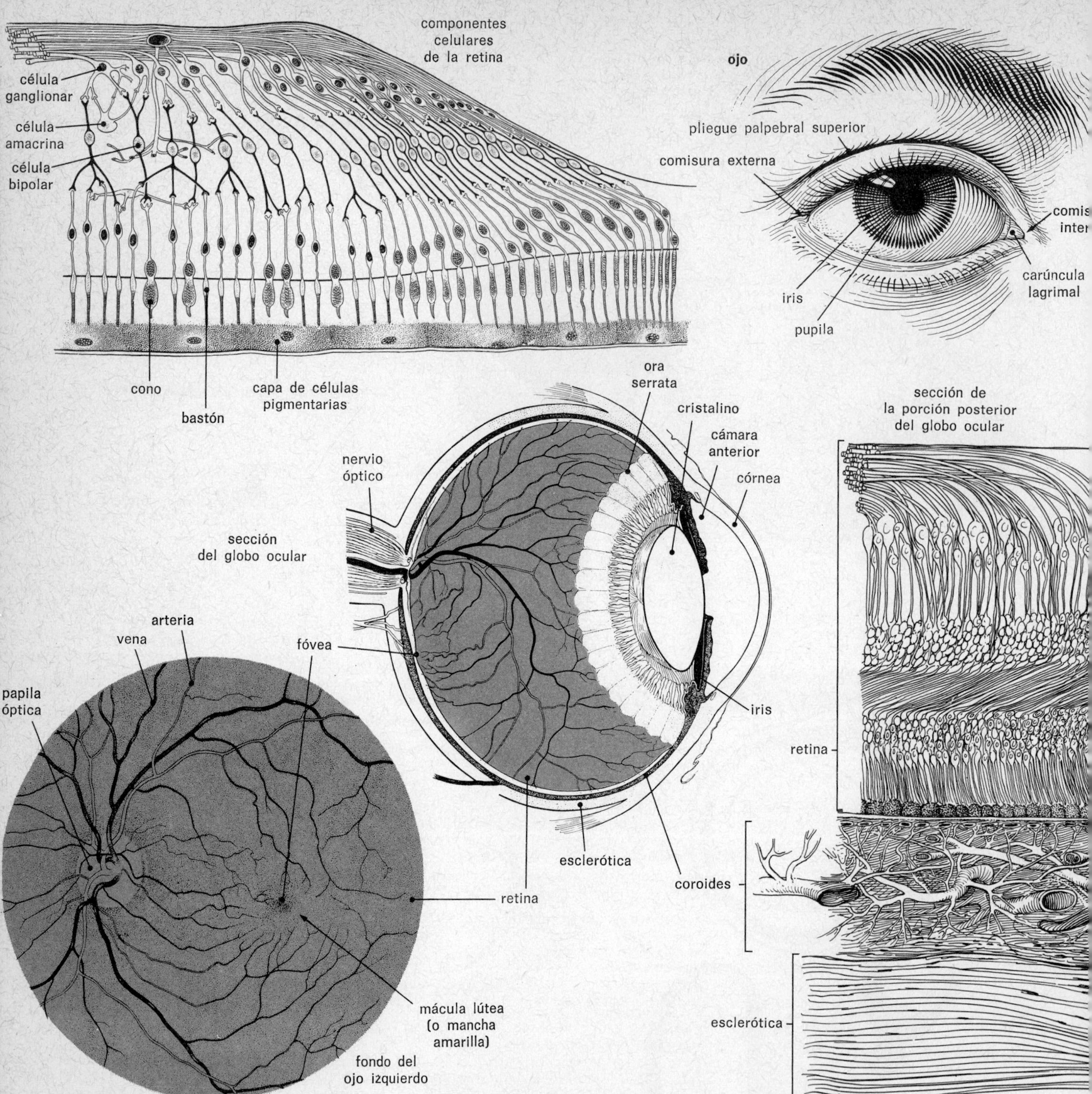

vedad y al movimiento; consta del oído externo, que incluye el pabellón auricular (oreja) y el meato auditivo externo, el oído medio o cavidad timpánica, que contiene los huesecillos, y el oído interno, que alberga los conductos semicirculares, el vestíbulo y la cóclea.

o. de aviador, véase aerootitis media.

o. engomado, otitis media serosa con un líquido muy espeso en la cámara del oído medio, caracterizada por una sordera de conducción acusada.

oir *(hear).* Percibir el sonido.

ojo *(eye).* Organo de la visión; en los humanos es un cuerpo casi esférico que consta de tres cubiertas concéntricas: la cubierta más externa, protectora y fibrosa, está compuesta por una porción posterior blanca opaca (cinco sextos del total), llamada esclerótica, y una porción anterior transparente llamada córnea; la cubierta media, nutritiva y vascularizada, está compuesta (de atrás hacia adelante) por la coroides, el cuerpo ciliar y el iris; la capa más interna es de estructura nerviosa y se llama retina; en el interiuor están las cámaras anterior y posterior, que contienen un líquido cristalino (humor acuoso), el cristalino, y el cuerpo vítreo gelatinoso.

o., blanco del, porción visible de la esclerótica.

o. de fijación, en el estrabismo, el ojo que se dirige hacia el objeto observado.

-ol *(-ol).* Sufijo que indica un alcohol o un fenol.

ojos de muñeca, signo de los *(doll's eye sign).* Movimiento de los ojos en dirección opuesta al movimiento repentino de la cabeza, causado por una lesión en el mecanismo central del movimiento ocular voluntario; también llamado fenómeno de la cabeza de muñeca y signo de Cantelli.

oleandomicina, fosfato de *(oleandomycin phosphate).* Sustancia antibiótica elaborada por *Streptomyces antibioticus;* se utiliza en el tratamiento de infecciones estreptocócicas y estafilocócicas.

oleato *(oleate).* **1.** Sal del ácido oleico. **2.** Preparado farmacéutico que contiene un alcohol o una base metálica y ácido oleico.

olécranon, olécrano *(olecranon).* Punta del codo; la apófisis curva del cúbito que forma la extremidad del codo.

olefina *(olefin).* Hidrocarburo de cadena abierta que contiene al menos un enlace doble.

oleico *(oleic).* Perteneciente o relativo al aceite.

oleico, ácido *(oleic acid).* Acido graso insaturado e incoloro, con aroma similar al de la manteca de cerdo; constituyente de la mayoría de los aceites y grasas comunes; también llamado aceite rojo.

oleína *(olein).* Éster glicérido del ácido oleico; sustancia oleosa incolora presente en muchas grasas y aceites naturales; es el componente principal del aceite de oliva; también llamada trioleína.

oleo- *(oleo-).* Forma prefija que significa aceite.

oleómetro *(oleometer).* Aparato empleado para determinar el peso específico de los aceites.

oleorresina *(oleoresin).* **1.** Compuesto natural de algunas plantas (p. ej. pinos) que contiene resinas y aceites esenciales. **2.** Extracto de un fármaco.

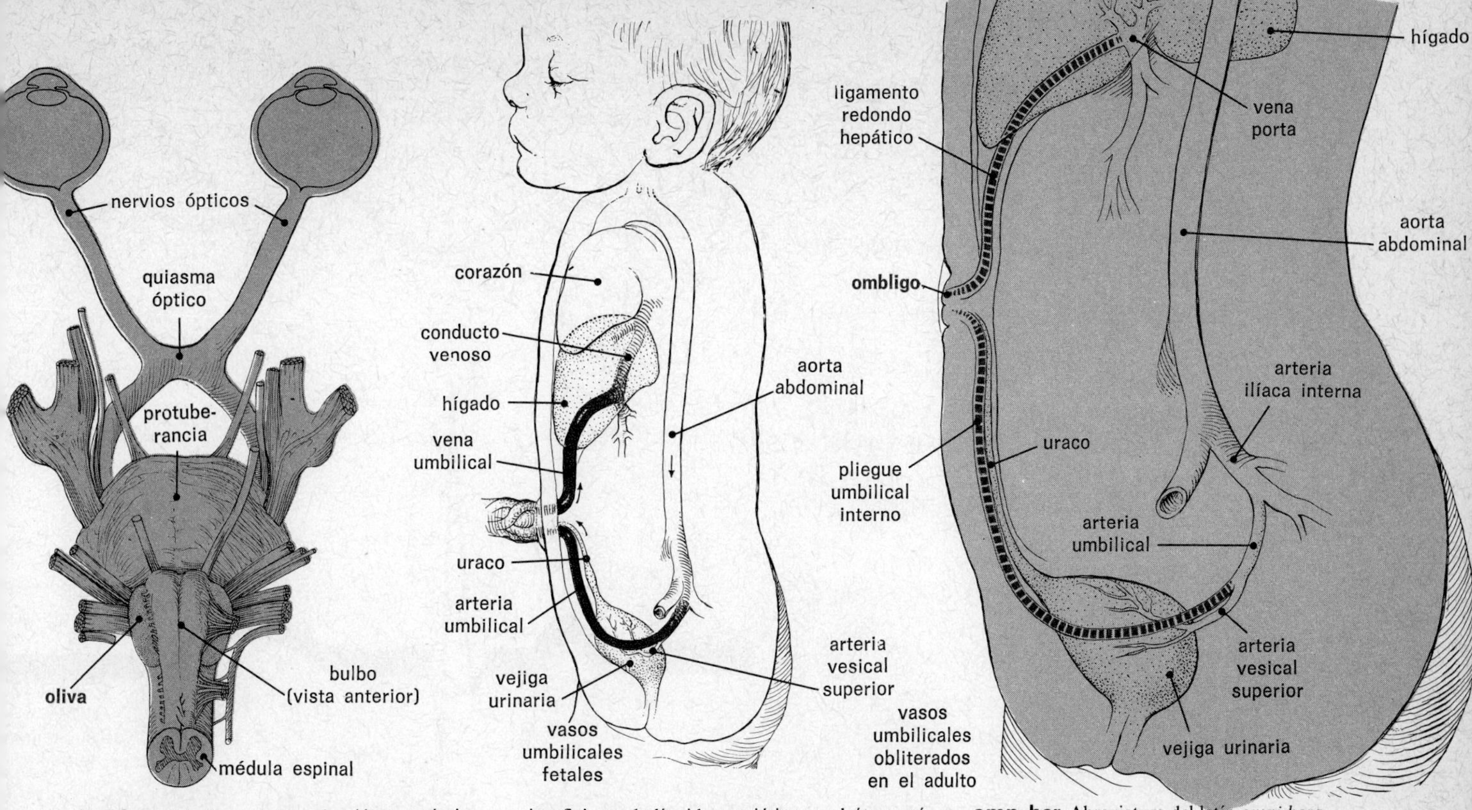

oleotórax *(oleothorax).* Introducción terapéutica de aceite dentro de la cavidad pleural, como en el tratamiento de la tuberculosis pulmonar y otras alteraciones; también llamado eleotórax.
oleovitamina *(oleovitamin).* Preparado que contiene un aceite comestible y una vitamina.
oler *(smell).* **1.** Emitir un olor. **2.** Olfatear.
olfaccia *(olfactie).* Unidad arbitraria de olfacción, usada en olfatometría para medir la fuerza de un estímulo.
olfacción *(olfaction).* **1.** Sentido del olfato. **2.** Acción de oler.
olfatear *(smell).* Percibir el olor de una sustancia por medio del aparato olfatorio.
olfatología *(olfactology).* Ciencia que se ocupa del estudio del sentido del olfato.
olfatómetro *(olfactometer).* Instrumento utilizado para evaluar el sentido del olfato.
olfatorio *(olfactory).* Relativo al sentido del olfato; referido al primer par craneal o nervio olfatorio.
oligidria *(olighidria).* **1.** Estado de escasez o disminución de la sudoración. **2.** Escasez de líquidos en el cuerpo.
oligo- *(olig-, oligo-).* Forma prefija que significa poco o pocos.
oligoamnios *(oligoamnios).* Véase oligohidramnios.
oligocolia *(oligocholia).* Secreción anormente baja de bilis.
oligodactilia *(oligodactyly).* Ausencia congénita de uno o más dedos del pie o la mano.
oligodendroglia *(oligodendroglia).* Tejido de sostén no nervioso (neuroglia) que rodea las células y fibras nerviosas, con prolongaciones a modo de cuentas y sin fibrillas.
oligodendroglioma *(oligodendroglioma).* Tumor sólido de crecimiento relativamente lento compuesto por oligodendroglia, hallado por lo general en el cerebro de los adultos.
oligodendrocito *(oligodendrocyte).* Célula de la oligodendroglia.
oligodinámico *(oligodynamic).* Efectivo en cantidades muy pequeñas.
oligodipsia *(oligodipsia).* Sed anormalmente reducida.
oligodoncia *(oligodontia).* Ausencia congénita de uno o más dientes.
oligoelemento. Elemento presente en el organismo en cantidades ínfimas.
oligohemia *(oligemia).* Cantidad deficitaria de sangre en el cuerpo.
oligohidria *(oligohydria).* Véase oligidria.
oligohidramnios *(oligohydramnios).* Cantidad insuficiente de líquido amniótico en el útero grávido, representada a veces por unos pocos mililitros de un líquido espeso y viscoso; también llamado oligoamnios.
oligohidruria *(oligohydruria).* Orina con disminución relativa de agua; de concentración anormalmente elevada.
oligomenorrea *(oligomenorrhea).* Reducción en la frecuencia de la menstruación; aparece a intervalos de 38 días o de hasta tres meses.
oligonucleótido *(oligonucleotide).* Compuesto formado por un número pequeño de nucleótidos (de 2 a 10).
oligoquilia *(oligochylia).* Hipoquilia; deficiencia de quilo.
oligoquimia *(oligochymia).* Falta de quimo.
oligosacárido *(oligosaccharide).* Compuesto formado por un número pequeño de unidades monosacáridas (de 2 a 10).
oligospermia, oligospermatismo *(oligospermia, oligospermatism).* Concentración anormalmente baja de espermatozoides en el semen.
oligotricosis *(oligotrichosis).* Véase hipotricosis.
oliguria *(oliguria).* Excreción anormalmente baja de orina; definida arbitrariamente como menos de 400 ml al día para un adulto de tamaño medio.
oliva *(olive).* Masa oval blanda y prominente situada a ambos lados del bulbo raquídeo.
Ollier, síndrome de *(Ollier's syndrome).* Alteración unilateral no hereditaria caracterizada por la presencia de cartílago no osificado en los huesos largos, con el consiguiente acortamiento de una extremidad; también llamada discondroplasia, encondromatosis y hemicondrodisplasia.
-oma *(-oma).* Sufijo que indica un estado morboso, generalmente un tumor.
omalgia *(omalgia).* Dolor en la zona del hombro.
ombligo *(umbilicus, navel).* Zona deprimida de la pared abdominal en la que el cordón umbilical estaba unido al feto.
omega *(omega).* La última letra del alfabeto griego, Ω.
omental *(omental).* Perteneciente o relativo al omento o epiplón; epiploico.
omentectomía *(omentectomy).* Excisión quirúrgica del omento o de una parte del mismo.
omento *(omentum).* Epiplón.
omentofijación *(omentofixation).* Véase omentopexia.
omentopexia *(omentopexy).* Sutura del omento (epiplón) a la pared abdominal; también llamada omentofijación y epiplopexia.
omentorrafia *(omentorrhaphy).* Sutura del omento o epiplón.
omn. hor. Abreviatura del latín *omni hora.*
omni hora. En latín, cada hora; se utiliza en la redacción de prescripciones.
omnívoro *(omnivorous).* Que vive de alimentos tanto animales como vegetales.
omo- *(omo-).* Forma prefija que significa hombro.
omoclavicular *(omoclavicular).* Relativo al hombro y la clavícula.
omohioideo *(omohyoid).* Ver tabla de músculos.
omomatología *(omomatology).* Vocabulario de una ciencia; también llamada nomenclatura.
omóplato. Escápula.
omotiroideo *(omothyroid).* Véase tabla de músculos.
omphalus *(omphalus).* En latín, ombligo.
onanismo *(onanism).* Retirada del pene justo antes de la eyaculación durante el acto sexual; el término deriva de la historia de Onán, hijo de Judá (Génesis 38:9); usado habitualmente como sinónimo de masturbación masculina; también llamado coitus interruptus.
onco- *(onco-, oncho-).* Forma prefija que indica relación con un tumor.
oncocerciasis, oncocercosis *(onchocerciasis, oncocerciasis).* Alteración cutánea causada por la infestación con un gusano filiforme, *Onchocerca volvulus;* se caracteriza por irritación de la piel, opacidades corneales y nódulos cutáneos; es transmitida por la picadura de moscas infectadas; también llamada ceguera de los ríos y volvulosis.
oncocito *(oncocyte).* Célula tumoral granulada acidófila.
oncogénesis, oncogenia *(oncogenesis).* Origen de una neoplasia.
oncógeno *(oncogenic).* **1.** Que produce la formación de un tumor. **2.** Originado de un tumor.
oncólisis *(oncolysis).* **1.** Destrucción de un tumor. **2.** Reducción de toda masa anormal.
oncología *(oncology).* Estudio científico de las neoplasias.
oncoma *(oncoma).* Tumor o tumefacción.
oncometría *(oncometry).* Medición de los órganos corporales.
oncosfera *(oncosphere).* Véase hexacanto.
oncosis *(oncosis).* Afección caracterizada por la presencia de tumores.
oncoterapia *(oncotherapy).* Tratamiento de los tumores.
oncótico *(oncotic).* Relativo a todo edema o tumefacción. Véase presión oncótica.
oncotrópico *(oncotropic).* Que posee afinidad por las células neoplásicas.
Onchocerca. Género zoológico de gusanos filarideos alargados y parasitarios que habitan el teji-

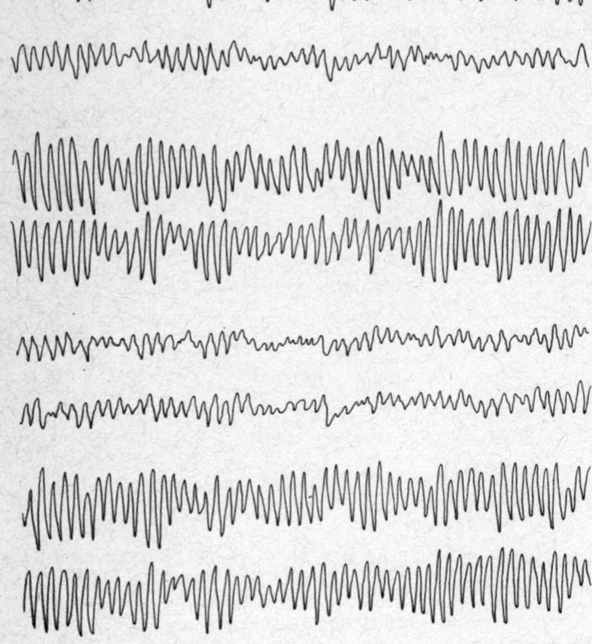

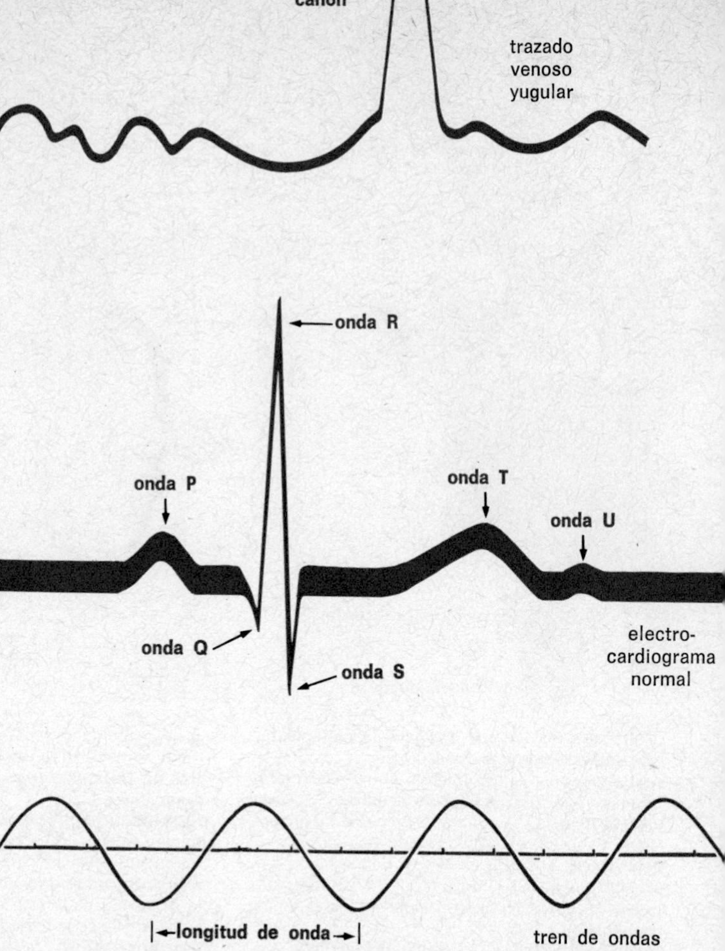

do conjuntivo de los animales y seres humanos; suelen encontrarse enrollados y enredados dentro de nódulos firmes; hay dos especies que pueden penetrar a través de la piel, *Onchocerca caecutiens* y *Onchocerca volvulus.*

onda *(wave).* Oscilación periódica propagada de un punto a otro en un medio, caracterizada por elevaciones y depresiones alternantes.

o. alfa (α), ondas del electroencefalograma con una frecuencia de 8 a 13 ciclos por segundo; también llamadas ritmo α.

o. arterial, onda del flebograma yugular que se debe a la vibración producida por el pulso carotídeo.

o. beta (β), ondas del electroencefalograma que tienen una frecuencia entre 18 y 30 ciclos por segundo; también llamadas ritmo β.

o. cañón, amplia onda positiva de pulso venoso producida por la contracción auricular; aparece cuando la aurícula derecha se contrae al mismo tiempo que la válvula tricúspide se cierra por la sístole ventricular derecha; ocurre en el bloqueo cardiaco completo y en los extrasístoles ventriculares.

o. casual, ondas cerebrales del encefalograma producidas por cambios irregulares del potencial eléctrico.

o. cerebral, onda de potencial eléctrico del cerebro.

o. delta (δ), (1) ondas del electroencefalograma que tienen una banda de frecuencias de entre 1/2 y 3 ciclos por segundo; (2) porción inicial pequeña y lentamente ascendente de la onda R del electrocardiograma observada en el síndrome de Wolff-Parkinson-White (W-P-W), producida por la preexcitación de una parte del miocardio ventricular.

o. dicrótica, se denomina así a la segunda muesca que aparece en el trazado del pulso arterial normal.

o. F, cada una de las vibraciones positivas ondulantes, rápidas y regulares de la aurícula que se ven en el aleteo o «flutter» auricular; se cree que constituyen prueba de la aparición de despolarización y repolarización auriculares que se producen en sucesión rápida a partir de un foco ectópico.

o. f, cada una de las pequeñas ondas irregulares u oscilaciones de la aurícula, características de la fibrilación auricular.

o. de líquido, signo de la presencia de agua libre en la cavidad abdominal; la percusión en un lado del abdomen transmite una onda que se puede sentir en el otro lado del abdomen (signo de la onda o de la oleada ascítica).

o. longitud de, una de las tres medidas de la vibración de una onda sonora (las otras dos son la amplitud y la frecuencia); distancia longitudinal entre las crestas de dos ondas sonoras sucesivas.

o. microeléctrica, véase microonda.

o. P, desviación inicial del electrocardiograma que representa la despolarización de las aurículas; si se retrasa o es ectópica se llama P'.

o. de pulso, la que se origina por el impacto de la eyección de la sangre del ventrículo izquierdo a la aorta y se propaga a la periferia a través de la sangre y las paredes arteriales.

o. Q, desviación inicial del complejo QRS cuando tal desviación es en sentido descendente (negativa).

o. R, primera desviación ascendente del complejo QRS del electrocardiograma (ECG).

o. de radio, ondas electromagnéticas con longitudes de onda de entre un milímetro y 30 kilómetros; también llamadas ondas hertzianas.

o. retrógrada, patrón de onda P distorsionado, invertido en varias derivaciones en las que debería ser positivo, producido por un impulso ectópico que desde el ventrículo o desde el nódulo A-V se propaga hacia atrás a las aurículas.

o. S, desviación hacia abajo (negativa) del complejo QRS que sigue a una onda R.

o. sonora, sistema de ondas de presión longitudinales que pasan a través de cualquier medio; pueden ser o no audibles.

o. T, desviación del electrocardiograma normal que sigue al complejo QRS; representa la repolarización ventricular.

o. teta (θ), onda del encefalograma que tiene una frecuencia de entre 4 y 7 ciclos por segundo; también llamada ritmo φ.

o. de Traube-Hering, curvas de Traube-Hering; véase curva.

o. U, pequeña desviación del electrocardiograma normal que se observa ocasionalmente en la diástole ventricular prematura tras la onda T; especialmente prominente en personas con trastornos electrolíticos.

o., representación gráfica de, representación gráfica matemática de una onda.

ondulado *(undulate).* Que posee un borde o aspecto irregular en forma de ola, como la configuración de una colonia bacteriana.

ondular *(undulate).* Fluctuar de forma semejante a las olas, como algunas fiebres.

oneosis *(oneosis).* Afección caracterizada por la presencia de tumores.

onfalectomía *(omphalectomy).* Escisión quirúrgica del ombligo.

onfálico *(omphalic).* Umbilical.

onfalitis *(omphalitis).* Inflamación del ombligo.

onfalo- *(omphal-, omphalo-).* Forma prefija que significa ombligo.

onfalocele *(omphalocele).* Hernia congénita del ombligo, bien sea dentro del cordón umbilical o a través de un defecto de la pared abdominal (onfalocele propiamente dicho); también llamado exónfalo, eventración umbilical y hernia amniótica.

onfaloflebitis *(omphalophlebitis).* Inflamación de las venas umbilicales.

onfalomesentérico *(omphalomesenteric).* Relativo al ombligo y el mesenterio.

onfalorragia *(omphalorrhagia).* Hemorragia por el ombligo.

onfalorrea *(omphalorrhea).* Derrame de flujo purulento o seroso por el ombligo.

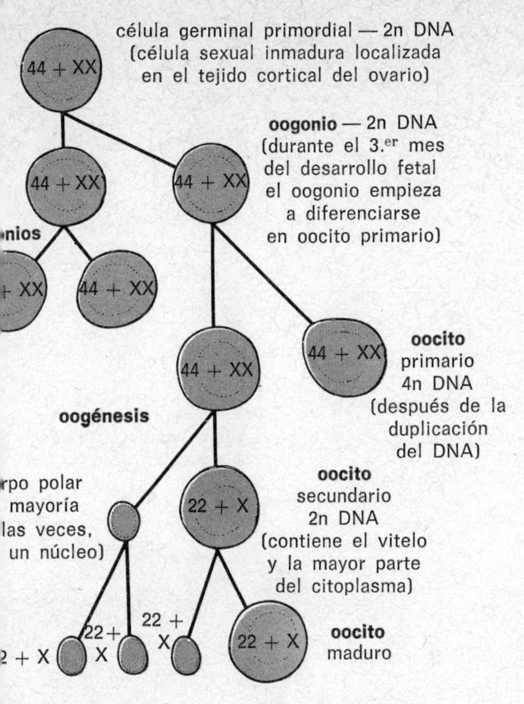

onfalotomía *(omphalotomy).* Sección del cordón umbilical al nacer.
onfalotripsia *(omphalotripsy).* Aplastamiento del cordón umbilical al nacer, sin seccionarlo.
onicatrofia *(onychatrophy).* Atrofia o desarrollo disminuido congénito o adquirido de las uñas.
onicauxis *(onychauxis).* Engrosamiento o hipertrofia acusados de las uñas.
onico- *(onycho-, onych-, onyx-).* Forma prefija que significa uña.
onicocriptosis *(onychocryptosis).* Uña encarnada; véase uña.
onicodistrofia *(onychodystrophy).* Deformidad de las uñas.
onicofagia *(onychophagia).* Hábito compulsivo de mordisquearse las uñas.
onicogriposis *(onychogryposis).* Hipertrofia de las uñas de las manos o los pies con semejanza al cuerno de un carnero; dentro de las posibles causas se encuentran diferentes factores como irritación del lecho ungueal por traumatismos directos, presión intermitente e infección.
onicoide *(onychoid).* Semejante a una uña.
onicólisis *(onycholysis).* Desligamiento de las uñas con desprendimiento ocasional.
onicomalacia *(onychomalacia).* Reblandecimiento anormal de las uñas.
onicomicosis *(onychomycosis).* Infección fúngica, como la tiña, en las uñas de los pies o las manos.
onicopatía *(onychopathy).* Cualquier enfermedad de las uñas; también llamada onicosis.
onicorrexis *(onychorrhexis).* Fragilidad anormal de las uñas, con rotura de su borde libre.
onicotilomanía *(onychotillomania).* Hábito neurótico de arrancarse la cutícula o rasparse las uñas.
onicotomía *(onychotomy).* Incisión quirúrgica en una uña.
oniquectomía *(onychectomy).* Escisión quirúrgica de una uña o lecho ungueal.
oniquia *(onychia).* Inflamación de la matriz ungueal.
onirología *(oneirology).* Estudio de los sueños.
oniroscopia *(oneiroscopy).* Estudio de los sueños con el propósito de diagnosticar el estado mental de una persona.
-onium *(-onium).* Forma prefija que significa ion cargado positivamente.
ónix *(onyx).* **1.** En griego, uña. **2.** Acumulación de pus detrás de la córnea que se asemeja a una uña; también llamado hipopión.
onixis *(onyxis).* Uña encarnada.
ontogénesis *(ontogenesis).* Desarrollo biológico del individuo; a distinguir de filogénesis.
ontogenia *(ontogeny).* Ontogénesis.
onza *(ounce).* **1.** Unidad de peso equivalente a 437,5 granos ó 16 dracmas; 1/16 de libra. **2.** Unidad farmacéutica de peso (usada en la Farmacopea de los Estados Unidos) equivalente a 480 granos ó 1,097 onzas avoirdupois.
oo- *(oo-).* Forma prefija que significa huevo y ovario.
ooblasto *(ooblast).* Célula a partir de la cual se desarrolla el óvulo.
oociesis *(oocyesis).* Embarazo ovárico.
oocinesia *(ookinesia).* Movimientos del huevo durante la maduración y la fertilización.
oocineto *(ookinete).* Cigoto móvil; estadio en el ciclo vital de ciertos parásitos protozoarios, p. ej., el parásito del paludismo.
oocito *(oocyte).* Célula ovárica derivada de un oogonio que, tras sufrir una meiosis, produce un óvulo; huevo primitivo del ovario.
oofor- *(oophor-).* Forma prefija que significa ovario.
ooforalgia *(oophoralgia).* Dolor ovárico.
ooforectomía *(oophorectomy).* Exéresis de uno o ambos ovarios.
ooforitis *(oophoritis).* Inflamación de uno o los dos ovarios, por lo general secundaria a otra infección, como la parotiditis.
ooforocistectomía *(oophorocystectomy).* Resección quirúrgica de un quiste ovárico.
ooforocistosis *(oophorocystosis).* Formación de un quiste en el ovario.
ooforoma *(oophoroma).* Tumor ovárico.
ooforon *(oophoron).* Ovario.
ooforopatía *(oophoropathy).* Cualquier enfermedad del ovario.
ooforoplastia *(oophoroplasty).* Cirugía plástica del ovario.
ooforosalpingectomía *(oophorosalpingectomy).* Resección quirúrgica de un ovario y su correspondiente trompa.
ooforosalpingitis *(oophorosalpingitis).* Inflamación del ovario y la trompa de Falopio.
ooforotomía *(oophorotomy).* Incisión quirúrgica en un ovario.
oogénesis *(oogenesis).* Formación y desarrollo del huevo (óvulo); también llamada ovogénesis.
oogenético *(oogenetic).* Relativo a la oogénesis.
oogénico *(oogenic).* Que produce óvulos.
oogonio *(oogonium).* Una de las células que forman la mayor parte del tejido ovárico y sirven como fuente de oocitos.
oolema *(oolema).* Membrana celular del óvulo.
ooplasma *(ooplasm).* Citoplasma del óvulo.
ooquiste *(oocyst).* Forma enquistada de un cigoto en la que tiene lugar la formación de esporozoitos (estadio infectante de los esporozoos).
ootec- *(oothec-).* Forma prefija que significa ovario. Véanse también oofor- y ovario-.
ooteca *(ootheca).* **1.** Ovario. **2.** La membrana del huevo de ciertos insectos.
ootecociesis *(oothecocyesis).* Embarazo ovárico; forma de embarazo ectópico en que el óvulo fertilizado queda retenido en el ovario.
oótide *(ootid).* Una de las dos células derivadas de la división madurativa del oocito secundario; es equivalente al espermátide del varón.
opacidad *(opacity).* Condición de opaco; zona de una estrutura ocular normalmente transparente que ha perdido su transparencia y se ha vuelto más o menos opaca.
opacificación *(opacification).* Formación de opacidades; proceso de volverse opaco.
opaco *(opaque).* **1.** Impenetrable o impermeable a los rayos luminosos; nada o apenas translúcido. **2.** Mate, sin brillo.
opalescente *(opalescent).* Que presenta iridiscencia o color semejante al ópalo; dícese de ciertos cultivos bacterianos o del suero lipémico.
operable *(operable).* Dícese de un estado patológico que es razonable suponer que cure mediante una intervención quirúrgica.
operación *(operation).* Cualquier procedimiento quirúrgico destinado a remediar una lesión, dolencia o disfunción corporales.

o. de Abbe-Estlander, procedimiento para corregir un defecto en un labio mediante la transferencia de un colgajo de grosor completo del otro labio, usando un pedículo arterial para asegurar la supervivencia del injerto.

o. abierta, aquella en la que el cirujano opera con una visión completa del campo operatorio.

o. de Babcock, extracción de una vena safena varicosa mediante la introducción de una sonda (por lo general desde la ingle hasta el tobillo), afirmando la vena seccionada a la misma y retirándola luego.

o. de Beck I, técnica empleada para aumentar el abastecimiento de sangre al miocardio mediante abrasión del epicardio, aplicación de un irritante, oclusión parcial del seno coronario e injerto de grasa mediastinal y pericardio parietal a la superficie del corazón.

o. de Bilroth, una de varias técnicas quirúrgicas para la resección de parte del estómago; **I,** escisión del píloro seguida de anastosmosis terminoterminal del estómago y el duodeno; **II,** procedi-

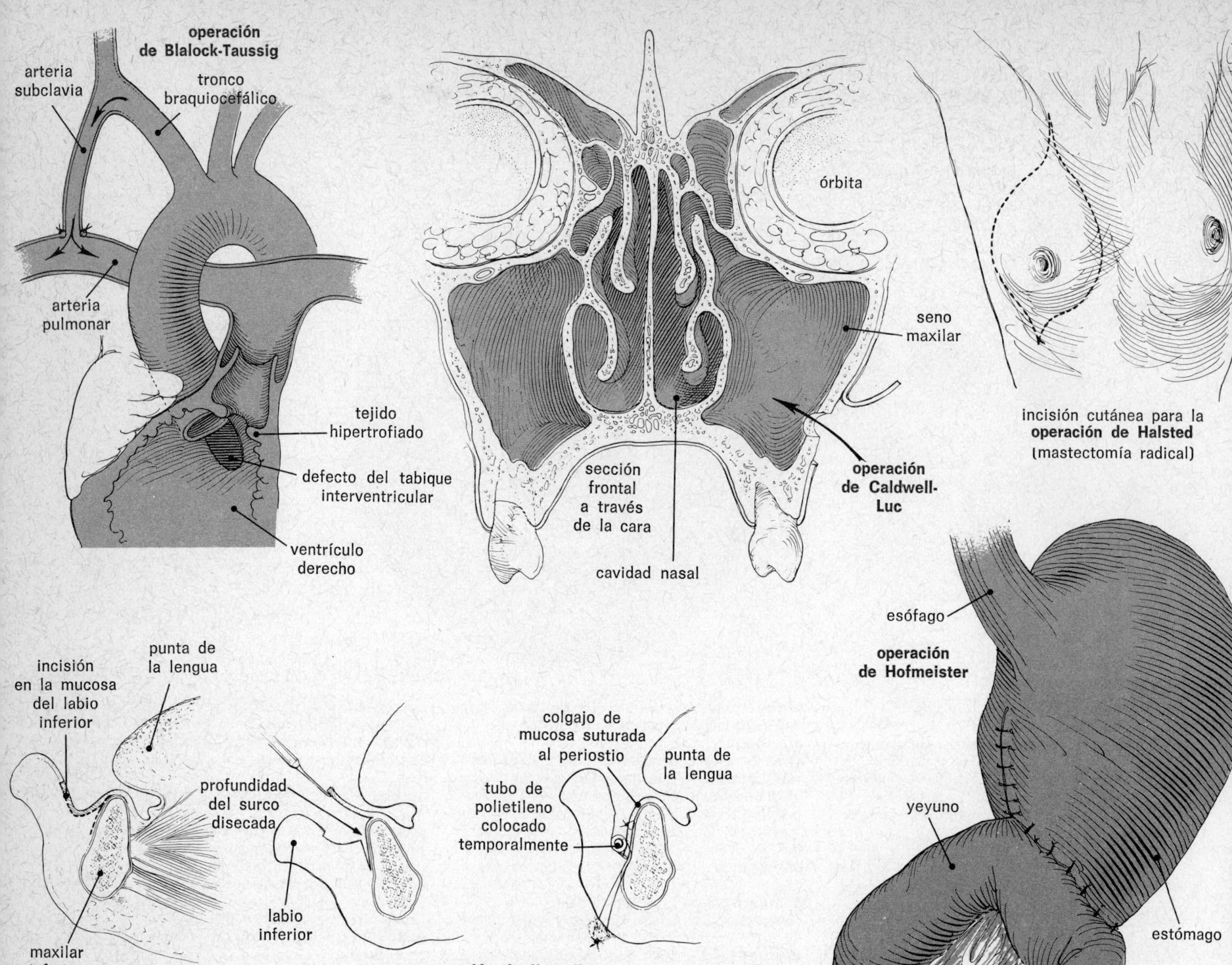

miento raramente empleado consistente en escisión del píloro y la mayor parte de la curvatura menor con cierre de los extremos seccionados de estómago y duodeno, seguido de una anastosmosis entre el estómago y el yeyuno.

o. de Blalock-Hanlon, creación de una gran abertura interauricular para permitir la mezcla de sangre oxigenada; es una medida paliativa de las anomalías cardiacas en las que la aorta nace del ventrículo derecho y la arteria pulmonar del izquierdo.

o. de Blalock-Taussig, anastosmosis del tronco braquiocefálico (innominado), arteria subclavia o arteria carótida con la arteria pulmonar, para dirigir sangre de la circulación sistémica hacia los pulmones, en los casos de estenosis pulmonar congénita con defecto del tabique interventricular.

o. de Bricker, derivación del depósito de orina de la vejiga mediante la conexión del uréter a una bolsa construida con un segmento aislado de íleon que se abre en la pared abdominal.

o. de Caldwell-Luc, extracción del contenido del seno maxilar a través de una abertura practicada en su pared facial por encima de la raíz del premolar.

o. ciega, aquella en la que el cirujano opera usando su sentido del tacto y su conocimiento de anatomía quirúrgica, sin una visión plena del campo operatorio.

o. exploratoria, la practicada para establecer un diagnóstico, comprobando la afección existente.

o. de fenestración, operación del oído en la que se establece una vía para el sonido hasta el laberinto, con el fin de reemplazar a la ventana oval ocluida por la fijación otosclerosa del estribo; consiste en la creación de una fístula dentro del laberinto óseo del conducto semicircular horizontal o promontorio, y el recubrimiento de la abertura con una membrana elástica o colgajo cutáneo; la abertura o fenestración media es por lo general del tamaño de la ventana oval.

o. de Gillies, reducción de las fracturas del malar y arco cigomático a través de una incisión por encima de la línea de nacimiento del pelo.

o. de Halsted, (1) escisión de una mama conjuntamente con los músculos pectorales mayor y menor y las estructuras linfáticas adyacentes, practicada como tratamiento del cáncer mamario; (2) operación para reparar una hernia inguinal directa.

o. de Hofmeister, restablecimiento de la continuidad intestinal tras una resección parcial de estómago, mediante cierre del lado de la curvatura menor del estómago y del cabo duodenal, seguidos de anastosmosis del lado de la curvatura mayor del estómago y el yeyuno.

o. de Huggins, extracción de los testículos obligada por un cáncer de próstata.

o. de Kazanjian, procedimiento quirúrgico para ampliar el surco vestibular de las crestas desdentadas, con el fin de aumentar su altura y facilitar la retención de una prótesis dental.

o. de Manchester, amputación alta del cuello uterino y sutura conjunta de las bases del ligamento ancho delante del cérvix acortado; procedimiento empleado para corregir los prolapsos uterinos de primero y segundo grado.

o. de movilización del estribo, liberación del estribo de su fijación a la ventana oval para devolver la audición a individuos con otosclerosis.

o. de Naffzinger, resección de las paredes orbitarias externa y superior para tratar la exoftalmía maligna grave.

o. no sangrante, la realizada con una pérdida de sangre escasa o nula.

o. plástica, aquella que intenta restaurar la apariencia externa, la función o las partes perdidas.

o. de Pott, conexión laterolateral de la aorta y la arteria pulmonar; medida paliativa para el tratamiento de la tetralogía de Fallot.

o. radical, operación amplia que intenta una curación completa.

o. de Roux en Y, procedimiento en el que se corta el yeyuno aproximadamente 15 cm por debajo de su origen, suturando el extremo distal al estómago y el extremo proximal a la pared lateral del yeyuno en posición más inferior.

o. de Whipple, extracción de un carcinoma de la cabeza del páncreas.

operar *(operate).* Llevar a cabo una intervención quirúrgica.

operativo *(operative).* **1.** Relativo a una operación; operatorio. **2.** Funcional; eficaz.

operculado *(operculated).* Que posee una cobertura u opérculo en forma de gorra, como los huevos de ciertos gusanos parásitos.

opérculo *(operculum).* **1.** En anatomía, cualquier estructura semejante a una cubierta o tapadera. **2.** Tapón mucoso que cierra el canal endocervical del útero durante el embarazo. **3.** Cubierta en forma de gorra de los huevos de ciertos gusanos parásitos. **4.** Porción que ha permanecido adherida en un desprendimiento de retina. **5.** Cobertura hística (completa o incompleta) de un diente que no ha salido aún. **6.** Una de las cuatro circunvolu-

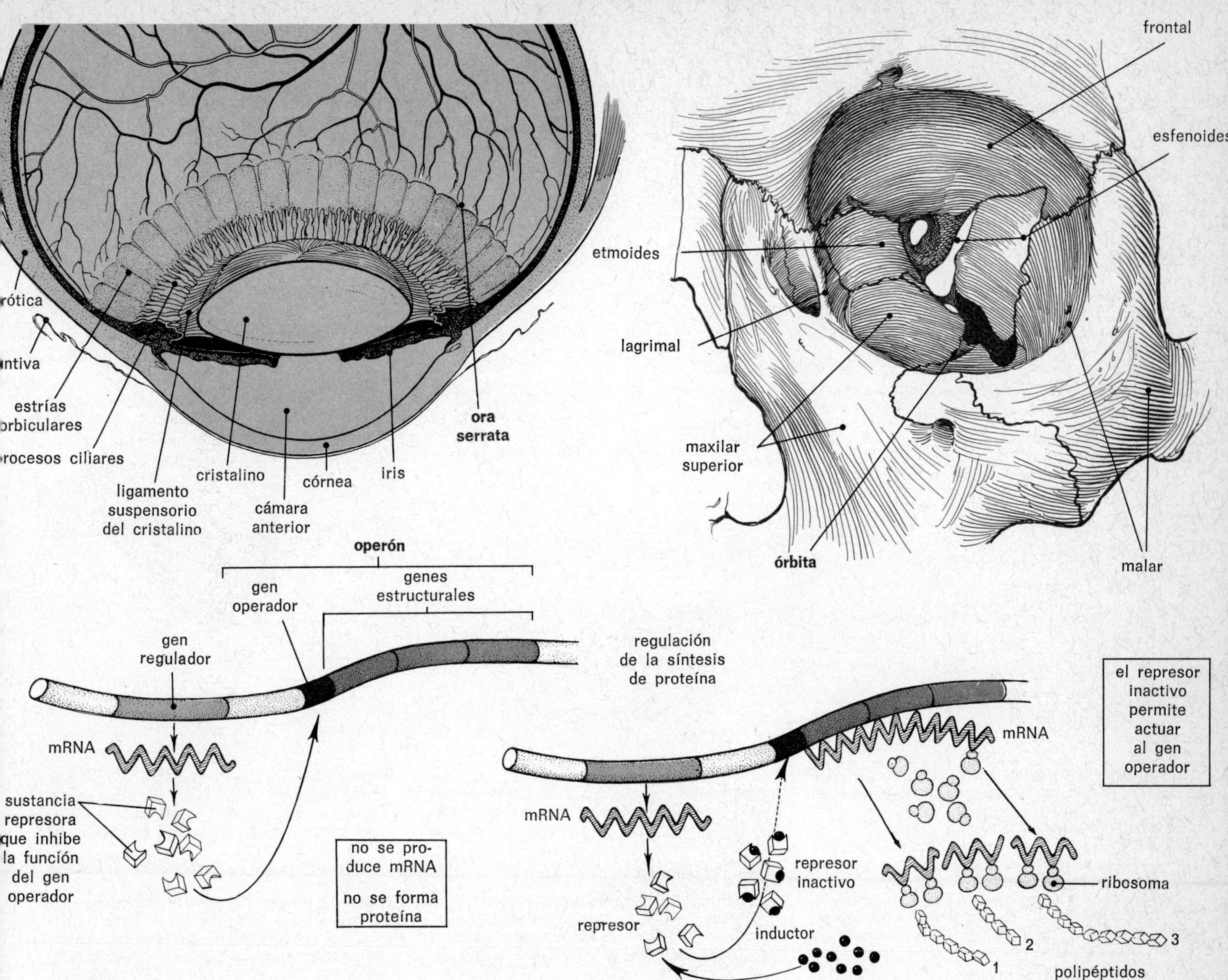

ciones cerebrales que cubren la ínsula (isla de Reil).

o. ocular, párpado.

operón *(operon).* Conjunto de dos o más genes estructurales y un gen operador de un cromosoma que gobierna la síntesis de enzimas de una vía metabólica.

-opía *(-opia).* Forma sufija que significa visión.

opiáceo *(opiate).* Cualquier preparado derivado del opio.

opio *(opium).* Droga amargapardusca, preparada a partir del exudado gomoso seco de las vainas no maduras de la adormidera *Papaver somniferum;* se emplea como anestésico; el uso habitual produce adicción, y el uso excesivo es mortal.

opioide *(opioid).* Compuestos naturales o sintéticos que poseen una actividad farmacológica similar a la morfina; también llamados analgésicos narcóticos.

Opisthorchis. Género de trematodos caracterizados por tener las glándulas sexuales masculinas cerca del extremo posterior de su cuerpo lanceolado.

opistión *(opisthion).* Punto medio del borde posterior del agujero magno del hueso occipital del cráneo.

opistocráneo *(opisthocranium).* Zona de la línea media del cráneo que sobresale más por la parte posterior.

opistoqueilia *(opisthocheilia).* Labios retraídos.

opistorquiasis *(opisthorchiasis).* Infección con distomas asiáticos *(Opisthorchis viverrini* y *felineus);* transmitida por la ingestión de carne cruda o poco cocinada de pescado infestado.

opistótonos *(opisthotonos).* Espasmo muscular que causa rigidez de cuello y espalda y arqueamiento de esta última con convexidad hacia adelante, como sucede en los casos agudos de tétanos o meningitis.

oponente *(opponens).* Opuesto; calificativo que se añade al nombre de muchos músculos de la mano y del pie cuya función es tirar de los dedos laterales haciéndolos cruzar la palma de la mano o la planta del pie.

Oppenheim, signo de *(Oppenheim's sign).* Extensión dorsal del dedo gordo del pie provocada por un golpe en el lado interno de la tibia; observado en enfermedades de las vías piramidales.

opsina *(opsin).* Proteína constituyente de la molécula de rodopsina (pigmento retiniano).

opsonina *(opsonin).* Sustancia sérica (por lo general un anticuerpo) presente naturalmente en la sangre, que cubre partículas, como las bacterias, y las vuelve suceptibles de ser destruídas por los fagocitos (fagocitosis).

opsonización *(opsonization).* Proceso por el que un anticuerpo afecta a un antígeno volviéndolo fácilmente fagocitable.

opsonizar *(opsonize).* Sensibilizar microorganismos con una opsonina específica, haciéndolos más suceptibles de ser fagocitados; también llamado opsonificar.

opsonocitofágico *(opsonocytophagic).* Relativo al aumento de la actividad fagocitaria de los leucocitos sanguíneos que contienen una opsonina específica.

optestesia *(optesthesia).* Capacidad de percibir un estímulo luminoso.

óptica *(optics).* Ciencia que se ocupa del estudio de la luz y los medios de refracción, en especial del ojo.

óptico 1 *(optic).* Perteneciente al ojo. **2.** Relativo a la visión. **3** *(optician).* El que hace o vende lentes, gafas u otros instrumentos ópticos; persona que construye gafas de acuerdo a la prescripción de un oftalmólogo u optometrista.

opticociliar *(opticociliary).* Relativo a los nervios óptico y ciliar.

opticocinérea *(opticocinerea).* Sustancia gris del nervio óptico.

óptimo *(optimum).* Indica las condiciones más adecuadas o favorables.

optometría *(optometry).* Medición de la agudeza visual y corrección de defectos visuales por medio de lentes.

optometrista *(optometrist).* Individuo especializado en el examen, medición y tratamiento de los defectos visuales por medio de lentes correctoras.

optómetro *(optometer).* Cualquiera de los muchos instrumentos empleados para medir el estado de refracción del ojo; también llamado opsiómetro y optímetro.

optomiómetro *(optomyometer).* Instrumento utilizado para determinar la fuerza relativa de los músculos extrínsecos del ojo.

ora *(ora).* En latín, borde.

o. serrata, borde dentado de la retina, en la porción anterior del globo ocular.

oral *(oral).* Relativo a la boca.

oralidad *(orality).* En psicoanálisis, dícese de la fase oral o estadio más temprano del desarrollo sexual.

orbicular *(orbicular).* Circular.

órbita *(orbit).* Una de dos cavidades del cráneo que contiene al globo ocular y sus estructuras

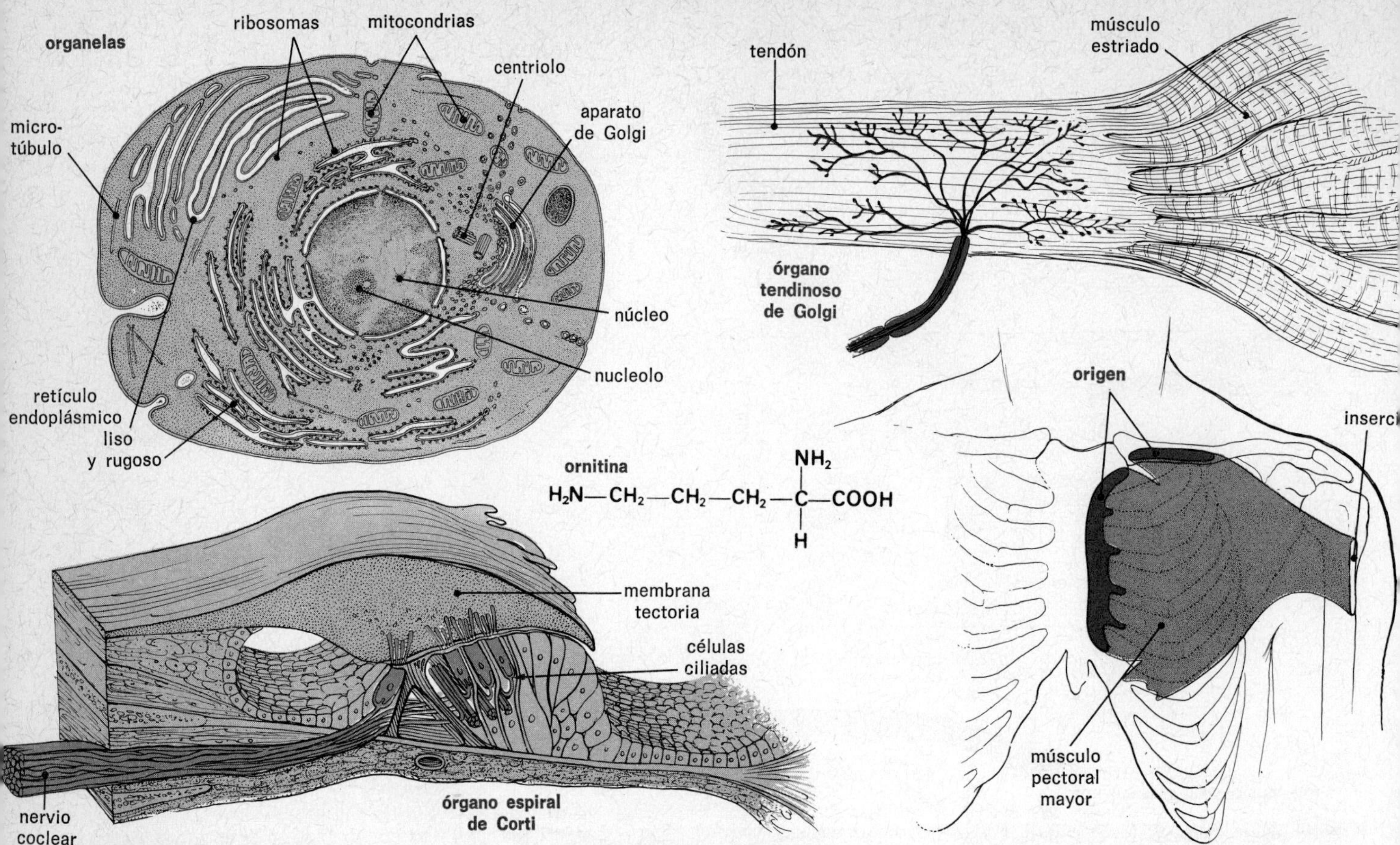

anejas; está formada por porciones de siete huesos: frontal, maxilar superior, malar, lagrimal, esfenoides, palatino y etmoides.

orbitario *(orbital).* Relativo a la órbita.

orbitografía *(orbitography).* Radiografía de la órbita tras la inyección de una sustancia radiopaca en el suelo orbitario; técnica diagnóstica que se usa cuando se sospecha una fractura por estallido.

orbitonómetro *(orbitonometer).* Instrumento que se usa para medir el grado de resistencia que ofrece el globo ocular cuando se le comprime dentro de la órbita.

orbitotomía *(orbitotomy).* Incisión quirúrgica en la órbita.

orceína *(orcein).* Colorante violeta usado en citología.

orchis *(orchis).* En griego, testículo.

orden *(order).* Categoría taxonómica biológica subordinada a la clase y superior a la familia.

ordeño *(milking).* Extracción del contenido de una estructura tubular por presión digital.

oreja *(ear).* Organo externo de la audición.

o. en coliflor, oreja de boxeador, engrosada y deformada por el daño ocasionado a los tejidos por los golpes repetidos.

o. de Darwin, la que presenta un abultamiento en el hélix.

orejuela *(auricle).* Apéndice en forma de saquito que sale de la parte anterior y superior de las aurículas del corazón.

orexígeno *(orexigenic).* Estimulante del apetito.

organela *(organelle).* Estructura citoplasmática especializada que realiza una función específica, como una mitocondria.

orgánico *(organic).* **1.** Relativo a los órganos del cuerpo. **2.** Relativo a organismos vivos. **3.** Organizado, estructural. **4.** Dícese de los procesos morbosos lesionales frente a los puramente funcionales.

organismo *(organism).* Ser vivo, vegetal o animal.

organización *(organization).* **1.** Disposición de partes distintas, pero dependientes, con funciones variadas que contribuyen al todo; estructura orgánica de un organismo. **2.** Proceso de formación de órganos.

Organización Mundial de la Salud (OMS) *(World Health Organization (WHO)).* Departamento de las Naciones Unidas que se encarga de la salud a nivel internacional.

organizador *(organizer).* **1.** Grupo de células del labio dorsal del blastoporo que estimula la diferenciación de células del embrión. **2.** Cualquier grupo de células que tiene dicha propiedad.

órgano *(organ).* Estructura diferenciada del cuerpo que realiza una función específica.

o. de Corti, véase órgano espiral de Corti.

o. efector, órgano estimulado por una hormona.

o. espiral de Corti, receptores sensoriales de la audición contenidos en el conducto coclear del oído interno.

o. final, terminación expandida de una fibrilla nerviosa, como las que se encuentran en el tejido muscular, piel, mucosas y glándulas.

o. de un sentido, órgano de un sentido especial, como el ojo y las estructuras anejas a él asociadas.

o. tendinoso de Golgi, terminación nerviosa desnuda especial que se ramifica en torno a haces de fibras de colágeno de los tendones, generalmente en las terminaciones de los músculos; las fibras aferentes se cuentan entre las más grandes del tejido nervioso periférico.

o. de Zuckerkandl, cada una de las pequeñas masas de tejido cromafín situadas a lo largo de la aorta abdominal; son más evidentes en el feto.

organoide *(organoid).* **1.** Semejante a un órgano. **2.** Compuesto de los elementos celulares de un órgano.

organoléptico *(organoleptic).* **1.** Que estimula un órgano de sentido. **2.** Capaz de recibir un estímulo sensorial.

organomercurial *(organomercurial).* Compuesto orgánico de mercurio; algunos compuestos de este tipo tienen propiedades diuréticas.

organotropismo *(organotropism).* Afinidad de microorganismos y sustancias químicas por ciertos órganos o tejidos; p. ej., virus que infectan sobre todo el tejido nervioso central.

orgasmo *(orgasm).* Punto culminante del acto sexual.

orientación *(orientation).* **1.** Consciencia de sí mismo respecto al tiempo, lugar y otros individuos; acción de orientarse. **2.** Posición relativa de los átomos de un compuesto.

orificio *(orifice).* Agujero; abertura.

origen *(origin).* **1.** De las dos inserciones de un músculo, la menos movible. **2.** Punto de partida o comienzo de un nervio.

orina *(urine).* Líquido excretado por los riñones, almacenado en la vejiga y eliminado por la uretra; compuesto por un 96 % aproximadamente de agua y un 4 % de materia sólida, principalmente urea y cloruro sódico.

o. residual, la que queda en la vejiga después de la micción.

orina de jarabe de arce, enfermedad de la *(maple syrup urine disease).* Enfermedad con herencia autosómica recesiva caracterizada por deficiencia en la descarboxilación oxidativa de α-cetoácidos; la orina presenta un olor característico a jarabe de arce; sobre la primera semana de vida aparecen hipotonía, hipoglucemia y manifestaciones neurológicas; también denominada cetoaciduria de cadenas ramificadas.

orinar *(urinate).* Expulsar la orina, miccionar.

Ornithodoros. Género de garrapatas de la familia argásidos *(Argasidae),* algunas de las cuales transmiten los agentes de la fiebre recurrente.

Ornithonyssus sylviarum. Especie de ácaros parásitos de muchas aves domésticas y salvajes; infestan también al hombre, produciendo una dermatitis pruriginosa.

ornitina *(ornithine).* $NH_2(CH_2)_3CH(NH_2)COOH$; aminoácido formado extrayendo la urea de la arginina; importante intermediario en la síntesis ureica, tiene un carbono menos que su homólogo lisina.

ornitosis *(ornithosis).* Enfermedad infecciosa de las aves transmitida ocasionalmente al hombre; cuando la transmiten papagayos u otros psitácidos, la enfermedad se denomina psitacosis; en el hombre puede causar un cuadro gripoide o neumonía; no está bien establecida la clasificación exacta del agente productor, ya que por un lado tiene características que le asemejan a un virus grande, y por otro se parece a una *Rickettsia* o bacteria; hoy se atribuye a bacterias «especializadas» del género *Chlamydia.*

oro *(gold).* Elemento blando, de color amarillo intenso y resistente a la corrosión; uno de los metales más indestructibles, pesados y químicamente inertes que se conocen; símbolo Au, número atómico 79, peso atómico 169,9.

o. blanco, aleación de oro con un gran contenido de paladio.

oro-198 (Au^{198}) *(gold-198, ^{198}Au).* Isótopo radiactivo del oro; se usa en suspensiones coloidales

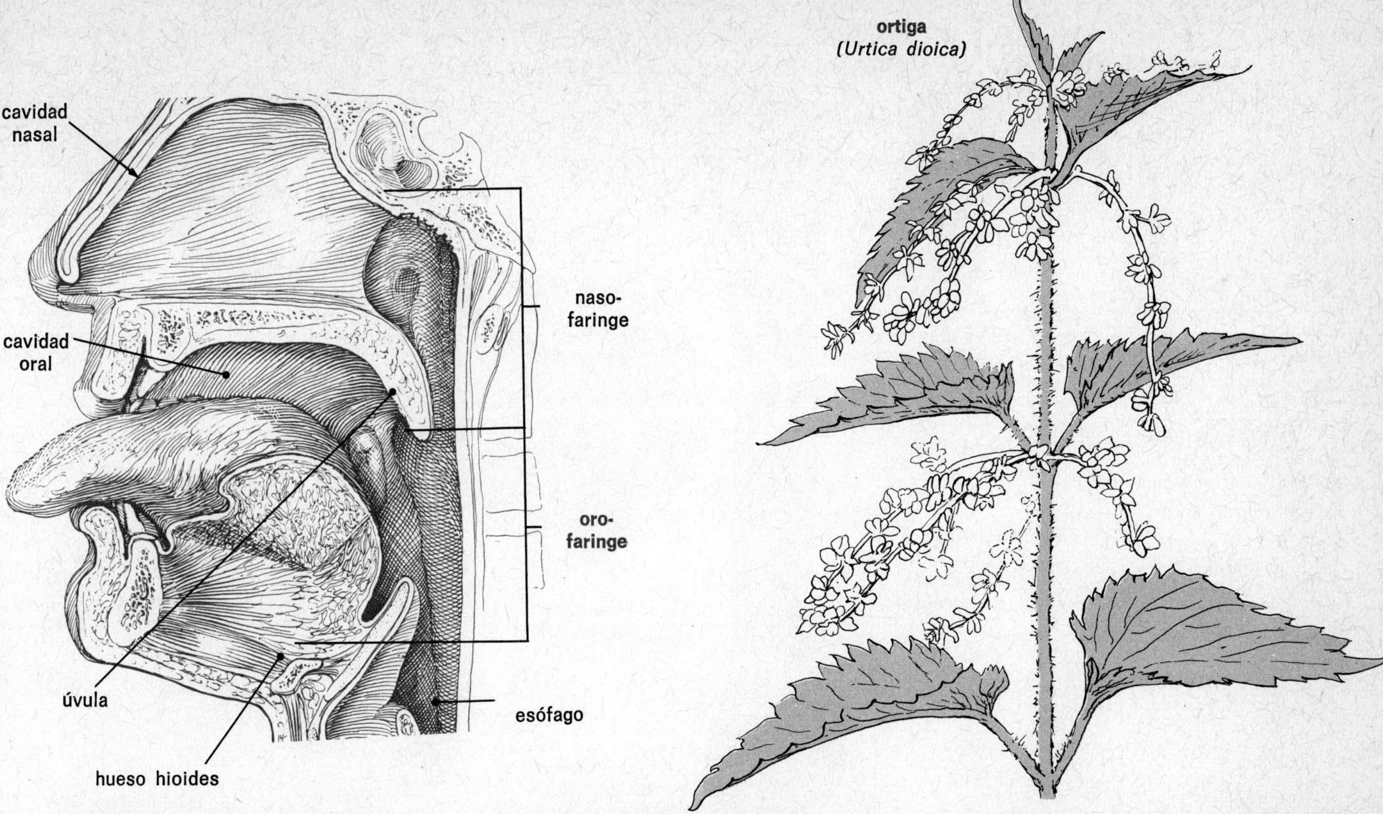

para tratar algunas formas de cáncer.

orofaringe *(oropharynx).* Porción central de la faringe situada inmediatamente detrás de la cavidad oral, que se extiende desde el borde inferior del velo del paladar a la cara lingual de la epiglotis; contiene las amígdalas palatinas y los pilares posteriores del istmo de las fauces.

orolingual *(orolingual).* Relativo a la boca y la lengua.

oronasal *(oronasal).* Relativo a la boca y la nariz.

orqui-, orquid-, orquio- *(orchi-, orchid-, orchio-).* Formas prefijas que significan testículo.

orquialgia *(orchialgia).* Dolor en un testículo; también llamado orquiodinia, orquidalgia y testalgia.

orquicorea *(orchichorea).* Movimiento saltatorio involuntario de los testículos.

orquidorrafia *(orchidorrhaphy).* Véase orquiopexia.

orquiectomía, orquidectomía *(orchiectomy, orchidectomy).* Escisión quirúrgica de uno o ambos testículos; también llamada castración.

orquiocele *(orchiocele).* Tumor del testículo.

orquiodinia *(orchiodynia).* Veáse orquialgia.

orquioepidimitis *(orchioepididymitis).* Inflamación de un testículo y su epidídimo.

orquionco *(orchioncus).* Neoplasia o tumor del testículo.

orquiopatía *(orchiopathy).* Enfermedad de los testículos.

orquiopexia *(orchiopexy).* Sutura de un testículo al escroto, como en la corrección de la falta de descenso del mismo; también llamada orquidorrafia y orquiorrafia.

orquioplastia *(orchioplasty).* Cirugía reparadora de los testículos.

orquiorrafia *(orchiorrhaphy).* Véase orquiopexia.

orquioscirro *(orchioscirrhus).* Endurecimiento anormal del testículo.

orquiotomía *(orchiotomy).* Incisión quirúrgica de un testículo.

orquitis *(orchitis).* Inflamación del testículo.

o. parotídea, orquitis aguda, generalmente bilateral, que aparece como complicación de las paperas; a veces causa atrofia de los testículos; también llamada orquitis urliana.

orrorrea *(orrhorrhea).* Afección en la que fluye un líquido claro, acuoso, de estructuras como mucosas nasales, uretra, etc.

ortesis *(orthetics).* Véase ortosis.

ortiga *(urtica).* Hierba *Urtica dioica,* planta cuyas hojas producen picores.

orto- *(ortho-).* Forma prefija que significa (a) recto, normal; (b) corrección de desajustes o deformidades; (c) un ácido en su forma más elevada de hidratación; (d) las posiciones adyacentes de carbono en un anillo bencénico.

ortobiosis *(orthobiosis).* Forma de vida que favorece la salud física y mental.

ortocinética *(orthokinetics).* Método de tratamiento de la osteoartritis hipertrófica en el que se transfiere una acción muscular de un conjunto de músculos a otro con objeto de proteger la articulación afectada.

ortocrasia *(orthocrasia).* Situación en la que el organismo reacciona normalmente a los fármacos.

ortocromático *(orthochromatic).* Que se tiñe del color del colorante usado; se dice de ciertas células.

ortodigita *(orthodigita).* Corrección de dedos malformados de manos o pies.

ortodoncia *(orthodontics).* Especialidad de la odontología que se ocupa de la corrección y prevención de las irregularidades de los dientes.

ortodontista *(orthodontist).* Odontólogo especializado en ortodoncia.

ortodromo *(orthodromic).* Que conduce impulsos a lo largo de una vía normal.

ortoforia *(orthophoria).* Situación en la que los ejes visuales de los dos ojos no tienen tendencia a desviarse.

ortofosfato *(orthophosphate).* Sal de ácido fosfórico (PO_4H_3).

ortogenia *(orthogenics).* Estudio y tratamiento de defectos (físicos y mentales).

ortognato *(orthognathic).* Que tiene los maxilares verticales y un perfil recto; que tiene una cara sin proyección del maxilar inferior, con índice gnático menor de 98.

ortógrado *(orthograde).* En posición erecta al andar; opuesto a pronógrado.

ortómetro *(orthometer).* Instrumento que se usa para medir el grado de protrusión de los globos oculares.

ortopantógrafo *(orthopantograph).* En radiología, dispositivo panorámico que radiografía todos los dientes en una sola película extraoral.

ortopedia *(orthopedics).* Rama de la medicina, de orientación quirúrgica, que se ocupa de la preservación y restauración de las funciones del sistema esquelético y estructuras asociadas.

ortopédico 1 *(orthopedic).* Relativo a la ortopedia. **2** *(orthotist).* El que fabrica y ajusta aparatos ortopédicos.

ortopedista *(orthopedist).* El que practica la ortopedia.

ortopercusión *(orthopercussion).* Percusión en la que se flexiona en ángulo recto el dedo medio de la mano izquierda y se aplica su punta en la pared torácica; a continuación se percute sobre el nudillo del dedo flexionado.

ortopnea *(orthopnea).* Dificultad para respirar, excepto en posición erecta o sentada.

ortopneico *(orthopneic).* Relacionado con la ortopnea.

ortopsiquiatría *(orthopsychiatry).* Estudio y tratamiento del comportamiento humano con el objeto de promover el desarrollo emocional sano.

ortópteros *(Orthoptera).* Orden de insectos que comprende los saltamontes, langostas, cucarachas, etc.

ortóptica *(orthoptics).* Proceso de adiestramiento o técnicas usadas para mejorar la percepción visual y la coordinación de los dos ojos a fin de lograr una visión binocular eficiente o eliminar el estrabismo.

ortoptista *(orthoptist).* El dedicado a tratar desequilibrios musculares oculares, tales como el estrabismo, por reeducación de los hábitos visuales y el ejercicio.

ortoscopia *(orthoscopy).* **1.** Examen del ojo con el ortoscopio. **2.** Estado de un sistema óptico que produce imágenes carentes de distorsión.

ortoscópico *(orthoscopic).* **1.** Relativo al ortoscopio. **2.** Que tiene visión normal. **3.** Que da una imagen correcta y proporcionada.

ortoscopio *(orthoscope).* Instrumento que elimina la refracción de la córnea por medio de una capa de agua en un recipiente de vidrio mantenido en contacto con el ojo.

ortosis *(orthotics).* Fabricación y ajuste de aparatos ortopédicos; también llamada ortesis.

ortostático *(orthostatic).* Relacionado con o causado por la posición erecta.

ortotanasia *(orthothanasia).* **1.** Ciencia de la muerte natural. **2.** Supresión deliberada de los medios artificiales de mantenimiento de la vida.

ortotonos, ortotonus *(orthotonos, orthotonus).* Espasmo tetánico en el que cabeza, tronco y extremidades están fijos rígidamente en línea recta.

ortotópico *(orthotopic).* Que está en posición normal.

ortotrópico *(orthotropic).* Que crece o se extiende a lo largo de un eje vertical.

ortovoltaje *(orthovoltage).* Fuerza electromotriz media, de 200 a 300 kilovoltios; usada en radioterapia.

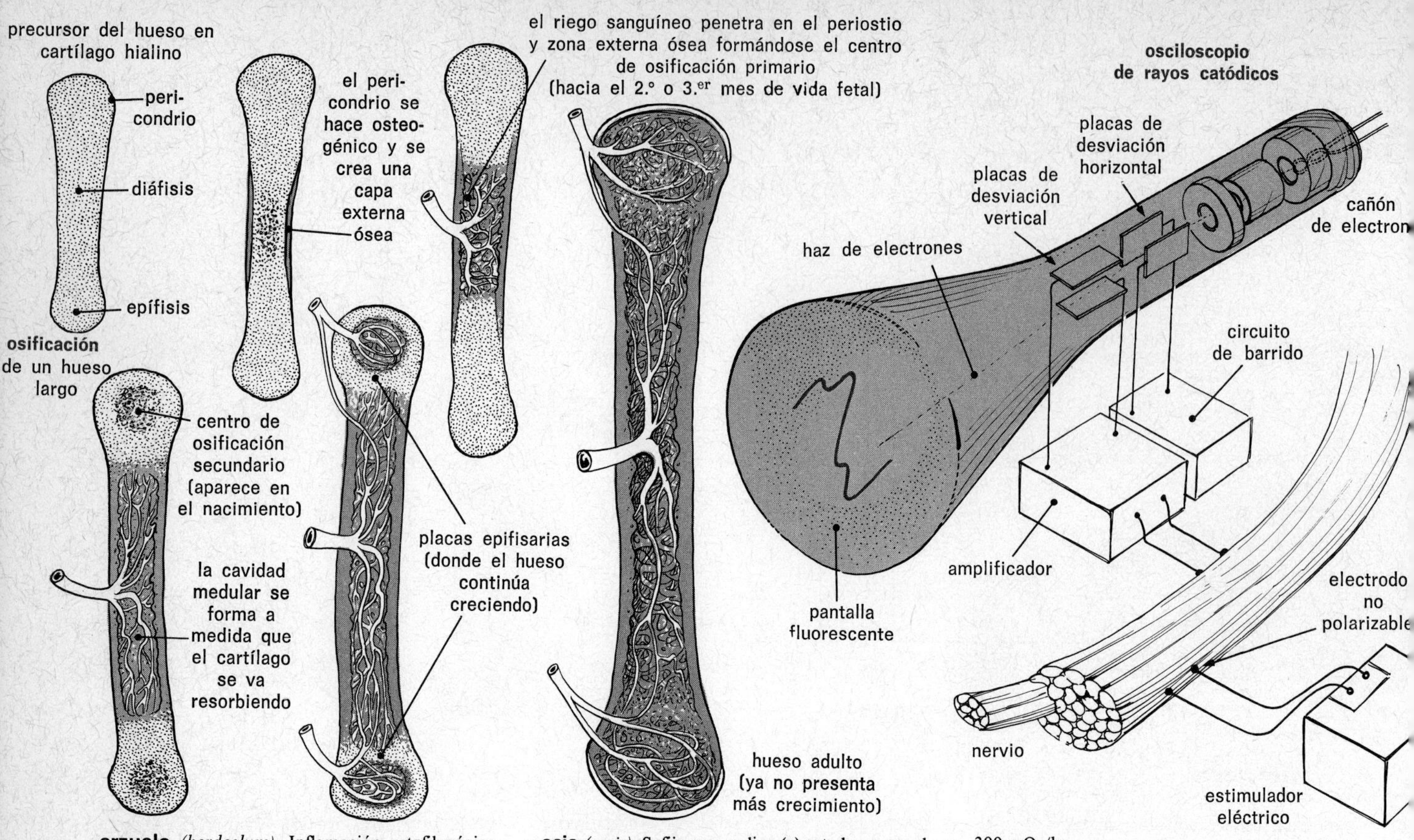

orzuelo *(hordeolum)*. Inflamación estafilocócica común de las glándulas sebáceas de las pestañas caracterizada por una lesión eritematosa, tumefacta y dolorosa de la superficie externa del párpado.

Os *(Os)*. Símbolo químico del elemento osmio.

os 1 (pl. **ora**). En latín, boca, orificio. **2** (pl. **ossa**). En latín, hueso.

-osa *(-ose)*. Sufijo que indica (a) un carbohidrato; p. ej., sacarosa, glucosa; (b) sustancia resultante de la digestión de una proteína; p. ej., albuminosa.

oscilación *(oscillation)*. **1.** Movimiento adelante y atrás. **2.** Período de la inflamación en el que los leucocitos se acumulan en los vasos pequeños, bloqueando la corriente de sangre y causando un movimiento de vaivén a cada contracción cardiaca.

oscilógrafo *(oscillograph)*. Aparato que registra gráficamente las oscilaciones de una corriente eléctrica.

oscilograma *(oscillogram)*. Registro gráfico trazado por un oscilógrafo.

oscilómetro *(oscillometer)*. Aparato usado para medir las variaciones de presión arterial.

oscilopsia *(oscillopsia)*. Estado en que los objetos observados parecen oscilar.

osciloscopio *(oscilloscope)*. Aparato electrónico que señala temporalmente en la pantalla fluorescente de un tubo de rayos catódicos las variaciones de una cantidad eléctrica fluctuante.

oscitar *(oscitate)*. Bostezar.

osculum pl. **oscula**. Orificio diminuto.

óseo *(osseous)*. De hueso.

osfresiología *(osphresiology)*. Estudio de los olores y del sentido del olfato.

Osgood-Schlatter, enfermedad de *(Osgood-Schlatter disease)*. Necrosis aséptica epifisaria; véase necrosis.

Osiander, signo de *(Osiander's sign)*. Pulsación de la vagina en el primer tiempo del embarazo.

osicular *(ossicular)*. Perteneciente o relativo a un huesillo.

osiculectomía *(ossiculectomy)*. Extirpación quirúrgica de uno o más huesillos del oído medio.

osículo *(ossicle)*. Huesillo.

osiculotomía *(ossiculotomy)*. Incisión quirúrgica de uno de los huesillos del oído medio o de adherencias que impiden sus movimientos.

osificación *(ossification)*. Sustitución de cartílago por hueso.

osificar *(ossify)*. Hacerse hueso.

-osis *(-osis)*. Sufijo que indica (a) estado anormal o morboso; p. ej., tuberculosis, (b) aumento; p. ej., leucocitosis, (c) un proceso; p. ej., ósmosis.

Osler, enfermedad de *(Osler's disease)*. Telangiectasia hemorrágica hereditaria; véase telangiectasia.

Osler, signo de *(Osler's sign)*. Pequeñas tumefacciones dolorosas de la piel y tejido subcutáneo de manos y pies que aparecen en la endocarditis bacteriana.

Osler-Weber-Rendu, síndrome de *(Osler-Weber-Rendu syndrome)*. Telangiectasia hemorrágica hereditaria; véase telangiectasia.

osmático *(osmatic)*. Relativo al sentido del olfato.

osmidrosis *(osmidrosis)*. Afección caracterizada por el olor fétido del sudor; también llamada bromidrosis.

osmio *(osmium)*. Elemento metálico; símbolo Os, número atómico 76, peso atómico 190,2.

o., tetróxido de OsO_4; compuesto cristalino usado generalmente como fijador de tejidos en microscopia electrónica; tiene olor irritante.

osmiófilo *(osmiophilic)*. Que se fija fácilmente con tetróxido de osmio.

osmo *(osmo-)*. Forma prefija que indica (a) ósmosis; (b) olor.

osmoceptor *(osmoceptor)*. Osmorreceptor.

osmófilo, osmofílico *(osmophil, osmophilic)*. Que se desarrolla bien en una solución de alta presión osmótica.

osmóforo *(osmophore)*. En química, radical o grupo atómico cuya presencia en un compuesto causa su olor particular; también llamado odoríforo y aromatóforo.

osmol *(osmol, osmole)*. Peso molecular en gramos de una sustancia dividido por el número de partículas que la molécula aporta a la solución; por ej., glucosa (p. m. 180), 1 osm = 180 g/l = 180 g; cloruro sódico (p. m. 58,5), 1 osm = 58,5 g/2 = 29,75 g; un osmol da el número de Avogado ($6{,}023 \times 10^{23}$)

osmolalidad *(osmolality)*. Concentración osmótica de una solución expresada en osmoles de sustancia disuelta por kilogramo de solvente (agua).

osmolar *(osmolar)*. Véase osmótico.

osmolaridad *(osmolarity)*. Concentración osmótica de una solución expresada en osmoles de sustancia disuelta por litro de solución.

osmometría *(osmometry)*. Medida de la concentración de soluto por kilogramo de agua; la osmolalidad del suero es normalmente de 280 a 300 mOs/kg.

osmómetro *(osmometer)*. Instrumento para determinar la osmolaridad de un líquido, como la orina, midiendo la disminución del punto de congelación.

osmorreceptor, osmoceptor *(osmoreceptor, osmoceptor)*. **1.** Terminaciones de un nervio sensitivo especializado en el hipotálamo que responden a los cambios de presión osmótica de la sangre regulando la secreción de hormona antidiurética neurohipofisaria (ADH). **2.** Receptor que responde a la sensación de olores (estímulos olfatorios).

osmorregulador *(osmoregulatory)*. **1.** Que regula la osmolaridad de la sangre variando la liberación de hormona antidiurética. **2.** Que influye en la ósmosis.

ósmosis *(osmosis)*. Paso de líquido de una solución concentrada a otra diluida a través de una membrana semipermeable que las separa.

osmótico *(osmotic)*. Relativo a la ósmosis; también llamado osmolar. Véase también presión osmótica.

-oso *(-ous)*. Sufijo usado en nomenclatura química para indicar el compuesto de menor valencia.

osqueo- *(osche-)*. Forma prefija que indica relación con el escroto.

osqueocele *(oscheocele)*. Hernia inguinal indirecta; véase hernia inguinal.

osqueoplastia *(oscheoplasty)*. Cirugía reparadora del escroto; también llamada escrotoplastia.

ostealgia, ostalgia *(ostealgia, ostalgia)*. Dolor en un hueso.

osteítis *(osteitis)*. Inflamación del hueso.

o. deformante, enfermedad de Paget; enfermedad ósea de causa desconocida, caracterizada por excesiva destrucción y reparación localizadas con deformidades asociadas.

o. fibrosa quística, enfermedad caracterizada principalmente por reblandecimiento y reabsorción de hueso, que es sustituido por tejido fibroso; causada por secreción excesiva de hormona de las glándulas paratiroides.

osteo-, oste-, ost- *(osteo-, oste-, ost-)*. Formas prefijas que significan hueso o huesos; p. ej., osteología.

osteoartritis *(osteoarthritis)*. Véase enfermedad degenerativa de las articulaciones.

osteoartropatía *(osteoarthropathy)*. Trastorno que afecta los huesos largos de las extremidades y las articulaciones, acompañado a menudo de dedos en palillo de tambor; asociado casi siempre a

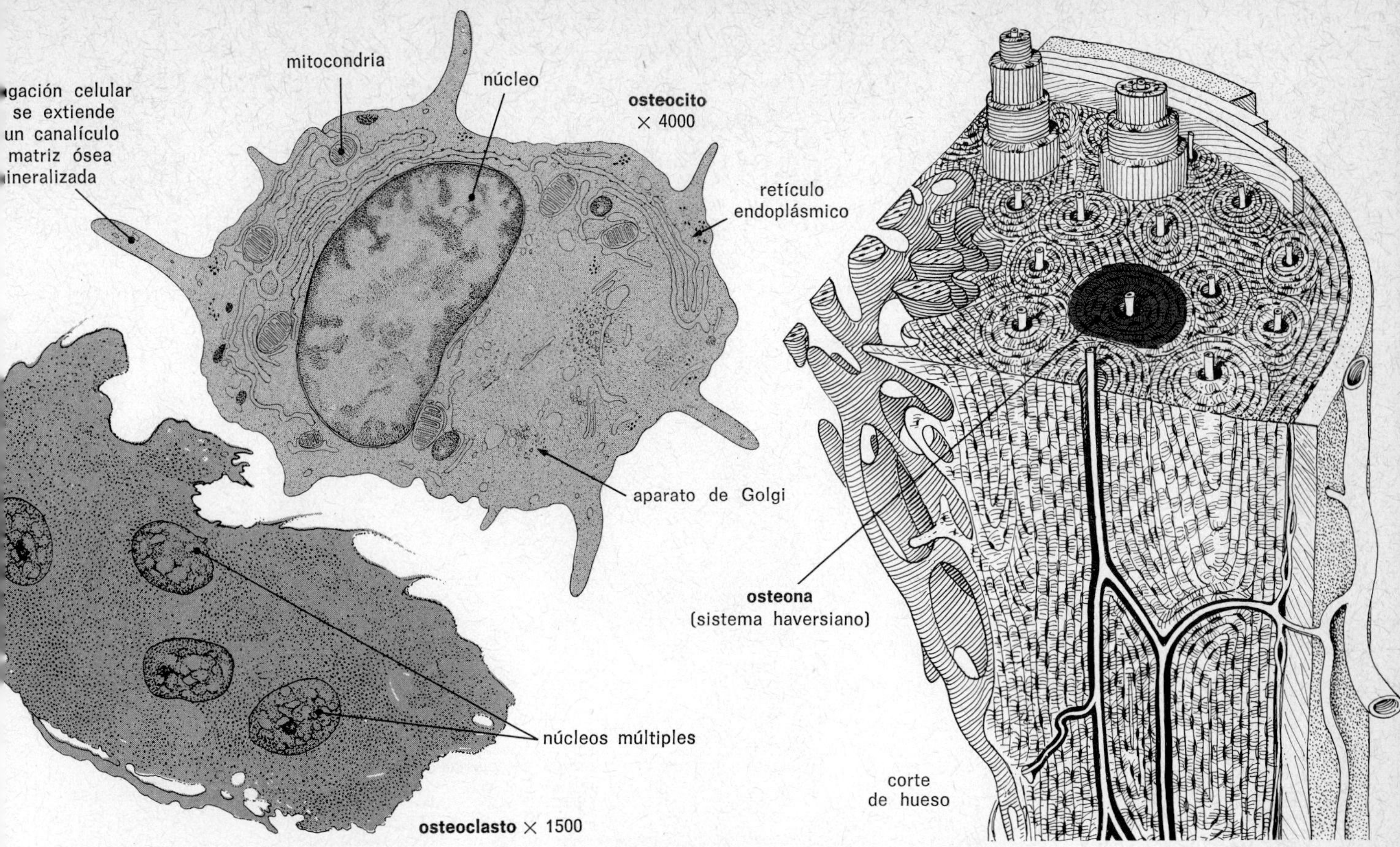

una enfermedad de cualquier otra parte del cuerpo, generalmente pulmón, pleura y mediastino.

o. hipertrófica, tumefacción dolorosa y deposición perióstica de nuevo hueso en los huesos largos de las extremidades, dedos en palillo de tambor y tumefacción y dolorimiento de las articulaciones; ocurre casi siempre en asociación a enfermedad pulmonar, especialmente neoplasias pulmonares; también coincide con cardiopatía cianótica, colitis ulcerosa, enteritis regional y trastornos hepáticos.

o. hipertrófica idiopática, osteoartropatía que no es secundaria a una enfermedad; también llamada osteoartropatía primaria.

osteoblasto *(osteoblast).* Célula formadora de hueso; procede de un fibroblasto y se encarga de la formación de matriz ósea; se encuentra en la superficie en avance del hueso en desarrollo.

osteoblastoma *(osteoblastoma).* Tumor benigno derivado de tejido óseo primitivo; aparece con mayor frecuencia en la columna vertebral de sujetos jóvenes; también llamado osteoma osteoide gigante.

osteocito *(osteocyte).* Una de las numerosas células óseas nucleadas aplanadas que se originan de los osteoblastos por modulación; interviene en el mantenimiento de los constituyentes de la matriz intercelular a niveles normales; cada uno de ellos está contenido en un espacio (laguna), y sus prolongaciones se extienden a través de orificios de la laguna a conductos diminutos del interior del tejido óseo.

osteocitoma *(osteocytoma).* Quiste óseo solitario; véase quiste.

osteoclasis, osteoclasia *(osteoclasis, osteoclasia).* Fractura o refractura quirúrgica o manual de un hueso deformado con objeto de ponerlo en una posición más normal.

osteoclasto *(osteoclast).* Célula multinucleada grande que se forma en la medula ósea y absorbe tejido óseo.

osteoclastoma *(osteoclastoma).* Tumor del hueso de células gigantes; véase tumor.

osteocondritis *(osteochondritis).* Inflamación del hueso y de su cartílago.

osteocondrodistrofia *(osteochondrodystrophy).* Término general que se aplica a un grupo de trastornos del hueso y el cartílago, entre los que se cuenta el síndrome de Morquio.

osteocondroma *(osteochondroma).* Tumoración ósea benigna solitaria cubierta de cartílago en crecimiento; suele presentarse cerca del extremo de los huesos largos de individuos de 10 a 25 años de edad; también llamada exostosis osteocartilaginosa solitaria.

osteocondromatosis *(osteochondromatosis).* Exostosis hereditaria múltiple; véase exostosis.

osteocondrosarcoma *(osteochondrosarcoma).* Tumor maligno de tejido cartilaginoso que se origina generalmente de un tumor óseo benigno.

osteocondrosis *(osteochondrosis).* Trastorno de los centros de osificación de los niños; caracterizado por muerte del tejido en ausencia de infección.

osteocráneo *(osteocranium).* Cráneo fetal después de haber tenido lugar la osificación.

osteodentina *(osteodentin).* Sustancia dura, estructuralmente intermedia entre la dentina y el hueso, que llena parcialmente la cavidad pulpar de los dientes de las personas de edad.

osteodermia *(osteodermia).* Presencia de depósitos óseos en la piel.

osteodesmosis *(osteodesmosis).* Conversión de tendones en hueso.

osteodinia *(osteodynia).* Ostealgia.

osteodistrofia *(osteodystrophy).* Formación defectuosa de hueso.

o. renal, alteraciones óseas generalizadas que semejan osteomalacia y raquitismo y que se presentan en niños o adultos con insuficiencia renal crónica.

osteofibroma *(osteofibroma).* Lesión benigna de aspecto tumoral compuesta principalmente de tejido óseo y conectivo fibroso.

osteoflebitis *(osteophlebitis).* Inflamación de las venas de un hueso.

osteofonía *(osteophony).* Conducción del sonido por el hueso.

osteogénesis *(osteogenesis).* Formación de hueso.

o. imperfecta, enfermedad rara caracterizada por fragilidad ósea, escleróticas azules y sordera otosclerótica; se cree transmitida como carácter autosómico dominante.

osteógeno *(osteogen).* **1.** El estrato interno de periostio, a partir del cual se forma nuevo hueso. **2.** Relativo a la formación ósea; derivado de hueso.

osteoide *(osteoid).* Semejante a hueso; se refiere generalmente a la parte orgánica blanda de matriz intercelular ósea producida por células osteógenas y osteoblastos.

osteólisis *(osteolysis).* Destrucción de hueso.

osteología *(osteology).* Estudio de la estructura de los huesos.

osteoma *(osteoma).* Tumor benigno compuesto de tejido óseo; se desarrolla en un hueso (osteoma homoplásico) o en otras estructuras (osteoma heteroplásico), también llamado tumor óseo.

o. dental, crecimiento óseo que se proyecta desde la raíz de un diente.

osteomalacia *(osteomalacia).* Enfermedad caracterizada por reblandecimiento de los huesos debido a calcificación defectuosa; afecta generalmente a mujeres adultas y se parece al raquitismo de los niños.

osteómero *(osteomere).* Miembro de una serie de estructuras óseas, como las vértebras.

osteometría *(osteometry).* Rama de la antropología que se ocupa del tamaño relativo de los huesos humanos.

osteomielitis *(osteomyelitis).* Infección del hueso causada generalmente por un estafilococo que afecta las regiones metafisarias de los huesos largos de los niños.

osteomielodisplasia *(osteomyelodysplasia).* Enfermedad caracterizada por ensanchamiento de las cavidades medulares óseas, adelgazamiento del tejido óseo y leucopenia y fiebre asociadas.

osteomielofibrótico, síndrome *(osteomyelofibrotic syndrome).* Véase mielofibrosis.

osteomielografía *(osteomyelography).* Examen de la medula ósea con rayos X.

osteona *(osteon).* Unidad básica de estructura ósea compacta consistente en un conducto central y las laminillas óseas concéntricas que lo rodean; también llamado sistema haversiano.

osteonco *(osteoncus).* Término usado a veces para indicar un tumor óseo.

osteonecrosis *(osteonecrosis).* Muerte de tejido óseo que se observa generalmente en la cabeza del fémur, menos frecuentemente en el cóndilo femoral interno, y en ocasiones en la cabeza del húmero.

osteópata *(osteopath).* El que practica la osteopatía.

osteopatía *(osteopathy).* **1.** Enfermedad ósea. **2.** Sistema de práctica médica basado en la creencia de que el cuerpo humano es capaz de crear sus propios remedios contra la infección; la terapéutica es principalmente manipulativa, aunque se

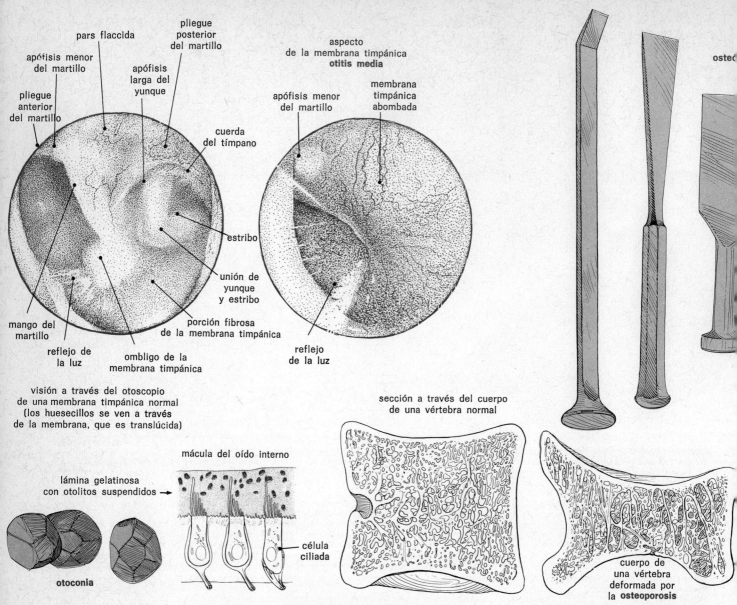

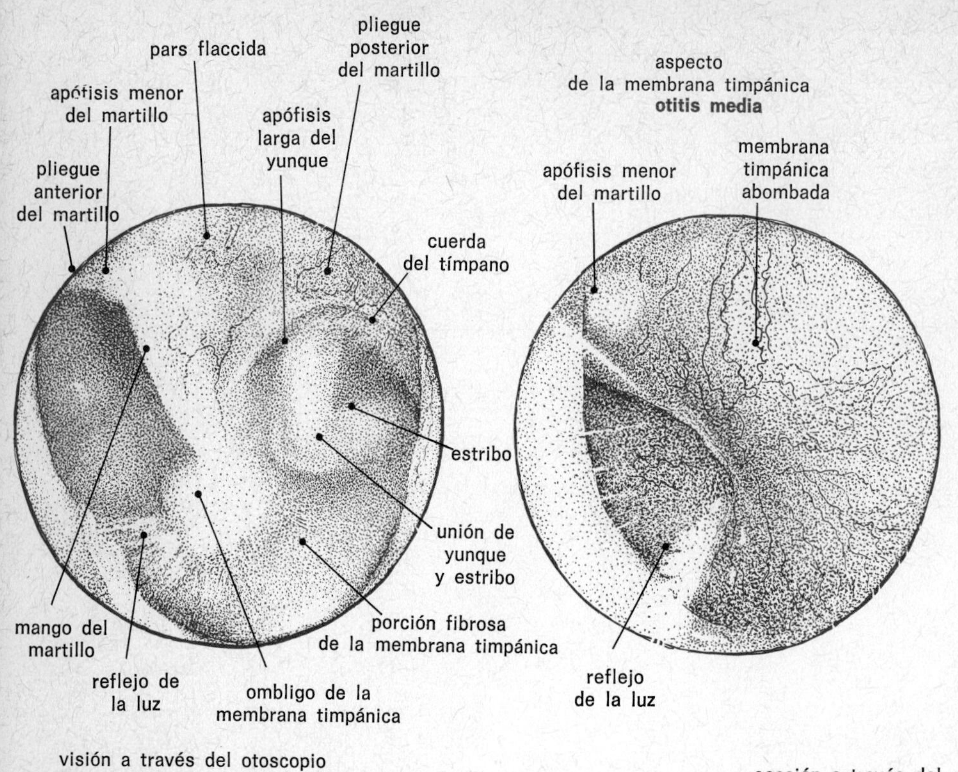

visión a través del otoscopio de una membrana timpánica normal (los huesecillos se ven a través de la membrana, que es translúcida)

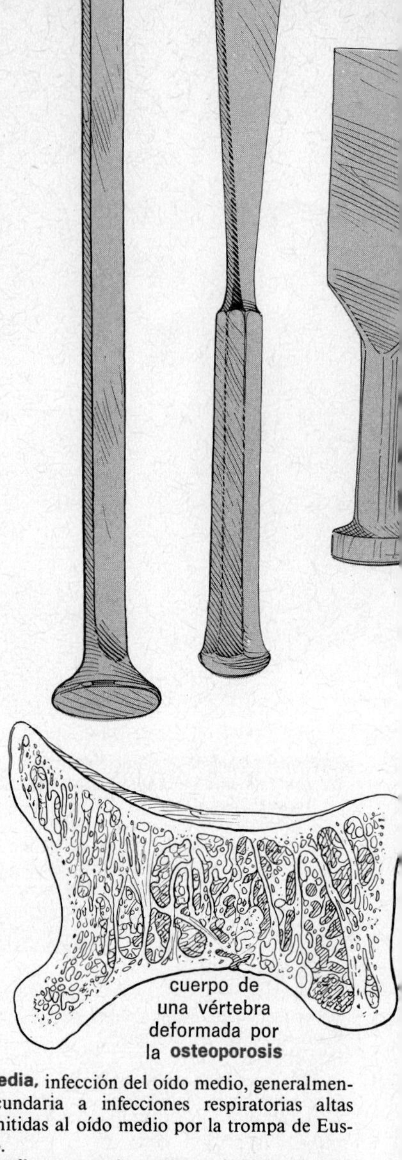

sección a través del cuerpo de una vértebra normal

mácula del oído interno

lámina gelatinosa con otolitos suspendidos

célula ciliada

otoconia

usan métodos quirúrgicos, médicos e higiénicos cuando están indicados.

osteopatología *(osteopathology).* Estudio de las enfermedades de los huesos.

osteoperiostitis *(osteoperiostitis).* Inflamación de un hueso y de su periostio.

osteopetrosis *(osteopetrosis).* Trastorno hereditario infrecuente transmitido como carácter recesivo autosómico, caracterizado principalmente por crecimiento excesivo y densidad de los huesos y estrechamiento de la medula, con anemia, trastornos visuales, sordera y retraso de la erupción dentaria; observada más frecuentemente en los niños; también llamada enfermedad de Albers-Schönberg o enfermedad marmórea de los huesos.

osteoplastia *(osteoplasty).* Cirugía plástica de los huesos; injerto óseo.

osteoporosis *(osteoporosis).* Enfermedad de los huesos debida a deficiencia de matriz ósea, que se presenta generalmente en las mujeres menopáusicas.

osteorradionecrosis *(osteoradionecrosis).* Muerte y degeneración de tejido óseo causadas por radiación.

osteorrafia *(osteorrhaphy).* Sutura con alambre de un hueso fracturado; llamada también osteosutura.

osteorragia *(osteorrhagia).* Hemorragia por un hueso.

osteosarcoma *(osteosarcoma).* Cáncer óseo que aparece por lo general en cualquiera de los extremos de la diáfisis de un hueso largo; también llamado osteoma sarcomatoso.

osteosarcomatoso *(osteosarcomatous).* Relativo a o causante de cáncer óseo.

osteosclerosis *(osteosclerosis).* Aumento anormal de la densidad o dureza del hueso.

osteosíntesis *(osteosynthesis).* Fijación de los extremos de un hueso fracturado.

osteosutura *(osteosuture).* Véase osteorrafia.

osteotabes *(osteotabes).* Degeneración de la medula ósea.

osteotomía *(osteotomy).* Incisión o sección de un hueso, generalmente con sierra o escoplo.

osteótomo *(osteotome).* Escoplo usado para cortar hueso.

osteotomoclasis, osteotomoclasia *(osteotomoclasis, osteotomoclasia).* Método operatorio para enderezar un hueso anormalmente curvo.

ostiario *(ostial).* Relativo a un orificio u ostium.

ostium *(ostium).* Orificio pequeño en una estructura hueca.

o. primum, agujero interauricular primario; véase agujero.

o. secundum, agujero interauricular secundario; véase agujero.

otalgia *(otalgia).* Dolor de oídos.

otálgico *(otalgic).* **1.** Relativo a la otalgia. **2.** Remedio para la otalgia.

otelcosis *(othelcosis).* **1.** Ulceración del oído externo. **2.** Supuración del oído medio.

otemorrea, otemorragia *(othemorrhea, othemorrhagia).* Hemorragia del oído.

ótico *(otic).* Relativo o perteneciente al oído.

otítico *(otitic).* Relativo a una inflamación del oído.

otitis *(otitis).* Inflamación del oído.

o. externa, inflamación del conducto auditivo externo debida a la presencia de un furúnculo o a diversas infecciones cutáneas.

o. media, infección del oído medio, generalmente secundaria a infecciones respiratorias altas transmitidas al oído medio por la trompa de Eustaquio.

o. media supurada crónica, inflamación del oído medio acompañada de espesa exudación mucopurulenta de la mucosa; la infección puede progresar y afectar al hueso.

oto-, ot- *(oto-, ot-).* Formas prefijas que indican relación con el oído.

otoantritis *(otoantritis).* Inflamación del antro mastoideo.

otoblenorrea *(otoblenorrhea).* Inflamación crónica del oído medio con perforación de la membrana timpánica y derrame mucopurulento por el oído.

otocefalia *(otocephaly).* Defecto caracterizado por pequeñez extrema del mentón y aproximación de las orejas hacia la parte anterior del cuello.

otocleisis *(otocleisis).* **1.** Cierre de la trompa de Eustaquio. **2.** Obstrucción del conducto auditivo externo.

otoconia *(otoconia).* Partículas granulares compuestas de carbonato cálcico y proteína, incluidas normalmente en la capa gelatinosa que cubre las máculas del utrículo y el sáculo del oído interno; también llamadas otolitos y estatoconía.

otodinia *(otodynia).* Dolor de oídos.

otoencefalitis *(otoencephalitis).* Inflamación del encéfalo secundaria a inflamación del oído medio y las celdillas mastoideas; también llamada otocerebritis.

otoganglio *(otoganglion).* Ganglio ótico; véase ganglio.

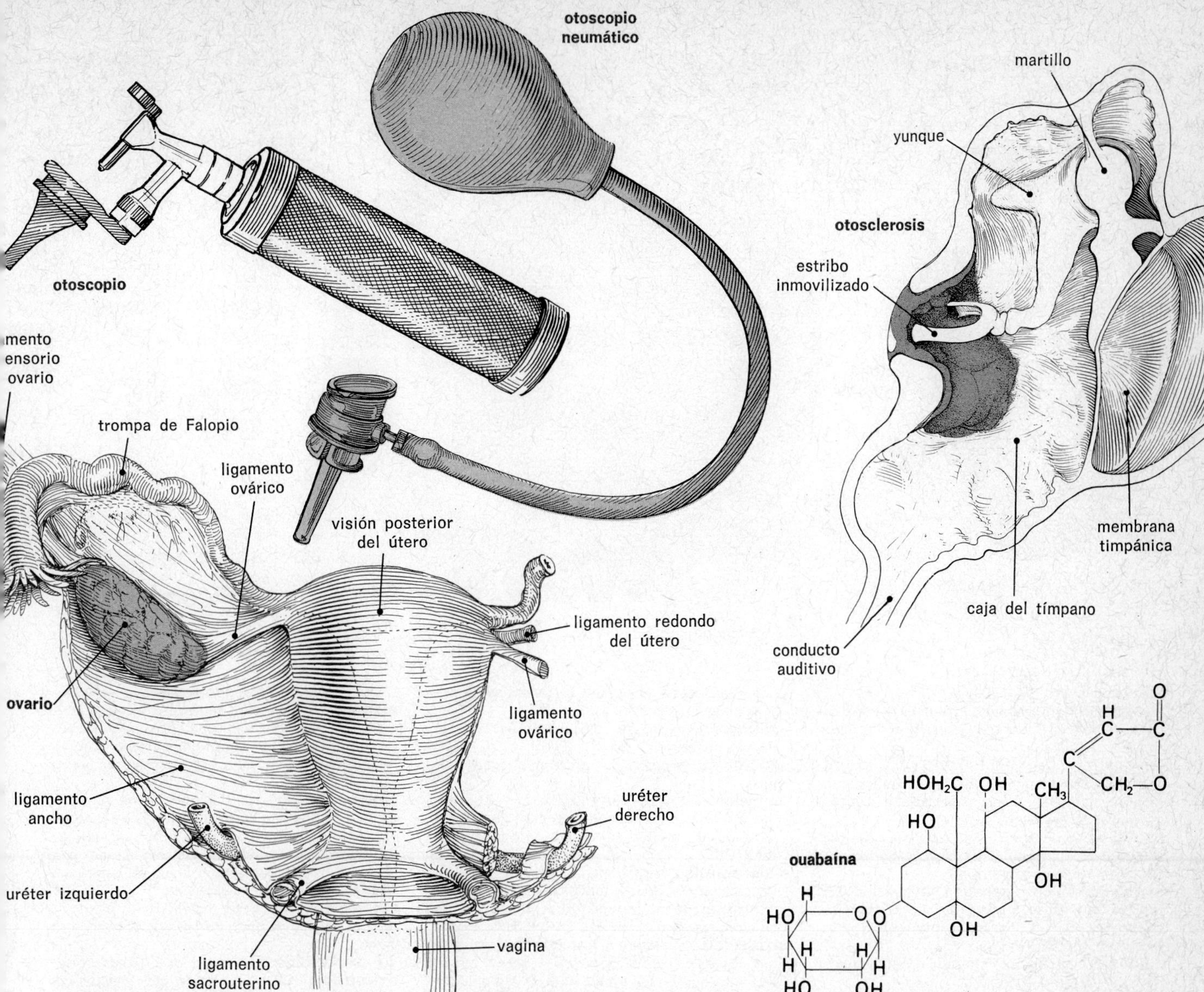

otolaringología *(otolaryngology).* Rama de la medicina que se ocupa del estudio del oído y del tracto respiratorio superior y del tratamiento de sus enfermedades.
otolaringólogo *(otolaryngologist).* Especialista en otolaringología.
otolitos *(otoliths).* Véase otoconia.
otología *(otology).* Rama de la medicina que se ocupa de las enfermedades del oído.
otológico *(otologic).* Relativo a la otología.
-otomía *(-otomy).* Forma sufija que indica incisión quirúrgica.
otomicosis *(otomycosis).* Infección por hongos del conducto auditivo externo.
otoneuralgia *(otoneuralgia).* Dolor de oídos neurálgico.
otopatía *(otopathy).* Enfermedad del oído.
otopiorrea *(otopyorrhea).* Supuración del oído medio a través de la membrana timpánica perforada.
otoplastia *(otoplasty).* Cirugía plástica del pabellón auditivo.
otorragia *(otorrhagia).* Hemorragia del oído.
otorrea *(otorrhea).* Derrame por el oído.
otorrinolaringología *(otorhinolaryngology).* Rama de la medicina que se ocupa del oído, nariz y laringe y de sus enfermedades.
otorrinología *(otorhinology).* Estudio del oído y la nariz.
otosclerosis *(otosclerosis).* Formación y proliferación de nuevo hueso esponjoso en la cápsula del oído medio, que inmoviliza el estribo y dificulta la conducción de las ondas sonoras, traduciéndose en pérdida lenta y progresiva de la audición; la extirpación quirúrgica del estribo y del hueso esclerótico que cubre la ventana redonda y su sustitución por aparatos protésicos restaura muchas veces la audición.
otoscopia *(otoscopy).* Examen de la membrana timpánica con un otoscopio.
otoscopio *(otoscope).* Instrumento para explorar el oído.

o. neumático, otoscopio que usa presiones positivas y negativas alternantes para observar el grado de flaccidez de la membrana timpánica.

ototomía *(ototomy).* **1.** Disección del oído. **2.** Miringotomía.
ototoxicidad *(ototoxicity).* Capacidad de tener efecto deletéreo o nocivo sobre el oído, en especial sobre sus partes nerviosas.
ototóxico *(ototoxic).* Que tiene efecto nocivo sobre el oído.
ouabaína, oubaína, uabaína *(ouabain).* Glucósido cardiactivo de acción rápida obtenido de las semillas del *Strophantus gratus;* constituyente del veneno de las flechas en África.
ovalocitosis *(ovalocytosis).* Eliptocitosis; trastorno hereditario en el que tienen forma oval el 25 a 90 % de los hematíes.
ovarialgia *(ovaralgia, ovarialgia).* Dolor en un ovario.
ovárico *(ovarian).* Perteneciente o relativo al ovario.
ovariectomía *(ovariectomy).* Extirpación quirúrgica de un ovario.
ovario- *(ovario-).* Forma prefija que significa ovario.
ovario *(ovary).* Glándula sexual par en la que se forman los óvulos; produce las hormonas progesterona y estrógeno.

o. poliquístico, síndrome del, proceso de causa desconocida caracterizado por la presencia de ovarios poliquísticos aumentados de tamaño, útero pequeño, anomalías de la menstruación, infertilidad anovulatoria (es decir, incapacidad para producir óvulos) e hirsutismo; también llamado síndrome de Stein-Leventhal.

ovariocentesis *(ovariocentesis).* Punción de un quiste ovárico.
ovariociesis *(ovariocyesis).* Embarazo ovárico.
ovariohisterectomía *(ovariohysterectomy).* Extirpación quirúrgica de los ovarios y el útero.
ovariopatía *(ovariopathy).* Enfermedad del ovario.
ovariorrexis *(ovariorrhexis).* Rotura de un ovario.
ovariosalpingectomía *(ovariosalpingectomy).* Extirpación quirúrgica de un ovario y de la trompa correspondiente.
ovariotomía *(ovariotomy).* Incisión en un ovario.
ovarium. En latín, ovario.
ovi- *(ovi-).* Forma prefija que significa óvulo o huevo.
ovicida *(ovicidal).* Que causa la destrucción del huevo.
oviducto *(oviduct).* Trompa de Falopio; véase trompa.
ovífero *(oviferous).* Que contiene o lleva óvulos.
ovino *(ovine).* Perteneciente o relativo a las ovejas.
ovíparo *(oviparous).* Que produce huevos; que pone huevos que se abren fuera del cuerpo del organismo materno. Véanse ovovivíparo y vivíparo.
ovo- *(ovo-).* Forma prefija que significa óvulo o huevo.
ovoalbúmina *(ovalbumin).* Albúmina de la clara de huevo.
ovogénesis *(ovigenesis).* Véase oogénesis.
ovoide *(ovoid).* De forma de huevo.
ovomucoide *(ovomucoid).* Mucoproteína de la

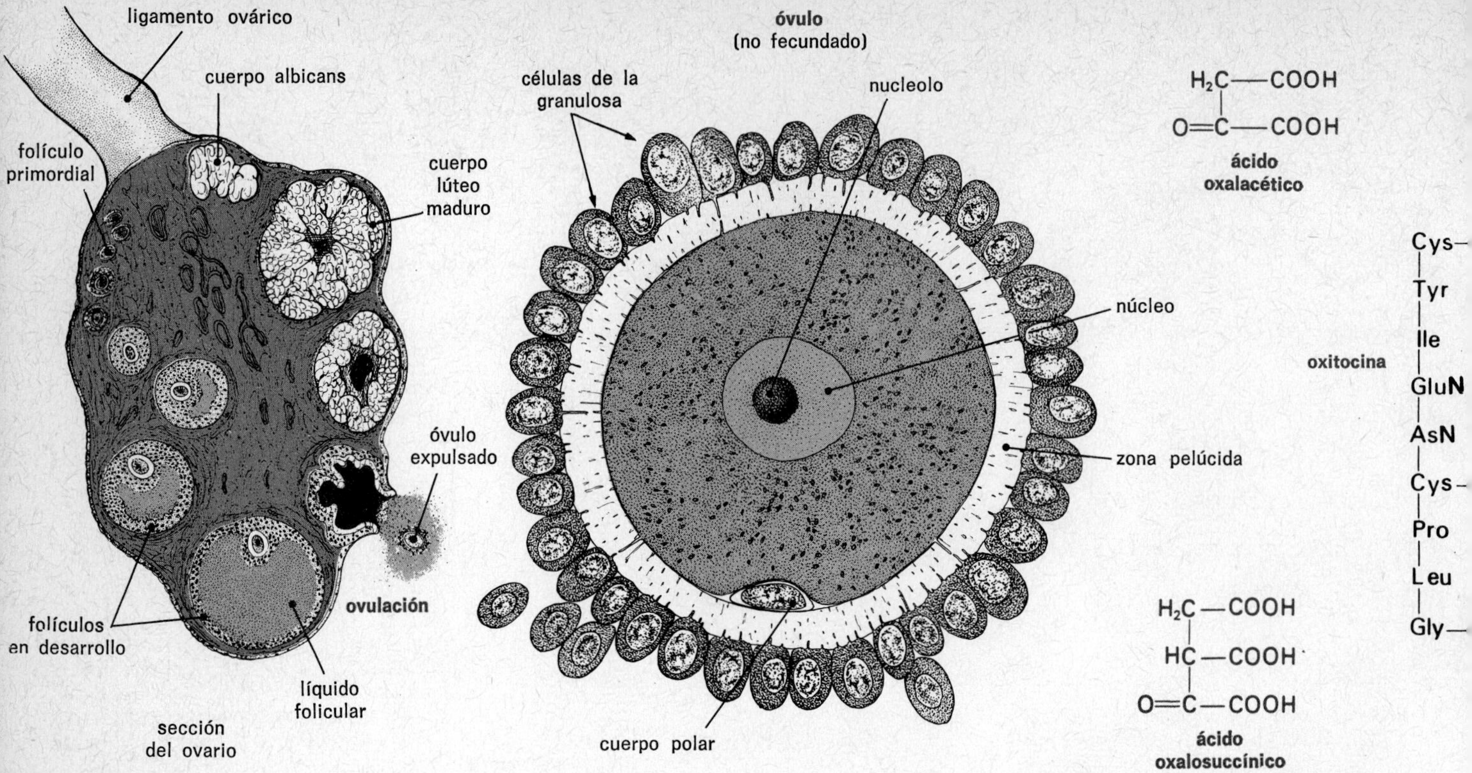

clara de huevo.

ovoposición *(oviposition).* Acción de poner o depositar huevos; dícese especialmente de los insectos.

ovopositor *(ovipositor).* Estructura tubular especializada del extremo del abdomen de muchos insectos hembras que sirve para perforar agujeros en que alojar sus huevos.

ovotestis *(ovotestis).* Gonada en la que están presentes a la vez tejido testicular y tejido ovárico; una forma de hermafroditismo.

ovovivíparo *(ovoviviparous).* Que produce crías que se desarrollan a partir de huevos retenidos dentro del cuerpo materno, como ciertos peces, reptiles e insectos.

ovulación *(ovulation).* Expulsión de un óvulo del folículo (de Graaf) maduro del ovario.

óvulo *(ovule).* **1.** Célula sexual femenina madura del folículo de Graaf. **2.** Estructura pequeña semejante a un huevo.

ovulocíclico *(ovulocyclic).* Que tiene una presentación periódica asociada con y que tiene lugar dentro del ciclo ovulatorio; p. ej., porfiria ovulocíclica.

ovum, pl. **ova.** En latín, huevo; célula sexual femenina salida del folículo de Graaf que, cuando es fertilizada por la unión con el elemento masculino, desarrolla un nuevo individuo.

oxa- *(oxa-).* Forma prefija que indica un puente de oxígeno; p. ej., –CH–O–CH–.

oxácido *(oxyacid).* Acido que contiene oxígeno.

oxacilina sódica *(oxacillin sodium).* Preparado usado en el tratamiento de infecciones estafilocócicas penicilinorresistentes.

oxalacético, ácido *(oxaloacetic acid).* Intermediario del ciclo del ácido tricarboxílico, también llamado ácido cetosuccínico.

oxalato *(oxalate).* Sal de ácido oxálico.

oxálico, ácido *(oxalic acid).* Compuesto producido por oxidación de glioxilato; está presente en cantidades excesivas en las personas afectadas de hiperoxaluria primaria.

oxalosis *(oxalosis).* Acumulación de cristales de oxalato cálcico en los riñones, huesos, arterias y miocardio; característica de la hiperoxaluria primaria que, generalmente, conduce a la muerte por insuficiencia renal.

oxalosuccínico, ácido *(oxalosuccinic acid).* Intermediario en el ciclo del ácido tricarboxílico.

oxaluria *(oxaluria).* Presencia de cantidades anormalmente grandes de oxalato cálcico en la orina.

oxazepam *(oxazepam).* Un tranquilizante.

oxi- *(oxy-).* Forma prefija que significa (a) agudo, (b) agudo, (c) penetrante, (d) presencia de oxígeno en una molécula.

oxiblepsia *(oxyblepsia).* Visión aguda; también llamada oxiopía.

oxicefalia *(oxycephaly).* Cráneo puntiagudo, cónico.

oxicelulosa *(oxycellulose).* Celulosa en la que todos o la mayor parte de los residuos glucosados han sido convertidos en residuos de ácido glucurónico.

oxicromático *(oxychromatic).* Que se tiñe brillantemente con eosina y otros colorantes ácidos.

oxicromatina *(oxychromatin).* Cromatina oxífila; cromatina que se tiñe con los colorantes ácidos.

oxidación *(oxidation).* **1.** Reacción química en la que electrones de una sustancia (el agente reductor) son transferidos a otra (el agente oxidante); los átomos del elemento que pierde electrones aumentan su valencia. Véase reducción. **2.** Combinación de una sustancia con oxígeno.

oxidación-reducción *(oxidation-reduction).* Reacción química en la que se transmiten electrones de un átomo o molécula a otro; también llamada redox.

oxidar *(oxidize).* Combinar o causar la combinación con oxígeno.

oxidasa *(oxidase).* Miembro de un grupo de enzimas oxidantes que favorecen la adición de oxígeno a un metabolito o la extracción de hidrógeno o de electrones.

óxido *(oxide).* Compuesto binario de oxígeno con otro elemento o radical; p. ej., óxido mercúrico.

o. ácido, compuesto oxigenado de metaloides; p. ej., SO_2.

o. básico, compuesto oxigenado de metales; p. ej., Al_2O_3.

oxidorreductasa *(oxidoreductase).* Enzima que cataliza una reacción de oxidación-reducción.

oxífilo *(oxyphil, oxyphile).* Leucocito eosinófilo; véase leucocito.

oxifonía *(oxyphonia).* Agudeza anormal de la voz.

oxihemoglobina (HbO_2) *(oxyhemoglobin).* La hemoglobina rojo brillante combinada con oxígeno presente en la sangre arterial; también llamada hemoglobina oxigenada.

oxigenación *(oxygenation).* Combinación de hemoglobina con oxígeno; aprovisionamiento de oxígeno a un tejido o individuo.

oxigenar *(oxygenate).* Saturar o infundir con oxígeno.

oxigenasa *(oxygenase).* Una de varias enzimas que catalizan la activación del oxígeno molecular y la posterior incorporación al sustrato de los dos átomos de la molécula de oxígeno.

oxígeno *(oxygen).* Gas inodoro e incoloro, símbolo O, número atómico 8, peso atómico 16; constituye aproximadamente una quinta parte de la atmósfera de la Tierra y es esencial para la vida animal y vegetal.

oxilalia *(oxylalia).* Habla anormalmente rápida.

oxima *(oxime).* Producto condensado de la acción de la hidroxilamina sobre una cetona o un aldehído.

oxímetro *(oximeter).* Instrumento usado para medir fotoeléctricamente el grado de saturación de oxígeno de la sangre circulante.

oxiopía *(oxyopia).* Véase oxiblepsia.

oxipurina *(oxypurine).* Purina que contiene oxígeno.

17-oxisteroide *(17-oxysteroid).* 17-cetosteroide.

oxitetraciclina *(oxytetracycline).* Antibiótico producido por el *Streptomyces rimosus;* Terramicina®.

oxitocia *(oxytocia).* Parto rápido.

oxitócico *(oxytocic).* **1.** Relativo al parto rápido. **2.** Agente que acelera el proceso del parto, en especial estimulando la contracción del músculo uterino.

oxitocina *(oxytocin).* Hormona formada en la base del cerebro (hipotálamo) y almacenada en el lóbulo posterior de la hipófisis (glándula pituitaria); estimula el músculo liso causando primariamente fuertes contracciones del útero y expulsión de leche de las mamas (a distinguir de la prolactina, que estimula la producción de leche).

oxiuriasis *(oxyuriasis).* Infestación con oxiuros.

oxiuricida *(oxyuricide).* **1.** Agente que mata los oxiuros. **2.** Destructor de oxiuros.

oxiuro *(oxyurid).* Gusano del género *Oxyuris.*

oxo- *(oxo-).* Forma prefija que significa que contiene oxígeno.

Oxyuris. Género de gusanos nematodos conocidos vulgarmente como lombrices.

oz. Abreviatura de onza.

ozono (O_3) *(ozone).* Forma triatómica gaseosa, tóxica y azul del oxígeno que se forma naturalmente por una descarga eléctrica a través de oxígeno o por exposición de éste a radiación ultravioleta; se fabrica comercialmente pasando oxígeno sobre placas de aluminio cargadas a 10000 voltios; se usa principalmente como antiséptico, desinfectante y blanqueador.

ozonómetro *(ozonometer).* Aparato que calcula la cantidad de ozono en la atmósfera mediante el uso de una serie de papeles indicadores.

ozostomía *(ozostomia).* Mal aliento; también llamada halitosis.

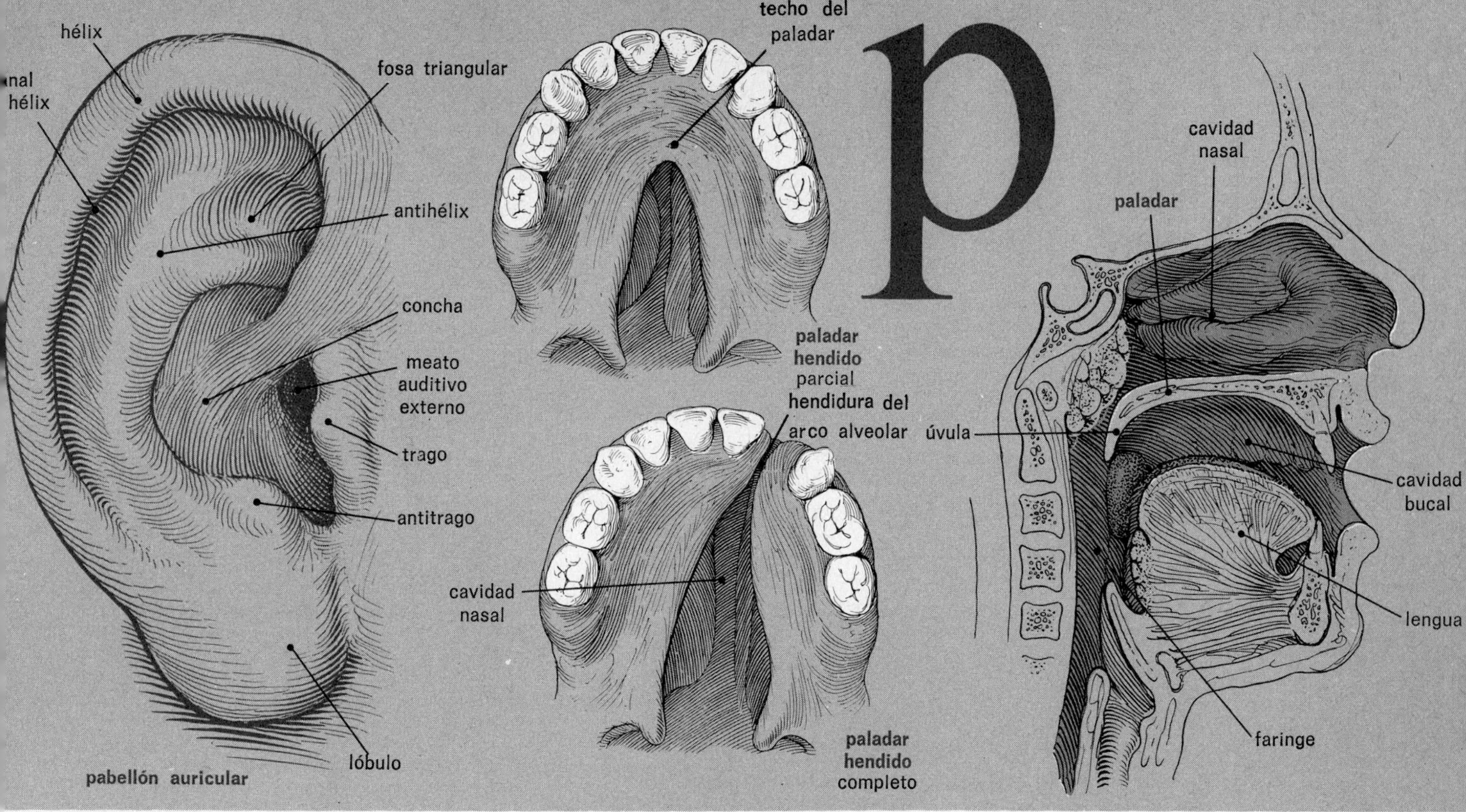

P *(P).* Símbolo del elemento fósforo.

p *(p).* **1.** Abreviatura de (a) papila óptica, (b) pulso, (c) pupila. **2.** Símbolo de protón.

p- *(p-).* Abreviatura de para- (2). Para los términos que empiecen con *p-*, véase el término en cuestión.

P_1 *(P_1).* Símbolo de la primera generación parental; los individuos P_1 son los padres de la generación F_1. Véase generación filial.

Pa *(Pa).* Símbolo del elemento protoactinio.

PABA *(PABA).* Abreviatura para indicar ácido *p*-aminobenzoico.

pabellón *(ward).* **1.** Sala amplia de un hospital con varias camas para enfermos. **2.** Sección del hospital destinada a cuidados especiales y tratamiento de un grupo de pacientes concreto.

p. abierto, sala que no está cerrada.

p. de accidentes, sala de urgencias; véase sala.

p. de aislamiento, sala de un hospital o institución en la que se sitúa en cuarentena a las personas sospechosas de padecer enfermedades contagiosas.

p. cerrado, sala dotada de puertas cerradas en la que hay enfermos mentales.

p. psicopático, sala en un hospital general para la recepción y tratamiento de los enfermos mentales.

pabellón auricular *(auricle).* Porción externa del oído; oreja.

pábulum *(pabulum).* En latín, alimento; cualquier sustancia nutritiva.

Pacchioni, granulaciones de *(Pacchionian granulations).* Véase granulación aracnoidea.

paciente *(patient).* Persona sometida a tratamiento médico; persona enferma.

p. ambulatorio, el tratado en un hospital o policlínica sin estar hospitalizado.

P_{ACO2} *(P_{ACO2}).* Símbolo que indica la presión parcial del dióxido de carbono (CO_2) en sangre arterial; el valor normal es de 40 mm Hg, aproximadamente.

padrastro *(hangnail).* Trozo de piel parcialmente desprendida de la base o lado de la uña.

Paget, enfermedad de *(Paget's disease).* Enfermedad ósea de origen desconocido; se caracteriza por la aparición de zonas localizadas de destrucción ósea, seguida de neoformación excesiva de tejido óseo ligero, blando y poroso y asociada a la aparición de deformidades, como engrosamiento de ciertas porciones del cráneo y curvatura de los huesos que soportan el peso del cuerpo; se cree que Beethoven sufrió esta enfermedad; también llamada osteítis deformante.

-pago *(-pagus).* Forma sufija que indica un monstruo doble; la primera parte de la palabra señala las porciones acopladas.

pagofagia *(pagophagia).* Ingestión de cantidades excesivas de hielo.

PAH *(PAH).* Abreviatura para indicar ácido *p*-aminohipúrico.

paladar *(palate).* El techo de la boca; consta de una porción anterior ósea (paladar duro) y una porción posterior muscular blanda (paladar blando).

p. hendido, malformación congénita del paladar en la que hay una fisura en la línea media y que suele asociarse a un labio leporino.

paladio *(palladium).* Elemento metálico semejante al platino; símbolo Pd, número atómico 46, peso atómico 106,4.

palatal *(palatal).* Relativo al paladar.

palatiforme *(palatiform).* Semejante al paladar o techo de la boca.

palatino *(palatine).* Relativo al paladar o techo de la boca.

palato- *(palato-).* Forma prefija que significa paladar.

palatofaríngeo *(palatopharyngeal).* Relativo al paladar y la faringe.

palatofaringoplastia *(palatopharyngoplasty).* Procedimiento quirúrgico encaminado a corregir un acortamiento del paladar blando (a veces necesario en la reparación de un paladar hendido).

palatogloso *(palatoglossal).* Relativo al paladar y la lengua.

palatógrafo *(palatograph).* Instrumento para registrar los movimientos del paladar blando durante el acto de hablar y la respiración; también llamado palatomiógrafo y miógrafo del paladar.

palatoplastia *(palatoplasty).* Cirugía plástica del paladar, sobre todo del paladar hendido.

palatoplejía *(palatoplegia).* Parálisis de los músculos del velo del paladar o paladar blando.

palatosquisis *(palatoschisis).* Hendidura o fisura del paladar.

palencéfalo, paleoncéfalo *(paleencephalon).* Porción más antigua del encéfalo desde el punto de vista filogenético, que comprende todo el cerebro, menos la corteza y las porciones estrechamente relacionadas con ella.

paleo- *(paleo-, pale-).* Forma prefija que significa antiguo, primitivo o prehistórico.

paleobiología *(paleobiology).* Estudio de la evolución de la vida a partir de un medio ambiente sin oxígeno.

paleocerebelo *(paleocerebellum).* Las partes del cerebelo más antiguas desde el punto de vista del desarrollo filogenético, es decir, el vermis y el flóculo.

paleocinético *(paleokinetic).* Dícese del mecanismo motor nervioso primitivo que se ocupa de los movimientos automáticos.

paleocórtex *(paleocortex).* Las partes más primitivas de la corteza cerebral, es decir, el rinencéfalo o corteza olfatoria.

paleopatología *(paleopathology).* Estudio de las enfermedades en el hombre primitivo por los datos encontrados en momias, huesos y expresiones artísticas como pinturas, estatuas, etc.

paleostriado *(paleostriatum).* Véase globus pallidus.

palestesia *(pallesthesia).* Percepción de las vibraciones, sobre todo a través de los huesos; también llamada sensibilidad vibratoria.

paliar *(palliate).* Mitigar.

paliativo *(palliative).* **1.** Que mitiga. **2.** Se aplica al medicamento o tratamiento que proporciona un alivio transitorio pero que no cura.

palidectomía *(pallidectomy).* Escisión quirúrgica o destrucción del globus pallidus.

palidez *(pallor).* Falta de color.

palidotomía *(pallidotomy).* Sección de fibras nerviosas del globus pallidus en el cerebro para aliviar los movimientos involuntarios patológicos.

palifrasia *(paliphrasia).* Repetición involuntaria de frases al hablar; puede estar producida por una encefalitis; también llamada palilalia.

palilalia *(palilalia).* Véase palifrasia.

palillo de tambor *(drum stick).* Protrusión diminuta del núcleo de un leucocito polimorfonuclear presente en alrededor del 2 % de estas células cuando existen dos cromosomas X, como en las mujeres normales (XX) o en pacientes con síndrome de Klinefelter que tienen un cromosoma sexual de más (XXY).

palindromia *(palindromia).* Recidiva de una enfermedad.

palindrómico *(palindromic).* Que recidiva; recurrente.

palingénesis *(palingenesis).* Reaparición de características estructurales ancestrales; también llamada paleogenesia.

palio, pallium *(pallium).* La corteza cerebral y la sustancia blanca subyacente.

palma *(palm).* Superficie anterior o interna de la mano.

palmar *(palmar).* Relativo o perteneciente a la palma de la mano.

palmítico, ácido *(palmitic acid).* Acido graso sa-

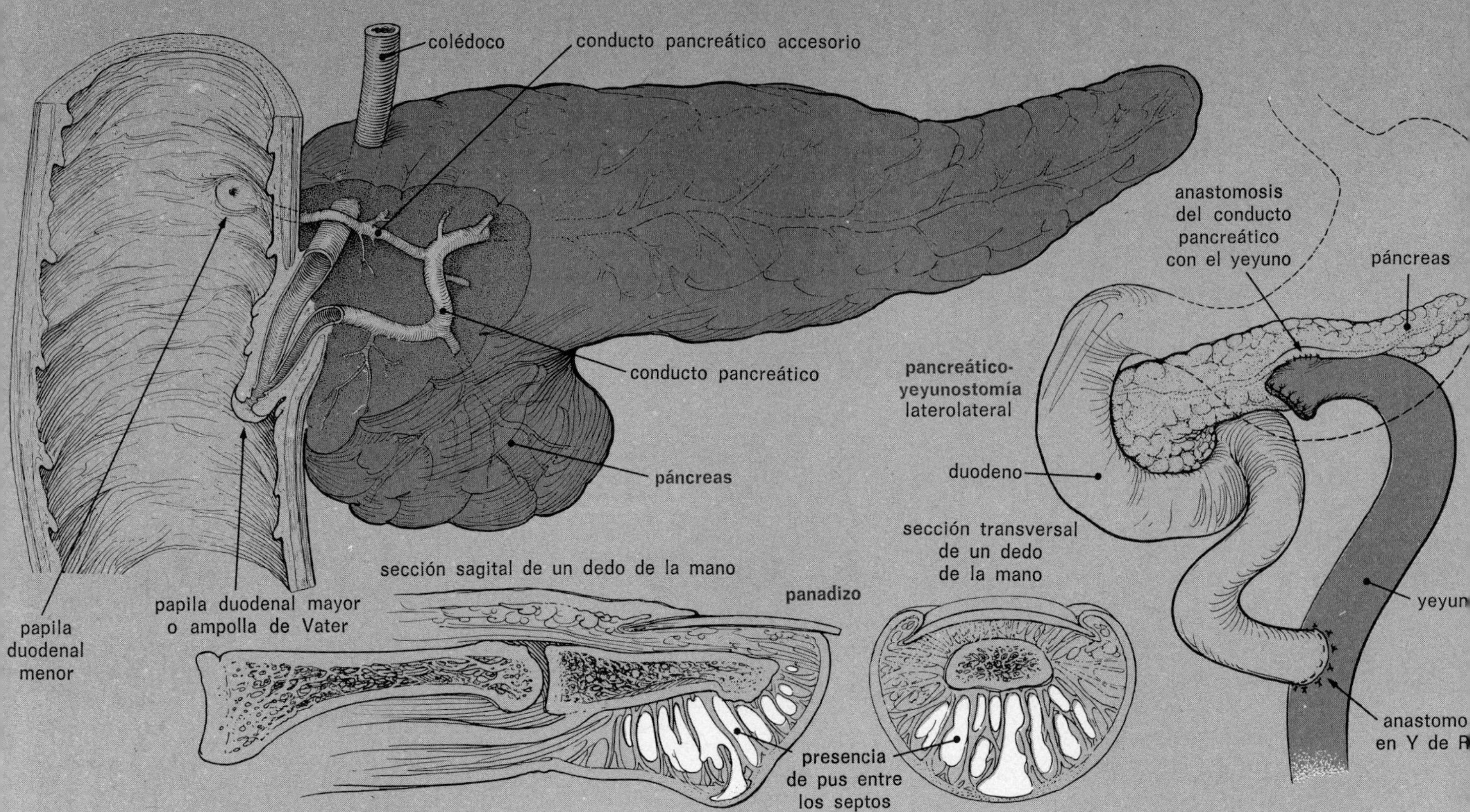

turado que se encuentra en muchas grasas y aceites; también llamado ácido hexadecanoico.

palpable *(palpable).* Perceptible mediante palpación; tangible.

palpación *(palpation).* Exploración táctil que se realiza tocando o ejerciendo presión con la mano sobre un órgano o región del cuerpo, como ayuda para el diagnóstico.

palpebra *(pl. palpebrae).* En latín, párpado.

palpebral *(palpebral).* Perteneciente o relativo a los párpados.

palpitación *(palpitation).* Latido rápido fuerte del corazón del que es consciente el paciente.

palpitar *(beat).* **1.** Pulsar. **2.** Latir.

palúdico *(malarial).* Relativo al paludismo o producido por éste.

paludismo *(malaria).* Enfermedad infecciosa causada por una de las cuatro especies del protozoo parásito del género *Plasmodium;* se transmite por mosquitos del género *Anopheles;* los síntomas incluyen anemia, fiebre y esplenomegalia; la fiebre paroxística típica presenta tres estadios: (1) escalofríos y fiebre intermitente, (2) fiebre elevada, (3) sudoración profusa, y puede darse en días alternos, cada tres días o a diario, dependiendo del tiempo necesario para que una nueva generación de parásitos complete su ciclo de vida en el cuerpo. Véase también *Plasmodium.*

p. benigno terciano, véase paludismo vivax.

p. cotidiano, tipo de paludismo en el que los paroxismos se producen a diario; está causado por dos grupos de parásitos *Plasmodium vivax,* que se reproducen alternativamente cada 48 horas; también puede estar causado por una combinación de *Plasmosium falciparum* y *Plasmodium vivax,* o por dos generaciones de *Plasmodium falciparum.*

p. cuartano, véase paludismo malariae.

p. estivootoñal, véase paludismo falciparum.

p. falciparum, forma causada por el más invasivo de todos los parásitos del paludismo, *Plasmodium falciparum,* que provoca aglutinación de las células sanguíneas infectadas y bloqueo capilar; los paroxismos de fiebre se producen en días alternos o intervalos indefinidos; en casos graves se pueden desarrollar complicaciones cerebrales, renales, gastrointestinales o pulmonares; también denominado paludismo terciano maligno o paludismo estivootoñal.

p. malariae, paludismo causado por *Plasmodium malariae;* los paroxismos febriles se producen por lo general cada tres días; también denominado paludismo cuartano.

p. recurrente, tipo de paludismo en el que las formas exoeritrocíticas del parásito persisten después del período inicial de incubación; si no se destruyen, actúan como un reservorio para repetir episodios clínicos debidos a invasión de eritrocitos.

p. terciano, véase paludismo vivax.

p. terciano maligno, véase paludismo falciparum.

p. vivax, tipo de paludismo causado por *Plasmodium vivax* o *Plasmodium ovale;* los paroxismos ocurren en días alternos; también denominado terciana o paludismo terciano benigno.

pan- *(pan-).* Prefijo que significa todo.

panacea *(panacea).* Remedio que se supone útil para curar todas las enfermedades; curalotodo.

panadizo *(felon).* Infección de la almohadilla grasa distal de la yema del dedo; se manifiesta por hiperestesia progresiva y dolor pulsátil.

panaglutinina *(panagglutinin).* Aglutinina que reacciona con todos los eritrocitos humanos.

panangiitis *(panangiitis).* Inflamación de todas las capas de un vaso sanguíneo.

panartritis *(panarthritis).* **1.** Inflamación de todas las estructuras de una articulación. **2.** Inflamación de todas las articulaciones del cuerpo.

panatrofia *(panatrophy).* Atrofia general del cuerpo.

pancarditis *(pancarditis).* Inflamación de todas las capas del corazón; es decir, miocarditis, endocarditis y pericarditis.

pancitopenia *(pancytopenia).* Reducción de todos los componentes celulares de la sangre (eritrocitos, leucocitos y plaquetas).

Pancoast, síndrome de *(Pancoast's syndrome).* Carcinoma del vértice pulmonar o del mediastino superior (tumor de Pancoast) que invade el plexo braquial y la cadena simpática cervical dando como resultado dolor, debilidad y atrofia de los músculos del brazo y de la mano; a menudo hay estasis venosa y erosión de las costillas; también llamado síndrome del surco pulmonar, de Ciuffini-Pancoast o de Horner.

pancolectomía *(pancolectomy).* Extirpación total del colon.

páncreas *(pancreas).* Organo glandular blando, de 10 a 15 cm de longitud, que se encuentra detrás del estómago y se extiende transversalmente desde la concavidad del duodeno hasta el bazo; secreta enzimas (amilasa, lipasa) que ayudan a la digestión de los alimentos en el intestino delgado, y hormonas (glucagón, insulina) que, cuando pasan a la circulación sanguínea, ayudan a regular el metabolismo de los carbohidratos mediante el control de los niveles de azúcar en sangre.

pancreat-, pancreatico-, pancreato-, pancreo- *(pancreat-, pancreatico-, pancreato-, pancreo-).* Formas prefijas que indican una relación con el páncreas.

pancreatectomía *(pancreatectomy).* Escisión quirúrgica del páncreas.

pancreatelcosis *(pancreathelcosis).* Presencia de abscesos en el páncreas.

pancreaticoduodenostomía *(pancreaticoduodenostomy).* Anastomosis quirúrgica del conducto pancreático con el duodeno.

pancreaticogastrostomía *(pancreaticogastrostomy).* Anastomosis quirúrgica del conducto pancreático con el estómago.

pancreaticoyeyunostomía *(pancreaticojejunostomy).* Implantación quirúrgica del conducto pancreático en el yeyuno.

pancreatina *(pancreatin).* Mezcla de enzimas pancreáticas extraídas de cerdos o de ganado vacuno; utilizada como ayuda a la digestión.

pancreatitis *(pancreatitis).* Inflamación del páncreas.

pancreatoduodenectomía *(pancreatoduodenectomy).* Extirpación quirúrgica del páncreas junto con la porción adyacente del duodeno.

pancreatografía *(pancreatography).* Radiografía del páncreas.

pancreatógeno *(pancreatogenous).* Que se origina en el páncreas.

pancreatolitectomía *(pancreatolithectomy).* Extracción quirúrgica de cálculos pancreáticos.

pancreatolitiasis *(pancreatolithiasis).* Cálculos en el páncreas.

pancreatolito *(pancreatolith).* Cálculo en el páncreas.

pancreatolitotomía *(pancreatolithotomy).* Incisión del páncreas para la extracción de un cálculo; también llamada pancreolitotomía.

pancreatomía *(pancreatomy).* Véase pancreatotomía.

pancreatotomía *(pancreatotomy).* Incisión quirúrgica del páncreas; también llamada pancreatomía.

pancreatotrópico *(pancreatropic).* Que ejerce un efecto sobre el páncreas; también llamado pancreatrópico.

pancreocimina *(pancreozymin).* Hormona secretada por la mucosa del intestino delgado que estimula la secreción de enzimas pancreáticas.

pancreolitotomía *(pancreolitotomy).* Véase pancreatolitotomía.

pandemia *(pandemic).* Epidemia que afecta a la

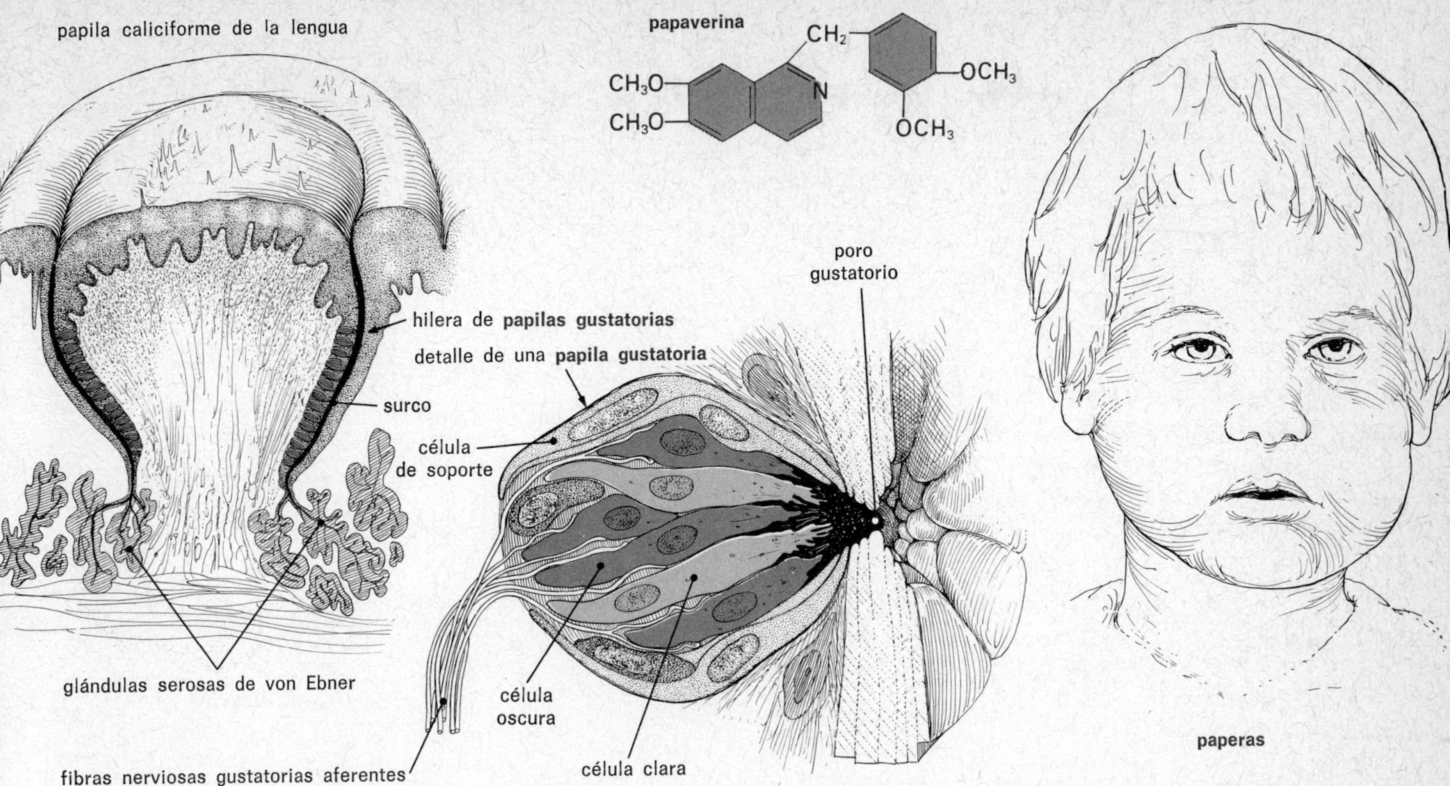

población de una gran área geográfica.

panendoscopio *(panendoscope)*. Cistoscopio que permite una visión amplia del interior de la vejiga urinaria.

panestesia *(panesthesia)*. Conjunto de todas las sensaciones experimentadas en un momento dado.

panhipopituitarismo *(panhypopituitarism)*. Estado que se caracteriza por la ausencia de todas las hormonas conocidas de la hipófisis anterior; también llamado enfermedad de Simmonds o síndrome de Sheehan.

panhisterectomía *(panhysterectomy)*. Escisión quirúrgica de todo el útero, incluido el cuello.

panhisterosalpingectomía *(panhysterosalpingectomy)*. Ablación completa del útero y las trompas de Falopio (los ovarios se dejan intactos).

panhisterosalpingooforectomía *(panhysterosalpingo-oophorectomy)*. Ablación completa del útero, trompas y ovarios.

pánico *(panic)*. Miedo y ansiedad incontrolables de presentación brusca.

paniculitis *(panniculitis)*. Inflamación de la capa subcutánea de tejido conjuntivo y grasa (aponeurosis superficial) de la pared abdominal.

p. recidivante febril nodular no supurativa, véase enfermedad de Weber-Christian.

panículo *(panniculus)*. Capa de tejido membranoso.

p. adiposo, capa subcutánea de grasa y tejido conjuntivo (aponeurosis superficial).

panmixia *(panmixis)*. Promiscuidad sexual.

pannus *(pannus)*. Vascularización superficial de la córnea con infiltración de tejido de granulación en forma de membrana; puede presentar un grado variable de densidad y cubrir parte o la totalidad de la córnea; una complicación frecuente del tracoma.

panoftalmía *(panophthalmia, panophthalmitis)*. Infección generalizada e inflamación del globo ocular; también llamada panoftalmitis.

Panorex *(Panorex)*. En odontología, máquina radiográfica en la que el portapelícula y el tubo de rayos X giran alrededor de la cabeza del paciente, y que mueve al paciente para cambiar el eje de rotación del conjunto tubo-película en relación a su cabeza.

panosteítis *(panosteitis, panostitis)*. Inflamación de todo un hueso.

panotitis *(panotitis)*. Inflamación generalizada del oído.

pansistólico *(pansystolic)*. Que se produce durante toda la sístole, desde el primero al segundo ruido cardiaco; dícese, p. ej., de ciertos soplos cardiacos.

pantalla *(screen)*. Lámina delgada de cualquier material utilizada a modo de escudo.

p. fluorescente, una recubierta de cristales de tungstato cálcico, utilizada en el fluoroscopio (radioscopia).

p. tangente, pantalla grande, normalmente negra, empleada en la medición clínica del campo central de visión.

pantorrilla *(calf.)*. La parte posterior de la pierna humana que va de la rodilla al tobillo.

pantoténico, ácido *(pantothenic acid)*. $HOCH_2-C(CH_3)_2-CHOH-CO-NH-CH_2-CH_2-COOH$; líquido incoloro que forma parte del complejo vitamínico B; se encuentra ampliamente distribuido en los tejidos vegetales y animales, sobre todo en el hígado; forma parte de la coenzima A.

P_{AO_2} *(P_{AO_2})*. Símbolo para expresar la presión parcial de oxígeno en la sangre arterial.

papaína *(papain)*. Enzima proteolítica obtenida del fruto inmaduro de la papaya; se utiliza para ablandar la carne, y también en medicina para digerir las proteínas.

papaverina *(papaverine)*. Alcaloide del opio no narcótico que tiene propiedades vasodilatadoras.

papel *(paper)*. Hoja delgada hecha de la pulpa de celulosa de la madera o de otro material fibroso; se utiliza para escribir, filtrar, dosificar y como reactivo.

p. de biuret, tira de papel de filtro impregnada en el reactivo biuret y dejada secar.

p. de filtro, papel poroso sin apresto que sirve para filtrar soluciones.

p., punta de, en odontología, cono de papel absorbente que se puede insertar en toda la longitud del canal de la raíz de un diente; se utiliza para llevar medicación al canal o para absorber líquidos.

p. de tornasol, papel secante blanco impregnado de tornasol; se utiliza como reactivo acidobásico; adquiere un color rojo en contacto con una solución ligeramente ácida, y azul con una solución alcalina.

paperas *(mumps)*. Enfermedad contagiosa aguda producida por un mixovirus RNA que afecta sobre todo las glándulas parótidas y, con menos frecuencia, las glándulas sublinguales y submaxilares; caracterizada por tumefacción glandular y fiebre, el período de incubación es de cerca de tres semanas; complicaciones secundarias pueden afectar al páncreas, testículos o el sistema nervioso central; también denominada parotiditis epidémica.

papila *(papilla, bud)*. Eminencia pequeña en forma de pezón.

p. gustatoria, uno de los numerosos órganos diminutos con forma de pomo presentes en la lengua, la superficie inferior del paladar blando y la superficie posterior de la epiglotis; formados por células epiteliales de sostén modificadas que rodean una masa de células gustatorias fusiformes y las fibrillas de los nervios del gusto (cuerda del tímpano y glosofaríngeo).

papilar *(papillary)*. Relativo o semejante a una papila o pezón.

papilectomía *(papillectomy)*. Escisión quirúrgica de cualquier papila.

papiledema *(papilledema)*. Edema de la papila óptica producido por un aumento de la presión intracraneal.

papilífero *(papilliferous)*. Que contiene papilas.

papiliforme *(papilliform)*. Semejante a una papila.

papilitis *(papillitis)*. Inflamación de la papila óptica; también llamada neuropapilitis y neuritis óptica intraocular.

p. necrosante, necrosis papilar renal; véase necrosis.

papiloadenocistoma *(papilloadenocystoma)*. Tumor benigno lobulado derivado del epitelio que se caracteriza por la presencia de glándulas o estructuras semejantes, la formación de quistes y la aparición de proyecciones digitiformes de células neoplásicas que envuelven un núcleo de tejido conjuntivo fibroso.

papilocarcinoma *(papillocarcinoma)*. **1.** Tumor maligno originado de un papiloma. **2.** Tumor maligno con proyecciones papilares.

papiloma *(papilloma)*. Hipertrofia de las papilas de la piel o mucosas; también llamado tumor papilar y villoma.

p. córneo, el que se origina del epitelio escamoso, como los callos o las verrugas.

p. velloso, papiloma compuesto por numerosas excrecencias delgadas, observado por lo general en la vejiga, el recto, la glándula mamaria o emergiendo del plexo coroideo en el ventrículo lateral del cerebro.

papilomatosis *(papillomatosis)*. Desarrollo de varios papilomas.

papilomatoso *(papillomatous)*. Semejante a un papiloma.

papilorretinitis *(papilloretinitis)*. Inflamación de la papila del nervio óptico y zonas adyacentes de la retina; también llamada retinopapilitis.

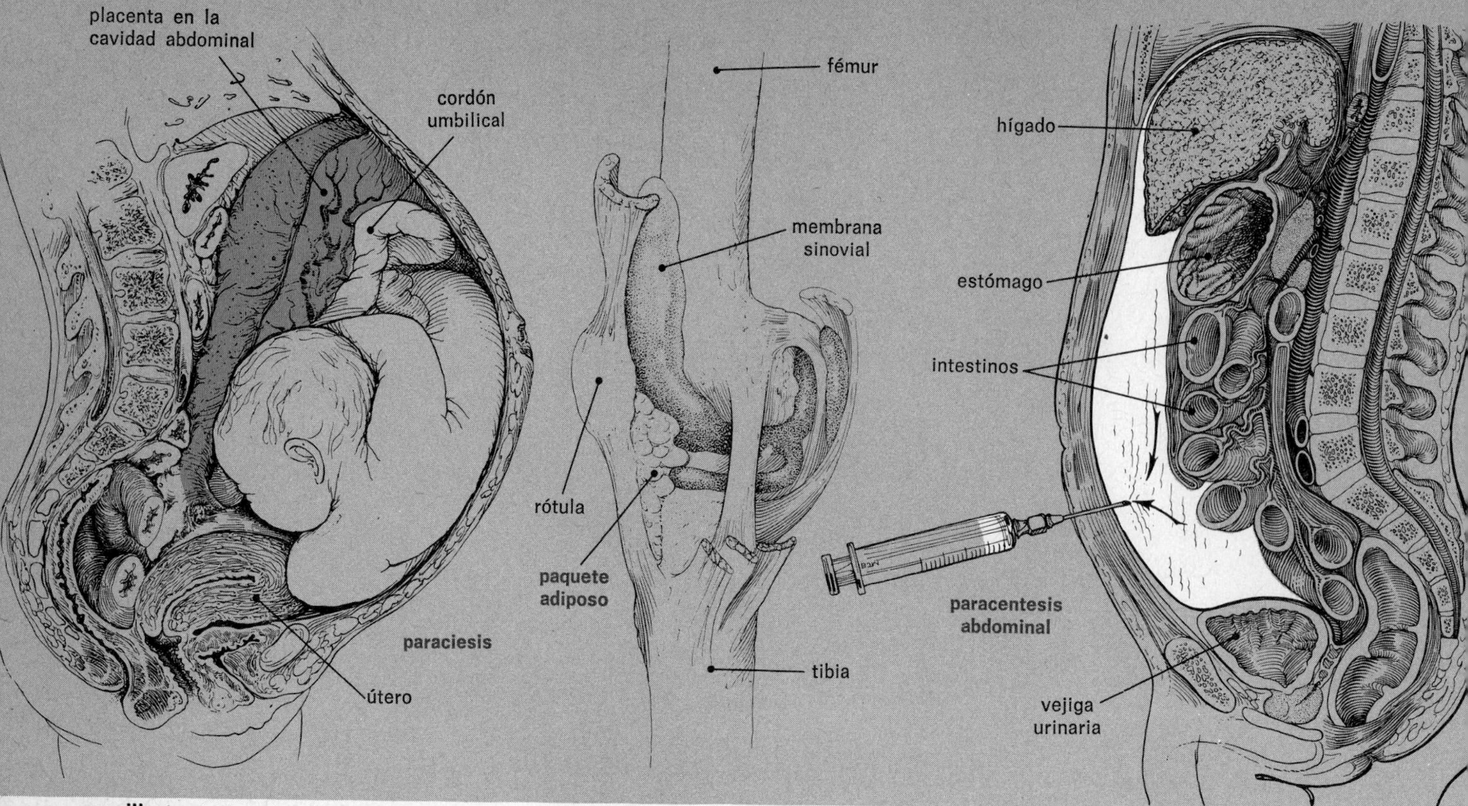

papilla *(pap).* Cualquier alimento blando o semilíquido, como el pan mojado en leche.

papovavirus *(papovaviruses).* Grupo de virus DNA que se reproducen en los núcleos celulares de los vertebrados; algunos miembros de este grupo producen verrugas en el hombre, mientras que otros han dado lugar a tumores malignos en animales de laboratorio.

pápula *(papule).* Elevación sólida y superficial de la piel, que alcanza hasta 1 cm de diámetro.

papulación *(papulation).* Formación de pápulas; también llamada papulización.

papular *(papular).* Relativo a las pápulas.

papulomatosis *(papulosis).* Aparición de numerosas pápulas, por lo general diseminadas.

papulopustuloso *(papulopustular).* Dícese de una erupción compuesta de pápulas (pequeñas elevaciones en la piel) y pústulas (vesículas de la piel que contienen pus).

papuloscamoso *(papulosquamous).* Aplícase a una erupción cutánea compuesta de pequeñas elevaciones (pápulas) y de lesiones descamativas.

papulovesicular *(papulovesicular).* Que tiene tanto pápulas como vesículas.

paquete adiposo *(fat pad).* Masa de grasa circunscrita y en forma de cojín.

p. a. infrarrotuliano, almohadilla de grasa que separa el ligamento rotuliano y parte de la rótula de la membrana sinovial de la articulación de la rodilla.

p. a. isquiorrectal, almohadilla de grasa en la región anal que se extiende hacia arriba a ambos lados del ano; contiene muchos tabiques fibrosos que sostienen el conducto anal.

p. a. retropúbico, una gran cantidad de grasa en el espacio retropúbico en forma de U situado entre la sínfisis del pubis y la vejiga y que se extiende hacia atrás a cada lado de la vejiga; está limitado por arriba por el peritoneo.

paqui- *(pachy-).* Forma prefija que significa grueso, denso, espeso.

paquibléfaron *(pachyblepharon).* Engrosamiento del borde de un párpado.

paquicefalia *(pachycephaly, pachycephalia).* Engrosamiento anormal de las paredes del cráneo.

paquicolia *(pachycholia).* Viscosidad anormal de la bilis.

paquicromático *(pachychromatic).* Que tiene una red de cromatina densa.

paquidactilia *(pachydactyly).* Engrosamiento anormal de los dedos de manos o pies.

paquidermatocele *(pachydermatocele).* **1.** Relajación congénita de la piel, que cuelga formando pliegues; también llamada cutis laxa y dermatólisis. **2.** Neurofibroma de gran tamaño.

paquidermatosis *(pachydermatosis).* Paquidermia de larga duración.

paquidermia *(pachyderma).* Engrosamiento anormal de la piel.

p. laríngea, forma de laringitis crónica que se caracteriza por un engrosamiento verrugoso del epitelio, por lo general a nivel de las cuerdas vocales; está producida por una irritación crónica.

paquidermoperiostosis *(pachydermoperiostosis).* Enfermedad hereditaria caracterizada por osteoartropatía, rasgos faciales toscos con la piel engrosada y oleosa, secreción excesiva de las glándulas sebáceas y manos grandes con dedos en palillo de tambor; también llamada paquiperiosteoderma.

paquigiria *(pachygyria).* Circunvoluciones de la corteza cerebral anormalmente gruesas.

paquileptomeningitis *(pachyleptomeningitis).* Inflamación de las membranas del cerebro y la medula espinal.

paquilosis *(pachylosis).* Estado de la piel que se caracteriza por sequedad, engrosamiento y descamación profusa, sobre todo en las extremidades inferiores.

paquimeningitis *(pachymeningitis).* Inflamación y engrosamiento de la duramadre.

paquimeningopatía *(pachymeningopathy).* Cualquier enfermedad de la duramadre.

paquímetro *(pachymeter).* Instrumento utilizado para medir el grosor de membranas o de placas finas.

paquioniquia *(pachyonychia).* Grosor excesivo de las uñas de manos o pies también llamada paquionixis.

p. congénita, deformidad congénita que se caracteriza por la existencia de anormalidades de la piel (bullas e hiperqueratosis papulares), y mucosas (leucoqueratosis) y uñas excesivamente gruesas.

paquiperiostitis *(pachyperiostitis).* Engrosamiento proliferativo del periostio debido a inflamación.

paquiperitonitis *(pachyperitonitis).* Inflamación y engrosamiento del peritoneo.

paquipleuritis *(pachypleuritis).* Inflamación de la pleura que se acompaña de un engrosamiento de la misma; también llamada pleuresía productiva.

paquisalpingitis *(pachysalpingitis).* Inflamación crónica intersticial de la capa muscular de la trompa de Falopio que da lugar a un engrosamiento de la misma; también llamada salpingitis parenquimatosa crónica.

paquisomia *(pachysomia).* Engrosamiento anormal de las partes blandas del cuerpo, como en la acromegalia.

paquiteno *(pachytene).* La etapa en la profase de la meiosis en la que cada uno de los cromosomas homólogos que forman un par se divide longitudinalmente en sus dos cromátides, de forma que cada par de cromosomas homólogos se convierte en un grupo de cuatro cromátides entrelazados llamado un bivalente.

para- *(para-).* Prefijo que expresa (1) al lado de, en oposición a, accesorio a, desviación de la normalidad; (2) compuesto derivado de 2 sustituciones simétricas en el anillo bencénico; *p-* es la abreviatura en química.

-para *(-para).* Sufijo que indica los embarazos anteriores que han alcanzado la etapa de viabilidad, sin importar si el niño está muerto o vivo en el momento del parto; el término se refiere a embarazos, no a fetos; por tanto, una mujer que pare gemelos al final de su primer embarazo, seguirá siendo unípara.

parabiosis *(parabiosis).* **1.** Unión de dos individuos, bien de forma natural (p. ej. monstruos dobles) o artificial. **2.** Pérdida temporal de la conductividad de un nervio.

parablepsia *(parablepsia, parablepsis).* Visión falsa, como en una ilusión visual o alucinación.

paracaseína *(paracasein).* Compuesto producido cuando la renina actúa sobre la caseína (la proteína de la leche); reacciona con el calcio dando lugar a la coagulación de la leche.

paracentesis *(paracentesis).* Punción quirúrgica de una cavidad con el propósito de evacuar líquido.

p. abdominal, paracentesis del abdomen.

p. timpánica, miringotomía; incisión de la membrana timpánica (tímpano) para drenar la cámara del oído medio.

paracentral *(paracentral).* Situado cerca de una estructura central.

paraciesis *(paracyesis).* Embarazo extrauterino.

paracinesis *(parakinesia, parakinesis).* Cualquier anomalía de la función motora.

paracístico *(paracystic).* Cercano a la vejiga.

paracoccidioidomicosis *(paracoccidioidomycosis).* Micosis sistémica crónica producida por un hongo levaduriforme *(Paracoccidioides brasiliensis)* que da lugar, de forma característica, a síntomas gastrointestinales, úlceras dolorosas en boca y nariz e inflamación y supuración de los ganglios

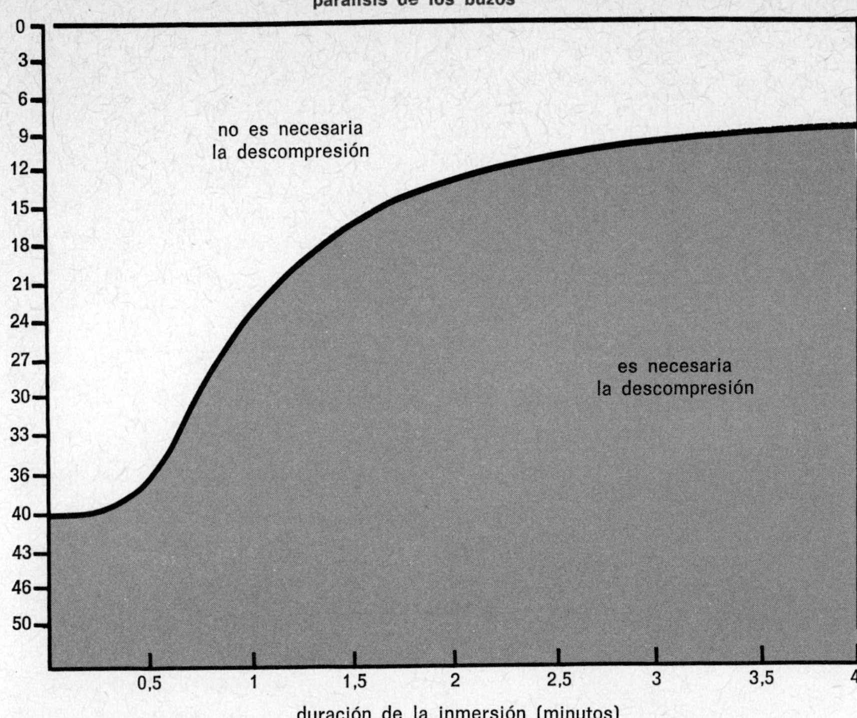

aparición de síntomas debidos al escape del nitrógeno previamente disuelto en sangre
ende de la profundidad y duración de la inmersión y de la velocidad de ascenso

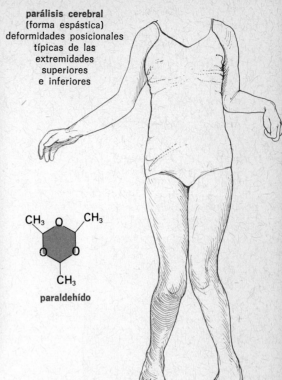

parálisis cerebral
(forma espástica)
deformidades posicionales
típicas de las
extremidades
superiores
e inferiores

CH_3 O CH_3
O O
CH_3

paraldehído

linfáticos del cuello; la infección se disemina a la piel y a otros órganos; también llamada blastomicosis sudamericana.

paracolpio *(paracolpium).* Tejidos próximos a la vagina.

paracordal *(parachordal).* En embriología, situado cerca del notocordio y anterior a él.

paracromatopsia *(parachromatopsia).* Véase dicromatopsia.

paracusia *(paracusis).* **1.** Alteración auditiva. **2.** Alucinación auditiva.

paradentario *(paradental).* Periodontal.

paradídimo *(paradidymis).* Cuerpo pequeño que consta de unos túbulos arrollados sobre sí mismos y adosados a la porción inferior del cordón espermático por encima de la cabeza del epidídimo; se considera un resto del mesonefros (cuerpo de Wolff); también llamado parepidídimo y órgano de Giraldés.

paradipsia *(paradipsia).* Ansia excesiva anormal por los líquidos.

parafasia *(paraphasia).* Trastorno del lenguaje caracterizado por la sustitución de palabras y la formación de frases desorganizadas; forma leve de afasia.

p. literal, sustitución de palabras por otras que tienen el mismo sonido que la correcta.

p. verbal, sustitución de palabras por otras que tienen un significado similar a las correctas.

parafimosis *(paraphimosis).* Estrechez del prepucio que hace que, cuando se ha retraído por detrás del glande, no pueda devolverse a su posición normal.

p. palpebral, eversión del borde libre de un párpado (por lo general el superior) debida a la contracción espástica del músculo orbicular de los ojos; suele ser de corta duración.

parafina *(paraffin).* **1.** Mezcla purificada de hidrocarburos sólidos de consistencia cérea y algo transparente derivada del petróleo; también llamada vaselina. **2.** Hidrocarburo alifático saturado de la serie del metano o alcano que tiene como fórmula general C_nH_{2n+2}.

paraformaldehído *(paraformaldehyde).* Polímero cristalino blanco e hidrosoluble del formaldehído; se utiliza en el tratamiento de varios trastornos de la piel.

paraganglio *(paranganglion).* Serie de células cromafines que forman cuerpos globulares u ovoides y se encuentran alrededor de los ganglios de la cadena simpática; también llamados cuerpos cromafines.

paraganglioma *(paraganglioma).* Tumor compuesto de tejido cromafín en un paraganglio o en la medula de la glándula suprarrenal; también llamado cromafinoma.

paragen *(paragene).* Cualquier unidad de replicación o determinante hereditario extracromosómicos; también llamado plásmido.

parageusia *(parageusia).* Cualquier anomalía del sentido del gusto.

paraglobulina *(paraglobulin).* Globulina presente en el plasma sanguíneo y la linfa.

paraglutinación *(paragglutination).* Aglutinación por grupos; véase aglutinación.

paragonimiasis *(paragonimiasis).* Infección por un verme del género *Paragonimus,* sobre todo la duela pulmonar *Paragonimus westermani.*

Paragonimus. Género de parásitos trematodos que incluye las duelas pulmonares del hombre y animales.

parahepático *(parahepatic).* Situado cerca del hígado.

paralaje *(parallax).* Desplazamiento aparente de un objeto debido al cambio en la posición de observación.

paralalia *(paralalia).* Defecto del lenguaje en el que se sustituye una letra por otra; también llamado parafasia.

paralbúmina *(paralbumin).* Sustancia albuminoide que suele estar presente en los quistes ováricos y en ciertas ascitis.

paraldehído *(paraldehyde).* Polímero del acetaldehído, $(CH_3CHO)_3$; líquido incoloro de olor penetrante utilizado como hipnótico y sedante.

paralelepípedo corneal *(corneal parallelepiped).* La sección de la córnea iluminada por el rayo de luz de la lámpara de hendidura.

paralgesia *(paralgesia).* Cualquier sensación dolorosa anormal.

parálisis *(palsy, paralysis).* **1.** Pérdida de la función muscular voluntaria. **2.** Pérdida de la sensibilidad (acepción impropia). **3.** Pérdida de cualquier función orgánica.

p. agitante, enfermedad de Parkinson, trastorno que se caracteriza, en su forma más desarrollada, por rigidez y lentitud de los movimientos voluntarios, actitud en flexión, marcha festinante, expresión facial rígida y temblor rítmico de los miembros; suele tener un comienzo insidioso en individuos de edades comprendidas entre los 50 y 65 años; su etiología es desconocida; se observa de forma sistemática la existencia de cambios en las células nerviosas del tronco encefálico que contienen melanina.

p. ascendente, parálisis que progresa desde la periferia a los centros nerviosos, o desde las extremidades inferiores hacia arriba.

p. ascendente aguda, parálisis que empieza en las extremidades inferiores y asciende rápidamente para afectar el tronco, brazos y cuello; con frecuencia es fatal; a veces se denomina parálisis de Landry.

p. de Bell, véase parálisis facial.

p. de Brown-Séquard, (1) parálisis de las extremidades inferiores que se produce en ciertos trastornos del tracto urinario; (2) véase síndrome de Brown-Séquard.

p. bulbar progresiva, parálisis y atrofia progresivas de los músculos de la lengua, labios, paladar, laringe y faringe, debidas a la degeneración de las neuronas que los inervan.

p. de los buzos *(caisson disease).* Trastorno que aparece en los buceadores, trabajadores de túneles o individuos expuestos a altas presiones atmosféricas; la alta presión produce la disolución de los gases en la sangre y en los tejidos corporales; cuando el individuo vuelve bruscamente a la presión normal, los gases disueltos vuelven a su estado gaseoso inicial, generando burbujas que son atrapadas dentro de los vasos sanguíneos; entre los síntomas se incluyen dolor en las articulaciones, dificultad respiratoria y algunas veces coma y muerte; también llamada enfermedad de la descompresión.

p. cerebral, proceso en el que se producen trastornos de la función motora voluntaria debidos a la lesión de los centros motores cerebrales; se caracteriza sobre todo por la aparición de una parálisis espástica o alteración del control o de la coordinación de los músculos voluntarios; se acompaña con frecuencia de retraso mental, ataques convulsivos y trastornos de la visión y la comunicación; puede ser congénita o adquirida, pero suele referirse a la primera.

p. cerebral atáxica, parálisis cerebral caracterizada por incapacidad para coordinar los movimientos voluntarios.

p. cerebral discinética, parálisis cerebral que se caracteriza por la presencia de movimientos incontrolados y sin finalidad que desaparecen durante el sueño.

p. cerebral espástica, parálisis cerebral caracterizada por un aumento de la rigidez muscular y actividad refleja exagerada en un brazo y una pierna del mismo lado (hemiplejía) o en brazos y piernas de ambos lados (tetraplejía o cuadriplejía).

p. de Duchenne, distrofia muscular infantil;

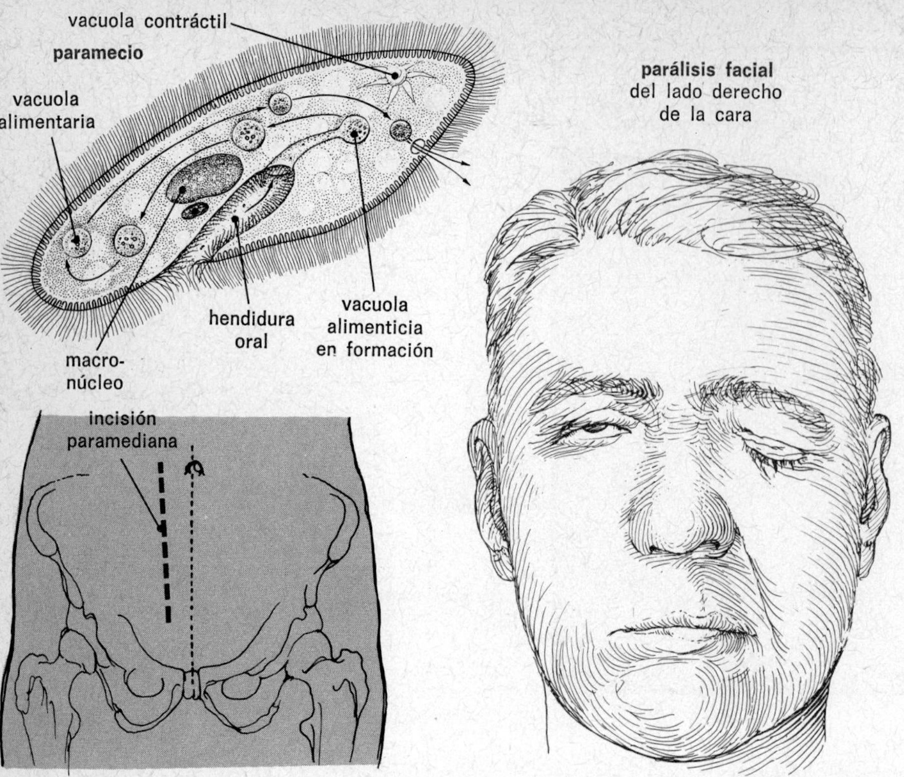

véase distrofia.

p. de Duchenne-Erb, forma que afecta los músculos deltoides, bíceps, braquial anterior y supinador largo.

p. facial, parálisis de los músculos faciales de un lado de la cara, producida por una lesión, generalmente autolimitada, del nervio facial (VII).

p. global, parálisis que afecta por completo ambos lados del cuerpo.

p. hipercaliémica, parálisis periódica asociada a concentraciones anormalmente altas de potasio en suero; los ataques empiezan en la infancia, son frecuentes y relativamente leves y duran entre unos minutos y unas horas; herencia autosómica dominante.

p. hipocaliémica, parálisis periódica en la que los niveles de potasio en suero descienden de forma brusca durante los ataques, que empiezan a producirse en la segunda infancia o en la adolescencia, son relativamente graves y duran un día o más; herencia autosómica dominante.

p. infantil, véase poliomelitis.

p. por el jengibre, forma de parálisis inducida al beber jengibre de Jamaica.

p. de Landry, véase parálisis ascendente aguda.

p. oculofacial congénita, véase síndrome de Möbius.

p. periódica, episodios de parálisis o debilidad muscular extrema recurrentes y de presentación brusca, que duran desde unos minutos hasta unos días y aparecen en individuos jóvenes por lo demás sanos.

p. periódica familiar, parálisis periódica.

p. por picadura de garrapata, parálisis rápidamente progresiva y por lo general simétrica que sigue a la picadura de una garrapata; los síntomas son insensibilidad de las extremidades, garganta y cara que progresa con rapidez hasta llegar a originar incapacidad para mantenerse de pie, parálisis de las extremidades y el tronco, lenguaje disártico y alteración de la visión.

p. poscomicial, véase parálisis de Todd.

p. seudobulbar, parálisis de la lengua y labios que origina dificultades de expresión verbal y en la deglución, acompañada con frecuencia de risa espasmódica; producida por lesiones cerebrales que afectan las neuronas motoras superiores; también llamada enfermedad de la risa o arteriosclerosis cerebral lagunar de la vejez.

p. de Todd, parálisis transitoria que se produce a veces después de un ataque epiléptico de gran mal y que suele durar desde varios minutos hasta horas; también llamada parálisis poscomicial.

p. vasomotora, véase vasoparálisis.

paralítico *(paralytic.).* **1.** Relativo a una parálisis. **2.** Persona que padece parálisis.

paramecio *(paramecium).* Cualquiera de los muchos protozoos ciliados del género *Paramecium,* por lo general de forma alargada y con un surco oral para alimentarse.

paramediano *(paramedian)* Próximo a la línea media.

paramedicina *(paramedical).* Que tiene relación de forma indirecta con la práctica de la medicina.

paramenia *(paramenia).* Cualquier trastorno o irregularidad de la menstruación.

parametrio *(parametrium).* Tejido conjuntivo existente en la proximidad del cuello uterino y que se extiende hacia arriba a los lados del útero, entre las dos capas de los ligamentos anchos.

parametritis *(parametritis).* Inflamación del tejido conjuntivo adyacente al útero y las venas y linfáticos que se encuentran en él; también llamada pelvicelulitis.

parámetro *(parameter).* En estadística, una característica de la población.

paramiloidosis *(paramyloidosis).* Acúmulo de la proteína amiloide en los ganglios linfáticos; observado en algunos casos de inflamación crónica inespecífica.

paramiotonía *(paramyotonia).* Forma atípica de miotonía; tonicidad y espasmos musculares anormales.

paramixovirus *(paramyxoviruses).* Virus RNA esféricos o filamentosos; todos sus miembros dan lugar a infecciones del tracto respiratorio, algunos producen paperas; el virus del sarampión se ha incluido en este grupo de primera intención.

paranasal *(paranasal).* Situado cerca de la nariz.

paranoia *(paranoia).* Trastorno mental lentamente progresivo y poco frecuente caracterizado por delirio convincente y lógico de persecución y de grandeza sin ningún otro signo de deterioro de la personalidad; algunas características de la verdadera paranoia, como los sentimientos de persecución, pueden encontrarse en otras enfermedades psiquiátricas.

paranoico *(paranoiac).* Relativo a la paranoia o que la padece.

paranoide *(paranoid).* Semejante a la paranoia; exageradamente suspicaz.

paranuclear *(paranuclear).* Situado cerca del núcleo.

paranúcleo *(paranucleus).* Núcleo accesorio o pequeño cuerpo de cromatina semejante a un núcleo que puede verse algunas veces en el protoplasma celular, inmediatamente exterior al núcleo.

paraparesia *(paraparesis).* Parálisis ligera o parcial de las extremidades inferiores.

paraperitoneal *(paraperitoneal).* Cerca o al lado del peritoneo.

paraplejía *(paraplegia).* Parálisis de las dos piernas y de la porción inferior del cuerpo.

paraproctitis *(paraproctitis).* Inflamación de los tejidos que rodean al recto y ano.

paraproteína *(paraprotein).* Proteína sérica anormal, como acroglobulinas, crioglobulinas y proteínas del mieloma, caracterizada por un pico bien definido en la electroforesis.

paraproteinemia *(paraproteinemia).* Trastorno que se caracteriza por la presencia en la sangre de proteínas anormales, como ocurre en el mieloma múltiple.

parapsicología *(parapsychology).* Estudio de los fenómenos extrasensoriales.

paraqueratosis *(parakeratosis).* Retención o permanencia de núcleos en las células del estrato córneo del epitelio, como se observa en la psoriasis.

parasalpingitis *(parasalpingitis).* Inflamación de los tejidos que rodean una trompa de Falopio.

parasimpático *(parasympathetic).* Se aplica a la parte del sistema nervioso autónomo que se encarga de conservar y reponer la energía; p. ej., disminuyendo la frecuencia cardiaca.

parasimpaticolítico *(parasympatholytic).* Dícese de un agente que neutraliza las acciones de la acetilcolina sobre las estructuras y músculos lisos inervados por los nervios parasimpáticos; también llamado anticolinérgico, antimuscarínico, espasmolítico y atropínico.

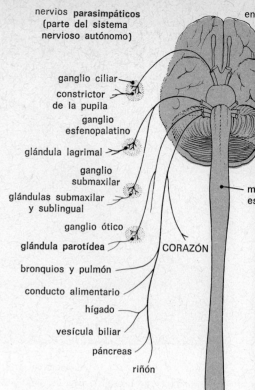

parasimpaticomimético *(parasympathomimetic).* Que produce efectos similares a los ocasionados por la estimulación del sistema parasimpático.

parasistolia *(parasystole).* Ritmo cardiaco secundario automático que aparece simultáneamente con el ritmo sinusal normal y descarga estímulos con una frecuencia regular y de forma ininterrumpida.

p. intermitente, ritmo parasistólico que se interrumpe, reanudándose a continuación.

parasitar *(parasitize).* Vivir como parásito.

parasiticida *(parasiticide).* Cualquier agente que destruye parásitos.

parasitismo *(parasitism).* **1.** Relación existente entre el parásito y el huésped. **2.** Proceso anormal que resulta de la infestación con parásitos. **3.**

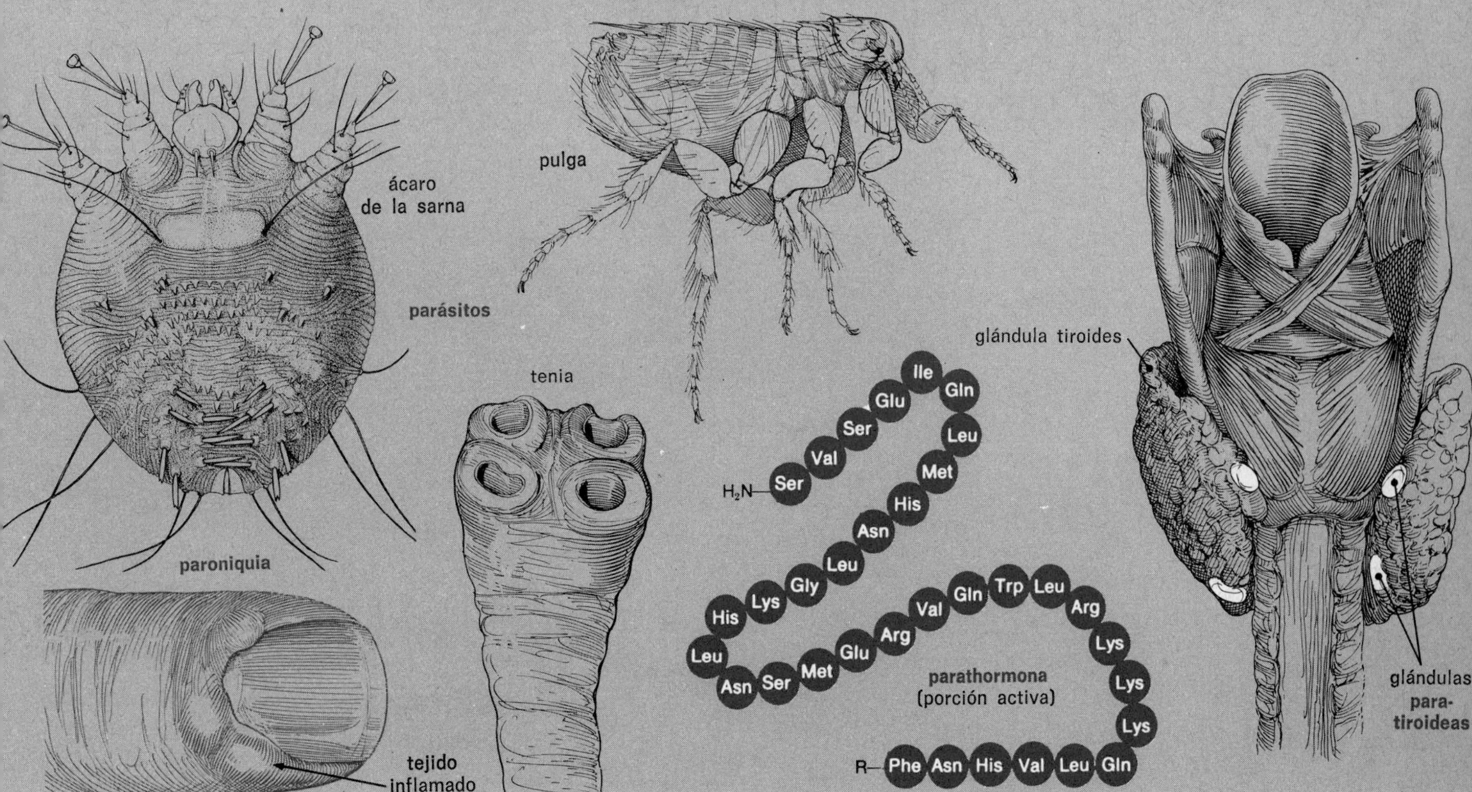

Condición o cualidad de parásito.

parásito *(parasite).* Cualquier organismo que en su hábitat natural se alimenta a expensas de y vive sobre o dentro de un organismo diferente.

parasitología *(parasitology).* Estudio científico de los parásitos y del parasitismo; una rama de la microbiología.

paraspadias *(paraspadia, paraspadias).* Presencia de una abertura lateral en la uretra masculina.

parathormona *(parathormone).* Hormona paratiroidea; polipéptido producido y secretado en la sangre por las cuatro glándulas paratiroides; su función principal es el mantenimiento de una concentración constante de calcio en el plasma.

paratifoide *(paratyphoid).* Semejante a la fiebre o al bacilo tifoideos.

paratión *(parathion).* Fosfato orgánico insecticida altamente venenoso; inhibidor de la colinesterasa.

paratiroidectomía *(parathyroidectomy).* Escisión quirúrgica de las glándulas paratiroides.

paratiroideo *(parathyroid).* **1.** Situado al lado de la glándula tiroidea. **2.** Relativo a las glándulas paratiroideas.

paratirotrópico *(parathyrotropic, parathyrotrophic).* Que ejerce un efecto sobre las glándulas paratiroides.

parátope *(paratope).* Región de la superficie de un anticuerpo que se combina con un antígeno. Véase epítope.

paratricosis *(paratrichosis).* Cualquier trastorno que afecta al crecimiento del cabello.

paraumbilical *(paraumbilical).* Situado cerca del ombligo.

paraungueal *(paraungual).* Al lado o cerca de una uña de la mano o del pie.

paravaginal *(paravaginal).* Cerca o al lado de la vagina.

paravertebral *(paravertebral).* A lo largo o al lado de la columna vertebral.

parectasia *(parectasia, parectasis).* Distensión excesiva de una parte u órgano; también llamada parectasis.

pared *(wall).* Estructura que sirve para incluir, dividir o proteger una parte anatómica; parte que cierra una cavidad o espacio.

paregórico *(paregoric).* Anodino, calmante.

paregórico, elixir *(paregoric).* Compuesto antiperistáltico que contiene opio en polvo, aceite de anís, ácido benzoico, alcanfor y glicerina en alcohol diluido; utilizado principalmente para aliviar los dolores cólicos abdominales y la diarrea; también llamado tintura de opio alcanforada.

parencéfalo *(parencèphalon).* Cerebelo.

parénquima *(parenchyma).* Tejido característico principal de un órgano o glándula, a distinguir del tejido conjuntivo que forma la trama intersticial o estroma del mismo.

parenquimatoso *(parenchymal, parenchymatous).* Relativo al parénquima.

parenteral *(parenteral).* Introducido en el cuerpo a través de una vía distinta del canal alimentario, p. ej. mediante inyección intravenosa o intramuscular; también llamado parentérico.

paresia *(paresis).* Parálisis parcial; debilidad; también llamada paresis.

parestesia *(paresthesia).* Sensación anormal, como de quemazón, hormigueo o entumecimiento.

parestésico *(paresthetic).* Caracterizado por parestesia.

parético *(paretic).* Relativo a la paresia o que la padece.

paridad *(parity).* **1.** Igualdad, similitud. **2.** Dícese de la fecundidad de una mujer en cuanto a ausencia o número de hijos nacidos.

paries *(paries).* (lat.). Pared de una cavidad del cuerpo, como la del tórax.

parietal *(parietal).* Perteneciente a la pared de una cavidad.

parieto- *(pariet-).* Forma prefija que indica una relación con cualquier pared de una cavidad corporal.

parietooccipital *(parieto-occipital).* Relativo a los huesos del cráneo o lóbulos del cerebro parietal y occipital.

Parkinson, enfermedad de *(Parkinson's disease).* Véase parálisis agitante.

parkinsoniano *(parkinsonian).* **1.** Relativo a la parálisis agitante (enfermedad de Parkinson). **2.**, Persona que sufre parálisis agitante.

parkinsonismo *(parkinsonism).* Grupo de trastornos neurológicos (incluida la parálisis agitante) que se caracterizan por rigidez muscular, temblores, falta de expresión facial, acinesia y anomalías posturales.

paro *(arrest).* Impedimento o detención de la función, progreso, crecimiento o movimiento.

p. cardiaco, insuficiencia cardiaca aguda en la aportación de una circulación adecuada al cerebro y otros órganos vitales.

p. cardiopulmonar, insuficiencia de la circulación y la ventilación pulmonar.

paroniquia *(paronychia).* Inflamación de los tejidos que rodean una uña; también llamada panadizo.

paroniria *(paroniria).* Sueño morboso; sueños terroríficos que dan lugar a una alteración del sueño.

p. ambulante, sueño morboso en un sonámbulo.

paroóforon *(paroophoron).* Grupo de vestigios tubulares arrollados situados en el ligamento ancho, entre el epoóforo y el útero; se aprecia mejor en la infancia; los túbulos son residuos de la porción excretora del mesonefros o cuerpo de Wolff.

parosmia *(parosmia).* Cualquier alteración del sentido del olfato, sobre todo la perversión del mismo que puede ocurrir en algunos casos de esquizofrenia, lesiones de la circunvolución uncinada e histerias, y en forma aguda en las rinitis y sinusitis; alucinación olfatoria; también llamada parofresia.

parótico *(parotid).* Situado cerca del oído, como la glándula salival parotídea.

parotidectomía *(parotidectomy).* Extirpación quirúrgica de la glándula parotídea.

parotiditis *(parotitis, parotiditis).* Inflamación de la glándula parotídea; también llamada parotitis.

p. epidémica, paperas; enfermedad contagiosa aguda producida por un virus presente en las secreciones de la nariz y en la saliva; las complicaciones suelen afectar los ovarios y los testículos, ocasionando a veces esterilidad en el hombre.

parovario *(parovarium).* Porción lateral de los vestigios residuales de los túbulos mesonéfricos situada en el mesosalpinx, entre el ovario y la trompa de Falopio.

paroxismo *(paroxysm).* **1.** Comienzo o exacerbación súbita de los síntomas de una enfermedad. Suele aplicarse a los episodios breves, también llamados crisis o accesos. **2.** Convulsión.

paroxístico *(paroxysmal).* Que ocurre en paroxismos o de la naturaleza de éstos; también llamado paroxismal.

parpadear *(blink).* Abrir y cerrar los párpados rápidamente; acto involuntario por el que se esparcen las lágrimas sobre las conjuntivas, manteniéndolas húmedas.

parpadeo *(winking).* Rápido abrir y cerrar de los párpados.

párpado *(eyelid).* Uno de los dos pliegues (superior e inferior) que cubren y protegen la parte anterior del globo ocular.

pars (pl. *partes).* En latín, parte; porción determinada de una estructura.

p. abdominalis esophagi, porción del esófago comprendida entre el diafragma y el estómago.

p. anterior hypophyseos, lóbulo anterior de la hipófisis.

p. cartilaginea septi nasi, porción cartilaginosa del tabique nasal.

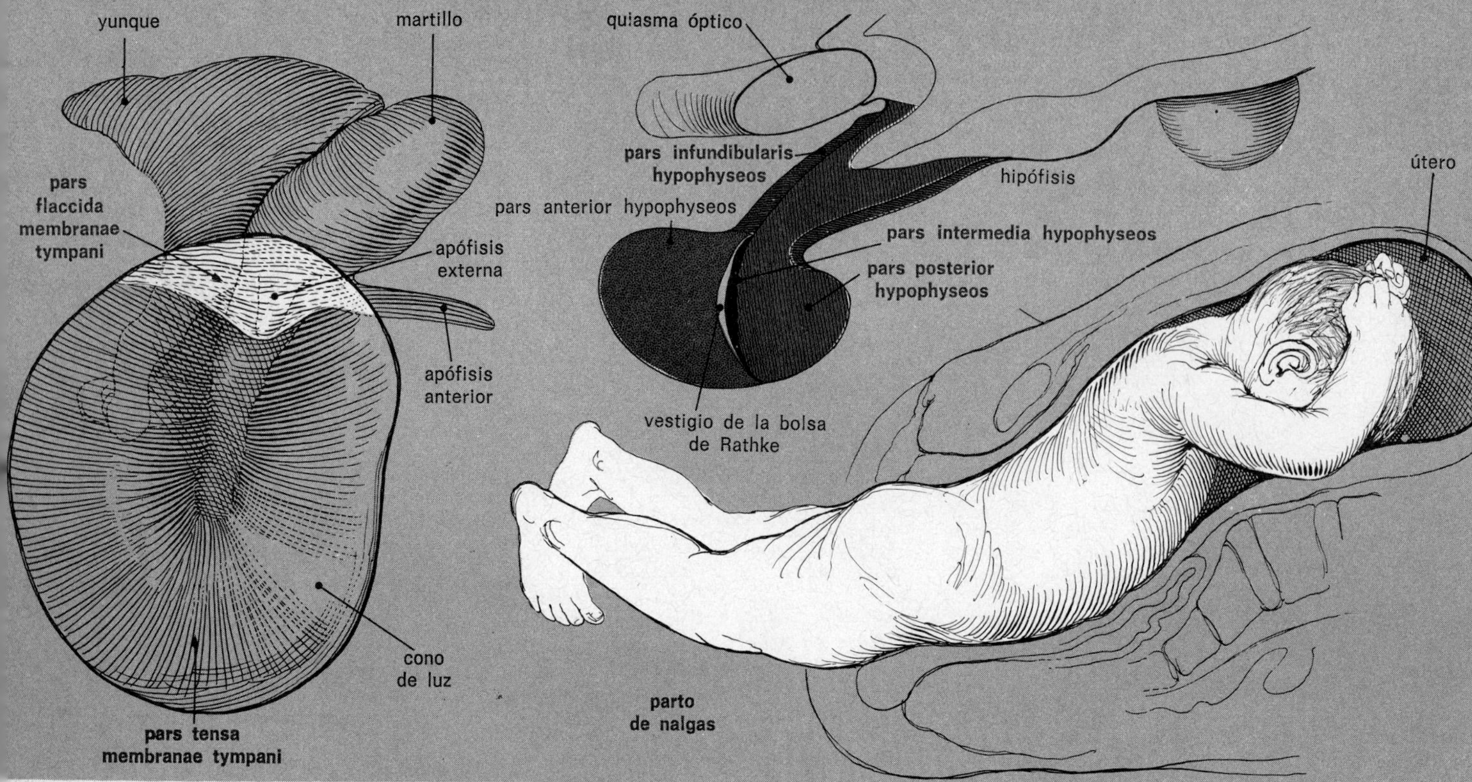

p. flaccida membranae tympani, porción superior, de forma algo triangular, pequeña y fláccida de la membrana timpánica (tímpano); también llamada membrana de Shrapnell.

p. infundibularis hypophyseos, porción infundibular del lóbulo anterior de la hipófisis que se extiende hacia arriba y envuelve al tallo infundibular o pituitario.

p. intermedia hypophyseos, porción intermedia de la hipófisis entre los lóbulos posterior y anterior.

p. membranacea septi nasi, porción membranosa anterior del tabique nasal.

p. membranacea urethrae masculinae, porción membranosa de la uretra masculina que se extiende alrededor de 1,25 cm desde la próstata.

p. muscularis septi interventricularis, porción muscular del tabique interventricular del corazón.

p. nasalis pharyngis, véase nasofaringe.

p. posterior hypophyseos, lóbulo posterior de la hipófisis (glándula pituitaria).

p. prostatica urethra, porción de la uretra masculina que atraviesa la próstata; tiene una longitud de unos 2,5 cm.

p. radiata lobuli corticalis renis, véase pirámide de Ferrein.

p. tensa membranae tympani, porción inferior tensa de la membrana del tímpano, más amplia que la pars flaccida (o porción superior).

partenogénesis *(parthenogenesis).* Reproducción de los organismos en la que la hembra se reproduce sin ser fecundada por el macho.

partícula *(particle).* **1.** Parte, porción o división extremadamente pequeña de materia. **2.** Una de las subdivisiones más pequeñas de la materia; p. ej., un electrón.

p. α, partícula cargada positivamente salida del núcleo de un átomo radiactivo y que consta de dos neutrones y dos protones (núcleo del helio).

p. β, electrón cargado positiva (positrón) o negativamente (negatrón) que es desprendido de un núcleo atómico durante la desintegración β de un radionucléido.

p. Dane, partícula con doble cubierta de unos 42 nm (42×10^{-9} m) de diámetro que se cree representa el virus de la hepatitis B (VHB); el centro, que contiene ácidos nucleicos, tiene un diámetro de 28 nm, y la cubierta externa de lipoproteína un espesor de 7 nm.

p. elemental, (1) unidad fundamental o más sencilla de la materia que hasta el momento no se ha podido dividir más, (2) plaqueta, (3) una de las muchas unidades en forma de prominencia que se repiten y están adosadas a la cara de la matriz de la membrana interna de las mitocondrias; tiene una cabeza esférica de 90 Å de diámetro, se encuentra espaciada a intervalos de unos 100 Å y está conectada a la placa base de la membrana por una especie de tallo de 50 Å de longitud; antes llamada partícula E_1; también llamada partícula de transporte elemental y cuerpo elemental.

parto *(delivery).* Acción de parir.

p. abdominal, alumbramiento de un niño por cesárea.

p. con fórceps, parto en el que se aplica un instrumento en la cabeza del feto para ejercer tracción sobre el cuerpo del mismo; se clasifica, según el nivel de la cabeza del feto en el momento de la aplicación, en los siguientes: (1) fórceps alto, aplicación del fórceps antes de que se haya producido el encaje; (2) fórceps bajo, aplicación del fórceps cuando es visible la cabeza fetal al llegar al plano perineal, y la sutura sagital del cráneo del feto ocupa el diámetro anteroposterior de la pelvis; (3) fórceps medio, aplicación del fórceps luego de producido el encaje, pero antes de completarse los criterios del fórceps bajo.

p. inducido, parto provocado por medios artificiales.

p. de nalgas, extracción de un niño en presentación de nalgas; también llamado parto agripino.

p. natural, concepción del parto basada en la educación prenatal, los ejercicios y el condicionamiento psicológico que reemplazan en gran parte la anestesia y la intervención quirúrgica en el momento del parto; también llamado parto fisiológico.

p. postmortem, alumbramiento de un niño después de la muerte de la madre.

p. prematuro, expulsión de un feto antes de llegar a término, después de las 28 semanas de gestación.

p., primer período del, dilatación del cuello uterino.

p., segundo período del, período del parto que comienza con la dilatación completa del cuello y termina con la expulsión del feto.

p., tercer período del, expulsión de la placenta.

parturición *(parturition).* Parto.

parturienta *(parturient).* A punto de parir; en proceso de parto.

parturifaciente *(parturifacient).* **1.** Que induce o acelera el parto. **2.** Agente que tiene tales efectos.

parvicelular *(parvicellular).* Perteneciente a o compuesto de células excepcionalmente pequeñas.

PAS *(PAS, PASA).* Abreviatura del ácido *p*-aminosalicílico.

pasaje *(passage).* Canal, conducto, poro, abertura o vía a través del cual puede pasar algo.

pasión *(passion).* **1.** Emoción o apetito intenso, como el amor o la codicia. **2.** Deseo sexual ferviente; también llamado lujuria. **3.** Sufrimiento.

pasividad *(passivity).* **1.** Inercia que presentan ciertos metales bajo condiciones en las que debería producirse actividad química, debida a la formación de una capa de peróxido, oxígeno o sal. **2.** En odontología, estado de inactividad de las estructuras bucales cuando una prótesis parcial removible se encuentra bien colocada pero no se utiliza en la masticación. **3.** Actitud o comportamiento sumiso.

pasivismo *(passivity).* **1.** Perversión sexual con sujeción a la voluntad de otro; masoquismo; **2.** Condición de pederasta pasivo.

pasivo *(passive).* Que no responde; sumiso; inerte; que no empieza o participa.

Passavant, almohadilla de *(Passavant's cushion).* Véase reborde de Passavant.

pasta *(paste).* Sustancia blanda semisólida.

p. dermatológica, preparación farmacéutica compuesta de almidón, azufre, dextrina, óxido de cinc o carbonato cálcico mezclados con glicerina, vaselina o jabón blando y que contiene antisépticos para uso externo.

p. de obturación, mezcla de materiales que se endurecen lentamente, utilizada en odontología para rellenar los canales de las raíces.

p. de óxido de cinc con ácido salicílico, mezcla de ácido salicílico al 2 % en pasta de óxido de cinc; utilizada como agente antiséptico y calmante; también llamada pasta de cinc con ácido salicílico de Lassar.

p. de resorcinol blanda, pasta bactericida y fungicida compuesta por resorcinol al 10 %, óxido de cinc al 25 %, almidón al 25 % y vaselina ligera líquida al 40 %; también llamada pasta de resorcina de Lassar.

pasteurelosis *(pasteurellosis).* Infección por bacterias del género *Pasteurella;* comprende la septicemia hemorrágica, la tularemia, la peste y la seudotuberculosis.

Pasteurella *(Pasteurella).* Género de bacterias gramnegativas de la familia bruceláceas *(Brucellaceae),* de forma redondeada, elipsoidal o bacilar, que suelen aparecer aisladas.

P. multocida, especie de cocobacilos gramnegativos que predominan en las cavidades orales de perros y gatos; con frecuencia produce infección tras la mordedura de perros o gatos; aunque las complicaciones son raras, si no se instaura tratamiento pueden producirse septicemia y tendinitis.

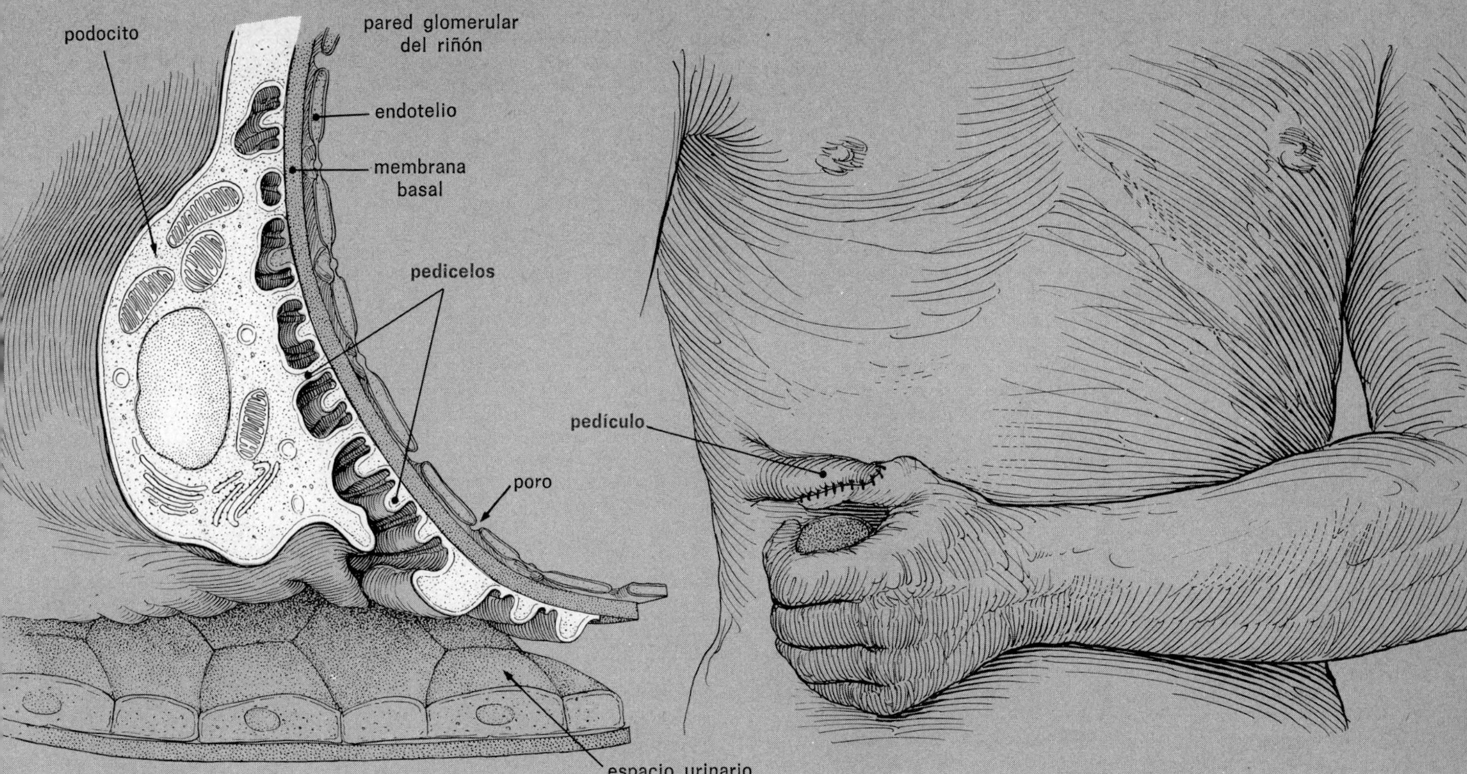

P. pestis, especie causante de la peste en los roedores y en el hombre, transmitida por la pulga de la rata infectada.

P. tularensis, especie causante de la tularemia en el hombre y en los roedores.

pasteurización *(pasteurization).* Proceso por el que se destruyen las bacterias o se retrasa su crecimiento en la leche y otros líquidos, sin destruir el sabor del producto, mediante el calentamiento del líquido hasta un grado de temperatura moderado (60°-70° C) durante un período de tiempo dado (30 min), en vez de hacerlo hervir rápidamente; también llamado pasterización.

pasteurizar *(pasteurize).* Someter la leche u otros líquidos a pasteurización.

patela,patella *(kneecap).* Véase rótula.

patelapexis *(patellapexy).* Fijación quirúrgica de la rótula en el extremo distal del fémur.

patelectomía *(patellectomy).* Escisión quirúrgica de la rótula.

patelar *(patellar).* Perteneciente o relativo a la rótula; también llamado rotuliano.

patente *(patent).* Manifiesto.

-patía *(-pathy).* Forma sufija que significa enfermedad.

pato- *(patho-).* Forma prefija que significa enfermedad.

patofobia *(pathophobia).* Temor excesivo a las enfermedades; hipocondría.

patogenia *(pathogenesis, pathogenesy).* Origen y desarrollo de la enfermedad; también llamada patogénesis y nosogenia.

patogenicidad *(pathogenicity).* Capacidad de producir enfermedad.

patógeno *(pathogen, pathogenic, pathogenetic).* **1.** Dícese de cualquier microorganismo o sustancia capaz de causar enfermedad. **2.** Que causa enfermedad.

patognomónico *(pathognomonic).* Dícese de una característica especial de una enfermedad; aplícase a uno o más síntomas típicos de una enfermedad y que por sí solos bastan para sentar el diagnóstico; también llamado patognómico.

patología *(pathology).* Rama de la medicina que se ocupa del estudio de las enfermedades en todos sus aspectos (su naturaleza, causas, desarrollo y consecuencias); también llamada nosología.

patológico *(pathologic).* **1.** Perteneciente o consecutivo a enfermedad; morboso. **2.** Relativo a la patología.

patólogo *(pathologist).* Especialista en patología.

patomimesis *(pathomimesis).* Imitación de enfermedades, ya sea de manera intencionada o inconsciente.

patoneurosis *(pathoneurosis).* Preocupación anormal por las enfermedades.

patopsicología *(pathopsychology).* Estudio de los procesos psíquicos anormales desde el punto de vista de la psicología general; también llamada psicología patológica.

patroclino *(patroclinous).* Heredado por línea paterna; que viene del padre. Véase matroclino.

pausa *(pause).* **1.** Parada transitoria. **2.** Suspensión de la actividad durante un tiempo.

p. compensatoria, pausa que sigue a un latido prematuro (extrasístole), por lo general una extrasístole ventricular; el ciclo corto que acaba en el latido prematuro, más la pausa compensatoria, equivalen en el tiempo a dos ciclos cardiacos normales.

p. sinusal, interrupción espontánea del ritmo sinusal normal del corazón, caracterizada por una ausencia de larga duración de las ondas P sinusales; se cree debida a un grado alto de bloqueo S-A o parada del nudo sinusal.

Pb *(Pb).* Símbolo del elemento plomo.

PBI *(PBI).* Abreviatura de yodo unido a proteínas; del inglés *protein-bound iodine.*

p.c. Abreviatura del latín *post cibum,* después de las comidas.

P_{CO_2}. Símbolo que indica la presión parcial de dióxido de carbono.

PCP *(PCP).* Abreviatura de (a) fenciclidina (alucinógeno); (b) presión capilar pulmonar.

Pd *(Pd).* Símbolo químico del elemento paladio.

peau *(peau).* En francés, piel.

p. d'orange, aspecto especial de la piel en el que hay engrosamientos y depresiones puntiformes con semejanza a la cáscara de naranja; se observa en algunos casos de cáncer de mama.

peca *(freckle).* Mancha marrón de la piel; también conocida como efélide.

pecten *(pecten).* **1.** Cualquier estructura anatómica semejante a un peine. **2.** Zona en el centro del conducto anal.

p. osses pubis, cresta pectínea, borde dorsal de la rama horizontal del pubis.

pectinado *(pectinate).* **1.** Relativo a cualquier estructura en forma de peine o aserrada. **2.** Músculo pectíneo.

pectiniforme *(pectinate).* En forma de peine.

pectoral *(pectoral, pectoralis).* Perteneciente al tórax o pecho; músculo pectoral.

pectoralgia *(pectoralgia).* Dolor en el tórax.

pectoriloquia *(pectoriloquy).* Transmisión de la voz articulada a través de la pared torácica, audible con un fonendoscopio; cuando se presenta sola, indica la existencia de una cavidad en el pulmón; cuando se acompaña de broncofonía, señala la existencia de consolidación pulmonar; también llamada pectorofonía.

pectorofonía *(pectorophony).* Véase pectoriloquia.

pectus (pl. *pectora).* En latín, pecho o tórax; sobre todo la pared anterior.

pechblenda *(pitchblende).* Mineral negro pardusco que contiene una gran proporción de óxido de uranio; es la fuente principal de radio; uranita.

pecho *(breast).* **1.** Glándula mamaria. **2.** Región torácica.

Ped *(Ped).* Abreviatura de pediatría.

pedal *(pedal).* Relativo a los pies.

pederastia *(pederasty).* Coito anal, sobre todo entre un hombre y un niño.

pediatra *(pediatrician).* Médico especializado en pediatría.

pediatría *(pediatrics).* Rama de la medicina que se ocupa del cuidado y desarrollo de los niños y del estudio y tratamiento de sus enfermedades.

pediátrico *(pediatric).* Relativo al estudio y tratamiento de las enfermedades de los niños.

pedicelo *(pedicel).* Proyección o placa en forma de pie; proyección secundaria o menor de un podocito que ayuda a formar la cápsula visceral de un glomérulo renal.

pedicular *(pedicular).* **1.** Relativo a los piojos. **2.** Relativo a un pedículo.

pediculicida *(pediculicide).* Cualquier agente, químico o no, capaz de destruir los piojos.

pedículo *(pedicle).* **1.** Tallo, como de un tumor. **2.** Tallo tubular o estrecho mediante el cual un injerto de piel se mantiene unido de forma transitoria a la zona de donde proviene. **3.** Porción delgada lateral de la vértebra que une la masa apofisaria con el cuerpo de aquella y limita los agujeros de conjunción.

pediculosis *(pediculosis).* Estado de infestación con piojos.

p. capitis, infestación con piojos del pelo de la cabeza.

p. corporis, presencia de piojos en el cuerpo o en la ropa; por lo general infestan la ropa hasta el momento en que tienen que alimentarse.

p. pubis, presencia de piojos en el vello del pubis o zonas vecinas del cuerpo; el piojo responsable suele pertenecer a la especie *Phthirus,* no a la *Pediculus;* ladillas.

Pediculus. Género de insectos de la familia pedicúlidos *(Pediculidae),* a la que pertenecen los piojos.

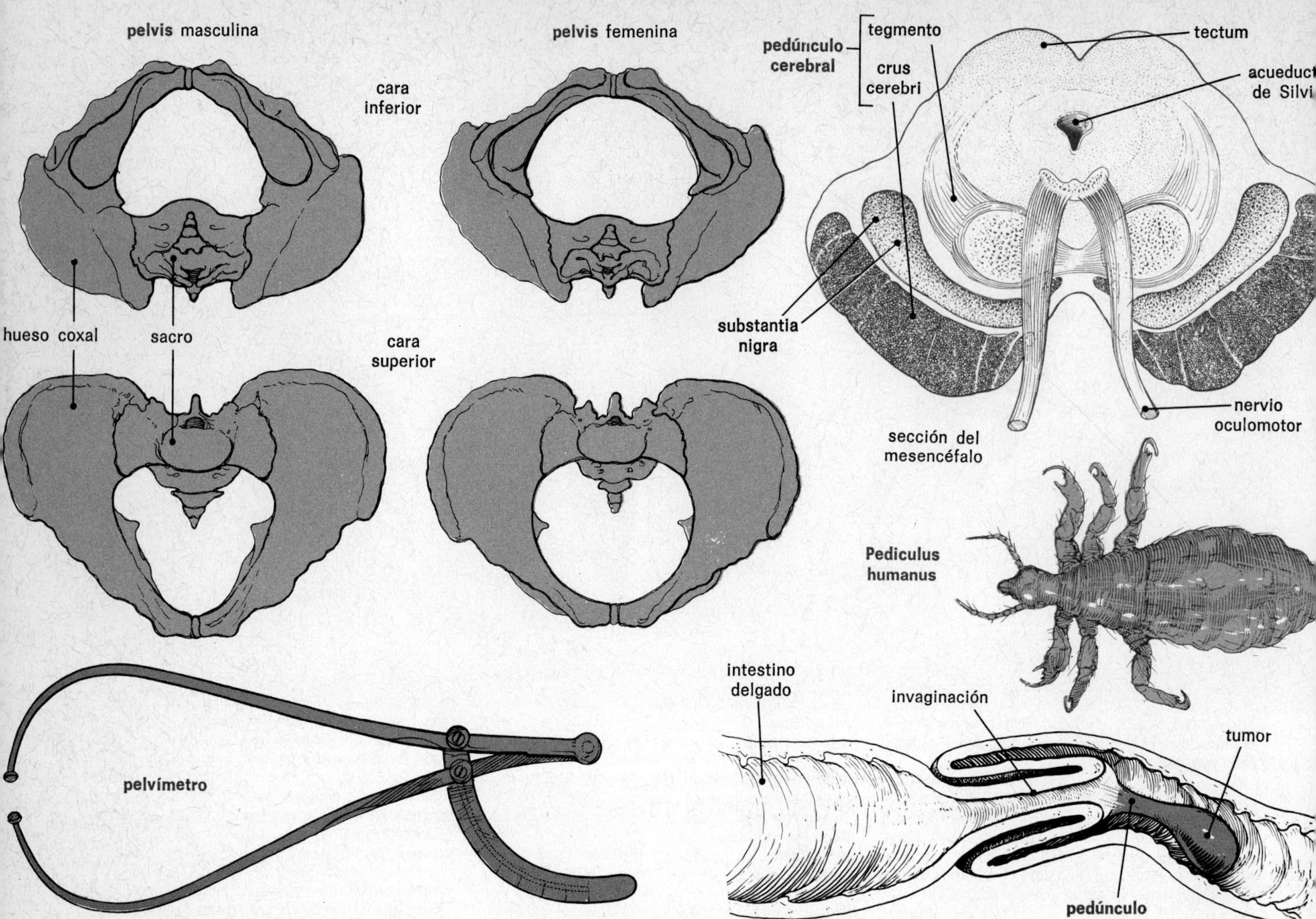

P. humanus, especie de piojos chupadores que infestan al hombre y se alimentan de su sangre; vector de la fiebre recurrente, el tifus exantemático y la fiebre de las trincheras.

P. humanus capitis, piojo de la cabeza; especie que infesta el cuero cabelludo del hombre y deja adheridos sus huevos al pelo.

P. humanus corporis, piojo del cuerpo; piojo que infesta el cuerpo del hombre (a excepción de la cabeza y las extremidades).

P. pubis, *Phthirus pubis;* ladilla.

pedicuro *(pedicure).* Práctico en el tratamiento de las afecciones cutáneas córneas propias de los pies; callista; quiropodista.

pedigree *(pedigree).* Arbol genealógico; diagrama en el que aparecen en orden cronológico todos los antepasados de un individuo; linaje.

pedodoncia *(pedodontics).* Rama de la odontología que se ocupa de los cuidados profilácticos de los dientes de los niños y del tratamiento de sus enfermedades; también llamada pedodontia.

pedofilia *(pedophilia).* Amor a los niños; en psiquiatría, el amor a los niños por parte de un adulto con fines sexuales.

pedología *(pedology).* Rama de la biología y de la sociología que se ocupa del estudio del comportamiento y desarrollo de los niños.

pedunculado *(pedunculate, pedunculated).* Provisto de un tallo o pedúnculo.

pedúnculo *(peduncle).* **1.** Gran masa de fibras nerviosas en forma de tallo que conectan una estructura suprasegmentaria con otras porciones del sistema nervioso. **2.** Porción estrecha de una estructura que sirve de apoyo o de unión; pedículo.

p. cerebeloso inferior, fascículo de fibras nerviosas, en su mayoría aferentes, existente a ambos lados del bulbo raquídeo, que une la medula espinal y el bulbo con el cerebelo; también llamado cuerpo restiforme.

p. cerebeloso medio, uno de los dos grandes fascículos de fibras nerviosas que se originan en los núcleos de la protuberancia anular y se distribuyen por toda la corteza cerebelosa; también llamado brachium pontis.

p. cerebeloso superior, gran fascículo de fibras nerviosas, en su mayoría eferentes, que se extiende hacia arriba desde cada hemisferio cerebeloso, por encima de la protuberancia, y alcanza el tegmento del mesencéfalo, donde se desvía; las fibras se originan en los núcleos dentado y emboliforme y terminan principalmente en el núcleo rojo y tálamo del lado opuesto.

p. cerebral, porción del mesencéfalo que se encuentra delante del acueducto de Silvio, compuesta por el tegmento (porción dorsal) y el pie del pedúnculo o crus cerebri (porción ventral).

p. de la glándula pineal, tallo dorsal de la glándula pineal; también llamado habénula.

p. talámico, fibras que pasan entre el tálamo y la corteza cerebral (subdivididas en pedúnculos anterior, posterior, superior e inferior).

pedunculotomía *(pedunculotomy).* Incisión quirúrgica del pedúnculo cerebral.

pelagra *(pellagra).* Alteración causada por una deficiencia vitamínica (de ácido nicotínico), caracterizada por lesiones cutáneas, trastornos gastrointestinales y alteraciones nerviosas.

pelagroide *(pellagroid).* Semejante a la pelagra.

pelagroso *(pellagrous).* Relativo a la pelagra o que la padece.

película *(film).* **1.** Capa delgada adherente sobre la superficie de un diente que consta principalmente de una mezcla mucinosa de saliva, microorganismos y elementos sanguíneos e hísticos. **2.** Lámina delgada de poliéster o acetato de celulosa cubierta con una emulsión sensible a la luz que se usa para obtener fotografías.

p. dentaria, película fotográfica para radiografías de los dientes con un apéndice que se mantiene entre las superficies de contacto de los dientes.

p. velada, aspecto borroso de una radiografía causado por la exposición de la película a la energía luminosa o radiante, temperaturas inadecuadas o uso de una película pasada de fecha.

p., (defecto de), defecto en una película debido a causas químicas o físicas o a errores eléctricos en su producción.

peliosis *(peliosis).* Púrpura.

pelo *(hair).* Filamento cilíndrico largo.

p. de crecimiento interno, pelo que continúa creciendo pero no emerge del ostium pilosebáceo, causando a veces pápulas.

p. embrionario, véase lanugo.

p. gustatorio, prolongaciones piliformes de las células gustatorias, formadas por la condensación de secreciones.

p. lanugo, pelo fino y suave que crece sobre el cuerpo del recién nacido; también llamado pelo embrionario.

p. táctil, bigotes de ciertos animales.

pelviano *(pelvic).* Véase pélvico.

pelvicefalometría *(pelvicephalometry).* Medición de los diámetros de la cabeza fetal en relación con los de la pelvis materna.

pélvico *(pelvic).* Perteneciente o relativo a la pelvis; pelviano.

pelvilitotomía *(pelvilithotomy).* Pielolitotomía.

pelvimetría *(pelvimetry).* Medición de las dimensiones y capacidad de la entrada (estrecho superior) y salida (estrecho inferior) de la pelvis (canal del parto).

p. radiográfica, pelvimetría realizada mediante la aplicación de una rejilla a las radiografías de la pelvis ósea.

pelvímetro *(pelvimeter).* Instrumento en forma de compás para medir los diámetros y la capacidad de la pelvis.

pelvis *(pelvis,* pl. *pelves).* **1.** Estructura esquelética en forma de bacía que sustenta la columna vertebral y descansa sobre las extremidades inferiores. **2.** Estructura en forma de embudo, como la pelvis renal.

p. androide, pelvis femenina con características de pelvis masculina.

p., borde de la, circunferencia del plano que divide la pelvis mayor de la pelvis menor.

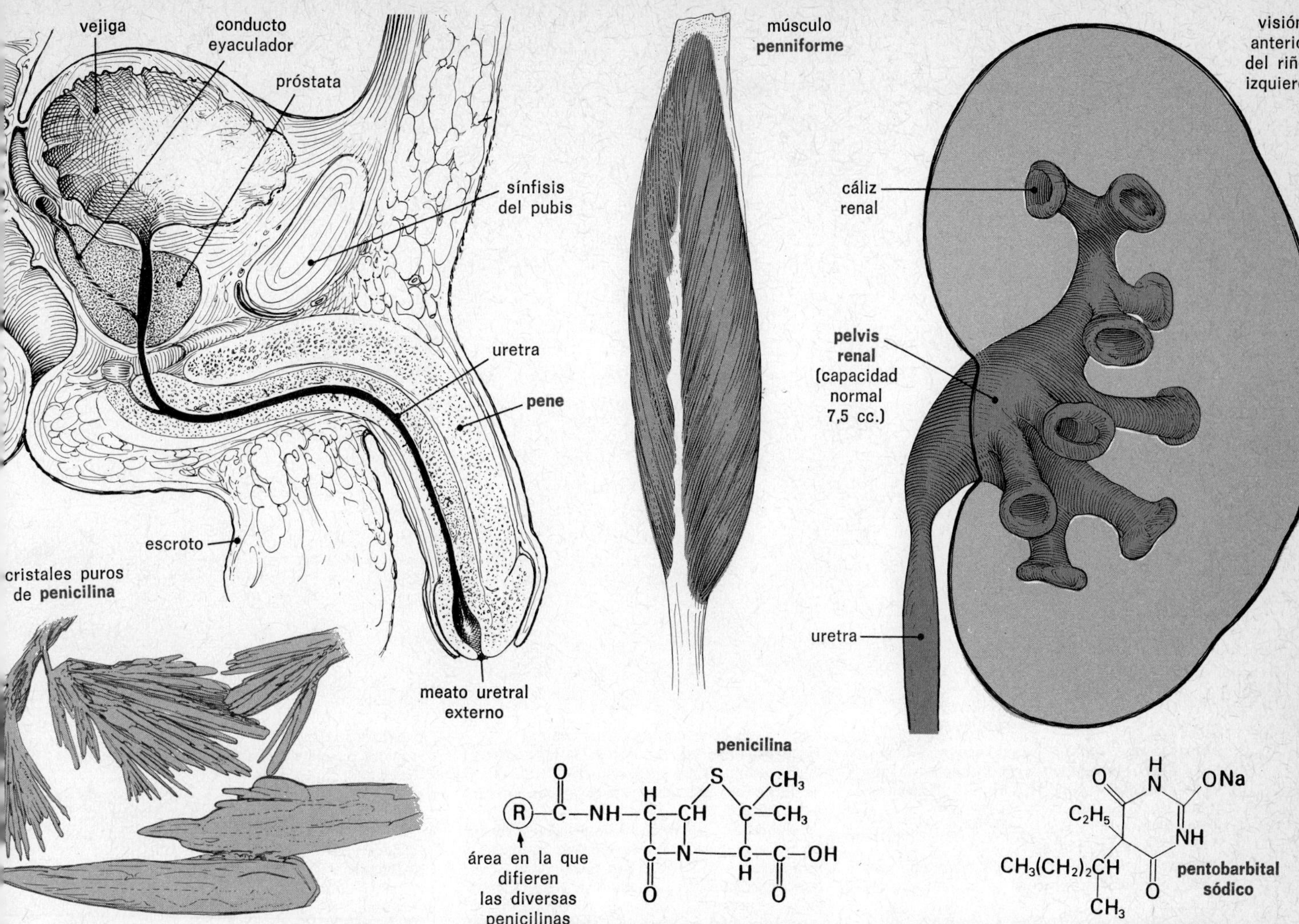

p. en embudo, aquella en la que el estrecho superior es normal y el inferior está muy estrechado; pelvis cifótica.

p. estrecha, aquella en la que cualquiera de los diámetros importantes es más corto de lo normal.

p., estrecho superior de la, abertura superior u orificio de entrada superior a la pelvis verdadera; el espacio que se encuentra dentro del borde de la pelvis; entrada de la pelvis.

p. falsa, véase pelvis mayor.

p. mayor, porción más ancha de la pelvis situada por encima y delante del estrecho superior.

p. menor, porción de la pelvis situada por debajo y detrás del borde de la pelvis.

p. menor, cavidad de la, véase cavidad pélvica.

p. renal, estructura en forma de embudo formada por la unión de dos tubos (los cálices mayores) que recibe la orina eliminada por el riñón.

p. verdadera, véase pelvis menor.

pelvisacro *(pelvisacral).* Relativo a la pelvis y el sacro.

pelviscopio *(pelviscope).* Instrumento con iluminación para examinar el interior de la pelvis.

pelvitomía *(pelviotomy).* **1.** División de la articulación del pubis. **2.** Incisión de la pelvis renal; pielotomía.

Pendred, síndrome de *(Pendred's syndrome).* Sordera congénita y bocio con o sin hipotiroidismo; herencia de carácter recesivo.

pene *(penis).* Organo masculino de la cópula y de la excreción urinaria; compuesto por tres columnas de tejido eréctil, dos posteroexternas (cuerpos cavernosos) y una interna (cuerpo esponjoso) que contiene la uretra y que se ensancha en su extremo distal para formar el glande.

penetrancia *(penetrance).* Frecuencia con la que se manifiesta un rasgo hereditario en individuos portadores del gen que lo condiciona.

penetrómetro *(penetrometer).* Instrumento para medir el poder penetrante de un haz de rayos X determinado.

pénfigo *(pemphigus).* Cualquier enfermedad cutánea caracterizada por la aparición de una erupción vesicular grave.

p. crónico benigno familiar, dermatosis con formación de vesículas o flictenas; erupción recurrente de vesículas y ampollas que se convierten en lesiones descamativas y costrosas con vesículas en los bordes, sobre todo en las regiones del cuello, ingle y axilas; herencia autosómica dominante; también llamado enfermedad de Hailey-Hailey.

p. eritematoso, véase enfermedad de Senear-Usher.

p. foliáceo, forma de pénfigo caracterizada por la aparición difusa de lesiones ligeramente exudativas de las que se desprenden escamas en forma de hojas, semejante a la dermatitis exfoliativa; en el estudio histológico, las vesículas se encuentran en la porción alta de la epidermis.

p. vegetante, forma de pénfigo que se caracteriza por la presencia de neoformaciones o vegetaciones exuberantes dentro y alrededor de las superficies erosionadas que se forman tras la rotura de las vesículas; también llamado enfermedad de Neumann.

p. vulgar, enfermedad sistémica grave de etiología desconocida, caracterizada por una erupción de vesículas fláccidas por todo el cuerpo, con erosión de las mucosas; si no se trata, acaba produciendo la muerte inevitablemente.

penfigoide *(pemphigoid).* **1.** Semejante al pénfigo. **2.** Erupción vesicular semejante a la que aparece en el pénfigo vulgar.

-penia *(-penia).* Forma sufija que indica déficit o escasez; p. ej., leucopenia.

penicilina *(penicillin).* Cualquier miembro de una serie de compuestos antibióticos obtenidos a partir de cultivos del hongo *Penicillium notatum* y especies afines o producidos sintéticamente; inhibe la síntesis de la pared celular bacteriana, dando lugar a la muerte eventual de la célula cuando la bacteria intoxicada por la penicilina crece hasta superar el tamaño de su pared celular.

penicilamina *(penicillamine).* Producto de degradación de la penicilina; agente quelante utilizado en el tratamiento de la degeneración hepatolenticular (enfermedad de Wilson) y de las intoxicaciones por plomo.

penicilinasa *(penicillinase).* **1.** Enzima producida por ciertas bacterias (p. ej., algunas cepas de estafilococos) que inactiva a la penicilina. **2.** Enzima obtenida de cultivos de *Bacillus cereus;* se utiliza para tratar las reacciones tardías a la penicilina.

Penicillium. Género de hongos; hongo saprofito a partir del cual se obtienen varias sustancias antibióticas.

P. notatum, hongo ascomiceto del que se obtienen la penicilina y la notatina.

penniforme *(pennate, penniform).* Semejante a una pluma; dícese del músculo cuyas fibras se insertan a cada lado de un tendón central.

penta- *(penta-).* Prefijo que significa cinco.

pentabásico *(pentabasic).* Dícese de un ácido que tiene cinco átomos de hidrógeno sustituibles por un metal o radical.

pentalogía *(pentalogy).* Combinación de cinco síntomas o defectos relacionados característicos de una enfermedad o síndrome.

pentatómico *(pentatomic).* **1.** Dícese de la molécula compuesta de cinco átomos. **2.** Dícese de un compuesto que tiene cinco átomos en un anillo. **3.** Compuesto químico con cinco átomos de hidrógeno reemplazables. **4.** Alcohol que contiene cinco grupos hidroxilos.

pentavalente *(pentavalent).* Atomo o grupo de átomos que tienen cinco valencias; capaz de combinarse con cinco átomos de hidrógeno.

pentobarbital *(pentobarbital).* Barbitúrico de acción breve, $C_{11}H_{12}N_2O_3$, utilizado por lo general para la inducción del sueño; Filiasmol®.

p. sódico, sal sódica del pentobarbital, hipnótico de acción corta que reduce la aprensión y produce somnolencia; se utiliza como sedante durante el parto y antes de una intervención quirúrgica y de la práctica de varios procedimientos diagnós-

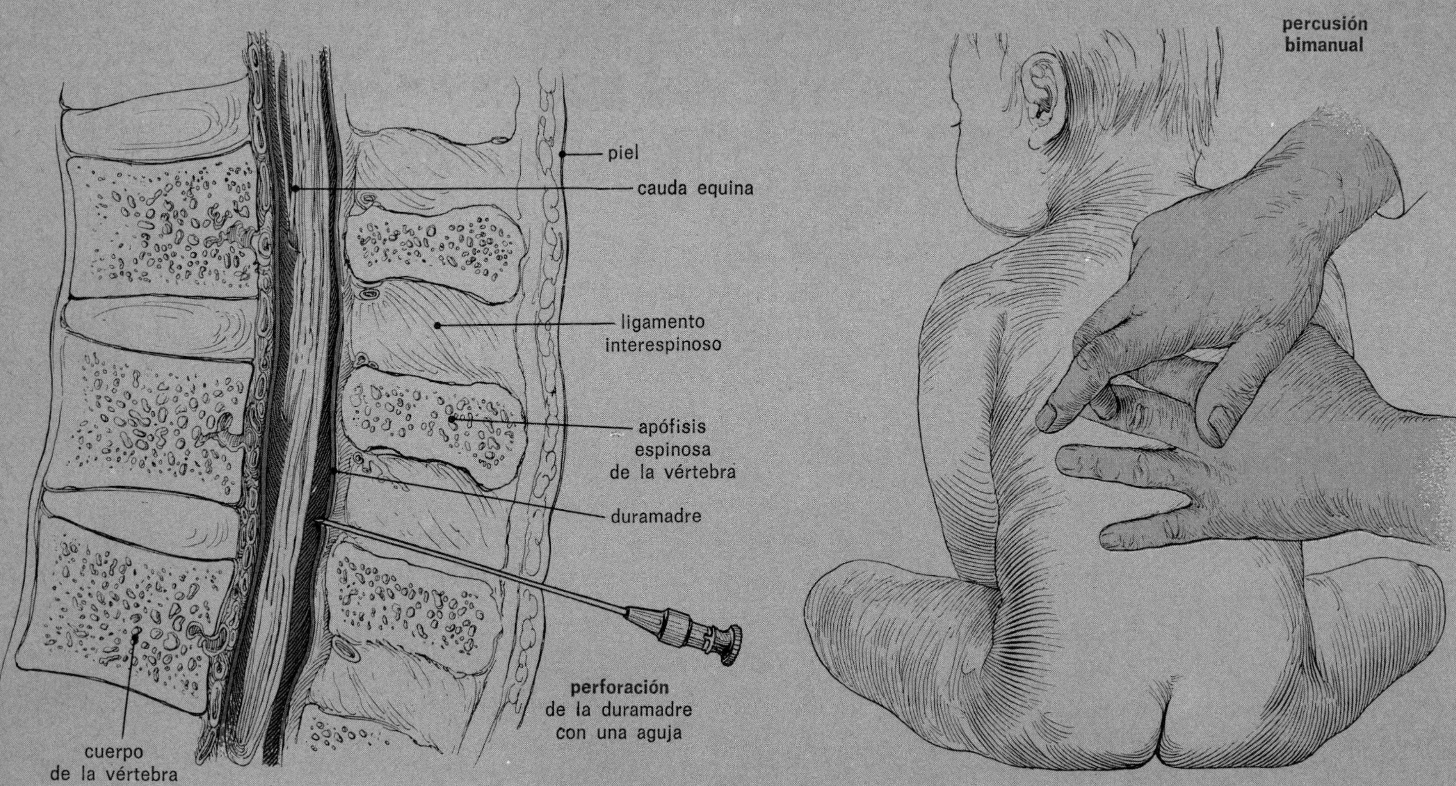

ticos.

pentosa *(pentose).* Miembro de un grupo de monosacáridos que contienen cinco átomos de carbono en la molécula ($C_5H_{10}O_5$); p. ej., arabinosa, lixosa, ribosa y xilosa.

pentosuria *(pentosuria).* Presencia de cualquiera de las pentosas en la orina.

pepsina *(pepsin).* Enzima presente en el jugo gástrico; convierte las proteínas en peptonas y proteosas.

pepsinógeno *(pepsinogen).* **1.** Precursor de la pepsina, presente en el revestimiento del estómago; sustancia inerte que se convierte en pepsina durante la digestión por acción del ácido clorhídrico. **2.** Que produce pepsina.

pepsinuria *(pepsinuria).* Presencia de pepsina en la orina.

péptico *(peptic).* **1.** Relativo a la digestión. **2.** Relativo a la pepsina.

peptidasa *(peptidase).* Enzima que cataliza la hidrólisis de los enlaces peptídicos de una proteína o un péptido.

péptido *(peptide).* Cualquiera de los distintos compuestos que se desdoblan en dos o más aminoácidos mediante hidrólisis; cualquiera de los compuestos que resultan de la división de la molécula de proteína durante la digestión.

peptización *(peptize).* Transformación de un gel en un sol.

peptólisis *(peptolysis).* Hidrólisis o desdoblamiento de las peptonas.

peptona *(peptone).* Cualquiera de los diferentes derivados proteicos obtenidos por la acción de una enzima o un ácido sobre una proteína natural.

peptonemia *(peptonemia).* Presencia de peptonas en la sangre.

peptonización *(peptonize).* Conversión de las proteínas en peptonas.

peptonuria *(peptonuria).* Presencia de peptonas en la orina.

Peptostreptococcus. Género de bacterias grampositivas esféricas e inmóviles que se encuentran habitualmente en los tractos intestinal, respiratorio y genital femenino, en la cavidad bucal y en ciertas infecciones piógenas.

pequeño mal *(petit mal).* Véase epilepsia de pequeño mal.

per- *(per-).* **1.** Prefijo que indica a través de. **2.** En química, que contiene la mayor cantidad posible de un elemento o radical químico específico.

per anum. En latín, a través del ano.

percepción *(perception).* Proceso de reconocer algo a través de cualquiera de los sentidos.

p. extrasensorial, percepción a través de otro medio distinto de los cinco sentidos.

p. lumínica, capacidad para distinguir entre luz y oscuridad.

p. del relieve, capacidad para detectar mediante la vista la cualidad tridimensional de los objetos y su posición en el espacio; percepción de la tercera dimensión; también llamada visión estereoscópica.

perceptividad *(perceptivity).* Capacidad o facultad de la percepción.

percloruro *(perchloride).* Cloruro que contiene la mayor cantidad posible de cloro.

percolación *(percolation).* Extracción de las porciones solubles de una mezcla sólida mediante el paso de un disolvente líquido a través de la misma de forma lenta.

percusión *(percussion).* Acción de golpear ligeramente el cuerpo, especialmente el tórax, la espalda y el abdomen, para determinar el estado de las estructuras subyacentes mediante los sonidos producidos.

p. auscultatoria, auscultación con el fin de escuchar los sonidos producidos por la percusión.

p. bimanual, percusión en la que el dedo de una mano golpea un dedo de la otra mano que se encuentra colocado encima del paciente; también llamada percusión digital.

p. palpatoria, percusión combinada con palpación con el fin de percibir tanto impresiones táctiles como auditivas.

percutáneo *(percutaneous).* **1.** Que tiene la facultad de poder atravesar la piel íntegra, como en la absorción de una pomada mediante fricción. **2.** Aplícase a procedimientos realizados mediante punción con aguja sin incisión previa de la piel, como biopsias o cateterismo intravenoso o intraarterial.

percutir *(percuss).* **1.** Golpear ligeramente la superficie de las distintas áreas del cuerpo para determinar el grado de densidad de las estructuras subyacentes mediante el sonido producido. **2.** Golpear una parte del cuerpo como medida terapéutica.

percutor *(percussor).* **1.** Aparato que manda vibraciones a través de la pared torácica para ayudar a liberar los acúmulos de moco y mejorar el drenaje bronquial. **2.** Martillo que se utiliza en la percusión.

perfeccionismo *(perfectionism).* Propensión a fijarse unas metas personales de rendimiento extremadamente altas.

perflación *(perflation).* Insuflación de aire en una cavidad o conducto para expulsar cualquier material contenido en ellos.

perforación *(perforation).* **1.** Orificio o serie de orificios pequeños en un órgano u organela. **2.** Acción o efecto de perforar u horadar una parte del cuerpo.

perforante *(perforans).* Dícese de ciertas estructuras anatómicas que pasan a través de otras; penetrante.

perfusión *(perfusion).* Paso de un líquido a través de los vasos de un órgano.

peri- *(peri-).* Prefijo que significa alrededor.

periadenitis *(periadenitis).* Inflamación de los tejidos que rodean una glándula o ganglio.

perianal *(perianal).* Adyacente al ano o que lo rodea; también llamado circumanal.

periangiitis *(periangitis).* Inflamación de los tejidos que rodean un vaso sanguíneo o linfático; perivasculitis o periangeítis.

periantritis *(periantritis).* Gastritis antral; véase gastritis.

periaórtico *(periaortic).* Situado alrededor o cerca de la aorta.

periaortitis *(periaortitis).* Proceso inflamatorio que afecta la adventicia de la aorta y los tejidos circundantes.

periapendicitis *(periappendicitis).* Inflamación de los tejidos que rodean el apéndice vermiforme o están situados en su proximidad.

periapical *(periapical).* Relativo a los tejidos que rodean la punta de la raíz de un diente, incluido el hueso alveolar.

periarterial *(periarterial).* Alrededor de una arteria.

periarteritis *(periarteritis).* Inflamación de la túnica externa o de los tejidos que rodean una arteria.

p. nudosa, véase poliarteritis nudosa.

periartritis *(periarthritis).* Inflamación de los tejidos cercanos a una articulación.

periaxial, periaxil *(periaxial).* Alrededor de un eje.

peribronquial *(peribronchial).* Alrededor de un bronquio o bronquios.

peribulbar *(peribulbar).* Alrededor de cualquier bulbo anatómico, especialmente del ojo y de la uretra.

peribursal *(peribursal).* Situado alrededor de una bolsa.

pericardectomía *(pericardectomy).* Véase pericardiectomía.

pericardiaco *(pericardial, pericardiac).* Situado

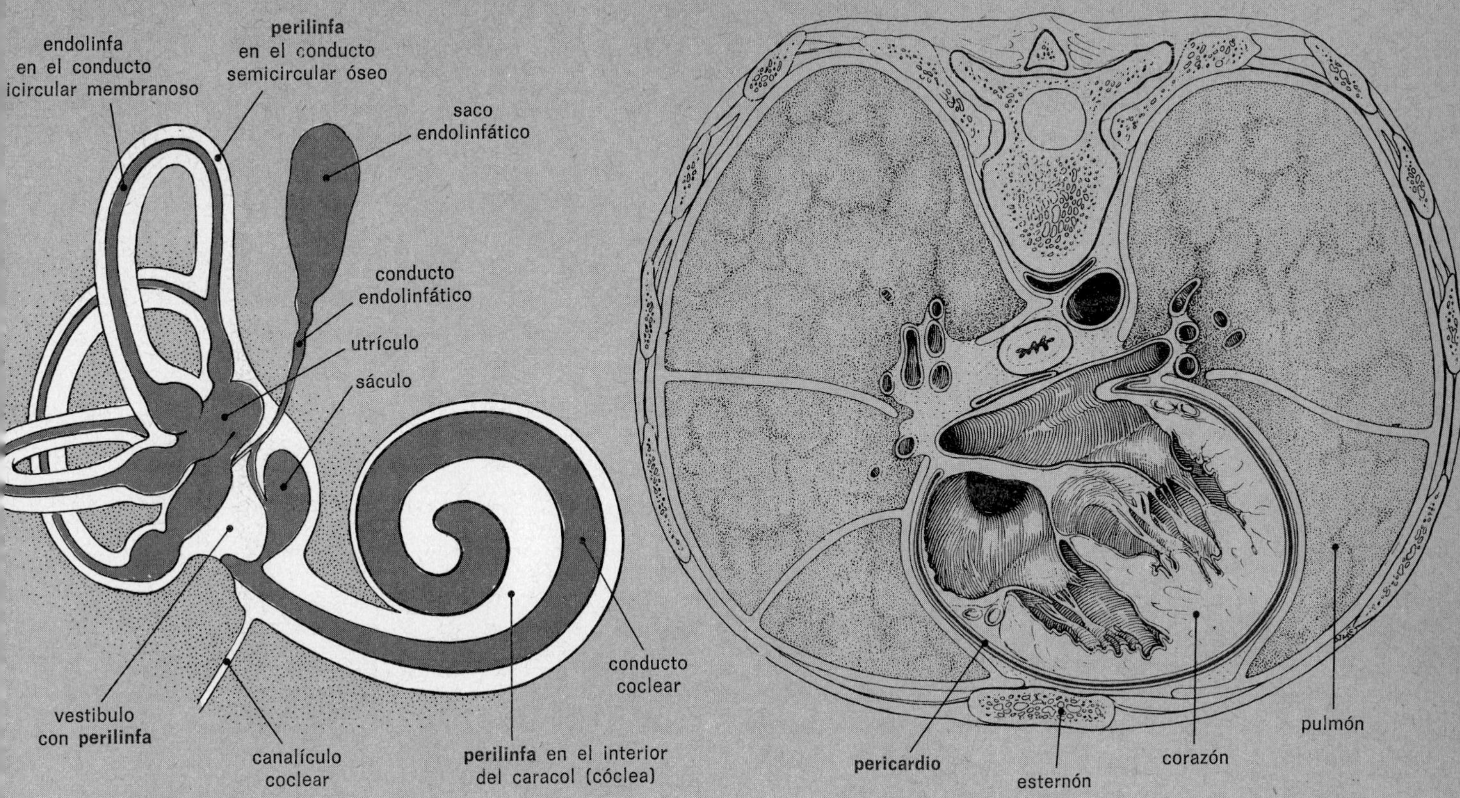

alrededor del corazón.

pericardicentesis *(pericardicentesis, pericardiocentesis)*. Punción quirúrgica de la membrana que recubre el corazón (pericardio) con el fin de aspirar un derrame pericárdico; también llamada pericardiocentesis.

pericárdico *(pericardial, pericardiac)*. Perteneciente o relativo al pericardio.

pericardiectomía *(pericardiectomy)*. Escisión quirúrgica de una porción del pericardio; también llamada pericardectomía.

pericardio *(pericardium)*. Saco membranoso delgado y con dos capas que envuelve al corazón; las capas están separadas por una pequeña cantidad de líquido que actúa como lubricante de las dos superficies, que se encuentran sometidas a un roce continuo; se unen al adherirse a los grandes vasos y al diafragma.

pericardiostomía *(pericardiostomy)*. Abertura del pericardio.

pericardiotomía *(pericardiotomy, pericardotomy)*. Incisión quirúrgica del pericardio.

pericarditis *(pericarditis)*. Inflamación del pericardio.

p. adhesiva, presencia de tejido fibroso denso que establece adherencias entre ambas hojas (parietal y visceral) del pericardio, y por tanto entre éste y el corazón u otras estructuras torácicas (mediastino y pleura).

pericarion *(perikaryon)*. Matriz citoplasmática principal que rodea el núcleo de una neurona; está llena de organelas granulares que comprenden neurofibrillas, sustancia tigroide (cuerpos de Nissl), aparato de Golgi, mitocondrias y un centrosoma; también llamado neuroplasma.

pericecal *(pericecal)*. Alrededor del ciego.

pericelular *(pericellular)*. Que rodea a una célula o está situado alrededor de ella.

pericementitis *(pericementitis)*. Periodontitis.

pericemento *(peridentium)*. Véase periodontio.

pericístico *(pericystic)*. **1.** Alrededor de la vejiga urinaria. **2.** Alrededor de un quiste. **3.** Alrededor de la vesícula biliar.

pericito *(pericyte)*. Célula de tejido conjuntivo alargada localizada alrededor de los capilares; célula de Rouget.

pericolangiitis *(pericholangitis)*. Inflamación de los tejidos que rodean los conductos biliares o los capilares biliares interlobulares.

pericolecistitis *(pericholecystitis)*. Inflamación de los tejidos que rodean la vesícula biliar.

pericolpitis *(pericolpitis)*. Inflamación de los tejidos que rodean la vagina.

pericondrial *(perichondrial)*. Relativo al pericondrio o compuesto de él.

pericondrio *(perichondrium)*. Membrana fibrosa que cubre la superficie de un cartílago, excepto en los extremos de las articulaciones, compuesta por una capa externa de tejido conjuntivo denso e irregular y una capa interna responsable de la producción de cartílago nuevo.

pericondritis *(perichondritis)*. Inflamación del pericondrio.

pericordal *(perichordal)*. Relativo al pericordio.

pericordio *(perichord)*. Vaina que cubre el notocordio.

pericoronal *(pericoronal)*. Alrededor de la corona de un diente en erupción.

pericoronitis *(pericoronitis)*. Inflamación de las encías alrededor de un diente en erupción.

pericraneal *(pericranial)*. Alrededor del cráneo; relativo a la membrana fibrosa que recubre el cráneo.

pericráneo *(pericranium)*. Membrana fibrosa que recubre los huesos del cráneo; también llamada periostio del cráneo.

pericranitis *(pericranitis)*. Inflamación de la membrana que recubre los huesos del cráneo; también llamada periostitis del cráneo.

peridendrítico *(peridendritic)*. Que rodea las dendritas de una célula nerviosa.

peridentario *(peridental)*. Periodontal; que rodea a un diente.

peridentitis *(peridentitis)*. Periodontitis; pericementitis.

peridésmico *(peridesmic)*. Que rodea un ligamento; relativo a la membrana que rodea a un ligamento (peridesmio).

peridesmio *(peridesmium)*. Membrana de tejido conjuntivo que cubre los ligamentos.

peridesmitis *(peridesmitis)*. Inflamación del tejido conjuntivo que rodea un ligamento.

periendotelioma *(periendothelioma)*. Véase peritelioma.

periesofágico *(periesophageal)*. Alrededor del esófago.

periesofagitis *(periesophagitis)*. Inflamación de los tejidos que rodean el esófago.

periferia *(periphery)*. Zona del cuerpo alejada del centro; superficie externa del cuerpo.

periférico *(peripheral)*. Perteneciente a la superficie externa del cuerpo o situado lejos del centro.

periganglionar *(periganglionic)*. Que rodea a un ganglio linfático o nervioso.

perigástrico *(perigastric)*. Alrededor del estómago.

perihepático *(perihepatic)*. Que ocurre alrededor del hígado.

perihepatitis *(perihepatitis)*. Inflamación de la cubierta peritoneal del hígado y los tejidos que le rodean; en las mujeres es una complicación de la inflamación gonocócica de los órganos situados en la pelvis, debida a la difusión de los gonococos por la porción superior del abdomen; también llamada síndrome de Fitz-Hugh-Curtis y capsulitis perihepática.

perilinfa *(perilymph)*. Líquido contenido en el laberinto óseo, que rodea el laberinto membranoso del oído interno; humor de Valsalva.

perilinfático *(perilymphatic)*. **1.** Relativo a la perilinfa. **2.** Alrededor de un vaso linfático.

perimetría *(perimetry)*. Determinación de la extensión del campo visual con la ayuda de un perímetro, por lo general con el fin de diagnosticar trastornos de las vías visuales; perioptometría.

perimétrico *(perimetric)*. **1.** Que rodea el útero. **2.** Relativo a la medición del campo visual.

perimetrio *(perimetrium)*. Membrana serosa que recubre el útero.

perimetritis *(perimetritis)*. Inflamación de la túnica externa del útero (perimetrio).

perímetro *(perimeter)*. **1.** Línea que limita una figura plana; contorno. **2.** Instrumento para determinar la extensión y las características del campo visual.

perimisial *(perimysial)*. Relativo al perimisio.

perimisio *(perimysium)*. Tejido conjuntivo que rodea los fascículos (haces de fibras musculares) y forma tabiques fibrosos por todo el músculo.

perinatal *(perinatal)*. Que ocurre inmediatamente antes, durante o poco después del nacimiento; se aplica al período que empieza por lo general al finalizar las 20 semanas de gestación y suele terminar 28 días después del nacimiento.

perineo *(perineum)*. **1.** Zona delimitada por el pubis, el cóccix y los muslos. **2.** Región comprendida entre los genitales externos y el ano.

perineal *(perineal)*. Relativo al perineo.

perinéfrico *(perinephric)*. Perirrenal; que rodea el riñón.

perinefrio *(perinephrium)*. El tejido conjuntivo y la grasa que rodean el riñón.

perinefritis *(perinephritis)*. Inflamación de los tejidos que rodean el riñón.

perineoplastia *(perineoplasty)*. Cirugía plástica del perineo, como la corrección de un estado de laxitud del mismo; a veces llamada perineorrafia.

perineorrafia *(perineorrhaphy)*. Sutura del perineo, por lo general realizada para reparar un des-

PERÍODOS DE INCUBACIÓN DE VARIAS ENFERMEDADES

Enfermedad	Período de incubación	Erupción
gastroenteritis	6-24 horas	—
brucelosis	7-14 días	—
varicela	14-21 días	1.er día
difteria	2-5 días	—
blenorragia	1-8 días	—
hepatitis A	15-49 días	—
hepatitis B	30-180 días	—
hepatitis ni A ni B	25-160 días	—
sarampión	10-15 días	4.° día
paperas	7-26 días	—
poliomielitis	7-21 días	—
rubéola	14-21 días	1.er día
escarlatina	1-5 días	1.er día
viruela	7-16 días	3.er día
sífilis	7-42 días	—
fiebre tifoidea	3-38 días	—
tifus exantemático	8-16 días	5.° día
virus de la gripe	1-4 días	—
tos ferina	2-21 días	—
fiebre amarilla	3-6 días	—

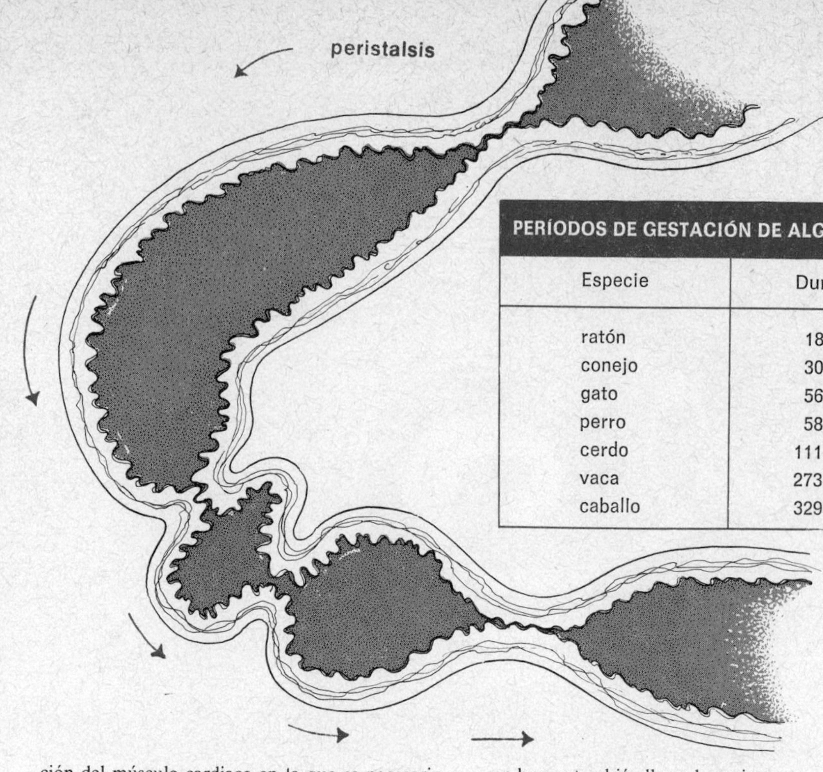

PERÍODOS DE GESTACIÓN DE ALGUNOS ANIMA

Especie	Duración
ratón	18-20 días
conejo	30-32 días
gato	56-65 días
perro	58-63 días
cerdo	111-116 días
vaca	273-291 días
caballo	329-346 días

garro ocurrido durante el parto; véase también perineoplastia.

perineotomía *(perineotomy).* Incisión quirúrgica del perineo.

perineural *(perineural).* Alrededor de un nervio.

perineurio *(perineurium).* Capa de tejido conjuntivo que rodea y sustenta cada fascículo de fibras nerviosas de un nervio periférico; consta de un número variable de capas de células epiteliales escamosas; también llamado epineurio.

perineuritis *(perineuritis).* Inflamación del perineurio.

perinuclear *(perinuclear).* Que rodea o está situado cerca de un núcleo.

periodicidad *(periodicity).* **1.** Repetición de un fenómeno a intervalos regulares. **2.** Recurrencia de propiedades similares en un grupo de elementos, como la que se puede apreciar en el sistema periódico.

periódico *(periodic, periodical).* **1.** Que se produce o reproduce a intervalos regulares; que aparece en ciclos, como una enfermedad con síntomas que recurren de forma regular. **2.** Intermitente; que aparece de vez en cuando.

período *(period).* **1.** Intervalo de tiempo. **2.** Menstruación. **3.** Fase distinta en el curso de una enfermedad o acceso; estadio.

p. de acmé, período de estado; fase en una enfermedad en la que los síntomas ofrecen su intensidad máxima.

p., falta del, falta de la menstruación en un mes.

p. de gestación, tiempo transcurrido entre la concepción y el parto; duración del embarazo.

p. de incubación, tiempo transcurrido entre la infección por microorganismos patógenos y la aparición de los primeros síntomas.

p. de latencia, (1) tiempo transcurrido entre la aplicación de un estímulo y la aparición de la respuesta resultante; (2) período de incubación de una enfermedad infecciosa.

p. neonatal, los primeros 30 días de vida de un niño.

p. puerperal, tiempo transcurrido entre la terminación del parto y la vuelta del útero a su estado normal (aproximadamente 6 semanas); puerperio.

p. refractario absoluto, (1) período del ciclo cardiaco en el que el músculo cardiaco no responde ni siquiera a un estímulo de gran intensidad; se corresponde con la fase de contracción; (2) momento inmediatamente posterior al paso de un impulso a lo largo de un nervio.

p. refractario relativo, (1) fase durante la relajación del músculo cardiaco en la que es necesario un estímulo más intenso de lo normal para conseguir una respuesta; (2) fase que sigue al período refractario absoluto de un nervio en la que es necesario un estímulo de mayor intensidad de la normal para transmitir un impulso.

p. de Wenckebach, alargamiento progresivo del intervalo P-R en ciclos cardiacos sucesivos que precede a una pausa cardiaca; se debe a un bloqueo auriculoventricular (A-V).

periodontal *(periodontal).* Alrededor de un diente; también llamado peridentario.

p., enfermedad. Cualquier enfermedad de los tejidos que rodean y sustentan los dientes; hay dos grupos principales: proceso patológico limitado a las encías (gingivitis) y enfermedad que afecta al tejido periodontal de sostén subyacente (periodontitis.).

periodonticia *(periodontics).* Rama de la odontología que se ocupa del estudio de los tejidos que rodean los dientes y del tratamiento de sus enfermedades.

periodontio *(periodontium).* Tejidos que rodean y sustentan los dientes, a saber: el cemento, la membrana o ligamento periodontal, el alveolo maxilar y las encías; también llamado peridentio.

periodontitis *(periodontitis).* Enfermedad del periodontio que se manifiesta por inflamación de las encías, pérdida de tejido óseo en torno a los dientes, degeneración de la membrana o ligamento periodontal y formación de bolsas con pus entre los dientes y el hueso circundante; también llamada piorrea.

periodontoclasia *(periodontoclasia).* Denominación general que engloba la destrucción o la producción de cambios degenerativos en los tejidos de sostén de los dientes; también llamada pericementoclasia.

periodontosis *(periodontosis).* Afección rara de causa desconocida, caracterizada por una degeneración no inflamatoria de los tejidos periodontales que da lugar a la pérdida prematura de los dientes.

perioral *(perioral).* Situado alrededor de la boca; circumoral.

periórbita *(periorbita).* Periostio que recubre el interior de la órbita.

periorbitario *(periorbital).* Relacionado con o situado alrededor de la órbita o periórbita.

periorquitis *(periorchitis).* Inflamación de la túnica vaginal del testículo.

periosteítis *(periosteitis).* Periostitis.

periosteoma *(periosteoma).* Tumor que rodea un hueso; también llamado periostoma.

periosteomielitis *(periosteomyelitis).* Inflamación de todo el hueso y del periostio circundante.

perióstico *(periosteal).* Relativo al periostio o de su naturaleza.

periostio *(periosteum).* Membrana fibrosa y gruesa que recubre la superficie de los huesos, excepto en los puntos donde se articulan; en los adultos está constituido por dos capas: la capa externa de tejido conjuntivo denso que transporta los vasos sanguíneos y nervios al hueso y la capa interna de tejido conjuntivo laxo.

periostitis *(periostitis).* Inflamación del periostio.

periostoma *(periostoma).* Véase periosteoma.

periostomía *(periosteotomy, periostotomy).* Incisión quirúrgica del periostio.

peripapilar *(peripapillary).* Que rodea una papila, especialmente la papila óptica.

periportal *(periportal).* Que circunda o se encuentra alrededor de la vena porta, sobre todo en el tejido hepático.

periproctitis *(periproctitis).* Inflamación de los tejidos situados alrededor del recto y ano.

perirrectal *(perirectal).* Cerca o alrededor del recto.

perirrenal *(perirenal).* Que rodea el riñón total o parcialmente; también llamado perinéfrico.

perisalpinge *(perisalpinx).* Cubierta peritoneal de la trompa de Falopio, también llamada perisalpinx.

perisinovial *(perisynovial).* Situado alrededor de una membrana sinovial.

perisplenitis *(perisplenitis).* Inflamación de la cubierta peritoneal del bazo y de las estructuras que le rodean.

peristalsis *(peristalsis).* Contracción y relajación alternativa de las paredes de una estructura tubular, gracias a la cual su contenido progresa hacia adelante, característica del tracto intestinal, uréter, etc.

perístole *(peristole).* Facultad de las paredes del estómago de contraerse para adaptarse al contenido tras la ingestión de alimentos.

peritectomía *(peritectomy).* Véase peritomía.

peritelio *(perithelium).* Capa delgada de tejido conjuntivo que rodea los vasos sanguíneos pequeños.

peritelioma *(perithelioma).* Tumor que parece originarse en los tejidos que rodean a los vasos sanguíneos (peritelio); también llamado periendotelioma.

peritendinitis *(peritendinitis).* Inflamación de la vaina que rodea a un tendón.

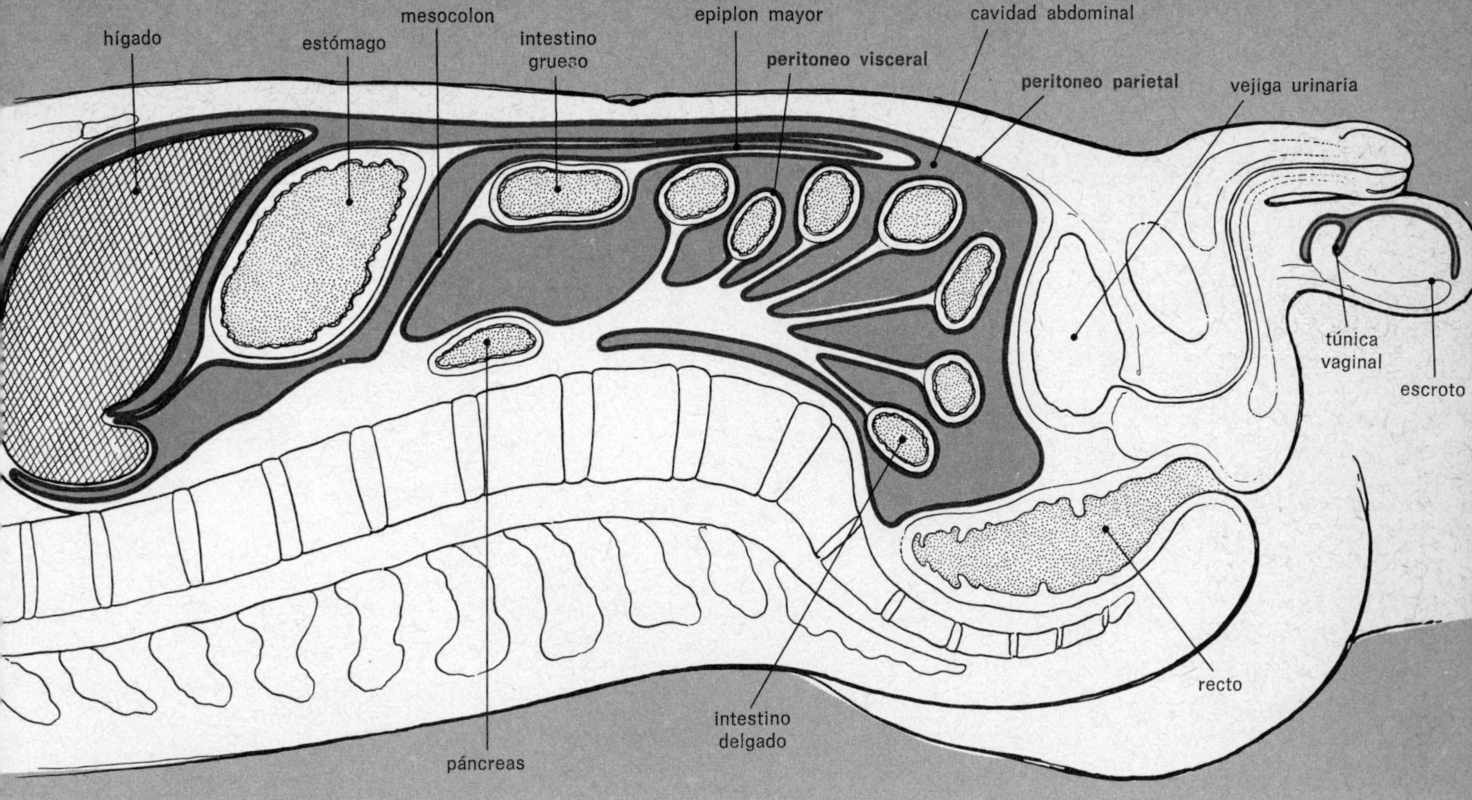

peritomía *(peritomy, peritectomy).* **1.** Escisión de la conjuntiva en el borde de la córnea; paso preliminar en varios procedimientos quirúrgicos. **2.** Circuncisión.

peritoneal *(peritoneal).* Perteneciente o relativo al peritoneo.

peritoneo *(peritoneum).* Membrana serosa que tapiza las paredes de las cavidades abdominal y pelviana y encierra las vísceras.

p. parietal, la capa de peritoneo que tapiza las paredes de las cavidades abdominal y pelviana.

p. visceral, capa de peritoneo que recubre los órganos abdominales y pelvianos.

peritoneocentesis *(peritoneocentesis).* Paracentesis o punción de la cavidad peritoneal con el fin de extraer líquido.

peritoneoclisis *(peritoneoclysis).* Irrigación de la cavidad peritoneal.

peritoneoscopia *(peritoneoscopy).* Inspección directa de la cavidad peritoneal mediante un instrumento tubular iluminado introducido a través de la pared abdominal.

peritoneoscopio *(peritoneoscope).* Instrumento tubular iluminado para el examen visual del peritoneo a través de una incisión en la pared abdominal.

peritoneotomía *(peritoneotomy).* Incisión del peritoneo.

peritonitis *(peritonitis).* Inflamación del peritoneo que suele manifestarse por dolor abdominal, estreñimiento, vómitos y fiebre; puede estar producida por perforación del tracto digestivo, infección de un órgano, como el apéndice, o por una infección transmitida por la sangre.

p. paroxística benigna, abdominalgia periódica; véase abdominalgia.

peritonización *(peritonize).* Operación de cubrir con peritoneo.

peritonsilar *(peritonsillar).* Alrededor de una amígdala.

peritonsilitis *(peritonsillitis).* Inflamación que afecta los tejidos peritonsilares; periamigdalitis.

peritraqueal *(peritracheal).* Situado cerca o alrededor de la tráquea.

peritriquial, peritriquio *(peritrichous).* **1.** Relativo a cilios o a cualquier proyección de la superficie de las células. **2.** Que tiene flagelos distribuidos uniformemente por todo el cuerpo; se aplica a bacterias. **3.** Que tiene cilios modificados dispuestos alrededor de la boca de forma espiral; dícese de ciertos protozoos.

periumbilical *(periumbilical).* Situado alrededor o cerca del ombligo; también llamado perionfálico.

periungueal *(periungual).* Alrededor de una uña.

periureteral *(periureteral, periureteric).* Situado alrededor de uno o los dos uréteres; también llamado periuretérico.

periureteritis *(periureteritis).* Inflamación de los tejidos adyacentes al uréter.

periuretritis *(periurethritis).* Inflamación del tejido que rodea la uretra.

perivascular *(perivascular).* Alrededor de un vaso sanguíneo.

perla *(pearl).* **1.** Masa pequeña y dura de moco que se encuentra en el esputo («perlado») en el asma. **2.** Pequeña esfera de vidrio delgado que contiene un líquido destinado a ser inhalado tras romper la esfera en un pañuelo. **3.** Concreción calcárea producida por varios moluscos, empleada en otro tiempo como astringente.

p. de Epstein, pequeñas masas blanquecinas de epitelio que se observan en el paladar de los recién nacidos.

p. de esmalte, nódulo esférico de esmalte unido a un diente, por lo general en la raíz; también llamada adamantinoma.

permanganato *(permanganate).* Cualquiera de las sales del ácido permangánico.

permangánico, ácido *(permanganic acid).* Acido inorgánico inestable, $HMnO_4$, derivado del manganeso.

permeabilidad *(permeability).* Cualidad de permeable.

permeable *(patent, permeable).* **1.** Abierto, libre, no obstruido. **2.** Que es de una sustancia que permite el paso de otra; también llamado pervio.

permeasa *(permease).* Proteína específica en la membrana celular de los microorganismos que facilita el paso de sustancias nutritivas, como el azúcar, a través de la membrana a favor de un gradiente de concentración; es parte del sistema de transporte activo.

pernicioso *(pernicious).* Sumamente destructivo; que tiende a causar la muerte.

pernio *(pernio).* Véase sabañón.

peromelia *(peromelia).* Malformación congénita grave de las extremidades, incluida la ausencia de una mano o un pie.

peroné *(fibula).* De los dos huesos de la pierna, el externo y más pequeño, situado entre la rodilla y el tobillo.

peroneo *(peroneal).* **1.** Relativo al peroné o porción externa de la pierna. **2.** Véase tabla de músculos.

peroneocalcáneo *(fibulocalcaneal).* Relativo al peroné y al calcáneo.

peroral *(peroral).* Administrado por la boca.

per os. En latín, por la boca.

peroxi- *(peroxy-).* Forma prefija que indica la presencia de un átomo adicional de oxígeno; p. ej., peróxido de hidrógeno, ácido peroxifórmico.

peroxidasa *(peroxidase).* Enzima que se encuentra en los tejidos vegetales y animales; produce la descomposición de peróxidos que liberan oxígeno, facilitando así la oxidación.

peróxido *(peroxide).* Oxido de una serie que contiene el mayor número de átomos de oxígeno.

p. de hidrógeno, dióxido de hidrógeno, H_2O_2; compuesto inestable utilizado en soluciones como antiséptico, descolorante y agente oxidante; también llamado agua oxigenada.

peroxisoma *(peroxisome).* Orgánulo celular rodeado por una membrana, de unas 0,5 μ de diámetro, que contiene oxidasa y peroxidasa; antes llamado microcuerpo.

per primam, per primam intentionem. Locuciones latinas que significan por primera intención, una forma de cicatrización de las heridas; véase intención.

per rectum. En latín, por vía rectal.

persal *(persalt).* En química, cualquier sal que contiene la máxima cantidad del radical ácido.

per secundum, per secundum intentionem. Locuciones latinas que significan por segunda intención; una forma de cicatrización de una herida; véase intención.

perseveración *(perseveration).* **1.** Repetición involuntaria y patológica de una misma respuesta a diferentes preguntas, como la observada en enfermedades cerebrales orgánicas. **2.** Persistencia de una imagen mental.

personalidad *(personality).* Suma total o conjunto de las pautas de reacción de un individuo frente a su entorno.

p. ciclotímica, trastorno de la personalidad caracterizado por alternancia frecuente entre euforia y depresión; también llamada personalidad afectiva.

p., desdoblamiento de la, término antiguo para designar la esquizofrenia.

p. esquizoide, tipo de personalidad caracterizado por la tendencia a evitar las relaciones interpersonales o competitivas, y por una reacción de apartamiento frente a las experiencias vivenciales.

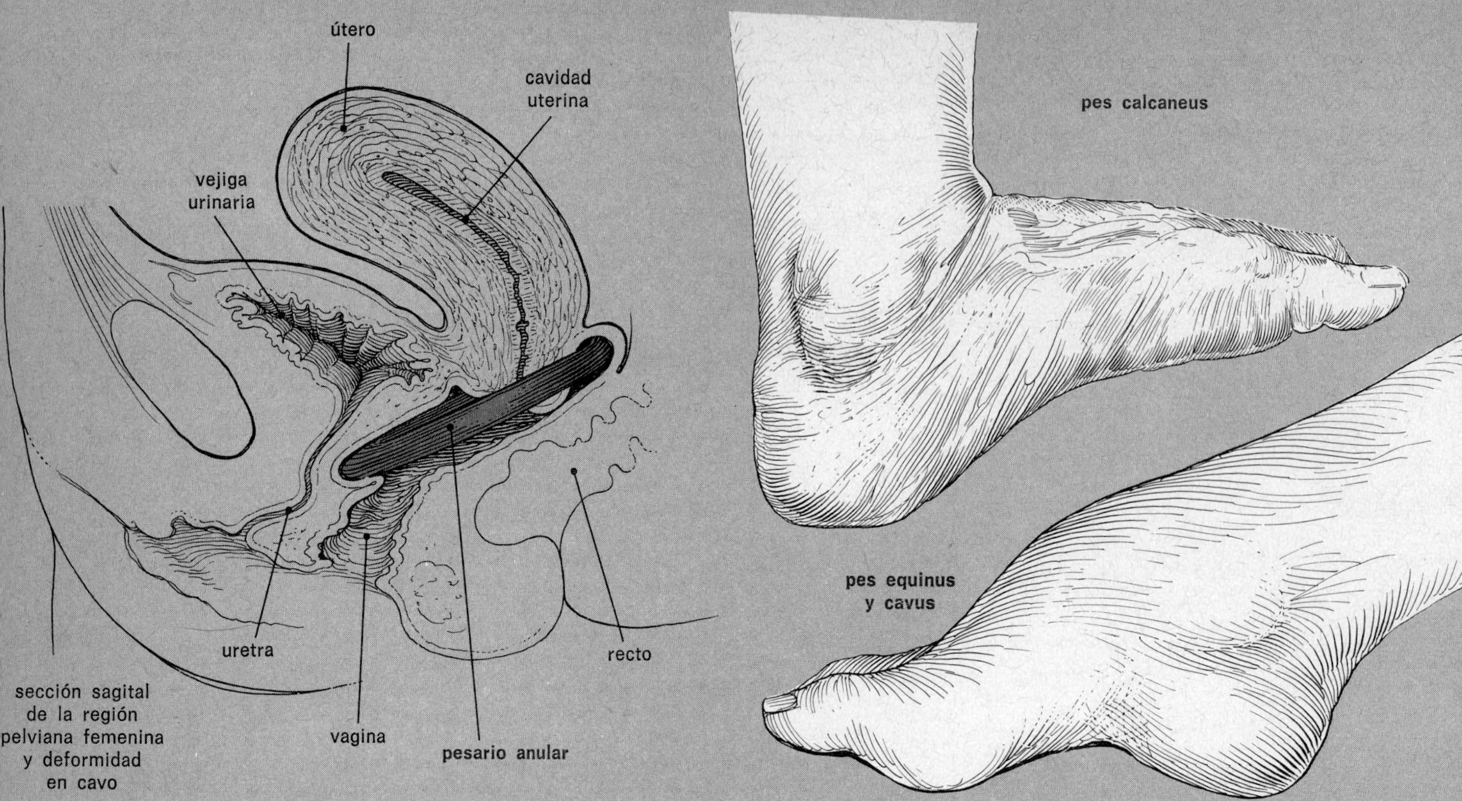

p. inadecuada, personalidad caracterizada por respuestas ineptas frente a estímulos o exigencias emocionales, sociales e intelectuales.

p. múltiple, estado en el que el individuo adopta dos o más identidades diferentes, sin que en una de ellas recuerde las experiencias de las otras.

p. obsesivocompulsiva, pauta de comportamiento caracterizada por autoexigencia exagerada de ser ordenado, perfeccionismo rígido y preocupación inadecuada por hechos sin importancia; diferente de la neurosis obsesivocompulsiva.

p. pasivoagresiva, trastorno del carácter que se caracteriza por agresividad expresada de forma pasiva con demoras, testarudez, obstruccionismo o ineficacia intencionada; este comportamiento suele indicar una hostilidad que la persona no se atreve a expresar abiertamente.

p. psicopática, denominación anticuada por comportamiento sociopático.

perspiración *(perspiration).* **1.** Transpiración o vaporización que se efectúa constantemente a través de la piel. **2.** Sudoración.

p. insensible, perspiración que se evapora antes de que pueda ser percibida sobre la piel.

p. sensible, perspiración que se percibe como humedad sobre la piel (sudoración).

persuasión *(persuasion).* En psiquiatría, método terapéutico dirigido a influenciar la mente de otra persona valiéndose de la autoridad, argumentos, razonamientos o súplicas.

pertussis *(pertussis).* Tos ferina o coqueluche.

pervaporación *(pervaporation).* Concentración de una solución coloidal mediante la colocación de la misma en una bolsa de material semipermeable y su suspensión sobre una placa caliente; en la bolsa sólo permanece el coloide, mientras que el resto de las sustancias la atraviesa.

perversión *(perversion).* Desviación de lo que se considera normal.

pervertido *(pervert).* Persona que practica perversiones, por lo general de tipo sexual.

pervinca *(periwinkle).* Cualquiera de varios arbustos o árboles pequeños perennes con hojas azulverdosas brillantes y flores perfumadas del género *Vinca,* y en especial *Vinca minor* y *Vinca rosea;* contienen alcaloides diméricos activos entre los que se incluyen vinblastina, vincristina, vinleurosina y vinrosidina.

pervio *(pervious).* Permeable; que es de una sustancia capaz de ser penetrada.

peryódico, ácido *(periodic acid).* Acido inorgánico hidrosoluble e incoloro, $HIO_4{\cdot}2H_2O$, que resulta de la acción del ácido clorhídrico concentrado sobre el yodo.

pes. 1. En latín, pie. **2.** Cualquier estructura corporal en forma de pie o basal.

p. anserinus, (1) ramificación plexiforme y en forma de pata de ganso del nervio facial dentro y en frente de la glándula parotídea; (2) pata de ganso; las inserciones combinadas de los tendones de los músculos sartorio, recto interno y semitendinoso en el borde interno de la tuberosidad de la tibia.

p. calcaneus, deformidad del pie caracterizada por dorsiflexión del pie y talón prominente; el peso del cuerpo descansa sobre el talón.

p. cavus, véase pie cavo.

p. corvinus, pata de gallo; las arrugas que irradian desde el ángulo externo del ojo, observadas en muchos adultos.

p. equinus, pie equino, deformidad del pie caracterizada por flexión plantar; el peso del cuerpo descansa sobre las ariticulaciones metatarsofalángicas del pie.

p. planus, véase pie plano.

pesadilla *(nightmare).* Sueño acompañado de ansiedad, miedo, opresión y desamparo.

pesario *(pessary).* **1.** Dispositivo utilizado para mantener el útero en posición cuando se encuentra desviado y está contraindicada la cirugía, o como anticonceptivo. **2.** Supositorio vaginal medicamentoso.

p. anticonceptivo, véase diafragma anticonceptivo.

p. anular, anillo de plástico, goma o metal utilizado para mantener el útero en posición en los casos de prolapso leve.

p. de Menge, pesario en forma de anillo con una barra transversal y un tallo desprendible, utilizado cuando el útero está muy prolapsado.

p. de Smith-Hodge, pesario utilizado para mantener el útero en anteversión en los casos de retroposición tras haberlo desviado hacia adelante manualmente.

pescuezo *(scruff).* Nuca.

peso *(weight).* Medida de la pesantez de un cuerpo determinado; fuerza con la que un cuerpo es atraído hacia la tierra por la gravedad.

p. atómico, peso de un átomo de cualquier elemento comparado con el peso de un átomo de carbono 12 (C^{12}), que se considera igual a 12,00000.

p. combinado, equivalente gramo, véase equivalente.

p. equivalente, véase equivalente gramo.

p. específico, relación de la masa de una sustancia (generalmente líquida) a la masa de un volumen igual de otra (generalmente agua destilada a 4 ºC).

p. molécula gramo, peso molecular numérico de una sustancia expresado en gramos; cantidad de una sustancia que contiene un peso en gramos numéricamente igual a su peso molecular (molécula gramo).

p. molecular, suma de los pesos atómicos de todos los átomos que constituyen una molécula; por ejemplo, el hidrógeno (H) tiene un peso atómico de 1 y el cloro (Cl) de 35,5; luego una molécula de ácido clorhídrico (ClH) tiene un peso molecular de 36,5.

pestaña *(eyelash).* Uno de los pelos cortos que crecen en el borde del párpado; también llamada cilium o cilio.

peste *(plague).* **1.** Enfermedad infecciosa aguda producida por *Pasteurella pestis* y caracterizada por fiebre alta, postración, tumefacción ganglionar o neumonía; transmitida al hombre por pulgas que han picado previamente a roedores infectados. **2.** Cualquier enfermedad ampliamente diseminada o que da lugar a una mortalidad excesiva; plaga.

p. bubónica, forma caracterizada por la aparición de bubones (hipertrofia inflamatoria de los ganglios linfáticos).

p. hemorrágica, peste bubónica en la que se puede producir hemorragia en un órgano o de la nariz y los tractos digestivo, respiratorio o urinario.

p. neumónica, variedad fatal que se acompaña de neumonía con abundante esputo sanguinolento.

p. selvática, peste bubónica en los animales silvestres, especialmente roedores.

p. septicémica, variante de la peste bubónica que produce la muerte tan rápidamente que las lesiones localizadas no se hacen patentes clínicamente.

pesticida *(pesticide).* Cualquier agente utilizado para destruir los agentes transmisores o productores de plagas, especialmente insectos, roedores y hongos.

pestilencia *(pestilence).* Epidemia de una enfermedad generalmente mortal, sobre todo de la peste bubónica.

pestis. En latín, peste.

petequia *(petechia).* Hemorragia pequeña que se manifiesta como una pequeña mancha no elevada y rojoviolácea en la piel, el lecho de las uñas o las mucosas.

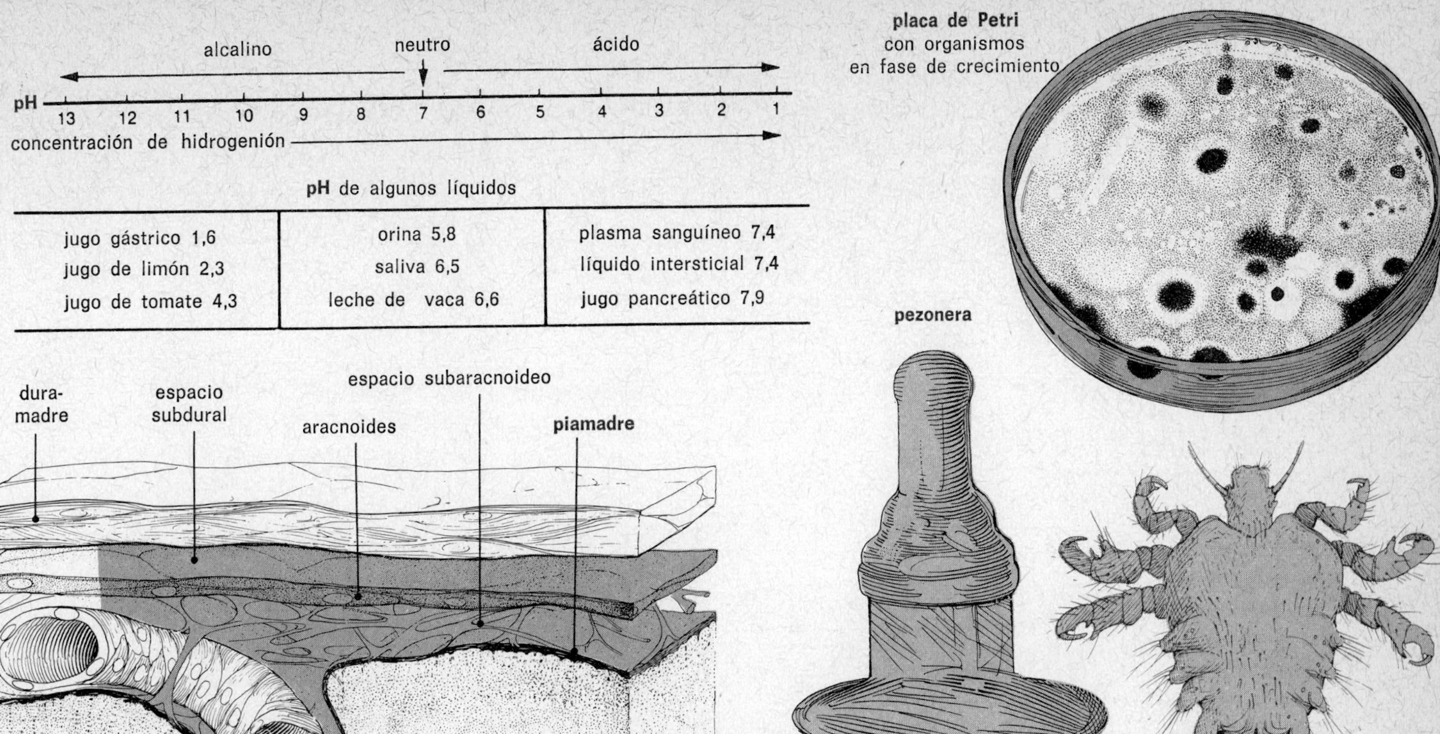

petiolus *(petiole, petiolus).* En latín, pedículo; estructura delgada en forma de tallo.

p. epiglotidis, extremo inferior puntiagudo del cartílago epiglótico que se comunica con el dorso del cartílago tiroides mediante el ligamento tiroepiglótico; también llamado pedículo de la epiglotis.

Petri, placa o disco de *(Petri dish).* Recipiente circular plano hecho de vidrio o plástico y con una tapa suelta, utilizado para el cultivo de microorganismos.

petrificación *(petrifaction).* Transformación de una sustancia orgánica en sustancia pétrea; también llamada fosilización.

pétrissage *(pétrissage).* Amasamiento de los músculos durante el masaje.

petrolato *(petrolatum).* Vaselina®; mezcla semisólida de hidrocarburos derivados del petróleo, de color amarillo pálido o ámbar; se utiliza como agente calmante y lubricante y en la preparación de pomadas; también llamada parafina blanda y petroleína.

p. blanco, petrolato blanco purificado y sin olor.

p. hidrófilo, mezcla de colesterol, alcohol esteárico y cera blanca.

p. líquido, aceite mineral; mezcla líquida de hidrocarburos derivados del petróleo; utilizado como lubricante interno.

petrositis *(petrositis).* Inflamación de la porción petrosa del hueso temporal.

petroso *(petrosal, petrous).* **1.** Relativo a la porción petrosa del hueso temporal (peñasco del temporal). **2.** Semejante a una roca o peñasco.

Peutz-Jeghers, síndrome de *(Peutz-Jeghers syndrome, Peutz syndrome).* Trastorno familiar caracterizado sobre todo por la presencia de numerosos pólipos en el tracto intestinal, especialmente el yeyuno, y de manchas pequeñas de color marrón oscuro en los labios, mucosa oral y dedos.

-pexia *(-pexy).* Forma sufija que indica fijación quirúrgica.

peyote *(peyote, peyotl).* Pequeño cacto gris pardusco, *Lophophora williamsii,* con raíz en forma de zanahoria y una cabeza pequeña en forma de seta y sin espinas («botón»); tiene propiedades alucinógenas; también llamado peyotl.

Peyronie, enfermedad de *(Peyronie's disease).* Formación de tejido fibroso denso en el cuerpo cavernoso del pene que ocasiona erección dolorosa; asociada a esclerosis de otras partes del cuerpo; también llamada enfermedad de Lapeyronie y cavernitis fibrosa.

pezón *(nipple).* Protuberancia cónica en el vértice de la glándula mamaria en la que se localizan los orificios de salida de los conductos galactóforos; también llamado mamila.

p., inversión del, defecto congénito del pezón en el que éste no sobresale de la mama.

pezonera *(nipple shield).* Placa redonda de vidrio o plástico con un tubo central proyectado al que se une una tetina de goma; se aplica sobre los pezones irritados al dar el pecho, de forma que la presión de la boca del lactante se vea atenuada por la resistencia de la tetina de goma.

pg *(pg).* Abreviatura de picogramo.

PG *(PG).* Abreviatura de prostaglandinas.

PGA, PGB, etc. *(PGA, PGB, etc.).* Abreviaturas de prostaglandinas A, B, etc.

PGH *(PGH).* Abreviatura de (a) hormona pituitaria del crecimiento; (b) prostaglandina H.

pH *(pH).* Símbolo que expresa el grado de alcalinidad o acidez de una solución; es el logaritmo inverso en base 10 de la concentración de hidrogeniones [pH = –log (H⁺)]; una solución con pH 7 es neutra; los valores inferiores a 7 indican un cierto grado de acidez; los superiores a 7 indican un cierto grado de alcalinidad; el pH normal del plasma sanguíneo es aproximadamente 7,4.

PHA *(PHA).* Abreviatura de fitohemaglutinina.

Phe *(Phe).* Símbolo de la fenilalamina o de su radical.

Phlebotomus. Género de insectos dípteros hematófagos de la familia psicódidos *(Psychodidae).*

P. papatasii, especie que actúa como vector de la fiebre papatasi o papataci.

Phthirus. Género de piojos hematófagos del orden anopluros *(Anoplura).*

P. pubis, parásito del hombre que infesta las zonas de pelo grueso, sobre todo la región púbica, pero también el vello del pecho, axilas, cejas y pestañas; también llamado ladilla.

pial *(pial).* Relativo a la piamadre.

piamadre *(pia mater).* Membrana delicada, la más interna de las tres que envuelven el cerebro y la medula espinal.

pian *(yaws).* Enfermedad infecciosa de la piel, de las regiones tropicales, caracterizada por erupciones papulosas en la cara, manos, pies y alrededor de los genitales externos; causada por un treponema, el *Treponema pertenue;* también llamada frambesia y yaws.

piaracnoides *(pia-arachnoid, piarachnoid).* Piamadre y aracnoides consideradas como una unidad funcional; leptomeninge.

piartrosis *(pyarthrosis).* Presencia de pus en la cavidad de una articulación.

pica *(pica).* Perversión del apetito caracterizada por la apetencia de alimentos o sustancias no naturales.

picar *(sting).* Perforar la piel con un órgano o parte aguzada, como el ovipositor de una avispa, y depositar veneno.

Pickwick, síndrome de *(pickwickian syndrome).* Proceso caracterizado por obesidad extrema, disnea de esfuerzo y somnolencia, similar a la hipoventilación alveolar primaria; la P_{CO_2} arterial está elevada; es frecuente encontrar cianosis, taquicardia y signos de insuficiencia cardiaca; el nombre procede de la obra de Dickens *Los papeles del Club Pickwick.*

pícnico *(pyknic).* Que tiene el cuerpo corto, rechoncho y redondeado, con tórax y abdomen amplios.

picnidio *(pycnidium).* Fruto de esporas redondo o en forma de matraz de diversos hongos imperfectos; contiene conidios.

picnomorfo *(pyknomorphous).* Que tiene los elementos coloreables estrechamente apiñados; dícese de una célula.

picnosis *(pyknosis).* Condensación y contracción del núcleo de una célula; p. ej., durante la maduración de un eritrocito, antes de la eyección del núcleo de la célula.

pico- *(pico-).* Forma prefija utilizada en el Sistema Internacional para indicar la billonésima parte (10^{-12}); p. ej., picogramo, la billonésima parte de un gramo.

pico de viudo *(widow's peak).* Punta en forma de V formado por la línea del cabello en la mitad de la frente; denominado así por la creencia popular de que es un signo de viudedad temprana.

picogramo (pg) *(picogram).* Unidad de peso igual a la billonésima parte de un gramo (10^{-12} gramos).

picornavirus *(picornaviruses).* Gran grupo de virus RNA que infectan las células de los vertebrados y se multiplican en el citoplasma; el grupo representa los virus más pequeños de los conocidos y en él están incluidos los causantes de la poliomielitis, meningitis, miocarditis y resfriado común.

picrato *(picrate).* Sal del ácido pícrico.

pícrico, ácido *(picric acid).* Compuesto cristalino utilizado como reactivo y en colorantes y antisépticos; también llamado trinitrofenol y ácido carbazótico.

picrocarmín *(picrocarmine).* Solución que contiene amoníaco y ácido pícrico, utilizada como

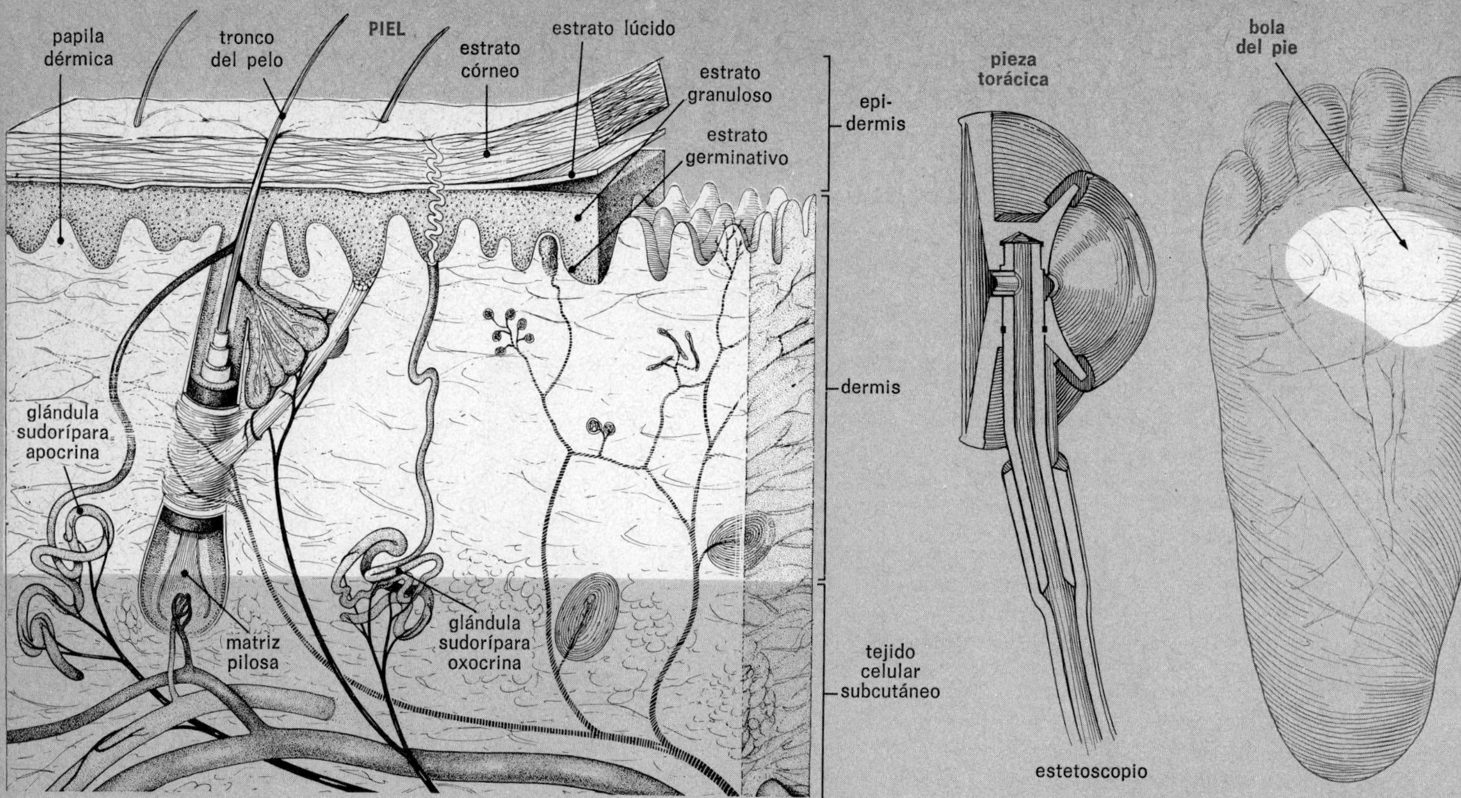

colorante histológico.

picroformol *(picroformol).* Sustancia que contiene formalina y ácido pícrico; se utiliza como agente fijador.

picrotoxina *(picrotoxin).* Polvo amargo obtenido de la fruta de Anamirta cocculus; estimulante del sistema nervioso central utilizado en otra época como antídoto en la intoxicación por barbitúricos.

pie *(foot).* Terminación de la extremidad inferior.

p. ardiente, trastorno crónico caracterizado por dolor y sensaciones de quemadura, especialmente en las plantas de los pies.

p. de atleta, véase tiña podal.

p. bola del, parte anterior almohadillada de la planta del pie.

p. caído, parálisis o debilidad de los músculos dorsiflexores del pie y tobillo que hace que el pie caiga hacia abajo y que los dedos se arrastren por el suelo al caminar.

p. cavo, deformidad incapacitante del pie en la que el arco longitudinal es extremadamente alto, los dedos simulan una garra y pende la parte anterior del pie; puede ser congénito o adquirido (por polio o enfermedades del sistema nervioso central); también llamado pes cavus.

p. equinovaro, una de las deformidades congénitas del pie más frecuentes, en la que sólo la porción externa del borde del pie toca el suelo; el tobillo está en flexión plantar, el pie está invertido y la mitad anterior está dirigida hacia la línea media; también llamado talipes equinovarus.

p. de Friedrich, pie acortado en su parte delantera, con arco alto y dedos en garra, de la ataxia de Friedrich.

p. de inmersión, tumefacción del pie tras inmersión prolongada en agua fría, como después de un naufragio.

p. de Madura, véase maduromicosis.

p. de marcha, afección dolorosa de los pies después de marchas prolongadas; enfermedad de Deutschländer.

p. plano, trastorno caracterizado por varios grados de disminución o depresión del arco longitudinal del pie que hace disminuir su capacidad para soportar el peso del cuerpo; puede ser congénito o adquirido; también llamado platipodia.

p. de trinchera, congeladura de los pies después de estar durante un tiempo prolongado en agua fría, nieve o barro; se ha observado en soldados que han permanecido en trincheras durante algún tiempo.

piedra *(stone, piedra).* **1.** Sustancia mineral más o menos dura y compacta. **2.** Enfermedad fúngica del cabello caracterizada por la formación de numerosas concreciones pequeñas, duras y céreas en las vainas externas del pelo; también llamada tricomicosis nudosa y tricosporosis.

p. pómez, sustancia volcánica porosa; se utiliza en odontología en forma pulverizada para pulir dientes y prótesis dentales.

piel-, pielo- *(pyel-, pyelo-).* Formas prefijas que indican relación con la pelvis renal.

piel *(skin).* Recubrimiento membranoso del cuerpo; la piel humana es un tegumento compuesto por una capa externa delgada (epidermis) y una capa de tejido conjuntivo más gruesa y profunda (dermis).

pielectasia *(pyelectasia).* Dilatación de la pelvis renal.

pielectomía *(pyelectomy).* Extirpación quirúrgica de la porción superflua de una pelvis renal muy distendida.

pielitis *(pyelitis).* Véase pielonefritis.

pielocistitis *(pyelocystitis).* Inflamación de la pelvis del riñón y la vejiga.

pielografía *(pyelography).* Obtención de radiografías del uréter y la pelvis renal.

pielograma *(pyelogram).* Radiografía de la pelvis renal y el uréter.

pielolitotomía *(pyelolithotomy).* Extracción quirúrgica de un cálculo de la pelvis renal.

pielonefritis *(pyelonephritis).* Inflamación del riñón, especialmente la pelvis renal; también denominada pielitis.

p. aguda, infección piógena activa del riñón.

p. crónica, enfermedad del riñón que se cree consecuencia de la cicatrización de infecciones bacterianas previas.

p. xantogranulomatosa, rara forma de pielonefritis crónica en la que el riñón presenta xantogranulomas con células espumosas que contienen lípidos, células gigantes multinucleadas, linfocitos y células plasmáticas.

pielonefrolitotomía *(pyelonephrolithotomy).* Extirpación de cálculos renales combinando una incisión en la pelvis renal con una en la corteza.

pieloneostomía *(pyeloneostomy).* Sección y reimplantación de un uréter para la mejora del drenaje del riñón.

pieloplastia *(pyeloplasty).* Cirugía plástica de la pelvis renal, ya sea para mejorar el drenaje o para reducir su tamaño.

pieloplicación *(pyeloplication).* Operación para reducir el tamaño de la pelvis renal cuando está anormalmente dilatada.

pieloscopia *(pyeloscopy).* Examen fluoroscópico de la pelvis renal previa introducción de una solución radiopaca a través del uréter o por vía intravenosa.

pielostomía *(pyelostomy).* Formación quirúrgica de una abertura en la pelvis del riñón.

pielotomía *(pyelotomy).* Incisión en la pelvis del riñón.

pieloureterectasia *(pyeloureterectasis).* Dilatación de la pelvis renal y el uréter.

piemesis *(pyemesis).* Vómito de material purulento.

piemia *(pyemia).* Forma de septicemia en la que hay una infección secundaria general con formación de numerosos abscesos en varias áreas del cuerpo; también denominada infección metastática.

piémico *(pyemic).* Afecto de piemia.

pierna *(leg).* Extremidad inferior; en especial, la porción que se encuentra entre la rodilla y el pie.

Pierre Robin, síndrome de *(Pierre Robin syndrome).* Síndrome caracterizado por obstrucción respiratoria en los niños, con micrognatia y glosoptosis; acompañado frecuentemente de paladar hendido; también llamado micrognatia primaria y síndrome de Robin.

piesestesia *(piesesthesia).* Sensibilidad a diferentes grados de presión; barestesia.

piesis *(pyesis).* Supuración.

pieza torácica *(chestpiece).* Parte del estetoscopio que se coloca sobre el cuerpo del paciente para determinar y estudiar los sonidos intracorporales.

piezoelectricidad *(piezoelectricity).* Electricidad generada por la presión aplicada a ciertos cristales.

piezoquímica *(piezochemistry).* Estudio de los efectos de las presiones extremadamente altas sobre las reacciones químicas.

PIF *(PIF).* Abreviatura de factor inhibidor de la prolactina; del inglés, *prolactin-inhibiting factor.*

pigmeísmo *(pygmyism).* Enanismo primordial; véase enanismo.

pigmentación *(pigmentation).* Coloración por acumulación de pigmento.

pigmento *(pigment).* **1.** Cualquier material provisto de color y presente en la piel, ya sea en el tejido cutáneo o en la sangre que atraviesa la piel. **2.** Cualquier sustancia que produce un color característico en los tejidos, como la hemoglobina.

p. hepatógeno, pigmento biliar derivado de la destrucción de la hemoglobina en el hígado.

p. melanótico, melanina.

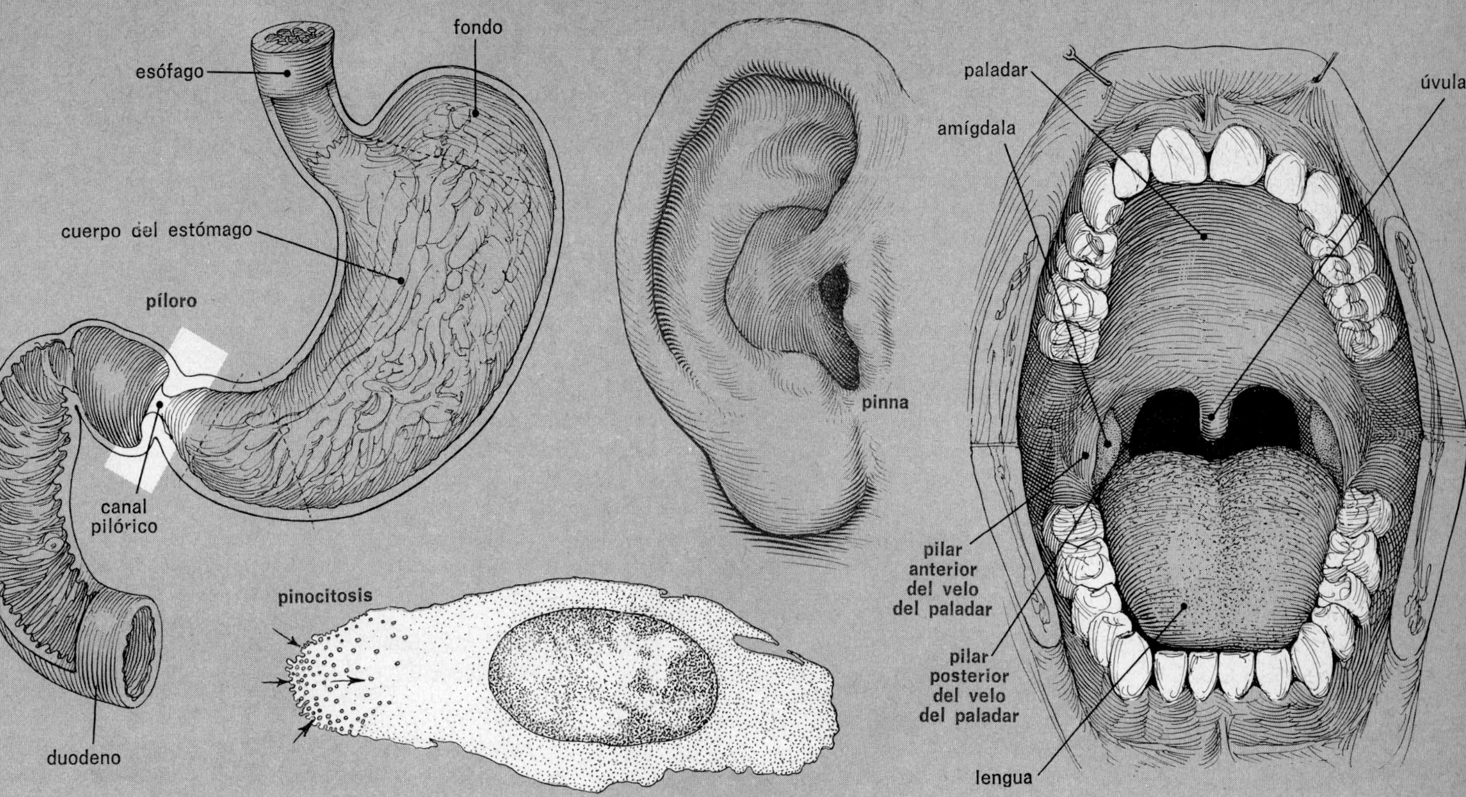

p. palúdico, productos desnaturalizados de la hemoglobina en los gránulos contenidos dentro del parásito del paludismo.

p. visual, pigmento fotosensible de los conos y bastones de la retina que inicia la visión al absorber la luz.

pigmentum nigrum *(pigmentum nigrum).* Pigmento oscuro que reviste la coroides del ojo.

piítis *(piitis).* Inflamación de la piamadre.

pila *(pile).* **1.** Serie vertical de placas alternadas de dos metales diferentes separados por capas de tela o papel mojados con una solución ácida diluida para producir una corriente eléctrica; también llamada pila voltaica o pila de Volta. **2.** Batería compuesta por celdas construidas de forma similar.

p. atómica, aparato que contiene capas alternantes de uranio y grafito, en el cual se inicia y controla una reacción en cadena para la producción de calor de que obtener energía o para la producción de plutonio; también llamado reactor nuclear.

pilar *(pillar).* Cualquier estructura anatómica vertical semejante en cierta forma a una columna.

p. anterior del velo del paladar, uno de un par de pliegues de mucosa que se dirigen hacia abajo desde el paladar blando hasta el lado de la lengua; también llamado arco glosopalatino.

p. de Corti, uno de los pilares que forman el centro y las paredes internas del túnel en el órgano espiral de Corti.

p. posterior del velo del paladar, uno de un par de pliegues de mucosa que se dirigen hacia abajo desde el borde posterior del paladar blando hasta la pared lateral de la faringe; también llamado arco faringopalatino.

piláster *(pilaster).* Línea áspera anormalmente prominente en el fémur que da lugar a una concavidad posterior del mismo.

píldora *(pill).* **1.** Tableta pequeña de medicamento. **2.** Coloquialmente, anticonceptivo oral.

p. de cubierta entérica, una píldora cubierta con una sustancia, como el salol, que evita su desintegracion hasta llegar al intestino.

pileflebectasia *(pylephlebectasia).* Dilatación de la vena porta.

pileflebitis *(pylephlebitis).* Inflamación de la vena porta o sus ramas.

pilenfraxis *(pylemphraxis).* Obstrucción de la vena porta.

píleo *(pileus).* **1.** Membranas que algunas veces cubren la cabeza del feto en el parto. **2.** Uno de los hemisferios del cerebro.

p. ventricular, la primera porción del duodeno, tal como se ve en una radiografía; bulbo duodenal.

piletromboflebitis *(pylethrombophlebitis).* Inflamación y trombosis de la vena porta.

piletrombosis *(pylethrombosis).* Trombosis de la vena porta o sus ramas.

pílico *(pylic).* Referente a la vena porta.

pilo-, pili- *(pilo-, pili-).* Formas prefijas que indican una relación con el pelo.

pilocarpina *(pilocarpine).* Alcaloide obtenido de las hojas del jaborandi; agente parasimpatomimético utilizado para inducir la sudoración o para aumentar la secreción salival; también actúa tópicamente, produciendo la contracción de las pupilas y reduciendo la presión intraocular.

Pilocarpus. Género de arbustos de la familia rutáceas *(Rutaceae)* originario de las Antillas y de América tropical; fuente del alcaloide pilocarpina.

pilocístico *(pilocystic).* Dícese de un quiste, por lo general dermoide, que contiene pelos.

piloerección *(piloerection).* Erección de los pelos.

pilomatrixoma *(pilomatrixoma).* Tumor benigno de la matriz pilosa; también llamado epitelioma calcificante de Malherbe.

pilomotor *(pilomotor).* Relativo a los músculos o nervios de la piel que controlan los movimientos de los pelos, como en la aparición de la carne de gallina.

pilón *(pylon).* Pierna artificial temporal.

pilonidal *(pilonidal).* Indica la presencia de pelos en un quiste dermoide o de pelos que crecen hacia dentro en las capas profundas de la piel.

piloralgia *(pyloralgia).* Dolor en la región pilórica del estómago.

pilorectomía *(pylorectomy).* Extirpación quirúrgica del píloro.

pilórico *(pyloric).* Perteneciente o relativo al píloro.

p., síndrome del canal, síndrome caracterizado por inflamación del píloro y la región prepilórica, con hipertrofia muscular y estrechamiento del canal del píloro, que dan lugar a obstrucción de éste.

piloritis *(pyloritis).* Inflamación de la región pilórica del estómago.

píloro *(pylorus).* Abertura entre el estómago y el duodeno, provista de un esfínter muscular.

pilorogastrectomía *(pylorogastrectomy).* Extirpación quirúrgica de la porción pilórica del estómago.

piloromiotomía *(pyloromyotomy).* Técnica operatoria para el tratamiento de la estenosis pilórica congénita; también denominada operación de Fredet-Ramstedt.

piloroplastia *(pyloroplasty).* Cirugía plástica del píloro, especialmente para agrandarlo en caso de estenosis; se realiza algunas veces en el tratamiento de úlceras pépticas.

pilorospasmo *(pylorospasm).* Espasmo del píloro o la región pilórica del estómago; en adultos suele ir asociado a una úlcera gástrica o duodenal próxima o una gastritis grave.

pilorostenosis *(pyloristenosis).* Constricción del píloro.

pilorotomía *(pylorotomy).* Incisión quirúrgica del píloro.

pilosebáceo *(pilosebaceous).* Relativo a las glándulas sebáceas que se abren a los folículos pilosos.

pilosis *(pilosis).* Hirsutismo.

piloso *(pilar, pilaris, pilary).* Perteneciente al pelo o cubierto por él; velloso.

pimelosis *(pimelosis).* **1.** Obesidad. **2.** Degeneración adiposa.

pineal *(pineal).* **1.** En forma de piña. **2.** Relativo a la glándula pineal.

pinealectomía *(pinealectomy).* Escisión quirúrgica de la glándula pineal.

pinealocito *(pinealocyte).* Una de las células que forman la sustancia de la glándula pineal.

pinealoma *(pinealoma).* Tumor relativamente raro derivado de la glándula pineal.

pinguécula *(pinguecula).* Engrosamiento pequeño ligeramente elevado, amarillento y no graso de la conjuntiva del ojo que se encuentra cerca de la unión esclerocorneal, por lo general en el lado nasal; es un fenómeno degenerativo, con hiperplasia de fibras elásticas, de carácter involutivo y sin importancia.

piniforme *(piniform).* Pineal (1).

pinna *(pinna).* Pabellón de la oreja.

pinocito *(pinocyte).* Célula que engloba líquidos de forma semejante a como los fagocitos engloban partículas sólidas.

pinocitosis *(pinocytosis).* Fagocitosis de gotitas de líquido por parte de una célula a través de invaginaciones diminutas de su superficie que engloban las gotitas y forman vacuolas llenas de líquido (vesículas); mediante este proceso, las células tubulares del riñón llevan a cabo la reabsorción de las proteínas del filtrado glomerular; el fenómeno es similar a la fagocitosis (englobamiento de partículas sólidas).

pinosoma *(pinosome).* Vacuola rodeada de mem-

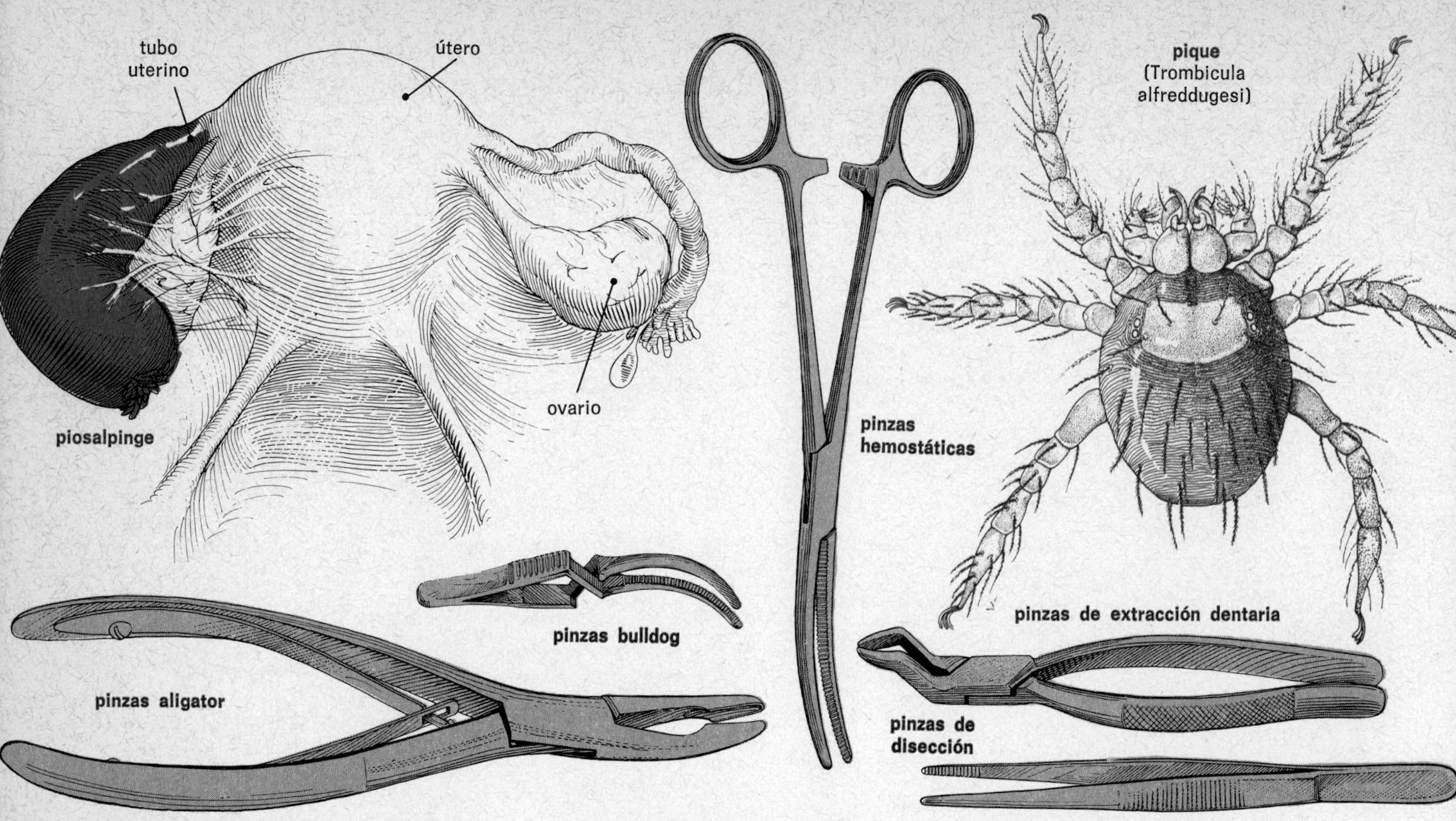

brana y que contiene líquido pinocitado.

Pins, signo de *(Pins' sign).* Véase signo de Ewart.

pinta *(pint, pinta).* **1.** Infección no venérea producida por la espiroqueta *Treponema carateum;* endémica en México, Colombia, Cuba y Filipinas; mal de pinto. **2.** Unidad de medida de líquidos que equivale a 473,18 cm^3, aproximadamente medio litro. **3.** Unidad de medida de sólidos equivalente a 550 cm^3.

p. imperial, unidad de medida de líquidos o sólidos británica que equivale a 0,625 l.

pinzas *(forceps).* Instrumento en forma de horquilla usado para sujetar, comprimir, manipular o extraer tejidos o estructuras específicas.

p. aligator, pinzas muy fuertes que se usan para moldear hueso.

p. bulldog, las usadas para asir una arteria u otra parte y evitar una hemorragia.

p. de calcio, pinzas de disección con el extremo de uno de los brazos aplanado y un anillo en el otro.

p. de cristalino, las empleadas para extraer el cristalino en las operaciones de cataratas.

p. de disección, pinzas que se usan comprimiéndolas entre los dedos pulgar e índice para sostener tejidos blandos; se emplean sobre todo al suturar.

p. de extracción dentaria, las usadas para sujetar dientes, luxarlos y extraerlos del alveolo.

p. de forcipresión, las usadas para comprimir vasos sanguíneos seccionados.

p. hemostáticas, las provistas de ganchitos para bloquear las ramas; se usan para cerrar el extremo seccionado de un vaso sanguíneo y controlar así la hemorragia.

p. de hueso, pinzas fuertes usadas para sujetar y cortar hueso.

p. mosquito, pinzas hemostáticas muy pequeñas.

pio- *(pyo-).* Forma prefija que significa pus.

piocéfalo *(pyocephalus).* Presencia de un líquido purulento dentro del cráneo.

piocele *(pyocele).* Distensión de una cavidad por un acúmulo de pus.

piociánico *(pyocyanic).* Relativo al pus azul o al bacilo que lo produce *(Pseudomonas aeruginosa).*

piocianina *(pyocyanin).* Sustancia antibiótica obtenida del bacilo *Pseudomonas aeruginosa.*

piocisto *(pyocyst).* Quiste que contiene pus.

piococo *(pyococcus).* Microorganismo productor de pus, como *Streptococcus pyogenes.*

piocolpos *(pyocolpos).* Acumulación de pus en la vagina.

pioderma, piodermia *(pyoderma, pyodermia).* Cualquier enfermedad piógena de la piel.

p. gangrenosa, erupción de pústulas crónicas asociada a colitis ulcerosa.

piofisómetra *(pyophysometra).* Acúmulo de gas y pus en la cavidad uterina.

pioftalmía *(pyophtalmia, pyophtalmitis).* Inflamación supurante del ojo, especialmente de la conjuntiva.

piogénesis *(pyogenesis).* Producción de pus; también denominada piopoyesis.

piógeno *(pyogen).* **1.** Cualquier cosa que provoca la formación de pus. **2.** Que produce pus.

piohemotórax *(pyohemothorax).* Presencia de pus y sangre en la cavidad pleural.

pioide *(pyoid).* Semejante al pus; también denominado puriforme.

piojo *(louse, pl. lice).* **1.** Insecto parasitario pequeño de los géneros *Anoplura* y *Mallophaga.* **2.** Nombre común de *Pediculus humanus capitis.*

p. de la cabeza, véase *Pediculus humanus capitis.*

p. del cuerpo, véase *Pediculus humanus corporis.*

p. del pubis, véase *Phthirus pubis.*

piolaberintitis *(pyolabyrinthitis).* Inflamación supurada del laberinto del oído interno.

piómetra *(pyometra).* Acumulación de pus en el útero.

piometritis *(pyometritis).* Inflamación de la pared del útero con acumulación de pus en su cavidad.

piomiositis *(pyomyositis).* Estado caracterizado por la formación de abscesos únicos o múltiples y de localización profunda en músculos estriados, causados por *Staphylococcus aureus;* también denominada piomiositis tropical.

pionefrolitiasis *(pyonephrolithiasis).* Presencia de pus y cálculos en el riñón.

pionefrosis *(pyonephrosis).* Distensión de los cálices y la pelvis del riñón con pus.

pioneumocolecistitis *(pyopneumocholecystitis).* Distensión de una vesícula biliar inflamada con gas y pus; provocada por microorganismos productores de gas o por la penetración de aire del intestino a través del árbol biliar.

pioneumopericardio *(pyopneumopericardium).* Estado caracterizado por la presencia de pus y gas en el saco membranoso que rodea el corazón (pericardio).

pioneumoperitoneo *(pyopneumoperitoneum).* Estado caracterizado por la presencia de pus y gas en la cavidad peritoneal.

pioneumotórax *(pyopneumothorax).* Presencia de pus y aire en la cavidad pleural; también denominado neumopiotórax.

pioovario *(pyoovarium).* Pus en el ovario; también denominado absceso ovárico.

piopericardio *(pyopericardium).* Acumulación de pus en el saco que envuelve el corazón (pericardio).

piopericarditis *(pyopericarditis).* Inflamación supurante del pericardio.

pioperitonitis *(pyoperitonitis).* Inflamación supurante del peritoneo.

piopoyesis *(pyopoiesis).* Piogénesis; producción de pus.

piopoyético *(pyopoietic).* Productor de pus.

pioptisis *(pyoptysis).* Expectoración de pus; esputos purulentos.

pioquecia *(pyochezia).* Eliminación de pus con los excrementos.

piorrea *(pyorrhea).* Véase periodontitis.

piosalpinge *(pyosalpinx).* Acúmulo de pus en la trompa de Falopio.

piosalpingitis *(pyosalpingitis).* Inflamación supurante de la trompa de Falopio.

piosalpingooforitis *(pyosalpingo-oophoritis).* Inflamación supurante de la trompa de Falopio y el ovario.

piosis *(pyosis).* Supuración.

piostático *(pyostatic).* Dícese de un agente que detiene la formación de pus.

piouréter *(pyoureter).* Pus en un uréter.

piperacina *(piperazine).* Compuesto utilizado eficazmente contra los gusanos intestinales *Ascaris* y *Oxyuris.*

pipeta *(pipette, pipet).* Tubo de cristal calibrado, abierto por los dos extremos, utilizado para transferir y/o medir pequeñas cantidades de líquidos en el laboratorio.

p. automática, instrumento para transferir pequeñas cantidades de líquidos de forma repetitiva y automática.

pique *(chigger).* Cualquiera de varias larvas de ácaros de seis patas; la más común es *Trombicula alfreddugesi;* el ácaro se adhiere por lo general a partes del cuerpo con ropaje ajustado, como la cintura y los tobillos; el prurito comienza de tres a seis horas después de haberse adosado; también llamada chinche roja, vendimiador o ácaro de la cosecha.

piramidal *(pyramidal).* Relativo a una pirámide o que tiene forma de tal; dícese de ciertas estructuras anatómicas; también se aplica a la patología de las mismas, como al hablar de síndrome pira-

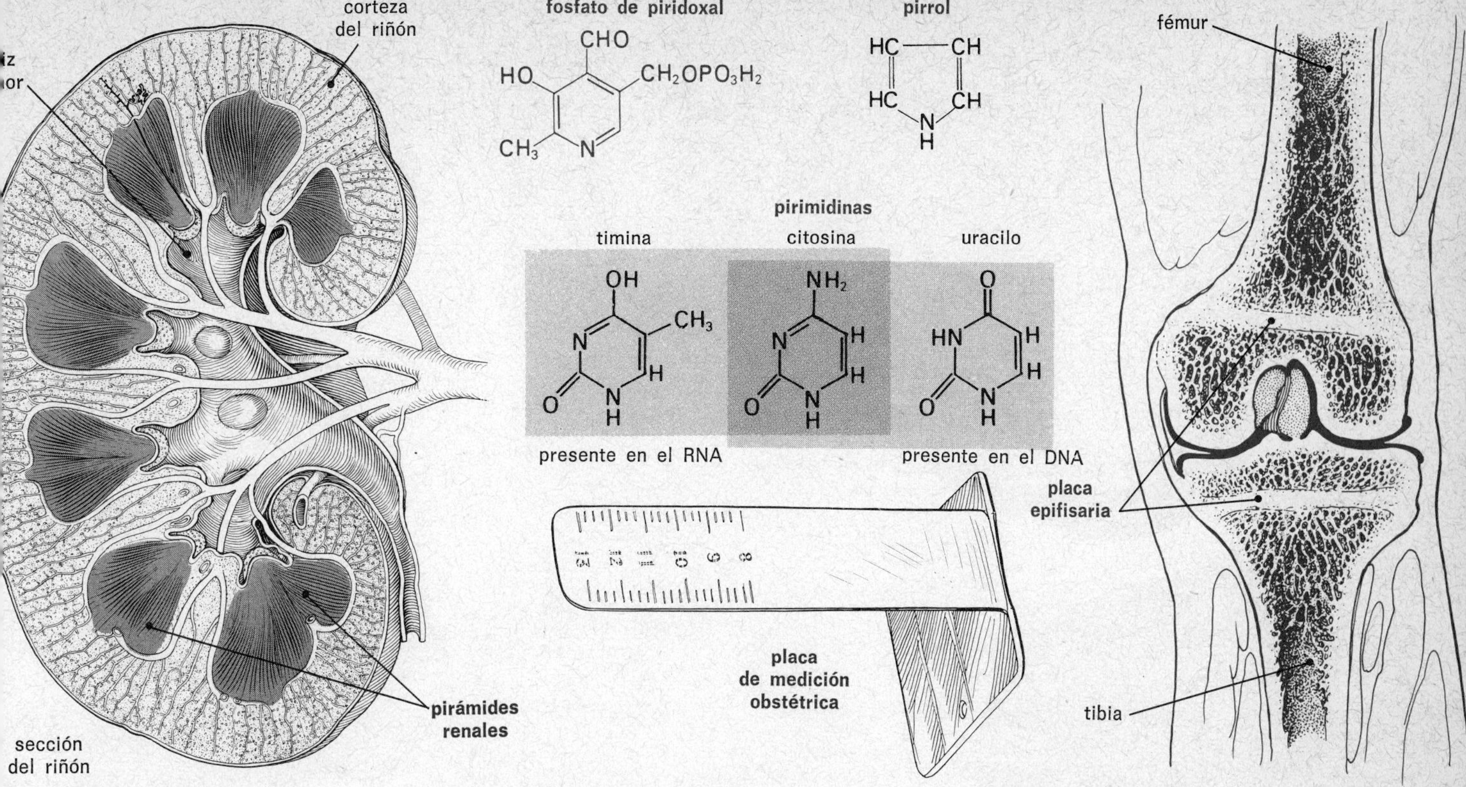

midal.

pirámide *(pyramid).* Cualquiera de las numerosas estructuras anatómicas que son piramidales o en forma de cono.

p. del bulbo raquídeo, uno de dos haces de fibras longitudinales anteriores y dos posteriores dentro del bulbo raquídeo que parecen pirámides alargadas estrechas.

p. cerebelosa, pirámide del vermis; porción central del vermis inferior del cerebelo, entre la úvula y la tuberosidad.

p. de Ferrein, cualquiera de las prolongaciones intracorticales de las pirámides renales.

p. luminosa, área triangular en la superficie inferò anterior de la membrana timpánica que refleja intensamente la luz; se extiende desde el umbo hasta la periferia; también llamada cono de luz.

p. de Malpighi, véase pirámide renal.

p. renal, una de las muchas masas piramidales formadas por la sustancia medular del riñón, que contiene parte de los túbulos secretores y colectores; el vértice se introduce en el cáliz menor; también denominada pirámide de Malpighi.

p. del tiroides, lóbulo piramidal del tiroides; véase lóbulo.

pirético *(pyretic).* Febril.

piretogénesis *(pyretogenesis).* Producción de fiebre.

piretógeno *(pyretogenetic).* Relativo a la piretogénesis.

piretoterapia *(pyretotherapy).* **1.** Tratamiento de una enfermedad mediante elevaciones intermitentes de la temperatura del cuerpo. **2.** Tratamiento de la fiebre.

pirexia *(pyrexia).* Fiebre; elevación de la temperatura del cuerpo por encima de lo normal.

piridina *(pyridine).* Líquido inflamable e incoloro, C_5H_5N, utilizado en la preparación de vitaminas y fármacos, como solvente y como desnaturalizador del alcohol.

piridoxal, fosfato de *(pyridoxal phosphate).* Coenzima o derivado vitamínico esencial para muchas reacciones de metabolismo de aminoácidos, como transaminación, descarboxilación y racemización.

piridoxina *(pyridoxine).* Nombre común de un grupo de sustancias hidrosolubles del complejo vitamínico B, esenciales en el metabolismo de las proteínas; también denominada vitamina B_6.

piriforme *(piriform).* En forma de pera.

pirimetamina *(pyrimethamine).* Agente antipalúdico.

pirimidina *(pyrimidine).* Sustancia fundamental de varias bases orgánicas, algunas de las cuales son componentes del ácido nucleico.

piro- *(pyro-).* Forma prefija que significa fuego.

pirofobia *(pyrophobia).* Temor morboso al fuego.

pirofosfatasa *(pyrophosphatase).* Cualquier enzima que descompone un pirofosfato.

pirofosfato *(pyrophosphate).* Sal del ácido pirofosfórico.

pirofosfórico, ácido *(pyrophosphoric acid).* Sustancia cristalina hidrosoluble, $H_4P_2O_7$, obtenida por calentamiento del ácido fosfórico.

pirogalol *(pyrogallol).* Acido pirogálico, $C_6H_3(OH)_3$; se utiliza en el tratamiento de trastornos cutáneos, como psoriasis y tiña.

pirógeno *(pyrogenic).* **1.** Que produce fiebre. **2.** Que genera calor. **3.** Agente que provoca fiebre.

piroleñoso *(pyroligneous).* Relativo a la destilación destructiva de la madera u obtenido de ésta.

pirólisis *(pyrolysis).* Cambio químico producido por el calor.

piromanía *(pyromania).* Deseo morboso de quemar cosas.

pirómetro *(pyrometer).* Termómetro eléctrico para medir temperaturas extremadamente altas.

pironina *(pyronin).* Colorante rojo básico utilizado en tinción histológica.

pirosis *(pyrosis).* Acedía; sensación de ardor epigástrico y retrosternal provocada por el reflujo al esófago de pequeñas cantidades de líquido o gas ácidos procedentes del estómago.

pirótico *(pyrotic).* **1.** Relativo a la pirosis. **2.** Cáustico.

pirrol *(pyrrole).* Compuesto heterocíclico tóxico que posee un olor que recuerda al del cloroformo; origen de muchos compuestos naturales biológicamente importantes, como pigmentos biliares, porfirinas, clorofila, etc.; también llamado azol.

piruvato *(pyruvate).* Sal o éster del ácido pirúvico.

p. cinasa, enzima que promueve la transferencia de fosfato del fosfoenolpiruvato al ADP, formando ATP y piruvato; la falta de piruvato cinasa en los eritrocitos es la causa de una anemia hemolítica autosómica recesiva; también denominada fosfoenolpiruvato cinasa.

pirúvico, ácido *(pyruvic acid).* Líquido incoloro, $CH_3COCOOH$, de olor semejante al del ácido acético; producto intermedio en el metabolismo de los hidratos de carbono.

pirvinio, pamoato de *(pyrvinium pamoate).* Sustancia cristalina de color rojo intenso; se utiliza en la erradicación de oxiuros.

pisiforme *(pisiform).* En forma de guisante; p. ej., uno de los huesos del carpo.

pitiriasis *(pityriasis).* Enfermedad de la piel caracterizada por descamación furfurácea.

p. rosada, erupción de pápulas de causa desconocida que afecta al tronco y las extremidades; empieza como una placa oval (placa precursora) de unos 6 a 8 cm de diámetro, seguida a los pocos días de una erupción generalizada que desaparece espontáneamente en 1 ó 2 meses.

pitiroide *(pityroid).* Furfuráceo, descamativo.

pitocina *(pitocin).* Véase oxitocina.

pituicito *(pituicyte).* Tipo celular dominante (fusiforme) del lóbulo posterior de la hipófisis.

pituitario *(pituitary).* Relativo a la glándula pituitaria (hipófisis).

pituitrina *(pituitary).* Preparado obtenido del lóbulo anterior o posterior de la glándula pituitaria de animales domesticados; utilizado terapéuticamente por el hombre.

Pityrosporum. Género de hongos levaduriformes no patógenos que producen esporas muy pequeñas, pero no micelios; se encuentran generalmente en la caspa y en la dermatitis seborreica.

piuria *(pyuria).* Presencia de pus en la orina.

pivote *(pivot).* Parte alrededor de la cual rota u oscila una estructura relacionada.

PL *(LP).* Abreviatura de percepción luminosa.

placa *(patch, plaque, plate).* **1.** Area o zona que difiere del resto de una superficie. **2.** Plancha, lámina o disco de diversa naturaleza.

p. algodonosa, exudados coagulados de los capilares retinianos que aparecen como áreas algodonosas blancas en la retina.

p. ateroesclerótica, depósito de colesterol en la superficie de la íntima de un vaso sanguíneo.

p. axial, estría primitiva del embrión.

p. coriónica, porción de corion que está unida al útero en una fase precoz de la formación de la placenta; la parte principal del corion frondoso.

p. dental, depósito de bacterias y otros materiales en la superficie de un diente que contribuye a la caries y al desarrollo de enfermedad periodontal.

p. epifisaria, placa o disco de cartílago entre la diáfisis y la epífisis de un hueso largo durante su crecimiento.

p. de medición obstétrica, la empleada para calcular las medidas digitales del diámetro conjugado interno sin un pelvímetro.

p. medular, engrosamiento ectodérmico medio en el embrión, a partir del cual se desarrolla el tubo neural; el inicio del sistema nervioso central; también llamada placa neural.

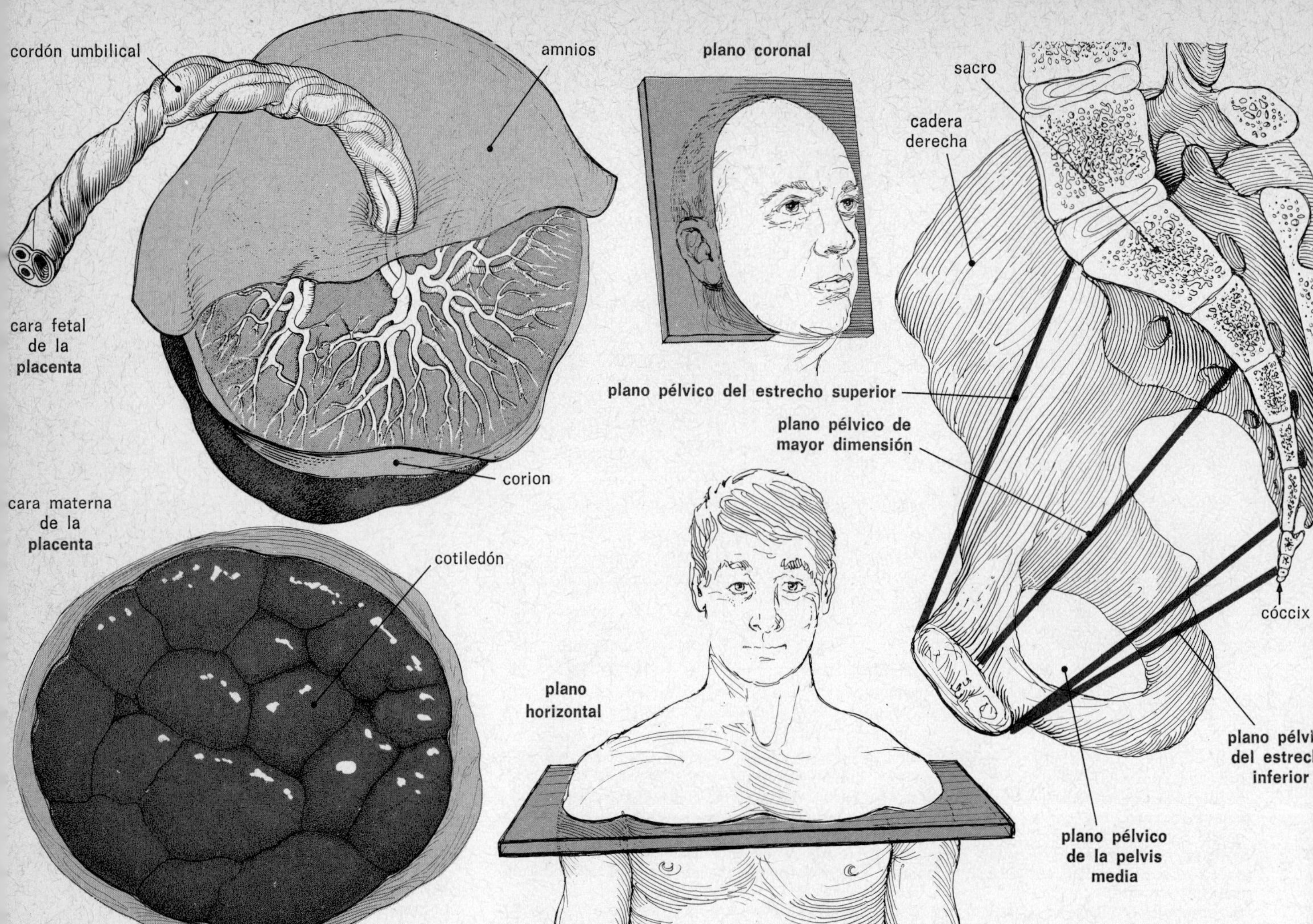

p. motora, placa motora terminal.

p. neural, véase placa medular.

p. ósea, barra de metal con perforaciones para la inmovilización de las fracturas óseas.

p. del plano de oclusión, en odontología, placa de metal utilizada para establecer el plano de oclusión de los dientes.

p. precursora, lesión solitaria y grande que aparece antes (a veces días o semanas) que la erupción general de la pitiriasis rosada.

p. pterigoidea, una lámina externa ancha y corta y una lámina interna estrecha y larga que se dirigen hacia abajo desde el hueso esfenoides; entre ellas se encuentra la fosa pterigoidea; alas interna y externa de la apófisis pterigoides.

placebo *(placebo).* Sustancia inerte que no contiene medicamento pero que se prescribe como tal, administrada especialmente para satisfacer a un paciente; también utilizado en estudios controlados para determinar la eficacia de fármacos.

placenta *(placenta).* Organo que se encuentra en el útero grávido y a través del cual se nutre el feto; a término, su peso medio es un sexto del peso del feto; tiene forma de disco, unos 2,5 cm de grosor y 18 cm de diámetro.

p. accesoria, masa de tejido placentario separada de la placenta principal.

p. previa, estado en el que la placenta se encuentra implantada en el segmento inferior del útero y tapa la abertura cervical parcial o totalmente.

p. retenida, la que no es expulsada después del parto.

placentación *(placentation).* Desarrollo y organización de la placenta tras la fijación del blastocisto a la pared uterina u otras estructuras.

placentario *(placental).* Relativo a la placenta.

placentitis *(placentitis).* Inflamación de la placenta; suele limitarse a la superficie fetal, afectando sobre todo la zona entre el amnios y el corion.

placentografía *(placentography).* Radiografía de la placenta tras inyectar una sustancia radiopaca.

placoda *(placode).* Engrosamiento ectodérmico del embrión a partir del cual se desarrollará un órgano o estructura sensorial; p. ej., placoda del cristalino.

pladaroma *(pladarosis, pladaroma).* Tumor blando verruciforme del párpado; también llamado pladarosis.

plagiocefalia *(plagiocephaly).* Malformación del cráneo en la que un lado está más desarrollado en su porción anterior y el otro en su porción posterior.

plagioprosopia *(plagioprosopia).* **1.** En obstetricia, presentación facial oblicua del feto. **2.** Oblicuidad de la cara; asimetría facial.

plancheta *(planchet).* Recipiente en forma de disco de metal plano sobre el que se coloca una muestra radiactiva mientras se mide su actividad.

planigrafía *(planigraphy).* Tomografía.

planímetro *(planimeter).* Instrumento que mide el área de cualquier superficie delineando sus límites con un puntero acoplado mecánicamente.

plano-, plani- *(plano-, plani-).* Forma prefija que significa plano.

plano *(plane).* **1.** Superficie plana. **2.** Superficie imaginaria formada por extensión a través de cualquier eje o de dos puntos definidos. **3.** Nivel determinado, como una etapa en la anestesia quirúrgica.

p. coronal, plano vertical que pasa de lado a lado, formando un ángulo recto con el plano sagital, y divide la cabeza en dos porciones, anterior y posterior; con frecuencia se usa como sinónimo de plano frontal.

p. frontal, plano vertical que forma un ángulo recto con el plano sagital y divide el cuerpo en dos porciones, anterior y posterior. Véase plano coronal.

p. guía, plano formado en las superficies oclusales de los bordes de oclusión para colocar el maxilar inferior en relación céntrica.

p. horizontal, plano que se extiende transversalmente al eje mayor del cuerpo, separando una porción superior de otra inferior; también llamado plano transverso.

p. intercristal, plano horizontal que pasa por los puntos más altos de las crestas iliacas; se encuentra a nivel de la cuarta vértebra lumbar.

p. intertubercular, plano horizontal que pasa a través de los tubérculos de las crestas iliacas; se encuentra a nivel de la quinta vértebra lumbar.

p. de mordida, aparato dental que cubre el paladar y tiene un plano inclinado o llano a nivel del borde anterior que ofrece resistencia a los incisivos superiores cuando éstos hacen contacto.

p. parasagital, cualquier plano vertical paralelo al plano sagital.

p. pélvico del estrecho inferior, abertura inferior de la pelvis verdadera, limitada por delante por el arco púbico, por fuera por las tuberosidades isquiáticas y por detrás por la punta del cóccix.

p. pélvico del estrecho superior, abertura superior de la pelvis verdadera, en forma de corazón, limitada anteriormente por el borde superior del pubis, por fuera por la línea ileopectínea y en su porción posterior por el promontorio sacro.

p. pélvico de mayor dimensión, porción más espaciosa de la cavidad pélvica que se extiende desde la mitad de la superficie posterior de la sínfisis del pubis a la unión de la segunda y tercera vértebras sacras y atraviesa en posición externa el isquion por encima de la mitad del acetábulo; su diámetro anteroposterior es de unos 12,75 cm aproximadamente, y su diámetro transversal de unos 12,5 cm.

p. pélvico de la pelvis media, plano más pequeño de la pelvis, que se extiende desde el borde inferior de la sínfisis del pubis, a través de las espinas iliacas, hasta el sacro; el diámetro anteroposterior mide unos 11,5 cm, y el transverso alrededor de 10 cm.

p. de referencia, plano que sirve de guía para la localización de otros planos.

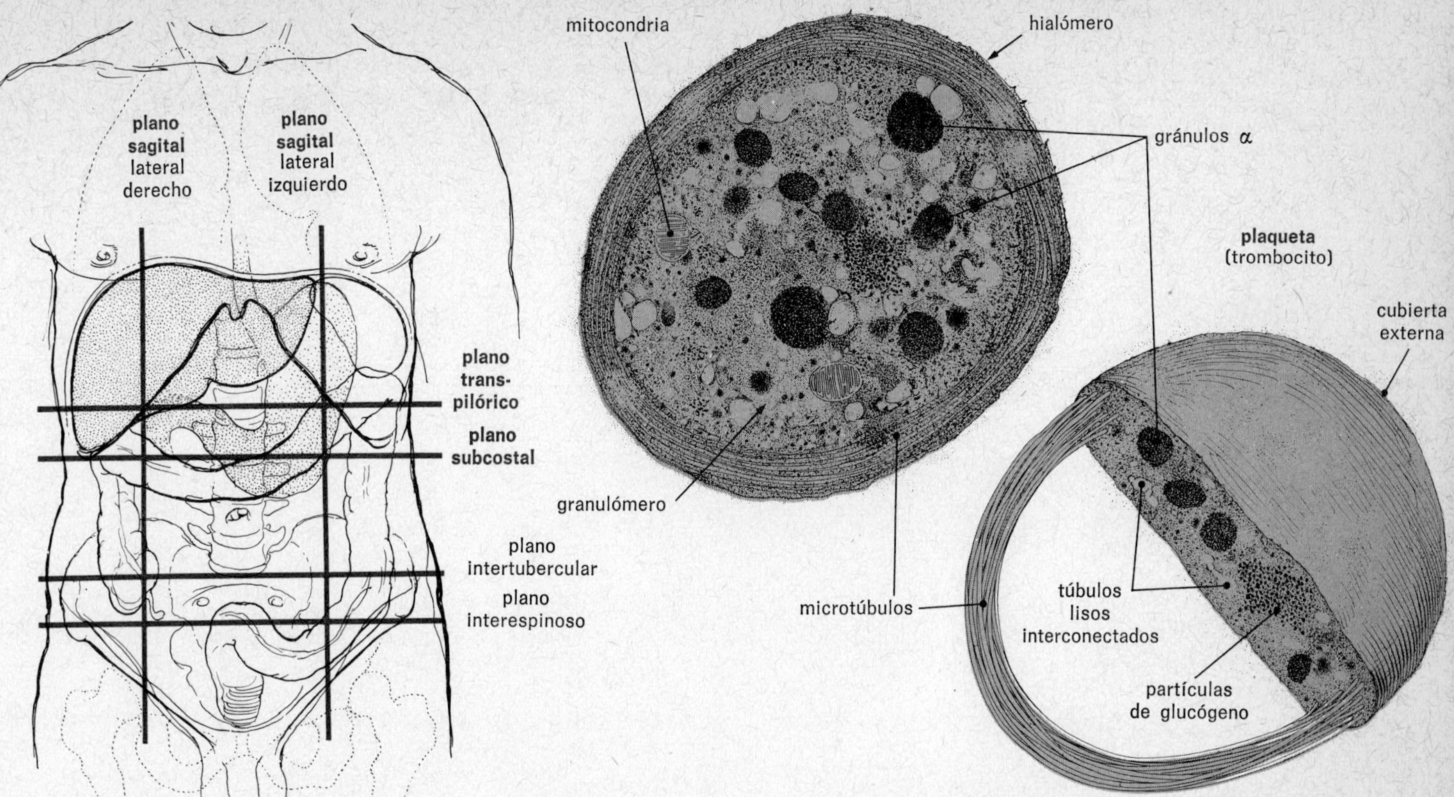

p. sagital, plano vertical que se extiende en dirección anteroposterior.

p. sagital medio, plano sagital que atraviesa la línea media.

p. subcostal, plano horizontal que atraviesa el punto más bajo de los arcos costales de cada lado, por lo general el límite inferior del décimo cartílago costal.

p. transpilórico, plano horizontal que pasa por las puntas de los novenos cartílagos costales; atraviesa el píloro, el cuello del páncreas y los hilios renales.

p. transverso, véase plano horizontal.

planocóncavo *(planoconcave)*. Plano por una cara y cóncavo por la otra; dícese de una lente de tal forma.

planoconvexo *(planoconvex)*. Plano por una cara y convexo por la otra; dícese de una lente de tal forma.

planta *(planta)*. Cara inferior del pie, desde el talón hasta los dedos.

Plantago. Amplio género de hierbas de la familia plantagináceas *(Plantaginaceae)*, formado sobre todo por los hierbajos que crecen a los lados de los caminos.

P. psyllium, especie que produce semillas utilizadas como laxante suave; también llamada zaragatona.

plantalgia *(plantalgia)*. Dolor en la planta del pie.

plantar *(plantar)*. Relativo a la planta del pie.

plantilla *(template)*. **1.** Molde macromolecular para la síntesis de otra macromolécula. **2.** En odontología, la plancha plana o curva que se utiliza como ayuda en el engaste de los dientes; patrón.

p. de cera, impresión en cera de una oclusión dentaria.

plaqueta *(platelet)*. Cuerpo protoplasmático incoloro en forma de disco, de 2 a 4 micras de diámetro (más pequeño que los eritrocitos), derivado de un megacariocito; un constituyente de la sangre de los mamíferos; desempeña un papel importante en el proceso de la coagulación: al poco tiempo de empezar la hemorragia (antes de que las plaquetas se agreguen para formar un tapón), una lipoproteína de su superficie, el factor plaquetario 3, se activa y reacciona con los factores plasmáticos para promover la activación de la protrombina, logrando en última instancia la detención de la hemorragia (hemostasia); los niveles normales oscilan entre 150000 y 300000 plaquetas por mm^3 de sangre; también llamada trombocito.

plaquetoféresis *(plateletpheresis)*. Separación de las plaquetas de la sangre extraída de un donante sano, permitiendo así la transfusión de esta fracción de la sangre a individuos con trastornos por déficit de plaquetas; el resto de la sangre (leucocitos, eritrocitos y plasma) se inyecta de nuevo al donante.

-plasia *(-plasia)*. Forma sufija que significa formación.

plasma *(plasma)*. **1.** Líquido claro de la sangre y linfa en el que están suspendidas las células; también contiene proteínas disueltas. **2.** Protoplasma.

p., antecedente tromboplastínico del, véase factor XI.

p. antihemofílico (humano), plasma humano en el que se han preservado los componentes antihemofílicos; utilizado para detener temporalmente las hemorragias en la hemofilia.

p., componente tromboplastínico del, véase factor IX.

p. congelado, preparado conseguido mediante congelación rápida del plasma líquido y almacenado a temperatura constante de –18° C o menos; por lo general su duración es de cinco años.

p., expansor del, sustituto del plasma.

p. líquido, preparado conseguido mediante la adición de dextrosa al 5 % al plasma normal y conservado a temperaturas de entre 15° y 30° C; suele caducar a los 2 años.

p. seco, preparado consistente en plasma congelado y secado al vacío al que no se ha añadido dextrosa; puede conservarse casi indefinidamente a temperatura ambiente, pero por lo general se acompaña de una fecha de caducidad de 5 años.

p., sustituto del, solución de una sustancia como el dextrano, administrada por vía intravenosa como sustituto del plasma; utilizado en las hemorragias y el shock.

plasmablasto *(plasmablast)*. Precursor de la célula plasmática.

plasmacito *(plasmacyte)*. Célula plasmática; véase célula.

plasmacitosis *(plasmacytosis)*. **1.** Presencia de células plasmáticas en la sangre. **2.** Porcentaje anormalmente alto de células plasmáticas en los tejidos.

plasmaféresis *(plasmapheresis)*. Método para obtener plasma sin gastar los componentes de la sangre; se extrae sangre, se le separa el plasma, y las células sanguíneas se vuelven a inyectar en el donante en una suspensión con un medio líquido adecuado (p. ej., solución de Ringer).

plasmalema *(plasmalemma)*. Membrana celular; véase membrana.

plasmalógeno *(plasmalogen)*. Elemento perteneciente a un grupo de fosfolípidos presentes en el cerebro y los músculos.

plasmarrexis *(plasmorrhexsis)*. Véase eritrocitorrexis.

plásmido *(plasmid)*. Véase paragen.

plasmina *(plasmin)*. Enzima proteolítica derivada del plasminógeno; esencial para la disolución de los coágulos de sangre (fibrinólisis); también llamada fibrinolisina.

plasminógeno *(plasminogen)*. Globulina presente en los tejidos, líquidos del cuerpo, sangre circulante y formando parte de los coágulos; precursor inactivo de la plasmina; también denominado profibrinolisina.

plasmocitoma *(plasmacytoma)*. Tumor solitario compuesto principalmente por células plasmáticas que suele producirse en el esqueleto; casi invariablemente es precursor del mieloma diseminado o múltiple de células plasmáticas.

plasmodio *(plasmodium)*. Masa de protoplasma con varios núcleos.

Plasmodium. Género de la clase esporozoos *(Sporozoa)*; algunas especies producen el paludismo. Véase también paludismo.

P. falciparum, especie parásita causante del paludismo falciparum (fiebre terciana maligna), con fiebre recurrente de forma irregular cada 36 ó 48 horas; invade los eritrocitos maduros, que mantienen el tamaño normal y con frecuencia contienen gránulos basófilos y precipitados citoplasmáticos (manchas de Maurer); la reproducción se lleva a cabo en los capilares viscerales; salvo en casos fatales, sólo se ven formas muy jóvenes en sangre periférica; la infección múltiple de eritrocitos es sumamente frecuente.

P. malariae, especie que produce la fiebre cuartana, que recidiva cada 72 horas; invade los eritrocitos maduros y nunca llena del todo la célula; las células parasitadas muestran ocasionalmente gránulos finos (manchas de Ziemann).

P. ovale, especie parásita rara en el hombre; es la causa de la fiebre terciana benigna, con fiebre que recurre cada 48 horas; las células infectadas son irregulares y ciliadas, con abundantes gránulos acidófilos (gránulos de Schüffner).

P. vivax, especie que produce la fiebre terciana benigna, con fiebre que recurre cada 48 horas; invade eritrocitos jóvenes; las formas jóvenes son ameboides y su tamaño es un tercio del de la célula; las formas maduras llenan casi por completo la

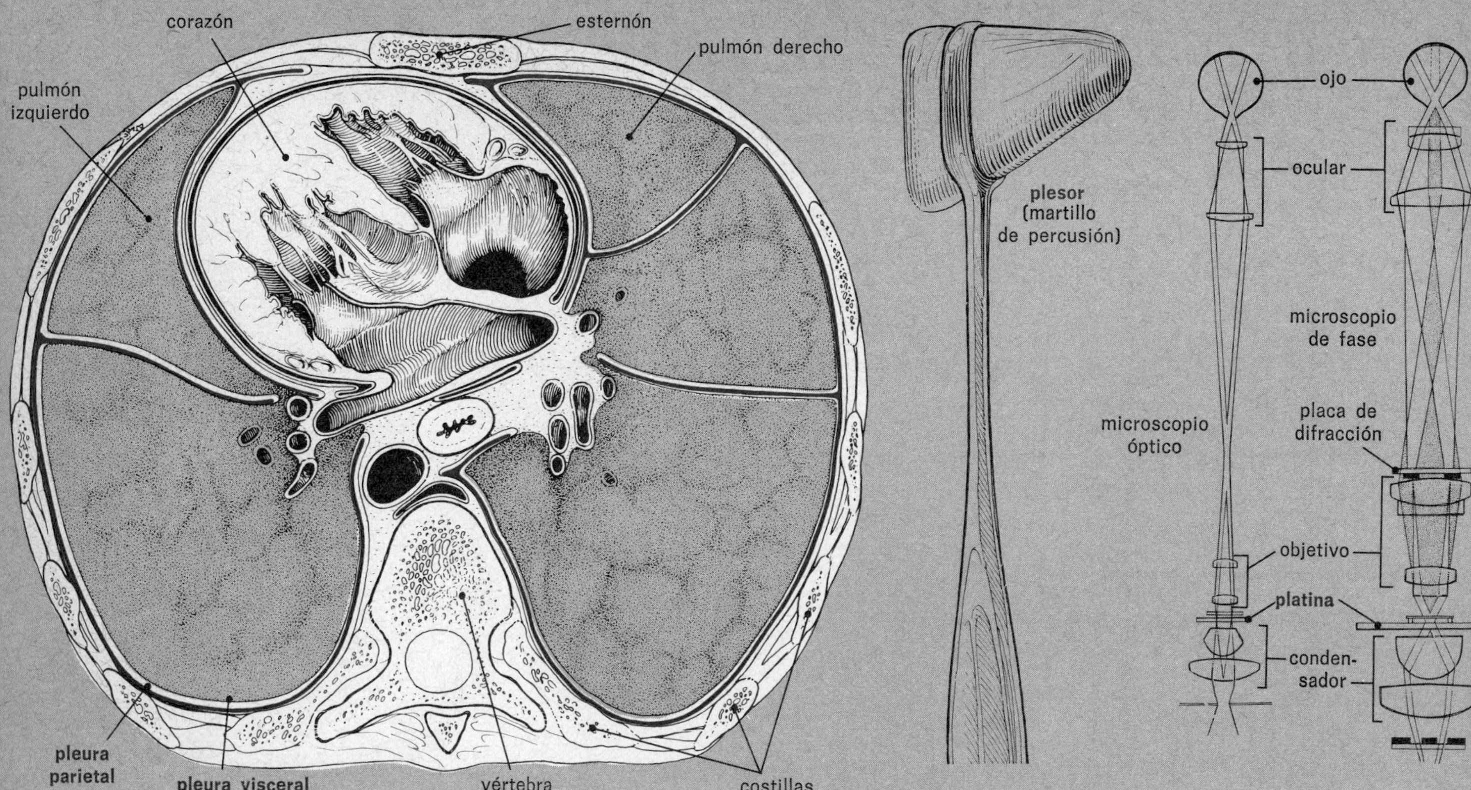

célula distendida, que aparece agrandada, con déficit de hemoglobina y gránulos acidófilos (gránulos de Schüffner).

plasmógeno *(plasmogen).* Protoplasma.

plasmólisis *(plasmolysis).* Proceso en el que el citoplasma de una célula bacteriana se encoge y se separa de la membrana celular cuando la célula está inmersa en una solución hipertónica.

-plastia *(-plasty).* Forma sufija que indica configuración o reparación plástica de algo.

plasticidad *(plasticity).* Susceptibilidad al moldeado.

plástico *(plastic).* **1.** Susceptible de ser moldeado; maleable. **2.** En odontología, sustancia reparadora que es lo suficientemente blanda para ser moldeada, para luego endurecerse o fraguarse. **3.** Cualquiera de los elementos del gran grupo de compuestos orgánicos sintéticos o semisintéticos de peso molecular alto producidos mediante polimerización. **4.** Bien formado, estético.

plástido *(plastid).* Organela autoreproductora del citoplasma de células vegetales y algunos organismos semejantes a plantas que sirve como centro de actividades fisiológicas especiales.

plata *(silver).* Elemento metálico de color blanco lustroso, maleable y dúctil; símbolo Ag (del latín *argentum*), número atómico 47, peso atómico 107,87.

p., nitrato de, compuesto cristalino caústico incoloro, $AgNO_3$, que se vuelve negro grisáceo al exponerse a la luz; se utiliza en solución como antiséptico en los ojos del recién nacido.

platelminto *(platyhelminth).* Nombre común de los gusanos del filo *Platyhelminthes*; gusanos aplanadados o acintados entre los que se encuentran trematodos y cestodos.

plati- *(platy-).* Forma prefija que significa ancho, aplanado.

platibasia *(platybasia).* Deformidad del desarrollo en la que el suelo del occipital parece empujado hacia arriba por la columna vertebral.

platicéfalo *(platycephalous, platycephalic).* Que tiene una cabeza ancha y aplanada con un índice craneal vertical inferior a 70.

platihiérico *(platyhieric).* Que tiene un sacro ancho, con un índice sacro superior a 100.

platina *(stage).* Plataforma de un microscopio en la que se sitúa el portaobjeto para su inspección.

p. mecánica, dispositivo adaptado o incorporado a la platina de un microscopio que permite mover el portaobjeto con el espécimen manteniéndolo en el plano de foco.

platino *(platinum).* Elemento metálico de color plateado; símbolo Pt, número atómico 78 y peso atómico 195,09.

platipelia *(platypellic, platypelloid).* Pelvis plana y ancha, con un índice pélvico del estrecho superior de menos de 90.

platirrinia *(platyrrhine).* **1.** Cualidad de tener la nariz ancha, generalmente con las ventanas nasales mirando hacia los lados. **2.** Cráneo con índice nasal superior a 53.

platisma *(platysma).* Músculo cutáneo del cuello. Véase tabla de músculos.

platispondilia *(platyspondylia, platyspondylisis).* Cuerpos vertebrales anchos y aplanados; platispondilisis.

Platyhelminthes. Filo de gusanos aplanados caracterizado por cuerpos aplanados o acintados bilateralmente simétricos sin una verdadera cavidad corporal; algunos son parásitos, como los trematodos y las duelas.

plazo *(term).* **1.** Período de tiempo definido o limitado. **2.** Punto en el tiempo en el que empieza o finaliza un período.

plegado *(plicate).* Dispuesto en pliegues.

pleio- *(pleio-).* Forma prefija que significa múltiples, muchos.

pleiotropía *(pleiotropism, pleiotropy).* Fenómeno en el que un gen es responsable de varios efectos observables distintos y aparentemente no relacionados, como un síndrome hereditario.

pleiotrópico *(pleiotropic).* En genética, que produce muchos efectos; que tiene varias expresiones fenotípicas; también llamado polifénico.

pleo- *(pleo-).* Forma prefija que significa más numeroso, más grande.

pleocitosis *(pleocytosis).* Aumento en el número de leucocitos, especialmente linfocitos, del organismo; por lo general, el término se aplica a un aumento del número de linfocitos en el líquido cefalorraquídeo.

pleocromatismo *(pleochromatism).* Propiedad de los cristales de presentar colores distintos al ser iluminados desde ángulos diferentes.

pleomastia *(pleomastia).* Presencia de más de dos glándulas mamarias o pezones; polimastia.

pleomorfia, pleomorfismo *(pleomorphism).* **1.** Presentación de un organismo bajo dos o más formas durante su ciclo vital. **2.** Presencia de varias formas en la misma especie.

pleomórfico *(pleomorphic).* Que adopta más de una forma estructural.

pleóptica *(pleoptics).* Cualquier tipo de método ortóptico para el tratamiento de la ambliopía.

plerocercoide *(plerocercoid).* Período de larva de una tenia, que transcurre en un huésped intermedio.

plesioterapia *(plesiotherapy).* Véase braquiterapia.

plesor *(plessor, plexor).* Martillo pequeño con cabeza de goma utilizado para la percusión; también llamado percutor.

pletismografía *(plethysmography).* Registro de la variación de volumen de una parte producida por cambios en la circulación de la sangre en la misma.

pletismógrafo *(plethysmograph).* Aparato para medir las variaciones en el tamaño de una parte u órgano.

pletismometría *(plethysmometry).* Medida de la plenitud de una estructura hueca, como un vaso sanguíneo.

pleura *(pleura).* Membrana serosa que envuelve los pulmones y reviste las paredes de la cavidad torácica.

p. parietal, capa que reviste las paredes de la cavidad torácica.

p. visceral, capa que recubre los pulmones.

pleuracotomía *(pleuracotomy).* Incisión de la pleura para llegar a la cavidad pleural, como para la introducción de un tubo de drenaje.

pleuralgia *(pleuralgia).* Dolor en la pleura; pleurodinia.

pleuresía *(pleurisy).* Inflamación de la pleura.

pleuritis *(pleuritis).* Pleuresía.

pleuro- *(pleuro-, pleur-).* Forma prefija que indica (a) el costado; (b) la pleura.

pleurocentesis *(pleurocentesis).* Punción y drenaje de la cavidad pleural.

pleurodinia *(pleurodynia).* Dolor en los músculos intercostales, que por lo general afecta un solo lado.

p. diafragmática epidémica, enfermedad infecciosa aguda producida por el virus Coxsackie B; caracterizada sobre todo por ataques de dolor torácico que aumenta con los movimientos; también llamada mialgia epidémica y enfermedad de Bornholm.

pleurógeno *(pleurogenic, pleurogenous).* Que se origina en la pleura.

pleurografía *(pleurography).* Radiografía de la pleura y los pulmones.

pleurolito *(pleurolith).* Cálculo en la cavidad pleural.

pleuropericarditis *(pleuropericarditis).* Inflamación de las membranas que envuelven los pulmones y el corazón.

pleuropulmonar *(pleuropulmonary).* Relativo a

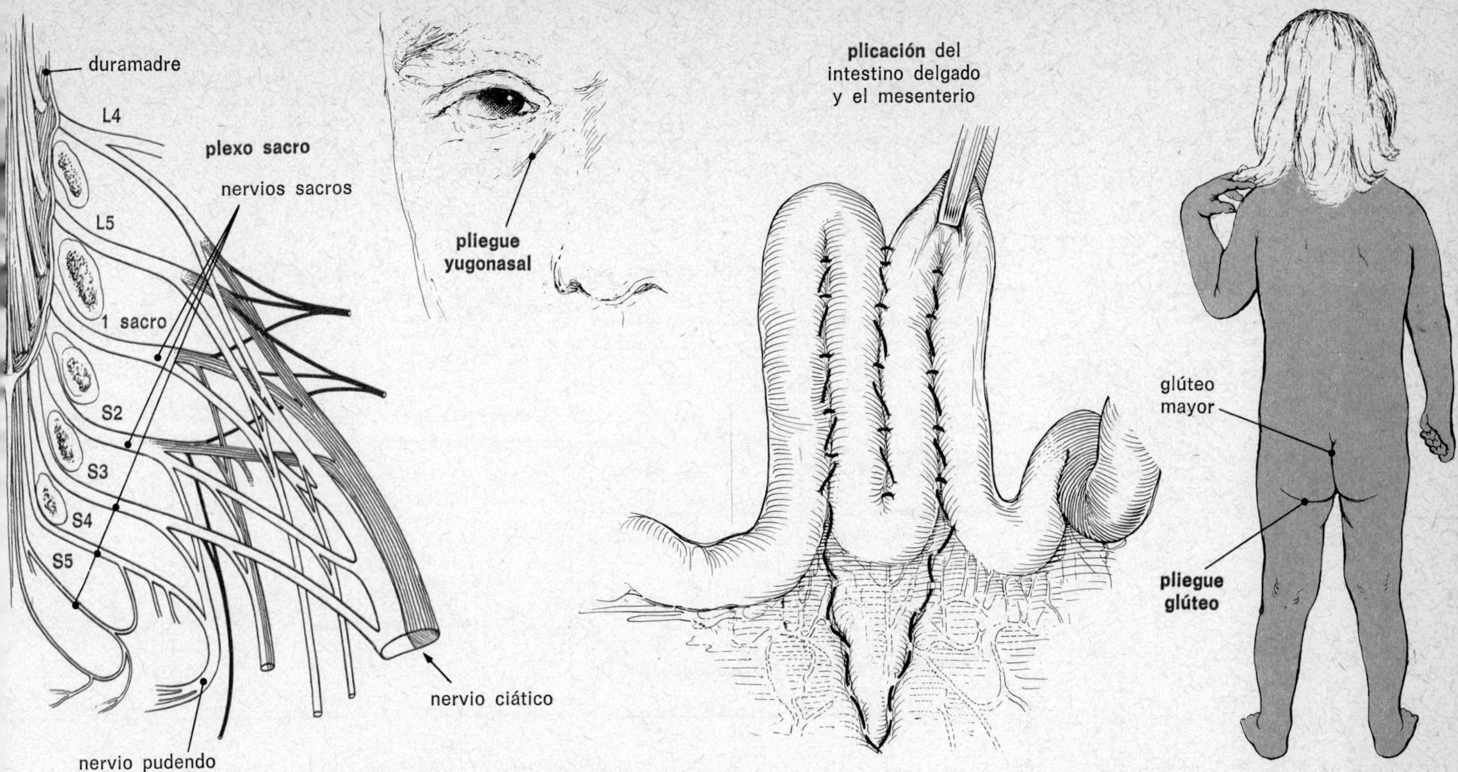

la pleura y los pulmones.

pleurotomía *(pleurotomy).* Incisión de la pleura.

plexectomía *(plexectomy).* Escisión quirúrgica de un plexo.

plexiforme *(plexiform).* Semejante a una red de nervios, venas o vasos linfáticos o que la forma.

plexo *(plexus).* Red de nervios, venas o vasos linfáticos.

p. de Auerbach, véase plexo mientérico.

p. braquial, el formado por las ramas anteriores de los nervios cervicales quinto a octavo y primero torácico; se encuentra en la porción externa del cuello y se extiende a la axila, inervando el miembro superior.

p. celiaco, gran plexo de nervios y ganglios simpáticos situado en la cavidad peritoneal a nivel de la primera vértebra lumbar; contiene dos grandes masas ganglionares y una red densa de fibras rodeando las raíces de las arterias celiaca y mesentérica superior; da ramas nerviosas a las vísceras abdominales; también llamado plexo solar.

p. cervical, el formado por las ramas anteriores de los cuatro primeros nervios cervicales y del que parten numerosas ramas cutáneas, musculares y comunicantes.

p. coroideo, proliferación vascular en un ventrículo cerebral que regula la presión intraventricular mediante la secreción o absorción de líquido cefalorraquídeo.

p. lumbar, el formado por las ramas anteriores de los tres primeros nervios lumbares y la porción mayor del cuarto; situado por delante de las apófisis transversas de las vértebras lumbares.

p. lumbosacro, combinación de los plexos lumbar, sacro y pudendo.

p. de Meissner, véase plexo submucoso.

p. mientérico, red de nervios y ganglios situada entre las fibras musculares circulares y longitudinales del esófago, estómago e intestino; también llamado plexo de Auerbach.

p. pampiniforme, plexo venoso del cordón espermático que drena los testículos y desemboca en la vena testicular.

p. pudendo, el formado por las ramas anteriores de los nervios sacros segundo y tercero y por todo el cuarto; considerado por algunos como parte del plexo sacro.

p. sacro, plexo formado por las ramas anteriores de los nervios comprendidos entre el cuarto lumbar y el tercero sacro; se encuentra en la pared posterior de la pelvis e inerva los glúteos, el periné, las extremidades inferiores y las vísceras pelvianas.

p. solar, véase plexo celiaco.

p. submucoso, plexo de fibras nerviosas autonómicas que se ramifica por la capa submucosa del intestino; también tiene ganglios desde los que las fibras nerviosas pasan a los músculos y a la mucosa del intestino; también llamado plexo de Meissner.

p. timpánico, plexo de nervios en el promontorio de la caja del tímpano que inerva la mucosa del oído medio, las celdillas aéreas mastoideas y la trompa de Eustaquio; también manda una pequeña rama al ganglio ótico.

plica *(pl. plicae).* **1.** En latín, pliegue, como de la piel o una membrana. **2.** Plica polonesa; aglomeración de los cabellos debida a suciedad y parásitos.

p. circularis, uno de los pliegues transversos de la mucosa del intestino delgado; también llamado pliegue circular y válvula de Kerckring.

p. semilunaris conjunctiva, pliegue en forma de cuarto creciente formado por la conjuntiva en el ángulo interno del ojo; plica lunata.

p. triangularis, pliegue de mucosa que cubre la porción anteroinferior de la amígdala palatina y se proyecta desde el arco glosopalatino.

plicación *(plication).* Formación quirúrgica de pliegues en un músculo o en la pared de un órgano hueco.

plicotomía *(plicotomy).* Sección quirúrgica del pliegue posterior de la membrana timpánica (tímpano).

pliegue *(fold).* Doblez de una parte sobre sí misma.

p. axilar, cada uno de los dobleces musculocutáneos que limitan la axila anterior y posteriormente.

p. glosoepiglótico, cada uno de los 3 pliegues de membrana mucosa que se reflejan desde la base de la lengua a la epiglotis; el pliegue de la línea media se llama glosoepiglótico medio, y los de los lados glosoepiglóticos laterales.

p. glúteo, el que marca el límite posterosuperior del muslo y el inferior de la nalga.

p. lagrimal, pliegue de membrana mucosa en la cavidad nasal, en el extremo inferior del conducto nasolagrimal; impide que el aire penetre en el saco lagrimal al sonarse la nariz.

p. neural, pliegue de ectodermo que forma el margen lateral del surco neural embrionario.

p. rectovesical, pliegue peritoneal que limita la bolsa rectovesical en el varón.

p. salpingofaríngeo, cualquiera de los dobleces verticales de membrana mucosa que se extienden desde la porción inferior de la elevación del conducto auditivo a lo largo y a ambos lados de la pared de la faringe.

p. sublingual, el formado por la membrana mucosa del suelo de la boca, elevado por la glándula sublingual y que contiene sus conductos excretores.

p. transverso del recto, válvula del recto; cada uno de los 3 ó 4 pliegues transversos semilunares del recto.

p. umbilical interno, pliegue peritoneal que cubre la arteria umbilical obliterada al ascender desde la pelvis hacia el ombligo.

p. umbilical medio, pliegue de peritoneo que cubre el ligamento umbilical medio y se extiende desde el vértice de la vejiga urinaria hasta el ombligo; también llamado pliegue uracal.

p. de Vater, el situado por encima de la papila mayor del duodeno.

p. vocal, cuerda vocal verdadera; contiene el ligamento vocal.

p. yugonasal, pliegue que indica la confluencia de los músculos orbicular del ojo y cuadrado de los labios.

-ploide *(-ploid).* Forma sufija que significa múltiple en cuanto a la forma; p. ej., en genética designa un múltiplo específico del número de cromosomas del núcleo de un organismo, como 16-ploide, 32-ploide, etc.

plombaje *(plombage).* Relleno de una cavidad corporal con material inerte, como el relleno de una parte de la cavidad torácica con bolas de plástico para comprimir el pulmón en el tratamiento de la tuberculosis pulmonar.

plomo *(lead).* Elemento metálico denso, gris azulado y maleable que se extrae del sulfuro de plomo; símbolo Pb *(plumbum)*; número atómico 82; peso atómico 207,19.

p., arsenato de, mezcla tóxica de arsenato de sodio y acetato de plomo, $Pb_3(AsO_4)_2$; se utiliza como insecticida.

p., carbonato de, polvo blanco tóxico, $PbCO_3$, que se utiliza ampliamente en la fabricación de pinturas.

p., cromato de, polvo amarillo limón tóxico, $PbCrO_4$, que se utiliza como pigmento de pintura.

p., sulfuro de (PbS), forma natural en la que se encuentra el plomo; también, denominado galena.

plumbismo *(plumbism).* Envenenamiento por el plomo; véase envenenamiento; también llamado saturnismo.

plumbum. En latín, plomo.

plumilla *(nib).* En odontología, parte útil de un

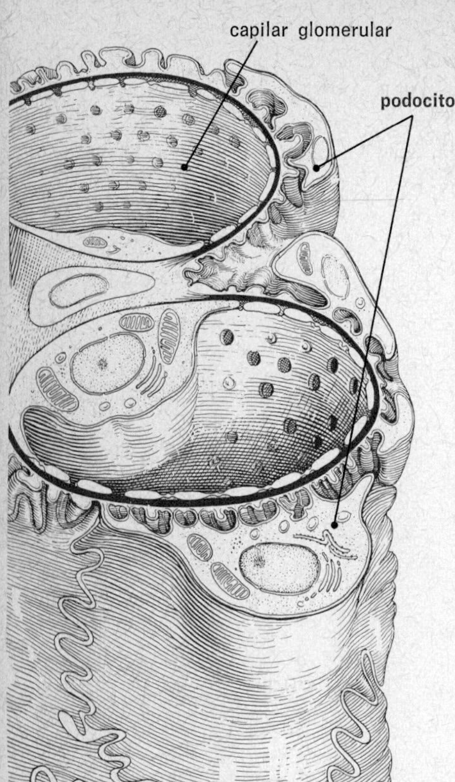

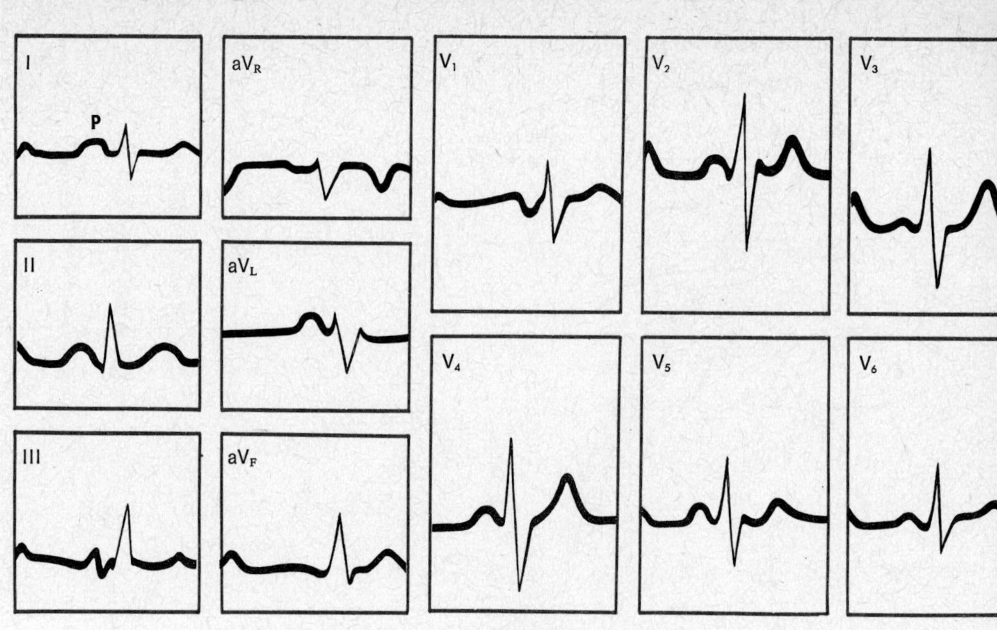

P-mitral
aurícula izquierda anómala
asociada a hipertrofia ventricular

instrumento condensante, que corresponde a la hoja de un instrumento cortante.

Plummer, enfermedad de *(Plummer's disease).* Hipertiroidismo debido a un adenoma tóxico de la glándula tiroides.

Plummer-Vinson, síndrome de *(Plummer-Vinson syndrome).* Anillo esofágico poscricoideo que suele verse en mujeres de edad media con déficit grave de hierro y asociado a atrofia de la mucosa oral y faríngea, inflamación de los labios, uñas en forma de cuchara y esplenomegalia; los síntomas suelen ser disfagia, dolor de lengua y boca seca; también llamado disfagia sideropénica o anillo de Paterson-Kelly.

pluri- *(pluri-).* Forma prefija que significa varios. Para las palabras que empiecen así y no se encuentren aquí, véase multi- y poli-.

pluricausal *(pluricausal).* Que tiene dos o más causas; dícese de una enfermedad que se desarrolla en presencia de dos o más factores causales.

pluriglandular *(pluriglandular).* Relativo a varias glándulas; también llamado poliglandular.

plurípara *(pluripara).* Multípara.

pluripotente *(pluripotent).* **1.** Capaz de afectar más de un órgano. **2.** Dícese del tejido embrionario capaz de desarrollarse en una de varias formas diferentes.

plutonio *(plutonium).* Elemento radiactivo derivado del neptunio que, a su vez, procede del uranio; tiene 15 isótopos con unas vidas medias que oscilan entre los 20 minutos y los 76 millones de años; símbolo Pu, número atómico 94, peso atómico (escala química) 239,11.

Pm *(Pm).* Símbolo químico del elemento prometio.

P-mitral *(P-mitrale).* Patrón en el electrocardiograma que consiste en la aparición de ondas P anchas y bífidas en las derivaciones I y II y ondas P planas e invertidas en la III; aparece en valvulopatías mitrales.

pneuma *(pneuma).* En la antigua filosofía y medicina griegas, (a) principio que da vida (hoy identificado como oxígeno); (b) el alma o espíritu de Dios; neuma.

Pneumocystis carinii. Microorganismo basófilo parásito que mide 1 micra o menos de diámetro y aparece aislado o formando agregados dentro de una estructura en forma de quiste; es el agente causal de la neumocistosis.

p.o. *(p.o.).* Abreviatura del latín *per os.*

Po *(Po).* Símbolo químico del elemento polonio.

P_{O_2} *(PO_2).* Símbolo de presión parcial de oxígeno.

poción *(potion).* Dosis grande de un líquido, especialmente de un medicamento.

podagra *(podagra).* Gota de la articulación metatarsofalángica del dedo gordo del pie.

podalgia *(podalgia).* Dolor en el pie; también llamado pododinia.

podálico *(podalic).* Relativo a los pies.

podartritis *(podarthritis).* Inflamación de las articulaciones del pie.

poder *(power).* **1.** Aptitud o capacidad para producir eficazmente. **2.** En óptica, el aumento que da una lente o un prisma. **3.** Energía.

p. refringente, convergencia de un sistema óptico refringente.

p. de resolución, medida de la capacidad de una lente de reflejar objetos muy próximos de modo que se reconozcan como objetos separados; se calcula dividiendo la longitud de onda de la luz usada por el doble de la apertura numérica del objetivo.

p. de convergencia, capacidad de un sistema óptico para alterar la convergencia de un cilindro de rayos; también denominado potencia focal.

podíatra *(podiatrist).* Especialista en podiatría; también llamado podólogo.

podiatría *(podiatry).* Estudio y tratamiento de las enfermedades, lesiones y defectos de los pies; también llamada podología.

poditis *(poditis).* Trastorno inflamatorio del pie.

podo- *(podo-, pod-).* Forma prefija que indica una relación con el pie.

podobromhidrosis *(podobromidrosis).* Perspiración o sudoración de los pies acompañada de un olor fuerte y desagradable.

podocito *(podocyte).* Célula epitelial del glomérulo renal que reposa sobre la membrana basal del glomérulo extendiendo sobre ella proyecciones citoplasmáticas delgadas; la superficie externa de la célula ingurgitada se proyecta hacia el espacio glomerular (de Bowman), donde es bañada por el ultrafiltrado glomerular.

pododinamómetro *(pododynamometer).* Aparato para medir la fuerza de los músculos del pie o de la pierna.

pododinia *(pododynia),* véase podalgia.

podofilino *(podophyllin).* Resina de podofilo; véase resina.

podofilo *(podophyllum).* Rizoma de la manzana de mayo *(Podophyllum peltatum),* utilizado como laxante.

p., resina de, véase resina.

podofilotoxina *(podophyllotoxin).* Principio activo de la resina del podofilo; tiene propiedades laxantes.

pogonión *(pogonion).* Punto más anterior o avanzado en la línea media de la barbilla o maxilar inferior.

poiquilo- *(poikilo-).* Forma prefija que significa variado o irregular.

poiquilocito *(poikilocyte).* Eritrocito que adopta una forma anormal y con frecuencia extraña; puede tener forma de pera, de raqueta o de supositorio; se encuentra de forma característica en las anemias hemolíticas graves.

poiquilocitosis *(poikilocytosis).* Presencia en la sangre de eritrocitos de forma irregular o anormal (poiquilocitos); también llamada poiquilocitemia.

poiquilodermia *(poikiloderma).* Dermatosis atrófica que presenta estrías, marcas o placas de un color o colores diferentes.

poiquilotermo *(poikilotherm).* Animal que presenta una temperatura que varía en función de la del entorno.

poise *(poise).* Unidad de viscosidad dinámica de un líquido, igual a 1 dina-segundo/cm^2.

polar *(polar).* **1.** Relativo a polos. **2.** Que tiene polos; dícese de ciertas células nerviosas.

polaridad *(polarity).* **1.** Que tiene dos polos opuestos. **2.** Que manifiesta dos tendencias o atributos opuestos.

polarimetría *(polarimetry).* Proceso de utilización del polarímetro.

polarímetro *(polarimeter).* Instrumento utilizado para determinar el grado de polarización de la luz o la rotación del plano de polarización.

polariscopio *(polariscope).* Instrumento utilizado para estudiar las propiedades de la luz polarizada.

polarización *(polarization).* **1.** En óptica, proceso de alterar el movimiento ondulante transverso de un rayo de luz de forma que las vibraciones de la onda se produzcan en un solo plano. **2.** En electricidad, acumulación de gas en uno o ambos electrodos de una célula eléctrica, de forma que se impide el funcionamiento de la batería. **3.** Desarrollo de iones de cargas opuestas (es decir, diferencias de potencial) en dos puntos de un tejido vivo, como en ambos lados de una membrana celular.

polarizador *(polarizer).* **1.** Parte de un polarímetro o polariscopio que recibe y polariza la luz. **2.** Que polariza.

polarizar *(polarize).* Inducir la polarización.

polarografía *(polarography).* En microanálisis cualitativo o cuantitativo, registro de la relación

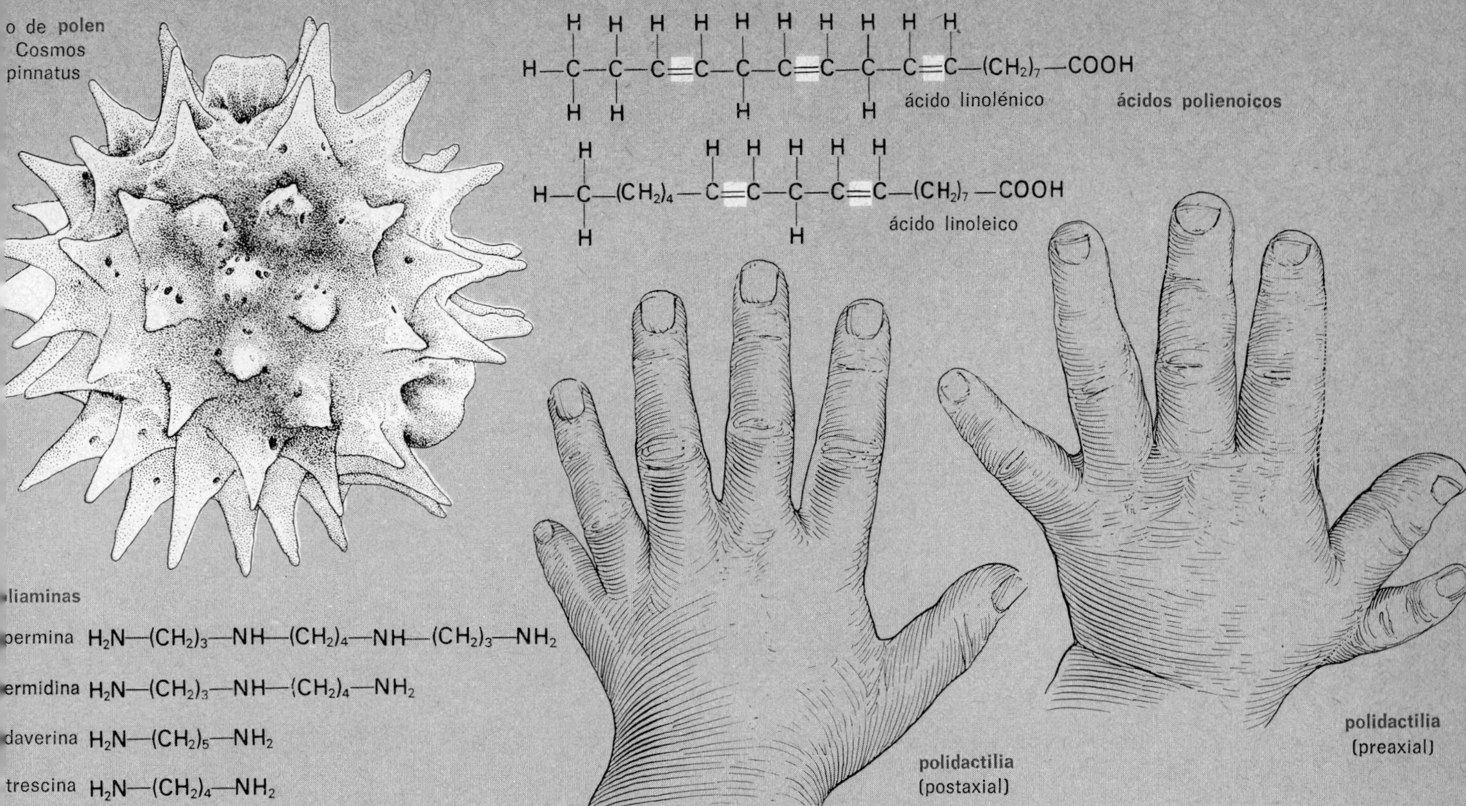

entre una corriente creciente que pasa a través de una solución que está siendo analizada y el voltaje creciente utilizado para producir la corriente.

polen *(pollen).* Microsporas en forma de polvo (elementos fertilizantes masculinos) producidas por los estambres de las flores y que son transportadas por el viento o por insectos; desempeñan un papel muy importante en la etiología de la fiebre del heno y en algunos casos de asma.

polenosis, polinosis *(pollenosis, pollinosis).* Fiebre del heno estimulada por ciertos pólenes aerotransportados.

poli- *(poly-).* Prefijo que significa (a) mucho, multiplicidad; p. ej., poliarteritis; (b) polímero de; p. ej., polipéptido.

poliácido *(polyacid).* Acido que cede más de un hidrogenión por molécula.

poliadenitis *(polyadenitis).* Inflamación de varios ganglios linfáticos.

poliamina *(polyamine).* Cualquier elemento de un grupo de sustancias, ampliamente distribuidas en pequeñas cantidades entre los seres vivos, que son factores de crecimiento esenciales para diversos microorganismos, como *Hemophilus parainfluenzae;* sirven de agentes estabilizadores de las estructuras de la membrana; son poliaminas la putrescina, la cadaverina, la espermidina y la espermina.

poliarteritis *(polyarteritis).* Inflamación simultánea de varias arterias.

p. nudosa, poliarteritis con formación de numerosos nódulos en las paredes de las arterias; enfermedad del colágeno que puede afectar gran variedad de sistemas orgánicos diferentes, dando lugar a hallazgos renales, gastrointestinales o del sistema nervioso; también llamada periarteritis nudosa.

poliartritis *(polyarthritis).* Inflamación de varias articulaciones.

polibásico *(polybasic).* Acido que tiene más de un átomo de hidrógeno reemplazable.

policitemia *(polycythemia).* Presencia de un número anormalmente grande de eritrocitos en sangre; poliglobulia.

p. hipertónica, policitemia asociada a hipertensión, en ausencia de esplenomegalia.

p. primaria, véase policitemia vera.

p. relativa, aumento del número de eritrocitos por unidad de volumen sanguíneo debido a una disminución en la cantidad de plasma total del cuerpo.

p. secundaria, aumento del número total de eritrocitos en el organismo debido a otro proceso; p. ej., la hipoxia hística crónica de las enfermedades pulmonares en fase avanzada, las grandes altitudes o la secreción de eritropoyetinas por parte de ciertos tumores.

p. vera, enfermedad de causa desconocida caracterizada por hiperplasia de todos los elementos celulares de la medula ósea y que se manifiesta por un aumento del número total de eritrocitos en el organismo; suele acompañarse de leucocitosis y trombocitosis; también llamada eritremia y policitemia primaria.

policlínica *(polyclinic).* Clínica, dispensario u hospital donde se tratan todo tipo de enfermedades y lesiones.

policolia *(polycholia).* Producción excesiva de bilis; pleocolia o hipercolia.

policondritis *(polychondritis).* Síndrome poco frecuente caracterizado por un proceso inflamatorio y degenerativo diseminado de las estructuras cartilaginosas, como las de la nariz, oreja, articulaciones y árbol traqueobronquial; la destrucción del cartílago produce deformidades como la nariz en silla de montar o la oreja fláccida; puede producirse la muerte por asfixia debida a la pérdida de estabilidad del árbol traqueobronquial.

policromasia *(polychromasia, polychromatia).* Policromatofilia.

policromático *(polychromatic).* Multicolor; que exhibe muchos colores.

policromatofilia *(polychromatophilia).* **1.** Tendencia a teñirse con colorantes ácidos y básicos. **2.** Estado caracterizado por la presencia de un número excesivo de eritrocitos que se tiñen con colorantes ácidos, básicos y neutros.

policromatófilo *(polychromatophil, polychromatophile).* **1.** Célula u otro elemento que se tiñe fácilmente tanto con colorantes ácidos como básicos, especialmente ciertos eritrocitos. **2.** Eritrocito joven o en fase de degeneración que tiene afinidad por los colorantes ácidos y básicos.

polidactilia *(polydactyly).* Anormalidad congénita caracterizada por la presencia de más de diez dedos en manos o pies; también llamada polidactilismo.

polidipsia *(polydipsia).* Sed insaciable.

polidisplasia *(polydysplasia).* Afección caracterizada por múltiples anomalías en el desarrollo de tejidos, órganos o sistemas.

poliédrico *(polyhedral).* Que tiene muchas caras.

poliene *(polyene).* Compuesto químico que contiene muchos enlaces dobles conjugados (alternantes); p. ej., los carotenoides.

polienoico, ácido *(polyenoic acid).* Acido graso poliinsaturado, esencial en la dieta, con más de un enlace doble en la cadena de carbonos; p. ej., ácido linoleico (dos enlaces dobles) y ácido linolénico (tres enlaces dobles).

polietileno *(polyethylene).* Resina, $(CH_2CH_2)_n$, producida por la polimerización de etileno bajo presiones elevadas; parafina de cadena recta y alto peso molecular.

p. 300, glicol de, producto de condensación de óxido de etileno y agua; $HOCH_2(CH_2OCH_2)_n CH_2OH$, con variación de *n* entre 5 y 6; utilizado en pomadas y soluciones de nitrofurazona.

p. 400, glicol de, producto de condensación de óxido de etileno y agua; $H(OCH_2CH_2)_nOH$, con variación de *n* entre 8 y 10; utilizado en pomadas.

p. 1540, glicol de, compuesto Carbowax 1540, producto de la condensación de óxido de etileno y agua; $HOCH_2(CH_2OCH_2)_nCH_2OH$, oscilando *n* entre 28 y 36; un semisólido blando, semejante a la vaselina, utilizado en las pomadas y soluciones de nitrofurazona.

p. 4000, glicol de, compuesto Carbowax 4000, producto de la condensación del óxido de etileno y agua; $H(OCH_2CH_2)_nOH$, oscilando *n* entre 70 y 85; componente sólido de la llamada pomada no grasienta de polietileno.

polifagia *(polyphagia).* Ingestión excesiva de alimentos morbosa o patológica.

polifénico *(polyphenic).* Véase pleiotrópico.

poligen *(polygene).* Uno de los elementos de un grupo de genes que, actuando juntos, controlan un carácter cuantitativo, como la estatura.

poligénico *(polygenic).* Relativo a un carácter cuantitativo (p. ej., estatura) dependiente de la acción de varios genes.

poliglandular *(polyglandular).* Véase pluriglandular.

polígrafo *(polygraph).* Instrumento para registrar simultáneamente cambios en procesos fisiológicos como la presión sanguínea, los movimientos respiratorios y la resistencia cutánea a la corriente galvánica; a veces se utiliza para estudiar reacciones emocionales; p. ej., detección de mentiras; también llamado detector de mentiras.

polihidramnios *(polyhydramnios).* Exceso de volumen de líquido amniótico en el embarazo, por lo general superior a 2000 ml.

polihídrico *(polyhydric).* Que contiene más de un grupo hidroxilo.

polihipermenorrea *(polyhypermenorrhea).* Menstruación frecuente acompañada de un exceso de flujo.

polihipomenorrea *(polyhypomenorrhea).* Mens-

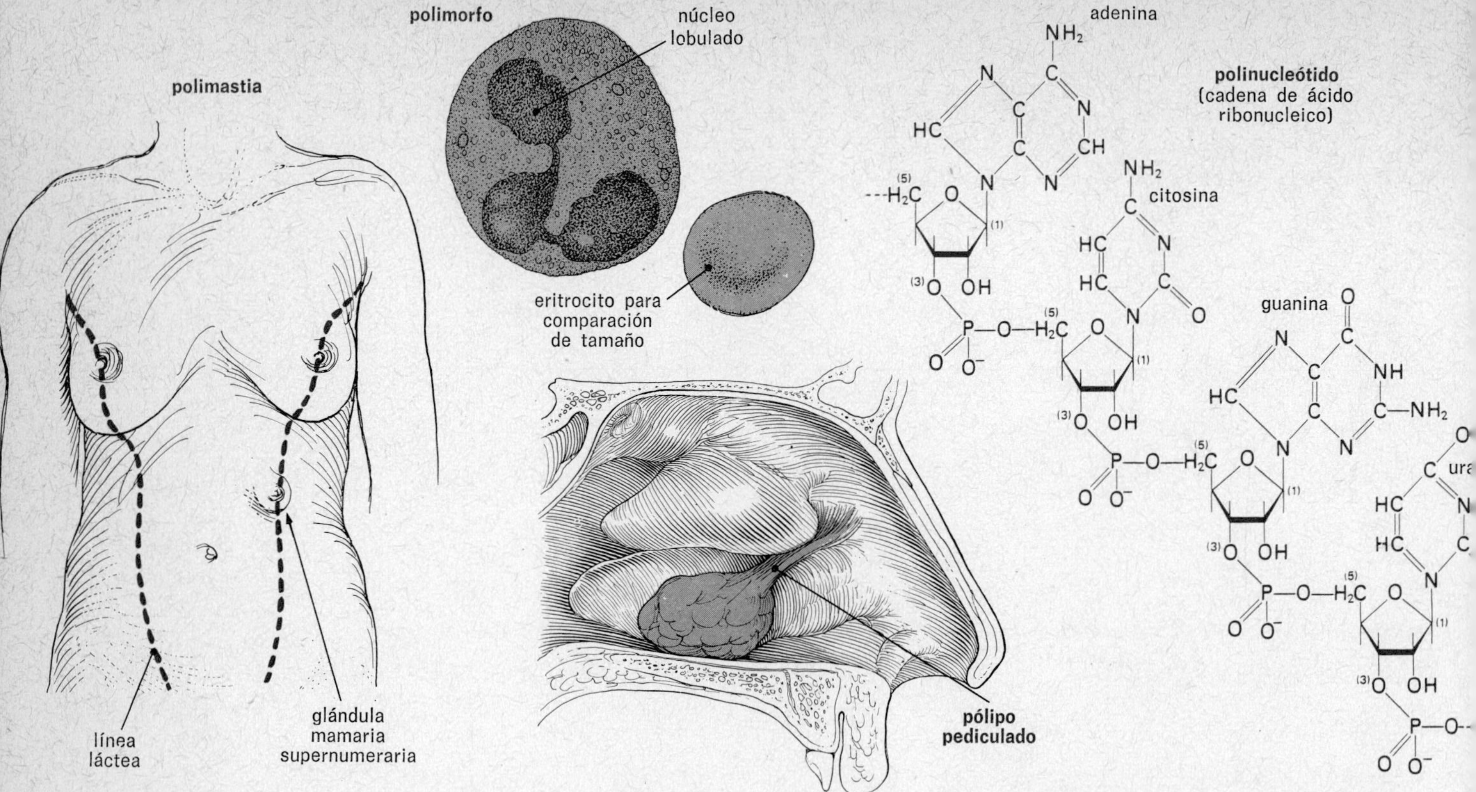

truación frecuente acompañada de flujo escaso.

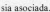

poliinsaturado *(polyunsaturated).* Que tiene dos o más enlaces insaturados (dobles); dícese de ciertos compuestos de carbono de cadena larga, especialmente grasas y aceites.

poliléptico *(polyleptic).* Que tiene muchas recaídas; dícese de una enfermedad.

polilogia *(polylogia).* Logorrea o locuacidad morbosa (con frecuencia incoherente) producida por un trastorno mental.

polimastia *(polymastia).* Presencia de más de dos mamas en el género humano.

polimerasa *(polymerase).* Cualquier enzima que favorece la polimerización.,

polimerización *(polymerization).* Unión química de monómeros similares para formar un compuesto de alto peso molecular.

polímero *(polymer).* Compuesto complejo de alto peso molecular formado por una cadena de moléculas más simples; p. ej., la combinación de muchas moléculas de etileno para formar el polietileno.

p. por adición, gran molécula formada por una cadena de moléculas más pequeñas (monómeros) sin que se forme ningún otro producto.

p. por condensación, gran molécula formada por una cadena de moléculas más pequeñas, en la que se ha producido la eliminación de agua o algún otro compuesto simple.

polimetilmetacrilato *(polymethylmethacrylate).* Resina base principal empleada en la fabricación de dentaduras postizas; es transparente y puede teñirse de cualquier tono translúcido; también se usa como cemento óseo.

polimialgia *(polymyalgia).* Dolor persistente en varios músculos.

p. reumática, síndrome de reumatismo muscular en personas mayores, más frecuente en hombres que en mujeres, caracterizado por un aumento importante de la velocidad de sedimentación globular; con frecuencia se asocia a arteritis craneal.

polimicrolipomatosis *(polymicrolipomatosis).* Afección morbosa caracterizada por la presencia de un cierto número de pequeñas masas nodulares relativamente individualizadas de lípidos (lipomas) en el tejido conjuntivo subcutáneo.

polimiositis *(polymyositis).* Inflamación dolorosa de los músculos que puede afectar también la piel y el tejido subcutáneo; los músculos más interesados son los de la cintura pélvica y escapular y los de la faringe; cuando las alteraciones cutáneas son importantes, recibe el nombre de dermatomiositis; en un 15 a 20 % de los casos hay una neoplasia asociada.

polimixina *(polymyxin).* Miembro de un grupo de antibióticos derivados de cepas de la bacteria *Bacillus polymixa;* son polipéptidos que contienen varios aminoácidos y un ácido graso ramificado, ácido (+)-6-metiloctanoico; hay cinco tipos diferentes, llamados A, B, C, D y E.

polimorfo *(polymorph).* Leucocito polimorfonuclear. 2 *(polymorphic).* Que aparece o se presenta en muchas o varias formas morfológicas.

polimorfonuclear *(polymorphonuclear).* Que tiene núcleos de distintas formas o tan lobulados que parecen ser varios; dícese de una variedad de leucocitos; también llamados polinucleares, segmentados o granulocitos.

polineuritis *(polyneuritis).* Inflamación de varios nervios periféricos al mismo tiempo, caracterizada por trastornos sensoriales y motores diseminados; también llamada neuritis múltiple.

polineuropatía *(polyneuropathy).* Enfermedad en la que varios nervios periféricos se ven afectados al mismo tiempo.

polineurorradiculitis *(polyneuroradiculitis).* Inflamación que afecta las raíces de los nervios y los nervios periféricos.

polinosis *(pollinosis).* Véase polenosis.

polinucleado, polinuclear *(polynuclear).* Multinuclear; que contiene más de un núcleo.

polinucleotidasa *(polynucleotidase).* Clase de enzimas que ayudan a hidrolizar los ácidos nucleicos de alto peso molecular en sus unidades mononucleótidas constituyentes.

polinucleótido *(polynucleotide).* Compuesto que contiene varios o muchos nucleótidos; un ácido nucleico.

polio- *(polio-).* Forma prefija que indica una relación con la sustancia gris del sistema nervioso.

polio *(polio).* Apócope coloquial de poliomielitis epidémica.

poliodistrofia *(poliodystrophy).* Consunción de la sustancia gris del sistema nervioso.

polioencefalitis *(polioencephalitis).* Inflamación de la sustancia gris del cerebro.

poliol *(polyol).* Término general para designar un alcohol que contiene más de un grupo hidroxilo en su molécula.

poliomielitis *(poliomyelitis).* Enfermedad infecciosa altamente contagiosa producida por un virus filtrable y que se produce con más frecuencia en los niños; en su forma aguda afecta la medula espinal, dando lugar a parálisis, atrofia y deformidad permanente de uno o más grupos musculares; también llamada polio y parálisis infantil.

poliomielopatía *(poliomyelopathy).* Cualquier enfermedad que afecta principalmente la sustancia gris de la medula espinal y el bulbo raquídeo.

poliopía *(polyopia).* Trastorno en el que una persona percibe más de una imagen del mismo objeto; visión múltiple; también llamado poliopsia.

p. monoftálmica, proceso en el que sólo se encuentra afectado un ojo.

poliorquidia *(polyorchidism, polyorchism).* Presencia de más de dos testículos; también llamada poliorquidismo y poliorquismo.

polipectomía *(polypectomy).* Escisión quirúrgica de un pólipo.

polipeptidemia *(polypeptidemia).* Presencia de polipéptidos en la sangre.

polipéptido *(polypeptide).* Compuesto que contiene dos o más aminoácidos unidos por enlaces peptídicos; el ribosoma es el lugar donde se produce la síntesis de polipéptidos en el citoplasma.

poliplástico *(polyplastic).* Que deriva de varias estructuras.

poliplasto *(polyplast).* Capaz de adoptar muchas formas.

poliplejía *(polyplegia).* Parálisis de varios músculos.

poliploidia *(polyploidy).* Estado en el que hay un número de cromosomas múltiple del número diploide normal, debido a la duplicación de unidades cromosómicas sin la división subsiguiente del núcleo; p. ej., tetraploide = 92 cromosomas, triploide = 69 cromosomas, etc.

pólipo *(polyp).* Término general que designa una neoformación o masa de tejido que se desarrolla hacia la luz desde una membrana mucosa, hallada comúnmente en la nariz, útero, recto y vejiga.

p. pediculado, el que se encuentra fijado a la mucosa por un tallo delgado o pedículo.

p. sésil, el que tiene una base de implantación amplia.

polipoide *(polypoid).* Que tiene la apariencia externa de un pólipo; polipiforme.

poliposis *(polyposis).* Presencia de numerosos pólipos.

poliposo *(polypous).* Relativo a los pólipos o caracterizado por su presencia.

polipótomo *(polypotome).* Instrumento cortante para la escisión de pólipos.

poliquístico *(polycystic).* Compuesto de varios quistes; también llamado policístico.

p. del riñon, enfermedad, enfermedad renal hereditaria caracterizada por la formación de múltiples quistes de tamaños variables que da lugar a degeneración del parénquina renal y pérdida

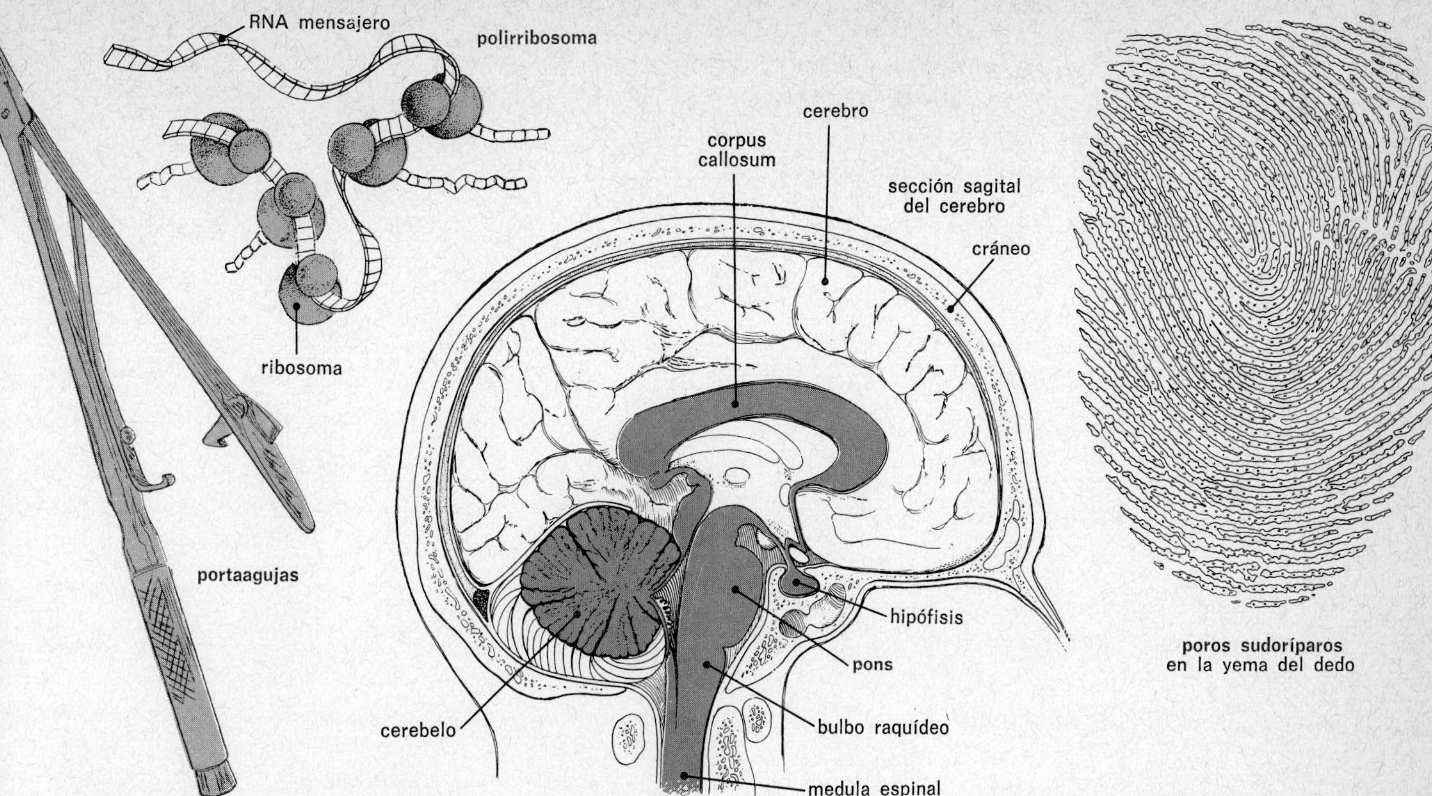

gradual de la función renal; la forma de la enfermedad que se presenta en adultos muestra una herencia autosómica dominante; la auremia se produce habitualmente en el adulto joven o en la edad media de la vida; la enfermedad poliquística bilateral de los niños causa a menudo la muerte de fetos o de lactantes en los primeros meses de vida, se asocia con frecuencia a quistes en otros órganos y aneurismas arteriales y no sigue una transmisión autosómica dominante.

p. infantil de los riñones, enfermedad, véase enfermedad poliquística del riñón.

polirribosoma *(polyribosome).* Estructura múltiple compuesta por dos o más ribosomas unidos por una molécula de RNA mensajero.

polisacárido *(polysaccharide).* Hidrato de carbono que contiene un gran número de monosacáridos, como el almidón y el glucógeno.

polisarcia *(polysarcia).* Corpulencia, obesidad.

poliserositis *(polyserositis).* Inflamación de varias membranas serosas; también llamada serositis múltiple.

polisomía *(polysomy).* Cualidad de polisomo.

polisomo *(polysomus).* Monstruo de cuerpo doble o triple.

polisorbato 80 *(polysorbate 80).* Monooleato polioxietilénico de sorbitol; aceite amargo amarillo utilizado como emulsivo para la preparación de pomadas.

polispermia *(polyspermia).* **1.** Secreción excesiva de semen. **2.** Ingreso de más de un espermatozoide en un óvulo durante la fecundación.

politelia *(polythelia).* Presencia de más de dos pezones.

politetrafluoroetileno *(polytetrafluoroethylene).* Fibra sintética cérea utilizada para la implantación quirúrgica, que resiste la coagulación de la sangre sobre su superficie; Teflon®.

politriquia *(polytrichia).*Presencia de un exceso de pelo; hipertricosis.

poliuria *(polyuria).* Secreción y emisión de cantidades anormalmente grandes de orina.

polivalente *(polyvalent).* Véase multivalente.

polivinilpirrolidona *(polyvinylpyrrolidone).* Polímero sintético utilizado como medio dispersante y para formar suspensiones.

polo *(pole).* **1.** Cualquiera de los extremos de un eje. **2.** Cualquiera de dos puntos que tienen propiedades físicas opuestas; p. ej., las terminales de una célula eléctrica o batería.

p. animal, lugar o punto en el huevo cercano al núcleo donde se concentra la mayor parte del protoplasma, y desde el cual son extruidos los cuerpos polares; también llamado polo germinativo.

p. germinativo, véase polo animal.

p. negativo, cátodo.

p. positivo, ánodo.

p. vegetativo, polo de un huevo donde se localiza el grueso de la yema, opuesto al disco germinativo; también llamado polo vitelino y antigerminativo.

p. vitelino, véase polo vegetativo.

polonio *(polonium).* Elemento metálico radiactivo; símbolo Po, número atómico 84, peso atómico 210; uno de los elementos naturales menos abundantes, producto de la desintegración del radio; descubierto por Pierre y Marie Curie; su nombre viene del país nativo de la señora Curie, Polonia.

polonio-210 (Po^{210}) *(polonium-210).* Isótopo del polonio, miembro de la serie de desintegración radiactiva natural del radio, que emite radiaciones y tiene una vida media de 138,4 días.

polvo *(powder).* En farmacia, mezcla de partículas secas y menudas.

p. de Seidlitz, laxante suave compuesto de bicarbonato sódico, ácido tartárico y tartrato sódico potásico.

p. de talco, polvo fino y suave de talco perfumado.

Pompe, enfermedad de *(Pompe's disease).* Glucogenosis tipo 2; véase glucogenosis.

pómulo *(mala).* Hueso malar. Véase mejilla.

ponfo *(pomphus).* Ampolla o roncha.

ponfólix *(pompholyx).* Dishidrosis (2); erupción profunda de ampollas que aparecen sobre todo en las manos y pies, acompañada por un intenso prurito.

pons *(pons).* Puente; cualquier estructura en forma de puente que conecta dos porciones de un órgano.

p. varolii, puente de Varolio o protuberancia anular; porción del cerebro situada entre los pedúnculos cerebrales por arriba y el bulbo por debajo.

pontil, pontino *(pontile, pontine).* Relativo al puente de Varolio o protuberancia anular.

poples *(poples).* Cara posterior de la rodilla.

poplíteo *(popliteal).* Relativo a la cara posterior de la rodilla.

porcelana *(porcelain).* Polvo fino de cerámica (compuesto de caolín, cuarzo y feldespato) mezclado con agua para formar una pasta; se utiliza en la fabricación de dientes artificiales y prótesis dentarias.

porcino *(porcine).* Relativo a los cerdos.

porencefalia *(porencephaly).* Malformación congénita del cerebro caracterizada por evaginación quística del sistema ventricular.

porfina *(porphin).* $C_{20}H_{14}N_4$; sustancia fundamental que contiene cuatro anillos pirrólicos unidos por cuatro grupos CH o puentes de metano en un sistema de anillos; núcleo tetrapirrólico no sustituido de las porfirinas.

porfiria *(porphyria).* Trastorno del metabolismo de los pigmentos sanguíneos en el que hay un importante aumento en la formación y excreción de porfirinas.

porfirina *(porphyrin).* Cualquiera de los diversos compuestos orgánicos presentes en el protoplasma que constituyen la estructura básica de la hemoglobina, la clorofila y otros pigmentos respiratorios; son capaces de combinarse con metales como hierro, magnesio, cobre, etc. (metaloporfirinas) y con sustancias nitrogenadas.

porfirinuria *(porphyrinuria, porphyruria).* Presencia de porfirina en la orina en cantidades superiores a la normal.

porfobilinógeno *(porphobilinogen).* Compuesto orgánico presente en grandes cantidades en la orina de individuos con porfiria aguda o congénita.

poro *(pore).* Orificio muy pequeño en una superficie, como de una glándula sudorípara de la piel.

p. gustativo, orificio superficial pequeño de una papila gustativa.

p. hendido, espacio lineal sumamente pequeño entre las proyecciones en forma de pie (pedículos) de los podocitos que cubren el exterior de los capilares del glomérulo renal.

p. sudoríparo, abertura superficial de una glándula sudorípara.

poroqueratosis *(porokeratosis).* Enfermedad rara de la piel caracterizada por la cornificación de la misma alrededor de los poros y por atrofia progresiva centrífuga; también llamada poroqueratosis excéntrica.

pórrigo *(porrigo).* Cualquier enfermedad del cuero cabelludo.

porta *(porta).* **1.** Hilio en latín. **2.** Relativo a la vena porta.

p. hepatis, fisura en la superficie inferior del hígado, a través de la cual pasan la vena porta, la arteria hepática y los conductos hepáticos; hilio hepático.

portaagujas *(needle holder).* Instrumento usado para sostener las agujas en cirugía.

portador *(carrier).* **1.** Individuo que no presenta síntomas de enfermedad pero retiene en su cuerpo microorganismos infecciosos y contagia a otras personas. **2.** Individuo que posee un gen normal y

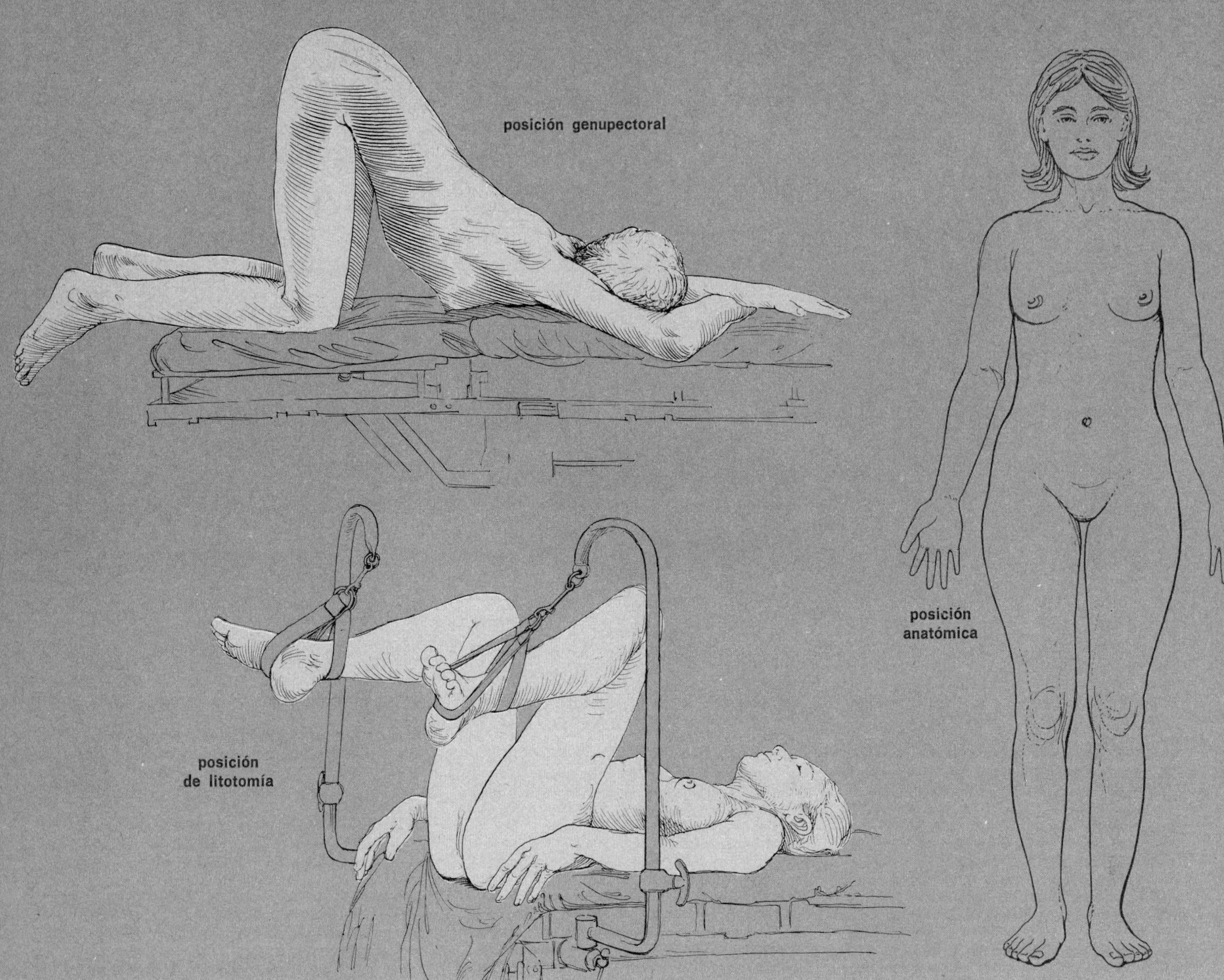

otro anormal recesivo que no se manifiesta de forma evidente, aunque puede ser detectado mediante las pruebas de laboratorio correspondientes.

p. crónico, persona que alberga organismos productores de enfermedad durante algún tiempo después de su recuperación.

p., estado de, individuo en condición de portador.

p. pasivo, alguien que alberga organismos infecciosos sin haber padecido la enfermedad.

portaobjetivo *(nosepiece).* Dispositivo en el extremo inferior del cuerpo del microscopio que sirve para albergar dos o más objetivos fácilmente intercambiables.

portaobjeto *(slide).* Lámina de vidrio en la que se colocan especímenes para su examen al microscopio.

p. de inmersión, portaobjeto plástico especial capaz de sostener un grosor uniforme de medio de cultivo sobre una rejilla moldeada; se emplea para cuantificar la población bacteriana de la orina.

portio (pl. *portiones).* **1.** En latín, porción, parte. **2.** Porción intravaginal del cérvix.

portografía *(portogram, portography).* **1.** Radiografía de la vena porta. **2.** Fotografía esplénica, técnica radiográfica en la que las venas esplénica, porta y sus tributarias se hacen visibles tras la inyección de una sustancia radiopaca; se utiliza ampliamente como procedimiento diagnóstico y pronóstico en la cirrosis.

porus. En latín, poro.

pos-, post-, *(post-).* Prefijo que significa detrás, posterior a o más tardío que.

posaderas *(breech).* Nalgas.

poscardiotomía, síndrome de *(postcardiotomy syndrome).* Véase síndrome pospericardiotomía.

poscarga *(afterload).* En el músculo cardiaco, fuerza contra la que lucha el ventrículo una vez que se inicia la contracción de las fibras musculares; en el ventrículo izquierdo, equivale a la presión diastólica aórtica.

poscibal *(postcibal).* Tras las comidas; que ocurre tras la ingestión de alimento; posprandial.

posclavicular *(postclavicular).* Situado detrás de la clavícula.

posclimatérico *(postclimacteric).* Posterior a la finalización del período reproductivo.

poscolecistectomía, síndrome *(postcholecystectomy syndrome).* Grupo de síntomas sugerentes de afectación biliar, como dolor en cuadrante superior derecho, indigestión e intolerancia a los alimentos, que persisten después de una colecistectomía.

poscomisutoromía, síndrome de *(postcommissurotomy syndrome).* Fiebre, dolores torácicos e inflamación del pericardio y la pleura que aparecen súbitamente, en las pocas semanas siguientes, en pacientes a los que se ha practicado una intervención quirúrgica de las válvulas cardiacas.

posconvulsivo *(postictal).* Que sigue a una convulsión.

posflebítico, síndrome *(postphlebitic syndrome).* Tumefacción crónica de la pierna, dolor y dermatitis secundarios a estasis de la sangre en las venas.

posganglionar *(postganglionic).* Situado detrás de o distalmente a un ganglio.

posgastrectomía, síndrome de *(postgastrectomy syndrome).* Véase síndrome de «dumping».

posición *(position).* **1.** Colocación del cuerpo de una forma especial para facilitar procedimientos diagnósticos o terapéuticos específicos. **2.** Actitud o postura; colocación particular en que se encuentran las partes del cuerpo **3.** En obstetricia, la relación de un punto fijo de la parte fetal que se presenta con otro determinado de la pelvis materna. **4.** Lugar ocupado por una persona.

p. anatómica, aquella en la que el cuerpo está erguido, con los brazos y las palmas de las manos giradas hacia adelante.

p. céntrica, posición en la que el maxilar inferior se halla en retrusión máxima con relación al maxilar superior; la posición en la que un individuo cierra normalmente la boca.

p. de decúbito lateral izquierdo, una en la que el individuo está tendido sobre su costado izquierdo con el muslo y la rodilla derechos levantados; adoptada por mujeres durante el parto; también llamada posición obstétrica.

p. excéntrica, cualquier posición del máxilar inferior distinta de la posición céntrica.

p. de Fowler, posición inclinada que se consigue levantando la cabecera de la cama unos 50 centímetros.

p. genupectoral, postura prona en la que se descansa sobre rodillas y pecho, con los antebrazos sirviendo de apoyo a la cabeza; se adopta para las exploraciones rectales.

p. de litotomía, posición dorsosacra; el individuo se acuesta sobre su espalda con las nalgas en el borde de la mesa de exploración o de operación, las caderas y rodillas totalmente flexionadas y los pies sujetos mediante correas o aparatos mecánicos.

p. obstétrica, véase posición de decúbito lateral

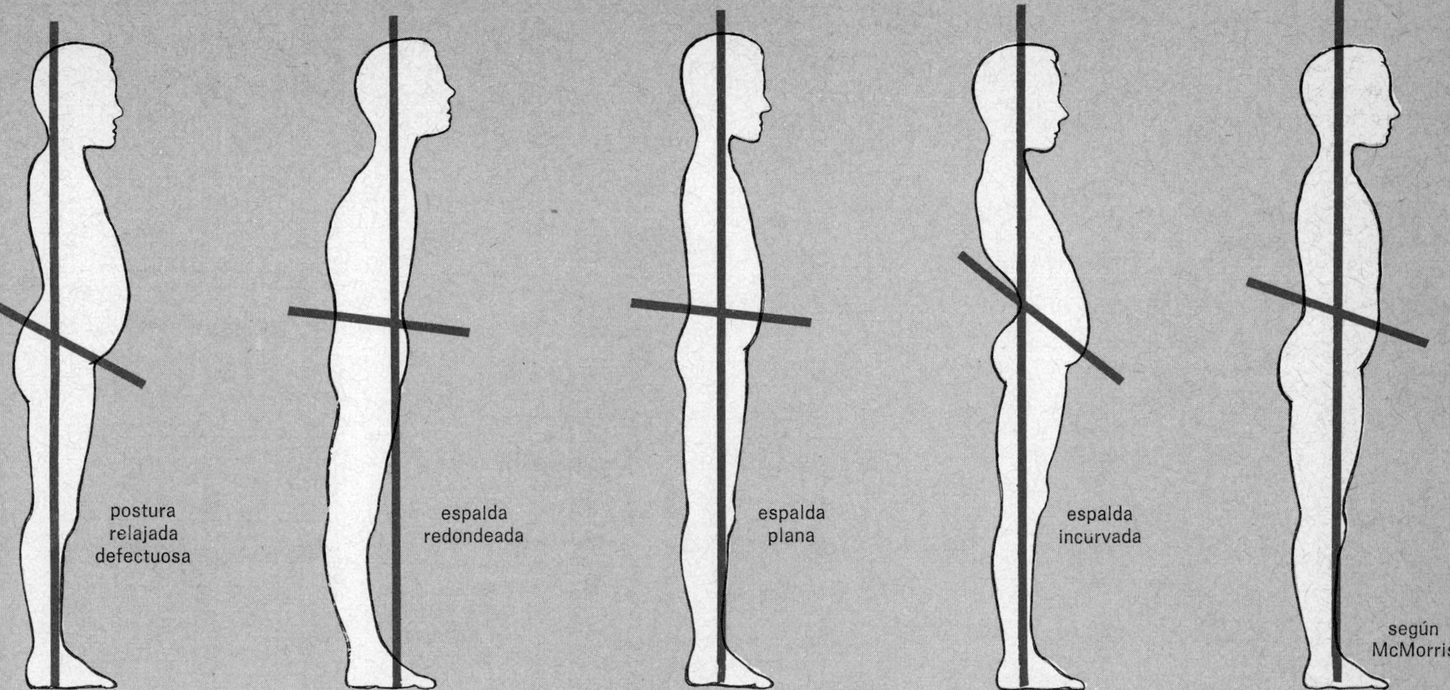

izquierdo.

p. oclusiva, relación del maxilar inferior con el superior cuando la boca está cerrada y los dientes en contacto.

p. ortopneica, posición sentada en la que la cabeza y brazos del individuo descansan en una mesa colocada sobre la cama o los brazos de un sillón.

p. prona, tendido boca abajo.

p. de rana, tendido sobre la espalda con ambos muslos bien extendidos y las rodillas flexionadas, como puede verse en los niños con escorbuto.

p. reclinada, posición de reposo en la que el individuo está tendido sobre su espalda, con las piernas ligeramente extendidas y flexionadas.

p. de salto de ángel, posición en la que el individuo se encuentra tendido sobre su espalda con los hombros elevados y los muslos formando un ángulo recto con el abdomen; se emplea para facilitar el examen de la uretra con instrumentos.

p. de Sim, posición en la que la persona está tendida sobre el lado izquierdo, con el muslo derecho muy flexionado y el izquierdo ligeramente flexionado; el brazo izquierdo está por detrás del cuerpo; se emplea para facilitar la exploración de la vagina y recto, el raspado del útero, la irrigación intrauterina tras el parto, el taponamiento de la vagina, etc.

p. supina, tendido dorsal.

p. de Trendelenburg, posición en la que el individuo se tiende apoyando la espalda en una mesa de operaciones inclinada 45 grados, con la cabeza más baja que el resto del cuerpo; las piernas y pies cuelgan del extremo de la mesa.

positivo *(positive).* **1.** Definido; reactivo; afirmativo; no negativo. **2.** Denota la presencia de un trastorno determinado en el examen. **3.** Que tiene una cantidad superior a cero. **4.** Irrefutable.

positrón *(positron).* Partícula subatómica de igual masa que el electrón y de carga igual pero opuesta (positiva).

posmadurez *(postmaturity).* Estado en el que el feto permanece en el útero más de tres semanas después de la fecha calculada para el parto.

posmenopáusico *(postmenopausal).* Relativo al período que sigue a la menopausia.

posnasal *(postnasal).* Situado detrás de la nariz.

posnatal *(postnatal).* Que ocurre después del nacimiento.

Posner-Schlossman, síndrome de *(Posner-Schlossman syndrome).* Episodios recidivantes de glaucoma no congestivo unilateral caracterizado por un ángulo abierto y precipitados pigmentados en la superficie posterior de la córnea.

posparto *(postpartum).* Relativo a la fase posterior al parto o que se produce en ella.

pospericardiotomía *(postpericardiotomy).* Que ocurre tras una intervención quirúrgica que ha exigido la incisión del pericardio (membrana de dos capas que envuelve al corazón).

pospericardiotomía, síndrome de *(postpericardiotomy syndrome).* Complicación poco frecuente de la cirugía cardiaca en la que hay una reacción pleural o pericárdica tardía caracterizada por fiebre, pleuropericarditis, dolor torácico y aumento de la velocidad de sedimentación globular; también denominado síndrome poscardiotomía.

pospotencial *(afterpotential).* Desviación positiva pequeña que sigue a la desviación principal (espiga) en un registro oscilográfico del potencial eléctrico de un nervio estimulado.

posprandial *(postprandial).* Después de una comida.

pospuberal *(postpubertal).* Perteneciente a o que ocurre durante el período inmediatamente posterior a la pubertad.

postencefalítico *(postencephalitic).* Que se produce después de una encefalitis.

posterior *(posterior).* **1.** Situado detrás de una estructura. **2.** Relativo a la espalda o cara dorsal o trasera del cuerpo humano.

posteroanterior *(posteroanterior).* De atrás hacia adelante.

posterointerno *(posteromedial).* Situado detrás y en el lado interno.

posterolateral *(posterolateral).* Situado detrás y a un lado.

postinfarto de miocardio, síndrome *(postmyocardial infarction syndrome).* Fiebre y pericarditis, acompañadas a menudo de pleuritis, que aparecen una semana o más después de un infarto de miocardio.

postioplastia *(posthioplasty).* Cirugía plástica del prepucio.

postitis *(posthitis).* Inflamación del prepucio; también denominada acrobistitis.

postmortem *(postmortem).* Relativo a la muerte o que se produce después de la misma.

postoperatorio *(postoperative).* Que ocurre después de una intervención quirúrgica.

postración *(prostration).* Estado de agotamiento extremo.

postraumático *(post-traumatic).* Que ocurre después de una lesión o como consecuencia de ella.

postsináptico *(postsynaptic).* **1.** Período que sigue inmediatamente a la transmisión de un impulso de una neurona a otra; que se produce inmediatamente después de cruzar una sinapsis. **2.** Situado distalmente a una sinapsis.

postulado *(postulate).* Aseveración no demostrada.

p. de Koch, para demostrar que un microorganismo es la causa de una enfermedad determinada, debe estar presente en todos los casos de la enfermedad, las inoculaciones de su cultivo puro deben producir la misma enfermedad en los animales y debe obtenerse de éstos en cultivos puros y propagarse.

postura *(posture).* Manera de colocar el propio cuerpo.

posvacunal *(postvaccinal).* Después de una vacunación.

pot *(pot).* Versión abreviada de la palabra india mexicana *potaguaya,* que significa marihuana.

potable *(potable).* Apto para beber; bebible.

potasio *(potassium).* Elemento metálico alcalino blando; símbolo K *(kalium)*; número atómico 19, peso atómico 39,10; tiene un papel fisiológico importante en la contracción muscular, conducción de impulsos nerviosos, acción enzimática y función de la membrana celular; la concentración normal de potasio del líquido extracelular es de 3,5 a 5 mEq/litro

p., cloruro de, polvo o sólido cristalino incoloro, KC1; se utiliza en el tratamiento del déficit de potasio.

p., nitrato de, KNO_3; compuesto cristalino translúcido; también llamado nitro o salitre.

p., permanganato de, compuesto cristalino de color violeta oscuro, $KMnO_4$; se utiliza como agente antiséptico y desodorante.

p., yoduro de, polvo cristalino, KI; soluble en agua; se utiliza medicinalmente como fuente de yodo y como expectorante.

potasio-42 (P^{42}) *(potassium-42 (^{42}K)).* Isótopo artificial que se utiliza como trazador en estudios de distribución de potasio en los compartimientos del líquido corporal.

potencia *(potency).* **1.** Cualidad de ser potente; fuerza. **2.** Expresión comparativa de la actividad de un fármaco en relación a la dosis necesaria para producir un efecto específico de una intensidad dada en comparación con un valor de referencia. **3.** Capacidad intrínseca para el crecimiento y el desarrollo.

p. focal, véase poder de convergencia.

p. sexual, capacidad del varón para realizar el acto sexual.

p. del vértice posterior, convergencia de una lente medida desde la superficie hacia el ojo; norma para la medida de lentes oftálmicas.

potenciación *(potentiation).* Aumento en la in-

registro del **potencial de acción** extracelular en una fibra nerviosa (las cifras sobre la curva indican el potencial de membrana existente cuando el impulso nervioso ocupa diversas posiciones con relación al electrodo que registra)

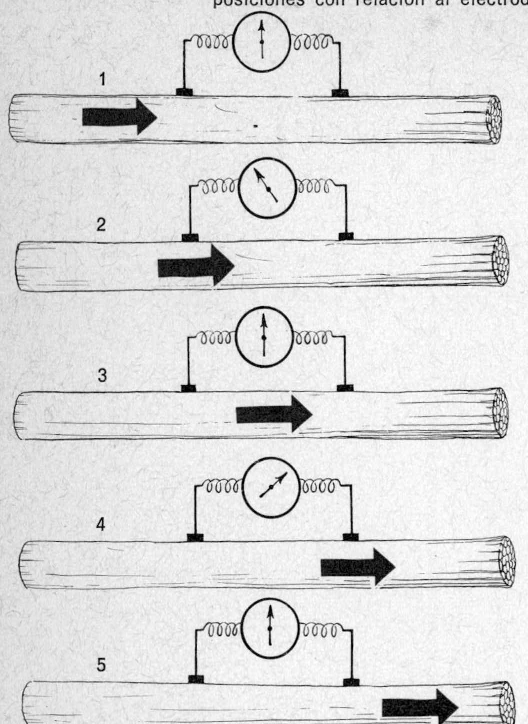

P-pulmonale

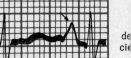

onda P pequeñas y picudas compatibles con hipertrofia auricular derecha

neurona en la que se propaga el estímulo

Na

K

estímulo

cambios locales en el **potencial de membrana** inducidos por el estímulo

tensidad de una actividad, como en la fuerza de contracción de un músculo; el término se utiliza a menudo inadecuadamente en relación a la interacción de fármacos como sinónimo de sinergia.

potencial *(potential).* **1.** Capaz de hacer o ser, pero aún no realizado. **2.** Fuerza necesaria para llevar una unidad de carga positiva de un punto de un campo eléctrico a otro; fuerza electromotriz que impulsa una corriente de un punto a otro.

p. de acción, corriente eléctrica desarrollada en un nervio, musculo u otro tejido excitable durante su actividad.

p. de demarcación, véase potencial de lesión.

p. excitatorio postsináptico, variación de potencial observada en la membrana postsináptica cuando llega a la sinapsis un impulso que tiene una influencia excitatoria; cambio local en el sentido de la despolarización.

p. inhibitorio postsináptico, variación de potencial que se observa en la membrana postsináptica cuando llega a la sinapsis un impulso que tiene una influencia inhibitoria; cambio local en el sentido de la hiperpolarización.

p. de lesión, potencial desarrollado entre las partes lesionada y no lesionada de un nervio, debido a la exposición de la superficie interna con carga negativa de la membrana polarizada en el lugar de la lesión; también llamado potencial de demarcación.

p. de membrana, diferencia de potencial entre los dos lados de una membrana celular, especialmente de fibras nerviosas o musculares; el exterior es positivo, a diferencia del interior.

p. oscuro del ojo, véase potencial en reposo del ojo.

p. de oxidación-reducción, potencial relativo, expresado en voltios, ejercido por un electrodo metálico inerte (no reactivo) en una solución, medido en relación al ejercido por un electrodo de hidrógeno normal a temperatura absoluta; diferencia de potencial entre un electrodo inerte y un sistema de oxidación-reducción reversible en el que está sumergido; también denominado potencial redox.

p. redox, véase potencial de oxidación-reducción.

p. en reposo del ojo, diferencia de potencial de corriente directa entre el polo anterior del ojo (córnea) y el polo posterior (retina); se expresa generalmente en milivoltios; también llamado potencial oscuro del ojo.

p. visual evocado, potencial medido por registros electroencefalográficos obtenidos del área occipital mientras el sujeto contempla un destello luminoso a intervalos de 1/4 de segundo; el ordenador obtiene el promedio de la respuesta a 100 destellos consecutivos.

potenciómetro *(potentiometer).* Instrumento para medir con precisión las fuerzas electromotrices.

potente *(potent).* **1.** Poderoso. **2.** Capaz de producir un efecto fisiológico o químico de gran intensidad. **3.** Que posee potencia sexual.

Pott, enfermedad de *(Pott's disease).* Espondilitis tuberculosa; véase espondilitis.

povidona *(povidone).* Véase polivinilpirrolidona.

poxvirus *(poxviruses).* Los mayores y más complejos virus DNA que infectan al hombre; se multiplican en el citoplasma de las células (a diferencia de otros virus DNA) y provocan la viruela, la seudoviruela y el molusco contagioso.

-poyesis *(-poiesis, -poesis).* Forma sufija que significa producción.

PP *(PP).* Abreviatura de pirofosfato.

ppm *(ppm).* Abreviatura de partes por millón.

ppt *(ppt).* Abreviatura de precipitado.

P-pulmonale *(P-pulmonale).* En electrocardiografía, modelo de onda P característico del cor pulmonale; una onda P alta y puntiaguda, generalmente vista en las derivaciones II, III y AVF.

Pr *(Pr).* **1.** Abreviatura de presbiopía. **2.** Símbolo químico del elemento praseodimio.

p.r. *(p.r.).* Abreviatura de por el recto.

pragmatagnosia *(pragmatagnosia).* Pérdida de la capacidad de reconocer objetos anteriormente conocidos por el individuo.

praseodimio *(praseodymium).* Elemento dúctil plateado, una de las tierras raras; símbolo Pr, número atómico 59, peso atómico 140,907.

praxiología *(praxiology).* Estudio de la conducta o comportamiento.

pre- *(pre-).* Prefijo que significa antes, en el tiempo o en el espacio.

preagónico *(preagonal, preagonic).* Que precede al acto de morir.

prealbúmina *(prealbumin).* Proteína constitutiva del plasma, así denominada porque su movilidad es mayor que la de la albúmina (a los valores alcalinos de pH utilizados para la electroforesis).

p. transportadora de tiroxina, una de las tres proteínas portadoras de tiroxina en el plasma.

preanal *(preanal).* Delante del ano.

preanestésico *(preanesthetic).* Anterior a la anestesia; medicación administrada para facilitar la inducción ulterior de anestesia general.

preauricular *(preauricular).* Situado delante de la aurícula del oído.

precanceroso *(precancerous).* Sujeto a malignidad; dícese de un tumor.

precarga *(preload).* Extensión impuesta al músculo cardiaco debida al volumen ventricular y diastólico; también denominada retorno venoso.

precipitación *(precipitation).* **1.** Acción de separar un sólido mantenido en suspensión o solución. **2.** Aglomeración de proteínas en el suero provocada por la acción de una precipitina específica.

precipitado *(precipitate).* **1.** Depósito sólido formado por precipitación. **2.** Que ocurre de forma anormalmente rápida, como un parto precipitado.

precipitante *(precipitant).* Cualquier cosa que provoca la separación química de un sólido de una solución.

precipitar *(precipitate).* Provocar que una sustancia en solución se separe y forme un depósito sólido.

precipitina *(precipitin).* Anticuerpo que reacciona específicamente con un antígeno soluble para producir un precipitado.

preclínico *(preclinical).* **1.** Que ocurre antes del comienzo de la enfermedad; dícese de la fase de una enfermedad previa al reconocimiento y diagnóstico de los síntomas clínicos. **2.** Que se produce antes del trabajo clínico; indica la preparación médica que generalmente tiene lugar durante los dos o tres primeros años (período básico).

precocidad *(precocity).* Desarrollo físico o mental extraordinariamente temprano.

p. sexual, estado complejo caracterizado por desarrollo y maduración prematuros de los órganos genitales y los caracteres sexuales secundarios.

precognición *(precognition).* Percepción extrasensorial de un acontecimiento aún no experimentado.

preconsciente *(preconscious).* En psicoanálisis, pensamientos e ideas que pueden recordarse mediante un esfuerzo consciente.

preconvulsivo *(preconvulsive).* Que precede a una convulsión.

precordial *(precordial).* Relativo a la zona del tórax situada sobre el corazón.

precordio *(precordium).* Zona de la pared torácica que corresponde a la localización del corazón.

precostal *(precostal).* Delante de las costillas.

precoz *(precocious).* Caracterizado por una madurez física o mental sumamente temprana.

precúneo *(precuneus).* Lóbulo en la superficie interna de cada hemisferio cerebral, situado entre la cúnea y los lóbulos paracentrales.

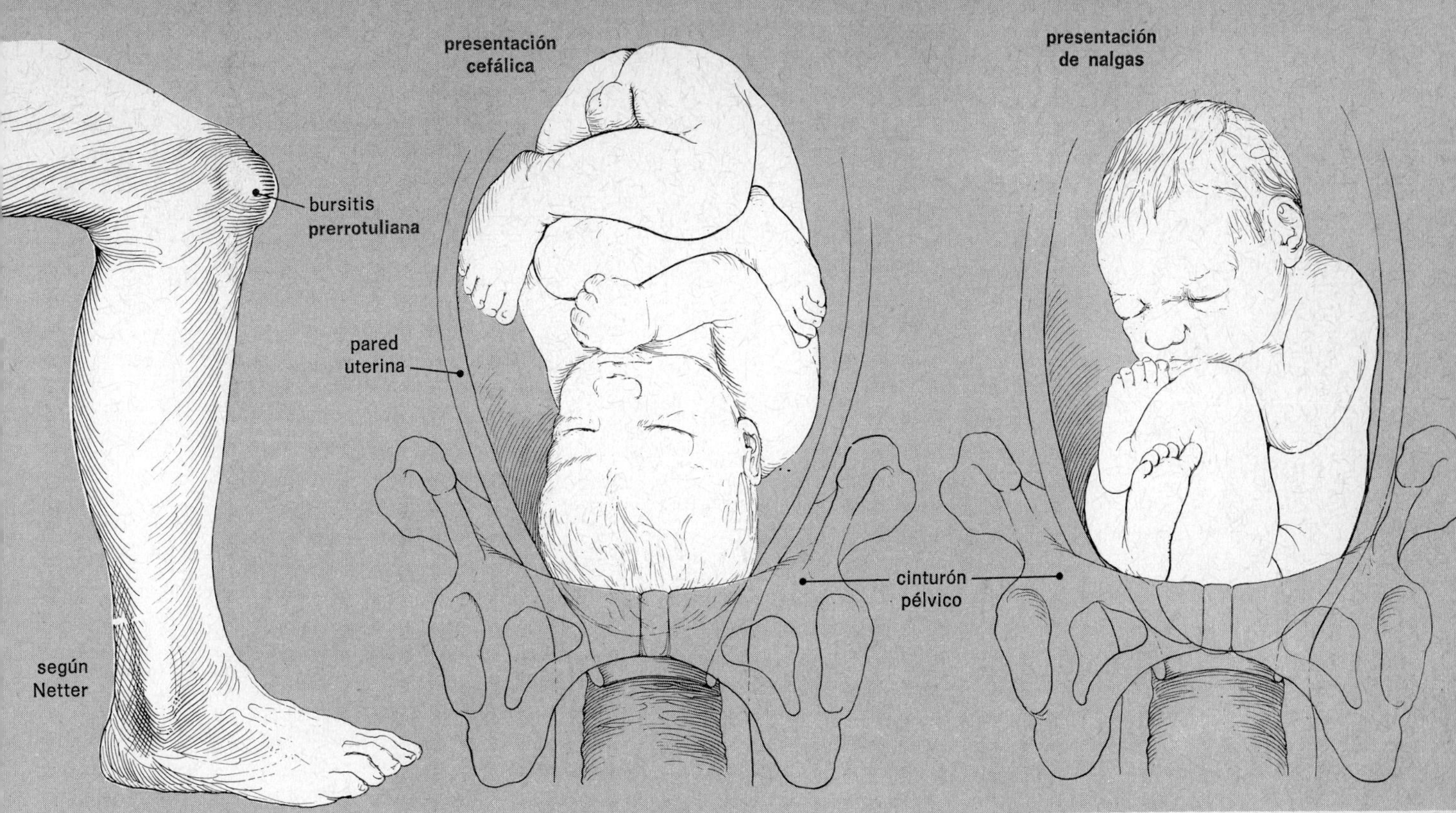

precursor *(precursor).* Lo que en el curso de un proceso es anterior o precede a una fase posterior, como una lesión premaligna, o una sustancia fisiológicamente inactiva que se convierte en activa, como una hormona o enzima.

prediabetes *(prediabetes).* Fase temprana del curso de la diabetes antes de que haya ningún menoscabo evidente del metabolismo de los hidratos de carbono.

prediástole *(prediastole).* Intervalo en el ciclo de ritmo cardiaco que precede inmediatamente a la diástole; también denominado sístole tardía.

predigestión *(predigestion).* Iniciación artificial del proceso digestivo de proteínas y almidón antes de usarlos terapéuticamente como alimentos.

predisponer *(predispose).* Volver susceptible o propenso.

predisposición *(predisposition).* Estado de ser propenso o susceptible a una enfermedad; tendencia o inclinación especial hacia una enfermedad.

prednisolona *(prednisolone).* Glucocorticoide sintético; cristales hidrosolubles blancos y amargos; se utiliza como sustitutivo de la cortisona.

prednisona *(prednisone).* Glucocorticoide sintético; cristales blancos y amargos insolubles en agua; se utiliza como sustitutivo de la cortisona, ya que produce menos retención de agua.

preeclampsia *(preeclampsia).* Toxemia del embarazo en la que no se han producido convulsiones. Véase también toxemia.

preexcitación *(preexcitation).* Activación prematura del miocardio ventricular por un impulso supraventricular que evita la trayectoria normal de conducción A-V; una faceta intrínseca del síndrome de Wolff-Parkinson-White.

preexcitación, síndrome de *(preexcitation syndrome).* Véase síndrome de Wolff-Parkinson-White.

prefrontal *(prefrontal).* Situado en la parte anterior del lóbulo o región frontal del cerebro.

preganglionar *(preganglionic).* Situado delante o antes de un ganglio.

pregnandiol *(pregnanediol).* $C_{21}H_{36}O_2$; el principal producto final del metabolismo de la progesterona; su concentración en la orina es un indicador de la función del cuerpo lúteo.

pregnano *(pregnane).* Hidrocarburo esteroide saturado, derivado del colano; precursor de la progesterona y de varias hormonas adrenocorticales.

pregnantriol *(pregnanetriol).* Precursor en la biosíntesis del cortisol.

pregneno *(pregnene).* Derivado esteroide no saturado del pregnano.

prehormona *(prehormone).* Secreción glandular inactiva susceptible de ser convertida en una hormona activa.

preictal *(preictal).* Anterior a una convulsión o ictus.

preinfarto, síndrome *(preinfarction syndrome).* Inicio o empeoramiento repentino de una angina de pecho previos a un infarto de miocardio.

preleucemia *(preleukemia).* Defecto de diferenciación y maduración celular que precede al inicio de una leucemia aguda diagnosticable como un trastorno de maduración primario.

preluxación *(preluxation).* Luxación hacia adelante.

premaligno *(premalignant).* Que precede a la malignidad; también denominado precanceroso.

prematuridad *(prematurity).* Condición de prematuro.

prematuro *(premature).* Que ocurre antes del momento debido o esperado.

premedicación *(premedication).* Fármaco o fármacos administrados antes de una anestesia general para mitigar la aprensión y producir sedación.

premelanosoma *(premelanosome).* Todas las fases con partículas en la maduración de los melanosomas.

premenárquico *(premenarchal).* Que tiene lugar o existe antes del inicio de la menstruación.

premenstrual *(premenstrual).* Dícese del tiempo del mes anterior al inicio de la menstruación.

premenstrual, síndrome *(premenstrual syndrome).* Aparición de todos o algunos de los siguientes síntomas dos o tres días antes del flujo menstrual: dolor lumbar y del bajo abdomen, irritabilidad nerviosa, dolor de cabeza, sensibilidad de los pechos y congestión pélvica.

premolar *(premolar).* Diente bicúspide.

premunición *(premunition).* Inmunidad establecida contra un microorganismo particular mediante la infección (en una forma crónica) con otro microorganismo relacionado.

prenares *(prenares).* Aberturas nasales.

prenatal *(prenatal).* Anterior del nacimiento.

prensil *(prehensile).* Adaptado para asir.

preoperatorio *(preoperative).* Anterior a una operación.

prepalio *(prepallium).* Corteza cerebral situada delante del surco central (cisura de Rolando).

preparación *(preparation).* **1.** Disposición. **2.** Sustancia, como un medicamento, preparada para un objetivo determinado. **3.** Reducción de un diente natural para que pueda recibir una prótesis, como una corona.

p. de la cavidad, supresión de la caries de un diente y formación de una cavidad capaz de recibir y retener una restauración.

p. depot, fármaco cuyo estado físico se altera de modo que pueda ser absorbido durante un período prolongado de tiempo; p. ej., suspensiones microcristalinas especiales de penicilina.

prepubertad *(prepuberty).* Fase que precede inmediatamente a la pubertad.

prepucio *(prepuce).* Pliegue suelto de piel que cubre parcial o totalmente el glande del pene; es este tejido el que se elimina mediante la circuncisión.

p. del clítoris, pliegue de los labios menores que forma una caperuza sobre el clítoris.

prepuciotomía *(preputiotomy).* Incisión quirúrgica del prepucio del pene, generalmente para aliviar la estrechez (fimosis).

prerrenal *(prerenal).* Situado delante de un riñón.

prerrotuliano *(prepatellar).* Situado delante de la rótula.

presbiacusia *(presbycusis).* Pérdida progresiva de audición que se da en la vejez.

presbiopía *(presbyopia).* Disminución del poder de acomodación de los ojos debida a la edad avanzada; conocida corrientemente como vista cansada.

prescribir *(prescribe).* Recomendar un remedio en el tratamiento de un trastorno.

presenilidad *(presenility).* **1.** Vejez prematura. **2.** Período que precede inmediatamente a la vejez.

presentación *(presentation).* Posición del feto en el útero durante el parto con respecto al canal de nacimiento.

p. de cabeza, véase presentación cefálica.

p. cefálica, aquella en la que la cabeza es la parte que se presenta, conocida como: (1) presentación de vértice cuando la cabeza fetal está flexionada, estando el mentón y el tórax en contacto, (2) presentación sincipital, cuando la parte que se presenta es la gran fontanela, (3) presentación de frente cuando esta parte fetal es la que se presenta y (4) presentación de cara cuando es ésta la primera en aparecer; también denominada presentación de cabeza.

p. de hombro, presentación en la que el eje largo del feto está transversal al eje largo de la madre y la parte que se presenta es un hombro.

p. de nalgas, presentación del extremo pélvico, conocida como: (1) presentación de nalgas franca cuando las piernas del feto están extendidas sobre la superficie anterior de su cuerpo, (2) presentación de nalgas completa cuando los muslos y pier-

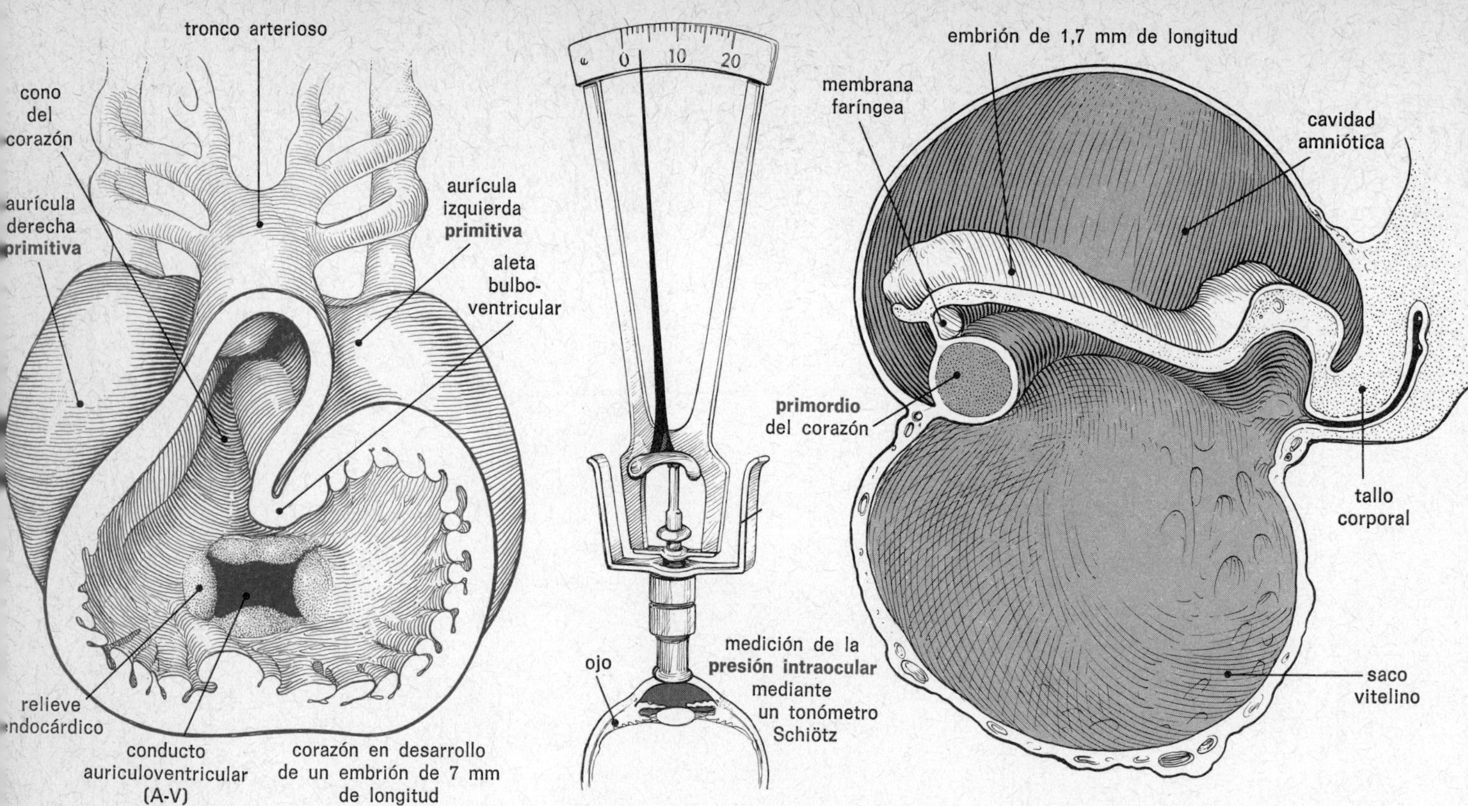

nas fetales están flexionados y (3) presentación podálica cuando uno o ambos pies son las partes que se presentan.

p. placentaria, véase placenta previa.

presentar *(present).* Aparecer primero; dícese de la parte del feto palpada por el dedo del examinador.

preservativo *(condom).* Vaina hecha por lo general de goma muy delgada, usada para cubrir el pene durante el acto sexual para evitar la concepción o la infección.

presináptico *(presynaptic).* **1.** Que existe o tiene lugar antes de cruzar la sinapsis. **2.** Situado antes de una sinapsis.

presión *(pressure).* Fuerza aplicada o que actúa contra una resistencia.

p. arterial, presión de la sangre en circulación sobre las paredes de las arterias, mantenida básicamente por la contracción del ventrículo izquierdo, la resistencia de las arteriolas y capilares, la elasticidad de las paredes arteriales y el volumen y viscosidad de la sangre; la presión arterial máxima o sistólica se da en el momento de sístole del ventrículo izquierdo del corazón; la presión arterial mínima o diastólica se da durante la diástole del ventrículo; los límites normales extremos en adultos se sitúan generalmente en 140/90 mm Hg.

p. atmosférica, presión ejercida por la atmósfera; aproximadamente 10,33 g por mm^2 a nivel del mar, capaz de sostener una columna de mercurio de 760 mm de altura; también denominada presión estándar.

p. cerebrospinal, tensión del líquido cefalorraquídeo, normalmente de 100 a 150 mm de agua (con el individuo tendido sobre un lado).

p. crítica, presión necesaria para condensar o licuar un gas a la temperatura crítica.

p. diastólica, presión arterial durante la diástole; véase presión arterial.

p. enclavada, presión intravascular determinada mediante la colocación de un catéter en ramas del sistema venoso pulmonar o hepático; se cree que la presión así obtenida es un fiel reflejo de la presión existente en el otro extremo del lecho capilar y ayuda a definir la localización de los aumentos de presión a través de cualquiera de los dos órganos.

p. hiperbárica, presión superior a la presión atmosférica normal; utilizada en terapéutica en caso de shock, intoxicación por dióxido de carbono, infecciones clostridiales y para algunas operaciones.

p. intracraneal, presión dentro del cráneo.

p. intraocular, presión del líquido dentro del ojo (medida mediante un tonómetro, generalmente en milímetros de mercurio).

p. intrapulmonar, presión de aire dentro de los pulmones.

p. negativa, presión inferior a la de la atmósfera ambiental.

p. oclusal, cualquier fuerza ejercida sobre las superficies oclusales de los dientes.

p. oncótica, presión osmótica ejercida por coloides en solución.

p. osmótica, presión o fuerza ejercida por sustancias disueltas sobre una membrana semipermeable que separa una solución del solvente puro.

p. osmótica efectiva, porción de la presión osmótica total de una solución que regula la tendencia de su solvente a pasar a través de una delimitación, como una membrana semipermeable.

p. parcial, porción de la presión total ejercida por cada uno de los componentes de una mezcla de gases, expresada en milímetros de mercurio (mm Hg).

p. del pulso, diferencia entre las presiones arteriales sistólica (máxima) y diastólica (mínima) dentro de una arteria durante el ciclo cardiaco; normalmente oscila entre 30 y 50 mm Hg.

p. retrógrada, presión ejercida en el sistema circulatorio por una obstrucción del flujo.

p. sistólica, presión arterial durante la sístole; véase presión arterial.

p. de vapor, presión ejercida por las moléculas de un vapor en equilibrio con su fase sólida o líquida.

presístole *(presystole).* Intervalo que precede inmediatamente a la sístole.

presistólico *(presystolic).* Que ocurre inmediatamente antes de la sístole.

presomita *(presomite).* En embriología, antes de la aparición de somitas.

presor *(pressor).* Que provoca la constricción de los vasos sanguíneos y un aumento de la presión arterial; dícese de ciertas sustancias y fibras nerviosas.

presorreceptor *(pressoreceptor).* Véase barorreceptor.

pretibial *(pretibial).* Perteneciente a la parte delantera de la pierna, especialmente la porción situada delante de la tibia.

prevalencia *(prevalence).* Número de personas con una afección determinada en una población dada.

preventivo *(preventive).* Que actúa para evitar la aparición de algo, como una enfermedad, o proteger frente a ella.

prevertebral *(prevertebral).* Delante de una vértebra o de la columna vertebral.

prevesical *(prevesical).* Delante de la vejiga.

priapismo *(priapism).* Erección continua y patológica del pene sin deseo sexual; generalmente va asociado con trastornos generales, especialmente anemia de células falciformes.

priapitis *(priapitis).* Inflamación del pene.

primacía *(primacy).* Condición de primero, bien en importancia, bien en una serie de acontecimientos.

prima facie. En latín, a primera vista.

primaquina, fosfato de *(primaquine phosphate).* Cristales anaranjados amargos hidrosolubles; se utilizan en el tratamiento del paludismo.

primario *(primary).* **1.** Que es el primero de una secuencia o en importancia. **2.** La forma más sencilla o primitiva.

primate *(primate).* Miembro del orden *Primates.*

Primates. Orden más elevado de los mamíferos, que incluye al hombre y los animales, como los simios, monos y lémures, más próximos a él en cuanto a características físicas; del latín *primus,* que significa primero.

primeros auxilios *(first aid).* Asistencia de urgencia que se proporciona a heridos o enfermos antes de la asistencia médica profesional.

primigrávida *(primigravida).* Mujer en su primer embarazo; también llamada unigrávida.

primípara *(primipara).* Mujer que ha completado un embarazo hasta la fase de viabilidad, con independencia de que el nacimiento sea único o múltiple, o de que el feto esté vivo o muerto.

primitivo *(primitive).* Primario, embrionario.

primordial *(primordial).* **1.** Relativo al grupo embrionario de células que se desarrolla en un órgano o estructura. **2.** Formado durante la primera fase de desarrollo.

primordio *(primordium).* **1.** Las primeras células que forman un órgano en el embrión; esbozo discernible de una parte u órgano durante el desarrollo embrionario. **2.** *(anlage).* Anlaje, rudimento.

princeps *(princeps).* En latín, principal, capital; aplícase a ciertas arterias.

principio *(principle).* **1.** Concepto fundamental. **2.** Ingrediente esencial característico de un fármaco o compuesto químico.

p. activo, componente de un fármaco al que se debe el efecto fisiológico de éste.

p. antianémico, sustancia (presente principalmente en el hígado) que estimula la remisión de

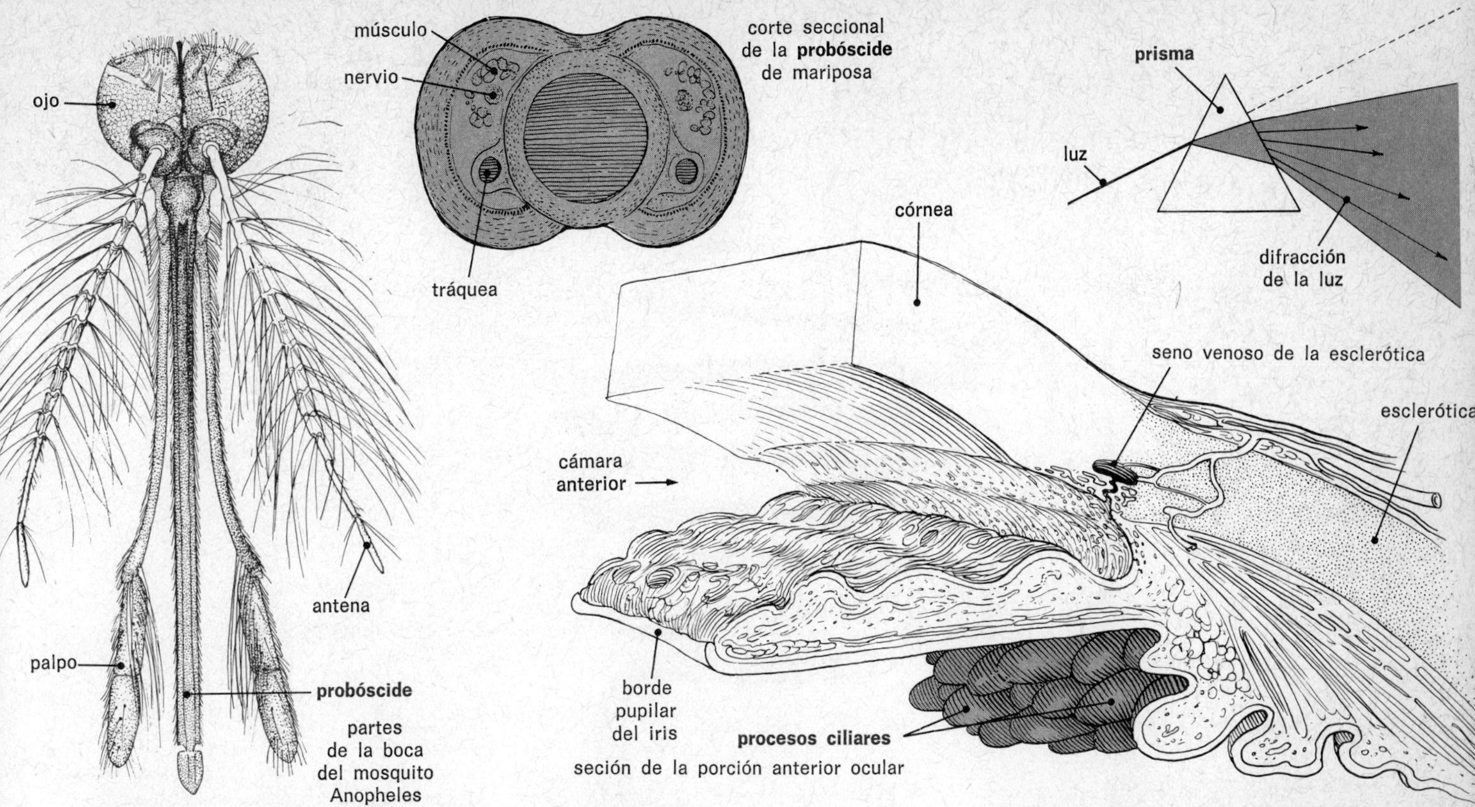

partes de la boca del mosquito Anopheles

seción de la porción anterior ocular

los síntomas en la anemia perniciosa.

p. de Fick, principio utilizado en la medición del gasto cardiaco y el flujo sanguíneo a algunos órganos.

p. hematínico, vitamina B_{12}.

p. del placer, en la teoría psicoanalítica, concepto de que el hombre trata instintivamente de evitar el dolor y la incomodidad y procura obtener gratificación y placer.

p. de realidad, en la teoría psicoanalítica, concepto de que el principio del placer es normalmente modificado en el desarrollo de la personalidad por las exigencias del mundo exterior; p. ej., aplazamiento de la gratificación a un momento más apropiado.

p. de Starling, principio de que el intercambio de líquidos a través de membranas capilares está regido por la diferencia neta entre las presiones hidrostática y osmótica.

prisma *(prism).* Cuerpo transparente, generalmente hecho de cristal óptico o material cristalino, con al menos dos caras planas pulidas inclinadas la una hacia la otra, desde las cuales se refleja o a través de las cuales se refracta la luz.

privación *(deprivation).* Falta o ausencia de estímulos, nutrición, órganos, poderes o atributos que son necesarios.

p. sensorial, disminución de los estímulos sensoriales.

pro- *(pro-).* Forma prefija que significa antes.

Pro *(Pro).* Símbolo del aminoácido prolina o sus formas radicales.

proacelerina *(proaccelerin).* Véase factor V.

probabilidad *(probability).* Verosimilitud; la proporción de la previsibilidad de la aparición de un acontecimiento específico con respecto al total de acontecimientos.

probacteriófago *(probacteriophage).* Véase profago.

probenecid *(probenecid).* Agente que aumenta la excreción de ácido úrico inhibiendo su reabsorción por el riñón; también inhibe la excreción de penicilina por el riñón; Benemid®.

probeta *(graduate).* Vasija de laboratorio, generalmente de vidrio, que lleva grabada una escala en mililitros; se usa para medir líquidos.

problema *(problem).* Cualquier situación que presenta dificultad o incertidumbre.

problemático *(problem).* En psiquiatría, término a menudo empleado para indicar una persona cuya conducta se desvía de la norma; p. ej., niño problemático; úsase algunas veces con preferencia respecto a los términos trastorno de la conducta o trastorno mental.

probóscide *(proboscis).* Estructura tubular situada cerca de la cavidad oral de ciertos insectos y gusanos, a menudo asociada con la alimentación y utilizada como medio de fijación.

procaína, hidrocloruro de *(procaine hydrochloride).* Anestésico local que se utiliza frecuentemente, $C_{13}H_{20}O_2N_2 \cdot HCl$; Novocaína®.

procainamida, hidrocloruro de *(procainamide hydrochloride).* Cristales blancos hidrosolubles; depresor cardiaco utilizado en el tratamiento de arritmias ventriculares.

procariosis *(prokaryosis).* Estado en el que la sustancia nuclear de una célula primitiva se mezcla o está en contacto directo con el resto del protoplasma, debido a la inexistencia de envoltura nuclear.

procariota *(procaryote).* Cualquier organismo unicelular simple que no tiene membrana nuclear ni organelas unidas a la membrana ni ribosomas característicos; p. ej., bacterias y algas azules.

procedimiento *(procedure).* Manera de efectuar algo.

p. operatorio de cataratas, cualquiera de las varias operaciones para extirpar un cristalino cataratoso.

procercoide *(procercoid).* Etapa larvaria de ciertas tenias que transcurre en el huésped intermedio.

proceso *(process).* **1.** Serie de acciones que logran un resultado. **2.** Evolución en una enfermedad.

p. ciliar, cada uno de los rebordes pigmentados y extendidos (de 60 a 80) en la superficie interior del cuerpo ciliar del ojo, formados por el pliegue hacia dentro de las diversas capas de la coroides.

p. primario, tipo de pensamiento caracterizado por la carencia de todo sentido del tiempo y el uso de la alusión, la analogía y la representación simbólica; también denominado pensamiento alógico.

p. secundario, tipo de pensamiento controlado por las leyes que rigen la actividad mental consciente (o preconsciente).

procidencia *(procidentia).* Prolapso completo de un órgano.

procloroperacina *(prochlorperazine).* Compuesto de fenotiacina utilizado como tranquilizante y para aliviar las náuseas y vómitos; Compazine®.

procolágeno *(procollagen).* Precursor del colágeno.

procondral *(prochondral).* Relativo a la fase que precede al desarrollo del cartílago.

proconvertina *(proconvertin).* Véase factor VII.

procordal *(prochordal).* Anterior al notocordio.

procreación lineal *(linebreeding).* Método de procreación utilizado para perpetuar las características deseables de un animal por cruce de sus descendientes.

procrear *(procreate).* Producir descendencia.

proct- *(proct-).* Véase procto-.

proctalgia, proctagra *(proctalgia, proctagra).* Dolor en el recto o en el ano y alrededor de éste; también denominada proctodinia.

p. fugaz, dolor espasmódico agudo de una duración de sólo unos minutos en el recto; se da en hombres jóvenes generalmente de noche.

proctatresia *(proctatresis).* Imperforación del ano.

proctectasia *(protectasia).* Dilatación del ano o recto.

proctectomía *(proctectomy).* Extirpación del recto.

proctencleisis *(proctencleisis, proctencleisia).* Estrechez del ano o recto.

proctitis *(proctitis).* Inflamación del recto.

procto-, proct- *(procto-, proct-).* Formas prefijas que indican una relación con el ano o, más frecuentemente, con el recto.

proctocele *(proctocele).* Véase rectocele.

proctocistocele *(proctocystocele).* Protrusión de la vejiga en el recto.

proctocistotomía *(proctocystotomy).* Incisión de la vejiga desde el recto.

proctoclisis *(proctoclysis, proctoclysia).* Infusión lenta y continua de una solución salina en el recto y colon.

proctocolitis *(proctocolitis).* Véase coloproctitis.

proctocolonoscopia *(proctocolonoscopy).* Examen del recto y colon.

proctocolpoplastia *(proctocolpoplasty).* Cierre quirúrgico de una fístula rectovaginal.

proctodeo *(proctodeum).* Superficie ectodérmica ahuecada situada debajo de la cola del feto; rápidamente se abate hacia la cloaca y entra en contacto con la superficie exterior de la pared de la cloaca.

proctodinia *(proctodynia).* Véase proctalgia.

proctología *(proctology).* Rama de la medicina que se ocupa del estudio del recto y ano y del tratamiento de sus enfermedades.

proctológico *(proctologic).* Perteneciente o relativo a la proctología.

proctólogo *(proctologist).* Especialista en proctología.

proctomenia *(proctomenia).* Menstruación vica-

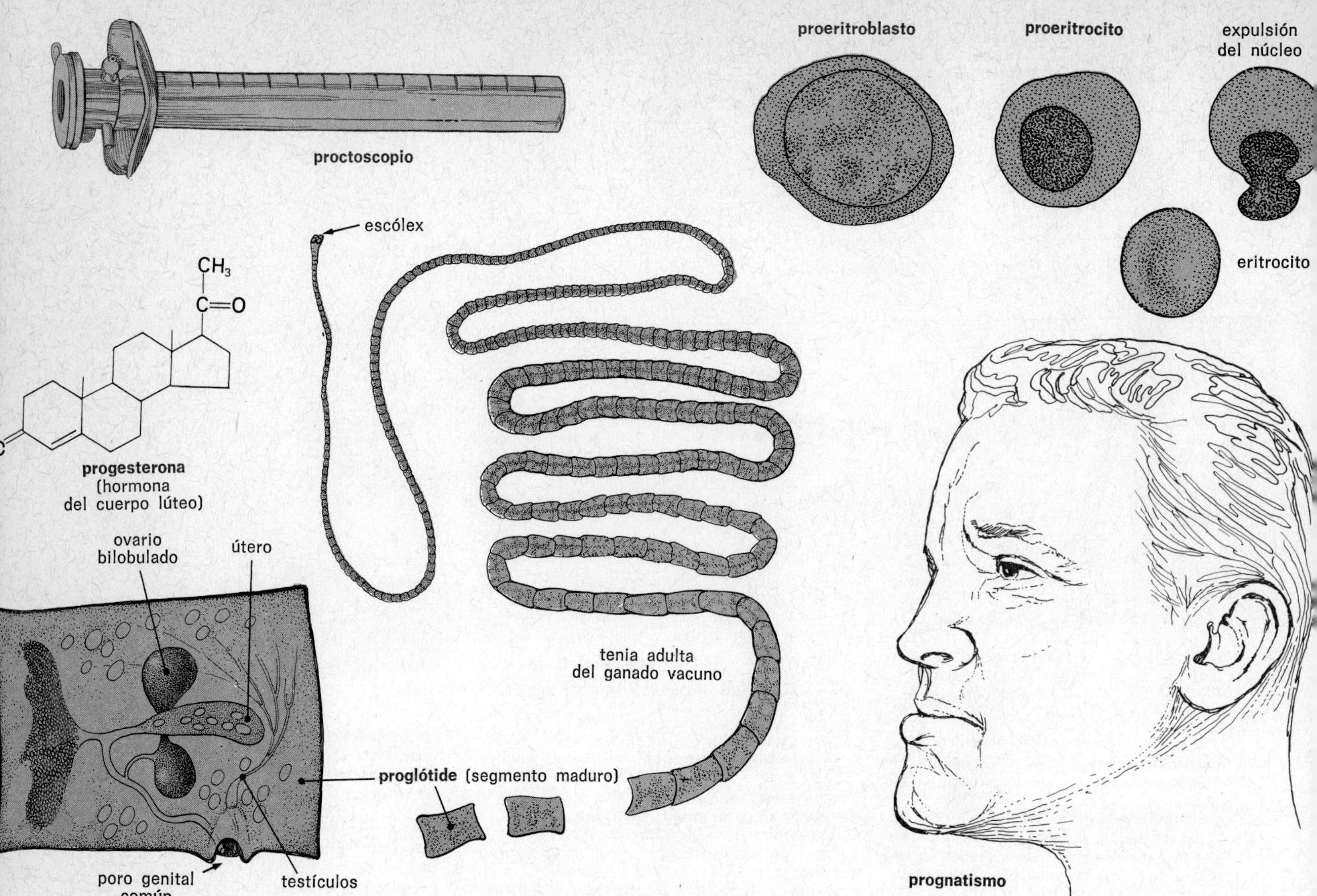

ria que afecta al recto.

proctoparálisis *(proctoparalysis).* Parálisis del ano que origina incontinencia fecal.

proctoperineoplastia *(proctoperineoplasty).* Cirugía plástica del ano y perineo; también denominada rectoperineorrafia.

proctopexia *(proctopexy).* Fijación quirúrgica de un recto prolapsado suturándolo a otra parte; también denominada rectopexia.

proctoplastia *(proctoplasty).* Cirugía plástica del ano o recto; también denominada rectoplastia.

proctoplejía *(proctoplegia).* Parálisis de los músculos del recto y ano.

proctoptosis *(proctoptosia, proctoptosis).* Prolapso del recto y ano.

proctorrafia *(proctorrhaphy).* Sutura de un ano o recto lacerado.

proctorragia *(proctorrhagia).* Derrame sanguinolento por el recto.

proctorrea *(proctorrhea).* Derrame mucoso por el recto.

proctoscopia *(proctoscopy).* Examen del recto con un proctoscopio.

proctoscopio *(proctoscope).* Instrumento utilizado para inspeccionar el recto; un espéculo; también denominado rectoscopio.

proctosigmoidectomía *(proctosigmoidectomy).* Extirpación quirúrgica del recto y el colon sigmoide.

proctosigmoiditis *(proctosigmoiditis).* Inflamación del recto y el colon sigmoide.

proctosigmoidoscopia *(proctosigmoidoscopy).* Examen del interior del recto y el sigmoide por medio de un sigmoidoscopio.

proctospasmo *(proctospasm).* Contracción espasmódica del recto o ano.

proctóstato *(proctostat).* Tubo que contiene radio ideado para su introducción por el ano en el tratamiento del cáncer del recto.

proctostenosis *(proctostenosis).* Estrechamiento anormal del recto o ano; también denominada rectostenosis.

proctostomía *(proctostomy).* Establecimiento de una abertura permanente en el recto.

proctotomía *(proctotomy).* Incisión quirúrgica del ano o recto.

proctovalvotomía *(proctovalvotomy).* Incisión de las válvulas rectales.

procumbente *(procumbent).* Que yace boca abajo; en decúbito prono.

prodrómico *(prodromal).* Relativo al pródromo.

pródromo *(prodrome).* Síntoma temprano de una enfermedad, como el que se ve antes de la erupción de una enfermedad transmisible.

productivo *(productive).* Dícese de un estado inflamatorio que lleva a la formación de tejido nuevo.

producto *(product).* Cualquier sustancia producida natural o artificialmente.

p. de degradación, sustancia resultante de la división de moléculas grandes en otras más sencillas.

p. final, producto químico que representa la secuencia final de una serie de reacciones metabólicas.

p. de fisión, especie atómica resultante de la división de átomos grandes.

proencéfalo *(proencephalon).* Véase prosencéfalo.

proenzima *(proenzyme).* Precursor inactivo de una enzima que precisa algún cambio para hacerse activo; p. ej., la profibrolisina; también denominada cimógeno.

proeritroblasto *(proerythroblast).* Precursor más primitivo del eritrocito, generalmente de un diámetro de 12 a 19 μ; se caracteriza por un citoplasma basófilo escaso sin hemoglobina, y un núcleo que tiene cromatina tenue; también denominado pronormoblasto y rubriblasto.

proeritrocito *(proerythrocyte).* Precursor de un eritrocito; eritrocito inmaduro con un núcleo; normoblasto.

profago *(prophage).* En bacterias lisógenas, la estructura que transporta un código genético para la creación de un tipo dado de fago y confiere rasgos hereditarios específicos al huésped; también denominado probacteriófago.

profase *(prophase).* Primera etapa de la división celular mediante mitosis, durante la cual la cromatina se acumula en una hebra cromosómica que se deshace en pares de cromosomas en forma de bastoncitos; después, cada cromosoma se divide longitudinalmente en cromátides.

profiláctico *(prophylactic).* **1.** Relativo a la prevención de una enfermedad. **2.** Agente que evita una enfermedad.

profilaxis *(prophylaxis).* **1.** Precauciones que se toman para evitar una enfermedad; tratamiento preventivo. **2.** En odontología, limpieza de los dientes.

profundidad *(depth).* Dimensión hacia abajo o hacia adentro.

p. de foco, variación de la distancia existente entre un objeto y una lente o sistema óptico sin que la imagen se vuelva borrosa.

progenital *(progenital).* Sobre la superficie al descubierto de los genitales externos.

progeria *(progeria).* Senilidad o vejez prematura.

progestágeno *(progestagen).* Agente que produce efectos parecidos a los de la progesterona.

progestacional *(progestational).* **1.** Conducente al embarazo. **2.** Referente a la progesterona.

progesterona *(progesterone).* Hormona producida en el ovario por el cuerpo lúteo; estimula cambios en la pared del útero como preparación a la implantación del óvulo fertilizado.

progestina *(progestin).* **1.** Hormona del cuerpo lúteo que actúa sobre el revestimiento del útero (endometrio). **2.** Término general que designa cualquier fármaco sintético que produce dicha acción.

proglosis *(proglossis).* La punta de la lengua.

proglótide *(proglottid).* Uno de los segmentos de la tenia, que contiene órganos reproductores tanto masculinos como femeninos; en un proglótide maduro, los óvulos se producen y fertilizan de forma hermafrodítica.

prognático *(prognathic).* Véase prognato.

prognatismo *(prognathism).* Proyección exagerada hacia adelante del maxilar inferior.

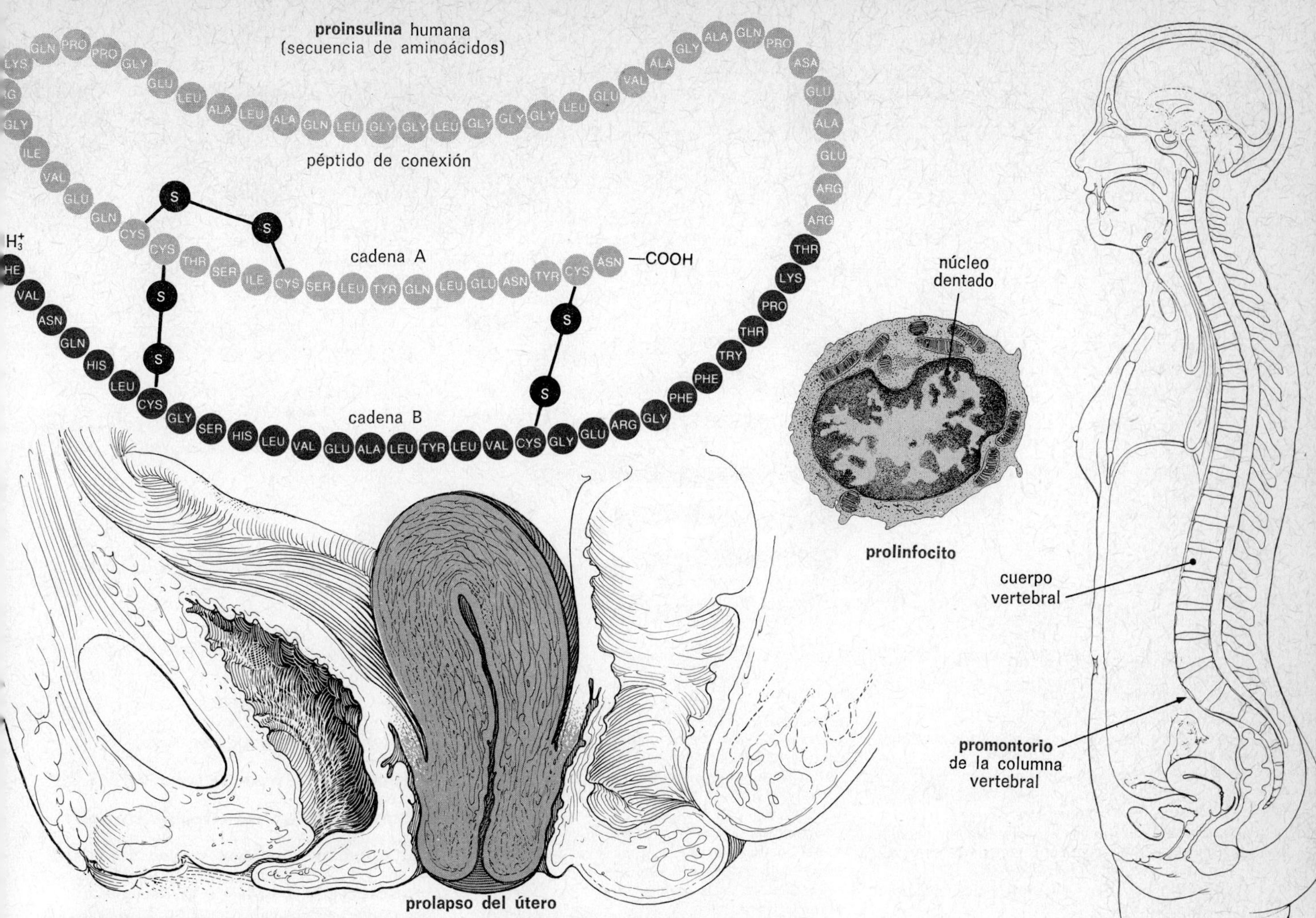

prolapso del útero

prolinfocito

prognato *(prognathous).* Que tiene el maxilar inferior prominente; también denominado prognático.

progranulocito *(progranulocyte).* Véase promielocito.

progresivo *(progressive).* Que avanza; generalmente indica el curso desfavorable de una enfermedad, como de malo a peor.

prohormona *(prohormone).* Cualquier precursor de una hormona; p. ej., la proinsulina.

proinsulina *(proinsulin).* Precursor de cadena única de la insulina; se forma en el retículo endoplasmático de la célula y pasa al aparato de Golgi, donde se elimina enzimáticamente el péptido de conexión (péptido C), dando como resultado la formación de la insulina.

prolabio *(prolabium).* Grosor completo de la parte central prominente del labio superior.

prolactina *(prolactin).* Hormona producida por el lóbulo anterior de la hipófisis que estimula la secreción de leche.

prolapso *(prolapse).* Deslizamiento hacia abajo de un órgano o parte desde su posición normal.

p. del recto, protrusión de la superficie interior del recto a través del ano.

p. del útero, caída del útero en la vagina debida a distensión y laxitud de las estructuras que lo sostienen.

proliferación *(proliferation).* Multiplicación de células similares.

prolífico *(prolific).* **1.** Copiosamente productivo. **2.** Fértil; que engendra una descendencia muy abundante.

prolina *(proline).* Aminoácido que se da naturalmente; a diferencia de otros aminoácidos, es fácilmente soluble en alcohol.

prolinfocito *(prolymphocyte).* Célula de una madurez intermedia entre la del linfoblasto y la del linfocito; tiene capacidad para dividirse y puede servir como depósito de células no especializadas inmunológicamente.

promacina, hidrocloruro de *(promazine hydrochloride).* Compuesto de fenotiacina utilizado como tranquilizante y antiemético; Sparine®.

promastigote *(promastigote).* Fase flagelada de un microorganismo tripanosómico; antes denominado leptomona o estadio leptomonadal.

promegaloblasto *(promegaloblast).* Gran eritrocito nucleado; etapa temprana en la maduración del megaloblasto.

prometacina, hidrocloruro de *(promethazine hydrochloride).* Compuesto antihistamínico utilizado también como coadyuvante de narcóticos; Fenergan®.

prometafase *(prometaphase).* Fase de la mitosis, entre la profase y la metafase, marcada por la desintegración de la membrana nuclear y la formación del huso.

prometio *(promethium).* Elemento radiactivo del grupo de las tierras raras; símbolo Pm, número atómico 61, peso atómico 147 (el isótopo mejor conocido); período de semidesintegración 2,6 años; utilizado como fuente de rayos β.

promielocito *(promyelocyte).* Fase evolutiva de un leucocito granular, intermedia entre mieloblasto y mielocito, que contiene un número variable de grandes gránulos ovoides o irregularmente esféricos; a menudo existen nucléolos; también denominado progranulocito.

prominencia *(prominence).* Proyección, abultamiento.

p. laríngea, proyección de la parte delantera del cuello producida por el cartílago tiroides; también denominada nuez de Adán.

promontorio *(promontory).* Proyección o elevación.

promotor *(promotor).* **1.** Sustancia que incrementa la actividad de un catalizador. **2.** Zona del DNA en la que se fija la polimerasa del RNA, iniciando la transcripción.

pronación *(pronation).* Acción de quedar tendido boca abajo o de girar el antebrazo de modo que la palma de la mano mire hacia atrás o abajo.

pronar *(pronate).* Adoptar una posición de tendido o boca abajo.

pronefros *(pronephros).* Organo excretor primitivo del embrión, consistente en una serie de túbulos rudimentarios; es sustituido por el mesonefros transitorio, que se forma en una posición caudal con respecto a él.

prono *(prone).* Tendido boca abajo.

pronógrado *(pronograde).* Posición horizontal del cuerpo de un cuadrúpedo; lo opuesto a ortógrado.

pronómetro *(pronometer).* Instrumento para determinar el grado de pronación o supinación del antebrazo.

pronormoblasto *(pronormoblast).* Precursor más inmaduro del eritrocito, generalmente de 12 a 19 μ de diámetro; se caracteriza por un citoplasma basófilo escaso sin hemoglobina, y un núcleo que tiene cromatina tenue; también denominado proeritroblasto y rubriblasto.

pronosticar *(prognose).* Predecir el curso y resultado probables de una enfermedad.

pronóstico *(prognosis).* Predicción del resultado de una enfermedad.

pronúcleo *(pronucleus).* Uno de los dos núcleos, o núcleos haploides, sometidos a una fusión, como en el caso de un óvulo o espermatozoide en el momento de la fertilización.

propagación *(propagation).* **1.** Reproducción. **2.** Continuación de un impulso a lo largo de una fibra nerviosa. **3.** Difusión de una enfermedad en una población o generalización de un proceso local.

propantelina, bromuro de *(propantheline bromide).* Producto anticolinérgico utilizado en el tratamiento de trastornos gastrointestinales; Pro-Banthine®.

proparacaína, hidrocloruro de *(proparacaine hydrochloride).* Anestésico superficial eficaz, derivado del ácido aminobenzoico; utilizado principalmente en oftalmología; Ophthaine®.

propenilo *(propenyl).* Glicerilo; radical trivalente, $C_3H_3O_3$, de la glicerina.

properdina *(properdin).* Proteína euglobulínica natural del suero sanguíneo humano con un peso molecular que es aproximadamente ocho veces el

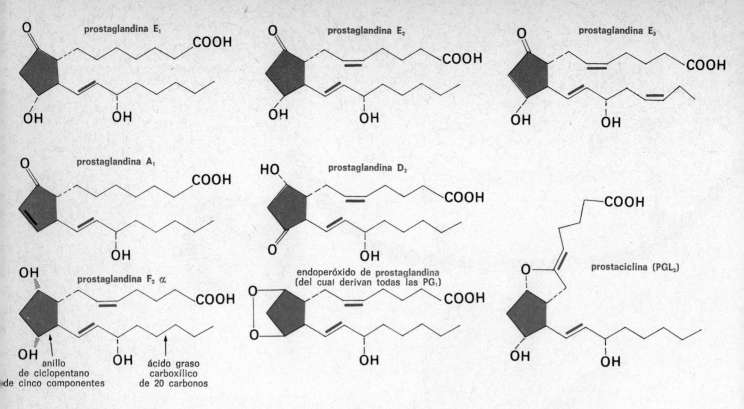

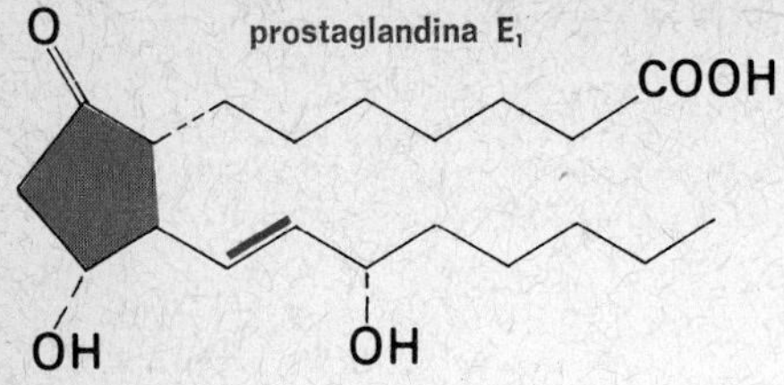

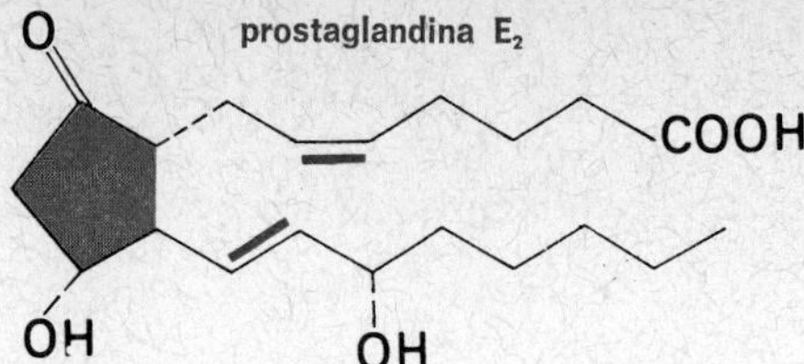

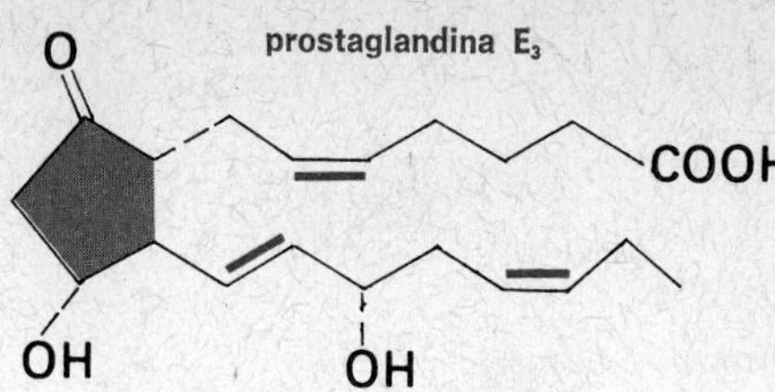

O
prostaglandina A_1
COOH
OH

OH
prostaglandina F_2 α
COOH
OH
anillo de ciclopentano de cinco componentes
OH
ácido graso carboxílico de 20 carbonos

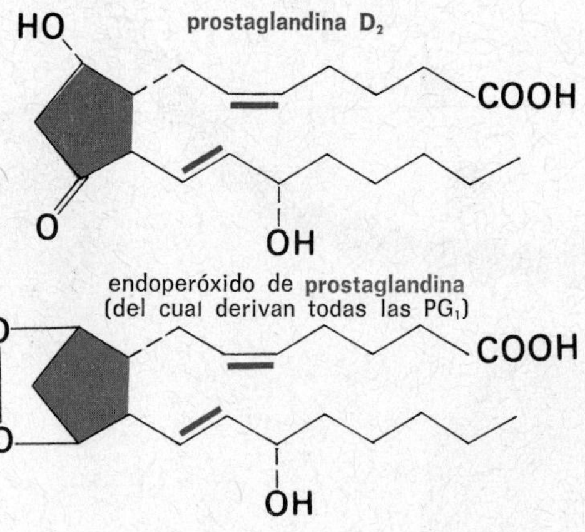

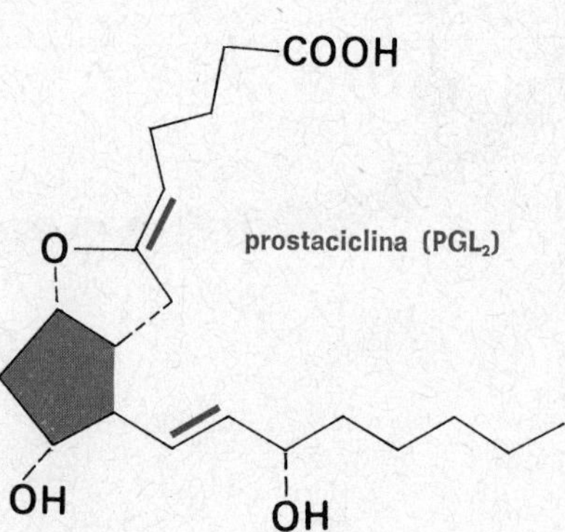

de las globulinas γ; actúa en conjunción con iones de magnesio y complemento y desempeña un papel en la obtención de inmunidad ante enfermedades infecciosas, y posiblemente en la iniciación de otros procesos inmunitarios.

properitoneal *(properitoneal).* Situado delante del peritoneo, es decir, entre el peritoneo parietal y la pared abdominal; preperitoneal.

propileno *(propylene).* Gas inflamable incoloro e hidrosoluble; $CH_2 = CHCH_3$.

propílico, alcohol *(propyl alcohol).* Líquido claro e incoloro, $CH_3CH_2CH_2OH$, más tóxico que el alcohol etílico y ampliamente utilizado como solvente.

propilo *(propyl).* Radical del alcohol propílico o propano.

propilparabeno *(propylparaben).* Cualquiera de varios compuestos utilizados como conservadores en muchas preparaciones farmacéuticas; se sabe que provoca dermatitis por contacto cuando se utiliza en cremas para la piel, lociones, etc.

propiltiouracilo *(propylthiouracil).* Compuesto utilizado en el tratamiento del hipertiroidismo.

propioceptor *(proprioceptor).* Terminación nerviosa sensorial, situada principalmente dentro de los músculos y tendones, que recibe estímulos relativos a los movimientos y posición del cuerpo.

p. muscular, huso neuromuscular; véase huso.

proporción *(ratio).* Relación existente entre una cosa y otra en cuanto a la magnitud o cantidad; también denominada razón.

p. cardiotorácica, proporción entre el diámetro transverso del corazón y el diámetro interno de la caja torácica en su punto más ancho.

p. de extracción, fracción de una sustancia eliminada de la sangre por un órgano; A-V/A (siendo A y V la concentración de la sustancia en el plasma renal arterial y venoso, respectivamente).

p. mendeliana, proporción en que la descendencia, o generaciones posteriores, presenta las características de sus padres, de acuerdo con principios genéticos.

p. nucleocitoplasmática, proporción entre los volúmenes del núcleo y el citoplasma dentro de una célula dada; suele ser constante para un tipo particular de célula, y por lo general se incrementa en neoplasias malignas; también denominada proporción nucleoplásmica.

p. nucleoplásmica, véase proporción nucleocitoplasmática.

p. peso-talla, peso del cuerpo en gramos dividido por la altura en centímetros.

p. de segregación, proporción de los diversos genotipos que se separan entre la descendencia.

p. terapéutica, relación entre la dosis máxima tolerada de un fármaco y la dosis mínima eficaz; cuanto mayor sea la proporción, más seguro será el fármaco.

propositus *(propositus).* Miembro de una familia en el que se observa por primera vez un rasgo determinado y debido al cual se somete a observación al resto de la familia para el estudio de las características hereditarias del rasgo; también denominado caso índice.

propoxifeno, hidrocloruro de *(propoxyphene hydrochloride).* Analgésico débil.

propranolol, hidrocloruro de *(propranolol hydrochloride).* Producto adrenérgico bloqueador de los receptores β que disminuye el ritmo y la fuerza contráctil del corazón, provocando un descenso del gasto cardiaco, la presión arterial y el flujo sanguíneo arterial.

proptómetro *(proptometer).* Véase exoftalmómetro.

proptosis *(proptosis).* Protuberancia o protrusión de un órgano, como la del globo ocular.

propulsión *(propulsion).* Desplazamiento del centro de gravedad que produce una tendencia a inclinarse hacia adelante, observada en personas que padecen de parálisis agitante (enfermedad de Parkinson).

pro re nata *(p.r.n.).* En latín, cuando sea necesario; utilízase en la redacción de recetas.

prorrubricito *(prorubricyte).* Normoblasto basófilo; véase normoblasto.

prosección *(prosection).* Disección anatómica realizada específicamente como demostración o exposición.

prosector *(prosector).* El que prepara o diseca estructuras anatómicas para mostrarlas.

prosencéfalo *(prosencephalon).* Porción del cerebro embrionario desarrollada a partir de la porción más anterior del tubo neural embrionario; más tarde forma el telencéfalo y el diencéfalo; también denominado proencéfalo.

prosodémico *(prosodemic).* Dícese de una enfermedad que se extiende de un individuo a otro; brote de una enfermedad que surge de este modo, en contraste con una epidemia.

prosodia *(prosody).* Variaciones en las pautas de énfasis y entonación del habla mediante las que se comunican diferentes matices de significado.

prosopagnosia *(prosopagnosia).* Forma de agnosia visual en la que el individuo es incapaz de reconocer caras familiares, o tiene grandes dificultades para ello.

prosopoplejía *(prosopoplegia).* Parálisis facial; véase parálisis.

prosopotocia *(prosopotocia).* Presentación de cara en el parto.

prostaciclina *(prostacyclin).* Véase prostaglandina.

prostaglandina (PG) *(prostaglandin).* Miembro de una familia de compuestos acídicos liposolubles semejantes a las hormonas, derivados de ácidos grasos poliinsaturados de cadena larga; están presentes en casi todos los tejidos (incluido el líquido cefalorraquídeo) y poseen una compleja serie de acciones fisiológicas (p. ej., supresión de secreciones ácidas gástricas, vasodilatación periférica, aumento del flujo sanguíneo renal y broncodilatación); se utilizan para inducir el parto y tratar úlceras pépticas; otros posibles usos son en la hipertensión y el asma; la aspirina, la indometacina, la fenilbutazona y otros productos antiinflamatorios no esteroides evitan la síntesis de prostaglandina; se hallaron por primera vez en el semen, pensándose que tenían su origen en la próstata, y de ahí el nombre de prostaglandina. Las PGs se clasifican por su estructura química, utilizando letras (p. ej., PGA, PGB) para designar la sustitución de anillos, y subíndices numéricos (p. ej., PGA_1) para indicar el número de enlaces no saturados. La prostaciclina o PGI_2, un potente inhibidor de la agregación de plaquetas, se encuentra en el endometrio; parece ser de importancia en el mantenimiento de la integridad de las paredes de los vasos sanguíneos.

prostat-, prostato- *(prostat-, prostato-).* Formas prefijas que indican la próstata.

próstata *(prostate).* Glándula del varón en forma de castaña, consistente en tejido glandular y muscular, que circunda la uretra inmediatamente por debajo de la vejiga; secreta un líquido lechoso que es descargado por conductos excretores en la uretra en el momento de la eyaculación.

prostatalgia *(prostatalgia).* Dolor en la próstata.

prostatectomía *(prostatectomy).* Extirpación quirúrgica de la próstata o de una parte de ella.

prostático *(prostatic).* Relativo a la próstata.

prostatismo *(prostatism).* Cualquier afección provocada por hipertrofia u otra enfermedad de la próstata; generalmente se refiere a síntomas de uropatía obstructiva provocados por una hipertrofia prostática.

prostatitis *(prostatitis).* Inflamación de la próstata.

prostatocistitis *(prostatocystitis).* Inflamación de la próstata y la vejiga.

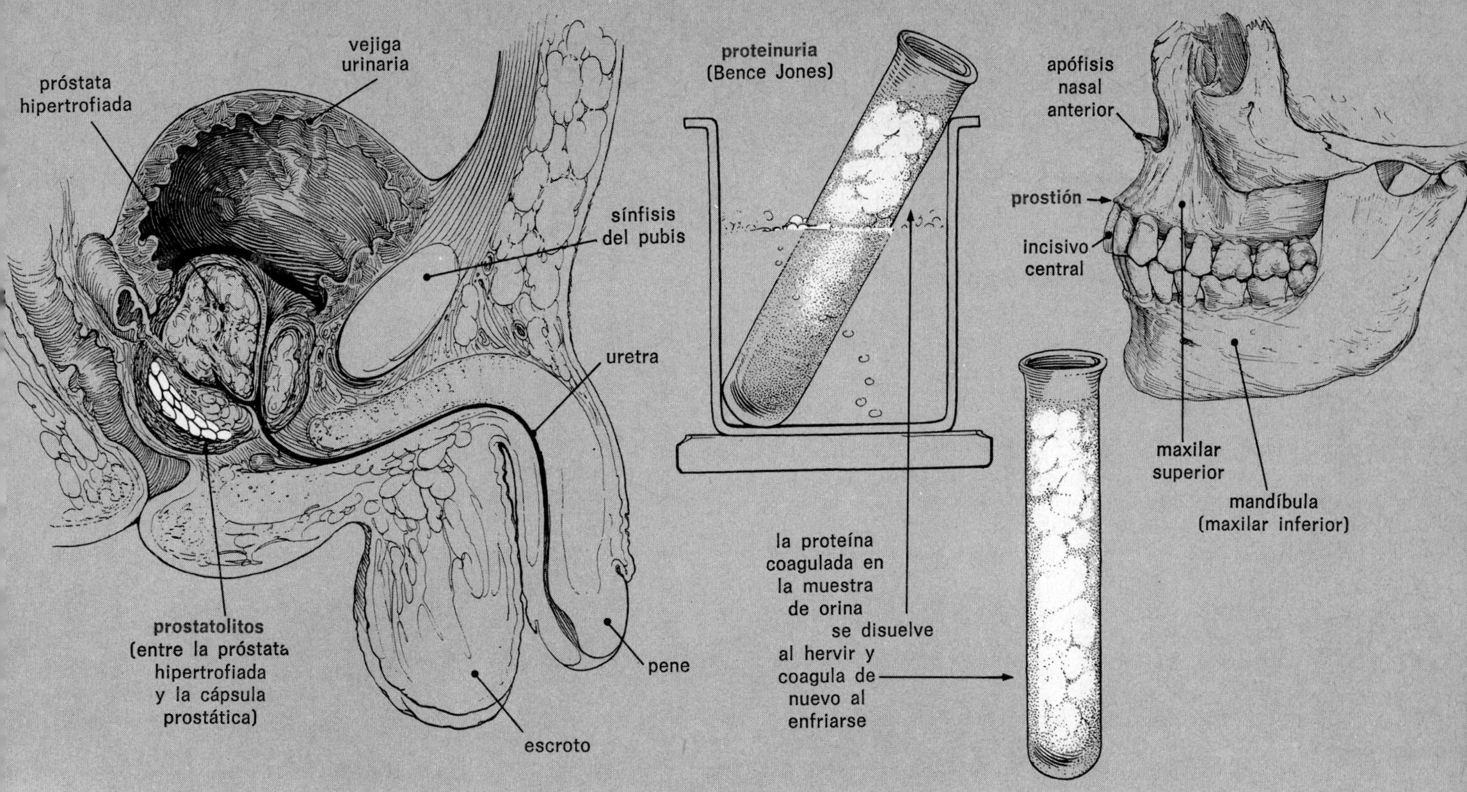

prostatocistotomía *(prostatocystotomy).* Incisión a través de la próstata y la pared de la vejiga.

prostatolito *(prostatolith).* Cálculo de la próstata.

prostatolitotomía *(prostatolithotomy).* Incisión de la próstata para la extracción de un cálculo.

prostatomegalia *(prostatomegaly).* Aumento de volumen pronunciado de la próstata.

prostatomiomectomía *(prostatomyomectomy).* Extirpación quirúrgica de una próstata miomatosa o hipertrofiada.

prostatorrea *(prostatorrhea).* Derrame anormal por la próstata.

prostatotomía *(prostatotomy).* Incisión de la próstata.

prostatovesiculectomía *(prostatovesiculectomy).* Extirpación quirúrgica de la próstata y las vesículas seminales.

prostatovesiculitis *(prostatovesiculitis).* Inflamación de la próstata y las vesículas seminales.

prostética *(prosthetics).* Fabricación y adaptación de partes artificiales del cuerpo.

p. dental, véase prostodoncia.

prostético *(prosthetic).* Relativo a una parte artificial del cuerpo.

prostión *(prosthion).* Punto craniométrico situado en la apófisis alveolar maxilar que se proyecta muy hacia la parte anterior en la línea media; se utiliza en la medición de la profundidad facial; también denominado punto alveolar.

prostodoncia *(prosthodontics).* Rama de la odontología que se ocupa de la restauración y mantenimiento de la función oral mediante la sustitución de los dientes y estructuras conexas perdidos por dispositivos artificiales; también denominada prostética dental.

prostodontista *(prosthodontist).* Especialista en prostodoncia.

prostoqueratoplastia *(prosthokeratoplasty).* Intervención quirúrgica reparadora del ojo por medio de la cual se sustituye el tejido córneo escindido por un implante protésico transparente.

prot- *(prot-).* Véase proto-.

protamina *(protamine).* Cualquiera de un grupo de proteínas sencillas altamente básicas, ricas en arginina e hidrosolubles; neutralizan la acción anticoagulante de la heparina.

p., sulfato de, antagonista de la heparina utilizado para neutralizar las cantidades excesivas de ésta.

protaminasa *(protaminase).* Enzima del tipo de las proteinasas que normalmente desdobla protaminas en péptidos en el intestino; también denominada carboxipeptidasa B.

protanopía *(protanopia).* Incapacidad para diferenciar los colores rojo, naranja, amarillo y verde; también denominada ceguera roja y aneritropsia.

proteasa *(protease).* Enzima que actúa sobre los enlaces peptídicos de proteínas y péptidos; una enzima hidrolizante o desdobladora de proteínas; también denominada enzima proteolítica.

protector *(protective).* **1.** Que proporciona inmunidad. **2.** Producto aplicado a una parte para proporcionar protección.

proteiforme *(protean).* De forma cambiante; que tiene la capacidad de asumir fácilmente distintas formas; variable.

proteína *(protein).* Miembro de un grupo de sustancias nitrogenadas complejas, de elevado peso molecular, que contienen aminoácidos como unidades estructurales fundamentales, se hallan presentes en las células de todos los animales y plantas y actúan en todas las fases de actividad química y física de las células.

p. de Bence-Jones, proteína que se encuentra en la orina de individuos con mieloma múltiple; cuando se calienta la orina, se forma un precipitado a 50 a 60° C, que se disuelve cuando la temperatura se eleva hasta casi el punto de ebullición; también denominada albúmina de Bence-Jones.

p. C reactiva, proteína anormal que se encuentra en el suero sanguíneo de personas en fases agudas de enfermedades inflamatorias como la fiebre reumática.

p. conjugada, compuesto formado por la combinación de una proteína con un grupo no proteico (prostético).

p. desnaturalizada, proteína que ha experimentado una alteración, de tal modo que ha perdido sus propiedades características.

p. extraña, la que difiere de las que normalmente se encuentran en la sangre, linfa o tejidos corporales; proteína heteróloga.

p. del plasma, fracción de, proteínas seleccionadas del plasma sanguíneo de donantes humanos adultos, utilizadas para mantener el volumen de sangre.

p., hidrolizado (intravenoso) de, producto de la hidrólisis proteica, constituido por aminoácidos, utilizado después de una intervención quirúrgica del tracto intestinal y ciertas enfermedades graves; también denominado hidrolizado de caseína al 5 %; Amigen®.

p. inmunitaria, antitoxina.

p. nativa, la que se halla en su estado natural.

p. del plasma, cada una de las presentes en el plasma sanguíneo; p. ej., albúmina, globulinas, fibrinógeno, etc.

p. simple, la que sólo da aminoácidos tras la hidrólisis.

proteinasa *(proteinase).* Enzima que hidroliza proteínas o polipéptidos nativos; p. ej., pepsina.

proteinosis *(proteinosis).* Estado caracterizado por un incremento de las proteínas en los tejidos, especialmente proteínas anormales.

p. alveolar pulmonar, enfermedad progresiva crónica de los pulmones caracterizada por la acumulación de una sustancia granular homogénea en los alveolos (sacos aéreos); afecta a adultos y su causa es desconocida.

proteinuria *(proteinuria).* Excreción de proteínas en la orina en una cantidad superior a la diaria normal; un individuo sano de tamaño medio excreta normalmente hasta 100 mg de proteínas por día.

p. continua, p. persistente, excreción urinaria de proteínas en una proporción anormalmente elevada que no es intermitente ni está relacionada con la posición del cuerpo; generalmente asociada con trastornos renales primarios que producen alteraciones vasculares y parenquimatosas en el riñón.

p. febril, proteinuria que se presenta con la fiebre.

p. intensa, excreción de más de 4 g de proteínas al día, por lo general provocada por trastornos renales que incrementan en gran medida la permeabilidad glomerular (síndrome nefrótico).

p. ortostática, véase proteinuria postural.

p. persistente, véase proteinuria continua.

p. postural, p. ortostática, excreción excesiva de proteínas en la orina, generalmente leve, en adolescentes y adultos jóvenes sanos, que se produce cuando el individuo está erguido y desaparece mientras está recostado.

p. transitoria, proteinuria que puede aparecer con trastornos febriles, crisis abdominales, enfermedades cardiacas, anemia grave y estrés emocional; también denominada proteinuria intermitente o funcional.

proteólisis *(proteolysis).* Descomposición (hidrólisis) de las proteínas en formas solubles y más sencillas por la acción de enzimas, como en la digestión.

proteolítico *(proteolytic).* Que provoca proteólisis.

proteosa *(proteose).* Uno de los productos intermedios de la digestión proteica, entre una proteína y una peptona.

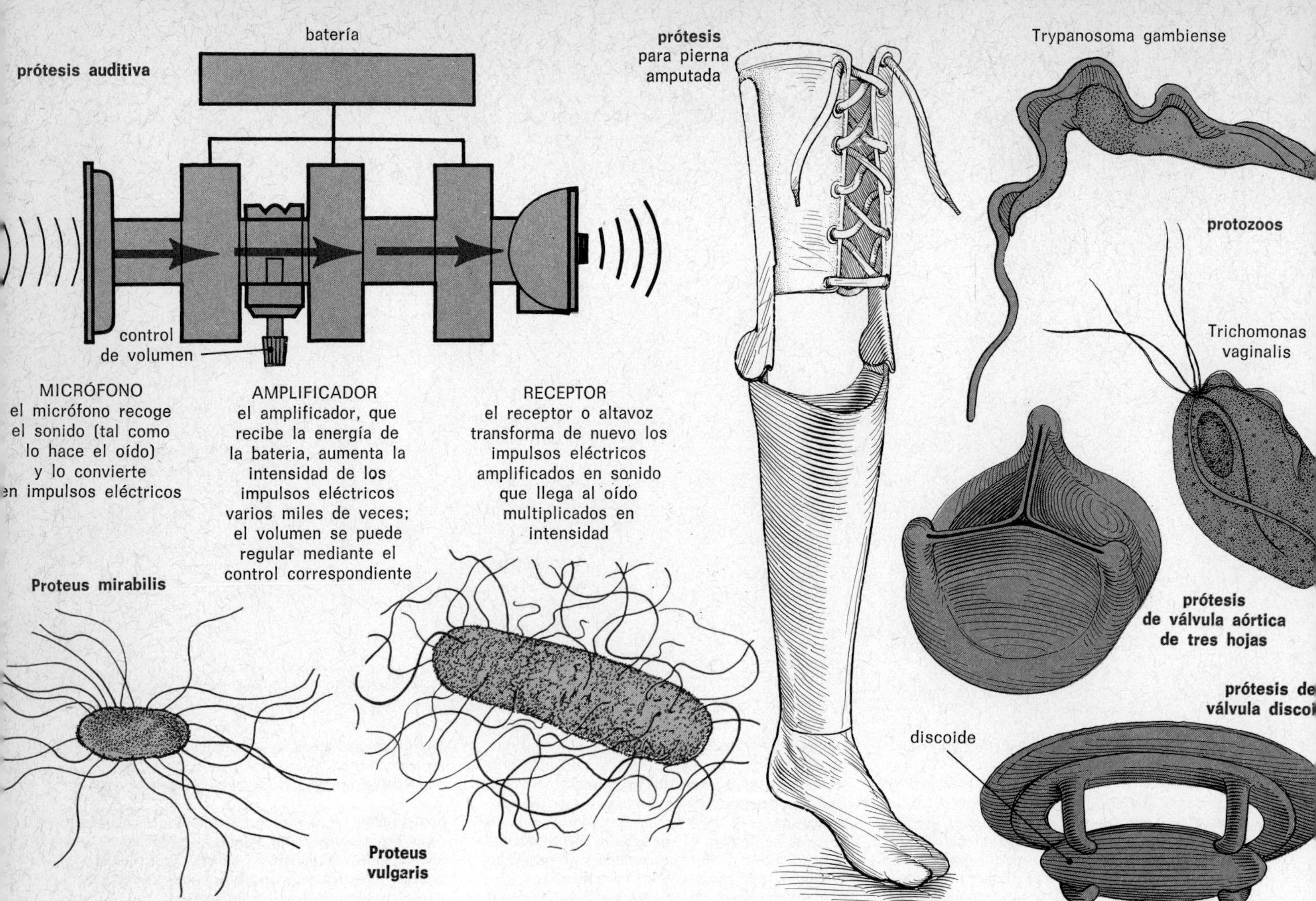
prótesis auditiva
batería
control
de volumen
MICRÓFONO
el micrófono recoge
el sonido (tal como
lo hace el oído)
y lo convierte
en impulsos eléctricos
AMPLIFICADOR
el amplificador, que
recibe la energía de
la bateria, aumenta la
intensidad de los
impulsos eléctricos
varios miles de veces;
el volumen se puede
regular mediante el
control correspondiente
RECEPTOR
el receptor o altavoz
transforma de nuevo los
impulsos eléctricos
amplificados en sonido
que llega al oído
multiplicados en
intensidad
prótesis
para pierna
amputada
Trypanosoma gambiense
protozoos
Trichomonas
vaginalis
prótesis
de válvula aórtica
de tres hojas
prótesis de
válvula discoide
discoide
Proteus mirabilis
Proteus
vulgaris

prótesis *(prosthesis).* Aparato artificial utilizado para sustituir una parte del cuerpo ausente.

p. dental, sustitución artificial de uno o más dientes o estructuras conexas.

p. ocular, ojo artificial.

p. del paladar hendido, dispositivo utilizado para corregir un defecto estructural congénito en el techo de la boca.

p. de válvula aórtica de tres hojas, válvula cardiaca artificial de tres hojas y una sola pieza que permite un modelo de flujo central completo similar al de la válvula normal.

p. de válvula discoide, válvula cardiaca artificial consistente en un disco suelto en un receptáculo abierto.

prótesis auditiva *(hearing aid).* Pequeño instrumento que amplifica el sonido; se usa para compensar la pérdida de audición.

Proteus. Género de bacterias gramnegativas, móviles sólo a 25° C; la mayoría de las veces asociadas con infeciones de heridas y del tracto urinario; también pueden observarse en la diarrea y la gastroenteritis.

P. mirabilis, especie que se encuentra en carne podrida, derrames y abscesos; se cree que es una causa de gastroenteritis.

P. morganii, especie que es un habitante común del tracto gastrointestinal; se observa en deposiciones normales y diarreicas.

P. vulgaris, especie que se encuentra en abscesos y tejidos en putrefacción; ciertas cepas son aglutinadas por el suero del tifus, por lo que se utilizan para el diagnóstico de la enfermedad (reacción de Weil-Felix).

protio *(protium).* Véase hidrógeno-1.

protistos *(Protista).* Tercer reino o división de los seres vivos que comprende organismos unicelulares como las bacterias, protozoos y muchos hongos y algas.

proto-, prot- *(proto-, prot-).* Formas prefijas que significan el primero de una serie.

protoactinio *(protactinium).* Elemento radiactivo raro; símbolo Pa, número atómico 91, peso atómico 231; parecido al uranio.

protodiastólico *(protodiastolic).* Relativo al tercio inicial de una diástole cardiaca o al período inmediatamente siguiente al segundo ruido cardiaco.

protón *(proton).* Unidad de electricidad positiva; núcleo del átomo de hidrógeno; partícula de todos los otros núcleos atómicos que tiene una masa de 1,0073 unidades y una carga positiva numéricamente igual a la carga negativa de un electrón.

protoplasma *(protoplasm).* Materia viviente; sustancia esencial en la que se elaboran todas las células vivientes, vegetales y animales.

protoplasto *(protoplast).* Forma microbiana de pared defectuosa esférica y osmóticamente frágil con una superficie externa carente de componentes de la pared celular.

protoporfiria *(protoporphyria).* Estado caracterizado por concentraciones elevadas de protoporfirina en los eritrocitos, plasma y heces.

protoporfirina *(protoporphyrin).* Porfirina que, unida con hierro, forma el heme de la hemoglobina y los grupos prostéticos de mioglobina, catalasa, citocromos, etc.

prototipo *(prototype).* Especie ancestral o primitiva de la que se desarrollan o a la que se ajustan otras.

prototrofo *(prototroph).* Cepa de tipo salvaje y nutritivamente independiente de cualquier organismo. Véase auxotrofo.

protoveratrinas A y B *(protoveratrines A and B).* Mezcla de dos alcaloides aislados de *Veratrum album;* utilizados antiguamente como agentes antihipertensivos; la acción antihipertensiva se obtiene mediante la sensibilización de los barorreceptores del seno carotídeo.

protóxido *(protoxide).* Oxido de un metal con exclusión de los subóxidos que contienen la mínima proporción de oxígeno.

protozoo *(protozoon).* Organismo unicelular miembro del filo protozoos *(Protozoa)*; también denominado protozoario.

protozoófago *(protozoophage).* Célula que ingiere protozoos.

protozoología *(protozoology).* Estudio biológico de las formas más simples o primitivas de vida animal (protozoos).

protozoos *(Protozoa).* Filo del reino animal que incluye todos los organismos unicelulares.

protozoosis *(protozoiasis).* Infestaciones con protozoos.

protracción *(protraction).* En odontología, estado en el que los dientes u otras estructuras de los maxilares superior o inferior se colocan delante de su posición normal.

protractor *(protractor).* **1.** Instrumento para extraer un objeto extraño, como una bala, de una herida profunda. **2.** Músculo que extiende un miembro; músculo extensor.

protrombina *(prothrombin).* Factor II; proteína del plasma que se convierte en trombina durante la segunda etapa de la coagulación de la sangre; precursor enzímicamente inactivo de la trombina; antes denominada trombinógeno.

protrusión *(protrusion).* **1.** En odontología, posición del maxilar inferior hacia adelante o lateralmente hacia adelante con respecto a la posición céntrica. **2.** Posición adelantada, saliente, como en la exoftalmía.

protuberancia *(protuberance).* Eminencia, proyección o abombamiento.

p. mentoniana, elevación triangular en la porción inferior de la superficie exterior del maxilar inferior en la línea central, que ayuda a formar la barbilla.

p. occipital externa, prominencia en el centro de la superficie exterior del hueso occipital.

p. occipital interna, prominencia en el punto central de la superficie interior del hueso occipital.

provirus *(provirus).* Virus que se ha convertido en parte integrante del cromosoma de la célula huésped y que se transmite de una generación celular

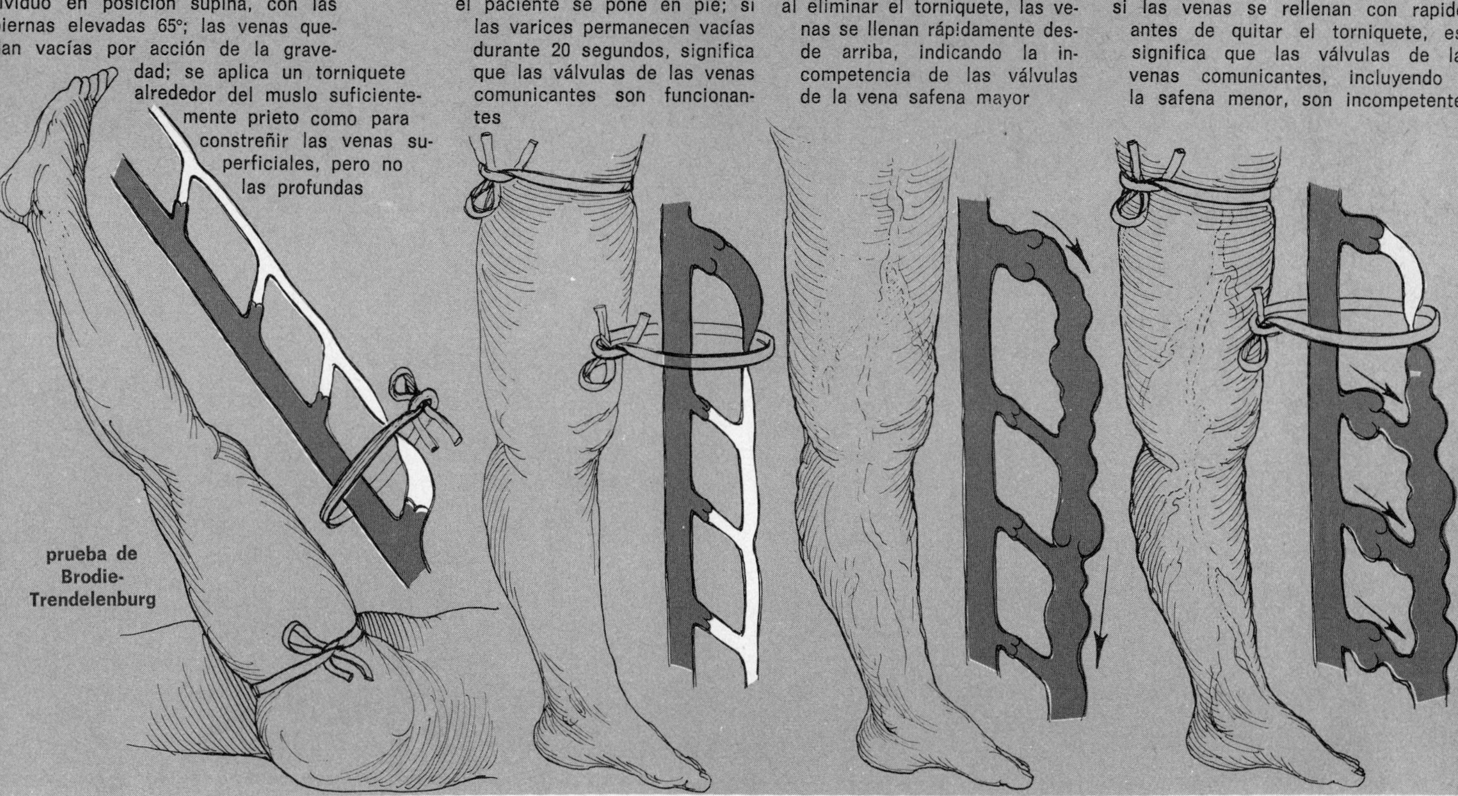
ividuo en posición supina, con las
piernas elevadas 65°; las venas quedan vacías por acción de la gravedad; se aplica un torniquete alrededor del muslo suficientemente prieto como para constreñir las venas superficiales, pero no las profundas
el paciente se pone en pie; si las varices permanecen vacías durante 20 segundos, significa que las válvulas de las venas comunicantes son funcionantes
al eliminar el torniquete, las venas se llenan rápidamente desde arriba, indicando la incompetencia de las válvulas de la vena safena mayor
si las venas se rellenan con rapidez antes de quitar el torniquete, eso significa que las válvulas de las venas comunicantes, incluyendo a la safena menor, son incompetentes
prueba de Brodie-Trendelenburg

a otra.

provitamina *(provitamin).* Sustancia presente en ciertos alimentos que puede convertirse en una vitamina; precursor de una vitamina, como el caroteno; también denominada previtamina.

proximal *(proximal).* **1.** Más cerca del centro, línea media, punto de inserción o punto de origen; opuesto a distal. **2.** En odontología, la superficie de un diente, ya sea mesial o distal, que está más próxima a un diente adyacente.

próximo *(proximate).* Más cercano, adyacente; aproximado; inmediato.

proximoataxia *(proximoataxia).* Falta de coordinación muscular de las partes proximales de las extremidades.

proyección *(projection).* **1.** Prominencia. **2.** Referencia de sensaciones de los órganos sensitivos a la fuente del estímulo. **3.** Transferencia a otra persona de los atributos reprimidos e inaceptables de uno mismo. **4.** Incidencia de los rayos X en una parte del cuerpo en una dirección determinada en relación al tubo de rayos X; p. ej., anteroposterior (AP), posteroanterior (PA), oblicua anterior derecha (OAD), oblicua anterior izquierda (OAI), etc.

prueba *(test).* **1.** Examen. **2.** Medio para determinar la presencia y cantidad de una sustancia.

p. de absorción de anticuerpos fluorescentes del treponema, prueba específica de la sífilis en la que se utiliza una suspensión de *Treponema pallidum* (cepa Nichols).

p. de absorción de la d-xilosa, prueba de absorción gastrointestinal; después de ayunar durante 8 horas, el individuo bebe 10 ml por kilo de peso corporal de una solución de *d*-xilosa al 5 % y se abstiene de comer y beber hasta que la prueba termina; se almacena toda la orina de las cinco horas siguientes; se obtienen muestras de sangre inmediatamente antes de la ingestión de la solución y una y 2 horas después; normalmente, se excreta el 16,33 % de la xilosa ingerida en cinco horas; la xilosa sérica alcanza un nivel de entre 25 y 40 mg/100 ml a la hora, manteniéndose esta cifra durante otros 60 minutos.

p. de absorción de la vitamina A, prueba de absorción gastrointestinal; después de obtenerse una muestra de sangre en ayunas, el sujeto ingiere 200000 unidades de vitamina A en aceite; normalmente, el nivel sérico de vitamina A debe ascender al doble del existente en ayunas en 3 a 5 horas.

p. de la acetona, la que se utiliza para descubrir la presencia de acetona en la orina; se añaden unas gotas de nitroprusiato sódico a la muestra de orina y se agita ésta; a continuación, se vierte agua fuerte sobre la mezcla; si existe acetona, se forma un anillo de color magenta en la línea de contacto.

p. del aclaramiento de urea, prueba de la función renal que se basa en el volumen de sangre que queda despojado de urea por minuto; se obtiene un aclaramiento máximo a tasas de flujo superiores a 2 ml por minuto; el aclaramiento estándar está generalmente entre 40 y 65 ml/min.; el aclaramiento máximo es de 60 a 100 ml/min.

p. de Adson, la que sirve para descubrir el síndrome del estrecho torácico; el paciente se sienta con las palmas de las manos en las rodillas, la barbilla alta y la cabeza vuelta hacia el lado a examinar; si con una inspiración profunda el pulso radial desaparece, ello indica una oclusión temporal de la arteria subclavia.

p. de aglutinación cruzada, una de las pruebas utilizadas para tipificar la sangre; se mezclan hematíes de un donante con un tipo de sangre desconocido con sueros de tipos sanguíneos conocidos.

p. de la antiglobulina, véase prueba de Coombs.

p. de apercepción temática, prueba psicológica en la que se pide al sujeto que relate historias sobre cuadros ambiguos que pueden interpretarse de manera diferente según la personalidad del individuo.

p. de Aschheim-Zondek, prueba para la determinación del embarazo; se inyectan simultáneamente pequeñas cantidades de la primera orina de la mañana a cuatro ratonas inmaduras; si la mujer está embarazada, los ovarios de las ratonas se hinchan, se tornan hiperémicos y hemorrágicos y pueden exhibir incluso una maduración prematura de los folículos ováricos.

p. de asociación, método para examinar el contenido de la mente en el que el sujeto debe responder lo más rápidamente posible a una palabra con la primera palabra que le acuda al pensamiento; también llamada prueba de asociación de palabras.

p. del balón de la incompetencia cervical, prueba de Mann.

p. de la bencidina, prueba para descubrir la presencia de sangre; a una parte de la muestra sospechosa se le añade el reactivo de bencidina (bencidina, ácido acético glacial y peróxido de hidrógeno); cuando existe sangre, adquiere un color azul.

p. de Bender-Gestalt, prueba de la función visual motora en la que se pide al paciente que copie nueve dibujos estándar; su aplicación principal es la determinación de una disfunción orgánica cerebral, tanto en niños como adultos, y el nivel de desarrollo de la función visual motora en niños; se utiliza secundariamente para valorar las variables de la personalidad; también llamada prueba Gestalt visuomotora de Bender.

p. de Benedict, prueba para la detección de glucosa en orina; la muestra de orina se mezcla con el reactivo (sulfato de cobre, citrato sódico y carbonato sódico) y se coloca en un baño de María hirviendo durante cinco minutos; en presencia de glucosa se forma un precipitado verde, amarillo o rojo anaranjado.

p. de Binet, p. de Stanford-Binet, la utilizada para determinar la edad mental de un niño; consiste en una serie de preguntas estandarizadas en función de la capacidad mental de los niños normales a diferentes edades.

p. del biuret, prueba utilizada para determinar la presencia de proteínas en líquidos corporales; se mezcla la muestra con sulfato de cobre alcalino; si aparece un color violetarosáceo, la prueba es positiva.

p. de Brodie-Trendelenburg, prueba para determinar la presencia de válvulas insuficientes en las venas comunicantes entre los vasos superficiales y profundos de pacientes con varices; se aplica un torniquete alrededor del muslo con el paciente en posición reclinada; si las válvulas son insuficientes, permiten que las venas varicosas se llenen rápidamente cuando la persona se pone de pie.

p. de la bromosulftaleína, prueba para determinar la función hepática; la bromosulftaleína se inyecta por vía intravenosa; en las células hepáticas, se conjuga con glutatión y luego se excreta; el índice de excreción es indicativo del estado de la función hepática; un valor normal sería un resto inferior al 5 % de la sustancia en suero a los 45 minutos de la inyección de 5 mg por kg de peso.

p. de captación de triyodotironina, determinación in vitro de la concentración de globulina que se une a la tiroxina utilizando el suero del paciente y triyodotironina radiactiva.

p. de las células falciformes, cuando la sangre se mezcla con bisulfito sódico, los hematíes que contienen la hemoglobina anormal (Hb S) toman forma alargada o de media luna.

p. de citotoxicidad, la que se utiliza para comprobar la compatibilidad con vistas a un trasplante de órgano; se mezclan células vivas con anti-

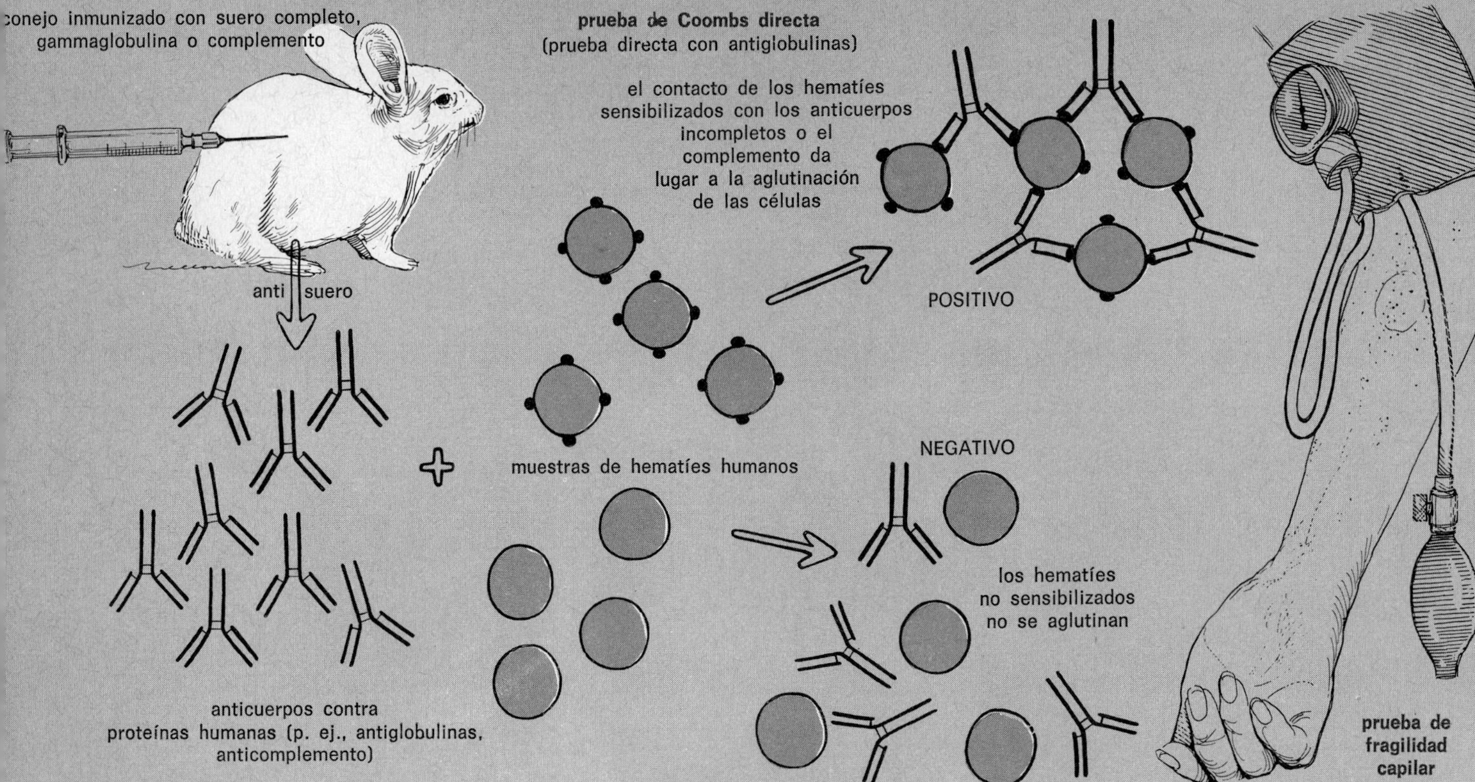

cuerpos y complemento; si existen anticuerpos contra el antígeno celular, la célula muere en presencia de complemento.

p. de Coombs, prueba de aglutinación para detectar la presencia en las células de proteínas séricas (anticuerpos univalentes) que no suelen poderse identificar por simple aglutinación in vitro; se pueden utilizar dos métodos: directo (prueba en busca de los anticuerpos en las células) o indirecto (prueba para hallar los anticuerpos en el suero); también llamada prueba de la antiglobulina. Véanse también las pruebas de Coombs directa e indirecta.

p. de Coombs directa, prueba para detectar hematíes sensibilizados en la eritroblastosis fetal y anemia hemolítica adquirida; se lava una muestra de los hematíes del paciente con suero salino y se mezcla con globulina antihumana de Coombs, centrifugándose luego; si existe aglutinación, la prueba es positiva.

p. indirecta de Coombs, prueba que se utiliza en estudios de compatibilidad cruzada de la sangre y de reacción ante la transfusión; el suero del paciente se incuba con una suspensión de hematíes de un donante; después de lavar con suero salino, se añade el suero de Coombs; la aglutinación indica que las células se han recubierto o sensibilizado por anticuerpos presentes en el suero del paciente.

p. del cordón, cualquiera de varias pruebas para determinar aproximadamente el lugar de hemorragia del tracto gastrointestinal alto, utilizando un cordón blanco que se hace llegar hasta el duodeno o más adelante; el cordón se retira e inspecciona en busca de sangre; la parte manchada de sangre indica el lugar de la hemorragia.

p. cutánea, cualquier prueba alérgica o de enfermedad infecciosa en la que el alergeno o un extracto de un agente causante de enfermedad se inyecta por vía intradérmica o se aplica sobre la piel por medio de un parche.

p. de la desnaturalización básica, prueba para determinar la concentración de hemoglobina fetal.

p. de dibujar una persona, en psicología, (a) método para determinar el nivel de desarrollo intelectual de un niño en base a la complejidad de la mejor figura humana que puede dibujar el sujeto; (b) prueba proyectiva de personalidad que exige que el sujeto dibuje una persona; también llamada prueba de Machover.

p. de Dick, prueba intracutánea para descubrir una susceptibilidad a la escarlatina.

p. doble ciega, prueba en la que tanto la persona que la realiza como la que se somete a ella no saben si el medicamento que utilizan es activo o inerte.

p. de ejercicio de los dos escalones, prueba de la insuficiencia coronaria en la que la persona sube y baja dos escalones de 20 cm de altura repetidas veces durante un minuto y medio; una depresión del segmento ST del electrocardiograma indica insuficiencia coronaria; también denominada prueba de Master.

p. de Ellsworth-Howard, determinación de fosfatos urinarios, previa administración intravenosa de extracto paratiroideo, para diagnóstico del seudohipoparatiroidismo; en el hipoparatiroidismo se observa un aumento de los fosfatos urinarios, pero en el seudohipoparatiroidismo no (sin embargo, a veces hay excepciones).

p. del embarazo, cualquier prueba del embarazo (p. ej., la prueba de Aschheim-Zondek, la prueba inmunológica del embarazo).

p. del éter, la utilizada para calcular el tiempo de circulación del brazo al pulmón; se inyecta por vía intravenosa éter diluido en el brazo; se toma nota del tiempo transcurrido hasta que el sujeto tose, gesticula o huele o nota sabor a éter; el tiempo normal del brazo al pulmón es de cuatro a ocho segundos; el período es más prolongado en la insuficiencia cardiaca congestiva, en particular cuando está afectado el ventrículo derecho.

p. de la fenolsulfonftaleína, prueba de la función renal; 30 minutos después de que un individuo beba dos o tres vasos de agua, se administra un milímetro de fenolsulfonftaleína (PSP) por vía intravenosa; se obtienen muestras de orina 15, 30, 60 y 120 minutos después para determinar la tasa de excreción del colorante; son valores normales el 25 % o más a los 15 minutos y el 40 % o más a los 30 minutos; el retraso en la excreción del colorante (prueba de la PSP baja) indica la existencia de una alteración renal, como una pérdida general de la función de los nefrones.

p. de la fentolamina, prueba del feocromocitoma en pacientes con hipertensión mantenida; la administración de fentolamina produce un descenso persistente de la tensión arterial en presencia de feocromocitoma.

p. de fijación del complemento, prueba ampliamente utilizada para descubrir la presencia de anticuerpos en el suero; se basa en el hecho de que los anticuerpos, al combinarse con sus antígenos específicos, fijan el complemento, con lo que resulta indetectable en una prueba ulterior.

p. del FIGlu, prueba para descubrir una deficiencia de ácido fólico, basada en la excreción de ácido formiminoglutámico (FIGlu) en la orina; tras ingestión de histidina, se recoge la orina durante un período de tres a ocho horas; luego, se separa de ella el FIGlu por electroforesis y se mide, convirtiéndolo para ello en ácido glutámico con amoníaco.

p. de floculación de cefalina-colesterol, prueba anticuada para distinguir entre la ictericia obstructiva y la hepatocelular.

p. de fragilidad, la que mide la fragilidad osmótica de los hematíes; las células se colocan en una serie de tubos con suero salino en concentraciones decrecientes de 0,85 a 0,10 %; los hematíes absorben agua, se hinchan hasta adoptar forma esférica y se rompen; en las células normales, la hemólisis empieza a concentraciones de 0,45 a 0,39 % y es completa con un 0.33 a 0,30 %.

p. de fragilidad capilar, prueba realizada con un torniquete para determinar la debilidad de las paredes capilares; se dibuja un círculo de 2,5 cm de diámetro en la cara interna del antebrazo 4 cm por debajo del codo, y se hincha un manguito de presión por encima del codo (sin superar los 100 mm Hg) durante 5 minutos; se cuentan las petequias (manchas hemorrágicas diminutas) dentro del círculo; un número superior a 20 es anormal; también llamada prueba de Rumpel-Leede.

p. de Frei, prueba para la detección del linfogranuloma venéreo; si la persona padece la enfermedad, se forma una pápula roja cuando se inyecta por vía subcutánea el antígeno (que se prepara de pus obtenido de una lesión).

p. de generación de tromboplastina, prueba de coagulación basada en el principio de la mezcla de reactivos; si la formación de tromboplastina es deficiente, la recombinación de los reactivos determinará cuál de los ingredientes está en defecto.

p. de la glucemia posprandial, prueba que utiliza una muestra de sangre extraída por lo general dos horas después de la ingestión de una comida con 100 g. de carbohidratos y que sirve para el diagnóstico de la diabetes mellitus.

p. de la histamina, (1) prueba utilizada para la determinación de la ausencia de acidez gástrica; se inyecta fosfato de histamina por vía subcutánea para estimular la secreción de jugos gástricos; (2) prueba provocativa del feocromocitoma; se inyecta fosfato de histamina por vía intravenosa; normalmente hay un descenso inmediato y leve de la tensión arterial, pero si existe el proceso este des-

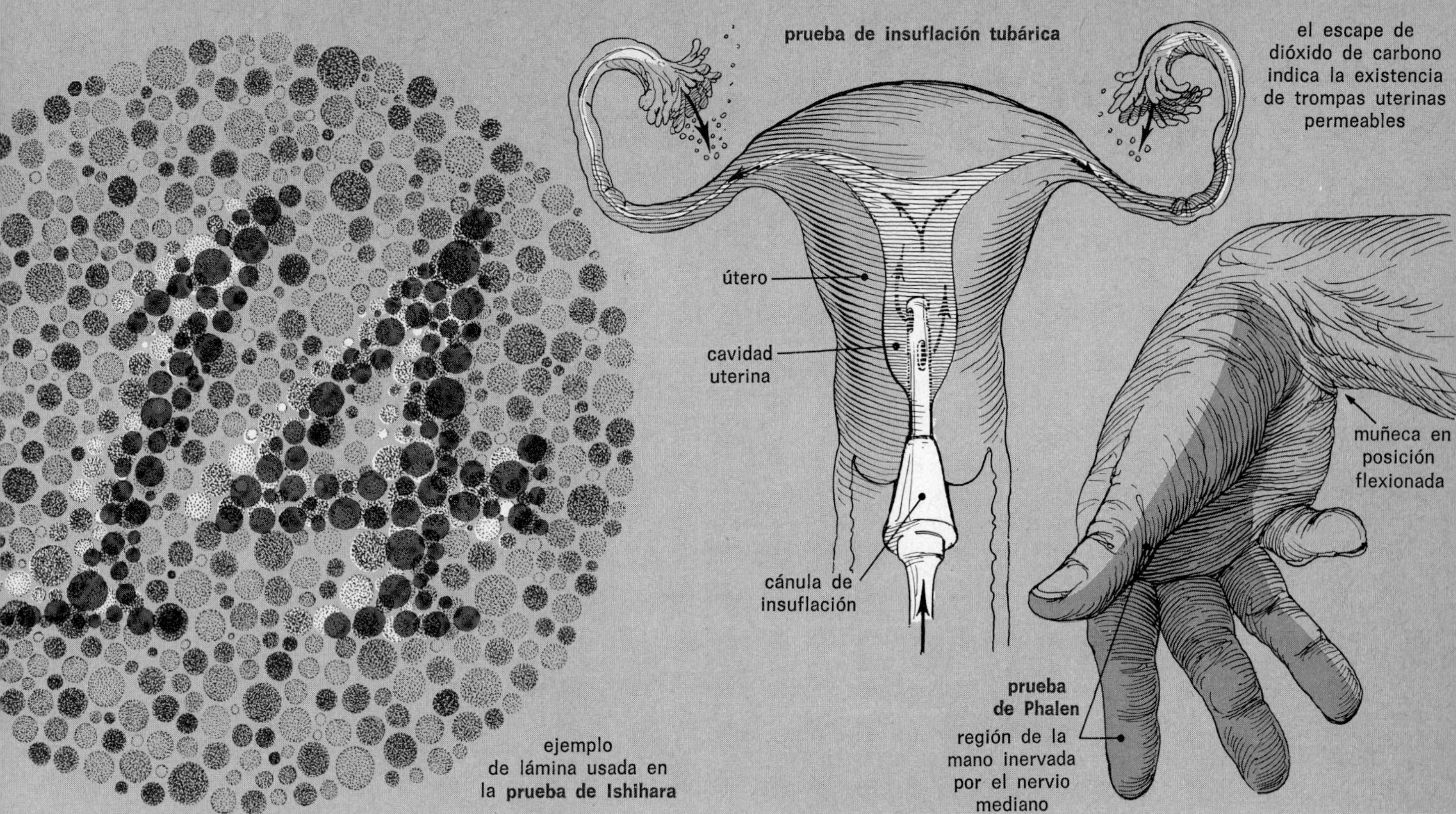

ejemplo de lámina usada en la **prueba de Ishihara**

censo va seguido de inmediato de un aumento notable de la tensión.

p. de Howard, prueba utilizada para determinar las disparidades funcionales entre los dos riñones en el diagnóstico de la hipertensión vasculorrenal; se realiza un cateterismo bilateral de los uréteres y se obtiene orina de ambos lados para determinar la tasa de flujo, la concentración de sodio y la concentración de creatinina; una disminución del flujo de orina del 40 % o más y una reducción en la concentración de sodio en orina del 15 % o más, o un aumento en la concentración de creatinina del 50 % o más, sugieren que un solo riñón puede ser el responsable de la hipertensión. Véase también prueba de Ellsworth-Howard.

p. de la impedancia acústica, prueba que valora la integridad y función del oído medio, especialmente las características de transmisión, midiendo las ondas sonoras reflejadas (impedancia acústica) en la membrana timpánica.

p. de la inclinación, (1) prueba del feocromocitoma; se mide la excreción urinaria de adrenalina y noradrenalina durante intervalos consecutivos de tres horas, situando primero al paciente en posición horizontal, y luego en posición casi vertical; un aumento acusado en el segundo período indica que la prueba es positiva; (2) un aumento del pulso o descenso de la tensión arterial cuando el paciente pasa del decúbito supino a la posición erecta indica pérdida de líquido extracelular, como sucede en hemorragias y deshidratación.

p. de inmovilización del treponema, prueba de la sífilis; el suero de un paciente sifilítico (en presencia de complemento) inmoviliza la actividad del *Treponema pallidum* obtenido de los testículos de un conejo sifilítico (antígeno).

p. inmunológica del embarazo, prueba en la que se utilizan partículas de látex cubiertas con gonadotropina coriónica humana (HCG) como antígeno, suero anti-HCG y una muestra de orina; si las partículas de látex no se agregan, la mujer está embarazada; también denominada prueba de inhibición de la aglutinación del embarazo.

p. de insuflación tubárica, insuflación del útero con dióxido de carbono para determinar la permeabilidad de las trompas de Falopio; si existe, se oye el escape de gas hacia la cavidad abdominal sobre la parte inferior del abdomen; también llamada prueba de Rubin.

p. de inteligencia, cualquier prueba para medir la capacidad mental del sujeto.

p. de Ishihara, prueba para descubrir la ceguera a los colores basada en la capacidad para ver patrones en una serie de láminas multicolores (láminas de Ishihara).

p. de Kolmer, (1) prueba de fijación del complemento para algunas enfermedades bacterianas; (2) prueba de Wassermann modificada (para la sífilis).

p. de Kveim, prueba para detectar la sarcoidosis; se inyecta por vía intradérmica una dosis de extracto de ganglio linfático sarcoidótico, de probada esterilidad y preservado en fenol; aparece una pápula; en una prueba positiva, la biopsia de la pápula muestra la formación de células gigantes.

p. del látex, prueba de la artritis reumatoide; partículas esféricas diminutas de látex en suspensión se recubren con antígeno y se incuban con el suero del paciente; cuando existe factor reumatoide en el suero, se produce agregación en granos de las partículas de látex; también denominada prueba de fijación o de aglutinación del látex.

p. de Liebermann-Burchard, prueba del colesterol; la sustancia sospechosa se mezcla con anhídrido acético y ácido sulfúrico en cloroformo; cuando existe colesterol aparece un color azul verdoso.

p. de Mann, inserción de un balón de goma especial lleno de una sustancia opaca en el útero para comprobar la suficiencia del cérvix.

p. de Mantoux, prueba de tuberculina en la que se inyecta por vía subcutánea un derivado de la tuberculina, como un derivado proteico purificado (PPD); se considera positiva si aparecen enrojecimiento e induración de 10 mm de diámetro.

p. de Master, prueba de ejercicio de dos escalones para examinar la función cardiaca o la irrigación coronaria.

p. de Papanicolaou, examen microscópico de secreciones (sobre todo del tracto genital femenino) para la detección del cáncer y evaluación del estado hormonal.

p. del parche, prueba de sensibilidad alérgica que se hace poniendo papel de filtro o gasa saturados con un supuesto alergeno en contacto con la piel (generalmente en el antebrazo) bajo un parche; al quitar el parche, se observa la reacción de la piel; cuando la prueba es positiva, se observa enrojecimiento local; también se utiliza para las pruebas de la tuberculina.

p. de la paternidad, prueba medicolegal basada en la interpretación genética de los grupos sanguíneos de la madre, el niño y el supuesto padre, con el propósito de excluir la posibilidad de la paternidad.

p. de Paul-Bunnell, prueba para determinar la presencia de anticuerpos heterófilos en la sangre circulante; en la mononucleosis infecciosa, el título está elevado.

p. de Phalen, prueba para descubrir la compresión del nervio mediano en el túnel carpiano; las muñecas se colocan en posición flexionada; si existe compresión del nervio mediano, suelen presentarse parestesias de los dedos pocos segundos después; la mayoría de los individuos normales desarrollan parestesias al cabo de pocos minutos de flexión aguda de las muñecas.

p. de los pirógenos, prueba para determinar la presencia de pirógenos (sustancias que producen fiebre) en un líquido que va a ser administrado por vía intravenosa; la sustancia objeto de ensayo se inyecta en un conejo, al que se toma la temperatura 15 minutos antes y una vez cada hora (durante tres) después de la inyección.

p. de los pliegues cutáneos, medida de los pliegues de la piel con un aparato de tensión constante para determinar el grado de obesidad.

p. de precipitina, cualquier prueba en la que el resultado positivo sea la formación de un precipitado; también denominada prueba de precipitación.

p. de la protrombina, la que determina la cantidad de trombina presente en plasma, basada en el tiempo de coagulación de la sangre; se utiliza para medir la coagulabilidad de la sangre y como guía en la anticoagulación con cumarínicos y medicamentos similares.

p. de provocación, prueba del feocromocitoma que se realiza en pacientes con tensión arterial normal; la presencia de feocromocitoma produce un aumento repentino de la tensión inmediatamente después de la administración de histamina, tiramina o glucagón.

p. psicológica, cualquier prueba relacionada con los procesos mentales.

p. de la púa, prueba de sensibilidad cutánea realizada presionando púas, previamente impregnadas con antígenos, en la piel; se utiliza para la prueba de la tuberculina.

p. de Queckenstedt-Stookey, cuando, en una persona sana, se comprime la vena yugular, hay un aumento rápido de la presión del líquido cefalorraquídeo (LCR) y una vuelta igualmente rápida a la normalidad cuando se suprime la compresión; cuando hay un bloqueo en el conducto vertebral, la compresión de la vena yugular produce un aumento escaso o nulo de la presión.

p. de Rinne, prueba de audición que compara la

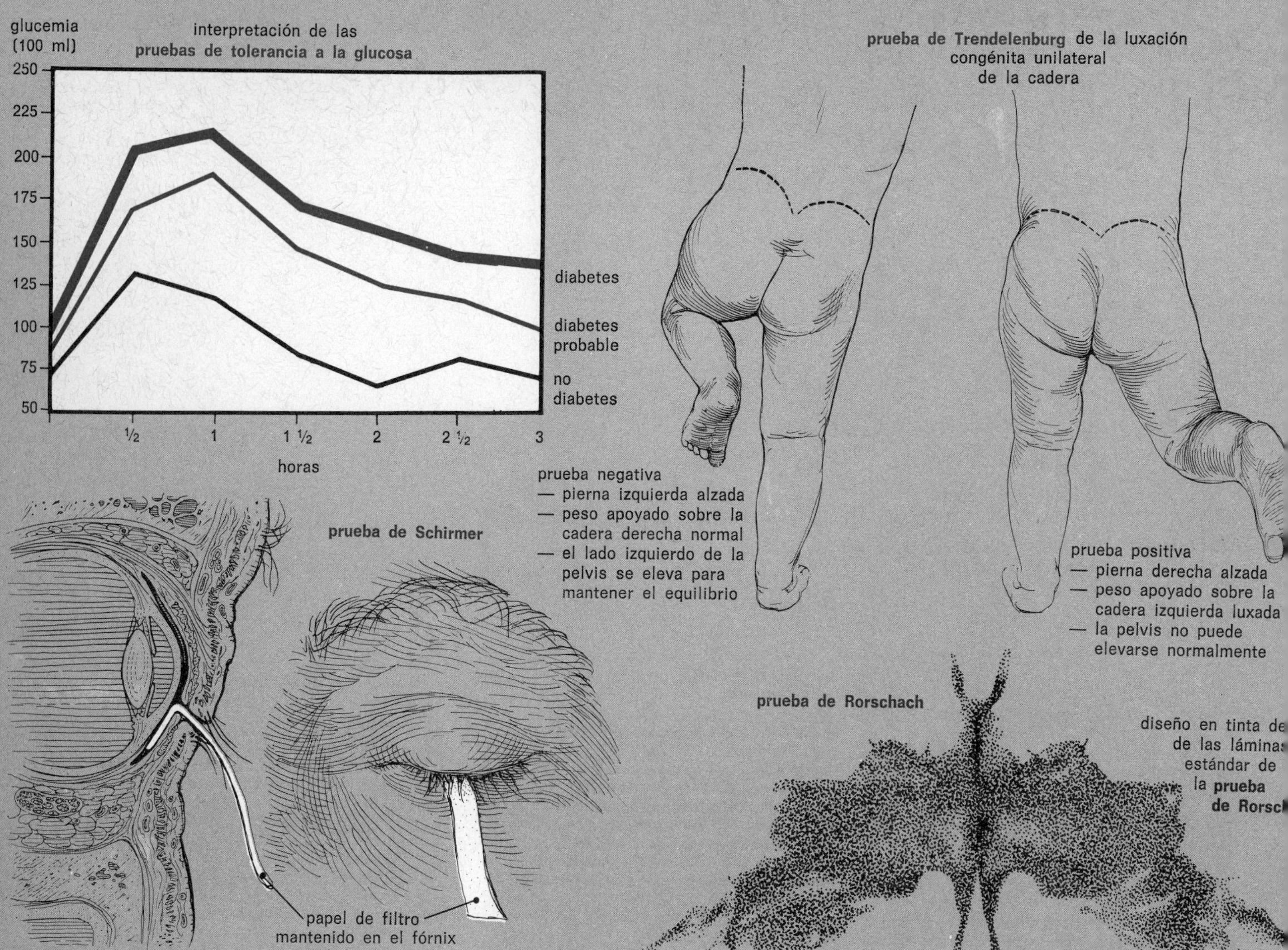

conducción ósea y la conducción aérea mediante la colocación alternativa de un diapasón en contacto con el cráneo y en el aire, cerca del orificio auditivo; en caso de audición normal, la duración de las vibraciones es el doble por conducción aérea que por conducción ósea; si existe una pérdida auditiva de conducción, la relación se inclina a favor de la conducción ósea.

p. de Rorschach, prueba psicológica proyectiva para evaluar los rasgos de personalidad y conflictos emocionales conscientes e inconscientes mediante las asociaciones reveladas por una persona ante una serie de láminas manchadas de tinta.

p. de Rumpel-Leede, prueba de fragilidad capilar.

p. de Sabin-Feldman, prueba utilizada para el diagnóstico de la toxoplasmosis; el suero del paciente, inactivado mediante calor (en presencia de un factor sérico inespecífico), mata al *Toxoplasma;* el azul de metileno no tiñe los organismos dañados.

p. de Schick, prueba para medir la inmunidad a la difteria; se inyecta la toxina diftérica (un quinto de la dosis letal media para un cobayo) por vía intradérmica; si la persona no tiene antitoxina suficiente para neutralizar la dosis de toxina, aparece una inflamación en el lugar de la inyección, generalmente dentro de las 48 horas siguientes.

p. de Schiller, prueba para descubrir el carcinoma de células escamosas de cérvix precoz; el cérvix se cubre con una solución yodada acuosa; si es normal adquiere un color pardo, mientras que si es canceroso se torna de un color blanco amarillento.

p. de Schirmer, prueba para medir la producción de lágrimas con una tira de papel de filtro.

p. de la secretina, prueba de la función excretora del páncreas; se estimula la secreción de enzimas pancreáticas para proceder a su análisis mediante inyección intravenosa de la hormona secretina.

p. selectiva, la que se utiliza para separar individuos u objetos según una característica o propiedad fija.

p. serológica, cualquier prueba en la que se utiliza suero; generalmente se trata de determinaciones immunológicas.

p. de Stanford-Binet, véase prueba de Binet.

p. del sudor, prueba para el diagnóstico de fibrosis quística del páncreas; la concentración alta de cloruro sódico en el sudor indica la posibilidad de esta enfermedad.

p. del tiempo de tromboplastina parcial, prueba de coagulación en una sola fase ideada para descubrir las deficiencias de los factores plasmáticos.

p. de tolerancia a la galactosa, prueba de la función hepática que mide la capacidad del hígado para convertir la galactosa en glucógeno; tras la ingestión de 40 g de galactosa, se considera normal la excreción de no más de 3 g en orina a las 5 horas.

p. de tolerancia a la glucosa, prueba de la diabetes que se basa en la respuesta a la ingestión de glucosa; en la prueba de tolerancia oral a la glucosa se dan 100 g de glucosa tras una noche de ayuno; normalmente, el azúcar en sangre sube rápidamente, para luego bajar a un valor normal en dos horas; en la diabetes méllitus, el aumento es mayor y la vuelta a la normalidad es anormalmente lenta; se puede obtener información adicional si se miden simultáneamente los niveles de insulina en plasma; en pacientes con enfermedad gastrointestinal, puede darse una dosis menor de glucosa (25 g) por vía intravenosa para evitar la dificultad de interpretación debida a una absorción anormal.

p. de Töpfer, prueba cuantitativa para medir el ácido clorhídrico libre del contenido gástrico por medio del indicador *p*-dimetilaminoazobenceno (en solución alcohólica al 0,5 %).

p. de Trendelenburg, prueba para descubrir la luxación congénita unilateral de la cadera; cuando el peso se apoya en el lado normal de la cadera, el lado contrario de la pelvis se eleva para mantener el equilibrio (prueba negativa); cuando el peso se sostiene con el lado luxado, el otro lado de la pelvis no puede elevarse normalmente (prueba positiva).

p. de los tres vasos, la que se utiliza para localizar el lugar de la inflamación en el tracto urinario masculino; el paciente debe orinar en tres vasos; el contenido de cada recipiente revela el lugar aproximado; la orina del primer recipiente tiene elementos procedentes de la uretra anterior, la del segundo de la vejiga y la del tercero de la uretra posterior, próstata y vesículas seminales; si todos están igualmente teñidos, la hematuria es de origen renal o ureteral.

p. de la tuberculina, cualquier prueba para el diagnóstico de la tuberculosis en la que la tuberculina o su derivado proteico se introducen en la piel por medio de un parche (prueba del parche), múltiples punciones (prueba de la púa) o inyección (prueba de Mantoux).

p. de unión del yodo a proteínas, prueba de la función tiroidea; refleja el ritmo de secreción de tiroxina por la glándula en la circulación, ya que mide la cantidad de yodo ligado a proteínas en sangre; actualmente se utilizan otras pruebas más específicas para la determinación de la hormona tiroidea circulante.

p. de van den Bergh, prueba utilizada para determinar la bilirrubina en los líquidos corporales.

p. del VDRL, prueba de floculación de la sífilis desarrollada por el laboratorio de investigación de enfermedades venéreas (VDRL son sus siglas en

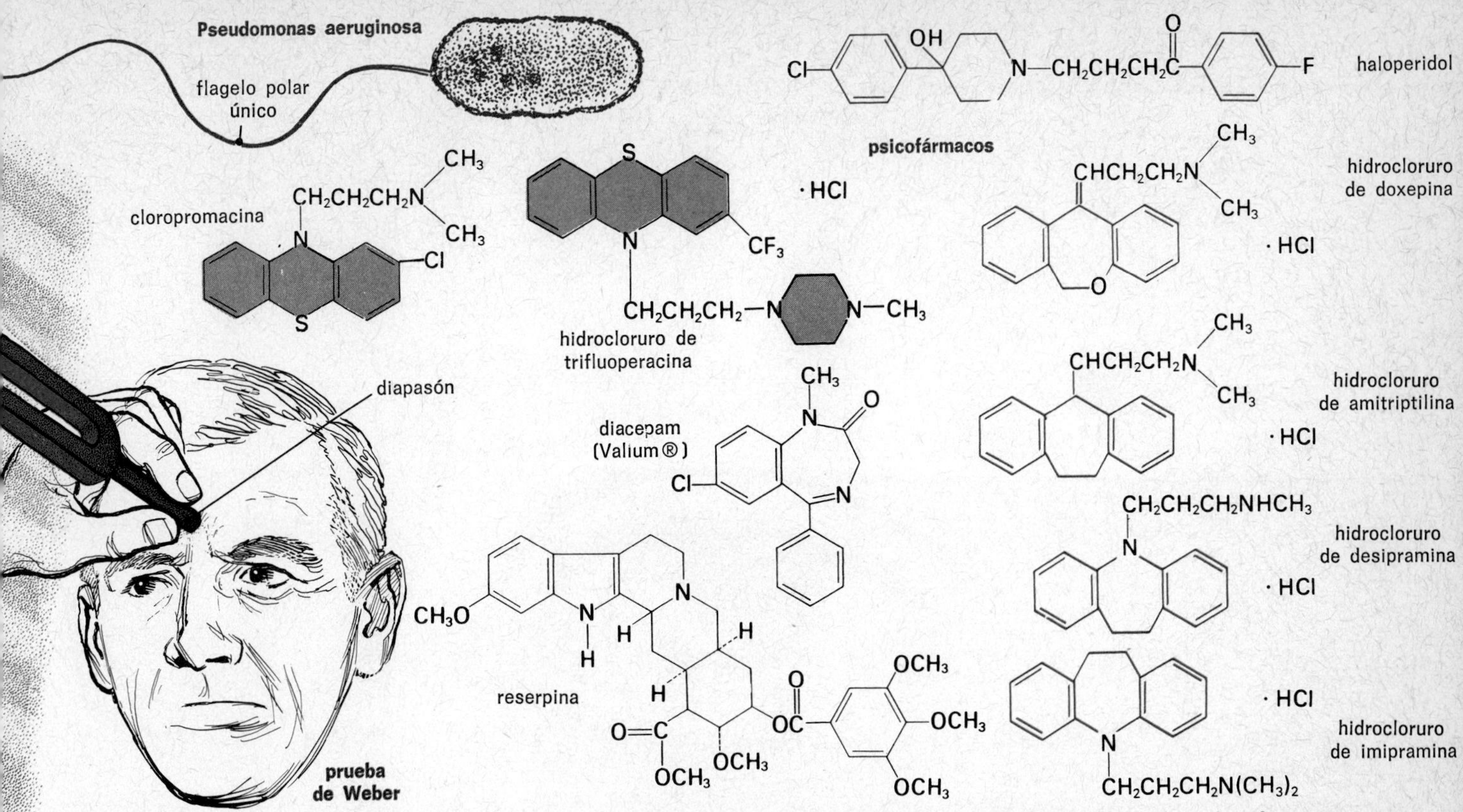

inglés) del Servicio de Sanidad Pública de los Estados Unidos.

p. de vitalidad, prueba que mide la respuesta de la pulpa dentaria ante varios estímulos (térmicos, eléctricos o mecánicos); determina si la pulpa está viva, enferma o muerta; también llamada prueba de la pulpa.

p. de Wassermann, prueba de fijación del complemento que se utiliza en el diagnóstico de la sífilis; el antígeno es una cardiolipina, el difosfatidilglicerol; también conocida como reacción de Wassermann.

p. de Weber, aplicación de un diapasón vibrante en la línea media de la frente, puente de la nariz y barbilla para evaluación auditiva; si el individuo oye el sonido en el centro de la cabeza, puede tener una audición normal o una sordera igual en los dos lados; si existe sordera de percepción en uno de los dos lados, el sonido se oirá mejor en el lado contrario; cuando existe una sordera de conducción asimétrica, el sonido se oye mejor en el oído lesionado.

pruriginoso *(pruriginous).* Relativo al prurigo o que lo produce.

prurigo *(prurigo).* Erupción cutánea de pápulas que origina comezón.

prurítico *(pruritic).* Que provoca comezón.

prurito *(pruritus).* Comezón; parestesia o picor que obliga al rascado.

p. anal, comezón intensa en el ano; puede estar provocado por infecciones, hemorroides o alergia; el ensuciamiento fecal de la piel perianal puede tener también un papel importante, al provocar una dermatosis química.

prusiato *(prussiate).* **1.** Sal del ácido cianhídrico; cianuro. **2.** Ferricianuro o ferrocianuro.

prúsico, ácido *(prussic acid).* Véase ácido cianhídrico.

psamoma *(psammoma).* Un tipo de meningioma; tumor calcificado benigno derivado de un tejido conjuntivo y que se da a lo largo de los vasos sanguíneos de la duramadre y el cráneo; caracterizado por la formación de numerosos cuerpos calcáreos aislados con láminas concéntricas (cuerpos de psamoma).

Pseudomonas. Género de bacterias móviles gramnegativas con flagelos polares que se dan en el suelo, el agua, las aguas residuales y el aire.

P. aeruginosa, especie que se encuentra en la piel y las heces humanas; provoca infecciones de pus azulado de heridas y quemaduras, y puede ocasionar infecciones en otras partes del cuerpo por el uso de instrumentos, como en el tracto urinario, o en el espacio subaracnoideo con ocasión de una punción lumbar; algunas cepas producen un compuesto azul soluble en cloroformo (piocianina); otras producen un compuesto verdoso soluble en agua (fluoresceína).

P. mallei, especie que provoca el muermo en caballos, ovejas, cabras y el hombre; también denominada bacilo del muermo; antes llamada *Actinobacillus mallei.*

P. pseudomallei, especie causante de la melioidosis; antes denominada *Malleomyces pseudomallei.*

psic- *(psych-).* Véase psico-.

psicastenia *(psychasthenia).* Término con el que se designaba antiguamente una neurosis caracterizada por ansiedad acusada, obsesiones, compulsiones, fobias y sensaciones de incapacidad.

psico-, psic- *(psycho-, psych-).* Formas prefijas que significan mente o procesos mentales

psicoanálisis *(psychoanalysis).* Método de psicoterapia en el que se hace que un paciente recuerde experiencias pasadas, mediante asociación libre, para traer a la conciencia las experiencias reprimidas causantes de problemas emocionales; creado por Sigmund Freud.

psicoanalista *(psychoanalyst).* Psiquíatra adiestrado en las técnicas de la terapéutica psicoanalítica; también denominado analista.

psicoanalizado *(analysand).* Paciente que está en tratamiento a base de psicoanálisis.

psicobiología *(psychobiology).* Estudio de la biología de la mente basado en la idea del individuo como una unidad biológica, el desarrollo de cuya personalidad depende de su marco ambiental; especialmente, la teoría de Adolph Meyer.

psicocinesis *(psychokinesis).* En parapsicología, la influencia en el movimiento, especialmente de objetos inanimados distantes, a través del pensamiento dirigido concentrado.

psicocirugía *(psychosurgery).* Cirugía cerebral para el tratamiento de trastornos mentales; p. ej. lobotomía.

psicodélico *(psychedelic).* Relativo a fármacos que provocan alucinaciones, distorsiones de la percepción y, algunas veces, estados semejantes a la psicosis.

psicodiagnóstico *(psychodiagnosis).* Uso de tests o pruebas psicológicas para determinar las causas de una conducta anormal.

psicodinámica *(psychodynamics).* Ciencia de la conducta humana y su motivación inconsciente.

psicodisléptico *(psychodysleptic).* Agente dotado de la capacidad de producir fenómenos mentales anormales, en particular en las esferas cognoscitiva y perceptiva.

psicodrama *(psychodrama).* Método de psicoterapia de grupo en el que los pacientes representan teatralmente sus problemas emocionales.

psicoestimulante *(psychostimulant).* Cualquier producto que tiene la capacidad de aumentar el nivel de alerta y/o motivación de un individuo.

psicofármaco *(psychopharmaceuticals).* Cualquiera de varios fármacos utilizados en el tratamiento de los trastornos emocionales.

psicofarmacología *(psychopharmacology).* Estudio de la acción de fármacos sobre la mente y las emociones.

psicofísica *(psychophysics).* Rama de la psicología que se ocupa de las relaciones entre estímulos físicos y respuestas sensoriales.

psicofísico *(psychophysical).* Relativo a estímulos físicos y respuestas mentales.

psicofisiología *(psychophysiology).* Estudio de la interacción de los procesos psicológicos y fisiológicos.

psicofisiológico *(psychophysiologic).* **1.** Relativo a la psicofisiología. **2.** Dícese de una enfermedad con manifestaciones básicamente físicas pero con causas emocionales; psicosomático.

psicogalvánico *(psychogalvanic).* Relativo a los cambios eléctricos de la piel inducidos por procesos mentales.

psicogénesis *(psychogenesis).* **1.** Desarrollo de las facultades mentales. **2.** Producción de síntomas por factores mentales.

psicogénico *(psychotogenic).* Que produce psicosis; dícese de ciertas drogas, como la LSD.

psicógeno *(psychogenic, psychogenetic).* Que se origina en la mente.

psicogeriatría *(psychogeriatrics).* Estudio de la vejez en sus relaciones con problemas psicológicos y enfermedades mentales.

psicognosis *(psychognosis).* Diagnóstico de los trastornos mentales o los estados psiquiátricos.

psicograma *(psychogram).* Gráfica que bosqueja los rasgos de la personalidad de un individuo; también denominada psicografía.

psicolagnia *(psycholagny).* Excitación y satisfacción sexual producida por imágenes mentales.

psicología *(psychology).* Ciencia que se ocupa del estudio de la mente en todos sus aspectos, especialmente en sus manifestaciones en la conducta.

psicológico *(psychologic).* Relativo a la conducta y los procesos mentales.

psicólogo *(psychologist).* Persona preparada para

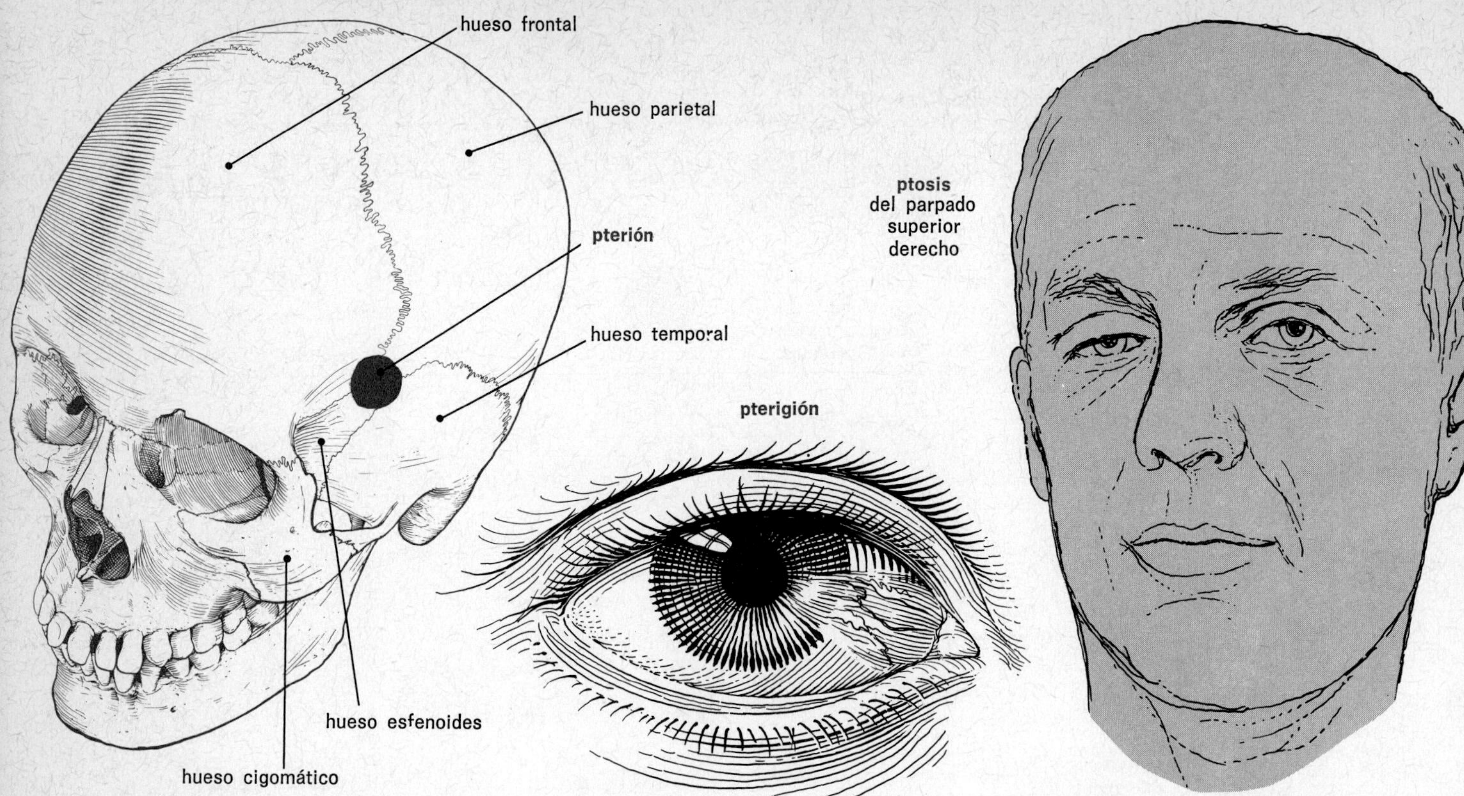

realizar investigación, terapéutica o evaluación psicológicas.

psicometría *(psychometry)*. Medición de la eficiencia, funcionamiento y potencial mentales.

psicomimético *(psychotomimetic)*. Que produce síntomas semejantes a los de una psicosis; dícese de ciertos fármacos; también denominado psicosomimético.

psicomotor *(psychomotor)*. Relativo al origen mental de la actividad muscular, como los movimientos compulsivos.

psiconeurosis *(psychoneurosis)*. Trastorno emocional y de conducta manifestado por ansiedad y síntomas como depresión, fobias, compulsiones u obsesiones sin gran distorsión de la orientación de la realidad; normalmente denominada neurosis.

psiconeurótico *(psychoneurotic)*. Relativo a la psiconeurosis o que la padece.

psicópata *(psychopath)*. Individuo con un trastorno de la personalidad, manifestado por una conducta asocial sin sentimiento de culpabilidad.

psicopatía *(psychopathy)*. Cualquier trastorno mental.

psicopático *(psychopathic)*. Relativo a una enfermedad mental o psicopatía.

psicopatología *(psychopathology)*. Patología de los trastornos mentales; naturaleza o estudio de una enfermedad mental.

psicoplejía *(psychoplegia)*. Forma de demencia o debilidad mental caracterizada por un comienzo repentino.

psicopléjico *(psychoplegic)*. **1.** Relativo a la psicoplejía. **2.** Agente que deprime la actividad mental.

psicosensorial *(psychosensory)*. Perteneciente o relativo a la percepción e interpretación de los estímulos sensoriales.

psicosexual *(psychosexual)*. Relativo a los aspectos mentales o emocionales del sexo.

psicosis *(psychosis)*. Enfermedad mental grave de origen orgánico o emocional, caracterizada por la pérdida de contacto con la realidad, y a menudo por conducta regresiva, delirios o alucinaciones; véase también locura.

p. de Korsakoff, véase síndrome de Korsakoff.

p. maniacodepresiva, oscilaciones notables del estado de ánimo, de la euforia y entusiasmo a la depresión.

psicosocial *(psychosocial)*. Que comprende factores sociales y psicológicos.

psicosomático *(psychosomatic)*. Referente a la influencia de la mente sobre el cuerpo; específicamente, síntomas físicos que tienen un origen mental o emocional.

psicosomimético *(psychosomimetic)*. Véase psicomimético.

psicoterapia *(psychotherapy)*. Tratamiento de trastornos emocionales realizado básicamente por medio de métodos psicológicos como sugestión, persuasión, psicoanálisis y reeducación.

psicótico *(psychotic)*. Relativo a, afecto de o causado por una psicosis.

psicotógeno *(psychotogen)*. **1.** Agente que provoca síntomas psicóticos. **2.** Que produce psicosis; dícese de ciertas drogas, como la LSD.

psicotrópico *(psychotropic)*. Dícese de los fármacos que afectan a la mente.

psicro- *(psychro-)*. Forma prefija que significa frío.

psicrófilo *(psychrophilic)*. Que medra en temperaturas frías; dícese de algunas bacterias.

psicrofobia *(psychrophobia)*. **1.** Temor excesivo a las temperaturas frías. **2.** Sensibilidad extrema al frío.

psicrometría *(psychrometry)*. **1.** Ciencia de las leyes físicas que rigen la mezcla del aire y el agua. **2.** Estimación de la humedad relativa del aire por medio del psicrómetro.

psicrómetro *(psychrometer)*. Aparato utilizado para calcular la humedad relativa de la atmósfera; consta de dos termómetros, uno con una ampolleta que se mantiene húmeda para provocar la evaporación y el otro con una ampolleta seca; higrómetro.

psilio *(psyllium)*. **1.** Planta del género *Plantago*. **2.** Semilla de zaragatona; véase semilla.

Psilocybe mexicana. Especie de setas de la familia agaricáceas *(Agaricaceae)* que contienen la sustancia alucinógena psilocibina; conocida comúnmente como seta mágica mexicana.

psilocibina *(psilocybin)*. Sustancia alucinógena obtenida de *Psilocybe mexicana*.

psilosis *(psilosis)*. Caída o pérdida del cabello; alopecia.

psique *(psyche)*. La mente, por oposición al cuerpo.

psiquíatra *(psychiatrist)*. Especialista en psiquiatría.

psiquiatría *(psychiatry)*. Rama de la medicina que se ocupa del estudio, diagnóstico y tratamiento de las enfermedades mentales.

psiquiátrico *(psychiatric)*. Relativo a la psiquiatría.

psíquico *(psychic)*. **1.** Relativo a la mente. **2.** Relativo a procesos espirituales o mentales extraordinarios, como telepatía mental o percepción extrasensorial.

psitacosis *(psittacosis)*. Enfermedad vírica de las aves, transmitida al hombre por los loros y periquitos mediante inhalación de material infeccioso; en los seres humanos, la enfermedad está caracterizada por fiebre, escalofríos, dolor de cabeza, dolor de garganta y tos. Véase también ornitosis.

psoas *(psoas)*. Véase tabla de músculos.

psoriásico *(psoriatic)*. Relativo a la psoriasis.

psoriasiforme *(psoriasiform)*. Semejante a la psoriasis.

psoriasis *(psoriasis)*. Enfermedad cutánea crónica caracterizada por placas rojizas cubiertas de escamas plateadas que aparecen sobre todo en las rodillas, codos, cuero cabelludo y tronco.

PSP *(PSP)*. Abreviatura de fenolsulfonftaleína.

Pt *(Pt)*. Símbolo químico del elemento platino.

PTA *(PTA)*. Abreviatura de antecedente tromboplástínico del plasma (factor XI); del inglés, *plasma thromboplastin antecedent*.

ptármico *(ptarmic)*. Agente que provoca el estornudo.

PTC *(PTC)*. Abreviatura de componente tromboplástínico del plasma (factor IX); del inglés, *plasma thromboplastin component*.

pteridina *(pteridine)*. Derivado de la diaminopirimidina; compuesto heterocíclico de dos anillos que se encuentra como componente del ácido pteroico y los ácidos pteroilglutámicos.

pterigión *(pterygium)*. Excrecencia triangular y horizontal de la conjuntiva bulbar, que generalmente se extiende desde el canto interno hasta el borde de la córnea o más allá; lesión de avance lento que se cree causada por la radiación ultravioleta.

pterigoideo *(pterygoid)*. En forma de ala como la apófisis pterigoides.

pterigopalatino *(pterygopalatine)*. Relativo a la apófisis pterigoides del hueso esfenoides y el paladar óseo.

pterión *(pterion)*. Punto craneométrico a ambos lados del cráneo, en la unión de los huesos frontal, esfenoides, parietal y temporal.

pteroilglutámico, ácido *(pteroylglutamic acid)*. Véase ácido fólico.

PTH *(PTH)*. Abreviatura de hormona paratiroidea; del inglés, *parathyroid hormone*.

ptilosis *(ptilosis)*. Pérdida de las pestañas.

ptósico *(ptotic)*. Relativo a la ptosis o prolapso.

-ptosis *(-ptosis)*. Forma sufija que indica un desplazamiento hacia abajo.

ptosis *(ptosis)*. **1.** Prolapso o hundimiento de un

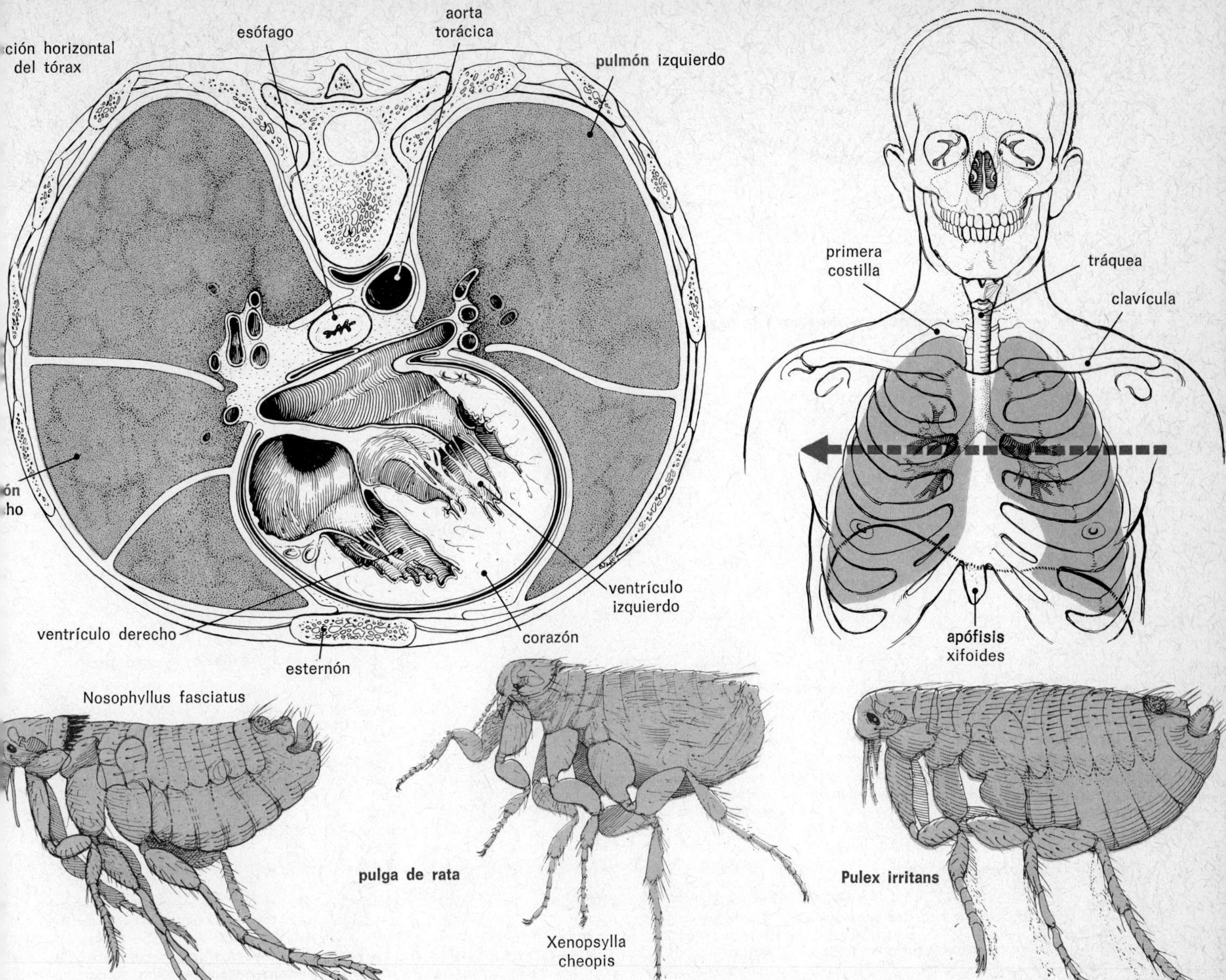

órgano. **2.** Caída de un párpado superior cuando los ojos están abiertos (blefaroptosis).

PTT *(PTT).* Abreviatura de púrpura trombótica trombocitopénica.

Pu *(Pu).* Símbolo químico del elemento plutonio.

púa *(tine).* Instrumento que se utiliza para introducir un antígeno en la piel, como el de la tuberculina.

pubarquía *(pubarche).* Inicio de la pubertad.

puberal *(puberal, pubertal).* Relativo al inicio de la madurez sexual.

pubertad *(puberty).* Etapa del desarrollo en la que un individuo es capaz, por primera vez, de reproducirse; generalmente, entre las edades de 13 y 16 años en los chicos y 12 y 14 años en las chicas.

p. precoz, aparición temprana de la madurez sexual.

pubescencia *(pubescence).* Inicio de la madurez sexual.

pubescente *(pubescent).* Persona que está alcanzando la edad de la madurez sexual.

púbico, pubiano *(pubic).* Relativo a la región o hueso del pubis.

pubiovesical *(pubovesical).* Relativo al hueso pubis y la vejiga.

pubiovesicocervical *(pubovesicocervical).* Relativo a la sínfisis púbica, la vejiga y el cuello uterino.

pubis *(pubis).* **1.** Hueso pubis. **2.** Región situada sobre el hueso púbico. **3.** Vello de la región púbica.

pubomadesis *(pubomadesis).* Pérdida o ausencia del vello pubiano.

pudendo *(pudendal).* Relativo a los genitales.

pudrir *(rot).* Descomponer.

puente *(bridge).* **1.** En odontología, prótesis fija que consta de uno o más dientes artificiales fijados y localizados entre las coronas naturales terminales o raíces. **2.** Parte superior de la nariz humana, situada entre los ojos.

p. de Varolio, véase pons.

p. de Wheatstone, instrumento que se utiliza para medir la resistencia eléctrica.

puericultura *(puericulture).* Rama de la pediatría que se ocupa básicamente de la atención higiénica y psicosomática al niño sano, en especial de los recién nacidos y primera infancia.

pueril *(puerile).* **1.** Relativo a la infancia. **2.** Infantil.

puerilismo *(puerilism).* **1.** Segunda infancia. **2.** Infantilismo psíquico en adolescentes o adultos.

puérpera *(puerpera).* Mujer que acaba de dar a luz.

puerperal *(puerperal).* Relativo a las primeras semanas posteriores al nacimiento.

puerperalismo *(puerperalism).* Cualquier estado de enfermedad consecutivo al nacimiento.

puerperio *(puerperium).* Período que va desde la finalización del parto hasta el retorno del útero al tamaño normal, generalmente de tres a seis semanas.

Pulex. Género de pulgas.

P. cheopis, antiguo nombre de la pulga de la rata de la India, *Xenopsylla cheopis.*

P. irritans, especie de pulga que infecta y parasita normalmente al hombre y diversos animales; su picadura produce comezón.

pulga *(flea).* Insecto hematófago del género *Pulex.*

p. de rata, término general aplicado a *Nosopsyllus fasciatus, Pulex pallidus, Leptopsylla segnis* y *Xenopsylla cheopis;* parásito de la rata y vector de la peste bubónica.

p. penetrante, véase nigua.

pulgar *(thumb).* Primer dedo de la cara radial de la mano, oponible a los otros cuatro dedos.

p. de tenista, tendonitis acompañada de calcificación en el tendón del músculo flexor largo del pulgar, debida a ejercicios en los que el pulgar está sujeto a gran presión y esfuerzo, como en el tenis.

pulicida *(pulicide, pulicicide).* Cualquier agente destructor de pulgas.

pulidor *(burnisher).* Instrumento de bordes redondeados, utilizado en odontología para pulir la superficie metálica de una restauración de un diente.

pulmón *(lung).* Organo par de la respiración que ocupa la cavidad torácica (junto con el corazón), envuelto por la pleura; en general el pulmón derecho es mayor que el izquierdo y se divide en tres lóbulos, mientras que este último tiene sólo dos; la función primaria del pulmón es la captación de oxígeno y la eliminación de dióxido de carbono, lo que se logra por los procesos siguientes: (a) ventilación (el aire inspirado alcanza los alveolos y se distribuye en los millones de alveolos pulmonares), (b) difusión (el oxígeno y el dióxido de carbono pasan a través de las membranas capilares alveolares), (c) perfusión capilar pulmonar (el flujo se distribuye por todos los alveólos ventilados).

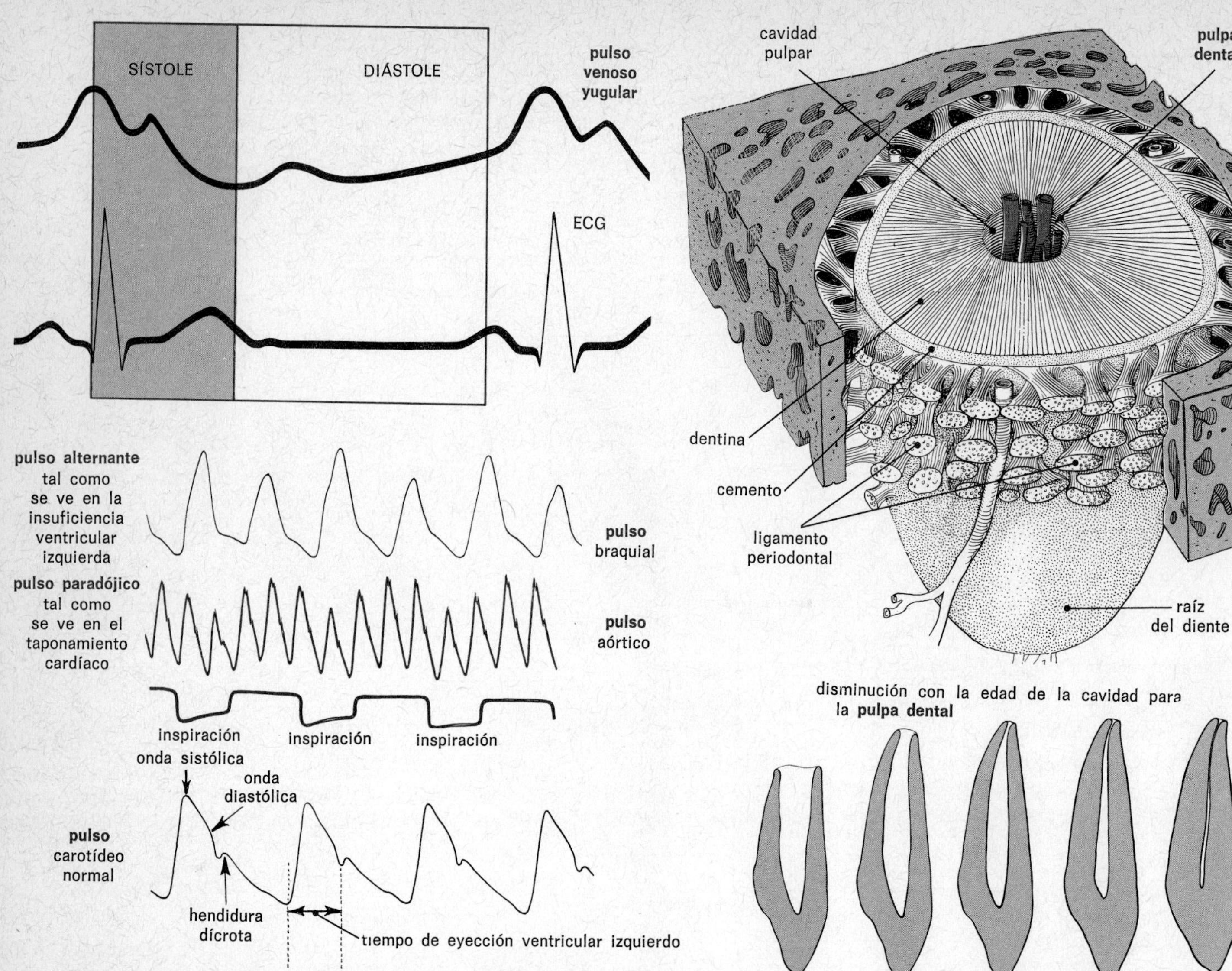

p. de acero, denominación popular del respirador Drinker para la respiración artificial; véase respirador.

p. de granjero, reacción aguda debida a la inhalación de heno enmohecido, normalmente por la manipulación de granos; se cree que es de origen alérgico; los síntomas son disnea, cianosis y tos seca.

p. húmedo, acumulación de líquido en el pulmón, como en el edema pulmonar.

p. de los mineros, véase pulmón negro.

p. de los mineros del carbón, pulmón negro.

p. negro, forma de neumoconiosis común en los mineros de carbón, caracterizada por depósitos pulmonares de polvo de carbón; se asocia con bronquitis crónica y enfisema.

p. en panal, pulmón de apariencia esponjosa por la presencia de numerosos quistes pequeños que resultan de fibrosis difusa y dilatación quística de los bronquiolos.

p. reumatoide, infiltración pulmonar asociada con artritis reumatoide.

p. de soldador, forma benigna de neumoconiosis debido al depósito de partículas metálicas finas en el pulmón; es una enfermedad laboral de los soldadores.

p. de trillador, véase pulmón de granjero.

pulmonar *(pulmonary).* Relativo a los pulmones.

pulmonectomía *(pulmonectomy).* Véase neumectomía.

pulmónico *(pulmonic).* Pulmonar.

pulmotor *(pulmotor).* Aparato utilizado para inducir una respiración artificial introduciendo oxígeno en los pulmones. Respirator.

pulpa *(pulp).* Cualquier tejido blando y húmedo.

p. dental, tejido conjuntivo vascular e inervado contenido en la cavidad pulpar del diente y su raíz.

pulpar *(pulpal).* Relativo a la pulpa o a la cavidad pulpar de un diente.

pulpectomía *(pulpectomy).* Extirpación del tejido pulpar de todo el diente, incluida la pulpa de los canales de la raíz.

pulpefacción *(pulpefaction, pulpifaction).* Acción de reducir a pulpa.

pulpitis *(pulpitis).* Inflamación de la pulpa de un diente; también denominada odontitis.

pulposo *(pulpy).* Estado de un sólido que aparece blando y húmedo.

pulpotomía *(pulpotomy).* Extirpación quirúrgica de una porción de la pulpa de un diente, generalmente la porción coronal.

pulsación *(pulsation).* **1.** Acción de pulsar. **2.** Latido, como del corazón.

pulsar *(pulsate).* Expandirse y contraerse, o latir rítmicamente, como el corazón.

pulsátil *(pulsatile).* Latiente; pulsante.

pulsímetro *(pulsimeter).* Instrumento utilizado para medir la fuerza y frecuencia del pulso.

pulsión *(pulsion).* **1.** Hinchazón. **2.** En psiquiatría, impulso.

pulso *(pulse).* Expansión rítmica; aumento de presión de la pared vascular dentro del vaso sanguíneo producida por el aumento del volumen de sangre impulsada con cada contracción del corazón.

p. acoplado, p. de doble latido, pulso en el que se palpan dos ondas durante cada ciclo cardiaco; también denominado latido doble.

p. alternante, pulso con latidos fuertes y débiles alternativos; también denominado pulsus alternans.

p. anacrótico, un pulso (generalmente palpable en las arterias carótidas) en el que el trazo ascendente de la onda del pulso tiene una muesca secundaria.

p. bigémino, pulso en el que se dan dos latidos en rápida sucesión seguidos de una pausa más prolongada; generalmente producido por un pequeño latido ectópico prematuro (extrasístole) después de un latido normalmente realizado.

p. capilar, véase pulso de Quincke.

p. de Corrigan, pulso caracterizado por un aumento abrupto y un colapso rápido; también denominado pulso en martillo de agua; aparece en la insuficiencia aórtica.

p., déficit de, diferencia entre el número de latidos del corazón (mayor) y el número de pulsaciones contadas en la muñeca (menor), debida a que una contracción ventricular muy temprana no logra impulsar suficiente sangre para producir un pulso palpable.

p. de doble latido, véase pulso acoplado.

p., enfermedad sin, Inflamación y obliteración progresivas del tronco braquicefálico y de las arterias subclavia y carótida izquierdas que da lugar a pérdida del pulso en los brazos y el cuello, entre otros síntomas; también llamada síndrome de Takayashu.

p. filiforme, pulso pequeño y tenue.

p. en martillo de agua, véase pulso de Corrigan.

p. en meseta, pulso con una presión de aumento lento y un máximo sostenido.

p. paradójico, reducción en la amplitud del pulso durante la inspiración; también denominado pulsus paradoxus.

p. de Quincke, palidez y enrojecimiento alternados de zonas capilares, como el lecho ungueal; se observa en la insuficiencia aórtica; también denominado pulso capilar.

p. trigémino, pulso que se da en grupos de tres.

p. venoso, el que se da en las venas.

p. venoso yugular, p. yugular, pulsación obser-

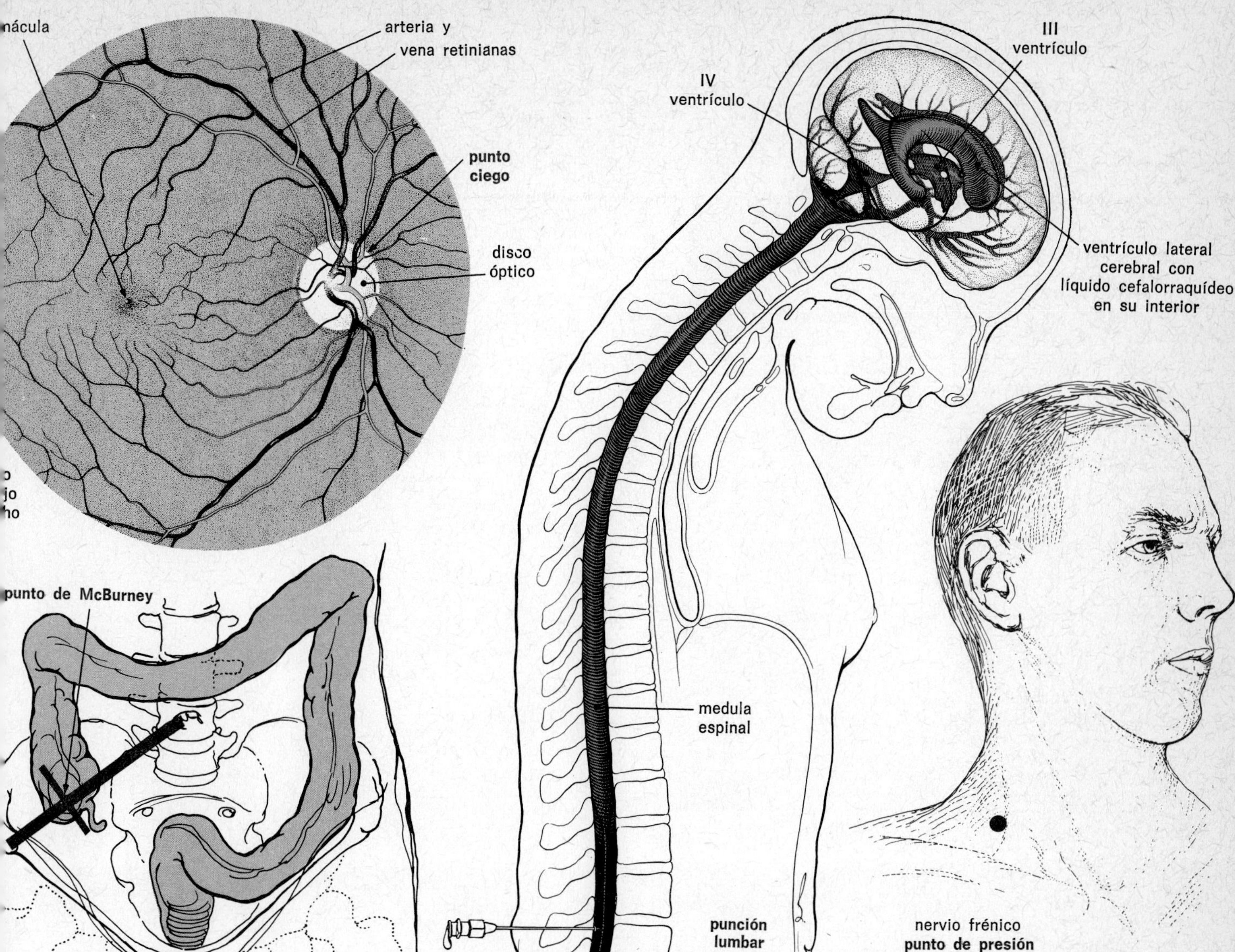

vada en una vena yugular.

pulsus. En latín, pulso.

p. alternans, véase pulso alternante.

p. magnus, pulso grande.

p. paradoxus, véase pulso paradójico.

p. parvus, pulso pequeño.

p. tardus, pulso con ascenso y descenso retardados, como el que se ve en la estenosis aórtica.

pululación *(pullulation).* Acción de echar retoños; germinación; multiplicación.

pulverizar *(pulverize).* Reducir a polvo.

pulvinado *(pulvinate).* Que tiene forma de cojín.

pulvinar *(pulvinar).* Prominencia angular que constituye la porción posterointerna del tálamo.

pulvis (pl. *pulveres).* En latín, polvo.

punción *(puncture).* Orificio practicado con una aguja.

p. lumbar, punción hecha en el espacio subaracnoideo, entre dos de las vértebras lumbares inferiores, para extraer líquido cefalorraquídeo con fines diagnósticos, o para inyectar una solución anestésica; también denominada punción raquídea y punción espinal.

p. raquídea, véase punción lumbar.

puncionar *(tap).* Extraer líquido de una cavidad corporal.

punta *(point).* Extremo agudo o afilado de un objeto: vértice, ápice.

p. de un absceso, lugar en el que el pus se halla más próximo a la superficie.

punteado *(stippling).* En histología, tinción de gránulos basófilos en un protoplasma celular al exponerlos a la acción de un colorante básico.

p. de Ziemann, manchas pequeñas observadas a veces en eritrocitos de personas afectas de paludismo cuartano.

puntiforme *(punctiform).* Del tamaño y forma de un punto muy pequeño y que tiene generalmente un diámetro inferior a un milímetro; se utiliza principalmente para describir colonias diminutas de bacterias.

punto. 1 *(point, spot).* Area o espacio muy pequeño. 2 *(point).* Grado o estado específico. 3 *(stitch).* Sutura.

p. alveolar, véase prostión.

p. ciego, disco óptico; zona del ojo en la que el nervio óptico penetra en la retina, que es insensible a la luz.

p. de congelación, temperatura a la que un líquido cambia a estado sólido.

p. de contacto, pequeña área de la superficie proximal de un diente que toca o está en contacto con el diente adyacente; también llamado área de contacto.

p. craneométrico, cualquiera de los muchos puntos fijos del cráneo utilizados como puntos de referencia en craneometría.

p. de ebullición, temperatura a la que hierve un líquido, es decir, aquella en la que la presión de vapor de un líquido es igual a la presión atmosférica.

p. de fijación, punto de la retina donde se forma una imagen; en la visión normal es la fóvea.

p. focal, punto de convergencia de los rayos luminosos.

p. de fusión, temperatura a la que un sólido pasa a estado líquido.

p. isoeléctrico, el pH al que un electrólito anfótero, como un aminoácido o proteína, es neutro desde el punto de vista eléctrico debido a la igualdad de ionización; por encima o por debajo de este pH, actúa como ácido o como base, respectivamente.

p. J, unión J; el lugar de unión del complejo

p. de McBurney, punto situado en una línea que va desde la espina iliaca anterosuperior derecha al ombligo, a un tercio de la distancia partiendo de la espina iliaca; punto especialmente doloroso a la presión en la apendicitis aguda.

p. mesoinguinal, punto del ligamento inguinal que se encuentra a mitad de camino entre la sínfisis del pubis y la espina iliaca anterior y superior.

p. de presión, (1) punto en el que puede ejercerse presión para controlar una hemorragia causada por una lesión arteria; (2) punto en la superficie cutánea que es extremadamente sensible a la presión.

p. de rocío, temperatura a la cual se condensa la humedad del aire.

p. terminal, en el análisis volumétrico de una solución, punto en el que se completa una reacción.

p. yugal, punto en el que el arco cigomático se encuentra con la apófisis frontal del hueso malar.

punzada *(stitch).* Dolor repentino breve y agudo.

punzar *(puncture).* Pinchar con un instrumento puntiagudo.

puño cerrado, signo del *(clenched fist sign).* Gesto del paciente con angina de pecho que se presiona el tórax con el puño cerrado cuando quiere describir el dolor.

pupila *(pupil).* Abertura circular en el centro del iris, a través de la cual penetra la luz en el ojo.

p. de Argyll-Robertson, pupila caracterizada por pérdida de respuesta a la luz, con retención de una respuesta normal a la acomodación de convergencia.

p. fija, la que no responde a ningún estímulo.

pupilar *(pupillary).* Relativo a la pupila.

pupilografía *(pupillography).* Registro de las

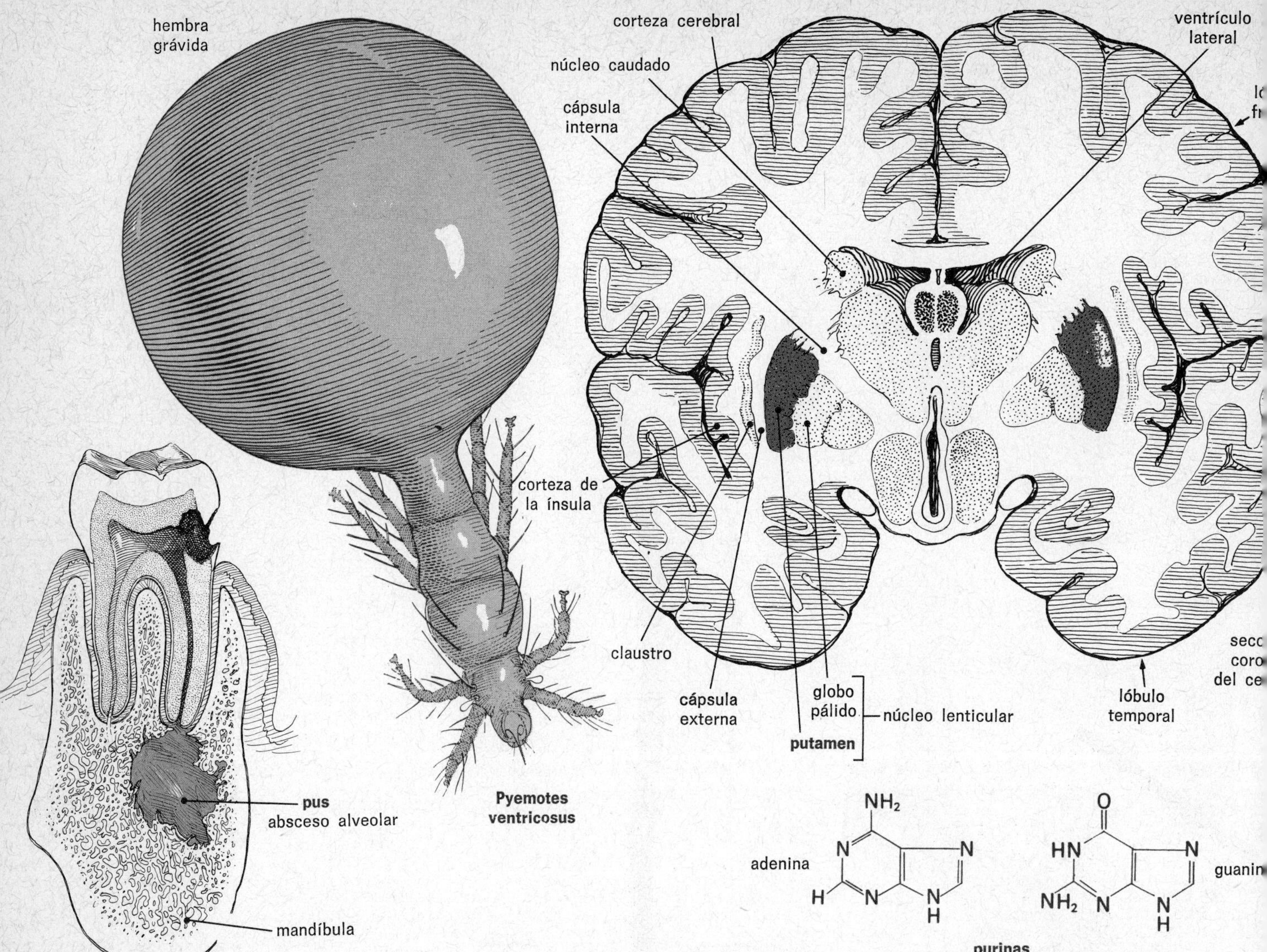

reacciones pupilares a los estímulos lumínicos.

pupilometría *(pupillometry).* Coreometría; medición de la pupila del ojo.

pupilómetro *(pupillometer).* Coreómetro; instrumento utilizado para medir el diámetro de la pupila.

pupilomotor *(pupillomotor).* Relativo a la actividad motriz que afecta al tamaño de la pupila; dícese específicamente de las fibras nerviosas motrices que inervan el iris.

pupiloplejía *(pupilloplegia).* Respuesta lenta o ausencia de respuesta de la pupila a un estímulo lumínico.

pupilostatómetro *(pupillostatometer).* Instrumento utilizado para medir la distancia entre las pupilas de los ojos.

pura sangre *(purebred).* Animal obtenido de una estirpe sometida a endogamia.

purga *(purge).* Cualquier agente que tiene la propiedad de inducir la evacuación de los intestinos.

purgación *(purgation).* Catarsis; evacuación vigorosa de los intestinos provocada por un medicamento catártico (purgante).

purgante *(purgative).* Véase catártico.

purgar *(purge).* Inducir la evacuación de los intestinos.

purina *(purine).* Base de un grupo de compuestos orgánicos (compuestos de ácido úrico), conocidos como purinas o bases purínicas; cuando se produce sintéticamente, es un compuesto cristalino incoloro; no se conoce su presencia como tal en la naturaleza.

puro *(pure).* **1.** En genética, dícese de (a) un rasgo heredado que se transmite sin interrupción en varias generaciones, (b) individuo que no es un híbrido. **2.** Libre de contaminación.

púrpura *(purpura).* Afección en la que se producen hemorragias espontáneas en los tejidos subcutáneos que provocan la aparición de manchas rojas en la piel.

p. anafilactoide, véase púrpura de Schönlein-Henoch.

p. reumática, púrpura asociada con artritis reumática aguda.

p. de Schönlein-Henoch, púrpura, observada principalmente en niños y jóvenes, que se acompaña de síntomas gastrointestinales, dolor articular y hematuria; la aparición de lesiones cutáneas en forma de numerosas petequias (en su mayor parte en las extremidades) va precedida por una sensación de picor y alfilerazos; también denominada púrpura anafilactoide.

p. telangiectásica anular, forma caracterizada por lesiones (generalmente limitadas a las extremidades inferiores) que aparecen como áreas pigmentadas circulares con un centro necrótico amarillento; también denominada enfermedad de Majocchi.

p. trombocitopénica, variedad asociada a una deficiencia en el número de plaquetas.

p. trombocitopénica trombótica, forma grave y frecuentemente fatal caracterizada por un recuento bajo de plaquetas en la sangre y trombosis en los capilares y arteriolas terminales de muchos órganos; entre los hallazgos pueden contarse azoemia, anemia hemolítica, hipertensión y síntomas del sistema nervioso central.

p. visual, véase rodopsina.

purpúrico *(purpuric).* Relativo a la púrpura o afecto de ella.

purpurífero *(purpuriferous).* Que forma la púrpura visual o rodopsina.

purulencia *(purulence, purulency).* Estado de contener o producir pus.

purulento *(purulent).* Que contiene o produce pus.

pus *(pus).* Líquido amarillento viscoso y espeso, producto de inflamación, compuesto principalmente por glóbulos blancos (leucocitos) muertos y un líquido poco denso (liquor puris), y a menudo el germen causante de la inflamación.

pústula *(pustule).* Pequeña elevación de la piel con una vesícula que contiene pus.

pustulación *(pustulation).* Formación o desarrollo de pústulas.

pustuliforme *(pustuliform).* Semejante a una pústula.

pustuloso *(pustular).* Caracterizado por pústulas.

putamen *(putamen).* Masa convexa y densa del cerebro, de color gris oscuro, entre la corteza insular por fuera y el globo pálido y la cápsula interna al interior.

putrefacción *(putrefaction, rot).* **1.** Descomposición de materia orgánica, especialmente proteínas, por la acción de bacterias, dando como resultado la formación de compuestos de olor fétido. **2.** Materia descompuesta.

putrefaciente *(putrefactive).* Relativo a la descomposición de la materia orgánica o que la causa.

putrescencia *(putrescence).* Podredumbre.

pútrido *(putrid).* Deteriorado; podrido.

PVP *(PVP).* Abreviatura de polivinilpirrolidona.

Pyemotes ventricosus. Pequeño parásito de larvas de insectos (especialmente la polilla de los cereales y el gusano del trigo); la hembra joven tiene un cuerpo alargado que se distiende en gran medida cuando está grávida; los huevos fertilizados son retenidos en su abdomen, donde eclosionan y se hacen ácaros maduros antes de ser liberados; los ácaros pueden penetrar en la epidermis de individuos en contacto con granos, paja o heno, provocando una erupción cutánea; también denominado ácaro del heno.

clasificación de las quemaduras

rado de everidad	descripción
casa	Enrojecimiento de la piel únicamente o bien induramiento parcial que afecta a menos de un 5 % de la superficie corporal y no incluye manos, pies, cara y órganos genitales o bien área de total induración de diámetro inferior a 5 cm.
oderada	Induración parcial que afecta a un 5-10 % de la superficie corporal, o a la cara, manos, pies u órganos genitales o bien plena induración de diámetro superior a 5 cm pero que afecta a menos del 10 % de superficie corporal.
portante	Afectación de más del 10 % de la superficie corporal, sea cual sea la profundidad.

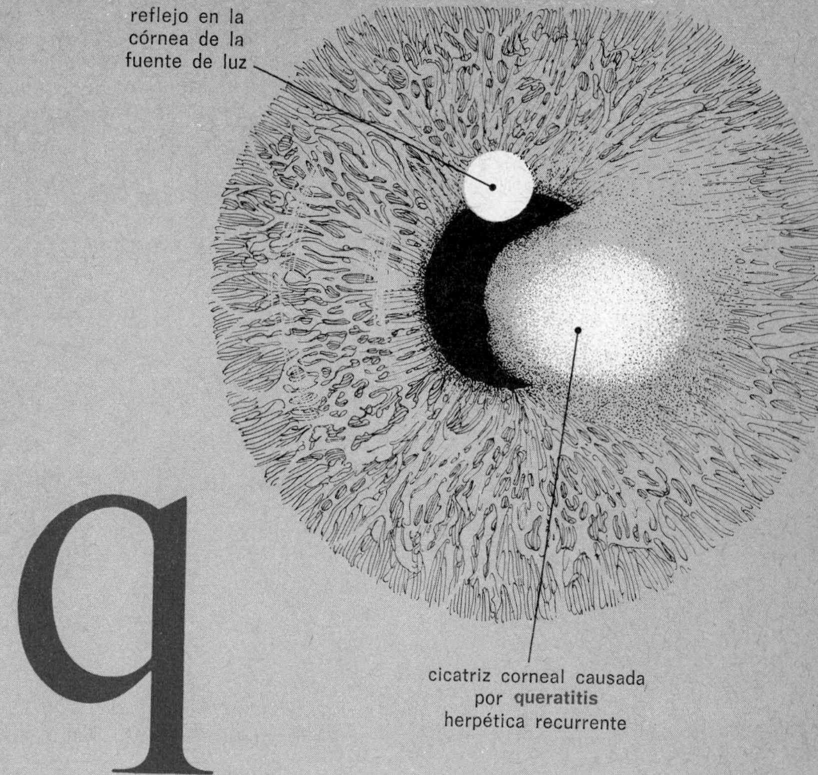

Q *(Q)*. Símbolo de (a) la primera desviación hacia abajo del complejo QRS del electrocardiograma; (b) el séptimo en una serie; p. ej., la séptima órbita de electrones en el átomo.

Q_{10} *(Q_{10})*. Símbolo del incremento en la rapidez de un proceso como resultado de la elevación de la temperatura en 10° C.

Qco_2 *(Qco_2)*. Símbolo del dióxido de carbono emitido (en microlitros) por miligramo de tejido por hora a presión y temperatura normales.

q.d. Abreviatura del latín *quaque die*.

q.h. Abreviatura del latín *quaque hora*.

q.i.d. Abreviatura del latín *quater in die*.

q.l. Abreviatura del latín *quantum libet*.

Qo_2 *(Qo_2)*. Símbolo del consumo de oxígeno (en microlitros) por miligramo de tejido por hora a presión y temperatura normales.

q.q.h. Abreviatura del latín *quaque quarta hora*.

q.s. Abreviatura del latín *quantum sufficit*.

quantum *(quantum)*. Una cantidad especificada.

q. libet, en latín, cuanto se desee.

q. sufficit, en latín, cantidad suficiente o tanto como sea suficiente.

q. vis, en latín, tanto como se quiera; se utiliza en la redacción de recetas.

quaque die (q.d.). En latín, cada día.

quaque hora. (q.h.). En latín, cada hora; se utiliza en la redacción de recetas.

quaque quarta hora (q.q.h.). En latín, cada cuatro horas.

quater in die (q.i.d.). En latín, cuatro veces al día.

quebrantamiento *(crazing)*. Formación de grietas finas en la superficie de una estructura, como un diente artificial, inducida por la liberación de una tensión interna.

Queckenstedt, signo de *(Queckenstedt's sign)*. Ausencia de variación en la presión del líquido cefalorraquídeo cuando se comprimen las venas del cuello; indica un bloqueo en el canal vertebral.

queil- queilo- *(cheil-, cheilo)*. Formas prefijas que significan labios.

queilectomía *(cheilectomy)*. **1.** Escisión quirúrgica de una porción del labio. **2.** Recorte de las irregularidades óseas en el borde de una cavidad articular.

queilectropión *(cheilectropion)*. Eversión de los labios.

queilión *(cheilion)*. Esquina o ángulo de la boca.

queilitis *(cheilitis)*. Inflamación del labio.

q. actínica, q. solar, inflamación del labio caracterizada por una costra escamosa en el borde rojo, debida por lo general a exposición prolongada a la luz solar.

queilognatouranosquisis *(cheilognathouragnoschisis)*. Malformación congénita que consiste en una hendidura que se extiende desde el paladar hasta el labio superior, pasando a través de las encías; labio leporino complejo, también llamada queilognatopalatosquisis.

queiloplastia *(cheiloplasty)*. Cirugía plástica de los labios; también llamada labioplastia.

queilosis *(cheilosis)*. Afección no inflamatoria de los labios que determina la formación de fisuras y grietas; característica de la deficiencia de riboflavina.

queilosquisis *(cheiloschisis)*. Véase labio leporino.

quelación *(chelation)*. Formación de una unión coordinada entre un ion metal y dos o más iones no metálicos dentro de la misma molécula.

quelato *(chelate)*. Compuesto que contiene un ion metal conectado por medio de uniones coordinadas con dos o más iones no metálicos en la misma molécula.

queloide *(keloid)*. Masa hiperplásica nodular no encapsulada de tejido cicatrizal.

queloidosis *(keloidosis)*. Formación de queloides múltiples.

queloplastia *(keloplasty)*. Extirpación quirúrgica de una cicatriz o queloide.

quemadura *(burn)*. Lesión producida al quemarse.

q. química, la producida por un agente cáustico.

q. por radiación, la debida a exposición excesiva a los rayos X, el radio, los rayos ultravioleta, etc.

q. térmica, la que se produce por contacto con calor.

quemar *(burn)*. Dañar por fuego, calor o un agente químico.

quemodectoma *(chemodectoma)*. Tumor del sistema quimiorreceptor; p. ej., del cuerpo carotídeo, el glomo yugular y los cuerpos del cayado aórtico.

quemosis *(chemosis)*. Alteración ocular caracterizada por hinchazón de la conjuntiva alrededor de la córnea.

quenodesoxicólico, ácido *(chenodeoxycholic acid)*. Uno de los ácidos presentes en la bilis que participan en los procesos digestivos.

queratalgia *(keratalgia)*. Dolor en la córnea.

queratectasia *(keratectasia)*. Protrusión o ectasia de la córnea debida a adelgazamiento del tejido córneo; también llamada querectasis.

queratectomía *(keratectomy)*. Escisión quirúrgica de las capas superficiales de la córnea afectadas por cicatrización o degeneración, con sustitución del tejido escindido por un injerto.

querático *(keratic)*. **1.** Córneo. **2.** Relativo a la córnea.

queratina *(keratin)*. Proteína que forma los principales componentes de las estructuras epidérmicas, así como del pelo, uñas, tejidos córneos, plumas, etc.

α-queratina *(α-keratin)*. Queratina en su forma plegada (como en el pelo normal).

β-queratina *(β-keratin)*. Queratina en su forma extendida (como en el pelo estirado).

queratinización *(keratinization)*. Formación de queratina o de capas córneas.

queratinizar *(keratinize)*. Convertir en córneo.

queratinoso *(keratinous)*. Relativo a la queratina o que la contiene.

queratinosoma *(keratinosome)*. Gránulo intracitoplasmático único de las células epiteliales cornificadas de los mamíferos que tiene aproximadamente 300 nm de diámetro y está rodeado por una membrana que contiene laminillas; considerado por algunos como un lisosoma epidérmico especializado.

queratitis *(keratitis)*. Inflamación de la córnea; también denominada corneítis.

q. en banda, opacidad grisácea que se extiende en la córnea bajo el párpado.

q. fascicular, úlcera corneal superficial que se extiende desde la periferia hasta el centro de la córnea y contiene una banda estrecha de vasos sanguíneos de la conjuntiva; es superficial y termina en una opacidad lineal; secundaria a la queratitis flictenular.

q. flictenular, pequeños nódulos grises que se rompen formando una úlcera superficial; normalmente se propagan desde la conjuntiva; se ven más a menudo en la periferia de la córnea.

q. herpética, infección por herpe simple de la córnea.

q. intersticial, inflamación profunda y vascularización de la córnea que afecta primariamente las capas medias; se da generalmente en niños y adultos jóvenes como una manifestación tardía de sífilis congénita.

querato- *(kerato-)*. Forma prefija que significa córnea o tejido córneo.

queratoacantoma *(keratocanthoma)*. Crecimiento rápido y benigno de nódulos en la piel, normalmente con una depresión central; histológicamente parece un carcinoma celular escamoso

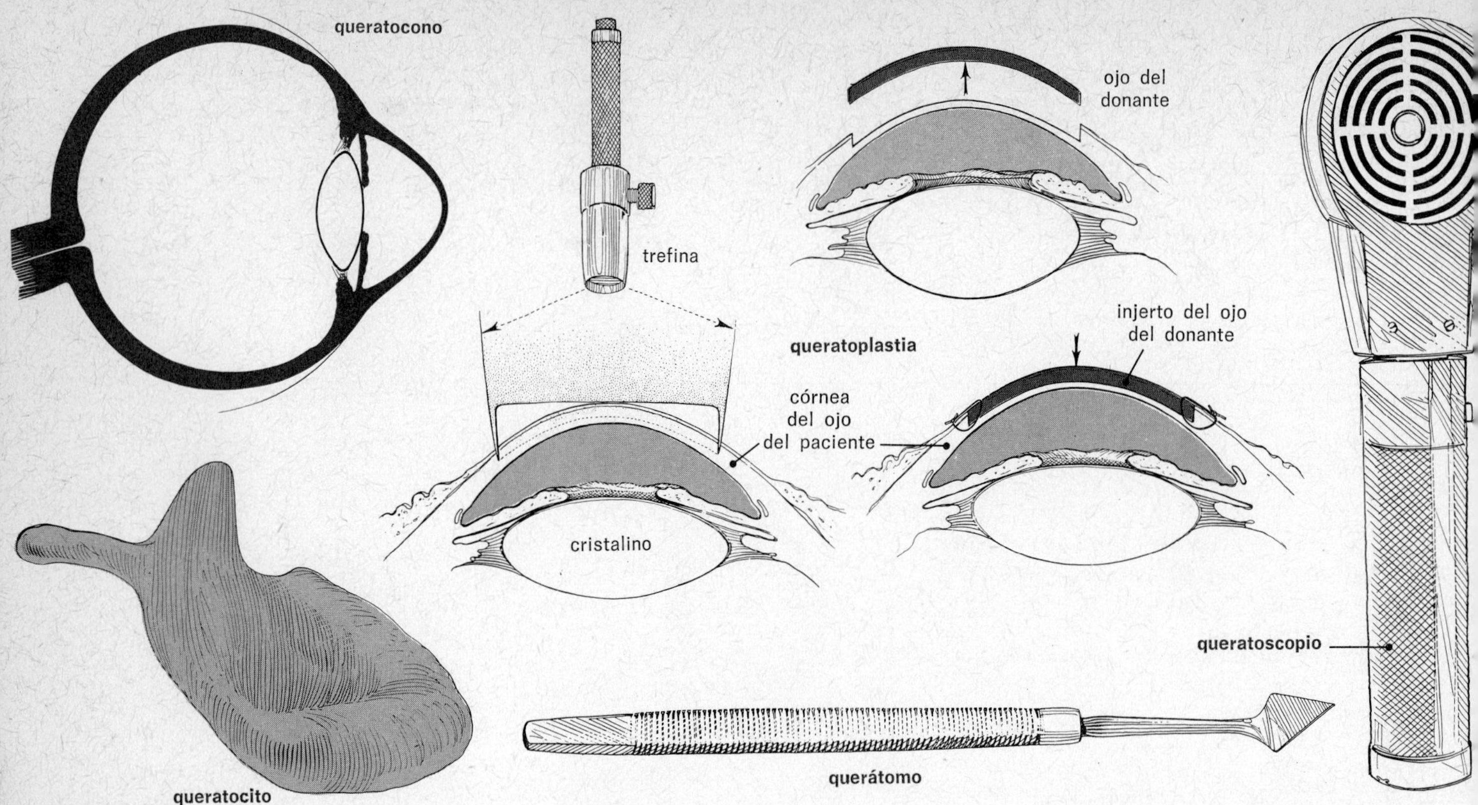

y se da principalmente en la cara.

queratocele *(keratocele).* Hernia de la membrana posterior limitante de la córnea (membrana de Descenet).

queratocito *(keratocyte).* **1.** Eritrocito roto o mutilado. **2.** Una de las células aplanadas presentes entre las láminas de la córnea; también denominada corpúsculo corneal.

queratoconjuntivitis *(keratoconjunctivitis).* Inflamación de la córnea y de la conjuntiva.

q. epidémica, variedad contagiosa causada por un adenovirus de tipo 8 que se da sobre todo en personas expuestas al polvo y a traumatismos industriales.

queratocono *(keratoconus).* Protrusión cónica central de la córnea degenerativa y no inflamatoria, habitualmente bilateral, heredada como un rasgo autosómico recesivo; también denominada córnea cónica.

queratoconómetro *(keratoconometer).* Instrumento para medir el grado de queratocono.

queratocromatosis *(keratochromatosis).* Coloración de la córnea.

queratodermia *(keratodermia).* Engrosamiento del estrato córneo de la piel.

q. blenorrágica, véase queratosis blenorrágica.

q. palmar y plantar, engrosamiento de la piel en parches simétricos en las palmas de las manos y plantas de los pies; también denominada queratodermia simétrica.

q. simétrica, véase queratodermia palmar y plantar.

queratogénesis *(keratogenesis).* Formación de tejido córneo.

queratógeno *(keratogeneus).* Que origina tejido córneo, las uñas, plumas, etc.

queratohelcosis *(keratohelcosis).* Ulceración de la córnea.

queratohemia *(keratohemia).* Depósitos de sangre en la córnea.

queratoideo *(keratoid).* Córneo.

queratoiridoscopio *(keratoiridoscope).* Instrumento que se utiliza para examinar la córnea y el iris.

queratoiritis *(keratoiritis).* Inflamación de la córnea y el iris.

queratoleptinsis *(keratoleptynsis).* Cirugía plástica del ojo; separación de la superficie anterior de la córnea remplazándola por conjuntiva bulbar.

queratólisis *(keratolysis).* Desprendimiento y descamación de la epidermis.

queratolítico *(keratolytic).* Que produce la descamación de la epidermis; también denominado descamativo.

queratomalacia *(keratomalacia).* Sequedad, reblandecimiento y destrucción de la córnea provocada por deficiencia grave de vitamina A.

queratometría *(keratometry).* Medición de la curvatura de la córnea con un queratómetro.

queratómetro *(keratometer).* Instrumento para medir la curvatura de la córnea.

queratomicosis *(keratomycosis).* Infección micótica de la córnea.

querátomo *(keratome).* Cuchillo quirúrgico para incidir la córnea; también denominado queratótomo.

queratonixis *(keratonyxis).* Punción qirúrgica de la córnea, como la efectuada para extirpar el cristalino en la catarata blanda.

queratonosis *(keratonosus).* Enfermedad de la córnea.

queratopatía *(keratopathy).* Enfermedad no inflamatoria de la córnea; se distingue de la queratitis.

queratoplastia *(keratoplasty).* Operación en la que se extrae una porción o la totalidad de la córnea y se reemplaza por tejido córneo sano (injerto); también llamada trasplante de córnea.

q. laminar, procedimiento en el que se extrae sólo la capa superficial de la córnea para el tratamiento de las opacidades córneas superficiales o lesiones superficiales recurrentes.

q. penetrante, extirpación de todo el espesor de la córnea.

queratoprótesis *(keratoprosthesis).* Injerto plástico córneo.

queratorrexis *(keratorhexis).* Rotura de la córnea por úlcera o traumatismo.

queratoscleritis *(keratoscleritis).* Inflamación de la córnea y la esclerótica.

queratoscopia *(keratoscopy).* Examen de la cara anterior de la córnea con un queratoscopio.

queratoscopio *(keratoscope).* Aparato con un disco de anillos concéntricos para examinar la curvatura de la córnea.

queratosis *(keratosis).* Engrosamiento limitado de la capa córnea de la epidermis.

q. actínica, véase queratosis senil.

q. arsenical, queratosis producida por intoxicación arsenical crónica.

q. blenorrágica, pústulas y costras asociadas con enfermedad de Reiter; también llamada queratodermia blenorrágica.

q. seborreica; lesiones benignas verrugosas y planas vistas en personas después de la tercera década de la vida.

q. senil; lesiones verrugosas seudotumorales en las partes expuestas a la luz en sujetos de edad; también denominada queratosis actínica.

queratoso *(keratose).* **1.** Relativo a o producido por queratosis. **2.** Córneo.

queratotomía *(keratotomy).* Incisión quirúrgica de la córnea.

queratótomo *(keratotome).* Véase querátomo.

querión *(kerion).* Inflamación supurada del cuero cabelludo; complicación de la tiña; puede parecer un ántrax con pústulas foliculares, exudación y costras.

querníctero *(kernicterus).* Complicación neurológica por hiperbilirrubinemia no conjugada en el lactante, que provoca la tinción de los núcleos grises del cerebro y de la medula por pigmentos biliares, con cambios degenerativos asociados; los síntomas clínicos comprenden espasticidad, opistótonos, mioclonías y convulsiones.

queroideo *(keroid).* **1.** Parecido a la córnea. **2.** Córneo.

querubismo *(cherubism).* Rasgos faciales característicos de los individuos afectos de displasia fibrosa familiar de la mandíbula: rechonchez y ojos vueltos hacia arriba.

quiasma *(chiasma, chiasm).* Entrecruzamiento en forma de X.

q. óptico, punto de cruce de las fibras de los nervios ópticos.

quilo-, quil- *(chylo-, chyl-).* Formas prefijas que indican relación con el quilo.

quilo *(chyle).* Líquido lechoso compuesto de linfa y grasas digeridas, absorbidos por los capilares linfáticos (quilíferos) del intestino durante la digestión; es transportado por el conducto torácico hasta la vena subclavia izquierda, donde se mezcla con la sangre.

quilomicronemia *(chylomicronemia).* Aumento del número de partículas microscópicas de grasa (quilomicrones) en la sangre.

quilomicrones *(chylomicrons).* Partículas grasas diminutas (de aproximadamente 1 μ de diámetro) presentes en la linfa, que normalmente son eliminadas rápidamente de la sangre.

quilopericardio *(chylopericardium).* Derrame lechoso dentro del pericardio debido a lesión u obstrucción del conducto torácico.

quiloperitoneo *(chyloperitoneum).* Acumulación de un líquido lechoso en la cavidad peritoneal; también llamada ascitis quilosa.

quilopoyesis *(chylopoiesis).* Proceso de formación del quilo.

quilotórax *(chylothorax).* Acumulación de un lí-

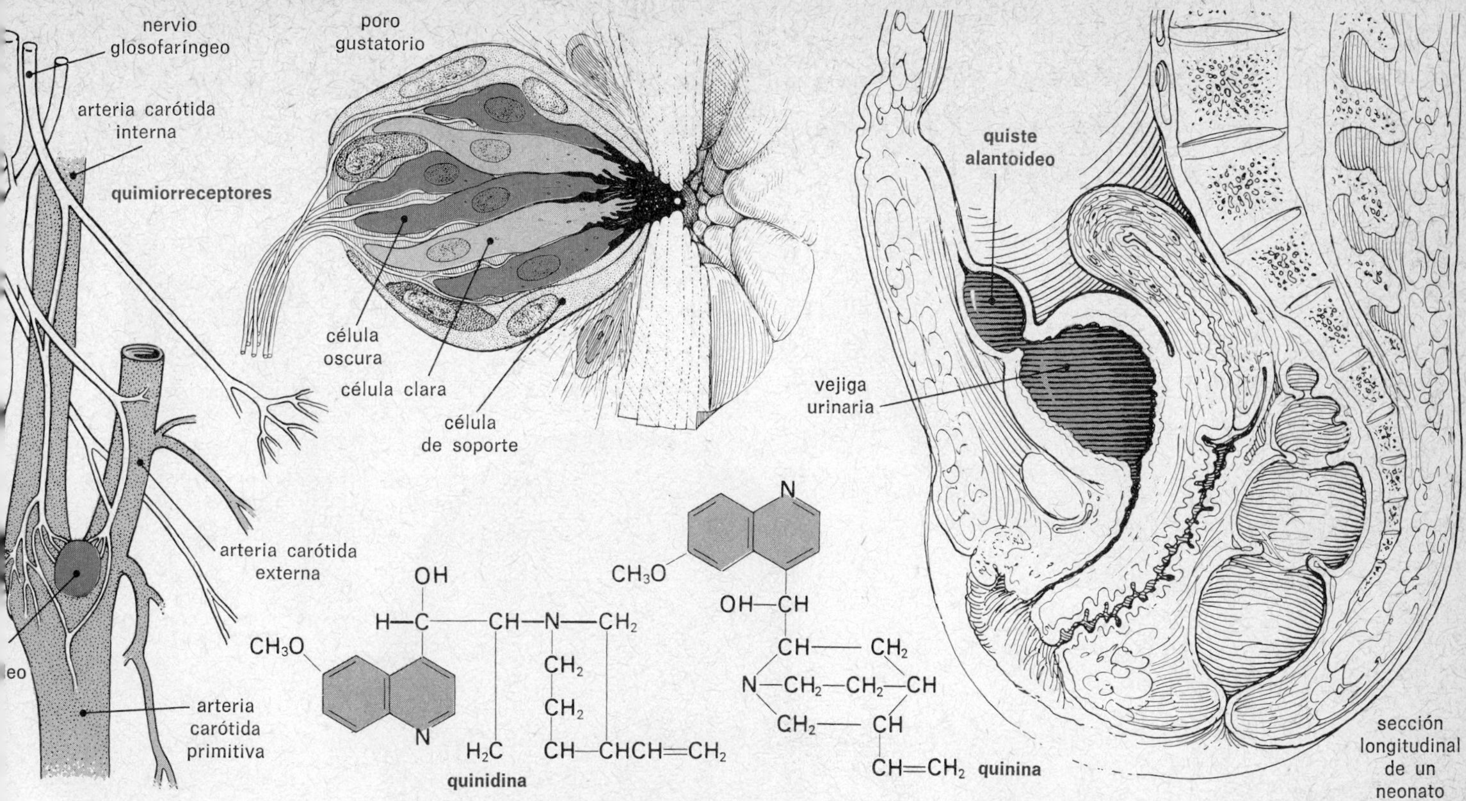

quido lechoso de origen linfático (quilo) en la cavidad pleural.

quiluria *(chyluria).* Presencia de quilo o linfa en la orina, dándole una apariencia turbia y blanquecina.

quimera *(chimera).* **1.** En embriología experimental, organismo desarrollado de partes combinadas de diferentes embriones. **2.** Individuo que ha recibido un transplante genéticamente diferente.

química *(chemistry).* Ciencia que estudia la composición atómica y molecular de los distintos tipos de materia y las leyes que gobiernan sus reacciones mutuas.

q. analítica, separación de compuestos para determinar y estudiar su composición.

q. biológica, véase bioquímica.

q. fisiológica, véase bioquímica.

q. inorgánica, rama de la química que estudia las sustancias que no contienen carbono.

q. orgánica, estudio de las sustancias que contienen carbono.

químico *(chemical).* Relativo a la química.

q., compuesto, sustancia producida por la interacción de elementos.

quimiobiótico *(chemobiotic).* Término que designa un compuesto que contiene un antibiótico y otro agente químico terapéutico.

quimiocauterización *(chemocautery).* Destrucción de un tejido mediante la aplicación de una sustancia cáustica.

quimioceptor *(chemoceptor).* Véase quimiorreceptor.

quimiocinesis *(chemokinesis).* Aumento de la actividad de un organismo estimulado por una sustancia química.

quimiocirugía *(chemosurgery).* Uso de sustancias químicas para destruir tejidos.

quimiodectoma *(chemodectoma).* Tumor del sistema quimiorreceptor, como el del cuerpo carotídeo, el glomo yugular y los cuerpos del cayado aórtico.

quimiodectomatosis *(chemodectomatosis).* Aparición en los pulmones de tumores diminutos múltiples del tipo quimiorreceptor.

quimiodiferenciación *(chemodifferentiation).* Diferenciación a nivel molecular, que suele preceder a y controlar la diferenciación morfológica celular en el embrión en desarrollo.

quimiólisis *(chemolysis).* Descomposición química.

quimioluminiscencia *(chemoluminescence).* **1.** Luz producida por la transformación de energía química. **2.** Radiación que produce acción química.

quimiopalidectomía *(chemopallidectomy).* Inyección de una sustancia química en el globo pálido del encéfalo; operación realizada para aliviar la rigidez en el parkinsonismo.

quimiopalidotalamectomía *(chemopallidothalamedomy).* **Destrucción de porciones del tejido cerebral (globo pálido y tálamo óptico) mediante la inyección de un compuesto químico.**

quimioprofilaxis *(chemoprophylaxis).* Prevención de una enfermedad específica mediante el uso de un agente químico.

quimiorreceptor *(chemoreceptor).* Organo terminal, como la papila gustatoria, o sensitivo, como el cuerpo carotídeo, sensible a los estímulos químicos; también llamado quimioceptor.

quimiosensible *(chemosensitive).* Sensible a los cambios en la composición química de las sustancias.

quimiotaxis *(chemotaxis).* Movimiento de un organismo hacia o lejos de una sustancia química, en especial la migración de los leucocitos hacia un atrayente.

quimioterapéutica *(chemotherapeutics).* Rama de la terapéutica que se ocupa del tratamiento de las enfermedades por medio de sustancias químicas.

quimo *(chyme).* Masa semilíquida de alimento que pasa del estómago al duodeno.

quimógrafo *(kymograph).* Instrumento que registra gráficamente las variaciones de la presión.

quimopoyesis *(chymopoiesis).* Transformación del alimento en quimo; también llamada quimificación.

quimoscopio *(kymoscope).* Aparato que se utiliza para registrar las ondas del pulso o las variaciones en la presión sanguínea.

quimosina *(chymosin).* Véase renina.

quimotripsina *(chymotrypsin).* Enzima digestiva (proteinasa) presente en el jugo pancreático; propuesta para ser utilizada en el tratamiento de la inflamación y el edema causados por traumatismo.

quimotripsinógeno *(chymotrypsinogen).* Enzima pancreática que da origen a la quimotripsina.

quinacrina *(quinacrine).* Fármaco antipalúdico amarillo brillante con una vida media biológica de 10 días; Atebrina®.

Quincke, enfermedad de *(Quincke's disease).* Edema angioneurótico o angiedema; véase edema.

Quincke, signo de *(Quincke's sign).* Pulso de Quincke; véase pulso.

quincuagenario *(quinquagenarian).* Persona de edad comprendida entre los 50 y los 60 años.

quinhidrona *(quinhydrone).* Compuesto de cantidades equimoleculares de quinona e hidroquinona; $C_6H_4O_2 \cdot C_6H_4(OH)_2$; se utiliza en determinaciones del pH.

quinidina *(quinidine).* Alcaloide de la corteza de la quina; se utiliza para controlar arritmias cardiacas.

quinina *(quinine).* Polvo amargo, cristalino y blanco, obtenido de la corteza del árbol de la quina; se utiliza en el tratamiento del paludismo; también denominada corteza del jesuita o del cardenal.

quininismo *(quininism).* Véase cinconismo.

quinona *(quinone).* Cualquier componente de un grupo de compuestos cristalinos aromáticos utilizados para fabricar colorantes.

quinquina *(quinquina).* Corteza de quina de la que se extrae la quinina.

quintípara *(quintipara).* Mujer que ha dado a luz cinco hijos.

quintúpleto *(quintuplet).* Uno de los cinco niños nacidos de un solo parto.

quirocinestesia *(chirokinesthesia).* Sensación subjetiva de los movimientos de la mano.

quirófano. Sala de operaciones.

quirognóstico *(chirognostic).* Capaz de distinguir entre derecha e izquierda.

quiroplastia *(chiroplasty).* Cirugía plástica de la mano.

quiropodia *(chiropody).* Véase podiatría.

quiropodista *(chiropodist).* Véase pedicuro.

quiropráctica *(chiropractic).* Filosofía terapéutica que atribuye las enfermedades a leves luxaciones de la columna vertebral que presionan los nervios; el método preferido de tratamiento es la manipulación de las vértebras; también llamada quiropraxia.

quiropractor *(chiropractor).* El que practica la quiropraxia.

quiroscopio *(cheiroscope).* Instrumento binocular utilizado en el tratamiento de antisupresión de los ojos estrábicos.

quist-, quisto- *(cyst-, cysto-).* Formas prefijas que denotan una relación con un quiste.

quiste *(cyst).* Saco anormal dentro del cuerpo que contiene aire o líquido.

q. alantoideo, dilatación quística del uraco; también llamado quiste uracal.

q. alveolodentario, quiste asociado con un diente no nacido; aparece tanto en los tejidos circundantes (extracapsular) como dentro del diente

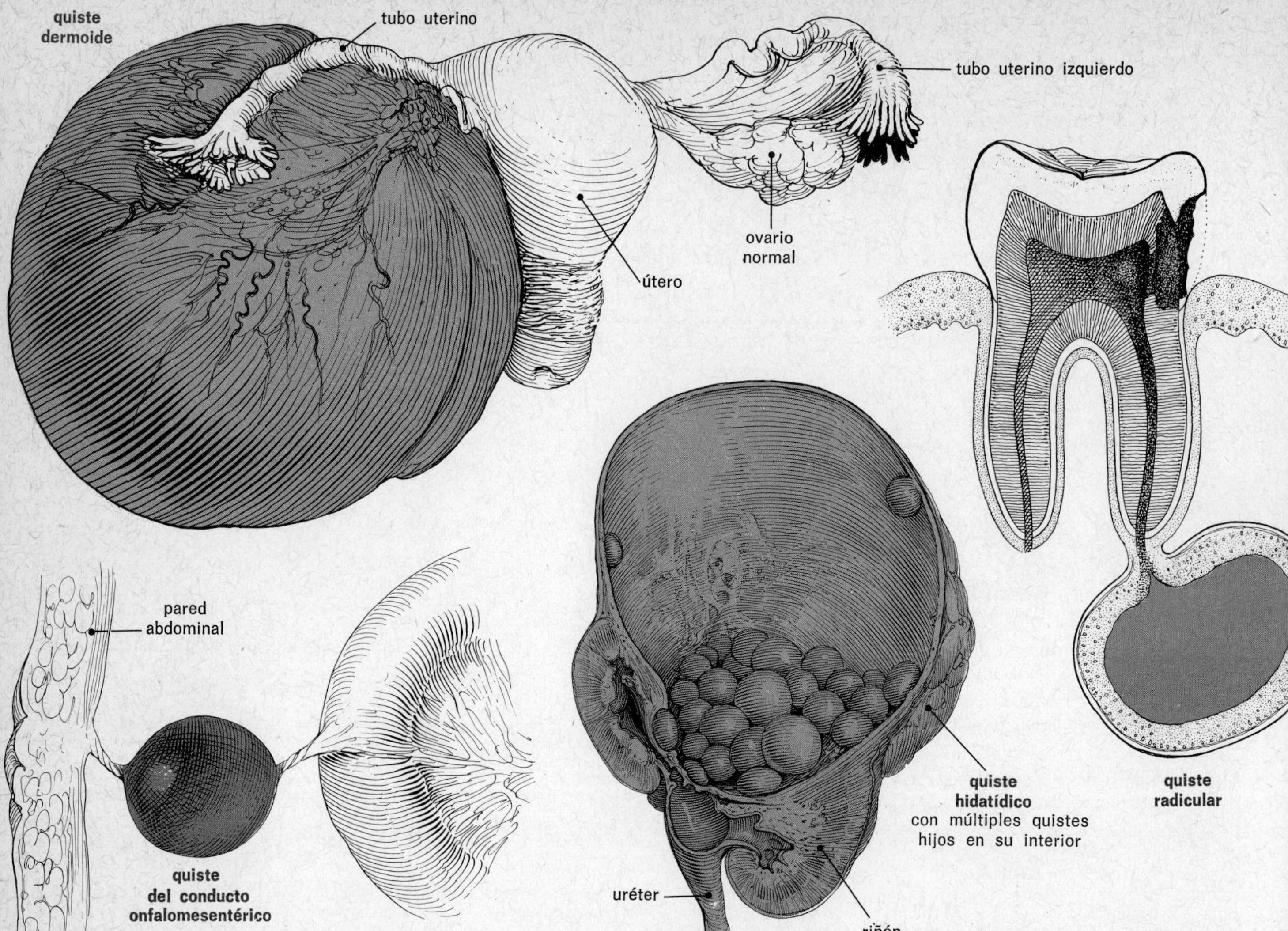

en desarrollo (intracapsular); también llamado odontocele.

q. de Baker, acumulación de líquido sinovial filtrado a los tejidos que están por fuera de la articulación de la rodilla.

q. branquiógeno, quiste resultante de la oclusión incompleta de la hendidura branquial.

q. bursal, quiste de retención en una bolsa.

q. del conducto onfalomesentérico, quiste de retención a lo largo de los vestigios del conducto onfalomesentérico embrionario (conducto vitelino).

q. del cuerpo lúteo, quiste del ovario, formado a partir del cuerpo lúteo, que permanece quístico con excesivo contenido líquido, en vez de atrofiarse normalmente; asociado por lo general con una alteración o retraso de la menstruación.

q. chocolate, quiste del ovario que contiene un líquido espeso pardo oscuro; visto a menudo en la endometriosis; también llamado quiste de Sampson.

q. dermoide, tumor común del ovario, por lo general unilateral, constituido por tejidos ectodérmicos ectópicos; posee paredes blandas y gruesas de color blanco azulada, con contenido de grasa y pelos.

q. por dilatación, véase quiste de retención.

q. por distensión, véase quiste de retención.

q. ependimario, dilatación quística del conducto central de la medula espinal o los ventrículos cerebrales; también llamado quiste neural.

q. equinocócico, véase quiste hidatídico.

q. de la glándula de Bartholin, el quiste más común de la vulva, producido por retención de secreciones glandulares debida a oclusión de un conducto.

q. hidatídico, quiste formado generalmente en el hígado por una tenia en estadio larvario.

q. lácteo, quiste de leche; quiste de retención en la mama, producido por la obstrucción de un conducto galactóforo.

q. de leche, véase quiste lácteo.

q. madre, quiste hidatídico principal que contiene pequeños quistes hijos.

q. meibomiano, véase calacio.

q. mucoso, quiste de retención producido por la obstrucción de una glándula mucosa.

q. de Naboth, quiste de retención producido por la obstrucción de una glándula mucosa del cérvix uterino; también llamado folículo de Naboth.

q. neural, véase quiste ependimario.

q. óseo solitario, quiste que está revestido por una fina capa de tejido conjuntivo y contiene líquido seroso; se observa por lo general en el tallo de los huesos largos de los niños; también llamado quiste unicameral y osteocitoma.

q. ovárico, tumor quístico del ovario.

q. periapical, véase quiste radicular.

q. pilífero, quiste dermoide que contiene pelos.

q. pilonidal, quiste situado en la dermis o en el tejido subcutáneo que contiene pelos y que por lo general se comunica con la superficie de la piel por medio de un conducto fistuloso; se suele situar en la región sacrococcígea; también llamado quiste sacrococcígeo.

q. radicular, quiste alrededor de la raíz de un diente no vital; también llamado quiste de la raíz o periapical.

q. de la raíz, véase quiste radicular.

q. de retención, quiste que resulta de la obstrucción del conducto de una glándula; también llamado quiste por dilatación, por distensión o secretor.

q. de Sampson, véase quiste chocolate.

q. sebáceo, tumoración que resulta de la retención de la secreción de una glándula sebácea; también llamado lobanillo, esteatoma, esteocistoma, sebocistoma y tumor sebáceo.

q. secretor, véase quiste de retención.

q. seudomucinoso, quiste que contiene un material gelatinoso.

q. seroso, quiste que contiene un líquido seroso claro.

q. sublingual, véase ránula.

q. subsinovial, distensión de un folículo sinovial.

q. unicameral, véase quiste óseo solitario.

q. uracal, véase quiste alantoideo.

quístico *(cystic).* Relativo a un quiste.

quística de la mama, enfermedad *(cystic disease of breast).* Véase enfermedad fibroquística de la mama.

quística de la medula renal, enfermedad *(cystic disease of renal medulla).* Presencia de quistes múltiples en la medula renal, observada principalmente en dos síndromes clínicos: enfermedad quística medular urémica (nefroptisis) y riñón esponjoso (enfermedad quística medular no urémica); la primera es una enfermedad hereditaria en la que los quistes medulares se asocian con glomerulosclerosis, fibrosis intersticial e insuficiencia renal, a menudo aparecida en la infancia; la segunda es una afección relativamente benigna, diagnosticada por lo general por una pielografía endovenosa, que puede acompañarse de cálculos o infecciones.

quitina *(chitin).* Sustancia orgánica transparente córnea (polisacárido) que constituye el principal componente del exoesqueleto de los insectos, la concha de los crustáceos y las paredes celulares de ciertos hongos.

quitobiosa *(chitobiose).* Disacárido presente en la quitina.

quitosamina *(chitosamine).* Véase glucosamina.

quod vide (q.v.). En latín, que ve; colócase generalmente entre paréntesis después de una contrareferencia.

q.v. Abreviatura de las expresiones latinas: (a) *quantum vis;* (b) *quod vide.*

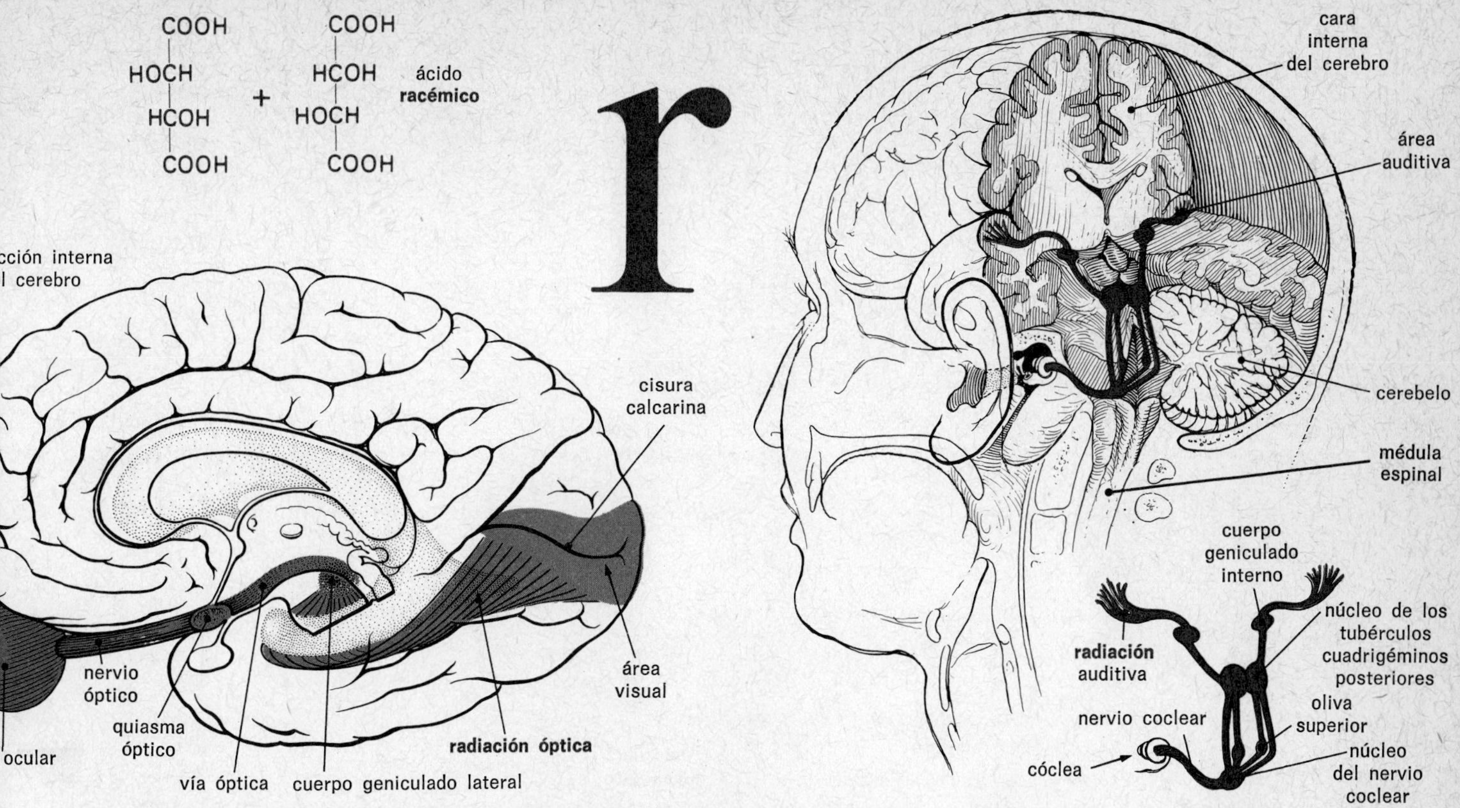

R *(R).* **1.** Abreviatura de respiración. **2.** Símbolo de (a) resistencia eléctrica, (b) marca comercial registrada (a menudo encerrada en un círculo, ®), (c) radical orgánico, (d) roentgen.

r *(r).* **1.** Abreviatura de (a) radio, (b) razón, (c) refracción. **2.** Símbolo de (a) potencial de oxidación-reducción, (b) radio.

Ra *(Ra).* Símbolo químico del elemento radio.

rabdo-, rabd- *(rhabdo-, rhabd-).* Formas prefijas que significan (a) en forma de bastón, (b) estriado.

rabdoide *(rhabdoid).* En forma de bastón.

rabdomiólisis *(rhabdomyolysis).* Enfermedad aguda, fulminante y potencialmente fatal del músculo esquelético, caracterizada por desintegración del mismo acompañada de la excreción de mioglobina en la orina; también denominada mioglobinuria paroxística idiopática.

rabdomioma *(rhabdomyoma).* Tumor o neoplasia benignos de elementos musculares estriados.

rabdomiosarcoma *(rhabdomyosarcoma).* Tumor maligno derivado de músculo esquelético.

rabdovirus *(rhabdoviruses).* Grupo de virus RNA relativamente grandes y en forma de bala; uno de ellos provoca la rabia.

rabia *(rabies).* Encefalitis vírica transmitida en la saliva de un animal infectado; el período de incubación oscila entre 10 días y varios meses; invariablemente fatal en el hombre si no se administra un tratamiento preventivo; también denominada hidrofobia.

rabioso *(rabid).* Afecto de rabia.

racémico *(racemic).* **1.** Compuesto de partes arracimadas; dícese de las glándulas. **2.** Indica un compuesto químico integrado a partes iguales por sustancias, dextrógiras y levógiras, e incapaz por tanto de hacer girar el plano de luz polarizada.

racemización *(racemization).* Conversión química de una sustancia ópticamente activa en otra que es relativa o completamente inactiva.

racemoso *(racemose).* Semejante a un racimo de uvas.

racional *(rational).* **1.** En posesión de cualidades de razonamiento; no delirante. **2.** Basado en la razón.

racionalización *(rationalization).* Aportación de una explicación para justificar un acto que está regido por factores distintos de la razón.

rad *(rad).* Unidad de exposición a la radiación que expresa la dosis absorbida; un rad representa una absorción de 100 ergios de energía por gramo y es aproximadamente equivalente a un roentgen.

radarquimografía *(radarkymography).* Grabación en video de los movimientos cardiacos durante una fluoroscopia con ayuda de un amplificador de imagen; permite que se calibren los movimientos mediante gráficas.

radectomía *(radectomy).* Extirpación de una porción o de toda la raíz de un diente.

radiabilidad *(radiability).* Propiedad de ser permeable a los rayos X.

radiación *(radiation).* **1.** Emisión y proyección de energía (ondas o partículas) a través del espacio. **2.** Haz de fibras blancas en el cerebro.

r. «blanda», radiación de longitud de onda larga y de baja penetrabilidad.

r. «dura», radiación de longitud de onda corta que tiene una elevada energía y capacidad de penetrar en profundidad.

r. esparcida, cambio de dirección del fotón de rayos X como resultado de la colisión con una materia.

r. de fondo, radiactividad medida en una posición dada, en ausencia de una muestra.

r. óptica, banda de fibras del cerebro que va desde el cuerpo geniculado lateral del tálamo hasta la corteza del lóbulo occipital.

radiactividad *(radioactivity).* Propiedad, poseída por ciertos elementos de elevado peso atómico, de emitir rayos y partículas subatómicas, ya sea debida a núcleos atómicos inestables o resultado de una reacción nuclear.

radiactivo *(radioactive).* Relativo a la radiactividad o que la posee.

radial *(radial).* **1.** Relativo a un hueso del antebrazo (radio) o a cualquier radio. **2.** Que se extiende en diversas direcciones desde un punto central.

radiante *(radiant).* **1.** Que emite calor o rayos de luz. **2.** Emitido como radiación.

radical *(radical).* **1.** Grupo de átomos que puede pasar de un compuesto a otro sin alterarse y que forma una de las partes básicas de una molécula; en las fórmulas químicas aparece colocado entre paréntesis. **2.** Llevado al límite máximo en el tratamiento de la raíz o causa de una enfermedad.

r. ácido, radical formado por un ácido por pérdida de uno o más iones de hidrógeno.

r. libre, grupo químico que tiene electrones no compartidos disponibles para reaccionar; p. ej., CH_3.

radicotomía *(radicotomy).* Véase rizotomía.

radícula *(radicle).* Estructura pequeña a modo de raíz; raicilla.

radiculalgia *(radiculalgia).* Neuralgia de la raíz sensorial de un nervio raquídeo, generalmente debida a una irritación (radiculoneuritis) o compresión.

radicular *(radicular).* Relativo a una raíz, especialmente la de un nervio o diente.

radiculectomía *(radiculectomy).* Resección de la raíz de un nervio raquídeo.

radiculitis *(radiculitis).* Inflamación de la porción de la raíz de un nervio raquídeo situada dentro de la duramadre.

radiculomielopatía *(radiculomyelopathy).* Enfermedad de la medula espinal y las raíces de los nervios.

radiculopatía *(radiculopathy).* Enfermedad de las raíces de los nervios raquídeos.

radio- *(radio-).* Forma prefija que indica radiación.

radio. 1 *(radium).* Elemento metálico radiactivo que emite radiación α, β y γ y un gas radiactivo llamado radón; tiene una vida media de 1590 años; símbolo Ra, número atómico 88, peso atómico 226,05; usado en medicina en el tratamiento de algunas enfermedades malignas. **2** *(radius,* pl. *radii).* El más pequeño de los dos huesos del antebrazo, en el lado del pulgar. **3.** Línea recta que se extiende desde el centro a la periferia de un círculo.

radioautografía *(radioautograph).* Véase autorradiografía.

radiobiología *(radiobiology).* Rama de la ciencia que se ocupa de los efectos de la radiación en los tejidos vivos y del uso de isótopos radiactivos.

radiocalcio (Ca^{45}) *(radiocalcium).* Radioisótopo del calcio, utilizado generalmente en la localización de tumores óseos y estudios del metabolismo óseo.

radiocarbono (C^{14}) *(radiocarbon).* Isótopo radiactivo del carbono.

radiocarpiano *(radiocarpal).* Relativo al radio y los huesos carpianos, especialmente la articulación entre el radio y la hilera proximal de huesos carpianos.

radiocinematografía *(radiocinematography).* Técnica de obtención de películas animadas del paso de una sustancia radiopaca a través de los órganos internos tal como se ve en la pantalla radioscópica.

radiocirugía *(radiosurgery).* Utilización de objetos radiactivos, como agujas de radio o semillas de radón, en un tratamiento quirúrgico.

radiocubital *(radioulnar).* Relativo al radio y al cúbito.

radiocurable *(radiocurable).* Susceptible de curarse por irradiación; dícese de algunas células cancerosas.

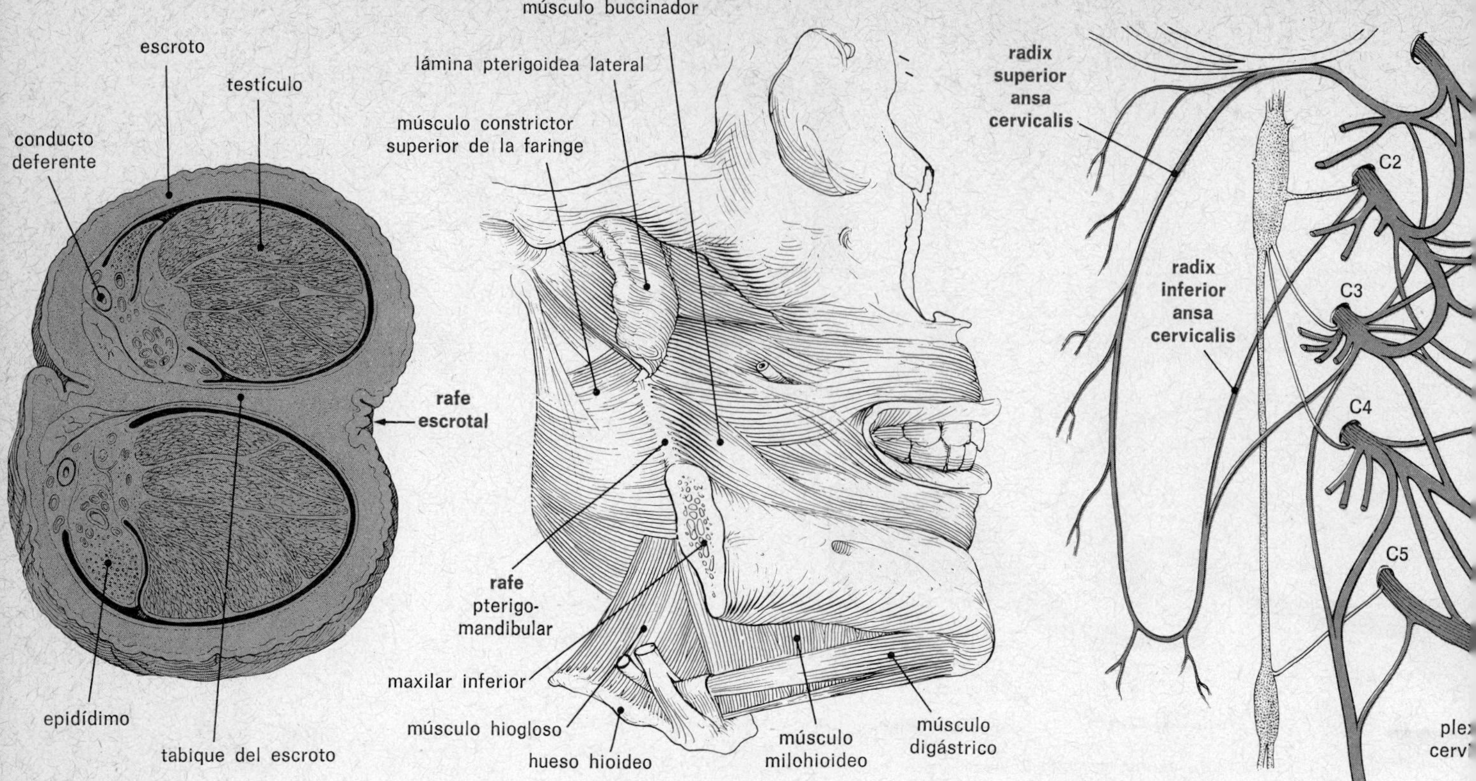

radiodermatitis *(radiodermatitis).* Inflamación de la piel provocada por una exposición excesiva a rayos X o γ.

radiodoncia *(radiodontics).* Rama de la odontología que se especializa en la obtención e interpretación de radiografías de los dientes y estructuras conexas.

radioelectrofisiológrafo *(radioelectrophysiolograph).* Aparato por medio del cual se radiotransmiten y registran en algún otro lugar las alteraciones en el potencial eléctrico del cerebro o corazón; el aparato lo lleva la persona, que no padece restricción alguna en sus movimientos.

radioelemento *(radioelement).* Cualquier elemento radiactivo.

radioepidermitis *(radioepidermitis).* Inflamación de la piel provocada por la exposición a una radiación ionizante; también denominada radiodermatitis.

radiofarmacéutico *(radio-pharmacist).* Farmacéutico especializado en la preparación y elaboración de fármacos radiactivos.

radiofarmacia *(radio-pharmacy).* Rama de la farmacia que se ocupa de la preparación y elaboración de fármacos radiactivos utilizando radioisótopos de vida corta.

radiofármaco *(radiopharmaceutical).* Preparación farmacéutica radiactiva utilizada con finalidades diagnósticas o terapéuticas.

radiofrecuencia *(radiofrequency).* Frecuencia de radiación electromagnética en la gama entre las audiofrecuencias y las frecuencias infrarrojas.

radiogénesis *(radiogenesis).* Producción de radiactividad.

radiógeno *(radiogenic).* **1.** Que produce rayos. **2.** Producido por radiactividad.

radiografía *(radiography).* Desarrollo de una imagen de una parte del cuerpo mediante transmisión de energía radiactiva (rayos X o γ) a través de esa parte sobre una película sensibilizada; dícese también de la película así obtenida.

radiograma *(radiogram).* Término utilizado en ocasiones en lugar de los términos, preferibles, roentgenograma y radiografía.

radiohumeral *(radiohumeral).* Relativo al radio y el húmero.

radioinmunodifusión *(radioimmunodiffusion).* Estudio de las reacciones antígeno-anticuerpo por difusión en gel utilizando un antígeno o anticuerpo marcado con radioisótopos.

radioinmunoelectroforesis *(radioimmunoelectrophoresis).* Inmunoelectroforesis en la que se utiliza un antígeno o anticuerpo marcado con radioisótopo.

radioinmunoensayo *(radioimmunoassay).* Método de análisis, como la determinación de la concentración de sustancias en el plasma sanguíneo, en el que se emplean anticuerpos radiactivos.

radioisótopo *(radioisotope).* Isótopo de un elemento que es natural o artificialmente radiactivo.

radiología *(radiology).* Ciencia que se ocupa de la energía radiante (rayos X, radio e isótopos radiactivos) y su utilización para el diagnóstico y tratamiento de enfermedades. Véase roentgenología.

radiológico *(radiologic).* Relativo a la radiología.

radiólogo *(radiologist).* Médico con preparación específica en radiología.

radiomimético *(radiomimetic).* Dícese del producto químico que tiene un efecto destructivo sobre los tejidos similar al de una radiación de energía elevada; p. ej., mostazas de azufre, mostazas nitrogenadas.

radionecrosis *(radionecrosis).* Destrucción de tejidos debida a la radiación.

radionúclido *(radionuclide).* Núclido radiactivo; especie de núclido con un núcleo inestable; se encuentra en estado natural o en un elemento químico convertido en radiactivo mediante bombardeo con neutrones en un ciclotrón o pila atómica.

radiopacidad *(radiopacity).* Estado de impenetrabilidad a cualquier forma de radiación.

radiopaco *(radiopaque).* Impenetrable a los rayos X o cualquier forma de radiación.

radiopatología *(radiopathology).* Estudio y tratamiento de las enfermedades por la radiación.

radiopelvimetría *(radiopelvimetry).* Procedimiento radiográfico para determinar la forma y tamaño de la pelvis materna, el feto y la parte de éste que se presenta.

radioquímica *(radiochemistry).* Estudio de las reacciones químicas de los elementos radiactivos.

radiorreacción *(radioreaction).* Reacción corporal a la radiación, especialmente de la piel.

radiorreceptor *(radioreceptor).* Receptor capaz de responder a una energía radiante, como la luz o el calor.

radiorresistencia *(radioresistance).* Resistencia relativa de células u organismos a la acción nociva de la radiación.

radioscopia *(radioscopy).* Roentgenoscopia; examen de las estructuras internas del cuerpo mediante rayos X, directamente en una pantalla fluorescente.

radiosensibilidad *(radiosensitivity).* Susceptibilidad relativa de sustancias o tejidos biológicos a la acción de una radiación.

radiosensible, radiosensitivo *(radiosensitive).* Que se ve afectado por la radiación.

radioterapeuta *(radiotherapist).* Médico especializado en radioterapia.

radioterapia *(radiotherapy).* Tratamiento de una enfermedad mediante cualquier sustancia radiactiva o energía radiante.

radiotoxemia *(radiotoxemia).* Enfermedad por radiación.

radiotransparencia *(radiolucency).* Condición de poseer una transparencia moderada a los rayos X u otras formas de radiación.

radiotransparente *(radiotransparent).* Que permite el paso de energía radiante.

radioyodado *(radioiodinated).* Combinado o tratado con radioyodo.

radix *(pl. radices).* En latín, raíz; el inicio o porción primaria de una estructura, como un nervio en su origen en la medula espinal.

r. inferior ansa cervicalis, fibras del segundo y tercer nervio cervical que forman la raíz inferior del asa cervical (ansa cervicalis).

r. linguae, raíz de la lengua; la parte adherida posterior de la lengua.

r. superior ansa cervicalis, fibras del primer y segundo nervio cervical que forman la raíz superior del asa cervical (ansa cervicalis).

radón *(radon).* Gas incoloro emitido por el radio que tiene un período de semidesintegración de unos cuatro días; es un isótopo natural producido durante la descomposición radiactiva del radio; símbolo Rn, número atómico 86, peso atómico 222.

rafe *(raphe).* Reborde o línea que marca la unión de dos estructuras parecidas.

r. escrotal, el que se extiende desde el ano hasta la base del pene; marca la adherencia del tabique escrotal que separa los testículos.

rafinosa *(raffinose).* $C_{18}H_{32}O_{16}.5H_2O$; azúcar presente en la harina de semillas de algodón y en la remolacha azucarera, compuesto por D-galactosa, D-glucosa y D-fructosa; también denominada melitosa.

rágade, ragadía *(rhagades, chap).* Grieta o fisura en la piel, especialmente alrededor de aberturas del cuerpo; se observa en la sífilis congénita y en deficiencias vitamínicas.

ragadiforme *(rhagadiform).* En forma de fisura.

raíz *(root).* **1.** Parte incrustada de una estructura, como de un diente, pelo o uña. **2.** Origen de una estructura; p. ej., la terminación proximal de un

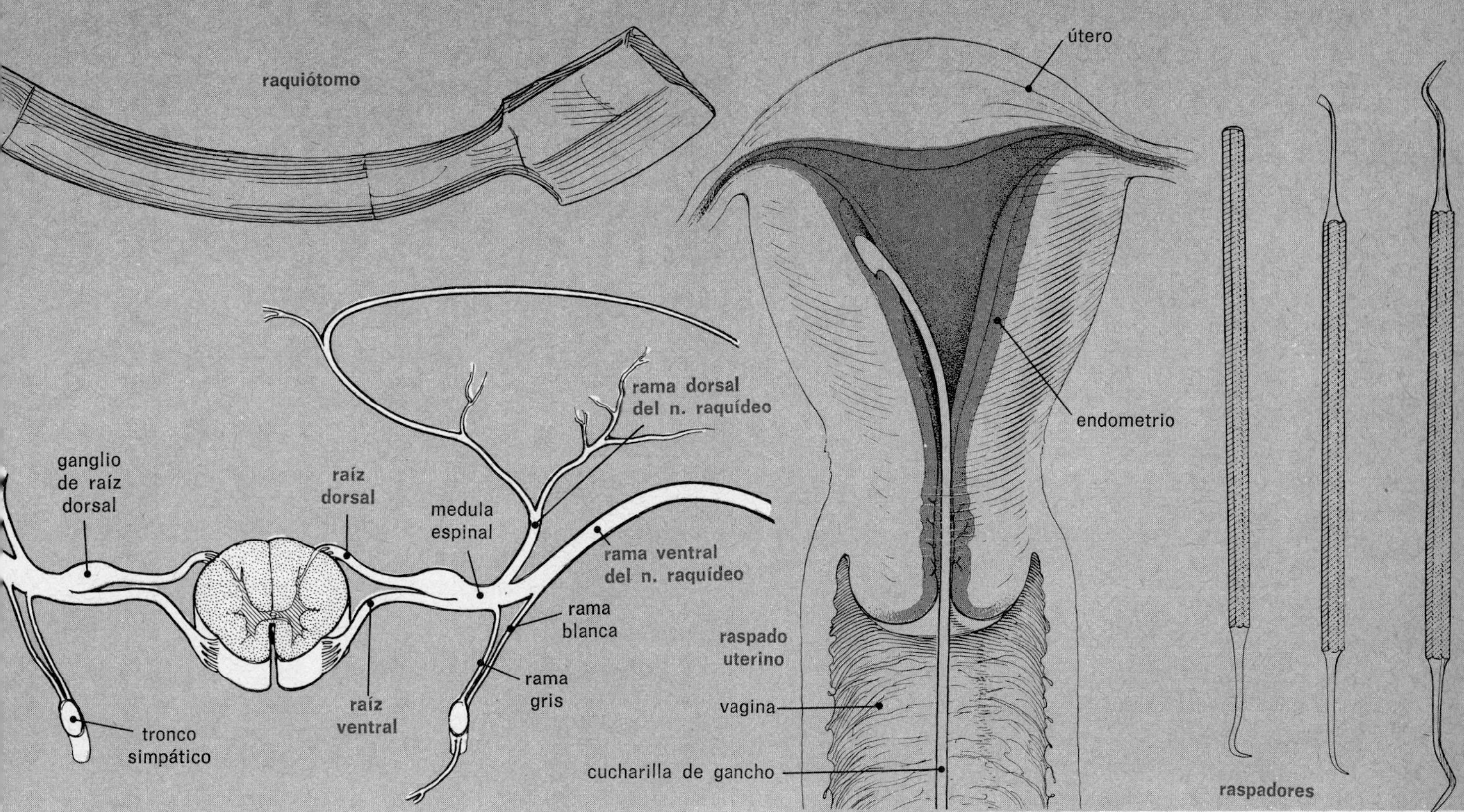

nervio.

r. anatómica, raíz de un diente que se extiende desde la línea cervical hasta su extremidad apical y que está contenida en el alvéolo óseo de la mandíbula.

r. anterior, véase raíz ventral.

r. de la aorta, el origen de la aorta ascendente desde el ventrículo izquierdo.

r. clínica, porción del diente situada por debajo del espacio subgingival.

r. del diente, parte del diente por debajo del cuello que normalmente está incrustada en la apófisis alveolar y cubierta de cemento.

r. dorsal, cada una de las raíces nerviosas que llevan impulsos desde las regiones del cuerpo hasta la parte posterior de la medula espinal; están unidas por seis a ocho raicillas a lo largo del surco lateral dorsal de la medula; también denominadas raíces posteriores o sensitivas.

r. motora, véase raíz ventral.

r. del pelo, parte del pelo que está incluida en el folículo piloso.

r. del pene, porción proximal adherida del pene, que incluye los dos pedúnculos del cuerpo cavernoso y el bulbo.

r. posterior, véase raíz dorsal.

r. del pulmón, todas las estructuras que penetran en, o emergen de, el hilio del pulmón, formando un pedículo.

r. sensitiva, véase raíz dorsal.

r. de la uña, extremo proximal de la uña, encerrado bajo un pliegue de la piel.

r. ventral, cada una de las raíces nerviosas que llevan impulsos desde la parte anterior de la medula espinal hasta los músculos y otras estructuras; están fijadas a lo largo del surco lateral ventral en dos o tres hileras irregulares de raicillas; también denominadas raíces anteriores o motoras.

rama *(ramus*, pl. *rami)*. Porción de un nervio, arteria o vena parecida a un ramal, especialmente una división primaria.

r. comunicante, haz de fibras nerviosas que conecta dos nervios o un nervio a un ganglio.

r. dorsal del nervio raquídeo, haz de fibras nerviosas que surge de un nervio raquídeo inmediatamente después de la unión de las raíces ventral y dorsal de éste; inerva las estructuras de la espalda.

r. ventral del nervio raquídeo, continuación de un nervio raquídeo poco después de que éste surja del agujero intervertebral, dividiéndose en última instancia en las porciones lateral y anterior; inerva las extremidades y las partes anterolaterales de la pared corporal; los plexos mayores (cervical, braquial y lumbosacro) están formados por las ramas ventrales de los nervios raquídeos.

ramificado *(branching)*. Que se divide.

ramificar *(ramify)*.Formar ramas.

ramoso *(ramose, ramous)*. Que forma ramas.

rámulo *(ramulus)*. Rama terminal diminuta.

ranino *(ranine)*. Perteneciente a la superficie inferior de la lengua.

ránula *(ranula)*. Tumor quístico que se forma en el suelo de la boca o en la superficie inferior de la lengua; también denominada quiste sublingual.

rapé *(snuff)*. Tabaco finamente pulverizado que se inhala a través de los orificios nasales o se aplica a las encías.

raptus *(raptus)*. Cualquier ataque repentino.

raqui-, raquio- *(rachi-, rachio-)*. Formas prefijas que significan columna vertebral.

raquialgia *(rachialgia)*. Dolor en la columna vertebral; también denominada espondilalgia.

raquicentesis *(rachicentesis)*. Punción lumbar.

raquídeo *(rachial)*. Espinal.

raquidiano *(rachidian)*. Espinal.

raquiocampsis *(rachiocampsis)*. Curvatura raquídea.

raquiocentesis *(rachiocentesis)*. Punción raquídea.

raquiodinia *(rachiodynia)*. Dolor en los músculos de la columna vertebral.

raquiopatía *(rachiopathy)*. Cualquier enfermedad de la medula espinal; también denominada espondilopatía.

raquiotomía *(rachiotomy)*. Procedimiento operatorio de practicar cortes en la columna vertebral.

raquiótomo *(rachiotome)*. Instrumento quirúrgico que corta huesos para seccionar las láminas vertebrales; también denominado raquítomo.

raquis *(rachis, backbone)*. La columna vertebral.

raquisquisis *(rachischisis)*. Mielocele; defecto del desarrollo caracterizado por la ausencia de los arcos vertebrales.

raquítico *(rachitic)*. Relativo al raquitismo o efecto de él.

raquitis *(rachitis)*. Raquitismo; enfermedad de los recién nacidos y los niños provocada por una insuficiencia de vitamina D.

raquitismo *(rickets)*. Enfermedad de los recién nacidos y niños pequeños provocada por una escasez de vitamina D y que da lugar a un crecimiento óseo defectuoso; también denominada raquitis.

r. renal, forma de raquitismo que se produce en los niños, debida a una enfermedad crónica de los riñones.

r. resistente a la vitamina D, forma de raquitismo grave que no se ve aliviado por la administración de vitamina D; está provocado por un defecto congénito de los riñones; aparece casi siempre en varones.

raquitógeno *(rachitogenic)*. Que produce o causa raquitismo, como una dieta insuficiente en vitamina D.

raquítomo *(rachitome)*. Véase raquiótomo.

rarefacción *(rarefaction)*. Reducción de la densidad de un cuerpo.

rasgo *(trait)*. **1.** En genética, cualquier carácter hereditario determinado por genes; se aplica a cualquier variación normal o a una enfermedad, tanto si se presenta de forma recesiva como dominante. **2.** Patrón de comportamiento particular. **3.** Facción en la cara.

r. autosómico, el determinado por un gen que está en cualquier cromosoma no sexual.

r. de células falciformes, término utilizado en medicina clínica para indicar una afección en la que los hematíes muestran tendencia a adquirir forma de hoz debido a la presencia de hemoglobina AS (estado heterocigoto de la hemoglobina S); los individuos que tienen el rasgo suelen permanecer asintomáticos, pero pueden manifestar algunas complicaciones de la anemia o enfermedad de células falciformes.

r. dominante, rasgo que se presenta cuando el gen responsable está en la forma heterocigota (es decir, que tiene alelos diferentes en loci correspondientes de un par de cromosomas).

r. recesivo, rasgo que se presenta cuando el gen responsable está en estado homocigoto (es decir, que tiene alelos idénticos en loci correspondientes de un par de cromosomas).

rash *(rash)*. Cualquier erupción de la piel.

r. por calor, véase hidroa estival.

r. morbiliforme, afección de la piel semejante a la erupción del sarampión.

r. de ortiga, urticaria.

raspado *(curettage)*. Raspado quirúrgico del interior de una cavidad con una cucharilla, para sacar excrecencias o tejido enfermo o para obtener tejido para su examen (biopsia).

r. fraccionado, raspado separado del revestimiento uterino (endometrio) y el endocérvix para hacer una evaluación diagnóstica.

r. periapical, extracción del tejido enfermo que rodea la raíz de un diente.

r. uterino, raspado del útero.

raspador *(scaler)*. Instrumento destinado a eli-

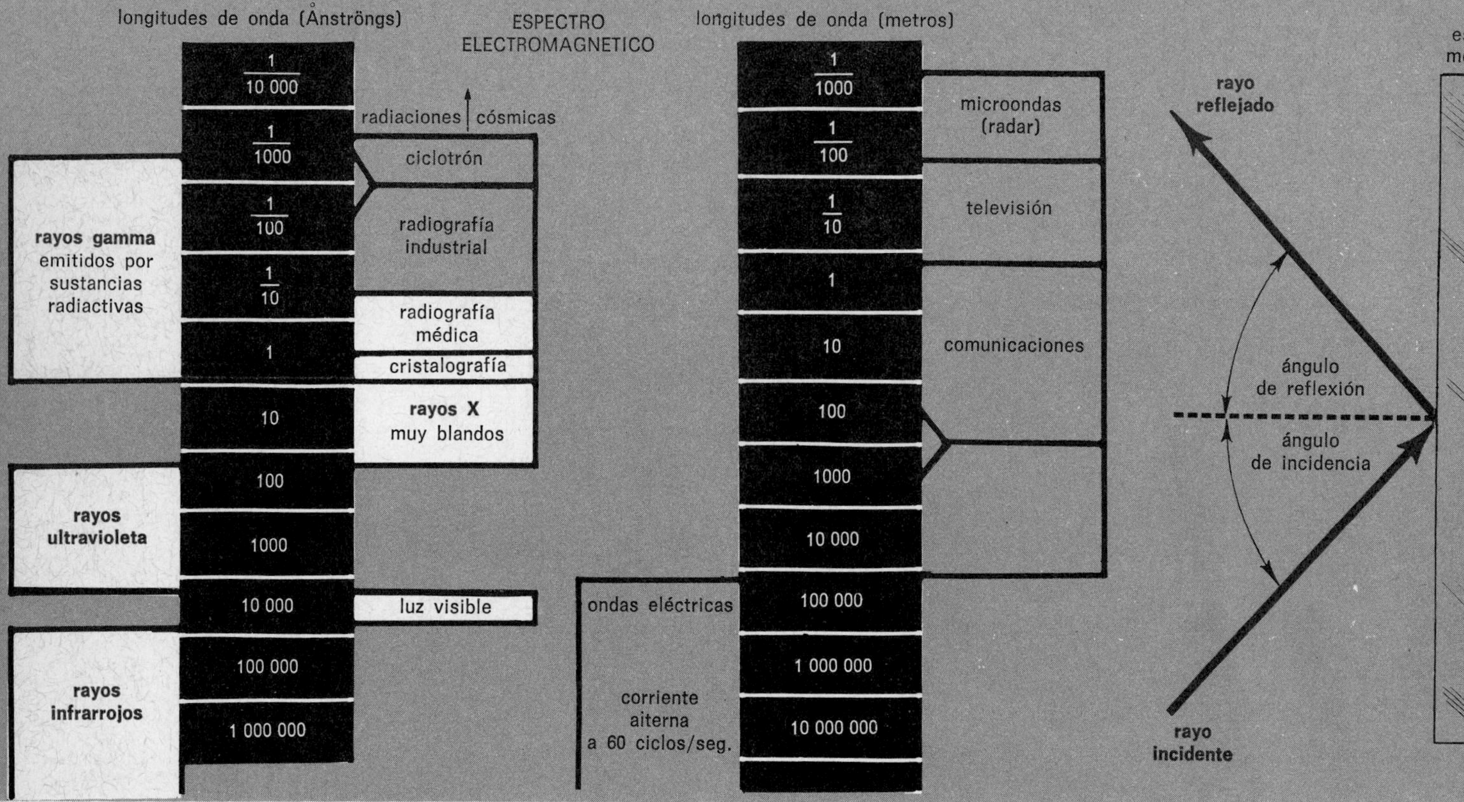

minar depósitos, especialmente de sarro, de los dientes.

raspatorio *(raspatory).*Instrumento para raspar un hueso.

rata *(rat).* Cualquiera de los roedores de cola larga del género *Rattus;* vectores de enfermedades humanas.

r. albina, rata blanca utilizada ampliamente en experimentos de laboratorio.

r. espontáneamente hipertensiva, cepa de ratas propensa a desarrollar hipertensión sin recurrir a hormonas ni dietas especiales; desarrollada originariamente en Japón; un animal útil en las investigaciones de la hipertensión.

r. negra, rata negra inglesa, *Rattus rattus,* que alberga a la pulga *Xenopsylla cheopis,* responsable de la transmisión de la peste a los seres humanos.

r. parda, gran rata gris pardusca, *Rattus norvegicus,* con orejas cortas y una cola más pequeña que lo normal.

r. Sprague-Dawley, cepa de ratas genéticamente similares lograda por endogamia, desarrollada por la empresa Sprague-Dawley.

r. Wistar, rata blanca ampliamente utilizada en medicina y biología experimental; cepa desarrollada en el Instituto Wistar.

raticida *(rodenticide).* Producto letal para los roedores.

ratón *(mouse, pl. mice).* Pequeño roedor perteneciente al género *Mus.*

r. blanco no canceroso, ratón utilizado en la investigación del cáncer.

r. negro de Nueva Zelanda, raza que presenta (en la forma adulta) anemia hemolítica inmune y enfermedad renal.

rauwolfia *(rauwolfia).* Alcaloide derivado de muchos árboles y arbustos tropicales del género *Rauwolfia.*

r. serpentina, raíz seca de *Rauwolfia serpentina,* fuente de fármacos alcaloides tranquilizantes como la reserpina.

raya *(stripe).* Estría.

r. de Mees, cada una de las franjas blancas en las uñas de los dedos que se observan en la intoxicación por arsénico.

Raynaud, enfermedad de *(Raynaud's disease).* Cianosis bilateral de los dedos debida a la contracción espasmódica de las arterias periféricas, generalmente precipitada por el frío o la emoción.

rayo *(ray).* **1.** Haz estrecho y en línea recta de radiación electromagnética como luz, calor u otra forma de radiación. **2.** Estructura anatómica lineal.

r. actínico, rayo de luz hacia y más allá del extremo violeta del espectro, capaz de producir alteraciones químicas; radiación fotoquímicamente activa.

r. α, corrientes en rápido movimiento de partículas α diminutas de materia formada por partículas compuestas cargadas positivamente, indistinguibles de los núcleos del átomo de helio; derivados de sustancias radiactivas.

r. de Becquerel, rayos α, β y γ emitidos por el uranio, radio y otras sustancias radiactivas.

r. β, corrientes en rápido movimiento de partículas beta cargadas negativamente, especialmente electrones, que tienen mayor poder de penetración que los rayos α; derivado de sustancias radiactivas.

r. blando, rayo de longitud de onda larga y poca penetrabilidad.

r. catódicos, corriente de electrones emitida por el electrodo negativo (cátodo) en un tubo de vacío (tubo de Crookes); su bombardeo contra la pared de vidrio del tubo o contra el ánodo da origen a los rayos X (rayos roentgen).

r. cósmicos, partículas de elevada energía que bombardean la Tierra procedentes del espacio exterior.

r. duro, rayo X de longitud de onda corta y gran penetrabilidad; producido por un tubo de alto voltaje.

r. γ, radiación electromagnética emitida por el núcleo de un átomo durante la descomposición radiactiva; análogo al rayo X, pero de longitud de onda más corta.

r. grenz, rayos X muy blandos de longitud superior a un Å; estrechamente relacionados con los rayos ultravioleta en su longitud de onda y en su acción biológica sobre los tejidos; utilízanse en la aplicación de rayos X a tejidos blandos; también denominados rayos límite.

r. hertziano, onda de radio; véase onda.

r. incidente, rayo que choca con una superficie antes de la reflexión.

r. infrarrojo, rayo de una longitud de onda superior a 7700 Å, más allá del extremo rojo del espectro

r. límite, rayos grenz.

r. medular, el centro del lóbulo renal, que tiene la forma de una pequeña pirámide escarpada, consistente en ramas ascendentes y descendentes rectas del asa nefrónica o túbulos colectores; también denominado parte radiada del lóbulo cortical del riñón.

r. reflejado, rayo de energía radiante rechazado por una superficie no absorbente.

r. roentgen, véase rayo X.

r. ultravioleta, rayo de una longitud de onda de entre 4000 y 40 Å, entre el extremo violeta del espectro visible y la región de rayos X del espectro electromagnético.

r. ultravioleta vital, rayo de una longitud de onda de entre 3200 y 2900 Å necesario para el crecimiento normal; promueven el metabolismo del calcio.

r. X, radiación electromagnética (fotón de alta energía) con una longitud de onda muy corta (de 0,05 a 100 Å), generada en el punto de impacto de una corriente de electrones catódicos a alta velocidad sobre el blanco de un tubo de rayos X; los rayos X, a causa de su poder de penetración, se utilizan para registrar en una película sombras de densidades variables dentro de una porción del cuerpo; también denominado rayo roentgen.

raza *(race).* Conjunto de individuos que tienen caracteres físicos comunes transmitidos genéticamente.

Rb *(Rb).* Símbolo químico del elemento rubidio.

RCP *(CPR).* Abreviatura de reanimación cardiopulmonar.

re- *(re-).* Prefijo que significa de nuevo, detrás, contra y atrás.

RE *(ER).* Abreviatura de retículo endoplasmático.

RE liso, abreviatura de retículo endoplasmático liso (agranular).

RE rugoso, abreviatura de retículo endoplasmático rugoso (granular).

Re *(Re).* Símbolo químico del elemento renio.

reabsorción *(reabsorption).* Proceso de reabsorber o el estado de ser reabsorbido.

r. activa, la que exige gasto de energía.

r. pasiva, la que no exige ningún gasto de energía; las sustancias son reabsorbidas según el gradiente de concentración.

r. tubular, reabsorción selectiva de líquido extracelular en los túbulos del riñón; ayuda a devolver al cuerpo los componentes esenciales.

reacción *(reaction).* **1.** Fuerza producida por, y opuesta a, una fuerza actuante. **2.** Cualquier respuesta a un estímulo. **3.** Transformación de unas moléculas en otras. **4.** Cambio de color observable en, o producido por, indicadores o reactivos en el análisis químico.

r. ácida, prueba positiva que indica la presencia de iones hidrógeno en una solución; p. ej., el enrojecimiento del tornasol.

r. de alarma, respuesta del cuerpo a una exposi-

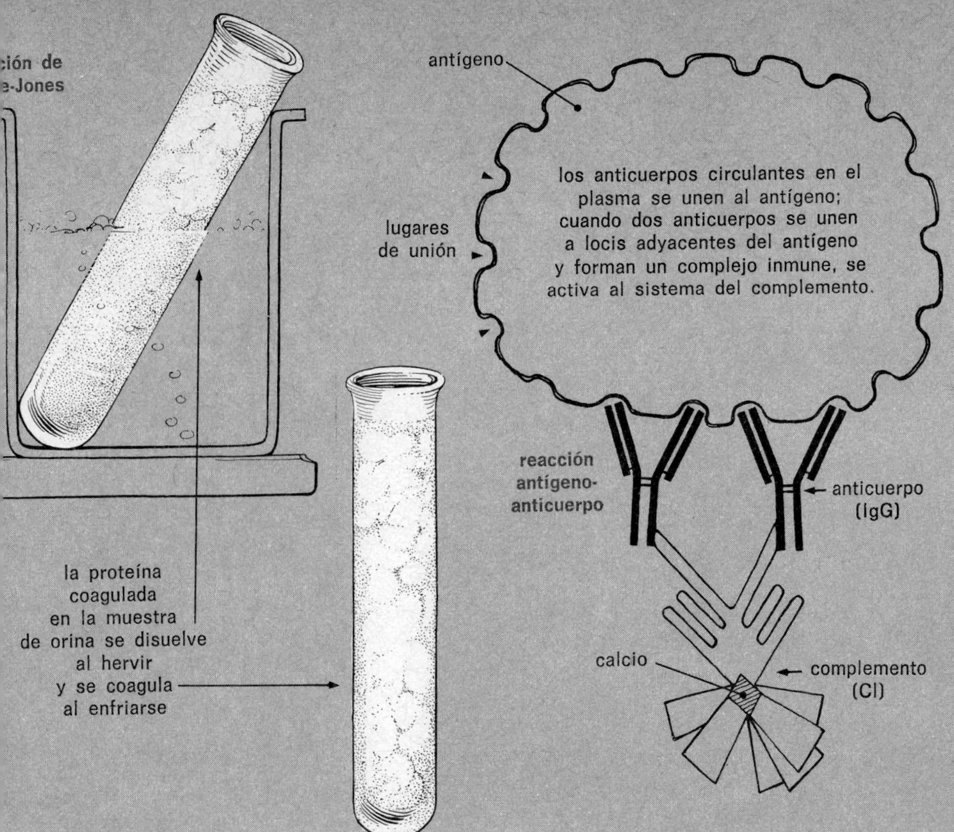
antígeno
los anticuerpos circulantes en el plasma se unen al antígeno; cuando dos anticuerpos se unen a locis adyacentes del antígeno y forman un complejo inmune, se activa al sistema del complemento.
lugares de unión
reacción antígeno-anticuerpo
anticuerpo (IgG)
calcio
complemento (CI)
la proteína coagulada en la muestra de orina se disuelve al hervir y se coagula al enfriarse

La velocidad a que se desarrollan las reacciones químicas suele expresarse como el cambio en la concentración de sustrato (c) por unidad de tiempo (t). Si c es la concentración inicial (que disminuye con el tiempo), la velocidad de la reacción será $\frac{dt}{-dc}$. Ésta depende del valor de c de varias posibles maneras:

independiente de c **(reacción de orden cero)**

$$-\frac{dc}{dt} = k_0 = k_0c^0$$

proporcional a c **(reacción de primer orden)**

$$-\frac{dc}{dt} = k_1c = k_1c^1$$

proporcional a la segunda potencia de c (reacción de segundo orden

$$-\frac{dc}{dt} = k_2\ (c \times c) = k_2c^2$$

k = constante de velocidad de la reacción

ción repentina a un estímulo violento o generador de tensiones.

r. alcalina, prueba positiva que indica la presencia de iones hidroxilo en una solución; p. ej., el azulamiento del tornasol.

r. alérgica, la estimulada por la exposición a una sustancia (alergeno) a la que el individuo se ha sensibilizado.

r. anamnésica, producción aumentada y más rápida de anticuerpos ante una segunda exposición a antígenos; también denominada respuesta secundaria.

r. anfotérica, reacción de una sustancia que es capaz de reaccionar químicamente como ácido y como base.

r. de ansiedad, apresión incontrolable y desproporcionada a cualquier causa externa aparente.

r. antígeno-anticuerpo, enlace específico de un anticuerpo con el mismo tipo de antígeno que activó la formación del anticuerpo, que tiene como resultado la precipitación, aglutinación o neutralización de la exotoxina.

r. de Arthus, grave reacción local de sensibilidad producida en el lugar de inyección de un antígeno en un animal que posee anticuerpos séricos específicos de precipitación.

r. de Bence-Jones, coagulación de la proteína de Bence-Jones cuando se calienta una muestra de orina de un paciente con proteinuria de Bence-Jones, seguida de su redisolución al hervir y nueva coagulación al enfriarse.

r. del biuret, prueba química utilizada para detectar y cuantificar las proteínas.

r. en cadena, serie de reacciones químicas, cada una de las cuales es iniciada por la que le precede.

r. consensual, constricción de la pupila de un ojo cuando se somete a destellos de luz al otro ojo; también denominada reflejo pupilar y reflejo luminoso indirecto.

r. de conversión, proceso a través del cual se convierten en síntomas corporales impulsos inconscientes inaceptables o ideas reprimidas; también denominada conversión somática.

r. cruzada, la que se produce entre un anticuerpo y un antígeno de un tipo diferente, pero relacionado con el que estimuló la producción del anticuerpo.

r. del despertar, alteración en el esquema de ondas del cerebro de un individuo cuando se le despierta repentinamente.

r. disociativa, la caracterizada por una conducta disociada, como amnesia, sonambulismo, estados oníricos, etc.

r. endergónica, la que precisa gasto de energía; p. ej., ciertas síntesis biológicas.

r. endotérmica, reacción química en la que se absorbe calor.

r. exergónica, la que libera energía, como en ciertos procesos catabólicos.

r. exotérmica, aquella en que se libera calor.

r. falsa negativa, reacción negativa errónea; reacción negativa que se produce en presencia del estado que se intenta detectar.

r. falsa positiva, reacción positiva errónea; reacción positiva que se produce en ausencia del estado que se intenta detectar.

r. farmacológica, reacción adversa que surge durante la administración terapéutica de un fármaco; puede ser inmediata (en unos minutos), acelerada (de una a 72 horas) o tardía (después de tres días).

r. de fijación del complemento, reacción que se produce cuando se añaden eritrocitos cubiertos de anticuerpos a una mezcla de un antígeno de prueba y suero calentado de un paciente en presencia de una cantidad medida de complemento; si el suero del paciente contiene el anticuerpo, tiene lugar una reacción antígeno-anticuerpo y el complemento es consumido (fijado); no queda complemento libre para lisar los eritrocitos sensibilizados; esta reacción es la base de muchas pruebas serológicas de detección de infecciones (p. ej., la sífilis).

r. de Herxheimer, véase reacción de Jarisch-Herxheimer.

r. id, erupción cutánea que aparece en una zona del cuerpo distinta de la de la infección, p. ej., en las manos durante una infección aguda de tiña de los pies; casi siempre es consecutiva a infecciones fúngicas de los pies o el cuero cabelludo, dermatitis de contacto grave de las manos y úlceras varicosas; se considera una reacción alérgica.

r. de injerto blanco, reacción a un injerto hístico en la que el injerto no logra vascularizarse y es rechazado rápidamente.

r. inmunitaria, (1) respuesta activada en el sistema linforreticular de los vertebrados por la presencia de una sustancia extraña (antígeno); la respuesta puede ser un funcionamiento directo de las células (p. ej., fagocitosis) o la elaboración de un producto celular (anticuerpo); (2) formación de una ligera pápula sin formación de vesícula tras vacunación de viruela de una persona inmune.

r. IMViC, las cuatro pruebas utilizadas en la clasificación de las bacterias coliformes; indol, rojo de metilo, Voges-Proskauer y citrato (la *i* minúscula se añade para conseguir una eufonía).

r. de Jarisch-Herxheimer, reacción inflamatoria inducida a veces por arsfenamina, mercurio o antibióticos en el tratamiento de la sífilis; se cree debida a una rápida liberación de antígeno treponémico; también denominada reacción de Herxheimer.

r. leucemoide, estado caracterizado por la presencia de un número aumentado de leucocitos en la sangre; es parecida a la leucemia, pero no va asociada a ella, y se produce en ciertas dolencias, como enfermedades infecciosas y algunos tumores malignos.

r. de Neufeld, tumefacción capsular de Neufeld; véase tumefacción.

r. de la ninhidrina, producción del color violeta por parte de proteínas, peptonas, péptidos y aminoácidos que tienen un grupo amino α y un carboxilo libre, cuando se hierven con ninhidrina.

r. nuclear, aquella en la que un núcleo atómico altera su número atómico (número de protones) o su número de masa (número de nucleones), como resultado de radiactividad natural o artificial o mediante bombardeo nuclear directo.

r. de orden cero, reacción que, con independencia de la concentración de los reactivos, se produce a una velocidad definida.

r. de Pandy, prueba cualitativa y cuantitativa para descubrir la presencia de proteínas en el líquido cefalorraquídeo; también denominada prueba de Pandy.

r. de Prausnitz-Kustner, reacción que se produce cuando se inyecta suero sanguíneo de una persona alérgica en la piel de un individuo no alérgico, seguido (48 horas más tarde) de la inyección de antígenos a los que el donante es alérgico; en el lugar de la inyección aparece una roncha; también denominada prueba P-K o de Prausnitz-Kustner.

r. de primer orden, aquella en la que la velocidad es proporcional a la concentración de la sustancia que experimenta un cambio químico.

r. retardada, respuesta tardía del cuerpo a un agente al cual es hipersensible.

r. de roncha-enrojecimiento, tifus exantemático; reacción de sensibilidad cutánea debida a la histamina, caracterizada por una elevación edematosa y un enrojecimiento eritematoso.

r. de Schultz-Charlton, palidecimiento del exantema escarlatinoso en el lugar de la inyección intracutánea de antisuero de la escarlatina; también denominada fenómeno de extinción de Schultz-Charlton.

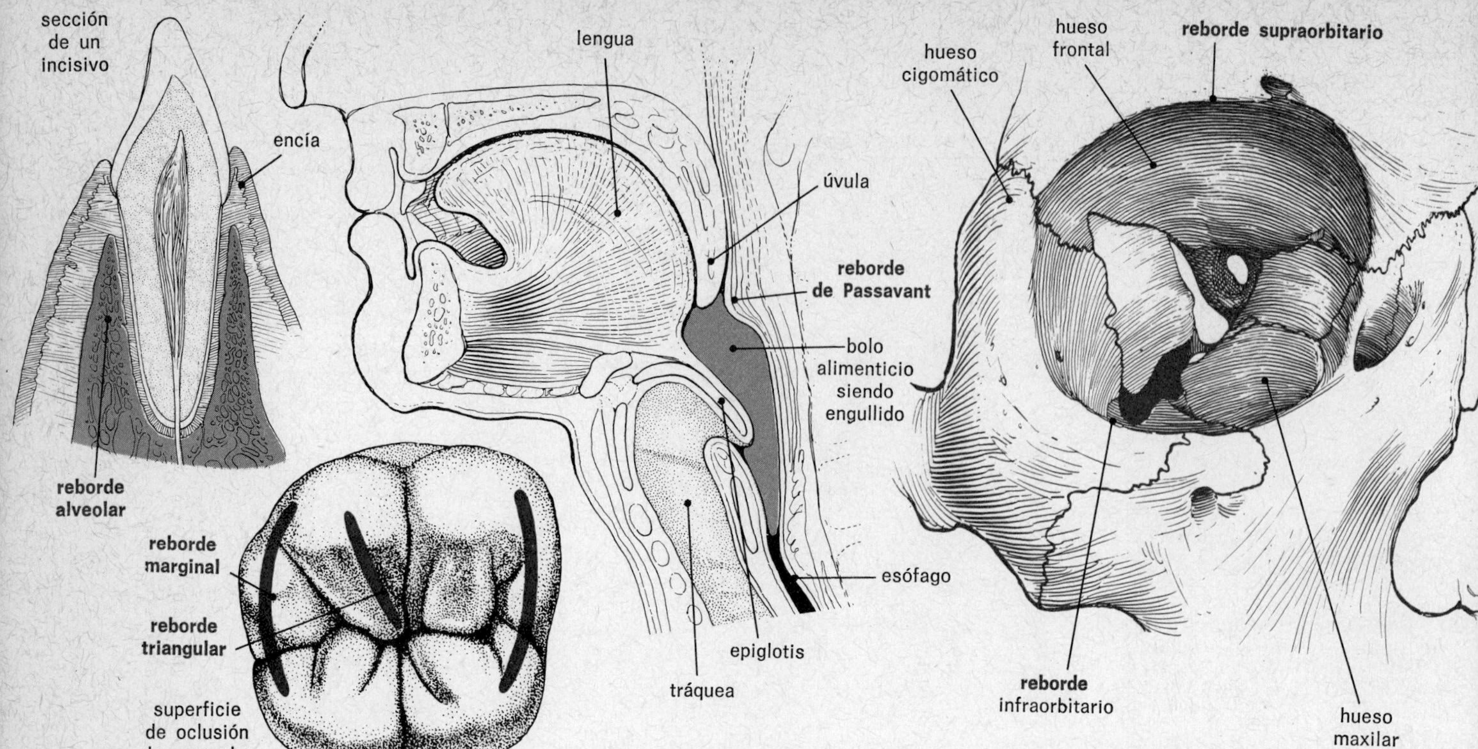

r. de Schultz-Dale, contracción de un músculo liso producida in vitro cuando se aplica un antígeno al músculo escindido de un animal sensible.

r. de transferencia de linfocitos normal (reacción TLN), reacción fruto de la inyección de linfocitos alógenos en la piel.

r. de transfusión, término general que designa una gran variedad de complicaciones inmunitarias y no inmunitarias (p. ej., hepatitis) que se producen durante o después de la transfusión de sangre total o productos sanguíneos; la reacción de transfusión inmunitaria puede ser provocada por la destrucción de los eritrocitos del receptor por parte de anticuerpos presentes en la sangre del donante o del receptor o por una reacción a los leucocitos infundidos.

r. de Voges-Proskauer, reacción química utilizada para determinar la presencia de acetilmetilcarbinol, producido por ciertas bacterias.

r. de Wassermann, véase prueba de Wassermann.

r. de Weil-Felix, aglutinación de bacterias *Proteus* X con suero sanguíneo de personas con tifus exantemático.

r. de Widal, reacción de aglutinación utilizada en el diagnóstico de la fiebre tifoidea.

reaccionar *(react).* Participar en una reacción química o experimentar un cambio químico.

reactancia *(reactance).* Oposición al flujo de una corriente eléctrica alterna, mediante el paso a través de una bobina de alambre o un condensador.

reactivar *(reactivate).* Restablecer la actividad, como en un suero inmune inactivado al que se añade suero normal.

reactividad *(reactivity).* Capacidad de reaccionar.

reactivo *(reagent).* Cualquier sustancia añadida a una solución que participa en una reacción química, especialmente la empleada en análisis químicos para detectar componentes biológicos.

r. de Benedict-Hopkins-Cole, glioxalato de magnesio, elaborado añadiendo una solución saturada de ácido oxálico a magnesio en polvo; se utiliza en pruebas de proteínas para descubrir la presencia de triptófano.

r. biuret, solución alcalina de sulfato de cobre.

r. de Esbach, reactivo consistente en una solución acuosa al 1% de ácido pícrico mezclada con una solución al 2% de ácido cítrico; se utiliza para la estimación de la cantidad de albúmina en la orina.

r. de Fehling, véase solución de Fehling.

r. de Lloyd, silicato de aluminio precipitado; se emplea en la absorción de alcaloides de soluciones.

r. de Nessler, reactivo utilizado en la determinación del nivel de nitrógeno ureico en sangre y orina.

r. de Sulkowitch, reactivo consistente en ácido oxálico, oxalato de amonio, ácido acético glacial y agua destilada; se utiliza en la detección del calcio en la orina.

reagina *(reagin).* Anticuerpo que tiene afinidad por las células; asimismo, el anticuerpo homocitotrópico del ser humano asociado básicamente con las globulinas IgE.

realidad *(reality).* Conjunto de todas las cosas que tienen una existencia objetiva.

r., principio de, véase principio.

reanimación *(resuscitation).* Vuelta a la vida o a la conciencia de alguien aparentemente muerto.

r. boca a boca, respiración artificial en la que el que la practica coloca su boca sobre la del paciente (y también sobre su nariz, si el paciente es un niño pequeño) y sopla rítmicamente con una frecuencia de unos 20 ciclos por minuto.

r. cardiopulmonar, restablecimiento de la respiración y la contracción cardiaca por medio de asistencia externa (p. ej., respiración boca a boca y compresión cardiaca externa).

rebasar *(rebase).* Sustituir o añadir algo al material de base de una prótesis dental sin alterar las relaciones oclusales de los dientes.

reblandecimiento *(softening).* Proceso de tornarse blando; también llamado malacia.

r. amarillo, etapa tardía del reblandecimiento cerebral en la que tiene lugar degeneración adiposa.

r. blanco, el causado en el cerebro por la obstrucción de la irrigación sanguínea.

r. gris, etapa del reblandecimiento del cerebro en la que se produce absorción de grasa, posterior al reblandecimiento amarillo.

r. hemorrágico, reblandecimiento rojo.

r. rojo, reblandecimiento del cerebro con hemorragia en el tejido necrótico.

reborde. 1 *(ridge).* Borde saliente. 2 *(flange).* En odontología, parte de la base de la dentadura postiza que se extiende desde el extremo cervical de los dientes al borde de la dentadura.

r. alveolar, reborde óseo del maxilar que contiene los alveolos en los que se alojan las raíces de los dientes.

r. dental, cualquier elevación lineal sobre la superficie de un diente que forma el borde de una cúspide o el margen de una corona.

r. incisivo, porción cortante de la corona de un diente anterior.

r. labial, cualquiera de los tres rebordes lisos sobre la superficie labial de un diente anterior; parte de la base de una dentadura postiza que ocupa el vestíbulo de la boca adyacente a los labios.

r. lingual, reborde vertical que se extiende desde el cuello de la superficie lingual de un diente anterior; en el camino puede confluir con la punta de la cúspide; parte de la base de una dentadura postiza que ocupa el espacio adyacente a la lengua.

r. marginal, borde redondeado del esmalte de un diente que forma el margen proximal de la superficie oclusal de un diente posterior y de la superficie lingual de un diente anterior.

r. oblicuo, reborde variable, formado por la unión de dos rebordes triangulares, que cruza oblicuamente la superficie oclusal de un molar maxilar.

r. oral, parte de la base de una dentadura postiza que ocupa el vestíbulo de la boca adyacente a las mejillas.

r. palatino, uno de los cuatro o seis rebordes transversos sobre la porción anterior del paladar duro.

r. de Passavant, prominencia formada en la pared posterior de la faringe por la contracción del músculo constrictor superior durante la deglución; también denominado almohadilla o barra de Passavant.

r. supracondilar externo, reborde curvado sobre la superficie externa del húmero, en el que se insertan dos de los músculos dorsales del antebrazo.

r. supracondilar interno, reborde curvado sobre la superficie interna del húmero en el que se insertan dos de los músculos del brazo.

r. supraorbitario, elevación curvada del hueso frontal que forma el borde superior de la órbita.

r. transverso, reborde, formado por la unión de dos rebordes triangulares, que cruza transversalmente la superficie oclusal de un diente posterior.

r. triangular, reborde que va del extremo de la cúspide a la parte central de la superficie oclusal de un diente posterior.

rebote *(rebound).* **1.** En anestesia, nueva actividad refleja que sigue a la eliminación de un estímulo. **2.** Reaparición de un fenómeno, a menudo con mayor fuerza que originariamente, después de haber desaparecido el efecto de un agente terapéutico; p. ej., cuando desaparece el efecto de un vasoconstrictor (p. ej., gotas nasales) y se produce un aumento de la vasocongestión.

recaída *(relapse).* Reaparición de una enfermedad después de una mejoría o restablecimiento

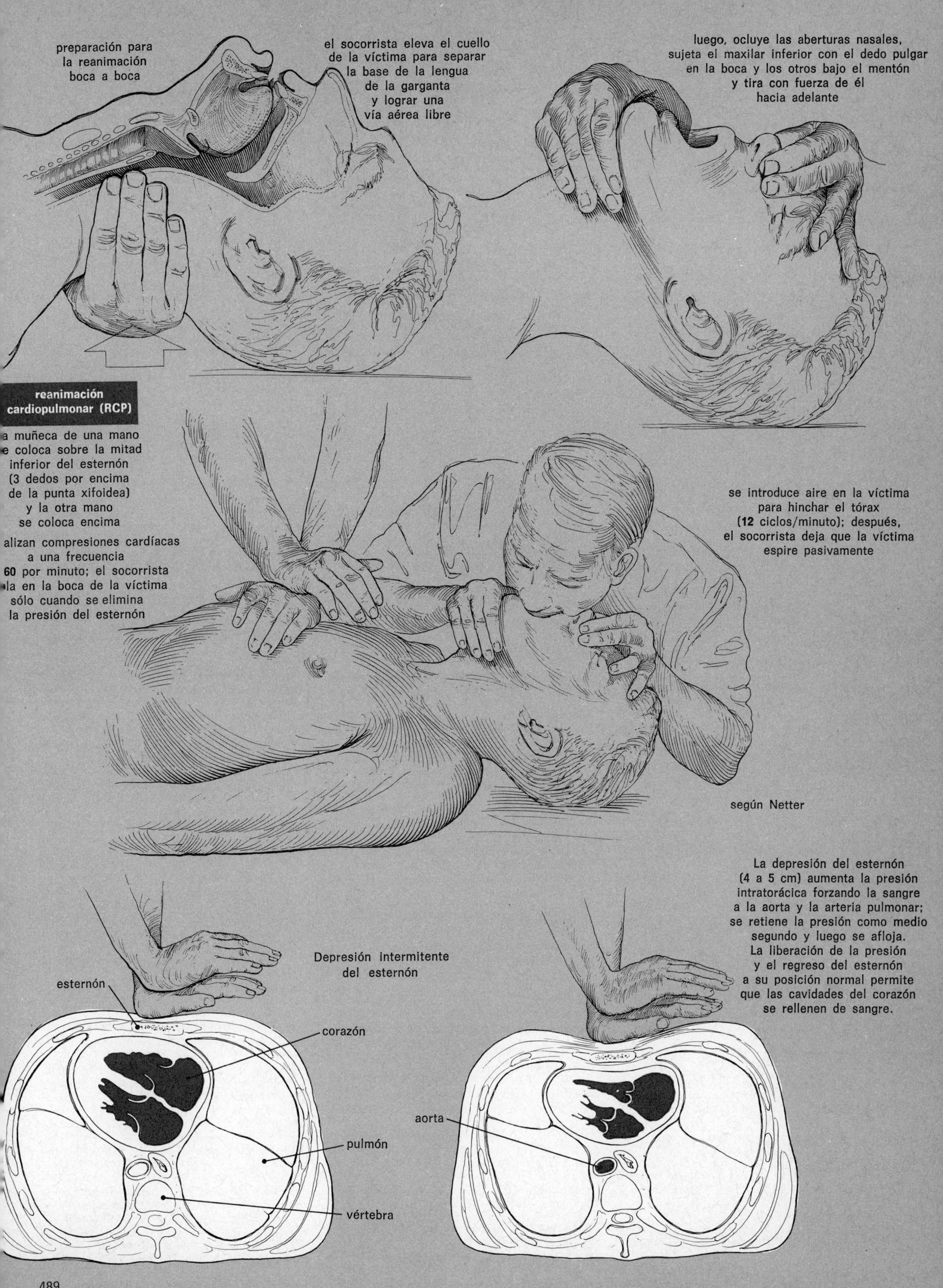

preparación para la reanimación boca a boca
el socorrista eleva el cuello de la víctima para separar la base de la lengua de la garganta y lograr una vía aérea libre
luego, ocluye las aberturas nasales, sujeta el maxilar inferior con el dedo pulgar en la boca y los otros bajo el mentón y tira con fuerza de él hacia adelante
reanimación cardiopulmonar (RCP)
a muñeca de una mano e coloca sobre la mitad inferior del esternón (3 dedos por encima de la punta xifoidea) y la otra mano se coloca encima
alizan compresiones cardíacas a una frecuencia 60 por minuto; el socorrista la en la boca de la víctima sólo cuando se elimina la presión del esternón
se introduce aire en la víctima para hinchar el tórax (12 ciclos/minuto); después, el socorrista deja que la víctima espire pasivamente
según Netter
La depresión del esternón (4 a 5 cm) aumenta la presión intratorácica forzando la sangre a la aorta y la arteria pulmonar; se retiene la presión como medio segundo y luego se afloja. La liberación de la presión y el regreso del esternón a su posición normal permite que las cavidades del corazón se rellenen de sangre.
Depresión intermitente del esternón
esternón
corazón
pulmón
vértebra
aorta

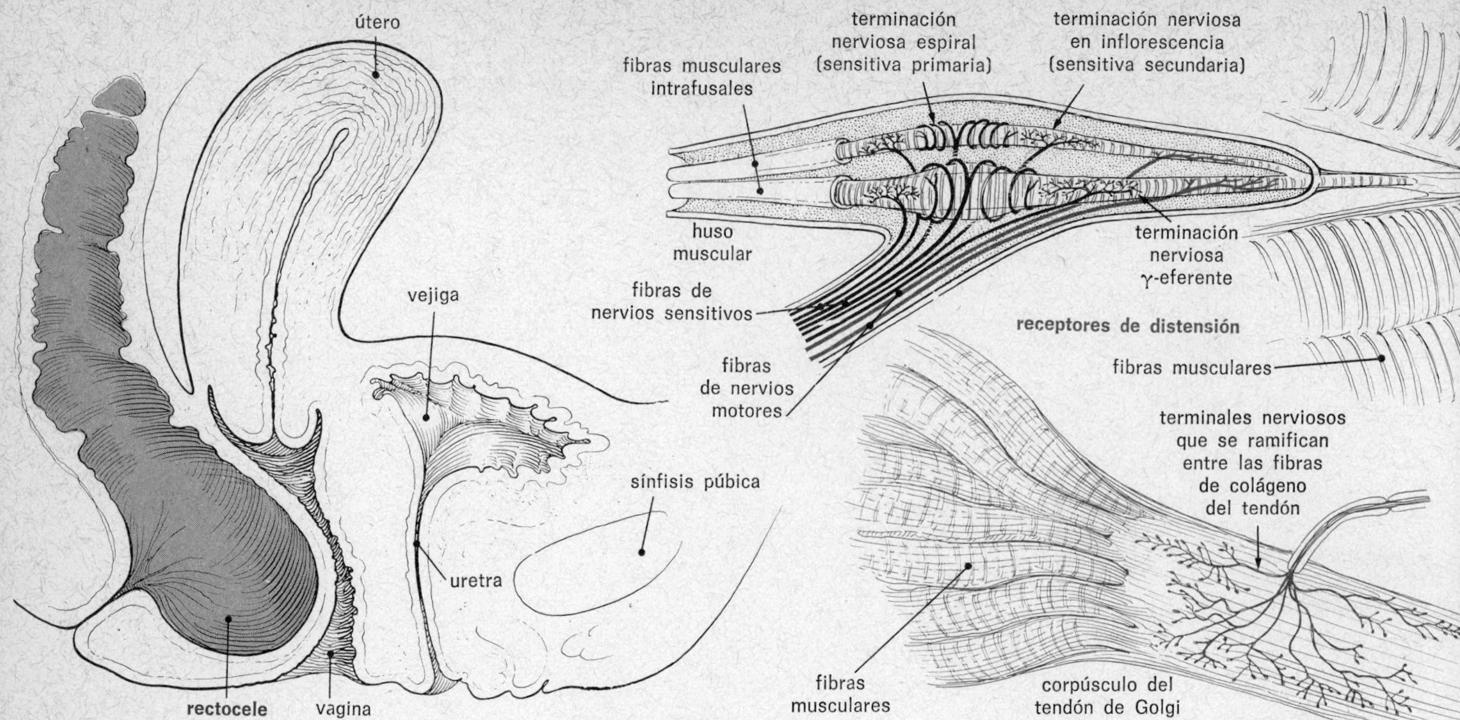

aparentes.

recanalización *(recanalization).* Proceso de recanalizar; p. ej., el restablecimiento de la luz en un vaso sanguíneo tras una oclusión trombótica.

receptáculo *(receptaculum).* Estructura parecida a una bolsa.

r. del quilo, véase cisterna del quilo.

receptor *(receptor, receiver).* **1.** Aparato electrónico capaz de recibir señales electromagnéticas de entrada y de convertirlas en formas perceptibles. **2.** Organo sensorial terminal; la pequeña estructura en que termina una fibra nerviosa sensorial; recibe estímulos y los convierte en impulsos nerviosos. **3.** En farmacología, componente de una célula que se combina con un fármaco específico, dando como resultado una alteración de la función de la célula.

r. adrenérgico, componente de los tejidos efectores inervado por fibras postganglionares adrenérgicas del sistema nervioso simpático.

r. adrenérgico α, receptor adrenérgico que media en actos como vasoconstricción, dilatación del iris y contracción pilomotora; es bloqueado por la acción de compuestos como la fenoxibenzamina y la fentolamina.

r. adrenérgico β, receptor adrenérgico que es bloqueado por la acción de compuestos como el propranolol.

r. adrenérgico β_1, causante de la aceleración de los latidos del corazón y la lipolisis.

r. adrenérgico β_2, media en la broncodilatación adrenérgica.

r. de distensión, aquel cuya función es detectar el alargamiento; p. ej., el huso muscular y el corpúsculo del tendón de Golgi.

r. histamínico, que responde a la histamina; la dilatación vascular de la histamina está mediada por receptores H_1 y H_2; los de tipo H_1, cuando se estimulan, producen broncoconstricción y contracción de los intestinos; se bloquean con antihistamínicos; los receptores H_2, cuando se estimulan, ocasionan secreción gástrica; se bloquean con sustancias como la cimetidina.

recesión *(recession).* Proceso de retirada.

r. gingival, desplazamiento de las encías con el consiguiente aumento de la exposición de la superficie del diente.

r. del tendón, desplazamiento quirúrgico posterior de la inserción de un músculo del ojo.

recesivo *(recessive).* **1.** Latente; no dominante. **2.** En genética, que no se expresa si no está presente en ambas series de cromosomas (homocigoto).

receso *(recess).* Cavidad poco profunda.

recessus. En latín, receso.

receta *(prescription).* Instrucción escrita de un facultativo médico autorizado para la preparación y administración de cualquier remedio, como una medicación o lentes correctoras.

recidiva *(recidivation).* Reaparición de una enfermedad o síntoma.

récipe. En latín, tómese, generalmente representado por el símbolo Rx. **1.** Encabezamiento de la receta de un médico. **2.** La receta misma.

recipiente *(receiver).* En química, vasija unida a un condensador en la que se recogen los productos de una destilación.

recipiomotor *(recipiomotor).* Receptor de un estímulo motor.

Recklinghausen, enfermedad de *(Recklinghausen's disease).* Véase neurofibromatosis.

Recklinghausen, enfermedad ósea de *(Recklinghausen's disease of bone).* Osteítis quística.

reclutamiento *(recruitment).* **1.** En las pruebas de audición, aumento anormalmente rápido de la sonoridad percibida por el paciente cuando el estímulo sonoro se eleva gradualmente. **2.** Incremento gradual de la respuesta a un estímulo que tiene una intensidad constante pero una duración prolongada.

recombinación *(recombination).* Formación en la descendencia de combinaciones de genes que no estaban presentes en ninguno de los progenitores, provocada por el intercambio de genes entre cromosomas homólogos (entrecruzamiento).

reconducción *(reconduction).* Conducción retrógada; véase conducción.

reconstitución *(reconstitution).* **1.** Devolución a la forma originaria, como de una sustancia previamente alterada para su conservación. **2.** Regeneración de una parte del cuerpo perdida.

recremento *(recrement).* **1.** Cualquier secreción, como la saliva o la bilis, que se reabsorbe después de haber realizado su función. **2.** Materia de desecho.

recrudescencia *(recrudescence).* **1.** Recaída de un proceso morboso después de un período latente o inactivo. **2.** Literalmente, reactivación de un proceso en declinación.

rectal *(rectal).* Relativo al recto.

rectalgia *(rectalgia).* Proctalgia.

rectificar *(rectify).* **1.** Purificar un líquido mediante redestilación. **2.** Tranformar en directa una corriente alterna. **3.** Corregir.

recto- *(recto-).* Forma prefija que significa recto.

recto *(rectum).* Porción terminal del tracto intestinal que se extiende desde el colon sigmoide hasta el ano.

rectoabdominal *(rectoabdominal).* Relativo a un tiempo al recto y el abdomen, especialmente un método de exploración en el que se coloca una mano sobre el abdomen y se introducen en el recto uno o más dedos de la otra mano.

rectocele *(rectocele).* Prolapso del recto en el perineo; también denominado proctocele.

rectocolitis *(rectocolitis).* Véase coloproctitis.

rectoperineorrafia *(rectoperineorrhaphy).* Véase proctoperineoplastia.

rectopexia *(rectopexy).* Véase proctopexia.

rectoplastia *(rectoplasty).* Véase proctoplastia.

rectoscopio *(rectoscope).* Véase proctoscopio.

rectosigmoide *(rectosigmoid).* Porción del tracto intestinal adyacente al punto de unión del recto y el colon sigmoide, en ambos lados.

rectostenosis *(rectostenosis).* Véase proctostenosis.

rectouretral *(rectourethral).* Relativo a un tiempo al recto y la uretra.

rectouterino *(rectouterine).* Relativo al recto y el útero.

rectovaginal *(rectovaginal).* Relativo al recto y la vagina.

rectovesical *(rectovesical).* Relativo al recto y la vejiga.

recuento *(count).* Formulación de un total obtenido mediante el examen de una muestra.

r. de Arneth, porcentaje de distribución de neutrófilos polimorfonucleares, según el número de lóbulos que contienen sus núcleos.

r. globular, (1) número de glóbulos rojos o blancos en 1 mm^3 de sangre; (2) determinación de estas cifras.

r. globular completo, el consistente en determinación de hemoglobina, hematócrito, recuento de hematíes y leucocitos; fórmula leucocitaria.

r. sanguíneo, véase recuento globular.

r. sanguíneo completo, véase recuento globular completo.

r. sanguíneo diferencial, véase fórmula leucocitaria.

recumbente *(recumbent).* Tendido; inclinado o reclinado.

recuperarse *(recuperate).* Recobrarse.

recuperativo *(restorative).* Tendente a renovar la salud.

recurrencia *(recurrence).* **1.** Retorno de unos síntomas, una característica natural de ciertas enfermedades; p. ej., la fiebre amarilla. **2.** Regreso de un estado morboso después de un período de mejoría.

recurrente *(recurrent).* Que vuelve después de una remisión o desaparición.

recurvación *(recurvation).* Giro o curvatura hacia atrás.

rechazo *(rejection).* Término aplicado a la respuesta inmunológica a un órgano trasplantado incompatible que evita que se acepte el injerto.

r. del injerto a la segunda implantación, rechazo acelerado de un segundo injerto debido a la inmunidad desarrollada ante un primer injerto.

red *(net, network).* Retículo, estructura compuesta

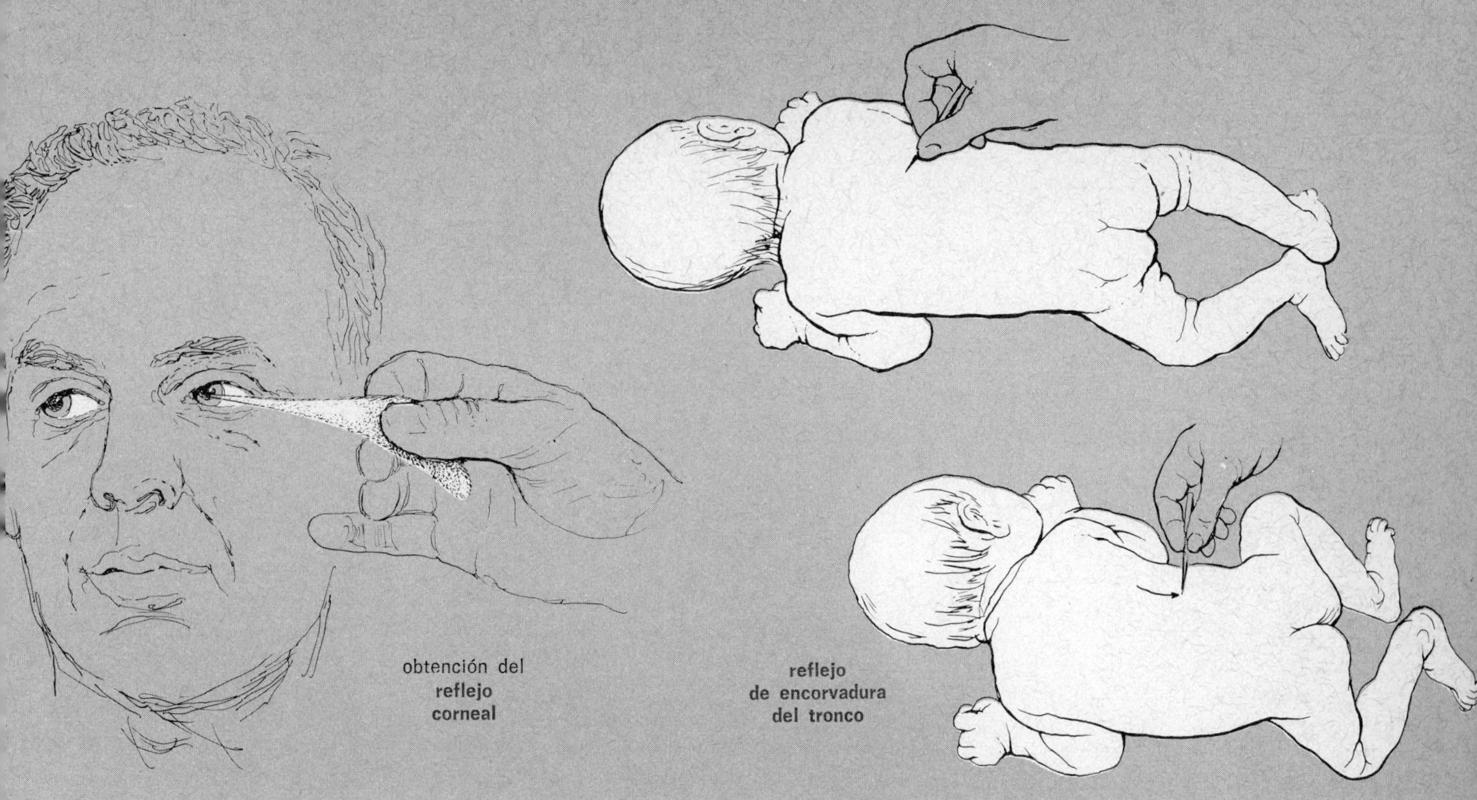
obtención del reflejo corneal

reflejo de encorvadura del tronco

por filamentos entrelazados; también llamada rete.

r. cromatínica, red basófila en el núcleo de muchas células, que aparece tras la fijación.

r. de Purkinje, red de fibras musculares bajo el endocardio de los ventrículos cardiacos.

redia *(redia,* pl. *rediae).* Fase larvaria en el ciclo vital de un trematodo.

redox *(redox).* En química, término acuñado para designar un estado o reacción de reducción-oxidación.

reducción *(reduction).* **1.** Corrección por métodos quirúrgicos o de manipulación de una hernia, fractura o luxación **2.** En química, eliminación de oxígeno de una sustancia o adición de hidrógeno; lo opuesto a oxidación.

reducible *(reducible).* Susceptible de ser reducido.

reducir *(reduce).* **1.** Devolver una parte a su posición normal; p. ej., los extremos de un hueso fracturado. **2.** Disminuir la valencia de un átomo añadiendo electrones.

reductasa *(reductase).* Enzima reductora en una reacción de oxidación-reducción.

reductor *(reductant).* Donante de electrones en una reacción de oxidación-reducción.

reduplicación *(reduplication).* Duplicación.

reentrada *(reentry).* Vuelta de un impulso a una área del músculo cardiaco que ha sido estimulada recientemente, como ocurre en los ritmos cardiacos recíprocos.

REF *(REF).* Abreviatura de factor eritropoyético renal (eritrogenina o eritropoyetina); del inglés, *renal erythropoietic factor.*

refinar *(refine).* Purificar.

reflector *(reflector).* Superficie que refleja ondas de luz, calor o sonido.

reflejar *(reflect).* Volver hacia atrás desde una superficie, como los rayos lumínicos o calóricos.

reflejo *(reflex).* **1.** Respuesta involuntaria e inmediata a un estímulo. **2.** Vuelto hacia atrás; reflejado.

r. abdominal, contracción de los músculos de la pared abdominal cuando se golpea la piel que los recubre.

r. de acomodación, aumento de la convexidad del cristalino cuando se dirigen los ojos desde un objeto distante a otro cercano, a fin de enfocar la imagen; iniciado por una imagen desenfocada en la retina.

r. adiestrado, véase reflejo condicionado.

r. adquirido, reflejo condicionado.

r. aductor cruzado, rotación hacia dentro de la pierna al golpear ligeramente la planta del pie.

r. anal, contracción del músculo del esfínter anal cuando se produce una irritación del área perianal o la inserción de un dedo en el recto.

r. de Babinski, signo de Babinski; extensión del dedo gordo del pie con abaniqueo de los dedos pequeños cuando se rasca la planta del pie.

r. de Bainbridge, aceleración de los latidos del corazón provocada por una elevación de la presión en las grandes venas a la entrada de la aurícula derecha.

r. bicipital, flexión del antebrazo cuando se golpea el tendón del bíceps.

r. braquiorradial, flexión del antebrazo cuando se golpea ligeramente el músculo braquirradial en su punto de unión con el extremo inferior del radio.

r. ciliar, contracción de las pupilas cuando se dirige la mirada de un objeto distante a otro cercano.

r. ciliospinal, véase reflejo cutaneopupilar.

r. del codo, véase reflejo tricipital.

r. condicionado, el que se desarrolla mediante la asociación con, y repetición de, un estímulo; también denominado reflejo adiestrado.

r. conjuntival, cierre de los párpados al tocar la conjuntiva con una fina brizna de algodón.

r. coordinado, aquel en el que participan varios músculos.

r. corneal, parpadeo inducido al tocar la córnea con una fina brizna de algodón mientras el paciente mira en dirección opuesta al algodón que se le acerca.

r. cremastérico, retracción del testículo al rascar suavemente la cara interna de la parte superior del muslo del mismo lado.

r. cruzado, el que provoca un movimiento en un lado del cuerpo cuando se estimula el lado opuesto.

r. del cuadríceps, reflejo rotuliano.

r. cutaneopupilar, dilatación de la pupila al rascar el cuello; también denominado reflejo ciliospinal.

r. de encorvadura del tronco, reflejo que se produce en un niño recién nacido con una medula espinal normal; mientras el niño está en tendido prono, el examinador pasa el dedo por un lado de la columna vertebral, haciendo que el cuerpo del niño se encorve en la dirección del estímulo.

r. de enderezamiento, cada uno de los reflejos que inducen a la cabeza y el cuerpo a recuperar su posición normal en el espacio; iniciados por el desplazamiento del cuerpo de su posición normal.

r. de enraizamiento, respuesta obtenida de un niño recién nacido; cuando se le toca ligeramente la mejilla, la cabeza del niño gira en la dirección en que ha sentido el toque y sus labios se fruncen preparándose para succionar.

r. estatotónico, r. postural, cualquiera de los varios reflejos estimulados por cambios de posición del cuerpo en el espacio.

r. de extensión cruzado, respuesta obtenida de un niño recién nacido que indica la integridad de la medula espinal; colocando al niño en posición supina, el examinador extiende y presiona hacia abajo una de las piernas del niño y estimula la planta del pie; de este modo se provoca la flexión, aducción y posterior extensión de la pierna libre.

r. de eyección de leche, emisión de leche por la mama al estimular el pezón.

r. faríngeo, véase reflejo nauseoso.

r. del fondo, brillo rojizo que se observa en la pupila durante la inspección del interior del globo ocular, producido por la reflexión de la luz en la coroides.

r. gastrocólico, contracción a modo de onda del colon que impulsa su contenido hacia adelante, iniciada por la introducción de alimentos en el estómago vacío.

r. de Gordon, extensión del dedo gordo del pie al apretar firmemente la pantorrilla.

r. de Hering-Breuer, efectos de los impulsos aferentes procedentes de los vagos pulmonares en el control de la respiración; p. ej., la desinflación de los pulmones acarrea la inspiración.

r. de Hoffmann, flexión de los dedos de la mano cuando se flexiona y extiende rápidamente la última articulación del dedo central.

r. del imán, respuesta normal obtenida de un niño recién nacido; con el lactante en posición supina con las piernas semiflexionadas, el examinador presiona sus dedos pulgares contra las plantas de los pies del niño, provocando la extensión de las piernas del niño.

r. luminoso, constricción de la pupila al producirse una estimulación luminosa de la retina.

r. de micción, cualquiera de los reflejos que controlan la micción sin esfuerzo y la capacidad subconsciente de retener la orina en la vejiga; también denominado reflejo urinario o vesical.

r. miotático, contracción de un músculo en respuesta a una fuerza de extensión pasiva; también denominado reflejo de extensión.

r. de Moro, véase reflejo de sobresalto.

r. nauseoso, náusea iniciada por la introducción de un objeto extraño en la faringe; también deno-

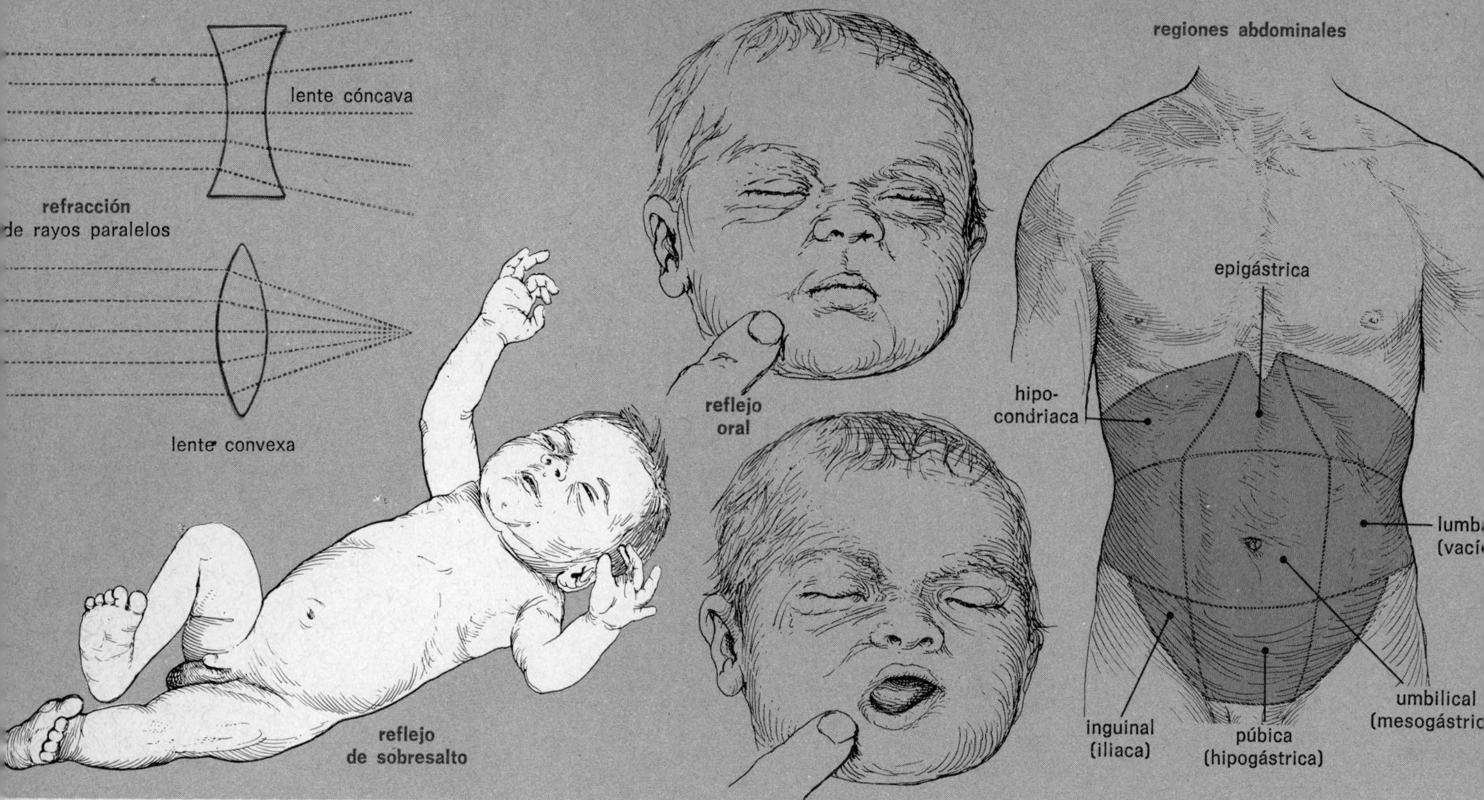

minado reflejo faríngeo.

r. de Oppenheim, extensión de los dedos de los pies obtenida presionando firmemente hacia abajo sobre la espinilla desde la rodilla hasta el tobillo.

r. oral, reflejo normal obtenido de un niño recién nacido; cuando se toca un ángulo de su boca, el labio inferior baja en aquel mismo lado y la lengua se mueve hacia adelante y hacia el dedo del examinador.

r. palmomentoniano, contracción espasmódica unilateral de la barbilla al rascar la palma de la mano del mismo lado; también denominado reflejo palma-barbilla.

r. patelar, véase reflejo rotuliano.

r. pilomotor, formación de carne de gallina al tocar ligeramente la piel o con la exposición a estímulos emocionales o de frío.

r. plantar, flexión de los dedos de los pies al rascar la planta del pie; también denominado reflejo de la planta del pie.

r. postural, véase reflejo estatotónico.

r. de prensión, asimiento inmediato de un objeto colocado en la mano; normalmente sólo se observa en niños pequeños.

r. primitivo, uno de los reflejos que se dan naturalmente en el niño recién nacido; son indicativos de un desarrollo neuromuscular normal.

r. profundo, r. tendinoso profundo, r. tendinoso, contracción de un músculo al golpear ligeramente su tendón.

r. propioceptivo, cualquiera de los diversos reflejos provocados por la estimulación de propioceptores (laberinto, seno carotídeo, etc.).

r. pupilar, cualquier alteración en el diámetro de la pupila.

r. pupilar orbicular, contracción unilateral de la pupila al intentar cerrar los párpados, que el explorador mantiene abiertos a la fuerza; también denominado reflejo pupilar de Westphal.

r. pupilar de Westphal, véase reflejo pupilar orbicular.

r. radial, flexión del antebrazo al golpear ligeramente el extremo del radio.

r. rectal, ganas de defecar estimuladas por la acumulación de heces en el recto.

r. rotuliano, extensión de la pierna al golpear ligeramente el tendón rotuliano mientras la pierna cuelga libremente formando un ángulo recto con el musculo.

r. del seno carotídeo, véase síndrome del seno carotídeo.

r. de sobresalto, respuesta del recién nacido a ruidos fuertes o cambios repentinos de posición; se caracteriza por tensión de los músculos, amplio movimiento de abrazo de los brazos y extensión de los músculos, piernas y dedos, excepto el pulgar y el índice, que permanecen en una posición de «C».

r. superficial, cualquier reflejo obtenido mediante la estimulación de la piel o las mucosas.

r. suspendido, tiempo prolongado de relajación de los reflejos tendinosos profundos (en particular las sacudidas del tobillo en el hipotiroidismo).

r. tendinoso, véase reflejo profundo.

r. tendinoso rotuliano, reflejo rotuliano.

r. del tendón de Aquiles, reflejo del tendón calcáneo.

r. del tendón calcáneo, contracción de los músculos de la pantorrilla con la consiguiente flexión plantar del pie al golpear el tendón calcáneo (de Aquiles); también denominado reflejo del tendón de Aquiles, reflejo del tobillo y reflejo aquíleo.

r. del tobillo, reflejo del tendón calcáneo.

r. tricipital, extensión repentina del antebrazo al golpear ligeramente el tendón del tríceps en el codo mientras el antebrazo cuelga ligeramente en ángulo recto con el brazo; también denominado reflejo del codo.

r. vagovagal, reflejo cardiaco obtenido mediante irritación de las vías respiratorias.

r. vesical, deseo de orinar en respuesta a la presión interna de la vejiga cuando está llena.

reflexión *(reflection).* **1.** Regreso de la luz desde una superficie óptica al mismo medio del que procedía. **2.** Vuelta hacia atrás. **3.** Meditación.

reflexionar *(reflect).* Meditar.

reflexógrafo *(reflexograph).* Aparato para registrar gráficamente un reflejo.

reflujo *(reflux).* Flujo retrógrado.

reforrar *(reline).* Recubrir el lado del tejido de una prótesis dental con nuevo material de base para que se ajuste mejor.

refracción *(refraction).* **1.** Medición o corrección clínica de errores de refracción del ojo. **2.** Desviación de un rayo de luz como resultado de su paso en dirección oblicua de un medio a otro de distinta densidad óptica.

refractar *(refract).* **1.** Alterar la dirección de una onda en propagación, como de la luz. **2.** Medir el estado muscular y refringente de los ojos.

refractario *(refractory).* **1.** Que no responde o no cede fácilmente al tratamiento. **2.** Que no responde a una estimulación, tratándose de un músculo o nervio; inmediatamente después de responder a una estimulación inicial, entra en un período de inactividad funcional durante el cual no responde a una segunda estimulación. **3.** Que resiste la acción del calor; difícil de fundir o trabajar.

refractivo *(refractive).* Relativo a la refracción.

refractómetro *(refractometer).* Instrumento que mide los índices de refracción en sustancias translúcidas.

refractura *(refracture).* Nueva rotura de un hueso que se colocó de forma inadecuada.

refrigerante *(refrigerant).* Producto que crea una sensación de frío.

Refsum, síndrome de *(Refsum's syndrome).* Trastorno hereditario recesivo raro caracterizado por ataxia cerebelosa, polineuritis crónica, degeneración pigmentaria de la retina y ceguera nocturna; la muerte se debe frecuentemente a una enfermedad cardiaca degenerativa a una edad temprana; también denominado heredopatía atáctica polineuritiforme.

refuerzo *(reinforcement).* Fuerza o intensidad añadida, como (a) respuesta refleja incrementada cuando la persona realiza alguna tarea física o mental mientras se suscita el reflejo; (b) añadido estructural para reforzar una dentadura postiza.

refusión *(refusion).* Vuelta a la circulación de la sangre después de su supresión temporal en el mismo individuo; reinfusión.

regaliz *(licorice).* Véase glicirriza.

regeneración *(regeneration).* **1.** Sustitución de una parte perdida o lesionada por el crecimiento de tejido nuevo. **2.** Forma de reproducción asexual.

régimen *(regimen).* Procedimiento o regulación sistemáticos de una actividad (ejercicio, dieta) encaminados a la consecución de ciertos fines, generalmente de naturaleza higiénica o terapéutica.

región *(region).* **1.** Cualquier segmento amplio de una superficie corporal con límites más o menos definidos. **2.** Parte del cuerpo que tiene un abastecimiento vascular o nervioso especial. **3.** Porción de un órgano que tiene una función especial, como la región motriz del cerebro.

r. abdominal, cada una de las nueve áreas en que se divide el abdomen al trazar cuatro líneas imaginarias.

registro *(record).* Información conservada en una forma perdurable.

r. interoclusal, registro de las relaciones de posición mutuas de los dientes o los maxilares.

r. maxilomandibular, registro de cualquier relación entre las posiciones del maxilar superior y el inferior.

regla de Young

$$\text{[...]sis para el niño} = \text{dosis del adulto} : \frac{\text{edad (en años)} + 12}{\text{edad del niño (en años)}}$$

regla de Clark

$$\text{[...]sis para el niño} = \text{dosis del adulto} \times \frac{\text{peso del niño (en libras)}}{150 \text{ libras}}$$

regla de Fried

$$\text{[...]s para el niño pequeño} = \text{dosis del adulto} \times \frac{\text{edad (en meses)}}{150}$$

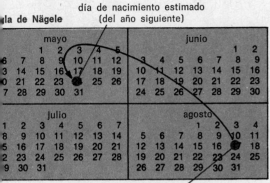

[...]la de Nägele — día de nacimiento estimado (del año siguiente)

mayo							junio						
	1	2	3	4	5							1	2
6	7	8	9	10	11	12	3	4	5	6	7	8	9
3	14	15	16	17	18	19	10	11	12	13	14	15	16
0	21	22	23	24	25	26	17	18	19	20	21	22	23
7	28	29	30	31			24	25	26	27	28	29	30

julio							agosto						
1	2	3	4	5	6	7				1	2	3	4
8	9	10	11	12	13	14	5	6	7	8	9	10	11
5	16	17	18	19	20	21	12	13	14	15	16	17	18
2	23	24	25	26	27	28	19	20	21	22	23	24	25
9	30	31					26	27	28	29	30	31	

día del último período menstrual

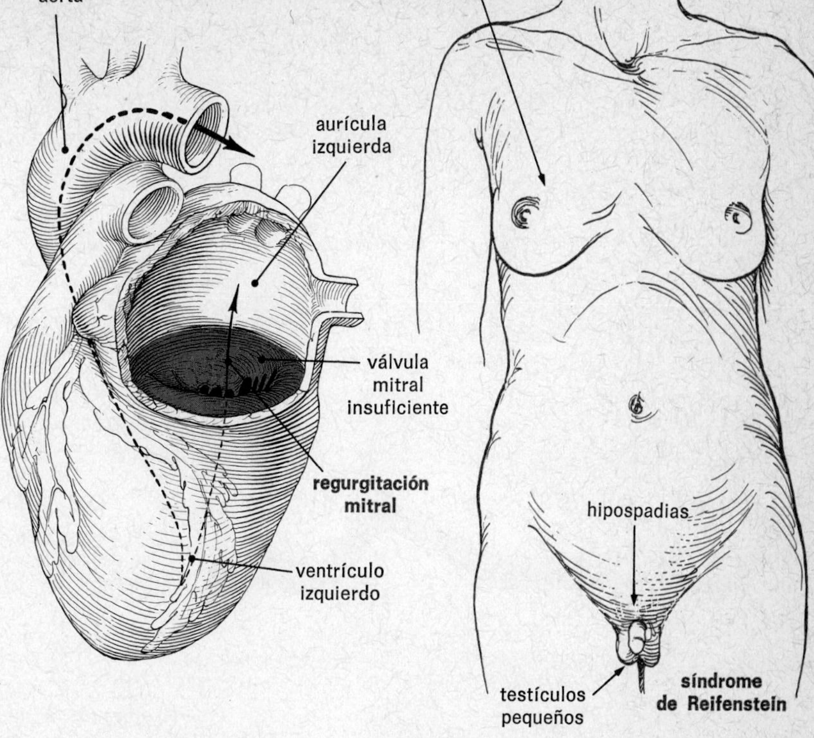

r. médico orientado a la fuente, método tradicional de registro de la información médica sobre un paciente a medida que se produce.

r. médico orientado al problema, sistema de registro de la información médica acerca de un paciente, caracterizado por un universo definido de información para la base de datos, una lista completa de problemas hasta la fecha y notas de progreso y planos titulados y numerados que conservan la actuación del médico y del resto del personal sanitario; es adaptable para el ordenador.

regla *(rule).* Guía o norma.

r. de Nägele, cálculo del día de nacimiento contando tres meses hacia atrás desde el primer día del último período menstrual y añadiendo siete días.

r. de Young, regla para determinar la dosis de un fármaco para un niño; se divide la dosis del adulto por un número calculado (la edad del niño más 12, dividido por la edad); p. ej., para un niño de 3 años: 3+12=15; 15:3=5; la dosis del adulto dividida por cinco es la dosis adecuada para el niño.

reglamentación *(regulation).* Ley o regla pensada para controlar detalles de procedimiento.

regresión *(regression).* **1.** Remisión de los síntomas. **2.** Recaída. **3.** Vuelta a una pauta de conducta más primitiva o infantil debido a la incapacidad de actuar a un nivel adulto lógico (regresión psicológica o atávica).

reguero *(trough).* Depresión estrecha y poco profunda.

regulación *(regulation).* **1.** En embriología experimental, capacidad de un embrión muy joven de regenerarse y proseguir su desarrollo a pesar de una interferencia experimental.

regurgitación *(regurgitation).* Flujo retrógrado, como el regreso del contenido del estómago sin esfuerzo de vómito.

r. mitral, flujo sanguíneo retrógrado desde el ventrículo izquierdo a la aurícula izquierda debido al mal funcionamiento de una válvula mitral (válvula auriculoventricular izquierda).

rehabilitación *(rehabilitation).* **1.** Restablecimiento de la forma y función después de una enfermedad o lesión. **2.** Restablecimiento de la capacidad de un individuo de llevar una vida lo más completa posible en consideración a sus capacidades e incapacidades.

r. física, véase fisiatría.

r. oral, restablecimiento de toda la estructura dentaria perdida.

Reifenstein, síndrome de *(Reifenstein's syndrome).* Seudohermafrodismo masculino familiar asociado con hipospadias, testículos pequeños y esterilidad, ausencia de barba, baja estatura y a menudo ginecomastia; se hereda como un rasgo limitado a los varones dominante y autosómico, o recesivo ligado al sexo; también denominado hipogonadismo familiar hereditario.

reimplantación *(reimplantation).* Reinserción; restitución de una estructura corporal a su posición natural, como un diente al alveolo del que se extrajo previamente.

reincidencia *(recidivism).* Tendencia de un individuo a repetir un modo previo de conducta, especialmente una tendencia a volver a hábitos criminales o de delincuencia.

reincidente *(recidivist).* Persona que tiende a reincidir en un modelo previo de mala conducta después de rehabilitarse; p. ej., un delincuente habitual.

reinervación *(reinnervation).* Restablecimiento de un nervio dañado injertando un nervio vivo o por un nuevo crecimiento espontáneo de las fibras nerviosas.

reinfección *(reinfection).* Segunda infección por el mismo agente después del restablecimiento o durante la evolución de la infección primaria.

reinhalación *(rehalation).* Reinspiración; procedimiento utilizado algunas veces en anestesia.

reintegración *(reintegration).* En psiquiatría, reanudación de la actividad normal después de un trastorno mental.

Reiter, síndrome de *(Reiter's syndrome).* Complejo de síntomas consistente en uretritis, conjuntivitis, artritis y lesiones mucocutáneas; en más de la mitad de los pacientes se observan recurrencias o cronicidad; la etiología sigue siendo desconocida.

rejilla *(grid).* **1.** Estructura a base de barras horizontales y verticales, que forman cuadrados de tamaño uniforme. **2.** En odontología, instrumento compuesto de tiras alternas de plomo y material radiotransparente que se coloca sobre las placas radiográficas para absorber la radiación secundaria o diseminada.

relación. 1 *(relation).* Situación de un objeto cuando se considera como asociado a otro. 2 *(relationship).* Asociación.

r. céntrica, la posición más posterior del maxilar inferior, desde la que pueden realizarse movimientos laterales del mismo con cualquier grado de separación de ambos maxilares.

r., coeficiente de, véase coeficiente.

r. excéntrica, cualquier desviación de la relación céntrica.

r. objetal, en psiquiatría, lazos emocionales existentes entre un individuo y otro.

r. en reposo, relación del maxilar inferior con el superior cuando la persona está descansando en una posición erguida y los maxilares no están en contacto.

relajamiento *(relaxation).* **1.** Aflojamiento. **2.** Extensión de las fibras musculares.

relajante *(relaxant).* **1.** Dícese del tratamiento terapéutico o del fármaco que produce relajación al eliminar la tensión muscular o nerviosa. **2.** Que tiende a reducir la tensión o a relajar.

relajar *(relax).* **1.** Aflojar; hacer laxo o menos tenso. **2.** Eliminar la tensión, esfuerzo o tirantez.

relaxina *(relaxin).* Hormona ovárica polipeptídica secretada por el cuerpo lúteo del embarazo; relaja la sínfisis púbica y dilata el cuello del útero de algunos animales durante el parto; en los seres humanos se piensa que inhibe la contracción prematura del útero durante el embarazo y dilata el cuello del útero, facilitando de este modo el acto del parto.

rem *(rem).* Cantidad de radiación ionizante, absorbida por el hombre, necesaria para producir un efecto biológico equivalente a la absorción de un roentgen de rayos X o γ; siglas del nombre en inglés, *roentgen-equivalent-man.*

REM *(REM).* Abreviatura de movimientos oculares rápidos (una fase del sueño); del inglés, *rapid eye movements;* véase movimiento y sueño.

remediable *(remediable).* Susceptible de ser curado o remediado; también denominado curable.

remediar *(remedy).* Efectuar una cura.

remedio *(remedy).* Fármaco o terapéutica que cura, palia o evita una enfermedad o corrige un trastorno.

rememoración *(remembering).* Mecanismo neural que interviene en la recuperación de información almacenada; la «fase de lectura en voz alta» del aprendizaje; facultad mental de revivir una impresión o idea de la que la mente ha tenido conciencia en otro momento.

remineralización *(remineralization).* Devolución de elementos minerales al cuerpo, especialmente de sales de calcio a los huesos.

remisión *(remission).* Disminución de la gravedad de una enfermedad o mitigación de sus síntomas.

remitente *(remittent).* Caracterizado por períodos alternos de amortiguación y retorno de los síntomas.

remitir *(remit).* Reducirse temporalmente la gravedad sin cesar por completo; disminuir.

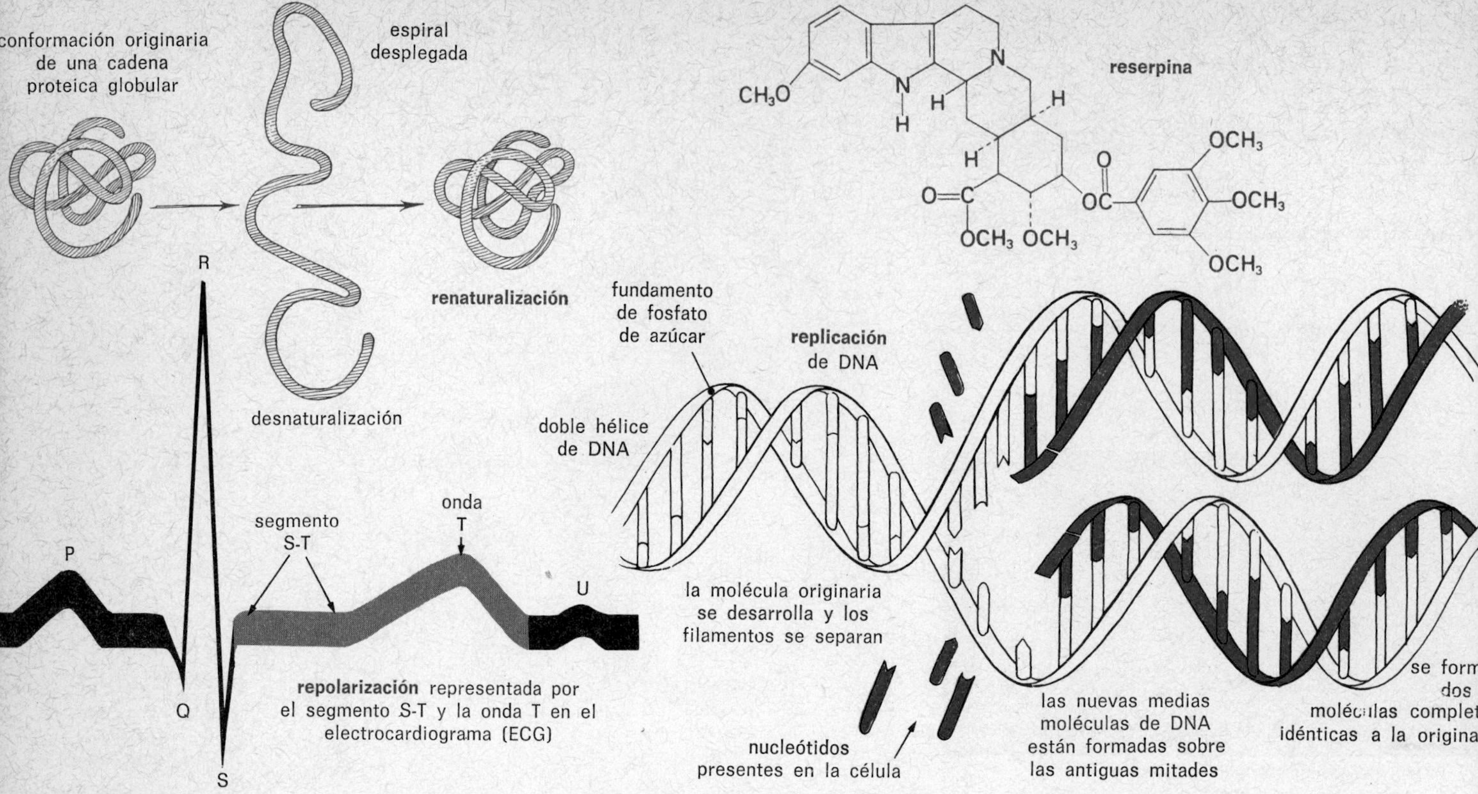

renal *(renal).* Relativo a los riñones; también denominado néfrico.

renaturalización *(renaturation).* Recuperación de la actividad biológica característica normal por las proteínas desnaturalizadas, acompañada de la vuelta a su forma originaria; también denominada repliegue y anillamiento.

Rendu-Osler-Weber, síndrome de *(Rendu-Osler-Weber syndrome).* Telangiectasia hemorrágica hereditaria; véase telangiectasia.

reniforme *(reniform).* En forma de riñón.

renina *(renin).* Enzima formada por el riñón y liberada a la corriente sanguínea; tiene un papel importante en la formación de la angiotensina, un agente presor potente.

renio *(rhenium).* Elemento metálico raro de color blanco plateado con un punto de fusión sólo superado por el tungsteno y el carbono; símbolo Re, número atómico 75, peso atómico 186,2.

reno- *(reno-).* Forma prefija que indica una relación con el riñón. Véase también nefro-.

renografía *(renography).* Radiografía del riñón.

renograma radiactivo *(renogram, radioactive).* Registro gráfico producido por el registro continuo de la radiactividad del riñón tras la inyección de un radiofármaco; ayuda a la evaluación clínica de la función renal.

renomegalia *(renomegaly).* Aumento anormal de volumen del riñón.

renoprivo *(renoprival).* Que resulta de la extirpación de los riñones o la ausencia de función renal.

renotrófico *(renotrophic).* Que afecta al crecimiento del riñón; también denominado nefrotrópico.

renotrofina *(renotrophin).* Agente que afecta al crecimiento del riñón.

renovascular *(renovascular).* Referente a los vasos sanguíneos de los riñones.

reo- *(rheo-).* Forma prefija que indica flujo o corriente; p. ej., reología.

reobase *(rheobase).* Fuerza mínima de un estímulo eléctrico precisa para excitar un tejido si se permite que fluya a través de él durante un tiempo adecuado.

reoencefalografía *(rheoencephalography).* Medición del flujo de sangre en el cerebro.

reología *(rheology).* Estudio de la deformación y flujo de líquidos y semisólidos; p. ej., el flujo de sangre por el corazón.

reometría *(rheometry).* Medición del flujo de sangre.

reómetro *(rheometer).* **1.** Instrumento para medir la velocidad de líquidos viscosos, como la sangre. **2.** Galvanómetro.

reostato *(rheostat).* Dispositivo para regular la corriente que entra en un circuito eléctrico; consiste básicamente en una resistencia eléctrica variable de forma continua.

reotaxis *(rheotaxis).* Movimiento de un organismo en respuesta a la dirección del flujo de un líquido.

r. negativa, reotaxis en la que el organismo se mueve en el mismo sentido que el flujo de líquido.

r. positiva, reotaxis en la que el organismo se mueve en sentido opuesto al del flujo de líquido.

reovirus *(reoviruses).* Grupo de virus RNA que se duplican en el citoplasma; se han encontrado en el tracto intestinal y las vías respiratorias del hombre, pero aún no se han asociado con ninguna enfermedad.

rep *(rep).* Abreviatura del inglés *roentgen-equivalent-physical;* véase roentgen.

reparador *(remedial).* Capaz de corregir una deficiencia.

repelente *(repellent).* **1.** Capaz de repeler; que tiende a repeler. **2.** Cualquier producto que repele algo, especialmente insectos nocivos.

repetición, compulsión de *(repetition compulsion).* En psicoanálisis, impulso de reconstituir experiencias anteriores.

replicación *(replication).* Proceso de duplicar algo; p. ej., formación repetida de la misma molécula, como de DNA; también denominada autorreproducción.

repolarización *(repolarization).* Proceso que sigue inmediatamente a la despolarización de la célula y en el que la superficie de la membrana celular se polariza de nuevo por restablecimiento gradual de las cargas positivas en la superficie exterior y de las cargas negativas en la interior; en el caso del músculo cardiaco, se representa gráficamente en el electrocardiograma por el segmento S-T y la onda T.

reposición *(repositioning).* Reducción (1); devolución de una parte a su posición normal.

repositor *(repositor).* Instrumento utilizado para colocar de nuevo un órgano prolapsado o dislocado, especialmente el útero.

represión *(repression).* **1.** Mecanismo de defensa mediante el cual las experiencias dolorosas se hacen pasar a la esfera inconsciente; represión efectuada inconscientemente. **2.** Prevención de la formación de una enzima tal como está programada por un gen estructural en presencia de una molécula correpresora pequeña.

represor *(repressor).* Producto de un gen regulador, capaz de combinarse con un correpresor para formar un complejo activo, o con un inductor para formar un complejo inactivo.

reproducción *(reproduction).* **1.** Proceso de producción de descendencia por medios sexuales o asexuales. **2.** Acción de traer de nuevo a la mente una experiencia pasada, como un recuerdo.

r. asexual, reproducción sin la unión de células sexuales masculinas y femeninas.

r. cruzada, producción de un híbrido apareando animales o plantas de diferentes razas o variedades; también llamada hibridación.

r. sexual, reproducción mediante la unión de células sexuales masculinas y femeninas.

r. somática, reproducción por división o gemación de células distintas de las sexuales.

reptiles *(Reptilia).* Clase de vertebrados de sangre fría, generalmente ponedores de huevos, que comprende los ofidios y saurios.

repulsión *(repulsion).* **1.** Acción de repeler o estado de ser repelido. **2.** Desagrado extremo.

rerradiación *(reradiation).* Radiación que emana de una sustancia como resultado de la radiación que ha absorbido.

resecable *(resectable).* Susceptible de ser extirpado quirúrgicamente; susceptible de ser amputado.

resecar *(resect).* Amputar.

resección *(resection).* Escisión quirúrgica de una porción de cualquier parte.

resectoscopio *(resectoscope).* Instrumento para extirpar tejido de la próstata a través de la uretra.

reserpina *(reserpine).* Alcaloide, $C_{33}H_{40}N_2O_9$, aislado de las raíces de ciertas especies de *Rauwolfia;* se utiliza para reducir la presión arterial en la hipertensión y como tranquilizante.

reserva *(reserve).* Algo disponible, pero almacenado para su uso futuro o para un fin especial.

r. cardiaca, trabajo que el corazón es capaz de realizar más allá de las necesidades ordinarias.

resfriado *(cold).* Enfriamiento común; síndrome debido a una infección vírica del tracto respiratorio; caracterizado por secreción nasal, estornudos y un cierto malestar, generalmente sin fiebre.

r. cefálico, coriza; rinitis.

r. de pecho, bronquitis.

residual *(residual).* Relativo a la cantidad que queda o se deja al final de un proceso.

residuo *(residue, residuum).* **1.** Material que queda después de finalizado un proceso físico o químico abstractivo. **2.** Lo que queda después de ex-

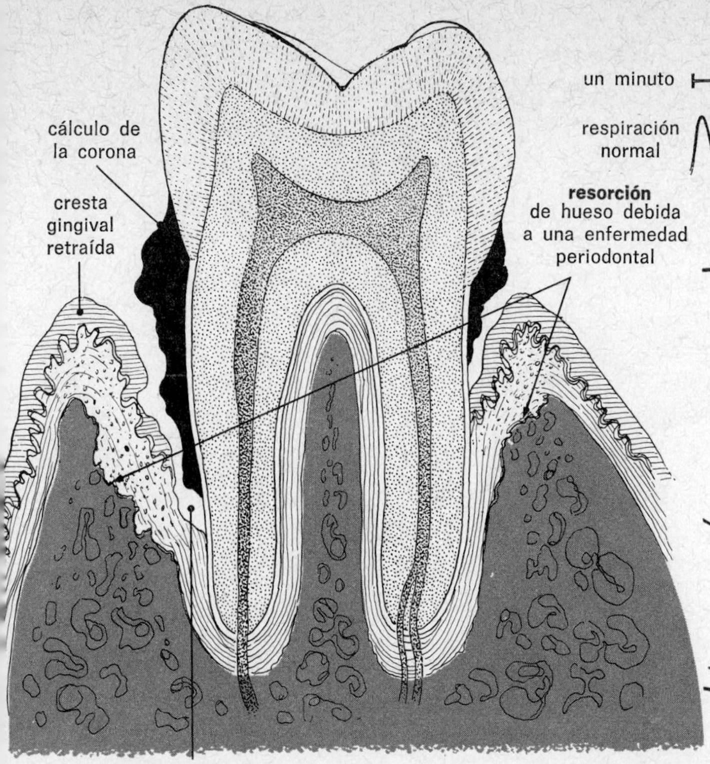

cálculo de la corona
cresta gingival retraída
resorción de hueso debida a una enfermedad periodontal
bolsa periodontal

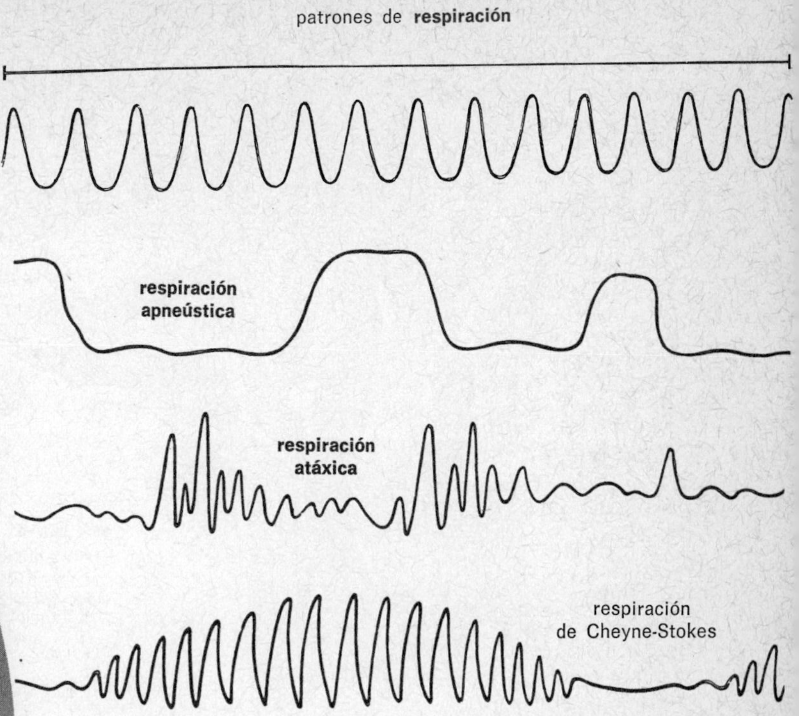

patrones de **respiración**
un minuto
respiración normal
respiración apneústica
respiración atáxica
respiración de Cheyne-Stokes

tirpar una parte.

r. espora, sustancia residual después de la esporulación.

r. gástrico, contenido del estómago durante el período interdigestivo.

resiliencia *(resilience).* Elasticidad.

resina *(resin).* **1.** Cualquiera de las diversas sustancias viscosas de origen vegetal, como el ámbar y la colofonia, que son generalmente transparentes o translúcidas; se utilizan en plásticos, productos adhesivos y fármacos sintéticos. **2.** Cualquiera de los diversos productos sintéticos polimerizados como el polietileno, los epoxis y las siliconas, que se utilizan con otros componentes para formar plásticos. **3.** En odontología, material plástico de relleno que tiene un buen aspecto estético.

r. acrílica, material resinoso termoplástico de los diversos ésteres del ácido acrílico; es el principal ingrediente de muchos plásticos utilizados en odontología.

r. autopolímera, resina que puede ser polimerizada por un activador y un catalizador en vez de por la aplicación de calor; fragua a la temperatura ambiente o corporal.

r. carbacrílica de quinina, sal de quinina de una resina que contiene aproximadamente un 2 % de ion quininio; se utiliza para probar la escasez de ácidos en el jugo gástrico, especialmente de ácido clorhídrico.

r. de colestiramina, sal de cloruro insoluble de una resina de intercambio aniónico básica que se une a los ácidos biliares en el intestino y evita su reabsorción; los niveles reducidos de ácidos biliares incrementan el índice de conversión del colesterol en ácidos biliares en el hígado; se utiliza en el tratamiento de la hiperlipoproteinemia.

r. dental, resina acrílica sintética ampliamente utilizada en odontología.

r. epoxi, cualquier resina termoestable que es un polímero de condensación de epiclorohidrina y bisfenol y forma una ajustada estructura de enlace cruzado que presenta una fuerte adherencia y resistencia química; se utiliza en recubrimientos de superficie, productos adhesivos y como medio de inclusión para el microscopio electrónico.

r. de intercambio iónico, material sólido poroso e insoluble de elevado peso molecular que tiene un electrólito activo; contiene grupos ácidos (activos en cationes) o básicos (activos en aniones); se utiliza para disminuir el contenido de potasio del cuerpo en el tratamiento de la hipercaliemia.

r. de metacrilato de metilo, resina transparente y estable de notable claridad que es líquida a temperatura ambiente y se polimeriza por la utilización de un iniciador químico; utilizada ampliamente en aparatos médicos y dentales.

r. de podofilo, resina de sabor amargo derivada de la rizoma y la raíz secadas del manzano de mayo *(Podophyllum peltatum);* se utiliza como catártico y cáustico tópico.

r. termoplástica, resina sintética que se reblandece cuando se calienta y se endurece cuando se enfría.

resinoso *(resinous).* Relativo a la resina.

resistencia *(resistance).* **1.** Cualquier fuerza que se opone al movimiento o lo retarda. **2.** En electricidad, oposición al paso de corriente eléctrica. **3.** En psiquiatría, defensa psicológica de un individuo contra la rememoración de experiencias reprimidas o desagradables.

r. espiratoria, resistencia en las vías aéreas a la salida de aire de los pulmones.

r. farmacológica, estado de disminución de la respuesta a los fármacos que de ordinario inhiben el crecimiento celular o provocan la muerte de las células.

r. periférica, véase resistencia periférica total.

r. periférica total, la suma de las resistencias al flujo sanguíneo de todos los vasos sanguíneos; también denominada resistencia periférica.

resolución *(resolution).* Terminación de un estado morboso, como una inflamación, o desaparición de una tumefacción.

r. visual, capacidad de percibir dos objetos separados adyacentes como dos y no como uno solo.

resolutivo *(resolvent).* **1.** Que provoca o es capaz de provocar la resolución de un tumor o tumefacción. **2.** Cualquier sustancia que promueve la disipación de un crecimiento patológico o reduce una inflamación. **3.** Que promueve la separación en componentes.

resolver *(resolve).* Volver a la normalidad después de un proceso inflamatorio.

resonador *(resonator).* Aparato diseñado para crear una corriente eléctrica de potencial muy alto y volumen pequeño.

resonancia *(resonance).* **1.** Sonido duradero escuchado a la percusión. **2.** En química, propiedad de una sustancia por la que están presentes simultáneamente dos o más formas estructurales de la misma.

r. anfórica, sonido parecido al producido soplando por la boca de una botella vacía.

r. del espín del electrón, en espectrometría, resonancia que surge del espín del electrón, relacionada con el alcance de la actividad de radicales libres en una reacción orgánica.

r. magnética nuclear (RMN), medida del momento del dipolo magnético de los núcleos atómicos (proporción de la fuerza de torsión máxima aplicada a los núcleos en un campo magnético respecto a la inducción magnética del campo); se utiliza para determinar las características particulares de enlaces covalentes que participan en una reacción orgánica.

r. timpánica, sonido de percusión oído sobre una estructura hueca.

r. vesicular, sonido escuchado al percutir pulmones normales.

r. vocal, sonido de la voz oído al auscultar el tórax.

resorcinol *(resorcinol).* Compuesto queratolítico, $C_6H_4(OH)_2$; se utiliza en concentraciones del 2 a 10 % en el tratamiento del acné, provocando una leve irritación que exfolia ligeramente la piel.

resorción *(resorption).* **1.** Asimilación de material excretado. **2.** Disolución de tejido por medios fisiológicos o patológicos, como de las encías y los huesos que rodean los dientes.

respirable *(respirable).* Adecuado para ser respirado.

respiración *(breathing, respiration).* **1.** Conjunto de procesos físicos y químicos mediante los cuales un organismo consigue oxígeno y libera dióxido de carbono. **2.** Acción de respirar.

r. abdominal, respiración efectuada principalmente por los músculos abdominales; también denominada respiración diafragmática.

r. aerobia, la efectuada mediante el consumo de oxígeno libre en presencia de aire.

r. anaerobia, la que se realiza en ausencia total o casi total de aire, sin intervención de oxígeno libre.

r. apnéustica, respiración caracterizada por espasmos inspiratorios de duración variable, que a menudo se prolongan varios segundos; encuéntrase en personas con lesiones de la protuberancia inferior.

r. artificial, mantenimiento de los movimientos respiratorios por medios artificiales.

r. asistida, en anestesia, respiración en la que el propio esfuerzo respiratorio del paciente inicia el ciclo, pero el volumen de aire se aumenta por medios mecánicos; también denominada respiración aumentada.

r. atáxica, jadeo, respiración irregular (en frecuencia y profundidad); encuéntrase en individuos con lesiones bulbares; también denominada

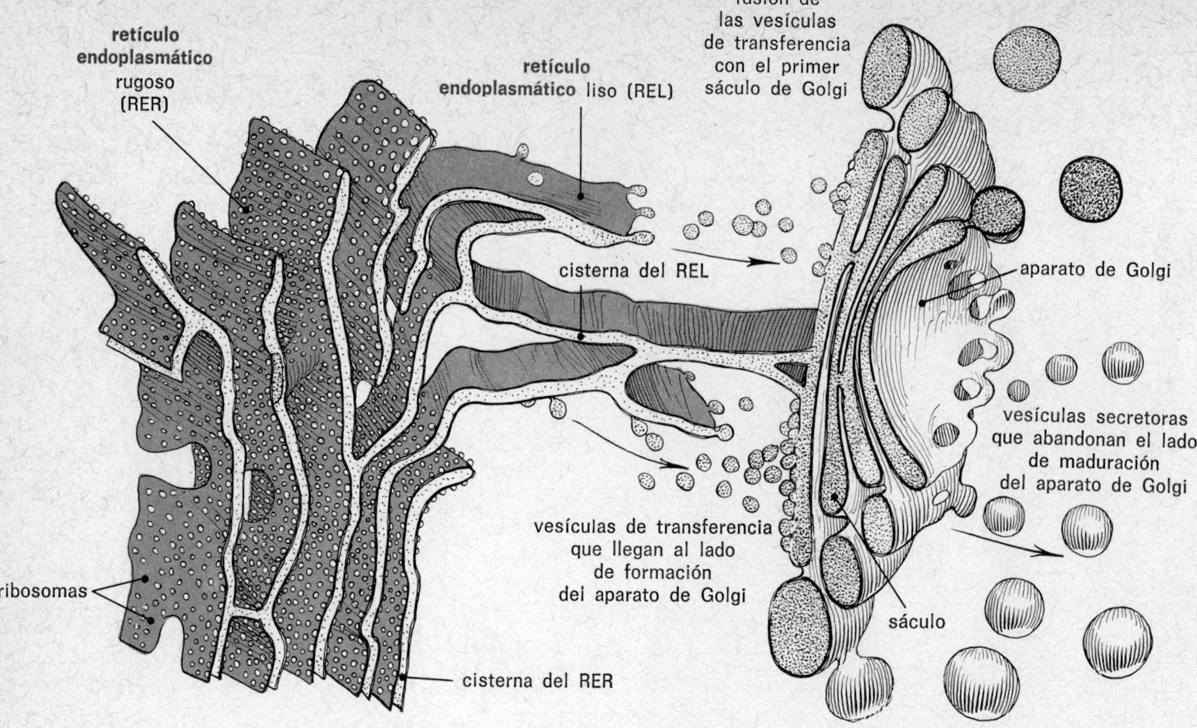

respiración de Biot.

r. boca a boca, véase reanimación.

r. controlada, en anestesiología, respiración artificial que no precisa ningún esfuerzo por parte del paciente; cada inspiración se inicia mediante un mecanismo de cronometraje del respirador; también denominada ventilación controlada.

r. de Cheyne-Stokes, incremento y descenso rítmicos en la profundidad de la respiración.

r. de difusión, introducción de oxígeno en los pulmones mediante un catéter; también denominada oxigenación apneica.

r. externa, intercambio de gases en los pulmones; también denominada respiración pulmonar.

r. forzada, incremento voluntario de la frecuencia y profundidad de la respiración.

r. hística, intercambio de gases entre las células de los tejidos y la sangre.

r. interna, respiración hística.

r. de Kussmaul, respiración caracterizada por profundos suspiros; característica de la acidosis diabética.

respirador *(respirator).* **1.** Aparato utilizado para administrar respiración artificial. **2.** Aparato a modo de pantalla que se ajusta sobre la nariz y la boca para proteger las vías respiratorias.

r. de Drinker, tanque metálico hermético diseñado para encerrar todo el cuerpo (excepto la cabeza) y proporcionar una respiración artificial ejerciendo sobre el tórax una presión aérea negativa intermitente; comúnmente conocido como pulmón de acero.

respiratorio *(respiratory).* Perteneciente o relativo a la respiración.

respirómetro *(respirometer).* Espirómetro.

respuesta *(response).* Reacción a un estímulo específico.

r. autoinmune, respuesta inmunitaria en la que la acción de un autoanticuerpo se dirige a un antígeno «propio»; distinta de la enfermedad autoinmune, con la que puede estar o no asociada.

r. cutánea galvánica, cambio de la resistencia de la piel en respuesta a un estímulo.

r. evocada, cambio en la actividad eléctrica del sistema nervioso que es resultado de un estímulo sensorial entrante.

r. inmunitaria, respuesta específica que tiene como resultado una inmunidad y que incluye una fase aferente durante la cual las células sensibles son preparadas por el antígeno, una respuesta central en la que se forman los anticuerpos y una respuesta eferente en la que los anticuerpos crean la inmunidad.

r. triple, los tres grados de reacción de la piel ante una herida; p. ej., una línea roja, un enrojecimiento alrededor de la línea roja y una roncha rodeada de un enrojecimiento.

restablecimiento *(restoration).* Proceso de recuperación del estado de salud.

restañar *(stanch).* Detener una hemorragia.

restauración *(restoration).* En odontología, aparato o dispositivo protésico diseñado para sustituir los dientes o tejidos orales perdidos.

restaurante chino, síndrome del *(Chinese restaurant syndrome).* Síndrome transitorio consistente en dolores torácicos, pulsación de la cabeza y sensación de estiramiento de los músculos faciales luego de la ingestión de L-glutamato monosódico, compuesto utilizado en la comida china; sucede en individuos anormalmente sensibles a este aditivo.

restenosis *(restenosis).* Recurrencia de la estenosis, especialmente de una válvula cardiaca después de una intervención quirúrgica correctora del estado primario.

restiforme *(restiform).* De forma parecida a una cuerda, como el cuerpo restiforme (pedúnculo inferior), que comunica el cerebelo y el bulbo raquídeo.

restitución, rotación externa de *(restitution, external rotation).* En obstetricia, el regreso de la cabeza girada del feto a su relación natural con los hombros después de su completa emergencia de la vulva.

resto *(rest).* Porción de tejido embrionario desplazado que se incardina en otras estructuras.

r. suprarrenal, glándula suprarrenal accesoria.

restregar *(rub).* Aplicar presión y fricción a una superficie.

restricción *(restraint).* En psiquiatría, acción de controlar por medios físicos a un paciente violento o excitado.

retención *(retention).* **1.** Acción de mantener comida y bebida en el estómago. **2.** Detención de los desechos del cuerpo. **3.** Mantenimiento en posición.

r., asidero de, añadido de metal soldado a una banda ortodóntica o a una corona artificial para asegurar la estabilización de una prótesis dental.

r. de dentadura, medio por el que se mantiene una dentadura postiza en su posición adecuada en la boca.

r. directa, retención de una dentadura parcial movible mediante cierres unidos a los dientes de anclaje.

r. indirecta, retención de una dentadura parcial movible por medio de un dispositivo utilizado en unión de un retenedor directo.

retenedor *(retainer).* **1.** Aparato o dispositivo utilizado para mantener los dientes en la posición adecuada después de un tratamiento ortodóntico. **2.** Parte de una dentadura postiza fija (puente dental) que acopla la prótesis al diente de soporte; puede ser una corona completa, un chapeado parcial o una incrustación. **3.** Cualquier forma de aparato, como un cierre, utilizado para la estabilización de una prótesis.

r. de barra continua, barra de metal colocada en contacto con las superficies linguales de los dientes para ayudar a estabilizar los dientes o a retener una prótesis dental parcial.

r. directo, cierre o dispositivo colocado sobre un diente de soporte con la finalidad de mantener en su lugar un aparato movible.

r. indirecto, dispositivo de una dentadura parcial movible que ayuda a los retenedores directos a evitar el desplazamiento de las bases de dentadura de extremos libres.

retenido *(undescended).* Que no ha descendido a su posición normal, como ocurre con un testículo que está retenido en el abdomen.

reticular *(reticular).* Semejante a una red; perteneciente a un retículo.

reticulina *(reticulin).* Escleroproteína presente en las fibras conjuntivas de tejidos reticulares o linfáticos.

retículo *(reticulum).* Red fina, especialmente la formada de material protoplasmático dentro de una célula.

r. endoplasmático, difusa red de delicadas membranas paralelas extendidas por todo el citoplasma de la célula; tiene continuidad con la porción exterior de la membrana celular y el aparato de Golgi; el que posee ribosomas sobre su superficie citoplasmática se conoce como retículo endoplasmático granular o rugoso; recibe material sintetizado de los ribosomas y lo aisla del resto del citoplasma al tiempo que lo canaliza hacia el aparato de Golgi para su empaquetado; las células diferenciadas que participan en la síntesis de proteínas contienen una abundante cantidad de retículo endoplasmático rugoso. El que no presenta ribosomas en su superficie se conoce como retículo endoplasmático agranular o liso; según el tipo de célula en que reside, puede desempeñar un papel en la destoxificación de ciertos fármacos, el metabolismo del colesterol y lípidos, la producción de hormonas esteroides, etc.

reticulocito *(reticulocyte).* Eritrocito más joven

capas histológicas de la **retina**

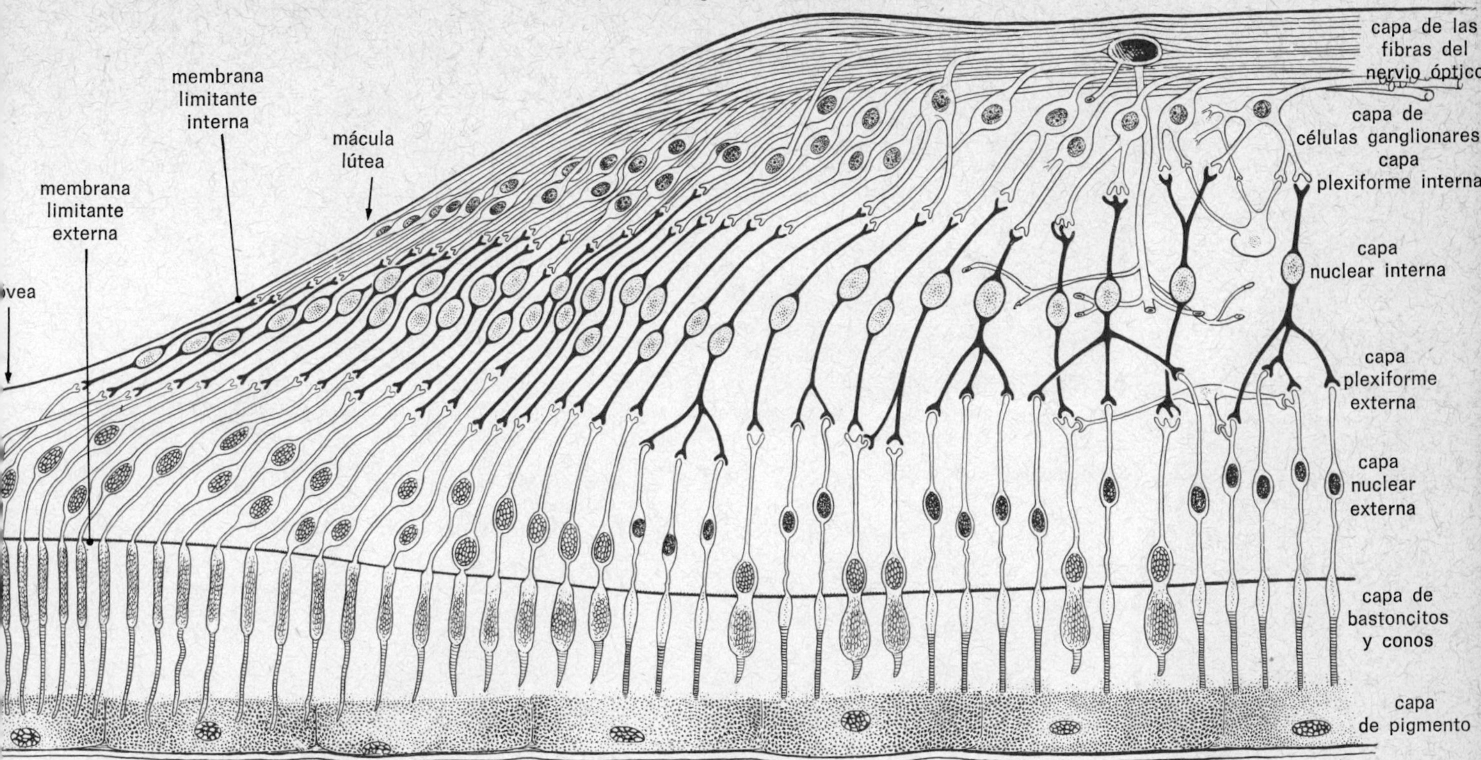

en la sangre circulante; cuando se tiñe supravitalmente con azul de cresilo, los ribosomas esparcidos se agrupan, dando a la célula un aspecto reticulado; constituye el 1 % de la población de eritrocitos en la sangre circulante.

reticulocitopenia *(reticulocytopenia).* Disminución del número de reticulocitos en la sangre.

reticulocitosis *(reticulocytosis).* Aumento anormal del porcentaje de reticulocitos en la sangre.

reticuloendotelial *(reticuloendothelial).* Relativo al reticuloendotelio, es decir, a los tejidos que tienen propiedades tanto reticulares como endoteliales.

reticuloendotelio *(reticuloendothelium).* Sistema corporal ampliamente disperso de células morfológicamente diversas relacionadas con la fagocitosis; presente en el timo, bazo, ganglios linfáticos, etc. Actualmente se tiende a identificarlo con el «sistema mononuclear fagocítico», que algunos consideran una parte del SRE.

reticuloendotelioma *(reticuloendothelioma).* Neoplasia localizada derivada de un tejido reticuloendotelial; p. ej., un linfoma maligno.

reticuloendoteliosis *(reticuloendotheliosis).* Estados anormales, especialmente hiperplasia, del reticuloendotelio de cualquiera de los órganos o tejidos; también llamada reticulosis.

reticulosis *(reticulosis).* Forma abreviada de reticuloendoteliosis.

retina *(retina).* La más interna de las tres túnicas del globo ocular, formada por una capa exterior pigmentada y un estrato interior nervioso o retina propiamente dicha que, a su vez, está compuesta de ocho capas microscópicas, denominadas de dentro hacia afuera: (1) capa de fibras nerviosas, (2) capa ganglionar, (3) capa plexiforme interna, (4) capa nuclear interna, (5) capa plexiforme externa, (6) capa nuclear externa, (7) capa de bastoncitos y conos, (8) capa de pigmento.

retináculo *(retinaculum).* Ligamento de retención semejante a una banda, como se observa en la muñeca y el tobillo.

retinal *(retinal).* Aldehído de retinol presente en los pigmentos visuales de la retina; un isómero (11-*cis*-retinal) se encuentra en la rodopsina en combinación con el grupo proteico opsina; otro (*trans*-retinal total) es el pigmento amarillo que resulta del blanqueo de la rodopsina por la luz; antes denominado retineno y aldehído de vitamina A_1.

retineno *(retinene).* Véase retinal.

retiniano *(retinal).* Perteneciente a la retina.

retinitis *(retinitis).* Inflamación de la retina (capa más interna del globo ocular).

r. pigmentaria, atrofia y degeneración hereditarias de la retina, generalmente con migración del pigmento, que provocan la reducción gradual de la visión periférica; su primer síntoma, la ceguera nocturna, se encuentra generalmente en niños y adolescentes.

retinoblastoma *(retinoblastoma).* Tumor maligno congénito de la retina compuesto de células retinianas embrionarias; se observa generalmente antes de la edad de 4 años.

retinocoroiditis *(retinochoroiditis).* Coriorretinitis; inflamación de las capas retiniana y coroidal del ojo.

retinol *(retinol).* Alcohol de 20 carbonos; también denominado vitamina A_1.

retinomalacia *(retinomalacia).* Degeneración de la retina.

retinopapilitis *(retinopapillitis).* Véase papilorretinitis.

retinopatía *(retinopathy).* Cualquier enfermedad degenerativa no inflamatoria de la retina.

r. diabética, enfermedad progresiva de los vasos sanguíneos de la retina que se produce como complicación de la diabetes; puede llevar a una incapacidad visual grave.

r. hipertensiva, enfermedad de los vasos sanguíneos de la retina que aparece como una complicación de la hipertensión; el cambio inicial es un estrechamiento de las arteriolas provocado por un espasmo; en fases más avanzadas se observan hemorragias y exudados; en casos extremos puede aparecer un papiledema asociado con encefalopatía hipertensiva.

r. macular, véase maculopatía.

retinopiesis *(retinopiesis).* Presión a una retina desprendida para devolverla a su posición normal, como por medio de aire, silicona intravítrea, suero salino, etc.

retinoscopia *(retinoscopy).* Exploración oftalmológica con un retinoscopio para determinar las mediciones objetivas de las propiedades refractivas de los ojos; también denominada prueba de sombra, esquiametría y esquiascopia.

retinoscopio *(retinoscope).* Instrumento óptico para examinar el estado de refracción del ojo.

retintín *(tinkle).* Sonido metálico escuchado a veces a la auscultación sobre cavernas pulmonares amplias, p. ej., en el neumotórax, o sobre un asa intestinal distendida, como en el íleo.

retirada *(withdrawal).* Apartamiento o separación patológica de la gente por motivos emocionales, o del medio ambiente, que se ve en su variedad más acusada en los esquizofrénicos.

retorcer *(warp).* Distorsionar la forma.

retorta *(retort).* Vasija de laboratorio cerrada y de cuello largo que se parece a un matraz, utilizada en la destilación.

retracción *(retraction).* **1.** Atracción para atrás. **2.** Encogimiento.

r. gingival, retracción de las encías de la superficie de los dientes debida a una inflamación subyacente.

retráctil *(retractile).* Susceptible de ser retirado hacia atrás.

retractor *(retractor).* Instrumento quirúrgico utilizado para apartar los bordes de una herida también llamado separador.

retraer *(retract).* **1.** Encoger. **2.** Estirar hacia atrás.

retrasado *(retardate).* Individuo afecto de retraso mental.

retraso *(retardation).* Enlentecimiento de los procesos físicos o mentales que se presenta en ciertas formas de trastornos del desarrollo o en la depresión grave.

r. mental, funcionamiento intelectual subnormal que se origina durante el período de desarrollo del individuo y se presenta asociado a un deterioro de la adaptación (social y de aprendizaje) o de la maduración, o de ambas; puede ser dudoso (C.I. 68-83), leve (C.I. 52-67), moderado (C.I. 36-51), grave (C.I. 20-35) o profundo (C.I. inferior a 20).

retro- *(retro-).* Prefijo que significa hacia atrás o situado detrás.

retroacción *(feedback).* **1.** Proceso por el que una parte de la salida de un sistema, como un amplificador, vuelve a alimentar al mismo; retorno de la información de salida al sistema de control de forma que se altere la naturaleza del control. **2.** La parte de salida que vuelve al sistema. **3.** Sentimiento que la reacción de otra persona crea en uno mismo.

r. negativa, señal o información que vuelve de la salida al sistema de control y resulta en una disminución de la salida.

r. positiva, señal o información que vuelve de la salida al sistema de control y resulta en un aumento de la salida.

retrobulbar *(retrobulbar).* **1.** Situado por detrás del globo ocular. **2.** Situado en posición posterior respecto al bulbo raquídeo.

retrocecal *(retrocecal).* Situado detrás del ciego.

retrocervical *(retrocervical).* Situado detrás del cuello uterino.

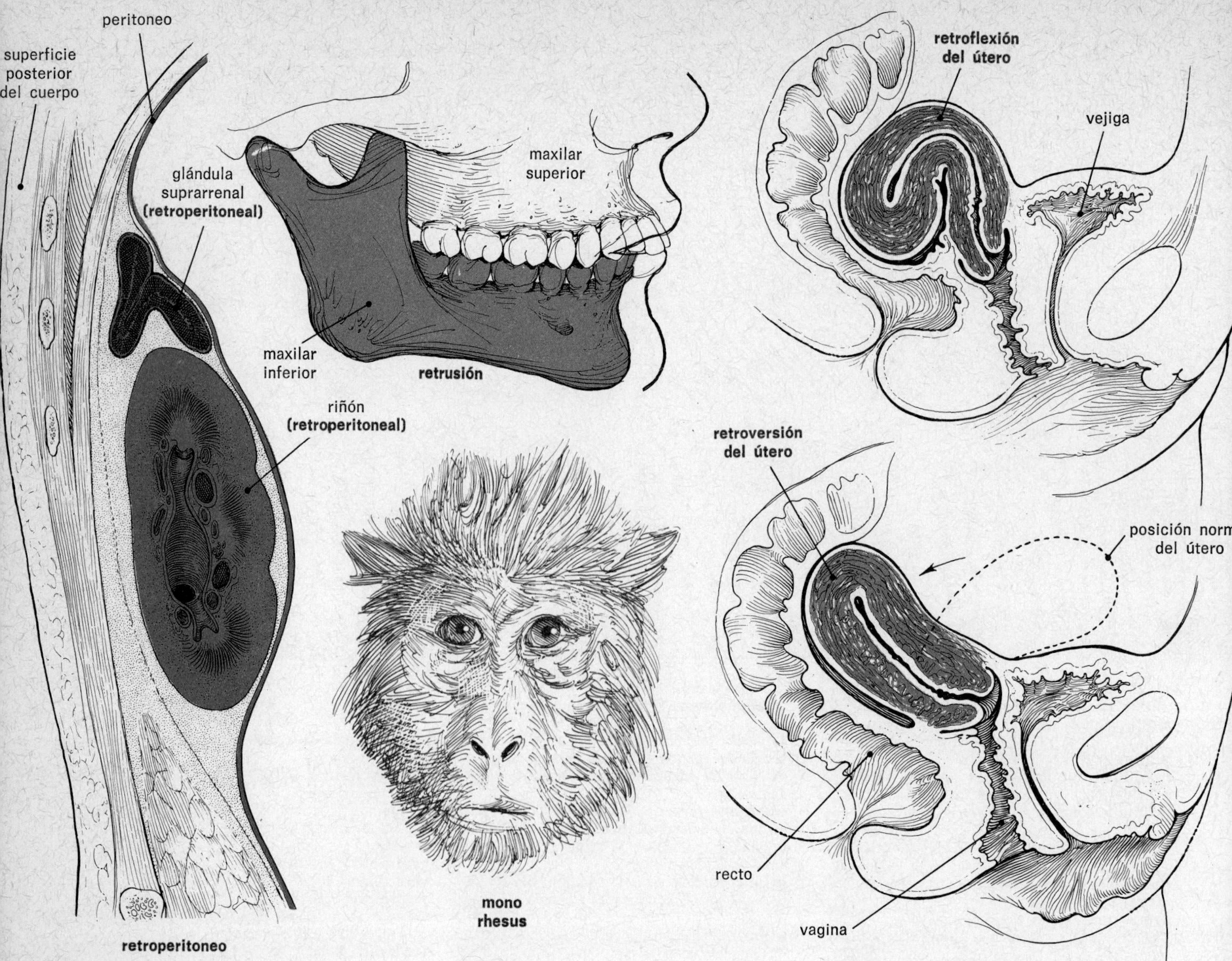

retrocólico *(retrocolic).* Detrás del colon.

retrodesplazamiento *(retrodisplacement).* Desplazamiento hacia atrás de un órgano.

retrofaríngeo *(retropharyngeal).* Situado detrás de la faringe.

retroflexión *(retroflexion).* Flexión hacia atrás de un órgano.

r. del útero, flexión hacia atrás del cuerpo del útero mientras el cuello permanece en su posición normal.

retrognatia *(retrognathia).* Estado caracterizado por una posición de retrusión del maxilar inferior sin disminución de su tamaño.

retrógrado *(retrograde).* Que se mueve hacia atrás; que vuelve a seguir el curso originario.

retrogresión *(retrogression).* **1.** Vuelta a un estado más temprano o primitivo. **2.** Degeneración, especialmente de tejidos.

retroiluminación *(retroillumination).* Técnica de examen de tejidos transparentes o semitransparentes, como la córnea, reflejando luz desde tejidos situados en posición posterior; transiluminación.

retrolental *(retrolental).* Situado detrás del cristalino del ojo.

retromandibular *(retromandibular).* Situado detrás de un maxilar, especialmente el inferior.

retroperitoneal *(retroperitoneal).* Situado detrás del peritoneo.

retroperitoneo *(retroperitoneum).* Espacio retroperitoneal, entre el peritoneo parietal y la pared posterior del cuerpo.

retroplasia *(retroplasia).* Estado de actividad disminuida o regresiva de un tejido.

retroposición *(retroposition).* Desplazamiento hacia atrás de un órgano sin retroflexión ni retroversión.

retropulsión *(retropulsion).* Marcha o caída involuntaria hacia atrás.

retrospondilolistesis *(retrospondylolisthesis).* Desplazamiento posterior de una vértebra que rompe su alineamiento con las demás.

retrosternal *(retrosternal).* Situado detrás del esternón.

retrouterino *(retrouterine).* Situado detrás del útero.

retroversión *(retroversion).* Inclinación hacia atrás de todo un órgano.

r. del útero, inclinación hacia atrás del útero, quedando el cuello apuntando hacia adelante.

retrovertido *(retroverted).* Inclinado hacia atrás.

retrusión *(retrusion).* Desplazamiento hacia atrás del maxilar inferior.

reuma *(rheum).* Cualquier secreción acuosa de la nariz o los ojos.

reumático *(rheumatic).* Relativo al reumatismo o afecto de él.

reumátide *(rheumatid).* Erupción que algunas veces acompaña al reumatismo.

reumatismo *(rheumatism).* Término general aplicado a diversas enfermedades que provocan dolor en los músculos, articulaciones y tejidos fibrosos.

reumatoide *(rheumatoid).* **1.** Semejante al reumatismo. **2.** Asociado con artritis reumatoide.

reumatología *(rheumatology).* Estudio del diagnóstico y tratamiento de las dolencias reumáticas.

revascularización *(revascularization).* Restablecimiento del aporte de sangre a una parte del cuerpo mediante un injerto de vasos sanguíneos o el desarrollo de canales colaterales.

reversible *(reversible).* Capaz de volver a la forma o estado originarios.

reversión *(reversion).* **1.** Mutación inversa; restablecimiento de la capacidad de un gen mutante de producir una proteína funcional. **2.** Aparición en un individuo de una característica que ha estado ausente durante varias generaciones.

revestimiento *(investment).* **1.** Material que se usa para revestir un objeto. **2.** En psicoanálisis, carga afectiva depositada en una idea u objeto.

r. de molde, material a partir del cual se hace un molde para la fabricación de uno de metal.

r. refractario, material que puede soportar temperaturas altas, usado para soldar o hacer moldes.

revestir *(invest).* Envolver; cubrir completamente.

rexis *(rhexis).* Rotura de un vaso u órgano.

Reye, síndrome de *(Reye's syndrome).* Síndrome infantil agudo y frecuentemente fatal caracterizado por encefalopatía, hepatitis y acumulaciones adiposas en las vísceras; por lo general se inicia como una enfermedad leve con síntomas respiratorios y gastrointestinales de una duración de unos pocos días, acabando en una rápida tumefacción del cerebro, hepatomegalia, convulsiones y coma.

Rh *(Rh).* Símbolo químico del elemento rodio.

Rhabditis. Género de pequeños gusanos nematodos fásmidos; algunos son parásitos del hombre.

rhe *(rhe).* Unidad absoluta de fluidez; la recíproca de la unidad de viscosidad.

rhesus, mono *(rhesus monkey).* Mono de color pardusco claro, *Macaca mulata,* de India y China; se utiliza en investigación médica.

Rhus. Género de plantas de la familia de las anacardiáceas *(Anacardiaceae),* varias de cuyas especies producen lesiones cutáneas pruriginosas al

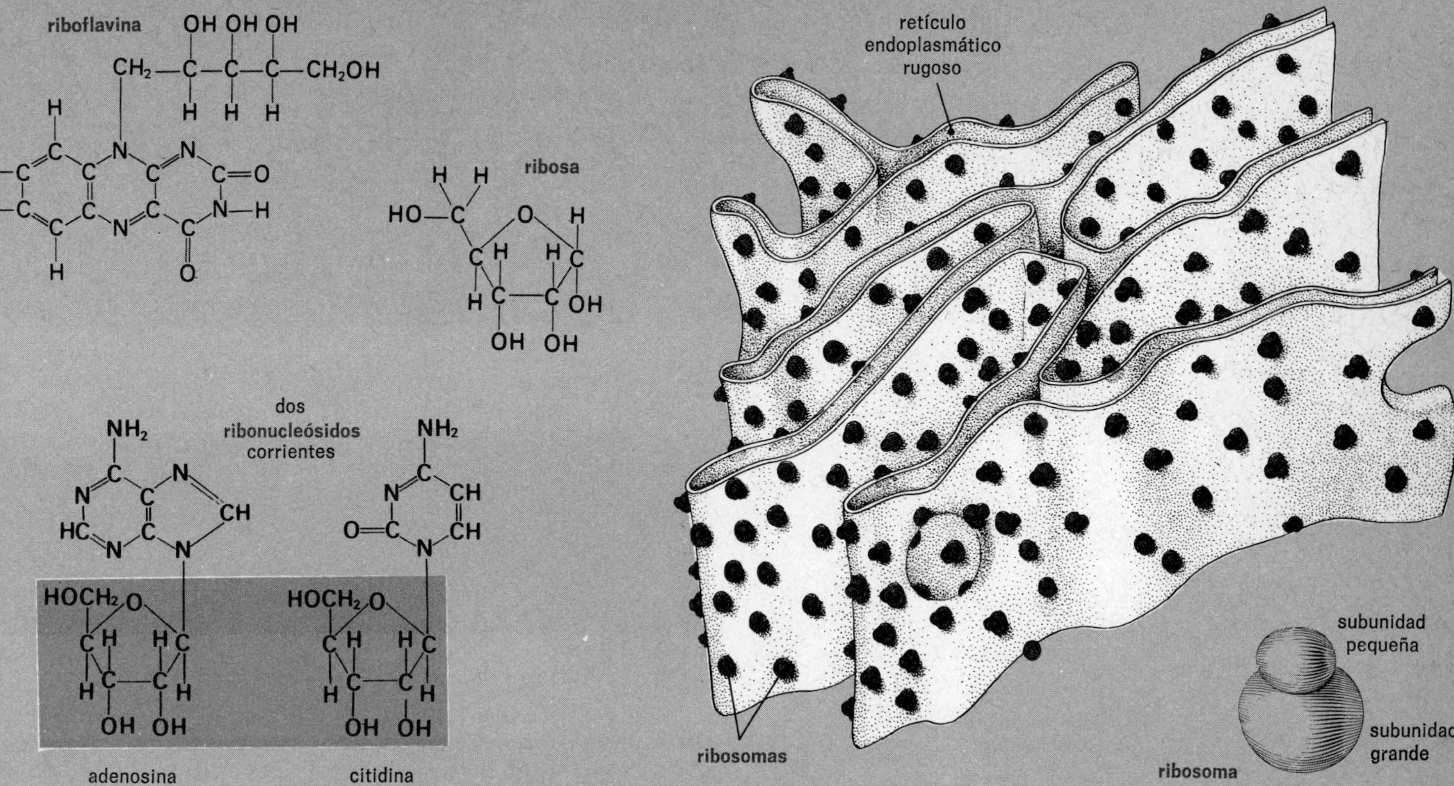

entrar en contacto con individuos sensibilizados; el ingrediente irritante es el urusiol, un catecol contenido en la savia.

R. diversiloba, roble venenoso.

R. radicans, véase hiedra venenosa.

R. vernix, véase zumaque.

riboflavina *(riboflavin).* Pigmento cristalino amarillo presente en la leche, yema de huevo y carne fresca y producido sintéticamente; actúa como coenzima para la transferencia de hidrógeno en reacciones catalizadas por flavoproteínas; también denominada vitamina B_2; antes conocida como vitamina G.

ribonucleasa *(ribonuclease).* Enzima causante de la descomposición del ácido ribonucleico.

ribonucleico, ácido (RNA) *(ribonucleic acid).* Cualquier miembro de una familia de polinucleótidos, componente de todas las células vivas, especialmente del citoplasma y nucléolo, que se caracterizan por su azúcar componente (*d*-ribosa) y moléculas de una sola rama.

RNA mensajero (RNAm), fracción de RNA con una proporción de bases que corresponde al DNA del mismo organismo; lleva información del DNA a las zonas de formación de proteínas de la célula; también denominado RNA de plantilla.

RNA de plantilla, véase RNA mensajero.

RNA ribosómico (RNAr), ribosomas y polisomas de RNA.

RNA soluble (RNAs), RNA de transferencia.

RNA de transferencia (RNAt), molécula de RNA que transfiere un aminoácido a una cadena polipeptídica en crecimiento; el más pequeño ácido nucleico biológicamente activo conocido, presente en células de al menos 20 variedades; también denominado RNA soluble.

ribonucleoproteína (RNP) *(ribonucleoprotein).* Macromolécula compleja que contiene ácido ribonucleico (RNA) y proteínas.

ribonucleósido *(ribonucleoside).* Nucleósido en el que el componente azúcar es la ribosa; p. ej., adenosina, citidina, guanosina y uridina.

ribonucleótido *(ribonucleotide).* Compuesto que consta de una base de purina o pirimidina enlazada con el componente azúcar ribosa, que a su vez está esterificado con un grupo fosfato; los ribonucleótidos más corrientes son los ácidos adenílico, guanílico, citidílico y uridílico.

ribosa *(ribose).* Azúcar de cinco carbonos presente en el ácido ribonucleico (RNA); una aldopentosa.

ribósido *(riboside).* Glucósido que, sometido a hidrólisis, produce ribosa.

ribosil *(ribosyl).* Radical formado a partir de la ribosa, $C_5H_9O_4$.

ribosoma *(ribosome).* Uno de los gránulos diminutos sueltos en el citoplasma o unidos al retículo endoplasmático de una célula, que contiene una elevada concentración de RNA; tiene un papel importante en la síntesis de proteínas y un tamaño que oscila entre 100 y 150 Å de diámetro; se forma a partir de dos subunidades producidas en el nucléolo; también denominado microsoma.

ribosuria *(ribosuria).* Excreción excesiva de ribosa en la orina; se observa en la distrofia muscular.

ribovirus *(riboviruses).* Virus RNA; véase virus.

riciforme *(riziform).* Semejante a granos de arroz.

ricina *(ricin).* Proteína altamente tóxica que se encuentra en la semilla del ricino; se utiliza como reactivo bioquímico.

Rickettsia. Género de bacterias parasitarias intracelulares, patógenas y gramnegativas que se transmiten a los seres humanos a través de las picaduras de pulgas, garrapatas, ácaros y piojos infectados.

R. akari, especie agente de la rickettsiasis pustulosa; transmitida al hombre por un ácaro que infesta al ratón.

R. mooseri, especie causante del tifus murino (endémico o transmitido por pulgas); transmitida al hombre por la pulga de la rata; también denominada *Rickettsia typhi.*

R. prowazekii, especie que provoca el tifus epidémico y la enfermedad de Brill-Zinsser (tipo latente o portador del tifus); transmitida por piojos.

R. rickettsii, especie causante de la fiebre moteada de las Montañas Rocosas; transmitida por las picaduras de garrapatas infectadas.

R. tsutsugamushi, especie que provoca la enfermedad tsutsugamushi (tifus de los matorrales); transmitida por ácaros.

R. typhi, véase *Rickettsia mooseri.*

rickettsiasis *(rickettsiosis).* Cualquier enfermedad debida a una especie de *Rickettsia,* como la fiebre moteada de las Montañas Rocosas, el tifus epidémico (o exantemático), el tifus endémico, el tifus de los matorrales, la rickettsiasis pustulosa y la fiebre Q.

r. pustulosa, enfermedad aguda transmitida por ácaros y de una duración de varios días, caracterizada por una lesión cutánea inicial seguida de exantema, fiebre, dolor de espalda y dolor de cabeza; provocada por *Rickettsia akari.*

riesgo *(risk).* Posibilidad de daño; también denominado peligro.

rigidez *(rigidity).* **1.** Tiesura; inmovilidad; cualidad de rígido o inflexible. **2.** En psiquiatría, resistencia excesiva de un individuo al cambio.

r. anatómica, rigidez del cuello uterino durante el parto sin ninguna infiltración patológica.

r. cerebelosa, tiesura en el cuerpo y las extremidades debida a una lesión o herida del vermis del cerebelo.

r. midriática, pupila tónica, generalmente grande, que responde muy lentamente, si es que lo hace, a la luz y la acomodación.

r. de navaja, véase espasticidad en navaja.

r. patológica, rigidez del cuello uterino durante el parto debida a fibrosis, cáncer u otras enfermedades.

r. postmortem, rigor mortis.

r. de nuca, contractura posterior del cuello en el síndrome meníngeo.

r. de rueda dentada, rigidez de un músculo que, cuando se extiende pasivamente, da paso a una serie de pequeñas sacudidas, como se observa en la enfermedad de Parkinson.

r. de tubo de plomo, contracción tónica difusa de los músculos, tal como se observa en la parálisis agitante.

rigor *(rigor).* **1.** Rigidez; tiesura. **2.** Escalofrío.

r. mortis, rigidez del cuerpo que se produce de una a siete horas después de la muerte y dura entre uno y seis días; provocada por la coagulación del plasma muscular.

Riley-Day, síndrome de *(Riley-Day syndrome).* Disautonomía familiar; véase disautonomía.

rima *(rima).* Hendidura o abertura alargada.

r. glottidis, abertura entre las cuerdas vocales verdaderas.

r. oris, abertura longitudinal de la boca.

r. palpebrarum, hendidura entre los párpados del ojo cerrado.

rin-, rino- *(rhin-, rhino-).* Formas prefijas que significan nariz.

rinal *(rhinal).* Relativo a la nariz.

rinalgia *(rhinalgia).* Dolor en la nariz.

rinedema *(rhinedema).* Edema o hinchazón de la membrana mucosa nasal.

rinencéfalo *(rhinencephalon).* Región del prosencéfalo que participa en la función de la olfacción (olfato), formada por el bulbo y pedúnculo olfatorios, el área paraolfatoria, la circunvolución subcallosa y la sustancia perforada anterior.

rineurínter *(rhineurynter).* Bolsa dilatable que se hincha después de su inserción en una ventana nasal para detener una hemorragia nasal profusa (epistaxis).

rinión *(rhinion).* Punto craneométrico; el extremo

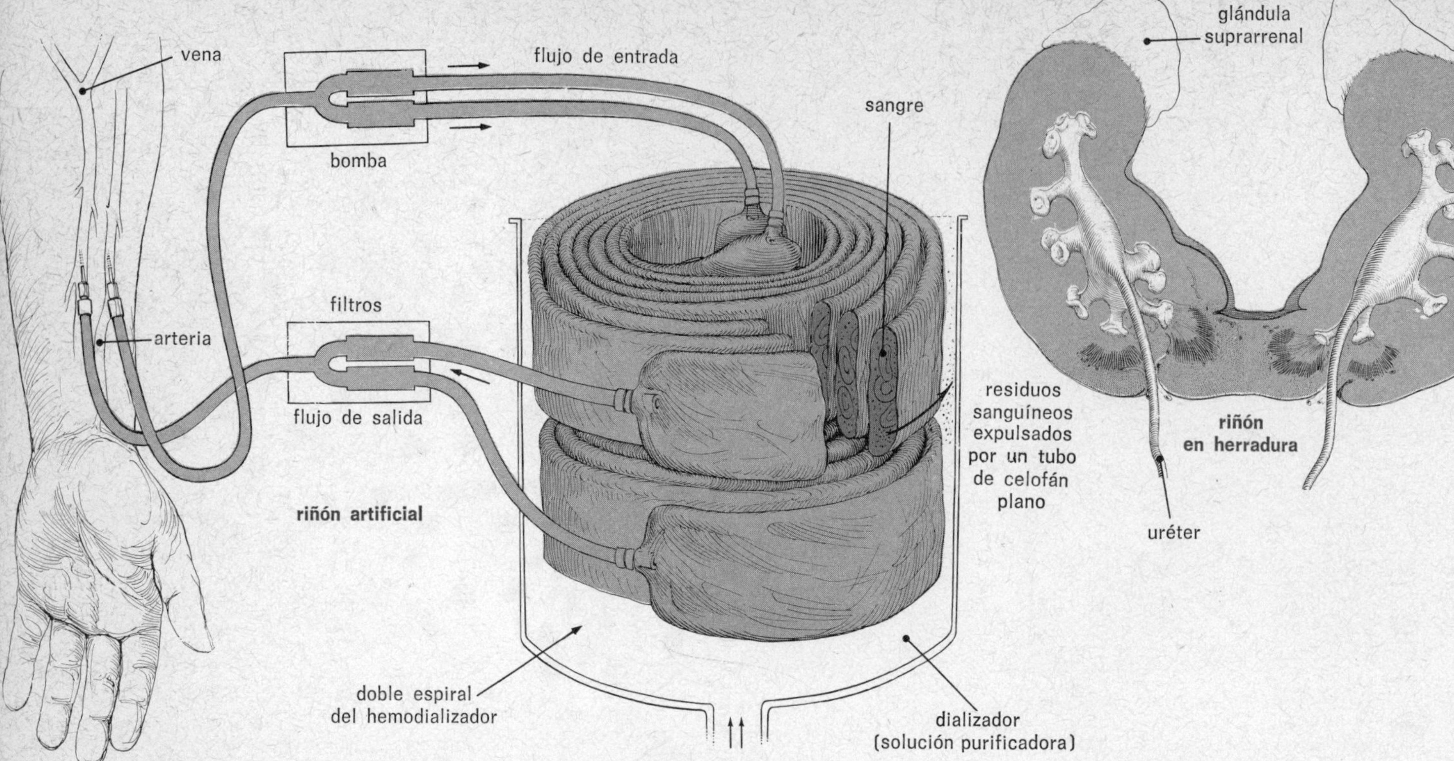

inferior de la sutura entre los huesos nasales.

rinitis *(rhinitis).* Inflamación de la mucosa de la nariz acompañada de una secreción excesiva de moco.

r. aguda, resfriado de cabeza.

r. alérgica, tenue tumefacción obstructiva de la mucosa nasal asociada con estornudos y secreción acuosa, debida a hipersensibilidad a sustancias extrañas como polen, polvo, etc.

r. atrófica, rinitis crónica que provoca el adelgazamiento de la membrana mucosa; a menudo asociada con costras y secreción maloliente.

r. hipertrófica, rinitis crónica que provoca un engrosamiento permanente de la membrana mucosa.

r. vasomotora, rinitis sin infección.

rinoantritis *(rhinoantritis).* Inflamación de la mucosa de la cavidad nasal y los senos maxilares.

rinocantectomía *(rhinocanthectomy).* Incisión quirúrgica del canto interno del ojo; también denominada rinomectomía.

rinocifosis *(rhinokyphosis).* Deformidad de la nariz caracterizada por una giba anormal en el reborde.

rinocleisis *(rhinocleisis).* Obstrucción de las vías nasales.

rinodacriolito *(rhinodacryolith).* Concreción en el conducto nasolagrimal.

rinofaringe *(rhinopharynx).* Véase nasofaringe.

rinofaringitis *(rhinopharyngitis).* Inflamación de la membrana mucosa de la nasofaringe.

r. mutilante, véase gangosa.

rinofima *(rhinophyma).* Acné rosácea de la nariz que hace que la piel se haga áspera, algo purpúrea y más gruesa, con nodulación y cicatrices que forman hoyos; suele presentarse en alcohólicos crónicos.

rinógeno *(rhinogenous).* Que se origina en la nariz.

rinolalia *(rhinolalia).* Habla nasal debida a una enfermedad o defecto de las vías nasales.

rinolitiasis *(rhinolithiasis).* Presencia de cálculos en la nariz.

rinolito *(rhinolith).* Cálculo en la cavidad nasal formado en capas, generalmente alrededor de un cuerpo extraño.

rinología *(rhinology).* Estudio de la nariz y sus enfermedades.

rinomanómetro *(rhinomanometer).* Instrumento para determinar el grado de obstrucción nasal.

rinómetro *(rhinometer).* Instrumento para medir las vías nasales.

rinomicosis *(rhinomycosis).* Infección por hongos de la mucosa de la nariz.

rinopatía *(rhinopathy).* Enfermedad de la nariz.

rinoplastia *(rhinoplasty).* **1.** Cirugía plástica de la nariz. **2.** Reconstrucción quirúrgica de la nariz con tejido tomado de otro lugar.

rinoquiloplastia *(rhinochiloplasty).* Intervención quirúrgica plástica de la nariz y el labio.

rinorrafia *(rhinorrhaphy).* Operación para el alivio del epicanto, en la que se quita un trozo de piel del puente de la nariz y se suturan los bordes de la herida.

rinorragia *(rhinorrhagia).* Hemorragia nasal.

rinorrea *(rhinorrhea).* Secreción nasal acuosa profusa.

rinosalpingitis *(rhinosalpingitis).* Inflamación de la mucosa nasal y el revestimiento de la trompa auditiva (de Eustaquio).

rinoscleroma *(rhinoscleroma).* Enfermedad crónica que afecta a la nariz y las vías respiratorias superiores, caracterizada por la formación de nódulos duros, desembocando a veces en una deformidad.

rinoscopia *(rhinoscopy).* Examen visual de la cavidad nasal con un rinoscopio.

r. media, inspección de la cavidad nasal y las aberturas de las celdillas etmoideas y el seno esfenoidal con un espéculo nasal largo.

rinoscopio *(rhinoscope).* Instrumento para inspeccionar la cavidad nasal; un espéculo; también denominado nasoscopio.

rinostenosis *(rhinostenosis).* Estrechamiento anormal de las vías nasales; obstrucción nasal.

rinotomía *(rhinotomy).* Incisión operatoria de la nariz.

rinovirus *(rhinoviruses).* Subgrupo de virus RNA que son la causa principal del resfriado común; pertenecen al grupo picornavirus.

riñón *(kidney).* Cada uno de los dos órganos glandulares, de aproximadamente 12 cm de longitud, situados en la parte posterior del abdomen, detrás del peritoneo, a ambos lados de la columna; sirven para regular el equilibrio acidobásico y el balance hídrico en los tejidos, así como para depurar los desechos metabólicos.

r. de aplastamiento, degeneración del epitelio tubular renal que sigue a traumatismos con aplastamiento de músculos.

r. artificial, denominación popular del hemodializador, aparato que se utiliza como sustituto de los riñones para purificar la sangre en la insuficiencia renal aguda o crónica; los elementos tóxicos se eliminan haciendo pasar la sangre a través de una membrana semipermeable en una solución líquida para devolverla luego al cuerpo.

r. contraído, r. cirrótico, pequeño riñón cicatrizal debido a la existencia de cantidades anormales de tejido fibroso.

r. ectópico, situación anormal permanente del riñón; distinto del riñón flotante.

r. con espongiosis medular, deformación congénita producida por la formación de quistes en las pirámides renales, asociada ocasionalmente a dilatación de los tubos colectores y formación de cálculos.

r. espongioso, riñón con espongiosis medular.

r. flotante, excesiva movilidad renal en la nefroptosis; se distingue del riñón ectópico; también denominado riñón móvil.

r. de Goldblatt, riñón con disminución del flujo arterial que causa hipertensión arterial.

r. en herradura, riñones unidos por su polo inferior a través de la línea media del cuerpo.

r. móvil, riñón flotante.

r. poliquístico, riñón en el que la sustancia está sustituida por quistes muy concentrados de varios tamaños, semejando un racimo de uvas. Véase también enfermedad poliquística del riñón.

ripofobia *(rypophobia).* Temor morboso a la suciedad.

risa sardónica *(sardonic grin).* Véase risus caninus.

ristocetina *(ristocetin).* Antibiótico producido por *Nocardia lurida;* se utiliza contra infecciones estafilocócicas y enterocócicas.

risus *(risus).* Risa.

r. caninus, r. sardonicus, mueca peculiar provocada por un espasmo de los músculos faciales, que se produce en el tétanos; también denominado risa sardónica.

ritidectomía *(rhytidectomy).* Véase ritidoplastia.

ritidoplastia *(rhytidoplasty).* Elevación de la cara; eliminación quirúrgica de las arrugas de la cara; se elimina la piel excesiva de modo que la piel restante se puede tensar, alisando así las arrugas; también denominada ritidectomía.

ritidosis *(rhytidosis).* **1.** Arrugamiento prematuro de la cara. **2.** Arrugamiento de la córnea.

ritmo *(rhythm).* Patrón de recurrencia de un ciclo biológico; p. ej., el latido del corazón y el ciclo sexual.

r. α, véase onda α.

r. agónico, el que aparece en el electrocardiograma como amplios complejos ventriculares distorsionados, visto a menudo en pacientes moribundos.

r. β, véase onda β.

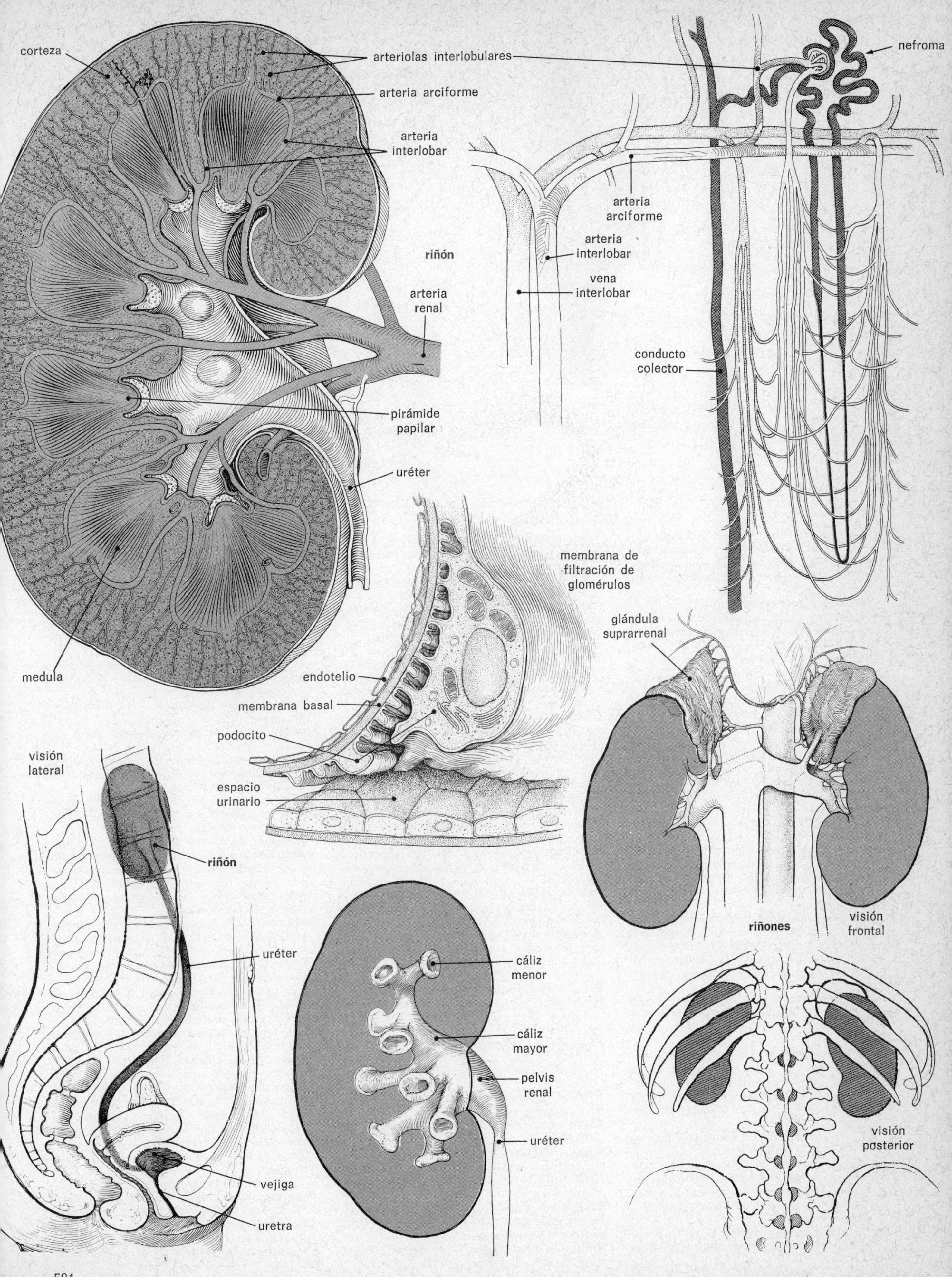
corteza
arteriolas interlobulares
arteria arciforme
arteria interlobar
riñón
arteria renal
pirámide papilar
uréter
medula
nefroma
arteria arciforme
arteria interlobar
vena interlobar
conducto colector
membrana de filtración de glomérulos
endotelio
membrana basal
podocito
espacio urinario
glándula suprarrenal
visión lateral
riñón
uréter
vejiga
uretra
cáliz menor
cáliz mayor
pelvis renal
uréter
riñones
visión frontal
visión posterior

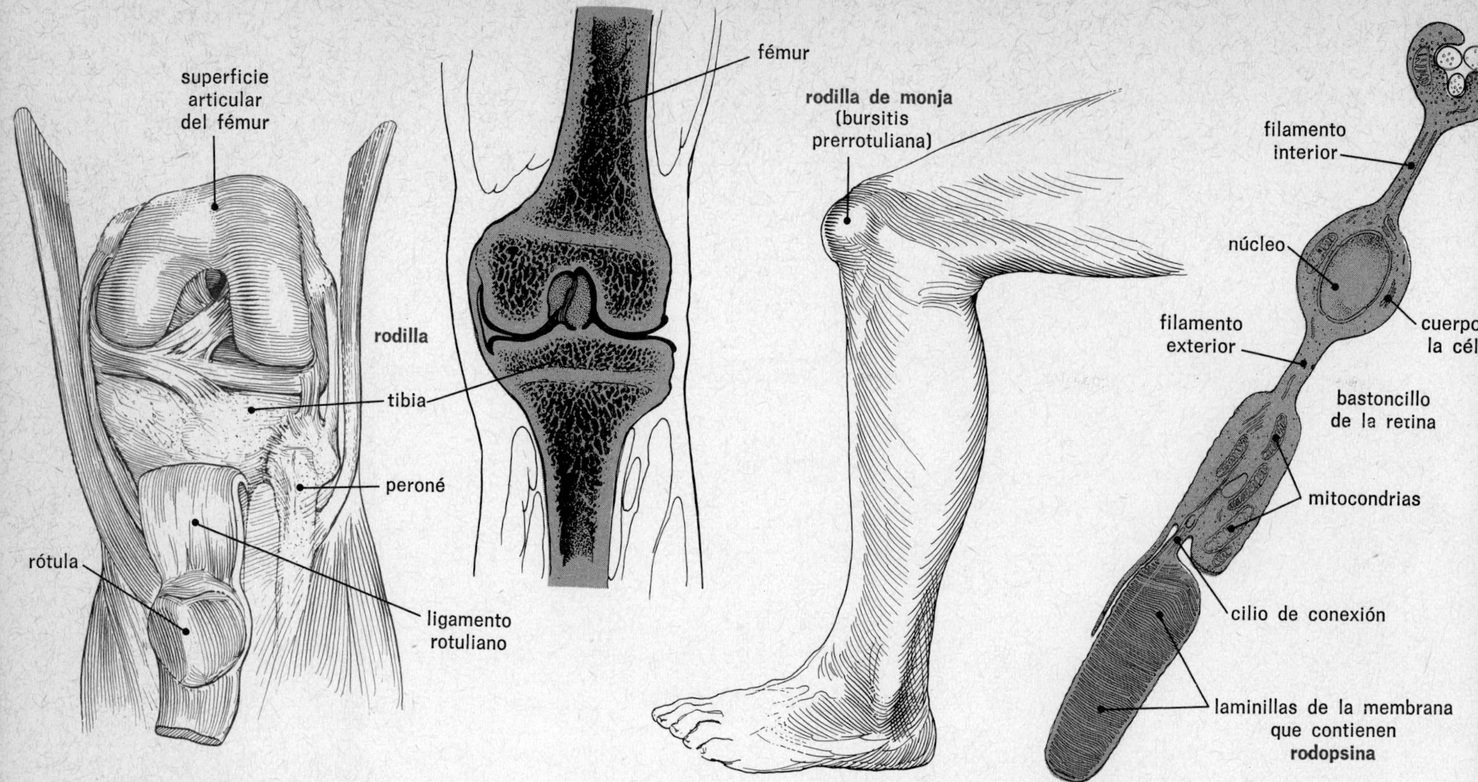

r. bigeminado, ritmo cardiaco en el que cada latido va seguido de un latido prematuro débil y después una pausa, de modo que los latidos aparecen a pares; también denominado acoplamiento.

r. circular, véase movimiento circular.

r. cuádruple, cadencia cuádruple de los sonidos cardiacos, no oída en corazones normales.

r. delta, véase onda δ (1).

r. ectópico, ritmo cardiaco que se origina en cualquier foco distinto del nódulo sinusal.

r. de galope, véase galope.

r. idionodal, ritmo cardiaco lento e independiente que surge en la unión auriculoventricular (A-V) y sólo controla los ventrículos.

r. idioventricular, ritmo cardiaco lento e independiente que surge en un foco ectópico en los ventrículos y sólo controla los ventrículos.

r. de medio galope, véase galope.

r., método del, véase método.

r. nodal, véase ritmo nodal A-V.

r. nodal A-V, ritmo cardiaco que se origina en el nudo auriculoventricular (A-V); es resultado de cualquier alteración que suprime la actividad del nudo sinusal o de la conducción auricular o que intensifica la automaticidad del nudo A-V; también denominado ritmo nodal y ritmo de la unión.

r. nodal coronario, término, no uniformemente aceptado, para referirse al ritmo que aparece en el electrocardiograma con ondas P positivas normales en las derivaciones I y II con un intervalo P-R breve; denominado en ocasiones intervalo P-R breve.

r. oscilante, variación del ritmo recíproco en el que el impulso circula alrededor de la unión A-V y produce dos impulsos filiales, uno hacia las aurículas y otro hacia los ventrículos.

r. recíproco, fenómeno en el que el impulso surge en la unión A-V y va tanto hacia abajo, a los ventrículos, como hacia arriba a las aurículas; antes de llegar a las aurículas se refleja y desciende para reactivar los ventrículos; también denominado latido recíproco.

r. sinusal, ritmo cardiaco normal que tiene su origen en el nudo sinoauricular.

r. sinusal coronario, el que aparece en el electrocardiograma con ondas P invertidas en las derivaciones inferiores con un intervalo P-R normal; se cree que se origina en el seno coronario.

r. teta, véase onda θ.

r. trigeminado, pulso trigémino; aquel en el que los latidos cardiacos están agrupados de tres en tres o dos latidos prematuros siguen a un latido normal o dos latidos normales van seguidos de un latido prematuro.

r. triple, cadencia triple a los sonidos cardiacos, provocada por lo general por la presencia de un tercero (diastólico) o cuarto (presistólico) sonido o galope cardiaco además de los usuales primero y segundo sonidos cardiacos.

r. de la unión, véase ritmo nodal A-V.

Ritter, enfermedad de *(Ritter's disease).* Véase dermatitis exfoliativa del lactante.

ritual *(ritual).* En psiquiatría, cualquier conducta o actividad psicomotriz realizada compulsiva y repetidamente para mitigar o impedir la angustia; se observa en la neurosis obsesivocompulsiva.

rizoma *(rhizome).* Tallo horizontal parecido a una raíz, que crece bajo el suelo o a lo largo de éste y emite raíces por su lado inferior y brotes y retoños con hojas por su lado superior.

rizomeningomielitis *(rhizomeningomyelitis).* Inflamación de las raíces de los nervios, las meninges y la medula espinal; también denominada radiculomeningomielitis.

rizoplasto *(rhizoplast).* Fibrilla fina que conecta el flagelo al núcleo de ciertos microorganismos flagelados.

rizópodos *(Rhizopoda).* Subclase de protozoos de la clase sarcodinos *(Sarcodina),* caracterizados por tener seudópodos en forma de raíz.

rizotomía *(rhizotomy).* Sección quirúrgica de la raíz de un nervio espinal posterior para mitigar el dolor; también denominada radicotomía y radiculotomía.

Rn *(Rn).* Símbolo químico del elemento radón.

RNA *(RNA).* Abreviatura de ácido ribonucleico, del inglés, *ribonucleic acid;* en castellano se abrevia también ARN.

RNA de transferencia *(transfer RNA).* Tipo de RNA (ácido ribonucleico) que se une y transporta aminoácidos al ribosoma; véase ácido ribonucleico.

RNAm *(mRNA).* Abreviatura de ácido ribonucleico mensajero.

RNAr *(rRNA).* Abreviatura de ácido ribonucleico ribosómico.

RNasa, RNAasa *(RNase, RNAase).* Abreviaturas de ribonucleasa.

RNAt *(tRNA).* Abreviatura de ácido ribonucleico de transferencia.

RNP *(RNP).* Abreviatura de ribonucleoproteína.

Robin, síndrome de *(Robin syndrome).* Véase síndrome de Pierre Robin.

roce *(rub).* Fricción que se encuentra al mover una estructura contra otra.

r. de fricción, sonido auscultatorio producido por el roce mutuo de dos superficies serosas convertidas en rugosas por un exudado inflamatorio; también denominado sonido de frote.

r. pericárdico, sonido de fricción o rascadura producido por el roce mutuo de las superficies pericárdicas inflamadas durante cada latido del corazón.

r. pleurítico, sonido rechinante producido al rozar entre sí las superficies inflamadas de las pleuras costal y visceral.

Rocher, signo de *(Rocher's sign).* Véase signo del cajón.

rodilla *(knee).* Articulación entre el fémur y la tibia.

r. bloqueada, limitación del movimiento en la rodilla debido a la presencia de tejido laxo, como un cartílago, en la articulación.

r. de monja, bursitis prerrotuliana; inflamación de la bolsa prerrotuliana; se debe normalmente a traumatismo repetido.

r., reflejo de la, véase reflejo rotuliano.

rodio *(rhodium).* Elemento metálico duro del grupo del platino; símbolo Rh, número atómico 45, peso atómico 102,91.

rodo-, rod- *(rhodo-, rhod-).* Formas prefijas que indican un color rosa rojizo.

rodopsina *(rhodopsin).* Pigmento rojo púrpura sensible a la luz hallado en la membrana de los segmentos exteriores de las células fotorreceptoras en forma de bastoncillo de la retina; compuesto de un derivado de vitamina A (11-*cis*-retinal) y un grupo proteico (opsina); cuando la rodopsina absorbe luz, se transforma y se separa en *trans*-retinal total y opsina, pero se regenera en la oscuridad (el *trans*-retinal total vuelve a 11-*cis*-retinal, que se combina con la opsina para formar la rodopsina); esta propiedad singular hace posible la transformación de energía lumínica en percepción visual; también denominada púrpura visual.

roentgen (r) *(roentgen).* Unidad primaria de dosificación de rayos X igual a la cantidad de radiación ionizante que puede producir una unidad electrostática de electricidad en un centímetro cúbico de aire seco a 0° C y presión atmosférica normal.

r.-equivalente-físico (rep), cantidad de radiación ionizante que, al ser absorbida por tejidos vivos, produce un aumento de energía por gramo de tejido equivalente al producido por un roentgen de rayos X o rayos γ.

r.-equivalente-hombre (rem), cantidad de ra-

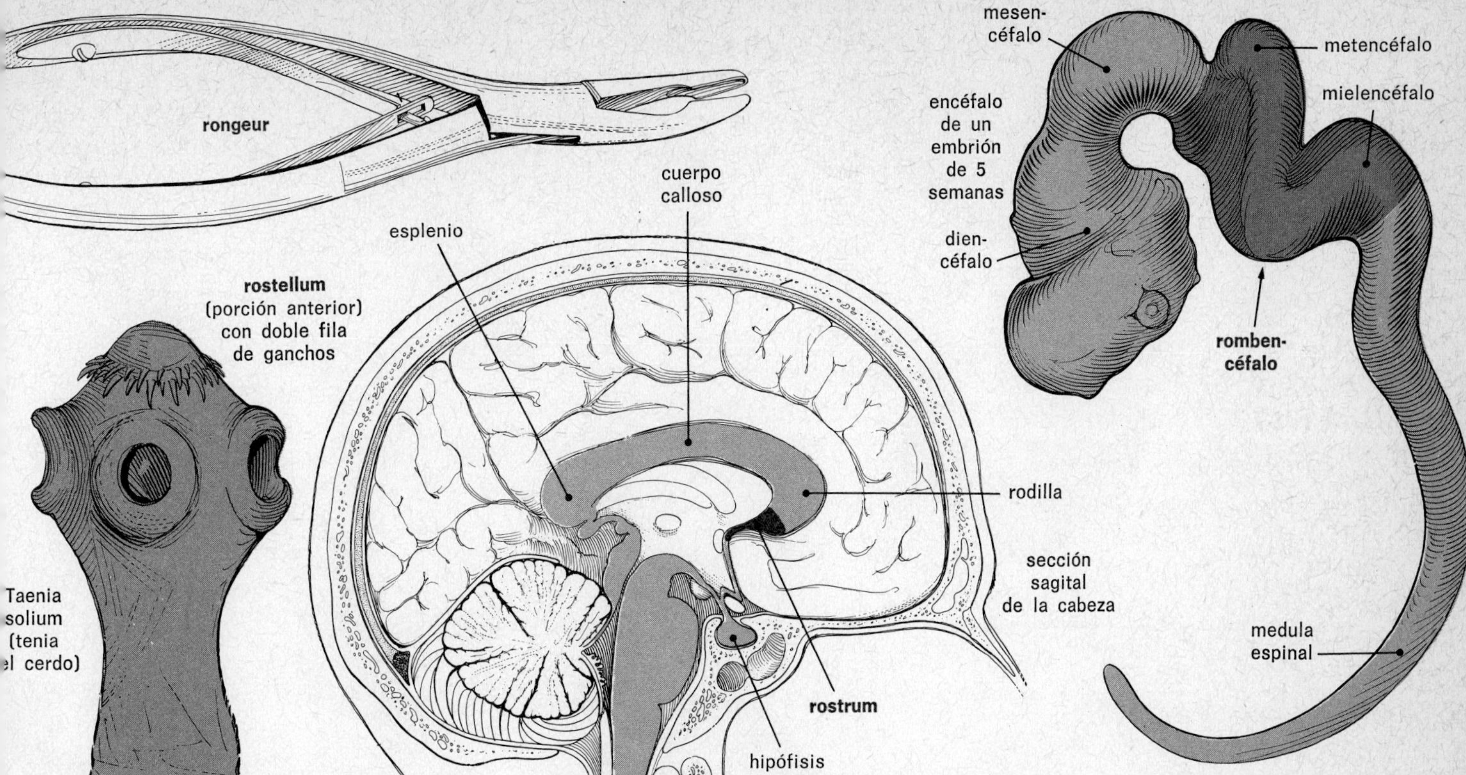

diación ionizante absorbida por el hombre necesaria para producir un efecto biológico equivalente a la absorción de un roentgen de rayos X o γ; la dosis se determina multiplicando la dosis en rads (unidades de exposición a la radiación, que expresan la dosis absorbida) por la EBR (eficacia biológica relativa) apropiada; las dosis máximas permisibles (DMP) utilizadas como orientación de la exposición profesional son las siguientes: gónadas, medula ósea roja y todo el cuerpo, 5 rems al año; piel, tiroides y huesos, 30 rems al año; manos y antebrazos, 75 rems al año; demás órganos, 15 rems al año.

roentgenismo *(roentgenism).* **1.** Uso de los rayos X en el tratamiento de una enfermedad; radioterapia. **2.** Cualquier trastorno causado por la radiación de rayos X.

roentgenografía *(roentgenography).* Radiografía obtenida por medio de rayos X.

r. seccional, tomografía; radiografía seccional en la que se enfoca una sola capa de una parte del cuerpo; también llamada planigrafía.

roentgenograma *(roentgenogram).* Película fotográfica procesada sobre la que se produce una imagen mediante la incidencia de rayos X sobre una película sensibilizada tras atravesar una porción del cuerpo; radiografía.

roentgenología *(roentgenology).* Estudio de los rayos X aplicados al diagnóstico y tratamiento de enfermedades. Véase radiología.

roentgenólogo *(roentgenologist).* Especialista en el uso de rayos X en el diagnóstico y tratamiento de la enfermedad. Véase radiólogo.

roentgenometría *(roentgenometry).* Medición de (a) la dosificación terapéutica de rayos X, (b) el poder de penetración de los rayos X.

roentgenoquimógrafo *(roentgenkymograph).* Aparato para registrar gráficamente los movimientos del corazón y los grandes vasos en una sola película de rayos X.

roentgenoscopia *(roentgenoscopy).* Examen de cualquier parte del cuerpo mediante la visualización de sombras proyectadas sobre un roentgenoscopio, fluoroscopio o pantalla fluorescente por un haz de rayos X, directamente o tras la introducción de un material radiopaco; también denominada radioscopia.

Roger, enfermedad de *(Roger's disease).* Anomalía cardiaca congénita consistente en un pequeño defecto del tabique interventricular.

rojo *(red).* Tono cromático parecido al de la sangre; uno de los colores primarios que emanan del extremo de onda larga del espectro, evocado por una energía radiante de longitudes de onda de entre 620 y 770 nm.

r. carmín, colorante específico para el glucógeno y el moco en el que el ingrediente activo es el ácido carmínico; se utiliza también para colorear embriones, animales pequeños y grandes bloques de tejido.

r. congo, colorante azoico rojo utilizado en tinciones biológicas y como indicador (rojo en soluciones alcalinas y azul en soluciones ácidas).

r. fenol, véase fenolftaleína.

r. de metilo, compuesto rojo, $C_{15}H_{15}O_2N_3$, soluble en alcohol; sirve como indicador, con una gama de pH de 4,4 a 6 (rojo a 4,4, amarillo a 6).

r. neutro, colorante utilizado como indicador, con una gama de Ph de 6,8 a 8 (rojo a 6,8, amarillo a 8).

r. oleoso O, véase colorante rojo oleoso O.

rol *(role).* **1.** Tipo de conducta social desarrollado por un individuo, influido por lo que otros esperan o exigen de él. **2.** Papel representado por un individuo en relación a un grupo.

rombencéfalo *(rhombencephalon).* Cerebro posterior embrionario; tercera dilatación cefálica del tubo neural que se divide en el metencéfalo (porción anterior), que más tarde forma el puente y el cerebelo, y el mielencéfalo (porción posterior), que se transforma en el bulbo raquídeo.

Romberg, enfermedad de *(Romberg's disease).* Hemiatrofia facial; véase hemiatrofia.

Romberg, signo de *(Romberg's sign).* Balanceo y pérdida del equilibrio cuando se está de pie con los pies juntos y los ojos cerrados; indica una pérdida de control propioceptivo; se produce en enfermedades de los cordones posteriores de la medula espinal.

Romberg, síndrome de *(Romberg's syndrome).* Hemiatrofia facial; véase hemiatrofia.

rombocele *(rhombocele).* Seno romboidal; la expansión terminal del canal central de la medula espinal en la región lumbar.

romboide *(rhomboid).* Semejante a un rombo o paralelogramo con lados adyacentes desiguales; con cierta forma de cometa.

roncar *(snore).* Respirar por la boca y la nariz con un sonido producido por la vibración del paladar blando.

roncus *(rhonchus,* pl. *rhonchi).* Estertor potente o sonido de ronquido producido en los grandes bronquios o la tráquea; también denominado estertor áspero; se debe a la movilización de mucosidades espesas.

roncha *(wheal).* Hinchazón pasajera redonda o anular de la piel, como la producida en la urticaria; también llamada habón.

rongeur *(rongeur).* Instrumento utilizado para cortar huesos.

ronquera *(hoarseness).* Calidad áspera, ruda e irritativa de la voz.

ronquido *(snore).* Ruido producido al roncar.

rosácea *(rosacea).* Trastorno inflamatorio crónico similar superficialmente al acné; es más frecuente en individuos de mediana edad; caracterizada por pápulas, pústulas y dilatación de los capilares de las mejillas y nariz y, algunas veces, la frente y el mentón; también denominada acné rosácea.

rosanilina *(rosanilin).* Agujas rojas hidrosolubles; un componente del colorante fucsina.

rosario *(rosary).* Ordenación semejante a una sarta de cuentas.

r. raquítico, hilera de nódulos en la unión de las costillas con sus cartílagos, observada en ocasiones en niños raquíticos; también denominado cuentas raquíticas.

Rosenbach, signo de *(Rosenbach's sign).* **1.** Temblor fino de los párpados al cerrarlos lentamente, observado en el bocio exoftálmico. **2.** Pérdida de reflejos abdominales que se observa en casos de inflamación aguda de los órganos abdominales.

roséola *(roseola).* Exantema rojizo, en máculas.

r. infantil, exantema súbito.

roseta *(rosette).* Grupo esférico de pequeñas vacuolas rojas que rodea el citocentro de un monocito.

rosina *(rosin).* Resina sólida de *Pinus palustris;* se utiliza en la preparación de emplastos y ungüentos.

rostellum *(rostelum).* Porción anterior portadora de ganchos de una tenia.

rostral *(rostral, rostrad).* **1.** Dirigido hacia el extremo delantero del cuerpo. **2.** Relativo a cualquier estructura semejante a un pico.

rostrum *(rostrum).* Cualquier estructura en forma de pico.

rotación *(rotation).* **1.** Movimiento alrededor de un eje interno. **2.** En obstetricia, giro de la cabeza fetal o de cualquier parte presentada mediante el que se acomoda al canal del parto.

rotador *(rotator).* Músculo que hace rotar una parte, como uno de los varios músculos que hacen girar la columna vertebral.

rotámetro *(rotameter).* Medidor de la velocidad de flujo de gases utilizado durante la administración de anestesia.

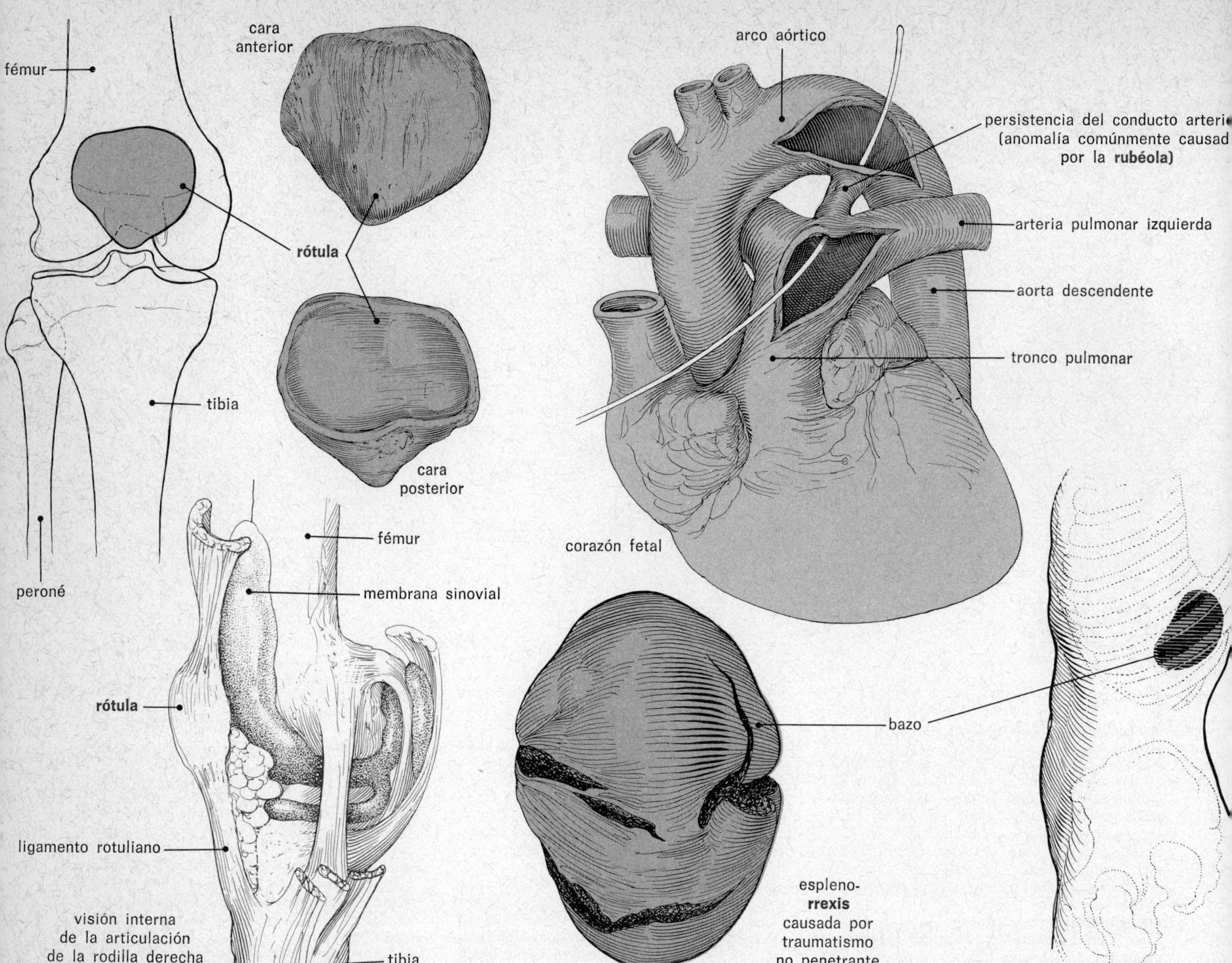

rotenona *(rotenone).* Componente insecticida de la raíz de derris y otras raíces; se utiliza como insecticida en el tratamiento de la sarna y en veterinaria.

Rothmund, síndrome de *(Rothmund's syndrome).* Síndrome hereditario, probablemente transmitido como rasgo autosómico recesivo, caracterizado por cataratas juveniles, nariz en silla de montar, encanecimiento y pérdida del cabello prematuros y atrofia de los músculos; también denominado síndrome de Rothmund-Thomson o de catarata juvenil-poiquilodermia congénita.

rótula *(patella).* Hueso triangular algo aplanado incluido en tendones combinados de los músculos extensores de la pierna y situado en la parte anterior de la articulación de la rodilla; es el hueso sesamoideo más grande del cuerpo; también llamada patela.

rotuliano *(patellar).* Perteneciente o relativo a la rótula; también llamado patelar.

rotura *(rupture).* **1.** Hernia. **2.** Desgarramiento de una parte.

r.p.m. *(r.p.m.).* Abreviatura de revoluciones por minuto.

r.p.s. *(r.p.s.).* Abreviatura de revoluciones por segundo.

-rrafia *(-rrhaphy).* Forma sufija que indica una unión por medio de suturas; p. ej., herniorrafia.

-rragia *(-rhagia, -rhage).* Forma sufija que significa flujo profuso de un vaso roto; generalmente indica la hemorragia de una parte.

-rrea *(-rrhea, -rrhoea).* Forma sufija que significa derrame o secreción; p. ej., menorrea.

-rrexis *(-rrhexis).* Forma sufija que significa rotura; p. ej., eritrocitorrexis.

Ru *(Ru).* Símbolo químico del elemento rutenio.

rubedo *(rubedo).* Enrojecimiento temporal de la piel.

rubefaciente *(rubefacient).* Que provoca enrojecimiento e irritación de la piel.

rubéola *(rubella).* Enfermedad exantemática contagiosa de corta duración, provocada por un virus y capaz de provocar defectos congénitos en niños nacidos de madres que adquieren esta enfermedad durante los tres primeros meses de embarazo; el período de incubación es generalmente de dos a tres semanas; también denominada sarampión alemán.

rubeosis *(rubeosis).* Enrojecimiento.

r. iridis, formación de numerosos vasos sanguíneos nuevos en la superficie anterior del iris; asociada casi siempre a diabetes; se observa de vez en cuando en otros estados.

rubescente *(rubescent).* Que enrojece.

rubidio *(rubidium).* Elemento químico; símbolo Rb, número atómico 37, peso atómico 85,48.

rubor. 1 *(flush).* Enrojecimiento súbito de la piel, especialmente de la cara y cuello. **2.** En latín, enrojecimiento.

rubriblasto *(rubriblast).* Véase pronormoblasto.

rubricito *(rubricyte).* Normoblasto policromático, véase normoblasto.

rubrospinal *(rubrospinal).* Relativo al núcleo rojo y la medula espinal.

rudimentario *(rudimentary).* Desarrollado de forma incompleta.

rudimento *(rudiment).* **1.** Estructura desarrollada de forma incompleta; que tiene poca o ninguna función, pero que la tuvo en una etapa anterior del desarrollo. **2.** *(bud).* Primordio.

rueda de andar *(treadmill).* Mecanismo con una cinta móvil que permite a las personas andar o correr en una posición estacionaria bajo condiciones controladas; se emplea en estudios de las funciones fisiológicas, y especialmente de la cardiaca.

Ruffini, corpúsculo de *(Ruffini's corpuscle).* Terminación nerviosa de Ruffini; véase terminación.

rugal *(rugal).* Arrugado; plegado; ondulado.

rugitus *(rugitus).* Ruido intestinal.

rugosidad *(rugosity).* **1.** Condición de lo que tiene pliegues o rebordes. **2.** Pliegue o reborde (arruga).

rugoso *(rugose).* Caracterizado por arrugas o rebordes; arrugado.

ruido *(bruit).* Sonido o soplo anómalo que se oye en la auscultación.

r. diastólico, sonido que tiene lugar durante la fase diastólica del ciclo cardiaco, después del segundo ruido cardiaco; generalmente es por una función valvular anómala.

r. sistólico, sonido que se oye durante la fase sistólica del ciclo cardiaco entre el primero y el segundo ruido cardiaco.

rumiación *(rumination).* Proceso de masticación de alimentos parcialmente digeridos.

rumiante *(ruminant).* Cualquiera de varios animales ungulados y generalmente dotados de cuernos (vacas, cabras, etc.) que tienen un estómago con cuatro compartimientos y que regurgitan y mastican comida parcialmente digerida.

rutenio *(ruthenium).* Elememto metálico frágil y raro; símbolo Ru, número atómico 44, peso atómico 101,1.

rutherford *(rutherford).* Unidad de radiactividad, igual a la cantidad de material radiactivo que sufre un millón de desintegraciones por segundo.

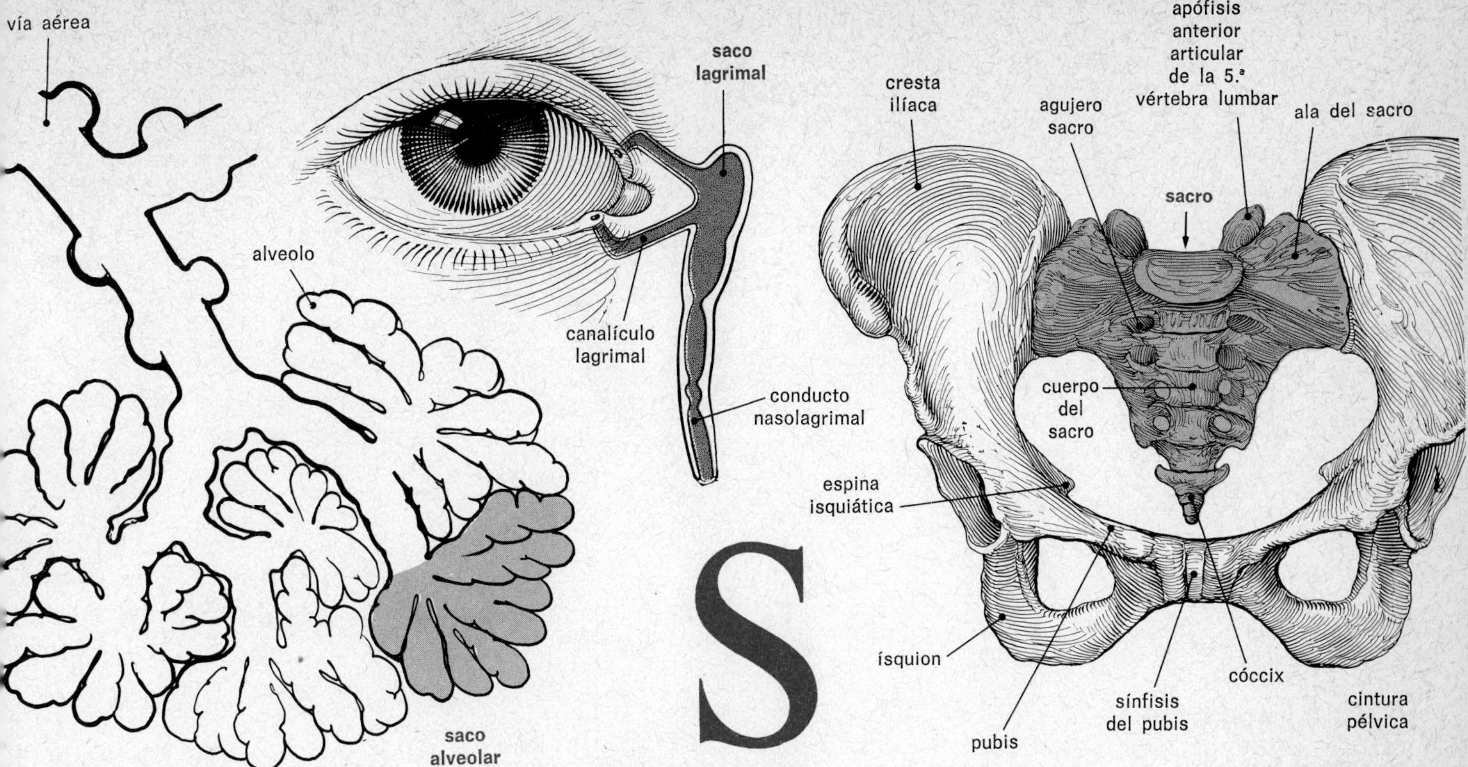

S

S. **1.** Abreviatura de la palabra latina *signa* (en recetas, marca o signatura). **2.** Símbolo del azufre.

s. Abreviatura del latín *sinister* (izquierdo).

S-A. Abreviatura de sinoauricular o sinoatrial.

sabanilla *(sheet, draw).* Sábana doblada colocada bajo las nalgas de un enfermo postrado en cama, con su eje mayor en transversal a la cama, para facilitar su retirada sin necesidad de levantar al paciente.

sabañón *(chilblain).* Afección que se produce luego de la exposición prolongada a temperaturas frías, caracterizada por hinchazón inflamatoria de las manos y los pies acompañada de prurito intenso, sensaciones de quemazón y a veces ulceración; afecta por lo general a individuos con antecedentes de extremidades frías tanto en verano como en invierno; también llamado eritema pernio.

sabor *(flavor).* **1.** Sensación gustativa característica producida por una sustancia. **2.** Sustancia inerte añadida a un preparado farmacéutico para darle un gusto agradable.

sabuloso *(sabulous).* Arenoso.

sacádico *(saccadic).* Rápido; espasmódico; repentino; dícese de ciertos movimientos del ojo.

sacarado *(saccharated).* Endulzado, azucarado.

sacarato *(saccharate).* Sal del ácido sacárico.

sacárico *(saccharic).* Relativo al azúcar.

s., ácido, compuesto cristalino blanco, obtenido por oxidación de la glucosa o sus derivados.

sacárido *(saccharide).* Cualquiera de una serie de compuestos que contienen carbono, hidrógeno y oxígeno en los que la relación de hidrógeno a oxígeno es de 2:1; un sucrato.

sacarífero *(sacchariferous).* Que contiene o produce azúcar.

sacarímetro *(saccharimeter).* Instrumento para medir la cantidad de azúcar en una solución.

sacarina *(saccharin).* Polvo cristalino blanco, $C_6H_4COSO_2NH$; se emplea como sustituto del azúcar.

sacarino *(saccharine).* Dulce.

sacarometabolismo *(saccharometabolism).* Aprovechamiento de los azúcares por los tejidos.

sacarosa *(sucrose).* Disacárido, $C_{12}H_{22}O_{11}$, que proporciona al hidrolizarse glucosa y fructosa (monosacáridos); se obtiene fundamentalmente de la caña de azúcar, la remolacha azucarera y el arce; se emplea como edulcorante y conservador; también llamada azúcar de caña y sucrosa.

sacaruria *(saccharuria).* Glucosuria.

sacciforme *(sacciform).* En forma de saco.

saccus. En latín, saco.

Saccharomyces. Género de levaduras, algunas de cuyas especies fermentan el azúcar.

S. cerevisiae, levadura de la cerveza, el vino y el pan.

saccharum. En latín, sacarosa.

saco *(sac).* Estructura anatómica en forma de saco o bolsa.

s. abdominal, parte del celoma embrionario que se desarrolla en la cavidad abdominal.

s. aéreo, véase saco alveolar.

s. alantoico, parte distal dilatada de la alantoides.

s. alveolar, agrupación de alveolos en los pulmones que comparte una cavidad aérea central común; también denominado saco aéreo.

s. aneurismático, pared dilatada de una arteria en un aneurisma sacular.

s. cardiaco, pericardio.

s. dentario, capa fibrosa de mesénquima que circunda a un diente en desarrollo.

s. endolinfático, extremidad ciega del conducto endolinfático del oído interno.

s. herniario, envoltura peritoneal de una hernia.

s. lagrimal, porción superior ligeramente dilatada del conducto nasolagrimal situada en la fosa lagrimal.

s. mayor del peritoneo, la parte principal de la cavidad peritoneal; comprende toda la anchura del abdomen y abarca desde el diafragma hasta la pelvis.

s. menor del peritoneo, parte más pequeña de la cavidad peritoneal; divertículo del saco mayor del peritoneo situado por detrás del epiplón menor; se extiende por arriba hasta el diafragma, y por abajo entre las capas del epiplón mayor; se abre a través del agujero epiploico; también llamado bolsa omental.

s. omental, depresión del saco menor del peritoneo situada entre las capas del epiplón mayor.

s. pleural, saco cerrado que rodea a cada pulmón formado por una membrana de doble capa (pleura).

s. sinovial, saco cerrado formado por la membrana sinovial; contiene un líquido espeso viscoso y lubricante (similar a la clara del huevo) que facilita el movimiento de las articulaciones.

s. vitelino, la vesícula umbilical vascular más grande que envuelve al vitelo de un embrión.

sacr-, sacro- *(sacr-, sacro-).* Prefijos que indican relación con el sacro.

sacralgia *(sacralgia).* Dolor en la región del sacro; también se denomina sacrodinia.

sacralización *(sacralization).* Anomalía ósea en la que una o ambas (por lo general ambas) apófisis transversas de la quinta vértebra lumbar tienen forma de aletas y aparecen más prolongadas, articulándose con el sacro o con el ilion, o con ambos.

sacrectomía *(sacrectomy).* Extirpación quirúrgica de una parte del sacro.

sacro *(sacral, sacrum).* **1.** Relativo al hueso sacro. **2.** Hueso triangular ligeramente curvado constituido por cinco vértebras fusionadas que encaja dorsalmente entre los dos huesos de la cadera y forma la porción posterior de la pelvis.

sacrociático *(sacrosciatic).* Relativo al sacro y al isquion.

sacrococcígeo *(sacrococcygeal).* Relativo al sacro y al cóccix.

sacroespinal *(sacrospinal).* Relativo al sacro y a la columna vertebral.

sacroiliaco *(sacroiliac).* Relativo al sacro y al ilion, como la articulación sacroiliaca.

sacrovertebral *(sacrovertebral).* Relativo al sacro y a las vértebras.

sacudida *(twitch).* Contracción espasmódica o brusca, involuntaria, de una fibra muscular; generalmente fásica.

sacudir *(twitch).* Mover repentina y violentamente.

saculación *(sacculation).* Presencia o formación de sáculos o bolsas.

saculado *(sacculated).* Formado por una serie de sáculos o dividido en ellos.

sacular *(saccular).* Semejante a una bolsa.

sáculo *(saccule, sacculus).* **1.** Saco pequeño. **2.** El menor de los dos sacos del laberinto membranoso en el vestíbulo del oído interno.

sádico *(sadist).* Relativo al sadismo o que lo practica.

sadismo *(sadism).* Existencia de actitudes destructivoagresivas en un individuo; es decir, la persona obtiene placer al ocasionar dolor físico o psicológico a otros, tanto en las relaciones sociales como en las sexuales.

sadomasoquismo *(sadomasochism).* La existencia simultánea de actitudes destructivoagresivas y pasivas autodestructivas en un individuo, tanto en las relaciones sociales como en las sexuales.

safenectomía *(saphenectomy).* Escisión quirúrgica de una vena safena.

safeno *(saphenous).* **1.** Relativo a cualquiera de dos venas superficiales grandes de la pierna (safenas) que transportan sangre desde los dedos de los pies hacia arriba. **2.** Designa diversas estructuras existentes en la pierna.

safismo *(sapphism).* Lesbianismo.

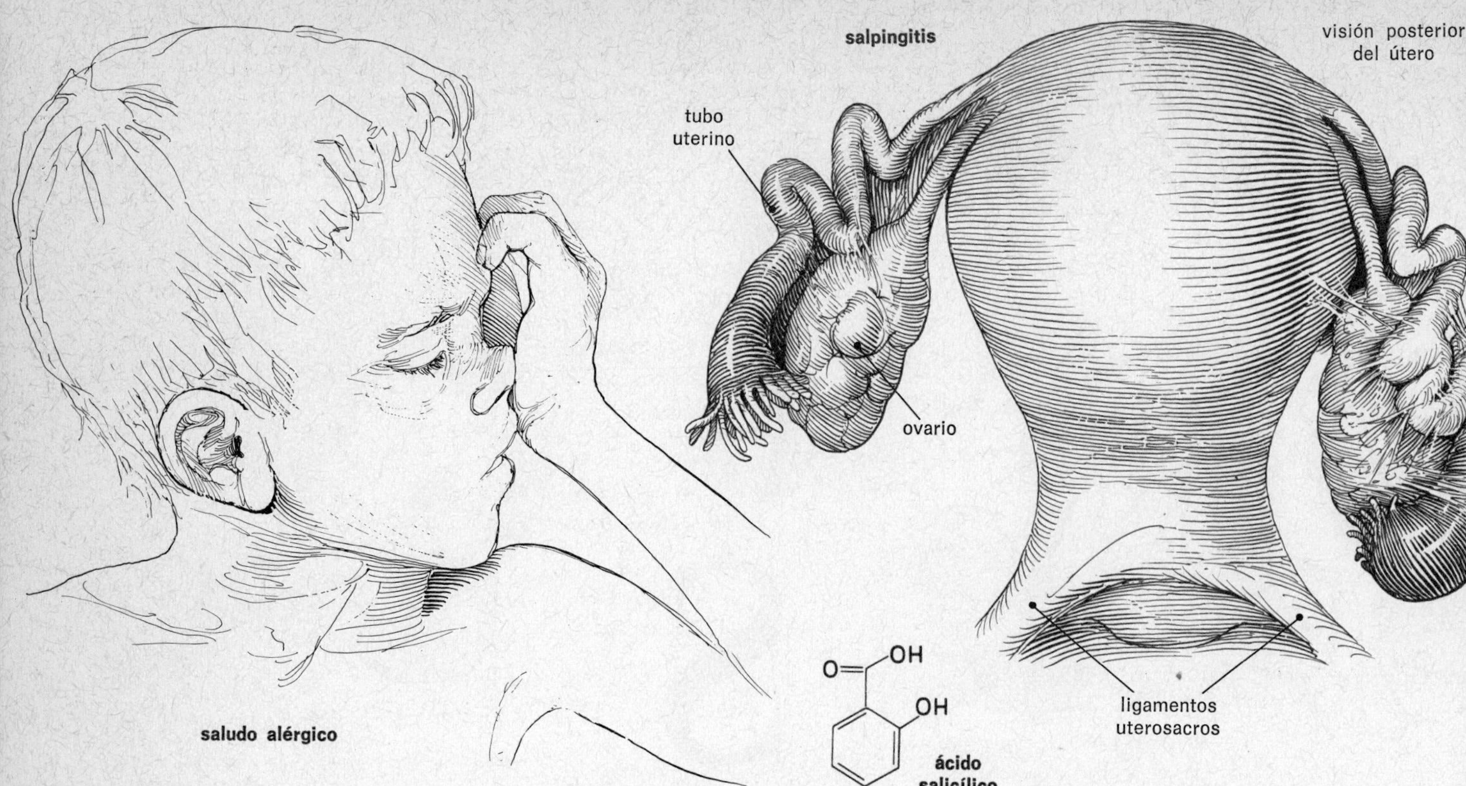

safranina O *(safranin O).* Colorante básico rojo utilizado en tinciones biológicas.

safranófilo *(safranophile).* Que se tiñe fácilmente con safranina.

sagital *(sagittal).* En dirección anteroposterior.

sal *(salt).* **1.** Compuesto producido por la reacción entre un ácido y una base en el que todos o parte de los iones de hidrógeno del ácido son sustituidos por uno o más radicales de la base. **2.** Sal de mesa (cloruro sódico).

s. ácida, la que contiene átomos de hidrógeno del ácido no sustituidos; p. ej. $NaHSO_4$.

s. básica, la que contiene radicales hidroxilo no sustituidos de la base; p. ej. $Bi(OH)Cl_2$.

s. binaria, la que contiene sólo dos elementos.

s. efervescente, uno de varios preparados que contienen bicarbonato sódico, ácidos tartárico y cítrico y una sal activa; cuando se mezcla con agua, los ácidos descomponen el bicarbonato sódico, liberando gas de ácido carbónico.

s. de Epsom, véase sulfato de magnesia.

s. volátil, preparado de carbonato amónico con cualquiera de varios aceites aromáticos que se inspira como reanimador.

s. yodurada, sal de mesa que contiene una parte de yoduro sódico o potásico por cada 10 000 partes de cloruro sódico.

sala *(room).* Recinto cerrado de un edificio.

s. de operaciones, instalación hospitalaria en la que se realizan intervenciones quirúrgicas; quirófano.

s. de partos, sala de hospital a la que se lleva a las mujeres parturientas para el parto.

s. de recuperación, sala de hospital con medios para la asistencia inmediata de pacientes en período postoperatorio; sala de reanimación.

s. de urgencias, zona de un hospital en la que personal preparado presta una atención inmediata a las personas ingresadas por haber padecido problemas médicos repentinos e inesperados, como una enfermedad aguda, un traumatismo, etc.; también denominada sala de accidentes.

salicilamida *(salicylamide).* Compuesto blanco y cristalino que posee propiedades analgésicas.

salicilato *(salicylate).* Sal del ácido salicílico.

s. metílico, aceite de gaulteria.

salicilazosulfapiridina *(salicylazosulfapyridine).* Sulfamida utilizada en el tratamiento de la colitis ulcerosa.

salicílico, ácido *(salicylic acid).* Polvo blanco y cristalino, $C_7H_6O_3$, derivado del fenol; se emplea externamente para el tratamiento local de callos y verrugas.

salicilismo *(salicylism).* Intoxicación por el ácido salicílico o sus sales.

salicilúrico, ácido *(salicyluric acid).* $C_9H_9NO_4$; ácido hallado en la orina tras la administración de ácido salicílico o alguno de sus derivados.

salicina *(salicin).* Glucósido obtenido de la corteza del sauce y el álamo temblón; se emplea como tónico amargo.

saliente *(salient).* Que se proyecta; prominente.

salificable *(salifiable).* Capaz de combinarse con ácidos para formar sales; se dice de ciertas bases.

salificar *(salify).* Transformar en una sal.

salímetro *(salimeter).* Instrumento empleado para determinar la concentración de soluciones salinas.

salino *(saline).* Relativo a la sal o que la contiene.

salitre *(saltpeter).* Véase nitrato de potasio.

saliva *(saliva).* Mezcla líquida de secreciones procedentes de las glándulas parotídeas, sublinguales y submaxilares y de las glándulas mucosas de la cavidad bucal; contiene una enzima (tialina) que digiere parcialmente los hidratos de carbono.

salivación *(salivation).* **1.** Secreción de saliva. **2.** Sialorrea; flujo excesivo de saliva.

salival *(salivary).* Relativo a la saliva.

salivar *(salivate).* Provocar una secreción excesiva de saliva.

salivatorio *(salivant).* **1.** Que aumenta la salivación. **2.** Agente que produce este efecto.

salmonelosis *(salmonellosis).* Infección por bacterias del género *Salmonella,* por lo general caracterizada por diarrea grave.

Salmonella. Género de bacterias móviles gramnegativas en forma de bastones, algunas de cuyas especies ocasionan una inflamación intestinal aguda.

S. typhi, especie que es el agente causante de la fiebre tifoidea; antes denominada *Salmonella typhosa;* también recibe el nombre de bacilo tifoideo.

S. typhimurium, especie que ocasiona intoxicaciones alimentarias en el hombre.

S. typhosa, nombre antiguo de *Salmonella typhi.*

salping-, salpingo- *(salping-, salpingo-).* Formas prefijas que significan trompa.

salpinge *(salpinx).* Trompa, que puede ser la de Falopio o la de Eustaquio.

salpingectomía *(salpingectomy).* Ablación quirúrgica de una trompa de Falopio; también llamada tubectomía.

salpingenfraxis *(salpingemphraxis).* Obstrucción de una trompa de Falopio o de Eustaquio.

salpíngeo *(salpingian).* Relativo a las trompas de Falopio o de Eustaquio.

salpingitis *(salpingitis).* Inflamación de las trompas de Falopio.

salpingocele *(salpingocele).* Hernia de una de las trompas de Falopio.

salpingociesis *(salpingocyesis).* Embarazo tubárico; véase embarazo.

salpingofaríngeo *(salpingopharyngeal).* Relativo a la trompa de Eustaquio y a la faringe.

salpingografía *(salpingography).* Radiografía de una trompa de Falopio tras la inyección de un compuesto radiopaco.

salpingólisis *(salpingolysis).* Liberación de las adherencias situadas en torno a una de las trompas de Falopio o su extremidad.

salpingooforectomía *(salpingo-oophorectomy).* Ablación quirúrgica de un ovario y su trompa de Falopio correspondiente.

salpingooforitis *(salpingo-oophoritis).* Inflamación de la trompa de Falopio y el ovario; también denominada salpingootecitis.

salpingootecitis *(salpingo-oothecitis).* Véase salpingooforitis.

salpingoperitonitis *(salpingoperitonitis).* Inflamación de una de las trompas de Falopio y del peritoneo adyacente.

salpingoplastia *(salpingoplasty).* Operación reparativa en una trompa de Falopio.

salpingorrafia *(salpingorrhaphy).* Sutura de una trompa de Falopio.

salpingostomía *(salpingostomy).* Creación de una abertura artificial en una trompa de Falopio cuando está ocluido el oviducto; tratamiento operatorio de la esterilidad.

salpingotomía *(salpingotomy).* Incisión quirúrgica en una trompa de Falopio.

saltación *(saltation).* Saltos convulsivos, como los observados en ciertos trastornos nerviosos.

salubre *(salubrious).* Saludable.

salud *(health).* **1.** Estado de un organismo en lo referente a su bienestar físico, mental y social. **2.** Estado de un organismo que funciona de forma óptima, sin trastornos de ninguna naturaleza.

saludable *(healthy).* Perteneciente o relativo a la buena salud.

saludo alérgico *(allergic salute).* Frotamiento de la punta de la nariz en un movimiento transverso o ascendente característico que se observa con frecuencia en niños afectos de rinitis alérgica.

saluresis *(saluresis).* Excreción de sodio en la orina.

salurético *(saluretic).* Que favorece la excreción de sodio.

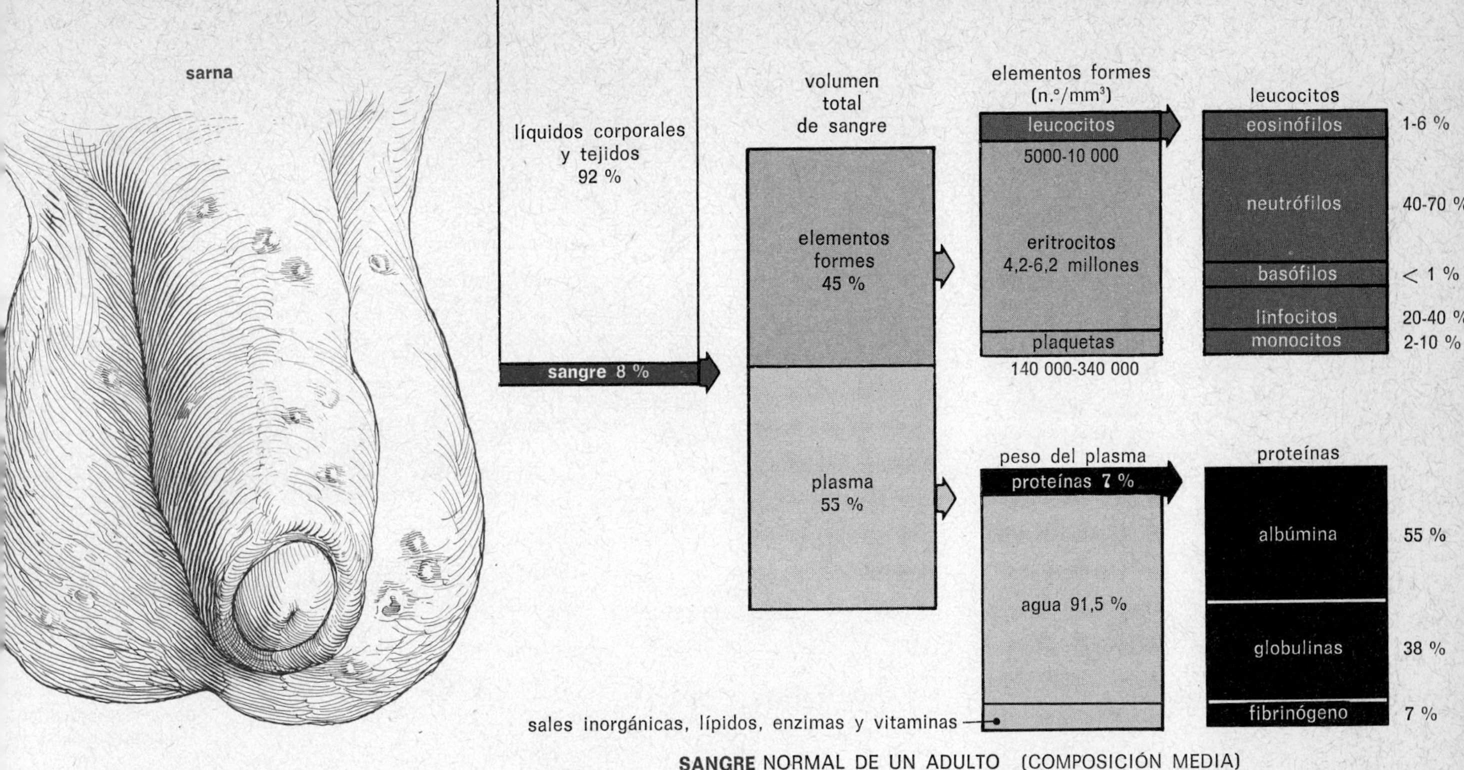

SANGRE NORMAL DE UN ADULTO (COMPOSICIÓN MEDIA)

salutífero *(salutary).* Saludable.

samario *(samarium).* Elemento metálico del grupo de las tierras raras; símbolo Sm, número atómico 62, peso atómico 150,35.

sanativo *(sanative).* Curativo.

sanatorio *(sanatorium, sanatory).* **1.** Institución dedicada al tratamiento de enfermedades de larga duración, como la tuberculosis, los trastornos mentales, etc. **2.** Curativo.

saneamiento *(sanitation).* Aplicación de medidas para crear condiciones ambientales que fomenten la salud.

sangre *(blood).* Líquido que circula por el sistema vascular de los vertebrados impulsado por el corazón; consta del plasma (líquido amarillo pálido), en el que están suspendidos glóbulos rojos, blancos y plaquetas; lleva oxígeno y nutrientes a todos los tejidos del cuerpo y los productos de desecho a los sistemas de excreción.

s. oculta, sangre en heces en cantidades demasiado pequeñas para ser vistas, pero detectables por pruebas de laboratorio.

s., sustitutivo de la, Cualquiera de las sustancias líquidas que se utilizan para transfundir (plasma humano, albúmina sérica, dextranos, etc.).

sangría *(bloodletting).* Acción de extraer sangre de una vena con fines terapéuticos.

sanguífero *(sanguiferous).* Que transporta sangre.

sanguijuela *(leech).* Forma de anélido, de la clase hirudíneos *(Hirudinea),* del que existen varias especies, una de las cuales, *Hirudo medicinalis,* succiona la sangre y se ha utilizado para hacer sangrías.

sanguíneo *(sanguineous).* Relativo a la sangre o que la contiene.

sanguinolento *(sanguinolent).* Teñido de sangre.

sanguinopurulento *(sanguinopurulent).* Indica una descarga o sustancia que contiene sangre y pus.

sanguis. En latin, sangre.

sanguívoro *(sanguivorous).* Que ingiere sangre por succión, como ciertos animales (hematófagos).

sanies *(sanies).* Exudado acuoso que contiene sangre y pus; icor.

saniopurulento *(saniopurulent).* Denota un exudado sanguinolento con pus.

sanioseroso *(sanioserous).* Indica suero sanguinolento.

sanitario *(sanitary).* Relativo o conducente a la salud.

santonina *(santonin).* Principio amargo del santónico (cabezuelas desecadas de la planta *Artemicia cina);* se emplea en ocasiones para lograr la expulsión de ascárides y oxiuros.

saponáceo *(saponaceous).* Jabonoso; que se parece al jabón.

saponificación *(saponification).* Formación de un jabón por la acción hidrolítica de un álcali sobre la grasa.

saponificar *(saponify).* Transformar la grasa en jabón.

saponina *(saponin).* Cualquiera de un grupo de sustancias vegetales que poseen la propiedad de formar espuma.

saprófilo *(saprophilous).* Que medra sobre materia putrefacta.

saprofítico *(saprophytic).* Relativo a un saprofito; que obtiene su alimentación de materia orgánica muerta.

saprofito *(saprophyte).* Planta, como una bacteria o un hongo, que vive sobre materia orgánica muerta o putrefacta; también llamado necroparásito.

saprógeno *(saprogen, saprogenic).* **1.** Organismo que origina la putrefacción de la materia orgánica. **2.** Que ocasiona putrefacción.

saprozoico *(satrozoic).* Que medra en materia orgánica en descomposición; dícese de ciertos protozoos.

SAR *(RAS).* Abreviatura de sistema de activación reticular.

sarampión *(measles).* Enfermedad vírica aguda contagiosa caracterizada por fiebre, inflamación de la mucosa del tracto respiratorio y erupción de puntos rojos sobre la piel; el periodo de incubación dura de 10 a 12 días.

s. alemán, véase rubéola.

sarco-. Forma prefija que significa carne.

sarcocele *(sarcocele).* Tumor carnoso del testículo.

sarcoide *(sarcoid).* Sarcoidosis.

sarcoideo *(sarcoid).* Semejante a la carne.

sarcoidosis *(sarcoidosis).* Lesiones nodulares benignas múltiples que afectan cualquier tejido del organismo, y en especial los pulmones; enfermedad granulomatosa sistémica de etiología indeterminada; también llamada sarcoide de Boeck.

sarcolema *(sarcolemma).* La delicada membrana plasmática que recubre cada una de las fibras musculares estriadas.

sarcoma *(sarcoma).* Tumor maligno integrado por tejido conjuntivo.

s. de Ewing, tumor maligno de crecimiento rápido que surge del tejido medular de un solo hueso, habitualmente de uno de los largos; su mayor frecuencia se observa en sujetos de entre 10 y 25 años de edad; los síntomas son de fiebre, dolor y leucocitosis; también se denomina tumor de Ewing y endotelioma óseo difuso.

s. de Rous. neoplasia sarcomatoide de las aves de corral; en 1910, Peyton Rous demostró que su causa era un virus.

sarcomatoide *(sarcomatoid).* Semejante al sarcoma.

sarcomatoso *(sarcomatous).* Perteneciente a o de la naturaleza del sarcoma.

sarcómero *(sarcomere).* Uno de una serie de segmentos de una fibrilla muscular que constituyen las unidades fundamentales de contracción; la zona comprendida entre dos líneas Z, integrada por miofilamentos gruesos y delgados que se solapan.

sarcoplasma *(sarcoplasm).* Citoplasma interfibrilar de una fibra muscular; sustancia en la que están incluidas las fibrillas musculares.

sarcopoyético *(sarcopoietic).* Que forma tejido muscular.

Sarcoptes scabiei. Especie de ácaro que ocasiona la sarna, trastorno cutáneo parasitario; la hembra fecundada excava un túnel intradérmico y deposita huevos y excrementos; los ácaros macho por lo general no penetran en la piel, sino que permanecen sobre la superficie de la misma en busca de hembras no fecundadas.

sarcosoma *(sarcosome).* Mitocondria del músculo; en el músculo cardiaco, los sarcosomas son grandes, numerosos, y suelen estar alineados en columnas entre las miofibrillas.

sarcostosis *(sarcostosis).* Osificación del tejido muscular.

sarcotúbulos *(sarcotubules).* Sistema de túbulos membranosos que rodea a cada fibrilla de músculo estriado.

sarna *(scabies).* Trastorno cutáneo parasitario contagioso ocasionado por el ácaro *Sarcoptes scabiei;* el ácaro hembra excava túneles en las capas superficiales de la piel y deposita huevos y excrementos irritantes, ocasionando lesiones enrojecidas, prurito y tumefacción de la superficie cutánea a lo largo de los trayectos elevados; los lugares de entrada más frecuentes son los espacios interdigitales, las manos y las muñecas; la infección puede persistir durante meses o años en personas no tratadas, de ahí el nombre coloquial de picor de los siete años; también se denomina acariasis sarcóptica.

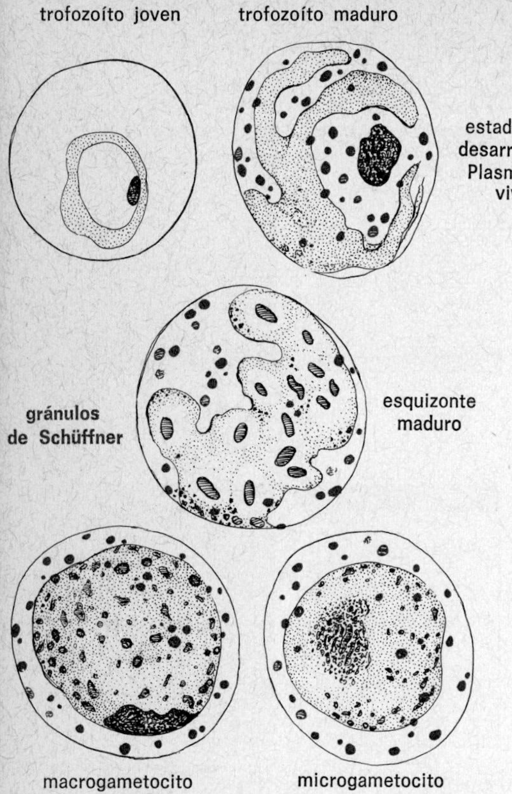

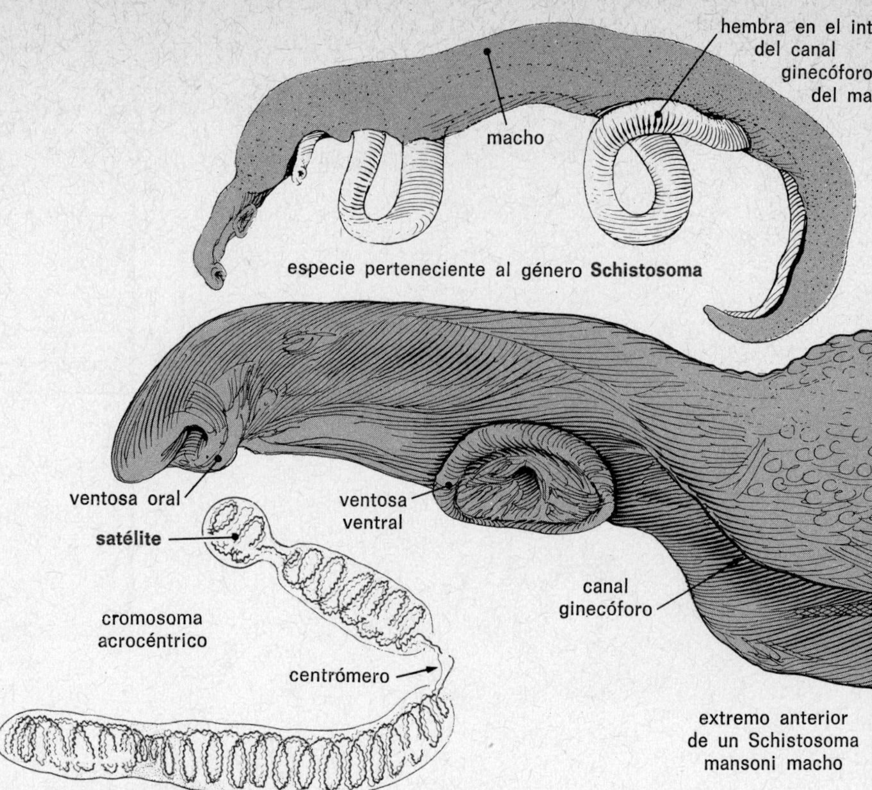

sarro *(tartar).* Cálculo dentario; depósito duro en los dientes de color amarillo a pardo, que suele acumularse en mayor cantidad en los dientes cercanos a los orificios de las glándulas salivales.

satélite *(satellite).* En genética, pequeña masa de cromatina globoide unida a la extremidad del cromosoma por una constricción secundaria delgada; en el hombre suele ir asociada al brazo corto de un cromosoma acrocéntrico.

satelitosis *(satellitosis).* Fenómeno en el que células cerebrales intersticiales de un cierto tipo (oligodendroglia), halladas normalmente como satélites de células nerviosas, aumentan de número rodeando a una célula nerviosa lesionada.

satiriasis *(satyriasis).* Deseo sexual excesivo en el varón.

saturado *(saturated).* Indica el estado de una solución en el que la adición de cualquier cantidad de una sustancia disuelta ocasionaría precipitación.

saturar *(saturate).* **1.** Impregnar por completo. **2.** Neutralizar.

saturnino *(saturnine).* Relativo al plomo.

saturnismo *(saturnism).* Envenenamiento por plomo.

sauriasis *(sauriasis).* Ictiosis grave; también denominada piel de lagarto.

Sb. Símbolo del elemento antimonio.

Sc. Símbolo del elemento escandio.

scabrities *(scabrities).* En latín, piel rugosa y escamosa.

scanner *(scanner).* **1.** Aparato empleado para determinar la distribución de la radiactividad en el interior de un órgano; consta de un detector colimado sensible que está unido mecánicamente a un registrador. **2.** Cualquier instrumento que escudriña una región punto por punto de manera continua y sistemática.

s. ACTA, scanner TAC capaz de realizar gammagrafías tanto de la totalidad del organismo como de la cabeza.

s. EMI, scanner TAC desarrollado por la empresa EMI.

s. TAC, aparato para practicar la tomografía axial computadorizada; también llamado scanner TC.

-scopio *(-scope).* Forma sufija que indica un instrumento de inspección.

screening *(screening).* **1.** Examen a grupos numerosos de personas en busca de una enfermedad determinada. **2.** Examen sistemático de un espécimen para descubrir sustancias diversas; p. ej., exploración narcótica de una muestra de orina.

Schamberg, enfermedad de *(Schamberg's disease).* Dermatosis pigmentaria progresiva, trastorno crónico benigno marcado por apariciones reiteradas de petequias en los pies y piernas, sobre todo en los varones; asociada microscópicamente con dilatación capilar, diapédesis y hemosiderosis.

Schilder, enfermedad de *(Schilder's disease).* Véase encefalitis periaxial difusa.

Schistosoma. Género de trematodos sanguíneos, algunas de cuyas especies parasitan al hombre.

Schlemm, conducto de *(Schlemm's canal).* Seno venoso escleral; véase seno.

Schmidt, síndrome de *(Schmidt's syndrome).* **1.** Hipotiroidismo primario e insuficiencia suprarrenal; pueden estar presentes anticuerpos organoespecíficos contra la glándula suprarrenal y el tiroides; también puede haber diabetes mellitus. **2.** Parálisis unilateral de una cuerda vocal, el paladar y los músculos trapecio y esternocleidomastoideo.

Schönlein, enfermedad de *(Schönlein's disease).* Púrpura de Henoch-Schönlein; véase púrpura.

Schüffner, gránulos de *(Schüffner's dots).* Gránulos o puntos que aparecen en los hematíes infectados por parásitos del paludismo (en especial *Plasmodium vivax).*

Schüller, enfermedad de *(Schüller's disease).* Véase síndrome de Hand-Schüller-Christian.

Schwann, vaina de *(Schwann's sheath).* Véase neurilema.

schwanoma *(schwannoma).* Véase neurilemoma.

s. de células granulares, véase tumor de células granulares.

Se. Símbolo químico del elemento selenio.

sebáceo *(sebaceous).* Relativo a o que secreta una sustancia adiposa (sebo).

sebo 1 *(sebum).* La secreción de una glándula sebácea. **2.** Grasa localizada en el abdomen o alrededor de los riñones del ganado ovino y vacuno.

s. preparado, sebo purificado de oveja utilizado en ungüentos farmacéuticos.

seborrea *(seborrhea).* Véase dermatitis seborreica.

sección *(section).* **1.** Acto de cortar. **2.** Uno de varios segmentos componentes de una estructura. **3.** Porción delgada de tejido adecuada para su examen al microscopio. **4.** Superficie cortada.

s. cesárea, incisión de las paredes del abdomen y el útero para extraer el feto.

s. coronaria, la paralela a la sutura coronaria del cráneo, en ángulo recto con la sección sagital.

s. media, sección o división a través del centro de un órgano o parte.

s. sagital, sección anteroposterior que divide el cuerpo en partes derecha e izquierda más o menos iguales.

s. en serie, una de varias secciones histológicas consecutivas de una estructura (p. ej., la medula espinal) realizadas con vistas a su examen microscópico.

s. transversal, la realizada en ángulo recto con respecto al eje mayor.

seco, síndrome *(sicca syndrome).* Véase síndrome de Sjögren.

secobarbital *(secobarbital).* Sedante e hipnótico de acción breve y de inicio rápido; Seconal®.

secreción *(secretion).* **1.** Producción de una sustancia por una célula o glándula. **2.** La sustancia producida.

secreta *(secreta).* Secreciones.

secretagogo, secretogogo *(secretagogue, secretogogue).* **1.** Sustancia que fomenta la secreción, como la del estómago. **2.** Que estimula la secreción.

secretar *(secrete).* Fabricar productos celulares y aportarlos a la sangre o a una cavidad del cuerpo a través de un conducto o por difusión directa.

secretina *(secretin).* Hormona intestinal liberada principalmente por la mucosa del duodeno durante la digestión; estimula la secreción de agua y bicarbonato por el páncreas.

secretomotor *(secretomotor, secretomotory).* Que estimula la secreción; dícese de ciertos nervios.

secretor *(secretor).* Persona cuya saliva y otros líquidos corporales contienen formas hidrosolubles de los antígenos del grupo sanguíneo ABO.

secretorio *(secretory).* Relativo a la secreción.

secuela *(sequel, sequela).* Cualquier estado anómalo consecuente a y causado por otra enfermedad.

secuenciador de proteínas *(protein sequencer).* Instrumento que retira de forma secuencial aminoácidos de la cadena proteica originaria a fin de determinar la composición y estructura de la proteína.

secuestrar *(sequester).* **1.** Sufrir secuestro. **2.** Desgajar, separar o aislar.

secuestrectomía *(sequestrectomy).* Extirpación quirúrgica de un fragmento de hueso muerto que se ha separado del hueso sano circundante.

secuestro *(sequestration, sequestrum).* **1.** Trozo de hueso muerto que se ha separado del tejido óseo sano circundante. **2.** Aislamiento de una

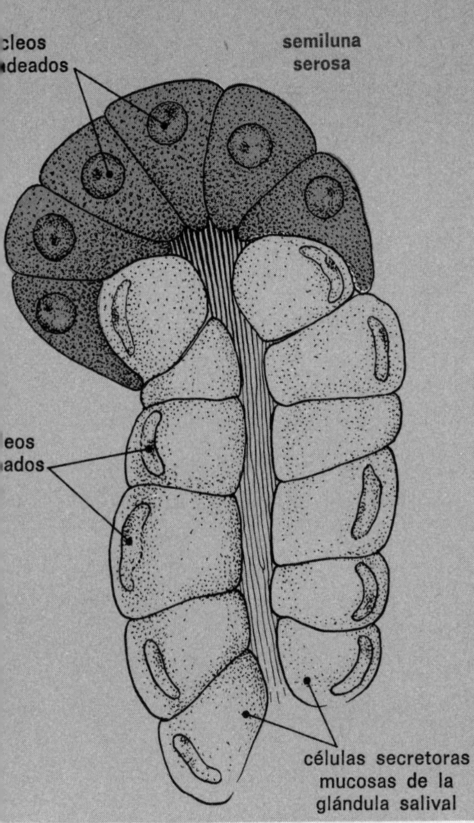

segmentación dérmica

composición del semen (líquido seminal)

- esperma
- mucoproteínas
- enzimas proteolíticas
- espermina
- glicerilfosforilcolina
- ergotioneína
- prostaglandina
- ácido cítrico
- ácido ascórbico
- ácido úrico
- ácido láctico
- ácido pirúvico
- sorbitol
- inositol
- fructosa

persona afecta de enfermedad contagiosa. **3.** Aumento de la cantidad de sangre retenida en el interior de vasos sanguíneos, aparecido por causas fisiológicas o provocado artificialmente.

s. broncopulmonar, anomalía congénita marcada por la presencia de una masa de tejido pulmonar independiente con sus propias rama y arteria bronquiales (una rama de la aorta torácica).

secundario *(secondary).* **1.** Sucesivo a algo considerado primario; p. ej., sífilis secundaria, etapa de la sífilis que debe ir precedida de la etapa primaria. **2.** Sucesivo a cualquier cosa; por ej., infección secundaria, la que se superpone a una afección existente.

secundigrávida *(secundigravida).* Mujer que ha estado embarazada dos veces.

secundinas *(secundines).* Placenta, cordón umbilical y membranas expulsados del útero tras el nacimiento del niño.

secundípara *(secundipara).* Mujer que ha parido dos veces; también llamada bípara.

sed *(thirst).* Deseo de beber, a menudo asociado con una sensación molesta de sequedad en la boca y faringe.

s. excesiva, polidipsia.

seda *(silk).* Fibra lustrosa fina producida por el gusano de seda para fabricar su capullo.

s. dental, hebra encerada de nylon o seda utilizada para extraer residuos de los espacios interproximales.

s. quirúrgica, filamento hecho a partir de la fibra del capullo del gusano de seda; se emplea como material de sutura en las operaciones quirúrgicas.

sedación *(sedation).* Reducción de la ansiedad o la tensión mediante la administración de un fármaco sedante.

sedante *(sedative).* Cualquier producto que enlentece la actividad nerviosa.

s. ansiolítico, tranquilizante menor que actúa sobre el sistema nervioso central y posee la capacidad de reducir la ansiedad, la tensión y la agitación patológicas sin efectos secundarios de ilusiones y alucinaciones; p. ej., el diacepam (Valium®).

sedar *(sedate).* **1.** Someter a la influencia de un sedante. **2.** Administrar un sedante a una persona.

sedimentación *(sedimentation).* Formación de un depósito de sustancias insolubles en el fondo de un líquido.

sedimentador *(sedimentator).* Máquina centrífuga.

sedimento *(sediment).* Material insoluble que se deposita en el fondo de un líquido; también llamado hipostasis (el que asciende a la superficie se denomina epistasis).

s. urinario, sustancia sólida que cae al fondo tras dejar reposar durante cierto tiempo, o centrifugar, la orina; el examen microscópico de la orina suele realizarse sobre sedimento suspendido de nuevo en unas pocas gotas de la orina sobrenadante.

segmentación *(segmentation, cleavage).* **1.** Proceso de quedar dividido en partes similares. **2.** Desdoblamiento, como el del óvulo fecundado.

s. cutánea, véase segmentación dérmica.

s. dérmica, división de la piel en segmentos (dermatomas) según la diferente inervación de cada segmento.

segmento *(segment).* **1.** Una de las partes en las que puede dividirse una estructura. **2.** Subdivisión diferenciada de un organismo o parte, como una metámera.

segregación *(segregation).* En la meiosis, separación de dos alelos de un par de genes alélicos de forma que puedan pasar a gametos diferentes.

selectividad *(selectivity).* En farmacología, medida comparativa de la tendencia de un fármaco a producir varios efectos; relación entre los efectos deseables e indeseables de un fármaco. Véase potencia.

selenio *(selenium).* Elemento tóxico; símbolo Se, número atómico 34, peso atómico 78,96; se asemeja al azufre.

sello *(cachet).* Cápsula de oblea usada antiguamente por los farmacéuticos para contener fármacos de sabor desagradable.

semelincidente *(semelincident).* Que se produce una sola vez; dícese de ciertas enfermedades.

semen *(semen).* Secreción blanquecina y viscosa de los órganos reproductores masculinos; está compuesta fundamentalmente de espermatozoides, secreciones ricas en fructosa procedentes de las vesículas seminales y secreción de la próstata (los espermatozoides suelen constituir el 10 % del semen, aproximadamente); también llamado líquido seminal o esperma.

semenuria *(semenuria).* Presencia de líquido seminal en la emisión de orina; también llamada seminuria y espermaturia.

semi- *(semi-).* Prefijo que significa la mitad o en parte (casi).

semicoma *(semicoma).* Estado de inconsciencia del que es posible recuperarse.

semicomatoso *(semicomatose).* En un estado de inconsciencia o estupor del que puede restablecerse.

semiconsciente *(semiconscious).* Parcialmente o medio consciente.

semiflexión *(semiflexion).* Posición de una extremidad a medias entre la extensión y la flexión.

semiluna *(demilune).* **1.** Cuerpo en forma de luna creciente; creciente. **2.** Gametocito de *Plasmodium falciparum.*

s. serosa, de cinco a diez células serosas que cubren el extremo terminal de una unidad secretora mucosa tubuloalveolar de las glándulas salivales mixtas; también llamada creciente de Gianuzzi.

semilunar *(semilunar).* En forma de media luna.

semilla *(seed).* Ovulo fertilizado de una planta.

s. de zaragatona, semillas de la hierba *Plantago psyllium* que, cuando se humedecen, se hinchan y se tornan gelatinosas; se emplean como laxante suave (catártico) en el tratamiento del estreñimiento simple y como emoliente en la irritación intestinal; también llamadas semillas de llantén o de psilio y psilio.

semimembranoso *(semimembranous).* Formado en parte por membrana o aponeurosis, como el músculo semimembranoso.

seminal *(seminal).* Del semen o relativo a él.

seminífero *(seminiferous).* Que transporta semen.

seminoma *(seminoma).* Neoplasia testicular maligna integrada por células grandes semejantes a espermatogonios; suele dar metástasis a los ganglios linfáticos paraaórticos; también llamado disgerminoma del testículo.

s. ovárico, véase disgerminoma.

seminormal *(seminormal)* (0,5 N, N/2). La mitad de lo normal; indica una solución que contiene la mitad de la potencia de una solución normal o la mitad de un peso equivalente del reactivo activo.

seminuria *(seminuria).* Véase semenuria.

semiografía *(semiography, semeiography).* Descripción de los síntomas de una enfermedad.

semiología *(semiology, semeiology).* Véase sintomatología (1).

semipenniforme *(semipenniform, demipenniform).* Con forma de pluma en un solo lado; dícese de ciertos músculos.

semipermeable *(semipermeable).* De o relativo a una membrana que permite que la atraviesen ciertas moléculas de una solución, pero no otras; en general, permeable para el agua, impermeable para los solutos.

semiprono *(semiprone).* En unos tres cuartos de tendido prono, entre la posición media y la pronación.

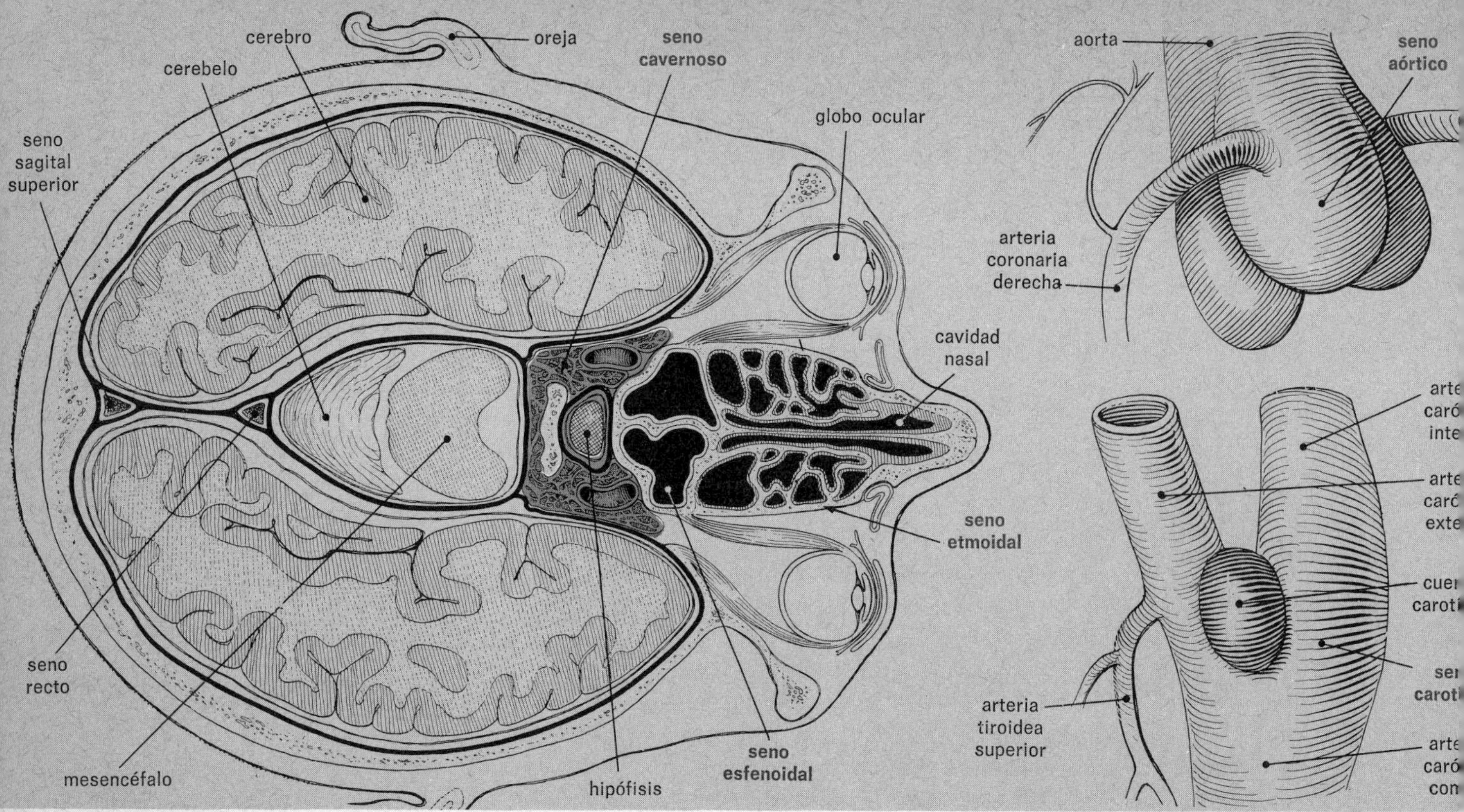

semis. En latín, mitad; en recetas, sigue al signo que indica la medida.

semisintético *(semisynthetic).* Hecho por medio de reacciones químicas en las que se utilizó como material inicial una sustancia de origen natural.

semisupinación *(semisupination).* Posición intermedia entre la supinación y la pronación.

semisupino *(semisupine).* Que yace en semisupinación.

semisurco *(semisulcus).* Acanaladura leve en el borde de una estructura que, al unirse a una acanaladura similar de una estructura adyacente, forma un surco completo.

semitendinoso *(semitendinous).* Tendinoso en parte, como el músculo semitendinoso.

sen *(senna).* Hojas secas de las plantas *Cassia acutifolia* o *Cassia angustifolia;* un laxante.

Senear-Usher, enfermedad de; Senear-Usher, síndrome de *(Senear-Usher disease, Senear-Usher syndrome).* Erupción de máculas y ampollas exfoliativas que se asemeja tanto al lupus eritematoso como al pénfigo vulgar; aparece en el cuero cabelludo, la cara y el tronco; se denomina también pénfigo eritematoso.

senescencia *(senescence).* Proceso de envejecimiento.

senescente *(senescent).* Que envejece.

senil *(senile).* **1.** Característico de o consecuente a la ancianidad. **2.** Que exhibe deterioro mental al hacerse anciano.

senilidad *(senility).* **1.** Condición de senil. **2.** Cambios mentales y físicos asociados a la ancianidad.

seno 1. *(sine).* Relación trigonométrica entre partes de un triángulo; en un triángulo recto, es el lado opuesto a un ángulo agudo dividido por el lado opuesto al ángulo recto (hipotenusa); trasladados a una gráfica con dos coordenadas, los valores producen una curva sinusoide o de seno con la ecuación y = sin x. **2.** *(sinus).* Cavidad aérea tapizada de mucosidad en uno de los huesos craneales que se comunica con la cavidad nasal. **3.** Canal dilatado para el paso de sangre o linfa que carece del revestimiento de un vaso normal; se aplica especialmente a los de la duramadre; p. ej., el seno cavernoso. **4.** Fístula o tracto anómalos.

s. aórtico, cualquiera de las tres pequeñas dilataciones de la aorta entre cada válvula semilunar y la pared de la aorta; también llamado seno de Valsalva.

s. carotideo, leve dilatación de la porción más proximal de la arteria carótida interna que contiene en su pared presorreceptores que, al ser estimulados por cambios en la presión arterial, ocasionan enlentecimiento del corazón, vasodilatación y un descenso de la presión arterial; también llamado bulbo carotideo.

s. carotídeo, síndrome del, desmayos, y a veces convulsiones, causados por la sobreestimulación del seno carotídeo.

s. cavernoso, cada uno de los dos senos venosos de forma irregular situados en la duramadre, a los lados del cuerpo del hueso esfenoides en la fosa craneal media; drena la vena oftálmica superior, la vena cerebral media superficial y el seno esfenoparietal; vacía su contenido en el seno transverso y la vena yugular interna por intermedio de los senos petrosos.

s. cavernoso, síndrome del, síndrome causado por trombosis del seno cavernoso y caracterizado por edema de los párpados y conjuntivas, protrusión del globo ocular (proptosis) y parálisis de los pares craneales tercero, cuarto y sexto; también llamado síndrome de Foix.

s. cerebral, véase senos de la duramadre.

s. circular, (1) anillo venoso en torno a la hipófisis (glándula pituitaria) formado por los senos intercavernosos anterior y posterior que comunica con el seno cavernoso; también llamado seno de Ridley; (2) seno venoso en la periferia de la placenta; (3) seno venoso escleral del ojo.

s. del conducto galactóforo, porción dilatada fusiforme del conducto galactóforo de la glándula mamaria situado inmediatamente antes de su entrada en el pezón.

s. del conducto onfalomesentérico, seno causado por persistencia de la abertura de la porción distal del conducto onfalomesentérico embrionario (vitelino).

s. coronario, seno venoso corto que recibe la mayoría de las venas del corazón, situado en la porción posterior del surco coronario, entre la aurícula y el ventrículo izquierdos; desemboca en la aurícula derecha entre la vena cava inferior y el orificio auriculoventricular.

s. dérmico, trayecto sinusal congénito revestido de piel y que suele extenderse desde la piel hasta el conducto vertebral.

s. de la duramadre, cada uno de los senos venosos existentes en la duramadre; p. ej., cavernoso, sagital superior y transverso; también llamados senos cerebrales.

s. enfermo, síndrome del, síndrome causado por incapacidad del nudo sinusal para mantener el ritmo normal; se caracteriza por actividad auricular caótica con cambios continuos en la forma de la onda P, bradicardia salpicada por latidos ectópicos múltiples y recurrentes y ciclos de taquicardia auricular o nodal; también llamado nudo sinusal enfermo.

s. epididimario, depresión estrecha a modo de hendidura entre la parte superior del testículo y el epidídimo suprayacente; formado por la invaginación de la túnica vaginalis.

s. esfenoidal, cada uno de los senos pares asimétricos y revestidos de mucosidad situados en el cuerpo del hueso esfenoides; desemboca en la cavidad nasal, de la que forma parte del techo.

s. esfenoparietal, seno venoso dural pequeño a lo largo del ala menor del esfenoides; desemboca en el seno cavernoso.

s. esplénico, cada uno de los sinusoides venosos dilatados, tapizados de células reticuloendoteliales, que conectan los capilares esplénicos con las vénulas recolectoras y sirven para transportar la sangre a través del bazo.

s. etmoidal, cada una de las celdillas aéreas del etmoides.

s. frontal, cada uno de los dos senos situados en la parte inferior del hueso frontal; comunica con la cavidad nasal del mismo lado por medio del conducto nasofrontal (infundíbulo).

s. linfático, canales tortuosos e irregulares de un ganglio linfático a través de los que pasa un flujo continuo de linfa de camino a los vasos linfáticos eferentes.

s. marginal de la placenta, seno venoso discontinuo circular en el borde de la placenta.

s. maxilar, cavidad aérea revestida de moco en el cuerpo del maxilar superior de cada lado que se comunica con el meato medio de la cavidad nasal.

s. occipital, el más pequeño de los senos de la duramadre, por lo general único, que drena la zona del agujero mayor, asciende a lo largo del borde adjunto de la hoz del cerebro y termina en la confluencia de los senos, cerca de la protuberancia occipital interna.

s. paranasal, cada uno de los senos aéreos mucosos (frontal, etmoidal, esfenoidal, maxilar) de los huesos de la cara que desembocan en la cavidad nasal.

s. petroso inferior, seno venoso que transcurre por la acanaladura de la fisura petrooccipital conectando el seno cavernoso con el comienzo de la vena yugular interna.

s. petroso superior, el que pasa a lo largo del borde adjunto de la tienda del cerebelo, conectan-

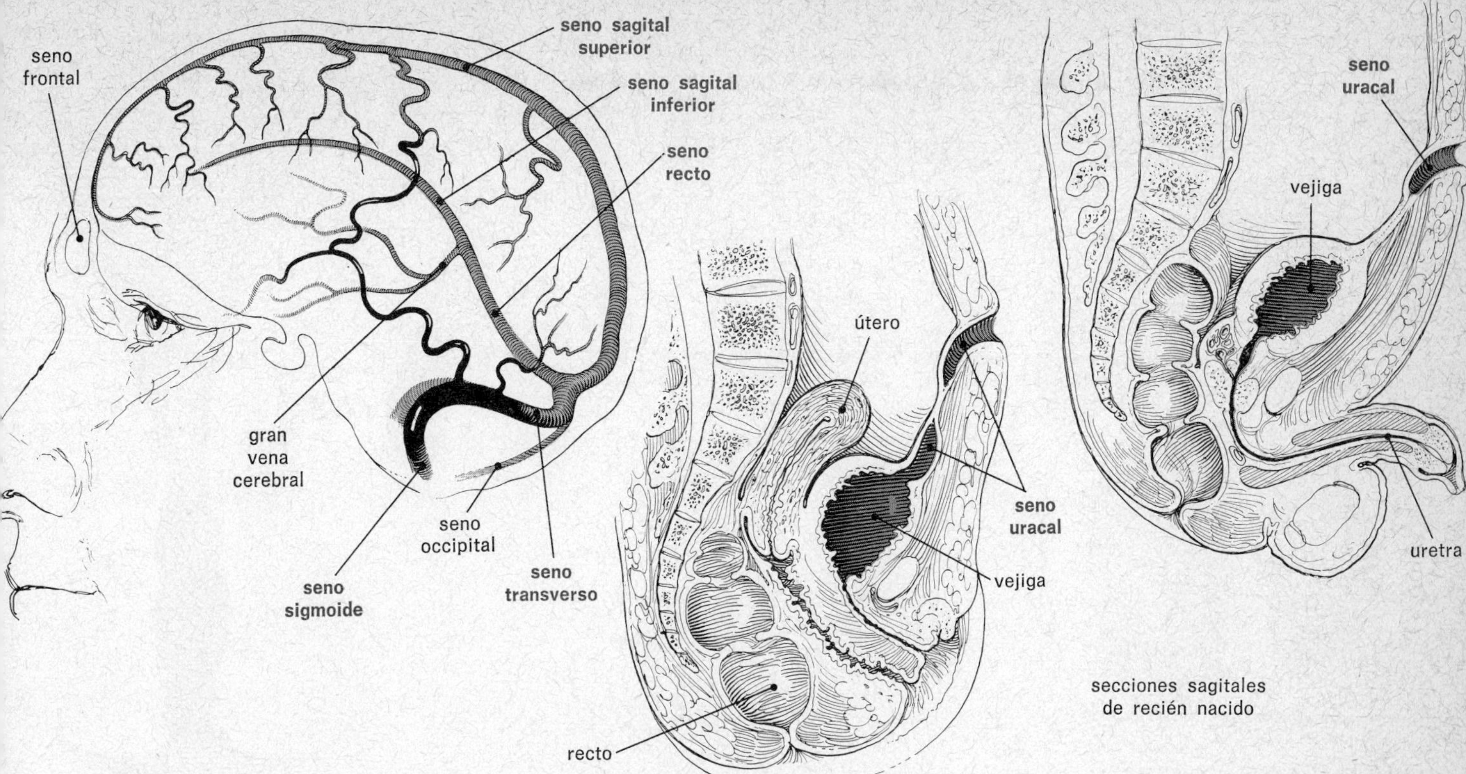

do el seno cavernoso con el transverso.

s. pilonidal, seno congénito en la región del sacro que se comunica con el exterior; a menudo contiene un mechón de pelo y es propenso a la supuración.

s. piriforme, depresión en la faringe, a ambos lados de la abertura de la laringe.

s. prostático, seno o depresión a ambos lados de la cresta uretral en la porción prostática de la uretra.

s. recto, seno venoso triangular formado por la unión de la gran vena cerebral y el seno sagital inferior; recibe las venas cerebelosas antes de drenar en el seno transverso.

s. de Rokitansky-Aschoff, cada una de las numerosas evaginaciones pequeñas de la vesícula biliar que se extienden a través de la lámina propia y la capa muscular; pueden verse en la colecistitis crónica.

s. romboidal, dilatación del conducto central o epéndimo de la medula espinal en la región lumbar; también denominado rombocele.

s. sagital inferior, seno venoso impar en el borde inferior de la hoz del cerebro, que corre paralelo al seno sagital superior y desemboca en el extremo superior del seno recto.

s. sagital superior, seno venoso único en la acanaladura sagital del cerebro que se inicia cerca de la crista galli y se extiende hacia atrás para desembocar en la confluencia de los senos cerca de la protuberancia occipital interna; está invaginado por granulaciones aracnoideas.

s. sigmoide, continuación en forma de S a ambos lados del seno transverso, situada a lo largo de la superficie posterior de la porción petrosa del hueso temporal y que llega hasta el agujero yugular, en el que se une a la vena yugular.

s. tonsilar, fosa tonsilar; véase fosa.

s. transverso, cualquiera de los dos (derecho e izquierdo) senos venosos de la duramadre que yacen a lo largo del borde de la tienda del cerebelo; el derecho es con frecuencia continuación del seno sagital superior, y el izquierdo del seno recto; en su origen en la confluencia tienen comunicación entre sí; drenan en las venas yugulares internas a través de los senos sigmoides.

s. uracal, anomalía congénita que aparece cuando la luz de cualquiera de los extremos de la alantoides embrionaria (que se extiende desde el ombligo a la vejiga) no llega a cerrarse.

s. urogenital, en embriología, saco alargado formado por la división de la cloaca por debajo de la entrada de los conductos genitales; se desarrolla hasta generar la parte inferior de la vejiga en ambos sexos, el vestíbulo en el femenino y la mayor parte de la uretra en el masculino.

s. de Valsalva, véase seno aórtico.

s. venoso, cámara venosa común del corazón embrionario a la que drenan las venas cardinal, vitelina y umbilical.

s. venoso escleral, seno anular en la unión corneoescleral del ojo; sirve como drenaje de flujo del exceso de humor acuoso de la cámara anterior del ojo; también llamado seno venoso de la esclerótica y conducto de Schlemm.

s. yugular, cada una de las dos leves dilataciones de la vena yugular interna; el superior está situado en su origen cerca de la base del cráneo, y el inferior en proximidad a su término, inmediatamente antes de su unión con la vena subclavia.

senopía *(senopia).* Mejoría espontánea de la visión de cerca en la vejez; suele ser un signo de catarata incipiente; también llamada segunda vista y gerontopía.

sensación *(sensation).* Percepción consciente de un estímulo que actúa sobre cualquiera de los órganos de los sentidos.

sensibilidad *(sensibility).* Capacidad de percibir sensaciones.

sensibilización *(sensitization).* Proceso de incremento de la reactividad de un sujeto, por lo general a anticuerpos o células inmunitarias concretos.

sensibilizar *(sensitize).* Tornar sensible; aumentar la reactividad específica de un sujeto a un agente.

sensible 1. *(sensible).* Perceptible por los sentidos. 2. Capaz de sentir. 3 *(tender).* Doloroso a la presión; delicado.

sensímetro *(sensimeter).* Instrumento para medir el grado de sensación cutánea, como se hace en las zonas anestesiadas.

sensitividad *(sensitivity).* Condición de sensitivo.

s. al disco, medición de la susceptibilidad de una especie bacteriana a diversos antibióticos colocados sobre el medio de cultivo en forma de discos; la sensitividad se mide por la zona de inhibición del crecimiento producida por el disco antibiótico.

sensitivo *(sensitive).* 1. Estado de capacidad aumentada para responder de modo específico a un antígeno o hapteno (sensibilizado). 2. Que responde a la estimulación externa. 3. Fácilmente irritable o alterable por la acción de ciertos agentes (hipersensible).

sensorial *(sensory).* Relativo a las sensaciones; dícese de un nervio, preferentemente de los sentidos especiales (vista, oído, olfato, gusto).

sensorio *(sensorium).* En psiquiatría, estado de claridad mental y conciencia en un momento dado.

sensoriomotor *(sensorimotor).* Sensitivo y motor a un tiempo; se dice de ciertos nervios.

sentido *(sense).* 1. Facultad de percibir cualquier estímulo. 2. Cualquiera de las funciones especiales de la vista, el oído, el tacto, el gusto o el olfato.

sentimiento *(feeling, sentiment).* 1. Actitud, pensamiento o juicio basados en la afectividad más que en la razón. 2. Impresión o emoción con respecto a un tema concreto. 3. Susceptibilidad a una pasión nostálgica que ronda el sentimentalismo.

señal *(show).* Derrame por la vagina de moco coloreado con sangre que indica el comienzo del parto; está causado por la expulsión del tapón mucoso que ha obturado el conducto cervical durante la gestación.

separador *(separator).* 1. Instrumento empleado para separar dos dientes o ampliar el campo operatorio de forma tal que se obtenga acceso a superficies adyacentes. 2. Sustancia aplicada a una superficie que evita que se adhiera a ésta otra sustancia.

s. de costillas, instrumento quirúrgico para ensanchar y mantener un espacio entre costillas, facilitando las operaciones intratorácicas.

sepsis *(sepsis).* Presencia en la sangre de microorganismos formadores de pus o sus toxinas; enfermedad infecciosa, también llamada septicemia, en la que un foco séptico local se abre a la circulación generalizando la infección, habitualmente por piógenos.

septación *(septation).* Formación de paredes divisorias delgadas o tabiques.

septado *(septate).* Divido en compartimientos por un tabique.

septal *(septal).* Perteneciente o relativo a un septum (tabique).

septectomía *(septectomy).* Escisión quirúrgica de parte del tabique nasal.

septicemia *(septicemia).* Enfermedad sistémica causada por la presencia de microorganismos patógenos en la sangre; suele utilizarse como sinónimo de sepsis.

séptico *(septic).* Relativo a la sepsis o a un foco o estado infeccioso.

septivalente *(septivalent).* Que tiene una valencia de siete.

septomarginal *(septomarginal).* Relativo al

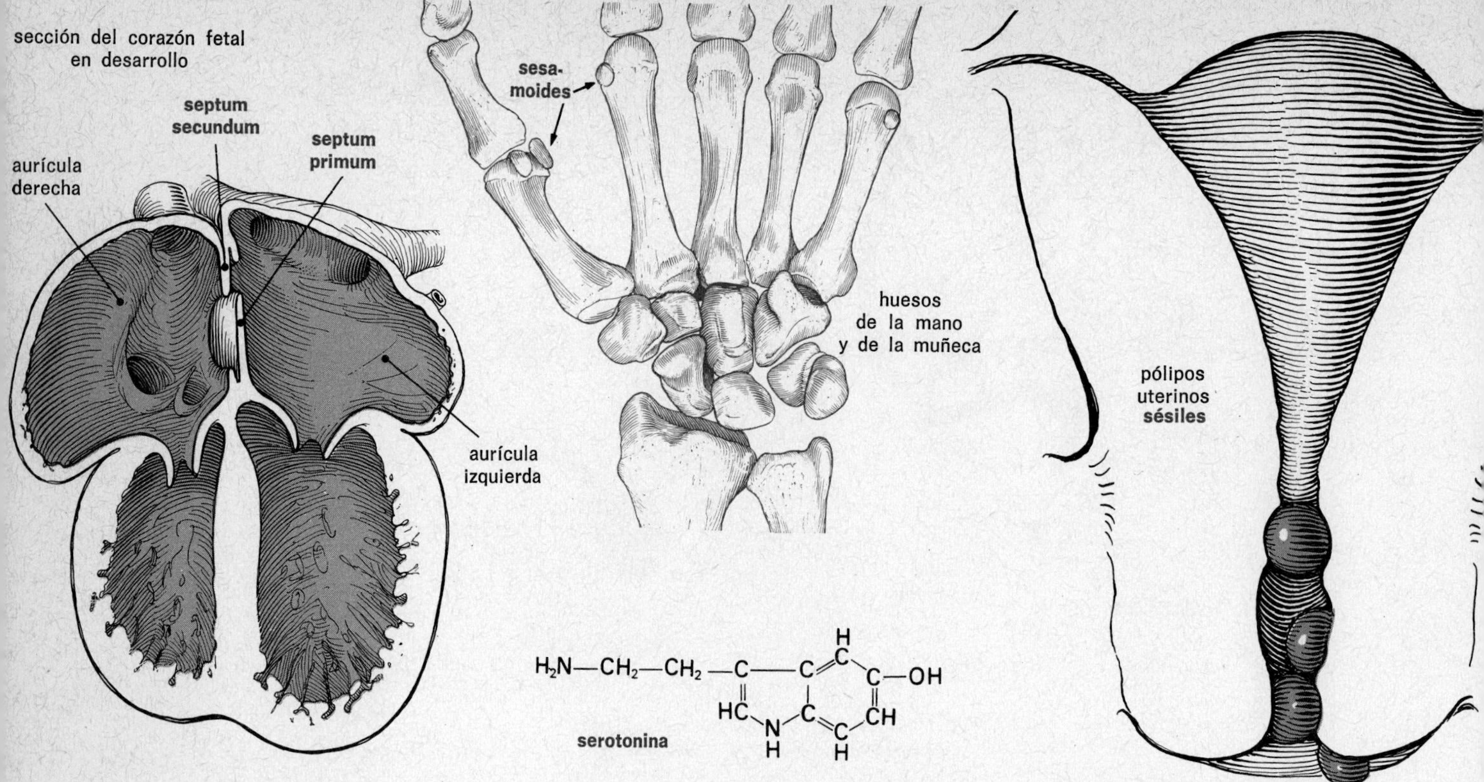

margen de una partición o tabique.

septonasal *(septonasal).* Relativo al tabique nasal.

septotomía *(septotomy).* Incisión quirúrgica de un tabique.

septótomo *(septotome).* Instrumento para realizar incisiones en el tabique nasal.

séptulo *(septulum).* Partición o tabique de pequeño tamaño.

septum (pl. *septa).* En latín, tabique.

s. lucidum, véase septum pellucidum.

s. pellucidum, partición triangular delgada entre las porciones anteriores de los ventrículos laterales del cerebro; está formada por las dos láminas y unida a la superficie inferior y la porción reflejada del cuerpo calloso y al trígono cerebral; también llamado septum lucidum.

s. primum, en embriología, partición falciforme que inicia la división de la cavidad auricular única del corazón embrionario en cámaras derecha e izquierda.

s. secundum, partición falciforme que aparece en el techo de la aurícula derecha del corazón embrionario, adyacente al septum primum; nunca se cierra por completo; su zona no cerrada forma el agujero oval.

Ser *(Ser).* Símbolo del aminoácido serina, y de su forma aminoacilo (serilo).

serie *(series).* Grupo de acontecimientos, objetos o compuestos relacionados ordenados de forma sistemática.

s. aromática, compuestos derivados del benceno.

s. eritrocítica, s. roja, grupo de células en diversas fases de desarrollo que forman en última instancia los hematíes.

s. granulocítica, células en diversas fases de desarrollo que culminan en la formación de los granulocitos.

s. grasa, la integrada por los hidrocarburos saturados de cadena abierta, reconocidos por el sufijo *-ano* (metano, etano, propano, etc.); también llamada serie de los metanos y serie parafínica.

s. homóloga, sucesión de compuestos orgánicos, difiriendo cada uno de ellos del que le precede en un radical o grupo atómico como CH_2.

s. linfocítica, células en diferentes etapas de desarrollo que desembocan en la formación de linfocitos maduros.

serina *(serine).* **1.** Aminoácido no esencial; uno de los productos de la hidrólisis de las proteínas. **2.** Nombre antiguo de la albúmina.

seriógrafo *(seriograph).* Instrumento para tomar una serie de seis a ocho exposiciones radiográficas; se emplea en la radiografía de los vasos sanguíneos del cerebro o de otro órgano (seriador).

seriscisión *(seriscission).* Sección de un tejido blando, como el pedículo de un tumor, mediante una ligadura de seda.

sero- *(sero-, ser-).* Forma prefija que indica suero o seroso; p. ej.,serología.

seroconversión *(seroconversion).* Cambio en la reactividad inmunológica del suero de negativo a positivo ante un anticuerpo concreto; casi siempre se aplica a una de las pruebas serológicas de la sífilis.

serodiagnóstico *(serodiagnosis).* Diagnóstico hecho por medio de reacciones comprobadas en el suero de la sangre circulante; también llamado ortodiagnóstico.

seroenteritis *(seroenteritis).* Inflamación del revestimiento seroso o peritoneal del intestino.

serofibrinoso *(serofibrinous).* Que contiene suero y fibrina; dícese de un derrame o exudado.

serofibroso *(serofibrous).* Relativo a un tiempo a una membrana serosa y a un tejido fibroso.

seroinmunidad *(seroimmunity).* Inmunidad pasiva; véase inmunidad.

serología *(serology).* **1.** Estudio del suero, sobre todo en lo referente a los fenómenos inmunitarios. **2.** Se emplea comúnmente para designar una prueba serológica de la sífilis o de ciertas enfermedades infecciosas o reumáticas.

serológico *(serologic).* Relativo a la serología.

seroma *(seroma).* Masa semejante a un tumor formada por la acumulación de suero en los tejidos, especialmente en la localización de una herida o en una cavidad postoperatoria.

seromembranoso *(seromembranous).* Relativo a una membrana serosa.

seromucoso *(seromucous).* Compuesto por suero y una sustancia mucinosa.

seropatía *(serum sickness).* Reacción alérgica generalizada a un suero extraño o a un fármaco; se caracteriza por fiebre, erupción cutánea, engrosamiento de los ganglios linfáticos y dolor en las articulaciones.

seropurulento *(seropurulent).* Que contiene suero y pus; dícese de un derrame.

seropús *(seropus).* Suero mezclado con pus.

seroquístico *(serocystic).* Compuesto de o relativo a quistes que contienen líquido seroso.

serosa *(serosa).* Cualquier membrana lisa, como la que recubre los intestinos o los pulmones, compuesta por una capa mesotelial y otra de tejido conjuntivo.

serosanguíneo *(serosanguinous).* Que contiene suero y sangre; dícese de un exudado o derrame.

seroseroso *(seroserous).* Relativo a dos o más membranas serosas.

serosinovitis *(serosynovitis).* Inflamación de la membrana sinovial de una articulación con derrame parecido al suero.

serositis *(serositis).* Inflamación de una membrana serosa.

s. múltiple, véase poliserositis.

seroso *(serous).* Relativo o, semejante a, que secreta o que contiene suero.

serotipo *(serotype).* Subdivisión taxonómica de las bacterias que se basa en las características antigénicas de los microorganismos.

serotonina *(serotonin).* 5-Hidroxitriptamina; $C_{10}H_{12}N_2O$; estimulante de la contracción del músculo liso; aparece predominantemente en la mucosa gastrointestinal, en pequeñas cantidades en las plaquetas sanguíneas y en el cerebro; también se encuentra en los tumores carcinoides.

serovacunación *(serovaccination).* Combinación de inyección de suero para conferir inmunidad pasiva y vacunación para producir inmunidad activa.

serpiente de cascabel *(rattlesnake).* Cualquiera de las numerosas serpientes venenosas (géneros *Crotalus* y *Sistrurus*) que tienen una serie de segmentos córneos engranados laxamente en el extremo de la cola que producen un sonido de cascabel cuando se hacen vibrar.

serpiginoso *(serpiginous).* Serpeante; dícese de una úlcera o lesión cutánea que cicatriza por un extremo al tiempo que se propaga por el lado opuesto.

serpigo *(serpigo).* **1.** Tiña. **2.** Herpe. **3.** Cualquier erupción serpeante.

serrado *(serrate, serrated).* Con muescas o indentaciones.

serrulado *(serrulate, serrulated).* Que tiene muescas pequeñas.

servomecanismo *(servomechanism).* **1.** Dispositivo automático de control utilizado para mantener el funcionamiento un sistema mecánico. **2.** Proceso biológico autorregulatorio.

sesamoide *(sesamoid).* Semejante a un grano de sésamo; indica un hueso pequeño que está incluido en un tendón o en una cápsula articular; se halla principalmente en las manos y los pies; la rótula es el hueso más grande de este tipo del cuerpo.

sésil *(sessile).* Inserto por una base ancha en lugar de por un pedúnculo; se aplica a ciertos pólipos.

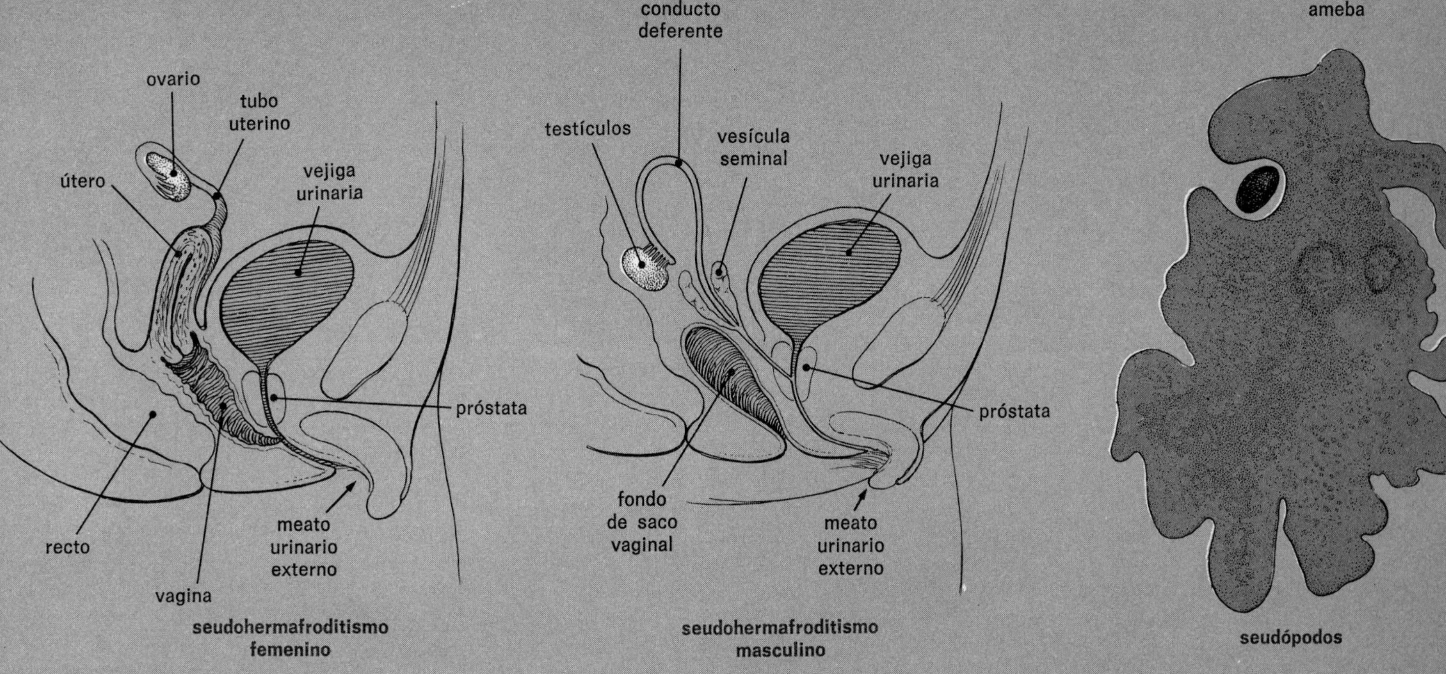

seta *(seta).* **1.** Pelo o estructura cortos y semejantes a cerdas o seda. **2.** Una clase de hongos.

setáceo *(setaceous).* **1.** Que posee cerdas o setas. **2.** Semejante a una cerda.

seud- *(pseud-).* Véase seudo-.

seudartrosis *(pseudarthrosis).* Articulación falsa formada en la diáfisis de un hueso largo, en el emplazamiento de una fractura que no logró fusionarse; también denominada neoartrosis.

seudestesia, seudoestesia *(pseudesthesia, pseudoesthesia).* **1.** Sensación subjectiva sin un estímulo externo. **2.** Sensación referida a un miembro ausente después de una amputación.

seudo-, seud- *(pseudo-, pseud-).* Formas prefijas que significan falso; semejanza engañosa.

seudoalelo *(pseudoallele).* Gen que se comporta como un alelo, pero que ocupa una posición distinta y estrechamente enlazada en un cromosoma; puede ser separado mediante entrecruzamiento («crossing over»).

seudoaneurisma *(pseudoaneurysm).* Dilatación de una arteria que recuerda un aneurisma.

seudociesis *(pseudocyesis).* Embarazo espurio; seudoembarazo; estado en el que se dan varios signos del embarazo sin concepción; suelen ser de origen psicógeno.

seudocoartación *(pseudocoarctation).* Estado alargado y tortuoso del cayado aórtico en la zona del ligamento arterioso sin oclusión del vaso.

seudocriptorquidia *(pseudocryptorchism).* Estado en el que los testículos suben de vez en cuando hasta el interior del conducto inguinal.

seudocrup *(pseudocroup).* Véase laringismo estriduloso.

seudoembarazo *(pseudopregnancy).* Véase embarazo espurio.

seudoestesia *(pseudoesthesia).* Véase seudestesia.

seudofractura *(pseudofracture).* Estado en el que se forma, en el lugar de una lesión, tejido óseo nuevo y un engrosamiento del periostio, dándole aspecto de fractura incompleta.

seudoganglio *(pseudoganglion).* Engrosamiento localizado de un tronco nervioso que se asemeja a un ganglio.

seudoglaucoma *(pseudoglaucoma).* Anomalía del disco óptico semejante al glaucoma, debida a influencias distintas de la presión dentro del globo ocular.

seudogota *(pseudogout).* Enfermedad caracterizada por depósitos calcificados en el cartílago articular que no tienen urato y constan de cristales de pirofosfato de calcio; forma de condrocalcinosis; origina ataques de dolor, tumefacciones, rigidez, calor local y sensibilidad en las articulaciones parecidos a la gota; la rodilla es la articulación predominantemente afectada.

seudohemofilia *(pseudohemophilia).* Trastorno adquirido semejante a la hemofilia pero provocado por otra alteración.

seudohemoptisis *(pseudohemoptysis).* Esputo de sangre de una procedencia distinta de los pulmones o bronquios.

seudohermafroditismo *(pseudohermaphroditism).* Estado en el que una persona es claramente de un sexo pero tiene características superficiales del sexo opuesto; general y erróneamente denominado hermafroditismo.

s. femenino, estado en el que una persona tiene ovarios pero caracteres sexuales secundarios de ambos sexos.

s. masculino, estado en el que una persona tiene testículos pero caracteres sexuales secundarios de ambos sexos.

seudohernia *(pseudohernia).* Protuberancia similar a una hernia, provocada por inflamación de un ganglio inguinal o del tejido escrotal.

seudohifa *(pseudohypha).* Estructura de muchos hongos que se forma por gemación, se compone de una cadena de células y parece una hifa.

seudohipoparatiroidismo *(pseudohypoparathyroidism).* Trastorno genético que se parece al hipoparatiroidismo en que el defecto primario es la insensibilidad renal a la hormona paratiroidea; generalmente se caracteriza por estatura baja, cara redonda y calcificaciones ectópicas y va acompañado de hiperfosfatemia e hipocalcemia; transmitido como un rasgo dominante ligado al sexo.

seudomembrana *(pseudomembrane).* Véase membrana falsa.

seudomicelio *(pseudomycelium).* Grupo de seudohifas.

seudomiopía *(pseudomyopia).* Estado del ojo que resulta de un espasmo del músculo ciliar que provoca el mismo defecto de enfoque que la miopía.

seudomixoma *(pseudomyxoma).* Alteración semejante a un tumor o tumor gelatinoso, similar a un mixoma, pero formado por moco epitelial.

seudomucina *(pseudomucin).* Sustancia gelatinosa semejante a la mucina.

seudoneoplasia *(pseudoneoplasm).* Agregación de sustancias no neoplásicas que clínicamente parece una verdadera neoplasia.

seudoparálisis *(pseudoparalysis).* Pérdida aparente de la capacidad para los movimientos voluntarios.

seudoparaplejía *(pseudoparaplegia).* Pérdida aparente de la facultad de mover voluntariamente las extremidades inferiores.

seudópodo *(pseudopodium,* pl. *pseudopodia).* **1.** Proyección citoplasmática utilizada por ciertos protozoos (p. ej., las amebas) para la locomoción y la alimentación. **2.** Pequeña extensión citoplasmática que surge de una célula.

seudopólipo *(pseudopolyp).* Masa saliente en el colon compuesta de mucosa edematosa, tejido de granulación o epitelio inflamado; frecuentemente asociado a una colitis ulcerosa.

seudopterigión *(pseudopterygium).* Adherencia superficial de la córnea a la conjuntiva como resultado de una lesión; también denominado pterigión cicatrizal.

seudoquiste *(pseudocyst).* **1.** Acumulación de líquido sin una membrana que lo englobe. **2.** Agregación de parásitos *Toxoplasma* dentro de una célula huésped.

seudoseudohipoparatiroidismo *(pseudopseudohypoparathyroidism).* Trastorno heredable que tiene los rasgos constitucionales del seudohipoparatiroidismo (cara redonda, estatura baja, obesidad, manos y pies anormalmente cortos) pero carece de los hallazgos químicos.

seudosmia *(pseudosmia).* Sensación de un olor que no está presente; parosmia.

seudotubérculo *(pseudotubercle).* Nódulo semejante a un granuloma tuberculoso, pero no provocado por el bacilo tuberculoso.

seudotumor *(pseudotumor).* Aparición de síntomas y signos que indican la presencia de un tumor en ausencia de éste, con recuperación espontánea subsiguiente.

s. cerebral, alteración que produce signos de un aumento de la presión intracraneal, sugiriendo la presencia de un tumor intracraneal sin que exista ninguna neoplasia; también denominado hipertensión intracraneal benigna.

seudoxantoma elástico *(pseudoxanthoma elasticum).* Estado caracterizado por pápulas o placas ligeramente elevadas en la piel que, como agregados amarillentos, se parecen a xantomas pero no lo son; las lesiones aparecen generalmente en el cuello, axilas, abdomen y muslos, y son debidas a degeneración de tejido elástico; en la retina se producen las llamadas estrías angioides; es frecuente la degeneración arterial prematura, y se produce hemorragia interna en el 10 % de los casos.

sialadenitis

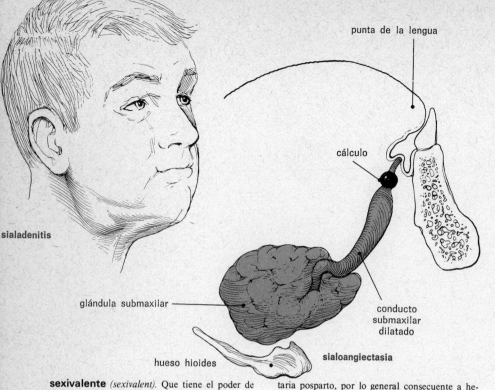

punta de la lengua
cálculo
glándula submaxilar
conducto submaxilar dilatado
hueso hioides

sialoangiectasia

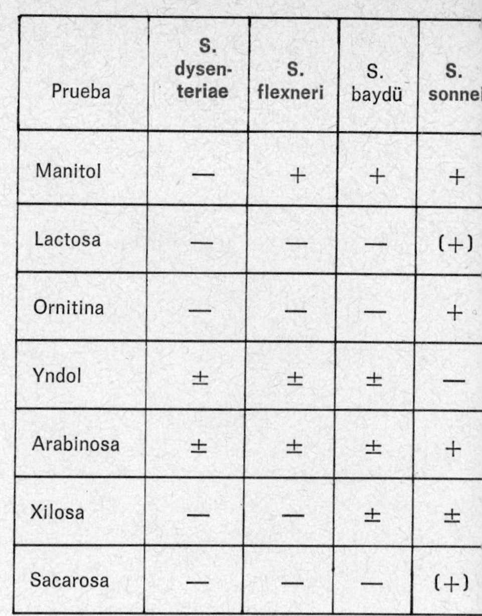

REACCIONES BIOQUÍMICAS TÍPICAS DE LOS PRINCIPALES GRUPOS DE **SHIGELLA**

Prueba	S. dysenteriae	S. flexneri	S. baydü	S. sonne
Manitol	—	+	+	+
Lactosa	—	—	—	(+)
Ornitina	—	—	—	+
Yndol	±	±	±	—
Arabinosa	±	±	±	+
Xilosa	—	—	±	±
Sacarosa	—	—	—	(+)

(+) = reacción positiva irregular

sexivalente *(sexivalent).* Que tiene el poder de combinación de seis átomos de hidrógeno.

sexo *(sex).* Clasificación de los organismos como macho o hembra en razón de sus características reproductoras.

s. cromosómico, sexo de un individuo determinado por la presencia o ausencia del cromosoma Y en el espermatozoide en el momento de realizarse su unión con el óvulo.

s. genético, sexo cromosómico.

s., hormona ligada al, véase hormona ligada al sexo.

s., influencia del, la incidencia predominante de rasgos autosómicos en uno de los sexos, ya sea masculino o femenino.

s., limitación según el, la incidencia de rasgos autosómicos en un solo sexo, ya sea el masculino o el femenino.

s. morfológico, sexo determinado por la morfología de los genitales externos.

sexología *(sexology).* Estudio de los sexos y su relación.

sexopatía *(sexopathy).* Perversión sexual.

sexovinculado *(sex-linked).* X-ligado; determinado por un gen que es transportado en el cromosoma X; dícese de un rasgo; a menudo se utiliza como sinónimo de X-vinculado, pero como un rasgo Y-ligado va también vinculado al sexo, el término preferible es X-ligado.

sextana *(sextan).* Designa un paroxismo palúdico que recidiva cada seis días.

sextípara *(sextipara).* Que ha parido seis veces.

sexual *(sexual).* **1.** Relativo al sexo o dotado de él. **2.** Que origina deseos eróticos.

sexualidad *(sexuality).* Condición de poseer características, experiencias y comportamientos sexuales.

s. infantil, en psicoanálisis, capacidad del lactante o niño para tener experiencias de índole sexual.

Sézary, síndrome de *(Sézary syndrome).* Dermatitis exfoliativa con prurito intenso asociada con células monocitoides sumamente características en la sangre periférica.

SGOT *(SGOT).* Siglas de la transaminasa glutamicooxalacética sérica; del inglés, *serum glutamic oxaloacetic transaminase;* véase transaminasa.

SGPT *(SGPT).* Siglas de la transaminasa glutamicopirúvica sérica; del inglés, *serum glutamic pyruvic transaminase;* véase transaminasa.

Sheehan, enfermedad de, Sheehan, síndrome de *(Sheehan's disease, Sheehan's syndrome).* Hipopituitarismo debido a necrosis pituitaria posparto, por lo general consecuente a hemorragia y shock durante el alumbramiento; origina incapacidad para lactar, ausencia de función menstrual, pérdida del cabello, intolerancia al frío, atrofia de los órganos sexuales y arrugamiento de la piel; forma específica de la enfermedad de Simmonds.

shigelosis *(shigellosis).* Infección intestinal aguda causada por microorganismos *Shigella* que aparece a menudo en brotes epidémicos; se caracteriza por la eliminación frecuente de deposiciones que contienen sangre, pus y moco y va acompañada de dolores cólicos, tenesmo y fiebre (disentería bacilar).

Shigella. Género de bacterias inmóviles gramnegativas de la familia enterobacteriáceas *(Enterobacteriaceae)* que es la causa principal de la disentería humana; se divide en cuatro grupos principales (A, B, C y D), y se subdivide serológicamente en tipos diferentes.

S. dysenteriae, especie del grupo A, forma especialmente virulenta que ocasiona la disentería humana; se encuentra en los excrementos de personas infectadas o portadores convalecientes.

S. flexneri, especie del grupo B, una de las causas más frecuentes de epidemias de disentería y, en ocasiones, de gastroenteritis infantil.

S. sonnei, especie del grupo D que causa una disentería leve en el hombre y trastornos diarreicos estivales en niños.

shock *(shock).* Reacción fisiológica grave ante un traumatismo corporal u otra agresión (estrés), caracterizada por palidez y viscosidad de la piel, disminución de la presión arterial, pulso rápido y débil y en ocasiones inconsciencia.

s. anafiláctico, reacciones violentas, a veces acompañadas de una erupción, tras la inyección de una proteína extraña a la que se ha sensibilizado previamente el individuo.

s. cardiógeno, el debido a la reducción repentina del gasto cardiaco, como ocurre en el infarto de miocardio.

s. diferido, s. retardado, el que se produce al cabo de varias horas de la lesión.

s. eléctrico, efectos del paso de una corriente eléctrica a través de cualquier parte del cuerpo.

s. espinal, pérdida de reflejos espinales tras una lesión infligida a la medula espinal, manifiesta en los músculos inervados por los nervios situados por debajo de la lesión.

s. hipovolémico, el producido por la reducción del volumen sanguíneo, como en caso de hemorragia.

s. histamínico, el producido por la inyección de histamina o su liberación endógena.

s. insulínico, el resultante de una reducción repentina del azúcar sanguíneo (glucemia) ocasionada por una sobredosis de insulina o por un insulinoma.

s. irreversible, que no responde a ninguna forma de tratamiento.

s. neurógeno, shock debido a la acción del sistema nervioso inmediatamente después de una lesión que afecta a sus centros o vías.

s. primario, el que aparece inmediatamente después de una lesión grave, debido principalmente a la ansiedad, el dolor, etc.

s. séptico, shock debido a una infección grave, en especial por bacilos gramnegativos.

shoshin *(shoshin).* Forma fulminante aguda de beriberi vascular. Véase también beriberi.

Shy-Drager, síndrome de *(Shy-Drager syndrome).* Afección rara, semejante al parkinsonismo, caracterizada por temblores, consunción muscular, atrofia del iris, parálisis oculares e hipotensión ortostática.

SI *(SI).* Abreviatura de Sistema Internacional de Unidades. Véase sistema.

Si. Símbolo químico del elemento silicio.

sialadenitis *(sialadenitis).* Inflamación de una glándula salival.

sialadenotropo *(sialadenotropic).* Que influye en la actividad de las glándulas salivales.

sialagogo *(sialogogue).* Agente que favorece la secreción de saliva.

sialaporia *(sialaporia).* Secreción deficiente de saliva.

sialectasia *(sialectasis).* Dilatación de un conducto salival.

siálico *(sialic).* Salival.

siálicos, ácidos *(sialic acids).* Grupo de derivados de un ácido azucarado 3-desoxi-5-amino de 9 carbonos de aparición natural; presentes en las bacterias y en el tejido animal como integrantes de lípidos, polisacáridos y mucoproteínas.

sialismo *(sialism, sialismus).* Sialorrea.

sialo-, sial- *(sialo-, sial-).* Formas prefijas que indica relación con la saliva o las glándulas salivales.

sialoadenectomía *(sialoadenectomy).* Extirpación quirúrgica de una glándula salival.

sialoadenotomía *(sialoadenotomy).* Incisión de una glándula salival.

sialoangiectasia *(sialoangiectasis).* **1.** Afección en la que un conducto salival está ampliamente dilatado por estancamiento de la saliva, por lo general como consecuencia de un cálculo obstructivo o constricción ductal. **2.** Dilatación de los con-

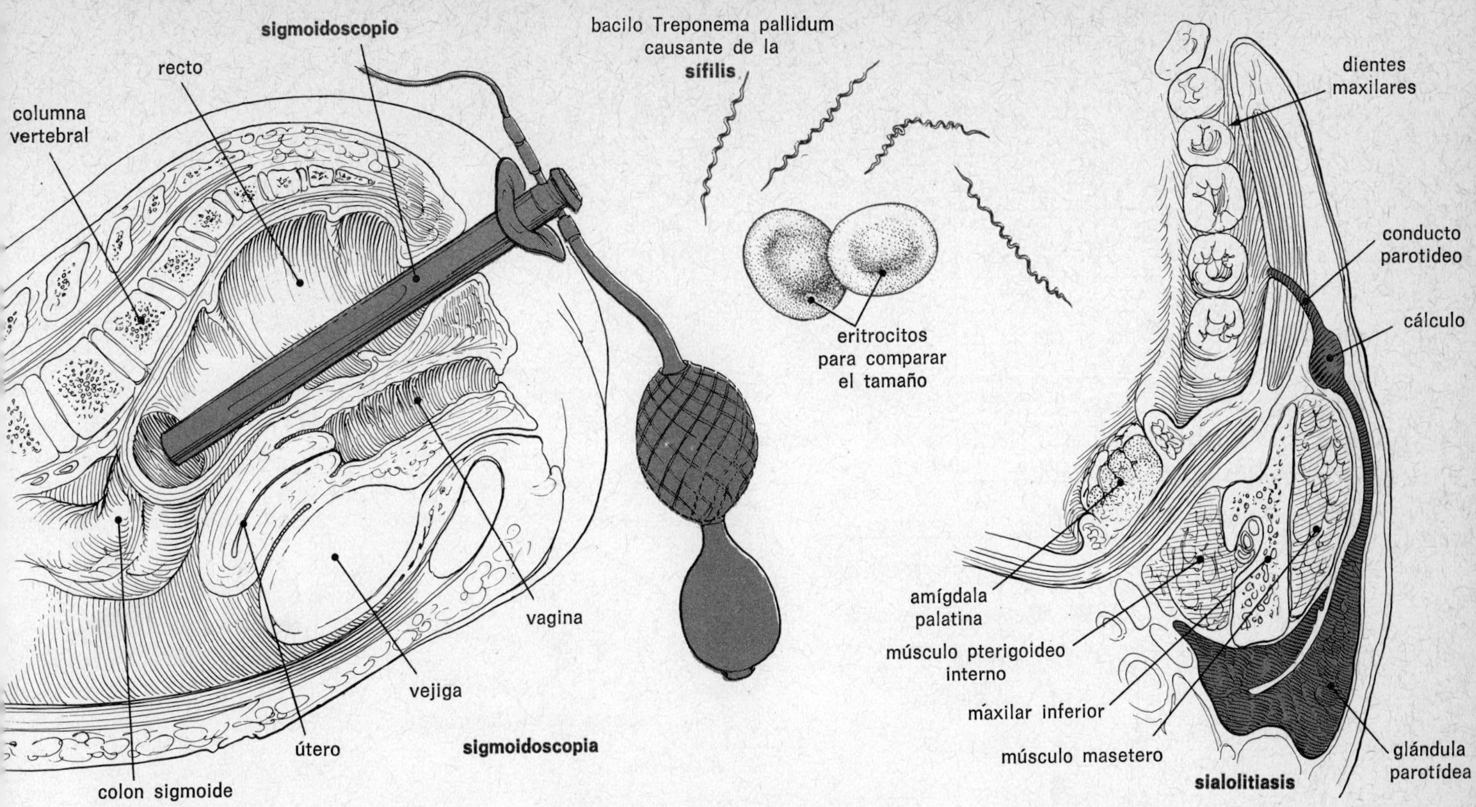

ductos salivales, normalmente por medio de sondas.

sialoangiitis *(sialoangiitis).* Inflamación de un conducto salival.

sialodocitis *(sialodochitis).* Inflamación del conducto de una glándula salival.

sialodocoplastia *(sialodochoplasty).* Reparación de un conducto salival.

sialógeno *(sialogenous).* Que produce saliva.

sialografía *(sialogram, sialograph, sialography).* **1.** Examen radiográfico de las glándulas y conductos salivales tras la inyección de una sustancia opaca; técnica inestimable para determinar la presencia y localización de una obstrucción de los conductos y el estado de los ácinos salivales. **2.** Imagen obtenida por esta técnica.

sialolitiasis *(sialolithiasis).* Presencia de un cálculo en la glándula o conducto salival; también se denomina tialolitiasis.

sialolito *(sialolith).* Cálculo salival; también llamado tialolito.

sialolitotomía *(sialolithotomy).* Incisión quirúrgica de un conducto o glándula salival para la extirpación de un cálculo; también llamada tialolitotomía.

sialorrea *(sialorrhea).* Flujo excesivo de saliva por cualquier motivo, incluidos la erupción de los dientes, el retraso mental, movilidad de prótesis dentales, mercurialismo, enfermedad periodóntica e inflamación aguda de la boca; también llamada salivación o tialismo.

sialosiringe *(sialosyrinx).* **1.** Fístula salival. **2.** Jeringa para limpiar los conductos salivales. **3.** Tubo de drenaje de un conducto salival.

sialosis *(sialosis).* Salivación (1).

sialosquesis *(sialoschesis).* Supresión de la secreción de saliva; también denominada boca seca o xerostomía.

sialostenosis *(sialostenosis).* Estrechamiento o estenosis de un conducto salival.

sibilancia *(wheeze).* **1.** Respiración dificultosa que origina un sonido sibilante; generalmente se debe a constricción bronquiolar, como en el caso del asma. **2.** Sonido producido por tal respiración.

sibilante *(sibilant).* Silbante; dícese de un estertor, producido por estenosis de los bronquios finos.

sicoestable *(siccostabile).* Que no se destruye por la sequedad.

sicoma *(sycoma).* **1.** Excrecencia colgante. **2.** Verruga blanda grande.

sicosiforme *(sycosiform).* De forma semejante a la de un higo; similar a la sicosis.

sicosis *(sycosis).* Enfermedad que afecta a los folículos pilosos de la barba, caracterizada por pústulas y aparición de costras en la piel.

sidero- *(sidero-).* Forma prefija que significa hierro.

sideroblasto *(sideroblast).* Hematíe inmaduro (eritroblasto) que contiene gránulos de hierro.

siderocito *(siderocyte).* Hematíe que presenta gránulos que contienen hierro.

sideroderma *(sideroderma).* Descoloración parduzca de la piel de las piernas ocasionada por la acumulación de depósitos de hemosiderina.

siderofibrosis *(siderofibrosis).* Formación anómala de tejido fibroso asociada con multitud de pequeños depósitos de hierro.

siderófilo *(siderophil).* Célula o tejido que tiene afinidad por el hierro.

sideropenia *(sideropenia).* Déficit de hierro, especialmente en la sangre y la medula ósea.

siderosis *(siderosis).* **1.** Neumoconiosis debida a la inhalación de partículas de hierro. **2.** Acumulación de polvo o partículas de hierro en un tejido.

s. bulbi, descoloración amarillenta del globo ocular causada por la presencia prolongada de un cuerpo extraño de hierro en el ojo.

sien *(temple).* Región lateral a ambos lados de la frente, por encima del arco cigomático.

sierra *(saw).* Instrumento cortante con borde dentado utilizado para cortar el hueso.

s. de alambre de Gigli, alambre con dientes de sierra.

sifílide *(syphilid).* Cualquier de las lesiones cutáneas de la sífilis; también llamada sifiloderma.

sífilis *(syphilis).* Enfermedad venérea contagiosa causada por *Treponema pallidum* que se transmite por el acto sexual o cualquier contacto directo; los primeros síntomas aparecen tras un período de incubación de 12 a 20 días.

s. congénita, la existente al nacer.

s. latente, fase de la sífilis que sigue a la infección primaria en la que los microorganismos desaparecen de la piel y de la sangre y los focos de infección están fuera del alcance de los medios diagnósticos; si existen pruebas de infección en el líquido cefalorraquídeo, esta etapa recibe el nombre de neurosífilis asintomática.

s. latente tardía, variedad de la enfermedad en la que existen pruebas serológicas o anamnésicas de sífilis de más de cuatro años de duración; no puede descubrirse por la exploración física, el examen del líquido cefalorraquídeo ni el examen radiológico del corazón y la aorta.

s. primaria, fase primera de la enfermedad, que se inicia con la aparición en los genitales, y a veces la cavidad bucal, de una úlcera pequeña que se transforma en chancro.

s. secundaria, segunda etapa de la sífilis, que comienza tras la cicatrización del chancro inicial (entre seis y doce semanas después de su aparición) y dura por tiempo indefinido; se caracteriza por erupciones cutáneas infecciosas de color cobrizo, placas mucosas, fiebre y otros síntomas generales.

s. terciaria, período final no infeccioso de la enfermedad que se inicia tras un lapso de varios meses o años; está marcado por el desarrollo por todo el cuerpo de masas de tejido granulomatoso (gomas); pueden producirse trastornos intensos de los sistemas nervioso y vascular.

sifilítico *(syphilitic).* Relativo a la sífilis o que la padece.

sifilizar *(syphilize).* Infectar con la sífilis, especialmente en un intento de inmunización frente a ella por inoculación de *Treponema pallidum.*

sifilofima *(syphilophyma).* Excrecencia sifilítica; goma.

sifilofobia *(syphilophobia).* Temor injustificado a contraer la sífilis.

sifilogénesis *(syphilogenesis).* Origen de la sífilis.

sifiloide *(syphiloid).* Semejante a la sífilis o característico de ella.

sifilología *(syphilology).* Estudio médico de la naturaleza y tratamiento de la sífilis.

sifiloma *(syphiloma).* Goma; tumor sifilítico.

sifón *(siphon).* Tubo en forma de U usado para transferir líquidos o en el drenaje de heridas.

s. carotídeo, curvatura en forma de U de la porción intracraneal de la arteria carótida interna a lo largo de la silla turca.

sigmatismo *(sigmatism).* Incapacidad para pronunciar correctamente sonidos sibilantes.

sigmoide *(sigmoid).* Que tiene la forma de la letra S.

sigmoidectomía *(sigmoidectomy).* Extirpación quirúrgica de parte del colon sigmoide; escisión de la flexura sigmoidea.

sigmoidopexia *(sigmoidopexy).* Sutura del colon sigmoide a la pared abdominal para la corrección de un prolapso del recto.

sigmoidoscopia *(sigmoidoscopy).* Inspección del interior del colon sigmoide por medio de un instrumento (sigmoidoscopio).

sigmoidoscopio *(sigmoidoscope).* Instrumento para examinar el interior del colon sigmoide.

sigmoidotomía *(sigmoidotomy).* Incisión qui-

símbolos químicos

Sb	antimonio	Mg	magnesio
As	arsénico	Hg	mercurio
S	azufre	N	nitrógeno
Ba	bario	Au	oro
Br	bromo	O	oxígeno
Ca	calcio	Pb	plomo
C	carbono	K	potasio
Zn	cinc	Ra	radio
Cl	cloro	Rn	radón
Co	cobalto	Na	sodio
Cu	cobre	W	tungsteno
F	flúor	U	uranio
H	hidrógeno	I	yodo

símbolos usados en Genética

□ varón normal

○ hembra normal

□—○ apareamiento

padres e hijos

◇ sexo no especificado

■ ● personas afectadas

∅ muerta

⊠ muerto

mortinato

propositus (♀)

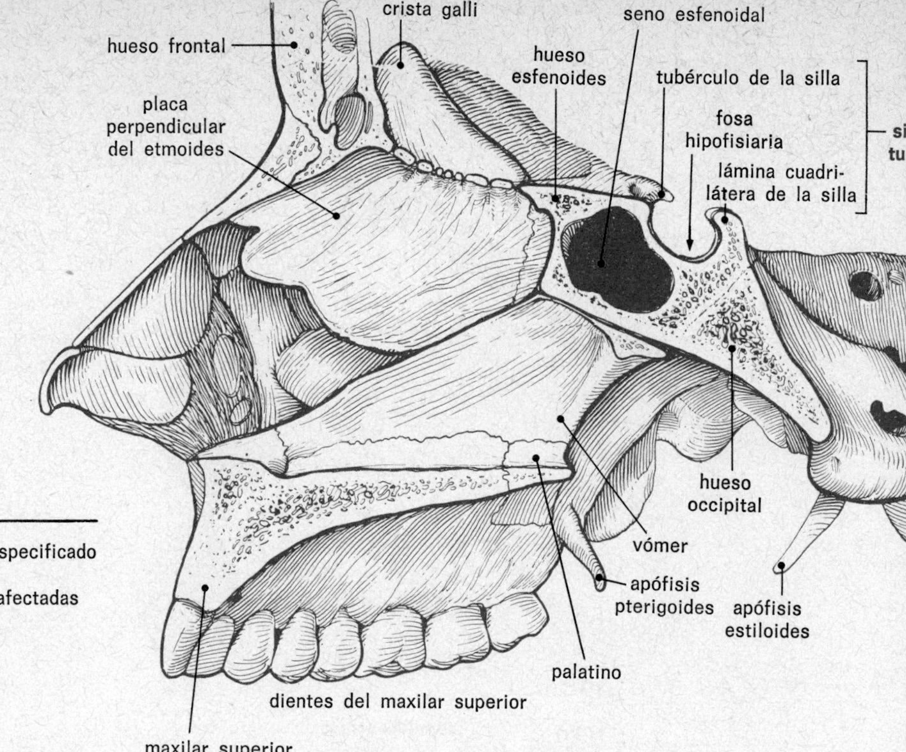

rúrgica del colon sigmoide.

signa *(signa)*. Palabra latina que indica escritura o impresión de una marca; en recetas, se usa precediendo a la signatura.

signatura *(signature)*. Parte de una prescripción farmacéutica que contiene instrucciones para el paciente sobre el uso de la medicación; también llamada transcripción. Véanse también superscripción, inscripción y subscripción.

significativo *(significant)*. En estadística, cualquier cosa que probablemente no es resultado de la casualidad.

signo *(sign)*. **1.** Cualquier hallazgo objetivo indicativo de enfermedad perceptible al examinador, en contraposición a las sensaciones subjetivas (síntomas) del paciente. Para los distintos signos, véanse los nombres específicos. **2.** Indicio de continuidad de la existencia.

s. accesorio, cualquier signo que acompaña generalmente, pero no siempre, a una enfermedad.

s. vital, respiración, ritmo cardiaco y presión arterial; los signos de vida.

silencio auscultatorio *(silent gap, auscultatory gap)*. Intervalo silencioso que se nota a veces durante la determinación de la presión arterial; también llamado hiatus o pozo auscultatorio.

silicato *(silicate)*. Sal del ácido silícico.

sílice *(silica)*. Dióxido de silicio, SiO_2; compuesto cristalino blanco o incoloro; uno de los tres ingredientes principales de la porcelana dentaria.

silíceo *(silicious)*. Semejante o relativo a o que contiene sílice.

silícico, ácido *(silicic acid)*. En general, cualquier ácido que contenga sílice.

silicio *(silicon)*. Elemento no metálico presente de forma abundante en la corteza de la Tierra en la sílice y los silicatos; símbolo Si, número atómico 14, pero atómico 28,09.

silicona *(silicone)*. Cualquier miembro de un grupo de polímeros semiorgánicos caracterizados por inercia fisicoquímica y un alto grado de repelencia al agua y lubricidad; se emplean en la reposición protésica de partes del cuerpo, recubrimientos de protección y adhesivos.

silicosis *(silicosis)*. Fibrosis de los pulmones causada por la inhalación prolongada de polvo de sílice (polvo de roca, SiO_2); una neumoconiosis; también llamada enfermedad de los picapedreros y tisis de los alfareros.

silicotuberculosis *(silicotuberculosis)*. Silicosis asociada a tuberculosis.

silla turca *(sella turcica)*. Depresión con dos prominencias (anterior y posterior) situada sobre la superficie superior del hueso esfenoides en la base del cráneo, que se asemeja a una silla de este tipo y alberga la hipófisis.

simbión *(symbiote)*. Véase simbionte.

simbionte *(symbiont)*. Uno de los organismos asociados en una relación simbiótica; también llamado simbión o simbiota.

simbiosis *(symbiosis)*. **1.** Vida común en asociación íntima de dos organismos disímiles. **2.** En psiquiatría, relación de dos individuos alterados que llegan a tener una dependencia mutua.

simbléfaron *(symblepharon)*. Adherencia del párpado al globo ocular.

simblefaropterigión *(symblepharopterygium)*. Adherencia del párpado al globo ocular por una banda cicatrizal semejante a un pterigión.

simbolización *(symbolization)*. Proceso mental inconsciente por el que un objeto o idea representa otro a través de algún aspecto que ambos tienen en común.

símbolo *(symbol)*. **1.** Marca o clave que representa una sustancia, cualidad, cantidad o relación. **2.** Algo que representa alguna otra cosa.

s. fálico, en psicoanálisis, cualquier objeto estilizado vertical y en punta que represente figuradamente un pene (falo).

s. químico, símbolo (letra o combinación de letras) que representa un átomo o molécula de un elemento.

simetría *(symmetry)*. Correspondencia exacta de las partes integrantes situadas a lados opuestos de un plano divisorio o en torno a un eje.

sí mismo *(self)*. Conciencia de una persona de su propio ser.

Simmonds, enfermedad de *(Simmonds's disease)*. Véanse panhipopituitarismo.

simpat-, simpateto-, simpatico-, simpato- *(sympath-, sympatheto-, sympathico-, sympatho)*. Formas prefijas que indican el sistema nervioso simpático (autónomo).

simpatectomía *(sympathectomy, sympathetectomy)*. Escisión quirúrgica de una porción de un nervio o un ganglio simpático.

s. química, interrupción de una vía nerviosa simpática por medio de un producto químico.

simpatía *(sympathy)*. **1.** Expresión de compasión o tristeza por el dolor ajeno. **2.** Capacidad para comprender y compartir los sentimientos de otra persona.

simpático *(sympathetic)*. **1.** Relativo al sistema nervioso autónomo toracolumbar. **2.** Relativo a la simpatía o que la expresa.

simpaticolítico *(sympatholytic)*. Que inhibe la actividad del sistema nervioso simpático; también llamado simpaticoparalítico.

simpaticomimético *(sympathomimetic)*. Que produce efectos semejantes a los causados por la estimulación del sistema nervioso simpático.

simpaticoparalítico *(sympathoparalytic)*. Véase simpaticolítico.

simpaticotripsia *(sympathicotripsy)*. Aplastamiento de un ganglio del sistema nervioso simpático.

simpaticotropo *(sympathicotropic)*. Que tiene influencia en y afinidad con el sistema nervioso simpático.

simpatina *(sympathin)*. Nombre utilizado originalmente para descríibir la sustancia producida en las terminaciones nerviosas simpáticas postganglionares al estimular las fibras nerviosas simpáticas; actualmente identificada como noradrenalina.

simpatoblasto *(sympathoblast)*. Una de las células indiferenciadas primitivas que migran desde la cresta neural embrionaria y dan origen a las células ganglionares simpáticas y a la medula suprarrenal.

simpatoblastoma *(sympathoblastoma)*. Véase neuroblastoma.

simpatogonia *(sympathogonia)*. Células tronco ectodérmicas primitivas que migran hacia abajo desde la cresta neural para formar la medula de las glándulas suprarrenales durante el desarrollo embrionario.

simpatogonioma *(sympathogonioma)*. Véase neuroblastoma.

simpatosuprarrenal *(sympathoadrenal)*. Relativo al sistema nervioso simpático y las hormonas de la medula de la glándula suprarrenal adrenalina y noradrenalina, que producen efectos semejantes a los provocados por la estimulación simpática.

simulación *(simulation)*. **1.** Imitación; dícese de una enfermedad o síntoma que se asemeja a o remeda otros. **2.** Fingimiento.

simulador *(simulator)*. **1.** Dícese de la persona que finge estar enferma. **2.** Dispositivo diseñado para producir efectos que simulen o se aproximen a afecciones reales.

s. espacial, cámara cerrada herméticamente con sujetos humanos o animales a nivel del suelo empleada para estudiar algunos de los efectos fisiológicos de los viajes espaciales.

s. del paciente, réplica funcional de una parte del organismo.

simular *(malinger)*. Pretender estar enfermo para

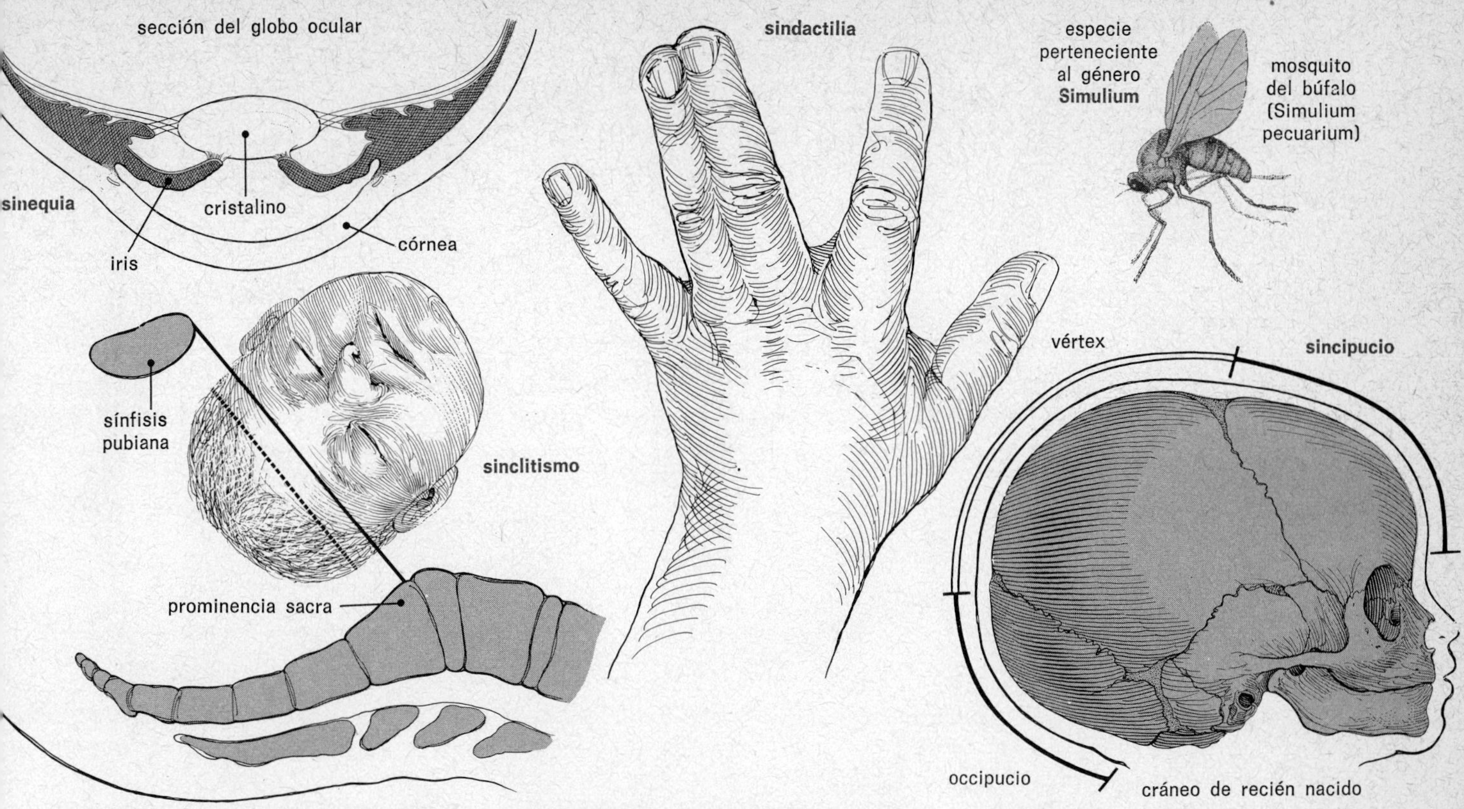

no ir al trabajo o evitar una situación no placentera o para conseguir otro beneficio.

Simulium. Género de insectos de la familia simúlidos *(Simuliidae),* algunas de cuyas especies transmiten la oncocerciasis.

sin- *(syn-).* Prefijo que significa junto con o unido.

sinalgia *(synalgia).* Dolor experimentado en una zona distinta al lugar de su origen.

sinapsis 1 *(synapsis).* Proceso durante la etapa de profase de la meiosis en el que cromosomas homólogos se emparejan y unen. 2 *(synapse).* Unión entre células nerviosas; existe una brecha sináptica, de alrededor de una millonésima de pulgada, a través de la que debe pasar un impulso nervioso para poder ser transmitido de una célula nerviosa a otra; esta transmisión se efectúa mediante la liberación de una sustancia transmisora.

s. axodendrítica, la unión del axón de una célula nerviosa con una dendrita de otra neurona.

s. axosomática, unión del axón de una célula nerviosa con el cuerpo celular de otra.

sináptico *(synaptic).* Relativo a una sinapsis.

sinartrosis *(synarthrosis).* Articulación sinartrodial; aquella en la que dos huesos están unidos por tejido fibroso que permite un movimiento escaso o nulo entre los huesos.

sincanto *(syncanthus).* Adherencia del globo ocular a estructuras orbitarias.

sincarion *(synkaryon).* Núcleo formado al fusionarse durante la fecundación los núcleos de dos células.

sincinesis *(synkinesis).* Movimiento involuntario de una parte cuando se mueve otra parte.

sincipital *(sincipital).* Relativo a la parte anterior y superior de la cabeza.

sincipucio *(sinciput).* **1.** Parte anterior y superior de la cabeza, desde la frente a la coronilla. **2.** Bregma; parte más alta de la cabeza en la que se unen las suturas sagital y coronal.

sincitio *(syncytium).* Masa de protoplasma con muchos núcleos, aparentemente resultante de la fusión de varias células.

sincitiotrofoblasto *(syncytiotrophoblast).* Capa externa de células que recubre cada una de las vellosidades coriónicas de la placenta y está en contacto con la sangre materna o la caduca; también llamado sintrofoblasto y trofoblasto sincitial.

sinclitismo *(synclitism).* Estado en el que los planos de la cabeza fetal y la pelvis materna son paralelos; la cabeza fetal se presenta en la pelvis con las suturas sagitales a mitad de camino entre la sínfisis pubiana y la prominencia sacra maternas; también llamado paralelismo.

sincondrosis *(synchondrosis).* Unión de dos huesos por cartílago, en algunos casos reemplazado por hueso antes de la edad adulta, como en el cráneo del recién nacido o la unión del manubrio con el cuerpo del esternón.

sincopal *(syncopal).* Relativo a un desvanecimiento.

síncope *(syncope).* Pérdida breve de la conciencia; desmayo.

sincronía *(synchronia).* **1.** Sincronismo. **2.** Formación y desarrollo de los tejidos en el momento normal.

sincronismo *(synchronism).* Ocurrencia simultánea de dos o más acontecimientos.

sincrotrón *(synchrotron).* Acelerador para generar electrones o protones de alta velocidad alrededor de una senda circular fija por medio de un potencial de radiofrecuencia.

sindactilia *(syndactyly).* Adherencia o fusión parcial o total de dos o más dedos de la mano o el pie.

sindesmectomía *(syndesmectomy).* Escisión de una sección de un ligamento.

sindesmitis *(syndesmitis).* **1.** Inflamación de un ligamento. **2.** Conjuntivitis.

sindesmología *(syndesmology).* Estudio anatómico de los ligamentos y articulaciones relacionadas.

sindesmopexia *(syndesmopexy).* Fijación quirúrgica de una luxación mediante reconstrucción de un ligamento.

sindesmoplastia *(syndesmoplasty).* Cirugía reparadora de un ligamento.

sindesmorrafia *(syndesmorrhaphy).* Sutura o reparación quirúrgica de un ligamento.

sindesmosis *(syndesmosis).* Tipo de articulación fibrosa en la que el tejido fibroso existente entre los huesos forma una membrana o ligamento, como la articulación peroneotibial o la unión de la platina del estribo a la ventana oval del oído interno.

sindesmotomía *(syndesmotomy).* Incisión o sección quirúrgica de un ligamento.

síndrome *(syndrome).* Serie de signos y síntomas que aparecen juntos con uniformidad razonable. Para los distintos síndromes, véanse los nombres concretos.

sine. En latín, sin; se usa al extender recetas.

sinectenterotomía *(synectenterotomy).* Separación de adherencias intestinales.

sinequia *(synechia).* Cualquier adherencia, y en especial la del iris a la córnea o al cristalino.

sinequiotomía *(synechiotomy).* Liberación de las adherencias en una sinequia.

sinéresis *(syneresis).* Encogimiento o contracción de geles por un reposo prolongado que hace que los componentes se vuelvan más concentrados y se formen sobre la superficie gotitas del medio líquido; p. ej., la contracción de coágulos de sangre, medios de cultivo de agar, flanes, etc.

sinergia, sinergismo *(synergy, synergism).* **1.** Cooperación en la acción, como la acción coordinada de dos o más sustancias u órganos para producir un efecto del que cada uno de ellos es incapaz por separado. **2.** En farmacología, cualidad de dos fármacos por la que sus efectos combinados son superiores a la suma algebraica de sus efectos individuales.

sinérgico *(synergist).* Cualquier cosa, como un fármaco o un músculo, que actúa en conjunción con otra para lograr un efecto común.

sinestesia *(synesthesia).* Estado en el que, además de la sensación normal, un estímulo provoca otra sensación no relacionada.

sinestesialgia *(synesthesialgia).* Estado en el que un estímulo, además de excitar la sensación normal, produce dolor en algún otro lugar.

sinfisial *(symphyseal).* Relativo a una sínfisis.

sinfisiorrafia *(symphysiorrhaphy).* Sutura de una sínfisis dividida.

sinfisiotomía *(symphysiotomy, symphyseotomy).* Sección de la sínfisis pubiana por medio de una sierra de alambre para facilitar el alumbramiento.

sínfisis *(symphysis).* **1.** Tipo de articulación en el que dos huesos están unidos por cartílago fibroso, como el pubis. **2.** En patología, la fusión anormal de dos superficies.

singamia *(syngamy).* Conjugación o unión de los núcleos de dos gametos en la fecundación para producir un núcleo de cigoto.

singénico *(syngeneic).* Relativo a mamíferos genéticamente idénticos (isogénicos) o casi idénticos (gemelos idénticos o animales altamente endogámicos).

singultación *(singultation).* Padecimiento de hipos.

singulto *(singultus).* Hipo.

sininjerto *(syngraft).* Isotrasplante.

sinister *(sinister).* En latín, izquierda.

sinistral *(sinistral).* **1.** De o relativo al lado izquierdo. **2.** Zurdo.

sinistralidad *(sinistrality).* Condición de zurdo.

sinistrocardia *(sinistrocardia).* Desplazamiento del corazón hacia la izquierda, más allá de su posición normal.

sinistrocerebral *(sinistrocerebral).* Relativo al

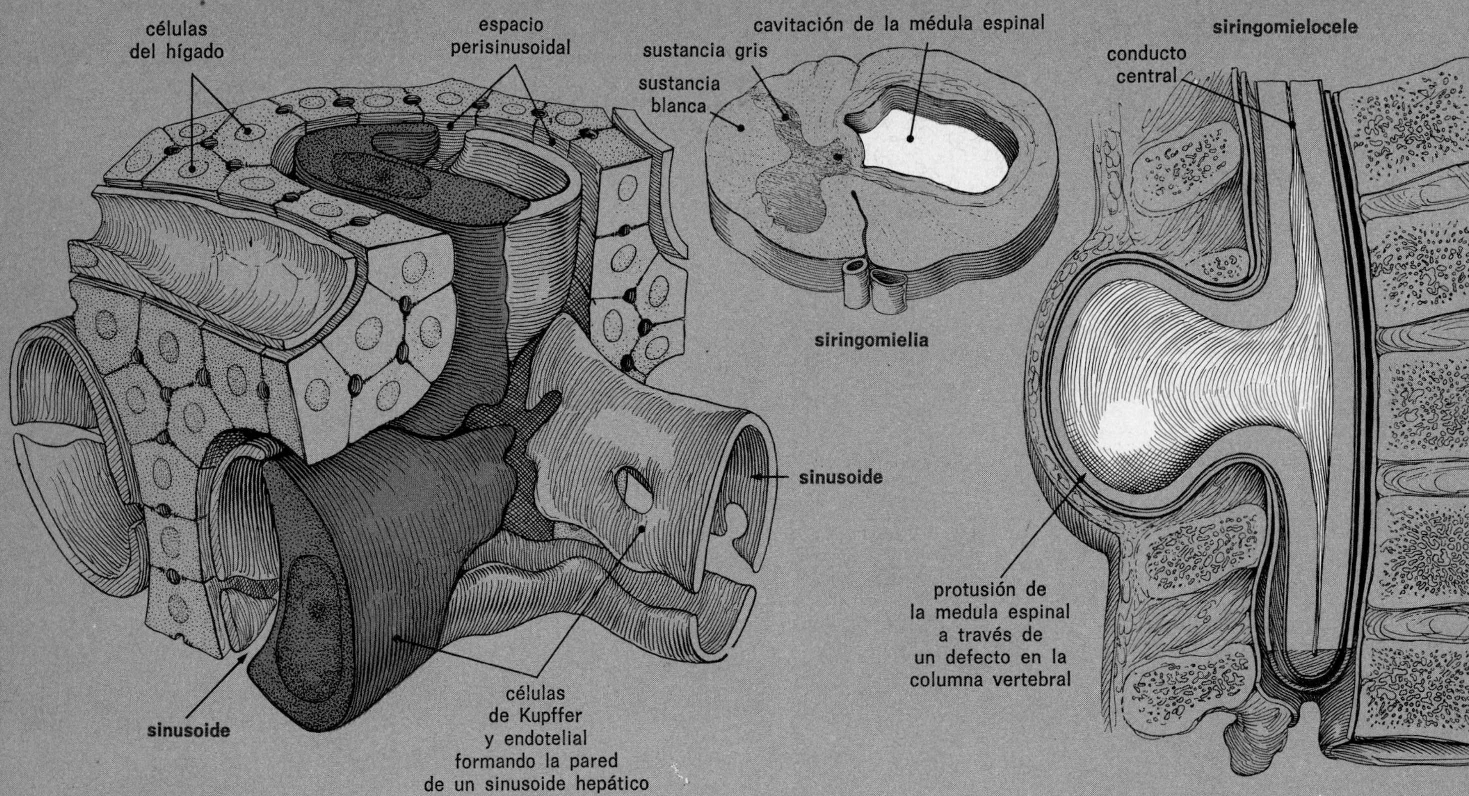

hemisferio izquierdo del cerebro.

sinistrocular *(sinistrocular).* **1.** Que tiene mejor visión en el ojo izquierdo. **2.** Relativo a la dominancia del ojo izquierdo.

sinistropedal *(sinistropedal).* Que usa el pie izquierdo con preferencia al derecho.

sinistrotorsión *(sinistrotorsion).* Torsión o rotación a la izquierda, especialmente del ojo.

sinoatrial, sinoauricular *(sinoatrial, sinoauricular).* Relativo al seno venoso y la aurícula derecha del corazón; especialmente el nudo sinusal (S-A).

sinoptóforo *(synoptophore).* Estereoscopio modificado utilizado para adiestrar a individuos afectos de desequilibrio de los músculos oculares.

sinorquidia, sinorquismo *(synorchidism, synorchism).* Fusión congénita de los testículos.

sinostosis *(synostosis).* Fusión de huesos adyacentes, normalmente separados, por medio de tejido óseo.

sinovectomía *(synovectomy).* Escisión quirúrgica de una porción o la totalidad de una membrana sinovial alterada de una articulación.

sinovia *(synovia).* Líquido lubrificante transparente y denso presente en una articulación, bolsa o vaina tendinosa; es segregado por la membrana que reviste la cavidad o vaina tendinosa (membrana sinovial).

sinovial *(synovial).* Relativo a la sinovia, o que la contiene o la secreta.

sinovianálisis *(synovianalysis).* Examen microscópico, identificación de cristales y recuento celular del líquido articular (sinovia); pueden distinguirse cuatro tipos: (1) no inflamatorio, (2) inflamatorio-inmunológico, (3) inflamatorio-cristalino y (4) inflamatorio infeccioso.

sinovina *(synovin).* Sustancia mucinosa hallada en la sinovia.

sinovitis *(synovitis).* Inflamación de las membranas que revisten una articulación (membranas sinoviales).

sinquisis *(synchysis).* Afección del ojo marcada por licuefacción del humor vítreo.

s. centelleante, presencia de numerosas partículas relucientes diminutas que flotan en un humor vítreo licuado y aparecen como consecuencia de enfermedad degenerativa del ojo.

sintérmico *(synthermal).* De la misma temperatura.

síntesis *(synthesis).* Composición a partir de varios elementos; especialmente la formación de un compuesto por combinación de compuestos más sencillos o elementos.

sintetasa *(synthetase).* Nombre vulgar de una ligasa.

sintético *(synthetic).* Obtenido por síntesis.

sintetizar *(synthetize).* Combinar de forma que se produzca un compuesto complejo a partir de otros más sencillos; formar por síntesis.

síntoma *(symptom).* Cualquier manifestación de enfermedad experimentada por un individuo. Para síntomas concretos, véanse los distintos nombres.

sintomático *(symptomatic).* Relativo a un síntoma.

sintomatología *(symptomatology).* **1.** Grupo de síntomas de una enfermedad. **2.** Estudio de los síntomas de una enfermedad, sus causas y la información que aportan; también llamada semiología.

sintónico *(syntonic).* **1.** Equilibrado, estable. **2.** Que se adapta fácilmente a otra persona o al ambiente.

sintrofismo *(syntrophism).* Aumento en el crecimiento de una cepa de bacterias como consecuencia de la agregación o la proximidad a otra cepa.

sintrofo *(syntrophus).* Cualquier enfermedad congénita.

sintrofoblasto *(syntrophoblast).* Véanse sincitiotrofoblasto.

sinusitis *(sinusitis).* Inflamación de la membrana mucosa de un seno y especialmente de uno paranasal.

sinusoide *(sinusoid).* **1.** En forma de seno. **2.** Canal sanguíneo irregular formado por vasos sanguíneos en anastomosis; presente en ciertos órganos, como el hígado y el bazo.

si opus sit *(S.O.S.).* En latín, si hay necesidad.

Sipple, síndrome de *(Sipple syndrome).* Síndrome hereditario consistente en feocromocitoma y carcinoma tiroideo medular con carcinoma paratiroideo ocasional.

siring- *(syring-).* Véase siringo-.

siringadenoma *(syringadenoma).* Tumor benigno de las glándulas sudoríparas; también llamado siringoadenoma.

siringadenoso *(syringadenous).* Relativo a las glándulas sudoríparas.

siringe *(syrinx).* Cavidad en el cerebro o medula espinal causada por enfermedad.

siringitis *(syringitis).* Inflamación de una parte del organismo en forma de trompa, como la trompa de Falopio.

siringo-, siring- *(syringo-, syring-).* Formas prefijas que indican relación con un tubo o trompa; p. ej., siringitis.

siringoadenoma *(syringoadenoma).* Véase siringadenoma

siringobulbia *(syringobulbia).* Presencia de cavidades anómalas en el tronco cerebral, especialmente en el bulbo raquídeo.

siringocistoma *(syringocystoma).* Tumor quístico de un folículo piloso.

siringoma *(syringoma).* Neoplasia benigna de la porción tubular de una glándula sudorípara.

siringomielia *(syringomyelia).* Enfermedad caracterizada por la presencia de cavidades en la sustancia gris adyacente al conducto central de la medula espinal que ocasionan la pérdida de las sensaciones del dolor y temperatura con conservación del sentido del tacto; en casos avanzados, ocasiona a menudo parálisis de las extremidades y escoliosis de la columna lumbar.

siringomielitis *(syringomyelitis).* Inflamación de la medula espinal con formación de cavidades en su sustancia.

siringomielocele *(syringomyelocele).* Protrusión de la medula espinal, con gran distensión del conducto central con líquido cefalorraquídeo, a través de una brecha anómala en la columna vertebral.

sisarcosis *(syssarcosis).* Articulación muscular; unión de huesos por tejido muscular, como en la conexión entre el hueso hioides y el maxilar inferior.

sistema *(system).* **1.** Grupo de partes u órganos con relación funcional entre sí. **2.** Serie organizada de ideas, procedimientos, técnicas, etc., interrelacionados.

s. de activación reticular, porción del tronco cerebral cefálico central que controla la vigilia, el despertar del sueño y la concentración de la atención.

s. de activación reticular ascendente, proyecciones neurales ascendentes de la formación reticular y el tálamo que son responsables de un estado de vigilia y alerta normal.

s. cardiovascular, el corazón y los vasos sanguíneos.

s. centímetro-gramo-segundo, sistema de unidades métricas en el que las unidades básicas de longitud, masa y tiempo son el centímetro, el gramo y el segundo.

s. digestivo, el conducto alimentario, desde la boca hasta el ano, y las glándulas asociadas.

s. endocrino, de forma conjunta, todas las glándulas carentes de conductos.

s. extrapiramidal, sistema funcional de tractos en el cerebro que controla y coordina las activida-

ENFERMEDAD	ASPECTO	VISCOSIDAD DEL COÁGULO DE MUCINA	LEUCOCITOS POR ml (% de poliformo-nucleares)	OTRAS CARACTERÍSTICAS
normal	claro, color pajizo	buena	< 200 (< 25 %)	el azúcar es un 90 % del nivel sérico
GRUPO I. AFECCIONES NO INFLAMATORIAS				
artrosis	claro, color pajizo	buena	100-1000 (< 25 %)	
traumatismo	claro o sanguinolento	buena	1000 (< 25 %)	puede haber hematíes
GRUPO II. INFLAMATORIAS - INMUNOLÓGICAS				
Lupus eritematoso diseminado	claro o algo turbio	buena o discreta	2000-5000 (10-15 %)	bajo nivel de complemento + células LE
artritis reumatoide	turbio, amarillo claro	mala	8000-20 000 (60-75 %)	complemento bajo; azúcar ligeramente bajo
síndrome de Reiter	turbio	mala	10 000-40 000 (60-90 %)	complemento alto
GRUPO III. INFLAMATORIAS - DEPÓSITOS CRISTALINOS				
gota	turbio	mala	10 000-20 000 (60-95 %)	cristales urato sódico (birrefringencia negativa)
pseudogota	turbio	discreta o mala	5000-40 000 (60-95 %)	crist. pirofosfato cálcico. Birrefringencia débilmente positiva
GRUPO IV. INFLAMATORIAS - INFECCIOSAS				
infección bacteriana aguda	turbio, gris	mala	50 000 ó más (98 %)	azúcar bajo (menos de 2/3 del plasmático)
tuberculosis	turbio, amarillo o gris	mala	25 000 (50-90 %)	azúcar bajo (menos de 1/2 del plasmático)

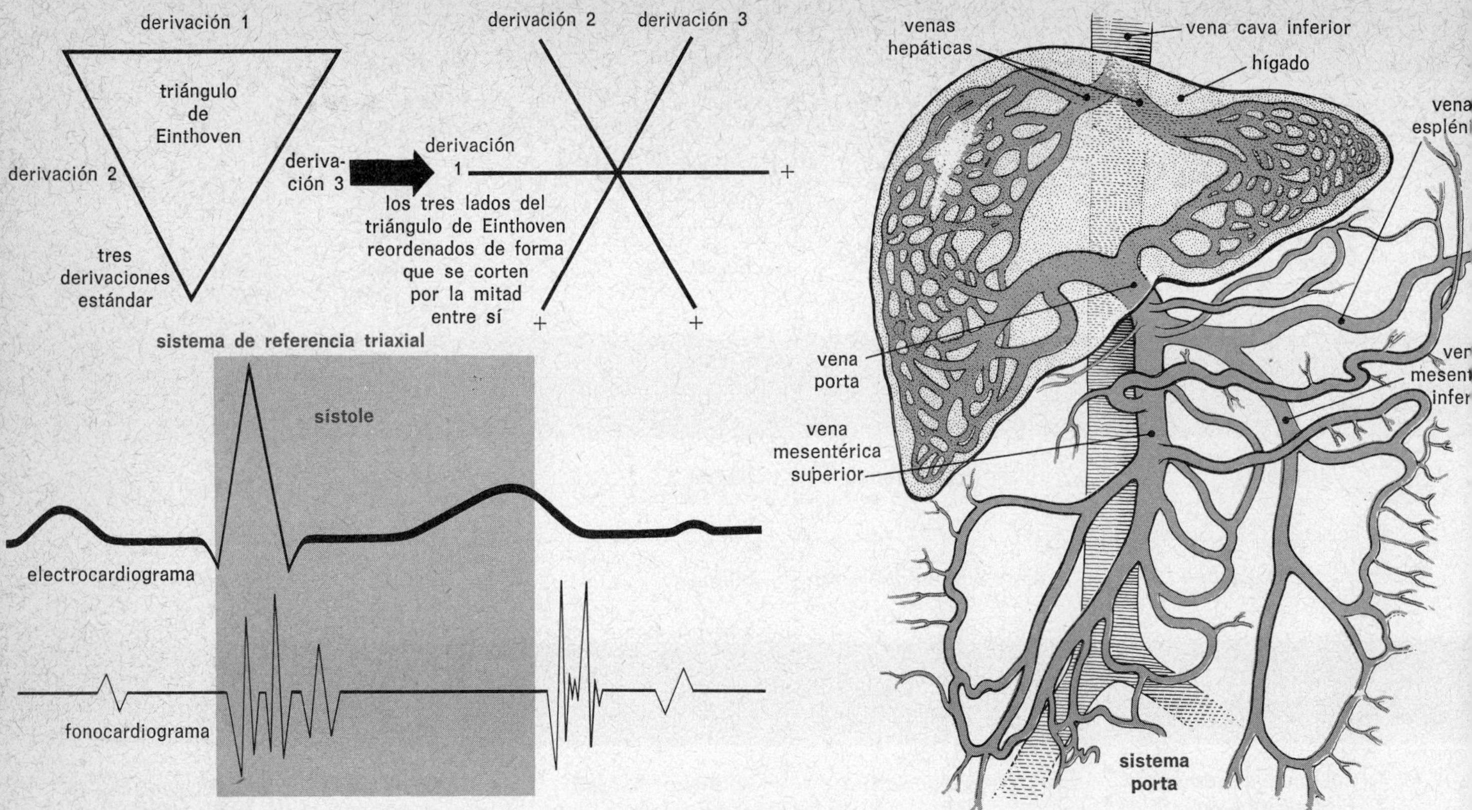

des motoras, especialmente de tipo postural, estático y de sustentación.

s. genitourinario, véase sistema urogenital.

s. haversiano, véase osteona.

s. hemopoyético, órganos productores de la sangre.

s. heterogéneo, combinación o sustancia que contiene dos o más componentes distintos que tienen límites definidos; ej., una suspensión o una emulsión.

s. internacional de unidades, sistema de unidades de las cantidades básicas de longitud, masa, tiempo, corriente eléctrica, temperatura, intensidad lumínica y cantidad de sustancia; las unidades correspondientes son: metro, kilogramo, segundo, ampere, kelvin, candela y mol. La abreviatura es SI en todos los idiomas.

s. límbico, término aplicado indefinidamente a la porción del sistema nervioso que controla las funciones autónomas y las emociones.

s. linfático, el conjunto de los vasos y ganglios linfáticos, las amígdalas, el bazo, el timo y el tejido linfoide o adenoide.

s. linforreticular, en inmunología, serie de elementos celulares distribuidos estratégicamente por todo el organismo; pueden ser activados por muy diversos factores influyentes que son reconocidos como extraños por el sujeto.

s. métrico, sistema de medidas y pesos basado en el metro y el gramo, respectivamente.

s. muscular, los músculos del cuerpo considerados como conjunto.

s. nervioso, el cerebro y la medula espinal (sistema nervioso central), los nervios craneales y espinales (sistema nervioso periférico) y el sistema nervioso autónomo.

s. nervioso autónomo, porción del sistema nervioso que inerva los músculos estriados del corazón y los músculos lisos y glándulas del organismo; se divide en sistema simpático (toracolumbar) y sistema parasimpático (craneosacro).

s. nervioso central (SNC), el cerebro y la medula espinal.

s. nervioso parasimpático, porción del sistema nervioso autónomo.

s. nervioso periférico (SNP), el que conecta el sistema nervioso central (SNC) con el resto del organismo.

s. nervioso simpático, porción del sistema nervioso autónomo.

s. neuromuscular, los nervios y los músculos por ellos inervados.

s. oculomotor, parte del sistema nervioso que controla los movimientos oculares.

s. de oxidación-reducción, aquel en el que puede tener lugar la reacción oxidación-reducción reversible; ej., los sistemas enzimáticos de las células vivas.

s. porta, disposición de los vasos y capilares en el hígado; la vena porta y sus ramas.

s. de Purkinje, sistema de fibras musculares modificadas del corazón que se ocupa de la conducción de los impulsos.

s. de referencia triaxial, en electrocardiografía, la figura resultante de reordenar los lados del triángulo de Einthoven (que representan las tres derivaciones estándar) de forma que se corten por la mitad entre sí.

s. reproductor femenino, los órganos genitales de la mujer, a saber: ovarios, trompas de Falopio, útero, vagina y genitales externos.

s. reproductor masculino, los órganos genitales del varón, consistentes en los testículos, conductos excretores, vesículas seminales, glándula prostática y pene.

s. respiratorio, el conjunto de las vía aéreas, los pulmones y los músculos de la respiración.

s. reticuloendotelial, células fagocitarias presentes en la medula ósea, el bazo y el hígado, en los que liberan a la sangre o linfa de elementos o partículas extraños.

s. urogenital, los órganos reproductores, riñones y aparato urinario considerados como conjunto; también llamado sistema genitourinario.

s. vascular, los vasos sanguíneos.

sistemático *(systematic).* Relativo a un sistema u ordenado en forma de tal.

sistematización *(systematization).* Formulación u ordenación de ideas en una secuencia organizada, según un sistema.

sistematizado *(systematized).* Denota patología diseminada que presenta un patrón significativo más que una distribución al azar.

sistémico *(systemic).* Relativo a o que afecta a la totalidad del organismo.

sístole *(systole).* Contracción rítmica y sincrónica de los músculos de las cámaras del corazón.

s. atrial, s. auricular, contracción de la aurícula que impulsa a la sangre a que fluya desde las aurículas al interior de los ventrículos; tiene una duración de alrededor de 0,1 seg.

s. ventricular, contracción ventricular que va inmediatamente después de la sístole auricular; se divide en dos fases: (a) contracción isométrica que ocurre cuando la presión ventricular cierra firmemente las válvulas auriculoventriculares y (b) período de eyección, que tiene lugar cuando la presión en los ventrículos excede a la presión diastólica de la aorta y arterias pulmonares y se abren las válvulas aórtica y pulmonar, expeliendo con violencia la sangre ventricular; en un individuo con un ritmo cardiaco de 70 latidos por minuto, el período de eyección dura 0,3 seg.

sitoesterol *(sitosterol).* Cada uno de varios esteroles de plantas muy frecuentes, o una mezcla de tales esteroles.

situs *(situs).* Posición o localización; especialmente, localización normal.

s. inversus, anomalía congénita en la que los órganos internos están situados en el lado del cuerpo opuesto a su situación normal.

Sjögren, síndrome de *(Sjögren's syndrome).* Trastorno de causa desconocida caracterizado principalmente por cambios atróficos de las glándulas lagrimales y salivales que desemboca en escasez de secreciones lagrimales y salivales con sequedad de los ojos y boca (queratoconjuntivitis y xerostomía) y artritis reumatoide; suele estar presente el factor reumatoide, y son frecuentes otros anticuerpos anómalos en el suero del paciente.

Sm. Símbolo químico del elemento samario.

Sn. Símbolo químico del elemento estaño.

SNC *(CNS).* Abreviatura de sistema nervioso central.

SNP *(PNS).* Abreviatura de sistema nervioso periférico.

sobrealimentación *(overnutrition).* Alimentación demasiado abundante; ingestión calórica excesiva.

sobreañadida *(overlay).* Afección superimpuesta a otra ya existente.

sobrecompensación *(overcompensation).* Tipo de comportamiento en el que un sentimiento abrumador de insuficiencia inspira una corrección exagerada; p. ej., agresividad y lucha por el poder a toda costa.

sobredosificar *(overdose).* Administrar, prescribir o tomar una dosis excesiva.

sobredosis *(overdose).* Dosis excesiva, dosis demasiado grande.

s. de barbitúricos, una sobredosis de barbitúricos que causa intoxicación grave; modalidad corriente de suicidio.

s. de narcóticos, una sobredosis de narcóticos que produce la triada clínica de estupor (o coma), depresión respiratoria y miosis; el tratamiento consiste generalmente en asistencia ventilatoria y circulatoria y administración de antagonistas de los narcóticos.

SISTEMA INTERNACIONAL DE UNIDADES (SI)

Cantidad	Nombre	Símbolo
des SI de base:		
gitud	metro	m
sa	kilogramo	kg
mpo	segundo	s
ensidad eléctrica	ampere	A
nperatura termodinámica	kelvin	K
ntidad de sustancia	mol	mol
ensidad lumínica	candela	cd
des SI suplementarias		
gulo del plano	radián	rad
gulo sólido	estereorradián	sr

PREFIJOS Y SUS SÍMBOLOS USADOS PARA DESIGNAR MULTIPLOS Y SUBMULTIPLOS DECIMALES

Prefijo	Símbolo	Factor
tera	T	10^{12} = 1 000 000 000 000
giga	G	10^{9} = 1 000 000 000
mega	M	10^{6} = 1 000 000
kilo	k	10^{3} = 1 000
hecto	h	10^{2} = 100
deca	da	10^{1} = 10
deci	d	10^{-1} = 0.1
centi	c	10^{-2} = 0.01
mili	m	10^{-3} = 0.001
micro	μ	10^{-6} = 0.000 001
nano	n	10^{-9} = 0.000 000 001
pico	p	10^{-12} = 0.000 000 000 001
fento	f	10^{-15} = 0.000 000 000 000 001
atto	a	10^{-18} = 0.000 000 000 000 000 001

EJEMPLOS DE UNIDADES SI DERIVADAS EXPRESADAS EN FORMA DE UNIDADES DE BASE

Cantidad	Unidad SI	Símbolo de la unidad
	metro cuadrado	m^2
men	metro cúbico	m^3
cidad	metro por segundo	m/s
eración	metro por segundo al cuadrado	m/s^2
ero de ondas	1 por metro	m^{-1}
idad, densidad de a	kilogramo por metro cúbico	kg/m^3
idad de corriente	ampere por metro cuadrado	A/m^2
ncia de campo agnético	ampere por metro	A/m
entración (de cantidad e sustancia	mol por metro cúbico	mol/m^3
men específico	metro cúbico por kilogramo	m^3/kg
nancia	candela por metro cuadrado	cd/m^2

UNIDADES SI DERIVADAS CON NOMBRES ESPECIALES

Cantidad	Nombre	Símbolo	Expresión en forma de otras unidades
frecuencia	hertz	Hz	s^{-1}
fuerza	newton	N	$kg \cdot m/s^2$
presión, tensión	pascal	Pa	N/m^2
energía, trabajo, cantidad de calor	joule	J	N·m
potencia, flujo radiante	watt	W	J/s
cantidad de electricidad, carga eléctrica	coulomb	C	A·s
potencial eléctrico, diferencia de potencial, fuerza electromotriz	volt	V	W/A
capacitancia	farad	F	C/V
resistencia eléctrica	ohm	Ω	V/A
conductancia	siemens	S	A/V
flujo magnético	weber	Wb	V·
densidad del flujo magnético	tesla	T	Wb/m^2
inductancia	henry	H	Wb/A
flujo lumínico	lumen	lm	cd·sr
iluminancia	lux	lx	lm/m^2
actividad (de un radionúclido)	becquerel	Bq	s^{-1}
dosis absorbida	gray	Gy	J/kg

UNIDADES RECOMENDADAS

Cantidad	Símbolo	Dimensión	Unidad	Símbolo de unidad	Subunidades recomendadas	Unidades no recomendadas
ongitud	l	L	metro	m	mm, μm, nm	cm, μ, u, mμ, mu, A
rea	A	L^2	metro cuadrado	m^2	mm^2, μm^2	cm^2, μ^2
olumen	V	L^3	metro cúbico	m^3	dm^3, cm^3, mm^3, μm^3	cc, ccm, μ^3, u^3
			litro	l	ml, μl, nl, pl, fl	L, λ, ul, μμl, uul
lasa	m	M	kilogramo	kg	g, mg, μg, ng, pg	Kg, gr, γ, ug, mμg, mug, γγ, μμg, uug
úmero	N	l	uno	1	10^9, 10^6, 10^3, 10^{-3}	todas las demás
antidad de sustancia	n	N	mol	mol	mmol, μmol, nmol	M, eq, val, g-mol, mM, meq, mval, μM μeq, μval, nM, neq, nval
oncentración de masa		L^{-3} m	kilogramo por litro	kg/l	g/l, mg/l, μg/l, ng/l	g/ml, %, g %, % (w/v), g/100 ml, g/dl, ‰, ‰, ‰ (w/v), mg %, mg % (w/v), mg/100 ml, mg/dl, ppm, ppm (w/v), μg %, μg % (w/v), μg/100 ml, μ/dl, γ %, ppb, ppb (w/v), μμg/ml, uug/ml
oncentración de sustancia	c	L^{-3} N	mol por litro	mol/l	mmol/l, μmol/l, nmol/l	M, eq/l, val/l, N, n, mM, meq/l, mval/l, μM, uM, μeq/l, nM, neq/l
olalidad	m	M^{-1} N	mol por kilogramo	mol/kg	mmol/kg, μmol/kg	m, mmol/g, μmol/mg, mm, μm, mm

COMPOSICIÓN Y GAMAS DE FUSIÓN DE LAS SOLDADURAS DEL ORO DENTARIO

Soldadura n.°	Oro %	Plata %	Cobre %	Cinc %	Estaño %	Gama de fusión °F	°C
A	65,4	15,4	12,4	3,9	3,1	1375-1445	745-785
B	66,1	12,4	16,4	3,4	2,0	1385-1480	750-805
C	65,0	16,3	13,1	3,9	1,7	1410-1470	765-800
D	72,9	12,1	10,0	3,0	2,0	1390-1535	755-835
E	80,9	8,1	8,8	2,1	2,0	1375-1595	745-870

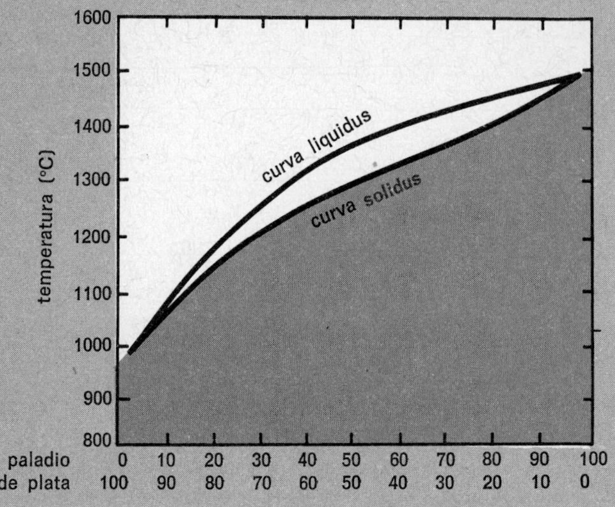

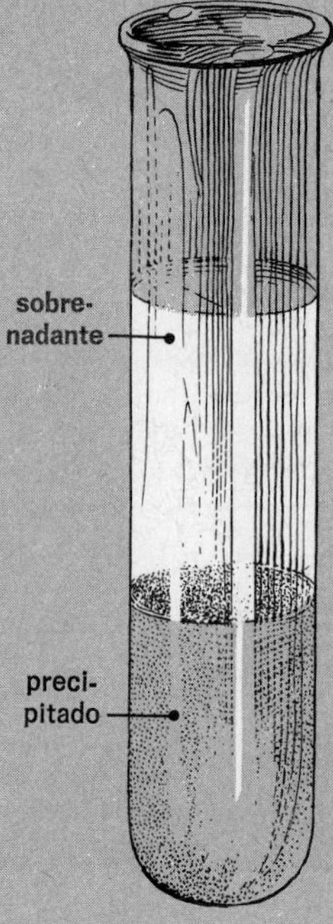

sobrenadante *(supernatant).* Que flota sobre una superficie; designa al líquido que flota sobre un precipitado.

sobreventilación *(overventilation).* Véase hiperventilación.

socioacusia *(socioacusis).* Indicativo de una pérdida de audición ocasionada por un entorno ruidoso.

sociomédico *(sociomedical).* Perteneciente a las interrelaciones de la práctica de la medicina y el bienestar social.

sociópata *(sociopath).* Individuo con un trastorno del comportamiento manifestado por desprecio de las normas sociales, inmadurez, dificultad para postergar su gratificación, escaso control de los impulsos y poca capacidad para considerar las consecuencias de sus actos.

sodio *(sodium).* Elemento metálico blando de color blanco plateado; símbolo Na, número atómico 11, peso atómico 22,99.

s., benzoato de, polvo inodoro blanco y cristalino, C_6H_5COONa; se emplea como conservante de los alimentos y en la fabricación de productos farmacéuticos; también llamado benzoato de sosa.

s., bicarbonato de, compuesto blanco y cristalino con sabor ligeramente alcalino, $NaHCO_3$; se usa en medicina como antiácido gástrico; también llamado bicarbonato de sosa.

s., bifosfato de, polvo cristalino hidrosoluble incoloro, $NaH_2PO_4{\cdot}H_2O$; sirve para aumentar la acidez de la orina.

s., bisulfito de, cristales blancos hidrosolubles, $NaHSO_3$; se usa como conservante, desinfectante y antioxidante en ciertas inyecciones.

s., borato de, compuesto cristalino blanco, $Na_2B_4O_7{\cdot}10H_2O$; usado en odontología como retardante y en la fabricación de productos farmacéuticos y detergentes; también llamado bórax.

s., carbonato de, (1) compuesto pulverulento blanco, Na_2CO_3; se usa como reactivo y en la hidroterapia; (2) cualquiera de varias formas hidratadas, como $Na_2CO_3{\cdot}10H_2O$.

s., ciclamato de, polvo hidrosoluble utilizado como edulcorante artificial, $NaC_6H_{11}NHSO_3$.

s., citrato de, polvo granular blanco hidrosoluble, $Na_3C_6H_5O_7{\cdot}2H_2O$; se emplea como anticoagulante sanguíneo.

s., cloruro de, compuesto cristalino, ClNa; usado en medicina en solución; también se denomina sal de mesa o común.

s., diatrizoato de, polvo hidrosoluble radiopaco; compuesto orgánico de yodo, $C_{11}H_8O_4N_2I_3Na{\cdot}4H_2O$; se utiliza en radiografías excretoras del aparato urinario.

s., fosfato de, sal sódica cristalina hidrosoluble del ácido fosfórico, $Na_2HPO_4{\cdot}H_2O$; se usa como laxante.

s., glutamato de, compuesto cristalino blanco con sabor semejante al de la carne; se utiliza para cocinar; también llamado glutamato monosódico.

s., grupo del, los metales alcalinos litio, sodio, potasio, rubidio y cesio.

s., hidróxido de, compuesto hidrosoluble alcalino, NaOH; se emplea en las industrias química y farmacéutica; también llamado sosa cáustica y lejía.

s., levotiroxina de, sal sódica del isómero natural de la tiroxina; se emplea en el tratamiento de estados de déficit tiroideo.

s., liotironina de, sal sódica de la L-triyodotironina; se usa en el tratamiento del déficit tiroideo.

s., nitrato de, compuesto cristalino blanco, $NaNO_3$; usado antiguamente para tratar la disentería; también llamado salitre y nitro de sosa.

s., pentotal de, véase tiopental sódico.

s., perborato de, compuesto inodoro blanco, $NaBO_3H_2O_2{\cdot}4H_2O$; sirve como antiséptico.

s., peróxido de, polvo blanco o amarillento, Na_2O_2; se emplea en la fabricación de productos farmacéuticos.

s., salicilato de, escamas blancas hidrosolubles; usada antiguamente en el tratamiento de la fiebre reumática.

s., tiosulfato de, compuesto cristalino, $Na_2S_2O_3{\cdot}5H_2O$; se emplea como antídoto en el envenenamiento por cianuro, para evitar la infección por gusanos y como agente fijador en fotografía; también llamado hiposulfito.

s., yoduro de, polvo cristalino blanco, NaI; sirve para suministrar yodo.

sodoku *(sodoku).* Fiebre por mordedura de rata; véase fiebre.

sodomía *(sodomy).* Práctica sexual en la que el pene se introduce en el ano o boca de otra persona.

sofocar *(suffocate).* Impedir la respiración; ahogar por estrangulación o asfixia.

soja *(soya, soybean).* **1.** Planta leguminosa trepadora asiática, *Glycine soya* o *Glycine hispida.* **2.** Semilla de esta planta, rica en proteínas y de bajo contenido en almidón; se da a personas que son alérgicas a la leche de vaca.

sol *(sol).* **1.** Dispersión coloidal de un sólido en un líquido. **2.** Abreviatura de solución.

solación *(solation).* En química, conversión de un gel en sol, como la fusión de la gelatina.

solanáceo *(solanaceous).* Perteneciente o relativo a la familia solanáceas *(Solanaceae),* que comprende hierbas, arbustos y árboles venenosos o que se utilizan en medicina.

soldadura *(solder, soldering).* **1.** Aleación fusible de metales usada para unir partes metálicas mediante su aplicación al metal sólido en estado de fusión. **2.** Unión de metales mediante la fusión de aleaciones intermedias que tienen un punto de fusión más bajo que el de los componentes a conectar.

sólido *(solid).* **1.** De forma definida; no líquido ni gaseoso. **2.** Compacto; firme; sin brechas.

solidus *(solidus).* Línea de temperatura en un diagrama de constitución por debajo de la cual se halla en estado sólido el elemento o aleación metálicos indicados.

solubilidad *(solubility).* **1.** Propiedad de soluble. **2.** Grado en que una sustancia posee la propiedad de ser soluble.

soluble *(soluble).* Que puede disolverse.

solución (sol) *(solution).* **1.** Sustancia homogénea formada por la mezcla de una sustancia gaseosa, líquida o sólida (soluto) con un líquido o un sólido no cristalino (solvente), y de la cual puede recuperarse la sustancia disuelta. **2.** Proceso de realización de dicha mezcla.

s. alcohólica, aquella en la que se emplea como solvente alcohol.

s. de Benedict, solución acuosa de citrato sódico, carbonato sódico y sulfato de cobre; sirve para descubrir la presencia de sustancias reductoras en la orina.

s. de Burrow, una solución de acetato de aluminio.

s. de cloruro sódico isotónica, solución de cloruro sódico con la misma presión osmótica que el plasma; cloruro sódico al 0,9 %; también llamada solución salina fisiológica.

s. de Dakin, mezcla de hipoclorito y perborato de sodio con ácidos hipocloroso y bórico; un antiséptico; también llamada solución modificada de Dakin.

s. de decapaje, solución ácida utilizada para eliminar el óxido y otras impurezas de los moldes dentarios; formada normalmente por una parte de ácido clorhídrico concentrado y una parte de agua.

s. de ensayo, solución estándar de sustancias es-

SOLVENTES SELECCIONADOS

Nombre	Peso molecular	Punto de fusión	Punto de ebullición
agua	18,02	0,0	100,0
metanol	32,04	—97,7	64,7
acetaldehído	44,05	—123,0	20,4
etanol	46,07	—114,1	78,3
acetona	58,05	—94,7	56,3
ácido acético	60,05	16,7	117,9
ciclopentano	70,13	—93,8	49,3
benceno	78,12	5,5	80,1
hexano	86,17	—95,3	68,7
ácido pirúvico	88,06	13,6	165,0
tolueno	92,14	—94,9	110,6
fenol	94,12	40,9	181,8
ácido caprílico	144,22	16,5	239,9
eugenol	164,20	9,2	255,0
ácido oleico	282,47	13,4	360,0

COMPOSICIÓN DE LAS SOLUCIONES PARA INFUSIÓN MÁS COMÚNMENTE USADAS

mEq/litro	solución salina fisiológica	solución de Ringer	solución de Ringer con lactato
sodio	154	147	130
potasio		4	4
calcio		5	4
cloruro		156	111
lactato	154		27

pecíficas empleada en análisis.

s. esclerosante, la que da lugar a formaciones de tejido fibroso; se emplea en cirugía bucal para detener la hemorragia, cauterizar úlceras, etc.

s. estándar, solución de concentración conocida que sirve como base de comparación.

s. de Fehling, mezcla de dos soluciones acuosas: (1) sulfato de cobre y (2) tartrato sódico potásico con hidróxido de sodio (sosa cáustica); se emplea para descubrir azúcares reductores.

s. gram-molecular, soluciones molares.

s. hiperbárica, solución que posee un peso específico más elevado que un estándar de referencia; p. ej., en anestesia espinal, la que tiene peso específico superior al del líquido cefalorraquídeo (LCR), con lo que se produce anestesia por debajo del nivel de inyección debido a su migración hacia abajo.

s. hipertónica, la que posee una presión osmótica superior a la de un estándar de referencia; p. ej., una solución de cloruro sódico que tiene una presión osmótica más elevada que la sangre; a menudo designa una solución que, al rodear a una célula, hace que surja un flujo de agua de la misma a través de la membrana celular semipermeable.

s. hipobárica, la que posee un peso específico inferior a un estándar de referencia; p. ej., en anestesia espinal, la que tiene un peso específico inferior al del líquido cefalorraquídeo (LCR), con lo que produce anestesia por encima del nivel de inyección debido a su migración en sentido ascendente.

s. irrigatoria oftálmica, véase colirio.

s. de Locke, la formada por 0,9 g de cloruro sódico, 0,024 g de cloruro cálcico, 0,042 g de cloruro potásico, con 0,01 a 0,03 g de bicarbonato sódico, 0,1 g de glucosa y agua destilada hasta completar 100 ml; se emplea para la irrigación de tejidos durante experimentos de laboratorio.

s. de Locke-Ringer, la compuesta por 9 g de cloruro de sodio, 0,24 g de cloruro cálcico, 0,42 g de cloruro potásico y 0,2 g de cloruro de magnesio con 0,5 g de bicarbonato sódico, 0,5 g de glucosa y agua hasta completar un litro; se utiliza para experimentos fisiológicos y farmacológicos.

s. de Lugol, véase solución yodoyodurada concentrada.

s. molal, aquella en la que una molécula gramo del soluto se disuelve en solvente suficiente para completar un litro.

s. molar, solución en la que una molécula gramo del soluto se disuelve en un litro del solvente.

s. normal, la que contiene por cada litro de solución un número de gramos de la sustancia disuelta igual al peso molecular de la misma («peso equivalente»).

s. oftálmica, solución estéril aplicable al interior del ojo que contiene un conservante y tiene una presión osmótica y pH similar a los de las lágrimas normales.

s. de Ringer, la que contiene 8,6 g de cloruro sódico, 0,3 g de cloruro potásico y 0,33 g de cloruro cálcico en un litro de agua destilada hervida; la concentración iónica de la solución es de 147 mEq de sodio, 4 mEq de potasio, 5 mEq de calcio y 156 mEq de cloruro; se emplea localmente en quemaduras y heridas; también llamada mezcla de Ringer.

s. de Ringer con lactato, la que contiene 600 mg de cloruro sódico, 310 mg de lactato sódico, 20 mg de cloruro cálcico y 30 mg de cloruro potásico en 100 ml de agua destilada hervida; la concentración iónica de la solución es de 130 mEq de sodio, 4 mEq de potasio, 4 mEq de calcio, 11 mEq de cloruro y 27 mEq de lactato.

s. salina, solución de cualquier sal, y en especial de cloruro de sodio; también conocida simplemente como salina.

s. salina fisiológica, solución isotónica de cloruro de sodio.

s. salina hipotónica, solución que posee un peso específico inferior a un estándar de referencia; p. ej., una solución de cloruro sódico que tenga una presión osmótica inferior a la de la sangre; designa a menudo una solución que, al rodear a una célula, da lugar al ingreso de un flujo de agua en la misma a través de la membrana celular semipermeable.

s. saturada, la que contiene la cantidad máxima de soluto que puede disolver una cantidad dada de solvente.

s. de Shohl, solución que contiene 140 g de ácido cítrico, 90 g de citrato de sodio y agua suficiente para completar un litro.

s. supersaturada, la que contiene una cantidad de soluto mayor de la que podría disolver una cantidad dada de solvente a temperaturas normales; llámase también solución sobresaturada.

s. de Tyrode, solución que contiene 8 g de cloruro sódico, 0,2 g de cloruro potásico, 0,2 g de cloruro cálcico y 0,1 g de cloruro de magnesio, con 0,05 g de bifosfato de sodio, 1 g de bicarbonato sódico, 1 g de glucosa y agua hasta completar un litro; se utiliza para irrigar la cavidad peritoneal y en trabajos de laboratorio.

s. volumétrica, solución estándar que contiene una cantidad específica de una sustancia (por lo general 1, 1/2 ó 1/10 mol) disuelta en un litro de agua.

s. yodoyodurada, la que contiene aproximadamente un 2 % de yodo y 2,5 % de yoduro sódico en agua; se aplica generalmente a laceraciones superficiales para evitar infecciones bacterianas.

s. yodoyodurada concentrada, la que contiene 5 g de yodo, 10 g de yoduro potásico y agua destilada hasta completar 100 ml; se emplea como fuente de yodo; también llamada solución de Lugol.

s. de Ziehl, solución colorante de microorganismos como el bacilo de la tuberculosis; contiene fucsina básica, alcohol etílico, fenol y agua destilada; también llamada carbolfucsina.

soluto *(solute).* Sustancia disuelta en una solución.

solvato *(solvate).* Compuesto formado por la combinación de un solvente (la sustancia disolvente) y un soluto (la sustancia disuelta).

solve *(solve).* En latín, disuélvase.

solvente *(solvent).* Capaz de disolver otra sustancia; también llamado disolvente.

soma *(soma).* **1.** Un organismo como conjunto, con exclusión de sus células hembrionarias. **2.** El cuerpo, diferenciado de la mente.

somatestesia *(somatesthesia).* Conciencia del cuerpo; también se denomina somestesia.

somático *(somatic).* **1.** Del cuerpo o perteneciente a él. **2.** Parietal; relativo a la pared de la cavidad corporal.

somato-, somat-, *(somato-, somat-).* Formas prefijas que indican relación con el cuerpo; p. ej., somatología.

somatógeno *(somatogenic).* De origen corporal; que se origina en las células del cuerpo.

somatología *(somatology).* Estudio del cuerpo humano en cuanto a su forma y función.

somatomamatropina *(somatomammatropin).* Véase lactógeno placentario humano.

somatometría *(somatometry).* Medición del cuerpo.

somatomo *(somatome).* Somitas.

somatopatía *(somatopathy).* Enfermedad del cuerpo.

somatoplasma *(somatoplasm).* La totalidad del plasma de las células que integran el cuerpo (salvo las embrionarias).

somatopsicosis *(somatopsychosis).* Trastorno emocional asociado con enfermedad visceral.

somatopsíquico *(somatopsychic).* Relativo a la

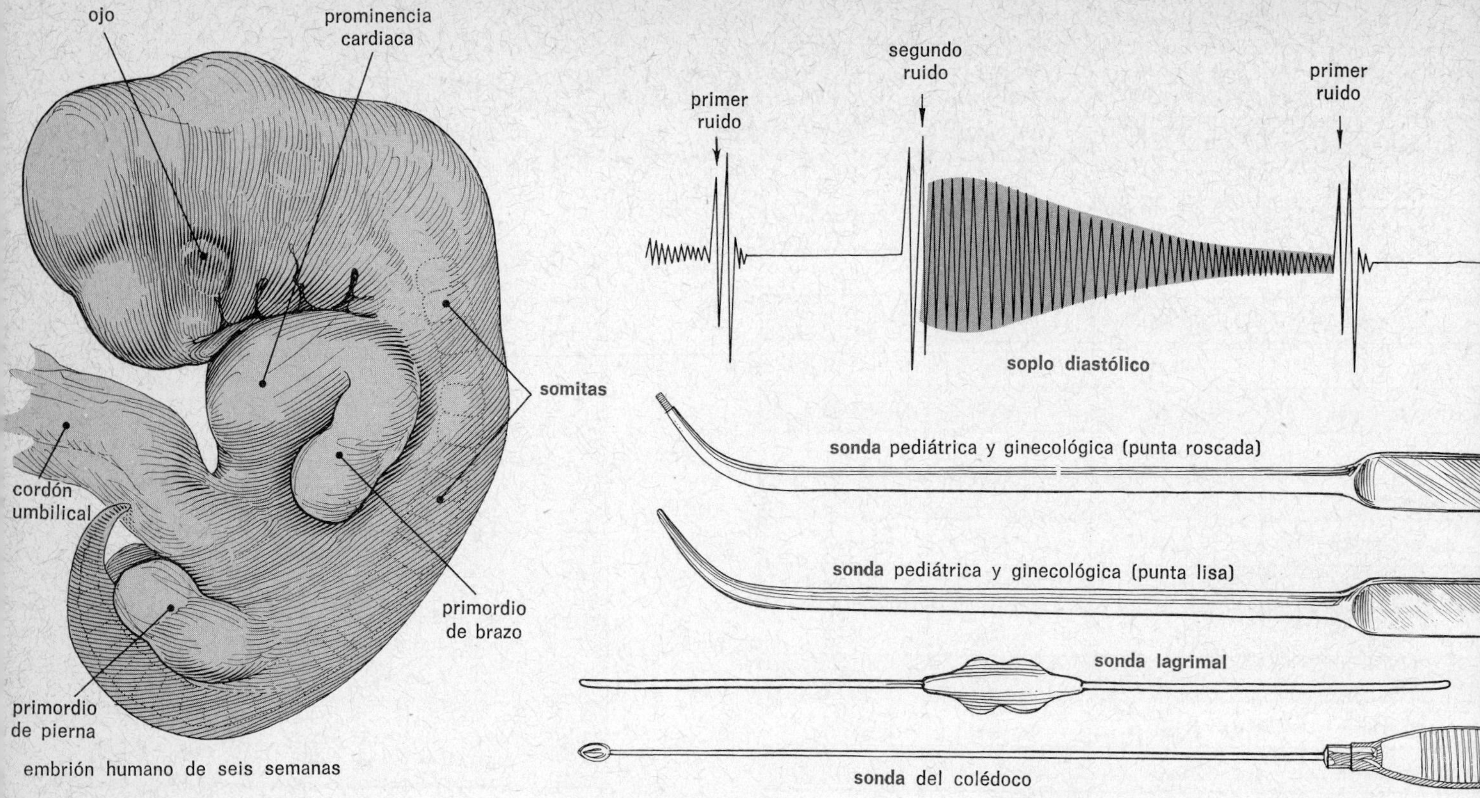

embrión humano de seis semanas

relación del cuerpo y la mente; indica los efectos del primero sobre la segunda.

somatosexual *(somatosexual).* Relativo a un tiempo a las características físicas y las sexuales; suele aplicarse a las manifestaciones físicas del desarrollo sexual.

somatostatina *(somatostatin).* Péptido presente en el sistema nervioso central, estómago, intestino delgado e islotes de Langerhans; inhibe la liberación de la hormona del crecimiento, la insulina y el glucagón; puede actuar como neurotransmisor en el sistema nervioso central; también llamada factor inhibidor de la liberación de somatotropina.

somatoterapia *(somatotherapy).* Tratamiento encaminado a las dolencias físicas, en contraposición a los tratamientos psiquiátricos.

somatotipo *(somatotype).* Clasificación de las personas según las características físicas del cuerpo; también llamado biotipo físico y hábito constitucional.

somatotonía *(somatotonia).* Tipo de personalidad caracterizado por dominancia de actividad muscular vigorosa y autoafirmación.

somatotrópico *(somatotropic, somatotrophic).* Que tiene efecto estimulante sobre el crecimiento corporal o influencia en el cuerpo.

somatotropina *(somatotropine).* Hormona del crecimiento; hormona segregada por el lóbulo anterior de la hipófisis que influye en el ritmo de crecimiento del esqueleto y en el aumento de peso corporal.

sombra eritrocitaria *(ghost, erythrocytic).* Saco membranoso que queda de los hematíes después de perder la hemoglobina.

sombreado *(shadow-casting).* Método para aumentar la visibilidad de especímenes ultramicroscópicos bajo el microscopio mediante su recubrimiento con una película de carbono, platino o cromo.

somestesia *(somesthesia).* Véase somatestesia.

somita *(somite).* Uno de los segmentos pares de células epitelioides situados a ambos lados del tubo neural del embrión que en las fases tardías de su desarrollo dan origen al tejido conjuntivo, los huesos, los músculos y la dermis y el tejido subcutáneo de la piel; el tamaño del embrión puede expresarse por el número de somitas; en el hombre suelen desarrollarse de 42 a 44.

somnílocuo *(somniloquist).* Persona que habla mientras duerme.

somniloquia *(somniloquism, somniloquence).* Hábito de hablar mientras se está dormido o en un estado semejante al sueño.

somnolencia *(somnolence, somnolency).* Sopor; modorra.

somnus. En latín, sueño.

son *(sone).* Unidad de potencia sonora subjetiva; intensidad de sonido de un tono puro de 1000 ciclos por segundo a 40 decibelios por encima del umbral de audibilidad de un sujeto.

sonambulismo *(somnambulism).* Desplazamiento y realización de actividades durante el sueño sin ningún recuerdo al despertar; se aplica también a ciertos estados de hipnosis; también llamado noctambulismo.

sonda *(sound, probe).* Instrumento metálico cilíndrico y por lo general curvado que sirve para explorar cavidades corporales o para dilatar un conducto, como la uretra.

s. lagrimal, sonda, generalmente de plata, que puede meterse en los puntos superior e inferior de los párpados, pasarse por los canalículos superior e inferior y hacerse llegar hasta la nariz por el conducto nasolagrimal.

sondaje *(bougienage).* Examen o tratamiento (dilatación) de una estructura tubular por medio de una sonda o cánula.

sónico *(sonic).* **1.** De o perteneciente a un sonido audible. **2.** Relativo a la velocidad del sonido en el aire (aproximadamente 1180 kilómetros por hora a nivel del mar).

sonido *(sound).* Ruido.

s. cardiaco, cada uno de los sonidos normales escuchados en la auscultación sobre la región del corazón; el primer sonido cardiaco está causado por el cierre de las válvulas auriculoventriculares (mitral y tricúspide), el segundo es resultado del cierre de las válvulas semilunares (aórtica y pulmonar), el tercer sonido es audible a veces durante un llenado rápido de los ventrículos, el cuarto sonido coincide con la contracción auricular y normalmente no es audible, aunque a menudo se registra por fonocardiografía; también llamados tonos cardiacos.

s. de fricción, roce por fricción; sonido rechinante escuchado a la auscultación y producido por el roce de dos superficies inflamadas.

s. timpánico, sonido de percusión oído a través de una estructura hueca.

sonografía *(sonography).* Prueba diagnóstica auxiliar en la que se emplean ondas de sonido de alta frecuencia para descubrir la presencia de gestación o tumores, ascitis o quistes abdominales, para localizar la placenta y para medir el diámetro biparietal fetal (ecografía).

soñoliento *(somnolent).* **1.** Amodorrado. **2.** Soporífero; que produce sueño.

soplo *(murmur).* Vibración audible que resulta de un flujo sanguíneo turbulento.

s. aórtico, el que se produce en el orificio aórtico.

s. de Austin-Flint, ruido sordo mesosistólico o presistólico, parecido al soplo de la estenosis mitral, que parece originarse en la valva anterior de la válvula mitral cuando el flujo sanguíneo normal y anormal entran en el ventrículo izquierdo en casos de insuficiencia aórtica; también denominado soplo de Flint.

s. cardiaco, soplo que se origina en el corazón.

s. cardiopulmonar, soplo que se considera que está producido por movimiento de aire a través de una porción del pulmón, comprimido por contracción cardiaca.

s. continuo, soplo que empieza en la sístole y continúa sin interrupción en toda o parte de la diástole.

s. creciente, el que incrementa su intensidad y desaparece repentinamente, opuesto al soplo decreciente.

s. creciente-decreciente, soplo que aumenta hasta un máximo y luego disminuye; también denominado soplo romboide.

s. de Cruveilhier-Baumgarten, el que se escucha en la pared abdominal sobre las venas colaterales que unen los sistemas porta y cava.

s. decreciente, el que disminuye progresivamente en intensidad; opuesto al soplo creciente.

s. diastólico, soplo que comienza con o después del segundo ruido cardiaco y termina antes del primero, es decir, durante la diástole.

s. de Duroziez, soplo doble que se ausculta sobre la arteria femoral en casos de insuficiencia aórtica.

s. extracardiaco, el que se escucha sobre el área cardíaca pero se origina en otras estructuras.

s. de eyección, soplo sistólico creciente-decreciente que se produce cuando la sangre es expulsada a través de las válvulas aórtica o pulmonar; comienza cuando empieza la expulsión; cuando ésta aumenta, el soplo es creciente; cuando la expulsión disminuye, el soplo es decreciente; termina antes del segundo ruido cardiaco.

s. de Flint, véase soplo de Austin-Flint.

s. funcional, soplo debido a causas diferentes de las enfermedades cardiacas; también denominado soplo inorgánico.

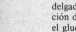

s. de Graham-Stell, soplo protodiastólico de alta frecuencia, normalmente decreciente; produ-

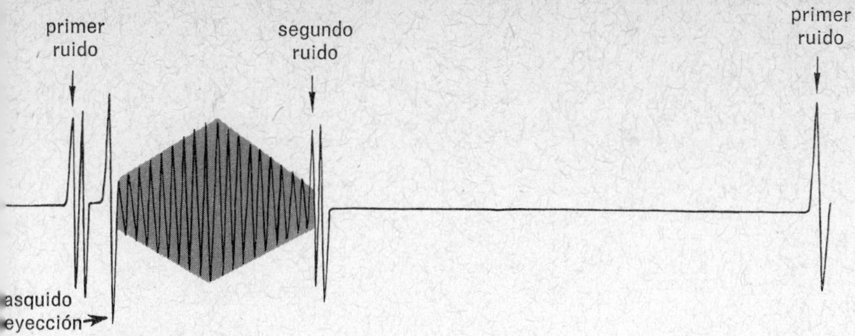

soplo romboide (soplo sistólico)

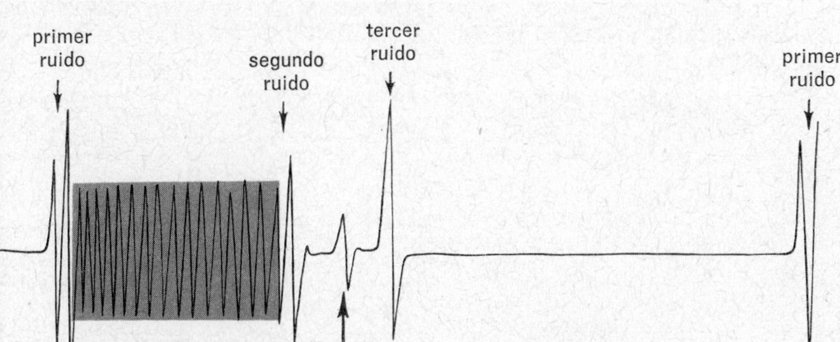

soplo pansistólico

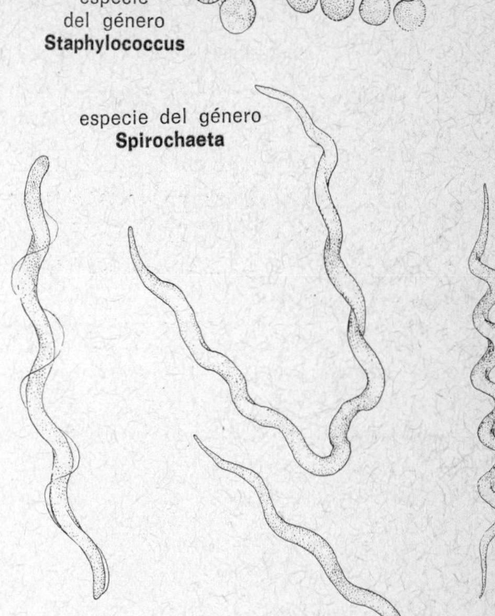

cido por insuficiencia pulmonar debida a hipertensión pulmonar.

s. hemático, soplo cardiaco o vascular que se produce en individuos anémicos sin enfermedad cardiaca.

s. holosistólico, véase soplo pansistólico.

s. inocente, soplo no producido por una enfermedad cardiovascular.

s. inorgánico, véase soplo funcional.

s. de locomotora, soplo continuo típico de conducto arterioso abierto.

s. en meseta, soplo con una intensidad relativamente constante en toda su duración.

s. mesodiastólico, soplo que comienza rápido, pero con un intervalo claro, después del segundo ruido cardiaco; originado en las valvas auriculoventriculares, y debido a la constricción de los orificios o a un patrón anormal de flujo auriculoventricular.

s. mitral, el producido en la válvula mitral, por estenosis de la válvula o por reflujo a través de ella.

s. musical, el que tiene una cualidad musical.

s. orgánico, soplo causado por enfermedad orgánica; p. ej., una deformidad valvular o un defecto septal, en contraste con los soplos funcionales.

s. pansistólico, s. holosistólico, soplo que comienza con el primer ruido cardiaco, ocupa toda la sístole y termina con el segundo ruido cardiaco.

s. presistólico, s. diastólico tardío, soplo corto, normalmente creciente, que se produce durante la sístole auricular, debido casi siempre a obstrucción de uno de los orificios auriculoventriculares.

s. protodiastólico, soplo que comienza con el segundo ruido cardiaco (en el momento del cierre de la válvula aórtica); es el soplo típico de la insuficiencia aórtica.

s. pulmonar, soplo cardiaco originado en el orificio pulmonar.

s. de regurgitación, soplo originado en los orificios valvulares del corazón debido a reflujo.

s. de Roger, soplo pansistólico fuerte con su máxima intensidad en el borde esternal izquierdo, producido por un pequeño defecto en el tabique ventricular; también denominado ruido de Roger.

s. romboide, llamado así por la forma de su curva de intensidad y frecuencia; véase soplo creciente-decreciente.

s. sistólico, soplo que comienza con o después del primer ruido cardiaco y termina con el segundo.

s. tricúspide, soplo originado en el orificio tricúspide.

sopor *(sopor).* Estupor; sueño anormalmente profundo.

soporífero *(soporific).* Que produce sueño.

soporoso *(soporose, soporous).* Estuporoso.

soporte *(support).* Dispositivo que mantiene una parte en posición.

sorbefaciente *(sorbefacient).* Que facilita la absorción.

sorbitano *(sorbitan).* Designación genérica de los ésteres del sorbitol.

sorbitano, polioxialcaleno de *(sorbitan polyoxyalkalene).* Compuesto del que derivan los compuestos emulsionantes no iónicos comercializados bajo la marca registrada Tween.

sorbitol *(sorbitol).* Sustancia cristalina dulce presente en el serbal y obtenida sintéticamente por reducción de la glucosa; se usa en la preparación del ácido ascórbico y como laxante, ejerciendo su acción por un efecto osmótico; también llamado D-glucitol.

sordera *(deafness).* Incapacidad total o parcial para oir.

s. cerebral, la causada por una lesión en el área auditiva del cerebro.

s. ceruminosa, la causada por un tapón de cerumen.

s. de conducción, pérdida de audición causada por enfermedad o lesión de la membrana del tímpano o los huesillos del oído medio.

s. musical, imposibilidad o dificultad para producir o comprender sonidos musicales; llámase también amusia.

s. nerviosa, sordera causada por lesión de la rama coclear del nervio vestibulococlear.

s. repentina, pérdida súbita de la audición supuestamente relacionada con enfermedades sistémicas, entre las que se incluyen el metabolismo graso y la hipercoagulación (enfermedades que bloquean la circulación).

s. tóxica, pérdida de audición causada por ciertos agentes químicos.

s. por traumatismo acústico, pérdida de audición causada por una exposición prolongada a ruidos de un volumen excesivo.

s. verbal, afasia acústica o auditiva; imposibilidad de entender la palabra hablada.

sordo *(deaf).* Afecto de sordera; incapacitado para oir.

sordomudo *(deaf-mute).* Individuo que no puede oir ni hablar.

sordomutismo *(deafmutism).* Privación de la capacidad de hablar debida a sordera congénita o temprana.

sosa *(soda).* Término general usado comúnmente para designar el bicarbonato, el carbonato y el hidróxido sódicos.

sospecha *(feeling).* Creencia vaga.

Spielmeyer-Vogt, enfermedad de *(Spielmeyer-Vogt disease).* Esfingolipidosis cerebral; véase esfingolipidosis.

Spirillum. Género, incluido en la familia espiriláceas *(Spirillaceae),* de bacterias espirales o en forma de sacacorchos provistas de flagelos que se encuentran en el agua e infusiones pútridas.

Spirochaeta. Género de microorganismos no flagelados con forma ondulante esbelta; se encuentran en aguas residuales y estancadas.

Sporotrichum. Género de hongos parasitarios con forma de cigarro puro.

S. schenkii, el causante de la esporotricosis en el hombre y los animales.

Sr. Símbolo químico del elemento estroncio.

SRE *(RES).* Abreviatura de sistema reticuloendotelial.

$S_1S_2S_3$, síndrome *($S_1S_2S_3$ syndrome).* Ondas S prominentes en las tres derivaciones estándar de los miembros con una pequeña desviación R′ en V_1 y un intervalo QRS normal; observado en la mayoría de las ocasiones en adultos jóvenes carentes de cardiopatía, aunque también puede verse en la hipertrofia ventricular derecha y de modo ocasional en el infarto de miocardio agudo.

staff *(staff).* Término inglés usado para designar el personal que tiene una responsabilidad y autoridad específicas en un hospital o una empresa.

Staphylococcus. Género de la familia micrococáceas *(Micrococcaceae),* de bacterias grampositivas amóviles, por lo general patógenas, que tienden a agregarse en grupos semejantes a racimos de uvas.

S. aureus, especie que contiene la variedad pigmentada coagulasa-positiva que ocasiona furúnculos, ántrax, abscesos y otras inflamaciones supurativas.

S. epidermidis, especie que contiene la variedad apatógena no pigmentada, manitol y coagulasa negativa que ocasiona abscesos por punción; presente normalmente en la piel.

statim. En latín, en seguida, de inmediato; se emplea en recetas.

status *(status).* Estado; condición.

s. choleraicus, fase de shock y colapso del cólera, marcada por piel fría, pulso débil y letargia.

s. epilepticus, serie de ataques epilépticos en sucesión rápida.

s. thymicolymphaticus, aumento de volumen del timo y los ganglios linfáticos; antiguamente responsabilizado de la muerte súbita en lactantes.

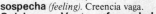

Stein-Leventhal, síndrome de *(Stein-Leventhal syndrome).* Síndrome del ovario poli-

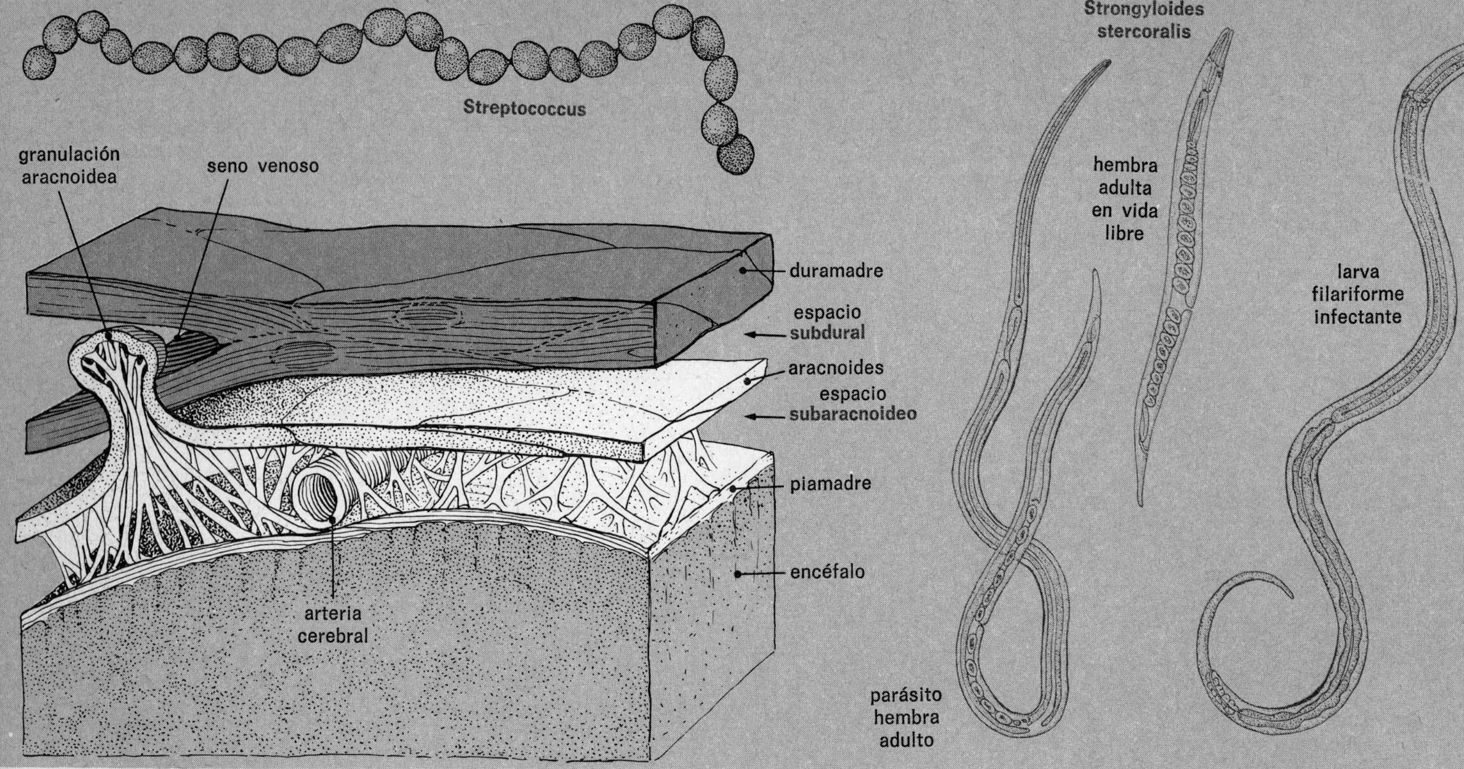

quístico; afección caracterizada principalmente por anomalías menstruales, ovarios quísticos aumentados de volumen y esterilidad.

Stellwag, signo de *(Stellwag's sign).* Parpadeo infrecuente e incompleto; observado en el bocio exoftálmico.

Stevens-Johnson, síndrome de *(Stevens-Johnson syndrome).* Eritema multiforme exudativo; véase eritema.

stibium *(stibium).* Nombre latino del antimonio.,

Stokes-Adams, síndrome de *(Stokes-Adams syndrome).* Véase síndrome de Adams-Stokes.

-stomía *(-stomy).* Forma sufija que significa apertura quirúrgica.

Streptobacillus. Género de la familia bacteriodiáceas *(Bacteriodiaceae)* que contiene bacilos gramnegativos; algunas de sus especies son patógenas.

Streptococcus. Género de bacterias grampositivas redondeadas u ovoides de la familia lactobaciláceas *(Lactobacillaceae),* patógenas o no patógenas en el hombre, que se presentan en parejas o cadenas; médicamente se clasifican en razón de su actividad hemolítica sobre agar sangre como estreptococos α-hemolíticos, que producen una zona de hemólisis incompleta y descoloración verdosa adyacente a la colonia, estreptococos β-hemolíticos, que producen una zona clara de hemólisis en torno a la colonia, y estreptococos γ, que no producen hemólisis.

S. cremoris, especie no patógena aislada de la leche pura y productos lácteos; se emplea como punto de partida en la fabricación comercial de mantequilla y queso.

S. fecalis, enterococo hallado normalmente en el tracto intestinal; causante de endocarditis bacteriana subaguda.

S. lactis, especie que es la causa más frecuente del agriamiento de la leche.

S. pneumoniae, especie raramente esférica que causa neumonía lobular y otras afecciones piógenas agudas como infecciones del oído medio y meningitis; llamado antiguamente *Diplococcus pneumoniae.*

S. pyogenes, especie que es la causa de infecciones piógenas agudas graves en el hombre como la escarlatina, las erisipelas y la faringitis.

S. salivarius, especie hallada en la saliva y por todo el tracto intestinal; por lo general no es patógena, pero se le ha acusado de contribuir a la formación de caries dentales.

Streptomyces. Género de bacterias de la familia estreptomicetáceas *(Streptomycetacea)* presentes en el suelo; se han obtenido antibióticos de cultivos de ciertas especies.

S. antibioticus, especie que proporciona actinomicina.

S. fradiae, especie que proporciona neomicina.

S. griseus, especie que proporciona estreptomicina.

S. rimosus, especie que proporciona oxitetraciclina.

Strongyloides. Género de parásitos intestinales de los animales herbívoros y el hombre perteneciente a la clase de los nematodos *(Nematoda).*

S. stercoralis, especie que es el agente causal de la estrongiloidiasis del hombre.

Strophantus. Género de enredaderas africanas de la familia apocináceas *(Apocinaceae).*

S. gratus, especie que contiene la ouabaína, un glucósido cardiaco.

S. kombe, especie que contiene la estrofantina, un glucósido cardiaco.

Strychnos. Género de árboles o arbustos tropicales de la familia loganiáceas *(Loganiaceae)* que proporciona los alcaloides estricnina, curare, ignatia y brucina.

Sturge-Weber, síndrome de *(Sturge-Weber syndrome).* Afección congénita poco frecuente caracterizada por atrofia localizada y calcificación de la corteza cerebral y un hemangioma vinoso ipsilateral en el rostro; a menudo va asociada a retraso mental y epilepsia; se atribuye a un desarrollo deficiente de ciertos elementos mesodérmicos y ectodérmicos.

sub- *(sub-).* Prefijo que significa debajo o menos que.

subacromial *(subacromial).* Situado por debajo del acromion.

subagudo *(subacute).* Describe la intensidad de una enfermedad intermedia entre aguda y crónica.

subalimentación *(subalimentation).* Nutrición insuficiente.

subaracnoideo *(subarachnoidal).* Debajo de la membrana aracnoides del cerebro o la medula espinal.

subareolar *(subareolar).* Por debajo de la aréola, especialmente del pezón.

subarqueado *(subarcuate).* Ligeramente arqueado.

subatómico *(subatomic).* Relativo a los componentes del átomo.

subaural *(subaural).* Situado debajo del oído.

subcapsular *(subcapsular).* Situado bajo una cápsula.

subcarbonato *(subcarbonate).* Cualquier carbonato básico, como el subcarbonato de bismuto; un complejo de una base y su carbonato.

subcartilaginoso *(subcartilaginous).* **1.** Situado debajo de un cartílago. **2.** Parcialmente cartilaginoso.

subclase *(subclass).* Categoría taxonómica entre clase y orden.

subclavicular *(subclavicular).* Situado debajo de la clavícula.

subclavio *(subclavian).* **1.** Situado debajo de la clavícula. **2.** Relativo a la arteria subclavia.

subclínico *(subclinical).* Indica la fase de una enfermedad que precede a la manifestación de los síntomas.

subcondral *(subchondral).* Situado por debajo de los cartílagos de las costillas.

subconjuntival *(subconjunctival).* Situado bajo la conjuntiva del ojo.

subconsciente *(subconscious).* **1.** No completamente consciente. **2.** En psicología, que no está en pleno conocimiento lúcido pero fácilmente accesible; se diferencia de lo inconsciente, que supone una inaccesibilidad al conocimiento.

subcorneal *(subcorneal).* Situado por debajo del estrato córneo de la piel.

subcórtex *(subcortex).* Porción de un órgano situada inmediatamente por debajo de la corteza, y en especial debajo de la corteza cerebral.

subcostal *(subcostal).* Situado por debajo de las costillas.

subcraneal *(subcranial).* Situado debajo del cráneo.

subcultivo *(subculture).* Cultivo secundario de microorganismos obtenido por inoculación del cultivo primario.

subcutáneo *(subcutaneous).* Situado por debajo de la piel; también llamado hipodérmico.

subcuticular *(subcuticular).* Debajo de la epidermis.

subcutis *(subcutis).* Tejido fibroso laxo inmediatamente subyacente a la piel; también llamado tela subcutánea.

subdérmico *(subdermic).* Subcutáneo.

subdiafragmático *(subdiaphragmatic).* Situado por debajo del diafragma; también llamado subfrénico.

subdural *(subdural).* Situado por debajo de la duramadre.

subendocárdico *(subendocardial).* Situado bajo el endocardio.

subescapular *(subscapular).* Situado por debajo de la escápula.

subesclerótico *(subscleral).* Situado por debajo de la esclerótica.

subespecie *(subspecies).* Categoría taxonómica, variedad dentro de una especie.

subesternal *(substernal).* Situado debajo del es-

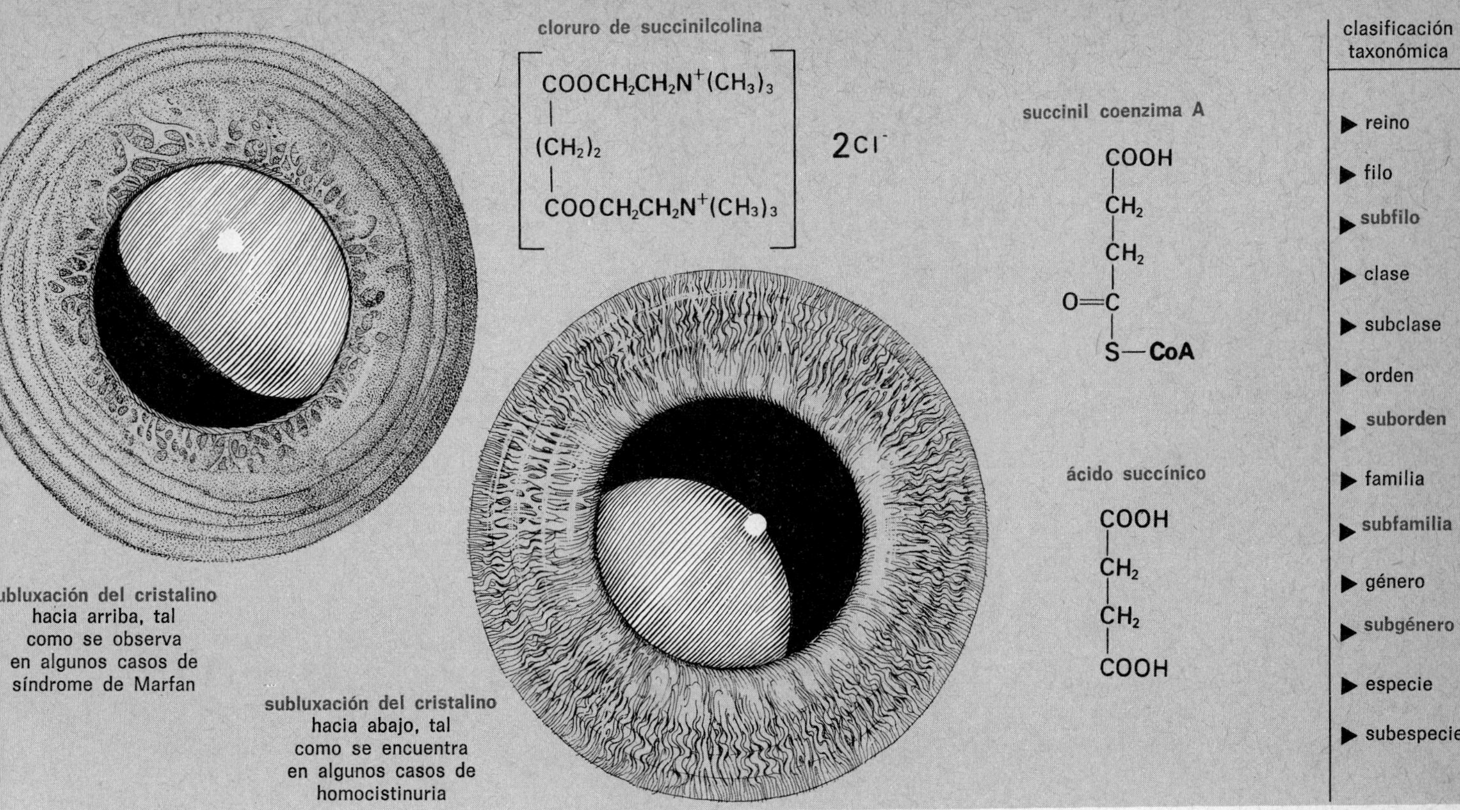

subluxación del cristalino hacia arriba, tal como se observa en algunos casos de síndrome de Marfan

subluxación del cristalino hacia abajo, tal como se encuentra en algunos casos de homocistinuria

ternón.
subestructura *(substructure).* Estructura o aparato dental que está situado en parte bajo la superficie.
subfamilia *(subfamily).* Categoría taxonómica entre familia y género.
subfertilidad *(subfertility).* Capacidad inferior a la normal para lograr la fecundación, ya sea en el macho o en la hembra.
subfilo *(subphylum).* Categoría taxonómica comprendida entre filo y clase.
subgénero *(subgenus).* Clasificación taxonómica intermedia entre género y especie.
subgingival *(subgingival).* A un nivel inferior al borde gingival.
subglótico *(subglottic).* Situado o que ocurre por debajo de la abertura glótica entre las cuerdas vocales.
subhepático *(subhepatic).* Situado debajo del hígado.
subintimal *(subintimal).* Situado debajo de la íntima (de un vaso).
subinvolución *(subinvolution).* Incapacidad de un órgano para recuperar su tamaño normal, como ocurre cuando el útero mantiene un tamaño anormalmente grande tras un parto.
subjetivo *(subjective).* Percibido sólo por el paciente, no por quien le examina; p. ej., el síntoma de dolor o una sensación de fatiga o malestar.
sublación *(sublation).* Desprendimiento de una parte del organismo.
subletal *(sublethal).* Algo menos que letal.
sublimación *(sublimation).* **1.** Transformación de un sólido directamente en vapor y de nuevo al estado sólido sin pasar por el estado líquido intermedio. **2.** Proceso inconsciente de cambiar impulsos instintivos que puedan ser socialmente inaceptables en actividades personal y socialmente aceptables.
sublimado *(sublimate).* Sustancia sometida a sublimación.
sublimar *(sublimate).* **1.** Transformar un sólido en gas y de nuevo en sólido sin pasar por el estado líquido. **2.** En psicoanálisis, desviar impulsos instintivos conscientemente inaceptables por conductos personal y socialmente aceptables; proceso inconsciente.
subliminal *(subliminal).* Situado por debajo del umbral de percepción sensorial.
sublimis. En latín, superficial.
sublingual *(sublingual).* Situado debajo de la lengua.
subluxación *(subluxation).* Luxación parcial.
s. del cristalino, luxación incompleta del cristalino del ojo.
submandibular *(submandibular).* Situado por debajo del maxilar inferior.
submaxilar *(submaxillary).* Situado por debajo del maxilar superior.
submentoniano *(submental).* Situado debajo de la barbilla o mentón.
submicroscópico *(submicroscopic).* Demasiado pequeño para poder verse a través de un microscopio óptico normal.
submucosa *(submucosa).* Capa de tejido situada debajo de la membrana mucosa.
subnormal *(subnormal).* Menos que normal.
suboccipital *(suboccipital).* Situado debajo del hueso occipital o parte posterior de la cabeza (occipucio).
suborbitario *(suborbital).* Situado por debajo de la órbita.
suborden *(suborder).* Clasificación taxonómica intercalada entre orden y familia.
subóxido *(suboxide).* Oxido de un elemento (p. ej., subóxido de carbono) que contiene la proporción mínima de oxígeno. Véase protóxido.
subplatina *(substage).* Adminículo unido al microscopio, situado por debajo de la platina, por medio del cual se mantienen en posición diversos accesorios (espejo, diafragma, condensador o prisma).
subscripción *(subscription).* Parte de una receta farmacéutica que contiene instrucciones para el farmacéutico sobre la combinación de los ingredientes, o la dispensación de la medicación, en una forma adecuada para su uso por el paciente; indica el tipo de preparado (p. ej., cápsulas) y el número de dosis (p. ej., 20). Véanse también superscripción, inscripción y signatura.
subseroso *(subserous).* Situado debajo de una membrana serosa.
substrato *(substrate, substratum).* Véase sustrato.
subtalámico *(subthalamic).* **1.** Situado por debajo del tálamo. **2.** Relativo al subtálamo.
subtálamo *(subthalamus).* Porción del diencéfalo que yace inmediatamente por debajo del tálamo, entre el tegmento del mesencéfalo y el tálamo dorsal.
subungueal *(subungual).* Situado debajo de la uña de un dedo del pie o la mano; también llamado hiponiquial.
subunidad *(subunit).* Unidad secundaria o parte de una unidad más amplia.
suburetral *(suburethral).* Situado por debajo de la uretra.
subviril *(subvirile).* Caracterizado por potencia o vigor masculino deficientes; que carece de virilidad.
subvítreo *(subvitrinal).* Situado debajo del vítreo.
subvolución *(subvolution).* Procedimiento operatorio de doblar un colgajo de membrana mucosa para evitar la adherencia.
subyacente *(subjacent).* Situado debajo.
sucagogo *(succagogue).* **1.** Que estimula la secreción glandular. **2.** Agente que posee dicha propiedad.
succenturiado *(succenturiate).* Suplementario; accesorio.
succionato *(succinate).* Sal del ácido succínico.
succínico, ácido *(succinic acid).* Intermediario en el metabolismo del ácido tricarboxílico.
succinil coenzima A *(succinyl coenzyme A).* Producto de condensación del ácido succínico y la coenzima A.
succinilcolina, cloruro de *(succinylcholine chloride).* Succionato de cloruro de colina, un fármaco miorrelajante empleado como anestésico.
succión *(suction).* Proceso de aspiración.
succionar *(suck).* **1.** Aspirar líquido al interior de la boca. **2.** Aspirar líquido por un tubo generando un vacío parcial.
succus *(succus,* pl. *succi).* **1.** Jugo. **2.** Componente líquido de los tejidos. **3.** Secreción líquida, especialmente del aparato digestivo.
s. entericus, jugo intestinal.
sucedáneo *(succedaneum).* Elemento sustitutivo, como los dientes permanentes que toman el lugar de la dentición caduca, o un fármaco con propiedades semejantes a las de otro.
sucorrea *(succorrhea).* Flujo excesivo de un líquido digestivo como la saliva o el jugo gástrico.
sucrasa *(sucrase).* Véase invertina.
sucusión *(succussion).* Sacudimiento del cuerpo con fines diagnósticos; se escucha un sonido de chapoteo en caso de presencia de líquido y aire en una cavidad corporal.
sudación *(sudation).* Eliminación de sudor (diaforesis).
sudamen, sudamina *(sudamen,* pl. *sudamina).* Vesícula diminuta formada por la retención de sudor.
Sudán *(Sudan).* Nombre dado a una serie de colorantes usados en histología; véase colorante.
sudanofilia *(sudanophilia).* Afinidad por el colorante Sudán.
sudar *(sweat).* Transpirar.
Sudeck, atrofia de *(Sudeck's atrophy).* Véase síndrome de Sudeck.

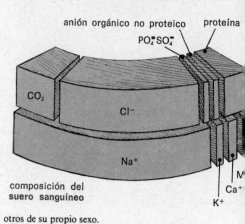

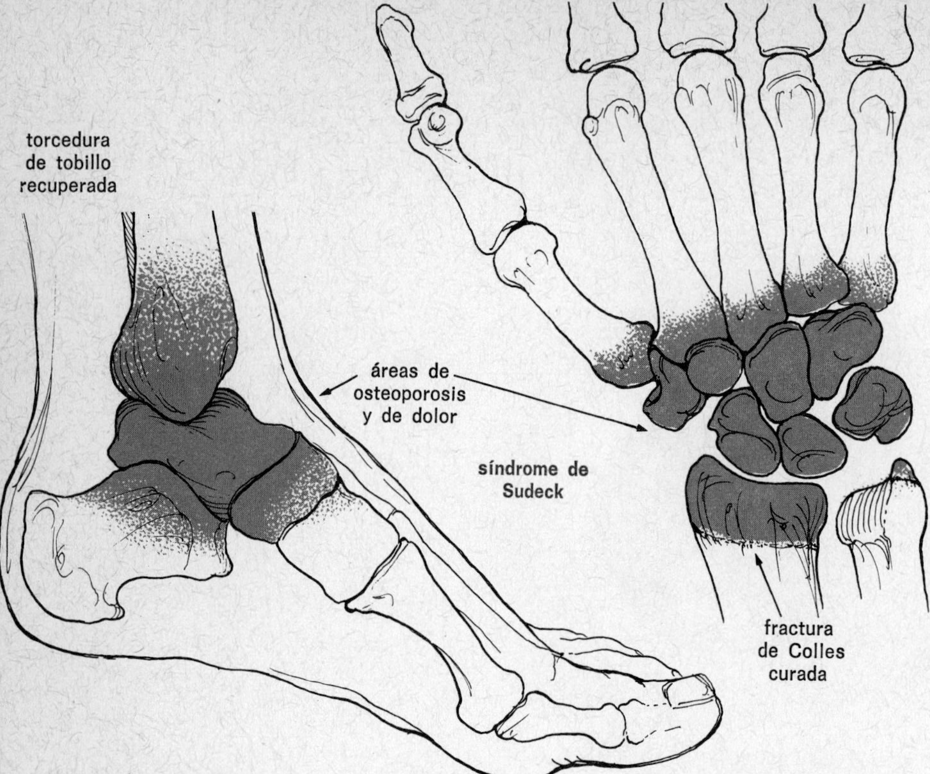

ojo derecho

electrooculograma durante
sueño con movimientos oculares rápidos

ojo izquierdo

anión orgánico no proteico
proteína
$PO_4^=$ $SO_4^=$
CO_2
Cl^-
Na^+
M
Ca^+
K^+
composición del
suero sanguíneo

Sudeck, síndrome de *(Sudeck's syndrome).* Atrofia ósea, por lo general de mano, muñecas o pies tras lesiones de menor cuantía; va acompañada de tumefacción dolorosa del tejido blando suprayacente; se cree debida a una regulación vasomotora anómala; también llamado atrofia de Sudeck.

sudomotor *(sudomotor).* Que estimula las glándulas sudoríparas.

sudor *(sweat, perspiration).* Líquido secretado por las glándulas sudoríparas, constituido por agua, cloruro sódico, fosfato sódico, urea, amoníaco, creatinina, grasas y otros productos de desecho.

sudoración *(perspiration).* Proceso de sudar.

sudoral *(sudoral).* Relativo a la transpiración.

sudoresis *(sudoresis).* Transpiración profusa.

sudorífero *(sudoriferous).* Que produce o transporta sudor.

sudorífico *(sudorific).* Que ocasiona transpiración; también llamado diaforético y sudorífero.

sudoríparo *(sudoriparous).* Que produce sudor.

sueño 1 *(sleep).* Estado de reposo natural periódico en el que se interrumpe temporalmente la consciencia. 2 *(dream).* Serie de imágenes experimentadas durante el sueño (1), por lo general con una sensación de veracidad.

s. crepuscular, estado en el que, aunque se experimenta dolor, se suprime su recuerdo, inducido por la inyección de una mezcla de morfina y escopolamina.

s. con movimientos oculares rápidos, s. REM, fenómeno que se produce a intervalos regulares durante la fase de los sueños de la dormición, en el que ambos ojos se mueven rápidamente y al unísono bajo los párpados cerrados; se piensa que constituye el estado activado de la dormición, en el que los niveles de actividad de muchas funciones se aproximan a los existentes durante la vigilia.

s. paroxístico, véase narcolepsia.

s. REM, véase sueño con movimientos oculares rápidos.

suero 1 *(whey).* Parte acuosa de la leche que se separa de la caseína o parte coagulada; también llamado suero lácteo. 2 *(serum).* Líquido claro de la sangre, desprovisto de fibrinógeno y células, que rezuma de un coágulo hemático al retraerse. 3. Término utilizado impropiamente para designar un suero que contiene antitoxinas y se emplea para propósitos terapéuticos o de diagnóstico en laboratorio.

s. anticomplementario, el que destruye el complemento.

s. antilinfocitario, el que se usa para inhibir el rechazo de injertos o trasplantes de órganos.

s. antitóxico, el que contiene anticuerpos contra las toxinas de un microorganismo causante de enfermedad.

s. de convaleciente, suero sanguíneo de una persona que se recupera de una enfermedad infecciosa.

s., globulina inmune del, globulina γ; véase globulina.

s. polivalente, el que contiene anticuerpos contra más de una cepa de un microorganismo.

s. sanguíneo, porción clara y líquida de la sangre que resta al eliminar por coagulación el fibrinógeno (una proteína) y los elementos celulares de la sangre; se diferencia del plasma, que es la porción líquida carente de células de la sangre no coagulada.

s. de la verdad, nombre que se da a ciertos preparados químicos (amobarbital sódico y tiopental sódico) que se administran por vía intravenosa para facilitar el interrogatorio de una persona que se niega o es incapaz de responder a las preguntas; de hecho, la denominación es errónea, ya que las revelaciones del sujeto bajo la influencia del fármaco no son necesariamente hechos verdaderos.

sufrimiento respiratorio del recién nacido, síndrome de *(respiratory distress syndrome of newborn).* Enfermedad de causa desconocida caracterizada por dificultad aguda para respirar, cianosis, fácil colapsabilidad de los alveolos y pérdida de agente tensoactivo pulmonar; se encuentra casi siempre en niños prematuros y en los nacidos de madres diabéticas o alumbrados por cesárea.

sufusión *(suffusion).* 1. Derramamiento de un líquido por encima del cuerpo. 2. Rubor cutáneo. 3. Extravasación o diseminación de un líquido corporal, como la sangre, en los tejidos circundantes.

sugestión *(suggestion).* 1. En psiquiatría, técnica por la que un terapeuta provoca una idea o actitud que es adoptada por el paciente sin objeciones. 2. Cualquier idea o actitud así inducidas.

suicida *(suicide).* El que comete suicidio.

suicidio *(suicide).* Acto de quitarse la vida a sí mismo de forma voluntaria e intencionada.

suicidología *(suicidology).* Estudio de la naturaleza, causas y control de los suicidios.

suigenerismo *(suigenderism).* Relación natural no erótica entre miembros del mismo sexo, como se ve en el interés de un niño en asociarse con otros de su propio sexo.

sujeto *(subject).* 1. Persona o animal sometido a tratamiento o experimentación. 2. Cadáver empleado para disección.

sulculus. En latín, surco pequeño.

sulfa- *(sulfa-).* Forma prefija que indica cualquiera de los fármacos semejantes químicamente a la sulfamida, como sulfasomizol y sulfadiacina.

sulfadiacina *(sulfadiazine).* Integrante de un grupo de compuestos antibacterianos conocidos normalmente como sulfamidas; se presenta en forma de un polvo inodoro blanco o amarillento hidrosoluble.

sulfameracina *(sulfamerazine).* Compuesto antibacteriano del grupo de las sulfamidas; normalmente usado en mezclas con otras dos sulfamidas.

sulfametacina *(sulfamethazine).* Fármaco antibacteriano del grupo de las sulfamidas que suele administrarse en combinación con la sulfadiacina y la sulfameracina.

sulfamidas *(sulfonamides).* Denominación general de un grupo de fármacos antibacterianos que contienen el grupo sulfanilamida; sulfonamidas.

sulfanilamida *(sulfanilamide).* Compuesto cristalino antibacteriano potente, $C_6H_8N_2SO_2$; la primera de las sulfamidas descubiertas; se emplea en el tratamiento de infecciones bacterianas.

sulfato *(sulfate).* Sal del ácido sulfúrico; compuesto que contiene el grupo SO_4.

sulfhemoglobina *(sulfhemoglobin).* Compuesto obtenido por la acción del sulfuro de hidrógeno sobre la hemoglobina; también llamado sulfmetahemoglobina.

sulfhemoglobinemia *(sulfhemoglobinemia).* Estado caracterizado por cianosis persistente, causada por la presencia de sulfhemoglobina en la sangre.

sulfisoxazol *(sulfisoxazole).* Sulfamida utilizada principalmente en el tratamiento de las infecciones bacterianas del aparato urinario; Gantrisin®.

sulfito *(sulfite).* Sal de ácido sulfuroso.

sulfmethemoglobina *(sulfmethemoglobin).* Compuesto formado por la combinación de sulfuro con el ion férrico de la methemoglobina.

sulfo-, sulf- *(sulfo-, sulf).* Formas prefijas que indican la presencia de un átomo de azufre en el compuesto.

sulfona *(sulfone).* Cualquiera de varios compuestos que contienen el radical SO_2 y carbono.

sulfonato *(sulfonate).* Sal del ácido sulfónico.

sulfónico, ácido *(sulfonic acid).* Cualquiera de varios ácidos que contienen uno o más grupos sulfónicos ($-SO_3H$) o ($-SO_2OH$).

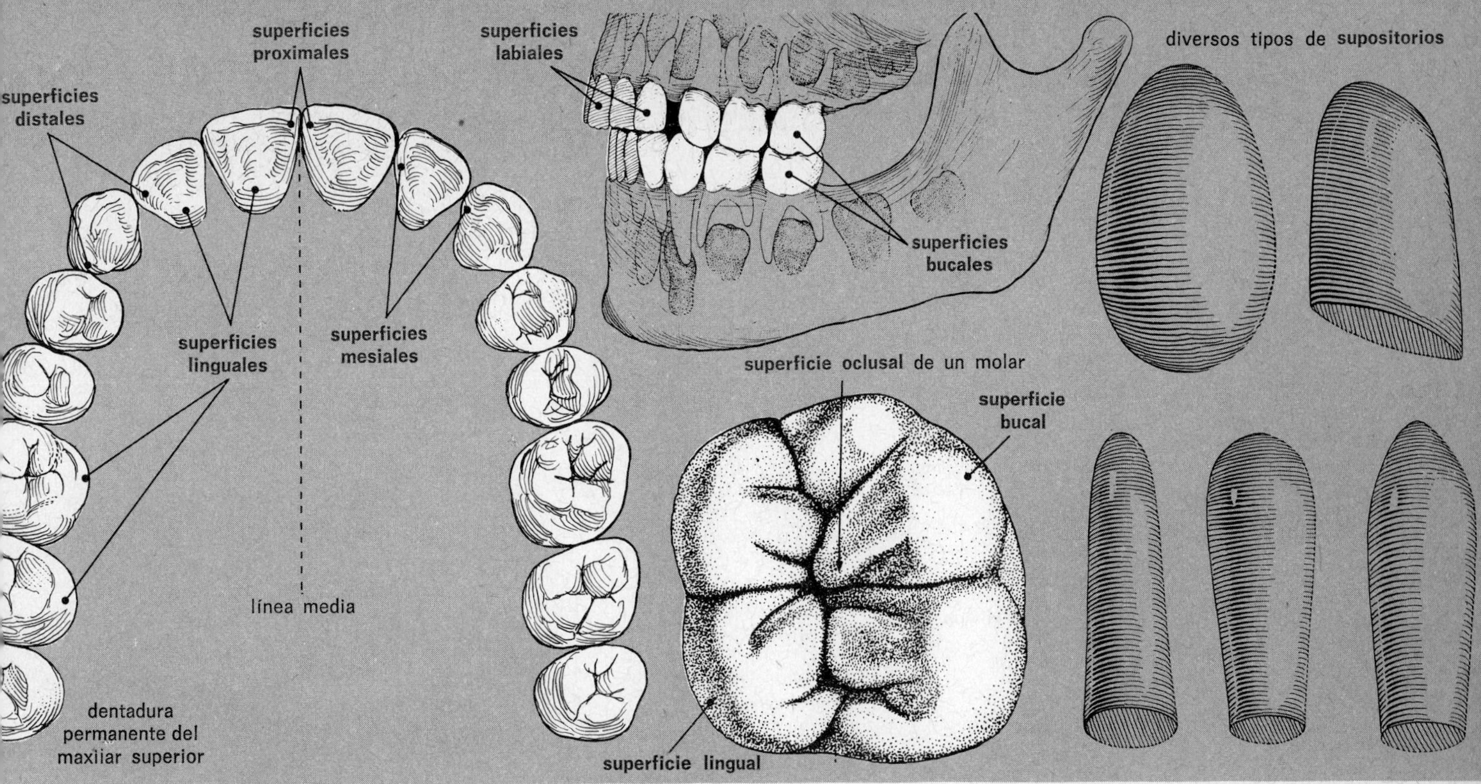

sulfonilurea, compuestos de *(sulfonylurea compounds).* Compuestos derivados de la isopropiltiodiacilsulfanilamida; debido a su acción hipoglucemiante, se emplean en el tratamiento de ciertos casos de diabetes mellitus; también llamados sulfonilureas.

sulfosalicílico, ácido *(sulfosalicylic acid).* Sólido soluble, $C_6H_3(OH)(COOH)SO_3H$, usado como reactivo de la albúmina y el ion férrico.

sulfúrico *(sulfuric).* Que contiene azufre, y en especial con valencia 6.

sulfúrico, ácido *(sulfuric acid).* Líquido denso y oleoso altamente corrosivo, H_2SO_4; también llamado vitriolo.

sulfurizar *(sulfurize).* Combinar con azufre.

sulfuro *(sulfide).* Compuesto de azufre bivalente con un metal.

sulfuroso *(sulfurous).* **1.** Que contiene azufre o deriva de él; indica compuestos de azufre con valencia baja (+4). **2.** Que posee las características del azufre.

sulfuroso, ácido *(sulfurous acid).* Solución de dióxido de azufre, H_2SO_3; se emplea como desinfectante y agente blanqueador.

sumación *(summation).* **1.** Totalidad. **2.** Cualidad de dos o más fármacos por la que sus efectos combinados son iguales a la suma de sus efectos individuales.

s. de estímulos, efectos musculares o neurales producidos por la repetición frecuente de estímulos ligeros, de los que uno solo podría no excitar una respuesta.

super- *(super-).* Prefijo que indica (a) posición superior; (b) exceso.

superacidez *(superacidity).* Exceso de ácido por encima de lo normal; acidez especialmente aumentada del jugo gástrico; también llamada hiperacidez.

superagudo *(superacute).* Extremadamente agudo; dícese de una enfermedad.

superalcalinidad *(superalkalinity).* Alcalinidad excesiva; también llamada hiperalcalinidad.

superalimentación *(superalimentation).* Administración terapéutica de nutrientes en cantidad que excede a las necesidades nutritivas del paciente para el tratamiento de ciertas enfermedades consuntivas.

superciliar *(superciliary).* Relativo a o situado en la región de la ceja.

supercilium *(supercilium).* Ceja.

superexcitación *(superexcitation).* Estimulación excesiva.

superfamilia *(superfamily).* Categoría taxonómica situada entre un orden y una familia.

superfecundación *(superfecundation).* Impregnación de dos o más óvulos, liberados en la misma ovulación, por coitos sucesivos.

superficial *(superficial).* **1.** Sobre, cerca de o que afecta a la superficie, como una herida. **2.** Poco profundo, no concienzudo.

superficie *(surface).* Límite exterior de un objeto.

s. bucal, la superficie de los premolares y molares que mira a la mejilla.

s. distal, (1) superficie de una estructura que está más alejada de un punto de referencia; (2) la superficie de un diente más distante de la línea media.

s. dorsal, (1) superficie de una estructura que mira hacia el dorso del cuerpo humano; (2) el dorso del cuerpo humano.

s. facial, (1) la combinación de las superficies bucal y labial de los dientes anteriores; (2) la de la cara.

s. incisal, superficie cortante de incisivos y caninos.

s. labial, la superficie de incisivos y caninos que mira a los labios.

s. lingual, la superficie de un diente que mira a la lengua.

s. mesial, (1) superficie proximal de un diente que mira a la línea media; (2) la de cualquier órgano simétrico en su cara interna o medial.

s. oclusal, superficie masticatoria de un diente posterior que entra en contacto con uno del maxilar opuesto durante la oclusión.

s. proximal, (1) la que está más cerca de un punto de referencia o en general del centro del cuerpo o sistema; (2) superficie de un diente que mira a un diente adyacente del mismo arco dentario.

s. ventral, (1) superficie anterior o abdominal del cuerpo humano; (2) superficie de una estructura que mira hacia la cara anterior del cuerpo humano.

superficieactivo *(surface-active).* Que altera la superficie de un líquido, por lo general reduciendo la tensión superficial.

supergraso *(superfatted).* Que contiene grasa adicional; dícese de ciertos jabones.

superhembra *(superfemale).* Denominación no científica por metahembra.

superhombre *(supermale).* Término no científico por metahombre.

superinfección *(superinfection).* Aparición de un nuevo agente infeccioso como complicación de una infección ya bajo tratamiento.

superior *(superior).* La parte de encima de un órgano; situado en posición más elevada; también denominado cefálico.

supernumerario *(supernumerary).* **1.** Accesorio. **2.** Que sobrepasa un número normal o fijo.

superoclusión *(overclosure, reduced interarch distance).* Situación en la que el maxilar inferior sube demasiado antes de que los dientes lleguen a hacer contacto, por modificaciones de la forma de los dientes (esmerilado), desviación o pérdida de los dientes, dando lugar a cortedad de la cara.

supersaturar *(supersaturate).* Añadir una sustancia después de alcanzada la saturación; llámase también sobresaturar.

superscripción *(superscription).* Parte de la prescripción farmacéutica que guía al farmacéutico para coger los fármacos reseñados y preparar la medicación; se indica con el símbolo R_x (derivado del latín *recipe*). Véanse también inscripción, subscripción y signatura.

supersónico *(supersonic).* **1.** Que tiene una frecuencia superior al nivel de audibilidad del oído humano. **2.** Perteneciente o relativo a velocidades superiores a la del sonido en el aire.

supervención *(supervention).* Lo que se añade (p. ej., un proceso), que es nuevo, extraño o inesperado a un estado ya existente.

supervoltaje *(supervoltage).* Fuerza electromotriz muy elevada, de 10 a 50 millones de voltios; se emplea en radioterapia.

superyó *(superego).* En la teoría psicoanalítica, parte de la estructura de la personalidad asociada con la ética y los patrones formados durante la primera etapa de la vida del individuo a través de su identificación con personas importantes, y en especial sus padres; la conciencia.

supinación *(supination).* **1.** Decúbito supino. **2.** Rotación del antebrazo de forma que la palma de la mano gire hacia adelante o hacia arriba.

supinador *(supinator).* Músculo que coloca el antebrazo en supinación.

supino *(supine).* Que yace sobre la espalda.

supositorio *(suppository).* Medicación sólida destinada a su introducción y fusión en el interior de una cavidad corporal distinta de la boca.

supra- *(supra-).* Prefijo que significa encima.

supraanal *(supra-anal).* Situado encima del ano.

suprabucal *(suprabuccal).* Situado encima de la boca.

supraclavicular *(supraclavicular).* Situado encima de una clavícula.

supracondíleo *(supracondylar, supracondyloid).* Situado encima de un cóndilo.

supracoroides *(suprachoroid).* Capa más externa del recubrimiento vascular del ojo (coroides), formada principalmente por tejido conjuntivo pigmentado y laxo.

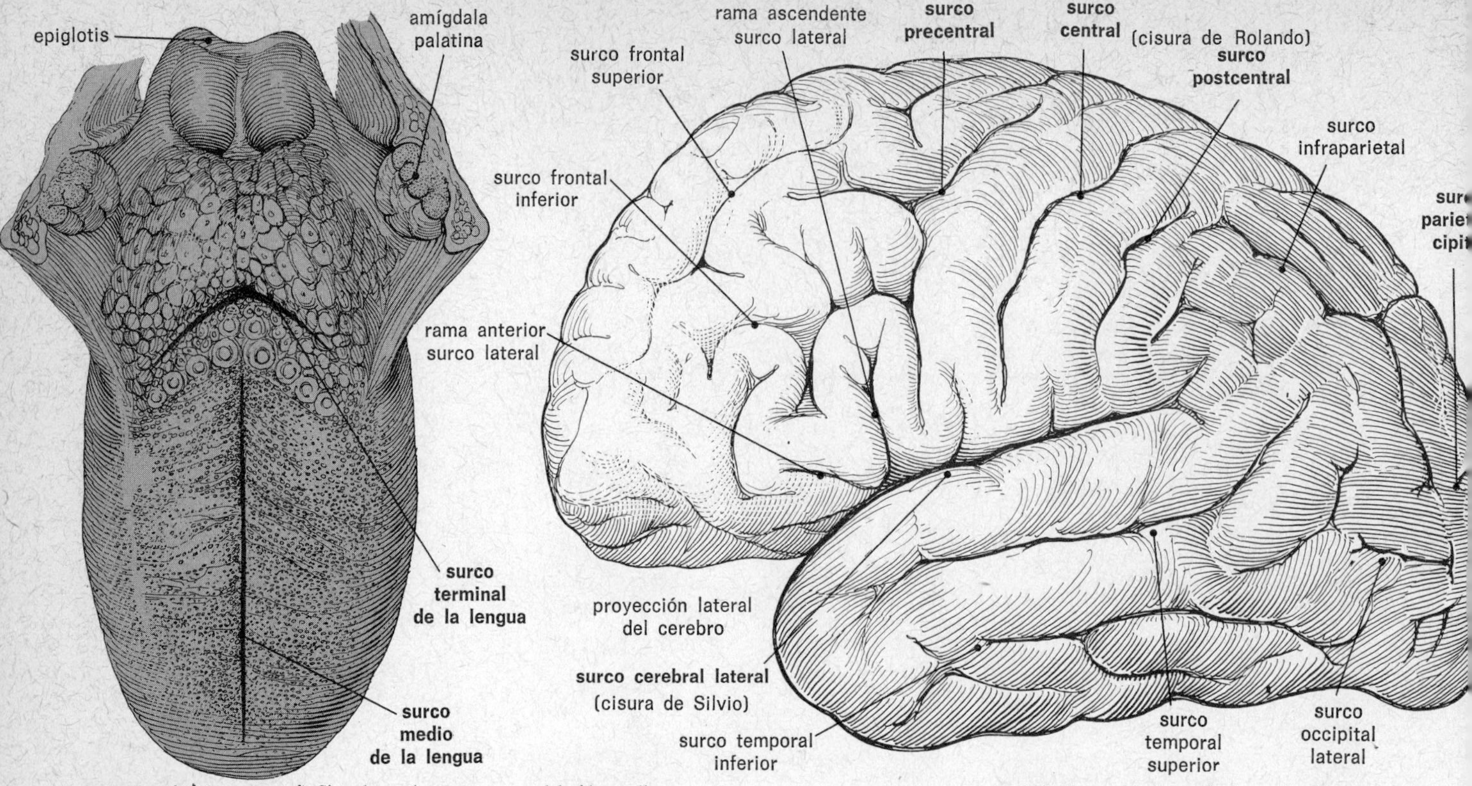

supracostal *(supracostal).* Situado encima o sobre las costillas.
supradiafragmático *(supradiaphragmatic).* Situado encima del diafragma.
supraducción *(supraduction).* En pruebas de divergencia vertical, movimiento hacia arriba de un ojo cuando se sitúa delante de él un prisma oftálmico con la base hacia abajo.
supraescapular *(suprascapular).* Situado encima de o en la parte superior de la escápula.
suprahepático *(suprahepatic).* Situado encima del hígado.
suprahioideo *(suprahyoid).* Situado encima del hueso hioides.
suprainguinal *(suprainguinal).* Situado encima de la ingle.
supraliminal *(supraliminal).* Por encima del umbral de percepción sensorial.
supralumbar *(supralumbar).* Situado encima de la región lumbar.
supramandibular *(supramandibular).* Situado encima del maxilar inferior.
supramentoniano *(supramental).* Situado encima de la barbilla o mentón.
supranuclear *(supranuclear).* Situado encima de un núcleo.
supraoclusión *(overbite).* Proyección de los incisivos superiores sobre los inferiores en la posición de oclusión normal de los maxilares.
supraorbitario *(supraorbital).* Situado encima de la órbita.
suprapúbico *(suprapubic).* Situado encima del pubis.
suprarrenal *(suprarenal).* **1.** Situado encima o sobre el riñón. **2.** Perteneciente a la glándula suprarrenal.
suprarrenalectomía *(adrenalectomy).* Extirpación quirúrgica de las glándulas suprarrenales.
suprarrenalectomizar *(adrenalectomize).* Extirpar las glándulas suprarrenales.
supraselar *(suprasellar).* Situado encima de la silla turca del hueso esfenoides.
supraspinal *(supraspinal).* Situado encima o sobre una espina o la columna vertebral.
supraspinoso *(supraspinous).* Situado encima de una espina, y especialmente de las apófisis espinosas vertebrales.
supraspinoso, síndrome del *(supraspinatus syndrome).* Dolor y sensibilidad a la presión sobre el tendón supraspinoso con la abducción del brazo.
suprasternal *(suprasternal).* Situado encima del esternón.
supratimpánico *(supratympanic).* Por encima del oído medio.
supraventricular *(supraventricular).* Situado encima de los ventrículos.
supravergencia *(supravergence).* Movimiento hacia arriba de un ojo mientras el otro permanece estacionario; también llamada sursunvergencia.
supraversión *(supraversion).* **1.** Estado en el que un diente aparece anormalmente alargado. **2.** Movimiento hacia arriba de ambos ojos; también llamado sursunversión.
supresión *(suppression).* **1.** En psicoanálisis, la exclusión consciente del conocimiento de recuerdos o sentimientos dolorosos, en contraposición a la represión, que es inconsciente. **2.** Interrupción de una secreción; a distinguir de la retención, en la que se produce secreción sin que ésta salga del organismo.
supuración *(suppuration, gathering, gather).* Formación de pus en un furúnculo, absceso, etc.
supurar *(fester).* Formar pus.
supurativo *(suppurative).* Que forma pus.
sura *(sura).* En latín, pantorrilla.
surco *(sulcus).* Acanaladura o hendidura.
s. alveololabial, surco de la boca entre el hueso alveolar anterior y los labios.
s. alveololingual, el situado en el suelo de la boca, entre el hueso alveolar mandibular y la lengua.
s. arterial, cada una de las acanaladuras sobre la superficie interior del cráneo que alojan las arterias meníngeas; también llamados canales arteriales.
s. calcarino, cisura arqueada profunda sobre la superficie interna del lóbulo occipital, separa el cuneus de la circunvolución lingual; también llamado cisura calcarina.
s. central, cisura central; surco profundo entre los lóbulos parietal y frontal del cerebro; llámase también cisura de Rolando.
s. cerebral lateral, gran cisura en la superficie basal del hemisferio que asciende por la cara lateral de éste; límite entre los lóbulos parietal y temporal; llámase también cisura de Silvio.
s. cingulado, surco sobre la superficie interna de cada hemisferio cerebral, desde el frente del cuerpo calloso hasta un punto situado inmediatamente detrás del surco central.
s. colateral, surco sagital largo sobre la superficie inferior de cada hemisferio cerebral; separa la circunvolución fusiforme de las hipocámpica y lingual.
s. coronario, el que circunda la superficie externa del corazón entre las aurículas y los ventrículos, ocupado por vasos arteriales y venosos; también llamado canal auriculoventricular.
s. digital, una de las acanaladuras de la superficie palmar de la mano.
s. gingival, el espacio o cisura poco profunda entre la encía libre y la superficie de un diente.
s. glúteo, surco situado entre los glúteos.
s. horizontal del cerebelo, cisura horizontal del cerebelo; véase cisura.
s. lateral dorsal, surco longitudinal poco profundo a ambos lados del surco medio dorsal de la medula espinal; marca la línea de entrada de las raíces nerviosas posteriores.
s. lateral ventral, surco poco visible a ambos lados de la cisura media ventral de la medula espinal que señala el punto de salida de las raíces nerviosas ventrales.
s. medio dorsal, surco poco profundo en la línea media de la superficie posterior de la medula espinal.
s. medio de la lengua, leve depresión longitudinal en el centro de la lengua que corre hacia adelante sobre la superficie dorsal de la lengua a partir del agujero ciego; divide la lengua en mitades simétricas.
s. oclusal, el situado sobre la superficie oclusal de un diente.
s. palpebral, el de los párpados superiores, que se extiende desde el canto interno al externo del ojo.
s. parietoccipital, surco situado sobre la superficie interna de la región occipital de cada hemisferio cerebral que se extiende hacia arriba desde el surco calcarino; separa el lóbulo occipital del parietal.
s. postcentral, el situado en la superficie externa del lóbulo parietal del cerebro; separa la circunvolución poscentral del resto del lóbulo parietal.
s. precentral, surco interrumpido sobre la superficie externa del lóbulo frontal, anterior y algo paralelo al surco central.
s. terminal de la lengua, depresión poco profunda de la lengua, de forma de V, que parte lateralmente y hacia adelante desde el agujero ciego; marca la separación entre las porciones bucal y faríngea de la lengua.
susceptibilidad *(susceptibility).* **1.** Condición o calidad de ser sensible o estar predispuesto, como pueda ser a una enfermedad familiar. **2.** Estado de falta de resistencia corporal a la enfermedad.
susceptible *(susceptible).* **1.** Capaz de verse influido o afectado. **2.** Poco resistente o no inmunizado a una enfermedad infecciosa.
suscitar *(suscitate).* Estimular; excitar; animar a

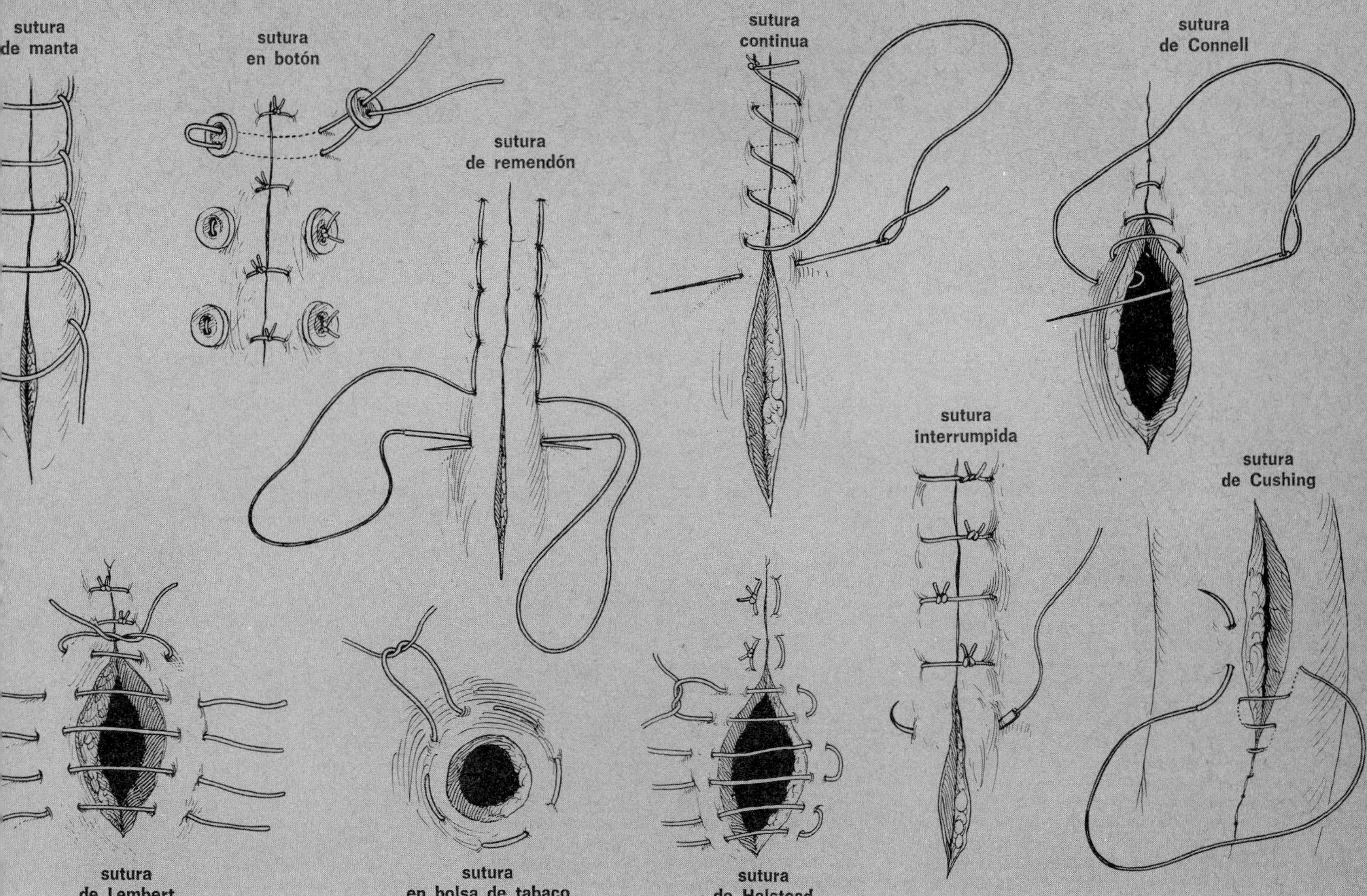

un aumento de la actividad.

suspensión *(suspension).* **1.** Elevación de una parte del cuerpo que se deja penda de un soporte para someterla a tracción. **2.** Dispersión no coloidal de partículas sólidas en un líquido.

suspensorio *(suspensory).* **1.** Estructura, como pueda ser un ligamento o músculo, que ayuda a mantener en su sitio un órgano o extremidad. **2.** Sujeción que se aplica a una parte del cuerpo colgante, como una bolsa unida a un cinturón que sirve de sujeción para el escroto (usada para aliviar el malestar en afecciones como orquitis, varicocele o epididimitis, o en cirugía del escroto).

suspiro *(sigh).* Inspiración y espiración profundas audibles, realizadas de modo involuntario bajo la influencia de alguna emoción o un anestésico.

sustancia *(substance, substantia).* Materia.

s. adamantina, esmalte de los dientes.

s. alba, véase sustancia blanca.

s. blanca, porción blanca del cerebro y la medula espinal formada por fibras nerviosas; también llamada sustancia alba.

s. capsular específica, polisacárido presente en la cápsula de muchas bacterias que se cree ejerce un cometido en el transporte de nutrientes y la protección frente a agentes nocivos; también llamada sustancia soluble específica.

s. ebúrnea, dentina.

s. gelatinosa de Rolando, masa de tejido gelatinoso traslúcido que contiene pequeñas células nerviosas situada en la columna gris posterior de la medula espinal; en sección transversal, aparece como una cubierta en forma de media luna sobre el cuerno.

s. gris, porción grisácea del cerebro y medula espinal compuesta por cuerpos celulares.

s. negra, capa de sustancia gris en los pedúnculos cerebrales que contiene células nerviosas intensamente pigmentadas; desde el margen superior de la protuberancia hasta el interior de la región subtalámica; también llamada intercalatum.

s. de reacción lenta, sustancia liberada en el shock anafiláctico formada mediante la interacción del antígeno con células sensibilizadas; produce una contracción prolongada y lenta del músculo liso.

s. reticular, (1) masa de filamentos observada en eritrocitos inmaduros tras coloración vital; también llamada sustancia α y masa filiforme; (2) véase formación reticular.

s. de Rolando, sustancia gelatinosa de Rolando.

s. soluble específica, véase sustancia capsular específica.

sustentaculum *(sustentaculum).* Estructura de soporte.

s. lienis, ligamento frenocólico que sostiene la flexura izquierda del colon y sobre el que descansa la base del bazo (lien).

s. tali, apófisis que se proyecta internamente desde el extremo anterior del calcáneo y sirve para sostener la cabeza del astrágalo.

sustitución *(substitution).* **1.** En química, reemplazo de uno o más átomos de un elemento por los de otro. **2.** Mecanismo inconsciente por el que un objetivo o emoción inaceptables son sustituidos por otros más aceptables.

sustituto *(surrogate).* **1.** Persona que toma el lugar de otra. **2.** En psiquiatría, suele referirse a una persona que reemplaza a un padre en los sentimientos del paciente; ej., padre sustituto.

sustrato *(substrate).* **1.** Cualquier sustancia sobre la que actúa una enzima o fermento. **2.** Cualquier capa de tejido situada por debajo de otra.

Sutton-Rendu-Osler-Weber, síndrome de *(Sutton-Rendu-Osler-Weber syndrome).* Véase telangiectasia hemorrágica hereditaria.

sutura *(sutura, suture).* **1.** Tipo de articulación fibrosa inamovible que sólo se observa entre los huesos del cráneo; sutura craneal. **2.** Puntada o puntadas utilizadas en cirugía para unir dos superficies. **3.** Material usado para esta unión.

s. absorbible, filamento estéril obtenido de tejidos de animales sanos que puede absorberse gradualmente en el tejido vivo; puede tratarse para alterar su absorbibilidad, impregnarse con sustancias antimicrobianas y tratarse con sustancias colorantes.

s. en bolsa de tabaco, sutura circular continua invertida.

s. en botón, aquella en la que los extremos del hilo se hacen pasar a través de los agujeros de un botón, atándose después.

s. de catgut, variedad absorbible obtenida del intestino delgado del carnero.

s. de colchonero, la que puede ir paralela a la herida (interrumpida y continua) o en ángulo recto con ella (interrumpida en extremo o vertical) y se inserta profundamente en los tejidos.

s. de Connell, sutura continua en la que los bordes que se yuxtaponen están invertidos.

s. continua, la que sigue toda la longitud de la herida, con sólo dos nudos de sujeción al principio y al final.

s. craneal, unión entre los huesos del cráneo.

s. de Cushing, sutura invertida continua que atraviesa las capas seromusculares del aparato gastrointestinal.

s. de Halstead, sutura invertida interrumpida, paralela a la herida y con nudos a un lado.

s. ininterrumpida, sutura continua.

s. interrumpida, la de puntos individuales que se atan por separado.

s. invertida, la que dobla hacia adentro las superficies que se yuxtaponen.

s. de Lembert, sutura invertida, continua o interrumpida, que sirve para unir dos segmentos de intestino sin penetrar en la luz.

s. de manta, cosido continuo de autocierre; también llamada sutura de punto de cierre.

s. no absorbible, la que no es absorbida por los tejidos vivos, es decir, de seda, algodón, material plástico y alambre de acero de aleación.

s. de punto de cierre, véase sutura de manta.

s. de remendón, la practicada con una aguja a cada uno de los extremos del hilo.

s. subcuticular, sutura continua insertada de forma que se aproximen los tejidos situados inmediatamente debajo de la piel sin penetrar ésta.

s. de tensión, puntada interrumpida simple o de colchonero amplia usada para evitar una tensión excesiva.

Svedberg *(S).* Unidad de sedimentación, proporcional a la velocidad de sedimentación de una molécula en un campo centrífugo dado; constante de sedimentación de 1×10^{-13} seg.

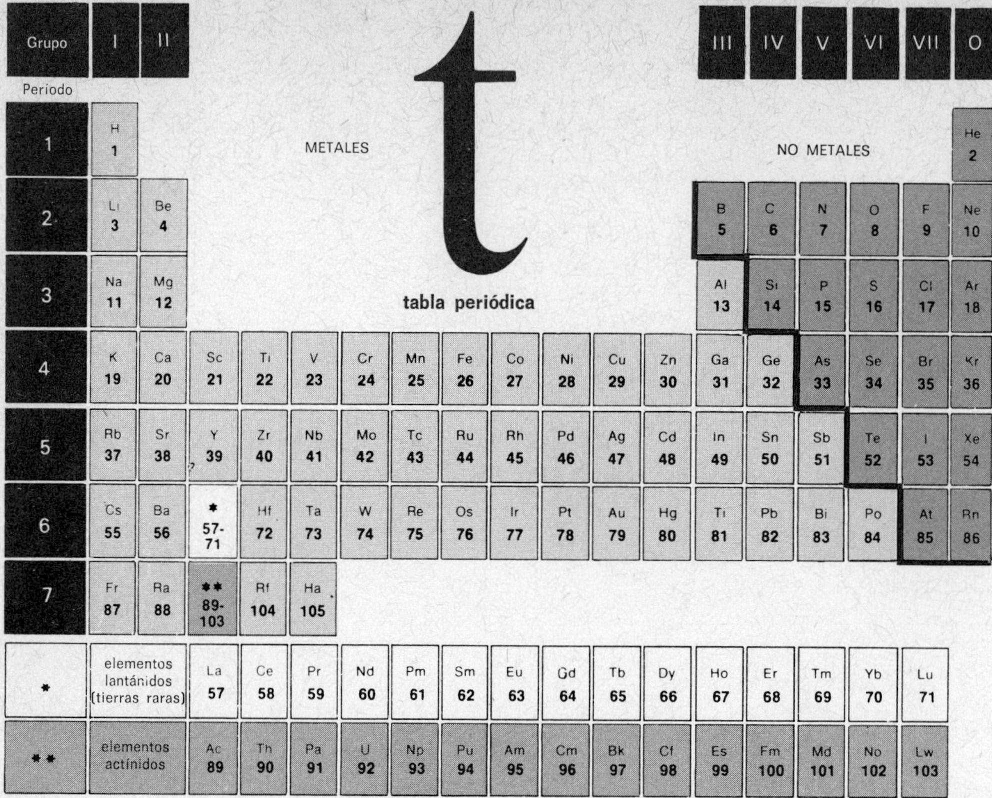

t
tabla periódica
Grupo I II III IV V VI VII O
Período
METALES
NO METALES
1 H 1 He 2
2 Li 3 Be 4 B 5 C 6 N 7 O 8 F 9 Ne 10
3 Na 11 Mg 12 Al 13 Si 14 P 15 S 16 Cl 17 Ar 18
4 K 19 Ca 20 Sc 21 Ti 22 V 23 Cr 24 Mn 25 Fe 26 Co 27 Ni 28 Cu 29 Zn 30 Ga 31 Ge 32 As 33 Se 34 Br 35 Kr 36
5 Rb 37 Sr 38 Y 39 Zr 40 Nb 41 Mo 42 Tc 43 Ru 44 Rh 45 Pd 46 Ag 47 Cd 48 In 49 Sn 50 Sb 51 Te 52 I 53 Xe 54
6 Cs 55 Ba 56 * 57-71 Hf 72 Ta 73 W 74 Re 75 Os 76 Ir 77 Pt 78 Au 79 Hg 80 Tl 81 Pb 82 Bi 83 Po 84 At 85 Rn 86
7 Fr 87 Ra 88 ** 89-103 Rf 104 Ha 105
* elementos lantánidos (tierras raras) La 57 Ce 58 Pr 59 Nd 60 Pm 61 Sm 62 Eu 63 Gd 64 Tb 65 Dy 66 Ho 67 Er 68 Tm 69 Yb 70 Lu 71
** elementos actínidos Ac 89 Th 90 Pa 91 U 92 Np 93 Pu 94 Am 95 Cm 96 Bk 97 Cf 98 Es 99 Fm 100 Md 101 No 102 Lw 103

T *(T)*. **1.** Abreviatura de tensión. **2.** Símbolo de la temperatura absoluta.

t *(t)*. Abreviatura de temperatura.

$t^1/2$ *($t^1/2$)*. Abreviatura de: (a) semivida biológica, el tiempo que tarda el cuerpo en eliminar el 50 % de un fármaco; (b) período de semidesintegración, tiempo que tarda en desintegrarse la mitad de un número dado de átomos radiactivos.

T_2 *(T_2)*. Abreviatura de diyodotirosina.

T_3 *(T_3)*. Abreviatura de la hormona tiroidea triyodotironina.

T_4 *(T_4)*. Abreviatura de la hormona tiroidea tetrayodotironina (tiroxina).

T-1824 *(T-1824)*. Azul de Evans; véase azul.

Ta *(Ta)*. Símbolo químico del elemento tantalio.

Tabanus. Género de moscas picadoras, algunas de cuyas especies transmiten el carbunco, la anemia infecciosa equina y otras enfermedades; llamadas comúnmente moscas de los caballos.

tabaquera anatómica *(anatomic snuffbox)*. Depresión más o menos triangular que se forma en la cara radial de la muñeca cuando se extiende y abduce el pulgar.

tabefacción *(tabefaction)*. Atrofia o consunción del cuerpo.

tabes *(tabes)*. Atrofia progresiva.

t. dorsal, manifestación tardía de la sífilis que se caracteriza por esclerosis de las raíces nerviosas sensitivas y los cordones posteriores de la medula espinal; los síntomas suelen ser: dolores lancinantes, hipotonía, incoordinación y atrofia musculares, arreflexia rotuliana y alteración funcional de algunos órganos; también llamada ataxia locomotriz.

tabescente *(tabescent)*. Que se va consumiendo progresivamente.

tabético *(tabetic)*. Afecto de tabes.

tabetiforme *(tabetiform)*. Semejante a la tabes dorsal.

tabique *(septum)*. Pared delgada que divide dos cavidades corporales o masas de tejido blando.

t. escrotal, capa de fascia que divide el escroto en dos sacos completamente separados, cada uno de los cuales contiene un testículo.

t. interalveolar, una de las particiones óseas situadas entre los alvéolos dentarios.

t. interauricular, pared divisoria entre las aurículas del corazón.

t. interventricular, pared musculomembranosa que divide los ventrículos del corazón; también llamado tabique ventricular.

t. nasal, pared delgada que divide las fosas nasales, compuesta en su porción posterior de hueso y en la anterior de cartílago.

t. rectovaginal, capa delgada de fascia que separa la vagina de la pared anterior del recto.

tabla *(table)*. **1.** Lámina lisa, como una de las dos, separadas por el diploe, en que se dividen los huesos del cráneo. **2.** Disposición ordenada de datos impresos o escritos a mano o máquina.

t. de Aub-Dubois, tabla de índices de metabolismo basal en calorías por metro cuadrado de superficie corporal por hora para todos los grupos de edades.

t. periódica, disposición de los elementos químicos según su número atómico; demuestra la recurrencia de propiedades similares después de ciertos intervalos.

t. vítrea, lámina interna de los huesos del cráneo; es más densa que la lámina externa.

tableta *(tablet)*. Pequeño disco que contiene una cantidad medida de algún medicamento.

t. bucal, la que se coloca entre la mejilla y la encía, donde se disuelve rápidamente, permitiendo que el medicamento se absorba a través de la mucosa.

t. comprimida, la que se prepara comprimiendo sustancias granuladas bajo varios centenares de kilos de presión por centímetro cuadrado; comprimido.

t. cromática de Reuss, uno de varios diagramas en los que se superponen letras coloreadas sobre un fondo coloreado, como prueba de la ceguera para los colores.

t. con cubierta entérica, la que se cubre con un material que no se desintegra por el jugo gástrico; la medicación se libera en el intestino.

t. hipodérmica, tableta pequeña hidrosoluble, que se disuelve en la cavidad de una jeringa hipodérmica antes de inyectarse.

t. sublingual, la que se coloca bajo la lengua para que los ingredientes medicinales se absorban por la mucosa.

taboparálisis, taboparesis *(taboparesis)*. Afección caracterizada por síntomas de tabes dorsal y parálisis parcial general.

tabulado *(tabular)*. Dispuesto en tablas o listas.

tabular *(tabular)*. Que tiene una superficie plana.

TAC *(CAT)*. Abreviatura de tomografía axial computadorizada.

tacografía *(tachography)*. Registro de la velocidad del flujo sanguíneo arterial.

tacograma *(tachogram)*. Registro gráfico obtenido por tacografía.

tactar *(touch)*. Palpar o sentir con las manos.

táctil *(tactile)*. Relativo al sentido del tacto.

tacto 1 *(touch)*. Sentido por el que se percibe todo lo que entra en contacto con la piel o una mucosa; sentido del tacto. **2** *(taction)*. Acción de tocar; contacto.

tactómetro *(tactometer)*. Instrumento utilizado para determinar el estado del sentido del tacto.

tactor *(tactor)*. Organo sensitivo táctil.

Taenia. Género de gusanos cestodos de la familia ténidos *(Taeniidae)*.

T. echinococcus, *Echinococcus granulosus*.

T. saginata, tenia común transmitida al hombre por la ingestión de carne de vaca infectada; las larvas se encuentran en los músculos y órganos del ganado; los adultos, que miden de 5 a 10 m de longitud, se hallan en el intestino delgado del hombre, fijados a la mucosa por medio de ventosas musculares presentes en el escólex (cabeza), también llamada tenia de la vaca.

T. solium, especie cuyas larvas se encuentran en los músculos del cerdo; las formas adultas, que miden de 2 a 8 metros, se hallan en el intestino humano, a donde llegan por la ingestión de carne de cerdo infestada e insuficientemente cocinada; también llamada tenia del cerdo y tenia armada, debido a la doble fila de ganchos que tiene en la cabeza.

tafiofobia, tafofobia *(taphephobia, taphiphobia, taphophobia)*. Temor morboso de ser enterrado vivo.

Takayashu, síndrome de *(Takayashu's syndrome)*. Enfermedad con falta de pulso que se presenta fundamentalmente en mujeres jóvenes. Véase también enfermedad sin pulso y síndrome del cayado aórtico.

taladro *(drill)*. Instrumento cortante empleado para hacer orificios por acción rotatoria en los huesos o en los dientes.

talalgia *(talalgia)*. Dolor o molestias en el talón o tobillo.

talámico *(thalamic)*. Relativo al tálamo.

t., síndrome, hemianestesia, hemicorea, dolor central urente intenso y hemiparesia producidos por una oclusión arterial; también se denomina síndrome de Dejerine-Roussy.

tálamo *(thalamus)*. Masa ovoidal gris de 4 cm de longitud, situada a ambos lados del tercer ventrículo del encéfalo, que sirve primordialmente como centro de relé de impulsos sensitivos de la corteza cerebral; también es una estructura importante en la percepción de algunas sensaciones.

talamocortical *(thalamocortical)*. Relativo al tálamo y la corteza cerebral.

talamolenticular *(thalamolenticular)*. Relativo

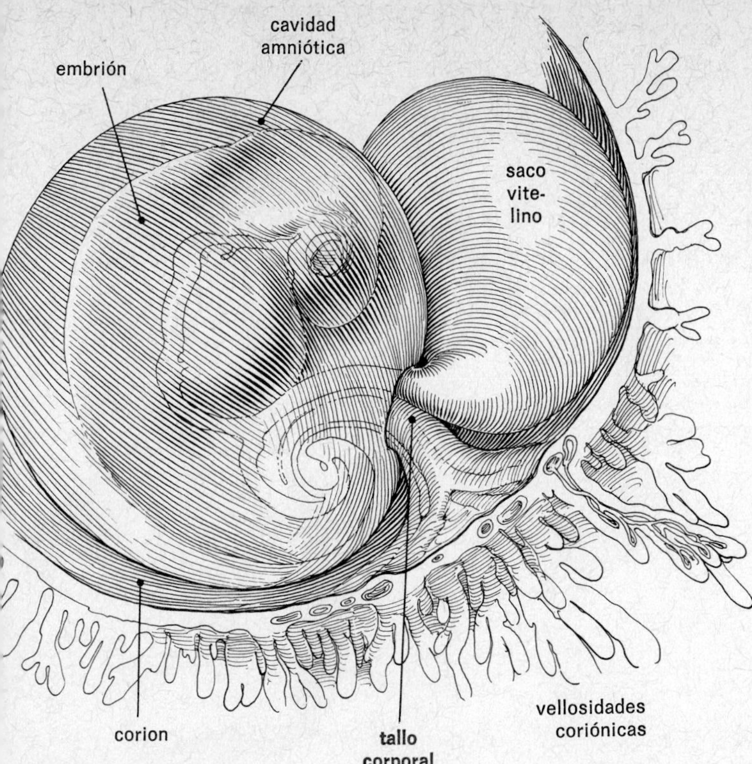

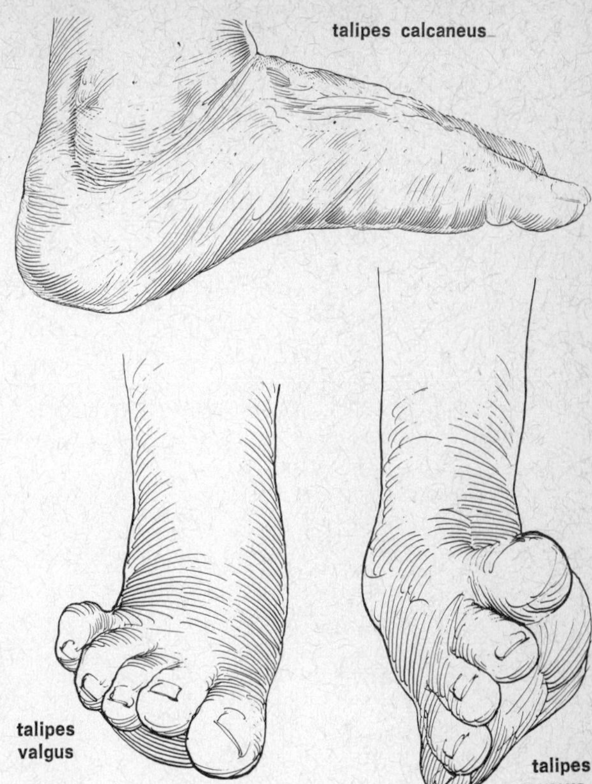

al tálamo y el núcleo lenticular del encéfalo.

talamomamilar *(thalamomammillary).* Relativo al tálamo y los cuerpos mamilares del encéfalo.

talamotegmental *(thalamotegmental).* Relativo al tegmento del tronco del encéfalo y el tálamo.

talamotomía *(thalamotomy).* Destrucción quirúrgica de una parte del tálamo.

talasemia *(thalassemia).* Tipo de anemia hemolítica de transmisión genética, producida por una disminución de la síntesis de una de las cadenas polipeptídicas de la porción globínica de la hemoglobina; las diferentes formas se clasifican según la cadena polipeptídica afectada, es decir α, β o γ; cuando existe un gen normal y un gen talasémico (estado heterocigótico), los hallazgos clínicos son más leves y la alteración se denomina rasgo talasémico o talasemia menor; el estado homocigótico produce la talasemia mayor, una enfermedad generalmente grave que se caracteriza por la aparición en la infancia precoz de anemia, hepatosplenomegalia, ictericia y retraso del crecimiento.

t. α, forma en la que existe una disminución en la velocidad de síntesis de la cadena polipeptídica α de la hemoglobina; la forma homocigótica es incompatible con la vida.

t. β, talasemia que se caracteriza por una disminución de la síntesis de la cadena polipeptídica β de hemoglobina; si el defecto es sólo de la cadena β, los niveles de hemoglobina A_2 están aumentados, incluso en la forma heterocigótica; también llamada anemia de Cooley y anemia mediterránea.

t. A_2, talasemia β.

t. F, forma de talasemia en la que los individuos heterocigotos tienen niveles altos de hemoglobina fetal y niveles normales de hemoglobina A_2; están afectadas las cadenas polipeptídicas β y γ.

talasofobia *(thalassophobia).* Temor morboso al mar.

talco *(talc, talcum).* Silicato de magnesio, de grano fino, que tiene una textura suave; se utiliza en polvos de talco y en preparados cosméticos y farmacéuticos.

talcosis *(talcosis).* Trastorno producido por la inhalación de talco.

talidomida *(thalidomide).* Medicamento hipnótico y sedante, $C_{13}H_{10}N_2O_4$; cuando lo toma una mujer embarazada, se asocia a anormalidades en las extremidades fetales.

talio *(thallium).* Elemento metálico raro, símbolo Tl, número atómico 81, peso atómico 204,37; es el elemento conocido más ligero con isótopos radiactivos naturales; se utiliza en gammagrafías.

talipédico *(taliped).* Persona afecta de pie equinovaro.

talipes *(talipes).* Término general que designa una deformidad que afecta al tobillo y pie.

t. calcaneovalgus, alteración congénita relativamente frecuente en la que la articulación del tobillo está en dorsiflexión y el pie en eversión; se cree que está causada por la posición del feto en el útero; lo opuesto a talipes equinovarus.

t. calcaneus, dorsiflexión fija del pie, que hace que el peso del cuerpo descanse sobre el talón.

t. equinovarus, véase pie equinovaro.

t. equinus, extensión plantar fija del pie, que hace que el peso del cuerpo descanse en la zona metatarsiana de aquel; la articulación del tobillo está en flexión plantar.

t. valgus, torsión del pie hacia fuera que hace que sea sólo la parte interna de la planta la que toque el suelo; se acompaña de aplanamiento del arco longitudinal.

t. varus, deformidad que se considera como una forma incompleta del pie equinovaro; se caracteriza porque la planta mira hacia adentro, hacia la parte interna del pie, haciendo que sólo se apoye en el suelo la parte externa de la planta; se acompaña de aumento de la altura del arco longitudinal.

talo *(thallus).* Aparato vegetativo de algunos hongos y algas que no se diferencian en raíz, tallo y hojas.

talocalcáneo *(talocalcaneal).* Perteneciente a los huesos astrágalo y calcáneo del pie; dícese de la articulación entre estos huesos y de los ligamentos correspondientes.

talocrural *(talocrural).* Relativo a la articulación del tobillo.

talón *(hindfoot).* Parte posterior del pie, que contiene el calcáneo.

talonavicular, taloscafoideo *(talonavicular).* Relativo al astrágalo y al escafoides o hueso navicular.

talospora *(thallospore).* Organo reproductivo derivado directamente del talo o porción vegetativa de ciertos hongos y algas.

talotoxicosis, taliotoxicosis, taloxicosis *(thallotoxicosis).* Intoxicación resultante de la ingestión (accidental o intencionada) de sales de talio (ampliamente utilizadas como pesticidas); entre los rasgos clínicos están ptosis, ataxia, temblor, parestesias y encefalopatía tóxica.

talus. En latín, talón o astrágalo.

tallador *(carver).* Instrumento dental usado para dar forma a la cera o la amalgama.

tallo *(stalk).* Conexión esbelta o alargada con una estructura u órgano.

t. alantoico, conexión estrecha entre el seno urogenital y el saco alantoico.

t. corporal, puente de masa mesenquimatosa que conecta la extremidad caudal del embrión joven con la cara interior de la vesícula coriónica.

t. óptico, estructura delgada que une la vesícula óptica con el prosencéfalo en el embrión precoz.

t. vitelino, conducto onfalomesentérico; véase conducto.

tambalear *(stagger).* Caminar o mantenerse en pie de forma vacilante.

tambor *(tambour).* Aparato utilizado para transmitir y registrar movimientos ligeros.

tampón *(buffer).* **1.** Tope. **2.** Sustancia que mantiene las concentraciones relativas de iones hidrógeno e hidroxilo en una solución neutralizando cualquier ácido o alcali que se añade.

tamponamiento *(buffering).* Proceso por el cual la concentración del ión hidrógeno se mantiene constante.

t. biológico, desviaciones iónicas entre los espacios intra y extracelulares que protegen el pH extracelular.

t. renal, liberación del exceso de ácidos o bases por el riñón.

t. respiratorio, aumento o disminución de la frecuencia respiratoria que hace que aumente o disminuya el CO_2 y, como consecuencia, el H_2CO_3 y el HCO_3.

tamponar *(buffer).* Añadir una sustancia tampón a una solución; mantener los líquidos corporales a un pH relativamente constante cuando el cuerpo recibe o pierde un ácido o un álcali.

tanato *(tannate).* Sal del ácido tánico.

tanatofobia *(thanatophobia).* Temor extremo a la muerte.

tanatoide *(thanatoid).* Semejante a la muerte.

tanatología *(thanatology).* Ciencia de la muerte en todos sus aspectos.

tanatopsia *(thanatopsia, thanatopsy).* Autopsia.

Tangier, enfermedad de *(Tangier disease).* Trastorno hereditario del metabolismo de los lípidos caracterizado por deficiencia de lipoproteínas de alta densidad, acumulación de ésteres de colesterol en células espumosas, aumento de volumen del hígado, bazo y ganglios linfáticos, agrandamiento y enrojecimiento de las amígdalas y opacidad corneal; el nombre de la enfermedad procede de la isla de Tangier, comunidad aislada geográficamente situada en la parte de Virginia de la ba-

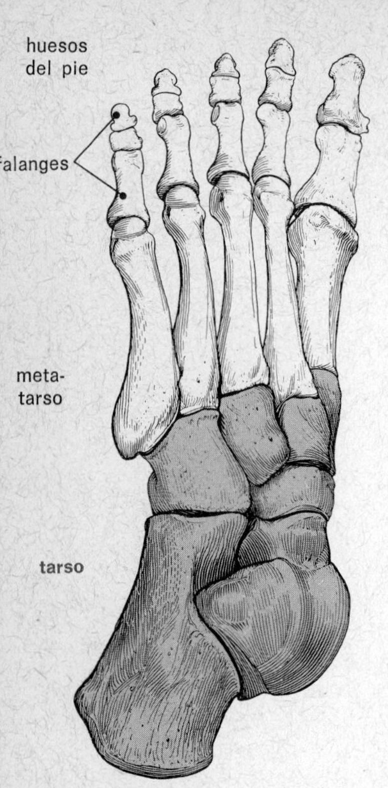

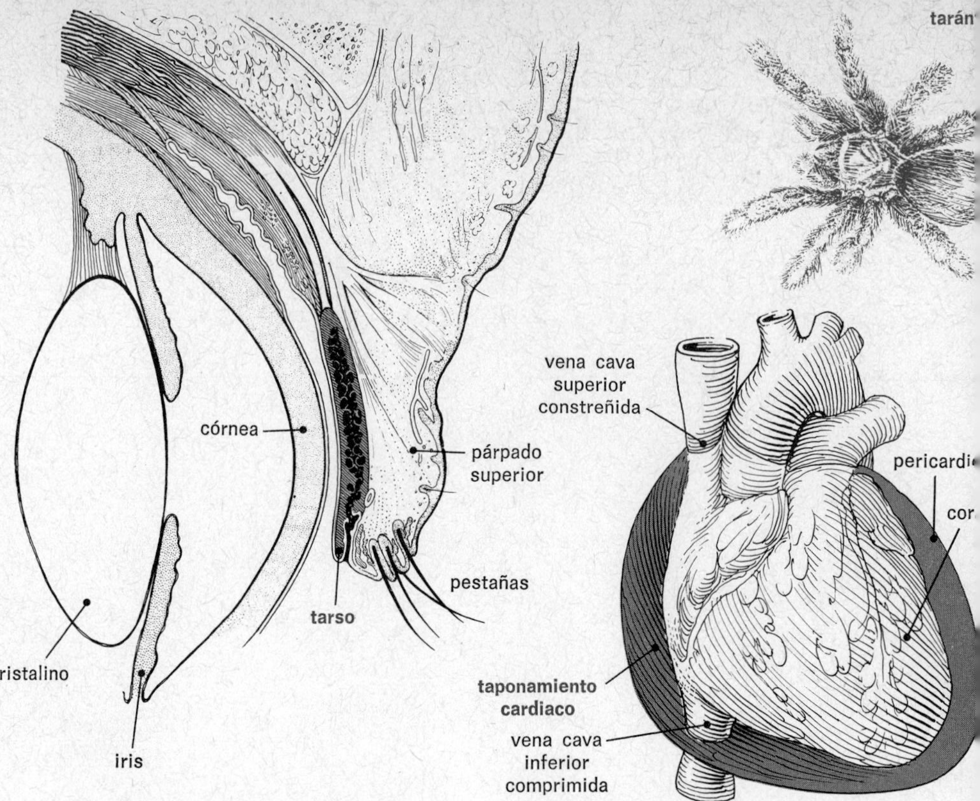

hía de Chesapeake, en la que se descubrió por primera vez esta enfermedad.

tánico, ácido *(tannic acid).* Masa esponjosa amorfa y lustrosa de color amarillo parduzco, $C_{14}H_{10}O_9$, que se extrae de la corteza y la fruta de varias plantas; se utiliza como astringente y estíptico y, en ocasiones, para el tratamiento de la diarrea; es tóxico para el hígado; también denominado tanino.

tanino *(tannin).* Véase ácido tánico.

tantalio *(tantalum).* Elemento metálico no corrosivo; símbolo Ta, número atómico 73, peso atómico 180,95; se utiliza en cirugía en forma de malla de alambre en la pared abdominal, como placa craneal, etc.

tantrum *(tantrum).* Acceso no provocado de cólera; ataque de ira que puede acompañarse de actos y gestos violentos.

tapetum *(tapetum).* **1.** Porciones del cuerpo calloso que bordean los cuerpos posteriores (lateralmente) de los ventrículos laterales del cerebro. **2.** Parte externa y posterior de la coroides (membrana vascular del globo ocular).

tapinocefalia *(tapinocephaly).* Deformidad en la que el cráneo aparece aplanado.

tapinocéfalo *(tapinocephalic).* Que se caracteriza por un cráneo aplanado.

tapón 1. *(plug).* Cualquier masa que ocluye un conducto o abertura corporal. **2.** Masa granulosa. **3** *(packing).* Material utilizado para rellenar una cavidad o una herida.

t. cervical, véase tapón mucoso.

t. epitelial, masa de células epiteliales que ocluye de forma temporal los orificios externos de las fosas nasales del feto.

t. mucoso, tapón formado por secreciones de las glándulas mucosas, especialmente la masa de moco cervical secretada por el endocérvix que proporciona una barrera mecánica y antibacteriana que protege la cavidad uterina durante el embarazo; también llamado tapón cervical.

taponamiento *(pack; tamponade).* **1.** Introducción de materiales en una cavidad o herida hasta llenarla completamente. **2.** En odontología, aplicación de un apósito o tapón sobre una herida quirúrgica.

t. cardiaco, compresión del corazón debida a un derrame, a tensión o a un acúmulo de sangre en el pericardio, como sucede en una rotura cardiaca y otras heridas penetrantes.

taqui- *(tachy-).* Forma prefija que significa rápido o acelerado; p. ej., taquicardia.

taquiarritmia *(tachyarrhythmia).* Ritmo cardiaco con más de 100 latidos por minuto, asociado a irregularidad en la secuencia de los latidos.

taquicardia *(tachycardia).* Latido cardiaco anormalmente rápido; también denominado taquirritmia.

t. auricular paroxística, comienzo repentino de una acción cardiaca rápida originada en las aurículas.

t. auricular paroxística con bloqueo, taquicardia auricular paroxística con un bloqueo en la transmisión de una fracción de los latidos de las aurículas a los ventrículos, de forma que la frecuencia ventricular es menor que la auricular.

taquicárdico *(tachycardiac).* Relativo a la taquicardia o afecto de ella.

taquicrótico *(tachycrotic).* Relativo a un pulso rápido; también llamado taquisfígmico.

taquiestesia *(tachistesthesia).* Percepción de una fluctuación de luz.

taquifagia *(tachyphagia).* Ingestión de alimentos anormalmente rápida; deglución sin masticar, engullendo la comida.

taquifilaxis *(tachyphylaxis).* Producción rápida de tolerancia inmunológica, como por medio de inyecciones repetidas de pequeñas dosis de una sustancia.

taquifrasia *(tachyphrasia).* Taquilogía.

taquilalia *(tachylalia).* Taquilogía, taquifrasia.

taquilogía *(tachylogia).* Lenguaje rápido.

taquímetro *(tachymeter).* Instrumento para medir la velocidad de movimiento.

taquipnea *(tachypnea).* Respiración anormalmente rápida y superficial.

taquirritmia *(tachyrhythmia).* Véase taquicardia.

taquisistolia. Véase flutter.

taquisterol *(tachysterol).* Esterol producido por irradiación ultravioleta del ergosterol.

taquistoscopio *(tachistoscope).* Instrumento que proyecta una diapositiva durante un período breve de tiempo; se utiliza en óptica experimental para medir la velocidad de la percepción visual consciente.

tara *(tare).* En química; (a) peso de un recipiente vacío; (b) peso utilizado para contrarrestar el peso del recipiente que contiene la sustancia que se quiere pesar.

taracea *(inlay).* Material sólido de restauración (oro, porcelana, plástico) que rellena y cementa una cavidad dentaria.

tarántula *(tarantula).* Cualquiera de varias arañas oscuras, peludas y grandes de la familia de las terafósidas *(Theraphosidae)* que tienen una picadura dolorosa pero de pocos efectos tóxicos.

t. negra, *Sericopelma communis,* tarántula negra y grande de Panamá cuya picadura es venenosa, aunque el efecto es localizado.

tardío *(tardive).* Se aplica a la lesión característica de una enfermedad que tarda en aparecer.

tarsadenitis *(tarsadenitis).* Inflamación de los bordes de los párpados y de las glándulas de Meibomio.

tarsectomía *(tarsectomy).* **1.** Escisión quirúrgica del tarso del pie o una parte de él. **2.** Resección quirúrgica de los bordes de un párpado o parte de él.

tarsiano *(tarsal).* **1.** Relativo a los pequeños huesos que forman la parte media del pie. **2.** Relativo al borde de un párpado.

tarsitis *(tarsitis).* **1.** Inflamación de los bordes del párpado; también llamada blefaritis marginal. **2.** Inflamación del tarso del pie.

tarso *(tarsus).* **1.** Parte del pie entre la pierna y el metatarso, formada por siete huesos pequeños. **2.** Tejido fibroso que refuerza y da forma al borde del párpado.

tarsoclasis *(tarsoclasis, tarsoclasia).* Fractura quirúrgica del tarso, como en la corrección del pie equinovaro.

tarsofima *(tarsophyma).* Tumor del tarso.

tarsomalacia *(tarsomalacia).* Reblandecimiento del cartílago tarsiano de un párpado.

tarsometatarsiano *(tarsometatarsal).* Relativo al tarso y el metatarso.

tarsoplastia *(tarsoplasty).* Cirugía plástica del párpado; también denominada blefaroplastia.

tarsorrafia *(tarsorrhaphy).* Procedimiento quirúrgico para cerrar o reducir la longitud de la fisura palpebral mediante sutura de los párpados superior e inferior.

tarsotomía *(tarsotomy).* Incisión quirúrgica del párpado.

tartamudeo *(stuttering).* Trastorno del lenguaje caracterizado por vacilación espasmódica involuntaria y repetición de los sonidos.

tartárico, ácido *(tartaric acid).* Polvo blanco soluble, laxante y refrigerante, que se utiliza en la preparación de polvos de Seidlitz y tabletas efervescentes.

tartrato *(tartrate).* Sal del ácido tartárico.

tatuaje *(tatoo).* Dibujo permanente en la piel hecho por inyección local de pigmentos indelebles.

taurina *(taurine).* Cristales incoloros hidrosolubles, producidos por descomposición del ácido taurocólico.

taurocolato *(taurocholate).* Sal del ácido taurocólico.

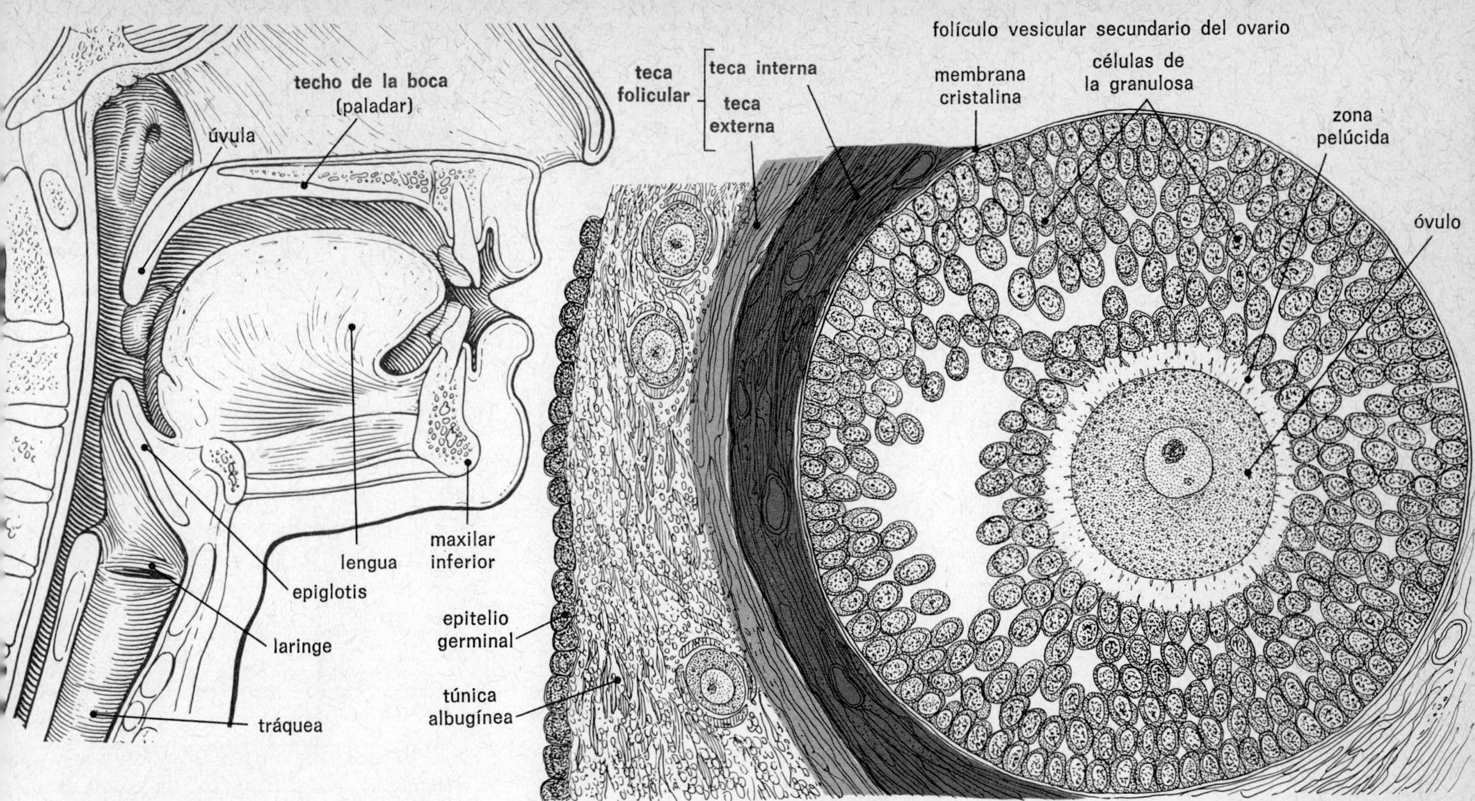

taurocólico, ácido *(taurocholic acid).* Ácido biliar; compuesto de ácido cólico y taurina; también llamado colitaurina.

Taussig-Bing, síndrome de *(Taussig-Bing syndrome).* Malformación congénita del corazón en la que la aorta sale del ventrículo derecho (en lugar del izquierdo) y la arteria pulmonar sale de ambos ventrículos, en posición anterior respecto a la aorta; también existe un defecto del tabique interventricular.

tautomerismo, tautomería *(tautomerism).* Fenómeno en el que un compuesto químico existe en estado de equilibrio entre dos formas isómeras y es capaz de reaccionar como cualquiera de ellas; también denominado alotropía dinámica.

taxis *(taxis).* **1.** Corrección de una luxación o reducción de una hernia por presión ligera. **2.** Reacción de ciertos organismos a un estímulo, es decir, un movimiento de acercamiento o alejamiento ante un estímulo, o colocación en una posición determinada con relación al estímulo; se utiliza con un prefijo que indica el tipo de estímulo; p. ej., quimiotaxis, electrotaxis, etc.

taxonomía *(taxonomy).* Clasificación de los organismos vivientes en categorías.

Tay-Sachs, enfermedad de *(Tay-Sachs disease).* Esfingolipidosis cerebral; véase esfingolipidosis.

Tb *(Tb).* Símbolo químico del elemento terbio.

Tc *(Tc).* Símbolo químico del elemento tecnecio.

t.d.s. Siglas de la expresión latina *ter die sumendum.*

Te *(Te).* Símbolo químico del elemento telurio.

teca *(theca).* Vaina, como la que recubre un tendón o un folículo ovárico vesiculoso.

t. externa, parte fibrosa externa de la teca folicular; está poco vascularizada.

t. folicular, cubierta de células del estroma hipertrofiadas que rodean concéntricamente el folículo ovárico.

t. interna, parte interna y secretora de la teca folicular; está vascularizada con una amplia red capilar.

tecitis *(thecitis).* Inflamación de una vaina tendinosa.

tecnecio *(technetium).* Elemento radiactivo; símbolo Tc, número atómico 43, peso atómico 99; se emplea en medicina clínica por la rapidez de detección de sus rayos γ de 140-kev, la ausencia de radiación β y una vida media de seis horas; se utiliza para determinar el patrón de flujo sanguíneo y la localización de tumores en diferentes zonas por gammagrafía de centelleo.

técnica *(technique).* Procedimiento sistemático por el que se realiza una operación quirúrgica, un experimento científico o cualquier otra actividad compleja.

t. de flujo acuoso, en odontología, método de preparación de cavidades en el que el diente que se prepara se mantiene bajo un flujo de agua.

t. de Ouchterlony, método de doble difusión para realizar una prueba de precipitinas.

t. de Shouldice, técnica para reparar las hernias inguinales directas e indirectas.

técnico. 1 *(technologist, technician).* Persona especializada para la realización de procedimientos técnicos especiales. **2** *(technical).* Perteneciente o relativo a la técnica.

t. en histología, el especializado en el procesamiento de tejidos del cuerpo extirpados para su examen microscópico (fijación, inclusión, sección, montaje y tinción).

t. de laboratorio, dental, persona capacitada para la fabricación de prótesis dentales como dentaduras postizas, coronas y puentes, restauraciones y aparatos de ortodoncia; también llamado protésico dental.

t. de laboratorio farmacéutico, médico que analiza y ensaya las medicaciones para comprobar su pureza y potencia.

t. de laboratorio médico, persona que posee un título indicativo de una preparación especial en técnicas de laboratorio (como análisis físicos, químicos y microscópicos de líquidos y tejidos del cuerpo) y que trabaja bajo supervisión de un médico.

t. en medicina nuclear, médico o enfermera entrenado en la utilización de materiales radiactivos con fines diagnósticos.

t. médico, el que realiza o supervisa procedimientos de ensayo en el laboratorio, que comprenden los campos de la serología, inmunología, química, tipificación de sangre, hematología, parasitología, microbiología, análisis de orina e histoquímica.

t. de radioterapia, el que asiste al radioterapeuta en el tratamiento de una enfermedad mediante exposición de zonas concretas del cuerpo del paciente a dosis prescritas de rayos X u otras formas de radiación ionizante.

t. en rayos X, persona capacitada para hacer radiografías de cualquier parte del cuerpo; también denominado técnico radiológico.

tecoma *(thecoma).* Neoplasia ovárica activa, compuesta por células en forma de huso (con predominio de células tecaluteínicas con bandas de colágeno), que produce cantidades considerables de sustancias hormonales feminizantes; generalmente provoca irregularidades en el ciclo menstrual, aumento del tamaño del pecho y, en ocasiones, aumento de la líbido; también denominado tumor de células tecaluteínicas o de células de la teca.

tectónico *(tectonic).* Relativo a la cirugía plástica o los trasplantes.

tectorial *(tectorial).* Relativo a una cubierta o techo o que los forma.

tectorium *(tectorium).* Cualquier estructura similar a un techo.

tectum *(tectum).* Cualquier cubierta anatómica o estructura que forma techo, especialmente el techo del mesencéfalo; es dorsal al acueducto cerebral y comprende los tubérculos cuadrigéminos superiores e inferiores, sus prolongaciones y la lámina tectal.

techo *(roof).* Estructura de cubrimiento.

t. de la boca, el paladar; partición ósea y muscular entre las cavidades nasal y oral.

t. del cuarto ventrículo, estructura superior del cuarto ventrículo del cerebro; formado por los velos bulbares superior e inferior y por el recubrimiento epitelial, la tela coroidea; también denominado tegmen ventriculi quarti.

tefromalacia *(tephromalacia).* Estado caracterizado por reblandecimiento de la sustancia gris del encéfalo y la medula espinal.

tegmen *(tegmen).* Formación que cubre o forma el techo de alguna parte.

t. tympani, techo de la caja del tímpano, formado por la porción petrosa del hueso temporal; separa la cámara del oído medio de la fosa craneal media.

t. ventriculi quarti, techo del cuarto ventrículo; véase techo.

tegmento *(tegmentum).* Porción dorsal mayor del tronco cerebral.

tejido *(tissue).* Masa de células similares y sustancias que las rodean.

t. adiposo, tejido conjuntivo compuesto de células grasas agrupadas y rodeadas por fibras reticulares.

t. areolar, tipo de tejido conjuntivo compuesto por haces colágenos laxos y fibras elásticas con grandes espacios entre ellas que están llenos de una sustancia mucopolisacárida.

t. cartilaginoso, tejido conjuntivo con una matriz elástica sólida que puede tener o no fibras inmersas en ella.

t. condrógeno, tejido conjuntivo que forma la

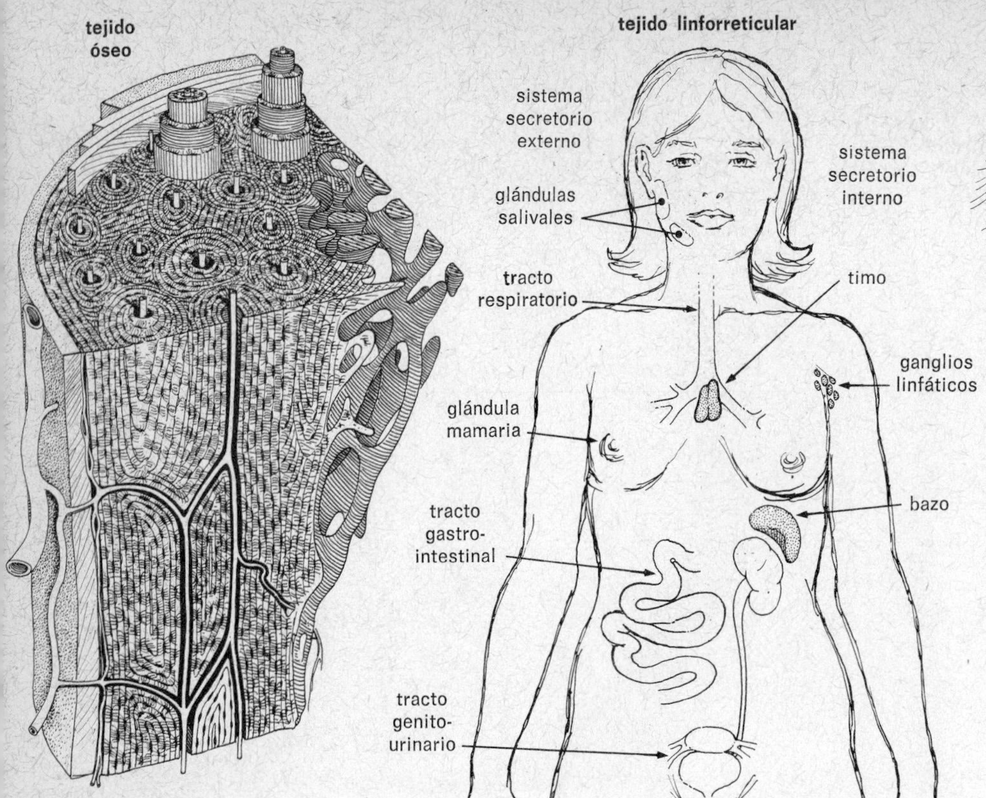

tejido óseo

tejido linforreticular

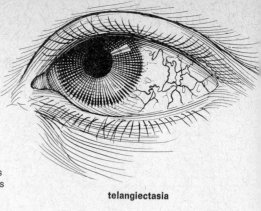

telangiectasia

TEMPERATURAS RECTALES NORMALES DEL CUERPO

Especie	°F (± 1° F)	°C (± 0,5° C)
ratón	97	36
hombre	**98,6**	**37,0**
gato	101,5	38,5
perro	102	39
gallina	106,2	41,5

capa interna del pericondrio y se encarga de la formación del tejido cartilaginoso.

t. conjuntivo, término general que designa cualquiera de los tejidos de sostén que conectan o unen las diversas partes del cuerpo, salvo el sistema nervioso; también denominado tejido conectivo y tejido intersticial.

t. conjuntivo, enfermedades del (connective tissue diseases). Véase enfermedades del colágeno.

t. elástico, tejido conjuntivo compuesto principalmente por fibras elásticas amarillas; se encuentra en algunos ligamentos y en las paredes de las arterias y vías aéreas.

t. epitelial, véase epitelio.

t. eréctil, tejido que contiene abundantes espacios vasculares que, cuando se distienden con sangre, endurecen la zona en que están.

t. esponjoso, disposición en panal de las células óseas, como la observada en el centro de algunos huesos: clavícula, vértebras, extremos de los huesos largos, etc.

t. fibroso, tejido conjuntivo que contiene haces de fibras blancas y una sustancia de base líquida; se encuentra en tendones, ligamentos, aponeurosis y membranas como la duramadre.

t. hematopoyético, tejido que interviene activamente en el desarrollo de los elementos formes de la sangre, como el que se encuentra en la medula de los huesos largos.

t. intersticial, véase tejido conjuntivo.

t. linfático, red de fibras que encierra masas de linfocitos.

t. linforreticular, tejido que lleva a cabo las funciones inmunitarias a través de varios tipos de células, cada una de las cuales realiza una función específica, bien por acción celular directa o mediante la elaboración de anticuerpos.

t. mesenquimatoso, véase mesénquima.

t. metanefrógeno, porción del mesodermo intermedio que da lugar con el tiempo a los túbulos excretores del riñón.

t. mieloide, medula ósea roja, que forma los hematíes y los leucocitos y está integrada por estadios adultos y en desarrollo de hematíes, granulocitos y megacariocitos dentro de un estroma de células reticulares y fibras.

t. muscular, tejido compuesto por fibras filamentosas estriadas (esqueléticas) o no estriadas (lisas) que se contraen al recibir un estímulo.

t. nervioso, tejido compuesto básicamente por células nerviosas (neuronas) sostenidas por tejido conjuntivo (neuroglia).

t. óseo, tejido conjuntivo, con una matriz dura, rígida y fibrosa, que contiene depósitos de sales minerales.

t. osteógeno, tejido conjuntivo que forma la capa interna del periostio, encargado de la formación del tejido óseo.

t. osteoide, matriz ósea antes de la calcificación; tejido óseo no calcificado.

t. reticular, el tipo más delicado de tejido conjuntivo, compuesto por una red de fibrillas finas; rodea células individuales, fibras musculares y ácinos glandulares.

tela *(tela).* Membrana delicada y fina, a modo de telaraña.

telangiectasia *(telangiectasia, telangiectasis).* Dilatación de un grupo de capilares.

t. hemorrágica hereditaria, telangiectasia en piel y mucosas que suele aparecer después de la pubertad; se transmite como un rasgo simple dominante; también se denomina enfermedad de Rendu-Osler-Weber y síndrome de Sutton-Rendu-Osler-Weber.

telangiectásico *(telangiectatic).* Afecto de telangiectasia.

telangioma *(telangioma).* Tumor formado por capilares o arteriolas dilatados.

telarquia *(thelarche).* Comienzo del desarrollo de las mamas durante la pubertad.

tele- *(tele-, tel-).* Forma prefija que indica distancia; p. ej., telediagnóstico.

telecardiófono *(telecardiophone).* Instrumento a través del cual pueden oírse los sonidos cardiacos a una cierta distancia del paciente.

telediagnóstico *(telediagnosis).* Diagnóstico de una enfermedad a un paciente que se encuentra a cierta distancia del médico, mediante evaluación de datos transmitidos a una estación receptora.

telelectrocardiógrafo *(telelectrocardiograph).* Aparato de transmisión y recepción remota de señales del electrocardiógrafo; también llamado telecardiógrafo.

telelectrocardiograma *(telelectrocardiogram).* Electrocardiograma que se registra a cierta distancia del paciente; también denominado telecardiograma.

telemetría *(telemetry).* Ciencia y tecnología de observación remota que se utiliza para controlar sistemas vivientes mediante el uso de transmisores de radio colocados en animales o seres humanos; de esta forma pueden vigilarse parámetros como la presión arterial, la frecuencia cardiaca, etc.

telencéfalo *(telencephalon).* Porción del cerebro embrionario de la que se desarrollan los hemisferios cerebrales, los ventrículos laterales, la parte anterior del tercer ventrículo y los lóbulos olfatorios; junto con el diencéfalo, forma el prosencéfalo.

teleología *(teleology).* Doctrina según la cual todos los acontecimientos biológicos están dirigidos a un objetivo o fin («causa final»).

telepatía *(telepathy).* Fenómeno de comunicación del pensamiento de un individuo a otro sin medios físicos; como el medio de transferencia extrasensorial del pensamiento es desconocido, no se acepta generalmente como científicamente válido.

teleplastia *(theleplasty).* Cirugía plástica del pezón; llámase también mamiloplastia.

teleretismo *(thelerethism).* Erección del pezón.

telerreceptor *(telereceptor).* Organo que percibe estímulos sensoriales a distancia; p. ej. el ojo.

teleterapia *(teletherapy).* Tratamiento radioterapéutico con una fuente de radiación externa a muchos centímetros de distancia del paciente.

telitis *(thelitis).* Inflamación del pezón.

telo- *(telo-, tel-).* Forma prefija que significa (a) una forma o fase final; p. ej., telofase; (b) relación con un extremo; p. ej., telangiectasia.

telocéntrico *(telocentric).* Dícese de un cromosoma que tiene el centrómero en un extremo.

telodendrón *(telodendron).* Ramificación terminal de un axón.

telofase *(telophase).* Ultimo estadio de la división celular por mitosis, que empieza cuando los cromátides llegan a los polos de la célula y las membranas nucleares encierran cada nueva serie de cromosomas para completar la separación de dos células hijas.

telógeno piloso *(telogen).* Fase final del ciclo de un folículo piloso; período de tiempo antes de que el pelo se caiga.

telómero *(telomere).* Uno de los dos extremos de un cromosoma.

telorragia *(thelorrhagia).* Hemorragia o pérdida de sangre por el pezón.

telurio *(tellurium).* Elemento semimetálico brillante; símbolo Te, número atómico 52, peso atómico 127,6.

temblor *(tremor).* Contracción alternativa involuntaria y rítmica de grupos de músculos opuestos, bastante uniforme en frecuencia y amplitud.

temperamento *(temperament).* Predisposición natural de un individuo, que influye en su forma de pensar, comportarse y reaccionar.

temperatura *(temperature).* Intensidad de calor medida en cualquier escala arbitraria.

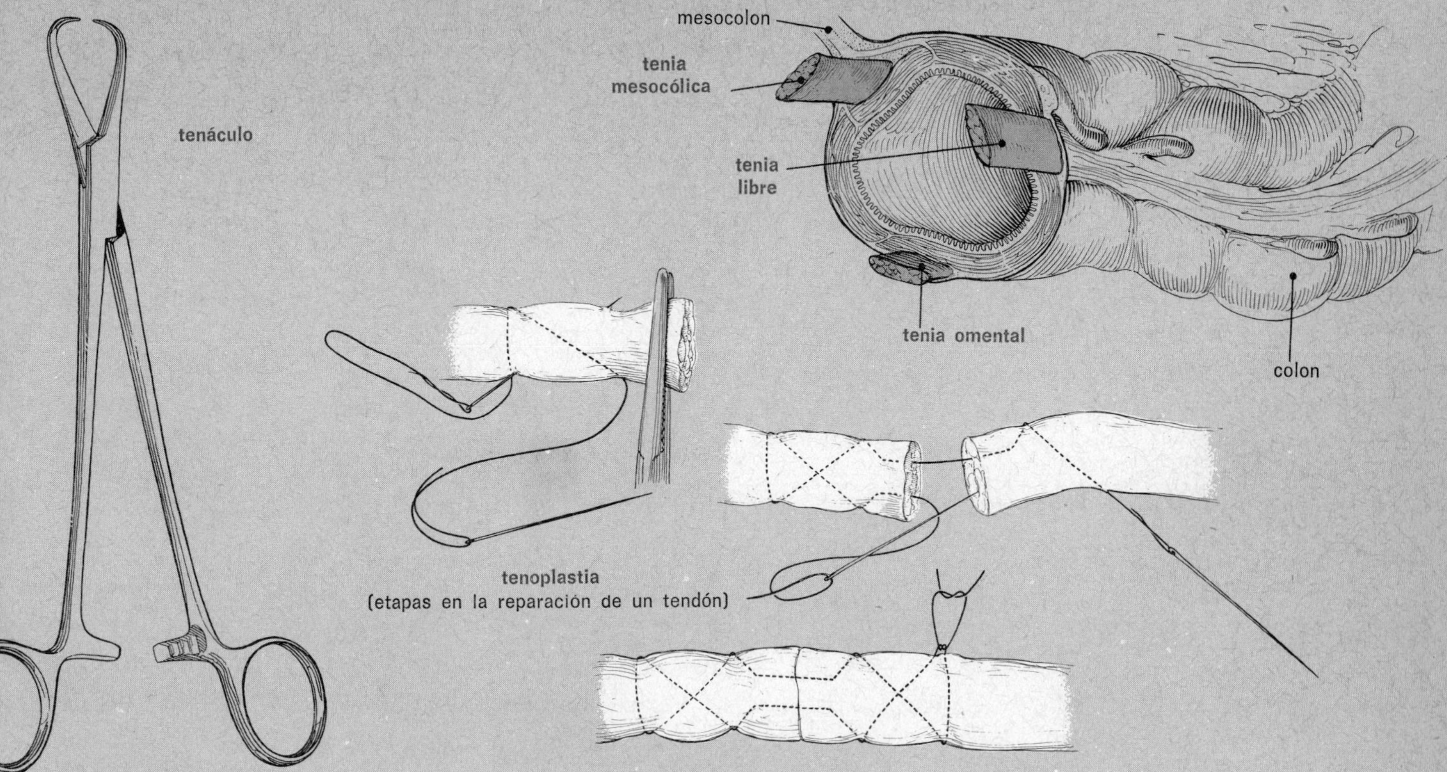

t. absoluta, temperatura medida en la escala absoluta.

t. crítica, temperatura por encima de la cual un gas no puede pasar al estado líquido.

t. efectiva, índice de comodidad que tiene en cuenta la temperatura, el movimiento y la humedad del aire.

t. normal, temperatura de una persona normal en reposo (37° C en la boca, normalmente).

tempolábil *(tempolabile)*. Inestable durante un período de tiempo o que cambia o se destruye con el tiempo; dícese de un suero.

temporal. **1** *(temporal)*. Relativo a los lados de la cabeza o sienes. **2** *(temporary)*. Que dura algún tiempo; perteneciente o relativo al tiempo.

temporomaxilar *(temporomandibular)*. Relativo a los huesos temporal y maxilar inferior, como la articulación del maxilar inferior.

temporooccipital *(temporo-occipital)*. Relativo a los huesos temporal y occipital del cráneo.

tempostábil *(tempostabile, tempostable)*. Que no se altera con el paso del tiempo; dícese de ciertos compuestos químicos. Llámase también tempoestable.

tenacidad *(tenacity)*. Calidad de adhesivo o tenaz.

tenáculo *(tenaculum)*. Instrumento quirúrgico en forma de gancho o pinza que sirve para sostener y agarrar cuerpos o estructuras orgánicas, como p. ej., el extremo seccionado de un vaso sanguíneo durante una operación.

tenalgia *(tenalgia)*. Dolor en un tendón; también se denomina tenontodinia y tenodinia.

tenar *(thenar)*. **1**. Masa carnosa de la palma de la mano en el lado del pulgar. **2**. Dícese de cualquier estructura situada en o asociada a esta zona.

tenaz *(tenacious)*. **1**. Pegajoso; adhesivo. **2** *(persevering)*. Perseverante, constante.

tendinitis *(tendinitis)*. Inflamación de un tendón; también llamada tenontitis, tenonitis y tendonitis.

tendinoplastia *(tendinoplasty)*. Véase tenoplastia.

tendinoso *(tendinous)*. Relativo a un tendón o de su naturaleza.

tendólisis *(tendolysis)*. Escisión de adherencias de un tendón; también denominada tenólisis.

tendón *(tendon)*. Banda fibrosa por la que se inserta un músculo a un hueso.

t. de Aquiles, véase tendón calcáneo.

t. calcáneo, gran tendón común que fija los músculos gemelos y sóleo al calcáneo (hueso del talón); también llamado tendón de Aquiles y tendo calcaneus.

t. conjunto, tendones fusionados de los músculos transverso y oblicuo interno del abdomen; se inserta en la cresta del pubis y la línea pectínea.

tendonitis *(tendonitis)*. Véase tendinitis.

tendoplastia *(tendoplasty)*. Véase tenoplastia.

tendotomía *(tendotomy)*. Véase tenotomía.

tendovaginitis *(tenovaginitis)*. Véase tenosinovitis.

tenectomía *(tenectomy)*. Resección quirúrgica de una parte de un tendón; tenonectomía.

tenesmo *(tenesmus)*. Esfuerzo ineficaz y doloroso para defecar u orinar.

tenia. **1** *(tenia)*. Cualquiér estructura anatómica en forma de banda. **2** *(tapeworm)*. Cualquiera de varios gusanos en forma de cinta de la clase cestodos *(Cestoda)* que infestan el intestino de los vertebrados, incluido el hombre; su cuerpo consta de una cabeza o escólex dotada de ganchos para fijarse a la pared intestinal y una serie de segmentos o proglótides (de cuatro a varios miles) que contienen los órganos reproductores.

t. del cerdo, véase *Taenia solium*.

t. del colon, cualquiera de tres bandas engrosadas de fibras musculares longitudinales de unos 6 mm de anchura en la pared del colon.

t. enana del ratón, véase *Hymenolepis nana*.

t. libre, tenia del colon que está a mitad de distancia entre la mesocólica y omental; también llamada banda libre.

t. mesocólica, tenia del colon situada a lo largo de la unión del mesocolon con el colon.

t. omental, tenia del colon transverso, situada a lo largo del lugar de unión del epiplón mayor.

t. del pescado, véase *Diphyllobothrium latum*.

t. del tálamo, tenia o línea de unión del plexo coroideo que va a lo largo del borde dorsomedial del tálamo; los ventrículos laterales quedan por encima de ella, y el tercer ventrículo por debajo; también denominada tenia del tercer ventrículo y estría pineal.

t. de la vaca, véase *Taenia saginata*.

teniasis *(teniasis)*. Infestación del intestino por tenias.

tenicida *(teniacide)*. Cualquier agente que destruye las tenias.

tenífugo *(teniafuge)*. Agente que ocasiona la expulsión de las tenias.

tenioide *(tenioid)*. **1**. Semejante a una cinta. **2**. Semejante a una tenia.

teno- *(teno-, tenon-)*. Forma prefija que indica tendón; p. ej., tenotomía.

tenodesis *(tenodesis)*. Transferencia del extremo proximal de un tendón a otro lugar.

tenofito *(tenophyte)*. Excrecencia de tejido óseo o cartilaginoso adherida a un tendón.

tenólisis *(tenolysis)*. Véase tendólisis.

Tenon, cápsula de *(Tenon's capsule)*. Fascia bulbar; véase fascia.

tenonectomía *(tenonectomy)*. Procedimiento quirúrgico para acortar un tendón, en el que se escinde un trozo de él y se unen los extremos restantes.

tenontitis *(tenontitis)*. Véase tendinitis.

tenoplastia *(tenoplasty)*. Cirugía reparadora de los tendones; también denominada tendinoplastia, tendoplastia y tenontoplastia.

tenorrafia *(tenorrhaphy)*. Sutura de un tendón seccionado.

tenosinovectomía *(tenosynovectomy)*. Escisión quirúrgica de una vaina tendinosa.

tenosinovitis *(tenosynovitis)*. Inflamación de una vaina tendinosa; también llamada tendovaginitis.

tenotomía *(tenotomy)*. Sección de un tendón con fines correctores, como en el pie equinovaro o el estrabismo; también denominada tendotomía.

tensión *(tension)*. **1**. Fuerza que tiende a producir extensión o expansión, de un líquido o gas; p. ej., cuando se suprime una fuerza continente. **2**. Presión mental o emocional. **3**. Acción de estirar o estado de estiramiento.

t. arterial, presión producida en una arteria por la capacidad del continente vascular en relación al volumen del contenido sanguíneo.

t. intraocular, presión dentro del globo ocular.

t. premenstrual, alteración temporal caracterizada por irritabilidad, nerviosismo y/o dolor de cabeza que se presenta durante la semana previa a la menstruación y desaparece después del comienzo del flujo menstrual.

t. superficial, fuerza que tiende a unir las moléculas de una superficie líquida cuando entran en contacto con otra sustancia.

t. superficial de la interfase, resistencia que ofrece a la separación una película de líquido entre dos superficies bien adaptadas, como la de la fina película de saliva entre la base de una dentadura postiza y los tejidos.

tensor *(tensor)*. Músculo que tensa o deja rígida una parte.

tentorial *(tentorial)*. Perteneciente o relativo al tentorium o tienda del cerebelo.

tentorium *(tentorium)*. Tienda, especialmente la del cerebelo; véase tienda.

teofilina *(theophyline)*. Alcaloide presente en las hojas de té; relajante del músculo liso, estimulante cardiaco y vasodilatador; se utiliza en el tratamiento del asma bronquial y como estimulante del músculo cardiaco.

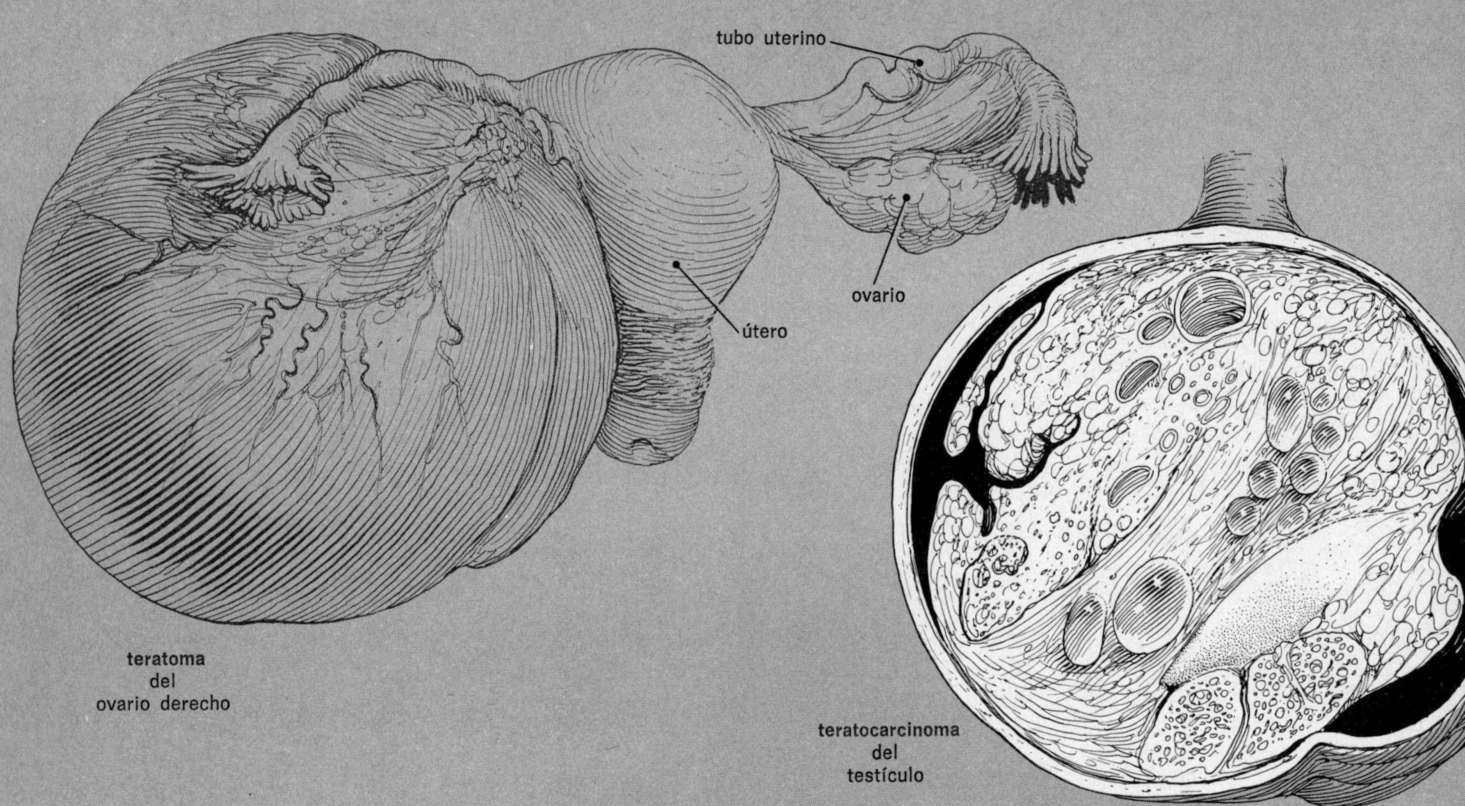

teorema *(theorem).* Proposición demostrada.

teoría *(theory).* Concepto hipotético al que se otorga credibilidad por trabajos experimentales, pero del que no se tienen pruebas definitivas.

t. atómica, la que afirma que las moléculas de una sustancia están constituidas por partículas más pequeñas en proporciones definidas.

t. de Bohr, la que concibe el átomo como un núcleo con carga positiva, alrededor del cual giran los electrones.

t. de las capas germinativas, teoría según la cual el embrión desarrolla tres capas germinativas primarias (ectodermo, mesodermo y endodermo) y cada capa da lugar a tejidos y órganos específicos.

t. cuántica, teoría según la cual los átomos emiten y absorben energía de forma discontinua, en cantidades pequeñas y finitas (cuantos) en actos individuales de emisión y absorción, más que de una manera continua; también denominada teoría de Planck.

t. germinativa, teoría, ahora doctrina, por la que todas las enfermedades infecciosas están producidas por microorganismos.

t. de Lamarck, teoría según la cual los caracteres adquiridos se pueden transmitir.

t. de Planck, véase teoría cuántica.

t. de la reentrada, teoría según la cual las extrasístoles se producen por reentrada del impulso sinusal en un foco ectópico.

t. de la selección clonal, teoría según la cual algunas células predestinadas a la producción de anticuerpos se destruyen cuando se exponen a los propios tejidos del huésped en la vida fetal; así pues, no habría clonos o colonias de células que reaccionasen con los propios tejidos.

t. de Van't Hoff, teoría según la cual las sustancias en soluciones diluidas obedecen las leyes de los gases.

t. de Young-Helmholtz, teoría según la cual la percepción de los colores depende de tres tipos de receptores en la retina; los del rojo, el verde y el violeta.

ter *(ter).* En latín, tres veces.

t. die sumendum *(t.d.s.),* en latín, que ha de tomarse tres veces al día; expresión utilizada en recetas.

t. in die *(t.i.d.),* tres veces al día; se utilizada en la redacción de recetas.

tera- *(tera-).* Forma prefija que se utiliza en el Sistema Internacional para indicar un billón (10^{12}); p. ej., teraohmio.

terapeuta *(therapist).* Especialista en la aplicación de terapéuticas, como terapéutica del lenguaje, fisioterapia, etc.

t. rehabilitador, el que se ocupa de rehabilitar a los lesionados, incapacitados y enfermos físicos y mentales para que puedan reintegrarse a la sociedad.

terapéutica 1 *(therapy).* Tratamiento de una enfermedad o incapacidad. 2 *(therapeutics).* Parte de la medicina que se ocupa del tratamiento de las enfermedades.

t. anticoagulante, uso de medicamentos que evitan o detienen la formación de coágulos sanguíneos en el sistema cardiaco vascular.

t. por colapso, tratamiento anticuado de la tuberculosis pulmonar que consiste en un colapso o reducción del volumen del pulmón enfermo.

t. con electrochoque, t. electroconvulsiva, forma de tratamiento de las enfermedades mentales (especialmente reacciones depresivas) en la que se utiliza una corriente eléctrica para producir inconsciencia o convulsiones.

t. específica, administración de una medicación con acción selectiva sobre la causa de la enfermedad.

t. por la fiebre, tratamiento de la enfermedad por la elevación artificial de la temperatura corporal; también llamada piretoterapia.

t. física, utilización de agentes físicos (calor, masaje, electricidad y ejercicio) para restablecer las funciones corporales; también denominada fisioterapia.

t. de inhalación, administración de gases, vapor o medicación vaporizada por medio de inhalación.

t. del lenguaje, la aplicación de técnicas especiales para corregir deficiencias del lenguaje.

t. de oxígeno, tratamiento con inhalaciones de oxígeno; también llamada oxigenoterapia.

t. con oxígeno hiperbárico, uso del oxígeno en una cámara de compresión a una presión dominante superior a una atmósfera.

t. de shock, véase tratamiento de shock.

t. sustitutiva, administración de productos naturales del cuerpo o sustitutivos sintéticos para compensar una deficiencia.

terapéutico *(therapeutic).* Curativo.

t., nivel sanguíneo, véase nivel.

terapia ocupacional, método coadyuvante en el tratamiento de personas enfermas o traumatizadas consistente en una actividad saludable y de objetivos definidos.

teras *(teras).* Feto muy deformado.

terato- *(terato-).* Forma prefija que indica relación con un feto monstruoso.

teratocarcinoma *(teratocarcinoma).* **1.** Tumor maligno formado por varios tipos de tejido que suele aparecer en el testículo. **2.** Tumor epitelial maligno originado a partir de un teratoma.

teratofobia *(teratophobia).* Temor morboso de dar a luz un niño muy deformado o monstruoso.

teratogénesis *(teratogenesis, teratogeny).* Origen de malformaciones congénitas.

teratógeno *(teratogen).* Producto químico que induce un desarrollo anormal del feto cuando se administra durante el embarazo.

teratoide *(teratoid).* Semejante a un feto malformado.

teratología *(teratology).* Subespecialidad de la embriología que trata del desarrollo anormal; también llamada desmorfología.

teratoma *(teratoma).* Tumor compuesto por numerosos tejidos, entre los que se incluyen algunos que no se encuentran normalmente en el órgano en que aparece; se presenta más frecuentemente en el ovario, suele ser benigno y forma quistes dermoides; también aparece en el testículo, donde suele ser maligno, y con menor frecuencia en otras localizaciones.

teratomatoso *(teratomatous).* Relativo a un teratoma o que tiene sus características.

teratosis *(teratosis).* Anomalía macroscópica; también se denomina teratismo.

terbio *(terbium).* Elemento metálico; símbolo Tb, número atómico 65, peso atómico 158,93.

terciana *(tertian).* Que recidiva cada tercer día, como una modalidad de paludismo; el ataque se presenta realmente en el primero y tercer días, por lo que sólo existe un intervalo de un día.

terciarismo *(tertiarism, tertiarismus).* Conjunto de síntomas del tercer estadio de la sífilis.

tercigrávida *(tertigravida).* Mujer que ha estado embarazada tres veces.

tercípara *(tertipara).* Mujer que ha parido tres hijos.

teres *(teres).* Redondo y alargado, como ciertos ligamentos y músculos.

termalgesia *(thermalgesia).* Sensibilidad extrema al calor.

termanalgesia *(thermanalgesia).* Véase termoanestesia.

termatología *(thermatology).* Estudio del calor aplicado al tratamiento de una enfermedad.

termestesia *(thermoesthesia).* Capacidad de percibir cambios de temperatura; también llamada termoestesia.

térmico *(thermal).* Relativo al calor.

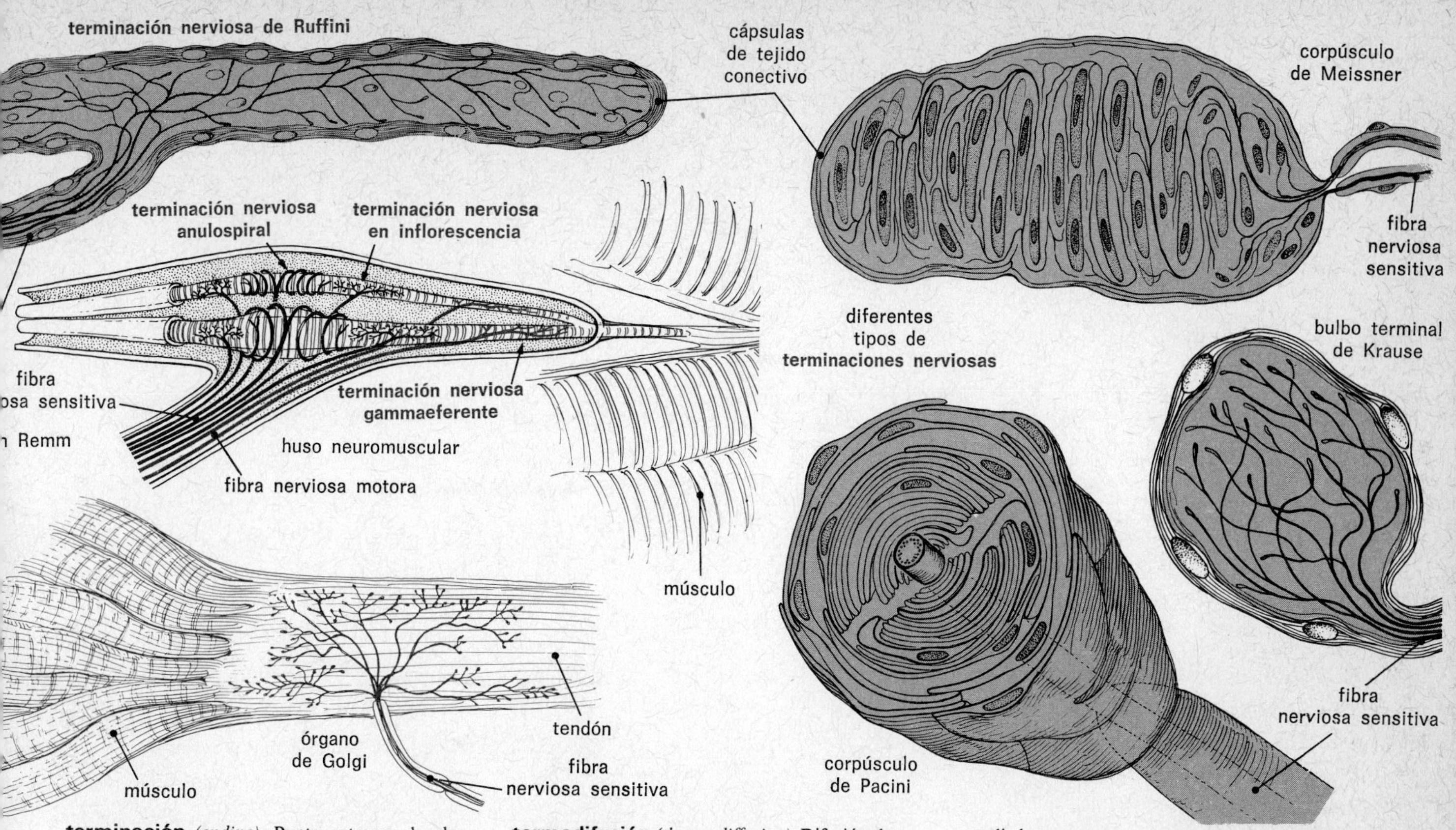

terminación *(ending).* Punto extremo de algo, como de un nervio.

t. nerviosa, cada una de las terminaciones especializadas de las fibras nerviosas motoras o sensitivas.

t. nerviosa anulospiral, terminación nerviosa enrollada alrededor de la región nuclear de una fibra muscular; es sensible al estiramiento.

t. nerviosa gammaeferente, porción terminal de las fibras motoras que inervan las fibras musculares intrafusales cerca de sus extremos.

t. nerviosa en inflorescencia, una de una serie intrincada de ramas nerviosas localizada en la parte contráctil de las fibras musculares intrafusales; es sensible al aumento de tensión.

t. nerviosa libre, una de una red de terminaciones nerviosas que se encuentran por todo el organismo, en la piel, las mucosas y los tejidos profundos; sus fibras son de dos tipos, mielínicas y amielínicas.

t. nerviosa de Ruffini, cada una de las terminaciones nerviosas sensitivas que sirven como receptores articulares, mecanorreceptores, receptores del sentido de posición y receptores cutáneos; caracterizadas por verticilos de fibras finas que terminan en numerosos botones; también llamadas corpúsculos de Ruffini.

terminal *(terminal).* **1.** Relativo al fin. **2.** Relativo a, situado en o que forma la extremidad de cualquier estructura. **3.** Parte de un circuito eléctrico en la que se suele hacer una conexión eléctrica.

t. de ordenador, máquina similar a una máquina de escribir, dotada en ocasiones de una pantalla de rayos catódicos parecida a la de una televisión, que se conecta directamente a un ordenador electrónico con el fin de introducir y obtener información; también denominada terminal interactiva y terminal en línea.

termo- *(therm-, thermo-).* Forma prefija que significa calor.

termoanestesia *(thermoanesthesia).* Incapacidad para distinguir entre calor y frío o para notar cambios de temperatura; también denominada termanalgesia.

termocauterización *(thermocautery).* Destrucción de tejido (cauterización) por medio de un metal caliente; también llamada cauterización termoeléctrica.

termocoagulación *(thermocoagulation).* Coagulación efectuada por medio del calor.

termocrosis *(thermochrose).* Propiedad de algunas sustancias por la que pueden reflejar, refractar y absorber radiaciones térmicas.

termodifusión *(thermodiffusion).* Difusión de un gas o líquido por medio del calor; el aumento de temperatura aumenta la movilidad molecular.

termodilución *(thermodilution).* Reducción de la temperatura de un líquido cuando se añade a un líquido más frío; el volumen de este último líquido puede calcularse por el grado de incremento de la temperatura; principio utilizado para medir el volumen o el flujo a través de una cámara; p. ej., volumen ventricular, gasto cardiaco o flujo sanguíneo renal.

termodinámica *(thermodynamics).* Rama de la física que estudia el calor y su conversión en otras formas de energía.

termófilo *(thermophile, thermophil).* Organismo que tiene su crecimiento máximo a temperaturas elevadas, generalmente de 40° a 70° C.

termóforo *(thermophore).* Utensilio que (1) aplica calor a una parte del cuerpo; (2) mantiene la temperatura de la máscara durante la inhalación de éter.

termogénesis *(thermogenesis).* Producción de calor en el cuerpo; un proceso fisiológico.

termografía *(thermography).* Proceso de medición de la temperatura mediante registro fotográfico de las radiaciones infrarrojas que emanan de la superficie corporal; puede ser útil en el diagnóstico de una patología subyacente, al indicar las variaciones térmicas.

termógrafo *(thermograph).* Termómetro que registra variaciones de temperatura.

termograma *(thermogram).* Fotografía en color con las temperaturas de la superficie del cuerpo; producida por instrumentos sensibles a los rayos infrarrojos.

termohiperestesia *(thermohyperesthesia).* Sensibilidad extrema a las variaciones de temperatura.

termohipestesia *(thermohypesthesia).* Sensibilidad disminuida a las fluctuaciones de temperatura; también denominada termohipoestesia.

termoinhibitorio *(thermoinhibitoty).* Que previene o suprime la producción de calor.

termolábil *(thermolabile).* Susceptible de alteración o destrucción por calor.

termólisis *(thermolysis).* **1.** Pérdida de calor corporal. **2.** Descomposición química de compuestos por el calor.

termomasaje *(thermomassage).* Uso del calor y del masaje en la fisioterapia.

termometría *(thermometry).* Medición de la temperatura por contacto directo.

termómetro *(thermometer).* Instrumento para medir la temperatura que consta generalmente de un tubo de vacío de vidrio hermético y graduado, con una dilatación en la extremidad más baja y que contiene un líquido, mercurio generalmente (a veces alcohol), que asciende por el tubo cuando se expande al aumentar la temperatura.

t. digital, termómetro electrónico que lee y/o escribe numéricamente la temperatura.

t. electrónico, el que mide o registra de forma electrónica la temperatura.

termoplacentografía *(thermoplacentography).* Determinación de la localización de la placenta por registro de la temperatura aumentada (debido a la gran cantidad de sangre) con el termógrafo.

termoplástico *(thermoplastic).* Tipo de material que puede ablandarse por calentamiento y se endurece de nuevo al enfriarse (sin cambios químicos).

termoplejía *(thermoplegia).* Insolación.

termoquímica *(thermochemistry).* Rama de la química que estudia la relación entre el calor y las reacciones químicas.

termorreceptor *(thermoreceptor).* Terminación nerviosa especial (receptora) que es sensible a los cambios de temperatura.

termorregulación *(thermoregulation).* Regulación del calor; también llamada control de la temperatura.

termostábil *(thermostable, thermostabile).* Que no se altera ni destruye por un calor moderado.

termotaxis *(thermotaxis).* **1.** Movimiento de un organismo hacia (termotaxis positiva) o en dirección contraria a (termotaxis negativa) una fuente de calor. **2.** Adaptación del cuerpo a los cambios de temperatura.

termoterapia *(thermotherapy).* Uso del calor como coadyuvante en el tratamiento de una enfermedad.

ternario *(ternary).* Compuesto de tres, como una molécula que contiene tres tipos diferentes de átomos.

terra. En latín, tierra.

t. alba, (1) polvo finamente pulverizado, sulfato de bario, que se utiliza por sus propiedades radiopacas como contraste radiológico del tracto digestivo; (2) arcilla blanca, caolín.

tesaurismosis *(thesaurosis, thesaurismosis).* Almacenamiento anormal o excesivo en el cuerpo, o en órganos determinados, de fosfátidos, grasas, metales pesados u otras sustancias.

tesis *(thesis).* Ensayo que contiene los resultados de una investigación original, escrito por un candidato a un grado académico.

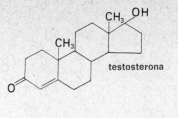

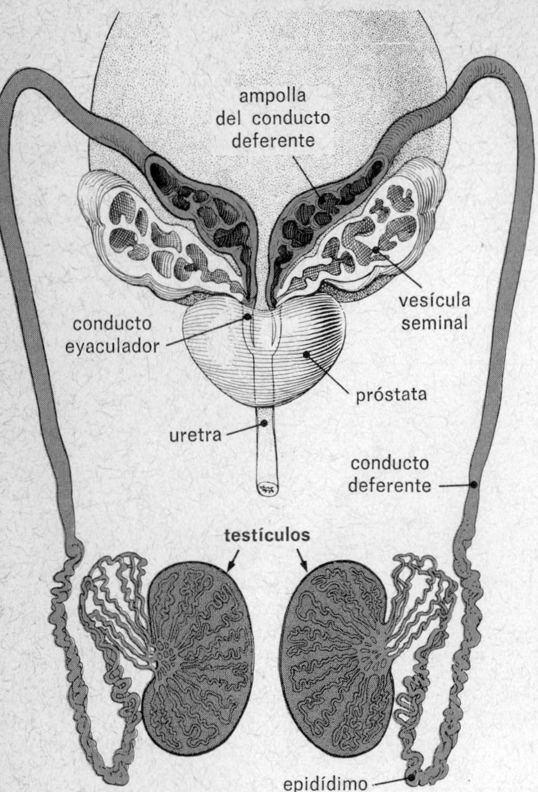

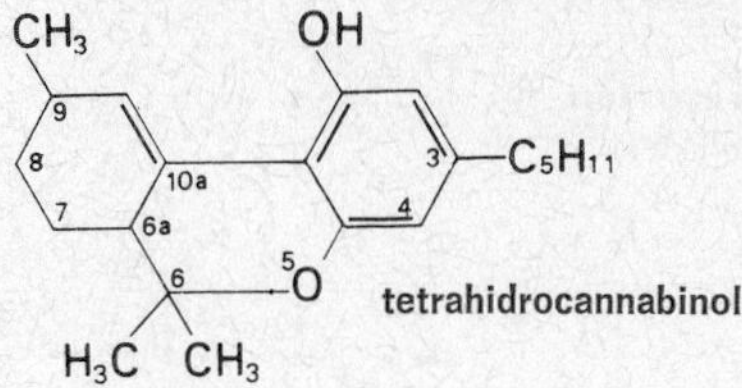

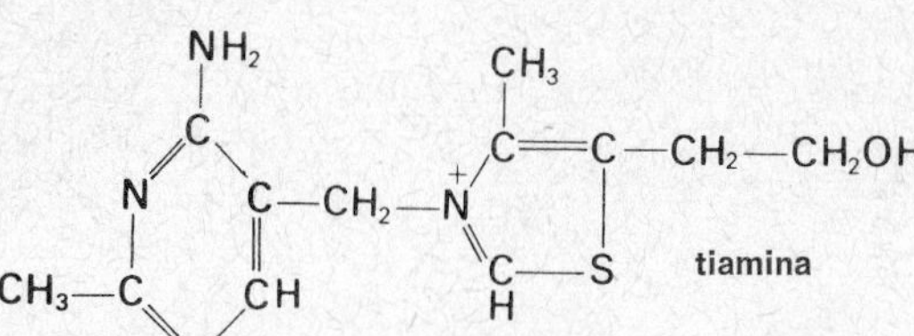

tiamina

espasmo
de la mano
en la **tetania**

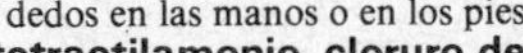

test. En inglés, prueba, ensayo, reacción; en castellano sólo se acepta generalmente en las pruebas realizadas en psicología.
testa *(testa).* Concha.
testicular *(testicular).* Perteneciente o relativo a los testículos.
testículo *(testicle).* Una de las dos glándulas con forma de huevo que producen espermatozoides, situadas normalmente en el escroto; también llamado testis.
t. retenido, testículo que no puede bajar al escroto, permaneciendo en el conducto inguinal o la cavidad abdominal.
t., descenso del, cambio de lugar progresivo del testículo en el feto y niño pequeño, desde la cavidad abdominal hasta el escroto.
testis. En latín, testículo.
testitis *(testitis).* Véase orquitis.
testosterona *(testosterone).* Hormona producida por el testículo, responsable del desarrollo y mantenimiento de las características sexuales secundarias; el andrógeno natural más potente, es producida en las células de Leydig bajo el control de la hormona luteinizante (estimulante de las células intersticiales).
teta *(teat).* Pezón o mama.
tetania *(tetany).* Trastorno caracterizado por espasmos musculares intermitentes, que suele iniciarse con una flexión aguda de las muñecas y tobillos y progresivamente afecta otros músculos y produce convulsiones; es resultado de hipocalcemia, alcalosis o hipocaliemia.
t. por hiperventilación, tetania producida por la disminución del dióxido de carbono (CO_2) en sangre, como sucede en la respiración forzada prolongada.
t. latente, tetania que sólo se hace aparente por ciertos procedimientos de estimulación.
t. neonatal, hipertonicidad muscular relativamente continua de los recién nacidos.
tetánico *(tetanic).* Relativo al tétanos o a la tetania.
tetaniforme *(tetaniform).* Semejante al tétanos.
tetanizar *(tetanize).* Provocar la contracción sostenida de un músculo mediante la aplicación de numerosos estímulos en sucesión rápida.
tetanoide *(tetanoid).* **1.** Semejante al tétanos. **2.** Semejante a la tetania.
tetanolisina *(tetanolysin).* Hemolisina producida por el bacilo tetánico *(Clostridium tetani).*
tétanos *(tetanus).* **1.** Enfermedad infecciosa aguda producida por la toxina de *Clostridium tetani* que afecta al sistema nervioso central y se caracteriza por una contracción muscular dolorosa que empieza casi siempre en los maxilares (trismo) y los músculos del cuello; es consecuencia de la acumulación de esporas de *Clostridium tetani* en la zona de una herida, a menudo leve, en la que el tejido desvitalizado permite el crecimiento; el período de incubación oscila entre tres días y cuatro semanas o más; en el tétanos generalizado, la tasa de mortalidad se aproxima al 50 %; la gravedad está relacionada con la rapidez de comienzo de los síntomas. **2.** Contracción sostenida o prolongada de un músculo.
t. local, el que afecta solamente los músculos de la zona más próxima a la herida.
t. neonatal, forma de tétanos hallada en los recién nacidos, debida a infección a través del extremo abierto del cordón umbilical.
tetanospasmina *(tetanospasmin).* Neurotoxina producida por *Clostridium tetani,* agente causal del tétanos; obstaculiza la transmisión neuromuscular inhibiendo la liberación de acetilcolina de las terminales nerviosas en los músculos; entre los lugares de acción se incluyen: las placas motoras del músculo esquelético, la medula espinal, el encéfalo y el sistema nervioso simpático.
tetanotoxina *(tetanotoxin).* Filtrado de un cultivo de *Clostridium tetani* (bacilo del tétanos) que contiene las dos porciones: la tetanospasmina y tetanolisina.
tetartanopía, tetartanopsia *(tetartanopsis).* Pérdida de visión en cuadrantes homónimos de los campos visuales de ambos ojos; p. ej., el cuadrante nasal inferior de un ojo y el cuadrante temporal inferior del otro ojo.
tetra- *(tetra-, tetr-).* Forma prefija que significa cuatro, p. ej., tetracloruro.
tetracaína, hidrocloruro de *(tetracaine hydrochloride).* Compuesto blanco cristalino utilizado como anestésico local o espinal.
tetraciclina *(tetracycline).* Compuesto amarillo cristalino producido sintéticamente o a partir de ciertas especies de *Streptomyces;* antibiótico de amplio espectro.
tetraclorometano *(tetrachlormethane).* Véase tetracloruro de carbono.
tetracloruro *(tetrachloride).* Compuesto con cuatro átomos de cloro por molécula.
tétrada *(tetrad).* **1.** Conjunto de cuatro cosas. **2.** En química, elemento que tiene el poder de combinación de cuatro. **3.** Grupo de cuatro cromátides (elementos cromosómicos) que se forma durante la meiosis.
tetradáctilo *(tetradactyl).* Que sólo tiene cuatro dedos en las manos o en los pies.
tetraetilamonio, cloruro de *(tetraethylammonium chloride).* Compuesto de amonio que tiene una acción de bloqueo ganglionar de corta duración.
tetrahidrocannabinol (THC) *(tetrahydrocannabinol).* El principal ingrediente activo de la marihuana; no tiene uso médico aceptado.
tetralogía *(tetralogy).* Cualquier serie de cuatro elementos, como cuatro defectos concurrentes.
t. de Fallot, forma de cardiopatía congénita cianosante; las cuatro anormalidades que constituyen la deformidad son: estenosis pulmonar (generalmente infundibular), hipertrofia ventricular derecha, defecto del tabique interventricular y dextroposición de la aorta; se cree que es debida a un solo error embriológico, en el que el tabique se localiza en posición anterior anómala.
tetraplejía *(tetraplegia).* Cuadriplejía; parálisis de las cuatro extremidades.
tetraploide *(tetraploid).* Célula con cuatro series de cromosomas haploides en el núcleo.
tetravalente *(tetravalent).* Véase cuadrivalente.
3,5,3′,5′-tetrayodotironina (T_4) *(3,5,3′,5′-tetraiodothyronine)* (T_4). Véase tiroxina.
tetrosa *(tetrose).* Azúcar de 4 carbonos; monosacárido con cuatro átomos de carbono; p. ej., treosa y eritrosa.
Th *(Th).* Símbolo químico del torio.
THC *(THC).* Abreviatura del tetrahidrocanabinol.
Thr *(Thr).* Símbolo de la treonina o de sus radicales.
Ti *(Ti).* Símbolo químico del titanio.
tiacidas *(tiazides).* Denominación abreviada de las benzotiadiacidas, grupo de diuréticos ampliamente utilizados en el tratamiento del edema y la hipertensión.
tial-, tialo- *(ptyal-, ptyalo-).* Formas prefijas que significan saliva.
tialina *(ptyalin).* Enzima presente en la saliva que transforma el almidón en dextrina, maltosa y glucosa.
tialolitiasis *(ptyalolithiasis).* Véase sialolitiasis.
tialolito *(ptyalolith).* Véase sialolito.
tialolitotomía *(ptyalolithotomy).* Véase sialolitotomía.
tiamina *(thiamine, thiamin).* Vitamina del complejo B presente en levaduras, carnes y salvado de los cereales; esencial en el metabolismo de los hidratos de carbono; la falta de tiamina produce beriberi; también denominada vitamina B_1.
t., pirofosfato de (TPP), éster difosfórico de la tiamina; coenzima que es cofactor en la descarbo-

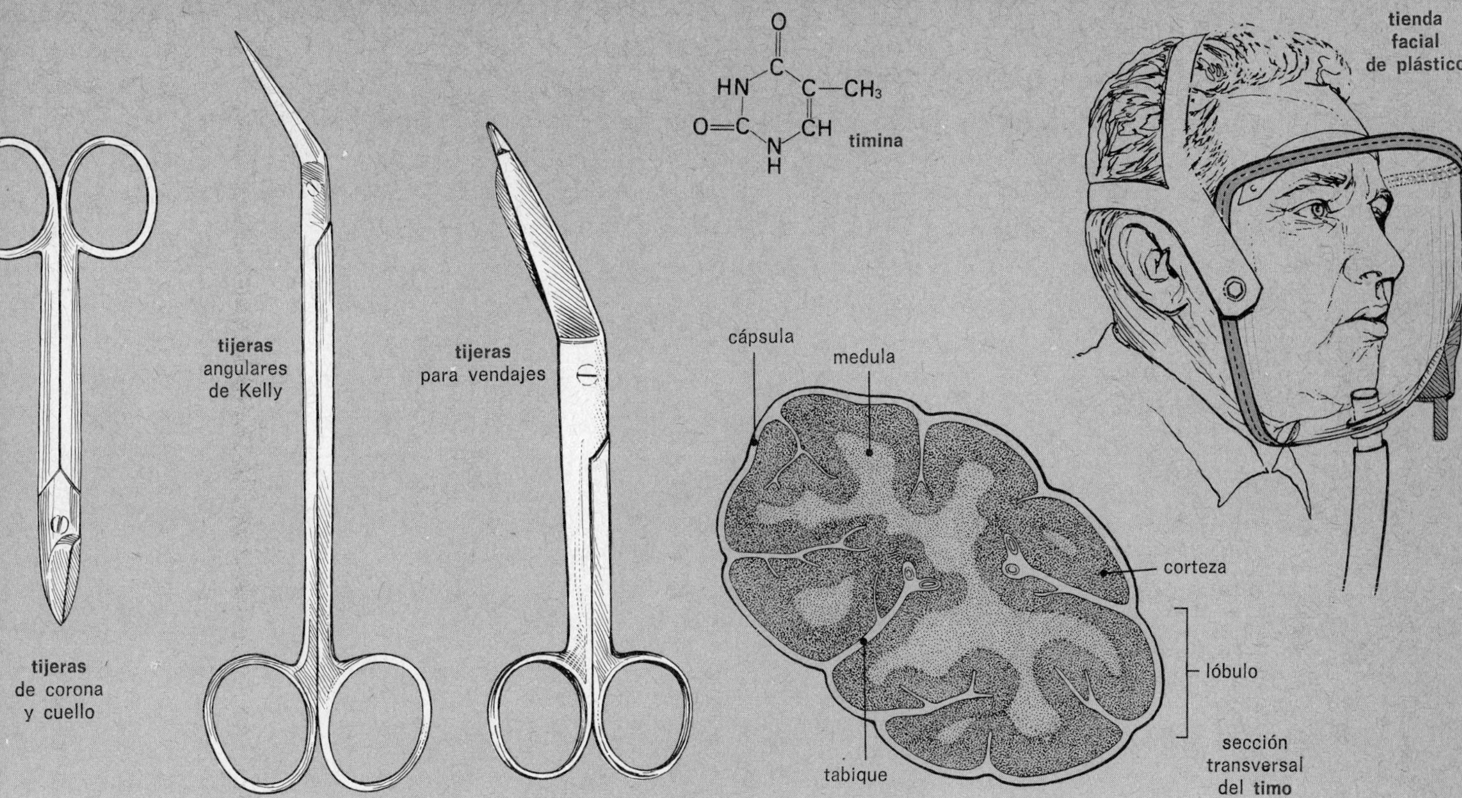

xilación; también llamado cocarboxilasa.

tibia *(tibia)*. Hueso mayor e interno de los dos que forman la pierna, entre la rodilla y el tobillo.

tibioperoneo *(tibiofibular)*. Relativo a la tibia y el peroné.

tic *(tic)*. Movimiento espasmódico repetido, breve e involuntario de un grupo de músculos que afecta con más frecuencia la cara, el cuello y los hombros.

t. doloroso, neuralgia facial espasmódica, caracterizada por dolor lancinante de corta duración a lo largo del trayecto del trigémino; también denominada neuralgia del trigémino.

t.i.d. *(t.i.d.)*. Abreviatura de la expresión latina *ter in die*.

tiempo *(time)*. Grado o medida de duración.

t. de circulación, tiempo necesario para que la corriente sanguínea pase una vez por un circuito dado del sistema circulatorio.

t. de coagulación, tiempo que tarda en coagularse la sangre en un tubo de ensayo.

t. de duplicación, en microbiología, tiempo que tarda en duplicar su número una población de células; también llamado tiempo de división o de generación.

t. de hemorragia, duración de una hemorragia (normalmente de uno a tres minutos) producida por un pequeño pinchazo en la piel.

t. de protrombina, tiempo necesario para la formación de un coágulo cuando se añaden al plasma calcio y una preparación de tromboplastina (p. ej., tejido cerebral).

t. de reacción, tiempo transcurrido entre la aplicación de un estímulo y la respuesta.

t. de reconocimiento, tiempo transcurrido entre la aplicación de un estímulo y el reconocimiento de su naturaleza.

t. de supervivencia, (1) intervalo entre la instauración de un tratamiento y la muerte; (2) período vital de las células.

tienda *(tent)*. **1.** Estructura anatómica en forma de tienda. **2.** Cubierta de plástico o lona que se coloca sobre la cama de un paciente para la administración de oxígeno o medicación inhalada.

t. facial de plástico, la que se coloca en la cara del paciente para facilitar la administración de medicaciones inhaladas.

t. del cerebelo, tentorium cerebelli; pliegue de duramadre que separa el cerebro y la parte posterior del cerebro.

t. de oxígeno, la que se coloca sobre la cama del paciente y que recibe oxígeno.

t. de vapor, la que suministra vapor.

tierra *(earth)*. **1.** Suelo; sustancias sueltas y friables que forman el terreno. **2.** Mineral amorfo pulverizable. **3.** Oxido metálico caracterizado por su alto punto de fusión; p. ej., alúmina, antes clasificada como elemento.

t. alcalina, cualquier óxido de los elementos de la familia a la que pertenecen el calcio y el magnesio.

t. de diatomeas, tierra de sílice purificada, compuesta principalmente por restos de paredes de conchas de diatomeas acuáticas unicelulares diminutas; empleada como relleno inerte en muchos materiales dentarios, y como agente lustrador y abrasivo suave; también llamada tierra de infusorios.

t. de infusorios, véase tierra de diatomeas.

tt. raras, elementos raros con números atómicos del 57 al 71, muy semejantes químicamente entre sí.

Tietze, síndrome de *(Tietze's syndrome)*. Dolor en el tórax en la unión de las costillas con el cartílago, puntos sensibles a la presión; puede hacer pensar en una patología coronaria; también denominado síndrome de la unión costocondral y condritis costal.

tifemia *(typhemia)*. Aparición de bacilos tifoides en la sangre; también llamada bacilemia tifoide.

tiflitis *(typhlitis)*. Inflamación del ciego; término utilizado en un principio para designar la apendicitis.

tiflo- *(typhlo-)*. Forma prefija que significa ciego.

tifoideo *(typhoid)*. Semejante al tifus.

tifoso *(typhous)*. Relativo al tifus.

tifus *(typhus)*. Enfermedad con estupor.

t. abdominal, véase fiebre tifoidea.

t. endémico, véase tifus murino.

t. epidémico, el causado por *Rickettsia prowazekii* y transmitido por piojos.

t. exantemático, enfermedad infecciosa aguda y contagiosa, causada por una *Rickettsia* y caracterizada por fiebre alta y constante, cefalea aguda y una erupción característica.

t. murino, el causado por *Rickettsia mooseri* y transmitido por la pulga de la rata; también se llama tifus endémico o tifus transmitido por pulgas.

t. recrudescente, véase linfoblastoma.

t. secundario, véase enfermedad tsutsugamushi.

t. transmitido por ácaros, véase enfermedad tsutsugamushi.

t. transmitido por pulgas, véase tifus murino.

tigmestesia *(thigmesthesia)*. Sensibilidad al tacto; también denominada sensibilidad táctil.

tigmotaxis *(thigmotaxis)*. Reacción de un organismo que entra en contacto con un cuerpo sólido.

tijeras *(scissors)*. Instrumento cortante de doble hoja.

tiloma *(tyloma)*. Formación callosa densa.

t. conjuntivo, cornificación localizada del tejido conjuntivo.

tilosis *(tylosis)*. **1.** Formación de un callo. **2.** Callosidad.

timbre *(timbre)*. Cualidad característica de un sonido por la que se puede distinguir entre dos sonidos de tono e intensidad iguales.

t. metálico, segundo sonido cardiaco, de tono agudo, que se oye en la dilatación de la aorta.

timectomía *(thymectomy)*. Escisión quirúrgica del timo.

-timia *(-thymia)*. Forma sufija que indica relación con la mente o las emociones.

tímico *(thymic)*. Relativo al timo.

timidina *(thymidine)*. Producto de condensación de la timina con desoxirribosa; nucleósido del DNA.

timina *(thymine)*. Una de las bases pirimidínicas que se encuentra frecuentemente en el ácido desoxirribonucleico (DNA).

timitis *(thymitis)*. Inflamación del timo.

timo- *(thymo-)*. Forma prefija que indica relación con (a) el timo, (b) la mente, el alma o las emociones.

timo *(thymus)*. Estructura linfoide de tipo glandular carente de conductos situada en el niño inmediatamente detrás de la parte superior del esternón; parece ser el órgano que gobierna la inmunogénesis en los jóvenes, y algunos creen que controla todo el sistema linfoide durante toda la vida; consta de dos lóbulos rodeados por una delgada cápsula de tejido conjuntivo; crece rápidamente hasta los tres años, desarrollándose luego muy lentamente hasta la edad de 13 años, en que empieza a disminuir de tamaño; en la vejez queda muy poco tejido tímico, que ha sido sustituido por grasa y tejido conjuntivo; también denominada glándula tímica.

timocito *(thymocyte)*. Linfocito que se origina en el timo.

timógeno *(thymogenic)*. **1.** Que se origina en el timo. **2.** De origen histérico.

timoma *(thymoma)*. Tumor del mediastino anterior derivado del timo; se asocia con varias enfermedades como miastenia grave, agammaglobulinemia y alteraciones hematológicas; puede experimentar un cambio maligno.

timopatía *(thymopathy)*. **1.** Enfermedad del timo.

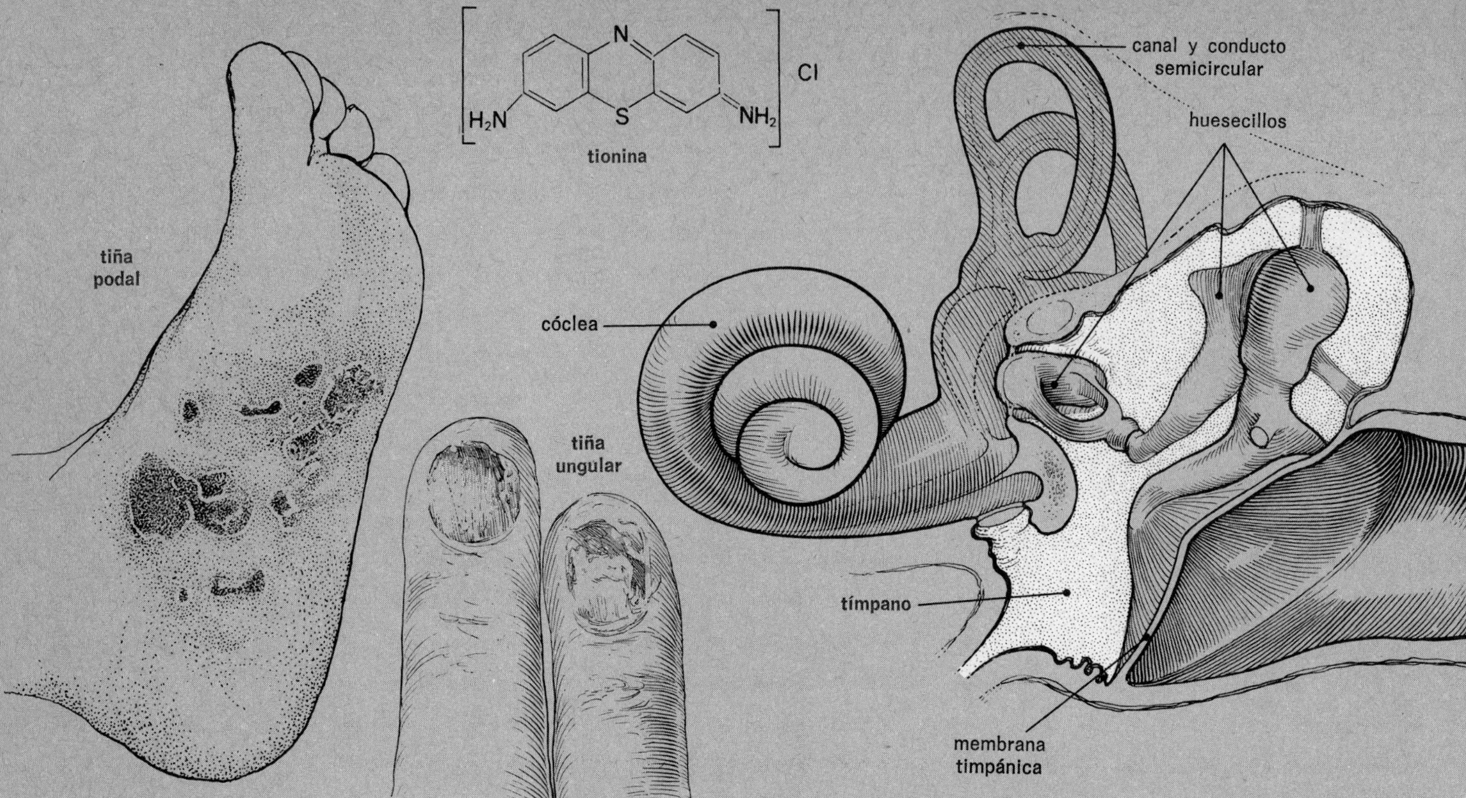

2. Trastorno mental.

timosina *(thymosin).* Fracción tímica inmunológicamente activa de bajo peso molecular.

timpanectomía *(tympanectomy).* Extirpación del tímpano.

timpánico *(tympanic).* Relativo al compartimiento del oído medio (caja del tímpano).

timpanismo *(tympanites).* Distensión abdominal debida a la acumulación de gas en el intestino; también llamado meteorismo.

timpanítico *(tympanitic).* **1.** Relativo al timpanismo, como el sonido producido al percutir sobre el abdomen distendido. **2.** Resonante.

tímpano 1 *(tympanum).* Compartimiento o cavidad del hueso temporal que alberga la cadena de los huesecillos. **2** *(eardrum).* Membrana timpánica: hoja fibrosa en forma de cono aplanado que separa el medio auditivo externo de la cámara del oído medio.

timpanomastoiditis *(tympanomastoiditis).* Inflamación del oído medio y de las celdillas mastoideas.

timpanometría *(tympanometry).* Medición de la transmisión de la energía sonora procedente del conducto auditivo externo; es un medio para descubrir enfermedades del oído medio.

timpanoplastia *(tympanoplasty).* Término general que se aplica a cualquiera de los varios procedimientos quirúrgicos para restablecer la agudeza auditiva en los pacientes con pérdida auditiva con origen en el oído medio o de transmisión.

t. tipo I, véase miringoplastia.

timpanoscamoso *(tympanosquamosal).* Relativo a las porciones timpánica y escamosa del hueso temporal.

timpanosclerosis *(tympanosclerosis).* Cicatrización del tímpano que causa menoscabo en la audición; se ve con más frecuencia en niños.

tinnitus *(tinnitus).* Ruidos auditivos como campanilleos, zumbidos, ruidos de timbres, etc.

tinte *(dye).* Cualquier sustancia colorante.

tintómetro *(tintometer).* Aparato que contiene una escala estándar de color para determinar por comparación las proporciones relativas de la sustancia coloreada de un líquido, como la sangre.

tintorial *(tinctorial).* Relativo a la tinción.

tintura *(tincture, tinctura).* Solución en alcohol o hidroalcohol de sustancias químicas o fármacos vegetales o animales no volátiles, preparada generalmente por percolación o maceración; la concentración es de una a dos partes por peso del fármaco en seco para diez partes por volumen de la tintura, es decir, de uno a dos gramos por 10 ml.

t. alcohólica, la que se hace con alcohol sin diluir.

t. de belladona, preparación alcohólica anticolinérgica y antiespasmódica que contiene entre 27 y 33 mg de alcaloides de la belladona por 100 ml de tintura.

t. hidroalcohólica, la que se hace con alcohol diluido con diferentes proporciones de agua.

t. de opio, tintura que contiene 10 mg de morfina por ml; se utiliza para el tratamiento sintomático de la diarrea.

t. de yodo, solución de yodo simple al 2 % con yoduro de sodio al 2,5 % en agua y alcohol al 44 %-50 %; se utiliza como desinfectante de la piel (la solución yodada se prefiere por lo general a la tintura como antiséptico).

tiña *(tinea).* Afección infecciosa superficial de la piel producida por hongos pertenecientes a los géneros *Trichophyton, Microsporum* y *Epidermophyton;* los hongos viven en la capa córnea de la piel y producen una enzima que los capacita para digerir la queratina y, de esta forma, desintegrar el pelo, las uñas y las células queratinizadas de la piel.

t. de la barba, tiña en la zona de la barba; las lesiones son rojo oscuro y punteadas con abscesos perifoliculares; es frecuente en Estados Unidos, particularmente en las regiones ganaderas, donde los organismos causales son el *Trichophyton mentagrophytes* y el *Trichophyton verrucosum;* también denominada prurito del barbero.

t. circinada, forma altamente contagiosa que aparece casi siempre en niños; está producida por muchas especies de *Microsporum* y *Trichophyton* y se transmite por contacto con gatos, perros y otros niños; la lesión típica es redonda u ovalada, con un centro escamoso que suele tender a la cicatrización; la periferia de la lesión es un círculo de vesículas y pápulas que va avanzando; también denominada tiña de la piel suave y tinea corporis.

t. crural, tiña que afecta la ingle, el perineo y la región perianal; la causa más frecuente es *Epidermophyton floccosum;* también denominada tiña inguinal, eccema marginado y epidermofitosis crural.

t. podal, infección corriente del pie; la forma aguda, producida por *Trichophyton mentagrophytes,* se caracteriza por ampollas en la planta y lados del pie y/o entre los dedos; la forma crónica está producida por *Trichophyton rubrum* y las lesiones son secas y escamosas; también denominada pie de atleta y tinea pedis.

t. sicosis, sicosis de la barba o tiña de la barba.

t. tonsurante, infección del cuero cabelludo y el cabello producida por especies de *Microsporum* y *Trichophyton* que produce zonas redondas de calvicie; son fuentes posibles de contagio las pinzas para el pelo, los asientos de salas públicas y los animales domésticos; también denominada tiña del cuero cabelludo.

t. ungular, infección de las uñas, especialmente de las del pie, producida por lo general por *Trichophyton mentagrophytes, Trichophyton rubrum* y *Epidermophyton floccosum;* también llamada tinea unguis y onicomicosis tricofítica.

t. versicolor, infección superficial y leve de la piel, generalmente del tronco, que aparece a modo de manchas oscuras, irregulares y escamosas; producida por *Malassezia furfur;* también llamada pitiriasis versicolor.

tio- *(thio-, thi-).* Forma prefija que indica la sustitución del oxígeno por azufre en un compuesto.

tioalcohol *(thioalcohol).* Véase mercaptán.

tiobarbitúricos *(thiobarbiturates).* Compuestos hipnóticos obtenidos por condensación de la tiourea y el ácido malónico.

tioguanina *(thioguanine).* Agente antineoplásico que se utiliza en el tratamiento de algunos tipos de leucemia.

tiol *(thiol).* **1.** Radical univalente –SH. **2.** Mercaptán; cualquier sustancia que tiene el radical –SH unido a un carbono.

tionina *(thionine).* Polvo negro verdoso que da un color violeta en solución; se utiliza a menudo para teñir la sustancia de Nissl de las células nerviosas; también llamada violeta de Lauth.

tiopental sódico *(thiopental sodium).* Barbitúrico potente y de acción rápida capaz de inducir anestesia a los 30 a 60 segundos de administrarse por vía intravenosa o rectal; Pentothal Sodium®.

tiosemicarbazona *(thiosemicarbazone).* Uno de varios compuestos que tienen el radical $=N-NH-C(S)-NH_2$, dotados de un efecto inhibitorio de las infecciones tuberculosas.

tiosulfato *(thiosulfate).* Sal del ácido tiosulfúrico.

tiosulfúrico, ácido *(thiosulfuric acid).* Acido sumamente inestable, $S_2O_3H_2$, que se descompone rápidamente en azufre y ácido sulfuroso.

tiotepa *(thiotepa).* Compuesto blanco cristalino, $C_6H_{12}N_3PS$; agente alquilante que se utiliza como medicación paliativa en enfermedades malignas.

tiouracilo *(thiouracil).* 2-Mercapto-4-hidroxi-pirimidina; compuesto que inhibe la formación de hormonas tiroideas.

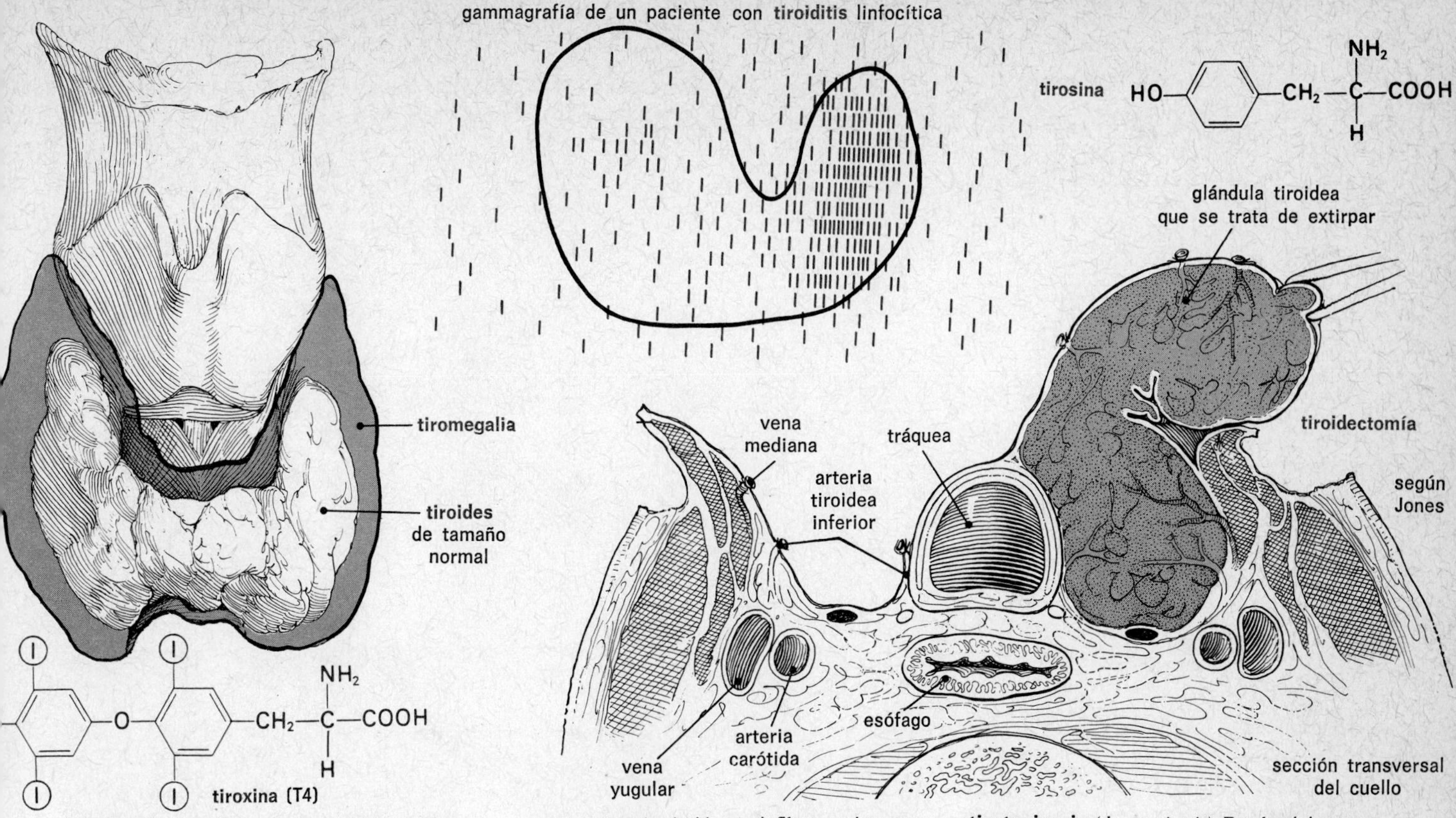

tiourea *(thiourea).* Sustancia antitiroidea del grupo de las tiocarbamidas.
tipo *(type).* Conjunto de características comunes a una serie de sujetos, sustancias químicas, enfermedades, etc., que sirve para identificarlos como miembros de un grupo determinado.
t. sanguíneo, véase grupo sanguíneo.
tiramina *(tyramine).* Amina incolora que se encuentra en tejidos animales en descomposición, ciertos quesos y en el cornezuelo de centeno; se produce por descarboxilación de la tirosina; tiene una débil acción simpaticomimética pero libera la noradrenalina almacenada; se ha utilizado para el diagnóstico del feocromocitoma, pues su administración provoca una crisis.
tiritar *(shiver).* Estremecerse o temblar, especialmente por un escalofrío provocado por un descenso de la temperatura cutánea de causa febril.
tiro- *(thyro-, thyr-).* Fórmula prefija que indica una relación con la glándula tiroides.
tiroaplasia *(thyroaplasia).* Defectos congénitos asociados a una función tiroidea deficiente, por ausencia o desarrollo insuficiente de la glándula.
tiroaritenoide *(thyroarytenoid).* Relativo a los cartílagos tiroides y aritenoides.
tirocalcitonina *(thyrocalcitonin).* Véase calcitonina.
tirocricotomía *(thyrocricotomy).* Traqueostomía realizada en condiciones de extrema urgencia, en la que se practica el agujero en el cuello a través de la parte más superficial del tracto respiratorio, la membrana cricotiroidea. Véase también traqueostomía.
tiroglobulina *(thyroglobulin).* Proteína producida y almacenada en la glándula tiroides; prohormona (precursor de una hormona) que, tras hidrólisis, da tiroxina y tirosinas yodadas.
tirogloso *(thyroglossal).* Relativo al cartílago tiroideo y la lengua.
tirohioideo *(thyrohyoid).* Relativo al cartílago tiroideo y al hueso hioides.
tiroidectomía *(thyroidectomy).* Extirpación de la glándula tiroidea.
tiroideo *(thyroid).* **1.** Perteneciente a la glándula tiroidea; véase glándula. **2.** Preparado farmacéutico derivado de la glándula tiroidea de algunos animales domésticos; se utiliza en el tratamiento de estados hipotiroideos. **3.** Semejante a un escudo.
tiroides *(thyroid gland)* Véase glándula tiroidea.
tiroiditis *(thyroiditis).* Inflamación de la tiroides.
t. granulomatosa, véase tiroiditis subaguda.
t. de Hashimoto, véase tiroiditis linfocítica.
t. linfocítica, forma de tiroiditis crónica en la que la glándula tiroidea se infiltra masivamente con tejido linfoide y fibroso, produciendo la destrucción de la glándula, formación de bocio e insuficiencia tiroidea; se cree que es una enfermedad autoinmune; aparece 20 veces más en mujeres que en hombres, por lo general entre los 30 y 50 años; también denominada tiroiditis de Hashimoto y estruma de Hashimoto.
t. de Quervain, véase tiroiditis subaguda.
t. de Riedel, afección crónica rara en la que la glándula tiroidea y las estructuras adyacentes son sustituidas por tejido fibroso denso.
t. subaguda, inflamación del tiroides tras una infección vírica de las vías respiratorias superiores; también denominada tiroiditis de Quervain o tiroiditis granulomatosa.
tiromegalia *(thyromegaly).* Aumento patológico del tiroides; también llamada bocio.
tirón *(tug, tugging).* Sensación de arrastre.
tironina *(thyronine).* Aminoácido presente en las proteínas exclusivamente en forma de derivados del yodo (yodotironinas).
tiroparatiroidectomía *(thyroparathyroidectomy).* Extirpación quirúrgica del tiroides y las paratiroides.
tiropatía *(thyropathy).* Enfermedad del tiroides.
tiroprivo *(thyroprival).* Producido por la extirpación del tiroides o la falta de función tiroidea.
tiroproteína *(thyroprotein).* **1.** Tiroglobulina. **2.** Preparado a base de proteína (yodada como la caseína) con una acción fisiológica similar a la tiroxina.
tiroptosis *(thyroptosis).* Desplazamiento hacia abajo del tiroides.
tirosina *(tyrosine).* Aminoácido cristalizable, $C_9H_{11}NO_3$, apenas soluble en agua; está presente en la mayoría de las proteínas; constituyente esencial de cualquier dieta; es un precursor de la melanina y la tiroxina.
tirosinasa *(tyrosinase).* Enzima oxidativa de los tejidos del organismo que contiene cobre y transforma la tirosina en un compuesto indólico rojo y, de ahí, en melanina; cataliza la oxidación de los compuestos fenólicos; también llamada monofenol oxidasa.
tirosinosis *(tyrosinosis).* Enfermedad hereditaria del metabolismo de la tirosina; se cree que se debe al déficit de oxidasa del ácido *p*-hidroxifenilpirúvico, con la consiguiente secreción excesiva de dicho ácido.
tirotomía *(thyrotomy).* **1.** División o sección quirúrgica del cartílago tiroideo. **2.** Incisión quirúrgica de la glándula tiroidea.
tirotoxicosis *(thyrotoxicosis).* Estado tóxico producido por un exceso de hormona tiroidea.
tirotrópico *(thyrotropic, thyrotrophic).* Que estimula el tiroides.
tirotropina *(thyrotropin, thyrotrophin).* Hormona tirotrópica; véase hormona.
tiroxina (T_4) *(thyroxin, thyroxine).* Hormona yodada activa que existe normalmente en el tiroides y colabora en la regulación del metabolismo: se produce por síntesis, o se extrae del tiroides en forma cristalina, para tratamiento de trastornos tiroideos como hipotiroidismo, cretinismo y mixedema; también denominada tetrayodotironina.
tísico *(phthisic).* Relativo a la tisis o afecto de ella.
tisiología *(phthisiology).* Estudio y tratamiento de la tuberculosis pulmonar.
tisis *(phthisis).* **1.** Tuberculosis pulmonar bilateral. **2.** Consunción general.
t. de los alfareros, véase silicosis.
t. de los canteros, neumoconiosis.
t. de los marmolistas, véase calcicosis.
t. negra, t. de los mineros, antracosis.
titanio *(titanium).* Elemento metálico amorfo de baja densidad del grupo del carbono; símbolo Ti, número atómico 22, peso atómico 47,90.
t., dióxido de, polvo blanco excepcionalmente opaco, TiO_2, que se utiliza en cremas y polvos como protector contra las irritaciones externas y los rayos solares; también llamado ácido titánico.
titulación *(titration).* Proceso de cálculo de la cantidad de una sustancia en solución mediante la adición a ella de una solución estándar medida hasta que se alcance una reacción esperada (demostrada por un cambio en el color de un indicador adecuado, aparición de turbiedad o cambio del estado eléctrico); a partir de aquí se calcula la concentración de la sustancia; también denominada titrimetría.
t. colorimétrica, titulación en la que el punto final se indica con un cambio de color repentino.
t. con formol, proceso de titulación del grupo amino de los aminoácidos añadiendo formaldehído a la solución estándar (reactivo).
t. del pH, titulación en la que se controla constantemente el pH, sirviendo como punto final un valor específico de éste.
titular *(titrate).* Analizar la concentración de una solución por titulación.
título *(titer).* **1.** En química, la fuerza estándar de una solución de prueba volumétrica, determinada por titulación; valoración de una medida desconocida por métodos volumétricos. **2.** La dilución más alta de una sustancia (suero u otros líquidos

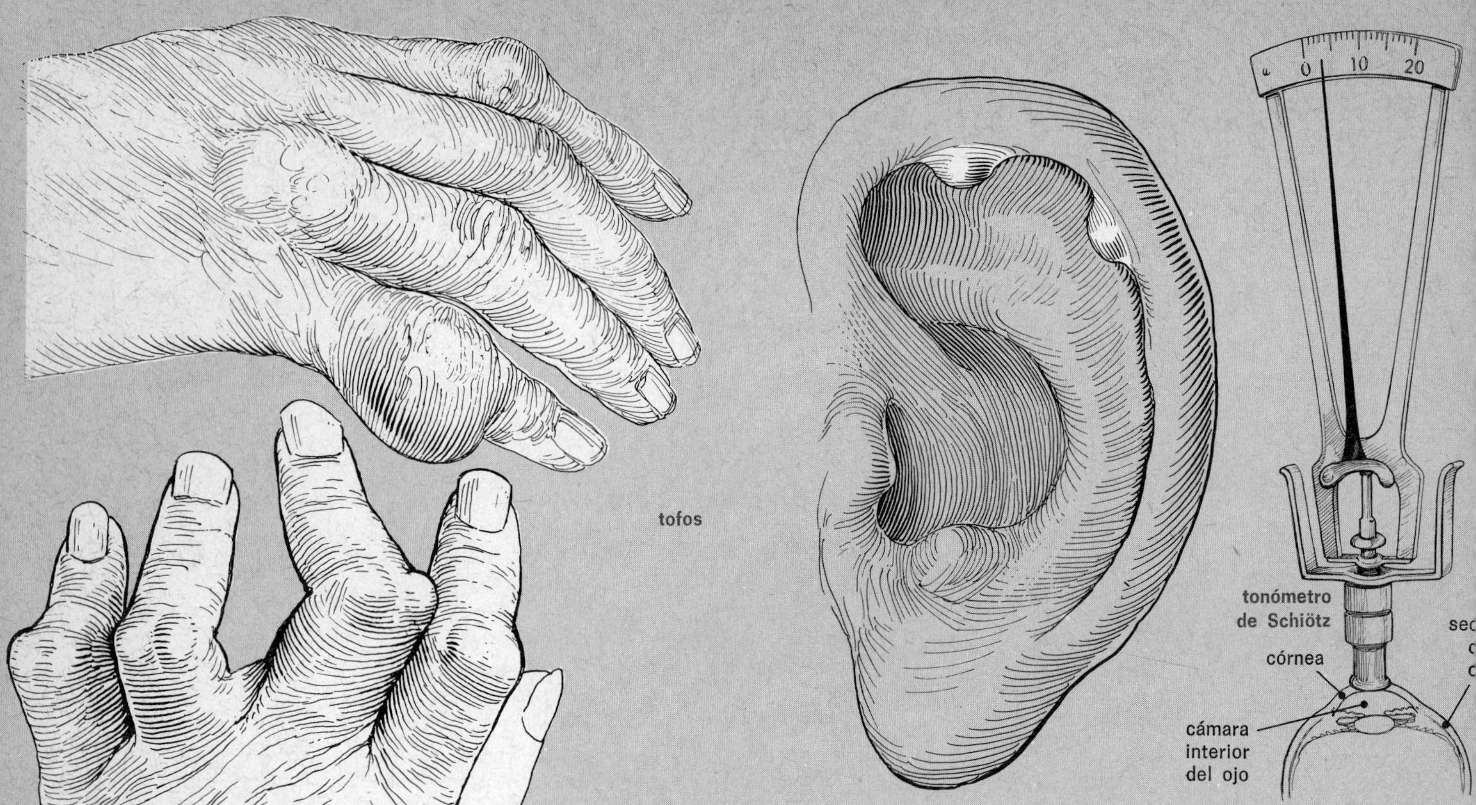

corporales) que produce una reacción en un sistema de pruebas inmunológicas.

Tl *(Tl)*. Símbolo químico del elemento talio.

Tm *(Tm)*. Símbolo químico del elemento tulio.

T.O. *(O.T.)*. Abreviatura de terapéutica ocupacional.

tobillo *(ankle)*. Articulación entre el pie y la pierna, formada por la articulación de la tibia y el peroné por arriba y el astrágalo por abajo.

tocodinamómetro *(tocodynamometer)*. Instrumento para medir la fuerza de las contracciones uterinas; también denominado tocómetro.

tocoferol *(tocopherol)*. Véase vitamina E.

α-tocoferol (α-T) *(α-tocopherol)*. Derivado de la vitamina E; sustancia liposoluble de color amarillo claro presente en las partes grasas de los alimentos; se almacena en el tejido adiposo del hombre e interviene en todos los tejidos en la estabilización de los lípidos de la membrana celular; se cree que desempeña un papel importante en el metabolismo celular.

tofáceo *(tophaceous)*. **1.** Arenoso. **2.** Que tiene las características de un tofo.

tofo *(tophus)*. Acúmulo de cristales de uratos depositados en los tejidos articular y periarticular en la gota; tiene una consistencia arenosa firme; las áreas más vulnerables son las de los codos, pies, manos y el hélix de la oreja; también denominado cálculo de tiza.

togavirus *(togaviruses)*. Gran grupo de virus RNA que se multiplican en el citoplasma de las células; se transmiten por artrópodos, en los que también se multiplican; entre ellos se incluyen los que producen fiebre amarilla, fiebre hemorrágica y encefalitis.

tolazamida *(tolazamide)*. Medicamento hipoglucemiante oral que estimula la secreción pancreática de insulina; Tolinase®.

tolazolina, hidrocloruro de *(tolazolina hydrochloride)*. Vasodilatador con efecto relajante directo sobre el músculo liso; se utiliza en el tratamiento de las secuelas del congelamiento, la enfermedad de Raynaud y la acrocianosis; Priscoline Hydrochloride®.

tolbutamida *(tolbutamide)*. Fármaco hipoglucemiante activo por vía oral (derivado de las sulfonamidas) que se utiliza en el tratamiento de algunos casos de diabetes; parece que actúa inicialmente estimulando la liberación de insulina endógena de los islotes de tejido pancreático; Orinase®.

tolerancia *(tolerance, toleration)*. Capacidad de asimilar un fármaco de forma continua o a grandes dosis, o de soportar actividades fisiológicas incrementadas sin experimentar efectos desfavorables.

t. acústica, nivel máximo de presión sonora que puede resistirse sin efectos lesivos.

t. cruzada, resistencia a los efectos de un fármaco por una tolerancia adquirida a otro fármaco afín.

t. de especie, falta de respuesta a un fármaco que es característica de una especie determinada.

t. individual, falta de respuesta a un fármaco que la persona no ha recibido con anterioridad.

t. inmunológica, incapacidad para reaccionar ante el estímulo de un antígeno específico.

t. vibratoria, movimientos máximos vibratorios que una persona puede resistir sin dolor.

tolerógeno *(tolerogen)*. Antígeno que hace que los mecanismos inmunitarios de un organismo no respondan, dando como resultado la tolerancia; lo contrario de inmunógeno.

tolnaftato *(tolnaftate)*. Agente antifúngico tópico eficaz contra las especies de *Epidermophyton, Microsporum* y *Trichophyton* que producen infecciones dérmicas en el hombre; Tinactin®.

tolueno *(toluene)*. Líquido volátil incoloro, $C_6H_5CH_3$, que se utiliza en la síntesis orgánica y en la fabricación de explosivos y colorantes; también llamado toluol y metilbenceno.

toluidina *(toluidine)*. Derivado del tolueno.

toluol *(toluol)*. Véase tolueno.

tomaína *(ptomaine)*. Término vago que indica una sustancia venenosa.

t., envenenamiento por, envenenamiento atribuido a la descomposición tóxica de alimentos ingeridos; la mayoría de estos casos están provocados probablemente por una infección vírica o bacteriana.

-tomía *(-tomy)*. Forma sufija que indica una intervención con corte o incisión.

tomo- *(tomo-)*. Forma prefija que significa (a) sección, (b) corte.

-tomo *(-tome)*. Forma sufija que indica un instrumento cortante.

tomografía *(tomography)*. Radiología de una sección del cuerpo realizada oscureciendo las estructuras situadas delante y detrás del nivel objeto de interés; el tubo de rayos X y la placa se mueven en direcciones opuestas durante la exposición, a fin de que la sombra radiográfica de un plano seleccionado quede estacionaria, mientras que las sombras de todos los demás planos se mueven durante la exposición, por lo que quedan borrosas.

t. axial computarizada (TAC), tomografía que utiliza el tomógrafo axial computarizado; también se denomina tomografía asistida por computadora.

tomógrafo *(tomograph)*. Aparato de rayos X ideado para obtener radiografías seccionales (tomogramas) del cuerpo.

t. asistido por computadora tomógrafo que utiliza una computadora para reconstruir un corte del cuerpo de un paciente a partir de perfiles gammagráficos; también denominado tomógrafo axial computarizado.

tomograma *(tomogram)*. Imagen radiológica obtenida por tomografía.

tomomanía *(tomomania)*. **1.** Tendencia de algunos cirujanos a realizar operaciones por dolencias de poca cuantía. **2.** Deseo morboso de ser operado.

tonicidad *(tonicity)*. **1.** Estado normal de tensión, como la contracción continua y ligera de la musculatura esquelética; también denominado tono. **2.** Presión osmótica efectiva, generalmente comparada con la presión osmótica del plasma.

tónico *(tonic)*. **1.** Caracterizado por un estado de contracción muscular sostenida. **2.** Remedio que se supone que restaura el vigor.

tonicoclónico *(tonoclonic, tonicoclonic)*. Dícese de los espasmos musculares que son tónicos y clónicos a la vez.

tono 1. *(pitch)*. Una de las tres propiedades importantes del sonido (las otras son intensidad y timbre) que denota la función del número de vibraciones sonoras por segundo; cuantas más vibraciones por unidad de tiempo, más alto será el tono. **2** *(tonus)*. Véase tonicidad (1). **3** *(tone)*. Tensión normal de un músculo o estado de salud de un órgano.

tonofibrilla *(tonofibril)*. Una de las finas fibrillas que se encuentran en el citoplasma de las células epiteliales; soportan y dan consistencia a la célula.

tonofilamento *(tonofilament)*. Proteína citoplasmática estructural cuyos haces forman una tonofibrilla.

tonografía *(tonography)*. Registro continuo de los cambios de la presión intraocular con un tonómetro.

tonometría *(tonometry)*. Determinación de la tensión de una parte, como la presión dentro del globo ocular, por medio de un instrumento (tonó-

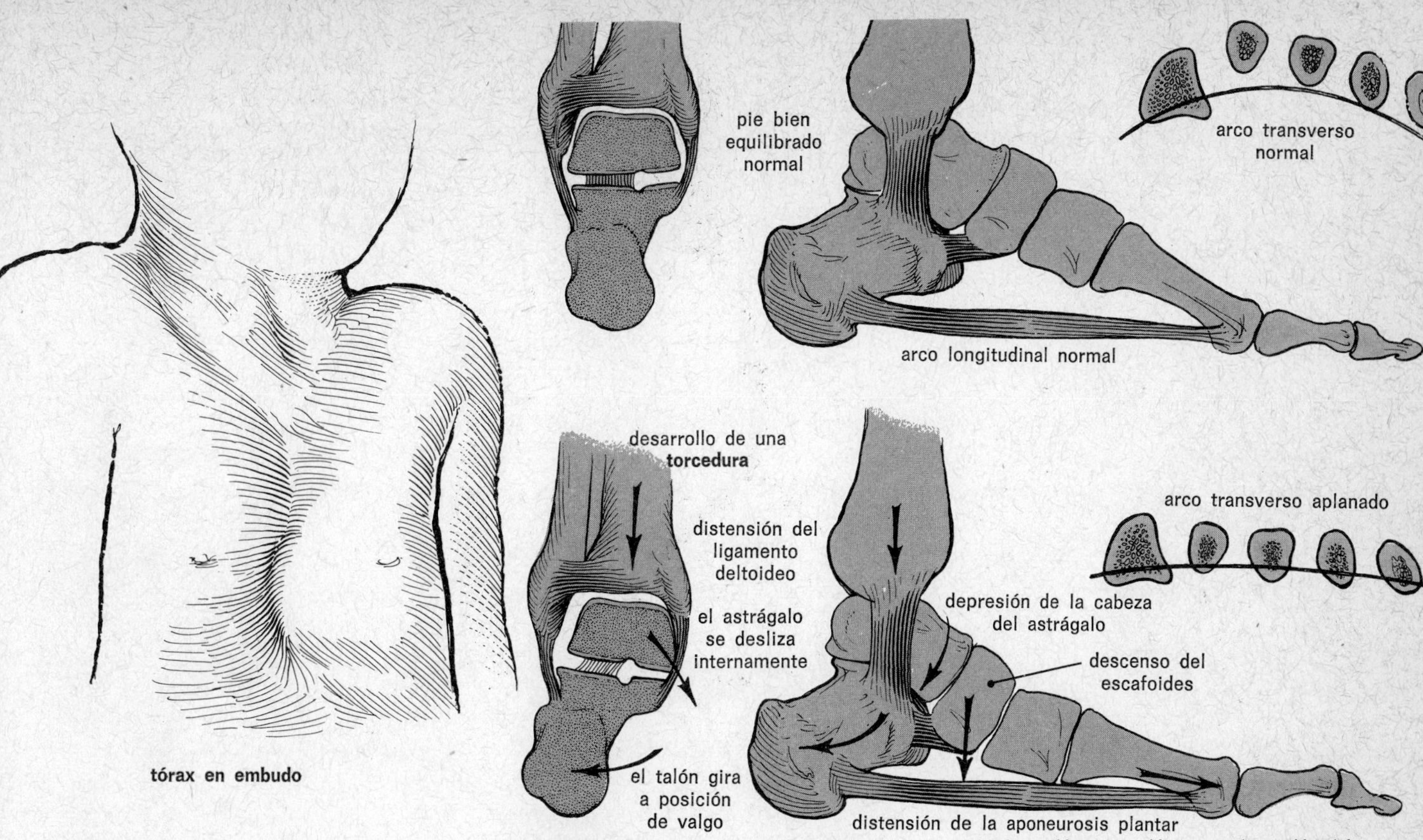

tórax en embudo

metro).

tonómetro *(tonometer).* Instrumento para medir la tensión o presión.

t. de Schiötz, el que mide la presión intraocular, determinando la indentabilidad de la córnea por medio de un émbolo pesado.

tonsilar *(tonsillar, tonsillary).* Relativo a una amígdala, especialmente palatina.

tonsilectomía *(tonsillectomy).* Amigdalectomía.

tonsilitis *(tonsillitis).* Amigdalitis.

tonsiloadenoidectomía *(tonsilloadenoidectomy) (T and A).* Extirpación quirúrgica de las amígdalas palatinas y de las adenoides.

tonsilolito *(tonsillolith).* Concreción o cálculo en una amígdala.

tonsilotomía *(tonsillotomy).* Amigdalotomía.

tonsilótomo *(tonsillotome).* Amigdalótomo.

topagnosis *(topagnosis).* Imposibilidad de identificar el lugar exacto del cuerpo donde se toca.

topalgia *(topalgia).* Dolor localizado en un lugar sin lesión ni traumatismo que lo justifique; síntoma que se presenta a veces en neurosis.

topectomía *(topectomy).* Escisión de una porción específica de la corteza cerebral en el tratamiento de una enfermedad mental; un tipo de psicocirugía.

topestesia *(topesthesia).* Capacidad de determinar la parte de la piel que se toca.

tópico *(topical).* Relativo a una zona definida.

topoanestesia *(topoanesthesia).* Incapacidad para determinar la localización de una sensación cutánea.

topognosis *(topognosis).* Capacidad de reconocer la localización de una sensación.

topografía *(topography).* En anatomía, descripción de una zona limitada de la superficie del cuerpo.

toponarcosis *(toponarcosis).* Pérdida de sensibilidad en una región localizada de la piel.

toracectomía *(thoracectomy).* Resección de parte de una costilla.

toracentesis *(thoracocentesis).* Extracción de líquido de la cavidad torácica por punción; también denominada toracocentesis.

torácico *(thoracic).* Relativo al tórax.

toracicoacromial *(thoracicoacromial).* Véase acromiotorácico.

toracoabdominal *(thoracicoabdominal, thoracoabdominal).* Relativo al tórax y el abdomen.

toracocentesis *(thoracentesis).* Toracentesis.

toracolumbar *(thoracolumbar).* Relativo a las regiones torácica y lumbar de la columna vertebral.

toracomiodinia *(thoracomyodynia).* Dolor en los músculos del tórax.

toraconeumoplastia *(thoracopneumoplasty).* Cirugía reparadora del pulmón y el tórax.

toracopatía *(thoracopathy).* Cualquier enfermedad del tórax.

toracoplastia *(thoracoplasty).* **1.** Cirugía plástica o reparadora de defectos torácicos. **2.** Colapsoterapia pulmonar mediante intervención quirúrgica sobre la pared torácida (resección de costillas).

toracoscopia *(thoracoscopy).* Examen visual de la cavidad pleural por medio de un endoscopio.

toracostomía *(thoracostomy).* Creación quirúrgica de una abertura en la pared torácica.

toracotomía *(thoracotomy).* Incisión quirúrgica en la pared torácica.

tórax *(chest).* Pecho.

t. en embudo, deformidad del desarrollo caracterizada por depresión del esternón y los cartílagos costales; causada por un tendón diafragmático central corto; también llamado pectus excavatum y tórax de zapatero.

t. fláccido, inestabilidad de la pared torácica debida a múltiples fracturas costales presentando un movimiento paradójico (se mueve hacia adentro en la inspiración y hacia afuera en la espiración); también llamada pared torácica aleteante.

t. en tonel, tórax corto y redondeado con costillas en posición horizontal; se observa en casos avanzados de enfisema.

torcedura *(strain).* Lesión de una extremidad causada por un esfuerzo o *distensión* indebidos o excesivos.

torio *(thorium).* Elemento metálico radiactivo; símbolo Th, número atómico 90, peso atómico 232,038.

tormenta tiroidea *(storm, thyroid).* Crisis tirotóxica; véase crisis.

tornasol *(litmus).* Pigmento azul que se obtiene de *Rocella tinctoria* y de otros líquenes; se vuelve de color rojo con el aumento de la acidez y azul con el aumento de la alcalinidad.

t., papel de, papel blanco impregnado con polvo de tornasol, utilizado como prueba de la acidez y alcalinidad; la gama de pH ácido-básico es de 4.5 a 8.3.

torniquete *(tourniquet).* Cualquier dispositivo o banda ancha constrictiva que se utiliza para detener temporalmente la hemorragia arterial de un brazo o una pierna.

torpor *(torpor).* Entorpecimiento y respuesta lenta a los estímulos.

torsión *(torsion).* Acción de torcer o rotar, o el estado de torsión o rotación, como la torsión del cordón espermático.

t. de un diente, rotación de un diente alrededor de su eje mayor.

torso *(torso).* Tronco.

tortícolis *(torticollis).* Contracción espasmódica de los músculos de un lado del cuello que hace que la cabeza quede inclinada hacia ese lado; vulgarmente llamada cuello tieso.

Torula *(Torul).* Denominación antigua de *Cryptococcus.*

tórulo *(torulus).* Eminencia pequeña; papila.

torus *(torus).* **1.** Prominencia o protuberancia. **2.** Exostosis benigna localizada.

t. mandibularis, torus localizado en la superficie lingual de la mandíbula, en la región caninopremolar.

t. palatinus, excrecencia ósea situada en la línea media del paladar duro.

t. tubarius, reborde posterior de la abertura faríngea de la trompa de Eustaquio; también denominado cojinete de Eustaquio.

tos *(cough).* Expulsión forzada y repentina de aire de los pulmones.

t. ferina, enfermedad respiratoria aguda de los lactantes y los niños pequeños causada por *Bordetella pertussis,* un cocobacilo gramnegativo; también llamada pertussis y coqueluche.

totipotencial *(totipotential).* Capaz de regenerar un organismo entero a partir de una parte.

tox- *(tox-).* Forma prefija que significa veneno; p. ej., toxina.

toxemia *(toxemia).* Estado producido por la presencia en la sangre de productos tóxicos bacterianos (toxinas) producidos en un punto local de infección; también se aplica a la intoxicación endógena por productos del metabolismo.

t. del embarazo, trastorno del último trimestre del embarazo caracterizado por hipertensión, edema y proteinuria; puede producir convulsiones (eclampsia), y origina un aumento de la mortalidad materna y fetal.

toxicidad *(toxicity).* Calidad de tóxico.

toxico- *(toxico-, toxic-).* Forma prefija que indica relación con un tóxico o veneno.

tóxico *(toxic, toxicant).* **1.** Venenoso; lesivo. **2.** Perteneciente a una toxina. **3.** Producido por un veneno. **4.** Agente tóxico o venenoso; p. ej., alcohol.

t., nivel sanguíneo, véase nivel.

toxicodendro *(toxicodendron).* Cualquier variedad de plantas del género *Rhus* que produce lesiones dérmicas por contacto; entre ellas están la

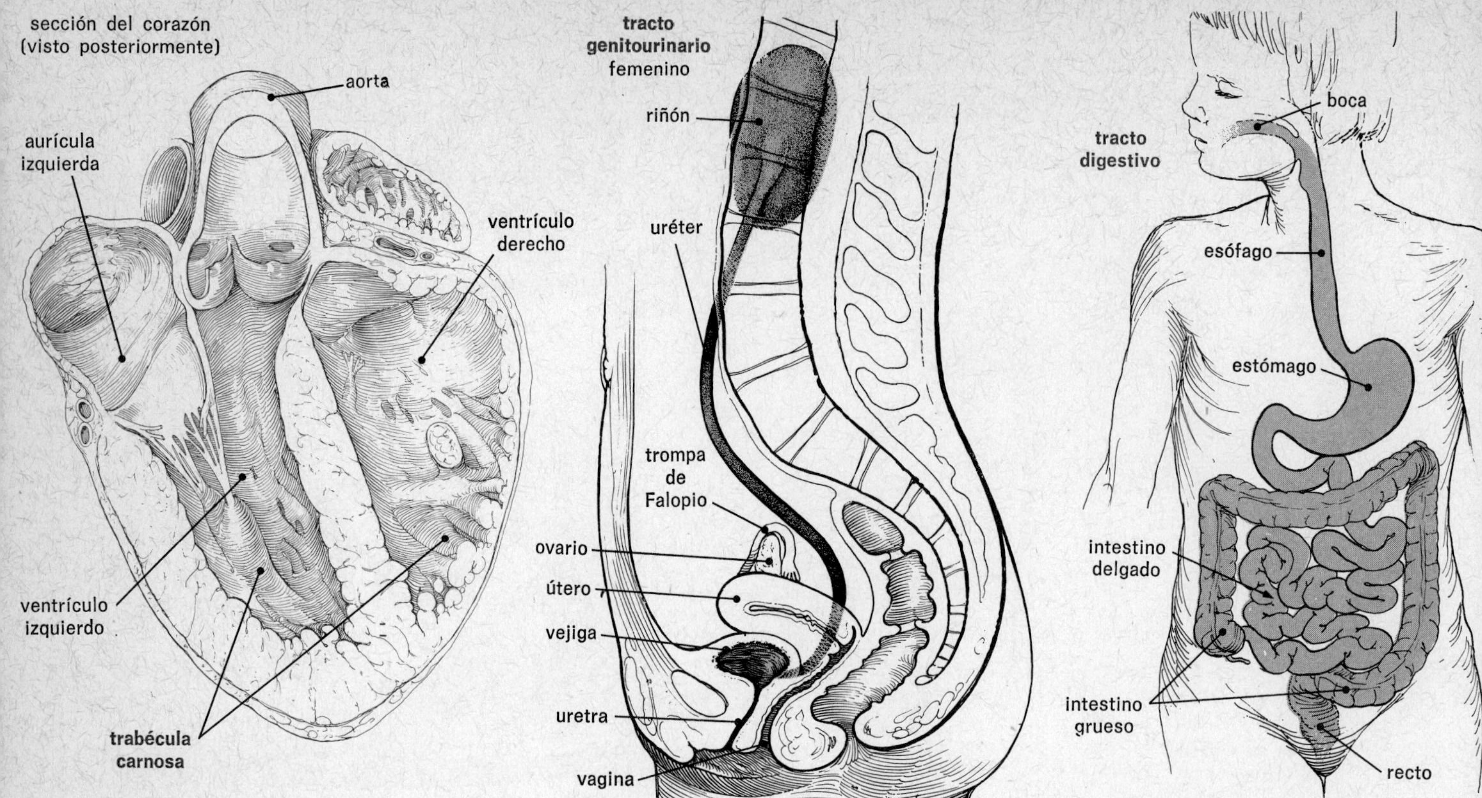

hiedra venenosa, el roble venenoso y el zumaque venenoso.

toxicodermatitis *(toxicodermatitis)*. Inflamación de la piel producida por un tóxico.

toxicodermia *(toxicoderma)*. Cualquier enfermedad dermatológica producida por un veneno o tóxico.

toxicógeno *(toxicogenic)*. **1.** Que produce un tóxico. **2.** Producido por un tóxico.

toxicoide *(toxicoid)*. Que produce efectos parecidos a los de un tóxico o veneno.

toxicología *(toxicology)*. Estudio de los efectos tóxicos o nocivos de agentes químicos en el cuerpo; trata de los síntomas y el tratamiento de la intoxicación, así como de la identificación del veneno.

t. forense, diagnóstico y tratamiento de un envenamiento accidental o intencionado y las implicaciones legales consiguientes.

toxicólogo *(toxicologist)*. Experto en venenos y sus antídotos.

toxicopatía *(toxicopathy)*. Cualquier enfermedad producida por un tóxico.

toxífero *(toxiferous)*. Portador de un veneno.

toxina *(toxin)*. Sustancia venenosa producida por algunos microorganismos.

t. extracelular, exotoxina; toxina producida y liberada por bacterias en un proceso fisiológico normal.

t. intracelular, endotoxina; toxina producida y retenida por bacterias y liberada sólo con la destrucción o muerte de las células.

Toxocara . Género de nematodos parásitos de la familia de los ascáridos *(Ascaridae)*.

toxocariasis *(toxocariasis)*. Infección por nematodos del género *Toxocara*.

toxóforo *(toxophore)*. Grupo de átomos de la molécula de toxina que es responsable de su acción venenosa.

toxoide *(toxoid)*. Toxina que se ha inactivado por medio de productos químicos u otros agentes, pero que todavía es capaz de producir inmunidad.

t. tetánico, toxina del bacilo tetánico inactivada y utilizada para inmunizar contra la toxina producida durante la infección tetánica.

Toxoplasma gondii. Protozoo intracelular parásito que produce toxoplasmosis en el hombre.

toxoplasmosis *(toxoplasmosis)*. Enfermedad producida por infección con *Toxoplasma gondii;* puede asemejarse a un resfriado leve o una mononucleosis infecciosa en adultos; la forma diseminada puede originar hepatitis, neumonitis, miocarditis o meningoencefalitis; la afectación de los ojos se presenta en otra forma; una mujer embarazada infectada puede transmitir la infección al feto, produciéndole daño ocular o cerebral, o incluso la muerte; la forma más frecuente de adquirir la enfermedad es la ingestión de carne cruda de animales infectados.

TPT *(PTT)*. Abreviatura de tiempo parcial de tromboplastina.

trabécula *(trabecula)*. Banda o tira de soporte a base de tejido conjuntivo; banda divisoria.

t. carnosa, una de las bandas musculares gruesas en la pared interna de los ventrículos del corazón.

t. septomarginal, banda que conecta la banda septal con el músculo papilar anterior y la pared del ventrículo derecho.

trabeculación *(trabeculation)*. Formación o presencia de trabéculas.

trabecular *(trabecular)*. Relativo a o caracterizado por la presencia de trabéculas.

tracción *(traction)*. Acción de estirar o atraer; tratamiento utilizado en ortopedia para corregir desplazamientos óseos por medio de pesas.

t. esquelética, tracción pesada ejercida en un hueso roto, tirando directamente de un clavo o alambre de metal insertados en un hueso; capaz de ejercer una fuerza de tracción de unos 18 kg.

t. de la piel, tracción ligera ejercida en un hueso tirando de cintas adhesivas fijadas a la piel de una extremidad; es posible ejercer una fuerza de tracción de 4,5 kg, aproximadamente; se utiliza con frecuencia en la reducción de fracturas de niños pequeños.

tracoma *(trachoma)*. Infección vírica contagiosa de la conjuntiva y la córnea producida por *Chlamydia trachomatis;* cuando comienza, la enfermedad se caracteriza por inflamación, seguida de numerosos folículos en la conjuntiva del párpado superior; al cabo de unas seis semanas, éstos se vuelven papilas duras, rojas y grandes, que duran de varios meses a uno o más años y terminan en la formación de tejido cicatrizal, que acorta el párpado y lo invierte y hace que la conjuntiva y la córnea se resequen; esta enfermedad es una de las principales causas de ceguera en algunas partes del mundo, especialmente en Oriente Próximo.

tracto *(tract)*. **1.** Sistema de estructuras, dispuestas en serie, que realizan una función común; p. ej., el tracto respiratorio. **2.** Colección de fibras nerviosas que tienen un mismo origen, terminación y función.

t. alimentario, tracto digestivo.

t. ascendente, cualquier banda o haz de fibras nerviosas que llevan impulsos hacia el cerebro.

t. corticospinal, cada uno de los tractos compuestos por fibras nerviosas que se originan en la corteza cerebral, pasan por la pirámide bulbar y bajan por la medula espinal.

t. corticospinal anterior, la porción de los tractos corticospinales que desciende por los segmentos cervicales, adyacente a la fisura media anterior de la médula espinal (las fibras se decusan en su nivel de inervación); también denominado tracto corticospinal ventral o piramidal directo.

t. corticospinal lateral, porción de los tractos corticospinales que, con la decusación (en la unión del bulbo raquídeo y la medula), desciende a lo largo de la parte lateral de la medula espinal; también llamado tracto piramidal cruzado.

t. descendente, cualquier haz de fibras nerviosas que lleva impulsos desde el encéfalo hacia abajo.

t. digestivo, conducto tapizado por membrana mucosa que va desde la boca hasta el ano.

t. espinocerebeloso anterior, haz de fibras nerviosas que asciende a lo largo del cordón lateral de la medula espinal hasta el cerebelo, a través del pedúnculo cerebeloso superior; también denominado tracto espinocerebeloso ventral, cruzado o de Gowers.

t. espinocerebeloso posterior, tracto situado en el cordón lateral de la medula espinal que lleva fibras nerviosas del núcleo torácico al cerebelo a través del pedúnculo cerebeloso inferior; también denominado tracto espinocerebeloso dorsal, directo o de Flechsig.

t. espinotalámico anterior, haz de fibras nerviosas del cordón anterolateral de la medula espinal que cruza sobre la comisura blanca anterior antes de ascender al núcleo posterolateral ventral del tálamo; también llamado tracto espinotalámico ventral.

t. espinotalámico lateral, haz de fibras nerviosas del cordón lateral de la medula espinal después de cruzar la comisura gris anterior y que asciende al núcleo posterolateral ventral del tálamo, mandando algunas ramas a la formación reticular; conduce la sensibilidad térmica y dolorosa.

t. geniculocalcarino, fibras nerviosas que atraviesan la parte posterior de la cápsula interna y terminan en la corteza visual del lóbulo occipital; también denominado radiaciones ópticas de Gratiolet.

t. genitourinario, las vías urinarias, desde la pelvis renal hasta el orificio uretral, pasando por los uréteres, la vejiga y la uretra; también llamado

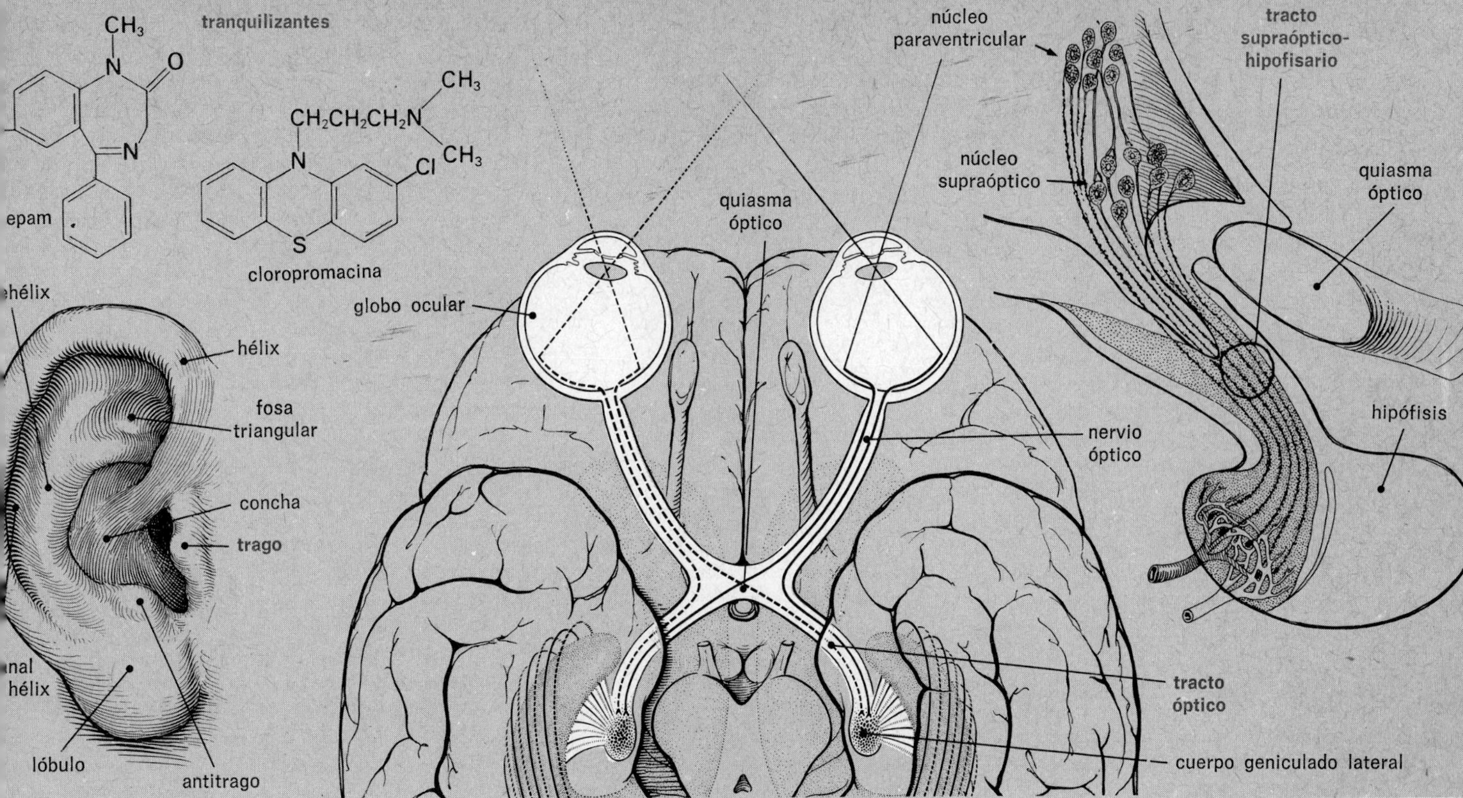

tracto urogenital.

t. iliotibial, porción engrosada, fuerte y ancha de la fascia lata del muslo que se extiende desde la cresta iliaca hasta el cóndilo lateral de la tibia; recibe la mayor parte de la inserción del músculo glúteo mayor.

t. intestinal, porción del tracto digestivo comprendida entre el píloro y el ano.

t. de Lissauer, fibras nerviosas pobres en mielina presentes en la punta del cuerno dorsal, entre el núcleo posteromarginal y la superficie de la medula espinal, en posición interna respecto a las raíces dorsales; son continuación de las fibras dorsales que ascienden y descienden sobre dos segmentos antes de terminar en la sustancia gelatinosa; también denominado fascículo dorsolateral.

t. mamilotegmental, fibras nerviosas que salen del núcleo mamilar, descienden por la formación reticular del tronco del encéfalo y terminan en los núcleos tegmentales dorsal y ventral.

t. mamilotalámico, haz de fibras nerviosas que conecta el cuerpo mamilar (núcleo mamilar interno) con el complejo nuclear talámico anterior.

t. olfatorio, banda estrecha en la superficie inferior del lóbulo frontal del cerebro que conecta el bulbo olfatorio con los hemisferios cerebrales.

t. óptico, banda de fibras nerviosas que se extiende desde el quiasma óptico hasta el cuerpo geniculado lateral, con algunas fibras reflejas que van a la medula espinal.

t. piramidal, término utilizado para designar las proyecciones corticospinales motoras que salen de la corteza cerebral y descienden por la cápsula interna, pedúnculos cerebrales y puente de Varolio hasta el bulbo raquídeo; el término está limitado a las fibras que atraviesan la pirámide.

t. respiratorio, vías que conducen el aire, formadas por la nariz, boca, faringe, laringe, tráquea, bronquios, bronquiolos y alvéolos.

t. rubrospinal, banda de fibras nerviosas que salen del núcleo rojo (masa de células ovoidales en la parte central del tegmento del mesencéfalo); las fibras se cruzan (decusan) y descienden a lo largo de la medula espinal; también llamado fascículo prepiramidal.

t. supraópticohipofisario, haz de fibras nerviosas que salen de los núcleos supraóptico y paraventricular del hipotálamo y desciende al lóbulo posterior de la hipófisis (neurohipófisis), donde estas fibras se ramifican profusamente y forman el grueso del lóbulo.

t. trigeminospinal, fibras aferentes del trigémino que se extienden desde la mitad de la protuberancia hasta los segmentos espinales cervicales más altos, donde terminan en el núcleo trigeminospinal adyacente, que forma una larga columna de células interna al tracto.

t. tuberohipofisario, haz de fibras nerviosas que surge de células pequeñas (núcleo arcuato) situadas en torno al suelo del tercer ventrículo y se proyecta en el infundíbulo de la hipófisis; también llamado tracto tuberoinfundibular.

t. urinario, las vías urinarias, desde la pelvis renal hasta el meato uretral, pasando por los uréteres, vejiga y uretra.

t. urogenital, véase tracto genitourinario.

t. uveal, véase úvea.

tractotomía *(tractotomy).* Sección quirúrgica de un tracto nervioso en el tronco del encéfalo o en la medula espinal.

t. espinal, cordotomía.

t. del trigémino, sección de la raíz descendente del nervio trigémino.

tragacanto *(tragacanth).* Exudado gomoso seco de los arbustos espinosos del género *Astragalus,* en especial *Astragalus gummifer;* se utiliza en farmacia para suspensiones y jaleas.

trago *(tragus).* Pequeña eminencia de cartílago delante del orificio externo del oído.

traje *(suit).* Vestimenta externa ideada para ser llevada en condiciones ambientales concretas.

t. antidesmayo, véase traje anti-G.

t. anti-G, ropa de vuelo usada por los pilotos para aumentar su capacidad de resistencia a los efectos de la aceleración elevada (fuerza gravitatoria o G) ejerciendo presión sobre partes del cuerpo situadas por debajo del tórax; las vejigas (balones) del traje se expanden para aplicar presión externa sobre el abdomen y las extremidades inferiores durante maniobras con G positiva en vuelo, evitando con ello la acumulación de sangre en tales zonas.

t. G, traje anti-G.

trance *(trance).* Estado de alejamiento del entorno físico que se caracteriza por disminución de la consciencia y la actividad y se asemeja al sueño; p. ej., el estado hinóptico.

t. de muerte, inconsciencia y respiración débil; también llamada muerte aparente.

tranquilizante *(tranquilizer).* Fármaco que alivia la ansiedad y calma al paciente.

trans- *(trans-).* Prefijo que denota (a) a través de, más allá de, (b) situado en lados opuestos de una molécula, (c) transferencia de un grupo químico de un compuesto a otro.

transacción *(transaction).* Acción recíproca entre dos o más individuos, que conlleva estimulación y respuesta simultáneas.

transacetilación *(transacetylation).* Reacción metabólica que comprende la transferencia de un grupo acetilo.

transaminación *(transamination).* Proceso reversible de transferencia de un grupo amino, catalizado por las enzimas denominadas transaminasas, aminoferasas y aminotransferasas.

transaminasa *(transaminase).* Enzima que cataliza la transferencia de grupos amino (reacción reversible); presente en los tejidos y suero sanguíneo; se libera en mayor cantidad en el suero con lesiones hísticas; también denominada aminoferasa y aminotransferasa.

t. glutamicooxalacética (GOT), enzima que cataliza la transferencia del grupo amino del ácido aspártico al ácido α-cetoglutárico, dando los ácidos glutámico y oxalacético; está presente en todos los tejidos del cuerpo, especialmente en el corazón, hígado y músculo esquelético; los niveles séricos pueden elevarse en el infarto agudo de miocardio, la hepatopatía aguda o ciertos trastornos musculares; también conocida como aminotransferasa aspártica y transaminasa glutamicoaspártica.

t. glutamicooxalacética sérica (SGOT), transaminasa glutamicooxalacética presente en suero sanguíneo; véase transaminasa glutamicooxalacética.

t. glutamicopirúvica (GPT), enzima que cataliza la transferencia de un grupo amino de la alanina al ácido α-cetoglutárico, dando los ácidos glutámico y pirúvico; existe en el hígado y, en menor cuantía, en el riñón y músculo esquelético; los niveles séricos se elevan en algunas enfermedades hepáticas; también denominada alanina aminotransferasa y transaminasa glutamicoalanínica.

t. glutamicopirúvica sérica (SGPT), transaminasa glutamicopirúvica presente en el suero sanguíneo; véase transaminasa glutamicopirúvica.

transcripción *(transcription).* **1.** Proceso de transcribir, como en la transferencia de la información genética codificada del DNA al RNA mensajero. **2.** Véase signatura.

transdiafragmático *(transdiaphragmatic).* A través del diafragma.

transducción *(transduction).* **1.** Cambio en el genoma de una célula por transferencia de DNA de un virus a la célula. **2.** Conversión de energía de una forma en otra.

transductor *(transducer).* Aparato que convierte una forma de energía en otra.

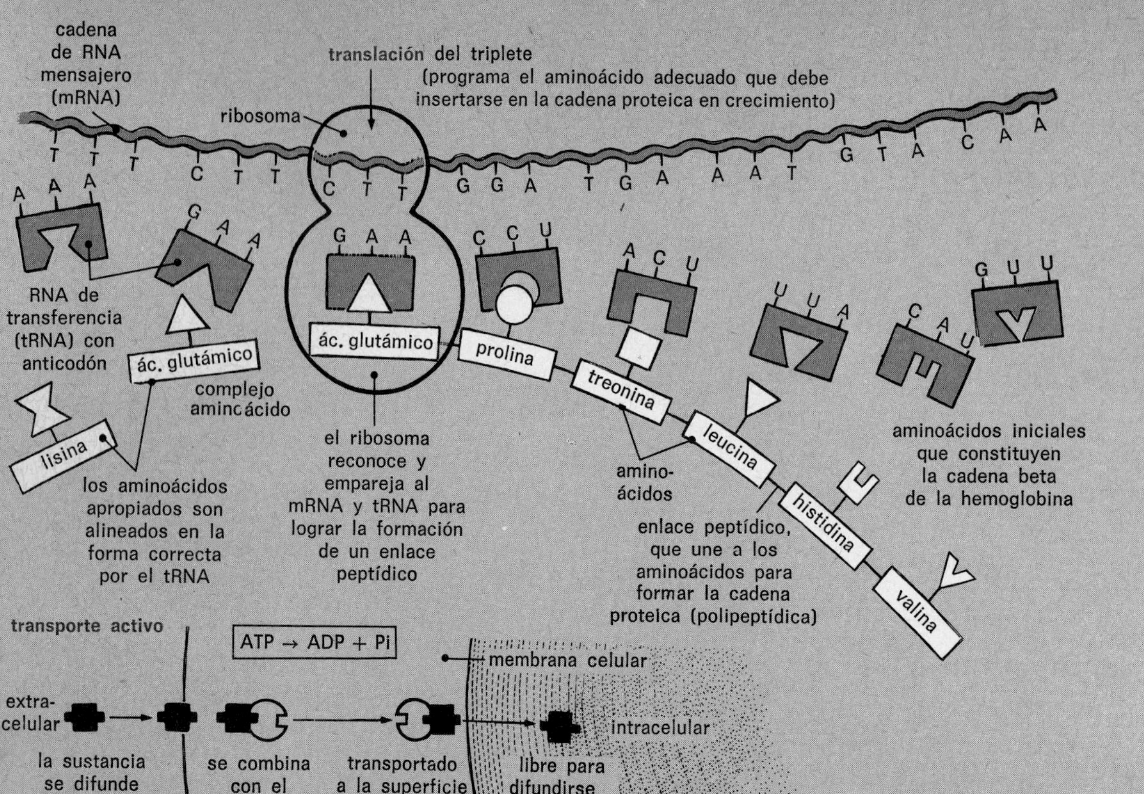

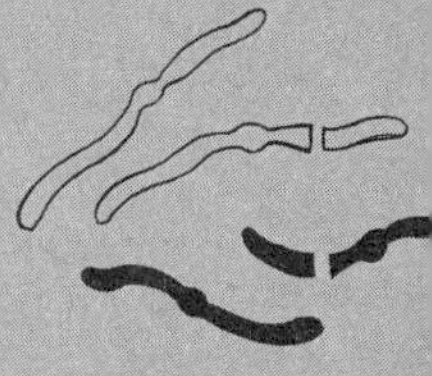

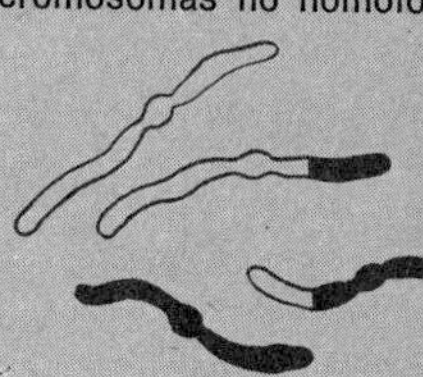

t. de presión, dispositivo que convierte diferencias de presión en corriente eléctrica que luego puede amplificarse y registrarse.

t. ultrasónico de Doppler, dispositivo que detecta desviaciones del sonido (efecto Doppler) a partir de cambios en la señal ultrasónica reflejada de una estructura corporal, como un vaso sanguíneo.

transección *(transection)*. **1.** Corte a través. **2.** Sección transversal.

transeptal *(transseptal)*. A través de un tabique o septo, como las fibras transeptales de la membrana periodontaria, que van del cemento de un diente, a través del tabique óseo, hasta el cemento del diente adyacente.

transesfenoidal *(transphenoidal)*. A través del hueso esfenoides.

transexual *(transsexual)*. **1.** Individuo con un deseo irresistible de ser del otro sexo. **2.** Individuo cuyas características sexuales secundarias se han alterado por cirugía o tratamiento hormonal para asemejarlas a las del sexo contrario.

transferasa *(transferase)*. Enzima que cataliza la transferencia de un grupo químico de una sustancia a otra.

transferencia *(transference)*. **1.** Desviación de los síntomas de una parte del cuerpo a otra. **2.** En psiquiatría, desplazamiento inconsciente de los sentimientos de un individuo a personas importantes de su vida temprana hacia las que adquieren trascendencia en un momento posterior, como la observada en las relaciones paciente-analista durante el psicoanálisis.

transferrina *(transferrin)*. β–Globulina que capta hierro; facilita el transporte de hierro a la medula ósea y zonas de almacenamiento; también denominada siderofilina.

transfixión *(transfix)*. **1.** Acción de atravesar con un instrumento puntiagudo. **2.** Empalamiento. **3.** Aplícase como calificativo subjetivo al dolor; dolor transfixiante.

transformación *(transformation)*. **1.** En química, cambio de la forma o disposición estructural de los átomos. **2.** En genética, cambios originados por la incorporación a una célula de DNA purificado procedente de células o virus.

transformador *(transformer)*. Dispositivo utilizado para transferir energía eléctrica de un circuito a otro, en especial el que cambia de voltaje, corriente o fase una corriente alterna.

transfosforilación *(transphosphorylation)*. Reacción química en la que un grupo fosfato es transferido de un fosfato orgánico a otro.

transfusión *(transfusion)*. Introducción de un líquido, como sangre o plasma, en el torrente sanguíneo.

t. directa, transferencia de sangre directamente de una persona (donante) a otra (receptor) sin exposición al aire; también conocida como transfusión inmediata.

t. indirecta, transferencia de sangre de un donante a un recipiente adecuado, y de ahí al receptor; también denominada transfusión mediata.

t. recíproca, transferencia de sangre de una persona que se ha recobrado de una enfermedad contagiosa a un paciente que sufre la misma infección; al donante se le vuelve a inyectar la misma cantidad de sangre que se le ha extraído; se utiliza para otorgar inmunidad pasiva.

transición *(transition)*. Cambio de un estado a otro.

transiliaco *(transiliac)*. Que se extiende desde un hueso iliaco al otro, como el diámetro transiliaco.

transiluminación *(transillumination)*. Examen de una cavidad corporal pasando una luz a través de sus paredes.

transináptico *(transsynaptic)*. Designa la transmisión de un impulso nervioso a través de una sinapsis.

transitorio *(transient)*. De vida corta o pasajero; dícese de un ruido cardiaco.

translación, traducción *(translation)*. Proceso por el que los datos genéticos presentes en una molécula de RNA mensajero (RNAm) dirigen el orden de los aminoácidos específicos durante la síntesis proteica.

translocación *(translocation)*. Transferencia de parte o todo el cromosoma a otro no homólogo.

translúcido *(translucent)*. Parcialmente transparente; que permite que la luz pase a su través con la suficiente difusión para obliterar imágenes diferenciadas.

transmetilación *(transmethylation)*. Proceso en el que grupos metilo se transfieren a los precursores de compuestos metilados; p. ej., creatina, colina y adrenalina.

transmetilasa *(transmethylase)*. Véase metiltransferasa.

transmigración *(transmigration)*. Paso normal de las células sanguíneas por las paredes capilares.

transmisible *(transmissible)*. Que puede pasar de una persona a otra, como una enfermedad.

transmisión *(transmission)*. Transferencia de una persona a otra, como la de una enfermedad.

t. doble, transmisión de los impulsos de un nervio en ambas direcciones.

t. vertical, transmisión prenatal de la madre al feto.

transmural *(transmural)*. Que atraviesa una pared, como la de un órgano hueco o quiste.

transmutación *(transmutation)*. Cambio de un elemento químico en otro por un proceso radiactivo o bombardeo nuclear.

transpeptidasa *(transpeptidase)*. Enzima que fomenta la transferencia de un residuo aminoácido o peptídico de un compuesto aminado a otro.

transpiración *(transpiration)*. Paso de vapor de agua o sudor a través de la piel u otro tejido.

t. pulmonar, paso de vapor de agua de la sangre circulante al aire de los pulmones.

transpirar *(transpire)*. Eliminar humedad a través de la piel o mucosas; sudar.

transplacentario *(transplacental)*. Dícese del movimiento de una sustancia a través de la placenta.

transplantar *(transplantar)*. Que se extiende a través de la planta del pie; dícese de estructuras musculares y ligamentosas.

transportador *(carrier)*. **1.** Sustancia dentro de la célula capaz de aceptar un átomo o una partícula subatómica, facilitando de esta forma el transporte de solutos orgánicos. **2.** En odontología, instrumento para transportar la amalgama plástica hacia la cavidad dentro de la cual es insertada.

transporte *(transport)*. Transferencia de sustancias bioquímicas a través de membranas celulares.

t. activo, paso de una sustancia (iones o moléculas) a través de una membrana celular por medio de un proceso que consume energía y permite que se produzca difusión en contra de un gradiente electroquímico, p. ej., hacia el lado donde la concentración es mayor (transporte activo contra corriente); también puede haber acoplamiento de una fuente de energía a un proceso a favor de corriente, de forma que el movimiento de una sustancia sea considerablemente superior al que resultaría de un transporte estrictamente pasivo (transporte activo a favor de corriente); el transporte activo tiene mediadores o transportadores.

transposición *(transposition)*. **1.** Movimiento de tejidos o estructuras de un lugar a otro. **2.** Presencia de un órgano en un lugar del organismo que no le corresponde.

transtorácico *(transthoracic)*. A través del tórax o realizado a través de la pared torácica.

transtraqueal *(transtracheal)*. Realizado a través de la pared traqueal.

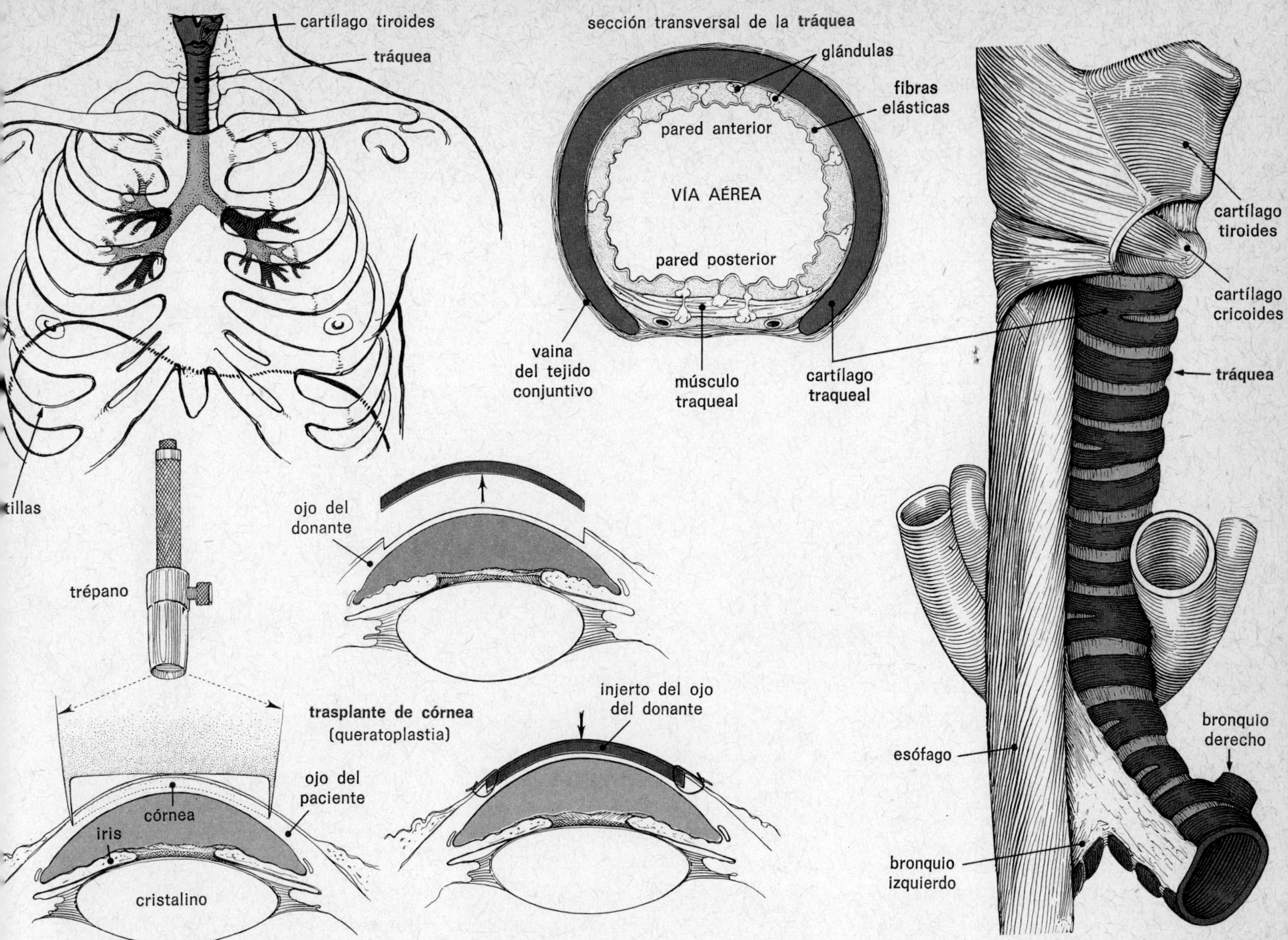

transuretral *(transurethral).* Por o a través de la uretra.

transvaginal *(transvaginal).* A través de la vagina.

transversión *(transversion).* Erupción de un diente en un lugar que no le corresponde.

transverso *(transverse).* Dirigido a través.

transvestido *(transvestite).* Individuo que practica el transvestismo.

transvestismo *(transvestism, transvestitism).* **1.** Práctica de vestirse con ropa del sexo opuesto. **2.** Deseo irresistible de vestirse así.

trapecio *(trapezium).* Nombre que se da a algunas estructuras anatómicas con cuatro lados no paralelos.

tráquea *(trachea).* Tubo cartilaginoso y membranoso que se extiende desde la parte inferior de la laringe hasta los bronquios y se continúa con éstos.

traqueal *(tracheal).* Relativo a la tráquea.

traquealgia *(trachealgia).* Dolor en la tráquea.

traqueítis *(tracheitis).* Inflamación de la tráquea.

traquelismo *(trachelism, trachelismus).* Contracción espasmódica del cuello hacia atrás.

traquelo- *(trachelo-, trachel-).* Forma prefija que significa cuello, nuca.

traquelorrafia *(trachelorrhaphy).* Sutura del cuello uterino, p. ej., de laceraciones.

traqueo- *(tracheo-).* Forma prefija que indica relación con la tráquea.

traqueobroncoscopia *(tracheobronchoscopy).* Inspección visual del interior de la tráquea y los bronquios.

traqueobronquial *(tracheobronchial).* Relativo a la tráquea y a un bronquio o bronquios.

traqueobronquitis *(tracheobronchitis).* Inflamación de la mucosa de la tráquea y los bronquios.

traqueocele *(tracheocele).* Prolapso herniario de la mucosa por un defecto en la pared de la tráquea.

traqueoesofágico *(tracheoesophageal).* Relativo a la tráquea y el esófago.

traqueofonía *(tracheophony).* Sonido hueco que se oye al auscultar la tráquea.

traqueolaríngeo *(tracheolaryngeal).* Relativo a la tráquea y la laringe.

traqueomalacia *(tracheomalacia).* Reblandecimiento y degeneración del tejido conjuntivo de la tráquea.

traqueoplastia *(tracheoplasty).* Cirugía plástica de la tráquea.

traqueorragia *(tracheorrhagia).* Hemorragia de la tráquea.

traqueoscopia *(tracheoscopy).* Examen visual del interior de la tráquea por medio de un traqueoscopio.

traqueosquisis *(tracheoschisis).* Fisura de la tráquea.

traqueostenosis *(tracheostenosis).* Constricción de la tráquea.

traqueostoma *(tracheostoma).* Abertura en la tráquea a través del cuello.

traqueostomía *(tracheostomy).* **1.** Penetración directa en la tráquea a través del cuello para facilitar la respiración o la expulsión de secreciones. **2.** La abertura artificial producida de esta manera.

traqueotomía *(tracheotomy).* Traqueostomía.

traqueótomo *(tracheotome).* Instrumento cortante para realizar la traqueostomía.

trasero *(rump).* Nalgas o región glútea.

trasplantar *(transplant).* Transferir de una parte a otra, como en los injertos.

trasplante *(transplantation).* **1.** Transferencia de tejido (injerto) de un lugar a otro. **2.** *(graft).* Trozo de tejido extraído del cuerpo para su implantación en otro lugar; también llamado injerto.

t. alógeno, trasplante de tejido entre miembros genéticamente diferentes de la misma especie.

t. autoplástico, t. homoplástico, trasplante en el que el injerto se toma de otra parte del mismo individuo.

t. de corazón, sustitución de un corazón gravemente lesionado con un órgano entero de otra persona que ha muerto recientemente.

t. de córnea, queratoplastia; sustitución de la córnea o de una porción de ella (de grosor total o parcial) con un injerto que suele obtenerse del ojo de un individuo fallecido poco antes.

t. dentario, inserción de un diente o germen dentario en un alvéolo.

t. heterotópico, transferencia de tejido de una región del cuerpo del donante a otro lugar en el receptor.

t. homotópico, trasplante ortotópico.

t. ortotópico, transferencia de tejido de una región del cuerpo del donante a un lugar receptor idéntico.

t. de riñón, trasplante de un riñón de un individuo a otro; el riñón trasplantado suele obtenerse de un familiar vivo con el mismo tipo de sangre o de un cadáver; también llamado trasplante renal.

t. singenesioplástico, injerto de tejido a un receptor que está estrechamente relacionado con el donante, como de una madre a su hijo.

t. singénico, trasplante de tejidos entre animales genéticamente idénticos o casi idénticos, como los gemelos univitelinos.

t. de tendón, inserción de una parte del tendón de un músculo funcionante en el tendón de un músculo paralizado.

t. xenógeno, trasplante de tejido entre dos especies diferentes, como el trasplante de un riñón de chimpancé en un ser humano.

trastorno *(disorder).* Perturbación, alteración de una función o de la salud.

t. afectivo, psicosis maniacodepresiva; véase psicosis.

t. autosómico dominante, el que acontece cuando sólo existe un gen anormal y el gen correspondiente (alelo) del cromosoma homólogo es

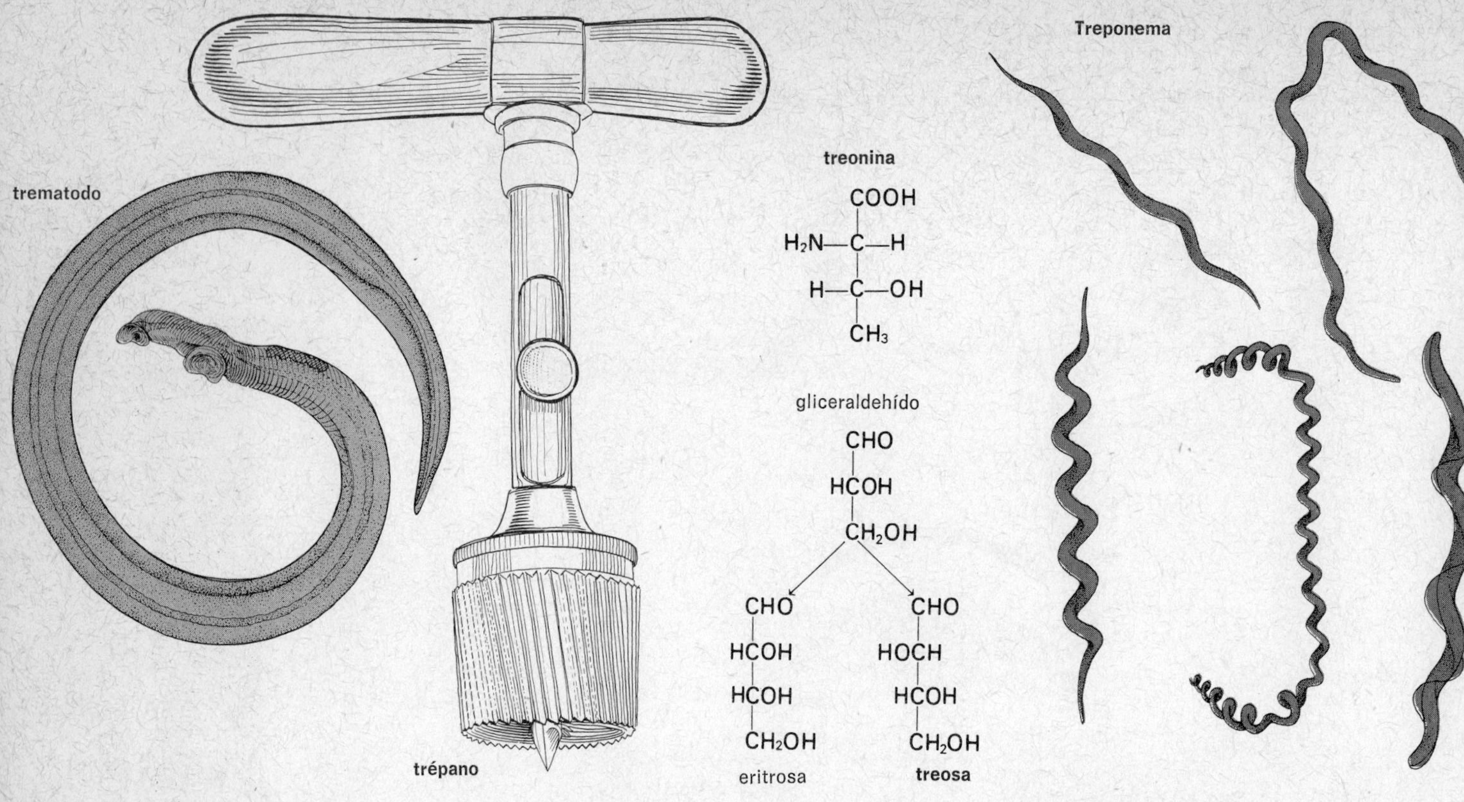

normal; también llamado enfermedad autosómica dominante.

t. autosómico recesivo, aquel que se manifiesta sólo cuando ambos genes correspondientes (alelos) en cromosomas homólogos son anormales; también llamado enfermedad autosómica recesiva.

t. caracterológico, modos de comportamiento inadaptado arraigados profundamente sin sentimientos subjetivos de culpa o ansiedad.

t. emocional, trastorno mental.

t. funcional, trastorno mental que no viene causado por enfermedad orgánica.

t. genético, aquel en el que el componente genético se expresa a sí mismo de una manera predecible, sin mayor influencia del medio ambiente.

t. inmunoproliferativo, proliferación de células del sistema linforreticular asociada con fenómenos autoalérgicos o anomalías de las γ-globulinas.

t. mental, toda alteración psiquiátrica descrita y codificada en los textos pertinentes; también llamado enfermedad mental.

t. neuropsicológico, deterioro del funcionamiento mental debido a una lesión cerebral; puede comenzar bruscamente y durar poco (agudo) o prolongarse (crónico).

t. de la personalidad, término general para definir toda forma de comportamiento inadaptado de larga duración; se distingue de los síntomas neuróticos y psicóticos.

t. psicofisiológico, t. psicosomático, alteración del funcionamiento visceral secundaria a actitudes emocionales continuas.

t. del sueño, toda alteración del sueño, como el sonambulismo.

trasudación *(transudation).* Paso de un líquido a través de una membrana, como cuando el agua y algunos componentes del plasma pasan a través de la pared capilar a los espacios hísticos; se diferencia de la ósmosis en que el líquido pasa con la mayor parte de las sustancias en solución o suspensión.

trasudado *(transudate).* Líquido que pasa a través de una membrana, como la pared capilar, a consecuencia de diferencias en la presión hidrostática o de la menor presión oncótica (coloidosmótica) intravascular.

tratamiento *(treatment).* Medidas de actuación adoptadas para asistir a un paciente o evitar la enfermedad.

t. conservador, tratamiento en el que se evita cualquier medida terapéutica o quirúrgica radical.

t. empírico, el que se basa en la experiencia más que en datos científicos.

t. expectante, tratamiento dirigido a aliviar los síntomas hasta que se conozca la naturaleza de la enfermedad; también denominado tratamiento sintomático.

t. farmacológico, tratamiento con medicamentos.

t. heroico, uso de medidas agresivas para preservar la vida del paciente.

t. médico, (1) el que emplea medicamentos más que procedimientos quirúrgicos; (2) tratamiento llevado por personal médico.

t. megavitamínico, uso de dosis enormes (megadosis) de vitaminas en el tratamiento de alteraciones, como la utilización de la vitamina B_3 (ácido nicotínico) para tratar las esquizofrenias; también denominado tratamiento ortomolecular.

t. paliativo, tratamiento dirigido a mitigar los síntomas más que a curar la enfermedad.

t. preventivo, t. profiláctico, tratamiento instituido para evitar que un individuo contraiga una enfermedad a la que ha estado o va a estar expuesto.

t. quirúrgico, tratamiento por medio de cirugía.

t. con shock provocado, tipo de tratamiento psiquiátrico en el que se produce un estado convulsivo o comatoso mediante la administración de una corriente eléctrica, dióxido de carbono o insulina.

t. sintomático, véase tratamiento expectante.

t. de sostén, el que va encaminado a mantener las constantes y la fortaleza.

tratar *(treat).* Dar ayuda médica a un individuo con medidas médicas, quirúrgicas, dietéticas o de cualquier otra índole.

trauma psíquico *(psychic trauma).* Experiencia emocional dolorosa.

traumático *(traumatic).* Producido por o relacionado con un trauma psíquico o un traumatismo.

traumatismo *(trauma).* Herida o lesión.

t. oclusal, tensiones excesivas y alteraciones patológicas resultantes en un diente y tejidos circundantes, ocasionadas por un alineamiento defectuoso de los dientes.

traumatizar *(traumatize).* Lesionar o herir física o psicológicamente.

traumatógeno *(traumatogenic).* Capaz de producir un trauma o un traumatismo.

traumatología *(traumatology).* Rama de la cirugía que se ocupa de los traumatismos.

trayector *(trajector).* Dispositivo para seguir el trayecto de una bala en una herida.

trazado *(tracing).* Línea o patrón de líneas, hechos con un instrumento puntiagudo en un papel o plancha finos, que representa movimiento (p. ej., actividad cardiovascular, movimiento de la mandíbula) o los hitos pertinentes de una prueba cefalométrica.

trazador *(tracer).* **1.** Sustancia que se puede identificar fácilmente, como un isótopo radiactivo, y se utiliza para obtener información. **2.** Aparato o dispositivo para registrar los movimientos del maxilar inferior.

trematodos *(Trematoda).* Clase de gusanos planos (que incluye las duelas) del filo platelmintos *(Platyhelminthes)*, parasitan al hombre y los animales.

trematodo *(trematode, trematoid).* **1.** Miembro de la clase trematodos *(Trematoda);* duela. **2.** Relativo a un distoma o duela.

trémulo *(tremulous, tremulant, tremulent).* Tembloroso.

Trendelenburg, signo de *(Trendelenburg's sign).* Véase prueba de Trendelenburg.

tren de ondas *(wavetrain).* Serie de ondas enviadas a lo largo del mismo eje por un cuerpo en vibración.

treonina *(threonine).* Aminoácido presente en la mayoría de las proteínas; $CH_3CH(OH)$-$CH(NH_2)$-$COOH$; esencial en la dieta del hombre y otros mamíferos.

treosa *(threose).* Monosacárido con cuatro átomos de carbono; $C_4H_8O_4$; una de las dos aldosas (la otra es la eritrosa).

trepanación *(trephination).* Extirpación de una pieza circular del cráneo con un trépano.

trépano *(trephine).* Sierra cilíndrica para cortar una porción circular de hueso u otro tejido, p. ej., la córnea.

treponema *(treponema).* Organismo del género *Treponema.*

Treponema. Género de bacterias espirales de la familia treponematáceas *(Treponemataceae);* algunas de sus especies son patógenas.

T. pallidum, causa de la sífilis en el hombre.

T. pertenue, causa del pian.

treponemiasis *(treponemiasis).* Infección con bacterias del género *Treponema.*

TRH *(TRH).* Abreviatura de la hormona liberadora de tirotropina, del inglés, *thyrotropin-releasing hormone.*

tri- *(tri-).* Forma prefija que significa tres.

triada *(triad).* Grupo de tres signos o síntomas relacionados.

t. de Charcot, nistagmo, temblor y habla escan-

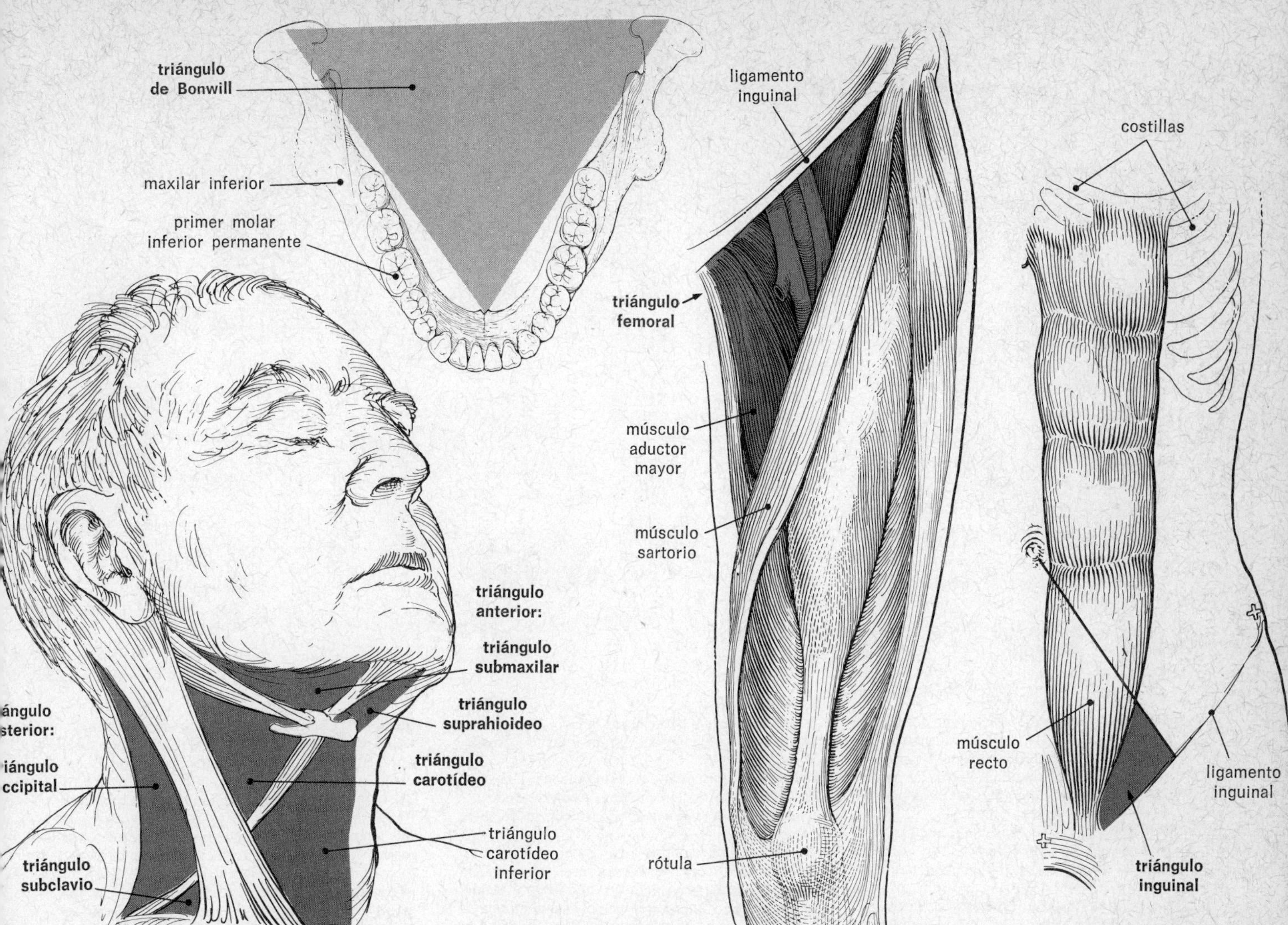

dida; se ve en la esclerosis múltiple.

t. de Hutchinson, queratitis parenquimatosa, enfermedad laberíntica y dientes de Hutchinson; se ve en la sífilis congénita.

t. de Saint, hernia hiatal, diverticulosis y litiasis biliar de modo simultáneo presentes.

triamcinolona *(triamcinolone).* Polvo blanco cristalino, $C_{21}H_{27}FO_6$, utilizado como agente antiinflamatorio.

triamtereno *(triamterene).* Fármaco que actúa directamente en los túbulos renales produciendo pérdida de sodio y retención de potasio; cuando se utiliza en combinación con tiacidas, aumenta su efecto hipotensivo y diurético; se utiliza para reducir el edema asociado a insuficiencia cardiaca congestiva, cirrosis hepática y síndrome nefrótico; Dyrenium®.

triángulo *(triangle).* Figura o área formada uniendo tres puntos con líneas rectas; área con tres ángulos.

t. de Alsberg, espacio triangular formado por una línea a través del eje longitudinal del cuello femoral, otra a través del centro de la diáfisis y una tercera transversa al nivel de la base de la cabeza del fémur.

t. anal espacio triangular cuyos ángulos se sitúan en las dos tuberosidades isquiáticas y la punta del cóccix.

t. anterior, área triangular del cuello limitada por el maxilar inferior, el músculo esternocleidomastoideo y la línea media del cuello.

t. auscultatorio, espacio limitado por el borde inferior del trapecio, el dorsal ancho y el borde vertebral de la escápula.

t. axilar, área triangular formada por la cara interna del brazo, la axila y la región pectoral.

t. de Bonwill, triángulo equilátero con los ángulos en el centro de cada cóndilo mandibular y en las zonas de contacto mesiales de los incisivos centrales del maxilar inferior.

t. de Bryant, triángulo cuya base va de la espina iliaca anterosuperior a la punta del trocánter mayor; los lados están formados respectivamente por una línea horizontal desde la espina iliaca anterosuperior y una línea vertical trazada desde la punta del trocánter mayor.

t. carotídeo, triángulo del cuello limitado por arriba por el músculo estilohioideo y vientre posterior del digástrico, por detrás por el esternocleidomastoideo y por debajo por el omohioideo.

t. cistohepático, área triangular formada por el hígado, conducto cístico y conducto hepático; también llamado triángulo de Calot.

t. crural, área triangular formada por la cara interna del muslo y las regiones abdominales baja, inguinal y genital, con la base atravesando el ombligo.

t. de Einthoven, triángulo equilátero imaginario que rodea el corazón, formado por líneas que representan las tres derivaciones estándar de los miembros del electrocardiograma.

t. femoral, espacio triangular en la parte superior e interna del muslo, limitado por los músculos sartorio y aductor mayor y el ligamento inguinal; está dividido en dos partes iguales por los vasos femorales; también denominado triángulo de Scarpa.

t. de Hesselbach, triángulo inguinal.

t. inguinal, área triangular formada por la mitad interna del ligamento inguinal, el borde externo del recto abdominal y una línea, a mitad de camino entre la espina iliaca anterosuperior y la sínfisis púbica, que va hasta el ombligo; área importante en relación con la hernia inguinal.

t. lumbar, área limitada por los bordes del dorsal ancho y oblicuo externo y la cresta iliaca; también denominado triángulo lumbar de Petit.

t. occipital, área triangular del cuello formada por el esternocleidomastoideo, el trapecio y el omohioideo; la división mayor del triángulo posterior.

t. olfatorio, pequeña zona triangular inmediatamente por encima del nervio óptico, cerca del quiasma, que forma la extremidad posterior del tracto olfatorio, donde se divide en tres raíces; también conocido como trígono olfatorio.

t. omoclavicular, triángulo subclavio.

t. posterior, área triangular del cuello formada por el esternocleidomastoideo, el margen anterior del trapecio y el tercio medio de la clavícula.

t. de Scarpa, véase triángulo femoral.

t. subclavio, área triangular del cuello formada por el vientre inferior del músculo omohioideo, la clavícula y el borde posterior del esternocleidomastoideo; división menor del triángulo posterior.

t. submaxilar, área triangular formada por el maxilar inferior, el estilohioideo y vientre posterior del digástrico y el vientre anterior del digástrico; contiene la glándula submaxilar.

t. suprahioideo, t. submentoniano, región limitada externamente por el vientre anterior del digástrico, internamente por la línea media anterior del cuello, desde el hueso hioides hasta la sínfisis mentoniana, e inferiormente por el cuerpo del hueso hioides.

t. urogenital, espacio triangular cuyos ángulos están situados en las dos tuberosidades isquiáticas y la sínfisis del pubis.

t. vesical, área triangular de la vejiga formada por el orificio interno de la uretra y los dos orificios de los uréteres; también denominado trígono vesical.

triatómico *(triatomic).* **1.** Dícese de una molécula formada por tres átomos. **2.** Que tiene tres átomos o radicales reemplazables.

tribásico *(tribasic).* Dícese de una molécula con tres átomos de carbono reemplazables; dícese de un ácido con una alcalinidad de tres.

tribu *(tribe).* Clasificación taxonómica inmediatamente inferior a la familia o la subfamilia.

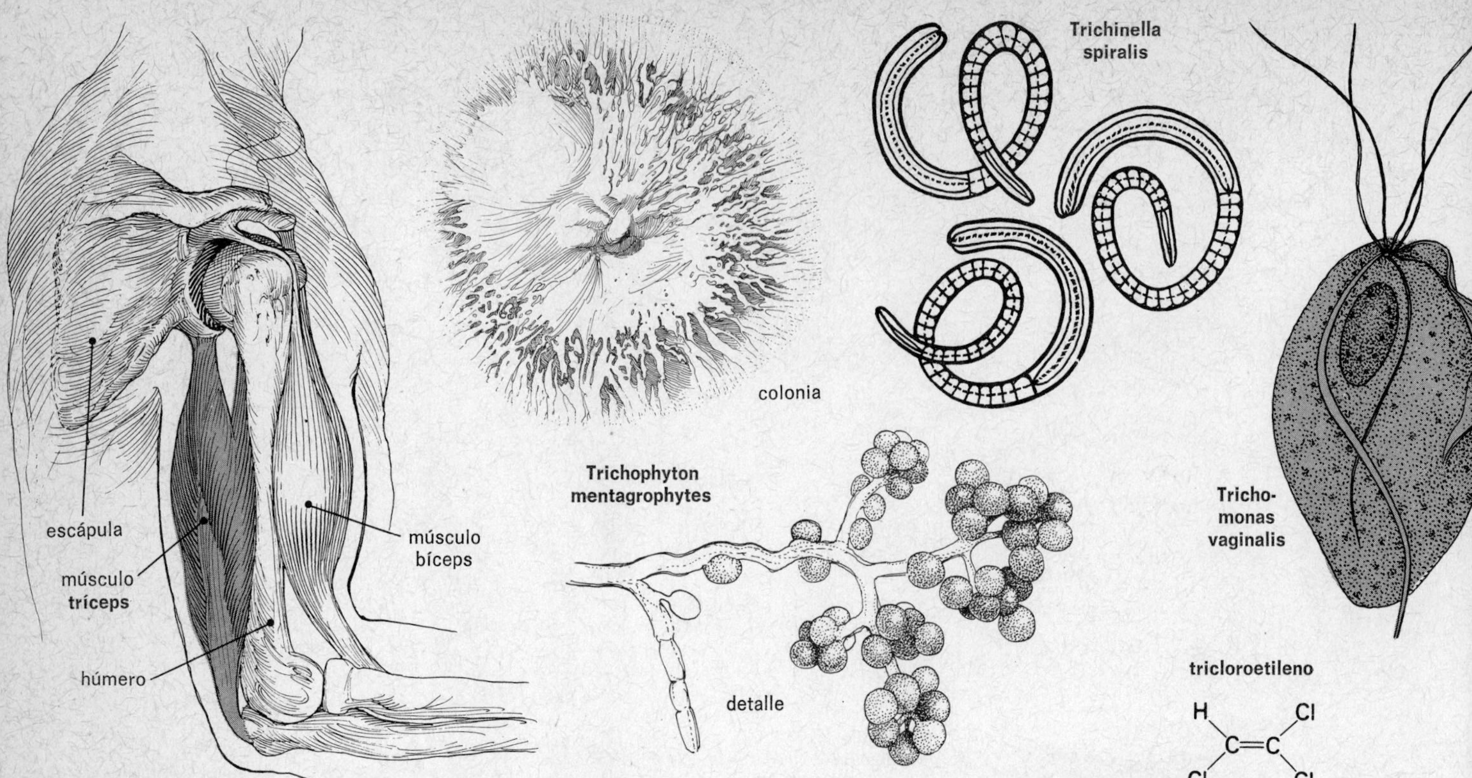

tricatrofia *(trichatrophy, trichotrophia).* Atrofia de los folículos pilosos que se caracteriza por cabello quebradizo, con las puntas abiertas y con tendencia a caerse; deterioro del cabello.

tríceps *(triceps).* Que tiene tres cabezas; dícese del músculo que extiende el antebrazo.

tricloroetileno *(trichloroethylene).* Líquido volátil no inflamable de olor dulce, con propiedades analgésicas; utilizado principalmente como analgésico en procedimientos quirurgicodiagnósticos menores y en obstetricia y odontología; Trilene®.

triclorometano *(trichloromethane).* Cloroformo.

trico- *(tricho-).* Forma prefija que significa pelo.

tricobezoar *(trichobezoar).* Masa compacta de pelo en el tracto intestinal frecuente en el gato; puede apreciarse en el estómago del hombre psicópata.

tricocéfalo *(whipworm). Trichuris trichiura;* pequeño gusano en forma de látigo, parásito del intestino delgado del hombre; produce tricocefalosis.

tricocisto *(trichocyst).* Quiste diminuto dispuesto radialmente alrededor de la periferia de algunos protozoos, capaz de proyectar una extensión a modo de cerda.

tricoclasis *(trichoclasia, trichoclasis).* Fragilidad y rotura eventual del pelo, como en el moniletrix y la tricorrexis nudosa.

tricocriptosis *(trichocryptosis).* **1.** Crecimiento hacia adentro de los pelos. **2.** Cualquier enfermedad de los folículos pilosos.

tricoepitelioma *(trichoepithelioma).* Tumor dérmico benigno que se origina en los folículos pilosos; suele aparecer en la cara.

tricoestesia *(trichoesthesia).* Sensación experimentada cuando se toca uno de los pelos de la piel.

tricofitobezoar *(trichophytobezoar).* Bola dura formada por pelo y fibras vegetales que se encuentra en ocasiones en el estómago del hombre y animales.

tricofitosis *(trichophytosis).* Infección fúngica producida por especies de *Trichophyton.* Véase también tiña.

tricofobia *(trichophobia).* **1.** Aversión morbosa a la vista de pelos sueltos en la ropa o cualquier otro lugar. **2.** Temor injustificado al vello en exceso frente a lo que se considera normal para el área, especialmente en la cara de las mujeres.

tricógeno *(trichogen).* Cualquier cosa que estimula el crecimiento capilar.

tricoglosia *(trichoglossia).* Lengua vellosa; producida por hipertrofia de las papilas linguales.

tricoide *(tricoid).* Semejante al pelo.

tricolegia *(trichologia).* Arrancamiento compulsivo del cabello.

tricología *(trichology).* Estudio científico del pelo, su anatomía, crecimiento y enfermedades.

tricomicosis *(trichomycosis).* Infección del pelo por hongos.

t. axilar, infección del vello axilar (y en ocasiones pubiano) con *Corynebacterium tenuis;* afecta la cutícula del pelo, pero no las raíces ni la piel circundante, y aparece en personas que han pasado la pubertad; también denominada lepotrix.

tricomoniasis *(trichomoniasis).* Inflamación de la vagina y la uretra producida por infección con *Trichomonas vaginalis.*

triconodosis *(trichonodosis).* Afección capilar caracterizada por nudos; aparece cuando los pelos nuevos no pueden crecer de forma natural a partir de los folículos pilosos.

tricopatía *(trichopathy).* Cualquier afección del pelo o cabello.

tricorrea *(trichorrhea).* Pérdida excesiva de cabello.

tricorrexis *(trichorrhexis).* Estado en el que el pelo se rompe fácilmente.

t. nudosa, aspecto nodular de los pelos del cuero cabelludo, barba y región pubiana producido por la rotura transversa de la cutícula con la consiguiente división longitudinal en filamentos delgados.

tricosis *(trichosis).* Cualquier enfermedad del pelo.

tricosporosis *(trichosporosis).* Cualquier infección micótica del pelo producida por un *Trichosporon* patógeno.

tricostasis espinulosa *(trichostasis spinulosa).* Afección frecuente en la que el folículo piloso contiene un tapón oscuro de 10 a 50 pelos cortos y finos contenidos en una masa córnea; suele observarse en personas con acné y dermatitis seborreica.

tricotilomanía *(trichotillomania).* Compulsión de tirarse del pelo o arrancárselo.

tricuriasis *(trichuriasis).* Infestación del intestino por el gusano *Trichuris trichiura.*

tricúspide *(tricuspid).* Que tiene tres puntas o cúspides, como una válvula cardiaca o un diente.

Trichinella. Género de parásitos nematodos del grupo afásmido, es decir, que carece de fásmidos postanales (quimiorreceptores); causa de la triquinosis en el hombre.

T. spiralis, lombriz cilíndrica blancuzca de 1,5 mm de longitud; se encuentra enrollada en quistes en el músculo estriado de animales infectados; causa común de triquinosis en el hombre; también denominada triquina o lombriz del cerdo.

Trichomonas. Género de protozoos parásitos flagelados de la clase mastigóforos *(Mastigophora)* que tiene algunas especies que se caracterizan por poseer de tres a cinco flagelos anteriores, un flagelo posterior y una membrana ondulante.

T. vaginalis, especie que se encuentra en la vagina y en el tracto urinario de los seres humanos, produciendo a veces inflamación.

Trichophyton. Género de hongos patógenos del orden moniliales que tienen esporas unicelulares hialinas y son parásitos de la piel, uñas y folículos pilosos del hombre.

T. ceratophagus, *Trichophyton schonleini.*

T. interdigitalis, variante de *Trichophyton mentagrophytes* que causa el pie de atleta.

T. mentagrophytes, dermatofito superficial que produce infecciones ectótricas del cuero cabelludo y la barba (las hifas crecen dentro y sobre la superficie de los folículos pilosos), y también de la piel y las uñas; los microconidios son numerosos y se presentan en agrupaciones al final de las hifas, o por separado a lo largo de éstas.

T. rubrum, hongo con pigmentación violeta del micelio aéreo; causa de infecciones superficiales en la piel y uñas.

T. schonleini, hongo que produce favo, forma grave de tiña crónica del cuero cabelludo, con destrucción de los folículos pilosos y pérdida permanente del pelo en la zona infectada; en cultivo, las hifas parecen cuernos de ciervo, y a veces reciben el nombre de «cazoleta fávica»; también llamado *Trichophyton ceratophagus.*

T. tonsurans, hongo amarillento que produce infecciones endótricas del pelo (las hifas sólo crecen dentro de los folículos pilosos).

T. violaceum, hongo con micelios violetas; causa de la tiña tonsurante simple, tiña de puntos negros o lesiones fávicas.

Trichosporon. Género de hongos que pueden infectar el pelo o cabello; esporulan en el cabello o estructuras afines.

T. beigelii, especie patógena causante de la piedra blanca o tricosporosis.

Trichostrongylus. Género de gusanos de la clase nematodos *(Nematoda)* que son parásitos intestinales de los herbívoros; infestan al hombre accidentalmente y en contadas ocasiones.

Trichuris. Género de gusanos de la clase nematodos *(Nematoda).*

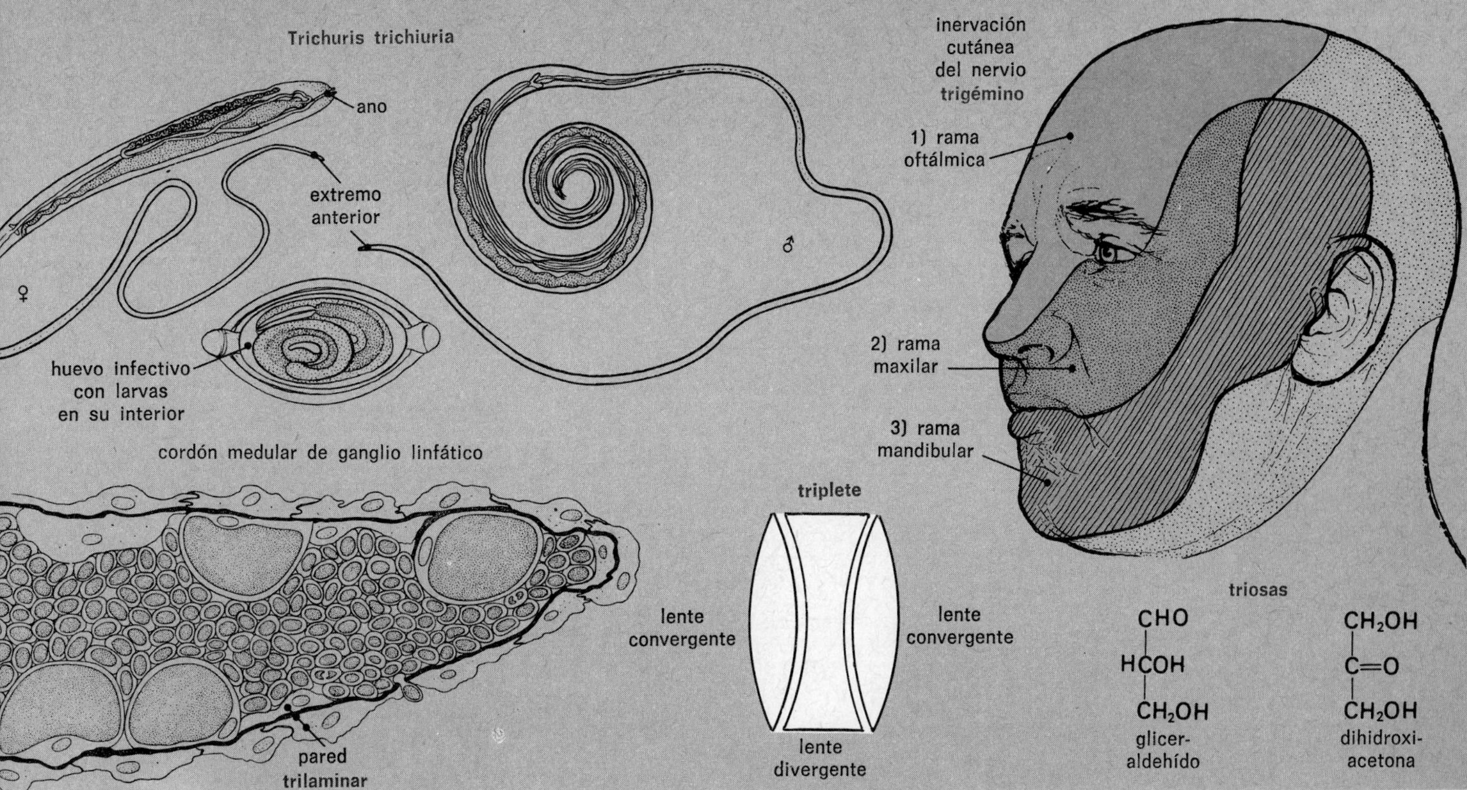

T. **trichiura**, parásito intestinal del hombre; los 3/5 anteriores del gusano son como un flagelo, y los 2/5 posteriores más gruesos; los huevos son parduscos y en forma de limón, con prominencias polares translúcidas a modos de tapón; la infección se adquiere por contacto directo dedo-boca o por ingestión de alimentos, agua o tierra que contengan las larvas.

trietilenglicol *(triethylene glycol)*. Compuesto empleado como desinfectante del aire; $C_6H_{14}O_4$.

trietilenomelamina *(triethylenemelamine)*. Compuesto cristalino, $C_3N_3(NC_2H_4)_3$, utilizado en el tratamiento de la leucemia.

trifocal *(trifocal)*. Que tiene tres distancias de foco.

trifoliado *(trifoliate)*. Que tiene tres partes en forma de hoja.

trifurcación *(trifurcation)*. División en tres ramas o porciones, como en el área de los molares maxilares, en la que las raíces se dividen en tres porciones diferentes.

trigástrico *(trigastric)*. Dícese de un músculo con tres vientres.

trigémino *(trigeminal)*. **1.** Triple. **2.** Quinto nervio craneal.

t., pulso, véase pulso.

triglicérido *(triglyceride)*. El más importante de los tres grupos de grasas neutras; la unidad básica consiste en una molécula de glicerol en enlace esterificado con tres moléculas de ácido graso; sirve como forma principal de almacenamiento de ácidos grasos, y es prácticamente el único constituyente del tejido adiposo.

trigonal *(trigonal)*. **1.** Relativo al trígono. **2.** Triangular.

trigonitis *(trigonitis)*. Inflamación de la vejiga urinaria localizada en la mucosa del trígono; generalmente sigue un curso sin complicaciones, y en la mayoría de los casos responde bien a agentes antibacterianos.

trígono *(trigone)*. Triángulo; espacio, eminencia o fosa triangular.

t. colateral, dilatación triangular del ventrículo lateral del cerebro, entre el cuerno posterior y el descendente.

t. fibroso, una de las dos masas triangulares de tejido fibroso situadas entre el anillo aórtico y los anillos auriculoventriculares derecho e izquierdo.

t. de la habénula, área triangular deprimida del cerebro entre la habénula y el tálamo, rostral al colículo superior de cada lado.

t. interpeduncular, fosa en la base del cerebro, entre los dos pedúnculos cerebrales.

t. olfatorio, eminencia triangular pequeña y grisácea en la extremidad posterior del tracto olfatorio, donde se divide en las tres raíces; queda encima del nervio óptico, cerca del quiasma.

t. vesical, trígono de la vejiga; área lisa en la base de la vejiga cuyos vértices son los orificios ureterales y el orificio uretral interno; en esta zona la mucosa está muy adherida a la capa muscular de la pared vesical; también llamado triángulo de Lieutaud.

trihidrato *(trihydrate)*. Compuesto con tres moléculas de agua.

trihídrico *(truhydric)*. Que tiene tres átomos de hidrógeno sustituibles.

trilaminar *(trilaminar)*. Compuesto de tres capas o láminas.

trilogía *(trilogy)*. Grupo de tres síntomas relacionados.

t. de Fallot, combinación de un defecto del tabique auricular, estenosis pulmonar e hipertrofia ventricular.

trimestre *(trimester)*. Período de tres meses; un tercio de la duración de un embarazo.

t., primer, período de embarazo desde el primer día del último período menstrual antes de la concepción hasta el día 98; las primeras 14 semanas de gestación.

t., segundo, período del embarazo desde la semana 15 hasta la semana 28 de gestación.

t., tercer, período del embarazo desde la semana 29 hasta la semana 42 de gestación.

trimetileno *(trimethylene)*. Véase ciclopropano.

trimorfo *(trimorphous)*. Que se presenta bajo tres formas.

trinitrofenol *(trinitrophenol)*. Véase ácido pícrico.

trinitroglicerina *(trinitroglycerin)*. Véase nitroglicerina.

trinitrotolueno (TNT) *(trinitrotoluene) (TNT)*. Explosivo que se obtiene por nitrificación del tolueno.

trioleína *(triolein)*. Sustancia oleosa incolora presente en muchas grasas y aceites naturales; también llamada oleína.

triosa *(triose)*. Azúcar monosacárido con tres átomos de carbono en una molécula; p. ej., gliceraldehído y dihidroxiacetona; son las moléculas de carbohidrato más pequeñas.

tripanosoma *(trypanosome)*. Protozoo del género *Trypanosoma.*

tripanosomiasis *(trypanosomiasis)*. Cualquier enfermedad provocada por infección con un protozoo parásito del género *Trypanosoma;* se transmite por la picadura de la mosca tse-tsé o por contaminación de la herida producida por la picadura de la chinche besucona.

t. africana, enfermedad del sistema nervioso central transmitida por varias especies de moscas tse-tsé (género *Glossinia*); el parásito *(Trypanosoma gambiense)* entra en la sangre y se aposenta en el cerebro y ganglios linfáticos; las primeras manifestaciones son cefalea aguda, fiebre, sensación de opresión y aumento de tamaño de los ganglios linfáticos; en los últimos estadios de la enfermedad aparecen caquexia, deterioro mental y somnolencia y, en caso de que no se trate la enfermedad, puede sobrevenir la muerte; también llamada enfermedad del sueño africana.

t. americana, véase enfermedad de Chagas.

triplete *(triplet)*. Combinación de tres lentes en un microscopio para corregir la aberración cromática.

tripleto *(triplet)*. **1.** Cada uno de los tres individuos nacidos en un mismo parto.

triploblástico *(triploblastic)*. Que contiene tejidos derivados de las tres hojas embrionarias.

triploide *(triploid)*. Célula que tiene tres juegos haploides de cromosomas en su núcleo.

triplopía *(triplopia)*. Defecto visual que consiste en una visión triple de los objetos.

trípoli *(tripoli)*. Abrasivo derivado de ciertas rocas porosas; se utiliza en odontología, suspendido en un medio grasiento, para terminar las reparaciones dentarias.

tripsina *(trypsin)*. Una de las enzimas proteolíticas del jugo pancreático, derivada del tripsinógeno.

tripsinógeno *(trypsinogen, trypsogen)*. Sustancia secretada por el páncreas y transformada en el intestino en tripsina por la enzima enteroquinasa.

tríptico *(tryptic)*. Relativo a la enzima proteolítica tripsina.

triptófano *(tryptophan)*. Aminoácido esencial presente en cantidad variable en las proteínas corrientes; su deficiencia puede ocasionar la pelagra.

triquiasis *(trichiasis)*. Inversión de pelos en un orificio, como las pestañas que se vuelven hacia adentro e irritan la córnea.

triquina *(trichina)*. Gusano larvario del género *Trichinella.*

triquineliasis *(trichiniasis, trichinelliasis)*. Véase triquinosis.

triquinosis *(trichinosis)*. Enfermedad producida por el parásito *Trichinella spiralis,* que se suele ingerir con la carne cruda, sobre todo la de cerdo infectada; los parásitos se alojan en el músculo y producen rigidez e hinchazón dolorosa del músculo acompañadas de náuseas, diarrea, fiebre y a

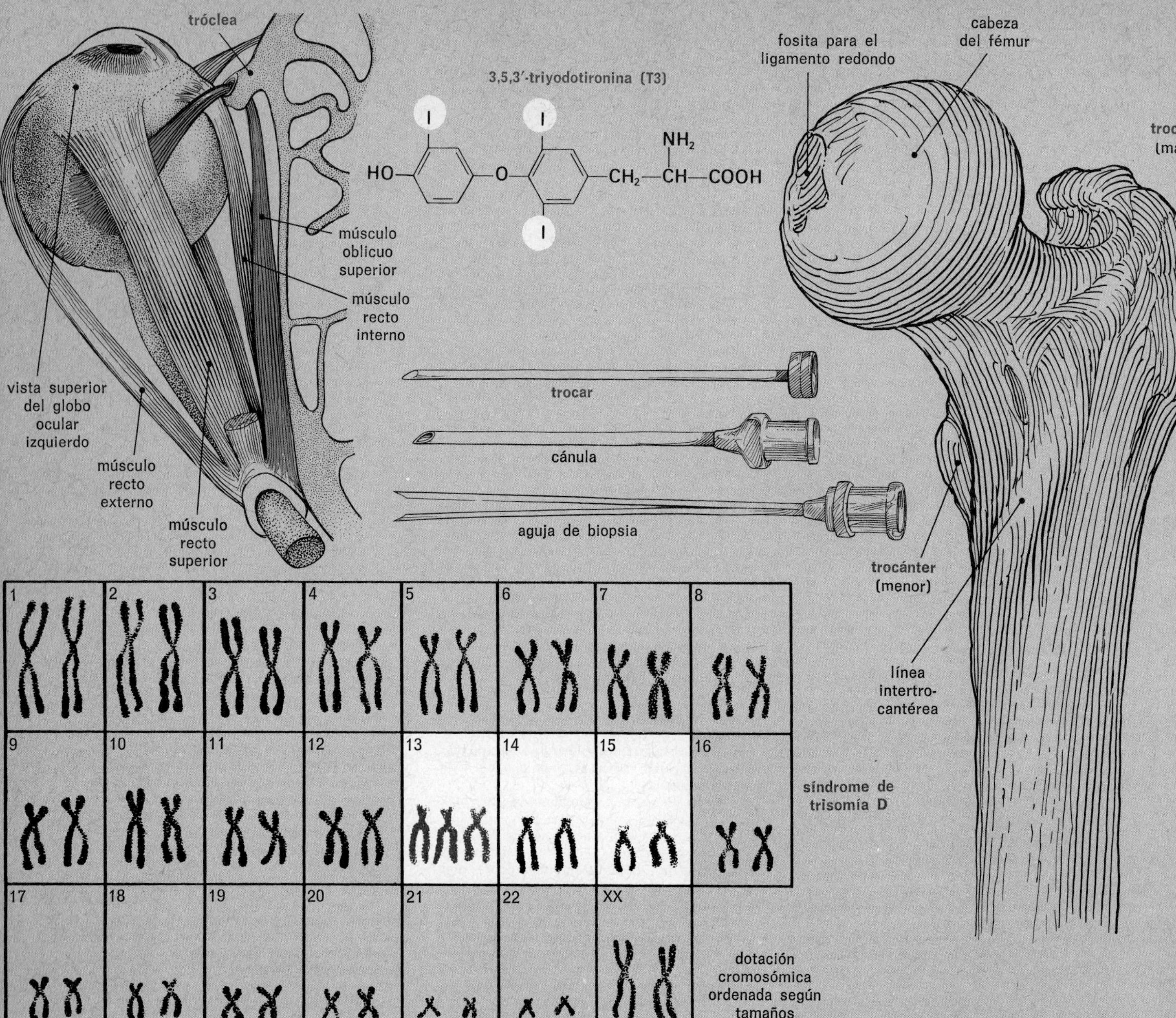

veces postración; también llamada triquiniasis o triquineliasis.

tris- *(tris-).* Prefijo usado en química para significar tres de los sustituyentes que siguen.

trisacárido *(trisaccharide).* Carbohidrato con tres monosacáridos en su molécula que, por hidrólisis, se divide en 3 azúcares simples; p. ej., rafinosa.

tris(hidroximetil)aminometano *(tris(hydroxymethyl)aminomethane) (Tris).* Tampón usado en preparaciones biológicas para estudios in vitro, como los realizados con enzimas.

trismo *(trismus).* Dificultad para abrir la boca debida a un espasmo tónico de los músculos de la masticación; suele ser el primer síntoma del tétanos.

trisomía *(trisomy).* Presencia de un cromosoma adicional, homólogo a uno de los pares que ya existen, de manera que un cromosoma determinado existe por triplicado.

t. 21, síndrome de Down.

t. D, síndrome de, fisura palatina y labio leporino, dedos extra, anomalías cardiacas, abdominales y genitales y defectos del sistema nervioso central asociados a retraso mental; producidos por la presencia de 47 cromosomas, en lugar de los 46 normales, siendo el cromosoma extra del grupo D; también denominado trisomía 13.

trisómico *(trisomic).* Dícese de una célula o individuo que poseen un cromosoma extra.

tritanopía *(tritanopia).* Incapacidad para percibir el color azul y percepción disminuida de sus formas combinadas (azules verdosos y verdes), excepto los violetas; la tritanopía congénita es rara; habitualmente se produce como resultado de enfermedades o desprendimientos de retina; también llamada ceguera para el azul, ceguera para el amarillo-azul y visión tritanópica.

tritio *(tritium).* Véase hidrógeno-3.

triturable *(triturable).* Susceptible de ser triturado.

trituración *(trituration).* **1.** Proceso de reducción de un sólido a polvo fino por frotamiento continuo, como la reducción de una droga o fármaco a polvo (habitualmente mezclado a conciencia con el azúcar de la leche). **2.** En odontología, la mezcla de aleación de amalgama, ya sea con sí misma o con mercurio.

trituratio. En latín, trituración; se usa en la redacción de prescripciones.

triturium *(triturium).* Aparato que se utiliza para separar líquidos inmiscibles en razón de sus diferencias de densidad.

trivalente *(trivalent).* Atomo o radical que tiene tres valencias; también llamado tervalente.

3,5,3'-triyodotironina (T_3) *(3,5,3'-triiodothyronine) (T_3).* Potente hormona tiroidea que contiene tres átomos de yodo y está normalmente presente en la sangre y el tiroides; suele representar cerca del 5 % del total de hormona tiroidea en sangre; es tres veces más activa que la tiroxina a igualdad de peso y, dadas las diferencias en fijación y metabolismo, contribuye al metabolismo hístico en igual medida que aquella.

trocánter *(trochanter).* Una de las dos prominencias de la parte superior del fémur (mayor y menor).

trocar *(trocar, trochar).* Varilla metálica puntiaguda que se introduce en un tubo de metal (cánula) para perforar la pared de alguna cavidad del cuerpo, después de lo cual se retira, dejando la cánula en la cavidad para permitir la salida de líquido.

tróclea *(trochlea).* Cualquier estructura semejante a una polea, especialmente el asa fibrosa de la cavidad orbitaria por la que pasa el tendón del músculo oblicuo superior del ojo.

troclear *(trochlear).* **1.** Relativo a una tróclea o polea. **2.** Cuarto par craneal: el nervio troclear o patético.

-trofia *(-trophy).* Forma sufija que indica relación con la nutrición.

trófico *(trophic).* Relativo a la nutrición.

trofo- *(tropho-, troph-).* Forma prefija que indica relación con la nutrición, p. ej., trofoblasto.

trofoblasto *(trophoblast).* Capa externa de células planas que forma la pared del blastocisto; penetra en la mucosa uterina y desarrolla la placenta; no entra en la formación del embrión.

trofoneurosis *(trophoneurosis).* Alteración de cualquier tejido por interrupción de su inervación.

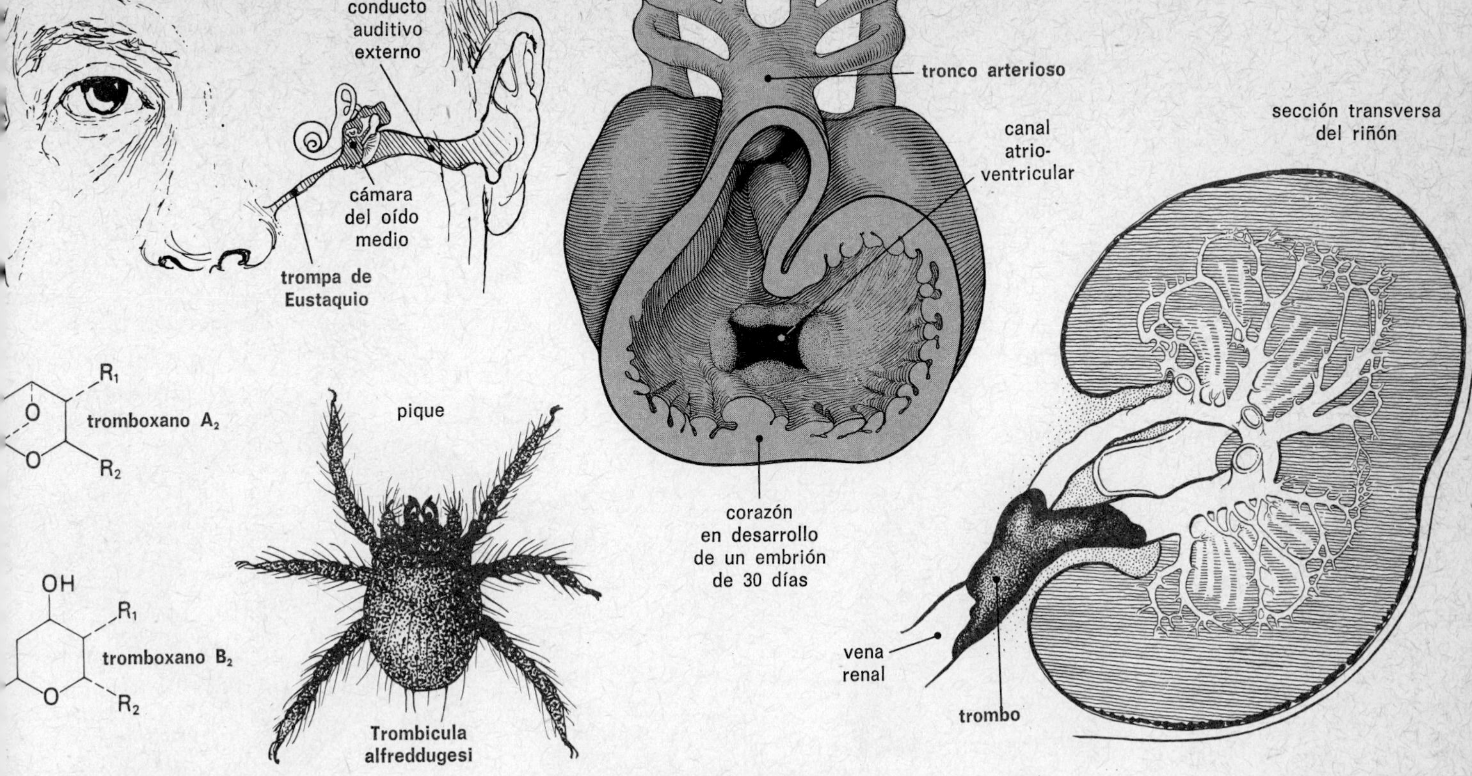

t. facial, véase hemiatrofia facial.

trofopatía *(trophopathia, trophopathy).* Cualquier trastorno de la nutrición.

trofotropismo *(trophotropism).* Movimiento de acercamiento o alejamiento ante una materia nutritiva.

trofozoito *(trophozoite).* Estadio joven ameboide y no dividido de un organismo esporozoario, como el parásito del paludismo, después de haber sido transmitido al hombre; las formas jóvenes son anulares; con el tiempo, maduran para formar esquizontes (formas adultas).

trombastenia *(thrombasthenia).* Anomalía de las plaquetas de la sangre en la que carecen de los factores eficaces en la coagulación de la sangre; también denominada enfermedad de Glanzmann.

trombectomía *(thrombectomy).* Escisión quirúrgica de un trombo (coágulo sanguíneo).

Trombicula. Género de ácaros de la familia trombicúlidos *(Trombiculidae)* cuyas larvas son capaces de infestar al hombre.

T. alfreddugesi, pique; la larva ataca al hombre produciendo un picor sumamente irritante debido a la inyección de saliva en la piel.

T. akamushi, ácaro kedani, parásito de los roedores; transmisor de rickettsiasis.

trombiculiasis *(trombiculiasis).* Infestación con ácaros del género *Trombicula*; también denominada trombiculosis.

trombicúlidos *(Trombiculidae).* Familia de ácaros cuyas larvas de seis patas (chinches rojas y otros ácaros) son parásitos de los vertebrados y causan un exantema irritativo.

trombina *(thrombin).* Enzima sanguínea derivada del factor II (protrombina) que convierte el fibrinógeno en fibrina, produciendo así un coágulo sanguíneo.

trombinógeno *(thrombinogen).* Factor II (protrombina).

trombo *(thrombus).* Coágulo sanguíneo, por lo general el localizado en el lugar donde se forma, en un vaso sanguíneo o una cavidad cardiaca.

tromboangiítis *(thromboangiitis).* Inflamación de la pared de un vaso sanguíneo con formación de un coágulo.

t. obliterante, alteración de las arterias y venas de mediano calibre, especialmente las de las extremidades inferiores; se caracteriza por inflamación de la pared del vaso y del tejido conjuntivo circundante que da lugar a isquemia y gangrena de los tejidos; también llamada enfermedad de Buerger.

tromboblasto *(thromboblast).* Célula gigante precursora de las plaquetas (trombocitos); más conocida como megacariocito.

trombocitastenia *(thrombocytasthenia).* Alteración de la función plaquetaria caracterizada por adherencia o agregación anómalas; se conocen variedades congénitas, y también existen formas adquiridas, especialmente en la uremia.

trombocitemia *(thrombocythemia).* Trastorno poco frecuente de la edad adulta caracterizado por proliferacción anormal de megacariocitos con aumento de las plaquetas circulantes; son frecuentes hemorragias, diátesis tromboembólica, esplenomegalia y leucocitosis.

trombocito *(thrombocyte).* Plaqueta de la sangre.

trombocitopatía *(thrombocytopathy).* Término general que designa cualquier alteración en la función de las plaquetas; también denominada trombopatía.

trombocitopenia *(thrombocytopenia).* Disminución anormal del número de plaquetas en sangre; también llamada trombopenia.

trombocitosis *(thrombocytosis).* Aumento del número de plaquetas en la sangre.

tromboelastógrafo *(thrombelastograph).* Instrumento que registra las variaciones elásticas de un trombo durante el proceso de coagulación.

tromboembolectomía *(thromboembolectomy).* Extracción de un trombo desprendido que obstruye el flujo sanguíneo a través de un vaso.

tromboembolia *(thromboembolism).* Embolia (obstrucción) de un vaso sanguíneo producida por un trombo (coágulo) que se ha desprendido.

tromboendarterectomía *(thromboendarterectomy).* Resección quirúrgica de un coágulo sanguíneo obstructivo junto con el endotelio de la arteria obstruida.

tromboflebitis *(thrombophlebitis).* Inflamación de las paredes de una vena asociada con la formación de un trombo (coágulo sanguíneo).

t. puerperal, tromboflebitis de la vena femoral o safena que produce una hinchazón dolorosa y repentina de la pierna; suele aparecer en mujeres con una infección leve en el canal del parto; también denominada phlegmasia alba dolens y leucoflegmasía.

trombógeno *(thrombogenic).* **1.** Que produce trombosis o coagulación de la sangre. **2.** Factor II (protrombina).

trombólisis *(thrombolysis).* Disolución de un coágulo; también denominada tromboclasis.

trombopatía *(thrombopathia).* Véase trombocitopatía.

trombopenia *(thrombopenia).* Véase trombocitopenia.

tromboplastina *(thromboplastin).* Factor III; complejo proteico que inicia la coagulación de la sangre.

t. hística, tromboplastina imcompleta que precisa la presencia de los factores V, VII y X para convertir la protrombina en trombina.

t. plasmática, tromboplastina capaz de convertir directamente el factor II (protrombina) en trombina.

trombopoyesis *(thrombopoiesis).* **1.** Formación de un coágulo sanguíneo. **2.** Formación de plaquetas.

trombosis *(thrombosis).* Formación o presencia de un coágulo sanguíneo.

t. coronaria, presencia de un coágulo sanguíneo en una arteria que irriga el músculo cardiaco; es una causa de ataque cardiaco (infarto).

t. venosa, interrupción de la circulación de una vena a causa de un coágulo.

tromboxano *(thromboxane).* Compuesto aislado de las plaquetas sanguíneas (trombocitos); contiene un anillo oxánico y está relacionado con las prostaglandinas; el tromboxano existe en dos formas, A_2 y B_2; la forma A_2 parece que es mucho más potente que la prostaglandina en algunas actividades biológicas importantes, como la contracción del músculo liso y la agregación plaquetaria.

trompa *(tube).* En anatomía, nombre de dos conductos especiales en forma de tuba.

t. auditiva, véase trompa de Eustaquio.

t. de Eustaquio, conducto que va desde la caja del tímpano a la parte superior de la faringe (nasofaringe); iguala la presión del oído medio con la presión atmosférica; también llamada trompa auditiva.

t. de Falopio, uno de los dos conductos delgados, de unos 10 cm de longitud, que van desde el útero al área del ovario; conduce el óvulo desde el ovario hasta el útero y suele ser el lugar en que se produce la concepción; también llamada trompa uterina y oviducto.

t. uterina, véase trompa de Falopio.

tronco *(trunk).* **1.** El cuerpo humano, excluidas la cabeza y las extremidades; también llamado torso. **2.** Porción principal, habitualmente corta, de un nervio o un vaso antes de su división. **3.** Eje principal. **4.** Un gran grupo de vasos linfáticos.

t. arterioso, tronco arterial principal del corazón fetal que da origen a la aorta y la arteria pulmonar.

t. braquiocefálico, la gran arteria que sale del cayado aórtico y se divide en las arterias subclavia

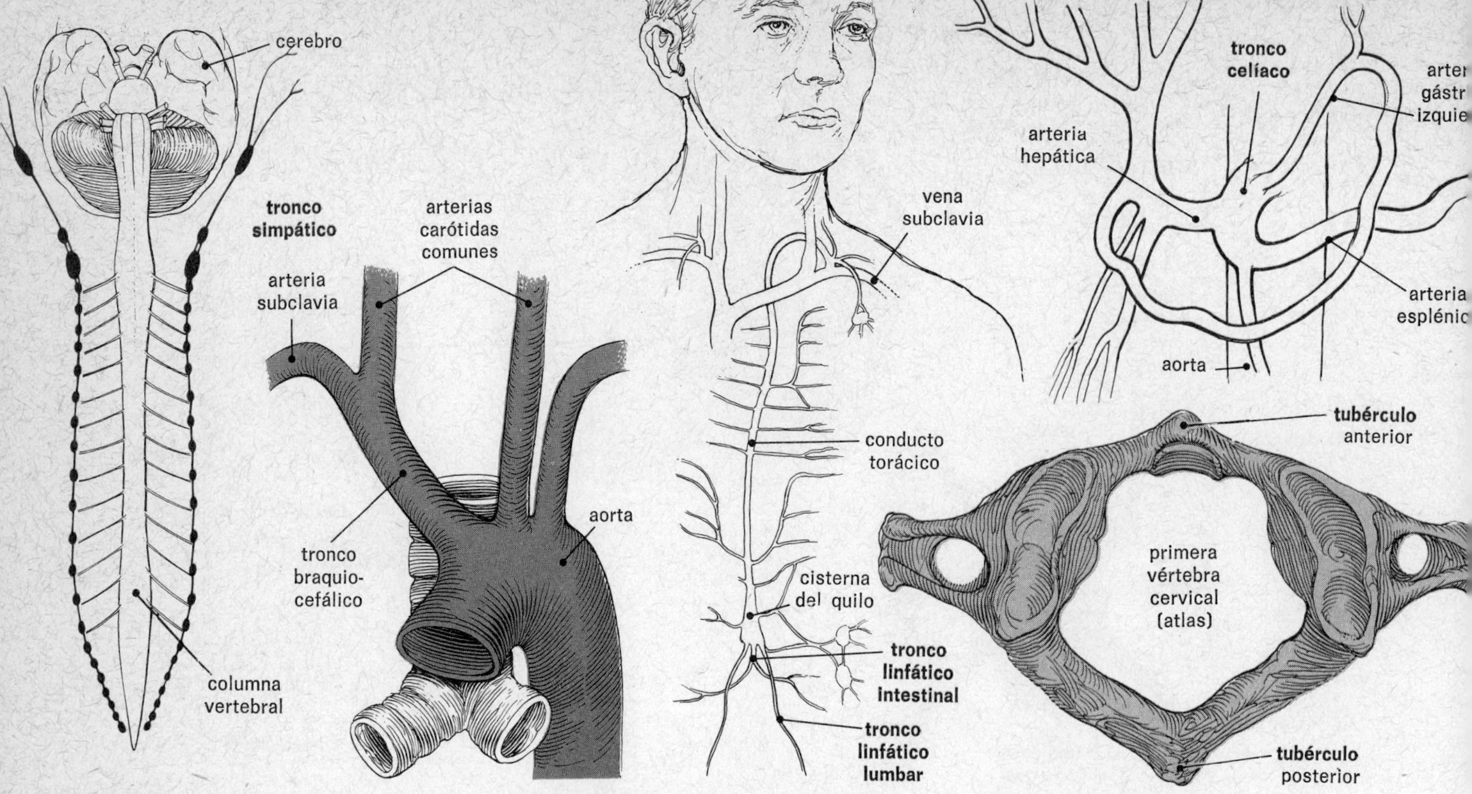

derecha y carótida común derecha.

t. celiaco, gran arteria que sale de la aorta abdominal, inmediatamente debajo del diafragma; se divide en las arterias gástrica izquierda, hepática y esplénica.

t. linfático intestinal, vaso linfático corto que drena la linfa del tracto intestinal y se vacía en la cisterna del quilo.

t. linfático lumbar, cada uno de los dos grandes vasos linfáticos recolectores, izquierdo y derecho, que conducen la linfa hacia arriba, desde los ganglios linfáticos lumbares a la cisterna del quilo.

t. lumbosacro, gran nervio formado por la unión de la porción más pequeña del cuarto nervio lumbar y el quinto completo; contribuye a formar el plexo sacro.

t. del plexo braquial, uno de los tres troncos del plexo braquial. Véase tabla de nervios.

t. pulmonar, arteria pulmonar. Véase tabla de arterias.

t. radicular, parte de las muelas con varias raíces situada entre la línea cervical y los puntos de bifurcación o trifurcación de las raíces.

t. simpático, una de dos largas cadenas de ganglios simpáticos a cada lado de la columna vertebral, que se extienden desde la base del cráneo hasta el cóccix.

troncular *(truncal).* Relativo al tronco del cuerpo o a cualquier rama nerviosa principal.

tronera *(embrasure).* Espacio producido por la divergencia de las superficies de dos dientes adyacentes.

-tropía *(-tropia).* Forma sufija que indica desviación de la línea de la visión; p. ej., esotropía, hipertropía.

-trópico *(-tropic).* Forma sufija que significa (a) que gira hacia; (b) que tiene afinidad por.

tropina *(tropine).* Alcaloide venenoso, 3α-tropanol; el componente más importante de la atropina y la escopolamina, de las que deriva por hidrólisis; tiene olor a tabaco y poderes medicinales.

tropismo *(tropism).* Tendencia de las partes de un organismo vivo (p. ej., las hojas) a acercarse o alejarse de un estímulo.

tropocolágeno *(tropocollagen).* Unidad fundamental de las fibras de colágeno, formada por moléculas simétricas con tres cadenas polipeptídicas dispuestas helicoidalmente.

tropómetro *(tropometer).* **1.** Instrumento para medir el grado de rotación del ojo. **2.** Instrumento para medir la torsión del eje de un hueso largo.

tropomiosina B *(tropomyosin B).* Proteína fibrosa que se concentra en la línea Z del músculo; puede ser extraída del músculo pulverizado seco; tiene diferente peso molecular que la miosina.

troponina *(troponin).* Proteína muscular que aumenta la dependencia de la contracción inducida por ATP de la actomiosina.

troquel *(die).* Modelo especializado hecho de una impresión, como la reproducción positiva de un diente preparado; hecho por lo general de metal o de piedra dental muy dura.

Trousseau, signo de *(Trousseau's sign).* Espasmo muscular de la mano provocado por compresión del brazo (como con el manguito del esfigmomanómetro); un signo de tetania latente.

Trp *(Trp).* Símbolo del triptófano y sus radicales; antes abreviado Try.

Trypanosoma. Género de protozoos flagelados parásitos de la familia tripanosómidos *(Trypanosomidae),* algunos de los cuales son patógenos.

T. cruzi, especie que causa la enfermedad de Chagas; endémico en América Central y del Sur, especialmente en Brasil, Chile, Argentina y Venezuela; se ha encontrado también en vectores en California, Arizona y Tejas.

T. gambiense, especie que provoca la enfermedad del sueño en Africa Occidental y Centroáfrica; transmitida por la mosca tse-tsé; también llamado *Trypanosoma hominis, Trypanosoma ugandense* y *Castellanella gambiense.*

T. rhodesiense, especie causante de la tripanosomiasis rhodesiana (enfermedad del sueño de Africa Oriental); endémica en Rhodesia y Tanzania.

tse-tsé *(tsetse).* Véase *Glossina.*

TSH *(TSH).* Abreviatura de la hormona estimulante del tiroides (hormona tirotrópica); del inglés, *thyroid-stimulating hormone.*

TSH-RF *(TSH-RF).* Abreviatura del factor de liberación de la hormona estimulante del tiroides; del ingles, *thyroid-stimulating hormone releasing factor.*

tsutsugamushi, enfermedad *(tsutsugamushi disease).* Enfermedad infecciosa que se presenta en el sudeste de Asia; causada por *Rickettsia tsutsugamushi* y transmitida por ácaros; se caracteriza por hinchazón dolorosa de los ganglios linfáticos, fiebre, cefalea, erupción de pápulas de color rojo oscuro y costra negruzca en los genitales; también llamada tifus tropical y fiebre de la isla.

tubárico *(tubal).* Perteneciente o relativo a un tubo o trompa, especialmente una trompa de Falopio.

tubectomía *(tubectomy).* Véase salpingectomía.

tuber *(tuber).* Prominencia, tuberosidad.

t. cinereum, porción pequeña del hipotálamo que sobresale en el suelo del cuarto ventrículo del cerebro.

tuberculado *(tuberculate, tuberculated).* Que tiene nódulos o tubérculos.

tubercular *(tubercular).* Relativo a los tubérculos o que los presenta; también denominado nodular; se utiliza erróneamente en lugar de tuberculoso para describir una persona afecta de tuberculosis.

tubercúlide *(tuberculid).* Lesión cutánea causada por las toxinas de la tuberculosis.

tuberculina *(tuberculin).* Sustancia formada por las toxinas del bacilo de la tuberculosis, utilizada para el diagnóstico y, en cierta medida, el tratamiento de la tuberculosis.

t., antigua, filtrado concentrado hecho de un cultivo de seis semanas de bacilos de la tuberculosis en caldo de glicerol; sólo contiene la sustancia soluble producida por los bacilos durante el crecimiento, no los microorganismos.

t., derivado proteico purificado de, (PPD), extracto de bacilos tuberculosos preparado en un medio líquido carente de proteínas.

tuberculización *(tuberculation).* Formación o presencia de nódulos.

tubérculo *(tubercle).* **1.** Lesión específica de la tuberculosis. **2.** Elevación redondeada de un hueso. **3.** Nódulo en la dermis de la piel.

tuberculoide *(tuberculoid).* **1.** Semejante a la tuberculosis. **2.** Semejante a un tubérculo.

tuberculoma *(tuberculoma).* Masa de origen tuberculoso semejante a un tumor.

tuberculosis *(tuberculosis).* Enfermedad contagiosa producida por cualquiera de varias especies de *Mycobacterium* conocidas como bacilo tuberculoso; se manifiesta por la formación de tubérculos o lesiones en los tejidos afectos, con mayor frecuencia en el pulmón; en el hombre, la tuberculosis es producida por la variedad humana de *Mycobacteria (Mycobacterium tuberculosis)* y la variedad bovina *(Mycobacterium bovis),* así como por alguna otra bacteria atípica.

t. cutánea, grupo poco frecuente de enfermedades cutáneas originadas o por la presencia de microorganismos en la piel o por reacciones alérgicas a una infección bacteriana previa.

t. diseminada, tuberculosis miliar aguda.

t. miliar aguda, forma de tuberculosis en la que los bacilos tuberculosos son diseminados por todo el organismo a través de la sangre, produciendo afectación simultánea de varios órganos; también

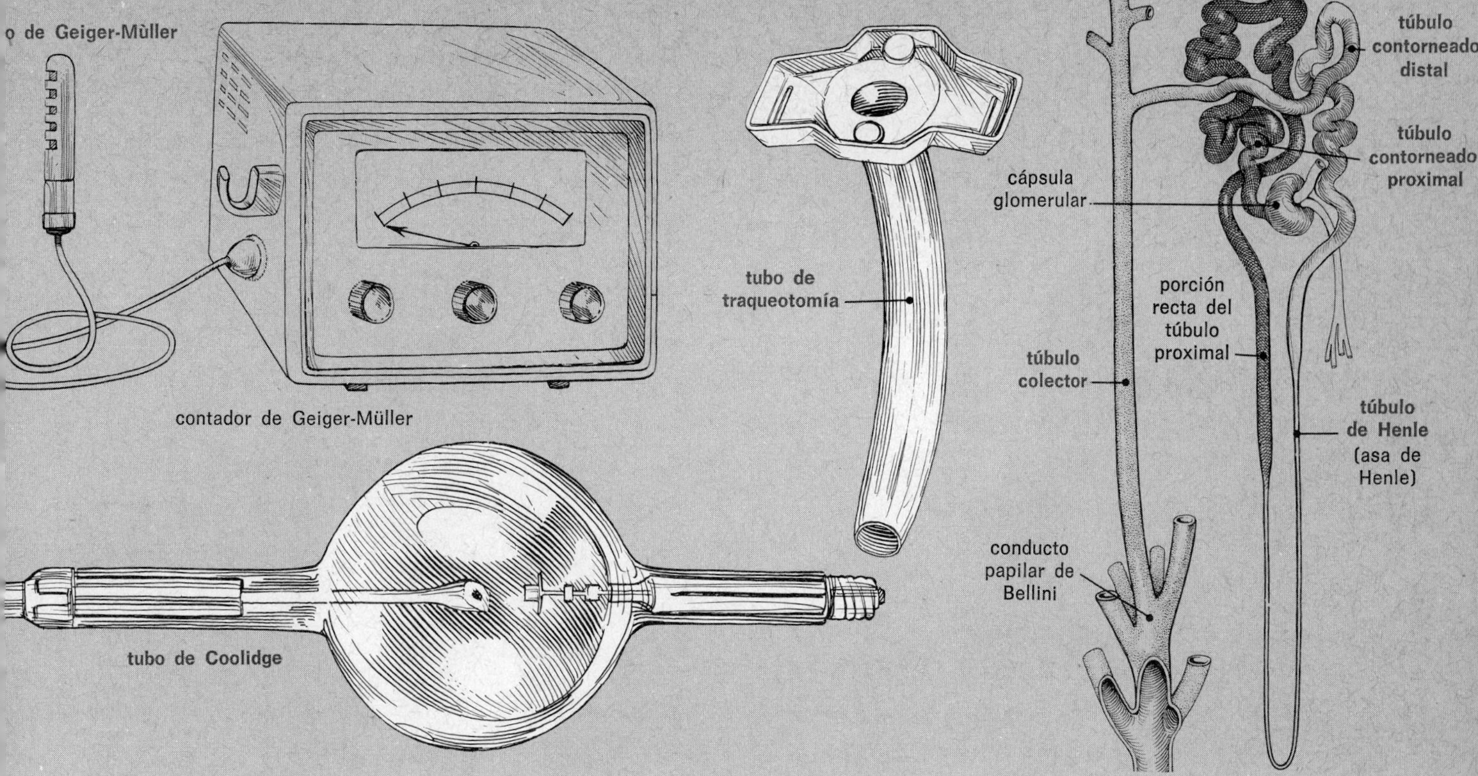

conocida como tuberculosis diseminada o granulia.

t. posprimaria, tuberculosis pulmonar que recurre en forma de reinfección o reactivación de una infección latente.

t. primaria, fase de la infección tuberculosa inmediatamente posterior a la invasión de los tejidos por el bacilo tuberculoso.

t. pulmonar, tuberculosis de los pulmones, caracterizada por ulceración y formación de cavidades en los pulmones, que van acompañadas de fiebre y tos; antes llamada tisis y consunción.

tuberculoso *(tuberculous).* Afecto de tuberculosis.

tuberculostático *(tuberculostatic).* **1.** Dícese de un agente que inhibe el crecimiento del bacilo tuberculoso. **2.** Que detiene el crecimiento del bacilo tuberculoso.

tuberosidad *(tuberosity).* Protuberancia redondeada en la superficie de un hueso o cartílago.

tuberoso *(tuberous).* Con muchos salientes redondeados y pequeños; también llamado nodular.

tubo *(tube).* **1.** Cilindro hueco. **2.** Conducto o canal.

t. de Cantor, tubo de goma de 3 m de longitud con una bolsa llena de mercurio en su extremo, que se utiliza para intubación entérica; generalmente se introduce por la nariz y se dirige al estómago; con una posición adecuada del paciente y gracias al peso del mercurio, se introduce el tubo en el duodeno y de ahí se pasa al intestino delgado posterior.

t. de Coolidge, tubo de rayos X con un cátodo caliente que emite los electrones desde un filamento caliente.

t. de drenaje, el colocado en una herida o cavidad y que permite la salida de exudados.

t. endotraqueal, tubo de goma insertado en la tráquea como vía aérea en la intubación endotraqueal.

t. fotomultiplicador, aparato utilizado para amplificar imágenes de baja intensidad.

t. gástrico, tubo flexible de 40 cm utilizado para la alimentación o para lavado gástrico.

t. gástrico de Rehfuss, tubo con una jeringa graduada utilizado para aspiración del contenido gástrico para su análisis.

t. de Geiger-Müller, t. de Geiger, tubo lleno de gas que contiene un cátodo cilíndrico y un electrodo de alambre axial, utilizado para la detección de radiactividad; las partículas radiactivas penetran en la cubierta del tubo y producen pulsaciones de corriente momentáneas en el gas.

t. de Levin, tubo flexible introducido en el duodeno o el estómago, generalmente a través de la nariz tras una operación.

t. de Miller-Abbott, tubo intestinal de 3 m de longitud, de doble luz, utilizado para el diagnóstico y tratamiento de las obstrucciones del intestino delgado.

t. de rayos X, tubo de vacío que se utiliza para la producción de rayos X; los electrodos contenidos en él aceleran los electrones y los dirigen al ánodo, donde sus impactos producen fotones de alta energía.

t. de Sengstaken-Blakemore, dispositivo compuesto por tres tubos, dos con un balón hinchable y el tercero adaptado a un aparato de succión; se utiliza para detener la hemorragia esofágica.

t. de Southey, tubo fino y delicado para drenaje de líquido del tejido subcutáneo.

t. de traqueotomía, tubo metálico o de vidrio que se inserta en la tráquea a través de una abertura traqueal para facilitar la respiración.

t. de vacío, tubo de vidrio del que se ha extraído casi todo el aire.

tubocurarina, cloruro de *(tubocurarine chloride).* Alcaloide activo, obtenido de *Chondodendron tomentosum*, que produce parálisis del músculo esquelético por ocupación de los receptores de la placa neuromuscular con el bloqueo consiguiente de la acción del neurotransmisor acetilcolina; se utiliza en las operaciones quirúrgicas para producir relajación muscular y reducir la intensidad de los espasmos musculares en el tétanos grave.

tuboovárico *(tubo-ovarian).* Relativo a la trompa de Falopio y el ovario.

tubular *(tubular).* Relativo a, con forma de, o que consta de un tubo o tubos.

tubulización *(tubulization).* Protección de un nervio herido o suturado con un cilindro absorbible para favorecer la curación.

túbulo *(tubule).* Tubo o conducto pequeño.

t. colector, uno de los túbulos rectos del riñón (a diferencia de los contorneados); comienza en la porción radiada de la corteza, donde recibe al túbulo contorneado distal, y penetra hasta la pirámide renal de la medula, donde se vacía en el conducto papilar de Bellini; también llamado túbulo recto y conducto excretor.

t. contorneado distal, porción tortuosa del túbulo renal que va de la porción terminal de la rama ascendente del asa de Henle (nefrónica) al túbulo colector.

t. contorneado proximal, porción tortuosa del túbulo renal que va desde la cápsula glomerular (de Bowman) a la porción recta del túbulo proximal (pars recta) en la porción radiada de la medula; también denominado pars convoluta.

t. dentinal, cada uno de los conductos o tubos diminutos de la dentina del diente que contienen las fibras de dentina y se extienden radialmente desde la pulpa del diente a la unión del esmalte con el diente.

t. de Henle, porciones rectas ascendente y descendente de un túbulo renal que forman el asa de Henle (nefrónica).

t. de Malpighi, cada una de las estructuras tubulares delicadas que parten del conducto alimentario de algunos insectos, generalmente entre los intestinos medio y posterior.

t. proximal, porción del túbulo que va desde la cápsula glomerular a la porción delgada descendente del asa de Henle; está compuesto por una porción muy contorneada (pars convoluta) y un segmento corto recto (pars recta).

t. renal, parte del nefrón responsable del transporte del filtrado glomerular a la pelvis renal y de su transformación en el producto final, la orina; está formado por la cápsula glomerular (de Bowman), el túbulo proximal, el asa de Henle (nefrogénica), el túbulo distal y el túbulo colector.

t. seminífero, uno de los túbulos largos y retorcidos, de aspecto filiforme, agrupados laxamente en cada lóbulo del testículo; conductos en los que se desarrollan los espermatozoides y a través de los cuales se transportan a la red de Haller.

t. transverso, cada una de las invaginaciones del sarcolema.

tubulorrexis *(tubulorrhexix).* Desintegración localizada del epitelio y la membrana basal de los túbulos renales; lesión característica de la necrosis tubular aguda.

tularemia *(tularemia).* Enfermedad infecciosa causada por la bacteria *Pasteurella tularensis*, de origen zoótico (lepóridos, animales de pelaje, pájaros) que se transmite al hombre por picadura de insectos vectores (moscas, pulgas, garrapatas, piojos), por el manejo de pieles y carnes (p. ej., conejo) y también por ingestión e inhalación. Se caracteriza por fiebre prolongada o remitente e hinchazón de los ganglios linfáticos; también llamada fiebre de los conejos, de las moscas o del ciervo.

tulio *(thulium).* Elemento metálico de la serie de los lantánidos; símbolo Tm, número atómico 69, peso atómico 168,94.

tullido *(cripple).* Sujeto total o parcialmente lisiado.

tumefacción *(swelling).* Aumento de volumen que puede ser inflamatorio o no inflamatorio; al igual que la fiebre, no es una enfermedad en sí mismo, sino un signo indicativo de un trastorno subyacente.

t. capsular de Neufeld, tumefacción y opacidad de la cápsula de neumococos al exponerlos a

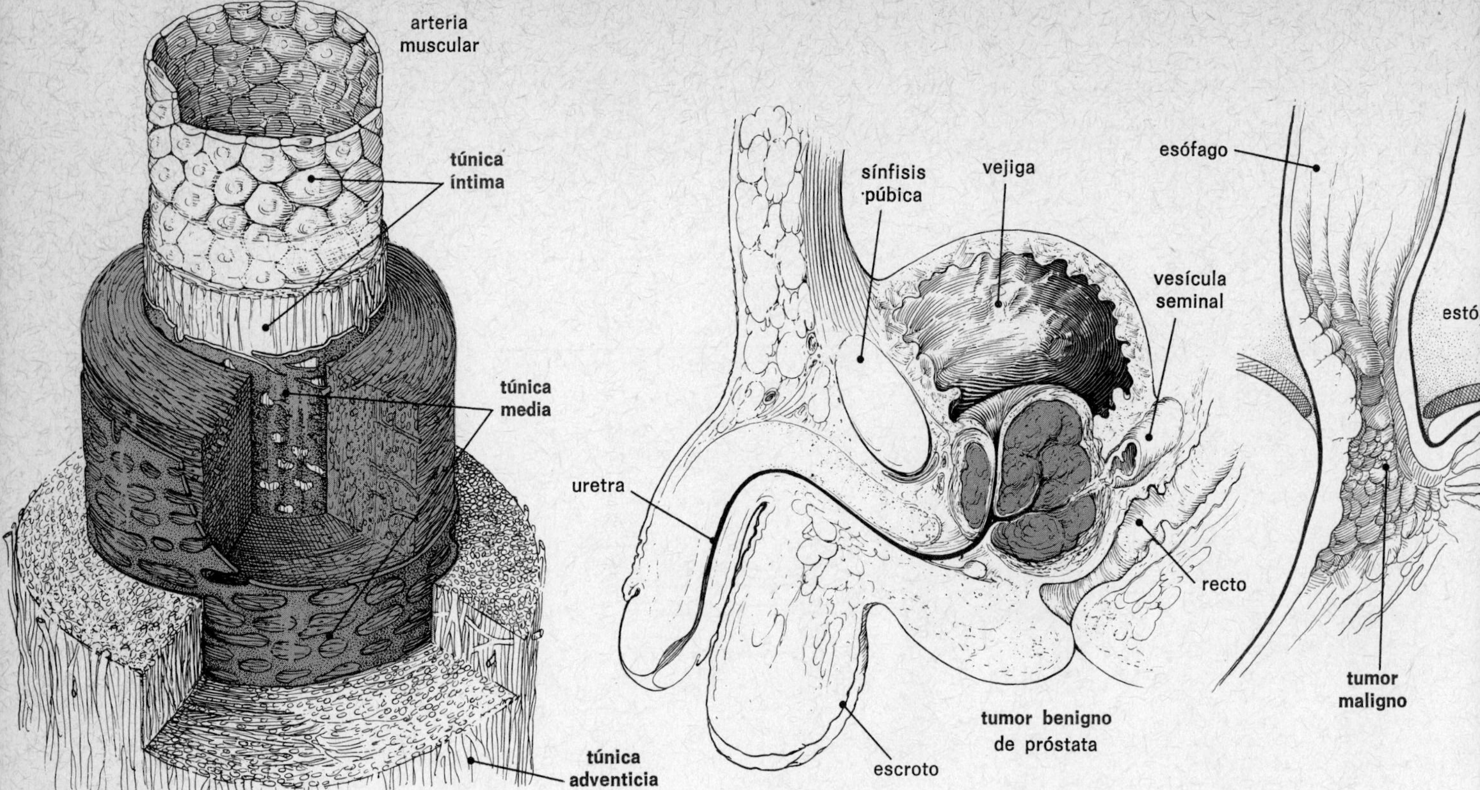

suero inmune específico; también llamada reacción de Neufeld.

tumefaciente *(tumefacient).* Que produce tumefacción.

túmido *(tumid).* Hinchado.

tumor *(tumor).* Neoplasia, desarrollo hístico excesivo.

t. adenomatoide, nódulos benignos de color blanco grisáceo de origen incierto y crecimiento lento que surge en los tractos genitales femenino y masculino.

t. adiposo, véase lipoma.

t. del ángulo pontino, el existente en la porción proximal del nervio acústico.

t. benigno, tumor no metastatizante ni infiltrativo de improbable recidiva tras su extirpación.

t. celular, el integrado principalmente por células de estroma homogéneo.

t. de células gigantes del hueso, tumor generalmente benigno de los huesos largos, blando y de color pardo rojizo; compuesto principalmente por células gigantes multinucleadas y células ovoides o fusiformes; también llamado mieloma de células gigantes y osteoclastoma.

t. de células granulares, tumor benigno generalmente pequeño, de origen incierto, que afecta a menudo a los nervios periféricos de la piel, mucosa o tejido conjuntivo; también denominado mioblastoma y mioblastoma de células granulares.

t. de células de la granulosa, tumor del ovario raro y benigno (potencialmente maligno), que aparece casi siempre en la edad de reproducción activa; produce estrógeno, y a veces provoca pubertad precoz.

t. de células luteínicas de la teca, véase tecoma.

t. de células de la teca, véase tecoma.

t. del cuerpo carotídeo, quemodectoma.

t. desmoide, véase desmoide.

t. entumecido de Pott, hinchazón circunscrita del cuero cabelludo producida por osteítis del cráneo o un absceso extradural.

t. de Ewing, tumor maligno que surge en los huesos, especialmente de las extremidades, a partir de la medula; los síntomas son, entre otros, fiebre, dolor y leucocitosis; también denominado sarcoma de Ewing y endotelioma difuso del hueso.

t. fantasma, hinchazón abdominal que hace pensar en un embarazo o un tumor ovárico; es una forma de neurosis; seudociesis.

t. fibrocelular, véase fibroma.

t. glómico, tumor benigno de la piel muy doloroso, pequeño y de color rojo azulado, que crece a partir de células de un glomo; también denominado glomangioma.

t. heterólogo, tumor compuesto por un tejido diferente de aquel en que crece.

t. homólogo, tumor compuesto por el mismo tipo de tejido en que crece.

t. de Krukenberg, tumor ovárico maligno, generalmente bilateral, secundario a un carcinoma mucoso gástrico.

t. maligno, el que metastatiza, recidiva tras su extirpación y, con el tiempo, provoca la muerte; también llamado cáncer.

t. mixto. el compuesto por más de un tejido o tipo celular.

t. mixto de las glándulas salivales, tumor que se cree derivado de células de los conductos salivales o de células embrionarias de las glándulas salivales; su mayor frecuencia se da en la glándula parotídea; también llamado adenoma pleomórfico.

t. mucoide, véase mixoma.

t. óseo, véase osteoma.

t. papilar, véase papiloma.

t. sanguíneo, el que contiene sangre.

t. de Schmincke, tumor originado en las amígdalas faríngeas y linguales; linfoepitelioma.

t. de Schwann, véase neurofibroma.

t. de transición, tumor que originalmente es de apariencia benigna, recidiva tras su extirpación y posteriormente se transforma en maligno.

t. de Warthin, cistadenoma linfomatoso papilar; véase cistadenoma.

t. de Wilms, tumor renal maligno que aparece casi siempre en niños pequeños; está compuesto por elementos embrionarios.

t. de Zollinger-Ellison, tumor del páncreas que provoca el síndrome de Zollinger-Ellison.

tumoroso *(tumorous).* Semejante a un tumor.

túnel carpiano, síndrome del, *(carpal tunnel syndrome).* Complejo sintomático causado por cualquier afección (por lo general el engrosamiento de la vaina sinovial de los tendones flexores), que comprime el nervio mediano en el túnel carpiano de la muñeca; se caracteriza por dolor y entumecimiento en el área de la mano inervada por el nervio mediano; la duración y el grado de compresión del nervio determinan la intensidad de las molestias del enfermo; en los estadios posteriores se observa atrofia de los músculos tenares.

tungsteno *(tungsten).* Elemento químico con un punto de fusión muy elevado que se utiliza como material efector de un tubo de rayos X, así como en los filamentos de luz eléctrica; símbolo W, número atómico 74, peso atómico 183,86.

túnica *(tunica).* Cubierta o capa envolvente de tejido.

t. adventicia, cubierta externa fibrosa de un vaso sanguíneo; también denominada túnica externa.

t. albugínea del testículo, membrana gruesa, fibrosa y de color blanco azulado, que rodea al testículo.

t. dartos, cubierta de músculo liso del escroto, muy vascularizada; sus fibras más profundas forman un tabique que divide el escroto en dos mitades.

t. íntima, capa interna, serosa, de una arteria.

t. media, capa media muscular de una arteria.

t. vaginal del testículo, bolsa serosa cerrada que cubre a los testículos; consta de una capa parietal y otra visceral.

túrbido *(turbid).* Oscuro, nebuloso.

turbidometría *(turbidimetry).* Medición de la turbiedad de un líquido.

turbidométrico *(turbidimetric).* Relativo a la medición de la turbiedad.

turbiedad *(turbidity).* Nebulosidad provocada por la agitación del sedimento o partículas extrañas en suspensión; pérdida de transparencia.

turbina *(turbine).* Instrumento rotatorio movido por una corriente de agua.

turbinado *(turbinate).* **1.** De forma de cono invertido. **2.** Hueso turbinado; véase la tabla de huesos. Cornete.

turbinectomía *(turbinectomy).* Escisión quirúrgica de un hueso turbinado, concretamente de los cornetes nasales.

Turcot, síndrome de *(Turcot's syndrome).* Presencia de pólipos en el colon, unida a la de tumores cerebrales; se transmite de forma autosómica recesiva.

turgencia *(turgescence).* Proceso de hinchazón; estado de hinchazón.

turgente *(turgid).* Congestionado; hinchado.

turgor *(turgor).* Plenitud.

Turner, síndrome de *(Turner's syndrome).* Afección debida a una anomalía cromosómica (un solo cromosoma X); caracterizado por la ausencia de ovarios o la sola presencia de estructuras rudimentarias, genitales femeninos infantiles, estatura baja y cuello alado, entre otros síntomas.

tusivo *(tussive).* Relativo a la tos o causado por ella.

T y A *(T and A).* Abreviatura de tonsilectomía y adenoidectomía.

Tyr *(Tyr).* Símbolo del aminoácido tirosina y sus radicales.

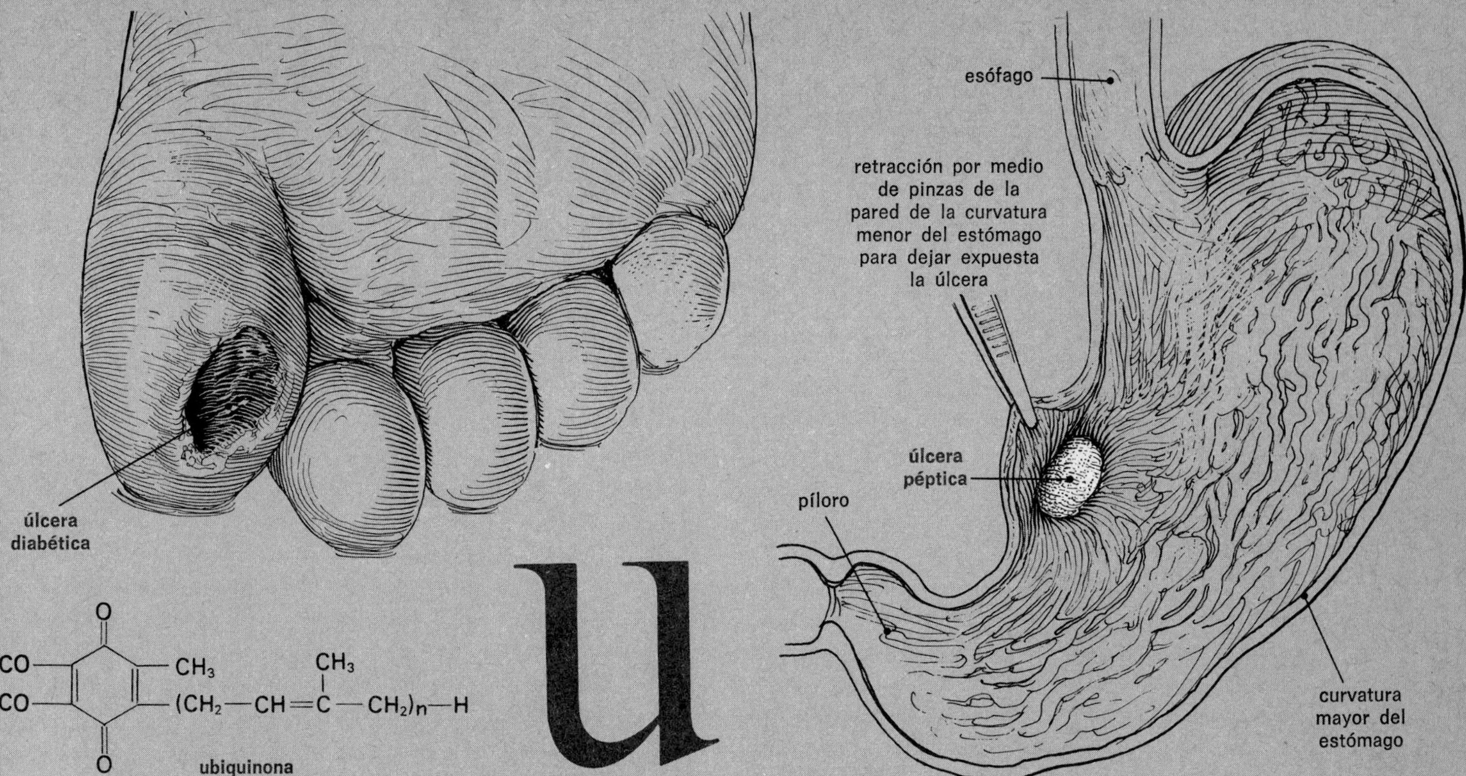

U. Símbolo de (a) kilouranio, 1000 unidades de uranio; (b) el elemento uranio.

u. Abreviatura de unidad.

ubiquinona *(ubiquinone).* 2,3-Dimetoxibenzoquinona, compuesto hidrófobo que interviene en el transporte de electrones en los tejidos; también llamada coenzima Q (de quinona).

ubre *(udder).* Glándula mamaria de animales como las vacas, ovejas y cabras.

UDP. Abreviatura de uridin difosfato.

UDP-galactosa *(UDP-galactose).* Abreviatura de uridin difosfogalactosa.

UDP-glucosa *(UDP-glucose).* Abreviatura de uridin difosfoglucosa.

UDPG. Abreviatura de uridin difosfoglucosa (uridin difosfatoglucosa).

UHF *(UHF).* Abreviatura de frecuencia ultra alta; del inglés, *ultra high frequency.*

ulalgia *(ulalgia).* Dolor en las encías.

úlcera *(ulcer).* Lesión deprimida de la piel o las mucosas.

u. anastomótica, úlcera de la mucosa yeyunal posterior (y en proximidad) a la unión quirúrgica del yeyuno y el estómago.

u. blanda, véase chancroide.

u. bucal, estomatitis aftosa; véase estomatitis.

u. de Curling, la que aparece en el duodeno como consecuencia de quemaduras corporales graves.

u. por decúbito, úlcera de la piel, y a veces de los músculos, que aparece en las zonas sometidas a presión en pacientes postrados en cama que permanecen tendidos en la misma posición durante períodos de tiempo prolongados; también llamada úlcera por presión.

u. diabética, la asociada con diabetes, que aparece con mayor frecuencia en las extremidades inferiores, sobre todo en los dedos de los pies.

u. duodenal, ulceración de la mucosa del duodeno.

u. dura, véase chancro.

u. esofágica, úlcera que se localiza generalmente en la porción inferior del esófago y que suele deberse a reflujo crónico del jugo gástrico.

u. estercorácea, úlcera del colon causada por heces impactadas.

u. de estrés, úlcera péptica que acompaña a otras afecciones.

u. fría, lesión que aparece sola o en grupos, por lo general en los labios, causada por el virus del herpe simple; a menudo acompaña a una fiebre, resfriado común o exposición al sol; también llamada ampolla febril. Véase también herpe simple.

u. gástrica, úlcera del estómago, generalmente en la curvatura menor o sus inmediaciones.

u. gomosa, la que se da en el último estadio de la sífilis.

u. de hospital, úlcera por decúbito.

u. indolente, la que no responde a tratamiento.

u. de Oriente, leishmaniasis cutánea; véase leishmaniasis.

u. péptica, úlcera de la mucosa gástrica o duodenal causada por la acción digestiva de la pepsina del jugo gástrico.

u. perforada, la que ha horadado la pared de un órgano, como pueda ser el estómago.

u. por presión, úlcera por decúbito.

u. rodens, ulcus rodens, carcinoma de células basales de la piel (basalioma).

u. roentgen, la causada por exposición excesiva a los rayos X.

u. transparente, la que tiene lugar en la córnea y cicatriza sin opacificación.

u. trófica, la debida a circulación insuficiente de la zona en que asienta.

u. varicosa, úlcera que se debe a una vena varicosa y está situada sobre ella

u. venérea, chancro blando.

ulceración *(ulceration).* **1.** Formación de una úlcera. **2.** Ulcera.

ulcerar *(ulcerate).* Formarse una úlcera.

ulcerativo *(ulcerative).* **1.** Que causa la formación de úlceras. **2.** Caracterizado por úlceras.

ulcerógeno *(ulcerogenic).* Que causa la formación de úlceras.

ulceroso *(ulcerous).* Caracterizado por la presencia de úlceras.

uleritema *(ulerythema).* Proceso inflamatorio que acaba produciendo atrofia y cicatrices.

u. ofriógeno, foliculitis de las cejas que origina cicatrización y enrojecimiento.

ulotomía *(ulotomy).* Corte o sección del tejido cicatrizal contraído para mitigar la tensión o deformidad.

ultra- *(ultra-).* Prefijo que se utiliza para expresar un extremo; que se sale de unos límites específicos; p. ej., ultraestructura.

ultracentrífuga *(ultracentrifuge).* Centrifuga de alta velocidad (por encima de ± 100000 rpm) utilizada para separar grandes moléculas y para la determinación del peso molecular.

ultraestructura *(ultrastructure).* Estructura u organización terminal del protoplasma observada al microscopio electrónico; también denominada estructura fina o submicroscópica.

ultrafiltración *(ultrafiltration).* **1.** Filtración a través de un filtro capaz de separar todas las partículas menos las más pequeñas, como los virus. **2.** Filtración a través de una membrana semipermeable para separar los coloides de su medio de dispersión y cristaloides disueltos.

ultrafiltro *(ultrafilter).* Membrana semipermeable (coloide, vejiga de pez o papel de filtro impregnado con geles) que se utiliza para efectuar la ultrafiltración.

ultraligación *(ultraligation).* Unión o ligadura de un vaso sanguíneo más allá del punto en que se ha separado una rama.

ultramicrómetro *(ultramicrometer).* Micrómetro de calibre extremadamente preciso capaz de medir una millonésima de centímetro.

ultramicroscópico *(ultramicroscopic).* Demasiado pequeño para ser visible al microscopio ordinario.

ultramicroscopio *(ultramicroscope).* Microscopio de campo oscuro, con iluminación refractada de alta intensidad, que se utiliza para visualizar objetos minúsculos o partículas de tamaño coloidal; el haz de luz horizontal que inunda las partículas se refracta y manifiesta a modo de gotas brillantes sobre un fondo negro.

ultramicrotomo *(ultramicrotome).* Instrumento que corta el tejido en secciones muy delgadas (de 0,1 μ o menos) para la microscopia electrónica.

ultrasónico *(ultrasonic).* No perceptible por el oído humano; relativo a las ondas sonoras de más de 20000 ciclos por segundo.

ultrasonido *(ultrasound).* Ondas sonoras de frecuencia superior a la perceptible por el oído humano, o por encima de 20000 vibraciones por segundo.

ultrasonocirugía *(ultranonosurgery).* Utilización del ultrasonido (ondas sonoras de alta frecuencia) para separar tejidos o tractos, especialmente en el sistema nervioso central.

ultrasonografía *(ultrasonography).* Delineación de las estructuras profundas corporales por medio del reflejo de las ondas de ultrasonido.

ultrasonograma *(ultrasonogram).* Registro hecho por ultrasonografía.

ultrasonoscopio *(ultrasonascope).* Aparato que envía impulsos sonoros (a frecuencias superiores a las audibles por el oído humano) a un órgano que devuelve los sonidos; las imágenes producidas se representan gráficamente en una pantalla fluorescente.

ultrasonotomía *(ultrasonotomy).* Procedimiento psicoquirúrgico en el que se producen pequeñas

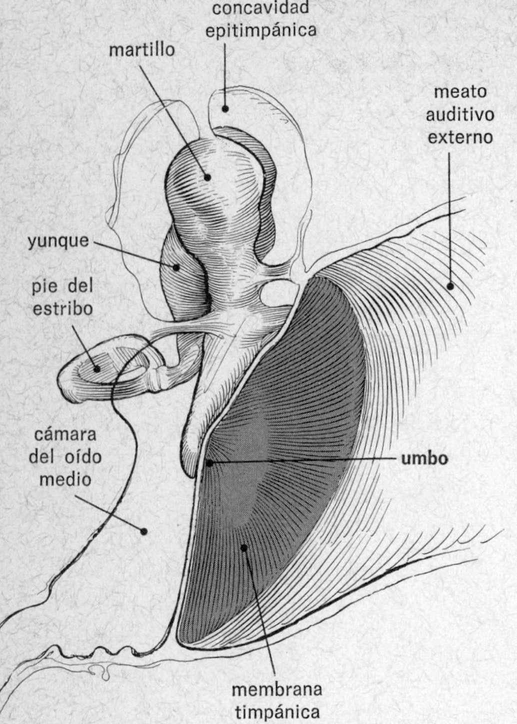

UNIDADES DE MEDIDA Y SUS ABREVIATURAS

Unidades de concentración	
molar (mol/l)	M
partículas por millón	ppm
Unidades de longitud	
metro	m
micrómetro	μm
Angstrom (0,1 nm)	Å
Unidades de volumen	
mililitro	ml
microlitro	μl
Unidades de masa	
gramo	g
microgramo	μg
Unidades de tiempo	
hora	h
minuto	min
segundo	s
Unidades de electricidad	
amperio	A
miliamperio	mA
voltio	V
ohmio	Ω

Unidades de energía y trabajo	
julio	J
caloría	cal
Unidades de temperatura	
grado centigrado	°
grado Kelvin	K
Unidades de radiactividad	
cuentas por minuto	cpm
curie (s)	Ci
Unidades varias	
revoluciones por minuto	rpm
ciclos por segundo (hertzios)	Hz
pascal (newton/m²)	Pa
lux	lx
candela	cd
lumen	lm

Prefijos para nombres de **Unidades**

exa	10^{18}	F	mili	10^{-3}	m
peta	10^{15}	P	micro	10^{-6}	μ
tera	10^{12}	T	nano	10^{-9}	n
giga	10^{9}	G	pico	10^{-12}	P
mega	10^{6}	M	femto	10^{-15}	f
kilo	10^{3}	k	atto	10^{-18}	a
centi	10^{-2}	c			

lesiones en el cerebro, generalmente en el lóbulo prefrontal, por medio de ondas sonoras de alta frecuencia; se ha utilizado en el tratamiento de ciertos trastornos psiquiátricos graves.

ultravioleta *(ultraviolet).* Porción de la radiación invisible que se extiende desde la zona violeta visible del espectro hasta la región de baja frecuencia de rayos X del espectro electromagnético.

ululación *(ululation).* **1.** Sonido o ruido inarticulado emitido por personas con trastornos emocionales, especialmente los histéricos. **2.** Lamentación ruidosa.

umbilicación *(umbilication).* Depresión u hoyo semejante al ombligo.

umbilicado *(umbilicated, umbilicate).* Hundido, que posee un hoyo o depresión que recuerda el ombligo.

umbilical *(umbilical).* Relativo al ombligo o semejante al mismo.

umbo *(umbo,* pl. *umbones).* **1.** Proyección en el centro de una superficie redondeada. **2.** El punto más deprimido de la superficie externa de la membrana timpánica, formado por la tracción del martillo en la cara interna de la membrana, a la que está unido.

umbral *(threshold).* Punto en el que un estímulo empieza a producir una sensación; intensidad por debajo de la cual no puede percibirse un estímulo físico o mental.

u. absoluto, el menor estímulo capaz de generar una respuesta.

u. auditivo, intensidad del sonido más bajo perceptible.

u. de conciencia, gradiente de sensación mínimo perceptible.

u. galvánico, reobase.

u. radiológico, dosis de radiación por debajo de la cual puede no haber lesión permanente del organismo.

u. renal, nivel al que el riñón ya no puede reabsorber la totalidad de una sustancia (azúcar, cetonas, etc.), por lo que parte de ella puede aparecer en la orina.

UMP. Abreviatura de uridin monofosfato (5'-fosforribosil uracilo).

unciforme *(unciform).* Con forma de gancho.

uncinado *(uncinate).* En forma de garfio o gancho.

uncinaria *(hookworm).* Gusano parásito de los géneros *Ancylostoma* y *Necator.*

u. americana, *Necator americanus.*

u. del Viejo Mundo, *Ancylostoma duodenale.*

uncinariasis *(uncinariasis).* Anquilostomiasis; estado debido a la presencia de gusanos en forma de gancho (especies de *Ancylostoma* o *Necator*) en el intestino.

uncus *(uncus).* Porción arqueada anterior de la circunvolución del hipocampo.

undecilénico, ácido *(undecylenic acid).* Agente de propiedades antifúngicas, $CH_2CH(CH_2)_8COOH$, utilizado en el tratamiento de las infecciones dermatofíticas.

ung., ungt. Abreviaturas del latín *unguentum.*

ungueal *(ungual).* Relativo a las uñas; también llamado ungular.

ungüento *(ointment).* Cualquiera de las numerosas preparaciones suaves, blandas y altamente viscosas usadas como vehículo para medicamentos externos, como emolientes y cosméticos; pomada.

u. de ácido salicílico y ácido benzoico, pomada compuesta por ácido salicílico y ácido benzoico en una base hidrosoluble; se emplea en el tratamiento del pie de atleta y otras fungosis similares; también llamado ungüento de Whitfield.

u. de Whitfield, aceite de ácidos benzoico y salicílico.

unguentum. En latín, ungüento; se emplea para redactar prescripciones.

unguis. En latín, uña (ya sea del pie o de la mano).

ungulado *(unguiculate).* Que tiene uñas o garras.

uni- *(uni-).* Forma prefija que significa uno, solo.

uniaxial *(uniaxial).* **1.** Que no posee más que un eje; p. ej., la articulación de la rótula. **2.** Que se desarrolla principalmente en una sola dirección.

unicameral *(unicameral).* Que consta de una sola cavidad; caracterizado por un solo compartimiento.

unicelular *(unicellular).* Que consta de una célula, como ocurre con un protozoo.

unicúspide *(unicuspid).* Indica un diente que sólo tiene una cúspide.

unidad *(unit).* Entidad considerada como componente elemental de un conjunto más amplio.

u. Angström, unidad de longitud que equivale a 10^{-7} mm; se emplea para medir distancias interatómicas y longitudes de onda de los espectros; su símbolo es Å; en honor del físico sueco Anders Jonas Ångström (1814-1874).

u. antígeno, la menor cantidad de antígeno que, en presencia de antisuero específico, es capaz de fijar una unidad de complemento para evitar la hemólisis.

u. antitoxina, unidad que expresa la cantidad de antitoxina que neutraliza 100 dosis letales de toxina.

u. de asistencia coronaria, unidad ideada para suministrar una vigilancia máxima y un tratamiento óptimo a los pacientes en los que se sospechen infarto de miocardio agudo y otras enfermedad cardiacas agudas que precisen un control intensivo continuo.

u. de Bodansky, cantidad de fosfatasa que se necesita en 100 ml de suero para liberar un miligramo de fósforo en forma de fosfato inorgánico del β glicerofosfato sódico durante la primera hora de incubación a 37° C; sistema de medición de la fosfatasa alcalina.

u. de calor, en el sistema centímetro-gramo-segundo (CGS), la caloría; cantidad de calor que se necesita para elevar la temperatura de un gramo de agua de 14,5 a 15,5° C.

u. centímetro-gramo-segundo, unidad métrica que denota una cantidad de trabajo.

u. CGS, abreviatura de unidad centímetro-gramo-segundo.

u. dental, unidad en la que se encuentran artículos para el tratamiento dental, como eyector de saliva, compresor de aire, motor dental, luz operatoria, abastecedor de agua, escupidera, etc.

u. electrostática, unidad eléctrica fundamental basada en la unidad de carga electrostática que ejerce una fuerza de una dina sobre una carga similar a un centímetro de distancia en el vacío.

u. fotorradioscópica, aparato que consiste en un tubo de rayos X y un generador acoplado a una cámara fotográfica para fotografiar radiografías.

u. de fuerza, en el sistema centímetro-gramo-segundo (CGS), la dina; cantidad de fuerza que acelera una masa de un gramo un centímetro por segundo por segundo.

u. gravitatoria, unidad que equivale a un kilo de fuerza dividido por un kilo de masa.

u. internacional (UI), unidad biológica de una sustancia (p. ej., vitaminas), establecida por la Organización Mundial de la Salud.

u. internacional de insulina, 1/22 miligramos de insulina cinc cristalina pura estándar internacional.

u. internacional de vitamina A, actividad biológica de 0,3 microgramos de vitamina A (en su forma alcohólica).

u. internacional de vitamina D, actividad antirraquítica de 0,025 microgramos de una preparación de vitamina D cristalina estándar.

u. de King, cantidad de fosfatasa que, actuando sobre el fenilfosfato disódico a un pH de 9 durante 30 minutos, libera un miligramo de fenol; prueba de actividad de la fosfatasa alcalina; los valores normales en el suero de un sujeto normal están

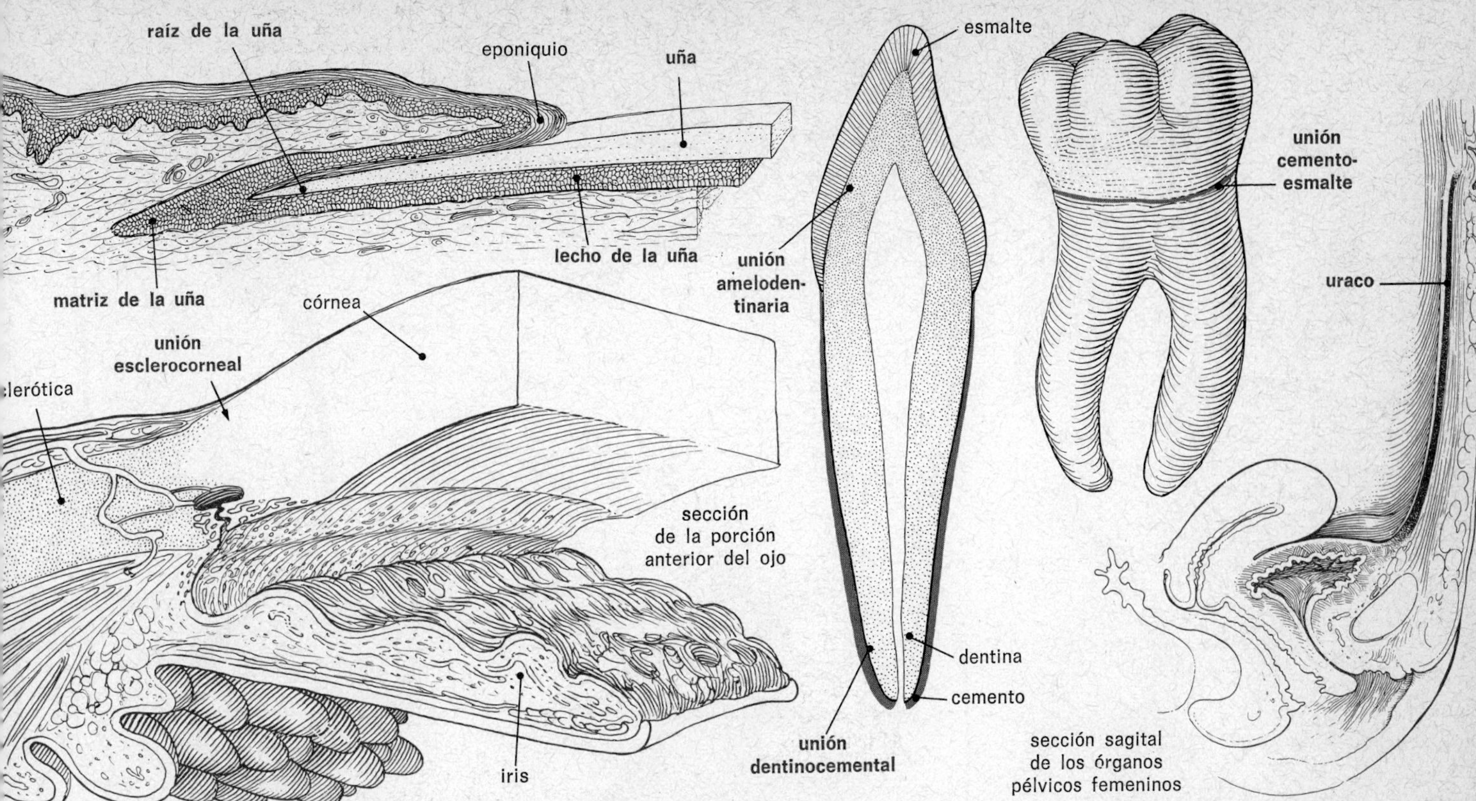

entre 5 y 13 unidades.

u. motora, célula nerviosa motora y las fibras musculares que inerva.

u. de oxitocina, actividad oxitócica de 0,5 mg de estándar de referencia de pituitaria posterior USP; un miligramo de oxitocina sintética corresponde a 500 unidades internacionales.

u. de penicilina, actividad penicilínica de 0,6 μg de penicilina estándar.

u. rata, cantidad de una sustancia que en condiciones estandarizadas es suficiente para producir un resultado específico en un experimento con ratas.

u., sistema internacional de, véase sistema.

u. de Svedberg, unidad de tiempo y velocidad que mide la constante de sedimentación de una solución coloidal, igual a 10^{-13} segundos.

u. térmica británica, Btu, cantidad de calor necesario para elevar la temperatura de una libra de agua de 39 a 40°F.

u. USP, medida de la potencia de cualquier preparado farmacológico según la United States Pharmacopeia.

u. de vasopresina, actividad presora de 0,5 mg del estándar USP de pituitaria posterior de referencia.

u. de vigilancia intensiva (UVI), unidad especialmente equipada de un hospital llevada por personal diestro en la asistencia a enfermos críticos que necesitan atención inmediata y continua; también llamada unidad de asistencia médica intensiva; la unidad destinada a resolver los problemas quirúrgicos se conoce como unidad quirúrgica de vigilancia intensiva.

uniforme *(uniform).* De aspecto constante; sin variación en la forma.

unigrávida *(unigravida).* Primigrávida; mujer que queda embarazada por primera vez.

unilaminar *(unilaminar).* Que sólo posee una lámina.

unilateral *(unilateral).* Que tiene lugar sólo en un lado.

unilobular, unilobar *(unilobar).* Que sólo tiene un lóbulo.

uninefrectomizado *(uninephrectomized).* Que se le ha extirpado un riñón quirúrgicamente.

uninuclear, uninucleado *(uninuclear, uninucleate).* Que sólo tiene un núcleo.

uniocular *(uniocular).* Relativo a un ojo; que sólo tiene un ojo.

unión 1 *(union).* Proceso de reunión de los tejidos; también denominada cicatrización. 2 *(junction).* Línea de enlace entre dos partes o superficies.

u. amelodentinaria, superficie en la que se unen el esmalte de la corona y la dentina de un diente.

u. cemento-esmalte, línea que rodea el diente en la que se une el esmalte de la corona con el cemento de la raíz; también llamada línea cervical.

u. conjuntivocorneal, área del ojo, en el limbo, donde termina la membrana fibrosa de la conjuntiva y sólo continúa el epitelio central hasta cubrir la córnea.

u. costocondral, punto de articulación entre la extremidad esternal de una costilla y la extremidad externa de su cartílago.

u. dentinocemental, superficie en la que se unen la dentina y el cemento de la raíz de un diente.

u. errónea, situación en la que se han unido los tejidos, pero en posiciones impropias.

u. esclerocorneal, zona del ojo, sobre el limbo, donde se unen la esclerótica y la córnea.

u. esofagogástrica, punto de unión del esófago y el estómago.

u. J, punto J, punto al final del complejo QRS del electrocardiograma (desviación principal) y comienzo del segmento ST (segmento inmediatamente posterior al complejo QRS).

u. mioneural, unión neuromuscular.

u. mucocutánea, zona de transición de una mucosa a la epidermis.

u. neuromuscular, zona de contacto entre el nervio motor y el músculo; el extremo del nervio se ensancha en una placa terminal que se ajusta a una depresión en la fibra musculoesquelética.

u. nuclear singámica, unión de los núcleos del espermatozoide y el óvulo durante la fertilización.

u. primaria, cicatrización que tiene lugar sin demora ni complicación de infección; también se denomina cicatrización por primera intención.

u. retardada, curación lenta de una fractura ósea.

u. viciosa, unión errónea que produce una deformidad.

uniovular *(unioval, uniovular).* Que tiene un solo óvulo.

unípara *(uniparous).* **1.** Que pare sólo un hijo en cada parto. **2.** Que ha parido una sola vez; también denominada primípara.

unipolar *(unipolar).* Que tiene o está localizado en un polo.

univalente *(univalent).* Que tiene como valencia uno; que tiene la capacidad de combinación de un átomo de hidrógeno; también llamado monovalente.

Unna, pasta de *(Unna's boot).* Cubierta oclusiva flexible y porosa, similar a un molde de yeso, pero que consiste en un vendaje de gasa impregnado con una sustancia gelatinosa y una pasta; se aplica principalmente a pies y piernas, especialmente en el tratamiento de dermatitis y ulceraciones.

uña *(nail).* Estructura plana y translúcida de la cara dorsal de la extremidad distal de los dedos de la mano o el pie, compuesta por diferentes capas de células planas claras.

u. encarnada, uña del dedo del pie cuyos extremos crecen anormalmente dentro del tejido blando; también llamada onicocriptosis.

u. hipocrática, uña del dedo de la mano deformada «en vidrio de reloj» asociada con dedos en palillos de tambor; se observa en algunas enfermedades cardiacas y pulmonares.

u., lecho de la, parte del tejido al que la uña se adhiere firmemente; también llamado lecho ungueal.

u., matriz de la, porción gruesa del lecho de la uña, debajo de la raíz, a partir de la cual se desarrolla la uña.

u., raíz de la, porción de la uña que se implanta en una cavidad de la piel.

uracal *(urachal).* Relativo al uraco.

uracilo *(uracil).* 2,4-Dioxipirimidina; base pirimidínica predominante que se encuentra en el ácido nucleico.

uraco *(urachus).* Conducto que en el feto se extiende desde el ombligo al borde de la vejiga; tras el nacimiento persiste, pero como un cordón fibroso.

u. persistente, fístula uracal; uraco que permanece abierto después del nacimiento.

uranilo *(uranyl).* Ion UO_2^{++} presente en algunas sales como el nitrato de uranilo, $UO_2(NO_3)_2$ y el sulfato de uranilo, UO_2SO_4.

uranio *(uranium).* Elemento metálico radiactivo pesado, de color blanco plateado, encontrado en varios minerales, en especial la pechblenda; tiene una vida media de $4{,}5 \times 10^9$ años; símbolo U, número atómico 92, peso atómico 238.07.

U^{235}, isótopo del uranio con una vida media de 713 millones de años; primera sustancia que se reveló capaz de sostener una reacción en cadena autónoma.

U^{238}, isótopo del uranio más corriente, con una vida media de $4{,}51 \times 10^9$ años.

uranostafiloplastia *(uranostaphyloplasty).* Procedimiento quirúrgico para reparar un defecto

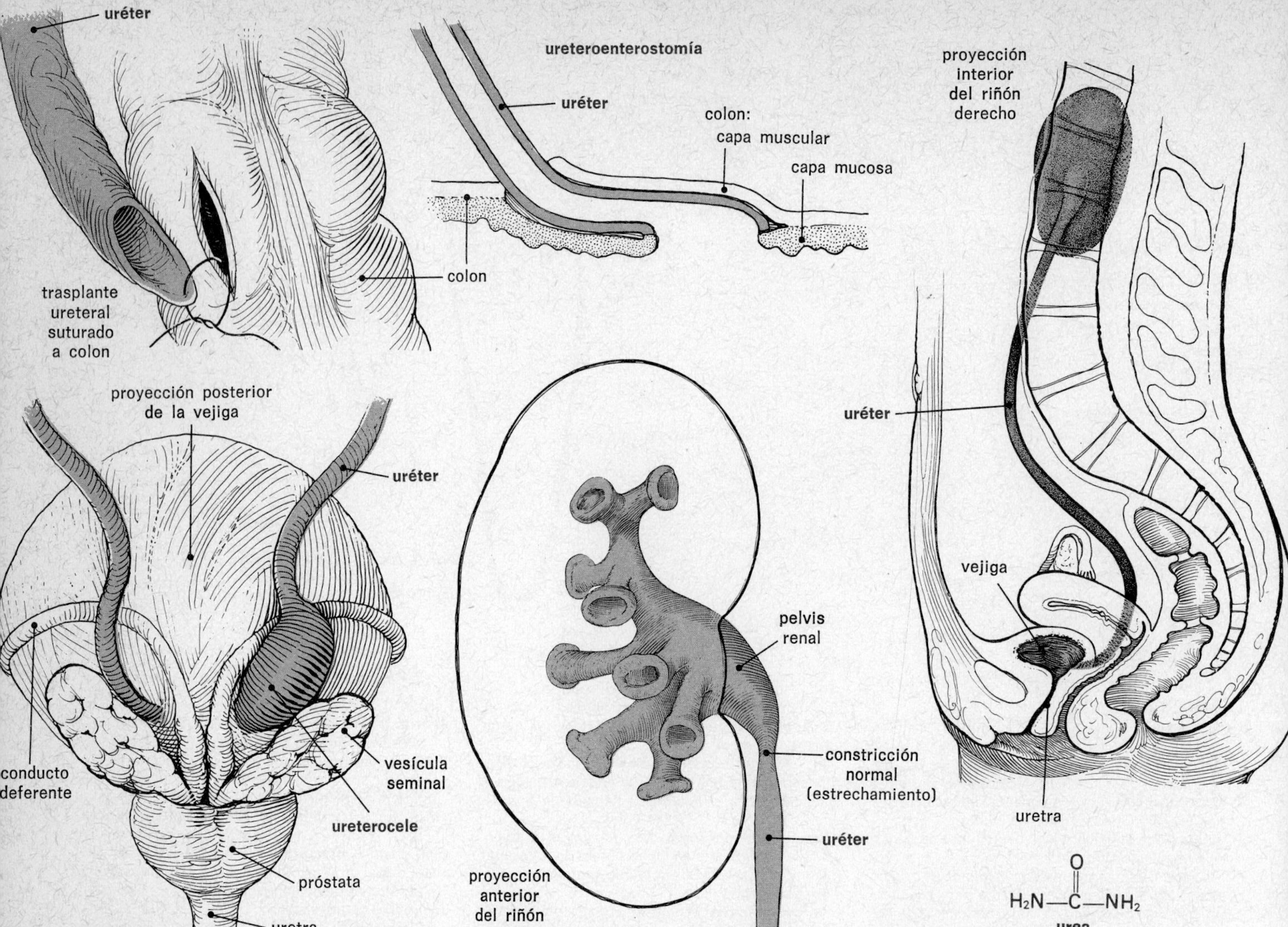

(generalmente una hendidura) del paladar blando o duro; también llamada uranostafilorrafia.

uranostafilosquisis *(uranostaphyloschisis).* Fisura o hendidura del paladar blando y duro.

urato *(urate).* Sal del ácido úrico; se encuentra generalmente en el sedimento urinario y en los cálculos.

uraturia *(uraturia).* **1.** Aumento de uratos en la orina. **2.** Concentración de uratos en la orina.

Urd *(Urd).* Abreviatura de uridina.

urea *(urea).* **1.** $CO(NH_2)_2$; producto final del metabolismo proteico de los mamíferos que se forma en el hígado a partir de aminoácidos y compuestos de amonio, principal componente nitrogenado de la orina; una persona media en condiciones de equilibrio y que consuma cantidades medias de proteínas en la dieta excreta alrededor de 30 g de urea al día; también llamada carbamida. **2.** Preparado de urea hipertónica (30 %) que se utiliza por vía intravenosa para reducir temporalmente la hipertensión intracraneal en el control del edema cerebral.

u., aclaramiento de, véase aclaramiento de urea.

ureasa *(urease).* Enzima que transforma la urea en dióxido de carbono; presente en ciertas especies y producida por ciertos microorganismos, especialmente la bacteria *Proteus.*

uredema *(uredema).* Tumefacción o edema resultante de la infiltración de orina extravasada en los tejidos.

uredo *(uredo).* **1.** Urticaria. **2.** Sensación de quemazón o prurito en la piel.

uremia *(uremia).* Alteración tóxica causada por la retención en sangre de elementos de desecho que normalmente se excretan por la orina; los principales desechos que se acumulan son productos del metabolismo de las proteínas; los síntomas incluyen letargia, pérdida del apetito, vómitos, anemia, trastornos de la coagulación, estado mental anormal, pericarditis y diarrea.

urémico *(uremic).* Relativo o perteneciente a la uremia o que la padece.

ureólisis *(ureolysis).* Descomposición de la urea en dióxido de carbono y amoníaco.

urequisis *(urecchysis).* Filtración de orina a los tejidos; p. ej., en caso de rotura de la vejiga urinaria.

uresis *(uresis).* Micción.

uretano *(urethane, urethan).* Carbamato de etilo; compuesto químico cristalino utilizado en el tratamiento de la leucemia.

uréter *(ureter).* Conducto muscular largo y delgado que lleva la orina desde la pelvis renal a la base de la vejiga.

ureteral *(ureteral).* Relativo al uréter.

ureterectasia *(ureterectasia).* Distensión de un uréter.

ureterectomía *(ureterectomy).* Escisión quirúrgica de un uréter o una porción del mismo.

uretérico *(ureteric).* Perteneciente o relativo a un uréter.

uretero- *(uretero-).* Forma prefija que indica relación con un uréter.

ureterocele *(ureterocele).* Dilatación quística de la porción inferior del uréter, que generalmente sobresale dentro de la vejiga.

ureterocistostomía *(ureterocystostomy).* Véase ureteroneocistostomía.

ureteroenterostomía *(ureteroenterostomy).* Procedimiento quirúrgico de formación de una anastomosis entre un uréter y el intestino.

ureterograma *(ureterogram).* Radiografía de un uréter previa inyección de una sustancia radiopaca.

ureterólisis *(ureterolysis).* Rotura de un uréter.

ureterolitiasis *(ureterolithiasis).* Presencia de cálculos en un uréter.

ureterolito *(ureterolith).* Cálculo en un uréter.

ureterolitotomía *(ureterolithotomy).* Extracción quirúrgica de un cálculo de un uréter.

ureteronefrectomía *(ureteronephrectomy).* Extirpación quirúrgica de un riñón y su uréter.

ureteroneocistostomía *(ureteroneocystostomy).* Trasplante de la porción distal del uréter a un lugar de la vejiga distinto del normal; también llamada ureterocistostomía.

ureteropélvico *(ureteropelvic).* Perteneciente a un uréter y la pelvis renal adyacente.

ureteropielitis *(ureteropyelitis).* Inflamación de un uréter que se extiende hasta la pelvis renal y la incluye.

ureteropielograma *(ureteropyelogram).* Pielograma.

ureteropieloneostomía *(ureteropyeloneostomy).* Procedimiento quirúrgico por el que se escinde una porción del uréter y se inserta la parte restante en la pelvis renal a través de una nueva abertura.

ureteropieloplastia *(ureteropyeloplasty).* Cirugía plástica del uréter y la pelvis renal.

ureteropiosis *(ureteropyosis).* Acúmulo de pus en un uréter.

ureterosigmoideo *(ureterosigmoid).* Perteneciente al uréter y el colon sigmoide.

ureterosigmoidostomía *(ureterosigmoidostomy).* Implantación quirúrgica de los uréteres en el colon sigmoide.

ureterostenosis *(ureterostenosis).* Estrechez anormal de un uréter.

ureterostomía cutánea *(cutaneous ureterostomy).* Unión de la porción distal del uréter a la piel de la parte inferior del abdomen para crear una abertura externa, a través de la cual pueda excretarse la orina; se practica en caso de extirpación de la vejiga.

ureterotomía *(ureterotomy).* Cualquier sección

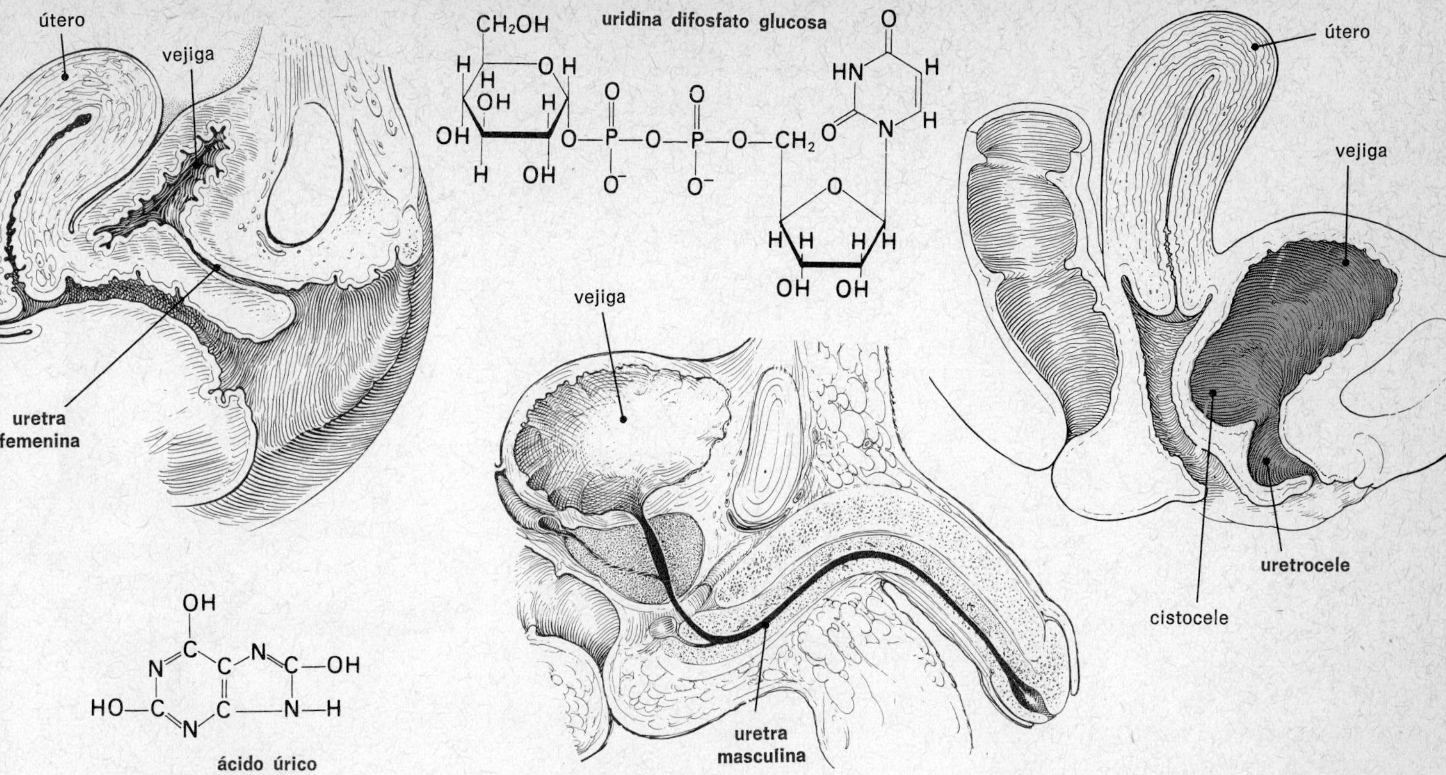

quirúrgica de un uréter.
ureterovaginal *(ureterovaginal).* Relativo a un uréter y la vagina, o que tiene comunicación con ellos.
ureterovesical *(ureterovesical).* Relativo al uréter y la vejiga, como la unión de estas estructuras.
ureterovesicostomía *(ureterovesicostomy).* Sección quirúrgica de un uréter y su implantación en otro lugar de la vejiga.
uretra *(urethra).* Conducto procedente de la vejiga que transporta la orina al exterior del cuerpo.
u. anterior, porción de la uretra masculina desde el bulbo a la punta del glande; consta de tres partes, bulbar, péndula y glandular.
u. femenina, conducto de unos 4 centímetros de longitud que se extiende desde la vejiga al meato urinario, abriéndose detrás del clítoris.
u. masculina, conducto de unos 16 cm de longitud que va de la vejiga hasta el orificio existente en la porción anterior del glande; transporta el semen y la orina.
u. posterior, porción de la uretra masculina que se extiende desde el cuello de la vejiga al bulbo; consta de dos partes, prostática y membranosa.
uretral *(urethral).* Relativo a la uretra.
uretralgia *(urethralgia).* Dolor en la uretra.
uretratresia *(urethratresia).* Oclusión o atresia de la uretra.
uretrectomía *(urethrectomy).* Escisión quirúrgica de la uretra o de un segmento de la misma.
uretrismo *(urethrism, urethrismus).* Irritabilidad o espasmo crónico de la uretra, generalmente asociado a inflamación, que puede afectar también la porción inferior de la vejiga.
uretritis *(urethritis).* Inflamación de la uretra.
uretro-, uretr- *(urethro-, urethr-).* Formas prefijas que indican relación con la uretra.
uretrocele *(urethrocele).* **1.** Prolapso de la uretra femenina. **2.** Saco o divertículo de la pared de la uretra femenina.
uretrocistitis *(urethrocystitis).* Inflamación de la uretra y la vejiga.
uretrocistopexia *(urethrocystopexy).* Operación para aliviar la incontinencia de esfuerzo en la que se sutura la unión uretrovesical a la parte posterior del pubis.
uretrografía *(urethrography).* Estudio radiográfico de la uretra.
uretrohemorragia *(urethremorrhagia).* Hemorragia de la uretra; también denominada uretrorragia.
uretrómetro *(urethrometer).* Instrumento que sirve para medir el calibre de la uretra.
uretropeneal, uretropeniano *(urethropenile).* Relativo a la uretra y el pene.
uretroplastia *(urethroplasty).* Cirugía plástica de una herida o defecto de la uretra.
uretroprostático *(urethroprostatic).* Relativo a la uretra y la próstata.
uretrorrea *(urethrorrhea).* Derrame anormal por la uretra.
uretrorrectal *(urethrorectal).* Relativo a la uretra y al recto o en comunicación con los mismos.
uretroscopia *(urethroscopy).* Examen visual de la uretra con un uretroscopio.
uretroscopio *(urethroscope).* Instrumento que sirve para inspeccionar el interior de la uretra.
uretrospasmo *(urethrospasm).* Contracción espasmódica de la uretra.
uretrostenosis *(urethrostenosis).* Estrechez o constricción de la uretra.
uretrostomía *(urethrostomy).* Formación quirúrgica de un orificio en la uretra para desviar temporal o permanentemente la orina.
uretrotomía *(urethrotomy).* Apertura de la uretra para tratar una estrechez o extraer un cuerpo extraño.
uretrótomo *(urethrotome).* Instrumento para seccionar una estrictura uretral.
uretrovaginal *(urethrovaginal).* Relativo a la uretra y la vagina.
uretrovesical *(urethrovesical).* Relativo a la uretra y la vejiga urinaria.
urgencia *(emergency).* Situación grave que surge repentina e inesperadamente y exige una atención médica inmediata.
urgente. Que se desarrolla rápida e inesperadamente y exige una acción inmediata.
uric-, urico- *(uric-, urico-).* Formas prefijas que indican relación con el ácido úrico.
uricacidemia *(uricacidemia).* Véase uricemia.
uricemia *(uricemia).* **1.** Exceso de ácido úrico y uratos en la sangre; también llamada uricacidemia y litemia. **2.** Concentración de ácido úrico en el plasma.
úrico *(uric).* Relativo a la orina o al ácido úrico.
úrico, ácido *(uric acid).* Compuesto cristalino blanco, $C_5H_4O_3$; componente normal de la orina; también llamado ácido lítico.
uricólisis *(uricolysis).* Desdoblamiento de las moléculas de ácido úrico.
uricosuria *(uricosuria).* Eliminación de ácido úrico en la orina.
uricosúrico *(uricosuric).* Agente que produce un incremento en la excreción de ácido úrico en la orina.
uridiltransferasa *(uridyltransferase).* Véase hexosa-1-fosfato uridiltransferasa.
uridina *(uridine).* $C_9H_{12}N_2O_6$, ribonucleósido que contiene uracilo; importante en el metabolismo de los carbohidratos; 1-β-D-ribofuranosiluracilo.
u. difosfato (UDP), nucleótido importante en el metabolismo del glucógeno y la galactosa y en la síntesis de ácidos nucleicos.
u. difosfato galactosa (UDP-galactosa), nucleótido derivado de la galactosa, resultante de la reacción de uridin difosfato glucosa (UDP-glucosa) y galactosa-1-fosfato; también llamada difosfogalactosa.
u. difosfato glucosa (UDP-glucosa), nucleótido derivado de la glucosa, intermediario en la síntesis del glucógeno; formada por la reacción de la glucosa-1-fosfato y el uridin trifosfato (UTP); también llamada uridin difosfoglucosa (UDPG).
u. trifosfato (UTP), nucleótido de alta energía que participa en el metabolismo del glucógeno.
uridrosis *(uridrosis).* Presencia de urea o ácido úrico en la transpiración, a veces depositados en la piel en forma de pequeños cristales; también se escribe urhidrosis.
urin-, urino- *(urin-, urino-).* Formas prefijas que significan orina.
urinario *(urinary).* Relativo a la orina.
urinífero *(uriniferous).* Que lleva orina, como los túbulos en el riñón.
urino- *(urino-).* Véase urin-.
urinógeno *(urinogenous).* Productor de orina.
urinómetro *(urinometer).* Aparato utilizado para determinar la densidad específica de la orina; también llamado urómetro y urogravímetro.
uro- *(uro-).* Forma prefija que indica relación con la orina.
-uro *(-ide).* En química, forma sufija que indica compuesto binario; p. ej.,cloruro de hidrógeno.
uroacidímetro *(uroacidimeter).* Aparato que sirve para determinar el grado de acidez de una muestra de orina.
urobilina *(urobilin).* Pigmento que se encuentra normalmente en pequeñas cantidades en la orina; formado por la oxidación del urobilinógeno.
urobilinemia *(urobilinemia).* Presencia de urobilina en la sangre.
urobilinógeno *(urobilinogen).* Compuesto incoloro que se encuentra en gran cantidad en las heces y en pequeñas cantidades en la orina; se forma en el intestino por la reducción de la bilirrubina; por oxidación, forma la urobilina.
urocele *(urocele).* Distensión del escroto por orina extravasada.
urocístico *(urocystic).* Perteneciente o relativo a la vejiga.
urocromo *(urochrome).* Sustancia amarilla o par-

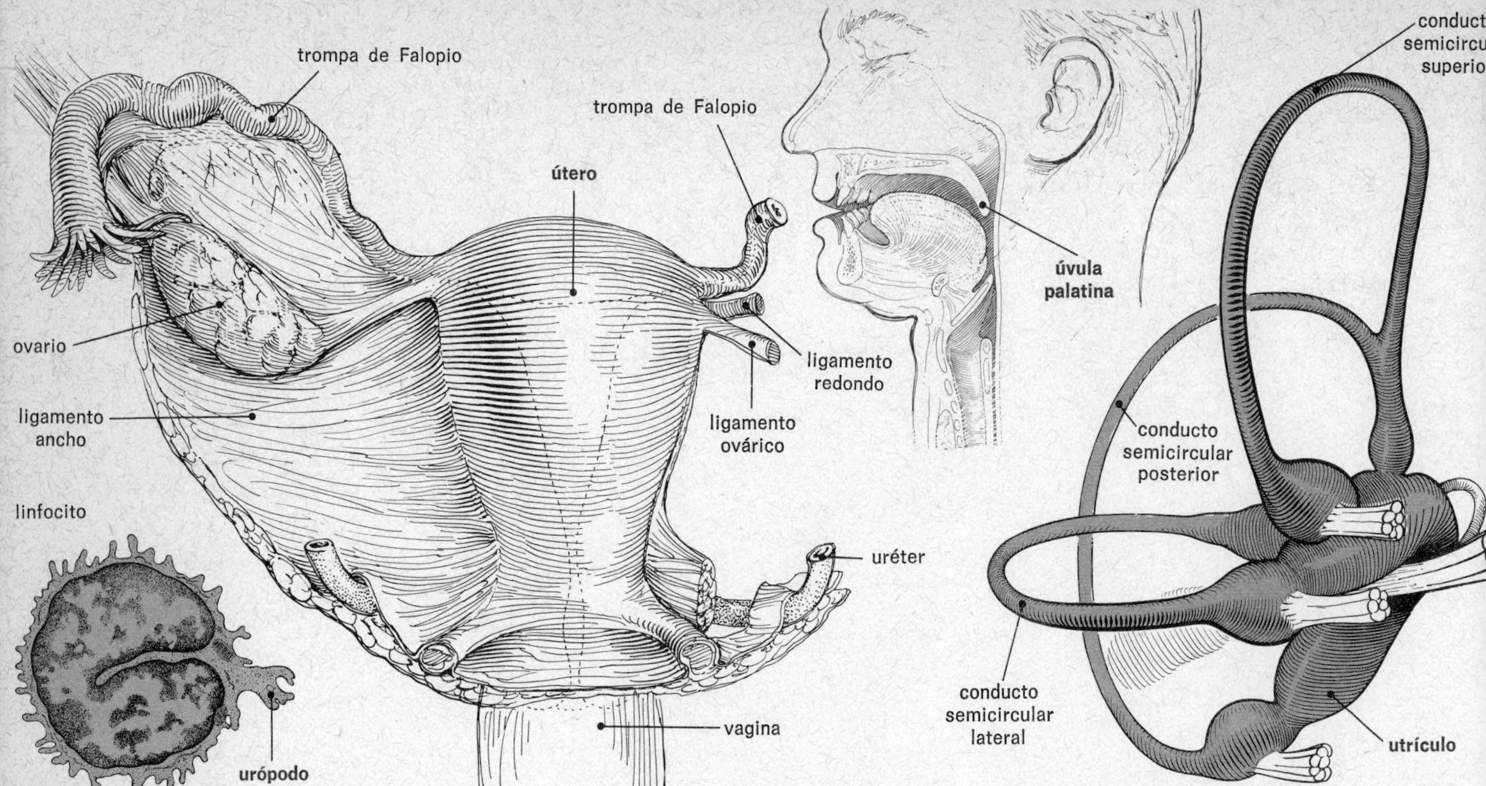

dusca que se cree da su color característico a la orina.

urocromógeno *(urochromogen).* Producto de baja oxidación presente en la orina de individuos con afecciones patológicas diversas (p. ej., tuberculosis pulmonar) que, tras sufrir oxidación, se transforma en urocromo.

urodinia *(urodynia).* Micción dolorosa o molesta.

uroeritrina *(uroerythrin).* Pigmento que se presenta a veces en la orina; se cree que deriva del metabolismo de la melanina.

urogastrona *(urogastrone).* Polipéptido extraíble de la orina normal del hombre y el perro que, al inyectarse en el cuerpo, inhibe las secreciones gástricas.

urogenital *(urogenital).* Véase genitourinario.

urografía *(urography).* Radiografía de cualquier porción del tracto urinario.

u. excretora, examen radiográfico del parénquima renal, cálices, pelvis, uréteres y vejiga, previa inyección de un medio de contraste que se excreta rápidamente por la orina; también llamada pielografía intravenosa.

u. retrógrada, urografía realizada tras inyectar un medio de contraste en la vejiga o los uréteres; también llamada pielografía ascendente.

urolitiasis *(urolithiasis).* Formación de un cálculo urinario y la enfermedad resultante.

urolito *(urolith, urolite).* Cálculo en el tracto urinario.

urología *(urology).* Rama de la medicina consagrada al estudio, diagnóstico y tratamiento de las enfermedades (especialmente por procedimientos quirúrgicos) del tracto urinario, tanto del hombre como de la mujer, y de los órganos genitales del hombre.

urológico *(urologic).* Relativo a la urología.

urólogo *(urologist).* Especialista en urología.

uropatía *(uropathy).* Enfermedad de las vías urinarias.

uroplanía *(uroplania).* Filtración o extravasación de orina a los tejidos.

urópodo *(uropod).* Proyección citoplasmática ensanchada desde la superficie de una célula; puede desarrollar microespículas y vesículas pinocitóticas.

uroporfirina *(uroporphyrin).* Porfirina que se encuentra generalmente en pequeñas cantidades en la orina; se produce en cantidades excesivas en las intoxicaciones con metales pesados o en la porfiria cutánea o la eritropoyética congénita.

uropoyesis *(uropoiesis).* Formación de la orina.

uroquinasa *(urokinase).* Enzima proteolítica de la sangre y la orina que activa el sistema fibrinolítico convirtiendo el plasminógeno en plasmina.

urosepsis *(urosepsis).* Sepsis resultante de la absorción y descomposición de la orina extravasada en los tejidos.

urosquesis *(uroschesis).* Retención o supresión de la orina.

urticante *(urticant).* **1.** Cualquier agente que produzca picor o escozor. **2.** Que produce sensación de picazón.

urticaria *(urticaria).* Erupción de ronchas pruríticas pasajeras, debida a menudo a hipersensibilidad a alimentos o fármacos o factores emocionales.

u. por frío, roncha formada tras la exposición al frío.

u. papulosa, enfermedad frecuente y molesta de los niños, caracterizada por la aparición de ronchas seguidas de pápulas; aunque se acepta como causa de la misma una alergia alimentaria, recientemente se ha aducido un origen parasitario, como picaduras de pulgas de gato y chinches.

u. pigmentada, trastorno caracterizado principalmente por máculas amarilloparduscas y pápulas en la piel; puede afectar solamente la piel (tipo juvenil) o acompañarse de otros síntomas sistémicos (tipo adulto); también llamada mastocitosis.

usagre *(mange).* **1.** Enfermedad contagiosa de la piel que se produce en algunos animales debido a la presencia de ácaros, normalmente, *Sarcoptes* o *Chorioptes*; en el hombre, la enfermedad se denomina escabiosis o sarna. **2.** Nombre que se aplica a diversos tipos de erupciones pustulosas.

ut dictum. Expresión latina que se utiliza en la redacción de prescripciones y significa como se ha dicho.

uterino *(uterine).* Relativo al útero.

útero *(uterus).* Matriz; órgano muscular hueco de los mamíferos hembras que está situado en la pelvis, entre la vejiga y el recto; su función es nutrir al embrión en desarrollo hasta el momento del nacimiento; el útero maduro tiene forma de pera, pared gruesa y una longitud de unos 7 u 8 centímetros; alcanza el tamaño adulto a los 15 años y disminuye después de la menopausia; la parte superior del útero se abre a cada lado a las trompas, y en la porción inferior a la vagina.

u. anómalo, útero malformado.

u. grávido, útero gestante.

u. púber, útero poco desarrollado.

uterocistostomía *(uterocystostomy).* Operación quirúrgica por la que se establece una comunicación entre el cuello uterino y la vejiga.

uteroovárico *(utero-ovarian).* Relativo al útero y el ovario.

uteroplastia *(uteroplasty).* Cirugía plástica del útero.

uterosacro *(uterosacral).* Relativo al útero y el sacro.

uterotónico *(uterotonic).* **1.** Que potencia el músculo uterino. **2.** Agente que produce tal efecto.

uterotubárico *(uterotubal).* Relativo al útero y sus trompas.

uterovaginal *(uterovaginal).* Relativo al útero y la vagina.

uterovesical *(uterovesical).* Relativo al útero y la vejiga.

UTP *(UTP).* Abreviatura de uridina trifosfato.

utricular *(utricular).* Relativo al utrículo o semejante al mismo.

utrículo *(utricle).* El mayor de los dos sacos del laberinto membranoso del vestíbulo del oído interno.

utriculosacular *(utriculosaccular).* Relativo al utrículo y el sáculo del oído interno.

utriculus. En latín, utrículo.

UV *(UV).* Abreviatura de ultravioleta.

úvea *(uvea).* Capa media pigmentada y vascular del ojo, integrada por la coroides, el cuerpo ciliar y el iris; también llamada tracto uveal.

uveal *(uveal).* Relativo a la úvea.

uveítis *(uveitis).* Inflamación de la úvea (coroides, cuerpo ciliar e iris).

uveoparotiditis *(uveoparotitis).* Inflamación vascular de la úvea (capa media del ojo) y de la glándula parotídea; es una manifestación de sarcoidosis; también denominada fiebre uveoparotídea.

uviforme *(uviform).* Semejante a las uvas.

úvula. En latín, uva pequeña; cualquier estructura anatómica parecida a una uva pequeña; utilizado solo, el término sirve para designar la úvula palatina.

u. palatina, masa cónica carnosa de tejido que aparece suspendida en el ángulo libre del paladar blando, encima de la raíz de la lengua.

u. vesical, elevación mucosa de la vejiga, inmediatamente detrás del orificio interno de la uretra, formada por el lóbulo medio de la próstata (en el hombre).

uvulectomía *(uvulectomy).* Escisión quirúrgica de la úvula.

uvulitis *(uvulitis).* Inflamación de la úvula.

uvulotomía *(uvulotomy).* Incisión de la úvula o escisión de una porción de la misma.

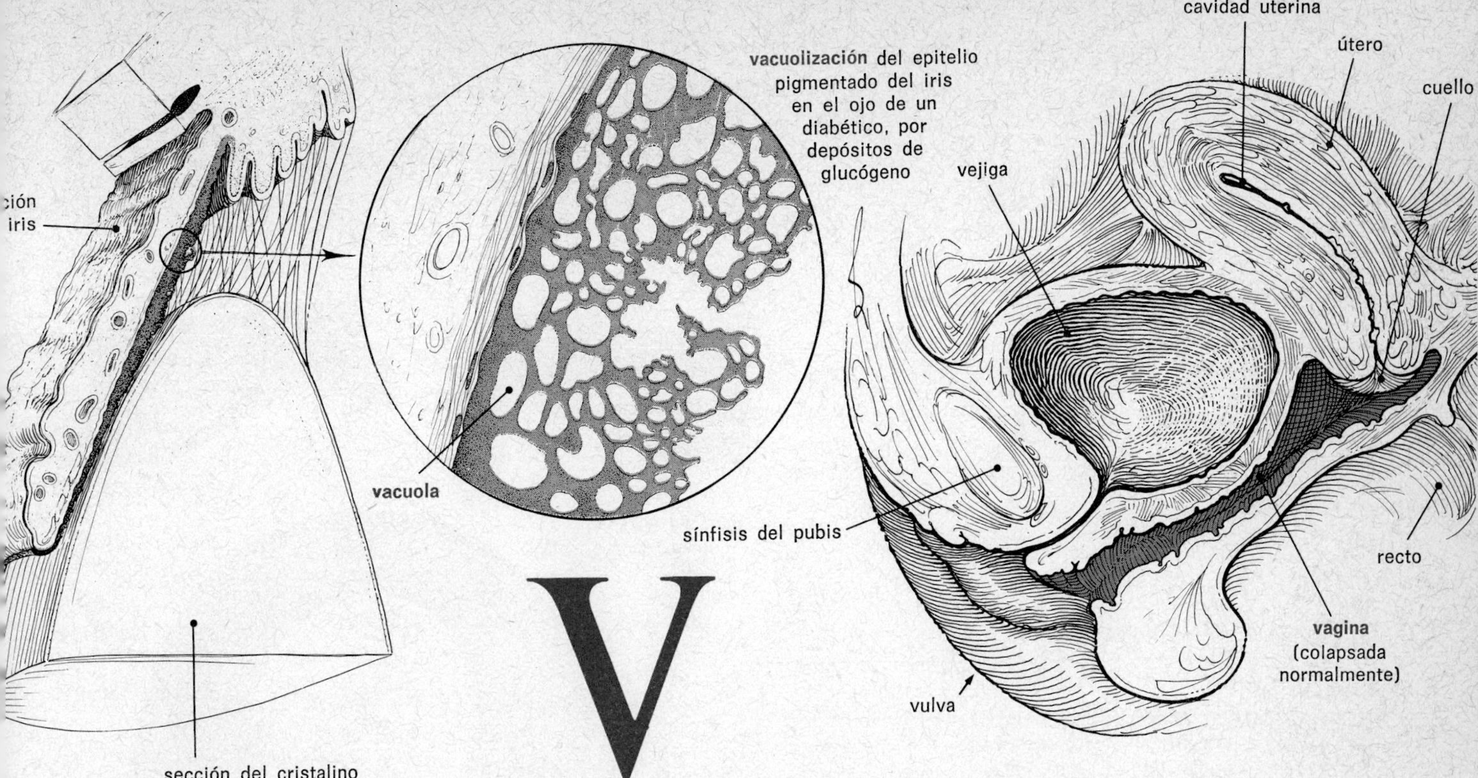

V

V. 1. Abreviatura de (a) visión, (b) vitamina, (c) volumen. **2.** Símbolo químico (a) del elemento vanadio, (b) voltio.

v. 1. Abreviatura de (a) vena, (b) vecino. **2.** Símbolo de velocidad.

V_{max}. *(V_{max}).* Símbolo que representa la velocidad máxima en una reacción enzimática.

$V_1, V_2, V_3, V_4, V_5, V_6$. *($V_1, V_2, V_3, V_4, V_5, V_6$).* Derivaciones precordiales; véase derivación.

vaccinia *(vaccinia).* **1.** Enfermedad contagiosa del ganado originada por el virus vacunal. **2.** Reacción local en el hombre, inducida por la introducción del virus con el propósito de conseguir inmunidad frente a la viruela; la reacción suele limitarse a una lesión única en el lugar de inoculación.

v. gangrenosa, véase vaccinia progresiva.

v. generalizada, lesiones secundarias que se producen en la piel tras la vacunación.

v. progresiva, lesiones vacunales ampliamente diseminadas producidas tras la vacunación; se trata de una reacción grave, a menudo fatal, que ocurre en sujetos que no pueden producir anticuerpos; también llamada vaccinia gangrenosa.

vaccínide *(vaccinid).* Reacción alérgica a la vacunación, caracterizada por erupción localizada de vesículas o pápulas.

vacciniforme *(vacciniform, vaccinoid).* Semejante a la vacuna.

vaccinógeno *(vaccinogen).* Fuente de vacuna.

vacío *(vacuum).* Espacio sin gas o aire; cualquier espacio vacío.

vacuna *(vaccine).* Preparado de virus o bacterias muertas o vivas atenuadas, que se utiliza para la prevención de enfermedades infecciosas mediante la inducción de inmunidad activa.

v. anticolérica, suspensión estéril de organismos *Vibrio cholerae* muertos que contiene 8 billones de vibriones por mililitro; se administra por vía intramuscular o subcutánea en dos dosis, con una semana a un mes de separación.

v. antipoliomielítica, vacuna contra la poliomielitis; existen dos formas: vacuna con virus vivos atenuados y de administración oral (Sabin), y vacuna inyectable con virus de la poliomielitis inactivados con formaldehído (Salk).

v. antirrábica, suspensión estéril de virus de la rabia fijados y muertos; se administra tras la exposición al virus en una serie de inyecciones practicadas en sitios distintos en 14 a 21 días (una inyección diaria).

v. antitífica, suspensión de bacilos tíficos muertos *(Salmonella typhosa).*

v. antitifus exantemático, suspensión estéril de rickettsias muertas *(Rickettsia prowazekii)* cultivadas en el saco vitelino de embriones de pollo y tratadas con formalina; también llamada vacuna de Cox.

v. autógena, autovacuna; la que se obtiene de microorganismos obtenidos del individuo al que se va a inocular.

v. del bacilo de Calmette-Guèrin (vacuna BCG), vacuna atenuada de bacilos tuberculosos bovinos vivos, de suma eficacia para aumentar la resistencia contra la tuberculosis; puede ser eficaz también en el tratamiento de neoplasias, por un efecto de estimulación no específica del sistema inmunitario del organismo.

v. BCG, abreviatura de vacuna del bacilo de Calmette-Guèrin.

v. de Calmette-Guèrin, vacuna del bacilo de Calmette-Guèrin.

v. de Cox, véase vacuna antitífus.

v. de difteria, tos ferina y tétanos, vacuna triple que se administra a los niños, generalmente en 3 inyecciones intramusculares con uno a tres meses de separación, a partir de las 6 u 8 semanas de vida.

v. de la fiebre amarilla, cepa viva atenuada de virus de la fiebre amarilla, desarrollada en cultivos celulares y embriones de pollo.

v. de la gripe, suspensión estéril acuosa de virus gripales inactivados cultivados en membrana alantoidea de huevo y exterminados con formalina.

v. mixta, la que contiene cultivos muertos de más de una especie.

v. de las paperas, suspensión de virus de la parotiditis vivos atenuados que se administra por vía subcutánea.

v. Sabin, vacuna oral hecha con poliovirus vivos que contiene las cepas de poliovirus tipos I, II y III; produce una inmunidad más rápida y duradera que la vacuna de Salk.

v. Salk, suspensión estéril de cepas de poliovirus, inactivadas por formaldehido, de los tipos I, II y III; la inmunización exige la administración de recuerdo cada 2 años.

v. del sarampión, vacuna con virus del sarampión vivo atenuado, administrada por vía subcutánea a los niños de 1 año o mayores.

v. viva, la preparada de organismos vivos y cuya virulencia se ha reducido.

vacunación *(vaccination).* **1.** Inoculación con el virus de las pústulas de la vaca, o vacuna, como medio de producir inmunidad contra la viruela. **2.** Inyección o ingestión de un agente inmunizante (vacuna) para producir inmunidad contra una enfermedad dada.

vacunador *(vaccinator).* **1.** El que vacuna. **2.** Instrumento que se utiliza para vacunar.

vacunar *(vaccinate).* Inocular una vacuna con el propósito de producir inmunidad activa contra una enfermedad infecciosa dada.

vacuola *(vacuole).* **1.** Pequeño espacio o cavidad en el protoplasma celular. **2.** Pequeño espacio en un tejido.

vacuolado *(vacuolate, vacuolated).* Que contiene vacuolas.

vacuolización *(vacuolation).* Formación de vacuolas.

vagal *(vagal).* Relativo al nervio vago.

vagina *(vagina).* **1.** Estructura tubular musculomembranosa que se extiende desde la vulva al cuello uterino. **2.** Cualquier estructura semejante a una vaina.

vaginado *(vaginate).* **1.** Con forma de vaina. **2.** Incluido en una vaina.

vaginal *(vaginal).* **1.** Relacionado con la vagina. **2.** Semejante a una vaina.

vaginalectomía *(vaginalectomy).* Extirpación quirúrgica de una parte de la túnica vaginal del testículo.

vaginalitis *(vaginalitis).* Inflamación de la túnica vaginal del testículo.

vaginectomía *(vaginectomy).* Escisión parcial o total de la vagina.

vaginismo *(vaginismus).* Contracción espasmódica dolorosa de las paredes de la vagina al más leve toque.

vaginitis *(vaginitis).* Inflamación de la vagina.

v. enfisematosa, forma caracterizada por la presencia de numerosas vesículas pequeñas llenas de gas en la parte superior de la vagina.

v. micótica, la causada por un hongo; bastante frecuente en el embarazo y la diabetes.

v. senil, vaginitis que aparece en la mujer anciana; a menudo origina adherencias que obliteran el conducto.

vaginocele *(vaginocele).* Colpocele; hernia que sobresale en la vagina.

vaginodinia *(vaginodynia).* Colpodinia; dolor vaginal.

vaginofijación *(vaginofixation).* Colpopexia, vaginopexia; sutura de la vagina prolapsada a la pared abdominal.

vaginolabial *(vaginolabial).* Relativo a la vagina y los labios; también llamado vulvovaginal.

vaginomicosis *(vaginomycosis).* Infección vaginal debida a hongos.

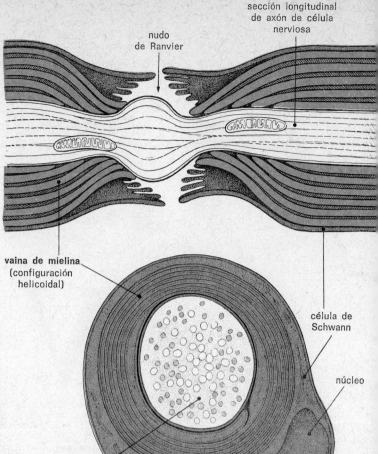

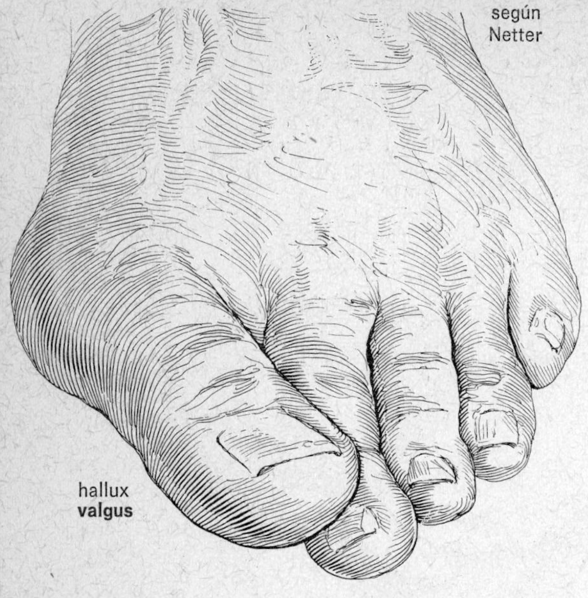

sección longitudinal de axón de célula nerviosa

nudo de Ranvier

vaina de mielina (configuración helicoidal)

célula de Schwann

núcleo

sección transversal de axón de célula nerviosa

VALORACIÓN APGAR

Criterios	Puntuación 0	1	2
color de la piel	azul pálido	cuerpo rosado extremidades azuladas	toda rosada
ritmo cardiaco	ausente	< 100	> 100
esfuerzo respiratorio	ausente	irregular; lento	bueno; llanto
tono muscular	flojo	cierta flexión de extremidades	activo
respuesta refleja a una sonda nasal	floja	mueca	estornudo, tos

vaginopatía *(vaginopathy).* Cualquier afección vaginal.
vaginoperineal *(vaginoperineal).* Relativo a la vagina y el perineo.
vaginoperineorrafia *(vaginoperineorraphy).* Colpoperineorrafia; reparación de la vagina y el perineo, como en casos de desgarros perineales.
vaginoperineotomía *(vaginoperineotomy).* Ampliación del orificio vaginal mediante incisión de la vagina y el perineo para facilitar el parto.
vaginopexia *(vaginopexy).* Colpopexia.
vaginoplastia *(vaginoplasty).* Colpoplastia; reparación quirúrgica de la vagina.
vaginoscopia *(vaginoscopy).* Examen visual del cuello uterino y la vagina, generalmente con ayuda del colposcopio (vaginoscopio).
vaginoscopio *(vaginoscope).* Véase colposcopio.
vaginovesical *(vaginovesical).* Relativo a la vagina y la vejiga.
vaginovulvar *(vaginovulvar).* Relativo a la vagina y a la vulva; también llamado vulvovaginal.
vagitis, vaguitis *(vagitis).* Inflamación del nervio vago (décimo par craneal).
vago- *(vago-).* Forma prefija que indica relación con el nervio vago.
vago *(vagus).* Décimo par craneal; véase tabla de nervios.
vagólisis *(vagolysis).* Destrucción quirúrgica de una porción del vago, generalmente la rama esofágica, con el fin de aliviar el cardiospasmo.
vagolítico *(vagolytic).* **1.** Cualquier agente que dificulta la transmisión de los impulsos del nervio vago. **2.** Relativo a la destrucción del vago o que la causa.
vagomimético *(vagomimetic).* Que imita la acción del vago.
vagotomía *(vagotomy).* Interrupción de la función del vago.
v. médica, interrupción de la actividad del vago por fármacos.
v. quirúrgica, sección quirúrgica del vago.
vagotonía *(vagotonia).* Hiperexcitabilidad del vago.
vaguectomía *(vagectomy).* Extirpación de una porción del nervio vago.
vaina *(sheath).* Estructura envolvente.
v. axilar, membrana fibrosa tubular que encierra los grandes vasos y nervios del brazo (arteria y vena axilares y plexo braquial); está situada entre la clavícula y la primera costilla.
v. carotídea, vaina tubular que encierra la arteria carótida, la vena yugular interna y el nervio vago; se extiende desde la base del cráneo hasta la primera costilla y el esternón.
v. femoral, vaina en forma de embudo situada en la ingle por debajo del ligamento inguinal y dividida en tres compartimientos por particiones verticales; el compartimiento externo contiene la arteria femoral, el medio la vena femoral, y el interno (conducto femoral) alberga vasos linfáticos y un ganglio linfático; también denominada vaina crural.
v. de Henle, véase endoneurio.
v. medular, vaina de mielina.
v. de mielina, recubrimiento formado por multitud de capas de muchos de los axones de los nervios centrales y los periféricos; está formada por moléculas lipídicas y proteicas y sirve principalmente para aumentar la velocidad de conducción de los impulsos nerviosos.
v. del nervio óptico, cada una de las tres vainas (duramadre, aracnoides y piamadre) que rodean el nervio óptico; son continuación de las membranas del cerebro.
v. de Schwann, véase neurilema.
v. tendinososinovial, vaina de doble capa que forma un saco cerrado; una de las capas circunda el canal por el que pasa el tendón, mientras que la otra cubre la superficie del tendón; sirve para facilitar el deslizamiento de los tendones a través de los canales fibroso y óseo.
vainilla *(vanilla).* **1.** Una de varias plantas orquidáceas tropicales. **2.** Fruto de dichas plantas, especialmente de *Vanilla planifolia,* que produce la sustancia aromática llamada vainillina.
vainillina *(vanillin).* Agente aromático, $C_8H_8O_3$, derivado de la vainilla o preparado de manera sintética.
Val *(Val).* Símbolo del aminoácido valina y sus radicales.
valencia *(valence, valency).* Poder de combinación de un átomo o grupo de átomos, utilizando el átomo de hidrógeno como unidad de comparación.
valgus. Palabra latina que indica dirigido hacia afuera o lejos de la línea media.
valil *(valul).* Radical de valina.
valina *(valine).* Aminoácido natural, $C_5H_{11}NO_2$, componente de muchas proteínas; es uno de los aminoácidos esenciales para que el crecimiento sea óptimo.
valor *(value).* Determinación cuantitativa concreta; cantidad numérica; número que expresa una propiedad.
v. calórico, calor que desarrolla una comida al metabolizarse.
v. globular, índice de color; véase índice.
v. umbral límite, cantidad de una sustancia potencialmente nociva a que pueden exponerse las personas sin sufrir efectos adversos; se han determinado algunos valores de diversos contaminantes atmosféricos.
valoración *(score).* Registro evaluativo, por lo general expresado numéricamente.
v. Apgar, evaluación del estado general de un recién nacido poco después del parto; se asignan valores numéricos al estado del color de la piel, el ritmo cardiaco, el esfuerzo respiratorio, el tono muscular y la irritabilidad refleja; una puntuación de diez indica que el recién nacido presenta un estado excelente.
valva *(valvula).* Válvula pequeña.
valvado *(valvate).* Que contiene valvas o porcio-

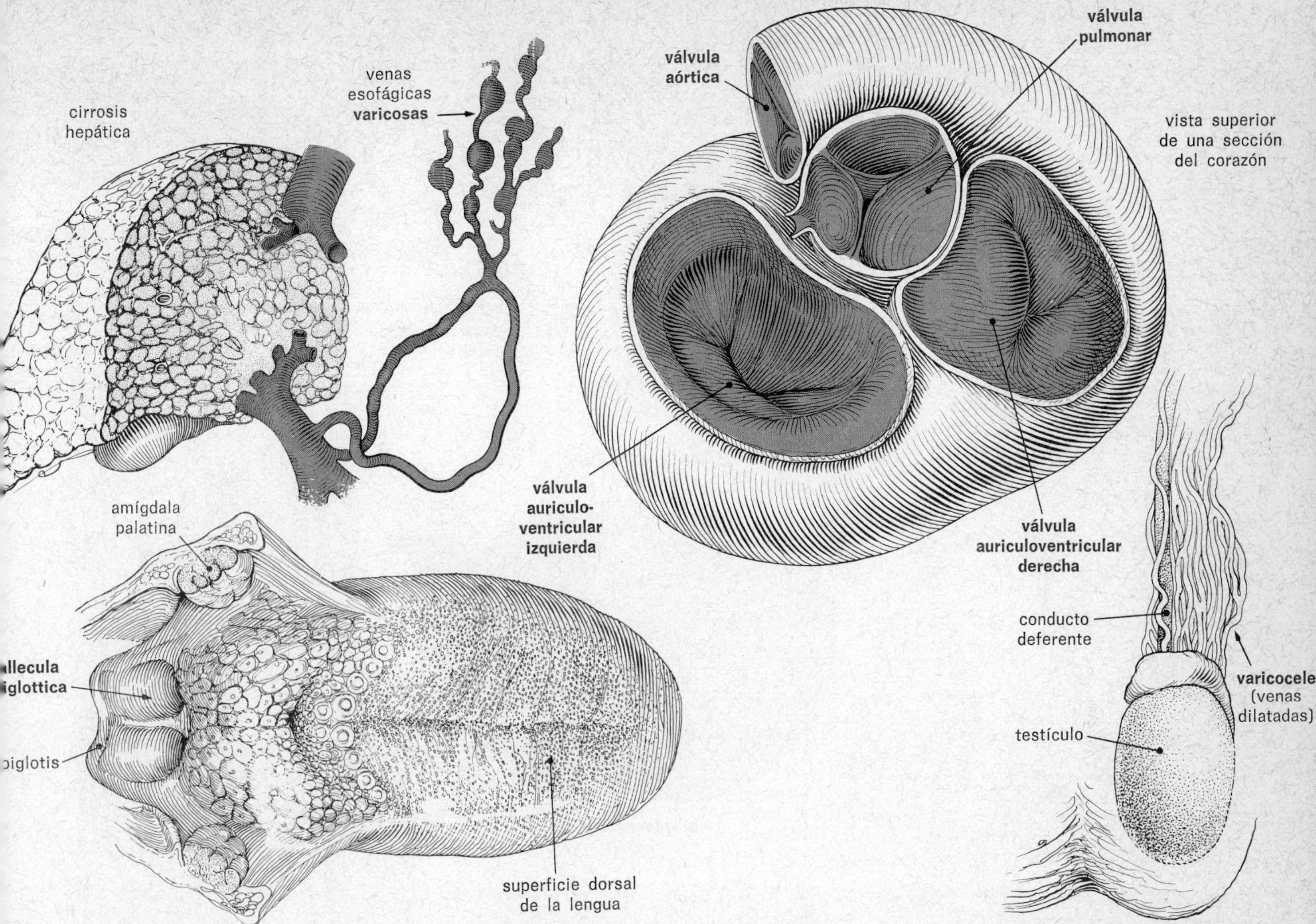

nes semejantes a válvulas.

valviforme *(valviform).* En forma de válvula.

válvula *(valve).* Repliegue de la cubierta membranosa de un conducto u otra estructura hueca localizado de manera tal que permite el paso de líquido en una sola dirección.

v. aórtica, válvula situada entre el ventrículo izquierdo y la aorta ascendente; normalmente posee tres valvas semilunares.

v. auriculoventricular derecha, válvula situada entre la aurícula y ventrículo derechos del corazón; también llamada válvula tricúspide.

v. auriculoventricular izquierda, válvula bicúspide situada entre la aurícula y ventrículo izquierdos del corazón; también llamada válvula mitral.

v. de Bianchi, válvula de la porción inferior del conducto nasolagrimal.

v. de Eustaquio, véase válvula de la vena cava inferior.

v. ileocecal, válvula situada entre el intestino delgado y el grueso, que regula el flujo del contenido intestinal e impide el flujo retrógrado.

v. de Kerckring, véase plica circularis (válvula connivente).

v. mitral, véase válvula auriculoventricular izquierda.

v. pulmonar, válvula situada en la abertura del tronco pulmonar.

v. rectal, cada uno de los pliegues transversos del recto; véase pliegue.

v. semilunar, cada uno de los segmentos o valvas que forman las válvulas aórtica y pulmonar.

v. tricúspide, véase válvula auriculoventricular derecha.

v. de la vena cava inferior, válvula situada en la abertura de la vena cava inferior en la aurícula derecha del corazón; también llamada válvula de Eustaquio.

v. venosa, cada una de las numerosas estructuras valvulares que se encuentran en muchas venas.

valvulado *(valvate).* Que contiene válvulas o porciones semejantes a válvulas.

valvular *(valvular).* Relativo a las válvulas.

valvulitis *(valvulitis).* Inflamación de una válvula, especialmente cardiaca.

valvuloplastia *(valvoplasty).* Reconstrucción quirúrgica de una válvula cardiaca.

valvulotomía *(valvotomy).* Incisión quirúrgica de una válvula; p. ej., una cardiaca.

valvulótomo *(valvulotome).* Instrumento que se utiliza para cortar una válvula.

vallecula *(vallecula).* En anatomía, surco, depresión o fosa de poca profundidad.

v. cerebelli, cisura media del cerebelo que separa la superficie inferior de los hemisferios cerebelosos, en la que se aloja el bulbo raquídeo.

v. epiglottica, fosita glosoepiglótica, depresión entre la epiglotis y la raíz de la lengua, a cada lado del pliegue glosoepiglótico medio.

vanadio *(vanadium).* Elemento metálico; símbolo V, número atómico 23; peso atómico 50,95.

vanilmandélico, ácido *(vanillylmandelic acid (VMA)).* Acido 3-metoxi-4-hidroximandélico; metabolito urinario principal de las catecolaminas suprarrenales y simpáticas; la tasa de excreción normal es de 2 a 10 mg al día; unos niveles de excreción elevados sugieren la existencia de feocromocitoma.

vapor *(vapor).* Estado gaseoso de cualquier sustancia líquida o sólida a temperaturas ordinarias.

vaporizador *(vaporizer).* Aparato que sirve para transformar los líquidos en vapor para su inhalación.

vaporizar *(vaporize).* Convertir en vapor por medio del calor.

vaporoterapia *(vapotherapy).* Tratamiento de cualquier trastorno por medio de vaporización, atomización o pulverización.

variancia *(variance).* **1.** Diferencia. **2.** Acción de variar.

v. de bola, alteraciones que suceden en la bola de una válvula de bola.

variante *(variant).* Que tiende a desviarse de un estándar.

v. de fase L, cepa bacteriana que no tiene pared, que posee necesidades nutritivas similares a la bacteria de la que se ha originado y en la que puede convertirse; también llamada forma L.

varice *(varix,* pl. *varices).* Vaso dilatado y tortuoso, por lo general una vena.

v. aneurismática, la que resulta de la comunicación directa entre una vena y la arteria adyacente.

v. esofágica, cada una de las varicosidades de las venas de la mucosa del esófago, generalmente en la porción inferior.

varicela *(chickenpox).* Enfermedad contagiosa aguda, por lo general de niños pequeños, causada por un virus y caracterizada por erupción cutánea, fiebre y síntomas constitucionales leves; el período de incubación es de 11 a 24 días.

variceliforme *(varicelliform).* Semejante a la varicela.

varico-, varic- *(varico-, varic-).* Formas prefijas que designan una varicosidad o varice.

varicocele *(varicocele).* Dilatación de las venas del cordón espermático del escroto.

varicocelectomía *(varicocelectomy).* Operación por la que se extirpan las venas dilatadas del cordón espermático (varicocele).

varicoflebitis *(varicophlebitis).* Inflamación de las venas varicosas.

varicografía *(varicography).* Visualización radiográfica de las venas varicosas realizada mediante la introducción de una sustancia radiopaca.

varicosidad *(varicosity).* **1.** Estado de hinchazón anormal. **2.** Vena varicosa.

varicoso 1 *(variceal).* Relativo a una varice. **2** *(varicose).* Que posee vasos anormalmente dilatados o tortuosos.

varicotomía *(varicotomy).* Operación por la que se extirpa una vena varicosa o varice.

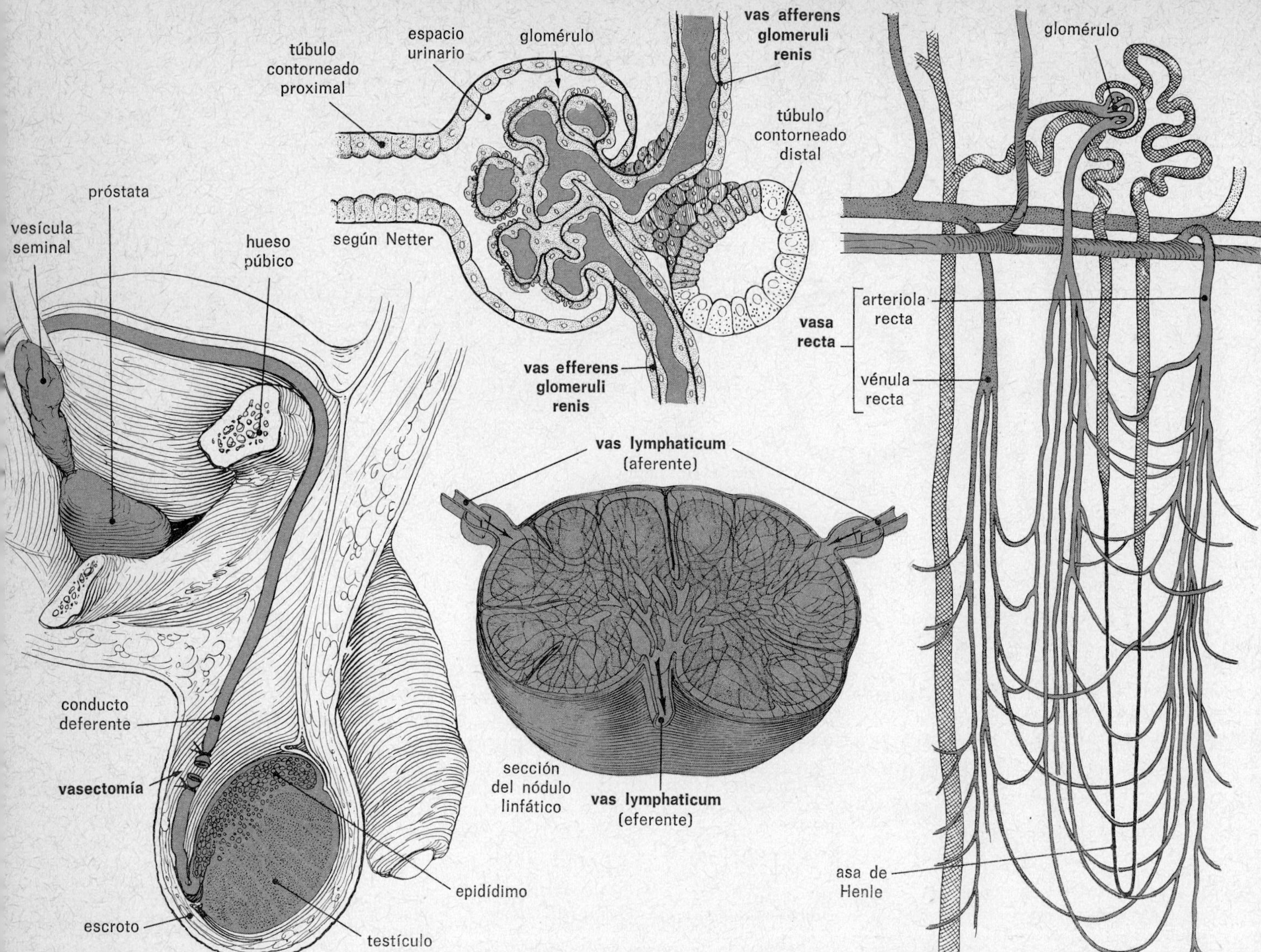

varícula *(varicula)*. **1.** Afección varicosa de las venas pequeñas, especialmente las de la conjuntiva. **2.** Vena varicosa pequeña (varicilla).
variola *(variola)*. Véase viruela.
variolar, varioloso *(variolar)*. Relativo a la viruela.
varioliforme *(varioliform)*. De forma semejante a la viruela.
varioloide *(varioloid)*. Caso de viruela leve que tiene lugar en personas parcialmente inmunizadas.
varus. Palabra latina que significa inclinación hacia dentro o hacia la línea media; varo.
vas- *(vas-)*. Forma prefija que significa vaso o conducto transportador de líquido.
vas *(vas,* pl. *vasa)*. Conducto o canal a través del cual se conduce un líquido, como la sangre, linfa, quilo o semen; vaso.
v. aberrans hepatis, cada uno de los numerosos conductos biliares de curso irregular o vasos sanguíneos asociados que se localizan en el ligamento coronario, cápsula o apéndice fibroso del hígado.
v. afferens glomeruli renis, arteriola aferente que lleva la sangre hacia el glomérulo renal.
v. deferens, conducto deferente; véase conducto.
v. efferens glomeruli renis, arteriola eferente que conduce la sangre fuera del glomérulo renal.
v. lymphaticum, el que lleva linfa; hay dos tipos: aferente y eferente.
v. spirale ductus cochlearis, el vaso sanguíneo más ancho, de la membrana basilar, debajo del canal de Corti del oído.
v. vasorum, cualquiera de los abundantes vasos pequeños que hay en las paredes de las arterias de mayor tamaño y sus venas correspondientes.
vasa afferentia, vasos que entran en una estructura, como un ganglio linfático.
vasa brevia, pequeñas ramas de la arteria esplénica que irrigan la curvatura mayor del estómago.
vasa efferentia, vasos que salen de una estructura, como pueda ser un ganglio linfático.
vasa previa, anomalía de la inserción del cordon umbilical en la que los vasos umbilicales pasan a través del segmento inferior del útero a lo largo del orificio cervical interno y surgen por delante de la cabeza fetal ante la abertura uterina.
vasa recta, arteriolas y vénulas que descienden y ascienden paralelamente a las asas de Henle en las pirámides del riñón; las ramas ascendentes, más amplias, suelen llamarse venulae rectae (vénulas rectas), y las descendentes arteriolae rectae.
vascular *(vascular)*. Perteneciente a los vasos o que los contiene.
vascularidad *(vascularity)*. Estado de contener vasos sanguíneos.
vasculatura *(vasculature)*. Sistema de vasos sanguíneos de un órgano.
vasculitis *(vasculitis)*. Inflamación de un vaso sanguíneo.
vasculo-, vaso- *(vasculo-, vaso-)*. Formas prefijas que indican relación con los vasos sanguíneos.
vasculogénesis *(vasculogenesis)*. Formación del sistema de los vasos sanguíneos.
vasectomía *(vasectomy)*. Extirpación del conducto deferente (vas deferens), o de un segmento del mismo; uno de los medios de esterilización masculina; también llamada deferentectomía.
vasiforme *(vasiform)*. Tubular.
vaso- *(vaso-)*. Forma prefija que significa vaso sanguíneo.
vaso *(vessel)*. Estructura tubular que conduce líquidos.
v. sanguíneo, el que transporta sangre.
vasoactivo *(vasoactive)*. Que tiene efecto sobre los vasos sanguíneos.
vasocongestión *(vasocongestion)*. Estado de repleción de sangre.
vasoconstricción *(vasoconstriction)*. Estrechamiento de la luz de los vasos sanguíneos, especialmente de las arteriolas.
vasoconstrictor *(vasoconstrictor)*. Fármaco o nervio que causa estrechamiento de la luz de los vasos sanguíneos.
vasodistensión *(vasodistention)*. Vasodilatación; lo contrario de vasoconstricción.
vasodilatación *(vasodilation)*. Ensanchamiento de la luz de los vasos sanguíneos, especialmente de las arteriolas, que produce un aumento del flujo a una zona.
v. refleja, dilatación de un vaso sanguíneo debida a respuesta refleja a un estímulo.
vasodilatador *(vasodilator)*. Fármaco o nervio que produce dilatación de la luz de los vasos sanguíneos.
vasoestimulante *(vasostimulant)*. **1.** Nervios estimulantes de los vasos sanguíneos que originan dilatación o constricción de los mismos. **2.** Cualquier agente que posee dicha propiedad.
vasoganglión *(vasoganglion)*. Glomo; densa masa de vasos sanguíneos.
vasografía *(vasography)*. Radiografía de los vasos sanguíneos.
vasohipertónico *(vasohypertonic)*. Que produce aumento en la tonicidad de la musculatura lisa de los vasos sanguíneos; denota tensión arteriolar aumentada.
vasohipotónico *(vasohypotonic)*. Que causa una disminución en el tono de la musculatura lisa de los vasos sanguíneos; denota tensión arteriolar

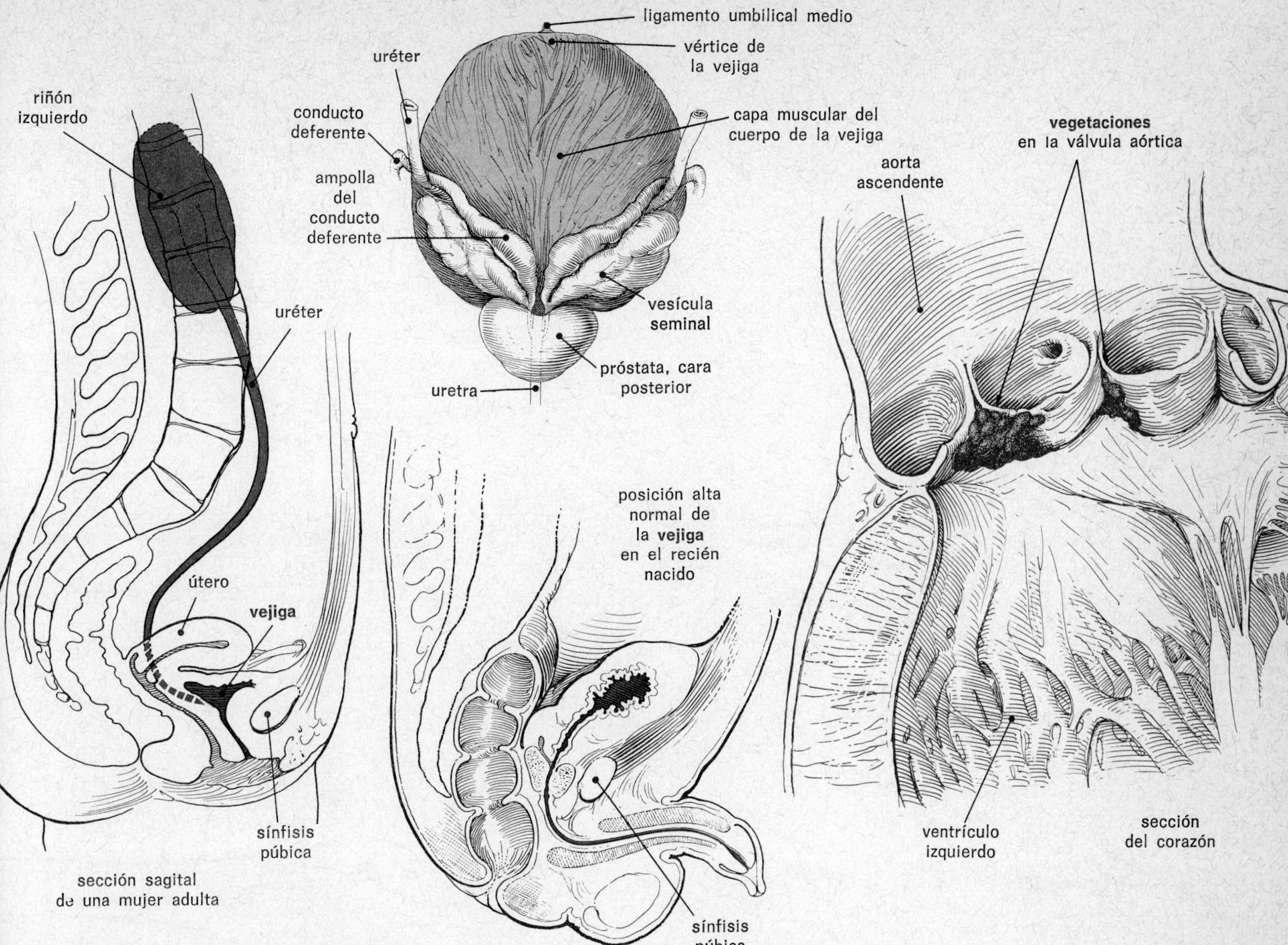

disminuida.

vasoinhibidor *(vasoinhibitory).* **1.** Que restringe o reduce la acción de los nervios vasomotores. **2.** Fármaco que posee dicha propiedad.

vasoligadura *(vasoligation).* Ligadura quirúrgica del conducto deferente (vas deferens).

vasomotor *(vasomotor).* Que causa constricción o dilatación de los vasos sanguíneos; designa los nervios que tienen esa acción.

vasoneuropatía *(vasoneuropathy).* Enfermedad que afecta a los vasos sanguíneos y los nervios.

vasoparálisis *(vasoparalysis).* Hipotonía de los vasos sanguíneos; también llamada parálisis vasomotora.

vasopresina *(vasopressin).* Hormona antidiurética; hormona del lóbulo posterior de la hipófisis que tiene una potente acción antidiurética y cierta acción vasoconstrictora sobre la circulación esplácnica.

vasopresor *(vasopressor).* Agente que produce vasoconstricción de los vasos sanguíneos y eleva la presión sanguínea.

vasosensorial *(vasosensory).* Designa nervios sensoriales que van a los vasos sanguíneos.

vasospasmo *(vasospasm).* Espasmo o contracción de la cubierta muscular de los vasos sanguíneos; también llamado angioespasmo.

vasotomía *(vasotomy).* Sección del vas deferens (conducto deferente).

vasotónico *(vasotonic).* Relativo al tono de un vaso sanguíneo; agente que aumenta la tensión de los vasos sanguíneos.

vasotrófico *(vasotrophic).* Véase angiotrófico.

vasotropo *(vasotropic).* Que tiende a actuar sobre los vasos sanguíneos.

vasovagal *(vasovagal).* Relativo a la acción del vago sobre los vasos sanguíneos.

vasovasostomía *(vasovasotomy).* Unión quirúrgica de dos porciones del conducto deferente.

vasovesiculectomía *(vasovesiculectomy).* Escisión quirúrgica del conducto deferente y de las vesículas seminales.

vatiaje *(wattage).* Potencia eléctrica, en vatios, producida o consumida por un aparato eléctrico; amperaje multiplicado por voltaje.

vatio *(watt).* Cantidad de potencia eléctrica producida por un voltio con una corriente de un amperio.

VC *(VC).* Abreviatura de visión de color.

VCG *(VCG).* Abreviatura de vectocardiograma.

VD *(RV).* Abreviatura de ventrículo derecho.

vección *(vection).* Transmisión de agentes causantes de enfermedad.

vecinal *(vicinal).* Relativo a, o que denota, la posición adyacente o vecina de radicales en un compuesto orgánico, como las posiciones 1, 2, 3 en el anillo bencénico.

vectocardiografía *(vectocardiography).* Determinación de la dirección y magnitud de las fuerzas eléctricas del corazón en cualquier punto en el tiempo; representada por vectores.

v. espacial, voltaje tridimensional producido por la corriente de acción cardiaca y proyectado en los planos de referencia frontal, horizontal y sagital.

vectocardiograma *(vectocardiogram).* Registro gráfico de la magnitud y dirección de los vectores de acción cardiacos, que se exhibe a modo de reunión de voltaje tridimensional o espacial.

vector *(vector).* **1.** Organismo que transmite microorganismos patológicos de un huésped a otro. **2.** Cualquier cosa (fuerza electromotriz, velocidad, etc.) que tiene magnitud y dirección.

vegetación *(vegetation).* Excrecencia anormal de los tejidos; específicamente, conglomerados compuestos por fibrina y plaquetas fusionadas y adheridas a una válvula cardiaca enferma; las bacterias circulantes tienden a implantarse en dichos lugares.

vegetariano *(vegan, vegetarian).* El que no come carne ni productos animales; el vegetariano estricto no come tampoco tubérculos. Véase también lactovegetariano.

vegetativo *(vegetative).* Que interviene en los procesos de crecimiento y nutrición. **2.** Autónomo, referido al sistema nervioso.

vehículo *(vehicle).* **1.** En farmacología, sustancia inactiva en la que se disuelve o suspende un fármaco activo; excipiente. **2.** Cualquier portador inanimado de un agente infeccioso de un huésped a otro.

Veillonella. Género de bacterias anaerobias gramnegativas presentes normalmente en la boca y los aparatos intestinal, respiratorio y genitourinario de individuos aparentemente sanos.

vejiga *(bladder).* **1.** Saco distensible musculomembranoso que sirve como receptáculo de líquidos, en especial la vejiga urinaria. **2.** Ampolla cutánea.

v. atónica, la que es incapaz de contraerse debido a parálisis de los nervios motores que la inervan.

v. autónoma, estado caracterizado por una micción involuntaria periódica.

v. ileal, vejiga creada quirúrgicamente, consistente en un segmento aislado de íleon que se abre al exterior a través de la pared abdominal y al que se fijan los uréteres.

v. nerviosa, deseo constante de orinar, con vaciamiento incompleto de la vejiga.

v. urinaria, reservorio de la orina, recibida de los

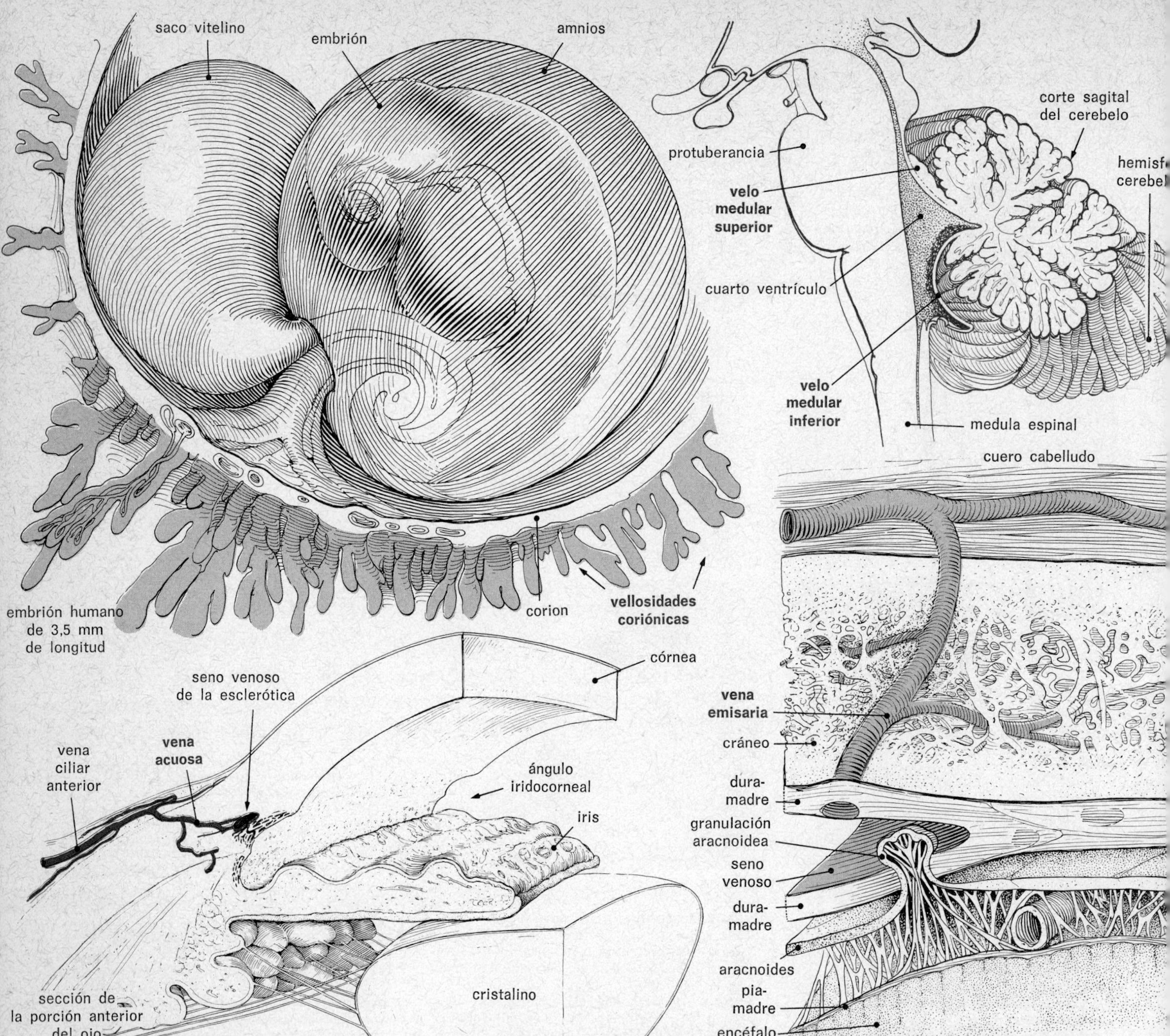

riñones a través de los uréteres y que sale al exterior por la uretra.

velado *(fog).* Aspecto nublado o denso de una placa radiográfica causado por radiaciones, exposición a la luz o a temperaturas poco adecuadas, o por causas químicas o uso de una película pasada de fecha.

velar *(fog).* Exponer una película a las condiciones descritas en «velado».

velo *(velum).* Cualquier estructura semejante a una cortina.

v. medular inferior, v. medular posterior, capa delgada que forma parte del techo del cuarto ventrículo del cerebelo; compuesta por el revestimiento celular del ventrículo en el interior y por la piamadre al exterior.

v. medular superior, v. medular anterior, capa delgada de sustancia blanca entre los pedúnculos cerebelosos, que forma la porción anterior del techo del cuarto ventrículo del cerebro.

v. palatino, paladar blando.

velocidad. 1 *(speed).* Relación entre distancia recorrida y tiempo empleado en recorrerla. **2.** *(rate)* Entre fenómeno y tiempo para que se produzca; tasa.

v. de sedimentación, velocidad de sedimentación globular.

v. de sedimentación globular, velocidad (en milímetros por hora) de sedimentación de los eritrocitos cuando se deja reposar sangre anticoagulada bajo condiciones normales en una columna vertical de vidrio; los dos métodos normales utilizados habitualmente son los de Wintrobe y Westergren (véase método); también denominada velocidad de sedimentación.

velocímetro *(rate meter).* Aparato que indica la magnitud de los hechos medidos a diferentes intervalos de tiempo.

velofaríngeo *(velopharyngeal).* Relativo al paladar blando y la faringe.

vello *(pilus).* Pelo fino que recubre casi toda la superficie del cuerpo humano.

vellosidad *(villus).* Proyección semejante a un pelo, diminuta y vascular, en la superficie de una membrana, como la mucosa del intestino.

v. aracnoidea, granulación aracnoidea; véase granulación.

v. coriónica, cada una de las proyecciones vasculares delgadas del corion que forman parte de la placenta y a través de las cuales se hace el intercambio de sustancias entre la circulación materna y la fetal.

v. intestinal, cada una de las pequeñas proyecciones de la superficie de la mucosa del intestino delgado; tienen forma de hoja en el duodeno, y adquieren forma de dedo y son más pequeñas y espaciadas en el íleon; son los lugares en que se produce la absorción de líquidos y alimentos.

vena *(vein).* Vaso que conduce sangre hacia el corazón. Para venas específicas, véase tabla de venas.

v. acuosa, cada uno de los vasos diminutos que transportan el humor acuoso desde el seno venoso de la esclerótica (conducto de Schlemm) fuera del globo ocular, hasta las venas epiesclerales, conjuntivales y subconjuntivales.

v. cardinal, uno de los vasos embrionarios grandes que drenan la porción cefálica (vena cardinal anterior) y caudal (vena cardinal posterior) y desaguan en el corazón (por la vena cardinal común).

v. emisaria, la que drena los senos venosos intracraneales y transporta la sangre a un vaso del exterior del cráneo; sirve de drenaje en caso de que exista hipertensión intracraneal.

v. satélite, la que acompaña a una arteria.

v. varicosa, vena tortuosa anormalmente dilatada, producida por un aumento prolongado de la presión intraluminal; aparece casi siempre en las venas superficiales de la pierna; las venas varicosas, junto con la flebotrombosis, suponen el 90 % de las enfermedades venosas clínicas.

v. vitelina, cada una de las venas que tornan la sangre del saco vitelino de un embrión; forman una red anastomótica alrededor del duodeno y en el hígado y desaguan directamente en los senos venosos del corazón primitivo.

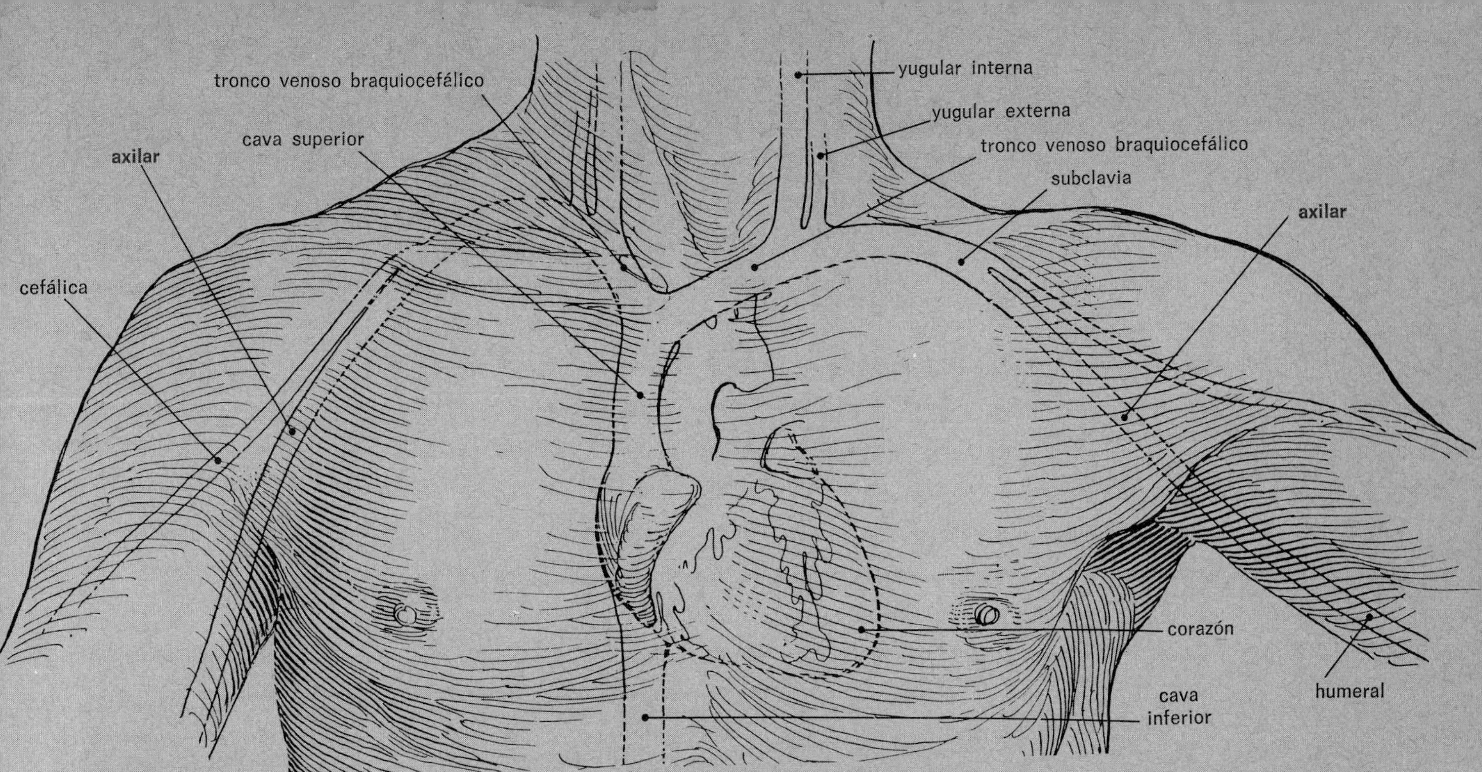

VENAS	LOCALIZACIÓN	ORIGEN	TERMINACIÓN
v. ácigos mayor *v. azygos*	de la parte frontal de la primera vértebra lumbar pasa al lado derecho de la cuarta vértebra dorsal, donde se arquea por encima del pulmón derecho	venas lumbar ascendente, subcostal derecha, intercostal, hemiácigos, esofágica, mediastínica, pericárdica y bronquial derecha	v. cava superior
v. ácigos menor		véase v. hemiácigos	
vv. acromiotorácicas vv. toracoacromiales *vv. thoracoacromiales*	paralelas a la arteria acromiotorácica	acromion, apófisis coracoides, articulación esternoclavicular, tributarias del deltoides, subclavio, pectoral mayor y menor	v. subclavia
v. alveolar inferior v. dental inferior *v. alveolaris inferior*	desde el conducto mandibular pasa por encima de la rama de la mandíbula	dientes de la mandíbula	plexo pterigoideo
v. anastomótica inferior v. de Labbé *v. anastomotica inferior*	cursa sobre el lóbulo temporal del cerebro	v. cerebral media superficial	seno transverso
v. anastomótica superior v. de Trolard *v. anastomotica superior*	del surco lateral del cerebro al lóbulo parietal	v. cerebral media superficial	seno sagital superior
v. angular *v. angularis*	ángulo anterior de la órbita y raíz de la nariz	formada por la unión de las venas frontal y supraorbitaria, recibe las venas infraorbitaria, palpebral superior e inferior y nasal externa	v. facial (detrás de la arteria facial)
v. apendicular *v. appendicis vermiformes*	a lo largo del mesenterio del apéndice vermiforme	apéndice	v. ileocólica
vv. arciformes del riñón *vv. arcuatae renis*	en la zona corticomedular del riñón	venas interlobulillares, *venulae rectae*	v. interlobular
vv. auditivas internas		véase v. laberínticas	
v. auricular posterior *v. auricularis posterior*	lado de la cabeza situado detrás del oído	plexo lateral de la cabeza, tributarias de la parte posterior del oído, v. estilomastoidea	v. yugular externa
vv. auriculares anteriores *vv. preauriculares*	parte frontal del oído	oído externo	v. temporal superficial
v. axilar *v. axillaris*	miembro superior, desde el borde inferior del músculo redondo mayor al borde externo de la primera costilla	unión de las venas basílica y humeral; cefálica, v. humeral profunda	v. subclavia (en el borde externo de la primera costilla)

VENAS	LOCALIZACIÓN	ORIGEN	TERMINACIÓN
v. basal *v. basalis*	de la sustancia perforada anterior pasa hacia atrás, alrededor del pedúnculo cerebral	sustancia perforada anterior; v. cerebral anterior, v. cerebral media profunda, vv. estriadas inferiores	v. cerebral interna
v. basílica *v. basilica*	desde la porción cubital de la mano sube por el antebrazo y continúa a lo largo del borde interno del bíceps	plexo venoso dorsal de la mano; tributarias de la porción cubital del antebrazo	se une a la v. humeral para formar la v. axilar
vv. basivertebrales *vv. basivertebrales*	conductos tortuosos en el interior de las vértebras	vértebras	plexos vertebrales anterior, externo e interno
vv. bronquiales *vv. bronchiales*	cerca de los bronquios	bronquios mayores y raíces de los pulmones	lado derecho: v. ácigos; lado izquierdo: venas intercostales izquierdas superiores o hemiácigos accesoria
vv. cardiacas anteriores (tres o cuatro) *vv. cordis anteriores*	lado ventral del corazón	porción ventral del ventrículo derecho	aurícula derecha
vv. cardiacas mínimas (muchas venas diminutas) vv. de Thebesius *vv. cordis minimae*	en la pared muscular del corazón	pared muscular del corazón	la mayoría en la aurícula derecha; algunas en los ventrículos
v. cava inferior (la más gruesa del cuerpo) *v. cava inferior*	desde el nivel de la quinta vértebra lumbar asciende a lo largo de la columna vertebral hasta el lado derecho del corazón	vv. iliacas primitivas v. lumbar, renal, testicular (en el hombre), ovárica (en la mujer), suprarrenal, frénica inferior y hepática	aurícula derecha
v. cava superior (la segunda más gruesa del cuerpo) *v. cava superior*	desde la parte posterior del esternón desciende a la porción derecha del corazón	mitad superior del cuerpo a través de los trs. venosos braquiocefálicos	parte superior de la aurícula derecha
vv. cavernosas del pene *vv. cavernosae penis*	pene	espacios venosos cavernosos en el tejido eréctil del pene (cuerpos cavernosos)	v. dorsal profunda del pene, plexo prostático
v. cefálica *v. cephalica*	de la parte radial de la mano sube por el antebrazo a lo largo del borde externo del músculo bíceps del brazo y más arriba pasa entre los músculos deltoides y pectoral mayor	porción radial del plexo venoso dorsal de la mano; tributarias palmares y dorsales del antebrazo; v. acromiotorácica	v. axilar exactamente debajo de la clavícula
v. cefálica accesoria *v. cephalica accessoria*	porción radial del antebrazo	plexo venoso dorsal de la mano	v. cefálica en el codo
v. central de la retina *v. centralis retinae*	del globo ocular pasa al nervio óptico	vv. retinianas	seno cavernoso, v. oftálmica superior
vv. centrales del hígado *vv. centralis hepatis*	en el centro de los lobulillos hepáticos	sinusoides en el tejido hepático	v. sublobulillar
vv. cerebelosas inferiores *vv. cerebelli inferiores*	parte inferior del cerebelo	cara inferior del cerebelo	senos transverso, superior, petroso y occipital
vv. cerebelosas superiores *vv. cerebelli superiores*	parte superior del cerebelo (vermis superior)	cara superior del cerebelo	seno recto y venas cerebrales internas
v. cerebral anterior *v. cerebri anterior*	de la cara superior del cuerpo calloso baja a través de la cisura longitudinal, por encima del nervio óptico, hacia el surco cerebral lateral	venas de la sustancia perforada anterior, lámina terminal, rostrum del cuerpo calloso, septum pellucidum, v. estriada	v. basal
v. cerebral media profunda v. profunda de Silvio *v. cerebri media profunda*	parte inferior del surco cerebral lateral	tributarias de la ínsula, circunvoluciones próximas	v. basal
v. cerebral media superficial v. superficial silviana *v. cerebri media superficialis*	cara externa del cerebro	cara externa de los hemisferios	senos cavernoso y esfenoparietal
v. cerebral profunda v. cerebral magna; gran v. de Galeno *v. cerebri magna*	alrededor de la parte posterior del cuerpo calloso	venas cerebrales internas	extremidad anterior del seno recto
vv. cerebrales inferiores *vv. cerebri inferiores*	parte inferior del cerebro	cara inferior de los hemisferios cerebrales	porción del lóbulo frontal: seno sagital superior; porción del lóbulo temporal: seno cavernoso, petroso

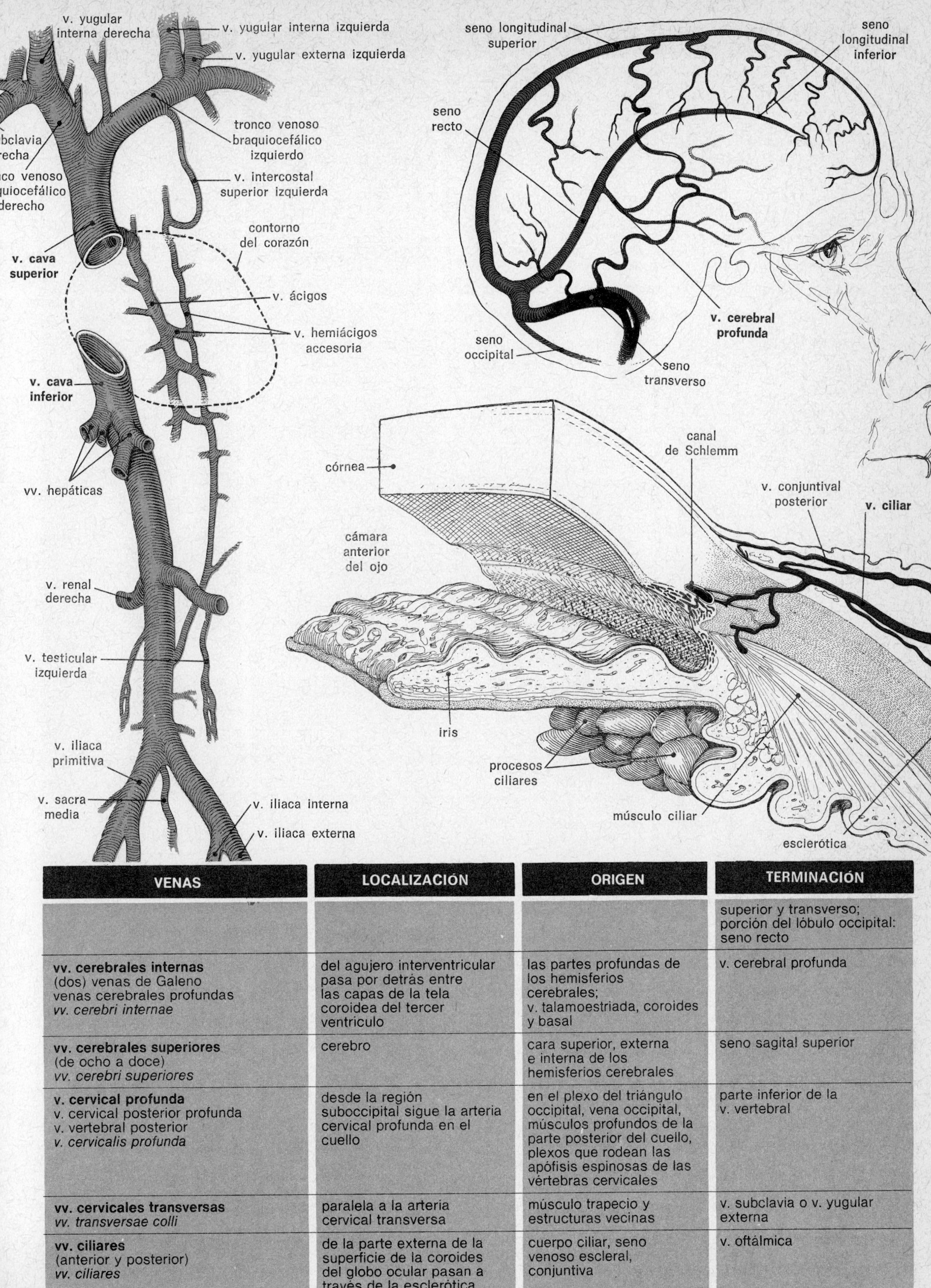

VENAS	LOCALIZACIÓN	ORIGEN	TERMINACIÓN
			superior y transverso; porción del lóbulo occipital: seno recto
vv. cerebrales internas (dos) venas de Galeno venas cerebrales profundas *vv. cerebri internae*	del agujero interventricular pasa por detrás entre las capas de la tela coroidea del tercer ventrículo	las partes profundas de los hemisferios cerebrales; v. talamoestriada, coroides y basal	v. cerebral profunda
vv. cerebrales superiores (de ocho a doce) *vv. cerebri superiores*	cerebro	cara superior, externa e interna de los hemisferios cerebrales	seno sagital superior
v. cervical profunda v. cervical posterior profunda v. vertebral posterior *v. cervicalis profunda*	desde la región suboccipital sigue la arteria cervical profunda en el cuello	en el plexo del triángulo occipital, vena occipital, músculos profundos de la parte posterior del cuello, plexos que rodean las apófisis espinosas de las vértebras cervicales	parte inferior de la v. vertebral
vv. cervicales transversas *vv. transversae colli*	paralela a la arteria cervical transversa	músculo trapecio y estructuras vecinas	v. subclavia o v. yugular externa
vv. ciliares (anterior y posterior) *vv. ciliares*	de la parte externa de la superficie de la coroides del globo ocular pasan a través de la esclerótica	cuerpo ciliar, seno venoso escleral, conjuntiva	v. oftálmica

VENAS	LOCALIZACIÓN	ORIGEN	TERMINACIÓN
v. circunfleja iliaca profunda *v. circumflexa ilium profunda*	cara interna del ileon	venas que acompañan a la arteria circunfleja iliaca profunda	v. iliaca externa aproximadamente 2 cm por encima del ligamento inguinal
vv. circunflejas femorales externas *vv. circumflexae femoris laterales*	rodean la cara externa de la parte superior del fémur	músculos del muslo, especialmente los posteriores; mitad externa de la cadera	v. femoral
vv. circunflejas femorales internas *vv. circumflexae femoris mediales*	rodean la cara interna de la parte superior del fémur	músculos de la parte superior del muslo, especialmente los posteriores; articulación de la cadera	v. femoral
v. cística *v. cystica*	en el higado; acompaña al conducto cístico	vesicula	rama derecha de la v. porta
v. coclear *v. canaliculi cochleae*	desde la lámina espiral y membrana basilar a la base del modiolo	caracol	v. laberínticas
v. cólica derecha *v. colica dextra*	colon ascendente	colon ascendente	v. mesentérica superior
v. cólica izquierda *v. colica sinistra*	a lo largo del colon descendente	colon descendente y flexura izquierda del colon (esplénica)	v. mesentérica inferior
v. cólica media *v. colica media*	colon transverso	colon transverso	v. mesentérica superior
vv. conjuntivales *vv. conjunctivales*	ojo	conjuntiva bulbar	v. oftálmica superior
v. coroidea *v. chorioidea*	ventriculo lateral del cerebro	ventriculo lateral, plexo coroides, cuerpo calloso	v. cerebral interna
v. coronaria estomáquica v. gástrica izquierda *v. gastrica sinistra*	discurre de derecha a izquierda a lo largo de la curvadura menor del estómago, y el peritoneo del epiplón menor (transcavidad de los epiplones)	tributarias de ambas caras del estómago	v. porta
v. coronaria mayor v. coronaria izquierda *v. cordis magna*	de la punta cardiaca asciende a la parte anterior del corazón	tributarias de la auricula izquierda y ambos ventriculos; v. marginal izquierda	extremidad izquierda del seno coronario
v. coronaria media *v. cordis media*	sube a la parte posterior del corazón desde la punta	tributarias de ambos ventriculos	extremidad derecha del seno coronario
v. coronaria menor v. coronaria derecha *v. cordis parva*	asciende al corazón desde la parte posterior de la auricula derecha y del ventriculo	parte posterior de la auricula derecha y ventriculo; v. marginal derecha	extremidad derecha del seno coronario o auricula derecha
coronario, seno		véase seno coronario	
v. cubital media v. mediana del codo *v. mediana cubiti*	pasa oblicuamente a lo largo de la flexura del codo	v. cefálica por debajo del codo	v. basilica
vv. cubitales vv. satálites de la arteria cubital *vv. comitantes arteria ulnaris*	desde la mano se dirigen por el borde de la muñeca hacia arriba, hasta el pliegue del codo	arcos venosos palmares profundos; v. superficiales a nivel de la muñeca; v. interóseas palmares y dorsales	v. humerales
v. de la cavidad timpánica *v. cavum tympani*	oido medio	cámara del oido medio (caja del tímpano), membrana timpánica, celdas mastoideas, conducto auditivo	plexos pterigoideos y seno petroso superior
vv. de la membrana timpánica *vv. tympanicae membranae*	membrana timpánica (tímpano)	membrana timpánica	v. de la cavidad timpánica y meato del oido externo
v. del bulbo del pene *v. bulbi penis*	pene	se desarrolla en la parte posterior del cuerpo esponjoso del pene (bulbo del pene)	vv. pudendas internas
v. del bulbo del vestibulo *v. bulbi vestibuli*	vestibulo	masa del tejido eréctil a cada lado de la vagina	vv. pudendas internas
v. del conducto del vestibulo v. del acueducto del vestibulo *v. aquaeductus vestibuli*	a través del conducto del vestibulo (acompañada por el conducto endolinfático)	oido interno	seno petroso superior

VENAS	LOCALIZACIÓN	ORIGEN	TERMINACIÓN
v. del conducto pterigoideo v. vidiana *v. canalis pterygoidei*	desde el oido y garganta, a través del conducto pterigoideo, llega hasta la fosa pterigopalatina	seno esfenoidal	plexo pterigoideo o seno cavernoso
vv. diafragmáticas inferiores		véase vv. frénicas inferiores	
vv. diafragmámaticas superiores		véase vv. pericardiofrénicas	
vv. digitales plantares *vv. digitales plantares*	cara plantar de los dedos de los pies	plexos de la cara plantar de los dedos de los pies	unión para formar cuatro venas metatarsianas
v. diploica frontal *v. diploica frontalis*	capa media (diploe) del hueso frontal del cráneo	hueso frontal	v. supraorbitaria y seno sagital superior
v. diploica occipital (la mayor de las cuatro venas diploicas) *v. diploica occipitalis*	capa media (diploe) del hueso occipital del cráneo	hueso parietal	v. occipital o seno transverso
v. diploica temporal anterior *v. diploica temporalis anterior*	capa media (diploe) del hueso frontal y parte de los huesos parietales del cráneo	hueso frontal y parte anterior de los parietales	seno esfenoparietal y vv. temporales profundas
v. diploica temporal posterior *v. diploica temporalis posterior*	capa media (diploe) del parietal craneal	hueso parietal	seno transverso
v. dorsal profunda del clitoris (impar) v. dorsal del clitoris *v. dorsalis clitoridis profunda*	linea dorsal media del clitoris	cuerpo y glande del clitoris	principalmente, en el plexo vesical
v. dorsal profunda del pene (impar) v. dorsal del pene *v. dorsalis penis profunda*	linea dorsal media del pene	pene	plexo prostático
vv. dorsales de la lengua		véase v. linguales dorsales	
vv. dorsales superficiales del clitoris *vv. dorsales clitoridis subcutaneae*	clitoris	capas subcutáneas del clitoris	v. pudenda externa
vv. dorsales superficiales del pene *vv. dorsales penis subcutaneae*	linea dorsal media del pene	piel y capa subcutánea del pene	v. pudenda externa
v. emisaria condílea *vv. emissaria condyloidea*	a través del conducto condileo del cráneo	área del agujero occipital	v. profundas del cuello
v. emisaria del agujero de Vesalio *v. emissaria foraminis Vesalii*	a través del agujero de Vesalio (cuando lo hay)	seno cavernoso	plexo pterigoideo
v. emisaria mastoidea *v. emissaria mastoidea*	a través del agujero mastoideo del cráneo	seno transverso	v. auricular posterior o v. occipital
v. emisaria parietal *v. emissaria parietalis*	a través del agujero parietal del cráneo	cuero cabelludo	seno sagital superior
vv. emisarias del agujero rasgado (dos o tres) *vv. emissariae foraminis lacerum*	a través del agujero rasgado del cráneo	seno cavernoso	plexo pterigoideo
vv. epiesclerales *vv. episclerales*	en la esclerótica, cerca del borde corneal	ángulo del ojo, esclerótica, conjuntiva	v. ciliares anteriores
v. epigástrica inferior v. epigástrica profunda *v. epigastrica inferior*	desde el ombligo desciende hacia la región del anillo inguinal profundo	pared abdominal, conducto deferente en el hombre, ligamento redondo en la mujer	v. iliaca externa, unos 1,25 cm proximal al ligamento inguinal
v. epigástrica superficial *v. epigastrica superficialis*	desde el ombligo se dirige hacia abajo y lateralmente hacia el ligamento inguinal	porción cutánea de la zona inferior e interna de la pared abdominal	v. safena interna
vv. epigásticas superiores *vv. epigastricae superiores*	desde el abdomen se dirigen al diafragma	músculo recto del abdomen, apéndice xifoides, diafragma	v. mamaria interna
vv. escrotales anteriores *vv. scrotales anteriores*	escroto	parte anterior del escroto	v. pudenda externa
vv. escrotales posteriores *vv. scrotales posteriores*	escroto	parte posterior del escroto	plexo venoso vesical o v. pudendas internas
vv. esofágicas (varias) *vv. oesophageae*	a lo largo del esófago	esófago	venas ácigos, hemiácigos, coronaria estomáquica y tiroidea inferior
v. espermática derecha v. testicular derecha *v. testicularis dextra*	desde el testiculo asciende a lo largo del cordón espermático, a través del conducto inguinal profundo, dentro del abdomen	testiculo, epididimo	v. cava inferior

VENAS	LOCALIZACIÓN	ORIGEN	TERMINACIÓN
v. espermática izquierda v. testicular izquierda *v. testicularis sinistra*	desde el testiculo asciende a lo largo del cordón espermático, a través del conducto inguinal profundo, dentro del abdomen	testiculo, epididimo	v. renal izquierda
vv. espinales *vv. spinales*	en la piamadre de la medula espinal, donde se forma un tortuoso plexo venoso	medula espinal y piamadre	plexo venoso vertebral interno
v. espiral del modiolo *v. spiralis modioli*	modiolo del caracol	caracol	v. laberinticas
v. esplénica v. lienal *v. lienalis*	del hilio del bazo a la vecindad del cuello del páncreas	gástrica corta, gastroepiploica izquierda, pancreática y mesentérica inferior	v. porta
v. esternocleidomastoidea v. esternomastoidea *v. sternocleidomastoidea*	cuello	esternocleidomastoideo, omohioideo, esternohioideo, esternotiroideo, cutáneo del cuello y piel del cuello	v. yugular interna
v. estilomastoidea *v. stylomastoidea*	desciende verticalmente desde el agujero estilomastoideo	celdas mastoideas, cámara del oido medio, conductos semicirculares	v. maxilar interna o auricular posterior
vv. estrelladas del riñón *vv. stellatae renis*	corteza renal, cerca de la cápsula	parte superficial de la corteza renal	v. interlobulares del riñón
v. estriada inferior *v. striata inferior*	cuerpo estriado	sustancia perforada anterior del cerebro	v. basal
vv. etmoidales *vv. ethmoidales*	senos etmoidales	senos etmoidales y frontal, duramadre, paredes y tabique de las fosas nasales	v. oftálmica superior
v. facial *v. facialis*	desde el ángulo interno del ojo discurre por la cara hacia el cuello	estructuras superficiales de la cara; venas tributarias: frontal, supraorbitarias, facial profunda, temporal superficial, auricular posterior, occipital y retromandibular	v. yugular interna
v. facial posterior		véase v. retromandibular	
v. facial profunda *v. facialis profunda*	cara	plexo pterigoideo; pequeñas venas tributarias procedentes de los músculos buccinador, cigomático y masetero	v. facial
vv. faríngeas (varias) *vv. pharyngeae*	superficie externa de la faringe	vv. meníngeas posteriores y vena del conducto pterigoideo; plexo faríngeo	v. yugular interna
v. femoral *v. femoralis*	dos terceras partes proximales del muslo, dirigiéndose hacia el ligamento inguinal	v. poplitea, v. safena interna, v. femoral profunda, tributarias musculares	v. iliaca externa a nivel del ligamento inguinal
v. femoral profunda *v. profunda femoris*	acompaña a la arteria femoral profunda	venas femorales circunflejas medial y lateral o externa; a través de las tributarias musculares se anastomosa a nivel distal con la v. poplitea y a nivel proximal con la v. glútea inferior	v. femoral
vv. fibulares		vease vv. peroneas	
vv. frénicas *vv. musculophrenicae*	en el diafragma, a lo largo de la cara interna de la caja costal en la inserción del diafragma hasta el sexto cartilago costal	diafragma y espacios intercostales inferiores	v. mamaria interna
vv. frénicas inferiores vv. diafragmáticas inferiores *vv. phrenicae inferiores*	superficie inferior del diafragma	tejido diafragmático	lado derecho: vena cava inferior; lado izquierdo: v. suprarrenal izquierda (con frecuencia, una

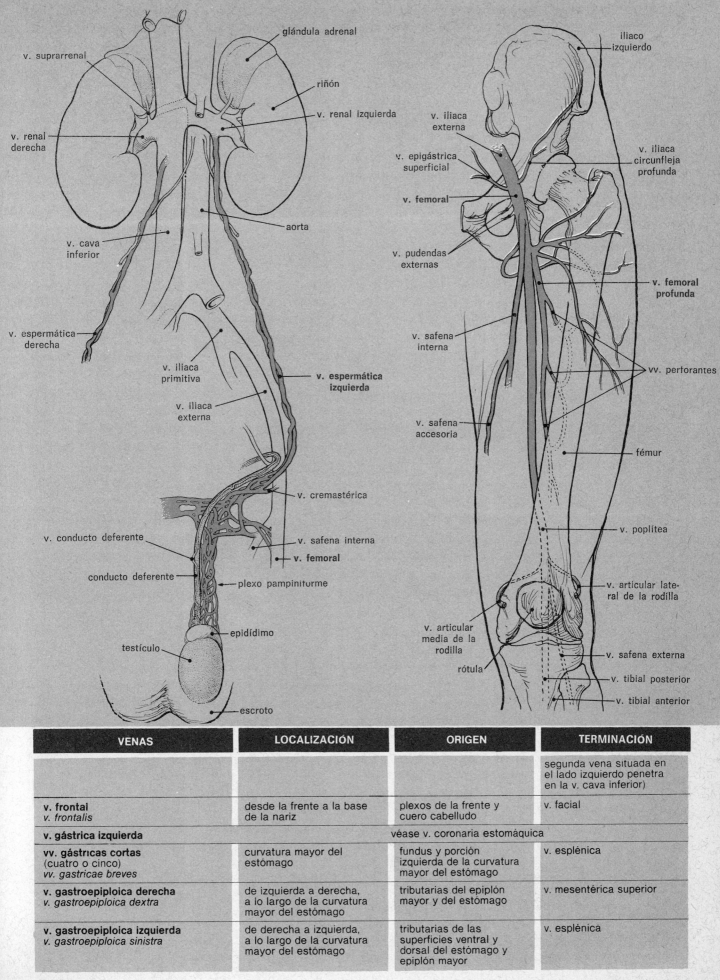

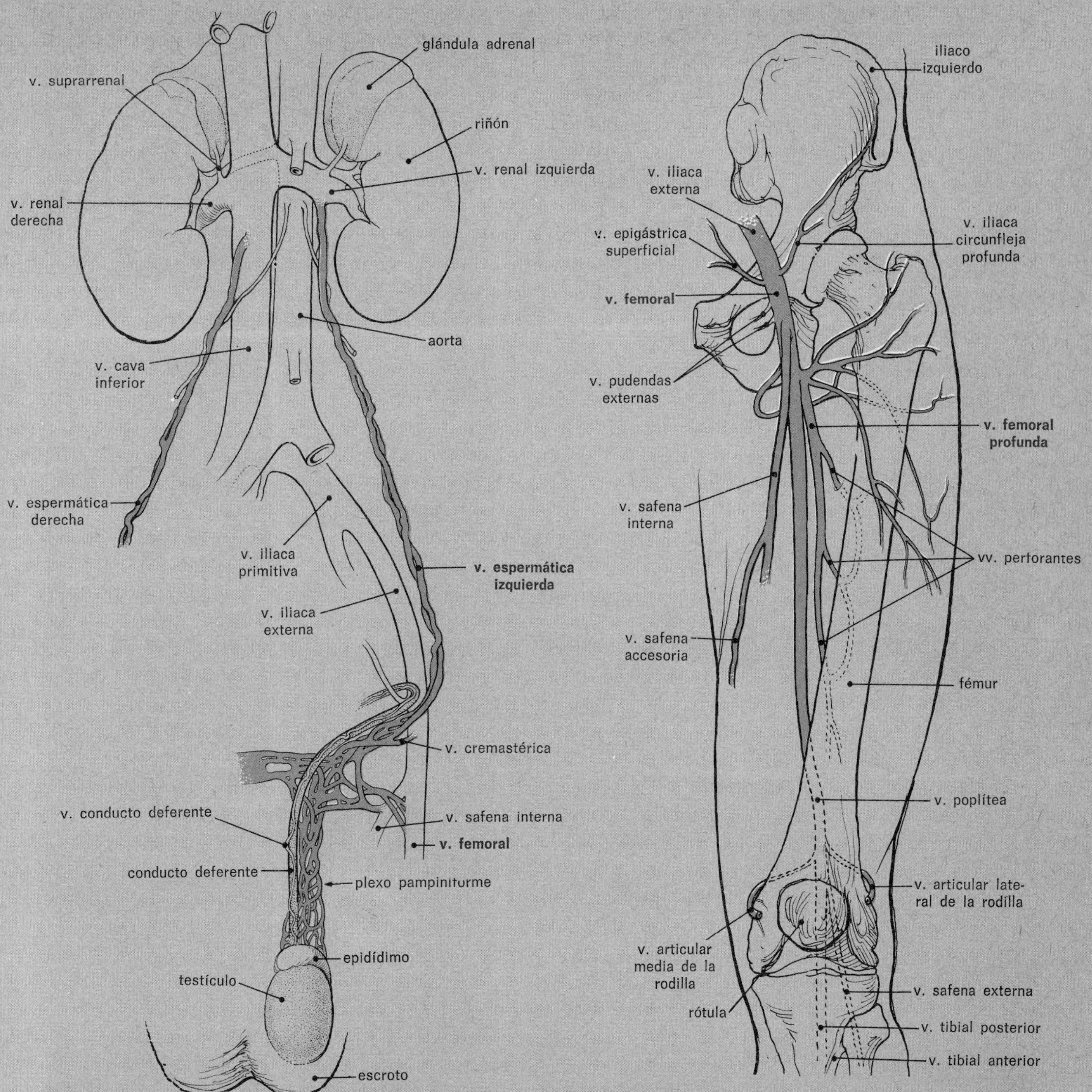

VENAS	LOCALIZACIÓN	ORIGEN	TERMINACIÓN
			segunda vena situada en el lado izquierdo penetra en la v. cava inferior)
v. frontal *v. frontalis*	desde la frente a la base de la nariz	plexos de la frente y cuero cabelludo	v. facial
v. gástrica izquierda		véase v. coronaria estomáquica	
vv. gástricas cortas (cuatro o cinco) *vv. gastricae breves*	curvatura mayor del estómago	fundus y porción izquierda de la curvatura mayor del estómago	v. esplénica
v. gastroepiploica derecha *v. gastroepiploica dextra*	de izquierda a derecha, a lo largo de la curvatura mayor del estómago	tributarias del epiplón mayor y del estómago	v. mesentérica superior
v. gastroepiploica izquierda *v. gastroepiploica sinistra*	de derecha a izquierda, a lo largo de la curvatura mayor del estómago	tributarias de las superficies ventral y dorsal del estómago y epiplón mayor	v. esplénica

VENAS	LOCALIZACIÓN	ORIGEN	TERMINACIÓN
vv. glúteas inferiores vv. isquiáticas *vv. gluteae inferiores*	desde la porción proximal de la parte posterior del muslo, penetran en la pelvis a través del agujero ciático mayor	piel y músculos de la nalga y parte posterior del muslo; vena circunfleja interna y primeras venas perforantes	v. iliaca interna
vv. glúteas superiores vv. glúteas *vv. gluteae superiores*	desde la nalga se dirigen a través del agujero ciático mayor, hacia la pelvis	tributarias de la nalga	v. iliaca interna
v. hemiácigos v. ácigos izquierda v. ácigos menor inferior *v. hemiazygos*	en el tórax; asciende por el lado izquierdo de la columna vertebral hasta la novena vértebra dorsal, a cuyo nivel cruza horizontalmente la columna vertebral para unirse con la vena ácigos	venas lumbares ascendentes izquierdas, cuatro o cinco venas intercostales caudales, vena subcostal izquierda, venas esofágica y mediastínica	v. ácigos
v. hemiácigos accesoria v. ácigos menor superior *v. hemiazygos accessoria*	desciende por el lado izquierdo de la porción dorsal de la columna vertebral y generalmente cruza la misma a nivel de la octava vértebra dorsal	venas intercostales posteriores cuarta a séptima	v. ácigos
v. hemorroidal media v. rectal media *v. rectalis media*	región rectal	plexo rectal; tributarias de la vejiga, próstata y vesícula seminal	v. iliaca interna
vv. hemorroidales inferiores vv. rectales inferiores *vv. rectales inferiores*	cerca del canal anal y recto	parte inferior del plexo rectal inferior	v. pudenda interna
vv. hemorroidales superiores vv. rectales superiores *vv. rectales superiores*	desde el recto al borde de la pelvis	parte superior del plexo rectal externo	v. mesentérica inferior
vv. hepáticas *vv. hepaticae*	hígado	tejido hepático; venas central, intralobulillar y sublobulillares	grupo superior: tres gruesas venas drenan en la vena cava inferior por debajo del diafragma; grupo inferior: varias venas pequeñas drenan en la vena cava inferior en una porción más inferior
v. hipogástrica	véase v. iliaca interna		
vv. humerales vv. satélites de la arteria humeral *vv. comitantes arteriae brachialis*	situadas a cada lado de la arteria humeral	venas radial y cubital, venas cubitales colaterales superior e inferior, vena humeral profunda	v. axilar
v. ileocólica *v. ileocolica*	área ileocólica	íleon terminal, apéndice, ciego, parte inferior del colon ascendente	v. mesentérica superior
v. iliaca externa *v. iliaca externa*	desde debajo del ligamento inguinal, a lo largo del borde de la pelvis menor, hasta la articulación sacroiliaca	extremidad inferior y parte inferior de la pared abdominal; venas epigástrica inferior, circunfleja profunda y pubiana	v. iliaca primitiva
v. iliaca interna v. hipogástrica *v. iliaca interna*	se dirige hacia arriba desde el agujero ciático mayor al borde de la pelvis	continuación de la vena femoral; v. glútea superior, glútea inferior, pudenda interna, obturatriz, sacra externa, sacra media, venas dorsales del pene, vesical, uterina, vaginal	v. iliaca primitiva
v. iliaca primitiva *v. iliaca communis*	desde la articulación sacroiliaca asciende hasta la quinta vértebra lumbar	venas iliacas interna y externa; venas iliolumbar y venas sacras externas (además, la vena iliaca primitiva izquierda recibe a la v. sacra media)	se une a la del lado opuesto para formar la v. cava inferior
vv. innominadas	véase troncos venosos braquiocefálicos		
v. intercostal derecha común v. intercostal superior derecha *v. intercostalis suprema dextra*	pared posterior de la parte superior del tórax	espacios intercostales segundo o tercero	v. ácigos mayor
v. intercostal izquierda común vena intercostal superior izquierda *v. intercostalis suprema sinistra*	pared posterior del tórax, a lo largo del cayado de la aorta	los dos primeros o terceros espacios intercostales izquierdos,	tronco venoso braquiocefálico izquierdo

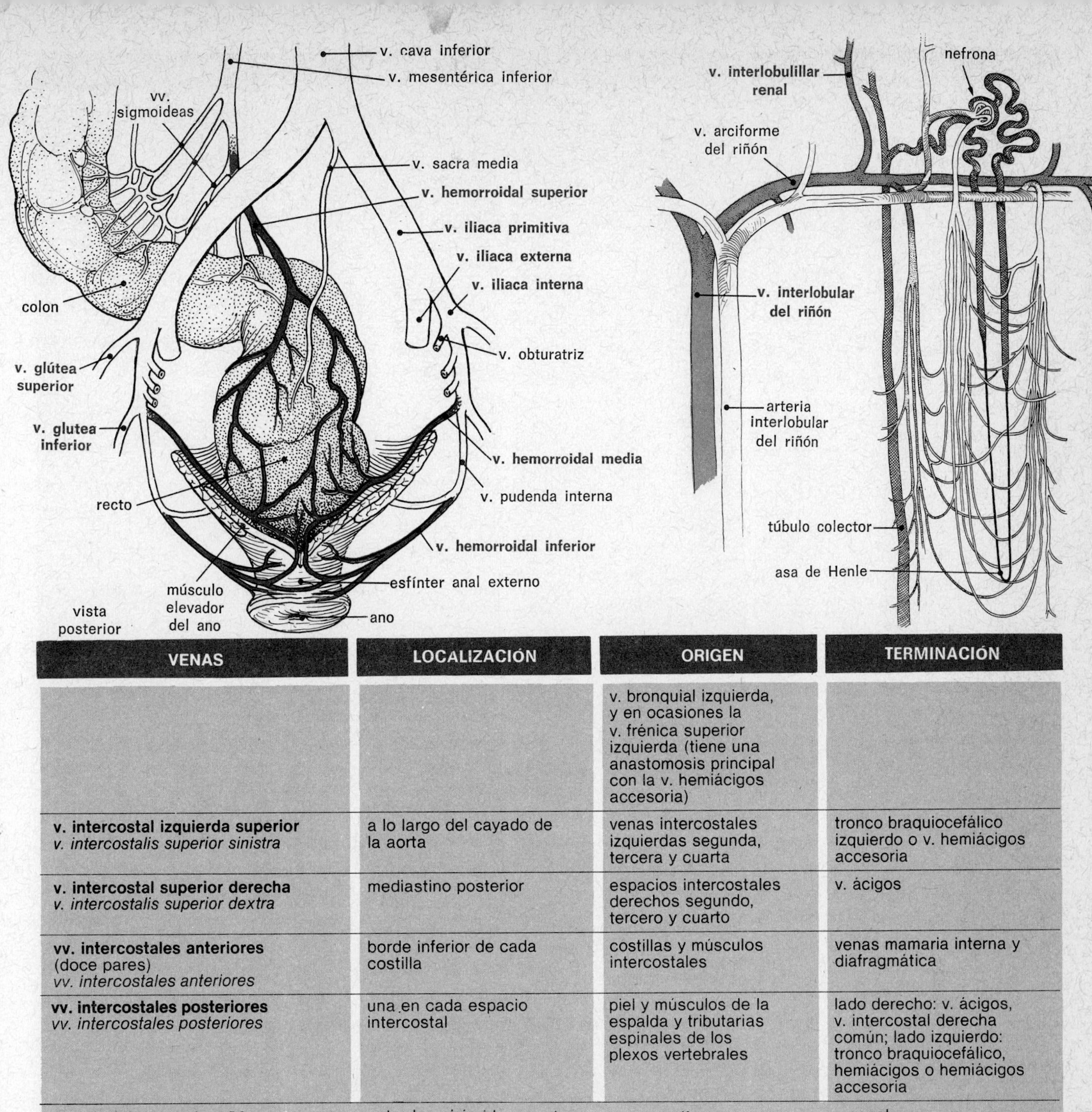

VENAS	LOCALIZACIÓN	ORIGEN	TERMINACIÓN
		v. bronquial izquierda, y en ocasiones la v. frénica superior izquierda (tiene una anastomosis principal con la v. hemiácigos accesoria)	
v. intercostal izquierda superior *v. intercostalis superior sinistra*	a lo largo del cayado de la aorta	venas intercostales izquierdas segunda, tercera y cuarta	tronco braquiocefálico izquierdo o v. hemiácigos accesoria
v. intercostal superior derecha *v. intercostalis superior dextra*	mediastino posterior	espacios intercostales derechos segundo, tercero y cuarto	v. ácigos
vv. intercostales anteriores (doce pares) *vv. intercostales anteriores*	borde inferior de cada costilla	costillas y músculos intercostales	venas mamaria interna y diafragmática
vv. intercostales posteriores *vv. intercostales posteriores*	una en cada espacio intercostal	piel y músculos de la espalda y tributarias espinales de los plexos vertebrales	lado derecho: v. ácigos, v. intercostal derecha común; lado izquierdo: tronco braquiocefálico, hemiácigos o hemiácigos accesoria
vv. interlobulares del riñón vv. interpiramidales *vv. interlobares renis*	entre las pirámides renales	venas arciformes	v. renal
vv. interlobulillares hepáticas *vv. interlobulares hepatis*	en el tejido hepático, entre los lóbulos	venas central o intralobular y sublobular	venas hepáticas
vv. interlobulillares renales *vv. interlobulares renis*	corteza renal	corteza renal; estrellas de Verheyen, v. capsulares y perforantes	vv. arciformes del riñón
vv. interóseas		vease vv. metacarpianas	
vv. interpiramidales		vease vv. interlobulares del riñón	
vv. intervertebrales *vv. intervertebrales*	columna vertebral	plexos vertebrales interno y externo; venas de la medula espinal	v. vertebral, intercostal, lumbar y sacra externa
vv. intestinales (generalmente, 10 a 15) venas yeyunales e ileares *vv. intestinales* *vv. jejunales et ilei*	corren paralelas con la arteria mesentérica superior entre las hojas del mesenterio	paredes del yeyuno e ileon	v. mesentérica superior
vv. laberínticas v. auditivas internas *vv. labyrinthi*	oido interno, a través del conducto auditivo interno	oido interno	seno petroso inferior o seno transverso

VENAS	LOCALIZACIÓN	ORIGEN	TERMINACIÓN
vv. labiales anteriores *vv. labiales anteriores*	vulva	porción anterior de los labios mayores; monte de Venus	v. pudenda externa
vv. labiales inferiores *vv. labiales inferiores*	borde del labio inferior hasta el ángulo de la boca	glándulas labiales, mucosa y músculos del labio inferior	v. facial
vv. labiales posteriores *vv. labiales posteriores*	vulva	porción posterior de los labios mayores; vestibulo, labios menores	v. pudenda interna
vv. labiales superiores *vv. labiales superiores*	borde del labio superior, entre la mucosa y la capa muscular	labio superior, tributarias de la nariz, tabique nasal	v. facial
v. lagrimal *v. lacrimalis*	órbita	glándulas lagrimales, párpados, conjuntiva	v. oftálmica superior
v. laríngea inferior *v. laryngea inferior*	parte dorsal de la laringe	músculos y mucosa de la laringe	v. tiroidea inferior
v. laríngea superior *v. laryngea superior*	laringe	glándulas, mucosa y músculos de la laringe	v. tiroidea superior
v. lingual *v. lingualis*	lengua	lengua a través de dos o tres tributarias	yugular interna o parte inferior de la v. facial
vv. linguales dorsales vv. dorsales de la lengua *vv. dorsales linguae*	lengua	parte posterior de la lengua	v. lingual
v. lumbar ascendente *v. lumbalis ascendens*	por delante de las apófisis transversas de las vértebras lumbares	venas sacra y lumbar	lado derecho: v. ácigos; lado izquierdo: v. hemiácigos
vv. lumbares (generalmente, 4 a cada lado) *vv. lumbales*	paredes lumbares	tributarias dorsales de la piel y músculos de los lomos y tributarias abdominales de la pared abdominal; plexo vertebral	la primera y segunda drenan en la v. lumbar ascendente; la tercera y cuarta, en la v. cava inferior
v. mamaria externa v. torácica externa *v. thoracica lateralis*	pared torácica externa	pared torácica externa; vv. costoaxilares	v. axilar
v. mamaria interna v. torácica interna *v. thoracica interna*	tórax	v. frénica superior, epigástrica superior, frénica, perforante, intercostal anterior, esternal, tímica, mediastínica y pericardicofrénica	tronco braquiocefálico
v. maxilar *v. maxillaris*	pequeño tronco entre el cóndilo de la mandíbula y el ligamento esfenomandibular	plexo pterigoideo	v. maxilar interna
v. mediana del antebrazo v. mediana antebraquial *v. mediana antebrachii*	de la base del pulgar a la porción palmar media del antebrazo	plexos venosos de la cara palmar de la mano	v. basilica o cefálica o v. mediana cubital
vv. mediastínicas vv. mediastínicas anteriores *vv. mediastinales*	mediastino	tejido areolar y ganglios linfáticos del mediastino anterior; pericardio	v. ácigos, tronco braquiocefálico o v. cava superior
vv. meníngeas anteriores *vv. meningeae anteriores*	sobre el ala menor del esfenoides	duramadre de la fosa anterior del cráneo; cráneo	v. etmoidal y diploica, senos venosos
vv. meníngeas medias *vv. meningeae mediae*	desde la duramadre abandona el cráneo por el agujero redondo menor del esfenoides	duramadre, superficie interna del cráneo, ganglio trigémino	plexo pterigoideo o seno parietoesfenoidal
v. mesentérica inferior *v. mesenterica inferior*	desde el recto asciende bajo la cubierta del peritoneo hasta el nivel del páncreas	recto; porciones sigmoidea y descendente del colon	v. esplénica
v. mesentérica superior *v. mesenterica superior*	desde la fosa iliaca derecha asciende entre las dos hojas del mesenterio hasta el nivel del páncreas	intestino delgado, ciego, apéndice, y porciones ascendente y transversa del colon	v. porta
vv. metacarpianas dorsales vv. interóseas dorsales *vv. metacarpeae dorsales*	mano	región metacarpiana dorsal	red venosa dorsal de la mano
vv. metacarpianas palmares vv. interóseas palmares *vv. metacarpeae palmares*	mano	región metacarpiana palmar	arco venoso palmar profundo

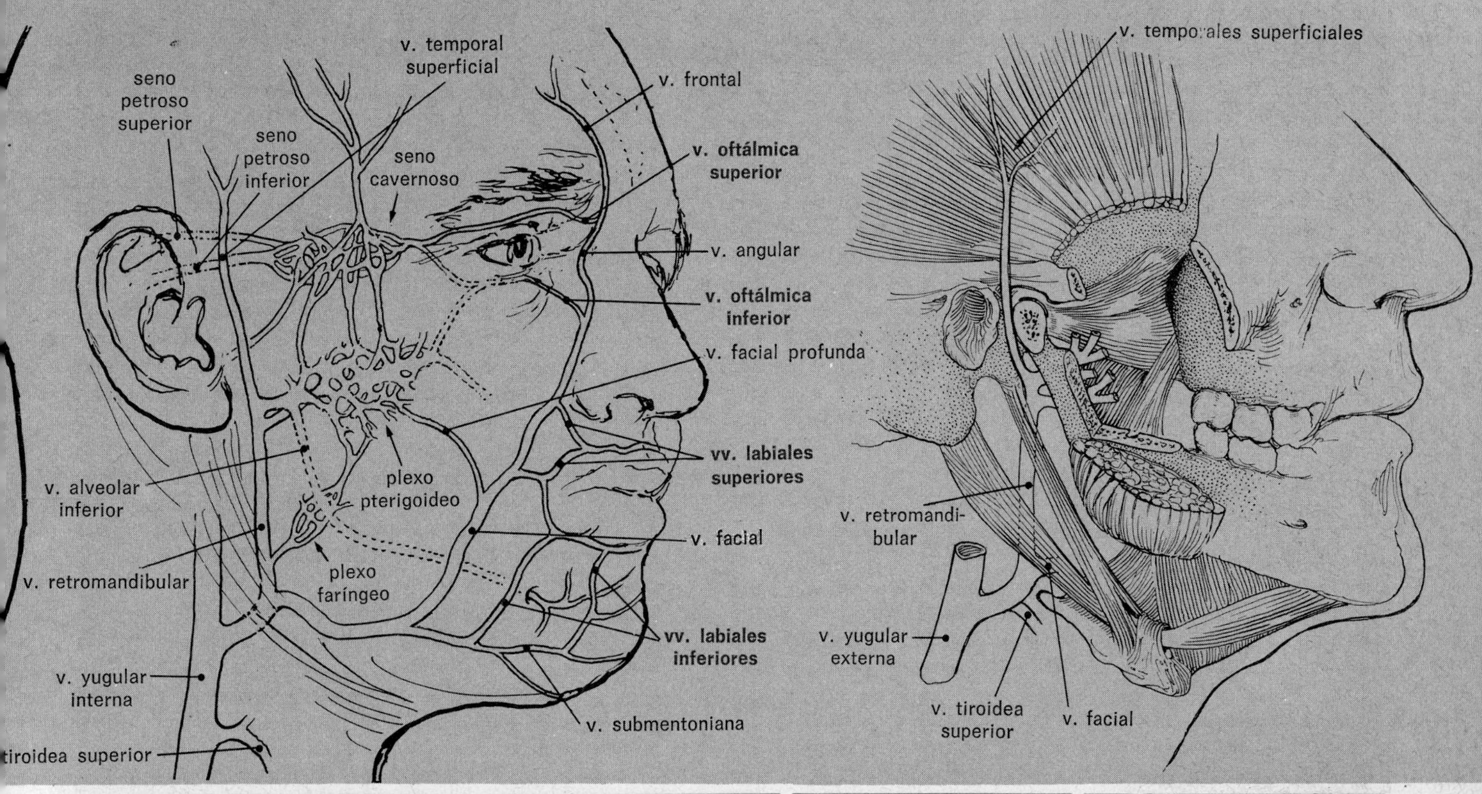

VENAS	LOCALIZACIÓN	ORIGEN	TERMINACIÓN
vv. metatarsianas dorsales vv. interóseas dorsales del pie *vv. metatarseae dorsales pedis*	discurren por la porción proximal de los espacios metatarsianos	venas dorsales de los dedos y entre los dedos de los pies; metatarsianos y músculos de la vecindad	arco venoso dorsal del pie
vv. metatarsianas plantares vv. interóseas plantares *vv. metatarseae plantares*	entre los metatarsianos	v. digitales plantares entre los dedos del pie; metatarsianos y músculos de la vecindad	arco venoso plantar
vv. nasales externas (varias) *vv. nasales externae*	se extienden desde la nariz hacia arriba	porción externa de la nariz	v. angular y facial
v. nasofrontal *v. nasofrontalis*	porción anterior interna de la órbita	v. supraorbitaria y angular	v. oftálmica superior
v. oblicua de la aurícula izquierda *v. obliqua atrii sinistri*	pared posterior de la aurícula izquierda del corazón	pared cardiaca	seno coronario
v. obturatriz *v. obturatoria*	desde la porción proximal de la región adductora del muslo a la pelvis, pasando por el agujero obturador	articulación de la cadera y músculos de la región	v. iliaca interna
v. occipital *v. occipitalis*	desde la parte posterior del cuero cabelludo se dirige hacia el cuello	plexos de la parte posterior de la cabeza; tributarias de las venas auricular posterior y temporal superficial; emisaria parietal, emisaria mastoidea y v. diploica occipital	v. yugular interna o externa
v. oftálmica inferior *v. ophthalmica inferior*	desde el suelo de la órbita pasa por la parte posterior a la parte inferior posterior de la órbita	tributarias musculares y ciliares	seno cavernoso
v. oftálmica superior *v. ophthalmica superior*	desde el ángulo interno de la órbita, atravisa ésta y desemboca en el seno cavernoso	globo ocular, músculos del ojo y párpados	seno cavernoso
vv. ováricas *vv. ovaricae*	en el ligamento ancho, cerca del ovario y de la trompa	plexo pampiniforme del ligamento ancho	lado derecho: v. cava inferior; lado izquierdo: v. renal izquierda
v. palatina externa *v. palatina externa*	región del paladar	amigdalas y paladar blando	plexos pterigoideo y amigdalino; v. facial

VENAS	LOCALIZACIÓN	ORIGEN	TERMINACIÓN
vv. palpebrales *vv. palpebrales*	párpados	tributarias de los párpados	v. oftalmica superior
vv. palpebrales inferiores *vv. palpebrales inferiores*	párpado inferior	párpado inferior	v. facial
vv. palpebrales superiores *vv. palpebrales superiores*	párpados superior	párpado superior	v. angular y v. oftálmica superior
vv. pancreáticas *vv. pancreaticae*	en el páncreas	tributarias del cuerpo y cola del páncreas	v. esplénica
vv. pancreaticoduodenales *vv. pancreaticoduodenales*	cabeza del páncreas y porción proximal del duodeno	páncreas y duodeno	porción superior de la v. mesentérica superior
vv. paraumbilicales vv. de Sappey *vv. paraumbilicales*	desde la zona umbilical pasan a lo largo del ligamento redondo hasta el higado	v. cutáneas alrededor del ombligo	venas portales accesorias hepáticas
vv. parotídeas *vv. parotideae*	glándula parótida	parte de la glándula parótida	v. retromandibular o temporal superficial
vv. perforantes *vv. perforantes*	perforan el músculo aductor mayor para alcanzar la parte dorsal del muslo	músculos del muslo, especialmente sus tendones	v. femoral profunda
vv. pericárdicas (varias) *vv. pericardiceae*	cápsula membranosa del corazón	pericardio	tronco venoso braquiocefálico o v. cava superior
vv. pericardiofrénicas vv. diafragmáticas superiores vv. frenicas superiores *vv. pericardiacophrenicae*	paralelas al nervio frénico, entre la pleura y el pericardio	diafragma; tributarias del pericardio	tronco venoso braquiocefálico izquierdo o v. cava superior
vv. peroneas vv. fibulares *vv. peroneae vel fibulares*	desde el lado externo del talón suben por detrás de la pierna hasta debajo de la rodilla	calcáneo, músculos de la pierna, sindesmosis tibioperonea	v. tibial posterior
petroso inferior, seno		véase seno petroso inferior	
petroso superior, seno		véase seno petroso superior	
v. pilórica *v. pylorus*	a lo largo de la porción pilórica de la curvatura menor del estómago	piloro y epiplón menor	v. porta
plexo pterigoideo *plexus pterigoideus*	fosa infratemporal	tributarias de: venas alveolar inferior, meningea media, temporal profunda, mesetera, bucal, alveolar posterior superior, faringea, palatina descendente, infraorbitaria, del conducto pterigoideo y esfenopalatina	v. maxilar
v. poplítea *v. poplitea*	desde el borde inferior del músculo popliteo, a través del rombo popliteo, se dirige al anillo del tercer aductor	venas tibiales anterior y posterior	v. femoral a nivel del anillo del tercer aductor
v. porta (de unos 8 cm de longitud) *v. portae*	en el abdomen, por detrás del cuello del páncreas	v. mesentérica, superior, esplénica, coronaria estomáquica, pilórica, cistica y paraumbilical	se divide en derecha e izquierda antes de desaguar en el tejido hepático
v. posterior del ventrículo izquierdo		vease v. ventricular posterior izquierda	
v. prepilórica v. de Mayo *v. prepylorica*	parte pilórica del estómago	piloro	v. coraria estomáquica derecha
v. profunda de la lengua *v. profunda linguae*	lengua	punta y porción profunda de la lengua	venas que acompañan a la arteria ranina
v. púbica *v. pubis*	desde el dorso del pene pasa a la pelvis a través del agujero obturador	región pubica	v. iliaca externa
vv. pudendas externas *vv. pudendae externae*	desde el abdomen inferior y región genital hasta la parte superior del muslo	piel de la parte inferior del abdomen; en el hombre: v. escrotal anterior y dorsal superficial del pene; en la mujer: v. labial anterior	v. safena interna o v. femoral

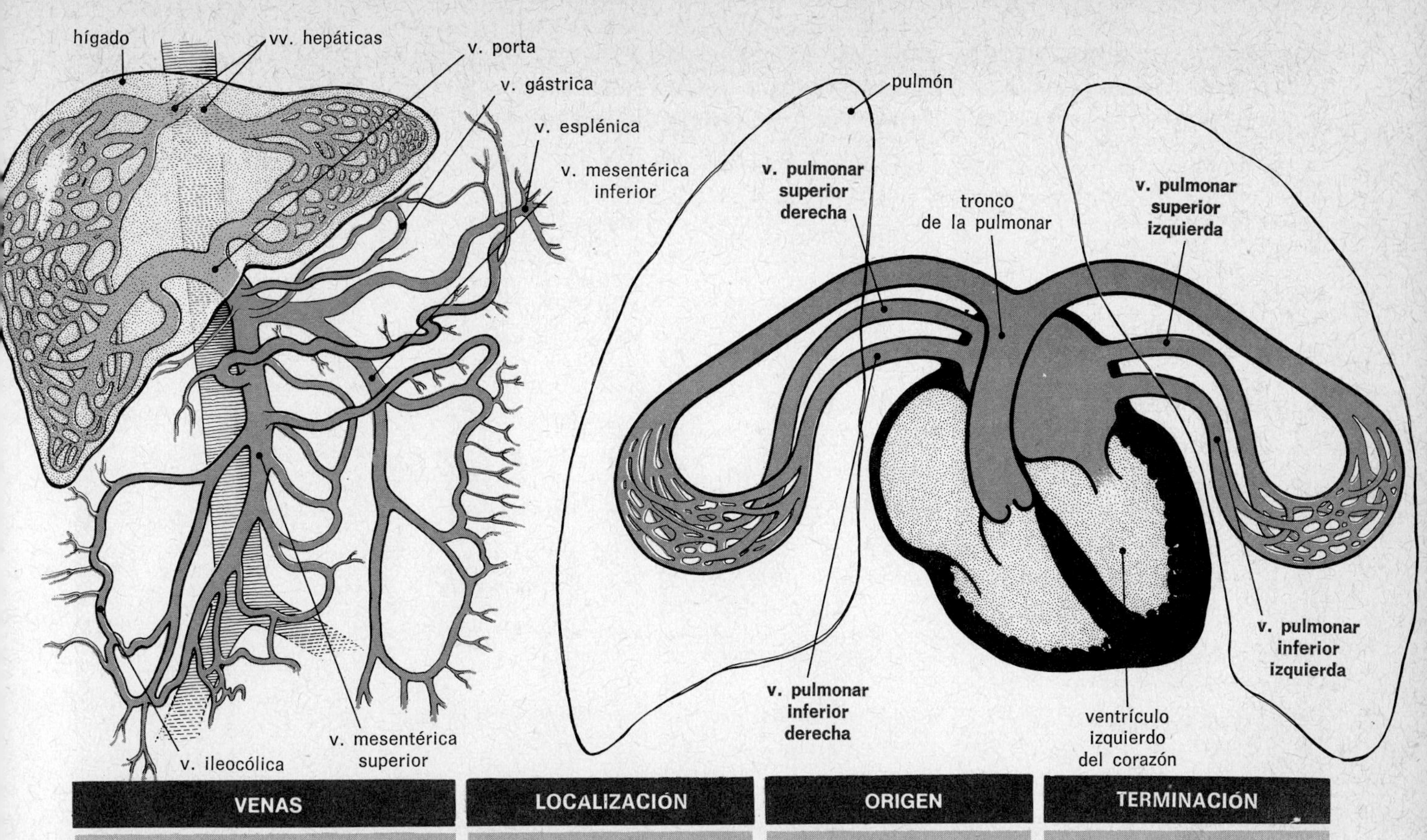

VENAS	LOCALIZACIÓN	ORIGEN	TERMINACIÓN
		y dorsal superficial del clítoris	
vv. pudendas internas *vv. pudendae internae*	desde el periné y genitales a la pelvis	periné y genitales	v. iliaca interna
v. pulmonar inferior derecha *v. pulmonis inferior dextra*	desde el pulmón derecho (porción inferior del hilio) al corazón	venas del segmento superior, v. basales superior e inferior	aurícula izquierda
v. pulmonar inferior izquierda *v. pulmonaris inferior sinistra*	del pulmón izquierdo al corazón	v. del segmento basal y v. lingual	aurícula izquierda del corazón
v. pulmonar superior derecha *v. pulmonis superior dextra*	desde el pulmón derecho al corazón	tres tributarias del lóbulo superior derecho (v. de los segmentos posterior, apical y anterior) y una del lóbulo medio del pulmón (v. del lóbulo medio)	aurícula izquierda
v. pulmonar superior izquierda *v. pulmonaris superior sinistra*	del pulmón izquierdo al corazón	división superior: venas del segmento apicoposterior anterior y superior; división lingular: v. segmentarias superior e inferior	aurícula izquierda
vv. radiales *vv. radiales*	desde la mano se dirige a la porción externa del carpo subiendo por el brazo hacia el codo	v. metacarpianas dorsales	junto con las v. cubitales, para formar las v. humerales
v. ranina	véase v. sublingual		
vv. renales *vv. renales*	en el lado derecho del hilio del riñón	riñones; venas testicular, frénica inferior y suprarrenal	vena cava inferior (la v. renal derecha desemboca en la v. cava inferior a un nivel ligeramente más bajo que la izquierda)
v. retromandibular v. facial posterior tronco temporomaxilar *v. retromandibularis*	desde el tejido de la glándula parótida pasa a lo largo de la rama de la mandíbula	temporal superficial, maxilar, tributarias de la parótida y músculo mesetero	v. yugular externa o interna
v. sacra media *v. sacralis media*	concavidad del sacro	región de la cara posterior del recto	v. iliaca primitiva izquierda
vv. sacras laterales *vv. sacrales laterales*	cara anterior del sacro	piel y músculos del dorso del sacro	v. iliaca interna
v. safena accesoria *v. saphena accessoria*	porciones interna y posterior del muslo	porciones interna y posterior de la superficie del muslo	v. safena interna

VENAS	LOCALIZACIÓN	ORIGEN	TERMINACIÓN
v. safena externa v. safena menor *v. saphena parva*	desde la parte externa del tobillo hasta la zona media posterior de la pierna	v. marginal externa, v. profundas del dorso de los pies, tributarias de la parte posterior de la pierna	v. poplitea
v. safena interna (la más larga del cuerpo) v. safena mayor *v. saphena magna*	desde la cara interna del pie hasta 3 cm por debajo del ligamento inguinal	tributarias de la planta del pie; v. safena externa, v. tibiales anterior y y posterior, v. safena accesoria, v. epigástrica superficial, v. iliaca superficial circunfleja, v. pudenda superficial externa	v. femoral
vv. satélites de la arteria humeral		véase vv. humerales	
seno coronario (amplio conducto venoso de unos 2,25 cm de longitud) *sinus coronarius*	parte posterior del surco coronario (cubierto por fibras musculares de la aurícula izquierda)	venas coronarias mayor, menor y media; posterior del ventrículo izquierdo; v. oblicua de la aurícula izquierda	aurícula derecha entre el nacimiento de la vena cava inferior y el orificio atrioventricular
seno petroso inferior *sinus petrosus inferior*	surco petroso inferior	seno cavernoso, venas auditivas internas, venas del bulbo, protuberancia y cara inferior del cerebelo	bulbo de la v. yugular interna
seno petroso superior *sinus petrosus superior*	surco petroso superior	seno cavernoso	seno transverso o seno sigmoide
v. sigmoideas (varias) *vv. sigmoideae*	porción inferior izquierda del colon	colon sigmoideo y descendente	v. mesentérica inferior
v. subclavia *v. subclavia*	desde el borde externo de la primera costilla al borde esternal de la clavícula	continúa desde la v. axilar; v. yugular externa, v. yugular anterior (ocasionalmente)	se une a la yugular interna para formar el tronco braquiocefálico
v. subcostal *v. subcostalis*	en la pared abdominal, a lo largo del borde caudal de la duodécima costilla	pared abdominal inferior	lado derecho; v. ácigos; lado izquierdo: v. hemiácigos
vv. subcutáneas del abdomen *vv. subcutaneae abdominis*	pared abdominal	redes superficiales de la pared abdominal	v. toracoepigástrica, epigástrica superficial o vv. profundas de la pared abdominal
v. sublingual v. ranina *v. sublingualis*	debajo de la lengua	glándula sublingual, músculo milohioideo y vecinos, mucosa de la boca y encías, alvéolos de la mandíbula	v. lingual
v. submentoniana *v. submentalis*	bajo el borde mandibular	glándula submaxilar; músculos milohioideo, digástrico y cutáneo del cuello	v. facial
v. supraescapular v. escapular transversa *v. suprascapularis*	desde la cara posterior de la escápula pasa a través de la escotadura escapular, camina paralela a la clavícula y luego cruza el plexo braquial y arteria subclavia	articulación del hombro, escápula, clavícula, músculos de la vecindad y piel	v. yugular externa o v. subclavia
v. supraorbitaria *v. supraorbitalis*	frente	músculo frontal, v. diploica frontal	v. facial o v. oftálmica superior
v. suprarrenal derecha *v. suprarenalis dextra*	hilio de la glándula suprarrenal derecha	glándula suprarrenal derecha	vena cava inferior
v. suprarrenal izquierda *v. suprarenalis sinistra*	hilio de la glándula suprarrenal izquierda	glándula suprarrenal izquierda	v. renal izquierda o v. frénica inferior izquierda
vv. supratrocleares (generalmente, 2) *vv. supratrochleares*	frente y parte superior de la cabeza	plexo venoso de la frente	v. angular
v. talamoestriada *v. thalamostriata*	porción profunda del cerebro	cuerpo estriado, tálamo y cuerpo calloso	v. cerebral interna
v. temporal media *v. temporalis media*	desde el ángulo de la órbita, pasa a ponerse al lado de la oreja	músculo temporal; v. cigomaticoorbitaria	v. retromandibular o v. temporal superficial y profunda
vv. temporales profundas *vv. temporales profundae*	en el lado de la cabeza	zonas profundas del músculo temporal	plexo pterigoideo
vv. temporales superficiales *vv. temporales superficiales*	desde el cuero cabelludo, a un lado de la cabeza,	plexos en la zona lateral de la cabeza; venas	v. retromandibular

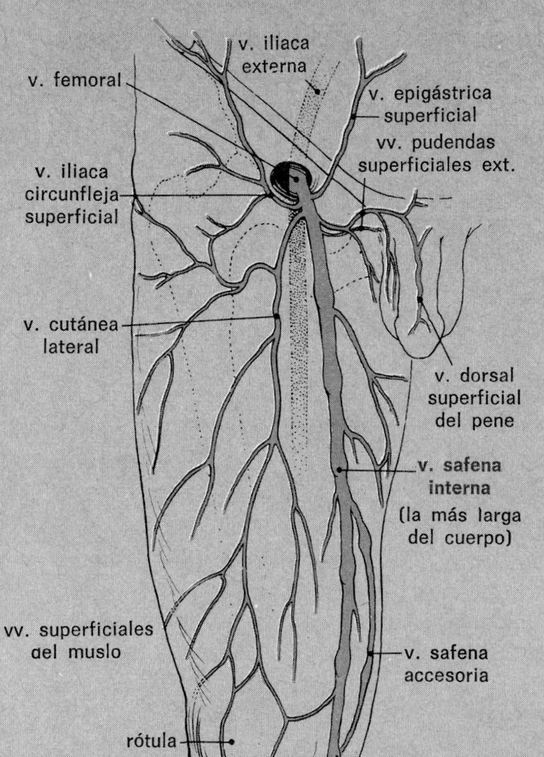

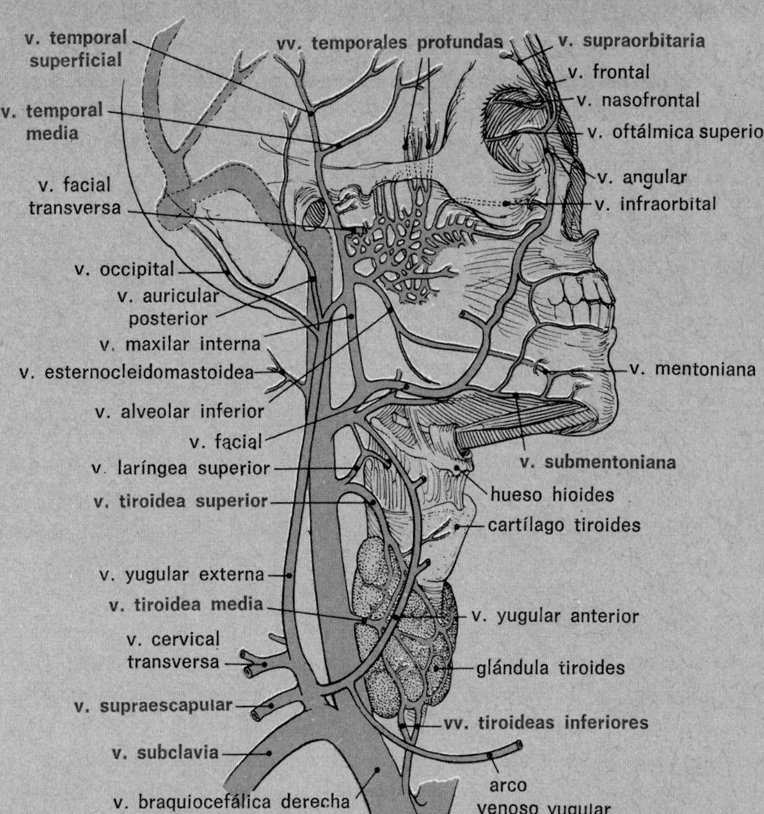

VENAS	LOCALIZACIÓN	ORIGEN	TERMINACIÓN
	descienden hacia la glándula parótida	transversa facial, auricular anterior y temporal media	
vv. temporomandibulares *vv. temporomandibulares*	articulación temporomaxilar	área que rodea la articulación temporomaxilar; v. timpánicas	v. retromandibular
v. testicular	véase v. espermática		
vv. tibiales anteriores *vv. tibiales anteriores*	desde el pie y articulación del tobillo ascienden por la parte anterior de la pierna; entre la tibia y el peroné	venas acompañantes de la arteria pedia dorsal; músculos y huesos de la parte anterior de la pierna	v. poplitea
vv. tibiales posteriores (generalmente, dos) *vv. tibiales posteriores*	desde la planta del pie al lado tibial de la pierna, donde ascienden oblicuamente a la región posterior de la pierna hasta un poco por debajo de la corva	músculos y huesos de la región posterior de la pierna	v. poplitea
vv. tímicas *vv. thymicae*	timo	tejido de la glándula del timo	tronco braquiocefálico izquierdo y v. tiroidea
v. tiroidea superior *v. thyreoidea superior*	desde la glándula tiroides asciende hacia la cabeza	parte superior de la glándula tiroides; v. laríngea superior y cricotiroidea	parte superior de la v. yugular interna
vv. tiroideas inferiores (de dos a cuatro) *vv. thyreoideae inferiores*	parte inferior del cuello	plexos venosos de la glándula tiroides; v. esofágica, traqueal y laríngea inferior	troncos venosos braquiocefálicos
vv. tiroideas medias *vv. thyreoideae mediae*	desde la glándula tiroides se sitúan en la porción externa de la arteria carótida primitiva, la cual cruzan por encima	parte inferior de la glándula tiroides; tributarias de la tráquea y laringe	parte inferior de la v. yugular interna
v. torácica	véase v. mamaria		
v. toracoepigástrica *v. thoracoepigastrica*	cara anterior y lateral del tronco (en el tejido subcutáneo)	piel y tejido subcutáneo de la porción anteroexterna del tronco	en la parte superior: v. mamaria externa; en la parte inferior: v. epigástrica superficial
v. transversa facial *v. facialis transversa*	desde la mejilla se dirige hacia atrás (exactamente bajo el arco cigomático),	músculos y estructuras relacionadas que estén próximas al cigoma	v. temporal superficial

VENAS	LOCALIZACIÓN	ORIGEN	TERMINACIÓN
	a la porción anterior de la oreja		
vv. traqueales (varias) *vv. tracheales*	tráquea	tejido traqueal	plexos venosos tiroideos, tronco braquiocefálico o vena cava superior
tronco temporomaxilar		véase v. retromandibular	
troncos venosos braquiocefálicos vv. innominadas *vv. brachiocephalicae*	raíz del cuello	lado derecho: v. yugular interna, subclavia, mamaria interna y tiroidea inferior; lado izquierdo: yugular interna, subclavia y venas intercostales izquierdas comunes	v. cava superior
v. umbilical *v. umbilicalis*	a lo largo del cordón umbilical	placenta	feto
vv. uterinas *vv. uterinae*	lados y ángulos superiores del útero entre las dos hojas del ligamento ancho	plexo uterino	v. iliaca interna
vv. vaginales *vv. vaginales*	lados de la vagina	plexo vaginal	v. iliaca interna
v. ventricular posterior izquierda v. posterior del ventrículo izquierdo *v. posterior ventriculi sinistri*	desde la punta cardiaca camina paralela al surco longitudinal	cara diafragmática del ventrículo izquierdo	v. coronaria mayor
v. vertebral *v. vertebralis*	desde el triángulo suboccipital, a través de los agujeros transversos de las seis primeras vértebras cervicales	plexo venoso suboccipital, v. occipital, plexos venosos vertebrales interno y externo, v. cerebral anterior, v. cervicales profundas, primera v. intercostal (en ocasiones)	tronco braquiocefálico
v. vertebral accesoria *v. vertebralis accessoria*	cuando está presente, acompaña a la v. vertebral y surge a través del agujero transverso de la séptima vértebra cervical	plexos venosos de la arteria vertebral	tronco braquiocefálico
v. vertebral anterior v. cervical ascendente *v. vertebralis anterior*	desde las apófisis transversas de las vértebras cervicales desciende entre los músculos escaleno anterior y recto anterior mayor de la cabeza (acompaña a la arteria cervical ascendente)	plexos de alrededor de las apófisis transversas de las vértebras	porción terminal de la v. vertebral
vv. vesicales *vv. vesicales*	parte posterior de la vejiga y base de la próstata	plexo vesical; anastomosis con los plexos venosos pudendo y prostático	v. iliaca interna
vv. vestibulares *vv. vestibulares*	oído interno	vestíbulo del oído interno	v. laberíntica
vv. vorticosas (generalmente, cuatro o cinco) *vv. vorticosae*	globo ocular, entre la lámina cribosa y la unión esclerocorneal	plexo coroides del ojo	vv. oftálmicas superior e inferior
v. yeyunal e ileal		véase v. intestinales	
v. yugular anterior (generalmente, dos) *v. jugularis anterior*	desde la zona del hueso hioides baja a la parte anterior del cuello	v. laríngea y tiroidea; músculos del cuello	v. yugular externa o subclavia
v. yugular externa *v. jugularis externa*	desde el tejido de la glándula parótida se dirige perpendicularmente abajo, hacia el cuello	venas de las zonas profundas de la cara, exteriores del cráneo, maxilar interna y auricular posterior	v. subclavia, yugular interna o tronco braquiocefálico
v. yugular interna *v. jugularis interna*	desde la fosa yugular desciende al lado externo del cuello hacia la arteria carótida interna, y después por fuera de la arteria carótida primitiva	cerebro, cara y cuello; seno transverso, seno petroso inferior, venas facial, lingual, faríngea, tiroidea superior y y media y a veces las venas occipitales	tronco braquiocefálico
v. yugular posterior externa *v. jugularis externa posterior*	de la región occipital al tercio medio de la yugular externa	piel y músculos superficiales de la parte posterior de la cabeza y cuello	v. yugular externa

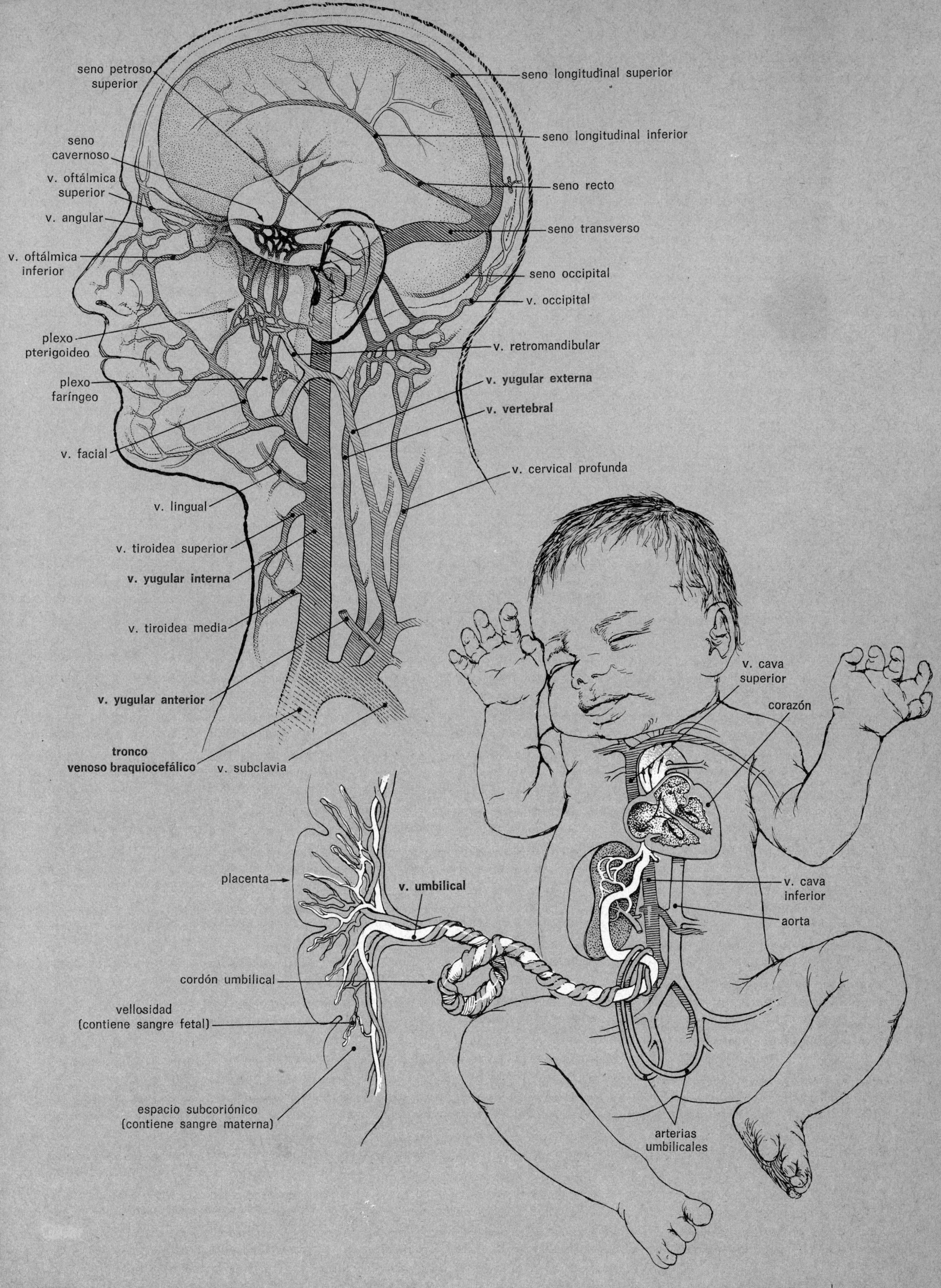
seno petroso
superior
seno
cavernoso
v. oftálmica
superior
v. angular
v. oftálmica
inferior
plexo
pterigoideo
plexo
faríngeo
v. facial
v. lingual
v. tiroidea superior
v. yugular interna
v. tiroidea media
v. yugular anterior
tronco
venoso braquiocefálico
v. subclavia
seno longitudinal superior
seno longitudinal inferior
seno recto
seno transverso
seno occipital
v. occipital
v. retromandibular
v. yugular externa
v. vertebral
v. cervical profunda
v. cava
superior
corazón
placenta
v. umbilical
v. cava
inferior
aorta
cordón umbilical
vellosidad
(contiene sangre fetal)
espacio subcoriónico
(contiene sangre materna)
arterias
umbilicales

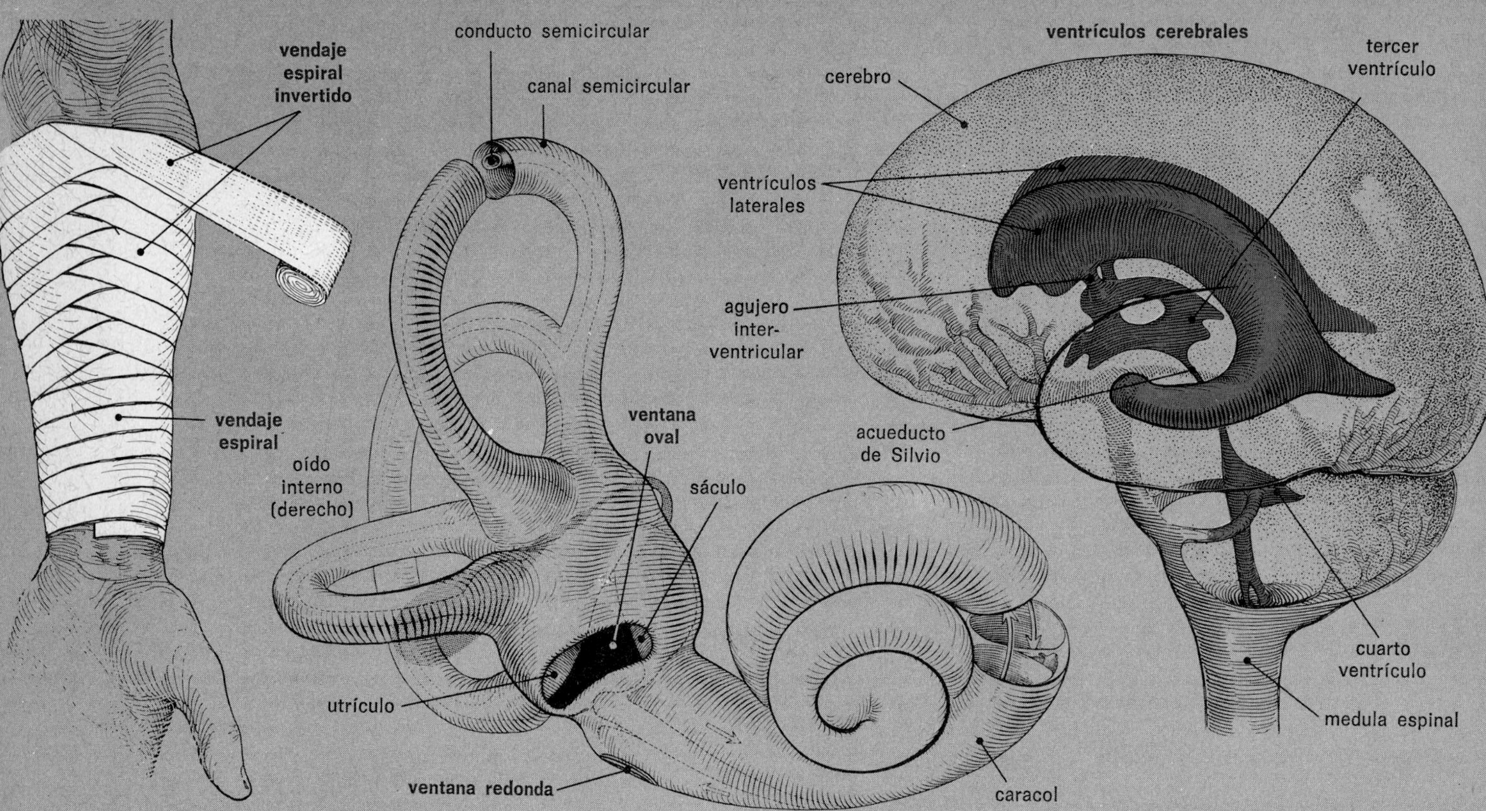

venación *(venation)*. Distribución de las venas.
venda *(bandage)*. Tira de gasa u otro material utilizada para proteger una parte herida, inmovilizar un miembro lesionado, mantener en su sitio apósitos, etc.
v. elástica, la fabricada con un material elástico, que se utiliza para ejercer una presión continua leve.
vendaje *(bandage)*. **1.** Cura o apósito sujetado con vendas, o figura resultante de la aplicación de éstas siguiendo un patrón determinado. **2.** Aplicación de una venda.
v. de Barton, vendaje en forma de ocho para sujeción del maxilar inferior.
v. de capelina, vendaje doble utilizado para cubrir la cabeza o una amputación.
v. enyesado, venda impregnada de yeso; se utiliza para inmovilizar.
v. espiral, vendaje que se aplica en espiral alrededor de un miembro.
v. espiral invertido, el que se va plegando sobre sí mismo a medida que se envuelve el miembro, es decir, con vueltas alternantes al derecho y al revés.
v. de Galeno, venda cefálica ancha cuyos extremos se dividen en tres puntas; se sitúa sobre la cabeza, atándose los cabos anteriores detrás del cuello, los posteriores en la frente y los centrales debajo de la barbilla.
v. invertido, vendaje que se aplica al miembro de tal manera que la venda queda medio torcida en cada vuelta.
v. en ocho, vendaje puesto de tal manera que sus giros se cruzan en forma de número ocho.
v. en T, el que tiene forma de T, generalmente utilizado para mantener apósitos sobre el perineo.
v. de Velpeau, el que se utiliza para sujetar el brazo y mantenerlo cruzado sobre el tórax.
venectasia *(venostasis)*. Véase flebectasia.
venectomía *(venectomy)*. Flebectomía.
venenífero *(veneniferous)*. Que contiene veneno.
veneno *(poison)*. Cualquier sustancia lesiva para la salud o que produce la muerte, ya sea al ingerirse o al aplicarse externamente.
venenoso *(venenous)*. Tóxico.
venéreo *(venereral)*. Relativo a o resultante de una relación sexual; el término proviene del latín *venereus*, amor.
venereología *(venereology)*. Estudio de las enfermedades venéreas.
venesección *(venesection)*. Flebotomía; extracción de sangre mediante incisión en una vena.
veni-, veno- *(veni-, veno-)*. Formas prefijas que significan vena.
venipuntura *(venipuncture)*. Inserción de una aguja en una vena.
venoclisis *(venoclysis)*. Inyección continua de un medicamento o líquido alimenticio en una vena; infusión de líquidos por vía intravenosa de manera lenta o gota a gota.
venografía *(venography)*. Obtención de un venograma; también llamada flebografía.
venograma *(venogram)*. Radiografía de una vena o venas tras inyección intravenosa de una sustancia radiopaca.
venomotor *(venomotor)*. Que produce cambios en el diámetro interno de las venas.
venopresor *(venopresor)*. Agente que eleva la presión sanguínea venosa mediante venoconstricción.
venoso *(venous)*. Relativo a una vena.
venotomía *(venotomy)*. Véase flebotomía.
venovenostomía *(venovenostomy)*. Comunicación quirúrgica de dos venas (anastomosis de ambas).
venta libre, de *(over the counter)*. Dícese del medicamento que no necesita receta para su adquisición.
ventana *(window)*. Abertura en una pared.
v. aórtica, zona radiotransparente situada bajo el cayado aórtico formada por la bifurcación de la tráquea y atravesada por la arteria pulmonar izquierda, visible en la radiografía oblicua anterior izquierda.
v. oval, abertura oval en la porción media de la cámara del oído medio que conduce al interior del vestíbulo del oído interno; en ella se inserta la lámina basal del estribo.
v. redonda, fenestra cochleae; abertura redondeada en la pared lateral del oído interno que va desde la rampa timpánica de la cóclea (caracol) a la cámara del oído medio; se cierra por medio de la membrana timpánica secundaria.
ventilación *(ventilation)*. Proceso fisiológico en el que se recambia el aire de los pulmones por el aire atmosférico; proceso cíclico de inspiración y espiración por el cual entra aire fresco en el aparato respiratorio y se exhala una cantidad igual de gas pulmonar.
v. alveolar, cantidad de gas inspirado que penetra en los alveolos cada minuto.
ventr-, ventro- *(ventr-, ventro-)*. Formas prefijas que denotan abdomen o se refieren a los ventrículos del corazón o del cerebro.
ventral *(ventral)*. **1.** Relativo al abdomen. **2.** Anterior (opuesto a dorsal).
ventricornu *(ventricornu)*. Columna anterior de sustancia gris de la medula espinal.
ventricular *(ventricular)*. Relativo a un ventrículo.
ventriculitis *(ventriculitis)*. Inflamación del recubrimiento de los ventrículos cerebrales.
ventriculo- *(ventriculo-)*. Forma prefija que indica relación con un ventrículo.
ventrículo *(ventricle)*. Cavidad, especialmente del corazón o del cerebro.
v. cardiaco, una de las dos cámaras inferiores y más amplias del corazón.
v. cerebral, cada una de las cavidades del cerebro (dos laterales, el tercero y el cuarto).
v. derecho (VD), cámara inferior derecha del corazón.
v. izquierdo (VI), cámara inferior izquierda del corazón.
ventriculocisternostomía *(ventriculocisternostomy)*. Operación quirúrgica por la que se establece una comunicación entre los ventrículos cerebrales y el espacio subaracnoideo o cisterna interpeduncular.
ventriculocordectomía *(ventriculocordotomy)*. Escisión de una porción de la cuerda vocal del perro con el fin de reducir el sonido de sus ladridos.
ventriculografía *(ventriculography)*. Realización de placas radiográficas del cerebro tras haber reemplazado el líquido cefalorraquídeo de los ventrículos por aire.
ventriculograma *(ventriculogram)*. Radiografía del cerebro previa introducción directa de aire o un medio opaco en los ventrículos cerebrales.
ventriculopuntura *(ventriculopuncture)*. Introducción de una aguja en un ventrículo.
ventriculotomía *(ventriculotomy)*. Incisión en un ventrículo.
ventriculus (pl. *ventriculi*). En latín, ventrículo, pequeño vientre.
ventrofijación del útero *(ventrofixation of uterus)*. Operación quirúrgica que se realiza para corregir la posición en retroversión del útero suturando el fondo del útero a la pared anterior del abdomen; es un procedimiento que ya no se utiliza, pero de interés histórico en la evolución de la fijación uterina; también llamada histeropexia e histerorrafia.
ventroscopia *(ventroscopy)*. Laparoscopia.
ventrotomía *(ventrotomy)*. Laparotomía.
vénula *(venula, venule)*. Vena pequeña; generalmente, la que tiene un diámetro menor que 100 μm.
v. estrellada, una de las vénulas situadas en la corteza renal, cerca de la cápsula, que adoptan la

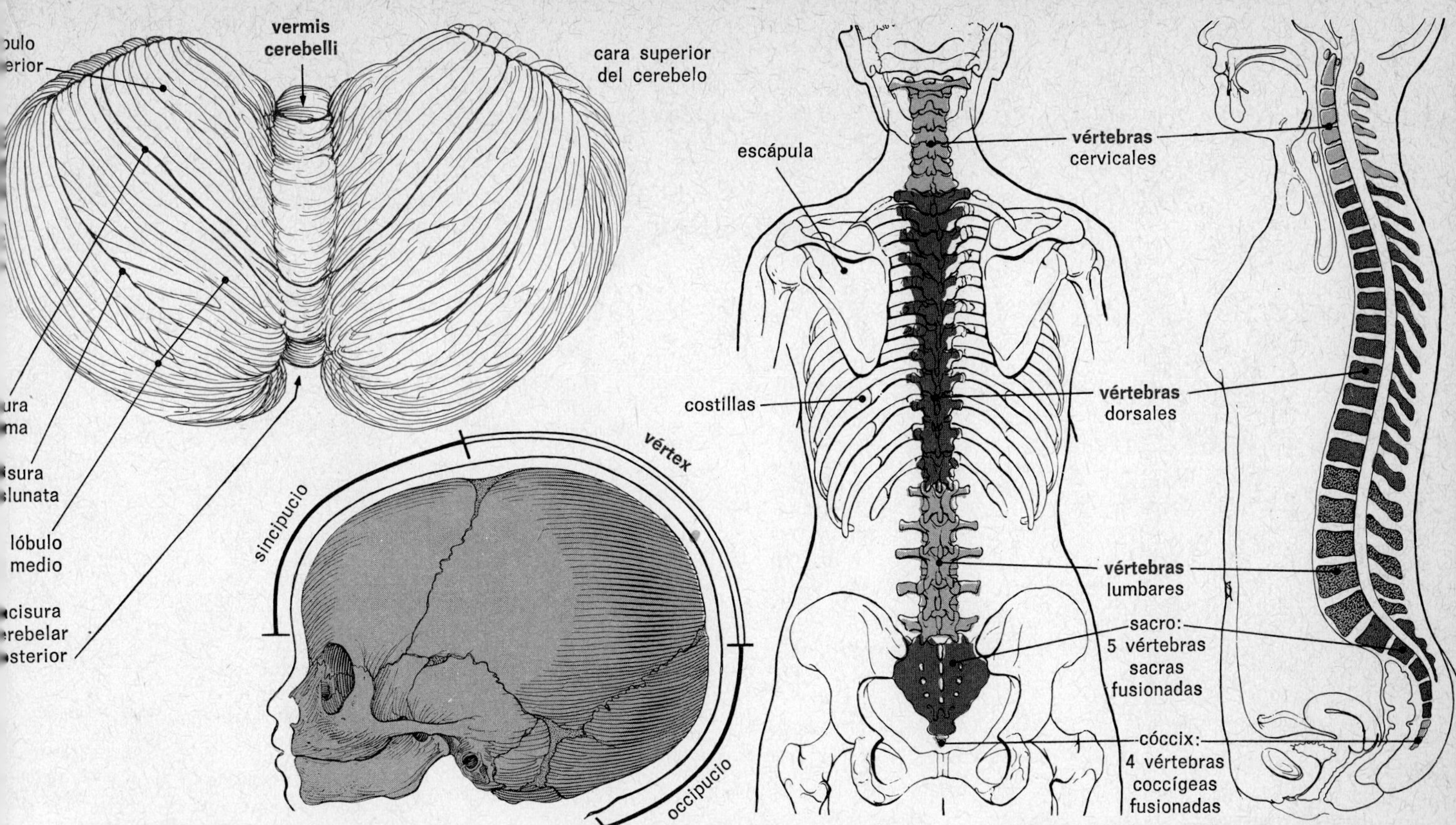

forma que su nombre indica.

v. poscapilar, vénula única marcada por células endoteliales alargadas, situada en la corteza de los ganglios linfáticos, en la que permite el paso de los lifocitos de la sangre a la linfa.

v. recta, una de la numerosas vénulas ascendentes que drenan las pirámides medulares del riñón y vacían en las venas arciformes.

verbigeración *(verbigeration).* Repetición de palabras o frases que no tienen sentido; también llamada estereotipia oral o falilalia.

verde *(green).* Color de la hierba; color del espectro situado entre el amarillo y el azul, producido por energía radiante de una longitud de onda de aproximadamente 530 nm.

v. indocianina, colorante usado en varios estudios sobre el flujo y volumen sanguíneo y otros estudios funcionales; se usa más frecuentemente para medir el gasto cardiaco.

v. Jano B, colorante azoico usado para la tinción supravital de las mitocondrias.

v. malaquita, sustancia verde, cristalina, soluble en agua, que se usa como indicador de pH; a pH 1,0 cambia de amarillo (ácido) a azul verdoso (alcalino); se usa también para tinciones bacterianas y como antiséptico; también llamado verde Victoria.

v. París, insecticida compuesto de acetato y metaarsenito de cobre.

v. Victoria, verde malaquita.

verdugón *(welt).* Elevación de la piel producida por un latigazo, golpe o azote.

vermicida *(vermicide).* Agente que mata los gusanos intestinales.

vermícula *(vermicule).* **1.** Gusano pequeño. **2.** De forma de gusano.

vermiculación *(vermiculation).* Movimiento vermiforme.

vermicular *(vermicular).* Que tiene forma de gusano.

vermiculoso *(vermiculose, vermiculous).* **1.** Con gusanos. **2.** Semejante a un gusano.

vermiforme *(vermiform).* Que tiene forma de gusano.

vermífugo *(vermifuge).* Agente que tiene la facultad de expulsar los gusanos intestinales.

verminoso *(verminous).* Infestado por gusanos o causado por gusanos u otro parásito.

vermis. En latín, gusano.

v. cerebelli, porción central estrecha del cerebelo que comunica los dos hemisferios cerebelosos.

vérmix *(vermix).* Apéndice vermiforme.

vernix. En latín, barniz.

v. caseosa, substancia sebácea o caseosa sobre la piel del recién nacido formada por estrato córneo, secreciones sebáceas y restos de epitelio.

verruca *(verruca).* Verruga.

verruciforme *(verruciform).* Que tiene forma de verruga o proyecciones semejantes a verrugas.

verrucosis *(verrucosis).* Afección caracterizada por la presencia de numerosas verrugas o elevaciones en forma de verruga.

verrucoso *(verrucose, verrucous).* Semejante a verrugas o rugosidades a modo de verrugas o cubierto por ellas; denota elevaciones o proyecciones semejantes a verrugas.

verruga *(wart).* Pequeña excrecencia córnea de la piel, generalmente de origen vírico.

v. común, lesión córnea áspera, cuyo tamaño varía entre 1 mm y 2 cm de diámetro; generalmente se localiza en las manos; también llamada verruga vulgar.

v. filiforme, proyección larga córnea, semejante a un dedo, que suele aparecer en grupos; son más frecuentes en hombres adultos, en la zona de la barba; también se ven en los párpados y en el cuello.

v. húmeda, masa blanda húmeda, entre rosa y roja, que aparece como una sola lesión o en agrupaciones a modo de coliflor; suele observarse en las zonas genital y anal, con menos frecuencia entre los dedos de los pies y en los ángulos de la boca; no suelen ser de origen venéreo; también llamada condiloma acuminado.

v. peruana, forma crónica de bartoneliasis; generalmente, pero no siempre, sigue a la fase de anemia (fiebre de Oroya); caracterizada por erupción profusa de la piel, principalmente en la cara y miembros, que puede persistir de un mes a dos años. Véase también bartoneliasis.

v. plana, verruga lisa pequeña del color de la piel que aparece en grupos de 30 o más; generalmente observada en la cara, cuello y dorso de las manos.

v. plantar, la que aparece en la planta del pie.

v. venérea, véase verruga húmeda.

versicolor *(versicolor).* Caracterizado por variedad de color; denota cambio de color.

versión *(version).* **1.** Giro del feto en el útero con el fin de ponerle en una posición más favorable para su alumbramiento. **2.** Estado de un órgano en posición contraria a la normal. **3.** En oftalmología, movimiento similar de los dos ojos en la misma dirección.

v. bimanual, cambio de posición del feto con las dos manos; puede ser externa o combinada.

v. de Braxton Hicks, procedimiento poco usual por el que se introduce el dedo índice y/o medio en el útero para desplazar la parte presentada por el feto (con frecuencia el hombro), mientras se guía la cabeza hacia el canal del parto con la otra mano del operador.

v. cefálica, la que se realiza en la obstetricia moderna sólo por medios externos; cada mano coge una porción final del feto y se empuja suavemente la cabeza hacia el canal del parto.

v. combinada, aquella en la que se introduce una mano en el útero y la otra se sitúa en el abdomen.

v. espontánea, la que se efectúa solamente por la contracción del útero.

v. externa, manipulación en la que se ponen las manos en el abdomen y se aplica una fuerza suave e intermitentemente.

v. de Hicks, versión de Braxton Hicks.

v. interna, versión directa del feto mediante introducción de una mano en el útero.

v. podálica, la realizada asiendo uno o ambos pies y tirando de ellos a través del cérvix.

vértebra *(vertebra).* Cada uno de los 33 huesos que forman la columna vertebral; se dividen en 7 cervicales, 12 dorsales, 5 lumbares, 5 sacras y 4 coccígeas.

vertebrado *(vertebrate).* **1.** Que tiene columna vertebral. **2.** Cualquier miembro del subfilo vertebrados *(Vertebrata)*, caracterizado por poseer una columna vertebral segmentada.

vertebral *(vertebral).* Relativo a una vértebra.

vertebrectomía *(vertebrectomy).* Escisión quirúrgica de una porción de una vértebra.

vértex *(vertex).* **1.** La porción más superior de la cabeza. **2.** En obstetricia, vértice de la cabeza fetal.

vertical *(vertical).* Recto de arriba a abajo; perpendicular al horizonte.

verticilado *(verticillate).* Caracterizado por verticilos o que los forma en círculos; dispuesto en forma circular.

verticilo *(verticil).* Redondel u organización circular; serie de partes similares que irradian alrededor de un punto situado sobre un eje.

vertiginoso *(dizzy).* **1.** Que siente una tendencia a caerse. **2.** Aturdido.

vértigo *(dizziness, vertigo).* Movimiento circular ilusorio de uno mismo o del entorno.

v. auditivo, véase síndrome de Ménière.

v. auricular, vértigo causado por enfermedad del oído interno.

v. ocular, vértigo causado por errores en el siste-

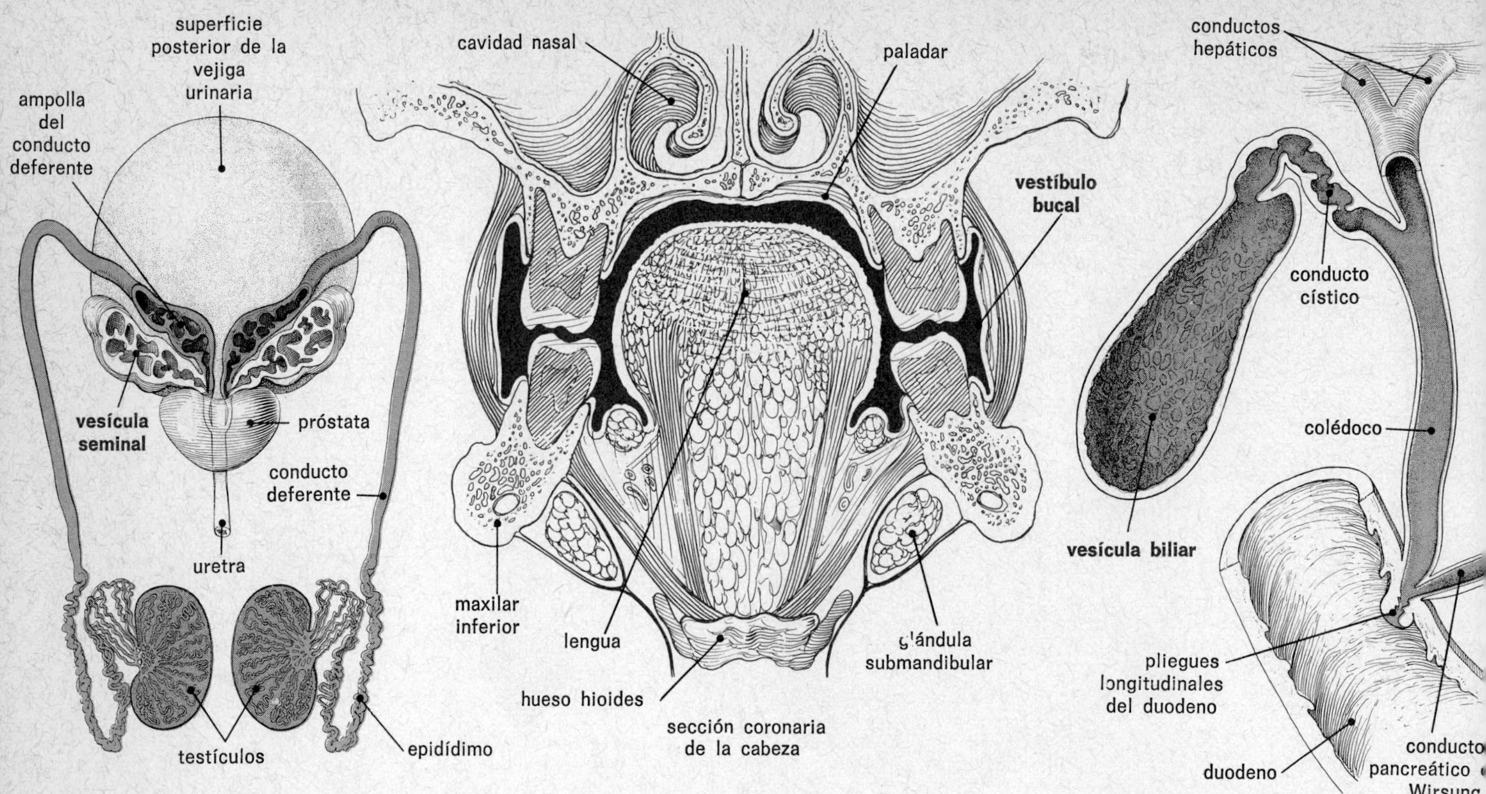

ma de refracción del ojo o desequilibrio de los músculos del mismo.

v. orgánico, vértigo causado por daño cerebral.

verumontanitis *(verumontanitis).* Inflamación del verumontanum.

verumontanum *(verumontanum).* Elevación en la porción prostática de la uretra, a ambos lados de la cual desembocan los conductos prostático y eyaculadores; también llamada colículo seminal.

vesica. En latín, vejiga y ampolla.

vesicación *(vesication).* **1.** Formación de una vesícula. **2.** Una vesícula o superficie vesiculosa.

vesical *(vesical).* Perteneciente o relativo a la vejiga.

vesicante *(vesicant).* Agente que produce vesículas.

vesicocele *(vesicocele).* Véase cistocele.

vesicoclisis *(vesicoclysis).* Introducción de un líquido en la vejiga.

vesicoprostático *(vesicoprostatic).* Relativo a la vejiga y la próstata.

vesicorrectal *(vesicorectal).* Relativo a la vejiga y el recto.

vesicotomía *(vesicotomy).* Cistotomía; incisión quirúrgica de la vejiga.

vesicoureteral *(vesicoureteral).* Relativo a la vejiga y los uréteres.

vesicouretral *(vesicourethral).* Relativo a la vejiga y la uretra.

vesicouterino *(vesicouterine).* Relativo a la vejiga y el útero.

vesicouterovaginal *(vesicouterovaginal).* Relativo a la vejiga, útero y vagina.

vesicovaginal *(vesicovaginal).* Relativo a la vejiga y la vagina.

vesicovaginorrectal *(vesicovaginorectal).* Relativo a la vejiga, vagina y recto.

vesícula *(vesicle).* **1.** Saco o estructura hueca que contiene líquido o gas. **2.** Vejiga pequeña o elevación circunscrita en la piel que contiene líquido seroso y de un tamaño de hasta un centímetro.

v. biliar, saco en forma de pera que almacena bilis y está situado por debajo del hígado.

v. biliar en fresa, vesícula en la que la mucosa está roja y punteada por depósitos amarillentos de colesterol.

v. biliar septal, anomalía congénita de la vesícula biliar, en la que un tabique la divide en dos mitades funcionales.

v. seminal, una de las dos estructuras glandulares sacciformes situadas detrás de la vejiga; su secreción es uno de los compuestos del semen.

v. sináptica, una de numerosas organelas esféricas pequeñas ligadas a membranas presentes en las terminaciones nerviosas presinápticas, que contienen sustancia de transmisión humoral unida a proteínas; cuando se liberan a través de la membrana presináptica al espacio intercelular, producen cambios en la permeabilidad y el potencial eléctrico.

vesiculación *(vesiculation).* Formación de vesículas o presencia de numerosas vesículas.

vesiculado *(vesicate).* Con vesículas.

vesicular *(vesicular).* **1.** Perteneciente o relativo a vesículas. **2.** Que contiene vesículas.

vesiculectomía *(vesiculectomy).* Extirpación de una vesícula seminal.

vesiculiforme *(vesiculiform).* Que tiene forma de vesícula.

vesiculitis *(vesiculitis).* Inflamación de una vesícula seminal.

vesiculobulloso *(vesicobullous).* Relativo a lesiones semejantes a vesículas que contienen suero.

vesiculopapular *(vesiculopapular).* Relativo a vesículas y pápulas.

vesiculoprostatitis *(vesiculoprostatitis).* Inflamación de la vejiga y la glándula prostática.

vesiculopustular *(vesiculopustular).* Relativo a vesículas y pústulas.

vesiculotomía *(vesiculotomy).* Incisión de una vesícula seminal.

vestibular *(vestibular).* Perteneciente o relativo a un vestíbulo, especialmente el vestíbulo del oído interno, que regula las funciones del equilibrio.

vestíbulo *(vestibule).* Pequeña cámara o espacio a la entrada de un conducto.

v. de la aorta, pequeño espacio dentro del ventrículo izquierdo debajo de la abertura de la aorta; también llamado infundíbulo de la aorta.

v. bucal, espacio entre los dientes y encías y la mejilla.

v. labial, espacio entre los dientes y encías y los labios.

v. de la nariz, área dentro de las ventanas de la nariz.

v. del oído, cavidad oval situada en el centro del laberinto óseo.

vestibuloplastia *(vestibuloplasty).* Procedimiento quirúrgico para profundizar el surco labial (especialmente del maxilar superior) y aumentar su altura.

vestibulotomía *(vestibulotomy).* Abertura quirúrgica del vestíbulo del oído (laberinto).

vestibulouretral *(vestibulourethral).* Relativo al vestíbulo de la vagina y la uretra.

vestibulum. En latín, vestíbulo.

vestigial *(vestigial).* **1.** Perteneciente a un vestigio. **2.** Estructura rudimentaria persistente.

vestigio *(vestige).* **1.** Estructura rudimentaria; generalmente un resto de una parte u órgano. **2.** Organo imperfectamente desarrollado que ha dejado de funcionar.

vestigium. En latín, vestigio.

veterinaria *(veterinary).* Diagnóstico y tratamiento de las enfermedades de los animales.

veterinario *(veterinarian).* Persona preparada y titulada para diagnosticar y tratar las enfermedades de los animales, tanto domésticos como salvajes.

VI *(LV).* Abreviatura de ventrículo izquierdo.

via *(path, pathway).* Camino, conducto, curso.

v. nerviosa, las neuronas unidas entre sí, a través de las cuales el impulso nervioso es conducido hacia la corteza cerebral (vía aferente) o desde el cerebro a la musculatura esquelética (vía eferente).

viabilidad *(viability).* Condición de ser viable.

viable *(viable).* Capaz de vivir; p. ej., un feto que se ha desarrollado lo suficiente para poder vivir fuera del útero.

viaje *(trip).* Término usado por los drogadictos que significa: (a) ingestión de una droga alucinógena o narcótico; (b) efectos producidos por dichas drogas.

v. por ácido, alucinación consecutiva a la ingestión de LSD (ácido).

v. que estimula el ego, cualquier acción encaminada a mejorar la propia autoestimación.

vial *(vial).* Pequeño recipiente de vidrio que lleva medicamentos líquidos.

víbora *(viper).* Culebra venenosa de la familia vipéridos *(Viperidae),* y a veces de la estrechamente relacionada crotálidos *(Crotalidae).*

v. europea, culebra viperina común europea *(Vipera berus);* de unos 60 centímetros de longitud, posee en el dorso un dibujo que resalta sobre su cuerpo, que va de un pardo rojizo a gris; también llamada víbora del norte.

vibración *(vibration).* Oscilación; acción de moverse hacia atrás y hacia adelante rápidamente; movimiento rápido en sentidos alternativamente opuestos de un cuerpo sólido elástico o de una partícula alrededor de una posición de equilibrio.

v. sonora, ondas sonoras de frecuencias ultrasónicas utilizadas para disgregar y separar estructuras celulares en un medio acuoso.

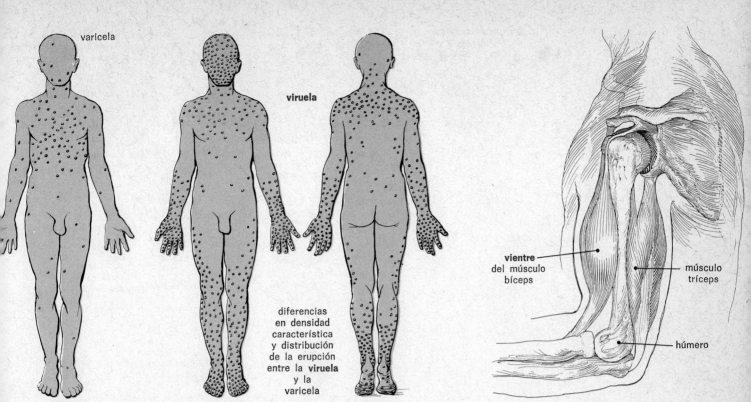

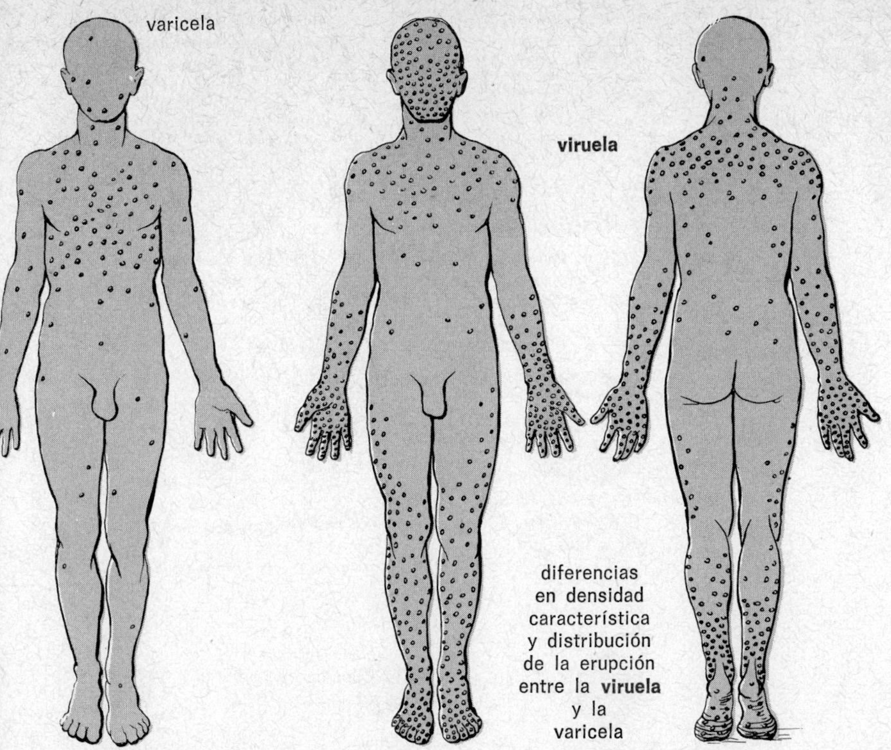

vibrador *(vibrator).* Aparato que vibra o produce vibraciones.

Vibrio. Género de bacterias móviles gramnegativas que se encuentra en agua dulce y salada y en el suelo.

V. comma, véase *Vibrio cholera.*

V. cholera, género de bacterias en forma de coma que produce el cólera asiático en el hombre; también llamado bacilo del cólera y *V. comma.*

vibrión *(vibrio).* Cualquier bacteria del género *Vibrio.*

v. El Tor, bacteria aislada en seis peregrinos que murieron de disentería y gangrena del colon en la estación de cuarentena El Tor en la península del Sinaí.

vibrisa, vibriza *(vibrissa).* Pelo de las fosas nasales.

vibroterapia *(vibrotherapeutics).* Uso terapéutico de las vibraciones.

vicario *(vicarious).* Que actúa como sustituto; que tiene lugar en una parte del cuerpo que no está asociada normalmente con esa función específica.

vida *(life).* Estado o cualidad que se manifiesta por actividad metabólica; también denominada vitalidad.

vidrio *(glass).* Material frágil transparente o translúcido, compuesto de sílice con óxidos de varias bases, que se considera físicamente como líquido superfrío, en lugar de sólido verdadero.

v. de cuarzo, cristal hecho mediante fusión de arena de cuarzo pura; transmite los rayos ultravioletas.

v. óptico, vidrio cuidadosamente elaborado para obtener índices de refracción y dispersión controlados, pureza, transparencia, homogeneidad y facilidad para su moldeado.

v. de Wood, vidrio que contiene óxido de níquel; se usa para diagnósticos, como en la tiña del cuero cabelludo, en la que los pelos infectados son fluorescentes cuando se observan a través de este vidrio; también se usa en unión de ciertos colorantes, como la fluoresceína, para visualizar las abrasiones de la córnea.

crown-glass, vidrio que posee una dispersión muy baja y generalmente un índice de refracción también bajo; compuesto de caliza, potasa, alúmina y sílice; se usa en lentes oftálmicas.

flint-glass, vidrio óptico pesado, brillante, con un índice de refracción alto.

vientre *(belly).* **1.** Abdomen. **2.** Parte carnosa prominente de un músculo.

vigilambulismo *(vigilambulism).* Estado semejante al sonambulismo, pero que ocurre en estado de vigilia, en el que el individuo se da cuenta de lo que le rodea.

vigilia *(vigilance).* Desvelo; insomnio.

villicinina *(villikinin).* Miembro de un grupo de hormonas gastrointestinales que se creen responsables de la contracción de las vellosidades durante la digestión.

villoma *(villoma).* Véase papiloma.

villositis *(villositis).* Inflamación de las vellosidades de la placenta.

vinagre *(vinegar).* Solución impura diluida (aproximadamente al 6 %) de ácido acético, formada por la fermentación de líquidos alcohólicos (vino, sidra, cerveza, etc.).

vinblastina, sulfato de *(vinblastine sulfate).* Sal de un alcaloide antineoplásico extraído de la planta *Vinca rosea.*

Vinca rosea. Véase pervinca.

Vincent, angina de *(Vincent's angina).* Faringitis fusoespiroquetal; véase faringitis.

Vincent, enfermedad de; infección de; estomatitis de *(Vincent's disease, Vincent's infection, Vincent's stomatitis).* Gingivitis ulcerosa necrosante; véase gingivitis.

vincristina, sulfato de *(vincristine sulfate).* Sal de un alcaloide antineoplásico extraído de la pervinca, *Vinca rosea;* se utiliza principalmente en las leucemias agudas, linfomas y tumores sólidos en niños; Oncovin®.

vinculum *(vinculum).* Freno o estructura limitante con forma de banda.

vínico *(vinic).* Perteneciente al vino o que deriva de él.

violáceo *(violaceous).* Designa una coloración violeta púrpura de la piel.

violación *(rape).* Acción punible en la que una persona fuerza a otra a someterse a un contacto sexual; contacto sexual con una mujer de edad inferior a la legal para prestar su consentimiento.

violeta *(violet).* Color azul rojizo; color producido por energía radiante de longitud de onda de aproximadamente 420 nm; el que se ve al final del espectro.

v. cristal, violeta de genciana.

v. cristal de oxalato amónico, colorante compuesto de violeta de genciana, alcohol etílico y oxalato de amonio mezclados en agua destilada; un tipo de colorante Gram.

v. de genciana, colorante compuesto de uno o varios derivados metílicos de la pararrosanilina; se utiliza como colorante biológico, para tratamiento bactericida de lesiones menores de la mucosa oral y como fungicida en el tratamiento de la moniliasis; también llamado violeta cristal o violeta de metilo y cloruro de metilrosanilina.

v. de Lauth, véase tionina.

v. de metilo, véase violeta de genciana.

v. visual, véase yodopsina.

viosterol *(viosterol).* Véase vitamina D_2.

vipéridos *(Viperidae).* Familia de culebras que incluye muchas especies venenosas; caracterizada por colmillos frontales huecos y móviles.

viremia *(viremia).* Presencia de virus en la sangre.

virgen *(virgin).* Mujer u hombre que nunca ha tenido relaciones sexuales.

virginidad *(virginity).* Estado de no haber tenido relaciones sexuales.

vírico *(viral).* Relativo a un virus; causado por él.

viril *(virile).* **1.** Relativo a las funciones sexuales del hombre. **2.** Característico de los rasgos masculinos.

virilidad *(virility).* Potencia masculina; masculinidad.

virilismo *(virilism).* Presencia de caracteres sexuales secundarios masculinos en la mujer, causada generalmente por la presencia de cantidades excesivas de andrógenos.

virilización *(virilization).* Aparición de caracteres secundarios masculinos, especialmente en la mujer.

virión *(virion).* Partícula de virus completa.

viroide *(viroid).* Filamento simple doblado, semejante a un virus, de RNA infeccioso replicante de bajo peso molecular; el patógeno es menor en tamaño y más simple metabólicamente que un virus; se cree que está ligado a la enfermedad de Creutzfeldt-Jacob.

virología *(virology).* Estudio de los virus y de las enfermedades que producen.

virólogo *(virologist).* Especialista en virología.

viromicrosoma *(viromicrosome).* Virus incompletamente formado liberado durante la disgregación prematura de la célula huésped.

viropexis *(viropexis).* Proceso de fagocitosis en el que las células ingieren partículas víricas.

virucida *(virucide).* Agente destructor de virus.

viruela *(smallpox).* Enfermedad vírica contagiosa grave con un período de incubación de 12 días; los síntomas de inicio son cefalea, fiebre, dolor abdominal y muscular y vómitos; al cabo de tres o cuatro días, los síntomas ceden y se produce la fase eruptiva, con pápulas que se convierten en vesículas y pústulas esparcidas por todo el cuerpo, y en especial en la cara, manos, y pies; tronco y piernas son los últimos en afectarse; las lesiones de cualquier zona están en el mismo estadio de

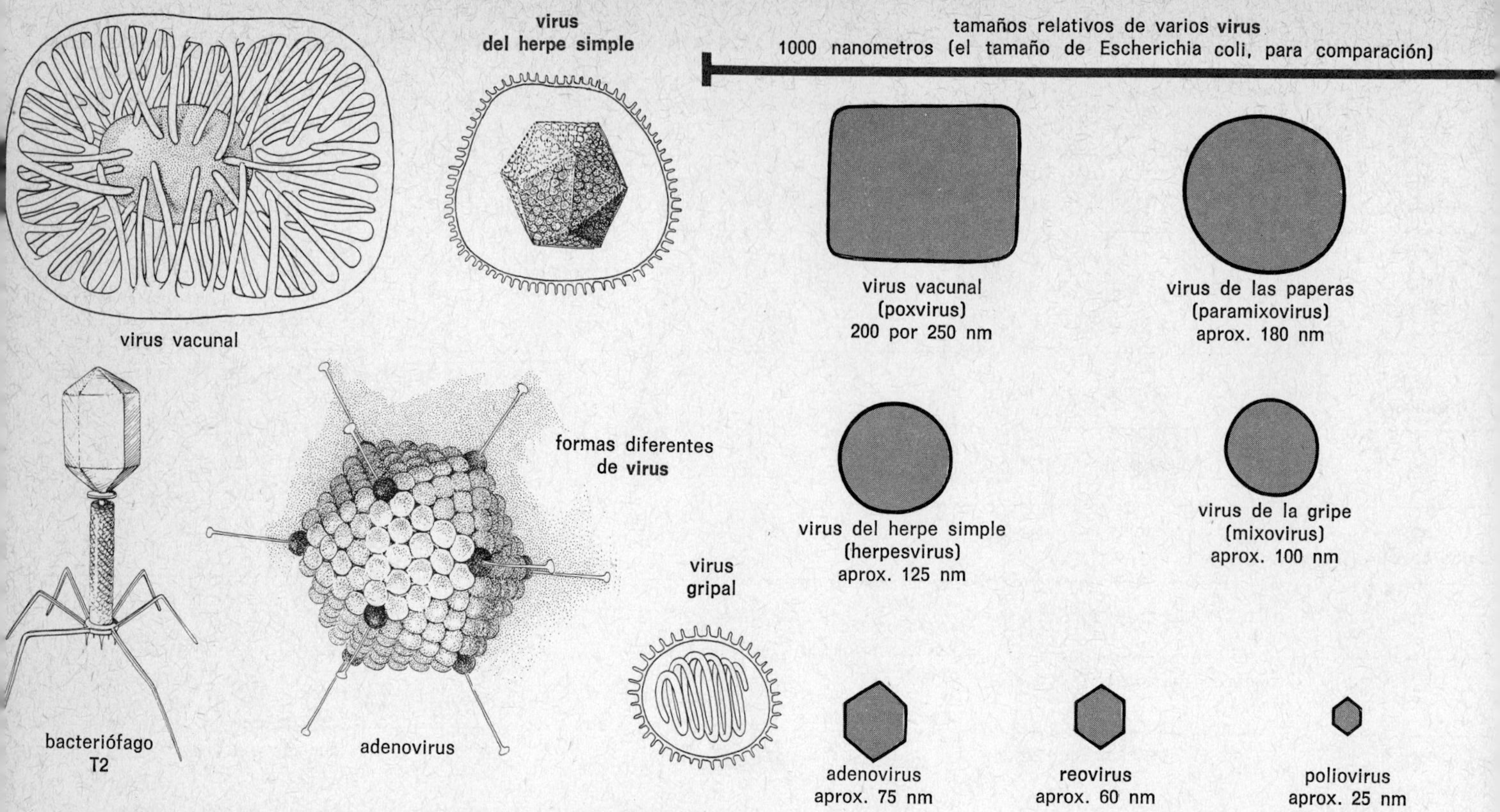

virus del herpe simple

tamaños relativos de varios virus
1000 nanometros (el tamaño de Escherichia coli, para comparación)

virus vacunal (poxvirus) 200 por 250 nm

virus de las paperas (paramixovirus) aprox. 180 nm

virus vacunal

formas diferentes de virus

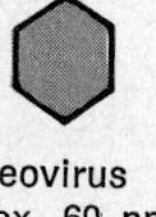

virus del herpe simple (herpesvirus) aprox. 125 nm

virus de la gripe (mixovirus) aprox. 100 nm

virus gripal

bacteriófago T2

adenovirus

adenovirus aprox. 75 nm

reovirus aprox. 60 nm

poliovirus aprox. 25 nm

evolución; pasadas unas tres semanas, se forman costras que, al caerse, dejan marcas permanentes en la piel (cacarañas).

virulencia *(virulence).* Grado de patogenicidad de los parásitos de una especie o capacidad de producir enfermedad de un microorganismo; capacidad de dañar.

virulífero *(viruliferous).* Que lleva virus.

viruria *(viruria).* Presencia de virus en la orina.

virus *(virus).* Parásito infeccioso intracelular, capaz de virir y reproducirse solamente en células vivas; las partículas víricas tienen generalmente un tamaño de entre 10 y 300 milimicrones, son visibles al microscopio electrónico y tienen forma esférica, poliédrica o alargada; cada partícula se compone de una cápsula proteica que incluye un sólo ácido nucleico, ya sea ribonucleico (RNA) o desoxirribonucleico (DNA).

v. atenuado, virus que se ha modificado de manera que no produce enfermedad.

v. de la coriomeningitis linfocítica, agente causal de la coriomeningitis linfocítica congénita en los ratones; se cree que está asociado con otras infecciones inaparentes y parecidas a la influenza.

v. coxsackie, véase coxsackievirus.

v. dengue, agente causal del dengue, perteneciente a un grupo de arbovirus B y que se transmite a través de un mosquito.

v. DNA, tipo de virus que tiene un centro de DNA y se multiplica principalmente en el núcleo de las células; son ejemplos el virus del herpe simple, herpe zoster, viruela, varicela, verrugas y de ciertos tumores malignos.

v. EB, virus de Epstein Barr; miembro del grupo de los herpesvirus, hallado por primera vez en un linfoma; es el agente causal de la mononucleosis infecciosa.

v. ECHO, véase echovirus.

v. de la encefalomielitis equina, virus transportado por insectos que produce la encefalomielitis en caballos y en el hombre; según la región en que se encuentre, se clasifica como virus equino del este, venezolano y del oeste; transmitido por mosquitos.

v. de Epstein-Barr, virus EB.

v. de la fiebre amarilla, véase togavirus.

v. filtrable, el que es capaz de atravesar un filtro de porcelana o de tierra de diatomeas.

v. de la hepatitis A, agente causal de la hepatitis infecciosa; tiene un período de incubación relativamente corto (de 2 a 6 semanas) y se transmite a través de la ingestión de alimento o agua contaminados.

v. de la hepatitis B, agente causal de la hepatitis sérica; tiene un período de incubación largo (de 6 semanas a 6 meses) y se transmite a través de la sangre o productos de la sangre, así como por otras vías, incluidas probablemente saliva, heces y orina.

v. del herpe simple, véase herpesvirus.

v. huérfano, el que se ha aislado, pero aún no se ha identificado la enfermedad que produce.

v. latente, virus que deja sus moléculas de ácido nucleico (DNA) en las células huésped; al cabo del tiempo puede producir proteínas víricas destructoras y acabar con la célula.

v. lento, virus que produce una enfermedad caracterizada por un curso largo y no remitente, con progresión gradual una vez que han aparecido los síntomas; los virus lentos incluyen los agentes etiológicos del kuru, algunos casos de hepatitis crónica y la encefalitis subaguda con cuerpos de inclusión.

v. neurotropo, el que medra en el tejido nervioso.

v. oncógeno, véase virus tumoral.

v. de las paperas, véase paramixovirus.

v. del papiloma, uno que causa verrugas; véase papovavirus.

v. de la poliomielitis, véase picornavirus.

v. de la queratoconjuntivitis epidémica, adenovirus del tipo 8 que causa inflamación epidémica de la conjuntiva en el borde de la córnea; también va asociado a la conjuntivitis de las piscinas.

v. de la rabia, virus de RNA relativamente grande, con forma de bala, que es el causante de la rabia en el hombre y otros vertebrados; se transmite por la mordedura de un animal infectado.

v. respiratorio, cualquier virus que entra en el organismo a través del aparato respiratorio y se multiplica en él.

v. RNA, amplio grupo de virus que tienen en su interior RNA y se multiplican principalmente en el citoplasma de las células; se incluyen en él los causantes de poliomielitis, meningitis, fiebre amarilla, encefalitis, paperas, sarampión, rabia, rubéola y el catarro común; también llamado ribovirus.

v. de la rubéola, virus RNA que produce la rubéola; está aún sin clasificar, aunque morfológicamente es semejante a los togavirus.

v. del sarampión, véase paramixovirus.

v. del sarcoma de Rous, véase leucovirus.

v. sincicial respiratorio, virus RNA aún no clasificado que se asemeja a un paramixovirus; produce neumonía y bronquiolitis en los niños; su nombre se debe a su capacidad de fusionar células en una masa multinucleada (sincicio).

v. tumoral, el que es capaz de producir tumores benignos o malignos en condiciones naturales o de laboratorio; también llamado virus oncógeno.

v. varicela-zóster, miembro del grupo de los herpesvirus que ocasiona la varicela y el herpe zóster; véase herpesvirus.

vis (pl. *vires*). En latín, fuerza, energía.

víscera *(viscus.* pl. *viscera).* Organo interno grande, especialmente del abdomen.

visceral *(visceral).* Perteneciente a los órganos internos.

visceralgia *(visceralgia).* Dolor en las vísceras.

visceroinhibitorio *(visceroinhibitory).* Que restringe el funcionamiento de las vísceras.

visceromegalia *(visceromegaly).* Aumento de volumen anormal de una víscera.

visceromotor *(visceromotor).* Que produce actividad funcional de las vísceras.

visceroparietal *(visceroparietal).* Relativo a los órganos abdominales y la pared abdominal.

visceroptosis *(visceroptosia, visceroptosis).* Desplazamiento hacia abajo de los órganos abdominales.

viscerosensorial *(viscerosensory).* Relativo a las sensaciones en las vísceras.

viscerotrópico *(viscerotropic).* Que afecta a los órganos.

viscosidad *(viscosity).* Resistencia al flujo por una sustancia causada por cohesión molecular.

viscosímetro *(viscosimeter).* Aparato que se utiliza para medir la viscosidad de un líquido.

viscoso *(viscous).* Pegajoso o glutinoso; que posee una resistencia relativamente alta al flujo.

visión *(vision).* Vista.

v. binocular, visión en la que los dos ojos contribuyen a la formación de una imagen única.

v. cercana, capacidad para ver los objetos claramente a la distancia normal de lectura.

v. diurna, véase nictalopía.

v. escotópica, incapacidad para distinguir los colores y los pequeños detalles, sin disminución de la percepción de movimientos e intensidades luminosas bajas.

v. estereoscópica, percepción del relieve; véase percepción.

v. nocturna, véase hemeralopía.

v. periférica, capacidad para percibir objetos fuera de la línea directa de visión.

v. en túnel, aquella en que el campo visual está gravemente reducido; también llamada visión tu-

VITAMINA			
A	vegetales verdes y amarillos, hígado, huevos y productos lácteos	ayuda a mantener el crecimiento normal del cuerpo y el funcionamiento de tejidos especializados, especialmente la retina	ceguera nocturna, lesiones de la piel, xeroftalmia (queratinización y sequedad de los tejidos del ojo)
B_1 (tiamina)	levadura, carne, salvado de los cereales	interviene en el metabolismo de los hidratos de carbono	beriberi
B_2 (riboflavina)	leche, yema de huevo, carne fresca	transfiere el hidrógeno de los metabolitos a la corriente sanguínea	proliferación de los vasos sanguíneos alrededor de la córnea, enrojecimiento anormal de los labios, ulceración de las comisuras de la boca, inflamación de la lengua
(B_6) (piridoxina)	carne, vegetales	interviene en el metabolismo proteico	convulsiones, debilidad muscular, dermatitis en la cara
B_{12}	alimentos de origen animal	interviene en el metabolismo de los ácidos nucleicos	anemia perniciosa
C (ácido ascórbico)	cítricos, vegetales de hoja verde, patatas nuevas	desarrollo óseo, del cartílago y del colágeno	escorbuto
D	aceite de hígado de pescado	esencial para la formación del hueso	raquitismo en el niño y osteomalacia en el adulto
E	vegetales de hoja verde, germen de trigo, arroz	antioxidante	menoscabo de la absorción de las grasas
K	pescado, cereales	interviene en la coagulación de la sangre	tendencia a la hemorragia

bular.

vista *(sight).* Facultad de ver.

v. cansada, véase presbiopía.

v. corta, véase miopía.

v. larga, véase hipermetropía.

v., segunda, véase senopía.

visual *(visual).* Relativo a la visión.

visualizar *(visualize).* 1. Formar una imagen mental. 2. Ver.

visuauditivo *(visuauditory).* Relativo a la vista y el oído.

visuopsíquico *(visuopsychic).* Relativo a las áreas de asociación visual de la corteza occipital del cerebro que se encargan de la interpretación de las impresiones visuales.

visuosensorial *(visuosensory).* Relativo a la percepción de las impresiones visuales.

visuscopio *(visuscope).* Instrumento diseñado para identificar las características de fijación de un ojo parcialmente ciego (ambliópico).

vita. En latín, vida.

vital *(vital).* Relativo a la vida.

vitalidad *(vitality).* 1. Vigor, fuerza vital o energía. 2. Capacidad para vivir, crecer o desarrollarse.

vitalio *(vitallium).* Aleación de cobalto y cromo extremadamente dura y de color blanco platino; se utiliza en prótesis ortopédicas y en odontología.

vitalómetro *(vitalometer).* Aparato eléctrico utilizado para determinar las condiciones de vitalidad de la pulpa dentaria; puede ser de alta o baja frecuencia; también llamado examinador de pulpa.

vitámero *(vitamer).* Sustancia que realiza una función vitamínica.

vitamina *(vitamin).* Denominación general de varias sustancias orgánicas esenciales para el metabolismo normal que, si están ausentes en la dieta, producen estados carenciales.

v.A, vitamina liposoluble necesaria para el desarrollo normal del hueso y de ciertos tejidos epiteliales, especialmente de la retina para que se produzca la púrpura visual; se encuentra en los vegetales verdes y amarillos en forma de provitamina o precursor, que el organismo transforma en la forma activa; existe en estado preformado en los productos animales (hígado, huevos y productos lácteos).

v. A_1, véase retinol.

v. B, miembro del complejo vitamínico B.

v. B_1, véase tiamina.

v. B_2, véase riboflavina.

v. B_6, véase piridoxina.

v. B_{12}, complejo proteico que se encuentra en los alimenos de origen animal; su carencia produce la anemia perniciosa; también llamada cianocobalamina, factor antianemia perniciosa y factor extrínseco.

v. C, véase ácido ascórbico.

v. D, grupo de esteroles liposolubles que favorecen la retención de calcio y fósforo, colaborando así en la formación del hueso; su carencia produce raquitismo en los niños y osteomalacia en los adultos; está presente principalmente en los aceites de hígado de pescado; puede formarse en el organismo por la exposición de la piel al sol; también llamada calciferol y factor antirraquítico.

v. D_2, producto de irradiación del ergosterol utilizado como vitamina antirraquítica; también denominada ergocalciferol y calciferol.

v. D_3, esterol del grupo de la vitamina D formado por irradiación ultravioleta de la provitamina 7-deshidrocolesterol; también llamada colecalciferol.

v. E, grupo de sustancias liposolubles que se encuentran en la naturaleza, de propiedades antioxidantes; en los animales de experimentación, su carencia puede conducir a esterilidad y degeneración muscular; también llamada tocoferol.

v. K, grupo de compuestos liposolubles esenciales para la coagulación de la sangre; producida en el organismo por las bacterias intestinales normales; también llamada factor antihemorrágico.

vitelina *(vitelin).* Principal proteína de la yema del huevo.

vitelino *(viteline).* Relativo o semejante a la yema del huevo.

vitelo *(vitellus).* Yema del huevo.

vitelogénesis *(vitellogenesis).* Formación de la yema del huevo.

vitiliginoso *(vitiliginous).* Que se caracteriza por vitíligo.

vitíligo *(vitiligo).* Placas sin pigmentación de color blanco lechoso claramente delimitadas que aparecen en la piel, generalmente sobre la cara, cuello, manos, bajo abdomen y muslos; la causa es la ausencia de melanina; también llamado leucodermia adquirida.

vitrectomía *(vitrectomy).* Escisión quirúrgica del cuerpo vítreo del ojo.

v. radical anterior, escisión quirúrgica del cuerpo vítreo en la mitad anterior del ojo, realizada generalmente durante un proceso de injerto corneal total.

vítreo *(vitreous).* 1. De cristal. 2. Véase cuerpo vítreo.

vitreorretinopatía *(vitreoretinopathy).* Enfermedad del ojo que afecta al vítreo y la retina.

vitrificación *(vitrification).* Conversión de la porcelana dental en sustancia vítrea.

vitriolo *(vitriol).* 1. Uno de varios sulfatos de metales pesados. 2. Acido sulfúrico.

v., aceite de, ácido sulfúrico.

v. azul, sulfato cúprico.

v. blanco, sulfato de cinc.

v., sal de, sulfato de cinc.

v. verde, sulfato ferroso.

viuda negra *(black widow).* Una de las arañas más peligrosas del mundo, *Latrodectus mactans;* la hembra, extremadamente venenosa, mide unos 4 cm de largo, y tiene un cuerpo negro brillante y una marca roja en el abdomen; el macho mide una cuarta parte del tamaño de la hembra y tiene marcas pardoamarillentas; el nombre procede de que la hembra se come al macho.

vividiálisis *(vividialysis).* Diálisis a través de una membrana viva, como en el lavado de la cavidad peritoneal.

vividifusión *(vividiffusion).* El paso de la sangre a través de una membrana y su retorno al cuerpo vivo sin que se exponga al aire; principio utilizado en el riñón artificial.

vivificación *(vivification).* Asimilación y utilización de las proteínas por una célula viva.

vivípara *(vivipara).* Dícese de toda forma de vida cuyos huevos se desarrollan dentro del cuerpo de la hembra, pariendo hijos vivos.

vivipercepción *(viviperception).* Estudio de los procesos vitales en un organismo vivo.

vivisección *(vivisection).* Realización de cirugía en animales vivos con propósitos experimentales.

VMA *(VMA).* Abreviatura inglesa de ácido vanilmandélico; también se escribe AVM.

vocal *(vocal).* Relativo a la voz.

vol. *(vol.).* Abreviatura de volumen.

vola. En latín, palma de la mano o planta del pie.

volar *(volar).* Dícese de las superficies palmar de la mano o plantar del pie.

volátil *(volatile).* Que tiene tendencia a evaporarse rápidamente a temperatura y presión normales.

volatilización *(volatilization).* Evaporación.

volatilizar *(volatilize).* Ocasionar evaporación o transformar en vapor.

voltaje *(voltage).* Fuerza electromotriz expresada en voltios.

voltámetro *(voltammeter).* Aparato que sirve para medir la tensión de la corriente.

voltamperio *(voltampere).* Unidad de potencia eléctrica que equivale al producto de un voltio

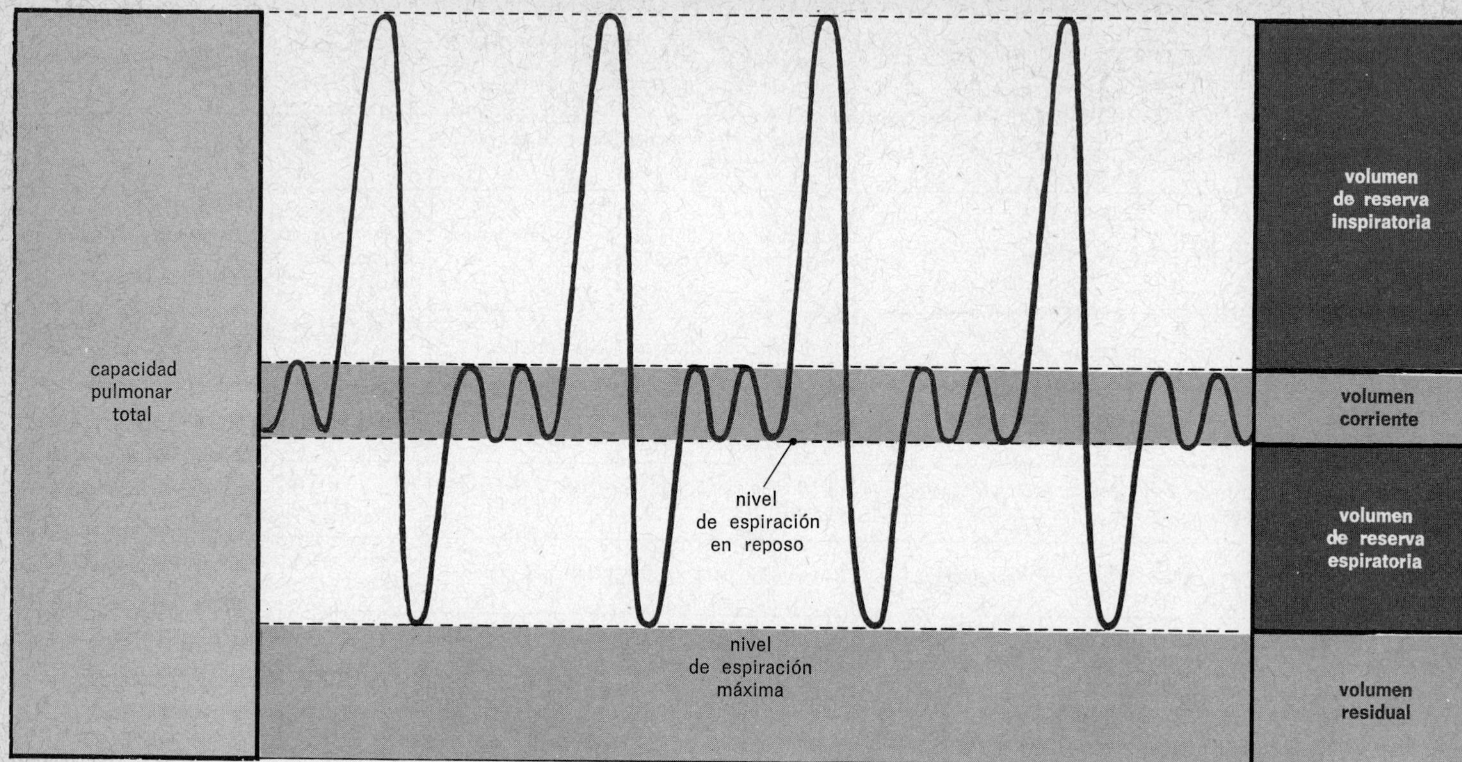

por un amperio; un vatio.

voltímetro *(voltmeter).* Aparato electrónico que mide las diferencias de potencial en voltios entre dos puntos.

voltio *(volt).* Unidad de medida de electricidad; unidad de potencial eléctrico necesario para lograr el flujo de un amperio contra una resistencia de un ohmio; su nombre deriva del físico italiano Alejandro Volta.

volumen *(output).* **1.** Cantidad de una sustancia producida, movilizada o eliminada por el cuerpo durante un período dado de tiempo. **2.** Medida de la función de un órgano o sistema. **3** *(volume).* Espacio ocupado por la materia en cualquier estado o forma.

v. cardiaco, cantidad de sangre bombeada por el corazón en unidad de tiempo, generalmente por minuto; producto del volumen latido y la frecuencia cardiaca; véase volumen minuto.

v. corriente, volumen de aire inspirado y espirado en una respiración normal.

v. estándar, 22,414 litros; representa el volumen de un gas perfecto a temperatura y presión estándar.

v. de expulsión, cantidad de sangre expulsada por cada ventrículo cardiaco con cada contracción (volumen sistólico).

v. latido, cantidad de sangre expulsada en un solo latido.

v. de la masa globular, hematócrito (1); volumen de glóbulos rojos en una muestra de sangre centrifugada, expresado en porcentaje.

v. minuto, cantidad de sangre bombeada por el corazón durante un minuto, normalmente cuatro o cinco litros en reposo en el individuo de talla media.

v. de reserva espiratoria, cantidad de aire que puede expulsarse de los pulmones tras una espiración normal; antes llamado aire suplementario.

v. de reserva inspiratoria, cantidad de aire que puede inspirarse tras una inspiración normal; antes llamado aire complementario.

v. residual, cantidad de aire que queda en los pulmones tras una espiración máxima; antes llamado aire residual y capacidad residual.

v. sanguíneo, cantidad de sangre que hay en el compartimiento vascular del cuerpo.

v. urinario, cantidad de orina excretada por los riñones.

volumétrico *(volumetric).* Relativo a la medida del volumen.

voluminómetro *(volumenometer).* Instrumento para medir el volumen de un cuerpo.

voluntario *(voluntary).* Intencional; iniciado por el deseo de uno mismo; no obligatorio.

vólvulo *(volvulus).* Torsión de un segmento del intestino que origina obstrucción.

volvulosis *(volvulosis).* Véase oncocercosis.

vómer *(vomer).* Véase tabla de huesos.

vómica *(vomica).* **1.** Cavidad que contiene pus, como las observadas en el pulmón. **2.** Expulsión de pus por la boca, como un vómito, pero con tos y procedente del pulmón.

vómito *(vomiting, vomit).* **1.** Expulsión violenta del contenido gástrico a través de la boca. **2.** Materia expulsada desde el estómago.

v. cíclico, vómito periódico o recurrente.

v. del embarazo, vómito que tiene lugar durante el embarazo, en especial por la mañana temprano.

v. en escopetazo, expulsión del contenido gástrico con gran violencia, a menudo no precedido de náusea.

v. pernicioso, vómito persistente incontrolable.

vomitus *(vomitus).* Material vomitado.

von Gierke, enfermedad de *(von Gierke's disease).* Glucogenosis tipo I; véase glucogenosis.

von Graefe, signo de *(von Grefe's sign).* Véase Graefe, signo de.

von Hippel-Lindau, enfermedad de *(von Hippel-Lindau disease).* Trastorno hereditario que aparece en los niños, caracterizado por hemangiomas de la retina y hemangioblastoma del cerebelo, bulbo y medula espinal; a veces se asocia con quistes en varios órganos, especialmente riñón y páncreas; también llamada enfermedad de Hippel-Lindau o de Lindau y angiomatosis retinocerebral.

von Recklinghausen, enfermedad de *(von Recklinghausen's disease).* Véase neurofibromatosis.

von Willebrand, enfermedad de *(von Willebrand's disease).* Trastorno hereditario caracterizado por carencia de factor VIII y anomalías en las plaquetas, que originan una prolongación del tiempo de hemorragia con recuento de plaquetas y retracción del coágulo normales; lleva asociadas hemorragias en las encías, tracto intestinal y útero; también llamada síndrome de Willebrand-Jurgeus, angiohemofilia y trombopatía constitucional.

vortex (pl. *vortices).* En latín, vórtice; término anatómico general que se utiliza para designar una configuración que implica rotación en torno a un eje.

v. coccygeus, espiral de pelos presente a veces en la región coccígea.

v. cordis, espiral de haces de fibras musculares en la punta del corazón.

v. lentis, patrón en espiral o estrellado de líneas de luz visible en la superficie del cristalino del ojo.

vortices pilorum, pelos dispuestos alrededor de un eje, como en la coronilla de la cabeza; también llamados remolinos.

vorticoso *(vorticose).* Que tiene aspecto de remolino, como las venas vorticosas de la coroides del ojo.

voyeur *(voyeur).* El que practica el voyeurismo; del francés, el que mira.

voyeurismo *(voyeurism).* Desviación consistente en la obtención de gratificación sexual por medio de la observación de actos sexuales de otros o la observación de cuerpos desnudos.

voz *(voice).* Sonido producido por el aire al pasar a través de la laringe, vías respiratorias superiores y estructuras orales de los vertebrados, en especial los seres humanos.

VR *(RV).* Abreviatura de volumen residual.

VSR *(RSV).* Abreviatura de virus del sarcoma de Rous (leucovirus).

vulcanizar *(vulcanize).* Combinar caucho con azufre u otros aditivos a temperatura y presión elevadas para mejorar su dureza y elasticidad.

vulgar *(vulgaris).* Ordinario; común; de forma corriente; perteneciente a la multitud.

vulva *(vulva).* Genitales externos femeninos.

vulvar *(vulvar, vulval).* Perteneciente o relativo a la vulva.

vulvectomía *(vulvectomy).* Escisión parcial o completa de la vulva.

vulvitis *(vulvitis).* Inflamación de la vulva.

vulvocrural *(vulvocrural).* Relativo a la vulva y las crura del clítoris.

vulvouterino *(vulvouterine).* Relativo a la vulva y el útero.

vulvovaginal *(vulvovaginal).* Vaginovulvar; relativo a la vulva y la vagina.

vulvovaginitis *(vulvovaginitis).* Inflamación de la vulva y la vagina.

v/v *(v/v).* Abreviatura de una concentración expresada como volumen (de soluto) por volumen (de solvente).

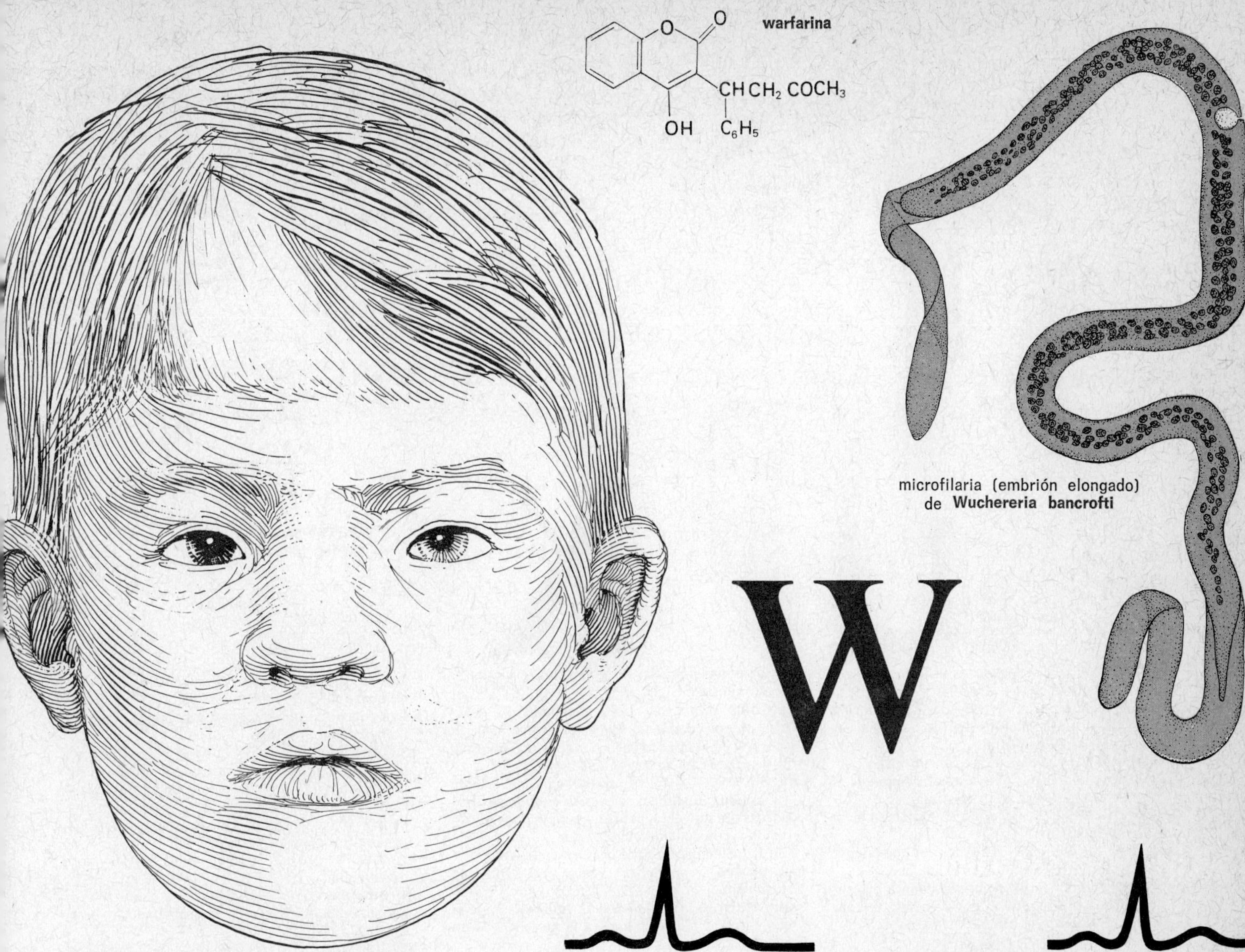

microfilaria (embrión elongado) de **Wuchereria bancrofti**

síndrome de Waardenburg

síndrome de Wolff-Parkinson-White

W. Símbolo (a) del elemento wolframio (tungsteno), (b) de vatio.

Waardenburg, síndrome de *(Waardenburg's syndrome).* Defecto genético caracterizado por ciertas anomalías facioesqueléticas, sordera congénita y trastornos de la pigmentación; se cree que un 5 % de los individuos con sordera congénita tienen este trastorno genético.

Waldenström, síndrome de *(Waldentröm's syndrome).* Macroglobulinemia.

warfarina *(warfarin).* Compuesto cristalino incoloro, 3-(α-acetonilbencil)-4-hidroxicumarina, ampliamente utilizado como fármaco anticoagulante y raticida.

Waterhouse-Friderichsen, síndrome de *(Waterhouse-Friderichsen syndrome).* Trastorno de aparición rápida caracterizado por una erupción purpúrica extensa, hemorragia suprarrenal bilateral, shock y colapso circulatorio; también llamado meningococemia fulminante.

Weber-Christian, enfermedad de *(Weber-Christian disease).* Enfermedad de causa desconocida, caracterizada por fiebre recurrente y por la formación de nódulos subcutáneos y placas de atrofia del tejido adiposo subcutáneo; las partes afectas con más frecuencia son los muslos y el tronco; también llamada paniculitis nodular no supurativa recidivante febril.

Weil, enfermedad de *(Weil's disease).* Leptospirosis grave que cursa con ictericia; causada por la especie *Leptospira icterohemorrhagiae,* trasmitida al hombre por las ratas; se caracteriza por fiebre continua y trastornos hepáticos acompañados de ictericia, manifestaciones renales y congestión de la conjuntiva; también llamada fiebre icterohemorrágica y leptospirosis icterohemorrágica.

Weiss, signo de *(Weiss'sign).* Véase signo de Chvostek.

Wernicke-Korsakoff, síndrome de *(Wernicke-Korsakoff syndrome).* Trastorno del sistema nervioso central producido por consumo excesivo de alcohol e insuficiencia nutricional, en especial de tiamina; se caracteriza principalmente por debilidad y parálisis repentinas de los músculos del ojo, visión doble e imposibilidad para mantenerse de pie o caminar sin ayuda; va seguido de perturbación de las funciones mentales en forma de confusión, apatía, pérdida de la memoria retentiva y fabulación; puede acabar con la muerte del sujeto.

Wetzel, papel de *(Wetzel grid).* Gráfica para registrar el crecimiento y formación física de niños y adolescentes.

Whipple, enfermedad de *(Whipple's disease).* Trastorno sistémico poco frecuente caracterizado por anemia, pigmentación dérmica aumentada, artritis, esteatorrea y otros signos de malabsorción; la pared intestinal y los linfáticos se encuentran infiltrados por macrófagos llenos de glucoproteínas; se da principalmente en hombres de edad media; también llamada granulomatosis intestinal lipofágica y lipodistrofia intestinal. Hoy se considera debida al *Corynebacterium anaerobium.*

whisky *(whiskey, whisky).* Líquido alcohólico destilado de granos como la cebada, maíz, centeno o trigo y que contiene un 47 a 53 % de alcohol etílico.

Wilms, tumor de *(Wilms' tumor).* Véase tumor.

Wilson, enfermedad de *(Wilson's disease).* **1** (Samuel A. Kinnier Wilson). Degeneración hepatolenticular; véase degeneración. **2** (Sir William J.E. Wilson). Dermatitis exfoliativa; véase dermatitis.

Winterbottom, signo de *(Winterbottom's sign).* Tumefacción de los ganglios linfáticos cervicales posteriores; signo indicativo de los primeros estadios de la enfermedad del sueño africana.

Wiskott-Aldrich, síndrome de *(Wiskott-Aldrich syndrome).* Síndrome hereditario recesivo de los varones ligado al cromosoma X, caracterizado por eccema, recuento bajo de plaquetas y susceptibilidad aumentada a las infecciones debida a un déficit de la inmunidad celular; se presenta principalmente en lactantes y niños; es rasgo frecuente una diarrea sanguinolenta; también llamado síndrome de Aldrich.

Wolff-Parkinson-White, síndrome de *(Wolff-Parkinson-White syndrome).* Excitación auriculoventricular anómala; alteración congénita del corazón caracterizada por irregularidad en las contracciones cardiacas y patrones electrocardiográficos distorsionados (acortamiento del espacio P-R y prolongación del complejo QRS); también llamado síndrome de preexcitación.

WPW *(WPW).* Abreviatura de síndrome de Wolff-Parkinson-White.

Wuchereria. Genero de gusanos nematodos parásitos de la familia de las filarias *(Filarioidea).*

W. bancrofti, parásito de los vasos linfáticos que produce elefantiasis; antes llamada *Filaria bancrofti* o *Filaria nocturna.*

wuchereriasis *(wuchereriasis).* Infestación por gusanos del género *Wuchereria.*

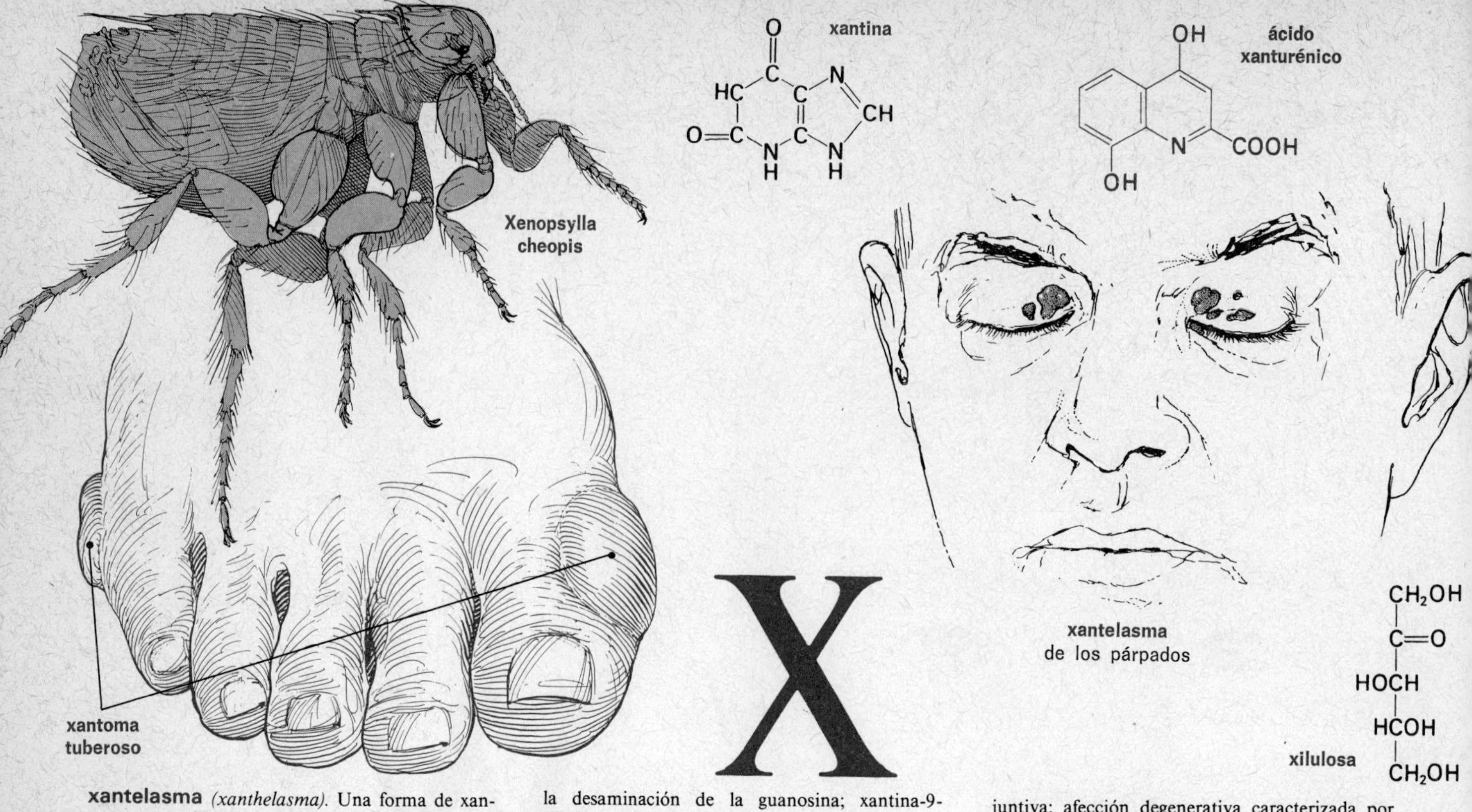

xantelasma *(xanthelasma)*. Una forma de xantoma; manchas elevadas amarillas y rugosas de la piel que aparecen en el párpado, generalmente en ambos ángulos internos del ojo; también llamado xantelasma palpebral.

xantemia *(xanthemia)*. Véase carotinemia.

xanteno *(xanthene)*. Compuesto cristalino que es la estructura básica de muchos colorantes.

xantico *(xanthic)*. **1.** Amarillo. **2.** Perteneciente o relativo a la xantina.

xantilo *(xanthyl)*. Radical monovalente $-C_{13}H_9O-$ que se encuentra en el xanteno.

xantina *(xanthine)*. Base purínica blanca presente en la mayoría de los tejidos corporales; se encuentra a veces en los cálculos urinarios; la xantinoxidasa la transforma en ácido úrico.

xantinuria *(xanthinuria)*. Eliminación de cantidades excesivas de xantina en la orina.

xanto-, xant- *(xantho-, xanth-)*. Formas prefijas que significan amarillo.

xantocianopsia *(xanthocyanopsia)*. Visión anormal de los colores caracterizada por falta de percepción de la gama del verde y del rojo; la visión está limitada al amarillo y al azul.

xantocromía *(xanthochromia)*. Decoloración amarillenta del líquido cefalorraquídeo que indica generalmente un episodio previo de hemorragia en el sistema nervioso central.

xantocrómico *(xanthochromic, xanthochromatic)*. De color amarillo.

xantofila *(xanthophyll)*. Pigmento carotenoide amarillo de las plantas y yema del huevo; también se observa en el plasma humano como consecuencia de la ingestión de alimentos que contienen el pigmento.

xantogranuloma *(xanthogranuloma)*. Infiltración de los tejidos por macrófagos lipídicos.

xantoma *(xanthoma)*. Placa amarilla de la piel, ligeramente elevada, debida a un trastorno del metabolismo de los lípidos.

x. diabético, erupción de xantomas en algunos casos de diabetes mellitus.

x. tuberoso, erupción de xantomas en forma de nódulos amarillos de tamaño variable, principalmente en las rodillas, codos, palma de las manos y plantas de los pies.

xantomatosis *(xanthomatosis)*. Presencia de numerosos xantomas; también llamada granulomatosis lipoidea y xantoma múltiple.

xantomatoso *(xanthomatous)*. Relativo a un xantoma.

xantopsia *(xanthopsia)*. Afección en la que todo parece amarillo; también llamada visión amarilla.

xantosina *(xanthosine)*. Nucleósido formado por la desaminación de la guanosina; xantina-9-ribofuranósido, $C_{10}H_{12}O_6N_4$.

xantosis *(xanthosis)*. Coloración amarilla de la piel, observada a veces en pacientes que padecen cáncer y en el mixedema, o por consumo excesivo de vegetales con carotenos (zanahorias).

xanturénico, ácido *(xanthurenic acid)*. Acido 4,8-dihidroquinaldico; se excreta en grandes cantidades durante el embarazo y también por los individuos con déficit de piridoxina.

Xe *(Xe)*. Símbolo químico del elemento xenón.

xenofobia *(xenophobia)*. Temor infundado a lo extranjero.

xenoftalmía *(xenophthalmia)*. Inflamación de la conjuntiva debida a lesión o a la presencia de un cuerpo extraño.

xenogeneico *(xenogeneic)*. Relativo a individuos de especies diferentes.

xenógeno *(xenogenic)*. Originado fuera del cuerpo o en una sustancia extraña contenida en él.

xenoinjerto *(xenograft)*. Injerto obtenido de una especie distinta de la que lo recibe; también llamado injerto xenógeo, heteroinjerto y heterotrasplante.

xenoinmune *(xenoimmune)*. Designa el estado de inmunidad a un antígeno xenógeno; también llamado heteroinmune.

xenón *(xenon)*. Gas inerte inodoro que se encuentra en la atmósfera en proporciones mínimas; símbolo Xe, número atómico 54, peso atómico 131,30.

xenón-133(Xe^{133}) *(xenon-133(^{133}Xe))*. Gas inerte que emite radiaciones γ de una vida media de 5,27 días; se utiliza para medir el flujo sanguíneo y la ventilación pulmonar regional.

Xenopsylla. Género de pulgas.

X. cheopis, pulga de la rata; vector de *Pasteurella pestis*, bacilo causal de la peste.

xeransis *(xeransis)*. Pérdida de la humedad de los tejidos.

xerántico *(xerantic)*. Que produce sequedad.

xero-, xer- *(xero-, xer-)*. Formas prefijas que significan sequedad; p. ej., xeroderma.

xeroderma *(xeroderma)*. Enfermedad de la piel caracterizada por rugosidad, sequedad y decoloración de la piel.

x. pigmentoso, enfermedad congénita de la piel que se caracteriza por sensibilidad extrema a la luz que origina inflamación de la piel, pecas, úlceras superficiales, manchas blancas brillantes debidas al adelgazamiento de la piel y queratosis que llega a hacerse maligna; también llamado atrofoderma pigmentoso y enfermedad de Kaposi.

xeroftalmía *(xerophtalmia)*. Xerosis de la conjuntiva; afección degenerativa caracterizada por sequedad y engrosamiento extremos de la conjuntiva con disminución de las secreciones; también llamada oftalmoxerosis.

xerografía *(xerography)*. Proceso fotográfico seco en el que una imagen formada por un polvo de resina sobre una superficie fotoconductora eléctricamente cargada es transferida y revelada en papel con polvo de carbón, que se adhiere sólo a las zonas eléctricamente cargadas.

xeromamografía *(xeromammography)*. Véase mamografía.

xeromenia *(xeromenia)*. Estado en el que se dan los síntomas normales de la menstruación pero sin flujo de sangre.

xerorradiografía *(xeroradiography)*. Obtención de impresiones no transparentes en blanco y negro de densidades producidas por rayos X sobre una placa dotada de un recubrimiento especial.

xerosis *(xerosis)*. Sequedad anormal de la piel, conjuntiva o membranas mucosas.

xerostomía *(xerostomia)*. Sequedad anormal de la boca, producida por disminución o retención de la secreción salival.

xerótico *(xerotic)*. Afecto de sequedad anormal de la piel o conjuntiva.

xifoide *(xiphoid)*. Con forma de espada o sable.

xileno *(xylene)*. Hidrocarburo inflamable que se obtiene de la madera y el alquitrán y se utiliza como disolvente; también llamado xilol.

xilil *(xylyl)*. Radical hidrocarburo, $C_6H_4(CH_3)\ CH_2$, consistente en xileno menos un átomo de hidrocarburo.

xilometazolina *(xylometazoline)*. Compuesto que se utiliza para reducir la congestión de la mucosa nasal.

xilosa *(xylose)*. Azúcar pentosa (cuya molécula tiene 5 átomos de carbono), $C_5H_{10}O_5$, que se encuentra en la madera de haya, paja, etc.; la absorción de la xilosa por el intestino se utiliza como prueba en caso de sospecha de síndrome de malabsorción.

xilulosa *(xylulose)*. Azúcar pentosa que se encuentra en dos formas.

D-x., intermediario en el metabolismo de las pentosas.

L-x., componente anormal de la orina hallado en la pentosuria esencial.

X-ligado *(X-linked)*. Determinado por un gen situado en el cromosoma X; también llamado sexovinculado.

X, rayos *(X ray)*. Véase rayos.

XXY, síndrome *(XXY syndrome)*. Véase síndrome de Klinefelter.

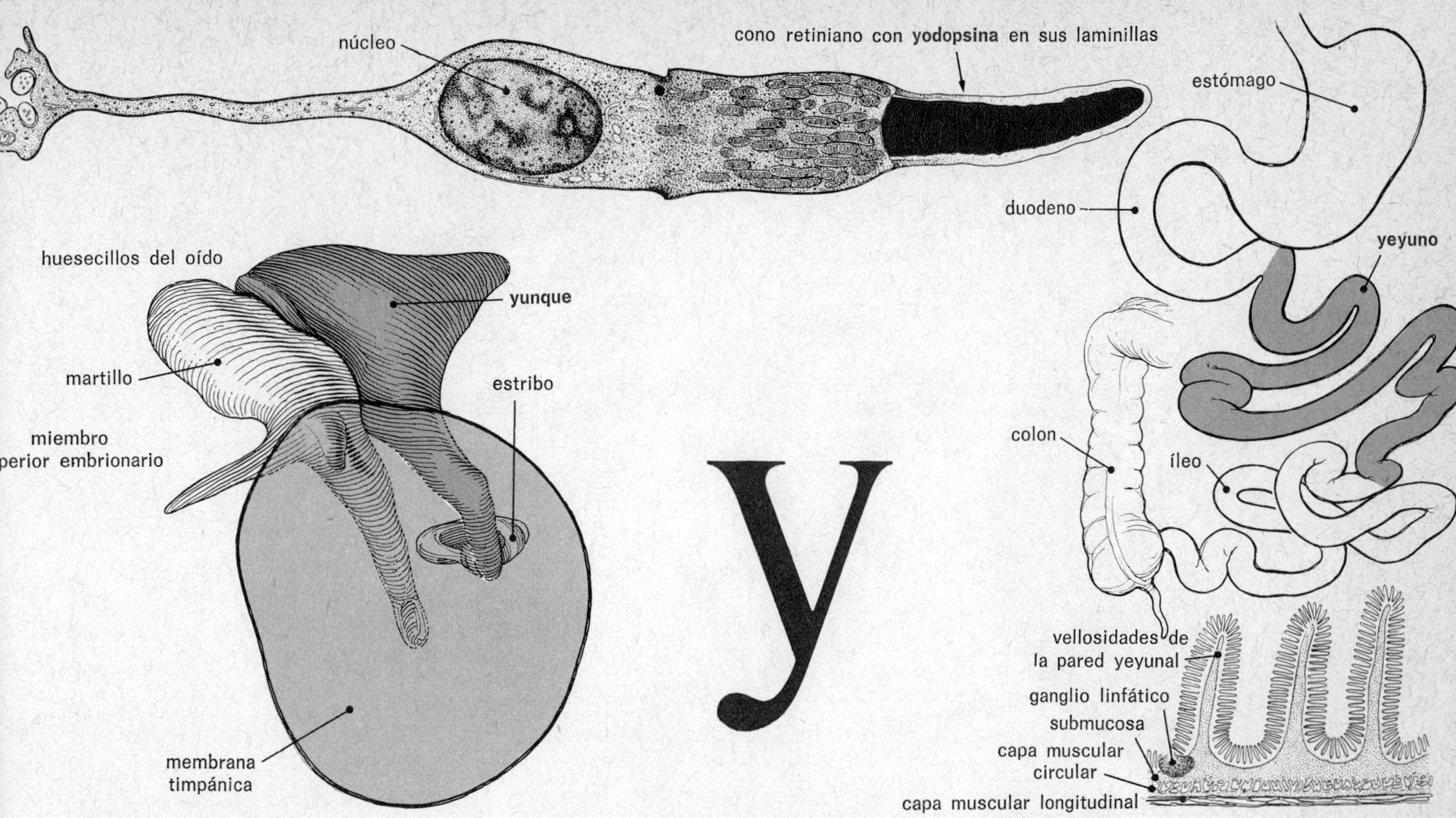

Y. Símbolo del elemento itrio.
yatrogenia *(iatrogeny).* Trastorno causado por un médico.
yatrógeno *(iatrogenic).* Causado por un médico; dícese del mal inducido en un paciente de forma involuntaria por la actitud, tratamiento o comentarios del médico.
yatrotécnica *(iatrotechnique).* Conjunto de las técnicas médicas y quirúrgicas.
Yb. Símbolo químico del elemento iterbio.
yema 1 *(yolk).* Porción nutritiva de un huevo, en especial la masa amarilla del huevo de un pájaro o un reptil. **2** *(bud).* Cualquier parte orgánica pequeña que se parece a un brote o renuevo de una planta.
y. bronquial, una de las prolongaciones del bronquio principal, que dan lugar al árbol bronquial.
y. dentaria, estructuras primordiales de donde se desarrollan los dientes.
yeso *(plaster).* Polvo blanco que forma una pasta cuando se mezcla con agua y luego se solidifica; utilizado para la inmovilización y para sacar moldes de partes del cuerpo.
y. mate, β-hemihidrato; yeso o sulfato cálcico del que se ha calcinado o expulsado el aire libre por calor del agua de cristalización.
yeyunectomía *(jejunectomy).* Escisión quirúrgica completa o parcial del yeyuno.
yeyunitis *(jejunitis).* Inflamación del yeyuno.
yeyuno *(jejunum).* Porción del intestino delgado entre el duodeno y el íleon; en el adulto tiene una longitud aproximada de 2,2 m y un diámetro de unos 4 cm.
yeyunocolostomía *(jejunocolostomy).* Anastomosis quirúrgica entre el yeyuno y el colón.
yeyunoileitis *(jejunoileitis).* Inflamación del yeyuno y el íleon.
yeyunoileostomía *(jejunoileostomy).* Anastomosis quirúrgica entre el yeyuno y un segmento discontinuo del íleon.
yeyunoplastia *(jejunoplasty).* Cirugía correctora del yeyuno.
yeyunostomía *(jejunostomy).* Formación de una abertura permanente en el yeyuno a través de la pared abdominal.
yeyunotomía *(jejunotomy).* Incisión en el yeyuno.
yeyunoyeyunostomía *(jejunojejunostomy).* Anastomosis quirúrgica de dos segmentos discontinuos del yeyuno.
yo *(ego).* Conciencia de la existencia de sí mismo como diferente a los otros; en la teoría psicoanalítica, todas las funciones de la personalidad que le permiten experimentarse a sí misma y actuar de una manera satisfactoria para sí misma y, al tiempo, socialmente aceptable; es el mediador entre las dos partes restantes de la personalidad (el ello y el superyó) y la realidad.
yodar *(iodize).* Tratar o combinar con yodo.
yodato *(iodate).* Sal del ácido yódico.
yodermia *(ioderma).* Reacción cutánea causada por el yodo y sus derivados; las lesiones pueden oscilar entre acneiformes y granulomatosas.
yódico, ácido *(iodic acid).* Polvo cristalino incoloro, IO_3H; se usa como antiséptico y desodorante.
yodimetría *(iodometry).* Determinación volumétrica de la cantidad de yodo en un compuesto.
yodismo *(iodism).* Intoxicación por el uso prolongado de yodo o yoduro.
yodo *(iodine).* Elemento metaloide brillante, negro grisáceo, corrosivo; símbolo I, número atómico 53, peso atómico 126,91; se usa como antiséptico y en el diagnóstico y tratamiento de las enfermedades tiroideas; no posee isótopos naturales; los isótopos artificiales más comúnmente usados son el I^{131} y el I^{125}.
y. ligado a proteínas (PBI), forma circulante de la hormona tiroidea que consiste en una o más yodotironinas ligadas a una o más proteínas séricas.
yodo-125 (I^{125}) *(iodine-125).* Uno de los agentes marcados con isótopos de más baja energía, usado como trazador en los estudios tiroideos y para el tratamiento del hipertiroidismo; tiene una vida media de 57,4 días.
yodo-131 (I^{131}) *(iodine-131).* Isótopo del yodo, emisor de partículas β, que se usa como trazador, como en estudios tiroideos y localización de tumores cerebrales; tiene una vida media de 8,05 días.
yodo radiactivo *(radioiodine).* Isótopo radiactivo del yodo; se conocen unas dos docenas, siendo el I^{131} y el I^{125} los utilizados con más frecuencia en la actualidad.
yodoclorohidroxiquina *(iodoclorhydroxyquin).* Compuesto que se usa de forma tópica en ciertos trastornos de la piel; también se emplea como amebicida; Vioformo®.
yodofilia *(iodophilia).* Afinidad por el yodo; dícese de ciertas células.
yodoformo *(iodoform).* Compuesto de yodo de color amarillo limón que se usa como antiséptico.
yodohipurato sódico *(iodohippurate sodium).* Compuesto radiopaco usado en las radiografías del tracto urinario.
yodopsina *(iodopsin).* Pigmento violeta sensible al color, formado por un derivado de la vitamina A y una proteína; está presente en los conos de la retina y es importante en la visión cromática; también llamada violeta visual.
yoduro *(iodide).* Compuesto de yodo con otro elemento, especialmente sodio o potasio.
yogur *(yogurt, yoghurt).* Leche cuajada producida por la acción de un fermento que contiene un bacilo de ácido láctico.
yopanoico, ácido *(iopanoic acid).* Compuesto radiopaco de yodo que se usa para el examen radiológico de la vesícula y conductos biliares.
yugal *(jugal).* **1.** Que conexiona. **2.** Relativo a la mejilla.
yugo *(jugum).* Elevación que conecta dos estructuras.
y. alveolar, cada una de las eminencias sobre la superficie anterior de las apófisis alveolares de los maxilares superior e inferior, causadas por las raíces de los incisivos y caninos.
y. cerebral, cada una de las elevaciones cerebrales sobre la superficie interna de los huesos del cráneo correspondientes a los surcos del cerebro; también denominadas elevaciones cerebrales del cráneo.
y. esfenoidal, elevación uniforme de la superficie anterior del cuerpo del hueso esfenoides que conecta las alas menores; forma parte de la fosa craneal anterior.
y. petroso, eminencia de la porción petrosa del hueso temporal formada por el canal semicircular superior; también denominada elevación petrosa.
yugular *(jugular).* **1.** Relativo al cuello. **2.** Indica ciertas estructuras del cuello, como una vena.
yunque *(incus).* El central de los tres huesecillos auditivos del oído medio, situado entre el martillo y el estribo.
yuxta- *(juxta-).* Forma prefija que indica proximidad.
yuxtaglomerular *(juxtaglomerular).* Cercano o adyacente al glomérulo del riñón.
y., aparato, véase aparato.
yuxtamedular *(juxtamedullary).* Referente a la porción de la corteza interna del riñón adyacente a la medula; p. ej., glomérulos yuxtamedulares.
yuxtapilórico *(juxtapiloric).* Situado cerca del píloro.
yuxtaponer *(juxtapose).* Situar lado con lado.
yuxtaposición *(juxtaposition).* Estado de aposición; acción de colocar una cosa al lado de otra.

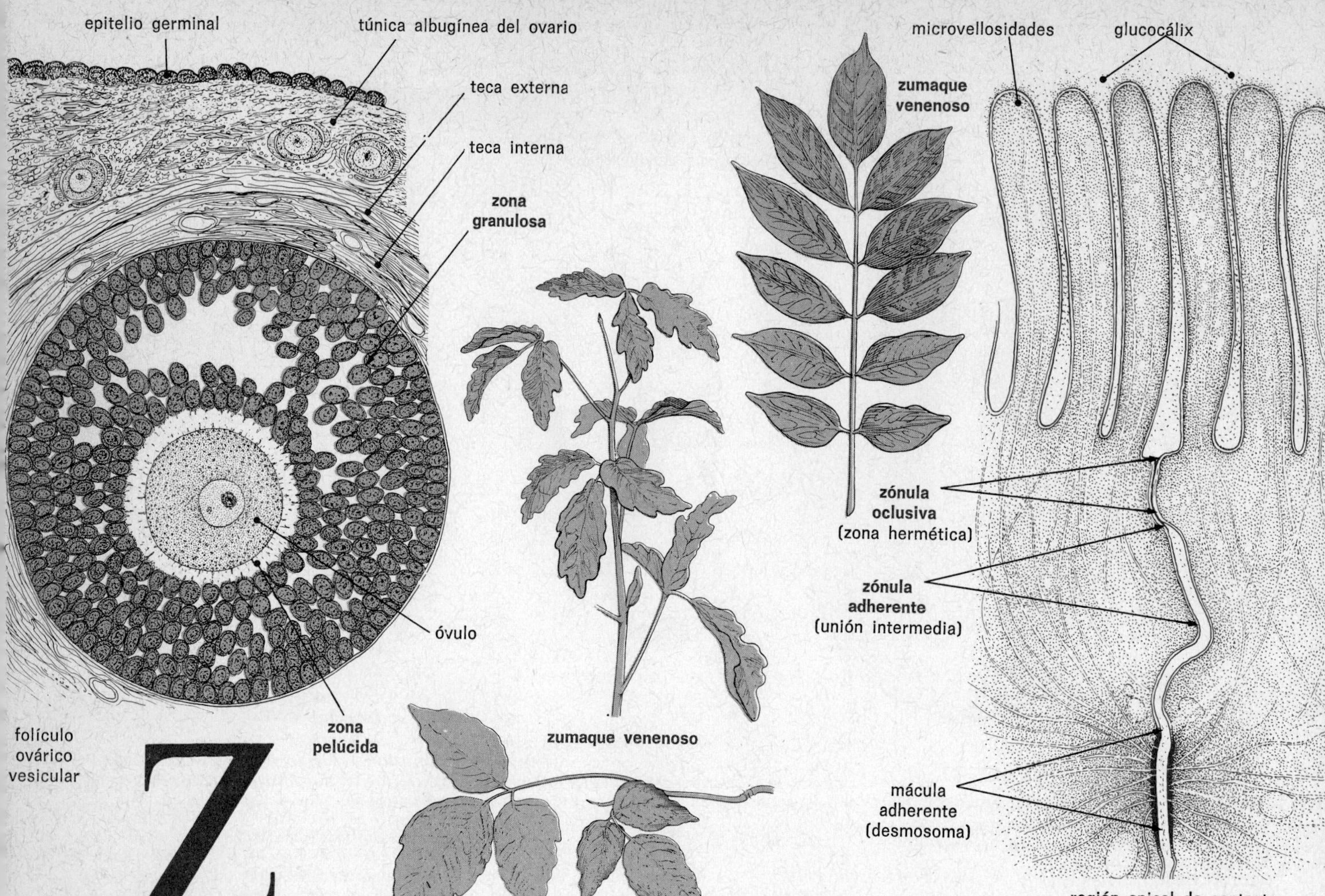

Z

zapato *(shoe)*. Recubrimiento externo del pie humano que posee suela y talón duraderos.

z. de Scarpa, abrazadera de metal que evita la extensión plantar del pie más allá del ángulo recto; se emplea para tratar el pie equino.

Zieve, síndrome de *(Zieve syndrome)*. Ictericia, hiperlipemia y anemia hemolítica de aparición transitoria y asociadas a cirrosis y esteatosis hepática.

Zn *(Zn)*. Símbolo químico del elemento cinc.

Zollinger-Ellison, síndrome de *(Zollinger-Ellison syndrome)*. Síndrome producido por un tumor secretante de gastrina del páncreas, que origina una concentración elevada de ácido clorhídrico en el estómago; se forman úlceras en el esófago y tracto intestinal superior; son síntomas de este síndrome: malabsorción, diarrea, dolor y náuseas; con frecuencia se asocia a otros trastornos endocrinos, especialmente hiperparatiroidismo.

zona *(zona)*. Región circunscrita, a menudo circundante, que se diferencia de las porciones adyacentes por algún rasgo distintivo.

z. adherente, véase zónula adherente.

z. esponjosa, (1) estrato horizontal; véase estrato; (2) término antiguo para designar la zona más posterior de las astas dorsales de la medula espinal, ahora conocida como lámina I de Rexed.

z. fasciculada, zona intermedia de cordones celulares de alineación radial en la corteza de la suprarrenal, situada entre la zona glomerulosa y la zona reticular; junto con la zona reticular, es el lugar en que se forman los esteroides suprarrenales distintos de la aldosterona.

z. glomerulosa, zona más externa y delgada de la corteza de la suprarrenál, situada debajo de la cápsula; es el lugar en que se produce la aldosterona.

z. granulosa, masa de epitelio cuboidal estratificado que rodea el óvulo en un folículo ovárico (folículo de Graaf).

z. hemorroidal, porción del conducto anal que contiene el plexo venoso rectal (hemorroidal).

z. oclusiva, véase zónula oclusiva.

z. pelúcida, glucoproteína neutra semejante a un gel, retráctil, que se forma alrededor del óvulo en desarrollo; tiene aproximadamente 4 μm de espesor y está formada por la interacción del óvulo y las células de la granulosa del folículo; degenera y desaparece inmediatamente antes de la implantación en el endometrio.

z. reticular, porción interna de la corteza de la glándula suprarrenal en la que los cordones celulares forman una red irregular; junto con la zona fasciculada, es el lugar de producción de los esteroides suprarrenales distintos de la aldosterona.

z. vasculosa de Waldeyer, estroma altamente vascularizado en el centro del ovario; también llamada sustancia medular.

zónula *(zonula)*. Zona pequeña, generalmente circular.

z. adherente, parte del complejo de unión de las células epiteliales en la que las células adyacentes presentan un espacio estrecho (~ 200 Å) entre membranas yuxtapuestas.

z. ciliar, z. de Zinn, aparato suspensorio del cristalino compuesto por numerosas fibras delicadas que se originan en el cuerpo ciliar y conectan con la parte anterior y posterior de la cápsula del cristalino; al contraerse el músculo ciliar, varía la tensión de las fibras, lo que determina el grado de convexidad de la lente (cristalino).

z. oclusiva, parte del complejo de unión de las células epiteliales en que se fusionan las membranas adyacentes, con obliteración del espacio intercelular.

z. de Zinn, véase zónula ciliar.

zonular *(zonular)*. Relativo a la zónula.

zonulólisis *(zonulolysis)*. Disolución de la zónula ciliar por una enzima, como la quimotripsina, para facilitar la extirpación del cristalino en algunos casos de extracción de cataratas.

zooantroponosis *(zooanthroponosis)*. Enfermedad de los vertebrados que puede adquirir el hombre cuando es el huésped de mantenimiento; p. ej. la tuberculosis; también llamada antropozoonosis y anfixenosis.

zoofilia *(zoophilic)*. Preferencia por los animales, afición por los mismos.

zoofobia *(zoophobia)*. Temor exagerado a los animales.

zoogeno, zoogenético *(zoogenic, zoogenetic)*. Causado por animales.

zoógono *(zoogonous)*. Vivíparo; que da a luz animales vivos que se nutren directamente del organismo materno.

zooide *(zooid)*. **1.** Célula animal capaz de moverse independientemente en un organismo vivo; p. ej., espermatozoide y óvulo. **2.** Semejante a un animal.

zoología *(zoology)*. Rama de la biología que estudia los animales.

zoólogo *(zoologist)*. Persona especializada en zoología.

zoonosis *(zoonosis)*. Enfermedad adquirida de los animales o compartida por el hombre y otros vertebrados.

zooquímica *(zoochemistry)*. Química de los tejidos animales.

zoospora *(zoospore)*. Espora asexual, móvil y flagelada, como las de ciertos hongos.

zootoxina *(zootoxin)*. Sustancia encontrada en el veneno de serpiente y las secreciones de ciertos insectos.

zóster *(zoster)*. Cinturón o banda circundante; faja.

z., herpe, véase herpe.

Zr *(Zr)*. Símbolo químico del elemento circonio.

zumaque *(poison sumac)*. Arbusto de los pantanos, *Rhus vernix*, que tiene hojas compuestas con ramas de 7 a 13 hojillas alargadas; produce un aceite muy irritante que da lugar a una erupción por contacto; también llamado toxicodendro.

zwitterion *(zwitterion)*. Ion dipolar; ion que posee a un tiempo cargas negativas y cargas positivas.

NOTAS

NOTAS